U0348830

Head & Neck Oncology

头颈肿瘤学

第3版
Third Edition

李树玲 ◎ 名誉主编
高 明 ◎ 主 编

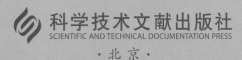

科学技术文献出版社
SCIENTIFIC AND TECHNICAL DOCUMENTATION PRESS
·北京·

图书在版编目（CIP）数据

头颈肿瘤学 / 高明主编. —3版. —北京：科学技术文献出版社，2014.9
ISBN 978-7-5023-8407-4

Ⅰ.①头… Ⅱ.①高… Ⅲ.①头颈部肿瘤—诊疗 Ⅳ.① R739.91

中国版本图书馆 CIP 数据核字（2013）第 305772 号

头颈肿瘤学（第3版）

策划编辑：付秋玲　　责任编辑：付秋玲　　责任校对：赵　瑷　　责任出版：张志平

出　版　者	科学技术文献出版社
地　　　址	北京市复兴路15号　　邮编 100038
编　务　部	（010）58882938，58882087（传真）
发　行　部	（010）58882868，58882874（传真）
邮　购　部	（010）58882873
官 方 网 址	www.stdp.com.cn
发　行　者	科学技术文献出版社发行　　全国各地新华书店经销
印　刷　者	北京金其乐彩色印刷有限公司
版　　　次	2014 年 9 月第 3 版　2014 年 9 月第 1 次印刷
开　　　本	889×1194　1/16
字　　　数	2238千
印　　　张	83.5
书　　　号	ISBN 978-7-5023-8407-4
定　　　价	498.00元

主编简介

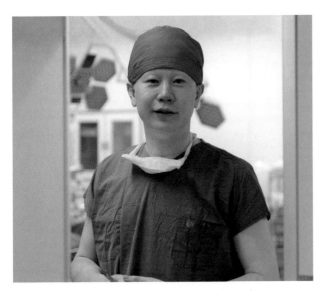

高明 1990 年毕业于天津医科大学医疗系，并先后获肿瘤学硕士和博士学位。现任天津医科大学肿瘤医院暨天津市肿瘤医院副院长，国家肿瘤临床研究中心甲状腺颈部肿瘤科教授、肿瘤学博士研究生导师。中国抗癌协会理事、中国抗癌协会头颈肿瘤专业委员会副主任委员兼秘书长、全国甲状腺癌学组组长。中华医学会肿瘤分会副主任委员、头颈肿瘤学组组长。

先后师从著名头颈外科专家李树玲教授和中国工程院院士郝希山教授，并在美、澳、日及中国香港地区等多家著名肿瘤、医疗中心学访。主要从事头颈部肿瘤的临床和基础研究工作，其中以各型甲状腺癌临床外科诊疗以及分子病因学、分子流行病学、临床和宏观流行病学为主要研究方向。同时在颈动脉外科、头颈部鳞癌和涎腺肿瘤的临床与基础研究领域也有较深造诣。倡导以"Do the best, do our best"的学科精神前行和创新，既沿承了天津市肿瘤医院头颈外科特色传统，又不断完善发展外科理念并融合最新外科趋势与规范。担任《Thyroid 中方版》副主编，《中华耳鼻咽喉头颈外科杂志》《中华普通外科杂志》《中华医学杂志》《中华外科杂志》《中国肿瘤临床》《中国肿瘤外科杂志》《中国耳鼻咽喉头颈外科杂志》《肿瘤学杂志》《Chinese Journal of Cancer》等十多种杂志期刊执行编委、编委或通迅编委职务。

曾获天津市"131 人才工程"第一层次人选、天津市"五一劳动奖章"、天津医科大学跨世纪技术骨干和天津医科大学优秀教师等称号。国家科技进步奖评审专家。承担国家级和省市级课题多项。已主持完成课题分获天津市科技进步二等奖、科技发明二等奖和科技进步三等奖（两次）。发表包括 SCI 收录等论文 123 篇，参编《头颈肿瘤学》、《新编头颈肿瘤学》、《肿瘤手术学》、《简明肿瘤学》、《临床肿瘤学》等 16 部专业论著及教材的编写和编译。牵头国内专家制定了中国首部《分化型甲状腺癌诊治指南》，以及作为共同主编制定《中国甲状腺结节和分化型甲状腺癌诊治指南》。

编委会

徐文贵	教　授	天津医科大学肿瘤医院
徐震纲	教　授	中国医学科学院肿瘤医院
钱碧云	研究员	上海交通大学公共卫生学院
屠规益	教　授	中国医学科学院肿瘤医院
董　频	教　授	上海第一人民医院
韩德民	院　士	首都医科大学附属北京同仁医院
葛正津	主任医师	天津医科大学肿瘤医院
潘新良	教　授	山东大学齐鲁医院
Jin Gao	教　授	澳大利亚 James Cook University
Michael Tong	教　授	香港中文大学威尔逊亲王医院
Peirong Yu	教　授	美国 M.D. Anderson 肿瘤中心
William Wei	教　授	香港大学玛丽医院

其他参编专家名单（以姓氏笔画为序）

马建民	首都医科大学附属北京同仁医院
于 洋	天津医科大学肿瘤医院
于津浦	天津医科大学肿瘤医院
马富玲	天津医科大学第二医院
王东浩	天津医科大学肿瘤医院
王旭东	天津医科大学肿瘤医院
方志伟	北京大学肿瘤医院
王启明	天津医科大学基础医学院
王 昆	天津医科大学肿瘤医院
王佩国	天津医科大学肿瘤医院
王晓光	天津医科大学肿瘤医院
王海玲	天津医科大学肿瘤医院
王 鹏	天津医科大学肿瘤医院
王朝晖	四川省肿瘤医院
尹 璐	天津医科大学肿瘤医院
史季桐	首都医科大学附属北京同仁医院
左新华	天津医科大学肿瘤医院
白楚杰	北京大学肿瘤医院
朱仲玲	天津医科大学肿瘤医院
齐丽莎	天津医科大学肿瘤医院
运新伟	天津医科大学肿瘤医院
宋 琦	白求恩国际和平医院
杨力珍	天津医科大学肿瘤医院
李小龙	天津医科大学肿瘤医院
陆于宏	天津医科大学
张文超	天津医科大学肿瘤医院
沈 军	天津市口腔医院
李亦工	天津医科大学肿瘤医院
杜建群	天津市第一中心医院
吴轶群	上海交通大学医学院附属第九人民医院
宋国祥	天津医科大学第二医院
李 勇	天津医科大学肿瘤医院
李 娟	天津医科大学肿瘤医院
何彦津	天津医科大学眼科医院
张 晟	天津医科大学肿瘤医院

张 艳	天津医科大学肿瘤医院
李丽庆	天津医科大学肿瘤医院
李振东	辽宁省肿瘤医院
麦海强	中山大学附属肿瘤医院
张鹏宇	天津医科大学肿瘤医院
李 崴	天津医科大学肿瘤医院
陈 鹏	天津医科大学肿瘤医院
於子卫	上海市第一人民医院
郑向前	天津医科大学肿瘤医院
季 彤	上海交通大学医学院附属第九人民医院
郑家伟	上海交通大学医学院附属第九人民医院
赵文川	天津医科大学肿瘤医院
赵军阳	首都医科大学附属北京同仁医院
胡传祥	天津医科大学肿瘤医院
赵洪伟	天津医科大学肿瘤医院
顼晓琳	首都医科大学附属北京同仁医院
钱正子	天津医科大学肿瘤医院
郭东勇	天津医科大学肿瘤医院
贾永胜	天津医科大学肿瘤医院
徐 勇	天津医科大学肿瘤医院
阎 昭	天津医科大学肿瘤医院
高 晗	香港中文大学威尔逊亲王医院
徐本义	天津医科大学肿瘤医院
夏睦群	天津医科大学
葛 心	首都医科大学附属北京同仁医院
曹文枫	天津医科大学肿瘤医院
曹家燕	天津医科大学肿瘤医院
程文元	天津医科大学肿瘤医院
程 岩	天津市第一中心医院
温 岩	天津医科大学肿瘤医院
谢 晋	上海市第一人民医院
翟琼莉	天津医科大学肿瘤医院
潘战宇	天津医科大学肿瘤医院
潘 毅	天津医科大学肿瘤医院
魏松锋	天津医科大学肿瘤医院
魏 玺	天津医科大学肿瘤医院

序 1

近年来，随着科学技术的进步，头颈部肿瘤的诊治发生了巨大改变，当前对于肿瘤的临床诊治更注重规范化、个体化、综合化的理念。分子病理学、分子影像学等精细诊断方法的有机融合，手术、放疗、化疗、生物治疗，特别是分子靶向治疗以及介入治疗等多学科的综合治疗是目前肿瘤诊治的新模式。头颈部肿瘤科学领域随着临床医学及基础研究的进步，在学术理论与临床实践方面取得了不少进展和成就，广大读者迫切需要一本能反映近年来国内外新成就的专著。由天津医科大学肿瘤医院高明教授编写的《头颈肿瘤学—第三版》适应时代发展要求应运付梓。

《头颈肿瘤学》分别于 1993 年及 2002 年先后两版发行后，受到全国头颈肿瘤医务工作者的欢迎。在中国头颈肿瘤领域起到了教科书的作用。曾获得了卫生部杰出科技著作二等奖等奖项。这对本书的编写者和出版者来说是一个很大的鼓舞。但医学科学技术日新月异，如何能够应对 21 世纪全球对于癌症防治工作的要求对于肿瘤工作者将是一个挑战。另外未来肿瘤外科治疗将更加重视分子诊断、分子分期、分子治疗和分子预后等理念；更加重视兼顾根治与功能，注重提高生活质量；更加强调综合治疗的作用，综合治疗团队的组成将被进一步完善。而随着外科技术的不断发展，以及外科手术在肿瘤治疗中的作用和地位，外科肿瘤学家也将在团队中扮演不可或缺的角色。本书结合头颈肿瘤学近年来临床及基础研究的新进展，在李树玲教授编写的《头颈肿瘤学》、《新编头颈肿瘤学》的基础上进行系统性的升级，使头颈肿瘤医生对于头颈肿瘤的诊治思路有一个广泛的认识。该版本的内容仍保持了第一、二版的编写宗旨，力求反映国内外头颈部肿瘤科学的新理论、新知识、新技术、新成就、新经验，使之成为一部有理论和实用性强的专业参考书，既有专业性较强的内容，也顾及一般的基础知识，成为具有系统性、权威性的临床医学高级参考书。

我乐意为此书作序，并祝愿中国头颈肿瘤事业蒸蒸日上！

中国抗癌协会理事长

中华医学会副会长

中国工程院院士

序 2

　　头颈部肿瘤在人体各部肿瘤中独具特色。头颈部为诸多重要器官集中的部位，不仅解剖关系错综复杂，疾病类型繁多，而且在基础研究和治疗的要求方面也各有不同。因此，只有掌握了有关的多学科理论和应用技术，才有可能比较满意地解决头颈部肿瘤诊断治疗中的各种问题。自1985年我国头颈肿瘤外科学术委员会正式成立以来，各学科打破门户之见，相互取长补短，多次举办了全国性暨国际性专业学术会议，加强了多学科之间的相互协作和学术交流，有力促进了头颈肿瘤防治研究的加速发展和整体水平提高。

　　伴随着学科发展，头颈肿瘤业务同道对专业知识、学术规范以及新理论技术的学习要求日益迫切，为适应时代的学术需要，由我本人牵头先后主编出版了《头颈肿瘤学》和《新编头颈肿瘤学》两本专业著作，其间隔为9年时间。其执笔编者均汇集了当时国内相关头颈肿瘤专业的知名专家，且每到论著出版之时，均成为业内的重要学术事件，并随后产生很高的学术影响力和指导力。而时近今日，仍为很多学者乐道其益，便可见一斑。时光荏苒，学术的脚步伴随着历史的车轮又走过10年，我等逐渐迟暮，可学术发展却从未停止其快速发展的步伐，新的专业周期轮回将至。虽我个人的学术追求和热爱之心仍如夕阳般美丽，但还是应推荐更具时代学识和专业素养的后辈承担此责为上策。高明教授具有较高的学术才学和影响力，治学严谨且学术责任心很强，尤多年来致力于学术研究和总结，成绩十分突出。他提出将头颈肿瘤学今后按版次编撰，我非常同意。今我初揽此版文稿，更觉当时的新版主编决策十分正确。

　　《头颈肿瘤学—第三版》结合近年来国内外的最新研究进展，对头颈各部位发生肿瘤的发病机理、诊断技术和方法进行了系统全面的阐述，还着重对近年较多开展的多学科联合诊断、综合治疗以及新开展的一些生物治疗等内容进行了详尽的介绍。并在百花齐放、百家争鸣的原则下，主编高明教授联合国内外头颈肿瘤界资深专家共同编撰，充分体现科学性与先进性。本版明显增加了彩色图示和文表，是一部既反映头颈肿瘤学现代化防治研究水平和发展方向，又适合实际应用的学术专著。分析本版特点，之一在于侧重专业治疗的规范化和先进性，编者能够结合国际上头颈肿瘤的诊治指南进行解读和分析，介绍各部位肿瘤的最新诊治手段，与时俱进，理念新颖。其二该书介绍了代表国内最高水准的精英编撰团队从业数十余年的临床经验，且直观明了，方便读者理解和借鉴。

　　我欣然为此专著作序，并祝愿天津医科大学肿瘤医院头颈肿瘤科在我国的肿瘤防治事业做出更大的贡献。

著名头颈外科专家、前版主编

李树玲

序 3

1985 年，由李树玲、费声重、邱蔚六、屠规益、于靖寰、钟宝民、朱宣智等发起，由头颈肿瘤外科、耳鼻咽喉科和口腔颌面外科从事头颈肿瘤诊治的三个学科联合成立了我国第一个，也是世界上第一个三科融合的学术组织——"中国头颈肿瘤外科"，即现今挂靠在中国抗癌协会的头颈肿瘤专业委员会，对外称"中国头颈肿瘤学会（Chinese Society of Head & Neck Oncology，CACA）"。这个学术组织的成立宣告了我国头颈肿瘤外科学界的大联合和大团结，并促进了我国头颈肿瘤学的快速发展。近 30 年来，这个学会在对外交流方面也甚活跃，充分显示了中国头颈肿瘤学在国际上应有的地位。此后，在时任主任委员李树玲教授的倡议下，由他任主编，汇集全国从事头颈外科及相关学科的专家们编著了一本最具代表性的，也是我国第一部有影响的，并予 1993 年正式出版的《头颈肿瘤学》；在此基础上于 2002 年正式再版，并另命名为《新编头颈肿瘤学》。由于著作质量高，受到医务界同道的普遍欢迎和赞许，第一版《头颈肿瘤学》还于 1996 年被中华人民共和国卫生部及天津市人民政府分别授予著作类科技进步二等奖。

时光易逝，斗转星移，距第二版《新编头颈肿瘤学》的出版又已 10 余年。虽然肿瘤仍未被攻克，包括头颈部肿瘤在内发病率还在上升，但由于科学技术的全面进步，死亡率已开始下降。随着分子医学时代的到来；随着预防性、预测性、参与性和个体化 4p 医学概念的出现；随着新技术、新药物、新疗法的不断问世；特别是随着对肿瘤发病机制的研究强调肿瘤是慢性病，要大力保存患者功能和提高生存质量，以及与疾病共存等理念的转变后，使肿瘤的诊治手段和预后评价也相应发生了质的变革，并促使着"多学科综合序列治疗（disciplinary combined and sequential therapy）"的更快速发展；促进着学科间的交叉、互动，无论是学科的名称及内涵都在发生着变化。"头颈肿瘤外科专业委员会"的名称也因势利导，在 21 世纪后期，将"外科"两字去掉，以求更体现多学科参与的综合序列治疗内涵。

为了适应当前肿瘤诊治理念的更新和变化，《头颈肿瘤学》第三版的出版是势在必行。鉴于"长江后浪推前浪，青出于蓝胜于蓝"的规律，本书第三版由年轻学者高明教授接过李树玲教授的接力棒出任主编，编委由国内外 30 余所著名医院的本专业知名中青年专家组成。本书全面介绍了头颈部肿瘤临床及基础研究的新进展，并着重介绍了各位编委多年来的临床经验和体会。力求反映国内外头颈肿瘤科学的新理论、新知识、新技术、新成就、新经验，使之既有专业性强的内容，也顾及一般的基础知识，成为具有系统性、权威性的临床医学高级参考书。本书对从事头颈肿瘤外科、耳鼻咽喉科、口腔颌面外科、普外科、整形外科，以及其他相关学科的医疗、教学、科研工作者和研究生都有较好的参考价值。

本书共 42 章，150 余万字，近 1000 张图片，内容在原有基础上更新 30% 以上；其特色：①增加了头颈肿瘤外科处理比重，尽量突出介绍头颈部肿瘤相关手术方案及具体步骤，并应增加手术图解及实时图片；②力求推出规范化治疗理念，对已有成熟经验的头颈肿瘤临床诊治路径及规范也列以章节描述；③注重多学科协作，强调头颈肿瘤的多学科综合序列治疗。

愿第三版《头颈肿瘤学》为我国头颈肿瘤的诊治和进一步发展起到添砖加瓦的作用。

作为一名从事口腔颌面—头颈肿瘤外科的老兵，是欣以为序。

中国工程院院士

再版前言

今《头颈肿瘤学》第三版即将出版发行之时,抚卷而思,感触良多。首先感忆前版主编李树玲教授对我的信任,那是三年前一夏日午后,李老唤我至其家中,示应出版社再版之约,荐我为再版主编,嘱当作学科事业而为之,定需追求并强调严谨。三年以来,吾始终以此精神坐标而编撰前行,铭记责任面对难处,接续传承专业职责。纵观如今,伴随着国家巨变和科学进步,头颈肿瘤学科业已成为专业活跃和快速发展的亚学科单位,一些头颈部肿瘤如甲状腺癌发病的急速攀升和病种谱快速更迭,已使该区域肿瘤获得更多社会和专业的关注,同时规范化诊疗已成为最重要的专业需求。加之新技术涌现以及临床基础研究的有力发展,均标志再版乃恰逢其时,遂有志为之。

自《头颈肿瘤学》至《新编头颈肿瘤学》,再到如今《头颈肿瘤学》第三版,已经走过了近二十年的学术历程,也反映并承载着中国头颈肿瘤领域的学术融集与发展。前两版曾被尊为教科书式的头衔,并为众多的专业人士视为事业发展的益友良师。无不凝结和诠释着前辈学者们的经验风华,包含与舒展着师长们将毕生的追求和心得实现与后来者分享的学术情结。现今学术接力棒传至我等,作为曾几的学术受益者,站在此专业起接点翘首以望,欣喜之余亦倍感重任。勇于面对这种专业崇敬的最佳途径就是责任与用心,并报以满意答卷。虽不敢希冀此版处处提供非凡见地和尽展知类通达,但锐意创展及进步始终定义为其着眼点和出发点。

在本版专著编写中,共汇集国内头颈肿瘤专业各亚分领域最具权威性的数十位杰出专家学者参与编写,覆盖国内大多数代表性医院,并首次邀请多名境外专家共同编撰。力求全面、注重实用、强调创展的脉络和宗旨擎领全书,专家们倾力倾心,尤对近年来发展的新技术和学术进展给予了详尽的描述,特别是理念改变更新所促就的治疗策略调整介绍尤为突出;同时应临床读者要求明显增纳了更为翔实的外科操作流程和图示图片权重,并蕴介严谨体例;强调更多头颈部肿瘤多学科诊疗(MDT)的科学方案;另外增加了头颈部临床试验、指南规范、癌痛治疗、中医治疗以及医学伦理学等多个全新章节,以展现当今专业发展的最新趋势,皆成为本版的特色。全书既比较与思考了近年来这一专业领域的发展成就,又直面未来可能的学科挑战。

期予凝聚着全体编者持恒心血和辛苦劳作的此版专著可以一如前版当年,确为本相关领域的悉心读者提供及时而完整的专业知识信息载体,并期待引领大家一同走过学科的荣华。此书编写过程中,虽在心为敬并期尽览备至,但因主编本人水平之限,书中定有不足和疏漏之处,殷望各位读者不吝指正。

衷心感谢师长郝希山院士、李树玲教授以及邱蔚六院士分别为本书著序。特别感谢本书编审组于洋、李小龙、魏松锋、郑向前、运新伟、贾永胜等医师、绘图贾树明老师及科学技术文献出版社的付秋玲、陈玉珠编审等付出的共同努力。

谨以此书献给我的老师们和致力于头颈肿瘤专业的同仁们!

2013 年 10 月 · 天津

目录
CONTENTS

总 论

各　论

第一篇

总论

头颈肿瘤学发展史

History of Head & Neck Oncology

伴随着现代肿瘤医学的不断发展，头颈肿瘤学也建立并逐渐发展起来。相对于其他部位器官的肿瘤学而言，历史还稍短，但却更体现出相关学科交融的进程，以及共同发展的成功路径。与其他部位器官的肿瘤学相似，近年来头颈肿瘤学的整体以及各个亚临床学科均在蓬勃而迅猛地发展，体现在临床和基础研究方面，也体现在先进的诊疗设备和新型药物的应用方面，更体现在综合治疗和个体化诊疗相结合方面。回顾学科发展史，可使专业同仁更加充满信心的直视当前并面向未来。

头颈肿瘤学属于肿瘤学领域的后起之秀，这一术语最早见于 1886 年，Lane 以其作为一本教科书的书名，其内容包括神经外科、耳鼻咽喉科和眼科，在以后的半个多世纪里，其内涵不断变化和扩展，直到 20 世纪 40 年代，这一学科才具备了今天的雏形。现代头颈肿瘤学是在临床肿瘤学发展的基础上成长起来的，目前头颈肿瘤学的治疗范围为颅底以下、锁骨以上、颈椎以前部位的各类良、恶性肿瘤。包括耳鼻咽喉、口腔颌面、甲状腺、唾液腺、颈部软组织肿瘤等。同时也包括一些交界部位如颈部肿瘤扩展到颅底及上纵隔的肿瘤，部分需与神经外科和胸外科医师共同合作处理，以及包括放射治疗、化学药物治疗、生物治疗等多学科治疗方法的综合性学科。

公元 178 年，Celsus 曾描述过下唇癌的治疗，因此有人认为 Celsus 是最早的头颈外科医师。但对此持不同意见的学者认为 Celsus 的下唇手术实际上是修复下唇外伤。16 世纪末期，随着烟草大量涌入欧洲，头颈部肿瘤的发病率明显升高。1650 年 Richard Wisemann 记录了口腔癌的治疗细节。1664 年，Marchetti 首次为舌癌患者实施舌部肿瘤切除术。当时学术界的观点认为早期手术治疗的目的是获得局部控制，淋巴结受累被认为是不可治愈的征象，即使到了 19 世纪中叶许多学者仍持这一观点。如 Billroth 在 1878 年描述舌癌时认为，只要淋巴结未受累及，通过手术彻底摘除是可以治愈的。喉癌治疗也源于这一时期，Billroth 于 19 世纪中期开始手术治疗喉癌，并于 1874 年报道了第一例全喉切除术。Billroth 曾尝试采用手术治疗多种头颈部疾病，但并没有强调淋巴结的清除问题。继 Billroth 先行之后，瑞士伯尔尼的外科医生 Theodor Kocher 开创了甲状腺外科的治疗领域。1880 年他描述了以手术治疗多种头颈部癌的方法，充实了 Billroth 的经验。他率先采用离断下颌骨的颈部入路切除舌癌，虽然最初切除颈部颌下淋巴结只是为手术进入口腔便捷，但却成为迈向颈淋巴结清除术和口腔癌联合切除的第一步。进入 19 世纪末叶，Henry Butlin 提出选择性淋巴结切除术可治愈亚临床疾病的理念。他在头颈外科临床实践的基础上，强调头颈部癌的早期诊断，撰写了早期病例治愈的报道，同时指出头颈部癌颈淋巴结清除的必要性，这实际上先于 Halsted 对乳腺癌的工作。为了解决淋巴结的转移问题，Butlin 主张施行二期手术，即广泛局部切除后 3～4 周，做选择性上颈部淋巴结清除术，但这种外科治疗方法却曾饱受争议。此后的 20 年间，Butlin 提出的外科治疗方法不断完善，成为头颈外科发展的基础。后来的 Bland Sutton、St Clair Thompson、Alexander Marsden 和 Coledge 等人均对之后的头颈外科事业做出了各自的贡献。

20 世纪初，Crile 成为头颈外科治疗的代表人物。他于 1906 年发表的一篇重要论文中提出了"注意计划性颈淋巴结清除，切除头颈部癌 132 例手术总结"学术观点，这也成为头颈外科文献中的代表作之一。Crile 提出的治疗理念为现代头颈部癌治疗铺平了道路。他提倡根治性颈清术和口腔原发灶彻底切除，使晚期口腔癌患者的病变得到控制。在当时无抗生素、不能输血的时代，手术死亡率为 15% 已实属不易。

尽管有 Crile 的努力，但因为死亡患者数量的增加，根治性手术在一段时间内并未广泛开展，外科学界未予足够的重视。直至第二次世界大战期间，Hayes Martin 使用 Crile 的联合根治手术方法，并借助于麻醉方法的改进、输血以及抗生素的应用，才取得了阶段性成果。20 世纪 40 年代末期 Martin 在其论文中重新使用了几被人们忘却的头颈部肿瘤及外科的理念。1951 年，Martin 总结了他个人及纽约纪念医院在头颈外科方面的经验，撰写成《颈淋巴清除术》这一头颈外科的经典著作。他成为第一位投身并致力于头颈部癌治疗的美国外科医师。随后美国的 Ward、Hendrick，英国的 Cade、Gardham、Halnez、Raven 和德国的 Redon、Portmann 等医师也为现代头颈外科的创立与发展付出了不朽的功劳，也被载入专业史册。

在近几十年来，头颈外科进展迅速并发生了巨大的变化。整形外科医生、口腔颌面外科医生已加入到头颈外科行列，多种全新设计组织瓣的应用，使广泛手术切除后缺损修复的质量显著提高，而功能性外科如改良颈清术等也被更多的改变并越来越多的成功应用于某些合适病例。此方面代表性的学者和创新工作包括：Ogura 首先提出喉功能保全性手术以及最先实施的气管食管瘘发音手术；由 Ariyan 等首创的胸大肌肌皮瓣；杨果凡等首创的前臂桡侧游离皮瓣；Hidalgo 等率先报道的腓骨游离瓣等，而后面几种修复重建手段已成为目前临床缺损修复最常用、最主要的修复方法，有力地促进了头颈外科的快速发展。

在头颈外科技术不断发展的同时，以放射治疗和化学药物治疗为主要辅助手段的综合治疗方法也相伴发展，与其他部位肿瘤相比较，综合治疗更早应用于头颈部肿瘤并取得了较好的疗效。

放射治疗在 20 世纪 20 年代始用于临床，当时头颈肿瘤外科尚处于发展阶段，外科治疗效果仍欠佳，这一时期对一些切除困难的病变特别是咽喉部癌，大多寄希望于放射治疗，英国和美国学者对此进行了大量研究。1932 年 由 Coutard 提出并建立了每日照射一次，每周照射 5 天的分割放射基础，其分割放射治疗技术引起许多癌症治疗中心的关注，至今仍被认为是外照射剂量分割的经典模式。

20 世纪 50～60 年代，各种高能射线放疗机相继问世并应用于头颈部肿瘤的临床治疗。1951 年加拿大生产了世界上第一台远距离钴 60 治疗机。同年，瑞典神经外科医生 Leksell 提出了立体定向放射外科（SRS）的概念。20 世纪 50 年代初期，日本的 Takahashi 提出了适形（Conformal）放射治疗的概念，提高了头颈部肿瘤的治疗增益比，使放疗在头颈部肿瘤的治疗中得到了更加广泛的应用。

20 世纪 70 年代　英国学者 Steel 为代表的放射生物学家，开展了一系列细胞动力学的放射生物学研究。最终 Tithers 系统地提出了放射治疗中需要考虑的生物因素，建立了放射生物学所谓的"4R"概念：放射损伤的再修复（Repair），肿瘤细胞的再增殖（Repopulation），乏氧细胞再氧化（Reoxygenation），细胞周期再分布（Redisrribution）。4R 理论至今仍是指导临床放射生物学研究的基础。1978 年 Brown 大学的研究小组研制出了具有临床意义的三维放射治疗计划系统，标志着放射治疗剂量的计算进入了三维计划的新时代，极大地提高了常规放射治疗剂量计算的精确性，这些技术均先后应用于头颈部肿瘤的治疗并使疗效提升，同时使患者的生存质量也获得了显著提高。

20 世纪 80 年代以来，一些放疗增敏剂的应用进一步提高了放射治疗的效果，同时计划治疗系统的应用，使照射野和放射量的安排更为精确和合理，从而提高了放疗效果。90 年代，集合了多学科与高科技技术的放射肿瘤学诞生，使放疗在头颈部肿瘤中的应用发展迈向了更加广阔的空间。

由于以往对头颈部癌较多采用外科或放射治疗，加之头颈部癌一般较少发生血行转移，而且早年缺少对常见鳞状细胞癌的特效药物，所以化疗在头颈部肿瘤治疗领域开展较晚。但临床多年来仍先后在头颈部肿瘤的治疗中尝试了一些常用的化疗方法，其中主要包括辅助化疗、经导管区域动脉化疗（现多归为介入治疗）及新辅助化疗等。

头颈部癌中，以鳞状细胞癌多见，20世纪50年代，经静脉全身化疗有效的药物仅有甲氨蝶呤，因疗效欠佳，而且反应较大，较少应用。这一时期曾流行动脉插管给药提升肿瘤局部药物浓度以期提升疗效的方法，即区域性用药。动脉灌注化疗对灌注区病变可产生明显的近期控制疗效，得到了较广泛的应用。20世纪70年代，始见控制鳞状细胞癌有效的药物，首先是博来霉素，继而是平阳霉素，以后又有顺铂等，这些药物的出现为头颈部癌尤其是鳞状细胞癌开辟了化学药物有效治疗途径。

自20世纪80年代开始，随着化疗在肿瘤领域的广泛应用，在头颈部癌的综合治疗设计中，也逐渐出现了一些化疗的内容。新辅助化疗在临床上得到了不断的应用，特别对局部晚期肿瘤，方案多包括顺铂，其有效率可达70%～80%。20世纪90年代，紫杉类和喜树碱类应用于临床，进一步提升了化学药物治疗的疗效。进入21世纪随着肿瘤靶向化疗药物不断涌现，给头颈部肿瘤的综合治疗带来了新的方向，亦为相关研究带来了新的机遇和挑战。

如今，放射治疗和化学治疗已成为治疗头颈部癌的两大重要手段，综合治疗的理念已被普遍接受并得到了进一步提倡，个体化治疗也已深入人心。治疗计划应由多学科共同参与制定，充分利用现代影像学的新技术判断肿瘤的分期和范围，并尽可能利用分子生物学的新成果指导治疗和判断预后。生物治疗、介入治疗等也已在临床上得到广泛的应用，为头颈肿瘤的个体化治疗提供了多种选择。

回顾头颈部肿瘤发展历史，治疗始终占据着核心位置，但治疗手段的不断进步与现代诊断技术的迅速进展及诊断水平的不断提高是分不开的。20世纪70年代科学家们研制出了计算机和X线扫描技术相结合的医疗新仪器—CT扫描机，它的诞生震动了医学界，被称为自伦琴发现X射线以来，放射诊断学上最重要的成就。由于头颈部解剖结构的特殊性，头颈部肿瘤的发生部位常具有隐匿、空间结构复杂的特点，CT技术的应用使头颈部肿瘤的诊断水平获得了极大的提升。目前具有较高空间分辨率和密度分辨率的CT扫描影像诊断早已普遍应用于诊断头颈多部位病变，尤其薄层扫描更有助于深入了解肿瘤局部侵犯的细微情况。19世纪初，法国外科医生Desormeaux第一次将一种简易的内窥镜"Lichtleiter"运用于人体，因此他被许多人誉为"内窥镜之父"。头颈部肿瘤发生部位的特殊性使内窥镜技术在头颈部肿瘤的诊疗中占据了特殊的地位。随着纤维内镜、超声内镜与电子内镜的出现，这一微创诊疗手段的优势地位得到了越来越明显的体现。

在此我们再回顾国内头颈肿瘤诊疗发展史，同样历久弥新，而近几十年的快速发展亦成为其最大的特点。作为一个具有悠久历史的文明国度，祖国的传统医学始终伴随着历史的发展，并在许多治疗方法和理念方面曾经领先于同时代的世界医学水平。祖国医学对于很多头颈肿瘤疾患很早就有相关的文献记载，如早在公元1174年，我国古典医学《三因方》中即有关于"瘿瘤"诊治的描述，这便是最早关于甲状腺肿瘤诊疗的描述。而在其后《医宗金鉴》中，又出现了对于舌癌和颈部淋巴结转移的最初记载，当时被称为"舌菌"和"石疽生于颈项两旁"。这些都反映出祖国医学对于头颈部肿瘤的早期关注。但是由于传统的祖国医学多集中在以药物治疗为核心的内科治疗，故国内头颈肿瘤外科治疗方法的起步是近代医学尤其是现代外科学确立后才得以建立起来的。因此整个这一时期国内该领域相对于西方医学的发展状态而言，仍处于相对落后的局面。

进入20世纪的30年代，国内以治疗肿瘤为主的医院和科室的建立，标志着国内肿瘤医学在西医影响下的起步。其中，1933年在比利时帮助下成立的中比镭锭医院以及北京协和医院肿瘤科均为重要的发展起点。而此时头颈肿瘤成为肿瘤治疗的重点之一，也成为我国头颈肿瘤现代医学治疗的起点。1952年，在"现代中国肿瘤之父"金显宅的主持下建立肿瘤科并随后设立了头颈肿瘤组，这也成为国内较早成立的头颈肿瘤组。

头颈部肿瘤诊疗在国内实现整体快速发展，还是在20世纪的80年代以后，在国内大多数省市相继成立肿瘤医院和综合性医院肿瘤科的基础上，国力增强和专科医学平台为头颈肿瘤外科创新和综合治疗提供了可能。其中专业学术组织为头颈肿瘤学的发展做出了重要的贡献。为适应专业交流和规范统一的专科要求，1985年由头颈肿瘤科、耳鼻咽喉科、口腔颌面外科专家共同组建了"中国抗癌协会头颈肿瘤外科专业委员会"。他的诞生不仅标志着头颈肿瘤外科界有了自己的真正统一的学术团体，也开创了三大学科共同组建统一学术组织的国际先河。一批耳熟能详的头颈外科专家当时活跃在国内头颈专科学术舞台之上，他们不仅为创立学会并组织学术大会居功至伟，更为中国头颈外科学术的发展和普及奉献了全部。李树玲、邱蔚六、费声重、屠规益、王天铎、周树夏……一批老专家教授的名字将被大家所铭记，永远载入并镌刻在中国头颈肿瘤史册之中。中国抗癌协会头颈肿瘤外科专业委员会组织的"全国头颈肿瘤外科学术大会"至2011年已经成功举办了11届，有力地推动了专业学术的发展。自1995年天津第四届全国头颈肿瘤大会开始，为加强与国际间的专业交流，开始邀请国际专家共同研讨，成为相应年份的"国际暨全国"大会，进一步为专业同仁了解国外的先进水平并加强国际间交流提供了新的平台。2011年始，为适应头颈肿瘤多学科综合诊疗的发展趋势，"中国抗癌协会头颈外科专业委员会"正式更名为"中国抗癌协会头颈肿瘤专业委员会"，吸收了更多肿瘤内科、放射治疗科等专业人员加入学会，使学会组织更加完善。随后2013年第十二届全国会议时正式启用了"全国头颈肿瘤学术大会"这一名称，从而标志着专业学术发展进入了新阶段。专业委员会组织规模不断完善壮大，学术会议水平不断提升，国内头颈肿瘤学的发展由此可见一斑。

回顾三十年来国内头颈肿瘤学领域，无论是临床工作，还是基础研究都呈快速发展之势。整体水平和规范化不断提升，某些临床技术甚至比肩国际。全喉切除新型气管食管瘘发音重建、功能性甲状腺外科、各种带蒂皮瓣和游离皮瓣等修复技术的广泛应用、内镜下微创外科技术的开展……一批技术经过国内专家的不懈努力，加之国内丰富的病例资源和国人的聪明才智，取得了丰硕的成果。但必须面对的是，国内头颈肿瘤学科的整体水平还需提升，尖端技术尚需加快开发，基础研究亦需加大投入，头颈肿瘤的预防仍未广泛提上日程，这些问题是未来学科界的工作重点。

（高明　运新伟）

头颈肿瘤流行病学
Epidemiology of Head & Neck Tumor

第二章

2

肿瘤流行病学是研究肿瘤在人群中的分布及其影响因素，识别与肿瘤发生有关的各种因素，以便采取措施预防肿瘤的发生，并对这些措施加以评价。

近年来，全世界范围除个别癌肿在部分国家和人群中有所下降之外，恶性肿瘤的总体发病情况在世界范围内呈上升趋势。在许多发达国家，恶性肿瘤死亡仅次于心脏病，位居死因顺次前列。在我国，恶性肿瘤也列入第一、二位死因。据估计，2002 年全世界有 2460 万人患有癌症，新诊断病例 1090 万，死亡病例 670 万，而 2008 年全世界有新发癌症 1270 万例，760 万人死于癌症，分别较 2002 年增加 16.5% 和 13.4%。头颈部恶性肿瘤占全身恶性肿瘤的 10% ～ 30%，居全身恶性肿瘤发病率第六位。虽然近十几年间头颈部恶性肿瘤的发病率相对稳定，在一些发达国家和地区甚至呈下降趋势，但估计每年全球发病人数超过 50 万，新诊断病例约 90 多万。国际癌症研究协会(IARC，International Agency of Research on Cancer) 根据 2008 年数据预测，中国 2015 年发病和死亡人数将分别达到 11.7 万和 5.8 万。另由于头颈部恶性肿瘤发病部位的特殊性，对人们的正常生活等造成极大影响，所以对于头颈部肿瘤的流行病学研究有助于早期预防和病因探索等的开展，同时也为临床治疗、卫生决策等提供科学依据。

第一节　头颈部肿瘤的流行趋势

自然人群中头颈部肿瘤的流行趋势和特征是肿瘤流行病学研究的重点之一。只有首先了解每一种肿瘤在不同时间、地区和人群中的流行趋势和特征后，方可进一步探讨为什么会出现这种时间趋势、地区差异和种族、性别、职业等的分布差异，即探究头颈部肿瘤发病的原因，进而提出假设，然后开展分析性研究。研究方法一般采用在特定地域的全人群中开展肿瘤登记的方法，通过收集本地区内全部头颈部肿瘤患者的基本信息和临床资料以及本地区范围内的全部人口学信息，进行统计学分析后获得头颈部肿瘤发病率、死亡率、生存率以及时间趋势、地区分布和人群特点的三间分布情况。

一、发病率和死亡率

据国际癌症研究协会 2010 年度发布的癌症登记资料分析，2008 年头颈部癌的新发病例数为 51.62 万；死亡例数达到 27.71 万，世界人口标化（ASR，Age-standardized rate）总发病率为 12.5/10 万，占全身恶性肿瘤的 6.8%；世界人口标化总死亡率为 5.9/10 万。其中：口腔癌(包括唇、舌、口和涎腺癌) 男性发病率为 5.3/10 万，占全身恶性肿瘤发病率第 10 位；甲状腺癌女性发病率为 4.7/10 万，占全身恶性肿瘤发病率的第 9 位；喉癌男性发病率为 4.1/10 万，占全身恶性肿瘤发病率第 13 位；其他咽部癌男性发病率为 3.4/10 万，占全身恶性肿瘤发病率第 15 位 (各部位男女性发病和死亡率，详见表 2-1-1、2-1-2)。

另外，根据 2011 年 11 月美国国立癌症研究所 (NCI, National Cancer Institute) SEER (Surveillance Epidemiology and End Results，监测流行病学及预后) 数据库最新的癌症统计资料（表 2-1-3、表 2-1-4），2008 年全美头颈癌发病率为 26.83/10 万（表 2-1-3），占全部恶性肿瘤的 5.6%，死亡率为 4.12/10 万（表 2-1-4），占全部恶性肿瘤的 2.3%。

其中，口腔癌合并鼻咽癌的发病率为 10.77/10 万，死亡率为 2.45/10 万；甲状腺癌发病率为 12.99/10 万；喉癌的发病率为 3.07/10 万。另据

估计，2010 年美国头颈部癌新诊断病例 36540 例，头颈部癌死亡病例 7880 例。

表 2-1-1 2008 年全球头颈部癌发病例数（万）及世界人口标化 (ASR) 发病率（1/10 万）

	男		女		合计	
	例数	标化率	例数	标化率	例数	标化率
口腔癌 [a]	17.05	5.3	9.25	2.6	26.3	3.9
甲状腺癌 [b]	4.92	1.5	16.40	4.7	21.32	3.1
喉癌 [c]	12.97	4.1	2.10	0.6	15.07	2.3
鼻咽癌 [d]	5.79	1.7	2.66	0.8	8.45	1.2
其他咽部 [e]	10.89	3.4	2.80	0.8	13.69	2.0
合计	51.62	20	33.21	9.5	84.83	12.5

注：（采用国际疾病分类 ICD-10 编码）a：C00-08；b：C73；c：C32；d：C11；e：C09-10，C12-14；数据来自：http://www.iarc.fr/

表 2-1-2 2008 年全球头颈部癌发病例数（万）及世界人口标化 (ASR) 死亡率（1/10 万）

	男		女		合计	
	例数	标化率	例数	标化率	例数	标化率
口腔癌 [a]	8.31	2.6	4.45	1.2	12.76	1.9
甲状腺癌 [b]	1.12	0.3	2.42	0.6	3.54	0.5
喉癌 [c]	7.03	2.2	1.16	0.3	8.19	1.2
鼻咽癌 [d]	3.60	1.1	1.56	0.4	5.16	0.8
其他咽部 [e]	7.65	2.4	1.91	0.5	9.56	1.4
合计	27.71	8.6	11.5	3	39.21	5.8

注：（采用国际疾病分类 ICD-10 编码）a：C00-08；b：C73；c：C32；d：C11；e：C09-10，C12-14；数据来自：http://www.iarc.fr

表 2-1-3 2008 年美国头颈部癌发病率（1/10 万）

	白人			黑人			合计		
	男	女	合计	男	女	合计	男	女	合计
口腔癌 鼻咽癌	16.42	6.43	11.11	13.73	5.01	9.75	15.99	6.28	10.77
甲状腺癌	6.83	20.85	13.77	4.27	9.18	6.82	6.47	19.39	12.99
喉癌	5.47	1.10	3.11	8.30	1.89	4.52	5.44	1.12	3.07
合计	28.72	28.38	27.99	26.3	16.08	21.09	27.9	26.79	26.83

注：恶性肿瘤分类编码采用国际疾病分类 ICD-10 编码；数据来自：http://seer.cancer.gov/

表 2-1-4 2008 年美国头颈部癌死亡率（1/10 万）

	白人			黑人			合计		
	男	女	合计	男	女	合计	男	女	合计
口腔癌 鼻咽癌	3.62	1.37	2.39	5.21	1.47	3.04	3.76	1.38	2.45
甲状腺癌	0.52	0.51	0.51	0.41	0.52	0.47	0.50	0.52	0.51
喉癌	1.94	0.44	1.10	3.98	0.75	2.04	2.06	0.46	1.16
合计	6.08	2.32	4.00	9.60	2.74	5.55	6.32	0.36	4.12

注：恶性肿瘤分类编码采用国际疾病分类 ICD-10 编码；数据来自：http://seer.cancer.gov/

据不完全统计的临床研究报道，中国头颈部肿瘤的年发病率可能为 15.22/10 万，不过此数据只来源于临床恶性实体肿瘤的 16%～40%。天津市肿瘤登记报告中心的数据报告 [该数据已被世界卫生组织国际癌症研究协会 2002 年出版的《五大洲癌症发病率（Ⅷ）》所收录并报告]，天津市 1993—1997 年头颈癌粗发病率为 14.1/10 万，占全身恶性肿瘤的 7.1%。天津市 1993—1997 年恶性肿瘤死亡率分析，天津市头颈部恶性肿瘤死亡率为 3.13/10 万，占全部恶性肿瘤死亡的 2.83%（各部位男女性发病率，详见表 2-1-5）。

表 2-1-5　1993—1997 年天津市头颈部癌发病例数、构成比及粗发病率

	男			女		
	例数	构成比（%）	发病率（1/10 万）	例数	构成比（%）	发病率（1/10 万）
口腔癌 a	213	22.2	2.3	179	25.1	1.9
甲状腺癌 b	88	9.2	1.0	232	32.6	2.5
喉癌 c	419	43.6	4.6	215	30.2	2.3
鼻咽癌 d	185	19.3	2.0	70	9.8	0.8
其他咽部 e	56	7.0	0.6	16	2.3	0.1
合计	961	100	10.5	712	100	7.6

注：（采用国际疾病分类 ICD-10 编码）a：C00-08；b：C73；c：C32；d：C11；e：C09-10，C12-14

天津市肿瘤医院肿瘤流行病研究室更新数据发现，1981—2002 年间头颈癌（不含甲状腺癌）4953 例，男女比例为 1.8∶1，男性粗发病率和世界标化发病率分别为 8.17/10 万、6.90/10 万，女性粗发病率和世界标化发病率分别为 4.60/10 万、3.64/10 万，分别占全身恶性肿瘤 5.1% 和 2.7%，分别居全身恶性肿瘤发病率第 7 位和第 10 位。

1981—2002 年间天津市头颈癌世界标化发病率虽总体呈下降趋势，其中口腔癌和男性喉癌发病率较为稳定，咽癌和女性喉癌发病率下降较为明显，但男性头颈癌粗发病率呈上升趋势（年增长率为 +0.98%），女性粗发病率较为稳定（年增长率为 − 0.04%），而且喉癌男女发病比由 1981 年的 1.84∶1 上升至 2002 年的 4.65∶1（表 2-1-6、图 2-1-1）。

表 2-1-6　1981—2002 年天津市头颈部癌（不含甲状腺癌）世界标化发病率趋势

	男			女		
	ASIR	EAPC	95%CI	ASIR	EAPC	95%CI
口腔癌 a	1.63	-0.91	-2.22，+0.41	0.97	+0.15	-1.53，+1.86
咽癌 b	1.62	-2.91*	-4.26，-1.53	0.75	-4.08*	-5.71，-2.43
喉癌 c	3.47	-0.69	-2.03，+0.66	0.83	-2.94*	-4.49，-1.37
头颈癌 d	6.73	-1.39*	-2.23，-0.43	3.59	-2.20*	-3.11，-1.28

注：（采用国际疾病分类 ICD-10 编码）a：C00-09；b：C10-14；c：C32；d：C00-14，-32；

　　ASIR：age-standardized incidence rate，世界标化率（1/10 万）；

　　EAPC：estimated annual percent changes，估计年变化百分比（%）；

　　95%CI：95% confidence intervals，95% 可信区间。

　　*：发病率趋势具有统计学意义（P < 0.05）。

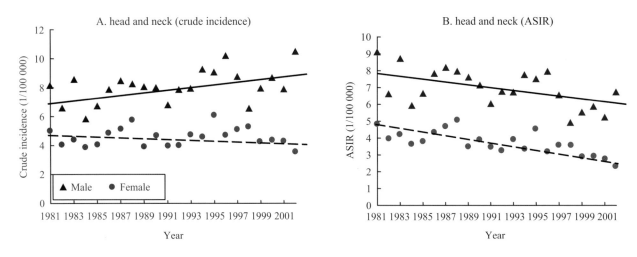

图 2-1-1　1981—2002 年天津市男、女性头颈癌发病率（1/10 万）趋势

注：crude incidence：粗发病率；ASIR：age-standardized incidence rate，世界标化发病率；Male：男性；Female：女性；Year：年

　　我们的研究也同时发现，1981—2001 年天津市头颈部癌平均确诊年龄为 61.32 岁（男性：61.36 岁；女性：61.26 岁）。年龄别发病率分析发现，女性 45～54 岁、55～64 岁年龄组以及男性 55～64 岁年龄组发病率明显下降，其估计年变化百分比（EAPC）分别为 −6.67%、−1.60% 和 −1.54%，男、女性 0～44 岁年龄组的发病率略微增长，但无统计学意义。按性别分组的年龄期间出生队列分析结果显示，大部分出生队列的发病率呈下降趋势，但 1945 年后出生的男、女性 40～44 岁年龄组发病率呈上升趋势；同时分析指出女性 45～54 岁的发病率明显下降可能是由于 1930 年出生队列的 45～49 岁、50～54 岁年龄组的发病率的下降（图 2-1-2、图 2-1-3）。（注：出生队列分析是分析同一时期出生的一批人随年龄增长在不同年代的发病、死亡等的变化趋势）

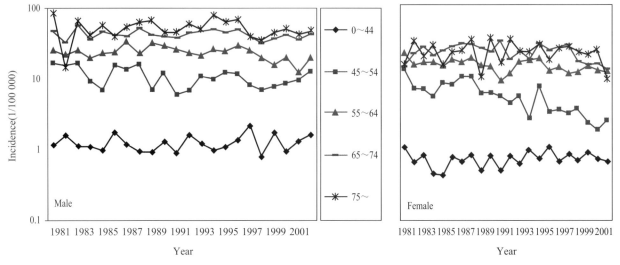

图 2-1-2　1981—2002 年天津市男、女性头颈部癌年龄别发病率（1/10 万）趋势

注：Incidence：发病率；Year：年份；Male：男性；Female：女性

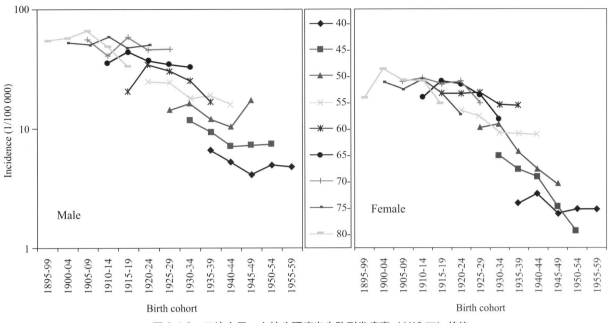

图 2-1-3　天津市男、女性头颈癌出生队列发病率（1/10 万）趋势

注：Birth cohort：出生队列；Incidence：发病率；Male：男性；Female：女性

二、流行特征及趋势

头颈部肿瘤的流行病特征为患者相对少，但病种多，且因生活环境和致病因素不同，各地区头颈部恶性肿瘤的发病情况也有所不同，但临床上大都以口腔癌、甲状腺癌、鼻咽癌、喉癌为主。下面主要介绍以上四种常见头颈部恶性肿瘤的流行特征及趋势。

（一）口腔癌

在世界范围内，口腔颌面头颈癌的发病率居全癌的第六位，其中至少 80% 是鳞状细胞癌，约占全身恶性肿瘤的 7.67%，占头颈部恶性肿瘤的 13.87%。

近年来包括丹麦、德国、法国、英国等在内的许多国家，口腔恶性肿瘤的发病率都有显著增加，美国、日本、澳大利亚等国家也有不同程度的增加。也有研究显示加拿大口腔癌 1992—2007 年发病率，男性平均每年减小 2.1%，女性减小 0.4%。虽然我国属于口腔恶性肿瘤的低发区，但自 20 世纪 80 年代末起发病率有逐渐上升的趋势。

从全球来看，口腔癌发病率不仅总体呈上升趋势，而且有很大的地域和种族差别（图 2-1-4）。发展中国家的发病率高于发达国家，东南亚、南非、澳大利亚、欧美等国家的部分地区为口腔恶性肿瘤高发区，东南亚地区口腔恶性肿瘤的发病率甚至居于肿瘤发病的前 3 位，西太平洋的美拉尼西亚地区是口腔恶性肿瘤发病率最高的地区，标化发病率为 20.2/10 万。

口腔恶性肿瘤好发于男性（图 2-1-5），但近年来无论在西方国家还是我国，都有年轻女性发病明显增加的趋势。我国研究报告男女发病性别比约为 1.2 ~ 2.3∶1，日本、约旦、英国等国家研究报告也在此范围内，巴斯克地区则明显高于此范围，男女之比为 7.4∶1。

口腔恶性肿瘤可发生于所有人群，但成年人好发，高发年龄为 40 ~ 70 岁，且有逐步年轻化趋势。年龄增长是许多肿瘤的危险因素之一，因为随着年龄增长，接触潜在致癌原的时间更长，可能对老化细胞的 DNA 造成损伤。口腔癌发病率随着年龄增长而升高，50% 以上的口腔癌发生于 65 岁以上的人群。根据美国国立癌症研究所的统计资料，口腔癌患者确诊时的中位年龄为 63 岁，该年龄段口腔癌的发生概率为 1/72（不同国家年龄性别发病率见图 2-1-6）。

唇癌，口腔癌：所有性别，所有年龄

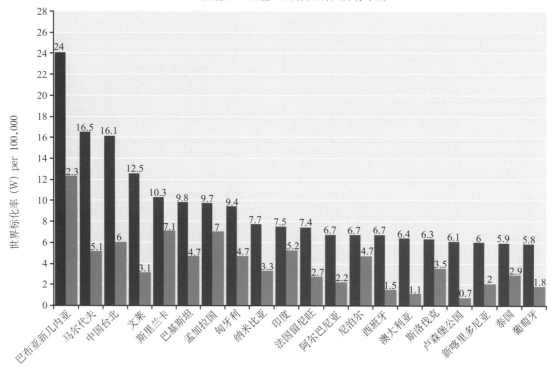

GLOBOCAN 2008 (IARC) (27.4.2012)

图 2-1-4　世界不同国家口腔癌世界人口标化发病率和死亡率 (1/10 万)

唇癌，口腔癌
世界标化率（W）per 100,000，all ages

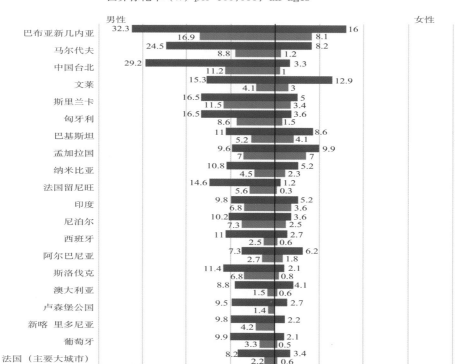

GLOBOCAN 2008 (IARC) (27.4.2012)

图 2-1-5　男女性口腔癌世界人口标化性别发病和死亡率 (1/10 万)

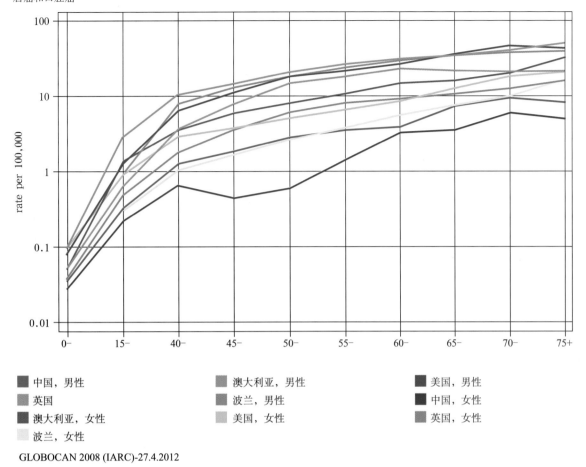

发病率
唇癌和口腔癌

中国，男性　　　澳大利亚，男性　　　美国，男性
英国　　　　　　波兰，男性　　　　　中国，女性
澳大利亚，女性　美国，女性　　　　　英国，女性
波兰，女性

GLOBOCAN 2008 (IARC)-27.4.2012

图 2-1-6　口腔癌世界人口标化年龄性别发病率 (1/10 万)

自 20 世纪 60 年代至今，口腔恶性肿瘤的死亡率基本保持不变。由于口腔癌预后不佳，且其解剖部位具有特殊性，即使患者存活下来，生存质量也受到很大影响，目前口腔癌的 5 年生存率为 50% 左右，这差别主要与受治病例的中、晚期的构成比不同有关。据统计，Ⅰ期 5 年生存率可高达 90% 以上，而Ⅳ期的仅 10% 左右。由于诊断和治疗水平的提升，美国口腔癌的 2002—2006 年间 5 年生存率较 1982—1986 年提高了 11.8%。因此提高口腔癌病人长期生存率的关键是加强宣教，提高人们对早期口腔癌的认识，争取早期发现，早期治疗。

（二）甲状腺癌

甲状腺癌在临床上长期被认为是少见的恶性肿瘤，其发病只占甲状腺结节的 5%，全身恶性肿瘤的 1%，却是内分泌系统最常见的恶性肿瘤。

近年来许多资料显示甲状腺癌发病率有逐年

上升趋势，是备受关注的肿瘤之一。国际癌症研究协会发布的 GLOBOCAN 2002 报告，全球甲状腺癌发病率男性为 1.2/10 万，女性为 3.0/10 万，并呈逐年上升趋势；包括美国、英国、加拿大、法国和澳大利亚、意大利、中国、立陶宛等世界多个国家和地区均出现甲状腺癌发病率逐渐上升的报道。

美国国立癌症研究所 2002 年报告的美国癌症发病和死亡数据显示，1973—1999 年女性甲状腺癌发病率从 5.9/10 万上升至 10.4/10 万，男性从 2.3/10 万上升至 3.8/10 万，甲状腺癌死亡率则从 1969—1999 年有所下降。美国癌症协会（American Cancer Society）预测 2010 年美国的甲状腺癌新发病例达到 4.4 万人，其中女性 3.4 万，已经位居女性癌谱的第 5 位。另有文献报道法国从 1978—2001 年甲状腺癌是女性增幅最大的恶性肿瘤之一，但死亡率略有下降。

天津市肿瘤登记报告中心报告了来自天津市

400 万人口的长达 26 年的自然人群中甲状腺癌发病死亡的监测结果：天津市区 1981—2001 年甲状腺癌新发病例 1318 例，平均发病率为 1.770/10 万，其粗发病率从 1981 年的 0.869/10 万上升至 2001 年的 2.543/10 万，共增长了 193%，呈逐年上升趋势（表 2-1-7）；后续统计报告，2002—2006 年天津市每年甲状腺癌新发病例 114 例，5 年间甲状腺癌新发病例呈逐年上升趋势，特别是女性患者人数明显增高（图 2-1-7）；虽然天津市女性甲状腺癌 1981 年的基线水平较低，仅为 1.79/10

万，但 1981—2006 年天津市甲状腺癌发病率的变化超过世界平均增长水平，至 2006 年发病率增加了 267%，APC 为 3.1%（图 2-1-8）；与上海和美国的历史同期数据的比较发现，上海市的增长速度甚至更快，特别是 2003—2006 年间女性甲状腺癌的增长速度达到年均 24.4%，2006 年粗发病率已达 16.7/10 万，而且与美国相似，于 21 世纪初就进入了女性前 10 位高发肿瘤之列，天津市于 2006 年排名第 8 位（表 2-1-8）。

表 2-1-7　1981—2001 年天津市甲状腺癌的发病率和死亡率（1/10 万）

时间 (年)	发病率[a]			死亡率[b]		
	例数 N	粗率 CR	世界标化率 ASR	例数 N	粗率 CR	世界标化率 ASR
1981	30	0.869	0.804	7	0.203	0.233
1982	47	1.503	1.317	10	0.320	0.346
1983	46	1.444	1.506	14	0.439	0.466
1984	39	1.201	1.079	13	0.400	0.395
1985	54	1.617	1.354	11	0.329	0.329
1986	48	1.413	1.310	14	0.412	0.354
1987	57	1.653	1.447	17	0.493	0.458
1988	49	1.400	1.190	12	0.343	0.335
1989	68	1.914	1.496	13	0.366	0.366
1990	71	1.971	1.681	16	0.444	0.413
1991	69	1.904	1.627	14	0.386	0.334
1992	56	1.537	1.279	7	0.192	0.171
1993	64	1.745	1.415	12	0.327	0.262
1994	58	1.576	1.186	13	0.353	0.271
1995	75	2.034	1.514	17	0.461	0.334
1996	59	1.598	1.185	14	0.379	0.261
1997	80	2.167	1.644	20	0.542	0.368
1998	86	2.314	1.734	13	0.350	0.251
1999	74	1.988	1.468	14	0.376	0.266
2000	93	2.485	1.825	13	0.347	0.227
2001	95	2.543	1.799	8	0.214	0.129
合计	1318	1.770	1.422	272	0.368	0.313

注：ASR：Age-standardized rate；a：x^2 趋势检验方法比较 1981—2001 年甲状腺癌发病率，差异有统计学意义 x =48.8，$P<0.01$；b：x^2 趋势检验方法比较 1981—2001 年甲状腺癌死亡率，差异无统计学意义，$P>0.05$。

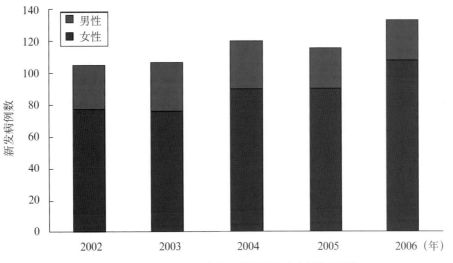

图 2-1-7　2002—2006 年间天津市甲状腺癌新发病例情况

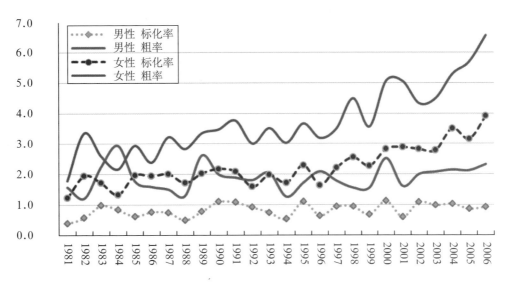

图 2-1-8　1981—2006 年天津市甲状腺癌发病率（1/10 万）时期趋势

表 2-1-8　1981—2006 年天津、上海与美国女性甲状腺癌的发病率与排位情况

年份	天津		上海		美国	
	标化发病率	排位	标化发病率	排位	标化发病率	排位
1981	1.23	20	3.3	12	6.23	—
1986	1.94	15	2.4	15	7.48	14[a]
1991	2.09	14	2.9	14	7.68	14[b]
1996	2.30	13	4.40	10	9.45	12[c]
2001	2.89	12	5.34	9	12.07	9[d]
2006	3.91	8	11.13	6	16.35	7[e]

注：排位依据 SEER 报告的不同时期部位的新发病例数 a：1989—1993 年；b：1991—1995 年；c：1996—2000 年；d：2001—2005 年；e：2003—2007 年

流行病学调查显示，甲状腺癌发病率有地区差异（图 2-1-9）。发病率较高的国家和地区有波利尼西亚、冰岛、意大利、以色列、芬兰、中国香港、加拿大、美国等，中国大陆属低发地区，发达国家发病率高于发展中国家。2007 年法国INSERM（国家健康与医学研究院）报道，南太平洋新喀里多尼亚甲状腺癌发病率居世界之最，相当于许多发达国家的近 10 倍。国际癌症研究协会的报告中显示发达国家与地区的甲状腺癌发病率普遍高于发展中国家。Kilfoy 等研究发现相对于美洲、欧洲、亚洲和大洋洲，非洲的发病率一直保持在较低水平，且其发病率增长也比较缓慢，其中乌干达的男性发病率为世界最低 0.5/10万；同时，1973—2002 年间澳大利亚的新南威尔士的男性甲状腺癌发病率增长了 177.8%，女性为252.9%，而瑞典男性和女性的发病率增长率皆为 -18.8%，挪威的女性发病率也有所下降。

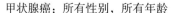

甲状腺癌：所有性别，所有年龄

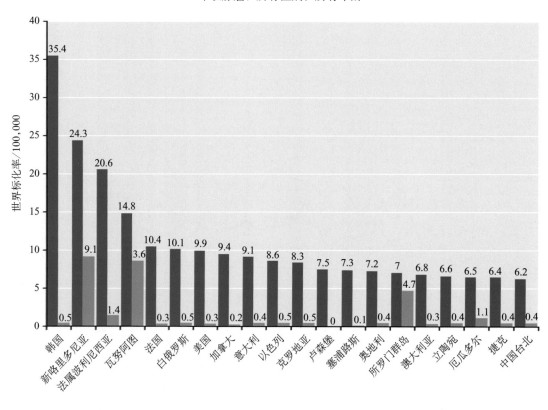

发病率
死亡率

GLOBOCAN 2008 (IARC) (27.4.2012)

图 2-1-9　世界不同国家甲状腺癌世界人口标化发病率和死亡率 (1/10 万)

世界各国和地区的各类甲状腺癌的构成比虽略有不同，但大体相似，都以乳头状癌（PTC）为主，其次为滤泡癌（FTC），髓样癌（MTC）和很少一部分的未分化癌。多项研究显示，近几年乃至近几十年来，甲状腺癌的增长以 PTC 为主，其中微小癌（直径 d ≤ 1cm）增长较为显著。美国 1983—2006 年间微小型 PTC 的发病率增长了441%，每年增长 19.3%，其次直径为 1 ~ 2cm 的PTC，年增长率为 12.3%。

对天津市自然人群中甲状腺癌的资料统计分析显示，1981—2006 年 PTC 的发病率年均增长6.7%，超过总体甲状腺癌的年均增长幅度；且 26年来 PTC 发病在甲状腺癌中所占的构成比从 1981年的 11.1% 上升到 2006 年的 69.5%，增加了 5.3 倍，其发病率也呈明显上升趋势（图 2-1-10、图 2-1-11）。对天津市肿瘤医院收治的 1970—2009 年的临床甲状腺癌病例构成分析发现，肿瘤直径≤ 2cm 所占比例呈上升趋势（表 2-1-9）。

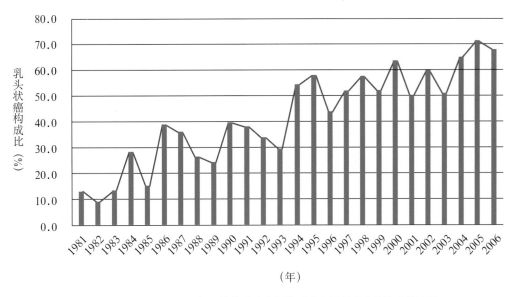

图 2-1-10　1981—2006 年天津市乳头状甲状腺癌占甲状腺癌的构成比情况

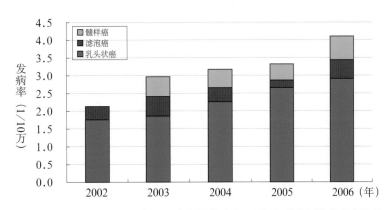

图 2-1-11　2002—2006 年间天津市甲状腺癌不同组织学类型的发病率情况

表 2-1-9　天津市肿瘤医院 1970—2009 年间甲状腺乳头状癌肿瘤大小分析（例）

时间	甲状腺乳头状癌	肿瘤直径（cm）			
		≤ 2	构成比（%）	> 2	构成比（%）
1970—1979 年	391	129	33.0	262	67.0
1980—1989 年	586	261	44.5	325	55.5
1990—1999 年	903	438	48.5	465	51.5
2000—2009 年	1593	812	51.0	781	49.0

甲状腺癌多发于青壮年，发病率基本随年龄增长而升高，生存率随年龄增长而降低，且不同组织学类型的甲状腺癌的发病年龄也不尽相同。2001 年 IARC 五大洲癌症发病率报告显示，全球甲状腺癌的发病率随年龄增加而增加，女性高于男性，男女发病比例约为 1∶3，女性在 45 岁左右达到高峰。

天津市区流行病学调查显示，1981—2001 年

甲状腺癌发病年龄性别构成比中，男性 50～70 岁构成比重较大，而女性以 35～65 岁为主，甲状腺癌中位年龄为 50 岁，男性 55 岁，女性 49 岁，女性明显早于男性（表 2-1-10）。后续研究发现，1981—2006 年间男性发病率随年龄增长呈上升趋势，75 岁之后快速下降；女性自 20 岁开始发病率随年龄上升，50～59 岁达到高峰，60 岁以后呈逐年下降趋势（图 2-1-12）。

表 2-1-10　天津市 1981—2001 年甲状腺癌发病年龄构成比（%）

发病年龄	男		女		合计	
（岁）	发病例数	构成比	发病例数	构成比	发病例数	构成比
<20	12	3.14	7	0.72	19	1.44
20—	10	2.84	48	4.97	58	4.40
25—	12	3.41	53	5.49	65	4.93
30—	22	6.25	79	8.18	101	7.66
35—	28	7.95	98	10.14	126	9.56
40—	30	8.52	105	10.87	135	10.24
45—	34	9.66	111	11.49	145	11.00
50—	25	7.10	94	9.73	119	9.03
55—	32	9.09	80	8.28	112	8.50
60—	51	14.49	88	9.11	139	10.55
65—	40	11.36	85	8.80	125	9.48
70—	22	6.25	54	5.59	76	5.77
75—	17	4.83	35	3.62	52	3.95
>80	17	4.83	29	3.00	46	3.49
合计	352	100	966	100	1318	100

注：不同性别平均年龄比较：$t=3.01$，$P=0.0026$

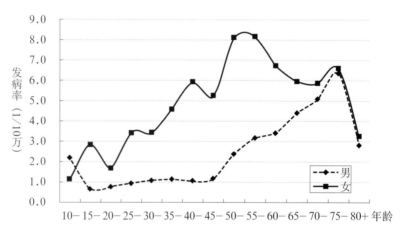

图 2-1-12　1981—2006 天津市甲状腺癌男女性年龄别发病率（1/10 万）情况

近年来，甲状腺癌的死亡率变化不大，且无论男性还是女性，因甲状腺癌引起的死亡率均小于 5%，其总体预后是所有类型癌症中最好的肿瘤之一。根据欧洲 17 个国家计算的平均 5 年相对生存率，年轻患者的生存率较高：15 ～ 44 岁年龄组中男性生存率至少 86%，女性至少 94%，且其生存率与其病理类型的关联也较为紧密。恶性程度越高，生存率越低。未分化癌虽然只占甲状腺癌的 5% ～ 14%，但预后极差。

（三）鼻咽癌

鼻咽癌的发病率为头颈部恶性肿瘤之首，约占全身恶性肿瘤的 30%，头颈部恶性肿瘤的 80%，

上呼吸道癌的 90%。

世界癌症研究协会报告世界鼻咽癌发病率总体呈下降趋势，2002 年世界标化发病率为 1.9/10 万，2008 年为 1.2/10 万。但鼻咽癌发病率时间趋势存在地区差异，如中国香港、新加坡和中国台湾等地区的鼻咽癌发病与死亡出现了明显下降，而新加坡马来人 1968—1997 年期间鼻咽癌发病却呈上升趋势。广东省中山市 1970—1999 年间鼻咽癌发病率总体水平有上升趋势，1970 年世界标化率为 14.02/10 万，1999 年为 17.02/10 万，增长率为 21.4%，平均增长速度为 0.65%。1978—2002 年广东四会和广西苍梧的鼻咽癌发病率较为稳定。

鼻咽癌在世界各大洲均有发现，但差异较大

（图 2-1-13）。欧洲、美洲、大洋洲和拉丁美洲较少，发病率多为 1/10 万以下。在非洲约 17% 的

鼻咽癌发生在儿童。东南亚一些国家，如马来西亚、新加坡、印度尼西亚和泰国发病率较高。

鼻咽癌：所有性别，所有年龄

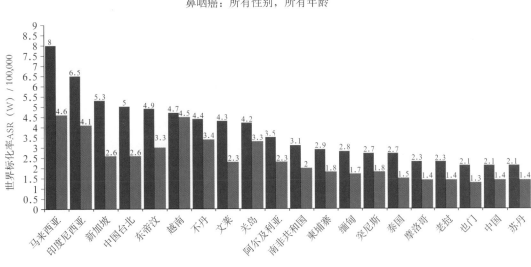

GLOBOCAN 2005 (IARC) (24.5.2012)

■ 发病率
■ 死亡率

图 2-1-13　世界不同国家鼻咽癌世界人口标化发病率和死亡率（1/10 万）

国内鼻咽癌分布同样具有明显的地区性差异，其发病率在我国由南至北逐渐降低，且以广东中部和广西东部为高发中心，向周围逐渐降低，广

东、广西是世界各大洲中鼻咽癌最高发的地区（表 2-1-11）。在广东渔民中，其发病率高达 54.7/10 万。

表 2-1-11　1998—2002 年中国不同地区男女性鼻咽癌发病率（1/10 万）

地区	男性	女性
四会市	27.2	11.3
中山市	26.9	10.1
广州市	22.2	9.8
苍梧县	19.7	7.3
上海	4.1	1.5
哈尔滨南岗区	1.1	0.5

　　鼻咽癌以男性居多，大约为女性的 2 倍（图 2-1-14）。国际肿瘤研究协会数据报告，2008 年中国鼻咽癌发病率男性为 2.8/10 万，女性为 1.9/10 万。天津市 1993—1997 年的鼻咽癌发病率，男性为 1.65/10 万，女性为 0.55/10 万，男女比例为 3：1。

　　鼻咽癌可发生于任何年龄，全国调查年龄死

亡率曲线显示，20 岁开始发病率明显上升，50 岁之后持续稳定。但鼻咽癌发病率与年龄的关联具有地区差异。在低发病率地区，发病率随年龄持续增长，而在高发病率地区，发病率随年龄增长并在 40 ～ 59 岁间达到顶峰，之后则明显下降。（图 2-1-15）

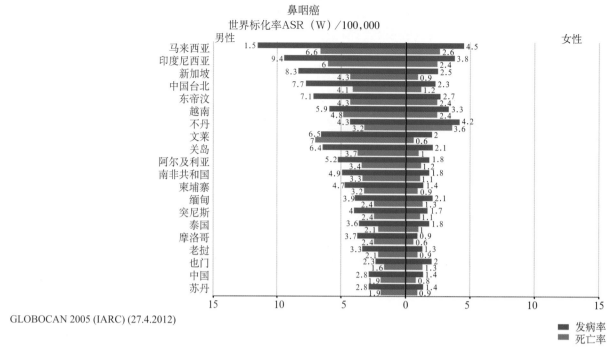

GLOBOCAN 2005 (IARC) (27.4.2012)

图 2-1-14　男女性鼻咽癌世界人口标化性别发病率和死亡率 (1/10 万)

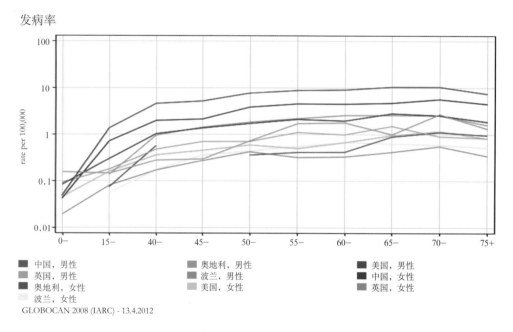

GLOBOCAN 2008 (IARC) - 13.4.2012

图 2-1-15　鼻咽癌世界人口标化年龄别发病率 (1/10 万)

　　我国鼻咽癌死亡率处于相对较低水平，相关学者分别于 1973—1975 年、1990—1992 年和 2004—2005 年进行的三次回顾性死因抽样调查显示，最近一次调查结果显示全国鼻咽癌粗死亡率为 1.46／10 万，中国人口标化率为 1.0 1／10 万，世界人口标化率为 1.30／10 万；鼻咽癌死亡占全部恶性肿瘤死亡总数的 1.07 %，退出了十大恶性

肿瘤行列而排第 13 位；但鼻咽癌仍然是男性十大恶性肿瘤之一，男性鼻咽癌死亡率是女性的 2.4 倍；从 5 岁年龄组开始鼻咽癌死亡率随着年龄的增长呈上升趋势。

　　有研究报告美国鼻咽癌 2002—2006 年间的 5 年生存率较 1982—1986 年提高了 8.3%.

　　多项研究报告显示鼻咽癌具有明显的家族遗

传性，无论是在高发地区，还是低发地区。在广东境内的研究发现鼻咽癌患者 8% ～ 10% 具有家族癌史，病例组明显高于对照组。

（四）喉癌

喉癌占全身恶性肿瘤的 1% ～ 5%，占呼吸道恶性肿瘤的 65% ～ 70%。组织学上喉癌以鳞状细胞癌最常见，约占 95% ～ 98%，腺癌少见，约占 2%，未分化癌、淋巴肉瘤、纤维肉瘤少见。

近些年来有关喉癌发病率趋势变化各地区不同，但总体呈下降趋势。意大利 1986—1997 年间男性喉癌发病率的年度变化百分比为 - 3.7%，女性为 - 1.3%。美国 SEER 数据库显示 1975—2008 年美国喉癌发病率呈下降趋势，但美国每年依然约有 1 万名喉鳞癌新诊断患者。

国内喉癌发病率呈上升趋势，尤其是东北地区。1970—1999 年中山市喉癌男性世界标化发病率介于 0.00/105 ～ 4.89/105，女性介于 0.00/105 ～ 0.77/105，男性喉癌发病率有较明显上升趋势，而女性无明显升降趋势，其男性世界标化发病率平均增长速度为 4.6%。

喉癌发病率在世界各地差异很大（图 2-1-16）。意大利瓦雷泽、巴西圣保罗、印度孟买是世界三大高发地区。我国喉癌发病率地区差异也较大，东北地区发病率较高，占全身恶性肿瘤的 5.7% ～ 7.7%。

喉癌：所有性别，所有年龄

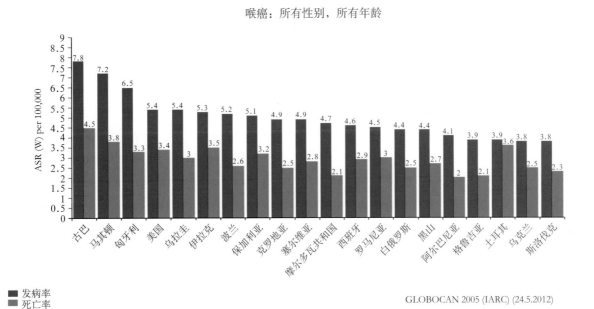

■ 发病率
■ 死亡率

GLOBOCAN 2005 (IARC) (24.5.2012)

图 2-1-16 世界不同国家喉癌世界人口标化发病率和死亡率 (1/10 万)

世界各地男性喉癌发病率明显高于女性（图 2-1-17）。意大利瓦雷泽喉癌患者男女比例高达 32：1。我国东北地区喉癌患者男女比例约为 2.4 ～ 3.5：1。天津市 1993—1997 年喉癌男女发病率为 2：1。

喉癌的发病年龄多在 40 岁以上，以 60 ～ 70 岁发病率最高（图 2-1-18）。近些年来，女性发病率的增长较男性有加快趋势，且女性发病年龄较男性提前。

喉癌的死亡率与其发病率变化较为一致，大多数地区呈下降趋势。SEER 数据库显示，1975—2008 年美国喉癌死亡率年度变化百分比为 - 2.1%，其中白人为 - 1.8%，黑人为 - 3.0%。天津市 1973 年男性喉癌世界标化死亡率为 2.36/10 万，女性为 0.37/10 万，至 2003 年男性喉癌世界标化死亡率降至 1.33/10 万，女性降至 0.07/10 万。

因地区、临床状况及术后护理等情况不同，喉癌患者的预后差异较大，无淋巴结转移的较小的喉癌，其 5 年生存率可高达 75% ～ 95%。美国 2002—2006 年喉癌的 5 年生存率为 66.8%，且 1982—2006 年间无明显变化。上海市 1992—1995 年喉癌的 5 年生存率为 67.2%，天津市 1991—1999 年间喉癌的 5 年生存率为 69.7%。

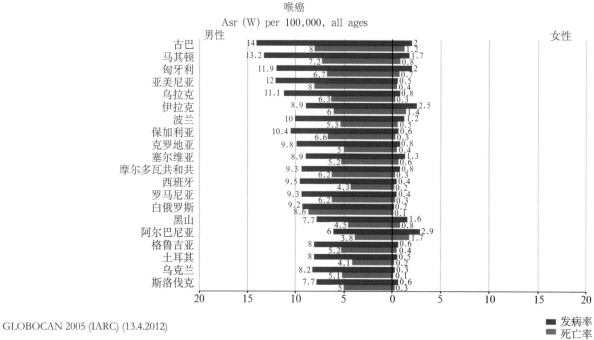

图 2-1-17　男女性喉癌世界人口标化发病率和死亡率 (1/10 万）

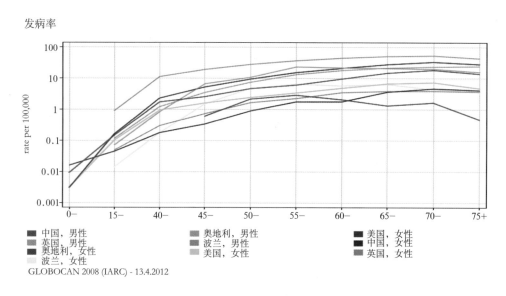

图 2-1-18　喉癌世界人口标化年龄别发病率 (1/10 万）

　　总之，头颈癌的总发病率虽然不高，但总体
呈上升趋势，所以要做好肿瘤疾病登记工作及人
群流行病学研究，有助于恶性肿瘤病因研究。同
时应加强卫生保健工作，注意高危人群的筛选，
提高肿瘤的诊断、预防和治疗水平，改善预后，
提高生存率，并为建立科学的卫生决策提供依据。

第二节　头颈部肿瘤的临床流行病学研究

一、临床流行病学定义

　　临床流行病学是在临床医学的领域内，引入
了现代流行病学及统计学等有关理论，创新了临
床科研的严格设计、测量和评价的临床科研方法

学，从患者的个体诊治扩大到相应患病群体的研究，探讨疾病的病因、诊断、治疗和预后的整体性规律，力求研究结果的真实性，获得研究的结论有充分的科学依据和防病治病的重要实用价值。

二、头颈部肿瘤临床流行病学研究内容

头颈部肿瘤临床流行病学的研究目的主要是研究人群中头颈部肿瘤的分布及其影响因素，并研究头颈部肿瘤的防治策略和措施。

应用流行病学研究方法可以开展的头颈部肿瘤相关研究大体涉及以下几个方面：①阐明头颈部肿瘤发病率或死亡率的地区间差别和时间趋势，以及影响因素；②研究不同人群之间头颈部肿瘤发病率的差异，以及与人们生活方式和环境之间的相互关系；③比较头颈部肿瘤患者和非患者之间的可疑危险因素的暴露情况，比较暴露和未暴露于可疑危险因素人群的头颈部肿瘤发病情况；④对头颈部肿瘤相关的危险因素实施干预并评价干预效果；⑤对头颈部肿瘤的发病机制和模型进行定性和定量研究，阐明其发病机制；⑥对头颈部肿瘤病例进行临床诊断、筛检、预后等的比较研究；⑦对头颈部肿瘤的治疗方式或治疗药物进行比较或评价。

三、头颈部肿瘤临床流行病学研究方法

作为流行病学的一个分支，临床流行病学的原理和方法来自于传统流行病学。流行病学本身是一门方法学，以观察法、实验法和数理法为基本，尤以观察法最重要。那么具体到头颈部肿瘤研究，则以描述头颈部肿瘤的流行特征和趋势为首要任务，即首先通过描述流行病学来揭示头颈部肿瘤在人群中的分布情况（见本章第一节），然后采用分析流行病学方法进一步找出原因，最后利用人群实验流行病学来提供防治措施。虽然临床诊断和治疗方法不断改善，但近年来头颈部肿瘤总发病率未见明显下降，部分肿瘤的发病率则明显升高，人群中头颈部肿瘤的患病人数不断增加，而目前国内外头颈部肿瘤流行病学资料相对不多，

因此开展头颈部肿瘤相关的流行病学、病因学和三级预防研究十分必要，而唯有运用正确的实验设计和人群研究方法，才能获得真实可靠的结果。本部分按照传统的设计类型分类，针对头颈部肿瘤研究探索并提出一些具有可行性的研究工作方案以及适用的研究方法、注意事项等，旨在为广大医务和科研工作者今后能够更广泛地开展头颈部肿瘤流行病学研究提供些许线索与参考。

（一）描述性研究

头颈部肿瘤的描述性流行病学，主要进行资料的收集并描述其三间分布的流行特征。其实施步骤主要包括明确研究目的，在确定研究人群的基础上，选择合适的研究方法，制定调查表，搜集资料及进行分布的描述和分析并解释结果。

如前所述，世界很多国家和地区都拥有完善的以全人群为基础的恶性肿瘤发病登记报告系统。笔者所在的天津市肿瘤登记中心始建于1978年，是以全人群为基础的肿瘤登记报告机构，登记范围覆盖天津市内六区，覆盖人口约400万，覆盖面积为160平方公里，主要目标对全市人群进行肿瘤发病与死亡监测，确定在其所覆盖人口的肿瘤发病率，是全国最早的三家肿瘤登记报告处之一。天津市肿瘤登记中心的恶性肿瘤发病率与病死率数据自1981年开始即被WHO出版的《Cancer Incidence in Five Continents》（五大洲癌症发病率）第Ⅴ～Ⅷ卷所收录。目前数据也被《中国肿瘤登记年报》所收录。天津市肿瘤登记中心发病数据来自覆盖地区所有医院所提供的肿瘤发病登记卡；死亡数据来自覆盖地区所有医院所提供的死亡报告证明书；人口数据来自天津市公安局和统计局。笔者所在医院的报告程序为天津市各医疗单位在收诊恶性肿瘤时填写"恶性肿瘤报告卡"和"死亡报告证明书"。所有天津市市内六区常住人口中发生的各种恶性肿瘤（包括脑良性肿瘤）都应报告。报卡每旬寄到患者户口所在地区防疫站，核实后报送天津市卫生防病中心。肿瘤报告卡目前由天津市肿瘤医院所在的天津市肿瘤登记报告中心进行数据核实与统计分析。

登记系统目前使用的编码系统采用世界卫生组织出版的国际疾病分类的ICD-9四位编码和ICD-O-3形态学编码。登记内容按照国际肿瘤登

记标准设计，包括肿瘤名称（解剖学部位、组织病理学类型、生物学行为及组织学分级）、发病或确诊日期、死亡日期、发病（病死）实足年龄、诊断依据、诊断单位等共计 20 项内容。统计指标为分性别、年龄和部位等计算的肿瘤发病率和死亡率（包括粗率、中国标化率、世界标化率、截缩率和累积率）。

（二）病例对照研究

在进行头颈部肿瘤的流行病学研究，分析头颈部肿瘤的病因学因素以及环境、生活方式对发病的影响乃至个体遗传因素在发病中的作用时，可依据具体的研究目的、研究对象以及经费、现场情况和组织能力等采用病例对照或队列研究的分析方法。例如，可以通过开展人群的前瞻性队列研究来获得头颈部肿瘤病因学资料，这是最有说服力的研究方式。不过由于肿瘤发病的潜伏期较长，特别是有些头颈部肿瘤的发病率较低，因此只有选择足够样本含量的研究对象而且要经过很长时间的随访才有可能获得阳性结果。

相对于队列研究，病例对照研究不需要太多的研究对象，虽有更多的机会发生偏倚，但是相对更省力、省钱、省时间，并且较易于组织实施，因此病例对照研究是头颈部肿瘤病因学研究的常用方法。

病例对照研究的实施步骤主要有提出假设，制定研究计划，包括明确研究目的、选择适宜对照形式、估计样本含量、确定调查因素或暴露变量、设计调查表、制定质控措施等，收集资料，最后进行资料的整理分析以及总结。

无论采用哪种病例对照研究类型，在头颈部肿瘤研究过程中都应首先明确定义暴露变量，然后考虑选择何种对照，病例与对照的诊断程序是否一致，明确病例和对照的排除标准，病例与对照是否匹配、匹配形式以及匹配变量是哪些等等。以下以几个病例对照研究方法为例，简单介绍病例对照研究实施的基本步骤、原则、注意事项等等。

为探讨与大连市甲状腺癌发病相关的危险因素，为甲状腺癌的防治提供科学依据，陈禹存等采用经典的 1∶1 配对的以医院为基础的病例对照研究设计方法。在研究中作者制定了较为严格的病例组、对照组的入选和排除标准、病例对照的

匹配条件（同性别、年龄 ±3 岁），以及包括一般情况、临床状况、生活行为方式、饮食习惯、社会心理因素等内容详尽的统一调查表，并由经过培训的调查员进行面对面调查，进行单因素和多因素分析，结果显示甲状腺癌发病危险因素主要为文化程度高，十年前较多食用海洋动物性食品、海菜类及腌制食品，爱生闷气等不健康的心理因素等。但同时也要注意，在其 200 例甲状腺癌病例中，有 PTC 199 例，另仅有 1 例女性 MTC，并未包含甲状腺癌主要的 4 种组织学类型。另外，作者将研究对象 10 年前的生活方式、饮食因素，以及主观性很大的心理因素作为研究变量，这样就可能存在选择偏移和信息偏移。所以在开始研究设计时，就应当考虑可能存在的各种偏倚，做好质量控制。

巢式病例对照研究简而言之就是在队列随访的基础上，应用病例对照的设计思路进行研究分析。邹建明等应用巢式病例对照研究方法，对阳江高本底地区一个 10 万余人队列随访了 9 年，将队列中 30 岁及 30 岁以上 98 例鼻咽癌死亡病例作为病例组，每一病例随机配以同一时期（±5 岁）死亡的同性别和同一年龄组（±5 岁）的非癌症死亡病例，按照 1∶2 的比例作为对照，但死于与所配癌种有直接关系的疾病者以及意外死亡者不作为对照，使用统一设计的标准调查表，由经过培训的调查人员面访研究对象的亲属，对文化程度、饮食因素、疾病史、高本底辐射等暴露因素进行调查，分析发现，经常进食咸鱼是鼻咽癌发病的一个重要因素；文化程度、慢性鼻炎史和家族鼻咽癌史与鼻咽癌发病也存在相关性；居住在阳江高本底辐射地区居民的鼻咽癌发病与天然高本底辐射无明显关系。

病例队列研究特点是在队列研究开始时，病例未发生之前就随机选取对照组，随访后再选择出现的所研究疾病构成病例组而进行的病例对照研究。Wong 等在 1989—1998 年间的上海市 267400 名纺织女工的发病随访资料的基础上，选择 130 例甲状腺癌构成病例组，并从总队列中以 5 岁为年龄组随机选择资料较为详尽的、包含甲状腺癌在内的 3188 例多种癌症病例构成对照组，制定统一的调查问卷，对研究对象进行有关吸烟，饮酒、怀孕、顺产、流产、死产次数及年龄等生

理生育史信息、以及苯暴露等职业暴露情况的调查，最后进行单因素、多因素及各因素的分层分析认为，具有 10 年及以上的苯和甲醛暴露的纺织女工的甲状腺癌发病风险上升，而生理生育因素则与甲状腺癌无关。

单纯病例研究主要是应用分子生物学技术，研究环境暴露与特定位点的基因型，或环境暴露与其他分子易感标志、或基因与基因之间在疾病发生中的交互作用，是近年来被广泛应用于病因研究中评价基因与环境交互作用的一种方法。其特点在于其病例组和类对照组都是病人。Arthur 等根据是否感染人乳头状瘤病毒（Human papillomavirus，HPV）将 143 例头颈部鳞状细胞癌（Head and neck squamous cell carcinoma，HNSCC）分为 HPV 阳性组和 HPV 阴性组，收集流行病学和饮食情况，并对两组的年龄、性别、身体指数、肿瘤大小、癌症分期、饮酒、吸烟状况等因素进行匹配，应用多因素 logistic 回归分析，研究预设定 12 种微量元素与 HPV 状况对头颈部鳞状细胞癌的发生发展的交互作用，研究发现，维生素 A、维生素 E、铁、β - 胡萝卜素以及叶酸的摄入与 HPV 阳性 HNSCC 有显著关联。

（三）队列研究

队列研究相对病例对照研究，其检验病因假设的能力较强，而且可以评价预防和治疗效果。

由于有些头颈部肿瘤的发病率较低，且队列研究的随访时间长，因此在收集资料时设计应当更为严密，要在开始就尽可能将研究对象的各种信息，包括人口学资料、生活习惯以及可能相关的暴露因素等收集全面。目前随着分子流行病学研究的快速发展，在考虑经典流行病学暴露因素的同时，也应收集研究对象的生物学资料，可以考虑收集血液、尿液、唾液以及指／趾甲等，为研究环境因素与遗传因素的共同作用提供全面的信息，也为未来除头颈部肿瘤发病之外出现的其他研究结局提供可追溯的资料。由于队列研究的随访时间长，因此在考虑现场的代表性的同时，应尽量选择文化教育水平较高，医疗卫生条件较好，交通较便利以及能够得到政府支持、群众理解和配合的现场，从而使随访调查更加顺利，所获资料也就更加可靠。此外，由于前瞻性队列研

究费时、费力、消耗大，因此在实施之前要经过缜密的设计和调查员培训，最好先进行预实验，实施过程中也要注意质量控制与监督。

前瞻性队列研究是队列研究的基本形式，最大的优点是可以获取第一手资料，资料的积累可以在一定程度上受到研究者的控制，但所需时间较长、花费较大，因而在研究头颈部肿瘤与特殊职业暴露或其他暴露因素的关系时常采用省时、省力、出结果快的历史性队列研究方法，回顾性地收集特定时点的职业暴露人群资料，统计计算头颈部肿瘤的标化发病（死亡）比，直接分析暴露的病因作用。

许小超等收集 2004 年 1 ～ 12 月中山大学附属肿瘤医院具有完善资料的全部住院鼻咽癌病人 1102 例，按病人伴有糖尿病与否分为暴露组和对照组，收集整理病人年龄、性别、籍贯、TNM 分期、临床分期、转移、复发、疗效和 EBV-DNA 抗体中和率等相关资料，并运用统计学方法分析两组病人间的差异，此回顾性队列研究结果表明，伴糖尿病鼻咽癌患者的转移率较高，伴糖尿病鼻咽癌患者 M1 分期的病人比例较高，提示糖尿病可能促进鼻咽癌的转移。

（四）实验研究

肿瘤的实验流行病学研究，不但有助于干预或预防肿瘤的发生，而且能为肿瘤病因学研究提供有关危险因素或病因的进一步佐证。当试验或干预组的肿瘤发病率下降，与对照组显著不同时，往往证明所干预因素是相应肿瘤的一个危险因素。实验研究的特点在于人为干预措施的加入。其主要实施步骤为：明确研究目的，明确病例的选择和排除标准，按照随机数字表分组实施干预措施，安全性与／或疗效／方法评价（总结不良反应），得出结论。

在开展防治工作评价时，可以在社区人群中运用实验流行病学方法对比干预效果，此时要注意基线资料的均衡性。此外，临床研究中常常需要评价药物的治疗效果或比较治疗方式，应采用临床随机对照试验的研究方法，同时必须注意以下几个问题：①必须有正确的实验设计，即必须设立可与实验组比较的对照组，在研究开始时各组必须具有相似的基本特征或均衡性，这样才可

以将两组结果的差别归因于干预措施的作用。②临床随机对照试验的研究对象是患者，考虑到医学伦理学的要求，只能鼓励病人接受某项新的治疗或干预措施而停用任何可能干扰其疗效观察的其他治疗或方式。因此在实验设计时应充分估计失访的病例，通常增加 10% 的样本含量。在实施过程和资料分析时，应尽可能无遗漏地坚持随访所有研究对象。总之，在试验的设计和实施过程中尽可能避免偏倚，使研究结果更加真实、可靠。

总之，随着在肿瘤流行病学的各种研究方法的不断发展，以及与其他多学科相结合，使得其应用更为广泛，我们要灵活且严谨地采用合适的研究方法。

虽然某些头颈部肿瘤的总体发病率呈下降趋势，但是局部地区的发病基数仍然很大，某些肿瘤的发病率呈上升趋势，特别是女性甲状腺癌的发病率上升明显，所以对于各种头颈部肿瘤的发病机制和治疗方式的进一步探索和研究是必要的。

第三节　头颈部肿瘤分子流行病学

作为传统流行病学和分子生物学交叉融合的产物——分子流行病学（Molecular epidemiology）产生于 20 世纪 70 年代，发展壮大于 90 年代。纵观分子流行病学的历程和医学、生命科学的发展趋势，可以说，分子流行病学代表着流行病学发展的一个重要方向，其对流行病学本身的发展和疾病防治事业都具有重要意义。

分子流行病学定义为："分子流行病学是研究人群中疾病／健康状态相关生物标志的分布及其影响因素、医学相关生物群体特征及其与人类疾病／健康的关系，制定防治疾病、促进健康的策略与措施的科学。"

肿瘤分子流行病学是把流行病学方法与分子遗传学、细胞遗传学等先进的实验技术相结合，开发、验证和应用反映人类癌症发生过程的各类生物标志，鉴定人癌危险因素，并根据个体暴露与遗传等易感因素的相互作用，确定危险度，筛选对特定致癌因子敏感的个体和亚群，为进一步阐明癌变机制，改善风险评价和预防策略提供理论依据和方法。

一、肿瘤分子流行病学的特点

肿瘤分子流行病学研究的特点是肿瘤的生物标志物，简称肿瘤标志物（Tumor marker，TM），它是肿瘤分子流行病学的测量指标。

目前肿瘤标志物的概念尚未明确。狭义的肿瘤标志物是指一组物质，包括蛋白质、生物化学分子、酶、肿瘤细胞的产物或机体对肿瘤应答的产物。广义的肿瘤标志物是指肿瘤细胞中癌基因或抗癌基因和其他肿瘤相关基因及其产物的异常表达所产生的抗原和生物活性物质。

目前研究的肿瘤标志物主要包括生物大分子，如核酸、蛋白质等、毒物与生物大分子的加合物、癌基因、抑癌基因、酶代谢基因以及近年来出现的小分子 RNA 等等，此外还包括与肿瘤具有较密切关系的病毒、寄生虫等生物群体，如人乳头状瘤病毒与鼻咽癌和宫颈癌关系较为密切。

肿瘤标志物必须在肿瘤患者外周血和／或其他体液以及组织中可以被检测到，且其表达的成分或浓度变化与肿瘤的发生、发展密切相关。

与普通的流行病学相比，肿瘤分子流行病学强调了分子生物学和分子遗传学的方法，在传统的环境暴露和肿瘤表型检测和诊断的基础上，不仅可以阐明肿瘤进程中不同阶段的暴露 - 效应关系（即因果关系），也可以研究不同阶段机体易感性的具体特征和意义，并通过进一步生物学实验验证和阐释肿瘤发生的机制，制定更有效的肿瘤防治、健康促进的策略和措施，并准确评价其效果（图 2-3-1）。

二、肿瘤分子流行病学的研究内容

肿瘤分子流行病学的主要研究内容包括肿瘤标志物的分类、选定和检测鉴定，以及基本防治效果的评价。肿瘤标志物作为连接实验室检测和人群为基础的流行病学研究的桥梁，是在癌前病变或癌症中发生生物学或生物化学改变的分子或过程，既可由肿瘤细胞或周围的正常组织产生，又可以是机体对肿瘤刺激的反应性产物，通过对研究对象的定性或定量检测，

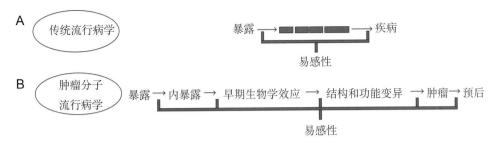

图 2-3-1　肿瘤分子流行病学与传统流行病学的区别

可以评估致癌物暴露和机体遗传易感性的单独或联合作用，有力地促进肿瘤病因学研究；可以作为临床上评价预后和机体治疗反应的标志来替代临床试验的真正终点，达到证实肿瘤存在、解析病程、评价疗效及复发、判断预后、从而达到辅助临床治疗的目的。

NCI 创建的早诊研究网络（Early detection research network，EDRN）提出了关于肿瘤标志物开发和评估的五阶段原则：第一，探索阶段，识别可能有前景的研究方向；第二，临床试验和验证阶段，评估某种标志物发现特定疾病的能力；第三，回顾性／前瞻性的研究阶段，确定公认的标志物检出临床前疾病的能力，界定判断／筛查阳性的规则；第四，前瞻性的筛查阶段，识别由某种检验发现的疾病的程度和特点以及假阳性率；第五，前瞻性的随机试验阶段，确定筛查指标对降低人类疾病的影响。

（一）肿瘤标志物

1．肿瘤标志物的种类　按照肿瘤标志物在从暴露到疾病连续过程中所处的不同阶段可以分为 3 类：暴露标志、效应标志和易感性标志（图 2-3-2）。另外按照功能可将其分为诊断标志物、预后标志物、预测标志物以及监测标志物。

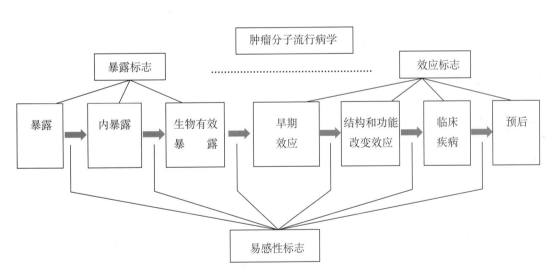

图 2-3-2　肿瘤分子流行病学研究中肿瘤标志物的分类

（1）暴露标志：与肿瘤有关的暴露因素的生物标志称为暴露标志，其包括外暴露标志（External exposure marker，EEM）、内暴露标志（Internal exposure marker，IEM）和生物作用标志（Biologically active marker，BAM）等。EEM 是指暴露因素进入机体之前的标志和剂量。IEM 是指暴露因素进入机体之后的标志。BAM 是指暴露因素进入机体以后，经过一系列转运、转化而最终起生物活性作用的暴露标志。

（2）效应标志：指宿主暴露后产生功能性或结构性变化的生物标志，如突变的基因、畸变的染色体、变质蛋白等。

（3）易感性标志：指在暴露因素作用下，宿主对疾病发生、发展易感程度的生物标志。如某些肿瘤患者常携带具有肿瘤易感性的易感基因。

2. 肿瘤标志物的选定 要在深入研究不同阶段的候选标志物的特性，包括分子特性、时相特性、个体内变异、个体间变异、群体间变异、储存变异，及其在肿瘤发生、发展过程中的意义，同时要充分考虑检测方法的实用性、可信性和有效性，如诊断的灵敏度和特异度，然后根据研究目的和生物标志与所代表疾病进程中特定阶段的关联程度进行筛选。

3. 肿瘤研究常用的生物标志见表 2-3-1。

表 2-3-1 肿瘤研究常用的生物标志

类别	生物标志	意义
核酸类	基因组、癌基因、抗癌基因、修复基因、酶代谢基因结构、功能及多态性； 病原体 DNA、RNA 等	
蛋白类	蛋白质结构、表达量及功能活性	肿瘤诊断及分布，易感性、环境危险因素研究
酶类	酶的结构、表达量及功能活性	
抗原抗体类	疾病特异抗原、抗体	
其他类	糖类、脂类、激素类、多胺类、细胞因子类等	

（二）暴露测量

肿瘤分子流行病学的暴露测量主要是针对非生物性的外暴露，如环境中的有毒元素和化学物质；内暴露的内暴露水平，如细胞、组织、血液、组织液等生物标本内的含量；内暴露的生物作用水平，如饮食中的硝酸盐、胺类化合物等在体内形成亚硝基化合物，进而与 DNA 形成加合物，DNA 加合物可看作亚硝基化合物与胃癌有关的生物作用剂量。

由于个体差异和物质特性、暴露途径不同，测定环境中致癌、致突变物剂量，虽可反映人群暴露的程度，但不能如实反映暴露个体受影响状况，因为不同个体间因生活方式、吸收、代谢、排泄和遗传等因素的差异，可使致癌剂在各人体内剂量有明显不同，故直接测定致癌剂或其代谢产物在体液或组织中的剂量是十分必要的，通过这些生物标志的检测，可较准确估计个体暴露剂量，有助于确定肿瘤的危险因素，分析致癌物分布、代谢、蓄积等体内过程及影响因素，并为进一步研究其与早期生物效应或发病的关系提供了基础。

（三）效应测量

在肿瘤发生过程中，首先发生生物效应的就是生物大分子，尤其是基因和蛋白质结构和功能改变等。

1. 基因表达异常或代谢异常 在暴露早期或轻度暴露的情况下，宿主虽不一定有基因突变、组织损伤等明显病理性改变，但可以发生基因表达的异常或代谢异常等早期生物效应，把早期基因表达或代谢异常作为生物标志，对于开展早期诊断和治疗具有重要意义。

2. 基因突变或染色体畸变 当暴露达到一定程度，机体就会出现结构异常的生物标志，如在一些恶性肿瘤发病中，机体暴露之后导致 $p53$、$p16$ 等抑癌基因和／或 RAS、$Bcl-2$ 等原癌基因的突变，$P450$ 细胞色素酶基因改变等，继之发生一系列癌发反应。

早期生物效应分子既可作为暴露后的生物效应结局，也可以作为下一级生物效应结局的影响因素。例如，烟草中的多环芳烃类化合物可与 DNA 形成 PAH-DNA 加合物，进而引起 DNA 损伤，诱导某些癌基因的激活，抑癌基因的突变和失活，导致细胞遗传信息转化癌变。因此，PAH-DNA 加合物、抑癌基因突变失活等不仅可以作为早期效应的结局标志，也可作为下一步的暴露标志进行研究。

因此，努力发现和研究暴露后不同阶段的早期生物效应分子，对研究病因、发病机制、早期诊断、高危人群筛检和疾病防治都很有价值。

（四）易感性测量

虽然环境因素在肿瘤发病中具有重要作用，

但机体易感因素也是不可忽视的，其在肿瘤的发生、发展和预后中都具有重要意义，而且在肿瘤的不同阶段，易感性标志也不相同。

相关的研究主要集中在发病率高、危害性大的常见肿瘤，如胃癌、肺癌、肝癌、食管癌、大肠癌、乳腺癌等的易感等位基因频率、遗传多态性，尤其是单核苷酸多态性（SNP，Single nucleotid polymorphism）与肿瘤的相互关系，基因 - 环境、基因 - 基因等方面交互作用的研究，目前更是从单个 SNP 位点到一个基因多个位点、从单基因到整个基因整条通路、到全基因组覆盖等方向发展。

在肿瘤分子流行病学中，探明肿瘤相关遗传易感（致病）基因、分布规律、影响因素和防治手段是一项长期而艰巨的任务。其次，发展灵敏度和特异度高、快速方便的基因诊断方法用于遗传病基因分布研究、高危人群筛检等也是肿瘤分子流行病学的重要研究内容。

（五）肿瘤防治效果评价

前已述及，在进行肿瘤的预防控制效果评价中，传统流行病学效能低下。肿瘤分子流行病学采用早期的生物效应标志为结局进行测量，大大缩短了效果评价的时间，也使不同措施的效果评价更加客观和准确。如在食管癌防治研究中，如果降低亚硝胺摄入量或应用亚硝胺阻断剂，进而研究人群中亚硝胺 -DNA 加合物的水平或细胞癌基因激活、抑癌基因突变作为测量指标，可极大提高预防措施效果评价工作的效能。

总之，肿瘤标志物作为肿瘤分子流行病学的核心内容，在肿瘤的早期诊断、临床分期、预后判断、疗效评价中发挥了很大的作用。当前组织细胞学、影像诊断学和生物化学构成了肿瘤诊断的主要方面，肿瘤标志物的检测属于生物化学的范畴，虽然目前大多数肿瘤标志物的敏感性和特异性都不理想，还不具备诊断价值，但它较组织细胞学安全，较影像学费用低廉，随着检测技术的不断进步，肿瘤标志物将有良好的发展前景。

三、分子流行病学在头颈部肿瘤中应用

依据肿瘤分子流行病学的研究目的和研究范畴，以头颈部肿瘤为研究对象，从经典的体内标志物检测到目前肿瘤流行病学领域最前沿的尖端技术应用，尽可能全面地阐述并举例说明其临床应用与潜在价值，以期借此为本书读者提供参考与些许启迪。

（一）致癌物质机体暴露的测定和评价

肿瘤发病率随时间的迅速变化和移民流行病学的研究结果都表明环境因素的重要性。传统意义上经由问卷调查等主观性较强的方法对危险因素进行暴露，只能算作对外暴露的粗略估计；而通过客观的手段检测机体内暴露和生物有效暴露则有效避免了回忆偏倚和报告偏倚。与外暴露相比，内暴露标志物考虑致癌物质在吸收、分布、代谢或排泄上的个体差异，显示其在特定组织或器官的实际水平。以下举例说明几种头颈癌可能相关的内暴露标志物。

1. 口腔癌 研究显示口腔癌患者唾液中透明质酸的含量显著高于健康人，唾液中 HA 含量测定对口腔癌可能有辅助诊断价值。

2. 甲状腺癌 降钙素作为一个预测甲状腺髓样癌（MTC）颈部淋巴结转移及判断治疗效果的重要指标，术前降钙素水平与肿瘤负荷存在一定相关性。目前临床多采用检测血清基础水平降钙素，它是 MTC 高度特异性诊断方法。Costant 等指出对甲状腺结节患者进行血清降钙素的筛查有利于早期诊断 MTC，特别是五肽胃泌素兴奋试验时血清降钙素水平的变化价值更大。Bugalho 等评估了血清降钙素测定与 FNAB 在 MTC 术前诊断的价值，发现前者较后者敏感性更高。

应用电化学发光方法检测甲状腺癌组、甲状腺良性病变组和正常对照组血清促甲状腺激素（TSH）和甲状腺激素（TT3、FT3、TT4、FT4）水平发现，促甲状腺激素（TSH）水平与患者预后密切相关，高水平 TSH 可增加甲癌复发的危险性和患者死亡率，低甲状腺激素水平在甲状腺癌形成中可能起到一定的作用，因此可以将其作为预测甲癌复发的重要指标之一。

3. 喉癌 在病例对照试验中采用免疫印迹增强化学发光法（ECLA）检测血清胸苷激酶（TK_1），采用微粒子酶免疫分析法（MELA）检测鳞状细胞癌相关抗原（SCC-Ag）发现，TK_1、SCC-Ag

在喉癌中的检出率明显高于健康人群；均随喉癌的临床分期的升高而升高；在喉癌的检测中 TK_1 的敏感性较高，特异性较低；而 SCC-Ag 的特异性较高，敏感性较低，二者联合检测可以提高喉癌检出的特异性及敏感性，从而可以提高喉癌的早期诊断率。

烟草当中含有大量基因毒性物质，在体内可与 DNA 分子形成芳烃 DNA 加合物。DNA 加合物是化学毒物或代谢后的亲电活性产物，与 DNA 分子特异位点形成的共价结合物。它可反映致癌物暴露、吸收、激活、解毒和 DNA 修复等过程的效应，系致癌过程中的起始环节，在评价致癌物的危险度中起关键作用，并已在多项试验中证实。虽然传统流行病学证实了吸烟与喉癌发病之间的关联，但应用 ^{32}P 标记法（^{32}P-postlabelling），检测发现芳烃 DNA 加合物在喉癌组织者低表达，而在口腔癌组织者高表达。进一步检测 20 名吸烟喉癌患者，20 名吸烟健康者，20 名非吸烟健康者血淋巴球中的芳烃 DNA 加合物发现，其并不是适宜的喉癌早期生物标志。

（二）致癌物质生物学效应的测量和评价

效应标志物可以反映接触了致癌物质之后多步骤癌变过程中发生的事件。现有的效应标志物主要是基因毒性标志物，包括 DNA 缺失、点突变、DNA 链断裂和染色体异常（Chromosome aberrations，CA）、癌基因激活、抗癌基因失活以及蛋白产物表达等。以下举例说明几种可能的头颈癌生物学效应标志。

1. 基因突变 BRAF 基因（鼠类肉瘤滤过性毒菌致癌同源体 B1）是 RAF 基因中的一种，位于染色体 7q34，有 18 个外显子，编码蛋白分子相对分子质量约 $94×10^3$，具有 783 个氨基酸残基。动物实验表明，BRAFV600E 基因突变可能诱导甲状腺癌，提示 BRAFV600E 可能激活甲状腺乳头状癌。有研究发现，29%～83% 的人甲状腺癌组织中可以检测出 BRAFT1799A 基因突变，典型甲状腺癌突变了约为 60%，高细胞亚型甲状腺癌突变率最高可达 77%，滤泡亚型甲状腺癌突变率最低为 12%。由此提示，BRAF 基因突变在甲状腺癌的生长、浸润和去分化的演变过程中都发挥着重要的作用。

除 BRAF 基因外，研究人员还发现 RET、erB-4、RAS 等许多基因的突变及其蛋白的异常表达与头颈癌的发生发展具有密切关系。

2. 蛋白表达异常 蛋白要比基因更接近功能，对蛋白的研究通常可以直接导致生物学发现或假说，肿瘤分子流行病学可以借助蛋白质组学的强大力量，研究蛋白显微特征、差异显示和蛋白-蛋白交互作用，找到更为敏感和特异的肿瘤标志物，同时阐明导致肿瘤表型的分子机制，以选择最适合某一肿瘤类型的治疗方案，因而是肿瘤标志物研究的有力工具。

早在 1995 年，Wang X 等在头颈部鳞癌和喉鳞癌的研究中发现细胞周期蛋白 D1 基因（CyclingD1）的表达与 TNM 分期以及颈部淋巴结转移具有明显正相关关系。Rob 等也已证实 CyclingD1 基因表达强阳性者，5 年生存率为 7%，而中度阳性者则为 59%，且肿瘤的复发率过度表达者是阴性表达者的 5 倍。

在病例对照试验中，应用免疫过氧化物酶（SP）染色法检测组织中的细胞周期蛋白 D1 基因在喉乳头状瘤的恶性转化中起着重要作用。

X 连锁凋亡抑制蛋白（XIAP），是人类凋亡抑制蛋白家族的重要成员，在正常组织中呈低水平的表达，而在多种恶性肿瘤中的表达明显上调。XIAP 通过选择性抑制 Caspase 家族中的 Caspase-3、Caspase-7 和 Caspase-9，以及 NF-κB 途径等作用方式抑制细胞凋亡。p53 基因是与人类肿瘤相关性最高的抑癌基因之一，p53 蛋白是由 p53 基因编码的蛋白质，有野生型和突变型两种亚型，野生型 p53 主要通过 G_1 阻滞诱导损伤 DNA 修复或引起凋亡，对肿瘤的发生起抑制作用。由于人体组织中野生型 p53 含量极少，而在肿瘤组织中突变含量增加，故肿瘤中免疫组化所检测的主要为突变型 p53，其表达产物可通过多种途径参与细胞周期调控，与多种肿瘤的发生发展密切相关。多种研究表明突变型 p53 与肿瘤的增殖、恶性进展和差的预后有关。

应用免疫组织化学染色法（S-P 法）检测甲状腺乳头状癌、甲状腺腺瘤组织中 p53 和 XIAP 的表达情况。p53、XIAP 在甲状腺乳头状癌组织中的阳性率分别为 85.7%，94.3%，与甲状腺腺瘤比较差异有统计学意义。而且 p53 蛋白的过度表达也被认为与口腔癌、鼻咽癌的发生有密切关系，可作为口腔癌、鼻咽癌病理诊断的参考指标。

PTEN、*P*16、*Bcl*-2 等抑癌基因所编码的蛋白在多种头颈癌组织中相对正常组织异常表达，提示其在癌症发生发展中的作用。

（三）致癌物质暴露及其效应的个体易感性差异

在探讨致癌机制的过程中，常常需要解释为什么某种因素会选择让一部分人逐步走向癌变以及该因素是如何选择的；在考虑暴露因素施加给宿主的不同免疫压力的同时，也要考虑宿主遗传易感性如何影响癌变过程。目前国内外肿瘤流行病学领域开展个体遗传易感性研究所采用的最先进的几种表观遗传学研究方法如下：

1. 遗传关联性研究　遗传关联性研究指通过流行病学经典的病例对照研究设计，利用分子生物学的研究手段，分析遗传变异在病例和对照中的分布差异，探讨遗传变异与疾病发病风险之间的关系，估计遗传因素在疾病发生中的贡献，并期望将遗传标记作为易感标志物应用于疾病高危人群的筛查和预防，是过去 10 余年间分子流行病学研究领域遗传易感性研究的主要方法。通过开展遗传关联性研究发现了大量的与癌症的发病和预后有关的 SNP。

DNA 损伤修复通路基因的单核苷酸多态性与 DNA 修复能力相关，从而可能影响癌症患者的生存。*BRCA*1 是 DNA 损伤修复通路基因之一，其 SNP *A*1988*G* 与分化型甲状腺癌的发病危险性具有较强关联。

在不同研究、不同的人群中，某一 SNP 与疾病的关联程度也不一致，而且不同的 SNPs 间还存在连锁关系。

2. 全基因组关联研究　（Genome-wide association study，GWAS）是基于关联研究的思想，将研究范围扩大到几十万甚至上百万 SNPs，使其作为标签代表整个基因组的遗传变异，在全基因组范围内发现与疾病或症状相关的遗传变异或遗传区域。GWAS 将为阐明肿瘤等复杂性疾病的易感机制，构建疾病的易感图谱（Susceptibility profile），以及高危人群的筛查提供强有力的工具。

近几年来许多国家和地区已经对常见恶性肿瘤开展了 GWAS，如前列腺癌、乳腺癌、肺癌、结直肠癌等，最近逐渐扩展到一些相对低发肿瘤，如头颈部癌中的甲状腺癌、鼻咽癌、喉癌等。

在欧洲居民中，通过对 192 名患者和 37196 名健康对照者进行全基因组关联研究发现 *FOXE*1（9q22.33）和 *NKX*2-1（14q13.3）两个基因上的 SNPs 与甲状腺癌的易感性密切相关。

应用 Illumina 测序技术开展的 3 项鼻咽癌的 GWAS 研究，总共发现了包含了多达 20 个与鼻咽癌有关的 SNPs（表 2-3-2）。但 GWAS 研究间的差异性与其样本量有关，所以选择足够的样本以达到足够的检验效能非常重要。

3. 微小非编码 RNA 相关研究　近年来研究发现的一种内源性、单链、非编码的长度约为 22nt（核苷酸单径）的 RNA 分子，即 microRNA（miRNA），通过与 miRNA 相应位点结合，抑制特定基因的转录，从而负性调控约 30% 的人类基因表达，在肿瘤的发生发展过程中起着非常重要的作用，因而引起极大关注。

在病例对照试验中，在小样本中应用基因芯片技术、RT-PCR 等多种生物学技术，提取并比较组织以及循环系统（如血浆、血清）中 miRNA 的表达差异，筛选与癌症相关的 miRNA，然后进行大样本验证，再通过生物信息学和细胞实验等技术验证其靶基因及相关通路，进而更明确地阐述肿瘤发生发展的分子机制，并为开展分子靶向治疗等提供更多的研究方向和科学依据。近几年来，研究发现与头颈癌有关的 miRNA 多达几十种。下面列出了几个有关甲状腺乳头状癌中异常表达 miRNA 的研究（表 2-3-3）。

甲状腺受体（TR，thyroid receptor）是可调节肿瘤细胞增殖、分化和凋亡的配体依赖性转录因子，包含两种亚型，甲状腺素 α 受体（THRA）和 β 受体（THRB）。研究发现，在甲状腺乳头状癌（PTC）的发病过程中，作为抑癌基因的 THRB 受到 *miR*-21、*miR*-146、*miR*-221 的抑制。

4. 长链非编码 RNA 相关研究　长链非编码 RNA（Long non-coding RNA，lncRNA）是一类种类众多、转录本长度超过 200nt 的功能性 RNA 分子，它们缺乏编码蛋白的能力，位于细胞核或胞质内，以 RNA 形式在多种层面上（如表观遗传学、转录调控及转录后调控等）调控基因的表

表 2-3-2 鼻咽癌 GWAS

作者	地区	样本量（病例/对照）	方法		SNPs	
Bei (2010)	中国	筛选：1583/1894 验证 1：3507/3063 验证 2：279Trios	Illumina Human610-QUad & Human1M-Duo	rs2860580 rs5894270 rs28421666 rs9510787 rs6774494 rs1412829	6p21 6p21 6p21 13q12 3q26 9p21	HLA-A HLA-B/C HLA-DQ/DR TNFRSF19 MDS1-EVI1 CDKN2A-CDKN2B
Tse (2009)	中国台湾	筛选：277/285 验证 1：339/696 验证 2：296/944	Illumina Human Hap550v3-A	rs2517713 rs2975042 rs9260734 rs29232 rs3869062 rs5009448 rs3129055 rs9258122 rs16896923 rs2267633 rs2076483 rs29230	6p21 6p21 6p21 6p21 6p21 6p21 6p21 6p21 6p21 6p21 6p21 6p21	HLA-A HLA-A HCG9 GABBR1 HCG9 HCG9 HLA-F HLA-F HCG9 GABBR1 GABBR1 GABBR1
Ng (2009)	马来西亚	筛选：111/260 验证：168/252	Illumina Human Hap550v3	rs2212020 rs189897	3p21 3p21	ITGA9 ITGA9

表 2-3-3 甲状腺乳头状癌中异常表达的 miRNA 研究

年份	病例数	标本类型	试验方法	miRNAs	表达
2005	15	组织	Microarray	miR-146，-221，-222，-21，-220，-181a，-155， miR-26a-1，-345，-138，-319	up down
2006	30	组织	Microarray	miR-221，-222，-213，-220，-181b	up
2007	20	组织	Microarray	miR-221，-222，-21，-31，-172，-34a，-213，-223，-181b，-224 miR-218，-300，-292，-345，-30c	up down
2008	23	组织	qRT-PCR Array	miR-187，-221，-222，-181b，-146b，-155	up
2008	10	组织	RT-PCR	miR-146b，-221，-222	up

达水平。lncRNA 可在表观遗传水平、转录水平和转录后水平调控基因的表达，广泛参与机体几乎所有生理和病理过程，与临床上许多肿瘤及非肿瘤疾病关系密切，这一发现开拓了对病因学上 lncRNA 作用机制研究的新领域。

但目前功能明确的 lncRNA 数量尚少，有关头颈癌的 lncRNA 研究极少。Gibb 等在口腔黏膜中检测了已知的 325 个 lncRNA，其中 60% 在癌前组织中异常表达，并且其中有些已被证实与其他癌的关联。

（四）肿瘤防治效果评价

肿瘤分子流行病学在肿瘤防治效果评价中的应用也极为广泛，例如应用各种新发现的分子标志物对抗肿瘤药物的筛选，对临床肿瘤的治疗、复发、转移及预后进行评价和判断。

1. 肿瘤的复发、转移是治疗失败的主要原因，极大地降低了患者生存质量，我们经常应用描述性研究、队列研究、病例对照研究方法（具体实施步骤参考本章第一节），评价某分子标志物与肿瘤预后的关系。如有关甲状腺癌研究显示，*BRAFV*600*E* 突变的存在似乎与肿瘤的侵袭性特征有关，如甲状腺外侵犯、肿瘤复发和远处转移，因而其肿瘤相关死亡率较高；*HER*-2 表达与腋下淋巴转移和肿瘤恶性程度成正相关等；β-Catenin 蛋白表达是影响分化型甲状腺癌患者预后的独立因素，β-Catenin 蛋白表达阳性组患者的预后明显优于阴性组，提示 β-Catenin 蛋白表达可能可作为预测分化型甲状腺癌患者预后的一个分子指标等。

2. 肿瘤分子靶向治疗是指在肿瘤的分子生物学基础上，将肿瘤组织或细胞所具有的特异性结构分子作为靶点，利用某些能与这些靶分子特异性结合的抗体、配体等，达到直接治疗或导向治疗目的的一类疗法。随着分子生物学研究的不断进步，分子靶向治疗已成为除手术、放疗和化疗之外治疗恶性肿瘤的第四种模式。与传统的化疗药物相比，分子靶向药物具有特异性强、疗效确切、对机体损伤小等优点，尤其是针对前三种治疗方式预后较差的某些低分化或未分化肿瘤，具有特殊优势。

研究人员应用肿瘤分子流行病学发现了各种肿瘤标志物，不仅增强了肿瘤分子靶向治疗研究的目的性与针对性，极大地促进了肿瘤分子靶向治疗研究的进展，而且将临床流行病学和分子流行病学的原理和方法相结合，开展靶向治疗药物的多中心随机临床实验，对靶向治疗之间与传统治疗最佳联合方案的优化以及个体化肿瘤靶向治疗和多靶点联合治疗进行评估，为靶向治疗药物的临床应用提供了科学依据。

在甲状腺癌中，血管内皮生长因子受体（VEGFR）、血小板源性生长因子受体（PDGFR）、表皮生长因子受体（EGFR）、鼠类肉瘤滤过性毒菌致癌同源体 B1（BRAF）等，都是分子靶向治疗的潜在靶点，且由此研发的针对不同亚型、不同靶点的靶向治疗药物（表 2-3-4）。

表 2-3-4　甲状腺癌分子靶向药物的主要临床试验

药物名称	甲状腺癌亚型（例）	作用靶点	治疗效果
索拉菲尼	DTC(27)	VEGFR/BRAF	PR23%
	MTC（1）		SD53%
	ATC（1）		
	other(1)		
舒尼替尼	DTC(28)	VEGFR/RET	PR28%
	MTC（7）		SD46%
二磷酸莫替沙尼	DTC(93)	VEGFR/RET	PR14%
			SD67%
PLX-4032	DTC(3)	BRAF	PR100%
阿西替尼	DTC(45)	VEGFR	PR30%
	MTC（11）		SD38%
	ATC（2）		
	Other(2)		
吉非替尼	DTC(18)	EGFR	PR0%
	MTC（4）		SD48%
	ATC（5）		
凡得他尼	MTC（30）	VEGFR/RET/ EGFR	PR20%
			SD5?
Fosbretabulin	ATC（26）	VE-cadherin	PR?

注：PR: partial response，部分缓解；SD: stable disease，病情稳定。

3. 随着循证医学的兴起，系统综述已被认为客观地评价和合成针对某一特定问题的研究证据的最佳手段，Meta 分析（Meta-analysis）是系统综述中使用的一种统计方法，而临床医生可应用 Meta 分析将多个独立、针对同一临床问题、可以合成的临床研究综合起来进行定量分析，克服了传统文献综述只进行定性讨论的缺陷，因此 Meta 分析在肿瘤防治效果评价中得到了广泛应用。目前认为随机对照实验结果的综合最适合 Meta 分析，但对病例对照研究的 Meta 分析也得到了认可。

一个正规的研究设计应包括 4 个关键成分：研究对象；干预措施；疗效标准；设计方案。其主要实施步骤包括：拟订研究计划，收集资料，根据入选标准选择合格的研究，复习每个研究并进行质量评估、提取信息、填写过录表及建立数据库，然后计算各独立研究的效应大小，并进行异质性检验、敏感性分析，最后形成总结报告。

为比较吉西他滨联合顺铂方案与氟尿嘧啶联合顺铂方案治疗晚期鼻咽癌的疗效与不良反应的差异，衷敬华等检索了截至 2008 年 Cochrane 图书馆临床对照试验库、MEDLINE、EMBASE、CBM、CNKI 等数据库，并辅以手工检索和附加检索。由 2 名评价者按质量评价标准评价纳入研究的质量，将研究质量从高到低分为 A、B、C 三级，对同质研究采用 RevMan5.0 软件进行异质性检验、可信区间估计、敏感性分析等。结果报告：吉西他滨联合顺铂方案与氟尿嘧啶联合顺铂方案相比，具有相当的疗效和更轻微的不良反应。

EB 病毒编码的潜伏感染膜蛋白（Latent membrane protein 1，LMP1）是鼻咽癌的主要致癌蛋白，Zhao 等在 PUBMED、MEDLINE、EMBASE、中国知网，以及 Cochrane 图书馆数据库中检索收集了 2011 年 3 月 30 日之前的有关 LMP1 和鼻咽癌转移的有关病例对照研究 12 个，包含 403 例 LMP1 表达阳性的和 315 例 LMP1 表达阴性的病例，采用 RevMan5.0 软件进行 Meta 分析。结果表明，LMP1 阳性表达可以作为预测鼻咽癌转移的分子标志物。

Meta 分析的结论不是一成不变的，它只是对现有文献综合分析的结果，随着新的研究资料不断地收集，其结论应加以更新。所以 Meta 分析的定期更新是有必要的，随时为临床工作者提供最新的医疗信息。其定期更新时，必须按前述步骤重新进行材料检索、收集、分析、评价，以便及时更新和补充新的信息。

四、肿瘤分子流行病学研究存在的问题和发展前景

（一）存在的问题

1. 肿瘤分子流行病学亦存在流行病学本身的许多局限性。①在外源水平上评价暴露状况，或根据个人监测仪的测量结果，或根据用调查问卷方式获得的与暴露源相关的资料进行评价在精确性和可靠性上都有严重的局限性；②由于受研究设计、样本量、种族和地区差异、肿瘤本身特性等影响，相关结果可能不一致，而大量不一致、不确定的结论，可能产生误导的结果；③小的样本量导致统计学功效不足，不仅导致无价值的结论，更是违背科学精神的行为。为避免或减少偏差或错误结论，必须对实验设计、暴露评估指标、混杂因素的鉴别以及健康定性等，予以特别关注。

2. 由于很多基因的功能意义未知，因此在考察这些基因与肿瘤关联的合理性时要慎重，要结合生物学研究的结论。

3. 目前采用的许多生物标志虽可用来评估暴露、剂量和对被检人群的潜在危险性，但不足以预测疾病，定量估计个体危险性。

4. 人群监测和筛查具有潜在的社会伤害，除给肿瘤高危个体造成精神压力外，还可能给就业、人寿保险和正常生活带来种种困扰，故应权衡利弊。

（二）发展前景

分子流行病学是一门新兴学科分支，虽然还有很多不成熟的地方，但已显示出强大的生命力。

1. 生物学、化学、基础医学、计算机科学等越来越多的资源正在进入肿瘤分子流行病学的研究领域，尤其是生物技术的改良和应用使得我们可以更加深入地探索肿瘤的生物学过程，开发出兼具灵敏性、特异性、精确性的肿瘤标志物和更灵敏、更快速、高通量、自动化的检测工具，用于肿瘤的预防、诊断和治疗，为人类早日攻克癌症奠定坚实的科学基础。

2. 为促进分子流行病学与肿瘤学结合研究的迅速而健康地发展，应克服上述存在问题并重点抓住：①加强基础、流行病学和肿瘤科临床医生之间的协作，取长补短，做好科研设计，提高实验质量和结果分析水平；②应用其他多学科的新技术、新成果，发现和验证与头颈部肿瘤易感性相关的更多遗传多态，深入研究它们之间及其与环境之间的交互作用，并阐明在个体癌易感性中的作用；③在现有研究基础上应用现代技术，有重点地开展大规模前瞻性多学科的协作研究。

总之，随着上述问题的逐步克服和相关学科的发展，肿瘤分子流行病学将把流行病学提高到一个崭新的阶段，把肿瘤分子流行病学、传统流行病学以及其他多学科密切结合，未来的肿瘤流行病学将在肿瘤病因的鉴定、危险性评价、发病机制的阐明和更经济、有效的预防、治疗研究和实践中发挥更大的作用。

（钱碧云　苏玉亮）

参考文献

1. Ferlay J, Bray F, Pisani P, et al. GLOBOCAN 2002. Cancer incidence, mortality and prevalence worldwide. lyon: IARC Press, 2004.

2. Jemal A, Bray F, Center M M, et al. Global cancer statistics. CA Cancer J Clin, 2011,61(2):69-90.

3. Dwivedi R, Raturi D, Kandpal N, et al. Oxidative stress in patients with laryngeal carcinoma. Indian J Cancer, 2008,45(3):97-99.

4. Silveira A, Goncalves J, Sequeira T, et al. Head and Neck Cancer: Health Related Quality of Life Assessment considering clinical and epidemiological perspectives. Rev Bras Epidemiol, 2012,15(1):38-48.

5. Ferlay J, Shin H, Bray F, et al. GLOBOCAN 2008 v1.2, Cancer Incidence and Mortality Worldwide: IARC CancerBase No. 10.Lyon, France: International Agency for Research on Cancer, 2010.

6. Howlader N, Noone A, Krapcho M, et al. SEER Cancer Statistics Review 1975—2008. Bethesda, MD: National Cancer Institute, 2011.

7. Jemal A, Siegel R, Xu J, et al. Cancer statistics, 2010.

CA Cancer J Clin, 2010,60(5):277-300.

8. 孟开，孙鑫，吕春梅. 头颈部癌症治疗功能评估调查问卷中文版的信度与效度分析. 中国全科医学，2010(34).

9. 李军，孙坚，吴逸群，等. 永久性球囊阻断术在头颈肿瘤累及颈动脉近颅段的切除中的价值：第六次中国国际暨第九次全国口腔颌面外科学术会议，中国江苏南京，2011.

10. Parkin D M, Whelan S L, Ferlay J, et al. Cancer Incidence in Five Continents. Lyon: IARC Press, 2002.

11. 天津市肿瘤研究所流行病室. 1993-1997 年恶性肿瘤死亡率分析. 中国肿瘤临床，2001(28):71.

12. Chen K, Song F, He M, et al. Trends in head and neck cancer incidence in Tianjin, China, between 1981 and 2002. Head Neck, 2009,31(2):175-182.

13. Hoffman H T, Karnell L H, Funk G F, et al. The National Cancer Data Base report on cancer of the head and neck. Arch Otolaryngol Head Neck Surg, 1998,124(9):951-962.

14. Petersen P E. Oral cancer prevention and control— the approach of the World Health Organization. Oral Oncol, 2009,45(4-5):454-460.

15. Johnson-Obaseki S, McDonald J T, Corsten M, et al. Head and Neck Cancer in Canada: Trends 1992 to 2007. Otolaryngol Head Neck Surg, 2012.

16. 温玉明，代晓明，王昌美，等. 口腔颌面部恶性肿瘤 6539 例临床病理分析. 华西口腔医学杂志，2001(5):296-299.

17. 陈新明，苏倩倩. 湖北地区 5384 例口腔颌面部肿瘤囊肿和瘤样病变的统计分析. 湖北医学院学报，1983(3):72-76.

18. 何虹，陈关福，周瑛，等. 52 年间 9056 例口腔颌面部肿瘤类疾病构成. 实用肿瘤杂志，2007(6):532-535.

19. Ariyoshi Y, Shimahara M, Omura K, et al. Epidemiological study of malignant tumors in the oral and maxillofacial region: survey of member institutions of the Japanese Society of Oral and Maxillofacial Surgeons, 2002. Int J Clin Oncol, 2008,13(3):220-228.

20. Rawashdeh M A, Matalka I. Malignant oral tumors in Jordanians, 1991-2001. A descriptive epidemiological study. Int J Oral Maxillofac Surg, 2004,33(2):183-188.

21. Tarvainen L, Suuronen R, Lindqvist C, et al. Is the

incidence of oral and pharyngeal cancer increasing in Finland? An epidemiological study of 17,383 cases in 1953-1999. Oral Dis, 2004,10(3):167-172.

22. Izarzugaza M I, Esparza H, Aguirre J M. Epidemiological aspects of oral and pharyngeal cancers in the Basque Country. J Oral Pathol Med, 2001,30(9):521-526.

23. LAG R, MP E, CL K. SEER cancer statistics review.

24. Pulte D, Brenner H. Changes in survival in head and neck cancers in the late 20th and early 21st century: a period analysis. Oncologist, 2010,15(9):994-1001.

25. Chen A Y, Jemal A, Ward E M. Increasing incidence of differentiated thyroid cancer in the United States, 1988-2005. Cancer, 2009,115(16):3801-3807.

26. Cramer J D, Fu P, Harth K C, et al. Analysis of the rising incidence of thyroid cancer using the Surveillance, Epidemiology and End Results national cancer data registry. Surgery, 2010,148(6):1147-1152, 1152-1153.

27. Enewold L, Zhu K, Ron E, et al. Rising thyroid cancer incidence in the United States by demographic and tumor characteristics, 1980-2005. Cancer Epidemiol Biomarkers Prev, 2009,18(3):784-791.

28. Morris L G, Myssiorek D. Improved detection does not fully explain the rising incidence of well-differentiated thyroid cancer: a population-based analysis. Am J Surg, 2010,200(4):454-461.

29. Davies L, Welch H G. Increasing incidence of thyroid cancer in the United States, 1973-2002. JAMA, 2006,295(18):2164-2167.

30. Olaleye O, Ekrikpo U, Moorthy R, et al. Increasing incidence of differentiated thyroid cancer in South East England: 1987-2006. Eur Arch Otorhinolaryngol, 2011,268(6):899-906.

31. Hall S F, Walker H, Siemens R, et al. Increasing detection and increasing incidence in thyroid cancer. World J Surg, 2009,33(12):2567-2571.

32. Colonna M, Guizard A V, Schvartz C, et al. A time trend analysis of papillary and follicular cancers as a function of tumour size: a study of data from six cancer registries in France (1983-2000). Eur J Cancer, 2007,43(5):891-900.

33. Uhry Z, Colonna M, Remontet L, et al. Estimating infra-national and national thyroid cancer incidence in France from cancer registries data and national hospital discharge database. Eur J Epidemiol, 2007,22(9):607-614.

34. Burgess J R. Temporal trends for thyroid carcinoma in Australia: an increasing incidence of papillary thyroid carcinoma (1982-1997). Thyroid, 2002,12(2):141-149.

35. Capezzone M, Morabito E, Bellitti P, et al. Increasing incidence of thyroid cancer in Basilicata: an Italian study. J Endocrinol Invest, 2007,30(6):507-512.

36. 于红卫, 高霞, 王海燕. 2002—2005 年金山区甲状腺癌流行病学现况分析. 现代预防医学, 2010,37(1):154-155.

37. 陈和新, 王娜, 黄培新, 等. 2002-2008 年江苏省海门市甲状腺癌流行状况分析. 中华疾病控制杂志, 2011(4):279-281.

38. 钱碧云, 陈可欣, 何敏, 等. 天津市区甲状腺癌流行状况调查. 中国肿瘤临床, 2005(4):43-46.

39. Smailyte G, Miseikyte-Kaubriene E, Kurtinaitis J. Increasing thyroid cancer incidence in Lithuania in 1978-2003. BMC Cancer, 2006,6:284.

40. NationalCancer Institute(NCI), Surveillance, Epidemiology, and EndResults (SEER) Incidence and U. S. Mortality Statistics. 2002.

41. Jemal A, Siegel R, Xu J, et al. Cancer statistics, 2010. CA Cancer J Clin, 2010,60(5):277-300.

42. Remontet L, Esteve J, Bouvier A M, et al. Cancer incidence and mortality in France over the period 1978-2000. Rev Epidemiol Sante Publique, 2003,51(1 Pt 1):3-30.

43. 钱碧云, 何敏, 董淑芬, 等. 1981 年至 2001 年天津市甲状腺癌的发病率和死亡率. 中华内分泌代谢杂志, 2005(5):432-434.

44. 钱碧云, 何敏, 高明, 等. 2002—2006 年天津市甲状腺癌发病率与 26 年间长期趋势分析. 中华普通外科杂志, 2011,26(4):275-278.

45. Ferlay J, BrayFP P. Cancer Incidence,Mortalityand Prevalence Worldwide. Lyon: IARC press, 2001.

46. Kilfoy B A, Zheng T, Holford T R, et al. International patterns and trends in thyroid cancer incidence, 1973-2002. Cancer Causes Control, 2009,20(5):525-531.

47. Morris L G, Myssiorek D. Improved detection does not fully explain the rising incidence of well-differentiated thyroid cancer: a population-based analysis. Am J Surg, 2010,200(4):454-461.

48. Kent W D, Hall S F, Isotalo P A, et al. Increased

incidence of differentiated thyroid carcinoma and detection of subclinical disease. CMAJ, 2007,177(11):1357-1361.

49. 钱碧云, 何敏, 陈可欣, 等. 天津城市居民甲状腺乳头状癌发病率和构成比的长期时间趋势分析. 中国实用外科杂志, 2011(5):420-422.

50. 魏松锋, 高明, 钱碧云, 等. 1954～2009 年间天津市肿瘤医院收治的甲状腺癌构成分析. 中华肿瘤杂志, 2011,33(8):613-615.

51. Pellegriti G, De Vathaire F, Scollo C, et al. Papillary thyroid cancer incidence in the volcanic area of Sicily. J Natl Cancer Inst, 2009,101(22):1575-1583.

52. Parkin D M, Bray F, Ferlay J, et al. Estimating the world cancer burden: Globocan 2000. Int J Cancer, 2001,94(2):153-156.

53. Parkin D M, Bray F, Ferlay J, et al. Global cancer statistics, 2002. CA Cancer J Clin, 2005,55(2):74-108.

54. Lee A W, Foo W, Mang O, et al. Changing epidemiology of nasopharyngeal carcinoma in Hong Kong over a 20-year period (1980-99): an encouraging reduction in both incidence and mortality. Int J Cancer, 2003,103(5):680-685.

55. Hsu C, Shen Y C, Cheng C C, et al. Difference in the incidence trend of nasopharyngeal and oropharyngeal carcinomas in Taiwan: implication from age-period-cohort analysis. Cancer Epidemiol Biomarkers Prev, 2006,15(5):856-861.

56. Wang H, Seow A, Lee H P. Trends in cancer incidence among Singapore Malays: a low-risk population. Ann Acad Med Singapore, 2004,33(1):57-62.

57. 魏矿荣, 柳青, 王得坤, 等. 中山市 1970 年～1999 年鼻咽癌发病趋势分析. 中国肿瘤, 2001(5):21-22.

58. Jia W H, Huang Q H, Liao J, et al. Trends in incidence and mortality of nasopharyngeal carcinoma over a 20-25 year period (1978/1983-2002) in Sihui and Cangwu counties in southern China. BMC Cancer, 2006,6:178.

59. Sckolnick J, Murphy J, Hunt J L. Microsatellite instability in nasopharyngeal and lymphoepithelial carcinomas of the head and neck. Am J Surg Pathol, 2006,30(10):1250-1253.

60. Tao Q, Chan A T. Nasopharyngeal carcinoma: molecular pathogenesis and therapeutic developments. Expert Rev Mol Med, 2007,9(12):1-24.

61. Cao S M, Simons M J, Qian C N. The prevalence and prevention of nasopharyngeal carcinoma in China. Chin J Cancer, 2011,30(2):114-119.

62. Burt R D, Vaughan T L, McKnight B. Descriptive epidemiology and survival analysis of nasopharyngeal carcinoma in the United States. Int J Cancer, 1992,52(4):549-556.

63. Lee J T, Ko C Y. Has survival improved for nasopharyngeal carcinoma in the United States?. Otolaryngol Head Neck Surg, 2005,132(2):303-308.

64. Zong Y S, Zhang R F, He S Y, et al. Histopathologic types and incidence of malignant nasopharyngeal tumors in Zhongshan County. Chin Med J (Engl), 1983,96(7):511-516.

65. 黄天壬, 张思维, 陈万青, 等. 中国鼻咽癌死亡流行特征和三十年变化趋势研究: 全国肿瘤流行病学和肿瘤病因学学术会议, 中国河北承德, 2011[C].

66. Ko J Y, Sheen T S, Hsu M M, et al. Familial clustering of nasopharyngeal carcinoma. Otolaryngol Head Neck Surg, 1998,118(5):736-737.

67. Zhang F, Zhang J. Clinical hereditary characteristics in nasopharyngeal carcinoma through Ye-Liang's family cluster. Chin Med J (Engl), 1999,112(2):185-187.

68. Nevo S, Meyer W, Altman M. Carcinoma of nasopharynx in twins. Cancer, 1971,28(3):807-809.

69. Snow J J. Carcinoma of the nasopharynx in children. Ann Otol Rhinol Laryngol, 1975,84(6):817-826.

70. 曹素梅, 柳青, 黄启洪, 等. 四会市鼻咽癌危险因素的调查分析. 癌症, 2000(11):987-989.

71. 黄腾波, 柳青, 黄惠明, 等. 广东鼻咽癌遗传流行病学研究. 中华医学遗传学杂志, 2002(2):49-52.

72. 黄选兆, 汪吉宝. 实用耳鼻咽喉科学. 北京: 人民卫生出版社, 1998.

73. Crocetti E, Capocaccia R, Casella C, et al. Population-based incidence and mortality cancer trends (1986-1997) from the network of Italian cancer registries. Eur J Cancer Prev, 2004,13(4):287-295.

74. van Hooren A C, Brouwer J, de Bree R, et al. The cost-effectiveness of 18FDG-PET in selecting patients with suspicion of recurrent laryngeal carcinoma after radiotherapy for direct laryngoscopy. Eur Arch Otorhinolaryngol, 2009,266(9):1441-1448.

75. Che X H, Chen H, Xu Z M, et al. 14-3-3epsilon

contributes to tumour suppression in laryngeal carcinoma by affecting apoptosis and invasion. BMC Cancer, 2010,10:306.

76. 卢善婷，魏矿荣，余炳辉，等．中山市 1970 年～1999 年喉癌发病趋势分析．现代肿瘤医学，2004(2):158-160.

77. 高玉堂，卢伟．上海市区恶性肿瘤发病率，死亡率和生存率（1973～2000）．上海：第二军医大学出版社，2007.

78. 上海市疾病预防控制中心．2005 年上海市恶性肿瘤报告．2005.

79. Sankaranarayanan R, Swaminathan R, Lucas E. Cancer survival in Africa, Asia, the Caribbean and Central America. Lyon: IARC, 2011.

80. 陈可欣，何敏，董淑芬，等．天津市恶性肿瘤登记工作 20 年回顾．中国肿瘤，2002(2):11-12.

81. 陈禹存．甲状腺癌相关危险因素的 1∶1 配对病例对照研究 [D]. 大连医科大学，2010.

82. 邹剑明，孙全富，袁铺龄．阳江高本底地区居民鼻咽癌危险因素的巢式病例对照研究．中国辐射卫生，2003(1):1-3.

83. Wong E Y, Ray R, Gao D L, et al. Reproductive history, occupational exposures, and thyroid cancer risk among women textile workers in Shanghai, China. Int Arch Occup Environ Health, 2006,79(3):251-258.

84. Arthur A E, Duffy S A, Sanchez G I, et al. Higher micronutrient intake is associated with human papillomavirus-positive head and neck cancer: a case-only analysis. Nutr Cancer, 2011,63(5):734-742.

85. 许小超，张曼，丘雅维，等．糖尿病与鼻咽癌相关性的回顾性队列研究：2008 年中国病理生理学会第十一届肿瘤和第十二届免疫专业委员会学术会议，中国福建厦门，2008[C].

86. 李立明．流行病学（第 6 版）．北京：人民卫生出版社，2008.

87. Schrohl A S, Holten-Andersen M, Sweep F, et al. Tumor markers: from laboratory to clinical utility. Mol Cell Proteomics, 2003,2(6):378-387.

88. Diamandis E, Fritsche H, Chan D, et al. Tumor Markers：Physiology, Pathobiology, Techno logy, and Clinical Applications. AACC Press, 2002.

89. Srinivas P R, Verma M, Zhao Y, et al. Proteomics for cancer biomarker discovery. Clin Chem, 2002,48(8):1160-

1169.

90. Pepe M S, Etzioni R, Feng Z, et al. Phases of biomarker development for early detection of cancer. J Natl Cancer Inst, 2001,93(14):1054-1061.

91. Perera F P, Weinstein I B. Molecular epidemiology and carcinogen-DNA adduct detection: new approaches to studies of human cancer causation. J Chronic Dis, 1982,35(7):581-600.

92. Sturgeon C. Practice guidelines for tumor marker use in the clinic. Clin Chem, 2002,48(8):1151-1159.

93. 向国林，朱声荣，王秀丽，等．口腔癌患者唾液中透明质酸含量的检测及意义．口腔医学研究，2006(6):632-634.

94. Costante G, Meringolo D, Durante C, et al. Predictive value of serum calcitonin levels for preoperative diagnosis of medullary thyroid carcinoma in a cohort of 5817 consecutive patients with thyroid nodules. J Clin Endocrinol Metab, 2007,92(2):450-455.

95. Bugalho M J, Santos J R, Sobrinho L. Preoperative diagnosis of medullary thyroid carcinoma: fine needle aspiration cytology as compared with serum calcitonin measurement. J Surg Oncol, 2005,91(1):56-60.

96. 桑伟，田亮，郭长军，等．甲状腺癌患者血清促甲状腺激素和甲状腺激素表达水平及临床意义．现代生物医学进展，2010(4):715-717.

97. Jonklaas J, Sarlis N J, Litofsky D, et al. Outcomes of patients with differentiated thyroid carcinoma following initial therapy. Thyroid, 2006,16(12):1229-1242.

98. McGriff N J, Csako G, Gourgiotis L, et al. Effects of thyroid hormone suppression therapy on adverse clinical outcomes in thyroid cancer. Ann Med, 2002,34(7-8):554-564.

99. Biondi B, Filetti S, Schlumberger M. Thyroid-hormone therapy and thyroid cancer: a reassessment. Nat Clin Pract Endocrinol Metab, 2005,1(1):32-40.

100. 冯长生，张杰武．喉癌患者肿瘤标志物的检测意义．齐齐哈尔医学院学报，2011(19):3088-3089.

101. Bonassi S, Neri M, Puntoni R. Validation of biomarkers as early predictors of disease. Mutat Res, 2001,480-481:349-358.

102. Pabiszczak M, Banaszewski J, Szmeja Z, et al. [Comparison of DNA adducts between oral, pharyngeal and larynx cancer]. Otolaryngol Pol, 2001,55(5):551-554.

103. Winiarczyk B, Namyslowski G, Oleksiak M. [The concentration of the chosen smoke toxicity biomarkers among smokers suffering from larynx cancer]. Otolaryngol Pol, 2007,61(1):39-46.

104. 姬逸男，解乃昌．BRAF 基因突变与甲状腺癌关系的研究进展．广东医学，2009(7):1183-1185.

105. 胡淑阳，吴艺捷．甲状腺癌相关基因的研究进展．医学综述，2009(13):1953-1956.

106. Pandey A, Mann M. Proteomics to study genes and genomes. Nature, 2000,405(6788):837-846.

107. Hwang S I, Thumar J, Lundgren D H, et al. Direct cancer tissue proteomics: a method to identify candidate cancer biomarkers from formalin-fixed paraffin-embedded archival tissues. Oncogene, 2007,26(1):65-76.

108. Wang X, Pavelic Z P, Li Y Q, et al. Amplification and overexpression of the cyclin D1 gene in head and neck squamous cell carcinoma. Clin Mol Pathol, 1995,48(5):M256-M259.

109. Michalides R, van Veelen N, Hart A, et al. Overexpression of cyclin D1 correlates with recurrence in a group of forty-seven operable squamous cell carcinomas of the head and neck. Cancer Res, 1995,55(5):975-978.

110. Fan G, Wang D, Fan X, et al. [The expression and significance of Pin1 and CyclinD1 in adult papilloma of larynx]. Lin Chung Er Bi Yan Hou Tou Jing Wai Ke Za Zhi, 2009,23(24):1112-1115.

111. Sanna M G, Da S C J, Ducrey O, et al. IAP suppression of apoptosis involves distinct mechanisms: the TAK1/JNK1 signaling cascade and caspase inhibition. Mol Cell Biol, 2002,22(6):1754-1766.

112. 刘静，蒋常文．X 连锁凋亡抑制蛋白 XIAP 肿瘤相关性研究现状．医学综述，2009(19):2954-2956.

113. 莫瑞祥，胡虞乾，李西融，等．胆囊癌 p53、p73 和 p21 ～ (WAF1) 蛋白的表达．江苏医药，2008(6).

114. 孙革，孟予城，陈洪杰，等．Ki-67、XIAP 在甲状腺乳头状癌中的表达及相互关系．河北医药，2011(5).

115. 蔡晓，钟慧玲，甘青，等．COX-2、p53 在鼻咽癌中的表达及临床意义．青海医学院学报，2011(3).

116. 林耿冰，贾静，林李嵩，等．口腔鳞癌中 survivin、cyclinD1 和 p53 基因的表达及其相关性．细胞与分子免疫学杂志，2009(12).

117. Correa P, Schneider B G. Etiology of gastric cancer: what is new?. Cancer Epidemiol Biomarkers Prev, 2005,14(8):1865-1868.

118. Xu L, Doan P C, Wei Q, et al. Association of BRCA1 functional single nucleotide polymorphisms with risk of differentiated thyroid carcinoma. Thyroid, 2012,22(1):35-43.

119. 詹思延．流行病学进展（第 12 卷）．北京：人民卫生出版社，2010.

120. Gudmundsson J, Sulem P, Gudbjartsson D F, et al. Common variants on 9q22.33 and 14q13.3 predispose to thyroid cancer in European populations. Nat Genet, 2009,41(4):460-464.

121. Hildesheim A, Wang C P. Genetic predisposition factors and nasopharyngeal carcinoma risk: a review of epidemiological association studies, 2000-2011: Rosetta Stone for NPC: genetics, viral infection, and other environmental factors. Semin Cancer Biol, 2012,22(2):107-116.

122. Bei J X, Li Y, Jia W H, et al. A genome-wide association study of nasopharyngeal carcinoma identifies three new susceptibility loci. Nat Genet, 2010,42(7):599-603.

123. Tse K P, Su W H, Chang K P, et al. Genome-wide association study reveals multiple nasopharyngeal carcinoma-associated loci within the HLA region at chromosome 6p21.3. Am J Hum Genet, 2009,85(2):194-203.

124. Ng C C, Yew P Y, Puah S M, et al. A genome-wide association study identifies ITGA9 conferring risk of nasopharyngeal carcinoma. J Hum Genet, 2009,54(7):392-397.

125. He H, Jazdzewski K, Li W, et al. The role of microRNA genes in papillary thyroid carcinoma. Proc Natl Acad Sci U S A, 2005,102(52):19075-19080.

126. Pallante P, Visone R, Ferracin M, et al. MicroRNA deregulation in human thyroid papillary carcinomas. Endocr Relat Cancer, 2006,13(2):497-508.

127. Tetzlaff M T, Liu A, Xu X, et al. Differential expression of miRNAs in papillary thyroid carcinoma compared to multinodular goiter using formalin fixed paraffin embedded tissues. Endocr Pathol, 2007,18(3):163-173.

128. Nikiforova M N, Tseng G C, Steward D, et al. MicroRNA expression profiling of thyroid tumors: biological significance and diagnostic utility. J Clin Endocrinol Metab, 2008,93(5):1600-1608.

129. Chen Y T, Kitabayashi N, Zhou X K, et al.

MicroRNA analysis as a potential diagnostic tool for papillary thyroid carcinoma. Mod Pathol, 2008,21(9):1139-1146.

130. Jazdzewski K, Boguslawska J, Jendrzejewski J, et al. Thyroid hormone receptor beta (THRB) is a major target gene for microRNAs deregulated in papillary thyroid carcinoma (PTC). J Clin Endocrinol Metab, 2011,96(3):E546-E553.

131. Kapranov P, Cheng J, Dike S, et al. RNA maps reveal new RNA classes and a possible function for pervasive transcription. Science, 2007,316(5830):1484-1488.

132. Gibb E A, Enfield K S, Stewart G L, et al. Long non-coding RNAs are expressed in oral mucosa and altered in oral premalignant lesions. Oral Oncol, 2011,47(11):1055-1061.

133. O'Neill C J, Bullock M, Chou A, et al. BRAF(V600E) mutation is associated with an increased risk of nodal recurrence requiring reoperative surgery in patients with papillary thyroid cancer. Surgery, 2010,148(6):1139-1145, 1145-1146.

134. 解继平 . 甲状腺癌 HER-2 基因表达及其影响因素 [D]. 大连医科大学 , 2011.

135. 李秋梨 , 陈福进 , 杨安奎 , 等 . β -Catenin 蛋白低表达影响分化型甲状腺癌患者的预后：2009 国际暨第十届全国头颈肿瘤大会 , 中国天津 , 2009[C].

136. Gupta-Abramson V, Troxel A B, Nellore A, et al. Phase II trial of sorafenib in advanced thyroid cancer. J Clin Oncol, 2008,26(29):4714-4719.

137. Carr L L, Mankoff D A, Goulart B H, et al. Phase II study of daily sunitinib in FDG-PET-positive, iodine-refractory differentiated thyroid cancer and metastatic medullary carcinoma of the thyroid with functional imaging correlation. Clin Cancer Res, 2010,16(21):5260-5268.

138. Sherman S I, Wirth L J, Droz J P, et al. Motesanib diphosphate in progressive differentiated thyroid cancer. N Engl J Med, 2008,359(1):31-42.

139. Cohen E E, Rosen L S, Vokes E E, et al. Axitinib is an active treatment for all histologic subtypes of advanced thyroid cancer: results from a phase II study. J Clin Oncol, 2008,26(29):4708-4713.

140. Pennell N A, Daniels G H, Haddad R I, et al. A phase II study of gefitinib in patients with advanced thyroid cancer. Thyroid, 2008,18(3):317-323.

141. Wells S J, Gosnell J E, Gagel R F, et al. Vandetanib for the treatment of patients with locally advanced or metastatic hereditary medullary thyroid cancer. J Clin Oncol, 2010,28(5):767-772.

142. Mooney C J, Nagaiah G, Fu P, et al. A phase II trial of fosbretabulin in advanced anaplastic thyroid carcinoma and correlation of baseline serum-soluble intracellular adhesion molecule-1 with outcome. Thyroid, 2009,19(3):233-240.

143. 衷敬华 , 刘瑞林 , 陈晶 , 等 . 吉西他滨联合顺铂方案与氟尿嘧啶联合顺铂方案治疗晚期鼻咽癌疗效和不良反应的 Meta 分析 . 第二军医大学学报 , 2009(8):926-931.

144. Zhao Y, Wang Y, Zeng S, et al. LMP1 expression is positively associated with metastasis of nasopharyngeal carcinoma: evidence from a meta-analysis. J Clin Pathol, 2012,65(1):41-45.

145. Furberg A H, Ambrosone C B. Molecular epidemiology, biomarkers and cancer prevention. Trends Mol Med, 2001,7(11):517-521.

146. Clayton D, McKeigue P M. Epidemiological methods for studying genes and environmental factors in complex diseases. Lancet, 2001,358(9290):1356-1360.

第一节　概论

头颈部肿瘤的致病因素包括环境因素、个体因素以及二者的交互作用。环境致癌主要包括病毒、激素、化学、物理等因素，如鼻咽癌与 EB 病毒（Epstein-Barr virus，EBV）感染有关，在包括中国南方、中国香港和中国台湾的东南亚地区，鼻咽癌的发病率高于西方国家 25 倍，而 EBV 流行地区患者的肿瘤细胞中多可检出 EBV DNA；口咽癌与人乳头瘤病毒（Human Papillomavirus，HPV）的感染相关，近 50% 口咽癌患者有 HPV 感染；甲状腺肿瘤与碘的摄取量异常相关，在沿海高碘地区和内陆缺碘地区甲状腺肿瘤发病率较高；医源性放射线照射可增加甲状腺肿瘤的患病风险；吸烟和饮酒是口腔和喉部肿瘤的主要致病因素；口腔肿瘤还与不良饮食摄取的化学致癌物和口腔卫生不良引起的微生物感染有关。个体因素主要包括遗传易感性和内分泌激素状态，如甲状腺肿瘤与女性激素水平相关，因此，甲状腺肿瘤女性患者（14.2%）明显著多于男性（5.4%）；内分泌紊乱使垂体后叶释放促甲状腺激素（Thyroid stimulating hormone，TSH）促进甲状腺癌发生；另外，5% ～ 10% 的甲状腺髓样癌患者属家族遗传性，鼻咽癌也具有家族聚集性特点。

环境致癌的主要机制是在不良的生活环境和生活方式中，暴露于可以使癌基因激活、抑癌基因失活或细胞信号转导异常的致癌化学物质、电离辐射、病毒和激素等环境，导致细胞的恶性转化和异常增殖，环境致癌是人类癌症发生风险的重要决定因素；而暴露于相同环境致癌因素的个体患病风险不同的主要机制由其携带毒素代谢酶基因、DNA 修复酶基因和免疫应答基因等的遗传多态性以及染色体的不稳定所决定。

第二节　头颈部肿瘤常见致病因素

在头颈部肿瘤的常见致癌因素中，EBV 与鼻咽癌、HPV 与口咽癌、碘摄取量与甲状腺癌、生活方式和职业性或医源性接触的理化因素与头颈部各种肿瘤的发生密切相关；毒素代谢酶基因、DNA 修复酶基因和免疫应答基因等的遗传多态性以及染色体的不稳定是鼻咽癌和甲状腺癌等常见头颈部恶性肿瘤发病的个体风险因素。

一、病毒致癌

（一）EBV 与鼻咽癌

鼻咽癌在世界范围内属罕见肿瘤，但在亚洲东南部国家和我国南方部分省市高发，其中广东省发病率最高。在鼻咽癌的致病因素中，EBV 感染是最重要的危险因素。EBV 是对人类致病的疱疹病毒，EBV 感染在人类普遍存在。EBV 感染的细胞可表达多种 EBV 特异性抗原，包括早期抗原（Early antigen，EA）、衣壳抗原（Viral capsid antigen，VCA）、膜抗原（Membrane antigen，MA）和核抗原（EB Nuclear antigen，EBNA）等。人类感染 EBV 后产生抗不同抗原的抗体，由于 VCA 具有强免疫原性，EBV 感染者可检出高水平 VCA/IgA。虽然 EBV 感染者多无症状，但是，EBV 可导致鼻咽癌上皮细胞的恶性转化已被证实。鼻咽癌患者血清中 VCA/IgA 高达 90% 以上，EA/IgA 的阳性率约为 70%，治疗后其水平可下降，而正常人的阳性率仅为 5% 左右，因此，VCA/IgA 和 EA/IgA 的血清学检测，可作为鼻咽癌患者筛查、疗效监测的辅助诊断方法。如果 EBV 感染者的血清 EA/IgA 滴度阳性，且连续数年阳性滴度持续升高者，其患鼻咽癌的风险增加，因此，EBV 的血清学检测还可用于筛查鼻咽癌的高危人群；另外，抗 EBV DNase 抗体阳性也提示鼻咽癌的发病风险增加。值得注意的是，只在低分化和未分化鼻咽癌患者中表现为 EBV 抗体阳性，而在分化好的鳞状细胞癌患者中 EBV 抗体阴性，提示 EB 病毒感染导致细胞类型特异性的鼻咽癌病变，因此，EBV 检测还有助于鼻咽癌的生物学特性的判定和预后评估。

鼻咽癌发病有家族聚集现象。遗传因素是鼻咽癌发病呈家族聚集的主要因素，广东鼻咽癌患者的一级亲属的 NPC 发病风险是他们配偶的一级亲属的 9.3 倍；广西鼻咽癌患者的二级或三级亲属的患病风险是普通人群的 3.1 倍；台湾鼻咽癌高发家族成员患鼻咽癌的风险是普通人群的 11 倍；从鼻咽癌发病高风险地区移民至低发病风险地区人群，仍然保持高的发病风险。鼻咽癌的家族聚集性与 EBV 在家族内传播密切相关，台湾鼻咽癌高发家族中的健康者血清 VCA/IgA、EBNA1/IgA 和 DNase/Ig 显著高于普通人群，鼻咽癌聚集性家族成员血清 EBNA1/IgA 阳性者患鼻咽癌的危险增加 4.7 ~ 6.6 倍，提示 EBV 在家族中传播且显著增加鼻咽癌的家族聚集性发病风险。

（二）HPV 与口咽癌

HPV 属乳多空病毒组中的 A 亚类，目前已发现 70 余种 HPV 亚型，属黏膜型的 HPV 主要有 6、12、16、18、32、42 等亚型，黏膜型 HPV 仅能在黏膜上皮一定分化程度的角化细胞内增殖，它感染口腔黏膜的基底细胞层的可分裂细胞，感染 HPV 的上皮细胞可以呈无症状的潜伏状态。HPV DNA 以游离状态或整合状态存在于感染的宿主细胞，在口腔良性病变中，HPV DNA 以游离状态存在，而在大多数口腔癌中 HPV 呈整合状态，高致病 HPV 亚型基因整合于人细胞染色体上激活原癌基因，导致细胞恶性转化。HPV16 和 HPV18 是高致癌性的高危亚型。喉、口咽、下咽等多个部位的鳞癌中 HPV 阳性率达 36% ~ 57%，显著高于其他头颈部鳞癌，其中绝大部分为 HPV16 亚型。

近十年来，无饮酒或吸烟史的年龄小于 50 岁男性白种人由于 HPV16 感染导致的舌和腭扁桃体癌的发病率显著增加。

在 HPV 导致口腔上皮细胞恶性转化的过程中，各种物理因素（如创伤）、化学因素（如烟、酒）和生物因素（如真菌感染）可能与 HPV 协同作用，促进口腔恶性肿瘤的发生和发展。另外，激素水平及免疫状况也可能与 HPV 的感染和致癌相关。免疫状况低下可增加 HPV 的感染和降低清除；激素水平提高能促进 HPV DNA 的复制，从而促进携带 HPV DNA 的细胞增殖而有利于细胞的恶性转化和肿瘤进展。

HPV 阳性口咽癌的生物学行为表现为细胞周期抑制蛋白 RB 信号通路的失活和 P16 蛋白表达上调，而吸烟诱发的口咽癌表现为 *TP53* 基因突变和 *CDKN2A* 基因（编码 P16 蛋白）表达下调。HPV 阳性口咽癌对化疗和放疗的敏感性优于 HPV 阴性口咽癌，HPV16 阳性口咽癌的总生存率和无病生存率优于 HPV16 阴性者。

二、化学致癌

化学致癌物是指能诱发恶性肿瘤形成的有机或无机化学物质。少数化学致癌物可直接与染色体 DNA 作用，通过对 DNA 分子的修饰导致遗传基因突变或表观遗传学改变导致基因表达水平异常，激活癌基因或使抑癌基因失活，从而导致癌变，称为直接致癌物；多数化学物质为前致癌物，经体内代谢酶（如细胞色素 P-450）活化成为终致癌物，称为间接致癌物；有些化学物质本身并不致癌，但可显著增加致癌物的致癌作用（如免疫抑制、刺激细胞增殖），称为促癌物。直接致癌物多为人工合成的有机化合物，包括亚硝胺、内酯、硫酸酯、烯化环氧化物、芥子气和氮芥、活性卤代烃等；前致癌物中，包括黄曲霉素、环孢素、烟草、槟榔、酒精饮品等天然的前致癌物，人工合成的多环或杂环芳烃、单环或多环芳香胺、喹啉、硝基呋喃、硝基杂环、烷基肼等；另外，激素和免疫抑制剂等都有促癌作用。

化学致癌是环境致癌中最主要因素，主要来自于不良的生活习惯和不良的生活环境。吸烟可导致口腔、咽、喉、唇等各种头颈部肿瘤，吸烟过程中烟草燃烧使烟碱（如尼古丁、去甲烟碱、甲酰基去甲烟碱、假木贼碱、新烟草碱）与氮氧化合物反应生成亚硝胺类物质（如去甲烟碱亚硝胺、甲酰基去甲烟碱亚硝胺），亚硝胺类化合物具有强致癌性。商品化长期储存的肉类食品中添加的保存剂和着色剂可含有亚硝酸盐，新鲜肉食经长期存放滋生的细菌也可产生亚硝酸盐，食用含有亚硝酸盐的食物后，亚硝酸盐在胃内与来自食物的二级胺合成亚硝胺，从而增加致癌风险。石油和煤焦油中含有苯并芘等多环芳烃致癌物，生活在工业煤烟和汽车尾气污染的环境、职业性和生活中长期暴露于烟熏、过量摄食碳烤的肉食均可增加包括头颈部肿瘤在内的各种癌症风险。

流行病学研究显示，多种环境因素增加散发性和家族聚集性鼻咽癌的发病风险，包括长期吸烟和饮酒，幼儿和儿童时期食用含亚硝胺和亚硝酸盐的咸鱼、咸肉和长期保存的蔬菜，长期职业性接触甲醛等有机溶剂和炭火烟熏等。中国广西省 VCA/IgA 阳性人群的鼻咽癌病例对照研究显示，腌制咸鱼每月食用不少于 3 次、暴露于炭火烟熏超过 10 年，以及职业性接触挥发性溶剂不多于 10 年都显著增加鼻咽癌的发病风险。Yang 等对台湾家族性鼻咽癌的病因学研究发现，儿童期食用广东腌制咸鱼、暴露于炭火烟熏和食用槟榔都可提高鼻咽癌的发病风险，而且 10 岁前累计食用广东腌制咸鱼和暴露于碳火烟熏的量与早期发病的家族性鼻咽癌显著相关，而食用槟榔则与后期发病的家族性鼻咽癌相关。

EBV 感染细胞后多呈潜伏状态，EBV 的再激活伴随着鼻咽癌的发生、发展全过程。环境、膳食或烟草中存在可诱导 EBV 再激活的物质，如吸烟暴露量越大者血清 EBV 抗体滴度越高，致癌因素暴露量的差异可能导致血清中 EBV 水平差异，进而引起鼻咽癌发病风险差异。

三、物理致癌

电离辐射是头颈部肿瘤的主要致癌因素。电离辐射在自然界中普遍存在，直接接触高剂量的电离辐射可以由于骨髓抑制而致死，而低剂量辐射可随机性对人体产生影响，包括增加自身患癌的风险和可遗传的基因缺陷。电离辐射的来源主

要包括：恶性肿瘤患者接受放射性治疗、非恶性肿瘤患者接受放射性诊断、职业性或生活环境长期暴露于电离辐射、吸入放射性核素等。虽然电离辐射致癌是"低剂量，低风险"，但是低剂量辐射致癌的量值和暴露的频次尚难以确定。极低剂量摄取放射性碘是流行性甲状腺癌的主要决定性因素，但是，童年时期暴露于切尔诺贝利（Chernobyl）核电站事件患甲状腺癌的风险更高。在 2008 年，全球估计甲状腺癌的年龄标准化发病率男性和女性分别为 4.7/10 万和 1.5/10 万，已经超过过去三十年的增加值。电离辐射被认为是甲状腺癌发病的主要致病因素，特别是早年接受电离辐射者。切尔诺贝利事件使儿童时期暴露于放射性沉降物的受害者早发甲状腺乳头状癌危险增加，其原因可能与放射线使染色体 7q11.22-11.23 区域扩增和 CLIP2 过表达相关。

美国国家癌症研究所（National Cancer Institute, NCI）报道，1997—2007 年，全球每年接受来自于放射性诊断和治疗的医源性放射性照射剂量约为 0.62 mSv，较 1991—1996 年间的 0.4 mSv 增加了 20%，医源性放射性增加主要来自于介入治疗、电子计算机 X 线断层扫描（Electronic computer X-ray tomography，CT）诊断。医源性电离辐射增加了放射性敏感器官如甲状腺的病变危险。尽管放射性治疗和牙科 X 线是最常见的医源性放射性来源，但是它们的累计影响剂量相对较低，而 CT 诊断虽然仅占诊断性放射线检查的 7.9%，但是却占累计剂量效应的 47%。虽然 CT 诊断的放射性暴露量低于放射治疗，但是多次诊断会使甲状腺遭受非常大的累计效应。钼靶 X 线是乳腺癌筛查的主要手段，适龄妇女定期接受钼靶 X 线筛查是否能增加患甲状腺癌的风险尚无研究证据，但 Sechopoulos 等认为接受钼靶 X 线检查时无须甲状腺防护措施。医源性电离辐射无疑是头颈部肿瘤的主要物理致癌因素，要提高对医源性放射性的认识，建立分别适用于儿童和成人的标准化放射性诊断和治疗程序，以有效降低医源性致癌的风险。

四、内分泌与癌发生

甲状腺是内分泌系统的重要器官，甲状腺细

胞摄取碘并合成甲状腺激素四碘甲腺原氨酸（T_4）和三碘甲腺原氨酸（T_3），甲状腺激素具有促进生长和发育、影响能量代谢和营养物质代谢、维持神经系统兴奋性的功能。膳食中碘不足或生理上碘运输缺陷可导致碘缺乏，研究证实，碘缺乏是甲状腺癌的危险因素。但是，最近的研究报道显示，膳食中补充碘过量也可显著增加甲状腺癌发病风险。Wang 等报道的 1983—2007 年上海地区甲状腺癌发病率分析的结果显示，男性 1983—2000 年每年百分比改变（Annual percentage change，APC）为 2.6%，2000—2007 年 APC 猛增为 14.4%；女性 1983—2003 年 APC 为 4.9%，2003—2007 年 APC 猛增为 19.9%。甲状腺癌发病率猛增的 5～8 年正是食盐中补充碘供给的时期，提示碘摄入过量增加了甲状腺癌的发病风险。然而，Blomberg 等分析丹麦 1943—2008 年全部甲状腺癌发病率和 1978—2008 年 4 种主要组织学类型的甲状腺癌发病率显示，1943—2008 年男性和女性甲状腺癌发病率的 APC 分别为 1.7% 和 1.8%，越年轻的人群 APC 增长越大，而且增加的病例几乎全部是甲状腺乳头状癌。笔者认为，虽然不能排除膳食中补充碘是甲状腺癌的危险因素，但是，甲状腺癌发病率显著增加的时间早于补充碘的国家政策，推测医源性放射性和或新的未知危险因素使甲状腺癌发病率显著增加。另外，女性甲状腺癌发病率显著高于男性，提示性激素状态与甲状腺癌发病风险密切相关。

五、遗传易感性

鼻咽癌和甲状腺髓样癌是与遗传因素密切相关的头颈部肿瘤。流行病学证据显示，毒素代谢酶基因 CYP2E1（Cytochrome P450 2E1）、GSTM1（Glutathione S-transferase M1）、DNA 修复基因 XRCC1（X-ray repair cross-complementing group 1）、hOGG1（8-oxoguanine glycosylase 1）的遗传多态性与鼻咽癌的易感性相关。HLA 等位基因型（Allele）和单倍体基因型（Haplotypes）也增加鼻咽癌的风险。中国东南、南部和台湾地区的鼻咽癌高危家系的遗传基因连锁（Genetic linkage）研究显示鼻咽癌的主要易感基因定位于人染色体 4、3 和 14，如以广东省持广州方言的鼻咽癌

高发家系为研究对象，将鼻咽癌易感基因定位于 4p11～p14 的 8cM 区域，Xiong 等利用 18 个湖南鼻咽癌高发家系，将鼻咽癌易感基因定位于 3p21.31～p21.2 的 13.6cM 区域。基于不同地域来源鼻咽癌高发家系的连锁分析获得的鼻咽癌易感基因的染色体定位不同，提示可能存在多种分子途径调节鼻咽癌细胞发生和发展。

六、环境因素与遗传易感性的相互作用

环境致癌因素在自然界中普遍存在，个体患癌危险性的增加是其遗传易感因素与环境因素交互作用决定的。个体的易感性体现在体内毒物代谢酶、DNA 损伤修复酶、免疫应答因子、激活磷酸化级联反应的细胞表面受体、细胞周期调控蛋白等表达水平的差异，以及编码这些蛋白的单核苷酸多态性（Single nucletide polymorphism，SNP）位点基因型不同而产生的蛋白活性不同。

甲状腺癌的发生和进展与多种遗传和表观遗传改变相关，基因突变导致 MAPK 和 PI3K-Akt 信号通路激活在其中起关键作用。BRAF 和 RAS 基因突变以及 RET/PTC 和 PAX8/PPARγ 染色体重排是甲状腺癌普遍存在的遗传学改变。染色体重排与暴露于电离辐射密切密切相关，还可能与个体的染色体遗传不稳定（如 DNA 脆性）有关；而点突变则可能由化学诱变剂作用所致。

第三节　头颈部肿瘤分子病因学

一、头颈部鳞状细胞癌分子病因学

随着近代科学技术特别是 20 世纪生物医学的飞速发展，人类对肿瘤病因的认识已经深入到了细胞水平和分子水平。根据现代细胞生物学观点，肿瘤是一类细胞疾病，其基本特征是细胞的异常生长。由于每个肿瘤都起源于单一细胞，所以肿瘤细胞的恶性行为是通过细胞增殖传递给子代细胞的，这表明肿瘤是涉及遗传物质（DNA）结构和功能改变的疾病。因此，肿瘤的发生与形成肿瘤的某些细胞的 DNA 损伤密切相关。从肿瘤的基本特征及其定义出发，理论上任何引起 DNA

损伤并最后导致细胞异常生长和异常分化的物质，都是潜在的致癌因素。与身体其他部位的肿瘤相类似，在致癌因素导致头颈肿瘤发生发展的过程中，许多分子病理学机制参与了全过程。

（一）癌基因的基本功能

肿瘤的发生过程就是正常细胞发生癌变的过程，这个过程包括以一系列基因突变事件为特点的启动阶段，然后是已启动的细胞克隆的选择和扩增，在促癌剂的作用下形成界限明显的癌前病灶，此阶段为促进（Promotion）阶段，这个阶段是漫长的，是癌变的限速步骤，而且可能是可逆的。癌前病变进一步发展，形成具有高度侵袭性的肿块，并常常伴有向其他部位转移的特征，这个阶段为进展阶段。在这个阶段，DNA 损伤更加广泛而严重，常见有多发的染色体缺失、断裂、异倍体等现象。细胞癌变的发生是导致细胞稳定性丧失的基因改变不断累积的结果，这些基因即所谓的癌基因或肿瘤基因。

癌基因或肿瘤基因是指能引起细胞恶性转化的基因，也称转化基因。癌基因首先发现于病毒的基因组。研究发现一些病毒感染可使正常细胞恶变为癌细胞，细胞的恶性转化与病毒基因组中特定的基因相关。病毒癌基因不是野生型病毒基因组的成分，对病毒自身的生长、增殖并非必需。这种病毒携带的转化基因就称为病毒癌基因。在一些动物和人的基因组中发现有病毒癌基因的同源序列，被称为原癌基因或细胞癌基因。因此细胞癌基因是人或动物细胞中固有的正常基因，参与调控细胞正常增殖、分化、凋亡及胚胎发育等重要的生物学功能，是维持细胞正常生命活动所必需的基因。病毒癌基因来源于细胞癌基因，是经过拼接、截短和／或重排后形成的融合基因。原癌基因在机体生长发育过程完成之后，多处于封闭状态或仅有低度表达。当原癌基因的结构发生异常或表达失控时（原癌基因的激活），就会成为使细胞发生恶性转化能力的癌基因。同时，人体内还存在一些重要的抑癌基因（如 *Rb* 和 *P53* 等），当这些基因发生突变或异常后也会导致正常细胞发生癌变最终导致肿瘤发生。

原癌基因的激活和抑癌基因的失活可有以下几种方式：①点突变：如 *RAS* 基因家族中经常发生点突变；②基因扩增：*MYC*、*ERBB* 基因家族在许多肿瘤中显示扩增；③染色体重排：如 85% 的 Burkitt 淋巴瘤中发现有 t（8；14）（q24；q32）易位。④启动子插入，如病毒 ALV 插入到 *MYC* 的上游，其两端的 LTR 启动并增强了 *C-MYC* 的转录，从而诱导了淋巴瘤的产生。一般说来，一对细胞癌基因中只要有一个被激活，就可以以显性的方式发挥作用，使细胞趋于恶性转化。此外，不同癌基因在癌变过程中具有协同作用。

抑癌基因泛指由于其存在和表达，使机体不能形成肿瘤的那一类基因，也可称作肿瘤抑制基因。确定抑癌基因的三个必需条件：①肿瘤相应的正常组织中此基因表达正常；②肿瘤中此基因功能失活或结构改变，或表达缺陷；③将此基因的野生型导入此基因异常的肿瘤细胞内，可部分或全部逆转恶性表型。抑癌基因在控制细胞生长、增殖及分化过程中起着十分重要的负调节作用，并能潜在地抑制肿瘤生长。点突变、缺失、启动子区 CpG 岛甲基化等变异使其功能丧失可导致细胞恶性转化而发生肿瘤。抑癌基因的变异通常是隐性的，只有两个等位基因的功能同时失活后才失去正常的抑癌功能。目前已知的重要的抑癌基因有 *p53*、*Rb*、*p16*、*BRCA*1、*BRCA*2、*APC*、*DCC*、*PTEN*、*VHL* 等。其中，与头颈肿瘤关系最为密切的是 *p53* 基因。

p53 是细胞周期中的负调节因子，与细胞周期的调控、DNA 修复、细胞分化、细胞凋亡等重要的生物学功能有关。1979 年，Linzer 等首先发现细胞内有一种蛋白质能与 SV40-LT 特异性地高亲和力结合，因其分子量约为 53kD，故称 *p53*。90 年代始 Holstein 及 Harris 等学者先后研究证实 *p53* 蛋白是抑癌基因 *p53* 的产物，*p53* 基因表达的异常是人类肿瘤中最常见的基因改变之一。野生型 *p53* 基因的生化功能是：①作为 *MDM*2、*GADD*-45、*WAF*1（Wild-type P53 activated fragment 1）和 *CIP*1（Cyclin-dependent kinases interacting protein 1）等基因的转录激活剂调节细胞的生长和分化。②抑制细胞生长和分化。如果它和某些病毒蛋白如 HPV-E6、SV40 T 抗原、EB 核抗原、腺病毒 EI6 等结合便丧失野生型 *p53* 正常功能，从而刺激和促进细胞的生长。③监视细胞基因组的完整性。如果 DNA 受损伤，*p53* 蛋白累积，DNA 复制停止，

使细胞停滞在 G_1 期，以便 DNA 有充足时间完成修复。一旦损伤无法修复，野生型 $p53$ 还可启动细胞的程序性死亡，引起细胞凋亡，阻止具有癌变倾向的突变细胞产生。突变型 $p53$ 不但丧失正常 $p53$ 对细胞生长、分裂的负调节作用，还能正向激活某些促生长基因的表达而促进细胞增殖。$p53$ 基因是头颈肿瘤最常见的突变基因，在头颈鳞状细胞癌病变中检测突变率超过 50%。17q13 染色体位置的肿瘤抑制基因 $p53$ 的失活导致生长失控以及细胞对外界刺激和 DNA 损伤失去反应。

（二）致瘤表型发展的分子病因学

已经发现，肿瘤细胞、间质细胞中抑制基因和癌基因共同改变，导致正常上皮细胞的变化，并促进原位或浸润性癌的上皮细胞转变为癌细胞。头颈癌的发病机制被认为是多阶梯过程：包括基因突变的积累，蛋白表达的改变，从而形成有利于肿瘤生长的特殊微环境。例如，在正常上皮细胞中，$p53$ 功能是肿瘤抑制基因，可以被应激信号（如双链 DNA 断裂或异常生长信号）激活，激活基因转录从而抑制细胞周期进展，产生凋亡。$p21$ 的表达受 $p53$ 驱使，抑制细胞周期蛋白依赖激酶（CDKs），抑制细胞周期从 G_1 进展到 S 期。在 DNA 损伤或多重应激信号作用下，$p53$ 可以减少 Bax 表达，导致细胞凋亡。因此，如果通过突变或病毒（HPV16 产生的 E6 蛋白）导致 $p53$ 调控作用消失，继之出现细胞周期抑制和凋亡不足，均可促进肿瘤的恶性表象。

除了 $p53$ 之外，表皮生长因子受体（Epidermal growth factor receptor, EGFR）信号转导通路调控多个控制增殖、侵袭、转移、生存和血管生成的信号路径。通过受体过表达或配体结合区域激活性突变而产生的 EGFR 改变，可产生下游信号控制通路的失控。EGFR 失控或其调节物可以使细胞呈现恶性表象。EGFR 信号通过 PI3K 及其下游成分，包括 Akt ［被 phoshoinositide 依赖激酶（PDK1）激活］介导磷酸化。Akt 则调控更远端下游的细胞途径（主要控制细胞生长和存活），包括 mTOR 途径。在头颈部鳞状细胞癌中，磷酸化的 Akt 表达增加，导致 mTOR 激活和细胞增殖。激活 mTOR 途径可以促进 P70S6K 磷酸化，诱导细胞周期调节蛋白（如 Cyclin D1 和 Myc）翻译，

与头颈恶性表型相关。另外，EGFR 还可以通过诱导 STAT3 信号通路启动一些必要基因的转录，如 CCND1、Bcl-XL 和 VEGF，进而对细胞生长、存活和血管生成产生重要影响。所有这些基因都被发现在头颈部鳞状细胞癌中过度表达。STAT3 信号通路本身还可调节消化基底膜实现转移和侵袭所必需的 MMP-2 和 MMP-9 的表达，所以，STAT3 的持续表达和激活可促成肿瘤微环境的形成，促进血管生成、转移和侵袭。

肿瘤细胞为适应低氧环境分泌血管内皮生长因子（Vascular endothelial growth factor, VEGF），结果与 VEGFR 过表达和 STAT3 组成性的活化一样。VEGF，主要是 VEGFA165 亚型在血管内皮细胞上与 VEGFR2 结合，促进内皮细胞增殖并向肿瘤方向移动，而且血管内皮细胞分泌炎症趋化因子，引起肿瘤细胞侵袭和区域性癌变。肿瘤细胞和细胞外基质（Extracellular matrix, ECM）的相互影响，使得 ECM 变化有利于肿瘤生长。肿瘤细胞结合素类和钙黏着糖蛋白类的表达，调节其在 ECM 中的黏附力和移动。

（三）肿瘤侵袭和转移的分子病因学

肿瘤侵袭和转移是恶性肿瘤的基本特征和重要标志，是恶性肿瘤的主要致死原因。肿瘤侵袭是指癌细胞侵犯和破坏周围正常组织，进入循环系统的过程，同时癌细胞在继发组织器官中定位生长也包含侵袭。肿瘤转移是指肿瘤细胞脱离原发部位，通过多种转移途径，到达继发组织或器官得以继续增殖生长，形成与原发肿瘤相同性质的继发肿瘤的全过程。

肿瘤转移是一个多步骤、多因素参与的复杂过程，主要步骤包括：①早期原发癌生长；②肿瘤血管形成；③肿瘤细胞脱落进入基质形成侵袭性生长；④进入脉管系统形成微小癌栓；⑤锚定于特定的继发组织或器官；⑥肿瘤细胞穿出血管进入周围组织形成转移灶；⑦转移灶中的血管生成；⑧免疫逃避。目前已认识到的肿瘤转移途径主要有淋巴道、血道和种植转移。同时，肿瘤转移是有组织、非随机、存在器官选择性的过程。

肿瘤转移的器官选择性的影响因素包括：肿瘤细胞的异质性；器官微环境对肿瘤细胞增殖的影响；器官微环境内转移介质分子（生长因子、

黏附分子和化学趋化因子）的影响。肿瘤转移涉及多个信号转导通路的异常，这些异常与癌基因、抑癌基因的改变有关。研究表明 *MTA*1 的表达水平与肿瘤细胞的转移能力成正相关。肿瘤转移过程中不仅有促转移基因的激活，也伴有转移抑制基因的失活。肿瘤转移抑制基因指在体内可以特异性地抑制转移形成，而不影响原发肿瘤生长的一类基因。目前已知的转移抑制基因有 *NM23-H*1、*NM23-H*2、*KAL*1、*CD*44、*KISS*1、*BRSM*1 和 *NMK*4。

恶性肿瘤的浸润与转移，涉及肿瘤细胞与宿主之间错综复杂的关系，受多种相关基因调控。目前认为，*NM23-H*1 表达异常是转移过程中的早期事件，*NM23* 基因的突变、缺失或低表达与癌细胞转移有一定的潜在关系，并影响预后。*NM23-H*1 基因是目前国内外研究最多的肿瘤转移抑制基因，它是 Steeg 等于 1988 年采用消减杂交法（Substractive hybridization）从高转移鼠和低转移鼠 K-1735 黑色素瘤细胞系 cDNA 基因文库中分离出来的一种基因。*NM23* 主要通过以下 2 种途径参与细胞调节：①影响微管聚合、解聚和纺锤体的形成；②通过影响调节 GTP 的合成及细胞膜 G 蛋白的信号传递过程发挥负性调节作用。一方面微管聚合异常可以导致减数分裂时纺锤体的异常，从而导致癌细胞染色体非整倍体形成，也可通过影响细胞骨架而引起细胞运动能力改变，促进肿瘤的发展；另一方面微管聚合异常可能使影响细胞膜 G 蛋白信号传递发挥负性的调节作用减弱，从而参与和影响肿瘤的浸润转移和发育过程。

（四）头颈肿瘤治疗抵抗分子病因学

除手术治疗外，放疗、化疗亦是头颈肿瘤治疗时有效的综合及辅助治疗手段，其杀伤肿瘤细胞的主要方式为诱导细胞凋亡，而凋亡机制的缺陷是肿瘤对放疗、化疗不敏感的重要原因。目前的研究证明，头颈肿瘤治疗抵抗的发生机制是多方面的，充分了解其复杂的分子病因学过程对克服治疗抵抗和提高肿瘤的治疗效果具有重要作用。

1. 凋亡抑制蛋白的作用 研究发现急性小剂量放疗可导致 XIAP 翻译上调，增加非小细胞肺癌对放疗的抵抗性，这种上调是通过 XIAP5-UTR

上的 IRES 元件由内部核糖体结合机制来调节，而反义 XIAP 表达可增强放疗诱导的细胞凋亡。另有研究发现 XIAP 表达水平高的肿瘤细胞株对阿糖胞苷及其核苷类药物敏感，而 CIAP1 表达水平高的肿瘤细胞株则表现出耐药的倾向。Matsumiya 等在口腔鳞状细胞癌中通过转染实验，证实 XIAP 过度表达可以抑制化疗药物顺铂诱导的凋亡。应用反义 XIAP 通过腺病毒转染到卵巢上皮癌细胞株中，使 XIAP 表达下降，Caspase-3 酶活性提高，可以增强细胞对化疗药物顺铂诱导凋亡的敏感性。实验证实，Survivin 能抑制 Fas、Bax、抗肿瘤药物 etoposide 诱导的 293 细胞凋亡，利用 Survivin 反义寡核酸技术可使肿瘤细胞凋亡增加，对抗肿瘤药物 etoposide 的敏感性增强。NF-kB 活化可产生包括 IAP 在内的多种生存基因表达，因此推测 NF-kB 活化诱导的 IAP 在 NF-kB 导致的肿瘤细胞生存及对放疗、化疗的抵抗中起部分或全部作用。已经证明 IAP 家族是具有多种生物学特性的细胞凋亡调控蛋白；继之通过多种研究手段证明凋亡抑制蛋白 Survivin、CIAP-1 和 XIAP 在头颈鳞癌（包括喉癌）组织中过度表达并与肿瘤的临床病理学行为有密切关系；通过体外实验和肿瘤动物移植瘤模型证明 Survivin 和 XIAP 在头颈鳞癌放化疗抵抗中具有重要作用，采用基因转染技术阻断或抑制其表达能够明显增强肿瘤细胞对放化疗的敏感性。

2. 多药耐药基因及相关蛋白的作用 多药耐药是指肿瘤细胞不仅可以对同类型的抗肿瘤药物产生耐药，而且对未接触过的、结构不同、作用机制各异的其他抗肿瘤药物也可产生交叉耐药。多药耐药（Multi-drug resistance, MDR）有两种表型：一种是首次使用化疗药物就产生耐药，称为原发性耐药（Primary resistance）或天然性耐药（Initial resistance）；另一种则是在化疗过程中产生耐药，称为继发性耐药（Secondary resistance）或称获得性耐药（Acquired resistance）。通常肿瘤对多种化疗药物具有抗药性，称为 MDR。已经发现，肿瘤 MDR 产生的机制主要是由 *MDR*1 基因所介导的，其作用是通过 P- 糖蛋白（P-glycoprotein, P-gp）来实现的。P-gp 是由 *MDR*1 基因编码的跨膜糖蛋白，在正常人体的肾上腺、肾、肝、结肠、胰及脑毛细血管内皮细胞中均有表达，其生理功能为将细胞内的毒性代谢产物泵出细胞，对组织细胞起保护作用。在肿瘤细胞中，P-gp 通过 ATP 供能，将长春新碱、秋水仙素、放线菌素 D 等疏水亲脂性药物泵出细胞外，导致肿瘤细胞耐药。已经发现，$MDR1$ 基因及其蛋白产物在多种头颈部癌中呈过度表达状态，并与肿瘤细胞对化疗药物的耐药有直接关系。

多药耐药相关蛋白（Multidrug resistance associated protein，MRP）：Colo 等于 1992 年从小细胞肺癌 H69/AR 耐药细胞系中克隆出耐药相关基因，其编码的蛋白 MRP 与 P-gp 类似，也属于转运蛋白的 ATP 结合体超家族。与 P-gp 不同的是，它不能直接转运其介导的未经修饰的药物，而和谷胱苷肽（Glutathione，GSH）系统密切相关。细胞毒药物与谷胱甘肽合成酶（Glutathione synthetase，GSH-S）偶合物相结合，定位于细胞膜上的 MRP 能识别和转运与 GSH 耦合的底物，如阿霉素、长春新碱、鬼白乙叉苷等，介导细胞内药物排出，改变细胞内药物的重新分布引起耐药。

3. 酶介导的耐药机制　肿瘤细胞内存在着多种参与药物代谢的酶系统，通过不同的代谢机制对治疗药物产生耐药。主要包括：(1) GSH 依赖性解毒酶系统：GSH 参与体内非特异性解毒过程，谷胱甘肽 S 转移酶（Tlutathione s—transferase，GST）能通过催化底物（包括药物）与 GSH 相结合或通过非酶结合方式将底物排出体外，从而降低抗肿瘤药物的细胞毒作用，产生耐药性。在人体内，许多抗肿瘤药物如阿霉素、长春新碱、鬼白乙叉苷等可通过该酶失活，对这些药物耐药与该酶活性增高部分有关。另外，因 GSH 结构是 MRP 泵的底物，所以 GST 可调节 MRP 耐药程度；GST 的非特异性结合作用可协助药物通过 P-gp 形成的药物外排泵作用。(2) 拓扑异构酶 II（Topoisomerase II，Topo II）：Topo II 是一种解旋酶，与 DNA 结合后解开 DNA 双链，产生裂解复合物，导致肿瘤细胞凋亡或死亡。研究证明，Topo II 基因的点突变可改变其特定的氨基酸序列，使 Topo II 发生质或量的改变，直接影 Topo II 与 DNA 的结合，DNA 裂解抑制而导致耐药。(3) DNA 损伤修复酶：许多抗癌药物以 DNA 作为最终靶点，通过多种途径引起 DNA 损伤。细胞内存在 DNA 损伤修复机制，由核酸内切酶和 DNA 连接酶等数种酶共同完成。当 DNA 损伤修复时，这些酶的活性增强，因而细胞修复损伤的能力和 MDR 产生密切相关。(4) 其他：P-gp 磷酸化相关酶蛋白激酶 C（PKC）、DNA 多聚酶等也与肿瘤细胞多药耐药有关；凋亡相关基因如 bcl-2、Livin、Survivin、Fas、p53 等发生异常，细胞内金属硫蛋白含量增加与肿瘤细胞耐药亦有关。

4. 肿瘤微环境缺氧与头颈肿瘤治疗抵抗

目前认为，肿瘤细胞生长的微环境在肿瘤的发生发展以及治疗抵抗和复发中具有重要作用，其中局部组织缺氧造成的低氧微环境与肿瘤治疗抵抗和复发的关系密不可分。现已明确，作为一种低氧依赖的核转录蛋白，低氧诱导因子（Hypoxia-inducible factor, HIF）是肿瘤细胞供氧和供能的中心调控因子，也是肿瘤适应低氧环境和诱导相关基因表达并克服低氧这一不利因素的中间环节。低氧可以诱发细胞内 HIF-1α 的表达并发挥其特定的生物学效应，其作用主要包括：①诱导碳酸酐酶表达增加使细胞内 PH 保持不变，避免细胞因各种因素所导致的凋亡发生，从而产生治疗抵抗；②诱导多药耐药基因 MDR 及其产物 P-gp 的表达，增加化疗抵抗作用，并且低氧环境下 P-gp 活性增加近 7 倍；③调节在 DNA 双链断裂修复中起重要作用的 DNA 蛋白激酶（DNA-PK）表达水平及活性，促进 DNA 损伤的修复和 HIF-1α 的自身稳定，从而对放疗产生抵抗作用；④ HIF-1α 不仅是 VEGF 基因和糖酵解过程中多种关键酶基因的上游调节基因，调节细胞糖代谢和肿瘤组织血管生成，还与 P53 基因协同作用影响细胞周期调控和细胞凋亡；⑤诱导 Survivin、cIAP 和 XIAP 等凋亡抑制蛋白（IAP）的表达，并抑制促凋亡蛋白 Bax 和 Caspase 活性而抑制肿瘤细胞凋亡，从而产生治疗抵抗。与低氧的情况相反，在常氧状态下，细胞内的 HIF-1α 与 VHL 基因蛋白结合，通过泛素化和蛋白酶体途径使 HIF-1α 迅速降解并失去活性。所以，肿瘤微环境低氧诱导的治疗抵抗是通过调节细胞能量代谢、细胞增殖与凋亡和微血管生成等多个途径来实现的，阻断其中的某些重要环节对消除肿瘤治疗抵抗和复发具有重要作用。

二、鼻咽癌分子病因学

鼻咽癌（Nasopharyngeal carcinoma，NPC）起源于鼻咽上皮细胞癌变，NPC 的发病率分布呈显著的地区性和家族聚集性，提示环境因素和遗传因素是 NPC 的主要致病因素。EB 病毒（Epstein Barr Virus，EBV）感染是鼻咽癌致病的特异性环境因素，而患者的毒素代谢酶基因、DNA 修复酶基因和 HLA 基因的 SNP 基因型的遗传易感性是鼻咽癌致病的主要个体因素。而遗传因素与环境因素相互作用决定着 NPC 的发生和进展。

（一）EBV 的细胞转化机制

EBV 属疱疹病毒科 γ 亚型，其基因组为约 172kB 的线性双链 DNA，由末端重复序列（Terminal repeats，TR）、单一序列（Unique sequence，U）和内部重复序列（Internal repeats，IR）组成，约有 84 个开放阅读框架（Open reading frame，ORFs），编码的 80 余种蛋白中多数与病毒复制相关，少数几个蛋白是 EBV 发挥转化和永生化功能所必需的。大多 EBV 相关疾病与 EBV 潜伏相关，此时病毒基因保持转录激活，但只是以一种受限制的形式表达，称为潜伏基因。这些潜伏基因产物约 10 余种，主要编码 EBV 核抗原（Epstein-Barr virus nuclear antigens，EBNAs）和潜伏膜蛋白（Latent membrane proteins，LMPs）。这些产物可刺激宿主细胞增殖和抑制凋亡，使 EBV 以闭合环形成的病毒基因组精确并稳定地传递到子代细胞。LMP1 在 EBV 感染的细胞中起重要的致癌作用：LMP1 可启动 NF-κB、AP-1 和 STAT 转录活性，使下游分子 VEGF、COX2、SOCS-3、IL-6、Bcl-xl、C-Myc 等表达量增加；LMP1 通过上调 JAK3 的表达和磷酸化 STAT，激活 JAK/STAT 和 PI-PLC-PKC 信号通路，从而使细胞异常增殖；LMP1 还可上调 hTERT 表达，促进细胞的永生化。LMP1 还通过上调 Twist 和 Snail 转录因子表达，促进上皮 - 间质转化（Epithelial-mesenchymal transition，EMT），从而增加肿瘤细胞的侵袭和转移能力。病毒潜伏蛋白是病毒潜伏期 DNA 复制、游离基因维持和转化细胞所必需的，因此，可作为治疗 EBV 潜伏感染的靶标，开发能够阻止 EBV 进入潜伏期或打破潜伏期维持的药物，用于预防和治疗 EBV 潜伏感染所诱导的恶性肿瘤。

microRNAs（miRNAs）是在转录后水平负调控各种基因表达的非编码小 mRNAs，miRNAs 在肿瘤发生中起重要作用。EBV 转化的鼻咽癌细胞中不但表达多种 EBV 编码的蛋白，还表达大量病毒编码的 miRNAs，病毒 miRNAs 占鼻咽癌总 miRNA 的 20%，而弥漫大 B 细胞淋巴瘤和鼻 NK/T 细胞淋巴瘤的 miRNA 谱中仅 2% miRNAs 来自病毒。目前发现鼻咽癌细胞中至少表达 44 种成熟的病毒 miRNAs，其中多是由病毒基因组 BamHI-A 区域编码的 BART miRNAs。病毒 miRNAs 靶向宿主细胞内参与蛋白运输和调节自然免疫的基因，通过抑制其宿主细胞的凋亡应答以使其自身在细胞中呈潜伏感染状态，同样，EBV miRNAs 也影响病毒基因的表达以逃避其对宿主细胞的免疫应答。有些 EBV miRNAs 的表达水平类似于高丰度的人 miRNAs，且大部分高丰度 EBV miRNAs 含有与人类 miRNAs 相同的种子序列，推测这些 EBV miRNAs 可能模仿人类 miRNAs 或与人类 miRNAs 竞争，从而影响宿主细胞的功能。因此，靶向病毒 miRNAs 可能成为治疗 EBV 相关鼻咽癌的新策略。

（二）遗传易感机制

基因组的 SNP 是个体间基因组 DNA 序列同一位置单个核苷酸变异（替代、插入或缺失）所引起的基因序列不同，SNP 基因型在个体的疾病遗传易感性、对药物的应答、以及对环境致病因素的反应中起重要作用。与鼻咽癌易感性相关 SNP 基因型包括：DNA 修复基因包括 XRCC1 和 hOGG1，毒素代谢酶基因包括 CYP2E1 和 GSTM1。SNP 基因型分布因地域和人种而异，虽然这些基因的 SNP 基因型与亚洲人群鼻咽癌的遗传易感性相关，但对于北非人群并无显著意义。

多聚免疫球蛋白受体（Polymeric immunoglobulin receptor，pIgR）主要表达于黏膜上皮细胞，通过转运多聚免疫球蛋白抵抗病原感染。pIgR 外显子区多态性位点 C8880T 与 NPC 易感性相关。Toll 样受体 3（Toll-like receptor 3，TLR3）在抗病毒免疫应答中起重要作用，TLR3 识别配体后通过含 TIR 结构域的转接蛋白（TRIF）途径活化转录因子 NF-κB 和干扰素调节因子 3（IRF3），诱导炎症细胞释放炎症因子并介导炎症反应，同时诱导 I 型干扰素的释放，介导抗病毒天然免疫。*TLR3 SNP 829A/C* 的 C 等位基因型显著增加 NPC 风险。鼻咽癌的易感性与人白细胞抗原（Human leukocyte antigen，HLA）、DNA 修复基因和毒素代谢酶基因的基因型相关。HLA 基因型增加鼻咽癌的风险。Tse 等利用高通量 SNP 芯片方法通过基因组关联研究（Genome-wide association study，GWAS），系统分析了台湾人 NPC 易感基因及基因组定位，证实位于染色体 6p21.3 区域的 HLA-A 基因的 SNP 位点 rs2517713 和 rs2975042、gamma aminobutyric acid b receptor 1（GABBR1）的 SNP 位点 rs29232，以及 HLA-F 的 SNP 位点 rs3129055 和 rs9258122 与 NPC 显著相关，而且 GABBR1 是 NPC 的独立危险因素。曾益新研究组基于 GWAS 方法除了证实 HLA 的 rs2894207 和 rs2860580 SNP 位点与鼻咽癌发生风险降低有关外，还发现了 3 个新的鼻咽癌易感的 SNP 位点，分别为位于 13q12 的 *TNFRSF*19 rs9510787、位于 3q26 的 *MDS*1-*EVI*1 rs6774494、位于 9p21 的 *CDKN2A-CDKN2B* 基因簇的 rs1412829。

（三）遗传因素与环境因素相互作用机制

遗传易感性和 EBV 感染在不同发病风险水平的不同地理地区都是鼻咽癌发病风险的共同影响因素，而膳食和环境因素则因不同地区和种族而异。HLA 在抗 EBV 感染的先天性和获得性的免疫应答中都起重要的功能作用，HLA 基因型是鼻咽癌的重要遗传易感因素。Sengupta 等研究发现 HLA-A、HCG9 和 HLA-F 表达下调与 EBV 编码的 *EBNA*1 表达相关，提示 HLA 基因表达可能与 EBV 感染相关。

对于肿瘤病因学而言，环境因素与遗传易感性同时存在，由于癌细胞的恶性转化和增殖涉及复杂的生物学过程，而环境与基因之间的相互作用也是多因素与多基因的联合作用。对环境致癌因素和致癌机制的阐明，可以为癌症的预防提供健康生活指导和环境治理策略；对个体遗传易感基因的研究，可有助于筛查高危人群，以使其获得早期预防、早期诊断和早期治疗，从而有效降低肿瘤发生率和提高治愈率。

总之，头颈肿瘤发生发展的各个过程都伴随着不同的分子病因学机制，充分认识这些机制，对充分认识头颈肿瘤的发生发展过程及其生物学特性，准确寻找肿瘤治疗的靶点和新的途径都具有非常重要的意义。

（冯玉梅 李晓明 宋 琦）

三、甲状腺癌分子病因学

甲状腺癌的分子病因学研究相对于一些其他恶性肿瘤成型较晚，尤在近二十年才出现快速发展的趋势，其中最关键的因素在于甲状腺癌特异基因——*RET* 基因的发现和广泛深入研究。以往关于甲状腺癌的分子机制的研究则多集中在非特异性肿瘤癌基因（如 *RAS* 基因）和抑癌基因（如 *P53* 基因）。

甲状腺癌的发生可能涉及遗传基因因素、内分泌激素刺激以及环境危险因素等方面。而遗传因素在甲状腺癌的发生主要体现在甲状腺髓样癌（Medullary thyroid carcinoma，MTC），MTC 起源于甲状腺的滤泡旁细胞（C 细胞）。以往曾认为遗传因素致 MTC 的比例低于 10%，但由于越来越多的 MTC 患者为家族遗传性 MTC 的"先证者"，因此近年来认为，其发生比例应约占总患者的 25% 左右。多呈现为多发性内分泌腺瘤（MEN）的一种临床表现。研究显示，为位于 10 号染色体（10q11.2）的 *RET* 基因突变所致，表现为常染色体显性遗传。MTC 形式上的单基因致病非常值得深入研究，也为分子基因干预和分子靶向药物的研发和应用提供了可能。目前唯一明确的甲状腺癌危险因素是儿童期电离辐射接触史，其与 PTC 密切相关。最近的队列研究发现职业接触多环芳烃（PHAH）类物质，特别是多溴联苯醚（Polybrominated diphenylethers，PBDEs）可能使甲状腺癌包括 PTC 的发病危险增加，成为潜在的危险因素。此外，流行病学研究发现暴露于医疗诊断性 X 线、激素水平以及饮食饮水中碘、维生素摄入量等可能与甲状腺癌的发病危险有关。此外，Yu 等认为近年来手机的频繁使用导致头颈部接受电磁场脉冲辐射，可能间接地与甲状腺癌有关，不过这种假说尚未得到实验支持。

起源于甲状腺滤泡细胞的甲状腺乳头状癌（Papillary thyroid carcinoma, PTC）和滤泡癌

(Follicular thyroid carcinoma, FTC) 具有家族遗传性的比例相对较低,一般约小于 5%。此类患者少数可与某种具有遗传倾向的肿瘤的综合征有关(如 Werner 综合征),但也有相当的患者分子遗传机制尚不明确,近年来对于 PTC 家系的分子遗传学研究尚无突破。有统计显示,滤泡细胞起源的甲状腺癌患者的一级亲属发生甲状腺癌的危险性较一般人群高 4 至 10 倍。在目前比较确定的与此类起源甲状腺癌有关的遗传性综合征是家族性腺瘤样息肉综合征(Familial adenomatous polyposis, FAP),具有此综合征的家系患者发生 APC 基因的突变。主要累及家族中女性,并多在 20 ~ 30 岁间发病。大多数此类患者罹患乳头状癌,并有特异性的组织学特征,而在 PTEN 基因突变引起的 Cowden 氏病,即多发性错构瘤综合征(Multiple hamartoma syndrome)也常合并甲状腺肿瘤,但多表现为滤泡状腺瘤或滤泡癌。甲状腺肿瘤还常与其他一些少见罕见的综合征相关联,如 Werner 综合征、Carney 综合征以及多发性内分泌腺瘤 I 型(MEN I)等。然而,大多数家族性滤泡细胞起源的甲状腺癌并非与已知的综合征相关联。被确知为非髓样的家族性甲状腺癌,其中约 90% 的比例是甲状腺乳头状癌,推测为常染色体显性遗传并伴随外显率的下降,此类病者的诊断依靠一级亲属出现三个或以上甲状腺癌患者。基因组研究扫描发现染色体 19p13.2、1q21 和 2q21 可能成为怀疑的基因区域,但没有在相关区域确定特异性的基因。

分子流行病学实验研究发现一些特殊的基因多态性可能与甲状腺癌的易感性相关;最近基于人类全基因组技术的关联研究 GWAS(Genome-wide association study)发现 9q22.33 区域的 rs965513 和 14q13.3 区域的 rs944289 与甲状腺癌之间的关联程度最强,但都需进一步研究验证。

放射性电离辐射接触史作为儿童甲状腺癌的高危因素已经明确,包括外照射(X 射线和 γ 射线)和放射性 ^{131}I 内照射均可导致儿童甲状腺癌的患病危险增加。可以确定的是,放射性 ^{131}I 的接触史致癌则都发生于放射性事故原因。这种患癌危险与儿童的年龄和受照射剂量密切相关,在甲状腺受辐射剂量 0.1 ~ 2Gy 患癌的危险度与剂量呈线性相关,而年龄则只影响 15 岁以下儿童。辐射

致癌的最短潜伏时间为 4 年,最长可至 40 年。绝大多数辐射致癌的甲状腺癌患者病理类型为乳头状癌,这可以通过致癌的分子病因学基础加以解释。而此种类型乳头状癌常呈实性生长方式,并常被诊断为甲状腺乳头状癌实性变型。由于电离辐射导致甲状腺滤泡癌和甲状腺结节的危险则很低,而且发病的潜伏期较长。辐射导致甲状腺乳头状癌的分子机制是由于染色体基因的重排,如 RET/PTC 基因,而 BRAF 和其他基因的点突变很少出现在此类患者之中。后者更常发生于成年患者,亦即其他病因所致甲状腺癌。辐射所致甲状腺乳头状癌相对分化不良,且双侧发病概率更高,因此临床处理应更加积极主动且切除范围更广,术前对儿童和青少年甲状腺癌应仔细询问是否存在放射线接触史,以便于制定更加合理和规范的诊疗方案。

辐射所致儿童和青少年甲状腺癌最惨痛的事件为苏联乌克兰切尔诺贝利核电站的事故。事故造成大量核物质外泄,其中就包括大量的人工合成 ^{131}I 通过大气和生物链的传播,并最终导致周边地区近五千儿童和青少年发病。2011 年日本福岛核电站由于地震导致海啸出现的核事故同样造成了最易造成播散的 ^{131}I 周边污染,能否出现严重危害尚无定论。在世界其他地区,使用放射性治疗其他部位恶性肿瘤同样造成了甲状腺的电离辐射损伤,致癌危险上升。以美国为例,之前接受过放射治疗病人大约有 5% 同时伴有甲状腺癌。

患者之前患有良性的甲状腺结节,如甲状腺腺瘤或结节性甲状腺肿也是甲状腺癌的危险因素。良性甲状腺结节或腺瘤较非毒性甲状腺肿而言更具有患癌的危险度。其患癌的危险主要在良性肿瘤诊断后的最初十年内较高,也可以在十年以后。在甲状腺结节或腺瘤基础上的癌变患者分析后显示,滤泡癌的比例略高于乳头状癌。尽管多数甲状腺未分化癌患者具有长期存在甲状腺肿的病史,但因为其发病率太低无法通过病例对照研究得出相应的危险因素结论。美国的研究分析显示,分化型甲状腺癌患者中有大约 15% 合并良性甲状腺结节或甲状腺肿,而未分化癌的比例则更高,约占全部患者的 25%。但这种临床现象的病因学基础并不清楚。甲状腺腺瘤癌变为甲状腺癌可能是

由于细胞中 RAS 基因的突变所致，其在滤泡状腺瘤和腺癌中突变情况相似，这种突变同样在甲状腺乳头状癌中可以检测到。RAS 基因突变是参与肿瘤发生的早期行为，因此可能是肿瘤癌变的重要分子基础。

甲状腺癌与 Graves 病以及桥本氏甲状腺炎之间是否存在联系一直存在争论。大量的研究报告显示外科治疗 Graves 病以及桥本氏甲状腺炎中合并甲状腺癌患者的比例常常超出预期，然而病例对照分析并没有发现上述两种甲状腺相关疾患与甲状腺癌之间存在相关性。但是对比研究发现，桥本氏甲状腺炎与甲状腺恶性淋巴瘤之间存在明显的相关性，桥本氏甲状腺炎患者发生恶性淋巴瘤的危险性要高出 67 倍。

有研究显示，碘缺乏地区患甲状腺滤泡癌和甲状腺未分化癌的危险性较高，尤其是该人群在该地区居住超过 20 年或者是儿童时期长期居住。于此形成鲜明对比的是在高碘摄入地区，如爱尔兰、太平洋岛国和沿海地区的 PTC 的相对发生率则更高。从而出现碘摄入不同的地区甲状腺癌不同类型的构成比也不同，即在高碘地区 PTC 的构成比较高。但目前还不十分清楚高碘饮食是否为造成 PTC 增加以及相关的分子基础，或者是很多国家统计乳头状癌总发生率增加而其他类型甲状腺癌构成比下降的原因所在。新近在高碘地区甲状腺癌组的 BRAF 基因突变率高于低碘地区患者组的研究似乎可以初步解释部分临床现象，但是高／低碘通过怎样的信号传导通路而最终致癌还需要更加深入的基础和临床研究，同时要证实二者之间的因果关系仍然需要设计缜密的大样本流行病学调查与实验室证据。

另一个可能的危险因素是内分泌因素，甲状腺癌的主要类型明显好发于女性就是例证。甲状腺癌性别发病差异在整个女性生育期体现明显，直到女性绝经期后才逐渐减少。但是关于此方面的研究结果多不理想，仅仅发现与避孕药、首次怀孕流产、人工诱导绝经、怀孕次数、早孕和肥胖部分相关。PTC 发病率研究中最值得关注的是性别因素。Kilfoy 等通过分析美国男女性别年龄 PTC 发病率的差异，发现青年女性易患 PTC，而中老年男性 PTC 相对较多。作者推测原因之一可能由于女性在青少年和生育期体检相对频繁，而男性在中老年接受的常规体检相对更多，从而导致肿瘤检出率增高所致。虽然美国女性 PTC 总体发病率明显高于男性，不过该研究小组发现自 10 岁之后，女性与男性的 PTC 发病比例随年龄呈逐渐下降趋势，不存在生育期高峰现象（表 3-3-1）。

表 3-3-1　甲状腺癌的危险因素和分子病因学

遗传素质	可能的分子病因
1 MEN2A、MEN2B、FMTC：髓样癌	RET 基因突变
2 家族性腺瘤性肉综合征：乳头状癌	APC 基因突变
3 Cowden 氏病：乳头状癌	PTEN 基因突变
放射性辐射	
1 乳头状癌：X 射线和 γ 射线（治疗性或事故）	RET/PTC 和其他染色体重排
2 乳头状癌：儿童放射性 ^{131}I 照射	RET/PTC 和其他染色体重排
良性甲状腺疾病	
1 甲状腺结节／腺瘤、结节性甲状腺肿：滤泡／乳头状癌	尚不清楚／可能体细胞 RAS 突变
2 桥本甲状腺炎：恶性淋巴瘤	尚不清楚
碘摄入	
1 碘缺乏：滤泡癌／未分化癌	尚不清楚
2 碘富足／碘过量：乳头状癌	尚不清楚
激素和妊娠因素	
女性，尤妊娠期：乳头状癌／滤泡癌	尚不清楚

（一）甲状腺乳头状癌的分子病因学

谈到 PTC 的分子病因学，由于 PTC 多发病灶常见，故应首先关注其多灶性（Multifocality）和克隆（Clonality）起源问题。目前研究显示，絶大多数 PTC 属于单克隆起源，即起源于单一细胞。利用人类激素受体探针等克隆探针已经揭示甲状腺内的多中心病灶的甲状腺乳头状癌常有不同的克隆起源，这种比例可达 50%，也就意味着不同病灶有着独立的起源而非单发病灶的腺体内转移。也有研究发现不同癌灶出现不同的基因学改变，如可发生不同类型的 RET/PTC 基因的重排或者 BRAF 基因的突变也存在差异，同样证实了不同甲状腺癌癌灶间的独立克隆起源理论。

对于 PTC 的 DNA 倍体（Ploidy）的研究并没有明显的特异性和共性发现。DNA 非整倍体能够反映出全部染色体或部分区域的缺失和获得，以及正常 DNA 含量。DNA 非整倍体仅在 10% 的 PTC 患者被发现，明显低于甲状腺滤泡癌甚至还要低于滤泡状腺瘤，但 PTC 的滤泡状变型 DNA 非整倍体却有轻度的升高。

在细胞遗传学方面，部分 PTC 患者出现染色体结构的异常，其中第 10 号染色体长臂（q11.2;q21）的倒位并导致 RET/PTC 基因重排。利用对照基因组杂交技术（CGH）发现大约有 40% 的 PTC 出现染色体不平衡，而其在侵袭性和高细胞变型的发生频率更高。杂合性缺失（LOH）也在个别染色体区域被发现，这常与该区域的重要抑癌基因的丢失相关。甲状腺乳头状癌特征性表现为非常稳定的基因型，LOH 发生率很低。相对于典型 PTC 而言，PTC 滤泡变型、嗜酸性细胞变型以及高细胞变型的 LOH 较高。

1. 体细胞突变 体细胞突变（Somatic mutation）在 PTC 分子病因学中的作用一直是研究的重点，其涉及干扰多个信号传导通路，其中最主要为涉及促分裂原活化蛋白激酶（Mitogen-activated protein kinase，MAPK）传导通路，也被称为细胞分裂素（丝裂原）活化蛋白激酶胞或外信号调节激酶，此通路主要调节细胞的生长、分化和存活。甲状腺细胞内的 BRAF 和 RAS 基因的点突变以及涉及 RET 和 NTRK1 基因造成的染色体重排均会造成此通路的激活。这些不同的突变现象很少同时发生在同一肿瘤，更多的情况是单一发生，有超过 70% 的甲状腺乳头状癌发生如上的一种基因改变。尽管不同的基因突变现象均可造成 MAPK 通路的激活，但很可能会造成附加的或者是特有的细胞转化，并与不同的 PTC 表型和生物学特性相关联。

（1）BRAF 基因 BRAF 基因突变是甲状腺乳头状癌最常见的基因改变。实际上几乎都是 1799 核苷酸的 T 和 A 的易位，并导致在残基 600（V600E）的缬氨酸到谷氨酸的替换。PTC 的少见 BRAF 基因激活包括 K601E 的点突变以及 AKAP9-BRAF 的重排，后者常出现常在放射性辐射导致 PTC 的患者。所有突变导致 BRAF 激酶构象改变后激活，并连续刺激 MEK 和 ERK 通路，随后造成下游的 MAPK 通路的激活。BRAF 基因突变在肿瘤发生起始的病因学作用已经通过动物实验得以证实，在转基因鼠上出现了 BRAFV600E 的甲状腺特异性表达。这类动物常常发生甲状腺乳头状癌，而镜下病理学特征也与人类 PTC 相似。

BRAF 基因突变常发生于经典乳头状癌变型和高细胞变型 PTC，但在滤泡亚型 PTC 中却罕有出现。目前研究显示，BRAF 基因突变常与临床肿瘤的高侵袭性相关，如肿瘤的甲状腺腺外侵犯、肿瘤的复发以及远处转移相关，亦即可以被初步视为肿瘤高侵袭性的分子标志物，用于分子诊断。同时也有一些关于 BRAF 基因突变与老年患者年龄因素的研究，而 BRAF 与肿瘤高侵袭性之间的关联性很可能是由于血管内皮生长（VEGF）和基质金属蛋白酶过表达以及 BRAF 突变所致的一些其他促癌生成靶点的上调有关。BRAF 基因突变也常与肿瘤的去分化相关，并可在 PTC 去分化并间变为未分化癌中检测到。这些 BRAF 基因突变特性同样得到了动物实验的证实，具有 BRAF 基因突变实验动物的 PTC 肿瘤常发生广泛的甲状腺腺外侵犯并出现低分化进展。

（2）RET/PTC 基因 RET/PTC 是甲状腺乳头状癌另外一个具有重要权重的改变基因，表现为 RET 基因编码酪氨酸激酶受体的 3'端部分与 5'端编码其他不相关基因部分的融合。通常具有两种常见的重排类型，即 RET/PTC1 和 RET/PTC3 两种。RET 基因在正常甲状腺滤泡细胞中没有表达，但是正常滤泡旁细胞却有表达。而 RET 基因重排的结果是缩短的 RET 受体持续表达活化，并激活 MAPK 信号通路，并可在转基因鼠中造成甲状腺乳头状癌发生。

RET/PTC 基因改变约发生在 20% 的成人甲状

腺乳头状癌患者，尽管其在不同研究中发生率差别明显，究其原因可能是由于不同国家地区患者 *RET/PTC* 基因改变的差异或不同检测手段灵敏度不同所致。*RET/PTC* 基因改变常见于儿童甲状腺癌、青少年以及具有放射线接触史的甲状腺癌患者。这包括放射性的事故（多为放射性碘）以及治疗性的放射线辐射，在这类乳头状癌的患者中约有 50% ～ 80% 出现 *RET/PTC* 基因的重排。在大多数放射性诱导的乳头状癌中，最常见的重排类型是 *RET/PTC*1 的重排。但值得注意的是，切尔诺贝利核泄漏后短期内（4 至 10 年）造成的很多甲状腺癌确为例外，这类患者多发生 *RET/PTC*3 的重排。

发生 *RET/PTC* 基因重排甲状腺乳头状癌患者多为年轻患者，病史典型，淋巴结转移率很高，但临床分期较早。这些特征尤其发生在 *RET/PTC*1 重排的患者。放射性相关的甲状腺乳头状癌中，*RET/PTC*1 重排常见于典型乳头状癌，而 *RET/PTC*3 则与实体变型相关。*RET/PTC* 重排阳性的乳头状癌患者很少发生分化不良和未分化甲状腺癌转化的倾向。

（3）*RAS* 基因　非特异性 *RAS* 癌基因的突变在甲状腺癌中亦有发生。*RAS* 基因的点突变约在 10% 的甲状腺乳头状癌中被发现，且几乎全部仅发生于滤泡亚型乳头状癌。发生于 *NRAS*、*HRAS* 和 *KRAS* 基因的突变多位于几个特殊的区域，如 12、13 和 61 密码子。*RAS* 基因突变稳定了 GTP 构造致蛋白活性稳定，并持续激活几个信号通路，如 MAPK 和 PI3K/AKT 通路。通过分析 *RAS* 突变与滤泡亚型之间的密切关系后发现，其突变常与肿瘤的被膜侵犯相关，但淋巴结转移率较低。也有一些研究显示 *RAS* 基因突变与远处转移的发生具有一定的相关性。

2. miRNA 表达变化　MicroRNAs（miRNAs）是只有 19 ～ 25 个核苷酸的小 RNA，为一类不参与蛋白编码，但对蛋白编码基因具有负相调节作用的内源性 RNA。miRNAs 参与调节常见的癌基因和抑癌基因的表达，特异性 miRNAs 的上调或下调在癌细胞常见并可致肿瘤发生。

通过对成熟 miRNA 在肿瘤中的反常转录与在相对应的自然组织中的表达对比研究，miRNA 被发现涉及多种人类肿瘤的发展过程中。人类肿瘤组织中的 miRNA 表型被认为与诊断、分期以及疗效密切相关。致癌 miRNA 的上调或者抑癌 miRNA 的下调都被发现促进了肿瘤的发展。

甲状腺乳头状癌中 miRNA 的表达分布与甲状腺滤泡癌不同；而同为甲状腺乳头状癌，其 miRNA 的表达也视其体细胞突变状况而异。几种特异性 miRNA，如 miR-221、miR-222、miR-187 和 miR-146b 在甲状腺乳头状癌多会出现明显上调且在肿瘤发展中扮演重要的分子病因学角色。miRNA 会诱导一些分子机制，如 miR-21 可诱导 *BRAF* 基因的突变，而 miR-155 则与免疫刺激相关。miR-146a 则有与 TNF-α 和 IL-1β 相似的刺激细胞核因子 κB 通路的作用，后者可能是核辐射所致甲状腺癌的致癌路径，而核辐射也是甲状腺癌最强的环境致癌因素。

此方面的研究重点是论证 miRNA 多态性是 PTC 的一个诱因。在一项为证明 PTC 中 miRNA 过表达的假定作用的成果中，排序了 15 例 PTC 患者的基因组，同时标记了 miRNA-146a 中 G/C 多态性。在一项对 608 例 PTC 与 901 例对照组的研究中发现 miRNA-146a 的 SNP 基因分布具有显著的区别（$P=2.2 \times 10^{-6}$），杂合子类型患 PTC 的危险性更高（GC 对 GG+CC，对数比 =1.62，$P=7.2 \times 10^{-6}$）。另一 300 例研究样本中的 14 例（4.7%）肿瘤发生了 GG 或 CC 类型的 SNP 序列的体细胞突变，强调了 miRNA 序列突变在甲状腺癌中的作用。

（二）甲状腺滤泡癌的分子病因学

在细胞遗传学方面，约有 60% 甲状腺滤泡癌可以检测到染色体改变，其中既有染色体复制数的改变亦有染色体结构的异常，如染色体易位。绝大多数染色体异常涉及整个染色体或臂的缺失或获取。常见 7 号染色体的获取和 8、11、17 和 18 号染色体的缺失。染色体臂的缺失多发生于 3p、11q 和 13q，而 t（2；3）（q13；p25）染色体易位会造成 *PAX*8/*PPAR*γ 融合。22 及 22q 全染色体缺失常见于广泛侵袭的甲状腺滤泡癌患者。

DNA 倍体研究显示，甲状腺滤泡癌的 DNA 非整倍体可发生于 50% ～ 60% 的患者，并常常伴有染色体异常。已有报道，从滤泡状腺瘤到甲状腺滤泡癌的非整倍体检出率具有增加的趋势，并伴随着肿瘤从微小侵犯到广泛侵袭的进程。

关于甲状腺滤泡癌的分子病因学研究目前主要集中在体细胞基因突变。

1. RAS 基因 RAS 基因突变在甲状腺滤泡癌中最为常见，有研究显示有将近一半的滤泡癌出现该基因的突变，但在嗜酸性细胞癌中其突变发生率较低。突变常发生于 RAS 基因的 12、13 和 61 密码子，而最常出现在 NRAS 和 HRAS 的 61 密码子。这种突变稳定了蛋白质的活性，并对下游的信号通路造成持续的刺激，尤其是 MAPK 和 PI3K/AKT 通路。RAS 基因突变可能是甲状腺滤泡癌的早期事件，即介入最初的病因学发生。其理论依据可能源自不仅在滤泡癌检出 RAS 突变，也可在滤泡状腺瘤甚至增生结节病变中。

2. PAX8/PPARγ PAX8/PPARγ 基因重排是甲状腺滤泡癌第二位常见的分子基因改变方式，其约发生于 1/3 的典型甲状腺滤泡癌和 5% 的嗜酸性细胞癌中。细胞遗传学研究显示为 t (2;3) (q13;p25) 易位，并导致位于 2q13 的 PAX8 基因和位于 3p25 的 PPARγ 基因（过氧化物酶增殖激活受体基因）的融合。对比有无 PAX8/PPARγ 基因重排患者后发现，发生基因重排的滤泡癌患者更趋低龄化、肿瘤直径小而且更常出现肿瘤的实体性生长和血管侵犯。甲状腺滤泡癌一旦发生 PAX8/PPARγ 基因重排，则几乎不再出现 RAS 基因的突变，因此推测甲状腺滤泡癌具有两种不同的肿瘤发生的分子机制和路径，即 PAX8/PPARγ 基因重排发生路径或者 RAS 基因突变路径。

PAX8/PPARγ 基因融合导致 PPARγ 基因的很强的过表达，但基因重排所引起的细胞信息通路机制尚不明确，仅存在几种猜想机制。除滤泡癌外，在滤泡状腺瘤中也可有 2% ～ 10% 的 PAX8/PPARγ 基因重排检出率，尽管以此来分析 PAX8/PPARγ 基因重排是癌变过程的重要依据尚不充分。更大的可能性是，发生 PAX8/PPARγ 基因重排的甲状腺滤泡状腺瘤存在局部侵犯前改变、局部癌变，或肿瘤侵犯的被忽略以及肿瘤取材的不正确。肿瘤细胞学证据也支持这种论点，即大多数发生 PAX8/PPARγ 基因重排的滤泡状腺瘤常呈微小滤泡、实体性或小梁状生长方式，伴有较厚的包膜，而且诸如 galectin-3 和 HBME-1 等免疫组化恶性指标多为阳性表达。

3. PI3K/PTEN/AKT 通路突变 PI3K/PTEN/AKT 信号通路在细胞生存、增殖和迁徙的调节过程中扮演重要角色。对于甲状腺癌而言，相对于肿瘤的初始发生，PI3K/PTEN/AKT 通路与肿瘤的进展的关系则更为密切。在甲状腺滤泡癌由于 RAS、PTEN 和 PI3KCA 基因的突变造成此通路异常性激活。PI3KCA 基因编码 PI3K 酶的催化亚单位，其突变约发生于 6-13% 的滤泡状腺癌。其典型突变位于 PI3KCA 基因的 20 号和 9 号外显子，分别编码激酶区和螺旋区。

抑癌基因 PTEN 的体细胞突变已被证实约发生于 6% ～ 12% 的滤泡癌患者。表现为点突变或小构架缺失，常出现在该基因的第 5 和第 7 外显子。该基因突变会引起 PTEN 蛋白功能的缺失，从而激活 AKT 并影响下游靶点。值得注意的是，RAS、PTEN 和 PI3KCA 基因的突变几乎很少同时发生同一患者，意味着只要其一发生改变就足以引起整个通路的变化。

（三）低分化甲状腺癌的分子病因学

低分化甲状腺癌（Poorly differentiated carcinoma）或分化不良甲状腺癌的概念以往较少提及，但随着近年来对于甲状腺癌临床生物学特性的认知，由于其具有明显介于分化型（Differentiated carcinoma）/ 分化良好（高分化）型（Well-differentiated carcinoma）与未分化癌（Anaplastic carcinoma）之间，尤其是分子生物学方面具有一定的独立特点，故有必要对其在分子病因学方面进行单独分析研究，从而引起临床学家的重视。

低分化甲状腺癌于 20 世纪 80 年代初提出，一度以"岛状癌"的命名使用，初始更注重肿瘤的生长方式，为"岛状"生长，而较少考虑肿瘤的类型和肿瘤细胞的形态学。其命名不甚统一，后有学者将甲状腺癌的部分变型（Variant）加入其概念，如将柱状细胞变型、高细胞变型以及弥漫硬化变型的列入，但有部分学者持不同意见。至 2004 年 WHO 确定了低分化甲状腺癌的独立概念，其具有实体、小梁状和岛状结构，呈浸润性生长伴坏死和血管侵犯。此定义虽超出仅凭生长方式定义的范畴，但仍不尽完善。低分化甲状腺癌可起源于去分化的甲状腺乳头状癌和滤泡癌，并可共存，也可直接发生于甲状腺的滤泡细胞。这一临床演变过程，增强了对其分子病因学探究的动力。

1. 体细胞突变 总体来讲，低分化甲状腺癌所发生的体细胞突变可分为两大类型，其一是所检测的基因突变同样发生于分化良好的甲状腺癌，故代表肿瘤分子病因的早期事件，为分化型甲状腺癌的初始分子病因，而随后发生其他分子病因学改变导致肿瘤去分化的进程；其二为仅发生于低分化甲状腺癌的基因学改变，即该肿瘤发生的晚期事件，直接导致肿瘤的去分化过程。前组包括 BRAF 和 RAS 基因突变；后组包括 P53 和 β-Catenin 突变，此组基因突变不仅发生于低分化甲状腺癌，也发生于甲状腺未分化癌但不出现于高分化甲状腺癌。值得关注的是，RET/PTC 和 PAX8/PPARγ 基因重排极少发生在低分化甲状腺癌（和未分化癌），可能预示这些分子病因学变化并非是产生肿瘤去分化的分子原因。

（1）RAS 基因突变 具有岛状生长方式的甲状腺低分化癌中，35% 可检出 RAS 基因点突变。最常见的突变位点为 NRAS 的 61 密码子以及 HRAS 的 61 密码子，其突变并非局限于某一病理类型的甲状腺癌，因其也可发生于甲状腺滤泡状腺瘤，滤泡癌以及乳头状癌的滤泡变型。许多发生 RAS 突变的甲状腺低分化癌临近组织常伴有高分化甲状腺癌或甲状腺乳头状癌的滤泡变型。对于高分化和低分化癌并存的区域利用显微切割分别进行 DNA 提取后，两个区域会检出相同的 RAS 基因突变，更加确定了之前起到的早期事件的评测。

突变的 RAS 基因多种方式激活了下游信号传导通路并刺激细胞增殖，而对于甲状腺组织细胞而言，MAPK 和 PI3K/AKT 两条通路最为重要。一些实验数据表明，突变的 RAS 基因会干扰 DNA 损伤的修复并促进染色体稳定。不断增加的染色体稳定会使其获得另外的基因突变，并依次诱发肿瘤的去分化进程。然而仅凭 RAS 基因突变一己之力难以形成去分化，因其在高分化甲状腺癌甚至在良性甲状腺腺瘤中也有表达。

（2）BRAF 突变 BRAF 基因突变为甲状腺乳头状癌的特征性改变，但在 15% 的低分化甲状腺癌中也有发生。发生 BRAF 基因突变的低分化甲状腺癌多数伴有高分化甲状腺乳头状癌成分，特别是在高细胞变型中。而对这两种组织成分分别进行实验分析，均可检出 BRAFV600E 的突变，亦显示此突变为肿瘤发生的早期事件。

BRAFV600E 基因突变造成的肿瘤病因学基础是激活了 MAPK 信号传导通路。具有 BRAF 突变的转基因鼠可形成甲状腺乳头状癌，随着时间的持续则出现低分化甲状腺癌。所发生的低分化甲状腺癌常为实性且灶性，瘤细胞核失去乳头状癌的特征表现，与人类的低分化癌相似。

（3）p53 突变 抑癌基因 p53 基因的突变在低分化甲状腺癌的发生率约 35%，相对于 RAS 基因和 BRAF 基因，p53 基因突变在分化型甲状腺癌中极少发生，代表甲状腺癌肿瘤病因学的晚期事件，在甲状腺未分化癌中常见。p53 基因编码蛋白对细胞周期、DNA 修复以及细胞凋亡起到关键作用。这些功能的执行是通过激活编码细胞周期蛋白基因如 P21/WAF1 实现。典型 p53 基因突变常发生于该基因的第 5 至 8 外显子，包括点突变、微小缺失和插入所致失活。p53 基因功能失活致基因组稳定失衡并形成附加突变，造成更多恶性克隆发生而减少分化型肿瘤克隆的形成。从高分化甲状腺癌、低分化甲状腺癌到未分化癌可发现 p53 基因突变的发生率明显增加，显示 p53 的失活是甲状腺恶性程度递增的至关要素，并是引起肿瘤去分化的直接因素。

（4）β-Catenin（CTNNB1）突变 β-Catenin（连环蛋白）基因，即 CTNNB1 基因突变是潜在涉及肿瘤去分化的另外一个晚期事件基因。CTNNB1 基因编码的胞浆蛋白在细胞黏连以及 Wnt 信号传导通路中均扮演重要角色。正常情况下的 Wnt 蛋白位于细胞膜内侧面，而细胞浆中含量甚微且 APC（腺瘤性息肉病）基因蛋白复合物迅速降解。CTNNB1 基因 3 号外显子的点突变造成编码蛋白稳定性提高，并对 APC 基因诱导的降解不敏感，从而导致 β-Catenin 在胞核内聚集激活靶基因表达。

CTNNB1 基因 3 号外显子的点突变极少发生在分化良好的甲状腺癌，但有研究显示其在低分化甲状腺癌中有 25% 的发生率，而在未分化则有更高的的发生率。绝大多数携带突变基因的肿瘤细胞均可利用 β-Catenin 抗体的免疫组织化学方法和免疫荧光检测到核内蛋白表达的异常。

但也有研究显示在 17 例甲状腺低分化癌中均无 *CTNNB*1 基因 3 号外显子的点突变。这种研究结果相悖的原因尚不清楚，或许是由于对于低分化甲状腺癌的不同病例选择标准的差异。

2．其他病因学改变　PI3K/PTEN/AKT 通路：近年来 PI3K/PTEN/AKT 基因通路在甲状腺癌的研究和其他恶性肿瘤一样成为热点，这些基因改变更常发生于甲状腺未分化癌，但在分化型甲状腺癌中则较少发现。低分化甲状腺癌的表现如何尚无报道，有待今后的研究。

（四）甲状腺未分化癌的分子病因学

由于甲状腺未分化癌代表着甲状腺滤泡细胞起源恶性肿瘤的恶性进程的终极阶段，因此其在染色体异常表现、DNA 倍体检测以及细胞杂合性缺失等方面均显示出与分化型肿瘤的明显区别。但研究肿瘤发生更重要的是原因而非现象，因此未分化癌的体细胞基因改变更值得研究和关注，尤其是分化型甲状腺癌与未分化癌之间的进展因果关系和分子基础更能触发研究者的探索兴趣，原因均可归结于甲状腺未分化癌的极高度恶性。

甲状腺未分化癌的体细胞突变可分为两类，一类是既发生于未分化癌，又见于分化良好的甲状腺癌中，如 *BRAF* 和 *RAS* 突变；另一类是包括 *P53* 和 *CTNNB*1 基因突变，在未分化癌中频繁出现但不出现于分化良好的甲状腺癌，其突变很可能直接导致未分化癌的发生。第一类基因突变常被认作是分化良好甲状腺癌分子病因学的早期事件，其突变不足以独立导致甲状腺癌去分化进程，但应对可能随后发生的去分化过程具有一定趋向作用。值得注意的是，在分化良好的甲状腺乳头状癌和滤泡癌常发生的基因改变如 *RET/PTC* 和 *PAX*8/*PPAR*γ 基因重排则极少发生在未分化癌，提示其不参与肿瘤的去分化过程。

1．*RAS* 基因突变　如前述 *RAS* 基因的点突变在甲状腺滤泡状腺瘤、滤泡癌以及乳头状癌滤泡亚型常见发生。在甲状腺未分化癌也有一定检出，一般为 10%～60%，大宗报道为 30% 左右。在分化良好的甲状腺癌 *RAS* 基因突变最常出现在 *NRAS* 和 *HRAS* 的 61 密码子，尽管其他密码子（*NRAS*、*KRAS* 以及 *HRAS* 的 12、13）突变也偶有发生，但这些密码子的功能特点尚不明确。

RAS 基因突变引起的肿瘤病因影响主要表现在激活 MAPK 和 PI3K/AKP 信号通路。*RAS* 基因突变出现在肿瘤发生的早期，可能表明肿瘤具有去分化的倾向，原因在于其突变造成染色体不稳定，干扰 DNA 损伤后修复，后者在甲状腺细胞系实验中得到证实。持续增加的不稳定性会引起肿瘤细胞的附加突变，并导致依次发生的未分化转变。

2．*BRAF* 基因突变　*BRAF* 基因突变常常发生在甲状腺乳头状癌，其在未分化甲状腺癌也有近 25% 的发生率。许多 *BRAF* 突变检测阳性的甲状腺未分化癌常常包含分化良好的甲状腺乳头状成分，而且多为高细胞变型，然而也有部分肿瘤不含分化型甲状腺癌成分的形态学证据。与乳头状癌相似，发生于未分化甲状腺癌的 *BRAF* 基因突变也为 *V600E*，而且可以同时发生在两种肿瘤区域，表明其为肿瘤病因学的早期事件。

BRAFV600E 突变会导致 MAPK 信号通路的激活，表现为在转基因鼠的乳头状癌向低分化癌的转变。但在动物实验并未显示出未分化癌转变的迹象，表明完全的未分化转变现象还需要其他的附加突变方可实现。

3．PI3K/PTEN/AKT 通路突变　*PI3KCA* 和 *PTEN* 基因突变约发生于 5%～10% 的分化良好甲状腺滤泡癌，在甲状腺未分化癌约有 12%～23% 的 *PI3KCA* 突变和 6%～16% 的 *PTEN* 基因突变。致使 PI3K/PTEN/AKT 基因通路激活的报道。绝大多数 *PI3KCA* 突变发生于激酶区的第 20 外显子和螺旋区的第 9 外显子。*PI3KCA* 突变激活了 AKT 信号通路并使得磷酸化 AKT 蛋白表达增加。另外，在近 40% 的未分化甲状腺癌中可发现 *PI3KCA* 基因拷贝数量的增加。*PTEN* 基因的点突变和小移码缺失常常发生于第 5 和第 7 外显子，导致 PTEN 蛋白功能的缺失并随后激活 AKT 通路。

到目前为止，关于 *PI3KCA* 和 *PTEN* 基因突变对于甲状腺癌肿瘤病因学究竟是早期事件还是晚期事件尚不完全清楚。相对于分化良好的甲状腺乳头状癌和滤泡癌而言，未分化癌中 *PI3KCA* 和 *PTEN* 基因突变发生率仅相似或轻度增高。之前介绍，对于 *BRAF* 和 *RAS* 基因突变几乎从来不在同一个肿瘤中出现，但是 *PI3KCA* 和 *PTEN* 基

因突变却常常与 *BRAF* 或者 *RAS* 基因同时出现在未分化腺癌中，这似乎表明这两个基因的突变代表着肿瘤发生的晚期事件。同时亦有研究显示肿瘤从腺瘤进展为高分化的滤泡癌再到未分化癌的进程需要 AKT 刺激的逐渐增加。

4. *p53* 突变 *p53* 基因突变是甲状腺未分化癌最常发生的基因学改变，其发生率约为 50%～80%。其突变可发生在从第 5 外显子到第 8 外显子的广阔区间，未分化癌 *p53* 突变分布与其他大多数恶性肿瘤相似。*p53* 作为核转录的重要角色，在细胞周期调节、DNA 修复、细胞凋亡等方面作用十分突出，在多种肿瘤的分子病因学改变中常作为晚期事件出现。在甲状腺细胞中 *p53* 突变是肿瘤去分化的决定性因素，因此 *p53* 突变在甲状腺未分化癌中远比低分化甲状腺癌常见，同时在高分化甲状腺癌中几乎从未出现。如果在肿瘤之中同时包含未分化和高分化甲状腺癌成分，则 *p53* 突变仅在未分化癌成分中可以检测到。对于甲状腺癌多步骤进展最有力的证据是在高分化甲状腺癌成分中为 *RAS* 基因突变阳性 / *p53* 基因突变阴性，而在临近的未分化癌成分中则均为阳性结果。在鼠动物模型中，高分化甲状腺癌瘤组织中抑癌基因 *p53* 的缺失会诱发未分化癌转化。由于甲状腺未分化癌的治疗至今没有明显突破，患者预后极差，*p53* 基因在其病因学中的关键作用，可能成为今后其治疗领域的重要靶点，值得期待。

5. β–Catenin（*CTNNB1*）突变 编码 β- 连环蛋白的 β-Catenin 基因突变是甲状腺未分化癌转化的另外一个重要事件。β- 连环蛋白为胞质蛋白，由 *CTNNB*1 基因编码，参与细胞间粘连和 Wnt 信号传导通路。在 Wnt 信号通路未介入的情况下，β- 连环蛋白主要表达在细胞表面，因胞质蛋白很容易被包括 APC 在内的多蛋白复合物磷酸化和迅速降解。Wnt 则对抗这种降解并允许 β- 连环蛋白移位至胞核并刺激靶基因。APC 和 *CTNNB*1 基因共同突变将干扰 β- 连环蛋白降解，从而导致其细胞核内表达并促使肿瘤的发生。β-Catenin3 号外显子的点突变影响蛋白降解所需的 GSK3β 的磷酸化区域，这种突变约发生于 65% 的甲状腺未分化癌，但在低分化甲状腺的发生率却很低。高分化甲状腺癌则没有发现此突变，但甲状腺乳头

状癌的筛状 - 小梁变型却是例外。然而和这种少见的乳头状癌变型不同的是，未分化癌 β-Catenin 的突变是多位点突变，平均每例患者为 2.4 个突变，表明其基因存在的高度不稳定性。未分化癌细胞核 β-Catenin 的免疫表达情况可以一定程度上间接地反映其突变状态。

（五）甲状腺髓样癌分子病因学

甲状腺髓样癌起源于甲状腺的滤泡旁细胞，即 C 细胞。由于和前面多种肿瘤起源不同，其分子病因学也存在着明显的差异，更多的是围绕着 *RET* 基因的突变。甲状腺癌分子病因学近些年发展最快，分析最清晰便是在甲状腺髓样癌。由于在甲状腺髓样癌 *RET* 基因可单基因致病，其病因学分析明显领先于甲状腺的其他类型恶性肿瘤，在全身肿瘤中亦不常见。同时，较明确的分子病因学研究已使得相当比例的甲状腺髓样癌的临床外科处理建立在分子病因学检测基础上，凸显了分子病因学研究的价值。

1. 遗传性 *RET* 基因突变（胚源 / 生殖细胞 RET 突变） 家族性甲状腺髓样癌发生与 *RET* 基因的获得功能性（Gain-of-function）突变有关。RET 基因是在 1985 年的一项研究中被发现，当时是对细胞系转染人类淋巴瘤 DNA 而发现的新的转化基因。这表明该基因是融合基因，其中包含能编码酪氨酸激酶的基因部分。后来这种酪氨酸激酶基因被称为 *RET* 基因，亦即 Rearranged 和 Transfection 的英文缩写。随后的研究显示 *RET* 基因位于染色体 10q11.2，而发生于生殖细胞的 *RET* 基因突变是 MEN2A、MEN2B 以及家族性甲状腺髓样癌（Familial medullary carcinoma，FMTC）的主要原因。绝大多数生殖细胞 *RET* 基因突变为点突变。*RET* 基因突变与 MEN2/FMTC 以及先天性巨结肠（Hirschsprung disease）均有关，但与之相关的生殖细胞突变的位点不同。遗传性甲状腺髓样癌为激活功能性突变，先天性巨结肠病则属于功能缺失性突变。值得注意的是，*RET* 基因也是甲状腺乳头状癌的发病因素，表现为部分基因融合激活形成染色体重排，即 *RET/PTC* 重排，之前已有介绍。

RET 基因具有 21 个外显子，约有 55000 个碱基对，其编码的蛋白属于酪氨酸激酶受体超家族

成员。该受体有胞外区、跨膜区以及胞内区三部分组成，胞外区为钙黏附蛋白区（Cadherin）和富半胱氨酸区，胞内部分则具备酪氨酸激酶活性。

RET 受体信号通路被激活后会影响细胞增殖、生存时间、分化、运动型和药物趋向性。RET 正常情况下在甲状腺 C 细胞、肾上腺髓质、交感神经节和肾脏表达，在胚胎早期神经嵴细胞群表达 *RET* 并随着胚胎发育而移位至身体的不同区域。自主神经和肠神经系统的正常发育以及排泄系统的发育均有赖于 *RET* 基因。

自从最初发现 *RET* 基因激活的点突变作为遗传性甲状腺髓样癌的主要病因学研究发表以后，*RET* 胞外半胱氨酸区以及胞内酪氨酸激酶区均发现了更广分布的突变。如有五个半胱氨酸密码子的突变与 95% 的 MEN2A 和 85% 的 FMTC 发病相关，其中四个位于第 10 外显子（609、611、618 和 620）而一个位于第 11 号外显子（634），几乎所有突变表现为半胱氨酸为另外一个氨基酸所替代。发生在第 634 号密码子的突变在 MEN2A 中最为常见，约涉及 80 ～ 90% 的病例。研究发现 634 密码子突变多为精氨酸置换半胱氨酸（Cys634Arg），约发现在 50% 的 MEN2A 的家系中。Cys634Arg 突变还与甲状旁腺增生相关。与 FMTC 相关的 *RET* 基因突变多发生在胞外富半胱氨酸密码子，即 618、620 和 634 并相对平均分布。家族性甲状腺髓样癌还与 *RET* 基因的胞内酪氨酸激酶区的突变相关，包括 768、790、791、804、848、883、891 以及 904 密码子。

大约 95% 的 MEN2B 患者与 16 号外显子的 918 号密码子的点突变相关，表现为一个苏氨酸替代了蛋氨酸（Met918Thr）。而发生于第 15 号外显子的 883 号密码子的点突变也与部分 MEN2B 的患者相关，只是所占的比例较小，为一个苯丙氨酸替代丙氨酸。对于绝大多数 MEN2A 和 FMTC 而言，均可发生位于富半胱氨酸区密码子突变，从而激活 RET 蛋白。与 MEN2B 相关的 918 号密码子所发生的突变会影响胞内的酪氨酸激酶的催化作用的中心区，随后激活 RET 蛋白。

2．体细胞 *RET* 基因突变 体细胞 *RET* 基因突变约发现于 30% ～ 66% 的散发性甲状腺髓样癌患者。发生在 918 号密码子的一个苏氨酸代替了蛋氨酸（Met918Thr）突变最为常见，约占体细

胞 *RET* 突变的 75% ～ 95%。发生自 918 号密码子的氨基酸替代与出现在 MEN2B 患者的生殖细胞的突变相同。有研究显示，发生在体细胞其他密码子的突变情况多与遗传性 MTC 相似。

值得注意的是，携带体细胞 *RET* 突变的 MTC 患者具有很高的颈部淋巴结转移率，并容易发生远处转移，从而预后较差。而未发生体细胞 *RET* 突变的患者与之形成明显对比，预后相对较好。另外，发生体细胞 *RET* 突变的 MTC 患者，突变位点发生在 918 号密码子的患者，肿瘤具有更强的侵袭性；而发生其他位点突变患者的肿瘤侵袭性相对较弱。

（高明 马富玲）

参考文献

1. Wei WI, Sham JS. Nasopharyngeal carcinoma. Lancet. 2005;365（9476）:2041-2054.

2. Young LS, Rickinson AB. Epstein-Barr virus: 40 years on. Nat Rev Cancer. 2004; 4（10）:757-768.

3. Guo X, Johnson RC, Deng H, Liao J, Guan L, Nelson GW, Tang M, Zheng Y, de The G, O'Brien SJ, Winkler CA, Zeng Y. Evaluation of nonviral risk factors for nasopharyngeal carcinoma in a high-risk population of Southern China. Int J Cancer. 2009;124（12）:2942-7.

4. Yu KJ, Hsu WL, Pfeiffer RM, Chiang CJ, Wang CP, Lou PJ, Cheng YJ, Gravitt P, Diehl SR, Goldstein AM, Chen CJ, Hildesheim A. Prognostic utility of anti-EBV antibody testing for defining NPC risk among individuals from high-risk NPC families. Clin Cancer Res. 2011;17（7）:1906-1914.

5. Pickard A, Chen CJ, Diehl SR, Liu MY, Cheng YJ, Hsu WL, et al. EBV seroreactivity among unaffected individuals within high-risk nasopharyngeal carcinoma families in Taiwan. Int J Cancer 2004;111:117-123.

6. 管志江，李辉 . 人乳头瘤病毒在口腔癌组织中的存在状态及其致癌机制 . 北京口腔医学 2001;9（2）:97-99.

7. Marur S, D'Souza G, Westra WH, Forastiere AA. HPV-associated head and neck cancer: a virus-related cancer epidemic. Lancet Oncol. 2010;11（8）:781-789.

8. Cheng YJ, Hildesheim A, Hsu MM, et al. Cigarette smoking, alcohol consumption and risk of nasopharyngeal carcinoma in Taiwan. Cancer Causes Control 1999;10:201-

207.

9. Ward MH, Pan WH, Cheng YJ, et al. Dietary exposure to nitrite and nitrosamines and risk of nasopharyngeal carcinoma in Taiwan. Int J Cancer 2000;86:603-609.

10. Hildesheim A, Dosemeci M, Chan CC, et al. Occupational exposure to wood, formaldehyde, and solvents and risk of nasopharyngeal carcinoma. Cancer Epidemiol Biomarkers Prev 2001;10:1145-1153.

11. Yang XR, Diehl S, Pfeiffer R, Chen CJ, Hsu WL, Dosemeci M, Cheng YJ, Sun B, Goldstein AM, Hildesheim A; Chinese and American Genetic Epidemiology of NPC Study Team. Evaluation of risk factors for nasopharyngeal carcinoma in high-risk nasopharyngeal carcinoma families in Taiwan. Cancer Epidemiol Biomarkers Prev. 2005;14（4）:900-905.

12. Boice JD Jr. Radiation epidemiology: a perspective on Fukushima. J Radiol Prot. 2012;32（1）:N33-40.

13. Schonfeld SJ, Lee C, Berrington de González A. Medical exposure to radiation and thyroid cancer. Clin Oncol (R Coll Radiol). 2011;23（4）:244-250.

14. Hess J, Thomas G, Braselmann H, Bauer V, Bogdanova T, Wienberg J, Zitzelsberger H, Unger K. Gain of chromosome band 7q11 in papillary thyroid carcinomas of young patients is associated with exposure to low-dose irradiation. Proc Natl Acad Sci U S A. 2011;108（23）:9595-9600.

15. Sechopoulos I, Hendrick RE. Mammography and the risk of thyroid cancer. AJR Am J Roentgenol. 2012;198（3）:705-707.

16. Wang Y, Wang W. Increasing Incidence of Thyroid Cancer in Shanghai, China, 1983-2007. Asia Pac J Public Health. 2012 Mar 16. [Epub ahead of print].

17. Blomberg M, Feldt-Rasmussen U, Andersen KK, Kjaer SK. Thyroid cancer in Denmark 1943-2008, before and after iodine supplementation. Int J Cancer. 2012 Feb 15. doi: 10.1002/ijc.27497. [Epub ahead of print].

18. Cho EY, Hildesheim A, Chen CJ, Hsu MM, Chen IH, Mittl BF, Levine PH, Liu MY, Chen JY, Brinton LA, Cheng YJ, Yang CS. Nasopharyngeal carcinoma and genetic polymorphisms of DNA repair enzymes XRCC1 and hOGG1. Cancer Epidemiol Biomarkers Prev. 2003;12（10）:1100-1104.

19. Hildesheim A, Apple RJ, Chen CJ, et al. Association of HLA class I and II alleles and extended haplotypes with nasopharyngeal carcinoma in Taiwan. J Natl Cancer Inst 2002;94:1780-1789.

20. Feng BJ, Huang W, Shugart YY, et al. Genome-wide scan for familial nasopharyngeal carcinoma reveals evidence of linkage to chromosome 4. Nat Genet 2002;31:395-399.

21. Xiong W, Zeng ZY, Xia JH, et al. A susceptibility locus at chromosome 3p21 linked to familial nasopharyngeal carcinoma. Cancer Res 2004;64:1972-4.

22. Nikiforov YE, Nikiforova MN. Molecular genetics and diagnosis of thyroid cancer. Nat Rev Endocrinol. 2011;7（10）:569-580.

23. Zheng H, Li LL, Hu DS, Deng XY, Cao Y. Role of Epstein-Barr virus encoded latent membrane protein 1 in the carcinogenesis of nasopharyngeal carcinoma. Cell Mol Immunol. 2007;4（3）:185-196.

24. Horikawa T, Yang J, Kondo S, Yoshizaki T, Joab I, Furukawa M, Pagano JS. Twist and epithelial-mesenchymal transition are induced by the EBV oncoprotein latent membrane protein 1 and are associated with metastatic nasopharyngeal carcinoma. Cancer Res. 2007;67（5）:1970-1978.

25. Horikawa T, Yoshizaki T, Kondo S, Furukawa M, Kaizaki Y, Pagano JS. Epstein-Barr Virus latent membrane protein 1 induces Snail and epithelial-mesenchymal transition in metastatic nasopharyngeal carcinoma. Br J Cancer. 2011;104（7）:1160-1167.

26. Lo AK, Dawson CW, Jin DY, Lo KW. The Pathological Roles of BART miRNAs in Nasopharyngeal Carcinoma. J Pathol. 2012 Mar 19. doi: 10.1002/path.4025. Barth S, Meister G, Grässer FA. EBV-encoded miRNAs. Biochim Biophys Acta. 2011;1809（11-12）:631-640.

27. Chen SJ, Chen GH, Chen YH, Liu CY, Chang KP, Chang YS, Chen HC. Characterization of Epstein-Barr virus miRNAome in nasopharyngeal carcinoma by deep sequencing. PLoS One. 2010;5（9）. pii: e12745.

28. Laantri N, Jalbout M, Khyatti M, Ayoub WB, Dahmoul S, Ayad M, Bedadra W, Abdoun M, Mesli S, Kandil M, Hamdi-Cherif M, Boualga K, Bouaouina N, Chouchane L, Benider A, Ben-Ayed F, Goldgar D, Corbex M. XRCC1 and hOGG1 genes and risk of nasopharyngeal carcinoma in North African countries. Mol Carcinog. 2011;50（9）:732-737.

29. 范钦，贾卫华，张如华，俞杏娟，陈丽珍，风气生，增益新. 多聚免疫球蛋白受体基因的多态性与鼻咽癌易感性的关系. 癌症 2005;24（8）:915-918.

30. He JF, Jia WH, Fan Q, Zhou XX, Qin HD, Shugart YY, Zeng YX. Genetic polymorphisms of TLR3 are associated with Nasopharyngeal carcinoma risk in Cantonese population. BMC Cancer. 2007, 7:194.

31. Hildesheim A, Apple RJ, Chen CJ, et al. Association of HLA class I and II alleles and extended haplotypes with nasopharyngeal carcinoma in Taiwan. J Natl Cancer Inst 2002, 94:1780-1789.

32. Tse KP, Su WH, Chang KP, Tsang NM, Yu CJ, Tang P, See LC, Hsueh C, Yang ML, Hao SP, Li HY, Wang MH, Liao LP, Chen LC, Lin SR, Jorgensen TJ, Chang YS, Shugart YY.Genome-wide association study reveals multiple nasopharyngeal carcinoma-associated loci within the HLA region at chromosome 6p21.3. Am J Hum Genet. 2009, 85（2）:194-203.

33. Bei JX, Li Y, Jia WH, Feng BJ, Zhou G, Chen LZ, Feng QS, Low HQ, Zhang H, He F, Tai ES, Kang T, Liu ET, Liu J, Zeng YX. A genome-wide association study of nasopharyngeal carcinoma identifies three new susceptibility loci. Nat Genet. 2010, 42（7）:599-603.

34. Sengupta S, den Boon JA, Chen IH, Newton MA, Dahl DB, Chen M, Cheng YJ, Westra WH, Chen CJ, Hildesheim A. Genome-wide expression profiling reveals EBV-associated inhibition of MHC class I expression in nasopharyngeal carcinoma. Cancer Res. 2006, 66:7999–8006.

35. Brachman DG, Graves D, Vokes E, et al. Occurrence of p53 gene deletions and human papilloma virus infection in human head and neck cancer. Cancer Res. 1992, 52:4832-4836.

36. Hoffmann TK, Sonkoly E, Hauser U, et al. Alterations in the p53 pathway and their association with radio- and chemosensitivity in head and neck squamous cell carcinoma. Oral Oncol. 2008, 44:1100-1109.

37. Vogelstein B, Lane D, Levine AJ. Surfing the p53 network. Nature. 2000, 408:307-310.

38. Molinolo AA, Amornphimoltham P, Squarize CH, et al. Dysregulated molecular networks in head and neck carcinogenesis. Oral Oncol. 45:324-334.

39. Ratushny V, Astsaturov I, Burtness BA, et al. Targeting EGFR resistance networks in head and neck cancer. Cell Signal. 2009, 21:1255-1268.

40. Amornphimoltham P, Patel V, Sodhi A, et al. Mammalian target of rapamycin, a molecular target in squamous cell carcinomas of the head and neck. Cancer Res. 2005, 65:9953-9961.

41. Engelman JA. Targeting PI3K signalling in cancer: opportunities, challenges and limitations. Nat Rev Cancer 2009, 9:550-562.

42. Sorrells DL, Meschonat C, Black D, et al. Pattern of amplification and overexpression of the eukaryotic initiation factor 4E gene in solid tumor. J Surg Res. 1999, 85:37-42.

43. Masuda M, Ruan HY, Ito A, et al. Signal transducers and activators of transcription 3 upregulates vascular endothelial growth factor production and tumor angiogenesis in head and neck squamous cell carcinoma. Oral Oncol. 2007, 43:785-790.

44. Masuda M, Suzui M, Yasumatu R, et al. Constitutive activation of signal transducers and activators of transcription 3 correlates with cyclin D1 overexpression and may provide a novel prognostic marker in head and neck squamous cell carcinoma. Cancer Res. 2002, 62:3351-3355.

45. Dechow TN, Pedranzini L, Leitch A, et al. Requirement of matrix metalloproteinase-9 for the transformation of human mammary epithelial cells by Stat3-C. Proc Nat Acad Sci USA. 2004, 101:10602-10607.

46. Xie TX, Wei D, Liu M, et al. Stat3 activation regulates the expression of matrix metalloproteinase-2 and tumor invasion and metastasis. Oncogene. 23:3550-3560.

47. Gabhann FM, Popel AS. Systems biology of vascular endothelial growth factors. Microcirculation. 2008,15:715-738

48. Yigitbasi OG, Younes MN, Doan D, et al. Tumor cell and endothelial cell therapy of oral cancer by dual tyrosine kinase receptor blockade. Cancer Res. 2004, 64:7977-7984.

49. Warner KA, Miyazawa M, Cordeiro MM, et al. Endothelial cells enhance tumor cell invasion through a crosstalk mediated by CXC chemokine signaling. Neoplasia. 2008, 10:131-139.

50. Kramer RH, Shen X, Zhou H. Tumor cell invasion and survival in head and neck cancer. Cancer Metast Rev. 2005, 24:35-45.

51. Clasper S, Royston D, Baban D, et al. A novel gene expression profile in lymphatics associated with tumor growth and nodal metastasis. Cancer Res. 2008, 68:7293-7303.

52. Holcik M, Yeh C, Korneluk RG, et al. Translational upregulation of X-linked inhibitor of apoptosis (XIAP) increases resistance to radiation induced cell death. Oncogene. 2000, 19:4174-4177.

53. Tamm I, Kornblau SM, Segall H, et al. Expression and prognostic significance of IAP-family genes in human cancers and myeloid leukemias. Clin Cancer Res. 2000,6:1796-1803.

54. Matsumiya T, Imaizumi T, Yoshida H, et al. Cisplatin inhibits the expression of X-chromosome-linked inhibitor of apoptosis protein in an oral carcinoma cell line. Oral Oncol. 2001, 37:296-300.

55. Li J, Feng Q, Kim JM, et al. Human ovarian cancer and cisplatin resistance: possible role of inhibitor of apoptosis proteins. Endocrinology. 2001, 142:370-380.

56. Tamm I, Wang Y, Sausville E. et al. IAP-family protein survivin inhibits caspase activity and apoptosis induced by Fas (CD95), Bax, caspases, and anticancer drugs.Cancer Res. 1998,58:5315-5320.

57. Zhang JT. The multi—structural feature of the muhidrug resistance gene product P-glycoprotein: implications for its mechanism of action (hypothesis). Mol Membr Biol. 2001,18 (2) :145-152.

58. Steiner E,H olzmann K,Elbling L,et al. Cellular functions of vaults and their involvement in muhidrug resistance. Curr Drug Targets. 2006,7 (8) :923-934.

59. Snyder RD. Assessment of atypical DNA intercalating agents in biological and in silico systems. Mutat Res. 2007,623 (12) :72-82.

60. Rademakers SE, Span PN, Kaanders JH, et al. Molecular aspects of tumor hypoxia. Molecular Oncology. 2008, 2:41-53.

61. Semenza GL. HIF-1: upstream and downstream of cancer metabolism. Current Opinion in Genetics & Development. 2010, 20:51-56.

62. Nikiforov MN, Biddinger PW, Thompson LD. Diagnostic pathology and molecular genetics of the thyroid. Lippincott W&W,2009,97-99，133-135, 162-166, 215-218, 229-231, 250-254.

63. Namba H, Matuso K, Fagin JA. Clonal composition of benign and malignant human thyroid tumors. J Clin Invest,1990,86:120-125.

64. Rippe V, Direschner N, Meiboon M, et al. Identification of a gene rearranged by 2p21 aberrations in thyroid adenomas. Oncogene. 2003,22:6111-6114.

65. Drieschner N, Kerschling S, Soller JT, et al. A domain of the thyroid adenoma associated gene (THADA) conserved in vertebrates becomes destroyed by chromosomal rearrangement observed in thyroid adenomas. Gene.2007,403:110-117.

66. Gimm O, Chi H, Dahia PL, et al. Somatic mutation and germline variants of MINPP1, a phosphatase gene located in proximity to PTENon 10q23.3, in follicular thyroid carcinomas. J Clin Endocrinol Metab. 2001,86:1801-1805.

67. Nikiforov MN, Lynch RA, Biddinger PW, et al. RAS point mutations and PAX8/PPAR gamma rearrangement in thyroid tumors: evidence for distinct molecular pathways in thyroid follicular carcinoma. J Clin Endocrinol Metab. 2003,88:2318-2326.

68. Vitagliano D, Portella G, Troncone G., et al. Thyroid targeting of the N-ras (Glin61Lys) oncogene in transgenic mice results in follicular tumors that progress to poorly differentiated carcinomas. Oncogene. 2006, 25: 5467-5474.

69. Kimura ET, Nikiforov MN, Zhu Z, et al. High prevalence of BRAF mutations in thyroid cancer: genetic evidence for constitutive activation of the RET/PTC-RAS-BRAF signaling pathway in PTC. Cancer Res. 2003,63:1454-1457.

70. Soares P, Trovisco V, Rocha AS, et al. BRAF mutations and RET/PTC rearrangements are alternative events in the etiopathogenesis of PTC. Oncogene. 2003,22:4578-4580.

71. Frattni M, Ferrario C, Bressan P, et al. Alternative mutations of BRAF, RET and NTRK1 are associated with similar but distinct gene express patterns in PTC. Oncogene. 2004,23:7436-7440.

72. Adeniran AJ, Zhu Z, Gandhi M, et al. Correlation between genetic alterations and microscopic features, clinical manifestations, and prognostic characteristics of PTC. Am J Surg Pathol. 2006,30:216-222.

73. Cohen Y, Xing M, Mambo E, et al. BRAF mutation in papillary thyroid carcinoma. J Natl Cancer Inst. 2003,95:625-627.

74. Trovisco V, Vieire De Castro, Soares P, et al. BRAF mutations are associated with some histological types of PTC.

J Pathol. 2004,202:247-251.

75. Xing M. BRAF mutation in papillary thyroid cancer: pathogenic role, molecular bases, and clinical implications. Endocr Rev. 2007,28:742-762.

76. Jo YS, Li S, Song JH, et al. Influence of the BRAFV600E mutation on expression of vascular endothelial growth factor in PTC. J Clin Endocrinol Metab. 2006, 91: 3667-3670.

77. Zhu Z, Ciampi R, Nikiforov MN, et al. Prevalence of RET/PTC rearrangements in papillary thyroid carcinomas: effects of the detection methods and genetic heterogeneity. J Clin Endocrinol Metab. 2006, 91: 3603-3610.

78. Tallini G, ASa SL. Ret oncogene activation in papillary thyroid carcinoma. Adv Anat Pathol. 2001,8:345-354.

79. Mizuno T, Iwamoto KS, Kyoizumi S, et al. Preferential induction of RET/PTC1 rearrangement by X-ray irradiation. Oncogene. 2000,19:438-443.

80. Caudill CM, Zhu Z, Ciampi R et al. Dose-dependent generation of RET/PTC in human thyroid cell after in vitro exposure to gamma-radiation: a model of carcinogenic chromosomal rearrangement induced by ionizing radiation. J Clin Endocrinol Metab. 2005, 90: 2364-2369.

81. Nikiforov MN, Stringer JR, Blough R, et al. Proximity of chromosomal loci that participate in radiation-induced rearrangements in human cells. Science. 2000,290:138-141.

82. Unger K, Zitzelsberger H, Salvatore G, et al. Heterogeneity distribution of RET/PTC rearrangements within individual post-Chernobyl papillary thyroid carcinomas. J Clin Endocrinol Metab. 2004, 89: 4272-4279.

83. Zhu Z, Gandhi M, Nikiforov MN, et al. Molecular profile and clinical-pathologic features of the follicular variant of papillary thyroid carcinoma. An unusually high prevalence of RAS mutations. Am J Clin Pathol. 2003,120:71-77.

84. Di Cristofaro J, Marcy M, Vasko V, et al. Molecular genetic study comparing follicular variant versus classic papillary thyroid carcinomas: association of N-RAS mutation in codon 61 with follicular variant. Hum Pathol. 2006,37:824-830.

85. Hara H, Fulton N, Yashiro T, et al. N-ras mutation : an independent prognostic factor for aggressiveness of PTC. Surgery. 1994,116:1010-1016.

86. Musholt TJ, Musholt PB, Khaladj N, et al. Prognostic significance of RET and NTRK1 rearrangements in sporadic papillary thyroid carcinoma. Surgery. 2000,128:984-993.

87. Wu G, Mambo E, Guo Z, et al. Uncommon mutation, but common amplifications, of the PI3KCA gene in thyroid cancer. J Clin Endocrinol Metab. 2005, 90: 4688-4693.

88. Chevillard S, Ugolin N, Vielh P, et al. Gene expression profiling of differentiated thyroid neoplasms: diagnostic and clinical implications. Clin Cancer Res. 2004,10:6586-6597.

89. Finley DJ, Arora N, Zhu B, et al. Molecular profiling distinguishes papillary thyroid carcinoma from benign thyroid nodules. J Clin Endocrinol Metab. 2004, 89: 3214-3223.

90. Giordano TJ, Kuick R, Thomas DG, et al. Molecular classification of papillary thyroid carcinoma: distinct BRAF, RAS and RET/PTC mutation-specific gene expression profiles discovered by DNA microarray analysis. Oncogene. 2004,23:7436-7440.

91. Bartel DP. MicroRNAs: genomics, biogenesis, mechanism, and function. Cell. 2004,116:281-297.

92. Ambros V. The functions of animal microRNAs. Nature. 2004,431:350-355.

93. Nikiforov MN, Visone R, Ferracin M, et al. MicroRNA deregulation in human papillary thyroid carcinomas. Endocr Relat Cancer. 2006,13:497-508.

94. He H, Jazdzewski K, Li W, et al. The role of microRNA genes in papillary thyroid carcinoma. Proc Natl Acad Sci USA. 2005,102:19075-19080.

95. Wang HM, Huang YW, Huang JS, et al. Anaplastic carcinoma of the thyroid arising more often from follicular carcinoma than papillary carcinoma. Ann Surg Onco. 2007,14:3011-3018.

96. De Vita G, Bauer L, da Costa VM, et al. Dose-dependent inhibition of thyroid differentiation by RAS oncogenes. Mol Endocrinol. 2005,19:76-89.

97. Kroll TG, Sarraf P, Pecciarini L, et al. PAX8-PPARgamma 1 fusion oncogene in human thyroid carcinoma. Science. 2000,289:1357-1360.

98. Vasko V, Ferrand M, Di Cristofaro J, et al. Specific pattern of RAS oncogene mutations in follicular thyroid tumors. J Clin Endocrinol Metab. 2003, 88: 2745-2752.

99. French CA, Alexander EK, Cibas ES, et al. Genetic

and biological subgroups of low-stage follicular thyroid cancer. Am J Pathol. 2003,162:1053-1060.

100. Shinohara M, Chung YJ, Saji M, et al. AKT in thyroid tumorigenesis and progression. Endocrinology. 2007,148:942-947.

101. Nikiforov YE. Genetic alterations involved in the transition from well-differentiated to poorly differentiated and anaplastic thyroid carcinomas. Endocr Pathol. 2004,15:319-327.

头颈部解剖

Head & Neck Anatomy

第四章 4

第一节 头颈部体表标志

一、颅面部

眶上切迹（Supra-orbital notch）：或眶上孔，眶上缘中内 1/3 交界处的孔裂，距离中线约 2.5cm，有眶上神经、血管通过。

眶下孔（Infra-orbital foramen）：位于眶下缘中点下约 0.8cm 处，有眶下血管和神经通过。

眉弓（Superciliary arch）：眶上缘上方，额结节下方的的弓状隆起，对应于脑额叶的下缘，其内侧份的深面为额窦（图 4-1-1）。

颏孔（Mental foramen）：位于下颌第二前磨牙根的下方，下颌体上下缘连线中点，距正中线约 2.5cm，有颏血管和神经通过。眶上切迹、眶下孔和颏孔三者之间的连线一般为一条直线。

翼点（Pterion）或翼区：为颞、蝶、顶和额四骨连接处，一般位于颧弓中点上方 3.8cm 处，其内面有脑膜中动脉前支通过。形态有四或五种类型：蝶顶型（蝶骨大翼上缘与顶骨相连接）、翼上骨型（四骨之间有骨片为翼上骨）、额颞型（额骨与颞骨鳞部连接）呈 K 或 X 形（四骨相交于一点），此处是颅内手术入路的常用部位（图 4-1-2）。

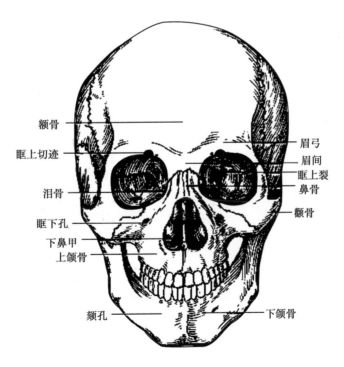

图 4-1-1　颅骨前面观

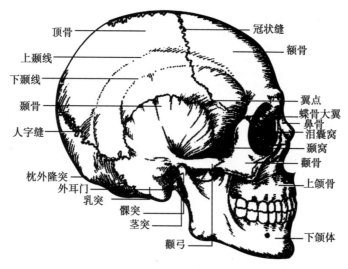

图 4-1-2 颅骨侧面观

颧弓（Zygomatic arch）：位于框外下缘至二平的连线上，其内侧为颞窝。颧弓下缘与下颌切迹间的半月形中点，为咬肌神经封闭及上下颌神经阻滞的进针点。

颞线（Temporal line）：颧骨颞突向后的延长线，是颅中窝底的颅外标志。

外耳道上嵴（Suprameatal spine）：骨性外耳道口后上方的骨性突起，其后方有三角形粗糙骨面，称为筛区，其深面 1.0～1.5cm 是鼓窦，是乳突手术寻找鼓窦的重要标志。

乳突切迹（Mastoid notch）：乳突尖内侧的骨沟，为二腹肌后腹的起点，其内侧是一浅沟，即枕动脉沟，枕动脉枕静脉经此沟通过，其前端有茎乳孔，为面神经出颅处。

乳突孔（Mastoid foramen）：枕乳突缝或其前后骨壁上的骨孔，其位置和大小变异较大，乳突导静脉经此孔使耳后或枕静脉与乙状窦相通。

顶切迹（Parietal notch）：颞骨鳞部上缘后方与乳突部上缘相接的骨性凹陷，其中嵌有顶骨后小角，其至乳突尖的连线是乙状窦的表面投影，顶切迹和乳突尖又分别是乙状窦上隙和下隙的颅外标志。

前囟点（Bregma）：为冠状缝与矢状缝的相交点，在生后 1～2 岁时闭合。

人字点（Lambda）：为矢状缝的后端与人字缝的交点。

上项线（Superior nuchal line）：枕外隆凸向外至乳突后方的粗糙骨嵴，其为头颈交界线，也是颅盖与颅底分界线，其表面内侧有斜方肌，外侧有胸锁乳突肌附着，其亦是横窦的表面投影。

枕外隆突（External occipital protuberance）：枕骨后方中央的骨性隆起，项韧带附着于此，其是枕骨内面窦汇的表面投影。枕外隆突的下方有枕骨导血管，施行颅后窝手术时勿伤及上述血管。

二、颈部

舌骨（Hyoid bone）位于颏隆凸的下后方，适对第 3、4 颈椎间盘平面；舌骨体两侧可扪到舌骨大角，是寻找舌动脉的标志（图 4-1-3）。

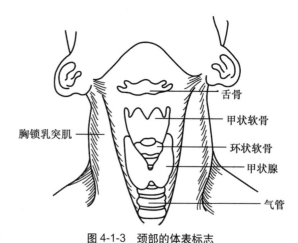

图 4-1-3 颈部的体表标志

甲状软骨（Thyroid cartilage）位于舌骨下方，上缘平对第 4 颈椎上缘，即颈总动脉分叉处，前正中线的突起为喉结。

环状软骨（Cricoid cartilage）位于甲状软骨

的下方。软骨弓两侧平对第 6 颈椎横突，是喉与气管、咽与食管的分界标志；又可作为计数气管环和甲状腺触诊的标志。

颈动脉结节（Carotid tubercle）即第 6 颈椎横突前结节。颈总动脉行经其前方。在胸锁乳突肌前缘中点，平环状软骨弓向后压迫，可阻断颈总动脉血流。

胸锁乳突肌（Sternocleidomastoid）是颈部分区的重要标志。其起端两头间为锁骨上小窝。

锁骨上大窝（Greater supraclavicular fossa）是锁骨中 1/3 上方的凹陷，窝底可扪到锁骨下动脉的波动、臂丛和第一肋。

第二节　颅底解剖

颅底分界通常以枕外隆突、上项线、乳突根部、骨性外耳道口上缘至眼眶上缘的连线将颅骨分为颅盖（此线以上）和颅底（此线以下）两部分。

前颅底一般指位于颅前窝的颅骨而言，即包括额、筛、蝶窦，鼻腔及眼眶的颅底部分（图 4-2-1）。

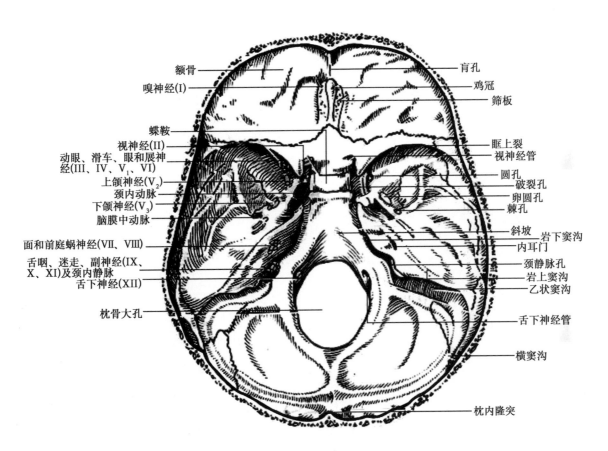

图 4-2-1　颅底内面

该区前部有嗅神经通过的筛板，后方重要毗邻有视神经交叉部，垂体和两侧的海绵窦。侧颅底是眶下裂及岩枕裂两个延长线向内交角于鼻咽，向外分别指向颧骨和乳突的后缘，两线的夹角区域。它包括鼻咽，咽鼓管，相关神经、血管，其中最重要的是颈内动脉颞骨岩部内部分及其内外孔，以及颈静脉孔，颞下颌关节，颞下窝及翼腭窝等。颞骨岩部通常是临床常见的中、外耳癌的手术切除区域。为了切除侵及颞下窝和翼腭窝等侧颅底区来自鼻咽、扁桃体、软腭、上颌窝、颞骨及腮腺的肿瘤，需要对中、侧颅底提供良好的暴露，并且要对大的神经血管进行有效的控制。通常将颈内动脉横过颞骨岩部作为标志把颅底分为两侧及中间三部分。中区是由蝶骨体，斜坡和上颈椎构成，侧区则包括蝶骨大翼和颞骨岩下表面，构成了颞下窝的上盖。

第三节　颅面部的正常解剖

一、眼眶部

位于颅面部的最上方，上壁为颅底，下壁为上颌窦的顶壁，外侧壁由颧骨和颞骨组成，内侧壁为筛骨，整个眼眶呈前宽后窄的锥形（图4-3-1）。内容纳眼球、视神经、动眼神经、视神经以及眼外肌等，上外方有泪腺附着。眶上裂位于眼眶的内上方，内有三叉神经的眼支、动眼神经、滑车神经、展神经以及眼动静脉通过。眶下裂位于眼眶的内下方，是蝶骨和上颌骨之间的裂隙。前方与颞下窝相通，后面与翼腭窝相连。内有眶下动脉、眼下静脉及三叉神经的上颌支穿过。神经管位于眶的尖部，后通颅中窝，内有视神经和眼动静脉。

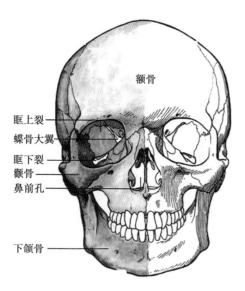

图 4-3-1　头颅外面观，前面观（额面观）

二、鼻腔及鼻窦

鼻腔位于颅面的中央，由骨和软骨为支架，外面盖以皮肤和肌肉，内衬黏膜及皮肤。鼻腔可分为鼻前庭和固有鼻腔两部。鼻前庭是鼻腔前段的部分，表面由皮肤覆盖，富有皮脂腺和汗腺。鼻前庭上方有一弧形隆起，称鼻阈，可作为与固有鼻腔的分界。固有鼻腔又以上鼻甲为界将位于上鼻甲及其相对应的鼻黏膜以上区域因含有嗅细胞称为嗅区。上鼻甲以下区域鼻腔黏膜为富含杯状细胞的假复层纤毛柱状上皮，有黏液腺体分布，

称为呼吸部。鼻根及鼻背的血供有来自眼动脉的鼻背动脉，面动脉的鼻外侧支和上颌动脉的眶下支，而鼻腔及鼻中隔的血供尚有来自眼动脉的筛前和筛后动脉，上颌动脉的蝶腭动脉和面动脉的上唇支等。静脉则与动脉伴行，最终汇入颈内、颈外静脉。鼻腔黏膜下有丰富的淋巴组织，以接近后鼻孔处最多，为淋巴系统肿瘤的好发部位。呼吸部淋巴主要引流到下颌下及颈深上淋巴结，而嗅部淋巴则引流到咽后淋巴结。

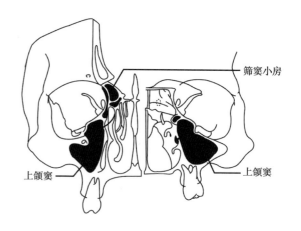

图 4-3-2　前鼻窦，上颌窦和筛窦

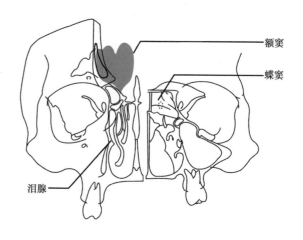

图 4-3-3　副鼻窦：额窦和蝶窦

鼻腔两侧与上颌窦相邻，上方有筛窦和蝶窦，下壁通过前方的硬腭和后方的软腭与口腔相邻。外侧壁有三对鼻甲。鼻腔有多个孔道与上颌窦、额窦、蝶窦、筛窦以及眼眶相通（图4-3-2，图4-3-3）。其中，上颌窦位于鼻腔的两侧，窦腔最大，国人平均容积为14.7ml。其内侧壁为鼻腔的外侧壁，上壁为眼眶下壁，底为上颌骨，颧骨构成其前壁及外侧壁，后壁与蝶骨的翼突相邻，二者之

间为翼腭窝，内有多条神经和血管通过。筛窦位于眼眶的中部，由前、中、后三组构成，呈蜂窝状，壁薄，与眶腔仅隔以很薄的眶板。筛孔中有嗅神经穿过。蝶窦位于蝶骨体内，后邻筛窦，窦腔容量约 7.5ml，在蝶鞍的下方，通过蝶筛隐窝与鼻腔相通。额窦位于额骨内，左右各一。

三、上颌骨

位于鼻腔两侧，成对，与下颌骨共同构成颜面的大部。全骨可分为一体和四个突起。体内含有上颌窦，上颌窦与前组筛窦、额窦同属于前组鼻窦。其内覆以假复层纤毛柱状上皮，上皮面积在鼻窦中也最大，上颌窦癌即是此种上皮来源。上颌窦呈不规则三角锥体形，锥底为鼻腔外侧壁，尖指向上颌骨颧突。肿瘤学上将上颌窦分为六壁结构比较合理。前壁为尖牙窝，内壁即为鼻腔外侧壁，顶壁是眶下壁，底壁相当于牙槽突，后外下壁即相邻颞下窝的骨壁，后壁为一狭窄骨壁，位于蝶骨翼突内外板之间的翼腭窝之前方，即相对于翼腭窝的前壁。上颌骨通过额突与筛骨、额骨和鼻骨相连；由颧突与颧骨相连；由上牙槽突和腭突与对侧骨相连，构成鼻腔下壁和口腔上壁的大部。上颌窦的血供主要来自颈外动脉的鼻后外侧动脉、上颌牙槽后动脉和眶下动脉，其静脉通过蝶腭静脉和眶下静脉回流。上颌窦的淋巴引流首先到达颈内静脉上组的淋巴结，即位于二腹肌后腹深面的淋巴结。

四、筛骨

位于颅底前部和两眶之间，分为筛板、筛骨垂直板及左右筛迷路三部分。筛窦即为筛骨迷路中呈海绵状小房的总称，位于鼻腔上部，与颅内组织仅隔一层薄骨板，称为筛板，为筛窦的上界。与眶内容间隔一层薄骨板称为纸样板，为筛窦的外侧界。依据引流部位可将筛窦分为前、中、后三组。前中组引流至中鼻道，后组引流至蝶筛隐窝。筛窦黏膜分为嗅区黏膜和呼吸区黏膜两种。嗅区黏膜为无纤毛假复层柱状上皮，其内有嗅神经穿筛板、硬脑膜后进入嗅脑。呼吸区黏膜为假复层纤毛柱状上皮，含有大量的黏液腺、浆液腺和混

合腺。筛窦的血供有筛前动脉、筛后动脉及蝶腭动脉，其静脉回流分别经过筛前、筛后静脉，或经硬脑膜静脉进入颅内。

五、口腔

口腔的上壁为前方的硬腭及后方的软腭，两侧壁为颊部包括颊肌、咀嚼肌，底部为口底肌肉及筋膜，前壁为上颌骨、下颌骨、牙及牙周组织等。舌根由舌骨舌肌、舌肌与舌骨相连。舌根黏膜下有许多黏液腺及淋巴滤泡，后者聚集在两侧舌根形成舌扁桃体。口腔还借助于牙槽突和牙弓，被分隔为其前方的口腔前庭及后面的固有口腔两部分。

六、咽

为肌性漏斗状管道，上宽下窄。上邻颅底，下在第 6 颈椎处移行为食管。依向前的通道可分为鼻咽部、口咽部和喉咽部（图 4-3-4）。它是消化道和呼吸道的共同通道。

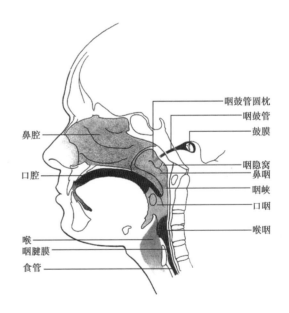

图 4-3-4　咽的境界

1. 鼻咽为软腭与颅底之间的一个肌性管道，由咽部肌肉及其表面的黏膜、黏膜下层以及筋膜构成，其有多个孔裂与周围结构相通。当发生肿瘤时容易导致广泛的侵犯或转移。鼻咽部顶为蝶

骨体及斜坡，外上方与破裂孔、卵圆孔相邻，后上方与颈动脉孔接近，前方为鼻后孔通鼻腔，下方为口咽部，前缘为软腭，后壁垂直，覆盖蝶骨斜坡、第一、二颈椎椎体，外侧壁为肌肉及软组织。咽鼓管圆枕后方乃咽隐窝，为鼻咽癌好发部位。咽鼓管咽口开口在圆枕的下方，经鼓室口向内通中耳。鼻咽癌可经咽鼓管向咽旁间隙蔓延。咽旁间隙位于鼻咽外侧壁与颞下窝之间，是脂肪样间隙，鼻咽癌可经此结构向咀嚼肌侵犯，并沿下颌神经向颅内转移。鼻咽的后外方是茎突后咽旁间隙及颈动脉间隙。鼻咽与椎体之间是咽后间隙及椎前间隙。破裂孔在咽隐窝的外上方，位于咽颅底筋膜附着点的内侧；而卵圆孔则位于筋膜附着点的外侧。这两个孔都是肿瘤蔓延的常见通道。肿瘤也可能向后侵犯颈动脉鞘并由颈静脉孔向颅内转移。

2．口咽也称中咽，位于鼻咽下方，上至软腭下至会厌平面。相当于第 2 到第 3 颈椎水平，前方以腭舌弓与口腔交界。侧壁由前向后分别是腭舌弓、腭扁桃体、腭咽弓和后侧壁，后壁软组织覆盖椎前，与椎前筋膜之间有疏松结缔组织分隔。口咽部肿瘤多发生于扁桃体、舌根部、软腭、口咽侧壁及后壁。腭扁桃体位于咽侧壁扁桃体窝内，成人长约 20 ～ 25mm，宽 5mm，厚约 10mm。扁桃体由淋巴组织与上皮组织紧密联系在一起所形成的特殊的防御器官。腭扁桃体的血供丰富，动脉除了有上颌动脉的腭降动脉、面动脉的腭升动脉、咽升动脉、舌动脉的舌前动脉外，主要有来自面动脉的扁桃体支。该支穿过咽上缩肌及扁桃体被膜入腺体。扁桃体静脉在被膜周围形成静脉丛，除通过舌静脉的扁桃体支回流外，尚有一条扁桃体旁静脉，从软腭侧面下行入扁桃体囊，手术时应注意避免损伤。此外，颈内动脉位于扁桃体后外侧仅 1 ～ 1.5cm，手术时同样应给予重视。扁桃体的神经主要有来自翼腭神经节的腭中及腭后神经，此外由舌咽神经发出的扁桃体支也支配扁桃体及腭弓黏膜，因此当扁桃体感染后可引起中耳的疼痛。

（1）软腭为连于硬腭后面的肥厚黏膜皱襞，由弧形的腭腱膜构成，黏膜下尚有其他纵横交错的骨骼肌纤维、腺体和神经血管。其前部略呈水平，后部斜向后下方，称为腭帆。从腭帆向两侧移行

形成两个弓形皱襞，前者称为腭舌弓，达舌根侧缘；后者称为腭咽弓，达咽后壁。由腭舌弓、腭帆游离缘、腭垂及舌根围成的孔道称为咽峡，为口腔与咽腔的分界。在前后弓之间有扁桃体窝，其内有腭扁桃体。软腭内有腭腱膜，附着于腭骨水平部后缘。所有腭肌的肌束均止于该腱膜。其后面游离缘中央突起，称为悬雍垂。软腭黏膜在口腔面为复层鳞状上皮，在鼻咽面为柱状或假复层柱状上皮，黏膜下有很多混合性浆黏液腺体。腭肌共有五块，位于腭腱膜腹侧面的有腭舌肌、腭咽肌和腭帆张肌，背面的有腭咽肌、悬雍垂肌和腭帆提肌，与吞咽关系密切。

①软腭的神经　运动神经：腭帆张肌由三叉神经下颌支支配，其他腭肌由迷走神经的咽丛支配。感觉神经：由蝶腭神经节发分支支配。

②软腭的血管　主要来自腭降动脉的腭小动脉、面动脉的腭升动脉、咽升动脉的咽支等。静脉伴行于动脉，与周围的静脉丛如翼丛和咽丛吻合，再至颈内静脉。

（2）咽壁由外向内由黏膜层、纤维层和肌层和外膜组成（图 4-3-5）。咽内部黏膜呈浅红色。咽上部黏膜较厚，向下逐渐变薄。鼻咽部黏膜为假复层纤毛柱状上皮，夹杂有复层扁平上皮，向下移行为复层扁平上皮。咽上部黏膜下含有大量腺体，黏膜下层还可见到小涎腺及丰富的淋巴组织。咽纤维层由颅底开始为厚实的咽腱膜，附着

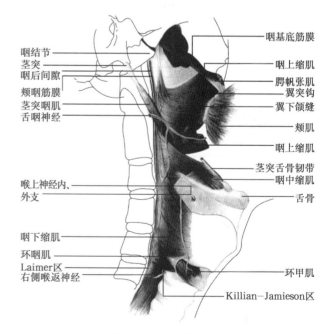

图 4-3-5　咽壁的层次

咽结节
茎突
咽后间隙
颊咽筋膜
茎突咽肌
舌咽神经

咽基底筋膜
咽上缩肌
腭帆张肌
翼突钩
翼下颌缝
颊肌
咽上缩肌
茎突舌骨韧带
咽中缩肌

喉上神经内、外支

舌骨

咽下缩肌
环咽肌
Laimer区
右侧喉返神经

环甲肌
Killian-Jamieson区

于颅底部枕骨及颞骨岩部，向侧面经过咽鼓管附着于翼下颌韧带。该层咽腱膜上部较厚，向下变薄。在咽后正中形成咽缝，呈条索状供咽缩肌附着。咽部肌肉主要由横行的咽缩肌和纵行的咽提肌组成。

（3）口咽部淋巴组织较多，除散在的淋巴组织外，集中的淋巴组织聚集形成扁桃体样组织，组成咽淋巴环，包括鼻咽部的咽扁桃体、口咽两侧的腭扁桃体和舌根两侧的舌扁桃体。

（4）口咽部的淋巴引流口咽部的淋巴管起自硬腭和软腭，向前引流到颌下淋巴结或从中部引流到外侧颈深淋巴结，后部的淋巴管则引流到咽后淋巴结。软腭上面的淋巴引流向外侧的咽后淋巴结，与鼻腔的淋巴管联合成一淋巴丛，在咽鼓管的前面，汇合成淋巴干，引流到咽后或颈内静脉淋巴结。从咽峡、扁桃体和咽弓的淋巴管有4～6条。在茎突舌骨肌的后面和上面离开咽壁，引流到二腹肌下淋巴结，少数引流到上颈内静脉链淋巴结。扁桃体的淋巴引流到颌下淋巴结和颈浅淋巴结，但大部分引流到颈上深淋巴结。

3．喉咽为咽的下段，上与口咽相连续，下连于食管，是咽腔最狭窄的部分。喉咽的前壁为喉向后突入咽腔的部分，称为喉咽突，上界由会厌水平开始，两侧为会厌咽皱襞，下界到环状软骨的下缘。喉咽腔的两侧各有一个深窝，称为梨状隐窝，梨状隐窝为一尖端向下的三棱锥形体，梨状隐窝的内侧界为喉咽突及杓状会厌襞，后方与咽后壁相连，外侧界为咽侧壁及位于壁内的甲状软骨和甲状舌骨膜。

七、喉的应用解剖

喉位于颈前部正中，上通喉咽，下借环气管韧带与气管相连。喉腔是由喉壁围成的管腔，喉壁是由喉软骨、韧带、纤维膜、喉肌及喉黏膜构成。喉软骨由甲状软骨、会厌软骨、环状软骨和三对小软骨组成，共九块。喉腔上界为会厌上缘，下界为环状软骨下缘，前壁为会厌软骨、甲状会厌韧带、甲状软骨板前部、环甲正中韧带及环状软骨弓前部构成，两侧壁主要由喉方形膜、弹性圆锥、小角软骨、杓状软骨及环状软骨弓外侧部构成，后壁则由环状软骨板与杓肌构成。喉为管

形器官，位于第三颈椎至第六颈椎水平。其外有肌肉和韧带将软骨相连接，与舌骨固定；内有黏膜被覆，和咽腔及气管黏膜相连续。

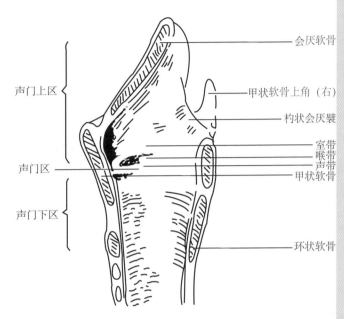

图 4-3-6　喉的间隙矢状观

（一）解剖部位和分区

1. 声门上区为声带上缘以上的喉腔，又分为两个亚区：上喉区：包括舌骨上会厌（包括会厌尖、会厌舌面和喉面），杓会厌皱襞喉面和杓状软骨区。上喉区以外的声门上区：包括舌骨下会厌和室带。

2. 声门区包括声带、前联合和后联合。

3. 声门下区位于声带下缘和环状软骨下缘之间（图 4-3-6）。

一般多以喉室的外下角作为声门上区和声门区的分界；声门区和声门下区之间，则以声带的厚度为标准计算，因声带前段较薄，中后段较厚，故其分界线为前段在声带游离缘下 2～3mm 处，中段为声带游离缘下 5mm 处。

（二）喉的弹性膜

喉的弹力纤维组织，以喉室分隔，分上下两部。上部为方形膜（四边形膜），下部为弹性圆锥（图 4-3-7）。方形膜位于会厌软骨外缘和小角软骨、杓状软骨之间。起自会厌软骨外缘，向后向下并向内伸展，附着于小角软骨和杓状软骨。故其后缘明显短于前缘。方形膜的上缘和下缘均游离。上缘起自会厌尖，向后下内倾斜抵止于小角软骨；

下缘起自会厌软骨柄附着于甲状软骨交角内面的下部，水平向后伸展抵止于杓状软骨声带突。方形膜的上缘和下缘均增厚形成韧带，上为杓会厌韧带，其表面被覆黏膜而形成杓会厌皱襞；下缘为室韧带，其表面亦被覆黏膜面形成室带，又称假声带。整个方形膜外面有黏膜覆盖，构成梨状隐窝内壁之上部。

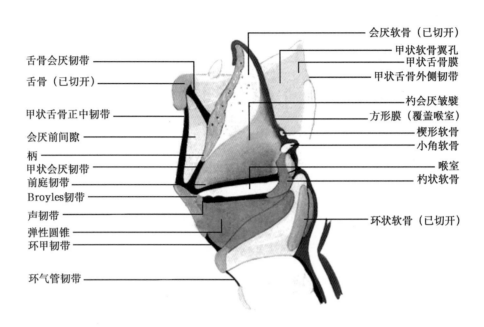

图 4-3-7　喉的韧带和膜矢状观

（标注文字）

舌骨会厌韧带
舌骨（已切开）
甲状舌骨正中韧带
会厌前间隙
柄
甲状会厌韧带
前庭韧带
Broyles韧带
声韧带
弹性圆锥
环甲韧带
环气管韧带

会厌软骨（已切开）
甲状软骨翼孔
甲状舌骨膜
甲状舌骨外侧韧带
杓会厌皱襞
方形膜（覆盖喉室）
楔形软骨
小角软骨
喉室
杓状软骨
环状软骨（已切开）

弹性圆锥或称环声膜：为一坚韧而具弹性的结缔组织膜。其上缘游离，形成声韧带，附着在甲状软骨交角内面，成前联合韧带，后端止于杓状软骨声带突。下缘则附着于环状软骨。前部附着于甲状软骨下缘和环状软骨弓之间，即为环甲膜。

膜；向外下可与环甲软骨间隙相通。声门上癌常通过会厌前间隙发展到声门旁间隙，再经声门旁间隙发展到声门区。喉室或声带肿瘤可直接侵及此间隙。梨状隐窝癌也可侵及此间隙。声门旁间隙受侵后肿瘤常侵蚀甲状软骨，经环甲膜向喉外转移。

（三）喉的间隙

与肿瘤临床关系密切的有会厌前间隙和声门旁间隙。

会厌前间隙此间隙位于会厌之前。上界为舌骨会厌韧带，表面有黏膜覆盖，构成会厌谿；前界为甲状舌骨膜及甲状软骨前上部；后界为舌骨下会厌软骨及甲会厌韧带。会厌前间隙内充满脂肪结缔组织，后下方与声门旁间隙相通。会厌软骨有多个穿行血管和神经的小孔和会厌前间隙相通。故会厌癌发展时易循这些小孔向该间隙扩展。

声门旁间隙位于甲状软骨板和弹性圆锥之间，上和会厌前间隙相通。后界为梨状隐窝黏

（四）喉的血管神经支配

喉的血管供应来自甲状腺上动脉的喉上动脉，此动脉行于甲状舌骨肌深面，在喉上神经喉内支的前下方穿甲状舌骨膜入喉，营养喉肌和黏膜。来自于甲状腺下动脉的喉下动脉随喉返神经沿气管食管沟上行在环甲关节的后方入喉，营养喉肌和喉黏膜。喉上神经由迷走神经分出后，在颈内、颈外动脉后走向中线。在舌骨水平分为两支。外侧支为运动支，支配环甲肌；内侧支为感觉支，由甲状舌骨膜进入下咽及喉内。喉返神经由迷走神经分出。右侧喉返神经在迷走神经和锁骨下动脉交叉时分开，绕锁骨下动脉向上返行，到气管食管沟。左侧喉返神经在主动脉弓水平分离，勾

绕主动脉向上走行。两支喉返神经均在环甲肌下缘、环甲关节后方进入喉内。

（五）喉淋巴系统

喉的淋巴极为丰富，喉前庭黏膜层毛细淋巴管（管径 10～30μm）注入黏膜下层淋巴网，行向后外，在杓状会厌襞处合成 3～5 条输出管，向后外穿过甲状舌骨膜。喉中间腔黏膜内大淋巴管较粗，管径 20～40μm，且更密集。但声带处的淋巴管最少，故此处的喉癌转移率低。淋巴管向后横行至喉后壁，与其上方大淋巴管汇合形成输出管，伴随喉上血管在颈总动脉分叉处终止于颈外侧深淋巴结。声门下腔黏膜内的淋巴管较少，多向下斜行汇合成 2～4 条输出管，穿环甲膜注入喉前淋巴结或气管旁淋巴结；也可流入颈外侧深淋巴结。

八、耳的应用解剖

人耳可分为外耳、中耳和内耳三部分。外耳包括耳郭、外耳道和鼓膜。外耳道是由外耳门到鼓膜的管道，其外侧部为软骨性，内侧部为骨性结构，表面被以皮肤，皮下富含感觉神经末梢、皮脂腺和耵聍腺。中耳包括鼓室、咽鼓管、乳突窦及乳突小房等，是一条连续而不规则的腔隙。鼓室可分为六个壁：上壁又称盖壁，由颞骨岩部的鼓室盖构成；下壁称颈静脉壁，与颈静脉窝仅隔一层薄的骨板；前壁称颈动脉壁，由颈动脉管的后外壁所形成；内壁称迷路壁，由内耳迷路的外侧壁构成，后壁称乳突壁，邻接颞骨的乳突；外壁即为鼓膜壁。鼓室内包括听小骨、听骨链、听小骨肌和鼓索神经。内耳又称迷路，形状不规则，深埋于颞骨的岩部，介于鼓室内壁和内耳道底之间，大小似花生米，长轴约 2cm，是乃位置觉和听觉感受器之所在。迷路又包括骨迷路和膜迷路，骨迷路为松质性隧道，内充外淋巴；膜迷路为一密闭的膜性管道系统，内充内淋巴，但内外淋巴互不相通。中耳的血供主要来自上颌动脉、耳后动脉以及咽升动脉等；静脉回流可至翼丛和硬脑膜静脉。中耳的淋巴汇入腮淋巴结或颈外侧上深淋巴结。

第四节　头颈部腺体样器官：口腔腺和甲状腺

（一）腮腺

腮腺是唾液腺中最大的一对，质地软呈淡黄色，重 15～30g，宽 3～4cm。由颈深筋膜浅层所形成的筋膜鞘所包绕，位于下颌后窝内以面神经为界可将腺体分为深、浅两部（通常习惯称深、浅叶）。浅部较大，覆盖于咀嚼肌后部的浅面；深部较小，上邻外耳道软骨，且绕下颌骨后缘向内延伸、紧邻咽旁间隙。腮腺导管约在颧弓下 1.5cm 处自腺体前上部发出，走行于咀嚼肌肌膜浅面的皮下组织内，在咀嚼肌前缘几乎成直角向内穿颊肌开口于上颌第二磨牙平对的颊黏膜。在腮腺导管的上下方有面神经的上下颊支伴行，可作为手术时寻找面神经的重要标志。

面神经和腮腺的关系在腮腺肿瘤的诊断和手术上有重要意义（图 4-4-1）。面神经出茎乳孔后，在相当于外耳道软骨和二腹肌后腹间、乳突尖下方约 1cm 处，越过茎突根部浅侧自腮腺后方深面进入腮腺。在腺实质内分为颞面及颈面两大干：颞面干较粗，向上行；颈面干较细，大致与下颌支后缘平行越过面后静脉浅面向前下行。自两干发出五组分支，即颞支、颧支、颊支、下颌缘支和颈支。这些分支在腮腺内分出并互相吻合，各个分支不在同一平面上。颞面干分支较深，而下颌缘支较浅在，腮腺外科手术中应注意。

腮腺的血液供应及淋巴引流：颈外动脉穿经腮腺时，发出分支沿小叶间导管进入小叶内分布于腺泡及导管周围，其静脉逐级汇集成小叶间静脉和腮腺静脉，最终注入颈外静脉。淋巴结的分布可分为两大组，即腺内和腺外淋巴结群。腺内淋巴结主要在腮腺浅部、面后静脉周围。腺外淋巴结主要在耳屏前、腮腺前缘的咀嚼肌浅面以及腮腺后面和胸锁乳突肌间；淋巴引流至颈浅和颈上深淋巴结群。

腮腺的神经支配：感觉神经为耳颞神经。运动神经中副交感神经来自耳神经，交感神经来自颈外动脉丛；二者共同调控腮腺的分泌活动。

（二）下颌下腺

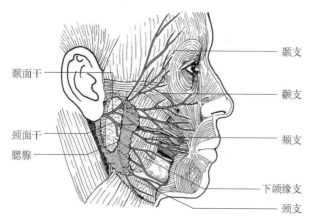

颞支

颧支

颊支

颞面干

颈面干

腮腺

下颌缘支

颈支

图 4-4-1　腮腺和面神经的局部构造

下颌下腺呈扁椭圆形，大小类似胡桃，重约 15g。位于下颌下间隙内，在下颌舌骨肌、下颌体和二腹肌前腹之间。腺体后端借茎突下颌韧带与腮腺相隔。外形分外、下和内面三个面以及一个突。外面与翼内肌前下部相接，下面分别由颈深筋膜、颈浅筋膜、颈阔肌和皮肤覆盖，并有面静脉、面神经颈支横过，内面前部与下颌舌骨肌相邻，二者之间有下牙槽神经、下颌舌骨肌支及颏下动脉、静脉通过；后部借茎突舌肌、茎突舌骨韧带和舌咽神经与咽侧壁相隔；中部与舌骨舌肌相邻，二者之间有茎突舌骨肌、舌神经、下颌下神经节、舌下神经和舌静脉。下颌下腺导管由其浅部的数条属支汇集而成，长 5cm，行经舌下区，开口于舌下阜。舌神经自外上向下内绕过下颌下腺导管的下方入舌。舌下神经经二腹肌后腹深面，继而在舌骨舌肌浅面平行舌骨上约 0.5cm 前上行入舌。腺体血供来自面动脉和舌动脉的分支，在腺体内逐级分支形成毛细血管网，再沿导管汇集成静脉离开腺体注入面静脉。腺体内无淋巴结，淋巴向下颌下淋巴结引流。感觉神经来自舌神经。内脏神经中副交感纤维来自面神经的中间神经，经鼓索、舌神经至下颌下神经节，交感神经来自颈外动脉丛，二者共同调控腺体的分泌活动。

（三）舌下腺

舌下腺由数个腺叶组成，是三对大的唾液腺中最小的一对。重约 2～3g。位于下颌舌骨肌之上、口底黏膜下的舌下间隙内，后端紧接下颌下腺。舌下腺有两种排泄管，一种为小管，数量多且短而细，开口于舌下襞表面；另一种为大管，位于

下颌下腺管的外侧，二者共同开口于舌下阜。血运来自舌动脉和颏下动脉的分支。舌深静脉与舌下神经伴行，入面总静脉至颈内静脉。舌下腺的感觉神经和分泌神经同下颌下腺。淋巴引流入颈深上淋巴结。

（四）甲状腺

由左右两个侧叶和连接两个侧叶的峡部组成，峡部常有一向上伸出的舌状突出的甲状腺组织称锥状叶，有的人无峡部，锥状叶也可能从左侧叶或右侧叶伸出。两侧叶覆盖气管两侧，上极达甲状软骨水平，下极达第六气管软骨环（图 4-4-2）。峡部多位于第二至第四气管软骨环前方。成人甲状腺约重 20～30g，每一侧叶长 4～5cm，宽约 2cm，厚约 1cm。包绕甲状腺最外层的筋膜称甲状腺前筋膜和气管前筋膜，均来源于颈深筋膜中层，此层筋膜在胸锁乳突肌深面外侧形成，先形成颈动脉鞘包绕颈总动脉、颈内静脉、迷走神经，筋膜在颈总动脉之前分为甲状腺前筋膜和气管前筋膜，甲状腺前筋膜薄而透明，行于甲状腺上血管和甲状腺下静脉之前。气管前筋膜位于甲状腺的后外侧和气管的前面，将甲状腺紧连于甲状软骨、环状软骨和气管软骨环，起着固定作用，当吞咽时，甲状腺随喉的上、下移动而移动。在甲状腺侧叶的内上侧，气管前筋膜增厚，形成甲状腺悬韧带，将甲状腺侧叶上端和甲状软骨相连，手术时分离甲状腺上极必须切断此韧带，甲状腺上极才能游离。在甲状腺侧叶的中部有侧韧带，它使甲状腺侧叶与环状软骨下缘及第一、二气管软骨环侧面相联结，此处与喉返神经关系密切，喉返神经可穿过韧带或从韧带后方入喉。

甲状腺表面的筋膜由气管前筋膜包绕甲状腺形成腺鞘，称为甲状腺假被膜，又称外科被膜；紧贴甲状腺腺体表面的纤维组织很薄又称真被膜，其纤维束伸入腺实质内，成为分隔小叶的结缔组织隔。

1．甲状腺的血供　每侧腺叶有甲状腺上动脉及甲状腺下动脉（图 4-4-3），前者是甲状腺的主要血供来源，甲状腺上动脉起源于颈外动脉，少数起源于颈外动脉分叉部或颈总动脉干，甲状腺上动脉接近甲状腺时分成前后两支。甲状腺下动脉源于甲状颈干，走行于甲状腺侧叶的外后方。

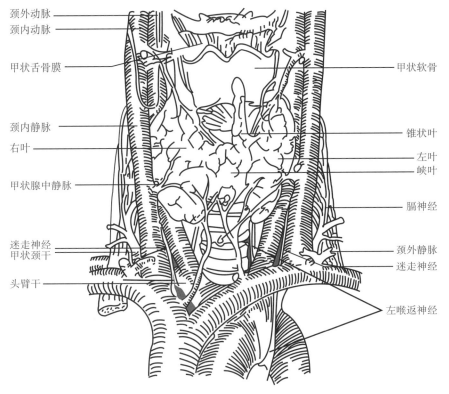

颈外动脉
颈内动脉
甲状舌骨膜
颈内静脉
右叶
甲状腺中静脉
迷走神经
甲状颈干
头臂干

甲状软骨
锥状叶
左叶
峡叶
膈神经
颈外静脉
迷走神经
左喉返神经

图 4-4-2　甲状腺及其比邻

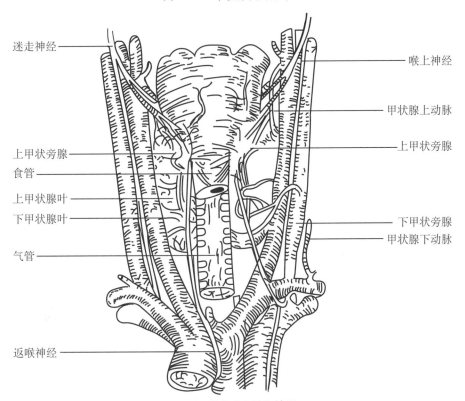

迷走神经
上甲状旁腺
食管
上甲状腺叶
下甲状腺叶
气管
返喉神经

喉上神经
甲状腺上动脉
上甲状旁腺
下甲状旁腺
甲状腺下动脉

图 4-4-3　甲状腺血管和神经

有 13% 的人有甲状腺最下动脉，其来源不恒定，可来自头臂干、锁骨下动脉、颈总动脉或主动脉弓，由峡部下缘进入腺体。甲状腺的静脉有上、中、下三对，甲状腺上静脉与上动脉伴行，引流入颈内静脉，甲状腺中静脉横过颈总动脉引流入颈内静脉，有时不存在，甲状腺下静脉分别引流入左、右无名静脉（头臂静脉），甲状腺下静脉有时互相吻合形成静脉丛，静脉的变异较大，除甲状腺上静脉较固定外，其余静脉有时缺失，其位置或行程多有变异。

2. 甲状腺的淋巴回流　甲状腺的淋巴回流分上下两部，甲状腺上部的淋巴注入颈深上组淋巴结，少数入咽后淋巴结。甲状腺中、上部淋巴引流可以注入颈深中部淋巴结、喉前淋巴结（环甲膜前）、气管前淋巴结（位于气管前甲状腺峡部下方），向下与上纵隔的气管前淋巴结相连续注入颈深下淋巴结。甲状腺下部的淋巴回流直接注入颈深下组淋巴结或气管旁淋巴结，或直接注入胸导管，气管旁淋巴结为沿喉返神经排列的 4～12 个淋巴结，手术中清扫此区淋巴结时要注意保护喉返神经。

3. 甲状旁腺的解剖　甲状旁腺为两对扁椭圆形小体，又称上皮小体，呈淡棕黄色。平均长 6mm，宽 3～4mm，厚 1～2mm，每个重约 50mg，通常左、右各两个。统计学表明有 4 个甲状旁腺的人占 84%，有 4 个以上的占 13%，有 3 个甲状旁腺者占 3%。约有 20% 的甲状旁腺发生异位，其中位于胸腺及其周围组织内的居多。上甲状旁腺位置较恒定，约 80% 其位置限定于甲状腺下动脉与喉返神经交叉部以上 1.0cm 处真假被膜之间，即大约位于侧叶后上、中 1/3 交界附近。下对甲状旁腺位置变化较大，多位于甲状腺侧叶下 1/3 后方，少数可在胸腺之颈段部分发现，或随胸腺进入上纵隔，甲状旁腺血液供应来自甲状腺上动脉的后支，或甲状腺下动脉的分支，甲状旁腺的静脉不显著。由于甲状旁腺的个数及位置的变异，所以甲状腺手术后可出现甲状旁腺功能改变的各种不同的临床表现。

4. 喉上神经　来自迷走神经，在舌骨大脚处分内外两支，内支为感觉支，伴喉上动脉经甲状舌骨膜入喉，分布于声门裂以上的喉黏膜，外侧支为运动支，伴甲状腺上动脉行向前内，在距侧叶上极 1cm 处与动脉分开，分布于环甲肌与咽下缩肌。手术中结扎甲状腺上动脉应靠近腺体，分离甲状腺上极悬韧带时尽量注意离开环甲肌表面以减少损伤该神经之机会。结扎甲状腺上动脉及静脉时务必确切可靠清楚，无论从控制出血及勿伤神经的角度都是必需的，喉上神经位置高低不一，神经束粗细不等，一般甲状腺手术中寻找它不太容易，如肿瘤位于上极手术中更难寻找，应以切净肿瘤为主，不必过分解剖寻找它。

5. 喉返神经　两侧喉返神经在甲状腺腺叶之内后方均走行于气管食管沟，喉返神经与甲状腺下动脉之关系是手术医生必须了解的（图 4-4-4），以免术中将其损伤。有学者对喉返神经与甲状腺动脉之关系做了观察，归纳为五种类型，便于临床医生参考：①喉返神经从甲状腺下动脉总干浅面通过；②喉返神经从甲状腺下动脉总干深侧通过；③从甲状腺下动脉分叉处深面通过；④从甲状腺下动脉分叉处浅面通过；⑤从甲状腺下动脉分叉处通过。其中从后方通过者占多数。

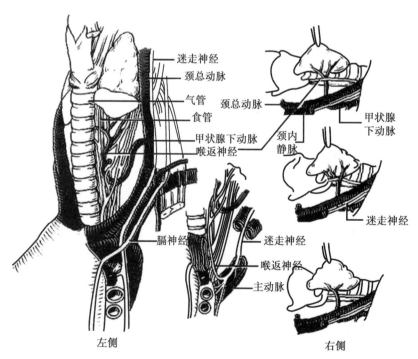

左侧　　　　　　　右侧

图 4-4-4　甲状腺下动脉与喉返神经的关系

第五节　头颈部筋膜间隙

颈部筋膜组织丰富，层次复杂；将该区域分成多个间隙。如以舌骨为界又可分为舌骨上和舌骨下两部分。颅底到舌骨之间为舌骨上区，舌骨下到锁骨之间为舌骨下区。

舌骨上区的颈深筋膜三层将头面部深层器官及结构分成多个间隙。如咽黏膜间隙、咽旁间隙、咀嚼肌间隙、腮腺间隙、颈动脉间隙、咽后间隙、椎前间隙及椎旁间隙。颈动脉鞘后方、椎旁间隙与斜方肌之间为颈后三角区（枕三角）。

舌骨下区的筋膜分颈浅筋膜和颈深筋膜。颈浅筋膜是一层由脂肪组织填充的包绕头颈部的结

缔组织，包括颈阔肌、表浅淋巴结、血管和淋巴管等。颈深筋膜分成浅层、中层和深层。浅层又称封套筋膜，围绕整个颈部，包绕胸锁乳突肌和斜方肌，形成两肌的鞘；包绕下颌下腺和腮腺，形成腺鞘。中层也称内脏筋膜或气管前筋膜，包绕甲状腺。深层包绕椎前和脊柱旁肌群，深层的前方又分成两层，前方的称翼筋膜，后方的称椎前筋膜。舌骨下间隙分为舌骨前间隙、器官间隙、咽后间隙、颈动脉间隙、椎前间隙、危险间隙、颈后间隙等。其中部分间隙与舌骨上区的相应间隙相通。颈深筋膜完全围绕颈部，从颅底到锁骨和肩胛骨，分别包绕肌肉并融合成颈动脉鞘（图4-5-1～图4-5-3）。

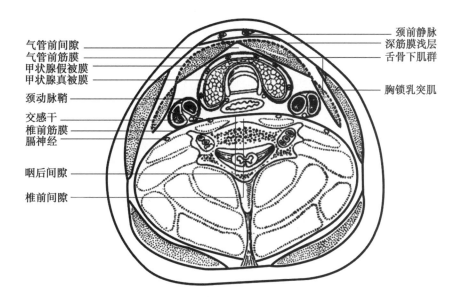

图 4-5-1　颈部筋膜结构水平位

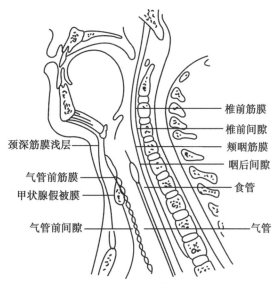

图 4-5-2　颈筋膜（正中矢状断面）

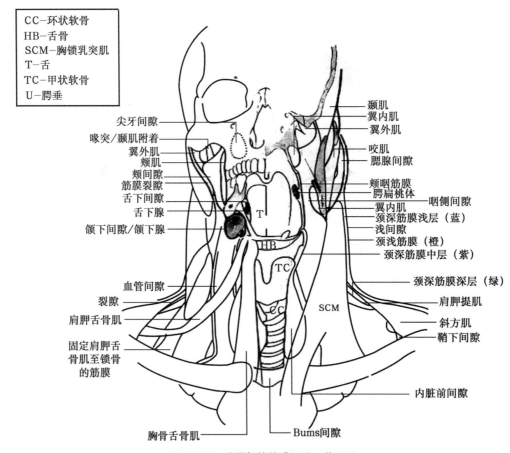

CC-环状软骨
HB-舌骨
SCM-胸锁乳突肌
T-舌
TC-甲状软骨
U-腭垂

颞肌
翼内肌
翼外肌
咬肌
腮腺间隙
颊咽筋膜
腭扁桃体
咽侧间隙
翼内肌
颈深筋膜浅层（蓝）
浅间隙
颈浅筋膜（橙）
颈深筋膜中层（紫）
颈深筋膜深层（绿）
肩胛提肌
斜方肌
鞘下间隙
内脏前间隙
Bums间隙

尖牙间隙
喙突/颞肌附着
翼外肌
颊肌
颊间隙
筋膜裂隙
舌下间隙
舌下腺
颌下间隙/颌下腺
血管间隙
裂隙
肩胛舌骨肌
固定肩胛舌骨肌至锁骨的筋膜
胸骨舌骨肌

图 4-5-3　头颈部的筋膜间隙，前面观

一、舌骨上区间隙

1. 咽黏膜间隙　位于咽旁间隙内侧，由颈深筋膜的内层将它们分开。该区主要包括黏膜、韦氏环、淋巴组织、少许涎腺、咽鼓管、咽缩肌及腭提肌等。局部出现肿块压迫咽旁间隙外移。

2. 咽旁间隙　咽旁间隙内侧是咽黏膜间隙，外侧是腮腺间隙，前方是咀嚼间隙，后方是颈动脉间隙，上方在颅底近破裂孔处，下方与二腹肌间隙相连续。咽旁间隙范围划分有多种意见：①狭义的咽旁间隙为吞咽肌与咀嚼肌间的纤维组织间隙，内含有脂肪组织和三叉神经分支和翼神经丛。②广义的咽旁间隙范围较广，也包括腮腺间隙及颈动脉间隙。根据茎突这一解剖结构，在口咽水平咽缩肌将咽旁间隙又分为茎突前间隙及茎突后间隙。该区是腮腺肿瘤、神经纤维瘤、神经鞘瘤的好发位置.

3. 腮腺间隙　由颈深筋膜浅层包绕形成，位于咽旁间隙外侧，上缘与外耳道相邻。其主要内容为腮腺、面神经腮腺段、下颌后静脉、颈外动脉和淋巴结。下颌后静脉可作为腮腺深叶、浅叶分界标志，面神经位于下颌后静脉的外侧，其主干行径相当于茎突与下颌后静脉连线。这一解剖结构对于确定肿瘤的确切位置，制定手术计划非常有用。此间隙肿瘤压迫咽旁间隙向内移动，可沿面神经向颞骨转移。

4. 咀嚼间隙　由颈深筋膜浅层包绕形成，附着于下颌骨侧部内、外面。位于上颌窦后壁和咽侧壁之间，分为颧骨上、下两部分。包括咀嚼肌（颞肌、翼内肌、翼外肌、咬肌）、部分下颌骨、下牙槽神经、下齿槽动、静脉。此区域肿瘤位于咽旁间隙的前方，使之向后移位，也可沿三叉神经的下颌支经卵圆孔向颅中窝侵犯。此间隙与腮腺间隙共同组成颞下窝。

二、舌骨下间隙

1. 内脏间隙　它上起舌骨，下至纵隔，位于中线。该区域含有舌骨下肌群、甲状腺、甲状旁腺、咽喉、气管和喉返神经等。此间隙肿瘤使周围间隙外移。

2. 舌骨前间隙 为颈深筋膜的中层包裹舌下带状肌后与颈浅筋膜融合形成。

三、舌骨上、下区相连的间隙

1. 颈动脉间隙 是由颈深筋膜三层包绕颈总动脉、颈内静脉及迷走神经形成的筋膜鞘。上起颅底颈动脉管和颈静脉孔周围,下达纵隔。鞘内含内侧的交感神经丛、颈总动脉、外侧的颈内静脉、后方为舌咽神经、迷走神经、副神经和舌下神经等颅神经,颈深淋巴结群。局部肿瘤可使周围结构移位,其常见肿瘤有颈动脉体瘤、副神经节瘤、神经鞘瘤、淋巴结肿瘤和颈动脉、颈静脉扩张等。

2. 咽后间隙、危险间隙和椎前间隙 三者均位于中线,上起颅底,下缘咽后间隙至颈胸部,危险间隙达膈肌水平、椎前间隙达尾骨。咽后间隙的前壁是颈深筋膜的中层,后壁是深层的翼筋膜。椎前间隙是颈深筋膜的椎前筋膜包绕形成。危险间隙位于二者之间。咽后间隙在舌骨上部分含有淋巴结及脂肪,舌骨下部分则只有脂肪。椎前间隙内含有椎前肌、斜角肌、膈神经、椎体、甲状腺峡部及椎动、静脉。

3. 椎旁间隙 椎旁间隙是脊柱周围间隙的椎后部分,内含有椎旁肌、椎板和棘突。与椎前间隙共同组成椎周围间隙。

4. 颈后间隙(颈后三角) 是由颈深筋膜三层组成。上起颅底,下至锁骨上,侧后壁为包绕胸锁乳突肌和斜方肌的颈深筋膜浅层,内侧是椎前筋膜,前侧是颈动脉鞘,含有脂肪、副神经及其淋巴结等。

第六节 颈部淋巴结分区

颈部淋巴结非常丰富,形成相互关联的若干个淋巴链,引流相应解剖区域的器官和结构的淋巴液。颈部淋巴结是淋巴瘤最早和最常累及的部位之一,又是头颈部恶性肿瘤的主要转移部位,也是胸腹部肿瘤的终末转移站。熟悉正常淋巴结的分布、分组和引流类型,对头颈部及其他肿瘤的分期具有重要临床价值。现将目前通用的临床淋巴结分组和分区方法分别介绍如下。

一、颈上部淋巴结

多沿头颈交界处排列,分为 5 组(图 4-6-1)。

1. 枕淋巴结 位于枕部皮下,斜方肌上端表面,收纳枕项部淋巴,注入颈外侧浅、深淋巴结。

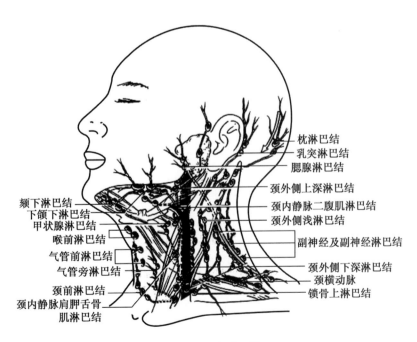

图 4-6-1 颈部淋巴结

2. **乳突淋巴结** 位于耳后、胸锁乳突肌上端表面，收纳颞、顶、乳突及耳郭的淋巴，注入颈外侧浅、深淋巴结。

3. **腮腺淋巴结** 位于腮腺表面及实质内，收纳面部、耳郭、外耳道等的淋巴，注入颈外侧浅、颈深上淋巴结。

4. **下颌下淋巴结** 位于下颌下腺附近，收纳眼、鼻、唇、牙、舌和口底的淋巴，注入颈外侧上、下深淋巴结。

5. **颏下淋巴结** 位于颏下三角内，收纳颏部、下唇中部、口底和舌尖等淋巴，注入下颌下淋巴结及颈内静脉二腹肌淋巴结。

二、颈外侧深部淋巴结群

1. **颈深淋巴结链** 沿颈内静脉分布，位于颈动脉鞘内。按部位高低分成上、中、下三组。舌骨以上为上组，舌骨以下至环状软骨为中组，环状软骨以下为下组。最高点为颈二腹肌淋巴结，位于下颌角处。最低部位为 Virchow 淋巴结，引流来自腮腺、咽后、颌下和颏下的淋巴结，形成颈淋巴干，引流入锁骨下静脉或颈内静脉，在左侧进入胸导管。

2. **颈后三角淋巴结链** 沿副神经分布，位于颈后三角区内。引流来自枕部、乳突、头皮、外侧颈部淋巴液，然后进入颈横淋巴结链。

3. **颈横淋巴结链** 又称锁骨上淋巴结链，位于锁骨上区，与锁骨平行走向。引流来自颈后三角淋巴结链、颈深淋巴结链、锁骨上淋巴结、前上胸壁和颈前外侧皮肤的淋巴回流。颈外侧深部淋巴结群接受来自颈外侧浅淋巴结的淋巴回流。

三、颈前淋巴结链

1. **浅组** 为颈前静脉组，沿颈外静脉走行，位于颈部浅层筋膜间隙中，引流颈前部皮肤和肌肉的淋巴。

2. **深组** 为食管旁淋巴链，位于气管旁、甲状腺后方的气管食管沟内。包括甲状腺淋巴结、气管前淋巴结和气管旁淋巴结。

四、咽后淋巴结

位于咽后间隙，鼻咽部后方，①内侧组：靠近中线。②外侧组：位于咽后间隙外侧，颈内动脉的内侧，椎前肌肉的前方。两组均接受鼻、鼻旁窦、鼻咽、口咽的淋巴引流，然后进入高位颈深淋巴结链。鼻咽癌时先转移至该淋巴结。

（王启明）

参考文献

1. James L. Hiatt, Leslie P. Gartner. Textbook of Head and Neck Anatomy, Fourth Editiom. Hagerstown, Maryland, USA: Lippincott Uilliams & Williams. 2009.

2. Parviz Janfaza, Joseph B Nadol, Richard L Fabian, et al. Surgical anatomy of the head and neck. Hagerstown, Maryland: Lippincott Williams & Wilkins. 2000.

3. 王启华. 实用耳鼻咽喉头颈外科解剖学. 第 2 版. 北京：人民卫生出版社. 2010.

4. Susan Standring. Gray's Anatomy, Thirty-ninth Edition. London: Churchill Livingstone. 2004.

第一节　临床检查

正确诊断是治疗成功的先决条件，而早期诊断则为提高恶性肿瘤治愈率的重要因素。临床初诊是对疾病进行确诊的首要步骤，也是一项关键性程序，因为临床医师经过初次检查获得初步诊断印象后，方可进行各种有关的仪器检查或处理。临床初诊主要依靠医师临床检查，需要扎实的视、触、叩、听等基本技能；全面、正确的物理检查，不仅能确定对疾病的诊断方向，以便采用必要的进一步辅助检查，也是一名肿瘤医师真正水平的体现。应该避免过度依赖仪器设备而忽视临床检查的做法。

一、病史采集

病史为反映疾病发展的系统资料，通过详细了解病史，可为诊断提供重要参考，但往往临床工作中会出现忽视病史采集，注重辅助检查的情况。全面客观采集病史，包括既往史、个人史非常重要，对诊断有很大帮助。如是否吸烟可能对口腔、喉部肿瘤的发病起着至关重要的影响；而儿童时期的放射史可能与甲状腺癌有关。

（一）一般情况

包括性别、年龄、籍贯等，看似常规简单的信息，对某些肿瘤的诊断也能起到重要的参考价值，甚至与发病相关。如口腔癌、喉癌等头颈部鳞癌均以男性为主，而甲状腺的良恶性肿瘤一般女性明显高于男性。发生于儿童的甲状腺单发结节恶性比例较大。3岁以内幼儿不明原因的斜视或其他视力障碍，应首先考虑视网膜母细胞瘤。

恶性颈淋巴结肿大，在成人应首先考虑转移癌，儿童则应考虑来自淋巴造血系统。腮腺区长期缓慢生长的弥漫性肿块，在男性应排除嗜伊红细胞增生性淋巴肉芽肿，而女性则应排除神经纤维瘤病或其他疾病。有的肿瘤发病有明显地域性，如对于鼻咽癌来讲，广东地区发病率明显增高。

（二）主诉

根据病变和性质，主诉各异。多以原发瘤为首发症状就诊，但亦有以转移病灶肿块就诊，如部分鼻咽癌患者常以上颈深部淋巴结肿大就诊，但鼻咽部黏膜却可以表现为"正常"；甲状腺微小乳头状癌也可首先出现颈部淋巴结肿大。值得注意的是，有时患者虽有类似肿瘤主诉，未必皆属肿瘤性质。

1. 肿块　为头颈肿瘤科就诊患者中最常见的主诉之一，对每一肿块均须做以下鉴别：

（1）是否肿瘤，如常见的由慢性炎症引起的淋巴结肿大、因导管结石所致慢性颌下腺炎、亚急性甲状腺炎所产生的甲状腺肿块，均常被误诊为肿瘤。

（2）肿块性质，须通过病史、自觉症状及局部表现进行初步判断，但要避免先入为主的思维定式，最后诊断以病理诊断为准。

（3）如确诊为肿瘤，应区别原发、继发、多重癌等。

2. 症状

（1）疼痛：除急性炎性病变外，良性肿瘤一般甚少疼痛，恶性肿瘤如已累及神经或骨质，可出现疼痛。如发现颌下腺肿块，不论大小，若伴有疼痛，首先应排除颌下腺腺样囊性癌，因为该肿瘤极易侵犯神经造成疼痛。有些患者外表并无明显肿块，仅主诉一侧顽固性面部痛或头痛，应注意排除隐蔽部位伴有神经受累的鼻咽癌、鼻旁窦癌或翼腭窝肿瘤等。部分下咽癌可较早出现吞咽疼痛，由于症状为非特异性，常被当作慢性咽炎而误诊误治。

（2）异常分泌物：经鼻腔、鼻咽或口咽流出血性分泌物，常为鼻腔、鼻旁窦或鼻咽癌的早期症状之一。鼻腔恶臭的分泌物多为鳞状细胞癌继发感染所致。

（3）声音嘶哑：甲状腺恶性肿瘤可以引起声嘶，是比较常见的喉外因素。仅声嘶而无肿块或其他症状时，首先考虑喉部病变并需排除迷走神经功能障碍所致声带麻痹，如合并其他颅神经受累时，应排除鼻咽癌或颅底肿瘤累及颅神经。还需注意排除肺癌等胸部肿瘤所致声嘶。极少数不明原因声嘶，为特发性喉返神经麻痹。

（4）压迫症状：根据肿瘤部位可产生不同的压迫症状。如眼眶、上颌窦或球后肿物可压迫眼球外突；巨大甲状腺肿、甲状腺癌可压迫气管造成呼吸困难。一些咽旁肿物可以挤压口咽造成软腭下移、口咽腔狭窄等。翼腭窝肿瘤可以造成张口受限。

（5）神经功能障碍：有些患者以神经功能障碍症状首诊。如复视多为眶内肿瘤直接累及颅神经造成。咽反射功能障碍如吞咽时呛咳以及声音嘶哑，多系喉返神经或迷走神经受累表现，原发病灶可能为鼻咽癌、甲状腺癌、迷走神经肿瘤等疾病。面神经麻痹者常为腮腺恶性肿瘤侵犯；下唇麻木常为同侧下齿槽神经受累表现，可为牙龈癌或者下颌骨肿瘤。

（三）患病期

一般病程长的肿瘤多为良性，恶性者生长较快。但甲状腺乳头状癌病期可以长达数年甚至10余年以上。多年生长没有变化的肿块短期突然增大，应考虑恶变。如分化好的甲状腺乳头状癌可存在多年并突然发生间变，恶性增高，病程很短。但亦有例外，甲状腺囊腺瘤可因囊内出血而急骤增大。临床上以"天、月、年"时限标定病史初步估计病变性质，病史为"多少天"炎症较多，病史为"几个月"多为恶性肿瘤，而病史为"几年"常为良性肿瘤。

（四）肿瘤家族史

已知某些头颈部肿瘤有家族倾向。最常见的如甲状腺髓样癌、视网膜母细胞瘤及神经纤维瘤病等；少部分甲状腺乳头状癌也存在家族性。直系亲属中患癌症，其他成员肿瘤发生率相对增高。

二、查体

（一）全身检查

头颈部肿瘤可以和机体其他部位有着复杂的内在联系。临床上肿瘤病灶常表现为肿块，也可伴有全身病理改变。病灶可能在头颈部，亦可为全身恶性淋巴瘤的局部表现，或来自远处病灶的转移等，因此全身检查非常必要。全身检查除针对与原发瘤有关的部位进行检查外，需进行全身表浅淋巴结、胸腔器官（心、肺）、腹腔器官（肝、脾肾及腹部）检查，必要时对妇科盆腔器官（子宫、卵巢）以及肛门、直肠等进行检查。尤其对左侧锁骨上淋巴结肿大疑为晚期腹部内脏癌患者，应当进行肛门指诊检查了解直肠及直肠窝有无肿瘤。检查甲状腺肿物时，必须了解其功能状态及全身表现。颌骨囊性骨炎可为局限性，但伴有全身其他骨骼病变时需排除甲状旁腺功能亢进。口腔尤其唇及颊部多发黑痣，应考虑到 Peutz-Jeghers 综合征。作者曾诊治一患者腹泻病史2年多，腹部查体阴性，长期治疗无效，最后诊断为甲状腺髓样癌；而一部分甲状腺髓样癌可因伴发肾上腺肿瘤而出现血压异常变化，因此对头颈部肿瘤的全身检查同样重要。

（二）原发肿瘤检查

1. 部位　头颈部肿瘤的发生部位或器官，一般通过视诊、触诊或内镜检查可以定位。但欲明确肿瘤来源，需配合影像学检查。如咽旁边界清楚的肿物，最常见的可能来自腮腺深叶的混合瘤，或者是源自迷走、交感、舌下等咽侧的神经源性肿瘤，可行强化CT等检查观察与腮腺的关系来判断。来源于梨状窦的肿瘤可以挤压侵犯喉部，同样需要纤维喉镜及CT等来判断。

2. 表面情况　肿瘤的表面根据部位及性质而不同。良性肿瘤表面多为膨隆状，与表皮无明显粘连，或高于皮肤、黏膜呈外凸状。但亦有良性肿瘤表面呈菜花状或不规则生长，极易与恶性混淆，如唇部的角化棘皮瘤，酷似唇癌；舌、声带等部位的乳头状瘤也易与癌相混。皮肤的恶性肿瘤常会高低不平，或者破溃出血、结痂等。口腔、下咽黏膜的恶性肿瘤开始可呈溃疡状，后形成菜花状突起，表面可伴有感染、出血、分泌物。

3. 大小 肿瘤大小一般取其三个径的长度，包括肿物的最长径，与其垂直的径及肿瘤的深度。皮肤肿瘤易于测量检查，而鼻咽、下咽、喉部等肿瘤须通过 CT、内镜及 B 超等影像学检查来测量大小。

4. 外形和边界 良性肿瘤一般形状规则、边界清楚；恶性肿瘤因浸润性生长，大多形状不规则，边界不清。但总有例外，尤其是在涎腺肿瘤，早期的黏液表皮样癌或者腺样囊性癌可以表现为外形规则且边界清楚，需要有经验的医师仔细触诊感知。颈深部组织的脂肪瘤可以呈多分叶状，并可侵入肌间、锁骨下、胸腔等，难以完全切除；神经纤维瘤往往没有明显边界，手术时易出血，切除后易复发。

5. 质地硬度 可分为软、中等、硬三等，以面部组织为参照物，口唇为软，鼻尖为中等，额部为硬。恶性肿瘤一般质地较硬，但根据不同病理类型，软硬度亦可表现不一。如有的甲状腺乳头状癌的颈淋巴结转移灶可以呈囊性改变，质地较软，内含棕色液体，这种淋巴结可作为乳头状癌的特异性转移灶表现。有的鳞癌发生颈淋巴结转移灶可以出现液化坏死而变软。有些伴有大钙化斑的甲状腺结节质地坚硬。桥本甲状腺肿、神经纤维瘤可表现为硬而韧的质地。

6. 与血管的关系及搏动 有的肿瘤来自血管或者邻近大血管都可以触诊到搏动，但两种情况

有所不同：动脉瘤、动静脉血管瘤等自身可有肿瘤的搏动感，可听闻血管杂音；而邻近血管的肿瘤如动脉体瘤、迷走神经、交感神经鞘瘤为传导性搏动，仔细触诊，可感觉到搏动来自肿瘤以外。颈动脉体瘤还经常把颈动脉推移，使动脉分歧部扩大，搏动围绕肿瘤两侧。

7. 压痛 一般肿瘤压痛不明显，但伴有破溃、感染时或累犯神经时可有触痛。

8. 活动度 一般良性肿瘤多活动度良好，恶性者活动差或固定不动。当然活动度与肿瘤部位也有关系，如硬腭良性肿瘤的活动度也较小。

（三）头颈部淋巴结检查

头颈部淋巴结位置比较表浅，与肿瘤的转移关系密切，易于通过触诊获得诊断线索，有的肿瘤是首先发现颈部淋巴结肿大，如鼻咽癌患者常以上颈部淋巴结转移而就诊；甚至少数甲状腺乳头状微小癌也可以淋巴结肿大首诊。因此通过检查颈部淋巴结可以明确分期，必要时可取活检，对诊断治疗均有重要意义。

1. 头颈部淋巴结的分布与分区 头颈部淋巴结大多分布在颈部，少数情况下如眼睑、腮腺、耳部以及头皮肿瘤可转移到耳前区、腮腺区或枕部淋巴结。颈部淋巴结是全身重要的淋巴系统，位置相对表浅，易于检查，主要接受来自头颈部肿瘤的淋巴引流。锁骨上区淋巴结还接受来自胸腹腔、盆腔等脏器的淋巴引流。临床上根据肿大淋巴结出现的部位，可以初步推断原发肿瘤的所在位置，如颈深上淋巴结肿大常常是鼻咽癌转移。

根据 1991 年美国耳鼻咽喉头颈外科协会的颈淋巴结分区标准（图 5-1-1）：

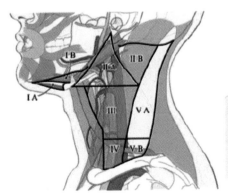
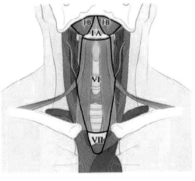

图 5-1-1 颈部淋巴结国际分区

Ⅰ区（Level Ⅰ）：包括颏下及下颌下区的淋巴结群，又分为A（颏下）和B（下颌下）两区。

Ⅱ区（Level Ⅱ）：前界为茎突舌骨肌，后界为胸锁乳突肌后缘上1/3，上界颅底，下界平舌骨下缘。主要包括颈深淋巴结群上组。以在该区中前上行向后下的副神经为界分为前下的A区和后上的B区。

Ⅲ区（Level Ⅲ）：前界为胸骨舌骨肌外缘，后界为胸锁乳突肌后缘中1/3，下界为肩胛舌骨肌与颈内静脉交叉平面（环状软骨下缘水平），上接Ⅱ区，下接Ⅳ区。主要包括肩胛舌骨肌上腹以上的颈深淋巴结群中组。

Ⅳ区（Level Ⅳ）：为Ⅲ区向下的延续，下界为锁骨上缘，后界为胸锁乳突肌后缘下1/3段。主要包括颈深淋巴结群下组。

Ⅴ区（Level Ⅴ）：即颈后三角区及锁骨上区。前界邻接Ⅱ、Ⅲ、Ⅳ区后界，后界为斜方肌前缘。以环状软骨下缘平面（即Ⅲ、Ⅳ区分界）分为上方的A区（颈后三角区）和下方的B区（锁骨上区）。包括颈深淋巴结副神经链和锁骨上淋巴结群。

Ⅵ区（Level Ⅵ）：带状肌覆盖区域，上界为舌骨下缘，下界为胸骨上缘，两侧颈总动脉为两边界，包括内脏旁淋巴结群。

Ⅶ区（Level Ⅶ）：为胸骨上缘至主动脉弓上缘的上纵隔区。

（1）正常淋巴结　直径0.2～0.5cm大小，一般椭圆形或长条形（长短径比大于2∶1），质软，表面光滑，活动度好，无压痛。

（2）浅表淋巴结传统分组与国际分区及引流范围（表5-1-1）

表5-1-1　浅表淋巴结分组（区）及引流范围

分区（组）	主要引流（收集）范围
耳后、乳突区	头皮
Ⅰ区（颌下）	口底、颊黏膜、齿龈
Ⅰ区 颏下	颏下三角区、唇、舌
Ⅱ区 胸锁乳突肌上部（颈上）	鼻咽部、口咽、口腔
Ⅲ区 胸锁乳突肌中部（颈中）	口腔、口咽、下咽、喉
Ⅳ区 胸锁乳突肌下部（颈下）	咽喉、气管、甲状腺
Ⅴ区 左锁骨上（枕后三角）	食管、胃、肺
Ⅴ区 右锁骨上	气管、胸膜、肺
Ⅵ区 气管前、气管旁	甲状腺、喉、气管
Ⅶ区 胸骨上窝	甲状腺、胸腺

（3）中央区淋巴结（Cental compartment LN）为颈淋巴结分区的Ⅵ区。由于中央组淋巴结经常是甲状腺癌转移的第一站淋巴结，发生转移的比例较高，近年对于甲状腺癌，尤其是无明显其他区域转移（cN0）的乳头状癌，多同时行中央组淋巴结清扫，可以阻断癌肿向颈侧区转移的途径，已成为较常应用的术式。中央区颈淋巴结清扫的范围包括甲状软骨以下、胸骨切迹以上及颈总动脉内侧区域间所有淋巴脂肪组织。相对于中央区淋巴结，颈部外侧（Ⅱ—Ⅴ区）淋巴结则被称为颈外侧区淋巴结。

2. 颈淋巴结检查法　颈部的检查应在平静、自然的状态下进行，被检查者最好取舒适坐位，解开内衣，暴露颈部和肩部。如病人卧位，也应尽量充分暴露。检查时手法应轻柔，当怀疑颈椎有疾患时更应注意。检查者与被检查者面对而坐，一般检查左颈时，检查者将左手放于患者头顶，以便根据需要转动头颈部。触诊时应注意肿大的淋巴结。颈组淋巴结检查以两个手指沿胸锁乳突肌、下颌骨下和锁骨上做深触诊。要注意检查有无肿大或固定的淋巴结。颈部不对称的肿大硬块，固定的淋巴结常提示癌。

（1）按一定顺序检查，可避免遗漏：耳前→耳后、乳突区→枕骨下区（枕骨粗隆下方）→颌下→颏下→颈部（颈上、中、下）→锁骨上窝

（2）淋巴结检查的内容（记录内容）

①部位　②长短径　③数量

④质地　⑤是否压痛　⑥活动度

⑦有无红肿　　⑧有无瘘管、溃疡

（四）头颈部的系统检查

全面系统地头颈部检查，有助于早期可治阶段发现肿瘤。检查时应注意每一个新异的变化，如面部有无不对称、肿胀、变色或溃烂。注意唇的外形，颜色或质地。口腔是否有黏膜红斑、白斑病或肿胀。无痛性生长的溃疡，表面生长粗糙或不规则，边缘坚实而突起，擦后易于出血的肉芽组织亦应注意是否癌变。触诊坚硬肿块也常预示着癌瘤的可能。

颈部检查时受检者面部与医生眼睛同高，头部固定。用双手触诊颈部，比较两侧有无肿大、不对称等表现。

1．甲状腺检查法

（1）视诊　观察甲状腺的大小和对称性。正常人甲状腺外观不突出，女性在青春发育期可略增大。检查时嘱被检查者做吞咽动作，可见甲状腺随吞咽动作而向上移动，如不易辨认时，再嘱被检查者两手放于枕后，头向后仰，再进行观察即较明显。

（2）触诊　触诊甲状腺时宜轻柔，并嘱病人做吞咽动作。在咽下动作时，腺体向上移动，腺体异常将变得较为明显。吞咽时甲状腺叶的下极升高，并可见其外形。触不到下极时，预示这个位置的甲状腺向后下方扩展。如果病人颈部隆起明显，医生站在受检者的后面且超越其头部则更有助于检查每一个甲状腺叶。甲状腺位于甲状软骨下方和两侧，正常约15～25g，表面光滑，柔软不易触及（图5-1-2、5-1-3）。

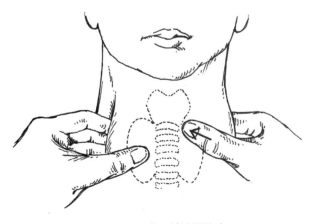

图 5-1-2　从前面触诊甲状腺

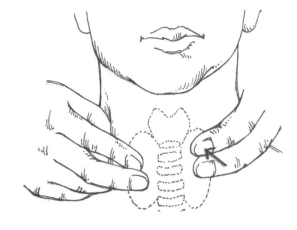

图 5-1-3　从后面触诊甲状腺

（3）听诊　当触及甲状腺肿大时，用钟形听诊器直接放在肿大的甲状腺上，如听到低调的连续性静脉"嗡鸣"音，对诊断甲状腺功能亢进症很有帮助。另外，在弥漫性甲状腺肿伴功能亢进者还可听到收缩期动脉杂音。

2．口腔检查

（1）经额镜视诊　患者端坐于检查者前，取出义齿，张口平静呼吸。检查者用压舌板轻轻将舌背压下，可检查口腔颊部有无肿物，口腔顶部硬腭有无隆起，上下齿龈有无溃疡肿块，舌体有无新生物，也可观察口咽部软腭是否对称，腭垂有无肿胀，有无乳头状瘤等。

（2）手指触诊　检查者右手戴手套，以一指或两个手指置于病人口内，拇指置于面颊部，检查上、下唇移行，及上、下颌前庭沟。牵拉口颊部，检查颊黏膜有无硬结、白斑或红斑。然后用一薄纱布包裹舌尖，将舌轻拉向前或一边，以另一手用压舌板或戴手套的手指向外压迫舌的中部。检查口底以戴手套的手指放入舌下，另一手从口外向上做双合触诊。用右手示指伸入咽部，触摸扁桃体、咽侧壁。病人将舌伸出口外固定，然后以戴手套或指套的手指插入舌根部进行触诊，检查有无正常的淋巴样变异组织或癌。最后，用间接喉镜检查舌根。

（3）耳、鼻、咽喉部检查　是必行的常规检查，因为这些隐蔽部位往往是一些临床症状（如鼻血性分泌物，声嘶及颅神经症状等）和颈部转移癌的原发病变所在。头颈肿瘤医师必须熟悉掌握这些检查技术。详见下节介绍。

第二节　耳鼻咽喉检查

通过额镜反射光线检查耳鼻咽喉部位已有百余年历史，检查有其局限性，如从前鼻孔检查到鼻腔，因受到鼻甲等组织遮挡，看不见各鼻道、鼻窦开口情况，特别是鼻窦内情况更无法看到。近年来光学仪器利用了潜望镜原理使得这种局面明显改善，如德国的 Hopkins 把传统窥镜内的片状镜片改为柱状镜片，再配合导光纤维，制成各种新型硬管内镜。另外应用冷光源做光源，使检查时所见景物十分清晰。用导光纤维还可以制成不同直径、不同角度的各型软管纤维内镜。如纤维喉镜、纤维支气管镜、纤维食管镜等。耳鼻喉硬管内镜有耳镜、鼻镜、鼻咽镜及喉镜。内镜还可以用广角视野看到后的全貌。新型内镜的发展是耳鼻喉科学检查的一次革命。许多医院均配置了各种内镜检查。

一、耳检查

耳是听觉和平衡器官，分外耳（External ear）、中耳（Middle ear）和内耳三个部分。

（一）外耳

1. 耳郭（Auricle）　耳郭由软骨、软骨膜及皮肤构成。注意耳郭有无形态学改变，如大小、位置和对称性，是否有发育畸形、外伤、瘢痕、红肿、瘘口等。有无牵拉痛，耳屏有无压痛等。耳郭可因睡眠长期压迫血液循环障碍造成变形增厚，易误诊为新生物。

2. 外耳道（External auditory canal）　可用额镜或耳内镜检查，用手牵拉耳郭可使自然弯曲变直。主要观察皮肤是否正常，有无溢液。由于皮下无疏松组织，发炎后疼痛明显。

（二）中耳

位于外耳和内耳之间。包括鼓室、咽鼓管、乳突窦和乳突小房。其中鼓膜（Tympanic membrane）位于鼓室和外耳道之间，为椭圆形半透明薄膜。高约 9mm，宽约 8mm。共有三层。鼓膜上有锤骨柄，锤骨柄斜向后下方，止于鼓膜中央的脐部。脐部前下有一光带，成三角形，称为光锥。光锥由鼓膜反射光形成，光锥的存在表示鼓膜正常。鼓膜上方可以看到一个皱襞，颜色与鼓膜不同。皱襞上部为鼓膜松弛部，下为紧张部。松弛部穿孔常表示上鼓室有病变，应进一步照相检查。观察鼓膜是否穿孔，注意穿孔位置，紧张部穿孔常因中耳炎或外伤引起。如有溢脓并有恶臭，可能为胆脂瘤。在咽鼓管闭塞后，中耳变成负压，可引起鼓膜内陷。

鼓膜的颜色与临床有关。充血、隆起常表示中耳有炎症。颈静脉球体瘤可破坏中耳底壁、外耳道底、中耳腔底，可见由下往上的蓝色肿块。鼓膜穿孔，中耳有肉芽突出，有出血史，有长期流脓史，应想到中耳乳突癌的可能。

（三）乳突

乳突（Mastoid）的发育是经咽鼓管通气发育起来的，到 16 岁时才发育完全。乳突在发育过程中，如患过中耳炎，在那个年龄就停止发育。临床上乳突 X 线摄片可大致分为三种：硬化型乳突，表示乳突没有发育；小气房型乳突或称板障型乳突，大约在 4～10 岁时患过中耳炎；大气房型乳突即发育已成熟乳突。不同型乳突不代表目前耳的病变，只说明过去。在耳后部乳突尖上附有胸锁乳突肌。乳突压痛常见于化脓性中耳炎或乳突炎，乳突的炎症可经乳突尖沿胸乳肌向下发展，形成局限性脓肿，应与颈部肿块相鉴别。乳突在有胆脂瘤时常破坏骨皮质形成耳后脓肿，耳后皮肤红肿、压痛，耳郭向前推移。

（四）耳内镜检查

选用 Wolf 或 Storze 直径2.7mm 或 4.0mm 的0°直视镜，冷光源。灯照明度好，视野大，可以放大，近焦距。用内镜检查时应首先清理外耳道耵聍，一手牵拉耳郭向后上方，另一手慢慢插入耳镜。尽量靠近鼓膜，观察景象更为清晰。距离远则效果差。耳镜的用途还可以通过穿孔的鼓膜进入鼓室腔，观察听骨链、圆窗、鼓室、上鼓室等部位情况。这是通过原始的耳镜及额镜反光光源所不能及的。

（五）听力学检查

主要检查耳的听觉功能和平衡功能。根据功

能变化判断有无疾病及病变的位置。可先用粗略的方法了解听力：在静室内嘱被检查者闭目坐于椅子上，并用手指堵塞一侧耳道，医师持手表或以拇指与示指互相摩擦，自1米以外逐渐移近其耳部，直到听到声音为止，测量距离，同法检查另一耳。比较两耳的测试结果并与正常人的听力进行对照。正常人一般在1米处可闻机械表声或捻指声。

精测方法是使用规定频率的音叉或电测听设备所进行的一系列较精确的测试方法，对明确诊断更有价值。电测听检查分气导听阈检查、骨导听阈检查和阈上听力检查三部分。气导听阈提高表示病变位于外中耳，骨导听阈提高表示病变位于内耳耳蜗或听神经，而阈上听力检查可进一步分辨是耳蜗还是听神经病变。如是重振阳性的患者，病变在耳蜗；如是音衰试验阳性的，病变在听神经纤维。

（六）听觉脑干诱发电位（ABR）及耳声发射检查

电反应测听是通过听觉系统对声刺激发生的一系列电位变化过程来诊断听觉系统疾病的客观性检查方法。临床上最常用的有听觉脑干诱发电位和耳蜗电图，可进行梅尼埃病、新生儿听阈的评估，新生儿神经系统的发育情况、聋哑儿残存听力的确定，外伤性听觉损伤的评定。在对听神经瘤和桥脑小脑角肿瘤的诊断中，ABR作为辅助性诊断方法，是诊断听神经瘤最可靠的电生理手段，其假阴性率仅5%或更低，ABR的同侧Ⅰ～Ⅴ波间期的延长与肿瘤的增大几乎成正比。ABR结果不仅准确、可靠，而且可发现用其他检查方法尚难发现的直径小于0.5mm的占位性病变，阳性率可达95%～100%。

1. **听觉脑干诱发电位检查中听神经瘤患者的波形** Ⅴ波潜伏期延长；Ⅰ-Ⅲ波间期延长；Ⅰ-Ⅴ波间期延长；只出现Ⅰ波，其他各波均不出现。

2. **耳声发射检查** 分两大类：自发性耳声发射和诱发性耳声发射，而后者又分刺激频率耳声发射、瞬态诱发性耳声发射和畸变产物耳声发射三种。

二、鼻、鼻腔、鼻窦检查

（一）外鼻

由鼻骨、上颌突、额突、梨状孔、鼻中隔、软骨构成鼻的支架，外有皮肤覆盖。视诊时注意鼻部皮肤颜色和鼻外形的改变。鼻梁塌陷为鞍鼻，常见于鼻骨骨折、先天性梅毒等。老年人鼻翼及周边的皮肤常易发生基底细胞癌。

（二）鼻腔

用鼻镜扩开鼻孔，在反射光源下观察，事先可用麻黄素收敛鼻黏膜而便于观察。下鼻甲靠近鼻前孔，黏膜下血运十分丰富，可充血肿胀阻塞鼻道，也对麻黄素等血管收缩药物敏感，体积可变小。下鼻甲下为下鼻道，前上方可见中鼻甲和中鼻道，中鼻道有许多鼻窦开口，可有炎性分泌物积存。鼻腔肿物也常出现在中鼻道。鼻中隔与鼻甲之间称为总鼻道(图5-2-1)。上鼻道不易看到。

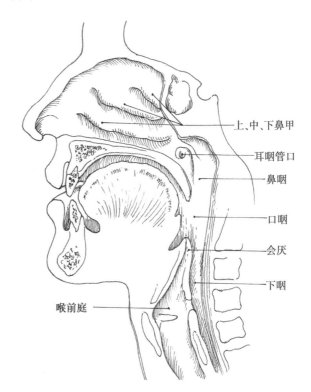

上、中、下鼻甲
耳咽管口
鼻咽
口咽
会厌
下咽
喉前庭

图 5-2-1　鼻腔矢状面解剖

检查鼻腔时可随时改变头位，观察中鼻甲时头略向后仰，观察下鼻道时头需前倾。鼻腔检查应注意黏膜变化，注意有无鼻出血和鼻腔分泌物。如有透亮的软组织肿物可能为息肉；如有肉芽增生、菜花状肿物、乳头状物、溃疡、糜烂等应及时取活检以确诊。检查鼻中隔有无偏曲、穿孔，穿孔常见于感染、肿瘤。

（三）后鼻腔、鼻咽腔

临床用间接鼻咽镜检查前，咽部可用丁卡因表面麻醉以利检查。如鼻咽过窄可用小弯钩将软腭向前拉起。检查时令患者用鼻呼吸，左手用压舌板压舌，右手持鼻咽镜放至软腭后观察鼻咽腔。目前大多被纤维鼻咽镜检查所代替。

鼻咽腔分6个壁：顶壁在胚胎发育中可形成颅咽管瘤、脊索瘤。儿童时期可有腺样体肥大，如成年后未萎缩应与肿瘤注意鉴别。鼻咽顶向后是鼻咽后壁：上咽缩肌互相交叉吻合形成环状隆起，对发音时鼻咽关闭起重要作用。鼻咽顶向前为两侧后鼻孔：检查比较困难，鼻腔、鼻窦肿物可坠入后鼻孔，如检查不清应改用纤维鼻咽镜检查。鼻咽两侧壁：咽鼓管垫及咽鼓管开口。咽鼓管垫和鼻咽顶交界处靠近后鼻孔为鼻咽隐窝，是鼻咽癌好发部位。两侧咽鼓管垫、隐窝应对称，如一侧增厚、隆起，应考虑鼻咽癌的可能。但有的鼻咽癌位于黏膜下，镜检时早期很难发现病灶及时活检，对可疑者需密切跟踪复查。

（四）各鼻窦区压痛检查法

1.上颌窦 医师双手固定于病人的两耳后，将拇指分别置左右颧部向后按压，询问有无压痛，并比较两侧压痛有无区别。也可用右手中指指腹叩击颧部，并询问有否叩击痛（图5-2-2）。

2.额窦 一手扶持病人枕部，用另一拇指或示指置于眼眶上缘内侧用力向后向上按压。或以两手固定头部，双手拇指置于眼眶上缘内侧向后、向上按压，询问有无疼痛；也可用另一拇指或示指置于眼眶上缘内侧用力向后向上按压。询问有无压痛，两侧有无差异，也可用中指叩击该区，询问有无叩击痛。

3.筛窦 双手固定病人两侧耳后，双侧拇指分别置于鼻根部与眼内眦之间向后方按压，询问有无压痛。

4.蝶窦 因解剖位置较深，不能在体表进行检查。

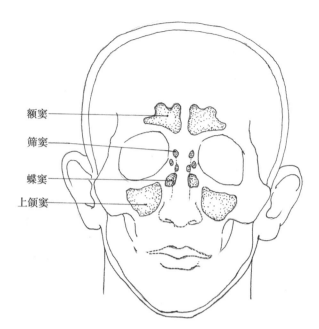

图5-2-2 副鼻窦区压痛检查部位示意图

（五）内镜检查

目前鼻（窦）内镜已在耳鼻喉科、头颈外科广泛应用，不仅用于检查诊断，许多鼻腔、鼻窦手术甚至脑垂体手术都可以通过内镜下进行。内镜的应用减少了创伤并减轻了病人的痛苦，提高了诊断率和治愈率。内镜种类和选择：内镜长20～23cm，外径2.7～4.0mm，根据部位不同，可选用0°、5°、30°、70°、110°镜子。70°、110°镜子检查鼻咽顶、鼻窦时使用，鼻腔一般0°、5°镜即可。消毒不宜放在强的消毒药内浸泡。镜子的前端是平滑的，进入窦腔还需专用的带套管的上颌窦穿刺针，针的直径为5mm，长85mm，针芯抽出后自套管内放入内镜检查。

1.鼻腔内镜检查 检查鼻腔时，先用1%麻黄素收敛黏膜，再用1%～2%丁卡因喷雾鼻腔行表面麻醉。可以采用半坐位或平卧位。内镜从一侧鼻孔进入后，按顺序检查避免遗漏。下鼻甲、中鼻甲、中鼻道、额窦、前组筛窦、上颌窦开口。中鼻道为检查重点，鼻息肉、鼻窦肿物、内翻性乳头状瘤常发生在中鼻道。再沿中鼻甲下缘前进到中鼻甲后端，将镜外转35°～40°可观察蝶筛隐窝和蝶窦开口。镜子抽出后，重新自总鼻道经嗅裂到鼻腔顶部，观察上鼻甲、上鼻道，最后抽出镜子。再自下鼻道放入镜子至后鼻孔，观察下鼻甲后端，鼻中隔后缘、鼻咽隐窝、咽鼓管垫、咽鼓管口、鼻咽顶及鼻咽后壁。除常规检查各部位外，发现异常应反复检查。鼻内镜检查通常只能一人主检，限制了观察人数。但可以连接摄像头并显示在监视屏幕上，还可以录像保存。

2.上颌窦内镜检查 检查前先用 2% 丁卡因加肾上腺素棉片麻醉和收敛鼻甲和鼻道黏膜。麻醉后，一手用鼻镜扩开鼻孔，一手持穿刺针，将穿刺针抵住下鼻道距下鼻甲前端约 1.5cm 处，方向指向上、外，并稍向后，相当于外眼角方向。用食指放在穿刺针的中部，另一手按住病人头部以防病人头突然后仰。可轻轻转动把针刺入上颌窦腔内。由于食指在针的中部可控制深度。取出穿刺针，留置套管。经套管放入鼻窦镜进行观察。如窦内有液体，可用双管吸引器放入窦腔，一管注入盐水，另一管吸出，洗干净窦腔，然后再检查上颌窦。检查时可用不同角度的镜子检查窦腔各壁情况。特别是影像学检查时有可疑病变的需进一步明确。如看到可疑肿瘤病变需行活检时，亦可通过穿刺针取活检。本检查简单易行，避免行手术探查上颌窦取活检。除检查窦内肿物外，也可检查上颌窦窦口是否有病变，是否有上颌窦霉菌团，上颌窦齿槽瘘，上颌窦囊肿、息肉、异物、骨折等，对观察、诊断很有帮助。

3.蝶窦内镜检查 鼻腔用 1% 麻黄素收敛和 2% 丁卡因麻醉后，在内镜引导下穿刺针放在中鼻甲后端与鼻中隔之间的蝶筛隐窝内。刺入时针靠近中隔与鼻底成 30°。检查时应注意蝶窦解剖变化较大，大小不一。窦腔的壁有些前位蝶窦前壁较薄，后位蝶窦前壁较厚，穿孔就困难，往往失去方向感。如穿刺有困难应照蝶窦侧位像，观察蝶窦位置。蝶窦内有间隔，内镜放入后观察各壁情况，特别是怀疑脑垂体瘤时，上壁常有塌陷或骨壁已有破坏，肿物进入窦腔。脑垂体瘤组织常为非肿块状态，而呈褐色和黏稠状物，应与分泌物区别。

4.额窦内镜检查 额窦在额骨内，它的自然孔称鼻额管，在中鼻道前端。额窦发育不规则，有些人甚至没有发育。鼻额管向下，一般情况下引流不成问题，很少形成额窦炎。但鼻额管因炎症、额窦囊肿、骨瘤阻塞后，额窦引流不通畅，常继发额窦炎。额窦检查一般用放射线，如内镜进入额窦必须扩大窦口。强行插入内镜可使黏膜损伤，窦口闭塞，反而可以继发额窦炎。额窦手术后必须扩大鼻额管，置入引流胶管 3 个月，否则鼻额管无论扩多大仍有闭塞可能。

5.筛窦内镜检查 筛窦又称筛迷路，有许多小房。筛窦是发育最不规则的鼻窦，筛房一般分前后两组，无明显界限，只是有不同的引流方向。前组筛窦开口在中鼻窦，后组筛窦开口在上鼻道。

筛窦的发育可造成临床上诊断错误。如筛窦可以扩展到中鼻甲，使中鼻甲变成筛泡；也可以到眶上，发炎后常误诊为额窦炎。也可存在于鼻根部、蝶骨翼板等位置。筛窦为多气房，每房骨壁都有黏膜，黏膜水肿可形成息肉，从气房壁破入鼻腔。因此鼻息肉常为多发，从鼻腔很难切除干净。筛窦一般也做放射线检查。筛窦的壁上方为筛骨水平板，内侧为中甲，外侧为纸样板，下壁为下甲，后壁为蝶筛隐窝。因此筛窦肿瘤的周围解剖关系非常多，手术很难切除非常彻底。放射线检查筛窦房消失，阴影密度增加往往为炎症。如筛房消失，周围有扩大或骨质破坏，应考虑筛窦肿物可能。筛窦肿瘤常突入鼻腔,因内侧壁较薄，在中鼻道可见肿物，便于取活检。

三、咽部检查

咽部又分鼻咽、口咽及喉咽（下咽）（图 5-2-3）。鼻咽部的检查详见鼻咽癌一章，本部分重点介绍口咽及喉咽的检查。

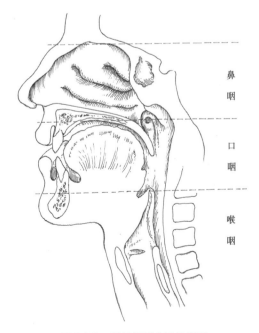

图 5-2-3 咽部解剖分区示意图

（一）口咽

口咽（oropharyngeal）包括软腭、前弓、后弓、腭扁桃体、舌根、咽后壁、三角皱襞等（图 5-2-4）。咽部黏膜，特别是咽后壁，正常者光滑、湿润、淡红色。如黏膜失去光泽，黏膜表面粗糙或有痂皮粘在上面，常为黏膜萎缩，多由于鼻腔黏膜萎缩所致。检查咽部黏膜时首先注意咽后壁有无反射。如用压舌板触及咽后壁无反射，表示舌咽神经感觉支有问题，发'啊'音时，腭垂应在正中上提。如为双侧麻痹，软腭则不上提。一侧麻痹，腭垂偏于健侧。此时发音呈开放性鼻音，吐字不清，说话含糊。咽后壁隆起，应想到脓肿可能，不一定是肿瘤，应注意鉴别。

1. 扁桃体　扁桃体上有许多小窝，称为隐窝，许多扁桃体疾病都从隐窝开始。因长期有细菌生长，对隐窝上皮产生刺激可引起上皮角化，表现在隐窝口有白点，不易除去。角化点往往在咽部所有淋巴组织都能见到，如在腭扁桃体、三角皱襞、咽侧束、咽后壁、鼻咽腔等。

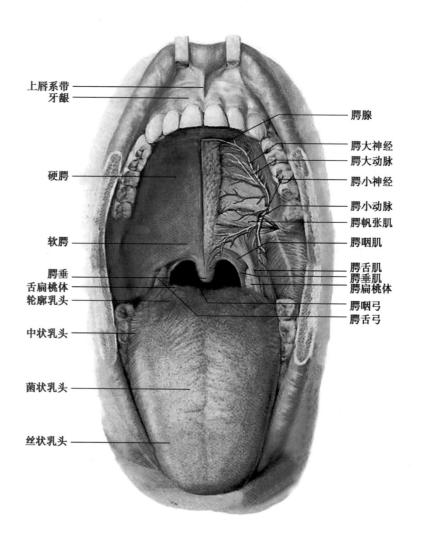

图 5-2-4　口咽部解剖

腭扁桃体儿童时期增大，成年后逐渐变小。双侧扁桃体肿大如不阻塞呼吸道则一般无病理意义。扁桃体异常较其他部分疾患更易为患者发现，但也最易忽略。一般当出现扁桃体肿大时，许多患者都认为是扁桃体炎。其实，并非所有的扁桃体肿大为良性病变，尤其是单侧的肿大。

扁桃体的恶性肿瘤包括鳞状细胞癌、恶性淋巴瘤等类型。肿瘤表现为扁桃体肿大时，临床上很难与慢性扁桃体炎鉴别，尤其是扁桃体恶性淋巴瘤。扁桃体肿瘤多为单侧，恶性淋巴瘤双侧同时发生病变约占 20% 左右。单侧扁桃体肿大若排除肿瘤的可能性，需活检病理证实，必要时可行扁桃体切除确诊。如肿瘤在口咽侧壁，向上侵及鼻咽部，可以造成一侧耳闷、听力减退。如肿瘤侵及咽侧，侵犯翼内肌，可出现张口困难。

2. 腭垂 属于软腭的一部分。正好发生于腭垂的肿瘤其实并不多见，多半肿瘤位于其附近的软腭上或腭垂的根部。

此区域发生的恶性肿瘤包括鳞状细胞癌、腺癌、恶性淋巴瘤等。其中以鳞状细胞癌最为常见，且病理分化较好（与其他口咽部鳞癌相比），其次为来源于小涎腺的腺癌。鳞癌好发于高龄男性，多表现为溃疡型，边界不规则，溃疡面污秽不净。小涎腺的腺癌多表现为实性肿物，质硬，与表面黏膜粘连。除恶性病变外，此部尚可发生各种良性病变，如乳头状瘤和良性混合瘤。多发生于较年轻患者，病史长，增长慢，边界清楚。

3. 舌根 舌根淋巴组织增生大多属正常，尤其同等的增厚属正常，一般可左右对照。舌根过度淋巴组组增生，呼吸亦可受阻。舌根正中有明显肿物突出时应排除异位甲状腺的可能。如一侧增厚，表面有溃疡，如吞咽、发音等受影响应怀疑肿物。舌根原发肿瘤常见的是来自会厌舌面癌，侵犯舌根的较多。舌根部由于位置较深，较难发现，一旦发生肿瘤，其常常有深部侵犯，并可侵犯支配舌运动的神经——舌下神经，和支配舌头感觉的神经——舌神经。患者会出现伸舌困难，半侧舌麻木，肿瘤进一步发展，会造成患者进食时咽部疼痛，常有唾液带血、口臭，甚至吞咽困难，呼吸道阻塞。

4. 会厌谿 会厌与舌之间有两个对称小窝称为会厌谿。如会厌谿消失常因舌根淋巴组织增生充填了此间隙。会厌谿有大量黏液腺。会厌谿异物如鱼刺较为常见。

咽部溃疡十分常见，要与以下疾病区别：天疱疮、恶性淋巴瘤、鳞癌等。

咽旁间隙肿瘤、雪旺瘤等也是自软腭扁桃体向咽部突出、隆起、膨胀。

（二）喉咽

在自口腔平舌乳头向下即为喉咽（下咽）（Laryngopharynx）。包括咽后壁、两侧梨状窦及环后。因此检查下咽不是只用压舌板就能看到，必须用喉镜检查。间接喉镜一般常用且简便，而硬管喉窥镜和纤维喉镜检查，图像有放大的功能，且光线要比额镜反射的光强，可以更加清晰显出下咽情况。

1. 梨状窦 在喉的两侧呈三角形间隙。外侧壁与下咽侧壁连接，内侧壁构成喉的外侧壁，梨状窦底与声带平行。梨状窦两侧对称。如一侧饱满，一侧变浅则应想到有肿物的可能。

梨状窦黏膜通常光滑湿润，当一侧梨状窦有食物唾液潴留，应想到环后是否有肿物所致。梨状窦内侧与喉勺会厌皱襞连接处，常出现淋巴颗粒、小囊肿，一般如同绿豆大小。可观察 1～2 个月，如无变化，则不必要取活检。

观察梨状窦的变化主要是两侧对照，并应结合喉的病变情况来推测梨状窦是否有病变以及病变性质。如双侧声带麻痹时，特别是喉上神经麻痹后梨状窦也常有唾液潴留。许多喉癌尤其声门上癌常侵犯梨状窦。

梨状窦肿瘤早期症状不明显，因为没有音哑、呼吸问题，吞咽也没有明显障碍，对侧可以代偿。因此，喉部与下咽检查时，梨状窦是必须应该看清楚的，而且应该详细描述部位。

2. 下咽后壁 上来自口咽向下直至食管入口。下咽后壁正常表面光滑，湿润，有一层黏液覆盖。下咽表面没有淋巴颗粒。如检查发现后壁黏膜表面有隆起、溃疡、菜花样肿物，要引起警惕。特别应注意杓状软骨后，有时环后肿物可在此暴露出肿物的边缘。下咽肿起，表面光滑亦应想到寒性脓肿，这常见于颈椎结核。杓状软骨周围也是良性肿瘤好发部位。

对下咽后壁肿物，一定要看清楚其原发部位、肿瘤范围，这与手术有关。如仅是下咽后壁肿瘤，可选用游离股外侧皮瓣、前臂皮瓣或胸大肌皮瓣等修复，不用做喉摘除，食管也不必涉及。如没有查清做了喉咽切除而喉上并无肿物，这对患者今后生活质量将有一定影响。反之，病变切除范围不够，影响患者愈后。

3. 环后 是指环状软骨后、食管口上、杓状关节下区域，大约平第 4～5 颈椎。食管口平第 6 颈椎。环后是比较隐蔽的部位。有些病人有吞咽症状，但喉咽检查时未发现异常，误认为是咽堵症、梅核气而延误病情。环后病变有时做钡餐检查时亦常疏漏。因吞钡时下咽缩肌收缩力量很大,钡在食管口停留时间非常短。而且观察食管大都用斜位观察,没有准确看清楚钡在环后呈现的情况,也没有发现肿物在环后的所占范围。可对有吞咽症状的患者,常规照一张喉侧位像,甲状软骨、环状软骨及颈椎影像,可显示环状软骨后上方有椎前软组织的影像。正常影像宽1～1.5cm,若超过2.0cm即应怀疑,再有目的地做食管镜检查,阳性率较高。

用此法检查除环后肿物外,食管口及颈段食管肿物均可显影。

除此以外,尚可做喉头造影,服钡检查也可以。如重点是环后,应采取侧位观察,而不是斜位观察食管中、下段。

四、喉部的检查

(一)喉局部检查

喉部的检查包括视诊、触诊和听诊。

视诊要求患者坐直,颈部充分暴露,下颌与胸骨上窝保持在一条直线上。喉在颈部正中,由上而下为舌骨、舌甲膜、甲状软骨、环甲膜、环状软骨、气管环。观察颈部和喉部的外形、轮廓和位置。颈部两侧是否对称,有无异常肿大的包块;颈中线及侧部有无肿块或瘘管;说话、吞咽或咳嗽时,喉气管的运动有无异常的征象。如喉部先天性发育异常或受肿瘤压迫,喉结可出现偏斜。晚期肿瘤侵犯喉软骨,常致其外形膨大,喉部及周围皮肤红肿,颈侧出现肿大的淋巴结(图5-2-5)。

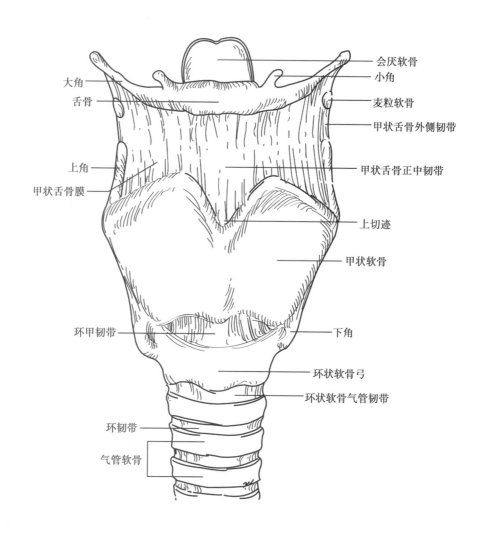

图 5-2-5　喉解剖(前面观)

触诊可站在被检查者后用双手进行触摸。先沿中线触摸喉结、触摸喉颈部前方及两侧进行对比，从颏下至胸骨上窝。若颈部太粗而标志欠清者，可平卧，头后垫枕，以松弛颈部肌肉。检查时注意：①触诊颏下、颌下、舌骨下、气管前、颈侧浅层和深层淋巴结有无肿大，及其硬度和活动度；有无瘘口。②喉部的动度和摩擦音，正常喉部可向两侧活动 3～4cm，吞咽时能上下活动，用手指捏住甲状软骨两侧向左右摆动，常现骨摩擦音（Moure 征），喉癌或喉部外伤时摩擦感减弱或消失。

听诊可用普通听诊器进行。正常人在甲状软骨两侧可以听见明显而柔和的呼吸音，吸气时的音调较呼气时高；喉狭窄阻塞时吸气音调升高，而呼气音调升高可能为气管阻塞；喉内肌瘫痪时声门增大，声带震颤不全，患侧的呼吸音较粗糙而尖锐；气管异物可听到气管内拍击声。

（二）间接喉镜检查

间接喉镜检查是喉部检查最常用的检查方法，为 1854 年法国 Manuel Garcia 首先倡用，其特点是:器械简单、操作方便、暴露清晰、患者无痛苦。目前仍在沿用。

1. 检查器械

（1）额镜：反光额镜或自带光源，可调节亮度和焦点的额镜。

（2）间接喉镜：分大、中、小三号，儿童常用 10～12mm 的镜面,成人常用 18～22mm 镜面。镜面要求光滑、无污点，镜柄与镜面角度随时可调整。可用 75% 酒精等消毒。

（3）聚光灯：要求聚光效果良好、亮度充足。

（4）酒精灯：用于加温镜面。若无酒精灯亦可用热水或红外线加热代替。

（5）其他器械：1% 地卡因喷雾器、拉舌用的纱布或消毒用纸。

2. 检查步骤
受检者直坐，上身微向前倾，若有假牙应事先摘下。检查者坐于患者对面，彼此距离以额镜焦点能集中于腭垂为准。选择一合适喉镜，将镜面拭净，在酒精灯上加温至镜面上的水汽消散为止，并在检查者手背上测镜背温度，以微温不烫为宜，以免烫伤受检者口咽部黏膜。

也可采用蘸些乙醇不擦干即检查，也可防雾气形成。嘱受检者张口，舌外伸，用消毒纱布包裹于舌前 1/3，用左手拇指、中指，及无名指持舌前部，食指向上推开上唇，左小指依托并固定于下颌部，将舌向外轻拉，不宜用力过猛，避免损伤舌系带。对好额镜反光，右手持喉镜，镜面朝下，镜背将软腭及腭垂向后推移，将镜柄依托于口角并固定。

此时，将光线对准镜面，左右、前后移动喉镜，详细检查喉咽和喉腔，若会厌挡住视野，可令患者发"咿 - 咿 -"声，并深吸气，使会厌前移，于镜中观察喉部的影像和声带的活动情况。检查过程中若患者紧张不能忍受，可让其稍事休息，再检查。可以事前先练习一下发音。咽反射敏感者，可使用 1% 的丁卡因表麻后检查。

3. 检查所见
首先观察到的是舌根部及其轮廓乳头、舌盲孔、舌扁桃体及舌根部静脉，沿舌根向下可见中间的舌会厌皱襞，及其两侧的会厌谿。会厌谿及会厌舌面可见血管纹。会厌软骨是一扁平叶状组织，被覆薄而苍白的黏膜，上有少数血管纹，其形状因人而异，婴儿和儿童的会厌两侧多向内卷曲，成"Ω"形，影响声门的观察。

将喉镜向前下倾斜，可观察喉后部和内部。会厌喉面下部近喉前联合处有突起，称会厌结节。会厌侧缘向后内方至杓状软骨处是杓会厌襞，左右各一。两杓会厌襞之间的空隙，称杓会厌间隙。

喉内部上有室带、其下为声带，喉室位于室带与声带之间。室带较红，悬于声带上方，将声带部分遮住。声带呈白色条状，表面光滑，边缘整齐菲薄。患者发"咿 - 咿"声时，声带内收，向中线靠拢；深吸气时，声带分别向两侧外展。

声门下在间接喉镜检查时常不能完全窥清，有时可看见上段气管环的前壁。双侧杓会厌襞之后，各有一凹陷，即喉咽部的梨状窦，正常梨状窦左右对称，无积液，黏膜呈淡红色。

检查时要注意喉黏膜色泽和有无充血、增厚、肿胀、溃疡、瘢痕、新生物或异物存留。同时注意声带和杓状软骨的活动度，注意两侧对比，此外，还应观察两侧梨状窦是否对称，有无积液或饱满等现象（图 5-2-6）。

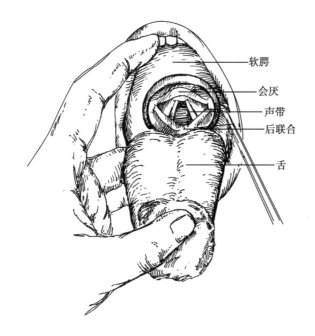

软腭

会厌

声带

后联合

舌

图 5-2-6　间接喉镜检查所见

4．注意事项

（1）检查前应向患者说明检查目的、操作方法以及受检者合作方法，以消除患者顾虑，争取患者配合。

（2）因圆形喉镜的视轴关系，成像呈椭圆形，前后径约缩小 1/3，因此声带、声门等均较正常缩短。

（3）喉镜中前后影像是喉部的倒像，镜中前部实为喉后部。

（4）在喉镜内看到声带有一外缘，实为悬于其上的室带。

（5）由于视轴角度关系，在声带上任何小的病变，都比实际偏后。

（6）喉镜内对于深度的测视较困难。如成人声带在喉镜内看起来好像 1～2cm 深，但实际近6cm。

（7）喉部黏膜颜色视反射光线照入喉部的强弱而定，强烈光线常使黏膜颜色变浅。

5．间接喉镜检查困难的解决方法

（1）舌体较短，不能抓住舌的前部时，或舌背高隆者，可借助压舌板，切勿强行向下拉舌，以免损伤舌系带。

（2）屏气或紧张时，由于咽部肌肉收缩，喉部窥诊欠清，可稍事休息，在平静呼吸时，再检查。

（3）咽反射敏感者，可局部使用表面麻醉剂。

（4）喉解剖异常，如舌短而厚、舌系带过短、婴儿型较小会厌等可造成检查困难，可用会厌拉钩协助检查。

（5）会厌后倾者，影响会厌喉面和声带前联合暴露时。可嘱受检者头稍微后仰，并发"咿"声，或受检者取坐位，检查者取立位，以便观察。或通过纤维喉镜和直接喉镜进一步检查。

（三）直接喉镜检查

直接喉镜不是喉部的常规检查方法，它的基本原则是使口腔和喉腔处于一条直线上，以便视线直达喉部，进行喉腔内部的检查和操作。直接喉镜操作步骤较复杂，对病人有一定的伤害。有悬吊喉镜与支撑喉镜之分。

支撑喉镜能够双手操作，操作稳，并可以利用喉镜的头向上翘起，容易暴露声带前部。同时连接喉显微镜进行手术操作逐渐普及。由于术野清晰，光亮度好，显微镜下能发现细微病变，故不仅能准确地切除病变，而且能最大限度保护正常组织；可以准确切除病变组织和避免误伤声带正常结构，提高了手术的精确性和安全性，减少了手术并发症。

手术一般全麻，单纯检查可用表面麻醉。

1．适应证

（1）间接喉镜检查不成功或未能详尽时。

（2）喉部活组织标本采取及直接涂拭喉部分泌物做检查。

（3）喉部疾病的治疗，如良性肿瘤切除术、喉和气管异物取出术、喉瘢痕性狭窄扩张或切除术。

2．禁忌证　直接喉镜检查并无绝对的禁忌证。但有颈椎病变，如脱位、结核、外伤等皆不宜施行手术。重病、高度衰弱和妊娠晚期患者，要十分谨慎。

3．直接喉镜类型　直接喉镜按其用途可分许多类型，但临床上大多采用前端照明的喉镜。

（1）直接喉镜　喉镜全长 16cm，直径较精大，前端敞开。优点为视野大，行之有效于检查喉部之用；但因管端口径粗大，不能深入喉腔（图5-2-7）。

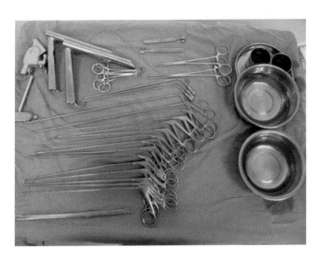

图 5-2-7　支撑喉镜及手术器械

（2）前联合直接喉镜　喉镜全长为 17cm，管径较细长，前端为斜切面。可以深入喉腔，便于观察喉内各部。必要时可通过声门深入声门下区，同时还可以检查喉咽及食管开口等处。

（3）侧开式前联合直接喉镜　此镜为一侧壁开口，分左右两式，可使喉腔一侧暴露较佳，便于手术操作，但对检查意义不大。

4．操作方法

（1）术前准备：术前 4～6 小时应禁食。术前应详问病史，做好口腔、牙齿（活动的假牙应取下）、咽部、间接喉镜检查和全身检查。术前还需将检查过程向受检者详细说明，做好心理辅导，以解除顾虑。检查时受检者须全身放松，做平静、有规律的呼吸，并与检查者密切合作。术前 30 分钟给予巴比妥酸盐类镇静剂内服，术前 1 小时皮下注射硫酸阿托品 0.5mg。但儿童和有呼吸困难的患者则不宜使用。

（2）麻醉方法：一般多采用表面麻醉法。常用 1% 地卡因。先喷少量麻药于口腔，观察数分钟，如无不适或过敏反应，即可将麻药喷于口咽、舌根及喉咽部。在间接喉镜下，挑起会厌，嘱患者发"咿 - 咿"声，用喉注射器将药液滴入喉腔和声带表面。如此重复 2～3 次，可达良好麻醉效果。对少数颈部粗短的成年、不合作儿童，不能暴露声门时，或需做最精细的观察或喉内手术者，多采用全身麻醉。注意：滴入麻醉剂应分期进行，每隔数分钟一次，严密观察患者有无不良反应。滴入喉部的总剂量约为 1.5ml。

（3）患者体位：直接喉镜检查体位非常重要，

一般多采用仰卧位，由于特殊原因不能平卧者，也可考虑坐位或半坐位，但头、颈、躯干，应保持正确位置。患者仰卧，肩部可以垫枕，颈部后仰，使口和喉部处于一条直线上。

（4）操作步骤：成人表面麻醉下的直接喉镜检查步骤如下：

①手术者立于患者头端，左手持直接喉镜。用一纱布块保护上列牙齿。右手指将上唇移开，以免压伤。然后将镜沿舌背右侧送入口腔，至舌后 1/3 处将镜管移向中部，并直达舌根。先看到悬雍垂，用力向前举起，于是会厌上缘即可显露。

②将喉镜管端稍向后倾，移置于会厌后部，再向下深入 1cm，然后将会厌软骨及其前软组织用力向前托起，即可暴露喉内部。此时应注意，暴露会厌软骨边缘后，喉镜勿插入太深，以免误入环后间隙或偏向梨状窦。

③喉内部暴露后，常呈痉挛状态，两侧小角结节与会厌喉面紧密接触，不能窥见声门裂。此时应稍等片刻，待喉部自行放松后，再顺序检查喉部，并使患者发"咿 - 咿"声，观察声带运动情况。暴露声门时必须小心进入，不要一下插入声门下或损伤前联合。

④若受检者颈短而粗，声门前联合不易暴露，可让助手将头部稍抬高，左手用力向上提起喉镜，右手拇指从喉镜下方向上用力，右手其余各指扣住受检者右侧上列牙齿，协同用力拖举会厌。或请助手在颈外向下压迫甲状软骨，以便暴露前联合。如上述方法不成功，可考虑前联合镜检查。

⑤喉部检查完毕，应行喉咽部检查。如做声门手术，一定要把声带全部暴露看清病变部位。通常声带结节、息肉，常好发于声带前中 1/3。

5．注意事项

（1）手术操作时应轻巧细致，不可粗暴，避免损伤咽喉黏膜，继发血肿、出血或感染，导致不良后果。

（2）整个操作过程切勿以上切牙作支点，向前撬起管端，避免使上切牙松动或脱落。

（3）直接喉镜检查时，偶可发生喉痉挛，多因麻醉不充分，手术操作不细致或受检者情绪紧张所致。充分的麻醉，轻巧的操作和受检者密切的合作，可防止喉痉挛的发生。一旦发生喉痉挛，应立即停止手术，使受检者坐起，做有规律的深呼吸或给氧,多能缓解。

(4)术后2小时内应禁食,避免食物进入气管。

(四)纤维喉镜检查法

亦称软管喉镜,是利用光导纤维的可曲性、纤维光束亮度强和可向任何方向导光的特点,制成的镜体细而软的导光纤维内镜,可自鼻腔导入喉部。纤维喉镜主要由操作部、镜体(导象管)、导光管、弯曲部、冷光源、照相机、示教镜、摄录像系统等部分组成。病人只需平坐即可,检查时病人几乎没有什么痛苦即可完成。可以做检查及取活检同时进行。

1.纤维喉镜的特点

优点:①镜体柔软可曲,检查时患者痛苦较小,对颈部有畸形和张口困难者,仍可顺利进行检查。②操作简单,比较安全,可用于病重及年老体弱者。③可观察到其他方法不能检查的部位,如会厌喉面前连合、喉室和声门下区。④光亮度强,可看清微小病变,并可作为动态镜检查和摄片记录。⑤可于检查同时行活检和其他小新生物摘除。

缺点:①镜体内玻璃纤维易因过度弯曲而折断,失去导光性能。②因物镜镜面较小,镜管较长,故图像易失真变形。③如表面麻醉效果差,受检查者可因反射性恶心、吞咽活动而影响镜管前端稳定,使图像不清。④价值昂贵,维修保养比较复杂。⑤取活检组织相对较少。

2.适应证

基本上同直接喉镜检查法。特别是对于牙关紧闭、张口困难、颈椎强直、颈短、舌体过高等原因而直接喉镜检查困难者尤为适宜。

(1)纤维喉镜可以替代鼻咽镜观察鼻咽腔的病变。如鼻咽部自口内检查有困难,如儿童、鼻咽较窄,可以用纤维喉镜。

(2)喉部及下咽均可用纤维喉镜检查。对用间接喉镜检查有困难的均可用纤维喉镜来检查。如儿童、卧床病人、高位截瘫昏迷病人。还可用纤维喉镜观察指导协助进行气管插管。

(3)患者因肥胖、颈短、颈椎强直,不适合直接喉镜取活检或检查者。

(4)声门下病变,如狭窄、肿瘤、肉芽。

(5)气管切开后堵管困难,间接喉镜找不到原因。

(6)会厌肿物遮住声门,需要了解声门是否被侵犯。

(7)气管上段病变检查。

3.操作方法

(1)麻醉:选用1%丁卡因喷雾做咽喉黏膜表麻。一般咽喉部喷3~4次,声门滴药1~2次,每次间隔2~3分钟。另检查鼻腔,吸净鼻腔内分泌物,选择较宽的一侧,用浸有1%丁卡因及含有少量1‰肾上腺素液或1%的麻黄碱棉片,置于鼻底部,进行表麻及收缩鼻腔黏膜。

纤维喉镜消毒,可用新洁尔灭溶液浸泡或70%乙醇擦拭。

连接好光源,如录像设备、屏幕监视等。并准备好吸引器

(2)体位:患者多取坐位,头部应紧靠头托固定。仰卧位适于年老体弱和儿童。

4.检查方法

检查者坐于患者对面,左手握镜体的操纵部,大拇指控制操纵角度钮,右手指持镜体远端,轻轻沿鼻腔插入,自病人下鼻道进入到后鼻孔。此处为鼻腔到鼻咽最狭窄的部位。鼻咽部在小儿常见在鼻咽顶及隐窝处有腺样体,成人腺样体萎缩。如鼻咽有突出东西,应考虑肿物可能。

鼻咽部检查应注意解剖部位,后鼻孔、咽鼓管垫、咽隐窝、咽鼓管口、鼻中隔后缘、鼻咽顶及后壁。一般左右对称,如不对称应想到肿瘤可能。

拨动按钮,控制远端方向,进入口咽。依次可观察舌根部、喉咽部及喉部,先找到喉部标志即会厌,每一步都要注意解剖标志,防止误入梨状窦、食道。如欲观察会厌喉面及前连合,可调整远端向前弯曲。旋转180°则可看到后连合、咽后壁和梨状窦。当两侧声带外展时,将镜体迅速沿会厌喉面向声门下推进,则可观察声门下区有无肿物。保持在气管正中可以向下观察气管壁,至隆突为止。检查时可经吸引、活检通道将分泌物或血液吸出或取活组织送检。退出时可再进行一次观察、检查。

5.注意事项

(1)对体质过度虚弱、心肺功能显著不良、严重喉阻塞患者须谨慎进行纤维喉镜检查。常规做心电图检查,必要时行肺功能检查。

(2)对于下鼻甲肥大、鼻息肉、鼻中隔偏曲或鼻腔新生物,可经口腔进行检查,应使用牙垫,

以免纤维镜管被咬坏。

（3）检查过程中，可通过吸引通道注入表麻药物至声门以加强表麻效果。

（五）电子喉镜

电子喉镜是继纤维鼻咽喉镜后出现的又一新型喉部疾病诊断工具，其前端装有微型图像传感器，比光纤传输的纤维喉镜分辨率高，电子喉镜柔软，可曲性、导光性能好，视野广且清晰，能早期发现、诊断喉部病变。其最大优点是具有良好的图像效果，配有图文工作站，可通过存储系统保存图像，打印图文报告，可动态观察复查患者，记录病情变化，进行资料的积累和统计，是既客观又直接的喉部检查。

缺点：对于较大病变组织的手术治疗时，由于受电子喉镜活检钳咬合范围及咬合力较小的限制，钳夹组织少，往往需分次手术切除，或需在全身麻醉支撑喉镜下手术切除。

喉部新生物活检常常因标本太少，取材较浅，可能影响病理诊断，或延误疾病的诊断和治疗。

1. 检查方法

体位：喉部检查均采用端坐位，操作人员立于患者头顶

麻醉：用 7.5% 利多卡因溶液及 1% 麻黄素滴鼻剂喷洒双鼻腔 2～3 次，每次间隔 3～5 min，麻醉并收缩鼻黏膜。喉部检查用喉头喷雾器将 7.5% 利多卡因做下咽喷雾 3 次，麻醉药量一般不超过 3 ml。如需做喉部手术和治疗，则经导管注入 1% 丁卡因 1～2 ml 至喉部及声门下，然后令患者咳嗽并吐出，使喉部黏膜被充分麻醉。

操作：术者右手持镜体前端，左手尽可能固定镜管，大拇指控制镜头角度，从一侧前鼻孔插入（个别患者经鼻腔插镜有困难，也可经口进入），沿下鼻道或中鼻道至鼻咽部，对上述部位进行详细观察。如需对鼻咽部病变进行取材，可用鼻咽活检钳在电子喉镜引导下，经口挑起软腭至鼻咽钳取大块病灶组织。再向下可观察软腭背面、咽后壁、舌根、会厌及喉部情况。取异物可用异物钳经电子喉镜侧孔导入，使之与病变组织相距 1～2 cm，助手使钳头伸出管口 0.5～1 cm 左右对异物进行钳取。声带息肉、小结和囊肿等治疗可通过电子喉镜侧孔放入息肉钳，然后切除病变

组织。

2. 图像资料留取及组织送检

检查时随时定格图像保存于电脑，打印彩色报告以备随访对照。

（六）动态喉镜检查

动态喉镜是利用频闪光源照射来观察声带振动特征的检查仪器。近年来应用硬管放大喉镜或纤维喉镜与动态喉镜连接，可使图像放大，视野更加清晰；将摄像机连接于喉动态镜目镜端，可在检查的同时将声带振动情况摄像、显示，并录像保存；喉动态镜与支撑喉镜、手术显微镜连接，在进行喉显微手术时能同步观察声带振动状态，更有利于手术效果；将声带振动图像输入电子计算机，可对其分析、定量处理，并打印保存。

1. 动态喉镜原理

正常发声时声带振动非常迅速，大约每秒 100～250 次，而人的视觉只能辨别每秒不超过 16 次的振动，故无法观察高速的声带振动。动态喉镜既是利用快速闪烁的光源照射使声带形成一种似乎静止或缓慢活动的光学幻影，当光源闪烁频率与声带振动频率同步时，声带则好像不运动（静相）；当闪光频率与声带振动频率有差别时，则可看到声带似乎缓慢振动（动相），所见到的振动频率是声带实际振动频率与闪光频率之差；频差只需 1～2Hz 即可出现声门的慢动作影像。

动态喉镜由频闪光源系统、接触麦克风、脚踏开关硬管喉内镜（或纤维喉镜）、摄像系统及显示器等构成。其工作原理为：声带振动频率通过接触麦克风、声频放大器传至差频产生器，由差频产生器根据声带振动频率调节频闪光源的频率，频闪光源通过硬管或软管喉镜照射在声带上，使声带振动速度相对静止或变慢。

2. 检查方法

受试者取坐位，将接触麦克风固定于颈前喉体部，然后将喉镜伸入口咽（硬管）或声门上方（软管），嘱受试者发"咿-咿"音，脚踏开关控制闪光频率，观察声带振动情况（静相或动相）。咽反射敏感者可于检查前对咽喉部喷射 1% 丁卡因少许，行黏膜表面麻醉。

3. 观察内容

（1）基频：声带振动固有频率，可自喉动态镜仪器上显示。基频反映音哑的程度，音哑重，基频变低，最后则完全失音，变成耳语。基频与

年龄、性别有关。成年男性胸声基频 120～150 Hz 左右，女性 200～300Hz；儿童基频较高；老年男性基频可上升，老年女性基频多下降。声带病理情况下基频可下降或升高，如声带组织变硬（声带瘢痕、沟状声带）、振动部分缩短（喉蹼）或张力升高（痉挛性发音障、男声女调），基频可升高；而声带体积增加（声带息肉、水肿）或张力下降（声带麻痹）。则基频下降。

（2）声带振动对称性：观察两侧声带振动是否同步。正常情况下双侧声带应呈对称性振动，当一侧声带病变时可与对侧声带振动不同步，表现为一侧振动快，一侧振动慢或不振动。

（3）声带振动周期性：非周期的振动就是噪音。声带病变时，因组织结构改变，可出现非周期性振动，显示一侧或两侧声带振动不规则，或部分振动、部分停止振动；亦可出现黏膜波绕行，或仅有黏膜波、缺乏移行波。

（4）振动幅度：观察声带振动幅度大小，双侧是否相同。正常声带振幅有一标准范围，左右相等。黏膜水肿、肌肉松弛时，振幅增大；角化、白斑、癌变时声带张力上升，振幅可变小。

（5）黏膜波：观察黏膜波大小、有无及形态。黏膜波从有到无是病变发展的过程。反映了声带表层组织结构功能状态。声带黏膜病变时黏膜波可减弱，声带黏膜与深层组织粘连（恶性病变浸润深层）、声带手术损伤深层、声带闭合不全及张力下降等均可致黏膜波减弱甚至消失。声带手术或失神经支配后黏膜波再现，提示有恢复可能。

（6）声带震颤周期，分开放相和关闭相。观察发声时声门是完全闭合、部分闭合还是不完全闭合。正常发声时，声带可完全闭合或部分闭合；发弱声或假声时，声门闭合程度降低；声带麻痹、沟状声带、声带小结、息肉及囊肿等可导致声门闭合障碍。声门不完全闭合造成不同程度的音哑、音质、音色的变化，同时可造成发音时漏气，严重时会失音。

4．临床应用

（1）鉴别声带病变性质：良性病变多局限于黏膜层，故声带振动多正常。黏膜波根据病变范围、程度可表现正常、减弱或增大。如声带小结、息肉后期可出现局限性黏膜减弱或消失。声带恶

性病变可由黏膜向深层浸润，使被盖及本体层融为一体，黏膜层失去流动性，黏膜波动消失，而肌层受累后僵硬，使声带振动减弱或消失。声带麻痹时，其张力下降、弹性减弱，不仅振动不规则、振幅增大呈帆状起伏或振动消失，而且因本体松软度与被盖相近，也使声带成为单一振动体，黏膜波动减弱或消失。

（2）判断声带损伤程度的深浅：声带振动波形的变化往往表示有不同程度的损伤。中度声带角化症，声带振动不破坏；重度声带角化症，声带振动遭到严重破坏，但并不完全固定。癌变者的声带全部或几乎全部停止振动。

（3）判断声带麻痹类型和程度：完全性麻痹，患侧声带振动及黏膜波均消失；部分麻痹时，患侧声带仍有振动、但振动不对称、不规则，振幅增大，黏膜波减弱。

（4）区别器质性与功能性发声障碍：器质性声带病变可出现患侧声带振动及黏膜波异常；而功能性病变声带振动及黏膜波均正常。

（5）评估声带病变预后：如黏膜波从有到无，则反映黏膜表层病变逐渐加重或向深层侵犯；如声带振动出现异常，则表明深层开始病变，振动逐渐减弱或消失提示深层病变加重；如黏膜波或振动从无到有，则表明声带病变开始恢复。

五、食管镜检查

食管镜主要用于可能存在的食管重复癌或环状软骨后肿瘤的检测。肿瘤患者的长期存活率得到不断的提高，加上日臻完善的追踪随访，使得重复癌的发病率呈现上升的趋势，据报道头颈部癌患者发生食管癌或肺癌的相对危险性比普通人群高 3～20 倍；患者同时发生食管或肺部肿瘤的比例在 0.3%～7.4%，甚至可高达 15%，而下咽癌重复癌多发于食道和胃，约 78%。另有报道第二原发癌位于上消化道和呼吸道的可占到 85% 以上，认为整个上消化道和呼吸道经常暴露在相同的致癌因子下，因此这些区域内的组织就可能同时或不同时地发生癌变。重复癌影响生存并改变治疗计划，所以有人提出对每一个头颈部癌患者常规行食管镜和支气管镜检查，但尚存争议。

（一）适应证

1．怀疑食管肿物　特别用钡餐、CT、MR等检查发现食管某一部位有肿物时，需行食管镜检查，以便直观地看到肿物，同时取活检证实。

2．环状软骨后肿瘤

（二）食管镜的种类

1．软管食管镜　即纤维食管镜，目前医院已普及。有些医院用胃镜代替，胃镜比软食管镜粗而长。自口腔插入到食管观察食管各段有无病变。如有肿物可取活检。但遇到较大异物，如嵌顿性肿物、假牙就很难用软管食管镜取出。

2．硬管食管镜　耳鼻喉科传统的食管镜，用于食管的检查和许多治疗，如取活检、取异物、止血、冷冻、激光、做支架等的工具。

（三）食管镜检查

1．镇静　术前给阿托品和地西泮等镇静剂。

2．麻醉　2%丁卡因咽喉喷雾，表面麻醉。儿童可用全麻。如安氟醚、异丙酚、芬太尼等。

3．平卧　头探出手术床以外，第一助手抱头，助手坐在病人左侧，腿弯曲，助手的左手托住病人的头部，病人的头向后仰，颈部伸长，头高出肩15cm。

4．食管镜　选用不同直径和长度的镜子，主要根据病人的年龄和病变部位。食道镜450cm，用于检查贲门或食道下端的病变。第一狭窄区可用250～300mm长的镜子。第二到第三狭窄区可用300～400mm长的镜子。放入镜子之前，先涂抹液状蜡油。

5．备物　同时准备相匹配的吸引器头、活检钳和异物钳。

6．操作　术者站在患者头前，左手放在病人门齿上，用食指和拇指拿住镜子前端，右手拿住镜子后端，向下送入食道镜，边送边看。

食管镜沿着一侧梨状窦到环后，看到放射性皱襞，即是环咽部。环咽部是食道第一狭窄区，食道镜不易通过，主要因环咽后壁内环咽肌形成一道门槛。环咽前壁是环状软骨，像一个弹簧夹子一样压在脊柱上。通常环咽在静止时不打开。食道镜想通过时，用左手在门齿处用拇指向上顶食管镜的头部，翘起的镜子压迫环状软骨向前、

向上，打开弹簧夹。不能硬性推入，以免造成食管穿孔。环咽部是食管穿孔好发部位。

通过环咽到第二狭窄区，平主动脉弓水平，可见食管前壁有搏动，紧接着就是第三狭窄区，平左侧主支气管。在通过食管前两处狭窄时，头向上抬高，因为食管在胸腔先是向下向后，过了第三狭窄区后，又是向下向前。因此，过第三狭窄区时，病人头部应放低，低于手术床。头部的配合能使术者在插入镜子时，一直保持在食管中央部位，其标志就是从镜子里能看到食管的四个壁。如只看到一二个壁，可能会把病变遗漏。

（张文超　葛正津）

参考文献

1. 周梁，董频.临床耳鼻咽喉头颈肿瘤学.上海：复旦大学出版社.2008.

2. 李树玲.新编头颈肿瘤学.北京：科学技术文献出版社.2002.

3. 张志愿.口腔颌面肿瘤学.济南：山东科学技术出版社.2004.

4. 张文超，赵文川.以颈部转移癌为首发症状的甲状腺乳头状微癌，中国肿瘤临床.2004; 31 (24) :1412-1414.

5. 5. Robbin KT. Pocket guide to neck dissection classification and TNM staging of head and neck cancer. Alexandria, American Academy of Otolaryngology. Head and Neck Surgery Foundation. Inc, 1991：9-20.

6. Greene FL. Page DL, Fleming ID, et al. AJCC cancer staging manul. 6th ed. New York：Spring-Verlag, 2002.18.

7. 蔡艺，汤建国，赵慧萍.听力学及前庭功能检查在桥小脑角肿瘤诊断中的意义.临床耳鼻咽喉科杂志,2001,15 (1) :11-12.

8. 贾淑萍，白金丽.支撑喉镜下喉显微手术治疗声带息肉的体会.临床医药实践, 2010, 19 (12) : 933.

9. Raghavan U, Quraishi S, Bradley PJ. Multiple primary tumors in patients diagnosed with hypopharyngeal cancer. Otolaryngology Head and Neck Surgery, 2003, 128(3): 419-425.

10. 李桂芝，房高丽，孔隽.头颈部重复癌4例报告.中国耳鼻咽喉颅底外科杂志, 2005, 11 (3) : 191-192.

11. Deleyiannis FW, Weymuller EA Jr, Garcia I, et al.

Geographic variation in the utilization of esophagoscopy and bronchoscopy in head and neck cancer. Arch Otolaryngol Head Neck Surg. 1997; 123（11）:1203-1210.

12. Milstein C F，Charbel S，Hicks D M，et al. Prevalence of Laryngeal Irritation Signs Associated with Reflux in Asymptomatic Volunteers: Impact of Endoscopic Technique（Rigid VS. Flexible Laryngoscope）. Laryngoscope，2005，115（12）: 2256-2261.

13. 朱芝龙. 电子喉镜在耳鼻喉科疾病诊治中的应用探讨. 实用临床医学, 2009 ,10（4）: 76-77.

第一节　计算机断层摄影 –CT

　　X 线检查是头颈部肿瘤的基本诊断手段之一，在诊断中占有重要地位。但是，由于该部结构比较复杂，各解剖结构紧凑不易一一分辨，加上颅部诸骨的互相重叠，以及颈部各结构间缺乏自然对比等一些因素，给诊断带来不少困难，特别是对肿瘤的早期诊断，常难以做到。

　　自计算机 X 线断层摄影（Computed tomography, CT）问世以后，由于它具有较高的空间分辨率和密度分辨率，使传统 X 线上密度近似、缺乏自然对比的结构，如甲状腺、肌肉、血管和淋巴结等，在 CT 上则可以清晰辨认。CT 的双维空间成像，可免除颅部诸骨以及颈椎与颈部软组织间的重叠。通过 CT 增强检查可明确鉴别血管与增大的淋巴结，了解肿物的增强情况，判断肿瘤与周围血管间的关系，对病变的部位、形态、大小及细节显示更佳，为诊断、治疗提供有价值的资料。在 CT 上调节不同的窗宽和窗高，骨窗像显示骨细节，软组织窗显示软组织结构细节。用 CT 值的测量可判断病变是实性、囊性或脂肪性。近年来，多层螺旋 CT（Multislice spiral CT, MSCT）逐渐应用于临床。MSCT 采用容积扫描，大大提高了 CT 的密度和空间分辨率，同时避免了层面的遗漏和运动伪影的影响，特别是多种后处理技术联合应用，对肿瘤术前分期和诊断、颈部淋巴结转移的准确性都有大幅度的提高。鉴于 CT 具有上述这些优点，使它已成为头颈部肿瘤首选及必不可少的诊断手段。

一、眼眶肿瘤

　　眼眶结构在 CT 上具有良好的自然对比。眶周为致密的骨质；眶内容中的肌肉、神经、动脉及静脉为软组织密度，周围则有低密度的脂肪包围衬托，使它们间的密度差可达 130Hu；眼球的玻璃体呈均匀、接近水样的低密度，晶体及眼环则呈较高密度。因而，这些结构之间自然对比良好，清晰可辨。近年来，随着 CT 机性能的改进，分辨率亦日益提高，使眼眶内的一些微小结构亦能在 CT 图像上一一辨认，不仅提高了图像的清晰度，亦使肿瘤的定位、定性诊断更为精确。

　　CT 对眼眶部病变的检查适应证包括：

　　（1）一侧或双侧性眼球突出的病因学检查。

　　（2）良恶性肿瘤或肿瘤与炎症之间的影像学鉴别诊断。

　　（3）观察肿瘤的累及范围，以及肿瘤与周围解剖结构的关系，为临床治疗提供依据。

　　（4）证实或除外眶内血管源性病变，如动脉瘤、静脉曲张、动静脉瘘以及血管瘤等。

（一）检查方法

　　眼眶部的 CT 检查应采用较小的检查孔径（如 12.7cm），较薄的扫描层面（如 2 ～ 4mm），及横断面、冠状面、矢状面三个位相进行观察。后两种切面图像亦可通过"多层面重建（MPR, multiplanar reformatting）"方法而获得，即横断面扫描时用较薄层面重叠扫描后，用计算机进行冠状面和矢状面重建。对于儿童、老年、外伤或昏迷患者不易摆位时，可采用 MPR 方法。但重建后图像的空间分辨率不如直接扫描，对眼球的照射剂量亦较大，情况许可，宜尽量采用直接扫描法。

1. 横断面扫描 患者仰卧，头稍向后仰（约20°），固定头部，调整机架使扫描基线平行于Reid基线（即眶下缘至外听道上缘的连线），此时扫描层面基本与视神经平行（图6-1-1）。扫描自眶下缘处开始，向上直至眶顶。扫描时令患者屏住气，眼球向前凝视不动，不许眨眼。层厚须用2～4mm，连续扫描；或采用1.5mm层厚，间隔3或4.5mm。

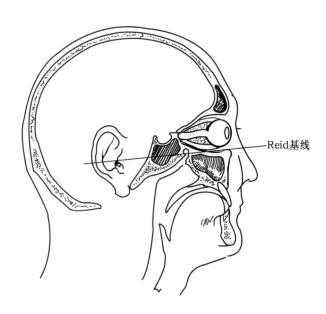

图 6-1-1　Reid 基线（眶下缘至外听道上缘）

2. 冠状扫描 患者可俯卧或仰卧于检查床上，以俯卧位较佳，便于颏部和头部的固定。令头部过伸，调节机架，使扫描基线与两侧Reid基线垂直，自眶尖，约相当于外耳道前方4cm处，向前扫描，直至眼球前方。如白齿有填充物造成明显人工伪影时，应适当变换机架角度，避开填充物。层厚与横断面扫描时相同。

3. 矢状扫描 矢状扫描时需要一特制床架，置于机架背面，患者取半俯位或半仰卧位躺在此床上，另置一特殊头部固定器于检查床上，使头部保持与眼眶的矢状面呈20°旋转。扫描基线与身体长轴呈约117°角。用此种方法做矢状扫描较患者躺在检查床上令头部保持110°角倾斜要舒服些。如扫描时有明显义齿伪影，可稍变更头部倾斜角度，尽量避开义齿。

强化扫描对眼眶部CT检查价值不大，因为眶内解剖结构周围有较丰富的脂肪组织，自然对比好，强化后并不能增加血管的显示或显示平扫不能见到的结构。如临床怀疑有动脉瘤、静脉曲张或脑膜瘤时，则应行强化扫描。强化时最好用团注法加静脉滴注，使血液内造影剂能维持一较长时间。如为节省造影剂，用快速滴注法亦可。

在怀疑为静脉曲张时，有人提出用压颈法检查，即将血压袋置颈部，加压至40mmHg时（高于颈静脉压），再行CT扫描，此时曲张静脉明显加重。

（二）正常眼眶的 CT 表现

眼眶呈圆锥形，锥底在前，锥尖在后。整个眼眶除前方外均由骨包绕。眶内容包括眼球、泪器、血管、神经、肌肉及前述这些结构之间的脂肪组织。

1. 骨性眶壁（Bony orbit） 眼眶的骨性眶壁是由七块不同的骨骼所组成，即：额骨（Frontal bone）、蝶骨（Sphenoid bone）、颧骨（Zygomatic bone）、腭骨（Palatine bone）、筛骨（Ethmoid bone）、泪骨（Lacrimal bone）及上颌骨（Maxilla bone）。

眶顶（上壁）的前部是由额骨的眶面组成，此骨板可薄、可厚、可有良好气化或无气化；而后部的眶尖则由蝶骨小翼构成，视神经管（Optical canal）穿过蝶骨小翼，在眶尖通入颅中窝。眶上壁前外侧处有一深窝，称泪腺窝（Lacrimal gland fossa），位于额骨颧突之后，是眶顶前外方单纯而均匀的凹陷，容纳泪腺。眼眶内上角，距眶缘约4mm处，邻近突出部为滑车棘，滑车软骨或韧带于此处常见骨化征象。眶上孔位于眶上壁前缘内中1/3交界处，有眶上神经经过。

眶的外侧骨壁，在前上方是额骨的颧突（Zygomatic process），前下方是颧骨，后方则是蝶骨大翼。在外侧壁与上壁之间的裂隙为眶上裂（Superior orbital fissure）。

眶的下壁主要由上颌骨构成，壁的下方则为含气的上颌窦。此壁可以很菲薄，并有眶下沟（Infraobital groove）横过。下壁的前外侧则由颧骨的眶面构成；眶尖部则为腭骨的眶突（Orbital process）。在眼眶外侧壁与下壁交界处的后份则有眶下裂（Inferior orbital fissure），从眶下裂中份有导向前方的眶下沟，沟的前端导入眶下管（Infraorbital canal），管开口于眶下孔（Infraorbital foramen），有眶下血管和神经通过。

　　眶的内侧壁最为菲薄，由前向后依次为上颌骨的额突（Frontal process）、泪骨、筛骨的眶板（Orbital plate）、蝶骨小翼及额骨。筛骨的眶板薄如纸状，故亦称纸板（Lamina papyracea），板的内侧为筛窦的气房。筛骨眶板、蝶骨小翼与额骨相会处为筛后孔（Posterior ethmoidal foramen）；前方，额骨与筛骨之间附近则为筛前孔（Anterior ethmoidal foramen）。在眶内侧壁的前下方有一长圆形窝，容纳泪囊（Lacrimal sac），称泪囊窝（Lacrimal sac fossa），由上颌骨额突和泪骨构成，向下经鼻泪管（Nasolacrimal canal）与鼻腔相通。

　　眶壁诸孔或裂均有神经、动脉及静脉通过（表6-1-1）。

　　眶上裂是蝶骨大小翼之间的裂隙，位于眶外侧壁和顶壁之间，其后端与眶下裂相汇合。外段窄而内段宽，外段被硬脑膜封闭，无任何组织通过，内段则有动眼神经、滑车神经、外展神经及三叉神经第一支（眼神经）、眼上静脉、脑膜中动脉的眶支和交感神经等通过。眶上裂是眼眶与颅中窝之间最大的通道，该区域病变可引起眶上裂综合征。

　　眶下裂位于眶外侧壁与眶下壁之间，前界为上颌骨和腭骨眶突，后界全部是蝶骨大翼眶面的下缘。眶下裂构成眼眶与翼腭窝、颞下窝的通道。其内有三叉神经第二支的分支、蝶腭神经节的眶支及眼下静脉至翼丛的吻合支经过。

　　视神经管由蝶骨小翼与蝶骨体的外侧面形成，沟通眶尖至颅中窝。视神经管中通过视神经及其鞘膜（硬脑膜、蛛网膜和软脑膜）。眼动脉走行于硬脑膜鞘内，位于视神经下方。

　　筛前管和筛后管位于眶顶壁和眶内侧壁间的额筛缝或缝附近的额骨内，由额骨和筛骨组成。筛前管在前，借筛前孔开口于眶壁，向内开口于颅前窝，其内有鼻神经和筛前动脉通过。筛后管在后，借筛后孔开口于眶壁，向内开口于颅前窝，有筛后动脉通过。

表 6-1-1　眶壁诸裂、孔通过的神经及血管

裂或孔的名称	通过的神经或血管
眶上裂	动眼神经（Oculomotor nerve）
	滑车神经（Trochlear nerve）
	眼神经（Ophthalmic nerve）
	外展神经（Abducens nerve）
	眼上静脉（Superior ophthalmic vein）
视神经管	视神经（Optic nerve）
	眼动脉（Opthalmic artery）
眶下裂	眶下动脉（Infraorbital artery）
	眶下静脉（Infraorbital vein）
	眶下神经（Infraorbital nerve，三叉神经的一个分支）
	颧神经（Zygomatic nerve，三叉神经的一个分支）
眶下孔	眶下神经
	眶下动脉
	眶下静脉
眶上孔或眶上切迹	眶上动脉（Supraorbital artery）
	眼上静脉（Superior ophthalmic vein），上分支

裂或孔的名称	通过的神经或血管
眶孔 (Orbital aditus)	眶上神经（Supraorbital nerve），外及内侧支 滑车上神经（Supratrochlear nerve） 滑车上动脉（Supratrochlear artery） 鼻背动脉（Dorsal nasal artery） 眼上静脉，下分支 眶-泪-面静脉（Orbito-lacrymo-faciale veine） 颧神经
筛前孔 (Anterior ethmoidal foramen)	筛前神经（Anterior ethmoidal nerve） 筛前动脉（Anterior ethmoidal artery） 筛前静脉（Anterior ethmoidal vein）
筛后孔 (Posterior ethmoidal foramen)	筛后神经（Posterior ethmoidal nerve） 筛后动脉（Posterior ethmoidal artery） 筛后静脉（Posterior ethmoidal vein）

2. 眼球（Bulbus oculi） 眼球位于眼眶前部正中，CT 上可显示出眼环、玻璃体及晶体。以眶外缘及眶内侧壁前缘连线为基准，眼球 1/3 位于此线前方，2/3 位于此线之后，正常双眼突出度相差约 1mm，如超过 3mm 则为异常。

眼环亦称眼球壁，可分为外、中、内三层。外层为纤维膜，由纤维结缔组织构成，它的前六分之一为角膜，坚实透明；后六分之五为巩膜，呈乳白色，不透明，两者交界处为角膜缘。中层为血管膜，含丰富的血管丛和色素细胞，故又称色素膜，中层可分为脉络膜、睫状体和虹膜。内层为视网膜。但在 CT 上无法分辨出这三层结构，仅显示为一中等致密的环状阴影，厚度均匀一致，厚约 0.2 ～ 0.4cm。增强检查时，因中层有丰富血管丛，眼环可显示有明显强化。

玻璃体为无色透明的胶状物质，充填于晶状体后方眼球 4/5 的腔内，CT 上为均匀低密度，CT 值 20 ～ 30Hu。

晶状体位于虹膜的后方、玻璃体的前方，借晶状体韧带悬吊于两者之间，CT 上呈致密的双凸镜状影，前面较平坦，后面的曲度较强（图 6-1-2），因含蛋白质较高，CT 值较高，约 120 ～ 140Hu。白内障患者晶状体水分增多，蛋白质含量减低，CT 值下降，低于 120Hu。

眼房是位于晶状体与角膜间的间隙，被虹膜分为前房和后房，因虹膜在 CT 上无法显示，且后房甚小，故 CT 所示眼房主要是前房。眼房内充满房水，呈均匀低密度。

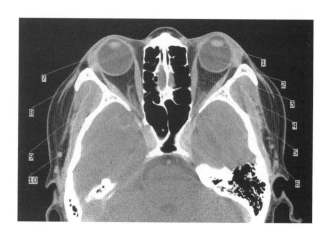

图 6-1-2　眼球解剖

1 晶状体　2 玻璃体　3 眼环　4 球后脂肪　5 外直肌
6 内直肌　7 泪腺　8 颧骨　9 蝶骨　10 筛窦

3. 泪器（Lacrimal apparatus） 泪器由泪腺和泪道构成，泪道包括泪点、泪小管、泪囊和鼻泪管。

泪腺位于眼球的上外侧、眶上壁外侧的泪腺窝内，分为眶部和睑部。泪腺在 CT 上表现为密度均匀的软组织阴影，状似杏仁（图 6-1-3）。

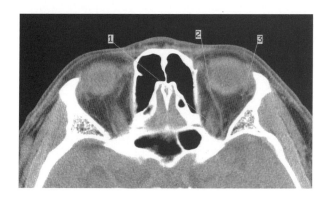

图 6-1-3　泪腺 CT 表现

1 下直肌　2 内直肌　3 泪腺

泪囊位于眼眶内侧泪骨和上颌骨额突构成的泪囊窝内,上方为盲端,下方开口连接鼻泪管。CT 上泪囊为密度均匀的结构,有时可含有气泡(图 6-1-4),它的前及后方可见睑内侧韧带(Medial palpebral ligament)。

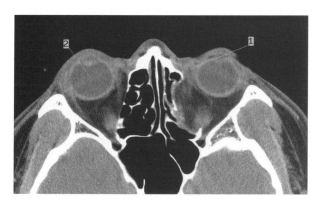

图 6-1-4

1 泪囊　2 眼球

鼻泪管是由上颌骨泪沟、泪骨泪沟和下鼻甲泪突构成,可含气,当充有泪液时在 CT 上仍难以见到,但骨性鼻泪管可清楚显示。

4．血管(Vessels)　用近代高分辨率的 CT 机,不仅能识别出较粗的血管,如眼动脉及眼上静脉,而且能发现一些较小的血管,如眼下静脉、筛前及后动脉、睫动脉、泪腺动静脉等等(图 6-1-5)。

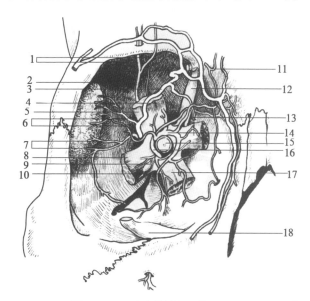

图 6-1-5　眶内血管神经(前面观)

1 眶上神经　2 额神经　3 眼上静脉　4 提上睑肌　5 上直肌　6 泪腺动、静脉　7 泪腺神经　8 外直肌　9 外展神经　10 动眼神经下支　11 滑车上神经　12 上斜肌　13 内直肌　14 眼动脉　15 视神经　16 鼻睫神经　17 下直肌　18 下斜肌

眼动脉起自颈内动脉,在视神经管内位于视神经的下、外侧,与视神经一起进入眶内。入眶后先在视神经的外下方走行一短距离,以后在上直肌的下方、视神经的上方或下方越过视神经,向眼眶的内侧及前方走行,终于额动脉。在行程中发出分支供应眼球、眼球外肌、泪腺和睑等(图 6-1-6)。Weinstein 用比较陈旧的 Technicare Delta 2020 扫描机,检查 37 个眼眶,眼动脉及其分支的显现率如下(表 6-1-2):

表 6-1-2　眼动脉及其分支的显示率

动脉名称	出现例数	百分率(%)
眼动脉回转部 *	33	89
眼动脉前部 **	20	54
筛前动脉	14	38
筛后动脉	1	3
鼻背动脉	1	3
滑车上动脉	3	8
睫状后长动脉	31	84
泪腺动脉	0	0

* 指在视神经上或下方越过视神经这一部分的眼动脉

** 指自视神经至前方分支为滑车上及鼻背动脉之间的一段眼动脉

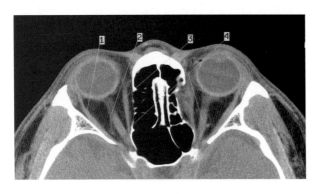

图 6-1-6

1 外直肌　2 眼动脉　3 内直肌　4 视神经

　　眼动脉的走行及其分支情况可有很大的变异，甚至同一病例的两侧之间亦可有差异。

　　静脉系统除较粗的眼上静脉在 CT 上能见到外，较细的静脉，如眼下及眼内静脉、内及外侧侧支静脉、涡静脉（Vorticose veins）、泪腺静脉、鼻额静脉等，在高分辨 CT 机上才能被见到。在 Weinstein 病例组，静脉的显现率如下（表 6-1-3）：

表 6-1-3　眼静脉及其分支显示率

静脉名称	出现例数	百分率（%）
眼上静脉	37	100
眼下静脉	18	49
泪腺静脉	5	14
鼻额静脉	1	3

　　眼上静脉起自眶的前内侧，在上直肌的紧下方走行，向后经眶上裂注入海绵窦（图 6-1-3）。眼下静脉亦起自眶的前内侧，在下直肌的紧上方走行，向后行汇入眼上静脉，另一支经眶下裂注入翼丛。它们均呈 S 形走行（图 6-1-7）。

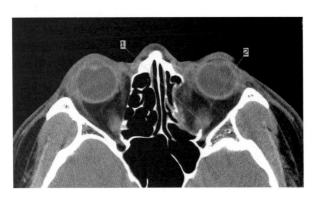

图 6-1-7

1 下直肌　2 眼下静脉

　　5. 神经　视神经位于球后正中，呈索条状，自球后极向眶尖走行，宽约 0.3～0.6cm，在球后脂肪的低密度衬托下可清晰显影。视神经不是真正的神经，而是脑组织及其被膜的延伸，是视网膜神经节细胞的轴突集合形成的纤维束。视神经有鞘膜，但其中无神经膜细胞，视神经鞘自内向外由软脑膜、蛛网膜、硬脑膜构成，其间也存在硬膜下间隙、蛛网膜下间隙，并与颅内蛛网膜下腔沟通。硬脑膜在视神经管眶口处分为两层，内层形成视神经的硬脑膜，外层形成眶骨膜。当颅内压增高时可引起视神经鞘的蛛网膜下间隙增宽。视神经在松弛位（Resting position）时呈迂曲走行，中央部位下坠；在极度凝视位（Gaze position）时走行才较直。故无论是横断扫描还是冠状扫描，很难在单一层面上显出视神经的全貌。

　　眼神经起自三叉神经，经海绵窦外侧壁，在动眼及滑车神经下方经眶上裂入眶，入眶后迅即分支为泪腺神经、额神经及鼻睫神经。泪腺神经较细小，沿眶外侧壁外直肌上方行向前外，抵泪腺及上睑。额神经较粗，在上睑提肌的上方前行，再分出 2～3 个分支，较大的有眶上神经及滑车上神经。鼻睫神经在上直肌和视神经之间斜向眼眶内侧走行。在眶顶的 CT 横断层面上可显出这些神经。正中较粗的为额神经，它向前行分出两小支，外侧为眶上神经，内侧为滑车上神经。额神经的外侧则为泪腺神经。鼻睫神经则在较下层面中见到。

　　动眼神经自脚间窝出脑，紧贴小脑幕缘及后床突侧方前行进入海绵窦侧壁上部，最后经眶上裂入眶，入眶后立即分为上、下两支，上支细小，支配上直肌和上睑提肌，下支较粗，支配下直肌、内直肌和下斜肌。

　　滑车神经由中脑背侧、下丘下方出脑后，绕大脑脚外侧向前，穿入海绵窦侧壁，经眶上裂入眶，越过上睑提肌向前内，从上面进入上斜肌，支配此肌、

　　外展神经从延髓脑桥沟中部出脑，在三叉神经内侧，前行至颞骨岩部尖端入海绵窦，在窦内位于颈内动脉外侧。出窦后经眶上裂入眶，从内侧进入外直肌，支配此肌。

　　在 Weinstein 病例组中，上述神经在 CT 上的

显示率如下（表 6-1-4）：

表 6-1-4　神经显示率

神经名称	例 数	百分率（%）
额神经	17	46
泪腺神经	2	5
鼻睫神经	1	3
动眼神经下支	21	57
动眼神经上支	0	0
外展神经	1	3
滑车神经	0	0

6．眼外肌　眼眶内共有六条运动眼球的肌肉，即内、外、上、下四条直肌和上、下两条斜肌。此外，尚有一条运动上睑的提上睑肌，位于上直肌表面，起自视神经孔的上方，向前止于上睑，在 CT 上经常与上直肌不能分开。

四条直肌及上斜肌均起自眶尖视神经周围的总腱环（Zinn 腱，Zinn's tendon）。各肌向前行，在眼球中纬线的前方，分别止于巩膜的上、下、内侧和外侧四方。上直肌、下直肌和内直肌由动眼神经支配，外直肌由外展神经支配。

下斜肌最短，起自眼眶前内侧鼻泪沟开口紧后方的眶嵴内面，在下直肌下方走行，止于眼球的下、外四分之一处。

上斜肌最长、最薄，起自视神经孔的总腱环，位于内直肌的上、内侧与上直肌之间走行，以细腱通过附于眶内侧壁前上方的滑车，然后转向后外，止于眼球中纬线后外方。滑车为一纤维软骨性组织，故有时可出现钙化。CT 上约 89% 病例可见到滑车。

内、外直肌分别位于眼球的内侧及外侧，与 Reid 基线平行，在横断层面上基本可观察到它们的全程，形似细长的纺锤状。内直肌是眼部最大的肌肉（图 6-1-8）。

眼球上部和下部诸肌肉因不与扫描平面平行，在各扫描层面上仅能见到它们的某一部分（图6-1-9）。

在冠状面图像上，CT 所见随层面深度而异，某些解剖结构，如 Tenon 筋膜、Lockwood 韧带及下斜肌等，常仅在冠状扫描中方能被见到。

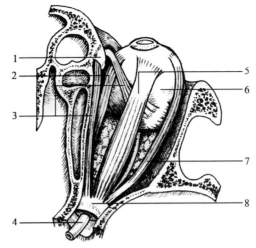

图 6-1-8　支配眼球运动的肌肉（上面观）

1 滑车　2 内直肌　3 上斜肌　4 视神经
5 上直肌　6 眼球　7 外直肌　8 Zinn 腱

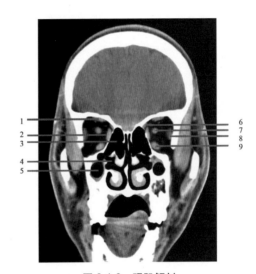

图 6-1-9　眼肌解剖

1 上直肌 2 内直肌 3 筛窦 4 鼻腔 5 上颌窦
6 上斜肌 7 视神经 8 外直肌 9 下直肌

（三）眼眶部肿瘤

可分为眶内肿瘤和眼球肿瘤两类。CT 上对前者的诊断具有较大价值，不仅能确定病变的部位、大小、形态和有无眶周侵犯，当 CT 上出现某些特征性表现时，还能做出定性诊断。CT 对眼球肿瘤的检测不如超声检查敏感，但对其眼外蔓延则易于显示，且优于超声检查。

1．眶内肿瘤　解剖学上，眶内基本上有四个眶间隙，各间隙所发生的肿瘤不同，所引起的临床表现也各异。这四个间隙分别为：① Tenon 间隙（Tenon's space），亦称眼球囊内间隙。② 中央眶间隙（Central orbital space），亦称肌锥内间隙（Intraconal space），位于四条直肌及肌间膜所围成的肌锥内。 ③周围性眶间隙（Peripheral orbital space），是眶骨膜和眼肌外之间的区域。④骨膜下间隙（Subperiosteal space），是介于眶骨膜和眶壁之间的潜在性间隙。

（1）皮样囊肿（Dermoid cyst）、表皮样囊肿（Epidermoid cyst）和畸胎瘤（Teratoma）：皮样囊肿和表皮样囊肿为常见的眶内良性肿瘤，多见于青少年，畸胎瘤则出生即有。这些肿瘤均有不等厚度的纤维性包膜。皮样囊肿含一个或多个皮肤附属结构，如皮脂腺及毛囊等。表皮样囊肿内衬上皮细胞，囊腔内充满脱落的角质。畸胎瘤为迷离瘤性肿瘤（Choristomatous tumors），内含两个或更多胚叶的组织，可出现内胚叶衍生物，如肠及呼吸上皮，外胚叶组织，如皮肤及它的附属结构，以及神经或中胚叶组织，如结缔组织、平滑肌、软骨、骨及血管等。

以颧间线（Interzygomatic line）为界，将肿瘤分为表浅性和深位，在此线前方者为表浅性，大部或全部位于颧间线后方的肿瘤则为深位。表浅性皮样囊肿或表皮样囊肿多见于婴儿，临床表现为一无痛性皮下结节，最常见于外侧眉弓下，且与下方骨膜固定，不伴有眼球突出。深位者常见于成人，并伴有渐进性眼球突出、眼球移位，较大者可累及鼻旁窦、深部咬肌间隙或颅内。

CT 上见这些囊肿多位于眶外上象限颞颧缝处的骨膜下间隙，少数可位于眶的内侧、下方或甚至脊椎内。囊肿呈椭圆形，边界清楚。表浅性者因发现较早，病灶最大直径在 7 ～ 12mm；深位的约在 10 ～ 40mm。有的囊肿可向颞窝或颅内蔓延而呈哑铃形。

囊肿内含近似脂肪的低密度物质是本病在 CT 上的一个特征性表现，约在半数病例中可见到。虽脂肪瘤或脂肪肉瘤亦呈脂肪密度，但这两种病极为罕见。另半数病例则呈肌肉密度或介于肌肉与脂肪之间的密度。有的病例可见到脂肪 - 液面或脂肪 - 液 - 液平面。畸胎瘤则表现为混杂密度，兼有脂肪、囊性及软组织密度，亦可出现囊内容的钙化或骨化。

半数以上病例可见到有清晰的囊壁，尤其当囊肿的内含物呈低密度者。有清晰囊壁的病例常合并有囊壁的钙化。

深位的囊肿可压迫眼球使之变平或移位，亦可造成眼球突出。由于囊肿缓慢生长，长期压迫邻近眶骨，可造成局限压迹、凹陷或硬化、增厚，甚至形成骨孔（多位于眶顶或眶外侧壁）。

增强扫描时，囊肿内容无强化，少数病例的囊壁则可有强化表现（图 6-1-10 ～图 6-1-12）。

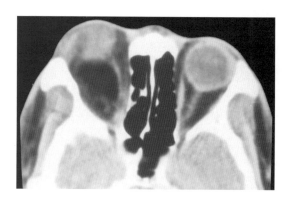

图 6-1-10　眶内皮样囊肿

右眶外侧壁眼球后椭圆形低密度肿块影，密度不均匀，CT 值 - 88Hu，右眼球外突

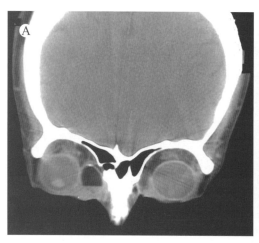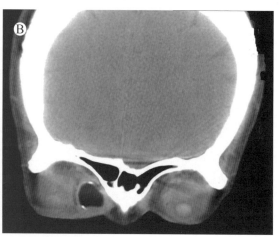

图 6-1-11　眶内表皮样囊肿

右眶内侧卵圆形肿物，以脂肪密度为主，可见脂肪 - 液体平面，囊壁较厚，可见钙化

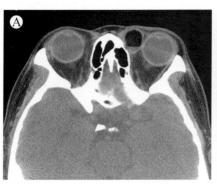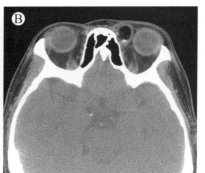

图 6-1-12　眶内畸胎瘤

左眶内侧类圆形肿物，边界清楚

A.肿物内见脂肪－液体平面；B.肿物边缘见散在钙化

（2）血管瘤（Angioma）：可分为毛细血管瘤（Capillary angioma）和海绵状血管瘤（Cavernous angioma）两类。

① 毛细血管瘤：又称草莓痣或焰痣，较为常见。多见于婴幼儿，眼部毛细血管瘤多发生于眼睑，沿颜面部三叉神经上支和中支分布区发生，表现为葡萄酒样暗红色，称为 Sturge-Weber 综合征，并可伴有脉络膜血管瘤或脑膜血管瘤。偶可侵及眶内，引起眼球突出、移位。眶内肿瘤最常发生在上鼻侧象限，多数位脊椎外，少数为椎内。肿瘤亦可经眶上裂、视神经管及眶顶蔓延到颅内。毛细血管瘤常有一来自颈外或颈内的动脉血供，可有大量出血。

CT 上毛细血管瘤表现为眼睑深面或眶内肌锥外肿块，边缘可相当清楚、锐利，或表现为境界模糊不清。强化扫描时病灶呈快速明显强化（图 6-1-13），可提示为血管瘤。

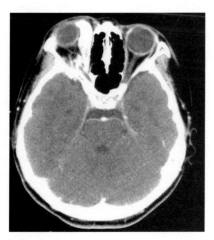

图 6-1-13　眶内毛细血管瘤

右眶内侧不规则软组织肿块影，边缘锐利，呈明显强化

② 海绵状血管瘤：常见于青壮年，是成人眶内最常见的良性肿瘤。Henderson 报道本瘤占眼眶肿瘤的 10.5%，国内上海医科大学统计 370 例眼眶肿瘤中占 18.9%。肿瘤由许多不规则扩张的毛细血管组成，可含少量静脉型和动脉型血管，管壁衬单层扁平的内皮细胞，扩张的管腔内充满大量血液，还可见静脉窦形成，血管间为数量不等的纤维结缔组织。肿瘤无明显动脉供血，瘤体中央由无数异常血窦组成，周边由大量纤维成分构成，且只借助小的滋养动脉与瘤内血管沟通，引流静脉很细。

海绵状血管瘤多数发生在球后肌锥内，缓慢生长，造成一侧眼球进行性突出。当肿瘤逐渐增大，可压迫眼球引起复视，压迫视神经可造成乳头水肿及视神经萎缩，最终导致视力减退，甚至视力丧失。瘤内出血可使肿瘤体积突然"增大"。

CT 上由于常有纤维性假膜，故表现为境界光滑清晰的肿块，呈圆、卵圆或分叶状。肿瘤可位于眶内任何部位，但多数（83%）发生在球后肌锥内。肿瘤的密度一般均匀，但病灶内有低密度区者亦不少见。若病灶内出现高密度的钙化影（静脉石）（图 6-1-14），则有助于本病的定性诊断。肿瘤可蔓延累及邻近组织及眼肌。肿块较大时，亦可导致眶腔增大。

在增强扫描时，海绵状血管瘤与毛细血管瘤不同，它常缺乏明确的供血动脉。肿瘤常有中度至高度的强化表现，但由于肿瘤内血循环缓慢，使肿瘤强化时间延缓，高峰强化常在静脉期后（图 6-1-15）。动态增强 CT 扫描可表现为"渐进性强化"征象，即注入造影剂后早期扫描表现为肿瘤边缘

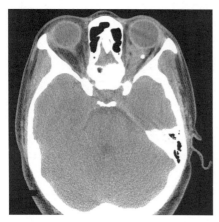

图 6-1-14　海绵状血管瘤－静脉石

结节状强化，后期扫描表现为强化范围逐渐扩大，延迟扫描的肿瘤全部强化。

（3）淋巴管瘤（Lymphangioma）：比较少见，Graeb 在 504 例活检证实的眼眶占位性病变中，淋巴管瘤仅占 8%。它主要见于儿童及青少年。病变随年龄而缓慢增长。肿瘤可发生于结膜、眼睑、眶内或颜面部。在临床和 CT 上按病变的部位可分为表浅性、深层和混合性三种。表浅性是指肉眼可见到的位于睑或结膜的肿物，无眶内肿瘤的临床和 CT 证据；深层是指 CT 轴位片上病灶完全在眼球中纬线（Equator of the eye）的后方，有眶深部肿块的临床证据而无可见的表浅性病灶；混合性是指 CT 片上眼球中纬线前、后均有肿瘤，且伴有深部眶内肿块及表浅病灶的临床证据。

表浅性者表现为眼睑或面部柔软肿物，缺乏

明确边界，肤色正常，可透光。眶内深层肿物则有眼球突出，随上呼吸道感染，突眼可加重，是其特征性临床病变。肿瘤内常发生出血，导致瘤体增大及突眼加重。有时可合并有口腔内的淋巴管瘤。

CT 表现反映了本病的大体病理所见。表浅性者常不需行 CT 检查。深层或混合性者见病变多位于肌锥外或肌锥内、外，肿块多呈分叶状。由于缺乏包膜，肿块的界限常显示模糊不清。因组织学上兼有淋巴管及血管成分，以及反复出血，造成病灶的密度不均。偶可见钙化，代表静脉石或系营养不良性钙化。可自发出血形成巧克力囊肿（Chocolate cysts）。增强扫描时这些囊肿的边缘可有强化。病变典型地超越解剖边界，如锥筋膜（Conal fascia）及眶隔（Orbital septum）。眼眶有轻度至中度扩大，与本病为一长期的、缓慢生长的良性肿瘤相符合。

在 CT 增强扫描中，除囊肿区的边缘可有强化表现外，肿块内常无或仅有轻微的强化。但 Graeb 报道的 13 例中，10 例均有一定程度的强化。明显强化的病例多有一次以上出血发作史，故强化可能与出血有关。在无出血史的病灶中，局部强化区可能与该处有静脉管道有关。

（4）眶内脑膜瘤（Meningioma）：为眶内较常见的良性肿瘤，约占眶内肿瘤的 5% ～ 8.9%。因它多数起自视神经鞘，故亦称视神经鞘脑膜瘤（Meningioma of the optic nerve sheath），少数亦可

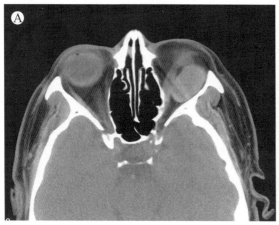 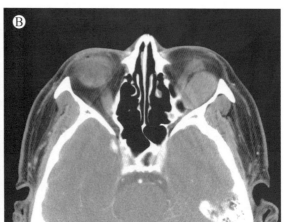

图 6-1-15　眶内海绵状血管瘤

A. 左眶内下外侧卵圆形肿物，边界光滑清晰，密度欠均匀

B. 增强扫描见肿物呈中度强化

起自眶骨骨膜或眶脂肪。

脑膜瘤主要见于成人（35～60岁），女性略多于男性。少数亦可发生在儿童期，且具有较明显的侵犯性。亦可见于神经纤维瘤病的患者中。

视力减退和暂时性视力模糊是本病的常见症状。早期的视力变化往往是一过性黑矇，多在眼球转动时发生。这是因为在转动眼球时，肿瘤压迫视网膜中央动脉导致供血中断所致。随肿瘤增大压迫视神经，最终可导致视力丧失。

眼球突出症状颇常见，约占77%。早期肿瘤限于鞘内，眼球突出较轻或不明显，一旦突破视神经鞘进入眶内，则眼球突出较著。

少数病例可出现头痛和斜视。

CT上，起自蛛网膜细胞沿硬膜鞘复盖视神经的脑膜瘤表现为视神经呈管状或梭形增粗，前者常见，约占64%，后者表现约占23%。病变的边界清楚，密度较高。增厚的视神经内可有多发砂粒状或环形钙化，冠状面钙化可显示为包绕视神经的环形高密度影，称为"袖管征"，较具特征性。肿瘤可通过视神经孔向颅内蔓延，CT上如显示有眶尖硬化性改变时，是脑膜瘤向颅内蔓延的证据。增厚的视神经如呈现为不规则的边缘，是脑膜瘤硬膜外扩展的指征。

增强CT扫描时，肿瘤有中度以上强化，而视神经因有血-脑屏障而不被强化，造成低密度的视神经两侧有两条高密度的肿瘤组织，称之为"轨道征（Tram-track sign）"。此征偶尔亦可在视神经炎或假性肿瘤中被见到（图6-1-16）。

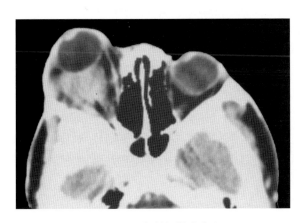

图6-1-16　视神经鞘脑膜瘤

右眶肌锥内肿块影呈明显强化，其内隐约可见未增强的视神经，右眼球外突明显

视神经周围的套袖样钙化和"轨道"征对本病具有定性诊断价值。

起源自眶壁的脑膜瘤多发生于眶外侧壁的后部，肿物紧贴眶壁，呈扁平形或梭形，密度较高，边界清楚。有些肿瘤呈现为不均质密度，乃因肿瘤生长速度不一，使部分眶内脂肪被包绕所致。肿瘤邻近的眶壁骨质可有局限性增厚或破坏。肿瘤可通过眶上裂向颅内蔓延。增强扫描时，肿瘤有中度以上强化（图6-1-17）。

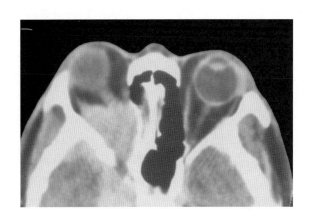

图6-1-17　眶壁脑膜瘤

右眶内肿物有明显增强并向颅内蔓延，眶外侧壁骨质增厚

（5）视神经胶质瘤（Optic nerve glioma）　由视神经发生的胶质瘤约占眼眶肿瘤的3%。通常，它为一儿童期的肿瘤，发病高峰为2～8岁，约半数在5岁左右，75%病例发生在10岁以内，90%发生在20岁以内。视神经胶质瘤为一良性、分化良好及生长缓慢的肿瘤，多数为星形细胞瘤，少数为胶质细胞（Oligodendrocytes）。肿瘤很少扩展到颅内，术后复发亦罕见。儿童期视神经胶质瘤常合并发生神经纤维瘤，其发生率可高达12%～50%。双侧视神经胶质瘤几乎经常是神经纤维瘤病的一种表现。

成人视神经胶质瘤与儿童期者不同，多发生在中年患者，常无神经纤维瘤病证据，且比较具侵犯性及恶性，肿瘤发展迅速，短期内使视力丧失及死亡。

本病的主要临床表现为视力丧失（占95%）与眼球突出。因肿瘤位于肌锥内，故常为轴性眼球突出，如肿瘤向一侧发展，亦可造成眼球的移位。眼底常发现有视神经萎缩及视盘水肿。

CT上，胶质瘤常表现为视神经的明显、弥

漫、梭形增粗，伴特征性的扭曲或曲褶（Kinking）。它亦可呈偏心性生长，边缘光滑锐利。病变内无钙化。位于视神经管内的肿瘤可因骨伪影而显示不清，此时用 MRI 检查则可清晰显示。本病 CT 表现与视神经鞘瘤相似，难以鉴别。

增强扫描时，病变可有轻度至中度增强（图6-1-18）。

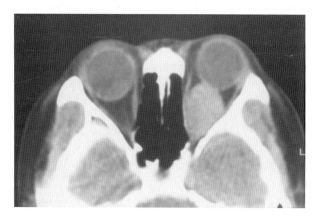

图 6-1-18　视神经胶质瘤

左眼球后视神经处梭形肿物，边缘光滑锐利

（6）眼眶神经鞘肿瘤（Orbital tumors of nerve sheath origin）：包括眶神经鞘瘤（Schwannomas, neurilemmomas）及神经纤维瘤，系一少见的眶内肿瘤，约占眶肿瘤的 1%～6%。Schatz 复习 9 组 2196 例眶内肿瘤，仅有 25 例神经鞘瘤。在 Mayo Clinic764 例眶肿瘤中，仅有 18 例（2.3%）神经纤维瘤及 8 例（1.1%）神经鞘瘤。Kuo 统计上海地区 1178 例眶肿瘤，孤立神经纤维瘤仅占 0.7%。

本组肿瘤皆起自神经膜细胞，故起源部位多在动眼（Oculomotor）神经、外展（Abducens）神经及三叉（Trigeminal）神经中的眼支神经处。视神经因无 Schwann 细胞，故不会成为这些肿瘤的起源地。

临床上，神经鞘性肿瘤为一良性、缓慢生长的肿瘤，均表现有逐渐增加的突眼及不同程度的视力受损。半数左右的患者有眼球运动的障碍，最常见为眼上抬或内收受限。约 1/4～1/3 病例可触及肿块。疼痛少见。少数神经纤维瘤可合并有全身神经纤维瘤病的证据。

CT 上，尽管神经鞘瘤有完整的包膜而神经纤维瘤则无，但两者的表现非常相似。神经鞘瘤好发生在肌锥内间隙，但在 Dervin 的病例中，锥内、外的分布相等；神经纤维瘤则好发生在肌锥外，且趋向于占据眼眶的上半部，仅不足 1/4 在锥内。肿瘤多数呈光滑的纺锤形及类圆形，境界清晰、锐利，少数肿瘤呈分叶状，个别为不规则形。肿瘤密度均匀，神经鞘瘤的密度与脑组织的密度相仿或稍高而类似眼肌密度，而多数神经纤维瘤的密度稍高，近似眼肌密度，极少数在瘤内可见钙化。肿瘤的大小一般在 1.5～3.0cm，位于锥外者一般大于位于锥内者。视神经常被推挤移位，或被肿瘤包裹在内。约 4/5 病例有眼眶的局限或弥漫扩张，后者多见于位于肌锥内的肿瘤，肌锥外的肿瘤多数造成邻近骨质的局限压迹或侵蚀。少数病例有眶上裂的增宽。

增强扫描时，多数病灶均有中度至明显的强化表现。这种强化方式虽无特征性的诊断意义，但对眶上裂增宽的患者，通过强化检查可明确肿瘤是否已蔓延侵入脑内。

极少数肿瘤可能为恶性。因之，当发现眶顶骨质明显侵蚀且肿瘤已侵入脑内时，应想到有恶性神经鞘瘤或神经鞘纤维肉瘤的可能。

（7）泪腺肿瘤（Lacrimal tumors）：在泪器肿瘤中，主要为泪腺肿瘤，泪囊肿瘤较少见且绝大多数为恶性。

泪腺在组织学上基本与涎腺相同，故有与之相似的肿瘤，良、恶性的比例各占一半。良性的有混合瘤（Mixed tumor），亦称多形性腺瘤（Pleomorphic adenoma）；恶性肿瘤者以腺样囊性癌（Adenoid cystic carcinoma）最常见，其次顺序为恶性混合瘤、黏液表皮样癌（Mucoepidermoid carcinoma）、腺癌、鳞状细胞癌、未分化癌以及罕见的泪腺转移癌。

临床上，良性混合瘤多见于中年男性，病期较长，数年或甚至十余年。病变起始于眶上外侧的泪腺窝内，表现为局部饱满，眼睑隆起，可出现睑下垂。肿瘤增大可压迫眼球向内下移位，并出现单眼无痛性眼球突出。恶性肿瘤常以眼球外突为主诉而就诊，多伴有疼痛，肿瘤较良性混合瘤小、硬、固定，并有压痛。

CT 上，良性混合瘤表现为泪窝区软组织密度肿物，边缘光滑、锐利。多数密度均匀，个别密度不均，可出现囊性成分。病变位于肌锥外，较大时可压迫肌锥及视神经向内侧移位，眼球向内前方移位。肿瘤可向后延伸，直至眶尖，甚至充满了眶的大部分，造成肿瘤的起始处难以确定。压迫邻近骨质后可造成泪腺窝的扩大及骨质压迫性缺损。在病理上混合瘤常有微小钙化，但CT上不明显。强化扫描时病灶可有轻至中等度强化，若有囊性成分则囊性部分无强化表现。

　　恶性肿瘤在CT上多表现为形态不规整、边缘较清楚（如黏液表皮样癌）或模糊（如腺癌）的软组织密度块影。邻近软组织的侵犯及骨质侵蚀是诊断恶性的重要依据。眶壁骨质可有增生（Hyperostosis）、增厚或虫蚀样破坏。眶壁破坏后，肿瘤可向眶外蔓延而进入颅内或副鼻窦。冠状扫描对确定眶顶骨质有无破坏，以及观察肿瘤与视神经和肌锥的关系可有较大帮助。恶性肿瘤的强化扫描表现各不相同，黏液表皮样癌常有明显的增强，而腺癌通常不出现强化（图6-1-19～图6-1-21）。

　　除肿瘤外，泪腺的其他病变，如泪腺炎（Dacryoadenitis）、Mikulicz综合征、Sjogren综合征等，亦可表现为泪腺肿块样表现，需结合临床加以鉴别。

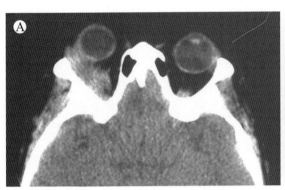
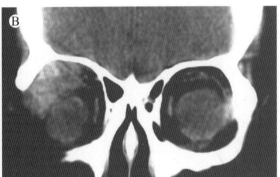

图 6-1-19　泪腺腺样囊性癌

右侧泪腺区不规则软组织肿块，侵及周围软组织，眼球外突

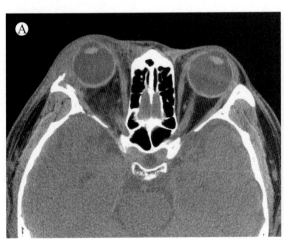
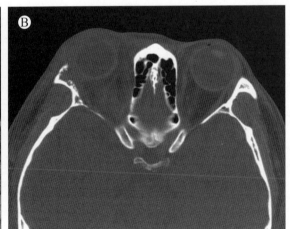

图 6-1-20　泪腺腺癌

A. 右泪腺区不规整软组织密度影，边缘模糊，侵犯外直肌及邻近软组织

B. 骨窗示颧骨、蝶骨局限骨质侵蚀破坏

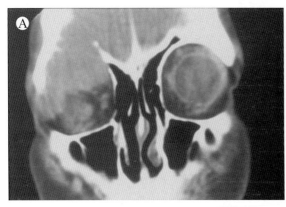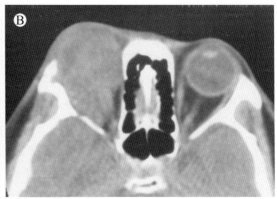

图 6-1-21　泪腺恶性混合瘤

A. 冠扫　B. 横扫

右泪腺窝内不规则肿块影，侵犯邻近软组织及骨性眶壁，且向颅内蔓延

（8）眼眶炎性假瘤（Inflammatory pseudotumor）：本病于 1905 年由 Birsh Hirschfield 首先描述，包括一组非肿瘤性的眶内病变，称之为特发性炎性假瘤（Idiopathic inflammatory pseudotumors）。在以后的文献中，出现一些不同的命名，诸如瘤样淋巴组织增生（Tumor-like lymphoid hyperplasia）、假性淋巴瘤（Pseudolymphoma）、慢性肉芽肿（Chronic granuloma）、非特异性眼眶炎性综合征（Nonspecific orbital inflammatory syndrome）等。

一般认为，本病为原因不明的眶内非特异性炎症，比较常见，约占突眼性病变的 50%，眶内占位性病变的 8%。

本病可见于任何年龄，但以中年较多见，男女无明显差别。病变多数为单侧，偶可双侧。主要的临床症状和体征有眼痛或球后痛，突眼及眼球移位，眼睑及球结膜浮肿，眼球运动障碍，复视及视力减退，以及触及硬而边界不清的肿块等。根据病变累及部位，临床上可分为五型，即：①泪腺型，表现为泪腺炎（Dacryoadenitis），泪腺区肿物，眼球向前下移位等；②肌炎型，表现为疼痛性突眼，眼球运动时疼痛或疼痛加重，肌肉附点结膜充血等；③眶前部型，波及眼球，引起巩膜周围炎（Periscleritis）、色素膜炎和视神经病变；④眶后部型，症状与前部型相似，但较轻；⑤弥漫型，累及一个以上区域，前可累及眼球，后可达眶尖，眶脂肪常显著受累，症状与受累结构有关，累及视神经及巩膜周围可引起视力丧失，其他有突眼及眼球固定等。

CT 上，病变可累及泪腺、眼肌、巩膜、视神经或眶内脂肪，可单独累及其中某一结构或同时累及多个结构，根据其病变发生部位及累及范围可分为四个类型：

① 泪腺炎型：泪腺呈弥漫性增大，境界常较清楚，眶及睑叶（Palpebral lobe）的泪腺均可受累，因而在 CT 像上病变的投影可超出眶脊（Orbital rim），而肿瘤性者则很少累及睑部的泪腺。眼球突出较明显，眶顶部骨质无侵蚀改变。

② 肌炎型：任何眼肌均可被累及，但以内、外直肌较常见，可累及一个或多个肌肉。受累肌肉增大，炎症可浸润至邻近眶脂肪，使病变肌肉边缘模糊不清。肌腱常亦有明显的增厚，借此可与 Graves 病鉴别。在 Graves 病中，肌腱常是正常的。

③ 眶后部肿块型：临床上表现为疼痛性眼麻痹（Painful ophthalmoplegia）的 Tolosa-Hunt 综合征，伴有第 3、4、6 及部分第 5 颅神经麻痹的临床证据。CT 上表现为眶上裂处、海绵窦或眶尖区肿块样病变，病变可经眶上裂蔓延，使眶上裂增宽。病变亦可侵蚀邻近骨质向颅内蔓延而类似恶性肿瘤，但非常少见。

④ 弥漫型：是指眶脂肪明显受累或病变累及一个以上区域，如脂肪和肌肉。球后脂肪呈弥漫性密度增高，初期可能密度不均呈条纹状致密，后期变得均匀致密。球后正常结构混浊不清。在亚急性及慢性病例，坚硬的纤维基质可完全取代眶内脂肪，因而此类病例曾被称为眶硬化或硬化性眶假性肿瘤（Sclerosing orbital pseudotumor）。眼球突出常不明显，此点有别于眶内球后肿瘤。

当有视神经周围炎时，即出现视神经增粗，边缘模糊不清。增粗的视神经有时类似视神经肿瘤，但其形态多不规则，边缘亦不如肿瘤那样清楚、锐利（图 6-1-22 ～图 6-1-24）。

炎症波及巩膜后可引起巩膜周围炎 (Periscleritis) 及 Tenon 包膜受累。CT 上眼球增厚，特别是后壁，并延伸至视神经的前部。

病变附近的副鼻窦、筛窦，常因伴发炎症而呈现混浊及积液。

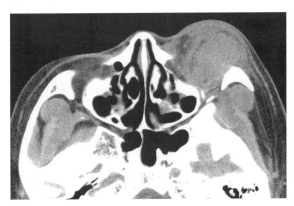

图 6-1-22　眶内炎性假瘤

左眶内上方不规则肿物，边缘模糊，周围脂肪浑浊，眼睑受累

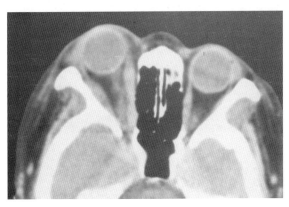

图 6-2-23　眶内炎性假瘤

右眼眶外直肌不均匀增厚，视神经亦显示，不规则增粗，边缘模糊

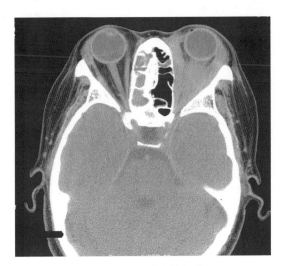

图 6-1-24　眶内炎性假瘤

左眶内诸眼肌及视神经弥漫增粗，边缘模糊

（9）纤维组织细胞瘤 (Fibrous histiocytoma)：本病少见，仅占眼眶肿瘤的 1% 左右。多见于成人，年龄以 30 ～ 50 岁多见，偶可发生于儿童。组织学上，病变由纤维组织及组织细胞两种成分组成，以纤维成分为主者称纤维组织细胞瘤，以组织细胞成分为主者称组织细胞瘤，其中以泡沫细胞构成的肿瘤则称黄色瘤 (Xanthoma)。

本瘤有良、恶性之分，约 2/3 为良性肿瘤，1/4 具局部侵犯性，约 1/10 为恶性，有潜在转移趋势。

临床主要症状及体征包括进行性一侧突眼及触及肿块，其他症状包括复视、视觉障碍及眼分泌物增多等。病程进展缓慢。亦可并发有其他部位的纤维组织细胞瘤。

CT 上，均显示有明显的软组织肿块，肿块可位于肌锥内、肌锥外或内外兼有。有的报告以眶的上鼻侧好发，但多数认为无好发的象限。肿块密度均匀，似脑组织密度或高于脑组织密度。形状可为类圆形、分叶状或长形。病变境界可光滑锐利或模糊不清。境界锐利、光滑与否不能作为本病良、恶性的鉴别要点，某些恶性纤维组织细胞瘤可能有非常清楚的界限，而有些非恶性的亦可能有浸润而显示界限模糊。

眼眶增大比较常见，特别是恶性者，但良性组亦可发生。约 6% 病变可蔓延至鼻旁窦。极少数病例可经眶上裂向颅内蔓延。

本瘤通常是富血运的，增强扫描时病变显示有中度至明显的强化。行血管造影时可显示眼动脉扩张、肿瘤潮红 (Blush)，甚至出现肿瘤饲养动脉。

（10）眼眶横纹肌肉瘤 (Orbital rhabdomyosarcoma)：横纹肌肉瘤是儿童中最常见的眶内原发恶性肿瘤，多数发生在 10 岁以内，90% 发生在 16 岁以下，平均发病年龄 7.2 ～ 8.2 岁。

根据组织学特点，横纹肌肉瘤可分为三型，即：胚胎型 (Embryonal)，分化良好型 (Differentiated) 及腺泡型 (Alveola)，其中以胚胎型最常见，腺泡型其次，分化良好型最少见。

临床上，快速发展的一侧性突眼为本病的特征。其他常见的症状和体征包括触及肿块，眼睑下垂，眼睑或结膜水肿，以及眼肌麻痹 (Ophthalmoplegia) 等。有些患者可出现眼痛、头痛、视力丧失等。如病灶扩展至鼻腔，可出现鼻出血。

CT 上显示病变常起自眼外肌，通常为肌锥外，亦可为锥内，最常见的部位是眼眶的上方鼻侧象限（Superonasal quadrant），但亦有报道眼球后方正中是最常见的肿瘤部位。肿块呈不规则形，境界清晰或模糊。眼眶可有扩大。肿瘤邻近眶壁常有骨质侵蚀、破坏，肿瘤并向四周扩展，侵入鼻腔、副鼻窦，造成该处相应的软组织肿块和骨质破坏。肿瘤亦可向上侵入脑内。眼球常被肿瘤推挤向前及侧方移位。视神经可因肿瘤包绕而显示不清，视神经孔可有扩大。

冠状面扫描对本病颇为重要，它可提供有关肿瘤的精确部位，以及鼻腔、副鼻窦及前颅凹有无侵犯等一系列有用资料。

强化扫描显示病变常有一定程度强化，使肿块轮廓更为清晰，但对定性诊断无大帮助。对判定肿瘤是否已侵入脑内，强化扫描则有决定性作用，如已侵入脑内，强化后脑内可见有强化病灶。

眼眶的横纹肌肉瘤亦有可能是继发性的。它可能是由鼻腔或副鼻窦的横纹肌肉瘤继发侵入眼眶所致，或甚至自远处转移而来。晚期病例常难以确定是原发于眼眶还是原发于鼻腔或副鼻窦。

（11）眼眶恶性淋巴瘤（Orbital malignant lymphoma）：眼眶恶性淋巴瘤少见，约占眶肿瘤的 1% 左右，它可分为原发和继发两种，后者是指全身性恶性淋巴瘤兼有眶内累及，但原发性者约 75% 将会出现全身性的恶性淋巴瘤。

原发性眼眶恶性淋巴瘤多见于 60～70 岁的患者，年龄可自 30～90 岁。继发性者年龄稍轻。

临床表现取决于肿瘤的部位。眼内仅结膜下及泪腺有淋巴组织，故这两处是恶性淋巴瘤最好发的部位，其次是眶后（Retroorbital）。临床主要表现有无痛性眼球突出，在老年患者中发展较慢，年轻患者中发展较快，且常伴有耳前、颈淋巴结肿大或全身恶性淋巴瘤。眼睑、结膜受累时出现结膜水肿，可触及一个或多个结节。球后病灶可使眼球运动受限甚至固定，突眼、复视、疼痛及视力下降等。

CT 对检测眼眶恶性淋巴瘤的敏感性很高，但它的表现是非特异性的，有时与炎性假瘤、泪腺肿瘤、视神经肿瘤、Graves 眼病、蜂窝织炎及其他眶内肿瘤难以区别。但对已知患恶性淋巴瘤的

患者，眶内弥漫病灶或视神经增大是眼眶恶性淋巴瘤的可靠证据。

通常，CT 上显示为一均质较高密度肿块，形态可不规则，但边缘锐利，多见于眶前部、上部或球后区（图 6-1-25）。累及双侧者亦不少见。肿瘤常依附于原有的眶结构，很少侵蚀邻近骨质，但侵犯性的恶性淋巴瘤亦可有明显的骨破坏（图 6-1-26～图 6-1-27）。

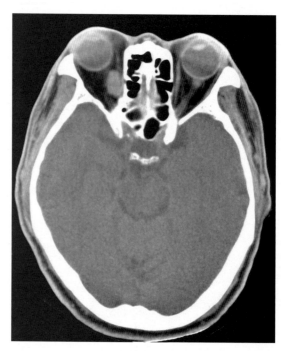

图 6-1-25 眶内恶性淋巴瘤

右眼球后见不规则软组织肿块影，密度不均匀，局限与内直肌分界不清

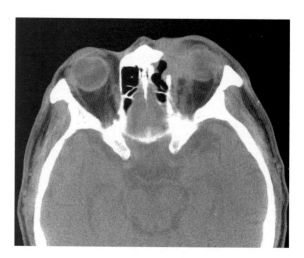

图 6-1-26 眶内恶性淋巴瘤

左眶内不规则肿块，累及眼球、眼睑、内直肌，邻近眶内壁侵蚀，肿物侵入筛窦

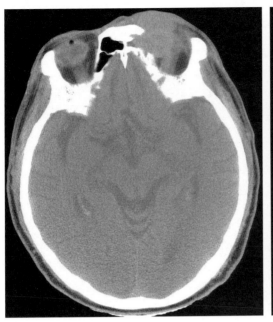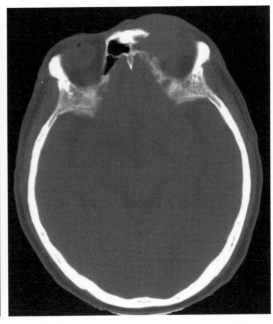

图 6-1-27　眶内恶性淋巴瘤

左眼眶内上方见不规则软组织肿块影，邻近骨质破坏，强化扫描显示肿瘤有轻度强化

（12）眶转移瘤（Orbital metastasis）：眼眶转移瘤不多见，Bloch 报道转移瘤患者中 12% 有眼及眼眶累及。Henderson 组中眶转移瘤占眶内肿瘤的 9%，但国内报道仅占眶内肿瘤的 1%。眶转移瘤少于眼内转移，两者的比例约 1∶7 ～ 10。双侧眶转移罕见，主要累及眼球。视神经累及亦罕见，如发生，原发瘤几乎均为胃癌。

肉瘤罕见转移至眶。成人中原发瘤部位以乳腺癌及肺癌居多，其次是生殖泌尿及胃肠道肿瘤，但国内报道则以肝癌居多。儿童中常见的原发瘤顺序为神经母细胞瘤、Ewing 肉瘤及 Wilms 瘤，这些肿瘤与成人中转移瘤不同，它常累及眼眶而不累及眼球。

原发瘤血行转移至眼眶的途径常首先通过肺，因之，80% ～ 85% 病例并有肺转移，少数则经由 Batson 静脉系统至眶。

临床上主要症状和体征为眼痛、复视（Diplopia）、视力下降、睑下垂（Ptosis）、睑水肿、突眼及眼肌麻痹等。乳腺癌转移至眶内时，亦可出现眼球内陷（Enophthalmos）。眼部症状常突然发生，病程短，发展快。

病理上大多数眼转移瘤无包膜，境界不清，弥漫浸润眶内软组织结构，眶壁骨骼、肌锥外间隙（包括泪腺）、锥内脂肪、眼肌、视神经、眼球的脉络膜或视网膜、甚至整个眼眶均可被累及。

CT 上转移瘤常表现为境界不清、形态不规则的软组织密度肿块。眼球受累时造成眼肌局限或弥漫增大，伴有软组织块影突向邻近眶内脂肪结构或导致骨质破坏。孤立的外直肌受累常意味着转移所致。锥内间隙的受累表现为浸润性，且有强化表现的肿块，或呈弥漫性致密。如系转移性乳腺硬癌时，可出现眼球内陷。锥外间隙转移时可累及泪腺或脂肪间隙，表现为非特异性的泪腺弥漫肿大。眶壁骨质的破坏或增厚（Hyperostosis）在眶转移瘤中不少见。大多数眼球转移常很小，CT 上不易被发现。某些病例可表现有视网膜剥离或球后缘扁平状增厚。肿瘤可向后蔓延而累及视神经及球后脂肪，偶尔亦可造成玻璃体（Vitreous）内出血。

增强扫描显示转移瘤有轻至中等程度强化（图 6-1-28）。

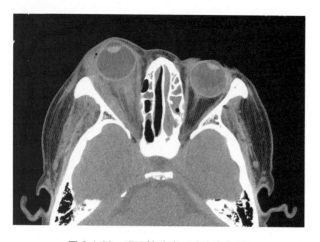

图 6-1-28 眼眶转移瘤（乳腺癌术后）

右眼球外突，球后脂肪消失，代之以软组织
密度影，视神经及外直肌受累

2. 眼球肿瘤 眼球内肿瘤主要发生在葡萄
膜、视网膜和视神经乳头。眼球内肿瘤多数为恶性，
可以破坏眼球，且常向眼球外扩展或向远处转移。
现择其与 CT 检查相关的几种肿瘤叙述如下，至
于眼球转移瘤则已在眶转移瘤中叙述过。

（1）视网膜母细胞瘤（Retinoblastoma） 为
婴儿和儿童期中最常见的眼内恶性肿瘤。国内发
病率为 1/21,000，占婴幼儿癌症死亡总数的 1%。
就诊时的平均年龄约为 13 个月，90% 在 5 岁以下。
无性别差异，亦无左、右眼偏好。66% ～ 75% 患
者肿瘤发生在一侧眼球，25% ～ 33% 患者双眼受
累。5% ～ 10% 患者有视网膜母细胞瘤的家族史。
如父母患双侧或一侧多灶性视网膜母细胞瘤时，
则有 50% 机会遗传给其中一个孩子；若患一侧单
灶性视网膜母细胞瘤，则为 15%。

本病的临床病程可分为眼内期、继发性青光眼
期、眼外期和转移期。早期症状主要为视力障碍、斜
视或眼球震颤。主要体征为黑矇性猫眼（Amaurotic
cat's eye），亦称白瞳症（Leucocoria），即在瞳孔
内出现白色、粉白色或黄白色反光，约见于 60%
患者。

CT 上显示肿瘤起自视网膜，呈结节状突入玻
璃体内，并可沿视神经侵犯眼球后方。肿块的密
度均匀，呈稍高或中等密度。

呈肿块型者约 90% 以上在 CT 上可见钙化，
钙化可小而单个、大而单发、多发斑点状或数个
细小点彩状，较小的肿瘤亦可呈均一钙化。弥漫
型的视网膜母细胞瘤则很少发生钙化，主要表现

为眼环的广泛不均匀增厚，且密度较高而不同于
视网膜剥离（图 6-1-29，图 6-1-30）。

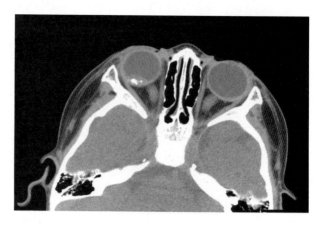

图 6-1-29 视网膜母细胞瘤

右眼球视网膜局限不规则突起，可见多发斑点状钙化

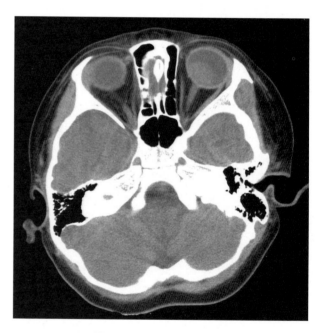

图 6-1-30 视网膜母细胞瘤

左眼球内类圆形软组织肿物，边界清楚

CT 对评估肿瘤的眼球外及颅内扩展很有价
值。CT 可发现双侧眼球视网膜母细胞瘤合并有一
颅内原发视网膜母细胞瘤，即所谓"三侧性视网
膜母细胞瘤（Trilateral retinoblastoma）"，颅内病
灶常位于松果体或鞍旁区。

增强检查显示肿瘤有轻度至中度强化，借此
可与视网膜下积液或出血进行鉴别，后两者无强化
表现。有强化表现的视网膜母细胞瘤预后常较差。

（2）脉络膜恶性黑色素瘤（Malignant
choroidal melanoma）本病少见，但它为成年人中

最常见的眼内恶性肿瘤，占葡萄膜恶性肿瘤的85%～88%，在丹麦的年发病率约为0.7/10万，美国则为0.5/10万。就诊年龄多在50～70岁，中位年龄为55岁。男女无明显差异。大多数原发性脉络膜恶性黑色素瘤为单侧发病，双侧者极罕见。约4%～6%的患者可发生第二个原发恶性肿瘤。本病患者有较高的乳腺癌和结肠癌的发生率。

临床上，发生在周边部者可长期无症状，后极部者早期即出现视力减低、视物变形、视野出现暗点或缺损。发展过程可分眼内期、青光眼期、眼外期和转移期。

CT上瘤体较小时常不易测出，稍大时显示为眼环的后部不规则的局限增厚，沿眼环生长，密度较高，无钙化。肿物可向球内、外突出。

增强扫描时，由于肿瘤具有丰富血供，可出现明显强化效应，借此可与脉络膜转移瘤鉴别。两者在平扫时表现相似，但增强扫描时转移瘤无明显强化（图6-1-31）。

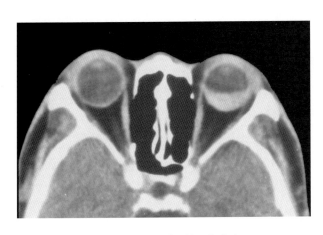

图6-1-31　脉络膜恶性黑色素瘤

左眼环后部盘状致密影，边界清晰，增强效应明显

（3）脉络膜骨瘤（Choroidal osteoma）：为比较少见的良性肿瘤，多发生于青年女性。病因不清，有人认为系由于脉络膜先天残留的原始中胚层组织发育所致，故称之为骨性迷离瘤。也有人考虑可能与生化或内分泌紊乱有关。病变常侵犯黄斑区，单眼或双眼发病，病程很缓慢。

临床表现为视力逐渐减退，视物变形或出现暗点。

CT上显示为黄斑区小的扁圆形骨样密度阴影，此种特征性表现，结合临床，可做出本病的定性诊断。

（4）眼脉络膜转移瘤　近来，随恶性肿瘤患者生存期延长和检查方法改进，病例报道增多，发生率不低于黑色素瘤。患者年龄43～75岁，高峰发病年龄为50～59岁。原发病灶可为肺癌、乳腺癌、消化道肿瘤、肾癌、前列腺癌、皮肤黑色素瘤等，经由体循环或椎静脉系统转移到眼脉络膜。约40%转移灶侵及黄斑下脉络膜，颞侧多于鼻侧，这与睫状后短动脉的分布有关。多数病例为单发灶(占82.35%)，少数为2个以上转移灶（17.65%）。在大体病理上，病灶可呈隆起形、球形或半球形、扁平形或乳头状。临床上多表现为视力快速明显减退，视野缺损，眼前闪光，眼痛等。

CT上表现为眼环后部局限增厚，密度与眼环相仿，呈扁平状，表面光滑或不平，基宽12～25mm，厚度4～6mm，有中度增强，与黑色素瘤难鉴别。

（四）眼眶肿瘤的鉴别诊断

CT对检测眼球或眼眶肿瘤的敏感性较高，并可正确判断肿瘤的累及范围，但它的特异性稍差。某些肿瘤，如视网膜母细胞瘤、脉络膜骨瘤、血管瘤、视神经脑膜瘤、皮样囊肿等，若出现特征性的CT表现从而可以做出定性诊断外，大多数其他肿瘤往往定性困难。肿瘤和其他良性病变之间的鉴别，并不容易。

在肿瘤的CT鉴别诊断中，一要密切结合临床及B超所见（B超、CT结合，使诊断正确率可达97%）；二要参考各种病变的发病率，常见病变优先考虑；三要注意CT表现，有无有助于定性诊断的特殊性征象。

1. 各种眼眶病变的发病率

各家报道可能略有差异，Jones估计成人和儿童常见的眶内病变依次如下：

成人中最常见的眶内病变为：

（1）蜂窝织炎（Cellulitis）

（2）创伤后（Sequelae of trauma）

（3）Graves病（Graves' disease）

（4）假瘤（Pseudo tumor）

（5）淋巴瘤（Lymphoma）

（6）海绵状血管瘤（Cavernous hemangioma）

（7）泪腺肿瘤（Lacrimal gland tumor）

（8）周围神经肿瘤（Peripheral nerve tumor）

（9）脑膜瘤（Meningioma）

（10）黏液囊肿（Mucocele）

（11）转移及继发性肿瘤（Metastatic and secondary tumors）

婴儿和儿童突眼常见（1 至 10）和罕见（11 至 21）的原因如下：

（1）毛细管型血管瘤（Capillary hemangioma）

（2）皮样囊肿（Dermoid cyst）

（3）筛窦炎及蜂窝织炎（Ethmoiditis and cellulitis）

（4）血肿（Hematoma）

（5）假性肿瘤（Pseudotumor）

（6）甲状腺功能亢进（Hyperthyroidism）

（7）颅狭小症（Craniostenosis）

（8）横纹肌肉瘤（Rhabdomyosarcoma）

（9）转移性神经母细胞瘤及 Ewing 肉瘤（Metastatic neuroblastoma and Ewing's sarcoma）

（10）白血病及粒细胞性肉瘤（Leukemia and granulocytic sarcoma）

（11）神经纤维瘤（Neurofibroma）

（12）视神经胶质瘤（Optic nerve glioma）

（13）纤维骨性肿瘤（Fibro osseous tumors）

（14）淋巴管瘤（Lymphangioma）

（15）视神经脑膜瘤（Optic nerve meningioma）

（16）组织细胞增生症 X（Histiocytosis X）

（17）青少年性黄色肉芽肿（Juvenile xanthogranuloma）

（18）脑膜脑膨出（Meningoencephaloceles）

（19）小眼畸形伴囊肿（Microphthalmos with cyst）

（20）畸胎瘤（Tteratoma）

（21）眼球外神经母细胞瘤及髓上皮瘤（Extraocular retinoblastoma and medulloepithelioma）

上海第一医学院统计 370 例原发性眼眶肿瘤的发病率依次如下（表 6-1-5）：

表 6-1-5　原发性眼眶肿瘤的发病率

肿瘤	百分率（%）
泪腺肿瘤	25.4%
假瘤	8.1%
横纹肌肉瘤	6.8%
神经鞘瘤	5.7%

续表

肿瘤	百分率（%）
脑膜瘤（视神经）	4.9%
未分化癌	4.9%
囊肿	4.9%
淋巴肉瘤	4.6%
鳞状上皮癌	4.3%
黏液肉瘤	1.6%
黑色素瘤	1.1%
神经纤维瘤	1.0%
神经胶质瘤	1.0%
绿色瘤	0.5%
纤维肉瘤	0.5%
脂肪肉瘤、血管外皮瘤	
骨瘤、神经母细胞瘤、骨髓瘤	各占 0.3%

2．有助于鉴别诊断的 CT 特征

（1）当眶内肿瘤侵犯眶壁，造成骨质破坏，并向眶外延伸时，是诊断恶性肿瘤的主要依据。此外，肿块形态不规整，边界不清，密度不均等，对诊断恶性肿瘤亦有一定帮助。

（2）成人双侧或一侧性眼球突出，除蜂窝织炎及外伤外，Graves 病是最常见的原因。Graves 病主要累及中年女性，男女之比为 1∶4。临床上常有甲状腺功能亢进，少数突眼可先于甲亢。CT 上 70% 显示眼肌对称性增大，75% 累及下直肌及内直肌，且最为明显；50% 有上直肌及外直肌受累，但程度稍轻；30% 四条直肌均增大；9% 仅有下直肌增大。当仅有下直肌增大时需与眶尖肿瘤鉴别。临床病史及注意观察冠状面、矢状面与横断面 CT 所见，是鉴别两者的关键。

（3）假性肿瘤的肌炎型与 Graves 病的主要鉴别点是前者常有肌腱的明显增厚而后者肌腱是正常的。

（4）眼球后方如发现有钙化，可能的原因有：

视网膜及视神经原发性神经性肿瘤，如：

视网膜母细胞瘤

视神经胶质瘤

视神经脑膜瘤

视神经及视网膜的神经胶质错构瘤（Glial hamartomas），如：

结节硬化（Tuberous sclerosis）

Von Recklinghausen 病

视网膜及脉络膜血管性肿瘤，如：

海绵状血管瘤

血管内皮细胞瘤（Hemangioendothelioma）

脉络膜骨瘤

高血钙状态，如：

甲状旁腺功能亢进

维生素 D 过多症

结节病

慢性肾病的血钙增高

创伤后、炎症后、退行性变

眼球结核（Phthisis bulbi）

晶体后纤维组织形成（Retrolental fibroplasia）

（5）当眶内肿物呈现为脂类密度时，则可能为皮样囊肿或畸胎瘤。

（6）套袖样钙化和轨道征对视神经鞘脑膜瘤有定性诊断价值。

（7）强化扫描对判断肿瘤有无颅内蔓延的价值较大，特别是确定有无"三侧性视网膜母细胞瘤"。它对定性诊断帮助不大，但有些肿瘤，如脉络膜恶性黑色素瘤、血管瘤、脑膜瘤、神经鞘肿瘤、泪腺的黏液表皮癌及纤维组织细胞瘤等，常显示有中度至明显强化。

（8）黄斑区内出现骨样致密影，结合临床，可做出脉络膜骨瘤的定性诊断。

（9）肿瘤较小时，它的起始部位对定性有一定参考价值。视神经胶质瘤肯定位于脊椎内。早期的横纹肌肉瘤、神经母细胞瘤、组织细胞增生症 X 及毛细血管型血管瘤常位于肌锥外。晚期的横纹肌肉瘤可蔓延至肌锥内间隙。淋巴管瘤及海绵状血管瘤亦位于肌锥内，但常扩展至肌锥外及眶隔前腔隙（Preseptal compartment）。局限于肌内的肿瘤只有白血病。

（10）可使眼眶扩大的肿瘤包括血管瘤、淋巴管瘤、视神经胶质瘤及丛状神经纤维瘤病（Plexiform neurofibromatosis）。

（11）伴有眶骨破坏的肿瘤有横纹肌肉瘤、神经母细胞瘤、白血病及组织细胞增生症 X 等。

（12）可有颅内蔓延的肿瘤包括横纹肌肉瘤、神经母细胞瘤、组织细胞增生症 X、血管瘤及视神经胶质瘤。

（13）某些肿瘤 CT 值测量有一定参考意义。

神经母细胞瘤由于有出血及钙化成分，常呈高 CT 值。血管瘤及淋巴管瘤呈高及低的混合密度。脂肪密度仅见于皮样囊肿和畸胎瘤。

（14）静脉石和具有可压缩性等特点是诊断海绵状血管瘤的可靠证据。

二、鼻腔和副窦肿瘤

CT 对鼻腔和副鼻窦病变的检测能力远胜于常规 X 线检查和体层摄影，现已成为首选的影像学检查方法。它的优点及适应证包括：

（1）应用软组织窗和骨窗可分别观察到软组织及骨骼的改变。

（2）CT 上可清晰显示出肿瘤的范围，观察肿瘤是否已侵入邻近结构，包括眼眶和颅内的累及。

（3）根据 CT 所见，可帮助确定手术范围或放射治疗的照射野。

（4）对某些肿瘤，CT 可做出定性诊断，例如骨瘤、软骨肉瘤和骨肉瘤、青年型血管纤维瘤、黏液囊肿及囊肿等。

（5）CT 是评价恶性肿瘤术后有无复发，以及肿瘤对放化疗反应的首选方法。

但是，CT 对炎性肿胀与肿瘤有时难以区别；对术后肿瘤复发与瘢痕亦易混淆；在大多数情况下，CT 亦难以做到对肿瘤的组织学定性；CT 对确定肿瘤蔓延范围的正确率，据估计约在 85% 左右。

（一）检查方法

鼻腔及副鼻窦检查宜用较薄的层厚（4～5cm 层厚）行横断及冠状面扫描。如欲了解窦壁骨质有无轻度破坏，则应薄层扫描，层厚取 1.5～2.0mm。用软组织窗及骨窗分别观察软组织及骨质的改变。扫描范围根据病情需要而定。

1. 横断面 患者取仰卧位，自眶耳线下约 5cm 的上齿槽处开始，连续向上进行扫描，直至所需解剖结构均被显示为止。如仅为检查筛窦或额窦，起始处可略高。

2. 冠状面 患者俯卧于检查床上，头部呈过伸位，扫描层面垂直于眶耳线，若遇有义齿或充填物时，可适当改变角度避开，以免有明显伪影而影响观察。扫描自外耳道前方约 2cm 处开始，连续向前，即可依次显示出蝶窦、筛窦、上颌窦及额窦等结构。冠状面扫描对显示蝶窦肿瘤、上颌窦的下壁破坏，以及观察肿瘤的颅底、颅内侵犯，优于横断面扫描。

是否需要强化扫描，应根据具体情况而定。大多数鼻腔及副鼻窦的良、恶性肿瘤为乏血运的，强化前后无明显差异，因而增强检查价值不大。但对某些病灶，如某些肉瘤或癌、青年型血管纤维瘤、化学感受器瘤及血管性病变，因有丰富血运，强化后可使病变范围显示更为清晰。强化扫描对确定病变是否已侵入颅内有很大帮助。此外，强化检查对窦内实性肿物和液体的鉴别，肿块内坏死、液化与脓肿的识别，亦有一定帮助。

（二）正常 CT 解剖

1. **鼻腔** 鼻腔略呈锥形，上窄下宽，由鼻中隔分隔成左、右两腔，其前鼻孔与外界相通，后鼻孔与鼻咽连接，侧方与上颌窦的内侧壁相邻，上方与眼眶、筛窦、额窦及蝶窦等相邻，底部为硬腭。两侧鼻腔的共同内侧壁为鼻中隔，分骨性鼻中隔和软骨性鼻中隔两部分。骨部主要由筛骨垂直板和犁骨构成。鼻中隔多不在正中而略偏向一侧，使两侧鼻腔呈不对称，尤以偏向左侧多见。如有明显偏曲且造成功能障碍者，称为鼻中隔歪曲。

鼻腔的外侧壁结构较为复杂，也最重要。由上而下有三个骨性突起，分别称为上鼻甲、中鼻甲和下鼻甲。鼻甲的下缘游离，并呈向外上方卷曲，以下鼻甲最明显。各鼻甲外下方被遮蔽的裂隙分别称为上鼻道、中鼻道和下鼻道。鼻泪管开口于下鼻道内。有时，上鼻甲上方有一小的长形隆起，称最上鼻甲，它与上鼻甲之间的小沟称最上鼻道。上鼻甲或最上鼻甲后上方有一凹陷，称蝶筛隐窝。在中鼻道的外侧壁上有两个隆起，后上方的圆形隆起是筛窦的一个大气房，称筛泡。筛泡前下方有一弧形嵴状隆起，称钩突，钩突附着在下鼻甲的筛突上。筛泡与钩突之间的裂隙称半月裂孔(Semilunar hiatus)，宽约 2～3mm，长约 15～20mm。裂孔前端的漏斗形管道名筛漏斗，深约 5mm。

鼻腔的淋巴引流：鼻腔的淋巴管极为丰富，呼吸部的淋巴管网较嗅部稀疏，其前部的淋巴管与鼻前庭温和，引流至下颌淋巴结，后部引流至咽后淋巴结、颈深上淋巴结。嗅部淋巴引流至咽后淋巴结。

CT 上，由于鼻腔内气体的衬托，鼻腔内的骨性结构及黏膜均清晰可见（图 6-1-32）。

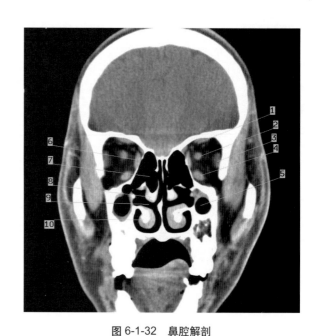

图 6-1-32 鼻腔解剖

1 上直肌 2 视神经 3 外直肌 4 下直肌 5 上颌窦
6 内直肌 7 上鼻道 8 中鼻甲 9 中鼻道 10 下鼻甲

2. **额窦** 额窦位于额骨眉弓深面、额骨内外板之间，它的气化程度、形态及骨壁厚度个体差异很大。发育良好者能伸至眶顶，甚至深入到眶顶后部；气化差者则仅局限于眉间区。额窦内常有一骨嵴分隔，将额窦分隔为左右各半，在额窦的下部，此骨嵴常在正中，但向上延伸时常偏离中线。此外，窦内尚可有多数不完整的骨嵴分隔，特别是在窦的上部。

不论额窦的发育程度如何，它的骨壁应保持完整，前壁常较厚。CT 上评价后壁是否完整尤为重要，因病变可侵蚀后壁而累及硬膜和颅内。

额窦的两侧独立，由鼻额管（Nasofrontal duct）经前筛骨迷路（Anterior ethmoidal labyrinth）而引流至中鼻道，开口于中鼻道半月裂孔（Hiatus semilunaris）前部的筛漏斗（Ethmoidal infundibulum）。

3. **蝶窦** 蝶窦位于蝶骨体内，左右各一，中间有骨嵴分隔，但此骨嵴常不在中线位，致使左、右蝶窦经常不对称。蝶窦的发育个体差异亦很大。差者可完全不发育；气化良好者，巨大蝶窦可延伸至筛窦后方、鞍背、中颅凹底及翼板（Pterygoid plate）的上部。

蝶窦的上界与颅底，特别是蝶鞍相邻；下界则与鼻咽相接。因而，蝶鞍与鼻咽部病变可侵犯蝶窦，蝶窦部病变亦可侵及蝶鞍与鼻咽。蝶窦的外侧壁前方为眶上裂，后方为海绵窦。蝶窦外侧壁的下部由于向外偏离成角及海绵窦的重叠，在横断扫描层面中常难以清晰显示，需在冠状扫描中方能辨认。

蝶窦向前方引流，开口于上鼻道的蝶筛隐窝（Sphenoethmoidal recess）。

4. 筛窦　筛窦左右各一，各由 10 个左右（3～18 个）大小不一的蜂窝样气房组成，由两个垂直板将筛窦分隔成前、中、后三组。两侧筛窦的外侧壁构成眼眶的内侧壁，有一菲薄的骨板，称为纸板（Lamina papyracea），在 CT 上可明确辨认出。发育良好的筛窦偶可向外上延伸到眶上部的额骨内。两侧筛窦的中线为鼻腔的上部，它的上界须在冠状扫描上才能确认，筛窦的最高处高于筛板（Cribriform plate）。因此，在两侧各有一压迹或隐窝，嗅神经位于此隐窝内，故亦称嗅窝。此区域的骨折、肿瘤或炎症可损害嗅神经功能，导致嗅觉丧失。

5. 上颌窦　是副鼻窦中最大的窦，左、右各一，位于上颌骨体内，它大致有五个壁。

（1）上壁：上颌窦的上壁为眶底，眶下神经、动脉及静脉位于上壁后方的沟内（眶下沟），此沟向前呈管状（眶下管），随后从眶下孔穿出至颊部。在 CT 上横断面上，这些神经和血管可部分显影，呈软组织密度，勿误认为肿瘤。

（2）下（底）壁：可达上齿槽突，与牙根之间可仅有一层菲薄骨质相隔，偶尔牙根可突入窦腔内，直接埋于窦内黏膜下。因而，对上颌窦病变应经常想到是否系牙源性所致。

（3）前壁：较厚，前壁的上部由后向前下斜行，在横断层面上有时可形成假性骨缺损。

（4）后外壁：后方与翼内、外板相接，后外侧为翼腭窝与颞下窝，内含重要的颌内动脉（Internal maxillary artery）终端、蝶腭神经节（Sphenopalatine ganglion）及腭大、小神经支。

（5）内侧壁：骨质较菲薄，内侧有鼻腔内气体、外侧有窦内气体的衬托。相当于中鼻道层面，大部分为膜性壁，勿误认为骨缺损或上颌窦开口。

上颌窦腔内有时可见有骨嵴分隔，CT 上很易辨认。上颌周围，除眶下缘及内侧壁外，有薄层低密度的脂肪围绕，当上颌窦病变侵出窦外时，此脂肪界面即显示混浊、致密。

上颌窦开口于内侧壁最高处半月裂孔后部而入中鼻道。

（三）鼻腔和副鼻窦肿瘤

鼻腔及副鼻窦的恶性肿瘤约占全部恶性肿瘤的 0.2%～0.8%，占头颈部肿瘤的 3%。约 50%～65% 鼻腔和副鼻窦恶性肿瘤发生在上颌窦，15%～30% 发生在鼻腔，10%～25% 发生在筛窦，0.1%～4% 在额窦及蝶窦。

据天津市统计，鼻及副鼻窦癌的年发病率为 0.8/10 万（男 0.9/10 万，女 0.6/10 万），占全部恶性肿瘤的 0.5%，占住院患者头颈部肿瘤的 11.9%。

鼻腔和副鼻窦肿瘤可分为原发性和转移性两类。原发性肿瘤按其组织起源分为上皮组织性肿瘤（Epithelial tumors）和非上皮组织性肿瘤（Non epithelial tumors），前者包括乳头状瘤（Pappilomas）、鳞状细胞癌、腺肿瘤（Glandular tumor）等，后者包括神经鞘瘤（Schwannoma）、血管纤维瘤（Angiofibroma）、嗅神经母细胞瘤（Olfactory neuroblastoma）或感觉神经母细胞瘤（Esthesioneuroblastoma）、血管外皮细胞瘤（Hemangiopericytoma）、横纹肌肉瘤（Rhabdomyosarcoma）、淋巴瘤、浆细胞瘤（Plasmacytoma）、软骨瘤及软骨肉瘤、骨瘤及骨肉瘤等（表 6-1-6）。

表 6-1-6　鼻腔及副鼻窦肿瘤的分类

组织来源	良性	恶性
上皮组织	乳头状瘤	鳞状细胞癌
	蕈样型	腺癌
	内翻型	黑色素瘤
	圆柱细胞型	

组织来源	良性	恶性
涎腺组织	多形性腺瘤	腺样囊性癌
		腺泡细胞癌
		黏液表皮样癌
神经源性	神经鞘瘤	嗅神经母细胞瘤
	神经纤维瘤	感觉神经母细胞瘤
		恶性神经鞘瘤
骨及软骨	骨瘤	骨肉瘤
	骨母细胞瘤	软骨肉瘤
	骨巨细胞瘤	Ewing 瘤
	骨纤维结构不良	
	骨化性纤维瘤	
软组织	血管瘤	血管外皮细胞瘤
	血管纤维瘤	血管肉瘤
	淋巴管瘤	横纹肌肉瘤
	纤维瘤	恶性纤维组织细胞瘤
造血组织		浆细胞瘤
		淋巴瘤
发育性	错构瘤	恶性畸胎瘤
	皮样囊肿	
	畸胎瘤	
转移性		自口腔肿瘤直接侵犯
		齿源性恶性肿瘤的直接侵犯
		自远处转移（肾、肺、乳腺、消化道及其他部位肿瘤）

1. 良性肿瘤

（1）乳头状瘤（Papillomas）组织学上分为三型：蕈样型乳头状瘤（Fungiform papilloma），约占 50%；内翻型乳头状瘤（Inverting papilloma），约占 47%；圆柱细胞型乳头状瘤（Cylindric cell papilloma），约占 3%。三者统称为鼻黏膜乳头状瘤（Schneiderian papillomas）。

本病多发生于 20～40 岁男性，约 50%～70% 有既往手术史，常多次复发，7～8 次复发者亦非鲜见。症状及体征依病变大小而异，常见的有鼻塞、鼻出血、鼻分泌物增多等；当累及筛窦或眼眶时，可造成突眼、流泪及复视等症状；如侵犯上颌窦、压迫眶下神经时，可有面部皮肤麻木感。

本病在组织学上虽是良性，但具局部浸润性，约 10%～20% 伴有鳞状细胞癌。

CT 上见肿瘤多起自鼻腔的外侧壁、中鼻甲或鼻窦（尤其是筛窦）。蕈样型多起自鼻中隔而表现为一疣状软组织密度肿块；内翻型乳头瘤特征性地起源于中鼻甲附近的鼻腔外侧壁，肿瘤呈软组织密度，形似息肉状或乳头状，肿瘤可匍行生长而侵入副鼻窦，特别是筛窦和上颌窦，鼻腔外侧壁可因受压而变形，亦可造成鼻甲或窦壁骨质的破坏而酷似一恶性肿瘤。肿瘤堵塞副鼻窦口后可造成鼻窦的继发性黏液囊肿和/或鼻窦炎（图 6-1-33）。

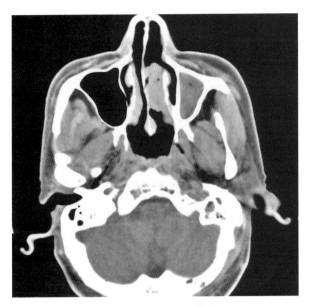

图 6-1-33 鼻腔乳头状瘤

密肿块，呈广基底附着在窦壁上，增强扫描时无强化表现。额窦或筛窦骨瘤可经骨及硬膜向颅内侵蚀，造成额叶的气囊肿（图 6-1-34）。

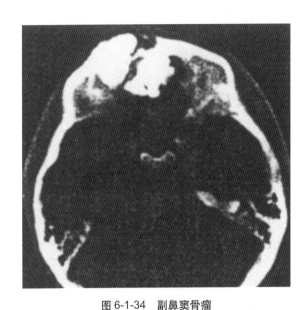

图 6-1-34 副鼻窦骨瘤

额窦、筛窦内致密肿块影，呈广基底附着于窦壁

左鼻腔不规则软组织肿块，密度不均匀，同侧上颌窦实变

增强扫描时，肿瘤可显示不均质强化，使肿瘤的范围显示得更为明确。

无论是临床上和影像学上，本病与鼻息肉极易混淆。当乳头状瘤侵犯邻近骨质时，与恶性肿瘤亦难以鉴别。CT的主要作用是明确病变的范围，最后诊断须依赖病理活检。

（2）血管纤维瘤（Angiofibroma）血管纤维瘤为一良性、富血运、无包膜的肿瘤，但具局部侵犯性。肿瘤几乎均发生于男性青少年中，20%～30%合并有颅内侵犯。常见的临床症状有鼻出血、鼻阻塞感、鼻音、眼球脱垂、面部畸形及颅神经损害等。

CT上显示肿瘤通常起源于鼻咽顶部或翼腭窝（Pterygopalatine fossa）内，然后肿瘤扩展而进入鼻腔、上颌窦、蝶窦、筛窦、颞下窝（Infratemporal fossa）、经眶下裂入眼眶以及经圆孔、翼管（Pterygoid canal）、眶上裂而进入颅内。肿瘤呈软组织密度，常使邻近骨质被压迫变形或破坏。

血管纤维瘤具有特征性的强化扫描表现，借此可与其他肿瘤鉴别。在动态强化扫描上可见肿瘤有早期显著强化，提示肿瘤有丰富血运。通过强化扫描可明确肿瘤的蔓延范围。

（3）骨瘤（Osteoma）大多数骨瘤发生在额窦，约占80%。一般无临床意义，除非它阻塞了鼻额管（Nasofrontal duct）。CT上它表现为一骨样致

（4）神经鞘瘤（Schwannoma）神经鞘瘤罕见发生在鼻腔和鼻窦，仅个案报道见于鼻腔、上颌窦及筛窦。鼻腔和鼻窦的神经鞘瘤多起自三叉神经的第一及第二分支和自主神经，嗅神经因无神经膜细胞，故不会发生神经鞘瘤。

神经鞘瘤常为一孤立、有包膜的肿物，彻底切除后不再复发。

CT上它表现为界限清楚、密度均匀的肿块，但有些神经鞘瘤可发生囊性变，导致密度不均或呈现为一囊性肿物。邻近骨质可有压迫性缺损，若有明显进行性骨破坏时应考虑有恶性变的可能。

强化扫描时肿瘤可有中等度强化。

（5）血管瘤（Hemangioma）发生在鼻腔和副鼻窦的血管瘤少见，病理上可分为毛细血管性血管瘤、海绵状血管瘤及静脉性血管瘤三型。在系列的报道中，血管瘤占156例鼻腔和副鼻窦良性肿瘤中的38例。

患者以男性稍多见，年龄多系中、老年，16岁以下者罕见。临床症状主要为鼻出血、鼻堵塞或发现鼻内肿块。

CT上显示肿瘤可起自鼻中隔、中或下鼻甲以及前庭等处，偶亦可发生在筛骨迷路、鼻骨及副鼻窦的骨壁。肿瘤多较小，在1～2cm之间，偶

可达 3.0cm 直径。肿瘤似息肉状，轮廓光滑整齐，亦可为广基底。发生在窦壁骨的血管瘤可使骨质呈膨胀性破坏，内有丛状高密度影，并出现较粗的放射状骨针。增强扫描时可有强化表现。

2. 恶性肿瘤

（1）鼻腔癌（Carcinoma of the nasal cavity）：鼻腔癌多见于 50 ～ 60 岁的老年患者，男性居多。它的病因尚不清楚，木屑粉尘、镍粉尘、吸鼻烟、慢性副鼻窦炎及鼻息肉等，均可以是导致鼻腔及副鼻窦癌的因素。

病理上，鼻腔癌绝大多数为鳞状细胞癌，好发于中或下鼻甲，少数发生自鼻中隔。肿瘤可破坏鼻腔侧壁而侵入上颌窦，亦可向下穿破硬腭而侵入口腔。少数为腺癌，以腺样囊性癌居多，好发于鼻腔上部，易向眼眶及筛窦扩展，甚至侵入颅底。偶尔恶性黑色素瘤亦可发生在鼻腔，多见于鼻中隔（25% ～ 50%）或中、下鼻甲，常向上颌窦扩展或突出鼻外。鼻腔的恶性淋巴瘤则多发自鼻腔后部，肿块较大，常向软腭及咽部扩展。纤维肉瘤多发生自鼻甲，瘤体较大。主要向咽腔及上颌窦扩展。

鼻腔癌的主要临床表现包括：鼻阻塞；反复出现血性或脓性分泌物；局部疼痛，头痛或上牙痛；颜面部肿胀；因鼻泪管阻塞而致流泪或泪囊炎；以及合并上颌窦炎、额窦炎等。

CT 上鼻腔癌表现为软组织密度肿块，充填鼻腔大部或整个鼻腔，鳞状细胞癌的瘤块多呈菜花状，表面因溃烂坏死而显示不规则。恶性淋巴瘤及纤维肉瘤的瘤体多较大，堵塞一侧或两侧鼻腔，表面比较锐利光滑。恶性涎腺型肿瘤多呈结节状，早期黏膜正常，表面光滑，晚期黏膜溃破则表现为表面不规则。

鼻腔癌可导致患侧鼻腔的扩大，鼻甲及侧壁骨质可被侵蚀破坏。肿瘤可向侧壁侵蚀而侵入上颌窦，向上可累及筛窦及眼眶，造成筛窦混浊及骨质破坏，甚至侵入颅底（图 6-1-35）。

造影增强可使肿瘤有轻至中度强化，病变轮廓显示得更为清晰，有助于判断肿瘤的累及范围与血运。

（2）上颌窦癌（Maxillary sinus carcinoma）：上颌窦癌以中度分化的鳞状细胞癌居多，约占 95%，少数可为恶性涎腺型肿瘤、纤维肉瘤、骨

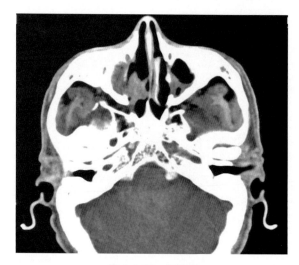

图 6-1-35　鼻腔癌

右鼻腔内不规则肿块，密度不均匀，累及同侧上颌窦

肉瘤及恶性淋巴瘤等。病理性质需依靠活检后的组织学诊断，CT 上难以判断。

上颌窦癌好发于 51 ～ 60 岁的患者，年龄范围可自 10 ～ 71 岁。男性好发，为女性的 2 倍以上。

上颌窦癌的病因未明，长期慢性副鼻窦炎及息肉可能是它的诱因，但缺乏明确的证据。

CT 所见：早期上颌窦癌 CT 上表现为黏膜不规则增厚，强化扫描时可有中等程度的强化，强化程度较邻近渗出积液区要高，但低于炎性反应。在没有邻近骨质破坏的情况下，与慢性副鼻窦炎不易区别。稍晚，肿瘤发展，形成不规则软组织密度肿块（图 6-1-36），并出现呈低密度的坏死区，强化后低密度的坏死区可显示得较为清晰。

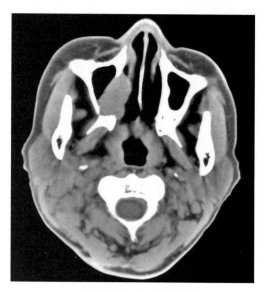

图 6-1-36　右上颌窦癌

右上颌窦内侧壁骨质破坏消失，局部软组织肿块影，部分突入右侧鼻腔

窦壁骨质破坏及肿瘤侵出窦外是上颌窦癌的特征性 CT 表现（图 6-1-37）。起源于上颌窦下部的癌瘤可破坏上齿槽及腭板而突入口腔。起自上颌窦上部的癌瘤可向上侵蚀眶底而累及眼眶和筛窦，向后、外可侵入颞下窝。上颌窦癌亦常破坏后壁向颞下窝内蔓延，导致后壁与颞肌之间的脂肪间隙消失。继续向后延伸，可累及翼腭窝，破坏翼内外板。肿瘤破坏内壁后可突入到鼻腔，堵塞鼻道，破坏鼻甲（图 6-1-38）。

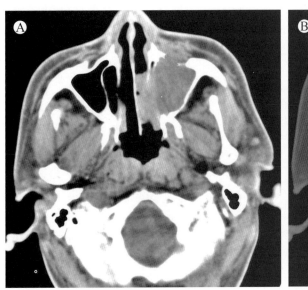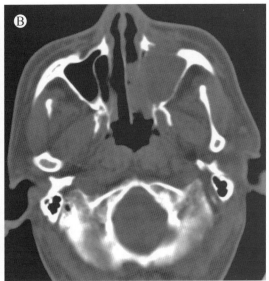

图 6-1-37　上颌窦癌

左侧上颌窦窦腔内软组织密度影，窦壁骨质破坏，部分软组织肿物侵至窦外

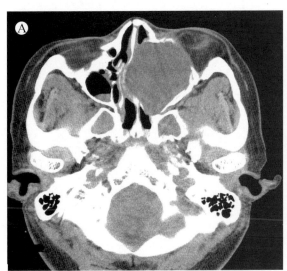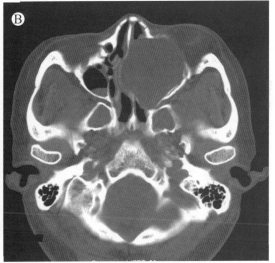

图 6-1-38　左上颌窦癌

左侧上颌窦内不规则软组织肿块影，左上颌窦骨壁部分破坏消失，肿物侵入左侧鼻腔，阻塞鼻道，鼻甲及鼻中隔受累

上颌窦癌造成的骨破坏通常均为溶骨性破坏，在肿瘤内有时还可见少许残骨碎片，呈骨硬化反应者少见，并可能是由于炎症造成的反应而不是肿瘤破坏。

上颌窦癌约 10%～20% 有淋巴结的转移，在 CT 上应注意搜索，特别是对颌下、咽后及颈二腹肌区。

CT 强化扫描对上颌窦癌的诊断有一定帮助。强化后肿瘤有中等程度的强化，使肿瘤的境界显得更为清晰，有利于对肿瘤侵犯范围的判断。判断肿瘤有无侵入颅内，更需依赖于强化检查。

（3）少见或罕见的恶性肿瘤

① 筛窦癌：少见，常见的病理类型有鳞癌、腺癌、恶性淋巴瘤及黑色素瘤等。副鼻窦的腺癌多累及筛窦。

肿瘤早期局限于筛房内时可不出现临床症状，或反复出现血性鼻涕。肿瘤破坏筛窦壁侵入鼻腔后，出现一侧性进行性鼻阻塞及鼻部变形。肿瘤溃破后呈现脓血性鼻涕，并有恶臭。肿瘤侵入眼眶后可使眼球移位，并发生复视。如肿瘤侵入颅内则有剧烈头痛。

CT 上，筛窦癌的表现类似上颌窦癌。早期表现为黏膜的不规则增厚。稍后，可见软组织肿块、筛房的破坏以及肿瘤向四周的蔓延。癌瘤向上蔓延可破坏顶壁而进入前颅窝及颅内。后组筛窦癌亦可经眶上裂蔓延至中颅窝。强化扫描是判断肿瘤是否侵入颅内的有效方法。肿瘤向下蔓延可累及鼻腔及上颌窦。向外侧扩展可破坏筛骨纸板而侵入眼眶，造成眼内直肌周围脂肪混浊和消失。向后蔓延则可侵入蝶筛隐窝和蝶窦。

CT 强化扫描显示肿瘤部分有中等度强化，使肿瘤的境界显示得更为清晰，有利于对肿瘤累及范围的判断及液化与肿瘤的鉴别。肿瘤坏死区强化后则呈低密度（图 6-1-39）。

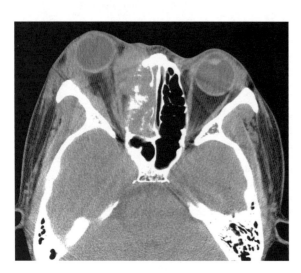

图 6-1-39 筛窦癌

右筛窦及眶内壁骨质破坏，见不规则软组织肿块，侵出筛窦至眶内，累及内直肌，右眼外突

为了分期，将鼻 - 筛部分为两个亚部位：鼻腔和筛窦。筛窦由鼻中隔又分为左筛窦和右筛窦。鼻腔分为 4 个亚部位：中隔、下壁、侧壁和前庭。

② 蝶窦癌：原发蝶窦癌非常少见，通常是由鼻腔癌、鼻咽癌、后组筛窦癌或垂体肿瘤继发累及蝶窦。蝶窦癌的好发年龄约为 40 岁左右，男性为女性的 3 倍。

蝶窦肿瘤初起时常无明显症状，以后则有血性鼻涕，枕部或眶后部头痛。如肿瘤压迫第 2 颅神经时，可出现视力减退、视野缩小，甚至失明。若肿瘤破坏蝶鞍侵入颅中窝时，可有第 3、4、5、6 脑神经瘫痪。

CT 上，早期亦为黏膜的不规则增宽，继之有软组织肿块填满窦腔及相应的骨质破坏。肿瘤向前扩展可进入鼻腔、后筛房；向下侵及鼻咽部；向上破坏鞍底，进入垂体窝和鞍上池；向后进入桥前池和脚间池；向外可进入海绵窦，继而累及颞叶（图 6-1-40）。

CT 强化扫描时肿瘤有轻至中等强化，使肿瘤的轮廓显得更为清晰，有利于对肿瘤累及范围的判断。

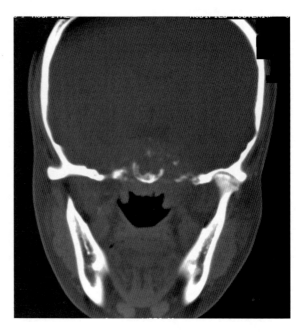

图 6-1-40 蝶窦癌

蝶窦区不规则软组织肿块影，蝶窦骨壁破坏消失，肿物侵及双侧海绵窦

③ 额窦癌：额窦癌亦甚为少见，较常见的情况是邻近癌瘤，如鼻腔癌、筛窦癌等，继发累及额窦。额窦癌多数发生在 50 岁左右的男性患者，男性约比女性多 3 倍。

早期局限于窦内的肿瘤常无明显症状，稍后则有流血性鼻涕，中鼻道处出现息肉或肉芽状组织。额窦底部较薄，肿瘤侵出后累及眼眶及眼球，造成眼球移位、突眼、复视、上睑浮肿及眼肌瘫痪等。肿瘤突破前壁后可出现前额部隆起、肿块、局部皮肤可以溃破。如肿瘤侵入前颅窝则出现剧烈头痛，并有脑膜刺激症状。

CT 表现与其他副鼻窦癌相似，早期为黏膜不规则增厚，稍后为窦腔软组织肿块合并窦壁骨质破坏。因额窦底壁较薄，肿瘤常向下侵犯筛窦。肿瘤向后蔓延则累及硬膜及额叶。破出前壁后在头皮下可见软组织肿块。

强化扫描时，肿瘤有轻至中度强化，可清楚勾画出肿瘤的轮廓，并判断有无颅内的侵犯（图6-1-41）。

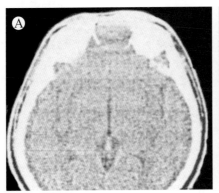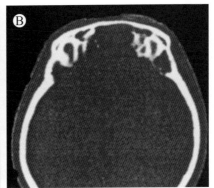

图 6-1-41　额窦癌（B 骨窗）

额窦窦腔呈软组织密度影，后壁骨质破坏，肿瘤累及额叶

④黑色素瘤（Melanoma）　发生在鼻腔和副鼻窦的黑色素瘤罕见，约占所有黑色素瘤的不足 1%，其中大部分发生在鼻腔，多见于鼻中隔（25% ～ 50%）或中下鼻甲处，不到 25% 起源于上颌窦。

CT 上，黑色素瘤没有明确的特征，肿瘤常显示为一较大的软组织肿块，起自鼻腔侵犯到上颌窦，或起自副鼻窦内（图 6-1-42，图 6-1-43）。肿瘤向上蔓延可侵犯筛窦。骨破坏及黏膜浸润比较常见。约 20% 有区域淋巴结转移，多数先转移至颌下淋巴结，然后转移至颈内静脉淋巴结。

强化扫描时黑色素瘤多显示有中度至明显的强化。

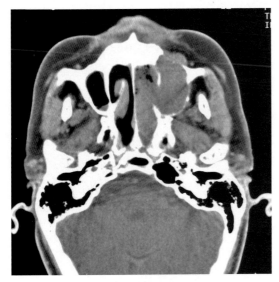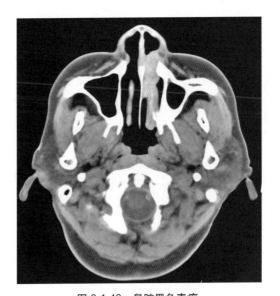

图 6-1-42　副鼻窦黑色素瘤

左鼻腔及上颌窦内不规则软组织肿块影，左鼻甲及上颌窦壁骨质破坏

图 6-1-43　鼻腔黑色素瘤

左侧鼻腔不规则软组织肿物，与鼻甲及鼻中隔分界不清

⑤ 嗅神经母细胞瘤（Olfactory neuroblastoma）：亦称嗅神经上皮瘤（Olfactory neuroepithelioma）或感觉神经母细胞瘤（Esthesioneuroblastoma），为起自筛区、鼻中隔上三分之一及上和最上鼻甲处嗅神经上皮的一种罕见肿瘤。高峰发病年龄为 11 ～ 20 岁年龄组及 50 ～ 60 岁年龄组。男性稍多见。此肿瘤的镜下表现可酷似淋巴瘤、未分化癌、胚胎性横纹肌肉瘤或其他肉瘤。Mancuso 经验，当 4 名病理医师对一鼻腔肿瘤做出 4 种不同诊断时，则很可能为本病。

患者最常见的表现为嗅觉丧失、鼻出血和鼻堵塞。术后局部复发可高达 57%，转移率约在 20% ～ 60%，最常见的转移部位是颈淋巴结，其他包括腮腺、皮肤、肺、骨、肝、眼及脊髓。由于肿瘤有以黏膜下方式扩散趋势，故手术切除必须广泛。

CT 上，肿瘤多位于鼻腔上部和筛窦，呈均匀密度、膨胀性软组织密度肿块，边缘多光滑锐利。有时肿瘤的密度不均，伴有囊性变区域，亦可出现钙化而类似骨化性纤维瘤的表现。肿瘤邻近的骨质，如筛板，常有溶骨性破坏（图 6-1-44），偶尔可表现为骨质增厚。肿瘤生长缓慢，但具局部侵犯性，可侵入筛窦及 / 或蝶窦，向上蔓延可侵犯硬膜或额叶。肿瘤富血运，强化后显示有中度至明显强化，并进而可确定肿瘤是否已侵入颅内（图 6-1-45）。

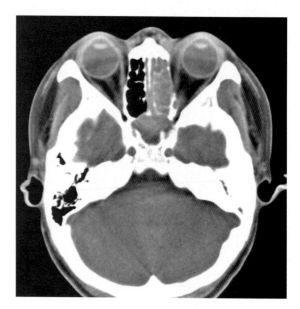

图 6-1-45　嗅神经母细胞瘤

左筛窦内见软组织密度影充填且侵入蝶窦

⑥ 血管外皮细胞瘤（Hemangiopericytoma）：约 15% ～ 20% 的血管外皮细胞瘤发生在头颈部，其中以鼻部和副鼻窦最常见，其次是眼眶区、腮腺及颈。可为良性或恶性，两者之间的鉴别极困难。

鼻和副鼻窦血管外皮细胞瘤的主要症状为鼻道堵塞和鼻出血。术后局部复发率高达 40% ～ 60%，转移率为 5% ～ 10%。转移主要通过淋巴和血行至肺、骨及区域淋巴结。

CT 上常显示为一较大软组织密度肿块，并伴有相邻骨质破坏及肿瘤侵入邻近结构。肿块内可有钙化。强化扫描显示肿瘤有中度至显著的强化。

⑦ 横纹肌肉瘤（Rhabdomyosarcoma）：是婴儿和儿童期最常见的软组织肉瘤，有两个发病率高峰，第一个高峰在 2 ～ 5 岁年龄组，第二个高峰在 15 ～ 19 岁。病变最好发生在头颈部，其次是生殖泌尿道、肢体、躯干及腹膜后。组织学上可分为三型：胚胎型、分化良好型及腺泡型，以胚胎型最常见，分化良好型最少见。

本病在临床上多表现为反复的副鼻窦炎、眼球突出或无痛性肿块。继发性者肿瘤可能起源自邻近的眼眶或咽部而蔓延至鼻腔和副鼻窦。

CT 上显示为鼻腔或和副鼻窦内一不规则形软组织肿块，合并有邻近的骨质侵蚀破坏。肿瘤常可向上侵犯颅底骨质及侵入颅内。强化扫描对判断有无颅内侵犯很有帮助。

⑧ 淋巴瘤（Lymphoma）：淋巴瘤很少侵犯鼻

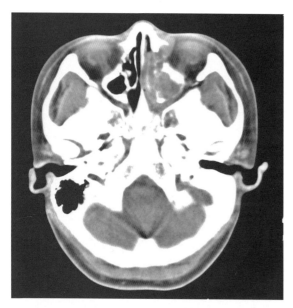

图 6-1-44　嗅神经母细胞瘤

左筛窦内见软组织密度影，邻近骨质局限破坏，部分软组织肿物影侵入左眶内下部腔和副鼻窦，Freeman 报道 1467 例淋巴瘤患者，仅 33 例位于鼻腔及副鼻窦。位于鼻腔和副鼻窦的淋巴瘤通常为非霍奇金（Non-Hodgkin）型，且常作为全身淋巴瘤的一部分，极少仅局限于鼻腔和副鼻窦而无其他部位的累及。

本病的临床表现与感染、肉芽肿性病变或其他肿瘤相似，主要为鼻堵，分泌增多，出现血性或脓性分泌物等。

CT 上表现为一明显软组织密度肿块，可侵入邻近的副鼻窦（图 6-1-46，图 6-1-47）。肿瘤亦可呈浸润性生长，形成不规则的黏膜增厚。对邻近骨质可造成压迫性缺损或侵蚀破坏（图 6-1-48）。增强扫描时，肿瘤仅显示轻至中度强化。

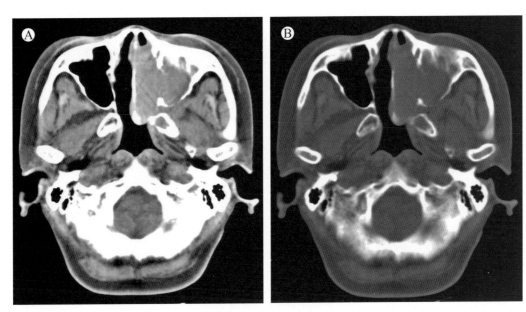

图 6-1-46 淋巴瘤（B 骨窗）

左侧上颌窦及鼻腔内见软组织密度影，阻塞鼻道，左侧上颌窦骨壁破坏消失

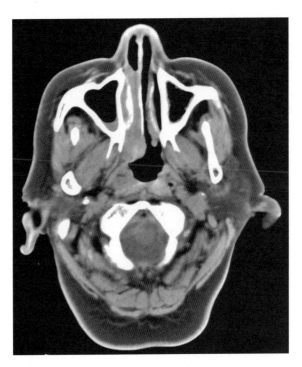

图 6-1-47 淋巴瘤

右侧鼻腔内软组织肿块影，与鼻中隔、鼻甲融合，阻塞鼻道，右上颌窦内黏膜增厚

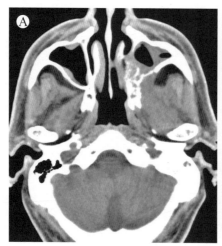
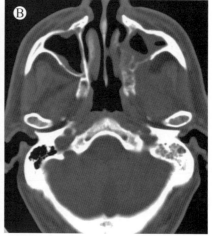

图 6-1-48　淋巴瘤（B 骨窗）

左上颌窦黏膜不规则增厚，其内侧壁、后侧壁及颞板骨质破坏，累及颞下窝

⑨ 浆细胞瘤（Plasmacytoma）：髓外浆细胞瘤约占浆细胞肿瘤的 20%，主要发生在上呼吸道，极少数可起自鼻腔或副鼻窦。约 30% 髓外浆细胞瘤患者最终可发展为多发性骨髓瘤。

发生在鼻腔或副鼻窦的浆细胞瘤在 CT 上并无特征性的表现。早期肿瘤局限于黏膜，表现为一界限相当清楚的软组织肿块，常呈膨胀性生长，可压迫邻近骨质造成缺损及侵蚀。约 25% 患者有区域淋巴结的转移。

增强扫描时肿瘤有中度至明显的强化。

⑩ 软骨瘤及软骨肉瘤（Chondroma and chon-drosarcoma）：头颈部的软骨性肿瘤通常发生在软骨性组织，如喉部；或发生在软骨性化骨的组织，如筛窦及蝶窦。鼻腔和副鼻窦的软骨性肿瘤罕见，绝大多数为恶性，约 60% 发生在上颌骨的前齿槽区，软骨瘤则可发生在鼻腔、鼻咽、筛窦、蝶窦及上颌窦等处。

CT 上，良性肿瘤呈锐利的边缘及溶骨性破坏，肿瘤内可有斑点状钙化。软骨肉瘤则表现为较大浸润性生长的肿块，肿瘤内可有钙化，并破坏邻近骨质（图 6-1-49）。

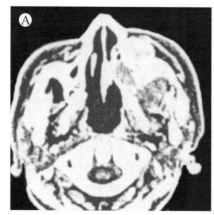
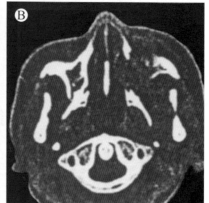

图 6-1-49　上颌窦软骨肉瘤（B 骨窗）

左上颌窦骨壁呈溶骨性骨破坏，伴软组织肿物，其内见钙化影，软组织肿物侵及左鼻腔，面部及颞下窝

⑪ 骨肉瘤（Osteosarcoma）：骨肉瘤主要发生在长骨的干骺端，特别是股骨下端、胫骨上端及肱骨上端，罕见累及鼻腔及副鼻窦。Fu 及 Perzin 复习了 11 例发生在副鼻窦及鼻腔的骨肉瘤，其中 7 例主要累及上颌窦，2 例累及鼻腔侧壁，1 例累及筛窦，1 例多发，分别累及多个副鼻窦、鼻腔、颅底及眼眶。

影像学上，骨肉瘤可表现为溶骨性或生骨性

骨破坏，伴软组织肿块，肿块内可见肿瘤骨形成，亦可有放射状骨膜反应。

⑫ 转移瘤（Metastatic tumors）：鼻腔和副鼻窦的转移瘤罕见，主要为血源性转移，且累及副鼻窦的骨质。原发瘤的部位大多数为肾细胞癌，其次为肺、乳腺、前列腺、睾丸、胃肠道、甲状腺、胰腺、肾上腺及皮肤黑色素瘤。转移瘤主要累及上颌窦，其他部位罕见，如 Mickel（1990 年）复习近 35 年文献，仅有 26 例蝶窦转移瘤，原发瘤多数为前列腺及肺。

CT 上转移瘤的表现与原发瘤相似，主要为软组织密度肿块和相邻骨质的侵蚀、破坏。由前列腺来的转移灶常表现为硬化性骨破坏，边缘不规整。

强化扫描时，由肾细胞癌或黑色素瘤引起的转移灶常有明显的强化表现。

（四）鉴别诊断

CT 上对肿瘤的主要诊断依据是发现软组织肿块和骨质破坏。但是，某些炎症性病变、良性肿瘤及恶性肿瘤均可显示有相似的 CT 表现，有时造成鉴别困难。CT 上常常也难以做到对恶性肿瘤病理类型的判断。对鼻腔和副鼻窦病变性质的诊断须依赖活检后的病理诊断，CT 的主要价值在于确定病变的范围，观察骨质受累情况，通过强化扫描观察血管及淋巴结有无受累，以及判明肿瘤是否已侵入眼眶，翼腭窝、颞下窝及颅内等，为治疗设计提供可靠信息。

尽管如此，CT 上的某些征象仍可有助于对病变的定性诊断：

1. 一般而言，良性肿瘤的软组织块影轮廓比较规整，边缘整齐、锐利，无邻近骨质的破坏，肿瘤较大时可压迫骨质，形成骨质压迫性缺损和变形，但无侵蚀、破坏。

2. 恶性肿瘤的软组织块影的轮廓常不规整，较早即可出现邻近骨质的浸润、侵蚀或虫蚀样破坏。

3. 骨瘤根据其好发于额窦，呈致密的骨密度肿块，广基底附着在窦壁，轮廓光滑、锐利等，在 CT 上不难做出定性诊断。

4. 若软组织肿块内发现有钙化或肿瘤骨，则最可能的诊断为软骨瘤、软骨肉瘤或骨肉瘤。其

他偶尔亦可出现钙化的肿瘤包括嗅神经母细胞瘤及血管外皮细胞瘤等。

5. 对嗅神经母细胞瘤根据其临床特点，病变发生在鼻腔上部以及缓慢生长等特点，可做出提示性诊断。

6. 如软组织肿瘤块影的密度不均，内有液化或囊变区，则它的可能性包括：肿瘤的坏死、液化，如上颌窦癌、神经鞘瘤囊性变、嗅神经母细胞瘤囊性变等。

7. 强化扫描时，如出现较明显的强化效应，在良性肿瘤中有血管纤维瘤，恶性肿瘤中有嗅神经母细胞瘤、黑色素瘤、血管外皮细胞瘤以及由肾细胞瘤和黑色素瘤导致的转移瘤。

三、鼻咽及其相关间隙

CT 对鼻咽及其相关间隙的检查优于其他检查方法，它不仅能观察到黏膜的改变，而且能早期发现黏膜下的浸润，观察肿瘤在深层组织的侵犯情况，判明肿瘤的侵犯范围，是否已侵及血管，以及有无淋巴结转移等，为手术方案的设计，放射野范围的确定，肿瘤的分期，治疗后的随访观察等，提供可靠依据。

（一）检查方法

患者仰卧，颏部上仰，使下颌骨的水平支与 X 线呈平行，机架垂直，不给角度，扫描层厚常规为 5mm。扫描范围应根据具体情况而异，一般以眶耳线作为基线，将通过下颌骨水平支下缘并与眶耳线平行的层面作为扫描的始层，然后以 5mm 层厚 5mm 间隔连续向头侧扫描，直至颅底，并分别以软组织窗和骨窗进行观察。

增强扫描十分重要，它可使病变范围显示得更为清晰，观察病灶的血运情况，了解肿瘤对周围血管的影响，以及鉴别血管和肿大的淋巴结等。增强方法有三种：①团注法。60% 水溶性碘制剂 100ml 自肘部静脉快速注入，注速为每秒 1～2ml。②滴注法。30% 水溶性碘剂共 300ml 自肘部静脉快速滴入，15min 内滴完，在滴入 150ml 时开始进行扫描检查。③滴注加团注法。在上述滴注入 150ml 时再快速团注 100ml 60% 造影剂。在上述三种增强方法中，以第三种方法强化效果最佳，

但费用太高,不易被接受。其次,可采用第二种方法。第一种方法比较简单,如扫描机的扫描速度较快,又无明显的扫描间隔的延迟,则可采用之。

(二) 正常 CT 解剖
1. 横断面

(1) 鼻咽腔:鼻咽的上界为蝶窦底及斜坡;下界为口咽,由软腭及腭咽肌环(或称 Passavant's 环)分隔鼻咽与口咽;前界为鼻后孔;侧壁为软组织,最显著的标志为咽鼓管圆枕;后界为颈前软组织。

正常鼻咽腔随 CT 上层面的不同或咽鼓管及咽隐窝是否张开,可呈现四种不同形态:方形、长方形、梯形及双梯形。

在硬腭水平,鼻咽腔呈方形,前方为腭帆,后方是颈前软组织,两侧为鼻咽腔侧壁。稍上至软腭水平,后鼻孔在腭帆的前方,鼻咽腔前后径变长,故形态上呈长方形(图 6-1-50),后壁及侧壁与硬腭层面相同。再往上层面,咽隐窝在两侧壁上显现,此时鼻咽腔呈梯形(图 6-1-51)。在更往上的层面上,咽鼓管和咽隐窝同时在两侧壁上显现,鼻咽腔即呈双梯形(图 6-1-52)。如果咽鼓管闭合,则鼻咽腔侧壁可无突起,或仅有轻微突起,此时鼻咽腔可不呈梯形而仅表现为长方形。若咽鼓管和咽隐窝同时闭合,则鼻咽腔侧壁变平,不出现双梯形而成为长方形。因此,只有咽鼓管和咽隐窝同时张开,才会在上部鼻咽腔层面出现双梯形表现(图 6-1-53)。

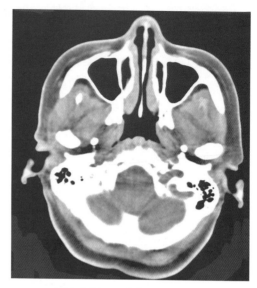

图 6-1-51　正常鼻咽腔(梯形)

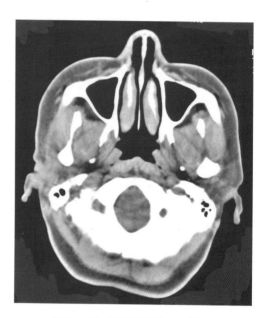

图 6-1-52　正常鼻咽腔(双梯形)

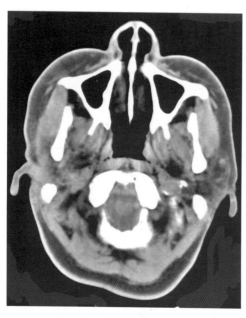

图 6-1-50　正常鼻咽腔(长方形)

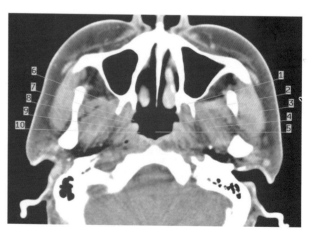

图 6-1-53　鼻咽腔解剖

1 翼内板　2 翼外板　3 圆枕　4 翼外肌

5 鼻咽腔　6 翼内肌　7 咽鼓管口

8 腭帆张肌　9 腭帆提肌　10 侧隐窝

正常时，两侧鼻咽腔应对称，但有时两侧咽隐窝的深度可不同。为判明是正常变异还是病态，可令患者行 Valsalva 试验再次扫描。在 Valsalva 试验下，因鼻腔压力升高，可将闭合的咽鼓管及咽隐窝张开，使正常情况下的不对称变为对称。

鼻咽腔的后壁呈软组织密度，它稍向前隆起，系由黏膜、咽上缩肌及两侧头长肌与头前直肌组成，它们之间无明确的脂肪层间隔，因而无法一一辨认，但在正中处可见有密度稍低的切迹。鼻咽腔的黏膜在平扫时不易辨认，在强化扫描时，因黏膜下静脉丛的强化，可出现线样的增强。

（2）咽旁区：介于鼻咽腔与咽旁间隙之间。其内侧最明显的解剖标志为向鼻咽腔内突起的软组织结构，称为咽鼓管圆枕（或隆凸）。内为咽鼓管软骨，密度略高于周围软组织。在它的前方有一较浅的隐窝，为咽鼓管口（或欧氏管口）；它的后方有一略深的隐窝，称侧隐窝或 Rosenmüller 窝。

在鼻咽腔的黏膜下可见到一组吞咽肌群，它们之间有少量脂肪间隔，因而在 CT 上可以一一辨认。在欧氏管口外侧呈比较细小梭形的为腭帆张肌，它的稍后内方则为稍大的腭帆提肌，亦呈梭形。两者联合控制咽鼓管口的开放或关闭。

咽缩肌包括咽上缩肌、咽中缩肌和咽下缩肌。但在鼻咽水平，咽上缩肌非常菲薄，以至消失而成为咽颅底筋膜，此坚韧的纤维组织筋膜保持了鼻咽腔的开放。在上方鼻咽水平，咽颅底筋膜有一缺损，称 Morgagni 窦。在鼻咽腔的较低水平，咽上缩肌与从腭部起源的肌肉汇合，形成腭咽肌环。

（3）咽旁间隙：介于吞咽肌与咽部咀嚼肌群之间的筋膜纤维脂肪带。它的内壁为吞咽肌，在鼻咽层面是腭帆张肌和腭帆提肌，在口咽水平则为咽缩肌；外侧壁为咀嚼肌，特别是翼肌；前抵翼内板；后至茎突及茎突肌群，借茎突肌群与稍后方的颈动脉间隙（Carotid space）分隔；下界为舌骨上缘。

咽旁间隙内主要含有纤维脂肪组织，在 CT 横断面上呈一前窄后宽的低密度三角形影像，由后外斜向前内，但在鼻咽层面常是一单纯透亮裂隙，至口咽层面，它向后增宽，在横断面上形成一细长三角形。老年人因深部组织和淋巴结萎缩，咽旁间隙常较年轻人宽大。

（4）颈动脉间隙　颈动脉间隙亦称颈动脉鞘（Carotid sheath），它贯穿颈的整个长度，在此低密度的间隙内含有许多血管及神经，包括颈总动脉、颈内动静脉、颈外动脉及其分支、IX 至 XII 脑神经以及交感神经链等。

在舌骨上水平，颈动脉间隙位于咽旁间隙的后方，由茎突肌将它们分隔开。茎突舌肌及茎突咽肌在茎突的内侧，而茎突舌骨肌在茎突的外侧。颈动脉间隙的后方则由内侧长肌将其与后方的椎旁间隙分隔。前斜角肌亦位于它的后方，但它在舌骨及舌骨下水平发育比较充分。

IX～XII 对脑神经从颅底孔沿颈内静脉与颈内动脉之间下降至颈的舌骨上水平，在该处它们互相分开，第 IX 及 XII 对脑神经转向前，而第 XI 脑神经转向后，第 X（迷走神经）脑神经保持在舌骨上水平的颈内动脉后外侧位置，以及在舌骨及舌骨下水平的颈总动脉后外侧位置。交感神经链则位于血管束的后及内侧，在椎前筋膜及椎前肌肉上，恰在颈椎横突的前方。

在舌骨上水平颈动脉间隙内，可见的血管为颈内动脉和颈内静脉。在横断面上呈结节影，颈内动脉在内侧稍偏前，颈内静脉稍粗，位于外侧并略偏后。

在舌骨水平，咽旁间隙消失。长肌，特别是颈长肌，依然在颈动脉间隙的内侧。前斜角肌位于间隙的内侧，长肌的外侧。中斜角肌则位于间隙的后方。间隙的前外侧界为胸锁乳突肌。舌骨大角位于间隙的内前方。

在舌骨水平的颈动脉间隙内，可见到颈总动脉分叉及颈内静脉。颈内静脉位于外侧，颈总动脉分叉在内侧，在两者之间有迷走神经。在颈总动脉分为颈内、颈外动脉处有两个重要结构，即颈动脉窦和颈动脉小球，前者为颈总动脉末端和颈内动脉起始处的膨大部分，壁内有特殊的感觉神经末梢，为压力感受器。颈动脉小球位于颈内、外动脉分叉处的后方，借结缔组织连于动脉壁上，属化学感受器。

在舌骨下水平，前斜角肌变得明显，位于间隙的后方。胸锁乳突肌在下降时亦逐渐增大而位于间隙的外前方。间隙的内侧仍为长肌。

在舌骨下水平的颈动脉间隙的横径增大，呈现为一横形的间隙。颈内静脉位于外侧，颈总动脉位于内侧，而迷走神经则位于颈内静脉和颈总动脉之间而略偏后（图6-1-54）。

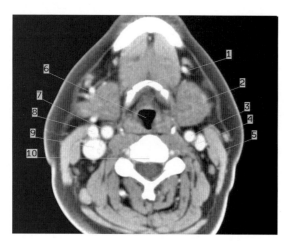

图6-1-54　颈动脉间隙解剖

1 舌骨体　2 颌下腺　3 颈总动脉　4 颈内动脉
5 胸锁乳突肌　6 口咽腔　7 颈内动脉
8 颈外动脉　9 颈内动脉　10 第四颈椎

（5）椎旁间隙：椎旁间隙为一菲薄的裂隙，在正常情况下不一定都能见到，它在颈动脉间隙的后方，走行于颈的全长。椎旁间隙的前界为前斜角肌，但在舌骨上水平前界主要为长肌；后方界限为中斜角肌。在椎旁间隙内主要含有神经，包括脊神经及臂丛神经根。

（6）颏下三角和下颌下三角：是口底和颈的结合部，上方借下颌舌骨肌与口底分隔，舌骨形成了三角的底。颏下三角是由二腹肌的前腹形成，此肌肉的前方附着于下颌骨下前缘，后方附着于舌骨。下颌下三角的两侧则为二腹肌的前腹及后腹。

在颏下三角内主要含淋巴结及面动脉和面静脉的分支，下颌下三角内则含有颌下腺及淋巴结。

（7）颞下窝：是位于蝶骨下方、翼突及鼻咽外侧及颧骨内侧的间隙。它的前界为上颌窦的后壁，两者之间有低密度的脂肪间隔；内界为茎突至翼外板之间的连线；外侧界为下颌骨；后界为茎突及颈动脉鞘筋膜；上抵颅底的蝶骨大翼和岩骨尖，并延续至颞窝；下界无底而与颊肌外侧的深面间隙延续。

在颞下窝内含有数条咀嚼肌，最外上方的为颞肌深头，它止于下颌骨的喙突。翼外肌起自翼外板，止于下颌骨的髁状突。翼内肌起自翼内板和翼外板之间的翼窝内，向下外走行，止于下颌角。在横断面CT像上，翼内、外肌呈由前内向后外走行的纺锤状影，颞肌深头则为椭圆形的轴位像。

在各组肌束之间可见低密度的脂肪间隔。

位于颞下窝内的血管为上颌动脉及上颌静脉，前者在下颌颈深面入颞下窝内，向前内方走行，进入翼腭窝。上颌静脉则起自翼丛。翼丛位于颞下窝内，居颞肌、翼内肌和翼外肌之间。

（8）翼腭窝：位于蝶骨翼突和上颌骨的裂隙内，是颞下窝向前向内的延伸。它的前界是上颌窦的后壁；后界为翼突的前壁；内界是腭骨的垂直板或蝶腭孔，与鼻腔相通。

翼腭窝内含纤维脂肪组织，在CT上呈透亮阴影，其内含有蝶腭神经节及上颌动脉的第三段，即翼腭动脉。此动脉在翼腭窝形成特征性的袢，并发出分支至骨性管道。翼腭窝也是颅腔与面部的重要通道，与中颅窝、颞下窝、眼眶、鼻腔、腭和咽交通，肿瘤亦可经此通道侵入眶内、颞下窝、鼻腔或海绵窦、中颅窝等处（图6-1-55）。

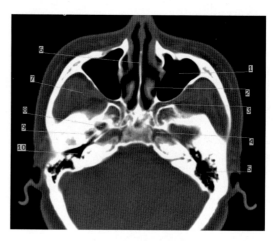

图6-1-55　翼腭解剖

1 上颌窦　2 鼻甲　3 翼腭窝　4 破裂孔　5 乳突
6 鼻中隔　7 颞下窝　8 卵圆孔　9 棘孔　10 鼓室

2．冠状面　在比较靠前的层面上，在气道两侧可见较明显的软骨性突起，即咽鼓管圆枕和欧氏管开口。由于正常鼻咽呈倒置的"J"形，故侧隐窝（或Rosenmüller窝）在冠状面上位于欧氏管开口之上，而腭肌则在欧氏管的外侧。腭肌的外侧为长而狭窄的咽旁间隙。再向外则是翼肌组。翼外肌在上方，呈横形；翼内肌在下方，呈斜行。

在冠状面的较后方，吞咽肌变得较菲薄，而侧隐窝及咽旁间隙则变得更明显。在咽旁间隙上方能见到破裂孔，偶可见到卵圆孔，而在它的下方则可见到茎突及茎舌肌。

偶尔，侧隐窝在冠状面上可被分叶状软组织

密度结构闭塞，它可能代表年轻人中的正常变异或"腺样增殖体"。

（三）鼻咽及相关间隙的肿瘤

1. 鼻咽癌 鼻咽癌（Nasopharyngeal carcinoma, NPC）是我国南方常见的恶性肿瘤之一，有人统计80%的鼻咽癌发生在我国，尤以我国南方发病率最高，在华南地区约占人口的（30～50）/10万。我国鼻咽癌发病率最高的地区为广东、广西、福建、湖南、江西、浙江。在性别差异上，男性多于女性，男女之比约为2.4:1～3.0:1。发病的年龄大多在26～60岁，其中以26～47岁多见。有人报道最小仅3岁，最大则达90岁。

（1）病理改变：鼻咽癌是由上皮组织来源的恶性肿瘤，包括鼻咽黏膜被覆上皮以及浆液腺或黏液腺上皮细胞来源。

我国病理工作者根据癌细胞的分化程度和生物学特性，将鼻咽癌分为三大类：即分化好的、分化差的和未分化。在病理组织学分型方面，1991年《鼻咽癌诊断规范》推荐按分化程度和组织结构划分，即分为：高分化、低分化及未分化三大类；按组织学结构分为鳞状细胞癌、腺癌、泡状核细胞癌和未分化癌等四个基本类型。从肉眼看鼻咽癌大致可分为五种类型，即：结节型、菜花型、浸润型、溃疡型及黏膜下型。

（2）临床症状和体征

① 涕血及鼻出血：凡病灶位于鼻咽顶后壁者，在用力回吸鼻腔或鼻咽有分泌物时，软腭背面与肿瘤摩擦即可导致涕血和鼻出血，特别是肿瘤呈溃疡或菜花型时。以鼻出血为首发症状者约占25%。

② 头痛：约35%表现为一侧性持续头痛，部位多在颞、顶部。产生头痛的原因可能是：神经血管放射性痛；三叉神经眼支末梢在硬脑膜外受压迫；鼻咽局部炎性感染；颅底骨质破坏；颈椎受侵或脊神经根受压；以及转移淋巴结压迫颈内静脉导致回流障碍而产生钝性头痛等。

鼻咽癌侵犯脑神经的方式和途径有：

经"三孔区"（三孔区指破裂孔、卵圆孔及棘孔）向上侵犯：位于咽隐窝附近的肿瘤常向上经颈动脉管或破裂孔进入颅中窝岩蝶区域，此处有颞骨岩尖、卵圆孔、圆孔、海绵窦等结构，一旦

肿瘤侵及此处可引起动眼、滑车、三叉、外展神经受损，引起持续性头痛，常伴有面部麻木、视物模糊、复视、眼睑下垂、眼外展麻痹、眼球固定等症状及体征。鼻咽癌颅内侵犯引起的头痛约60%是经由"三孔区"向上侵犯所致。Chong认为其中以卵圆孔破坏最多见（图6-1-56）。

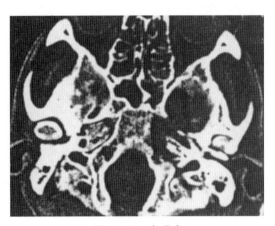

图6-1-56 鼻咽癌

骨窗显示左破裂孔、卵圆孔、棘孔破坏

肿瘤累及颅中窝并向前侵犯眼眶，向上再侵犯颅前窝累及嗅神经，在临床上单独发生较少见（图6-1-57）。

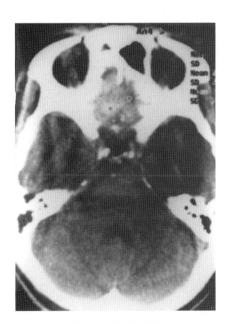

图6-1-57 鼻咽癌

肿瘤穿透颅板直接侵犯前颅窝，增强扫描见不规则状强化

肿瘤经茎突区扩展：临床上许多鼻咽癌患者CT表现为向茎突颈动脉鞘区扩展，以向茎突前区扩展多于茎突后区。茎突前区扩展：张振农报道

一组 612 例，茎突前区受累达 71.6%，茎突后区受累达 63.2%。向茎突前区扩展时易使齿槽神经、耳颞神经、舌下神经受累。鼻咽癌向茎突颈动脉鞘后区扩展时，常包绕颈动脉鞘区血管并向椎旁延伸（图 6-1-58）。

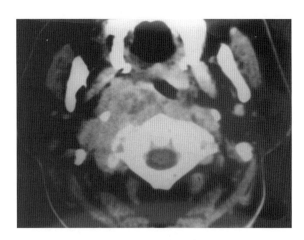

图 6-1-58 鼻咽癌

增强扫描见右侧鼻咽癌侵犯右茎突区并包绕血管

③ 耳鸣：肿瘤位咽隐窝或咽鼓管圆枕区时，浸润、压迫咽鼓管，使鼓室形成负压，出现渗出性中耳炎的体征和耳鸣。

④ 听力减退：发生机制与耳鸣相同。表现为耳内闭塞感，听力检查时有传导性听力障碍。以耳鸣及听力减退为首发症状者约占 10%。

⑤ 鼻塞：系肿瘤堵塞鼻后孔区所致，位于鼻咽顶前壁肿瘤更易引发此症状。

⑥ 眼部症状：肿瘤侵犯眼眶或与眼球有关神经后所致，表现有视力障碍或失明、视野缺损、突眼、复视、眼球运动受限及神经麻痹性角膜炎等。

侵犯眼眶的途径约有下述三条：a. 经颈内动脉管或破裂孔累及海绵窦，向前经眶上裂侵及眼眶。b. 经由鼻咽腔通过翼管或破坏翼管进入翼腭窝，再经眶尖侵及眶内。c. 发生在鼻咽顶壁及肿物较大者常跨越生长，向前侵犯鼻腔，并经蝶腭孔进入翼腭窝，再经眶尖或眶下裂进入眼眶；部分肿瘤经鼻腔侵犯筛窦穿越纸板进入眼眶。

⑦ 神经损害症状：包括嗅觉障碍（嗅神经受累或鼻腔堵塞、炎症所致的嗅觉减退）；视力障碍或失明（视交叉受累）；眼球活动障碍、上睑下垂、

瞳孔散大、对光及调节反应消失、复视（动眼神经、滑车神经、三叉神经眼支、外展神经受累）；面部感觉减退或丧失、疼痛、咀嚼肌萎缩与瘫痪、听力障碍（三叉神经受累）；单侧面瘫（面神经受累）；软腭下塌、反射消失、腭垂偏向健侧、咽部和舌根感觉丧失（舌咽神经受累）；吞咽困难、反呛、软腭瘫痪、咽反射消失、声音嘶哑、声带麻痹（迷走神经受累）；斜方肌和胸锁乳突肌萎缩、耸肩无力（副神经受累）；伸舌时舌尖偏向患侧、舌肌萎缩、舌肌纤维颤动（舌下神经受累）；Horner 综合征（颈交感神经受累）。

（3）临床分型 谢志光早在 1962 年根据 100 例晚期鼻咽癌的观察结果，将中晚期的鼻咽癌分为三种类型。

① 颅神经型（上行型）：以颅神经受损的体征或颅底骨质破坏引起的头痛为主要临床表现，但未发现淋巴结转移。

② 淋巴结转移型（下行型）：以颈部出现肿大的转移性淋巴结为主要临床表现，无颅神经损伤征，亦无颅底骨质破坏征。

③ 混合型（上下行型）：同时存在颅神经型和淋巴结转移型的症状和体征。根据统计资料显示，以颈部淋巴结转移型求诊者较多，在晚期病例则以混合型为多见。

（4）鼻咽癌的 CT 表现

① 早期鼻咽癌的 CT 表现：影像学相对早期鼻咽癌的含义：根据国际抗癌协会 UICC 及美国抗癌协会 AJCC（1997）TNM 分类肿瘤属 T1，即肿瘤局限在鼻咽的一个壁，无颅底骨质破坏、无颈部淋巴结转移，为影像学相对早期鼻咽癌。早期鼻咽癌临床症状不典型，早期诊断困难，但由于纤维鼻咽镜的普及和现代影像检查手段的应用，早期鼻咽癌的检出率明显增多，CT 影像上早期鼻咽癌的征象大致归纳以下几种表现：

a. 鼻咽部单侧性软组织局限性密度改变：由于肿瘤侵及黏膜及黏膜下的软组织，致使鼻咽腔偏侧性软组织密度增高，其主要表现在平扫时双侧密度不对称，一侧局限性略高密度。CT 值在 32 ~ 48Hu。增强扫描见局限性强化、CT 值在 52 ~ 80Hu（图 6-1-59）。

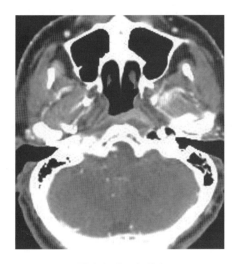

图 6-1-59　鼻咽癌

CT 轴位扫描见鼻咽左侧软组织局限性密度增高

b. 鼻咽腔偏侧咽隐窝形态改变：在轴位扫描上除顶壁外，一般的情况下鼻咽腔两侧对称，通过两侧的比较，可发现早期较小的病灶。主要表现在咽隐窝的变浅、变钝、变形或消失（图 6-1-60），或表现为咽隐窝单侧性软组织局限隆起（图 6-1-61）。

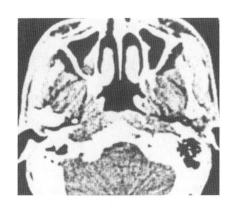

图 6-1-60　鼻咽癌

CT 轴位扫描见鼻咽右侧咽隐窝变浅

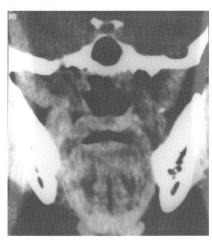

图 6-1-61　鼻咽癌

冠状位扫描见左侧咽隐窝局限性隆起

早期鼻咽癌高发的位置在咽隐窝，约占早期鼻咽癌的三分之二。此外，咽隐窝变浅并无明显特异性，多种原因可引起咽隐窝的改变，如淋巴组织增生、慢性炎症、免疫性疾病等。咽隐窝的改变还应注意扫描时的位置或吞咽运动所造成的假象。当咽隐窝表现不对称时，应行 Valsalva 试验，进行薄层补扫加以鉴别。

c. 鼻咽部局限性黏膜改变：早期鼻咽癌主要侵犯鼻咽黏膜，当黏膜轻微改变时，CT 检查难以发现，而在纤维鼻咽镜下可见黏膜颜色改变或糜烂的表现。部分患者 CT 扫描可见鼻咽部黏膜呈局限性毛糙，或呈锯齿状，但应与局部多次活检后损伤或慢性炎症相区别。CT 检查可提供小病灶准确的定位，并方便临床进一步活检取材。

d. 鼻咽咽鼓管改变：咽鼓管圆枕在鼻咽部呈对称性突入鼻咽腔，当早期肿瘤侵及圆枕时，则表现为单侧肿大，变形，但在圆枕部密度增高改变时应注意排除由于部分容积效应所致。其次，咽鼓管口部闭塞、梗阻，通常由侧壁肿瘤累及，同时常伴有中耳乳突炎症表现（图 6-1-62）。此外，鼻咽部慢性炎症亦可引起咽鼓管口粘连梗阻应予区别。

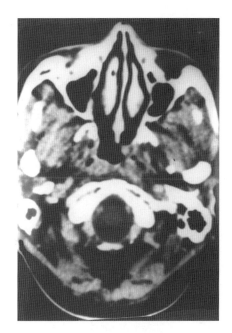

图 6-1-62　鼻咽癌

CT 轴位扫描左侧咽鼓管口局限性突起

e. 鼻咽顶壁结节状隆起：在常规轴位 5mm 薄层扫描时仅见到单一层面软组织影，必须进行冠状位扫描，在冠状位表现为顶壁增厚或局限性突起（图 6-1-63）。

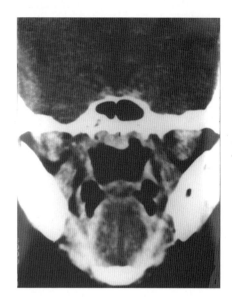

图 6-1-63　鼻咽癌

CT 冠状位见顶壁局限性隆起

早期鼻咽癌有部分表现为黏膜下型。CT 表现为顶后壁软组织对称性均匀增厚或不对称性增厚，黏膜光滑，早期 CT 表现无特异性，需进行多次较深的黏膜下穿刺活检方可确诊。此型进行 MRI 检查较 CT 扫描更显优越，MRI 可清楚地显示黏膜下软组织信号异常改变（图 6-1-64）。

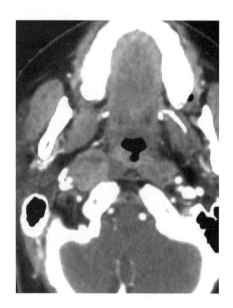

图 6-1-64　左侧鼻咽癌

CT 扫描见黏膜光滑，右侧黏膜下见肿瘤

② 中、晚期鼻咽癌的 CT 表现：

a. 鼻咽腔软组织肿块：肿瘤浸润鼻咽顶壁、顶后壁或侧壁，可超腔生长累及口咽（图 6-1-65，图 6-1-66）。

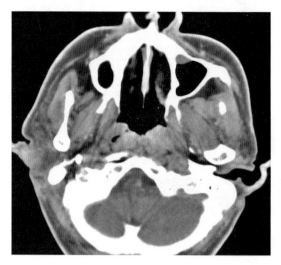

图 6-1-65　鼻咽癌

CT 轴位扫描见鼻咽左侧壁肿物

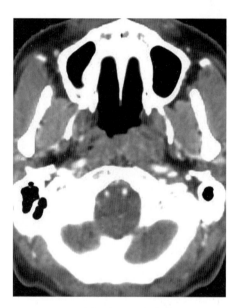

图 6-1-66　鼻咽癌

CT 轴位扫描见鼻咽左侧壁肿物

鼻咽腔变形，咽隐窝消失，鼻咽壁增厚隆起或形成肿块向腔内突出，肿物较大者甚至占满鼻咽部（图 6-1-67）。

b. 鼻咽肿瘤深部及周围浸润：向前可侵犯鼻腔，累及上颌窦、筛窦（图 6-1-68）；向下累及口咽、扁桃体或下咽，甚至沿椎前软组织浸润至喉部（图 6-1-69）。

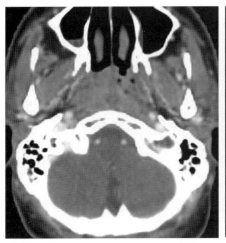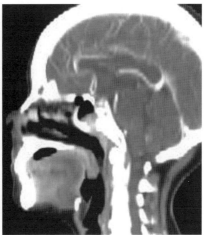

图 6-1-67　鼻咽癌

CT 轴位扫描见肿物充满鼻咽部，并向上累及蝶窦

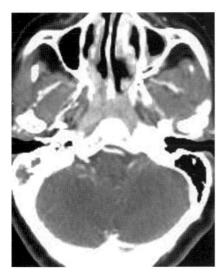

图 6-1-68　鼻咽癌

CT 轴位扫描见鼻咽肿物累及鼻腔

鼻咽癌向上侵犯蝶窦、海绵窦，并向颅内扩展（图 6-1-70）。

肿瘤向双侧壁发展累及咽旁间隙、颈动脉鞘及茎突区，甚至累及腮腺、咬肌并破坏下颌骨升支。向前上可经翼腭窝进入眼眶，甚至侵犯颅内。向翼外肌扩展进入颞下窝（图 6-1-71）。向后上发展侵犯斜坡、岩尖，并进入桥小脑角或脑干（图 6-1-72）。向后侵犯枕前组织或直接侵犯颈部寰椎、枢椎，甚至累及脊髓。

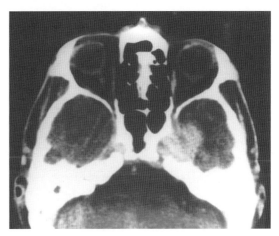

图 6-1-70　鼻咽癌

CT 轴位扫描见左破裂孔扩大、海绵窦受累，增强时明显强化

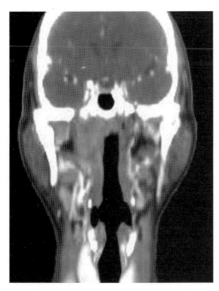

图 6-1-69　鼻咽癌

冠状位扫描见鼻咽肿物累及口咽

c. 颅底以及周围骨质改变：鼻咽癌颅底骨质侵犯涉及蝶骨、枕骨斜坡、颞骨的岩尖为多，日常见到的颅底骨质破坏以中颅窝更为多见。鼻咽癌向前常侵犯上颌窦、鼻中隔，可破坏窦壁或牙槽骨质。蝶骨大翼破坏也较多见，部分直接经翼突累及翼腭窝直接破坏眶尖进入颅内。在中颅窝

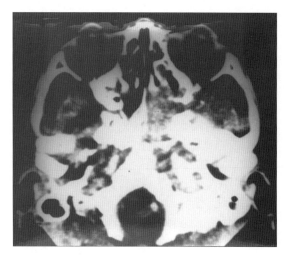

图 6-1-71 鼻咽癌

CT 轴位扫描显示鼻咽肿物破坏翼突、侵及翼腭窝、颞下窝，向前经鼻腔侵犯右上颌窦

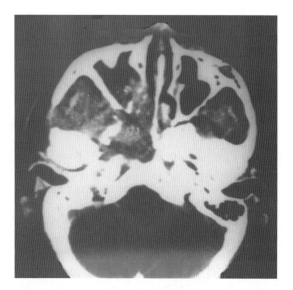

图 6-1-72 鼻咽癌

CT 轴位扫描见右蝶骨、翼突破坏，肿瘤向外经翼腭窝累及右颞下窝

主要是累及翼内外板、卵圆孔、棘孔、破裂孔，尤以岩骨尖、卵圆孔及破裂孔的侵犯多见，棘孔较少见，这可能与棘孔周围骨质较硬有关。在后部，颅底骨质破坏以斜坡多见，颈静脉孔、舌下神经孔及岩锥破坏相对少。鼻咽癌骨质吸收、破坏的CT 表现以溶骨性多见，而表现为增生硬化的成骨性改变相对少，鼻咽癌颈椎直接侵犯亦以溶骨性表现多见。Chong 认为早期的骨质改变 MRI 及 ECT 检查较 CT 扫描敏感。

d. 颅内侵犯：鼻咽癌颅内侵犯有多条途径，可伴有或不伴颅底骨质破坏及孔道的扩大。通常颅内侵犯时，以鼻咽部肿块伴有颅底骨质破坏为

多见。根据侵犯途径的不同，所形成肿块的位置亦不同。向前上发展到颅内的肿瘤多累及颞叶下极前部；经破裂孔向颅内侵犯的肿瘤常在海绵窦区附近的颞叶；经颈静脉孔侵及颅内的肿瘤多在桥小脑角区形成肿块（图 6-1-73）。侵犯颅内的肿瘤 CT 增强扫描时均呈明显强化的表现，边缘大多清楚，密度均匀。

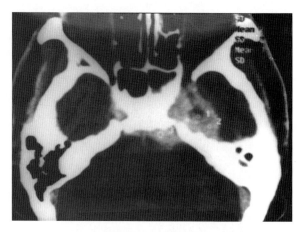

图 6-1-73 鼻咽癌

CT 轴位扫描显示左破裂孔扩大、肿瘤累及海绵窦、进入颞下极及桥小脑角

e. 颈部淋巴结肿大：鼻咽癌颈部淋巴结转移较为常见，颈部淋巴结肿大可以是单侧或双侧，数目、大小主要是取决于临床病期。淋巴结受累常见的是颈上深组，其次为颈舌骨组、颈后三角副神经组。淋巴结形态多为圆形或椭圆形，CT 值呈软组织密度，增强扫描时常呈中心低密度影。随着病情的发展，淋巴结逐步肿大融合成较大的团块。测量 CT 增强扫描及平扫的 CT 值，可见淋巴结有明显强化表现，其强化的程度与病理类型有关，一般恶性度高的鼻咽癌转移性淋巴结强化最为明显。淋巴结坏死大部分从中心开始，鼻咽癌淋巴结的坏死率相当高。淋巴结钙化罕见。

f. 鼻咽癌间接征象：副鼻窦阻塞性炎症在鼻咽癌患者中常可见到，上颌窦炎症常见于肿块较大且累及鼻腔的患者。蝶窦炎常见于顶壁肿物较大的患者。中耳乳突炎多见于咽隐窝区肿块的患者。皮肤受累多系肿瘤侵犯肌肉再经皮下至皮肤，可表现为皮肤局限性增厚，皮下脂肪层消失。在部分患者出现鼻腔软组织肿胀、鼻腔粘连、软组织肿胀，可为鼻咽癌跨越生长所致。软腭增厚在部分患者冠状扫描时尤为明显，可能系肿瘤沿着

黏膜下生长累及软腭所致。眼眶肿胀或眼球突出常见于鼻咽癌累及眼眶者。腮腺肿大有时是颈部淋巴结肿大或转移至腮腺所致。

（5）鉴别诊断：鼻咽部病变，有炎症性病变、瘤样病变、良性肿瘤及恶性肿瘤等，如何正确诊断与鉴别诊断十分重要。

① 鼻咽部慢性炎症：鼻咽部慢性炎症较常见，累及咽鼓管口或圆枕的病变常伴有耳鸣或中耳炎等表现，临床症状酷似早期鼻咽癌。CT 扫描可见鼻咽部黏膜毛糙，粘连及低密度分泌物，偶见软组织影，增强扫描病灶一般不强化，与鼻咽癌不同，可以鉴别。

② 鼻咽腺样体肥大：CT 表现在后壁高密度软组织影，常呈对称性，密度均匀，一般咽隐窝及咽旁间隙无浸润表现，黏膜面较光滑，增强扫描呈轻度强化，与鼻咽癌不同。

③ 鼻咽部纤维血管瘤：肿瘤体积通常比较大，由扩张的血管样组织所构成，无明显包膜，多呈浸润性生长。CT 扫描表现为血管性强化的软组织肿块，常不伴有淋巴结肿大，可与鼻咽癌区别。

④ 鼻咽淋巴瘤：鼻咽淋巴瘤较为常见，发病率仅次于鼻咽癌，可单一发生在鼻咽部或咽淋巴环发病。在咽淋巴环的淋巴瘤可见鼻咽、口咽、舌根、扁桃体、颈部淋巴结同时发病，常累及鼻腔，构成多灶性跨越生长的特征。单一在鼻咽部的软组织肿块很难与鼻咽癌区别。

此外，鼻咽部的其他恶性肿瘤，如纤维肉瘤、血管内皮肉瘤、黑色素瘤均较为少见，CT 表现并无特征性。

2. 鼻咽部其他肿瘤

（1）鼻咽恶性淋巴瘤：鼻咽肉瘤较少见，其中以恶性淋巴瘤居多，占肉瘤的 54%，多发生在 Waldeyer 环。病理上多属非霍奇金淋巴瘤，少数为霍奇金淋巴瘤。

本病有两个发病高峰，一为 10 ～ 29 岁年龄组，另一为 40 ～ 59 岁年龄组。男女比例约为 2:1。它可为全身恶性淋巴瘤的一部分，或仅局限于鼻咽部而无其他部位的累及。临床症状以鼻塞为主，颅底侵犯及神经障碍症状较少发生。颈淋巴结转移率明显高于鼻咽癌，远处转移亦比鼻咽癌多见，多数转移至肝、胃。

CT 上鼻咽部的软组织肿块多较巨大，呈不规

则分叶状，肿块境界较清晰，颅底骨质侵犯较轻，但颈淋巴结转移的发生率较高，且范围广泛。增强检查时肿块可有强化表现（图 6-1-74）。

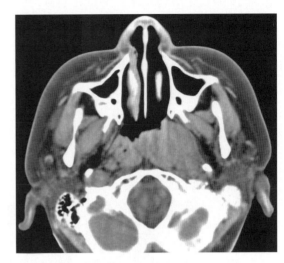

图 6-1-74　鼻咽恶性淋巴瘤

左侧隐窝及咽鼓管口消失，见软组织肿块影，突入鼻咽腔且越过中线，右侧隐窝亦消失

（2）横纹肌肉瘤：横纹肌肉瘤是儿童期常见的恶性肿瘤，其发病率仅次于白血病及神经母细胞瘤，居第三位。头颈部是其好发部位，约占60%，特别是副鼻窦、鼻咽及眼眶。

组织学上它可分为三型，按其病发率依次为胚胎型、腺泡型及多形型。发生在头颈部者多属胚胎型。患者多数为 5 岁左右儿童，少数为青少年。

CT 上表现为较大的软组织密度肿块，邻近骨质常有破坏。CT 上定性诊断困难，与其他软组织肉瘤、淋巴瘤等的表现酷似。

（3）其他恶性肿瘤：发生在鼻咽部的其他恶性肿瘤尚有平滑肌肉瘤、恶性纤维组织细胞瘤、纤维肉瘤、脂肪肉瘤、血管内皮瘤及黑色素瘤等，它们在临床及 CT 表现上都非常相似，CT 上无法做出定性诊断，只有依赖病理活检才能做出最后诊断。

（4）青年型血管纤维瘤：青年型血管纤维瘤是鼻咽部最常见的良性肿瘤，80% 发生在10 ～ 21 岁之间（7 ～ 32 岁，中位 15 岁）。男性多见，男：女约为 14:1。临床上最常见的表现为鼻塞（91%）和鼻出血（59%）。

肉眼上肿瘤呈暗红色结节状，压迫周围正常组织形成一假性包膜。组织学上，肿瘤由结缔

组织及扩张的血管组成，血管常缺乏完整的肌层，导致病变易出血的趋势。随时间推延，肿瘤变得更纤维化，扩张的血管逐渐减少，通常在20～25岁后发生肿瘤退缩，但所有病例均不会发生完全性退缩。

CT上显示肿瘤常偏心性起自前鼻咽顶或后鼻孔，呈软组织密度，CT值约为35Hu。肿瘤可经颅孔、裂及邻近组织扩展。向前可侵入鼻孔、鼻腔、上颌窦；向上侵及蝶窦及筛窦；向外延伸至翼腭窝及翼上颌窝；也可向上经蝶鞍侵犯到中颅窝。

肿瘤邻近的骨质可变薄及移位，但不会发生像恶性肿瘤那样的虫蚀状破坏。上颌窦后壁常向前呈弓状移位，而翼突则向后呈弓状。

增强扫描对青年型血管纤维瘤的诊断很有帮助。因该肿瘤富有血运，强化后软组织肿块呈现明显的强化。对呈现有上颌窦致密的患者，强化前很难区别是阻塞性上颌窦内积液还是肿瘤侵入。强化后，若系肿瘤，则显示有明显强化，积液则无强化或仅轻微强化。考虑到活检有时可导致难以控制的出血，利用CT强化扫描做出病变的定性诊断显得尤为重要（图6-1-75）。

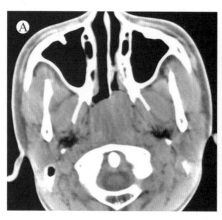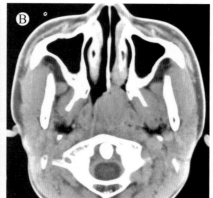

图 6-1-75　青年型血管纤维瘤

A. 鼻咽腔见不规则软组织肿块影，侵及右侧后鼻孔

B. 增强扫描示肿物呈不均匀强化

（5）其他良性肿瘤：鼻咽部的其他良性肿瘤罕见，它们可以是上皮性、间叶性或畸胎类肿瘤。CT的主要作用是确定病变范围，定性诊断多需依赖活检。

脊索瘤多起源自斜坡处的蝶-枕结合部，一般向颅内生长，个别可向下侵入鼻咽部。CT上可显示斜坡骨质有破坏或呈现反应性骨硬化性改变；在软组织块影的边缘可见不定形的钙化。

软骨瘤可显示骨骼的轻度膨胀性破坏，境界锐利，在软骨基质内可见有斑点状的钙化。

畸胎类肿瘤根据其所含组织成分的不同，CT上可有很大差异，它可含有不同比例的脂肪、液性和实性成分，亦可出现钙化或骨化。一旦发现上述多成分组合的病灶，CT上基本可做出定性诊断。

3. 颈动脉间隙肿瘤

（1）神经鞘瘤：神经鞘瘤是由神经鞘细胞发生的良性肿瘤，颈部为好发部位之一，约占全身神经鞘瘤的10%。肿瘤多数起自交感神经或迷走神经，亦可起自臂丛神经或颈丛神经。

本病好发于30～40岁男性，一般病程较长，最长15年，平均5年。

临床症状和体征主要表现为颈部肿块，按其起源自不同的神经，肿块可位于颈部的任何部位。因肿瘤深在，且无不适，故早期不易发现，一旦触及，肿块多已超过2cm，最大可达10cm以上。肿块边缘光滑，清楚，有些呈囊性。肿瘤左右活动度大，上下活动甚微。少数可有静脉曲张或水肿。

当肿瘤稍大，按其发生部位及大小，可产生不同程度、不同神经的功能障碍症状，如：患侧舌肌萎缩，伸舌时偏向患侧（舌下神经受压）；患侧膈肌升高（膈神经受累）；患侧上肢肌肉萎缩、麻木感（臂丛神经受压）；Horner综合征（颈交感神经受累）；声嘶（迷走神经干受累）等。

因肿瘤位于颈总及颈内动脉之后外方，故肿瘤可推挤颈动脉向前移位。颈前三角肿块、神经功能障碍及颈动脉移位构成神经鞘瘤的三大主要征象。

CT 上，神经鞘瘤表现为较肌肉密度稍低的软组织块影，境界锐利、清晰，有完整包膜。肿块的密度常显示不均，内有不同范围的透亮区（图6-1-76），或甚至呈完全囊性（图6-1-77）。此种密度改变取决于肿瘤的病理特性。神经鞘瘤在病理上有两种不同类型：Antoni A 型和 Antoni B 型。前者有许多鞘细胞，常有栅状核，CT 上密度稍高，近似软组织密度；后者为少细胞型，鞘细胞较少，但含有丰富的细胞内及细胞外基质，并有脂肪或黏液样变性，含黏多糖，CT 上则呈现为囊样低密度区。在同一肿瘤中可兼有这两种成分。在少数肿瘤中，CT 上的囊性区是由于肿瘤的坏死、液化所致。

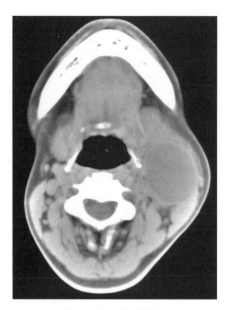

图 6-1-77　神经鞘瘤

左侧颈动脉间隙内见类圆形肿块影，境界清晰，包膜完整，其内呈完全囊性密度改变

极少数神经鞘瘤可为恶性，年龄多在 50 岁以上，CT 上可显示境界不光滑，有局部侵犯。

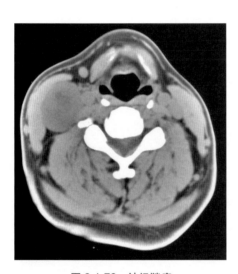

图 6-1-76　神经鞘瘤

右侧颈动脉间隙内见类圆形软组织肿块影，边界清楚、锐利，其内密度不均匀，可见不规则囊变区

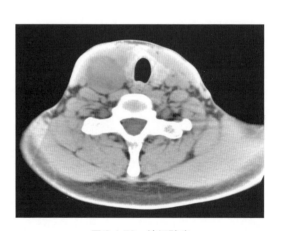

图 6-1-78　神经鞘瘤

右侧类圆形软组织肿物，密度不均匀，右侧胸锁乳突肌向前外方移位，右颈血管向前内移位

肿瘤可压迫邻近结构使之移位。位于舌骨上水平的肿瘤可使舌骨肌向前方移位及咽旁间隙呈前凸变形，形成"帽盖征（Capping sign）"。位于舌骨水平的肿瘤常使颈动脉向前内方向移位。位于舌骨下水平的肿瘤可使胸锁乳突肌稍向前外方移位及血管向前内移位（图6-1-78）。

增强扫描时，肿瘤可出现点彩状强化，代表 Autoni A 型区域，而 Antoni B 型区域则无强化表现（图6-1-79）。

（2）副神经节瘤：副神经节瘤（Paraganglioma）亦称化学感受器瘤（Chemodectoma），包括颈动脉体瘤（Carotid body tumor）或颈静脉球瘤（Glomus tumor）等，是一种比较少见的肿瘤。天津市肿瘤医院自 1956 年至今共收治约 130 余例。

本肿瘤好发生在 31～40 岁的中年患者。男：女约为 1:1.55。从发病至就诊可为数月至 20 余年，中位 8 年。临床上，当瘤体较小时可无任何不适，稍大时可在下颌角前下方触到圆形、硬韧肿物。肿物表面可有向浅侧移位的颈动脉搏动，

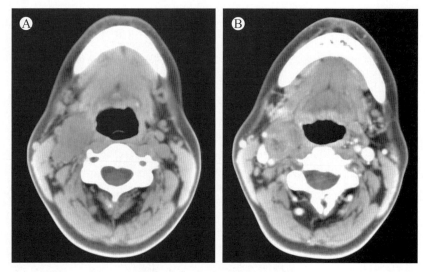

图 6-1-79 颈动脉间隙神经鞘瘤

A. 右颈动脉间隙见软组织肿块影，边界清楚，密度不均匀，邻近结构受压移位

B. 为增强扫描示肿物呈不均匀强化

颈内、外动脉被推向两侧。有时瘤体本身亦可触到搏动，听诊时可有杂音。当肿瘤压迫邻近结构及神经时，即可产生相应的临床症状和体征，如出现颈动脉窦症候群，包括心率减慢、血压下降、头晕及晕厥等，多在低头或压迫肿物时发生（颈动脉窦受累）；音哑，喝水时呛咳（迷走神经受压）；Horner 综合征（压迫交感神经）；舌肌萎缩及运动障碍（舌下神经受压）等。

CT 上显示肿瘤呈类圆形等密度的软组织肿块，多位于颈动脉分叉的内侧，使分叉向外侧移位，并造成颈内、外动脉向两侧移位，两者之间的距离加宽（图 6-1-80，图 6-1-81）。

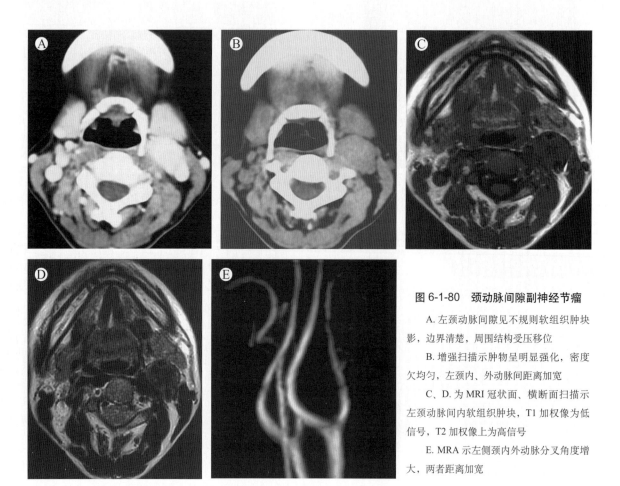

图 6-1-80 颈动脉间隙副神经节瘤

A. 左颈动脉间隙见不规则软组织肿块影，边界清楚，周围结构受压移位

B. 增强扫描示肿物呈明显强化，密度欠均匀，左颈内、外动脉间距离加宽

C、D. 为 MRI 冠状面、横断面扫描示左颈动脉间内软组织肿块，T1 加权像为低信号，T2 加权像上为高信号

E. MRA 示左侧颈内外动脉分叉角度增大，两者距离加宽

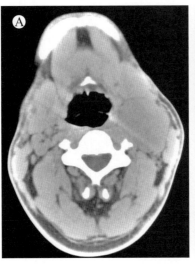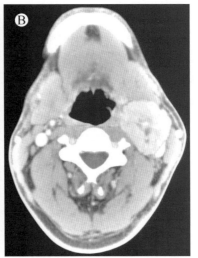

图 6-1-81　颈动脉间隙副神经节瘤

左侧颈动脉间隙内见不规则软组织肿块影，肿物呈明显不均匀强化，边界清楚，颈内、外动脉间距增宽

　　增强扫描时肿瘤有明显强化，与邻近强化后的血管密度一致而互相融为一体，此为副神经节瘤的特征性强化表现。

　　少数副神经节瘤为恶性，可发生远处转移，其中以骨转移最多见，特别是颈椎，其次为肺、肝转移。

　　（3）恶性淋巴瘤：颈部是恶性淋巴瘤的好发部位。天津市肿瘤医院1954—1989年收治的1948例恶性淋巴瘤中，275例首发于颈部淋巴结，占14.1%。其中霍奇金病（HD）365例，首发于颈部者112例，占全部HD的30.7%；非霍奇金淋巴瘤（NHL）1583例，首发于颈部淋巴结者163例，占10.3%。

　　本病多发生在中、青年，男性稍多见，高峰发病年龄为30～40岁（2～88岁）。

　　病变多累及颈内静脉区淋巴结，一般出现在胸锁乳突肌内侧。霍奇金病初期发展缓慢，仅1～2个淋巴结增大，无痛或轻度压痛。非霍奇金淋巴瘤一般发展较快，并可互相融合成较大团块，直径可达10～20cm以上。

　　CT上显示肿大淋巴结多位于胸锁乳突肌深面、颈内静脉旁。肿大淋巴结可多个散在（HD）（图6-1-82），亦可互相融合后成一分叶状巨块（NHL）（图6-1-83）。肿块呈软组织密度，均匀。与淋巴结转移瘤不同，恶性淋巴瘤的肿大淋巴结一般不发生坏死，因而不出现低密度的液化区。肿块境界一般清晰，亦可因肿瘤向外浸润而略显模糊，并导致周围脂肪界面混浊、消失。肿块较大时可压

迫颈部血管向内侧移位及胸锁乳突肌向外侧移位。

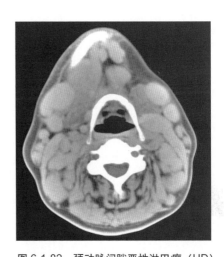

图 6-1-82　颈动脉间隙恶性淋巴瘤（HD）

双颈部及颏下见多发散在大小不等结节影，边界清楚，密度均匀

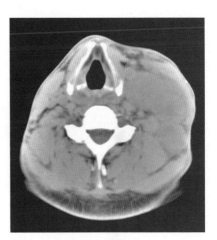

图 6-1-83　颈动脉间隙恶性淋巴瘤（NHL）

左颈部见多发结节影，部分相互融合，密度不均匀，边界清楚，增强扫描时可见肿块有轻度点彩状强化

（4）颈淋巴结转移癌　颈淋巴结转移癌并不少见，大多数（75%）原发瘤位于头颈部，少数原发瘤位于胸、腹及盆腔等处。多数患者就诊时已知有原发灶，少数（2.6% ～ 9.0%）则以颈淋巴结转移癌为首发症状而来就诊。多数患者在临床上可触及肿大淋巴结，少数临床阴性经 CT 检查方被发现。

原发癌灶部位的判断：

① 根据淋巴结转移癌的部位　原发癌一般循淋巴引流方向进行转移。乳突下淋巴结转移多数来自鼻咽癌；下颌角前下方淋巴结（二腹肌下淋巴结）肿大多系软腭、腭扁桃体及舌后 1/3 处的癌转移；颌下淋巴结转移癌多来自上颌窦、鼻前庭及口腔；颈内静脉中区淋巴结转移癌，其原发灶可来自口咽、下咽、喉及甲状腺等处；颈内静脉下组淋巴结转移，主要来自下咽及甲状腺癌，少数为鼻咽、口腔及口咽的低分化癌；副神经区及斜方肌前淋巴结转移癌可来自鼻咽癌、头皮及枕部皮肤癌。

从胸、腹及盆腔等处恶性肿瘤转移至颈淋巴结的多位于左锁骨上区淋巴结，个别可转移至颌下、上颈甚至颈后三角区淋巴结。

② 根据病理类型　转移性鳞状细胞癌，特别是高分化及中等分化类型，主要来自口腔、副鼻窦、喉、咽及头部皮肤等处癌瘤；低分化癌主要来自鼻咽，少数可来自舌根及梨状窦；腺癌则以原发于甲状腺者居多，少数可来自涎腺或鼻腔等处；恶性淋巴瘤原发灶多为咽扁桃体、腭扁桃体、舌根等咽淋巴环区，亦可为全身性恶性淋巴瘤的颈部表现；恶性黑色素瘤多来自头颈部皮肤，尤其是发际头皮，少数来自口腔、鼻腔黏膜或眼部。

少数从胸、腹、盆腔等处肿瘤转移至颈淋巴结的以腺癌居多，多来自乳腺、胃、结肠、直肠，少数来自前列腺、肝、胰、子宫、卵巢及肾脏等。鳞状细胞癌较少，大多来自食管、肺。小细胞癌则主要来自肺。

颈淋巴结转移癌的 CT 表现：颈淋巴结转移癌在 CT 上表现为颈淋巴结区域单发或多发结节状软组织密度块影。CT 上亦可显示为正常大小的颈部淋巴结。诊断淋巴结转移癌主要应根据以下几点：

① 颈部淋巴结区域见到有直径大于 1.5cm 的结节，增强扫描时无明显的强化表现。

② 结节的境界模糊或不规则。

③ 三个以上群集的淋巴结，直径 6 ～ 15mm，境界模糊。

④ 结节周围脂肪界面混浊或闭塞。

⑤ 由于鳞状细胞癌的淋巴结转移易发生中心坏死，因之，如见有中心坏死低密度区，即使淋巴结的大小在 1.5cm 直径以下，亦应考虑为转移癌（图 6-1-84，图 6-1-85）。

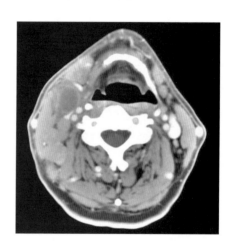

图 6-1-84　颈淋巴结转移癌

右颈部多发结节状软组织影，其内可见液化区，边缘模糊，周围脂肪界面浑浊

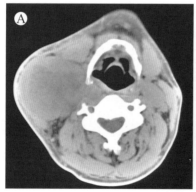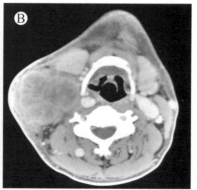

图 6-1-85　颈淋巴结转移癌

右颈部见不规则软组织肿块影，密度不均匀，边界清楚，呈环形不均匀强化

应该记住，从影像学上诊断淋巴结转移癌并不是绝对的，少数直径在 1.5cm 以上的淋巴结可以是炎症反应性淋巴结肿大，而直径小于 1.0cm 的淋巴结在镜下却发现有转移。

4. 颞下窝肿瘤　颞下窝区域的肿瘤多数是由邻近部位的肿瘤侵入到颞下窝，如上颌窦恶性肿瘤穿破后壁侵入颞下窝；鼻咽部肿瘤向外侧蔓延，侵犯咽外侧间隙及颞下窝；腮腺深叶肿瘤侵入颞下窝及上颌窦后壁；下颌骨升支的原发性肿瘤或转移瘤侵及颞下窝；颅底骨肿瘤向下侵犯到颞下窝等等。

颞下窝的原发肿瘤比较少见。因颞下窝内含有肌肉（翼肌、颞肌）、脂肪、血管（颌内动脉及其分支、静脉丛）及神经（舌下神经、齿神经），故可能发生的原发肿瘤有（表 6-1-7）：

表 6-1-7　原发颞下窝肿瘤

良　性	恶　性
血管瘤	腺样囊性癌
副神经节瘤	纤维肉瘤
神经鞘瘤	淋巴瘤
	淋巴肉瘤
	转移癌
	神经源性肉瘤
	横纹肌肉瘤

一般而言，良性肿瘤在 CT 上多表现为界限锐利的软组织密度肿块，肿块形态多比较规整。肿瘤较小时周围脂肪界面多保持完好，上颌窦后壁的脂肪组织清晰可见。稍大肿瘤可压迫邻近骨，如上颌窦后壁、翼板或／和下颌骨升支，使之变形、变薄（图 6-1-86）。某些良性肿瘤，如血管瘤和副神经节瘤，在增强扫描时可有明显或极明显强化。

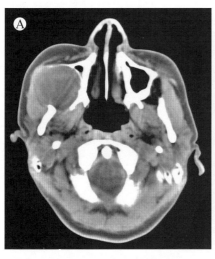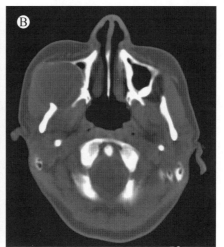

图 6-1-86　颞下窝神经鞘瘤

右侧颞下窝类圆形软组织肿物，密度欠均匀，右侧上颌窦后壁受压、变薄移位，右侧上颌窦窦腔狭窄

恶性肿瘤多表现为形态不规整的软组织块影，可侵蚀到邻近肌肉及骨骼，造成骨质的侵蚀、破坏（图 6-1-87）。周围脂肪界面亦混浊、消失（图 6-1-88）。增强扫描时显示肿块内有不均质增强。CT 上对恶性肿瘤的定性诊断比较困难，须依赖病理确诊。

5. 椎旁间隙肿瘤　椎旁间隙内主要含神经，包括脊神经及臂丛神经根，故发生在此间隙内的肿瘤主要为神经源性肿瘤，即神经鞘瘤或神经纤维瘤。

在椎旁间隙的神经源性肿瘤可不造成有意义

的临床症状。当臂丛神经受压时可出现所支配的肌肉萎缩，轻叩肿物产生向手部放射的电击感。侵犯椎管和脊髓时造成脊髓压迫症状。

CT 上，神经源性肿瘤多表现为分叶状软组织密度肿块，神经鞘瘤时在肿块内可出现囊样低密度区，肿块境界多光滑锐利（图 6-1-89）。邻近的前斜角肌可变小并向前移位，造成前斜角肌萎缩的原因可能为机械性的压迫所致，也可能系神经源性的肌萎缩。肿物邻近的颈椎骨质可有压迫性的缺损。如发现有颈椎椎间孔的扩大，则是神经源性肿瘤的特征性表现。

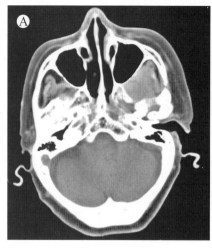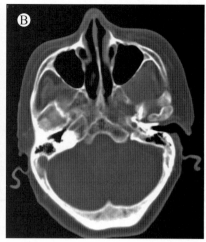

图 6-1-87　颞下窝淋巴肉瘤

左侧颞下窝软组织肿物，密度不均匀，翼板受累，密度减低

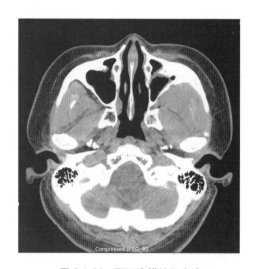

图 6-1-88　颞下窝横纹肌肉瘤

左侧颞下窝不规则软组织肿物，周围脂肪界面消失

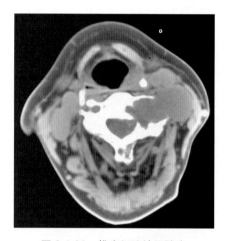

图 6-1-90　椎旁间隙神经鞘瘤

左颈椎旁间隙分叶状软组织肿块影，边缘光滑锐利，颈椎椎间孔扩大

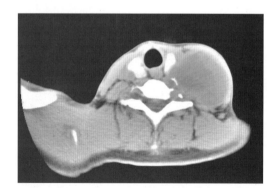

图 6-1-89　椎旁间隙神经鞘瘤

左侧椎旁间隙软组织肿物影，边界清楚，其内见大片状囊性低密度区，部分软组织肿物侵入左侧椎间孔

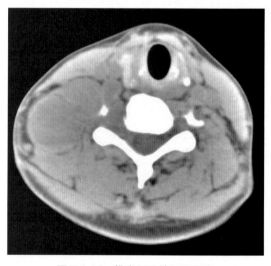

图 6-1-91　椎旁间隙神经纤维瘤

右颈椎旁间隙分叶状肿块影，边缘光滑锐利，密度均匀，肿物延伸至椎间孔内

增强扫描时肿瘤内呈现点彩状轻度强化（图6-1-90 ～图 6-1-91）。

四、涎腺

涎腺亦称唾液腺，它包括三对大腺体，即腮腺、颌下腺和舌下腺，以及为数众多的小涎腺体，主要分布于口腔和口咽黏膜下层组织中。

CT 是诊断涎腺病变的最佳方法，它的优点和适应证包括：

(1) 鉴别涎腺弥漫性非炎症性肿大和肿瘤；

(2) 确定涎腺内有无肿瘤以及肿瘤的精确部位及累及范围；

(3) 区别涎腺内抑或涎腺外肿块；

(4) 确定肿瘤为局限性还是侵犯性；

(5) CT 上能见到腮腺内的面后静脉，可判断出肿瘤是否已侵犯此血管；

(6) CT 上虽不能直接见到面神经，但根据肿瘤在腮腺内的精确位置，可推测到肿瘤与面神经的关系，此点对外科医生手术时特别有帮助；

(7) 对某些病变，CT 上可做出病理定性诊断，如脂肪瘤、囊肿及涎腺弥漫性非炎症性肿大等。

但是，CT 上有时不能区别局限性炎症病变和肿瘤；对良、恶性肿瘤的鉴别，也只有在肿瘤边缘有明显浸润或侵出腺体至周围结构时，方比较可靠。

(一) 检查方法

涎腺 CT 检查主要采用轴位或半轴位投照。在多数情况下，银汞修补牙可造成高密度伪影，影响观察，此时应在定位像上确定头部的位置及机架的角度，尽量避开可造成伪影的修补牙。肿块表面的皮肤上最好置一标志，以保证病变被包括在扫描层内。

患者仰卧于检查床上，颏上仰，机架向头侧倾斜 15°～20°，避免扫描层面通过银汞修补牙和照射到眼球。层厚取 4～5mm，连续扫描。扫描范围依具体情况而定，一般上界起自外耳道，向下扫描至腮腺终了。如 CT 上疑为恶性肿瘤，则应继续向下扫描至舌骨上角水平，以便包括二腹肌及颈二腹肌 (Jugulodigastric) 淋巴结。若 CT 上提示为涎腺外肿物，则应向上包括鼻咽层面，探索有无原发病灶。

为消除伪影，曝光时令患者屏住呼吸，不能做吞咽动作。

直接冠状位扫描一般不需要，偶尔有利于病灶的显示及提供进一步的邻近解剖关系。

是否需要做涎腺造影后 CT 扫描，文献有不同看法。笔者认为，腮腺内含足够脂肪组织，肿瘤与正常组织之间有良好的自然对比，一般不需做腮腺造影后 CT。颌下腺则比较致密，与肿瘤间常缺乏自然对比，此时宜行颌下腺造影下 CT 检查。

(二) 正常 CT 解剖

1. 腮腺 腮腺是涎腺中最大的一对腺体，也是最常发生涎腺肿瘤的腺体。

腮腺在 CT 上的形态随扫描层面的不同而异，但大致近似锥形，有三个主要面，即外侧面、前内面及后内面，由颈外筋膜包埋。此筋膜可分为浅层和深层，浅层较厚，覆盖腮腺表面及后面。在腮腺前方，此筋膜与咬肌筋膜融合；在下方它增厚形成茎颌韧带的一部分，附着到下颌角，将腮腺与颌下腺分隔开；在上方，较强、较厚的浅层附着到外耳道的软骨及颧骨。深层的筋膜附着到颞骨底的上方及茎突与它的肌肉，并与二腹肌的后腹融合。

腮腺的前内面面对下颌骨、嚼肌及翼肌，后内面与乳突、胸锁乳突肌、二腹肌后腹及茎突和它的肌肉相邻。腮腺表面可能有以上这些结构造成的表浅压迹。

在平扫时，腮腺腺体在 CT 上的密度低于邻近肌肉的密度，其实际 CT 值取决于腮腺本身脂肪和腺体含量的比例。CT 上见不到腺体内部的纤维间隔。当未强化时，腮腺实质内唯一能见到的结构是面后静脉及颈外动脉。颈内动脉及颈内静脉则位于腮腺腺体的内侧。

面神经本身在 CT 上虽不能显影，但面神经与肿物的关系是外科医师十分关注的问题。面神经由茎乳孔 (Stylomastoid foramen) 出颅，呈水平或向前下斜行进入腮腺的后深面，其进入点位于茎突紧外侧、二腹肌后腹的前方及乳突尖的内侧。面神经入腺体后走行于颞浅动脉和面后静脉的浅面，分出颞面干和颈面干，然后从这两大干支再分出若干分支，它们通常与腮腺导管的走行相平行，且常位于颌后静脉 (Retromandibular v.) 的外侧。

约20%的患者有腮腺副叶，约豌豆大小，位于腮腺主导管上方，其导管开口于主导管（图6-1-92～图6-1-93）。

腮腺区的淋巴结分布可分为腺内和腺外淋巴结群两大组。腺内淋巴结主要分布在面神经浅部腺体内，少数在面神经深面的腺体内，特别是在面后静脉浅面。腺内淋巴结引流至颈上部的二腹肌群淋巴结。腺外淋巴结主要在耳屏前、腮腺前缘的嚼肌浅面以及腮腺后面和胸锁乳突肌间。CT上淋巴结的密度较正常腺体密度略高，一般需增大至直径3～5mm时才能在CT上被见到。面静脉或颈外动脉分支有时可被误诊为肿大淋巴结或肿物，应通过增强扫描予以鉴别。

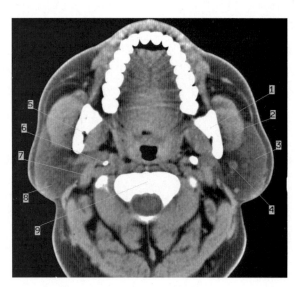

图 6-1-92　正常腮腺

1 下颌骨升支　2 咬肌　3 左腮腺　4 面后静脉　5 翼内肌　6 茎突　7 二腹肌　8 右腮腺　9 枢椎

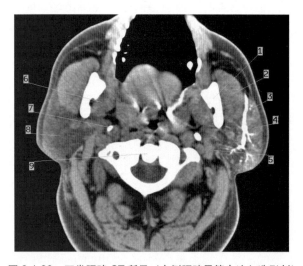

图 6-1-93　正常腮腺 CT 所见（左侧腮腺导管内注入造影剂）

1 下颌骨升支　2 咬肌　3 主导管　4 左腮腺　5 二腹肌　6 翼内肌　7 茎突　8 右腮腺　9 枢椎齿突

2. 颌下腺　颌下腺位于颈外筋膜的内侧及口咽、二腹肌后腹、茎舌肌、下颌舌骨肌及舌骨的外侧，呈扁椭圆形，由颈深筋膜浅层完全包裹，与周围组织有清楚分界。腺体借茎突下颌韧带与后方的腮腺相隔，腺体的前上端有一延长部，经下颌舌骨肌与舌骨舌肌间至舌下间隙，并由此发出颌下腺导管，行经舌下区，开口于舌系带旁。颌下腺缺乏脂肪组织，在CT上密度较高，接近肌肉密度，因而颌下腺内发生的肿瘤在CT上不易被觉察，须行颌下腺造影后CT检查（图6-1-94）。

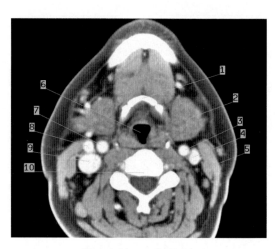

图 6-1-94　正常颌下腺

1 舌骨体　2 颌下腺　3 颈总动脉　4 颈内动脉　5 胸锁乳突肌　6 口咽腔　7 颈内动脉　8 颈外动脉　9 颈内静脉　10 第四颈椎

（三）涎腺肿瘤

涎腺肿瘤以发生在腮腺最为常见，约占70%～80%；其次为小涎腺肿瘤，约占15%；颌下腺肿瘤约占4%；舌下腺肿瘤少见，仅占约1%。

腮腺肿瘤约70%～80%为良性，特别是以良性混合瘤最常见，约占腮腺肿瘤的70%。恶性者以黏液表皮样癌居首位，约占腮腺肿瘤的10%，恶性肿瘤的1/2。其次为恶性混合瘤、腺癌及腺泡细胞癌等。

颌下腺是涎腺中一对第二大的腺体。在颌下腺肿瘤中，良、恶性约各占一半，或恶性略多于良性。良性肿瘤多为混合瘤，恶性肿瘤则以腺样囊性癌、恶性混合瘤或腺癌居多。

舌下腺肿瘤少见，其中90%以上为恶性，以腺样囊性癌最多见，次为黏液表皮癌及腺癌。

1990年世界卫生组织提出了涎腺肿瘤的病理组织学分类如下（表6-1-8）：

表 6-1-8　涎腺肿瘤组织学分类（WHO 试行）

1．腺瘤	2.14 癌在多形性腺瘤中
1.1 多形性腺瘤	—非侵袭性癌
1.2 肌上皮细胞瘤	—侵袭性癌
1.3 基底细胞腺瘤	—癌肉瘤
1.4 腺淋巴瘤	—转移性多形性腺瘤
1.5 嗜酸粒细胞瘤	2.15 肌上皮细胞癌（恶性肌上皮细胞瘤）
1.6 小管腺瘤	
1.7 皮脂腺瘤	2.16 未分化癌
—皮脂淋巴腺瘤	—小细胞癌
1.8 导管乳头状瘤	—未分化癌伴淋巴样基质
—内翻型导管乳头状瘤	2.17 其他类型癌
—管内乳头状瘤	3．非上皮细胞瘤
—乳头状涎腺瘤	3.1 血管瘤
1.9 囊腺瘤	3.2 脂肪瘤
—乳头状	3.3 神经源肿瘤
—黏液状	3.4 其他良性间质肿瘤
2．癌	3.5 肉瘤
2.1 腺泡细胞癌	4．恶性淋巴瘤
2.2 黏液表皮样癌	4.1 涎腺实质内结外淋巴瘤
—高分化	4.2 涎腺淋巴结淋巴瘤
—低分化	5．继发肿瘤
2.3 腺样囊性癌	6．未分类肿瘤
—腺样/管状	7．肿瘤样疾病
—实体	7.1 涎腺良性肿大
2.4 低度恶性多形性腺癌	7.2 嗜酸细胞增生症
2.5 上皮-肌上皮细胞癌	7.3 坏死性涎腺化生（涎腺梗阻）
2.6 涎腺导管癌	7.4 良性淋巴上皮病
2.7 基底细胞腺癌	7.5 涎腺囊肿
2.8 皮脂腺癌	—小涎腺黏液囊肿
2.9 嗜酸粒细胞癌	—涎腺导管囊肿
2.10 乳头状囊腺癌	—淋巴上皮性囊肿
2.11 黏液腺癌	—发育不全（多囊）疾病
2.12 腺癌，NOS	7.6 慢性硬化性颌下腺炎
2.13 鳞状细胞癌	7.7 艾滋病的囊性淋巴样增生

1. 涎腺良性肿瘤

（1）混合瘤：混合瘤亦称多形性腺瘤，是最常见的肿瘤，约占涎腺肿瘤的 50%～70%。混合瘤可发生在任何年龄，但以 40 岁左右居多，女性稍多于男性。

本病临床表现为无痛性肿块，生长缓慢。少数可在短期内生长加快，并出现疼痛，预示有恶变倾向。

混合瘤多具有包膜，厚薄不均，包膜内有时见瘤细胞侵入。少数病例可发生恶变，随病期延长，恶变率亦增加：病期不足 5 年者，恶变率为 1.6%；病期在 15 年以上者，恶变率为 9.4%。常见的转移部位为肺及骨。

CT 表现：肿瘤绝大多数单发，偶可多发。直径 1cm 以下的小的混合瘤，CT 上表现为一类圆形软组织密度结节，境界光滑锐利。当病灶增大，达 2～3cm 直径时，肿瘤呈现小的分叶状表现，但边缘仍保持光滑、锐利。

肿瘤的部位对手术颇为重要。肿瘤一般发生于面神经的浅部，若肿瘤邻近茎乳孔，则可能有面神经的侵犯。若腮腺造影下 CT 见肿瘤与茎乳孔之间无腺体实质见到，则表明面神经主干可能已受侵犯，分离面神经将会遇到困难。面神经走行于颌后静脉浅面，有时颌后静脉较粗，可达 1.5cm 直径，勿误认为混合瘤，增强扫描是鉴别两者的可靠方法。

若患者病程较长，达 10 年或更长，且近期突然迅速增大，应考虑有恶变的可能。CT 上可见某一分叶处明显的突出；或肿瘤边界模糊，提示肿瘤向外浸润进展；或出现区域淋巴结的增大（图 6-1-95 ～图 6-1-98）。

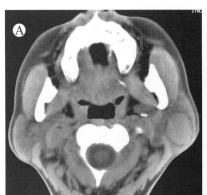
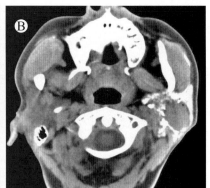

图 6-1-95　腮腺混合瘤

A. 左腮腺类圆形软组织肿块影，边缘光滑锐利，密度均匀

B. 为腮腺导管造影见肿物周围导管分支呈受压移位改变

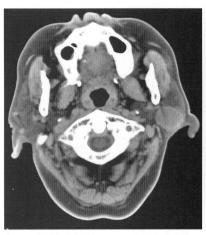
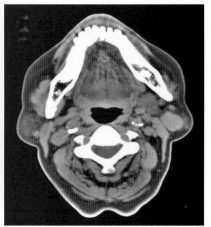

图 6-1-96　腮腺多发混合瘤

左腮腺多发类圆形结节，密度均匀，边界整齐

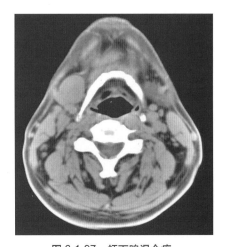

图 6-1-97　颌下腺混合瘤

右颌下腺软组织肿块影，边缘光滑锐利，密度均匀

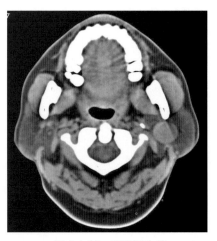

图 6-1-98　腮腺混合瘤

左侧腮腺深叶见类圆形肿块影，边缘光滑锐利，密度均匀

增强扫描时，混合瘤可有轻至中度强化（图6-1-99）。

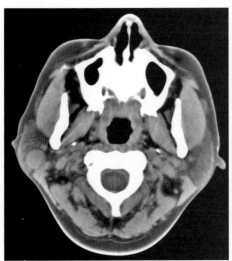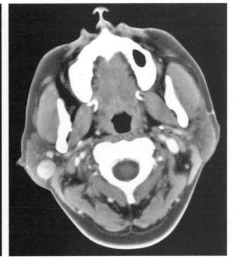

图 6-1-99　腮腺混合瘤

右侧腮腺类圆形结节，密度均匀，边缘光滑整齐，呈均匀中度强化

（2）囊腺淋巴瘤（Cystadenolympoma）：本病亦称腺淋巴瘤、Wartin瘤或乳头状囊腺淋巴瘤（Papillary cystadenolympoma），约占腮腺肿瘤的6%～10%，多见于40岁以上（90%以上）。男女之比为5∶1左右，个别报道达15∶1。

本瘤缺乏临床症状，故就诊时瘤体常已很大。体检时，如肿瘤位于浅表，则触之较硬；如位于腺体深部，则较柔软似橡皮样。

组织学上，它为一囊性肿瘤，由淋巴性基质内嗜酸粒细胞（Oncocytes）组成，肿瘤光滑，质较软，包膜较薄，肿瘤较大时可呈分叶状。剖面多数呈囊性，充满褐黄色黏液样或胶样液体，有时可见乳头状组织自壁突入腔内。有时肿瘤呈实性，色灰白，质均而似干酪样。

CT表现：由于肿瘤系起自淋巴基质内的肿瘤细胞，故CT上显示病变多位于最富淋巴组织的腮腺后下部分，少数可在深叶。肿瘤的界限锐利，亦可模糊。同一腺体内可有多处病变。肿瘤内囊性变常见，但恶性者亦可同样有囊性改变（图6-1-100，图6-1-101）。

（3）脂肪瘤和脂肪淋巴管瘤（Lipoma and lipolymphangioma）：两者皆罕见。脂肪瘤CT表现为一界限锐利低密度肿物，CT值为－100Hu左右，在脂肪组织内有时可见纤细的纤维间隔。根据CT值的测量即可明确诊断。脂肪淋巴管瘤

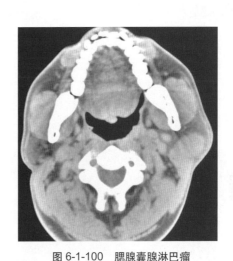

图 6-1-100　腮腺囊腺淋巴瘤

左腮腺后下部类圆形软组织肿块影，边缘模糊

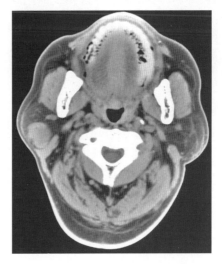

图 6-1-101　腮腺囊腺淋巴瘤

右侧腮腺内不规则软组织肿物，密度不均匀，其内可见囊变

则呈混杂密度，除脂肪密度外，尚可见有软组织密度的成分，且其边界不如脂肪瘤锐利，可略显有向外浸润。当病变内出现不规则致密影时，应考虑有脂肪瘤坏死或恶变为脂肪肉瘤，须行活检组织学证实（图 6-1-102）。

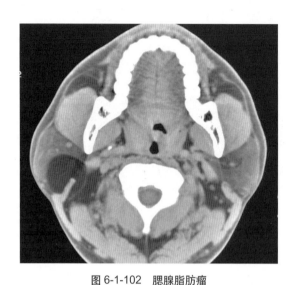

图 6-1-102　腮腺脂肪瘤

右腮腺脂肪密度类圆形肿物，密度均匀，边缘光滑锐利

（4）血管瘤与血管淋巴管瘤：发生于腮腺的血管瘤或血管淋巴管瘤少见，系起源自结缔组织的原发良性肿瘤，多见于婴幼儿。CT 上表现为一软组织肿块。海绵状血管可出现多发类圆形静脉石；淋巴管瘤的密度较低，CT 值接近水样密度（图 6-1-103）。强化扫描时，血管瘤可有强化表现，而淋巴管瘤则无强化（图 6-1-104）。

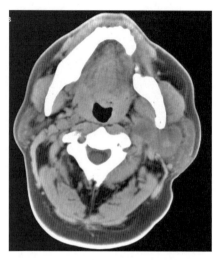

图 6-1-103　腮腺血管淋巴管瘤

左侧腮腺内不规则肿块影，边界清楚，为不均匀水样密度

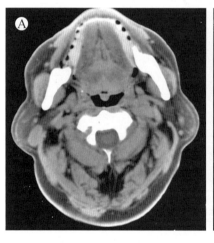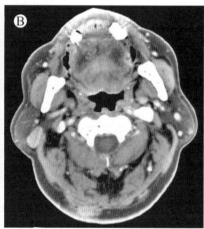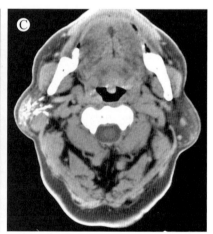

图 6-1-104　腮腺血管瘤

A. 平扫；B. 强化；C. 腮腺导管造影

右侧腮腺内结节，边缘光滑整齐，密度均匀，呈明显均匀强化，腮腺导管造影显示肿物周围腮腺导管呈受压改变。

2. 涎腺恶性肿瘤　涎腺恶性肿瘤常表现为不规则、分叶状或不规则浸润性软组织块影，但它与炎性病变或某些良性肿瘤有时难以鉴别，只有通过活检才能确诊。

（1）黏液表皮样癌：为涎腺最常见的恶性肿瘤，约占全部涎腺肿瘤的 15.7%，恶性肿瘤的

34.4%。其中 62% 发生在腮腺，占全部腮腺肿瘤的 6%～9%；21% 在口腔小涎腺，主要在腭部；8.5% 发生于颌下腺。

本病以女性患者稍多见，40 岁左右较多见。病变的恶性程度和预后与病理类型有关，高分化型者术后复发率低于 10%，转移率仅 2%，5 年生

存率达 90% 以上，因而预后较好。低分化型者术后复发率达 40%，远处转移率达 35%，5 年生存率为 49%，显示预后较差。

CT 表现：高分化型的黏液表皮样癌生长极为缓慢，晚期才有转移。CT 上表现与良性混合瘤十分相似，呈类圆形界限锐利的软组织肿块，偶尔可表现为弥漫浸润而类似较恶性的低分化型黏液表皮样癌。

较恶性的低分化型者，CT 表现为弥漫浸润性或分叶状肿块，浸润及破坏腺体组织（图 6-1-105）。涎腺造影 CT 检查的实质期可见有弥漫、不规则充盈缺损，并涉及全部肿瘤层面。肿瘤内无钙化，借此可与炎症区别，因后者常有钙化。增强扫描显示肿瘤有不规则强化（图 6-1-106，图 6-1-107）。

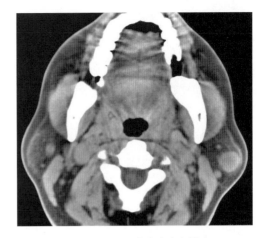

图 6-1-106　腮腺黏液表皮样癌

左腮腺软组织密度肿块影，边缘不规整，密度欠均匀

（2）腺样囊性癌（Adenoid cystic carcinoma）：腺样囊性癌或囊腺癌（Adenocystic carcinoma）是仅次于黏液表皮样癌的涎腺恶性肿瘤。1856 年 Billroth 首先描述此病，并命名为圆柱瘤（Cylindroma）。

囊腺癌好发在小涎腺和大涎腺中较小的腺体。它约占腮腺肿瘤的 2%，颌下腺肿瘤的 16%，腭腺肿瘤的 24%。肿瘤通常生长缓慢，手术切除后 15 ～ 20 年才出现远处转移，但亦可生长较快并发现早期远处转移。约 30% ～ 56.8% 的肿瘤有神经的侵犯。因而可出现面部感觉异常、麻木、疼痛或面神经麻痹等症状。约 15% 发生淋巴结直接侵犯。本病的生长方式和生物学行为比较独特。肿瘤早期境界清楚，晚期呈浸润性生长，局部侵袭性强，边界难定，术中看似正常组织，但镜检已有瘤细胞浸润，使肿瘤无法彻底切净。此外，肿瘤有沿神经扩展之势，亦是本病特有的扩展方式之一。

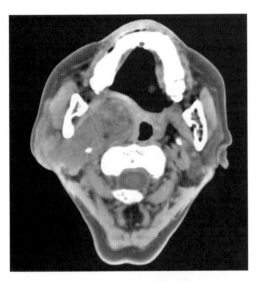

图 6-1-105　腮腺黏液表皮样癌

右侧腮腺弥漫性软组织肿物，密度不均匀，包绕茎突，口咽腔受压移位

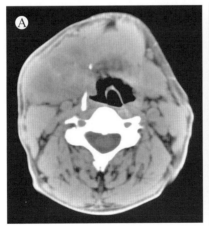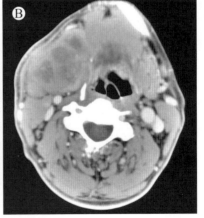

图 6-1-107　颌下腺黏液表皮样癌

右侧颌下腺弥漫性肿物，密度不均匀，增强扫描呈不规则强化，其内可见囊性变

CT 表现：肿瘤较小时表现为一类圆形软组织密度肿物，肿瘤周围的纤维母细胞增生反应可导致肿瘤边缘模糊，并压迫邻近的导管系统。增强扫描时，肿瘤周围可有不同程度的强化表现。

神经周围的侵犯只能由组织学上做出，CT 上难以测知。只有在晚期，CT 上方能发现茎乳孔的侵犯及侵入到面神经降部，表现为茎乳孔的漏斗状增大，与正常侧呈明显的不对称（图 6-1-108）。

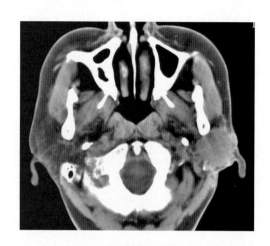

图 6-1-108 腮腺腺样囊性癌

左腮腺软组织肿块影，周边密度高，中心密度低，边缘模糊

（3）腺癌、鳞癌和未分化癌 对腺癌的病理组织分类目前尚存在较大分歧，某些作者将涎腺腺癌分成若干亚型，诸如乳头状腺癌、黏液腺癌、透明细胞腺癌、导管癌、皮脂腺癌、神经内分泌癌等等。

腺癌多见于 40 岁以上男性。肿物生长快，较硬。分化差者常发生颈淋巴结转移（约 46.6%）和远处转移（约 6.9%）；分化良好和分化差者 10 年生存率分别为 54% 及 5%。

涎腺的鳞状细胞癌少见，约占涎腺肿瘤的 1%。本病恶性度高，预后差，易发生淋巴结和血行转移。

未分化癌亦少见，占涎腺肿瘤不足 3%，恶性度亦较高。

CT 表现：腺癌、鳞癌和未分化癌在影像学上表现相似，无法加以区别。除非极早期，肿瘤均显示极不规则，有些边缘呈浸润和向外扩展，并可侵入到邻近的肌肉结构。肿瘤的密度高于正常腺体组织，中央部可因肿瘤坏死而呈较低密度。区域淋巴结转移常见，亦可发生远处转移。

强化扫描时肿瘤可有轻度不规则强化，或边缘有强化而中心出现低密度的坏死区。

扫描时应注意扩大扫描范围，向上包括鼻咽及口咽，以除外原发于鼻咽及口咽的癌瘤转移至腮腺；由颞区、耳后皮肤鳞癌转移至腮腺亦可酷似未分化癌（图 6-1-109～图 6-1-111）。

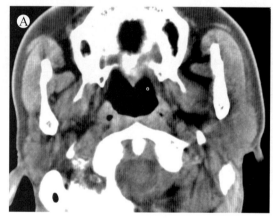
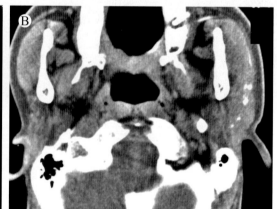

图 6-1-109 腮腺腺癌

A. 左腮腺软组织肿块影，边缘模糊，其旁腺体密度增高

B. 腮腺导管造影见主导管破坏闭塞

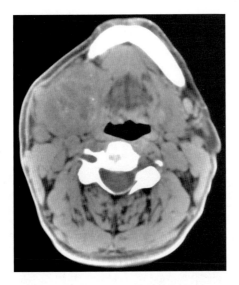

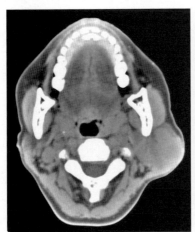
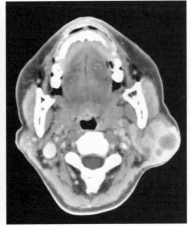

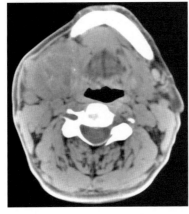
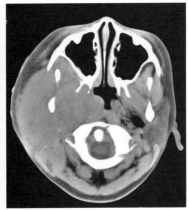

图 6-1-110　颌下腺鳞癌

右颌下腺区不规则软组织肿块影，其内见散在钙化及低密度囊变区

（4）淋巴瘤：涎腺的淋巴瘤罕见，多见于腮腺。淋巴瘤可起源于腮腺的实质，或发生于腮腺内淋

巴结，但两者之间的鉴别十分困难。腮腺内淋巴结多位于腺体的后下三分之一。不合并 Sjogren 综合征的淋巴瘤，经治疗后预后较好。

Sjogren 综合征 90% 见于妇女，有口干、眼干等干燥性症状及全身性结缔组织病（多为类风湿性关节炎），它是一种淋巴细胞破坏外分泌腺的自身免疫性疾病。病理上表现为腮腺导管周围淋巴细胞浸润及过度增生，形成结节而酷似肿瘤（假性淋巴瘤），随后可发展为真性淋巴瘤，且预后较差。Sjogren 综合征患者若发生淋巴瘤，多数位于肺部或腹部。

淋巴瘤继发累及腮腺则较常见。位于颈深和颈浅淋巴结的淋巴瘤破出淋巴结包膜后可直接侵犯腮腺。

CT 表现：由于继发性的浸润，腺体呈弥漫肿大。肿瘤组织取代腺体组织，呈现为高密度的阴影，边缘不规则，向周围正常腺体组织内浸润、蔓延（图 6-1-112 ～图 6-1-113）。可伴有周围淋巴结，

图 6-1-111　腮腺腺泡细胞癌

左侧腮腺不规则软组织肿物，密度不均匀，增强扫描肿物呈不均匀明显强化，可见多发囊变区，周围脂肪层混浊，与邻近结构分界不清

图 6-1-112　腮腺淋巴瘤

右侧腮腺弥漫性增大，密度增高

包括腮腺内、耳前及颈淋巴结的肿大（图 6-1-114）。当肿瘤破出淋巴结包膜后，转移淋巴结的边缘常显示模糊。强化扫描时，与鳞癌淋巴结转移不同，它一般没有淋巴结中心的低密度的坏死现象。

远处转移至腮腺者罕见，其中最常见的为乳腺癌，偶为肺及胃癌。

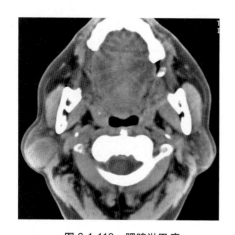

图 6-1-113　腮腺淋巴瘤

右腮腺不规则软组织肿块影，边缘模糊，密度不均匀

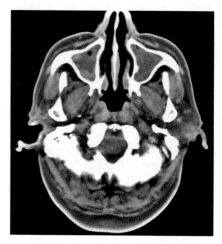

图 6-1-115　腮腺恶性黑色素瘤

左侧腮腺内不规则软组织结节，密度不均匀，边缘毛糙，向周围腺体浸润

CT 表现：与腮腺原发恶性肿瘤的表现酷似，除非发现原发瘤，否则诊断困难。肿瘤可弥漫侵及腮腺，造成高密度的浸润影，邻近常显示有肿大淋巴结，特别是耳前和颈深区淋巴结。腮腺造影 CT 显示正常部分的腮腺被推挤移位，肿瘤区导管被破坏，不能显影（图 6-1-116）。

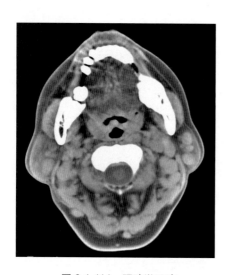

图 6-1-114　腮腺淋巴瘤

双侧腮腺内见多发结节影，边界清楚，双颈部见多发肿大淋巴结

腮腺造影 CT 检查时，主导管常显影，但病变区腺体实质缺乏造影剂显影。若合并有 Sjogren 综合征，则显示有末梢导管呈囊状扩张。

（5）转移瘤：转移瘤可发生在腮腺内或腮腺旁淋巴结。原发瘤主要来自头皮或外耳道，亦可来自眼眶、眼睑、副鼻窦或鼻咽。咽及扁桃体窝黏膜表面的肿瘤可直接侵犯腮腺深叶，或由淋巴播散至腮腺。皮肤及其附属结构的恶性黑色素瘤是最常见转移至腮腺的肿瘤，罕见腮腺内原发性恶性黑色素瘤（图 6-1-115）。除腮腺内淋巴结或颈深淋巴链外，几均伴有耳前淋巴结的肿大。从

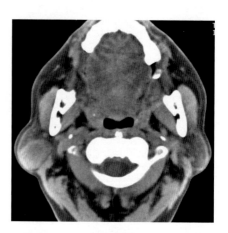

图 6-1-116　腮腺转移瘤（右肺腺癌）

右腮腺不规则结节影，其内见小囊变低密度影，边缘模糊

3. 涎腺癌的临床分期

五、喉及喉咽

喉及喉咽部肿瘤常起自黏膜面，而 CT 对黏膜面改变的检测能力有限。当喉镜检查发现有小

的喉部肿瘤时，CT 上可能无阳性发现。CT 上显示有黏膜面的不对称增厚时，可能提示肿瘤，也可能系纤维化、水肿、出血或炎症所致，CT 上无法做出鉴别。一侧真声带的麻痹导致增厚，CT 上亦可类似肿瘤。

所以，喉部的 CT 检查必须密切结合临床，它的作用不在于"诊断肿瘤"，而是补充临床检查的不足。

（1）喉镜可以清楚见到黏膜面的肿瘤，CT 可以帮助确定肿瘤的累及范围，特别是有无深层的侵犯，是否累及声门下区等。

（2）当肿瘤较大，喉镜无法越过时，CT 可帮助确定肿瘤的下界。

（3）CT 可以检测到肿瘤是否已侵犯邻近软骨。

（4）CT 可检测有无颈淋巴结的转移，特别是深部较小淋巴结，有时临床不易触到。

（5）根据 CT 上肿瘤侵及范围及颈淋巴结情况，为临床医师确定治疗方案及分期提供客观依据。

（一）检查方法

患者仰卧于检查床上，颈略过伸，机架给一定角度，使扫描层面尽可能与声带平行。嘱患者在扫描过程中平静呼吸，勿做吞咽动作，不咳嗽。

扫描范围自环状软骨下缘开始，向上扫至下颌角或乳突尖。扫描层厚取 3～5mm，连续扫描。为显示真、假声带及喉室，须用 1～2mm 的薄层扫描。为观察声带、声门裂及梨状窦细节，可令患者发"E"音、Valsalva 及／或改良 Valsalva 法下做薄层"功能性"扫描。此时，声带及杓状软骨内收，两侧梨状窦扩张，杓会厌皱襞变薄，有助于显示声带麻痹以及梨状窦部位的病变。

增强扫描可采用团注法，其目的在于确定肿瘤与血管的关系；肿瘤的血运情况；以及鉴别淋巴结与血管等。

（二）正常 CT 解剖

喉上起会厌，下抵环状软骨下缘。通常将喉分成三个区域，即：声门上，声门和声门下区。声门上区的上界为会厌的游离缘，下界为假声带和喉室，它包含会厌、会厌谿、会厌前皱襞、梨状窦、杓会厌皱襞、杓状软骨、假声带和喉室等结构；声门区主要由真声带组成，包含真声带、

前及后联合、杓状软骨、甲状软骨等；声门下区是指声门下界至环状软骨下缘的区域，包含甲状软骨、环甲膜及环状软骨等。

1. 声门上区　在舌骨平面上，主要可见到舌骨、会厌的游离部、会厌谿、杓会厌皱襞及梨状窦的上部。往下逐层扫描，会厌前间隙、会厌、杓会厌皱襞、梨状窦、甲状软骨及假声带等依次显影。

（1）舌骨：舌骨呈半圆形，环绕会厌的前上方。舌骨的前方为舌骨下带状肌，舌骨的两侧为呈卵圆形的软组织密度的颌下腺，舌骨体的后方是舌骨会厌正中皱襞及会厌的游离部，它的两侧为含气体的会厌谿。两侧会厌谿可以对称，也可以呈不对称。舌骨大角的后外侧是颈鞘血管，含颈外动脉、颈内动脉和颈内静脉。一般动脉偏内，管径较小；静脉偏外，管径较粗；颈外动脉在前，颈内动脉在后，颈内静脉则在颈内动脉的外侧。

（2）会厌及会厌前间隙：组成声门上区喉的前界。会厌为一菲薄、叶片状、上宽下窄的弹性软骨，CT 上呈软组织密度，罕见发生钙化。会厌的下端附着部较狭细，称茎，借甲状会厌韧带附着于甲状软骨角内面，然后呈弓状斜行向上、向后，形成较宽阔的游离部，由舌会厌韧带附着于舌骨而止于舌骨上水平。游离部 CT 横断面上呈现为一锐利、凹面在前的弧形影像。舌会厌韧带（或皱襞）有黏膜覆盖，它在舌的两侧及舌根反折，形成一正中及两个外侧舌会厌皱襞，外侧皱襞部分地附着到咽壁，在这些皱襞之间是会厌谿，会厌谿的后壁系杓会厌皱襞。

会厌前间隙为会厌与舌骨、甲状舌骨膜和甲状软骨上部之间的间隙，因含脂肪组织，故 CT 上表现为低密度影像。当肿瘤有会厌前侵犯时，除会厌前间隙密度增高外，会厌的前凹面及弧形影像可被翻转，称为翻转会厌征（Reverse epiglottic sign）。

（3）杓会厌皱襞：两侧的杓会厌皱襞围绕喉前庭，构成了喉前庭的后外限，且分隔了喉前庭与后外方的梨状窦。此皱襞上起会厌尖端，下抵杓状软骨。杓会厌皱襞实际上是黏膜的皱襞，包绕韧带及杓会厌肌纤维，它的厚度在上方约 2～3mm，向下逐渐增宽至约 5mm。吸气位扫描时两侧皱襞可不对称，但在发"E"音或改良

Valsalva 法扫描时，皱襞变得较薄及比较对称。

（4）梨状窦：为位于后外侧的一对含气结构，它的内侧壁及前壁为杓会厌皱襞，后壁是长肌，外侧壁为甲状软骨板，并从会厌皱襞上端向下延伸至假声带水平。在平静呼吸下，梨状窦常小而塌陷，在改良 Valsalva 法下扫描则显示扩张。

（5）甲状软骨：是喉软骨中最大的一个，由左右两个四边形软骨板构成，板高约 3cm，两侧板在前方正中以锐角（女性则呈钝角）相连，形成喉结。喉结上方的软骨板有"V"形的切迹，称为甲状软骨上切迹，属正常的缺损，勿误为软骨破坏。软骨板的后缘游离，向上、下方各形成一突起，分别为上角和下角。上角较长，与舌骨大角间有韧带相连；下角较短粗，其内侧面与环状软骨构成关节。甲状软骨的上、下角是辨认扫描层面的有用标记。甲状软骨由透明软骨组成，随年龄老化可以钙化、骨化，骨化约始于 25 岁以后，随年龄增长，至 65 岁左右可完全转化为骨，并形成骨髓腔。当甲状软骨的钙化、骨化均匀一致时，CT上可清晰见到甲状软骨的境界，锐利、光滑。但通常它的钙化、骨化是不规则、不对称的，易被误认为有破坏。所以，CT 诊断甲状软骨病变必须十分慎重，骨窗是观察甲状软骨是否完整的最好方法。

（6）假声带：为位于真声带上方喉前庭两侧的皱襞。它附着在甲状软骨的内面皮质，后方则附着在杓状软骨真声带附着处的上方。这些皱襞仅含少许肌纤维。在假声带层面上，呈梨形的气道为喉前庭。杓状软骨的足突亦在此层面上显示，它位于两侧假声带的后外方（图 6-1-117）。

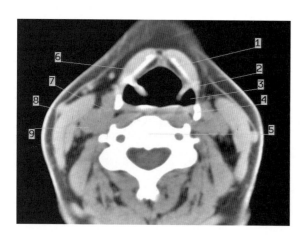

图 6-1-117　声门上区梨状窦部解剖

1 甲状软骨　2 杓会厌皱襞　3 梨状窦　4 甲状软骨上角　5 第四颈椎　6 甲状舌骨肌　7 颈总动脉　8 胸锁乳突肌　9 颈内静脉

2. 声门区　声门区主要由真声带组成，它的下界是喉室尖下 1cm 的水平面，内容包含真声带、前联合及后联合、杓状软骨以及甲状软骨等。

（1）真声带：亦称声带或声皱襞。它附着于甲状软骨的内侧软骨膜上，后方则附着在杓状软骨的声带突上。每侧声带是由声皱襞、声韧带及声带肌所组成。

CT 上，在平静呼吸时声带呈外展位，两侧声带之间的气道呈尖在前、底在后的狭长三角形。两侧声带在前方相遇，形成前联合，汇合处约在甲状软骨连结处的后面；两声带之间后方的软组织则为后联合。声带的前部较薄，仅 1 ～ 2mm 厚；后部较厚，约为 5 ～ 6mm。如颈部位置不正，可出现两侧声带轻度不对称。

（2）声门裂：声门裂是位于真声带之间的三角形气道裂隙，它的前 3/5 位于两侧声带游离缘之间，称为膜间部；后 2/5 在杓状软骨之间，称软骨间部。声门裂是喉腔最狭窄的部位，成年男性全长约 23mm，成年女性长约 17mm。

在平静呼吸下扫描时，声门裂的膜间部呈三角形，它的尖是前联合，底为声带突前端的连线。软骨间部略为半环形，CT 上必须光滑对称。当屏气下扫描时，声门裂关闭，声带及杓状软骨内收。在发音下扫描时，声带内收，杓状软骨内收与内旋，导致声门裂的膜间和软骨间部间隙缩小。

（3）杓状软骨：位于环状软骨后板的上缘，邻近中线，由一对锥形片组成，每一锥形片含三个面、一底、一尖。杓状软骨尖向后内突出，并围有小圆锥、软骨性片、小角或 Santorini 软骨，使杓状软骨向后内延长，它们位于杓会厌皱襞的后部。

楔形软骨或 Wisberg 软骨为一对小片，位于杓会厌皱襞两侧，使该处黏膜稍隆起。杓状软骨的下端是关节面，与环状软骨形成关节。杓状软骨的后面有横杓肌覆盖。

杓状软骨有三个突起，即：声带突、肌突和足突。声带突在声带平面上见到，呈喙形投影，真声带的后部附着于此处。当平静呼吸时，声带外展，声带突指向前方。发"E"音时，声带内收，声带突指向内侧。肌突亦在声带平面，投影于后外角，与甲状软骨内面皮质间的距离约为

1～3mm，且两侧对称，有环杓肌（后环杓及外侧环杓）附着其上。足突可在假声带层面上见到，位于两侧假声带的后外方（图6-1-118）。

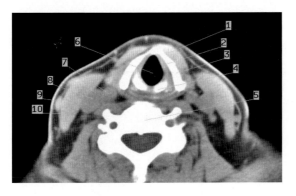

图 6-1-118　声门区解剖

1 甲状舌骨肌　2 声带　3 甲状软骨　4 杓状软骨
5 第四颈椎　6 喉室　7 颈总动脉　8 颈内静脉
9 颈外静脉　10 胸锁乳突肌

3. 声门下区　声门下区的上界为真声带游离缘的下表面，下界至气管软骨，环状软骨及附着于它的膜及韧带组成了声门下区的其余境界。

（1）环状软骨：为一呈指环状的软骨环，后方为软骨板，较宽，上、下径约2～3cm；前方为软骨弓，较窄，约5～7mm。当两侧软骨板前行结合为弓处有环状关节面，与甲状软骨下角成关节。

环状软骨常显示充分钙化、骨化，它的境界CT上清晰可见，内、外为钙化、骨化的皮质，中间为较低密度的髓腔。若环状软骨未钙化，则呈与环后区软组织相同的密度。

环状软骨通常不在同一平面上，它是从后上向前下倾斜走行。环－甲距离在前方约1.5cm。环状软骨的后方则上升至声带层面。所以，不能在一个扫描层面上显示出完整的环状软骨，只有在声带以下15mm处方显示比较完整的环形。

在CT横断面上，环状软骨板的外后方可显示出甲状软骨下角。甲状腺的上极也出现在这一平面，它的后外方则为颈总动脉和颈内静脉，再向后，在颈椎椎体的外侧，则为斜角肌。

Mafee曾测量了环后－椎前（从椎体前缘至环板后缘）软组织的厚度。在真声带下面层面上，厚度为0.82～0.96cm，平均0.87cm；在环甲关节层面上测量为0.70～0.98cm，平均0.85cm。

（2）弹性圆锥：弹性圆锥又称环甲膜，为一

弹性纤维组成的膜状结构，张于环状软骨上缘、甲状软骨前角后面和杓状软骨声带突之间。它的上缘游离，前方附着于甲状软骨前角后面，后方附于杓状软骨声带突的内下面，下方分别附着在环状软骨的两侧及下缘（环声膜）。在弹性圆锥的中部，环甲韧带是圆锥的前部，圆锥的外侧部位于声门下黏膜面的下方。在下部，圆锥的外侧为环状软骨，上方为环杓肌及甲状软骨，皆构成声门下的最外侧缘。

（3）声门下腔：扫描到声门下区时，气道开始呈卵圆形，以后往下逐渐变为圆形。当移行到气管时，在后方可见软组织密度圆形的食管影像，并轻微突入到气管内，其内偶可含有少量气体。

声门下区的黏膜菲薄，在所有层面必须非常光滑、对称，在这个区域内轻微的软组织增厚常提示有某些异常（图6-1-119）。

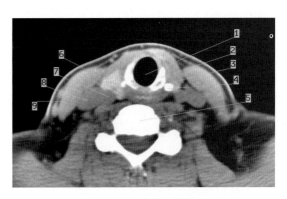

图 6-1-119　声门下腔解剖

1 气管　2 环状软骨　3 环甲关节　4 甲状软骨下角
5 第五颈椎　6 甲状腺　7 颈总动脉　8 颈内静脉　9 胸锁乳突肌

（三）喉部肿瘤

喉部肿瘤比较少见，其中大部分为恶性，良性肿瘤较少。喉咽恶性肿瘤约占头颈部肿瘤的1.4%，占全身恶性肿瘤的0.2%。

1. 良性肿瘤　喉部良性肿瘤很少见，而且通过喉镜检查即可明确诊断，因而极少需行CT检查。

在良性肿瘤中以乳头状瘤较常见，其他较少见的有软骨瘤、血管瘤、粒细胞性肌母细胞瘤（Granular cell myoblastoma）、纤维瘤以及神经源性肿瘤，如神经纤维瘤和神经鞘瘤等；罕见的有腺瘤、化学感受器瘤、错构瘤、脂肪瘤、横纹肌瘤、血管外皮细胞瘤、囊腺瘤及巨细胞肿瘤等。此外，

喉咽部的囊性病变亦较罕见，包括有黏液潴留性囊肿、表皮样囊肿及嗜酸细胞性囊肿（Oncocytic cyst）等。

（1）乳头状瘤：为喉部较常见的良性肿瘤，可发生在气道的任何部位，包括声带。主要见于儿童，病理上多属鳞状细胞性乳头状瘤。诊断主要籍喉镜检查，很少需做 CT 检查。CT 表现为一规整结节状软组织密度影，边界光滑、锐利，带蒂或广基底（图 6-1-120）。

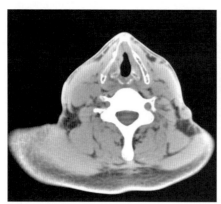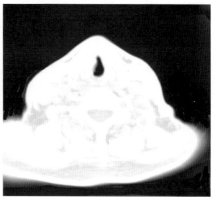

图 6-1-120 右声带乳头状瘤

右声带结节样突起，广基底，边缘光滑锐利

（2）软骨瘤：可能是成年人喉部最常见的良性肿瘤。男性远较女性多见。50 ～ 70 岁年龄组多见。病变常源于环状软骨的后外部分，表现为骨质破坏（图 6-1-121），并有斑点状软骨钙化。

（3）血管瘤：与乳头状瘤一样，血管瘤亦为儿童期较常见的喉部良性肿瘤，多见于声门下。除声门下先天性血管瘤外，成人的血管瘤比儿童常见，它常累及声门皱襞。CT 上表现为形态较不规则的软组织肿块，增强扫描时可有不均强化表现（图 6-1-122）。

（4）其他良性肿瘤：喉部其他良性肿瘤包括神经源性肿瘤（神经纤维瘤或神经鞘瘤）、粒细胞肌母细胞瘤、嗜酸粒（肥大）细胞瘤（Oncocytoma）、乳头状囊腺瘤、横纹肌瘤、纤维瘤、脂肪瘤、化学感受器瘤及巨细胞肿瘤等。

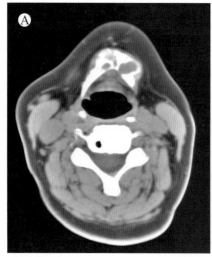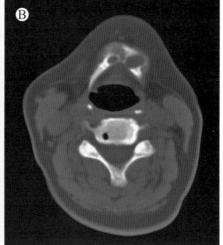

图 6-1-121 舌骨软骨瘤

舌骨骨质不规则破坏，呈囊样改变，边界清楚

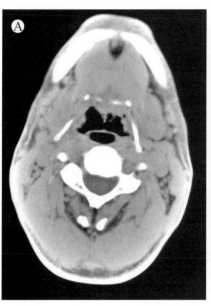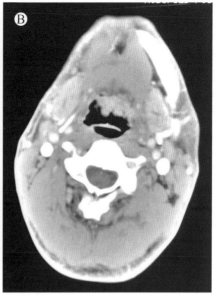

图 6-1-122 会咽前间隙血管瘤

会咽前间隙处不规则软组织肿物，呈不均匀明显强化

CT 上，除脂肪瘤可借其脂肪密度做出定性诊断、化学感受器瘤依据其显著强化而提示诊断外，其他良性肿瘤 CT 上无特征性表现，难以确定其病理性质。

2. 恶性肿瘤 喉部的恶性肿瘤绝大多数为癌，肉瘤极少。喉癌中约 93%～99% 系鳞状细胞癌，少数为腺癌、低分化癌及基底细胞癌等。肉瘤极少见，可有恶性淋巴瘤及血管内皮肉瘤等。

临床表现：喉癌在我国的发病率较低，但近年它的发病率有增长趋势。一般，城市居民中的发病率高于农村，重工业城市的发病率高于轻工业城市。

喉癌多发生在 40 岁以上男性，以 60 岁以上的发病率最高，男与女之比约为 10∶1，但我国东北地区女性喉癌的发病率较高，男与女之比约为 2∶1，且女性发病年龄较轻，55 岁以下者占女性患者的 41%。

喉癌的病因尚未完全明了，吸烟、饮酒、接触石棉或芥子气、空气污染、性激素及其受体、体内微量元素过多或缺乏以及遗传等，均可能是导致喉癌的因素。

喉癌的临床症状包括：声音嘶哑；呼吸困难；喉痛；喉部异物感；咳痰带血以及颈淋巴结转移等。

CT 所见：喉癌按其发生部位可分为声门癌、声门上癌、声门下癌及经声门癌（Transglottic

tumors）。其中，以声门癌居多，声门上癌次之，声门下癌极少见。但在我国东北地区则是声门上癌多于声门癌，声门下癌亦极少见。

喉癌在大体形态上有以下四型：①浸润型。肿瘤外突不明显，以深层浸润为主，病变边缘不整齐，界限不清，多有溃疡形成。②菜花型。肿瘤外突，呈菜花状生长，界限较清，深层浸润较浸润型轻，一般不形成溃疡。③包块型。肿瘤呈球形，体积较大而基底较小，深层浸润较浅，很少形成溃疡，肿瘤常下坠，如原发于声门上区可下坠至声门区，甚至声门下区。④混合型。兼有浸润和菜花型外观，肿瘤凹凸不平，浸润较深。

在上述四型中，以浸润型及菜花型比较多见。

（1）声门区癌：声门区癌绝大多数原发于真声带前部的游离缘，早期在 CT 上可表现正常或出现声带轻度增厚，外形不规则，肿瘤的密度与周围软组织相同。因此，CT 上诊断早期声门区癌相当困难。

当肿瘤稍晚期，受累声带显著增厚、变形及固定在内收位，并可见菜花状软组织肿块影。声带的增厚可以是局限的累及声带的前 1/3 或后 2/3；但也可是弥漫的。肿瘤可累及周围软组织，导致增厚、混浊和致密。

肿瘤可向前、向后、向下、向上和向外侧方向蔓延。

向前：肿瘤向前侵犯，首先累及前联合。CT

上可清楚显示前联合，正常时厚约 1 ～ 2mm，肿瘤侵犯时前联合即显示增厚。一旦前联合受累，肿瘤很易播散到声门下、对侧声带并侵犯甲状软骨和环甲膜。这是因为位于前联合处的甲状软骨没有软骨膜，而软骨膜是阻止肿瘤扩散的天然屏障。但有时放疗后的水肿或纤维化可类似肿瘤，需行活检证实。

向后：声门癌向后扩散可累及杓状软骨、声带后联合和杓状 - 环状软骨关节。肿瘤沿杓状软骨周围蔓延，使杓状软骨之间或周围的软组织增厚，杓状软骨向内移位，在平静呼吸时杓状软骨处于内收位置，也可使杓状软骨固定在外展位置，发音时亦固定不动。甲状软骨和环状软骨之间的间隙增宽，两侧对比超过 1 ～ 2mm 即提示肿瘤已蔓延至外侧环甲间隙。同样，水肿或纤维增生反应有时可类似肿瘤侵犯。

向下：肿瘤向下可累及声门下区和环甲膜。杓状软骨的声带突代表声带平面，若肿瘤向下超过声带突 5mm 的范围，可视为已累及声门下区。

向上：肿瘤向上扩散可累及会厌前间隙，继而侵犯甲状软骨。

向外：肿瘤向外侧蔓延可侵及甲杓肌，并进而累及位于弹力圆锥和甲状软骨之间的喉旁组织。喉旁间隙是肿瘤扩散的重要途径，从喉旁间隙向上、向前可进入会厌前间隙，也可扩散到甲状软骨和环状软骨之间的软组织或梨状窦（图6-1-123）。

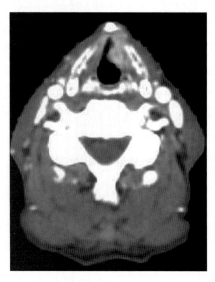

图 6-1-123　声门区癌

左声带前 1/2 结节状肿物。

（2）声门上癌：声门上癌指起源于假声带或假声带以上层面的肿瘤，大多原发于会厌喉面。按肿瘤的起源，可分为：①起于会厌及会厌前间隙的前声门上肿瘤，包括舌骨上会厌及舌骨下会厌；②起源于后外侧部分的声门上肿瘤，包括杓会厌皱襞及喉旁间隙的所谓边缘性肿瘤（Marginal tumors）。早期舌骨上会厌肿瘤无论放疗或手术均有良好的疗效。舌骨下者应注意有无会厌前间隙的侵犯。会厌前间隙因富含脂肪，除上部舌骨会厌韧带处密度稍高外，CT 上呈低密度，若密度增高，表明有肿瘤浸润、水肿、炎性渗出或出血。CT 上肿瘤导致会厌的增厚及肿块，肿瘤边缘可清楚或模糊（浸润性）。然后肿瘤可向上、向下、向前和向外扩展。

向上：肿瘤向上发展后有少数可累及会厌的游离缘，进而侵及会厌谿及舌根。

向下：肿瘤沿黏膜表面向下扩展到室带，而后向后侵犯室带后端，再向下发展到声带后端，少数从室带直接向下侵及喉室。肿瘤也可经会厌喉面黏膜向下侵入到前联合，前联合腱能阻止肿瘤向下发展，但一旦突破，则可侵及声带前端及声门下。CT 上发现前联合的增厚即应考虑有肿瘤的侵及。但应注意，会厌茎（会厌软骨的下极）及假声带层面上的甲状会厌韧带处软组织可正常地稍厚，勿误认为是肿瘤。深层浸润肿瘤可经会厌前间隙向深层发展，直接侵入声门旁间隙，再沿此间隙向下而达声门区的深层，侵及甲杓肌。肿瘤也可既沿黏膜又经深层向下发展而侵入声门区。

向前：会厌软骨，尤其在下部，有许多通过血管和神经的小孔，癌瘤易循此小孔向前扩展至会厌前间隙，然后沿此间隙向上，突破舌骨会厌韧带而侵及舌根，再向前突破舌骨甲状膜而侵至喉外带状肌。从会厌前间隙的两侧向下，可达声门旁间隙，再向下可达声门区的深层组织（图6-1-124）。

向外：肿瘤向外可扩展至杓会厌皱襞，进而累及梨状窦内壁（图 6-1-125）。亦可循咽会厌皱襞达梨状窦的外侧壁。

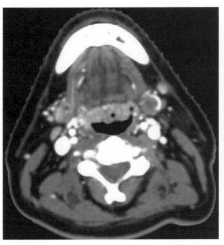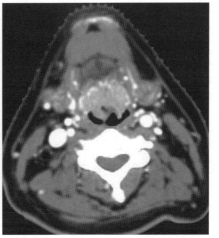

图 6-1-124　声门上癌

会厌软骨分叶状软组织肿块影，会厌前间隙消失

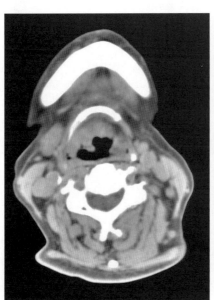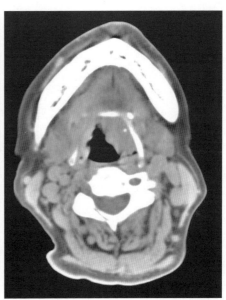

图 6-1-125　声门上癌

左侧杓会厌皱襞及梨状窦不规则软组织肿物

（3）声门下癌：起源于声门下的喉癌少见，仅占喉癌的 0%～7% 左右，而声门或声门上癌瘤向下侵入声门下区则相对较多。原发于声门下区的喉癌较早发生扩散，范围亦较广，除向上可侵及声带，向下累及气管外，尚可破坏环甲膜而直接累及或通过淋巴管转移而侵犯甲状腺（图 6-1-126）。

（4）经声门癌：1974 年由 Tucker 首先提出，指肿瘤经喉室播散累及喉三个解剖区域（声门上、声门和声门下）中的两个区域，Kirchner 声带必须已固定。经声门癌多系晚期肿瘤，扩散可沿表浅黏膜，也可沿深部组织，或两者兼有。甲状软骨和环状软骨侵犯的发生率较高（图 6-1-127）。

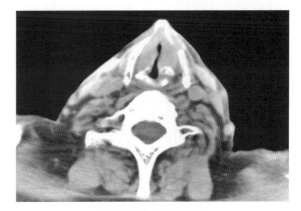

图 6-1-126　声门下癌

声门下双侧壁软组织增厚，气管局限狭窄

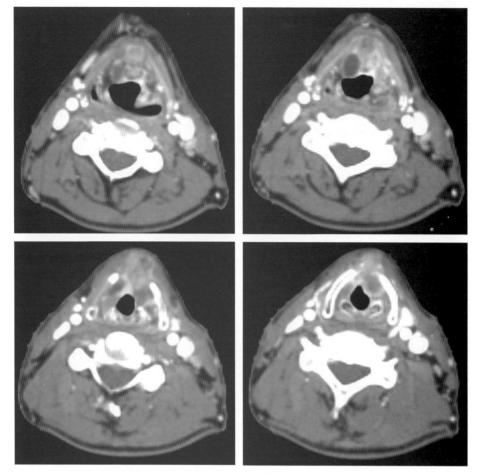

图 6-1-127　经声门癌

声门及声门上下不规则肿物，累及双侧声带并侵出甲状软骨

（5）下咽癌：CT 是评估下咽癌侵犯范围的首选方法。肿瘤可向下突破梨状窦尖进入喉旁间隙，向上累及杓会厌皱襞，向外侧可侵犯甲状软骨，向前累及会厌前间隙，并越过中线侵犯对侧喉咽（图 6-1-128 ～图 6-1-132）。

（6）其他少见恶性肿瘤：喉癌绝大多数为鳞状细胞癌，其他恶性肿瘤少见，包括疣状癌（Verrucous carcinoma）、癌肉瘤、腺癌、类癌及血管外皮细胞瘤等。CT 上难以对这些肿瘤做出定性诊断。恶性淋巴瘤，作为广泛性累及的一部分亦可侵犯喉，原发于喉的恶性淋巴瘤则罕见（图 6-1-133）。

喉转移瘤亦少见，原发瘤部位多数系肾、黑色素瘤、肺及乳腺。

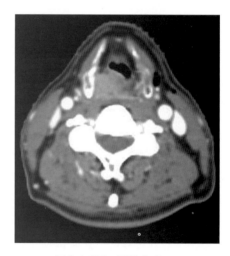

图 6-1-128　梨状窦癌

右侧梨状窦软组织肿块影，密度均匀

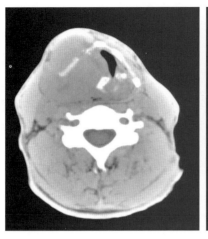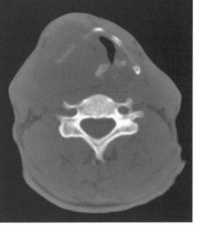

图 6-1-129 梨状窦癌

右侧梨状窦肿物，气道狭窄左移，包绕左侧甲状软骨，部分骨质破坏消失

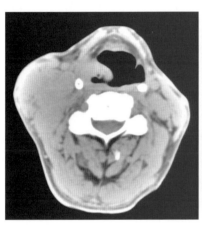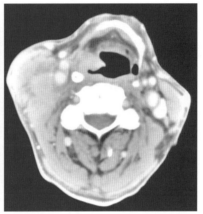

图 6-1-130 梨状窦癌

右侧梨状窦肿物，侵及右侧杓会厌皱襞，会厌皱襞增厚，右颈部多发淋巴结肿大

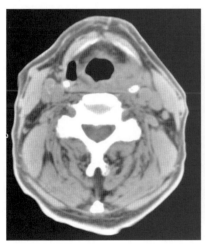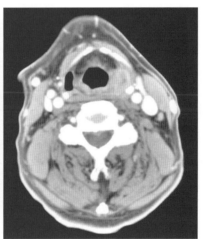

图 6-1-131 梨状窦癌

右侧梨状窦不规则软组织肿物，梨状窦消失，肿物呈不均匀强化

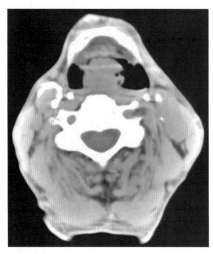

图 6-1-132　梨状窦癌侵及会厌软骨

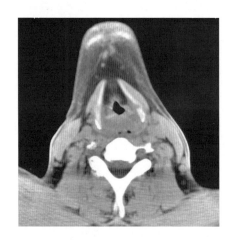

图 6-1-133　恶性淋巴瘤

喉咽后壁软组织不规则增厚，密度不均匀

　　（7）喉癌的淋巴结及远处转移：颈淋巴结转移是影响喉癌预后的一个重要因素。影响淋巴结转移的因素有：喉癌的原发部位；肿瘤细胞分化程度；肿瘤的大小、生长方式及侵及范围；以及病人的抗肿瘤免疫能力等。其中以肿瘤的原发部位及病人的抗肿瘤免疫能力两项最为重要。

　　声门上区淋巴组织丰富，癌组织的分化程度通常较低，故声门上癌的淋巴结转移率较高，一般在 25% ～ 50%。声门上淋巴引流经甲状舌骨膜至颈静脉二腹肌和颈鞘淋巴结，故转移部位通常在同侧颈深上淋巴结群，以颈总动脉分支部为最多。如病变越过中线，则可出现对侧或双颈转移。

　　声门下区淋巴组织亦较丰富，声门下癌的淋巴结转移率约在 13% ～ 20%。淋巴转移可通过环甲膜向前转移至喉前及气管前淋巴结，向后转移至颈内静脉深下段近锁骨上区的淋巴结，亦可转移到甲状腺。

　　声门区淋巴结稀少，且癌细胞的分化程度通常亦较高，故声门癌在未发展到声门区以外时甚少转移，转移率约为 0 ～ 2%，但当它侵犯到声门上或声门下区后，转移率上升到 25% ～ 35%。转移部位多为喉前和气管旁淋巴结。

　　经声门癌为晚期病变，至少 50% 有淋巴结转移。

　　颈淋巴结转移的 CT 诊断标准为：

　　①遇以下情况应考虑为淋巴结转移

　　a．在颈淋巴结区发现直径 15mm 以上无强化的结节；

　　b．淋巴结区出现边缘模糊或不规则的肿块。通常，当转移淋巴结直径超过 3cm 时，即可穿破淋巴结包膜，造成边界模糊和侵入周围脂肪界面；

　　c．三个以上淋巴结，6 ～ 15mm 直径，边缘模糊及／或互相密接；

　　d．颈鞘周围组织界面闭塞；

　　e．可疑淋巴结肿块中央有低密度区。

　　②以下情况一般不考虑为转移性淋巴结

　　a．淋巴结区域见到直径小于 15mm 的结节，孤立或数目少于 3 个；

　　b．颈鞘周围筋膜界面完好。

　　少数晚期喉癌患者可发生血行转移，主要转移至肺、肝等处。

六、甲状腺和甲状旁腺

　　^{131}I 核素扫描、超声及甲状腺淋巴造影为诊断甲状腺病变的主要影像学检查手段。CT 上能清晰显示甲状腺影像，为甲状腺病变的诊断又提供了一个新的检查手段。CT 的主要作用在于：

　　（1）甲状腺内因有较高的碘含量，密度明显高于邻近的肌肉，根据 CT 值的测量可大致确定甲状腺的功能，并可较早发现病变。

　　（2）CT 检查可明确显示病变的范围；肿瘤向周围蔓延情况；对邻近结构，如气管、食管及骨骼等有无压迫、破坏；以及有无颈部淋巴结的转移等。

　　（3）通过 CT 表现，对大部分病例可做出良、恶性的定性诊断。

　　（4）对胸内甲状腺，CT 有独特的诊断价值，特别当病变无功能时，借¹³¹I检查常不能发现病变。此外，CT上还能确定胸内甲状腺的侵犯范围，以及与邻近结构如大血管的关系，为制定治疗方案提供可靠依据。

（一）检查方法

检查时，患者仰卧于检查床上，颈过伸，两肩尽量松弛下垂，扫描范围自声带水平至胸腔入口，如疑有肿物纵隔内延伸，则应相应扩大扫描范围。为提高影像分辨力，宜用小野影像重建技术，即靶扫描。

由于甲状旁腺的位置比较不固定，易有异位甲状旁腺，故扫描范围应扩大，上至颅底，下达上纵隔。

扫描层厚可采用5～10mm，行连续扫描。如欲行多层面重建，则需采用3～5mm层厚。

增强扫描可使甲状腺或甲状旁腺肿瘤有明显强化，有利于病灶的显示，并有助于区别颈部血管和淋巴结。增强可采用团注法，造影剂量80～100ml。

（二）正常CT解剖

1. 甲状腺　甲状腺位于颈前三角内，由两个锥形侧叶构成，锥形的底在内，尖在外，两侧叶之间有峡部相连，借纤维组织固定于气管上方及甲状软骨两侧。腺体的大小和形状常有较多变异。甲状腺的上极位于环状软骨后外缘、环甲关节（Cricothyroid joint）水平处，下端达第5或第6气管环，偶可达胸骨后。峡部的高低不定，一般位于第2～4气管软骨环水平，偶有垂直向上的延长部，称锥体叶，可接近舌骨，有时峡部可缺如。

极少数甲状腺可发生异位，如发生在舌部或舌下部的异位甲状腺（多见于女性）以及发生在气管内（自声带至气管分歧部）的异位甲状腺等。

CT上，因甲状腺组织富含碘（含碘量为0.02～3.13μg/mg），故CT值明显高于邻近肌肉组织，其CT值约为88～149（118±12.2）Hu。随年龄不同，甲状腺的密度亦可能有差异，一般成年人密度均匀、较高，老年人的密度可稍低。于环状软骨或略低水平的气管两侧即可显示出甲状腺的上极，测量其左右叶最宽径

为1.85～2.00cm；前后径2.05～2.25cm；纵径4～5cm。甲状腺周围的毗邻关系为：内侧为气管；前方为带状肌（舌骨下肌群）；外侧为颈总动脉、颈内静脉及迷走神经，颈总动脉在前，颈内静脉在其外后侧，迷走神经则在动、静脉之间；后方则为食管、喉返神经及颈长肌。

静脉注入造影剂后，因甲状腺血运丰富，与平扫比较，可有显著增强。

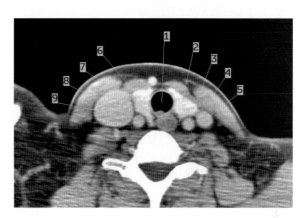

图 6-1-134　甲状腺解剖

1 气管　2 左甲状腺　3 左颈总动脉　4 胸锁乳突肌
5 左颈内静脉　6 右甲状腺　7 食管　8 右颈总动脉
9 右颈内静脉

2. 甲状旁腺　甲状旁腺一般分上甲状旁腺和下甲状旁腺，上下各一对，共4枚。每个腺体正常大小约为6mm长，3～4mm宽，0.2～2mm厚，由于太小，CT上通常不易见到。甲状腺、颈动脉、颈长肌和甲状腺下动脉常用以作为判断甲状旁腺位置的界标。

甲状旁腺的血供来自甲状腺下动脉，也有来自甲状腺上下动脉的吻合支。超过50%的甲状旁腺腺体位于甲状腺下动脉进入甲状腺背侧的附近，该区称为"热区"，是外科医师探查甲状旁腺病变时首先要探索之区。

（三）甲状腺和甲状旁腺肿瘤

1. 甲状腺肿瘤

（1）甲状腺腺瘤：多见于女性，男与女之比约为1∶3。发病年龄多在甲状腺功能活跃期，以20～40岁居多，40岁以后发病率逐渐下降。

腺瘤大多数单发，少数可多发。在甲状腺单发结节中，最多见的是腺瘤，约占60%。

CT表现：CT上，腺瘤多发生在甲状腺的侧叶，

少数可起自峡部，通常表现为一类圆形低密度的囊性病灶，CT值在17～50Hu，但亦可表现为一实性或囊实性的肿物，呈实质性不均密度。病变的境界多清楚，边缘光滑规整（图6-1-135）。肿瘤内可伴有结节状钙化。除非肿瘤较大，否则气管少有受压移位。

增强扫描后使病变边缘显得更清晰规整，囊壁可有环状强化，壁厚薄较均匀，中心部无强化表现。呈实质性或囊实性的腺瘤，其实质性的部分可有不同程度的不均匀强化表现。若腺瘤合并有脓肿形成，则其周边可出现低密度的晕环，代表肿瘤包膜的水肿、增厚，此晕环则无强化表现（图6-1-136）。

（2）甲状腺囊肿：绝大多数甲状腺囊肿为良性，很少为恶性。CT上表现为囊样低密度灶，囊壁光滑整齐，病变边界清晰规整。囊肿的低密度程度依其蛋白含量而异，有时甚至可高于肌肉密度。囊内如有出血，则呈现为密度不均匀的囊腔，与实性肿瘤坏死或恶性肿瘤的坏死液化不易区别（图6-1-137）。

（3）甲状腺癌：甲状腺癌的发病率按国家或地区而异。据天津市1983—1987年资料，甲状腺癌年平均发病率为1.49/10万，其中男性为0.9/10万，女性为2.0/10万，占全部恶性肿瘤的0.86%。

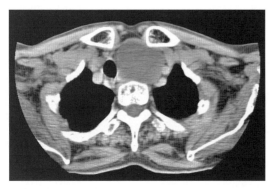

图6-1-135　甲状腺腺瘤

左甲状腺囊性肿物，边缘光滑整齐，邻近血管、气管受压移位

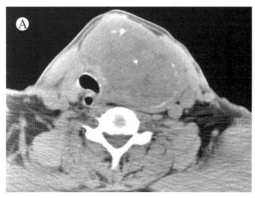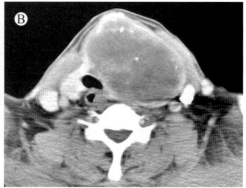

图6-1-136　甲状腺腺瘤

A. 左甲状腺囊实性肿物，其内见结节状钙化斑，气管等邻近结构受压移位

B. 为增强扫描示肿物壁强化明显，边界清楚，瘤体内实质部分呈不均匀轻度强化

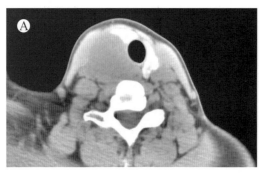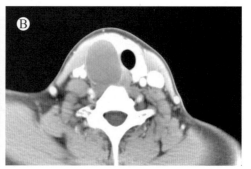

图6-1-137　甲状腺囊肿

A. 右甲状腺囊性肿块影，边界清楚，密度均匀

B. 为增强扫描示肿物壁强化，其内无强化

但在国内另一些肿瘤医院中，甲状腺癌常居头颈部肿瘤的首位。

甲状腺癌的 CT 表现：病灶可多发或单发，表现为结节或不规则肿块状实性低密度区，肿瘤密度不均匀，CT 值在 40～60Hu 之间，境界模糊、不规整，可伴有砂粒或斑点状钙化（图 6-1-138）。病变区的甲状腺呈不规则肿大，密度减低(图 6-1-139)。较大肿块可向下突入到上纵隔胸骨后区（图 6-1-140，图 6-1-141）。肿瘤可压迫气管使之移位、变形，少数可突入气管腔内（图 6-1-142）。文献报道甲状腺乳头状腺癌可侵犯气管并向鳞癌转化。肿瘤外侵后可导致与周围组织境界模糊。少数肿瘤可形成囊性变，囊壁厚度不均匀，内壁不光滑，有实性瘤结节突起（图 6-1-143），偶尔囊壁可有"蛋壳"样钙化（图 6-1-144）。

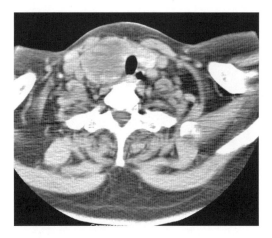

图 6-1-139　甲状腺癌

右侧甲状腺肿大，形态不规则，密度减低且不均匀

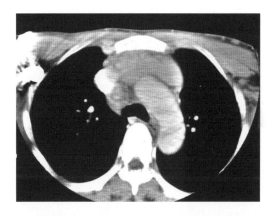

图 6-1-140　甲状腺癌突入上纵隔胸骨后区

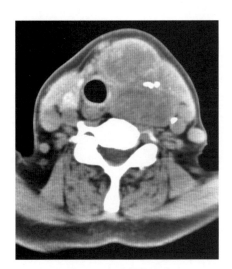

图 6-1-138　甲状腺癌

左侧甲状腺不规则肿物，边缘模糊，密度不均匀，其内见斑片状钙化

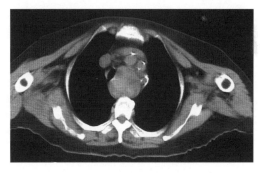

图 6-1-141　甲状腺癌突入中纵隔气管旁

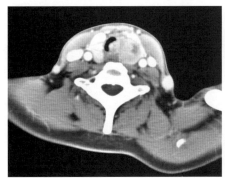

图 6-1-142　甲状腺癌

左侧甲状腺癌气管左侧壁受累，肿物侵入气管腔内，气管狭窄移位

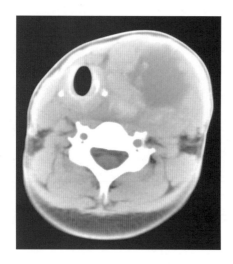

图 6-1-143　甲状腺癌

左侧甲状腺不规则软组织肿物，其内可见囊性变，内壁不光滑，可见结节样突起

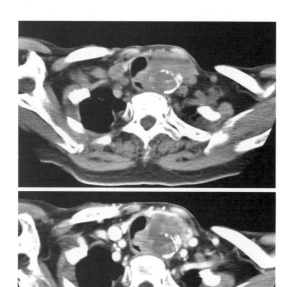

图 6-1-144　甲状腺癌

左侧甲状腺不规则肿物，其内可见囊变区，囊壁呈蛋壳样钙化

颈淋巴结转移常见，可位于同侧或双侧，表现为淋巴结区域单个或多个结节状阴影，多位于颈下、颈深、气管旁或颌下（图6-1-145）。转移淋巴结也可发生囊性变。

增强扫描后，实性肿瘤部分呈不均匀强化（图6-1-146）；有囊性变者，仅见瘤壁和瘤结节区有增强。转移淋巴结亦有轻至中度不均匀强化，有囊性变者则呈一薄壁强化环（图6-1-147，图6-1-148）。

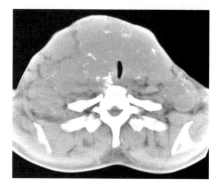

图 6-1-145　甲状腺癌

双侧甲状腺弥漫肿物，其内见散在斑点样钙化，气管受压、狭窄，双颈部多发淋巴结肿大

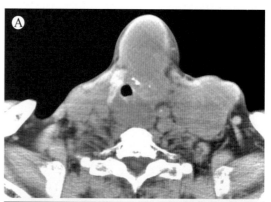

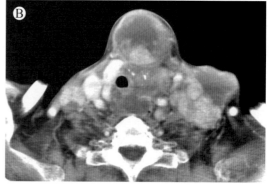

图 6-1-146　甲状腺癌

A. 左甲状腺不规则软组织肿块影，其内见斑点状钙化

B. 为增强扫描示肿物呈不均匀强化，双颈部见多发肿大淋巴结

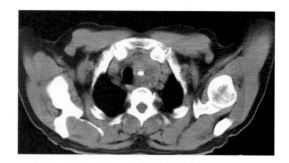

图 6-1-147　甲状腺癌突入上纵隔胸骨后

左甲状腺肿物突入前纵隔胸骨后，其内见不规则囊变及钙化，气管受压移位

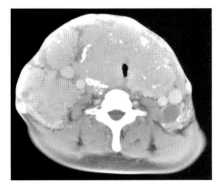

图 6-1-148　甲状腺癌

甲状腺癌伴双颈多发淋巴结肿大，部分淋巴结囊性变，呈环形强化

（4）其他恶性肿瘤：甲状腺其他恶性肿瘤均甚少见，包括恶性淋巴瘤、纤维肉瘤、血管肉瘤、骨肉瘤、软骨肉瘤及恶性血管外皮瘤等。

恶性淋巴瘤的生长甚快，临床表现与未分化癌相同，但对放射治疗甚为敏感，可资区别（图6-1-149）。甲状腺继发性恶性淋巴瘤多于原发性者，以非霍奇金病型占多数，病灶可较小，常伴有颈淋巴结或其他部位的原发淋巴瘤病灶。

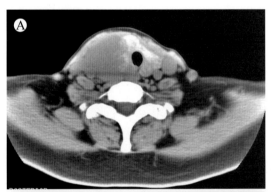

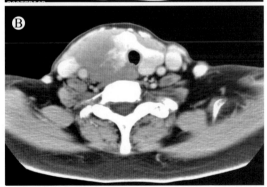

图 6-1-149　甲状腺恶性淋巴瘤

右侧甲状腺不规则肿物，与正常腺体及邻近结构分界不清，无明显强化

甲状腺其他肉瘤均甚罕见，多见于老年患者，

恶性度高，须经仔细病理检查方能确诊（图6-1-150）。

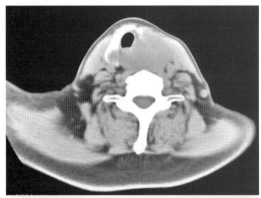

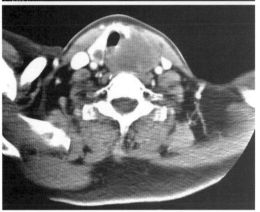

图 6-1-150　甲状腺纤维肉瘤

左侧甲状腺区不规则肿物，呈不均匀强化，与气管及食管分界不清，右甲状腺内肿物病理为腺瘤

畸胎类肿瘤可发生在甲状腺或其附近，多数为良性畸胎瘤，恶性罕见，绝大多数见于婴儿。

（5）甲状腺转移癌：甲状腺转移癌较常见，原发灶多数来自乳腺癌、肺癌、肾癌、皮肤癌及恶性黑色素瘤等。

2. 甲状腺肿瘤的 CT 鉴别诊断　CT 对甲状腺肿瘤有较可靠的诊断价值，直径在 1cm 以上的肿瘤，CT 上均能被检出；小于 1cm 直径的肿瘤则有可能被遗漏。在定性诊断上，CT 对良、恶性肿瘤的鉴别正确率可达 86% ～ 96%；但良性病变间的鉴别诊断符合率较低，仅有 75% 左右。

（1）单发或累及双侧甲状腺的囊性病变，囊壁规整或部分欠规整者，绝大多数属良性病变，包括甲状腺囊肿、腺瘤或结节性甲状腺肿（图6-1-151）。

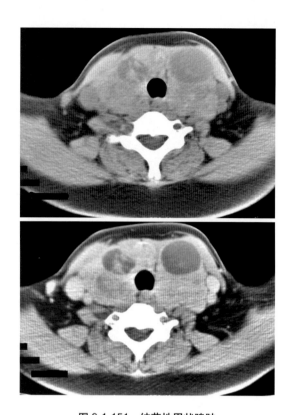

图 6-1-151　结节性甲状腺肿

双侧甲状腺弥漫性肿大，密度不均，见多发囊变区

（2）累及一侧甲状腺的多发囊性病变，难以确定其良、恶性。

（3）若囊性病灶的囊壁厚薄不均，内壁不整，有实性瘤结节突起时，多属甲状腺癌。

（4）一实性肿瘤，无论密度均匀、不均，若合并有不规则坏死灶，且病变境界模糊，有不规则强化表现时，应首先考虑为癌，如合并有淋巴结增大，则更属癌无疑。

（5）病变的大小、CT 值、气管是否受压，以及有无钙化等，对良、恶性的鉴别无太大意义。

3. 甲状旁腺肿瘤　甲状旁腺肿瘤在我国比较少见，其发病率远较白色人种低。据朱预调查，我国经手术病理证实的原发性甲状旁腺功能亢进症不过 400 例，其中 80% 为肿瘤，20% 为增生。肿瘤中，95%～98% 为良性肿瘤，1%～3% 为腺癌，极个别为囊肿，后者在临床上无明显甲状旁腺功能亢进症状。

患者以女性居多，男女比例约为 1:3。患者年龄多属中老年，80% 在 31～70 岁之间。

甲状旁腺肿瘤，无论是腺瘤或癌，一般均不会长得很大，故很少引起局部症状或体征，但少数晚期肿瘤较大时可出现吞咽轻度障碍感，肿瘤包膜内出血后因局部刺激可有疼痛感，偶因癌瘤侵犯喉返神经而致声音嘶哑。少数在甲状腺下极、胸锁乳突肌下内侧角可触及孤立小结节。

甲状旁腺肿瘤本身虽不大，但其分泌的过量甲状旁腺激素（Parathyroid hormone，PTH）所导致的血钙升高、血磷降低，已足可引起一系列的全身症状。由于血钙增高、尿钙增多，可引起神经精神方面的障碍，包括肌肉疼痛、易疲劳及精神抑郁、焦虑等；关节软骨内钙盐沉着可引起关节痛、关节软骨钙化及假性痛风等；胆囊及泌尿系亦常易有结石发生，晚期可引起泌尿系感染及肾功能损害、肾衰。由于 PTH 的破骨作用，钙和磷酸盐不断从骨中释出，导致一系列的骨质改变，包括掌、指骨的骨膜下骨质吸收，弥漫性脱钙，椎体多发压缩骨折，长骨的假性骨折及病理性骨折，骨的纤维囊性改变及棕色瘤（Brown tumor）形成，颅骨的颗粒样脱钙、内外板消失及呈毛玻璃样改变等。

实验室检查是诊断甲状旁腺腺瘤的重要依据，它的阳性所见包括血钙、尿钙和甲状旁腺激素（PTH）的升高，以及尿环腺苷酸（CAMP）排出增高。

CT 上，直径大于 1cm 的甲状旁腺肿瘤即可被检出。肿瘤多数位于甲状腺下极、颈动脉鞘内侧、气管食管沟旁，少数可异位至颅底下方、甲状腺内、胸骨后、迷走神经内或前上纵隔。肿瘤可单发或多发。腺瘤多表现为类圆形软组织密度结节影，其密度与邻近血管、淋巴结相似，结节的边缘较光滑，密度均匀，很少发生钙化。增强扫描时，甲状旁腺腺瘤多有明显强化，其强化程度仅稍低于邻近血管的强化。

腺癌与腺瘤有时不易鉴别。一般腺癌容易发生钙化，肿物边界可模糊且提示有周围组织侵犯，局部可有淋巴结转移，以及发生远处转移，如骨、肺、肝等处（图 6-1-152）。

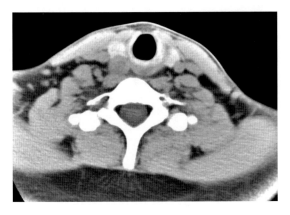

图 6-1-152 甲状旁腺癌

右甲状腺后方类圆形软组织结节影，密度均匀，边界清楚

（鲍润贤　郑石芳　金凯濂）

第二节 核磁共振成像 –MRI

一、总论

（一）磁共振成像的基本原理和诊断的基本知识

磁共振成像（Magnetic resonance imaging, MRI）是一非常复杂的物理过程，涉及许多方面，这里只做一简要、概念性的介绍。磁共振的医学图像，外观上与 CT 图像相似，但两者在成像原理和成像技术等方面都不同。CT 的成像过程是以

高穿透力的 X 线通过人体受检部位的组织器官后，借不同组织电子密度的差异，使入射 X 线的能量强度由于被吸收而发生相应的衰减所产生的线性变化规律，即 X 线线性衰减系数作为成像参数。而磁共振成像是以人体在磁共振过程中所散发的电磁波以及与这些电磁波有关的参数，如质子密度、T_1 和 T_2 弛像时间、流动效应等作为成像参数。人体中正常组织与病理组织的 T_1 和 T_2 弛像时间相对固定且有一定的差别，这种组织间弛像时间的差别是磁共振的成像基础。磁共振图像如主要反映组织间 T_1 特征参数时，称为 T_1 加权像（T_1WI），它主要反映组织间 T_1 的差别。如主要反映组织间 T_2 特征参数时，则称为 T_2 加权像（T_2WI）。因此，一个层面可有 T_1WI 和 T_2WI 成像两种扫描方法，通常 T_1WI 有利于观察解剖结构，而 T_2WI 对显示病变组织较好。MRI 通过质子密度、T_1 及 T_2 弛像时间、流动效应等成像参数，能够在一定程度上反映组织的不同特性。通常 MRI 信号低的组织质子密度低、T_1 值长而 T_2 值短，或者在采集信号过程中处于流动状态；相反，MRI 信号高的组织质子密度高、T_1 值短而 T_2 值长，或者流动物质产生相对流动增强效应。表 6-2-1 中列举了一些组织的信号特点。熟悉 MRI 的信号变化特点，有助于对病变组织成分的判定。

表 6-2-1　常见组织的 MRI 信号特点

组织	T_1WI		T_2WI	
	组织特性	信号强度	组织特性	信号强度
脂肪	T_1 值短	呈高信号	T_2 值长	呈高信号
液体	T_1 值很长	呈低信号	T_2 值很长	呈高信号
骨皮质	T_1 值长	呈低信号	T_2 值短	呈低信号
空气	T_1 值长	呈低信号	T_2 值短	呈低信号
钙化	T_1 值长	呈低信号	T_2 值短	呈低信号
实质脏器	T_1 值较长	呈中等信号	T_2 值较长	呈中等信号
大多数肿瘤组织	T_1 值延长	呈较低信号	T_2 值延长	呈较高信号

（二）磁共振检查的优点及不足
1. 磁共振检查的优点
（1）有多个成像参数，能提供丰富的诊断信息。

（2）有极好的软组织分辨能力。

（3）无射线辐射。

（4）任意方位断层能力。磁共振扫描可在患者体位不变的情况下，通过变换层面选择梯度磁场而行横轴位、矢状位、冠状位或斜位断层，在显示病变范围、立体观察病变上有很大帮助。

（5）无骨伪影。CT 检查时于骨的边缘可出现

条纹状伪影，如观察后颅凹等部位时，MRI 明显优于 CT。

2. 磁共振检查的不足

（1）磁共振对钙化灶显示不直观。

（2）磁共振检查比较复杂，检查时间较长。

（3）运动伪影。患者自主或不自主运动可产生运动伪影而影响图像质量，因此不适用于检查过程中不能保持体位不动的患者。

（4）幽闭恐惧症患者不宜行磁共振检查。

（5）带有心脏起搏器、疑有眼球内金属异物、动脉瘤用银夹结扎术后的患者禁忌磁共振检查；体内留置金属异物或金属假体者不宜行磁共振检查；监护仪器及抢救器材不能带入检查室，因此，在检查过程中有生命危险的急诊及危重患者不适宜磁共振检查。

二、各论

由于磁共振具有多方位、多参数和软组织分辨率高的成像特点，因此适合于头颈部肿瘤的检查。增强 MRI 检查有利于显示病变的轮廓、血供情况及与邻近结构的关系，如对明确鼻咽癌侵犯范围、颈部淋巴结转移和鉴别鼻咽癌放疗后复发或纤维化方面明显优于 CT。

（一）眼及眼眶肿瘤

1. 视网膜母细胞瘤 视网膜母细胞瘤为神经外胚层肿瘤，是婴幼儿最常见的眼球内恶性肿瘤，尤其是 3 岁以下的婴幼儿。影像学上最常见表现为眼球内肿块伴钙化。MRI 于 T_1WI 显示肿瘤信号较正常玻璃体信号稍高，T_2WI 显示肿瘤信号较正常玻璃体信号低，内部信号可不均匀。增强检查肿瘤呈较显著强化。钙化是本病的特征性表现，在 T_1WI 和 T_2WI 上均呈低信号。增强 MRI 检查可清楚显示视神经和颅内受侵情况。

2. 海绵状血管瘤 海绵状血管瘤占眶内肿瘤的 10.5% ～ 18.9%，病理上通常有完整包膜，镜下由高度扩张的窦状血管组成。MRI 平扫 T_1WI 肿瘤呈中等或稍低信号，与眼肌信号相似，T_2WI 呈较高信号，略低于玻璃体信号。MRI 增强检查肿瘤呈渐进性强化（图 6-2-1）。

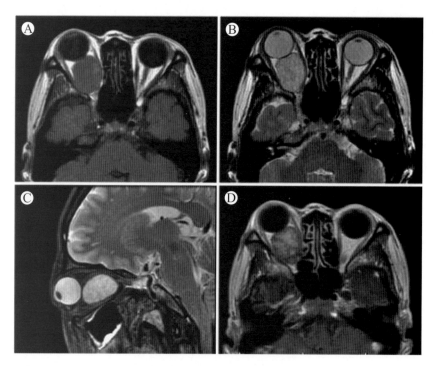

图 6-2-1　右眼眶海绵状血管瘤

A. 横轴位 T_1WI；B. 横轴位 T_2WI；C. 斜矢状位脂肪抑制 T_2WI；D. 横轴位增强 T_1WI，示右眼眶肌锥内类圆形肿物，T_1WI 肿瘤呈中等信号，与眼肌信号相似，T_2WI 呈较高信号，边缘光滑，邻近眼肌及视神经受压，增强后肿物明显强化

3. 视神经胶质瘤 视神经胶质瘤是发生于视神经内神经胶质细胞的低度恶性肿瘤，几乎均为星形细胞肿瘤。多见于儿童，发生于成人者恶性程度较高。MRI 表现为视神经增粗，T_1WI 呈稍低信号，T_2WI 呈较高信号，增强后肿瘤呈较明显强化。当累及球壁段、管内段或颅内段时，MRI 有利于病变显示。

4. 泪腺肿瘤 泪腺肿瘤是眶内肌锥外间隙最常见的原发肿瘤，以混合瘤最为常见（80% 为良性，20% 为恶性），其次为泪腺癌。良性泪腺肿瘤 MRI 表现为眼眶外上方泪腺窝内边界清楚肿块，T_1WI 呈低或中等信号，T_2WI 呈中等或高信号，信号多均匀；恶性泪腺肿瘤信号不均匀，T_1WI 呈中、低混杂信号，T_2WI 呈不均匀高信号，增强后呈不均匀明显强化。眼球向前内下方突出，外直肌向内侧推移。

（二）鼻腔和鼻窦肿瘤

鼻腔和鼻窦（上颌窦、筛窦、蝶窦及额窦）的良性肿瘤较多。影像学检查是临床诊断的重要部分，CT 和 MRI 有助于早期诊断，并能判断肿瘤的侵犯范围，为制定治疗计划提供依据。

内翻性乳头状瘤是较为常见的发生于鼻腔和鼻窦的良性肿瘤，常见于中老年人，男性多见。本病多单侧发病，主要起源于鼻腔外侧壁近中鼻道附近，常侵犯上颌窦、筛窦。肿物呈分叶状，T_1WI 呈中等信号，T_2WI 呈中、高混杂信号，增强后病变呈明显不均匀强化，其中脑回样强化是本病的特征性表现（图 6-2-2）。

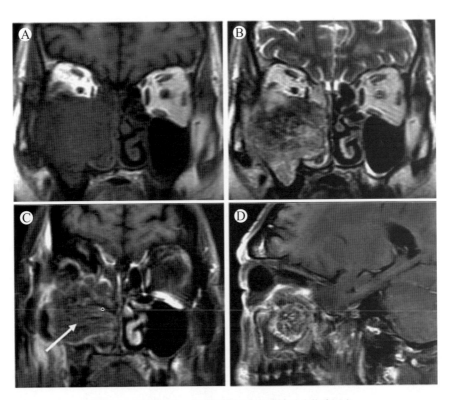

图 6-2-2 右侧鼻腔、上颌窦及筛窦内翻性乳头状瘤恶变

A. 冠状位 T_1WI；B. 冠状位 T_2WI；C. 冠状位增强后脂肪抑制 T_1WI；D. 矢状位增强后脂肪抑制 T_1WI，示右侧鼻腔、上颌窦及筛窦内不规则肿物，T_1WI 呈中等信号，T_2WI 呈混杂信号，增强后呈明显不均匀强化，其中可见特征性脑回样强化（白色箭头），肿物向上累及眼眶，向下侵及牙槽骨

鼻腔和鼻窦恶性肿瘤约占全身恶性肿瘤的2%。MRI 表现为鼻腔、鼻窦内实性软组织肿块，如肿瘤超越窦壁侵入邻近结构，则在 T_2WI 上显示特别清晰，呈稍高或高信号，而正常肌肉组织呈中等信号。窦壁破坏时 MRI 表现为低信号的骨皮质中断，局部可见不规则肿物。MRI 对鼻窦窦壁的骨质破坏显示不如 CT 清晰，但对肿瘤向窦腔外扩展显示较好。特别是由于 MRI 多方位成像特点，能清楚显示病变对颞下窝、眼眶、颅底及海绵窦等结构的侵犯（图 6-2-3）。

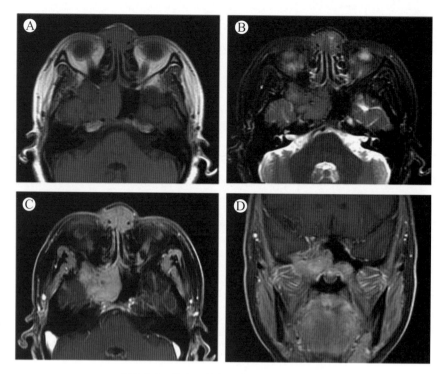

图 6-2-3　鼻腔、筛窦及蝶窦基底细胞样癌

A. 横轴位 T_1WI；B. 横轴位脂肪抑制 T_2WI；C. 横轴位增强后脂肪抑制 T_1WI；D. 冠状位增强后脂肪抑制 T_1WI，示鼻腔、筛窦及蝶窦不规则肿物，T_1WI 呈中等信号，T_2WI 呈稍高信号，增强后病变呈明显强化，蝶窦肿物侵出窦腔

（三）腮腺肿瘤

腮腺为涎腺中最大的一对腺体，涎腺肿瘤 80% 发生于腮腺，其中 2/3 属于良性。

腮腺良性肿瘤以混合瘤多见，占 70% 左右，腮腺混合瘤又称多形性腺瘤，常见于 30～50 岁青壮年。MRI 上肿瘤表现为边缘光滑，常呈圆形或卵圆形，与邻近正常腺体分界清楚，混合瘤较小时 MRI 上信号多均匀，T_1WI 呈低或中等信号，T_2WI 表现为稍高或高信号，周边常可见低信号包膜（图 6-2-4）。混合瘤内发生坏死、囊变时信号不均匀，如在 T_2WI 高信号瘤体内出现极低信号时常为钙化。增强检查肿瘤呈均匀或环形强化。

腮腺恶性肿瘤相对较少，通常分为恶性混合瘤、黏液表皮样癌、腺癌、腺泡细胞癌、乳头状囊腺癌、鳞癌和未分化癌等。影像学检查可明确腮腺恶性肿瘤的范围、腺外有无侵犯，特别是颈动脉鞘区和颅底是否受累。恶性肿瘤 MRI 上常表现为轮廓不规则，边界多不清楚，T_1WI 呈稍低信号，T_2WI 以较高信号为主的混杂信号，可伴颈部淋巴结肿大。MRI 增强检查肿瘤强化多不均匀，转移性淋巴结可呈均匀或环形强化（图 6-2-5，图 6-2-6）。

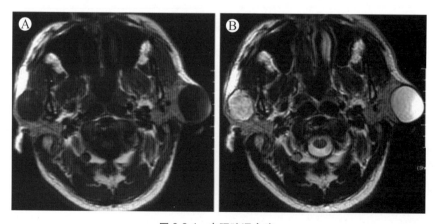

图 6-2-4　右腮腺混合瘤

A. 横轴位 T_1WI；B. 横轴位 T_2WI，示右侧腮腺区类圆形肿物，T_1WI 呈较低信号，T_2WI 呈较高信号；左耳前肿物病理结果为皮样囊肿

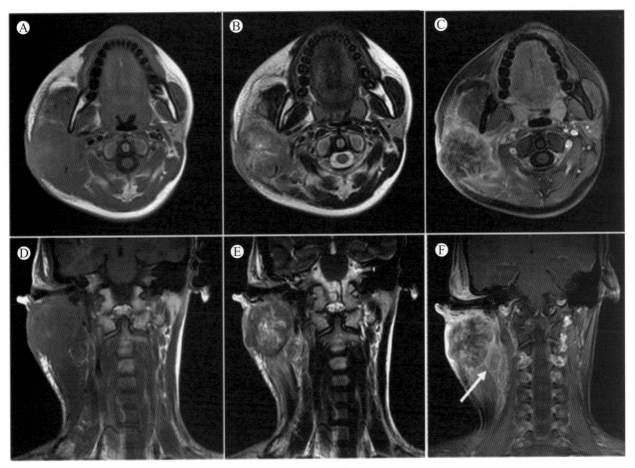

图 6-2-5　右腮腺腺癌

A～C.横轴位 T_1WI、T_2WI、增强后脂肪抑制 T_1WI；D～F.冠状位 T_1WI、T_2WI、增强后脂肪抑制 T_1WI,示右侧腮腺区不规则肿物,T_1WI 呈稍低～中等信号, T_2WI 呈中等～高信号,信号混杂,增强后呈不均匀强化,肿物呈浸润性生长,累及邻近咬肌、胸锁乳突肌及皮肤,周围脂肪层混浊,右颈淋巴结肿大（白色箭头）

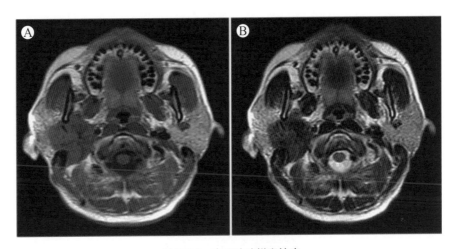

图 6-2-6　右腮腺腺样囊性癌

A.横轴位 T_1WI ; B.横轴位 T_2WI,示右侧腮腺区肿物,形态不规则,边缘模糊,内部信号欠均匀

（四）咽部肿瘤

1.鼻咽血管纤维瘤　鼻咽血管纤维瘤为鼻咽部最常见的良性肿瘤,好发于 10～25 岁青年男性,因此又称为男性青春期出血性鼻咽血管纤维

瘤。MRI 平扫见鼻咽腔或咽旁间隙肿瘤,在 T_1WI 上呈等或稍高于肌肉信号,T_2WI 呈明显高信号,肿瘤内血管因流空效应可呈点或条状低信号而表现为"盐和胡椒征",此征象对诊断鼻咽血管纤维

瘤具有特征性，MRI增强检查肿瘤呈明显强化，MRI对肿瘤向深部侵犯范围显示较好。

2. 鼻咽癌 鼻咽癌是鼻咽部黏膜上皮发生的肿瘤，病理类型包括鳞癌、腺癌、泡状核细胞癌和未分化癌。鼻咽癌好发于鼻咽隐窝和顶壁，早期在黏膜生长，影像学上表现不明显或仅表现为鼻咽壁增厚，随着病变生长肿块突入鼻咽腔，MRI表现为咽侧壁软组织增厚、隆起或侧隐窝消失，两侧侧隐窝结构不对称（图6-2-7）。肿瘤在T_1WI表现为与肌肉呈等信号或稍低信号，T_2WI呈不均匀稍高信号。增强检查病灶可呈轻至中度强化，MRI增强检查可使病灶范围、侵犯程度及与周围组织结构的关系显示更清晰，并有利于显示黏膜下肿瘤（图6-2-8）。肿瘤侵犯腭帆提肌与腭帆张肌筋膜时，可使咽鼓管阻塞，引起中耳炎，表现为乳突区长T_1长T_2异常信号。肿瘤向外侧侵犯翼腭窝使正常高信号的咽周脂肪间隙消失。肿瘤侵及鼻腔及鼻窦时，表现为长T_1及长T_2信号病变占据鼻腔及鼻窦。肿瘤向下可侵及软腭，向上可侵及海绵窦，如侵犯颅底可见骨皮质正常低信号不完整，骨髓质高信号消失。出现颈部淋巴结转移时，在T_1WI表现为低或稍低信号，在T_2WI上表现为较高信号，如发生坏死液化时信号更高。放射治疗是鼻咽癌的有效治疗方法，MRI对区分鼻咽癌放疗后纤维化和肿瘤复发具有重要价值，纤维化组织在T_1WI及T_2WI上通常呈低信号，复发病灶在T_1WI为低信号，T_2WI为高信号，且增强后有强化表现。

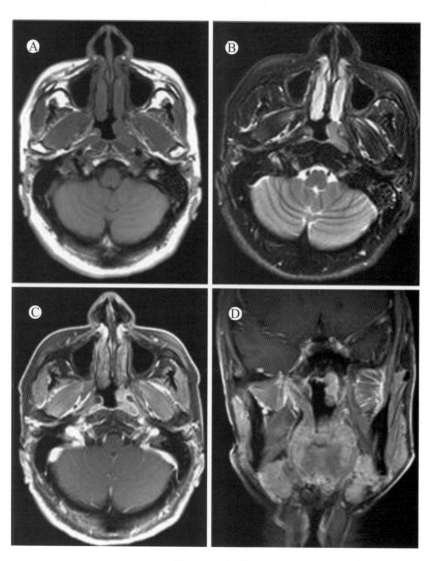

图6-2-7 鼻咽癌

A. 横轴位T_1WI；B. 横轴位脂肪抑制T_2WI；C. 横轴位增强后脂肪抑制T_1WI；D. 冠状位增强后脂肪抑制T_1WI，示鼻咽左侧壁及侧隐窝不规则肿物，T_1WI呈中等信号，T_2WI呈稍高信号，增强后呈较均匀强化

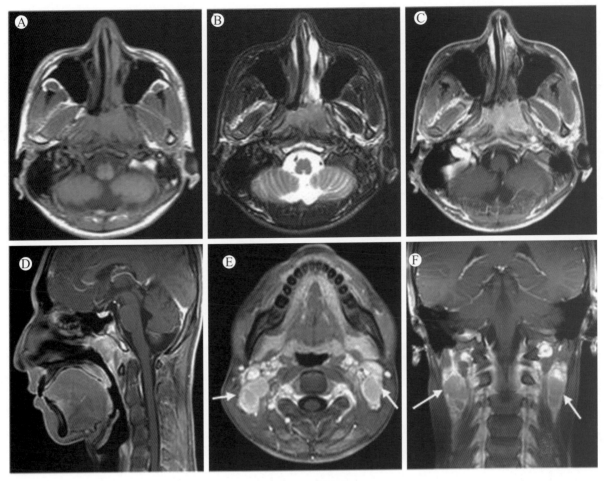

图 6-2-8　鼻咽癌

A. 横轴位 T_1WI；B. 横轴位脂肪抑制 T_2WI；C. 横轴位增强后脂肪抑制 T_1WI；D. 矢状位增强后脂肪抑制 T_1WI，示鼻咽部不规则肿物，T_1WI 呈中等信号，T_2WI 呈稍高信号，增强后呈较均匀强化，肿物累及周围软组织及颅底骨质；E. 横轴位增强后脂肪抑制 T_1WI；F. 冠状位增强后脂肪抑制 T_1WI，示双颈部多发淋巴结转移（白色箭头）

（五）颈动脉间隙肿瘤

颈动脉间隙内有贯穿颈部全长的颈总动脉及颈内、外动脉近段、颈内静脉、迷走神经及位于间隙后内侧的交感神经链和颈深淋巴链，故起源于颈动脉间隙内的肿瘤包括了血管本身病变、神经源性肿瘤、累及淋巴结的原发或继发恶性肿瘤等。由于临床对发生于颈动脉间隙肿瘤的术前诊断缺乏特征性，术前要求影像医师首先应明确肿瘤起源，即确定肿瘤是起自颈动脉本身还是肿瘤累及颈动脉；其次在尽可能的情况下，做出定性诊断并为外科医师提供准确的肿瘤与颈部大血管的关系。

1. 颈动脉体瘤　是发生于颈动脉间隙的肿瘤之一，由于术中易出现大出血及脑血管并发症，严重者可出现死亡，文献报道手术死亡率为 3.2%，出现中枢神经并发症率为 6.3%，故术前正确的影像学诊断及准确判断肿瘤与颈总及颈内、外动脉关系，对颈部外科术前计划的制定意义重大。颈动脉体瘤发生在颈总动脉分叉处，在 MRI 平扫 T_1WI 上呈中等信号，在 T_2WI 上呈较高信号，有时肿瘤内可见特征性血管流空信号，而表现为"盐和胡椒"征，增强后肿瘤呈明显强化。颈动脉体瘤在 MRA 上显示颈动脉分叉角度扩大，部分可显示对诊断颈动脉体瘤更为可靠的分叉间细小肿瘤血管征象（图 6-2-9 ～图 6-2-11）。

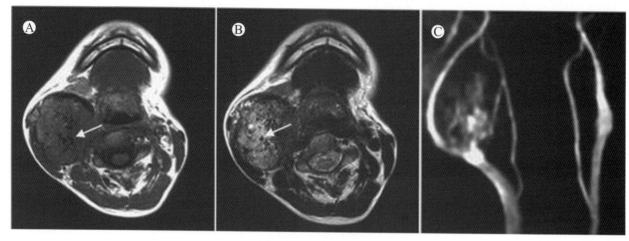

图 6-2-9 右颈动脉体瘤

A. 横轴位 T_1WI 显示肿瘤呈中等信号，边界清楚，其内可见流空信号（白色箭头）。B. 横轴位 T_2WI 显示肿瘤为混杂高信号且其内可见流空信号（白色箭头），而表现为"盐和胡椒"征。C.2D TOF MRA 显示右侧颈动脉分叉角度明显增大且分叉间可见细小不规则的肿瘤血管

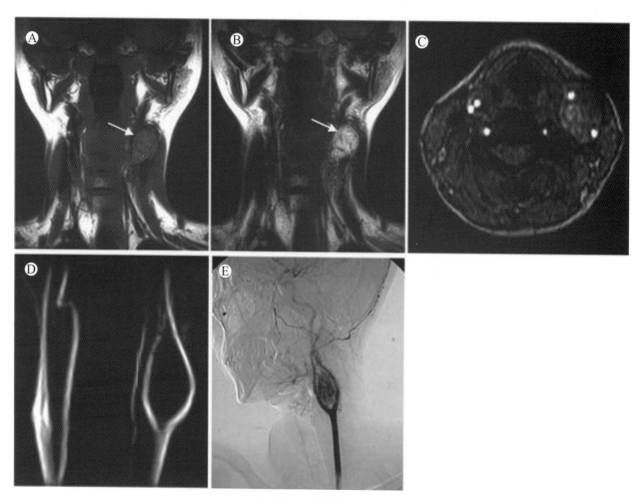

图 6-2-10 左颈动脉体瘤

A. 冠状位 T_1WI 显示肿瘤表现为中等信号（白色箭头），边界清楚，其内可见流空信号。B. 冠状位 T_2WI 肿瘤为高信号（白色箭头），其内可见流空信号，表现为"盐和胡椒"征。C.MRA 原始图像显示颈内动脉向后外推移，颈外动脉向前推移。D.2D TOF MRA 显示左侧颈总动脉分叉角度明显增大，颈总动脉及分支血管规则。E.DSA 上显示左侧颈动脉分叉角度扩大，分叉间可见肿瘤血管

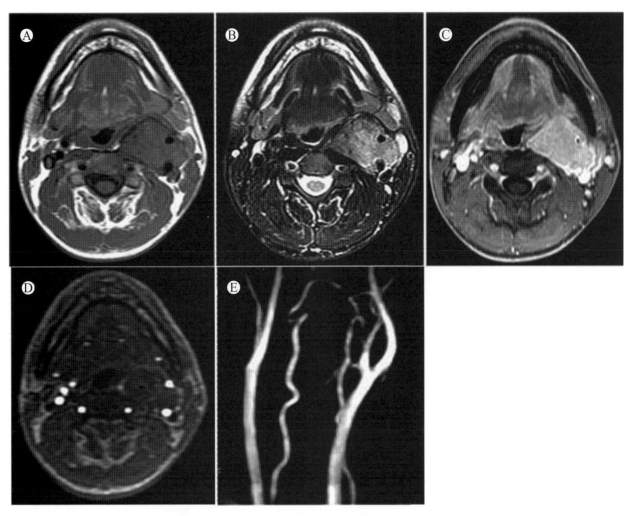

图 6-2-11　左颈动脉体瘤

A. 横轴位 T$_1$WI 显示肿瘤为中等信号，边界清楚，其内可见流空信号。B. 横轴位脂肪抑制 T$_2$WI 显示肿瘤为混杂较高信号且其内可见流空信号。C. 横轴位增强后脂肪抑制 T$_1$WI，肿瘤较均匀明显强化。D.MRA 原始图像显示左侧颈内动脉向后推移，颈外动脉向前推移。E.2D TOF MRA 显示左侧颈动脉分叉角度增大

　　2. 颈动脉瘤　发生于颈动脉间隙的肿瘤除颈动脉体瘤外，较常见的还有颈动脉瘤。文献报道颅外颈动脉瘤中颈总动脉瘤尤其是分叉处动脉瘤最常见，其次为颈内动脉瘤，颈外动脉瘤最少见。颈动脉瘤为颈动脉壁局部薄弱扩张所形成，呈囊状或梭状，与颈动脉有直接的关系，在 MRI 平扫中表现为类圆形软组织肿块，增强扫描肿瘤呈较明显强化。MRI 多方位成像及 MRA 可以明确动脉瘤内流空信号及腔内附壁血栓，可显示瘤体与颈动脉的关系（图 6-2-12，图 6-2-13）。值得注意的是，颈动脉瘤和颈动脉体瘤均为颈部搏动性病变且同属增强扫描后显著强化的肿瘤，其鉴别诊断主要依靠病变部位，颈动脉瘤发生于颈内外动脉分叉处，T$_1$WI 及 T$_2$WI 上肿瘤内可见血管流空信号的特征性表现，在 MRA 上表现为颈总动脉分叉角度扩大，部分可显示分叉间的细小肿瘤血管。

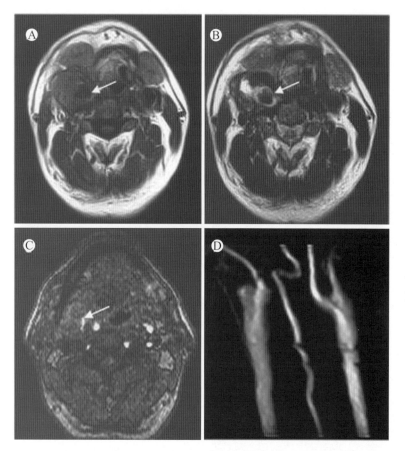

图 6-2-12 右颈总动脉及颈内动脉起始部动脉瘤伴附壁血栓

A. 横轴位 T_1WI；B. 横轴位 T_2WI，显示动脉瘤中心区均呈低信号（白色箭头），外部信号不均匀。C.MRA 原始像显示颈内动脉不规则（白色箭头）。D.MRA 显示右侧颈总动脉不规则，正常右侧颈内动脉未显示

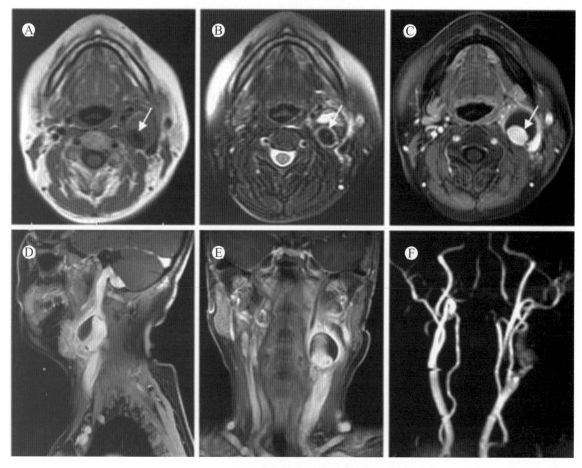

图 6-2-13 左颈内动脉起始部动脉瘤伴附壁血栓

A. 横轴位 T_1WI；B. 横轴位 T_2WI，示动脉瘤中心区呈低信号（白色箭头），外部信号不均匀，呈等 T_1 长 T_2 信号。C～E. 横轴位、矢状位、冠状位增强后脂肪抑制 T_1WI，动脉瘤中心区均匀明显强化（白色箭头），外部未见明显强化。F.MRA 显示左颈内动脉不规则

3. 神经鞘瘤　神经鞘瘤为一种起源于神经鞘膜细胞的良性肿瘤，常见于颈动脉间隙，来自迷走神经、舌下神经干或颈交感丛。MRI平扫肿瘤呈圆形或椭圆形的软组织信号，边界清楚，T_1WI呈中等信号，T_2WI呈较高信号，肿瘤较小者信号均匀，较大的神经鞘瘤易出现坏死、囊性变（图6-2-14），增强后肿瘤实性部分强化较明显。因颈部神经鞘瘤多来自颈部的迷走神经或交感神经，而迷走神经和交感神经分别位于颈总动脉及颈内静脉的内后方或内侧深部走行，故同侧颈内静脉和颈总动脉常常被肿物推压向前或外侧移位（图6-2-14，图6-2-15）。

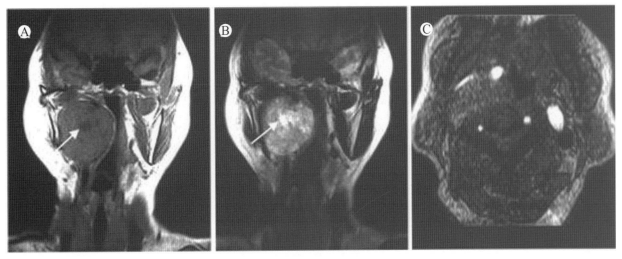

图6-2-14　右颈神经鞘瘤

A. 冠状位T_1WI显示肿瘤为中等信号，其内中心可见局限低信号的囊变区（白色箭头）。B. 冠状位T_2WI肿瘤为较高信号，中心为局限高信号的囊变区（白色箭头）。C.MRA原始像显示右侧颈内、外动脉受压向前移位

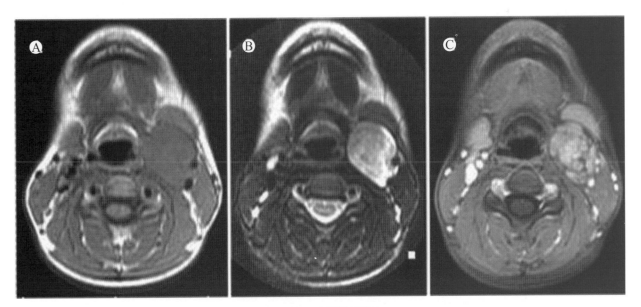

图6-2-15　左颈神经鞘瘤

A. 横轴位T_1WI显示肿瘤为中等信号，边界清楚，左颈内、颈外动脉受压向外侧移位。B. 横轴位T_2WI显示肿瘤呈较高信号，内部信号欠均匀。C. 横轴位增强后脂肪抑制T_1WI，肿瘤不均匀强化

（六）颈部淋巴系统来源肿瘤

1. 颈部淋巴结转移瘤　颈部恶性肿瘤中约20%为原发肿瘤，约80%为转移性。在转移瘤中约80%来源于头颈部恶性肿瘤，约20%来源于胸腹部肿瘤。转移性淋巴结在T_1WI上呈中等信号或略低信号，在T_2WI呈稍高信号，增强后呈

中等程度强化，如转移性淋巴结伴有坏死、囊性变则呈不规则环形强化。对于多发性淋巴结转移需与恶性淋巴瘤鉴别，对于表现为单发性淋巴结肿大者需与神经鞘瘤鉴别，通常单发淋巴结转移瘤与神经鞘瘤两者的主要鉴别点在于颈部淋巴结转移瘤多位于颈动、静脉浅面，故颈内、外动脉及颈内静脉一致性向内侧移位（图6-2-16），而神经鞘瘤位于颈动、静脉深面，颈内、外动脉及颈内静脉一致性向前外侧移位。

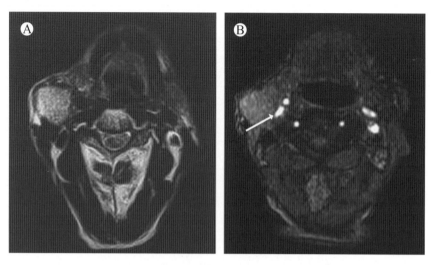

图 6-2-16　右颈淋巴结转移性低分化鳞状细胞癌

A. 横轴位 T_2WI ；B.MRA 原始图像，显示右颈单发肿块，颈内、外动脉（白色箭头）位于肿物内侧

2. 颈部恶性淋巴瘤　颈部恶性淋巴瘤为青年人颈部淋巴结肿大的常见原因之一，病变可发生于单侧或双侧，以双侧多发淋巴结肿大为多见。MRI 上表现为多发淋巴结肿大，可融合成团，T_1WI 呈中等或稍低信号，T_2WI 呈较高信号，淋巴瘤病灶内较少发生坏死及囊性变，增强检查病灶呈轻度强化。颈部恶性淋巴瘤诊断主要依靠活检或手术病理证实，影像学检查可提示诊断并可显示肿大淋巴结的数目及范围。

（七）喉癌

由于 MRI 具有多平面成像及较高的软组织分辨率，可清楚显示声门、声门上、下区及梨状窦区癌的范围及向周围侵及情况。喉癌 MRI 表现为在 T_1WI 呈与肌肉组织相似或略低信号，T_2WI 较肌肉组织信号高（图6-2-17），肿瘤内的坏死区在 T_1WI 呈更低信号，T_2WI 呈更高信号。增强检查肿瘤呈不同程度的强化。淋巴结转移表现为长 T_1、长 T_2 异常信号。

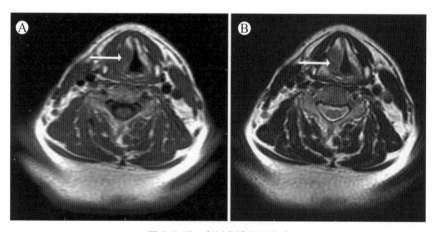

图 6-2-17　右侧喉鳞状细胞癌

A. 横轴位 T_1WI 显示右侧声带增厚，肿瘤呈中等信号（白色箭头）。B. 横轴位 T_2WI 显示肿瘤呈稍高信号（白色箭头），右侧声带正常结构消失

（八）甲状腺肿瘤

超声是甲状腺肿瘤的主要检查方法，并对良、恶性肿瘤的鉴别具有较高的价值。就甲状腺肿物本身而言，CT 和 MRI 对于良、恶性的鉴别缺乏可靠的征象，但有利于判断周围邻近器官有无侵犯、淋巴结是否转移等。

1. 甲状腺腺瘤　甲状腺腺瘤是最常见的甲状腺良性肿瘤，多见于青、中年妇女。甲状腺腺瘤在 T_1WI 呈低信号或中等信号，T_2WI 呈较高信号，如腺瘤内有出血时 T_1WI 可呈高信号，肿瘤边界清楚。

2. 甲状腺癌　甲状腺癌为最常见的甲状腺恶性肿瘤。甲状腺癌在 T_1WI 上可呈稍高、稍低或中等信号，在 T_2WI 通常为不均匀高信号，边界不规则（图 6-2-18）。MRI 可清楚显示肿瘤与气管、血管的关系，也可观察周围淋巴结情况。

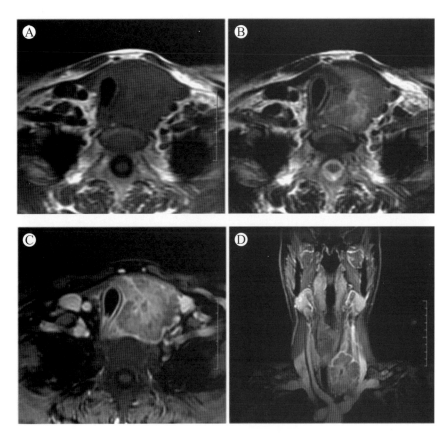

图 6-2-18　左侧甲状腺髓样癌

A. 横轴位 T_1WI；B. 横轴位 T_2WI；C. 横轴位增强后脂肪抑制 T_1WI；D. 冠状位增强后脂肪抑制 T_1WI，示左侧甲状腺不规则肿物，T_1WI 呈稍低信号，T_2WI 呈较高混杂信号，增强后呈不均匀强化，气管受压右移

（九）甲状旁腺肿瘤

1. 甲状旁腺腺瘤　甲状旁腺腺瘤多表现为位于甲状腺后方、颈总动脉和食管之间边缘光滑的小结节，在 T_1WI 呈低信号，T_2WI 为高信号。如腺瘤内有出血时，T_1WI 及 T_2WI 均呈高信号。如腺瘤内细胞退行性变、陈旧性出血造成含铁血红素沉积以及腺瘤纤维化时，T_1WI 及 T_2WI 均呈低信号。增强后腺瘤较正常甲状腺强化明显。

2. 甲状旁腺癌　甲状旁腺癌 MRI 特征同甲状旁腺腺瘤，仅从其 T_1、T_2 值及信号强度表现很难做出鉴别诊断。

（刘佩芳　尹璐）

第三节　超声检查

一、概述

在现代医学领域，超声、CT、核素扫描、核磁共振及 PET/CT 等影像学检查已广泛应用于头颈部肿瘤的诊断。这些技术对头颈各部位的病变诊断上各有所长，联合应用可相互取长补短，在提高临床诊断水平中发挥重要作用。近年来，超声影像学检查对于头颈部肿瘤的诊断正发挥着不可替代的作用，对头颈部肿瘤的定性、定位、定量诊断有独到的优势，如它可以发现甲状腺内原发灶直径仅为 2～3mm 的微小甲状腺癌并对病变进行定位；并对继发的颈部转移性淋巴结病灶同样可以达到定性、定位及定量诊断。另外超声引导的 FNA 对临床上难以触及的微小或复杂的颈部病灶进行取材，可提高诊断准确率。

目前，超声检查已成为头颈部肿瘤诊断中应用最广、使用率最高的检查手段。超声诊断的优点是：①操作简便，可反复多次检查，并可在床旁、急症及术中进行，不受条件的限制；②对人体无创、无痛、无任何物理性损伤，无须检查前准备，病人易于接受；③价格便宜、可以追踪，随访观察并比较前后两次治疗的效果；④图像清晰，病变检出率高，容易发现微小病灶，对囊性、实性病变鉴别极佳；⑤实时、动态的观察组织及器官，能准确指出病变部位，测量直观，与周围组织关系显示清楚；⑥对良、恶性肿瘤的鉴别诊断有较高的参考价值；⑦彩色多普勒血流可提供病变区的血流信息及与周围血管的关系，超声造影可显示组织内微循环灌注情况；⑧对颈部淋巴结的形态及分布情况的描述，有助于临床对病变及全身情况进行综合分析。超声诊断的缺点是：①病变与周围组织的关系不如 CT 和 MRI 清楚。②超声医师操作手法、技巧及阅读图像水平皆存在差异。由此看来，在规范操作手法，提高阅图水平，提高仪器的性能等方面还需做很大的努力。

二、超声诊断基本知识

（一）超声诊断的物理基础

1. 超声波是指频率超过人耳听觉范围（20～20000Hz）的高频声波，即频率 >20000Hz 的机械（振动）波。

2. 超声波属于声波范畴，它具有声波的共同物理性质。例如：必须通过弹性介质进行传播；在液体、气体和人体软组织中的传播方式为纵波（疏密波）；具有反射、折射、衍射和散射特性，以及在不同介质中（空气、水、软组织、骨骼）

分别具有不同的声速和不同的衰减等。

3. 超声诊断最常用的超声频率是 2～10MHz（1MHz = 106Hz）。

4. 超声有三个基本物理量。即：频率（f）、波长（λ）和声速（c）。三者之间的关系如下：λ = c/f。由于频率不同的声波在同一介质中传播的速度（c）基本相同，因此，超声波长（λ）与频率（f）成反比，频率愈高，波长则愈短。在不同的介质中，声速有很大的差别：空气（20℃）344m/s，水（37℃）1524m/s，肝脏1570m/s，脂肪1476m/s，颅骨3360m/s。人体软组织的声速平均为1540m/s，与水的声速接近。骨骼的声速最高（股骨长度测值小，脂肪测值过大），相当于软组织平均声速的2倍以上。

（二）超声诊断的类型

超声诊断的种类繁多，分类复杂，现临床常用的主要有四种方法：

1. **A 型超声诊断法**　又称示波法或反射法，是超声诊断仪中最基本的方式。当探头做定向扫描时，发出一条超声波单声束，在人体组织中传播，当遇到深浅不同层次声阻抗界面时，在该界面发生回声反射，并以波型的形式在屏幕上显示，纵坐标表示回波振幅高低、横坐标代表回声波时间间距，而界面介质声阻抗的大小决定波幅的高低，声阻抗越大，回声波幅越高;反之声阻抗越小，波幅越低。

2. **B 型超声诊断法**　又称灰度调制或显像法。以多晶体束构成切面传播回波，回声信号以光点形式显示，光点的强弱由灰度调制并根据回声信号的强弱而变化，回声强光点亮，回声弱光点暗。当超声诊断仪发射声束时，在人体内各种组织不同的分界面上产生反射，反射回声被探头接收后可构成一幅从体表至深部组织断层的二维切面图像。

3. **M 型超声诊断法**　又称光点扫描法，主要用于心脏扫查，工作原理与 B 型超声相同。只是在 M 型仪器偏转板上加上一条慢扫描锯齿线，回波信号自上而下代表组织间距，回声光点从左向右做时间上的移动，扫查时由于心脏有规律运动，使心脏各层组织结构发生同期性变化，并把各层组织的回声展开，形成曲线形式即 M 型。

4. **D 型超声诊断法**　即超声频移诊断法，其原理是应用多普勒效应。当探头发射的超声波声束在反射体之间有相对运动时，回声频率有所改变，此种频率变化称为频移。频移的程度与相对运动的速度成正比，距离变近则频移增加，距离变远则频移减少，频移变化增减（差额）可用检波器检出，使不同类型的超声波频移可显示多普勒信号和多普勒曲线图，D 型超声诊断又分为连续式多普勒和脉冲式多普勒。

（三）描述超声图像的常用术语

各种类型的诊断方法都有各自的诊断用语，对头颈部肿瘤的诊断以 B 型和 D 型超声为主。描述声像图的常用术语如下：

1. **低回声和极低回声** 以颈前肌肉和甲状腺回声为标准，反射光点低于正常甲状腺组织时，称低回声反射，低于颈前肌肉回声时称为极低回声反射。如甲状腺癌一般为低回声和极低回声反射。

2. **等回声** 若实质性病变的回声接近于正常甲状腺组织的反射光点灰度，回声无明显增减，称为等回声。

3. **强回声** 即实质性病变的回声高于正常甲状腺组织的反射光点灰度。

4. **无回声** 以含液性组织回声为标准。液体内无声阻抗差及界面反射，称无回声或液性暗区。

5. **混合性回声** 不均质的介质声阻抗有差异，既有实质性又有液性成分而形成的不均质回声反射，称混合性回声。

6. **钙化和声影** 高密度介质在超声图像上表现为强回声反射，称之为钙化，且常伴有声影。

7. **晕环** 结节样回声光团周围的暗回声区称晕环或声晕。

8. **后方回声增强** 当病灶组织的衰减甚小，如淋巴管瘤，甲状腺囊肿等，其后方的回声强于同一深度的周围实质性组织的现象，称后方回声增强效应。

9. **后方回声衰减** 表示组织或肿瘤质地硬，声波穿透时全部或大部分被吸收。

10. **彩色多普勒**（Color doppler flow imaging）又称二维多普勒，是在频谱多普勒技术基础上发展起来的利用多普勒原理进行血流显像的技术，它可以无创、实时地提供病变区域的血流信号信息，这是 X 线、核医学、CT、MRI 以及 PET/CT

所做不到的。它把所得的血流信息经相位检测、自相关处理、彩色灰阶编码，把平均血流速度资料以彩色显示，并将其组合，叠加显示在 B 型灰阶图像上。它把血流的性质和流速在肿物及血管内的分布更快、更直观地显示出来。

（四）超声诊断新技术

1. **超声造影技术** 20 世纪 90 年代以来，超声新技术的出现可谓层出不穷，其中对医学超声最具影响力并能进一步提升其在现代影像技术中地位者，莫过于超声造影成像，即造影增强超声（Contrast enhanced ultrasound）。借助于静脉注射造影剂和超声造影谐波成像技术，能够清楚显示微细血管和组织血流灌注，增加图像的对比分辨力，大大提高超声检出病变的敏感性和特异性。这和增强 CT 扫描极为相似。如今超声造影更进一步开拓了临床应用范围，从开始应用于肝脏、肾脏等脏器，到现在在甲状腺、涎腺及颈部淋巴结病变的诊断中也具有积极的作用。它提高了常规灰阶、彩色多普勒超声的诊断水平，同时在靶向治疗方面还具有良好的发展前景。

2. **超声弹性成像技术** 生物组织的弹性（或硬度）与病灶的生物学特性紧密相关，对于疾病的诊断具有重要的参考价值。目前，一种对生物组织弹性（或硬度）特征成像的新技术——超声弹性成像成为临床研究的热点。作为一种全新的成像技术，它扩展了超声诊断理论的内涵和超声诊断范围，弥补了常规超声的不足，能更生动地显示、定位病变及鉴别病变性质，使现代超声技术更为完善，被称为继 A 型、B 型、D 型、M 型之后的 E 型超声模式。超声弹性成像的基本原理是对组织施加一个内部（包括自身的）或外部的动态、静态或准静态的激励。在弹性力学、生物力学等物理规律作用下，组织将产生一个响应，例如位移、应变、速度的分布产生一定改变。利用超声成像方法，结合数字信号处理或数字图像处理技术，可以估计出组织内部的相应情况，从而间接或直接反映组织内部的弹性模量等力学属性的差异。

超声弹性成像可大致分为血管内超声弹性成像及组织超声弹性成像两大类。组织弹性成像可有效鉴别实质性肿瘤的良恶性，对于恶性病变诊断具有较高的特异性和敏感性。目前其主要应用于乳腺、前列腺、甲状腺等小器官。近年发展的实时组织弹性成像（RTE）则将受压前后回声信号移动幅度的变化转化为实时彩色图像。弹性系数小的组织受压后位移变化大，显示为红色；弹性系数大的组织受压后位移变化小，显示为蓝色，弹性系数中等的组织显示为绿色，以色彩对不同组织的弹性编码来反映组织硬度。一些研究结果表明，实时组织弹性成像能较有效地分辨不同硬度的物体，但所反映的并不是被测体的硬度绝对值，而是与周围组织相比较的硬度相对值。

总之，颈部器官及组织都有固定的形态和特点，同时肿瘤的性质不同其回声表现亦不同，分析和描述声像图表现可提供诊断及鉴别诊断的参考依据。即使同一脏器生长同一种肿瘤，在不同的患者其回声表现也不完全一样，故超声诊断不能完全与病理诊断相吻合。但综合分析声像图特点并与临床相结合，可做出较为正确的诊断。

三、眼部肿瘤超声诊断

眼与眼眶位于头面部表浅层，加之眼球内容物为很好的透声窗，使其成像的界面清楚，声衰减少，选用高频探头扫查可获得很清晰的声学图像。

（一）解剖概要

眼部由眼球、视神经、眼外肌、泪腺部、眶内筋膜、脂肪及眶壁组成，结构规则清楚。

视神经声像图表现为边界清楚的无回声暗带。眼外肌共有 6 条，超声均可显示。眼眶壁由周围骨壁构成，超声声束不能穿过眶壁。

（二）眼科超声诊断仪

临床上应用于眼科的超声检查仪器分为两大类：眼科专用诊断仪和全身超声诊断仪。

前者可分为：① A 型　新型 A 型眼科诊断仪采用了先进的液晶数字显示、电子自动测量、信号识别等技术，对晶体厚度、前方深度及玻璃体长度等都可按不同的人工晶体测量公式计算其数值；② B 型　主要通过二维影像诊断眼部疾病；③ C 型　可获得 B 型难以显示的眼球、眼眶冠状面；④ D 型　即模拟三维成像；⑤ Doppler 型检测眼内血管的血流方向和流速。

（三）眼部肿瘤超声诊断

眼部肿瘤分为眼内肿瘤和眶内肿瘤。超声检查简单、方便、准确性高，是临床常用的检诊手段之一。

1．眼内肿瘤

（1）视网膜母细胞瘤：声像图表现：视网膜母细胞瘤多为单发，也可多发，肿瘤形状多样，可呈圆形、椭圆形、蕈伞状、乳头状等。肿瘤较小时，边界整齐、光滑，增大时，边缘不规则，凹凸不平。多病灶融合时，其形状不规则，可占据眼球大部分。肿瘤内回声光点强弱不等，分布不均匀；合并坏死时，可散在片状无或弱回声反射区；形成钙化时可见大小不等钙化灶，小的似砂粒状，大的呈斑块状且伴声影反射。肿瘤内钙化斑在肿瘤较小时即可出现，据病理组织学研究，80% 以上的肿瘤内部可出现钙化斑，也是诊断视网膜母细胞肿瘤的重要标志。

CDFI 显示视网膜动脉可进入瘤内并有分支形成，血流速度较快，阻力指数增高。

（2）脉络膜黑色素瘤：声像图表现：肿物呈圆形或蘑菇形实体，自眼球壁向玻璃体内突入性生长，也可呈乳头状或扁平状沿球壁周围浸润性生长。肿瘤边缘光滑、锐利，内部回声不均匀，回声光点增强密集，其后方回声逐渐减弱，至球壁基底时似无回声反射，故称"挖空征"，是脉络膜黑色素瘤的特殊回声表现。肿瘤内常可出现液化、坏死、伴钙化斑形成时有声影，可伴有继发性视网膜剥离。

CDFI 显示肿瘤基底部血液循环丰富，可见多分支血管；血流流速增快，但阻力指数较低。

（3）脉络膜血管瘤：声像图表现：肿瘤位于眼球后极部，扁平状、体积小，隆起度一般不超过 5mm，肿瘤边界清楚、光滑，内部回声光点密集，分布均匀，常会形成继发性青光眼并伴随视网膜剥离现象。

（4）脉络膜转移性肿瘤：声像图表现：肿瘤沿脉络膜浸润性生长，基底增宽，可呈扁平、半圆形，表面形状不规则，可凹凸不平。内部回声不均匀，强弱不等，常表现为原发癌的病理组织结构和回声特征。临床常伴有迅速、广泛的视网膜剥离，可累及单眼或双眼。

2.眶内肿瘤

（1）眶内囊性病变　超声检查血肿多位于眶内肌锥体内或眶骨膜下，黏液性囊肿多来自于副鼻窦或筛窦等膨胀增大的渗出液侵入眶内形成，先天性囊肿为先天性小眼球发育异常，囊肿多位于小眼球后方。声像图表现：眼部囊肿和其他脏器囊肿一样均表现为无回声反射，少数可见少许增强回声光点，边界清楚、表面光滑、包膜完整，后方回声增强。

（2）眶内实质性肿瘤

①眶内海绵状血管瘤：是最常见的眶内良性肿瘤，多发生在20～50岁的成年人。声像图表现：肿瘤圆形或椭圆形，边界清楚，包膜完整，内部回声光点增强，均匀或呈网状伴有小液性区（血窦），肿瘤后缘显示清楚，后方无回声衰减。用探头压迫眼球时，肿瘤有一定的弹性感。

②泪腺恶性肿瘤：泪腺是眶内恶性肿瘤的好发部位，多发生于成年人。声像图表现：肿瘤位于眶内球旁，形态不规则，边界清楚或不清楚，边缘不整齐，内部回声低且强弱不等，后方回声衰减。CDFI显示瘤内血流丰富，内可见多条迂曲小血管，血流流速增快。

③横纹肌肉瘤：横纹肌肉瘤是儿童时期常见的眶内恶性肿瘤。声像图表现：肿物呈圆形或类圆形，形状不规则、边缘清楚、内部回声低、光点少而不均匀，肿瘤坏死时可出现液化腔，为无回声反射，病情发展迅速者，眼球周围可出现弧形暗区。

四、甲状腺肿瘤的超声诊断

近年来，随着超声诊断技术的不断发展，超声检查在甲状腺疾病的临床诊断中正发挥着不可替代的作用。高分辨率全数字化超声仪和高频探头的使用，使图像质量有了明显的提高，结合彩色多普勒技术，超声弹性成像技术及超声造影技术，大大提高了甲状腺疾病的鉴别诊断水平。目前，

超声诊断已成为甲状腺肿瘤的首选检诊手段。

（一）正常甲状腺声像图

甲状腺横断扫描时，由浅至深可见皮肤、皮下组织、颈前肌群和蝶形甲状腺回声。边界清楚，形状规则，包膜清晰，内部呈均匀中等回声（接近于正常肝脏回声）。左右叶对称，气管位于峡部后方中央，由于气管内气体干扰使其形成弧形强回声光带，并可见气体声衰影。气管的深部为食管，横断面偏左呈半月形，气管的直后方为颈椎椎体。甲状腺两侧后外方可看到颈总动脉和颈内静脉，动脉在内侧，管壁回声强伴有搏动；静脉在外侧，管壁回声弱，管腔直径大于动脉，探头加压时可变形。

（二）甲状腺疾病声像图表现

甲状腺属内分泌器官，病理解剖变化较多，临床上常把甲状腺疾病分成两大类，既弥漫性疾病和结节性病变。弥漫性疾病常见甲状腺炎、弥漫性甲状腺肿。结节性病变以结节性甲状腺肿、腺瘤和甲状腺癌常见。在甲状腺疾病中许多病例情况复杂，并不是某种病单独存在，往往是多源性的，如在二维图像上，弥漫性甲状腺肿、桥本氏甲状腺炎及亚急性甲状腺炎都可以表现为甲状腺弥漫性肿大伴回声不均，弥漫性病变还可能同时合并结节性病变，多种疾病同时存在时鉴别诊断有一定困难。

1.弥漫性病变

（1）慢性淋巴细胞性甲状腺炎：也称桥本甲状腺炎。声像图表现：甲状腺弥漫性肿大，以前后径明显，边缘可不规则，腺体整体回声粗糙、减低、不均，多数患者甲状腺内可见短线样强回声及形成的不规则网络样改变（见图6-3-1）。少数患者可出现结节样低回声或强回声反射，似结节性甲状腺肿；也有少数患者出现孤立的边界不清的低回声反射，常被怀疑为癌。病变早期CDFI常表现为血流信号明显增多（见图6-3-2），病变后期常表现为血流信号稀疏。

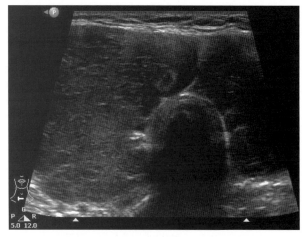

图 6-3-1　桥本甲状腺炎：腺体回声

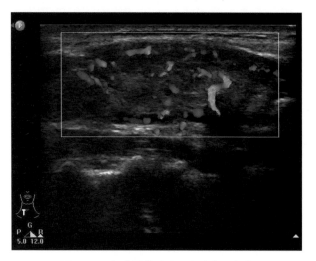

图 6-3-2　桥本甲状腺炎：血流信号丰富

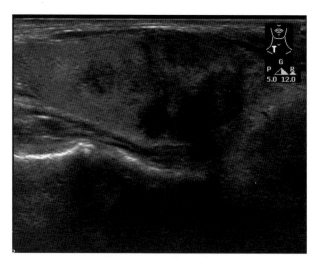

图 6-3-3　亚急性甲状腺炎

边界模糊，无包膜回声（见图 6-3-3），病变部位甲状腺明显增厚，适当治疗后，低回声可逐渐消失。炎症反应越重，回声减低越明显，部分区域甚至出现类囊性改变，但无后方回声增强，病变后期可出现局灶性钙化伴声影。此病的另一个特征为患侧甲状腺与其接近的颈前肌之间的间隙消失或假性囊肿形成。CDFI 表现为病变区内血流信号较正常组织增多且分布不均匀，呈小点状或棒状，回声明显减低区域内血流信号分布较少、不均匀，脉冲频谱多为平坦的连续血流和低阻力性动脉血流频谱。

（2）弥漫性甲状腺肿：本病系甲状腺激素分泌过多所造成的代谢性甲状腺疾病。声像图表现：一般表现为甲状腺弥漫性对称性肿大，偶见一侧明显增多者，多数为轻中度，少数为重度，可达正常腺体的 2～3 倍。腺体表面光滑，内回声稍增强、细密均匀，部分病例可出现团絮状强回声反射。CDFI 表现为甲状腺实质内及周边可见多数散在的搏动性彩色血流，呈点状、条状甚至网状，收缩期高速血流信号近似白色，中低血流信号呈红、蓝色，称之为"火海"征，在正常甲状腺及其他甲状腺疾病中是不常见的。

（3）亚急性甲状腺炎：声像图表现：甲状腺体积轻度或局限性增大，包膜回声增强、增厚，内部回声呈均匀性略减低，绝大多数病人为甲状腺单侧或双侧出现局限性单个或多发低回声区，

（4）单纯性甲状腺肿：声像图表现：甲状腺不同程度的对称性增大，多为轻度增大，严重者可比正常体积大 3～5 倍或更多，压迫气管及周围血管。早期甲状腺内腺体回声均匀，类似正常腺体回声，病变继续发展可使腺泡内充满胶质而高度扩张形成壁薄的无回声或弱回声区，囊肿或胶变组织取代正常腺体组织，还可出现钙化等。CDFI 显示甲状腺内血流分布稀疏，血流速度正常，与正常甲状腺血流无明显差别。

（5）弥漫性砂粒样钙化：声像图表现：两侧腺叶内未见明确肿物影像，但甲状腺一侧或双侧腺叶内出现弥漫多发的砂粒样钙化，也可局限于腺叶的某个区域，常发生在青少年中，常提示甲状腺乳头状癌（见图 6-3-4）。

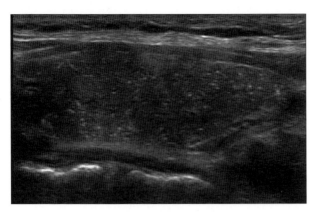

图 6-3-4 甲状腺弥漫性钙化：病理为乳头状癌

（6）甲状腺恶性淋巴瘤：声像图表现：为甲状腺一侧或双侧不规则增大，以低回声为主，内部回声不均匀，腺体结构排列紊乱，可见到融合状的结节回声反射，有较多条索状强回声呈网格样改变，这些融合的低回声结节与其他部位的淋巴瘤特征极其相似，而混杂的网格样回声改变推测与合并甲状腺其他疾病有关（见图 6-3-5）。CDFI 显示病变区血流较为丰富，在结节周围的血流信号多于结节内的血流信号，对桥本甲状腺炎基础上出现的低回声结节，如血流较丰富时，应高度怀疑恶性淋巴瘤可能。

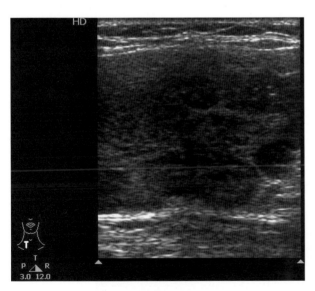

图 6-3-5 甲状腺右叶恶性淋巴瘤

2. 结节性病变

（1）结节性甲状腺肿：声像图表现：两侧腺叶不规则增大，常不对称，腺体内的实质回声增强，分布不均匀，实质内可见多个大小不等的结节样回声，单发较少；结节的大小一般不超过 5 ～ 6cm，

也可多结节融合，其边界多不清晰；结节周围是正常腺体组织，结节间有强回声纤维光带分隔；结节内多为中等偏强回声，少数为低回声，部分结节可出现纤维组织增生、钙化、出血、坏死及囊性变等，声像图显示结节内回声强弱不均，可伴有大小不等的强回声钙化斑和液性暗区。CDFI 显示结节内部血流信号较少，整个腺体内可见点状分布的血流信号，偶见较粗迂曲状血管在结节之间环绕（见图 6-3-6）。

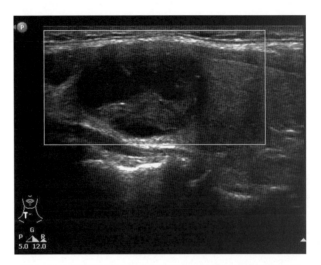

图 6-3-6 结节性甲状腺肿伴囊性变：肿瘤内血流信号稀疏

（2）甲状腺腺瘤：声像图表现：①实体性甲状腺腺瘤瘤体多呈圆形、椭圆形或扁圆形，边界清楚、形状规则、包膜完整、薄厚不一，薄壁一般不易显示，类似无包膜回声；厚壁包膜多为纤维或钙化形成的强回声反射，周围可见晕环样低回声带，与正常腺体组织分界清楚。腺瘤内以低回声反射多见，少数为等回声反射（见图 6-3-7），其病理基础为肿瘤内由大小不等的滤泡细胞组成，胶质少。②甲状腺腺瘤囊性变：瘤体逐渐增大，多呈球状或椭圆形，与周围腺体分界清楚，常伴有低回声晕环。瘤体内光点分布均匀，若滤泡增大、增多互相融合可呈大囊腔内充满胶质，呈无回声反射，伴有稀疏纤细的弱回声光点，残留的腺瘤组织呈分隔状回声或呈光团及光带，伴有后方回声增强（见图 6-3-8）。③甲状腺腺瘤瘤内出血：腺瘤出血病程短，瘤体迅速增大，包膜完整清晰，内以无回声为主，坏死、纤维化及钙化在囊性变区同时存在时，可表现为混合性回声反射。乳头状腺瘤多呈囊性样表现，附壁可见强回声乳头状

突起，少部分可见强回声光带漂浮。如要鉴别附壁乳头的真假，超声造影是最好的检查方法（见图6-3-9）。

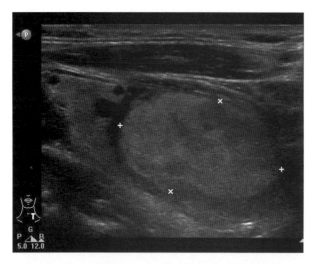

图6-3-7　甲状腺腺瘤：肿瘤表现为等回声，椭圆形结节

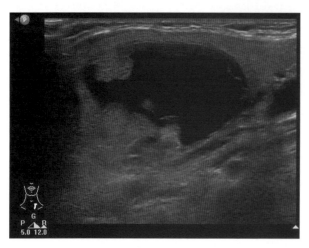

图6-3-8　甲状腺腺瘤伴囊性变

（3）甲状腺囊肿　声像图特点：为无回声反射，透声好，后方回声增强，边界清晰，但大多数囊肿为腺瘤囊性坏死，出血性囊性变等，从形态和内部回声上区别不明显，针吸抽液表现为单纯淡黄清亮液，而出血坏死囊肿为咖啡色液体。

（4）甲状腺癌：根据甲状腺癌特有的声像图特征，结合其病理分型，分为以下6型：①经典型：包括边界不清、形状不规则、内部不均匀低回声、细砂粒样钙化、内部血流丰富、直径＞1cm等声像图特点，这一型中以乳头状癌居多（见图6-3-10）。②不典型型：包括多发结节、边界清、有包膜，回声不均匀、肿瘤内部有液性暗区等声像图特点，符合此型的以滤泡癌居多（见图6-3-11）。③微小型：甲状腺微小癌声像图多表现为实质性均匀的低回声肿块，常合并甲状腺疾病，内部可见强回声钙化，少数内部有血流信号及颈淋巴结转移。与＞1cm的经典型甲状腺癌比较，甲状腺微小癌呈均匀低回声比例明显增高，而内部血流、伴强回声钙化及颈淋巴结转移的比例明显减低，符合此型的甲状腺癌以乳头状微小癌最多（见图6-3-12）。④弥漫硬化型：首先符合典型甲状腺癌的声像图特征，另外，包括内部回声较其他型均匀，微小钙化较多，且常有颈部淋巴结转移等声像图特点。符合此型的甲状腺癌以弥漫硬化型乳头状癌最多（见图6-3-13）。⑤髓样型：声像图多表现为单发结节，形态不规则，回声低而略欠均匀，伴砂粒样钙化，并且常表现为肿物后方回声衰减，临床表现为男女比例相当，常侵犯周围组织，且淋巴结转移率最高，血中降钙素的值常高于正常范围。此型以甲状腺髓样癌较多见（见图6-3-14）。⑥低

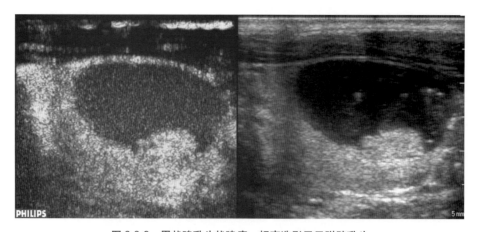

图6-3-9　甲状腺乳头状腺瘤：超声造影显示附壁乳头

分化型：声像图显示肿块较大（常＞4cm），病变不规则，无包膜，向外浸润性生长、广泛浸润、破坏，常有出血、坏死；较多侵犯肌肉、血管等，而且血行转移较常见，此型以甲状腺未分化癌多见（见图6-3-15）。

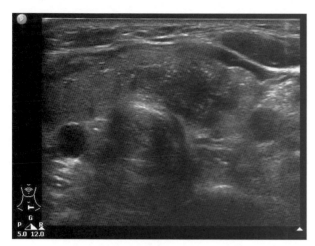

图 6-3-10 甲状腺乳头状癌：经典型

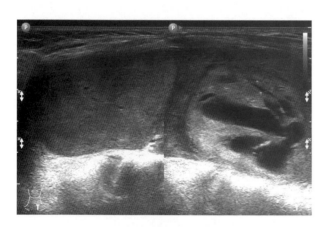

图 6-3-11 甲状腺癌：不典型型

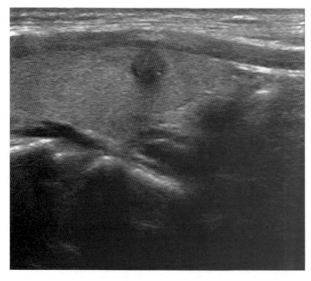

图 6-3-12 甲状腺乳头状癌：微小型

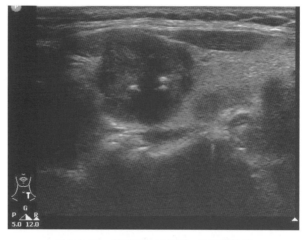

图 6-3-13 甲状腺乳头状癌：弥漫硬化型

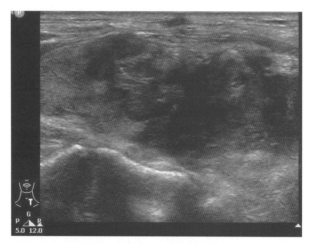

图 6-3-14 甲状腺髓样癌：髓样型

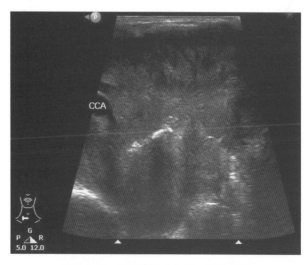

图 6-3-15 甲状腺未分化癌：低分化型

颈部淋巴结的超声诊断也十分重要。甲状腺癌常出现颈部淋巴结转移。因此，甲状腺癌转移性颈部淋巴结的超声诊断包括两个方面，定性诊断和定位诊断。

①定性诊断（声像图特征）：包括淋巴结长短

轴之比缩小，接近于1，甚至呈圆形。内部回声增强、增粗、淋巴结门结构消失（见图6-3-16）。较为典型的转移性淋巴结的特征性改变是淋巴结内充满了细小钙化点及部分或全部囊性变（见图6-3-17），内部回声和肿物的回声接近。有报道指出囊性变最常见于头颈部转移性淋巴结，无论淋巴结大小，只要超声检查显示其内出现囊性变就必须被认为是异常的。而且有颈部淋巴结转移的甲状腺癌的位置多靠近甚至侵犯甲状腺被膜。

②定位诊断 超声对颈部淋巴结分区的标准采用临床通用的美国甲状腺学会（ATA）的七分区法，Ⅰ区（颏下及颌下区淋巴结）；Ⅱ区（颈内静脉淋巴结上组），即胸锁乳头肌上1/3覆盖区域，下界为颈总动脉分叉水平；Ⅲ区（颈内静脉淋巴结中组），即胸锁乳头肌中1/3覆盖区域，下界为肩胛舌骨肌与颈内静脉交叉处；Ⅳ区（颈内静脉淋巴结下组），即胸锁乳头肌下1/3覆盖区域，下界为锁骨；Ⅴ区（颈后三角内的淋巴结）即锁骨上，胸锁乳头肌后缘及斜方肌前缘所围成的区域；Ⅵ区（颈前区淋巴结），包括环甲状膜、气管及甲状腺周围淋巴结；Ⅶ区（上纵隔淋巴结），两侧界为颈总动脉，上界为胸骨上窝，下界为主动脉弓。术前超声对转移性淋巴结的定位诊断具有重要的指导意义；对于二次手术的病人，因为颈部结构的改变，对分区的标准很难判断，可以进行术前体表标记或术中定位。

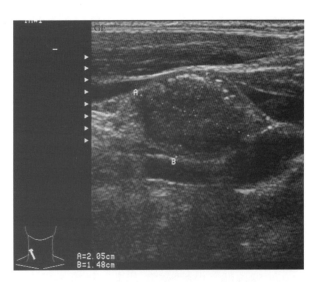

图6-3-16 右颈Ⅲ区转移性淋巴结：伴点状钙化

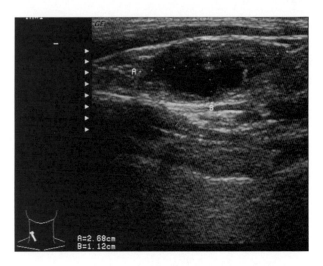

图6-3-17 右颈Ⅴ区转移性淋巴结：以囊性回声为主

（5）甲状腺转移瘤 乳腺、肾脏、子宫、肺及消化道等部分的恶性肿瘤可转移至甲状腺，但较罕见（见图6-3-18）。

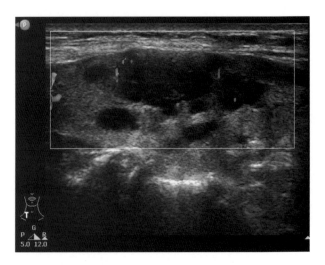

图6-3-18 子宫肉瘤甲状腺转移

（三）甲状旁腺超声诊断

正常甲状旁腺有上下两对，位于甲状腺左右叶背侧，少数可异位到颈侧肌内或胸骨上窝，腺体剖面平均值为5mm×3mm×1mm，呈圆形、椭圆形或长形。甲状旁腺超声下不易完全显示。当甲状旁腺增生或发生肿瘤时，体积增大并占有一定空间时，可显示出肿瘤图像。

声像图表现：正常甲状旁腺回声接近于甲状腺，光点分布均匀，边界清楚，包膜完整并有菲薄强回声膜包绕。当腺体增生时包膜回声消失，内部回声增强，呈中等回声反射，但无囊性变现象。甲状旁腺腺瘤表现为腺体不规则增大，腺瘤内回声低，光点分布欠均匀，包膜完整清晰，瘤内出血、囊性变时可见无回声反射区。当瘤体在5mm直径以上才不至于与甲状腺混淆，瘤体过小加之位于甲状腺后方，贴于腺体表面时，往往不易显示或被误诊为甲状腺腺瘤。甲状旁腺腺癌极为少见，早期与良性腺瘤不易区别，肿瘤较大时可表现为圆形或分叶状，多无包膜回声，常侵犯周围组织，内部回声不均匀，瘤体较大时可有出血坏死，钙化斑，肿瘤后方可有声衰减。

（四）甲状腺超声的评价与展望

超声对甲状腺肿瘤的定性、定位及定量诊断有独到的优势，如它可以发现甲状腺内原发灶直径仅为2～3mm的微小甲状腺癌并对病变进行定位；对继发的颈部转移性淋巴结病灶同样可以做出定性、定位及定量诊断。甲状腺病变种类繁多，同一种病在不同患者身上常有不同的声像图表现，而且常多种疾病合并存在于同一患者身上，其超声检查的准确率与检测医师的经验密不可分。而且由于甲状腺癌的病理分型十分复杂，临床表现多种多样，有一部分甲状腺癌不具备典型的声像图特征，诊断起来非常困难，容易造成误诊，虽然超声造影和超声弹性成像等新技术对诊断的准确率有一定的帮助，但对可疑的病变仍需要超声引导下的FNA、术中冰冻或密切随访。

五、涎腺肿瘤的超声诊断

从19世纪80年代开始，超声检查已经成为涎腺疾病诊断的首选方法。由于超声技术的发展，加之涎腺位置浅表，目前应用高频探头能够很好地探查到涎腺的绝大部分区域，只有极少部分腮腺组织被下颌骨的声影所遮挡不易探及。所用的高频线性探头频率在7.5～16MHZ。当涎腺出现大的病灶时，应用低频探头可能对完全显示病变更有价值。涎腺的超声扫查一般为两侧同时扫查，因为许多疾病累及双侧涎腺。如果超声怀疑涎腺为肿瘤病变，其周围的颈部淋巴结能够同时被探查出来。彩色多普勒被应用于探查涎腺的炎症及肿瘤病变，并且能够比较病变与正常对照腺体的血管密度或者比较病变及正常周围组织的血管密度。虽然目前超声诊断涎腺疾病有一定的局限性，

但随着超声造影及弹性成像等新技术的应用，以后在临床诊断方面的前景会更加广泛。

（一）探测方法

受检者取仰卧位，颈后垫枕，头向后上或转向健侧，使颈部充分伸展暴露被检区域，所检部位做健侧对比检查，防止漏诊。

（二）涎腺的超声解剖

正常人颌面部涎腺包括腮腺、颌下腺和舌下腺三对唾液腺及许多小唾液腺。所有涎腺在声像图上均显示为回声均匀的实质性器官。超声测量的正常值：腮腺垂直径平均为46mm，水平径平均为37mm，厚度7～22mm。颌下腺大小约为33 mm×35 mm×14mm，其大小与性别无明显相关性，但随着体重的增加会发生相应的变化。

腮腺（Parotid gland）：腮腺位于下颌后窝内，呈规则、回声均匀的实质性结构。在解剖学上，腮腺浅叶及深叶的分界为面神经；但在超声上，无法识别面神经，当然也无法对解剖上的两叶进行区分。有的学者认为腮腺的尾叶可以近似看作浅叶，而有的学者认为超声解剖主要目的是鉴别腺体内及周围组织结构，避免解剖上对腮腺分叶的定义而带来的困惑。在大多数情况下，下颌后静脉能够在声像图上显示出来，病变与此静脉的关系需要超声检查定位。腮腺主导管在未扩张情况下一般无法显示，并且此导管一般走行于咀嚼肌浅面。

颌下腺（Submandibular gland）：颌下腺位于颌下三角区内，呈三角形，内可见均匀细小点状回声，回声与腮腺相似，边界清晰完整。面动脉走行于颌下腺后方或穿过腺体。未扩张导管很难显示，但在柠檬片刺激后可以显现出来。而利用彩色多普勒血流可以鉴别主导管与舌动脉。

舌下腺（Sublingual gland）：舌下腺位于口底，颌下腺及下颌舌骨肌的深面上方。腺体内有许多细小分泌导管显示困难，腺体回声稍强于口底的肌肉。

（三）涎腺肿瘤

1. 良性肿瘤

（1）多形性腺瘤（Pleomorphic adenoma）：多

形性腺瘤（又称混合瘤）是涎腺中最常见的肿瘤（24%-71%）。

超声图像上显示此肿瘤边界清晰、均匀低回声，呈分叶状（见图6-3-19）；当腮腺肿瘤内出现钙化时，病理显示为多形性腺瘤，但也有恶性病变的可能。彩色多普勒通常显示中等血流变化，PSV通常小于25cm/s。血流分布模式呈边缘蓝边包绕型，超声诊断特异性高，但敏感性较低。多形性腺瘤生长缓慢，恶变率为5%。当多形性腺瘤突然快速生长时，应当警惕恶变的可能，此时超声上可显示肿瘤边界不清、包膜欠完整。

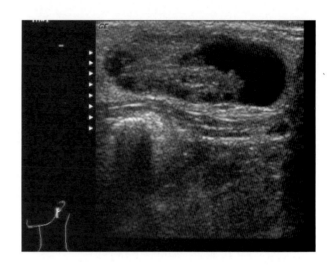

图6-3-20　左侧腮腺内囊实性肿物：病理为腺淋巴瘤

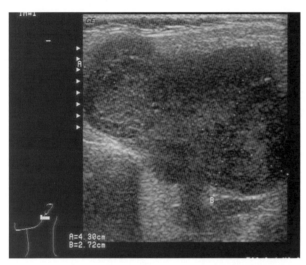

图6-3-19　左侧腮腺内实性肿物：病理为多形性腺瘤

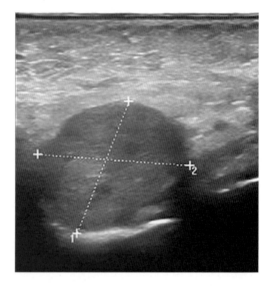

图6-3-21　右侧面颊部实性肿物：病理为基底细胞瘤

（2）乳头状囊腺淋巴瘤（Cystadenolymphoma）：又称Warthin瘤或腺淋巴瘤，发病率仅次于多形性腺瘤。超声图像显示腺淋巴瘤回声欠均匀，与多形性腺瘤比较囊性成分更多，多呈椭圆型，边界清晰，被"网格状"强回声分隔（见图6-3-20）。30%的病例为多灶性。腺淋巴瘤切除后很少复发。其血流强度为所有涎腺肿瘤中最强，73%～82%显示内部分支状血流型。收缩期峰值（PSV）多低于60cm/s，呈高速低阻。此肿瘤与结节性Sjogren综合征鉴别较为困难，但后者常伴有颈部淋巴结肿大，而腺淋巴瘤则无肿大淋巴结。

（3）基底细胞瘤（Basal cell adenomas）：基底细胞瘤较为罕见，此瘤70%发生于腮腺，呈包膜完整，实性低回声病变（见图6-3-21）。

2．恶性肿瘤

（1）黏液表皮样癌（Mucoepidermoid carcinoma）黏液表皮样癌是涎腺最常见的恶性肿瘤。根据瘤细胞分化程度可分为高分化型（低度恶性）和低分化型（高度恶性）。小于2cm的肿瘤通常呈均匀低回声，边界清，表面光滑；高分化型肿瘤在图像上与良性肿瘤较难鉴别。较大的高分化型肿瘤边缘不规则，呈典型的不均匀回声模式（见图6-3-22）。在较大病变诊断中，超声所暴露出的问题是不能完全显示肿瘤，特别是侵犯口咽、颅底或腭部则更难被显示。彩色多普勒显示PSV大于60cm/s时对诊断黏液表皮样癌具有参考价值。

（2）腺样囊性癌（Adenoid cystic carcinoma）腺样囊性癌易被误诊为良性病变，其原因是肿瘤对神经的浸润通常不能被超声所探查。本病多发生于硬腭及腮腺。肿瘤容易早期侵犯神经，引起感觉异常、麻木及疼痛。在声像图上显示为圆形及椭圆形肿块，界限不清，回声欠均匀，内可见灶性液化区（图6-3-23）。彩色血流显像为少血管型，与早期向神经及血管浸润并在血管内形成微栓子有关。目前由于没有一个客观的标准以区分涎腺良恶性肿瘤，因此彩色普勒对涎腺恶性肿瘤的诊断仍需进一步探索。

移瘤（见图6-3-24）。恶性淋巴瘤（非霍奇金淋巴瘤）也可累及涎腺，表现为边界清晰的多发低回声病变，彩色多普勒显示为丰富血流信号。

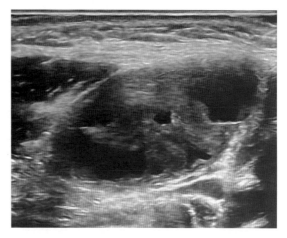

图6-3-24　腮腺内肿大淋巴结：病理为转移瘤

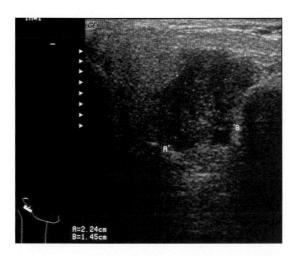

图6-3-22　右侧面颊部实性肿物：病理为黏液表皮样癌

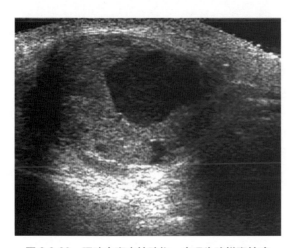

图6-3-23　腮腺内囊实性肿物：病理为腺样囊性癌

其他恶性肿瘤还包括腺泡细胞癌，鳞状细胞癌及未分化癌，但发病率均较低。

3．其他肿瘤

（1）腮腺内淋巴结转移（Lymph node metastases within the parotid gland）：腮腺腺体内淋巴结转移通常呈多发，圆形，边界清晰的病灶。多见于恶性黑色素瘤、鳞状细胞癌或者来自肺、乳腺的转

（2）横纹肌肉瘤（Rhabdomyosarcoma）：是儿童腮腺最常见的恶性肿瘤。

（四）超声对涎腺肿瘤诊断的优势及不足

超声探查涎腺肿瘤，其诊断主要涉及如下几个方面：病变来源于腺体内还是腺体外；病变位于腺体浅叶还是深面；超声探头能否完全显示病变；病变边界是否清晰；病变单发还是多发；肿瘤血流情况；肿瘤回声情况；可疑颈部淋巴结情况。其中最重要的问题是区分腺体内及腺体外的组织，通常状况下超声探头多维扫查对比鉴别是可行的。在颈内静脉及二腹肌区域，有时很难区分涎腺肿瘤与颈部区域的腮腺，但彩色多普勒能够区分营养血管的来源。

超声应对腮腺病灶与下颌后静脉的关系进行定位。70%左右的正常人应用彩色多普勒能够轻松探查到下颌后静脉。当肿瘤位于腺体深面无法评价其与咽旁的关系时，需要应用低频探头进行扫查。当超声无法显示全部肿瘤时，CT或MRI则能够弥补这一缺陷，因为MRI本身对比性强并且能够探查到腺体内的多病灶及神经周围的侵犯情况。且CT或MRI能够对可疑恶性的肿瘤进行分期。

超声对区分涎腺肿瘤的良恶性特异性不高。对于边界清晰的肿瘤诊断为良性，而对于边界不清肿瘤诊断为恶性的这种假设，其正确性低于

80%。结合采集的临床信息，比如病史、肿物的质地、面神经是否麻痹，则对于良恶性肿瘤的鉴别有更大的帮助。彩色多普勒能够评价肿瘤的血流特点。血流丰富的肿瘤或者血流收缩期流速较高者被认为是恶性肿瘤的特征。但到目前为止没有一个确切的阈值能够区分良恶性肿瘤。除了脂肪含量较高的涎腺脂肪瘤，所有影像学方法均无法明确诊断肿瘤的组织学性质。只有一少部分肿瘤，比如脂肪瘤或典型的淋巴囊腺瘤（腺淋巴瘤）能够被超声所诊断。

如果需要明确诊断，超声引导下的活组织检查，或细胞学检查是必不可少的。穿刺针外径一般大于 1.2mm，在超声监视下穿刺能够显示进针路径，并避开内部坏死区域并避免损伤颈部血管，但对于肿瘤种植的可能性仍存有争议。

多数情况下，超声已公认为是涎腺病变的首选诊断方法。它对于涎腺肿瘤及周围淋巴结的探查非常敏感。每个腮腺肿瘤其周边的颈部淋巴结均可以被超声探查。形状近圆形或呈多边形的肿大淋巴结，其纵横比小于 2，大于 8mm 时则为可疑转移性淋巴结。声像图中淋巴结为不均匀回声、坏死及周边、结内杂乱血流被认为是转移性淋巴结的诊断标准。表浅肿瘤能够被超声所显示，而较大或深部肿瘤则通常需要借助 MRI。超声鉴别涎腺肿瘤良恶性的特异性较低，但它可以作为细针穿刺活检的引导装置。假性肿瘤，比如结核、肉瘤样病变、Kuttner 瘤及腺体内淋巴结病变应当与真性肿瘤区分开。随着超声造影技术、弹性成像技术等一些超声技术的发展，在不远的将来，超声对良恶性肿瘤的鉴别会更加容易。

六、颈部肿瘤的超声诊断

颈部肿瘤病种繁多，病变复杂。良性肿瘤有淋巴管瘤、甲状舌管囊肿、血管瘤、脂肪瘤、神经鞘瘤及炎性肿大淋巴结等；恶性肿瘤较常见的有恶性淋巴瘤及各种类型的转移癌。此外，还有少见的颈动脉体瘤。

（一）良性肿瘤与病变

1. 淋巴管囊肿及鳃裂囊肿　临床表现多为上颈部无痛性肿物，质软，大小不等，肿物边界

清楚，包膜完整，内呈无回声反射，后方回声增强。典型的囊肿与其他囊肿声像图相同，诊断不困难。当囊内感染时，囊内可出现低弱回声反射，可分布不均匀，失去典型声像图表现，应与孤立性淋巴瘤、特异性、非特异性淋巴结炎等鉴别（图6-3-25、图 6-3-26）。

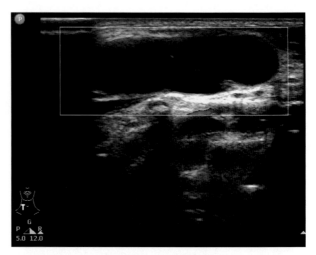

图 6-3-25　淋巴管囊肿

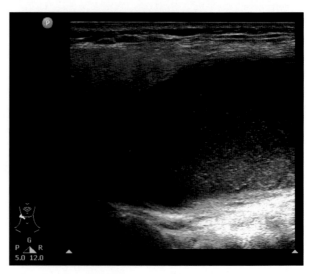

图 6-3-26　鳃裂囊肿伴感染

2. 甲状舌管囊肿　此为较常见的先天性疾病，多见于青少年。肿瘤好发于颈前喉结上方甲状舌骨水平，触诊无疼痛，富有弹性感，若囊肿内压升高时感觉质硬。超声图像为上颈颈前甲状腺舌骨水平无回声或弱回声反射区，边界清楚规则，呈厚壁型，包膜完整光滑，后方回声增强或无明显增强，内可见弱回声光点反射（图 6-3-27）。

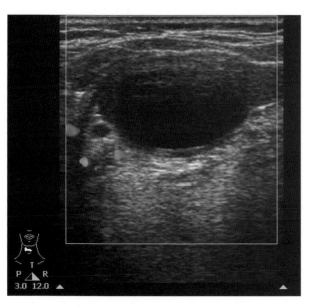

图 6-3-27　颈前囊性肿物：甲状舌骨囊肿

3．神经鞘瘤　神经鞘瘤是来源于神经鞘细胞的良性肿瘤，头、面、颈部为好发部位，约占全身神经鞘瘤的 10%，患者多以颈部肿块就诊。超声显像肿块多位于下颌角中颈外侧三角区，锁骨上窝颈后三角区及颌下区等，边界清楚，形状规则，内部回声均匀（图 6-3-28），体积较大时可有液化区，肿块包膜完整、光滑，无侵犯血管及周围组织征象，彩色多普勒显示血流信号较少。

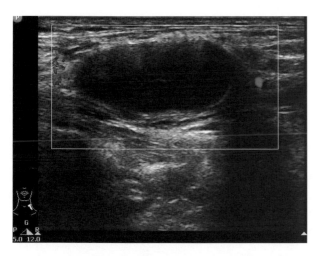

图 6-3-28　左中颈实性肿物：神经鞘瘤

4．脂肪瘤、纤维瘤、肌肉血管瘤等　多为良性肿瘤。超声显像：肿物边界清楚，形状规则，内部回声均匀，彩色多普勒显示血流信号较少（图

6-3-29，图 6-3-30）。

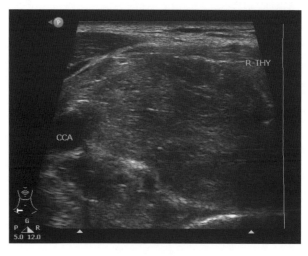

图 6-3-29　右颈实性肿物：脂肪瘤

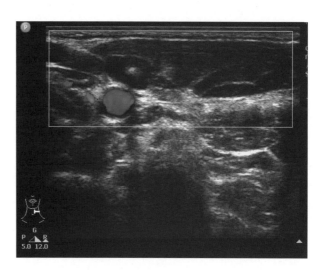

图 6-3-30　左颈实性肿物：肌肉血管瘤

5．颈部炎性淋巴结　正常情况下颈部淋巴结不易显示，当颈部出现肿大淋巴结时多是合并体内其他疾病引起，如：炎症、结核、肿瘤等。

（1）正常淋巴结　正常淋巴结呈椭圆形或扁圆形，长径＞宽径，表面光滑，界限清楚，内部回声均匀一致，质软不挤压血管，与周围组织无粘连，沿血管走行，可分布在颈内各部位。

（2）慢性淋巴结炎　声像图表现：淋巴结增大呈圆形或椭圆形，边界清楚，常为多发，多为低回声反射，光点分布均匀，内可见树枝状血流信号（图 6-3-31）。

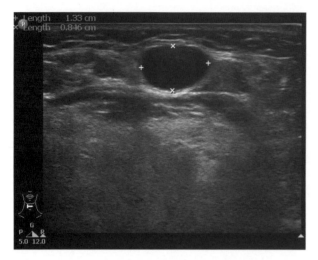

图 6-3-31 颏下肿大淋巴结：慢性淋巴结炎

（3）颈淋巴结核：声像图表现：淋巴结核呈圆形或椭圆形，边界清楚，常为多发，多为中低回声反射，光点分布不均匀，强弱不等，有时可伴有强回声钙化斑，液化坏死形成脓肿时，探头加压有弹性感（图 6-3-32）。

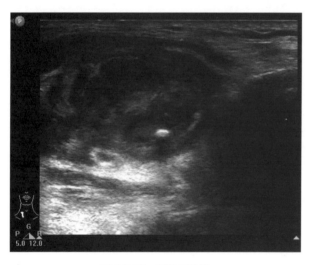

图 6-3-32 颈淋巴结核

（二）恶性肿瘤

1. 颈部恶性淋巴瘤 颈部恶性淋巴瘤多为全身性肿瘤的颈内淋巴结区受累，一般多发生在胸锁乳突肌两侧。声像图表现：单侧或双侧颈部可见多个低弱回声区，内部回声均匀、细腻，肿瘤边界清楚、规则，也可呈融合样分叶状，肿瘤较多时可累及双锁上区及上颈部，挤压血管。有的结节因回声类似弱回声暗区，因此易误诊为囊性肿物。CDFI 显示血流信号可丰富，呈树枝状；也可不丰富（图 6-3-33）。

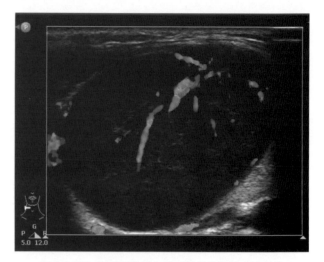

图 6-3-33 颈部淋巴瘤内呈树枝状分布的血流信号

2. 颈部淋巴结转移癌 颈部淋巴结转移癌绝大多数来自颈部恶性肿瘤、乳腺、肺及消化系统恶性肿瘤。转移癌多分布于颈内静脉区淋巴结，多表现为沿胸锁乳突肌分布的肿大淋巴结，单发或多发。转移性淋巴结常常失去正常淋巴结形态，呈进行性增大，常与周围组织、血管粘连固定，探头触之有坚硬感，转移灶巨大时，可使颈部活动受限。

声像图表现：根据原发病灶来源不同，颈部各部位及锁上区均有可能出现不规则低回声反射区，如鼻咽癌常转移至上颈部，肺癌和乳腺癌常转移至同侧锁上区。肿块大小不一，呈圆形或不规则形，边缘清楚或不清楚，无明显包膜回声，与周围软组织粘连甚至累及周围血管，肿块内回声不均匀，强弱不等（图 6-3-34）。如来自甲状腺癌的转移灶，可见到肿块内点状强回声钙化或液性区。CDFI 显示转移灶内血流信号常较丰富，呈棒状或点状分布，肿瘤周围可见较多的血管走行。

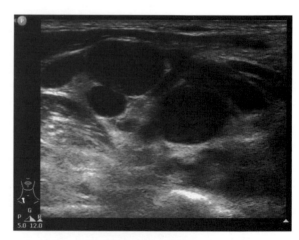

图 6-3-34 右锁上多发转移性低分化腺癌

（三）颈动脉体瘤

颈动脉体瘤是发生在颈动脉体的化学感受器肿瘤，肿瘤多位于下颌角前下方颈总动脉分叉处，围绕颈总、颈内、颈外动脉生长，将血管包绕但不侵犯血管壁，多可挤压颈动脉体。

声像图表现：在颈总动脉分叉处探及一不规则低回声区，回声均匀，无明显包膜，边界清楚，其旁可见颈动脉血管影或有分支深入到瘤体内，也可见肿物包绕挤压颈动脉，并使颈内、外动脉分离（图 6-3-35）。CDFI 显示瘤体内血流信号丰富，并可见动脉小分支深入到瘤体内，频谱多普勒显示这些小血管为低阻力性血流，血流速度较慢。而被压动脉血流速度相对较快。

超声检查颈动脉体瘤可以准确描述肿瘤位置，并可在声像图基础上提供肿瘤内的血流情况，观察肿瘤与动脉的关系，包绕位置，颈动脉受压情况和做出有无血管分支形成的判断，有利于术前准备。

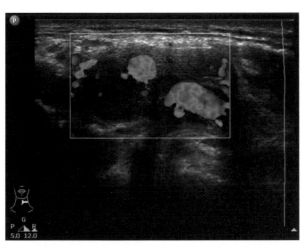

图 6-3-35　颈动脉体瘤；颈内、颈外动脉间距增大

七、颈部病变的穿刺活检

（一）甲状腺肿瘤穿刺活检

甲状腺肿瘤经皮穿刺活检是一项非常有用的技术。它可以应用小于 1mm 的细针，即细针抽吸细胞学检查（Fine needle aspiration biopsy，FNAB）。也可以应用大于 1mm 的粗针，即粗针切割组织学检查（Core needle biopsy）。该技术有快速、实时、准确、安全、无电离辐射等优点。同时也有一些缺点，如依靠超声检查设备、需要操作者有丰富的经验及技巧、受患者自身条件的影响（如结节

位置、患者体位及身体状况等影响）等等。

1．**适应证**　①确定甲状腺结节的性质。②手术及其他治疗方法应用前，获取细胞、病理学结果。

2．**禁忌证**　①严重的凝血功能障碍。②疾病累及血管壁、活检风险大于其诊断价值。③不能平卧的患者。④有精神疾患的患者。

3．**超声引导甲状腺肿瘤穿刺活检的方法**

（1）超声引导徒手穿刺，适用于经验丰富的，对自己的穿刺技术有信心的医生。其优势是可方便的改变穿刺针方向且能更好地显示穿刺针。

（2）应用有固定穿刺针道的超声穿刺探头。但在穿刺过程中穿刺针显示不清，针道校正受限，需要特殊的针具。

（3）在超声探头上安装引导架，这样可以选择准确的穿刺途径、清晰地显示穿刺针，但是由于引导装置的存在，限制了穿刺针的移动。无菌穿刺引导装置的数量限制了穿刺的例数。

超声引导甲状腺肿瘤穿刺活检应用 7.5～15MHz 的线阵探头。最好由两个医师共同完成。

4．**穿刺前准确**　患者取仰卧位，肩下垫一小垫，头部向后仰。颈部皮肤消毒、铺巾，并应用无菌耦合剂。在无菌条件下进行穿刺活检，穿刺针一般在探头侧面、平行于探头长轴进入。

5．**操作方法**

（1）细针抽吸细胞学检查：应用工具包括 10ml 或 20ml 注射器、22G 针头、载玻片。细针抽吸一般不需要局部麻醉，超声引导细针穿刺进入靶目标后，至少在病灶内三个位置进行抽吸才能满足细胞学检查的样本需要。如果结节回声不均匀，应该在结节中心或周边最可疑的部位取材。囊内的实性强回声结节必须被取材。穿刺标本放在载玻片上进行涂片，并送至细胞学室。

（2）粗针组织学检查：应用工具包括自动活检枪、穿刺针（16G 或 18G）、滤纸、10% 甲醛溶液。粗针穿刺活检需要局部麻醉，超声引导穿刺针到达靶目标，触发活检枪，取一至三条组织。对于实性结节可在血流丰富处取样、囊实性结节取其实性部分、囊性结节取其囊壁、弥漫性病变可在甲状腺内任选几个位置。穿刺标本置于滤纸上，10% 甲醛固定，送病理检查（见图 6-3-36～图 6-3-38）。

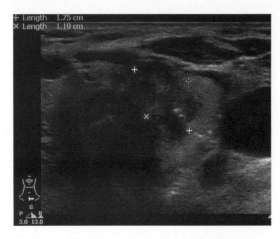

图 6-3-36　甲状腺左叶近峡叶实性结节内伴点状钙化：
超声提示可疑恶性

术后穿刺部位用无菌敷料按压至少 10 分钟，防止出血。术后 30～60 分内检查患者，如有异常症状及体征，行超声检查。

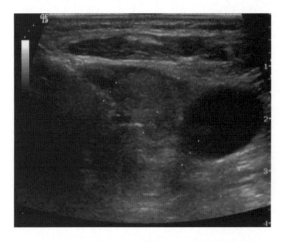

图 6-3-37　超声引导下穿刺活检：图中线条状
强回声为穿刺针回声

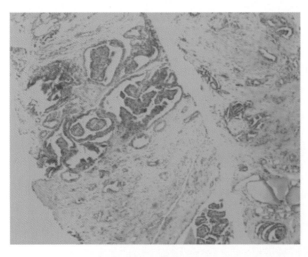

图 6-3-38　穿刺活检标本病理回报甲状腺乳头状癌

6. **并发症**　包括局部及全身并发症。局部并发症包括：疼痛、出血、感染、神经麻痹及功能失调等。全身并发症包括：不适、发热、激素水平失调等。大多数的并发症只需观察，不需要住院处理。

7. **细针抽吸与粗针活检准确性比较**　细针抽吸取材全面，敏感度高，但取的细胞相对较少，诊断率较低。粗针活检取材较多，能进行免疫组织化学检查，但敏感度较低。Andrew 等对细针抽吸与粗针活检进行对比，认为二者诊断准确率没有差异，粗针取的组织多，诊断率较高，但敏感度低于细针抽吸，如果联合应用两种方法，将会进一步提高诊断的准确性。

（二）颈部淋巴结穿刺活检

1. **适应证**　①颈部淋巴结肿大，为明确肿大原因；②治疗前明确病理；③检查颈部恶性淋巴结对治疗的反应。

2. **禁忌证**　①严重的凝血功能障碍；②有精神疾患的患者；③穿刺部位不能被超声影像清晰地显示者；④穿刺路径无法避开大血管或其他重要器官者。

3. **穿刺前准备**　患者取仰卧位、肩下垫一小垫，头部偏向穿刺对侧。颈部皮肤消毒、铺巾，并应用无菌耦合剂。穿刺针一般在探头侧面、平行于探头长轴进入。

4. **操作方法**　应用工具包括自动活检枪、16G 或 18G 穿刺针、滤纸、10% 甲醛溶液。局部麻醉后，超声引导穿刺针到达靶目标，触发活检枪，取一至三条组织。穿刺标本置于滤纸上，10% 甲醛固定，送病理科（图 6-3-39，图 6-3-40）。

5. **颈部淋巴结穿刺活检的诊断价值**　Nicholas 等人对 247 例肿大淋巴结进行粗针组织穿刺活检，超声引导良恶性淋巴结鉴别的敏感性、特异性、准确性分别为 98.1%、100%、98.7%。恶性淋巴瘤与反应性淋巴结增生鉴别的敏感性、特异性、准确性分别为 98.5%、100%、98.7%。

6. **并发症**　很少见，主要有疼痛、出血等。一般不需特殊处理。避免并发症的关键是熟悉超声解剖、穿刺准确、避开重要组织及器官。

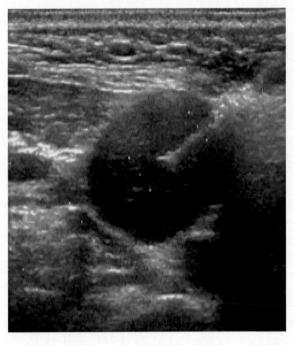

图 6-3-39　颈部肿大淋巴结穿刺活检：线条状强回声为针道

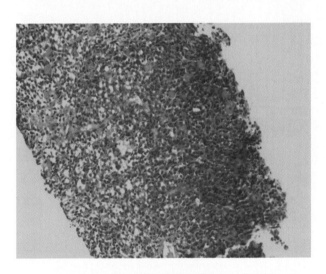

图 6-3-40　穿刺活检标本病理回报恶性淋巴瘤

（张晟　王海玲　徐勇　魏玺）

第四节　分子影像学

一、放射性核素显像

（一）基本原理

核素显像是一种以脏器和病变聚集放射性显像剂的量为基础的脏器病变显像方法，用核医学显像仪器可以将聚集放射性显像剂明显高于邻近组织的脏器或病变以浓聚影显示出来。也可将聚集放射性显像剂明显低于邻近正常组织的病变以

正常组织浓聚影中的淡影显示出来。脏器和病变显像的浓淡程度取决于聚集放射性显像剂的量，而后者与局部血流、功能、代谢和引流等因素（统称为功能性因素）有关，因此核素显像是一种功能依赖性显像，影像主要提供的是有关脏器的病变功能方面的信息，完全不同于一般的结构性显像。各个脏器和病变聚集各种放射性显像剂的机制不尽相同。

（二）核素显像的基本条件

1. 能够选择性聚集在特定脏器或病变的各种放射性显像剂；

2. 能够探测脏器和病变中聚集的放射性并将之显示成像的核医学显像仪器，现在最常用的仪器为单光子发射计算机断层照相机（Single photon emission computed tomography，SPECT 简称 ECT）。

（三）辐射安全问题

由于进行核素显像需将放射性核素引入体内，自然会引起人们对其辐射危害性的疑虑，经过国际辐射防护委员会和众多专家多年的实验研究和调查统计，得出如下结论：公众偶尔接受有效剂量当量小于 5mSv 的射线或核医学检查，其危害度可以忽略不计。而常规的核素显像虽有多种，但使受检者接受的有效辐射吸收剂量当量相似，皆低于 5mSv。放射性核素显像剂作为化学物质，不良反应发生率明显低于 X 线造影剂和青霉素，由此可见，核素显像给受检者可能带来的不利影响至少不高于 X 线检查，过多的顾虑是不必要的。现在核素显像有效剂量当量很低的原因主要有二：①随着技术的进步，近年来越来越多采用放射性 ^{99m}Tc 制备显像剂。^{99m}Tc 的物理半衰期仅 6.01 小时，不发射 β 粒子，已很少采用半衰期较长和发射 β 粒子的核素，如 ^{131}I、201TI、67Ga 等；②大多数显像剂很快经肾排出体外，有效半衰期仅数小时。

（四）优缺点
1. 优点

（1）核素显像是功能依赖性显像，提供脏器血流、代谢、功能和引流方面的信息，疾病早期多以这些变化为主，随后才逐渐发生结构变化，因此，本显像有利于多数疾病的早期发现和诊断，优于各种结构显像。

（2）选用特定显像剂可显示特定的脏器和病变，有较高的特异性。但当不同病变在功能方面类似，则某一显像剂对他们都可显示，就此而言则特异性不高，需结合浓聚影的位置、分布、数量、其他显像结果和临床情况进行鉴别诊断。

（3）影像多能提供数字化信息，便于定量测量各种变化参数。

（4）本显像技术多标准化，脏器和病变又多为全影显示，最有利于直观观察形态和客观测量功能，与超声检查相比较，受操作者技术差异和水平的影响小很多。

（5）绝大多数核素显像为静脉注射或口服显像剂，属于无创性检查。

（6）与 X 线检查相比较，本法显像剂不良反应发生率远低于 X 线造影剂；有些对同一脏器同一目的的检查，本法的辐射吸收剂量远低于 X 线检查。

2．缺点

（1）因受核医学显像仪器空间分辨率和成像的信息量的限制，本法所得脏器和病变影像的清晰度较差，影响了对细微结构的精确显示。多数核医学显像又不能同时显示多个脏器或组织的影像，影响了对病变的定位及观察它与邻近脏器的关系，在这些方面远不及 CT、MRI 和超声检查。

（2）仪器较为昂贵、笨重，环境要求高，放射性显像剂、影像计算机处理和放射性防护等配套设施工作较为复杂，致使显像价格较高，费时，难以开展床边和急诊服务。

（3）与超声检查相比较还多少具有辐射危害的缺点；与 X 线显像相比较，受检者排泄物含有放射性，可能构成环境污染等危害，需恰当处理。

可见，核素显像的优点突出，同时亦有不足之处，必须根据扬长避短的原则，严格掌握适应证、选用那些对诊断疾病特别是关系到疾病治疗决策确有独到优势的项目；对那些诊断准确性与 CT、MRI、超声等结构显像相近甚至不及的项目和辐射吸收剂量较大的项目一般不应选用，除非当地当时没有 CT 等结构显像条件或结构显像结果不满意。

二、核素显像在肿瘤诊断中的应用

1．放射性核素骨显像

（1）原理：骨显像剂 ^{99m}Tc-MDP 进入人体后，可与骨组织中的无机盐成分进行离子交换或化学吸附，也可与骨组织中的有机成分相结合。使放射性核素显像剂沉积在骨骼内。当发生骨转移时，由于成骨细胞活跃，使该部位放射性物质增加，显影增强（图 6-4-1）。

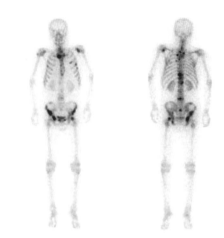

图 6-4-1 男，54 岁，肺癌患者，胸骨、第 3、5、10～12 胸椎、第 4 腰椎、骶骨、两肋多处、双侧髋骨、左股骨颈多发异常放射性浓聚区

（2）方法：①静脉注射 ^{99m}Tc-MDP，3h 后显像。②多饮水以促进骨显像剂经尿排出。③病人取仰卧位，探头自头部向足部方向扫描，行前后位显像。

（3）适应证：①恶性肿瘤病人术前出现骨骼疼痛症状；②恶性肿瘤病人术前及术后常规检查；③其他检查提示有骨转移存在，行骨显像检查以探查全身骨转移范围及数量。

（4）鉴别诊断：主要与良性疾病如外伤、感染等相鉴别。

（5）临床意义：骨骼是恶性肿瘤血行转移的常见部位。放射性核素骨显像是近年来发展起来的检查骨肿瘤的方法，能比临床症状及 X 线骨检查更早地发现骨转移，而且具有一次显像全身探查的特点，不容易遗漏病灶，可为恶性肿瘤临床分期和治疗措施提供依据。对恶性肿瘤患者，特别是容易发生骨转移的肿瘤病人，应该常规做放射性核素骨显像检查，即使无阳性发现也应定期复查。对临床上怀疑骨转移而 X 线检查无异常或不能确诊者，放射性核素骨显像检查更有必要。

(6) 注意事项：无须空腹；无其他注意事项。

2．放射性核素甲状腺显像

(1) 甲状腺静态显像

原理及方法：甲状腺静态显像（Thyroid static imaging）是利用甲状腺组织具有摄取和浓聚 ^{131}I 或 ^{99m}Tc- 过锝酸盐的能力而对甲状腺进行显影的技术。甲状腺自血液循环中摄取放射性碘或锝后，通过显像仪器在体外显示甲状腺内显像剂的分布，用于观察甲状腺的位置、形态、大小以及功能状态。锝与碘同属一族，都能被甲状腺组织摄取和浓聚，但锝不能被有机化，故 ^{99m}TcO$_4$ 甲状腺显像只能反映甲状腺的摄取功能，不能反映碘代谢状态或有机化情况。^{99m}Tc 的物理特性优于 ^{131}I，其图像质量比 ^{131}I 好，是目前最常用的甲状腺显像剂。但寻找异位甲状腺和甲状腺癌转移灶时，仍宜用 ^{131}I 为佳。

注意事项：显像前一般停服含碘药物及食物。

静脉注射 ^{99m}TcO$_4$74 ～ 185MBq（2 ～ 5mCi）20 ～ 30min（或口服 1 ～ 2h）后进行采集，采用针孔型准直器或通用平行孔准直器。常规采用前位平面采集，必要时增加斜位。

异位甲状腺显像则在空腹口服 ^{131}I1.85 ～ 3.7MBq（50 ～ 100μCi）后 24h 分别在拟检查的部位和正常甲状腺部位显像，采用高能通用型准直器，其余条件同 ^{99m}TcO$_4$ 甲状腺显像。

甲状腺癌转移灶显像在空腹口服 ^{131}I74 ～ 148MBq（2 ～ 4mCi）24 ～ 48h 后进行前位和后位全身显像，采用高能通用型准直器，采集程序同全身骨显像。

适应证：各种甲状腺疾病。

正常影像：正常甲状腺形态呈蝴蝶形，两叶甲状腺放射性分布均匀，边缘基本整齐光滑（图 6-4-2）。正常甲状腺两叶发育可不一致，可形成多种形态变异，少数患者可见甲状腺锥状叶变异。

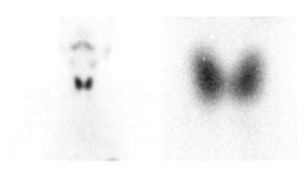

图 6-4-2

临床意义：

①异位甲状腺的定位诊断：甲状腺显像有独特的诊断价值，正常甲状腺部位未见 ^{131}I 摄取影像，而在其他部位（如：舌根部、胸骨后、上纵隔等部位）出现 ^{131}I 摄取影像，或正常部位的甲状腺组织影像延伸至胸骨后即可诊断。

②甲状腺结节的功能状态及其良恶性的判断：根据甲状腺结节部位的放射性活性是高于、相近或低于周围正常甲状腺组织（或无放射性分布），将结节分为四类结节：热结节（图 6-4-3）、温结节、凉结节和冷结节（图 6-4-4），其恶性概率分别为 3.5%、5%、10% 和 20%。

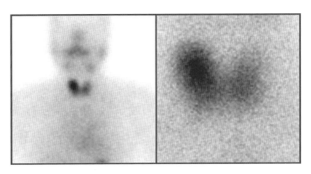

图 6-4-3

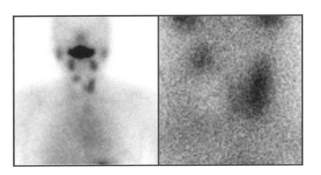

图 6-4-4

单发热结节主要见于功能自主性甲状腺腺瘤，但也有少数分化好的甲状腺滤泡癌表现为热结节；多发性热结节可见于结节性甲状腺肿的结节功能不一而引起的放射性分布不均匀。温结节主要见于功能正常的甲状腺腺瘤，结节性甲状腺肿和慢性淋巴性甲状腺炎也可表现为温结节。冷（凉）结节主要见于甲状腺癌、甲状腺瘤、甲状腺囊肿、出血、钙化及局灶性亚急性甲状腺炎；冷（凉）结节中约 80% 属于良性腺瘤或腺瘤伴出血、囊性变；单发冷（凉）结节癌变发生率高，但多发冷（凉）结节癌变发生率则较低。单纯甲状腺静态显像不能判断甲状腺结节性质，因此，如果甲状腺显像发现有结节，一般应进一步做甲状腺亲肿瘤阳性显像（如 ^{99m}Tc-MIBI、^{201}Tl 显像等），以协助判断结节良、恶性。

③甲状腺癌转移灶的寻找：在寻找转移灶之前需去除正常甲状腺组织，或采用手术切除或采用大剂量 ^{131}I 摧毁全部正常甲状腺组织，4 周后待血清 TSH 浓度大于 30mIU/L 时再行甲状腺癌转移灶显像，必要时还可注射 TSH 以刺激病灶摄取 ^{131}I，提高显像阳性率。甲状腺滤泡癌和分化好的乳头状癌的原发灶及转移灶均有一定的摄 ^{131}I 能力，因此当甲状腺外出现摄 ^{131}I 的组织即可诊断为转移灶。而甲状腺髓样癌的原发灶及转移灶均不能浓聚 ^{131}I，因此不能用 ^{131}I 来寻找其转移灶，可采用 ^{201}Tl 作显像剂。

④颈部肿块与甲状腺的关系：当肿块位于甲状腺轮廓外、不摄取 ^{131}I 或 ^{99m}TcO$_4$、甲状腺形态完整时，则为甲状腺外肿块。当甲状腺形态轮廓不完整、肿块在甲状腺轮廓以内，肿块与甲状腺的显像剂浓聚（或稀疏）部位重叠，则为甲状腺内肿块。需要注意鉴别的是甲状腺外肿块压迫甲状腺、少数甲状腺内肿块向外生长等。

⑤ ^{131}I 治疗前甲状腺重量的确定：甲状腺重量测定是甲亢患者采用 ^{131}I 治疗确定给药剂量的重要指标之一，因此显像条件必须标准化。

重量 = 正面投影面积（cm^2）× 左右叶平均高度（cm）× K

K 为常数，介于 0.23 ～ 0.32，随显像条件不同而有差异。

（2）甲状腺阳性显像

原理：一些常用的心肌灌注显像剂，如 ^{201}Tl（^{201}TlCl）和 ^{99m}Tc-MIBI 也可被肿瘤细胞所摄取，称亲肿瘤或肿瘤阳性显像剂。静脉注入体内后，可随血流直接进入肿瘤细胞，呈较高浓聚，应用 SPECT 仪可显示浓聚于肿瘤部位的高放射性或"热区"为肿瘤疾病的定位诊断和疗效监测提供有价值的资料。^{99m}Tc（V）-DMSA 或 [^{99m}TcO（DMSA）$_2$]，可被肿瘤细胞摄取，但确切机制有待阐明，它在血浆内可稳定存在，但在肿瘤细胞内水解，形成锝酸根，^{99m}Tc（V）-DMSA 特别在甲状腺髓样癌和一些软组织肿瘤有较高浓聚。

适应证：

①甲状腺肿瘤良恶性病变的鉴别，可不停用甲状腺激素或 CT 造影后进行；

②探测和定位诊断甲状腺癌转移灶；

③分化型甲状腺癌 ^{131}I 治疗后随访和疗效评估；

④ ^{99m}Tc（V）-DMSA 可用于甲状腺髓样癌的诊断，确定手术范围，探查残留病灶，随访疗效和寻找复发和转移灶。

禁忌证：无明确禁忌证。

注意事项：

① ^{201}Tl、^{99m}Tc-MIBI 在肿瘤内的聚集与清除受多种因素影响，属非特异性显像剂，有一定的假阳性和假阴性，应结合病史、体征和其他相关检查进行综合分析；

② ^{99m}Tc（V）-DMSA 对甲状腺髓样癌诊断的准确性极高，但若患者治疗后，病灶的阳性率会下降，宜用 ^{99m}Tc-MIBI 作补充检查；

③显像的阳性率受仪器的分辨率影响较大，小于 1cm 的肿瘤及其转移灶常难以发现。

寻找甲状腺癌转移灶：

^{131}I 全身显像：在残留有较多甲状腺组织的分化型甲状腺癌病人，行 ^{131}I 全身显像寻找甲状腺癌转移灶往往不能获得真实的结果，在已完全去除残留甲状腺的 DTC 病人，行 ^{131}I 全身显像应停止服用甲状腺激素 4 ～ 6 周，忌碘饮食 4 周。显像用 ^{131}I 诊断剂量 74 ～ 185MBq（2 ～ 5mCi），给药后 48 ～ 72h 行全身显像。有专家认为 ^{131}I 显像产生"击晕"或"顿抑"（Stunning）现象，这是指在用 ^{131}I 显像后相当一段时间内，DTC 病灶或残留甲状腺组织摄取 ^{131}I 功能因受抑制而明显降低。使用的 ^{131}I 显像剂量越大，发生"击晕"的可能性越大，而且程度亦更严重。所以，有学者主张用 ^{123}I 进行全身显像，因 ^{123}I 发射纯 γ 射线，可减轻或减少"击晕"效应。^{131}I 全身显像诊断 DTC 转移灶的敏感性随剂量的加大而提高，所以目前推荐的方法是在给予 DTC 患者去除术后残留甲状腺组织或治疗 DTC 转移灶的大剂量 ^{131}I 后 5 ～ 7 天进行全身显像，可发现诊断剂量 ^{131}I 显像未发现的病灶，对制定患者随访和进一步治疗方案有帮助（图 6-4-5，图 6-4-6）。

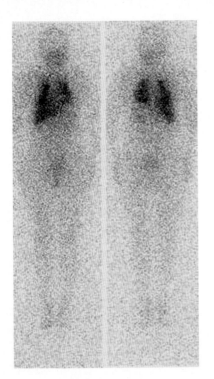

图 6-4-5　女,31 岁,甲状腺乳头状癌术后,大剂量 [131]I 治疗后, [131]I 全身显像可见双肺弥漫性放射性浓聚区,其间放射性分布不均匀,呈大小不等团块状放射性增高区

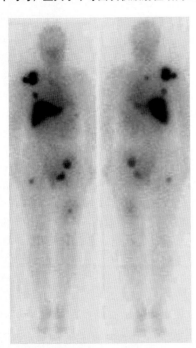

图 6-4-6　女,46 岁,甲状腺乳头状癌术后,大剂量 [131]I 治疗后, [131]I 全身显像可见右肩部、右胸部、上腹部、左侧盆腔、双侧股骨等处多发团块状异常放射性浓聚区

　　[131]I 全身显像假阳性的原因: [131]I 全身显像是 DTC 病人随访常进行的检查之一,显像结果对选择性的治疗方案有决定性意义。已有大量报道各种不同的原因可导致假阳性的发生,对此了解有助于正确评价显像结果。

　　① 生理性摄取 [131]I:放射性 [131]I 的生理性摄取或分泌可见于鼻咽部、唾液腺、汗腺、胃肠道和生殖泌尿道。肝脏摄取 [131]I 而显像,特别是在用 [131]I 去除残留甲状腺组织的 DTC 患者较常见,这是因为在体内形成的含有放射性 [131]I 的甲状腺激素在肝脏代谢所致。非哺乳期和哺乳期的乳房都可能摄取 ^{131}I,特别是习惯于经常用某一侧乳房哺乳而造成双乳不对称的影像时,易导致诊断的困难。

　　② 病理性摄取 [131]I:这里的病理性摄取指不是由于 DTC 病灶的摄取,而是由于其他病理改变或病灶造成的 [131]I 异常浓聚。病理性的渗出液,漏出液以及炎性病灶,是导致假阳性的常见原因,如淋巴上皮囊肿、阴囊水肿、皮肤烧伤、心包积液、卵巢囊肿、肾囊肿、肺部的炎性病变等,可结合病史或其他检查手段明确诊断;另一类导致假阳性的原因是各种非甲状腺的肿瘤细胞有摄取 [131]I 的功能,如胃腺癌、原发性肺腺癌、未分化支气管癌、乳头状脑膜瘤和畸胎瘤等;食管放射性浓聚是导致纵隔部位显像假阳性的常见原因,可能是由于唾液在食管滞留、胃食管反流、食管憩室、裂孔疝、贲门痉挛和溃疡性食道炎等病理改变所致。

　　[201]Tl 显像: [201]Tl 是核医学常用的亲肿瘤阳性显像剂,被广泛用于各种肿瘤的显像诊断。 [201]Tl 是与钾离子生物学特性相似的一价离子,细胞对 [201]Tl 的摄取决定于局部血流灌注量、Na^+-K^+ ATP 酶活性和微粒体水平的高低等因素。Nakada 的研究显示,DTC 病灶摄取 [201]Tl 与肿瘤细胞 DNA 有关。测定 DTC 病灶与本底组织之比值(TBR),二倍体 DNA 组(DNA diploidy)为 1.82($\pm$0.35),非整倍体 DNA 组(DNA aneuploidy)为 2.61($\pm$0.29),两组 TBR 有显著性差异。非整倍体 DNA 的 DTC 生长迅速,侵袭性强,易发生转移,预后差;反之,则提示应采取积极的治疗措施。 [201]Tl 显像结果已作为评价肺癌患者预后的指标之一,也有可能成为评价 DTC 患者预后的指标之一。静脉注射 [201]Tl37 ~ 74MBq,10min 行早期显像,主要反映肿瘤病灶的血流灌注状况;120min 行延迟显像,主要反映病灶肿瘤细胞的生物学特性和功能。 [201]Tl 显像简便易行,可在不停用甲状腺激素的情况下进行。

^{99m}Tc-MIBI 显像：^{99m}Tc-MIBI 是一种心肌显像剂，临床上也作为亲肿瘤的阳性显像剂应用。肿瘤细胞摄取 ^{99m}Tc-MIBI 的机制可能是由于 ^{99m}Tc-MIBI 的阳离子电荷及亲脂性作用，使其与肿瘤细胞中某些低分子蛋白质结合；肿瘤细胞膜和线粒体膜的电压与正常细胞有差异，这与其摄取或滞留 ^{99m}Tc-MIBI 有一定关系；肿瘤组织血流量增加和毛细血管通透性增加也是摄取 ^{99m}Tc-MIBI 增高的原因之一。国外研究报道 ^{99m}Tc-MIBI 显像诊断 DTC 复发或转移的敏感性为 50%～88%，特异性为 92%～96%。华西医科大学附属医院报道的 ^{99m}Tc-MIBI 显像的敏感性为 86.4%，特异性为 76.0%。^{99m}Tc-MIBI 显像的优点是可不停用甲状腺激素，图像的分辨率高。由于 ^{99m}Tc-MIBI 从病灶内"洗脱"快，所以一般静脉注射药物后 10～30min 可进行显像。假阴性的主要原因为病灶过小或病灶的位置与正常生理摄取显像剂的部位重叠。由于 ^{99m}Tc-MIBI 是临床常用的药物，其诊断 DTC 转移的效率与 201Tl 相近，所以得到越来越广泛的应用。

3. 放射免疫显像（RII）

（1）原理：将抗肿瘤抗体体外标记放射性核素静脉注入患者体内，待 3 天后，标记抗体与肿瘤结合，且未与肿瘤结合的游离抗体已排出体外，利于 SPECT 进行显像，可显示肿瘤影像。

（2）方法：a.In-111-Ab-DTPA（370MBq/1mg/ml）+ 生理盐水（100ml）+ 地塞米松（5ml）静脉点滴 30 分钟，b.3 天后显像，c.如用骨显像协助定位，断层前 30min 静脉注入 99mTc-MDP（RII 用 In-111），双道、双核素采集。d.显像：全身探查肿瘤病灶；局部平片确认病灶；断层确认病灶。e.利用融合技术处理所得图像。

（3）适应证：a. 已知原发灶，了解肿瘤浸润及转移情况；b. 原发灶切除术后，探查肿瘤有无转移；c. 已知转移灶，原发灶探查。

（4）注意事项：为避免对鼠源性抗体的过敏反应，病人一般为首次注射，应慎重对待第二次或多次注射。

4. 原发肿瘤的 DNA 代谢显像

（1）原理：利用放射性核素 ^{99m}Tc 体外标记胞嘧啶，并利用肿瘤细胞的分裂增殖比正常细胞快得多，其摄取的胞嘧啶要高于正常细胞这一原理，进行肿瘤的代谢显像。

（2）方法：将 C-DTPA-^{99m}Tc 20mCi/2ml 注入患者体内，并于注射后 0.5～2h 显像。显像时利用法国 SophA 公司显像设备，能峰 140keV，平行孔准直器，平片采集总计数 200 000～400 000，矩阵 64×64。

（3）适应证：a. 用于一些浅表肿瘤，如：甲状腺癌等头颈部肿瘤，乳腺癌原发灶肿块的定性诊断；b. 用于某些深部脏器，如：肺内单发孤立结节的鉴别诊断；c. 鉴别诊断放疗后的纤维化或肿瘤的复发，尤其脑肿瘤。

三、PET/CT 在头颈部肿瘤中的应用

正电子发射断层与计算机断层显像（Positron emission tomography- computed tomography, PET/CT）是近年来发展起来的一种新型影像技术，是一种在分子水平上显示活体生物活动的医学影像技术。它将原有从细胞和分子水平反映生理和病理特点的功能分子影像设备—PET 和能够在组织水平上反映生理和病理解剖结构变化的影像设备—CT 有机结合起来，达到 PET 图像与 CT 影像同机融合，故被称为解剖—功能影像设备。其应用价值广泛，特别是在肿瘤的定性、定位诊断、临床分期与再分期、治疗方案的选择与疗效评价以及复发和转移的监测等方面具有重要意义，现越来越受到广大学者和临床医师的关注。

（一）PET/CT 显像原理及显像剂

1. PET 显像原理 PET 应用能够发射正电子的放射性核素及其标记物作为显像剂，引入人体后，参与人体的代谢，分布于体内。正电子核素发射的正电子在人体内经过极短距离移动后，与体内的负电子（电子）发生碰撞，产生湮没辐射，发射出两个能量相等（511keV）、方向相反（互成 180º）的 γ 光子。PET 成像是采用一系列成对的互成 180º 排列后连接符合线路的探头，探测示踪剂所产生的湮没辐射的光子，采集的信息经计算机处理，显示出靶器官的断层图像并给出定量生理参数。目前 PET 具备全方位 5mm 左右分辨率和三维全身成像。

PET 显像常用的正电子核素（^{11}C、^{13}N、^{15}O、^{18}F 等）多为人体固有元素的同位素，用其标记人体活性物质及其类似物，可不改变被标记物质的生物特性和功能，能够客观的在活体条件下，在分子水平上显示该活性物质在体内的分布状况，揭示疾病最初的基因、代谢、功能改变信息，为疾病的真正早期发现提供科学依据，因此，PET 显像又被称为功能分子影像技术或活体生化影像技术。

恶性肿瘤及其转移灶具有细胞生长速度快、代谢旺盛、细胞增殖能力强，以及某些特异性受体或抗体表达增加等特点，故可应用正电子核素标记相应的代谢底物、合成原料、配体和抗体等，使其在肿瘤病灶中特异性聚集，体外应用 PET 扫描仪进行显像，从而反映出肿瘤的位置、大小、形态和放射性分布，以最终达到诊断肿瘤的目的。

2．PET−CT 在肿瘤诊断中的优势 尽管单纯 PET 显像对组织病变非常敏感，但其无法提供准确的解剖位置信息，对较小病灶的定位以及 FDG 的正常生理性浓聚的判定存在一定困难。PET-CT 一体化机型是将 CT 球管和探测器与 PET 探测器装配在同一机架内，二者使用同一定位坐标系统，并共用同一检查床。由同一计算机工作站控制，两种探测器在同一轴上旋转，在受检者体位保持不变的前提下，在很小的时间差内先获得解剖学 CT 图像，并以 CT 图像作为 PET 发射数据重建过程中的衰减校正，再获得功能性 PET 图像，从而真正实现了像素对像素的融合，使两种技术优势互补，产生了 1 ＋ 1 ＞ 2 的效应，从而有效克服了 PET 图像空间分辨率不足的问题。

在临床工作中 PET-CT 较单纯 PET 具有更大优势，主要表现在以下几个方面。

（1）缩短采集时间：在相同的时间内增加可检病人数，并改善病人的舒适度，以减少病人因体位不适导致的位置移动所产生的伪影，提高图像质量，效价比高。

（2）定位准确：CT 影像可提供准确的解剖学定位并能鉴别 PET 阳性发现是否为示踪剂生理性摄取，增加了对位的准确性，有利于图像的判读。在 PET 高代谢病灶的定位与检出能力方面，PET-CT 较单纯 PET 提高 20% 左右。

（3）单次检查就可明确肿瘤在全身的分布情况：尤其在寻找原发病灶，特别是临床高度怀疑恶性肿瘤（如血清肿瘤标志物异常升高），而解剖影像不能明确诊断或阴性的患者更有意义。

3．PET−CT 显像剂

（1）糖代谢显像剂：^{18}F-FDG（2-Fluorine-18-Fluoro-2-decory-D-glulose, 2- 氟 -18-2- 脱氧 -D- 葡萄糖）是目前 PET 显像剂中最成熟、应用最为广泛的一种，其显像原理在于：^{18}F-FDG 是天然葡萄糖的类似物，二者的生物学行为极为相似，均能在葡萄糖转运蛋白的作用下通过细胞膜进入细胞内。在胞质内在己糖激酶的作用下发生磷酸化反应，分别产生 6- 磷酸葡萄糖（G-6-P）和 6- 磷酸脱氧葡萄糖（18F-DG-6-P）。其中 G-6-P 可进一步参与三羧酸循环，最终代谢为 H_2O 和 CO_2；而 18F-DG-6-P 由于空间构象不同，不能被 1,6- 二磷酸葡萄糖异构酶催化生成 18F- 葡萄糖 -1,6- 二磷酸继续糖代谢，而"陷落"于细胞内，形成 PET 图像中的光点。葡萄糖的转运主要是通过不同组织中位于细胞膜的葡萄糖转运体（Glut1 ～ Glut5）进行的。活体内以葡萄糖作为能量来源的组织均能摄取 FDG，正常组织细胞膜上主要是 Glut2、Glut4、Glut5，除脑和心脏外，大部分正常组织 Glut 表达均较低；而恶性肿瘤细胞膜表面除具有正常组织细胞膜上 Glut2、Glut4、Glut5 外，还具有 Glut3，加之肿瘤细胞的有氧氧化和无氧酵解，尤其是后者使葡萄糖代谢速度加快，故 ^{18}F-FDG 在肿瘤细胞内的积聚明显高于正常组织，形成良好对比，易于肉眼观察。

恶性肿瘤由于新生肿瘤组织血管网不完善、Glut1 和己糖激酶（HKs-1）过度表达以及细胞有丝分裂活跃等因素致 ^{18}F-FDG 摄取增高，在 PET-CT 图像表现为局部异常摄取。目前常规 PET-CT 显像多采用 ^{18}F-FDG 作为显像剂，故本节将重点阐述 ^{18}F-FDG 在头颈部肿瘤中应用的情况。

（2）核酸代谢显像剂：核酸（Nucleic acid）的合成与代谢可以反映细胞分裂增殖状况。^{18}F-FLT 是目前性能较好的核酸代谢显像剂。正常组织细胞内 18F-FLT 的代谢涉及细胞表面的胸苷转运体、胸苷激酶和胸苷磷酸化酶。其代谢的限速方式类似于 ^{18}F-FDG，限速酶是胸苷激酶。血液或组织液内的 ^{18}F-FLT 经细胞膜胸苷转运体进入细胞内，在胸苷激酶的催化作用下发生胸苷磷酸化，生成胸苷-1-磷酸和胸苷-2-磷酸，胸苷磷酸化后生成的胸苷-1-磷酸等都带有负电荷，不能直接转运出细胞从而滞留在细胞内。基于 ^{18}F-FLT 与胸腺嘧啶结构不同，不能进一步代谢合成核酸。

肿瘤细胞聚合酶活性明显增强，核苷酸合成的激酶高表达，肿瘤细胞表面的核苷转运体合成与分布明显增高，使得肿瘤细胞内生成 ^{18}F-FLT-PO$_4$，肿瘤组织细胞内 ^{18}F-FLT 摄取量与肿瘤细胞内的胸苷激酶、胸苷转运体的量成正相关。^{18}F-FLT 参与核酸合成与代谢，反映细胞分裂与增值情况，据报道在恶性淋巴瘤、结直肠癌、非小细胞肺癌及头颈鳞癌细胞中 ^{18}F-FLT 的标准化摄取值（Standardized uptake value，SUV）与细胞核增值抗原表达、增殖指数成正相关。^{18}F-FLT 目前主要用于肿瘤增殖能力的评价，也可用于脑肿瘤、肺癌、食管癌、恶性淋巴瘤、淋巴转移癌 PET 诊断和分期等。

肿瘤治疗后摄取 ^{18}F-FLT 的降低程度大于 ^{18}F-FDG，因此一些学者认为，^{18}F-FLT 可能是评价化疗药物疗效更为理想的显像剂。但由于核苷酸戊糖 3 位上羟基有重要作用，用 F 离子取代该位置上羟基对核苷酸的功能有重要的影响，目前新的核苷酸代谢药物开发依然在进行中。

（二）PET-CT 显像前准备及检查方法

目前在临床上 PET/CT 显像多采用 ^{18}F-FDG 作为显像剂，故本节主要针对此显像剂的显像前准备及检查方法加以介绍。

由于 ^{18}F-FDG PET-CT 显像与糖代谢有关，且有研究表明血糖水平与肿瘤组织摄取 FDG 的程度成负相关，故检查前患者需禁食 4～6h 以上，以保证血糖浓度控制在正常水平（< 8mmol/L），血清胰岛素处于基础代谢状态，以增加肿瘤组织 FDG 的摄取，同时减少本底组织如肠道、骨骼肌和心肌对 FDG 的摄取。尽管高血糖与葡萄糖存在竞争作用，但由于胰岛素诱发的低血糖状态会减少肿瘤 FDG 的摄取而增加肌肉的摄取，增加了假阴性的可能，故目前并不主张在显像前通过注射胰岛素来快速降低血糖。对于血糖水平稍高的患者，因其仅造成肿瘤糖摄取轻微减少，故无须在注射 FDG 前调整血糖。而对于严重糖尿病患者则应通过系统治疗使血糖尽量维持在正常水平后再行 PET-CT 显像。

注射前患者应避免高强度的体育运动，并处于松弛状态。摘除项链、耳环、假牙或其他金属饰品，掏空口袋中的物品（如钥匙、皮夹、手机等），以免产生衰减校正伪影。

选择上肢静脉或足背静脉注射显像剂 ^{18}F-FDG（放化纯度 > 95%）1.1～1.2 Mbq/kg。建议建立静脉通道，以保证 FDG 准确注入静脉内，避免药物漏出血管造成淋巴结摄取或药物渗入至皮下组织。注射应快速，并在注射后用盐水冲洗，以减少 FDG 在注射器和静脉内的残留。

患者在暗室安静状态下平卧 40～60min，应尽量少说话，避免交谈。排尿后应用发射、透射交替方式进行二维采集。CT 扫描电压 120 kV、电流 100mA、螺距 0.75、球管单圈旋转时间 0.8 s。PET 采用 2D 采集，每个床位采集 3 min，全身扫描范围从头顶至股骨中段，约 6～7 个床位。由于全身扫描所需时间较长，常规全身采集时均采用仰卧位。对于不能平卧的患者，可以采用侧卧位或侧斜位。疼痛较重的患者可于显像前使用止痛剂，甚至麻醉剂，以减少肌紧张造成的肌肉无氧酵解增加，而导致本底肌肉 FDG 摄取增高。

图像重建采用有序子集最大期望值迭代法。PET 和 CT 图像传送至 Xeleris 工作站进行对位融合，可分别获得横断、冠状、矢状的 CT、PET 及 PET-CT 融合图。

目前 PET-CT 显像的图像分析除目测法外，主要采取半定量分析技术，能提供糖代谢指数，组织中 18F 的总量在任何时间点上与糖的利用成直线相关。SUV 可通过兴趣区（Region of interest，ROI）FDG 的浓聚量与注射量的比值及患者体重计算而得。平均活度（nCi/ml）由 ROI 测得，SUV 由下列公式计算。

$$标准化摄取值（SUV）= \frac{平均\ ROI\ 活度（nCi/ml）}{注射剂量（nCi）/体重（g）}$$

（三）^{18}F-FDG 在体内的正常分布

葡萄糖是脑组织唯一的能量来源，而且脑是高能耗器官，所以脑组织吸收 FDG 比例较高。大脑皮质、基底节、丘脑和小脑等部位常呈 FDG 高摄取，脑白质和脑脊液摄取较低。在颈部常可见扁桃体对称性中度或高度摄取，故注射示踪剂后应嘱患者避免谈话和口咽部运动，以降低局部摄取。部分甲状腺可表现为弥漫性对称性摄取，可能与慢性甲状腺肿或甲状腺炎有关。锁骨上和脊柱旁的脂肪组织和肌肉可以造成中度以上的对称性摄取，多由棕色脂肪所致，在PET-CT图像上较易识别。

肺实质为低摄取。纵隔含有较丰富的血管，为中度摄取。胸腺在成人多摄取不明显，但在儿童可表现为明显摄取，在前纵隔呈"V"字形。正常心肌代谢依赖于葡萄糖和游离脂肪酸（Free fatty acids，FFA），部分患者可见左心室肌明显显影。但心肌是否显像及放射性分布是否均匀受血糖浓度影响较大，且有明显的个体差异。

腹部肝脏及脾可轻度均匀显像，但脾显像程度低于肝脏。消化道常可见浓聚程度不一的放射性分布，可能与平滑肌蠕动、肠道内容物以及肠壁淋巴组织的含量有关，如在淋巴结丰富和平滑肌活跃的盲肠，以及含粪便较多的乙状结肠往往有显著的摄取。消化道生理性浓聚常较弥漫、连续，形态与胃肠道走行一致，且摄取部位多在黏膜而非管壁肌肉。

血液中未被组织吸收的FDG经肾脏排泄，但其在肾小管内不能完全再吸收，从而造成肾盏、肾盂、输尿管及膀胱内聚积了大量放射性物质，

影响图像质量。因此，受检者在显像前大量饮水，及时排尿使泌尿系统内尿液显像程度减低，以便对腹、盆腔相邻器官进行最佳的诊断分析。

骨皮质几乎不摄取FDG，骨髓一般为低度均匀摄取。正在化疗或使用集落刺激因子（CSF，一类刺激骨髓造血干细胞生长和分化的因子）的患者骨髓可出现中度以上均匀摄取。在静息状态下，骨骼肌摄取多不明显，可有轻度摄取。

男性生殖系统中的睾丸可有中度摄取，随年龄增加摄取减少。女性子宫在排卵期、经期或存在子宫肌瘤时可见轻～中度FDG浓聚。卵巢不摄取FDG，经期、黄体囊肿可能有轻～中度摄取。

1. 鼻咽癌 ^{18}F-FDG PET-CT 能够在解剖结构基础上，从葡萄糖、核苷酸代谢及组织乏氧状况等方面显示鼻咽癌病理生物学特点，为其诊断和治疗提供客观信息。^{18}F-FDG PET-CT 除用于鼻咽癌的临床分期，对鼻咽癌的放疗靶区勾画也有重要的指导作用，有助于确定肿瘤的生物靶区，提高放疗的精确度，从而提高疗效和减少正常组织的放射性损伤。

（1）早期表现：鼻咽腔不对称，一侧咽隐窝变平、隆起或咽后壁局限性软组织增厚，呈 ^{18}F-FDG 高代谢（图 6-4-7）。

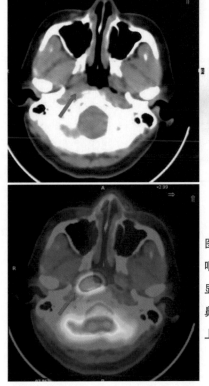

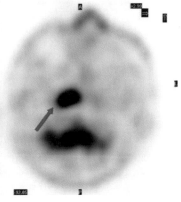

图 6-4-7　女，38 岁，CT 示右侧鼻咽后壁局限增厚，咽隐窝消失，PET 显示异常放射性浓聚，SUV 值 8.8，鼻咽镜咬检病理：（右咽隐窝）淋巴上皮癌

（2）进展期表现：鼻咽腔内软组织肿块，^{18}F-FDG代谢明显增强，增强扫描见轻度强化。肿块突入鼻咽腔可使鼻咽腔呈不对称性狭窄或闭塞，咽隐窝消失。病灶可沿组织间隙向周围侵犯，造成咽周软组织及间隙的改变，如向前可突入鼻后孔，侵犯翼腭窝、颞下窝及眼眶；向上可侵及海绵窦、颞叶、桥小脑角等部位，^{18}F-FDG呈高代谢，并可侵犯颅底导致颅底骨性孔、道扩大或破坏；向外侵犯翼突和咽部肌肉；向下可侵犯口咽。

早期即可有淋巴结转移，可单侧或双侧，转移淋巴结表现为^{18}F-FDG高代谢，淋巴结大小可正常或增大。咽后淋巴结是其第一站，常见咽后和颈Ⅱ～Ⅴ区淋巴结转移等，增强扫描转移淋巴结强化不明显。

对鼻咽部位的鳞癌、腺癌和恶性淋巴瘤而言，^{18}F-FDG均是最佳的显像剂，无论是鼻咽病灶、转移淋巴结还是远处脏器的转移灶，其病灶的^{18}F-FDG代谢均明显增强。一般来讲，病灶放射性浓聚程度越高，癌细胞的代谢和增殖能力越强，恶性程度越高。

鼻咽的炎症也可见局部组织^{18}F-FDG代谢增高，但其特点不同，如鼻咽腔放射性呈对称性分布，不形成灶性高代谢灶，相应CT上无黏膜增厚或黏膜增厚均匀一致。放疗后引起的慢性炎症反应或局部纤维化一般无明显代谢增强。

除^{18}F-FDG外，其他用于鼻咽癌的显像剂包括：① 18F-FLT：直接反映鼻咽癌细胞增殖，它不仅有助于与鼻咽炎症的鉴别，同时可指导鼻咽癌放疗靶区的勾画；② 18F-FMISO：肿瘤细胞乏氧是影响放疗和化疗的一个重要的负面因素，18F-FMISO在低氧水平下能还原而与大分子共价结合，因而滞留在低氧而仍有代谢活性的细胞内，据文献报道，在分次放疗期间用18F-FMISO评价氧化状态是有价值的。

2. 喉咽癌 大部分喉咽癌为鳞癌，因此，绝大部分喉咽癌表现为^{18}F-FDG高代谢肿块，代谢程度越高，其恶性程度越高。发生部位主要在梨状窦、咽后壁，其次为环状软骨后区。梨状窦癌病灶多位于其底部，早期表现为梨状窦区黏膜肿胀、增厚或梨状窦饱满，^{18}F-FDG代谢异常活跃；

当病灶明显增大时，表现为梨状窦变形、狭窄，甚至消失，出现突出于表面的肿块，环形扩展，使患侧杓会厌皱襞增厚，咽旁间隙狭窄消失；也可直接侵及声带，引起声带固缩；喉癌向外侵犯，可见甲状软骨破坏。环状软骨后区癌及咽后壁区癌以外突型常见，位于梨状窦上部，表现为椎前软组织增厚，超过1cm或见局部软组织肿块，呈^{18}F-FDG明显高代谢。环后区癌亦侵犯周围的软骨及下方的颈段食管。肿瘤增大后可以侵犯邻近组织，并且这些组织呈^{18}F-FDG高代谢；咽后壁癌向上可侵及口咽侧壁、舌根；向前内可浸润声带、喉室、假声带；向内侵犯杓状软骨；向外发展侵犯喉旁间隙，导致喉软骨破坏；向后侵及咽后软组织；向下同样侵犯食管，表现为食管入口管壁增厚。

喉咽癌常伴有颈部淋巴结转移，以单侧为主，后期可出现双侧淋巴结转移。血行转移多见于肺、肝和骨骼。转移淋巴结和远处转移均表现为^{18}F-FDG高代谢。

3. 喉癌 PET/CT不仅可以反映病灶形态学上的变化，还可以显示喉癌细胞代谢特点及全身病灶的分布，能够鉴别原发、复发与残留病灶，对喉癌的分期提供比较全面的资料，并对治疗后的随访很有帮助。文献报道，喉癌对^{18}F-FDG FLT的摄取高于^{18}F-FDG。生长因子受体显像可以显示生长因子的表达情况，指导靶向药物的治疗。

喉的恶性肿瘤无论鳞癌、腺癌和肉瘤都表现为糖代谢明显增强，摄取^{18}F-FDG的多少与其组织细胞的恶性程度相关。转移淋巴结和远处脏器转移灶也同样表现为高代谢。喉癌的PET/CT表现主要有以下几个方面：

（1）喉部高代谢的软组织肿块：喉腔内出现异常结节状高代谢灶，^{18}F-FDG PET/CT不仅能显示喉腔表面的病变，还能显示黏膜下及深部的隐匿性病变，可确定病灶的部位、大小、边界及扩展的范围。如杓会厌皱襞受侵，表现为局部增厚，两侧不对称，声带受侵显示声带增厚、固定、不对称（图6-4-8）；肿块较大者可致梨状窦变窄闭塞，气道偏移。

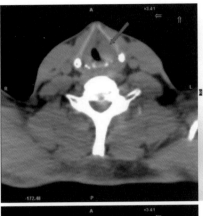
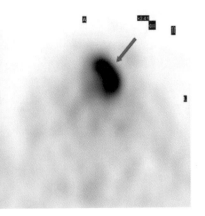
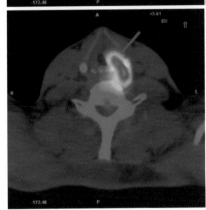

图 6-4-8　男，57 岁，CT 示左侧声带局限增厚，杓状会厌襞增厚，梨状窦变浅，PET 显示异常放射性浓聚，SUV 值 7.2，术后病理示：左声带鳞癌

（2）喉部间隙侵犯：表现为正常会厌前间隙或喉旁间隙脂肪密度影消失、闭塞，间隙密度增高、增大，会厌前间隙受侵者还可见会厌谿底部抬高，会厌喉面隆起等。

（3）喉部软骨的侵犯：喉部软骨有两种类型，一是通常不发生钙化的弹力软骨（会厌软骨），二是发生钙化或骨化的透明软骨（甲状软骨、环状软骨和杓状软骨的大部分）。会厌软骨在 CT 上不显影，其受侵犯的情况通常不易判断；钙化或骨化的透明软骨，其边缘不光整提示有骨质破坏，但容易将肿瘤邻近的非钙化软骨当作软骨侵犯，而 PET/CT 在上述部位出现异常放射性浓聚，则提示肿瘤已侵犯软骨。

（4）颈部淋巴结转移：颈部 Ⅱ～Ⅵ区常出现高代谢淋巴结，淋巴结肿大还可引起颈部正常脂肪间隙消失。

作为喉癌中发病率最高的声门型喉癌，其 PET-CT 主要表现为声带的增厚、变形及固定，软组织肿块呈 18F-FDG 高代谢，病灶可局限或弥漫，累及周围软组织时导致软组织增厚、间隙浑浊、致密；向前可累及前联合、向下侵及声门下、严重者可累及对侧声带、侵犯喉部软骨及喉旁组织。

4．甲状腺癌　PET-CT 显像除了显示甲状腺癌病灶形态特征外，还显示甲状腺癌的代谢、细胞表面特异性受体和转运体表达与分布等病理分子生物学特点，指导术前甲状腺癌的临床分期，帮助治疗方案的制订和疗效评价以及转移或复发的判断等。

（1）18F-FDG PET-CT 表现：甲状腺癌的 18F-FDG 代谢基本表现为高代谢，以未分化癌和髓样癌的 18F-FDG 代谢最活跃，其次为乳头状癌（图 6-4-9）和滤泡癌；病灶一般呈低密度，形态不规则、边界不清，中心可伴有坏死，瘤体内及周围可见钙化灶，增强见不均匀强化。转移淋巴结通常为圆形或椭圆形，多呈环形强化，呈 18F-FDG 高代谢，大小可无明显增大。甲状腺癌常发生肺转移，其次为骨转移，肺转移多表现为双肺野内散在分布的小结节影，大者可表现 18F-FDG 高代谢，微小结节也可以无明显 18F-FDG 摄取；骨转移病灶可为溶骨性、成骨性及混合性，溶骨性转移病灶多表现 18F-FDG 高代谢，伴有或不伴有骨密度减低及骨破坏，成骨性转移病灶可无明显 18F-FDG

摄取，但凭借 CT 上局部骨密度增高也可以诊断；混合型者两者兼有。

有资料显示如果残留或复发灶的 ¹⁸F-FDG 代谢活跃，则该甲状腺癌病人的预后较差；¹³¹I 治疗后病情缓解或稳定的甲状腺癌病人，通常比难控制的甲状腺癌 ¹⁸F-FDG 代谢活跃程度低。因此，¹⁸F-FDG 代谢活跃，表示肿瘤细胞去分化程度高，恶性程度高，病人的预后较差。

¹³¹I 全身扫描和超声是确定甲状腺癌最常用的技术。然而，并非所有的转移灶都摄取 ¹³¹I。许多研究证实，¹⁸F-FDG PET/CT 和 ¹³¹I 全身扫描之间有差别。Feine 等对一组 41 例病例的研究中发现 30 例两者均摄取，TG 水平升高而 ¹³¹I 全身扫描阴性的病例中 ¹⁸F-FDG PET/CT 探测转移灶的敏感度为 94%。¹⁸F-FDG PET/CT 能检测 ¹³¹I 阳性病灶周边或共存的 ¹³¹I 阴性病灶，尤其是分化差的甲状腺癌。

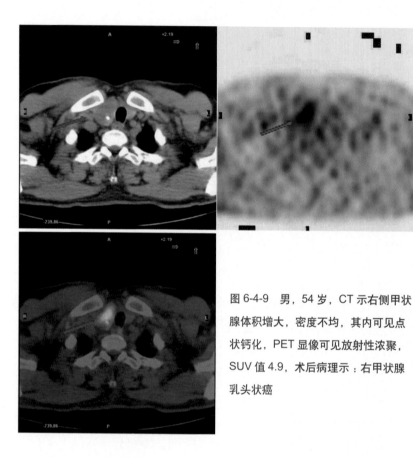

图 6-4-9　男，54 岁，CT 示右侧甲状腺体积增大，密度不均，其内可见点状钙化，PET 显像可见放射性浓聚，SUV 值 4.9，术后病理示：右甲状腺乳头状癌

必须指出，相当一部分的甲状腺良性病变可以浓聚 ¹⁸F-FDG。特别是甲状腺腺瘤。此外，甲状腺癌 PET 也会出现假阴性结果，主要见于生长慢、分化好的病灶，或过小的原发或转移灶。

基于以上原因，临床上一般不主张常规使用 ¹⁸F-FDG PET-CT 检查诊断原发甲状腺癌，尤其是分化好的甲状腺滤泡癌和乳头状癌。但是对未分化癌、髓样癌、嗜酸性甲状腺癌和分期晚的原发肿瘤的诊断以及术后 TG 水平升高但 ¹³¹I 全身扫描阴性的甲状腺癌的随访，行 ¹⁸F-FDG PET/CT 显像具有重要意义。

（2）其他显像剂 PET-CT 表现：甲状腺癌作为一种内分泌肿瘤，与其他实体瘤不同，它还可以表现出不同程度的功能代谢特征，并对临床诊治产生显著的影响。选用不同的正电子显像药物的 PET/CT 显像，可以反映其细胞表面不同受体的分布和独特的功能代谢特征，直接指导肿瘤的靶向治疗。

① ¹²⁴I-NISPET-CT 显像：分化型甲状腺癌细胞表面分布有碘的转运体蛋白（Sodium／iodide symporter，NIS），而髓样癌 NIS 表达水平明显降低，未分化型甲状腺癌 NIS 几乎不表达。因此，¹²⁴I-NIS PET-CT 显像，病灶出现异常浓聚者预示其可能为分化型甲状腺癌。但是，由于竞争抑制的原因，在甲状腺组织残留情况下，正常甲状腺组织摄取 ¹²⁴I-NIS 而显影清晰，癌灶可能不显影；如已清除残留的甲状腺组织，癌灶可有不同程度的显影。摄取多少与 NIS 表达水平一致。

②甲状腺髓样癌表面分布着大量的生长激素抑制素受体和去甲肾上腺素能受体。因此，用 ^{18}F 或 ^{11}C 标记奥曲肽（Octreotide）PET/CT 显像，甲状腺髓样癌可呈阳性表现，奥曲肽是生长激素抑制素受体的一种配基；间碘苄胍（^{123}I-m-iodobenzylguanidine，^{123}I-MIBG）显像也表现为高摄取，^{123}I-MIBG 是一种去甲肾上腺素的类似物。

5．涎腺肿瘤 涎腺恶性肿瘤糖代谢明显活跃，^{18}F-FDG PET/CT 表现为 ^{18}F-FDG 高摄取，代谢活跃程度与癌细胞的恶性程度有关。转移淋巴结和远处脏器转移灶，同样显示涎腺肿瘤 ^{18}F-FDG 代谢特点。

高分化型的黏液表皮样癌表现为类圆形、边界清晰的软组织肿块，偶尔表现为弥漫浸润，类似于恶性程度较高的分化型黏液表皮样癌；后者多表现为弥漫浸润性或分叶状肿块、浸润及破坏腺体组织。增强见肿瘤有不规则强化。

腺样囊性癌好发于小涎腺和大涎腺中较小的腺体。本病的生长方式和生物学行为较为特别。肿瘤早期境界清楚，晚期呈浸润性生长，局部侵袭性强，肿瘤有沿神经扩展的趋势。^{18}F-FDG 代谢异常活跃。

6．鼻腔肿瘤 鼻腔癌表现为鼻腔壁和鼻甲黏膜的不规则增厚或软组织肿块，边界有时欠清晰，增强扫描见病灶的不均匀强化。无论是鼻腔鳞癌、腺癌，还是恶性淋巴瘤、恶性黑色素瘤，基本表现为 ^{18}F-FDG 高代谢，尤其以恶性淋巴瘤、鳞癌和恶性黑色素瘤等代谢活跃最显著。

7．上颌窦恶性肿瘤 上颌窦癌病变相对局限，以局部侵犯为主，少见远处脏器转移。常规影像方法基本可以满足诊断需要。^{18}F-FDG PET-CT 在上颌窦肿瘤的应用主要是确定临床分期和疗效评价。

上颌窦癌在 ^{18}F-FDG PET-CT 上表现为上颌窦内高代谢的软组织肿块影（图 6-4-10），增强扫描肿瘤不均匀强化，肿瘤呈浸润性生长，可引起广泛的骨质破坏，部分瘤体内可有钙化斑点。横断面可观察肿瘤向内侧经扩大的开口侵及中鼻道，或破坏内侧壁及鼻甲侵及鼻腔；可破坏外侧骨壁，使正常上颌窦后外侧壁的低密度脂肪带消失，被中等密度、呈放射性浓聚的软组织影所取代，也可累及颞下窝；破坏窦前壁，使面颊部正常脂肪和肌肉组织间隙模糊或消失；肿瘤向后破坏上颌窦的后外角，使翼腭窝增宽，翼板根部骨质破坏，并见软组织肿块；向下可破坏牙槽骨；冠状位和轴位平面可观察肿瘤向上浸润的情况，可浸润至眼眶，或破坏上颌窦内角侵入筛窦。转移淋巴结和远处脏器转移灶同样表现为 ^{18}F-FDG 代谢活跃的特点。

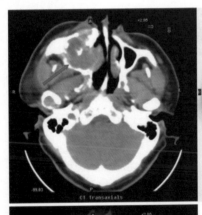
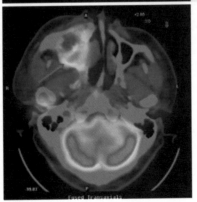
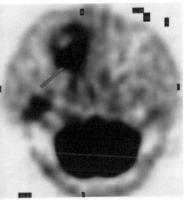

图 6-4-10 男，52 岁，CT 示右侧上颌窦软组织肿块影，密度不均，内可见肿瘤骨形成，肿物充满窦腔，并向后侵至右侧翼腭窝、颅底及蝶窦，向内至右侧筛板及右鼻腔，邻近多发溶骨性骨质破坏，PET 显像可见异常放射性浓聚，SUV 值 8.5，术后病理：鳞癌

8. 鼻窦良性病变

（1）鼻窦炎　多在行 PET-CT 全身扫描时偶然发现，[18]F-FDG 基本表现为低代谢。

（2）鼻及鼻窦息肉　鼻腔息肉表现为鼻腔或鼻窦内软组织密度影，[18]F-FDG 代谢较活跃。

（3）鼻窦黏液囊肿　囊壁可表现为 ^{18}F-FDG 代谢活跃，中心呈 ^{18}F-FDG 放射性缺损区。

（4）鼻窦黏膜下囊肿　窦腔内类圆形、均质密度偏低的软组织肿块，边缘光滑，肿块基底多位于上颌窦的低壁或内、外壁。无 ^{18}F-FDG 放射性浓聚。

9. 甲状腺炎

无论是亚急性还是慢性甲状腺炎一般都是在 PET/CT 全身扫描时偶然发现，[18]F-FDG 一般表现为低代谢，但当有纤维化或滤泡增生时，[18]F-FDG 代谢增强。桥本甲状腺炎伴有结节时，[18]F-FDG 代谢低下，CT 密度均匀或不均匀减低，有时呈小片状密度不均，增强扫描时更为明显。

10. 鼻咽纤维血管瘤

可位于鼻咽部蝶骨底或蝶骨体，也可见于鼻咽腔内，组织 ^{18}F-FDG 代谢与周围正常组织相似。瘤体恶变时，[18]F-FDG 代谢明显增高。

11. 甲状腺腺瘤

^{18}F-FDG 代谢程度可以明显增高，程度类似或略低于分化型甲状腺癌。尽管与甲状腺癌相比，在代谢程度和形态结构上有所不同，但有时难以分辨，运用其他手段如超声、增强 CT 及 MRI 等有助于鉴别。

（徐文贵）

参考文献

1. Zonneveld, F.W. ,et al. Normal direct multiplanar CT anatomy of the orbit with correlative anatomic cryosections. Radiol. clin. North Amer 1987；25:381～406.

2. Weinstein, M.A. ,et al. Visualization of the arteries, veins, and nerves of the orbit by sector computed tomograpphy. Radiology 1981；138:83.

3. Bacon,K.T. ,et al. Demonstration of the superior ophthalmic vein by high resolution computed tomography. Radiology 1977；124:129.

4. Unsold, R. ,et al. Images of the optic nerve: anatomic-CT correlation. AJR 1980；135:767.

5. Unsold, R. ,et al. CT examination technique of the optic nerve. J. Comput. Assist. Tomogr. 1980；4:560.

6. Cabanis E.A. ,et al. Computed tomography of the optic nerve. J. Comput Assist Tomogr. 1978；2:150.

7. Trokel, S.L. ,et al.Recognition and differential diagnosis of enlarged extraocular muscles in computed tomography.Am. J.Ophthalmol. 1979；87:503.

8. Wende, S.,et al. Computed tomography of orbital lesions. Neuroradiology 1977；13:123.

9. 上海第一医学院眼耳鼻喉科医院. 眼眶肿瘤. 中华医学杂志 1974；54:44.

10. Forbes G.S. ,et al.Orbital tumors evaluated by computed tomography.Radiology 1980；136:101.

11. Bernardino M.E. ,et al. Computed tomography in ocular neoplastic disease. AJR 1978；131:111.

12. Henderson, J.W. Orbital tumors.Philadelphia 1973, W.B. Saunders Co.

13. Jones, D.B. ,et al. Diseases of the orbit. New York, 1979, Harper & Row, Publishers, Inc.

14. Nugent, R.A. ,et al. Orbital dermoids: Features on CT.Radiology 1987；165: 475.

15. Byrd, S.E. et al.Computed tomography of intraorbital optic nerve glioma in children. Radiology 1978；129:73.

16. Danziger, A. ,et al. CT findings in retinoblastoma. AJR 1979；133:695.

17. Zimmerman, R.A. et al. Computed tomography in the evaluation of patients with bilateral retinoblastomas.CT 1979；3:251.

18. Mafee M.F. ,et al. Retinoblastoma and simulating lesions: role of CT and MR imaging.Radiol. clin. North Amer. 1987；25:667.

19. Arrigg P.G.,et al.Computed tomography in the diagnosis of retinoblastoma. Br. J. ophthalmol. 1983；67:588.

20. Behrooz Azar-kia, et al. Optic nerve tumors: role of magnetic resonance imaging and computed tomography. Radiol. clin. North Amer 1987；25:561.

21. Dervin J.E. ,et al. CT findings in orbital tumours of nerve shealth origin.clinical Radiol 1989；40:475.

22. Hesselink, J.R. ,et al. Computed tomoghaphy of masses in the lacrimal gland region. Radiology 1979；131:143.

23. Balchunas, W.R. ,et al. Lacrimal gland and fossa

masses: evaluation by computed tomography and A-mode echography.Radiology 1983；149:751.

24. Bernardino M.E.,et al. scleral thickening:a CT sign of orbital pseudotumor .AJR 1977；129:703.

25. Enzmann D.R.,et al.Computed tomography in orbital pseudotumor（idiopathic orbital inflam- mation）.Radiology 1976；120:597.

26. Wilner, H.I. ,et al. Computer assisted tomography in experimentally induced orbital pseudotumor. J. Comput. Assist. Tomogr. 1978；2: 431.

27. Curtin H.D. Preudotumor. Radiol clin. North Amer. 1987；25:583.

28. McNicholas M.M.J.,et al. Idiopathic inflammatory pseudotumour of the orbit:CT features correlated with clinical outcome.clin. Radiol 1991；44:3.

29. Jacoob-Hood J. et al. Orbital fibrous histiocytoma: Computed tomography in 10 cases and a review of raiological findings,clin. Radiol 1991；43:117.

30. Aruna Vade, et al. Orbital Rhabdomyosarcoma in childhood. Radiol. Clin North Amer 1987；25:701.

31. Flanders A.E. ,et al. Orbital lymphoma, role of CT and MRI.Radiol. clin. North Amer. 1987；25:601.

32. Mittal,B.B. ,et al. Paraocular lymphoid tumors. Radiology 1986；159:793.

33. Graeb, D.A. ,et al. Orbital lymphangioma:clinical, Radiologic and pathologic characteristics. Radiology 1990；175:417.

34. Davis, K.R. ,et al. CT and ultrasound in the diagnosis of cavernous hemangioma and lymphangioma of the orbit. J. comput Tomogr. 1980；4（pt2）:98.

35. Yeo J.H., et al. Combined clinical and computed tomographic diagnosis of orbital lymphoid tumors. Am. J. Ophthalmol.1982；94:235.

36. Hesselink, J.R.,et al. Radiological evaluation of orbital metastases, with emphasis on computed tomography. Radiology 1980；137:363.

37. Healy JF. Computed tomographic evaluation of metastases to the orbit.Ann Ophthalmo 1983；15（11）:1026.

38. Peyster, R.G. ,et al. Orbital metastasis. Role of magnetic resonance imaging and computed tomography. Radiol. clin. North Amer. 1987；25:647.

39. Reese, A.B. Tumors of the eye, New York, 1976,

Harper & Row Publishers, Inc.

40. Mafee M.F.,et al. Malignant uveal melanoma and similar lesions studied by computed tomography. Radiology 1985；156:403.

41. Forbes G.S. ,et al. Radiological evaluation of orbital tumors.Clin. Neurosurg. 1985；32:474.

42. Johns, T.T. ,et al. CT evaluation of perineural orbital lesions: evaluation of the "tram-track" sign. AJNR 1984；5:587.

43. Gyldensted C. ,et al.Computed tomography of orbital lesions, A radiological study of 144 cases. Neuroradiology 1977；13:141.

44. Yagishita A. ,et al. Neuroradiological study of hemangio-pericytomas.Neuroradiology 1985；27:420.

45. Mafee, M.F. ,et al.Orbital space-occupying lesions: role of computed tomography and magnetic resonance imaging, an analysis of 145 cases. Radiol. clin. North Amer. 1987；25:529.

46. Brant-Zawadzki, M. et al. Orbital computed tomography: calcific densities of the posterior globe. J. Comput. Assist. Tomogr. 1979；3:503.

47. Tadmor, R., et al. Computed tomography of the orbital with special emphasis on coronal sections. J. Comput. Assist. Tomogr. 1978；2:24.

48. Rothfus W.E. et al.Extraocular muscle enlargement: A CT review. Radiology 1984；151:677.

49. Bilaniuk,L.T.,et al.Computed tomography in evaluation of the paranasal sinuses.Radio.Clin.North Amer.1982;20:51.

50. Bao-Shan Jing,et al.Computed tomography of paranasal sinus neoplasms.the Laryngoscope 1978;88:1485.

51. Price,H.I.,et al.Computed tomography of benign disease of the paranasal sinuses.Radiographics 1983;3:107.

52. Jackson,R.T.,et al.Malignant neoplasms of the nasal cavities and paranasal sinuses,（A retrospective study）. Laryngoscope 1977;87:726.

53. Kondo,M. ,et al.Computed tomography of malignant tumors of the nasal cavity and paranasal sinuses.Cancer 1982;50:226.

54. Hasso,A.N. CT of tumors and tumor-like conditions of the paranasal sinuses.Radiol. Clin. North Amer.1984;22:119.

55. Forbes,W.S.C.,et al.Computed tomography in the

diagnosis of diseases of the paranasal sinuses.Clin.Radiol 1978;29:501.

56. Hesselink,J.R.,et al.Computed tomography of the paranasal sinuses and face:Part I.Normal anatomy.J. Comput. Assist.Tomogr.1978;2:559.

57. Hesselink,J.R.,et al.Computed tomography of the paranasal sinuses and face:Part Ⅱ.Pathological anatomy.J.Comput. Assist.Tomogr.1978;2:568.

58. Parsons,C. ,et al.Computed tomography of paranasal sinue tumors.Radiology 1979;132:641.

59. Mafee,M.F.Nonepithelial tumors of the paranasal sinuses and nasal cavity. Radiol.Clin.North Amer.1993;31:75.

60. Rabinov,K,et al.CT of the salivary glands.Radiol Clin North Amer. 1984; 22:145.

61. Doppman JL,et al.Parathymic parathyroid:CT,US,and angiographic findings.Radiology 1985;157: 419.

62. Akerstrom G,et al.Surgical anatomy of human parathyroid glands.Surgery 1984;95:14.

63. Doppman JL,et al.Parathyroid adenoma within the vagus nerve.AJR 1994; 163:943.

64. Miller DL,et al.Angiographic ablation of parathyroid adenomas:Lessons from a 10-year experience.Radiology 1987;165:601.

65. 刘铁，等.甲状腺肿瘤 CT- 病理对照研究.中华放射学杂志,1995,29:765.

66. 刘振春，等.甲状腺肿瘤的 CT 诊断探讨.中华放射学杂志,1989,23:42.

67. 苏丹柯，等.甲状腺病变的 CT 诊断（附 30 例分析）.中华放射学杂志,1996,30:620.

68. 邱光准，等.甲状腺 CT 的临床应用.临床放射学杂志,1993,12:16.

69. 沙炎,等.甲状腺髓样癌的 CT 表现及病理基础.中华放射学杂志,2002,36:928.

70. 罗德红，等.甲状腺癌淋巴结转移的 CT 表现.中华放射学杂志,2002,36:36.

71. 李树玲，主编.头颈肿瘤学.北京:科学技术文献出版社,2002.

72. 李恒国，等.鼻咽缝间隙的解剖学基础及其影像学表现和意义.中华放射学杂志,2002,36:781.

73. 魏文洲，刘建华，等.CT 诊断嗅神经母细胞瘤的价值.实用放射学杂志,2002,18（4）:301 ～ 302.

74. 黄文虎，邹明舜.鼻腔和鼻旁窦腺样囊性癌的影像学表现.临床放射学杂志,2002,21（1）:27 ～ 29.

75. 肖文波，蔡锡类，等.喉癌的螺旋 CT 诊断.临床放射学杂志,2002,21（2）:160 ～ 161.

76. 韩晶，沈文荣，等.颈部外周神经源性肿瘤的影像学诊断.临床放射学杂志,2002,21（1）:30 ～ 32.

77. 罗德红，石木兰，等.腮腺原发恶性肿瘤的 CT 表现.临床放射学杂志,2002,21（1）:23 ～ 26.

78. 罗德红，石木兰.腮腺多形性腺瘤的 CT 表现.临床放射学杂志,2002,21（2）:106 ～ 109.

79. 李静，等.恶性淋巴瘤和头颈部鳞癌颈部受累淋巴结的 CT 与病理比较.中华放射学杂志,2002,36:737.

80. 鲜军舫,王振常,罗德红.头颈部影像诊断必读.北京：人民军医出版社，2007.

81. 刘佩芳，李欣，鲍润贤，等.磁共振成像和磁振血管造影对颈动脉间隙肿瘤诊断价值分析.中华肿瘤杂志，2004，26（4）：239-243.

82. 杜铁桥，梁鸿儒，何悦明.颈动脉间隙占位性病变的影像学分析（附 19 例报告）.中华放射学杂志，1999,33（5）:338-340.

83. 张卫东，王佩玉.磁共振成像在颈动脉体瘤诊断与治疗中的应用.口腔颌面外科杂志，1998,8（3）:221.

84. 杨军，周康荣，陈祖望，等.颈动脉体瘤的 MRI 和 MRA 表现.临床放射学杂志，2000, 19（5）:275 － 277.

85. 史振宇，陈福真.颅外颈动脉瘤 40 例的诊断和治疗.中华普通外科杂志，1999, 14（2）:110 － 112.

86. Ojiri H，Ujita M，Tada S，et al. Potentially distinctive features of sinonasal inverted papilloma on MR imaging. AJR，2000，175（2）：465-468.

87. 杨本涛，王振常，刘莎，等.鼻腔及鼻窦内翻性乳头状瘤的 MRI 诊断.中华放射学杂志，2008, 42（12）:1261-1265.

88. 朱宏磊，韩悦，白玫.眼眶海绵状血管瘤的影像学诊断.放射学实践，2008，23（4）：393-395.

89. Smoker WR，Gentry LR，Yee NK，et al. Vascular lesions of the orbit：more than meets the eye. Radiographics，2008，28（1）：185-204.

90. Okahara M，Kiyosue H，Hori Y，et al. Parotid tumors：MR imaging with pathological correlation. Eur Radiol，2003，13 Suppl 4:L25-33.

91. King AD，Vlantic AC，Tsang RK，et al. Magnetic resonance imaging for the detection of nasopharyngeal carcinoma. AJNR Am J Neuroradiol，2006，27（6）：1288-1291.

92. 李树玲.新编头颈肿瘤学.天津.科学技术文献出版社.2002,136-166.

93. 张缙熙.姜玉新.浅表器官及组织超声诊断学.北京.科学技术文献出版社.2010,45-77.

94. 郭万学.超声医学.北京:科学技术出版社.1998年版.75-81.

95. 高明.甲状腺癌的诊疗进展及策略.中华耳鼻咽喉头颈外科杂志.2010（11）:887-890.

96. 张晟.术前超声分区诊断甲状腺癌颈部淋巴结转移的临床价值.中国肿瘤临床.2010,37（16）:917-920.

97. Ahuja A T, Ying M. Evaluation of cervical lymph node vascularity: a comparison of co lour Doppler, power Doppler and 3-D power Doppler sonography Ultrasound Med Boil, 2004, 30 (12): 1557-1564.

98. Takao M, Fukuda T, Iwanaga, S, et al. Gastric cancer evaluation of triphasic spiral CT and radiologic-pathologic correlation [J]. J Comput Assist Tomogr, 1998, 22 (2): 288-294.

99. Mani NBS, Suri S, Gupta S, et al. Two phase dynamic contrast enhanced CT with water-filling method for staging of gastric carcinoma [J]. Clin Imaging, 2001, 25 (1): 38-43.

100. Barton F, Branstetter IV. Mucoepidermoid carcinoma, parotid. In:Ric,Harnsberger,editors. Diagnostic imaging-head and neck.Salt Lake City, Utah: Amirsys Inc.2005; [III-7-24-27].

101. Dost P,Kaiser S.Ultrasonographic biometry in salivary glands.Ultrasound Med Biol .1997;23:1299–303.

102. Katz P,Heran F.Pathologies des glandes salivaires [Salivary gland pathologies]. Encyclopedie Medico-chirurgicale (Elsevier,Masson,SAS,Paris）, radiodiagnostic cœur-poumon. 2007;32-800-A-30.

103. Hilton J.M.,Phillips J.S.,Hellquist H.B. et al. Multifocal multi-siteWarthin tumour. Eur.Arch.Otorhinolaryngol. 2008 ;265 :1573–1575.

104. Hausegger KW, Krasa H,Pelzmann W,et al.Sonography of the salivary glands.Ultraschall Med 1993;14:68–74.

105. Alyas F.,Lewis K.,Williams M. et al. Diseases of the submandibular gland as demonstrated using high resolution ultrasound. Br. J. Radiol. 2005;78: 362–369.

106. Schick S, Steiner E, Gahleitner A, Bohm P, Helbich T, Ba-Ssalamah A, Mostbeck G . Differentiation of benign and malignant tumors of the parotid gland: value of pulsed Doppler and color Doppler sonography. Eur Radiol .1998;8:1462–1467.

107. Lee YY, Wong KT, King AD, et al. Imaging of salivary gland tumours. Eur J Radiol.2008;66:419–36.

108. Capaccio P.,Cuccarini V.,Ottaviani F. et al. Comparative ultrasonographic,magnetic resonance sialographic,and videoendoscopic assessment of salivary duct disorders. Ann. Otol. Rhinol.Laryngol. 2008;117:245–252.

109. Glastonbury CM. Adenoid cystic carcinoma, parotid. In: Glastonbury CM, editor. Diagnostic imaging-head and neck. Salt Lake City,Utah:Amirsys Inc. 2005; III-7-28.

110. Amarasena R. & Bowman S. Sjogren's syndrome. Clin. Med. （London, England）. 2007; 7: 53–56.

111. Koischwitz D,Gritzmann N.Ultrasound of the neck. Radiol Clin North Am, 2000,;38:1029–45.

112. Salaffi F, Carotti M, Argalia G, Salera D, Giuseppetti GM, Grassi W. Usefulness of ultrasonography and color Doppler sonography in the diagnosis of major salivary gland diseases. Reumatismo.2006; 58: 138–56.

113. Gritzmann N.Ultrasound of the salivary glands. Larygorhinootologie.2009; 88 :48–56.

114. Dubois J, Patriquin H. Doppler sonography of head and neck masses in children. Neuroimaging Clin N Am. 2000;10: 215–252.

115. Katz P, Harti DM, Guerre A. Clinical ultrasound of the salivary glands. Otolaryngal Clin North Am. 2009; 42:973–1000.

116. Thoeny HC. Imaging of salivary gland tumours. Cancer Imaging. 2007;30: 52–62.

117. Andrew A，etc. Comparison of Thyroid Fine-Needle Aspiration and Core Needle Biopsy. Am J Clin Pathol 2007;128:370-374.

118. Nicholas J. Head and Neck Lymphadeno-pathy:Evaluation with US-guided Cutting-Needle Biopsy .Radiology 2002; 224:75–81.

第一节　鼻腔及鼻窦部肿瘤

鼻腔及鼻窦部肿瘤的发生部位在鉴别诊断中具有很重要的意义。位于筛板和上鼻腔的肿瘤可能是嗅神经母细胞瘤或脑膜瘤。内翻性乳头状瘤主要发生在鼻腔的后壁和上颌窦的中部。在上颌的底部病变，要考虑牙源性肿瘤。当沿着骨的轮廓出现高密度影时，应排除骨纤维化病变。将影像学诊断和组织学表现联系起来，会在评估骨质侵犯上有很重要的意义。

一、鳞状细胞癌

一种来源于鼻腔或鼻窦黏膜上皮的恶性肿瘤，包括角化性和非角化性两种。鼻腔鼻窦的鳞状细胞癌少见，在整个恶性肿瘤中的比例不到1%，在头颈部恶性肿瘤中的比例不到3%，最常见于上颌窦，其次是鼻腔、筛窦、蝶窦与额窦。临床症状包括鼻腔肿块、鼻塞、鼻出血、疼痛、感觉障碍及不可治愈的疼痛和溃疡等。

大体检查　肿物呈外生性或乳头状生长，质地脆、易出血，部分区域有坏死，边界有时清晰有时为浸润性。

镜下形态　分为角化型和非角化型（柱状细胞型和移行细胞型）。

角化型者有明显的鳞状细胞分化，包括细胞外角化、细胞内角化（粉红色胞质和角化不全细胞）和细胞间桥。肿瘤可以巢状、片块状、小簇细胞或单个细胞存在。肿瘤间质常呈促纤维结缔组织增生状，可有高、中、低三种分化类型。

非角化型者常表现为丛状或带状生长模式，浸润灶常边界清晰。癌巢中无明显角化，与泌尿道的移行细胞癌相似。

鳞状细胞癌的变型包括：疣状癌、乳头状鳞状细胞癌、基底样鳞状细胞癌、梭形细胞癌、腺鳞癌及在鼻腔鼻窦很少见的棘层松解性鳞状细胞癌等。

预后　鼻腔鳞状细胞癌比上颌窦癌更易早期发现，因此预后好。一旦发生颈部淋巴结转移，则病情发展迅速。非角化型者的比角化型者的预后好。鼻腔鳞状细胞癌患者5年生存率约为60%。

二、淋巴上皮癌

一种低分化的鳞状细胞癌或者未分化癌，伴有明显的反应性淋巴浆细胞浸润，组织学上类似于鼻咽癌。鼻腔鼻窦的淋巴上皮癌罕见。

大体检查　肿瘤常以不规则岛状或片状侵犯黏膜，间质无结缔组织增生。

镜下形态　细胞多为单一泡状核，核仁突出。在过度增生的上皮内常可见到肿瘤的上皮内浸润，坏死和角化不常见。肿瘤内总有数量不等的淋巴细胞及浆细胞浸润（图7-1-1）。

预后　即使有颈部淋巴结转移，肿瘤仍然对局部放射治疗敏感，但远处转移（最常见部位为骨）往往提示预后不良。

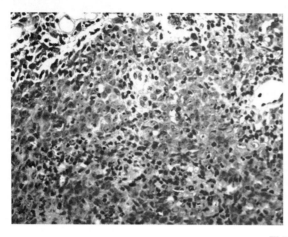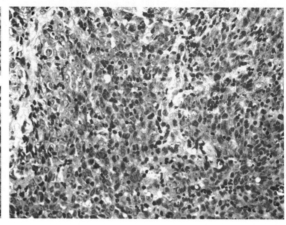

图 7-1-1

A. 淋巴上皮癌（HE×400）   B. 淋巴上皮癌（HE×400）

三、鼻腔鼻窦未分化癌

一种具有高度侵袭性和特征性临床病理学改变的肿瘤，组织来源未定，该肿瘤罕见。鼻腔、上颌窦和筛窦是最常受累部位。病人多有鼻塞、鼻出血及突眼等症状。

大体检查　肿物常大于 4cm，霉菌样生长，边界不清，常破坏骨质和周围组织。

镜下形态　肿瘤细胞常呈多形性，核中等或较大，核分裂象多见，坏死和凋亡常见。

预后　肿瘤预后不佳，平均生存期少于 18 个月，5 年生存率低于 20%。

四、腺癌

这是一组除外了涎腺型癌的鼻腔鼻窦的恶性腺样肿瘤，有两种类型：①肠型腺癌；②非肠型腺癌。进一步可以分为低度恶性和高度恶性两种亚型。

（一）肠型腺癌

一种原发于鼻腔和鼻窦的恶性腺样肿瘤，组织学上类似于肠道来源的腺癌和腺瘤，个别类似小肠黏膜。肠型腺癌多侵犯筛窦。很多病人往往出现单侧鼻塞和鼻出血等症状。

镜下形态　常用的分类法为 Barnes 分型法，根据肿瘤镜下表现分为五型：乳头型、结肠型、实体型、黏液型和混合型。

预后　肠型腺癌是一种局部具有侵袭性的肿瘤（约 50%），颈部淋巴结和远处转移不常见，5

年生存率约为 40%，多数在 3 年内死亡。由于局部病变进展较快，临床分期无明显预后意义。

（二）非肠型腺癌

本癌是鼻腔鼻窦的非小涎腺来源和无肠型腺癌特征的腺癌，分为低度恶性和高度恶性两种亚型。低度恶性者常见于筛窦，高度恶性者多见于上颌窦。临床症状多为鼻塞和鼻出血。

镜下形态　低度恶性非肠型腺癌表现为局限性或侵袭性，腺样或乳头状增生，大量一致的小腺体或腺泡以背靠背或相互衔接的方式排列，无间质浸润。腺体细胞胞质嗜酸性，轻到中度异型性，无病理性核分裂象和坏死。高度恶性非肠型腺癌是一种侵袭性的恶性肿瘤，以实性增生为主，肿瘤以中、高度细胞异型性为特征，核分裂活跃，包括不典型核分裂及坏死。

预后　主要治疗方式是手术切除。对于病变较广和高度恶性者放疗有一定作用。低度恶性者预后较好；高度恶性者预后较差，3 年生存率只有 20%。

（三）涎腺型腺癌

1. **腺样囊性癌**　是鼻腔鼻窦最常见的恶性涎腺型肿瘤，多数发生在上颌窦。症状包括鼻塞、鼻出血、腭部和面部肿胀，牙齿松动也很常见。长期预后很差，10 年生存率仅 7%。很多患者死于局部扩散而非远处转移。

2. **腺泡细胞癌**　已报道的病例多位于鼻腔和上颌窦。症状无特异性，但常见鼻塞和溢泪。

3. **黏液表皮样癌**　在这个部位很少见，应该和更具有侵袭性的鳞状细胞癌变型尤其是腺鳞癌相鉴别。

4. 上皮－肌上皮癌 鼻道很少见。

5. 透明细胞癌 鼻道少见，重点需要和肾脏的透明细胞癌转移相鉴别。

6. 其他肿瘤 鼻腔和鼻窦的其他涎腺型癌也极少见到报道，包括恶性肌上皮癌，多形性低度恶性腺癌和基底细胞腺癌等。

五、神经内分泌肿瘤

鼻腔、鼻窦和鼻咽部的神经内分泌肿瘤少见，包括典型类癌、不典型类癌和小细胞癌神经内分泌型。

（一）类癌

典型类癌和不典型类癌在鼻腔和鼻窦都很少见。肿瘤可原发于鼻腔然后扩散到邻近的鼻窦。病例少和缺乏随访使预后因素不能评估，但是肿瘤至少具有局部侵袭性。

（二）小细胞癌神经内分泌型

本型是一种高度恶性的肿瘤，肿瘤细胞小到中等大小，类似于肺内和肺外的小细胞癌。坏死、大量凋亡细胞、较多核分裂象和神经纤维化间质的缺失是该肿瘤的特征。鼻道的小细胞癌神经内分泌型罕见，最常见的原发部位是上鼻腔和后鼻腔，并常扩展到上颌窦和筛窦，最常见的症状是

鼻出血和鼻塞。尽管有多种治疗方法，但小细胞癌神经内分泌型仍然是一种预后较差，易局部复发和远处转移的侵袭性肿瘤。常见的转移部位包括颈部淋巴结、肺、肝、骨髓和脊髓。

六、Schneiderian 乳头状瘤

被覆在鼻腔鼻窦黏膜表面的外胚层纤毛呼吸上皮被称为 Schneiderian 黏膜，可以引起三种乳头状瘤：内翻性乳头状瘤、嗜酸性细胞乳头状瘤和外翻性乳头状瘤。该肿瘤不常见。

（一）内翻性乳头状瘤

一种来源于 Schneiderian 膜的乳头状瘤，该肿瘤向上皮下间质内呈嵌入性生长。该肿瘤男性多发，约为女性的 2～5 倍。内翻性乳头状瘤总是特征性地发生于鼻腔后壁中鼻甲区域和鼻隐窝，然后发展到鼻窦，常见的是上颌窦和筛窦，其次是蝶窦和额窦。几乎全是单侧发生，鼻塞是最常见的症状。

镜下形态 内翻性乳头状瘤全部或者几乎全部是由被覆基底膜完整的上皮，及其明显增生构成，这些增生上皮向上皮下间质内呈内生性生长，常合并外翻性乳头状瘤的成分。上皮常为多层，由 5～30 层细胞厚的鳞状上皮或混合有黏膜的纤毛柱状上皮（呼吸上皮）构成。10%～20% 的内翻性乳头状瘤表面可出现局部角化，5%～10% 者可见上皮的异型性，但它们不是恶性的证据（图 7-1-2）。

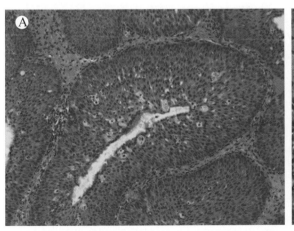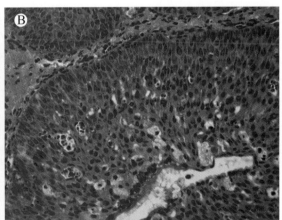

图 7-1-2

A. 内翻性乳头状瘤（HE×200）　　　　　　　　　　B. 内翻性乳头状瘤（HE×400）

（二）内翻性乳头状瘤和癌

内翻性乳头状瘤偶尔可以混有癌的成分，尤其是鳞状细胞癌，少见的包括疣状癌、黏液表皮样癌、梭形细胞癌、透明细胞癌以及腺癌。癌也可以混有乳头状瘤的成分，癌在高分化和低分化之间变化。

预后　虽然组织学上呈良性改变，但有无限生长的潜力。肿瘤最好的治疗方法是单侧的经鼻切除术或鼻内镜手术，术后复发率小于 20%。

（三）嗜酸性细胞乳头状瘤

来源于 Schneiderian 膜的乳头状瘤，含有外翻性和内翻性的成分，表面被覆有多层具有嗜酸性细胞特征的柱状上皮细胞，上皮内微囊肿是其特征。肿瘤总发生在一侧鼻侧壁或一侧鼻窦，常为上颌窦或筛窦。嗜酸性乳头状瘤可同时具有外生性和内生性的生长模式，上皮多层，2～8层细胞厚，由丰满或肿胀的高柱状细胞组成，特征性的改变为上皮内含有很多充满黏液和中性粒细胞的小囊（微囊肿）。4%～17% 的嗜酸细胞性乳头状瘤中隐藏着癌，最多见的是鳞状细胞癌，但黏液表皮样癌、小细胞癌和鼻腔鼻窦的未分化癌也可见到。

预后　如果切除不充分，至少有 25%～35% 的患者会在 5 年内复发。小的肿瘤也可以通过内窥镜下摘除。

（四）外翻性乳头状瘤

来源于 Schneiderian 膜，男性多见，很多证据证实肿瘤和 HPV 病毒感染有关，该肿瘤常位于前鼻中隔的下部，两侧发生的比例相近。由一些纤维血管为轴心的乳头组成，乳头表面附有上皮细胞，约 5～20 层细胞厚，为鳞状细胞、移行细胞和假复层纤毛柱状上皮（呼吸道），核分裂象罕见。间质中常无炎症细胞。治疗多选择完全性手术切除。

七、呼吸道上皮腺瘤样错构瘤

与鼻腔、鼻窦和鼻咽部表面上皮相关的固有腺体良性非肿瘤性增生，缺乏中胚层和／或神经外胚层的成分。最常见部位是鼻中隔后部。肿瘤以普遍增生的腺样结构为主，腺体小到中等大小，被一些间质组织所分隔。腺体围成圆形或椭圆形，由混合有黏液细胞的复层纤毛呼吸上皮组成。特征性的改变是间质玻璃样变，伴有腺体被厚的嗜酸性基底膜所包绕。完全性的手术切除是一种尚有争议的治疗选择。

八、涎腺型腺瘤

1. **多形性腺瘤**　肿瘤无明显界线，以中等分化的多形性肌上皮细胞为主，细胞常常为浆细胞样透明型，间质成分稀疏。外科广泛切除后很少复发。

2. **肌上皮瘤**　包括梭形细胞变性，在鼻腔鼻窦都很少见。

3. **嗜酸细胞瘤**　鼻腔鼻窦罕见。

九、恶性软组织肿瘤

1. **纤维肉瘤**　一种来源于成纤维细胞或肌纤维母细胞的恶性肿瘤。多原发于一个或多个鼻窦。肿瘤常呈侵袭性生长，偶尔表面出现溃疡，骨侵犯常见。梭形细胞常呈致密的束带状排列，其间常由一些类似于瘢痕疙瘩样的稀疏或致密的胶原分割。细胞常呈梭形，中心有一个呈浓染针尖样外观的细胞核，两端细胞质逐渐变细。

2. **恶性纤维组织细胞瘤（MFH）**　现在常被作为一个排除性诊断，与肌纤维母细胞和未分化间充质细胞来源的肿瘤相鉴别。上颌窦是最常见的部位，其次是筛窦和鼻腔。鼻道的 MFH 通常为浸润性和溃疡性。最常见的多形性 MFH 多由呈席纹状排列的一些梭形或多形性的瘤细胞组成，核分裂象及坏死易见。与发生在其他部位的 MFH 相比，头颈部 MFH 复发和转移相对较少。

3. **平滑肌肉瘤**　一种来源于平滑肌的恶性肿瘤。平滑肌肉瘤是一种侵袭性肿瘤，表面常伴有溃疡、骨和软骨的侵犯较表皮和腺体浸润常见。肿瘤由一些呈直角交叉分布的梭形细胞束构成。可见栅栏状、编织状及"血管外皮细胞瘤样"排列。细胞核从泡状核到染色质增多、叶样或锯齿样，两端钝圆（雪茄型）。

4. **横纹肌肉瘤**　一种来源于骨骼肌的恶性肿

瘤。几乎 40% 的横纹肌肉瘤发生在头颈部，20%发生在鼻腔、鼻窦和鼻咽，是儿童最常见的肉瘤，胚胎型者多见于儿童，腺泡型者多见于成人。胚胎型的瘤细胞多为染色质丰富的圆形或梭形细胞，较大的横纹肌母细胞，胞质嗜酸性，容易辨认。梭形细胞型以梭形细胞呈束状或席纹状排列为特征。腺泡状横纹肌肉瘤有一个典型的纤维间隔，将一些小圆细胞分割，小圆细胞染色质较浓，有分散的嗜酸性粒细胞质，常见多核巨细胞。核分裂象易见。

预后　各型的年轻患者都比老年患者预后好。成年人预后较差，5 年生存率小于 10%，胚胎型比腺泡型的预后较好。

5. 血管肉瘤　一种血管来源的恶性肿瘤，肿瘤细胞具有血管内皮细胞的特征。血管肉瘤不常见，所占比例不到整个鼻腔鼻窦恶性肿瘤的 1%。上颌窦最常受累。多数血管肉瘤为低度恶性，浸润至邻近组织和骨，可见坏死和出血。内皮细胞从扁平到肥胖梭形再到上皮细胞样呈渐进性变化，并常形成乳头状的丛。内皮细胞变性的主要特征是在细胞空泡内经常含有红细胞。

6. 恶性外周神经鞘瘤　一种来源于神经鞘的恶性肿瘤。肿瘤往往起源于三叉神经（第五颅神经）的眼支或上颌窦支。该肿瘤有梭形细胞型和上皮细胞型两种类型，两种类型在低倍镜下，都可见致密细胞区和细胞少的黏液样变区相交互。常见到局部坏死和血管周围肿瘤细胞的聚集。

十、交界性和潜在低度恶性的软组织肿瘤

1. 硬纤维瘤病　有局部侵袭性、细胞形态温和的（肌性）成纤维细胞性肿瘤。尽管有 15% 的硬纤维瘤病发生在头颈部，但很少累及鼻腔鼻窦。常发生于上颌窦和鼻甲。肿瘤浸润性生长，细胞量低到中等，由宽大成束、形态温和的梭形细胞及向同一方向排列的胶原纤维组成。梭形细胞具有肌纤维母细胞的表现，核浆比低，一对卵圆形核，核仁不清。纤维瘤病可以局部浸润性生长，并累及邻近组织结构，有约 20% 的复发率，但无转移。

2. 炎性肌纤维母细胞性肿瘤　不常发生于鼻腔鼻窦部。

3. 血管外皮细胞瘤　为来源于血管周肌样细胞的鼻腔鼻窦肿瘤。血管外皮细胞瘤最常发生于单侧鼻腔，为上皮下境界清楚但无包膜的细胞性肿瘤代替或围绕正常的组织结构。肿瘤细胞拥挤密集，排列成短束状、旋涡状或栅状，内可见较多散在血管腔，后者形态如毛细血管但常扩展伸长似"珊瑚枝"或"鹿角状"。肿瘤细胞大小形态一致，细长至卵圆形，核呈圆形、卵圆形或梭形。鼻腔鼻窦血管外皮细胞瘤生物学行为表现为惰性，如果外科完整切除肿瘤有很好的生存率（5 年生存率 >90%）。

4. 胸膜外孤立性纤维瘤　孤立性纤维瘤是 CD34 阳性的纤维母细胞性肿瘤，常有明显的血管外皮细胞瘤样的血管形态。肿瘤可发生于鼻腔、鼻咽或鼻窦。肿瘤有不同程度增生的形态温和的卵圆形细胞，生长方式无法描述的"绳索状"瘢痕样胶原纤维及穿插其间的薄壁血管。孤立性纤维瘤免疫组化染色 CD34 及 bcl-2 阳性，手术完整切除预后好。

十一、良性软组织肿瘤

1. 平滑肌瘤　鼻腔鼻窦的原发性平滑肌瘤非常少见，最常发生于鼻甲。平滑肌瘤位于黏膜下层，与表面完整的黏膜间境界清楚。细胞呈梭形，排列成整齐的束状、旋涡状或编织状。完整切除肿瘤即可治愈。

2. 血管瘤　血管来源的良性肿瘤。鼻腔、鼻窦及鼻咽部的黏膜血管瘤占头颈部血管瘤的 10%，约占该部位非上皮性肿瘤的 25%。好发于男性儿童和青少年、育龄期女性，40 岁以后男女发病比例相似。最常发生于鼻中隔，其次是鼻甲和鼻窦。血管瘤常为局灶性，依据血管的大小常可分为毛细血管瘤和海绵状血管瘤。血管瘤病是更为弥漫的病变，常常累及邻近组织结构。血管瘤通常容易切除，任何年龄发生的血管瘤均应切除，尤其在孩童，因为肿瘤会使软骨发育不全而最终导致面部畸形。

3. 神经膜细胞瘤　通常是一个有包膜的良性肿瘤，由分化好的瘤性神经膜细胞组成。最常累及筛窦及上颌窦，为球状，境界清楚但无包膜。神经鞘瘤是由细胞较多的伴有 Verocay 小体的

Antoni A 区和细胞成分少、黏液样的 Antoni B 区组成，细胞梭形，有伸长如原纤维状的胞质，核呈扣状至梭形，很少有异型性。神经鞘瘤是良性肿瘤，复发率非常低，恶变罕见。

4. 神经纤维瘤 神经鞘发生的良性肿瘤，有复杂的细胞成分，包括神经膜细胞、神经束膜细胞和神经内纤维母细胞。发生于鼻腔鼻窦的神经纤维瘤极其罕见。神经纤维瘤常为黏膜下层细胞成分较少的病变。由细长的梭形细胞组成，细胞波浪状，核深染，胞质稀少，背景为波浪状的胶原纤维、黏液基质和肥大细胞。肿瘤免疫组化对 S-100 蛋白弥漫阳性。神经纤维瘤为良性肿瘤，其复发率很低，少部分病例有可能恶变。

5. 脑膜瘤 脑膜细胞的良性肿瘤。原发于颅外（异位、颅顶外）的鼻腔鼻窦的脑膜瘤非常罕见。鼻腔鼻窦脑膜瘤可表现为多种不同的组织学形态，大部分常见的脑膜瘤特征性改变为小叶状的细胞排列成漩涡状，细胞边界不清，核淡染，染色质细。核内假包涵体和砂粒体常见。外科完整切除困难，使复发率可达 30%。

十二、骨和软骨的恶性肿瘤

1. 软骨肉瘤，包括间叶性软骨肉瘤 软骨肉瘤是一种来源于透明软骨的恶性肿瘤。间叶性软骨肉瘤是一种具有灶状软骨分化特性的小圆细胞恶性肿瘤，常伴外皮细胞瘤样血管形态。这类肿瘤罕见于面部骨骼。软骨肉瘤发生于上颌骨牙槽突、上颌窦或鼻中隔，间叶性软骨肉瘤在下颌骨和上颌骨的发生率几乎相等。软骨肉瘤常为分叶状，细胞圆形至卵圆形，位于蓝色软骨样基质的陷窝中。肿瘤细胞增多并浸润至骨小梁之间是软骨肉瘤区别于软骨瘤的重要形态特征。间叶性软骨肉瘤由透明软骨和具有浓染核的小圆形至卵圆形细胞混合而成，常呈外皮细胞瘤样的血管模式，这些细胞 CD99 免疫反应常阳性。

预后 如果病变完整切除，软骨肉瘤预后极好。大约 20% 的患者死于肿瘤，大多数是因为肿瘤无法控制的局部复发。间叶性软骨肉瘤是高度恶性的肿瘤，预后不良。

2. 骨肉瘤 骨的原发性恶性肿瘤，瘤细胞产生骨和骨样基质。发生于颌骨的骨肉瘤非常罕见。

颌骨的骨肉瘤总体上比颌骨以外骨肉瘤的分化要好。常为成软骨细胞分化，由位于陷窝内、形态有异型性的软骨细胞构成的小叶为其特征性改变。

十三、骨和软骨的良性肿瘤

1. 骨巨细胞瘤 具有侵袭性的良性肿瘤，包含梭形间质细胞和丰富的均匀分布的破骨巨细胞。间质细胞呈单核，圆形至卵圆形，似组织细胞。肿瘤的特征性改变为丰富的多核破骨巨细胞，核可多达 50～100 个，细胞均匀分布在间质细胞中，而巨细胞可以缺乏。退行性改变包括纤维化，泡沫细胞聚集，含铁血黄素沉积甚至可以有坏死出现。局灶可见反应性编织骨。发生于头颅的骨巨细胞瘤有局部侵袭性，治疗包括完整根除，如有可能，也可放射治疗。

2. 软骨瘤 鼻腔鼻窦的软骨瘤极其罕见。

3. 骨瘤 由具有显著层状结构的成熟骨组成的良性病变。最好发于额窦和筛窦，常累及上颌窦和蝶窦。骨瘤的特点为致密的层状骨，之间血管纤维间质很少。除非病变导致美观或功能问题，否则无须治疗。一旦出现上述情况，局部切除即可。

4. 软骨母细胞瘤和软骨黏液纤维瘤 在头颈部很少见。

5. 骨软骨瘤 有蒂或广基的外生性骨性突起，有一个软骨帽。软骨帽由玻璃样软骨和像生长板样的骨软骨连接组成。骨性成分与下方的正常骨相连。有一半以上的肿瘤发生在下颌骨的冠突。在有骨髓的骨小梁中可见境界清楚的成熟软骨内化骨。切除即可治愈。

6. 骨母细胞瘤 一种罕见的良性骨肿瘤，肿瘤大小常超过 2cm。在头颈部最常累及的是颌骨，其次是颈椎和颅骨。编织性骨小梁围以骨母细胞，偶尔小梁之间有丰富的血管纤维间质，并伴有破骨细胞样巨细胞。肿瘤的组织学特点与成牙骨质细胞瘤非常相似，故当肿瘤与牙根有连续性时，诊断为成牙骨质细胞瘤更合适。治疗可选择搔刮或局部切除。

7. 鼻软骨间叶性错构瘤 发生在鼻腔和／或鼻窦的膨胀性病变，组织杂乱混有软骨，间质和囊肿，囊肿的组织学形态特征与发生于胸壁的错构瘤相似。所有的肿瘤都有大小不等、不同形状，及不同分化的软骨结节。在软骨结节周边为疏松的梭形细胞间质或突然过渡为细胞成分少的纤维间质。细胞黏液样变性区域与颅内结节性筋膜炎的一些表现相似。如果切除不完整时也有局部复发的可能。

十四、淋巴造血系统肿瘤

1. 非霍奇金淋巴瘤 鼻腔或鼻窦的原发性非霍奇金淋巴瘤（NHL）是指发生于该部位的淋巴细胞的肿瘤。恶性淋巴瘤是鼻腔和鼻窦继鳞状细胞癌之后第二位常见的恶性肿瘤。尽管在鼻腔可以发生很多不同类型的NHL，最常见的类型还是鼻型结外NK/T细胞淋巴瘤，特别是在亚洲人群中多发。发生在鼻窦的淋巴瘤常为B细胞淋巴瘤，弥漫性大B细胞淋巴瘤最为常见。

2. 结外NK/T细胞淋巴瘤 鼻型结外NK/T细胞淋巴瘤的特征性改变是淋巴瘤细胞弥漫浸润使鼻腔或鼻窦黏膜肿胀，伴有黏膜腺体的分离和破坏，常见广泛的凝固性坏死，散的凋亡小体和溃疡形成，血管中心性、血管破坏和纤维蛋白样物沉积于血管壁。淋巴瘤常表达NK细胞的免疫表型：CD2$^+$，胞膜CD3$^-$（Leu4），胞质CD3$^+$，CD56$^+$。有些病例尽管表现为CD56阴性，但肿瘤细胞表达T细胞标记、细胞毒标记和EBV阳性，仍被归为结外NK/T细胞淋巴瘤。

3. 弥漫性大B细胞淋巴瘤（DLBCL） 鼻腔鼻窦的DLBCL，在黏膜间质可见密集弥漫的大或中等大的淋巴细胞浸润。可以有或没有溃疡和坏死。少数病例有血管浸润。肿瘤细胞可类似中心母细胞或免疫母细胞或呈现非特异性的母细胞样外观。肿瘤细胞表达全B标记（如CD20、CD79a）。局部病变选择放疗和/或全身化疗。鼻型结外NK/T细胞淋巴瘤的总体生存率只有30%～50%。现尚无明确的证据说明NK/T细胞淋巴瘤的组织学级别可预知临床结果。DLBCL的总体生存率为35%～60%，鼻腔鼻窦DLBCL的预后因素尚未被详细研究。

4. 髓外浆细胞瘤 发生于骨及骨髓外的单克隆性浆细胞肿瘤。根据定义，原发性髓外浆细胞瘤（EMP）的患者明确地没有多发性骨髓瘤的证

据。最常见的发生部位为鼻腔、鼻窦和鼻咽部。在上皮下组织内有弥漫的肿瘤性浆细胞浸润，间质内血管稀少，出血湖罕见。间质内可见淀粉样物或免疫球蛋白沉积。肿瘤分化可为好，中等或差。分化好的EMP特点为肿瘤细胞大小形态一致，为正常形态至轻度异型的浆细胞，有时可见Dutcher小体。CD38，CD138和VS38阳性为浆细胞的特点，但并不具有特异性。上皮膜抗原（EMA）一般阳性，极少数病例表达CK（常为点状分布）。原发性EMP的主要治疗为放疗，原发性EMP的预后比骨髓瘤要好很多。

5. 髓外髓细胞肉瘤 又叫粒细胞肉瘤，是指发生于骨及骨髓外的髓母细胞或未成熟髓细胞肿瘤。它可先发生于急性髓性白血病或同时或在其之后。髓外髓细胞肉瘤最常见的发生部位为淋巴结和皮肤，但也有发生在鼻腔及鼻窦的报道。肿瘤由弥漫成片的母细胞组成，常表现为一些区域肿瘤细胞单一浸润的模式。母细胞具有圆形或卵圆形核，染色质非常细，小但清楚的核仁，小到中等量的淡嗜酸性胞质。如果肿瘤细胞中混有嗜酸性中幼粒细胞和晚幼粒细胞，则对明确诊断提供了一条额外的线索。髓过氧化物酶最为敏感和特异。

6. 组织细胞肉瘤 组织细胞肉瘤是一种恶性增生性疾病，该肿瘤非常罕见，偶尔可发生在鼻腔。肿瘤细胞的形态和免疫表型特点显示为成熟的组织细胞。诊断依赖于证实肿瘤细胞为组织细胞分化（CD68和lysozyme颗粒性着色）而无全B和全T细胞标记物。

7. Rosai-Dorfman病 又称为窦组织细胞增生伴巨大淋巴结病，是一种少见且病因不明的反应性改变。其特点为组织细胞增生，形态特别，常见淋巴细胞伸入运动（Emperipolesis）。在低倍镜下可见淡染区及暗区相互交错。淡染区显示形态特别的组织细胞增生，细胞很大，大圆核，核仁明显，胞质丰富，淡嗜酸性，细胞边界常难辨别。有些组织细胞有包入现象，即在胞质中吞噬有淋巴细胞、浆细胞或中性粒细胞。大部分病例只需切除肿瘤即可治愈，少部分病例需接受激素治疗、放疗或化疗。总地来说，该病预后非常好，大部分患者完全治愈或病情稳定。

十五、神经外胚层肿瘤

1.Ewing肉瘤（EWS）/原始神经外胚叶肿瘤（PNET） 神经外胚层来源的高度恶性的、原始的圆形细胞肿瘤，EWS和PNET代表了一组有不同程度神经外胚叶分化的小圆细胞性肿瘤，在鼻腔鼻窦部被一起称为EWS/PNET。鼻腔鼻窦的EWS/PNET非常少见。最常发生于上颌窦及鼻前庭。肿瘤由密集分布的、形态一致的、小到中等的圆形细胞组成，细胞核浆比高，染色质细腻，有较多核分裂，凝固性坏死常见。发生于头颈部的EWS/PNET的预后比发生于其他部位的预后要好。肿瘤的大小及期别是最重要的预后因素。

2.嗅神经母细胞瘤 来源于鼻腔鼻窦嗅上皮的恶性神经外胚层肿瘤。嗅神经母细胞瘤不常见，肿瘤最常见的原发部位为鼻腔顶筛板区。肿瘤位于黏膜下层，分叶状或巢状，境界清楚，间隔以丰富的血管纤维间质，很少有表现为弥漫生长方式的肿瘤。肿瘤细胞形态一致，小圆形核，胞质稀少，核染色质粗到细不等，散在分布（如盐和胡椒粉状），核仁不明显。肿瘤细胞边界不清，周围围绕以神经原纤维基质，实际上是神经细胞突起的相互纠集。

显微镜下分级包括四级：Ⅰ级分化最好，有小叶结构，小叶间相互连接，肿瘤细胞分化好，表现为形态一致，细胞核小圆形，胞质稀少。Ⅱ级大部分组织形态特点与Ⅰ级相同，但神经原纤维成分较少见，瘤细胞的核异型更明显。Ⅲ级肿瘤仍有小叶状结构及血管间质，其细胞的特征性改变为：细胞更加间变，染色质浓染。Ⅳ级可保留大体上的小叶结构，但肿瘤细胞在所有组织学分级中分化最差且间变最明显。治疗选择完整的手术切除（颅面骨切除包括筛板）及随后完整疗程的放疗。局部复发和远处转移可在最初确诊几年后发生，大约15%～70%的患者会有局部复发，10%～25%的病例会有颈部淋巴结转移。

3.婴儿黑色素性神经外胚瘤 婴儿黑色素性神经外胚瘤（MNTI）是婴幼儿少见的肿瘤，非常少见。超过85%的患者有颅面部骨肿块，表现为迅速生长的色素性肿物，肿物常发生在上颌骨前面的牙槽嵴。肿瘤无包膜，由两种细胞组成，神经母细胞和较大的含黑色素的上皮细胞，间质为含血管的致密纤维性间质。治疗选择局部完整切除，避免放疗和化疗，除非有转移证据。但是如果不完全切除，常局部复发。

4.黏膜恶性黑色素瘤 起源于黏膜黑色素细胞的恶性肿瘤。鼻腔鼻窦黏膜恶性黑色素瘤非常少见，鼻腔为最常发生的部位，其次为鼻腔和鼻窦联合发生。肿瘤由上皮样细胞，梭形细胞，浆细胞样细胞，杆状细胞和／或多核瘤细胞组成。瘤细胞大小一般中到大，核浆比高，有嗜酸性核仁和核内包涵体。胞质常为深红色，含有不等量的黑色素。肿瘤细胞坏死常见，特别是在肿瘤呈外皮瘤或假乳头样生长方式时。其他生长方式包括实性、泡状或肉瘤样。外科手术仍是治疗的基础，放疗起到缓解的作用。局部复发常见（67%～92%），并有反复复发的可能，提示预后较差（图7-1-3）。

5.异位性中枢神经系统组织 异位于鼻内和鼻周的神经胶质性肿块。60%的病例病变位于鼻梁外上部或附近，30%的病例位于鼻腔内。病变无包膜，由大小不一的神经胶质组织岛（星形胶质细胞均匀分布其内）和相互交错的血管纤维结缔组织带组成。大部分病例充分切除即可治愈，但是根除不完整者可复发（15%～30%），没有局部侵袭性和潜在恶性。

十六、生殖细胞肿瘤

恶性生殖细胞肿瘤和畸胎癌肉瘤的组织学特点与性腺起源的生殖细胞肿瘤相类似，很少发生于鼻腔鼻窦内。

1.未成熟性畸胎瘤 未成熟性畸胎瘤很少见于鼻腔鼻窦和鼻咽，由数量不等的未成熟组织组成。大多数为神经上皮，其间点缀着起源于三个胚层的成熟和不成熟组织，好发于婴儿。

2.畸胎瘤恶变 畸胎瘤恶变是指肿瘤中含有三个胚层的良性组织成分以及体细胞的恶变部分。其恶性成分为鳞状细胞癌。

3.鼻腔鼻窦卵黄囊瘤 肿瘤具有胚胎性卵黄囊的组织学特点，无法与发生于性腺的卵黄囊肿瘤（内胚窦肿瘤）区分。目前只报道了两例。

4.鼻腔鼻窦畸胎癌肉瘤 复杂性的恶性鼻腔鼻窦肿瘤具有畸胎瘤和癌肉瘤的特点。非常少

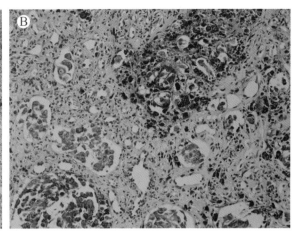

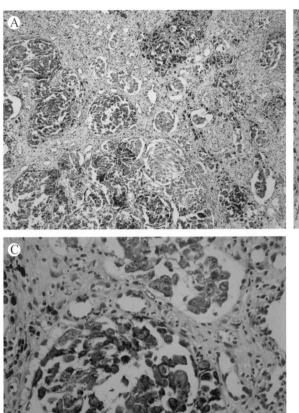

图 7-1-3

A. 黏膜恶性黑色素瘤（HE×100）

B. 黏膜恶性黑色素瘤（HE×200）

C. 黏膜恶性黑色素瘤（HE×400）

见。畸胎癌肉瘤恶性度极高，有局部侵袭性，非常迅速的浸润周围软组织和骨骼，以及眼眶和颅腔。肿瘤有多种组织类型，来源于两个或三个胚层，表现为不同的成熟度，此外混合有癌性和肉瘤性的成分。典型的肿瘤中有良性和恶性上皮，间叶细胞以及神经成分，包括具有胚细胞瘤特点的未成熟组织，而缺少胚胎性癌，绒毛膜癌或精原细胞瘤的成分。平均存活期小于两年，60%的患者存活期不到 3 年。

5. 成熟性畸胎瘤 畸胎瘤是鼻腔鼻窦部位主要的良性生殖细胞肿瘤，所表现出的组织学特点与发生于性腺的以及性腺以外部位的畸胎瘤类似。畸胎瘤由数量不等的各种成熟皮肤组织、皮肤附属组织、脂肪、神经胶质组织、平滑肌、软骨、骨、小涎腺、呼吸道上皮以及胃肠道上皮混杂组成。

完整手术切除即可治愈。

6. 皮样囊肿 皮样囊肿是一个发展的病变，在组织学和组织发生学上包括外胚层和中胚层，但是没有内胚层。头颈部皮样囊肿常发生于一侧眶上嵴和鼻的皮下组织。皮样囊肿被覆成熟角化的鳞状上皮，囊壁内常含有皮肤附属组织。皮样囊肿完整手术切除即可治愈，复发率很低。

十七、继发性肿瘤

鼻腔鼻窦的转移瘤是指来源于其他部位的原发恶性肿瘤，但是又与原发部位的肿瘤不相连续，不包括白血病和淋巴瘤。转移到鼻腔和鼻窦的肿瘤非常罕见。

第二节　鼻咽部肿瘤

鼻咽部最常见的肿瘤是鼻咽癌（Nasopharyngeal carcinoma）。鼻咽癌的发生具有明显的地域性差异，而且与EB病毒有密切关系。

鼻咽部可发生多种肿瘤，可来源于鼻咽的上皮、淋巴组织、间质和神经组织。肿瘤偶尔也发生于胚胎的残留，包括它们上移或下移的正常通路（异位垂体肿瘤，颅咽管瘤）或脱离正常调节的影响时（生殖细胞肿瘤）。鼻咽部邻近存在很多不同的解剖部位，如果肿瘤发生在这些部位，临床表现可与鼻咽部肿物相似，例如发生于斜坡的脊索瘤。

一、鼻咽癌

发生在鼻咽部黏膜的癌，在光镜和超微结构中被证实具有鳞状上皮分化。它包括鳞状细胞癌、非角化性癌（分化型或未分化型）和基底样鳞状细胞癌。腺癌和涎腺型癌被除外。

1．角化性鳞状细胞癌　是一种浸润性癌，光镜下有明显的鳞状细胞分化，大部分肿瘤有细胞间桥和／或角化物，形态上与其他发生在头颈部黏膜的角化性鳞状细胞癌相似。分化程度包括高分化（最常见）、中分化和低分化癌。肿瘤呈实性片状、不规则岛状、无黏着性片状或梁状。癌巢和不同数量的淋巴细胞、浆细胞、中性粒细胞和嗜酸性粒细胞混在一起。肿瘤细胞有多形性及复层排列。核的多形性中到重度。位于癌巢中心或靠近表面的瘤细胞胞质内常有大量的嗜酸性玻璃样物。细胞内可见角化，偶见角化珠形成。细胞核常染色质增多，被覆上皮常见受累，表现为原位癌。与非角化性癌相比，角化性鳞状细胞癌表现出较高比率的局灶性浸润和较低的淋巴结转移率。

2．非角化性癌－分化型　癌巢内梭形癌细胞有的似成纤维细胞并有程度不等的淋巴细胞浸润。癌巢边界比较清楚，可有相互融合。瘤细胞呈复层和铺路石状排列，常呈丛状生长，与膀胱的移行上皮癌相似。细胞间桥并不明显，偶见角化细胞。癌细胞胞质较多，嗜酸性，胞界不清楚，胞核圆形，核染色质浓集，核浆比例大。有核分裂和坏死。与未分化型相比，肿瘤细胞较小，核浆比低，

细胞核内染色质丰富，核仁通常不明显。

3．非角化性癌－未分化型　未分化型更常见，肿瘤细胞呈大的合体细胞样，细胞界限不清，核呈圆形或椭圆形泡状，大核仁位于中央。瘤细胞常常排列密集甚至重叠。有时核并不呈泡状，染色质丰富，细胞质少，呈双染性或嗜酸性。肿瘤也可伴有小灶状鳞状上皮分化，这些细胞质淡嗜酸性，量较多，并且细胞界限尚清。泡状核细胞在数量上占优势时（大部分为泡状核细胞），称为泡状核细胞癌。还有一种未分化癌，癌细胞小，胞浆少，核圆形或梭形，与黏膜上皮基底细胞近似，呈巢状、梭状、片状结构。胞巢内只有少数淋巴细胞，有核分裂。癌巢周围有淋巴组织或纤维组织。大的泡状核细胞和小细胞性未分化癌都比较少。

当一个标本中两种类型同时存在的时候，肿瘤可以根据占多数的类型来分类，或归为具有两种亚型特点的非角化性癌。分化型和未分化型在临床或预后方面并无显著性差异。

免疫组化　几乎全部肿瘤细胞对全角蛋白（AE1／AE3，MNF-116）表达强阳性。对高分子量角蛋白（如CK5／6，34βE12）表达强阳性，但对低分子量角蛋白（CAM5.2）等表达弱阳性或小灶状阳性。不表达CK7和CK20。鼻咽癌常局灶性地表达EMA。在部分病例中瘤细胞核对P63表达强阳性。基底细胞标记物通常明显地标记出被覆鳞状上皮的基底层或基底旁细胞。非角化性鼻咽癌病例100%与EB病毒有关，EBER原位杂交有助于鼻咽癌的诊断。放疗是NPC的主要治疗方法。鼻咽癌比鼻咽部鳞癌预后要好，放疗后5年生存率，鳞癌27.5%，淋巴上皮癌45%。

二、鼻咽乳头状腺癌及涎腺型癌

鼻咽乳头状腺癌是一种呈叶状、乳头状和腺样结构，以外生性生长为特征的低级别腺癌。鼻咽乳头状腺癌极少见，性别差异不明显。

鼻咽乳头状腺癌起源于表面上皮，肿瘤细胞由微小树枝状分支的乳头状小叶和密集的腺体构成。乳头呈多级分支结构，被覆柱状上皮或假复层纤毛柱状上皮，有轻度异型性，在纤细的血管乳头轴心内有少量的砂粒体。肿瘤组织的柱状或假复层上皮细胞含有圆形或卵圆形的细胞核和小

的核仁。肿瘤组织无包膜，并且浸润周围间质。鼻咽乳头状腺癌是一种生长缓慢、低度恶性的肿瘤，没有潜在转移性。如果及时进行手术切除，预后良好。

三、涎腺型癌

涎腺型癌包括腺样囊性癌、黏液表皮癌、多形性低度恶性腺癌、腺泡细胞癌，肌上皮癌等。可发生在鼻咽部，口咽部（如舌根），下咽部和咽旁。在鼻咽部的发生率很低。

1.腺样囊性癌　咽部腺样囊性癌少见，多呈典型的隐性发病，临床症状有中耳渗液、鼻出血、复视以及颅神经麻痹引起的症状。显微镜下的形态特征与其他部位的腺样囊性癌相似。其可以发生颈淋巴结和远处转移，但转移能力比鼻咽癌差。

2.黏液表皮样癌　鼻咽黏液表皮样癌在显微镜下与其他部位的发生情况相似，但砂粒体少见。

四、良性上皮性肿瘤

1.毛状息肉　可能为一种发育异常，临床上表现为息肉，表面由毛发和皮脂腺覆盖。发生于新生儿和婴幼儿，女性发病率高。鼻咽的侧壁、软腭靠近鼻咽部的腹面及扁桃体是毛状息肉最常见的发病部位。发生于中耳的病例也有较多报道。鼻腔鼻窦尚无报道。息肉的表面是由细软的过度角化层及毛囊皮脂腺构成的皮肤。核心部分是纤维脂肪组织，通常伴有灶状的软骨、肌肉和骨。毛状息肉因缺少内胚层成分而与畸胎瘤鉴别。手术切除为有效的治疗手段。

2.Schneiderian 型乳头状瘤　是一种起源于鼻咽表面上皮的良性肿瘤，与鼻窦的 Schneiderian 乳头状瘤相似。鼻咽部 Schneiderian 型乳头状瘤极罕见，多见于老年人。多数肿瘤直径不超过 2cm，常偶然被发现。

在上皮下结缔组织中，见界限清楚的大块上皮团，有时可见分泌腺导管上皮增生，而瘤组织累及导管时其圆形轮廓尚可见，此有助于与浸润癌相鉴别。多数乳头状瘤无不典型增生，少数可有程度不等的不典型增生，以致癌变，可表现为原位癌，甚至浸润性癌。经鼻腔或经口切除时主

要的治疗手段。局部反复发作并非少见。

3.鳞状细胞乳头状瘤　在鼻咽部不常见，其在形态上与喉部的相似。临床症状不明显或有明显咳嗽，咽痒，异物感。

乳头被覆复层鳞状上皮，有基底膜，有不同程度角化，细胞间或细胞内水肿，上皮层内有不全角化的细胞。常常可见挖空细胞。基底细胞及基底旁细胞增生，胞核长轴一般与基底膜平行，形成清楚的界限。上皮内和血管性纤维间质内有淋巴细胞。切除可复发，少数可恶性变。

4.异位垂体腺瘤　是一种良性的垂体腺瘤，单独发病。最常见于蝶骨、蝶窦及鼻咽。其他部位见于鼻腔、筛窦。异位垂体腺瘤的临床表现与它的发病部位有密切关系。异位垂体腺瘤是黏膜下的无包膜细胞性肿瘤，呈实性、器官状和小梁状生长，瘤巢被纤维血管间质分隔。瘤细胞核呈圆形、椭圆形，核内可见分散的染色质、核仁不明显。颗粒状细胞质呈嗜酸性，双嗜性或透明。细胞外间质玻璃样变明显。对于体积较小或易触及肿瘤的治疗主要依靠手术切除；手术全切除是有效的治疗方法。但是，全切术不适用于大的、浸润性肿瘤。什么情况下采用切除术取决于肿瘤的大小和进展程度，术后放疗是必要的。

5.涎腺始基瘤　是含有胚胎发育早期4～8周阶段的唾液腺混合性上皮和间充质成分的良性肿瘤。多数病例在新生儿期或出生后6周时被诊断，男女发病比例为13：3。肿瘤质硬，表面光滑或结节状，由未角化的鳞状上皮黏膜覆盖多发的相互邻接的细胞结节构成。结节由纤维和黏液性间质分隔，内含丰富的管状结构和实性或囊状的鳞状上皮巢。所有病例手术切除是有效的治疗手段。

6.颅咽管瘤　罕见，可以起源于鼻咽部或蝶鞍上区而向下侵犯鼻咽部。其形态特征与鞍上对应的肿瘤十分相似。

7.鼻咽部血管纤维瘤　鼻咽软组织肿瘤的种类和临床病理特征与上呼吸、消化道其他部位的肿瘤相似，但血管纤维瘤是一个特例。鼻咽血管纤维瘤是男性鼻咽部发生的良性肿瘤，肿瘤发生于鼻后外侧壁或鼻咽部，通常广泛浸润周围组织。鼻咽部最常见，也可发生在口咽部，是富含细胞和血管的间充质肿瘤。通常表现为鼻塞和／或反复发作的自发性鼻出血、流涕、面部畸形。

镜下由血管和纤维组织组成，纤维组织丰富，纤维呈波浪状。这些纤维性间质由梭形、圆形、多角形或星形的细胞及数量不等的纤细而粗大的胶原纤维组成，部分区域纤维细胞多，部分区域胶原纤维丰富，间质可发生黏液水肿。血管散在于纤维组织内，血管壁薄，管腔扩张或显裂隙状，常呈直角状或大于 45° 分叉。有的血管壁厚，但不均匀。黏膜浅层的血管壁薄，深部厚。血管壁缺乏弹性纤维。无异型性，无炎性细胞浸润。以局部浸润性生长为特征的良性肿瘤，约有 20% 的复发率（50% 以上为老年人）。患者可先接受选择性血管造影栓塞治疗或激素疗法，后接受手术切除。放疗已成功地用于治疗体积较大的颅内肿瘤或复发性肿瘤，但是手术仍是有效的治疗手段之一。手术不易切除者，导致术后复发。少数患者经过长期多次复发，终至发生恶变。

五、淋巴造血系统肿瘤

1．霍奇金淋巴瘤（HL） 此部位 HL 很少见，主要累及鼻咽部。病人通常表现为鼻塞或中耳炎，多处于早期（Ⅰ／Ⅱ期）。常伴有咽鼓管受压症状，呼吸障碍。咽环 HL 与结外 HL 在形态上是一样的，也可分为淋巴细胞突出型，混合型，结节硬化型和淋巴细胞消减型，混合型和淋巴细胞突出型较多见。咽环 HL，RS 细胞和 HL 细胞数量较少。在 HL 病变中罕见郎格罕斯巨细胞，甚至较典型的上皮样组织。

2．非霍奇金淋巴瘤 鼻咽部原发性非霍奇金淋巴瘤（NHL）被定义为在此处形成肿块的淋巴样细胞的肿瘤。鼻咽部 NHL 占全部结外 NHL 的 2.5%。病人常表现为鼻塞、鼻出血、听力损害、吞咽困难、头痛或颈部肿块，与鼻咽癌的症状相似。

结外鼻型 NK/T 细胞淋巴瘤的男女比例为 3∶1，中位年龄为 53 岁。鼻型结外 NK/T 细胞淋巴瘤在形态学和免疫表型上与鼻腔的肿瘤相似。其他类型的 NHL 如伯基特淋巴瘤、滤泡性淋巴瘤、套细胞淋巴瘤、MALT 型结外边缘区 B 细胞淋巴瘤以及特异性外周 T 细胞淋巴瘤都可能会波及鼻咽，但机会较小。结外 NK/T 细胞淋巴瘤常采用放疗为主的综合治疗。DLBCL 病人常选择放疗和／或化疗。鼻型 NK/T 细胞淋巴瘤的生存率只有 30%～50%。

3．滤泡树突状细胞肉瘤／肿瘤 是一种罕见肿瘤，表现为滤泡树突细胞的形态学、免疫表型和超微结构特点。原发于鼻咽部的极少见，可能来自血管玻璃样变性 Castleman 病。

4．髓外浆细胞瘤 主要分布在头颈部，上呼吸道最多，其中，鼻腔副鼻窦最多，其次为咽部。

5．其他淋巴造血系统肿瘤 Castleman 病、髓外髓细胞肉瘤、Rosai-Dorfman 病（窦组织细胞增生症伴巨大淋巴结病）偶可侵犯鼻咽。

六、骨及软骨肿瘤

鼻咽部骨和软骨肿瘤的类型及临床病理学特征与上呼吸、消化道其他部位的肿瘤相似，但脊索瘤是一个较特殊的类型。

脊索瘤 是再现脊索发育过程的低度恶性肿瘤。主要见于成年人，脊索瘤占骨恶性肿瘤的近 4%，约 1/3 发生在颅底，一小部分可能累及鼻咽和／或鼻窦。好发于男性。临床症状通常不特异，如头痛、鼻塞。镜下有瘤细胞和基质两部分，瘤细胞有两种形态，一种是中小瘤细胞，胞质丰富，嗜酸性，边界清楚；另一种是大细胞，胞质丰富、透明，胞质内有大小不等、多少不一的空泡，空泡多者胞质显泡沫状。脊索瘤呈典型的分叶状生长，呈多角形或卵圆形的肿瘤细胞在黏液样的背景中排列成条索状、分叶状及片状，排列紧密。细胞核呈典型的圆形，中位或偏位，染色质粗颗粒状，有核仁，核分裂可见。瘤细胞胞质空泡多少与肿瘤成熟程度有关。

主要的鉴别诊断包括上皮细胞肿瘤（如黏液癌、唾液腺肿瘤、低分化癌）及软骨肉瘤。分叶状结构、空泡细胞和 S-100 蛋白弥漫阳性表达，有助于区分脊索瘤和癌。软骨肉瘤的细胞角蛋白表达阴性。脊索瘤为低度恶性肿瘤，远处转移极少见，鼻咽部的脊索瘤通常给予放疗，因为其特殊的解剖部位，完全手术切除实际上是不可能的。

七、继发性肿瘤

继发性肿瘤是由其他原发恶性肿瘤转移到鼻咽部的肿瘤。

鼻咽部转移性肿瘤极其罕见。多数病人大于50岁。病人可能没有症状或仅表现为鼻塞、鼻出血、咽鼓管阻塞导致的单侧严重的继发性中耳炎或耳痛。大面积转移会扩散到鼻腔或使软腭变形。大部分鼻咽部转移性肿瘤是血源性的，某些病例可能是通过 Batsons 椎旁静脉丛转移的。

从对原发肿瘤进行治疗到鼻咽出现转移之间会有一段长的无病间隔，由于鼻咽部发生新的原发肿瘤可能性增加，可能会导致诊断不清。这种情况在恶性黑色素瘤和肾细胞癌并非少见。转移是预后不良的征兆。

第三节 喉及下咽部肿瘤

一、鳞状细胞癌

鳞状细胞癌是喉及咽部最常见的恶性肿瘤，主要发生在烟酒滥用的成年男性。声门上区和声门区是最常见的部位。下咽鳞癌最常发生的部位是梨状窦，其次是咽后壁和环后区。

镜下形态：以鳞状细胞分化为特征。常见有各种各样"角化珠"形成的角化，并且侵袭性生长是鳞状细胞癌的首要特征。侵袭表现为穿透基底膜，向下方的组织蔓延，通常伴有间质反应。血管淋巴管及神经周侵袭是其恶性的附加特征。鳞癌传统上分为高、中、低分化鳞癌。膨胀性生长的特点是有明确向外推挤边缘的大癌巢，提示预后较好。浸润性生长的特点是散在的、小的、不规则的肿瘤细胞索条或单个肿瘤细胞，缺乏明确的浸润边缘，与迅速蔓延有关。

预后：声门区鳞状细胞癌的5年生存率为80%～85%，声门上区鳞状细胞癌为65%～75%，声门下区鳞状细胞癌约为40%，下咽鳞状细胞癌为62.5%。

二、疣状癌

在头颈部中喉为第二常见的发生部位（位于口腔之后），占全部疣状癌的15%～35%和全部喉癌的1%～4%。为一种非转移性高分化鳞癌的亚型，以外生性、疣状缓慢生长和边缘推压为特征。疣状癌由分化良好的伴有明显角化的鳞状上皮和纤细的纤维血管轴心构成，上皮增厚，呈球棒形乳头状，并呈圆钝状突出于间质内。很少有核分裂象。疣状癌以缓慢的局部侵袭性生长为特征，如不治疗，可引起局部广泛破坏。单纯的疣状癌不转移。疣状癌的患者可接受切除（激光或外科手术）或放射治疗。

三、基底样鳞状细胞癌

基底样鳞状细胞癌（BSCC）是一种侵袭性的、高级别的鳞状细胞癌亚型，梨状窦和喉声门上区是经常受累的部位。基底样鳞状细胞癌由两部分组成，即基底细胞样细胞和鳞状细胞。基底细胞样细胞小、核浓染，没有核仁，胞质少。基底样鳞状细胞癌常伴有鳞状细胞癌的成分，这些成分可以是原位癌，也可以是侵袭性角化性鳞状细胞癌。基底样鳞状细胞癌是一种侵袭性的、生长迅速的肿瘤，以诊断时就已是进展期和不良的预后为特征。

四、乳头状鳞癌

乳头状鳞癌是鳞状细胞癌的一个独特亚型，以外生性乳头状生长和预后良好为特征。肿瘤以显著的乳头状生长为特点。这些乳头有纤细的纤维血管轴心，表面覆以肿瘤性的、不成熟的基底样或多形性细胞。常见坏死和出血灶。可发生多发的乳头状鳞癌和前驱病变。间质侵袭由单个或多个癌巢构成。乳头状鳞癌的患者预后一般比鳞状细胞癌患者好一些。

五、梭形细胞癌

梭形细胞癌是一种双相性肿瘤，在头颈部中喉为最常见的部位。由原位或侵袭性的鳞状细胞癌和恶性的梭形细胞构成，后者具有间叶样的形态，但为上皮来源。梭形细胞成分常构成肿瘤的大部分，可表现为多种形式。鳞状上皮来源的证据可见于原位或侵袭性鳞状细胞癌的成分。转移的淋巴结内常可见单独的鳞癌成分或鳞癌与梭形细胞癌两种成分。预后良好的特征包括：低分期、息肉样而非内生性生长、起源于声门、肉瘤样成分侵入相对较浅和无前期放射暴露。

六、棘层松解性鳞状细胞癌

是鳞状细胞癌的一个少见的组织病理学亚型，特征是肿瘤细胞的棘层松解，形成假的腔隙和假的腺管分化外观。假的腔隙内常有松解的棘层细胞和角化不良的细胞，或细胞碎片，也可能是空隙。常位于肿瘤的深部。预后与鳞状细胞癌相似，但有一些报道认为它比鳞癌更具有侵袭性。

七、腺鳞癌

这一少见的来源于表层上皮的侵袭性肿瘤的特征是由鳞癌和真的腺癌两种成分构成。两种成分可能出现在很接近的区域，但二者倾向于分界清楚，而不像黏液表皮样癌那样相互混合。鳞癌成分可为原位癌或侵袭性癌。腺癌成分多见于肿瘤的深部。有报道腺鳞癌比鳞癌更具有侵袭性。

八、淋巴上皮癌

本癌是一种有大量反应性淋巴浆细胞浸润的未分化癌，喉和下咽的淋巴上皮癌是侵袭性的，有局部淋巴结转移和远处转移的倾向。形态学上与鼻咽癌无法鉴别。一些淋巴上皮癌表现为单一的生长方式，与其他部位的淋巴上皮癌无法鉴别。在大约半数的病例中可见鳞状细胞癌的成分。

九、巨细胞癌

本癌是一种未分化癌，可以单独存在或与鳞状细胞癌、腺鳞癌或梭形细胞癌混合存在。由大量异型的多核巨细胞构成，胞质内常有嗜中性的颗粒或细胞碎片，与肺的巨细胞癌相似。大量的、细胞间无黏附的、异型的巨细胞，核大，常常是多核，染色质粗糙，核仁大。胞质丰富，嗜酸性。此外，肿瘤具有由小一些的间变性肿瘤细胞群构成的背景。报道的病例显示预后不良。

十、恶性涎腺型肿瘤

一组大量的喉肿瘤数据显示，72% 的涎腺型肿瘤是恶性的。主要为黏液表皮样癌和腺样囊性癌。

十一、黏液表皮样癌

喉的黏液表皮样癌很少见，镜下与其他部位的黏液表皮样癌类似。

十二、腺样囊性癌

喉部腺样囊性癌很少见，喉部腺样囊性癌的镜下特征和结局与其他部位的腺样囊性癌一样。

十三、神经内分泌肿瘤

1. **典型类癌** 一种低度恶性的上皮性肿瘤，细胞从圆形到梭形，组织学、免疫组化和超微结构上呈神经内分泌分化。多数发生在喉的声门上部，杓会厌襞、杓状软骨（肌）或假声带附近。典型类癌是由圆形和／或梭形细胞组成，细胞排列呈小巢状、小梁状、大片状、腺状和／或玫瑰花形。细胞质呈粉色，细胞核内可见点状或密集的染色质，核仁和有丝分裂少见，无坏死和多形性。由于放疗和化疗无效，应选择外科手术。由于肿瘤可以完全切除，切除范围应尽量保守。

2. **不典型类癌** 由圆形到梭形细胞组成的一种上皮性肿瘤。组织学、免疫组织化学及超微结构显示神经内分泌分化，与典型类癌比较，可见更多的核分裂及细胞异型性。90% 以上发生在喉的声门上部。不典型类癌是侵袭性肿瘤，生长方式多样，包括小巢状、片状、梁状、腺样和／或以上方式同时出现。与典型类癌相比，不典型类癌细胞较大，细胞核呈泡状并有明显的核仁。核分裂（通常 2～10 个／高倍视野）、坏死、细胞多形性和血管淋巴管浸润常见。不典型类癌是侵袭性肿瘤，5 年及 10 年生存率分别为 48% 和 30%。不典型类癌对放疗和化疗无效，应首选外科手术。

3. **神经内分泌型小细胞癌** 高度恶性的上皮

性肿瘤，由小圆形、椭圆形及梭形细胞组成，细胞显示神经内分泌分化。肿瘤由片状或带状的细胞组成，细胞排列紧密，细胞质不明显，细胞核呈圆形，卵圆形或梭形，染色质致密，无核仁。常见核分裂、坏死、凋亡和淋巴管、血管及神经周围浸润。神经内分泌型小细胞癌是一种侵袭性肿瘤，早期即有局部和远处的转移。2 年及 5 年生存率分别为 16% 和 5%。提倡采取的治疗为局部放疗加化疗。

4．混合性神经内分泌型小细胞癌 伴有鳞癌或腺癌成分的神经内分泌型小细胞癌被称为混合性或复合性癌。这种病例不常见。

十四、上皮性癌前病变

指有可能演变成鳞状细胞癌的上皮病变。

1．度异常增生 结构紊乱伴细胞学非典型变化，且这种改变局限于上皮层的下 1/3。

2．中度异常增生 最初的标准为结构异常扩展到上皮层的中 1/3，但如果考虑细胞非典型性变化的程度，则应提高其级别。

3．重度异常增生 结构紊乱伴细胞学非典型变化，这种变化超过上皮层的 2/3。然而，如果结构紊乱累及上皮层的中 1/3，且有多量的细胞不典型性增生时，也应考虑为重度异常增生。

4．原位癌 细胞全层或几乎全层结构紊乱且伴有明显的细胞非典型性。此时常见不正常的浅层细胞核分裂及不典型核分裂。一些癌前病变是自限性和可复性的，也有一些则持续发展，并可发展为鳞状细胞癌。

十五、乳头状瘤 / 乳头状瘤病

鳞状细胞乳头状瘤是喉部最常见的良性上皮性肿瘤，由 HPV 感染引起，可多发，常复发。病变几乎都发生在喉，特别是真声带和假声带、声门下区域和喉室。

鳞状上皮乳头状瘤由指状或叶片状被覆鳞状上皮的黏膜突起构成，突起有细的纤维血管中心。乳头可出现二级或三级分支，可有少量角化。恶变不常见，常发生在有吸烟、放疗或有其他促进因子的背景下。

十六、良性涎腺型肿瘤

喉部良性涎腺型肿瘤罕见，与恶性肿瘤比较其发生率较低。

1．多形性腺瘤 大多数多形性腺瘤发生在会厌或杓会厌襞。出现症状之前可生长达数厘米。镜下喉多形性腺瘤与其他小涎腺发生的腺瘤相似。

2．嗜酸细胞性乳头状囊腺瘤 喉的嗜酸细胞病变通常由单房或多房性囊腔构成，囊内衬嗜酸细胞上皮，上皮有或无管腔内乳头状生长。

十七、恶性软组织肿瘤

1．纤维肉瘤 目前认为真性纤维肉瘤是一种相对少见的肿瘤。

2．恶性纤维组织细胞瘤 侵袭性的有高度争议的恶性间充质肿瘤，由原始的圆形到梭形细胞构成，常伴有炎症和多核巨细胞的混杂，呈局灶性或弥漫性的编织状生长模式。组织学形态变化多样，但均有以下特点：组织细胞样细胞，梭形细胞，泡沫细胞，多形性的多核巨细胞，典型及不典型的核分裂和坏死。应选择外科手术治疗。放疗和化疗的效果尚未确定。

3．脂肪肉瘤 喉的原发性脂肪肉瘤很罕见。其组织学特点与发生在其他解剖部位的病例相似，黏液样型和多形性型少见。尽管可外科手术，但多处复发者仍不少见（80% 的病人）。

4．平滑肌肉瘤 喉部平滑肌肉瘤十分罕见，肿物可发生在喉的任何部位，但以声门上最常见。组织学特点与软组织平滑肌肉瘤相似，细胞成分较多，核及细胞具有多形性。首选外科治疗，预后变化多样。

5．横纹肌肉瘤 下咽部和喉的横纹肌肉瘤病例资料很少，病例十分罕见。

6．血管肉瘤 喉的原发性血管肉瘤十分罕见，病人发病前常有放疗史，通常累及声门上区，特别是会厌部，肿瘤体积越大预后越差。主要需与下列疾病相鉴别：接触性溃疡，血管瘤，棘层松解性鳞状细胞癌和黏膜恶性黑色素瘤。首选外科手术治疗，术后需放疗。

7．Kaposi 肉瘤 喉的 Kaposi 肉瘤很少见，肿物常位于声门上区，然而声门部也常见。组织学特点与皮肤 Kaposi 肉瘤各阶段的表现一致，尽管斑块期可见筛网状嗜酸性血管形成，但细胞内和细胞外的红色玻璃样透明小体（PAS 阳性）是最常见的表现。通常采用非手术治疗，包括放疗和化疗（全身或局部）。

8. 周围神经鞘肿瘤 良性和恶性周围神经鞘肿瘤（MPNST）均可发生在喉部，尽管发病率逐渐减少。MPNST 是非浸润性的，核分裂活跃，黏膜通常伴有溃疡。用小的活检标本区别良性和恶性病变可能很困难。

9. 滑膜肉瘤 喉和下咽部原发性滑膜肉瘤罕见。肿瘤可为单相或双相分化，与软组织滑膜肉瘤相似。预后多样化，但比软组织滑膜肉瘤好。

十八、炎性肌纤维母细胞瘤

炎性肌纤维母细胞瘤（LMT）是一种独特的交界性病变，在头颈部 LMT 最常见于喉，尤其在声带区。由肌纤维母细胞和各种炎性细胞混合构成，包括成熟的淋巴细胞，组织细胞，浆细胞和嗜酸性粒细胞及胶原。肿物位于黏膜下，由疏松的、增生的梭形到星状细胞构成。细胞排列成编织状或束状，混有数量不等的炎性细胞。间质血管丰富，可呈水肿样，纤维黏液瘤样及胶原样。总的特点类似于一个反应性的过程，与肉芽组织或结节性筋膜炎相似。肌纤维母细胞可为梭形至星形，核增大呈圆形、椭圆形，核仁变化不一，胞质丰富，嗜酸性到嗜碱性，可有胶原纤维丝。喉的 LMT 常可通过保守的切除而治愈。

十九、良性软组织肿瘤

1. 脂肪瘤 喉和下咽部的脂肪瘤不足该部位良性肿瘤的 0.5%，可发生于任何年龄，男女无差别，简单但彻底的切除可以治愈。

2. 平滑肌瘤 喉的平滑肌瘤（血管平滑肌瘤）不到喉部所有肿瘤的 0.2%，可发生在任何年龄。

3. 横纹肌瘤 一种良性的间充质肿瘤，易发生在头颈部。横纹肌瘤的细胞数可稀少至中等量，由不成熟的细胞组成，胞质少，核为小圆形或梭形，有或无核仁。可见胞质呈嗜酸性的带状细胞，有时可见横纹，但数量较少。治疗应选择保守但

彻底的切除。

二十、血管瘤和淋巴管瘤

1. 血管瘤 喉的血管瘤可分为少年型（先天性）和成年型。大约半数的儿童声门下血管瘤患者可有其他部位的血管瘤，其中大部分为皮肤血管瘤，内脏血管瘤罕见。成年血管瘤更多见于声门以上的喉部。血管瘤应与毛细血管扩张症、血管型声带息肉和肉芽组织相鉴别。

2. 淋巴管瘤 淋巴管瘤可发生在喉，但十分罕见。

3. 颗粒细胞瘤 由圆形和／或梭形细胞组成的一种神经性肿瘤，细胞常排列成合胞体的方式，由于细胞质内有丰富的溶酶体，胞质呈粉红色颗粒状。核小，染色质浓染，居中。胞质嗜酸性，含有大量的 PAS 染色阳性的抗淀粉酶颗粒。其颗粒 S-100 蛋白和 CD68 阳性。大约 1% ～ 2% 的颗粒细胞瘤为恶性，呈局部侵袭性生长和远处转移（肺、骨）。诊断为恶性的标准：①坏死；②细胞呈梭形；③有大核仁的泡状核；④ 10 个高倍视野（200× 倍）下核分裂大于 2 个；⑤高的核浆比；⑥多形性。满足 3 个或 3 个以上标准即可诊断为恶性，满足 1 项或 2 项可诊断为有非典型性。颗粒细胞瘤对放疗无效。大多数可通过内镜切除。较大的病灶需开放式切除。

二十一、淋巴造血系统肿瘤

1. 非霍奇金淋巴瘤 下咽部和喉的原发性非霍奇金淋巴瘤（NHL）非常罕见。而喉部转移性淋巴瘤则相对常见，可从颈部、纵隔淋巴结和甲状腺蔓延而来。大多数喉的原发性 NHL 是 B 细胞淋巴瘤，尤其是弥漫性大 B 细胞淋巴瘤（DLBCL）和 MALT 型结外边缘区 B 细胞淋巴瘤。

2. 浆细胞瘤 浆细胞瘤是浆细胞的单克隆性增殖，无骨髓浸润的软组织浆细胞瘤称为髓外浆细胞瘤。

二十二、骨和软骨肿瘤

1. 软骨肉瘤 软骨肉瘤是喉支架组织的恶性

肿瘤，特点为肿瘤性透明软骨的形成。根据软骨肉瘤的一般标准进行诊断和分级。低倍镜下喉的软骨肉瘤（LCS）为分叶状的肿瘤，边缘挤压周围组织。肿瘤小叶的外缘呈浸润性生长，侵及邻近的软组织或骨化软骨的髓腔。化生骨形成和钙化常见，黏液样变性不常见，透明细胞软骨肉瘤的瘤细胞，胞质丰富、透明，细胞膜明显。与其他部位的软骨肉瘤相比，LCS 生长缓慢，LCS 可行保守的外科手术。不完全切除（剥除）与局部复发有关。

2. 骨肉瘤 是一种恶性肿瘤，特征为由肿瘤细胞直接形成骨样组织。喉的骨肉瘤（LOS）非常罕见。由恶性肿瘤细胞产生的骨样组织多少不等，但至少可见灶状特征性的条带样骨样物质出现。LOS 均为高级别，由多形性梭形细胞组成，LOS 表现为浸润性的临床生物学行为，局部复发和远处转移常见，常累及肺。

3. 软骨瘤 由成熟透明软骨组成的良性肿瘤。喉软骨瘤主要累及环状软骨和甲状软骨。软骨瘤由良性的、产生透明软骨的软骨细胞组成，可呈分叶状生长。软骨细胞分布均匀，核无多形性，无分裂象，每个软骨陷窝内有一个核。喉软骨瘤在保守切除后不再复发。

4. 巨细胞瘤 为良性肿瘤，但局部呈破坏性生长。组织学特点与骨的巨细胞瘤相似，由 2 种细胞成分构成：单个核细胞和破骨细胞样细胞。单个核细胞排列成宽片状，类似组织细胞，细胞为圆形、椭圆形或梭形，胞持粉红色到两性染色。巨细胞在整个肿瘤组织中均匀分布，每个巨细胞内可有 20 个或更多个核。巨细胞的核与单个核细胞的核一致。间质血管丰富，有较多的薄壁血管。应选择完整切除但保守的外科手术治疗。肿物较大时需进行部分或全喉切除术，不需辅助治疗。

二十三、黏膜恶性黑色素瘤

喉原发的黏膜恶性黑色素瘤（PLMMM）来源于神经嵴，起源于黑色素细胞，显示黑色素细胞分化。大多数 PLMMM（超过 60%）发生于喉的声门上部。病理特征上 PLMMM 与其他部位的黑色素瘤一致。如果出现完整的喉部黏膜，则可见肿瘤与表面上皮相连接（连接性的改变或 Paget

样改变），然而即使出现完整的表面上皮，也可以看不到连接性的改变。假如观察到正常的黑色素细胞位于黏膜下黏液浆液性腺体之间的间隙内或位于间质内，那么确认 PLMMM 不需要见到连接性的改变。PLMMM 患者预后不良，平均生存期不足 3.5 年，5 年生存率不足 20%。治疗上应选择根治性切除。辅助性化疗和放疗的价值尚存争议。

二十四、继发性肿瘤

来源于其他原发性但与其不相邻的恶性肿瘤，又叫转移性肿瘤，可累及下咽部和 / 或喉，不包括白血病和淋巴瘤。转移至喉的肿瘤绝大多数是恶性黑色素瘤或癌，仅 5% 或更少来自间叶性肿瘤（骨和软组织肉瘤）。

（潘毅 孙保存）

第四节　涎腺肿瘤

一、上皮性肿瘤 – 恶性肿瘤

（一）腺泡细胞癌

腺泡细胞癌（Acinic cell carcinoma）占所有涎腺肿瘤的 1% ～ 3%，女性较男性稍常见，无种族差别。大多数肿瘤位于腮腺（几乎 80%），但也有 17% 发生于小涎腺，约 4% 发生于颌下腺，有些肿瘤还见于腮腺内的淋巴结。临床典型表现为缓慢增大、实性、活动的肿块，有些为多结节状并且固定于皮肤或肌组织。1/3 的患者有疼痛，多数患者病程小于 1 年，但有些病例可达数十年。

大体检查 大体观肿瘤为有包膜的圆形包块，切面呈分叶状、实性，质脆，色褐至红色，直径一般小于 3cm，有时可呈明显的囊性变。

镜下形态 不同病例的镜下表现存在相当多的差异，生长方式主要呈实性、微小囊性、乳头状囊性或滤泡性等。肿瘤细胞的形态可呈多样性。最典型的瘤细胞具有类似于正常涎腺腺泡细胞的胞质形态（颗粒状和嗜碱性）、超微结构和分泌特征。其他种类的细胞还包括闰管细胞、透明细胞、空泡状细胞和非特异性腺性细胞。以透明细胞成分为主的肿瘤可呈"肾上腺样"形态表现，类似于肾细胞癌。这些透明细胞不含脂肪或黏液，但可含多少不一的糖原。不过局灶性黏液阳性可见于肿瘤的乳头状囊性或滤泡性区域。这种细胞学形态和组织学结构的多样性提示该肿瘤可向涎腺的终末导管——腺泡单位分化，其中包括分泌性腺泡细胞、闰管导管细胞、多潜能储备细胞和肌上皮细胞。具有生发中心的淋巴样滤泡可出现在肿瘤的周边部，呈沙样瘤外观的层板状结石可见于腺腔内。

免疫组化　虽然腺泡细胞癌的免疫学表型无特异性，但癌细胞对细胞角蛋白呈阳性反应，呈局部阳性的还有淀粉酶、α-1-抗凝乳蛋白酶、转铁蛋白、乳铁蛋白、IgA、分泌成分和吡咯氨酶丰富蛋白等。嗜银染色、超微结构可显示致密核颗粒。作用于血管的肠多肽阳性染色，这些特点提示肿瘤中存在神经内分泌成分。

预后　5年生存率为89%，20年后生存率则降为56%。有预后意义的特征包括疼痛或肿瘤固定，肉眼可见的肿瘤浸润、间质增生、细胞异型性、核分裂活性增加和初次切除的充分与否等。局部复发可使病变难以控制，且增加转移的发生率。除非临床提示颈部淋巴结受累，否则颈清扫并非必需。该肿瘤对放疗的敏感性仍存争议，大多数报道中未见明确的有益疗效。

（二）黏液表皮样癌

黏液表皮样癌（Mucoepidermoid carcinoma）是儿童和成人最常见的原发性涎腺恶性肿瘤，患者平均年龄约45岁，发生于女性者占2/3。约一半（53%）发生在大涎腺。临床上多数表现为实性、固定的无痛性肿块，症状可能有疼痛、耳溢液、感觉异常、面神经麻痹、吞咽困难、出血和牙关紧闭等。

大体检查　肿瘤实性、光滑，常为囊性，褐色、白色和粉红色，边界清楚或边缘有浸润。

镜下形态　镜下可见三种细胞类型：产黏液细胞、鳞状细胞和中间细胞。黏液表皮样癌可分为低度和高度恶性型，低度恶性型肿瘤镜下可见大量分化良好的黏液细胞。高度恶性型肿瘤多呈实性，其生长具浸润性。以鳞状细胞和中间细胞为主要细胞成分，产黏液细胞较少。黏液细胞体积大，胞质苍白，核位于细胞周边，一般占总肿瘤细胞的10%以下，中间细胞通常在肿瘤中占多

数。肿瘤中有时可见灶性皮脂腺细胞成分，不同程度地出现透明细胞、柱状细胞和／或嗜酸细胞改变。应当指出，在各型黏液表皮样癌中显著的核异型性、核分裂和广泛坏死均非典型特征，如果这些改变出现，应考虑低分化腺癌和腺鳞状细胞癌的可能性。而在肿瘤的边缘，淋巴细胞浸润伴生发中心的形成可能相似于淋巴结侵犯（图7-4-1）。

当黏液表皮样癌所形成的黏液或角质溢入间质组织时，可引起炎症反应，常伴广泛的纤维化。尽管真性外伤后涎腺囊肿和黏液囊肿时有发生，但腮腺区如果出现充满黏液的囊腔，应总是充分取材检查，并考虑或排除高分化黏液表皮样癌的可能性。

免疫组化　免疫组化染色显示肿瘤中存在简单黏液型糖类抗原，同时高分子量角蛋白也有助于鳞状细胞的鉴定。

预后　由于肿瘤恶性度的不同，黏液表皮样癌的预后可以存在显著差异。低度恶性肿瘤的5年生存率为98%，而高度恶性肿瘤则为56%。与预后相关的参考指征还包括：年龄（年轻患者预后较好）、性别（女性预后较好）、腺体外浸润、侵犯血管、核分裂和由MIB1抗体和DNA倍体分析测定的细胞增殖率等。

（三）腺样囊性癌

腺样囊性癌（Adenoid cystic carcinoma）曾称为圆柱瘤，大概占涎腺上皮性肿瘤的10%，最常累及腮腺、颌下腺和小涎腺。肿瘤可发生于所有年龄，中老年患者较多，无明显性别分布差异。最常见的临床症状是生长缓慢的肿块，复发能力极强，属于一种高度恶性肿瘤，并随之伴随疼痛症状，主要是因为肿瘤侵犯周围神经所致，也可发生面神经麻痹。

大体检查　大体观肿瘤为实性包块，呈浸润性生长，不过有些肿瘤的分界尚清楚。

镜下形态　镜下典型的腺样囊性癌表现所谓筛状结构，形态单一的细胞巢或条索环绕腺样腔隙"假囊"，呈同心圆样排列，腔隙内充满均质嗜酸性PAS阳性物质，或呈颗粒状嗜碱性。大多数腔隙并非真性腺腔，其内含重叠的基板物质和肿瘤细胞产生的黏蛋白。肿瘤中也有小的真性腺腔形成，事实上腺样囊性癌诊断的建立需观察到假

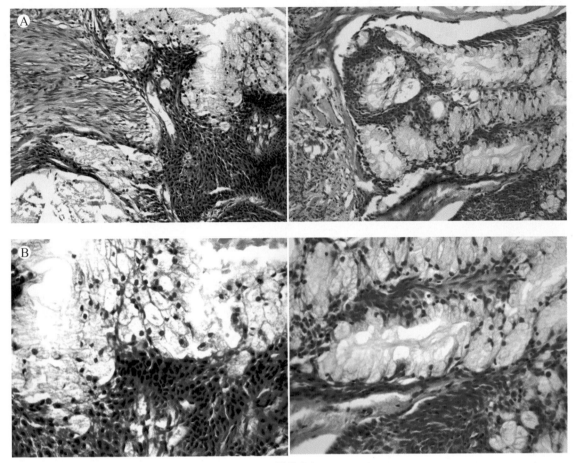

图 7-4-1

A. 黏液表皮样癌（HE×200）；B. 黏液表皮样癌（HE×400）

囊和真性腺腔的同时存在。该肿瘤具有显著的浸润神经周围间隙倾向。肿瘤具有 3 个确定的结构类型：管状、筛状和实性。管状型中的导管形成完好，由内层的上皮细胞和外层的肌上皮细胞形成，中央为管腔；筛状型最常见，以圆柱形微囊腔隙的肿瘤细胞巢为特点，囊内充满透明或嗜碱性黏液样物质；实性型或基底样型缺乏管状和微囊结构。在筛状和实性型中，有不等量的小的真性导管出现，但不是特别明显。这几种类型可作为一个肿瘤中的主要成分，或者作为含各种成分肿瘤中的一部分，肿瘤间质通常有玻璃样变，可有黏液样表现。无论是原发或是复发，肿瘤多呈混合型生长方式。肿瘤细胞类型包括闰管细胞、肌上皮细胞、分泌细胞和多潜能储备细胞 (图 7-4-2)。

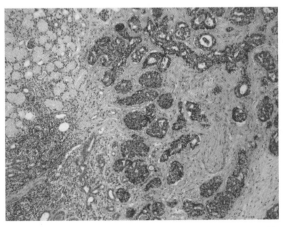

图 7-4-2

A. 腺样囊性癌（HE×100）　　　　　　　　　　B. 腺样囊性癌（HE×200）

免疫组化 免疫组化染色显示可辨的导管肿瘤细胞表现闰管细胞的染色特点（角蛋白、CEA、溶酶体、乳铁蛋白、α_1-抗凝乳蛋白酶和S-100蛋白阳性），环绕假囊腔的细胞染色特点提示其呈肌上皮细胞分化（S-100蛋白和肌动蛋白阳性，角蛋白呈不均一阳性）。肿瘤还呈基底膜成分的强阳性，特别是假囊的腔内面，这些成分包括IV型胶原、层板蛋白、肝素硫酸蛋白多糖和内功素，基底膜物质还呈 α_1-抗胰蛋白酶阳性。此外，腺样囊性癌还可表达激素受体。

预后 由于腺样囊性癌的预后在很大程度上受其生长方式的影响，所以这一特征也用于肿瘤的恶性分级。在一项报道中，小管状肿瘤的复发率为59%，典型的筛状病变为89%，实性型为100%。采纳类似分级系统的另一研究发现上述三种亚型肿瘤的15年累积生存率分别为39%、26%和5%。实性型腺样囊性癌的转移率较高，且临床过程也较快。影响腺样囊性癌预后的其他因素还包括临床分期（非常重要）、手术边缘、解剖部位、原发肿瘤大小、异型性的程度和淋巴结转移等。DNA倍体并不是一种独立的重要预后指标。

腺样囊性癌的治疗无论肿瘤在镜下的分化程度如何都应选用根治性手术，复发肿瘤的治愈极为困难。放疗不能治愈，但联合手术治疗可能增强疗效，而且可使无法手术的复发肿瘤出现暂时消退。

（四）多形性低度恶性腺癌

多形性低度恶性腺癌（Polymorphous low-grade adenocarcinoma）又称终末导管癌，是一种最近才被描述的涎腺恶性肿瘤，一般只发生于口腔的小涎腺。发生于大涎腺的几乎总是起源于已存在的良性混合瘤。其占所有涎腺癌的26%，男女比例为1:2，平均发病年龄为59岁，70%以上的患者发病年龄集中在50～70岁之间。临床上腭部无痛性肿块是最常见的症状，病程从数周至40年不等。

大体检查： 该肿瘤通常为实性，界限清楚，但无包膜的黄褐色分叶状结节，最大直径可达数厘米，平均2厘米。

镜下形态： 该肿瘤的特征为细胞学的一致性、组织学的多样性及浸润性生长方式。肿瘤细胞小至中等，形态一致，稍深染的、均一的核。核分裂和坏死不见常。明显的特征是形态结构的多样性，可表现在不同的肿瘤或同一肿瘤的不同部位。主要的镜下结构是：①小叶状；②乳头或囊性乳头样；③筛状，有时相似于腺样囊性癌；④梁状或小导管样结构，内衬单层立方细胞。肿瘤细胞形成同心的漩涡状或靶环状，围绕血管或神经。局部区域可见嗜酸性粒细胞、透明细胞、鳞状细胞或黏液细胞。间质可见黏液样变和玻璃样变区。尽管细胞学表现是无害的，但始终侵袭邻近软组织，无包膜，嗜神经性表现在该肿瘤中常见。

免疫组化 肿瘤细胞对以下抗体有免疫反应：细胞角蛋白（100%）、波形蛋白（100%）、S-100蛋白（97%）、癌胚抗原（54%）、胶质纤维酸性蛋白GFAP（15%）、肌特异性肌动蛋白（13%）和上皮膜抗原（12%）。

预后： 多形性低度恶性腺癌的总生存率很高。肿瘤致死少见，多发生在病程很长的患者。治疗手段为彻底切除，有颈淋巴结肿大者应加颈清扫术。

（五）上皮－肌上皮癌

上皮-肌上皮癌（Epithelialmy-oepithelial carcinoma）约占涎腺肿瘤的1%，多见于女性，以50～70岁多见，该类肿瘤最常见于大涎腺，主要为腮腺（60%），但也发生在小涎腺。临床上该肿瘤形成无痛性、缓慢增大的肿块。发生在小涎腺者常为溃疡性黏膜下结节，边界不清。生长加快、面神经麻痹和／或相关的疼痛提示肿瘤有低分化区。

大体检查 上皮-肌上皮癌的特征是多结节性肿物，基底宽，无真正包膜，可见囊性腔隙，小涎腺肿瘤界限不清。

镜下形态 肿瘤呈分叶状生长，管状和实性区混合存在。有些病例中可见到乳头和囊性区。来自小涎腺的肿瘤见周围组织浸润，约40%的病例出现表面黏膜溃疡。该类肿瘤的主要组织学表现是双层管状结构，内层为单列立方细胞，有致密的细颗粒状胞质，圆形、位于中心或基底部的细胞核，外层细胞可为单层或多层的多角形细胞，细胞边界清楚，胞质呈特征性透明状，细胞核空泡状。管状结构由PAS阳性的、透明的、嗜酸性基底膜样区呈带状围绕，在实性区带状结构将透明细胞分隔。神经周和血管侵犯常见，也可发生骨侵犯。在透明细胞团中可见 0～2 个分裂象 /10 个高倍视野，极少的病例可发生去分化现象。

免疫组化 肌上皮标志（平滑肌肌动蛋白、HHF35、P63）可显示透明细胞成分，腔面细胞呈细胞角蛋白阳性。

预后 约 40% 的病例出现复发，14% 出现转移。死于疾病并发症者少于 10%。5 年和 10 年总生存率分别为 80% 和 72%。大的和生长快速的肿瘤预后较差，不完全的切除与复发和转移有关。

（六）非特异性透明细胞癌

非特异性透明细胞癌（Clear cell carcinoma, not otherwise specified）多发生在 40～70 岁年龄段，在儿童罕见，无性别分布差异。在口腔内小涎腺较大涎腺多见。临床多数病例只有肿胀现象，有些肿瘤发生溃疡和疼痛，病程为 1 个月至 15 年。

大体检查 原发性肿瘤的大小通常在 3cm 以下，界限不清并且浸润邻近涎腺、黏膜、软组织、骨和神经，切面灰白色。

镜下形态 组织学特点是单一的胞质透明的多边形细胞，有些病例的少数细胞有浅的嗜酸性胞质，细胞核圆形，偏位，常见小核仁。肿瘤细胞排列成片状、巢状或条索状，无导管结构。分裂象罕见，间质可由粗大胶原纤维带构成或为相互连接的纤细的纤维间隔，透明细胞癌无包膜，浸润性生长，肿瘤细胞巢周围有明显的透明间质。

免疫组化 肿瘤呈细胞角蛋白阳性。

预后 预后良好，少数肿瘤转移至颈淋巴结，罕见情况下转移至肺。

（七）基底细胞腺癌

基底细胞腺癌（Basal cell adenocarcinoma）90% 发生于腮腺，口腔内小涎腺罕见发生。好发年龄为 60 岁，无性别分布差异。多数肿瘤为无症状的肿胀，偶有疼痛，病程为数周至许多年，有些患腮腺基底细胞腺癌的患者同时有多发性皮肤附属器肿瘤。

大体检查 基底细胞腺癌最常见于腮腺浅叶，切面灰色、白褐色或褐色。质地均等，无包膜，有些肿瘤界限清楚，有些肿瘤明显呈浸润性生长。

镜下形态 构成肿瘤的基底样上皮细胞可为小的、深染细胞至大的浅染细胞，其组织学结构可分为实性、膜性、梁状和管状。最常见的为实性型，见大小不等的肿瘤巢，中间为粗细不等的胶原纤维性间隔。沿结缔组织界面的肿瘤细胞核常排列成栅栏状，肿瘤细胞的异型性、核分裂活性通常都相当轻。肿瘤细胞可浸润腮腺实质、表皮、骨骼肌或腺周脂肪。

免疫组化 肿瘤细胞呈细胞角蛋白阳性。

预后 肿瘤可发生局部复发或淋巴结和肺部的转移。

（八）皮脂腺癌

皮脂腺癌（Sebaceous carcinoma）有双峰年龄分布，20～30 岁、60～80 岁多发。男女比例大概相当，90% 发生在腮腺，偶尔发生在口腔、会厌谿、舌下腺、颌下腺和会厌。临床一般表现为疼痛性肿块，伴不同程度的面神经麻痹，偶固定于皮肤。

大体检查 肿瘤最大直径为 0.6～8.5cm 不等，黄色或黄白色，界限清楚或有部分包膜，边缘呈膨胀性或局部浸润性。

镜下形态 肿瘤由多个大的巢、片状排列的细胞构成，细胞核深染，有丰富的透明质嗜酸性胞质。细胞的多形性和非典型性程度不一，周围神经侵犯占 20% 以上，血管侵犯不常见。

预后 低度恶性者的治疗为广泛切除，晚期和高度恶性者应加辅助性放疗。总的 5 年生存率为 62%。

（九）囊腺癌

囊腺癌（Cystadenocarcinoma）平均发病年龄为 59 岁，无性别分布差异，65% 发生在大涎腺，其中腮腺最多见，临床通常表现为缓慢生长、可压缩的、无症状的肿块。

大体检查 肿瘤有多囊腔隙，大小不一，内容物常为黏液，至少有部分区域界限清楚，大小在 0.4～6cm。

镜下形态 肿瘤通常界限清楚，但无包膜，有明显的大量随机分布的囊腔，部分充满黏液，囊的大小不一，囊之间有不等量的纤维结缔组织，还有小的实性肿瘤岛或导管样结构散在囊之间。

约75%的病例囊腔内有不同程度的乳头状增生，囊的内衬上皮细胞有多样性，最常见的是小的和大的立方形细胞，柱状细胞，黏液细胞，透明细胞和大嗜酸性细胞，细胞核大小一致，核仁明显，分裂象少见。

预后　该肿瘤为低度恶性腺癌，治疗为腮腺浅叶切除、颌下腺和舌下腺肿瘤切除。

（十）黏液腺癌

黏液腺癌（Mucinous adenocarcinoma）通常发生在50岁以上，男性较女性多见。最常见的部位是腭和舌下腺，其次是颌下腺和上唇，腮腺罕见。临床通常表现为缓慢生长的无痛性肿块，有些病例可有钝痛，肿块实性。

大体检查　肿瘤呈结节状，界限不清，切面灰白色，有许多囊腔内含黏液。

镜下形态　肿瘤由圆形和不规则的上皮性肿瘤细胞团构成，这些细胞团的背景为充满黏液的囊性腔隙，肿瘤细胞呈立方状、柱状或不规则状，具有透明的胞质和深染的、位于细胞中央的细胞核。肿瘤细胞排列成实性团，倾向于形成腺腔或不完全的管样结构。

免疫组化　肿瘤细胞表达全角蛋白AE1/AE3以及细胞角蛋白7、8、18和19。

预后　对放疗不敏感，有局部复发和淋巴结转移倾向。

（十一）嗜酸细胞癌

嗜酸细胞癌（Oncocytic carcinoma）男性患者多见，为女比为2∶1，发病年龄为25～91岁，平均62.5岁，该肿瘤占涎腺嗜酸性粒细胞肿瘤的5%、涎腺肿瘤的1%以下。近80%发生在腮腺，颌下腺占8%，典型临床病变为腮腺或颌下腺无痛性，不规则肿块。良性嗜酸性腺瘤恶变者有生长突然加快的病史。

大体检查　实性、无包膜肿块，灰色至褐色，单个或多结节状，偶见坏死区。

镜下形态　肿瘤以细胞异型性、核分裂活性和浸润性生长为特征。肿瘤细胞大、圆形至多边形，有细的、颗粒状嗜酸性胞质，泡状细胞核，常有明显的核仁。肿瘤细胞排列成片、岛和巢状，偶见多核细胞。肿瘤无包膜，常浸润肌组织、淋巴组织和神经。具有细胞学的非典型性和多形性。

预后　这种高度恶性的肿瘤的特点是多灶性、局部复发、区域淋巴结转移或远处转移。

（十二）涎腺导管癌

涎腺导管癌（Salivary duct carcinoma）为不常见但也不罕见的涎腺恶性肿瘤，占涎腺恶性肿瘤的9%，男女比例为4∶1，多数患者超过50岁，腮腺最常见，颌下腺、舌下腺、小涎腺等部位均有发生。典型临床表现为最近发生的生长快速的肿瘤，大小可变，偶有患者病史较长，可出现疼痛和面神经麻痹症状。

大体检查　该肿瘤通常为硬、实性、褐色、白色或灰色含囊性成分的肿块。通常有明显的邻近组织的浸润，有些肿瘤有较清楚的界限。

镜下形态　肿瘤中可见实性和乳头状区，伴有砂粒体，以及鳞状分化。细胞学上，有丰富的粉红色胞质，大的多形性细胞核，核仁明显，染色质粗。胞质可呈强嗜酸性，颗粒状或者嗜酸细胞样，分裂象通常多见。罕见情况下，肿瘤细胞可为梭形和肉瘤样。

免疫组化　该肿瘤对低、高分子量细胞角蛋白、癌胚抗原和上皮膜抗原呈阳性反应。有报道所有病例都有雄性激素受体强阳性表达。

预后　涎腺导管癌是一个最具侵袭性的涎腺恶性肿瘤，33%的患者有局部复发，46%的患者发生远处转移。远处转移的部位包括肺、骨、肝、脑和皮肤。肿瘤大小、远处转移和HER-1/neu过表达是该肿瘤的预后相关指标。

（十三）肌上皮癌

肌上皮癌（Myoepithelial carcinoma）占涎腺癌的2%以下，患者平均年龄为55岁，年龄分布广泛，男女均等，多数（75%）发生在腮腺，临床肿瘤具有局部破坏性特点，多数患者表现为无痛性肿块。

大体检查　肿瘤无包膜，但可能有较清楚的结节状表面，肿瘤的大小在2～10cm，切面灰白色，可呈透明状，有些肿瘤可见坏死和囊性变。

镜下形态　肌上皮癌有特征性的多叶状结构，细胞常为梭形、星状、上皮样、浆细胞样（玻璃样）或者偶尔有伴印戒样的空泡样细胞，肿瘤可由密集排列的梭形细胞构成，类似肉瘤，少见情况下，可由单一的有肌上皮细胞特征的透明细胞组成。肿瘤细胞可能形成实性、片状、梁状或网状结构，细胞可以彼此分离，位于丰富的黏液样或玻璃样间质中。肿瘤结节常见中心坏死，可发生假囊肿或真性囊性变。

免疫组化 细胞角蛋白和至少一种肌上皮标志，包括平滑肌肌动蛋白、GFAP、CD10和平滑肌肌球蛋白重链阳性。

预后 肌上皮癌具有局部侵袭性，临床结局不一。约1/3的患者死于肿瘤，另1/3复发，多数为多次复发。明显的细胞多形性和高的细胞增生活性与预后不佳有关。

（十四）癌在多形性腺瘤中

癌在多形性腺瘤中（Carcinoma pleomorphic adenoma）大概占所有涎腺肿瘤的3.6%，占所有涎腺恶性肿瘤的12%，通常发生在50～70岁，较多形性腺瘤患者的好发年龄晚10年。该肿瘤最常见于腮腺，典型临床表现为长期存在的肿块，通常在3年以上，在最近数月快速生长，主要临床表现为无痛性肿块，但疼痛、面神经麻痹和固定于皮肤也可发生。

大体检查 该瘤的平均大小是多形性腺瘤的2倍，最大直径为1.5～25cm，通常界限不清且有广泛的浸润。

镜下形态 良性和恶性成分的比例可以相当不同，偶尔需要广泛取材以发现良性成分。罕见情况下，不能发现良性成分，但如果有以前在相同部位切除多形性腺瘤的临床病理资料的话，则可以归类于该肿瘤。恶性成分最常见的是低分化腺癌或未分化癌。但是，实际上任何类型的癌都可以见到。最可靠的诊断标准是具有侵袭性、破坏性生长方式。细胞核深染和多形性常见，偶尔有的肿瘤非典型性较轻微，这些特点直接与预后相关，肿瘤常发生坏死，分裂象常见。

对该肿瘤应再分为非侵袭性、微侵袭性（恶性成分侵入包膜外≤1.5mm）和侵袭性（肿瘤侵入邻近组织的深度＞1.5mm）三组。前2组患者通常预后良好，而后一组预后较差。非侵袭性和侵袭性的区别在于肿瘤是否破坏包膜侵入瘤周组织，非侵袭性也称为发生在多形性腺瘤中的原位

癌，这些肿瘤的典型改变是灶性至弥漫的含癌区域，常常代替许多良性成分。

预后 总的来说，治疗应该是局部广泛切除和邻近淋巴结清扫。对于广泛浸润的肿瘤建议加辅助性放疗。如果为低度恶性和／或微侵袭性，肿瘤得到足够的切除，可不进行辅助性放疗。侵袭性肿瘤中，有23%～50%的患者出现一次以上的复发，有70%左右的患者发生局部或远处转移，转移部位依次为肺、骨、腹部和中枢神经系统。

（十五）鳞状细胞癌

原发性鳞状细胞癌（Squamous cell carcinoma）可能占涎腺肿瘤的1%以下，该肿瘤的年龄分布广，但多数发生于50～80岁此年龄段，平均60～65岁，20岁以下少见，男女之比为2∶1。大概80%的肿瘤发生在腮腺，20%发生在颌下腺。临床表现为快速生长的肿块，常有疼痛，肿瘤硬而固定，可伴面神经病变。

大体检查 鳞状细胞癌是侵袭性肿瘤，边界不清。多数肿瘤大于3cm。切面实性、硬浅灰色，或褐色，有时伴局部坏死。

镜下形态 涎腺的真性单纯鳞状细胞癌极少见，有些是作为混合瘤中的恶性成分，其他则为以鳞状细胞为主的高度恶性黏液表皮样癌，其内可见局灶性黏液染色。涎腺鳞状细胞癌的组织学相似于头颈部其他部位的高至中分化鳞状细胞癌。肿瘤浸润涎腺实质，呈不规则巢状和梁状，伴结缔组织增生性反应。与鳞状细胞癌相关的区域偶见涎腺导管的鳞状化生和异常增生。周围神经侵犯和邻近软组织扩展常见，初次手术时，颈淋巴结转移率相当高。

预后 鳞状细胞癌生长快速，可浸润周围结构，治疗应选择根治性手术，放疗也很有效。鳞状细胞癌是相对高度恶性和侵袭性的涎腺癌，5年疾病特异性共存率大约在25%～30%，至少有半数患者可发生局部复发，远处转移发生在20%～30%的患者。

（十六）小细胞癌

小细胞癌（Small cell carcinoma）占涎腺肿瘤的1%以下，约为涎腺恶性肿瘤的2%，多数患者诊断时年龄大于50岁，可累及大、小涎腺，腮腺

最常见。患者的典型表现是无痛性、迅速生长的肿块，病史数月，颈淋巴结肿大和面神经麻痹常见。

大体检查　肿瘤硬、边界不清，常浸润周围的涎腺实质和邻近软组织。通常为灰色至白色，常伴坏死和出血。

镜下形态　小细胞癌是完全由胞核深染的小细胞实性片块构成的涎腺恶性肿瘤，小细胞的胞质很少，核分裂活跃。有些肿瘤与肺部的小细胞癌几乎无法区别。肿瘤可呈单一的小细胞成分，也可与呈腺性或鳞状上皮分化的区域相伴随。在大多数病例中，瘤细胞的超微结构可见致密核颗粒，提示呈内分泌腺性分化。

免疫组化　免疫组化研究显示肿瘤均表达至少一种神经内分泌标记，如 leu7、NSE、Chromogranin 或 Synaptophysin，还可表达角蛋白和上皮膜抗原。

预后　诊断后的局部复发和远处转移见于 50% 以上的肿瘤，颈淋巴结转移较血行转移少见，大涎腺发生的小细胞癌的 5 年生存率约为 13%～46%。原发性肿瘤大于 3cm、细胞角蛋白 20 阴性、神经内分泌标志免疫染色反应减弱者的总生存率降低。

（十七）大细胞癌

大细胞癌（Large cell carcinoma）极罕见，多数患者在 60 岁以上，男女发病均等。多数发生在大涎腺，特别是腮腺。临床上许多患者表现为快速生长的实性肿块，常与邻近组织固定，面神经麻痹和颈淋巴结肿大多见。

大体检查　肿瘤通常界限不清，实性，切面灰白色。坏死和出血易见。常见侵犯脂肪、肌肉组织和邻近涎腺组织。

镜下形态　肿瘤由大的多形性细胞构成，有丰富的嗜酸性、偶尔为透明的胞质。肿瘤细胞核呈多边形或梭形，有显著的核仁，染色质粗，呈泡状分布。细胞边界通常清楚，可以出现奇异的巨细胞，核分裂象容易见到。肿瘤呈片状、梁状生长，有明显的坏死倾向。大细胞癌中也可出现局部导管或鳞状分化区。

免疫组化　有些肿瘤可能有一种神经内分泌标志为阳性，如嗜铬素 A、突触素、CD57 或 CD56，Ki-67 标记指数常高于 50%。

预后　大细胞癌为侵袭性肿瘤，有局部复发、颈淋巴结转移和远处转移的倾向，此外肿瘤大小是影响预后的指标，有研究显示，所有肿瘤大于 4cm 的患者都死于远处转移。

（十八）淋巴上皮癌

涎腺淋巴上皮癌（Lymphoepithelial carcinoma）罕见，占所有涎腺肿瘤的 1% 以下，有明显的北极地区、因纽特人、中国南方人、日本人的种族分布倾向。因纽特人群是世界上涎腺恶性肿瘤发病率最高的，其中大多数患的都是淋巴上皮癌，女性稍多见，腮腺较多见。因纽特人的患病较多是晚期、临床过程更具侵袭性。年龄分布广，从 10～90 岁，多数发生在 40～50 岁之间，约 80% 的病例发生在腮腺，其次是颌下腺。临床表现为腮腺或颌下腺肿胀，伴或不伴疼痛。晚期肿瘤可与深部组织或皮肤固定，面神经麻痹只占 20% 的病例。就诊时颈淋巴结转移多见，见于 10%～40% 的患者。

大体检查　常表现为成人腮腺或颌下腺的单侧包块，肿瘤可有清楚边界或直接侵犯周围腺体和腺外软组织。肿瘤呈鱼肉样、实性，大小在 1～10cm 之间。

镜下形态　肿瘤由实性上皮岛和淋巴样组织所构成，但高倍镜观察见上皮岛表现恶性细胞学特点，为非角化性大细胞癌，有时也有梭形细胞区域，呈浸润的片、岛和条索，之间为淋巴样间质。肿瘤细胞具有清楚边界，淡染的嗜酸性胞质，椭圆形泡状核，染色质空，明显的核仁，细胞核大小有中等的变异。罕见情况下细胞核大小可相当一致。核分裂和坏死通常容易见到，局部鳞状分化偶见。

肿瘤中有丰富的淋巴细胞和浆细胞浸润，常伴反应性淋巴样滤泡。淋巴样成分有时特别显著，以至于肿瘤的上皮性性质不易识别。有些病例的肿瘤岛中有丰富的组织细胞，呈满天星样。其他的不常见的表现有非干酪样肉芽肿、伴或不伴多核巨细胞、淀粉样物沉积、肿瘤岛中囊肿形成、周围神经浸润和淋巴血管浸润。

免疫组化　肿瘤细胞呈全角蛋白和上皮膜抗原阳性。淋巴样细胞包括 B 和 T 细胞的混合，电镜见鳞状分化特点，有桥粒和张力细丝。

预后　有报道采用手术和放疗联合治疗，5

年生存率为 75% ～ 86%，可有局部复发，区域淋巴结转移较常见,远隔转移（特别是肺、肝和骨等）也可发生。预后明显与肿瘤分期有关。

（十九）成涎细胞瘤

多数成涎细胞瘤（Sialolastoma）出现在出生时或生后不久。男女之比为 2∶1，此瘤特别罕见，腮腺和颌下腺累及的比例为 3∶1。临床多数表现为颊部或颌下区肿块，肿瘤偶尔很大，皮肤发生溃疡。X 线检查见肿瘤为膨胀性分叶状肿物。

镜下形态　成涎细胞瘤由基底样上皮细胞构成，肿瘤细胞胞质少，核圆形或椭圆形，单个或几个核仁，核染色质细。可见稍成熟些的有粉红色胞质的立方性上皮细胞。肿瘤细胞形成小导管、蕾状结构和实性器官样巢，周围细胞可呈栅栏样排列，间质可疏松且不成熟。可见肌上皮细胞并得到电镜的证实。也可见更熟悉的涎腺结构如腺样囊性筛孔区，肿瘤的分裂活性不一，可随复发增加。

免疫组化　肿瘤广泛表达 S-100 蛋白和波形蛋白，导管结构呈细胞角蛋白阳性。

预后　成涎细胞瘤有复发潜能，偶尔发生区域转移，多数采用外科手术切除治疗。

二、上皮性肿瘤 – 良性肿瘤

（一）多形性腺瘤

多形性腺瘤（Pleomorphic adenoma）（又称良性混合瘤）是最常见的涎腺肿瘤，平均发病年龄 46 岁，但也可见于儿童和老年人，男女皆可发病，但女性稍多发。腮腺受累是颌下腺的十倍，舌下腺受累极为罕见。在腮腺，大多数肿瘤起源于浅叶的尾部（50%）或前部（25%），其余的 25% 起源于腮腺深叶，后者可表现为咽部的肿块，而在表面则无肿瘤征象。该瘤的临床典型表现为缓慢生长的肿块，通常为孤立性。

大体检查　大体观，肿瘤形成橡皮样弹性包块，表面呈圆凸状，可长至相当大。肿瘤的软硬度取决于上皮细胞和间质的相对比例以及间质的类型。虽然肿瘤的分界清楚，但可见一些小突起突入周围的正常组织。其切面的外观也取决于上皮和间质的相对多少，软骨灶呈反光、透明样外观，少数情况下，还可见成熟的骨组织灶。

镜下形态　镜下良性混合瘤常被初学者误诊为癌，其错综复杂的图像、细胞的极度丰富以及肿瘤细胞的包膜浸润均可引起诊断上的困惑。有学者指出，位于腮腺深叶的肿瘤与浅叶肿瘤相比，包膜更厚而不易被肿瘤细胞浸润。

由于上皮和间质的混合存在，典型的混合瘤成双相性改变，大部分上皮成分呈腺性分化，但鳞状化生也很常见，有时可伴腔内的角化栓形成。肿瘤性腺管结构的内衬上皮有两种细胞，位于基底侧的细胞表现肌上皮细胞的形态特征，可呈立方状、扁平状、透明状、梭形或"玻璃样"。间质可呈非特异性纤维黏液样改变，有时可含大量弹性组织，呈软骨样分化的区域也很常见。与发生于小涎腺的肿瘤相比，这些间质改变在腮腺和颌下腺肿瘤中更常见、更突出。形态学、超微结构和免疫组化观察均证实这些间质成分起源于改良的肌上皮细胞。实际上，位于基底侧的肌上皮细胞与间质的黏液软骨样细胞之间常相互移行，超微结构也显示这些细胞的胞质特征呈从上皮到间质细胞的连续过渡性改变（图 7-4-3）。

多形性腺瘤可形成两种黏液成分，一种是上皮性的，另一种为结缔组织来源的。前者含大量中性糖蛋白，后者则含硫酸化或非硫酸化葡糖胺葡聚糖。有些多形性腺瘤的细胞成分极为丰富，肿瘤细胞呈圆形或梭形，可表现细胞学上的异型性，如散在的大而深染的胞核，并有 DNA 多倍体的存在。随访研究显示这类病变与普通类型肿瘤的临床行为之间无明显差异，核分裂稀少和缺乏肿瘤坏死的特征有助于与真性恶性肿瘤的鉴别。与此类似，有些多形性腺瘤也可含貌似腺样囊性癌的瘤灶，然而这并不影响肿瘤的预后，因而可忽略不予考虑。

免疫组化　免疫组化染色显示导管上皮成分可表达角蛋白、上皮膜抗原、分泌成分、癌胚抗原、溶菌酶、α_1- 抗胰蛋白酶、α_1- 抗凝乳蛋白酶、乳铁蛋白、GCDFP-15、白细胞介素 -6 和类固醇 C-21 羟基化酶，但淀粉酶呈阴性。大约一半的多形性腺瘤含前列腺特异性抗原和前列腺特异性、酸性磷酸酯酶阳性细胞，其意义不明。肌上皮成分呈角蛋白、肌动蛋白、肌球蛋白、纤维结

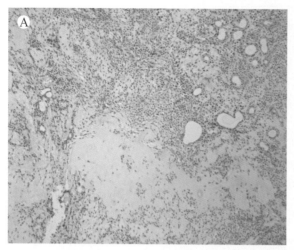

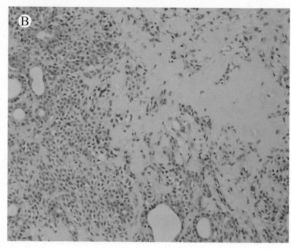

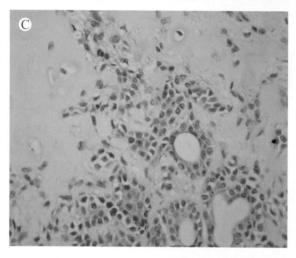

图 7-4-3

A. 多形性腺瘤 （HE×100）

B. 多形性腺瘤 （HE×200）

C. 多形性腺瘤 （HE×400）

合素和 S-100 蛋白阳性染色。S-100 蛋白还在软骨区和上皮导管细胞的一类亚群中呈强阳性。上皮成分的免疫组化表达与正常闰管细胞相似，特别是其对乳铁蛋白和分泌成分的表达特征。

预后　多形性腺瘤的复发率几乎完全取决于首次切除的充分与否。若肿瘤行单纯摘除术，其复发率很高。由于在肿瘤主包块的周围存在一些小而不明显的结节，其形状和外观类似于淋巴结，以线状纤维丝附着于主包块，常被外科医生和病理医生误认为淋巴结转移灶。单纯摘除时，可能残留这些小结节，成为复发的根源。大多数复发见于术后的 18 个月之内，但某些例外肿瘤也可经历相当长一段时间后才复发（50 年或更长），因此长期随访十分重要。有人提出若患者在术中出现肿瘤破溢或有肿瘤残留时，应及时行放射治疗以减少复发的可能性。通常复发肿瘤的镜下特点与原发肿瘤完全一致，复发肿瘤的手术治疗往往

失败，约四分之一的患者可再复发，并呈多发性病灶，规范治疗的多形性腺瘤的预后极佳。在少数情况下，镜下呈普通良性表现的多形性腺瘤可转移至淋巴结、肺、骨或其他器官，转移瘤同样表现原发瘤的良性特征。这类转移通常发生于一次或多次局部复发之后。

（二）肌上皮瘤

肌上皮瘤（Myoepithelioma）占所有涎腺肿瘤的 1.5%，占大涎腺良性肿瘤的 2.2% 和小涎腺良性肿瘤的 5.7%。无性别分布差别。多数发生在成人，发病年龄平均 44 岁,高峰年龄为 20 ～ 30 岁。大多数梭形细胞型和透明细胞型肌上皮瘤发生于腮腺，而大多数浆细胞样细胞型肌上皮瘤发生于小涎腺，特别多见于腭部。临床上通常表现为缓慢生长的无痛性肿块。

大体检查　肿瘤界限清楚，实性，直径通常

小于 3cm。切面实性，褐色或黄褐色，有光亮。

镜下形态　肌上皮瘤一般可分为三种主要的形态学亚型：梭形细胞型、浆细胞样细胞型和透明细胞型。然而，应当指出的是有些肿瘤可呈混合性和中间过渡性表现，而且浆细胞样细胞的肌上皮细胞本质尚存疑问，另外，透明细胞型肌上皮肿瘤还可伴（呈终末分化的）上皮细胞成分。

梭形细胞型肿瘤呈间质样表现，可与成纤维细胞、施万细胞或平滑肌来源的肿瘤相混淆。胶原间质较少，有微囊肿形成，可见不同程度的继发性黏液样改变，病变内还可出现胶原性类晶体。浆细胞样细胞的胞核偏于一侧，有一定程度的核多形性和核深染，但核分裂少见或缺如，细胞胞质丰富，呈弥漫性嗜酸性染色，与含嗜酸性细小颗粒的嗜酸细胞截然不同，细胞边界清楚，呈多边形。浆细胞样细胞的形态可与肿瘤性浆细胞或骨骼肌细胞类似。透明细胞型肿瘤由内衬单列小立方状细胞的小管以及其周围一层或多层的透明细胞所构成，玻璃样物质可分布其间。这些透明细胞内有含量不同的糖原，但无脂肪或黏液。有些区域导管形成较少，病变为单一的透明细胞片块（图 7-4-4）。

免疫组化　免疫组化染色肿瘤肌上皮细胞呈角蛋白、两型 S-100 蛋白阳性，有些病变还可表达波形蛋白、肌动蛋白和肌球蛋白。但应当指出的是许多肌上皮瘤不表达平滑肌肌动蛋白，肌上皮瘤各亚型之间也存在免疫组化表达的差异，即使同型肿瘤之间也有差别。

预后　这类肿瘤具有一个较宽的分化变化谱，绝大多数呈浆细胞样形态的肿瘤其临床行为属于良性，但梭形细胞型，特别是透明细胞型肿瘤有恶性的病例。一般来说，这些肿瘤具有浸润特征和细胞异型性。基于一些学者的观点，所有透明细胞型肌上皮瘤都具有恶性潜能。在一组病例报道中，37% 的患者局部复发，淋巴结转移见于 17% 的患者，9% 发生远隔转移，9% 的患者死于肿瘤。这些恶性肌上皮瘤可原发，也可来自良性混合瘤或基底细胞腺瘤的恶变。

（三）基底细胞腺瘤

基底细胞腺瘤（Basal cell adenoma）　通常发生于成人，女性稍多见。大多数病例发生于腮腺，但也有少数发生于腮腺周淋巴结的报道。多数肿瘤表现为实性、界限清楚、活动的结节。通常较硬，但偶尔为囊性。

大体检查　多数肿瘤为直径较小、界限清楚、包膜完整的结节，直径 1～3cm 不等，切面实性、均质或囊性，灰白色至褐色。

镜下形态　镜下一个重要特征是上皮巢的周边细胞呈栅栏状排列，即呈"基底细胞样"改变。生长方式主要为管状、梁状或实性，在一种称为膜状或类皮肤肿瘤的变异型中，上皮巢的周围和巢内有大量基板物质沉积，其图像几乎与一种称为外分泌性皮肤圆柱瘤的皮肤汗腺肿瘤完全一致。实际上有些多发性皮肤圆柱瘤患者同时伴发具有相同组织学表现的多发性腮腺肿瘤。

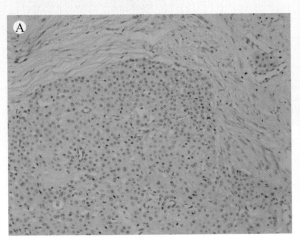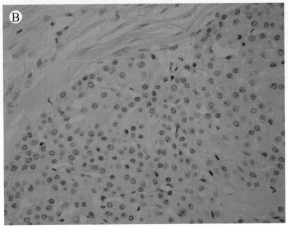

图 7-4-4

A. 肌上皮瘤（HE×100）　　B. 肌上皮瘤（HE×400）

另一型基底细胞腺瘤的瘤细胞呈双层排列的上皮条索或柱状细胞带，并由疏松富于血管的间质所分隔，称为管状腺瘤。目前越来越多的学者认为应将其从基底细胞腺瘤中分出来作为一种独立的实体。但这类肿瘤中常含基底样细胞巢，而且管状和小梁状结构均可见于肿瘤内，因此将它们绝对分开并不总是可行的。有时呈腺泡分化的区域也见于基底细胞腺瘤，因此涎腺肿瘤中存在腺泡细胞并不总是提示腺泡细胞癌。

免疫组化 免疫组化染色管状区和小梁区的导管内衬细胞均呈角蛋白、α_1-抗凝乳蛋白酶、CEA 和 S-100 蛋白的 a 亚单位阳性，而小梁区和实性区的基底样细胞则表达波形蛋白、肌动蛋白和 S-100 蛋白的 β 亚单位，提示肌上皮细胞的参与。

预后 基底细胞腺瘤的临床行为属于良性，类似于良性混合瘤，手术切除可治愈。基底细胞腺瘤的恶变较罕见，但文献中却有较好的记载。膜状型或类皮肤型肿瘤的恶变危险性较高。

（四）Warthin 瘤

Warthin 瘤（Warthin tumor）又称淋巴乳头状囊腺瘤，几乎只发生于腮腺，也有颌下腺受累的报道，但这也可能是起源于腮腺向下颌骨延伸的腺体部分。Warthin 瘤多见于男性，与吸烟有统计学上的相关性。肿瘤常多发，有 10%～15% 的病例为双侧同时受累，占所有双侧涎腺肿瘤的 70%。临床上多数患者表现为无痛性肿块，平均 2～4cm，平均病程为 21 个月。

大体检查 大体观呈分叶状包块，可与表面皮肤粘连，相似于恶性肿瘤。切面呈典型的多囊性外观，含有液体的腔隙被厚薄不一的灰色隔膜分开，有时整个肿瘤可发生坏死，其变化与出血性梗塞一致。

镜下形态 镜下淋巴样组织显著，常伴有生发中心，有人提出病变可能发生于腮腺内淋巴结内的分泌导管。肿瘤内的淋巴样间质主要由 B 淋巴细胞所组成，但也含 T 淋巴细胞、肥大细胞和 S-100 蛋白阳性的树枝状细胞。淋巴细胞群属多克隆，以产 IgA 细胞为主。覆盖淋巴样组织表面的为呈嗜酸细胞特征的大型上皮细胞，与嗜酸细胞腺瘤中的细胞相似。这些细胞排列为两层，两层

细胞的形态和免疫组化染色有一定差异。有趣的是有些肿瘤上皮细胞内含有生长抑制因子，有时黏液分泌细胞和皮脂腺细胞可见于肿瘤中，但没有肌上皮细胞成分。淋巴样成分较少或缺如的病例有时也可遇到。伴梗塞样坏死的病变可发生鳞状化生，有时表现类似于口腔坏死性涎腺化生的特点。

免疫组化 肿瘤中嗜酸细胞呈角蛋白和分泌成分阳性，另外核糖核酸酶、乳铁蛋白、CEA 和溶菌酶也可呈局灶性阳性，但淀粉酶、波形蛋白和结蛋白则呈阴性。而淋巴细胞标志与正常或反应性淋巴结相似。

预后 Warthin 瘤的治疗一般采用手术切除，局部复发率极低。该瘤的恶变极为少见，但其恶变包括淋巴样组织转化为恶性淋巴瘤和上皮成分恶变形成腺癌、鳞状细胞癌和嗜酸细胞癌两类情况。

（五）嗜酸细胞瘤

嗜酸细胞瘤（Oncocytoma）大多数发生于腮腺。在一组大样本病理报道中，20% 的患者曾有过局部放疗或长期职业性暴露于放射线的历史。

大体检查 大体观肿瘤呈实性，分界清楚，包块较小且呈褐色。

镜下形态 镜下肿瘤细胞较大，核圆，胞质含大量嗜酸性颗粒。超微结构观察，胞质内含大量拥挤的线粒体，这些线粒体内含大量糖原，有些被分隔开，提示有分裂现象。肿瘤中无核分裂，可见从正常导管内衬细胞向肿瘤细胞移行的过渡型细胞。由于线粒体的囊性扩张，细胞有时可呈透明性变，胞质内还可含沙样瘤小体，邻近的正常腺体中也可发生局灶性嗜酸细胞聚集，肿瘤细胞排列成片状，聚集，有时形成导管样结构。罕见情况下，出现大的多边形透明细胞，排列成器官样。

预后 完全手术切除是治疗的首选，局部切除可治愈，该瘤对放射不敏感。局部复发特别罕见，可为多发的或双侧的。

（六）软组织肿瘤

除了造血组织肿瘤外，真性间叶组织肿瘤占涎腺肿瘤的 1.9%～4.7%，良性肿瘤较肉瘤常见。

85% 以上的软组织肿瘤发生在腮腺，累及颌下腺者为 10% 以上，发生于舌下腺者罕见。

（七）血管肿瘤

血管肿瘤是最常见的间叶肿瘤，几乎占良性肿瘤的 40% 以上，通常为青少年血管瘤或富于细胞性血管瘤，多发生在 10 岁以前。

良性（婴儿）血管内皮瘤型的毛细血管瘤是最常见的婴幼儿涎腺肿瘤，多属先天性，一般发生于腮腺，可形成不附着于皮肤的弥漫性包块。镜下由生长于涎腺导管和腺泡之间的相互交织的薄壁毛细血管所构成，病变中内皮细胞的实性增殖和核分裂活性常被误诊为恶性肿瘤。这些病变并不恶变，且可自然消退。

腮腺区（有时起源于腺体本身）血管外皮细胞瘤较少见，其临床病理过程与发生于软组织的病变相似。

（八）脂肪瘤

脂肪瘤极少累及腮腺区，应当与脂肪瘤病相鉴别，后者表现为整个腺体的弥漫性非肿瘤性脂肪组织沉积，并伴腺体的肿大。这种病变可与糖尿病、肝硬化、慢性嗜酒、营养不良和激素紊乱相伴随。在脂肪沉积发生之前，有些病例还可发生浆液性腺泡细胞的肥大、间质水肿、导管萎缩等改变，即所谓的涎腺病。

（九）神经鞘瘤

神经鞘瘤可起源于面神经的细小分支，从而在临床上表现为原发涎腺肿瘤。大体观有包膜环绕，镜下表现与其他部位的神经鞘瘤极为相似。如未能识别这种良性肿瘤，可导致不必要的面神经切除。

三、其他主要的涎腺软组织肿瘤

横纹肌瘤常见于颌下区，但腺体本身极少受累。

类似于骨或软组织巨细胞瘤的肿瘤有时也可发生于涎腺。多核巨细胞在各方面均相似于破骨细胞。有些病例中，巨细胞成分可伴有癌或"癌肉瘤"灶，类似于发生于其他器官（如胰腺、甲状腺或乳腺）的巨细胞瘤。

肉瘤极为罕见，应与呈梭形细胞改变的上皮性、肌上皮性和黑色素细胞性肿瘤相鉴别。恶性外周神经鞘瘤和纤维肉瘤是最常见的两种类型。恶性纤维组织细胞瘤也有报道。

淋巴造血系统肿瘤

腮腺的恶性淋巴瘤可起源于腮腺内的淋巴结或腺体本身，前一种病变的组织学特点和自然病史与一般的淋巴结性淋巴瘤一致。当涎腺组织受累时，可能是淋巴瘤播散性侵犯的一种表现，也可为原发于腺体的肿瘤。绝大多数涎腺的原发性淋巴瘤发生于腮腺，但发生于颌下腺的病例也有报道。临床上多表现为单侧包块。尽管有少数 T 细胞淋巴瘤的报道，几乎所有涎腺淋巴瘤均是 B 细胞来源的。它们可由大细胞（有裂、无裂或免疫母细胞性）、小细胞（小淋巴或小裂细胞）或两者的混合而构成。在一组 33 例的报道中，21 例呈结节状，12 例为弥漫性病变。肿瘤的硬化很常见，尤其是在大淋巴细胞肿瘤中。

由小淋巴样细胞组成的淋巴瘤常发生于 Mikulicz 病的基础上。有些由小裂细胞所构成，并表现 14∶18 染色体易位，其他的则可由小淋巴细胞组成，但没有这种染色体异常。正如其他上皮器官，这类淋巴瘤中的大多数属于黏膜相关性淋巴样组织型。由小淋巴细胞组成的淋巴瘤的生长较缓慢，且长期预后较好，但大细胞（尤其是淋巴母细胞）淋巴瘤的临床进程快速。恶性淋巴瘤还可发生于 Warthin 瘤。涎腺的浆细胞瘤也有零星报道，有些还可导致典型多发性骨髓瘤样的骨 X 线改变。原发于涎腺的霍奇金淋巴瘤较罕见。

四、继发性肿瘤

继发性肿瘤约占涎腺所有恶性肿瘤的 5%，60～80 岁为好发年龄，约 70% 发生在男性。多数病例为鳞状细胞癌，其次为黑色素瘤。大多数发生于腮腺，少数见于颌下腺。转移发生在间质和腺内／腺周淋巴结，伴结外为主的浸润。临床上 80% 腮腺继发性肿瘤来自于头颈部，而 85% 的颌下腺转移性肿瘤都来自于远隔部位。原发性肿瘤通常位于面上、中区。还有 10% 的肿瘤来自于远处肿瘤，其中肺癌、肾癌和乳腺癌最常见，但是还有 10% 的肿瘤的来源不确定。组织学上一般转移性肿瘤与原发性肿瘤的组织结构和细胞学特征在某种程度上一致。

（曹文枫　孙保存）

第五节　甲状腺和甲状旁腺肿瘤

一、甲状腺

临床上所见的甲状腺肿瘤最多见的是上皮性肿瘤，传统上将它们分为癌和腺瘤，前者包括最常见的由滤泡细胞发生的癌和起源于 C 细胞的髓样癌。从组织学发生分化的角度出发，按照受累细胞的种类将其分为三个主要类型，然后再进一步分出良性和恶性。

a. 显示滤泡细胞分化的肿瘤；

b. 显示 C 细胞分化的肿瘤；

c. 既显示滤泡细胞又显示 C 细胞分化的肿瘤。

大于 95% 的病例属于第一类，其余病例主要为第二类，第三类则很少。

（一）甲状腺癌

分类　传统上甲状腺癌分为乳头状癌、滤泡癌、髓样癌和未分化（间变性）癌 4 个大组，其他罕见的肿瘤类型例如鳞状细胞癌、黏液表皮样癌则不能被看作是几个大组之一，因此而被分别处理。低分化癌可以或不显示从乳头状癌或滤泡癌分化的证据，由于它们的临床意义不同，所以最好也是作为不同肿瘤类型来处理。

1. 乳头状癌　乳头状癌（Papillary carcinoma）又称乳头状腺癌。主要表现为恶性上皮肿瘤显示滤泡细胞分化的形态和特征性核。它是最常见的甲状腺恶性肿瘤。女性多发，任何年龄均可发病，初诊平均年龄为 40 岁。值得一提的是儿童甲状腺恶性肿瘤 90% 以上为乳头状癌。有统计显示初诊时肿瘤局限于甲状腺者占 67%，甲状腺与淋巴结受累者占 13%，只有淋巴结肿大者占 20%。

大体检查　常为孤立性、无包膜的肿块，可位于甲状腺任何部位，直径一般为一至数厘米。小者甚至肉眼不能辨认，称微小癌，而大者可达直径 10cm。肿块边界不清，可呈放射状或分叶状，

少数有包膜（据统计占 10%）。切面灰白或棕黄色，粗糙或呈绒毛状外观，中央部常有纤维化，形成不规则致密瘢痕。因肿瘤生长缓慢，故往往发生钙化甚至骨化而有沙砾感。有统计癌组织内囊腔形成可达 10%，腔内含稀薄的棕色液体，并常见乳头状突起。部分病例可有多处病灶，可能是腺内淋巴管扩散的结果，也可能是多中心性发生的缘故，偶尔见广泛累及甲状腺两叶和邻近组织形成大肿块的病例。根据肿瘤的大小范围可分为：①乳头状微小癌（Papillary micro carcinoma）肿瘤的直径在 1cm 以下，临床检查不出。②甲状腺腺内型乳头状癌（Intrathyroid papillary carcinoma）肿瘤局限于甲状腺，但尚未突破甲状腺包膜，此型占多数。③甲状腺腺外型乳头状癌（Extrathyroid papillary carcinoma）肿瘤浸润甲状腺包膜，超出甲状腺，累及腺外软组织与器官（如喉、气管、食管）。

镜下形态：(1) 形成乳头状突起。癌细胞被覆纤维血管轴形成乳头突起，突向滤泡腔或囊腔。

(2) 乳头可细长或短钝，长者可有复杂的分支。乳头的横切面呈多边形、圆形或卵圆形。

(3) 纤维血管轴可发生水肿而显得乳头粗大肿胀，也可发生透明变性，发育不好的乳头无纤维血管轴，一些乳头排列紧密呈小球状，也有呈滤泡状结构者。

(4) 乳头状癌还可有梁状 / 实心性结构，细胞核较正常滤泡上皮大，圆形、卵圆形或不规则形，核分裂少，胞质淡染或嗜酸性、均质性。

(5) 乳头状癌不论其结构如何（乳头状，滤泡状、实心性梁状），其核均具有：

①毛玻璃样核：即核染色淡。核体积通常较大，染色质细致靠核膜，核仁不明显，这些毛玻璃样核常重叠排列。这一特点在石蜡包埋切片较明显而冰冻切片或细胞学涂片则可不明显或完全缺如，机制未明。

②核内假包涵体：核外形不规则，胞质内陷形成轮廓清晰的嗜酸性结构。与毛玻璃样核相反，核内假性包涵体在冰冻切片和细胞涂片较石蜡切片明显。

③核沟：沿核的长轴呈沟状，多见于卵圆形或梭形核，有报道在高倍镜下全部病例可见。

上述核的特点对诊断很重要。但须指出的是，

在某些其他表现均很典型的乳头状癌中，上述三个核的特征可显示为局部改变或完全缺如。

（6）约半数病例可见砂粒体，为圆形，分层状、嗜碱性钙化球，直径 5～100μm，常位于乳头突起尖端部中央间质处，也可在肿瘤细胞巢之间或纤维间质中，以及肿瘤邻近的甲状腺组织或转移瘤中。砂粒体的存在有诊断意义。虽偶尔也可见于滤泡性癌、未分化癌、髓样癌，但在非癌性的甲状腺病变极少见。但含有砂粒体的转移瘤还可见于肺癌、卵巢癌和胸腺肿瘤等。因此不能以转移灶中出现砂粒体而认定原发灶为甲状腺。

（7）乳头状癌常有明显的纤维化和透明变性，但并不形成完整的包膜，少数病例呈结节性筋膜炎样纤维组织增生反应。间质可有较多的淋巴细胞、浆细胞浸润，浸润于乳头间质或邻近甲状腺间质中，并可形成淋巴滤泡。

少数乳头状癌伴有鳞状细胞癌灶，认为是乳头状癌向鳞状细胞癌转化，这需要与更为常见的乳头状癌伴鳞状上皮化生区别，这些化生灶的细胞为良性，无角化或细胞间桥，其出现对预后无影响。

关于免疫组化对本肿瘤的研究近年有不少报道。免疫组化显示甲状腺球蛋白呈阳性反应，但较滤泡性肿瘤为弱，高分子量和低分子量角蛋白（Keratin）阳性。前者有诊断意义。因正常和增生的滤泡及滤泡性肿瘤只有低分子量角蛋白阳性。部分病例上皮膜抗原（EMA），CEA，Vimentin 阳性，有角蛋白和 Vimentin 可在同一肿瘤表达者。S-100 在乳头状癌的表达较良性乳头状增生、滤泡性腺瘤和其他型甲状腺癌为多。新近有报道分化好的乳头状癌常表达 intercellular adhesion molecule-1(ICAM-1)，而滤泡性癌和滤泡性腺瘤则为阴性。

病理组织学亚型/变型（Variant）

（1）乳头状微小癌（Papillary microcarcinoma）：微小癌的名词应当用于乳头状癌，直径≤1cm，是最常见的乳头状癌，例如在芬兰，微小癌见于 1/3 以上的尸检病例，而且有报道，24% 的与乳头状癌无关的甲状腺切除标本中可见微小癌，由于体积小，常在大体标本检查中漏诊，儿童表现更具侵袭性，而成人则不然。可有颈部淋巴结转移。肿瘤常见于近甲状腺被膜处，常无包膜且有硬化，但可见有包膜的变异型，最小的肿瘤（≤1mm），

常显示滤泡结构且缺乏间质硬化，但较大的微小癌（平均 2mm）常有硬化性间质。具有显著的或纯粹的乳头结构的微小癌见于最大的肿瘤（平均5mm）。

命名：有些分类方案中，直径＜1cm 的乳头状癌被认为是乳头状癌的微小癌亚型。这些肿瘤已有许多名词和术语，包括：隐匿型、潜伏型（Occult, latent）或小乳头状癌，无包膜的甲状腺肿瘤和隐匿型硬化性癌。在这组肿瘤中有人提出"乳头状微小肿瘤"（Papillary microtumor）的说法，但需除外 19 岁以下的患者和有转移的肿瘤。

转移扩散：偶然可见原发肿瘤直径≤1cm 的乳头状癌，临床上先表现为明显的颈部淋巴结转移，这种罕见的病变有独特的免疫组化特征，具有 P27 丢失和 Cyclin D1 上调，表明具有与常见型微小癌所不同的生物学行为。

（2）滤泡亚型（Follicular variant）：小至中等大小的滤泡，形状不规则，几乎无乳头结构。类胶质的量不等，可呈强嗜酸性，核的表现似经典型乳头状癌。"高分化肿瘤具有恶性倾向"病变中常见滤泡内多核巨细胞，而间质纤维化和砂粒体偶见。仅 1/3 的肿瘤有包膜，尽管包膜完整，但仍可发生血道转移或偶见淋巴结转移。预后类似于普通型乳头状癌（图 7-5-1）。

（3）嗜酸细胞亚型（Oncocytic variant）：巨检：特有的红棕色外观。镜下可有乳头或滤泡结构。偶尔大体可呈灰白色。乳头状肿瘤的特点是复合性分支乳头，嗜酸细胞覆盖血管纤维间质，"Warthin 样"肿瘤有丰富的慢性炎细胞，常与桥本甲状腺炎有关。伴有滤泡特征的肿瘤可见大或小滤泡，类胶质数量不等。肿瘤界限清亦可以有包膜，但仔细检查常发现有不同程度的包膜浸润，有些病变有明显而广泛的浸润。依据嗜酸细胞具有典型乳头状癌细胞核的特点可以做出正确诊断。嗜酸亚型细胞常为多角形，但也可为柱状，胞质中具有丰富的嗜酸性颗粒。

（4）透明细胞亚型（Clear cell variant）：经典型和滤泡型乳头状癌都可以透明细胞为主，乳头状结构常占优势，可有滤泡。有些肿瘤可见透明细胞和嗜酸细胞混合存在。核具有典型乳头状癌的特点，而有些细胞的胞质部分透明，部分嗜酸。偶尔细胞内外可见阿辛蓝（Alcian blue）阳性黏

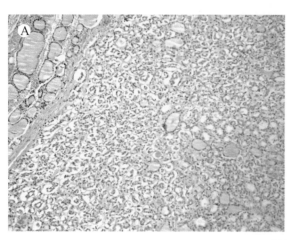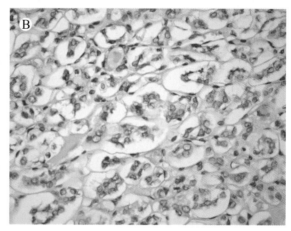

图 7-5-1

A. 滤泡亚型（HE×100）   B. 滤泡亚型（HE×400）

液。转移瘤的鉴定可能困难，尤其是在没有 Tg 和 TTF-1 免疫组化染色的情况下更是如此（图 7-5-2）。

（5）弥漫硬化型（Diffuse sclerosing variant）：年轻人常见，特征是一侧或双侧腺叶弥漫性受累，常无明显肿块，大多数肿瘤扩张的脉管腔内可见小乳头结构。该亚型的主要特点是广泛的鳞状上皮化生、大量的砂粒体，致密的间质纤维化和淋巴细胞浸润。当伴有明显结节形成时，瘤细胞似经典型乳头状癌，或含有丰富糖原的透明胞质，在结节中，偶尔可见以滤泡结构为主。而无肿瘤的甲状腺组织常表现为慢性淋巴细胞性甲状腺炎的形态。许多患者有自身免疫性甲状腺疾病的血清学表现。可伴有明显的区域淋巴结转移，肺转移也常见（约 25%）。

（6）高细胞亚型（Tall cell variant）：少见型，细胞的高度与宽度之比≥3，该亚型不好界定，

因为由于切片平面的不同，肿瘤细胞的高度很不一致，而且高细胞也可见于其他亚型的乳头状癌。因此至少一半以上的细胞具有这种特征才能成为高细胞型乳头状癌。大多数肿瘤以乳头状梁状或索状结构为主，而滤泡结构少见。肿瘤细胞有丰富的嗜酸性胞质，核与经典型乳头状癌类似，核沟和包涵体更丰富。肿瘤常见于老年人，男性多见，较经典型乳头状癌更具侵袭性。

（7）柱状细胞亚型（Columnar cell variant）：少见，由假复层柱状细胞组成，有些癌细胞胞质中含有核上或核下空泡，似分泌期早期的子宫内膜。核深染，而经典乳头状癌核的特征仅见于一些肿瘤的局部。大多数肿瘤中可见不同比例的乳头状、滤泡、梁状和实性结构，滤泡可伸长而中空，类似管状腺体，当这些结构出现在淋巴结转移灶时，可与胃肠道和肺的转移性腺癌混淆。TG（+）、

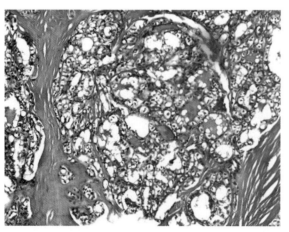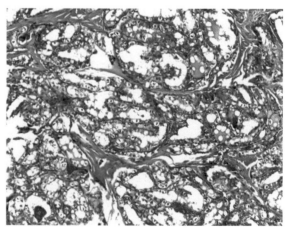

图 7-5-2

透明细胞亚型（HE×100）

TTF-1（＋）可以协助做出正确诊断。该亚型肿瘤常呈进展性局部生长和甲状腺外扩展，较经典的乳头状癌更具侵袭性，但无论如何，当肿瘤包膜完整或有部分包膜时，均较无完整或仅有少部包膜者有较低的转移倾向。

（8）乳头状癌伴筋膜炎样间质（Papillary carcinoma with fasciitis-like stroma）：较少见的乳头状癌伴奇特的纤维间质反应（筋膜炎样，纤维瘤病样），这些形态学特征无不良的预后意义。

（9）乳头状癌伴局灶性岛状成分（Papillary carcinoma with focal insular component）：少数的乳头状癌显示岛状成分，也可见梁状和实体性生长方式。瘤细胞形态与典型乳头状癌相似。Tg、TTF－1表达阳性，此结构的临床意义尚不清楚。

（10）乳头状癌伴鳞状细胞或黏液表皮样癌（Papillary carcinoma with squamous cell or mucoepidermoid carcinoma）：乳头状癌罕见与鳞状细胞癌共存，偶见为高细胞亚型的乳头状癌与鳞状细胞癌微妙地混合在一起，这种复合癌不应与乳头状癌伴鳞状上皮化生混淆，因为前者具有侵袭性行为，而后者预后与经典型乳头状癌相同，乳头状癌也可与黏液表皮样癌混合，通常不伴有嗜酸性细胞变性或桥本甲状腺炎。

（11）乳头状癌伴梭形细胞和巨细胞癌（Papillary carcinoma with spindle cell and giant cell carcinoma）：非常罕见，乳头状癌中可能有小的或局灶性未分化癌成分，若以梭形细胞或未分化成分为主，则应诊断为未分化癌，因为局灶性未分化癌的临床病程尚不明确，故应当诊断为乳头状癌伴局灶性梭形细胞和巨细胞成分。

（12）混合性乳头状癌和髓样癌（Combined papillary and medullary carcinoma）：此型甲状腺癌中，乳头状癌比例通常较少（＜25%）。虽然乳头状癌和髓样癌密切混合，但依照二者核的特征，仍可予以区分。具有大的透明核的细胞Tg阳性，而降钙素（CT）阴性，而有圆或卵圆核的细胞则CT阳性，Tg阴性，细胞核染色质呈粗颗粒状。

（13）实性亚型（solid variant）：该亚型主要由实体片状排列的肿瘤细胞组成，伴有乳头状癌典型的核特征。在大约三分之一的病例中可见到血管侵犯和向甲状腺外扩展生长。该类肿瘤常见于儿童包括已经受到放射线损伤者。如果实性生长伴有明显的核异型和肿瘤细胞坏死则应考虑低分化癌的诊断。

（14）大滤泡亚型（Macrofollicular variant）：可能为最少见的变型，主要由大滤泡组成（＞50%区域）。因为大多数肿瘤有包膜，故常与胶样或增生性结节或大滤泡腺瘤混淆，该亚型很少见到淋巴结转移，而转移时仍然保持原发肿瘤的大滤泡形态。

2．滤泡癌 滤泡癌（Follicular carcinoma）又称滤泡性腺癌，嗜酸细胞癌，Hurthle细胞癌。主要显示滤泡细胞分化证据的恶性上皮性肿瘤，并缺乏乳头状癌诊断性核特征。它是甲状腺癌中较常见的一型。占临床确诊甲状腺恶性肿瘤的10%～15%，女性较男性为多。倾向于发生中老年人，同侧淋巴结转移发生率明显少于乳头状癌患者。而血道转移则较为多见，主要见于肺和骨。嗜酸细胞性滤泡癌的发病高峰较通常类型的滤泡癌晚十年。作为乳头状癌一个亚型的滤泡癌罕见于儿童。但文献中已有新生儿滤泡癌的个例报道。膳食中补碘常伴有乳头状癌相对增加和滤泡癌的相对减少。由于乳头状癌滤泡亚型的划分，使得滤泡癌的发生率进一步下降。

大体检查 常为孤立性结节，少数为多个结节，圆形、卵圆形或分叶状，一般较乳头状癌体积大，直径通常超过1cm。多灶性者并不常见。切面质硬，灰白、灰红或红褐色，鱼肉样，境界清楚，常有包膜。有包膜而浸润不明显者与滤泡性腺瘤在大体是不能区别的，除非滤泡癌有厚的和更不规则的包膜。肿瘤中央常见星芒状瘢痕，出血、坏死、钙化及囊性变。

镜下形态：

（1）由各种不同分化程度的滤泡构成，滤泡间有不等量纤维组织间质。癌细胞呈不同程度间变，圆形或矮立方形。

（2）核较正常滤泡上皮大，但较乳头状癌小，致密深染，染色质颗粒丰富而粗细不均，核大小形状较一致，核分裂象不多见。

（3）癌组织常见不同程度浸润包膜，这是诊断的重要依据。血管浸润较常见，砂粒体少见。

（4）滤泡癌显示不同的形态学变化，从含有胶质的完整滤泡到实性或梁状结构，不完好的滤泡或不典型结构（如筛状），并常见多种结构并存。

然而，不管是结构上还是细胞的非典型特征本身都不能作为诊断恶性的可靠指证，因为这些变化都可见于良性病变、包括结节性甲状腺肿（腺瘤样）和腺瘤 (图 7-5-3)。

免疫组化　这类肿瘤呈 Tg、TTF-1 和低分子量角蛋白免疫反应阳性。与滤泡性腺瘤和结节性甲状腺肿一样，对 CK19 呈局灶性免疫反应阳性。而在乳头状癌可观察到呈广泛免疫反应阳性。

侵袭性　指包膜侵犯和血管侵犯。典型的滤泡癌根据它们的侵袭程度又可分为微小侵袭和广泛侵袭两种主要类型，仅有微小包膜侵犯的肿瘤复发或转移的风险很小，而伴有广泛血管侵犯的肿瘤发生转移的风险则明显加大。

病理组织学亚型：

（1）嗜酸细胞亚型　以嗜酸细胞为主，由全部或大部分（75%）嗜酸细胞构成。其他分类中，这些肿瘤被作为一个独立的类型，但依据新版 WHO 分类，在本书中它们仍作为滤泡癌的一个亚型。占甲状腺恶性肿瘤的 3% ～ 4%。本亚型滤泡癌与常见滤泡癌不同的是：前者淋巴结转移率达 30%，而后者则不足 5%。

嗜酸细胞性滤泡癌以独特的红褐色外观为特征。它们有一个倾向，是在 FNAB 后常出现梗死，相伴发的变化包括出血、囊腔形成或瘢痕区域；然而类似的变化也可自然地发生。除典型的红褐色特征外，微小侵袭性肿瘤在肉眼上是难以与通常类型的微小侵袭性滤泡癌区分的。广泛侵袭性肿瘤有不规则的边缘，可以形成独特的卫星结节而呈多结节外观。一般情况下，与常见类型的滤泡癌相比较，嗜酸性细胞癌更具侵袭性，伴有更高的甲状腺外侵犯、局部复发和淋巴结转移率。然而，这种观点并不被普遍认可。

嗜酸细胞性滤泡癌有不同的形态特征，从分化很好的滤泡结构到实体性和 / 或梁状结构，这类肿瘤的实体性和梁状结构含较少或缺乏胶质。瘤细胞较大，常有多形性，胞质含无数嗜酸性细

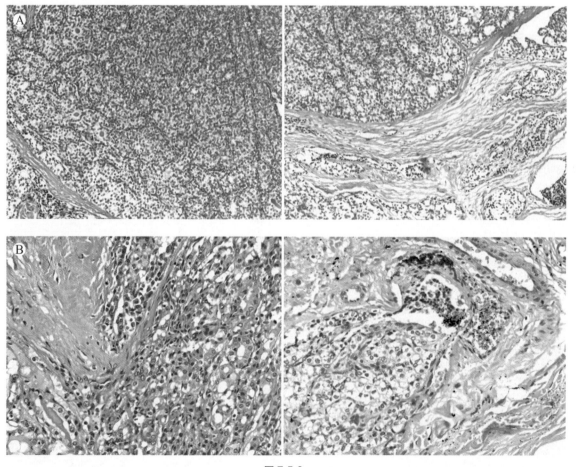

图 7-5-3

A. 滤泡癌（HE×100）　B. 滤泡癌（HE×200）

颗粒，核大、深染、异型性，一般有显著的嗜酸性核仁。胶质倾向于嗜碱且常伴有同心圆钙化，很似砂粒体。一些肿瘤可伴有显著的透明细胞变性。该型肿瘤的诊断取决于已证实的包膜和／或血管侵犯。也通常分为微小和广泛侵袭型。当不能确定肿瘤的性质时，可称为嗜酸性细胞肿瘤。

与桥本氏甲状腺炎相反，嗜酸细胞性滤泡癌缺乏淋巴细胞浸润。嗜酸性病变出现以下几种表现时特别应怀疑恶性：①发育不良性小细胞；②发育不良性大细胞；③密集形成合体；④离散。

（2）透明细胞亚型：滤泡癌也可主要由透明细胞组成，透明细胞的胞质中含糖原、黏液、脂质或肿胀的线粒体。应该注意到，在嗜酸细胞性滤泡肿瘤中透明细胞也可以特别显著。虽然滤泡性肿瘤出现透明细胞改变本身并不能代表肿瘤为恶性，但在癌中出现的机会远远多于腺瘤，所以遇到透明细胞变性时应该考虑到并存癌的可能。

具有透明细胞的原发性甲状腺肿瘤主要需与甲状旁腺肿瘤和转移至甲状腺的肾细胞癌进行鉴别。值得注意的是胞质透明细胞改变也能发生在甲状腺非肿瘤性病变中，包括桥本甲状腺炎和激素生成障碍性甲状腺肿。

印戒样滤泡细胞也可以是滤泡癌或多或少的组成成分，多数印戒样肿瘤是腺瘤，印戒样改变本质是蜕变，是滤泡发育受阻的表现。

3. 低分化癌 低分化癌（Poorly differentiated carcinoma）又称低分化滤泡癌，滤泡癌实体性，低分化乳头状癌，Ⅲ级乳头状癌；梁状癌；岛状癌；伴原基细胞成分的低分化癌。这类滤泡细胞肿瘤显示有限的细胞分化证据，在形态和生物学行为上介于分化型（滤泡癌和乳头状癌）和未分化型（间变性癌）之间。传统的甲状腺肿瘤分类法，将滤泡细胞来源的恶性肿瘤分为分化良好型（乳头状癌和滤泡性癌）和未分化型（间变性）癌。越来越多的病例证明存在一些形态学上和生物学行为上介乎两者之间的病例。这些病例有些与滤泡性癌有关，有些与乳头状癌有关。发生的年龄较分化好的癌为大。

大体检查 肿瘤常较大，大多数直径超过3cm、实性、灰白色、浸润性生长较明显，并常有坏死灶。大多数肿瘤有膨出的边缘，偶见厚的包膜。在许多病例中，侵犯肿瘤周围组织偶尔可

导致甲状腺实质中的卫星结节。瘤细胞扩展到甲状腺外的几率较未分化癌少见。除直接局部侵犯外，低分化癌最常见扩散到局部淋巴结，但更容易转移到肝和骨。

镜下形态 组织形态各有不同，主要有三种：岛状、梁状和实体性。①岛状形态是指瘤细胞形成岛状（Insular）结构，这些结构呈圆形或卵圆形，周围围以薄层纤细血管间隔。岛内的瘤细胞呈实心性巢索，间有小滤泡或筛状结构，偶有乳头状结构。瘤细胞较小，大小较一致，胞质少，核小而圆，核分裂象多见。浸润血管淋巴管常见。可有坏死灶，有时瘤细胞围绕血管呈血管外皮瘤样结构。②梁状形态是癌细胞排列成索状或缎带状。③实体形态则显示大片块肿瘤细胞，偶尔可见到小的流产型滤泡或一些胶质滴。

免疫组化 肿瘤对 Keratin 和甲状腺球蛋白呈阳性反应，甲状腺球蛋白常位于胞质内，而降钙素阴性。Ki-67 指数增加。与正常甲状腺和高分化甲状腺癌相反，本瘤不显示 E-cadherin 膜表达。84% 有 bcl-2 表达，而未分化（间变性）癌仅 13% 表达 bcl-2。

大多数报道中 5 年生存率大约占 50%，患者多死于诊断后的前 3 年，通常的死亡原因是局部和远隔部位转移，而不是局部侵犯。低分化癌的预后取决于最初 TNM 分期、手术的完整性和对放射性碘治疗的反应。

4. 未分化癌 未分化癌（Undifferentiated carcinoma）又称间变性癌（Anaplastic carcinoma），梭形细胞和巨细胞癌，肉瘤样癌，多形性癌，去分化癌，化生癌，癌肉瘤。未分化甲状腺癌是高度恶性肿瘤，组织学表现全部或部分由未分化细胞构成，免疫组织化学和超微结构表明本性肿瘤呈上皮分化。约占甲状腺癌的 5%～10%。多发生于年纪较大的病人，尤多见于 50 岁以上。女性较男性多见。该肿瘤高度恶性，生长迅速，预后极差，死亡率达 95% 以上，平均生存 6 个月左右。部分病史较长的病人，是由分化较好的甲状腺癌（包括髓样癌）转变而来。

大体检查 手术标本常为巨大肿块，质硬实性，灰红色或暗红色，鱼肉样，无包膜，出血坏死灶常见，呈广泛的浸润性生长，常侵至周围软组织、喉、气管、食管、大血管等，在颈部形成巨大而固定的肿块。有时可见原来分化较好的肿

瘤细胞的残余。

镜下形态：

（1）部分或全部由未分化细胞构成，癌细胞大于正常的滤泡细胞，异型性明显，核分裂较多，常有病理性核分裂象。

（2）常见大片坏死和中性粒细胞浸润。

（3）坏死灶周边的细胞可呈放射状排列，癌细胞形态基本上显示为梭形细胞、巨细胞、圆形或卵圆形细胞。梭形细胞排列成束，多量梭形细胞的区域瘤细胞似纤维肉瘤或恶性纤维组织细胞瘤。

（4）瘤细胞巨大而畸形，有1～5个核，核深染、异型、胞浆丰富，瘤巨细胞为主的区域，瘤组织与多形性平滑肌肉瘤或横纹肌肉瘤相似。有时可见多核破骨细胞样的细胞，其核可多达100个，但不显示恶性特征，此区癌组织似骨巨细胞瘤。

（5）少数情况下，圆形、卵圆形细胞也可为主要成分，常成片出现，不形成滤泡。

（6）约20%有鳞状细胞癌灶，但无角化珠形成。

（7）少数病例癌细胞被覆腔隙样结构，呈血管肉瘤样。

（8）少数病例有软骨和骨质形成，似成骨肉瘤（图7-5-4）。

根据细胞形态及结构可分为：①巨细胞型（Giant cell pattern）。②梭形细胞型（Spindle cell pattern）。③鳞状型（Squamoid pattern）形态似非角化鳞状细胞癌，细胞虽不分化，但仍保留明显的上皮细胞特点。不论何种构型，临床过程相同，而且常混合存在。

相当多的未分化癌病例可以见到原先存在的高分化或低分化癌的成分，乳头状癌较滤泡癌为多，但有些病例确实一开始即为未分化癌。

免疫组化　关于未分化癌的免疫组化研究近年有大量报道。50%～100%的病例角蛋白阳性，尤以鳞状型病灶处或形态上保留上皮细胞形态的区域为著，不论高分子量或低分子量角蛋白均呈

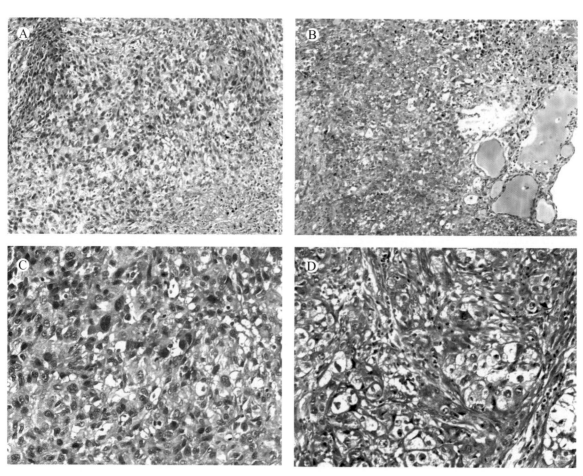

图 7-5-4

A. 未分化癌（HE×100）　B. 未分化癌（伴坏死，HE×100）

C. 未分化癌（HE×100）　D. 未分化癌（巢状及间质肉瘤变，HE×100）

阳性反应，但梭形细胞和巨细胞灶处角蛋白可能呈阴性，或低分子量角蛋白阳性，高分子量角蛋白阴性。EMA 表达较低（30%～50%）。CEA 表达则罕见（小于 10%）。Vimentin 常在梭形细胞处阳性。Tg 和 TTF-1 几乎均为阴性。P53 表达率较高，而分化型不管是分化好还是分化差的癌，P53 阳性率均较低。

肿瘤发展迅速，浸润广泛，诊断时多已不能手术，只有放射治疗和化疗，常在短期内死亡。死因多为局部广泛浸润。本瘤常在病变早期即发生转移，多转移至局部淋巴结和肺，其他器官如骨、肝、肾、胸膜、心包、胰腺、肾上腺、脑也可受累。

5. 鳞状细胞癌 鳞状细胞癌 (Squamous cell carcinoma) 又称表皮样癌。甲状腺鳞状细胞癌是恶性上皮性肿瘤，完全由鳞状细胞分化的癌细胞构成。原发性甲状腺鳞状细胞癌少见。仅占甲状腺恶性肿瘤的 1%。多发生于 50 岁以后的老年人，女性多见。常有甲状腺肿大病史。恶性度高，大多数病例的预后与未分化癌相似。

大体检查 典型的鳞状细胞癌累及甲状腺一侧或两侧，常见卫星结节。肿瘤通常质硬，灰白色，并伴有坏死区。

镜下形态 与其他部位发生的鳞状细胞癌的构象相同，依据定义，甲状腺鳞状细胞癌应该完全由鳞状细胞分化的肿瘤细胞构成。甲状腺鳞状细胞癌常显示广泛的甲状腺周围软组织侵犯。在诊断时要排除来自气管或食管的鳞状细胞癌直接蔓延至甲状腺者 (图 7-5-5)。

6. 黏液表皮样癌 黏液表皮样癌 (Mucoe-pidermoid

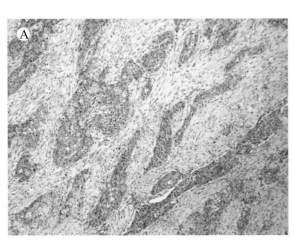
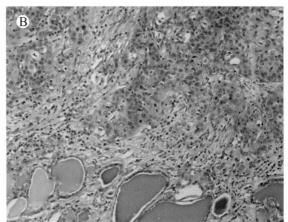

图 7-5-5

A. 鳞状细胞癌（HE×100）；B. 鳞状细胞癌（HE×200）

carcinoma) 显示表皮样和黏液样成分的混合。黏液表皮样癌较原发性鳞状细胞癌更少，大约占甲状腺恶性肿瘤的 0.5%。好发于女性，并呈双峰的年龄分布。有相当多的患者发生颈部淋巴结转移，但只有较少报道发生肺和骨转移。属于低度恶性的肿瘤。

形态上与涎腺的黏液表皮样癌相似，由鳞状细胞和黏液细胞构成。免疫组化显示 Tg 阴性，角蛋白和 CEA 阳性。组织化学黏液染色阳性。从本瘤的临床表现以及形态上具某些乳头状癌特点如毛玻璃状核、砂粒体、明显纤维化等，显示其与乳头状癌关系密切。事实上，大约 50% 的病例可见乳头状癌病灶。

7. 伴嗜酸细胞增多的硬化型黏液表皮样癌

伴嗜酸细胞增多的硬化型黏液表皮样癌 (Sclerosing mucoepidermoid thyroid carcinoma with eosinophilia) 是罕见的恶性肿瘤。呈上皮样和腺样分化，伴明显的硬化和嗜酸性粒细胞或淋巴细胞浸润。本型肿瘤好发于成人，多见于女性。已有报道，本型肿瘤与甲状腺炎，特别是纤维性桥本甲状腺炎相关。大多数患者表现为逐渐增大的甲状腺肿块。而一些患者只表现近期迅速增大的病史。罕见情况下，患者表现肿瘤向甲状腺外扩展所引起的症状，例如：声音嘶哑、呼吸困难、声带麻痹。这些肿瘤在放射性核素图像中显示为冷结节／低功能结节。大约半数病例累及甲状腺周围软组织。大约 1/3 患者在发现疾病时已出现淋巴结转移，也可发生肺和骨的转移。大约半数患者随访 3 月至 9 年无病生存，半数显示局部区域或远隔部位扩展。

大体检查　肿瘤常常边缘不清，有时也可以边界清楚。切面常表现为白或黄色和实性表现；罕见情况下，肿瘤可发生囊性变。一般肿瘤最大直径介于 1.2 ~ 13cm 之间。

镜下形态　硬化型黏液表皮样癌伴嗜酸细胞增多的特征是间质硬化伴大量嗜酸性粒细胞和淋巴细胞、浆细胞浸润。肿瘤细胞排列成索状，巢状；常为多角形伴轻至中度核异型和明显的核仁。表皮样巢与分泌黏液的细胞和小黏液湖相间。可表现为假血管瘤样形态。常见侵犯神经和血管腔闭塞。偶见肿瘤伴通常的乳头状癌。背景甲状腺几乎都显示桥本氏甲状腺炎或淋巴细胞性甲状腺炎，并常伴纤维化和灶性鳞状上皮化生。

免疫组化　肿瘤呈 CK 免疫阳性，CT 免疫阴性，Tg 免疫阴性。大约半数病例呈 TTF-1 免疫阳性。一些肿瘤细胞，特别是含黏液的细胞，可表达 CEA。

8．黏液癌　甲状腺黏液癌（Mucinous carcinoma）的特征是肿瘤细胞巢外围以大量黏液。肿瘤可迅速也可缓慢生长，偶尔出现疼痛。甲状腺冷结节伴有或不伴有可以触摸到的局部淋巴结。本肿瘤非常罕见。

大体检查　肿瘤呈界限清楚或不清楚的灰白至褐色胶样结节，直径大小约数厘米。

镜下形态　黏液癌的特征是丰富的黏液湖包围肿瘤细胞索或丛，肿瘤细胞常有大而规则的核和明显的核仁。可见局灶性鳞状上皮分化。有报道可见核分裂象、坏死和包膜、血管侵犯。肿瘤通常呈灶性 Tg、TTF-1、低分子 CK 和 MVC2 免疫阳性，CT 和 CGRP 免疫阴性。

9．髓样癌　髓样癌（Medullary carcinoma）又称实体癌，实体癌伴淀粉样间质，C 细胞癌，致密细胞癌，甲状腺神经内分泌癌，显示 C 细胞分化的甲状腺恶性肿瘤。肿瘤常位于甲状腺中三分之一，占所有甲状腺恶性肿瘤的 5% ~ 10%。多达 25% 的肿瘤有遗传性。本瘤可发生于任何年龄，平均为 50 岁，稍多见于女性。肿瘤生长缓慢。

大体检查　灰白色或灰红色肿块，实体性，少数呈鱼肉样。肿块圆形或略呈分叶状。多为单个结节，少数为多结节，大小不一，境界清楚，少数有包膜。常因有钙化而呈沙砾感，但肿瘤内无如乳头状癌那样的瘢痕灶。散发性常为单侧，而家族性常为多发或双侧。

镜下形态　①实体性结构，无乳头或滤泡形成。②瘤细胞大小较一致，无明显间变。③瘤细胞形态可为圆形、多边形、梭形、浆细胞样，呈片状、巢状或梁状。④癌细胞大小、染色较一致，核较小，圆形、卵圆形或梭形，染色质较粗，核仁不明显，可有双核或多核，核分裂象少见。⑤少数亦可有砂粒体存在。坏死灶少见。⑥本瘤的一重要特点为间质内有多少不等的淀粉样物沉着，为嗜酸性、无定形物，较多者可形成梁状或不规则团块，有时瘤细胞，围绕淀粉样物形成假滤泡结构。淀粉样物可位于细胞间或细胞内。CT 免疫组化染色阳性可以确诊。

髓样癌可呈现为如下不同的形态：乳头状或假乳头状；腺管状；巨细胞；梭形细胞；小细胞和神经母细胞样；副神经节瘤样；嗜酸细胞；透明细胞；血管肉瘤样；鳞状细胞；产生黑色素和双分泌。

髓样癌倾向于早期颈部淋巴结转移。在可触及病变的患者中大约有 20% 手术时即发现有远隔部位转移。微小癌也可以伴发转移。

10．混合性髓样 - 滤泡细胞癌

混合性髓样 - 滤泡细胞癌（Mixed medullary and follicular cell carcinoma）又称混合性滤泡 -C 细胞癌，混合性 - 髓样 - 乳头状癌，混合性癌，双相癌，同时发生的癌，复合性髓样滤泡癌，并存的髓样 - 滤泡癌，干细胞癌，中间型分化性癌。混合性髓样 - 滤泡细胞癌（MMFCC）是显示降钙素免疫阳性髓样癌和甲状腺球蛋白免疫阳性的滤泡（或乳头状）癌两种形态特征的肿瘤。MMFCC 是很罕见的肿瘤，大多数是个例报道。大多数 MMFCC 患者表现为甲状腺肿块，放射性核素扫描中呈冷结节。

大体检查　MMFCC 的肉眼特征是寻常性髓样和滤泡源性肿瘤形态的重叠。大多数肿瘤是实性、苍白、坚硬、没有包膜，平均直径 3.7cm。

镜下形态 MMFCC 是极大异质性的肿瘤，大多数表现为以髓样癌占优势混以不同比例的滤泡源性结构。一般情况下，髓样癌成分为肿瘤的主要结构，并且没有特殊的形态特征。

大多数报道的病例在诊断时或在疾病进展过程中都伴有淋巴结转移。这些病例中的 26% 表现出远隔部位转移，主要见于肺、肝、纵隔或骨。转移灶中可显示髓样癌或滤泡癌细胞成分占优势，但也可见两种癌成分混合。因为这型肿瘤占优势的成分是髓样癌，因此它的预后与髓样癌相似。滤泡癌成分显示浓集放射性碘。

11. 伴胸腺样分化的梭形细胞肿瘤 伴胸腺样分化的梭形细胞肿瘤（Spindle cell tumor with thymus-like differentiation,SETTLE）又称伴黏液囊肿的甲状腺梭形细胞肿瘤；恶性畸胎瘤；儿童甲状腺胸腺瘤。伴胸腺样分化的梭形细胞肿瘤（SETTLE）是罕见的，这类甲状腺恶性肿瘤的特征是分叶状结构和双相性细胞组合，以梭形上皮样细胞混入腺样结构为特点。SETTLE 通常发生在儿童、青春期和青年人，平均发病年龄是 19 岁（4～59 岁），多见于男性（男：女 =1.5：1）。最常见的表现是出现时间不同的甲状腺无痛性肿块。不常见的表现包括：迅速增大的颈部肿块，局部压痛，气管压迫和弥漫性甲状腺增大类似甲状腺炎。

大体检查肿瘤有包膜，部分界限清楚，或呈浸润性，平均直径 3cm，切面实性，灰白至棕褐色，略呈分叶状。可见小囊腔。

镜下形态 ① SETTLE 是富于细胞的肿瘤，由纤维间隔分隔成小叶结构。②大多数病例呈双相性，但偶见病例也可单独由梭形细胞或腺样结构，即所谓单一成分的肿瘤类型。③梭形瘤细胞的核较长，染色质细，核仁不明显，胞质少。④大多数病例核分裂象罕见，但偶尔有病例可见高核分裂活性和灶性坏死。⑤可形成小管状、乳头状、索状、淡染的小岛和有上皮衬覆的囊腔。腺管样瘤细胞呈立方形至柱状，有时可为黏液性或有纤毛。⑥还可见灶性鳞状上皮化生。⑦淋巴细胞一般很少。可见血管侵犯。

免疫组化 梭形细胞和腺样细胞表达 CK。罕见情况下，梭形细胞可向肌上皮分化。肿瘤细胞呈 Tg、CT、CEA、S-100 蛋白和 CD5 免疫阴性反应。

预后 SETTLE 临床表现为是生长缓慢的肿瘤，但总体转移率超过 60%，不过，转移性病变在治疗后仍能长期生存。

12. 显示胸腺样分化的癌 显示胸腺样分化的癌（Carcinoma showing thymus-like differentiation, CASTLE）又称甲状腺淋巴上皮样癌，甲状腺内的上皮样胸腺瘤，原发性甲状腺胸腺瘤。显示胸腺样分化的癌（CASTLE）是类似于胸腺上皮性肿瘤结构的甲状腺癌。这些肿瘤常发生在甲状腺下极，而罕见病例可发生于甲状腺周围软组织。CASTLE 临床罕见，多见于中年人，稍多见于女性（男：女 =1：1.3）。患者常表现为无痛性甲状腺肿块，随后是气管压迫和声音嘶哑的症状。大约 30% 患者在就诊时可发现转移的淋巴结。

大体检查 大体上，肿瘤呈息肉样和灰白至棕褐色。肿瘤与甲状腺分界清楚。

镜下形态 ①肿瘤侵袭甲状腺前面，呈现大小不等且清晰的岛状和索状，偶尔可呈参差不齐的岛状；伴中等量细胞和促结缔组织生成的间质。这些形态与胸腺瘤和胸腺癌中见到的分叶状结构很相似。肿瘤岛常被纤细的血管穿插。②与胸腺瘤中见到的血管周围间隙相反，本病变血管常被含有浆细胞的纤维间质包围。③肿瘤是以鳞状细胞样或合体样细胞及淡嗜酸性胞质为特点。核椭圆形，着色淡至空泡状，并含小的、明显的核仁。④核呈轻～中度非典型性，核分裂象平均 1～2 个 /10HPF。⑥在一些病例，肿瘤细胞呈梭形或不同程度的鳞状上皮分化，细胞边界和细胞间桥明显甚至灶性角化。⑥肿瘤细胞巢和间质常可见不等量小淋巴细胞和浆细胞浸润（图 7-5-6）。

免疫组化 CASTLE 的免疫表型与胸腺癌完全一致，细胞高蛋白单克隆抗体呈阳性反应。

预后 CASTLE 是局部侵袭性伴早期局部淋巴结转移，一般 CASTLE 具有较长的临床过程，但偶尔一些病例也可迅速死亡。

冰冻切片 在甲状腺肿物探查术中，常需要病理医师通过冰冻切片帮助确诊。送检标本可能来自甲状腺外浸润癌组织或已有转移的颈淋巴结。这些情况下通常容易诊断。最主要的困难存在于结节性增生中的主要结节、滤泡性腺瘤、微小浸润性滤泡癌、包膜内滤泡型乳头状癌之间的鉴别。

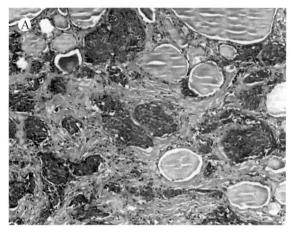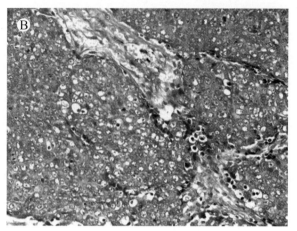

图 7-5-6

A. 显示胸腺样分化的癌（HE×100）；B. 显示胸腺样分化的癌（HE×200）

具有包膜的嗜酸性细胞肿瘤也存在同样的困难。包膜和／或血管侵犯的证据可能并不明显，但在全面取材后制成的石蜡切片中却变得明显了。毛玻璃样核是乳头状癌最主要的诊断特征之一，但在冰冻切片中可能并不出现。

（二）甲状腺腺瘤和相关肿瘤

1. 滤泡性腺瘤　滤泡性腺瘤（Follicular adenoma）为良性、有包膜、呈滤泡细胞分化的甲状腺肿瘤。它是最常见的甲状腺肿瘤。40～60岁患者多见，女性较男性多5～6倍。下列甲状腺腺瘤的病理诊断标准已为全世界所采用，包括：①有完整的纤维包膜，包膜薄。②包膜内外甲状腺组织结构不同。③包膜内组织的结构相对一致性。④包膜内瘤组织压迫包膜外甲状腺组织，形成半月形。⑤常为孤立性结节。严格地掌握这些标准，基本上可以防止把结节性甲状腺肿误诊为腺瘤。

大体检查　肿瘤总是单发，直径一般为1～5cm，也可小至数毫米或大至8～10cm。圆形或卵圆形，有完整包膜，切面稍隆起，一般较正常甲状腺色淡，呈淡黄褐色，质较软，但其形态因含胶质多少、细胞丰富程度，有无出血、囊性变、纤维化等而异。

镜下形态　滤泡性腺瘤除上列的特点外，因瘤细胞的结构差异，传统上将其分为：

（1）胚胎性腺瘤（Embryonal adenoma）　由互相吻合的细胞梁索构成，很少形成滤泡或类胶质。梁索间为富于血管的疏松结缔组织，并常有水肿。

（2）胎儿性腺瘤（Fetal adenoma）　是最常见的滤泡性腺瘤。由含有少量类胶质的小滤泡构成，又称为小滤泡性腺瘤。

（3）单纯性腺瘤（Simple adenoma）　较少见。由分化好的、似正常大小甲状腺滤泡构成，又称正常滤泡性腺瘤。

（4）胶样腺瘤（Colloid adenoma）　由特别大的、含有多量类胶质的滤泡构成，上皮较扁平，又称大滤泡性腺瘤。

上述的不同构型亦可混合存在，实际上临床意义不大。有时有假乳头形成，但细胞无乳头状癌的特点，且乳头短、钝、不分支，可与乳头状癌鉴别。此种情况常被称为滤泡性腺瘤伴乳头状增生。继发性改变如出血、水肿、纤维化、钙化、骨化、囊性变是滤泡性腺瘤常见的，尤其在较大的肿瘤。有时腺瘤中血管非常丰富，甚至形似血管瘤（图 7-5-7）。

2. 甲状腺乳头状腺瘤　甲状腺乳头状腺瘤（Papillary adenoma）是由滤泡上皮发生且形成乳头状结构的良性肿瘤，常有囊腔形成，而成为乳头状囊腺瘤。但有人怀疑良性乳头状瘤是否存在。

大体检查　肿瘤较小，有完整包膜，常有囊腔形成，内有棕红色液体，囊壁内面可见颗粒状或毛状突起。非囊性部分亦呈粗糙绒毛状。

镜下形态　瘤细胞被覆树枝状分支的纤维血管间质，形成乳头状物突进囊腔，瘤细胞单层，立方状，排列整齐，大小形态一致，少有核分裂象。有些细胞形成含类胶质的滤泡。

特殊类型腺瘤：

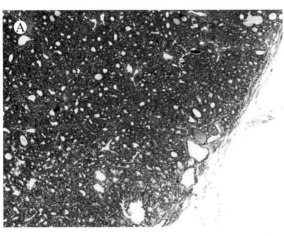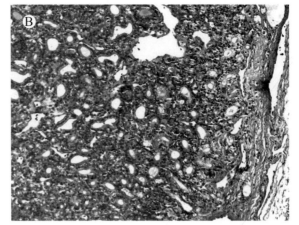

图 7-5-7

A，滤泡性腺瘤（HE×40）；B. 滤泡性腺瘤（HE×100）

(1) 嗜酸细胞腺瘤 (Oxyphilic adenoma)：又称 Hurthle 细胞腺瘤，较少见。腺瘤细胞若超过 75% 以上为嗜酸细胞者称嗜酸细胞腺瘤。肉眼常带褐色。镜下见瘤细胞常形成互相连接的梁索，较少形成滤泡，即使形成滤泡亦少含类胶质，有时瘤细胞可在毛细血管周围呈菊花样排列，滤泡中央可有层状钙化小体，形似砂粒体，但与乳头状癌的砂粒体不同，它位于滤泡腔内。局部也可见到乳头状结构 (图 7-5-8)。

(2) 不典型性腺瘤 (Atypical adenoma)：少见，约占滤泡性腺瘤的 2%。由 Hazard 首先命名。肉眼见肿瘤较大，平均直径 6cm。切面较不透明，灰红色。细胞丰富，排列紧密，呈梁状或实心性巢，不形成滤泡或仅有流产型滤泡，亦无乳头。细胞虽有不典型性，但无包膜血管浸润，临床经过良性，不发生复发或转移，因此，可能是原位癌 (完

全包裹的腺癌)。本瘤的诊断要十分慎重，应取材包埋切片，找寻包膜、血管浸润以排除微小浸润型滤泡性癌 (图 7-5-9)。

(3) 透明细胞腺瘤 (Clear cell adenoma)：腺瘤大部分由透明细胞构成，排列成梁状或小滤泡状结构。免疫组化显示甲状腺球蛋白反应较弱。嗜酸细胞较常继发透明细胞变性。透明细胞变性可见于所有甲状腺肿瘤，但发生于癌者多于腺瘤。因此，如见到透明细胞为主的肿瘤应详细检查以排除癌的可能。与透明细胞滤泡癌一样，Tg 和 TTF-1 免疫反应阳性有助于排除转移性肾细胞癌。

另外，尚有印戒细胞滤泡性腺瘤 (Signet-ring cell adenoma)、黏液型滤泡腺瘤 (Mucinous follicular adenoma)、腺脂肪瘤 (Lipoadenoma)、腺软骨瘤 (Adenochondroma)、毒性腺瘤 (Toxic adenoma)、伴怪异核的腺瘤等均非常少见。

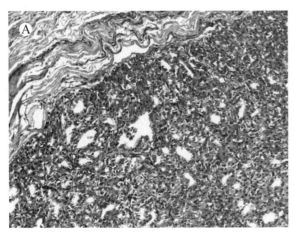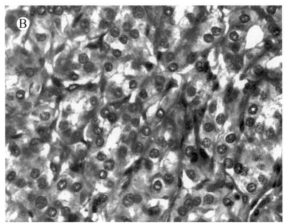

图 7-5-8

A. 甲状腺乳头状腺瘤（HE×100）；B. 甲状腺乳头状腺瘤（HE×400）

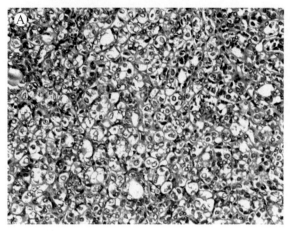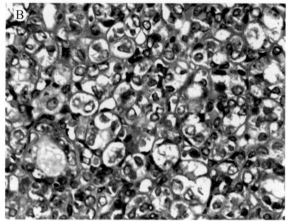

图 7-5-9

A. 甲状腺乳头状腺瘤（HE×100）　B. 甲状腺乳头状腺瘤（HE×400）

滤泡性腺瘤的免疫组化检查显示瘤细胞呈CK、Tg 和 TTF-1 阳性反应，胞质较强，类胶质亦可阳性。而对 CK19、CT 或全部神经内分泌标记呈阴性。Vimentin 也可同时表达。

甲状腺腺瘤除了以滤泡细胞构成的滤泡性腺瘤外，还有从 C 细胞／旁细胞发生的甲状腺旁细胞腺瘤（Parafollicular cell adenoma）。这是很少见的。

3.透明变梁状肿瘤　透明变梁状肿瘤（Hyalinizing trabecular tumor，HTT）又称透明变梁状腺瘤，副节瘤样腺瘤；伴大量胞质内微丝的透明细胞肿瘤；透明变梁状腺瘤样病变；乳头状癌透明变梁状亚型。透明变梁状肿瘤是滤泡源性罕见肿瘤，常呈梁状生长方式和明显的透明变。本型肿瘤通常不发生在 30 岁以下，在 40 至 70 岁年龄段平均分布，平均年龄 47 岁。明显多见于女性。

大体检查　通常呈单发性、实性、有包膜或界限清楚、中等大小肿瘤，平均直径 2.5cm 或更小。切面均质性、不清晰的分叶状、淡黄色、偶尔以灰白色斑点和条纹及间断的血管为标界。罕见大片钙化。有些肿瘤显微镜下才能见到。

镜下形态　HTT 是实性上皮性肿瘤，界限清楚，可有薄的纤维包膜包绕。形态特征包括：梁状-腺泡样生长方式，中至大的瘤细胞，胞质细颗粒状，嗜酸性，梁状透明变肿瘤中与小梁相伴的透明变物质应与甲状腺其他肿瘤组织中见到的血管周围基质透明变性仔细鉴别。

免疫组化　肿瘤呈 Tg 和 TTF-1 免疫阳性，CT 免疫阴性。大多数肿瘤细胞呈 MIB-1 免疫阳性明显的膜着色。用高分子量 CK 和 CK19 免疫染色得出不同的结果，很多 HTT 肿瘤可呈 Galectin-3 免疫阳性。

组织发生学　在一些肿瘤的 RET/PTC 重排结果提示与乳头状癌密切相关。

本瘤大多数病变呈良性过程，应该按良性处理。偶见报道肿瘤发生淋巴结转移，但这些病变的确切分类仍存在争议。

（三）其他甲状腺肿瘤

1.畸胎瘤　畸胎瘤（Teratoma）占良、恶性肿瘤的 0.1% 以下。肿瘤可见于任何年龄，但发病率高峰在新生儿。在出生不满一个月组中大于90% 的肿瘤是良性的，而成年人组 50% 或更多见是恶性。

原发性甲状腺畸胎瘤必须发生在甲状腺或直接与甲状腺相连，而纵隔和后颈部的畸胎瘤一般认为是独立的疾病。患者表现为颈部肿块，中等大小。在不满一个月的婴儿体内还存在其他先天性畸形。肿瘤肉眼及镜下所见同其他部位畸胎瘤。

2.原发性淋巴瘤和浆细胞瘤　原发甲状腺的淋巴瘤（Primary lymphoma and plasmacytoma）是不常见的，约占所有甲状腺肿瘤的 5% 和所有结外淋巴瘤的 2.5% ～ 7%。多见于老年人，男:女为 1:（3 ～ 7）。大多数结外边缘带 B 细胞淋巴瘤是与慢性淋巴细胞性甲状腺炎有关。

主要类型包括结外边缘带 B 细胞淋巴瘤和弥漫大 B 细胞淋巴瘤。

浆细胞瘤是罕见的，这类病变很有可能是黏

膜相关淋巴组织（MALT）型淋巴瘤伴有明显浆细胞分化。

3. 异位胸腺瘤　甲状腺内的异位胸腺瘤（Ectopic thymoma）是很罕见的。患者多为中年人，更多发生在女性。患者典型的表现是持续数月至数年的甲状腺肿块，伴有或不伴有压迫症状。目前尚无副肿瘤综合征的报道。

大体所见甲状腺异位甲状腺胸腺瘤几乎所有报道均无浸润。切面呈分叶状，棕黄色，由灰白色纤维间隔分隔。

甲状腺异位胸腺瘤被认为是来源于甲状腺内残留的胸腺组织。一般认为胸腺组织和第三腮囊残留引起肿瘤发生，这些肿瘤都保留着胸腺分化的潜能，包括四种不同的临床病理类型：异位胸腺瘤、异位错构型胸腺瘤、SETTLE 和 CASTLE。

除异位错构型胸腺瘤外均可发生在甲状腺。

甲状腺胸腺瘤在手术后一般不复发。

4. 副神经节瘤　副神经节瘤(Paraganglioma)相当罕见，所有报道病例均发生在女性，平均年龄 48 岁。大多数病人表现为无症状的颈部肿块。

典型的甲状腺内副神经节瘤是境界清楚和包膜完整，灰褐色至棕褐色。平均直径 3cm。镜下所见与其他部位的副交感神经的副神经节瘤一样。肿瘤主要由主细胞和支持细胞混合构成。前者表达 NSE、Syn、CgA，而 CK、EMA、Tg、CT、和 Vimentin 阴性。支持细胞呈 S-100 蛋白阳性（图 7-5-10）。

所有的报道中均认为甲状腺副神经节瘤是良性肿瘤。

5. 血管肉瘤　血管肉瘤（Angiosarcoma）又

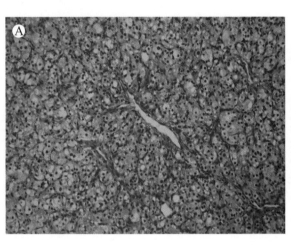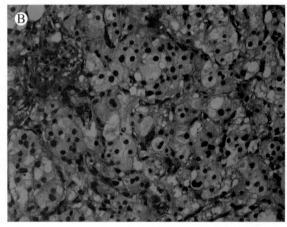

图 7-5-10

A. 副神经节瘤（HE×200）　　　　　　　　　　　　B. 副神经节瘤（HE×400）

称恶性血管内皮瘤。原发于甲状腺且呈内皮细胞分化的恶性肿瘤。

碘缺乏是可能的致病因素。除个别病例首先出现的症状是转移外，患者常以疼痛或压迫症状或是迅速生长的无痛性结节就诊。

肿瘤大小 3～10cm 不等，虽显示界限清楚，但常呈侵袭性。切面多彩，常伴囊性和实性区域。镜下与软组织相应肿瘤相似。实性区域常与未分化和低分化癌相似。甲状腺血管肉瘤常是上皮样的，可见大量核分裂象。

虽有学者认为甲状腺血管肉瘤是伴有血管样特征的未分化癌，但越来越多的证据均支持这种肿瘤的内皮细胞性起源。

大多数患者在 6 个月内死于肿瘤，仅有少数患者幸存 6 个月以上。

6. 其他间叶性肿瘤　除上述肿瘤外，尚可发生其他的间叶性肿瘤，如平滑肌肿瘤、周围神经鞘瘤和孤立性纤维性肿瘤等，均十分罕见。

7. 转移性肿瘤　甲状腺是一个血供丰富的器官，因此转移瘤发生的频率较高。最常见的原发灶是肾脏、肺、子宫、恶性黑色素瘤。罕见的原发癌包括：鼻咽癌、绒癌、恶性叶状肿瘤和骨肉瘤。

转移性肾细胞癌的诊断需要证实肿瘤细胞不含 Tg 而表达 CD10，TTF-1 的核着色更可靠，但来自于肺的转移性肿瘤也可以表达 TTF-1。

转移性神经内分泌肿瘤和类癌与甲状腺髓样癌之间的鉴别有时是特别困难的。CT有鉴别作用。

虽然伴有孤立性甲状腺转移灶的患者预后一般是差的，但仍可选择手术切除病灶。这种方式可使生存期延长，特别是肾细胞癌的患者。

（四）易误诊为肿瘤的甲状腺良性病变

有些甲状腺炎性及增生性病变在临床上易与肿瘤性病变混淆，在此仅叙述最为常见的两种。

1. 桥本甲状腺炎 表现为甲状腺弥漫性实性增大，有时伴有气管或食管压迫症状。发病初期可伴有轻度甲状腺功能亢进，随后出现甲状腺功能低下。手术时甲状腺易与其他组织分离，没有明显的粘连。由于病变腺体质地坚硬，易与癌混淆，但病变弥漫，与周围组织没有粘连是区别癌的有力证据。

大体检查 典型病例腺体弥漫增大，有些病例腺叶增大更为显著，还有些病例呈明显的多结节外观。质地坚硬，病变不向甲状腺外延伸。切面质脆，呈不明显或明显结节状，黄灰色，类似增生的淋巴结。类胶质不能清楚地辨认出来，没有坏死和钙化。

镜下形态：

（1）两种主要病变是间质淋巴细胞浸润和滤泡上皮嗜酸性变。

（2）淋巴细胞分布于小叶内以及小叶周边，总是可见具有突出生发中心的大的淋巴滤泡。此外，还可见浆细胞以及散在的滤泡内多核巨细胞。

（3）甲状腺滤泡小而萎缩。大部分或全部滤泡被覆大小不等的嗜酸性细胞。

（4）胞核增大并深染，或与之相反，核呈现透明及重叠。类似于甲状腺乳头状癌细胞核之所见。

（5）常常可见到由滤泡细胞化生而来的鳞状细胞巢，并且可占到相当高的比例。偶尔可见被覆鳞状上皮的大囊肿，周围分布着一排淋巴细胞。

（6）典型的桥本氏甲状腺炎结缔组织稀少，小叶间隔轻至中度增厚。

典型的桥本氏甲状腺炎大体及镜下均呈弥漫性改变，但表现为明显的结节状生长的病例确有发生，结节内上皮成分呈增生性改变。这种较为常见的病变命名为结节性桥本氏甲状腺炎较为合适。

桥本氏甲状腺炎的并发症包括恶性淋巴瘤和白血病，乳头状癌以及嗜酸性细胞肿瘤，可能分别由构成桥本甲状腺炎的成分之一逐渐发展而来。

2. 结节性甲状腺肿 也称为多结节性甲状腺肿、腺瘤样甲状腺肿、腺瘤样增生，是最常见的甲状腺疾病。初期甲状腺功能亢进，滤泡上皮呈高柱状，类胶质含量少；后期，滤泡萎缩，大量类胶质潴留，伴有或不伴有结节形成。

大体检查 甲状腺增大，外形扭曲，一叶腺体通常大于另一侧。甲状腺被膜紧张而完整。切面呈多结节状，有些结节具有部分或完整的包膜。常继发出血、钙化、囊性变。

镜下形态 形态多样。有的结节是由被覆扁平上皮的大滤泡构成；有的结节细胞特别丰富并有增生；还有的结节主要或完全由嗜酸性细胞构成；有些扩张的滤泡一极聚集着一团增生活跃的小滤泡；有些则形成乳头状突起突向囊性滤泡腔，该特点可与乳头状癌发生混淆（图7-5-11）。

滤泡破裂可导致对类胶质的肉芽肿性反应，出现组织细胞和异物巨细胞。常见新鲜和陈旧出血、粗大的纤维性小梁形成钙化灶。偶尔可见骨化生。周边可见明显增厚的血管伴有中层钙化。多数病例间质中存在数量不等的慢性炎细胞，提示并存有慢性甲状腺炎。

结节性增生的结节与真性腺瘤的鉴别见甲状腺腺瘤项下。有时二者不易区分开来，因具有腺瘤形态特征的病变可以多发和／或发生在增生的结节中，可称为腺瘤性甲状腺肿。

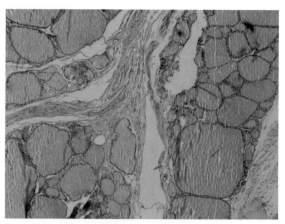

图7-5-11 结节性甲状腺肿（HE×100）

二、甲状旁腺

甲状旁腺肿瘤好发于中年人和老年人，绝大多数是良性的。它们也可发生于几种遗传综合征中。

（一）甲状旁腺癌

来源于甲状旁腺实质细胞的恶性肿瘤。罕见。在西方国家占原发性甲状旁腺功能亢进病例的1%以下。无性别差异，该疾病可见于童年以上的所有年龄。临床表现主要是由过多的甲状旁腺激素（PTH）分泌引起的。然而一些特征在腺癌比腺瘤更常见。高达75%的甲状旁腺癌患者在颈部可摸到肿块，这在甲状旁腺腺瘤患者中是不常见的。PTH经典的靶器官肾和骨最常受累，与甲状旁腺瘤相比，腺癌患者的症状更多见、更严重。临床上以下几点常提示为癌：①血清钙水平升高，平均15.2mg/100ml。②颈外侧可摸到肿块，体积比良性病变大。③证明有局部侵犯，例如，一侧声带麻痹。④外科手术时发现与周围组织粘连及浸润。

大体检查 通常肿瘤体积大并与周围组织粘连。质硬呈灰白色并伴有灶性坏死。在鉴别良恶性病变时，冰冻切片的价值很小。

镜下形态 ①瘤细胞作团块状或梁索状排列，有时可见围绕血管呈假菊形团排列。②瘤细胞较大，平均直径10～15μm。核较大，染色较深，有时可见清楚的核仁，可见核分裂象。③癌细胞常侵犯包膜并侵入血管和淋巴管，但因腺瘤和主细胞增生也能形成一定程度的纤维条索，良性肿瘤包膜中也可出现肿瘤细胞巢，所以诊断要尤其慎重。④绝对的恶性指标为转移。转移最常见于局部淋巴结，远处转移常见于肺、肝、骨等。⑤静脉内的肿瘤必须附着在管壁上才有意义。⑥另外，一个甲状旁腺的肿瘤偶尔出现核分裂象并不一定代表就是癌。⑦少数情况下，甲状旁腺腺癌由嗜酸性细胞构成，如果不能肯定肿瘤来源于甲状旁腺，特别是在功能缺乏时，应该进行PTH免疫组化染色（图7-5-12）。

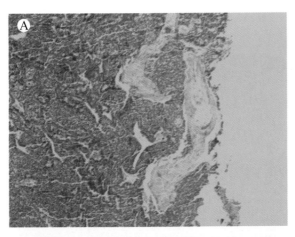

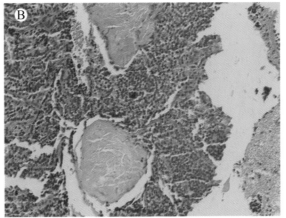

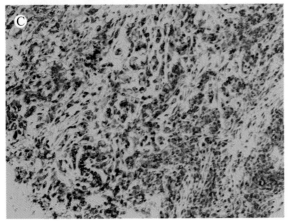

图7-5-12

A. 甲状旁腺癌（HE×40）

B. 甲状旁腺癌（HE×100）

C. 甲状旁腺癌（免疫组化染色，PTH×100）

甲状旁腺癌切除后，局部复发常见，从手术到第一次复发的平均时间大约是3年，但另有报道显示间歇时间可长达20年。有报道复发率是40%～86%。即使如此，癌肿倾向于相对缓慢地生长及转移至局部淋巴结，而远处转移多发生于晚期。死亡很少由于原发癌或转移癌本身，而是由于PTH分泌功能亢进所致。

（二）甲状旁腺腺瘤

由主细胞、嗜酸细胞、过渡性嗜酸细胞或这些类型细胞混合构成的良性肿瘤。高峰年龄是50～60岁，男：女为1：3。大多累及单个腺体，而其他腺体是正常的。也可发生在甲状腺内、食管后空间和纵隔。罕见情况下，也可发生于心包内、迷走神经或下颌角附近软组织中的异位或多余甲状旁腺组织。

大体检查　典型的腺瘤呈棕褐色至红褐色，软而均质性，表面光滑，有薄的包膜。大多数重量在0.2～1g之间。圆形、椭圆、蚕豆形或肾形。偶尔较大的肿瘤可出现纤维化、含铁血黄素沉积、囊性变和钙化。可发生肉眼所见的囊，但不常见。大约50%～60%的腺瘤中可见到黄棕色边缘的正常腺体组织。

镜下形态　①多数腺瘤由增大的一种细胞为主要成分，杂以其他类型的细胞。大多数腺瘤以主细胞为主，深染的主细胞及空泡化主细胞亦常出现。②细胞核平均直径为8～14μm(正常为6μm)。③细胞边界不甚清楚，当胞质空泡变时，细胞边界就不明显。有小空泡，少数细胞深嗜酸性，似嗜酸性细胞，核大深染，核异型性较明显。④10%的腺瘤可见巨核细胞直径可达20μm，奇形核及多核亦往往出现，但不能认为这是恶性指征，核分裂极罕见。⑤瘤细胞排列成巢、索或片块，亦有形成腺泡或假腺样结构。偶见形成小囊、乳头或环绕小血管（血管外皮瘤样）排列。⑥在腺管、腺泡或小囊中常见粉红色胶样物，状似甲状腺滤泡。⑦肿瘤间质血管丰富。腺瘤包膜外有一圈正常或受压萎缩的甲状旁腺组织，这一环状组织的出现有助于腺瘤的诊断，而不是增生。如果主细胞腺瘤中夹杂较多水样透明细胞和嗜酸性细胞，则称为混合性腺瘤。

腺瘤中一般没有或只有散在的脂肪细胞。如果见到脂肪细胞，一般都是弥漫性分布或形成小团状，特别是在腺瘤周围（图7-5-13）。

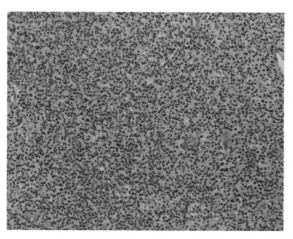 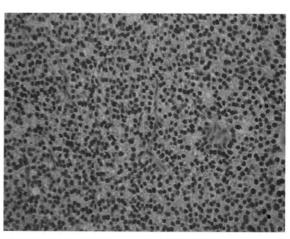

图 7-5-13

A. 甲状旁腺腺瘤（HE×100）　　　　　　　　B. 甲状旁腺腺瘤（HE×200）

病理组织学亚型

（1）嗜酸细胞腺瘤：引起甲状腺功能亢进的小部分腺瘤大部分或完全是由嗜酸细胞构成。一般这些肿瘤切面是红棕色。嗜酸细胞可排列呈实性片状、梁状、束网状或这些排列的混合。典型的核是圆形，染色质浓密，但有时也可见到核异型。此外，嗜酸细胞腺瘤可含明显的核仁。

（2）水样透明细胞腺瘤：罕见。大多数透明样细胞腺瘤可能显示富含空泡和丰富糖原成分的主细胞。

(3) 腺脂肪瘤：罕见。肿瘤成分包括：丰富成熟脂肪组织和／或纤细的梁网状结构，肿瘤可有包膜，质软，常为分叶状，棕黄色，体积可相当大。主细胞中脂肪含量较少。这些病变曾被看做是错构瘤。

(4) 非典型腺瘤：这类肿瘤没有明确的包膜或血管侵犯的证据，但其他特征与甲状旁腺癌相似，例如：伴有或不伴有含铁血黄素沉积的宽的纤维带，核分裂象和厚包膜中的肿瘤细胞巢。这些肿瘤可与临近甲状腺组织或周围软组织粘连，被考虑为恶性潜能未定，因而被认为是非典型腺瘤，但在局部切除肿瘤后随访这些病例已经证实其中大多数为良性。

冰冻切片病理医师在术中的职责是通过冰冻切片判定送检结节是否为甲状旁腺组织。病理医师面对的两个最常见而又最困难的问题是：判定一个腺体是否正常，以及如果不正常，则需要进一步判定病变是腺瘤还是主细胞增生。需要特别指出的是如果仅提供给病理医师一个腺体，二者的鉴别常常是不可能的。明确的结节的存在和／或比较易见的滤泡的形成，是倾向于诊断增生的依据。正常的或受抑制的腺体主细胞胞浆中含有脂滴，而腺瘤或主细胞增生中则无脂滴，但也可见到结果不一致的病例。

（三）继发性肿瘤

大多数甲状旁腺继发性肿瘤是由甲状腺癌、鳞状细胞癌、恶性淋巴瘤直接扩展所致。其他的原发部位包括：乳腺、皮肤（恶性黑色素瘤）、肺、肾或软组织。预后取决于原发恶性肿瘤的性质。

（翟琼莉　孙保存）

参考文献

1. 屠归益. 现代头颈肿瘤外科学. 北京：科学技术出版社，2004.

2. Willianw. Montgomery 著，毛驰主译. 头颈外科解剖学. 北京：中国医药科技出版社，2006.

3. 王怀经. 局部解剖学. 第五版. 北京：人民卫生出版社，2001.

4. 张朝佑. 人体解剖学. 第三版. 北京：人民卫生出版社，2009.

5.《局部解剖学》（第五版），王怀经主编；人民卫生出版社，2001 年 9 月.

6. Bossi P, Perrone F, Miceli R, Cantù G, Mariani L, Orlandi E, Fallai C, Locati LD, Cortelazzi B, Quattrone P, Potepan P, Licitra L, Pilotti S.Tp53 status as guide for the management of ethmoid sinus intestinal-type adenocarcinoma. Oral Oncol. 2013 May;49(5):413-9.

7. Thompson LD, Penner C, HoNJ, Foss RD, Miettinen M, Wieneke JA, MoskalukCA, Stelow EB.Sinonasal tract and nasopharyngeal adenoid cystic carcinoma: a clinicopathologic and immunophenotypic study of 86 cases.Head Neck Pathol. 2014 Mar;8(1):88-109.

8. Bercin S, Muderris T, Kırıs M, Kanmaz A, Kandemir O.A rare sinonasal neoplasm: fibrosarcoma.Ear Nose Throat J. 2011 May;90(5):E6-8.

9. Turner JH, Loyo M, Lin SY.Aggressive sinonasal natural killer/T-cell lymphoma with hemophagocytic lymphohistiocytosis.Am J Otolaryngol. 2012 Jan-Feb;33(1):188-91.

10. Wooff JC, Weinreb I, Perez-Ordonez B, Magee JF, Bullock MJ.Calretinin staining facilitates differentiation of olfactory neuroblastoma from other small round blue cell tumors in the sinonasal tract.Am J Surg Pathol. 2011 Dec;35(12):1786-93.

11. Tsao SW, Yip YL, Tsang CM, Pang PS, Lau VM, Zhang G, Lo KW.Etiological factors of nasopharyngeal carcinoma.Oral Oncol. 2014 May;50(5):330-8.

12. Chang MC, Chen JH, Liang JA, Yang KT, Cheng KY, Kao CH.Accuracy of whole-body FDG-PET and FDG-PET/CT in M staging of nasopharyngeal carcinoma: a systematic review and meta-analysis.Eur J Radiol. 2013 Feb;82(2):366-73.

13. Setton J, Wolden S, Caria N, Lee N.Definitive treatment of metastatic nasopharyngeal carcinoma: Report of 5 cases with review of literature.Head Neck. 2012 May;34(5):753-7.

14.《现代头颈肿瘤外科学》，屠归益主编；科学技术出版社，2004 年第一版.

15. Haerle SK, Schmid DT, Ahmad N, Hany TF, Stoeckli SJ.The value of (18)F-FDG PET/CT for the detection of distant metastases in high-risk patients with head and neck squamous cell carcinoma.Oral Oncol. 2011 Jul;47(7):653-9.

16. Marioni G, Pillon M, Bertolin A, Staffieri A, Marino F.The role of survivin expression in the differential diagnosis of laryngeal (glottic) verrucous squamous cell carcinoma.Eur J Surg Oncol. 2007 Mar;33(2):229-33.

17. Linton OR, Moore MG, Brigance JS, GordonCA, Summerlin DJ, McDonald MW.Prognostic significance of basaloid squamous cell carcinoma in head and neck cancer.JAMA Otolaryngol Head Neck Surg. 2013 Dec;139(12):1306-11.

18. Roy S, Purgina B, Seethala RR.Spindle cell carcinoma of the larynx with rhabdomyoblastic heterologous element: a rare form of divergent differentiation.Head Neck Pathol. 2013 Sep;7(3):263-7.

19. Völker HU, Scheich M, Zettl A, Hagen R, Müller-Hermelink HK, Gattenlöhner S.Laryngeal inflammatory myofibroblastic tumors: Different clinical appearance and histomorphologic presentation of one entity.Head Neck. 2010 Nov;32(11):1573-8.

20. Torre M, Yankovic F, Herrera O, Borel C, Latorre JJ, Aguilar P, Varela P.Granular cell tumor mimicking a subglottic hemangioma.J Pediatr Surg. 2010 Dec;45(12):e9-11.

21. Terada T, Saeki N, Toh K, Uwa N, Sagawa K, Mouri T, Sakagami M.Primary malignant melanoma of the larynx: a case report and literature review.Auris Nasus Larynx. 2007 Mar;34(1):105-10.

22.《头颈外科解剖学》，Willianw. Montgomery 著，毛驰主译；中国医药科技出版社，2006 年第一版.

23. Sams RN, Gnepp DR.P63 expression can be used in differential diagnosis of salivary gland acinic cell and mucoepidermoid carcinomas.Head Neck Pathol. 2013 Mar;7(1):64-8.

24. McHugh CH, Roberts DB, El-Naggar AK, Hanna EY, Garden AS, Kies MS, Weber RS, Kupferman ME.Prognostic factors in mucoepidermoid carcinoma of the salivary glands.Cancer. 2012 Aug 15;118(16):3928-36.

25. Vila L, Liu H, Al-Quran SZ, Coco DP, Dong HJ, Liu C.Identification of c-kit gene mutations in primary adenoid cystic carcinoma of the salivary gland.Mod Pathol. 2009 Oct;22(10):1296-302.

26. Roy P, Bullock MJ, Perez-Ordoñez B, Dardick I, Weinreb I.Epithelial-myoepithelial carcinoma with high grade transformation.Am J Surg Pathol. 2010 Sep;34(9):1258-65.

27. Williams MD, Roberts DB, Kies MS, Mao L, Weber RS, El-NaggarAK.Genetic and expression analysis of HER-2 and EGFR genes in salivary duct carcinoma: empirical and therapeutic significance.Clin Cancer Res. 2010 Apr 15;16(8):2266-74.

28. Kane SV, Bagwan IN.Myoepithelial carcinoma of the salivary glands: a clinicopathologic study of 51 cases in a tertiary cancer center.Arch Otolaryngol Head Neck Surg. 2010 Jul;136(7):702-12.

29. Mariano FV, Noronha AL, Gondak RO, Altemani AM, de Almeida OP, Kowalski LP.Carcinoma ex pleomorphic adenoma in a Brazilian population: clinico-pathological analysis of 38 cases.Int J Oral Maxillofac Surg. 2013 Jun;42(6):685-92.

30. Skalova A, Altemani A, Di Palma S, Simpson RH, Hosticka L, Andrle P, Laco J, Toner M, Vozmitsel MA, Szakacs S, Kazakov DV, Kinkor Z, Michal M.Pleomorphic adenoma of the salivary glands with intravascular tumor deposits: a diagnostic pitfall.Am J Surg Pathol. 2012 Nov;36(11):1674-82.

31. Gun BD, Ozdamar SO, Bahadir B, Uzun L.Salivary gland myoepithelioma with focal capsular invasion.Ear Nose Throat J. 2009 Jul;88(7):1005-9.

32.《人体解剖学》(第三版)，张朝佑主编；人民卫生出版社，2009 年 3 月 .

33. Zheng X, Wei S, Han Y, Li Y, Yu Y, Yun X, Ren X, Gao M. Papillary microcarcinoma of the thyroid: clinical characteristics and BRAF(V600E) mutational status of 977 cases. Ann Surg Oncol. 2013 Jul;20(7):2266-73.

34. Zheng X, Wang C, Xu M, Yu Y, Yun X, Jia Y, Wei S, Ren X, Gao M. Progression of solitary and multiple papillary thyroid carcinoma-a retrospective study of 368 patients. Chin Med J 2012;125(24):4434-4439.

35. Howitt BE, Jia Y, Sholl LM, Barletta JA.Molecular alterations in partially-encapsulated or well-circumscribed follicular variant of papillary thyroid carcinoma.Thyroid. 2013 Oct;23(10):1256-62.

36. Kuo CS, Tang KT, Lin JD, Yang AH, Lee CH, Lin HD.Diffuse sclerosing variant of papillary thyroid carcinoma with multiple metastases and elevated serum carcinoembryonic antigen level.Thyroid. 2012 Nov;22(11):1187-90.

第一节　概述

头颈部肿瘤分类较多，如甲状腺肿瘤、舌癌、喉癌、鼻窦肿瘤、腮腺肿瘤等，常需行肿瘤切除及颈部淋巴结清扫术。在头颈部肿瘤的手术中，因手术部位在呼吸道及其附近，也就是说术者与麻醉医生共用呼吸道，同时手术操作范围小，手术操作精细，这给麻醉医生的呼吸管理带来了困难，保持手术时气道通畅和足够的氧供是麻醉管理的关键。

颈部解剖结构复杂，富含神经和血管，如颈总动脉、颈内静脉、迷走神经，它们共同包裹在颈动脉鞘内；在颈总动脉分叉处还有颈动脉窦和颈动脉小体；在下颈部还有星状神经节，当手术操作挤压、牵拉这些部位时，常常造成术中血流动力学的波动，给麻醉管理带来挑战。

颈部肿瘤常累及气管、食管等部位，可造成气道压迫，通气困难。另外，因手术造成的口腔面部畸形、瘢痕挛缩，放射性治疗等造成患者张口受限、头颈后仰困难等情况，在临床上多见，这也给呼吸道管理和麻醉处理带来很大困难。因此，麻醉医生应熟知颈部解剖结构、生理及病理变化，与手术医生密切配合，选择恰当的插管方法和麻醉方法，确保手术顺利进行和病人的安全。

头颈部肿瘤患者应进行细致的术前病情评估。要全面了解患者的既往病史和重要脏器的功能，完善各项术前检查项目，包括心血管系统、呼吸系统、肝肾功能、凝血功能及其他一些常规项目等，对异常情况应分析原因和进一步复查，以确保围术期安全。术前麻醉医生要充分了解肿瘤的性质、部位、有无侵及附近器官等，特别是是否存在气管压迫及呼吸道梗阻现象，可根据 X 线片和 CT 片来判断气管受压的程度和方向，对于气管受压程度严重并存在呼吸困难的患者，应与手术医生充分沟通，并做好详尽的气管插管和麻醉诱导方案。对于拟行鼻腔插管的手术，还应评估患者鼻腔情况，是否有鼻息肉、鼻中隔弯曲及鼻出血病史等。对术前有声音嘶哑、饮水呛咳的患者，应进行间接喉镜检查，以了解声带活动程度，有无单侧或双侧声带麻痹现象。另外，喉癌患者老年人较多，且多有吸烟史，因此常合并有慢性阻塞性肺疾病，术前应进行肺功能检查，并积极控制肺部感染，以减少术后肺部并发症，确保手术安全。

第二节　头颈部肿瘤各种麻醉方法的适应证及特点

头颈部肿瘤手术涉及范围广泛，应根据病变不同及患者的具体情况合理选择适宜的麻醉方法。麻醉医生和手术医生的合作与沟通非常重要。面对异常的解剖结构和头颈部共同操作的干扰，如何建立、维持和保护气道是对麻醉医生的考验。如果病变较局限，或者为良性肿瘤，手术范围小，可以选择局部浸润麻醉、针刺复合或神经阻滞麻醉；如果需行根治性手术，或手术范围大，时间较长，术前病变可能导致气管插管困难或气管受压的病人，宜采用静脉复合或吸入全身麻醉。一般头颈部肿瘤手术麻醉不需要深度的肌肉松弛，但应保持麻醉平稳，深度适宜，在重要手术步骤时，防止病人呛咳动作，以避免不慎损伤头颈部重要血管及神经。

一、针刺复合麻醉

大量的临床实践证明，头颈部手术时针刺镇痛效果优于其他部位的手术。针刺复合麻醉是在传统的针刺穴位基础上，加用局部麻醉药及全身辅助用药，以达到既发挥针刺镇痛功效，又能克服针刺镇痛不全的缺陷，使患者能更加舒适的接受手术。针刺复合麻醉具有操作简便，易于掌握，对生理功能干扰小，无严重麻醉合并症及患者术后恢复较快等特点，适用于甲状腺和颈部表浅肿瘤手术切除。天津市肿瘤医院自20世纪70年代初至21世纪初成功施行针刺复合麻醉一万多例。

1. **穴位选择** 一般多采取循经取穴法，根据经络学中"经脉所过，主治所及"的原理，选择手术切口的部位所经过的经脉上取穴。

2. **针刺诱导时间** 一般针刺穴位后20～30min，疼痛阈值可达到或接近最高水平，以后增加缓慢或逐步下降，临床针刺诱导时间约20min为宜。诱导期间逐步加强穴位刺激程度，同时观察病人对刺激耐受情况，病人可通过诱导，逐步适应针刺刺激。

3. **刺激方法** 目前多采用电针法，针刺获得针感后，接脉冲针麻仪。常用连续、疏密、间断脉冲波刺激，以波宽为0.5～2ms的双向尖波或矩形波为多。刺激频率为每秒200～300次，依据病人耐受程度逐渐增强，直到病人所能耐受的最大限度。宜采用间断通电或不断改变电刺激参数法，以避免引起针感衰减现象。

4. **麻醉前注意事项** 除注意患者一般情况外，特别要注意高血压、冠心病、糖尿病及甲状腺功能亢进症等并发症。要经过内科药物控制稳定后再行手术。由于针刺时多数病人血压有不同程度上升，高血压病人也会在原来基础上升高一些。一般于手术前给予适当降压药物，使血压控制在稳定水平后，才能采用针刺复合麻醉，麻醉前可不停降压药。

5. **麻醉应用举例** 以甲状腺腺瘤切除术为例介绍如下：①局部取穴采用双侧手阳明大肠经的扶突穴，该穴位于胸锁乳突肌后缘中点与颈外静脉交叉点处，在此沿皮下用1.5寸针灸针上下交叉刺入。②麻醉诱导连接针麻仪：以每秒钟200～300次频率，输出量以患者能耐受为限，时间为10～20min。③辅助用药 切皮前10min静脉注射芬太尼1～1.5μg/kg或哌替啶1～1.5mg/kg，切皮前用1%利多卡因行手术切口部位局部浸润麻醉。④维持麻醉中应保持病人清醒，以便观察喉返神经有无损伤。如牵拉分离肿瘤时有不适感，应向患者解释，可根据情况适量追加镇痛药。如因辅助用药量过大，出现一过性呼吸抑制，或手术牵拉、压迫颈部动脉压力感受器出现心动过缓、血压下降等情况，应及时予以对症处理。

二、颈丛阻滞

颈丛来自C1～C4脊神经，发出支配椎体前方肌肉和颈部带状肌的神经及膈神经。颈深丛支配颈段肌肉和三叉神经面部支配区与T2支配区之间的皮肤感觉。颈浅丛阻滞仅产生皮神经麻醉效果。双侧颈丛阻滞常用于甲状腺手术及气管切开术。

1. 颈浅丛阻滞的穿刺点在胸锁乳突肌后缘中点，皮肤局麻后用4cm长的22G针穿刺，沿胸锁乳突肌后缘和内侧面注射局麻药5ml。颈深丛阻滞是在C2～C4脊神经穿出椎间孔时实施的椎旁阻滞。传统方法是三针法，分别阻滞以上三根脊神经。现已基本采用一针法阻滞，即在C4横突单点阻滞，注入局麻药10～12ml，可向头端扩散阻滞C2和C3。

2. 尽管颈丛阻滞简单，但颈深丛阻滞进针点附近存在多种神经和血管结构，可发生局麻药误入血管、膈神经和喉上神经阻滞，用药浓度过高或注药量过大可致喉返神经或膈神经阻滞，故应密切观察呼吸，及时处理。有时可出现Horner氏征，在密切观察下可暂不予处理。注药前必须做好抽吸试验，预防局麻药扩散入硬膜外腔和蛛网膜下腔出现高位硬膜外腔阻滞或全脊麻等严重并发症。同时，尽量不要选择双侧颈深丛同时阻滞，可以选择双侧颈浅丛阻滞复合单侧颈深丛阻滞。还有局麻药一定要选择低浓度，达到阻滞效果的浓度即可。而且，行颈深丛阻滞麻醉的同时，需备好急救设备。

三、全身麻醉

头颈肿瘤涉及头、面、颈及口腔等部位，手术也多与气管及气管入口有关，因而气管内插管全身麻醉应是较为理想的麻醉选择。目前，由于多种新的静脉麻醉药、吸入麻醉药、麻醉性镇痛药和肌肉松弛药不断问世，以及麻醉中新型监护设备和新型可视插管辅助设备的应用，使全身麻醉更方便，更安全，更易于被病人和外科医生、麻醉医生接受。

1. **麻醉前访视和评估** 手术前，麻醉医师应详细了解患者的病史和进行必要的体格检查，着重了解患者是否合并心、肺、肝、肾和神经系统严重疾病和内科治疗情况，有无烟酒嗜好，既往麻醉手术史。主要了解患者的呼吸道通畅程度，是否存在可能导致困难气管插管的因素，如检查患者张口度、头颈和下颌活动情况，以及肿瘤压迫、阻塞程度。术前应与手术医生交谈，了解手术目的、部位、手术难度，可能出血程度，手术时间长短等情况，并做好相应的手术前评估和准备。

2. **插管途径的选择** 凡不影响手术操作，均可采用经口气管插管。如张口受限或经口气管插管会妨碍手术（如口腔内操作、上颌骨或下颌骨切除等），可考虑经鼻气管插管。如经口和经鼻气管插管均影响手术、经鼻腔插管禁忌、预计气管插管极度困难或间接喉镜检查高度怀疑气管插管可能使病变移位时，可在麻醉前先行气管切开。

3. **全麻诱导方式** 选择麻醉诱导应根据病人全身情况、是否存在插管困难以及现有的麻醉设备、药物、技术来选择合适的诱导方法。如果病人全身情况尚可，估计面罩通气和气管插管无困难，可采用静脉快速诱导。

如果怀疑存在气道困难，应避免静脉快速诱导，原则上均应考虑采用清醒插管。在头颈肿瘤手术中，清醒插管具有特殊的应用价值。清醒插管时，可保留病人自主呼吸，不抑制气道反射，可保持气道肌肉的紧张性，防止其松弛塌陷而造成气道阻塞，在危重病人中还可避免因使用较大剂量麻醉诱导药物引起的不良反应。然而，对于那些不合作、患颅内高压、冠心病或哮喘等并发症，同时又有潜在气道困难的病人，则必须权衡插管困难与清醒插管的风险，给予全面考虑。清醒插管可采用任何插管技术，如直接喉镜、可视喉镜、可视管芯、直接或间接纤维喉镜插管等。此外，完善咽喉、气管内黏膜表面麻醉也是清醒插管取得成功的关键步骤之一。所谓清醒并非指不用任何麻醉药物，可在操作前给予适量的镇静、镇痛药物如咪达唑仑、芬太尼和氟哌啶等，使病人处于嗜睡状态，保留呼吸并呼之能应。但对于预计气管插管极度困难的患者，应用镇静镇痛药需非常谨慎。慢速诱导法是指不使用肌松药进行静脉或吸入诱导，在保留患者自主呼吸的条件下施行气管插管，适用于一些不合作或不能耐受清醒插管的病人。对于所有怀疑气管插管困难的病例，都必须做好紧急气管切开的人员及器械准备。

4. **常用全身麻醉方法** 在头颈肿瘤手术中，常采用全凭静脉麻醉或静吸复合麻醉。静脉麻醉药异丙酚起效快，苏醒快，结合靶控输注技术使静脉麻醉调节更方便、准确，以异丙酚为基础的全凭静脉是目前应用最广泛的全身麻醉方法之一。吸入麻醉药七氟烷具有对呼吸道无刺激，麻醉效力强，起效和苏醒迅速等特点，适宜用于麻醉诱导和维持，目前通常作为静吸复合麻醉的重要组成部分。静脉或吸入麻醉中均需要辅助麻醉性镇痛药（如芬太尼，瑞芬太尼，舒芬太尼等）和非去极化肌松药（如阿曲库铵、罗库溴铵等）。头颈部手术通常不需要深度的肌肉松弛，应用肌松药主要是为了便于施行机械通气以加强呼吸管理，并减少麻醉药的用量，避免深麻醉对呼吸和循环的抑制。在行颈部淋巴结清扫术或腮腺切除手术中，术者往往要求不用或少用肌松药，这样他们可以在术中通过直接的神经刺激来确定神经以免损伤。

第三节　头颈部肿瘤术中监护及治疗

对于头颈部较小的良性肿物，手术时可采用局部麻醉、颈丛阻滞麻醉以及传统的针刺麻醉等方法。在上述麻醉下，患者常保持清醒状态，因此做好患者心理准备很重要。术中由于清醒，患者常因紧张出现心率增快、血压升高等，可给予β受体阻滞剂如艾司洛尔 0.5mg/kg 及乌拉地尔 0.5～1.0mg/kg。当患者情绪过于紧张时，给予恰当的麻醉辅用药，如芬太尼、丙泊酚等，但给药时以低剂量、缓慢给药为原则，避免抑制患者的呼吸。给药后，要密切监测，及时发现和处理呼吸抑制，可给予鼻导管吸氧，必要时进行气管插管。

目前，在头颈部肿瘤的手术中，最多采用的还是气管内插管下的全身麻醉方法，其术中监护和治疗主要包括下面的内容。

一、心电图监护（ECG）

ECG 监测可了解患者术中的心率、心律的变化。当进行颈部淋巴结清扫时，常会挤压或牵拉颈动脉窦的部位，或者当分离颈动脉鞘时刺激到迷走神经，此时患者常会出现心率下降，甚至房性或室性早搏。因此，当手术操作进行到这些部位时，麻醉医生应密切观察 ECG 的变化，一旦出现改变，首先要与外科医生沟通，去除手术操作的影响，大多数患者心率、心律会恢复正常。当 ECG 变化持续不能消除时，可给予阿托品、利多卡因等药物。严重病例有出现室颤的危险，要准备好除颤治疗。

二、血压监测

多采用无创血压监测，了解患者血压变化，保证手术安全进行。对于可能有较多出血的手术，如颈动脉体瘤手术、上颌窦手术、巨大颈部肿物手术，要行动脉穿刺置管，进行有创动脉血压监测。它可以连续、即时反应血压变化，对估计出血和补液输血有重要的指导意义。

三、脉搏血氧饱和度监测（SpO$_2$）

SpO$_2$ 能及时有效的反应血液中氧合血红蛋白的含量，了解机体的氧合功能，为早期发现低氧血症提供了有价值的信息，提高了全麻的安全性。对于成人当 SpO$_2$ 在 90% ～ 94% 之间时，为氧失饱和状态，当 SpO$_2$ < 90% 时，为低氧血症。

四、麻醉深度监测

头颈肿瘤麻醉全身麻醉中不需过深，对肌肉松弛的要求也不是很高，但是多数手术操作都在神经、血管丰富的敏感区域进行，而且术中操作刺激气管或者触碰气管内插管时有发生。这样就容易导致术中呛咳或者麻醉突然减浅的发生。因此，麻醉深度监测是非常必要的，脑电双频谱指数（BIS）被认为是麻醉深度监测的有效指标，在避免术中知晓方面具有较大价值。美国食品和药品管理局（FDA）已批准 BIS 可以作麻醉镇静和深度的监测指标。BIS 的数值范围是 1 ～ 100，数值越大，病人越趋于清醒；数值越小，则提示病人大脑皮质的抑制越严重。BIS>95 时病人清醒，BIS<70 时病人肯定意识丧失。术中维持 BIS 值<60 时发生术中知晓的几率极小，麻醉维持一般在 40 ～ 60 之间。头颈肿瘤手术麻醉中，在维持 BIS 值 40 ～ 60 的情况下，应用相对浅的丙泊酚和相对深的瑞芬太尼实施的深镇痛浅镇静麻醉，可以有效降低气管黏膜反射，稳定术中心血管指标，做到苏醒快且苏醒质量高，而且能显著减低术后恶心、呕吐的发生。

五、呼吸末二氧化碳（ETCO$_2$）和气道压力监测

头颈部肿瘤手术时，铺盖敷料巾时会把整个气管插管及呼吸回路盖住，麻醉医生远离患者头部进行监护，因此牢靠的固定好气管插管及呼吸回路非常重要。术中由于手术操作、头位改变等原因，会导致气管导管扭曲移位、气管导管与呼吸回路脱开，甚至导管脱出等情况。因此术中严密监测 ETCO$_2$ 和气道压力的变化就显得更为重要。当导管与回路脱开或半脱开后，除麻醉机报警外，还会出现 ETCO$_2$、气道压力波形消失，而此时 SpO$_2$ 可能尚未出现下降；当导管被分泌物阻塞，或导管不同程度打折后，气道压力会显著升高；另外，因手术需要行鼻腔插管时，因导管相对较细，机械通气时气道压力增高，并且 CO$_2$ 可出现不同程度蓄积的情况，此时 ETCO$_2$ 及气道压力波形均会增高。由此可见，ETCO$_2$ 和气道压力监测在头颈肿瘤手术中意义重大，呼吸道通气及管理异常时，它们常先于 SpO$_2$ 出现异常，为确保呼吸道通畅和氧供提出了保证。

六、其他

头颈部肿瘤根据手术的不同类型，还有些特殊的监测和治疗需要关注。如肿瘤切除后缺损部位的转移皮瓣修复手术是头颈外科技术的新进展，因其手术时间长，应行体温监测，避免低体温引起麻醉苏醒期并发症，如寒战、心律失常、苏醒延迟等。对于病史较长、颈部巨大肿物的患者，术中手术时还要与外科医生及时沟通，了解是否有气管软化的情况，以及进行了何种处理等，以保证术后气管拔管时的安全性。

当行甲状腺手术或颈淋巴结清扫术时，因手术操作有刺激喉返神经的可能，为避免拔管及术后声门水肿，术中多给予激素。另外，在手术过程中要随时了解手术进程，当手术进行到某些特殊或重要的解剖位置时，如颈静脉角（锁骨下静脉和颈内静脉汇合处），因其紧邻胸膜顶，要充分给予肌松，术野绝对制动；另外，当在气管部位操作时，因其敏感性高，也要肌松充分，绝对制动，避免伤及神经和血管。喉癌患者的手术常先行气管切开后插入气管导管再行机械通气，此时要注意导管不要插入太深，避免进入一侧主支气管，引起氧供不足。

头颈部肿瘤全麻后要仔细评估麻醉恢复程度，延长观察时间。要待患者完全清醒，呛咳、吞咽反射活跃，肌力恢复满意，通气量满意，血流动力学平稳后拔出气管导管。头颈部肿瘤拔管后，由于敷料包扎过紧、咽喉及气管内分泌物积聚、出血、气管软化等情况易发生喉痉挛及急性呼吸道梗阻。一旦发生此类情况，要仔细分析原因，适当松开包扎敷料、给予激素、充分吸痰、面罩加压通气（高压气流可缓解及消除喉痉挛）等，必要时重新插管或做气管切开。

第四节　困难气管及危重患者的麻醉处理

麻醉医师和头颈肿瘤外科医师的共同点就是有着相同的关注和操作区域，不同点在于目的不同，还有就是肿瘤切除困难时，插管不一定困难；而插管困难时，肿瘤可以轻松切除；或者同时遇到困难。

头颈区域是人体多种重要器官的集中区，解剖结构复杂，且组织发生来自多层胚叶，因此所发生的肿瘤具有类型多样、生物学特性各异，易早期侵犯邻近重要器官等特点。头颈肿瘤手术多以气管内插管全身麻醉为主，受其复杂、特殊的结构以及肿瘤和手术操作等因素的影响，气道困难在这类手术麻醉中较为常见，可发生于麻醉诱导期、维持期和恢复期。

麻醉医师在气道管理上的主要职责是确保患者充分的呼吸。气道是维持呼吸功能最主要的部分，如果不能充分保证呼吸道的通畅，任何麻醉都是不安全的。约有30%的麻醉死亡事件与气道管理失误有关，尤其是对未预料的困难气道的管理。统计资料表明，每50例气管插管约有1例插管困难，每2000例有1例无法插管；同时，每20人就有1人面罩通气困难，每1500人有1人无法面罩通气。对于气道管理的研究一直是国内外麻醉界追踪的热点课题。

一、麻醉操作的无瘤观念

无瘤操作技术是在完成肿瘤外科手术时为防止肿瘤细胞播散和种植所采取的措施及操作规则。1954年Cole等提出了无瘤技术的概念，其目的一是防止癌细胞沿血道、淋巴道扩散；二是防止癌细胞种植。恶性肿瘤手术特点不同于一般手术，恶性肿瘤可以有局部播散、种植和转移。任何操作和检查不当，都可以造成肿瘤的播散。如检查触摸和操作时挤压肿瘤，手术探查不当和手术时创面保护不好等，都可能造成肿瘤的种植及播散。无瘤技术是肿瘤外科医护人员在手术中必须遵循的基本原则。对于恶性肿瘤手术，无瘤观念与无菌观念同等重要。为了减少发生医源性扩散和种植提高恶性肿瘤的治疗效果，要求参加手术的每位成员既要重视无菌观念，又不能忽视无瘤技术，从各个环节重点把关，强化无瘤观念，确保无瘤技术得以实施。

在头颈肿瘤麻醉操作过程中，尤其是困难气管插管，口腔、鼻腔、咽喉乃至气管内、外肿物都可能被插管过程损伤出血，甚至肿物撕裂、脱落。因此，应以无瘤观念为操作原则，以减少因接触及损伤造成的肿瘤种植、播散。其主要体现在麻醉方法的选择，困难气道处理方式的选择，插管辅助设备的选择，以及通气工具的选择等。比如咽喉部恶性肿瘤的患者就可以选择局麻或者神经阻滞下气管切开后插管全身麻醉；口腔内恶性肿瘤患者直接选择纤维支气管镜引导下鼻腔插管，而不必尝试口腔辅助插管设备。如果需要通过肿瘤旁的则要选择最佳插管辅助设备，以做到最大限度的不接触肿瘤，并轻柔操作，最好在可视下完成插管。

二、困难气管的管理

困难气管（Difficult airway）的处理与麻醉安全和质量密切相关。有文献报道，50% 以上严重麻醉相关并发症是由气管管理不当引起的。中华医学会麻醉学分会组织专家组，在参考美国、德国、英国、加拿大等国家近年困难气管管理指南的基础上，结合我国国情和国内的临床经验起草和制定了困难气管管理专家意见，目的是为我国临床麻醉中的困难气管处理提出指导性意见，使困难气管的处理更规范、便捷、准确，有利于降低脑损伤、呼吸心搏骤停、不必要的气管切开、气管损伤以及牙齿损伤等不良后果的发生率。

（一）困难气管的定义

困难气管是指具有 5 年以上临床麻醉经验的麻醉科医师在面罩通气时遇到了困难（上呼吸道梗阻），或气管插管时遇到了困难，或两者兼有的一种临床情况。可分为困难面罩通气（Difficult mask ventilation, DMV）和困难气管内插管（Difficult intubation）。前者是指麻醉科医师在无他人帮助的情况下，不能维持病人正常的氧合和／或合适的通气，使用面罩纯氧正压通气的患者无法维持

SpO_2 在 90% 以上。其发生率为 0.0001%～0.02%。后者又分为困难喉镜显露（发生率 1%～18%）、困难气管插管（发生率 1%～4%）和插管失败（发生率为 0.05%～0.35%）。

困难气管还可以分为非急症气管和急症气管。前者是指仅有气管插管困难而无面罩通气困难的情况下，病人能够维持满意的通气和氧合，能够允许有充分的时间考虑其他建立气管的方法，因此，单纯的插管困难定义为非急症气管。后者是指面罩通气困难，兼有气管插管困难时，病人已处于紧迫的缺氧状态，必须紧急建立气管，因此，将不能正压通气同时合并气管插管困难时的气管定义为急症气管。是否为急症气管是决定临床处理方法和后果的关键，应当高度重视面罩正压通气的方法和密切观察通气的体征和效果。

（二）困难气管的评估

在头颈肿瘤手术患者中，困难气管最为常见，对困难气管的认识和处理也就尤其重要。对于已知的困难气管有准备、按照一定规则有步骤地处理将显著增加病人安全性。因此，所有患者都必须在开始实施麻醉之前对是否存在困难气管做出评估。大约 90% 以上的气管插管困难病人可以通过术前评估被发现。术前气管评估可以通过询问病史、体格检查和进一步检查进行。

1. 病史 了解病史并详细询问气管方面的病史是气管管理的首要工作。对有麻醉不顺利、面罩通气困难或者气管插管困难病史的患者，要特别重视气管问题。如果麻醉医师遇到困难气管的患者，应该告知患者本人，以便让下一次为其麻醉的医师获得此信息。表 8-4-1 和 8-4-2 列举了一些可能导致困难插管的先天性综合征和病理状态。

表 8-4-1　可能导致困难插管的先天性综合征

综合征	特征
Down	巨舌、小嘴使喉镜置入困难，可能合并声门下狭窄，喉痉挛常见
Goldenhar（眼－耳－脊椎异常）	下颌发育不全，颈椎棘突异常使喉镜置入困难
Klippel-Feil	颈椎融合导致颈项强直
Pierre Robin	小嘴、巨舌、下颌畸形，新生儿必须清醒插管
Treacher Collins	下颌面部骨发育不全，导致喉镜置入困难
Turner	困难插管可能性大

表 8-4-2　常见的可能影响气管管理的病理状态

疾病	特征
感染性会厌炎	置入喉镜会加重梗阻
脓肿（下颌下、咽后壁、Ludwig 角）	气管扭曲，导致面罩通气及气管插管困难
急性喉炎、支气管炎、肺炎（既往或现患）	气管敏感性增高，易咳嗽、喉痉挛、支气管痉挛
乳头状瘤	气管梗阻
上、下颌骨骨折	气管梗阻，面罩通气及气管插管困难，必要时气管切开
喉部骨折	操作时可能加重气管梗阻，气管插管可能加重损伤或误入他处
喉水肿	喉入口狭窄，气管敏感性增高，气管解剖性扭转，气管阻塞
软组织、颈部损伤（水肿、出血、气肿）	自主呼吸时吸入性呼吸困难
上呼吸道肿瘤（鼻腔、口腔、舌、咽、喉）	
下呼吸道肿瘤（气管、纵隔）	气管插管后仍不能解除气管阻塞，下呼吸道扭曲
放疗	纤维化扭曲气管或者操作困难
炎性类风湿关节炎	下颌骨发育不全、颞下颌关节炎、颈椎强直、喉转动、环杓关节炎，使插管困难和危险
强直性脊柱炎	颈椎融合使喉镜直视困难
颞下颌关节综合征	严重张口受限
硬皮病	皮肤紧张、颞下颌关节受累致张口受限
肉样瘤病	气管梗阻（淋巴组织）
血管神经性水肿	水肿致梗阻使通气、插管困难
内分泌或代谢性肢端肥大	巨舌，骨生长过度
糖尿病	可能减少寰枕关节活动度
甲状腺功能低下	巨舌、软组织黏液性水肿使通气和插管困难
甲状腺肿大	气管受压、扭曲
肥胖	面罩通气困难，意识消失时上呼吸道梗阻

2．体格检查　术前气管评估的方法很多。作为术前气管评估，应首先确定患者显著的体征，如超重或是其他任何呼吸困难的体征如喘鸣音。突出的上切牙会使喉镜置入困难且易受到损伤，孤立的松动牙齿更易受损。除非去除齿桥和义齿会影响面罩吻合度，否则应将其移除。在置入喉镜前应将松动的牙齿移除或固定以避免坠入气管。术前应向患者讲明可能存在的牙齿损害并做好记录。张口度即颞下颌关节活动度的大小，对喉镜置入及声门显示至关重要。张口困难不能很好地显示喉部组织结构。

改良的 Mallampati 分级（图 8-4-1）是口腔

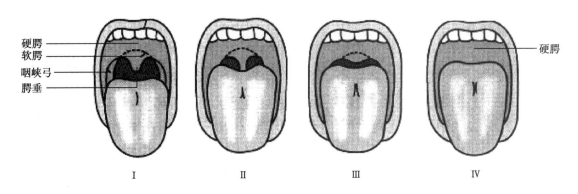

硬腭
软腭
咽峡弓
腭垂

硬腭

I　　　　　II　　　　　III　　　　　IV

图 8-4-1　Mallampati 分级示意图

检查的一个重要指标，已经成为当今临床广为采用的气管评估方法之一。它是一项综合指标，其结果受到患者的张口度、舌的大小和活动度以及上腭等其他口内结构和颅颈关节运动的影响。其方法就是病人坐在麻醉科医师的面前，用力张口伸舌至最大限度（不发音），根据所能看到的咽部结构，给病人分级：I级可见软腭，咽腭弓，腭垂；II级可见软腭，咽腭弓，部分腭垂；III级仅见软腭；IV级看不见软腭。III级以上属困难气管。

颈部检查应注意有无包块、气管的位置，特别是检查颈部伸展能力。颈部短粗、肌肉发达并且牙齿完整的患者，喉镜暴露及面罩通气会有困难。声音嘶哑或者之前有过较长插管时间及气管造口术者，麻醉医师应警惕气管可能存在某一水平上的狭窄。甲颏距离（Thyromental distance）是另一项常用的检查指标。是指头在伸展位时，测量自甲状软骨切迹至下颚尖端的距离，该距离受许多解剖因素，包括喉位置的影响。正常值在6.5cm以上，如果小于6cm，气管插管可能会遇到困难。下颚前伸的幅度是下颚骨活动性的指标。如果病

人的下门齿前伸能超出上门齿，通常气管内插管是容易的。如果病人前伸下颚时不能使上下门齿对齐，插管可能是困难的。下颚前伸的幅度越大，喉部的显露就越容易，下颚前伸的幅度小，易发生前位喉（喉头高）而致气管内插管困难。寰椎关节的伸展度反映头颈运动的幅度，伸展幅度越大就越能使口轴接近咽轴和喉轴，在颈部屈曲和寰椎关节伸展的体位下最易实施喉镜检查。检查时让病人头部向前向下使颈部弯曲并保持此体位不动，然后请病人试着向上扬起脸来以测试寰椎关节的伸展运动。伸展度减少与困难插管有关。

Cormack和Lehane把喉镜检查的难易程度分为四级（图8-4-2）。I级可见全声门；II级可见后半部分声门；III级可见会厌（不见声门）；IV级声门及会厌均不可见。IV级属困难插管。后经Samsoon和Young的修改补充，成为当今临床广为采用的气管评估方法。Cormack和Lehane分级为直接喉镜显露下的声门分级，与Mallampati分级有一定相关性。可作为判断是否插管困难的参考指标。

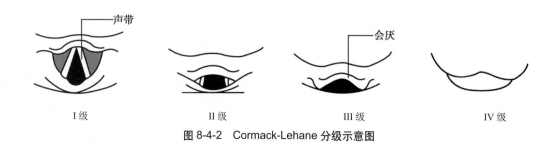

图 8-4-2 Cormack-Lehane 分级示意图

手术前气管评估的另一个问题是只能粗略的判断气管困难的可能性，但尚无可靠的方法预测所有可能遇到的困难气管。通过麻醉前评估发现有困难气管的患者属于已预料的困难气管，麻醉前评估未发现气管问题的患者，在麻醉诱导时仍有发生困难气管的可能，这类患者属于未预料的困难气管，全麻诱导后易发生急症气管。因此，对每一个患者无论评估结果如何都应谨慎对待。因为当气管插管困难或不可能时，自主呼吸的丧失将威胁生命。

3. 进一步检查 在以上两方面评估的基础上，如果怀疑有未被发现的疾病如呼吸道的肿瘤

或者感染，可能会对呼吸道有一定的影响，应借助间接或纤维喉镜或其他辅助检查，这可能是发现隐蔽但却威胁生命的因素如舌扁桃体异常增生的唯一方案。如果高度怀疑上呼吸道异常，麻醉诱导时应保证头颈外科医师在场，以便必要时气管切开。

胸片检查能发现病史及体格检查中未发现的问题。若怀疑椎骨增生或关节硬化可致插管困难或侵犯气管，应该拍颈椎正侧位片。CT扫描可以用来评估纵隔肿瘤累及气管、支气管、心血管结构的程度。其他如MRI也有呼吸道评估应用的报道。运用流量－容积环也可以评估胸内、外病变

对气管生理的影响。

（三）困难气管的处理

对于已经进入手术室准备进行麻醉手术的头颈肿瘤患者，应尽可能地预先给氧（包括儿童），以提高患者耐受插管时间延长或者困难插管过程中的缺氧能力。

1.困难气管辅助工具 处理困难气管的辅助工具比较多，主要分为处理非急症气管（表 8-4-3）和急症气管（表 8-4-4）的辅助工具。处理非急症气管的目标是微创，而处理急症气管的目的是救命。因此，急症气管要求迅速建立起气道，即使是临时性气道，以尽快解决通气问题，保证病人的生命安全，为进一步建立稳定的气管和后续治疗创造条件。

表 8-4-3 处理非急症气管辅助工具

类型	名称	特点
直接喉镜及其镜片	Macintosh（弯）喉镜片 Miller（直型）喉镜片	成人最常用的是弯型镜片，选择合适的尺寸号码最重要；直型喉镜片能在会厌下垂遮挡声门时直接挑起会厌显露声门。
可视喉镜	Truview Glidescope	间接喉镜，镜片可视角度比常规喉镜大，能很好地显露声门，但插管时一定要借助管芯，以防止显露良好却插管失败
管芯类	硬质管芯 可调节弯曲度的管芯 插管探条（Bougie）	方法简便，提高插管成功率，减少损伤。
光棒（Light Wand）		快速简便，可用于张口度小和头颈不能运动的患者。
可视光棒类	Shikani Levitan	结合了光棒和纤维气管镜的优势，快捷可视。
喉罩（LMA）	Bonfils LMA-Classical LMA-ProSeal LMA-Fastrach	声门上气管工具，喉罩操作简便，可以不需喉镜辅助，对病人的刺激小，对患者体位要求低，置入的成功率高，在困难气管处理中的地位逐步提高。
纤维气管镜		能适合多种困难气管的情况，尤其是表面麻醉下的清醒插管，并可吸引气管内的分泌物；但一般不适合急症气管，操作需经一定的训练。

表 8-4-4 处理急症气管辅助工具及方法

名称	特点
面罩＋通气管	置入口咽或鼻咽通气管后面罩加压通气，需要双人通气，一人扣紧面罩托起下颌，另一人加压通气
喉罩	既可用于非急症气管，也可用于急症气管。训练有素的医师可以在几秒内置入喉罩建立气管。紧急情况下，应选择操作者最容易置入的喉罩，如经典型喉罩
食管－气管联合导管（Esophageal Tracheal Combitube）	无须辅助工具，可迅速将联合导管送入咽喉下方，无论进入食道或气管，经简单测试后都可进行通气。缺点是尺码不全，易导致损伤
环甲膜穿刺	用于声门上途径无法建立气管的紧急情况

困难气管设备车内容包括上述急症和非急症气管管理工具，还包括各种型号和分类的气管导管、喉罩、面罩、牙垫、通气管和简易呼吸器；另外还有各种型号注射器、无菌敷料包、消毒剂、胶布等。

2．困难气管处理流程　麻醉前准备好气管管理工具，检查麻醉机、呼吸回路、面罩、通气管以及喉镜、气管导管、插管探条、喉罩等，确保其随手可得。

（1）已预料的困难气管：通过麻醉前评估，判断患者存在困难气管时，分析困难气管的性质，选择适当的技术，防止通气困难的发生。

① 告知患者这一特殊风险，使病人及其家属充分理解和配合，并在知情同意书上签字；

② 确保至少有一个对困难气管有经验的高年资麻醉医师主持气管管理，并有一名助手参与；

③ 麻醉前应确定气管插管的首选方案和至少一个备选方案，当首选方案失败时迅速采用备选方案。尽量采用麻醉医师本人熟悉的插管技术和辅助工具，首选微创方法；

④ 在气管处理开始前进行充分面罩吸氧；

⑤ 尽量选择清醒气管插管，保留自主呼吸，防止可预料的困难气管变成急症气管；

⑥ 在轻度的镇静、镇痛和充分的表面麻醉下（包括环甲膜穿刺气管内表面麻醉），面罩给氧，并尝试喉镜显露；

⑦ 能看到声门的，可以直接插管，或快速诱导插管；

⑧ 显露不佳者，可采用常规喉镜（合适的镜片）结合插管探条（喉镜至少能看到会厌）；或者光棒技术、纤维气管镜辅助（经口或经鼻）、或传统的经鼻盲探插管等；也可采用视频喉镜改善显露，或试用插管喉罩；

⑨ 在困难气管处理的整个过程中要确保通气和氧合，密切监测病人的脉搏血氧饱和度变化，当其降至90%时要及时面罩辅助给氧通气，以保证病人生命安全为首要目标；

⑩ 反复3次以上未能插管成功时，为确保病人安全，推迟或放弃麻醉和手术也是必要的处理方法，待总结经验并充分准备后再次处理。

（2）未预料的困难气管（非急症或急症气管）。

① 主张快速诱导时分两步给药，首先是试验量的全麻药使患者意识消失；

② 给予全麻诱导药物和肌松药之前，应常规行通气试验，测试是否能够实施控制性通气。不能控制通气者，不要盲目给肌松药和后续的全麻药物，防止发生急症气管困难；

③ 能通气但显露和插管困难的患者，选择上述非急症气管的工具。要充分通气和达到最佳氧合时才能插管，插管时间原则上不大于1分钟，或脉搏血氧饱和度不低于92%，不成功时要再次通气达到最佳氧合，分析原因，调整方法或人员后再次插管；

④ 对于全麻诱导后遇到的通气困难，应立即寻求帮助，呼叫上级或下级医师来协助；同时努力在最短的时间内解决通气问题，如面罩正压通气（使用口咽或鼻咽通气管），置入喉罩并通气，通气改善，考虑唤醒病人；

⑤ 采用上述的急症气管辅助工具和方法；

⑥ 考虑唤醒病人和取消手术，以保证病人生命安全。

应采用呼吸末二氧化碳监测、肉眼、纤维气管镜下或视频喉镜下看见气管导管进入声门来确定插管成功与否。麻醉医师应当熟悉多种困难气管辅助工具及其适应证、禁忌证。在处理困难气管时，要选择自己最熟悉和经验丰富的技术。插管失败后，应避免同一名医师采用同一种方法反复操作，并及时分析，更换思路和方法或者更换人员和手法，反复数次失败后要学会放弃。通气和氧合是最主要的，同时要有微创意识和无瘤观念。

3．困难插管患者的拔管　头颈部肿瘤患者的困难气管如果是肿瘤本身原因造成的，比如阻塞呼吸通路或者压迫呼吸通路造成不同程度的呼吸道狭窄，手术成功实施后困难气管基本可以得到消除，因此预计拔管后气管处理不再困难，可按常规拔管处理。最简单的方法就是在拔管前用直接喉镜检查口咽结构，如果可以清楚窥见气管导管进入声门的位置，则说明再插管无困难。

如果手术后引起困难气管的原因仍然存在或者加重，拔管后患者有再度呼吸困难的危险，再次通气和插管将是更加困难甚至无法进行的。这种情况下，应该逐步、渐进和可控地进行。

如果没有明确的手术过程中造成的困难气管，如会厌及声门水肿、喉返神经损伤或者气管环软化等，或者手术结束时困难气管仍没有解决等问题，可以考虑充分吸痰后待患者呼吸恢复良好并完全清醒后拔管。

如果手术后仍然怀疑困难气管的存在，又没有确定行气管切开的指征，可以考虑在拔管前先通过气管导管在气管内放置引导管、纤维支气管镜或者喷射导芯，拔除气管导管后保留引导管等在气管内，根据患者呼吸道情况决定拔除或是重新插管，必要时还可以紧急供氧。

如果手术后存在明确的或者高度怀疑的困难气管，则应该考虑实施预防性气管切开后再拔管。后者在头颈肿瘤外科手术患者中还是会经常遇到的。

三、危重患者麻醉处理

危重患者的心肺功能和内环境往往处于失代偿状态，对缺氧的耐受性明显降低，在围麻醉手术期易发生误吸及心搏骤停等严重并发症。完善对危重患者围麻醉手术期的管理，掌握熟练的气管插管技术，可以提高危重患者抢救成功率，降低并发症发生率和死亡率。

对于危重患者麻醉诱导药物的选择，需要充分考虑药物对于患者循环以及其他脏器功能和内环境的影响。异丙酚以其迅速的起效时间和良好的可控性广泛应用于气管插管的诱导。但对于心功能不全和血容量不足的危重患者，可引起明显的低血压和心动过缓，故应慎用或禁用。依托咪酯药代动力学特点与异丙酚基本相似，为紧急插管提供了良好的条件，即使在气管开放前就已经出现低血压的患者也很少出现血流动力学紊乱，并且对心肌收缩没有明显的影响。这些特性使其成为危重患者气管开放的首选诱导药物，但由于其无论单次剂量还是持续应用均可能产生较长时间的肾上腺皮质功能抑制，因此目前不主张用于脓毒症和脓毒症休克的危重患者，但可在皮质醇替代治疗的情况下应用于其他危重患者。右旋美托咪啶是一种作用于中枢的、选择性 α_2 受体激动剂，在美国已经被批准用于危重患者的短期镇静。它同时具有镇痛、抗焦虑和镇静的作用，而呼吸抑制不明显，因此可用于清醒状态下的纤光镜气管操作以及气管插管。氯胺酮是唯一具有镇痛、镇静和遗忘作用的麻醉药物，其与异丙酚或依托

咪酯相比，静注后起效慢，作用时间长，对心血管系统有一定的刺激作用，但可降低气管阻力。有研究表明，氯胺酮可以为择期手术患者获得极佳的气管插管条件。

在肌松药的选择上，应首先考虑超短效的。琥珀胆碱是目前起效最快并能提供良好插管条件的肌松剂，应该是快速开放气管的首选肌松药物。但其可以引起易感人群恶性高热，还可以导致细胞外钾离子浓度急剧升高等一些副作用，所以对于危重患者选择余地很小。目前，罗库溴铵是非去极化肌松剂中起效最快，并唯一可能替代琥珀胆碱的药物。随着罗库溴铵拮抗剂在临床的运用，其将可以更安全地运用于危重患者的气管插管。

对于存在困难插管可能的危重患者，其通气选择原则是尽可能保持患者的自主呼吸，同时在不加重其他脏器损伤的前提下建立快速而有效的通气。这要求在插管前配备充足的抢救设备和完善的处理流程，操作者应具有丰富的工作经验应对患者在危急状态下可能存在的面罩通气困难和气管插管困难。在对于危重患者进行气管插管前需要进行积极的准备以使插管条件尽可能接近理想的状态。这需要足够的人员、充足的照明、合适的体位、充分的氧合以及必需的插管辅助工具。对于普通头颈肿瘤患者，麻醉医师通常在插管前通过带呼吸囊和活瓣的面罩实施供氧，但可能对心肺疾病所致的呼吸衰竭患者疗效欠佳。针对这种情况，我们可以采用无创正压通气（NIPPV）进行 3 分钟的预先供氧，这样就可以在气管插管过程中和气管插管之后的 5 分钟内，提供更好的脉搏血氧饱和度和动脉血氧分压。

在危重患者的困难气管处理过程中，良好的配合和充分的表面麻醉对于清醒插管是非常必要的，这样能够使患者维持足够的肌张力，保持上呼吸道的组织结构相互独立，保证自然气管通畅，是临床使用最安全可靠的方法。但该方法准备和操作时间较长，而患者往往病情较重，很难长时间配合并耐受插管的操作，从而限制了该方法在危重患者中的临床应用。慢诱导气管插管是在插管前适量使用镇静和镇痛药物，既能保留患者自主呼吸，维持呼吸道通畅，又能减少和消除患者对伤害性刺激的记忆，降低咽喉部的保护性反射强度，同时使表面麻醉的实施更加容易和完

善，缩短困难气管插管的时间，提高插管的成功率。对于诱导过程中是否使用肌松药抑制患者自主呼吸以获得更好插管条件，需要根据患者的具体情况以及操作者的经验及抢救设备配置情况而定。具体困难气管处理可以参照前述。

综上，对于危重患者气管管理的效果直接影响到危重患者的抢救成功率，作为临床医师，必须具有扎实的理论基础以及丰富的处理经验，在对患者进行准确评价的基础上综合使用各项措施以提高困难气管患者的抢救成功率。

（郭东勇　左新华　赵洪伟）

第五节　术后 ICU 的治疗与处理

人体头颈部局部相对狭窄，密布着重要的血管、神经以及气管、消化道等组织器官；而头颈部肿瘤患者要接受相对较广泛的手术切除及清扫，因此术后需要严密监护预防各种并发症的出现，确保手术安全。

一、头颈部肿瘤术后需要 ICU 监护治疗患者流行病学资料与高危因素

（一）流行病学资料

据斯隆-凯特林癌症研究所的研究报告，在充分准备的择期头颈科肿瘤患者中，大约有 1.5% 的患者需要术后进入 ICU 监护治疗，其出现并发症的几率低于 6%，死亡率低于 3%。头颈肿瘤术后最常见的外科并发症是气管阻塞、出血或形成血肿；其他并发症呼吸系统疾病占 38%，心血管系统疾病占 31%，伤口因素占 19%。

（二）需 ICU 监护的患者高危因素

术前 ASA 分级三级以上、高 APACHE II 评分、长期大量吸烟、酗酒的患者，术前营养不良且体重下降超过 10%，合并基础疾病如心血管疾病、高血压、糖尿病等，口腔癌患者、双侧颈部接受手术，以及术中需要输血或需输入 7 升以上晶体液被认为是术后发生并发症及需要 ICU 监护治疗的高危因素。

随着外科技术、麻醉技术以及 ICU 监护水平提高，年龄已经不是一个导致术后并发症出现的高危因素了，但需要考虑的是与年龄相关的伴发疾病对外科手术的影响。此外，还有学者指出参与手术的外科医生数量与术后并发症等出现呈现正相关。英国头颈肿瘤外科学会于 1999 年提出了头颈肿瘤外科患者术后进入 ICU 的指征，包括患者需要（或可能需要）机械通气支持；患者有两个或两个以上脏器功能异常；患者既往存在慢性疾病限制日常活动或存在可逆性的脏器功能衰竭。

二、头颈部肿瘤患者出现并发症的 ICU 处理

上述患者术后进入 ICU 后需持续监测各项生命体征，如神志状态、血压、心率、血氧饱和度，呼吸频率、节律、幅度等，有无呼吸费力、喉鸣、哮鸣音等异常情况出现，注意引流液性状及引流液流出速度，如出现气管阻塞或出血、血肿等情况及时与手术医师联系紧急处理。以下就头颈部肿瘤患者术后需 ICU 监护治疗的常见临床并发症简要论述。

（一）高血压急症

该症是指术后患者血压严重升高（> 180/120mmHg），并伴发进行性靶器官功能不全的表现。Garantziotis 指出头颈部肿瘤患者术后高血压的发病率为 30%。结合头颈部肿瘤患者特点，出现高血压急症除与既往高血压疾病、手术创伤、疼痛等因素有关外，尚需要考虑到患者根治性颈部淋巴结清扫后，颈动脉窦去神经及颅内压升高后的 Cushing 反射等因素。高血压急症治疗首先应去除相关诱发因素，如给予恰当的镇痛镇静，消除焦虑、疼痛；维持内环境稳定，纠正缺氧及二氧化碳潴留等，然后需立即进行降压治疗以阻止靶器官进一步损害。常用治疗药物如表 8-5-1。如存在高颅压征象应予降颅压处理。此外还需要指出的是此类患者应用降压药物一般选用短效、速效药物，以免持续血压过低，进而影响皮瓣的血供。

表 8-5-1　高血压急症的常用治疗药物

药物名称	给药途径	剂量	起效时间
硝普钠	静脉点滴	0.5 ～ 10 μg/（kg·min）	即刻起效
硝酸甘油	静脉点滴	5 ～ 100 μg/min	即刻起效
乌拉地尔	静脉注射	静脉注射	2 ～ 5min 起效
	静脉点滴	100 ～ 400 μg/min	
尼卡地平	静脉点滴	0.5 ～ 6 μg/kg/min	5 ～ 15min 起效
艾司洛尔	静脉点滴	100 ～ 300 μg/（kg·min） 负荷量：500 μg/（kg·min） 维持量：300 μg/（kg·min）	1 ～ 2min 起效
硫酸镁	静脉注射	1.0g/ 次（加液体 20ml 缓注）	
	肌肉注射	2.5g/ 次（25% 硫酸镁 10ml im）	
	静脉点滴	10% 硫酸镁 10ml 加 5% 葡萄糖 200ml 静脉滴注	
呋塞米	静脉注射	20-80mg/ 次	

——摘自中国高血压指南（2005 修订版）

（二）心律失常

头颈肿瘤患者术后除需要常规监测心律之外，尚需要特别引起注意的是患者心电图的 Q-T 间期。所谓 Q-T 间期是指心电图中从 QRS 波群的起点至 T 波的终点，代表心室除极和复极的全过程所需的时间。国人正常值为 0.32 ～ 0.44s。对于头颈部肿瘤患者，尤其是术前 Q-T 间期正常患者，在手术中右侧交感神经损伤或由于水肿、出血压迫，导致右侧星状神经节损伤，交感神经冲动不平衡，从而使得 Q-T 间期延长，临床有可能会出现尖端扭转型室速、室颤阈值下降；有趣的是，有学者研究左侧交感神经损伤未见有上述危险发生。Acquadro 的研究发现右侧颈部淋巴结清扫术后的患者有 76% 出现 Q-T 间期延长，左侧颈部淋巴结清扫术后或无颈部清扫的患者有 44% 发生 Q-T 间期延长。其他诸如心肌缺血、内环境紊乱、电解质失衡以及某些药物因素也可导致 Q-T 间期延长。正如 Gueret 于 2006 年撰文指出，在头颈外科患者中虽然发生猝死的几率不高，但临床医生应高度重视术后 Q-T 间期延长患者，无论其是否接受颈部清扫。

由于 Q-T 间期延长患者具有突然致死性危险，故应高度重视并予适当处理。病因治疗十分重要，为此应去除诱发因素并纠正低钾血症、低镁血症与低钙血症，避免使用延长 Q-T 间期的药物。凡使交感 - 肾上腺素系统不平衡的因素，诸如紧张、激动、恐惧、运动等，均可使其诱发，故应予以充分镇静。手术病人应重视术前准备与麻醉处理，麻醉前除给予足量苯二氮䓬类或巴比妥类药外，心动过缓者应给予东莨菪碱而慎用阿托品，还可加用苯妥英钠。后者除有抗心律失常作用外，对星状神经节亦有一定阻滞作用。β 受体阻滞药可缩短 Q-T 间期，围手术期应持续心电监护且备有心脏起搏与除颤设备，以供急需。

（三）呼吸系统并发症

呼吸系统感染是头颈肿瘤术后常见并发症，尤其是术后吞咽、咳嗽反射功能削弱，致使吸入肺炎的发生几率增加，患者吸烟史及术前未及时戒烟，既往慢性阻塞性肺病及肺不张也是促使肺炎发生的重要因素，手术伤口感染也是头颈肿瘤患者术后发生肺炎的高危因素。

另外一个头颈肿瘤患者术需关注的问题是颈部淋巴结清扫手术多数会影响到颈动脉体，尤其是手术波及双侧颈动脉体，其受损后会影响到低氧和高二氧化碳血症对机体呼吸的驱动力，导致呼吸异常，甚至需要长期呼吸机辅助呼吸。此时，位于延髓的中枢神经系统化学感受器对于机体呼吸的驱动就起了十分关键的作用，如临床处置不当，使用麻醉剂、镇静剂过量，即可导致患者呼吸停止，尤其是既往慢性阻塞性肺部疾病患者。对于双侧颈部清扫患者应禁用镇静药。

以上所述为相对具有头颈肿瘤患者特点的临床并发症,其他诸如脏器功能监护与支持、内环境稳定、感染防控、营养支持等与常规 ICU 监护治疗类似,请参阅相关专著。

(王东浩)

参考文献

1. Miller RD. 曾因明,邓晓明主译. 米勒麻醉学. 第 6 版. 北京:北京大学医学出版社,2006. 9.

2. 朱也森. 头颈颌面部手术麻醉. 北京:人民卫生出版社,2009. 2.

3. 邓琴南. 口腔颌面 - 头颈部手术麻醉. 北京:人民卫生出版社,2009. 8.

4. 邓晓明,朱也森,左明章,等. 困难气管管理专家意见. 2009. 3.

5. 庄心良,曾因明,陈伯銮. 现代麻醉学. 第三版. 北京:人民卫生出版社. 2003.

6. 何征宇,王祥瑞. 危重患者困难气道管理策略. 中国呼吸与危重监护杂志,2010,9(2):220-222.

7. 姜虹,黄燕,朱也森. 围术期困难气道的危险因素及预测模型研究. 中国临床医学,2008,15(4):540-542.

8. 邓晓倩,朱涛,魏新川. 困难气道及其预测. 国际麻醉学也复苏杂志,2006,27(6):351-353.

9. 郭宗文. 困难气管插管的评估及对策. 河北医药,2009,31(7):852-853.

10. 胡胜红,李元海,徐四七. 困难气道的评估与临床相关性研究进展. 安徽医药,2009,13(3):239-241.

11. 徐海涛,叶军青,王亚华,等. 困难气道的原因分析和临床处理对策. 疑难病杂志,2007,6(4):237-238.

12. G. Frova, M. Sorbello. Algorithms for difficult airway management: a review. Minerva Anestesiol. 2009, 75:201-209.

13. Benjamin D. Liess, Troy D. Scheidt, Jerry W. Templer. The Difficult Airway. Otolaryngol Clin N Am. 2008, 41:567-580.

14. Helm M, Gries A, Mutzbauer T. Surgical approach in difficult airway management. Best Pract Clin Anaesthesiol. 2005 Dec;19(4):623-640.

15. Heidegger T, Gerig HJ, Henderson JJ. Strategies and algorithms for management of difficult airway. Best Pract Clin Anaesthesiol. 2005 Dec;19(4):661-674.

16. Lavery G G, McCloskey B V. The difficult airway in adult critical care. Crit Care Med. 2008 Jul;36(7):2163-2173.

17. Smally A J. The esophageal-tracheal double-lumen airway: Rescue for the difficult airway. AANA Journal. 2007, Apri; 75(2):129-134.

18. Rincon D A. Predicting difficult intubation. Anesthesiology. 2006, 104(3):618-619.

19. 岳云,吴新民,罗爱伦主译. 摩根临床麻醉学. 第 4 版. 北京:人民卫生出版社,2007,701 ～ 709.

20. 朱也森. 现代口腔外科麻醉. 济南:山东科学技术出版社,2001,21 ～ 31.

21. 古博,闵苏. 甲状腺癌病人围手术期气道处理. 重庆医学,2004,33(2):260 ～ 261.

22. 蒋晖,于婵娟. 甲状腺肿瘤患者气道困难的综合预测. 农垦医学,2008,30(1):22 ～ 24.

23. 张秀英,张广华,高鲁渤,等. GlideScope 视频影像喉镜在头颈肿瘤手术困难气管插管中的应用. 中华耳鼻咽喉头颈外科杂志,2006,41(12):950-951.

24. Downey R J, Friedlander P, Groeger J, et al. Critical care for the severely ill head and neck patient. Crit Care Med 1999;27:95–97.

25. Stavros Garantziotis,Dionysios E. Kyrmizakis, Antonios D. Liolios, Critical care of the head and neck patient. Crit Care Clin. 2003,19: 73– 90.

26. Pelczar B T, Weed H G, Schuller D E, et al. Identifying high-risk patients before head and neck oncologic surgery. Arch Otolaryngol Head Neck Surg. 1993, 119: 861–864.

27. Godden DRP, Patel M, Baldwin A, et al. Need for intensive care after operations for head and neck cancer surgery. Br J Oral Maxillofac Surg. 1999, 37:502–505.

28. Cyrus J Kerawala , Manolis Heliotos. Prevention of complications in neck dissection. Head & Neck Oncology 2009, 1:35.

29. 中国高血压防治指南修订委员会,中国高血压防治指南 2005 年修订版.

30. Gueret G, Bourgain J L, Luboinski B. Sudden death after major head and neck surgery. Curr Opin Otolaryngol Head Neck Surg. 2006,14(2):89-94.

31. Acquadro M A, Nghiem T X, Beach T P, et al. Acquired QT interval changes and neck dissections. J Clin Anesth ,1995, 7:54–57.

32. Bhattacharyya N, Fried M P. Benchmarks for mortality, morbidity, and length of stay for head and neck surgical procedures. Arch Otolaryngol Head Neck Surg, 2001,127:127–132.

33. McCulloch T M, Jensen N F, Girod D A, et al. Risk factors for pulmonary complications in the postoperative head and neck surgery patient. Head Neck，1997，19:372–377.

34. Bradley P J. Should all head and neck cancer patients be nursed in intensive therapy units following major surgery?Curr Opin Otolaryngol Head Neck Surg. 2007,15 （2）:63-67.

外科手术治疗
Surgical Treatment

第九章
9

第一节　概述

作为肿瘤治疗的三种主要治疗手段之一，外科手术治疗是头颈部肿瘤治疗的最有力武器，也是大多数头颈部肿瘤治疗构成的主体。就全身恶性肿瘤而言，约60%的患者需要外科手术为主的治疗手段，而头颈部肿瘤则有超过80%以上病例需要外科手段的介入以实现治疗目的。换言之，头颈部多数肿瘤更需要通过外科方法得以有效治疗。尽管近年来综合治疗的理念在全身恶性肿瘤的治疗中越来越被遵从，头颈部肿瘤也不例外，很多头颈部恶性肿瘤也提倡与放疗、化疗（辅助和新辅助化疗）、生物治疗（如分子靶向和基因治疗等），甚至是中医药治疗的有机综合。但是，外科切除尤其是外科根治性手术仍然处于治疗的核心地位。

头颈肿瘤外科治疗同样遵守肿瘤治疗的规范和原则，并已经形成了较为规范的治疗体系，且有别于该解剖部位治疗领域的一般外科。尤其是近年来伴随着对头颈部肿瘤临床生物学特性的不断深入了解，手术方案的制定开始基于肿瘤的不同生物学行为特点，建立了更加合理规范并精准的个体化综合治疗理念，从而逐渐脱离了仅仅单纯用解剖观点去制定手术方案。头颈肿瘤外科除遵循肿瘤外科的共性原则，如减少肿瘤播散种植的操作要素之外，还具备该专业领域的个性要点，更加强调手术技巧和操作精巧细致，以及功能保留及重建修复等方面。

外科手术在头颈部肿瘤除治疗目的之外，还作为诊断的有效方法经常使用。如外科手术作为诊断手段体现最为充分的是恶性淋巴瘤，尽管恶性淋巴瘤视为全身疾患，但有一半以上的患者是以颈部淋巴结肿大作为首诊症状，加之颈部相对表浅手术容易操作，故结内型恶性淋巴瘤多数是通过颈部切检明确病理后得以治疗。尽管近年来针吸穿刺技术协助诊断了少数患者，但受穿刺病理的局限性，外科的地位仍不可或缺。

第二节　围手术期处理

一、围手术期患者心理治疗

身患恶性肿瘤对于患者是一种严重的心理冲击，尤其是头颈部恶性肿瘤患者，更易产生多种心理问题，比如表现为对恶性肿瘤的恐惧和因手术毁容而产生的心理负担，从而诱发或加重心理问题。目前，国外专科医院的心理关怀介入临床诊疗工作开展较多而且充分，但国内尚未形成完整体系，发展空间较大。专业工作者必须了解肿瘤患者的心理问题，心理问题和心理障碍对于患者的手术配合和顺利实施，以及患者的康复甚至预后均构成若干影响，不容忽视。

头颈部恶性肿瘤患者出现上述心理障碍可能与以下因素有关：①由于头颈部的解剖学特点，功能器官多，感觉灵敏，结构复杂，位置表浅，便于直接观察等。轻微的畸形一般多能忍受，如腮腺切除后遗留的耳周区凹陷畸形；但严重影响美观例如上、下颌骨切除后的面部畸形却令人无法接受；②由于病情发展，患者渐渐失去语言等交流功能，变得孤独沉默、心情忧闷；③病区的同类患者的死去导致患者悲观绝望，出现不信任、不满意的敌对、偏执症状；④病期相对较长，患者整日被疾病困扰，提起癌症就自卑消沉、忧虑重重，不能安心养病，反复住院治疗及经济负担加重，使他们心情沉重、脾气怪癖。

据调查显示，约 1/3 有明显心理问题的癌症患者希望得到适当的心理干预治疗。心理干预可以缓解患者的心理压力，改善焦虑、抑郁等不良情绪，提高机体免疫力和心理调适能力，促进功能的调整与修复，从而促进疾病康复，提高患者的生存质量。Alison 等调查了 128 例头颈部恶性肿瘤患者，发现健康教育的心理干预模式降低了患者疲劳感，改善了患者睡眠质量及抑郁情绪，提高了患者的躯体功能、社会功能及总体生存质量；Vakharia 等对 47 例头颈肿瘤患者随机分为干预组与对照组，干预组实施团体支持干预模式，结果发现干预组生存质量高于对照组。Semple 等调查分析了 54 例头颈肿瘤患者，结果显示以问题为中心的心理干预能改善患者焦虑、抑郁的情绪，提高社会功能与生存质量。

因此，我们应重视头颈肿瘤患者的围手术期心理干预治疗。首先，作为医护人员，除做好患者的思想工作，协助患者树立战胜病魔的信心外，还需要对手术过程、术后可能出现的各种情况向患者及家属做耐心解释，使其做好心理准备，增强患者的治疗信心。术后，应以通俗易懂的语言，结合患者的病情和症状，深入浅出地向患者解释发生的各种问题，帮助病人正确面对现实，变消极被动为积极主动。另外，还应争取家属、亲友特别是病友志愿者 (Volunteer) 的密切配合，他们的言谈举止常直接影响病人，良好的亲友关系能给患者以安慰和支持，病友的亲身体验介绍更加直观确切地消除心理障碍。因此护理人员应对亲属进行医疗知识的宣传，使之懂得自己的情绪可影响患者，影响治疗的效果，同时还要提醒患者亲属无论何时都要保持沉着、冷静，给患者以关心爱护、鼓励和安慰。在家庭中给患者创造优美的生活环境，合理安排病人生活，鼓励他们进行适当的娱乐、阅读，分散其注意力。对于心理问题严重的患者，必要时请心理治疗师的介入。

二、常见合并内科疾病的围手术期处理

为评估患者对手术的耐受程度，术前应进行全身系统检查和常规化验检查，包括心、肺、肝、肾功能以及心电图、X 线片等。术者在术前必须清楚了解患者病情、生理功能现状及既往病史。应根据患者的各项生理病理情况，审慎地选择可以承受的术式，并在周密安排下进行手术。

肿瘤患者以中老年为主，当头颈部肿瘤患者伴有较严重心脏疾病时，手术耐受性降低，术中可能发生急性心肌梗死、心搏停止或心室纤颤而猝死，或术后出现心力衰竭、肺水肿。有些患者在日常负荷下心脏功能代偿尚可，但因麻醉刺激、供氧不足、心理过于紧张或失血导致血压降低等情况发生时则难以代偿，出现心肌缺氧或衰竭。冠状动脉硬化在心脏病骤然死亡中最为常见，应特别注意。一般心脏病但代偿功能良好者，仍可考虑适当类型的手术。必要时需心脏内科、麻醉科医生联合会诊共同商讨决定。进行必要的药物或吸氧等术前准备，不可麻痹低估。

患有慢性肺部疾患（如慢性支气管炎、肺气肿、哮喘等）时，由于气体交换量降低，术中甚易出现缺氧，而且术后容易产生肺部并发症。尽管除喉癌、咽癌的手术外，多数头颈外科手术对于呼吸道直接影响不大，但对此类患者应在术前将本病控制在稳定状态后再进行手术。术中还要尽量注意避免影响呼吸的特殊体位。

肾功能不佳时，应慎行较大手术。因手术将增加肾脏负担。术中组织损伤、失血、输血反应以及脱水等，均有可能使肾脏供血一时减少，排出一些肾毒性物质，使肾功能暂时减退，这些均加重已有的肾功能损害，严重时可出现肾功能不全。应在术前尽可能通过透析治疗等方式积极改善肾功能，并在术后加以维持观察治疗以确保患者围手术期的平稳过渡；如肾功能不全难以改善，可暂缓非紧急手术。

严重肝功能减退的头颈肿瘤患者，不宜接受大型手术，因为麻醉、手术创伤以及失血和缺氧等，均加重肝脏损害，降低对手术的耐受性，而且术后易出现愈合不良、黄疸、出血，甚至尿闭及昏迷等。可进行专业的保肝治疗后再行定夺。

近年来，头颈肿瘤合并糖尿病的患者比例不断增加，大多数中轻度糖尿病患者通过内科处理均可实施相应的手术。值得提醒的是，术后同样需要连续的降糖药物治疗，并根据术后的膳食情况及时调整，血糖的连续监测十分必要，可减少

术后感染的机会。患有严重糖尿病者，术后容易出现酮症酸中毒和昏迷，而且控制感染能力下降，创口易合并感染，甚至产生败血症，宜在术前合理控制后，再考虑进行适当类型的手术。如急需进行手术时，应在术前、术后根据尿糖和血糖含量注射适量胰岛素，术后严密观察，避免出现酮症酸中毒。

肾上腺皮质功能不全时，患者应激性减退，对手术耐受力降低，术中易于出现低血压、尿频，甚至休克。因此，凡术前或近期曾用肾上腺皮质激素治疗者，倘有肾上腺皮质功能不全表现时，应在术前给予适量肾上腺皮质激素，术后继续使用一段时期后，根据病情适当减量直至停药。

三、围手术期患者的营养与支持疗法

曾有统计显示，约有30%的头颈部肿瘤患者在治疗前就存在不同程度营养不佳状况，其为影响手术的因素之一。蛋白质缺乏，将使血容量尤其血浆蛋白减少，从而降低患者对失血的耐受性及抗休克能力，而且术后易于产生组织水肿，影响愈合。以下四种因素可能是造成患者营养物质摄入不足的重要因素，首先由于肿瘤本身造成的阻碍或肿瘤所致疼痛导致吞咽障碍；其次由于肿瘤治疗所引起的全身不适，进食障碍及胃口不佳而导致厌食；再有近来的研究证据提示癌症的恶病质可能与肿瘤细胞分泌的某些分解代谢因子有关；以及无论怎样改变患者的营养还始终存在着肿瘤的代谢状况，肿瘤细胞不存在类似脂解作用的饥饿反应，但可通过蛋白质分解代谢而持续地获取葡萄糖。

（一）营养支持

通常患者在被诊断为头颈部肿瘤后营养状况会出现负面的影响，对于头颈部肿瘤患者的营养干预应在肿瘤治疗早期进行，并持续到治疗结束。早期加强营养治疗有助于恢复轻度的体重减轻，维持机体的功能及生活质量，从总体上维持营养状况。在头颈部肿瘤患者人群中，简单地通过维持患者体重就可最大限度地达到营养支持的目的。

只要有可能，营养支持应该尽量由肠内途径

供给，经口营养维持永远是第一位的考虑。然而，在手术、放射治疗、化学药物治疗的副作用影响患者经口获取营养补充时，则须通过喂食管（胃肠管／鼻饲管）获得。应用喂食管不仅经济有效而且安全，比肠外营养更实用，也保持了肠道黏膜屏障和免疫功能的完整性，降低了感染率。

匀浆状的食物可通过经口或经喂食管提供良好的营养，亦可给予经济可行的多种聚合物配方营养制剂。多种聚合物配方营养制剂包含有以分散形式存在的完整蛋白质、脂肪、碳水化合物配比等。其中大部分含有的蛋白质占总热卡的12%～20%，碳水化合物占40%～60%，脂肪占30%～40%。基本的维生素和电解质也足量配比，电解质含量如钠和钾的变化较大，允许根据基本需要做出调整。

（二）喂食管的并发症

管腔阻塞：如果喂食管开始阻塞，任何营养制剂均不能通过管腔。为解除阻塞，可尝试以下步骤：①向管腔内注入5ml温水，并夹紧管腔5分钟，用水冲洗直至管腔通畅。② 如果管腔仍然阻塞，可注入一团（20～30ml）空气以逐出阻塞，如果空气可以通过阻塞，然后注入30～50ml温水以清洁管腔。如果仍然阻塞，可重新置入新管。

腹泻：据报道，接受喂食管营养的患者大约有30%可出现腹泻，然而经管喂食本身通常不是原因。造成腹泻的潜在原因包括不恰当的营养制剂输入速率、胃肠功能损害、低蛋白血症等因素，当然同时使用抗生素或其他药物、菌群改变以及肠内营养制剂受污染也可能是病因。应采取去除相应病因的治疗。

再投喂综合征：再投喂综合征是一系列的代谢紊乱，它可由于对于营养储备严重不良的患者进行积极的营养支持而造成，由此可导致磷、镁及钾的含量发生明显的变化。对于有此风险的患者，应在早期营养支持中提供正常量的磷、钾、镁。对于在给予营养支持期间具有危险的患者有必要仔细地监测生命体征、体重、输入和输出，以及电解质情况。

（三）肠外营养

肠外营养是经血管输入碳水化合物、蛋白质、脂肪、维生素和电解质的方法。典型的高营养制剂含有 25% 的葡萄糖并可逐步增加输注率直至达到 5mg 葡萄糖／(kg·min) 的目标。肠外营养时需密切监测胰岛素的需求量。营养制剂中氨基酸含量应在 2.5%～5% 以保证正氮平衡。其余的非碳水化合物热卡由脂肪乳剂中获得。

第三节　头颈肿瘤外科观念与原则

外科手术是头颈部肿瘤最常用、最有效的治疗方法，亦是常用诊断和分期的有效工具。头颈肿瘤外科应遵循肿瘤外科的基本原则，即有效的无瘤观念，以及强调根治性与减低功能损伤的科学统一原则，同时注重最佳外科治疗权重的综合治疗原则等。考虑到头颈部的特殊部位和解剖特点，以及此区域肿瘤的特定临床生物学行为，更强调根治性手术前提下的功能性外科和精准外科理念。

目前可以将头颈肿瘤外科特色理念归纳为以下几个方面：强调根治与精细技巧为前提；精准外科与多学科联合 (MDT) 个体化治疗是方向；注重功能性外科、微创治疗以及外观心理兼顾乃是重点。

一、无瘤原则

肿瘤外科中的无瘤原则，亦即肿瘤外科治疗中有效减少肿瘤播散和种植的遵循原则。其关键是如何减少医源性肿瘤播散，这一原则同样体现在外科治疗前的诊断过程中。肿瘤尤其是恶性肿瘤不同于一般性疾病，复发与转移（恶性）是其重要特性，预防医源性播散和种植在整个外科治疗过程中占有重要的权重。尽管肿瘤播散的途径和播散的方式还与肿瘤的生物学特性，以及患者宿主的免疫学状态密切相关，但在此我们更加强调医学诊疗过程因素，后者作用突出不应忽视。一些肿瘤外科治疗前所采取的术前诱导性化疗（新辅助化疗）、术前放射治疗以及介入栓塞治疗可一定程度减少肿瘤脱落播散的可能，同时对于手术顺利切除也有相应的价值。

为减少肿瘤的播散和种植应强调如下的外科无瘤观念：

1. 头颈部肿瘤相对位置表浅，常需物理学检查。术前检查应轻柔，避免用力粗暴并应尽可能减少检查次数。此要求同样体现在术前的备皮和术区的消毒环节，应减少过度摩擦。

2. 恶性肿瘤手术切除的麻醉选择应尽量避免局部麻醉，除非肿瘤很小且浅在。因局部浸润麻醉会造成局部组织水肿，既增加解剖困难又因增加了组织间压力而易造成瘤细胞播散。

3. 手术的切口要充分，在有技术保证的情况下再追求小切口及"微创"，目的在于手术中应暴露充分，从而切除彻底并减少牵拉。手术创面、切缘、外生型肿瘤应被覆纱布垫等敷料加以保护。

4. 手术切除范围要充分，根据不同肿瘤采取不同范围的安全切缘。应注重先"外围"后"中心"的外科手术顺序，即先周围、再邻近、后肿瘤的组织切除顺序。恶性肿瘤则尽量采取原发肿瘤和区域淋巴结一并切除且强调整块切除（En bloc resection）的理念。

5. 手术过程中应尽可能按照先结扎静脉后结扎动脉的流程，以减少播散的可能。同时尽量使用刀、剪行锐性解离，减少使用钝性解离。多使用电刀、超声刀等手术器械，不仅可减少出血并杀灭癌细胞，还可以封闭细小的淋巴管和血管，减少脱落瘤细胞进入脉管并播散。

6. 手术中手术器械应及时更换和清洗，以防止肿瘤污染器械形成的肿瘤种植。术中使用蒸馏水等冲洗术野创面，且仔细充分。

7. 根据一些肿瘤临床特征和肿瘤的生物学特性，术前综合治疗一定程度上有助于肿瘤的彻底切除并减少播散转移。这些综合治疗包括新辅助化疗、术前放疗和介入栓塞治疗等。

二、根治性手术

恶性肿瘤的根治性手术是指对肿瘤的原发灶行广泛切除，同时连同周围区域淋巴结一并整块切除。肿瘤尤其是恶性肿瘤的外科切除目标就是尽可能实现根治性切除。恶性肿瘤仍局限于原发灶及区域淋巴结，未发现其他远处部位转移尤其是血行转移，患者全身状态能够耐受根治性手术者，均适合进行根治性手术。这里所强调的患者的自身状态也是临床医师必须考虑的方面，原因在于多数根治性手术相对创伤较大且会对患者的术后生存质量和心理造成重要影响。

肿瘤的根治性手术具有百年历史，经历了从单纯切除、根治性切除到扩大根治性切除的历程，以及近几十年更为强调"功能"的学术回归。确切地讲，这也是专业工作者对于肿瘤生物学特性不断认知后专业发展的必然结果。从而应运而生了各种新式根治性手术的名称，如改良根治术、仿根治术、功能性根治术等等，其核心不再像扩大根治术那样过于广泛地切除组织，而更加强调术后功能保留与恢复。循证医学基础是采用此方式治疗后患者的生存率没有下降，生存质量明显提升。一些头颈部肿瘤的根治性外科也历经了该过程，但目前回归确切，发展方向越加明确，更加强调根治前提下的功能保留与重建，强调精准外科下的个体化治疗，强调根治性外科与多学科治疗的有效结合。如多数喉癌采用部分喉切除术与传统全喉切除具有相似的预后，但喉功能的保留对患者十分重要；口腔癌作为头颈部鳞癌的代表不像以往过于单纯强调外科手术治疗而注重多学科综合理念，而且功能重建已为常规；甲状腺癌淋巴结处理越发个体化，多数早中期患者中央区淋巴结处理已经达到根治的目的。

但是，在这里要必须强调的是，根治性是前提、是基础、是首位，功能的注重放在次要位置，万不可仅强调或者过于强调"功能"而忽略了根治的出发点。这一现象的形成源于治疗理念的碰撞，以及功能与根治原始矛盾。前者由于不同"亚"学科均可能参与同一种肿瘤的治疗，其间，肿瘤学科强调根治和多学科联合，而有些其他学科则更加强调功能，有时甚至过于强调功能的第一位置，为保留功能而手术。从而对少数患者行过于勉强的功能保留，难免造成短期复发，遗失时机，形成无法挽回的遗憾；与此同时，肿瘤学科也应在考虑根治的前提下，充分考虑功能保留，切不可打着根治的旗号手术过度切除。而保留功能与根治切除间的矛盾与困难，多数临床情况可以很好统一；但在一些病人则不然，此时术者的抉择至关重要，既强调经验又要求专业人员不断提升专业领域的认知水准。

根治性手术要求区域淋巴结一并根治性切除，这对于多数头颈部恶性肿瘤非常重要并有充分体

现，临床已开展多年且技术成熟。应该讲，实施区域淋巴结一并切除的根治性手术，头颈外科较全身整体水准更为领先和突出，例如"舌癌根治术"、"甲状腺癌联合根治术"等。专业水平突出的根本原因在于头颈部恶性肿瘤淋巴结转移十分常见，而且肿瘤部位相对表浅易于外科实施。但近年来关于淋巴结的处理即颈淋巴结清除术(Neck dissection) 更加强调根治原则下的个体化外科治疗，建立在循证医学基础上合理分析原发病灶的部位、大小等因素，注重术前区域淋巴结的影像学检查和评估，采取科学、合理的淋巴结清除范围，实现根治性、功能性以及个体化的统一。目前临床上"选择性颈淋巴结清除术"的经常使用就是这一观念的体现，但前提仍然是彻底切除的根治原则。大多数头颈部恶性肿瘤的根治性手术需同时采取区域颈部淋巴结的一期处理，但根治的概念也非始终如此，如上颌窦癌的根治术则更加强调上颌骨根治性整块切除，由于其淋巴结转移较少发生，并无始终强调同期的淋巴结处理；面部发生的皮肤癌多为鳞状细胞癌和基底细胞癌，也因较少发生区域淋巴结转移，多仅行广泛切除原发灶就已达到根治性手术目的。

实现恶性肿瘤的根治性切除的另外一个至关重要的因素——外科手术规范性，包括手术的范围和手术技巧，尤其是首次手术的规范性非常关键。这一因素似乎在头颈部肿瘤表现得更加突出，原因可以归结为：目前头颈部肿瘤仍然是相对新兴的学科概念，同时涉及头颈肿瘤专业、耳鼻咽喉专业、口腔颌面专业、普通外科专业、眼科以及颅脑外科等多个学科专业交叉和一些理念碰撞。临床上，至今时常见到由于首次手术的不规范而造成肿瘤多次复发并转移的病例，错失最佳有效的治疗时机，无法挽救患者生命。因此，头颈部肿瘤的规范化治疗仍然是我们面临的长期课题，学术的交流和培训依然是目前解决这种局面的最有效手段。

三、姑息性手术

姑息性手术是指外科切除原发灶和继发转移灶已经达不到根治性目的，即癌肿不能在根治情况下为患者提供的有益外科帮助。外科治疗的目

的是减少不能耐受的症状和并发症，切除威胁生命器官功能的癌肿，使病情暂时消退，从而减低其对患者生命造成短期影响；或者通过此手术为进一步的其他综合治疗提供可能。姑息性手术同样包括原发灶和转移灶的两部分的外科处理。头颈部肿瘤最常见的姑息性手术是肿瘤对于呼吸道压迫所采取的外科治疗，如甲状腺间变癌压迫气管所采取的姑息性切除肿瘤同时进行的气管切开。对于已经发生远处转移（肺、骨、肝脏等）的分化型甲状腺采取的全甲状腺切除则是为该患者进一步同位素治疗提供条件的姑息性外科方法。

另外，广义的姑息性外科亦应包括通过外科手段实现补救治疗。外科手段补救治疗在头颈部肿瘤其他方法治疗失败后得以体现，如鼻咽癌的治疗是以放射治疗为主并联合化学药物的综合治疗方法，但少数患者足量放射治疗后，鼻咽癌的原发灶和颈淋巴结转移仍可残存或出现复发，外科处理对部分患者是有效的补充治疗手段。

四、手术修复及重建

对于肿瘤患者而言，外科手术后的生存和生活质量十分重要，实现并提高这一目标的有效手段是外科的修复和重建。外科手术切除肿瘤的同时，可以实现同期（一期重建）或分期（二期或多期）修复和重建，使手术后的功能和外形尽可能实现、改善或恢复正常。由于多数头颈部肿瘤部位相对浅在，重要器官聚集且不同功能交织，故头颈部肿瘤手术后的功能和外形的修复重建较全身其他部位肿瘤更加突出，已经成为头颈肿瘤外科治疗的重要且必须考虑的组成部分。换句话讲，许多头颈部肿瘤的成功外科治疗应包括彻底的根治外科和有效外科手术修复程序两大方面。近20年来，基于小血管、微血管外科的显微外科技术的迅速成熟和普及，头颈部外科使用的多种皮瓣、肌皮瓣、骨皮瓣得到了有效地应用和发展，为头颈部肿瘤的广泛切除和创面的覆盖提供了最有效保证，也成为近年来头颈肿瘤外科发展的最大特点之一。

修复手段和范畴不断提高、扩大和完善。从单纯的皮肤缺损覆盖扩展到黏膜的缺损修复，到消化道、气管以及器官的重建；从单一的邻近皮瓣供体到远端和远离组织的供体修建；从简单的利用邻近带蒂皮瓣、肌瓣、肌皮瓣到越来越多游离瓣（Free flap）使用，包括游离皮瓣、肌皮瓣、骨皮瓣、骨肌皮瓣；从单一皮瓣修复到多个复合皮瓣、肌骨皮瓣联合使用；从最早使用最多的胸大肌皮瓣到目前越来越多的使用前臂皮瓣、股前外侧皮瓣和腓骨皮瓣。因此，也可以认为该技术领域是头颈外科专业发展的最快方面之一，当然头颈外科的腔镜外科、微创外科也已加入到快速发展的行列。

在后面的具体章节中，将对不同肿瘤的外科修复进行分别介绍，在此不必赘述。但需要指出的是，在此版头颈肿瘤学中，肿瘤的修复技术在越来越多的不同肿瘤章节中得到介绍，成为新版头颈肿瘤学的重要特点。故在此也反复强调修复重建在头颈部肿瘤外科治疗中的重要权重，头颈外科医生应了解并充分掌握该技术，科学合理地应用。

第四节　术后处理原则

术后常规护理及用药原则同一般外科。仅根据头颈部肿瘤手术的特点，提出以下几点处理原则。

一、体位

为便于术后创口引流和排出呼吸道分泌物，一般除全麻后尚未清醒或／和血压偏低时采取平卧或其他必要体位外，均宜多采用半卧位或坐位。

二、加压包扎

头颈部肿瘤外科术区蜿蜒且凹深不平，为减少术区积血、积液、乳糜漏的发生，一般术后于术区采取适当的加压包扎。但进行各种皮瓣和肌皮瓣修复的伤口除外，尤其是血管蒂和肌蒂的部位。一般多维持3～7天，部分伤口包扎可延长至切口拆线。加压包扎对于涎腺手术、颈淋巴结清除术等尤为重要，可有效减少涎腺瘘、乳糜漏等并发症发生，同时一定程度上减少术后引流量。

三、引流充分

头颈部血管淋巴管丰富，器官深在且唾液腺集中，外科治疗术区的引流十分重要，充分引流不仅利于伤口迅速愈合、减少积液发生，还有利于降低引流不畅造成的积血积液对呼吸道的压迫甚至窒息的发生，这应是头颈外科特殊而重要的围手术期环节。一般建议使用具有多个侧孔的负压引流管，可以根据具体的手术和术后情况调节负压大小进行控制。可以根据手术大小尤其是创面的大小放置一个、两个或两个以上引流管，目的是实现充分引流。

四、防止出血

头颈部血运丰富，一般手术中渗出血较多，头颈外科医师应熟悉头颈部解剖，强调术中血管结扎确切，术终止血彻底充分。但仍然有极少数患者由于自身因素或手术操作原因而发生术后出血，多在术后数小时至 24 小时内发生。少量出血可采取重新加压包扎、输注止血药物等方法实现有效处理。但部分颈部或头面部创面出血较严重，可直接压迫气管和其他呼吸道并造成呼吸困难，均需及时发现并妥善处理。对于活动性出血常需重新打开创口，仔细冲洗创面进行止血。近年来，从外科治疗理念角度，鉴于手术后患者已处于血液高凝状态，通常不再建议术后常规给予止血药物来防止术后出血，止血药物会增加患者血栓形成的机会，尤其是术后平卧的肿瘤患者。

五、注意呼吸

术后呼吸道梗阻为颈部手术后常见的并发症之一，尤其以口、咽、喉和甲状腺手术后常见。造成呼吸道梗阻且发生呼吸困难的常见因素有：呼吸通路发生术后变形或水肿，如舌根肿瘤切除术后；肿瘤巨大累犯呼吸道或造成压迫后的气管软化；联合根治手术的颈淋巴结清除术后，患侧可出现不同程度的组织水肿；全麻插管时不顺利，反复插管更可加重声门水肿；双侧喉返神经不同程度的损伤；呼吸道分泌物较多不能及时排出等。凡遇如上情况应格外注意，术后应密切观察呼吸

改变及血氧分压。临床手术医师可根据手术创伤大小和范围合理评估预判，必要时采取术中的预防性气管切开。对未进行气管切开的高危患者，应床旁常规准备供气管切开使用的手术器械，以备抢救之需。呼吸道梗阻常在术后数小时至 48 小时内发生，一般以术后 24 小时前后常见。一旦发生，多情况紧急，药物处理无效则应迅速进行手术处理，必要时可在病床行气管切开以缓解紧急发生的呼吸困难。

六、饮食和能量补充

未涉及消化道的头颈部肿瘤手术，一般术后均经口常规进食。口腔、喉和咽部肿瘤手术后需给予肠内营养，一般术后采用喂食管的管饲法，进高热量、高维生素流食（食物匀浆或肠内营养），直至可以经口饮食。可以根据具体情况适当增加一定的肠外营养，而不提倡全肠外营养。

七、早期离床

头颈部手术后一般不需长期卧床，应充分利用头颈部肿瘤患者大多行动无碍的有利条件，术后督促早日离床活动，以减少并发症，加速康复。

有关各种手术的术后处理，详见各有关章节。

第五节　头颈肿瘤外科发展方向

头颈肿瘤外科手术治疗已经走过了百余年的历史，作为临床工作中生成的次新学科也有数十年的进程。客观地讲，目前多数头颈外科术式业已成熟，与学科形成初期比较已发生了质的改变，尤其是依托于近二三十年外科技术的快速发展，而国内头颈外科则更加明显。与其他学科发展规律类似，头颈肿瘤外科的发展不会停息，进步永无止境。依笔者拙见，将会呈现出如下发展方向：进一步强调功能性外科在头颈部肿瘤外科治疗的体现；内镜技术的发展促进头颈部肿瘤微创外科的不断进步；分子病理和分子影像诊断技术为基础的个体化治疗方案广泛实施；新型手术器械对外科方案和技术的积极促进；以外科治疗为

核心的多学科综合诊疗理念的普及；外科多专业联合参与的临界区域肿瘤和晚期肿瘤的施治等等。

一、功能性外科不断体现

多年以来，头颈部肿瘤根治性切除和功能性外科（功能保留和功能重建）一直是业内的最重要课题，如何在"根治"与"功能"之间平衡和统一始终伴随着专业的发展。近年来外科技术尤其是显微外科技术，以及手术器具的发展为二者的平衡提供了可能。

功能保留方面：功能性、多功能性保留术式(如颈淋巴结清除术)的不断出现使功能保留技术日臻完善；建立在熟练外科技术和内镜辅助的保留器官功能的手术（如腔镜辅助部分喉切除术）愈渐普及。所有这些术式保留功能充分，疗效并不低于传统术式，没有以降低预后为代价。

功能重建方面：是近年来头颈肿瘤外科发展最迅速的方面之一，可谓方兴未艾，各种皮瓣、肌皮瓣的广泛使用不仅为患者功能和容貌的恢复借以保障，也为更加广泛彻底切除肿瘤提供了最有力的保证，有力促进了头颈外科的综合整体发展。可以肯定地讲，无论是功能保留外科抑或功能重建外科仍然是未来发展的重要方向，也是专业同仁一直追求的学术目标。外科技术的提升和发展将为"超多能保留"提供可能，为仅覆盖创面的单纯修复过渡到覆盖充填、运动和感觉的复合型修复与重建创造条件。

二、微创外科在头颈外科中的不断扩充

谈到微创外科，是利用很小的手术损伤取得与开放外科相似的治疗效果。其在头颈部肿瘤尤其是头颈部耳鼻咽喉肿瘤具有较好的应用现状和很强的应用前景，解剖特点和自然腔隙是决定其临床应用的重要背景。近年来不断兴起的内镜技术为微创外科提供了可能，应用亦日趋广泛。微创外科的最大特点是外科损伤最小化，患者术后的恢复迅速，容易接受。但微创外科治疗的最大瓶颈是如何在较小的损伤下实现与开放手术相似

的治疗预后，一般对于良性肿瘤和早期恶性肿瘤尚好，但对中晚期恶性肿瘤的治疗则应慎重采用。临床需要避免的两种现象是过于强调微创而不考虑肿瘤分期和有无自然腔隙（需造腔）而一并微创治疗，从而忽略根治的前提或增加创伤（实为美容）。

纵观肿瘤外科领域，微创外科成为今后相当长时间内的发展方向毋庸置疑，头颈外科同样如此。伴随着专业设备的不断完善和临床经验的逐渐积累，以及越来越多的早期患者检出，微创外科在头颈肿瘤外科的治疗比重还会增加。最近几年来国际上兴起的机器人手术（Robotic surgery）就具有一定的微创元素，而且具有放大术野、稳定性好等特点。该术式目前还停留在起步阶段，造价昂贵，但相信不久将来在一些头颈部肿瘤会得到较好的应用。

三、以分子诊断技术为基础的个体化外科治疗

长期以来，外科手术方案的制定依赖于肿瘤的临床分期、普通病理和影像学诊断。该依据稳定可靠，已使用多年，但近年来受到新兴分子诊断方法的不断冲击。一些肿瘤病理分期、治疗方案的制定和预后判定开始建立在分子诊断、分子病理、分子影像诊断技术及功能性成像技术基础之上，涉及肿瘤数量不断增加而结果更加科学确切。头颈部肿瘤方面也在逐渐应用，如儿童时期甲状腺髓样癌的外科治疗应进行 RET 基因的基因检测，根据 RET 基因突变位点的差异制定不同的外科治疗方案。可以预测的是，分子诊断技术会在今后更多的头颈部肿瘤中应用并快速普及，从而为综合治疗方案包括外科手术策略的制定提供更为科学有效的依据，对于实现肿瘤的个体化治疗方案目标奠定翔实的基础。

四、新型手术器具对头颈外科积极促进

手术工具（手术器械和仪器设备）是外科医生的武器，之所以在此单独列出，表明笔者对其的充分肯定。新型手术器械对减少手术出血、缩

短手术时间十分重要，同时对于某些术式的成功实施具有至关重要的作用。比如近年来在全身很多肿瘤采用的内（腔）镜（辅助）下外科治疗，超声刀在手术的整个进程中起到了无法替代的作用，也可以认为超声刀技术有力促进了腔镜手术的发展。超声刀止血充分可靠、亦刀亦剪、可深可浅且型号多样，在头颈部可采用短柄的 FOCUS 超声刀，性能稳定。另外，头颈外科中强调微损伤的细小止血，双极 (Bipolar) 电凝则非常有效，已逐渐被术者接受。同样还有前面提到的机器人手术技术，对于头颈部相对狭小的空间则恰逢用武之所，应用前景较为广阔。有理由相信，在科学技术高速发展的今天，外科器具定会不断进步，将对手术器具有较高要求的头颈外科的发展起到积极的促进，二者一定并肩前行。

五、以外科治疗为核心的多学科综合诊疗理念推广

多学科综合治疗模式（Multi-disciplinary team, MDT）是目前肿瘤治疗的最重要方向，头颈部肿瘤也不例外，越来越多的头颈部肿瘤加入这一行列并对传统"唯外科独尊"的头颈肿瘤的治疗现状形成一定冲击。固然，头颈部绝大多数肿瘤需要外科参与诊疗并拥有核心治疗位置，但随着对头颈部肿瘤的临床生物学特性的不断认知以及循证医学证据的发现，多学科综合治疗才是多数头

颈部肿瘤最有效的治疗方法，常包括除外科治疗外的化疗、放疗和生物治疗。在头颈部肿瘤领域，还要将多学科联合扩展两个层面，其一是多学科诊疗概念，即包括诊断部分，它是外科方案制定的基础，包括医学影像和肿瘤病理。例如超声影像技术在甲状腺癌诊断中的应用，其对于甲状腺癌原发灶和颈淋巴结继发病灶的定性、定量和定位具有十分突出的价值，有力地促进了甲状腺癌的诊断和个体化外科方案的制定；第二个层面是指外科多专业联合参与的临界区域肿瘤和晚期肿瘤的施治，即肿瘤受累部位特征需要几个外科专业组的医生共同联合会诊手术，可包括头颈外科、耳鼻咽喉科、口腔外科、眼外科、胸外科、脑外科以及整形外科医师共同参与。头颈部常见到的肿瘤"跨专业生长"催生多专业多学科的合作。今后，综合诊疗理念在头颈肿瘤的诊疗过程中会更加强化，从事此领域的专业医师应深知牢记并强调外科技能的全面性。

（高明）

参考文献

1. 郝希山 . 肿瘤手术学 . 北京：人民卫生出版社，2008，9-14.

2. 沈镇宙 . 肿瘤外科手术学第 2 版 . 南京：江苏科学技术出版社，2008，1-9.

放射治疗
Radiotherapy

第十章
10

肿瘤的放射治疗是利用放射性核素产生的 α、β、γ 射线，X 线治疗机或各类加速器产生的 X 射线、电子束、质子束、中子束、负 π 介子束和其他重粒子束等治疗肿瘤的方法。放射治疗的基础理论涵盖肿瘤学、放射物理学、放射生物学等多个学科。

目前，放射治疗已成为头颈部恶性肿瘤的主要治疗手段之一。对于早期肿瘤，如鼻咽癌、喉癌等，单独的放射治疗不仅可达到治愈的效果，还能保留患者组织、器官解剖结构的完整性，提高患者的生活质量。对中晚期肿瘤患者，通过术前放疗、术后放疗或联合化疗，可以明显降低肿瘤的复发率，提高局部控制率，延长生存期，改善生活质量。

根据放射治疗的具体方法可将其分为外照射和内照射。外照射是指放射源距人体一定距离，对体内的肿瘤进行照射。常用的外照射设备有深部 X 线治疗机、^{60}Co 治疗机、各种加速器等。内照射指的是将放射源置于病人体腔内或插入病变组织内进行治疗。内照射按照放射源的剂量率大小又分为高剂量率和低剂量率治疗。

近年来，外照射放疗技术得到了长足进展，出现了适形调强放射治疗。应用新的放疗手段，可大幅度提高肿瘤的放射剂量，显著降低周围正常组织及重要器官的受照剂量，进一步提高了局部控制率、减少了放疗并发症的发生率。

第一节　放射治疗基础原理

一、电离辐射对生物体的作用

在伦琴 1895 年发现 X 射线 4 个月后，放射线对人体组织的影响就已引起有关人员的注意。20 世纪 20 年代后，随着放射设备的产生及放射理论的研究，电离辐射对生物体的作用机制逐渐得以阐明。

现在已知放射对于生物体的作用是一个复杂的物理、化学和生物学过程。电离辐射的生物效应主要由对 DNA 的损伤所致，DNA 是关键靶。电离辐射作用于生物体组织可发生激发和电离。在激发过程中，核内电子升到高能级水平，被激发的电子会重新组合，使得化学键断裂，破坏原有分子。在电离过程中，轨道电子从原子中被逐出，由于分子的化学键是由原子之间的电子组成，这些外层电子的丢失将导致分子内原子的分离。上述激发和电离可直接作用于 DNA 等靶分子，造成化学键断裂、分子破坏，这被称为辐射的直接作用。激发和电离也可先作用于水分子上，造成水的电离，形成具有高度生物活性的自由基，其可作用于邻近的 DNA 分子，破坏化学键的完整性，这被称为电离辐射的间接作用。在有分子氧存在的情况下，自由基可与氧结合而具有更大的活力。因此，照射时如 DNA 附近有分子氧的存在，放射损伤的作用会大大增强（图 10-1-1）。

在辐射事件中，DNA 应该既有单链断裂也有双链断裂。据 Dulge 报道，辐射引起的单链断裂数与辐射剂量呈线性关系，而双链断裂数与剂量呈线性二次关系。因此，辐射后 DNA 总断裂数 N 与辐射剂量 D 之间的关系可用如下公式表示：$N = \alpha D + \beta D^2$（α、β 都是系数）。DNA 被电离击中后，会发生突变、缺失、转位等变化，导致细胞分裂受阻或细胞死亡，即分子水平变化导致细胞水平变化。

对于细胞死亡，放射生物学有独特定义。对

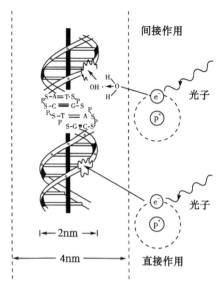

图 10-1-1 电离辐射的直接作用与间接作用

于不再分裂的细胞，如神经细胞和肌肉细胞，如果其特有的功能丧失，就认为其死亡。而对于有分裂能力的细胞，如造血干细胞和小肠上皮隐窝细胞，死亡的定义为失去再增殖能力，称为再增殖死亡，或失去再增殖完整性。恶性肿瘤细胞也属于分裂细胞，因此细胞是否死亡以是否失去克隆性无限再增殖能力为标准。因此，从放射生物学的角度讲，放疗结束时有肿瘤残留或是从残瘤活检中发现癌细胞仍有分裂象就断定肿瘤未控显然是不妥的。因有的细胞虽失去无限再增殖能力，但还可进行几次有丝分裂。一般来讲，在放疗3个月之内见到残留细胞有核分裂象不应轻率下结论，而应对病人密切观察。放疗的目的就是要阻止肿瘤细胞因无限分裂而不断生长和扩散。在放疗结束后虽然有残瘤，但只要肿瘤细胞失去了无限增殖能力，就已达到治疗目的。

二、肿瘤的剂量－效应关系

电离辐射的激发和电离能否直接击中细胞中的靶分子DNA，或是产生的自由基能否损伤DNA，即放射能否造成细胞的严重损伤或死亡，完全是随机性的。放射剂量与杀灭细胞数目呈指数关系：即对于一定量的剂量增加，会有同样比例而不是同样数目的细胞被杀灭。

例如，一个肿瘤组织有大小相同的100个细胞，假设电离辐射只要击中1次重要分子结构，

就会造成细胞死亡，这样可以把每个细胞都看做是一个"靶"。对于这个细胞团块，一次给予可击中100个靶的剂量，此时由于击中的随机性，有的靶可以被击中1次，有的可被击中2次或更多，这些细胞的结局是死亡。但也必然有的靶不被击中，这些细胞将存活下来。根据随机原理，此时未被击中而存活的细胞数目为e^{-1}（e为自然对数底）。$e^{-1}=0.37$，即给予100个靶都能被击中的剂量时，仍会有37%的细胞未被击中而存活。此时所给的剂量，叫做该种细胞的平均致死剂量（D_0）。用存活分数（Survival fraction, SF）来表示对某一细胞群体给予1个平均致死剂量照射后细胞的存活，则：

$$SF = e^{-1}$$

如果对此细胞群体再给一个平均致死剂量的照射，则：

$$SF = e^{-1} \cdot e^{-1} = e^{-2}$$

如果给的总剂量为D，则：

$$SF = e^{-D/D_0}$$

这就是最简单模式化的细胞存活公式。从这个公式可以看出，随着放射剂量的增大，存活分数不断减少。但这种指数函数的特点是永远不会为零。存活分数可以是$1/10^3, 1/10^6 \cdots 1/\infty$。

除上述总剂量（D）和平均致死剂量（D_0）为放射生物学重要因素外，肿瘤的大小，即肿瘤内所含的细胞数目，也是一个非常重要的因素。

对于含有M个细胞的肿瘤细胞群体，给予一定量照射后得到的存活分数为SF，则照射后该肿瘤中存活的细胞数为SF×M，很明显SF×M的数值可以小于1。例如对于含有10^7个细胞的肿瘤，如果给一定量的照射后存活分数为SF=10^{-8}，那么照射后该肿瘤内存活的细胞数为SF×M=10^{-1}。10^{-1}表示每10个这样的肿瘤必定有1个存活细胞。如果有一个细胞存活就会造成肿瘤复发，那么用此剂量治疗10个这样的肿瘤，必有1个复发。

理论上讲，无论给予多么大的剂量，造成多么小的存活分数，在肿瘤中总会有细胞存活的可能。因此从放射生物学的角度，没有绝对严格的"灭癌剂量"，而只有肿瘤控制概率。肿瘤控制概率与肿瘤中细胞数M和放射造成的存活分数SF有关，用TCP（Tumor control probability）表示肿瘤控制概率，则公式为：

$$TCP = e^{-(SF \times M)}$$

根据 TCP 公式的计算得到下列数据：

当　SF×M=2.303，TCP=10%；

加 1 个 D_0，　SF×M=0.852，TCP=43.8%；

再加 1 个 D_0，　SF×M=0.315，TCP=73%；

再加 1 个 D_0，　SF×M=0.117，TCP=89%。

上述数值用曲线来表示，该曲线为肿瘤控制概率（TCP）曲线（图 10-1-2）。

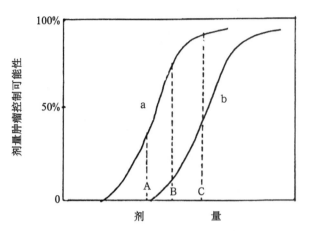

图 10-1-2　放射剂量与肿瘤控制概率的关系

当给予剂量 A 时，肿瘤控制概率很低，无正常组织损伤；给予剂量 B 时，肿瘤控制概率明显提高，正常组织损伤概率在允许范围内；给予剂量 C 时，虽可提高肿瘤控制概率，但正常组织损伤概率急剧增加。

肿瘤的大小，亦即肿瘤细胞数目的多少决定了曲线在横坐标的位置。肿瘤大者曲线在横坐标右移，即达到相同的 TCP 需更多的照射剂量。平均致死剂量 D_0 代表肿瘤放射敏感性，D_0 值大者表示肿瘤对放射较为抗拒，此时 TCP 曲线斜度减小。但无论如何，在 TCP 曲线的中段，相当小的剂量变化就可很大程度地影响肿瘤控制概率。例如在大约 1cm³ 大小的实验肿瘤，500cGy（1cGy=1/100Gy，1Gy=1J/1kg）的剂量变化就可以明显地改变 TCP。

在 6000～7000cGy 剂量范围，TCP 的变化最为明显，从 5.54% 到 84.7%。这也正是临床应用的剂量范围。在这个实验肿瘤中每 500cGy 的剂量差别就可造成 TCP 相当大的变化，在临床上由于受多种因素的影响，不可能见到这样明显的剂量与 TCP 的关系，但也提示剂量的准确性以及

病人能否按预定的治疗计划完成治疗，特别是最后几次治疗，对于预后有相当大的影响。

特别值得注意的是，在 TCP 的曲线上段有一拖长的尾。在某些情况下，如早期声门癌，单纯放疗可达到 90% 左右的 5 年存活率，靠再增加剂量的方法来提高存活率是不可取的，因为正常组织并发症概率曲线很靠近 TCP 曲线。靠单纯增加剂量来提高肿瘤控制，大大增加了正常组织并发症的发生率。

三、线性二次方程及其临床意义

放射治疗的原则是在根治肿瘤的同时最大限度地保护正常组织，特别是脊髓、心脏、肝、肾等重要脏器。临床治疗中由于多种原因要改变治疗的单次剂量和分次数时应尽量减少对上述重要脏器的损伤，许多临床治疗专家和放射生物学家对治疗的总剂量、次数及每次照射剂量之间的关系进行了探讨，建立了相应的数学模型。

人体组织对放射的反应有所不同，可分为早期反应组织和晚期反应组织两大类。早期反应组织包括皮肤、小肠等更新快的组织，也包括大部分恶性肿瘤。晚期反应组织有脊髓、肝、肺、肾等脏器。晚期反应组织比早期反应组织对分次量的改变更为敏感。在总剂量相同的情况下，当每次剂量增加（亦即分割次数减少），增殖慢的晚期反应组织耐受剂量很快下降；当每次剂量减少（亦即分割次数增加，如超分割放疗），晚期反应组织的耐受剂量增加。为了正确估计分割方式的改变对晚期反应组织的影响，1972 年线性二次方程被推导出。

前面讲过，最简单的模式化的细胞存活公式为：

$$SF = e^{-D/D_0}$$

我们也知道，细胞的死亡与 DNA 的键断裂有关。实际上 DNA 需双键断裂，才能导致细胞死亡。双键断裂有两种方式，一种方式是由射线一次击中两个键，即所谓单靶击中；另一种方式为射线分次击中两个键而引起细胞死亡，即所谓多靶击中。单靶击中的生物学效应 E 以 αd 表示，多靶击中的生物学效应 E 以 βd^2 表示。α 和 β 为系数，在单次照射后的存活分数（SF）可用以

下公式表达：

$$SF = e^{-(\alpha d + \beta d^2)}$$

式中 d 为单次照射剂量。

在分次照射中，分割次数为 n，则公式为：

$$SF = e^{-n(\alpha d + \beta d^2)}$$

又可写成：

$$-\ln SF = n(\alpha d + \beta d^2)$$

在分次照射中，假设放射生物学效应 E 与细胞或器官中靶细胞的死亡有关；在每次分割照射期间细胞的亚致死损伤完全修复；每次同样剂量所产生的生物学效应相同以及在分割照射的全过程中，细胞基本没有增殖，那么：

$$E = -\ln SF = n(\alpha d + \beta d^2)$$
$$E = n(\alpha d + \beta d^2)$$

现在已有许多方法求出 α 和 β 值，不同组织的 α/β 值是不同的。可以将其分为两大类：早期反应组织的 α/β 值大于晚期反应组织的 α/β 值。

α-β 概念有两个方面的实际价值。

（一）超分割放疗的理论基础

恶性肿瘤为增殖快组织，属于早期反应组织。当每分割剂量减少（如每次 1.2Gy），给予对增殖快组织相当于常规分割同样效应的总剂量时，晚期反应组织就可得到保护，这是超分割放疗优于常规分割放疗的原因之一

（二）不同分割放射治疗等效剂量的比较

已知线性二次方程可写成：

$$E = n(\alpha d + \beta d^2)$$

在临床治疗中，两种治疗方案的分割次数（n）和每分割剂量（d）不同，要想在相同的总治疗时间内得到相同的生物学效应，则：

$$n_1(\alpha d_1 + \beta d_1^2) = n_2(\alpha d_2 + \beta d_2^2)$$

等式两边除以 β，则：

$$n_1(\alpha/\beta d_1 + d_1^2) = n_2(\alpha/\beta d_2 + d_2^2)$$

式中 n_1 和 n_2 分别是两种治疗方案的分割数，d_1 和 d_2 分别是两种治疗方案的每分割剂量。要改变分割次数，可用下式：

$$n_2 = n_1 \frac{d_1(\alpha/\beta + d_1)}{d_2(\alpha/\beta + d_2)}$$

实际应用时，只要知道 α/β 值，就可推算

出欲改变的次数和分割剂量。对于照射体积内所包含的不同组织，由于各自的 α/β 值不同，可以分别计算出不同的正常组织应改变的分次数和每分割剂量。这时宁可使早期反应组织的反应稍重一些，也要避免晚期反应组织的严重损伤。这是采用 α/β 比值计算分割次数及安排每分割剂量的原则。

例如在常规分割放疗（每周 5 次，每次 2Gy）时，脊髓能耐受 40Gy 的剂量（总治疗时间为 4 周）。现对一晚期病例行姑息性放疗，拟给每次 6Gy 的治疗，问：在同样的总治疗时间内脊髓能耐受几次这样的治疗（脊髓的 α/β 值取 2）？

$$n_2 = n_1 \frac{d_1(\alpha/\beta + d_1)}{d_2(\alpha/\beta + d_2)}$$

$$n = 20 \frac{2 \times (2+2)}{6 \times (2+6)} = 3\frac{1}{3}$$

答：若每分割 6Gy，在 4 周内脊髓只能耐受 3 次这样的治疗。

再如上例中若改为超分割治疗，每日 2 次，在同样的总治疗时间内每次剂量应为多少？

根据公式：

$$n_1(\alpha/\beta d_1 + d_1^2) = n_2(\alpha/\beta d_2 + d_2^2)$$

将 n_1=20，n_2=40，α/β =2Gy，d_1=2Gy 代入，则有

$$20 \times (2 \times 2 + 4) = 40 \times (2d_2 + d_2^2)$$

$$d_2^2 + 2d_2 - 4 = 0$$

$$d_2 = 1.24Gy$$

答：每次剂量应为 1.24Gy。

线性二次方程能较好地衡量分割放射治疗中的生物学效应，能够指导选择最佳治疗方案，在得到相同肿瘤控制概率的同时也保护了重要脏器，有利于提高病人的生存质量，但也有其局限性。在临床应用时必须注意：①方程的假设条件为在分割照射期间，细胞的亚致死损伤必须完全修复，并且没有细胞的增殖，这与实际情况有一定距离；②绝大部分 α/β 数值是动物实验的结果，只有少部分是由人类组织所得到的结果。对人体组织分次照射的数据，特别是晚期反应组织的 α/β 值尚没有很确切的数值，因此临床运用应非常谨慎；③严格地讲，线性二次方程并不适合所有剂量水平，在 2～8Gy 的剂量范围内尚可，超出此剂量范围不能确定其合理性程度。特别要注意一

些生命攸关的脏器如脊髓等，在每分割剂量低于 2Gy 时，运用这一方程计算有过量的危险；④组织的 α/β 比值较低时，不同分割方式的生物效应与剂量的关系较大。如 α/β 值在 $2 \sim 4Gy$ 之内时，其生物效应的差别相当大。而 α/β 值在 $10 \sim 20Gy$ 之内时，生物效应之间的差别相当小。因此用线性二次方程对晚期反应组织估计的不正确性更大；⑤肿瘤内有多种因素如缺氧、细胞坏死等使肿瘤的 α/β 值变异较大，还需进一步总结临床经验。

四、亚临床病变

亚临床病灶指的是用一般临床检查方法不能发现的、肉眼看不到的病灶，通常位于肿瘤主体的周围或局部淋巴结等部位。一般认为亚临床病灶为直径 1mm 的恶性肿瘤（含有 10^6 个肿瘤细胞）。此种病变的特点为：①几乎不含乏氧细胞，对放射敏感；②实验室和临床资料表明，常规分割 5000cGy/5 周几乎可以完全消灭亚临床病变（TCP>90%）。

在头颈部恶性肿瘤，亚临床病灶特指临床阴性但有潜在转移风险的淋巴引流区及完整切除肿瘤后切口边缘以外的一定范围。例如在喉癌、颈淋巴结阴性的患者，喉全切除术后 5000cGy/5 周可消灭亚临床病变。但是如果颈淋巴结阳性，即使将阳性淋巴结切除，该淋巴引流亚临床病变的密度也要高于颈淋巴结阴性者，这时 5000cGy/5 周的剂量就不能达到 90% 的 TCP。

在下述情况下为达到 90% 的 TCP，需将亚临床病变剂量增加到 6000cGy/6 周。

1. T3，T4 期肿瘤切除术后。

2. 淋巴引流区阳性淋巴结切除术后。

3. 由于手术操作（挤压、牵拉）造成淋巴引流区及肿瘤邻近组织内亚临床病变密度增加。

4. 术后瘢痕造成瘤床乏氧，增加肿瘤的放射抵抗性。

针对亚临床病变，临床放疗引用了缩野技术。在对恶性肿瘤实施放疗首先需包括全部病变（大块肿瘤及其周围散在的亚临床病变），如果给予较高的剂量，将提高肿瘤控制概率，但由于大体积正常组织受到高剂量的照射，会发生严重的

远期放射并发症。如果减少剂量又将降低肿瘤控制概率。为解决这一问题可采用缩野的方法：在给予包括全部病变的大照射体积一定剂量（如 5000cGy）后缩小照射野，只照射原发肿瘤。这样既可防止严重放射并发症的发生，又可提高照射体积内的肿瘤控制概率。

除此之外还有多种缩野方法，例如野中野的方法：用大野包括全部病变，常规分割治疗，同时在大野内原发肿瘤部位再加 1 个野，每周对这个小野增加 2 次或 3 次照射。这样在正常组织可耐受的前提下对原发肿瘤给予更高的剂量，提高肿瘤控制概率。

五、常用射线剂量分布特点

放射治疗中最常用的是 X（γ）射线和高能电子线，包括各种中低能（400kV 以下）X 射线、高能（MV 级）X 射线、钴-60 治疗机产生的 γ 射线以及各种能量的高能电子线。各种射线的剂量分布特点均有不同。

（一）X（γ）射线百分深度剂量的特点

图 10-1-3 显示了不同能量 X（γ）射线百分深度剂量分布特点。从图中可以看出，随射线能量的增加，模体表面剂量下降，最大剂量点深度增加，百分深度剂量（最大剂量点后）增加。中低能 X 射线，最大剂量点基本位于或接近模体表面，随着深度增加，深度剂量逐渐减少；而高能 X（γ）射线，表面剂量比较低，随着深度的增加，深度剂量逐渐增加，直至达到最大剂量点，过最大剂量点后，深度剂量才逐渐下降，其速率依赖于射线能量，能量越高，下降速率越慢，表现出

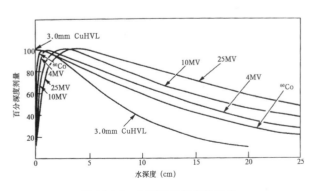

图 10-1-3 不同能量 X 线的特点

较高的穿透能力。从表面到最大剂量点深度称为剂量建成区。

模体内某一点的剂量是原射线和散射线共同作用的结果。当照射野很小时，主要是原射线的贡献，而散射线很小。随着照射野变大，散射线对吸收剂量的贡献增加，在模体中较深处的散射剂量要大于最大剂量点处，因此表现为随着照射野尺寸的增加，百分深度剂量会增加。其增加的幅度取决于射线束的能量，中低能X射线的百分深度剂量随照射野变化要比高能X(γ)射线显著。这主要是由于高能X(γ)射线更多的是沿其入射方向散射。

（二）高能电子束剂量分布特点

对于X(γ)射线，沿射线入射方向靶体积后方的正常组织，不可避免地会接收到一定程度的辐射剂量，高能电子束则由于具有有限的射程，可以有效地避免对靶区后深部组织的照射。但高能电子束易于散射，皮肤剂量相对较高。随着电子束能量的增加，表面剂量增加，高剂量坪区变宽，剂量梯度减小，X线污染增加，电子束的临床剂量学优点逐渐消失。图10-1-4表示了不同能量电子束的特点。

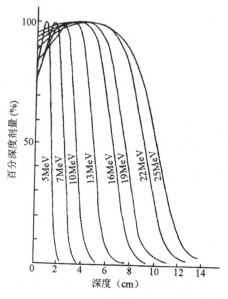

图10-1-4　不同能量电子束的特点

六、放射和手术的综合治疗

早在20世纪20年代X线治疗机刚使用不久就有人采用了放射和手术的综合治疗。第1例术前照射是乳腺癌，当时的想法是术前照射可缩小肿瘤体积而有利于手术。但由于没有发现术前放疗对于提高存活率有什么好处，且术前照射影响伤口愈合，这个方法很快就被放弃了。在30～40年代，曾有人对乳腺癌行术后放疗，但也由于没有发现明显的好处，并且有较重的皮肤反应，这个方法也没有施行多久。咽癌和口腔癌也有这种治疗演变。

在50年代以后，由于治疗设备的改进，克服了X线治疗机的许多缺点，人们又重新对综合治疗有了兴趣。近年来，由于放射生物学的发展，对于综合治疗有了更多的理论研究。在头颈部恶性肿瘤，综合治疗已完成多项Ⅲ期临床实验。

实施放疗和手术的综合治疗，不是盲目综合，而要全面考虑下列因素：①解剖部位；②肿瘤的组织学类型；③肿瘤的分期（范围）；④病人的全身情况。手术治疗的优点为可一次性切除大块肿瘤，但在许多情况下切除结果并不令人满意，这主要是因为：①大块肿瘤无法切净，特别是在某些头颈部肿瘤；②亚临床病变散在的范围超出手术切除范围，这种分散存在的亚临床病灶是手术无法解决的；③区域淋巴结存在亚临床病变，临床阴性的区域淋巴结并不排除有亚临床病变的存在；④对低分化、未分化癌，手术时容易因手术操作增多周围组织内亚临床病灶数目及外周血液中癌巢数目；⑤当为保存功能而行保守性手术时。

放射治疗的优点为治疗体积可包括全部亚临床病变，并且较低的剂量即可控制亚临床病变。放疗也适用于低分化、未分化肿瘤的治疗，对病人的身体条件要求也较低。对于邻近重要器官的恶性肿瘤，可通过多种技术手段提高肿瘤受量，减少正常组织受量。放射治疗的限制因素主要为肿瘤体积。体积大的肿瘤即使给予高剂量，肿瘤控制概率也较低，并且由于肿瘤周围正常组织的限制，不可能给予过高的剂量。另外由于乏氧细胞的存在，肿瘤对放射的抵抗，在放疗过程中肿瘤细胞的再增殖及宿主因素等多种原因，放疗往往达不到预期的效果。

放疗和手术的综合治疗包括术前、术中和术后放疗，综合治疗的指征为：①无论是手术或放疗均难以单独治愈的肿瘤；②侵犯范围较广的未分化癌；③区域或局部复发概率大的肿瘤；④手术可能切不净的肿瘤；⑤需保存功能，不得已而缩小手术范围；⑥美容需要。

术前放疗的优点为：①消灭手术范围之外的亚临床病变，提高手术成功率；②缩小肿瘤的体积，提高手术成功率；③使仍存活的肿瘤细胞活力减低，减少手术播散和切口复发；④消灭手术范围之外的淋巴结中存在的亚临床病变。

术后放疗的优点为：①已知病理，术后残留的部位和范围都很清楚，有利于放疗方案的制定；②可消灭术后遗留的亚临床病变；③消灭手术范围之外由于手术而造成的亚临床病变；④可对高危险区域给予较高的剂量。

手术和术中放疗也可同时进行。如在膀胱癌手术时应用 X 线接触治疗机对不放心的部位给予单次大剂量照射。不过这种方法不符合放射生物学原理：单次照射不能消灭处于 G_0 和 S 期肿瘤细胞，也难于消灭乏氧细胞，但可消灭大部分亚临床病变。术中照射可用光子或电子束，可用适当填塞的方法将正常的组织移到靶区之外，或采用遮挡的方法使正常组织基本上不受照射。也可采用间质治疗技术将放射源在直视下插入肿瘤或瘤床。外照射或间质插植技术在手术中的应用，使更多的肿瘤有成功治疗的机会。头颈部肿瘤（如上颌窦癌、喉癌）可用术中置管，术后近距离放疗。

第二节　影响肿瘤放疗效果的生物学因素

一、时间、剂量、分割的研究

外照射通常采用每周 5 次，每次 2Gy 的分割方法，称之为常规分割。分割照射的方法最早由 Regaud 于 1919 年提出，认为这种方法在控制肿瘤的同时保护正常组织。后来 Paterson 的一组前瞻性研究表明延长的分次照射（3～5周）比短期内（1周）给予相同总剂量的肿瘤控制要好，并且没有严重并发症发生。因此，每天小剂量、疗程为 3～6 周的分割治疗方法逐渐被采用。

现在已知在分割照射期间，会有 4 种现象发生：细胞损伤的修复（Repair）、细胞群再增殖（Repopulation）、细胞周期的再分布（Redistribution）、乏氧细胞的再氧合（Reoxygenation），这些现象构成了分割照射的理论依据。

（一）细胞放射损伤的修复

研究表明，不同组织的细胞受照射后亚致死损伤的修复能力和速度是不同的。照射后损伤出现早且增殖快的组织称为早或急性反应组织，若损伤在照射后很长时间才出现或增殖的组织称为晚反应组织。早反应组织包括皮肤、黏膜、小肠上皮细胞、骨髓造血细胞等，大部分恶性肿瘤属于早反应组织。晚反应组织包括肺、肾、血管、中枢神经系统等。

根据线性二次（Linear quadratic，L-Q）模型，有两类细胞损伤：α 损伤和 β 损伤。α 损伤不可修复，称为不可修复性损伤，是剂量的一次函数。β 损伤可修复，称为可修复性损伤，是剂量的二次函数，α/β 称为 L-Q 模型参数，它的大小代表了细胞存活曲线的曲度，α/β 的值越大，细胞存活曲线越直，表明细胞亚致死损伤的修复能力越低，这是早反应组织的细胞存活曲线特点；而 α/β 的值越小，细胞存活曲线就越弯曲，表明细胞亚致死损伤的修复能力越强，这是晚反应组织的细胞存活曲线特点。

由于晚反应组织与早反应组织的细胞存活曲线弯曲程度不同，它们会在某一剂量处相交，相交点的剂量 D 与两种组织的 L-Q 特征参数有关，可由下式表示：

$$D_{\text{交}} = \frac{(\alpha_1 - \alpha_2) \cdot (\alpha_2/\beta_1) \cdot (\alpha_2/\beta_2)}{\alpha_2 \cdot (\alpha_1/\beta_1) - \alpha_1 \cdot (\alpha_2/\beta_2)} = \frac{\alpha_1 - \alpha_2}{\beta_2 - \beta_1}$$

多数情况下，交点剂量在 2～5Gy 的剂量范围。在图 10-2-1 所给的条件下，经计算交点剂量为 3.75Gy。低于这个交点剂量，晚反应组织的损伤较肿瘤（早反应组织）为小；高于这个剂量，晚反应组织的损伤较肿瘤大。如果仅给予单次大剂量照射，为控制肿瘤，照射剂量必须远大于交点剂量，这将会造成不可接受的正常晚反应组织的严重损伤。分割照射（每分次剂量小于交点剂量）就是解决这个问题的一个方法。

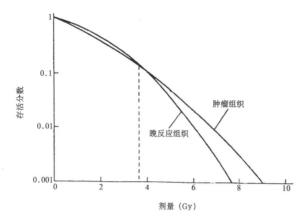

图 10-2-1　早反应组织与晚反应组织的细胞存活曲线

假设在分次照射中每次照射间隔的时间足够长，让亚致死损伤得以完全修复，再次照射将得到形状完全相同的细胞存活曲线。低于交点剂量的剂量中，应该存在一个最佳的分次剂量，它能使分次照射获得最大的治疗获益，此点位于两种组织分次照射后的细胞存活曲线相距最大处，实际上最佳剂量一般为交点剂量的 50%。在图 10-2-1 的情况，交点剂量为 3.75Gy，故最佳分次剂量为 1.9Gy。一般情况下交点剂量为 2 ～ 5Gy，常规分割照射的最佳剂量应是 1 ～ 2.5Gy。如果能得到患者的肿瘤组织和周围正常组织的 L-Q 模型的特征参数，就可以对患者给予个体化的最佳分次治疗方案。但目前的技术条件尚不能得到每个患者的相关参数。因此目前只能根据肿瘤患者群体的 L-Q 模型特征参数推导出普遍能接受的常规分割的每分次剂量。

立体定向放疗是解决问题的另一个非常有效的方法，这时肿瘤的剂量在每次治疗时要比周围正常组织高得多。为使用 L-Q 模型，一般使用靶区（或肿瘤）的和周围正常组织的生物学有效剂量来等效它们的剂量分布。为表达因采用某种照射技术而改善了靶区和正常组织的剂量分布所带来的正常组织保护作用，定义几何保护因子 f 为正常组织的有效剂量与靶区（肿瘤）的有效剂量之比：

$$f = \frac{Deff_{正常组织}}{Deff_{肿瘤}}$$

显然，在采用普通外照射时，f=1。当由于技术的改进而使 f<1，交点剂量的值将发生变化。公式可写成

$$D_交 = \frac{(\alpha_1 - \alpha_2) \cdot (\alpha_2 / \beta_1) \cdot (\alpha_2 / \beta_2)}{\alpha_2 \cdot (\alpha_1 / \beta_1) - \alpha_1 \cdot (\alpha_2 / \beta_2) \cdot f} = \frac{\alpha_1 - \alpha_2 f}{f\beta_2 - \beta_1}$$
$$f > (\beta_2 / \beta_1)$$

当 f=0.8 时，经计算，交点剂量将由 3.75Gy 移到 13.7Gy，此时的最佳分次剂量约为 7Gy，这个剂量正是多家单位分次立体定向放射治疗所采用的每分次剂量。

在立体定向放疗中，当肿瘤体积较小时，每次可给予肿瘤更高的照射剂量，几何保护因子可降至 f=0.71，交点剂量将由 3.75Gy 移至 50Gy 左右，这时的最佳剂量应为 25Gy 左右。以上讨论表明，最佳分次剂量极大地依赖于组织的 L-Q 模型的特征参数。

正常晚反应组织是否出现放射性损伤，除考虑上述两种反应组织的细胞存活曲线对分次剂量的不同反应外，还必须考虑受照的体积。Flickinger 等人采用积分剂量公式计算直线加速器 6MV 光子，5 个弧技术，限光筒 12.5 ～ 30mm，在单次照射不同剂量时，估计脑坏死发生的几率。发生 3% 脑坏死危险的单次照射剂量和体积的关系如表 10-2-1 所示。

表 10-2-1　发生 3% 脑坏死危险的单次照射剂量与体积的关系

直径（mm）	10	20	32
剂量（Gy）	36	22	15

从表 10-2-1 可以看出，靶体积越大，要想并发症的发生率不增加，所能给的单次剂量就越小。而从肿瘤控制的角度，肿瘤越大，要达到同样控制概率所需的剂量就越高。因此，对恶性肿瘤的治疗，除非体积很小（例如直径小于 10mm）可以作为特例给予单次治疗外，无论从肿瘤放射生物学特性还是从正常晚反应组织损伤的角度来讲，都应给予分次治疗。肿瘤体积较大，为了不增加正常晚反应组织的损伤，同时又尽量不减少肿瘤控制概率，就必须减少每分次剂量，同时增加治疗次数。

（二）细胞群再增殖

组织受到照射后，如果有细胞丢失，细胞肯定会产生增殖。但早和晚反应组织经照射后的细胞增殖表现是非常不同的。晚反应组织的细胞增

殖速度慢，甚至没有增殖，因此在整个放疗过程中不会产生细胞的增殖，影响放射生物效应的主要因素是细胞的修复，而不是增殖。放疗临床观察到，延长总疗程能延缓口腔黏膜反应，证明早反应组织经照射后会发生加速增殖。

目前来讲，尚无一种方法可直接测定临床放疗过程中肿瘤干细胞的加速增殖，但可依据下述现象间接推断：

①放射治疗后肿瘤复发的时间；

②不同治疗方案达到相同生物学效应所需的放射剂量；

③不同治疗方案相同放射总剂量所达到的生物效应的差异；

④肿瘤控制剂量与不同方案的关系。

大量临床资料表明，90% 的头颈部鳞癌放疗后复发时间在 2 年内，从理论上推断，因头颈部鳞癌对放射线中度敏感，经足量放疗后大多数肿瘤细胞被杀灭，因而导致复发的可能是少数残留的肿瘤干细胞。推测生长到临床能观察到的肿瘤（约 $1cm^3$）需 30 次倍增。临床资料表明头颈部肿瘤在放疗前平均体积倍增时间约为 40～60 天。据此，2 年前残存的肿瘤干细胞若按治疗前体积倍增时间生长根本完不成 30 次倍增。对此的解释只能是放疗后复发肿瘤的体积倍增时间大大缩短了，大约为 4～6 天。也就是说在此期间肿瘤细胞发生了加速再增殖。

临床资料也表明，在头颈部肿瘤的放疗中存在明显的时间 - 剂量 - 效应关系。Macciejeusky 等对 300 例喉鳞癌的疗程和治疗结果进行了研究：达到平均治愈率，疗程 5 周时为 49Gy，当疗程延长到 7～8 周时为 57Gy，在此范围内每延长 1 天需增加 0.5Gy。国内多家单位也报道，鼻咽癌的分程放疗虽能减轻口腔黏膜反应，却造成了局部控制率下降和复发率增加。

弄清肿瘤细胞加速增殖开始的时间有助于临床医生确定合理的治疗方案，一般认为放射治疗初期肿瘤细胞增殖速率变化不大，在放疗开始后 3～4 周增殖速度加快，可达到原来的 10 倍。Roberts 的两组分析结果表明，加速再增殖的潜伏期平均为 21～29 天，95% 可信区间为 0～31 天。综合多数学者的资料，肿瘤细胞的加速增殖可能于治疗后 3～4 周开始。

但亦有研究表明在分割照射第一次治疗后就可发生肿瘤细胞增殖速度加速。Yoshinao 的实验资料表明第一次照射后就出现了肿瘤细胞的加速再增殖；Allan 等认为在非小细胞肺癌的放疗中，疗程每延长 1 天，需增加 1.35～1.40Gy，疗程中的有效倍增时间短于治疗前倍增时间；Baumann 等的人类鳞癌转移瘤研究表明，疗程每延长 1 天需增加 1Gy。

Kummemher 分析了 5 种不同病理类型肺癌常规分割照射后的增殖状态，发现疗程中由于加速增殖所造成的剂量浪费，鳞癌明显高于腺癌，在疗程的不同阶段肿瘤细胞的增殖状态也因不同病理类型而异，提示疗程中增殖加速具有病理类型特异性。因此，疗程中肿瘤干细胞加速再增殖究竟何时开始，在不同的病理类型之间的差异目前尚无定论。Withers 分析了世界上最大的样本资料，认为肿瘤干细胞加速再增殖可能发生在疗程后半段，提醒我们"从这些来自不同放疗中心、年代跨度逾 20 多年的资料中不能得出肯定的结论；总疗程时间对肿瘤控制的影响因不同的病理类型而异，甚至在同一病理类型的不同患者之间也可能存在着差异。"

细胞加速增殖的可能机制：

1．**细胞丢失**　Fowler 认为肿瘤细胞加速增殖现象实质上是因为治疗后肿瘤中生理性细胞丢失逐渐减少，从而在整体上显示出原本应有的增殖速度，即潜在倍增时间逐渐等于实际倍增时间。已有的资料表明，头颈部鳞癌的潜在倍增时间平均为 4～6 天，恰好与由临床复发时间所推得的增殖速率相符。

2．**内控机制**　起源于某组织类型的肿瘤多少保留着原先组织所具有的反馈机制。因此加速再增殖实际上是肿瘤干细胞对肿瘤细胞因治疗而丢失的一种代偿反应。

3．**肿瘤异质性**　肿瘤内不同部位的干细胞增殖速度不同，细胞亚致死损伤修复能力也不同。同样剂量的照射可杀灭更多比例的增殖速度慢、亚致死损伤修复能力差的肿瘤干细胞，经多次照射后残存的细胞主要为增殖速度快、亚致死损伤修复能力强的肿瘤干细胞，所以照射后肿瘤干细胞增殖加速。

4．**Dorr 提出的"3A"理论**　"3A"理论说明

为什么不同类型的肿瘤,甚至是同一类型肿瘤的不同病人也存在着差异:干细胞加速分裂(Accelerated stem cell division)、不对称丢失(Asymmetry loss)和流产分裂(Abortive division)。他认为细胞分裂一般是非对称性的,即一个干细胞变为一个子干细胞和一个分化细胞。放疗的最终结果取决于肿瘤干细胞的耗竭程度,肿瘤耐受性的增强必然是由于干细胞净数的增加。如果加速增殖只是非对称性分裂速度的加快,那么仅是更新的加快而不会有干细胞数目的增加。只有那些对称性分裂的加速增殖才会导致干细胞数目的增加,即一个干细胞分裂产生两个子干细胞。

总的来说,放疗过程中肿瘤细胞加速再增殖的机制非常复杂,有许多因素参与其中。

为解决分割放疗中肿瘤干细胞加速增殖对肿瘤控制概率带来的负面影响,许多学者采用超分割的方法。超分割有许多形式,其共同点是:

(1)每天放疗1次以上;

(2)总疗程比常规分割缩短;

(3)在恶性肿瘤的放疗中,分次的立体定向放疗实际上也是一种非常有效的加速治疗。不论是单用分次立体定向放疗,还是将立体定向放疗作为常规分割放疗追加剂量,只要立体定向放疗每分次剂量大于常规分割剂量并且每天治疗,就是一种非常有效地克服肿瘤干细胞加速增殖的治疗方法。因为这样可达到在不增加并发症的基础上缩短总疗程,提高靶区剂量的目的。

采用常规分割外照射加立体定向放疗的治疗方法,是解决肿瘤干细胞在照射过程中加速增殖的一个非常有效的方法,因它可在不增加正常组织损伤,同时也不增加总疗程时间的基础上将肿瘤剂量较大幅度地提高。实验表明,每次照射剂量越大,肿瘤细胞丢失越多,肿瘤干细胞加速增殖的启动就越早,加速增殖的肿瘤细胞数目就越多。从这个角度看,间隔几日的分次立体定向放疗是不可取的。

细胞周期的再分布:

细胞周期可分为4个主要时相:

(1)G_1期:是DNA合成前期,有RNA迅速合成并指导大量新蛋白质分子和其他分子合成。准备合成DNA,此期的长短没有一定的时间限度,可由数小时到长达几天、几个月甚至数年;

(2)S期:是DNA合成期。此期间DNA的量增加1倍,持续的时间一般为8~30 h,个别为60 h;

(3)G_2期:合成后期,为分裂做准备。合成分裂期所需的RNA和蛋白质,作为分裂期的启动阶段,大约持续1~1.5 h;

(4)M期:有丝分裂期。分裂由核开始,继而细胞质分裂,两个子细胞形成。整个有丝分裂过程可分为前期、中期、后期和末期。

有一些细胞处于真正的休止状态而不参加周期活动,称为G_0期细胞。当需要时,一旦接到某种信号,G_0期细胞就开始准备DNA的合成而变成G_1期细胞。肿瘤内G_0期的比例是不相同的,如Burkit淋巴瘤的生长比例几乎是1(即所有的细胞都在周期活动中),而乳腺癌平均生长比例是0.25,有相当大的一部分细胞处于G_0期。G_0期的细胞处于休止状态,没有DNA的合成。实验表明,在细胞周期内各期细胞的放射敏感性有一定差别,X线和中子放射对M期最敏感,S期敏感性最差。

照射后增殖慢和增殖快的细胞反应是不相同的:增殖慢的细胞,给予中等剂量的照射(278~925cGy)后细胞从G_1期进入S期的进程几乎完全停止5~10天,即细胞阻滞在G_1期;而增殖快的肿瘤细胞,照射后细胞照样通过各周期。这样,经过分次照射后两种不同组织的细胞存活情况就大不相同了:增殖慢的组织由于照射前就有较多的G_1期细胞,照射后G_1期细胞的比例更为增加,整个细胞"分裂延迟";而在分裂快的组织和大部分肿瘤组织,由于照射后细胞照样通过各周期,分次照射中每次照射都能杀死一定比例的敏感细胞,形成细胞周期再分布的同步化,造成2~3倍的所谓"自身增敏"。

因此,在增殖快的肿瘤组织,适当剂量的分次照射由于"自身增敏"可更有效地杀灭肿瘤细胞,而对正常晚反应组织则相对损伤较小。这也是治疗恶性病变必须采用分次照射的生物学基础之一。而在良性肿瘤,如脑膜瘤、听神经瘤,与周围正常脑组织均属晚反应组织,分次照射时如果病变和周围正常脑组织每次受到相同剂量的照射,从细胞周期再分布的角度来看,则不会有任何治疗增益。

乏氧细胞的再氧合:

在恶性肿瘤,即使体积有限,也含有一定比

例的乏氧细胞。在临床上，肿瘤乏氧细胞的比例可高达 20%～30%。实验表明乏氧细胞较含氧细胞对放射敏感性差，杀灭乏氧细胞所需剂量是杀灭同样比例含氧细胞的 2～3 倍。单次照射几 Gy 之内，杀伤的主要是含氧细胞，再增加剂量，杀伤的主要是乏氧细胞。用几十 Gy 的大单次剂量照射恶性肿瘤是一个很大的浪费，因为这时乏氧细胞的数目不能有效地减少。

肿瘤在经过一次照射后由于部分细胞丢失，部分乏氧细胞可再氧合。实验表明，在大部分恶性肿瘤，照射后 24 小时内乏氧细胞的再氧合可全部完成。由于含氧细胞较乏氧细胞对放射敏感 2～3 倍，分次照射造成对恶性肿瘤的"相对增敏"，增敏因子可达 2～3。这也是治疗恶性病变必须分次的放射生物学基础之一。

同样，在恶性肿瘤的立体定向放疗中，也必须遵循分次照射的原则，以期达到最大的治疗比，临床上应注意：

1. 由于其物理剂量分布的优势，每分次剂量可远远高于常规分割，但每分割剂量的大小主要参照细胞损伤修复的特点。

2. 因乏氧细胞的再氧合在照射后 24 小时能充分完成，分次立体定向放疗应每日进行。

二、放射增敏剂和防护剂

大多数临床治疗的肿瘤约有 1%～30% 的细胞是乏氧细胞。由于乏氧细胞对放射的抵抗，会有放疗局部失败发生。

电离辐射无论是直接击中 DNA，或是击中水分子形成羟自由基，都会损害 DNA 分子。DNA 被损害后有两种结果：一是从 DNA 上逐出的电子被其他化合物俘获，或再发生一连串的电子转移反应，DNA 被氧化而使损伤固定。这种能亲和电子的化合物就是放射增敏剂。其中最重要的就是硝基杂环类药物。二是重新获得 1 个电子而被还原，使损伤修复。含有巯基 (-SH) 的某些化合物能提供电子，使 DNA 损伤修复，这些化合物被称为放射防护剂。

硝基杂环类电子亲和化合物是近年来研究得最多的放射增敏剂。它的作用原理：①强烈的电子亲和性，能特异性地增敏乏氧细胞；②细胞

毒作用，对乏氧细胞的杀伤能力大于含氧细胞；③能与巯基作用降低乏氧细胞内主要的含巯基化合物——谷胱甘肽的水平。这类药物的主要代表是硝基咪唑 (MISO)。

体外细胞实验表明，MISO 有较强的放射增敏作用。单次剂量照射时的增敏比率为 1.3%～2.2%，但在分割照射分次给药时增敏比率下降。分割次数越多，增敏比率越低。这是由于在分割照射期间肿瘤发生再氧合，乏氧细胞比例减少所致。

临床实践表明，使用 MISO 仅有少数肿瘤控制率升高和存活率改善，绝大多数实验是失败的。全世界至今试用 MISO 的累积病例数已达 4000 例以上，有 20%～40% 的病例有神经毒性反应，其中 5%～8% 有长期的严重神经病变，这就抵消了 MISO 在治疗上的微弱好处。

MISO 的临床实验虽然失败，但这个探索方向是正确的。人们仍在继续寻找增敏效应大于 MISO，毒性又小的硝基杂环类化合物。目前认为最有希望的是 SR2508，临床试用表明最大耐受量是 MISO 的 3 倍，肿瘤中浓度大于 MISO 78 倍，而神经毒性并未增加。

氧具有较高的电子亲和性，是理想的放射增敏剂。在宫颈癌和头颈部肿瘤放疗中采用高压氧已获阳性结果，但不是对所有肿瘤都有效。在同一种肿瘤中也不是每一个病例都有效，且代价昂贵，目前已很少有人研究。新的研究集中在人工血液替代物上，该物质有较强的携氧能力，能提高肿瘤内的氧分压。

与氧分压有关的另一研究是低氧放疗，即在放疗前给病人吸入含氧较少的空气，以降低体内正常组织的氧分压，提高正常组织对放射的耐受性，由此提高肿瘤剂量。这实际上是一种放射防护剂的研究。

在放疗中增加细胞内外源性巯基化合物 (-SH) 将有效保护含氧细胞，对乏氧细胞的保护作用则很小。代表性药物为 WR-2721，可选择性保护正常组织，提高正常组织的放射耐受量。同时相应地提高肿瘤剂量，可提高肿瘤控制概率。实验表明 WR-2721 主要保护骨髓，对肾、肺及神经组织的防护则很少，因此特别适用于半身照射。临床实验表明使用了 WR-2721 后放疗剂量可增加

20%。其主要副作用包括低血压、恶心、呕吐及嗜睡等，快速静脉灌注可减轻这些反应。目前在探索体内浓度更高、防护效果更好且毒副作用更低的药物。

三、放疗与化疗药物的相互增敏作用

某些化疗药物与放疗同时使用可出现协同作用。例如 5-Fu 主要通过抑制放射所致的亚致死损伤的修复来增加放射对细胞的杀伤。但放疗后 5-Fu 与细胞连续作用 8 小时以上才会出现协同作用。因此在每周 5 次放疗时，5-Fu 需连续给药 40 小时以上。

顺铂可抑制潜在性致死损伤的修复，同时增加乏氧细胞的放射敏感性。如果采用超分割放疗，则顺铂可起到更好的增敏作用。顺铂也需连续给药才能起到增敏作用。

阿霉素是线粒体和肿瘤细胞呼吸抑制剂，可使肿瘤外层细胞氧耗减少，中心乏氧细胞的氧浓度增加。阿霉素亦可抑制 DNA 单键断裂的修复，如果在放疗中或放疗刚结束给药增敏效果更大。

上述几种药物的临床应用都取得良好效果。例如顺铂加超分割放疗治疗晚期头颈肿瘤如鼻咽癌，完全反应率（CR）为 87%，2 年存活率 60%～70%。

四、放疗与热疗的增敏作用

早在 100 多年前就有人注意到了热疗有治疗恶性肿瘤的可能。近年来，大量实验资料对热疗治疗肿瘤的本质有了进一步的揭示，使热疗有了一定的理论基础。

热疗联合放疗治疗肿瘤，理论上有两个主要依据：①从细胞分裂周期的角度看，合成期（S 期）细胞对放射抵抗而对热疗较敏感，加热能使其对放射线的敏感性增加 3 倍；②肿瘤内对放射抗拒的乏氧细胞对加热较敏感，因此同时采用热疗和放疗可有协同作用。

加热至 42～43℃时哺乳细胞的生存数明显减少，在高于 43℃时每升温 1℃，细胞有双倍指数杀灭。正常组织和肿瘤加温超过 45℃时导致进行性不可逆蛋白变性。温度在 43℃时杀死细胞的

机制为：①损伤细胞膜的完整性；②抑制 DNA 合成；③造成有丝分裂纺锤体的损伤。

第三节　普通外照射治疗方法及适应证

一、外照射的发展历史

自 1895 年伦琴发现 X 线起，X 线就很快应用于诊断和治疗。1930 年 Coutard 首次利用 200 千伏 X 线治疗机分次照射治疗口腔及咽部肿瘤获得成功，X 线治疗机在治疗人类恶性肿瘤中发挥了不小的作用。但由于千伏级 X 线能量低，皮肤反应严重，骨的吸收能量多，对身体深部的肿瘤不能达到临床需要的剂量。

20 世纪 50 年代后，^{60}Co 远距离治疗机问世。由于 ^{60}Co γ 线平均能量 1.25MeV，故称兆伏级治疗机。由于 ^{60}Co γ 线的特点，骨与软组织吸收相等，深度剂量高，并且有皮肤的躲避作用。用 ^{60}Co 治疗机采用对穿野、多野、旋转等方法，使深位肿瘤得到较理想的剂量分布。因此 ^{60}Co 治疗机得到了广泛的应用，并使恶性肿瘤的治疗有了很大的进展。

但 ^{60}Co 治疗机也有其相应缺点：射线能量不可调、半影大、需定期更换 ^{60}Co 源、有可能导致放射防护方面的问题等，20 世纪 70 年代逐渐成熟的医用加速器可基本弥补 ^{60}Co 治疗机这些方面的不足，并具有更优越的物理性能和临床疗效，近年来逐渐在临床放疗中占主导地位。

二、普通外照射治疗方法

（一）治疗体位及体位固定

治疗体位及体位固定是外照射治疗计划设计与执行过程中极其重要的一个环节。高精度的肿瘤定位、高精度的治疗计划设计以及高精度的治疗都需要患者在整个治疗过程中体位的一致性。

治疗体位的确定，应该在治疗计划设计的最初阶段即体模阶段进行。合适的体位既要考虑到布野要求，又要考虑到患者的一般健康条件和每次摆位时体位的可重复性。在确定患者治疗体位时，首先要考虑治疗技术的要求。因为患者感到

最舒适的体位往往是最易重复和最容易摆位的体位，还需借助治疗体位固定器让患者得到一个较舒适的、重复性好的体位。前野或侧野照射时，一般考虑仰卧位；后野照射时，根据治疗床面是否对射线有阻挡作用而决定是否采取俯卧位，如果治疗床面的遮挡部分可以拆去，尽量采用仰卧位。有些部位的治疗，例如用两野交角照射中耳癌时，可取侧卧体位，有些情况，需要采取坐位或斜卧位等。前野照射双侧颈部淋巴结时，下颌尽量抬高，使其射野上缘包括上颈淋巴结而不照射到口腔；治疗声门癌时，则要求下颌稍微放松一些，用一对水平小野进行照射；治疗声门下癌时，则要求患者的双肩尽量向下拉，让下颈部给较多的空间方便照射；照射垂体瘤时，下颌应尽量压低，头向前倾一定角度，使顶前野避开双眼，两侧用水平对穿野；对单侧头颈部病变，可选用侧卧位；进行全中枢神经系统照射治疗髓母细胞瘤、室管膜母细胞瘤时，应取俯卧位，垫头，并尽量使脊柱伸直。上述体位的正确取得与保持，均需要体位固定辅助装置。

头颈部肿瘤放疗中常用的体位固定辅助装置包括面罩固定架、固定塑料头托、水解塑料面网、可调塑料头托、水解塑料头颈肩网、头颈肩托架、口塞等。应用水解塑料面网、头颈肩网等可防止患者下意识运动而使治疗体位发生变化。它们应用了高分子低温水解塑料热压成型技术，即面网/头颈肩网被投入约75℃温热水中很快透明软化，取出放在治疗部位，约5分钟后变硬成型，起到了体位固定的作用。

体位固定之后，患者与体位固定器形成了一个类似刚性结构。如能确定患者的坐标系，治疗靶区的相对范围、靶区与周围重要器官的关系、靶区与体位固定器的关系等都被确定。为使治疗摆位简单明了，能够确定坐标系的标记点可选在体表位置。因头颈部皮下脂肪层较薄，体位固定器与身体形成的刚性较好，头颈肿瘤患者的标记点可设在体位固定网罩上。通过设置体表标记点，还可将患者坐标系与治疗机或模拟机的坐标系联系起来。当患者连同体位固定器躺在治疗机或模拟机床上后，将两侧墙和天花板顶激光灯与患者体表标记点相重合，即实现了治疗机或模拟机的机械坐标系与患者坐标系的统一，完成了治疗摆位或体位设定。

（二）模拟定位

模拟定位机是用于模拟定位的装置，它外观类似于医用直线加速器，但用X线球管代替了加速器的高能X线源，并具有类似于加速器治疗床运动功能和结构尺寸的定位床。当患者按照治疗体位固定于定位床上后，模拟定位机能够精确给出射野方向观（BEV）的X线影像。这为医师提供了有关肿瘤和重要器官的影像信息。如需要照射的射野形状较规则，可直接在患者身体或体位固定器表面勾画射野位置及形状。如预期射野不规则，可在BEV的X线片上勾画需要照射的区域，之后利用铅挡块或多叶光栅（Multileaf Collimator, MLC）实现不规则射野。待铅挡块或多叶光栅完成后，可附于模拟定位机上，按照治疗条件如机架转角、准直器转角、治疗床转角、射野大小、源皮距（SSD）或源轴距（SAD）等，进行透视的模拟验证，并与相应的BEV图进行比较。另外，模拟定位机的透视功能还能确定靶区或危及器官的运动范围，为制定计划靶区（PTV）或计划危及器官区域（PRV）提供重要参考。

（三）放射治疗计划设计

1．外照射技术的分类　外照射常用的技术有：固定源皮距（SSD）技术、等中心定角（SAD）技术和旋转（ROT）技术等3种。所谓固定源皮距照射，即将放射源到皮肤的距离固定，不论机头在何种位置。该技术摆位的要点是机架转角一定要准确，同时注意患者的体位，否则肿瘤中心会逃出射野中心轴及射野之外。等中心定角照射是将治疗机的等中心置于肿瘤或靶区中心上。其特点是，只要等中心在肿瘤或靶区中心上，即使机器转角的准确性以及患者体位的误差稍低于预期，都能保证射野中心轴通过肿瘤或靶区中心。因此该技术的摆位要求是保证升床准确。旋转技术与SAD技术相同，也是以肿瘤或靶区中心为旋转中心，用机架的旋转运动代替SAD技术中机架定角照射。由于模拟定位机的普遍采用，多数 ^{60}Co机及医用加速器都是等中心旋转型，加之SAD和ROT技术给摆位带来的方便和准确，SAD及ROT技术应用越来越多，SSD技术只在对姑息和非标称源皮距离照射时才使用。

2．经典二维靶区勾画 经典的二维放疗计划，即根据模拟定位机BEV的X线片所做的计划，对特定分期的每一种肿瘤，其照射野布野及剂量等都有一个方案。这种放疗照射野设计方案，往往是放疗界对该肿瘤放疗经验的总结。这种方案以患者的症状、CT/MRI等影像学检查所见为基础；根据多年的临床经验、统计总结出的结果确定照射野；并以体表标志为定位基准勾画出照射野的范围；但对每个肿瘤患者肿瘤的具体情况考虑相对较少。这种设计方法沿用已久，某种意义上说是一种"最大概率"的设计法。对于使用者来说，只要套用它的规定和条件，肿瘤通常可以获得令人满意的疗效。它包含了历代肿瘤放疗学家的经验和知识，是经得起考验的。当然，与三维适形调强放疗相比，经典的二维靶区勾画也有相应的问题：靶区剂量多较预期低，周围正常危及器官剂量较预期高，即总体剂量分布逊于三维治疗方案。但在没有三维适形调强放疗条件的医院，二维放射治疗仍是十分重要的放疗手段。

3．高能电子束和X（γ）线照射野设计原理

（1）高能电子束照射：根据高能电子束射野中心轴深度剂量线的特点和临床剂量学的观点，可用最大剂量点深度 d_{max} 和90%（或95%）剂量深度 d_{90}（或 d_{95}）将此曲线划分成3个剂量区，从表面到 d_{max} 为剂量建成区，区宽随射线能量增加而增宽，剂量梯度变化较大；从 d_{max} 到 d_{90}（或 d_{95}）为治疗区，剂量梯度变化较小；d_{90}（或 d_{95}）以后，剂量突然下降，称为剂量跌落区。从电子束剂量分布的特点看，用单野治疗偏体位一侧的肿瘤，如果能量选取合适，可在靶区内获得较好的剂量分布。若将靶区后缘深度 $d_{后}$ 取在90%或95%剂量线，电子束能量可近似选为：$E_0 \approx 3 \times d_{后} + 2 \sim 3$（MeV），其中 $2 \sim 3$MeV为选用不同射野大小和适应加速器上电子能量设置所加的调整数。

（2）X（γ）线照射

①单野照射：根据高能X（γ）线深度剂量曲线的特点，可用最大剂量点深度 d_{max} 将曲线分成剂量建成区和指数吸收区两部分。因剂量建成区内剂量变化梯度较大，剂量不易控制，靶区应放到最大剂量点深度之后。若用单野照射，由于

吸收剂量随深度增加呈指数递减，靶区范围较大时，靶区内剂量分布不均匀。因此除外靶区范围较小（如治疗颈、锁部淋巴结）时可使用单野照射外，临床上不主张用单野治疗。用单野照射时，也应将病变放到 d_{max} 之后。如果病变深度较浅，X线能量较高时，应使用组织替代物放在射野入射端的皮肤上，将 d_{max} 深度提到病变之前。对靶区较大的病变，应该用多野照射，或与电子束混合照射。

②两野交角照射：对偏体位一侧病变，如上颌窦癌等，两平野交角照射时，因几何关系，在病变区剂量分布不均匀。用适当角度的楔形滤过板，可使靶区剂量均匀，在两野交叉处形成菱形的均匀剂量分布区。

③两野对穿照射：对中位病变，一般采取两野对穿照射。对穿照射的特点是，当两野剂量配比相等时，可在体位中心得到左、右、上、下对称的剂量分布。当靶区所在部位有组织缺损又必须用对穿野照射时，如喉癌的对穿野照射，必须加楔形板。两野对穿既可以采用固定源皮距技术，也可以采用等中心技术。若将两对对穿野正交就变成共面四野照射。四野照射又称箱式照射，保留了两野对穿照射形成的均匀对称的剂量分布特点。四野技术的剂量增益比约为两野对穿的两倍。

④三野照射：下述情况可采用三野照射：靶区位于体位中心而不能使用两野交角照射；两野对穿不能得到较高的射线能量，射野间距又很大，不能获得大于1的剂量增益比；靶区附近有重要器官而不能使用四野照射技术。

⑤旋转照射：旋转照射是用单野通过靶区中心绕患者旋转一定范围。旋转照射能够提供比多野交叉照射更好的剂量分布：皮肤剂量较小；高剂量区近圆柱形或椭圆形；靶区外剂量下降较快。有多种方法用于旋转照射的剂量计算，最为常用的是沿旋转方向，将整个旋转按5°或10°分解成多个固定野交角照射。

三、头颈部肿瘤外照射放疗的适应证

外照射放疗可用于治疗多数肿瘤的早期病变，并可联合手术、化疗等其他手段综合治疗局部晚期病变。对于不能耐受或拒绝行其他治疗手段的

病人，放疗是行之有效且损伤相对较小的治疗方式，可供医师及患者选择。如既往未行放疗的患者治疗后复发，可行解救性放疗。对于已有转移的晚期病人，放疗是缓解症状、改善生活质量的重要手段。以下根据肿瘤类型，分别阐述普通外照射放疗的适应证：（主要涉及根治性放疗、辅助性放疗等，姑息性放疗及解救性放疗等未再赘述）。

（一）唇及口腔癌

对于早期病例（T1、T2），无论手术或放疗均可取得较好的疗效。手术后切缘阳性或切缘安全边界不够，可再次手术切除或行术后放疗；病理提示肿瘤侵及血管、淋巴管、肿瘤浸润深度>5mm、淋巴结包膜受侵或侵及周围软组织时应行术后放疗或同步放化疗。

对于 T3、T4N0 或 T1-4N1-3 的病例应以综合治疗为主。对于首选手术的病例，如果切缘阴性、肿瘤未累及血管、淋巴管并且淋巴结转移为N1，则术后可仅放疗。而对于伴有不良预后因素（如切缘阳性、原发肿瘤外侵明显、伴有淋巴结包膜受侵、N2 及以上）的病例，则术后应行同步放化疗。

（二）口咽癌

早期病例放疗与手术效果相似，且放疗还可有效地保留器官解剖结构的完整性。术后有切缘阳性等不良预后因素者应行放疗或同步放化疗。局部晚期病例应采用放化疗和手术的综合治疗。

（三）下咽癌

早期下咽癌的手术和放疗效果基本相似。但放疗既能保证下咽、喉等器官的解剖结构的完整性，又可将下咽癌容易发生转移的部位如双侧颈部淋巴结及咽后淋巴结充分包括在照射野内。因此，早期下咽癌的治疗以放疗占优势。局部晚期病例无论单纯手术或单纯放疗，总的疗效均不理想，应采用综合治疗。

（四）喉癌

任何部位的早期喉癌（T1、T2，N0），手术和放疗的总生存率相似，且放疗能有效地保留患者的发音及吞咽功能。如术后切缘不净、残存或安全边界不够、淋巴结包膜受侵、软骨受侵、周围神经受侵、颈部软组织受侵，应行术后放疗。

局部晚期病例应行综合治疗：如气道梗阻明显，行手术 + 术后放化疗；如气道梗阻不严重，可行术前放化疗 + 手术治疗。

（五）鼻腔及鼻窦癌

综合治疗是鼻腔、鼻窦癌的主要治疗模式。凡有手术指征的鼻腔、鼻窦癌都适合采用有计划的术前放疗；因大出血或肿瘤巨大引发呼吸困难者应先手术治疗。腺样囊性癌因浸润性强，手术不易切净，适宜术后放疗。如术后切缘不净或安全边界不够、分化差的肿瘤、T3、T4 及有淋巴结转移的病例、多次术后复发的内翻性乳头状瘤等，均需术后放疗。

（六）鼻咽癌

目前鼻咽癌公认的根治性治疗手段为放射治疗，或以放疗为主的综合治疗。早期一般采用单纯放疗，晚期采用同步放化疗。残存或复发病例在符合手术治疗条件时，行手术挽救可取得较好的疗效。

（七）甲状腺癌

甲状腺癌的首选治疗方式为手术切除。对于乳头状癌和滤泡状癌，如术后微小残存或复发转移者可行 ^{131}I 治疗，如有以下情况可行术后放疗：病变穿透包膜并侵及邻近器官，术后局部复发的危险性大；肿瘤肉眼残存明显，而且不能手术再切除，单纯依靠放射性核素治疗不能控制；术后残存病灶不吸碘。对于髓样癌，手术不能全切者应行术后放疗。未分化癌有手术指征者应术后常规放疗，如无法手术切除，可行高剂量放疗，暂时控制瘤体生长、缓解症状，但不能根治。

（八）涎腺恶性肿瘤

治疗原则是以手术为主，对有以下情况者行术后放疗：①肿瘤组织学高度恶性，如分化差的黏液表皮样癌、鳞状细胞癌、腺癌、涎腺导管癌、未分化癌、嗜酸细胞癌等。②侵袭性强容易侵及神经的组织学类型，如腺样囊性癌、鳞状细胞癌、涎腺导管癌、黏液表皮样癌、未分化癌等。③治疗前已发生神经麻痹（面神经、舌神经、舌下神经麻痹）者，需行术后放疗。④手术切缘阳性，或肿瘤残存，或安全边界 <5mm 且无再手术机会者。⑤局部晚期($T_3 \sim T_4$)，肿瘤侵及包膜或包膜外，或术中肿瘤外溢污染术床，或肿瘤广泛侵及周围肌肉、神经、骨骼等，腮腺肿瘤深叶受侵。⑥已发生区域淋巴结转移者。⑦单纯手术后复发的涎腺恶性肿瘤患者，或多次术后复发的良性混合瘤以往未行放射治疗者。⑧腮腺肿瘤术后发生腮腺瘘，经加压包扎等一般性处理仍不能完全控制时，可行患侧腮腺区小剂量放疗。

（九）中耳外耳道肿瘤

目前较为广泛采用的治疗方法为乳突根治术加术前或术后放射治疗。

（十）嗅神经母细胞瘤

手术和放疗综合治疗模式是最有效的治疗手段。无论早期或晚期，无论手术与否，均建议行放疗。

（十一）颅内肿瘤

高级别胶质瘤（WHO Ⅲ～Ⅳ级）无论手术后有无残留，术后放疗已成常规；成人低度恶性星形细胞瘤全切术后，多主张放疗；完全切除和近全切除的毛细胞星形细胞瘤或Ⅰ级星形细胞瘤不作术后放疗，次全切除术后或活检术后立即开始放疗。

对于恶性少突胶质细胞瘤和混合性恶性少突胶质细胞瘤应常规术后放疗；对于完全切除的低度恶性少突胶质瘤不必做术后放疗，而病灶大、未完全切除或症状未缓解的低度恶性少突胶质瘤需作术后放疗。

对于室管膜母细胞瘤或有中枢轴转移者应作全脑全脊髓放疗，对于间变性室管膜瘤或不全切除者，术后给予局部放疗。

垂体瘤术后放疗已成常规。

恶性脑膜瘤或间变性脑膜瘤患者、次全切除患者，需作术后放疗。

绝大多数颅咽管瘤患者均需术后放疗。

对于切缘阳性和术后残留的脊索瘤患者推荐行术后放疗。

颅内生殖细胞瘤因位置深在、难以手术切除，可行全脑全脊髓+局部推量放疗。

对于髓母细胞瘤，应予全脑全脊髓+后颅窝补量放疗。

（十二）头颈部横纹肌肉瘤

对于低危和中危的横纹肌肉瘤，均行术后放疗。

（十三）视网膜母细胞瘤

当肿瘤是多灶性或靠近黄斑/视神经且患眼尚有视力时，不宜采用眼球摘除术，可采用外照射治疗。

（十四）皮肤癌

位于头面部、无淋巴结转移、无骨及软骨侵犯的皮肤癌，可行放疗。基底部固定的病变，宜行术前放疗，以增加完整切除几率。

（十五）淋巴瘤

应根据相应淋巴瘤亚型、分期，分别予不同范围的放疗，并结合化疗。

四、高 LET 射线放疗进展

X 线、γ 线及电子束的共同特点是在组织内沿着次级粒子径迹上的线性能量传递（Linear energy transfer，LET）较小，故称之为低 LET 射线。这些射线的生物学效应对细胞的含氧情况及生长周期依赖性较大，即对乏氧细胞和 G_0 期细胞杀伤作用较小。与之相对应的是快中子、质子等高 LET 射线。

（一）高 LET 射线的物理学特点

高 LET 射线包括快中子、质子、α 粒子、负 π 介子、碳离子等重粒子。除快中子不带电荷，其他粒子均带有电荷。它们的物理特点就是在组织内有一定的射程，在粒子射入组织后，在组织表面能量损失较少，随着深度的增加，粒子速度逐渐减低，粒子能量损失率逐渐增加。接近射程最后一段距离时，能量的损失突然增加，形成电离吸收峰即 Bragg 峰。

临床上可调节粒子能量以改变 Bragg 峰的深度并用过滤器调整峰区范围，使得 Bragg 峰正位于肿瘤区，以获得理想的剂量分布。

（二）高 LET 射线的生物学特点

高 LET 射线的致死性损伤比潜在损伤及亚致死性损伤高，损伤修复差。高 LET 射线治疗的氧增强比（Oxygen enhancement ratio，OER）小，即氧对放射敏感性影响小，且不同的细胞周期对敏感性影响亦小，总之相对生物效应（RBE）高。

相对生物效应加上剂量分布的优势使其优点更加突出，特别是峰区的 RBE 高于坪区。但中子具有较高生物学特性而无 Bragg 峰，相反质子的剂量分布优势大而无生物学优势，负 π 介子、碳、氖离子等具有上述两个优势。

（三）临床结果

1. 快中子治疗　近年来，有两篇很好的文献复习，认为快中子治疗对头颈部晚期肿瘤、涎腺癌、前列腺癌、软组织肉瘤及骨肉瘤疗效较好。Griffin 报道了 RTOG 治疗 300 余例晚期头颈部肿瘤的结果，单纯快中子组 CR 率 52%，光子组 17%（p=0.038）。Schmitt 和 Wambevisie 于 1990 年复习了快中子治疗涎腺肿瘤的文献，12 篇文章中共 289 例腮腺恶性肿瘤经快中子治疗，5 年局部 - 区域控制率 66%，光子治疗文献 12 篇，有 188 例患者，5 年局部 - 区域控制率 28%。他们同时对比了快中子与光子治疗软组织肉瘤的情况，快中子治疗文章 11 篇，共 297 例，局部控制 158 例（53%），光子治疗 5 篇，共 128 例，局部控制 49 例（38%）；光子不能控制大的骨肉瘤，治愈剂量可致骨坏死，而快中子骨吸收量低，所以治愈剂量不产生骨坏死。另外，Hammersmith 医院报告快中子治疗 8 例、84 个病灶的黑色素瘤，均为术后复发或不能手术切除者，长期局部控制率为 62%，所以不能手术的、转移性、复发的黑色素瘤，快中子治疗是另一个可选择的方法。

经过对快中子治疗的放射生物学研究及临床研究，一些适应证已较清楚，疗效最好的是腮腺恶性肿瘤，其次是前列腺癌、软组织肉瘤、骨肉瘤、局部晚期头颈部癌、术后复发直肠癌、鼻窦腺样囊性癌、黑色素瘤等。

2. 质子治疗　质子的物理学特点很显著，但缺乏高 LET 的生物学特点，Kraft 报告了质子治疗的优点：①剂量分布好；②旁散射少；③穿透性强；④局部剂量高。Austin-Seymour 报告了质子分次治疗的结果，110 例脊索瘤或颅底低分化软骨肉瘤，中位剂量 69Gy（钴 -60Gy 当量），5 年局部控制率为 82%，5 年无瘤生存率为 76%。Suit 报告了数个中心用质子治疗的 11763 例病人，其中约 40% 为良性病变（主要是垂体瘤及动静脉畸形），32% 为眼肿瘤，3 个中心用质子治疗眼黑色素瘤 2800 例，局部控制率为 90%。美国麻省总医院报告质子治疗眼色素膜黑色素瘤 780 例，中位随诊 2.2 年，5 年生存率 80%，局部复发率 5%。Egger2001 年报告了瑞士 Paul Scherrer Institute 质子治疗眼色素膜黑色素瘤 2435 例，5 年局控率 90.6+1.7%，10 年肿瘤特异生存率为 72.6+1.95%。

3. 重离子治疗　Mitamoto 于 2003 年报道了日本碳离子治疗非小细胞肺癌的结果，ⅠA 期 40 例，5 年生存率 42%，5 年肿瘤特异生存率 60%；ⅠB 期 41 例，5 年生存率 22%，5 年肿瘤特异生存率 40%，肺早期及晚期反应均不大。

总之，高 LET 射线有些已应用于临床，并取得了很好的疗效，有些还处于实验阶段，尚需进一步研究。

第四节　近距离放射治疗及适应证

镭被发现后不久即用于腔内治疗恶性肿瘤，至今近距离放疗已有 100 余年的历史。在这期间，近距离放疗作为放射治疗的一个重要组成部分，涉及鼻咽、食管、宫颈、皮肤等多种肿瘤的治疗。

近距离放疗的特点为：局部剂量高，达到边缘后剂量陡然下降；照射范围内剂量分布不均一。根据施治技术，近距离放疗可归纳为 5 种：腔内（Intracavitary）、管内（Intraluminal）、组织间植入（Interstitial）、术中（Intraoperative）和体表敷贴（Surface mould）。按照剂量率的大小，近距离放疗又可分为：低剂量率（LDR）：参考点剂量率 0.4 ~ 2Gy/h；中剂量率（MDR）为 2 ~ 12Gy/h；高剂量率（HDR）大于 12Gy/h；脉冲剂量率（PDR）指剂量率在 1 ~ 3Gy/h，照射间隔一小时一次，治疗实施仅十分钟左右的模式。源的置放方式主要有手工和"后装（Afterloading）"两种：手工操作主要限于低剂量率和易于防护的放射源；"后装"技术则是指先将施源器（Applicator）置放于接近肿瘤的人体天然腔、管道或将空心针管植入瘤体，再导入放射源的技术，多用于计算机程控近距离放疗设备。根据放射源在人体置放时间长短，近距离放疗又分为暂时驻留（Temporary dwell）和永久植入（Permanent implantation）两大类：暂时驻留是指治疗后将施源器以及放射源回收；永久植入则是将治疗时放置的放射源永远保留在人体内。

一、近距离放疗的放射源

表 10-4-1 给出了国内外临床常用的放射性核素的物理参数。

表 10-4-1　临床常用的放射性核素物理参数

核素名称	符号	半衰期	应用辐射线		主要辐射线能谱	防护半值厚 mmPb	(HVL)cmH₂O	Γ 常数 R. cm²/(h. mCi)
钴 Cobalt	Co-60	5.26 年	光子	γ	1173 (0.99)	12	10.8	13.07
				γ	1332 (0.99)			
铯 Cesium	Cs-137	30 年	光子	γ	662 (1.00)	6.5	8.2	3.275
金 Gold	Au-198	2.70 天	光子	γ	412 (0.96)	3.3	7	2.327
铱 Iridium	Ir-192	73.83 天	光子	γ	316 (0.83)	3	6.3	4.62
				γ	468 (0.48)			
				γ	308 (0.30)			
				γ	296 (0.29)			
碘 Iodine	I-125	59.4 天	光子	γ	27～35.5 (1.40)	0.002	2	1.45～1.51 AAPM RC43
镅 Americium	Am-241	432 年	光子	γ	59.5 (0.36)	0.12		
钯 Palladium	Pd-103	16.97 天	光子	X	20-23 (0.71)	0.0008	1.6	1.48
钐 Samarium	Sm-145	340 天	光子	X	38-45 (1.40)	0.04		
				γ	61 (0.13)			
磷 Phosphorus	P-32	14.3 天	电子	β	1710max (1.00)	800 (mg/cm²)	0.1	
铑 Rhodium	Rh	367 天	电子	β	3050max			
锶 Strontium	Sr-90	28.1 天	电子	β	2280max (1.00)	0.14	0.15	
钇 Yttrium	Y-90	64 天	电子			1100 (mg/cm²)		
锎 Californium	Cf-252	2.65 年	中子		裂变 2350avg		5	
镭 Radium	Ra-226	1622 年	光子	γ	830	14	10.6	8.25

二、近距离放疗的施治技术及适应证

（一）腔内、管内照射技术

该技术利用人体自身天然腔体和管道置放施源器，治疗诸如鼻咽癌、食管癌、宫颈癌、主支气管肺癌、直肠癌及阴道癌等。该种治疗技术的参数设置如下：

1. 参考点　腔管治疗的剂量参考点大多相对治疗管设置，且距离固定。例如，食管癌、气管肿瘤参考点设在距源轴 10mm 处，直肠、阴道癌治疗参考点定在黏膜下，即施源器表面外 5mm。

2. 源步进长度　现代程控步进铱源后装机提供的源步进长度可在 2.5mm、5mm 和 10mm 中选择。其中选 2.5mm 或 5mm 是等效的，而采用 10mm 步长会出现高剂量岛和冷、热剂量区交错的状况，不提倡采用。

3. 头颈部肿瘤适应证　可配合外照射治疗鼻咽癌、鼻腔癌、硬腭癌、软腭癌、舌根癌等，以鼻咽癌为例，其具体适应证包括：①初程根治性放疗的 T₁、T₂ 早期病变可计划性外照射 50～60Gy 后加腔内放疗；②初程根治性放疗后鼻咽腔肿瘤残存，经病理检查确证后可补充腔内放疗；③根治量放疗后局部复发时，再程外照射超分割放疗

DT 50～60Gy 后，补充腔内放疗。

（二）组织间插植照射和模板技术

组织间插植照射是预先将空心针管植入靶区瘤体后，再导入步进源进行照射，其剂量分布直接受针管阵列影响。若使用模板规则布阵可模拟传统巴黎剂量学系统或按步进源剂量学系统获得较均匀的剂量分布；亦可采用徒手操作，非规则布阵，用于舌癌、口底癌等解剖结构较复杂，无法使用模板的部位。头颈部肿瘤的适应证包括：配合外照射治疗各期唇癌、舌癌、颊黏膜癌、口底癌等。一般来说，组织间插植的病变体积不能过大，界限需清楚、局限，最好是放射敏感性在中度以上。如肿瘤已侵犯骨，容易造成骨坏死。

（三）手术中置管术后照射

该技术主要用于受要害器官所限、手术切缘不净、亚临床病灶范围不清的情况。这时可在瘤床范围预埋数根软性塑管，术后导入步进源做补充照射。该方法适用于部分脑瘤（邻近中枢部位）、胰腺癌、胆管癌、膀胱癌、胸腺瘤等，有利于提高肿瘤控制率、减少复发并便于分次多程照射。实施过程中需做好瘤床金属标记，理顺软塑管排布次序和走向，避免扭曲、折损和交错。

（四）敷贴治疗

现代敷贴治疗使用程控步进源，应用先进的剂量分布优化软件，可根据巴黎剂量学原则按单平面插植条件布源。为降低靶区剂量变化梯度，需避免直接将塑管贴敷在皮肤表面，可用组织等效材料或蜡块等隔开，另切忌用于深层（≥1cm）肿瘤的治疗，因为剂量梯度落差可能导致肿瘤在达到控制剂量之前，皮肤剂量已远远超出其耐受水平，从而产生严重烧伤。

（五）立体定向组织间插植

立体定向组织间插植是与神经外科颅脑手术同期发展的近距离治疗技术。实施时，患者戴着与立体定向放射外科类同的有创定位头架对病变做 CT/MRI 立体定位，由医师确定靶区，再由物理师根据病变位置、大小和形状设置放射源驻留位，计算剂量分布，经医师确认后，根据计划设计的角度和深度通过颅骨钻孔、针管植入把放射源导入，做暂时或永久性近距离放射治疗。

（六）组织间插植的巴黎剂量学系统

用于组织间插植的巴黎剂量学系统是一种手工计算方式，源于计算机问世之前，因此制定了严格的布源规范，以求获得尽可能均匀的剂量分布；但在计算机技术高度发展的今天，传统巴黎系统已退居特例的地位，现代优化软件可更灵活地应付临床各种情况，不过该系统涉及的原则及长期积累的临床经验仍有极大的实用价值。

巴黎剂量学系统（Paris dosimetry system，PDS）要求：

（1）植入的放射源无论是铱丝还是等距封装在塑管中的串源，均呈直线型；

（2）彼此相互平行；

（3）各线源等分中心位于同一平面；

（4）各源相互等间距；

（5）排布呈正方形或等边三角形；

（6）源的线性活度均匀且等值；

（7）线源与过中心点的平面垂直。

第五节　适形及调强放射治疗方法及适应证

放射治疗的基本目标是提高放射治疗的治疗增益比，即最大限度地将放射线的剂量集中到病变区（靶区）内，杀灭肿瘤细胞，同时使周围正常器官和组织少受或免受照射。在深部肿瘤的放疗中，一些重要器官如脑干、脊髓等位于或接近靶区，要特别注意保护。因此，理想的放射治疗技术应按照肿瘤形状给靶区很高的致死剂量，而靶区周围的正常组织不受到照射。要使治疗区的形状与靶区形状相一致，必须从三维方向上进行剂量分布的控制。适形及调强放疗可使照射区域基本与靶区形状相符，是能提高治疗增益比的有效方法。

一、关于靶区的定义

肿瘤区（Gross tumor volume，GTV）指肿瘤病灶，为一般的诊断手段（包括 CT 和 MRI）能够诊断出的可见的具有一定形状和大小的恶性病变的范围，包括转移的淋巴结和其他转移病变。

临床靶区（Clinical target volume，CTV）指肿瘤的临床病灶、亚临床灶以及肿瘤可能侵犯的范围。

内靶区（Internal target volume，ITV）由于呼吸或器官运动或照射中 CTV 体积和形状的变化所引起的 CTV 外边界运动的范围。

计划靶区（Planning target volume，PTV）患者坐标系通过摆位转移到治疗机坐标系中，以及治疗机照射野位置的变化等因素引起的 ITV 的变化范围，即摆位边界（Setup margin，SM）的范围。

治疗区（Treatment volume，TV）对一定的照射技术及射野安排，某一条等剂量线所包括的范围，通常选择 90% 等剂量线。

照射区（Irradiation volume，IV）对一定的照射技术及射野安排，50% 等剂量线所包括的范围。

二、适形及调强放疗的定义及适应证

当靶区形状不规则时，采用常规布野技术，高剂量区的剂量分布与靶区形状的适合度较差，这一适合度差异随靶区体积的扩大而加剧。如果在靶区的周围又存在重要器官，要想得到较好的靶区适合度，常规照射无能为力，这时需采用适形或调强放疗技术。

为使高剂量区分布的形状在三维方向上与病变（靶区）的形状一致，并达到剂量的三维适形，需满足 2 个条件：①在照射方向上，照射野的形状必须与靶区形状一致；②要使靶区内及表面的剂量相等，要求每一个照射野内诸点的输出剂量率能按要求的方式调整。满足第一个条件的称为三维适形放疗（Three dimensional conformal radiation therapy，3D-CRT），同时满足上述两个条件的称为调强放疗（Intensity modulated radiation therapy，IMRT）。

3D-CRT 的放疗计划设计是正向设计的放疗计划，遵循的基本原则是每个照射野的截面与靶区在此照射野方向上的投影一致。当照射野的数目足够多时，同时照射野的分布足够分散时，可

以期望构成的高剂量区与靶区一致。

对于绝大多数适用于普通外照射放疗的情况，3D-CRT 均适用。但 3D-CRT 并非适合所有情况。对小体积、形状比较规则、沿人体纵轴方向变化不大的凸形靶区，用多野适形照射，配合楔形板、组织补偿技术等，可使高剂量分布区（治疗区）的形状与靶区的形状一致。但当病变周围有很多重要器官、靶区呈凹形，如鼻咽癌、颈部淋巴结靶区等，或靶区较大、形状不规则、并且沿患者纵轴方向扭曲时，例如头颈部淋巴瘤、颈段食管癌等，必须使用 IMRT 才能达到剂量三维高度适形的目的。

IMRT 是通过逆向设计的治疗计划实现治疗区与靶区高度适形的放疗方式。在治疗凹形、不规则形靶区或纵轴空间位移较大靶区时，IMRT 较 3D-CRT 具有更大优势。另外，IMRT 可对不同层次的靶区予以不同剂量，即肿瘤密度高处剂量大、密度低处剂量小，如 GTV 的剂量会高于 CTV 剂量。这样不仅实现了剂量分布对靶区形状的适形，也实现了剂量对肿瘤密度的适形。逆向治疗计划包括目标函数的建立、逆向算法及束流递送方式的产生三个部分。而加速器实现 IMRT 的方式则有多种，如应用物理 2D 补偿器、MLC 静态调强技术、MLC 动态调强技术、断层治疗技术、电磁扫描调强技术、NOMOS 2D 调强准直器等。

相对常规放疗，适形及调强放疗可以使高剂量分布区与靶区的三维形状适合度大大提高，明显减少了周围正常组织和器官在高剂量区的体积。这已在鼻咽癌、前列腺癌、非小细胞肺癌、颅内肿瘤等的比较研究中得到证实。靶区剂量分布的改善和靶周围正常组织受照范围的减少，可使靶区处方剂量进一步提高，这已在上述几种肿瘤的临床增量研究中得到证实。理论和临床经验证明，靶区剂量的提高，必然导致肿瘤局部控制率的提高；肿瘤局部控制率的提高，可减少肿瘤远处转移率，进而提高生存率。

三、适形及调强放疗的方法

适形及调强放疗与普通外照射类似，其过程包括治疗体位固定、定位、靶区勾画、放射治疗计划设计、验证治疗计划等几项。其中治疗体位

固定与普通外照射相同，不再赘述。

（一）CT 模拟定位

CT 模拟机是适形调强放疗的重要组成部分，它包括：①一台大孔径 CT 扫描机，螺旋扫描 CT 最为理想；②一套具有 CT 图像三维重建、显示及射野模拟功能的软件；③一套激光射野模拟器。

完整的 CT 模拟定位过程涉及：①患者借助体位辅助装置，按照治疗体位固定，估计靶区中心，并在激光灯指示下在该位置设置参考标记点，标以铅点等；②针对肿瘤部位、亚临床病灶、周围危及器官及可能的器官运动范围进行 CT 扫描，根据治疗目的及治疗部位，给以不同的扫描层厚；③将获得的影像信息通过网络系统传输到计划系统工作站并进行患者信息登记，在工作站进行数据 / 图像重建。

（二）靶区勾画

1. 勾画 GTV　根据影像学提示，勾画大体肿瘤靶区，包括原发灶、转移淋巴结及其他转移灶，如果肿瘤已经被根治切除，则没有 GTV。

2. 勾画 CTV　临床靶区是一个临床解剖学概念，根据 ICRU-62 报告，它是根据 GTV 的范围及肿瘤的生物学行为来决定的。CTV 包括两部分：一部分是原发肿瘤周围极有可能受侵的邻近区域或极有可能转移的区域（高危区，CTV1）；另一部分是根据肿瘤的生物学行为推断出的可能出现转移的区域（低危区，CTV2）。因为目前影像学无法发现病灶的镜下受侵范围，确定各 CTV 的范围是非常困难的，现主要根据医师对疾病生物学行为的认识来勾画。以 T2N0M0（Ⅱ期）鼻咽癌为例，目前中国医学科学院肿瘤医院规定的 CTV1 包括整个鼻咽、咽后淋巴结区域、斜坡、颅底、咽旁间隙、翼腭窝、蝶窦、鼻腔和上颌窦的后 1/3、双侧Ⅱ区、Va 区淋巴结区域，CTV2 包括双侧Ⅲ、Ⅳ、Vb 区淋巴结区域。

3. 勾画 PTV　考虑到器官运动、定位及治疗过程中的摆位误差等因素，需在 CTV 基础上外放一定范围，以保证 CTV 内所有组织都能接受到处方剂量。因头颈部器官受呼吸、心跳等影响较小，治疗过程中运动较少，故 CTV 不需外放过多。大部分情况下，CTV 外放 5mm 可满足要求。

在 IMRT 中，为使不同肿瘤密度的靶区接受不同的剂量，通常在 GTV 基础上亦外放一定范围，构成 P-GTV，赋以相应剂量，以区别于剂量稍低的 PTV。

4. 勾画危及器官计划体积（Planning organ at risk volume，PRV）：头颈部重要器官众多，为避免严重不良反应，需逐一勾画各危及器官（Organ at risk，OR），如脑干、脊髓、晶体、视神经、颞颌关节、颞叶、腮腺、下颌骨、喉等。考虑到摆位误差等因素，在这些危及器官基础上外放一定范围，构成了 PRV。如 RTOG-0225 方案中规定脊髓的 PRV 为脊髓各方向上各外放 5mm，脑干和视交叉的外放至少为 1mm。

勾画各靶区及危及器官后，需给予相应靶区处方剂量及分割方式，这由肿瘤类型、分期、治疗性质（根治、姑息、辅助、新辅助）等来决定。同时，要予各 PRV 或 OR 限量，以避免正常组织超出耐受剂量、导致严重损伤。

（三）放射治疗计划设计

对于 3D-CRT，放疗计划设计是一个正向的过程，即由计划设计者按治疗方案的要求根据自己的经验选择射线种类、射线能量、射野方向、射野形状、射野剂量权重、射野挡块或楔形板等，然后计算体内的剂量分布，观察剂量分布是否满足治疗的要求。正向设计的计划往往是"可接受"的方案，但不一定是最优的方案。

而 IMRT 的放疗计划设计是一个逆向的过程：由预期的治疗结果，即治疗要求确定的剂量分布，来决定应使用的治疗方案。在计划设计过程中，对一个较复杂的治疗，尤其当需要较多射野数时，很难用正向计划设计找到一个可接受的方案，而且寻找一个较好的治疗方案更多地依赖于设计者的经验。而逆向计划设计不仅能够为放射治疗提供较为客观的优化治疗方案，也符合放疗实践的思维过程。

在治疗计划完成后，需要评价计划能否满足治疗的要求或对比计划的优劣。目前主要的评价方法是剂量体积直方图（Dose volume histogram，DVH），它能够计算和表示出在某一感兴趣的区域，如靶区或危及器官内，有多少体积受到多高剂量水平的照射。

（四）放射治疗计划验证

完成、评估并确认放疗计划后，可在 CT 模拟机或模拟定位机上进行计划验证核对。

在 CT 模拟机上，主要核对治疗计划的中心点。根据治疗计划，需将定位时的参考点移至靶区的中心，即治疗计划的中心点上。之后，核对中心点与解剖标志间的距离。这一过程较准确：计划的中心点与实际中心点的偏差一般不超过 5mm。这是放疗能够精确实施的基础之一。

在模拟定位机上，不仅可以核对中心点，还可以模拟直线加速器，进行整个射野的验证，包括射野方向、大小、MLC、铅挡块等，并利用解剖标志与 SSD 等进行核对。但相对而言，模拟定位机对中心点的验证精度差于 CT 模拟机。

（王平　王佩国）

第六节　Cyber Knife 治疗方法及适应证

随着科学技术进步，头颈部肿瘤的治疗效果得到明显改善，但是部分病人由于肿瘤位置和大小以及病人的一般状况难以耐受手术，而且局部复发和转移仍是头颈肿瘤病人面临的巨大挑战，由于位置深在、邻近重要结构，且大多之前接受过大剂量放射线照射，治疗十分棘手，一旦出现局部复发和转移，50～60% 的病人将会因此失去生命。再次手术对一部分人有效，但由于重要结构受侵，很多病人难以再次手术，对于无法手术的病人，传统上多接受化疗，但化疗的有效率最多只有 40%，而且治疗效果通常很短暂，中位生存期仅能延长 6～9 个月。传统放疗手段由于精确性和适形性上的限制，治疗效果也受到限制，近年来，立体定向放射外科陆续用于头颈部肿瘤的治疗，取得了较好的治疗效果。此类设备包括伽马刀、X 刀、诺丽刀、Cyber knife 等，其中 Cyber knife 在 1994 年首次用于临床，2001 年获得 FDA 批准用于全身的放射外科治疗。由于 Cyber knife 无框架、精确度高、可分割治疗、可治疗活动病灶，应用越来越广泛。

一、Cyberknife 设备的组成

射波刀装有由电脑控制和驱动的 6 关节机械臂，其末端安装了一部可发出 6MV X 线的小型直线加速器，X 线束的直径有 5～60 mm 共 12 种选择，加速器可自由在病人周围定位，从任意需要的方向照射，射束交错重叠照射，可治疗直径在 10 cm 以上形状不规则的肿瘤（图 10-6-1）。由电脑驱动的治疗床可沿 X、Y、Z 轴作线性或旋转等 5 个方向上的移动，治疗室的天花板上，左、

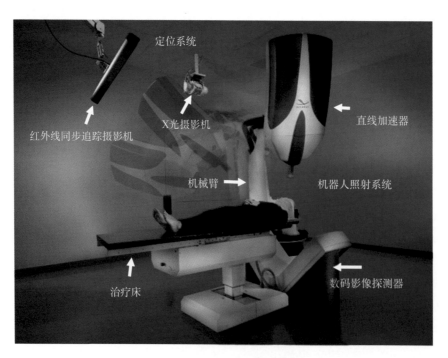

图 10-6-1　Cyberknife 设备组成图

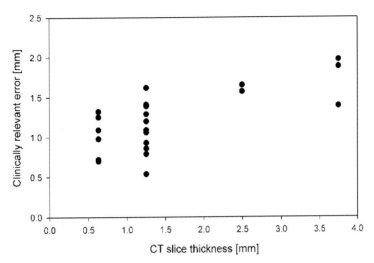

右各装有一套实时追踪照射体位的 X 线机，以 45°倾斜向躺在治疗床上的患者，其影像投射在治疗床右、左 2 个数码照相机的硅晶显像板上，影像快速传输至主控电脑，可与治疗前 CT 定位的重建影像进行比较，被照射靶区的 6D 体位如有偏差，电脑会将治疗床自动调整至原先设计的照射目标区，落实治疗前的正确摆位，按照治疗计划进行放射治疗（图 10-6-2）。

图 10-6-2　定位 CT 层厚为 1.25mm 时，射波刀治疗精度在 1mm 以下，优于伽马刀。

Cyber knife 与以往的放射外科系统相比，主要有以下三个方面的优点：

1. 通过逆向治疗计划系统，机械臂控制的直线加速器可以在超过 1000 个位置中选择数十到数百个方向进行照射，从而克服了伽马刀等中心照射和调强治疗系统共面照射的缺点，做到了彻底的非等中心和非共面照射，实现了对病灶最大限度的三维适形，同时使周围剂量的衰减在一定程度上可控，最大限度地保护了周围重要结构。

2. 加速器在每个位置出束之前，都可以利用影像引导技术对加速器的位置进行校正，使它不需要头架固定也可以提供与伽马刀同样或更好的精确度。

3. Cyber knife 不需要框架，使病人的分次治疗成为可能，由于神经组织属于晚反应组织，对于单次照射剂量比总剂量更敏感，而肿瘤组织属于早反应组织，对于总照射剂量更敏感，这样分次照射与单次照射相比，可以进一步提高治愈率，同时更好地保护重要组织，也使较大病灶的放射外科治疗成为可能。

二、Cyber knife 的治疗过程

（一）影像资料准备

病人首先仰卧于一个治疗床上，根据病人的体型选择合适的头枕，通过热塑面网塑型。（图 10-6-3）

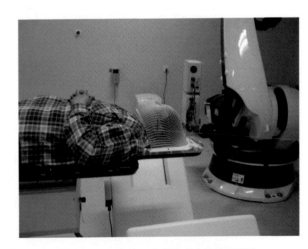

图 10-6-3　射波刀治疗前病人的面网制作

病人经面网固定后，用 1.25mm 层厚的高分辨率 CT 扫描，从头顶上 1cm 扫描至下颌下方，并包括鼻尖前 1cm 的全头部，得到头部的图像资料，为更好的显示病变，通常使用强化扫描。有

的病例为显示病变边界及重要结构，还需要 PET、MR 图像资料。为很好的和 CT 图像融合，MRI 也需要层厚在 1.6mm 以下。将所有影像资料传输到 Cyber knife 医生工作站。

（二）制订治疗计划

根据 CT 和 MR 及 PET 融合图像勾画出肿瘤的范围及周围的重要结构（图 10-6-4），肿瘤一般外放 1mm 以克服系统误差，紧邻重要结构时适当调整外放范围。依据肿瘤的大小、病理、周围的重要结构及先前所受的照射剂量设定肿瘤边缘剂量及分割方式，并给出重要结构的限定剂量。物理师通过 Cyber knife 治疗计划系统完成治疗计划，治疗计划系统是逆向的，可以得到最大限度覆盖肿瘤、并最大限度保护重要结构的最优计划。评价计划应兼顾以下几个方面：

1. 设定肿瘤边缘剂量应包括肿瘤体积的 95% 以上，达到这一水平后剂量应快速衰减。

2. 根据计划系统给出的重要结构剂量分布图（DVH）评价重要结构受照量，重要结构受照剂量应随体积的增加快速衰减，达到限定水平以下。

3. 肿瘤照射剂量分布应尽可能均匀，设定肿瘤边缘剂量一般应在 70% ~ 80% 等剂量线水平以上。

4. 适形指数（CI，=PIV/TIV）及新适形指数（NCI，=（TIV×PIV）/TV^2）一般在 1.3 ~ 1.4 以下。

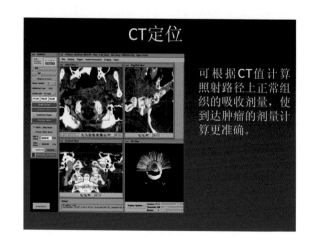

可根据 CT 值计算照射路径上正常组织的吸收剂量，使到达肿瘤的剂量计算更准确。

图 10-6-4 治疗靶区及射线入径模拟图

（三）进行治疗

治疗时病人在面网固定后仰卧于治疗床上，调整治疗床使病人的头部位置与根据定位 CT 计算的位置重合后开始治疗，治疗中机械臂控制直线加速器按照设定的路径到达指定位置后，两个安装在屋顶的正交的 X 线数字照相机实时追踪病人的解剖结构图像（图 10-6-5），这些图像（颅骨、脊柱）与治疗计划中的 CT 重建的图像加以对照，

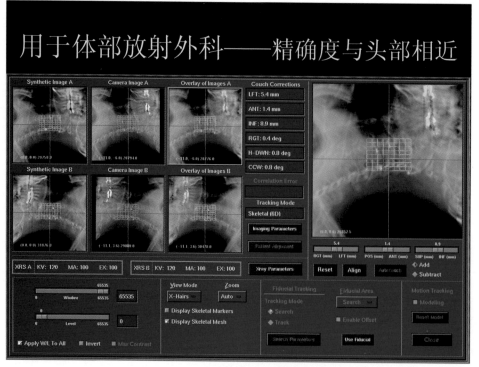

图 10-6-5 治疗中适时追踪图

这样肿瘤的确切位置就会由机械臂自动校正射线束的方向而准确地对准肿瘤,然后按照设定的剂量出束,整个校准过程只需不到一秒钟,保证了最大限度的精确性。然后机械臂运行到下一个位置,重复这样的过程直到完成治疗。通常治疗时间为 0.5 ～ 2 小时,闭路电视监控治疗的全过程,不用氧气及心电监护。许多疼痛患者在仰卧治疗时可能不舒适,治疗时间较长,其间可以暂停治疗休息一下或使用镇痛剂,一般不必用麻醉。治疗前后给予激素以减轻放射反应。

三、Cyber knife 治疗剂量及分割方式的确定

由于 Cyber knife 的剂量和分割方式十分自由,既不同于普通放射治疗的单次 2 ～ 3Gy,每周五次的照射方式,也不同于伽马刀的单次照射,因此 Cyber knife 要解决的关键问题是如何选择一个合适的剂量和分割方式,既使肿瘤得到足够的照射剂量,同时使周围正常组织所受的剂量不至于引起明显的放射性损伤。目前我们主要还是依靠各个 Cyber knife 中心的经验和随访结果来初步确定每种肿瘤合适的剂量和重要结构的安全剂量范围,同时参考其他放射治疗系统的经验。另外,剂量和分割方式的选择还要考虑肿瘤的大小和与周围重要结构的关系,一般而言,肿瘤越大、越临近重要结构,分割次数应当越多、单次剂量应越低,当控制肿瘤所需剂量难以满足重要结构的保护时,一般优先选择保护重要结构,临床上应尽量做到个体化,以最大限度提高治疗效果和安全性。

不同分割方式之间的换算主要依据 L-Q 公式:

$$BED=nd[1+d/(\alpha/\beta)]$$

n 为分割次数;d 为单次剂量;α/β 为正常结构或病变受到单次照射时直接致死效应和间接致死效应相等时的剂量,一般神经结构或眼球附

属器为 2,良性肿瘤为 3 ～ 5,恶性肿瘤为 6 ～ 10,黏膜为 10。

四、适应证

(1)肿瘤直径一般在 4cm 以下。

(2)病人无法耐受手术或不愿接受手术。

(3)患者心理状态稳定并对 cyber knife 治疗及其实际后果充分理解。

(4)手术后残留、复发或其他放射治疗不能控制的肿瘤。

五、禁忌证

1. 病人无法耐受 1 小时左右的平躺。

2. 肿瘤压迫视神经及脑干等重要神经结构导致明显功能障碍需要立即手术解除压迫。

六、Cyber knife 治疗头颈部肿瘤的治疗效果

近几年,一些作者陆续报道了 Cyber knife 用于治疗头颈部肿瘤的治疗效果(见表 10-6-1),由于肿瘤类型、大小、部位、照射剂量、曾接受的治疗的差异,治疗效果差异也很大,完全缓解率从 9% ～ 79% 不等,相应 2 年生存率为 14% ～ 41%。在多数研究中,有淋巴结转移的病人均包含在治疗组中,但分析治疗结果时却没有分开,Kawaguchi 报道了一组无淋巴结转移的病人,局部控制率 79%,超过了此前的一些研究,并认为无法切除的淋巴结转移是影响预后的最重要因素。一些研究机构开始探索将 Cyber knife 用于口咽癌放疗之后的加量以取代近距离放疗,这些研究是来源于对 IMRT 的治疗效果的观察,IMRT 的五年控制率高达 80%,但 20% ～ 40% 的病人出现迟发放射性副反应,例如口干和吞咽困难。

表 10-6-1　Cyber knife 用于头颈部肿瘤的治疗效果

作者	病例数	剂量/分割	随访时间	肿瘤体积	曾接受放疗剂量	副反应	完全缓解率	总生存率
Voynov（2009）	22	24/1-8	19,11-40	19，3-140	98,70-190	4级 0		2年（22%）
Heron	25	25-44/5	NS	45，4-217	66-69	3级 +0	9%	1年（18%）
Roh	36	30/3-5	17.3	23，1-115	70，39-134	4级 +0，3级 +36%	43%	2年（31%）
Rwigema	85	35/5	6，1.3-29	25，3-162	70，32-171	4级 +0，3级 +5%	34%	2年（16%）
Siddiqui	44	13-18/1 或 36-48/5-8，30/2-5	6.8，1.5-48	16，2-155	64，50-74	3级 7%，4级 9%	31%	2年（14%）
Unger	65	30（2-5）	16	75，7-276	67，32-120	4级 11%	54%	2年（41%）
Kawaguchi	22	33.7/2-5	24/4-39	25，3-74	40-65	3级 23%	45%（N-64%,N+13%）	2年（N-79%,N+13%）
Lartigau	50	36/6	6	20，5-295	58，18-75	4级 27%，1例死亡	24%	初步局控率97%
Inoue	28	32,20-40		12	NS	3级 3%	绝大多数无进展	
Cengiz	46	30，18-35				3级 18%	27%	平均1年

目前大量的报道都是回顾性的分析，且结果相差很大，但射波刀治疗时间短，与内放疗相比创伤小、与 IMRT 相比更精确、剂量下降更陡峭，进一步提高了再照射和加量放疗的治疗效果。

目前综合文献报道，Cyber knife 用于初次放疗，副反应轻微。对于再照射的病人由于照射剂量的累积，慢性副反应不容忽视，慢性放射副反应发生率最高可达30%，包括口干、黏膜溃疡、吞咽困难、张口困难、颈部纤维化等。严重并发症如致命性的颈动脉出血也有报道，颈动脉出血一旦出现很难处理，压迫止血和动脉栓塞虽可能暂时止血，但绝大多数病人仍死于再出血，因此当肿瘤紧邻或侵犯颈动脉时，且局部曾接受过放疗时，需特别小心注意避免出现这种并发症。

总之，Cyber knife 用于头颈部肿瘤治疗仅有数年时间，虽然初步结果令人鼓舞，但确切的适应证、长期治疗效果及副反应仍需进一步探索。

（王晓光）

第七节　放射治疗并发症及处理

放疗过程中，放射线在杀伤肿瘤组织的同时，也会对正常组织产生影响，会产生放疗反应，严重时发生放疗并发症。头颈部肿瘤放疗时不良反应相对常见，且有时是不可避免的。

一、皮肤黏膜反应

皮肤放疗反应很明显。在急性期皮肤表现为红斑反应，随剂量增加而加重，并相继出现色素沉着、脱毛和脱皮反应，剂量足够大时可出现湿性脱皮。晚期反应包括皮肤的萎缩和皮下组织的纤维化，这些都与分割剂量和总剂量有关，分割剂量增大，则皮肤的晚期反应加重。在严重的病例，显著的改变可以导致板样纤维化、坏死以及手术或损伤后的伤口愈合困难。

黏膜对放射的反应表现为黏膜炎，发生显著早于放射性皮炎。一般来说，常规照射的第一周，黏膜红斑为典型表现，第二周红斑可发展为红白相间的小斑块，即斑片性假膜炎，这种假膜由死亡的表皮细胞、纤维蛋白及白细胞混合而成，可伴口腔明显不适，患者开始感觉咽痛、口干和味觉丧失。在第三周，许多患者的斑片性黏膜炎逐渐融合并有明显的疼痛感。黏膜炎严重程度与每天照射剂量、累积照射量以及受照组织的面积有关。口腔黏膜一般在放疗结束后2～4周内愈合，少数患者需数周或数月。放疗的晚期黏膜反应包括萎缩、毛细血管扩张和黏膜干燥。严重病例在放疗 75～80Gy 后，可以出现溃疡、纤维化和伤口愈合困难。

口腔严重黏膜反应的急性症状是吞咽困难和口干，会影响患者的营养，需要对症治疗，给予苯海拉明或氯己定含漱液及口服抗生素可以减轻放疗反应。严重病例需暂时中断治疗，症状可以很快减轻。

预防黏膜反应包括制定仔细周密的放疗计划，以减少正常组织照射量；保持良好的卫生习惯，用软牙刷和碱性牙膏每餐后刷牙；避免使用刺激性或腐蚀性的食物；不吸烟饮酒；不进食过热过冷、辛辣及粗糙食物等。

二、唾液腺的反应

首次放疗后数小时内，腮腺就可出现触痛，少数情况下腮腺明显肿胀，持续数天后可自行缓解，此时减少对唾液腺的刺激就可减轻症状。当主要的唾液腺区都包括在放射野内时，在放疗的 1～2 周患者可以出现口干，不仅唾液量减少，而且其成分与物理性质也发生改变，唾液黏性增加，pH 值降低。唾液分泌减少的程度与放疗的总剂量、唾液腺受照的总体积及患者的耐受性有关，症状可持续数月到数年，也可能终生不能恢复。如唾液腺接受超过 6400cGy 的照射，可导致大部分腺体不可逆的抑制，若仅一侧腺体照射量超过 6400cGy，患者仅感到轻微的口腔干燥，若双侧腮腺均受到照射，将会出现严重的唾液量减少，导致明显的口干。

放疗后口腔干燥的治疗包括避免使用抑制唾液分泌和导致口腔不适的药物，劝告患者经常喝水或咀嚼冰屑，因咀嚼有助于刺激唾液分泌，故应进食胡萝卜等食物、咀嚼无糖木糖醇胶。由于口腔干燥患者易发生龋齿，故不应食用含糖食物和酸性食物。

三、牙齿和颌骨的反应

腮腺损伤后，唾液分泌减少、粘性增加，pH 值减低，便于细菌繁殖，从而为放射性龋齿的形成提供了条件；另外，射线对齿槽骨及供血血管的直接损伤也促进了龋齿的形成。龋齿进一步发展，可致牙齿松动、崩解、脱落，继发感染形成齿槽溢脓、牙龈肿痛、颌下淋巴结炎，甚至发生颌骨骨髓炎。

在常规放疗 50～80Gy 的剂量范围内、随访 4～8 年，放射性骨坏死的发生率为 4%～22%。骨坏死首先表现为表面黏膜局部红肿，继而形成溃疡，其内部的坏死骨暴露。患者表现为持续性剧痛。影像学检查最常见的改变是溶骨性骨破坏和其周围骨皮质增厚，部分患者可表现为局部骨质斑点状硬化，晚期可出现骨折。

为了预防放射性龋齿和颌骨坏死，应做到：放疗前常规口腔处理，修补龋齿，拔除残根或断牙；放疗中及放疗后应注意口腔卫生，每天定时用 1% 的过氧化氢等漱口，坚持长期应用含氟牙膏，尽量避免使用含蔗糖成分的食物或饮料，一旦形成龋齿应及时修复；尽量避免在放疗后 3 年内拔牙，如确需拔牙，拔牙前后各一周常规应用抗生素，以降低放射性骨坏死的发生概率。一旦出现放射性骨坏死，可先保守治疗，应用抗生素及高压氧舱治疗，保守治疗无效者行手术治疗。

四、角膜、晶体和视神经的反应

角膜对放疗的反应包括角膜周围炎和角膜水肿。高剂量放射后（≥ 50Gy），会出现表浅点状或深部角膜炎。经治疗剂量的放疗后，立即出现的角膜溃疡不常见，角膜溃疡常是由于错误地应用了眼罩。角膜穿孔和坏死罕见。

治疗的主要目的在于缓解患者的不适。角膜炎的治疗应经常应用眼睛润滑剂、抗生素眼膏或滴眼液，剧痛者可应用丁卡因滴眼液等。

晶体的初始放射性损伤是辐射性白内障，是直接损伤了晶体前表面上皮细胞，干扰和中断了晶体纤维有序分化和沉积过程所致。导致视力下降的晶体浊斑所需的放射剂量依赖于剂量率和射线的性质。人类的阈值是 X 线单次照射 2Gy，或 3 个月内分次照射 5Gy。剂量越大，分次间隔越短，进行性浊斑的发生率越高。从放射到出现白内障的潜伏期为 6 个月到 35 年（平均 2～3 年）。

晶体的混浊可以稳定多年，然后才发展为成

熟白内障。白内障成熟后可行手术摘除。

5周内予总剂量50～60Gy可以产生视神经和视交叉的放射损伤，高剂量及单次量增高（2.5Gy/次）可导致该损伤，进而致失明。单次剂量≥700cGy可导致视神经阶段性的脱髓鞘改变而致眼盲。

目前对视神经的损伤尚无有效的治疗方法，关键在于预防。如常规分割中注意控制视神经的总剂量在6000cGy内，立体定向放疗过程中应避免视神经接受单次剂量高、疗程短的照射。

五、喉反应

喉部最常见的放射性损伤是喉水肿、喉软骨炎和喉软骨坏死。水肿的发生随着分次照射量、总量和放射野面积的增加而加重。持续性喉水肿的发生率一般小于10%。放疗最严重的并发症为软骨坏死。喉的放射性坏死和喉的功能丧失与大野高剂量的放疗有关，喉内存在大肿瘤溃疡感染及喉软骨受侵时更易出现喉软骨坏死。为避免此种并发症，对巨大喉病变及软骨受侵者，不宜单纯放疗，而应手术切除后放疗。

喉水肿发生后可用超声雾化治疗，必要时可用抗生素及类固醇激素。喉水肿多于放疗后3个月内消退，超过3月仍不消退者应注意局部残存、复发或早期喉软骨坏死的危险。喉软骨坏死一旦发生，只有手术切除，目前尚无其他有效的保守治疗方法。约1%的患者需永久性的气管切开。

六、脑反应

脑放射性损伤可分为急性损伤、早期迟发损伤和晚期迟发损伤。急性损伤是指在放疗期间或在治疗结束时出现的暂时症状。早期迟发损伤指在照射后数周或3个月内出现的症状，多数是可逆的。晚期损伤则是在照射后6个月或数年间发病，这种损伤是不可逆的、进行性的，甚至是致命的。

急性放射损伤一般轻微，病理基础是血脑屏障破坏、通透性增加，从而使脑组织水肿、颅内压增高，临床表现为头痛、恶心、呕吐、意识障碍等，这些反应一般是可恢复的。常规分次剂量

颅脑照射出现急性反应较少，但大剂量放疗时（>3Gy/次）发生概率大大增加。脑干部有较大占位病变、颅内压较高时，1.5～1.7Gy/次也会引起急性脑水肿。

典型早期迟发性损伤出现于照射后1～6个月，病理改变以脱髓鞘为主，临床主要表现为嗜睡。晚期迟发损伤的病理改变主要是脱髓鞘、血管闭塞、血栓形成，最终坏死；可为局灶性，也可为弥漫性，但多限于白质。智力减退是放射性脑损伤的功能表现，放疗后数周至数十年间均可发生，一般随生存时间延长而加重。

皮质激素是脑放射性损伤的最主要治疗手段。急性放射损伤的主要表现是脑水肿，应用皮质激素及降颅压药物可以有效控制脑水肿。早期迟发反应的治疗原则是大剂量给予皮质激素，改善局部微循环药物，如低分子右旋糖酐、甘露醇，并给予抗凝剂。对于晚期放射性损伤，皮质激素可以改善多数患者的临床症状和影像学表现，但对局限性脑坏死伴有水肿和占位改变，应考虑手术治疗。

七、其他并发症

放射性横断性脊髓炎相对较少，可表现为Lhermitte综合征，应尽量将脊髓的受量控制在45Gy/5周以下。

儿童头颈部肿瘤放疗后，可能会有放射诱导的恶性肿瘤发生，但其发生率相当低，在选择放疗治疗危及生命的恶性肿瘤时不应过分考虑。

随着适形、调强放疗等先进技术的应用，计算机辅助的治疗计划系统已能充分预防大多数放疗不良反应的发生，将放疗并发症的出现几率降至较低水平。

（王佩国）

参考文献

1. 李树玲. 新编头颈肿瘤学. 第2版. 科学技术文献出版社，2002.

2. 殷蔚伯. 肿瘤放射治疗学. 第四版. 中国协和医科大学出版社，2007.

3. Dinapoli N, Parrilla C, Galli J, et al. Multidisciplinary

approach in the treatment of T1 glottic cancer. The role of patient preference in a homogenous patient population. Strahlenther Onkol. 2010, 186(11): 607-613.

4. Zhang L, Zhao C, Ghimire B, et al. The role of concurrent chemoradiotherapy in the treatment of locoregionally advanced nasopharyngeal carcinoma among endemic population: a meta-analysis of the phase III randomized trials. BMC Cancer, 2010, 10:558.

5. Semrau S, Waldfahrer F, Lell M, et al. Feasibility, toxicity, and efficacy of short induction chemotherapy of docetaxel plus cisplatin or carboplatin (TP) followed by concurrent chemoradio-therapy for organ preservation in advanced cancer of the hypopharynx, larynx, and base of tongue. Early results. Strahlenther Onkol, 2011, 187(1):15-22.

6. McMillan AS, Pow EH, Kwong DL, et al. Preservation of quality of life after intensity-modulated radiotherapy for early-stage nasopharyngeal carcinoma: results of a prospective longitudinal study. Head Neck, 2006, 28(8):712-722.

7. Ellis F. Nominal standard dose and the ret. Br J Radiol, 1971, 44(518):101-108.

8. Tucker SL. Tests for the fit of the linear-quadratic model to radiation isoeffect data. Int J Radiat Oncol Biol Phys, 1984, 10(10):1933-1939.

9. Paterson R. Radiotherapy for Cancer.Br Med J, 1939, 2 (4113):904-907.

10. Flickinger JC, Schell MC, Larson DA. Estimation of complications for linear accelerator radiosurgery with the integrated logistic formula. Int J Radiat Oncol Biol Phys, 1990, 19(1):143-148.

11. Tsuzuki T, Tsunoda S, Sakaki T, et al. Tumor cell proliferation and apoptosis associated with the Gamma Knife effect. Stereotact Funct Neurosurg, 1996, Suppl 1:39-48.

12. Potten CS, Owen G, Roberts SA. The temporal and spatial changes in cell proliferation within the irradiated crypts of the murine small intestine. Int J Radiat Biol, 1990, 57(1):185-99.

13. Baumann M, Suit HD, Sedlacek RS. Metastases after fractionated radiation therapy of three murine tumor models. Int J Radiat Oncol Biol Phys, 1990, 19(2):367-370.

14. Fenwick JD, Pardo-Montero J, Nahum AE, et al. Impact of schedule duration on head and neck radiotherapy: accelerated tumor repopulation versus compensatory mucosal proliferation. Int J Radiat Oncol Biol Phys, 2012, 82(2):1021-1030.

15. Meade S, Sanghera P, McConkey C, et al. Revising the radiobiological model of synchronous chemotherapy in head-and-neck cancer: a new analysis examining reduced weighting of accelerated repopulation. Int J Radiat Oncol Biol Phys, 2013, 86(1):157-163.

16. Dörr W. Modulation of repopulation processes in oral mucosa: experimental results. Int J Radiat Biol, 2003, 79(7):531-537.

17. Douglas JG, Laramore GE, Austin-Seymour M, et al. Treatment of locally advanced adenoid cystic carcinoma of the head and neck with neutronradiotherapy. Int J Radiat Oncol Biol Phys, 2000, 46(3):551-557.

18. Schmitt G, Wambersie A. Review of the clinical results of fast neutron therapy. Radiother Oncol, 1990, 17(1):47-56.

19. Austin-Seymour M, Munzenrider J, Linggood R, et al. Fractionated proton radiation therapy of cranial and intracranial tumors. Am J Clin Oncol, 1990, 13(4):327-330.

20. Egger E, Schalenbourg A, Zografos L, et al. Maximizing local tumor control and survival after proton beam radiotherapy of uveal melanoma. Int J Radiat Oncol Biol Phys, 2001, 51(1):138-147.

21. Miyamoto T, Yamamoto N, Nishimura H, et al. Carbon ion radiotherapy for stage I non-small cell lung cancer. Radiother Oncol, 2003, 66(2):127-140.

22. Kawaguchi K, Yamada H, Horie A, et al. Radiosurgical treatment of maxillary squamous cell carcinoma. Int J Oral Maxillofac Surg, 2009, 38(11):1205-1207.

23. Voynov G, Heron DE, Burton S, et al. Frameless stereotactic radiosurgery for recurrent head and neck carcinoma. Technol Cancer Res Treat, 2006, 5(5):529-535.

24. Heron DE, Rajagopalan MS, Stone B, et al. Single-session and multisession CyberKnife radiosurgery for spine metastases-University of Pittsburgh and Georgetown University experience.J Neurosurg Spine, 2012, 17(1):11-18.

25. Roh KW, Jang JS, Kim MS, et al. Fractionated stereotactic radiotherapy as reirradiation for locally recurrent head and neck cancer. Int J Radiat Oncol Biol Phys, 2009,

74(5):1348-1355.

26. Rwigema JC, Heron DE, Ferris RL, et al. The impact of tumor volume and radiotherapy dose on outcome in previously irradiated recurrent squamous cell carcinoma of the head and neck treated with stereotactic body radiation therapy. Am J Clin Oncol, 2011, 34(4):372-379.

27. Unger KR, Lominska CE, Chanyasulkit J, et al. Risk factors for posttreatment edema in patients treated with stereotactic radiosurgery for meningiomas. Neurosurgery, 2012, 70(3):639-645.

28. Lartigau E, Mirabel X, Prevost B, et al. Extracranial stereotactic radiotherapy: preliminary results with the CyberKnife. Onkologie, 2009, 32(4):209-215.

29. Inoue HK, Seto K, Nozaki A, et al. Three-fraction CyberKnife radiotherapy for brain metastases in critical areas: referring to the risk evaluating radiation necrosis and the surrounding brain volumes circumscribed with a single dose equivalence of 14 Gy (V14). J Radiat Res, 2013, 54(4):727-735.

30. Cengiz M, Özyiğit G, Yazici G, et al. Salvage reirradiaton with stereotactic body radiotherapy for locally recurrent head-and-neck tumors. Int J Radiat Oncol Biol Phys, 2011, 81(1):104-109.

化学治疗
Chemotherapy

第十一章 11

第一节　抗癌药物的生物学基础

随着科学的发展，化学药物治疗恶性肿瘤取得了重大进展，结合分子生物学研究肿瘤细胞增殖周期、核酸代谢、蛋白质合成和基因调控等，均为在分子水平上提供了有效的治疗手段。

肿瘤与正常增殖的细胞组织的生存状态取决于三个动力学参数，细胞周期时间（TC），增殖比率（GF）和细胞丢失率（KL）。在一定程度上，肿瘤的细胞动力学特点决定了细胞周期特异性药物的效应。

一、细胞增殖动力学

细胞自上一次分裂结束起，到下一次分裂完成止，称为一个细胞增殖周期，所需要的时间称为细胞周期时间。一个细胞周期时间因不同细胞而有很大差别，从几小时到数年不等，所更新的细胞在细胞周期中进行着一系列有序的变化。一个细胞周期可分为以下四个期：

1.G_1 期（DNA 合成前期）　由数小时到数年不等，此期合成大量 RNA 蛋白和特殊酶，为细胞分裂准备条件。细胞增殖能力强者 G_1 期短、增殖能力弱者 G_1 期长。

2.S 期（DNA 合成期）　大约为 6～60 小时，除继续合成 RNA 外，还形成新的组蛋白，使短束的 DNA 合并成大型 DNA，最后组成新染色体，形成新核蛋白。此期的重要特点是：打开 DNA 双股螺旋后 DNA 单链显露出许多活性部位，为化疗药物提供攻击靶点。

3.G_2 期（DNA 合成后期）　所占时间恒定为 2～3 小时，此期 DNA 合成结束、继续合成 RNA 和蛋白质，把 DNA 平分给未来的子细胞，为分裂进行准备，可能有复制染色体的功能。

4.M 期（有丝分裂期）　此期约持续 1～2 小时，细胞合成活动达到最低潮，RNA 合成停止。可分为四个亚期，前期：染色质变为染色体，核膜核仁消失。中期：染色单体向赤道移动，形成有丝分裂纺锤体。后期:染色体平均分到细胞两端，每个中心粒又分为两个。末期：细胞分裂成为两个子细胞。

经过细胞周期，每个细胞产生两个子代细胞。癌细胞的增殖是按照指数方式增长。从 1 个癌细胞发展到 $1cm^3$ 即重 1 克时，细胞数目约为 10^9 个，需要 30 代分裂（$30 \times TC$）。

二、细胞增殖动力学与化疗

1. 增殖比率（GF）对化疗的意义　通常可将肿瘤细胞分为 3 群，A 群为处于增殖期的细胞，对化疗药物敏感，是化疗容易杀灭的部分。B 群为 G_0 期的细胞，虽有增殖能力，但不进入细胞增殖周期，对肿瘤的生长不起作用，对化疗不敏感，但一旦受到分裂刺激可再进入细胞周期，参加分裂增殖，故 G_0 期的细胞是肿瘤复发的根源。能否杀灭这群细胞是化疗成败的关键。C 群为无增殖能力的细胞，称为终末群细胞，多自然衰老死亡。只有 A 群的细胞增加肿瘤细胞的总数，它在整个肿瘤所占的比率称为增殖比率，用公式表示：GF= A/（A+B+C）。不同的肿瘤 A、B、C 三群细胞组成不一，GF 值也不相同，生长快的肿瘤 A 群细胞数多，GF 值大，对化疗药物，特别是作用于 S 期的药物敏感，疗效好。相反生长慢的肿瘤 GF 值小，化疗不敏感，疗效差。

2.倍增时间和细胞丢失率对化疗的意义 癌细胞的数目或肿瘤体积增加一倍所需的时间称为倍增时间。肿瘤细胞丢失的原因多为自溶死亡和脱落等,细胞丢失率可依据计算得到的倍增时间和实际观察的倍增时间来估计。瘤细胞丢失率高的肿瘤增长缓慢,倍增时间长,对化疗不敏感。反之丢失率低,倍增时间短,肿瘤增长快,对化疗敏感。烷化剂对倍增时间长的肿瘤疗效优于抗代谢药物。而抗代谢药物对倍增时间短的疗效好。

3.一级动力学对化疗的意义 抗癌药一次化疗不可能杀灭全部肿瘤细胞,只能杀灭一恒定百分率的瘤细胞,即不管肿瘤细胞多少,其减少的百分率是恒定的,统称为一级动力学。肿瘤细胞的减少是按照指数方式递减,因此将 100 个癌细胞降低至 1 个并不比将 10 000 个癌细胞降到 1000 个癌细胞更容易,虽然都是降低 99%。

三、细胞周期对化疗的意义

根据细胞增殖动力学可将抗肿瘤药物大致分为细胞周期非特异性药物和细胞周期特异性药物。细胞周期非特异性药物对癌细胞作用强而快,能迅速杀死癌细胞,剂量反应曲线随着剂量的增加而呈直线型下降,在浓度(C)和时限(T)的关系中,浓度是主要因素。在机体能耐受毒性限度内,杀癌细胞的能力有时可增加数倍至数百倍。因此,此类药物宜一次静脉推入。

细胞周期特异性药物作用慢而弱,需要一定的时间才能发挥其杀伤作用,其剂量反应曲线是一条渐近线,即在小剂量时类似于直线,达一定剂量后不再上升,出现一个平台。在影响疗效的 C 与 T 的关系中,T 是主要因素,因此,在使用特异性药物时,则宜缓慢滴注、肌注或口服。

1.细胞周期非特异性药物中常用的抗癌药物如下:抗生素类,如阿霉素,表柔比星,丝裂霉素,博来霉素。烷化剂,如环磷酰胺,异环磷酰胺。亚硝脲类,如环己基亚硝脲,卡莫司汀,尼莫司汀。铂类,如顺铂,卡铂,奈达铂,奥沙利铂。

2.细胞周期特异性药物中常用的抗癌药物如下:植物碱类,如长春新碱,依托泊苷,替尼泊苷,紫杉醇,长春瑞滨;抗代谢类,如氟尿嘧啶,氨甲蝶呤,阿糖胞苷。

第二节 化疗药物的分类及用药原则

目前,经过临床验证的抗癌药物有 60 余种。可依细胞增殖动力学或其作用机制将其分类。

一、依细胞增殖动力学分类

细胞增殖动力学对肿瘤的治疗具有重大意义,为合理的治疗方案提供理论基础。治疗肿瘤常用的药物如下。

(一)细胞周期非特异性药物

(1)抗肿瘤抗生素:阿霉素等。

(2)烷化剂:环磷酰胺、异环磷酰胺。

(3)杂类:顺氯胺铂、卡铂。

(二)细胞周期特异性药物

(1)M 期特异性药物:长春新碱、长春瑞滨、依托泊苷、紫杉醇。

(2)G_1 期特异性药物:肾上腺皮质类固醇。

(3)G_2 期特异性药物:博来霉素、平阳霉素。

(4)S 期特异性药物:5-氟尿嘧啶、氨甲蝶呤。

二、依药物作用机制分类

由于上述分类不一定代表作用机制相同,按照作用机制,又可以分为四大类:

(一)干扰核酸合成的药物

分别通过不同的环节,阻止 DNA 的合成,抑制细胞分裂增殖,属于抗代谢类药物。分别干扰生化步骤或所抑制的靶酶的不同分为:

(1)二氢叶酸还原酶抑制剂,如氨甲蝶呤(MTX)等;

(2)胸苷酸合成酶抑制剂,影响尿嘧啶核苷酸的甲基化,如氟尿嘧啶(5-FU)、替加氟(FT-207)及优氟啶(UFT)等;

(3)嘌呤核苷酸抑制剂,如巯嘌呤(6-MP)等;

(4)核苷酸还原酶抑制剂,如羟基脲(HU);

(5)DNA 多聚酶抑制剂,如阿糖胞苷(Ara-C)等。

（二）干扰蛋白质合成的药物

（1）干扰微管蛋白合成的药物：干扰有丝分裂中纺锤体的形成，使细胞停止于分裂中期，如长春新碱（VCR）、依托泊苷（VP-16）和紫杉醇等；

（2）干扰核蛋白体功能，阻止蛋白质合成的药物：如三尖杉碱；

（3）影响氨基酸供应阻止蛋白质合成的药物如 L- 门冬酰胺酶，可降解血中门冬酰胺，使瘤细胞缺乏氨基酸，不能合成蛋白质。

（三）直接与（DNA）结合，影响其结构与功能的药物

1. 烷化剂 如环磷酰胺（CTX），能与细胞中的亲和基团发生烷化作用。DNA 中鸟嘌呤 N-7 易被烷化，使 DNA 复制中发生核碱基配对。受烷化的鸟嘌呤结合形成交叉连接，妨碍 DNA 复制，也可以使染色体断裂，使细胞增殖停止而死亡。少数受损细胞的 DNA 可修复而存在下来，引起抗药性。

2. 破坏 DNA 的金属化合物 如顺铂（DDP）可与 DNA 结合，破坏其结构与功能。

3. DNA 嵌入剂 可嵌入 DNA 核酸中之间，干扰转录过程，阻止 mRNA 的形成，如阿霉素（ADM）、表柔比星（E-ADM）和米托恩醌（MIT）。放线菌素（DACD）也属此类。

4. 破坏 DNA 的抗生素 如丝裂霉素，作用机制与烷化剂相同，博来霉素（BLM）可使 DNA 的单链断裂而抑制肿瘤增殖。

5. 拓扑异构酶抑制剂 抑制拓扑异构酶，从而使 DNA 不能修复，如喜树碱类（HCPT）化合物。

（四）改变激素平衡而抑制肿瘤

内分泌治疗可直接或间接通过垂体反馈作用，改变原来机体的激素水平和肿瘤内环境，来抑制肿瘤生长；另一种药物如三苯氧胺则是通过竞争肿瘤表面的受体而干扰雌激素对乳腺癌的作用。

三、头颈部肿瘤常用抗癌药物的药理作用、药代动力学和临床应用

（一）烷化剂

环磷酰胺：

（1）药理作用：烷化剂是一类可与多种有机物的亲核基团（如羟基、氨基、巯基、核酸的氨基、羟基、硫酸根）结合的化合物，它以烷基取代这些化合物的氢原子。核酸的烷化部位皆在鸟嘌呤的第 7 位上。双功能基烷化剂可得两类产物，一是 7- 烷化鸟嘌呤，另一是两边都在 7 位上连接鸟嘌呤；单功能基烷化剂时只得到前一类产物。因此，认为 DNA 的交叉是氮芥（HN_2）引起细胞损伤的主要原因。烷化剂对细胞周期各期都有作用，属细胞周期非特异性药物。G_1 期及 M 期的细胞最敏感。

（2）药代动力学：病人注射 CTX 60mg/kg，静注血浆内 CTX 峰浓度 500ml/L，半衰期 $t_{1/2}$ 3～10 小时。给予 CTX 后，24 小时内约 25% 的给予量从尿排除，此后尿中含量很少。

（3）临床应用：口服 50mg/ 次，2～3 次 /d。静注 600mg/m^2，1 次 /3～4 周。大剂量化疗可达 60mg/kg。

（二）抗代谢药物

可干扰核酸、蛋白质的生物的合成作用，可导致肿瘤细胞死亡。它们作用于核酸合成过程中不同的环节，按其作用可分为胸苷酸酶抑制剂，嘌呤核苷酸合成抑制剂和 DNA 多聚酶抑制剂。

1. 胸苷酸合成酶抑制剂 此类药物有氟尿嘧啶（5-FU）、替加氟（FT-207）、优氟啶（UFT）和去氧氟尿苷（5-DFUR）。

（1）氟尿嘧啶（5-Fluorouracil, 5-Fu）

① 药理作用：在体内必须转化为相应的核苷酸才能发挥作用。5-FU 的代谢主要有三种途径：一是在体内必须转变成三磷酸氟尿苷（FUTP），以伪代谢物形式掺入 RNA 中干扰 RNA 的合成；二是在体内转变成三磷酸脱氧尿苷（FDUP）后以伪代谢形式掺入 DNA 中干扰 DNA 的合成；三是在体内活化成脱氧氟尿单苷磷酸盐（FDUMP）后，抑制胸苷酸合成酶，阻止尿苷酸向胸苷酸转变，最终影响 DNA 的合成。后一种途径中需要一碳位（CH_3）的供体还原型叶酸参与。在正常情况下，由于还原型叶酸供给不足，三种化合物脱氧氟尿单苷磷酸盐（氟去氧尿一磷，FDUMP）、胸苷酸合成酶（TMPS）和活化型叶酸甲酰四氢叶酸，在细胞内形成三重化合物易于分离，此为 5-FU 抗

药性的机理之一。如果外源性地供给大剂量醛氢叶酸（CF），细胞内形成结合牢固，稳定的三重化合物，对 TMPS 的作用大大延长，5-FU 的抗肿瘤作用大大增强。5-FU 对 S 期细胞有作用，而对 G_1/S 边界细胞有延缓作用。

②药代动力学：口服后肠道吸收不完全且不可靠。多采用静脉注射给药，在体内主要被肝脏分解。其产物有二氢氟尿嘧啶及尿素，另一部分变成 CO_2 从尿中排除。它在体内分布广泛，肝与肿瘤中的浓度较高，难以通过血 - 脑屏障，腔内注射在 12h 内维持相当量。注射给药，在快速静脉注射后血药浓度达 0.1 ～ 1mol/L，人体的 $t_{1/2}$ 仅 10 ～ 20min，一次给药用 ^{14}C 标记的 5-Fu 后，12h 内从尿中排出仅 11%，而呼气中排除的 $^{14}C63\%$。连续静滴 24h 后血浆浓度 0.5 ～ 30mol/L，尿中排除 4%，呼气中排出 ^{14}C 为 90%，这可能是连续静脉给药与单剂静脉注射毒性低的原因。5-FU 较易进入脑脊液中，在静脉滴注 30min 内，浓度达 7mol/L，持续约 30min。

③临床应用：口服 300mg/d，分 3 次服，总量 10 ～ 15g。静注：500 ～ 700mg/ 次或 12 ～ 15mg/kg；静脉滴注 2 ～ 8 小时，连续 5 天。

（2）替加氟（喃氟啶，Ftorafur，FT-207）：

①药理作用：FT-207 是 5-FU 的潜效型衍生物，在进入体内后转化为 5-FU 才能发挥效应，故抗癌谱与 5-FU 一致。抗癌作用主要由于其代谢活化物氟尿嘧啶脱氧核苷酸干扰了脱氧尿嘧啶核苷酸向脱氧胸腺嘧啶核苷酸转变，因而影响了 DNA 的合成。在正常情况下脱氧氟尿嘧啶脱氧核苷酸向脱氧胸腺嘧啶核苷酸的转变，必须有脱氧胸腺嘧啶核苷酸合成酶的催化。认为对脱氧胸腺嘧啶核苷酸合成酶的抑制是该药抗癌的主要机理。

②药代动力学：口服或直肠给药以及注射均易吸收，口服 400mg 30 ～ 80min 后，可吸收 85% ～ 92%，吸收后的 FT-207 均匀分布于肝脏、小肠、脾、肾、肺、脑组织。肝、肾中浓度最高，维持时间也最长（12h），24h 各组织中含量均明显降低。静脉注射后 4h 内，脑内的浓度几乎与脾、小肠相当，说明 FT-207 较易透过血 - 脑屏障。FT-207 主要经尿路排出，少量为原形，其他为转化物如 5-FU 氟尿嘧啶核苷、氟尿嘧啶核苷酸等。半衰期为 5 ～ 18.6h。

③临床应用：800 ～ 1200mg/d，分 4 次服用，总量 20 ～ 40g 为一疗程。静滴：15 ～ 20mg/kg 溶于 5% 葡萄糖 300 ～ 500ml 中，每日 1 次；也可以采用 60 ～ 120mg/kg，每周 2 次。

（3）二氢叶酸还原酶抑制剂——氨甲蝶呤（Methotrexate，MTX）

①药理作用：四氢叶酸(FH_4)是叶酸的活性型，为核酸及某些氨基酸（甲硫氨酸、丝氨酸等）生物合成过程中一碳单位的运载体。在细胞内叶酸变成 FH_4 需要叶酸还原酶参与，氨甲蝶呤以竞争的方式抑制叶酸还原酶，遂导致嘌呤与胸腺嘧啶核苷酸合成所必需的还原型叶酸不足。氨甲蝶呤与此酶的结合非常牢固，故可以引起 DNA、RNA 及蛋白质的合成抑制。

②药代动力学：口服的剂量 0.1mg/kg，吸收迅速而安全。1h 后达高峰，血中浓度 3h 后下降 50%，12h 后大部排出体外。大剂量口服，吸收不完全，而被肠道细菌羧肽酶裂解为 2,4- 二氨基 -N10- 甲基蝶呤酸，该代谢物与 MTX 相比，不溶于水，抑制叶酸还原酶的作用仅为其 1/200。此药不易通过血 - 脑屏障，50% ～ 60% 的药物与血清蛋白结合，其分布容积为 67% ～ 71%。25 ～ 100mg/m² 静滴时，稳态血浓度为 1 ～ 10mol/L，故血浆浓度直接与剂量有关。第一相分布在血液内 $t_{1/2}$ 为 45min，MTX 大多以原形从肾小球滤过和肾小管分泌而排出。第二相 $t_{1/2}$ 为 2 ～ 3.5 h。第三相为 10.4 h。小量从粪便中排出。大剂量时可代谢为一个对肾脏有毒的 7- 羟基代谢物。MTX 亦可分布在胸腔、腹腔内，当有胸、腹水时，可成为一个储库，逐渐释放药物，造成血浓度持久增高，引起严重中毒。

③临床应用：口服每天 0.1mg/kg，100 ～ 150mg 为一疗程。静注每次 0.4mg/kg，每周 1 ～ 2 次。鞘内注射 5 ～ 15mg/ 次，1 ～ 2 次 / 周。大剂量应用 MTX 在 1g/m² 以上，应有血药浓度监测，采用 CF 解救。

（三）植物来源的抗癌药物
1. 长春花生物碱

（1）长春新碱 (Vincristine,VCR)：VCR 是细胞周期非特异性药物，它通过抑制细胞微管蛋白的聚合而抑制有丝分裂。VCR 还可以抑制细胞膜上的类脂质合成，抑制细胞膜上氨基酸的运转。

①药代动力学：一次静脉注射后，$t_{1/2\alpha}$ 和 $t_{1/2\beta}$ 分别为 6 ~ 10min 和 190min。在胆汁中浓度最高，其次是肿瘤、脾、肝等，脑和脂肪中最低。

②临床应用：静注每次 1.4mg/m²，每次最大量 2mg，总量不超过 20mg。

（2）长春瑞滨（Navelbine,NVB，诺威本）

①药理作用：诱导有丝分裂微管蛋白崩解，使细胞停止在有丝分裂中期。抑制微管蛋白的聚合作用均逊于 VCR。NVB 的作用是浓度依赖性的，当 NVB 高浓度时（40mol/L）可诱导大量微管集聚，导致微管蛋白的解聚作用，从而使微管发生改变。

②药代动力学：吸收高峰于 30min 和 45min 出现，在第 1 小时血浆浓度呈急剧下降（> 90%）。血浆蛋白结合率为 80%，在 96h 后，降至 50%，清除相 $t_{1/2}$ 为 39.5h。

③临床应用：静滴 25mg/m²，每周 1 次，每周期 1 ~ 2 次。

2. 紫杉醇类 有两种衍生物，紫杉醇（泰素，Taxol）和多西他赛（泰素帝，Docetaxel）。它们的结构和作用机制的主要部分是相同的，但在某些方面又有不同，泰素（$C_{47}H_{51}NO_{14}$），由一个紫杉环和一个 Oxetane 环一个与 C-13 位上庞大的酯侧链所组成，高度脂溶性，不溶于水。泰素帝（$T_{43}H_{53}NO_{14}$）与泰素不同之处在于浆果赤霉素环的 10 位和侧链的 3′ 位上。与原形化合物相似，泰素帝不溶于水，因而用于临床时以多乙氧基醚配制。

（1）药理作用：泰素与泰素帝有相似的作用机理，促进微管聚合及抑制微管蛋白解聚，二者可导致微管在细胞中成束。细胞被阻断在细胞周期的 G1 和 M 期，不能形成正常的有丝分裂纺锤体并分裂。紫杉醇类的作用并不完全一致。泰素能改变微管的原丝数目而泰素帝却无此作用。另一个不同之处是它们的微管蛋白的聚合物的产生，泰素帝在抑制解聚上有两倍的活性，还具有改变某些种类微管的独特能力，并证明对耐泰素的细胞株有活性。

临床前细胞毒性的测定中，两种药物也有不同。对于某些细胞株、研究模型以及泰素耐药细胞，泰素帝更为有效。某些细胞株延长暴露于泰素可

有毒性的增强。在较强时间给药方案中出现的剂量限制毒性，泰素帝研究已经限于 1 小时输注。

（2）药代动力学：在人体内二者药物在分布和消除上十分相似。两种紫杉类均呈现三相动力学行为，而且均高度与蛋白结合，尿中以代谢物形式排出甚微，可经胆道排出。在静滴后 60 ~ 120min 测定人血浆和尿，紫杉醇的血消失呈双相，$t_{1/2\alpha}$ 为 16.2min，$t_{1/2\beta}$ 为 6.4h，中央室分布容积和稳态分布容积分别为 8.6 L/m² 和 67.1L/m²，平均血浆消除率是 253ml/(min·m²)，尿中消除率为 29.3ml/(min·m²)。紫杉醇自尿中排泄率在 48h 内为 5.9(±8.8)%，没有发现代谢产物。用紫杉醇 275mg/m² 静滴 6h，得到类似结果，达峰浓度为 8mol/L, $t_{1/2}\alpha$ 为 21min，$t_{1/2}\beta$ 为 8.9h，分布容积为 65.71/(min·m²)，尿中原形药（24h）只有 5%，肾消除率约为 7.8ml/(min·m²)。

（3）临床应用：静注 135mg/m²，为了预防过敏反应，于治疗前 1 天口服地塞米松 7.5mg，静注西咪替丁 300mg，肌注苯海拉明 20mg。

（四）抗肿瘤抗生素

由微生物产生的具有抗肿瘤活性的化学物质，现有十几种广泛用于临床，其作用机制各异，主要作用于遗传信息的不同环节，从而抑制 DNA、RNA 和蛋白质的合成。大多数为细胞周期非特异性药物。

1. 蒽环类 蒽环类品种繁多，其配基或糖苷有差异，目前常用的有阿霉素、柔红霉素、半合成的表柔比星、全合成的米托蒽醌。

（1）多柔比星（阿霉素，Adriamycin, Doxorubicin, ADM）、柔红霉素（Daunorubicin）

①药理作用：由链霉素产生。作用机理包括以下几个方面：与 DNA 结合；与金属离子结合。与 DNA 结合是药物的主要作用机制。其配基的 B 环和 C 环嵌入 DNA 双螺旋，与 G-C 碱基对发生相互作用，配基的 A 环与 D 环则伸出双螺旋之外，缺电子的醌色团与富电子的嘌呤、嘧啶紧密接触形成配价键；氨基糖位于 DNA 双螺旋小沟，使碱基对的疏水面与药物的疏水面邻接形成疏水键；氨基糖残基中带正电荷的氨基与带负电荷的磷酸基之间形成离子键，上述的各种作用使药物与 DNA 形成牢固的复合物，从而破坏 DNA 的模

板功能，继而抑制 DNA 和 RNA 的合成。另外，阿霉素与各种金属离子如铜、铁形成螯合物，可增加阿霉素和 DNA 的结合；蒽环类化合物与细胞膜的磷脂结合，损伤存在于膜的蛋白酶如腺苷酸环化酶，均可造成细胞的生长抑制和损伤。

阿霉素在酶的作用下能还原为半醌自由基或氧反应形成氧自由基，可能是蒽环类化合物心脏毒性的主要原因。阿霉素为细胞周期非特异性药物，但对 S 期细胞杀伤力最强，对早 S 期比晚 S 期敏感，M 期比 G_1 期敏感，影响 G_1、S、G_2 期各期的移行。

②药代动力学：本品通过主动运转进入细胞，大部分集中于细胞核，并与核蛋白结合。静脉滴注的心肌毒性小于大剂量静脉注射，静注后血浆药物浓度很快下降。其血浆半衰期分为三相，分别为 8～25min，1.5～10h，24～48h，不易通过血-脑屏障，主要在肝脏代谢转化为阿霉素，经胆汁排出，代谢产物脱氧配基可能与心脏毒性有关。

③临床应用：静注 50mg/m^2/ 次，1 次 /3 周。终生累积剂量 450～500mg/m^2。

（2）表柔比星（表阿霉素，Epirubicin）

①药理作用：是阿霉素的同分异构体，只是在糖基 4'- 位羟基上具有相反的构形，抗瘤谱与阿霉素相似，能够嵌入 DNA 双螺旋而与 DNA 结合，并抑制 DNA、RNA 的合成。对细胞周期各阶段都有作用，对 S 期最敏感。

②药代动力学：静脉滴注后，12min 达血浆峰浓度，静脉注射 55min 内达平衡浓度。分布半衰期为 10min，排出半衰期为 42h，主要在肝内代谢为 4-O-β-D 葡萄糖苷酸，经胆汁排泄，约 2% 以原形药物从尿中排出。

③临床应用：静注 60mg/m^2/ 次，1 次 /3 周。终生累积剂量 1000mg/m^2。

（3）米托蒽醌（Mitoxantrone,MIT）

药理作用：为合成的化合物，在结构上与蒽环类化合物接近，其抗肿瘤活性优于蒽环类的多柔比星，作用机制可能是嵌入 DNA 并与其结合而引起细胞损伤。与多柔比星不同，它能抑制 NADPH 依赖的细胞脂质过氧化反应，因而心脏毒性较小，可杀灭任何周期的癌细胞，对分裂期的瘤细胞比休止期更敏感，对 S 后期最敏感。

药代动力学：静脉注射，以 1～4mg/kg 的剂量给病人注射后测血浆半衰期为 37h，分布容积为 13.8L/kg，总血浆清除率为 4ml/（kg·min），24h 后 9.4% 从尿中排出，其中 6.8% 为原药，72h 后排出 11.3%，其中 7.3% 为原药。小剂量以原形及代谢产物从尿及胆汁中排出，主要在肝中代谢，分解为一羧基和二羧基酸。毒性反应轻，常见副反应有骨髓抑制、恶心、呕吐、口腔炎及脱发，该药的优点是心脏毒性低。

临床应用：静注 8～12mg/m^2，1 次 /3 周。

2. 丝裂霉素（Mitomycinc,MMC） 丝裂霉素在结构上与蒽环类药物相似，但在作用机理上与烷化剂相似，主要成分为丝裂霉素 A、B、C，临床上用的是丝裂霉素 C。

（1）药理作用：丝裂霉素 C 与 DNA 双螺旋形成交联，含有两个烷化中心即氮丙啶和氮甲酰集团，与 DNA 结合部位是鸟嘌呤的 O-6 和 N-2 以及腺嘌呤的 N-2，不嵌入碱基对之间，而是结合在 DNA 双螺旋的小沟上，形成交联而抑制 DNA 的复制及肿瘤细胞的增殖。另外，丝裂霉素还可以引起 DNA 单链断裂，属细胞周期非特异性药物，晚 G_1 期和早 S 期细胞敏感，G_2 期细胞对其不敏感。

（2）药代动力学：静脉给药，10～20mg/m^2 剂量下最大血浆浓度为 0.4～2.8μg/ml，血浆半衰期为 2～7min；给药后迅速进入细胞内，在肌肉、心、肺、肾的浓度最高，很少进入中枢神经系统。

（3）临床应用：静注 6mg/m^2，1 次 /3 周。胸腔内注射 4～10mg/ 次，每周 1 次。

3. 平阳霉素（Bleomycin，PYM）

（1）药理作用：由我国平阳地区土壤中分离出的平阳链霉素，并从其产生的多种博来霉素组分筛选出单一组分 A_5 为平阳霉素。抑瘤率 90% 左右，可抑制 DNA 的合成和切断 DNA 链。

（2）药代动力学：经测定在肾、胃、肝、肺、肌肉、血、肿瘤分布，除了肾以外，肿瘤中浓度最高。给家兔注射 15min 后血药浓度最高，以后迅速下降，2h 后测不到。肌注 15min 后血药浓度最高，但比静脉注射后高峰浓度低，4h 仅为微量。静脉给药 LD_{50} 为 165mg/kg，腹腔内给药 LD_{50} 为 188mg/kg。与博来霉素比较，平阳霉素对狗的肝功能无影响；博来霉素有肝毒性，但可恢复。对骨髓抑制和免疫功能，两者均无影响。

（3）临床应用：8mg 溶于生理盐水或 5% 葡萄糖 250ml 静滴每周 2～3 次或每周 16mg，肌注每次 8mg 加生理盐水 4ml 溶解，深部肌注。

（五）铂类化合物

Rosenbery 在研究电场对细菌效应时偶然发现铂电极周围电解液能抑制细菌增殖，并从中分解得到微量活性物质顺氯胺铂，随后发现对动物移植性肿瘤具有明显的抑制作用，从此顺铂引起医学界的重视。目前已成为化疗中一线药物。

1．顺铂（顺氯氨铂，Cisplatin，PDD／DDP）

（1）作用机制：PDD 进入人体后以被动扩散的形式进入细胞，在细胞内低氧的环境下迅速解离，以水合阳离子的形式与细胞内生物大分子结合，主要与 DNA 形成 DNA 链内交联、链间交联及蛋白质交联，并与 DNA 链上相邻两个鸟嘌呤 N 原子共价结合，形成铂 -DNA 合成物。这种结构较 DNA 双螺旋中两个鸟嘌呤中 N7- 位间距离小，从而阻止 DNA 聚合酶的移动，影响 DNA 链的合成、复制，造成细胞死亡。

（2）药代动力学：静脉注射以后在血浆中主要与血浆蛋白结合。用药后 2min 就有 22% 与血浆蛋白结合，1h 有 89% 结合。其次，铂也可以和红细胞、γ- 球蛋白、转铁蛋白等结合。结合性的铂无抗肿瘤活性。PDD 在人体内代谢属于二室模型。静脉注射后 1～4h，血浆中水平下降很快，以后维持一定水平达很长时间。血浆快速分布相 $t_{1/2\alpha}$ 为 25～49min，慢速清除相 $t_{1/2\beta}$ 为 58～73h。Patton 等人报道人血浆游离铂的半衰期随给药方式有所变化，如静脉 1 次快速（$100mg/m^2$），血中最大浓度可达 14.5～24.5 μg，$t_{1/2}32～54min$，如果慢速（6h 内静脉输入给药），最大血药浓度为 2.3～2.7μg，$t_{1/2\alpha}$ 为 17～37min，$t_{1/2\beta}$ 可持续几天或几周。循环中的铂可很快进入组织，以被动扩散的方式进入细胞。PDD 在狗的组织中分布依次为肾＞肝＞卵巢＞子宫＞肺＞皮肤＞肾上腺＞结肠＞心脏＞肠、胰腺、脾脏等。PDD 及其降解产物主要经肾脏排出 70%～90%。静脉给顺铂后，6h 肾排除 15%～27%，24h 排出 18%～34%，第 5 天排出 27%～54%。胆道也排泄部分铂及其代谢产物。

临床应用：静滴 $70mg/(m^2 \cdot 次)$，或分 3 天静滴，1 次 /3 周。注意保护肾功能，每日要水化至 2000 ml，同时加利尿药。

2．其他铂类化合物

卡铂（Carboplatin，CBP）卡铂的作用与 PDD 相似，为第二代铂类抗癌药物。

①药理作用：主要引起靶细胞 DNA 的交叉联结，障碍 DNA 的合成，同时阻止 DNA 复制，属于细胞周期非特异性药物。卡铂在某些细胞系与顺铂有交叉耐药性，而在另一些细胞系则无交叉耐药性。对动物的半致死量大约比顺铂大 10 倍，为 130mg/kg。而对大鼠的肾脏毒性远远低于顺铂，胃肠反应也低，骨髓毒性较顺铂强。血浆半衰期与顺铂相似，均为 7min，$t_{1/2}$ 却较顺铂长，经肾脏排出。

②药代动力学：半衰期 $t_{1/2\alpha}$ 为 57min，消除半衰期为 14h。在体内存留的时间比 DDP 短，主要由肾排出，小部分由胆汁和粪便排出。

③临床应用：单药为 $400mg/m^2$，联合用药为 $300 mg/m^2$，先用 5% 葡萄糖液体制成 $10 mg/ml$ 溶液，再加入 5% 葡萄糖 500ml，静脉滴注，每 3～4 周重复 1 次。

（六）肾上腺皮质激素类药物

通过改变体内激素环境，对特定的肿瘤发挥抑制生长的作用。

1．作用机制
①使淋巴细胞脂肪水解，又阻止其再酯化与利用，造成淋巴瘤细胞内脂肪酸堆积，导致核先破裂，然后细胞解体。②可引起负反馈，使促肾上腺皮质激素 (ACTH) 分泌减少，导致肾上腺皮质萎缩，减少皮质来源的雌激素。③通过肾上腺皮质萎缩，减少皮质来源的睾酮。④在癌症辅助治疗中改善毒血症，增进食欲，改善全身症状。

2．药代动力学
口服迅速完全被吸收，血浆中 $t_{1/2}$ 约 1h，但生物 $t_{1/2}$ 达 12～36h，在糖皮质激素中属于中效药。在体内可与皮质激素转运蛋白质结合，转运至全身各处，然后释放出有活性的游离状态。泼尼松在肝脏中 11- 酮基还原为 11- 羟基，即变为泼尼松龙后才能起作用，肝功能严重不全者影响疗效，宜直接使用泼尼松龙。全身分布以肝最多，血浆、脑脊液、胸水、腹水中亦有一定量，而肝和脾中较少。代谢过程中 4～5 位先被还原，双键转单键而失败，在与硫酸或葡萄糖醛酸结合，从尿中排出，2 天内排出达 80%，原形药很少。

第三节　头颈肿瘤化疗常用方案、用药方法及新进展

头颈部恶性肿瘤虽然种类繁多，但其生物学行为常以局部浸润和区域扩散为主，较少发生远处转移。因此，治疗手段较多侧重于外科手术，化疗则主要用于辅助治疗。但其不仅可帮助控制转移，也可有效抑制原发癌生长，使瘤体缩小而为手术创造条件。故在其综合治疗中，化疗的重要性亦应得到重视。

一、有效药物

20 世纪 70 年代以前研究所证明有效的单药包括甲氨蝶呤（MTX）、环磷酰胺（CTX）、5- 氟尿嘧啶（5-Fu）、丝裂霉素（MMC）、多柔比星（ADM）、长春新碱（VCR）、长春地辛（VDS）和长春瑞滨（NVB）等，虽然有些医院仍在使用，但其总有效率（RR）仅约 15%～25%，极少达到完全缓解（CR）。随着更多的新药出现，这一治疗"瓶颈"才被逐渐突破，主要包括：

博来霉素（BLM）和平阳霉素（PYM）：治疗口腔癌效果较好，常以 0.25～0.5u/kg 肌内或静脉注射，1～2 次 / 周。突出特点为骨髓抑制较轻。国产 PYM 的主要成分为 BLM_{A5}，常以 8～12mg 肌内或静脉注射，2～3 次 / 周，有报道其对头颈癌的 RR 可接近 50%（114/229）。

顺铂（PDD）和卡铂（CBP）：自 20 世纪 70 年代起，不同中心的临床研究报道就发现并不断验证了铂类药物治疗头颈恶性肿瘤的有效性。Wittes 等首次报道单药 PDD 的 RR 能达到 40%，后来 Gad-El-Mawla 等的实践相继大致验证了其结果。Saka 等则分别采用 120mg/m²、静脉输注每 3 周 1 次和 20mg/m²、静脉输注连用 5 天、每 3 周 1 次的两种方法给药，试图找到治疗头颈癌的最佳剂量和方案，结果前者 RR 为 33%、后者为 26.6%，虽未达到有意义的统计学差别，仍显示

出其具有一定程度的剂量 - 效果依赖关系。由于 CBP 的肾、消化道、耳和神经毒性较小，Kisn 以其代替顺铂，结果显示 RR 竟达 56%，但大多数报道其 RR 为 14%～28%。一般采用 200～400 mg/m²、静脉输注每 4 周 1 次或 60～80mg/m²、静脉输注连用 5 天、每 4 周 1 次。

紫杉醇（Paclitaxel）：20 世纪末和 21 世纪初的一些临床试验证实其单药治疗复发、转移和局部晚期头颈部鳞癌的 RR 可达 35%～40%，最大耐受剂量为 250mg/m²、静脉输注每 3 周 1 次，中位生存时间（MST）达 9.2 个月。其剂量限制性毒性为Ⅳ度粒细胞和血小板减少，但给予集落刺激因子（G-CSF）支持治疗后可基本保证治疗如期进行。

二、常用方案及其发展过程

尽管上述某些单药治疗可达较好的 RR，但总体效果仍逊于联合治疗，仅用于手术后、放疗后肿瘤复发和体弱患者的姑息治疗，难以获得长生存期，也没有明显提高患者生活质量的确切结论。随着更有效药物的问世，20 世纪 80 年代以后，各种联合方案逐渐占据主导，主要包括：

（一）含铂类药物的方案

以环磷酰胺（CTX）、多柔比星（ADM）和顺铂（PDD）为基础组合的 CAP 方案曾一度作为主要方案之一，也确实取得了一定疗效，但终因药物毒性大、长期生存短而逐渐少用。目前的实用方案主要为：

FC 方案（PDD 联合 5-Fu），PDD 剂量多为 100mg/m²、静脉输注，5-Fu1000mg/m²、静脉输注连用 5 天、每 3 周 1 次，其 RR 最高可达 70% 左右，中位生存期（MST）可达 10 个月。在此方案基础上，可调整剂量，或加入四氢叶酸钙（CF）以图增效，例如 5-Fu1000mg/（m²·d）、CF200 mg/（m²·d）、第 1～4 天静脉输注，PDD100mg/ m²、第 5 天静脉输注或 PDD20mg/（m²·d）、5-Fu 200～400mg/（m²·d）、第 1～5 天静脉输注的减量方案。此方案为头颈部腺癌的常用方案之一，对鳞癌也有一定效果，甚至有报道总有效率可达 60%，但其消化道和口腔黏膜毒性较重，故应给

予黏膜保护剂和抗酸药物，具有消化道溃疡者宜慎用。FC方案曾是20世纪90年代治疗局部晚期和转移性头颈部恶性肿瘤的主要方案。即使在今天，也有学者认为其疗效可与紫杉醇联合顺铂方案媲美：有效率分别为27%与26%、总生存率(OS)分别为8.7与8.1个月。

PC（PDD联合紫杉醇）为另一代表性治疗方案。剂量多为紫杉醇135～175mg/m²、第1天静脉输注和PDD75 mg/m²、第2天静脉输注。美国M. D. Anderson肿瘤中心在此基础上将方案发展为紫杉醇175mg/m²、第1天静脉输注，异环磷酰胺(IFO)1000 mg/m²、第1～3天静脉输注（辅以Mesna解救），PDD60 mg/m²、第1天静脉输注，每3～4周重复1次。RR接近60%、CR接近20%，且CR患者平均可获得18个月以上的无进展生存时间，总MST为8.8个月，1年、2年生存率分别为42%和18%。此方案通过在双药化疗基础上再追加一药获得了较高的缓解率，但由于人种体质不同，用于国人患者时仍应充分考虑到其毒性，密切监测不良反应，随时调整剂量。也有以CBP代替PDD以减轻消化道和肾毒性的尝试。M. D. Anderson肿瘤中心以其治疗38例复发、转移的头颈部鳞癌，RR达55%，但用于国人患者时仍应密切监测不良反应、随时调整剂量。

将PC和FC方案联合可组合为紫杉醇+PDD+5-Fu的三药联合方案，文献报道其RR为33%～71%、CR为5%～17%。但与上述相同，实施中应考虑药物毒性、密切监测不良反应。

（二）不含铂类药物的方案

早期主要是以MTX和BLM为基础的组合，但因其黏膜毒性明显、疗效提高不多而逐渐少用。后来又出现了羟喜树碱联合紫杉类等的组合方案，但仍不能取代以铂类为基础的主导化疗。还有以达卡巴嗪（氮烯咪胺，DTIC）220 mg/m²、PDD25 mg/m²、第1～3天静脉输注、每28天重复治疗恶性黑色素瘤，ADM+DTIC与PDD+DTIC交替应用治疗硬纤维瘤等的尝试，但尚需前瞻性的大宗临床病例对照试验方可取得证据明确其安全及有效性。

三、治疗方法进展

由于头颈部肿瘤发生于接近体表处的特殊解剖部位，且鳞癌为多，除外科手术的传统优势外，也适于采取其他局部治疗方法。化疗在整体治疗中多起增效协同的作用。

（一）新辅助化疗

即对较大瘤块实施两个周期左右的诱导性化疗。此举有助于缩小肿瘤体积、降低手术难度，也有助于保留发音、吞咽和其他头颈部肌肉功能，从而提高患者生活质量。理论上说也有助于消除微小转移、减少远期复发，但无充分证据证明其可延长远期生存。同样，对于根治性切除肿瘤后的辅助化疗，也未能显示给患者带来生存益处。

（二）同步放、化疗

文献报道多选择国际抗癌联盟临床分期中的Ⅲ、Ⅳ期但无远处转移的初治患者，肿瘤部位多为口咽、下咽、喉及口腔，少见鼻腔、鼻咽、鼻窦等处。年龄分布于80岁以下，且无其他恶性肿瘤。既往经验证实，MTX、BLM、PDD、紫杉醇和5-Fu均可通过阻止损伤细胞修复达到为放疗增敏的作用，但前二者往往合并严重的口腔黏膜炎，故最常用的方案仍为FC和PC，但剂量多调整为PDD12～20 mg/m²或CBP70 mg/m²、第1～5天静脉输注，每2～3周重复，整个放疗周期中总量可达160～400 mg/m²和400～800 mg/m²；视患者体质，5-Fu在整个放疗疗程中总量可达8000～16000 mg/m²；紫杉醇可采用60 mg/m²静脉输注每周1次，总剂量可达300～600 mg/m²。

如采用超分割同步放化疗，则有助提高化疗药物剂量并减少整体毒副作用。目前，同步放、化疗已成为难以切除的局部晚期头颈部肿瘤的标准治疗方案，也可用于由高危复发倾向患者的术后治疗。但因其黏膜毒性、骨髓抑制等不良反应增加，对年老、体弱者仍应慎重选择。

（三）动脉灌注化疗

始于20世纪50年代，原理是以动脉输入泵通过动脉内插管将抗癌药物持续输入肿瘤，可维持数周乃至数月。其优点是为提高肿瘤组织中的药物浓度、延长肿瘤细胞接触药物的时间、减轻化疗的全身毒性，有助于将巨大瘤块迅速缩小而实施手术或放疗控制。但其也带来了与导管治疗相关的血栓形成、皮肤感染、药物渗漏和导管脱落等并发症，从而限制了其广泛应用。近年来开展的介入方法对精准动脉定位插管十分有利，但置管时间则明显受限。

第四节　分子靶向治疗原理及在头颈部肿瘤中的应用

一、头颈部肿瘤的分子靶点表达及功能

（一）表皮细胞生长因子及其受体

是最常见的细胞生长因子、受体之一。二者结合后，可以通过激活细胞内的 PI3K、STAT、Grb2 等多种信号传导途径导致细胞分裂增殖、浸润迁移，从而使肿瘤生长、转移，并抗拒化疗药物。EGFR 普遍表达各种细胞膜上，在恶性肿瘤细胞上的表达明显高于正常细胞，在头颈恶性肿瘤细胞上的表达更高达 90% 以上，且其高表达者的生存时间和无进展生存时间均会缩短。

（二）血管上皮细胞生长因子及其受体

实体肿瘤的生长依赖于血管形成，而新生血管是由原有血管内皮细胞发展而来的，肿瘤可通过分泌多种生长因子（VEGF 为最重要的因子之一）刺激内皮移行、增殖和毛细血管形成，新形成的血管又为肿瘤提供营养物质和氧气、进一步促进肿瘤的增殖力和侵袭力。早在 20 世纪 90 年代，Benhart 和 Eisma 等即发现 VEGF 和它的受体表达在鳞状细胞发育异常组织和口腔、喉的侵袭性鳞癌中显著升高，并在血管形成中起重要作用。国内学者也发现其在甲状腺乳头状癌组织中的表达可高达 88.9%，在有淋巴结转移病例中表达更高。

二、分子靶向治疗在头颈部肿瘤中的应用

（一）抗 EGF 治疗

在目前恶性肿瘤的治疗中方兴未艾，其代表药物 Herceptin（EGFR-2 细胞膜外部分之抗体）和 Tarceva、Iressa（EGFR-1 细胞膜内部分之酪氨酸激酶小分子抑制剂）联合化疗治疗乳腺癌和肺癌均取得了重大成功。在治疗头颈恶性肿瘤中，重要突破见于 EGFR 抗体尼妥珠单抗（Nimotuzumab，国内上市商品名泰欣生）和西妥昔单抗（Cetuximab）等与放、化疗的联合。

1. 尼妥珠单抗

（1）性质与特点

①高度人源化：抗体药物的研发往往最早从动物开始、成功之后再逐渐人源化、以减轻动物抗体造成的人体免疫排斥反应。与目前已广泛用于肠癌的 EGFR 单抗 Cetuximab（嵌合抗体，70% 人源化）比较，Nimotuzumab 的人源化程度达 95%，可将排异反应减到很低。

②较强的结合力与选择性：由于其与人体细胞的同源性强，使其与胞膜表面的 EGFR 的结合更加紧密。将 Cetuximab 与 Nimotuzumab 比较，前者与 EGFR 既可为"双价结合（一个抗体可以同时覆盖、结合两个 EGFR）"，也可是较松散的"单价结合（一个抗体只结合一个 EGFR）"。而后者与 EGFR 的结合则主要为双价结合，这使得它可以同时结合更多的 EGFR，也使其更易选择表面 EGFR 表达更为密集的肿瘤细胞为其靶细胞，从而靶向选择性更强。

（2）作用机制：其与 EGFR 结合后可有效降低其磷酸化、阻断信号传导通路。此外，其作用还具有如下特点：

①导致 EGFR 内吞和减少：研究表明，Nimotuzumab 与 EGFR 结合后形成的复合体可被细胞内吞到细胞之中、从而减少胞膜表面的受体数量，使真正的 EGF "难寻靶点"、不易发挥作用。

②介导 ADCC 和 CDC 等免疫效应：Nimotuzumab 本身为 IgG$_1$ 型单克隆抗体，与受体结合后可介导 ADCC（Antibody dependent cellular cytotoxicity，抗体依赖细胞介导的细胞毒效应）和 CDC（Complement dependent cellular cytotoxicity，补体依赖的细胞毒效应）等免疫效应，从而诱发免疫效应细胞的吞噬效应和补体的溶解胞膜效应，"二次杀伤"肿瘤细胞。

（3）联合方案的疗效：无论与放疗还是化疗联合，其均显示出良好的前景。如：在其联合放

疗治疗不能切除的头颈部鳞癌的一项随机双盲、对照（1∶1）临床试验中，以单纯放疗（2Gy/d，5d／周，共 6～7 周）及同时联合 Nimotuzumab（200mg/ 周）治疗，各入组 53 例患者。总生存时间 (OS) 的差别并无统计学意义（9.47 比 12.50 个月），但在 EGFR（+）者，尤其是在 EGFR（+++）者中显示出明显差别，分别为 7.20 比 16.50 个月（$P = 0.038$）和 6.40 比 19.63 个月 （$P = 0.038$）。

（4）不良反应：与大多数抗体类药物一样，Nimotuzumab 也会导致皮疹、腹泻等常见不良反应。但研究发现，因其与 EGFR 结合时的选择性，其仅降低了肿瘤组织中的磷酸化 EFGR，而在皮肤组织中却未检测到相同效应，这使得其安全性得以提高。Bonner 研究和 Nimotuzumab 的 II 期临床试验均证明，与同类药物 Cetuximab 比较，其毒副作用相对较低（表 11-4-1）。

表 11-4-1　Cetuximab 与 Nimotuzumab 联合放疗的不良反应比较

	Cetuximab+ 放疗	Nimotuzumab+ 放疗
	(n=208)	(n=125)
3/4 级皮疹	17%	极少
所有皮疹	87%	9%
瘙痒	16%	极少
低血镁症	50%	极少
恶心	49%	22%
腹泻	19%	9%
便秘	35%	14%
呕吐	29%	14%

2．西妥昔单抗　在以其联合顺铂及氟尿嘧啶比较单纯化疗治疗头颈部鳞癌的临床试验中入组 442 例患者，试验组 222 例、对照组 220 例，OS 在试验组达到 10.1 个月、对照组仅 7.4 个月；在另一项以 Cetuximab 联合放疗比较单纯放疗治疗头颈部鳞癌的临床试验中，试验组的中位生存时间为 49 个月、对照组仅 29.3 个月。基于上述结果，2010 年 NCCN 将 Cetuximab 联合顺铂联合同步放疗推荐为初治鳞癌的选择、将 Cetuximab 联合顺铂及氟尿嘧啶推荐为复发、不可切除或转移性癌的选择。

（二）抗 VEGF 治疗

由于抗 VEGF 治疗联合化疗在肺癌、大肠癌和乳腺癌等恶性肿瘤的治疗中令人瞩目的疗效和极其轻微的毒副作用，加之许多头颈部肿瘤的组织类型与其相似，人们也尝试将其用于治疗头颈部恶性肿瘤。

一个全球多中心协作的 III 期临床试验 ECOG 1305 已经开始，其核心内容是比较以多西紫杉醇 75mg/m² 联合顺铂 75 mg/m²、第 1 天静脉滴注，或顺铂 100 mg/m²、第 1 天静脉滴注联合氟尿嘧啶 1000 mg/m²、第 1～4 天静脉持续滴注，以及上述方案联合贝伐珠单抗（Bevacizumab）15 mg/kg、第 1 天静脉滴注治疗头颈部原发和转移性鳞癌的疗效和不良反应，每 3 周进行 1 次，直至病灶进展或出现不能耐受之不良反应。此试验的主要研究终点为两组的总生存时间（OS），次要研究终点为两组的客观缓解率及不良反应程度，主要在美国和欧洲进行，预计到 2013 年底结束。此研究选取了治疗头颈恶性肿瘤中两个有代表性的化疗方案联合抗血管生成治疗，以图提高疗效、延长远期生存，结果值得关注。国内也有以重组人血管内皮抑素联合化疗治疗头颈部恶性肿瘤的报告，但尚缺乏严格的前瞻性对照临床试验。

（三）其他药物

许多药物具有多靶点治疗效应，即可结合到肿瘤细胞表面的多种受体上发挥作用。已有多项临床试验将其用于治疗头颈部肿瘤，例如：

在以索拉非尼（Sorafenib）治疗甲状腺癌的 II 期临床试验中证实其对转移性乳头状癌有效，对其他病理类型的癌疗效欠佳。

在以凡德他尼（Vandetanib）治疗甲状腺髓样癌和分化好的甲状腺癌的 II 期临床试验中证实半数以上患者之病灶可被稳定在 6 个月以上、其对髓样癌有一定的治疗效果。

综上所述，在综合治疗的前提下，联合靶向药物将会提高头颈部肿瘤的疗效，多种靶向药物均在头颈部肿瘤治疗中显示出了良好的前景，但目前仅 EGFR 单抗（西妥昔单抗、尼妥珠单抗）得以进入临床，其他药物还多处于于临床试验阶段。但它们的确可为无法手术、核素治疗无效或远处转移的头颈部肿瘤患者提供新的选择。

第五节　头颈部恶性肿瘤常用细胞毒药物的不良反应及处理

绝大多数细胞毒药物均有机会用于头颈部恶性肿瘤的治疗，如甲氨蝶呤、氟尿嘧啶、紫杉醇、多西他赛、顺铂、卡铂等。

由于细胞毒药物主要是干扰细胞有丝分裂，因此识别敌我成为治疗的终极瓶颈，可以说化疗是一种使用毒药的艺术。将细胞毒药物的不良反应分为常见及偶见不良反应，分别介绍。

一、常见不良反应

包括骨髓抑制，恶心、呕吐、疲乏、脱发、黏膜炎、生育障碍，以及继发癌症的危险。

（一）骨髓抑制

骨髓抑制通常是暂时的，于化疗后数日出现，大多于 $10 \sim 14d$ 达到低谷。其中白细胞较红细胞以及血小板的耐受性更差，成为主要的损伤靶点。在白细胞尤其是粒细胞缺乏的时候，患者极易出现感染并发热，称为粒细胞缺乏性发热，其定义为粒细胞小于 $0.5 \times 10^9 / L$，以及体温大于 $38.5℃$。其中严重者粒细胞小于 $0.1 \times 10^9 / L$，或者粒细胞缺乏持续 14 天以上，均会对患者产生重大威胁。粒缺性发热治疗中经常使用的药物，如抗生素以及 G -CSF 等使用的标准不一，这里不再详述。这要求医者在选用化疗方案前需重点查阅相关化疗方案文献，并仔细评估患者的治疗风险。

（二）恶心和呕吐

恶心和呕吐通常于化疗后前两天表现得最为严重。根据经验将导致 90% 以上患者呕吐的药物称为严重导致呕吐药物高度，导致 30% ～ 90% 的患者呕吐的称为中度，导致 10% 到 30% 的患者呕吐的称为轻度，导致小于 10% 的患者呕吐的称为轻微风险。头颈部恶性肿瘤治疗的常用药物中，EGFR 单抗可以称为轻微风险，紫杉醇，多西他赛以及氟尿嘧啶称为轻度风险，卡铂以及甲氨蝶呤为中度风险，至于顺铂的情况比较复杂，通常在使用小于 $50 \sim 70mg / m^2$ 时称为中度风险，较大剂量时称为高度风险。

总体看，女性较男性更容易呕吐，年轻人较老年人更容易呕吐，治疗原则是预防呕吐较之出现呕吐后治疗有更好的效果。常用的包括糖皮质激素，1990 年出现的 5 - 羟色胺 3 受体拮抗剂，以及近期的 NK_1 拮抗剂 APREPITANT。限于篇幅，具体用法不再详述。

（三）疲乏

绝大多数患者在化疗期间都会体验到疲乏，这是一个非常复杂的身心问题，除感觉到无力外，还常常会影响到患者的记忆、睡眠以及性生活，有时还会伴随着气短以及食欲下降等症状。

部分患者的相关症状在治疗停止后还会持续几乎 1 年之久。总体上讲，纠正可能存在的贫血对于减轻相关症状有好处，同时要让患者了解到，感觉疲乏并不代表病情出现了进展或预示治疗中出现了明显的问题。

（四）脱发

对于很多患者来讲化疗即意味着脱发，其过程通常在化疗后持续 3 ～ 4 周，并可能不限于头发，还会导致其他体毛脱落。目前，尚无良好的解决办法。头颈部肿瘤中常用的药物包括紫杉醇以及多西他赛都具有高度导致脱发的风险，氟尿嘧啶为中度风险，其他如卡铂，顺铂以及甲氨蝶呤则较为轻微。

（五）黏膜溃疡

黏膜溃疡尤其是口腔黏膜溃疡最为常见，对于头颈部恶性肿瘤患者尤为困扰。不幸的是目前在头颈部恶性肿瘤中使用最多的包括甲氨蝶呤，氟尿嘧啶，紫杉醇，多西他赛，顺铂，卡铂等均容易导致口腔黏膜溃疡，联合使用更易出现。部分患者表现为轻度不适，但一些患者表现为严重疼痛，伴随进食以及营养吸收障碍。

治疗前后口内含一些冰块可能有帮助，对于使用较高剂量的甲氨蝶呤时，可以静脉并含漱亚叶酸钙，用来减轻黏膜毒性。

（六）生育障碍

对于可能获得根治的患者，潜在的生育障碍应该在治疗前考虑，顺铂通常会导致严重甚至永久的不育，而紫杉类药物似乎没有太明显的影响，其他头颈部恶性肿瘤常用药物多属于中度导致不育风险。

细胞毒药物对精子的影响通常可逆，而且很容易在治疗前为那些希望生育的男性提前体外保留精子。对于女性来讲，卵巢的功能恢复会慢一些，而且由于卵泡的生理特点，使其较为容易受到损伤。

（七）继发癌症

许多化疗药物容易导致继发癌症，继发癌症中出现最多的当属急性髓性白血病。比较幸运的是，除甲氨蝶呤以外，在常用于头颈部恶性肿瘤，尤其是上皮性癌治疗的细胞毒药物，在这方面毒性较轻。

二、偶见的不良反应

由于头颈肿瘤中用药种类的决定，下面的不良反应可能只会出现在一部分患者身上，但仍很重要。

（一）外周神经毒性

外周神经毒性通常表现为指端的麻痒或针刺样疼痛，其后会延伸到肢体，最终有可能导致运动障碍。最易导致这类损伤的是长春碱类，铂类化合物以及紫杉类药物。总体上讲，这类损伤恢复缓慢，随着治疗的累积而加重，但大多时候为可逆性的，其中长春碱类损伤最重，容易导致便秘，甚至肠梗阻。

（二）心脏毒性

虽然蒽环类药物在头颈部恶性肿瘤治疗中的使用不算主流，但由于其严重的心脏毒性，在此也要简单提及，当多柔比星累积剂量大于 $550mg/m^2$ 时，导致心衰的可能性将达到30%，尤其是对于初始治疗时左室射血分数小于45%，以及年龄大于 70 岁和有其他循环系统潜在风险的患者，其累积使用尤其要引起注意。其他蒽环类药物均有各自的使用上限，治疗前要深思熟虑后选择，当然，脂质体多柔比星由于在心肌摄取少，其心脏毒性较轻。

还应注意的是嘧啶类药物如氟尿嘧啶、卡培他滨均有心脏毒性，治疗前也应对心脏功能进行初步评估。另外一点是由于紫杉醇会减缓机体对于蒽环类药物的清除，严重增加其导致的心脏毒性，所以通常应该于多柔比星应用后 30min 以上再使用。

（三）肾功能衰竭

顺铂是肾功能衰竭的主要祸首，其原因是导致肾小管的直接损伤，部分表现为急性肾功能衰竭，部分表现为慢性损伤，有报道停止使用顺铂 4 年后，仍然可以见到明显的肌酐清除率下降。当顺铂剂量大于 $50mg/m^2$ 时，严格的水化以及碱化治疗不可或缺，并应持续 $24 \sim 36h$，甚至更长时间。同时要注意的是甲氨蝶呤，异环磷酰胺，丝裂霉素同样有明显的肾毒性。

（四）肝脏损伤

细胞毒药物导致的肝脏损伤可以分为三类：肝细胞功能异常，肝脏血管阻塞性损伤，以及肝脏纤维化。肝细胞功能异常表现为肝酶以及胆红素特异性升高，最主要见于使用高剂量阿糖胞苷时，且绝大多数细胞毒药物均可导致以上症状。肝脏血管阻塞性损伤可能依次引发肝脏肿大、腹水、水肿，以致最终死亡，主要见于使用高剂量烷化剂以及其他少量报道。肝脏纤维化主要见于长期使用低剂量甲氨蝶呤所致，这在头颈部恶性肿瘤的治疗中使用不多。

（五）肺损伤

肺损伤中博来霉素类药物是最常见的原因，有报道其导致肺损伤的比例高达 10%。丝裂霉素也容易导致肺损伤。其他有较多报道的还包括美法仑，甲氨蝶呤，环磷酰胺，紫杉类以及长春碱类药物。

（六）皮肤损伤

细胞毒药物导致的皮肤损伤主要包括药物外溢出血管，以及手足综合征两类。有报道约有 5% 患者治疗中出现过细胞毒药物外溢的情况，最危险的药物包括蒽环类，长春碱以及紫杉类药物。对于外溢的处理主要根据药物作用机制进行对症处理。

另一类损伤如手足综合征，产生此症状的药物包括抗嘧啶类药物，伊立替康，紫杉类药物以及阿糖胞苷。表现为手或足底发红，疼痛，部分伴有水泡以及脱皮，严重者需要除痛治疗，有时每天口服 200mg 的维生素 B_6 会有一定疗效。

（七）耳毒性

顺铂损伤内耳螺旋器内的外毛细胞，从而导致可逆性的以及不可逆性的听力损害，部分还会导致前庭损伤。损伤是剂量依赖性的，当顺铂使用达到大于 $60mg/m^2$ 时，损伤较易发生，目前尚无可靠的解决方法。

（八）膀胱毒性

烷化剂，尤其是其中的异环磷酰胺以及环磷酰胺容易导致出血性膀胱损伤，尤其是异环磷酰胺，以及这类药物高剂量使用时。如异环磷酰胺的代谢物丙烯醛从尿中排泄，其醛基化学性质非常不稳定，极易导致膀胱黏膜的损伤而出血，通常使用美司钠进行保护，其效果较佳。

（九）腹泻和便秘

抗嘧啶类药物和伊立替康极易导致腹泻，有时腹泻会非常严重，通常需要洛哌丁胺治疗，严重时还要使用生长抑素。便秘的情况和恶心呕吐有些接近，通常是长春碱类药物最为危险。是否预防用药的前提是对于药物容易导致何种消化道反应有清楚的预判。

（十）过敏反应

紫杉类药物最易致过敏反应，通常于输注的初期即出现，其中溶剂导致的过敏较之药物本身更常见。症状包括：血压异常（高或低），呼吸困难，严重焦虑，皮疹，红斑，血管性水肿，瘙痒以及胸痛。

容易产生严重过敏的药物除了紫杉类以外，还有奥沙利铂。其他可能引起过敏的药物还包括博来霉素，卡铂，依托泊苷等，但其他药物发生过敏的几率均为个位数，且导致严重过敏的可能性很小。

前面简单列举了细胞毒药物常见的不良反应，部分不良反应如肿瘤溶解综合征等，在头颈部肿瘤患者的临床中出现极少，这里不再赘述。临床上相同的疾病以及化疗方案，会在不同个体上出现迥然不同的反应，谨慎的实施和观察是必不可少的。同时在头颈部肿瘤的治疗中，非细胞毒药物的使用逐渐增多，如 EGFR 单抗等的使用，也应结合其药理机制，注意其自身独特的不良反应，并相应处理。

（李凯 李丽庆 陈鹏）

参考文献

1. Forastiere A A, Urba S G. Single-agent paclitaxel and pactaxel plus ifosfamide in the treatment of head and neck cancer. Semin Oncol, 1995, 22: 24 ～ 27.

2. Colevas A D. Chemotherapy options for patients with metastatic or recurrent squmous cell carcinoma of the head and neck. J Clin Oncolol, 2006, 24 (17) : 2644 ～ 2652.

3. Browman G P, Cronin L. Standard chemotherapy in squamous cell head and neck cancer: what we have learned from randomized trials. Semin Oncol, 1994, 21: 311 ～ 319.

4. Gibson M K, Li Y, Murphy B, et al. Randomized phase Ⅲ evaluation of cisplatin plus fluorouracil versus cisplatinplus paclitaxel in advanced head and neck cancer (E1359) : an intergroup trial of Estern Cooperative Oncology Group. JCO, 2005, 23: 3562 ～ 3567.

5. Ang K K. Multidisciplinary management of locally advanced SCCHN: optimizing treatment outcomes. The Oncologist, 2008, 13: 899 ～ 910.

6. Bourhis J, Le Maitre A, Pignon J, et al. Impact of age on treatment effect in locally advanced head and neck cancer (HNC)：two individual patient data meta-analyses. JCO, 2006, 24: 5501 ～ 5504.

7. Grandis J R, Melhem M F, Gooding W E, et al. Levels of TGF-alpha and EGFR protein in head and neck squamous cell carcinoma and patient survival. J Natl Cancer, 1998, 90:824 ～ 832.

8. Denhart B C, Guidi A J, Tognazzi K. Vascular permeability factor/vascular endothelial growth factor and its receptors in oral and laryngeal squamous cell carcinoma and dysplasia. Lab Invest, 1997, 77:659 ～ 664.

9. Eisma R J, Spiro J D, Kreutzer D L. Vascular endothelial growth factor expression in head and neck

squamous cell carcinoma. Am J Surg, 1997, 174:513 ～ 517.

10. 陈天星，杨宣涛，陈建伟. 甲状腺癌组织中 VEGF 和 VEGFC 的表达及意义〔J〕. 临床及实验病理学杂志，2005，21（2）：212 ～ 214.

11. Federico Rojo, Elías Gracias, Nadia Villena, et al. Pharmacodynamic trial of Nimotuzumab in unresectable squamous cell carcinoma of the head and neck: a SENDO foundation study. Clin Cancer Res, 2010, 16（8）：2474 ～ 2482.

12. Marta Osorio Rodríguez, Teresa Cruz Rivero, Ramón del Castillo Bahi, et al. Nimotuzumab plus radiotherapy for unresectable squamous-cell carcinoma of the head and neck. Cancer Biology & Therapy, 2010, 9（5）：343 ～ 349.

13. Melarkode S. Ramakrishnan, Anand Eswaraiah, Tania Crombet, et al. Nimotuzumab, a promising therapeutic monoclonal for treatment of tumors of epithelial origin. Landes Bioscience, mAbs, 2009, 1（1）：41 ～ 48.

14. Vermorken J B, Mesia R, Rivera F, et al. Platinum-based chemotherapy plus cetuximab in head and neck cancer. NEJM, 2008, 359:1116 ～ 1127.

15. Bonner J A, Harari P M, Giralt J, et al. Radiotherapy plus cetuximab for squamous-cell carcinoma of the head and neck. 2006, 354（6）:567 ～ 578.

16. Richard T. Kloos, Matthew D. Ringel, Micheal V. Knopp, et al. Phase II trial of Sorafenib in metastatic thyroid cancer. JCO, 2009, 27:1675 ～ 1680.

17. Samuel A. Wells Jr, Jessica E. Gosnell, Robert F. Gagel, et al. Vandetanib for the treatment of patients with locally advanced or metastatic hereditary medullary thyroid cancer. JCO, 2010,28:767 ～ 772.

18. Smith T J, Khatcheresian J, Lyman G H, et al. 2006 update of recommendations for the use of white blood cell growth factors: an evidence-based clinical practice guideline. JCO, 2006, 24: 3187–3205.

19. Steensma D P. Erythropoiesis stimulating agents may not be safe in people with cancer. Br Med J, 2007, 334: 648–649.

20. Kris M G, Hesketh P J, Somerfield M R et al. American Society of Clinical Oncology guidelines for antiemetics in oncology: update 2006. JCO, 2006, 24: 2932–2947.

21. Hesketh P J, Batchelor D, Golant M. Chemotherapy-induced alopecia: psychosocial impact and therapeutic approaches. Supp Care Cancer, 2004, 12: 543–549.

22. Keefe D M, Schubert M M, Elting LS et al. Updated clinical practice guidelines for the prevention and treatment of mucositis. Cancer, 2007, 109:820–831.

23. Mitchell E P. Gastrointestinal toxicity of antineoplastic agents. Semin Oncol, 2006, 33: 106–120.

24. Lee S J, Schover L R, Pertridge A H, et al. American Society of Clinical Oncology recommendations on fertility preservation in cancer patients. JCO, 2006, 24: 2917–2931.

25. Travis L B. The epidemiology of second primary cancers. Cancer Epidemiol & Biomarkers, 2006, 15: 2020–2026.

26. Hausher FH, Schilsky R L, Berghonr E J, Liberman F. Diagnosis,management and evaluation of chemotherapy-induced peripheral neuropathy. Semin Oncol, 2006, 33: 15–49.

27. Ocean A J, Vahdat L T. Chemotherapy-induced peripheral neuropathy: pathogenesis and emerging treatments. Supp Care Cancer, 2004, 12: 619–625.

28. Ng R, Better N, Green M D. Anti-cancer agents and cardiotoxicity. Semin Oncol, 2006, 33: 2–14.

29. de Jonge MJA, Verweij J. Renal toxicities of chemotherapy. Semin Oncol,2006, 33: 68–73.

30. Floyd J, Mirza I, Sachs B, Perry M C. Hepatotoxicity of chemotherapy. Semin Oncol, 2006, 33: 50–67.

31. Meadors M, Floyd J, Perry M C. Pulmonary toxicity of chemotherapy. Semin Oncol 2006, 33: 98–105.

32. Goolsby T V, Lombardo F A. Extravasation of chemotherapeutic agents: prevention and treatment. Semin Oncol 2006, 33: 139–143.

33. Mouridsen H T, Langer S W, Buter J ,et al. Treatment of anthracycline extravasation with Savene（desrasoxane）: results from two prospective multicentre studies. Annals Oncol, 2007, 18: 546–550.

34. Rademaker-Lakhai J M, Crul M, Zuur L, et al. Relationship between cisplatin administration and the development of ototoxicity. JCO, 2006, 24: 918–924.

35. Gibson RJ, Keefe DMK. Cancer chemotherapy-induced diarrhea and constipation: mechanisms of damage and prevention strategies. Supp Care Cancer, 2006, 14: 890–900.

36. de Lemos M. Acute reactions to chemotherapy agents. J Oncol Pharm Pract, 2006, 12: 127–129.

生物治疗
Biotherapy

第十二章

12

近年来随着免疫学、生化学和生物学的研究逐渐深入，头颈部肿瘤的生物治疗也取得了突破性的进展，并涌现出多种有应用前景的治疗方法，且已经开展临床 I 期至 III 期的试验研究，如晚期和复发性头颈部鳞癌的基因治疗和免疫化疗，单克隆抗体介导的免疫毒素，放射性核素单克隆抗体治疗及细胞介导的免疫治疗等。越来越多的实验室和临床试验结果证实生物治疗本身安全、毒副作用小，具有较强的特异性和非特异性抗肿瘤活性，不仅适用于晚期和复发性的头颈部恶性肿瘤，同样也适用于原发肿瘤的治疗。作为常规手术、放化疗的重要辅助治疗手段，生物治疗在提高患者生存质量、改善预后、延长疾病无进展时间、提高生存率上具有重要的临床意义。

第一节　头颈部肿瘤生物治疗方法

头颈部肿瘤生物治疗方法分为局部治疗和全身治疗。由于头颈部肿瘤多发生在体表，因此局部肿瘤组织可以直接进行注射治疗，通过直接注射基因、化疗药物和治疗性单克隆抗体等，即可在肿瘤局部形成高浓度的药物环境，达到提高疗效的目的，还可以大大减少药物的全身毒副作用。全身治疗则强调提高整个机体免疫系统的抗肿瘤能力。因为头颈部肿瘤介导的免疫缺陷和免疫无应答状态随着疾病的进展而加重，如淋巴细胞缺乏和功能减低，巨噬细胞功能下降，体内抗原抗体复合物增加，免疫系统内抑制性免疫细胞和抑制性细胞因子增加等。虽然在头颈部肿瘤患者体内可以检测到多种肿瘤相关抗原，如癌胚抗原（CEA），肿瘤多肽抗原，鳞状细胞癌抗原和 MUC1 黏蛋白抗原等，但由于体内免疫微环境处

于抑制状态，机体的免疫监视和清除功能大大降低，造成机体无法产生有效的抗肿瘤免疫应答。因此，头颈部肿瘤生物治疗的目的除了直接杀伤肿瘤细胞，提高机体抗肿瘤免疫的同时，还应强调纠正上述患者体内的免疫失衡，恢复其正常的免疫环境，重建免疫功能。

一、基因治疗

基因治疗的目的是将外源性的新基因物质通过病毒载体或非病毒载体导入肿瘤细胞中，选择性杀伤肿瘤细胞，同时保护四周的正常组织不受破坏。近年来，在头颈部肿瘤患者中开展的各种基因治疗临床试验的结果提示该方法的安全性和有效性，以及同常规治疗手段如化疗和放疗联用的可行性。

（一）*p53* 基因治疗

在正常细胞内，野生型 *p53* 蛋白表达量很低，这主要是由于 *p53* 蛋白具有很短的半衰期（一般 $20 \sim 30min$）。但是在肿瘤细胞内，*p53* 基因发生点突变，使氨基酸改变，最终产生无活性的 *p53* 蛋白，由于无法降解而堆积在细胞内，导致表达量增高。人 *p53* 基因由 393 个氨基酸组成，结构功能上分为三部分：N 端为转录活化区，中部能与 DNA 直接结合，C 端为调节 *p53* 与 DNA 结合能力的部分。点突变多发生于中部区。正常野生型 *p53* 的大量表达，可以使细胞停留在细胞周期的 G_1 期或导致细胞凋亡。

在头颈部恶性肿瘤标本中，*p53* 突变率随检查方法不同而略有差异：PCR 检查结果在 $33\% \sim 59\%$，杂合性缺失发生率为 38%，免疫组化检查异常为

33% ~ 76%。由于 p53 基因在头颈部肿瘤中突变率高，并与肿瘤的发生和发展联系密切，而野生型 p53 具有抑制肿瘤细胞及血管生长的功能，因此被认为是头颈部肿瘤最重要的基因治疗靶点。从 20 世纪 90 年代中期，p53 基因治疗便开始应用于头颈部肿瘤的试验研究。试验结果显示基因治疗方法安全可靠，并可增加细胞凋亡。临床试验证实了抗肿瘤活性的剂量依赖关系，患者体内可检测到腺病毒载体的免疫反应，没有发生健康治疗者的腺病毒污染。

Advexin（INGN 201，Ad5CMV-p53）是 Introgen 公司研发的一种携带野生型 p53 基因的腺病毒。1998 年在 MD Anderson 癌症中心开展的 I 期临床试验中共有 33 名患者接受了重复性瘤内注射治疗，治疗剂量达到了 10^{11}pfu，连续接受 3 周共 9 次治疗。所有受治患者对治疗耐受良好，没有严重的不良反应发生。2004 年针对 Advexin 的 II 期临床试验顺利结束，通过多中心的共同合作共完成了 170 例肿瘤患者的临床治疗，初步研究结果证实 Advexin 治疗时安全和有效的：10% 患者的肿瘤完全或局部消退，59% 患者肿瘤停止进展，且患者的中位生存时间在高低剂量组之间存在显著差异。目前正在开展的 III 期临床试验则侧重于比较 Advexin 单一治疗和与放化疗联合治疗的安全性、临床疗效，以及对总生存的影响。

（二）碘钠同相转运体 NIS 基因

最近编码碘钠同相转运体（Sodium/iodine symporter, NIS）基因的克隆成功，使得我们得以研究碘通道的分子机制及其与甲状腺疾病相关的在 mRNA 和蛋白表达水平的作用。促甲状腺激素可调节碘的摄入并促进 NIS 的基因表达和蛋白量，其他因素如碘、维 A 酸、TGF-β、IL-1α 和 TNF-α 也参与 NIS 的表达。甲状腺组织中 NIS 的表达水平与甲状腺病变有关，甲状腺癌中 NIS 的表达降低或消失，因此检测甲状腺癌细胞的碘摄入情况可作为随访和治疗的可靠手段。

分化良好的甲状腺癌对放射性核素治疗反应良好，放射性 ^{131}I 被肿瘤细胞摄取并在细胞内滞留发射 β 粒子，直接损伤细胞 DNA 及其他诸如线粒体等亚细胞成分，并通过产生高活性自由基

而最终导致细胞死亡。通过基因转染手段，如腺病毒可以将 NIS 的 cDNA 导入肿瘤细胞，增加 ^{131}I 的摄取，同时通过"旁观者效应"直接杀伤周围未导入 NIS 的肿瘤细胞，最终实现对肿瘤的完全和长期消除，且毒性反应微弱。有关 NIS 表达与甲状腺癌的关系，以及 NIS 基因治疗的研究正在进行中。

（三）E1A 基因

人类腺病毒早期区域 1（E1）由两个不同的基因 E1A 和 E1B 组成，属于小 DNA 病毒。其中 E1A 是近年来发现的具有抑癌作用的重要基因，可通过多种途径抑制肿瘤的形成和转移，同时增加肿瘤细胞对放射治疗和化疗的敏感性。动物模型和临床前实验证实局部注射阳离子脂质体和 E1A 重组 DNA 质粒混合物是安全有效的，并于 1996 年获美国 FDA 批准开始 I/II 期临床试验。Yoo 等用 E1A 基因与脂质体混合治疗了 9 例复发性无法切除的头颈部肿瘤患者，以四组不同剂量进行瘤内注射，未观察到明显的毒性作用。在后续研究中，24 例复发性头颈部肿瘤患者接受了该治疗，全部耐受良好，但临床疗效有限，中位总生存期仅为 4.6 个月。

（四）复制缺陷腺病毒

ONYX-015 是经过基因工程改造的缺失 E1B 蛋白区的复制缺陷腺病毒，ONYX-015 感染 p53 突变的肿瘤细胞后，由于 P53 蛋白功能缺失，该病毒可在肿瘤细胞内复制并发挥溶瘤作用，细胞死亡后释放的病毒感染周围肿瘤细胞，实现"旁观者效应"。Ganly 在 2000 年对 22 例复发或难治性头颈部鳞癌患者开展了 ONYX-015 的 I 期临床试验，观察了不同治疗剂量下瘤内注射 ONYX-015 的安全性和临床疗效。结果显示所有患者对治疗耐受良好，未观察到明显的毒副作用。但是根据传统的疗效评价标准，没有观察到明确的客观治疗反应，如肿瘤缩小等，但通过 MRI 检测看到 5 例患者的肿瘤中心部位出现坏死，其中 3 例部分缓解（PR），2 例轻微缓解（MR）。在其后进行的 II 期临床试验中，共有 40 例复发或难治性头颈部鳞癌患者入组，研究结果表明多次瘤内注射 ONYX-015 可明显提高临床疗效。同时发现客

观治疗反应发生率与患者的 *p*53 是否突变密切相关，58% 的 *p*53 突变肿瘤在治疗后出现消退，而野生型肿瘤变化不明显。病毒血症只是一过性的，患者接受治疗 22 天内可有效清除体内病毒。最近的 II 期临床试验尝试了将 ONYX-015 与化疗和免疫治疗联用，发现可以进一步增强疗效，而联合治疗较单独化疗或单独病毒治疗毒副反应增加不明显。鉴于 ONYX-015 在 II 期临床试验中取得优异表现，目前已经进入临床 III 期试验阶段。

（五）*HLA-B*7 基因

肿瘤免疫治疗通过致敏患者的免疫细胞来控制肿瘤生长。有研究报道，头颈部肿瘤患者缺乏一些能诱导 NK 细胞和 LAK 细胞的免疫细胞类型。而且，头颈部肿瘤患者的 DC 细胞功能缺失，这都影响了患者体内免疫应答的发生。美国俄亥俄州辛辛那提大学医学中心提出将免疫遗传基因 MHC 转入头颈部肿瘤患者体内使其表达 I 类外源性主要组织相容性复合物蛋白，以进一步提高其诱导机体免疫反应的能力。Allovectin-7 是一种表达异体 MHC I 分子的 HLA-B7 重链和 β - 微球蛋白的 DNA 质粒形式。在 I 期临床实验中，9 例无法接受常规治疗且在 4 个月内未接受过放化疗的进展期头颈部肿瘤患者接受了 4 个剂量（10μg/剂量）的 Allovectin-7 的瘤内注射治疗。经过治疗，9 例患者中 4 例出现临床部分缓解（PR），其中 1 例患者无瘤生存时间超过 17 月，未见明显毒性反应。其中 2 例治疗有效的患者的肿瘤组织中，免疫组化证实 HLA-B7 表达，肿瘤细胞出现凋亡。Allovectin-7 的两个多中心的 II 期临床实验已经开展，分别包括低剂量（10μg）治疗组和高剂量（100μg）治疗组。60 例入组的患者中，经过 1 周期治疗后有 10% 的进展期、难治性头颈部肿瘤患者对治疗产生反应，23% 患者疾病趋于稳定。

二、细胞因子

细胞因子能通过自分泌或旁分泌方式调节细胞自身功能，参与各种细胞的增殖、分化及凋亡。其不仅在激活免疫细胞中起重要作用，还能直接抑制肿瘤细胞增殖和转移，是肿瘤免疫治疗的重要制剂。在头颈部肿瘤免疫治疗方面，目前研究比较多的是白细胞介素（Interleukin，IL）和干扰素（Interferon，IFN）等，已证实其对肿瘤患者的细胞免疫功能有积极的调节和保护作用。

（一）白细胞介素 2 治疗

白细胞介素 2（Interleukin-2, IL-2）是由活化的 T 细胞产生的细胞因子，主要生物学活性是促进 T 细胞和 NK 细胞的增殖和活化，促进 B 细胞分化和增殖，诱导淋巴细胞活化的杀伤细胞 LAK 和细胞毒性 T 淋巴细胞 CTL 的产生，增强巨噬细胞的功能，在维持免疫应答，调节抗肿瘤免疫反应中具有重要的作用。Jacobs 等发现鼻咽癌患者放疗期间瘤内注射 IL-2 比单独放疗的抗肿瘤生长、浸润和转移作用更明显，患者 5 年生存率达 63%，比对照组（8%）有明显提高。Timer 将 IL-2 用于口腔鳞癌患者治疗，发现 IL-2 治疗组 CD4$^+$T 细胞增加，CD8$^+$T 细胞减低，CD4$^+$/CD8$^+$>2.5（对照组 <1）；且肿瘤浸润单核细胞中巨噬细胞减少，树突状细胞增加，肿瘤间坏死灶增加，显示其一定的抗肿瘤作用。

用法：静脉滴注：IL-2 50～200 万单位／次，加入 500ml 生理盐水，滴注 2～3 小时，3～7 次／周，3～12 周，一般用 5 周。皮下或肌内注射：IL-2 50～200 万单位／次，加入 2ml 生理盐水，3～7 次／周，3～12 周，一般用 5 周。瘤内及瘤周注射：IL-2 20～100 万单位／次，平均 50 万单位，加入 3～5ml 生理盐水，分多点注射到瘤内或瘤周，1～7 次／周，隔日 1 次，2～8 周。

用途：IL-2 能促进 T 细胞增殖，活化 NK 细胞，诱导 CTL 细胞，激活 LAK 和 TIL 细胞，促进 B 细胞分化、增殖和产生抗体。几乎所有具有抗肿瘤活性的免疫活性细胞的产生、活化和增殖需要 IL-2 的参加，因此是肿瘤免疫治疗的重要细胞因子。可作为以提高免疫力为目的的免疫治疗或晚期肿瘤的综合治疗。

副作用：较轻的副作用是发热、寒战、无力、关节疼痛及消化道症状，停药即可消除。大剂量应用时对心、肺、肝、甲状腺及造血系统、神经精神状态有不同程度的影响。治疗前给予吲哚美辛及肾上腺皮质激素可减轻副作用。

（二）干扰素治疗

干扰素治疗（Interferon, IFN）由单核细胞和淋巴细胞诱导产生，分 IFN-α、IFN-β 和 IFN-γ 三种类型，临床治疗多采用前两型。IFN 可通过三种途径杀伤肿瘤细胞：①直接杀伤肿瘤细胞的细胞毒作用；②激活宿主 NK 细胞和巨噬细胞的杀肿瘤活性；③增强肿瘤细胞的 HLA 分子表达和抗原表达。Bose 等研究发现 IFN-α2b 可以纠正头颈鳞癌患者常见的外周免疫耐受现象，增强淋巴细胞的抗肿瘤杀伤活性，改善体内 Th1/Th2 比值，恢复机体免疫平衡。Kaganoi 等建立食管癌的动物模型，采用 IFN-γ 治疗，发现 IFN-γ 通过诱导 STAT1 活化引发细胞凋亡，抑制食管鳞癌细胞生长。

用法：IFN 肌内注射 100～300 万单位／次，2～5 次／周，3～4 周。

用途：最近研究证明 IFN 可通过上调 MHC 分子表达增强肿瘤抗原的表达，加强体内免疫反应，还可直接抑制肿瘤细胞生长，主要用于提高术后患者免疫力和针对晚期复发或转移肿瘤患者的综合治疗。IFN 对淋巴瘤、恶性黑色素瘤、肾癌、头颈部肿瘤和乳腺癌等多种实体肿瘤均有一定的治疗作用。

副作用：IFN 治疗一般副作用不大，主要有骨髓抑制、发热、体重下降、脱发、头痛、皮疹、血沉加快、注射部位疼痛和一过性肝损害等。

（三）其他治疗

生长抑素类似物是一种治疗甲状腺髓样癌的药物，Vitale G 等报道用生长抑素类似物联合 IFN-α2b 治疗晚期甲状腺髓样癌，7 例患者未观察到 PR 或 CR 疗效反应，但可观察到 3 例肿瘤轻微缓解和 2 例肿瘤细胞停滞。5 例肠蠕动增强和潮红现象减低，3 例体重恢复，6 例患者血浆钙离子水平下降。说明生长抑素类似物联合 IFN-α2b 治疗晚期甲状腺髓样癌可改善患者的生活质量。

类维生素 A 治疗头颈恶性肿瘤始于 20 世纪 60 年代中叶，近年来有采用类维生素 A 联合 IFN-α 联合治疗头颈部恶性肿瘤的相关报道。30 例 UICC TNM 分期为 IV 期的头颈肿瘤患者接受每周 3 次 300 万单位 IFN-α 和每天口服 0.5mg/kg 类维生素 A 治疗，持续 6 个月，结果 18 例患者肿瘤消退，16 例达 CR 1 年，4 例出现副作用，10 例最后病情进展。类维生素 A 副作用包括：口腔干燥（90%）、吞咽困难（67%）、体重减轻（50%）、潮红（50%）和恶液质（7%）。

三、抗体治疗

单克隆抗体是针对特异抗原产生的特异纯化抗体，它具有高度专一性，能够特异性针对肿瘤细胞进行靶向治疗，从分子水平逆转肿瘤细胞的恶性生物学行为，因而有"生物导弹"之称。该类药物具有靶向性强、特异性高和毒副作用低等特点，并能增强放、化疗的治疗效果，代表着肿瘤治疗领域的最新发展方向。

单克隆抗体已被应用于多种肿瘤的治疗，目前研究较多的单抗靶点为表皮生长因子受体（Epidermal growth factor Receptor, EGFR），EGFR 在多种实体瘤中过度表达，如头颈癌、肺癌、结直肠癌等。EGFR 的过度表达与肿瘤的高侵袭力、高转移性及不良预后高度相关。头颈部肿瘤绝大部分高表达 EGFR，该受体的下游信号转导途径似乎直接促使大多数头颈肿瘤的生长并影响肿瘤行为。针对头颈部肿瘤 EGFR 的单抗被广泛研究，西妥昔单抗即为其中之一。西妥昔单抗（Cetuximab, C-225）是一种人鼠嵌合性的抗 EGFR 的单克隆抗体，由鼠抗 EGFR 抗体和人 IgG$_1$ 的重链和轻链的恒定区域组成，竞争性抑制 EGF 及其他配体与 EGFR 结合及随后的酪氨酸激酶的激活过程，从而阻断 EGFR 依赖的肿瘤细胞增殖、转移、侵袭以及血管生成等生物学效应。Cetuximab 上调 p21 和 p27 表达，下调细胞周期蛋白 D1 表达，使细胞停滞于 G$_1$ 期，抑制肿瘤细胞增殖；同时下调 bcl-2 表达，上调 BAX、caspase-3、8 和 9 表达，引起肿瘤细胞的凋亡。此外，Cetuximab 通过缺氧诱导因子-1α（HIF-1α）下调 VEGF 表达，抑制新生血管内皮细胞增殖，阻断血管生成。Cetuximab 还可阻止受体二聚体形成所需构象的改变，进而抑制 EGFR 的活化。Cetuximab 临床治疗过程中患者大多耐受性良好，最常见的毒副反应是痤疮样皮疹、乏力、腹泻及寒战、发热、一过性转氨酶升高和呕吐。大量试验表明西妥昔单抗单用或与放化疗联合应用可以提高复发头颈部肿瘤患者总生存，并且西妥昔单抗已被 FDA 批准应用于头颈部鳞状细胞癌。

血管内皮生长因子（Vascular endothelial growth factor，VEGF）的单克隆抗体贝伐单抗是应用于头颈部肿瘤的另一单抗，目前报道的贝伐单抗联合厄洛替尼治疗复发或转移性头颈部鳞状细胞癌的 II 期临床实验显示出 14.6% 的应答率及 6.8 个月的平均总生存。

为了加强单克隆抗体的疗效，人们研制了单克隆抗体与化疗药物、放射性核素等的结合物，利用单克隆抗体将这些具有杀伤癌细胞作用的"炸弹"带到肿瘤部位，并识别肿瘤表面相关抗原或特定的受体，把药物直接导向肿瘤细胞，从而将癌组织摧毁，这就是人们常说的"生物导弹"。Takaoka 等用抗表皮生长因子受体（Epidermal growth factor receptor，EGFR）抗体 C225 联合顺铂治疗口腔鳞癌，抑制了细胞增殖，且能通过调节 cIAP-1、Bcl-2、Bax 等的表达，进而调控顺铂介导的细胞凋亡。随着生物技术的发展，单抗靶向治疗肿瘤显示了良好前景。

四、肿瘤疫苗及细胞免疫治疗

研究发现，头颈部肿瘤浸润的 T 细胞和 / 或 NK 细胞数量与患者的肿瘤无进展时间和生存率密切相关，提示细胞免疫治疗对头颈部肿瘤的治疗具有一定的临床意义。目前头颈部肿瘤的细胞免疫治疗主要分为主动免疫治疗，即肿瘤疫苗以及过继性细胞治疗。很多新的肿瘤疫苗临床试验正在进行，一些Ⅲ期临床试验已经结束，并获得了有价值的研究结果。

（一）肿瘤疫苗

肿瘤疫苗是利用肿瘤特异性抗原（Tumor specific antigen，TSA）或肿瘤相关性抗原（Tumor associated antigen，TAA）诱导宿主免疫细胞产生特异性针对肿瘤细胞的免疫应答，杀伤肿瘤细胞，抑制肿瘤生长和扩散。1991 年 T. Boon 用免疫选择获得的特异性溶解肿瘤细胞的 CTL 克隆发现了肿瘤特异性抗原基因 *MAGE*。由于该基因在大多数肿瘤细胞上高表达，而不表达在除睾丸外的其他正常组织，因此为肿瘤疫苗的研发提供了绝好

的特异性抗原，目前在此基础上已合成了多种能与不同 MHC 分子结合的特异性抗原肽疫苗，并进入临床 II ～ III 期试验阶段。伴随着越来越多的人类肿瘤抗原相关表位的鉴定成功，以及对抗原加工呈递过程和 T 细胞免疫识别机制等免疫学理论的不断深入，近年来肿瘤疫苗研究取得了突破性进展，许多基于新的肿瘤抗原，如 CEA、MUC-1、Ras、Her-2/neu 的肿瘤疫苗研究纷纷进入临床试验阶段。肿瘤疫苗根据细胞来源不同分为肿瘤细胞疫苗和树突状细胞疫苗。其目的主要是通过应用肿瘤疫苗免疫患者后能在患者体内诱导产生抗原特异性 T 细胞进而杀伤和消灭表达靶抗原的肿瘤细胞。

1．肿瘤细胞疫苗 肿瘤细胞疫苗是最早应用的肿瘤疫苗，主要来源于自体 / 异体肿瘤细胞或其蛋白提取物。鉴于目前已知的头颈部肿瘤相关抗原还很有限，故选择整个肿瘤细胞或其产物作为头颈部肿瘤患者免疫治疗的免疫原可能更好。Agarwal 等将自体肿瘤细胞疫苗接种口腔癌患者后发现，与对照组相比淋巴细胞数量增加了 10 倍，CD69$^+$ 和 HLA-DR$^+$ 活化 T 细胞比例显著增加，分泌 IFN-γ 和 IL-2 的 CD4$^+$T 细胞和 CD8$^+$T 细胞也明显升高。另有学者用照射灭活的自体肿瘤细胞与卡介苗共同接种头颈鳞癌患者，发现转移淋巴结中 CD3+T 细胞浸润增加，肿瘤的生长受到了一定抑制。

2．树突状细胞肿瘤疫苗 虽然全肿瘤细胞疫苗具有抗原谱丰富的优势，但由于肿瘤细胞表面缺乏共刺激分子，因此不能有效地加工和呈递肿瘤抗原。为了克服这个缺点，很多利用树突状细胞（Dendritic cell，DC）的强大抗原提呈功能来负载肿瘤细胞产物的设计已经在体外和动物模型中进行了实验。

DC 细胞是体内最经典的抗原提呈细胞，主要作用是加工和递呈抗原。抗原冲击的 DC 细胞具有如下特点：①冲击的 DC 与其他 APC 细胞相比，刺激 T 细胞需要的细胞数是他们的 1/30 ～ 1/100；②抗原冲击的 DC 培养 2 天后不再与抗原接触仍然保持活性，这证明 DC 上的 MHC- 肽复合物水平高，且转换率低。不像巨噬细胞，MHC- 肽复合物转换率极高，抗原递呈活性的半衰期只有几个小时而已；③抗原冲击的 DC

可以直接注射而不需要佐剂就能启动 T 细胞，其他 APC 则不行。但启动的 T 细胞仅限于输入淋巴结，且要和 DC 直接接触；④ DC 的处理抗原活性可以调节，在其他 APC 处理抗原性多肽表现出无能为力时，DC 有可能诱导出抗原特异性 T 细胞反应。

DC 的迁移功能：指 DC 经血液输入淋巴管到达脾脏或淋巴结的 T 细胞聚集区后，表现出诱导抗原特异性 T 细胞的能力。其他 APC 就没有聚集静止 T 细胞的能力，也不能与 T 细胞结合使 T 细胞向母细胞转化。DC 可以和大量的纯真 T 细胞结合，并使之分化为 DC 所携带抗原特异性的细胞。DC 与 T 细胞的结合首先是 ICAM-1 和 LFA-3 等细胞间黏附分子的作用下的细胞和细胞间的结合，这种结合是 TCR- 抗原 -MHC 发生相互作用所必需的前提。

DC 的佐剂功能：指 DC 能激活 T 细胞的功能。长期以来都认为是巨噬细胞释放的 IL-1 诱导 T 细胞释放 IL-2，成为 T 细胞的激活机制。但是最近认为 DC 分泌细胞因子 IL-12 等，才是控制 B 细胞和 T 细胞免疫反应的中心。DC 分泌 IL-12，并可诱导纯真脾细胞在混合淋巴细胞肿瘤培养中成功诱导产生抗原特异性 CTL。同时，IL-12 也是 NK 细胞，T 细胞产生 IFN-γ 和 IFN-α 的有效诱导因子，而这两种细胞因子是细胞免疫应答的重要参与者。

DC 的抗肿瘤功能：DC 的存在预示原发肿瘤病人预后较好，只要在增殖活跃的肿瘤细胞周围有 DC 存在，肿瘤细胞发生转移的可能性就会降低，意味预后良好。如果 DC 消失而新的 DC 又没有在肿瘤细胞中间或旁边重新出现，就会发生转移，意味着预后极差。另一种滤泡性 DC（FDC）是一种起源不同的 DC 细胞，主要存在于淋巴滤泡区域，在免疫反应中靠细胞表面的 Fc 受体将抗原 - 抗体复合物内化到胞质中处理，然后递呈给 T 细胞。

利用完全性肿瘤细胞抗原修饰的 DC，无须分离鉴定肿瘤的特异性抗原，可由 DC 去完成对抗原的识别、摄取、加工及提呈。DC 与肿瘤细胞融合制备的瘤苗既表达肿瘤细胞的所有抗原成分，又具有 DC 的抗原递呈能力，能够有效地诱导肿瘤抗原特异性 CTL 活化。肿瘤抗原主要通过

两种方式致敏 DC：①脉冲致敏的方法：脉冲致敏是将肿瘤抗原直接刺激 DC，活化 DC 后激活初始 T 细胞产生抗肿瘤免疫应答。肿瘤抗原的来源可以是特异性较差的完整肿瘤细胞（坏死肿瘤细胞、凋亡体、与 DC 融合形成 DC 瘤细胞嵌合体等）、肿瘤细胞裂解产物、肿瘤细胞酸洗脱肽，也可以是特异性强的合成肽、蛋白质等。②基因转导的方法：基因转导是将编码肿瘤抗原的基因导入 DC，在 DC 中表达肿瘤抗原，经 DC 提呈后活化初始 T 细胞。TAA 基因以 RNA 或 DNA 的形式转入 DC。转导方式包括使用质粒、各种病毒和细菌载体、包含遗传物质的提取物（如总 RNA）等。病毒载体的转导率较高，质粒和裸 RNA 转导率较低。若同时将免疫刺激性细胞因子基因（如 GM-CSF、肿瘤坏死因子、IL-2）转入 DC，可以提高免疫应答效果。

O-Sullivan 等用 KLN205 细胞系的 DNA 片段转染骨髓来源的 DC 来制备肿瘤疫苗免疫头颈部鳞状细胞癌小鼠模型，ELISPOT 实验证实了 DC 疫苗对体内免疫细胞的活化，并且延长了小鼠的寿命。另外，凋亡和坏死的鳞状细胞癌细胞与 DC 共孵育可以诱导 DC 成熟。因此，肿瘤细胞不仅提供负载 DC 的抗原，还增强了其抗原呈递功能。除了负载肿瘤细胞裂解物，DC 负载已经被识别的肿瘤相关抗原也是目前研究的热点。由于 30% 的头颈部鳞状细胞癌患者存在 HPV 感染，因此负载 HPV E7 抗原的 DC 肿瘤疫苗也可以在 HPV 感染阳性的头颈部肿瘤患者中进行研究。DC 和肿瘤细胞的融合细胞也是目前研究很多的一种疫苗策略。融合细胞既保持了 DC 的抗原提呈功能，也包含了肿瘤细胞所有的肿瘤相关抗原。细胞融合通常是利用电刺激细胞使膜可逆性穿孔来实现的，这种方法制备的疫苗在治疗表达同种肿瘤相关抗原的肿瘤中显示有效，在用异基因肿瘤细胞 -DC 融合疫苗治疗肺转移小鼠时明显减少了肺转移的数目。这些数据为运用异基因肿瘤细胞和自体 DC 融合疫苗进行免疫治疗或头颈肿瘤治疗提供了基础。

（二）过继性 T 细胞输注

抗原提呈细胞（APC）摄取抗原并将其处理成肽分子，以主要组织相容性复合物（MHC）-

肽复合物的形式表达于 APC 细胞表面，供 T 细胞的 T 细胞抗原受体（TCR）识别。同时 APC 表达刺激分子与 T 细胞表面的相应配体结合，进而激活抗原特异性 T 细胞，产生免疫应答。这一过程称为抗原提呈。根据抗原来源于 APC 外或 APC 内，可将抗原分为外源性和内源性抗原，两者被 APC 加工和提呈的机制不同，分别称为 MHC-II 途径和 MHC-I 途径，其中 MHC-II 途径又被称为溶酶体途径。T 细胞仅识别由氨基酸一级序列所决定的肽的线性决定簇，后者可能在 APC 表面 MHC 分子的肽结合位点形成特定构象。识别过程的 APC 依赖性，即 T 细胞仅能识别表达于其他 APC 表面并与 MHC 分子结合复合物的肽类抗原。抗原被 Th 和 CTL 识别的必要前提是抗原肽与 APC（或靶细胞）的自身 MHC 分子形成复合物，这一现象称为 MHC 限制性。T 淋巴细胞只识别表达于 APC 表面并与自身 MHC 基因产物结合的抗原。CD4$^+$Th 细胞仅识别与 MHC-II 类分子结合的抗原，此即 MHC-II 限制性识别；CD8$^+$CTL 仅识别与 MHC-I 类分子结合的抗原，即所谓 MHC-I 限制性识别。

选用在头颈部肿瘤中高表达的肿瘤特异性／相关抗原，如 MAGE、CEA 和 MUC-1 等制备肿瘤肽疫苗，分离患者自体外周血 PBMC、肿瘤部位或引流淋巴结的淋巴细胞，用肽疫苗冲击激活的 DC 细胞体外诱导 PBMC 中的抗原特异性 T 细胞扩增成为特异性或非特异性的效应细胞后回输患者，并产生杀伤肿瘤细胞，抑制肿瘤进展作用的免疫治疗手段即为过继 T 细胞输注。

过继 T 细胞输注已经在黑色素瘤患者中看到较好的疗效。但是，一个包含 6 例头颈部鳞状细胞癌患者的临床试验中并没有发现过继 T 细胞免疫治疗能使患者临床获益。在此项实验中，患者接受自体肿瘤细胞免疫后，从第一站引流淋巴结中分离获得的 T 细胞在体外用抗 CD3 单抗联合 IL-2 的方法扩增和活化后回输患者体内，并同时应用 IL-2。采用抗 CD3 单抗联合 IL-2 扩增并活化的 T 细胞体外接触自体肿瘤时可分泌更多的 IFN-γ 和 GM-CSF，提示诱导出肿瘤特异性 T 细胞免疫反应。尽管没有观察到明显的临床获益，但试验结果证实在存在严重免疫抑制的头颈肿瘤

患者体内可以诱导出特异性免疫反应，为继续开展头颈部肿瘤的免疫治疗提供了信心。To 等在一个包含 17 例进展期头颈部鳞状细胞癌患者的 I 期临床试验中，采用自体肿瘤细胞免疫后，从切除的引流淋巴结中分离 T 淋巴细胞，体外扩增活化后回输患者进行治疗。虽然其样本量很小，但结果却令人鼓舞，1 例患者在椎体转移切除后疾病仍稳定了 4 年，另外有 3 例进展期的患者疾病保持了稳定。

HPV 是头颈部鳞状细胞癌的危险因素，近 30% 的头颈部鳞状细胞癌患者存在 HPV 感染。HPV 感染可以促进 p53 降解并破坏 p53 的抑制肿瘤功能，可能因此来促进肿瘤的发生和发展。HPV 感染的肿瘤细胞高表达具有免疫原性的病毒蛋白，应用 HPV 肽段免疫宫颈癌（与 HPV 感染关系更为密切）患者，可诱导出明显的抗肿瘤效应。同时 HPV 特异性的多克隆 T 细胞用于治疗宫颈癌的方法已经有报道，从口咽、喉部鳞状细胞癌患者外周血得到 HPV 特异性的 T 细胞可以识别并杀死 HPV 阳性的细胞系。因此，我们认为 HPV 特异性的 T 细胞也可以用于过继免疫治疗头颈部鳞状细胞癌，但这需要严格挑选符合 HPV 治疗条件的病人，主要包括 HPV 感染的类型和患者的 MHC 型。

大多进展性的鼻咽癌与 EB 病毒的感染有关，因此针对 EBV 特异性多克隆 CTL 研究成为目前的关注点。文献报道鼻咽癌患者外周血中 CTL 比健康人少，并且 CTL 会随着复发和转移而进一步降低，自体 CTL 回输可维持患者外周血中足够数量的 CTL，降低肿瘤细胞质内病毒负荷。应用被 EBV 感染的患者自体 B 淋巴细胞在体外激活 CTL 并回输到体内，可以明显地杀伤被 EBV 感染的 B 淋巴细胞，提示该方法在鼻咽癌的治疗中具有一定前景。Strathof 等用 EBV 特异性多克隆 CTL 治疗 6 例难治性鼻咽癌，2 例完全缓解（CR），2 例部分缓解（PR），1 例稳定（SD），1 例进展（PD），无疾病进展时间（TTP）达 23 个月。Comoli 等通过 EBV 特异性 CTL 治疗 10 例难治性IV期鼻咽癌，2 例 PR，4 例 SD，所有患者外周血均检测到 EBV 特异性 CTL，其中 2 例患者出现 1～2 级局部炎症反应。

第二节 复发性头颈部肿瘤的局部生物治疗

头颈部肿瘤是全球病死率居第六位的恶性肿瘤，头颈肿瘤主要病理类型为鳞状细胞癌。在过去三十年中头颈部肿瘤患者放化疗的存活率没有明显的提高，生物治疗的出现给头颈肿瘤的治疗提供了可行性。用于复发头颈肿瘤的生物治疗方式主要包括基因治疗、细胞因子治疗、单克隆抗体分子靶向治疗及主动性／过继性免疫治疗等。

一、基因治疗

随着现代分子生物学理论和技术的迅速发展，肿瘤基因治疗已由实验研究进入早期临床应用研究阶段。头颈部肿瘤位置相对表浅、直观，为基因疗法的应用提供了天然条件。头颈部肿瘤基因治疗的多个临床试验已经完成，众多数据显示基因治疗联合传统放化疗在治疗头颈部恶性肿瘤领域具有一定可行性。Khuri FR 等进行的一项 II 期临床试验将携带失活 p53 基因的肿瘤增殖腺病毒 ONYX 联合顺铂及 5- 氟尿嘧啶注射入 37 例复发头颈部肿瘤患者的肿瘤组织内，结果 63% 的患者临床获益，其中 27% 完全缓解，36% 部分缓解，临床获益患者 6 个月后仍然未发现肿瘤病灶进展。Gleich LL 等进行的一项 I 期临床试验中，用携带人类白细胞抗原 HLA-B27 基因的重组质粒治疗 9 例 HLA-B27 阴性的复发头颈部肿瘤患者，结果未发现毒性反应，其中 2 例达到部分缓解。

由于基因的翻译与表达是一个复杂的过程，在基因重组和（或）基因导入后细胞是否能完整地表达出所需的蛋白产物，以及其表达产物又能否起到预期的作用等问题目前尚没有肯定的答案，而这些都限制了基因治疗的临床应用。但从目前获得的试验数据看，基因治疗在复发性头颈部肿瘤的临床前景不容小觑。

二、细胞因子治疗

细胞因子曾被广泛用于肿瘤治疗的研究，并且表现出一定的抑瘤作用，但因其临床应用毒副作用较大，从而限制了其在肿瘤治疗中的研究。

早在 1988 年 IL-2 即被用来治疗复发头颈鳞癌患者，Forni G 等研究发现接受治疗的患者中 4 例获得完全或部分缓解，2 例病情持续稳定 5 ～ 6 个月，提示了细胞因子治疗的有效性。Jacobs 等对局部晚期鼻咽癌综合治疗的分析结果显示，放射治疗联合 IL-2 综合治疗鼻咽癌，肿瘤消退率明显高于单纯使用放射治疗组，同时发生放疗反应率也明显低于单纯使用放疗组。

但是传统的 IL-2 治疗多采用全身静脉输注的方式，不仅价格昂贵，而且有严重的毒副作用。除此外，由于 IL-2 体内半衰期短，进入体内后主要分布于肺、肝、脾等脏器，而不能特异性地聚集于肿瘤部位，从而使治疗效果大打折扣。鉴于头颈部恶性肿瘤都具有原发病灶部位浅表，近皮肤，多伴区域淋巴结转移，而较少发生远处转移，十分适合于局部治疗。因此在肿瘤内或局部注射 IL-2 可有效地避免全身用药所致的严重毒副作用，明显改善宿主局部的抗肿瘤免疫状态，治疗效果可靠。Cortesina 等采用淋巴管周围注射 IL-2 治疗 10 例复发头颈鳞癌，结果 3 例完全消退（CR），3 例部分消退（PR），2 例无效，客观有效的临床反应持续时间为 2 ～ 6 个月。治疗中除局部淋巴结疼痛外，未出现严重的毒副作用。另外，干扰素、肿瘤坏死因子等也被用于复发性头颈部肿瘤治疗的研究。

三、单克隆抗体治疗

研究表明，85% 的鼻咽癌病人 EGFR 过表达，因此 Cetuximab 可能成为 EGFR 表达阳性鼻咽癌病人重要的肿瘤生物治疗药物。在鼻咽癌患者进展期，Cetuximab 联合标准的化疗或放疗的综合治疗措施已经进入临床 III 期临床试验阶段，现有数据提示联合治疗具有协同作用，可进一步提高鼻咽癌患者的治愈率。

Cetuximab 单药治疗铂类耐药的复发或转移头颈部肿瘤患者取得了 13% 的总有效率，中位生存期 59 个月。Cetuximab 联合 PF 方案一线治疗转移或复发头颈部肿瘤较单纯化疗使患者中位无进展生存从 3.3 个月延长至 5.6 个月，中位总生存从 7.4 个月延长至 10.1 个月。东部协作肿瘤组（ECOG）的试验也表明对于转移或复发头颈部肿瘤，Cetuximab 联合顺铂比单药顺铂提高了总有效率。M.D.Anderson 肿瘤中心报道了 96 例复发或转移性头颈部鳞癌接受 Cetuximab 与化疗联合运用的治疗情况。以 Cetuximab 400mg/m² 或 250mg/m² 联合 DDP 75mg/m² 或 100mg/m² 治疗 4 个疗程后，24% 患者达到临床部分缓解（PR），61% 患者保持病情稳定（SD）。此外，有报道称 Cetuximab 对 DDP 耐药的复发或转移性头颈部鳞癌患者仍然有一定的治疗价值，其局部控制率为 53.4%，中位 TTP 和生存期分别为 85d 和 175d。

Buchsbaum 等报告了一组 424 例 EGFR 阳性的局部晚期头颈部鳞癌患者参加的联合局部放疗的随机Ⅲ期临床试验。患者接受大剂量放疗，同时联合 Cetuximab 400mg/m² 或 250mg/m² 治疗，并与单独接受局部放疗的对照组进行比较。研究结果显示单抗结合放疗组的 1 年和 2 年局部控制率均优于单纯放疗组，分别是 69% 比 59% 和 56% 比 48%。其中联合治疗组的中位生存期为 54 个月，比单纯放疗组的 28 个月显著延长，证实 Cetuximab 联合放疗显著增加对局部复发性头颈部肿瘤的临床治疗效果。

四、主动性 / 过继性免疫治疗

用于治疗头颈部肿瘤的疫苗主要是经过修饰的自体肿瘤细胞疫苗。Karcher 等将病毒修饰的自体肿瘤细胞用于治疗 20 例晚期术后复发的头颈鳞癌患者。通过对肿瘤患者的肿瘤组织进行体外培养获得自体原代肿瘤细胞，经过病毒感染和照射灭活处理后接种患者，并连续接种 5 次。试验结果令人满意，治疗过程中未观察到明显的毒副作用。在可评价的 18 例肿瘤患者中，五年生存率达到 61%，在无疾病进展的晚期患者中可观察到明显增强的皮肤迟发超敏反应（DTH），利用酶联免疫斑点实验（ELISPOT）证实在接受治疗 5～7 年后仍可在患者的外周血中检测到抗原特异性 CTL，这些结果表明肿瘤细胞疫苗可以有效提高晚期头颈部肿瘤患者的预后。树突状细胞为基础的疫苗在头颈部肿瘤中的应用正处于实验室研究阶段。

Chua 等首次报道了对 4 例进展期的鼻咽癌患者进行自体的 EBV 特异性的 CTL 治疗，结果有

3 例患者血清中的 CTL 水平升高并伴随病毒拷贝数降低且无任何毒副反应发生。CIK 细胞治疗是近年来新出现的非特异性过继性免疫细胞治疗手段，主要应用于术后清除微小残存肿瘤细胞以防止复发、转移，同时对于晚期复发性恶性肿瘤患者也具有很好的缓解临床症状，改善预后的作用，目前广泛用于恶性肿瘤常规治疗方案的辅助治疗。国内研究人员已证实在头颈部肿瘤中使用 CIK 治疗的安全性，可有效延缓疾病进展时间。但对于晚期肿瘤负荷较大的患者单独用 CIK 细胞治疗的临床效果并不令人满意，还需与其他肿瘤治疗手段联合使用。

第三节 头颈部恶性黑色素瘤的生物治疗

恶性黑色素瘤发病率在我国发病率为 0.8/10 万人口，占全部恶性肿瘤的 1%～3%，其中头颈部原发性皮肤黑色素瘤（Cutaneous malignant melanoma，CMM）大约占全身黑色素瘤的 25%～30%。恶性黑色素瘤恶性程度高、易转移、预后差，头颈部恶黑的原发病灶和局部转移淋巴结可以采用手术联合局部放疗的治疗方法，对于出现远处转移和复发的晚期患者则需要采用化疗手段。多组证据均表明免疫系统在恶性黑色素瘤的发生发展中占有重要地位：①恶性黑色素瘤是继儿童神经母细胞瘤后第二个能自发缓解的肿瘤；② 5% 找不到原发灶的患者考虑为原发灶自发消退；③原发灶有淋巴细胞浸润的患者比没有淋巴细胞浸润的患者预后好；④体外实验证实恶性黑色素瘤有免疫基因的特征。因此，自 1960 年以来，免疫治疗的研究始终在不断地进行。从最早的 BCG、DCNU 等非特异免疫治疗开始到现在的细胞因子、肿瘤疫苗、CTL 等特异性免疫治疗，研究结果进一步肯定了免疫治疗的临床疗效。

一、细胞因子治疗

（一）IL-2

IL-2 由 T 细胞分泌，可激活多条免疫信号传导通路，主要包括激活 NK 细胞、刺激 TNF-α 和 IFN-γ 的分泌。综合分析 8 个涉及 270 例接

受大剂量 IL-2 静脉回输治疗的转移性恶性黑色素瘤患者的临床试验结果，提示总体客观缓解率为 16%，其中 4% 为持续性缓解（中位缓解时间为 8.9 个月，时间范围为 4～106 个月），28% 有反应的患者中 59% 达到 CR。除此外，另 3 个临床试验结果也证实高剂量 IL-2 治疗晚期恶性黑色素瘤的客观反应率为 5%～27%，其中 CR 占 4%。因此，美国 FDA 在 1998 年批准大剂量 IL-2 用于转移性黑色素瘤的治疗。应用大剂量 IL-2 的主要不良反应包括静脉漏、低血压和肾功能不全等。而低剂量 IL-2 治疗由于单独应用和联合应用都没有显示出有效性，因此已不再推荐临床应用。

（二）IFN-α

在一个涉及 850 例手术切除皮肤恶性黑色素瘤患者的临床实验中，所有患者都给予 3mU 的 IFN-α 皮下注射 18 个月或 60 个月。结果显示：延长治疗时间并未能改善患者的 DFS 和 OS，但荟萃分析显示 IFN-α 治疗可以改善患者的 RFS。文献报道，应用高剂量的 IFN-α 作为术后辅助治疗，可以在无瘤生存期和生存率方面获得显著改善。美国 MD Anderson 肿瘤中心采用序贯联合应用 PDD + VLB + DTIC + IFN-α + IL-2 的生物化疗方案，完全缓解率可达 21%，其中半数完全缓解患者持续无瘤生存 50～61 个月。

二、单克隆抗体

（一）CTLA-4

抗 CTLA-4 单克隆抗体目前有两种：*ipilimumab* 和 *Tremelimumab*。在 676 例 II 或 IV 期恶性黑色素瘤患者中进行的 III 期临床试验结果显示：与单独应用 gp100 相比，*ipilimumab* 联合 gp100 可以改善患者的 OS（6.4 月 *VS* 10.1 月）。关于 *Tremelimumab* 的 III 期临床试验表明，单独应用 *Tremelimumab* 与化疗相比，两组 OS 无统计学意义（11.1 月 *VS* 10.7 月）。主要不良反应为腹泻、皮疹等。

（二）其他

抗 PD-1 抗体、抗 CD137 抗体和抗 CD40 抗体也是目前正在研究和进行临床试验的治疗性单克隆抗体，以期望能改善患者的预后。目前一项准备观察 *ipilimumab* 和 MDX-1106（抗 PD-1 抗体）联合治疗效果的临床试验正在招募病人。

三、过继性 T 细胞治疗

用于过继免疫治疗的 T 细胞主要来自肿瘤组织，经体外培养扩增和抗原选择后得到足够数量的具有特异性抗肿瘤活性的淋巴细胞，然后回输患者体内发挥抗肿瘤作用。在这种情况下，具有免疫抑制功能的细胞已经被去除。在临床应用中，化放疗的使用可有效降低体内抑制性淋巴细胞的数量，消除体内细胞因子和调节性 T 细胞的免疫抑制作用。在转移性恶性黑色素瘤中过继性 T 细胞治疗的客观缓解率已达到 72%，并且在完全缓解的患者中最长的持续缓解时间可达到 63 个月。虽然获得的结果非常令人兴奋，但治疗的高昂费用和从肿瘤组织中获得淋巴细胞的技术困难限制了这种治疗方法在临床中的应用。

四、肿瘤疫苗治疗

（一）全细胞疫苗

自体或异体肿瘤细胞包含有几乎全部的肿瘤相关抗原，经放射和灭活后免疫患者可诱导出抗原特异性反应，进而清除肿瘤细胞。虽然多个 I / II 期的临床试验结果令人欣喜，但 III 期临床试验结果并不令人满意。CanVaxin 是包含 3 种肿瘤细胞系、20 多种肿瘤相关抗原、超过 95% 的 HLA 表位的全肿瘤细胞疫苗，在 1656 例患者中进行 III 期临床试验，结果显示：CanVaxin 与 BCG 联合使用组的生存情况并未优于 BCG 单独使用组，也因此提前结束了试验。

（二）肽 / 蛋白疫苗

一个包含 185 例 HLA-201 表位 III / IV 期恶性黑色素瘤患者的 III 期随机临床试验比较了单独应用大剂量 IL-2 和 IL-2 联合 gp100:209-217（210M） /Montanide ISA 的治疗效果，结果显示：后者缓解率明显优于前者（22.1% *VS* 9.7%），并且后者 PFS 时间明显短于前者（2.9 月 *VS* 1.6 月），显示了肽疫苗治疗恶性黑色素瘤的有效性。另外关于热休克蛋白的疫苗也进行了Ⅲ期临床试验，在分析后显示热休克蛋白疫苗在接受 10 次或 10 次以上免疫治疗的患者中获益更明显。

（三）DC 肿瘤疫苗

DC 是体内功能最强的抗原提呈细胞，经抗原肽或肿瘤细胞裂解物负载后制备的 DC 肿瘤疫苗已经进行了多个Ⅰ／Ⅱ期临床试验，虽然结果令人满意，但在Ⅲ期临床试验中并未能获得预期结果。其中一个Ⅲ期临床试验就未能证明 DC 疫苗优于传统的化疗。这给我们提示：体外能诱导免疫反应的结果与临床治疗效果之间不能完全等同。

第四节　头颈部恶性淋巴瘤的生物治疗

恶性淋巴瘤（ML）是发生于淋巴结和（或）结外部位淋巴组织的免疫细胞肿瘤，起源于淋巴细胞或组织细胞的恶变；目前国际上统一分为两大类：霍奇金淋巴瘤（HL）和非霍奇金淋巴瘤（NHL）。HL 起源于 B 淋巴细胞；NHL 多起源于 B 淋巴细胞，少数也可原发于 T 淋巴细胞和 NK 细胞。在我国 HL 发病率不足恶性淋巴瘤的 10%，NHL 约占恶性淋巴瘤的 90%。头颈部是恶性淋巴瘤最常见的首发部位，如颈部、扁桃体、鼻咽鼻腔、眼及眼眶、上颌窦等；因此，耳鼻喉科专家经常是恶性淋巴瘤患者的第一个医生，详细的头颈部检查是正确诊断的基础。恶性淋巴瘤占头颈部肿瘤的 5%，约 40 ～ 60% 的头颈部恶性淋巴瘤是全身性淋巴瘤的局部表现。头颈部恶性淋巴瘤可分为四种类型：结内型、结外型、环外型和结内结外混合型。Ⅰ～Ⅱ期 HL 选择化疗结合受累野照射的方法治疗，5 年总生存率达 90% 以上；Ⅲ～Ⅳ期采用化疗加放疗为主的综合治疗，5 年总生存率可达 80% ～ 90%。NHL 是一组异质性的恶性淋巴细胞性疾病。低度恶性 NHL 以放疗联合化疗治疗为主，5 年总生存率可达 70% ～ 80%；中度恶性 NHL 的治疗应采用放化疗结合的综合治疗，5 年总生存率为 50% ～ 70%；高度恶性者多半有结外淋巴结病，化疗缓解后主张行造血干细胞移植治疗，5 年总生存率为 20% ～ 40%。

恶性淋巴瘤治疗中常用的方法是放疗、化疗和造血干细胞移植，即通过电离辐射或化疗药物来杀伤肿瘤细胞，同时对机体正常组织也可造成严重的损伤，因而部分患者不能耐受治疗的不良反应而减药或停药，最终导致复发；部分患者在治疗过程中出现复发或耐药。在这种情况下，生物治疗因其针对肿瘤细胞进行靶向治疗，对正常组织损伤较轻，逐渐成为一种全新的有希望的治疗模式。生物治疗可以作为淋巴瘤化疗、放疗和造血干细胞移植的辅助治疗方法；生物治疗可以增强机体免疫系统直接或间接杀伤肿瘤细胞的功能。美国癌症治疗中心认为调动患者自体免疫功能来增强对肿瘤的治疗是今后的方向。目前针对淋巴瘤的生物治疗取得了很多进展和突破，其中最重要的是单克隆抗体的应用，如利妥昔单抗、阿伦单抗等在临床中取得了良好的疗效且毒副作用小，这些单抗的应用为肿瘤的治疗开拓了新的领域。其他生物治疗方法如过继性细胞免疫治疗、独特性肿瘤疫苗治疗、放射免疫治疗、免疫调节剂治疗、基因治疗等也在研究中，部分已开始进行Ⅱ～Ⅲ期临床试验，希望不久之后能应用于临床。

一、单克隆抗体治疗

（一）利妥昔单抗

在生物治疗中，利妥昔单抗（Rituximab）是淋巴瘤治疗中的一个里程碑，为肿瘤的治疗开创了新的领域。利妥昔单抗是一种针对 CD20 抗原的人鼠嵌合性抗体，CD20 抗原在不同发育阶段的大多数 B 淋巴细胞中均表达，且超过 90% 的 B 细胞淋巴瘤表达 CD20，因此利妥昔单抗可与 B 细胞淋巴瘤表面的 CD20 结合，靶向消灭肿瘤细胞。美国于 1998 年通过 FDA 批准利妥昔单抗用于复发低度恶性或滤泡型淋巴瘤的治疗。目前，美国 NCCN 已将利妥昔单抗作为部分 B 细胞淋巴瘤的一线治疗方法。

1. 用法、用量和不良反应　利妥昔单抗可单独应用，用法为 $375mg/m^2$，每周 1 次，4 周 1 疗程，共 3 ～ 9 个疗程；也可与化疗方案联合应用（如：FCM、CVP、CHOP、FMD 等），每月 1 个周期，共 6 ～ 8 个周期。药物常见的不良反应为过敏、发热、寒战、疲劳、头痛、瘙痒、呼吸困难、血管神经性水肿、暂时性低血压、心律失常等，经内科对症治疗后均可恢复正常；3级以上的不良反应少见，治疗相关性死亡罕见。

2. 临床疗效 1998年McLaughlin等首次报道了利妥昔单抗治疗166例复发难治性滤泡性淋巴瘤的Ⅱ期多中心临床试验的结果，ORR为48%，CR为6%，中位TTP为12个月，显示出良好的疗效。最先评价利妥昔单抗联合标准剂量化疗的研究是由Czuczman等报道的，40例中低危B细胞淋巴瘤患者给予6～8个周期的利妥昔单抗联合CHOP方案化疗，ORR为100%，CR或CRu达87%，PR为13%，中位TTP为82.3个月；此后，经过9年随访，仍有42%的患者处于持续长期缓解状态。多个临床试验显示，利妥昔单抗与CHOP方案联合应用能提高患者的ORR、CR、OS、延长患者的TTP。其中GELA研究小组比较了R-CHOP和CHOP方案治疗老年初治性弥漫性大B细胞淋巴瘤（DLBCL）患者的疗效，有388例60-80岁的患者随机接受8个周期的治疗；R-CHOP组的7年PFS、DFS和OS分别为52%、66%和53%，明显高于CHOP组（分别为29%、42%和36%）；表明老年弥漫性大B细胞淋巴瘤患者，无论是低危还是高危患者均可从利妥昔单抗治疗中获益。MinT研究小组探讨了利妥昔单抗治疗年轻DLBCL患者的疗效，共824例年龄小于60岁的患者随机分为R-CHOP组和CHOP组，每组接受8个周期的治疗；R-CHOP组3年EFS和OS分别为79%和93%，明显高于CHOP组（分别为59%和84%）。

3. 耐药性 利妥昔单抗已经成为治疗B细胞淋巴瘤的有效药物，但约有50%复发难治性滤泡型淋巴瘤患者应用利妥昔单抗治疗无效（原发耐药），约60%最初有效的患者也不能从长期治疗中获益（继发耐药）。

4. 新型利妥昔单抗 目前有几种针对利妥昔单抗耐药性和免疫源性而设计合成的新的抗CD20单克隆抗体正在进行临床前期和Ⅰ／Ⅱ期临床试验。这些抗体可分为两大类：①与FcγRⅢα亲和力更强的抗CD20单抗，如AME-133v、rhuMAb114和GA-101；②具有低免疫原性的抗CD20单抗，如HuMaxCD20、IMML-106和PR070769。

（二）阿伦单抗

阿伦单抗（Alemtuzumab）是一种人源化的抗CD52单克隆抗体，能特异性的与B淋巴细胞和T淋巴细胞表面的CD52抗原结合，从而破坏淋巴细胞。2001年，FDA批准该抗体上市用于治疗B细胞慢性淋巴细胞白血病（B-CLL）。在一项93例烷化剂联合氟达拉滨治疗失败的B-CLL患者临床试验中，给予阿伦单抗30mg/次，静脉注射，每周3次，共12周。CR率为2%，PR率为31%；PFS为4.7个月，其中缓解者PFS为9.5个月；OS为12个月，其中缓解者OS为32个月。主要不良反应为骨髓增生低下和感染。GITIL协作组16个中心，自2003年6月至2005年12月，完成了阿伦单抗联合CHOP治疗24例外周T细胞淋巴瘤患者的治疗，共进行8个周期的CHOP治疗，其中4例患者在前4个周期的第一天加入阿伦单抗，另外20例患者8个周期中均加入阿伦单抗。17例患者（71%）达CR，1例达PR；13例患者无病存活，PFS为11个月。主要不良反应为骨髓增生低下和CMV感染。

（三）其他抗体

用于治疗淋巴瘤的抗体还有：依帕珠单抗（Epratuzumab），是人源化的抗CD22单克隆抗体；鲁西单抗（Lumiliximab），是一种同时具有人类IgG1恒定区和短尾猴IgG1可变区的抗CD23的单克隆抗体；加利昔单抗（Galiximab），是一种抗CD80的单克隆抗体；抗CD40单克隆抗体；抗HLA-DR单克隆抗体。以上抗体目前正在进行Ⅰ／Ⅱ期临床试验。

二、过继性细胞免疫治疗

过继性细胞免疫治疗是指通过输注自身或同种异体肿瘤杀伤细胞来治疗肿瘤的生物治疗方法。它不仅可纠正细胞免疫功能低下，促进宿主抗肿瘤免疫功能，并且可直接发挥抗肿瘤作用。目前根据输注细胞的抗原特异性将过继性细胞免疫治疗分为以下两大类：非特异性过继性细胞治疗，包括淋巴因子活化的杀伤细胞（LAK），细胞因子诱导的杀伤细胞（CIK），自然杀伤细胞，杀伤性T细胞；特异性过继细胞治疗，主要是细胞毒性

T 细胞（CTL）。

（一）LAK

1991 年，Sherry 等人进行了一项临床研究，51 例复发肿瘤患者（包括肾癌、黑色素瘤、结肠癌、非霍奇金淋巴瘤）予以 LAK 联合 IL-2 治疗，其中 3 例 NHL 患者全部达 PR，余下 48 例其他肿瘤患者只有 2 例达 PR。随后的 II 期临床研究中，19 例 HD/NHL 患者予以 LAK 联合 IL-2 治疗，15 例可进行疗效评价，2 例达 PR，4 例病情稳定；并且不良反应较为明显。以上研究提示 LAK/IL-2 联合治疗不能提高淋巴瘤疗效，但由于研究样本量小，且为非随机性研究，需要进一步多中心、随机性研究证实。

（二）CIK

CIK 过继免疫治疗已进入临床试验阶段。对多种恶性肿瘤均显示出一定的疗效，是一种很有潜力的免疫细胞治疗方法。试验表明 CIK 细胞对很多肿瘤均有细胞毒性作用，包括：急性白血病、慢性粒细胞白血病和 B 细胞淋巴瘤。同时 CIK 细胞对活体正常的骨髓细胞、脾细胞没有明显的细胞毒性作用，表明这种细胞毒作用特异性的针对肿瘤细胞。在针对耐药性 NHL 治疗中，5 例存在化疗耐药、多处结外器官侵犯的 NHL 患者，经 CIK 细胞治疗后，所有患者肿瘤明显缩小，2 例多发侵犯性患者治疗后病灶完全消失。表明应用 CIK 细胞将是难治性或耐药性 NHL 治疗的一个新的安全的较为有效的手段。Leemhuis 等进行了 I 期临床研究，共 9 例自体造血干细胞移植后复发淋巴瘤患者（HD 2 例，NHL 7 例），CIK 细胞回输量为 $1 \times 10^9 \sim 1 \times 10^{10}/$ 次，每月一次，共 $2 \sim 3$ 次。结果 2 例病人达 PR，2 例病人病情稳定；显示 CIK 细胞对高危淋巴瘤患者自体造血干细胞移植后微小残留病灶有抑制作用。健康人 CIK 细胞和胃恶性淋巴瘤患者 CIK 细胞均具有抑制胃恶性淋巴瘤生长和抗肝转移的作用，且患者的 CIK 细胞抗瘤作用最强。

目前，有关过继性细胞免疫治疗淋巴瘤的临床试验报道较少，样本量较小；尚需更多的、较大样本量的 II / III 临床研究来验证过继性细胞免疫治疗在淋巴瘤疗效及预后中的作用。

三、肿瘤疫苗治疗

肿瘤疫苗的作用是应用特异性的、具有免疫源性的肿瘤抗原，来恢复、激活或加强机体抗肿瘤的免疫反应，清除体内肿瘤微小残留灶。第一代疫苗是在整个肿瘤组织或肿瘤提取液中加入非特异性佐剂制成，可以产生约 20% 临床反应。第二代肿瘤疫苗是基因修饰的肿瘤细胞或重组的肿瘤抗原。第三代肿瘤疫苗是通过纳米技术和基因工程技术来构建新型、高效、广谱的肿瘤疫苗，期望能接种肿瘤高发人群，降低肿瘤发病率；接种肿瘤患者，控制肿瘤复发、转移，降低患者死亡率。

（一）Id-KLH 蛋白疫苗

Idiotype（Id）是一个肿瘤融合基因编码的骨髓瘤浆细胞和淋巴瘤 B 细胞分泌的一种特异性蛋白，由于特异性表达在肿瘤细胞上，因此可作为淋巴瘤相关抗原，诱导细胞特异性免疫反应。Id-KLH 是通过化学交联或基因重组技术将 Id 蛋白与钉形贝血蓝蛋白（KLH）相连接而形成的重组蛋白疫苗，有极强的免疫原性，能诱导特异性抗肿瘤免疫反应。一项 II 期临床研究中 31 例复发淋巴瘤患者给予 Id-KLH 蛋白疫苗治疗，1 例达 CR，3 例达 PR，21 例病情稳定。4 例缓解患者中位缓解持续时间为 19.8 个月。4 例缓解患者和余下 27 例患者的中位 TTP 分别为 28.8 和 13.5 个月（$P < 0.05$）。9 例患者中有 8 例（89%）诱导出抗 KLH 的 T 细胞免疫反应，有 6 例（67%）诱导出抗 Id 的 T 细胞免疫反应；25 例患者中有 20 例（80%）诱导出抗 KLH 的体液免疫反应，5 例（20%）诱导出抗 Id 的体液免疫反应。4 例缓解患者均诱导出抗 KLH 的细胞和体液免疫反应以及抗 Id 细胞免疫反应，仅有 1 例诱导出抗 Id 体液免疫反应。该研究表明 Id-KLH 疫苗对淋巴瘤有一定的疗效。Freedman 等进行了大系列、前瞻性随机对照 III 期临床试验。349 例初治或复发难治的淋巴瘤患者，分为 Id-KLH/GM-CSF 和安慰剂 /GM-CSF 两组；每月一疗程，共 6 疗程后，每 2 月一疗程，再给予 6 疗程；以后每 3 月一疗程，直至病情进展停止治疗。174 例治疗组患者中 113 例 PD，175 例对照组患者中 102 例 PD；治疗组和对照组中位 TTP 分别为 9 个月和 12.6 个月（$P = 0.019$）；275

例初治患者中,治疗组和对照组中位 TTP 分别为 11.9 个月和 17.2 个月 ($P = 0.258$);74 例复发难治患者中,治疗组和对照组中位 TTP 分别为 6 个月和 11.2 个月 ($P = 0.004$)。但是,经多因素分层分析后,治疗组和对照组中 TTP 均无统计学差异。因此,Ⅲ期临床研究表明 Id-KLH 对淋巴瘤并无明显治疗作用。

(二) DC 细胞疫苗

Timmerman 等进行了 DC 细胞疫苗治疗滤泡性淋巴瘤的临床研究,共 35 例 Ⅲ / Ⅳ期患者,给予 Id 联合 DC 细胞疫苗治疗,所有患者接受至少两个疗程以上的治疗后,5 例达 CR,11 例达 CRu,7 例达 PR;未见 3 ~ 4 级不良反应。23 例受检测的患者中有 15 例诱导出细胞或体液免疫反应。Maier 等人也进行了类似的小系列的临床研究,10 例皮肤型 T 细胞淋巴瘤患者中,4 例达 PR,1 例达 CR。以上结果显示 DC 细胞疫苗对淋巴瘤有一定的治疗作用,但病例数较少,仍需 Ⅱ / Ⅲ期临床试验进一步验证。

其他的肿瘤疫苗,如质粒 DNA 疫苗、脂质体疫苗、CpG 疫苗等,在淋巴瘤的研究中仍处于临床前期或 Ⅰ 期临床试验阶段,病例数少且疗效不甚理想,在这里不再详述。

四、放射免疫治疗

放射免疫治疗 (RIT) 是以单克隆抗体为载体,以放射性核素为弹头,通过抗体特异性结合抗原表达阳性的肿瘤细胞表面,将放射性核素靶向到肿瘤细胞,实现肿瘤细胞近距离内照射治疗,同时减少对正常组织的损伤。淋巴瘤细胞对放射治疗敏感,故 RIT 已成为 B 细胞淋巴瘤患者广泛接受的治疗方法。放射性核素根据射线的最大能量、半衰期、体内分布、代谢及毒性来选择,可用于治疗的核素有:^{131}I、^{90}Y、^{111}In、^{125}I、^{99}Tc、^{212}Bi 等。目前临床上使用最多、最成功的载体是抗 CD20 单克隆抗体。

(一) 替伊莫单抗

替伊莫单抗 (Ibritumomab tiuxetan, Zevalin) 是 ^{90}Y 标记的抗 CD20 单抗,是一种针对 B 细胞

淋巴瘤的新型放射免疫治疗药物,2002 年被美国批准用于治疗复发难治惰性 B 细胞 NHL 和转化型 NHL。替伊莫单抗携带的 ^{90}Y 释放的 β 射线可在 5mm 之内发挥作用,5mm 之外的放射效应衰减至十分之一,因此对周围正常组织的损伤作用轻微。临床研究中,替伊莫单抗对复发难治的惰性 NHL、转化型 NHL 以及对利妥昔单抗耐药的滤泡型 NHL 均具有较高的缓解率。替伊莫单抗剂量超过 50mCi 时可出现严重的骨髓抑制,其他不良反应有疲倦、寒战、发热、头痛、腹痛、恶心、呕吐等。处于安全性考虑,替伊莫单抗目前只被批准用于其他方法治疗无效的 NHL 患者。

(二) 托西莫单抗

托西莫单抗 (Tositumomab, Bexxar) 是 ^{131}I 标记的抗 CD20 单抗,2003 年被美国批准用于治疗复发难治惰性 B 细胞 NHL 和转化型 NHL。Ⅰ期临床试验推荐的给药方案为第 1 天注射利妥昔单抗 250mg/m^2,目的在于清除外周血 B 细胞,从而有利于放射性核素最大限度地富集于肿瘤中;再注射 185MBp 托西莫单抗,分 3 次全身扫描,观察肿瘤部位能否摄取该药。如果扫描结果为阴性,肿瘤部位不能浓集托西莫单抗,患者无法使用该药。如果扫描结果为阳性,则第 8 天再给予利妥昔单抗 250mg/m^2 注射,随后注射 14.8MBp/kg (0.4mCi/kg) 托西莫单抗进行治疗。

在 Ⅱ 期临床试验中评估了 76 例进展期滤泡型 NHL 患者给予托西莫单抗单药治疗的疗效,1 周内共给予 2 次 14.8MBp/kg (0.4mCi/kg) 托西莫单抗。患者总反应率为 95%,CR 达 75%,5 年 PFS 和 OS 分别为 59% 和 89%;毒性反应轻微,没有发现继发性肿瘤的发生。可见托西莫单抗是治疗进展期滤泡型 NHL 患者的一个安全有效的治疗方案。多项 Ⅲ 期临床研究结果表明:托西莫单抗作为一线用药疗效优于二、三线用药,早期用药疗效优于晚期用药,单药治疗的疗效优于利妥昔单抗单药治疗,利妥昔单抗治疗失败的患者给予托西莫单抗治疗仍然有效 (CR 率达 46%)。

托西莫单抗主要的毒副作用为骨髓增生低下,其他不良反应有虚弱、恶心、发热、感染、过敏反应等;极少数患者可继发 MDS 和 AML。近年来研究发现,淋巴瘤侵犯骨髓越严重,放射性核

素在骨髓中的浓度越高，骨髓受损越重。因此使用替伊莫单抗和托西莫单抗前，必须仔细评价患者骨髓受累情况，如果淋巴瘤侵犯骨髓超过25%或骨髓储备功能不良的患者不宜接受替伊莫单抗或托西莫单抗治疗。

五、基因治疗

基因治疗是以临床上基因研究结果为依据，通过生物工程技术将外源性的目的基因导入机体靶细胞中，引入正常基因或其他相关因子来抑制有利于肿瘤发展的基因的表达量或／和增强有利于机体抗肿瘤的基因的表达量，从而达到治疗的目的。基因治疗的开展是人类医疗技术进步的里程碑。肿瘤基因治疗的基本策略主要有以下几种方式：基因替代治疗、基因修饰治疗、基因添加治疗、基因补充治疗、基因封闭治疗等。根据目的基因导入方式的不同可分为体内基因治疗和体外基因治疗。常用复制缺陷性病毒作为目的基因的载体。目前已有基因转导的p53（AV-p53）、基因转导的DC细胞（AAV-BA46-DC）、基因转导的TIL（IL-2、TNF-a）等用于各期临床试验，疗效及远期不良反应有待评价。

第五节 头颈部肿瘤生物治疗新进展—干细胞及基因治疗

随着肿瘤分子生物学、肿瘤免疫学以及细胞生物学等学科的迅猛发展推动，人们对肿瘤的发病机制有了进一步的研究，随之而来的治疗策略也有了长足的进步。本小节就头颈部肿瘤的干细胞治疗及基因治疗在近几年所取得的进展做一简要介绍。

一、以肿瘤干细胞为靶点的治疗策略

众多研究表明肿瘤具有克隆性，所有肿瘤细胞可能都起源于同一个细胞，即肿瘤干细胞（Cancer stem cell, CSC）。肿瘤干细胞学说的提出源于正常干细胞的自我更新机制同恶性肿瘤的无限增殖之间的相似性。越来越多的证据表明正常干细胞和CSC在自我更新和分化这两方面具有相同的信号通路。已在正常干细胞研究中取得的进展有助于理解肿瘤干细胞的机制并为寻找以CSC为靶点的治疗方法奠定基础。

（一）分化疗法

分化疗法是指促使恶性肿瘤逆转，促使肿瘤干细胞分化并丧失自我更新能力的治疗手段。目前临床实践中使用的药物有维A酸（维生素A）。基于全反式维A酸的诱导疗法可以使急性早幼粒细胞性白血病变得可以治愈。在实体肿瘤方面，维A酸可以促进分化和凋亡，抑制增殖（阻滞G_1期）、侵袭和转移。分化疗法也可以被用于癌症的化学预防，即用天然的或合成的化学物质，以逆转、抑制或阻止其癌变过程，以防浸润癌的发生。经过多年的研究和实践，由于类维生素A可以引起癌前细胞的分化，故其可以用于头颈部肿瘤的化学预防。

（二）消除疗法

另一种提高肿瘤疗效的方法是消除肿瘤干细胞，这可以通过很多方法实现，如移植异体造血干细胞以对抗白血病、以肿瘤干细胞的自我更新和细胞周期中的信号通路为靶点的靶向治疗等。肿瘤干细胞中存在PTEN、Wnt、Hh和Notch等信号通路，可以用药物选择性地作用于这些靶点。有研究显示，用特异性的γ-分泌酶抑制剂抑制Notch通路后，肿瘤干细胞的自我更新和肿瘤的生长也被抑制。

二、基因疗法

基因疗法被定义为，在体内或者体外通过核酸诱导的方式调节基因的表达或者在靶器官将药物的前体形式转化为细胞毒性剂型，从而发挥治疗作用。最关键的步骤就是将用于治疗的目的基因成功地转导进入靶组织。由于基因转移媒介的不同，基因疗法的手段多样。有直接注射裸DNA，或者通过阳离子包被，抑或粒子轰击方式转导DNA进入肿瘤组织。基于基因治疗策略的不同，将基因治疗分为抑制癌基因表达的反义基因治疗、激活前体药物的基因治疗、自杀基因导

入治疗等类型。目前为止，一些临床实验已经初步有了结果，包括使用病毒载体转导基因，或者通过免疫效应细胞控制肿瘤生长，或者直接在瘤内注射核酸物质等。

（一）基因转移策略

1. 直接注射裸 DNA　在细胞内，转染的 DNA 主要以独立体的方式独立存在于线粒体外，或者与基因组 DNA 低水平结合。与 mRNA 或者基因组 DNA 互补的寡义反核苷酸能够通过特异性的抑制目的 mRNA 的转录或者翻译，从而阻止目的蛋白的合成。研究显示，使用 PTO 修饰寡义反核苷酸或者以质粒为媒介表达反义 DNA 的方式，直接向 HNSCC 患者肿瘤组织中注射裸 DNA，被证实能够起到抗肿瘤的作用。该方法虽然可以使 DNA 直接注射到肿瘤组织中，但是转染的效率很低，需要进一步改进技术才得以方便临床应用。

2. 阳离子包被法　为了提高转染的效率、保护核苷酸不被血清核酸酶降解，研究人员采用脂质体包被的形式使 DNA 胶囊化。所加入的核酸或者被包裹在中心部位，或者与脂质双分子膜结合。此种方法形成的 DNA 脂质体被证实能够存在于不同的组织中，包括注射部位达 1 个月之久，但是通过高敏感性 PCR 检测显示，DNA 脂质体也存在于其他的组织和器官中。为了使 DNA 脂质体更加特异性的传递到肿瘤组织中，研究者们试图在脂质双分子层内加入肿瘤特异性肽段进行引导。

3. 粒子轰击法　粒子轰击法是将直径为 $1\mu m$ 的钨或者金颗粒为微粒的核心，外面包被一薄层 DNA，借助外力将基因传递到靶组织的方法。运用该基因枪的方法成功地在仓鼠口腔黑色素瘤模型中建立了系统性抗肿瘤免疫反应。

（二）基因治疗策略

1. 抑制癌基因表达　通过阻断 mRNA 的转录，导致目的 mRNA 的位阻或者降解。大于 90% 的 HNSCC 患者有 EGFR 表达上调，通过与受体结合，导致 HNSCC 患者肿瘤细胞的生长和存活。2006 年有研究报道，与单独应用放疗相比，采用西妥昔单抗——EGFR 特异性抗体联合放疗能够延长 HNSCC 患者的生存时间。虽然美国 FDA 批准该药用于 HNSCC 患者的治疗，但是单独应用该药有效率不足 10%。之后，与采用 EGFR 磷酸化抑制剂相比，反义技术被证实具有更好的抗肿瘤效果。通过将包含有 *EGFR* 反义片段的 DNA 质粒直接进行瘤内注射，观察到发生了抗肿瘤反应。基于此进行了 I 期临床试验，观察并研究将含有反义 *EGFR* 的 DNA 质粒直接瘤内注射的剂量效应关系。试验中未观察到剂量限制性毒性反应发生。该 I 期试验结果显示，大约 29% 的 HNSCC 患者对治疗有反应，并且，反应程度与患者 EGFR 水平有关。

此外，EGFR 蛋白水平还可以通过 siRNA 和 microRNA 进行调节。使用表达 siRNA 的质粒瞄准目的基因 S- 相激酶相关蛋白显示出抗肿瘤效应。此外，通过表达尿激酶纤溶酶原激活物受体 (uPAR) siRNA 的逆转录病毒载体治疗头颈部肿瘤也发生了抗肿瘤反应。近来研究显示，DNA 超甲基化导致 HNSCC 患者肿瘤抑制性 microRNA 下调。含有 5-N-2 脱氧胞苷的细胞能够恢复 miR-137 和 miR-193a 的表达，进一步将 miR-137 和 miR-193a 转染给 HNSCC 肿瘤细胞，能够使所有的细胞系生长减慢。通过转染 miR-138 能够减慢头颈部鳞癌细胞侵袭、诱导细胞凋亡。通过 siRNA 和 miRNA 手段治疗头颈部肿瘤的方案尚处于临床前研究阶段。

2. 导入自杀基因　自杀基因治疗又称之为前体药物活化的基因疗法。尽管用于自杀基因治疗的策略有 20 多项，但是很少能够通过临床前研究阶段。因此，至今为止尚没有用于治疗 HNSCC 的该类药物进入临床实验阶段。目前研究最为广泛的 HNSCC 治疗策略是单纯疱疹病毒－胸苷激酶（HSV-TK）的基因表达，*HSV-TK* 基因将更昔洛韦的药物前体转化为细胞毒性形式，通过干扰 DNA 合成而诱导宿主细胞死亡。以脂质体的形式进行转导已经用于 *HSV-TK* 基因转导的实验研究。此外研究报道，使用 *HSV-TK*/ 更昔洛韦基因联合 IL-2 治疗，或者联合激素去乙酰化酶抑制剂丙戊酸的治疗策略能够起到有效的控制肿瘤生长的作用。

3. 特异性溶解肿瘤　尽管溶瘤病毒不能诱导基因表达，但是可以用做基因转移的载体。而且研究者们想到了一些策略可以增强溶瘤病毒的肿瘤特异性的靶向作用。这些启动子能够在肿瘤细胞中特异性的活化，并整合到溶瘤病毒基因组中，从而诱导融瘤病毒复制。这些进过加工的病毒颗粒能够首先在肿瘤中复制，而不在正常组织中进行复制。COX-2 对于诱导前列腺素的产生有重要作用。在病理状态下，COX-2 在很多组织中检测不到，然而在头颈部肿瘤组织中却过度表达。研究证实，Ad-COX-2-E1a（由腺病毒载体携带的 COX-2 启动子），在体内外均对过表达 COX-2 的头颈部肿瘤有抗肿瘤效应。通过上述的基因改造，可以进一步增强肿瘤基因治疗的靶向性，减少对正常组织的不必要损伤。

（任秀宝 于津浦）

参考文献

1. Van Dongen GA, Snow GB. Prospects for future studies in head and neck cancer. Eur J Surg Oncol. 1997;23: 486-491.

2. O'Malley BW Jr, Couch ME. Gene therapy principles and strategies for head and neck cancer. Adv Otorhinolaryngol. 2000;56: 279-288.

3. Myers JN.The use of biological therapy in cancer of the head and neck. Curr Probl Cancer. 1999; 23: 106-134.

4. Resser JR, Carbone DP. Immunotherapy of head and neck cancer. Curr Opin Oncol. 1998;10: 226-232.

5. Roth JA, Swisher SG, Meyn RE. p53 tumor suppressor gene therapy for cancer. Oncology（Williston Park）. 1999;13:148-154.

6. Vattemi E, Claudio PP. The feasibility of gene therapy in the treatment of head and neck cancer. Head Neck Oncol. 2009;1: 3.

7. Filetti S, Bidart JM, Arturi F, et al. Sodium/iodide symporter: a key transport system in thyroid cancer cell metabolism. Eur J Endocrinol. 1999;141: 443-457.

8. Hingorani M, White CL, Zaidi S, et al. Therapeutic effect of sodium iodide symporter gene therapy combined with external beam radiotherapy and targeted drugs that inhibit DNA repair. Mol Ther. 2010;18: 1599-1605.

9. Villaret D, Glisson B, Kenady D, et al. A multicenter phase II study of tgDCC-E1A for the intratumoral treatment of patients with recurrent head and neck squamous cell carcinoma. Head Neck. 2002 ; 24: 661-669.

10. Yoo GH, Hung MC, Lopez-Berestein G, et al. Phase I trial of intratumoral liposome E1A gene therapy in patients with recurrent breast and head and neck cancer. Clin Cancer Res. 2001;7: 1237-1245.

11. Ganly I, Kirn D, Eckhardt G, et al. A phase I study of Onyx-015, an E1B attenuated adenovirus, administered intratumorally to patients with recurrent head and neck cancer. Clin Cancer Res. 2000; 6: 798-806.

12. Nemunaitis J, Khuri F, Ganly I, et al. Phase II trial of intratumoral administration of ONYX-015, a replication-selective adenovirus, in patients with refractory head and neck cancer. J Clin Oncol. 2001;19: 289-298.

13. Whiteside, T.L. Immunobiology of head and neck cancer.Cancer Metastasis Rev. 2005, 24: 95-105.

14. Gleich LL, Li, Y.Q., Li, S., et al. Alloantigen gene therapy for head and neck cancer:Evaluation of animal models. Head Neck, 2003, 25: 274–279.

15. Galanis, E. Technology evaluation: Allovectin-7. Vical.Curr. Opin. Mol. Ther. 2002, 4: 80–87.

16. Timer J，Ladfinyi A，Forster-Horvfith C，et al．Neoadjuvant immunotherapy of oral squamous cell carcinoma modulates intratumoral CD4/CD8 ratio and tumor microenvironment: a multicenter phase II clinicaI trial. J Clin Oncol. 2005; 23: 342l-3432.

17. Jacobs JJ，Hordijk GJ，Jfirgenliemk-Schulz IM, et al. Treatment of stage III-IV nasopharyngeal carcinomas by external beam irradiation and local low doses of IL-2. Cancer lmmunol lmmunother. 2005; 54: 792-798.

18. Bose A，Ghosh D，Pal S，et al．Interferon alpha2b augments suppressed immune functions in tobacco-related head and neck squamous cell carcinoma patients by modulating cytokine signaling. Oral Oncol. 2006; 42: 16l-171.

19. Kaganoi J，Watanabe G，Okabe M，et al．STAT 1 activationinduced apoptosis of esophageal squamous cell carcinoma cells in vivo．Ann Surg Oncol. 2007; 14 ; 1405-1415．

20. Gold KA, Lee HY, Kim ES. Targeted therapies in squamous cell carcinoma of the head and neck. Cancer. 2009;115:922-935.

21. Takaoka S，Iwase M，Uchida M，et a1．Effect of combining epidermal growth factor receptor inhibitors and

cisplatin on proliferation and apoptosis of oral squamous cell carcinoma cells. Int J Oncol. 2007; 30: 1469-1476.

22. Badoual C, Hans S, Rodriguez J, et al. Prognostic value of tumor-infiltrating CD4+ T-cell subpopulations in head and neck cancers. Clin Cancer Res. 2006;12: 465-472.

23. Van Herpen CM, van der Laak JA, de Vries IJ, et al. Intratumoral recombinant human interleukin-12 administration in head and neck squamous cell carcinoma patients modifies local regional lymph node architecture and induces natural killer cell infiltration in the primary tumor. Clin Cancer Res. 2005;11: 1899–1909.

24. Van der Bruggen P, Traversari C, Chomez P, et al. A gene encoding an antigen recognized by cytolytic T lymphocytes on a human melanoma. Science. 1991;254: 1643-1647.

25. Apostolopoulos V, McKenzie IF, Pietersz GA.Breast cancer immunotherapy: current status and future prospects. Immunol Cell Biol. 1996;74: 457-464.

26. Agarwal A, Mohanti BK, Das SN. Ex vivo triggering of T-cell mediated immune responses by autologous tumor cell vaccine in oral cancer patients. Immunopharmacol Immunotoxicol. 2007; 29 : 95-104.

27. Fong L, Engleman EG. Dendritic cells in cancer immunotherapy. Annu Rev Immunol. 2000;18: 245-273.

28. Lee WT, Shimizu K, Kuriyama H, et al. Tumor-dendritic cell fusion as a basis for cancer immunotherapy. Otolaryngol Head Neck Surg. 2005;132: 755–764.

29. O-Sullivan I, Ng LK, Martinez DM, et al. Immunity to squamous carcinoma in mice immunized with dendritic cells transfected with genomic DNA from squamous carcinoma cells. Cancer Gene Ther. 2005;12: 825–834.

30. Gattinoni L, Powell DJ Jr, Rosenberg SA, et al. Adoptive immunotherapy for cancer: Building on success. Nat Rev Immunol. 2006; 6: 383–393.

31. Chang AE, Li Q, Jiang G, et al. Generation of vaccine-primed lymphocytes for the treatment of head and neck cancer. Head Neck 2003; 25: 198–209.

32. To WC, Wood BG, Krauss JC, et al. Systemic adoptive T-cell immunotherapy in recurrent and metastatic carcinoma of the head and neck: A phase I study. Arch Otolaryngol Head Neck Surg. 2000;126: 1225–1231.

33. De Jong A, Van der Hulst JM, Kenter GG, et al.

Rapid enrichment of human papillomavirus（HPV）-specific polyclonal T-cell populations for adoptive immuno- therapy of cervical cancer. Int J Cancer. 2005;114: 274–282.

34. Albers A, Abe K, Hunt J, et al. Antitumor activity of human papillomavirus type 16 E7-specific T-cells against virally infected squamous cell carcinoma of the head and neck. Cancer Res. 2005; 65:11146–11155.

35. Straathof KC, Bollard CM, Popat U, et al. Treatment of nasopharyngeal carcinoma with Epstein-Barr virus-specific T lymphocytes. Blood. 2005; 105:1898-1904.

36. Comoli P, Pedrazzoli P, Maccario R, et al. Cell therapy of stage IV nasopharyngeal carcinoma with autologous Epstein-Barr virus-targeted cytotoxic T lymphocytes. J Clin Oncol. 2005; 23:8942- 8949.

37. Khuri FR, Nemunaitis J, Ganly I, et al. A controlled trial of intratumoral ONYX-015, a selectively-replicating adenovirus, in combination with cisplatin and 5-fluorouracil in patients with recurrent head and neck cancer. Nat Med 2000; 6: 879-85.

38. Gleich LL, Gluckman JL, Neumanitis J, et al. Clinical experience with HLA-B27 plasmid DNA/lipid complex in advanced squamous cell carcinoma of the head and neck. Arch Otolaryngol Head Neck Surg 2001, 127:775-779.

39. Forni G, Cavallo GP, Giovarelli M et al. Tumor immunotherapy by local injection of interleukin 2 and non-reactive lymphocytes. Experimental and clinical results. Progr Exp Tumor Res,1988;32:187-194.

40. Cortesina G, Sacchi M, Galeazzi E. Immunology of head and neck cancer: perspectives. Head Neck,1993:15:266-270.

41. Baselga J, Trigo JM, Bourhis J, et al. Phase II multicenter study of the antiepidermal growth factor receptor moBoelonal antibody cetuximab in combination with platinum-based chemotherapy in patients with platinum-refractory metastatic and/or recurrent squamous cell carcinoma of the head and neck. J Clin Oncol,2005,23:5568.

42. Vermorken JB, Mesia R, Rivera F, et al. Platinum-based chemotherapy plus cetuximab in head and neck cancer. N Engl J Med,2008,359:1116.

43. Burtness B, Goldwasser MA, Flood W, et al. Phase III randomized trial of cisplatin plus placebo compared with cisplatin plus cetuximab in metastatic/recurrent head and neck

cancer: An Eastern Cooperative Oncology Group study. J Clin Oncol,005,23:8646.

44. Buchsbaum DJ, Bonner JA, Grizzle WE, et al. Treatment of pancreatic cancer xenografts with Erbitux (IMC-C225) anti-EGFR antibody, gemcitabine, and radiation[J]. Int J Radiat Oncol Biol Phys, 2002, 54 (4) :1180- 1193.

45. Karcher J, Dyckhoff G, Beckhove P, et al. Antitumor vaccination in patients with head and neck squamous cell carcinomas with autologous virus-modified tumor cells. Cancer Res 2004;64:8057–615.

46. Chua D, H uang J, Zheng B, et a.l Adoptive transfer of autologous Epstein-Barr v irus-specific cytotoxic T cells for nasopharyngeal carcinoma. Int Cancer, 2001, 94 (1) :73-80.

47. Atkins MB, Lotze MT, Dutcher JP et al. High-dose recombinant interleukin 2 therapy for patients with metastatic melanoma: analysis of 270 patients treated between 1985 and 1993. J. Clin. Oncol. 17 (7) , 2105–2116 (1999) .

48. Rosenberg, S.A., et al., Prospective randomized trial of high-dose interleukin-2 alone or in conjunction with lymphokine-activated killer cells for the treatment of patients with advanced cancer. J Natl Cancer Inst, 1993. 85 (8) : p. 622-32.

49. Sparano JA, Fisher RI, Sunderland M et al. Randomized Phase III trial of treatment with high-dose interleukin-2 either alone or in combination with interferon a-2a in patients with advanced melanoma. J. Clin. Oncol. 11 (10) , 1969–1977 (1993) .

50. Hauschild A, Weichenthal M, Rass K, et al. Efficacy of low-dose interferon {alpha}2a 18 versus 60 months of treatment in patients with primary melanoma of ≥ 1.5 mm tumor thickness: results of a randomized phase Ⅲ DeCOG trial. JClinOncol 2010; 28: 841–846.

51. Eggermont AM, Suciu S, Testori A, et al. Ulceration of primary melanoma and responsiveness to adjuvant interferon therapy: analysis of the adjuvant trials EORTC18952 and EORTC18991 in 2644 patients. J Clin Oncol 2009; 27 (suppl 15S) : abstract 9007.

52. Hodi FS, O' Day SJ, McDermott DF, et al. Improved survival with ipilimumab in patients with metastatic melanoma. NEnglJMed 2010; 363: 711–723.

53. Ribas A, Hauschild A, Kefford R, et al. Phase Ⅲ, open-label, randomized, comparative study of tremelimumab (CP-675,206) and chemotherapy (temozolomide [TMZ] or dacarbazine [DTIC]) in patients with advanced melanoma. JClinOncol 2008; 26 (suppl 15S) : abstract LBA9011.

54. Rosenberg SA, Dudley ME. Adoptive cell therapy for the treatment of patients with metastatic melanoma. Curr Opin Immunol 2009; 21: 233–240.

55. Rosenberg SA, Restifo NP, Yang JC, et al. Adoptive cell transfer: a clinical path to effective cancer immunotherapy. Nat Rev Cancer 2008; 8: 299–308.

56. Riker AI, Jove R, Daud AI. Immunotherapy as part of a multidisciplinary approach to melanoma treatment.Front Biosci 2006; 11: 1–14.

57. Hsueh EC, Morton DL. Antigen-based immunotherapy of melanoma: canvaxin therapeutic polyvalent cancer vaccine. Semin Cancer Biol 2003; 13: 401–407.

58. Morton DL, Mozzillo N, Thompson JF, et al. An international, randomized, phase III trial of Bacillus Calmette-Gu´ erine (BCG) plus allogeneic melanoma vaccine (MCV) or placebo after complete resection of melanoma metastatic to regional or distant sites. J Clin Oncol 2007; 25 (suppl 18S) : abstract 8508.

59. Schwartzentruber DJ, Lawson D, Richards J, et al. A phase III multi-institutional randomized study of immunization with the gp100:209-217 (210M) peptide followed by high-dose IL-2 compared with high-dose Il-2 alone in patients with metastatic melanoma. JClin Oncol 2009; 27 (suppl 18S) : abstract CRA9011.

60. Di Pietro A, Tosti G, Ferrucci PF, et al. Heat shock protein peptide complex 96-based vaccines in melanoma: how far we are, how far we can get.Hum Vaccin 2009; 5: 727–737.

61. Testori A, Richards J, Whitman E, et al. Phase III comparison of vitespen, an autologous tumor-derived heat shock protein gp96 peptide complex vaccine,with physician' s choice of treatment for stage IV melanoma: the C-100-21 Study Group. JClinOncol 2008; 26: 955–962.

62. Schadendorf D, Ugurel A, Schuler-Thurner B, et al. Dacarbazine (DTIC) versus vaccination with autologous peptide-pulsed dendritic cells (DC) in first-line treatment of patients with metastatic melanoma: a randomized phase III trial of the DC study group of the DeCOG. Ann Oncol 2006; 17:563–570.

63. 戴自英 , 陈灏珠 . 实用内科学 . 北京：人民卫生出

364

64. 张之南, 杨天楹, 郝玉书. 血液病学. 北京: 人民卫生出版社, 2003.

65. McLaughlin P, Grillo-López AJ, Link BK, et al. Rituximab chimeric anti-CD20 monoclonal antibody therapy for relapsed indolent lymphoma: half of patients respond to a four-dose treatment program. J Clin Oncol, 1998, 16: 2825-2833.

66. Czuczman MS, Grillo-López AJ, White CA, et al. Treatment of patients with low-grade B-cell lymphoma with the combination of chimeric anti-CD20 monoclonal antibody and CHOP chemotherapy. J Clin Oncol, 1999, 17: 268-276.

67. Czuczman MS, Weaver R, Alkuzweny B, et al. Prolonged clinical and molecular remission in patients with low-grade or follicular non-Hodgkin's lymphoma treated with rituximab plus CHOP chemotherapy: 9-year follow-up. J Clin Oncol, 2004, 22: 4711-4716.

68. Sherry RM, Rosenberg SA, Yang JC. Relapse after response to interleukin-2-based immunotherapy: patterns of progression and response to retreatment. J Immunother, 1991, 10: 371-375.

69. 周启明, 吴沛宏, 赵明, 等. 原发性肝癌经综合微创治疗后联合细胞因子诱导杀伤细胞灌注的近期疗效观察. 癌症, 2006, 25: 1414.

70. 施明, 王福生, 张冰, 等. 自体 CIK 细胞治疗肝癌的安全性和有效性评价. 解放军医学杂志, 2004, 29: 333-335.

71. Schmidt-Wolf IG, Lefterova P, Mehta B A, et al. Phenotypic characterization and identification of effector cells involved in tumor cell recognition of cytokine-induced killer cells. Exp Hematol, 1993, 21: 1673-1679.

72. Verneris M, Ito M, Baker J, et al. Engineering hematopoietic grafts: Purified allogeneic hematopoietic stem cells plus expanded CD8+ NK-T cells in the treatment of lymphoma. Biology of Blood and Marrow Transplantation, 2001, 7: 532-542.

73. 郭智, 谭晓华, 高锦, 等. CIK 治疗耐药性非霍奇金淋巴瘤疗效观察. 实用癌症杂志, 2006, 21: 15-16.

74. 杨波, 脱朝伟, 张宁, 等. CIK 细胞对人原发性胃恶性淋巴瘤生长及肝转移的抑制作用. 解放军医学杂志, 2007, 32: 1126-1129.

75. Kwak LW, Campbell MJ, Czerwinski DK, et al. Induction of immune responses in patients with B-cell lymphoma against the surface-immunoglobulin idiotype expressed by their tumors. N Engl J Med, 1992, 327: 1209-1215.

76. Leemhuis T, Wells S, Scheffold C, et al. A phase I trial of autologous cytokine-induced killer cells for the treatment of relapsed Hodgkin disease and non-Hodgkin lymphoma. Biol Blood Marrow Transplant, 2005, 11: 181-187.

77. Redfern CH, Guthrie TH, Bessudo A, et al. Phase II trial of idiotype vaccination in previously treated patients with indolent non-Hodgkin's lymphoma resulting in durable clinical responses. J Clin Oncol, 2006, 24: 3107-3112.

78. Freedman A, Neelapu SS, Nichols C, et al. Placebo-controlled phase III trial of patient-specific immunotherapy with mitumprotimut-T and granulocyte- macrophage colony-stimulating factor after rituximab in patients with follicular lymphoma. J Clin Oncol, 2009, 27: 3036-3043.

79. Timmerman JM, Czerwinski DK, Davis TA, et al. Idiotype-pulsed dendritic cell vaccination for B-cell lymphoma: clinical and immune responses in 35 patients. Blood, 2002, 99: 1517-1526.

80. Maier T, Tun-Kyi A, Tassis A, et al. Vaccination of patients with cutaneous T-cell lymphoma using intranodal injection of autologous tumor-lysate-pulsed dendritic cells. Blood, 2003, 102: 2338-2344.

81. Timmerman JM, Singh G, Hermanson G, et al. Immunogenicity of a plasmid DNA vaccine encoding chimeric idiotype in patients with B-cell lymphoma. Cancer Res, 2002, 62: 5845-5852.

82. Neelapu SS, Baskar S, Gause BL, et al. Human autologous tumor-specific T-cell responses induced by liposomal delivery of a lymphoma antigen. Clin Cancer Res, 2004, 10: 8309-8317.

83. Ohno R, Asou N, Ohnishi K. Treatment of acute pro-myelocytic leukemia: stratery toward further increase of cure rate[J]. Leukemia, 2003, 17:1454.

84. Sofia JC, Kim ES, Rayette J, et al. Chemoprevention of lung cancer [J]. Lancet Oncol, 2003,4: 65.

85. Cheng T. Cell cycle inhibitors in normal and tumor stem cells[J]. Oncogene, 2004,23: 7256.

86. Wang, Z., Troilo, P.J., Wang, X., et al. Detection of inte-gration of plasmid DNA into host genomic DNA

following intramuscular injection and electroporation[J]. Gene Ther. 2004,11: 711–721.

87. Thomas, S.M., Ogagan, M.J., Freilino, M.L., et al. Antitumor mechanisms of systemically administered epidermal growth factor receptor antisense oligonucleotides in 1574 THOMAS AND GRANDIScombination with docetaxel in squamous cell carcinoma of the head and neck[J]. Mol. Pharmacol. 2008,73: 627–638.

88. Rezler, E.M., Khan, D.R., Tu, R., et al. Peptide-mediated targeting of liposomes to tumor cells[J]. Methods Mol. Biol. 2007,386:269–298.

89. Trimble, C., Lin, C.T., Hung, C.F., et al. Comparison of the CD8þ T cell responses and antitumor effects generated by DNA vaccine administered through gene gun, biojector, and syringe[J]. Vaccine,2003, 21: 4036–4042.

90. Bonner, J.A., Harari, P.M., Giralt, J., et al. Radiotherapy plus cetuximab for squamous-cell carcinoma of the head and neck[J].N. Engl. J. Med. 2006,354: 567–578.

91. Karamouzis, M.V., Grandis, J.R., and Argiris, A.. Therapies directed against epidermal growth factor receptor in aerodigestive carcinomas[J]. JAMA, 2007, 298: 70–82.

92. Lai, S.Y., Koppikar, P., Thomas, S.M., et al. Intratumoral epidermal growth factor receptor antisense DNA therapy in head and neck cancer: First human application and potential anti-tumor mechanisms[J]. J. Clin. Oncol. 2009, 27:1235–1242.

93. Fang, L., Hu, Q., Hua, Z., et al. Growth inhibition of a tongue squamous cell carcinoma cell line (Tca8113) in vitro and in vivo via siRNA-mediated down-regulation of skp2[J]. Int. J. Oral Maxillofac. Surg. 2008,37: 847–852.

94. Zhou, H., Tang, Y., Liang, X.,et al. RNAi targeting urokinase-type plasminogen activator receptor inhibits metastasis and pro-gression of oral squamous cell carcinoma in vivo[J]. Int. J. Cancer, 2009,125: 453–462.

95. Bushati, N., and Cohen, S.M. MicroRNA functions[J]. Annu. Rev. Cell Dev. Biol.2007, 23: 175–205.

96. Liu, X., Jiang, L., Wang, A.,et al. MicroRNA-138 suppresses invasion and promotes apoptosis in head and neck squamous cell carcinoma cell lines[J]. Cancer Lett. 2009, 286: 217–222.

97. Kothari, V., Joshi, G., Nama, S., et al. HDAC inhibitor valproic acid enhances tumour cell kill in adenovirus-HSVtk mediated suicide gene therapy in HNSCC xenograft mouse model[J]. Int. J. Cancer, 2009.

98. Nemunaitis, J., Cunningham, C., Buchanan, A., et al. Intravenous infusion of a replication-selective adenovirus (ONYX-015) in cancer patients: Safety, feasibility and biological activity[J]. Gene Ther.2001,8:746–759.

99. Dobbelstein, M. Replicating adenoviruses in cancer therapy[J]. Curr. Top. Microbiol. Immunol. 2004,273: 291–334.

100. Nakagawa, T., Tanaka, H., Shirakawa, T., et al. Cycloox-ygenase 2 promoter-based replication-selective adenoviralvector for hypopharyngeal cancer[J]. Arch. Otolaryngol. Head Neck Surg. 2009,135: 282–286.

第一节　头颈部肿瘤的血管性介入治疗

一、概述

头颈部肿瘤由于其起源区域的特殊性，以及每一种肿瘤都具有独特的病理学特别是解剖学上的特点，使得血管性介入治疗在头颈部肿瘤的临床治疗中具有一定的特殊性。

头颈部肿瘤的血管性介入治疗依赖于头颈部的特殊血供方式，这一区域供血主要来自两侧的颈外动脉。通常情况下，双侧颈外动脉于第四颈椎的水平从颈总动脉发出，供血区域包括了头面部、硬膜和上颈段的主要器官和组织。多数情况下，颈外动脉的解剖位置位于颈内动脉的前内侧，少数情况下，也可见于颈内动脉外侧。颈外动脉在颈部的分支主要包括甲状腺上动脉、舌动脉、面动脉、咽升动脉、枕动脉、耳后动脉、颞浅动脉及上颌动脉。其中，除甲状腺上动脉外，颈外动脉的其余各条分支均为头面部供血。头颈部的血管特点还包括其具有广泛的血管吻合通路，某一个头颈部的器官，通常能够有多支供血动脉。或者部分头颈部肿瘤由于发现较晚，局部形成多支血管参与肿瘤供血的情况。理论上讲，肿瘤所具有的血供分支越多，血供越丰富，血管性介入治疗所提供的肿瘤局部的药物浓度则越高，治疗效果越好。其中，发生于扁桃体、上颌窦、腮腺和翼突下颌区的肿瘤由于具有丰富的血供，治疗后肿瘤缩小的效果最佳。因此，头颈部肿瘤的血管性介入治疗需要根据头颈部肿瘤生长部位、肿瘤大小、侵犯深度、有无局部淋巴结转移等，来选择介入治疗的部位和入路。

二、头颈部肿瘤血管性介入治疗的适应证与禁忌证

（一）适应证

（1）手术和放疗前应用：适用于腮腺、上颌窦区、软腭、扁桃体及翼下腭骨区以及舌和舌下的肿瘤；

（2）术后应用：适用于肿瘤的广泛切除术后的辅助治疗；

（3）由于手术影响患者面容和生理功能等原因，患者不接受手术或由于体质、营养状态等原因不能够耐受手术治疗的患者；

（4）肿瘤切除和放疗后复发不能够再次行手术或放射治疗的患者；

（5）姑息治疗：对于肿瘤晚期病例不适于手术切除，也不宜放射治疗的患者采取经动脉灌注化疗往往可以取得较为满意的效果。

（二）禁忌证

（1）由于恶病质、严重感染等情况不能耐受介入手术治疗者；

（2）心、肝、肾功能明显异常者；

（3）血象异常，包括白细胞计数、血小板计数、出凝血时间明显异常者；

（4）严重脑水肿颅内压过高者；

（5）频繁癫痫发作，尤其大发作患者。

三、头颈部肿瘤的介入化疗

肿瘤的介入动脉灌注化疗是一种局部化疗，是将动脉插入的导管送至肿瘤供血动脉灌注化疗药物的方法。此法的优点在于肿瘤局部化疗药物

浓度高，大大增强了化疗药物杀灭肿瘤细胞的作用，也减轻了化疗药物的全身反应，因此一定意义上讲甚至优于全身静脉化疗。它分为一次冲击性动脉内化疗灌注和长期间断性动脉内化疗灌注两类治疗方式。

头颈部恶性肿瘤用于动脉内灌注化疗的药物与全身化疗所用药物类似。通常来说，能够通过静脉途径使用的药物也可以用于动脉内灌注。化疗药物的选择需要根据肿瘤细胞对药物反应浓度依赖性和时间依赖性两大方面来考虑。浓度依赖性药物如丝裂霉素、表柔比星、博来霉素、顺铂等可于短时间内大剂量注入，而时间依赖性药物如氟尿嘧啶、甲氨蝶呤、紫杉醇等则在一定有效浓度下维持较长时间灌注，以保证药物对肿瘤细胞有足够的作用时间，达到杀灭肿瘤细胞的目的。

（一）头颈部介入灌注化疗常用药物

1. 氟尿嘧啶（5-Fu） 是目前应用最广的周期特异性化疗药物之一。氟尿嘧啶进入人体后经酶作用转化为氟尿苷，通过抑制肿瘤细胞胸腺嘧啶核苷酸合成酶而影响 DNA 的合成，对 RNA 的合成也有一定抑制作用。氟尿嘧啶常用于头颈部介入灌注化疗，也是联合用药的重要药物之一，以持续性灌注为宜。使用剂量为 $500 \sim 1500mg/m^2$，每周 $1 \sim 2$ 次。连续灌注时其总剂量可显著减少，仅为多次冲击性灌注的 $1/30 \sim 1/60$ 即可获得明显效果。同类药物还有替加氟（FT 207）等。

2. 多柔比星（ADM） 属于蒽环类抗肿瘤抗生素，能直接嵌入肿瘤细胞 DNA 中的相邻碱基对中间，干扰转录过程，通过阻止 mRNA 的形成而起到抗肿瘤作用。因其作用于肿瘤细胞的 DNA 和 RNA，故对于各周期的细胞均有杀伤作用，属周期非特异性药物。特别是对乏氧细胞也有杀伤作用，适合于化疗性栓塞治疗，是目前恶性肿瘤介入治疗中最常用的药物之一。

多柔比星的抗瘤谱较广，对多种实体瘤有效。常用于头颈部鳞癌、乳腺癌、肺癌、肝癌、肾癌、盆腔和肢体恶性肿瘤的化疗灌注。多柔比星可较好地溶于注射用水，亦可先溶于造影剂再与碘油混合乳化，可在肿瘤区缓释。不良反应主要包括骨髓抑制、脱发、消化道反应等，其心脏毒性应予重视。轻者表现为心律失常和 ST 段及 T 波改变，重者可发生药物性心肌炎，甚至为洋地黄治疗无效的心力衰竭。总剂量低于 $450 \sim 500mg/m^2$ 时严重并发症的发生率极低，大于此剂量时危险性增加（大于 20%）。

3. 顺铂（Cisplatin，DDP） 主要经扩散方式进入细胞，与 DNA 产生链间与链内的关联，从而破坏 DNA 的复制，高浓度时亦能抑制 RNA 和蛋白质的合成，为最常用的周期非特异性药物之一，因其对乏氧细胞也起作用，特别适用于介入灌注化疗。一般认为，顺铂适于一次冲击性灌注，但持续性灌注也有利于提高靶器官的药物浓度。顺铂的抗瘤谱较广，适用于多种实体瘤。介入灌注时主要用于颌面部肿瘤、肺癌、消化系统肿瘤、肾癌、盆腔和四肢恶性肿瘤。常作为联合用药的化疗药物之一。

主要的不良反应为胃肠不适和骨髓抑制，肾和听神经的损害较为常见，与药物剂量有关。用药前后需要给病人充分的水化，使尿量保持在 $2000 \sim 3000ml/d$，可减少肾损害；硫代硫酸钠（STD）可解除顺铂的部分毒性。

卡铂又称碳铂（Carboplatin，CBP）为第二代铂类抗肿瘤药物，其生化性质和药物活性与顺铂相似，毒性则明显减低，卡铂随尿排出较顺铂迅速，大部分在 6 小时内排泄掉，不良反应除以血小板为主的骨髓抑制外，其他均较顺铂轻，病人不需水化处理。

（二）介入灌注化疗的影响因素

1. 灌注速度的影响 许多药物只在一定浓度以上才有杀灭癌细胞的作用，因此动脉灌注化疗时必须达到有效的血药浓度。在一定的剂量下，注药速度的快慢可影响血药浓度的高低，而药物还有受体结合和酶处理的饱和现象，所以，必须适当控制给药速度，以避免有效药物浓度过低，影响化疗疗效。一般认为，在有效的药物浓度范围内药物灌注时间长一些更好，尤其是抗代谢药物给药时间应大于癌细胞的倍增时间，对高血流的器官灌注速度应比低血流的器官较大。

2. 灌注区血流变化的影响 减少灌注区的血流量，则靶组织的药物增加，疗效可明显提高。因此，许多学者采取了各式各样的方法来达到这一目的，迄今已应用的有手术中植入导管后再结扎动脉近端，或采用血凝块堵塞动脉近端等。近年来经皮动脉灌注时多采用球囊导管暂时阻断血流供应，经导管注入肾上腺素、血管紧张素等收缩血管，减少血液供应，以及使用血管栓塞剂栓塞动脉等方法。

3. 药物与血浆蛋白结合的影响 某些化疗药物经末梢静脉注射后，经体循环和肺循环到达靶器官时已有相当数量的药物与血浆蛋白结合，使具有生物活性的游离药物量减少，从而药效降低。例如顺铂经静脉给药后 2 小时，98% 的药物会与血浆蛋白结合，仅有 2% 的游离药物发挥作用。经动脉灌注时可避免和减轻这种现象，从而大幅度提高疗效。

（三）介入灌注化疗的主要并发症和处理原则

1. 血管损伤 动脉损伤与超选择插管、短时间注入高浓度化疗药物等因素有关。血管损伤可引起阻塞、内膜撕裂、内膜下通道狭窄和假性动脉瘤形成。某些化疗药物如 5-FU、ADM 等有很强的局部刺激性和毒性，高浓度灌注可致动脉内膜炎，继而引起管腔狭窄和阻塞。

动脉损伤的预防是选择适当的器械和轻柔的操作，灌注化疗前应在透视下观察导管和靶动脉的通畅情况。如果发生靶动脉阻塞和血栓栓塞，可使用导丝反复通过狭窄处血凝块使其碎解，然后采取溶栓疗法使其开通，具体做法是将导管插入血栓近端后，在 72 小时之内连续灌注链激酶和尿激酶，剂量是链激酶 5000U/(kg·h)，尿激酶 400～500U/(kg·h)，同时全身肝素化。

2. 导管移位 发生率约为 10%。导管移位时，应重新放置导管，有时须根据血管走行更换新形状的导管。

3. 感染 动脉留置导管灌注化疗可出现全身和局部感染。主要是由经皮穿刺留置导管引起的，致病菌主要是宿主自身的葡萄球菌。穿刺点局部感染较少见，一般只要在插管和灌注过程中严格按照无菌程序操作，使用适当抗生素预防，可大大降低感染的发病率。全身和局部感染的预防和处理主要是严格遵照无菌操作技术。

4. 导管阻塞 主要是未按时使用肝素生理盐水冲洗导管所致。

四、头颈部肿瘤的介入栓塞治疗

经导管单纯栓塞主要作用在于阻断肿瘤的血供，使之发生缺血、坏死。从理论上看，这是一种较为彻底地阻断肿瘤血供的方法，但在实际实施中不可能仅仅闭塞肿瘤的血管，往往会损伤肿瘤附近的非肿瘤组织。由于肿瘤和肿瘤器官的丰富侧支血供以及肿瘤供血多元化等原因，致使单纯栓塞治疗的效果并不理想。

经导管化疗栓塞是灌注化疗和单纯栓塞两种方法的结合，因而具备两种方法的优点，即在阻断肿瘤血供的同时，实施化疗药物的打击，因此疗效优于单纯灌注化疗和单纯栓塞。目前对肿瘤主要采取的是化疗栓塞。

（一）栓塞剂及其应用

为适应不同部位、不同性质病变的需要，研究了多种栓塞物质。按物理性状分为颗粒性和液体两类。按使血管闭塞的时间久暂，可分为短期、中期和长期三种。按材料能否被机体吸收，分为可吸收性和不可吸收性两类。一种理想的栓塞材料应符合以下要求：无毒，无抗原性，具有较好的生物相容性，能迅速闭塞血管，能按需要闭塞不同口径、不同流量的血管，易经导管运送，易得，易消毒。下面介绍几种常用的栓塞剂。

1. 碘化油 为植物油与碘结合的一种有机化合物，为黏稠澄明液体。具有如下特点：①碘油可长期（1～2 年）积聚在肿瘤血管内，起持久的栓塞作用；②成油可作为化疗药物的载体，使化疗药物在肿瘤内缓慢释放，从而延长和增强化疗药物的作用；③碘油充填肿瘤后能基本代表肿瘤的大小和形态变化；④碘油显示小的肿瘤结节优于普通血管造影，能准确确定肿瘤分布的范围，从而对治疗方案提供可靠的依据；⑤不影响其他疗法，如手术切除、放射和重复栓塞的施行，可能与上述其他疗法还有一定的协同作用；⑥碘油很少引起严重副作用。

2. 明胶海绵 基本成分是动物皮肤胶原蛋白，可引起所在血管发生异物性炎症、纤维化，导致血管萎缩。明胶海绵不是永久性闭塞，闭塞血管时间为几周至数月。明胶海绵的优点是无抗原性，易得，价廉，能消毒，可按需要制成不同的大小和形状，摩擦系数低，用一般的血管造影导管即可快速注射，闭塞血管安全有效，因此是应用最广泛的栓塞材料。明胶海绵堵塞血管后，能快速形成血栓。

3. 弹簧圈　对机体无抗原活性作用。一般以不同粗细的螺旋形弹簧丝夹带羊毛、丝线或涤纶线制成。是利用弹簧圈及其所带的呢绒纤维的机械阻塞和所引起的血栓形成来阻断供血动脉达到栓塞效果。在介入之前，需将弹簧圈团装入导管内，经导管尾端接头，用导丝将弹簧圈推入导管内，随着导丝的推进，弹簧圈从导管头端伸出，弹簧圈卷曲成团嵌在血管内；弹簧圈必须与血管内径相当，过大可导致动脉瘤，过小则易移动滑脱，不能形成有效栓塞。弹簧圈的优点在于在透视下定位容易、价廉，能闭塞较大的血管，因此使用较为广泛。

4. 微球或带药微球　是一种不溶于水的微粒，经导管注入动脉后停滞于肿瘤的小血管内，阻断肿瘤血供，产生栓塞效应，同时，带药微球又作为化疗药物的携带者，主动或被动地将药物运送至肿瘤区城，在局部发挥化疗作用。带药微球具有显著的双重抗癌作用，一是阻断动脉血流和末梢性栓塞的作用，二是药物缓释后的局部化疗作用。栓塞和化疗作用可互相促进，呈现增强效应。栓塞阻断了肿瘤血供，导致靶器官缺血、缺氧，血管通透性增加，有利于化学药物向组织中渗入，反之，受到化疗药物作用后的肿瘤细胞对缺血缺氧的敏感性增加，则易于发生坏死。

（二）栓塞原则和方法

原则：①先行血管造影；②操作中要使用影像以监视导管的位置、注入栓塞物质后血流速度变化以及栓塞效果；③导管不能超选时，可利用优势血流小心地释放栓塞物，或利用药物使正常的血管床收缩，栓塞物易顺利达到未发生收缩的病变血管；④栓塞结束后重复血管造影。

方法：将导管选择性插入靶动脉，并以适当的速度注入适量栓塞剂使靶动脉达不同程度的闭塞。根据不同的栓塞剂，栓塞目的、部位、程度和器官血流动力学改变，其栓塞方法亦不同。栓塞剂的释放方法：①定位法，是指导管超选择插至靶动脉然后释放栓塞剂达到局部动脉的阻塞。

②阻控法，是指将导管楔入较细的靶动脉或用球囊阻塞导管阻断粗大的靶动脉血流，然后再注入栓塞剂，其主要作用为防止栓塞剂的反流和减少血液对液态栓塞剂的稀释。③低压流控法，是指导管插入靶动脉内，缓慢注入栓塞剂，利用肿瘤血管病理生理学改变，使血流将其冲入肿瘤血管末梢造成栓塞。由于多血供的恶性肿瘤区高速的血流，栓塞剂往往优先进入肿瘤血管。

（三）并发症及处理原则

1. 栓塞后综合征　多数肿瘤栓塞术后的病人，表现为恶心、呕吐、发热、疼痛等，通常认为是器官缺血、水肿和肿瘤组织坏死。处理措施包括给予镇痛、止吐、吸氧等措施。

2. 误栓和异位栓塞　指导管不能超选插入靶血管、注射压力过高造成栓塞剂反流，而误栓其他器官。栓塞的靶动脉与其他器官有侧支循环可造成异位栓塞。处理措施包括：①栓塞前进行血管造影，观察有无其他正常侧支血管或动静脉瘘；②选择合适的栓塞剂和栓塞技术；③如发生误栓或异位栓塞，应立即给予扩张血管、抗凝血、激素类药物等治疗。

五、头颈部肿瘤介入治疗的疗效评价

选择性动脉插管化疗灌注和（或）栓塞可提高肿瘤部位的药物浓度肿瘤的杀伤能力，有利于控制及缩小病灶，提高手术切除率，降低全身化疗毒副作用，治疗和辅助治疗的疗效良好。

介入治疗的疗效评价指标包括完全缓解（CR）、部分缓解（PR）、稳定或无变化（NC）或肿瘤进展（PD）等。

第二节　头颈部肿瘤的非血管性介入治疗

一、放射性粒子植入治疗头颈部肿瘤

（一）放射性粒子植入概述

放射性粒子组织间近距离治疗肿瘤，包括短

暂插植和永久植入两种。短暂插植治疗是通过术中插植导管，利用后装治疗机将放射源运输到肿瘤部位进行分次照射。常用的核素是 ^{192}Ir 和 ^{137}Cs，剂量率为 0.3Gy/h 以上。放射性粒子永久植入是通过术中和超声或 CT 引导下将粒子源直接植入到肿瘤靶区内，通过核素持续释放射线达到杀伤肿瘤细胞的目的。常用放射性核素为 ^{198}Au、^{103}Pd 和 ^{125}I 粒子源，剂量率一般为 0.05～0.10Gy/h。放射性粒子组织间植入治疗肿瘤是非常有效的局部治疗手段，它的优点在于物理学和生物学两个方面：①放射性粒子植入可以提高靶区局部与正常组织剂量分配比；②肿瘤的再增殖由于受到持续射线的照射而明显减少；③连续低剂量率照射抑制肿瘤细胞有丝分裂，引起肿瘤细集聚在 G_2 期；④放射抗拒的乏氧细胞减少，同时在持续低剂量照射条件下可使乏氧细胞再氧合。

（二）放射性粒子植入方式

临床上常采用影像引导下植入，是指在 CT 或超声引导下，根据治疗计划系统 (Treatment planning system, TPS) 做出的计划植入带有刻度的穿刺针。导针间距 1cm，各针互相平行，一般皮肤上固定 1 块模板，模板上有横竖成行的间距 1cm 的小孔。穿刺针从小孔刺向皮肤，进入瘤体，深度达肿瘤对侧边缘 0.5cm，导针每退 1cm 种植 1 粒，直至肿瘤近侧边缘 0.5 cm。观察剂量分布情况，立体植入粒子间距离应小于 1cm，以免有死角，并注意不能植入到管道系统中。也可用防辐射连接式植入器在 CT 或超声引导下经皮穿刺到肿瘤内植入粒子，或以特定的植入器经各种内镜穿刺植入粒子。操作完成后拔出植入针，包扎。术后 3 天常规使用抗生素及止血药物预防术后感染、出血。术后 1 个月内行 CT 扫描。在 TPS 上行术后剂量验证，分布不均或剂量不足时可补充粒子植入治疗。

（三）放射性粒子植入在头颈部肿瘤的应用

头颈部癌手术或放疗后复发是头颈部肿瘤治疗的主要失败原因，后续的治疗手段选择较困难。治疗包括再手术、再放疗和高剂量率后装插植治疗，但是由于这些手段创伤大、患者不容易接受，

而且能接受这些治疗的不足 1/3。放射性粒子治疗具有局部剂量高和正常组织损伤小的优势。利用影像引导经皮穿刺技术解决了创伤大的难题：克服了粒子靶区空间分布不均匀的缺点，具有精确度高，创伤小的优势，而且初步临床应用显示了很好的局部控制疗效，并发症发生率低。图像引导是目前外照射质量保证的重要发展方向。

1. **放射性粒子治疗鼻咽癌** 鼻咽癌 (nasopharyngeal carcinoma, NPC) 是我国最常见的恶性肿瘤之一，发病率居我国头颈部恶性肿瘤之首。放射治疗为主要治疗手段，鼻咽癌放疗后的残留和复发接近 30%。

临床常采用 CT 或鼻咽镜等影像技术引导放射性粒子治疗复发性鼻咽癌。CT 引导包括如下优势：①靶区定位精确；②可以避开肿瘤周围危险器官，如颅底、脊髓、神经和血管等；③确保粒子在肿瘤内空间分布均匀；④术后可进行质量验证；⑤手术创伤小，易于恢复。

放射性粒子治疗的并发症包括：①软腭瘘：多数不经处理可自行痊愈，少数形成小瘘管，但不影响功能。②感染：鼻咽黏膜坏死或合并局部感染，需用抗生素治疗。③放射性粒子脱落：粒子植入后有脱落并进入胃、肠的现象，经过临床观察，并未见胃肠道有明显损伤，无须特殊处理。④溃疡：种植部位溃烂的发生率为 90%，溃疡的形成是逐步加重的，严重者可形成瘘，时间一般为 1～4 个月，平均 3 个月，而发生溃疡的病人几乎全是在植入粒子前即存在肿瘤破溃。临床上本中心采用经皮穿刺技术、控制粒子活度和确保粒子与皮肤距离的方法，严重并发症少见。

2. **放射性粒子植入治疗口腔癌与口咽癌** 手术是口腔癌和口咽癌的主要治疗手段，对于无法手术切除的患者，治疗包括外照射和组织间近距离治疗。尽管局部控制率略有提高，但是这些治疗往往造成严重的语言和吞咽功能障碍、潜在的窒息和瘘道形成等风险。

Horwitz 等报道 16 例舌根癌外照射联合粒子植入治疗，外照射中位剂量 54Gy，粒子剂量 20～32Gy，结果 5 年实际控制率为 93%，5 年实际总生存期为 72%，并发症包括 3 例骨暴露和 1 例神经损伤。发音和吞咽功能保持良好。Gibbs 等报道 41 例舌底癌外照射联合 ^{192}Ir 插植治疗，外照

射中位剂量 50Gy(48.9～68Gy)，粒子插植 35 小时，中位剂量 26Gy(20～34Gy)，结果 5 年总生存 66%，5 年局部控制率 82%，5 年无远处转移生存 83%，急性并发症包括：一过性出血 (5%) 和感染 (8%)。晚期并发症包括：软组织坏死和溃疡 (7%)，放射性骨坏死 (5%) 和口腔干燥症。

3. 放射性粒子近距离治疗头颈部晚期和复发肿瘤 局部晚期头颈部肿瘤预后较差，40% 患者术后复发，肿瘤侵犯大血管时，局部复发率更高。Martinez 等报道手术联合外照射再加 ^{125}I 粒子治疗 48 例局部晚期头颈部癌和复发癌，结果显示 5 年实际生存率为 58%，总的局部控制率 58%，并发症发生率为 11%。Vikram 等报道了 118 例患者粒子治疗后的随访结果，34 例 (27%) 存活 1 年，11 例 (9%) 存活 5 年。84 例 (71%) 完全缓解；21 例 (18%) 肿瘤消退 50% 以上，13 例 (11%) 没变化。肿瘤直径小于 3cm 者，82% 完全缓解；直径大于 6cm 者只有 31% 缓解。38 例 (36%) 在植入部位或邻近部位复发，75 例完全退缩的患者中有 16 例 (21%) 复发，部分退缩 (20 例) 患者中有 11 例 (55%) 复发，肿瘤没有变化的患者 100% 复发。38 例复发患者中肿瘤复发时间为 1～16 个月，平均 5 个月。表皮样癌和其他组织类型之间的局部控制率没有明显差异。11 例 (9%) 出现溃疡，其中 4 例自行愈合。其余 7 例 (5%) 溃疡进展，形成瘘道，4 例死亡。治疗时出现溃疡或将要出现溃疡者，无一例外的发生坏死。严重的、需要外科手术的软组织并发症发生率为 5%～8%，骨并发症需要手术者为 5%～11%。

（四）放射性粒子植入在头颈部肿瘤应用中存在的问题

作为一种治疗头颈部恶性肿瘤的补充或补救方法，随着超声、CT、TPS 进一步配合，放射性粒子植入可以使头颈恶性肿瘤的治疗更微创、更准确，更方便，最大限度地发挥自身优势以配合外科手术以及外照射使患者获得更好的肿瘤局部控制，提高患者的生活质量。但在临床使用上仍存在许多问题：①国际上缺乏统一的使用适应证标准；②使用剂量的计算；③如何与外放射治疗以及化疗的结合；④临床效果还需要进一步验证；⑤放射性粒子植入后并发症如何处理等。虽然放射性粒子植入治疗恶性肿瘤在我国开展时间较短，但随着临床使用研究的不断深入，其优秀的肿瘤局部控制率以及可操作性强的优势将为头颈部恶性肿瘤的综合治疗添加一项新的治疗手段。

二、冷冻消融治疗头颈部肿瘤

（一）冷冻消融治疗概述

氩氦超低温冷冻治疗系统（Argon-Helium cryotherapy system，AHCS），是现代影像、肿瘤临床医学与航天工业、电子计算机等高科技相互交叉融合而发展起来的高新技术，为肿瘤治疗提供了一种新的微创性治疗选择。氩氦冷冻靶向治疗的特点是针状插入式超导刀在影像配合下，由经皮途径准确进入病变组织，具有传统外科手术难以比拟的一些特点：准确、创伤小、并发症少，无全身毒副反应，对病人全身状态要求较低；治疗范围内瘤细胞死亡效果肯定。若肿瘤大小及治疗范围掌握准确，可获得类似外科手术的效果；可应用于外科手术难以处理的晚期肿瘤。因此，近年来，氩氦冷冻消融治疗开始受到国内外有关治疗领域的关注，并逐渐所开展。

（二）冷冻消融治疗方式

头颈部冷冻消融介入治疗常于 MRI 或 CT 引导下开展，根据病变的位置，患者取适当体位。患者局部麻醉后，启动 MRI 或 CT 导引介入操作程序。确定靶点，拟定进针线路，避免损伤血管等重要结构，并测量进针角度及深度，在定位器导引下，选择直径适合的冷冻探针，确定并及时纠正穿刺针的位置，最终穿刺针导入病灶内或穿过肿瘤中心到达远端缘，通过两个交互垂直平面确认靶病灶成功。每次行 2 个冷冻 / 复温循环。术中冰球随冷冻时间延长逐渐加大，不同直径的冷冻探针可产生不同的最大截面，整体呈梨形。冷冻开始后，快速达到和维持必要的冷冻温度，冷冻开始 30 秒内用高压氩气使探针温度达到 −120℃ 以下，5 分钟可形成最大直径冰球；探针持续冷冻 20 分钟后利用高压氦气快速解冻，解冻开始 30 秒内探针温度可达到 +30℃ 以上。快速达到和维持必要的制热温度。3 分钟后进入第二个冻 / 复温循环，冷冻消融治疗过程中持续进行面部皮肤保温，减少损伤。参照术中影像学成像变化情况，调节冷冻的能量和功率；利用调整或后退冷冻探针等技术，可在部分肿瘤治疗中实现适形冷冻消融，每个部位均重复上述两个冷冻/复温循环。

（三）冷冻消融在头颈部恶性肿瘤中的应用

氩氦刀冷冻治疗具有微创伤、可重复性、并发症少等特点，尤其适用于局部解剖关系复杂，肿瘤侵犯颅内、神经、血管，手术有一定难度，特别是术后复发的颌面部肿瘤患者。治疗常在MRI或CT引导下进行。其中MRI具有良好的软组织对比分辨力，多平面成像能力，并可显示详尽的解剖特征，将诊断性MR成像的功能应用于介入治疗手术中，给临床带来极大的便利，其主要优势在于能够看到皮肤表面与颌面部骨骼下方的结构，保证了MR引导冷冻消融术具有微创性，操作简单，定位精确，肿瘤灭活率高，并发症少等优势。但由于该技术在我国起步较晚，曾报道初步临床经验，其临床实际疗效尚有待于进一步的观察与研究。

（郭志　李勇）

第三节　激光技术在头颈部肿瘤中的应用

激光手术在20世纪60年代首先被应用于喉外科。现已广泛应用于临床头颈外科手术，包括咽喉显微外科、口腔颌面外科等。

一、历史回顾

20世纪60年代Strong等人尝试用氩激光等治疗喉癌，但因难以得到足够的切割组织能量和不能保证切割的准确性，使其应用受到了限制。CO_2激光虽具有切割准确和能量大等特点，但因不能解决激光束进入喉部的传输问题，使其在喉外科的应用受到了限制。直到70年代，有学者研制出激光的显微操纵装置，将CO_2激光器与双目手术显微镜耦合为一体，使激光束通过显微镜进入喉腔，不仅很好地解决了激光的传输问题，而且保证了手术的准确性，从而打开了喉激光手术

的大门。1972年Strong和Jako首次将CO_2激光应用于喉显微激光手术。近10余年来CO_2激光嗓音显微外科手术（CO_2 laser phonomicrosurgery）在我国广泛开展。现在，氩激光和YAG激光也可通过光导纤维进入喉部。

1971年Strong等首先在颌面外科使用CO_2激光治疗肿瘤以来，激光因其精确度高、感染机会小、无痛、出血少、愈合时间短、瘢痕小等优点，在口腔颌面肿瘤治疗上的应用日益广泛。

二、头颈部手术常用激光

（一）CO_2激光

CO_2激光波长为10.6μm，主要为热效应，水对CO_2激光的吸收极好，大功率的CO_2激光可使被照组织的温度瞬间升高到200～1000℃，从而使组织被烧灼、凝固、碳化甚至气化。其衰减长度约为0.03mm，反射和散射可忽略不计。激光效率高，约为10%～15%。

CO_2激光的优点：气化切除精确，对周围组织损伤极小，是喉激光手术中最令人满意的激光手术器械。

CO_2激光的缺点：不能用光导纤维输出，需专门的、与手术显微镜耦合的棱镜转向系统。

（二）YAG激光

波长1.06μm。在柔韧组织衰减长度改为2mm，散射较强，激光效率约为1%。

YAG激光的优点：YAG激光可经光导纤维传导，适合于喉腔、喉室、声门等特殊部位的治疗；具有止血及切割作用，尤以止血功能更强；热凝固不超过50～100μm，也可用于切割、气化。

YAG激光的缺点：①光导纤维质地脆弱，过度弯曲容易折断。②光导纤输出功率小，切割能力差。③组织内散射多，易对周围组织造成损伤。

（三）氩激光

波长0.48μm，易被深色组织吸收（如血液），被浅色组织反射（如脂肪、软骨）。

氩激光的优点：光斑小，可经光纤传输，与YAG激光一样应用方便，止血效果好。

氩激光的缺点：效率低，约0.1%；难以制成

大功率激光器；易反射，组织吸收差。

三、常见的喉肿瘤激光手术

（一）喉角化症

是一种临床上以黏膜增厚、白斑，病理学以上皮增生、角化过度为特征的喉黏膜增生性病变，具有较高的恶变率（3.5% ～ 40%），被视为癌前病变。CO_2 激光治疗喉角化症较其他方法更为有效，复发率、恶变率大为降低。而且术后发声改善明显。

对于喉角化症，可用 CO_2 激光沿声带表面外侧气化切割至 Reinke's，再将病变部位黏膜全层剥脱，牵拉声带下表面黏膜并用激光凝固焊接，术中注意保护声韧带和声带肌（图 13-3-1）。

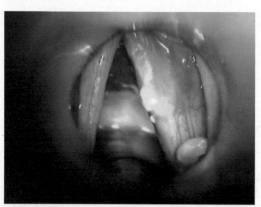

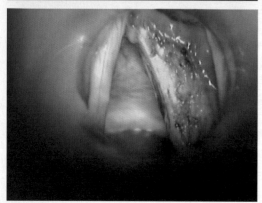

图 13-3-1　声带角化 CO_2 激光手术前后

（二）喉、气管多发性乳头状瘤

用 CO_2 激光可以准确地将乳头状瘤切除，避免了将乳头状瘤病毒扩散至其他部位的可能。其次 CO_2 激光具有创伤小和术后不易形成瘢痕、粘连等优点，因此 CO_2 激光手术为目前治疗喉及气管乳头状瘤的最有效方法。

喉、气管多发性乳头状瘤质地脆弱，用杯状钳夹住乳头状瘤，以 8 ～ 10W 的 CO_2 激光切割乳头状瘤根部，尽量保留瘤体周围正常组织结构，避免对声带深层及前联合的损伤，以减少术后声带瘢痕及声带粘连的发生。细小病变可使用 CO_2 激光持续照射乳头状瘤使其气化（图 13-3-2）。

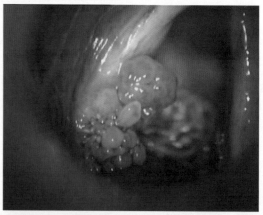

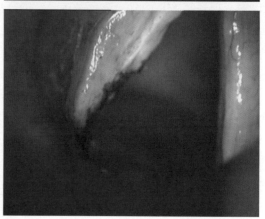

图 13-3-2　喉乳头状瘤 CO_2 激光手术前后

（三）喉部血管瘤

血管瘤多为黏膜上的海绵状血管瘤及混合性血管瘤。激光治疗血管瘤主要是利用 YAG 激光的热效应将血管瘤凝固来达到治疗的目的。具有出血少，不易复发等优点。

（四）早期喉癌

自 1972 年 Strong 和 Jako 首次应用 CO_2 激光治疗喉癌取得成功以来，喉癌的激光手术治疗已得到广泛开展。

A：声门型喉癌 T1 ～ T2 病变

多数作者认为支撑喉镜下激光手术是治疗声带原位癌、T_{1a} 病变的首选治疗方案，部分声带癌 T_{1b}（双侧声带膜部病变，前联合未受侵）及

T2 病变为激光治疗的适应证。此类病变可在支撑喉镜下完全暴露，切除时保留相对的安全界限（2～3mm），目前疗效已得到临床研究的认可。T1 声门癌的 3 年控制率，激光手术与放疗、传统手术切除相似，以往报道在 80%～90% 之间，近期文献报道均在 90% 以上。但是对于声门型喉癌 T1 病变侵犯声带突或杓状软骨，手术时由于麻醉插管的影响，操作困难，并且肿瘤向后侵犯杓状软骨，容易继续侵犯声门旁间隙后部，形成深层浸润，有些学者不建议应用 CO_2 激光。有些学者则认为麻醉插管的影响可通过调整插管的位置、选用直径小的插管、短暂取出插管的方式来解决。此类病例是否选择激光手术尚存在争议。

B：声门上型喉癌

舌骨上会厌癌 T1～T2 病变肿瘤位置较高，下界有较大的安全界限，容易在支撑喉镜下暴露，上界为会厌游离缘。手术先由会厌谿切开黏膜，沿会厌前间隙向下至会厌根，再将两侧杓会厌皱襞切开，可完整切除肿瘤。

局限的杓会厌皱襞癌 T1 病变如果向侧方扩展不超过 2～3cm 或 T2 的声门上癌累及杓会厌皱襞，可先行激光手术切除后再行放射治疗。

室带癌 T1 病变是激光手术的适应证，支撑喉镜充分暴露室带，激光手术向外可达甲状软骨内软骨膜，切除室带和部分声门旁间隙，完整切除肿瘤。

喉癌 CO_2 激光手术的发展，改变了传统的手术途径，应用显微镜、支撑喉镜下 CO_2 激光手术治疗喉癌，使喉外科医师在不直接与喉部病变接触的情况下，以激光束将病变准确切除。既可彻

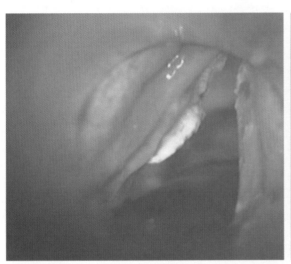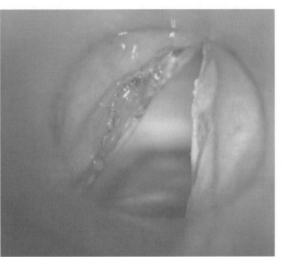

图 13-3-3　喉癌 CO_2 激光手术前后

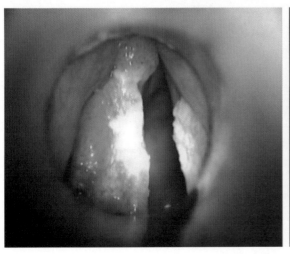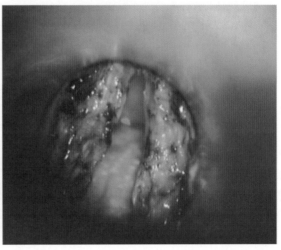

图 13-3-4　喉癌 CO_2 激光手术前后

底切除肿瘤，又可保留喉的骨架和功能，术中创伤小、出血少，麻醉时间短，术后恢复快，还避免了气管切开。使本来需要喉裂开切除喉组织、创伤大、风险高的手术变得简单、微创，在不开刀的情况下达到最佳治疗效果，术后喉功能结构恢复好，患者发音功能满意，因而很受欢迎（图13-3-3，图13-3-4）。

1999年Remacle介绍了欧洲喉科学命名委员会提出的五型激光手术术式：Ⅰ型是声带上皮下切除；Ⅱ型是声韧带下切除；Ⅲ型是包含声带肌肉切除；Ⅳ型是声带完全切除；Ⅴ型又分Va、Vb、Vc和Vd四种类型。Va型是包括对侧声带的部分切除。Vb型指包括杓状软骨的切除，Vc型包括室带切除。Vd是扩大到声门下lcm的切除（图13-3-5）。

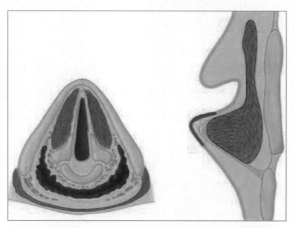

Ⅰ型：切除声带黏膜层

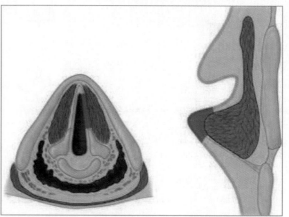

Ⅱ型：切除声带病变，保留声韧带

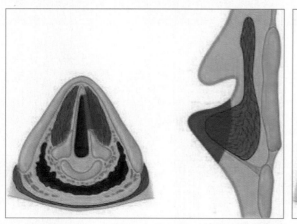

Ⅲ型：切除声带黏膜及声韧带，保留声带肌

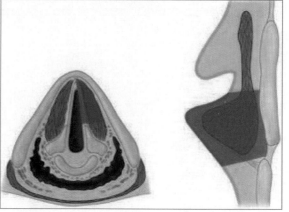

Ⅳ型：声带切除，包括声带肌

图 13-3-5　不同声带切除术范围示意图

喉癌激光治疗后，各型手术术后嗓音恢复的时间、质量不尽相同。喉癌应用激光治疗后，其发音功能的恢复与下列因素有关：①声带切除的范围和深度。切除的深度对喉腔解剖结构具有重要影响，切除范围的大小对新声带结构恢复有重要影响；②术后是否有新声带形成；③术后发音训练。术后患者的发声共振体遭到改变，因此患者须改变已往的发音习惯，重新建立起新的发音

方式。

Ⅰ型手术是声带上皮下切除，嗓音可恢复正常；Ⅱ型是声韧带下切除，激光切除声带后，能够生成外形结构同正常声带一样的黏膜皱襞，随杓状软骨正常运动，称之为"新声带"。术后6个月新声带形成并基本定型，可使嗓音质量明显提高，并呈现稳定状态。保留部分声带肌的Ⅲ型激光切除声带手术，术后6个月嗓音出现改善，发

音粗糙，嘶哑减轻。而Ⅳ、Ⅴ型激光手术后，由于手术切除喉体组织范围较大，术后原声带处仅有黏膜隆起，没有新声带生成，术后声带有明显的解剖形态改变，声门漏气较重，故声门噪声能量值增高，发音粗糙声、嘶哑声、气息声明显。

四、激光手术治疗喉肿瘤的常见并发症

1. **呼吸道烧伤**　因激光击穿气管插管或套囊引起插管燃烧，可造成呼吸道的"爆炸"性烧伤，是激光手术的最严重的并发症。激光手术前应用盐水纱布条或湿棉片，严格地保护好气管插管并要防止氧气及麻醉剂的任何泄漏。在切除声带后部分病变时应暂时停止呼吸道给氧。这些都能起到一定的预防作用，但最主要的是术者对不同部位、不同病变而选择的不同输出功率，以及术者切割病变的准确性。

2. **喉水肿**　很少发生。Eekel报告的110例行激光手术的病例中，2例因术后1周内发生喉水肿而行气管切开，而这二例均为T2声带癌。

3. **出血**　由于激光有良好的止血功能，故极少发生。

4. **声音嘶哑**　喉角化症行CO_2激光治疗后声音嘶哑较传统的声带剥皮术轻得多，声音恢复也较快。而声带癌CO_2激光术后较放疗的发声质量明显差。

5. **肿瘤复发**　复发率各家报道不一，与肿瘤的部位、分期、病理分化程度、术前放疗、手术者的经验与技巧等多种因素有关。

6. **声带粘连**　如果是双声带的多发性乳头状瘤，多次进行激光手术，有声带粘连的可能，应注意分次、分侧进行，尤其是前联合部位的病变。

五、激光技术在口腔颌面肿瘤治疗中的应用

1. **切割肿瘤**　主要利用激光产生的光热效应和冲击波等压力效应使组织熔化和分离，达到切除肿瘤的目的。可用CO_2激光切除唇癌、舌黏膜癌、口底癌、龈瘤、基底细胞癌、面部疣、恶变雀斑、

颊部纤维瘤等。具有比传统手术创伤小、伤口愈合快等优点。

2. **烧灼汽化肿瘤**　利用激光热效应产生的高温直接将靶组织汽化而去除病灶，对周围正常组织给予最大程度的保留，常用的有CO_2激光器，可烧灼汽化治疗口腔黏膜白斑、软腭多发性囊肿，对于口腔颌面表浅的、散在多发的肿瘤或癌前病变，激光烧灼汽化具有良好效果。

3. **凝固肿瘤**　利用激光的热效应，在较小强度下通过热凝固、坏死和脱落过程达到治疗目的。用CO_2激光凝固口内小的血管瘤、乳头状瘤等。YAG激光对组织有较强的穿透力，对血管有较强的凝固作用，而体内水分对激光吸收很小，利用激光这种特性对上述肿瘤治疗取得满意效果。

六、总结

激光技术已广泛应用于喉科手术。激光技术的应用，使喉外科医师在不直接与喉部病变接触的情况下，以激光束将病变准确彻底切除，可以很好地保留喉功能，具有出血极少，视野清楚，手术后恢复快等特点，值得推广。

（杜建群）

参考文献

1. Grant DG, Repanos C, Malpas G. Transoral laser microsurgery for early laryngeal cancer.Expert Rev Anticancer Ther.2010 ,10（3）:331-333.

2. Karatzanis AD, Psychogios G, Waldfahrer F. T1 and T2 hypopharyngeal cancer treatment with laser microsurgery.2010, 102（1）:27-33.

3. Hartl D. Transoral laser resection for head and neck cancers. Bull Cancer.2007, 94（12）:1081-1086.

4. Werner JA, Dunne AA, Folz BJ, et al. Transoral laser microsurgery in carcinomas of the oral cavity, pharynx, and larynx. Cancer Control. 2002, 9（5）:379-386.

5. Kutter J, Lang F, Monnier P. Transoral laser surgery for pharyngeal and pharyngolaryngeal carcinomas. Arch Otolaryngol Head Neck Surg. 2007,133(2): 139-144.

6. Salassa JR, Hinni ML, Grant DG, et al. Postoperative bleeding in transoral laser microsurgery for upper aerodigestive tract tumors. Otolaryngol Head Neck Surg.

2008, 139 (3) :453-459.

7. Grant DG, Salassa JR, Hinni ML. Transoral laser microsurgery for recurrent laryngeal and pharyngeal cancer. Otolaryngol Head Neck Surg. 2008, 138 (5) :606-613.

8. Patel DD. Medilas Nd:YAG laser in oral cavity cancer. J Clin Laser Med Surg. 1991, 9 (6) :475-477.

9. Jäckel MC, Reck R. Transoral resection of locally advanced squamous cell carcinoma of the lateral oropharynx: combination of CO_2 laser microsurgery with flap reconstruction. HNO. 2006, 54 (8) :605-610.

10. Desai SC, Sung CK, Jang DW, et al. Transoral robotic surgery using a carbon dioxide flexible laser for tumors of the upper aerodigestive tract. Laryngoscope. 2008, 118 (12) :2187-2189.

11. Grant DG, Salassa JR, Hinni ML, et al. Transoral laser microsurgery for carcinoma of the supraglottic larynx. Otolaryngol Head Neck Surg. 2007, 136 (6) :900-906.

12. Pearson BW, Salassa JR. Transoral laser microresection for cancer of the larynx involving the anterior commissure. Laryngoscope. 2003, 113 (7) :1104-1112.

第一节　疼痛的分类

分类是一个来源于希腊语的复合字，含义为排列，nomos，含义为规则（法律、惯例），是一种科学的系统分类方法。18世纪科学家 Carolus Linnaeus 建立人体组织器官的命名、归类，及分类的推论系统，被认为是分类系统之父。他的工作具有深远的影响，首先他发展了通用命名法，能够使全世界的科学家精确和一致的、不同时空和时间相交差的显示和表达客观存在的种群和新发现的物种的结构关系。同样，分类的建立，或疼痛等级分类的建立对临床前和临床具有重大的意义。一种得到广泛接受的组织分类方法可以提供一种标准系统，对于临床医生和科学家可以共享在流行病学、生理学上研究成果，并且反映出对不同肿瘤治疗的效果。在另一方面，其容易收集、分析、讨论科研信息。很明显，涉及疼痛的病学和病理生理机制变化的信息将影响临床抗肿瘤治疗和基于疼痛机制为基础的治疗方法的选择。然而，与 Linnaeus 所面临的挑战不同，由于疼痛是感觉和情绪上的体验，没有大小、形状，或组织来源以及缺乏个体发生学的特点，分类面临着很大的障碍。

在过去的5年中，已经有了关于不同种类肿瘤激活伤害性感受的生理机制研究的报道。在目前，由于细胞和分子研究技术的进步，这一领域的研究进展很快。不久前，基于临床医生、体征，及症状相关的分类观念，可能与客观实验相比较与临床相关性更少些，显示出与肿瘤和患者相关的症状和神经化学机制，进而指导个体化治疗。临床医生仍依赖于仔细评估症状和体征来分类。在世界上许多地方，目前全部的疼痛分类方法都是由国际疼痛学会所提供，其有能力和责任担负起建立和发展慢性疼痛分类的方法，这一分类表来自于1994年更新的分类方法，疼痛分为5个轴线：①疼痛的部位；②涉及的组织和器官；③疼痛的时间类型；④疼痛的强度和持续时间；⑤疼痛的病因。然而，IASP 的疼痛分类方法并没有从形式上区别出肿瘤与良性疾病导致的慢性疼痛，也不具备美国人类健康组织和 WHO 提出的疼痛诊断图解表功能，因此疼痛分类的特点不能被充分证明，在这一背景下疼痛被分为症状、疗效，及病因。几种疼痛分类表被集中总结在表14-1-1，包括病因、病理生理、疼痛部位、疼痛发作特点、疼痛强度等，疼痛的分类可能具有重要的诊断和治疗价值。例如，疼痛机制是选择治疗方法的基础，依据疼痛病因决定给予镇痛药物的顺序，这是治疗疼痛的基本概念。

一、癌痛的病因分类

癌痛四个主要病因包括：①直接由肿瘤导致的疼痛；②由于不同的抗肿瘤治疗引起的疼痛；③与持续虚弱相关的疼痛；④与肿瘤无关的，同时发病的疼痛过程。在临床上区别导致疼痛的不同原因是十分重要的，其是决定治疗方案的前提要素。

（一）肿瘤相关的疼痛

头颈部肿瘤相关的疼痛可以是由肿瘤自身直接造成的，肿瘤可能扩展到周围的组织或直接压迫到不同器官上的伤害性感受器，如神经。肿瘤侵及空腔脏器可能引起肠梗阻造成的内脏痛，当肿瘤在局部侵袭和侵蚀时，可以直接产生组织的破坏。此外，最近的研究证据表明，引起疼痛的递质直接由肿瘤释放，或者由被肿瘤侵袭或转移的周围组织释放，比如骨转移。值得注意的疼痛物质包括：前列腺素、细胞因子、白介素、P物质、组织胺、肿瘤坏死因子、内皮因子。

（二）与治疗相关的疼痛

抗肿瘤治疗可以引起不同形式的疼痛，头颈部肿瘤患者会因外科手术或介入治疗而经历急性疼痛。当然，也会出现慢性术后疼痛综合征。使用化疗也可以导致短暂的急性疼痛（例如静脉输注性疼痛等），或疼痛后遗症，例如关节痛及头痛。此外，化疗药物包括长春生物碱、顺铂及紫杉醇，可以伴发末梢神经炎。放射治疗可能损伤软组织或神经元结构，导致黏膜炎、神经丛病。此外，新型抗肿瘤制剂如激素或免疫治疗可能会引起疼痛。

（三）虚弱相关的疼痛

许多头颈部肿瘤患者可能在伴随疼痛的条件下，活动能力下降或患有衰弱。例如，接受免疫抑制治疗或患有血液系统恶性肿瘤的患者，增加了出现治疗后神经痛的风险。恶性肿瘤伴随血栓发生率增加的可能，血栓可以产生疼痛和阻塞部位的肿胀。

（四）非恶性并发疾病

肿瘤患者感到的不适，可能是同时并发的疾病导致的直接后果，是良性疾病的一个过程（例如，退行性关节疾病、糖尿病性神经病）。因此回顾患者过去治疗史时十分重要，并且应该考虑到源自患者同时患有的良性疾病导致疼痛共存的情况。

二、癌痛病理生理分类

癌痛病理生理三种分类方法已经总结于表14-1-2，包括伤害性疼痛、神经源性痛，以及心理性痛。伤害性疼痛来源于内脏或软组织内的伤害性传入通路收到刺激，包括炎症刺激。神经源性痛是中枢或外周神经功能障碍或损失所引起的疼痛。心理性疼痛最初是来自心理因素，并且在肿瘤患者中比较少见。正确评估和鉴别癌痛的病理生理类型是选择有效的特异治疗方法的基础。

（一）伤害性疼痛

1．伤害性躯体痛　躯体痛源于软组织结构，没有神经病理性改变，也没有内脏器官的损伤。躯体痛通常与存在的软组织损伤密切相关，可以进一步分为深部痛和浅表痛。

2．伤害性内脏疼痛　内脏痛来源于胸部、腹部和盆腔组织器官，对其确切的机制的了解不如躯体疼痛。

（二）神经病理性癌痛

神经病理性癌痛是由神经系统病理性反应所引起，而不是伤害性刺激激活伤害性感受器的结果。这种功能障碍可以发生在中枢神经系统（如大脑、脊髓），也可能涉及外周神经系统（脊神经根、神经丛、末梢神经）。神经病理性疼痛是一种由多种病因产生的特异性现象，在头颈部恶性肿瘤发生的部位，神经病理性疼痛一般是由于肿瘤压迫，传入神经损伤，以及交感神经损伤性疼痛所致。Stute和他的同事发现，在癌痛患者中肿瘤压迫是引起神经病理性疼痛的主要原因（79%），其次是神经损伤（16%），交感神经相关的疼痛最少见（5%）。

神经病理性痛与伤害性疼痛在临床上的表现不同，神经病理性痛的特点常常被描述为烧灼样痛、电击样痛、放电样痛、刺痛，或放射样痛。也可能伴有运动、感觉，及自主神经功能减退。特异性感觉异常，包括感觉迟钝、痛觉过敏，或异常性疼痛可能会存在。神经病理性痛按传统的皮区模式，或依据损伤的神经根或神经丛分布区域来定位。与癌痛相关的三种神经病理性痛的特点在表14-1-2中给予了描述，这些神经病理性痛在概念上有三种不同的分类，但在临床表现上常常相类似，因此对区别这种分类是一种挑战。神经病理性痛被认为对阿片药物的效果反应较差，非阿片类辅助药物包括抗癫痫药物、抗抑郁药物，及抗心律失常药物是重要的治疗方法。

1．神经压迫　头颈部肿瘤可以浸润或压迫外周神经系统，其结果导致显著的疼痛和神经功能缺失。肿瘤可能侵入或压迫脊神经根，产生放射性疼痛症状。进而肿瘤可能延伸

表 14-1-1 癌痛不同分类方法图表

病因学分类	肿瘤导致的疼痛
	抗肿瘤治疗导致的疼痛
	衰弱引起的疼痛
	并发疾病
病理生理分类	伤害性疼痛（躯体痛、内脏痛）
	神经源性痛
	混合性病理生理疼痛
	心理性疼痛
按癌痛的部位分类	头颈部痛
	胸壁疼痛
	脊柱性痛
	腹部和盆腔疼痛
	肢体疼痛
按时间特征分类	急性疼痛
	爆发痛
	慢性疼痛
按疼痛的程度分类	轻度
	中度
	重度

表 14-1-2 癌痛病理生理分类的临床特点

伤害性疼痛	
躯体痛	躯体痛的特点：尖锐痛、酸痛、跳痛
	疼痛通常局限在局部
内脏痛	当空腔脏器障碍时，内脏痛的特点包括咬痛或绞痛
	当肿瘤侵及脏器的被膜时，典型的疼痛被描述为酸痛、锐痛，及跳痛
	疼痛通常是模糊的、难以定位
	内脏痛可以放射到躯体的表面
神经源性疼痛	
神经压迫	疼痛特点常常被描述为烧灼样痛、刺痛、放电样痛
	疼痛常局限在受压的外周神经、神经丛，及神经的支配区域
	放射影像学检查可以发现肿瘤压迫神经
传入神经损伤	疼痛特点类似于神经压迫性疼痛，本质上可能表现为放散性痛、刺痛
	可能出现感觉迟钝或异常性疼痛
	在疼痛区域伴随传入感觉功能缺失
	异常性的浅表样烧灼痛可能伴随着深部的酸痛成分
	伴随症状包括皮肤血管扩张、皮肤温度升高、异常性地出汗、营养变化和异常性疼痛
交感神经相关痛	标志性的特点是非皮区类型的疼痛
	可以采用交感神经阻滞来证实诊断

到神经系统末梢的部位，包括不同神经丛（如颈丛、臂丛），神经末梢及颅神经。有些作者认为，肿瘤压迫和侵入神经常常伴有神经周围的炎性反应，最初发生伤害性疼痛。然而，一旦肿瘤压迫或损伤神经系统后，神经病理性痛就一定会发生。伤害性神经痛和神经病理性痛已

经被建议用于描述神经病理性癌痛的两个不同类型。

2. 传入神经损伤 肿瘤患者的神经损伤是一种复杂的过程，由多种机制所引起。肿瘤持续的浸润和压迫神经组织，最终损伤神经纤维，引起变性改变和传入神经阻滞。在头颈部肿瘤患者中，

许多非压迫神经引起神经损伤实际上是医源性问题，包括在外科手术中不经意引起的神经损伤，或治疗引起的神经病理性痛。同时，头颈部恶性肿瘤可以侵入中枢神经系统，脊髓压迫，或肿瘤直接转移到大脑或脊髓。

去神经损伤典型的结果包括在损伤的神经末梢、神经丛，或脊神经根支配区内的感觉缺失。神经损伤可以引起外周神经末梢和中枢神经系统的一系列改变，神经损伤后伴随着外周感觉神经系统的改变，在损伤了的神经束和脊神经后根上的离子通路增加。

3. 交感神经系统介导的癌痛 肿瘤由于直接或间接侵及交感神经链而导致交感神经系统的疼痛，交感依赖性疼痛可能伴随血管扩张、皮肤温度增高、不正常的出汗、营养改变、异常性疼痛等。与其他类型的神经病理性疼痛相比较，感到不适的区域与相关的外周神经支配区和皮区无重叠。更确切地说，交感神经介导的疼痛被认为是依据交感神经血管支配形式，可以通过选择性交感神经阻滞来确定诊断，同时也能够用于治疗。

三、疼痛混合性病理生理分类

一定比例的头颈部肿瘤患者有超过一种类型的癌痛，一项研究报道 31% 的患者是复合了伤害性疼痛和神经病理性疼痛。而且 Ashby 和同事认为 70% 晚期癌痛患者，同时伴有两种或两种以上的病理生理类型的疼痛。

心理性疼痛

心理性疼痛仅能在排除了躯体病理生理性疼痛后才能做出诊断，虽然心理因素可以增加疼痛和不适的程度，但在头颈部肿瘤患者中，单纯心理因素导致的疼痛比例还是很少的。通过病情检查和评估，常常发现患者的疼痛与肿瘤相关。

四、癌痛的解剖学分类

癌痛可能会涉及身体实际解剖部位的分类，几位作者已经将源于恶性肿瘤导致的不适部位，依据所涉及的身体结构和组织而分类。癌痛可能来自于头部或颈部、胸壁、腹部或盆腔、椎体结

构或四肢等。由于解剖分类不具备癌痛机制的特异性，所以缺少临床使用价值。虽然如此，起源的部位对癌痛也会有明显的影响。而且，某些有创治疗如体外放疗、神经阻滞、电刺激及靶向药物输注系统可以更好地应用。

五、癌痛的时间分类

正如前面所提到的，头颈部肿瘤患者在不同环境和情况下能够引起急性疼痛，包括诊断或治疗过程中，以及其他治疗方式（如化疗、放疗）。当然，存在的急性疼痛可能是单一的新的转移病灶，或一系列与肿瘤相关的并发症。然而，对于肿瘤患者而言，综合性的评估确定急性癌痛的来源是必要的。急性癌痛的重要类型是爆发痛，是指在通过定时给药可以控制的基础疼痛的背景下，患者出现突发的不适（疼痛）。癌痛患者有比较高的爆发痛发生率。而且，未能有效控制的爆发痛会伴随着明显的不适和身体功能障碍。疼痛如果持续存在超过 3 个月，最常用的术语是慢性疼痛。典型的慢些癌痛是直接由肿瘤造成的。头颈部肿瘤患者的慢性疼痛常常伴有心理或身体功能障碍。

六、基于严重程度的分类

癌痛的严重程度可能反映出肿瘤的大小，组织损伤的程度。癌痛的机制也是重要的决定性因素，骨转移损伤和肿瘤损伤了神经，比源于肿瘤在软组织内生长导致的疼痛程度更为严重。

癌痛程度常常被用来指导镇痛治疗，WHO三阶梯癌痛治疗方案会在下面的章节中详细的讨论，推荐的使用镇痛药物是基于最初疼痛的程度。实用的量化的疼痛强度评估工具包括视觉模拟法（VAS）、数字评估法、疼痛程度描述法及脸谱法等。由于患者和卫生保健开业医师之间的不一致性，癌痛的疼痛程度应该采用患者自己主观的评分方法。癌痛是动态的，常常受到患者病情和所给予治疗效果的影响。因此，必须反复评价和确定疼痛的程度，并作为治疗的基础。

第二节　癌痛的评估

对癌痛患者进行全面的评估是实施治疗的前提，通过评估可以提示医生患者可能出现的严重并发症，疾病的程度，或出现新的转移病灶等。一项在纪念斯隆 - 凯特癌症中心进行的研究发现，在需要疼痛专科会诊的病例中，有 64% 存在未能诊断出的转移和病因。而且，了解癌痛的病理生理可以指导治疗和影响药物或非药物治疗的选择。在同一项研究中还发现，在接受疼痛评估的患者中，有 18% 的疼痛是基于外科手术、放疗，或放疗相关的因素。

在目前众多疼痛治疗的书籍中，关于描述疼痛定性定量方面的内容采用的题目是多种多样的，包括《疼痛的测量》、《疼痛的评价方法》、《疼痛患者的评价》、《疼痛的评价和分类》、《疼痛的评价与诊断》、《疼痛的评价与综合征》、《疼痛的评估和测量》等，从这些题目可以看出疼痛的定性定量是复杂和困难的，也与人们疼痛认识的发展过程相吻合。18 世纪，受笛卡尔的疼痛观点的影响，认为疼痛是机体组织的"痛觉感受器"对损伤或病理性刺激的感受，通过相应的神经系统传递到大脑"痛觉中枢"而感受到疼痛，因此对疼痛评价的研究主要集中在疼痛强度的测量方面，而对其他因素的影响考虑的比较少。到了 20 世纪，随着对疼痛的研究的深入，逐渐认识到疼痛很少具有一对一的关系，组织损伤程度与疼痛程度常常是不相符的，尤其癌症疼痛会因心理因素的参与而更加复杂。疼痛会受恐惧、抑郁、焦虑、文化背景、宗教信仰和所处的状态（如职业状况、经济状况和人际关系等）等多种因素的影响。

一、方法和内容

从临床实际角度考虑，给予患者全面和客观的评价是合理治疗的基础。因此，在疼痛患者的评价过程中应注意评价的顺序和内容。

（1）搜集疼痛的详细的病史。

（2）完成详细的体格检查，强调神经系统检查。

（3）测量疼痛强度和评价疼痛的性质。

（4）评价患者的心理状态。

（5）确定疼痛的原因。

（6）询问疼痛既往治疗史。

（7）恰当的影像学检查和化验检查。

（8）考虑缓解疼痛的可选择的方法。

（9）注意疼痛患者同时合并其他疾病的情况。

（10）指导患者和家属学会报告和记录疼痛。

（11）及时进行疼痛治疗效果的评价。

（12）与患者和家属讨论进一步的治疗计划。

疼痛的评价不能等同与疼痛的测量，应贯彻患者治疗全过程，可以说将临床诊断、疼痛的病理生理、疼痛强度测量方法、疼痛治疗、疼痛心理、社会人文背景、疼痛疗效评价等内容有机地结合在一起，综合地应用在患者的治疗过程中。

二、疼痛评价中的注意事项

（1）相信患者疼痛的主诉是症状而不是诊断，受多种因素的影响。疼痛不是身体损伤后的一种简单表现，对疼痛综合征的诊断是重要的，确切了解患者的心理状态同样也是非常重要的。由于疼痛的评价缺乏客观的指标，主诉是最重要的依据，在评价时注意引导患者将最主要的问题阐明，避免混乱，防止重要病史遗漏。同时不应用医护人员的观察代替患者自身感受。

（2）仔细询问疼痛的病史，包括疼痛的部位、疼痛的性质、加重或减轻的因素、疼痛的时间特点、疼痛发作的确切时间、患者心理状态的压力、对目前疼痛治疗的反应等。询问患者最好有一个顺序，既不会有遗漏，也使患者的叙述更有条理。

（3）注意患者的心理状态对疼痛的影响。需要明确患者目前是否存在抑郁或焦虑，抑郁或焦虑的程度，了解过去是否有类似的感受，是否接受过心理治疗。询问患者是否有急慢性疼痛的经历。了解患者是否有酒精或药物依赖史，可以解释患者对阿片类药物的恐惧或拒绝服用的行为。心理状态与疼痛的关系在癌性疼痛表现得更为突出，尤其疼痛较为剧烈或持续的时间较长时，心理问题常会影响疼痛的评价结果。因此，在评价过程中要注意心理状态的评价。

（4）仔细的身体检查和神经系统检查可以为患者提供支持病史的临床资料。某些疼痛还可以为临床提供肿瘤进一步发展的症状。仔细的身体检查和神经系统检查可以确定疼痛的部位和性质，疼痛的病理生理机制，为疼痛治疗提供参考资料。因此，在疼痛评价过程中对身体和神经系统的检查是非常重要的内容，应引起足够的重视。

（5）合理选择影像学检查。临床常常使用CT，MRI等，CT对骨和软组织的肿瘤诊断参考价值高些，可以发现早期骨转移。MRI可以确定肿瘤压迫硬膜的程度，对脑内肿瘤有同样的诊断价值。根据病变的性质和部位选择合理的影像检查，对评价疼痛和合理选择治疗均有重要的临床价值。

（6）人身体一般情况和有无其他疾病。许多患者在患癌症的同时合并其他疾病，尤其是老年人，常常存在慢性关节痛等非恶性疼痛，有时需要在评价中加以甄别，向患者解释疼痛的原因，消除患者不必要的紧张或担忧，有利于减轻患者的痛苦。

（7）在评价患者时应注意疼痛综合征问题，这些疼痛综合征的镇痛治疗相对困难，对吗啡类镇痛药不敏感，常需辅助用药或采取一些非药物镇痛治疗方法。在评价时应对其有全面系统的了解和认识，在考虑患者的情况后，选择适合患者的治疗方案。

（8）必须具备的肿瘤急症知识。如高钙血症、脊髓压迫症、肠梗阻、上腔静脉综合征。

（9）注意对镇痛治疗后的评价，反复进行镇痛药物的效果和副作用评价是提高镇痛效果，减少药物副作用的重要手段。对头颈部肿瘤患者持续的评价可以发现肿瘤的进展，防止严重并发症的发生。确切的治疗效果的评价，是进一步的治疗选择主要依据，此外也是防止严重并发症的主要前提。镇痛治疗后的评价应反复持续进行，只要患者需要镇痛治疗，治疗后的评价是必不可少的步骤，在临床治疗中应给予必要的重视。

（10）对疼痛性质有所改变和出现新的疼痛应及时做出诊断性评价，并修正治疗计划。

（11）医护人员应采取简单易行的方法评价疼痛，定时评价并记录评价结果，为疼痛治疗提供基本的依据。

（12）教会患者和家属使用常用的评价方法和工具，即使患者在家中接受镇痛治疗，同样需要重视和进行基本的疼痛评价，以便患者在任何地方都可以得到全面的镇痛治疗。

面对疼痛我们有很多问题需要了解，目前尚无科学的、精确的客观指标对疼痛进行定性定量的测定。疼痛是一种主观的感受和体验，临床上衡量疼痛在很大程度上是依赖患者与医务人员之间的交流，需要注意的是应充分相信患者的主诉。评价量表在临床上是十分有帮助的，评价量表应该由患者完成，但有时亲自护理患者的亲属更能记录到比患者本人更严重的疼痛。医务人员应去询问患者的疼痛情况，并把患者的主诉作为评价疼痛的原始资料。同时在治疗过程中必须反复进行评价，因为只有对治疗效果反复的评价，才能合理选择持续治疗方案。

三、疼痛的测量

疼痛的研究可以分为三个方面：临床疼痛患者的研究、正常无痛人群的人体疼痛研究、实验动物疼痛的研究。痛觉与身体其他的感觉不同，是机体受到各种伤害性刺激后产生的主观感受，尚无客观的定性定量的标准和方法。由于疼痛在很大程度上受心理和社会因素的影响，这些因素更难以进行定性定量的评价。因此，疼痛测量的方法和手段受很多因素的限制。本节主要阐述临床疼痛测量的方法，对实验研究和正常人群疼痛的研究不做过多的描述。

（一）评价量表

临床研究者早已认识到，对周围神经损伤后烧灼性疼痛、内脏钝痛或痉挛性痛描述，常常可以提供关键的诊断依据，甚至提示治疗的选择。但对这些描述词用法和意义的研究发现，患严重疼痛的患者试图向医生描述疼痛的感受时，发现缺乏相应的词汇。实际上这是由于我们在日常生活中很少使用这一类的词汇，同时这些词汇没有客观参考，正如一个男人无法说明分娩痛的性质和特点。另外，这些词汇有些似乎不合理，令患者感到费解，现将常用的疼痛评价量表和方法叙述如下：

1. 疼痛强度简易描述量表 疼痛强度简易描述量表（Verbal rating scale, VRS）是将疼痛测量尺与口述描绘评分法相结合构成，特点是将描绘疼痛强度的词汇通过疼痛测量尺图形表达，使描绘疼痛强度的词汇的梯度更容易使患者理解和使用。

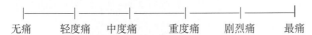

无痛　轻度痛　中度痛　重度痛　剧烈痛　最痛

本方法是通过患者口述描绘评分，让患者根据自身的疼痛强度选择相应关键词，但在临床上患者常常感到准确选择描绘疼痛强度的词汇是困难的，常需要使用更多描述语言加以模拟说明。口述描绘评分的方法容易使医务人员和患者进行交流，由于患者的文化素养和理解能力的差异，需要医务人员对表达疼痛强度的关键词汇加以解释和描述，使患者能够正确理解和使用口述描绘评分的方法表达自身的疼痛强度。在使用该方法时，观察者应注意患者在表达疼痛强度时会受到情绪的影响，要正确对待患者的情绪化因素并进行评价。

2. 视觉模拟量表　视觉模拟量表（Visual analogue scale，VAS）1920 年在美国提出了图解评分量表，其好处是简易性，易于了解和完成、没有直接的定量名词。VAS 是图解评分量表的进化的方法，是一种简单，有效，在表达疼痛强度时，最低限度地受到其他因素参与的测量方法。其广泛的用于临床和研究工作中。VAS 对能够改变疼痛过程的药理学和非药理学的处置敏感，它与疼痛测量的词语和数字评定量表高度相关；让患者及时评价不同点疼痛的绝对值，如药物治疗前后对比疼痛的变化，可以得到更恰当的结果，患者可以恰当明确地表达对疼痛强度的感受，并按照自己的意愿精细的区分以增加灵敏度。

作为一种测量疼痛感觉强度的方法，VAS 主要的优点是它的比例衡量性质。比例的衡量性适合于准确表达从多个时间点或多个独立的个体样本获得的 VAS 测量的百分率差异。另外，操作与评分的方便简洁、最低限度的参与性、给患者提供了恰当明确的说明。VAS 方法的最大不足是仅对疼痛强度的测量，忽略了疼痛内涵的其他问题。

VAS 方法是在白纸上画一条 10cm 的粗直线，一端为无疼痛，另一端为难以忍受的剧烈疼痛，患者根据自己感受到的疼痛程度，在直线上的某一点上表达出来，然后使用直尺测量从起点到患者确定点的直线距离，用测量到的数字表达疼痛的强度。另外也可以使用疼痛测量尺，正面是无刻度的 10cm 长的滑道，上面有一个可以滑动的标定物，患者根据疼痛的强度滑动标定物至相应的位置，疼痛测量尺的背面是有具体的刻度，根据标定物的位置可以直接读出疼痛程度指数。在测量时要求患者视觉和运动功能时正常的。有些医生为了便于临床使用，修改了 VAS 方法，将线段延长到 20 ～ 50cm，疼痛的缓解量表常常使用百分比的形式。有些学者将线段划为竖立的形式，如同体温计一样，便于患者的理解，这在儿童使用的较多。

VAS 方法可以用于评价疼痛缓解的情况，在线的一端标上"疼痛无缓解"，另一端标上"疼痛完全缓解"。疼痛的缓解评分是初次疼痛评分减去治疗后的评分，此方法称为疼痛缓解的视觉模拟评分法（VAP）。

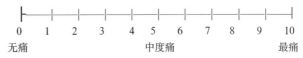

疼痛无缓解　　　　　　　　　　　疼痛完全缓解

3. 0 ～ 10 数字疼痛强度量表　0 ～ 10 数字疼痛强度量表（Numerical rating scale，NRS）是 VAS 方法的一种数字直观的表达方法，其优点是较 VAS 方法更为直观，患者被要求用数字（0 ～ 10）表达出感受疼痛的强度，由于患者易于理解和表达，明显减轻了医务人员的负担，是一种简单有效和最为常用的评价方法。不足之处是患者容易受到数字和描述字的干扰，降低了其灵敏性和准确性。

0　1　2　3　4　5　6　7　8　9　10
无痛　　　　　　　中度痛　　　　　　最痛

NRS 方法可以以口述或书面的形式使用，此外，在临床上也用于生活质量的评价。NRS 方法可以教会患者和家属使用，在评价疼痛治疗效果时，患者在家中能够详细记录每日的动态变化，利于对比治疗前后疼痛强度的变化，为治疗提供参考依据。

4. 疼痛简明记录表　疼痛简明记录表（Brief pain inventory，BPI）是美国威斯康星大学神经科疼痛研究小组研制的。当用这个调查量表时，患者对疼痛的强度和干扰活动均要记分。记分参数的等级为 0 ～ 10。虽然它产生大量的临床资料，但作为临床常规应用显得过于麻烦。在此量表的基础上简化，得出疼痛简明记录。另外在此量表的基础上，加入身体图便于记录疼痛的部位，从而产生疼痛简明记录表（见表 14-2-1、表 14-2-2）。

5. 简化的 McGill 疼痛问卷 由于 MPQ 包括内容多，检测花费时间长且较烦琐，Melzack 又提出了内容简洁、费时较少的简化的 McGill 疼痛问卷（Short-form of McGill pain questionnaire, SF-MPQ）。SF-MPQ 是由 MPQ 的 15 个代表词组成，11 个为感觉类，4 个为情感类，每个描述语都让患者进行强度等级的排序：0- 无，1- 轻度，2- 中度，3- 严重。使用 PPI 和 VAS 提供总强度的指数。SF-MPQ 适用于检测时间有限，需要得到的比 VAS 或 PPI 更多信息的情况。SF-MPQ 也同样是一种敏感、可靠的疼痛评价方法，其评价结果与 MPQ 具有很高的相关性。SF-MPQ 对各种疼痛治疗产生的临床变化敏感，对癌痛引起的慢性疼痛也同样有效。SF-MPQ 应与 VAS、PPI 同时使用，以便于做总的疼痛强度评分（见表 14-2-3）。

表 14-2-1　疼痛简明记录表

日期时间

姓名

1. 在我们的一生中大多数人常有疼痛（如轻度头痛、扭伤、牙痛），你今天的疼痛是不是每天那种疼痛

是　不是

2. 请你在下图中用阴影标出你感到疼痛的部位，并在最痛处打上 ×。

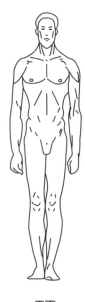

正面

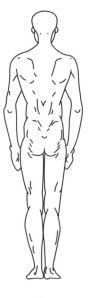

背面

3. 为评价你的疼痛，请在最能代表你最后最疼痛的数字上画个圈

0　　　1　　　2　　　3　　　4　　　5　　　6　　　7　　　8　　　9　　　10

不痛　　　　　　　　　　　　　　　　　　　　　　　　　　　　　　最严重的疼痛

4. 为评价你的疼痛，请在最能代表你最后最轻疼痛的数字上画个圈

0　　　1　　　2　　　3　　　4　　　5　　　6　　　7　　　8　　　9　　　10

不痛　　　　　　　　　　　　　　　　　　　　　　　　　　　　　　最严重的疼痛

5. 为评价你的疼痛，请在最能代表你平均疼痛的数字上画个圈

0　　　1　　　2　　　3　　　4　　　5　　　6　　　7　　　8　　　9　　　10

不痛　　　　　　　　　　　　　　　　　　　　　　　　　　　　　　最严重的疼痛

6. 为评价你的疼痛，请在能代表你现在有多少疼痛的数字上画个圈

0　　　1　　　2　　　3　　　4　　　5　　　6　　　7　　　8　　　9　　　10

不痛　　　　　　　　　　　　　　　　　　　　　　　　　　　　　　最严重的疼痛

表 14-2-2 请圈一个数字描述在上周内疼痛是如何妨碍你的

A 一般活动

0	1	2	3	4	5	6	7	8	9	10

无影响 完全影响

B 情绪

0	1	2	3	4	5	6	7	8	9	10

无影响 完全影响

C 行走能力

0	1	2	3	4	5	6	7	8	9	10

无影响 完全影响

D 正常工作（包括家庭以外的工作和家务工作）

0	1	2	3	4	5	6	7	8	9	10

无影响 完全影响

E 与他人的关系

0	1	2	3	4	5	6	7	8	9	10

无影响 完全影响

F 睡眠

0	1	2	3	4	5	6	7	8	9	10

无影响 完全影响

G 对生活的热爱

0	1	2	3	4	5	6	7	8	9	10

无影响 完全影响

表 14-2-3 短式的 McGill 疼痛问卷表

	无疼痛	轻度	中度	严重
跳动的	0) ___	1) ___	2) ___	3) ___
射穿的	0) ___	1) ___	2) ___	3) ___
刺伤的	0) ___	1) ___	2) ___	3) ___
锐利的	0) ___	1) ___	2) ___	3) ___
痉挛的	0) ___	1) ___	2) ___	3) ___
剧痛的	0) ___	1) ___	2) ___	3) ___
热 - 烧灼的	0) ___	1) ___	2) ___	3) ___
隐痛的	0) ___	1) ___	2) ___	3) ___
沉痛的	0) ___	1) ___	2) ___	3) ___
触痛的	0) ___	1) ___	2) ___	3) ___
分裂痛的	0) ___	1) ___	2) ___	3) ___
疲劳的 - 筋疲力尽	0) ___	1) ___	2) ___	3) ___
令人厌恶的	0) ___	1) ___	2) ___	3) ___
可怕的	0) ___	1) ___	2) ___	3) ___
惩罚的 - 令人痛苦的	0) ___	1) ___	2) ___	3) ___

视觉模拟量表（VAS）

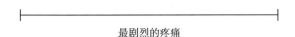

最剧烈的疼痛

现存的疼痛强度（PPI）

0. 无疼痛

1. 轻度

2. 不适

3. 痛苦

4. 恐惧

5. 极度

（二）疼痛治疗效果的评价

在给予患者镇痛治疗后，疼痛缓解的程度是患者和医生都很关心的问题。对于患者而言，完全无痛是最为理想的治疗效果。对于医生来讲，治疗后疼痛缓解的程度是评价目前治疗的效果和决定下一步的治疗参考指标。因此及时的评价治疗效果对疼痛治疗是非常重要的内容。

疼痛治疗效果的评价方法有几种，医生可以根据治疗的需要采用。根据 VAS 评分的方法，观察疼痛减轻的程度是较为客观准确的方法。

1. 根据主诉疼痛程度的分级，疼痛缓解效果可按以下分类：

（1）显效：疼痛减轻 2 度以上。

（2）中效：疼痛减轻约 1 度。

（3）微效：疼痛稍有减轻，远不到一度。

（4）无效：疼痛无缓解。

2. 疼痛缓解的四级法：

（1）完全缓解（CR）：疼痛完全缓消失。

（2）部分缓解（PR）：疼痛明显减轻，睡眠基本不受干扰，能正常生活。

（3）轻度缓解（MR）：疼痛有些减轻，但仍

感有明显疼痛，睡眠、生活仍受干扰

  （4）无效（NR）：疼痛无减轻感

  3．疼痛缓解度的五级分类法：

  （1）0度：未缓解（疼痛未减轻）

  （2）1度：轻度缓解（疼痛约减轻1/4）

  （3）2度：中度缓解（疼痛约减轻1/2）

  （4）3度：明显缓解（疼痛约减轻3/4）

  （5）4度：完全缓解（疼痛消失）

  4．用百分数标明治疗后疼痛减轻的程度：

0%　10%　20%　30%　40%　50%　60%　70%　80%　90%　100%

无减轻　　　　　　　　　　　　　　　完全缓解

  5．VAS加权计算方法：

  疼痛减轻的百分数 = A-B/A × 100

  A= 用药前VAS评分；B= 用药后VAS评分

  （1）临床治愈：VAS加权值 A-B/A × 100 ≥ 75%

  （2）中效：VAS加权值 A-B/A × 100 ≥ 50% ～ 75%

  （3）微效：VAS加权值 A-B/A × 100 ≥ 25% ～ 50%

  （4）无效：VAS加权值 A-B/A × 100 ≤ 25%

四、癌性疼痛患者的谵妄

  谵妄（delirium）是一种病因非特异性的综合征，涉及心理、生理功能的紊乱，其特点是同时存在多种不同的脑功能障碍，包括觉醒水平、注意力、思维、洞察力、情感、记忆、精神运动，以及睡眠—觉醒周期。定向力障碍，情绪波动或上述症状混合存在，以及急性发作，是谵妄的重要特征。谵妄的早期症状常被误诊为焦虑、愤怒、抑郁，或精神病。

  谵妄及其他精神病可见于15% ～ 20%的住院患者，在晚期患者谵妄及其他器质性精神病的发病率更高。其分为谵妄、痴呆、遗忘症、器质性妄想病、器质性幻觉、器质性情感障碍、器质

性焦虑、器质性人格障碍，及中毒和戒断症状等。典型的表现为焦虑、情感障碍，妄想、幻觉或人格改变等。谵妄往往为可逆的过程，但在终末期的患者可以是不可逆的。

  谵妄的原因可以是癌症直接作用于中枢神经系统，也可以是疾病或治疗措施的结果，如药物、电解质紊乱、重要器官功能衰竭、感染、血管并发症，以及原有的认知障碍等。已经肯定阿片类镇痛药物，如哌替啶、吗啡、盐酸氢吗啡等均可引起神志障碍，尤其是老年患者和终末期患者。短期内大剂量使用阿片类药物，特别是静脉注射吗啡用于控制癌性疼痛的老年患者，可发生严重的认识障碍和谵妄。引起谵妄的危险因素包括阿片类药品的剂量、年龄，及肾功能不全（肌苷 1.5mg/100ml）等。

五、总疼痛

  癌性疼痛与良性疼痛的一个重要区别是对人体影响的范围有本质的不同。癌性疼痛对患者的打击是全方位的，包括躯体的、心理的、社会的、精神的等。尤其到了肿瘤的中晚期，疼痛对患者的含义更加特殊，患者感受到的疼痛是多种因素的综合结果，心理的痛苦可能以叠加疼痛程度的方式表达出来，医护人员应注意识别。

  当患者的疼痛持续数周或数月后，尤其伴有失眠时，患者常常被疼痛所征服，此时疼痛是患者生活的全部，已经难以精确描述出疼痛的具体部位和性质。持续的疼痛使患者伴有自主神经系统反应，患者的体力和精神均有不同程度的减退，抑郁和焦虑是常见的心理问题。患者存在失眠—疲乏—疼痛—失眠这一恶性循环，成功打断这一恶性循环是改善患者疼痛的关键。社会因素对疼痛也有重要的影响，患者由于患病缺乏经济来源、失去社会地位、无力支付医药费用、失去朋友和家庭的重视和关心等是疼痛加剧的社会因素（见图14-2-1）。

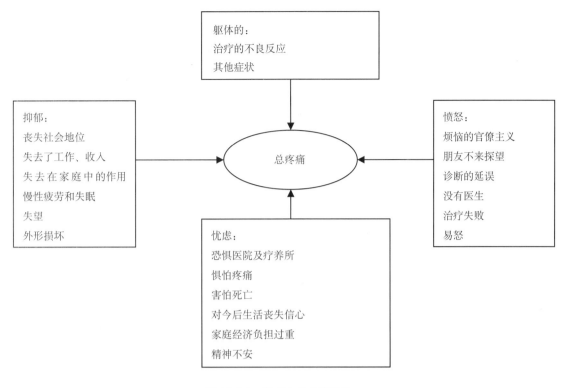

图 14-2-1　肿瘤患者疼痛因素

第三节　治疗原则

一、抗肿瘤治疗

头颈部肿瘤患者出现疼痛后，首先考虑给予患者抗肿瘤治疗，在病情允许的条件下，给予患者手术、化疗、放疗及生物治疗，在抗肿瘤治疗的同时可以配合镇痛治疗。肿瘤缩小后疼痛常得到明显的缓解。

二、镇痛药物治疗

选用止痛药应根据控制疼痛的需要由弱逐渐到强，WHO推荐的三阶梯治疗方案是人为地根据镇痛药物作用的强度和性质划分成三个阶梯，第一阶梯是使用非甾体类抗炎镇痛药治疗轻度至中度疼痛。第二阶梯是采用弱阿片类药控制中度疼痛，如可长因等。第三阶梯是在患者出现严重的疼痛选取强阿片类药来治疗疼痛，如吗啡、芬太尼、美沙酮等。此外，药物镇痛治疗的原则还包括按时给药、个体化治疗、尽量采用无创给药途径，及注意药物治疗中的具体问题等。

WHO推荐的三阶梯治疗方案是优先使用的镇痛方法，对于大多数患者可以获得有效的疼痛缓解。但仍有部分患者的疼痛较为顽固且剧烈，一般伴有难以用语言表达的不适和痛苦，其特点表现为对强阿片类镇痛治疗不敏感，有些表现出严重的药物副作用，患者难以坚持用药。此类患者建议配合使用小剂量抗抑郁或抗惊厥类药物。药物治疗失败的常见原因包括：药物过量或不足、持续用药的时间过短、对用药后疼痛缓解的评估不足、未能对药物副作用给予必要的指导和治疗等。

三、微创介入治疗

一般资料显示通过WHO癌痛三阶梯治疗原则，可以使70%～90%的肿瘤患者的疼痛得到有效缓解。而神经病理性疼痛可能对常规有效剂量的阿片药物缺乏反应，需要更大剂量的阿片药物以达到可以接受的镇痛效果，但同时会伴有患者难以耐受的严重副作用。此外，爆发痛也是导致癌痛控制困难的另一主要因素，尤其是骨转移引起的活动性疼痛仅采用药物治疗效果难以确定，所以我们必须平衡镇痛药物的效果和副作用的关系。因此，许多学者提出了难治性疼痛介入治疗是可行的方法。

疼痛介入治疗起源于神经阻滞和区域麻醉，新的药物、设备、介入技术和影像学革命性的进步使介入技术在疼痛治疗中有了更为广泛的应用。癌痛由于是肿瘤扩展和转移的结果，单纯神经毁损可能会导致身体功能损伤和镇痛效果不满意的结果。针对导致疼痛的肿瘤病灶治疗是癌痛介入治疗的新进展。

四、疼痛介入治疗在姑息医学的潜在价值

传统的观念可能是导致介入治疗技术在姑息治疗中使用不足的主要原因，传统的全身镇痛药物与介入技术治疗癌痛相比较，后者对患者的镇痛效果更有价值。首先通过单一的治疗方法可以使患者获得几个月以上的疼痛缓解，这对于疾病逐渐进展、持续存在疼痛的（同时伴随削弱）和接近终末期的患者是非常重要的。即使介入技术未能将疼痛完全缓解，部分缓解的疼痛可以有效地减少阿片类药物的剂量，可以在减少阿片类药地同时增强阿片类和非阿片类镇痛药物的效果。这些药物是逐步减少的，同时药物带来的副作用也会逐渐减小，也降低了药物费用的支出。

确实，当采用传统的疼痛治疗方法不能有效缓解疼痛时，需要疼痛介入治疗，当然这一观点存在不同意见。近来的临床资料支持早期甚至预先采用诊断性或治疗性神经阻滞或椎管内神经鞘内输注阿片类镇痛药物可以解决患者的长期的、难以缓解的、及采用全身镇痛药物经过滴定无效的疼痛问题。

需要强调的是，当治愈是不可能时，必须最大限度地采用康复治疗，在这种治疗中，联合或配合疼痛介入治疗可以为姑息治疗提供更好的机会和途径。还可以同时配合其他的姑息治疗技术。

第四节 药物治疗

癌痛三阶梯止痛原则的颁布是在20年余前，由WHO肿瘤协作组致力于在全球各国推广癌症总体控制项目的基础上诞生的。晚期恶液质的肿瘤患者已经不能从预防和治愈性治疗手段中获益，

并且伴有许多症状，其中最常见的就是癌性疼痛，且这种疼痛剧烈，它们正是姑息治疗和服务的对象。WHO认为，各国的癌症控制项目应当包括晚期癌症患者的姑息治疗和服务，使他们的癌痛得到有效治疗和缓解。

20年来，由于推广"三阶梯"止痛原则，受益的患者已逾数千万，全世界以吗啡为代表的止痛药物的年消耗量也从不足2吨增加到20多吨。尤其令人鼓舞的是，人们原来担心的是医用吗啡流向社会、给戒毒带来困难的局面基本没有出现。实践证明，"三阶梯"止痛原则的确是一个正确的、易于操作推广的止痛指南。但是，也有人批评"三阶梯"止痛原则冗长、复杂。

在治疗癌痛的方法中，最基本的方法是药物疗法，其特点包括：疗效好，作用肯定，显效快，安全，经济。而根据药物的特点，最为普遍接受的用药标准是由世界卫生组织建立的三阶梯止痛方案。其目的是使药物治疗疼痛能够达到如下目标：

· 有效控制癌痛
· 无不可接受的副作用
· 使用方便
· 依从性高
· 提高生活质量

用于癌症疼痛治疗的药物可分为：阿片类止痛药、非甾体抗炎药和辅助用药。这几种药物的镇痛机制不同，临床使用的方法和技巧也有差别，对不同性质疼痛的疗效也是不同的。因此，在癌症疼痛治疗中，制定的药物治疗方案需要个体化和针对性，对疼痛的全面评价和治疗后效果的评价显得非常重要。

WHO最新的阿片类药品管理平衡原则强调，麻醉药品管理不仅要防止药物滥用，更重要的是要保障阿片类药物止痛治疗的医疗用药。近年来，癌痛治疗原则及政策的主要进步：一是承认疼痛治疗是癌症治疗的重要组成部分；二是积极倡导改善癌痛治疗不足的现状；三是澄清药物耐受性、生理依赖性、精神依赖性（成瘾）等易混淆的定义；四是简化阿片类药物处方手续，保障和方便止痛治疗的医疗用药。在止痛治疗指南中及政策修订时文字用词也更趋于正面积极。例如，阿片类止痛药用于中重度疼痛治疗安全有效，然而过去的

政策及教学中却常采用较负面的暗示性文字告诫人们最好不要用阿片类止痛药。

美国保健机构评审联合委员会（Joint Commission on Accreditation of Healthcare Organizations，JCAHO）制定疼痛治疗新标准。该标准于2001年1月1日开始在全美医疗机构中执行。止痛治疗新标准提出，疼痛是并存于很多疾病或外伤的病态，疼痛治疗未受到足够的重视。在癌症治疗时，不仅要求治疗癌症本身，而且还应适当处理由此伴随的任何疼痛。疼痛治疗新标准的主要项目如下：①承认患者对疼痛有适当评估和接受止痛治疗的权利。为保障此权利，医务人员应尽可能克服文化及其他偏见，充分尊重疼痛患者。②评估疼痛是控制疼痛的必要前提条件，应评估每一位患者的疼痛性质和程度。③用简单方法（例如疼痛程度数字量表）定期再评估和追踪疼痛，并记录评估结果。体格检查不能替代专门的疼痛评估和患者自我评估疼痛。④考核医护人员是否具备疼痛治疗方面的能力和资格。对新参加工作的医务人员进行疼痛评估和止痛治疗方面的知识培训。⑤为方便止痛药医嘱及处方，医院必须建立相应的止痛药供应保障措施和手续。⑥向患者及其家属介绍有效止痛治疗的知识。⑦为准备出院的患者，提供疼痛治疗相关的知识宣教。

一、三阶梯治疗原则

（一）按阶梯用药

选用止痛药应根据控制疼痛的需要由逐渐弱到强。WHO癌症疼痛治疗指导原则，人为地根据镇痛药物作用的强度和性质划分成三个阶梯，改变了镇痛治疗中对药物使用的混乱状况，使医生可以根据疼痛的强度合理选择镇痛药物，增强了镇痛效果，减轻了毒副作用，提高了患者对镇痛药物的依从性。但需要注意的是三阶梯的应用不能过于教条，因为患者的情况复杂多变，应根据病情灵活掌握和使用镇痛药物，更多的现象是需要不同药物的配伍，以求获得更好的镇痛效果。

1. 第一阶梯药物　使用对乙酰氨基酚、阿司匹林或其他非甾体类抗炎药物治疗轻中度疼痛。长期使用非甾体类抗炎药（NSAIDs），最好选择环氧化酶2（Cox-2）选择性抑制剂。用非阿片类止痛药效果不佳，或出现中重度疼痛时，应及时改用阿片类止痛药。从数据上看，可用的非阿片类止痛药比安慰剂更有效用。这类药物中没有哪一种更安全或有效，并且试验发现联合应用一种非阿片类止痛药和一种阿片类止痛药比单独应用其中一种药物略有优势。

2. 第二阶梯药物　如果疼痛持续或加剧，可选用第二阶梯药物，其代表药物为可待因、曲马朵等。第一、第二阶梯药物在使用时，其镇痛作用有一个最高极限（即天花板效应），因此在这两个阶梯用药时建议使用剂量不要高于限制剂量，如果疼痛仍不能控制，则应选择第三阶梯药物。临床上对于第一步使用非阿片镇痛剂和第三步使用强效阿片没有任何异议，但对于第二步使用弱效阿片一直存在争议。

3. 第三阶梯药物　第三阶梯是疼痛程度为重度，一、二阶梯药物不能有效控制的阶段，需要采用强阿片类药物，代表药为吗啡，此阶梯药物没有"天花板效应"。可以根据镇痛效果和患者对药物的反应，按需要增加用药剂量。虽然吗啡仍然是癌痛治疗的基石，但没有确切的依据表明一种阿片类药物比另一种更优越。个体化治疗被强调用于减小副反应和改善阿片类药物反应。少数患者口服吗啡治疗无效是因为副反应过多，止痛不充分，或两者兼而有之。目前认为患者个体对不同的阿片类药物有很大的反应差异。有较差止痛效果或对一种阿片类药物耐药的患者会对另一种阿片类药物耐药。当副作用／止痛方程式向副作用成分倾斜，虽然可以增强的辅助治疗，但推荐从一种阿片类药物换到另一种阿片类药物。阿片类药物轮流使用被认为在开放的治疗窗建立更佳的止痛／毒副作用比例。依靠替换阿片类药物和使用比预期更小的剂量，在大多数病例中，不仅降低或消除了阿片类药物的毒副作用，而且改善了止痛效果和阿片类药物的反应性。阿片类轮流使用的药物包括氢吗啡酮，羟考酮和美沙酮等（图 14-4-1）。

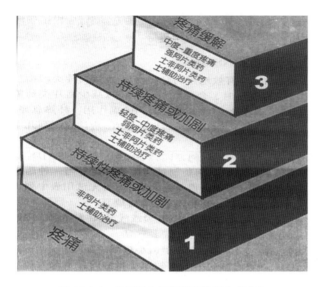

图 14-4-1　世界卫生组织的三阶梯治疗方案

4. 辅助药物　主要用于增强止痛效果，治疗使疼痛加剧的并发症。在治疗特殊的疼痛时辅助药物可产生独立止痛作用，因此可用于任何阶梯中。辅助药物包括：非甾体抗炎解热镇痛药物、抗抑郁药物、抗惊厥药物、糖皮质激素、去甲肾上腺素受体拮抗剂等。

非甾体抗炎解热镇痛药物可以增强阿片类药物的镇痛作用。作为一阶梯药物，是疼痛初始使用的药物，当其不能控制疼痛后需要改用阿片类药物时，但需要注意的是并不是用阿片类药物替代非甾体类抗炎解热镇痛药物，而是联合使用，可以得到协同作用，增强镇痛效果。因此非甾体类抗炎药物是三个阶梯均需要使用的药物。

抗惊厥药物是目前国内外研究热点，尤其配合阿片药物治疗神经源性痛是近 10 年研究的成果。最常用于神经源性疼痛的抗惊厥药物包括加巴喷丁、普瑞巴林等。此外抗抑郁药物治疗内脏痛也取得了良好的协同镇痛效果，临床研究结果表明，三环类抗抑郁药物更适合内脏痛的治疗，新型多靶点抗抑郁药物获得了更好的治疗效果，而副作用降低。肾上腺受体阻断剂在治疗难治性癌痛方面显现出良好的势头，只是需要鞘内用药，给药途径的特殊性在临床应用上受到了部分限制。

（二）按时给药

是指镇痛治疗应根据所用药物的药代动力学的规律定时给药，而不是当疼痛达到不能忍受时才给镇痛药物（即按需给药）。因为，镇痛药物需要达到有效血药浓度时才具有镇痛效能，随着药物在体内的代谢，血药浓度会发生降低，可能会低于有效镇痛血药浓度。为保持止痛的连续性，需要在血药浓度下降时，及时给予药物维持有效血药浓度，而得到良好的药物治疗效果。定时给药可以获得稳定的镇痛效果，减少了血药波动带来的疼痛反复出现的弊病，推迟了药物耐受的出现，是镇痛治疗观念上的提高和进步。而按需给药则具有疼痛反复出现、镇痛效果不确切、容易出现耐药等问题，患者往往也抱怨镇痛效果不佳。

（三）采用无创伤性的给药方法

在可能的情况下，尽量口服给药。因为口服给药方便，经济，无创伤性，副作用小又能增加患者的独立性，不易产生药物依赖性和耐受，提高患者的生活质量。血药浓度稳定，与静脉注射同样有效，免除创伤性给药的不适，在家和医院均可采用。口服给药是一种最简单、最科学的给药方式。另外，经皮吸收给药也是一种在临床上常用的无创伤性的给药方法，在 2010 年 NCCN 中国版认为芬太尼透皮贴剂是临床常用的无创给药方式。

（四）个体化给药

个体化原则指根据不同个体对麻醉药品敏感度的差异及既往使用止痛药的情况，药物药理特点来确定的药物剂量。对麻醉药品的敏感度个体间差异很大，合适的止痛剂量是使每位患者的癌痛都能有效缓解的剂量，应用阿片药物止痛没有一个标准剂量。口服吗啡的止痛剂量范围可以从每 4 小时 5mg 这样的小剂量大到 1000 mg 不等。所以阿片类药物并没有标准量，对不同的个体其用药量是不同的。应该说凡能使疼痛得到缓解的剂量就是正确的剂量。个体化给药的原则可以避免用药量的不足或过量，使镇痛治疗更符合患者自身的需求。动态评估疼痛有助于合理滴定用药剂量。剂量滴定应争取在 24 ～ 72h 达到理想止痛治疗剂量水平。

联合用药是提高止痛疗效的重要方法。NSAIDs 与阿片类止痛药联合用药，即外周性止痛药与中枢镇痛药联合用药，可以协同增强止痛疗效，同时减少药物的不良反应。骨转移疼痛的止痛治疗，适于在用阿片类止痛药的同时，加用NSAIDs。三环类抗抑郁药、抗惊厥类药、局部麻醉类药、NMDA受体通道阻断剂等药物合用，可以明显提高神经痛的止痛治疗效果。联合用药需要注重个体化原则，根据患者的个体情况合理选择联合用药方案。

（五）注意具体细节

对用止痛药的患者要注意监护，密切观察其反应，目的是要患者能获得最佳疗效，而发生的副作用却最小。对于出现的不良反应及时给予治疗，防止因副作用而中断镇痛方案的实施。

阿片药物有些副作用可以随着用药时间的推延而耐受，例如恶心、呕吐、头晕、食欲下降等，大多数文献认为便秘是很难耐受的，所以在用药过程中，出现副作用应及时对症处理。如果初次使用阿片类药物镇痛效果好，副作用明显者，应坚持用药，同时治疗副作用。

二、阿片镇痛

阿片作为治疗疼痛的唯一药物已经有数千年的历史，并且持续至今天。阿片通过类似内源性阿片肽效应与阿片受体结合，产生治疗疼痛的作用。阿片镇痛效应既可以在局部神经部位，也可以作用于疼痛调节通路上而发挥镇痛、其他治疗作用及副作用。

阿片受体在体内分布广泛而不均一。与疼痛刺激传入通路、痛觉整合和感受有关的脊髓胶质区、丘脑内侧、中脑导水管周围灰质等神经结构阿片受体的密度较高，与情绪及精神活动有关的边缘系统及蓝斑核等脑区阿片受体密度最高。根据对神经中枢阿片受体的作用，分为完全激动剂、部分激动剂、激动 - 拮抗混合剂等。在临床用药时应注意完全激动剂不能与激动 - 拮抗混合剂同时使用。此外，阿片受体阻断剂，可以拮抗阿片类药物的作用，对不同受体抑制的强度依次为：$\mu > \kappa > \delta$。

任何痛觉都包括两方面，伤害性刺激的传入和机体对刺激做出的反应。阿片受体激动剂对这两方面都有影响。阿片药物与痛觉初级传入神经末梢的阿片受体结合，抑制末梢由于伤害性刺激传入引起的致痛物质的释放而产生强大的镇痛作用。同时缓解疼痛引起的紧张、焦虑情绪，减轻对疼痛的恐惧感，提高患者对疼痛的耐受能力。

临床使用阿片类药物治疗癌症疼痛时，常常会有药物耐受的发生。药物耐受是指机体在多次使用某些药物一定剂量后，产生的药效渐渐降低，要想达到原来初次使用时的药效，必须加大剂量。这种机体对药物反应性渐渐降低的现象称为耐受。药物耐受是一种正常的药理反应，长期使用镇痛药物治疗疼痛，镇痛的效价下降。长期以来，由于顾虑阿片类药物"成瘾"和对阿片类药物耐受的认识不足，导致了阿片类镇痛药物使用量不足。大多数药物耐受问题是给药方式不合理造成的。维持稳定的血药浓度和有效的镇痛，可以有效减少药物耐受现象的出现。而通过静脉或肌内注射途径给药时，由于血药波动较大，药物耐受的出现较口服途径用药更快些。药物耐受的早期症状是镇痛作用的强度下降和持续时间缩短，因此需要增加药量和／或用药次数。但是，临床研究表明，癌痛患者药量增加常与病情发展有关，是疼痛强度增加的结果，尤其在晚期癌症患者较为常见。所以，应注意根据患者的需求，增加药量达到有效缓解疼痛的目的。药物耐受不应与药物依赖相混淆，两者不是等同的关系。麻醉性镇痛药之间存在不完全交叉耐药现象，调整用药种类常常可以使疼痛得到满意的缓解，例如美沙酮可以用于对吗啡不敏感的患者。

在头颈部肿瘤癌症镇痛治疗中，患者可以没有任何药物依赖症状。尤其患者的疼痛非常剧烈时，使用吗啡类药物效果不满意，采取神经阻滞等方法将疼痛控制，患者可以立刻停止使用阿片类药物，而无药物依赖的表现。但也有长期使用阿片类药物治疗疼痛的患者，因为伤害性刺激的性质和疼痛程度的增加，患者为了止痛的需要不断地增加阿片类药物的剂量，停药后可以出现戒断综合征。应注意的是出现药物戒断症状，并不能诊断为阿片类药物心理依赖（成瘾性）。阿片类药物无封顶效应，可以根据患者止痛的需要增加用药量直至疼痛得到有效的控制。

WHO 专家委员会认为，包括吗啡在内的阿片类药物是必不可少的镇痛药物。阿片类药物发生药物依赖是非常少见的，长期使用阿片类药物也是安全的，不能错误地认为戒断症状和耐药现象就是药物依赖。耐药和身体依赖的产生可能与给药量和给药途径有关，采用肌肉注射途径较口服给药途径更容易产生耐药和药物身体依赖。

（一）内源性阿片肽

三个不同的经典阿片肽家族已经被确定：脑啡肽、内啡肽和强啡肽，每个家族是从多肽的前体衍生而来，并且具有解剖学分布特点。这些前体，黑皮质素前体、内啡肽前体和强啡肽前体被相应的三个基因编码，每个前体都必须经过复杂的裂解过程，经过转译编码后形成具有多种生物活性的肽。阿片肽最为常见的肽链顺序末端是氨基，其被称之为阿片共通序列，而他们对受体的选择性和作用的持久性取决于 C 末端部分的长度及其氨基酸的序列。从前阿黑皮素分化的主要内啡肽是 β－内啡肽，其在垂体前叶和中叶浓度很高，在下丘脑、杏仁核、丘脑室周核、脑桥－延髓部及导水管周围灰质中亦有很高的浓度。前阿黑皮素还可以分解形成非阿片肽，包括促肾上腺皮质激素（ACTH），及 α、β 和 γ 黑色素刺激素。这些非阿片肽都对躯体应激反应中其主要作用，提示 β－内啡肽也有类似作用。

（二）阿片类药物的作用机制

阿片类药物主要是通过与体内各处的特异性阿片受体结合而产生多种药理效应。阿片受体是一种存在于细胞膜上的糖蛋白，属于 G 蛋白偶联受体。阿片药物与受体结合，活化了受体，由 G 蛋白介导，引起细胞内第二和第三信使系统功能的改变，出现药物在细胞水平的药理效应。

阿片受体进行的细胞学和分子学研究对理解阿片镇痛的功能具有不可替代的作用，确定阿片受体的解剖位置和生理功能的过程对完全了解阿片系统极为关键。阿片控制疼痛需要考虑脑神经通路调节镇痛的过程和不同类型的阿片受体在神经通路的生理功能，参考这一专题的有价值的综述是非常有帮助的。

已经证实阿片的镇痛作用源自对来自脊髓后

脚的伤害性信息向中枢传导的直接抑制，并且阿片激活中脑的下行控制疼痛的通路，经延脑头端腹内侧到达脊髓后脚。阿片肽和阿片受体被发现存在于下行镇痛通路中所有环节。

1．细胞效应 阿片受体属于 G 蛋白偶联受体家族，3 种亚型的阿片受体均可抑制腺苷酸环化酶，降低细胞内的 cAMP 含量（Dhawan 等，1996），继而影响蛋白磷酸化途径和细胞功能。同时，它们还可通过影响与离子通道直接偶联的 G 蛋白，对这些通道发挥作用。阿片剂在细胞膜水平的主要作用是通过上述方式促进 K^+ 通道开放，并抑制电压门控 Ca^{2+} 通道开放。这些作用可降低神经元的兴奋性（因为增加的 K^+ 电导引细胞膜的超极化）并减少递质释放（由于 Ca^{2+} 的细胞被抑制），因而，细胞水平上的全面作用表现为抑制性；尽管如此，阿片剂仍可通过减少抑制性中间神经元的冲动发放来增加部分神经元的兴奋性。在细胞水平，3 种受体亚型介导的效应基本相似，但各型受体分布不同意味着不同的激动剂将选择性影响特异的神经元及传导通路。

2．对疼痛通路的影响 阿片受体在脑内广泛分布，它与伤害性传导通路的关系总结于图 14-4-2。鞘内给予微量阿片剂便可发挥强有力的镇痛作用，提示其镇痛效应可能与中枢作用有关。直接将吗啡注入 PAG 区可产生显著的镇痛作用，用外

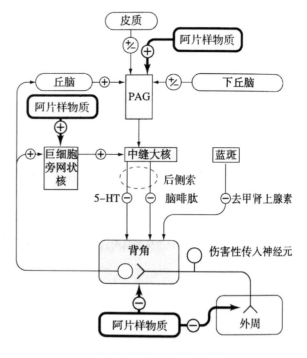

图 14-4-2　阿片下行抑制示意图

科手术切断下行至 NRM 的传导通路或药理学上用对氯苯丙氨酸抑制 5- 羟色胺的合成可阻断该效应。后一种方法阻断了从 NRM 到背角的 5- 羟色胺通路。此外，横断脊髓颈段后，全身给予吗啡对伤害性脊髓反射抑制的效力降低，而伴随下行抑制通路的神经元冲动发放则有所增加，说明脊柱水平以上的调控对整体效应的重要性。

阿片受体在下行控制疼痛通路的分布实际与 μ、κ 受体存在相互重叠的现象，μ、κ 受体在解剖学上与 δ 受体最大的区别是在导水管周围灰质、中央缝、中缝大核。μ 受体激动剂的作用始终是镇痛，然而 κ 受体激动剂即能够镇痛也可以抗镇痛，这与 μ 受体和 κ 受体之间存在解剖上的重叠相一致，κ 受体激动剂抗镇痛作用显示的是间接拮抗 μ 受体激动剂的镇痛功能。μ 受体产生镇痛作用可以通过下行抑制疼痛通路而产生的。

同时在脊髓和脊髓上给予吗啡结果表现出协同的镇痛反应，采用这样的用药方法与单一途径给药得到相同的镇痛效果可以减少十倍的吗啡剂量。脊髓和脊髓上给药协同镇痛的机制很容易与脊髓上镇痛相区别。

也有证据显示，阿片制剂可抑制外周伤害性传入末梢的放电，特别是在炎症条件下，因为此时感觉神经元上的阿片受体表达增加。将吗啡注射入手术后的膝关节也可产生有效的镇痛效应，表明阿片在外周也有阻断伤害性传导的作用。

（三）阿片药物的药理作用
1. 对中枢神经系统的作用

（1）镇痛：任何痛觉都包括两方面，伤害性刺激的传入和机体对刺激做出的反应。疼痛刺激使感觉神经末梢兴奋并释放兴奋性递质（可能作为 P 物质），该递质与接受神经元上受体结合，将痛觉传入脑内。阿片受体激动剂对这两方面都有影响。阿片药物与痛觉初级传入神经末梢的阿片受体结合，抑制末梢由于伤害性刺激传入引起的致痛物质的释放而产生强大的镇痛作用。同时缓解疼痛引起的紧张、焦虑情绪，减轻对疼痛的恐惧感，提高患者对疼痛的耐受能力。

（2）镇静：阿片药物能消除患者因疼痛或其他原因引起的过度紧张、焦虑不安、烦躁等情绪反应，并且降低皮肤感觉、嗅觉和听觉的灵敏度，因而有利于镇静催眠。在安静环境下易于入睡，加大剂量可引起深睡甚至昏迷。

（3）欣快效应：阿片 μ 受体激动剂与大脑皮质、海马、伏隔核和腹侧被盖区等中脑边缘多巴胺系统的神经元的阿片受体结合，降低抑制性中间神经元的活性，增加多巴胺神经元活性，从而提高脑内相应区域的兴奋性，使用药者出现愉悦欣快的感觉，即阿片药物产生欣快精神效应。这是导致滥用这类药物的神经生理基础。

（4）呼吸抑制：所有阿片类药物都可能抑制脑干呼吸中枢，尤其是抑制呼吸中枢对血液中二氧化碳张力变化的反应，造成严重呼吸抑制。小剂量药物可降低呼吸中枢兴奋性，使呼吸频率降低，呼吸变慢，此时呼吸尚能代偿加深，每分钟换气量可以保持不变。随着用药剂量增大，对呼吸抑制加深，并可能影响呼吸深度，出现周期性潮式呼吸、缺氧、紫绀等症状。

（5）镇咳：阿片药物直接抑制延脑咳嗽中枢，使咳嗽反射消失。现认为阿片药物可以作用于延脑弧束核的阿片受体。弧束核作为舌咽神经和迷走神经的中枢核，与咳嗽反向有关。

（6）缩瞳：阿片药物能兴奋动眼神经缩瞳核，使瞳孔缩小，中毒时瞳孔呈针样大小，其是阿片中毒诊断的重要特征。

（7）恶心、呕吐：阿片类药物激活延脑极后区的阿片受体，兴奋延脑催吐化学感受器，引起恶心、呕吐。

（8）肌肉僵硬：所有阿片类药物，特别是在高剂量下都会引起腹部、胸部和四肢肌肉紧张度增加，出现木板胸，造成非麻痹性通气困难。这不是由于阿片药物在肌纤维的直接作用，也不是药物影响外周神经纤维的传导，可能是阿片药物抑制 GABA 神经元而出现的僵住症。

2. 对心血管系统的作用
大多数阿片类药物对心脏没有直接作用。由于阿片类药物对中枢血管运动—稳定机制的抑制和促组织胺的释放，使外周血管扩张，使一些心血管系统处于应激状态的患者可能发生低血压，最常见的是体位性低血压。阿片类药物抑制呼吸引起血液中二氧化碳分压升高，促使脑血管扩张，增加脑血流量，升高颅内压。

3. 对胃肠道的作用 阿片类药物激活胃肠道黏膜下神经丛阿片受体，使胃肠道平滑肌的张力增加，蠕动减弱，胃肠道内容物排空减慢，尤其在结肠内停留时间延长，水分被大量吸收，形成便秘。

阿片类药物可致胆道平滑肌收缩，尤其是奥狄氏（Oddi）括约肌挛缩，胆囊内压升高，引起上腹部不适，甚至诱发胆绞痛，可用阿托品部分对抗。因此胆绞痛时不能单独使用，需与阿托品类合用。

4. 对泌尿生殖系统的作用 阿片类药物减少肾血流量，抑制肾功能，对输尿管有收缩作用，增加膀胱括约肌的张力，引起尿潴留，偶尔可能加重肾结合所致的肾绞痛。

5. 对免疫系统的作用 阿片类药物可降低机体的免疫反应能力，抑制人淋巴细胞玫瑰花环的形成，减弱自然杀伤细胞（NK细胞）功能，并可促进动物肿瘤的生长。

6. 其他作用 阿片类药物可使抗利尿激素、催乳素、促生长素分泌增加、促黄体生成素分泌减少。

（四）阿片类药物的临床应用

1. 镇痛 阿片类药物对绝大多数类型的疼痛都有效。但对轻、中度疼痛首先应用非麻醉性镇痛药，当疗效确实欠佳时，可用中度止痛阿片类药物及其复方制剂。对急性锐痛和严重创伤，烧伤等造成的剧烈疼痛可以用强效镇痛药。心肌梗塞引起的心绞痛如果患者的血压正常，亦可用吗啡镇痛。晚期癌症患者常伴有严重的持续性疼痛，吗啡等强效镇痛药是最有效的镇痛药物。

临床上使用镇痛药之前，必须诊断明确，查明引起疼痛的原因，尤其急腹症疼痛者。如有可能，应消除原因，以免不适当地使用镇痛药止痛可能影响病史采集和体检的正确性，导致诊断错误。但是对一些急性患者，有时又必须在全部诊断完成之前使用镇痛药物以缓解十分严重的疼痛。

2. 急性肺水肿 静脉注射吗啡对于左心衰突发急性肺水肿（心源性哮喘）而引起的呼吸困难有良好的效果。其作用机制目前尚未完全清楚。可能是由于吗啡扩张外周血管，降低外周阻力；同时，吗啡的中枢镇静作用解除了患者的焦虑和恐惧，使心脏的负担减轻从而症状缓解。但禁用于支气管哮喘急性发作，因吗啡有呼吸抑制作用。

3. 止咳 阿片类药物用于镇咳时所用剂量小于镇痛。一般可待因的作用最强，在临床主要用于肺癌导致的咳嗽等。随着许多新型镇咳药物的应用，使用阿片类药物镇咳者已日渐减少。

4. 止泻 阿片类可用于各种类型的腹泻。但如腹泻由感染引起的话，则应使用有效的药物控制感染。此外，由于目前已有特异地作用于胃肠道的止泻药物，且没有中枢作用及阿片的其他副作用，故阿片类已很少用于止泻。

5. 蛛网膜下腔或硬脊膜外腔应用 由于阿片类药物能直接作用于脊髓，因此可以将其注入蛛网膜下腔或硬脊膜外腔进行局部麻醉。采用这种方法的优点是吗啡只发挥止痛作用，而并不影响运动、自主神经功能以及痛觉之外的其他感觉。缺点是也会发生呼吸抑制，但可用纳洛酮拮抗。近年来，由于其镇痛效果好而副作用较小，给药技术的进步（吗啡泵），采用吗啡硬脊外腔注药的方法控制剧烈疼痛者逐渐增多。

（五）阿片类药物的不良反应

阿片类药物最常见的副作用是便秘、恶心、呕吐和镇静，其他包括精神症状、口干、尿潴留、瘙痒、肌肉痉挛、烦躁不安、耐药性、生理依赖等。值得注意的是每个患者对阿片类药物副作用的反应个体差异大，所以临床医生应注意观察，并对于一些不可避免副作用给予预防性治疗。在阿片类药物中，吗啡是最为典型的药物，其副作用在阿片类药物中也具有代表性，因此，本节将讨论吗啡的不良反应。

1. 恶心、呕吐 恶心是一种紧迫欲呕的不舒服的感觉，呕吐是指经口腔有力的吐出胃内容物，恶心进一步发展可以出现干呕和呕吐。目前认为呕吐是由于刺激呕吐中枢而引发一种复杂的反射过程的结果，呕吐中枢位于大脑的网状结构区，接受多种神经传入的刺激。资料显示，吗啡引起的恶心、呕吐是通过对第四脑室的化学感受器触发区（CTZ）的刺激，导致呕吐中枢兴奋。同时也与前庭神经系统敏感性增加有关，这主要表现在活动的患者症状较重，而且更容易出现恶心、呕吐。

2. 便秘 便秘是吗啡最为常见和顽固的副作

用，发生率约为 90%～100%，患者对吗啡引起的便秘作用几乎不能耐受，随着疾病的进展，如肠梗阻（包括脊髓压迫引起的麻痹性肠梗阻），厌食造成的进食困难、进水减少，患者活动受限等均可加重便秘的程度。因此，在考虑药物导致便秘的同时，寻找引起便秘的其他因素。

吗啡引起便秘的原因是对消化道有普遍的抑制作用。近年来的研究表明，消化道有相对独立的神经中枢，可以自己调节肠道的运动。而消化道本身具有阿片受体，吗啡吸收后会与阿片受体结合，产生相应生理效应。包括：增加括约肌的张力，幽门窦、小肠、结肠分段的运动增加而整体肠蠕动减弱，胃液分泌，胆汁、胰液产生减少，肠道对水分的吸收增强，使粪便干燥变硬，最终导致便秘。

吗啡对胃肠道的影响延迟胃排空，使上腹胀满、胃肠胀气等，患者感到上腹不适，恶心呕吐，排便困难。

治疗便秘是镇痛治疗过程的一个组成部分，需要给予预防性治疗。如果患者进食尚好，鼓励患者多进富含纤维素的食品。此外鼓励患者每日有规律增加液体入量。轻度便秘可以通过调整饮食治疗，但有许多患者常常进食受限，口服通便药物显得非常必要。刺激性导泻药物如酚酞、番泻叶浓缩物、20% 甘露醇等，润滑剂如石蜡油、食用油等，中药制剂如通便灵、麻仁胶囊等。对于直肠内粪便可以使用开塞露、灌肠等。使用通便药物需要注意各类药物的特点，针对患者便秘的原因合理选择治疗方法和药物。我们体会刺激性通便药物容易产生耐药性。润滑剂口感差，需要服用足够的剂量才能有效，患者不愿意服用。中药制剂可以有效改变便秘程度，对刺激性的药物注意有腹部疼痛的可能，润肠通便中药制剂可能更有利于晚期癌症疼痛患者的需要。

3. 镇静 在用药的开始几日患者有出现过度镇静的可能，增加用药量后也可能出现。患者使用吗啡出现过度镇静后，首先考虑引起的原因、患者疼痛缓解的程度、其他的不良反应及镇静的程度。轻度嗜睡患者疼痛缓解满意，无其他不能耐受的副作用，应鼓励患者继续坚持用药。如果患者嗜睡明显，疼痛消失，伴有其他严重副作用，此时服用的吗啡剂量就超过了患者镇痛需要量，

应适当调整给药剂量或次数，减少每次用药量。一般不建议使用中枢性兴奋剂，因为患者出现呼吸抑制所需的吗啡血药浓度高于过度镇静的浓度，减少用药量可以避免造成严重副作用。但严重的过度镇静，首先需要停药，并观察患者的呼吸和循环情况，作好拮抗呼吸抑制的准备。

轻度镇静对疼痛患者的恢复有帮助，不应过多干预患者的睡眠。需要注意的是判断患者镇静是否与长期疲劳有关，患者的病情是否已非常严重，是否有肾功能障碍或减退，是否有肝功能异常，是否有脑转移问题等。另外注意了解患者服药的方法是否正确，使用的给药装置是否出现故障等。总之，出现镇静并非是停药的指征，需要对患者有全面的评价后，采取相对合理的处理，可能有利于患者疼痛的缓解及防止严重副作用。

4. 呼吸抑制 呼吸抑制是妨碍患者足量用药的主要障碍之一。如果患者长期使用阿片类药物，一般对吗啡均有耐受，不会导致呼吸抑制。疼痛的存在对呼吸抑制本身就是"生理拮抗剂"。在首次使用吗啡的患者应注意对患者的观察，增加给药量时也应加强观察，一般对呼吸抑制的观察，确定镇静程度比观察呼吸次数更有效。产生呼吸抑制的血药浓度要高于镇静所需的浓度，因此，在给患者用药后注意患者的镇静程度，可以有效预防呼吸抑制的发生。应该注意的是在使用其他方法将疼痛缓解，但仍按原剂量用药，很可能导致呼吸抑制，及时减少药量是防止出现此类问题的主要方法。

服用吗啡镇痛的患者对拮抗剂非常敏感，纳洛酮的剂量应根据患者呼吸次数的改善来确定，并逐渐增加纳洛酮的剂量，尽量做到既逆转呼吸抑制但又不诱发出疼痛。

5. 瘙痒 瘙痒非常少见，与吗啡导致组织胺释放有关，也可能与吗啡的中枢神经作用有关。一般是自限性的。如瘙痒严重可以使用抗组织胺药物治疗（如苯海拉明、阿司咪唑）和纳洛酮拮抗。

6. 尿潴留 吗啡很少引起尿潴留。主要是吗啡引起膀胱括约肌痉挛和促使抗利尿激素释放所致。有前列腺增生的老年男性患者更为常见。一般治疗前列腺的药物可以缓解尿潴留，热敷下腹部和诱导可以对部分患者有效。针灸可以治疗尿潴留。必要时可以进行导尿，保留2～3天的尿管，

往往在拔除导尿管后可以自己排尿。

7.精神症状 吗啡在治疗剂量可以诱发一时性黑蒙、注意力分散、思维能力减退、表情淡漠、活动能力减退，有些患者出现惊恐和畏惧。有些老年人甚至出现谵妄，如同时使用精神药物，应减少精神药物的用量。

8.过量 每个人对吗啡毒性作用的敏感性差异很大，长期使用吗啡药物的患者一般很少出现吗啡中毒，从未用过吗啡的患者，当服用吗啡120mg或注射吗啡30mg时，将出现急性中毒症状。患者神志不清或昏迷、呼吸次数减少、发绀、血压下降、瞳孔缩小。治疗主要使用纳洛酮拮抗呼吸抑制。

三、非甾体抗炎镇痛药物

（一）概述

在众多的资料中，将此类药物分为水杨酸类、苯胺类和NSAIDs，其镇痛作用机制较类似，为了便于阐述，本书将其笼统称为非甾体类抗炎药（NSAIDs）。NSAIDs是指一类不含皮质激素而具有抗炎、镇痛和解热作用的药物。从最早人工合成乙酰水杨酸以来，历经100年，现已发展到结构不同、种类繁多的一大类药物。在临床上有广泛的用途和适应证，可简要归纳为以下几个主要方面：①风湿性疾病和慢性炎性关节炎：尽管病因不同，但因具有共同的关节疼痛和/或肿胀，在进行病因治疗的同时，可选用NSAIDs以较快地改善其临床症状。②非风湿疾病：各种局灶性和全身性感染或炎性疾病引起的发热、肿胀和疼痛，在对原发病因进行抗感染治疗的同时，合用某种NSAIDs可促进病情改善且缩短病程。临床上常见的如：扁桃体炎、牙龈炎、牙周炎、呼吸道感染和泌尿系感染等。③软组织炎症：软组织炎症的主要表现为受累部位的疼痛、无力、发僵、局限性肿胀和活动受限制等。这类疾病中常见的如：肩周炎、网球肘、腰肌劳损、肌纤维组织炎、肌腱炎、腱鞘滑囊炎和腱鞘囊肿等。④痛性疾病：NSAIDs因兼有较好的镇痛和解热作用，近年来已越来越多的用于治疗手术后发热和疼痛、癌症疼痛和/或发热、神经性疼痛等。⑤痛经：妇女月经期因子宫内膜前列腺素分泌增加，引起局部

充血和疼痛。NSAIDs可通过抑制局部前列腺素合成迅速发挥止痛作用。⑥运动性损伤：专业或非专业运动员，或其他原因引起的软组织（如肌肉、肌腱、韧带等）拉伤、扭伤、挫伤和撕裂伤等。⑦预防血管栓塞性疾病：NSAIDs能抑制血小板聚集和血栓素A_2形成，目前已较多使用小剂量阿司匹林来预防心脑血管疾病患者闭塞性病变，经大量患者验证，长期服用小剂量阿司匹林者，心肌梗死发生率和死亡率均有明显下降。

非甾体类镇痛药在癌症疼痛治疗药物中占有十分重要的位置。作为第一阶梯镇痛药物，常常是患者疼痛初起时首先服用的镇痛药，同时在使用第二、三阶梯镇痛药物时，往往需要同时服用非甾体类镇痛药，以提高止痛效果。因此，合理地使用非甾体类镇痛药是十分重要的。非甾体类镇痛药与阿片类药物作用原理不同，主要药理作用是在外周的疼痛部位，部分药物也对神经中枢产生影响。NSAIDs的抗炎、镇痛和解热的主要作用机制是通过抑制环氧化酶，阻断花生四烯酸合成前列腺素。这类药物对中枢神经系统也有某种活性，但与阿片类药物不同的是不与阿片受体结合，即这些药物的镇痛途径与阿片类药物是不同的，因此与阿片类药物联合使用可以产生协同作用而增加镇痛效果。这一类药物以口服为主，长期使用很少出现耐药性和依赖性。非甾体类镇痛药镇痛作用是有限度的，当剂量增加到一定的程度后，虽然进一步增加药量，而镇痛效果不能得到相应的提高，但明显的增加药物的副作用。

非甾体类镇痛药根据化学结构的不同分为水杨酸类、苯胺类、吡唑酮类、丙酸类、吲哚醋酸类、奥昔康类、苯乙酸类、吡咯乙酸类。虽然化学结构不同，镇痛机制和药理特点是基本相同的，不同药物之间的副作用有一定的差异，使用时在考虑镇痛效果的同时，应根据患者的身体状况合理用药。因为许多抗炎药物无选择性地抑制了环氧化酶，因此临床上常看到，伴随药物疗效出现的同时，常有一些不良反应发生。为此，对于需要长期服用NSAIDs的患者，应根据患者的年龄、病程长短、病情轻重、有无并发症，有无并用其他治疗及以往对其他NSAIDs的反应等具体情况选择最佳治疗药物。为了减少药物不良反应，众多剂型纷纷出台，如：肠衣片、缓释剂、栓剂、

肠溶微粒胶囊及外用霜剂和乳胶剂等。

非甾体类镇痛药的副作用是影响患者服用的重要因素，胃肠道反应、肝肾功能影响和皮疹等。头颈肿瘤癌痛患者的身体一般情况差，多伴有乏力，饮食不佳，肝肾功能低下，同时又需要较长期服用镇痛药，此时根据患者的具体情况，合理选择适合患者的镇痛药物，将副作用降到患者能长期耐受的程度，是确保疼痛治疗的重要前提条件。但患者的情况是多变的，有时镇痛药物必须使用，而副作用难以完全避免，如胃部不适等，针对副作用的治疗可以同时配合使用，为预防胃溃疡的发生，可以同时服用 H_2 受体阻滞剂，改善胃功能的中药等。而适当的保肝治疗对患者是必要的治疗之一。为减少不良反应，不要同时使用两种或更多种的 NSAIDs，在药物相互作用方面，NSAIDs 不宜与抗凝药物并用，否则会增加出血倾向。某些 NSAIDs 如吲哚美辛有减弱抗高血压药物和 β 受体阻滞剂扩张肾血管的作用，导致血压增高和肾损害。某些 NSAIDs 如阿司匹林、吲哚美辛、布洛芬有明显的抗利尿作用，使利尿剂的作用减弱。

（二）非甾体抗炎药物的作用机制

100 年前德国科学家 Hoffmam 将阿司匹林用为第一个 NSAIDs 合成并推向市场，从而标志着一个崭新的抗感染治疗时代的开始，并逐渐发展成为一大类百余种药物群。但其作用机制不明。直到 1971 年，英国的 JoAn Vane 博士的研究表明：NSAIDs 的作用机制是通过抑制了炎症介质前列腺素生物合成中的环氧化酶（Cyclooxygenase，COX），从而阻断花生四烯酸（Arachidonic acid，AA）转化为前列腺素（PG）合成产物，如 PGE2 和 PGI2，具有较强烈的扩血管作用，降低血管张力；提高血管通透性，加强缓激肽与组胺引起的水肿；刺激白细胞的趋化性；抑制血小板聚集。PGEI 和 PGI2 本身不引起疼痛，但能使痛觉敏感化。PGF2a 提高血管张力和降低血管通透性，PGI2 抑制白细胞趋化性，TXA2 提高血管张力和血小板聚集能力。NSAIDs 即通过上述途径而实现其抗炎、止痛、解热作用。也正因为如此，消除了保护胃和肾脏的前列腺素，而引致相应的副作用。

在 Vane 提出 NSAIDs 通过抑制 COX 发挥抗

炎作用理论近 20 年后，人们发现 COX 有 2 种异构酶，COX 可以催化花生四烯酸转变成前列腺素，是炎症反应的重要介质。NSAIDs 的治疗作用是由于它们能抑制 COX-2，后者在某些炎症中负责催化介导致炎症及疼痛反应的前列腺素的产生。而 COX 另一种异构酶（基础型）COX-1 催化产生的前列腺素，则在很多器官组织中起到重要的内环境平衡作用，包括胃肠黏膜的细胞保护作用，肾功能调节作用以及内环境调节作用。COX-2 为诱导酶，存在于某些细胞膜上，炎症和疼痛时合成 PG。科学家们试图使用选择性的 COX-2 抑制剂，在保持其抗炎作用的同时尽可能减少对胃肠道及肾脏的不利影响。合成几种特异性的 COX-2 抑制剂。并根据酶学或生物化学数据、生物学或药理学数据及临床数据等 3 项指标，将 NSAIDs 对 COX-2 和 COX-1 选择性抑制强度分成 4 大类，即 COX-1 特异性抑制剂，COX-1 非特异性抑制剂，COX-2 倾向性（preferential）抑制剂及 COX-2 特异性抑制剂。新近以 COX_2/COX_1 比值表示，该比值越小说明药物对 COX_2 的抑制作用越强和对 COX-1 的抑制作用越弱，提高药物的疗效和安全性均较好（图 14-4-3）。

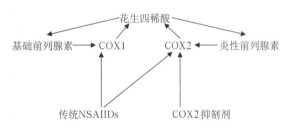

图 14-4-3　COX2 抑制剂作用机制

（三）非甾体抗炎药物的副作用

1. 胃肠道损伤　胃肠道损伤是 NSAIDs 类药物最为常见的不良反应，包括腹胀、消化不良、恶心、呕吐、腹泻和胃肠道黏膜损伤等。其中胃肠道黏膜损伤从胃黏膜刺激到糜烂，从溃疡形成到出血，甚至穿孔。因症状严重而中断用药的约占 2% ～ 10%。依据不同药物的特点，对胃肠道的影响存在差别，但所有的 NSAIDs 类药物都损伤胃黏膜。胃镜研究发现 31% 有胃损害，各种 NSAIDs 类药物服用后，病变发生率顺序如下：布洛芬（17%）、酮洛芬及双氯芬酸（20%）、萘普生（27%）、吲哚美辛（30%）、吲哚洛芬（40%）、阿司匹林（50%）。多种药物导致糜烂者57%。发生消化道溃疡者占10%。

NSAIDs对胃肠道的相对危险性指数从小到大排列依次为：布洛芬1、双氯芬酸2.3、双氯尼酸3.5、阿司匹林4.8、舒林酸6、萘普生7、吲哚美辛8、吡罗昔康9、酮洛芬10.3、托美丁11。年龄的危险指数如以24～29岁为1.0，则50～59岁为1.6，60～69岁3.1，70～80岁5.6。高龄（大于65岁），有消化道溃疡病史，合并使用皮质激素或抗凝药，服用剂量过大或同时服用两种以上NSAIDs都是高危患者。

胃肠道损伤的机制包括：药物的弱酸破坏了胃黏膜的屏障；前列腺素抑制削弱胃黏膜保护作用；NSAIDs类药物可以使白介素合成增加导致血管收缩，产生大量氧自由基，直接损伤血管，造成胃黏膜缺损伤。

2.NSAIDs类药物的肝脏损伤 肝脏是药物代谢的中心器官，肝功能不全肯定会影响药物的代谢，同时也影响药物的排泄。由于大多数的药物与蛋白结合，所以在肝硬化时，肝合成蛋白的能力下降，药物与蛋白结合量也下降，这关系到合理用药。同时，肝功能不佳，则会影响药物的代谢，也会加重药物对肝脏的毒性，加重肝损伤。大多数的肝损伤表现为肝功能异常，经停药后常常可以使肝功能恢复，给予保肝药物可以使肝功能衰竭的可能性降至最低的程度。

3.肾脏功能的损伤 NSAIDs类药物可引起明显的肾毒性，对肾功能不全者和老年患者尤为危险。老年患者慎重使用NSAIDs类药物，在应用过程中注意肾脏功能的监测，如尿素氮、肌酐、尿酸、尿量、浮肿、尿常规检查等，必要时及时停药。

前列腺素是维持肾脏正常功能的重要因子，当NSAIDs类药物抑制前列腺素合成后，前列腺素减少，血管紧张素原分泌减少，增加了肾小管对水和钠的重吸收，影响肾小管的功能。NSAIDs类药物引起的免役反应是过敏性肾间质炎和肾中毒的原因之一。

4.中枢神经系统的影响 中枢神经系统功能障碍主要表现为类似水杨酸中毒的症状，如头痛、恶心呕吐、耳鸣、视力或听力减退等。在使用萘普生和布洛芬的老年患者还可以出现识别功能失调，既注意力不集中，短时间记忆力丧失和计算困难等。

5.血液系统的影响 NSAIDs类药物抑制血小板的环氧化酶，结果使血小板的粘附性降低。阿司匹林可以不可逆地抑制环氧化酶，只有新的没有接触过阿司匹林的血小板代替已经被抑制的血小板，才能恢复血小板的凝聚功能。其他NSAIDs类药物对环氧化酶的抑制是可逆的。因此，为避免手术中出血，在手术前一周停止使用阿司匹林，而服用其他的NSAIDs类药物。

吡唑酮类和保太松类药物可以致粒细胞减少，及再生障碍性贫血。

6.过敏反应 所有NSAIDs类药物均可发生过敏反应，其中阿司匹林较为多见。过敏反应的特征为服用阿司匹林后数秒或数分钟出现如下症状：脸发红、心悸、虚弱、头晕、四肢震颤、荨麻疹、血管水肿、焦虑不安等。

NSAIDs类药物诱发的哮喘与环氧化酶有关。部分患者无支气管痉挛，而表现为眼鼻症状，如充血性鼻塞等。

7.骨骼系统 抑制关节软骨的多聚氨基葡萄糖的合成，阻碍了骨坏死修复，失去了疼痛刺激对骨性关节炎保护作用。

四、抗抑郁药

目前许多文献支持抗抑郁药作为辅助镇痛药物，尤其是治疗癌症疼痛。临床常用治疗癌症疼痛的抗抑郁药有阿米替林、多塞平、黛力新、米氮平、文拉法辛等。

（一）作用机制

抗抑郁药的镇痛效应包括：①抗抑郁作用的反应：慢性疼痛的患者抑郁缓解后疼痛即可缓解；②增强阿片类药物的镇痛作用：是通过抗抑郁药对中枢神经系统的直接作用，机制可能是介导5-羟色胺、儿茶酚胺能和胆碱能作用。提高中枢神经系统内的5-羟色胺水平可以增强阿片类药物镇痛效果；③直接镇痛作用：主要的假说是5-羟色胺和去甲肾上腺素通过影响脊髓背角的下行系统发挥镇痛作用。有些学者认为抗抑郁药与阿片镇痛体系有相关性，但进一步的研究表明，抗抑郁药的镇痛作用与脑、脑脊液和血浆内啡肽水平的改变无关联。目前认为抗抑郁药的药理作用可能有助于解释和完善其镇痛机制，如对中枢神经系统和外周组织胺受体的阻断、抑制前列腺素的合成和钙离子通道的抑制作用等。

（二）临床应用

抗抑郁药物主要用于各种难治性、顽固性的慢性疼痛，其中癌症疼痛是主要的适应证，尤其对肿瘤导致的神经性疼痛更为有效，往往是治疗此类疼痛必不可少的辅助药物。应该注意的是，在使用抗抑郁药物时，并非单独用药，而是与阿片类药物、非甾类抗炎药物联合应用。

1. 三环类抗抑郁药 三环类抗抑郁药物的作用是阻滞突触的神经递质去甲肾上腺素(NA)和5-羟色胺（5-TH）的再摄取，也对α肾上腺素受体、胆碱能受体和组织胺受体有阻滞作用。作用的效果和副作用均与其阻滞的强度有关，有些药物对5-TH受体的阻滞更强些而对NA受体阻滞弱些，近来已有特异性抗5-TH受体的药物应用临床，具有副作用小，作用特异性强等特点。但对于大多数慢性疼痛的治疗，应用具有影响多种神经递质的三环类抗抑郁药物（如阿米替林、多塞平、氯米帕明等）开始治疗更有效些，如果副作用严重可以考虑更换药物。

在治疗癌症疼痛时，首次给药应注意给药的剂量和给药方案，注意减少副作用和增加服药的顺应性，给药从小剂量开始，镇痛需要的药量一般较低，如阿米替林常从12.5mg开始，每天睡前服用一次，服用三天，如果患者有镇痛效果而无明显的副作用，可以增至每日二次，一周后可增至25mg，可以将睡前用药量调整的高些。在维持治疗过程中注意剂量的调整，随着服用时间的延长，剂量应该逐渐减少。如果用药后无反应，可以联合用药如精神抑制药物（氟哌啶醇、异丙嗪）；或联合应用抗惊厥药物（加巴喷丁）等。在联合用药时注意药物的相互作用和副作用问题，对不确切的联合用药方案谨慎使用。

2. 单胺氧化酶抑制剂 单胺氧化酶（MAO）可以使脑及外周末梢神经系统中NA、5-TH及多巴胺氧化脱胺而降解，单胺氧化酶抑制剂可以抑制MAO的活性，增加这些胺类物质在突触处的浓度。由于其作用是非特异性的，也抑制其他药物的代谢酶，从而对许多药物或物质产生相互作用。本药抗抑郁作用谱相对较窄，加之副作用较复杂，因此，在临床上一般不作为首选用药，而仅作为其他抗抑郁药物无效的备用药物。在使用该类药物时，注意与其他药物的相互作用和副作用，避免出现严重的毒副作用。由于单胺氧化酶抑制剂与部分阿片类药物联合使用时相互间有生物学效应，有导致严重高血压的风险，一般在癌痛治疗中不建议使用该药。

3. 5-羟色胺重摄取选择性抑制剂（SSRI） 在1987年，5-羟色胺重摄取选择性抑制剂（SSRI）的引进彻底改变了抑郁症的治疗。采用的第一个SSRI是氟西汀，该药物现在仍然是使用最广泛的SSRI处方之一。其他的SSRI包括西酞普兰、氟伏沙明、帕罗西汀、舍曲林和依他普仑，这些药物成为抗抑郁药物的5朵金花。尽管SSRI的作用与TCA治疗抑郁症的作用相似，但是它们较高的选择性和较少的不良反应使得它们成为治疗抑郁症、焦虑和强制性障碍的一线药物。SSRI也用于治疗疼痛综合征、强制性障碍科和创伤后应激障碍。

5-羟色胺重新摄取的抑制作用，增加突触中5-羟色胺的水平，从而引起5-HT受体激活作用的增加和突触后反应的增强。在低剂量下，SSRI被认为主要与5-HT转运体结合，而在较高的剂量下，它们丧失选择性，也能与NE转运体相结合。尽管有广泛不同的化学结构，SSRI有与TCA相似的临床效能。因为在临床有效剂量下，SSRI比TCA更有选择性，所以SSRI的不良反应要少得多。SSRI没有显著的心脏毒性，不与毒蕈碱（胆碱能）、组胺、肾上腺素能或多巴胺受体相结合。结果，SSRI一般比TCA的耐受性好。SSRI增强的选择性也意味着这些药物比TCA有更高的治疗指数。但对于治疗癌痛而言，由于其对递质影响的单一性，所有辅助镇痛效能也下降，在临床上使用这类药物辅助治疗癌痛不作为首选，使用小剂量的三环类抗抑郁药物效果会更好些，而且价格也更低些。

（三）副作用

大多数的抗抑郁药物具有镇静作用，但作用的程度不同。也可有抗胆碱能作用而产生一些不良反应，如口干、出汗、精神错乱、便秘、眼花及排尿不畅；最严重的不良反应为心血管系统反应和癫痫发作。如体位性低血压、奎尼丁样作用导致传导阻滞、心肌收缩力减弱，加重心衰等。老年人和心脏病患者有发生猝死的危险。急性心肌梗塞的患者应避免使用该类药物。癫痫的发作不常见，既往有脑损伤伴癫痫发作者，饮酒者及滥用药物者使用抗抑郁药物要慎重。

抗抑郁药物常见神经系统不良反应，常出现疲劳、乏力、头晕、头痛、震颤、走路不稳等。椎体外系症状在三环类抗抑郁药物也有报道，表现为静坐不能、张力障碍、帕金森综合征及迟发性运动障碍等。该类药物可以引起膀胱括约肌张力增加，应用药物后常见有不同程度的尿潴留，肾功能不全的患者注意药物蓄积。使用此类药物的患者有可能出现粒细胞减少，可见散在的病例报道。抗抑郁药物可以引起体重增加。

抗抑郁药物过量可能出现意识丧失、癫痫大发作、心脏停搏、室性心律失常等。40%的患者有呼吸抑制，需要呼吸机支持。

（四）常用药物的相互作用

（1）三环类抗抑郁药物与单胺氧化酶抑制剂合用可使体重增加的发生率增高，且可致高热、反射亢进、惊厥死亡（罕见）。

（2）与拟交感神经药物合用可导致严重的高血压，甚至死亡。

（3）与抗胆碱能药物联合使用可以使二者的作用相加。

（4）激素干扰三环类药物的代谢及生物利用，干扰受体致运动障碍，加重精神病

（5）三环类药物使节后阻滞药如胍乙啶、利舍平、可乐定及 α 甲基多巴的降压作用逆转，使血压失去控制。应用降压药使血压稳定的患者，突然停用三环类药物者可引起严重的低血压。

（6）与甲状腺制剂合用可互相加强，易造成心律失常。

（五）常用药物介绍

1．阿米替林（Amitriptyline）　是治疗神经性疼痛首选的抗抑郁药物，其止痛作用有明显的量效关系。其常常由于不良反应而影响在临床应

用，主要包括镇静、直立性低血压、抗胆碱能反应、加重原有的心脏传导阻滞。一般患者用药在 20～100mg 范围内可以获得良好的镇痛效果。

2．多塞平（Doxepin）　此药一次服用或分次服用的效果相同，患者睡前 1～2 小时服药后，次日感到休息的很好。其对心脏毒性较阿米替林或丙米嗪小，过量使用可以引起危及生命的心律失常。该药物具有明显的镇静作用，发生心率过速及体位性低血压的可能性较少。多塞平过量可以出现危及生命的心律失常及显著的呼吸抑制。口服多塞平应从小量开始，20～30mg，逐渐增加至 50～100mg。

五、抗焦虑镇静药物

焦虑状态是一种常见的精神障碍，主要表现为主观上的不安、烦躁、多虑、恐惧、悬念或心境抑郁，并常伴有心悸、多汗、呼吸窘迫、手脚发凉、或尿频等自主神经功能异常。

苯二氮卓类药物是抗焦虑的常用药物，通过 γ-氨基丁酸受体激活产生效应，强化了中枢神经元的抑制作用，从而起到抗焦虑的作用。并具有镇静、肌肉松弛、抗惊厥和记忆缺失等作用。一般认为该类药物对伤害性疼痛无直接作用，而也有研究发现阿普唑仑与阿片类药物联合应用对神经性疼痛有效，其可抑制 5-TH 的再摄取。该类药物适用于伴有失眠或焦虑的癌症疼痛患者，在临床上许多患者需要此类药物改善失眠。但研究表明长期使用此类药物可能导致抑郁，因此，不主张长期使用。对于肿瘤导致的神经性疼痛，该类药物不是首先使用的辅助药物，如患者伴抑郁表现，抗抑郁药物是更为合理的选择。本品与阿片类药物联合使用可以增加镇静程度，如果不是静脉快速给药，一般无呼吸抑制的危险。但对于高龄、体弱或对药物过敏者慎用。苯二氮卓类药物是综合止痛方案的一个组成部分，无单独镇痛效能，注意恰当使用。

六、抗惊厥药

（一）卡马西平

卡马西平（Carbamazepine，Tegretol CBZ）又

称酰胺米嗪、长马西平等。自1962年开始用于临床，过去主要用于抗癫痫治疗。后来在三叉神经痛的治疗中显示出良好的疗效，并逐渐用于神经病性疼痛的控制，取得了比较满意的效果。是目前治疗顽固性、难治性癌症疼痛主要辅助药物之一。

1. 作用机制　CBZ的作用机制尚不完全清楚。可能降低神经细胞膜的钠离子通透性，减少细胞内cAMP，增加脑内5-TH，减慢GABA更新率等作用。其结果降低了神经元的过度兴奋，恢复膜的稳定性。当神经元有爆发性癫痫性放电时，CBZ的抑制作用最强，降低神经元兴奋性的作用最明显。CBZ又能影响突触传导，阻断突触前钠通道，抑制动作电位，阻断神经递质释放，并继发性减少钙的内流，从而阻断突触传导过程。在突触后，CBZ阻断神经元细胞体在去极化状态下的高频重复放电。这样的双重作用是卡马西平抗惊厥作用的基础。而治疗三叉神经痛和癌性神经性疼痛也是减少神经冲动的结果。

2. 临床应用　主要用于神经病性疼痛，一般已经对吗啡耐药、半反应或无反应的疼痛，加用卡马西平有可获得辅助的镇痛效果，近年来由于加巴喷丁和普瑞巴林引入临床，卡马西平一般仅限于三叉神经痛的治疗，部分由于不能获得其他抗惊厥药物时，可以尝试联合使用卡马西平。在神经病性疼痛的治疗中，表浅痛、烧灼痛用三环类抗抑郁药，但纯刺痛或以刺痛为主的疼痛使用抗惊厥药物。在临床中，使用抗抑郁药物效果差或患者不能耐受，可以使用卡马西平，反之亦然。必要时可以将两类药物同时使用。但注意小剂量使用，在用药后评估镇痛效果和副作用，切忌无顾忌的增加用药剂量，严重的副作用会致命。

3. 临床药理　本药口服吸收缓慢，一般在服药后4～8小时达到血药高峰，也有晚至24～32小时。生物利用度为70%～80%。脑、肝、肾内的浓度最高，脑内与血浆内的浓度相平行。单一用药的半衰期是36（18～35）小时，长期服用后半衰期10～25小时，一般概括为12小时。存在严重肝、肾疾病和心功能不全时可以影响CBZ的代谢。此外，由于CBZ有自身诱导，连用数周后，清除率增高，半衰期缩短，稳态浓度可下降达50%，此时需要增加用药量。一般口服剂量从小剂量开始，100mg每日2次，3天后如无严重

副作用，可将用量增加至200mg每日2次，持续使用并观察治疗效果。如果镇痛效果稍差可以逐渐加大用药量，但总量不应超过1g每日。从我们临床使用的体会，用于癌症疼痛治疗，CBZ的剂量一般不超过200mg每日2次，很少用量达到300mg每日2次。须注意的是增加剂量应逐渐进行，不能很快增加剂量，防止严重副作用的出现。

4. 不良反应　CBZ的结构与三环类药物相近，对三环类药物过敏的患者慎重使用；CBZ可以发生共济失调、头晕、头痛、感觉异常及嗜睡等。一般常在用药后的几天内出现，可逐渐改善。也可出现静坐不能、肌张力高、口面部及舌活动障碍等；胃肠道反应不常见且较轻，有时出现食欲不振、口干、恶心呕吐、腹泻或便秘等。停药后可很快恢复；老年人存在窦性心动过缓或完全性传导阻滞的危险，停药后可逆转。

用药过量可诱发阵颤、激动及反射改变，随后意识丧失、高血压及昏迷，严重中毒可产生心律失常、传导障碍、癫痫发作、瞳孔散大固定、反射消失、眼球阵颤及呼吸抑制等。

（二）加巴喷丁

加巴喷丁（Gabapentin）是一种与GABA有关的氨基酸，1992年开始有临床应用的报道，是目前在抗惊厥药物比较常用的辅助治疗神经性疼痛的药物。其药物作用机制尚不清楚。与血浆蛋白不结合，未见有代谢产物。口服生物利用度为60%，随着用药剂量的增加，其生物利用度可能下降至30%左右。本药物容易穿过血脑屏障。消除半衰期为5～7小时。与其他抗惊厥药物联合使用时相互不影响血药浓度。

最近有临床研究发现，该药对癌症疼痛具有确切的镇痛效果，尤其是顽固性、难治性的神经病性疼痛具有良好的镇痛效果，与阿片类药物联合使用可以增强镇痛效果。加巴喷丁具有副作用少（嗜睡、头晕、共济失调、眼震等），患者耐受性好等特点。成人300～900mg/d，分2～3次口服，有效剂量900～1800mg/d，最高剂量可达3600mg/d。肾功能不全的患者应减量使用。

Kader等的对照研究中则比较了加巴喷丁联合吗啡用于治疗因癌症伴发神经痛的疗效和安全性，结果发现加巴喷丁联合吗啡能比单用吗啡达

到更好的镇痛效果，且安全可靠，是一个合理的选择。

（王 昆）

参考文献

1. 王昆、谢广茹主编．临床癌症疼痛治疗学．人民军医出版社，2003.

2. 王瑛主译．癌症疼痛治疗．天津科技翻译出版公司 1997.

3. Oscar A.de Leon-Casasola.Cancer Pain Pharmaclolgic, Interbentional and Palliative Care Approaches.Elsevier Inc.2006,3-12.

4. Merskey H, Bogduk N（eds）. Classiflcationof Chronic Pain, 2nd ed. Seattle, IASP Press,1994.

5. Caraceni A, Weinstein S. Classification of cancer pain syndromes. Oncology , 2001, 15:1627-1640.

6. McFartane V, Clein G, Colej, et al. Cervical neuropathy following mantle radiotherapy.Clin Oncol, 2002 14:468-471.

7. 31. Chong M, Bajwa Z. Diagnosis and treatment of neuropathic pain. Pain Symptom Manage25:S4-S11, 2003.

8. Simmonds, M: Management of break-through pain due to cancer. Oncology, 1999 13:1103-1108.

9. Caraceni A, Martini C, Zecca E, et al. Breakthrough pain characteristics and syndromes in patients with cancer pain. An international survey. Palliat Med, 2004,18:177-183.

10. McDonnell F, Sloanj, Hamann S. Advances in cancer pain management. Curr PainHeadache Rep, 2001,5:265-271.

11. Gonzales GR, Elliot Kl, Portenoy RK, et al. The impact of a comprehensive evaluation in the management of cancer pain. Pain, 1990,41:141-1440.

12. 14. Cleeland CS, Ryan KM. Pain assessment:Global use of the Brief Pain Inventory. Ann Acad Med Singapore, 1994, 23（2）:129-138.

13. Owens MR, McConvey GG, Weeks D, et al. A pilot program to evaluate pain assessment skills of hospice nurses. Am J Hosp Palliat Care 2000,17（1）:44-48.

14. Zhukovsky DS, Abdullah O, Richardson M, et al. Clinical evaluation in advanced cancer. Semin Oncol 2000, 27（1）:14-23.

15. 贾廷珍，汪有蕃，王宪玲主译．晚期癌症止痛．辽宁教育出版，1999：77-100.

16. 于世英．癌症疼痛治疗进展．医学临床研究．2003,10（20）:744-747.

17. 林志彬主译．朗 - 戴尔药理学．北京大学医学出版社，2010.

18. 杜冠华主译．药理学原理．人民卫生出版社，2009.

19. Foley KM. Pain assessment and cancer pain syndromes. In: Doyle D,Hanks GW, MacDonald RN, eds. Oxford Textbook of Palliative Medicine,Second Edition. New York: Oxford University Press, 1998,310 -331.

20. Zech DF, Grond S, Lynch J, et al. Validation of World Health Organization Guidelines for cancer pain relief: a 10-yearprospective study. Pain, 1995,63:65-76.

21. Doverty M, Somogyi AA, White JM,et al. Methadone maintenance patientsare cross-tolerant to the antinociceptiveeffects of morphine. Pain,2001,93:155-163.

22. Moryl N, Santiago-Palmaj, Kornick C,et al. Pitfalls of opioid rotation: substi-tuting another opioid for methadone inpatients with cancer pain. Pain 96:patents with cancer.

23. Portenoy RK, Lesage P. Management of cancer pain. Lancet 1999;353:1695-1700.

24. Sebastiano Mercadante, Russell K. Portenoy. Opioid Poorly-Responsive Cancer Pain. Part 1: Clinical Considerations Journal of Pain and Symptom Management . Vol. 21 No. 2 February,2001:144-150.

25. Joel G Hardmen Lee E Limbird.GOODMAN & GILMAN'S The Pharmacological Barsis of Therapeutics Tenth Edition, 2001.

26. MeuserT, PietruckC, Raclbruch L, et al.Symptoms during cancer pain treatment fol-Iowing WHO-guidelines: A longitudinal fol-low-up study of symptom prevalence, severctyand etiology. Pain, 2001 93:247，57.

27. Lefkowith JB. Cyclooxygenase-2 specificity and its clinical implications. Am J Med, 1999, 106（5B）:43 ～ 49.

28. Lipsky LP, Abramson SB, Crofford L, et al. The classification of cyclooxygenase inhibitors.J Rheumatol, 1998, 25（12）:298 ～ 2303.

29. 李英．非甾体抗炎药的镇痛作用机理．国外医学 - 药学分册，1997，5：294.

30. Hawkey CJ. COX-2 inhibitors.Lancet, 1999, 353:307-314.

31. CaraceniA, Zecca E, Bonezz iC, et al. Gabapentin for neuropathic cancer pain: a randomized controlled trial from the Gabapentin Cancer Pain Study Group. J Clin On col 2004, 22（14）: 2909 - 2917.

32. Keskinbora K, Pekel AF, AydinliI. Gabapent in and an opioid comb ination versus opioid alone for themanagement of neuropathic cancer pain: a randomized open trial. J Pain Symptom Manage, 2007, 34（2）: 183 - 189.

33. 高文斌，尹良伟，王丽双，等 . 抗抑郁药物在恶性肿瘤疼痛治疗中的应用与疗效观察 . 中国肿瘤临床与康复 ,2003,10（3）:471-3.

34. 徐建国 . 疼痛药物治疗学 . 北京：人民卫生出版社，2007.

第一节　头颈部肿瘤的中医治疗

一、中医古籍对头颈部肿瘤的认识

中医学对头颈部肿瘤认识较早，自战国时期以来就有相应的书籍记载。战国时期的《吕氏春秋》中已指出"轻水所，多秃与瘿人"，即已发现瘿病（甲状腺肿瘤）与地理环境有关。宋朝的《圣济总录》已明确"（瘿病）妇女多有之，缘忧患有甚于男子也"，指出女性是高发人群。南宋陈言则在其《三因方》中提出将瘿病分为"石瘿、肉瘿、筋瘿、血瘿、气瘿"的五类分类法。清代《医宗金鉴》曰："石疽生于颈项两旁，形如桃李，皮色如常，坚硬如石，脊痛不热……初小渐大，难消难溃，既溃难敛，疲顽之症也。"此为上石疽的证候，与现代医学中鼻咽癌淋巴结转移症状相似。又曰："舌疳，其症最恶，初如豆，次如菌，头大蒂小又名舌菌……久久延及项颔，肿如结核，坚硬而痛，皮色如常，因舌不能转动，选送饮食，故每食不能充足……日渐衰败，百不一生"。此处舌疳相当于现代医学中的舌癌，并指出"此证由心脾毒火所致"。清代《疡医全书》载："茧唇生于嘴唇……始起一小瘤，如豆大，或再生之，渐渐肿大……或翻花如杨梅，如疙瘩，如灵芝，如菌，形状不一"。此处之茧唇即相当于现代医学中的唇癌。

二、头颈部器官与脏腑、经络的关系

《灵枢·脉度》说："肺气通于鼻，肺和则鼻能知臭香矣；心气通于舌，心和则舌能知五味矣；肝气通于目，肝和则目能辨五色矣；脾气通于口，脾和则口能知五谷矣；肾气通于耳，肾和则耳能闻五音矣。"由此可见，头颈部器官与五脏都有密切联系。如耳司听觉，与心肝脾肺、十二经脉有关。以心主血脉，心血奉养于耳；脾为气血生化之源，上奉于耳；肝主藏血，疏泄气机；肺主声，令耳闻声；十二经脉之别气走于耳而为听。又如鼻司嗅觉，亦与心脾、经脉有关。以心主嗅，故令鼻知臭香；脾主升清降浊，鼻窍得养而通利，则香臭可辨；而十二经脉之宗气上出于鼻而为嗅。又喉主发音，亦与五脏六腑、经脉气血有关，如《仁斋直指方》说："心为声音之主，肺为声音之门，肾为声音之根。"在经络方面，十二正经全部循经或络于耳部(中)，十一条循经咽喉，八条循经鼻部，八条经脉到达眼部。因此，头颈部各官窍的生理功能对五脏六腑、十二经脉等具有普遍依赖性。

三、头颈部肿瘤中医发病机制

如上所述，祖国医学对于头颈部肿瘤的认识较早，因此，对于其病因病机业已有了详细的总结和归纳，主要责之外因与内因、邪气与正气及之间的相互关系。

1.　**毒热内蕴**　《中藏经·论痈疽疮肿第四十一》曰："夫痈疡疮肿之所作也，皆五脏六腑蓄毒之不流则生矣。"毒邪内蕴，实际包括了病毒感染（如鼻咽癌患者感染的 EB 病毒），烟草油烟的污染毒素，职业环境中的化学毒素，生活环境中的空气、水、土壤污染毒素，水土失宜及酒、饮食中的各种毒素等；或由痰、湿、瘀血等病理产物久积体内，经络、脏腑、气机阻碍，郁而生毒、生热。热（火）邪的特点是属阳，性炎上，最易伤津、动血、灼阴耗气。头颈部官窍因在人体最

上部，为诸阳所会，易受阳邪所攻，故头颈部肿瘤的发病与热毒内蕴关系密切。

临床上我们看到癌瘤患者多见热郁火毒之证，如邪热嚣张，呈实热证候，表示肿瘤正在发展属于病进之象。如系病久体虚，瘀毒内陷，病情由阳转阴，成为阴毒之邪，则形成阴疮恶疽，翻花溃烂，经久不愈，皮肉腐黑，流汁清晰。治实热阳证火毒之邪应投大剂清热解毒、滋阴降火之品，而对阴毒之邪则需温补托里、扶正祛邪以调和气血，祛除阴毒之邪。

2. 气滞血瘀 中医认为，气是人体一切生命活动的动力，人体各种机能活动，均依赖气的运行而维持。血是由脾胃运化水谷而成，是人体各器官濡养所必需。气和血一阴一阳，互相化生，关系十分密切，所以有"气为血帅，血为气母"之说。在病理上，气病可伤血，血病也可伤气，如气滞则血瘀，血虚则气少。气滞日久必有血瘀，血瘀日久又可加重气滞，两者形成恶性循环，使气血不通，不通则痛；瘀血积聚，发为肿块，而成癌瘤。元·滑寿《难经本义》谓："积蓄也，言血脉不行，蓄积而成病也。"明·皇甫中《明医指掌》指出："若人之气，循环周流，脉络清顺流通，焉有瘤之患也……"。总之，气滞血瘀是形成肿瘤的重要病理机制，活血化瘀法也是治疗癌瘤的主要法则之一。

3. 痰湿凝结 痰湿是指机体失其正常运化而停积于体内的病理产物。水湿痰饮依其性质可分为湿热、寒湿、湿毒、湿浊、痰热、痰浊、饮邪、水肿等。《景岳全书·痰饮》中指出："盖痰即水也，其本在肾，其标在脾，在肾者，以水不归源，水泛为痰也。在脾胃，以饮食不化，土不制水也。"赵献可在《医贯》中谓："七情内伤，郁而生痰。"《圣济总录》曰："若三焦气塞，脉道壅滞，则水饮停聚不能宣通，聚而成痰饮，为病多端。"痰湿凝结，日积月累，影响气血的运动；气血阻滞，气机不畅，导致脾胃运化失常，更助长湿痰凝聚，两者互为因果，也是肿瘤形成发展因素之一。现代研究证明，许多有化痰散结作用的中药均有抗肿瘤活性，如半夏、山慈姑、瓜蒌、前胡、马兜铃、杏仁等。

4. 七情所伤 七情是指喜、怒、忧、思、悲、恐、惊七种情志的变化异常，致使人体气机升降失常、脏腑功能紊乱，与肿瘤的发生、发展及转归、预后等存在着密切的关系。《素问·通评虚实论》曰："膈塞闭绝，上下不通，则暴忧之病也。"指出肿瘤的发生是情志失常的结果。《丹溪心法》："气血冲和，万病不生，一有怫郁，诸病生焉。"《外科正宗》中云："郁怒伤肝，思虑伤脾，忧思郁结，所愿不遂，脾气受阻，肝气横逆，致使经络瘀阻、积聚成块……"。郁则气滞，滞而不通，则可见血瘀、痰凝、化火三证，因此七情所伤与以上三点成瘤因素都有很大关系，也是肿瘤患者体自我调节的重要部分。所以针对肿瘤患者，我们中医临床上往往会加以疏肝解郁、安神宁志的中药。

5. 正气不足 正气不足是肿瘤发病的基础。人体一切疾病的发生和发展，正邪两方面力量对比的变化进行分析。《素问·评热病论》曰："邪之所凑，其气必虚。"《素问·刺法论》曰："正气存内，邪不可干。"《素问·通评虚实论》曰："邪气盛则实，精气夺则虚。"正气的盛衰不仅是发病的关键，而且在疾病发生之后、在病情的发展和转归中，正气也起着决定的作用。《诸病源候论》曰："症者由寒温失节，致腑脏之气虚弱，而食饮不消，聚结在内……"。《外证医编》指出："正气虚则成岩。""岩"即肿瘤。"正虚邪入论"认为人体癌症发生的原理，是从整体观念出发，强调以正气为主的肿瘤发病观点，也重视邪气在癌症中的重要作用，正邪相争破坏了体内的阴阳平衡协调而发生癌症。正、邪对于临床分析癌症，诊断癌症，治疗和防范癌症，均有重要的指导意义。因此治疗癌症的原则是控制和消除癌灶，维护和恢复机体功能，达到康复目的。这恰好与中医的"扶正祛邪"的意义相吻合。

四、治疗

(一) 内治

1. 清热解毒法用于头颈部肿瘤的治疗 毒热是恶性肿瘤的主要病因病理之一，恶性肿瘤患者常有邪热瘀毒蕴结体内，临床上表现为邪热壅盛，中、晚期癌症患者在病情不断发展时，常见有发热、疼痛、肿块增大、局部灼热疼痛、口渴、便秘、黄苔、舌质红绛、脉数等热性证候，故治疗以清热解毒为主。清热解毒药能控制和消除肿瘤周围的炎症和感染，所以能减轻症状，在恶性肿瘤某一阶段起到一定程度的控制肿瘤发展的作用。目前临床上筛选出大量有效的抗肿瘤中草药大多属于清热解毒药的范围，如白花蛇舌草、半枝莲、蒲公英、连翘、鱼腥草、板蓝根、黄连、黄柏、山豆根等。

有研究报道应用山豆根的水提取物及酒精可溶部分或不溶部分均有增强网状内皮系统廓清功能的作用，并且，从用山豆根治疗腹水肝癌大鼠时，对肿瘤再接种未获成功，说明山豆根不仅有抑瘤作用，也有免疫形成作用。又如清热解毒杀虫药苦参中的苦参碱经研究证明也有一定抗癌作用。

2．活血化瘀法用于头颈部肿瘤治疗　瘀血是肿瘤的病理病因之一，历代医家也多指出，癥瘕、石瘕、噎嗝及肚腹结块等与瘀血有关。瘀血不仅是发生癌症的主要病理机制之一，同时也是结果之一。现代研究也证明恶性肿瘤的发生与发展过程中凝血机制起着不可忽视的作用。肿瘤患者在临床上与瘀血有关的症状和体征是：①体内或体表肿块经久不消，坚硬如石或凹凸不平。②唇舌青紫或舌体、舌边及舌下有青紫斑点或静脉粗张。③皮肤黯黑，有斑块、粗糙或肌肤甲错。④局部有刺痛或绞痛，痛有定处，日轻夜重。⑤脉象涩滞。西医化验指标则体现为：血液黏度增高，血小板聚凝状态，血浆纤维蛋白原，纤维蛋白降解产物出现异常等。常用中药包括莪术、三棱、王不留行、穿山甲、水蛭、桃仁、红花、丹参、当归、赤芍、郁金、姜黄等。

实验证明，具有直接抑制肿瘤细胞增殖的药物有：莪术、三棱、水蛭、乳香、赤芍、红花、丹参等。我国莪术协作组在临床治疗中证实，莪术对子宫颈癌及某些恶性肿瘤有明显的近期疗效。山东中医药研究对莪术挥发油抗癌成分进行了动物实验，证明对移植性小鼠肉瘤 S180 有抗瘤作用。有相关实验观察到莪术油在体外对人食管癌细胞株的生长有抑制作用。北京、上海地区临床观察到斑蝥对头颈部肿瘤、肝癌、胃癌、食管癌、宫颈癌均有效。上海对斑蝥素进行了动物实验，证明对小鼠腹水型肝癌能延长生命达 0.5～2 倍；对实体型网状细胞肉瘤的抑制率为 47%。此外据各地资料报道，活血化瘀药中全蝎、土鳖虫、水蛭、赤芍、川芎、红花、五灵脂、当归等一百余味中药，及由此为主组成的一百多个方剂，都有不同程度的抗癌作用。

3．化痰祛湿法用于头颈部肿瘤的治疗　痰湿作为病邪与病因及疾病过程中的病理表现，在肿瘤临床上较为常见。湿性黏腻而浊重，它阻滞气机的活动，阻碍脾胃的运化。痰湿日久则凝成核成块，结于体表，则形成皮肤或皮下肿块。许多无名肿块，不疼不痒，经久不消，逐渐增大增多，中医均认为痰核所致。此时就必须要用化痰散结的方法，化痰法常与其他治法相结合，如与理气药合用称理气化痰法；与清热药合用，或用有清热化痰作用的化痰药，称清热化痰法；与温热药合用，或用有温肺作用的化痰药，称温化寒痰法；化痰药与软坚散结药合用，称化痰散结法；化痰药与温经通络药合用，称化痰通络法。

所用药物如独活、秦艽、生薏米、威灵仙、徐长卿、穿山龙、木瓜、葳蕤、海风藤、桑枝、寻骨风、络石藤等，这些药物均被证实有一定的抗肿瘤作用。研究发现薏苡仁含薏苡酯，对艾氏腹水癌有明显抑制作用，对胃癌有延长生存的效果。现代临床中所用抗癌药"康莱特"即是薏苡仁的提取物。

4．扶正培本法治法用于头颈部肿瘤的治疗　祖国医学认为，肿瘤的形成、生长过程是一个机体内邪、正斗争消长的过程。肿瘤的形成是正气先虚，然后客邪流滞，引起一系列病变的结果。扶正培本法实际上并不是单纯应用补益强壮的方药，而是应该把调节人体阴阳平衡，气血、脏腑、经络功能平衡的稳定，以及增强机体抗癌能力的方法都包含在内。因而中医的"补之、调之、和之、益之"等法均属于扶正范畴。总的原则是"形不足者，温之以气；精不足者，补之以味。"主要治法包括益气、养阴、养血、健脾、益肾诸法。

临床研究表明扶正培本法能提高肿瘤治疗效果以及延长生存期。北京中医研究院广安门医院采用化疗联合扶正培本中药治疗晚期胃癌，发现有延长总生存期的作用。有关研究证实扶正中药可刺激骨髓造血，而补益剂"人参养荣汤"通过直接作用于 CD34 阳性细胞或在辅助细胞存在的前提下刺激造血功能。常用药物包括人参、党参、太子参、黄芪、黄精、当归、生地、枸杞、白术、菟丝子、山药、大枣等，这些药物经实验证实为良好的生物反应调节剂（BMR），能提高宿主自身的防御机能，在体内积极参与抗肿瘤的免疫应答，促进了淋巴细胞的增殖分化及脾脏 NK 细胞的活性，增强巨噬细胞的吞噬能力。

5. 软坚散结法用于头颈部肿瘤的治疗 肿瘤形成后常聚结成块，坚硬如石，如"石瘿"、"石疽"等。《内经》中早已提出"坚者削之、结者散之"等软坚散结之治法，所以对肿瘤的治疗，软坚散结法是重要的治疗方法。常用中药包括山慈姑、硼砂、牡蛎、鳖甲、龟板、夏枯草、僵蚕、海藻、昆布、土鳖虫、五倍子等。研究发现僵蚕对 S180 有抑制作用;体外实验证明，土鳖虫对抑制人肝癌、胃癌、急性淋巴细胞性白血病细胞有效。

综合以上，中医治疗癌症，辨证须明确，通过四诊，准确辨证，把癌肿患者分为气血、阴阳偏盛、偏衰、属寒、属热。阴阳是辨证分型的总纲。阳证属各种生理功能亢奋状态，属热证。阴证是机体各种生理功能低下状态，属寒证。中医根据四诊八纲的方法，诊察患者，进行分型治之。如热证用凉寒性的药物调治;寒证用温热性药物调理。虚者补之、实者泻之、寒者热之、热者寒之的调理方法，达到使人体阴阳平衡，增强自身的抗病能力，从而达到抑制癌细胞生长的目的。根据不同癌症的特性、临床表现、病期早晚、患者整体状况以及治疗条件等全面加以考虑和分析，制订合理的治疗计划。早期患者常以祛邪抗癌为主，就是应用一切可能的抗癌治疗手段，彻底消灭癌性病灶，并尽可能不损害患者的整体机能（祛邪而不伤正）。中期患者则以扶正与祛邪兼施，晚期患者因正气大衰，各器官组织功能失调，免疫功能和抗癌能力很弱，经不起强烈的抗癌治疗措施（根治性手术、根治性放疗等），应以扶正疗法为主（增强患者整体的抗病能力，保护机体的整体功能）。通过中西医各种扶正固本和支持疗法，增强患者的抗癌能力，改善患者的一般状况，然后根据患者机体的实际康复情况，给予适当的抗癌祛邪治疗。扶正祛邪贯穿于癌症治疗的始终，但因不同的临床表现如肿瘤的早期可以祛邪为主，扶正为辅。在癌症的晚期应以扶正为主,祛邪为辅。但在任何时候都不能离开扶正祛邪的总原则。

（二）外治

1. 五虎膏

药物：番鳖 240g，川蜈蚣 30g，天花粉 90g，北细辛 90g，生蒲黄 30g，紫草 15g，穿山甲 15g，雄黄 15g，白芷 30g。

用法：使用前先用甘草水将瘤面冲洗干净，拭干，用本膏涂敷肿瘤表面约 1cm 左右厚，1 天 2～3 次，可使肿瘤缩小或消失。

2. 蟾酥饼

药物：蟾酥（酒化）6g，轻粉 1.5g，麝香 3g，枯矾 3g，寒水石（煅）3g，制乳香 3g，制没药 3g，铜绿（绿矾）3g，雄黄 6g，蜗牛 21 只，朱砂 9g。

用法：上药各为末，先将蜗牛研烂，加入蟾酥及其他药末捣匀，以陈醋调，外敷于溃疡面，然后用生肌膏盖之。

3. 蛋黄油

药物：熟蛋黄 3～5 枚。

用法：煮熟鸡蛋去白，用蛋黄 3～5 枚，放入锅内，用文火熬煎，炸枯去存油，大约 1 个鸡蛋可出油 3～6g，每日随意蘸搽患处。

4. 珍珠散

药物:硼砂、雄精、川连、儿茶、人中白、冰片、薄荷叶、黄柏、大破珠子。

用法：适量吹患处。

5. 皮癌净

药物：红砒、指甲、头发、大枣（去核）、碱发白面。

用法：研末直接敷于肿瘤疮面，或调成膏状涂抹患处。每日或隔日 1 次。疮面先以 3% 双氧水或生理盐水清洗干净。

6. 密陀僧散

药物：密陀僧 6g，五倍子 6g，甘草 6g，黄柏皮 60g。

用法:前 3 味药共研细末，涂黄柏皮上，炙干，刮片贴于患处。

7. 信枣散

药物：信石粉 3g，红枣（去核）3 枚。

用法：将信石粉装入去核红枣内，入恒温箱中烤干，研末，以麻油调敷。

8. 乌梅煎

药物:枳实 15g，乌梅（去核）15g，甘草（炙、锉）7.5g，童便若干。

用法：上药共研末为散，每次 9g，加童便 150ml，煎 3～5 沸，和渣趁热含漱口唇，冷则吐出，每日 3 次。

9. 消瘤碧玉散

药物：硼砂、冰片、胆矾。

用法：每次少许，点患处。

10. 八宝珍珠散

药物：儿茶 4.5g，川连末 4.5g，川贝母（去心）4.5g，青黛 4.5g，全蝎（烧灰存性）3g，肉桂粉（冲）3g，黄柏末（冲）3g，鱼脑石（微煅）3g，琥珀末 3g，人中白 6g，硼砂 2.4g，冰片 1.8g，牛黄 1.5g，珍珠（豆腐制）1.5g，麝香 1g。

用法：上药各研成极细末，掺在一起研匀，用细笔管或纸筒将药吹入喉内烂肉处。每日 1～2 次。

11. 喉症异功散

药物：斑蝥 2g，乳香 2g，没药 2g，全蝎 2g，玄参 2g，血竭 2g，麝香 1g，冰片 1g。

用法：上药研细末，取药少许，撒在解毒膏上贴颈项部，对着肿物，半天后揭去，连用 10 天为 1 疗程。

12. 吹喉散 I 号

药物：人中白 3g，煅硼砂 3g，竹蜂 4 只（在竹内黑色者），青黛 1.5g，芒硝 3g，川黄连 3g，山豆根 3g。

用法：上药共研细末，取少许以铜管吹喉。

13. 吹喉散 II 号

药物：僵蚕 0.3g，白芷 0.3g，牛黄 0.15g，牙硝 4.5g，蒲黄 1.2g，硼砂 2.4g，冰片 0.4g。

用法：上药共研细末，吹喉。

14. 吹喉散 III 号

药物：薄荷 1.8g，玉丹 1.2g，甘草 0.3g，冰片 0.3g，牛黄 1.5g，百草霜 0.9g，灯草灰 0.9g。

用法：上药共研细末，吹喉。

15. 外敷抗癌方

药物：蚤休 60g，白芨 60g，海藻 60g，天葵子 60g，野菊花 60g，卤碱 30g。

用法：上药共研末，水调，外敷患处。

16. 瘰瘤膏

药物：取蜈蚣（炙）3 条，全蝎 3g，壁虎 3g，儿茶 3g，蟾酥 3g，黄升 1.5g，共研为细末；以凡士林 20g 调和，备用。

用法：每次以适量涂于纱布，贴在肿块处；每天换药 1 次，连用 5 日后停用 2 天。如无不良反应，可继续应用；如用后出现发红、瘙痒症状，应暂停使用，等上述部位恢复正常后再用。

17. 北庭丹

药物：番硇砂、人中白各 1.5g，瓦上青苔、瓦松、青鸡矢各 3g，麝香、冰片备 0.3g。

用法：用磁针刺破舌菌（病变部位），以北庭丹少许点之。

18. 水澄膏

药物：水飞朱砂、白芨、白蔹、五倍子、郁金、雄黄、乳香。

用法：上药共研细末，米醋调后外敷患处。

19. 漱口方

药物：50% 乙醇浸渍升麻根，制成流浸膏，白英 30g，天葵子 30g。

用法：上药混合，用适量碘化钾和水漱口，每次 3～5g。

第二节　头颈部肿瘤的中西结合治疗

头颈部肿瘤的综合治疗程序中，中医药治疗正在扮演着越来越重要的角色。大量的临床报道提示：中医药具有抑制或杀伤肿瘤细胞，提高机体免疫力作用，可以改善肿瘤患者症状，提高生存质量，延长生存期，在一定程度上可以稳定或缩小肿瘤；与手术、放疗、化疗相结合可明显减少或消除毒副作用，并提高远期疗效。近年来，中西医结合治疗肿瘤的临床应用又有了新的进展，如辨证和辨病治疗相结合，局部和整体治疗的相结合。

一、围手术期的中医辨证论治

手术是治疗头颈部肿瘤的主要方式，早期癌肿手术切除可以达到近期治愈的效果。但中医认为疾病的发生是长时间累积的过程，并不是一蹴而成的，"病来如山倒，祛病如抽丝"正是这种思想的体现。因此，肿瘤的外科治疗结合中医药治疗是早期肿瘤理想的治疗方式。早期癌症患者，在术后通过中医药治疗，调整阴阳，让机体重新恢复到阴平阳秘的平衡状态，则有望防治和延缓肿瘤的复发和转移。另外一方面，手术给患者造成了气、血的损耗，如术后积极配合中医治疗，对于机体的康复以及为术后进行必要的放疗、化疗做准备都是有益的。常用中药包括黄芪、党参、首乌、麦芽、升麻等。

二、头颈部肿瘤放、化疗的中医辨证论治

放疗在头颈部肿瘤的治疗中发挥着巨大的作用，通常作为局部晚期肿瘤的主要治疗方法。而头颈部放射治疗的电离辐射对正常组织的破坏可引起一系列全身和局部毒副反应，如鼻咽癌放疗后唾液腺的损伤，其他头颈部肿瘤放疗后常见的放射性皮肤损伤、口腔炎、咽炎等，这些副反应给患者带来了甚至可以和原发疾病类似的伤害。中药与放射治疗相配合不仅可减少这些常见的放疗毒副作用，而且中医药亦有一定的放射增敏作用。头颈部肿瘤患者接受放疗后，外来热毒过盛，容易造成气血不和，津液受损，出现气阴两虚及津亏的证候，治疗应以养阴生津、止血凉血，扶正祛邪为主。常用中药包括：生地，玄参，麦冬，花粉，沙参，芦根，石斛、龟板、生黄芪、鸡血藤、枸杞子、女贞子、太子参等。若放疗后患者抵抗力低下而并发感染性疾患时，出现高热、神昏等，则为瘀毒化热证，应予清热解毒，选药如金银花、连翘，半枝莲，白花蛇舌草，七叶一枝花，山豆根，板蓝根，栀子，石膏等，必要时加犀角，羚羊角粉。

由于头颈部肿瘤对化疗总体不敏感，故而化疗在头颈部肿瘤应用较放疗少。而化疗药物杀灭癌细胞的同时，也不可避免地对人体的正常细胞产生毒性作用，导致血液系统、消化系统毒性、神经毒性及肝肾功能损伤等。如白细胞下降等骨髓抑制、恶心、呕吐、食欲下降等消化道反应，神疲乏力等全身毒副反应。中医认为治疗应以补益气血，滋补肝肾，健脾和胃为原则，从气血、脾胃、肝肾等方面着手防治。常用中药有黄芪、人参、党参、白术、山药、黄精、菟丝子等；常用方药有归脾汤、沙参麦门冬汤、肾气丸、柴胡舒肝汤等。

第三节　常用抗癌中药

一、清热解毒药

该类中药具有清热解毒、消散痈肿及其他较为广泛的药理作用。尤其适用于头颈部肿瘤的早、中期，表现为热毒蕴积，有口干、便结、尿黄、舌红、脉数等症状者。本类药物较多，临床运用较广泛。根据不同的药理作用，其主治证各有侧重。在这些中药中已分离出有效的抗癌活性成分，如喜树碱、天花粉蛋白、三尖杉碱等。本类药除具抗肿瘤和病原微生物（包括病毒、真菌、细菌、原虫等。）的作用外，它们中的部分还能广泛的影响机体免疫功能的不同方面和环节，如白花蛇舌草、穿心莲、苦参等，对机体的网状内皮系统功能有良好的促进作用。运用本类药物治疗肿瘤，应注意与其他类药物配伍使用，如兼有气滞血瘀，可配合行气活血类药物同用；伴有痰湿凝滞者，可与化痰祛湿类药物配用；兼有正气虚弱者，则可配伍扶正抗癌药物同用。清热解毒药性多寒凉，且味苦，对脾虚体弱者不宜久用。

（一）鸦胆子（苦木科鸦胆子属植物鸦胆子的果实）

性味功效：味苦，性寒。清热燥湿，杀虫，解毒抗癌。

现代研究：主要成分为油酸、鸦胆子甙，对癌性腹水、肝癌及其他消化道肿瘤有抑制作用，目前已有静脉注射剂应用于临床。

用法用量：内服 10 ～ 15 粒（0.5 ～ 2g），可用龙眼肉包裹，亦可装胶囊饭后吞服；外用适量，将种仁捣烂敷患处。

注意事项：鸦胆子甙的急性中毒表现症状为中枢神经抑制、呼吸减慢，心搏增速，呕吐，腹泻，尿量减少，四肢软弱及瘫痪等。脾胃虚弱者忌服。

（二）七叶一枝花（百合科重楼属植物七叶一枝花的根状茎）

性味功效：味苦、辛，性微寒，有小毒。清热解毒，消肿止痛，熄风定惊，抗癌。

现代研究：根茎含薯蓣皂苷元—吡喃葡萄糖苷等，经研究证实其提取物除抗肿瘤作用外还有抗菌作用及镇静、镇痛作用。

用法用量：每日 10 ～ 30g，水煎服；或入丸、散剂。外用适量，鲜品捣敷。

注意事项：本品为苦泄之品，不可多服。过量往往出现恶心、呕吐、头痛、痉挛等。

（三）了哥王（瑞香科荛花属植物岭南荛花的根、果实、种子）

性味功效：味辛、苦，性寒，有毒。清热解毒，消肿散结，通经利水，杀虫。

现代研究：根皮含南荛甙，并含荛花酚，牛蒡酚、罗汉松脂素和冷杉松脂酚。根中分离4个具抗癌活性的物质，其中之一为双白瑞香素。

用法用量：煎汤，每日 3～15g；外用适量。

注意事项：本品所含树脂有较强的泻下作用，所含南荛素有利尿作用，所含羟基荛花素有镇咳作用，脾虚泄泻者慎用。宜久煎（4 小时）以减低毒性。如中毒，可用米汤解之，或用桂皮 3g，甘草 6g，防风 6g 同煎服。

（四）山豆根（豆科槐属植物越南槐的根及根茎）

性味功效：味苦，性寒，有毒。清热解毒，消肿止痛。

现代研究：主要成分为苦参碱、山豆根碱、黄酮衍生物，实验发现对 S180、S37、U14 吉田肉瘤、肝癌有效，临床主要应用于消化道恶性肿瘤和淋巴结转移性癌。

用法用量：每日 6～15g，与他药配伍煎汤或制成制剂。

注意事项：用量不宜过大，否则易引起恶心呕吐、心悸、胸闷等不良反应。脾胃虚寒泄泻者忌服。

（五）石见穿（唇形科鼠尾草属植物石见穿的全草）

性味功效：味苦、辛，性平。清热利湿，活血止痛，解毒，利气。

现代研究：主要成分为苦参碱、山豆根碱、黄酮衍生物，实验发现对 S180、S37、U14 吉田肉瘤、肝癌有效，临床主要应用于消化道恶性肿瘤和淋巴结转移性癌。

用法用量：煎汤，10～30g。

（六）白花蛇舌草（茜草科耳草属植物白花蛇舌草的带根全草）

性味功效：味甘、淡，性凉。清热解毒，活血止痛，利湿消肿。

现代研究：主要成分为乌索酸、豆甾醇，实验发现对 U14 有抑制作用，能够增强白细胞吞噬作用，临床应用于各种恶性肿瘤。

用法用量：每日量 15～200g，煎服；外用适量。

（七）半枝莲（唇形科黄芩属植物半枝莲的全草）

性味功效：味微苦，性凉。清热解毒，活血化瘀，利水消肿。

现代研究：主要成分为乌生物碱、黄体、甾体类，实验发现对 S180、艾氏腹水瘤有抑制作用并有可能通过增强机体的免疫力来实现其抗肿瘤活性，临床应用于各种恶性肿瘤。

用法用量：每日 15～100g，与它药配伍制成煎剂或浸膏用。

注意事项：半枝莲对肝硬化或肝癌引起的腹水有一定利水作用，与白花蛇舌草配合，用量大即会引起腹泻。临床利用这一泻下特性治疗腹水，往往可获得暂时性消退。

（八）青黛（爵床科马蓝属植物马蓝，蓼科蓼属植物蓼蓝，或十字花科大青属植物菘蓝的叶或茎，经加工制成的干燥粉末或团块）

性味功效：味咸，性寒。清热解毒，凉血定惊消斑。

现代研究：青黛含靛蓝 5%～8%、靛玉红 0.1% 以及靛棕、靛黄、鞣酸、β 谷甾醇、蛋白质和大量无机盐。动物实验表明，靛玉红对动物移植性肿瘤有中等强度的抑制作用；对肺癌的抑制率为 43% 左右；对小鼠乳腺癌亦有一定的抑制作用。

用法用量：青黛内服每次 1.5～4g，每日 3 次；外用适量。

注意事项：服青黛的部分患者，出现大便次数增多、腹痛，少数患者还有便血，但减量后便血可自止。脾胃虚寒者慎用。

（九）虎杖（蓼科蓼属植物虎杖的根、根状茎或茎、叶入药）

性味功效：味微苦，性微凉。清热利湿，通便解毒，散瘀活血，化痰止咳。

现代研究：根和根茎含游离蒽醌及蒽配甙，

主要为大黄素，大黄素甲醚，大黄酚。蒽醌类化合物能抑制人早幼粒白细胞（HL-60），其作用机理主要是抑制细胞 DNA 和 RNA 的合成，以大黄素的细胞毒作用最强。口服虎杖煎剂 10d，对小鼠艾氏腹水癌的抑瘤率为 35.3%，并能延长动物存活时间。大黄素对小鼠肉瘤、小鼠肝瘤、小鼠乳腺癌、小鼠艾氏腹水癌、小鼠淋巴肉瘤、小鼠黑色素瘤等 7 个瘤株的抑制率均在 30% 以上。

用法用量：内服 10 ～ 30g；浸酒或入丸、散；外用适量。

（十）芦笋（禾本科植物芦苇的嫩苗）

性味功效：味甘、小苦，性平。润肺止渴，和利通淋。

现代研究：现代营养学分析，芦笋蛋白质组成具有人体所必需的各种氨基酸，含量比例恰当，无机盐元素中有较多的硒、钼、镁、锰等微量元素，还含有大量以天门冬酰胺为主体的非蛋白质含氮物质和天门冬氨酸。国际癌症病友协会研究认为，芦笋可以使细胞生长正常化，具有防止癌细胞扩散的功能。

用法用量：内服 5 ～ 20g，煎服。外用适量，煎水熏洗。

（十一）苦参（豆科槐属植物苦参的根）

性味功效：味苦，性寒。清热解毒，利尿，燥湿杀虫。

现代研究：根中含大量生物碱，如：苦参碱、氧化苦参碱，N- 氧化槐根碱、槐定碱、右旋别苦参碱等。研究证实苦参碱在体内外对小鼠艾氏腹水癌及 S180 有抑制作用。另外，苦参总碱及氧化苦参碱有明显的升白作用，对环磷酰胺、X 线与钴射线照射引起的白细胞减少有明显的治疗作用。

用法用量：每日 3 ～ 10g，水煎服。外用适量。

注意事项：内服外用均可，内服剂量不宜过大，以防损伤胃气。脾胃虚寒者慎服。

（十二）金银花（忍冬科忍冬属植物忍冬的花蕾）

性味功效：味甘、性寒。清热解毒。

现代研究：本品含绿原酸类、甙类、黄酮类、挥发油类成分。甙类成分包括皂甙、环烯醚萜甙等。实验表明：金银花煎剂能促进白细胞的吞噬功能。对细胞免疫有抑制作用。小鼠腹腔注射金银花注射液，也有明显促进炎性细胞吞噬功能的作用。

用法用量：每日 10 ～ 15g，水煎服。

（十三）穿心莲（爵床科穿心莲属穿心莲的全草或叶）

性味功效：味苦，性寒。清热解毒，消肿止痛。

现代研究：实验发现脱水穿心莲内酯琥珀酸半酯对 W256 移植性肿瘤有一定的抑制作用。脱水穿心莲内酯二琥珀酸半酯氢钾制成的精氨酸复盐（OASKARG）对培养的乳腺癌细胞 DNA 合成可能有抑制作用。

用法用量：每日 10 ～ 25g，水煎服；外用适量。

（十四）茵陈蒿（菊科蒿属植物茵陈蒿的全草）

性味功效：味苦，性微寒。清利湿热，利胆退黄。

现代研究：茵陈煎剂灌胃给药，有抑杀小鼠艾氏腹水癌细胞作用。其抗肿瘤作用是直接阻碍肿瘤细胞的增殖所致。茵陈具有促进白细胞分裂，增加白细胞数目。提高 T 细胞的免疫活性，参与机体的免疫调节和诱生干扰素等作用，因而从多方面提高机体的免疫机能。茵陈的咖啡酸成分有升高白细胞数目等作用。

用法用量：每日 10 ～ 50g，水煎服。

（十五）绞股蓝（葫芦科绞股蓝属植物绞股蓝的全草）

性味功效：味苦，性寒。消炎解毒，止咳祛痰。

现代研究：绞股蓝主要有效成分是绞股蓝皂甙、绞股蓝糖甙（多糖）、水溶性氨基酸、黄酮类、多种维生素、微量元素、矿物质等。实验证实其具有抗癌防癌，抑制杀灭癌细胞。增强人体血液中淋巴细胞的活性，增强人体的免疫功能的作用。

用法用量：内服：煎汤，6 ～ 9g；研末 1 ～ 3g。

（十六）粉防己（防风科千金藤属植物粉防己的根）

性味功效：味苦、辛，性寒。利水消肿，祛风止痛。

现代研究：本品含多种异喹啉类生物碱，如粉防己碱（汉防己甲素）、防己诺林碱（汉防己乙素）、轮环藤酚碱，此外尚含小檗胺。粉防己碱、防己诺林碱对癌细胞 DNA 合成有抑制作用，它们对细胞 DNA 合成的抑制是由于 DNA 复制模板受到损伤而引起的。它们对癌细胞 DNA 和 RNA 的合成有很强的抑制作用，而对蛋白质合成抑制作用较弱。

用法用量：每日 5～15g，水煎服；外用适量，捣烂外敷。

注意事项：阴虚及无湿热者慎服。

（十七）射干（鸢尾科射干属植物射干的根状茎）

性味功效：味苦，性寒。清热解毒，利咽消痰。

现代研究：根茎含射干定、鸢尾甙、鸢尾黄酮甙、鸢尾黄酮。鸢尾黄酮甙和鸢尾黄酮，在试管中有抗透明质酸酶的作用，且不为半胱氨酸所阻断。对大鼠的透明质酸酶性浮肿有抑制作用，但不能抑制角叉菜胶性浮肿。对大鼠因腹腔注射氮芥引起的腹水渗出也有抑制作用。

用法用量：每日 3～6g，水煎服。

（十八）黄芩（唇形科黄芩属植物黄芩的根）

性味功效：味苦，性寒。清湿热，泻火，解毒，安胎。

现代研究：含多种黄酮类化合物，主要为黄芩甙（baicalin），黄芩素（baicalein），汉黄芩甙（wogonoside），汉黄芩素（wogonin），7-甲氧基黄芩素，7-甲氧基去甲基汉黄芩素，黄芩黄酮Ⅰ，黄芩黄酮Ⅱ。实验证实对头颈部肿瘤，如舌癌和鼻咽癌有一定的抗肿瘤作用。

用法用量：6～10g，煎服。

（十九）黄连（毛茛科黄连属植物黄连的根茎）

性味功效：味苦、性寒。清热燥湿，泻火解毒。

现代研究：根茎含多种生物碱，主要是小檗碱，又称黄连素，其次为黄连碱、甲基黄连碱、掌叶防己碱、药根碱、非洲防己碱。实验发现黄连及黄连复方对裸鼠鼻咽肿瘤移植瘤有明显治疗作用，

黄连杀伤鼻咽癌细胞的作用主要表现为细胞毒作用，而盐酸小檗碱抗胃癌的作用与促进癌细胞分化有关。小檗碱还能通过抑制癌细胞呼吸，阻碍癌细胞嘌呤和核酸的合成，干扰癌细胞代谢等途径产生抗癌作用。

用法用量：每日 1.5～6g，水煎服；研粉吞服，每次 1～2g，每日 2～3 次。

（二十）黄柏（芸香科黄柏属植物黄柏的树皮）

性味功效：味苦，性寒。清热解毒，泻火燥湿。

现代研究：黄柏主要含小檗碱，尚含掌叶防己碱、黄柏碱、药根碱、黄柏酮、蝙蝠葛任碱、白栝楼碱、木兰碱、柠檬苦素等。实验证实其对鼻咽癌有一定的抗肿瘤作用。

用法用量：3～10g；外用适量。

（二十一）淡竹叶（禾本科淡竹叶属植物淡竹叶的全草）

性味功效：味甘，性寒。清热除烦，利尿，生津，止渴。

现代研究：竹叶中含有大量的黄酮类化合物和生物活性多糖及其他有效成分，如酚酸类化合物、蒽醌类化合物、萜类内酯、特种氨基酸和活性锰、锌、硒等微量元素。竹叶中所含的功能因子主要是黄酮糖苷和香豆素类内酯。其有效成分的含量和生物活性均与银杏叶具有可比性。竹叶提取物具有优良的抗自由基、抗氧化、抗衰老、降血脂和血胆固醇的作用。

用法用量：每日 3～15g，水煎服。

（二十二）紫草（紫草科软紫草属植物新疆紫草的根）

性味功效：味苦，性寒。凉血活血，清热解毒，透疹。

现代研究：紫草不仅是中医传统应用中药，而且是很好的天然色素。紫草提取物（B，B-二甲基丙烯酰紫草素、B，B-二甲基丙酰紫草素、乙酰紫草素和 B-乙酰氧基异成酰紫草素）部分，对 Hela 细胞 DNA 合成后期（G2 期）有一定抑制作用，使之推迟进入分裂，导致分裂指数下降。但对该细胞摄取 3H-胸腺嘧啶核苷无抑制作用，

故对 DNA 合成无影响；对分裂中期有类似秋水仙素的作用，但作用较缓和，故紫草除影响细胞 G2 期外，还可能干扰了其他环节。

用法用量：每日 5～10g，水煎服。

注意事项：脾虚便溏者忌服。

（二十三）椿皮（苦木科樗树属植物臭椿的根皮或干皮）

性味功效：根皮味苦、涩，性寒，燥湿清热，止泻，止血。果实味苦，性凉，清热利尿，止痛，止血。

现代研究：其主要成分臭椿酮和苦木素均有抗肿瘤作用。臭椿酮对人体鼻咽癌（KB）细胞有细胞毒活性，对淋巴细胞白血病显示一定活性。苦木苦素对小鼠白血病的生命延长率为65%，剂量降到50ug/kg，生命延长率仍高于25%。

用法用量：每日 5～15g，水煎服

（二十四）雷公藤（卫矛科雷公藤属植物雷公藤的根）

性味功效：味苦，性寒，有剧毒。祛风，解毒，杀虫，止痛。

现代研究：根含雷公藤定碱、雷公藤扔碱、雷公藤晋碱、雷公藤春碱和雷公藤增碱等生物碱。此外，雷公藤还含南蛇藤醇、卫矛醇、雷公藤甲素及葡萄糖、鞣质等。动物试验和一些临床研究证明，雷公藤能抑制过快分裂增殖的肿瘤细胞，因此具有抗癌的作用。

用法用量：雷公藤干根去内、外两层皮后文火久煎服。或以鲜品捣烂敷患处半小时后除去。常用量 6～10g；生粉胶囊每次 0.5～1.5g，每日三次。

注意事项：雷公藤对各种动物的毒性殊不相同。对昆虫有触杀效能，对人、狗、猪的胃肠道有局部刺激作用，吸收后对中枢神经系统有损害，并可引起肝、心的出血与坏死，要导致死亡；但对羊、兔、猫、鱼等却无毒性。忌茶。

（二十五）蒲公英（菊科蒲公英属植物蒲公英的全草）

性味功效：味苦、甘，性寒。清热解毒，利尿散结。

现代研究：主要成分含蒲公英甾醇、胆碱、菊糖、果胶；蒲公英醇、豆甾醇、β-香树脂醇、β-谷甾醇、蒲公英赛醇、蒲公英素、蒲公英苦素和维生素 A、B、C 等。蒲公英煎剂在体外能显著提高人外周血淋巴细胞母细胞转化率。蒲公英多糖能显著增强对小鼠艾氏癌的抗肿瘤作用。蒲公英多糖腹腔注射能显著增强小鼠抗体依赖性巨噬细胞的细胞毒作用。

用法用量：干品每日 10～30g，鲜品 50～100g。外用适量，用鲜品洗净捣烂敷患处。也可制成糖浆和片剂。

二、活血化瘀类

活血化瘀类药具有活血祛瘀、消肿散结等功效，临床上可适应多种肿瘤，肿瘤有肿块及其他血瘀证候者效果更好。根据国内的研究资料表明，本类药物均有不同程度的抑杀肿瘤细胞的作用，部分活血化瘀药与现代抗癌药同用有增效作用。该类药可调节机体凝血功能紊乱，减轻或消除血液高凝状态，改善微循环。部分药物有抗放射性纤维化作用和提高机体免疫功能作用。本类药物可单独运用或加入辨证施治方药，常配伍理气药，亦常与清热解毒药配伍。

（一）大黄（蓼科大黄属植物掌叶大黄的根及根茎）

性味功效：味苦，性寒。泻火通便，破积滞，行瘀血。

现代研究：大黄含有蒽类衍生物、茋类化合物、鞣质类、有机酸类、挥发油类等。大量的体内外研究表明，大黄素对白血病、宫颈癌、肺癌、肝癌等多种人体及动物肿瘤有着明确的抑制增殖作用。

用法用量：每次 2～12g，水煎服；外用适量。

注意事项：本品若作泻下药用，应后下，以煎沸15分钟为宜。

（二）大蓟（菊科蓟属植物大蓟的全草）

性味功效：味甘、苦，性凉。散瘀消肿，凉血止血。

现代研究：其化学成分复杂，主要含有黄

酮、黄酮苷，挥发油、三萜和甾醇等物质。大蓟在民间验方多用于治疗癌症，如：大蓟根、三白草根治肝癌；鲜大蓟叶与鸡蛋清搅拌后贴于患处，可治乳腺癌等。实验发现大蓟提取物能抑制肝癌Hep 细胞的生长，并能提高 Hep 荷瘤小鼠的免疫功能。

用法用量：每次 10～15g，水煎服；外用适量。

（三）小蓟（菊科刺儿菜属植物小蓟的全草）

性味功效：味甘、苦，性凉。凉血止血，消散痈肿。

现代研究：全草含生物碱、胆碱、皂甙等。实验发现其对艾氏腹水癌有一定的抑制作用，对细胞免疫及体液免疫有一定的促进作用。

用法用量：每次 10～50g，不宜久煎；外用适量。

注意事项：本品既能止血，又能化瘀，故近年来对血热而兼有瘀滞的各种肿瘤患者见出血症状时均可配伍应用。

（四）川芎（伞形科藁木属植物川芎的根茎）

性味功效：味辛、微苦，性温。活血行气，祛风止痛。

现代研究：主要成分为含川芎嗪即四甲基吡嗪。实验发现其具有抗放射作用，川芎煎剂对动物放射病实验治疗有一定的疗效。川芎水溶性粗制剂对大鼠、小鼠及犬的放射线照射与氮芥损伤均有保护作用。

用法用量：内服 3～10g；外用适量。

（五）三棱（黑三棱科黑三棱属植物黑三棱的块茎）

性味功效：味苦，性平。破血，行气，消积止痛。

现代研究：块茎含挥发油，其中主要成分为苯乙醇，对苯二酚及棕榈酸等。临床上应用于多种肿瘤，如头颈部癌、卵巢癌、宫颈癌、肝癌等。

用法用量：每日 6～15g，水煎服。

注意事项：本品以破血祛瘀之功较强，药性峻猛，能伤正气，非体虚者所宜，如体虚无瘀滞及瘀证出血者不宜应用。

（六）丹参（唇形科鼠尾草属植物丹参的根）

性味功效：味苦，性微寒。祛瘀止痛，活血调经，养心除烦。

现代研究：实验研究表明，将接种瘤体成功的 SD 大鼠模型腹腔注射丹参注射液，实验鼠存活率94.4%。病理形态学观察肝癌瘤体生长不良，异型性低，成熟分化比较高，细胞形态趋向良性分化，部分恢复正常细胞形态。

用法用量：内服 10～15g。

（七）苏木（豆科云实属植物苏木的心材）

性味功效：味甘、咸、性平。行血破瘀，消肿止痛。

现代研究：木部主要含巴西苏木素，其遇空气后即氧化为巴西苏木红素。对人早幼粒白血病细胞（HL-60）、人红髓白血病细胞（K562）、小鼠成纤维瘤细胞株（L929）及小鼠淋巴瘤细胞株（yac-1）均有明显的杀伤作用。

用法用量：内服 3～9g，外用适量。

（八）赤芍（毛茛科芍药属植物芍药、草芍药和川赤芍的根）

性味功效：味苦，性凉。凉血，活血，消肿止痛。

现代研究：主要含芍药甙、芍药内酯甙、氧化芍药甙、苯甲酰芍药甙、芍药吉酮、芍药新甙等。实验发现赤芍对移植性 S-180 实体瘤有明显抑制作用；显著增强环磷酰胺、氨甲蝶呤等药物对 S-180 实体瘤和 215 小鼠白血病的抗癌疗效。赤芍可提高 S-180 腹水癌细胞内，S-180 实体瘤和 Lewis 肺癌组织中 cAMP 的水平。

用法用量：内服 3～9g。

（九）急性子（凤仙花科凤仙药属植物凤仙花的种子、全草）

性味功效：味微苦，性温。活血通经，软坚消积。

现代研究：药敏试验对胃淋巴肉瘤细胞敏感；对肉瘤 -37 有抑制作用。

用法用量：每日 6～12g，水煎服。

注意事项：本品攻破力强，晚期癌肿体质虚弱者应慎用。

（十）莪术（为姜科姜黄属植物莪术或温莪术的根茎或块茎。温莪术又叫温郁金。目前治肿瘤主要用温莪术）

性味功效：味苦、辛，性温。行气破血，消积止痛。

现代研究：莪术中主要抗癌成分为 β - 榄香烯，研究发现 β - 榄香烯能明显抑制 3H-TdR 和 3H-UdR 癌细胞，从而抑制 DNA 和 RNA 的合成，使细胞中的核酸含量降低，尤其 RNA 的下降更明显，从而使肿瘤细胞发生凋亡。还有实验证明，莪术对 DNA 聚合酶也有明显抑制作用。

用法用量：每日 6 ～ 15g，高量可用至 30g。

三、除痰软坚类

除痰软坚类药具有祛痰散结，消肿软坚等功效。本类药广泛用于治疗各种肿瘤。对有痰湿中阻、苔腻者效佳。本类药多数具有一定程度的直接抑杀肿瘤细胞、溃散癌块的作用。临床运用时可根据病情配伍清热解毒、活血化瘀或扶正补益药同用。也可与化学药物放疗、外科手术等配合使用，以便加强疗效。本类药物中，动物药较多，多数药物性峻猛，或具有泻下作用，有些对皮肤黏膜有明显的刺激性，应注意用量与用法。

（一）小茴香（伞形科茴香属植物茴香的成熟果实）

性味功效：味辛，性温。行气止痛，健胃散寒。

现代研究：果实所含挥发油的组成很复杂，主要成分为反式 - 茴香脑，其次为柠檬烯，小茴香酮等。

用法用量：内服 3 ～ 10g。

（二）牛黄（洞角科动物牛胆囊中的结石，少数为胆管、肝管的结石）

性味功效：味苦、甘，性凉。清热解毒，镇惊祛痰。

现代研究：含胆酸，去氧胆酸约，鹅去氧胆酸及其盐类，胆红素（Bilirubin）及其钙盐等。实验发现其对肿瘤细胞及小鼠的移植瘤都有抑制作用。

用法用量：每日 0.15 ～ 0.4g。一般配成丸、散剂，亦可随汤冲服。

注意事项：与麝香、没药、乳香等配合制成的牛黄醒消丸，对癌肿溃疡、疼痛亦有消肿止痛作用。

（三）水菖蒲（天南星科菖蒲属植物菖蒲的根状茎）

性味功效：味辛、苦，性温。开窍化痰，辟秽杀虫。

现代研究：含 α-- 细辛醚、β - 细辛醚、顺甲基异丁香酚、甲基丁香酚、菖蒲烯二醇等。实验发现对头颈部肿瘤临床治疗有效。

用法用量：日服 3 ～ 4g，外用适量。

（四）瓜蒌（葫芦科栝楼属植物栝楼或双边栝楼的果实）

性味功效：味甘、微苦，性寒。润肺祛痰，滑肠散结。

现代研究：果实含三萜皂甙、有机酸、树脂、糖类和色素。体外实验证明：瓜蒌煎剂及瓜蒌皮和瓜蒌仁的提取物对小鼠腹水癌细胞有杀灭作用。瓜蒌皮的体外抗癌效果比瓜蒌仁好，且以 60% 乙醇提取物作用最强。从瓜蒌皮的醚浸出液中得到的类白色非晶体性粉末亦有体外抗癌作用，而子壳和脂肪油均无效。动物实验表明：瓜蒌对肉瘤有一定的抑制作用，但对腹水癌的作用不明显。

用法用量：每日 10 ～ 30g，水煎服。

（五）寻骨风（马兜铃科马兜铃属植物绵毛马兜铃的根、全草）

性味功效：味苦，性平。祛风湿，通经络，止痛。

现代研究：根茎含有尿囊素，马兜铃内酯，绵毛马兜铃内酯等。全草的粉末混于饲料中喂食小鼠，对艾氏腹水癌和腹水总细胞数均有明显的抑制作用，对艾氏癌皮下型瘤亦有明显效果。煎剂内服也有效。

用法用量：内服 3 ～ 10g。

（六）牡蛎（牡蛎科动物长牡蛎、大连湾牡蛎、近江牡蛎或同属动物的贝壳）

性味功效：味咸、涩，性微寒。敛汗，固精，软坚，制酸。

现代研究：含 80% ～ 95% 的碳酸钙、磷酸钙及硫酸钙，并含镁、铝、硅及氧化铁等。药敏试验显示，本品对肿瘤细胞有抑制作用。临床上主要用于治疗甲状腺癌和鼻咽癌。

用法用量：每日 15 ～ 50g，生用或煅用。生用宜先煎。

（七）苦杏仁（蔷薇科樱桃属植物杏的种子）

性味功效：味苦，性温，有小毒。止咳，平喘，宣肺润肠。

现代研究：含苦杏仁甙、脂肪油、苦杏仁酶、苦杏仁甙酶、樱叶酶、雌酮、α-雌二醇、链甾醇等。有关杏仁的抗肿瘤疗效，国内外均有大量报道，但结果不尽一致。

用法用量：内服 3 ～ 9g。

（八）珍珠母（蚌蛤科动物三角帆蚌、褶纹冠蚌的蚌壳或珍珠贝科动物马氏珍珠贝等贝类动物贝壳的珍珠层，除去角质层煅烧而成）

性味功效：味咸，性寒。平肝潜阳，定惊明目。

现代研究：各种珍珠母含碳酸钙，含量达 80% ～ 90% 以上；亦含碳酸镁、磷酸钙、角蛋白和多种元素等。临床研究发现与对照组相比，含珍珠母的复方中药可缩小肿瘤，延缓疾病进展。

用法用量：每日 10 ～ 60g，水煎服。

（九）海蛤壳（帘蛤科动物青蛤的贝壳）

性味功效：味咸，性寒。清热利湿，化痰散结。

现代研究：主要成分为含碳酸钙、壳角质等。实验发现其与昆布、海藻、牡蛎的组方能抑制大鼠肉芽组织增生，对小鼠冰醋酸致急性腹膜炎有显著抑制效果。

用法用量：内服 6 ～ 10g。

（十）夏枯草（唇形科夏枯草属植物夏枯草的花果穗）

性味功效：味苦、辛，性寒。清肝火，散郁结。

现代研究：全草含三萜皂甙，其甙元是齐墩果酸，尚含游离的齐墩果酸、熊果酸、芸香甙等。临床上主要用于头颈部肿瘤中的甲状腺癌及鼻咽癌等。

用法用量：每日 6 ～ 30g，水煎服。

注意事项：本品对化疗、放疗敏感的肿瘤均有一定疗效，其中对体积小的肿瘤疗效较好，与化疗、放疗同用有协同作用。

（十一）僵蚕（蚕蛾科昆虫家蚕虫因感染淡色菌科白僵菌而致死的干燥全体）

性味功效：味辛、咸，性平。祛风痰，镇惊，化痰。

现代研究：含蛋白质、促蜕皮甾醇（能合成类皮质激素）及一种白僵菌黄色素。对移植性小鼠肉瘤 S-180 的生长有抑制作用，临床上多用于鼻咽癌的治疗。

用法用量：每日 3 ～ 10g，水煎服。

注意事项：临床上常与蜈蚣、全蝎等配伍，治疗肿瘤以及其他腹部肿块压迫所致的疼痛，有一定疗效。

四、扶正培本类

扶正培本药具有补充人体阴阳气血不足，改善脏腑功能，扶助正气以祛邪之功效，能不同程度地提高机体免疫功能，调动机体的抗癌因素，这对预防和治疗肿瘤均有积极作用。肿瘤患者出现正气虚弱时，宜用补虚药治疗或用补虚药配合祛邪药同治，以扶正祛邪。本类药物中一部分具有直接抑杀肿瘤细胞作用。扶正培本药绝大多数无明显毒性反应和不良反应，不少药物还能防治化疗、放疗的不良反应，如白细胞减少等，可促进手术后机体的恢复。临床常与其他类抗癌中草药、化疗、放疗、手术等配合使用。

（一）人参（五加科人参属植物人参的根和参叶）

性味功效：味甘、微苦、性微温。大补元气，固脱生津，安神益智。

现代研究：主要成分为人参皂甙。人参中含有的多种皂甙、人参多糖及人参挥发油具有抗肿瘤作用。红参中人参皂甙能使癌细胞再分化、诱导逆转为非癌细胞。人参茎叶总皂甙可抑制体外培养人胃癌细胞的生长速度和分裂能力，增加细胞内糖原含量，降低细胞内黏多糖和酸性磷酸酶活性，起到一定的阻碍胃癌细胞生长及增殖的作用。

用法用量：每日 3～10g，水煎服；或研粉吞服，每次 1～2g，每日 1～2 次。

注意事项：身热便秘、脉滑实有力者慎服。人参由于产地不同和加工方法不同，性能各有差异，需酌情选用。

（二）女贞子（木樨科女贞属植物女贞的果实）

性味功效：味苦、甘，性平。补肝肾，强腰膝。

现代研究：女贞子果实含齐墩果酸（Oleanolic acid）、甘露醇、葡萄糖、棕榈酸、硬脂酸、油酸及亚麻酸。临床上发现女贞子能增加肿瘤患者的巨噬细胞、淋巴细胞和增强机体的迟发超敏反应，对体液免疫无影响。

用法用量：每日 10～15g，水煎服。

（三）山茱萸（山茱萸科山茱萸属植物山茱萸的成熟果实）

性味功效：味酸、涩，性微温。涩精，敛汗，补肺肾。

现代研究：目前已从山茱萸属植物中分得挥发性成分、环烯醚萜类成分、鞣质和黄酮 4 大类成分。实验发现山茱萸在体外有杀死腹水癌细胞的作用。

用法用量：每日 6～12g，水煎服。

（四）天门冬（百合科天门冬属植物天门冬的块根）

性味功效：味甘、苦，性大寒。养阴润燥，清肺生津。

现代研究：天门冬根含天门冬素，还含有黏液质、β-谷甾醇及 5-甲氧基-甲基糠醛等。天门冬体外试验（亚甲蓝法及瓦氏呼吸器测定）结果显示，其对慢性粒细胞型白血病、急性淋巴细胞型白血病及急性单核细胞型白血病患者白细胞的脱氢酶有一定的抑制作用，并能抑制急性淋巴细胞型白血病患者白细胞的呼吸。

用法用量：每日 6～20g，煎水或制成制剂。

（五）甘草（豆科甘草属植物甘草的根和根状茎）

性味功效：味甘，性平。补脾益气，止咳化痰，清热解毒，缓急止痛，调和药性。

现代研究：甘草具有增强和抑制机体免疫功能的不同成分。甘草葡聚糖能增强机体免疫功能，对小鼠脾脏淋巴细胞有激活增殖作用，表现出致分裂原特性，与 ConA 合用有协同作用。草酸对黄曲霉素和二乙基亚硝胺诱发的大鼠肝癌前病变的发生有明显的抑制作用。

用法用量：每日 3～10g，水煎服。

（六）白术（菊科苍术属植物白术的根状茎）

性味功效：味甘、苦，性温。健脾，燥湿，和中，安胎。

现代研究：白术对瘤细胞有细胞毒作用，能降低瘤细胞的增殖率，减低瘤组织的侵袭性，提高机体抗肿瘤反应的能力。白术挥发油对小鼠艾氏腹水癌、淋巴肉瘤腹水型、食管癌（Ecal09）、肉瘤 180 等有抑制作用。白术内酯 B 腹腔注射对小鼠肉瘤细胞也有显著抑制作用。

用法用量：每日 3～15g，水煎服。

（七）白芍（毛茛科芍药属植物芍药的根）

性味功效：味苦、酸，性微寒。养血柔肝，缓急止痛。

现代研究：白芍根含芍药甙、牡丹酚、芍药花甙，苯甲酸约 1.07%、挥发油、脂肪油、树脂、鞣质、糖、淀粉、黏液质、蛋白质、β-谷甾醇和三萜类。芍药苷对肿瘤细胞有一定的抑制作用，芍药苷能抑制肿瘤细胞膜上 ATP 酶的活性及升高腺苷酸环化酶（AC）活性的作用。该药抑制肿瘤细胞生成、与抑制膜上 Na-K-ATPase 并激活 AC 密切相关。

用法用量：内服 6～18g。

（八）何首乌（萝藦科鹅绒藤属何首乌的块根）

性味功效：味甘、微苦，性微温。补益肝肾，养血安神。

现代研究：主要含卵磷脂、蒽醌衍生物（主

要为大黄酚、大黄素）等。其提取物被证实有提高免疫功能的作用。

用法用量：内服 10～30g。

（九）冬虫夏草 [麦角科（肉座菌科）虫草属植物冬虫夏草的子座及其寄主的干燥虫体]

性味功效：味甘、性温。滋肺补肾。

现代研究：冬虫夏草中 82.2% 为不饱和脂肪酸，此外，尚含有维生素 B_{12}、麦角脂醇、六碳糖醇、生物碱等。虫草素对小鼠肿瘤细胞的增殖有很强的抑制作用，虫草素可渗入到 RNA 中，在细胞内可磷酸化为 3'-ATP，因而势必导致 mRNA 吸收和成熟障碍，影响蛋白质的合成，从而达到抑制肿瘤的作用。虫草素对人的鼻、咽癌（KD）细胞有很强的抑制作用。

用法用量：内服 4.5～10g。

（十）当归（伞形科当归属植物当归的根）

性味功效：味甘、辛，性温。补血活血，调经止痛，润燥滑肠。

现代研究：当归的水溶性成分中，含有阿魏酸、丁二酸、烟酸、尿嘧啶、腺嘌呤等，及氨基酸、Vit B_2、Vit E、β-谷固醇、亚油酸等。实验发现当归中油总酸有增强巨噬细胞的吞噬功能和促进淋巴细胞转化作用；当归多糖有明显促进 E—花环形成率和酯酶染色阳性率作用；总酸有促进特异抗体 IgG 产生作用。故认为总酸既有提高机体免疫作用，又有促进体液免疫作用。

用法用量：内服 6～18g。

（十一）灵芝（多孔菌科灵芝属植物灵芝的全草）

性味功效：味苦、涩，性温。滋养强壮。

现代研究：主要成分为灵芝多糖，是灵芝中最有效的成分之一，具有广泛的药理活性，能迅速提高机体免疫力和耐缺氧能力，消除自由基，具有抗放射、解毒、提高机体合成脱氧核糖核酸（DNA）、合成核糖核酸（RNA）与蛋白质的能力，有延长生命、抑制肿瘤的功效。特别是对应激免疫抑制和抗肿瘤药物所致的免疫功能抑制具有恢复作用。

用法用量：每日 3～10g，水煎服。

（十二）补骨脂（豆科骨脂属植物补骨脂的果实）

性味功效：味辛，性温。补肾助阳。

现代研究：果实、种子含香豆精类、黄酮类、单萜酚类以及挥发油、皂式、多糖、类脂等成分。体外试验，补骨脂素对小鼠肉瘤细胞有高效杀灭作用，其机制在于补骨脂素在暗处与肉瘤细胞 DNA 形成络合物和分子交链，从而抑制 DNA 合成。补骨脂素作用于人黏液表皮样癌 MEC-1 细胞后，其细胞中的大多数线粒体变性、空泡化、游离核糖体减少，游离核糖体减少，可见核溶解现象。

用法用量：每日 3～15g，水煎服。

注意事项：本品为扶正抗癌药，常用于肿瘤患者的阳虚型，如属阴虚火旺，不宜应用。

（十三）刺五加皮（五加科五加属植物五加、天梗五加和红毛五加的树皮）

性味功效：味辛，性温。祛风湿，强筋骨，活血祛瘀。

现代研究：根皮含丁香甙、刺五加甙 B_1 等。五加提取物 II（主含多糖），每日灌胃 1 次，连续 7 日，可明显提高小鼠血浆碳清除率和吞噬指数，继而增加抵抗力和免疫机能。

用法用量：每日 10～15g，水煎服。

（十四）扁豆（豆科扁豆属植物扁豆的种子）

性味功效：味甘、性微温。和胃化湿、健脾止泻。

现代研究：种子中含胰蛋白酶抑制物、淀粉酶抑制物、血球凝集素 A、B；尚含豆甾醇、磷脂、蔗糖、棉子糖、水苏糖、葡萄糖、半乳糖、果糖、淀粉、氰甙、酪氨酸酶等。扁豆中含有血球凝集素是一种蛋白质类物质，可增加脱氧核糖核酸和核糖核酸的合成，抑制免疫反应和白细胞与淋巴细胞的移动，故能激活肿瘤患者的淋巴细胞产生淋巴毒素，对肌体细胞有非特异性的伤害作用，故有显著的消退肿瘤的作用。

用法用量：每日 6～20g，水煎服。

（十五）桂枝（樟科樟属植物肉桂的嫩枝）

性味功效：味辛、甘，性温。发汗解毒，温经通阳。

现代研究：含有挥发油 0.2% ～ 0.9%，油中主要成分是桂皮醛，占 70% ～ 80%，为镇静、镇痛、解热作用的有效成分。

用法用量：内服每日 3 ～ 9g。

（十六）淫羊藿（小檗科淫羊藿属植物箭叶淫羊藿、心叶淫羊藿和大花淫羊藿的全草）

性味功效：味辛、甘，性温。温肾壮阳，祛风除湿。

现代研究：主要含黄酮类化合物、木脂素、生物碱、挥发油等。由于淫羊藿多糖和淫羊藿甙对 Ts 细胞作用相反，因此，淫羊藿对机体免疫功能有双向调节作用。实验表明：淫羊藿多糖在供体鼠可促进 SOI（超适剂量免疫）诱导下的 Ts 细胞产生，增强受体鼠抗体生成的抑制，抗体水平明显低于 SOI 组；淫羊藿甙对 Ts 细胞的产生有减弱作用，受体鼠抗体生成水平明显高于 SOI 组。

用法用量：内服 9 ～ 15g。

（十七）黄芪（豆科黄芪属植物膜荚黄芪及蒙古黄芪的根）

性味功效：味甘，性微温。补气固表，托毒排脓，生肌，利尿。

现代研究：含黄酮、皂甙类及黄芪多糖等成分。黄芪能显著增加血液中的白细胞总数，促进中性粒细胞及巨噬细胞的吞噬功能和杀菌能力，通过这一途径提高机体的抗肿瘤能力。

用法用量：每日 10 ～ 15g，大量可用至 100g，水煎服。

（十八）桑寄生（桑寄生科桑寄生属植物的株茎）

性味功效：味苦，性平。补肝肾，祛风湿强筋骨，养血，安胎，降血压。

现代研究：本品含广寄生甙即扁蓄甙（Avicularin），为槲皮素 -3- 阿拉伯糖甙，亦含槲皮素。体内及体外均证明桑寄生对恶性肿瘤有着其他细胞抑制剂起不到的特殊作用，其抗肿瘤作

用比环磷酰胺要强 10 的数次方倍。还有报告称在小鼠体内研究槲寄生蛋白对肿瘤有预防作用，并且对胸腺生成也有刺激作用。

用法用量：内服 9 ～ 15g。

（十九）薏苡仁（禾本科薏苡属植物薏苡的种仁）

性味功效：味甘、淡，性微寒。健脾渗湿，清热排脓。

现代研究：种仁含薏苡仁酯（Coixenolide），粗蛋白 13% ～ 14%，脂类 2% ～ 8%。荷瘤小鼠腹腔注射薏苡仁的乙醇提取物，能抑制艾氏腹水癌（ECA）细胞的增殖，显著延长动物的生存时间。从该提取物进一步分离的 2 个组分，其一可引起癌细胞的原生质变性，另一组分能使细胞核的分裂象停止于中相。其静脉注射剂康莱特现已应用于临床。

用法用量：每日 15 ～ 30g，水煎服。

（二十）槲寄生（桑寄生科槲寄生属植物槲寄生的茎叶）

性味功效：味甘、苦，性平。祛风湿，强筋骨，养血安胎。

现代研究：主含黄酮类化合物：3′- 甲基鼠李素，3′- 甲基鼠李素 -3- 葡萄糖甙等。槲寄生总碱对 Lewis 肺癌、S37 实体型肿瘤、EAC、S180、ARS 及 L1210 白血病具有明显的抑制作用。

用法用量：每日 6 ～ 12g，水煎服。

（二十一）鳖甲（鳖科动物鳖干燥背甲）

性味功效：味咸，性平。滋阴退热，软坚散结。

现代研究：含骨胶原（Collagen）、碳酸钙、碘等。鳖甲浸出物含量以水浸出物为最多。背甲与腹甲均含钙、磷、钠、镁、钾、锌、铁、锰、钴、铜、砷等 11 种元素。有报告指出，鳖原粉末及鳖甲粉末对移植实质性癌有抑制作用，能使癌肿瘤直径显著减小，肿瘤重量显著减轻；但对腹水癌则无显著作用。

用法用量：每日 10 ～ 30g，水煎服。

注意事项：本品与龟板作用相似，两药往往相须为用。但鳖甲长于软坚，且能通血脉，龟板偏于滋阴、益肾健胃。

五、以毒攻毒

所谓以毒攻毒，即指毒陷邪深、非攻不克之肿瘤，这类药物具有攻坚蚀疮、破瘀散结、消肿除块之效，且药性峻猛、毒性剧烈。本类药物大多对癌细胞有直接的细胞毒作用，能杀伤癌细胞，临床上多外用。在逐步掌握了它的适应证和用法用量后也可以内服。本类药物全部有毒，有些为大毒，应用时有一定的危险性。其特点是有效剂量与中毒剂量很接近，因此，必须慎重地掌握有效剂量，并适可而止，即将邪毒衰其大半后，继之使用小毒或无毒药物以扶正祛邪，以达到治疗目的。

（一）土鳖虫（鳖蠊科昆虫地鳖或冀地鳖的雌虫干燥全体）

性味功效：味咸，性寒，有小毒。活血散瘀，通经止痛。

现代研究：主要成分为谷氨酸等 17 种氨基酸和砷等 28 种多种微量元素以及甾醇和直链脂肪族化合物。实验发现其有一定的抗肿瘤作用。

用法用量：每日 3～10g，水煎服或制成丸散等。

注意事项：本品破血力量较强，故孕妇忌用。

（二）山慈姑（兰科独蒜兰属植物瓶状独蒜兰和滇独蒜兰，以假球茎入药）

性味功效：味甘、微辛，性寒，有小毒。清热解毒，消肿散结。

现代研究：鳞茎中含秋水仙碱，给小鼠皮下注射 2mg/kg，能抑制细胞的有丝分裂，使之停止于有丝分裂中期，类似放射线照射的效果，分裂较快的胚胎及肿瘤细胞对之最为敏感。

用法用量：每日 3～10g，水煎服。外用适量。

注意事项：用药后可有胃肠道反应，如恶心、腹泻等，并有骨髓抑制、引起白细胞减少现象。

（三）天南星（天南星科天南星属植物天南星的块茎）

性味功效：味苦、辛，性温，有毒。燥湿化痰，祛痰定惊，消肿散结。

现代研究：天南星属植物大多含皂甙，并含有刺激性辛辣物质（此物质和明矾作用失去刺激辛辣性）。鲜天南星的水提取液经醇沉淀后的浓缩制剂，对 Hela 细胞有抑制作用，使细胞浓缩成团块，破坏正常细胞结构，部分细胞脱落；对小鼠实验性肿瘤，如肉瘤 S180、HCA（肝癌）实体型、U14（为鳞状上皮型子宫颈癌移植于小鼠者）等均有明显的抑制作用。有报告指出，D-甘露醇有同样的抑瘤作用，可能为抗癌的有效成分之一。

用法用量：每日 3～10g，水煎服。可以制成片剂、针剂和栓剂供临床使用。

注意事项：一般对证用制南星或胆南星，抗癌用生南星效好，但有毒，须谨慎，外敷用鲜品。

（四）马钱子（马钱科马钱属植物马钱的种子）

性味功效：味苦，性寒，有大毒。散血热通络，消肿。

现代研究：主要成分为吲哚类生物碱，其中番木鳖碱（士的宁）为主要活性成分，其次为马钱子碱，及其他多种微量生物碱，如 α- 及 β- 可鲁勃林、异番木鳖碱、伪番木鳖碱、伪马钱子碱、番木鳖次碱、马钱子新碱、依卡精等。马钱子碱有显著的镇痛作用。小鼠醋酸扭体法实验表明：其镇痛作用弱于哌替啶，但持续时间却较之长约 4 倍。士的宁则无明显镇痛作用。

用法用量：内服，1 日量 0.3～0.6g，炮制后入丸、散用。

注意事项：马钱子毒性大，内服必须炮制。番木鳖碱对骨髓有强烈的兴奋作用，如内服未经炮制或过量中毒，会出现颈项僵直、瞳孔散大、呼吸急促与困难、抽搐、角弓反张、痉挛等中毒症状，甚至死亡。

（五）巴豆（大戟科巴豆属植物巴豆树的种子）

性味功效：种子：味辛，性热，有大毒，泻下祛积，逐水消肿。根、叶：味辛，性温，有毒，温中散寒，祛风活络。

现代研究：巴豆提取物对小鼠肉瘤 S-180 实体型和 S-180 腹水型，小鼠宫颈癌 U-14 实体型和 U-14 腹水癌，以及艾氏腹水癌皆有抑制作用。给大鼠移植性皮肤癌内注射巴豆油乳剂，能引起瘤体退化，并延缓皮肤癌的发展。巴豆油注射液在试管内有杀癌细胞作用。巴豆醇二酯对小鼠淋巴细胞性白血病 P-388 有一定的抑制作用。

用法用量：内服，去种皮榨去油（巴豆霜）0.15～0.3g，可配入丸，散剂，外用适量。

（六）黄药子（薯蓣科薯蓣属植物黄独的块茎）

性味功效：味苦，性平，有小毒。解毒消肿，化痰散结，凉血止血。

现代研究：半干块茎含蔗糖、还原糖、淀粉、藻甙、鞣质。尚含黄独素 B，C（Diosbulbins B，C）与薯蓣皂甙元（Diosgenin）。野生的含黄独素 A、B、C。有实验证明：黄药子对小鼠肉瘤 180 及子宫颈癌 U14 有抑制作用。

用法用量：每日 4～15g，煎服。10%～20% 黄药子酒浸液，每次 20～25ml，每日 3 次。

注意事项：本品久服或一次量过大可引起肝功能损害或中毒。

（七）硇砂（卤化物类矿物硇砂的晶体）

性味功效：味咸、苦、辛，性温，有毒。消积软坚，破瘀散结。

现代研究：硇砂主要含氯化铵（NH_4Cl）。临床上可用于治疗鼻咽癌：将硇砂用水溶化成饱和液，过滤；取滤液 400ml，加醋 200ml，用炭火煅制成硇砂粉，瓶装备用。另取天葵子 1 斤研末，加入 10 斤高粱酒浸 1 星期制成天葵酒。用时先以开水冲服硇砂粉，每日 3 次，每次 3～4 份；同时服用天葵酒 1 两。此外，还有以硇砂制剂为主，加用中草药，或配合放疗、化疗等治疗鼻咽癌，也有一定近期效果。

用法用量：内服：入丸散，0.3～1g；外用：研末点、撒或调敷，或入膏药中帖，或化水点涂。

（八）喜树（珙桐科喜树属植物喜树的根、果及树皮、树枝、叶）

性味功效：味苦、涩，性寒，有毒。抗癌，散结，清热杀虫。

现代研究：主要成分为喜树碱，喜树碱是从喜树中提取的一种生物碱，目前羟喜树碱已进入临床应用于多种肿瘤的治疗。其机制是作为一种

强大的核酸合成抑制剂，不是通过抑制核苷酸合成，亦不是通过影响 DNA、RNA 聚合酶，它对 RNA 的合成抑制是可逆的，对 DNA 的合成抑制较持久，对 rRNA 生物合成的作用大于其他 RNA 的作用，对蛋白质的合成影响较小。

用法用量：每日 3～9g，水煎服。

（九）雄黄（含硫化砷的矿石）

性味功效：味辛，性温，有毒。燥湿，杀虫，解毒。

现代研究：主要成分为硫化砷 AsS，尚含硅、铝、铁、镁及镍等。实验发现雄黄有抑制肉瘤 180 的作用。研究证明，雄黄中的砷化物有致突变及致癌作用，其可致皮肤癌、支气管癌、肝癌，并可诱发口腔、食管、喉及膀胱癌。妊娠小鼠或地鼠经腹腔注射、灌胃、静脉注射等不同途径给予砷化物，可引起畸胎和死胎。

用法用量：每日 0.3～1.2g，口服以丸、散入药；外用适量，制以散、膏、栓剂。

注意事项：本品不宜多服或久服，以免引起中毒。如急性中毒可致血压下降及心力衰竭、肠壁细胞变性坏死；慢性中毒则引起内脏器官变性、末梢神经炎、皮肤及黏膜营养障碍，可及早使用解毒剂二巯丙醇。

（十）斑蝥（鞘翅目芫菁科昆虫南方大斑蝥或黄黑小斑蝥的干燥全体）

性味功效：味辛，性寒，有大毒。破血散结，攻毒。

现代研究：本品含有斑蝥素、单萜烯类脂肪、树脂、蚁酸及色素等成分，但抗癌活性成分为斑蝥素（亦称芫青素）。实验研究表明，本品的水醇或丙酮提取物，体外试验结果证明能抑制 Hela 细胞和人体食道癌、贲门癌、胃癌、肝癌、肺癌、乳腺癌等细胞的代谢。斑蝥素对小鼠腹水型肝癌和网织细胞肉瘤 ARS 均有一定的抑制作用，并能引起肝癌细胞明显萎缩、退化、胞质多空泡等形态学改变，其作用机制与抑制癌细胞的蛋白质合成，影响 RNA 和 DNA 的合成有关。

用法用量：炮制后水煎或入丸、散剂服；外用适量。治肿瘤多用斑蝥素或羟基斑蝥胺。

注意事项：本品有大毒，内服宜慎。孕妇忌。

（十一）蜈蚣（蜈蚣科动物少棘巨蜈蚣的干燥全虫）

性味功效：味辛，性温，有毒。镇痛，熄风，解毒。

现代研究：含蜈蚣毒（组织胺样物质及溶血蛋白质）、酪胺酸、蚁酸及胆甾醇等。注射液对移植性小鼠肉瘤 S-180、艾氏腹水癌、白血病 L160、肝癌瘤体等的癌细胞均有抑制作用；对网状内皮细胞机能并有增强作用。

用法用量：每次 1.5～3g，水煎服，或研粉 0.6～1g。

注意事项：本品有毒，能伤正堕胎，故非重症不宜应用。

（十二）壁虎（守宫科动物天疣壁虎的干燥全体）

性味功效：味咸，性寒，有小毒。祛风，活络，散结。

现代研究：含多糖、蛋白质、马蜂毒样的有毒物质及组织胺样物质等。临床上用于治疗食道癌、肠癌、原发性肝癌、肺癌等。

用法用量：每日 2～5g，水煎服。研粉吞每次 1～2g，每日 2～3次。

注意事项：用量不超过 5g，一般无明显毒性反应。

（十三）藤黄（藤黄科藤黄属植物藤黄的树脂）

性味功效：味酸、涩，性凉，有毒。杀虫解毒。

现代研究：树汁含藤黄素，已知结构的有 α-藤黄素和 β-藤黄素，另含藤黄酸、异藤黄酸。种子含藤黄宁、异藤黄宁、二氢异藤黄宁、乙氧基二氢异藤黄宁、新藤黄宁。果皮含 α-藤黄素。其静脉注射剂藤黄酸也进入临床试验，被证实有一定疗效。

用法用量：每次内服极量 0.5mg。

（十四）蟾酥（蟾蜍科动物中华大蟾蜍、黑眶蟾蜍或其同属他种蟾蜍的耳后腺及皮肤腺所分泌的白色浆液，经加工而成）

性味功效：味苦、辛，性温，有毒。解毒消肿，通窍止痛，强心利尿。

现代研究：蟾酥中含有大量的蟾蜍毒素类物质，该类物质均有强心活性，在化学上属甾族化合物，总名蟾蜍二烯内酯，是蟾蜍浆液、蟾酥的主要有效成分。蟾毒内酯类物质对小鼠肉瘤、子宫颈癌、腹水型肝癌等均有抑制作用。在机体能抑制人的上下颌未分化癌、间皮癌、胃癌、脾肉瘤、肝癌等肿瘤。其静脉制剂华蟾酥注射液已用于临床。

用法用量：每次 15～30mg，常制成丸、散吞服。六神丸，每次 10 粒，每日 3 次，以后可逐渐加量。外用适量。

注意事项：过量能致恶心呕吐、腹泻，甚至全身麻痹。蟾酥经煮沸后则毒性大减。

（十五）干蟾皮（蟾蜍科动物中华大蟾蜍或同种他种蟾蜍之皮晒干而成）

性味功效：味甘、辛，性凉，有小毒。消肿解毒，止痛利尿。

现代研究：活性成分与蟾酥类似。此药对各型胃癌均有不同程度疗效，对溃疡癌变的疗效最好，对胃癌合并幽门梗阻的疗效最差。此外对食道癌、肝癌、乳癌等其他肿瘤也有较好疗效。

用法用量：每次 9～15g，入汤剂。另可制成各种制剂。

（十六）露蜂房（膜翅目胡蜂科昆虫大黄蜂或同属近缘昆虫的巢）

性味功效：味甘，性平，有毒。祛风，杀虫、解毒。

现代研究：主要含蜂蜡及树脂，尚含一种有毒的挥发油"露蜂房油"及钙、铁、蛋白质、水分等。体外实验证实，本品能抑制人肝癌细胞，用亚甲蓝法筛选对胃癌细胞有效。动物体内筛选发现，其对肿瘤细胞有抑制作用。

用法用量：内服 3～4.5g；外用适量。

第四节　常用抗癌方剂

1. **瘿瘤散结汤**　香附 10g，郁金 10g，青皮 10g，三棱 10g，莪术 10g，山慈姑 15g，白芥子 10g，全瓜蒌 15g，海蛤壳 30g，生牡蛎 30g，八月札 20g，白花蛇舌草 20g。主要用于甲状腺肿瘤。肿块质地较硬，病程较长者，加桃仁、石见穿、山甲片、乳香、没药等，或加乌贼骨、煅瓦楞等；大便燥结不能行者，可重用瓜蒌或加用生大黄；年老体弱或服药后出现神倦乏力、面色少华等虚弱症状者，加黄芪、党参、当归、黄精等；妇女在经期，去三棱、莪术，改用丹参、赤芍。

2. **海藻玉壶汤**　海藻10g，昆布10g，陈皮10g，法夏10g，贝母10g，连翘15g，当归10g，川芎10g，茯苓12g，香附10g，郁金15g，穿山甲（先煎）15g，土贝母12g，蚤休15g，石见穿15g，天南星10g。主要用于甲状腺肿瘤，若郁久化火、烦热、舌红者，加丹皮10g，栀子10g，夏枯草15g；神疲乏力、便溏者，加白术10g，山药15g。

3. **消瘿汤**　昆布、黄药子、海藻各15g，土贝母12g，炒山甲、乌蛇、重楼各10g，生牡蛎、忍冬藤30g。主要用于甲状腺肿瘤，痰甚者加南星、瓜蒌；气郁甚者加香附；血瘀甚者加蜈蚣、䗪虫；热毒甚者加山豆根。

4. **清心软坚方**　夏枯草20g，北沙参20g，白芍20g，生地20g，天冬20g，麦冬20g，川贝10g，石斛20g，海藻20g，昆布15g，黄药子10g，僵蚕20g，地龙30g，银花20g，酸枣仁20g，夜交藤30g。主要用于消瘿软坚。口干口渴、苔少加玉竹、芦根；心悸不宁加五味子、莲心；纳差便溏加白术、茯苓、砂仁；神疲力乏加党参、黄芪。

5. **解毒通窍方**　苍耳子12g，辛夷12g，八角金盘12g，山豆根30g，白花蛇舌草30g，石见穿30g，山慈姑30g，黄芪30g，丹参15g，赤芍15g。主要用于鼻咽癌，若鼻衄加三七粉、茜草炭、血余炭；头痛、视力模糊或复视加僵蚕、蜈蚣、全蝎、钩藤。

6. **化痰散结方**　生南星10g，生半夏10g，夏枯草10g，佛手10g，葵树子30g，牡蛎30g，七叶一枝花15g，白花蛇舌草30g，三棱10g。头痛加露蜂房、两头尖；有颅神经改变加蜈蚣、全蝎；咽痛、牙肉肿痛加射干、石斛、岗梅根；口苦胸胁痛加八月札、郁金、山楂、二至丸。

7. **活血散结方**　黄芪15～30g，赤芍10g，川芎10g，当归10～12g，桃仁10g，红花10g，鸡血藤15～24g，葛根10g，陈皮9g，丹参

15～24g。口干咽燥加沙参、麦冬、花粉；肿块红、肿、热、痛加银花、连翘；胃脘不适加砂仁、石斛；头晕乏力加红参。

8. **清热生津方**　雪梨干30g，芦根30g，天花粉15g，麦冬9g，生地9g，桔梗9g，荠菜15g，杭菊花12g，玄参15g。主要用于头颈部肿瘤放疗后。若头痛加钩藤、白芷、生川乌；鼻衄加仙鹤草、茅根、紫珠草、白芨；鼻塞加苍耳子、辛夷花、野菊花；咽痛加山豆根、威灵仙、露蜂房；口咽黏膜糜烂加连翘、马勃、银花、岗梅干；耳鸣加女贞子、旱莲草、磨盘草；颈部肿块加生南星、生半夏、僵蚕、浙贝。

9. **导赤散加减**　生地20～30g，木通6～9g，生甘草梢3g，竹叶9g，犀角3g（水牛角30g代之），生地黄30g，白芍12g，丹皮9g。主要用于舌癌，热甚者加川连、黄柏、黄芩、山栀、竹叶、山豆根、制川军等；毒盛者加七叶一枝花、白花蛇舌草、蜀羊泉、石上柏、天葵子、龙葵等抗癌解毒；局部硬结者加夏枯草、山慈姑、贝母、海藻等软坚散结；不寐加炒枣仁、柏子仁、夜交藤、合欢皮；纳少加谷麦芽、焦山楂、佛手片；便溏加茯苓、泽泻、车前子。

10. **仙方活命饮加减**　炮山甲10g，天花粉15g，白芷10g，赤芍10g，制乳香5g，制没药5g，皂角刺10g，当归尾10g，陈皮10g，金银花20g，夏枯草15g，大黄6g，山慈姑30g，生甘草5g。主要应用于口腔癌或牙龈癌等，热毒炽盛，溃破而成翻花状者，加蚤休15g，半枝莲15g，马勃3g；热毒蕴结，气滞血瘀、疼痛难忍者，加全蝎3g，露蜂房10g；热毒阴虚，口干舌红，光剥无苔者，加生地15g，玄参10g，鲜芦根20g；颈项结块者，加昆布10g，海藻10g。

11. **导赤散合泻黄散加减**　生地20g，竹叶10g，木通10g，石膏（先煎）15g，藿香叶15g，栀子10g，黄连6g，山豆根15g，蒲公英30g，藤梨根30g，天花粉20g，甘草梢6g。便秘、烦躁、失眠者，加莲子芯2g，酸枣仁10g，夜交藤20g；肿处疼痛、燃热者，加金银花15g，夏枯草15g，白花蛇舌草30g。

12. **增液汤合豆根二冬汤加减**　生地12g，玄参10g，麦冬15g，天冬18g，石斛12g，知母12g，山豆根12g，绞股蓝10g，黄芩9g，半枝莲

15g，猪苓 12g，茯苓 12g，全瓜蒌 20g，川连 6g，白术 12g，太子参 15g，淮山药 12g，浙贝 9g，甘草 3g。

13. 仙鹤草汤 党参 15g，沙参 30g，云茯苓 10g，白术 10g，甘草 5g，当归 15g，黄芪 30g，生地黄 20g，仙鹤草 30g，知母 10g，竹叶 10g，山豆根 15g，蚤休 15g，青黛（包）12g。

14. 普济消毒饮加减 玄参 12g，马勃 10g，僵蚕 12g，山豆根 12g，银花 5g，天冬 15g，麦冬 15g，露蜂房 15g，半枝莲 30g，白花蛇舌草 30g。肺胃热盛，咽喉肿痛，吞咽不利者加黄芩、黄连、连翘、锦灯笼、山栀、甘草、桔梗等；大便坚涩者加玄明粉、生大黄等清肺胃郁热。

15. 丹栀逍遥散加减 丹皮 9g，山栀 9g，当归 10g，芍药 12g，柴胡 9g，薄荷 4.5g，云茯苓 12g，生白术 10g，生甘草 5g，山豆根 12g，射干 9g，白花蛇舌草 30g。

16. 桃红四物汤加减 桃仁 10g，红花 10g，当归 10g，赤芍 15g，生地 15g，枳壳 10g，玄参 10g，三棱 10g，莪术 10g，白茅根 15g，血余炭 6g，夏枯草 20g，穿山甲（先煎）10g，龙葵 10g，甘草 5g。咳嗽痰多者，加川贝母 10g，瓜蒌仁 10g，海浮石 10g；胸胁胀满，食欲不佳者，加柴胡 10g，郁金 15g。

17. 半夏厚朴汤加减 半夏 10g，厚朴 10g，陈皮 10g，茯苓 10g，瓜蒌 10g，天南星 10g，贝母 10g，生牡蛎（先煎）15g，夏枯草 15g，山豆根 15g，龙葵 10g，石上柏 20g，蚤休 20g，白花蛇舌草 30g。声音嘶哑者加胖大海 10g，木蝴蝶 10g；纳呆、困倦者加淮山药 15g，紫苏 10g，薏苡仁 20g；痰热甚者加黄芩 10g，杏仁 10g，开金锁 15g，蒲公英 30g，热毒甚咽喉溃烂者加蛇莓 30g，锦灯笼 10g，玄参 20g，牛蒡子 10g，生地 10g，蜀羊泉 30g。

18. 利咽清金汤加减 桔梗 10g，黄芩 10g，浙贝 10g，麦冬 15g，生山栀 10g，薄荷 6g，山豆根 10g，草河车 15g，牛蒡子 12g，板蓝根 20g，紫苏 6g，金果榄 6g。咽喉肿痛者加马兜铃 15g，蝉蜕 9g，桔梗 9g，甘草 3g，连翘 30g；阴虚明显者加石斛 15g，麦冬 15g；毒甚者加露蜂房 9g，全蝎 9g。潮热盗汗者加银柴胡 10g，煅龙牡各 30g。

19. 琼玉膏加百合固金汤加减 西洋参 6g（或太子参 15g），沙参 12g，生地 12g，百合 10g，川贝母 6g，枸杞子 12g，麦冬 10g，石斛 12g，黄精 12g，生黄芪 15g，仙鹤草 20g，白毛藤 20g，生甘草 3g。咽喉干燥疼痛者，加玄参 10g，山豆根 12g，银花 10g，桔梗 3g，白花蛇舌草 30g；口干舌绛显著者，加知母 10g，重用麦冬、天冬；食欲不振者，加谷芽 10g，麦芽 10g，神曲 10g，山楂 10g，鸡内金 10g；汗多气短者，加白术 10g，防风 10g，牡蛎 10～20g，浮小麦 10g；疲乏无力较甚者，加白术 10g，紫河车 10g；烦躁失眠者，加酸枣仁 15g，五味子 10g。

20. 凉膈散加减 生大黄 12g，生山栀 9g，生甘草 3g，生地 15g，连翘 9g，黄芩 9g，丹皮 9g，玉竹 10g，龙葵 15g，莪术 15g，芦根 30g，白花蛇舌草 30g。口渴甚者加石斛、天花粉、生石膏；五心烦热者加知母、玄参、地骨皮；大便难行者加玄明粉；颈颔肿核者加昆布、海藻。

21. 知柏地黄丸加减 生地 15g，淮山药 12g，山茱萸 9g，茯苓 12g，泽泻 12g，丹皮 9g，知母 9g，黄柏 9g，玄参 15g，天花粉 10g，龟板 12g，鳖甲 12g，龙葵 10g，胡黄连 6g，白花蛇舌草 30g，猪苓 12g。口唇干燥者加麦冬、石斛；大便秘结者加火麻仁、郁李仁；夜难入寐者加百合、茯神、柏子仁。

（潘战宇）

参考文献

1. 郁仁存. 中医肿瘤学. 北京：科学出版社，1983.

2. 陈世伟，张利民. 肿瘤中西医结合治疗. 北京：人民卫生出版社，2001.

3. 孙桂芝. 实用中医肿瘤学. 北京：中国中医药出版社，2009.

4. 中华中医药学会. 中华中医药学会标准：肿瘤中医诊疗指南. 北京：中国中医药出版社，2008.

5. 陈华圣等. 抗肿瘤中医治法与方药现代研究. 北京：中国中医药出版社，2007.

6. 周宜强等. 常见肿瘤中医诊疗精要. 北京：人民卫生出版社，2008.

7. 吴谦. 医宗金鉴. 北京：中国中医药出版社，1994.

8. 陈夫. 放疗联合中药治疗头颈部肿瘤疗效观察. 实

用中医药杂志，2010,26（6）：396-397.

9. 徐群英 . 抗癌中药药理研究概况 . 时珍国医国药，2001,11（2）：39.

10. 咸丽娜，钱士辉 . 抗癌中药研究进展，2009,28（4）：1-5.

11. 唐先平等主编 . 肿瘤临床常用中药指南 . 北京：科技文献出版社，2006.

一、低钙血症

低钙血症常见于甲状腺全切除或大部切除术后患者。机体内离子钙浓度主要由甲状旁腺素（PTH）及维生素 D 调控。PTH 由甲状旁腺分泌，其功能为增加机体对骨质内钙的重吸收及促进肾脏对钙的重吸收。头颈外科术后患者多因术中甲状旁腺受损或被切除而导致机体 PTH 不足，从而出现低钙血症。轻度低钙血症可无明显临床表现，但重度者可危及生命。合并甲状旁腺功能亢进甲状旁腺腺瘤切除术后或术中甲状旁腺受损患者多出现一过性低钙血症，血 PTH 及血钙水平一般可于术后 48h 内自动恢复。若双侧甲状旁腺均于术中切除，患者将出现永久性低钙血症。除医源性损伤外，其他可造成低钙血症并需要鉴别的病因包括：先天性甲状旁腺缺如、自身免疫性甲状旁腺疾病、肾衰与肝病等导致的维生素 D 缺乏症以及高磷血症等。

（一）临床表现

轻中度患者最常见的表现为手指、脚趾、口周皮肤感觉麻木，多伴有手、下肢及背部肌肉剧烈抽搐并疼痛。重度患者可出现惊厥以及人格障碍等精神症状。循环系统表现为 QT 间期延长，心肌收缩力减低甚至充血性心衰。

血钙降低为主要诊断依据。甲状旁腺功能异常者应见到血 PTH 减低。如怀疑其他疾病导致的低钙血症，则应结合其他相应检查结果做好鉴别。

（二）治疗

患者出现肌肉抽搐、惊厥、低血压、心律失常等中、重度表现时应立即给予 10 ml 10% 葡萄糖酸钙静脉推注作为初始治疗。推注速度不宜过快，推注时间不应小于 1 分钟。如症状不缓解，可于 20 分钟后再次给予 10ml 10% 葡萄糖酸钙静脉推注。初始治疗后，每日需静脉滴注钙剂维持治疗。同时应每日监测血钙，以调整钙剂用量。对于轻度低钙血症患者，可采用口服钙剂进行纠正，同时应注意补充维生素 D。

二、甲状腺危象

甲状腺危象的典型表现为高热、谵妄、心律失常，并常伴有其他脏器衰竭。其死亡率颇高，为 10% ～ 70%，应警惕其发生。甲状腺危象多由甲亢未治疗或控制不良的患者受感染、手术或其他创伤应激而引发。

（一）临床表现

患者甲亢或控制不良，并以严重感染、手术等严重应激为诱因。高热、谵妄为常见表现，并可出现昏迷，体温多高达 39℃ 以上。心血管系统表现为心动过速 (140 ～ 240 次 /min)，充血性心衰等。胃肠道表现包括腹泻、恶心、呕吐及腹痛，多伴有轻度肝脏功能不全。如出现黄疸，标志预后不良。血 T4 水平明显升高,同时可见 TSH 降低。肝功能检查可见转氨酶升高及胆红素升高。

（二）治疗

一旦诊断明确，应立即对患者行重症监护。治疗主要根据不同病因，采取相应处理，包括：①对症及支持治疗，稳定生命体征。应注意解热时禁用阿司匹林，因阿司匹林可加重病情。②诱因的治疗。③抑制甲状腺激素合成：首选药物为丙硫氧嘧啶，该药其效快，作用明显。④抑制甲状腺激素释放：首选碘剂，但应在抗甲状腺药物治疗 1～2h 后给予。若对碘剂过敏，可选用碳酸锂。⑤抑制交感神经兴奋：β 受体阻滞剂适用于各种原因引起的甲状腺危象。对于心衰患者，应先用洋地黄控制心衰后再使用。⑥糖皮质激素治疗：首选氢化可的松，因其兼有抑制甲状腺激素释放及 T4 外周转化的作用。⑦血浆置换、透析等适用于重症患者。

三、喉痉挛

（一）病因

喉痉挛指喉肌突发性非自主收缩痉挛造成声带闭锁，从而引发的气道阻塞。喉痉挛的发生多由于浅麻醉及麻醉尚未完全复苏的患者会厌受到较强刺激，特别是小儿患者。此外，较严重的上呼吸道感染患者康复期也易发生。喉痉挛一旦发生，如处理不及时，极易造成患者低氧血症、缺氧性脑损伤甚至死亡，后果严重。

（二）治疗

任何患者出现气道阻塞，且不能通过常规处理，如下颚上提、放置通气道等纠正时，应考虑喉痉挛的发生。一旦考虑喉痉挛的发生，应立即请求他人协助并开始紧急抢救，措施包括：清理呼吸道分泌物，面罩加压纯氧气吸入，必要时用粗针行环甲膜穿刺给氧或急症行气管切开术。通畅或开放气道后若患者血氧饱和度仍不能恢复，可静脉注射琥珀胆碱 1～1.5mg/kg。只要抢救及时，处理正确，一般不会出现严重后果。

四、皮瓣急症

随着显微血管外科的发展，游离皮瓣的应用在头颈外科手术中愈加广泛，患者的生存率较前大大改善。然而，临床尚没有任何一种技术可以保证皮瓣百分之百存活。因此，如何处理术后皮瓣急症在当今头颈外科愈发重要。

皮瓣坏死的主要原因为动脉灌注不足及／或静脉回流不畅。事实上，静脉系统较动脉系统更容易形成血栓。静脉压力低，静脉血流速慢是诱发栓子聚集并形成血栓的主要因素。与静脉系统不同，动脉灌注不足多数为手术技术不佳导致。

（一）临床表现

健康的皮瓣应该温暖、柔软且色泽粉红。若以细针穿刺皮瓣，可见鲜红血液缓慢渗出。如果皮瓣静脉瘀滞，皮瓣色暗且紫红，明显水肿。正常情况下，毛细血管充盈试验应为 1 到 3 秒，而此时多小于 1 秒，细针穿刺可见暗红血液渗出。动脉灌注不足的皮瓣苍白，皮温低，毛细血管无法充盈，细针穿刺无血液流出。

（二）治疗

理论上，任何情况下发现动脉灌注不足或静脉瘀滞，应立即返回手术室探查血管吻合情况并予以纠正。尤其是对于动脉灌注不足导致的皮瓣缺血，除重新吻合外尚无其他替代方法。对于静脉瘀滞者，一旦发现应尽早处理。探查时，应留意是否为局部出血形成血肿压迫皮瓣静脉所致，同时仔细检查血管吻合，发现问题及时予以纠正。如果情况不允许探查或经处理仍无法纠正皮瓣瘀血，可采用水蛭进行治疗。水蛭喜吸附于静脉血流瘀滞的皮肤，除吸食血液帮助缓解血流瘀滞外，水蛭的唾液内含有多种酶类，具有抗凝血的功效。总之，熟练的吻合技巧，正确的皮瓣设计才是保证皮瓣存活的关键。

五、鼻衄

鼻衄，即鼻腔出血，是头颈外科常见的症状。轻度的鼻衄不用特殊处置即可自行缓解，但重度者可出现低血压、贫血，出血量巨大时甚至导致患者窒息死亡。90% 的鼻衄发生在鼻前庭。鼻前庭的出血非常容易发现，但鼻腔后部出血常隐蔽。小量持续出血时患者自己不易察觉，从而易导致休克等不良后果。

（一）病因

处理鼻衄患者时，首要之急是稳定患者生命体征：保证呼吸道通畅，维持患者呼吸及循环，同时控制出血。然后再开始寻找出血的原因。鼻衄的病因复杂，主要可分为局部原因及全身原因。

局部原因包括：①外伤；②鼻腔中隔偏曲、穿孔；③鼻腔肿瘤；④炎症；⑤鼻腔异物；⑥增殖腺肥大；⑦变态反应；⑧鼻窦炎。

全身原因多为血液成分及性质改变致凝血功能障碍，或血压改变合并血管硬化、血管壁病变。①急性发热性传染病导致血管中毒性损害；②心脏及循环系统疾病，如动脉硬化、高血压；③血液系统的出血性疾病，如白血病、再生障碍性贫血、血友病、血小板减少性紫癜等；④营养障碍或维生素缺乏；⑤肝、肾疾病和风湿热；⑥中毒；⑦内分泌失调；⑧遗传性出血性毛细血管扩张症；⑨抗凝血药物使用不当。此外还有一种特发性鼻腔出血，即查不出任何原因的鼻衄。

（二）治疗

对症处理，稳定患者生命体征为治疗鼻衄的当务之急。生命体征稳定后，应从局部及全身治疗两方面入手，同时积极寻找病因。

1. 局部治疗 ①局部止血药物，如1%麻黄素、0.1%肾上腺素、3%双氧水、凝血酶等。②烧灼法，可以利用化学药物，如30%～50%硝酸银、30%三氯醋酸；激光；射频等。③冷冻法。④鼻腔填塞术。使用凡士林油纱填塞是常规局部止血手段。若不见效，可考虑使用止血套、水囊、气囊等进行止血。⑤鼻咽部填塞。⑥介入疗法血管栓塞术。⑦手术治疗：血管结扎术、鼻中隔矫正术、鼻腔肿瘤摘除术。

2. 全身治疗 ①镇静、休息、加强营养。②失血较多者进行补液、抗休克治疗，必要时输血治疗。③全身用止血药物。④查明病因对因治疗：a.详细询问病史，包括出血诱因、时间、次数、多少；既往健康状况；家族史。b.鼻镜、鼻内窥镜、鼻咽镜进行详细检查，寻找出血点，排除鼻腔占位性病变。c.CT、MRI检查排除占位病变。d.血常规检查，出、凝血时间测定，毛细血管脆性试验。e.肝肾功能检查。f.多学科会诊。

六、颈部血管破裂

连接心脏与脑部的重要血管均位于颈部。颈动脉及颈静脉系统血流量大，一旦出现意外破裂，若处理不当，后果严重。颈部血管破裂可发生于术中，也可发生于术后患者。此外，恶性肿瘤侵犯或严重的感染均可造成颈部大血管破裂。

（一）术中血管破裂的应对

发生在术中的颈部血管大出血多因恶性肿瘤局部侵犯所致。临床分期较晚的肿瘤，多体积较大，且常见与周围组织粘连。肿瘤侵犯静内静脉者较侵犯颈动脉者更为普遍。此时，术中局部解剖往往复杂并难以处理。术前影像学检查虽有助于评估肿瘤局部情况，但并不能完全体现真实解剖。因此，术前作好评估及手术计划有助于降低手术风险，提前备血，并作好血管破裂后的应对方案。此外，颈部手术经验对于复杂的头颈外科手术至关重要。术中在处理与血管有粘连的肿瘤时应耐心、仔细操作，切忌急功近利。应先处理肿瘤周围组织，将重要结构解剖清楚，最后再处理粘连处。如分离血管有困难，宜作好将血管一并切除的准备，避免分离过程中突然大出血，慌乱止血。

（二）对颈动脉的处理

对于术前影像学已经明确颈内动脉或颈总动脉被肿瘤侵犯的患者，安全的处理方法为放弃手术，采用保守治疗。若患者必须采取手术治疗，则应充分作好术前准备。术前颈动脉压迫训练有助于降低手术风险。计划性颈内动脉切除术详见颈动脉体瘤的手术治疗。若术中颈内动脉意外破裂，应立即压迫破裂处避免更多出血。同时立即输血治疗并密切检测患者生命体征给予对症治疗。然后，在生命体征平稳的前提下，行血管吻合术或血管移植术。

（三）对颈内静脉的处理

对于颈部单侧病变，如术前影像学检查提示肿瘤侵犯颈内静脉，则在术中可将颈内静脉连同肿瘤一起整块切除。这样做既可规避颈内静脉破裂的风险，也利于肿瘤的完整切除，提高患者预后。对于颈部双侧病变，最安全的处理方法为双颈择期手术。因为同时切除双侧颈内静脉，术后患者极易出现脑水肿、上呼吸道梗阻、失明、面部水肿等严重并发症，更甚者直接导致患者死亡，因此不建议双侧颈内静脉同时切除。若由于某些术中或术后原因不得不同时切除双侧颈内静脉，术中应尽量多地保留任何可以保留的颈外静脉系统血管，同时应该于术中行气管切开以保证呼吸道通畅。术后伤口包扎不可过紧，应输注甘露醇或甘油果糖预防颅内压增高，同时避免入量过多。如此处理可在一定程度上降低风险。

若术中出现颈内静脉意外破裂且严重，应立即压迫破裂处止血，清理术野后，仔细解剖出颈内静脉的近心端与远心端，分别结扎，然后切除破损之颈内静脉。切忌盲目钳夹止血，损伤其他重要结构。若出血较多，应术中输血治疗。对于一般的颈内静脉损伤，多可使用5-0以上的无损伤丝线修补缝合。

较为棘手的颈内静脉系统出血为高位至颅底颈内静脉破裂。一旦颈内静脉在此区域出现破裂，应首先压迫颅底控制出血，同时积极寻找颈部周围可供移植的静脉血管，而后可在使用闭塞导管的同时进行血管吻合修复。若没有可能修复血管，则可用周围肌肉组织或人工材料将颅底出血处填塞封闭，以便止血。

（四）术后血管破裂的应对

术后患者颈部血管破裂出血最常见的原因为术后感染。一旦发生术后颈动脉或静脉破裂，最首要的处理为局部压迫颈动脉遏制出血，同时立即建立有效的静脉通路，进行补液维持血压，并按照失血性休克的原则进行处理。立即联系血源，配血，进行输血治疗。在稳定患者生命体征的同时，返回手术室清创缝合，手术止血缝补。若条件允许可行血管重建，但若不具备应采取血管结扎。术后继续抗休克治疗，同时积极控制感染，避免再次出血。

对于术后48h内的出血，多因术中血管结扎或断端处理不当所致。此时患者最明显的表现并非休克症状，而是多主诉憋气。若患者同时伴有伤口皮肤青紫，皮下饱满、肿胀，引流量过多或过少，应高度怀疑出血。处理术后颈部伤口出血最重要的并不是止血，而是立即解除患者的呼吸道压迫。此时不可依赖血氧饱和度，因为患者在窒息前尚有一定氧储备。血氧饱和度可在1min之内由95%降至60%以下。因此，若怀疑伤口出血，应仔细观察患者的表现及呼吸动作。一旦患者烦躁，呼吸急促，应果断行床旁气管切开术保证通气，

稳定生命体征后，再回手术室清创止血。

七、失血性休克的治疗

失血性休克的治疗，在程序上，首先要保证气道通畅和止血有效。气道通畅是通气和给氧的基本条件，应予以切实保证。对有严重休克和循环衰竭的患者，还应该进行气管插管，并给予机械通气。止血是制止休克发生和发展的重要措施。压迫止血是可行的有效应急措施，应该尽快地建立起两根静脉输液通道。

随输液通道的建立，立即给予大量快速补液。对严重休克，应该迅速输入1～2L的等渗平衡盐溶液，随后最好补充经交叉配合的血液。为救治患者生命，紧急时可以输同型的或O型的红细胞。特别是在应用平衡盐溶液后，在恢复容量中，尚不能满足复苏的要求时，应输注红细胞，使血红蛋白达到10g/dl以上。但对出血不止的情况，按上述方法补液输血是欠妥的，因为大力进行液体复苏，会冲掉血栓，增加失血，降低存活率。在没有通过中心静脉插管或肺动脉插管进行检测的情况下，就要凭以下临床指标来掌握治疗，即尿量需达到0.5～1.0ml/(kg·h)，正常心率，正常血压，毛细血管充盈良好，知觉正常。

值得提示的是，在针对大量失血进行复苏之后，即在为补偿失血而给予输血之外，还应该再补给一定量的晶体液和胶体液，以便适应体液分离之需。若不理解这一需要，而仅仅采取限制补液和利尿的处理方法，其后果将会加重休克，导致代谢性酸中毒，诱发多器官功能不全，甚至造成死亡。大约1天后，体液从分离相转入到利尿相，通过排出血管外蓄积的体液，即增加利尿，使多余体液被动员出来，进而使体液间隙逐渐恢复到伤前的正常水平。

八、咽瘘

咽瘘是严重的头颈科急症，其死亡率可高达46%。预后取决于病因及开始治疗时间。早期诊断与治疗是提高患者存活率的关键。喉癌患者行喉全切除或部分切除术后易出现咽瘘，发生率为5.9%～37.6%，其发生与缝合技术、感染、术前

放疗及患者的全身情况等因素有关。

（一）临床表现

咽瘘患者的首要表现为高热，一般可达 39℃。喉癌患者术后 2 天若出现持续高热，应警惕咽瘘的发生。患者引流液可出现黏液及分泌物。对于已经开始流质或半流质饮食的患者，引流液内可出现食物。实验室检查可见患者白细胞升高，以中性粒细胞为主。颈部 CT 有一定的诊断价值。

（二）治疗

咽瘘一经明确，应立即给予相应处理。首要处理为禁食水，鼻饲饮食。对于较轻微的咽瘘可采用局部换药处理。方法为开放颈部伤口，局部扩创，但应尽量将创面与外侧颈部大血管隔离。每日换药时都需彻底清理瘘道的坏死组织，直至出现新鲜创面，然后用碘仿或凡士林纱条填入瘘口内。局部处理完毕后，要重视颈部加压包扎。好的加压可使咽瘘愈合期大大缩短。由于患者唾液及分泌物不断地进入伤口，敷料通常很快被渗湿。因此应密切观察患者伤口敷料情况。一旦发现敷料湿透，应立即清洁换药，根据具体情况，每日需换药 2 次至多次。在局部处理的同时，全身应根据药敏结果给予抗生素治疗。同时注意支持治疗，保证患者营养的摄入，对年老体弱及营养不良患者术后根据需要适当给予新鲜血浆、白蛋白和脂肪乳等营养剂，通常可以促进伤口愈合。传统换药法一般历时较长，据患者自身条件及咽瘘情况，痊愈需数周至 1 年不等，有甚者长达两年。

对于较严重的咽瘘，可采用手术治疗。手术治疗的方法主要为皮瓣修复。小的咽瘘可取颈前带状肌肌皮瓣，大的可取胸大肌肌皮瓣、胸三角肌肌皮瓣，斜方肌肌皮瓣或胸锁乳突肌肌皮瓣。对于颈清术后颈部肌肉切除的患者，可采用游离皮瓣进行修复或颈段食管重建。但皮瓣修复的关键前提为必须首先控制住瘘口周围感染。其次肿瘤局部复发明显影响皮瓣修复效果。

九、球后出血

球后出血发生率不高，偶可见于副鼻窦术后患者，其中以上颌窦术后最为常见。原因多为术中损伤眶底，导致眶底骨折，而继发球后出血。虽然在头颈肿瘤外科发生率不高，但一旦出现，后果严重。由于球后空间狭小，即使出血量不大，也会导致较为严重的眶尖综合征。如处理不当，轻者视力减低，眼球运动受限，重者失明。

（一）临床表现

患者多主诉疼痛、肿胀感。临床表现为术后出现眶周严重肿胀，皮下瘀血，皮肤青紫，眼球运动受限，瞳孔对光反射减弱，视野偏盲，视力减低。主要原因为血肿压迫视神经及动眼神经，造成神经障碍。CT 检查可明确病变范围及出血程度。故临床一旦怀疑球后出血，应立即行 CT 检查。

（二）治疗

一经明确，立即给予超大剂量糖皮质激素冲击治疗。针刺引流减压可有效缓解骨膜下出血。同时，可给予神经营养药物促进神经功能恢复。若治疗及时，受损视力、视野可部分恢复，但历时较长，甚可达 1 年。

（李小龙）

参考文献

1. Shakeel M, Trinidade A, Al-Adhami A, et al.Intraoperative dexamethasone and the risk of secondary posttonsillectomy hemorrhage.J Otolaryngol Head Neck Surg, 2010,39(6):732-736.

2. El-Sayed IH, Ryan S, Schell H, et al. Identifying and improving knowledge deficits of emergency airway management of tracheotomy andlaryngectomy patients: a pilot patient safety initiative, Int J Otolaryngol, 2010,2010:638-742.

3. Bas M, Greve J, Bier H, et al. Emergency management of acute angioedema. Dtsch Med Wochenschr, 2010,135(20):1027-1031.

4. Mitchell RM, Eisele DW, Mitzner R, et al. The tracheotomy punch for urgent tracheotomy. Laryngoscope, 2010,120(4):745-748.

5. Nentwich L, Ulrich AS.High-risk chief complaints Ⅱ: disorders of the head and neck. Emerg Med Clin North Am, 2009,27(4):713-746.

6. Makita K. Risk management of anesthesia forhead

and necksurgery. Masui, 2009,58(5):552-558.

7. Sommer L, Sommer DD, Goldstein DP, et al. Patient perception of risk factors in head and neck cancer. Head Neck, 2009,31(3):355-360.

8. Koudstaal MJ, Rupreht J, vander Wal KG. Distraction osteogenesis in the head and neck region. Ned Tijdschr Geneeskd, 2006,150(28):1557-1561.

9. Varghese BT, Balakrishnan M, Kuriakose R. Fibre-optic intubation in oncological head and neck emergencies. J Laryngol Otol, 2005,119(8):634-638.

10. Belzunce A, Casellas M. Complications in the evolution of haemangiomas and vascular malformations. An Sist Sanit Navar, 2004,27 Suppl 1:57-69.

11. Abraham-Igwe C, Ahmad I, O'Connell J, et al. Syringomyelia and bilateral vocal fold palsy. J Laryngol Otol, 2002,116(8):633-636.

第一节 总论

一、颅内肿瘤的流行病学

颅内肿瘤分为原发和继发两大类。原发性颅内肿瘤特指起源于中枢神经系统各类细胞的肿瘤，可发生于脑组织、脑膜、颅神经、垂体、血管及胚胎残留组织等。原发颅内肿瘤包括良恶性差异悬殊的多种类型，其中胶质瘤是最常见的类型。继发性肿瘤指身体其他部位的恶性肿瘤转移或侵入形成的转移瘤。在成人，颅内肿瘤约占全身肿瘤总数的 2%，儿童期颅内肿瘤在全身各部位肿瘤中所占比率相对较多，占全身肿瘤的 7%。尽管颅内肿瘤的发病率不高，但其病死和病残率却很高，脑肿瘤的 5 年生存率在所有肿瘤中排位倒数第六（仅优于胰腺、肝脏、食道、肺和胃癌），胶质瘤的 5 年死亡率居第三位，5 年生存率不足 5%。

原发脑肿瘤的不同细胞起源造成在相当长的时期内不能形成被广泛接受的分类标准。1860 年德国病理学家 Rudolf Virchow 率先尝试脑肿瘤的大体表现与光镜下表现相结合，并以 "glioma" 命名胶质瘤，这一命名沿用至今。1926 年 Bailey 和 Cushing 建议首个脑肿瘤分类系统，1981 年 Daumas-Duporthe 和 Szikla 提出基于核不典型性、核分裂、内皮细胞增生和坏死等四要素的 St. Anne-Mayo 系统。世界卫生组织（WHO）4 次组织全球专家制订整个中枢神经系统肿瘤的分类和分级方案（分别于 1979 年、1993 年、2000 年和 2007 年颁布），目前使用的是 2006 年 11 月的德国海德堡会议上通过了 "2007 年 WHO 中枢神经系统肿瘤的分类"，见表 17-1-1。

表 17-1-1 2007 年 WHO 中枢神经系统肿瘤分类

肿瘤分类	ICD-0	WHO 分级
Ⅰ.神经上皮组织起源肿瘤		
1.星形细胞起源肿瘤		
（1）毛细胞型星形细胞瘤	9421/1	Ⅰ
毛细胞黏液样型星形细胞瘤	9425/3*	Ⅱ
（2）室管膜下巨细胞型星形细胞瘤	9384/1	Ⅰ
（3）多形性黄色瘤型星形细胞瘤	9424/3	Ⅱ●
（4）弥漫性星形细胞瘤	9400/3	Ⅱ
纤维型星形细胞瘤	9420/3	Ⅱ
肥胖细胞型星形细胞瘤	9411/3	Ⅱ
原浆型星形细胞瘤	9410/3	Ⅱ
（5）间变性星形细胞瘤	9401/3	Ⅲ
（6）胶质母细胞瘤	9440/3	Ⅳ
巨细胞型胶质母细胞瘤	9441/3	Ⅳ
胶质肉瘤	9442/3	Ⅳ
（7）大脑胶质瘤病	9381/3	Ⅲ

肿瘤分类	ICD-0	WHO 分级
2. 少突胶质细胞起源肿瘤		
（1）少突胶质细胞瘤	9450/3	II
（2）间变性少突胶质细胞瘤	9451/3	III
3. 少突 - 星形细胞起源肿瘤		
（1）少突 - 星形细胞瘤	9382/3	II
（2）间变性少突 - 星形细胞瘤	9382/3	III
4. 室管膜起源肿瘤		
（1）室管膜下室管膜瘤	9383/1	I
（2）黏液乳头状型室管膜瘤	9394/1	I
（3）室管膜瘤	9391/3	II
富于细胞型	9391/3	II
乳头状型	9393/3	II
透明细胞型	9391/3	II
伸长细胞型	9391/3	II
（4）间变性室管膜瘤	9392/3	III
5. 脉络丛起源肿瘤		
（1）脉络丛乳头状瘤	9390/0	I
（2）非典型性脉络丛乳头状瘤	9390/1*	II
（3）脉络丛癌	9390/3	III
6. 其他神经上皮起源肿瘤		
（1）星形母细胞瘤	9430/3	△
（2）三脑室脊索样胶质瘤	9444/1	II
（3）血管中心型胶质瘤	9431/1*	I
7. 神经元及混合性神经元　神经胶质起源肿瘤		
（1）小脑发育不良性神经节细胞瘤（Lhertrtitte-Duclos）	9493/0	I
（2）婴儿促纤维增生性星形细胞瘤 / 神经节细胞胶质瘤	9412/1	I
（3）胚胎发育不良性神经上皮肿瘤	9413/0	I
（4）神经节细胞瘤	9492/0	I
（5）神经节细胞胶质瘤	9505/1	I
（6）间变性神经节细胞胶质瘤	9505/3	III
（7）中枢神经细胞瘤	9506/1	II
（8）脑室外神经细胞瘤	9506/1*	II
（9）小脑脂肪神经细胞瘤	9506/1*	II
（10）乳头状胶质神经元肿瘤	9509/1*	I
（11）四脑室形成菊形团的胶质神经元肿瘤	9509/1*	I
（12）副节瘤	8680/1	I ★
8. 松果体区肿瘤		
（1）松果体细胞瘤	9361/1	I
（2）中等分化的松果体实质肿瘤	9362/3	II～III
（3）松果体母细胞瘤	9362/3	IV
（4）松果体区乳头状肿瘤	9395/3*	II～III
9. 胚胎性肿瘤		
（1）髓母细胞瘤	9470/3	IV
促纤维增生性 / 结节型髓母细胞瘤	9471/3	IV
广泛结节型髓母细胞瘤	9471/3*	IV

肿瘤分类	ICD-0	WHO 分级
间变性髓母细胞瘤	9474/3*	Ⅳ
大细胞型髓母细胞瘤	9474/3	Ⅳ
（2）中枢神经系统原始神经外胚层肿瘤（PNET）	9473/3	Ⅳ
中枢神经系统神经母细胞瘤	9500/3	Ⅳ
中枢神经系统神经节细胞神经母细胞瘤	9490/3	Ⅳ
髓上皮瘤	9501/3	Ⅳ
室管膜母细胞瘤	9392/3	Ⅳ
（3）非典型畸胎样/横纹肌样瘤（AT/RT）	9508/3	Ⅳ
Ⅱ.颅神经和脊神经根肿瘤		
1.雪旺氏细胞瘤（神经鞘瘤）	9560/0	Ⅰ
（1）富于细胞型	9560/0	Ⅰ
（2）丛状型	9560/0	Ⅰ
（3）黑色素型	9560/0	Ⅰ
2.神经纤维瘤	9540/0	Ⅰ
丛状型	9550/0	Ⅰ
3.神经束膜瘤		☆
（1）神经束膜瘤，非特殊	9571/0	Ⅰ
（2）恶性神经束膜瘤	9571/3	Ⅱ～Ⅲ
4.恶性周围神经鞘膜肿瘤（MPNST）		○
（1）上皮样型 MPNST	9540/3	Ⅱ～Ⅳ
（2）伴间叶细胞分化型 MPNST	9540/3	Ⅱ～Ⅳ
（3）黑色素型 MPNST	9540/3	Ⅱ～Ⅳ
（4）伴腺上皮分化型 MPNST	9540/3	Ⅱ～Ⅳ
Ⅲ.脑膜起源肿瘤		
1.脑膜皮细胞起源肿瘤		
脑膜瘤	9530/0	
（1）脑膜皮型脑膜瘤	9531/0	Ⅰ
（2）纤维型（纤维母细胞型）脑膜瘤	9532/0	Ⅰ
（3）过渡型（混合型）脑膜瘤	9537/0	Ⅰ
（4）沙砾体型脑膜瘤	9533/0	Ⅰ
（5）血管瘤型脑膜瘤	9534/0	Ⅰ
（6）微囊型脑膜瘤	9530/0	Ⅰ
（7）分泌型脑膜瘤	9530/0	Ⅰ
（8）富于淋巴细胞-浆细胞型脑膜瘤	9530/0	Ⅰ
（9）化生型脑膜瘤	9530/0	Ⅰ
（10）脊索瘤样脑膜瘤	9538/1	Ⅱ
（11）透明细胞型脑膜瘤	9538/1	Ⅱ
（12）非典型脑膜瘤	9539/1	Ⅱ
（13）乳头状瘤型脑膜瘤	9538/3	Ⅲ
（14）横纹肌样型脑膜瘤	9538/3	Ⅲ
（15）间变性（恶性）脑膜瘤	9530/3	Ⅲ
2.间叶组织肿瘤（原发于脑膜）		
（1）脂肪瘤	8850/0	Ⅰ
（2）血管脂肪瘤	8861/0	Ⅰ
（3）冬眠瘤	8880/0	Ⅰ

肿瘤分类	ICD-0	WHO 分级
（4）脂肪肉瘤	8850/3	Ⅲ～Ⅳ
（5）孤立性纤维性肿瘤	8815/0	Ⅰ
（6）纤维肉瘤	8810/3	Ⅲ～Ⅳ
（7）恶性纤维组织细胞瘤	8830/3	Ⅳ
（8）平滑肌瘤	8890/0	Ⅰ
（9）平滑肌肉瘤	8890/3	Ⅲ～Ⅳ
（10）横纹肌瘤	8900/0	Ⅰ
（11）横纹肌肉瘤	8900/3	Ⅳ
（12）软骨瘤	9220/0	Ⅰ
（13）软骨肉瘤	9220/3	Ⅲ～Ⅳ
（14）骨瘤	9180/0	Ⅰ
（15）骨肉瘤	9180/3	Ⅳ
（16）骨软骨瘤	9210/0	Ⅰ
（17）血管瘤	9120/0	Ⅰ
（18）上皮样血管内皮瘤	9133/1	Ⅲ
（19）血管外皮细胞瘤	9150/1	Ⅱ
（20）间变性血管外皮细胞瘤	9150/3	Ⅲ
（21）血管肉瘤	9120/3	Ⅳ
（22）卡波西（Kaposi）肉瘤	9140/3	Ⅲ
（23）尤文肉瘤 -PNET	9364/3	Ⅳ
3. 脑膜原发性黑色素细胞性病变		
（1）弥漫性黑色素细胞增生症	8728/0	◇
（2）黑色素细胞瘤	8728/1	◇
（3）恶性黑色素瘤	8720/3	#
（4）脑膜黑色素瘤病	8728/3	#
4. 其他与脑膜相关的肿瘤		
血管母细胞瘤	9161/1	Ⅰ
Ⅳ. 淋巴瘤和造血组织肿瘤		
1. 恶性淋巴瘤	9590/3	▲
2. 浆细胞瘤	9731/3	▲
3. 粒细胞肉瘤	9930/3	#
Ⅴ. 生殖细胞起源肿瘤		
1. 胚生殖细胞瘤	9064/3	※
2. 胚胎癌	9070/3	#
3. 卵黄囊瘤	9071/3	#
4. 绒毛膜上皮癌	9100/3	#
5. 畸胎瘤	9080/1	
（1）成熟畸胎瘤	9080/0	◆
（2）不成熟畸胎瘤	9080/3	▲
（3）伴有恶性转化的畸胎瘤	9084/3	▲
6. 混合性生殖细胞肿瘤	9085/3	▲

肿瘤分类	ICD-0	WHO 分级
VI. 鞍区肿瘤		
1. 颅咽管瘤	9350/1	I
(1) 造釉细胞瘤型	9351/1	I
(2) 乳头状型	9352/1	I
2. 颗粒细胞瘤	9582/0	I
3. 垂体细胞瘤	9432/1*	I
4. 腺垂体梭形细胞瘤	8291/0*	I
VII. 转移性肿瘤		

注：ICD-0 为肿瘤性疾病国际分类和医学分类术语的形态学编码（http://snomed.org）；其中："/0"代表良性肿瘤，"/3"代表恶性肿瘤，"/1"代表交界性和生物学行为不确定的肿瘤，但以上编码代表的肿瘤生物学行为不完全适用于 CNS 肿瘤，所以与本次 CNS 肿瘤 WHO 分类的分级不完全一致。

* 用斜体字表示的形态学编码是为第四版 ICD-O 提出的暂用编码，预计将编入下一版 ICD-0。但其中一些还会有变动。

● 当核分裂≥5 个 /10HPF 和（或）有小灶性坏死时诊断为"有间变特征的多形性黄色瘤型星形细胞瘤"。不再使用"间变性多形性黄色瘤型星形细胞瘤 WHO Ⅲ级"一词；尽管这种病例预后稍差，但仍为 WHO Ⅱ级。

△ 因其生物学行为多变，由于缺乏足够的临床和病理资料，本次 WHO 分类未对其明确分级，以往认为该肿瘤为 WHO Ⅱ～Ⅳ级。

★ 特指脊髓的副节瘤为 WHO Ⅰ级，多位于马尾终丝，少数在颈胸段；颅内原发性副节瘤很少见，目前尚无确切分级。

☆ 所有神经内和绝大多数软组织的神经束膜瘤是 WHO Ⅰ级；恶性神经束膜瘤仅见于软组织，细胞密度和核染色质明显增加，细胞异型性突出，有较多核分裂者为 WHO Ⅱ级；在 WHO Ⅱ级基础上出现坏死者为 WHO Ⅲ级。

○ 与富于细胞的神经纤维瘤相比，细胞密度和核染色质明显增加，核体积超过神经纤维瘤细胞的 3 倍，可见较多核分裂者为 WHO Ⅱ级；异型性更突出，核分裂 >4 个 /1HPF 者为 WHO Ⅲ级；在 WHO Ⅲ级基础上出现坏死者为 WHO Ⅳ级。

◇ 本次 WHO 分类未明确分级，实际相当于 WH0 Ⅱ级。

\# 本次 WHO 分类未明确分级，实际相当于 WHO Ⅳ级。

▲ 本次 WHO 分类未明确分级，实际相当于 WHO Ⅲ～Ⅳ级。

※ 本次 WHO 分类未明确分级，实际相当于 WHO Ⅱ～Ⅲ级。

◆ 本次 WHO 分类未明确分级，实际相当于 WHO Ⅰ级。

1990 年全球脑及中枢神经系统肿瘤年龄标化发病率男性为 3.0/10 万，女性为 2.3/10 万，且脑肿瘤是儿童时期最常见的肿瘤，在儿童恶性肿瘤中发病率仅次于白血病。

我国肿瘤登记地区脑瘤的发病率为 5.9/10 万，中国标化率为 3.9/10 万，世界标化率为 4.6/10 万，城市发病率比农村高 57%，年龄标化后仍高出 45%。同期脑瘤的死亡率为 3.5/10 万，中国标化率为 2.1/10 万，世界标化率为 2.6/10 万，城市死亡率与农村差别不大，年龄标化后城市比农村低 18%。颅内肿瘤无论在城市还是农村的发病率均位于 6 至 10 位之间。

有关颅内各类肿瘤的发生率的统计资料中，国内外的报道很多，数量也日趋增大。各家统计的发生率有很大的差异。从颅内肿瘤的发生率可以看出，神经上皮性肿瘤发生率最高，在国内占 35.1%～60.9%（平均 44.6%）；其次是脑膜瘤（9.2%～22.6%，平均 15.8%），第三位的是垂体瘤（5.0%～16.1%，平均 9.6%），以下依次是神经鞘瘤和神经纤维瘤（5.0%～15.1%，平均 9.4%）、先天性肿瘤（1.0%～10.3%，平均 6.9%）、血管性肿瘤（0.3%～12.0%，平均 6.7%）等。神经上皮性肿瘤中，发生率最高的是星形细胞瘤，以下依次是胶质母细胞瘤、髓母细胞瘤、室管膜瘤、少枝细胞瘤、松果体肿瘤和神经元肿瘤。各类肿瘤发生率国内外资料统计差异不大。近年来，脑转移瘤和原发性中枢神经系统淋巴瘤（PCNSL）有明显增多的趋势。前者与肿瘤综合治疗水平提高造成其他系统肿瘤患者的生存期明显延长有关，后者的主要原因在 20 世纪 90 年代早期曾认为是由于获得性免疫缺陷综合征(AIDS)患者 2%～6% 会罹患 PCNSL 所致，目前认为器官移植的增加、免疫抑制剂的使用，EB 病毒（EBV）感染率的上升也增加了移植后淋巴组织增生性疾病的危险性。

颅内肿瘤可发生于任何年龄，以成人多见。颅内肿瘤的一个突出特点是某些肿瘤好发于某一年龄组。但大部分肿瘤发病年龄是 30～40 岁之间。胶质瘤的综合年龄高峰处在 30～40 岁之间外，尚有一个 10～20 岁的另一发病高峰。髓母细胞瘤、室管膜瘤、颅咽管瘤和畸胎瘤发病年龄高峰均在 10 岁以前；松果体瘤的发病年龄高峰在 10～20 岁之间；颅内转移瘤发病年龄高峰在 40～50 岁。应该指出的是，所有颅内肿瘤在 60 岁以上的年龄组内发生率都有明显的降低。在 70 岁以后，肿瘤发生率降低至最低水平。所以，任何年龄都可以发生颅内肿瘤，发生率是随年龄的增加而增加，40 岁以后又逐渐下降，85% 的肿瘤发生于成年人。儿童及少年以后颅窝及中线肿瘤多见，成年人多以大脑半球肿瘤为常见，而老年人则以胶质母细胞瘤占优势。颅内肿瘤的发病年龄，好发部位与肿瘤类型存在相关性。如儿童期颅内肿瘤多发生在幕下及脑的中线部位，常见肿瘤为髓母细胞瘤、星形细胞瘤、室管膜瘤、颅咽管瘤与松果体瘤等。成人颅内肿瘤多见于幕上，少数位于幕下，常见的肿瘤为星形细胞瘤、脑膜瘤、垂体腺瘤与听神经瘤等。老年人多位于大脑半球，以多形性胶质母细胞瘤、脑膜瘤、转移瘤等居多。

颅内原发性肿瘤发生率在性别上差异并不明显，男稍多于女。但个别肿瘤（脑膜瘤、垂体瘤等）女性稍高。肿瘤发生的部位，幕上者多于幕下，二者发病率之比约为 3：1。肿瘤发生的部位与肿瘤类型有着明显关系，如垂体瘤发生于鞍部，听神经瘤发生于小脑桥脑角，血管网织细胞瘤发生于小脑半球较多，小脑蚓部好发髓母细胞瘤。大脑半球发生的胶质瘤占全部胶质瘤的 51.4%，其中以额叶最多，颞叶次之，顶叶占第三位，枕叶最少。

有关对脑肿瘤的病因研究文献报道颇多，但目前病因仍不完全清楚。由于颅内肿瘤发病率低且种类多异质性明显，前瞻性队列研究困难，目前多数研究结果存在病例数较少、回忆偏差、疾病状态影响回忆等问题。把脑肿瘤作为整体进行研究，在获得共同危险因素的同时也会遗漏特定类型脑肿瘤的危险因素。诸多因素造成相关研究结果众多，许多结论彼此矛盾。全面阐明脑肿瘤流行状况和病因，积极防治脑肿瘤，有待于脑肿瘤的流行病学监测、病因学、预防学、诊断和治疗等多学科协作的研究探索。尽管如此，目前较为公认的可能因素包括：

1. **遗传因素**　神经纤维瘤、血管网状细胞瘤和视网膜母细胞瘤等有明显家庭发病倾向，这些肿瘤常在一个家庭中的几代人出现。1%-5% 的脑肿瘤源于遗传综合征，目前比较明确的遗传性神经肿瘤综合征包括：常染色体显性遗传病 Li-Fraumeni 综合征由于 P53 突变增加脑肿瘤、肉瘤和乳腺癌的发生率。von Hippel- Lindau 病可同时发生中枢神经系统和视网膜血管母细胞瘤、肾透明细胞癌、嗜铬细胞瘤、胰腺和内耳肿瘤。中枢神经系统肿瘤和结肠癌共患病的 Turcot 综合征，Ⅰ型神经纤维瘤病（NF-1）和Ⅱ型神经纤维瘤病（NF-2），结节性硬化，Cowden 病，Sturge-Weber 综合征，Gorlin 综合征等。

2. **胚胎原始细胞**　其在颅内残留和异位生长也是颅内肿瘤形成的一个重要原因，如颅咽管瘤、脊索瘤、皮样囊肿、表皮样囊肿及畸胎瘤。颅咽管瘤发生于颅内胚胎颅咽管残余的上皮组织，脊索瘤来自脊索组织残余，上皮样囊肿和皮样囊肿来自皮肤组织，而畸胎瘤则来自多种胚胎组织的残余。

3. **辐射**　（电离辐射、电磁辐射和射频辐射）能增加脑肿瘤发病率。放射治疗能诱发脑膜瘤和神经鞘瘤。目前广泛使用的移动电话与脑肿瘤关系的研究迄今尚有争议。

4. **职业因素**　可能会增加危险因素暴露，比如农民接触大量杀虫剂除草剂，电子工厂员工长期处于电磁场暴露下等。尽管报道众多，但多数研究设计存在漏洞，结论一致性差，目前尚无定论。

5. **化学物质致癌剂**　目前多认为多环芳香烃化合物如甲基胆蒽、二苯蒽等都能诱发颅内肿瘤。亚硝胺类化合物可能增加胶质瘤发生。

6. **颅脑外伤**　其与脑瘤关系的研究可追溯至 1922 年 Harvey Cushing 的报告。产伤儿童发生脑肿瘤概率增大，长期听力损害可能诱发听神经瘤。所有这些可能与损伤后的组织破坏和修复有关。

7. **感染**　尤其是某些病毒感染也是可能的危险因素。有资料指出，猴病毒 40 感染人脑组织可能致人脑肿瘤发生。人巨细胞病毒可能诱导产生脑肿瘤。

（八）儿童头部外伤、父亲职业性接触农药或汽油，以及父亲饮白酒史三因素为儿童脑瘤发病的重要危险因素。

二、应用解剖

颅骨结构可以分为脑颅和面颅两个部分。前者包括颅盖骨和颅底骨，颅底骨上面（内侧面）与脑结构相邻，下面（外侧面）与副鼻窦、眶、鼻腔、颅咽部、咽后部、颞下窝、翼腭窝等结构相邻。许多神经血管通过颅底的骨孔、骨管和裂隙进出颅。颅底内侧面和外侧面可分为前中后三部分，每部分又分为中央部和外侧部。外侧部包括前颅窝、中颅窝和后颅窝三个部分，前、中颅窝间以蝶骨嵴分隔，中、后颅窝间以岩骨嵴分隔。蝶骨嵴内侧以视交叉沟相连，岩骨嵴之间以后床突、鞍背相连，上述结构间形成的解剖结构称为蝶鞍。嵌于蝶骨和枕骨之间的颞骨岩部内部有颈内动脉岩骨段、内听道、神经、迷路、鼓室等重要结构。后颅窝的枕骨大孔是脑干与脊髓交界的部位，周围的内听道、颈静脉孔、舌下神经孔等是颅神经、颈静脉出入颅的通道。

颅腔的内容物主要是脑、血液和脑脊液。前者包括大脑、小脑和脑干。大脑包括左、右两半球及连接两半球的第三脑室前端的终板。大脑表面覆盖的为灰质，其深面为白质。白质内的灰质核团为基底神经节。两半球间由胼胝体相连。

（一）大脑半球的各脑叶

1. **额叶** 前界为额极，后界为中央沟，外侧面以外侧裂与颞叶相邻，约占大脑半球容积的1/3。中央沟和中央前沟之间为中央前回。其前方为额上沟和额下沟，两沟相间的自上而下是额上回、额中回、额下回。额下回的后部，由外侧裂的升支和水平支分为眶部、三角部、盖部，额叶前端为额极。额叶底面有眶沟界出的直回和眶回，其最内方的深沟为嗅束沟，容纳嗅束和嗅球。在额叶的内侧面，中央前后回延续的部分为旁中央小叶。

2. **顶叶** 位于中央沟之后，顶枕裂顶点与枕前切迹连线之前。在中央沟和中央后沟之间为中央后回。顶枕沟将顶叶余部分为顶上小叶和顶下小叶。顶下小叶又包括缘上回和角回。

3. **颞叶** 位于外侧裂下方，颞上、中、下三条沟分为颞上、中、下回。隐藏在外侧裂内部的为颞横回。在颞叶的侧面和底面，在颞下沟和侧副裂间为梭状回，侧副裂和海马裂之间为海马回，海马回前端的钩状部分为海马沟回。

4. **枕叶** 位于顶枕裂和枕前切迹连线之后，在内侧面，距状裂和顶枕裂之间为楔叶，与侧副裂后部之间为舌回。

5. **岛叶** 位于外侧裂的深面，其表面的斜形中央沟分其为长回和短回。

（二）大脑皮层的功能定位

按 Brodmann 提出的机能区定位简述如下：

1. **皮质运动区** 中央前回（4区），是支配对侧肢体随意运动的中枢。它主要接收对侧骨骼肌、肌腱和关节的本体感觉冲动，以感受身体的位置、姿势、和运动感觉，并发出锥体束控制对侧骨骼肌的随意运动。

2. **皮质运动前区** 位于中央前回支前（6区），为锥体外系皮层区。与联合运动和姿势动作协调有关。

3. **皮质一般感觉区** 位于中央后回（1、2、3）区，接受对侧身体的痛、温、触和本体感觉冲动，并形成相应的感觉。顶上小叶（5、7区）为精细触觉和实体感觉的皮层区。

4. **视觉皮质区** 枕叶的距状裂上、下唇与楔叶、舌叶的相邻区（17区）。接受来自双眼对侧的视觉冲动，形成视觉。

5. **听觉皮质区** 位于颞横回中部（41、42区），又称 Heschl 区。

6. **嗅觉皮质区** 位于嗅区、钩回和海马回的前部（25、28、34、35区）。

7. **运动性语言中枢** 位于额下回的后部（44、45区），又称 Broca 区。损伤后出现虽然能够发音，但不能组成语言，即运动性失语。

8. **听觉性语言中枢** 位于颞上回后部的皮质（42、22区），损伤后出现运动性失语。

9. **视觉性语言中枢** 位于顶上小叶和角回（39区），损伤后出现失读症。

10. **运用中枢** 位于顶下小叶的缘上回（40区），损伤后出现丧失使用工具的能力。

11. 书写中枢 位于额中回的后部（8、6区），损伤后出现失写症。

（三）大脑半球内的白质

也称为髓质，分为三类：

1. 联合系 两侧大脑半球之间或两侧的其他结构之间的纤维束。主要包括胼胝体：自前向后分为嘴部、膝部、体部、压部。在胼胝体的体部腹面有透明隔及穹隆。

2. 前联合 在胼胝体的后方，连接两侧的嗅球和海马回。

3. 海马联合 穹隆部得交叉纤维，连接两侧的海马。

（四）大脑半球的深面结构

主要包括基底神经节、内囊和间脑。

1. 基底神经节 包括纹状体、杏仁核、屏状核，纹状体又分为尾状核、豆状核，豆状核由苍白球、壳核组成。根据种系发生又把尾状核和壳核称为新纹状体，苍白球为旧纹状体。纹状体是丘脑椎体外系的重要结构之一，是运动整合的一部分。

2. 内囊 位于豆状核、尾状核和丘脑之间，是大脑皮层和下级中枢之间联系的重要神经束的必经之路。内囊中各种传导纤维密集排列，损伤后常引起传导束的损伤，产生对侧偏瘫，偏身感觉障碍和对侧同向性偏盲。

（五）边缘系统

由皮层结构和皮层下结构两部分组成。皮层结构包括海马结构、边缘叶、脑岛、颞叶眶后部等，皮层下结构包括杏仁核、隔核、视前区、丘脑上部、丘脑下部、丘脑前核及背内侧核、中脑被盖部等。主要与内脏功能的调节、情绪行为反应和记忆有关。

（六）大脑镰及矢状窦的应用解剖

1. 大脑镰 呈镰刀状，在矢状位由颅顶伸至两大脑半求之间。其前段窄，连于筛骨的鸡冠；后端宽，连于小脑幕顶，上缘附着在颅顶内面的矢状沟，内隐上矢状窦；下缘游离与胼胝体相邻，游离缘内隐有下矢状窦。

2. 上矢状窦 位于颅顶中线偏右，居大脑镰的上缘。前起盲孔，后至窦汇，内腔自前向后逐渐增宽。主要接受大脑背外侧上部和部分内侧面的静脉血。上矢状窦两侧壁上有许多静脉陷窝，蛛网膜绒毛或蛛网膜颗粒伸入其中。脑脊液通过上述绒毛的再吸收作用而进入静脉窦。因此，上矢状窦是脑皮层静脉和脑脊液回流的必经之路。

3. 下矢状窦 位于大脑镰下部的游离缘，在小脑幕的前缘处与大脑大静脉汇合，共同延为直窦。

（七）小脑

小脑位于后颅窝腔内，在小脑幕和枕骨鳞部之间。它在脑桥和中脑的后方，延髓的上方。其下部组成四脑室的顶。小脑分为中间的蚓部和两侧的小脑半球。蚓部和两半球之间无明显分界。其前、后有向内凹入的前后切迹。借横向水平裂分为上下两面。小脑表面有很多排列紧密的横沟将之分为狭窄的脑纹。有的沟较深，将小脑分成前叶、后叶和绒球小结叶，他们又各分成若干小叶。前叶为原裂以前的部分，接受脊髓小脑前束和后束的纤维，属旧小脑；后叶在原裂以后的部分，其中蚓锥和蚓垂的纤维连属与前叶相同，属旧小脑，其余部分均为新小脑，接受大脑皮层经桥脑臂传入的纤维；绒球小结叶由半球的绒球与蚓部的蚓小结组成，接受前庭核纤维，这是小脑的最古老部分，属旧小脑。

小脑借三对小脑脚与脑的其他部相连。下脚（绳状体）连接小脑与脊髓，脊髓后柱的纤维经下脚至小脑。中脚（脑桥臂）最粗，将小脑与脑桥各核连接起来，且经过脑桥各核而与大脑皮层各部分（主要是额叶）相连结。上脚（结合臂）的纤维起自小脑白质内的齿状核，经中脑的红核而与锥体外系相连，为小脑的传出途径。

小脑内有四对核团：齿状核、顶核、球状核和拴核。①齿状核：主要接受新小脑皮质纤维。②顶核：接受绒球小结叶和前庭核纤维，传出纤维经小脑下脚到前庭核和网状核。③球状核和拴核：接受旧小脑皮质的传入纤维；传出纤维经结合臂到达对侧红核。

三、颅内肿瘤免疫生物学及神经分子病理学

免疫是机体识别和排除抗原性异物，维持自身稳定和平衡的一种生理功能，通常对机体有利，某些条件下也可对机体造成损害。免疫系统的生理功能主要有免疫防御、免疫稳定和免疫监视。免疫防御是指机体的免疫系统在正常情况下，能有效地抵御外来病原生物的侵袭，并能消除感染。当这种抗感染免疫反应强烈时，可引起超敏反应，过低时，可引起持续感染或免疫耐受。免疫稳定，是指机体的各种免疫细胞，能清除自身体内的一些异常细胞，消除其对机体正常生理功能的影响，维持自身内环境的稳定性。当免疫稳定异常时，可损伤正常组织出现自身免疫病。免疫监视指清除体内突变的细胞。该功能失调时，机体可出现恶性肿瘤。免疫器官、免疫细胞和免疫分子相互关联、相互作用，共同协调，完成机体免疫功能。

多项研究发现在移植免疫研究中脑组织中移植同源性组织未发现排斥反应，其原因可能是脑和脊髓与淋巴系统没有明显的联系、血脑屏障阻碍了免疫细胞进入中枢神经系统、中枢神经系统内不存在抗原递呈细胞。因此在很长时期内认为中枢神经系统是免疫豁免区。深入研究发现正常颅内能够产生排斥反应，血脑屏障破坏时淋巴细胞可以进入中枢神经系统，小胶质细胞能够完成抗原递呈作用，这些研究部分颠覆了传统免疫豁免区的观念，中枢神经系统存在免疫反应的免疫半豁免区观念逐渐被接受，这也为脑肿瘤的免疫治疗提供了理论依据。

胶质瘤可能表达结合腕蛋白、MAGE-1、MAGE-3、gp100、gp240 等具有刺激抗肿瘤免疫反应的抗原。胶质瘤存在着低表达的 MHC-I，特定条件下能够上调。小胶质细胞是 MHC- II 阳性细胞。多数人胶质瘤细胞既具有明显的 Fas 阳性又具有 Fas 配体敏特征。上述发现提示胶质瘤对细胞介导的免疫治疗敏感。然而胶质瘤表达几种免疫抑制因子（TGF-β、前列腺素 E2、Fas-L），阻碍了淋巴细胞的活性，Th2 细胞因子（IL-6、IL-10）使胶质瘤的免疫向疗效较差的体液免疫方向飘移，最终胶质瘤和炎性细胞的相互作用促进胶质瘤的生长。

神经分子病理学是在传统组织病理学基础上结合了分子生物学及分子遗传学的研究成果，采用相关的分子生物学技术逐渐发展完善起来的。神经分子病理学能够在基因和蛋白水平检测肿瘤细胞的受体、生长因子、染色体、癌基因和抑癌基因的变化，据此了解肿瘤细胞的分化、生长速度、转移侵袭性及治疗的反应性等相关信息，为临床提供更详尽的诊断，有助于个性化针对治疗的实施。近年来分子靶向治疗发展迅猛，要对肿瘤在分子水平进行调控，首先需要对肿瘤细胞的增殖、细胞周期信号转导通路有更清晰的了解，目前比较明确的信号通路包括 P53 信号转导通路、EGFR 信号转导通路、PI3K/AKT 信号转导通路等，根据这些研究结果相关的治疗方案已经在实验室和临床取得了部分进展。

四、颅内肿瘤的临床表现

一般症状和体征：由于颅腔相对封闭，肿瘤体积增加及肿瘤周围水肿的占位效应，颅内肿瘤常常引起颅内压增高症，头痛、呕吐、视神经盘水肿是颅内压增高的三主症。头痛约见于 80% 的患者，是最常见的早期症状。呕吐多与剧烈头痛相伴随，与饮食无关，清晨多见。有时可呈喷射性，但非喷射性呕吐也不少见。视盘水肿是三主症中的重要客观依据。机制主要是颅内压增高使视神经鞘内脑脊液压力增高，进而视神经受压，轴浆流动缓慢或停止，视盘肿胀。视水肿早期无视力障碍，随着病情的发展，出现视野向心性缩小，晚期视神经继发性萎缩则视力迅速下降，这也是与视神经炎所致的假性视神经盘水肿相区分的要点。

上述症状进展速度与肿瘤位置和体积增大速度相关，通常呈慢性、渐进性加重过程，当肿瘤囊性变和瘤内出血时症状进展迅速。中线或脑室系统肿瘤容易引起脑脊液循环通路的阻塞而继发梗阻性脑积水和诱发脑疝形成，颅内压增高的症状出现早且严重。肿瘤还可能在脑室系统生理狭窄区（室间孔、导水管和正中孔）造成活瓣性梗阻，从而引起阵发性急性颅内压增高，临床表现为发作性剧烈头痛、眩晕、喷射状呕吐常与头位有关，因而有的患者被迫使头位维持一种不自然的姿势，

即强迫头位。

老年患者颅内压增高症状出现较晚，主要是因为老年性脑萎缩，使颅内有较充裕的空间代偿肿瘤体积的增长；动脉硬化脑血流量减少以及脑水肿反应较轻，即使已经形成颅内压，也因为不易出现视盘水肿；以及老年的头痛、呕吐等反应较迟顿，从而容易被忽略。

当急性颅内压增高至 35mmHg 以上，脑灌注压在 40mmHg 以下，脑血流量减少到正常的 1/2 或更少，脑处于严重缺氧状态，$PaCO_2$ 多超过 50mmHg，脑血管的自动调节功能基本丧失，处于麻痹状态。为保持必需的血流量，机体通过自主神经系统的反射作用，使全身周围血管收缩，血压升高，心搏出量增加，以提高脑灌注压。与此同时呼吸减慢加深，使肺泡内气体获得充分交换，提高血氧饱和度。这种以升高动脉压，并伴心率减慢，心搏出量增加和呼吸深慢的三联反应，称 Cushing 反应，慢性颅内压增高时多不明显。

严重高颅压可诱发脑疝，幕上肿瘤造成部分颞叶或/和脑中线结构经小脑幕切迹向下疝出，出现意识障碍、病侧瞳孔早期缩小晚期散大和对侧肢体瘫痪。后颅窝病变或小脑幕切迹疝的晚期，小脑扁桃体向下疝入枕骨大孔，延髓中枢衰竭造成呼吸停止，随后心跳停止，患者死亡。

局部症状和体征：肿瘤对周围脑组织的压迫或破坏可致特异性神经功能障碍，因此可以根据患者的神经系统定位症状和体征确定肿瘤位置。仔细观察首发症状和体征、症状发展的顺序，有助于更准确的定位诊断。例如听神经鞘瘤和三叉神经鞘瘤体积足够大时均可出现听力障碍和面部感觉异常，但是听力障碍首发多为听神经鞘瘤，而三叉神经鞘瘤早期面部症状时多无听觉异常。

大脑半球肿瘤的临床症状：早期可出现局部刺激症状，如癫痫发作、幻听、幻视等，晚期或肿瘤位于功能区脑内则出现破坏症状，如感觉减退、肌力减弱、视野缺损等。

蝶鞍区肿瘤临床症状：会较早的出现视野改变及内分泌功能紊乱。

松果体区肿瘤临床症状：眼球垂直运动障碍为特征性表现，儿童可出现性早熟。

颅后窝肿瘤的临床症状：①小脑半球症状：主要表现为患侧肢体共济失调，此外还可出现肌张力减退或无张力、患侧腱反射迟钝或出现钟摆样膝反射。小脑眼球震颤多以水平震颤为主，有时候也可出现垂直或旋转性眼震。②小脑蚓部症状；主要表现为躯干性和下肢远端的共济失调，两足分离过远、步态蹒跚或左右摇晃等。③脑干症状：交叉性麻痹，颅神经症状因病变节段水平和范围不同而异。④小脑桥脑角症状：病变同侧面、听神经等颅神经症状及小脑症状。

五、颅内肿瘤的诊断及鉴别诊断

颅内肿瘤的诊断主要是定位诊断和定性诊断。现代化的影像学检查对于绝大多数颅内肿瘤可以做出精确的定位诊断和较准确的定性诊断。CT 与 MR 是诊断颅内肿瘤的主要手段，它们不仅能精确确定肿瘤的数目、位置和大小，还可依据影像学特点推断肿瘤的病理性质。有些时候单纯影像学鉴别诊断还是非常困难的。例如血管母细胞瘤、毛细胞型星形细胞瘤、多形性黄色瘤型星形细胞瘤、胚胎发育不良性神经上皮肿瘤、脑室外神经细胞瘤、颅咽管瘤、神经鞘瘤、乳头状胶质神经元肿瘤、室管膜瘤、垂体瘤、节细胞胶质瘤、节细胞瘤、脑转移瘤等均可出现囊实性病灶。除了综合考虑病灶的发生位置，扩展生长方向、有无伴发钙化、周围脑组织水肿程度、囊壁的厚度、囊壁和结节的强化程度、壁结节的大小、位置、向囊内或囊外突出等因素外，还需要结合患者的发病年龄、性别、临床病史等因素进行综合判断。除了常规 CT、MRI 平扫强化扫描外，其他影像学技术也可提供更多的信息有助于鉴别诊断。磁共振波谱分析（MRS）可以将肿瘤与炎症、脱髓鞘病变等区分开，甚至可以区别不同类型的颅内肿瘤，进行术前的组织学诊断。功能 MRI 通过观测肿瘤血容量推测肿瘤的良恶性程度，协助外科医生制订手术计划，避开邻近肿瘤的功能区。血管造影（DSA）、磁共振血管造影（MRA）、CT 血管造影（CTA）能显示肿瘤与大的动脉、静脉间的关系，后两者无创且精度能满足大多数临床诊疗需要。PET 可利用放射性核素标记的葡萄糖或氨基酸测定肿瘤的代谢，有助于定性诊断且可粗略推断肿瘤的恶性程度。PET 和功能 MRI 还可以对手术后肿瘤复发和坏死灶做出鉴别诊断。脑磁图可应用于颅内肿瘤继发癫痫病灶的定位和癫痫灶周围脑功能区的定位。

某些肿瘤的特异性血生化改变有助于鉴别诊断，比如功能性垂体瘤的内分泌异常主要依靠相关血激素水平检测确定，血 AFP、β-HCG 异常有助于生殖细胞瘤诊断。肿瘤标志物（TSGF）对脑肿瘤的良恶性鉴别、恶性度评估、预后预测等方面具有重要临床意义。

绝大多数颅内肿瘤的首选治疗方法为外科手术切除，并获得定性"金标准"的术后病理诊断。但还有部分肿瘤首选放射治疗和／或化学治疗。这些肿瘤的早期定性诊断对于指导治疗具有更现实的临床应用意义。遗憾的是，诸如恶性淋巴瘤、恶性畸胎瘤、基底节和丘脑生殖细胞瘤、中颅窝硬膜外海绵状血管瘤等术前影像学做出定性诊断仍有一定困难。

近年来，原发性中枢神经系统恶性淋巴瘤（Phmacentral Nervous System Lymphoma，PCNSL）发病率有逐渐上升的趋势。PCNSL 对放疗高度敏感，有效率高达 90%，因此术前影像诊断具有重要临床意义。PCNSL 的 CT 和 MR 影像表现复杂多样，术前定性诊断相对困难，多误诊为胶质母细胞瘤或转移瘤。颅内生殖细胞瘤在亚洲的发生率明显高于欧美国家，原因目前还不十分清楚。生殖细胞瘤起自神经管发育早期嘴部中线部位具有向各个方向生长特性的原始多能细胞（Totipotential cell），因此多见于松果体区及鞍上区。由于第 3 脑室发育过程中可使胚生殖细胞（多能细胞）偏离中线而异位，因此生殖细胞瘤也可发生在基底节、丘脑和大脑半球等部位。由于基底节及丘脑等部位深手术风险大且生殖细胞瘤对射线高度敏感，故放射治疗成为其首选方法。基底节及丘脑生殖细胞瘤影像表现与胶质瘤相似，CT、MR 鉴别诊断仍有一定的困难。

放射治疗是颅内肿瘤治疗的重要手段。随着患者生存期的延长，放射性脑坏死的发生率逐渐增高。普通 CT 或 MR 扫描不能有效鉴别肿瘤复发与放射性脑坏死，因为两者均可表现为逐渐增大的强化灶、水肿及占位效应，以及局部坏死囊变等。两者平均发生时间也无明显差异，并且均无特异性临床表现。Kline 认为用单光子发射计算机体层摄影（SPECT）对两者鉴别敏感性和特异性均较高。近年来，关于正电子发射计算机体层扫描（PET）用于胶质瘤术后的研究日渐增多。Santra 等报道其敏感性为 70%，特异性达 97%。但也有人认为，尽管 PET 敏感性高，但特异性并不令人满意。Kahh 等报道 PET 特异性仅为 40% 左右，Ricci 最近报道 PET 用于两者鉴别的特异性仅为 22%。

六、颅内肿瘤的治疗

（一）外科治疗

绝大多数颅内肿瘤的首选治疗方法为外科手术。手术可以减少肿瘤细胞数量、降低颅内压，甚至有可能获得痊愈。获取的肿瘤标本进行相关病理检查对于明确诊断和指导后继治疗具有重大意义。脑肿瘤手术最主要的两个因素是肿瘤的大小和位置。浅表病变定位和切除均较容易，外科治疗成功概率大。深部和重要功能区肿瘤手术可能导致严重神经功能障碍，需仔细权衡外科治疗与其他治疗方法比如立体定向放射外科的利弊。巨大的肿瘤体积可能产生严重高颅压、阻塞脑脊液循环导致脑积水甚至诱发脑疝，此时外科治疗往往是抢救生命的核心治疗。良性肿瘤对于周围组织主要是推挤作用，去除肿瘤后临近脑组织功能往往能恢复，而恶性肿瘤对周边组织的浸润产生的功能丧失往往是不可逆的，此时的外科治疗效果往往不尽如人意。随着手术器械的改良、显微外科技术进步以及影像导航、电生理监测、神经内镜等技术革新，传统的手术禁区不复存在，已经没有什么颅内部位是外科医生不能到达的，没有什么脑肿瘤是神经外科医生不能切除的。如何在保证患者生存质量的前提下延长生存时间是治疗的更高目标。医学模式的转变要求为患者提供更加人性化和个性化的医疗服务。脑肿瘤的手术治疗逐渐向低侵袭方向发展。手术的策略是医生综合判断能力的表现，术前需全面评估确定有无手术指征、采用何种手术入路、术中如何显露、应先处理病变的哪一部分、如何阻断肿瘤血供、在什么情况下可作肿瘤全切、什么情况下必须中止手术。幸运的是，目前脑肿瘤的外科治疗已经达到了一个相当的高度，绝大部分的脑肿瘤患者都能够从及时恰当的手术治疗中获益。

（二）内科治疗

颅内肿瘤的药物治疗主要是化疗，临床实践证明化疗能够在一定程度上延长患者生存期。颅内肿瘤的常用化疗药物包括烷化剂、铂类、抗代谢药、微管抑制剂、拓扑异构酶抑制剂等类型。对于髓母细胞瘤、生殖细胞瘤和 PCNSL，化疗是主要的治疗手段。对于胶质瘤，尽管近年替莫唑胺取得相对明显的疗效改善，但总体上胶质瘤的化疗效果仍然不佳。目前颅内肿瘤化疗的主要问题是血脑屏障限制了药物进入病变部位，尽管肿瘤对于周围血脑屏障的破坏增加了药物的进入，但我们仍需要采取更多措施来增强药物进入中枢神经系统的能力；常用药物的敏感性差，即使药物浓度较高也效果不佳；另一个不容忽视的问题是许多颅内肿瘤患者伴有癫痫，需要使用抗惊厥药物和类固醇激素，这些药物对于细胞色素 P-450 的影响会影响化疗药代谢。药物特殊输送方式的革新也促进了颅内肿瘤药物治疗的进步，比如局部瘤腔植入的含卡莫司汀（BCNU）的生物可降解聚合物，通过 Ommaya 囊的肿瘤间质化疗等都已经在临床应用并取得部分效果。

大量的研究结果表明，细胞的运动迁移过程和增殖、凋亡过程具有共同的信号转导通路。对这些相互依赖的细胞活动的进一步认识将可能为新的治疗策略提供切入点，如通过对侵袭机制中分子的调控修饰来增敏细胞对凋亡诱导的反应等。分子靶向治疗已在诸如白血病、肺癌、乳腺癌等多种肿瘤中证实有效，对于颅内肿瘤尤其是胶质瘤的分子靶向治疗近年进展迅速。表皮生长因子受体（EGFR）酪氨酸激酶抑制剂、血小板源性生长因子受体（PDGFR）抑制剂、血管内皮生长因子受体（VEGFR）酪氨酸激酶抑制剂、Ras/MAPK 和 PDK/AKT 信号转导通路抑制剂、基质金属蛋白酶抑制剂、整合素拮抗剂等均有临床治疗胶质瘤的报告，部分结果令人鼓舞。因此我们有理由期待针对胶质细胞瘤分子的靶向治疗而收到良好疗效，进而改善预后。但由于胶质瘤发生、发展机制的复杂性和多样性，同一类型的肿瘤或即使同一肿瘤的不同部位均有不同的分子靶点和分子变型，导致靶向治疗有不同的敏感性。因此在治疗前应采用现代分子生物学技术，检测肿瘤的基因谱和蛋白质信息，确定分子治疗靶点，同时可能存在多种信号传导和分子靶点异常，选择合适的分子靶向药物，或联合多种针对不同的关键分子通路的生物治疗，以及靶向药物和传统放化疗的综合治疗，可达到理想疗效。随着基因治疗基础研究的飞速发展，尤其是随着新载体构建技术的不断成熟，以病毒介导的基因治疗的研究和发展，基因治疗和传统治疗联合应用或多基因治疗联合治疗，脑胶质瘤的基因治疗将有望产生突破性进展。

对于部分良性颅内肿瘤的药物治疗也有重要作用。近 20 年来，垂体瘤的药物治疗已有巨大进展。过去认为药物治疗为辅助方法，但临床研究表明，对于某些肿瘤如垂体催乳素（PRL）瘤，药物治疗已成为主要的治疗方法。多巴胺激动剂是高催乳素血症和 PRL 腺瘤患者的首选治疗。多巴胺激动剂治疗能使 90%～95% 的 PRL 微腺瘤不会进展性增大，能使 80% 的 PRL 大腺瘤患者肿瘤体积缩小 25% 以上，近乎所有的患者 PRL 水平下降 50%。所有的多巴胺激动剂都是有效的，患者对一种耐药或者不能耐受，可以换服另一种。泌乳素垂体腺瘤的溴隐亭治疗，对于未生育的年轻女性可以恢复月经，其不足之处包括：部分患者服药引起的嗜睡症状明显，影响日常生活；停药后肿瘤继续增大；长期服药可使肿瘤内纤维组织增生，增加手术困难；肿瘤卒中概率增高。

（三）放射治疗

脑肿瘤放射治疗的目标是控制肿瘤，尽量降低放疗相关的急性和远期损伤。虽然脑肿瘤放疗的基本原理和原则没有根本变化，脑肿瘤的放射治疗近年仍取得了明显进展。恰当地使用不同放射技术和剂量分割是成功的关键。

目前成熟的放疗技术包括传统放疗、立体定向放射外科（SRS）、立体定向放疗（SRT）和大分割立体定向放疗（H-SRT）。对于多发脑转移性肿瘤仍需使用全脑放疗等传统技术，对于浸润生长、边界不清的恶性肿瘤（比如胶质母细胞瘤）多采取适形放疗，对于边界清楚的恶性肿瘤（比如转移瘤）和绝大多数良性肿瘤（垂体瘤、脑膜瘤、神经鞘瘤）可以使用立体定向放射外科以提供治疗所需的高生物剂量。为伽马刀为代表的 SRS 对于直径小于 3cm 尤其是小于 1cm 的病变靶区内剂量较高而周围脑组织剂量陡降快，效果很好。SRT 也称为分次立体定向放射治疗，是介于传统放疗与放射外科间的治疗方法，既具有立体定位的精确性，又利用了放射生物学的分割增益，减少了传统放疗中、高剂量照射的正常组织的体积，从而降低了放射反应和并发症。天津肿瘤医院在国内率先引进的有机械臂的直线加速器射波刀（Cyber-knife）与以往的立体定向放射治疗技术如伽马刀、X- 刀比较具有定位更为准确、治疗中照射精确度的一致性、靶区剂量分布更为均匀合理、治疗周期更短等优势，是目前最先进的放射外科技术形式。H-SRT 采用非常规分割放疗，对于较大的不适用于放射外科治疗的恶性肿瘤可有效缓解症状，并且急性放射反应不大。

（四）免疫治疗

免疫治疗对于肿瘤具有特异和非特异杀伤作用，肿瘤的免疫治疗包括主动免疫治疗、被动免疫治疗、过继免疫治疗和免疫增强治疗。

细胞因子在治疗中可能加强免疫监视并诱导细胞介导的抗肿瘤免疫。IL-2、IL-4、IL-12、肿瘤坏死因子（TNF-α）和干扰素等细胞因子全身应用、鞘内和肿瘤内局部应用的实际效果均未获得理想效果。血脑屏障的限制、细胞因子中枢神经系统毒性限制了其最大剂量。采用转基因技术使细胞持续直接分泌相关的细胞因子的工程细胞植入颅内肿瘤，在局部稳定而长期产生细胞因子对此有所改进。后继研究通过工程化含细胞因子基因的减毒病毒载体直接将基因导入颅内的胶质瘤细胞中，具有感染效率高，肿瘤细胞分泌细胞因子避免了移植同种异体细胞的免疫排斥反应等优点。分泌细胞因子的神经干细胞也有较好的应用前景。

过继性免疫治疗是把具有杀伤肿瘤活力的免疫细胞转移至患者体内的治疗方法。实践中采用静脉输注、鞘内注射和局内脑内接种等方法。淋巴因子激活的杀伤细胞（LAK）与 IL-2 联合瘤腔注射取得了部分效果，但 IL-2 诱发的严重脑水肿不良反应限制了其应用。后来的研究更集中于特异性更强的 T 细胞群，比如肿瘤浸润淋巴细胞（TIL）、细胞毒性 T 淋巴细胞（CTL）和细胞因子诱导的杀伤细胞（CIK）。

主动免疫治疗主要是利用肿瘤疫苗使患者免疫系统对于自身肿瘤致敏而获得特异性抗肿瘤能力。这是理论上最可能取得突破进展的免疫治疗方向。尽管体液免疫可能有治疗作用，但细胞免疫，尤其是细胞毒性 T 细胞的抗肿瘤免疫反应被认为更为重要。将肿瘤抗原递呈给幼稚 T 细胞，进而活化、克隆扩增、对肿瘤发挥溶细胞性的肿瘤杀伤作用，产生的记忆 T 细胞可以发挥长期的抗肿瘤免疫作用。上述通路目前在实际实施中面临诸多困难。胶质瘤细胞表面没有足够数量和类别的细胞表面分子、胶质瘤的显著细胞异型性和脑组织内缺乏正常的专职抗原递呈细胞等使如何有效识别肿瘤相关抗原并成功递呈给体内的 T 细胞非常困难。活化的 T 细胞在缺乏淋巴结构的中枢神经系统内如何增殖到足够的数量并最终迁移、识别和杀伤肿瘤细胞的各个环节均存在很大困难。EGFRvⅢ、胶质瘤 IL-13 受体 α 链突变体和某些黑色素瘤相关抗原表达的免疫学重要性和疫苗应用前景仍有待评估。针对异质性胶质瘤细胞群内一个或多个抗原的特异性免疫治疗最终能否对长期的肿瘤生长和患者生存期延长产生作用有待观察。使用更强大的抗原递呈细胞（如树突细胞）是加强有效抗肿瘤 T 细胞反应的关键。树突细胞疫苗在动物模型和临床试验中的应用取得了部分鼓舞人心的结果。

（五）光动力治疗及热能治疗

光动力治疗（PDT）是利用光敏剂的光化学反应进行治疗。其基本原理是在机体接受光敏剂后的特定时间段内，光敏剂可以相对较高浓度存留在肿瘤组织内，此时以特定波长的光（激光）照射肿瘤部位，光敏剂发生化学反应。在有氧情况下，产生化学性质非常活泼的单态氧（ROS）和 / 或某些自由基。与肿瘤组织和细胞内多种生物大分子发生作用，通过各种信号途径，引起细胞功能障碍和结构损伤，最终导致肿瘤细胞死亡。有证据显示，胶质瘤细胞比其他肿瘤细胞对 PDT 更敏感。因为正常脑组织的血 - 脑脊液屏障作用可减少光敏剂的进入，而肿瘤组织的血 - 脑脊液屏障受到破坏。不能阻止大分子光敏剂进入，因而胶质瘤细胞具有高度摄取光敏剂的能力，使光敏剂在肿瘤组织内进一步积聚，这为 PDT 选择性杀伤胶质瘤细胞奠定了基础。

临床应用的光敏剂应该是无毒的，能选择性地集中在癌组织中，并能被穿透组织能力强的光（600～800 nm）所激发，最早用于 PDT 的光敏剂血卟啉的衍生物商品名为 Photofrin I 和双血卟啉醚商品名为 Photofrin II 均因红外区吸收系数小而限制了其光动力损伤的深度和疗效的进一步提高。目前临床应用的光敏剂还有丁氨基块茎糖酸、苯卟啉衍生物、酞菁类、植物萃取物及叶绿素降解产物衍生物。在临床上一般均采用激光作为激发光源。由于颅腔是一个密闭的腔，而胶质瘤亦为近球形实体，所以给胶质瘤的直接 PDT 治疗及治疗后的评估带来困难，故此手术后瘤腔内照射，干预胶质瘤的复发仍是 PDT 的主要方式。由于某些光敏剂具有很强的荧光效应，所以有人主张可将其用于临床诊断或术中定位。具体操作：根据光敏剂的不同选择给药时间，理想的时间是瘤体与瘤周所蓄积的光敏剂为最大量，并与周围正常组织形成绝对的浓度梯度的时间，光敏后患者常规开颅手术切除肿瘤，充分止血后移去所有止血物质，测量投照区的表面积，并校准光源的输出功率，直接照射瘤腔，也可用液体注入瘤腔作为光散射剂。PDT 用于治疗各级别的胶质瘤中均有较好的疗效。如澳大利亚皇家墨尔本医院对 116 例各级别的胶质瘤行 PDT 治疗，其中 36 例多形性胶质母细胞瘤的中位生存期为 24 个月，50% 患者生存期超过 2 年，39 例复发的多形性胶质母细胞瘤的中位生存期为 10 个月，37% 的患者生存期超过 2 年。对照组 100 例多形性胶质母细胞瘤中位生存期为 8 个月，无一例超过 3 年。寻找安全的，高特异性的光敏剂，以及理想的光源，统一 PDT 的适应证和禁忌证，寻找较为理想的整体治疗方案，是 PDT 所面临的主要问题，相信随着 PDT 基础理论的深入研究与突破，临床实践经验的积累和丰富，PDT 作为一种治疗神经胶质瘤的辅助方法，一定会有更加广阔的前景。

Ikecla 等研究了狗脑对射频热疗的急性期反应，发现 43℃ 45min 灰质可出现凝固性坏死，而在白质则需要 60min。肿瘤组织的血管结构和正常组织不同，其供血动脉及引流静脉结构均不完整，且脆性大，渗透性强，调节功能不良。胶质瘤细胞具有缺氧、低营养、低 pH 值的特点，对

热的耐受性低，比正常细胞更易被杀灭。热疗的温度较高则细胞发生坏死，较低则以凋亡为主。Takahisa 等对恶性胶质瘤细胞系 A172 加热至 44.5℃，细胞出现坏死，加热至 43℃，细胞则出现凋亡，同时还伴随 P53 蛋白、Bax 蛋白和 Hsp72 蛋白升高。热疗与化疗有协同效应，其机制是：①热疗损伤血管内皮包和血脑屏障，促进药物向组织问的渗透；②破坏细胞膜的稳定性，使其通透性增加，促进细胞对抗癌药物的渗透和吸收；③增加某些药物对细胞作用。加热与放疗之间也有协同增效作用，主要有：①处于不同增殖周期的细胞对热疗的敏感性不同。同步培养的体外细胞试验证明，M 期细胞对放疗敏感，而对放疗抗拒的 S 期细胞则对热疗敏感；②放疗对肿瘤周边的富含氧细胞敏感，而对肿瘤中心的缺氧细胞不敏感，并且低热（40～41.5℃）可使血流量增高，改善乏氧和放射敏感性；③热疗可抑制受放射线损伤细胞的修复，主要是抑制 DNA 损伤的修复。Seegenschmiedt 等对恶性胶质瘤患者进行热放疗，在放疗前后进行热疗，取得了较好疗效。

第二节　各论

一、胶质瘤

（一）概述

胶质瘤（Glioma）是最常见的原发性颅内肿瘤，笼统指星形细胞起源肿瘤、少突胶质细胞起源肿瘤、少突星形胶质细胞起源肿瘤、室管膜起源肿瘤。临床常把星形细胞瘤等 WHO II 级低度恶性肿瘤称为低级别胶质瘤，把间变性星形细胞瘤、间变性少突胶质细胞瘤、胶质母细胞瘤等 WHO III～IV 高度恶性肿瘤统称为高级别胶质瘤或恶性胶质瘤。近 30 年，原发性恶性脑肿瘤发生率逐年递增，年增长率约为 1.2%，老年人群尤为明显。一般认为恶性胶质瘤的发生是机体内部遗传因素和外部环境因素相互作用的结果，具体发病机制尚不明了。按照 2007 年 WHO CNS 肿瘤新分类法，这些肿瘤还可被细分为不同类型，其好发年龄、部位、影像学表现、WHO 分级、治疗、术后复发率、预后都不尽相同。近年来分子、基因水平的病理学诊断研究正逐步深入，不同类别胶质瘤发病机制、

治疗等都有不同特点，笼统的"胶质瘤"诊断无助于临床诊断治疗、临床数据分析总结和学术交流，规范化、标准化的医学名词术语势在必行。

（二）胶质瘤的诊断

胶质瘤的临床表现没有特异性，以颅内压增高症状伴神经系统功能缺失为主。诊断主要依靠MRI和CT影像学诊断，通过肿瘤切除术或活检术进一步明确病理诊断，分子、基因水平的病理学诊断研究正逐步深入。

影像学诊断方面MRI平扫加增强为主，CT为辅。MRI的表现是：平扫通常为混杂信号病灶，T_1WI为等信号或低信号，T_2WI为不均匀高信号，伴有出血、坏死或囊变，瘤周围水肿及占位效应明显。肿瘤常沿白质纤维束扩散。增强时呈结节状或不规则环状强化。CT平扫示密度不均匀，常见出血、坏死或囊变，瘤周围水肿及占位效应均较明显。增强为显著不均匀强化，不规则或环状强化。

高级别胶质瘤的MRI的T_1WI增强扫描是目前公认的影像学诊断"金标准"；低级别胶质瘤宜采用MRI的T_2WI或FAIR序列影像。MRI特殊功能检查（MRS、PWI、DWI、DTI）、PET和SPECT检查等，有助于鉴别诊断、术前评估和疗效评价。

恶性胶质瘤的病理学诊断除了明确病变性质，其分子生物学标记对于配合胶质瘤患者的治疗、疗效观察及判断预后具有重要意义，目前开展较多的指标包括：GFAP，MGMT，Olig2，Ki67，EMA，p53和1p/19q LOH。

（三）治疗

目前学术界公认手术联合术后放疗和化疗的多学科综合治疗模式是主要手段。综合治疗较非综合治疗更为有益。以分子特征为依据的个体化治疗将是研究重点，尽管分子靶向药物、免疫治疗等方法临床应用逐渐增加，但尚未获得突破性进展。尽管关于胶质瘤的基础及临床研究近年不断取得进展，但是总体疗效并不令人满意。一般Ⅲ级者生存2～3年，Ⅳ级（如胶质母细胞瘤）生存1年左右。欧美国家先后制定本国治疗指南，2009年，中华医学会神经外科分会肿瘤专业组首次制订了《中国中枢神经系统恶性胶质瘤诊断和治疗共识》。

1.手术治疗 手术主张安全、最大范围地切除肿瘤，而功能MRI、术中MRI、神经导航等技术的应用促进了该目的的实现。对于局限于脑叶的原发性高级别（WHO Ⅲ～Ⅳ级）或低级别（WHO Ⅱ级）胶质瘤应争取最大范围安全切除肿瘤。基于胶质瘤膨胀性浸润性的生长方式及血供特点，采用显微神经外科技术，以脑沟、脑回为边界，沿肿瘤边缘白质纤维束走向作解剖性切除，以最小程度的组织和神经功能损伤获得最大程度的肿瘤切除，并明确组织病理学诊断。影像导航技术、术中神经电生理监测技术、术中MRI实时影像神经导航、术中B超、荧光引导显微手术等有助于最大范围安全切除恶性脑胶质瘤。

对于优势半球弥漫浸润性生长、病灶侵及双侧半球、老年患者（>65岁）、术前KPS<70、脑内深部或脑干部位的恶性脑胶质瘤及脑胶质瘤病，酌情采用肿瘤部分切除术、开颅活组织检查术或立体定向（或导航下）穿刺活检。肿瘤部分切除术具有比单纯活检术更高的生存优势。活组织检查主要适用于邻近功能区皮质或位置深在而临床无法手术切除的病灶。活组织检查主要包括立体定向（或导航下）活组织检查和开颅手术活组织检查。立体定向（或导航下）活组织检查适用于位置更加深在的病灶，而开颅活组织检查适用于位置浅表或接近功能区皮质的病灶。

手术后早期（<72 h）复查MRI，以手术前和手术后影像学检查的容积定量分析为标准，评估胶质瘤切除范围，尽早进入后继治疗。

2.放射治疗 放疗可杀灭或抑制残余肿瘤细胞，延长生存期对于低级别胶质瘤，有研究表明术后早期放疗有助于延缓肿瘤复发，但与复发后再行放疗比较，患者总体生存期并无明显改变。对于高级别胶质瘤，多认为术后2～4周左右尽快开始放疗。恶性胶质瘤虽然恶性度高，但是罕见颅外转移，85%的肿瘤复发局限在原部位2.5厘米内，因此全颅放疗并无必要。鉴于胶质瘤浸润性生长的特点，因此在确定放疗靶区时应综合所有影像学上显示的肿瘤及相关水肿，并外扩足够的边界。对于强化的高级别胶质瘤，最初的临床靶体积（CTV）为强化的肿瘤加上FLAIR像或他像上异常显示并外扩约2 cm，缩野推量时，仅包括强化肿瘤外 2 cm。与常规放疗相比，3D 计划设计的多野照射的三维适形放疗可更好地保护正常脑组织。

常规分割(1.8 ～ 2.0 Gy/ 次,5 次 / 周)6 ～ 10 MVX 线的外照射，标准放疗总剂量为 54 ～ 60 Gy，分割 30 ～ 33 次。在一定的剂量范围内，增加肿瘤照射剂量并不能获益。近距离放疗增加剂量以及分割方式的改变对生存率无影响。分割立体定向放射疗法（FSRT）/ 立体定向放射外科（SRS）适用于常规外照射后的推量或作为复发肿瘤治疗的选择方式之一，此治疗对体积较小的肿瘤有优势。不推荐 X 刀或 γ 刀作为恶性胶质瘤术后首选的治疗方式。

对于新诊断胶质母细胞瘤（GBM），术后放疗同步替莫唑胺（TMZ）化疗，随后 6 个周期的 TMZ 辅助化疗可以显著延长患者的生存期，这一治疗在 06- 甲基鸟嘌呤 -DNA 甲基转移酶(MGMT)基因启动子甲基化的患者中最明显。假性进展指放疗或放化疗后，影像学出现酷似肿瘤进展的表现，它与放疗剂量有关，与肿瘤进展无关。多见于治疗结束后 2 个月内，多无临床症状和体征，和传统概念的放射性坏死相比，即使不予治疗也可缩小或保持稳定。MGMT 低表达者假性进展发生率明显高于高表达者。TMZ 同步放化疗后假性进展的发生率增加，出现假性进展的时间提前。如仅影像学表现，患者无临床症状，可随访观察；当短期内增强病灶增大，经影像学检查（MRS，PETCT）无法鉴别时，应活组织检查或手术。

EORTC 与 NCIC 对初诊的 GBM 患者开展了多中心Ⅲ期临床试验，实验组患者接受持续口服低剂量替莫唑胺联合放疗，对照组患者仅接受放疗，结果显示，放疗联合 TMZ 的患者能获得显著延长的中位无进展时间（6.9 月 vs 5.0 月），更长的中位生存期（14.6 月 vs12.1 月），两年生存率由单行放疗组的 10% 上升为联合治疗组的 26%。表明 TMZ 在 GBM 初诊治疗中发挥重要作用。

3. 化学治疗 对于低级别胶质瘤，并无早期应用化疗的指征。对于新诊断的 GBM，大宗病例研究证实 TMZ 同步放疗联合辅助化疗方案患者明显获益。具体应用包括放疗的整个疗程应同步化疗，口服 TMZ 75 mg/m²，疗程 42 天。放疗结束后 4 周，辅助 TMZ 治疗，150 mg/m²，连续

用药 5 天，28 天为 1 个疗程，若耐受良好，则在以后化疗疗程中增量至 200mg/m²，共化疗 6 个疗程。内源性 MGMT 活性高的肿瘤对于 TMZ 耐药几率增高。对于 MGMT 强阳性的患者，长期低剂量 TMZ 方案、联合使用抑制剂降低肿瘤细胞中 MGMT 的活性、利用基因沉默技术直接抑制细胞内 MGMT 基因的表达能够提高疗效。与干扰素、伊立替康、贝伐单抗联合应用等方法也观察到部分疗效。TMZ 疗效显著，口服给药临床应用方便，骨髓移植和胃肠道反应较轻，但价格较高限制了其应用。对于无条件用 TMZ 的 GBM 者可应用尼莫司汀（ACNU）。

新诊断的间变性胶质瘤（WHO Ⅲ级）：放疗联合替莫唑胺（同多形性胶质母细胞瘤）或应用含亚硝脲类化疗药物的方案：① PCV 方案（洛莫司汀 + 甲基苄肼 + 长春新碱）：8 周为一个疗程，不超过 6 个疗程。口服洛莫司汀（CCNU）110 mg/m²，D1；每日口服丙长巴肼（PCB）60 mg/m²，D8-21；静脉给药长春新碱（VCR）1.4 mg/m²（最大剂量为 2mg），D8，D29。② ACNU 方案：ACNU 90mg/m²，D1，VM26 60mg/m²，D1 ～ 3，4 ～ 6 周 1 周期，4 ～ 6 个疗程。

局部瘤腔植入的含卡莫司汀（BCNU）的生物可降解聚合物（Gliadel Wafer，美国 Guilford 公司）尚未在我国上市，故还没有其对国人安全性和有效性的报道。由于尚无大规模的随机对照研究的结果支持，并且费用高，技术要求也高，目前《中国中枢神经系统恶性胶质瘤诊断和治疗共识》不建议推广动脉化疗和辅助自体骨髓移植。开展 MGMT 蛋白的免疫组化检测或 MGMT 基因启动子的甲基化 PCR 检查可以更好地开展恶性胶质瘤的个体化化疗。间变性少突胶质细胞瘤和间变性少突 – 星形细胞瘤患者，若有染色体 lp 19q 的联合缺失，不但对化疗敏感，而且生存期也明显延长。以贝伐单抗为代表的靶向治疗目前正在研究中。

二、脑膜瘤

（一）概述

脑膜瘤（Meningioma）是起源于脑膜及脑膜间隙的衍生物。可能来自硬膜成纤维细胞和软脑

膜细胞，但大部分来自蛛网膜细胞，可以发生于任何蛛网膜成分的地方。90% 以上的脑膜瘤属于良性，WHO I 级。脑膜瘤的发病率约为 2/10 万，是仅次于胶质瘤的颅内原发肿瘤，女性多于男性。脑膜瘤的好发部位为大脑凸面、矢状窦及大脑镰旁、鞍结节、蝶骨嵴、桥小脑角区等。脑膜瘤血供丰富既接受颈外动脉供血，也接受颈内动脉系统和椎动脉系统的供血。

（二）脑膜瘤的诊断

脑膜瘤为良性病变生长缓慢，在病变的早期多无明显的临床症状，肿瘤生长数年以后多以癫痫和头痛为首发症状，并根据肿瘤的不同部位逐渐出现相应的功能障碍，许多患者即使肿瘤长得很大，但高颅压症状仍不明显。脑膜瘤常会引起颅骨的变化，可出现颅骨的受压变薄、破坏，甚至可以穿透颅骨。

脑膜瘤在 CT 图像上呈等密度或稍高密度，在 MRI 图像上 T1 像上呈等信号或稍低信号，T2 像上呈等信号或稍高信号。且在 CT、MRI 图像上均有不同程度的强化，硬膜尾征多见，肿瘤周围可见线样脑脊液信号是明确髓外肿瘤的鉴别要点，MRS 对于脑膜瘤鉴别诊断有一定的帮助。脑膜瘤多血供丰富，脑血管造影可以明确肿瘤血供，对于颈外动脉系统供血动脉的栓塞有助于减少术中出血。

（三）治疗

脑膜瘤的治疗首选手术治疗，其总体原则是在力争切除病变的同时，最大程度地降低神经损害，以维持和提高患者的生活和工作能力。脑膜瘤切除程度（参照 Simpson 切除标准）：I 级肿瘤全切除并切除肿瘤累及的硬膜和颅骨；II 级肿瘤全切除并用激光或电灼肿瘤附着硬膜；III 级肿瘤全切除，肿瘤附着的硬膜没有任何处理；IV 级部分切除肿瘤；V 级单纯肿瘤减压或活检。

窦旁脑膜瘤是常见的类型，根据肿瘤与矢状窦关系分为 6 种类型。I 型，肿瘤贴附在窦壁的外表面；II 型，肿瘤侵犯窦外侧隐窝；III 型，累及同侧窦壁；IV 型，累及同侧窦壁及顶壁；V 型，窦腔完全阻塞，仅剩一侧窦壁正常；VI 型，窦腔完全阻塞，累及所有窦壁。据此指导手术操作，

I 型切除瘤床外层硬膜并电凝附着点；II 型经外侧隐窝切除后直接缝合窦壁；III 型、IV 型切除受累窦壁并修补，健侧窦壁尽力保留，窦壁粗大引流静脉宜谨慎切除或血管吻合重建；V 型、VI 型根据术前 DSA、MRV 检查及术中评估，窦腔完全闭塞全部采用切除受累不必重建，否则需重建。

脑膜瘤的切除程度与预后密切相关，原则上年轻患者在力争全切病变时注意维持一定的神经功能，为日后恢复工作提供保障，老年患者要注意减低手术副损伤、缩短手术时间，以恢复生活能力为目标。大脑半球的脑膜瘤应全切；颅底的脑膜瘤累及重要结构多，暴露困难，患者术前已发生严重神经损害且难以恢复时，在切除肿瘤时应重点考虑全切除、防止复发；如患者术前神经功能轻度损害或无明显神经损害，在术中切除病变的同时要格外注意对神经血管的保护，尽量不加重神经损害。随着神经外科医生手术经验的积累、各种手术器械的发明、发展和应用，颅内特殊部位和颅底脑膜瘤的全切率大大提高，神经残疾率明显下降。尽管如此，某些脑膜瘤手术仍是非常有挑战性的，对于手术未能全切的残余肿瘤术后可以考虑立体定向放射外科治疗。对未能处理的受侵蚀硬膜、硬膜形成物和静脉窦，选用常规放疗也是防止肿瘤复发的重要措施。

WHO II 级的非典型脑膜瘤有更多的有丝分裂和更高的临床复发率，WHO III 级脑膜瘤的药物治疗包括：①细胞因子治疗。如应用 Suramin 可干扰细胞信号传递，应用后发现可减少脑膜瘤细胞增生。其他还有应用 IL-1β，IL-6 和 IFN 等治疗脑膜瘤。②基因治疗。如将腺病毒基因导入到脑膜瘤供应血管中，观察到瘤中有明显基因表达。主要研究集中在 NF-2 和 p53 基因等方面。③化学治疗，已初见端倪。④激素治疗。某些激素与脑膜瘤发生和发展有关。亦有应用激素拮抗剂米非司酮进行治疗，证实能够抑制肿瘤生长的报告。

三、垂体瘤

（一）概述

垂体瘤（Hypophysoma）是一种常见的颅内良性肿瘤，约占颅内原发肿瘤的 10%，尸检检出率为 19%；随着现代影像学技术及实验室技术的

普及和提高，垂体腺瘤的"发现率"有不断增高的趋势。同时由于垂体腺瘤所致的机体内分泌激素水平改变，目前已经成为严重影响人类健康的一类特殊肿瘤。垂体瘤大多数是单发，形态学表现为良性肿瘤，但是其生物学行为往往似恶性肿瘤，呈侵袭性生长。根据肿瘤细胞的分泌功能，将垂体腺瘤分为分泌性（功能性）腺瘤和无分泌性（无功能性）腺瘤两大类。根据肿瘤细胞产生激素的不同又分为营养性激素腺瘤和促激素性激素腺瘤两类。营养性激素腺瘤肿瘤细胞分泌无周围靶腺的垂体激素，包括泌乳素（PRL）腺瘤和生长激素（GH）腺瘤两种；促激素性激素腺瘤肿瘤细胞分泌有周围靶腺的垂体促激素类激素，包括促肾上腺皮质激素（ACTH）腺瘤、促甲状腺激素（TSH）腺瘤和促性腺激素（GnH）腺瘤。垂体瘤的临床表现主要包括其占位效应和本身引起的内分泌改变。占位效应最常见的症状为非特异性头痛、视力视野障碍、眼球活动障碍等，内分泌改变则因激素的不同临床表现各不相同，如闭经、泌乳、不孕、阳痿、性功能减退、巨人症、肢端肥大、甲状腺功能亢进、皮质醇增多症等。

（二）诊断

垂体瘤的内分泌学检查非常重要。生长激素腺瘤：禁食 12h 后正常值为 2～4ng/ml。在巨人症或肢端肥大症患者可高于正常值数十倍或数百倍。在葡萄糖抑制实验时正常人服葡萄糖后生长激素降低，3～4h 后又回升，在生长激素腺瘤时无此影响（抑制试验阴性）。泌乳素腺瘤：正常值女性 30ng/ml，男性 20mg/ml，如果高于 300 ng/ml 就可以确诊泌乳素腺瘤。促肾上腺皮质激素腺瘤：促肾上腺皮质激素进入血液后很快分解，所以临床上测定促肾上腺皮质激素的衍生物。血浆中皮质醇正常值为早晨 6～22 ng/ml，晚上低于 5 ng/ml。24h 尿皮质醇低于 100ng/ml。促肾上腺皮质激素腺瘤时，血浆中的促肾上腺皮质激素含量增高且昼夜节律消失。ACTH 刺激实验时正常人血浆皮质醇增高 2～3 倍。促甲状腺素腺瘤：血浆中的正常值为 5～10 ng/ml。促甲状腺素腺瘤、原发性甲状腺功能低下、甲状腺炎、甲状腺肿瘤时血浆中促甲状腺素增高。在甲状腺素增高的情况下，只要能检测到促甲状腺素，哪怕是很

少量，也提示垂体促甲状腺素腺瘤的可能。促性腺激素腺瘤：促性腺激素包括促卵泡激素和促黄体生成素。男性体内这两种激素水平较为恒定，女性则随着生理周期的变化而变化。FSH 正常值为 120 ng/ml，LH 为 40 ng/ml。促性腺激素腺瘤时，FSH/LH 水平增高。垂体功能低下时，FSH 和 LH 低，需同时测定睾丸素和雌激素及其他激素协助诊断，还可作阴道黏膜涂片或精子数目帮助诊断。

CT 和 MRI 扫描是目前检查垂体瘤的主要手段。CT 在骨结构和钙化灶的显示方面有优势，但是软组织对比度较差，不易鉴别腺体与邻近软组织的结构；MRI 对软组织有着更强的对比度和清晰度，能很好地显示垂体内病变轮廓和确定肿瘤与鞍旁软组织结构的关系。但是 MRI 对骨性结构和钙化灶不敏感。MRI 扫描，垂体腺瘤常为短 T1、长 T2。MRI（1.5TesLa）增强薄层断层扫描对 < 5mm 微腺瘤发现率为 50%～60%。

垂体瘤的大小分级：Ⅰ级：微腺瘤。Ⅰa：蝶鞍正常，肿瘤直径小于 10mm，局限病灶。Ⅰb：蝶鞍大小正常，鞍底局限骨质变薄，下凹，侵蚀破坏，或双鞍底倾斜，肿瘤约 10mm，鞍隔饱满或轻度隆起，临床上可仅有内分泌表现，视力视野障碍少见。CT 和 MRI 难以发现肿瘤。Ⅱ级：蝶鞍球形扩大，鞍结节角 < 90°。肿瘤直径 10～20mm，位于鞍内或轻度向鞍上生长，CT 和 MRI 可见肿瘤影或上突到鞍上池前部。临床上可有内分泌症状，但多无视力视野障碍。Ⅲ级：肿瘤直径大于 20mm，蝶鞍扩大。肿瘤明显向鞍上伸展，第三脑室也被轻度或中度上抬，CT 和 MRI 可见鞍上池前中部的阴影。患者伴有视力、视野障碍。Ⅳ级：蝶鞍明显扩大，肿瘤直径在 3～4cm，明显鞍上伸展，亦可向鞍旁发展。CT 和 MRI 可见占据整个鞍上池阴影，第三脑室明显上抬受压，视力、视野障碍严重，垂体功能低下。Ⅴ级：腺瘤直径在 5cm 以上，蝶鞍明显扩大，骨质弥漫性破坏。肿瘤可扩展到前颅窝底或中颅窝、蝶窦内，第Ⅲ脑室及室间孔可被阻塞，出现脑积水，视功能障碍更严重、可出现视神经萎缩、失明，垂体功能低下症。

（三）治疗

由于垂体腺瘤涉及了众多的内分泌激素和内

分泌器官，表现类型各异，需要根据不同类型的垂体肿瘤因病施治，所以垂体腺瘤诊断和治疗具有一定的特殊性，其治疗方法和治疗结果也不尽相同。在诊治垂体腺瘤的过程中应该遵循综合评估、科学决策、规范化和个体化治疗相结合，防止"过度治疗"，要保障干预措施能够纠正复杂的代谢紊乱、减少并发症发生率。在临床上制定治疗方案时，医生的自我知识层次和水平是影响治疗方案的主要因素，同时还要综合考虑患者的年龄、性别、结婚与否和是否有生育要求以及患者的心理状态、生活习惯、症状体征等因素的影响，最后制定一个符合这例患者的"个体化"治疗方案，使之得到满意的疗效。为此，参照国外经验，中华医学会神经外科学分会与中华内分泌学分会共同制定了《肢端肥大症治疗指南》，与内分泌学会及妇产科分会共同制定了《垂体催乳素腺瘤治疗指南》来全面提高和规范我国垂体腺瘤的诊断治疗水平和标准。垂体腺瘤的主要治疗目的不仅仅是单纯的消除或者缩小肿瘤并防止复发，还包括垂体功能的保留以及内分泌平衡重建和消除或减轻并发症表现，最终通过治疗使患者的整体生活质量得到提高。主要治疗手段包括药物治疗，手术治疗和放射治疗。

手术的目的是解除肿瘤对视路和周围结构的压迫；恢复或减轻内分泌激素异常，保留正常垂体及靶腺功能；切除肿瘤组织，获取肿瘤标本；减少肿瘤复发的机会；为其他治疗创造条件。目前的垂体瘤手术入路主要有经颅入路与经蝶窦入路。经颅入路有纵裂入路、翼点入路；经蝶窦入路有经齿龈-蝶窦入路、经单鼻孔-蝶窦入路。经蝶手术更加安全、简单、快捷、经济，并可以取得满意或较满意的疗效。随着影像技术的进步，垂体微腺瘤的检出率增高，大部分患者以经蝶窦手术为主。结合使用神经内镜（尤其是3D立体内镜）、手术显微镜及神经导航有助于肿瘤切除率、减少手术并发症。天津医科大学肿瘤医院近5年80%以上垂体瘤手术采用单鼻孔入路。经蝶手术的要领包括：根据特征性的犁骨骨嵴和蝶窦开口确认蝶窦前壁，必要时使用C型臂进行X线下定位，在蝶窦的开口下方用骨凿或微型磨钻打开蝶窦前壁进入蝶窦。蝶窦开窗范围大约1.5cm×2.0cm。骨窗的上界不能超过蝶窦开口，

以免进入颅前窝的蝶平面，引起难以修复的脑脊液鼻漏。骨窗的范围：向上不超过鞍结节，否则会进入鞍上池或损伤鞍隔根部的海绵间窦，造成难以修补的脑脊液鼻漏；外界不超过颈内动脉隆起的内缘，避免损伤颈内动脉。

垂体腺瘤手术效果良好率在60%～90%，但复发率较高，各家报道不一。国外资料在7%～35%、单纯肿瘤切除者复发率可达50%。PRL腺瘤5年复发率可达40%。ACTH腺瘤复发率为10%。北京协和医院一组PRL腺瘤复发率为7%（5年），GH腺瘤5.26%。平均复发时间为3.2年，ACTH腺瘤为6%（4年），复发者如能及时诊断和手术或放疗，其有效率仍可在80%以上。垂体腺瘤的复发与以下因素有关：手术切除不彻底，肿瘤组织残留；肿瘤侵蚀性生长，累及硬膜、海绵窦或骨组织；多发性垂体微腺瘤；垂体细胞增生。

多巴胺激动剂（DA）如溴隐亭和卡麦角林为高催乳素血症和PRL腺瘤患者的首选治疗。有关卡麦角林和溴隐亭的大量对比研究明确证实前者更具优越性：患者耐受性和服用方便性，降低PRL分泌，保留性腺功能和缩小肿瘤体积，对绝大多数患者有效，包括先前对溴隐亭治疗无反应的患者。治疗肢端肥大症的药物有3种：DA、GH受体拮抗剂（GHRA）和生长抑素受体配基（SRL）。DA中只有卡麦角林对肢端肥大症有效，且单药治疗有效率不到10%。仅有一种GHRA（Pegvisomant）可用于治疗肢端肥大症，其适应证为尽管其他药物已用至最大剂量，而IGF-I水平仍持续增高者或与SRL联合治疗。SRL目前是药物治疗中的首选，主要通过与生长抑素受体亚型2和5结合使腺瘤的GH分泌减少，适用于手术后生化指标无明显改善和在开始放疗至达到最大疗效期间，使病情得到控制或部分控制，这一过程常需时数年。也可试用于难以手术治愈的患者如无中枢压迫症状的蝶鞍外大腺瘤或术前用于改善严重伴发病，使患者能较快接受手术。

由于放疗能引起垂体功能低下和对视神经和下视丘不可逆的损害，在选择放疗时要根据病情、肿瘤大小、肿瘤与视神经的距离、手术切除程度、内分泌检查、家属意愿等，由有经验的垂体放疗专家在专业中心进行。有生育要求的患者

不要放疗。通常应将放射治疗保留为三线治疗方案，偶可作为二线，但极少用作一线治疗。放射治疗包括常规放射治疗和立体定向放射治疗，放射治疗的适应证为手术治疗后仍有肿瘤残余或侵袭性垂体腺瘤术后和 DA 治疗无效的患者。立体定向放疗适于局限于鞍内，距视通路距离超过 5mm 或者向鞍旁海绵窦发展的垂体腺瘤，对视通路的安全剂量为 8Gy 以内。普通放射治疗对防止肿瘤复发有效。垂体腺瘤放疗的长期并发症有垂体功能低下、视神经损害、放射性脑坏死、记忆力减退等。

四、颅咽管瘤

颅咽管瘤（Craniopharyngioma）起源于垂体胚胎发生过程中残存的扁平上皮细胞，是一种常见的先天性颅内良性肿瘤，约占颅内肿瘤的 4%。但在儿童却是最常见的先天性肿瘤，占鞍区肿瘤的第一位。本病可以发生在任何年龄，但 70% 是发生在 15 岁以下的儿童和少年。

大多数颅咽管瘤呈间歇性生长，故总体上看肿瘤生长较慢，其症状发展也慢；少数颅咽管瘤生长快速，其病情进展亦较快。肿瘤大多位于鞍上区，少数在鞍内。可向第三脑室、下丘脑、脚间池、鞍旁、两侧颞叶、额叶底及鞍内等方向发展。其临床表现包括以下几个方面：肿瘤占位效应及阻塞室间孔引起的高颅压表现；肿瘤压迫视交叉、视神经引起的视力障碍；肿瘤压迫下丘脑、垂体引起的下丘脑 - 垂体功能障碍，垂体功能低下表现为生长发育障碍，成人可有性功能减退，闭经等。下丘脑损害的表现表现为体温偏低、嗜睡、尿崩症及肥胖性生殖无能综合征；肿瘤侵及其他脑组织引起的神经、精神症状。

手术治疗为颅咽管瘤的首选治疗方法。手术治疗的目的是通过切除肿瘤达到解除肿瘤对视神经交叉及其他神经组织的压迫，解除颅内压增高，对下丘脑 - 垂体功能障碍则较难恢复。对于实质性肿瘤，手术可切除瘤体；对于囊性肿瘤，手术可放去囊液，从而缓解肿瘤的压迫症状。由于颅咽管瘤为良性肿瘤，除部分与视交叉、灰结节、垂体柄、下丘脑、第三脑室底等某处粘连外，大多数与周围组织结构有胶质反应边界或蛛网膜分界，因此原则上应力争做到肿瘤全切除，尤其对儿童患者，以防止复发。小的颅咽管瘤特别是鞍内型肿瘤可以采取经蝶入路，体积较大肿瘤宜采取经纵裂、翼点、额下等入路。一般来说，成功的手术可有效缓解视交叉受压引起的视力、视野改变以及高颅压引起的头痛等症状，还能使腺垂体功能得到恢复。不过，很多鞍上型颅咽管瘤与周围脑组织（特别是下丘脑）紧密相连，增加了手术的难度，对这些患者并不强求完全切除肿瘤，可采取部分切除，部分切除的缺点是术后复发率很高。术后复发肿瘤可以再次手术或者立体定向放射外科治疗。对于囊性颅咽管瘤，也可采用立体定向囊液初次抽吸和颅内化疗（如博来霉素）和放疗（磷 32）。

五、神经鞘瘤和神经纤维瘤

神经鞘瘤（Schwannoma）是指起源于雪旺氏细胞的良性肿瘤，在颅内最常见的为前庭蜗神经鞘瘤，即通常所说的听神经瘤，其他还有三叉神经鞘瘤和舌下神经鞘瘤。

听神经瘤是颅内神经瘤最多见的一种，发病率约占颅内肿瘤的 8% ～ 12%。占小脑桥脑角肿瘤总数的 75% ～ 95%。听神经瘤极少真正发自听神经，而多来自前庭上神经，其次为前庭下神经。多见于成年人，20 岁以下者少见，性别无明显差异，左、右发生率相仿，双侧者多为神经纤维瘤病患者。临床以桥小脑角综合征和颅内压增高征为主要表现。听神经瘤引起小脑脑桥角症候群症状可轻可重，这主要与肿瘤的起始部位、生长速度、发展方向、肿瘤大小、血供情况及有否囊性变等因素有关。按肿瘤生长方向、大小和临床表现将肿瘤分为四期。第 1 期：肿瘤小，仅累及前庭与耳蜗神经，出现头昏、眩晕、耳鸣与听力减退。第 2 期：肿瘤直径约 2cm，引起面神经与三叉神经损害症状。第 3 期：肿瘤直径达 3cm 以上，累及 9、10、11 颅神经，出现吞咽困难，呛咳、声音嘶哑，同时可累及小脑，引起共济失调。第 4 期：肿瘤已压迫脑干，或使脑干移位，引起脑积水、颅内压增高及交叉性偏瘫等脑干症状。听力障碍和三叉神经症状出现的次序是鉴别听神经鞘瘤和三叉神经鞘瘤的要点之一。

听神经瘤的影像诊断主要依靠 MRI 和 CT，两者有相辅相成的作用。CT 可发现有病侧内听道扩大，估计中颅窝入路时颞骨的气化程度及判断高颈静脉球与后半规管及底的距离。MRI 尤其是 GD-DTPA 增强的 MRI 可提供对脑干压迫的范围、第四室是否通畅、有无脑积水等情况。

听神经鞘瘤有完整包膜，表面大多光滑，有时可略呈结节状，其形状和大小根据肿瘤的生长情况而定。一般在临床诊断确立后，其体积大多已超过直径 2.5cm 以上。大型肿瘤可占据整个一侧颅后窝，内听道开口扩大，向上经天幕裂孔至幕上下达枕骨大孔的边缘，内侧可跨越脑桥的前面而达对侧。肿瘤在颅腔内总是居于蛛网膜下腔内，表面有一层增厚的蛛网膜覆盖。肿瘤的实质部分色泽灰黄至灰红色，质坚而脆。瘤组织内常有大小不等的囊腔，内含有淡黄色透明囊液。

现代神经外科治疗听神经瘤的方法应包括外科手术切除肿瘤及立体定向放射外科治疗。面对大型肿瘤，尤其是脑干、小脑受压明显者只要无手术禁忌证，无论年龄大小均应争取手术切除。常用手术入路包括枕下乙状窦后入路、经迷路入路、经中颅窝入路。随肿瘤体积的增大，面神经保留率降低，近年听神经瘤解剖保留率的提高主要是由于术中电生理监测可以迅速准确找到面神经并加以保护。一般临床上听神经瘤全切除及次全切除率可达 95%，手术死亡率、致残率较低，面神经解剖保存率达 91%。但手术后有效听力保存率仅为 35%。尽管很多文献均曾探讨听力保存问题，但在过去的 10 年中，对如何保存患者有效听力的研究进展缓慢，因而听力的保留仍然是听神经瘤治疗的难点和热点。中小型肿瘤选择治疗方法应考虑以下因素，诸如肿瘤大小、症状出现时间长短、年龄、职业、同侧及对侧听力状态、是否合并其他内科疾病以及患者的意愿、经济状况等。即要为每一位患者设计个性化治疗方案。暂时无法决定的可通过神经影像学动态监测肿瘤。

立体定向放射外科治疗是听神经瘤治疗的一种新的尝试。随着现代技术的发展，采用立体定向放射外科治疗听神经瘤的患者数量逐年增加。美国每年新诊断的听神经瘤病例约 2500 例，接受放射外科治疗者为 20%，呈逐年上升趋势。据估计，2020 年接受放射外科治疗的患者可达 80%，届时

仅有压迫脑干或者较大的肿瘤（直径 >30mm）需实行手术切除（约占 20%）。因此，立体定向放射外科在听神经瘤治疗上具有良好的发展前景。

三叉神经鞘瘤（Trigeminal neurilemmoma）比较少见，约占颅内肿瘤的 0.2%～1%、颅内神经鞘瘤的 5%。多数为良性，恶性者少见。肿瘤起源于三叉神经半月节，可向颅中窝生长表现为颅中窝底肿瘤，也可向颅后窝生长表现为颅后窝肿瘤。三叉神经鞘瘤的临床表现和治疗与听神经鞘瘤颇多相似。临床症状的发展顺序可分为三期：第一期为三叉神经的刺激或破坏症状，表现为三叉神经痛或面部麻木及咀嚼肌萎缩等。疼痛常为不典型发作，无诱因和扳机点，分布于面部或额颞部，持续时间较长。第二期为邻近颅神经受累及的症状，表现为复视、耳鸣、听力障碍及面神经麻痹。中颅窝型可以有眼球突出、失明及动眼神经损害症状。第三期为晚期，出现梗阻性脑积水或脑干受压等症状。影像检查主要和听神经鞘瘤鉴别，三叉神经鞘瘤没有内听道扩大，肿瘤位置更靠前，常见表现为哑铃形肿瘤，骑跨于岩骨尖，累及中、后颅窝。手术入路的选择包括中颅窝型三叉神经鞘瘤取翼点入路或颞下入路、后颅窝型三叉神经鞘瘤取枕下乙状窦后入路、中颅窝 - 后颅窝型取颧弓 - 枕下乙状窦后联合入路。

舌下神经鞘瘤即为起源于运动性颅神经的神经鞘瘤之一，大多数患者有慢性进行性舌肌半侧麻痹、单侧舌肌萎缩及伸舌偏斜典型的三联征，也可表现为颈静脉孔区综合征和由于脑干受压引起的长管征。根据肿瘤的生长方式不同可以分为三种类型：颅内型、颅外型和颅内外沟通型。CT 表现：延髓腹外侧池见边界清楚，结节状软组织影，局部舌下神经管扩张或破坏，可有枕骨髁破坏，增强后扫描均显示中度强化，延髓可受压移位。MRI 表现：斜坡下缘，枕骨大孔上方与延髓腹外侧分别见结节状、圆形、椭圆形或浆果状肿块，瘤体在 T_1WI 呈等信号，T_2WI 为高信号。增强扫描示病变明显环状强化，有的呈蛋壳样强化，可见囊性变。MRI 为较好的检查手段，CT 颅底薄层扫描骨窗位可清晰显示舌下神经管周围骨性结构及由于病变导致的扩大的舌下神经管，因而对诊断意义重大。绝大多数肿瘤仍需以手术切除为主要治疗手段。舌下神经鞘瘤血运相对丰富，一

般质地较软可吸除。手术入路的选择对肿瘤切除至关重要，而这种选择主要基于肿瘤的分型。对颅内型，可取乙状窦后（或乳突后）入路，也可选择枕下极外侧（或枕下极外侧—枕骨髁）入路。对颅外型，一般可经颈部入路。对颅内外哑铃型肿瘤，有人主张分期手术，但多数人提倡用一期手术。Tatagiba 等经枕下后正中小脑扁桃体下手术入路，也取得了较好的手术效果。

（王鹏）

参考文献

1. Ries LAG, Eisner MP, Kosary CL, et al. eds. SEER cancer statistics review, 1973-1999. Bethesda, MD: National Cancer Institute, 2002.

2. 江涛, 刘福生. 脑胶质瘤. 北京: 人民卫生出版社, 2007.

3. 李广灿. 1990 年全球 25 种主要癌症发病率评估. 中国肿瘤, 2000, 9: 260—262.

4. 中国肿瘤登记地区 2005 年发病死亡. 2008 中国肿瘤登记年报. 全国肿瘤防治研究办公室主编. 军事医学科学出版社, 2009.

5. 张成, 王学庆, 孟广远, 等. 颅内肿瘤 10067 例分析. 中华神经外科杂志, 1990, 6: 14-16.

6. 张福林, 汪寅. 神经系统肿瘤 9994 例免疫组化诊断经验. 中国神经肿瘤杂志, 2004, 2: 241-246.

7. 步星耀, 范鲁鼎, 梁庄华, 等. 人脑肿瘤组织中 SV40 感染及其临床意义. 中华微生物学和免疫学杂志, 2001, 2: 284—287.

8. 贾秀岩, 胡锦富, 刘瑞章. 等. 儿童脑瘤危险因素研究. 中国公共卫生, 1997, 13 (5): 279—280.

9. Korshunov A, Savostikova M, Ozerov S. Immuno-histochemical markers for prognosis of average-risk pediatric medulloblastomas. The effect of apoptotic index, TrkC, and c-myc expression. J Neurooncol, 2002: 58 (3): 271-279.

10. Korshunov A, Golanov A, Timirgaz V. Immuno-histochemical markers for prognosis of ependymal neoplasms. J Neurooncol, 2002, 58 (3): 255-270.

11. Korshunov A, Golanov A, Sycheva R. Immuno-histochemical markers for prognosis of oligodendroglial neoplasms. J Neurooncol, 2002, 58 (3): 237-253.

12. Korshunov A, Golanov A, Sycheva R. Immuno-histochemical markers for prognosis of anaplastic astrocytomas. J Neurooncol, 2002, 58 (3): 203-215.

13. Korshunov A, Golanov A, Sycheva R. Immuno-histochemical markers for prognosis of cerebral glioblastomas. J Neurooncol, 2002, 58 (3): 217-236.

14. 王新军, 魏明, 赵思伟, 等. 脑肿瘤患者血清肿瘤相关物质的检测及其临床意义. 中国肿瘤临床与康复, 2003, 10 (1): 27—28.

15. Santra A, Kumar R, Sharma P, et al. F-18 FDG PET/CT in patients with recurrent glioma: Comparison with contrast enhanced MRI. Eur J Radiol, 2011, 81 (3): 508-513.

16. International Cancer Genome Consortium, Hudson TJ, Anderson W, et al. International network of cancer genome projects. Nature, 2010, 464 (7291): 993-998.

17. Triebels VH, Taphoorn MJ, Brandes AA, et al. Salvage PCV chemotherapy for temozolomide-resistant oligodendrogliomas. Neurology, 2004, 63 (5): 904-906.

18. Brandes AA, Franceschi E, Tosoni A, et al. Epidermal growth factor receptor inhibitors in neuro-oncology: hopes and disappointments. Clin Cancer Res, 2008, 14 (4): 957-960.

19. Ljubimova JY, Fujita M, Khazenzon NM, et al. Nanoconjugate based on polymalic acid for tumor targeting. Chem Biol Interact, 2008, 171 (2): 195-203.

20. Xu L, Fukumura D, Jain RK. Acidic extracellular pH induces vascular endothelial growth factor (VEGF) in human glioblastoma cells via ERK1/2 MAPK signaling pathway: mechanism of low pH-induced VEGF. J Biol Chem, 2002, 277 (13): 11368-11374.

21. Nakada M, Kita D, Futami K, et al. Roles of membrane type 1 matrix metalloproteinase and tissue inhibitor of metalloproteinases 2 in invasion and dissemination of human malignant glioma. J Neurosurg, 2001, 94 (3): 464-473.

22. Jiang H, Gomez-Manzano C, Lang FF, et al. Oncolytic adenovirus: preclinical and clinical studies in patients with human malignant gliomas. Curr Gene Ther, 2009, 9 (5): 422-427.

23. Molitch ME. Medical management of prolactin-secreting pituitary adenomas. Pituitary, 2002, 5 (2): 55-65.

24. Wu ZB, Yu CJ, Su ZP, et al. Bromocriptine treatment of invasive giant prolactinomas involving the cavernous sinus: results of a long-term follow up. J Neurosurg, 2006, 104 (1): 54-61.

25. Casanueva FF, Molitch ME, Schlechte JA, et al. Guidelines of the Pituitary Society for the diagnosis and management of prolactinomas. Clin Endocrinol (Oxf), 2006, 65（2）:265-273.

26. 李向东，惠国桢，黄沁，等.溴隐亭治疗垂体催乳素瘤及其机制的研究.中华外科杂志，2006，44：1558-1559.

27. 陈光耀.临床肿瘤医师如何善用放射外科的新利器.中国肿瘤临床，2007,34（1）:1-5.

28. Hayes RL, Koslow M, Hiesiger EM, et al. Improved long term survival after intracavitary interleukin-2 and lymphiline-activated killer cells for adults with recurrent malignant glioma. Cancer, 1995,76:840-852.

29. Wang P, Yu JP, Gao SY, et al.Experimental study on the treatment of intracerebral glioma xenograft with human cytokine-induced killer cells.Cell Immunol, 2008, 253（1-2）:59-65.

30. Maes W, Rosas GG, Verbinnen B, et al. DC vaccination with anti-CD25 treatment leads to long-term immunity against experimental glioma.Neuro Oncol, 2009, 11（5）:529-542.

31. Wheeler CJ, Black KL, Liu G, et al.Vaccination elicits correlated immune and clinical responses in glioblastoma multiforme patients.Cancer Res, 2008, 68（14）:5955-5964.

32. Eljamel S.Photodynamic applications in brain tumors: a comprehensive review of the literature. Photodiagnosis Photodyn Ther, 2010, 7（2）:76-85.

33. Stylli SS, Kaye AH, MacGregor L, et al.Photodynamic therapy of high grade glioma - long term survival.J Clin Neurosci, 2005, 12（4）:389-398.

34. Stylli SS, Kaye AH.Photodynamic therapy of cerebral glioma - a review. Part II - clinical studies.J Clin Neurosci, 2006, 13（7）:709-717.

35. Ikeda N, Hayashida O, Kameda H, et al.Experimental study on thermal damage to dog normal brain.Int J Hyperthermia, 1994, 10（4）:553-561.

36. 张亚卓，浦佩玉.加热对恶性胶质瘤细胞生物学特性的影响.中华神经外科杂志,1997,13（1）：25-27.

37. Fuse T, Yoon KW, Kato T, et al.Heat-induced apoptosis in human glioblastoma cell line A172.Neurosurgery, 1998, 42（4）:843-849.

38. Borkamo ED, Fluge O, Mella O, et al.Hyperthermia improves the antitumour effect of metronomic cyclo-phosphamide in a rat transplantable brain tumour.Radiother Oncol, 2008, 86（3）:435-442.

39. Seegenschmiedt MH, Feldmann HJ, Wust P, et al.Hyperthermia--its actual role in radiation oncology. Part IV: Thermo-radiotherapy for malignant brain tumors.Strahlenther Onkol, 1995, 171（10）:560-572.

40. 中华医学会神经外科分会肿瘤专业组.中国中枢神经系统恶性胶质瘤诊断和治疗共识（简化版）.中华医学杂志，2009，43（5）：3028-3030.

41. Wick W, Stupp R, Beule AC, et al.A novel tool to analyze MRI recurrence patterns in glioblastoma.Neuro Oncol, 2008, 10（6）:1019-1024.

42. Mirimanoff RO, Gorlia T, Mason W, et al.Radiotherapy and temozolomide for newly diagnosed glioblastoma: recursive partitioning analysis of the EORTC 26981/22981-NCIC CE3 phase Ⅲ randomized trial.J Clin Oncol, 2006, 24（16）:2563-2569.

43. Hegi ME, Liu L, Herman JG, et al. Correlation of O6-methylguanine methyltransferase（MGMT）promoter methylation with clinical outcomes in glioblastoma and clinical strategies to modulate MGMT activity. J Clin Oncol, 2008, 26（25）:4189-4199.

44. Weller M, Stupp R, Reifenberger G, et al.MGMT promoter methylation in malignant gliomas: ready for personalized medicine? Nat Rev Neurol, 2010, 6（1）:39-51.

45. Jiang G, Wei ZP, Pei DS, et al. A novel approach to overcome temozolomide resistance in glioma and melanoma: Inactivation of MGMT by gene therapy. Biochem Biophys Res Commun, 2011, 406（3）:311-314.

46. Vera K, Djafari L, Faivre S, et al. Dose-dense regimen of temozolomide given every other week in patients with primary central nervous system tumors. Ann Oncol, 2004, 15（1）:161-171.

47. Brock CS, Newlands ES, Wedge SR. Phase I trial of Temozolomide using an extende continuous oral schedule. Cancer Res, 1998, 58:4363-4367.

48. Spiro TP, Liu L, Majka S, et al. Temozolomide: the effect of once- and twice-a-day dosing on tumour tissue levels of the DNA repair protein O（6）-alkylguanine-DNA-alkyltransferase. Clin Cancer Res, 2001, 7：2309-2317.

49. Kaina B, Mühlhausen U, Piee-Staffa A, et al. Inhibition of O6-methylguanine-DNA methyltransferase by glucose-conjugated inhibitors: comparison with nonconjugated inhibitors and effect on fotemustine and temozolomide-induced cell death. J Pharmacol Exp Ther, 2004, 311 (2)：585-593.

50. Goellner EM, Grimme B, Brown AR, et al. Overcoming Temozolomide Resistance in Glioblastoma via Dual Inhibition of NAD+ Biosynthesis and Base Excision Repair. Cancer Res, 2011, 71 (6) :2308-2317.

51. Blough MD, Zlatescu MC, Cairncross JG. O6-methylguanine-DNA methyltransferase regulation by p53 in astrocytic cells. Cancer Res, 2007, 67 (2) :580-584.

52. Blough MD, Beauchamp DC, Westgate MR, et al. Effect of aberrant p53 function on temozolomide sensitivity of glioma cell lines and brain tumor initiating cells from glioblastoma. J Neurooncol, 2011, 102 (1) :1-7.

53. Motomura K, Natsume A, Kishida Y, et al. Benefits of interferon-β and temozolomide combination therapy for newly diagnosed primary glioblastoma with the unmethylated MGMT promoter: a multicenter study.Cancer, 2010, 117 (8)：1721-1730.

54. Cai W, Maldonado NV, Cui W, et al.Activity of irinotecan and temozolomide in the presence of O6-methylguanine-DNA methyltransferase inhibition in neuroblastoma pre-clinical models. Br J Cancer, 2010, 103 (9) :1369-1379.

55. Quinn JA, Jiang SX, Reardon DA, et al. Phase Ⅱ trial of temozolomide (TMZ) plus irinotecan (CPT-11) in adults with newly diagnosed glioblastoma multiforme before radiotherapy. J Neurooncol, 2009, 95 (3) :393-400.

56. Lai A, Tran A, Nghiemphu PL, et al. Phase Ⅱ study of bevacizumab plus temozolomide during and after radiation therapy for patients with newly diagnosed glioblastoma multiforme. J Clin Oncol, 2011, 29 (2) :142-148.

57. Balañá C, Etxaniz O, Bugés C, et al. Approval denied by the European Medicines Agency (EMA) for bevacizumab in the treatment of high-grade glioma recurrence: a good idea or a grave error? Clin Transl Oncol. 2011;13 (3) :209-210.

58. Wick A, Dörner N, Schäfer N, et al. Bevacizumab does not increase the risk of remote relapse in malignant glioma. Ann Neurol, 2011, 69 (3) :586-592.

59. Zustovich F, Lombardi G, Pastorelli D, et al. Bevacizumab and glioblastomas, a single-centre experience: how disease history and characteristics may affect clinical outcome. Anticancer Res, 2010, 30 (12) :5213-5216.

60. 雷鹏.科学规范颅内脑膜瘤的治疗最大限度地减少神经功能障碍.中国微侵袭神经外科杂志, 2008, 10:32.

61. 中华医学会内分泌学分会,中华医学会神经外科学分会.中国肢端肥大症诊治规范（草案）.中国实用内科杂志, 2006,26 (22) :1772-1776.

62. Melmed S, Colao A, Barkan A, et al. Guidelines for acromegaly management: an update. J Clin Endocrinol Metab，2009, 94 (5) :1509-1517.

63. 朱慧娟,曾正陪.肢端肥大症最新诊疗指南.中华内分泌代谢杂志, 2009, 25 (5) :562-565.

64. 吴哲褒,张亚卓.垂体催乳素瘤的诊断和治疗指南.中华神经外科杂志, 2008, 24 (11) :38.

65. 王任直,魏俊吉.加强《垂体腺瘤诊疗指南》的制定和推广.中华神经外科杂志, 2009, 25 (1) :1-2.

66. Cook DM, Ezzat S, Katznelson L, et al.AACE Medical Guidelines for Clinical Practice for the diagnosis and treatment of acromegaly. Endocr Pract, 2008, 14 (6) :802-803.

67. 魏少波,周定标,张纪,等.经单鼻孔蝶窦入路切除垂体腺瘤.中国为侵袭神经外科杂志, 2001,6 (2)：72-75.

68. 徐得生,任祖渊,苏长保,等.经蝶窦垂体腺瘤切除术后尿崩症的临床研究.中华神经外科杂志,1995,11:222-224.

69. 贾桂军,王忠诚.舌下神经孔区神经鞘瘤的诊断与显微外科治疗.中华医学杂志, 2001, 81 (20)：1264-1265.

70. 杨百春,周良辅.舌下神经鞘瘤的诊断和治疗田.中华外科杂志, 2004,42 (2)：1384-1388.

71. 周定标,程东源,许百男.舌下神经鞘瘤.中华神经外科杂志,1999,15 (1) :42-44.

72. Tatagiba M, Koerbel A, Roser F.The midline suboccipital subtonsillar approach to the hypoglossal canal: surgical anatomy and clinical application.Acta Neurochir (Wien), 2006, 148 (9) :965-969.

第一节　总论

一、眼部肿瘤的流行病学

眼睑、眼球、眼附属器均可发生肿瘤。全身其他部位、器官的肿瘤也可转移或通过孔隙直接蔓延到眼部。

眼部肿瘤的年龄因素，如视网膜母细胞瘤大多发生于 3 岁以前，横纹肌肉瘤多发生于学龄期儿童，大多数肿瘤则随年龄增加而升高，但是有一部分肿瘤，如脉络膜黑色素瘤、血管外皮细胞瘤等，则是在中年人当中好发。

眼部肿瘤的性别因素，大多数肿瘤以男性为高，亦有部分肿瘤，如脉络膜黑色素瘤、纤维组织细胞瘤、纤维肉瘤、脑膜瘤、睑板腺癌等，在女性当中常见。

眼部肿瘤的地区因素，如鼻咽癌的眼部转移在我国两广地区常见。

眼部肿瘤的种族因素，如脉络膜黑色素瘤在白种人当中多见，视网膜母细胞瘤在有色人种当中多见。

眼睑良性肿瘤前 5 位分别是色素痣、表皮样囊肿，皮样囊肿、鳞状细胞乳头状瘤、基底细胞乳头状瘤，眼睑恶性肿瘤前 5 位分别是基底细胞癌、睑板腺癌，鳞状细胞癌、黑色素瘤、淋巴瘤。眼球表面良性肿瘤前 5 位分别是色素痣、上皮囊肿、皮样肿瘤、上皮增生、皮脂瘤，眼球表面恶性肿瘤前 5 位分别是原位癌、黑色素瘤、鳞状细胞癌、色素痣恶变、淋巴瘤。眼眶良性肿瘤前 5 位分别是皮样囊肿、海绵状血管瘤、泪腺混合瘤、表皮样囊肿、炎性假瘤，眼眶恶性肿瘤前 5 位分别是腺样囊性癌、淋巴瘤、横纹肌肉瘤、恶性泪腺混合瘤、鳞状细胞癌。

二、应用解剖

（一）骨性眼眶

眼眶是位于顶骨与面骨之间的骨性空腔，形如四边锥形，由额骨、蝶骨、颧骨、上颌骨、腭骨、泪骨、筛骨组成，容积约为 30ml。

1. 眶上壁又称眶顶，呈三角形，前面由额骨眶板构成，后方由蝶骨小翼构成。

（1）眶上切迹：位于眶上缘内 1/3 处的浅沟，由膜性韧带封闭，有眶上神经和同名血管经过。

（2）泪腺窝：位于眶上壁前外方的骨性凹陷，是眶上壁和眶外壁的交界，有眶部泪腺位于其中。

（3）滑车凹：位于眶上壁和眶内壁交界的骨性凹陷，距离眶缘 4mm，其上有滑车软骨，上斜肌肌腱由此经过。

（4）眶上裂：位于眶上壁和眶外壁之间，由蝶骨大翼和蝶骨小翼构成。从眶上裂的 Zinn 环之上通过的神经和血管有滑车神经、额神经、泪腺神经、眼上静脉和泪动脉返支；由眶上裂 Zinn 环内通过的神经和血管有动眼神经上支、鼻睫神经、睫状神经节交感根、动眼神经下支、展神经、眼静脉。外伤、炎症和肿瘤等累及眶上裂时，则出现眶上裂综合征；若病变进一步累及视神经，则出现眶尖综合征。

（5）视神经管：位于眶尖，由蝶骨小翼围成，自眶尖向后内上走行，长约 4 ~ 9mm，宽 4 ~ 6mm，为眶与颅中窝的通道，视神经、眼动脉由此管经过。

2. 眶内壁呈方形，由额骨眶突、上颌骨、泪骨、筛骨纸板、蝶骨构成。眶内壁最薄，副鼻窦炎症或肿瘤易侵及眶内。

（1）泪囊窝：由上颌骨额突和泪骨构成。前界为泪前嵴，后界为泪后嵴，向下与骨性鼻泪管相连。有泪囊位于其中。

（2）筛前孔和筛后孔：位于额筛缝内，筛前孔位于眶缘后 20mm，筛后孔在筛前孔之后 12mm，距视神经孔 5～8mm，有筛前后血管神经通过。

3. 眶下壁由上颌骨、颧骨、腭骨构成。上颌骨和蝶骨大翼构成眶下裂，有三叉神经上颌支、颧神经、眼下静脉、蝶腭节到眶骨膜的分支和翼静脉丛的交通支由此通过。由眶下裂向前有眶下沟和眶下管，开口在眶缘下 4mm 偏内侧的眶下孔，眶下血管和神经由此通过。

4. 眶外壁由颧骨和蝶骨构成，颧骨构成其前 1/3，蝶骨构成其后 2/3。

（二）眼眶筋膜组织和眶内间隙

1. 筋膜组织

（1）眼球筋膜：即 Tenon 囊，是一层疏松的、围绕眼球的纤维组织膜。前部起于角膜缘并与球结膜紧密相连，后部止于视神经周围。

（2）眼球悬韧带：位于眼球下方，下直肌与下斜肌交叉时与之融合，两端汇入内、外直肌的节制韧带。此悬韧带有防止眼球下移的作用。

（3）肌间膜：是四条直肌的肌鞘膜向两侧扩展的部分，与邻近的直肌鞘膜相连。四条直肌及其筋膜起于总腱环，向前呈漏斗状散开，故名肌漏斗、肌圆锥或肌锥。它将球后分为肌锥内和肌锥外两部分。

（4）眶隔：是一层纤维组织膜，形成眼眶的前界。它周围起自眶缘骨膜，上睑眶隔下缘与提上睑肌腱膜融合，下睑眶隔上缘与 Tenon 囊融合。

2. 眶内间隙

（1）巩膜表面间隙：位于眼球筋膜和巩膜之间的潜在间隙。

（2）中央间隙：即肌锥内间隙，以四条直肌和肌间膜为界，内有视神经、眼球运动、感觉、交感和副交感神经，血管。睫状神经节位于视神经与外直肌之间，Zinn 环之前 10mm。肌锥内肿瘤眼球向正前方突出。

（3）周围间隙：位于中央间隙和眶骨膜之间，泪腺肿瘤在此间隙内。

（4）骨膜下间隙：为骨膜与眶骨壁之间的潜在间隙，是皮样囊肿的好发部位。

（三）眼球

眼球由眼球壁和内容物组成。眼球壁由外到内分别为纤维膜、葡萄膜、视网膜，内容物包括房水、晶状体、玻璃体。

1. 纤维膜

（1）角膜：位于眼球前部，呈透明状，允许光线进入。角膜感觉神经丰富。角膜表面有一层泪液层。

（2）巩膜：由致密的胶原纤维构成，呈乳白色。向前与角膜、向后与视神经硬膜鞘相连。

（3）角巩膜缘：为从角膜到巩膜的移行区。

（4）前房角：包括 Schlemm 管和小梁网。Schlemm 管为环绕前房角一周的房水排出管道。小梁网呈网状结构。

2. 葡萄膜

（1）虹膜：呈圆环形，与睫状体相连，位于晶状体前。中央的圆孔，称为瞳孔。含有丰富的色素、血管和神经，包含瞳孔括约肌、瞳孔开大肌。

（2）睫状体：前方为虹膜根部，后方为脉络膜，外侧为巩膜，内侧为晶状体悬韧带。含有丰富的血管和神经和睫状肌。

（3）脉络膜：前连锯齿缘，后接视神经。含有丰富的色素和血管。

3. 视网膜
为一层透明膜，是视觉形成的起点。外侧为脉络膜，内侧为玻璃体。前端为锯齿缘，后方包含有视盘和黄斑。

4. 晶状体
形如双凸透镜的透明体，位于虹膜、瞳孔之后，玻璃体之前。

5. 玻璃体
透明状胶质体。

（四）眼附属器

1. 眼睑
位于眼球前方的皮肤皱襞，以睑裂为界，分为上睑和下睑。内侧结合处为内眦，外侧结合处为外眦。由前到后依次分为皮肤、皮下组织、肌肉层、纤维层、睑结膜层。

2. 结膜
薄而透明的黏膜，位于眼睑后面、眼球前面。

（1）睑结膜：与睑板紧密连接，光滑透明。

（2）穹窿部结膜：多皱褶，利于眼球运动。

（3）球结膜：位于眼球前面，通过眼球筋膜与巩膜相连。

3. 泪器

（1）泪腺：位于眼眶外上额骨的泪腺窝内。

（2）泪道：包括泪小点、泪小管、泪囊、鼻泪管。

（3）泪囊：位于上颌骨额突和泪骨形成的泪囊窝内。

4. 眼外肌　包括上直肌、下直肌、外直肌、内直肌、上斜肌、下斜肌。

（1）上直肌：起自视神经孔上方的总腱环，止于角膜缘后 7.7mm 的巩膜。

（2）下直肌：起自视神经孔下方的总腱环，止于角膜缘后 6.5mm 的巩膜。

（3）外直肌：起自视神经孔总腱环跨越眶上裂的部位，部分起自蝶骨大翼表面，止于角膜缘后 6.9mm 的巩膜。

（4）内直肌：起自视神经孔内下方的总腱环，止于角膜缘后 5.5mm 的巩膜。

（5）上斜肌：起自视神经孔内上方的蝶骨体，止于眼球赤道后颞上象限的巩膜。

（6）下斜肌：起自眶下缘后方，鼻泪管上端开口外侧，部分起自泪囊表面的泪筋膜，止于眼球的后外侧。

5. 眉　是眼睑与额部的分界。

（五）血液循环

1. 动脉　包括颈内动脉的眼动脉、上颌动脉的眶下动脉和脑膜中动脉的眶支。

（1）眼动脉：起自颈内动脉，依次分出视网膜中央动脉、泪腺动脉、睫状后动脉、肌支、筛前动脉、筛后动脉、眶上动脉。

①视网膜中央动脉：供应视网膜；②泪腺动脉：返回支与脑膜中动脉吻合，主干进入泪腺，终末支供应外直肌、上下睑外侧皮下组织；③睫状后动脉：睫状后短动脉供应脉络膜，睫状后长动脉与睫状前动脉吻合，形成虹膜大环，供应虹膜和睫状体；④肌支：上支供应提上睑肌、上直肌、上斜肌，下支供应内直肌、下直肌、下斜肌。

（2）眶下动脉：起自上颌动脉，分布于眶缘及其附近软组织。

（3）眶动脉支：起自脑膜中动脉，与眼动脉或泪腺动脉吻合。

2. 静脉

（1）向后：经由眼上静脉、眼下静脉回流至海绵窦和颅静脉。

（2）向前：经由眼静脉与内眦静脉吻合，回流至面静脉。

（3）向上：经过眶下裂回流至翼状静脉丛。

（六）神经支配

1. 视神经　由视盘至视交叉的视觉通路，长度约为 40～50mm。

（1）球内段：由视盘起始至巩膜孔处的部分，长约 0.7～1mm。

（2）眶内段：由巩膜孔至视神经管眶口处的部分，长约 25～30mm。

（3）管内段：由视神经管眶口至颅口处的部分。长约 4～9mm。

（4）颅内段：由视神经管颅口处至视交叉的部分。长约 10mm。

2. 感觉神经　主要是三叉神经的第一支眼神经。在海绵窦侧壁分出泪腺神经、额神经和鼻睫状神经。

3. 睫状神经节　节前有感觉、运动（副交感）和交感根，节后形成睫状短神经，分布于睫状体、虹膜、角膜和血管的平滑肌。

4. 运动神经　包括动眼神经、滑车神经和展神经。

（1）动眼神经：入眶后分为动眼神经上支、动眼神经下支。动眼神经上支支配上直肌、提上睑肌；动眼神经下支支配内直肌、下直肌、下斜肌。

（2）滑车神经：支配上斜肌。

（3）展神经：支配外直肌。

三、眼部肿瘤的分类及 TNM 分期分类

（一）眼睑肿瘤

1. 上皮性肿瘤和瘤样病变

2. 腺体和毛发肿瘤

3. 黑色素细胞性肿瘤和瘤样病变

4. 软组织肿瘤和瘤样病变

5. 错构瘤和迷芽瘤

6. 造血和淋巴组织肿瘤

7. 炎性瘤样病变

8. 继发性肿瘤

（二）结膜和角膜肿瘤

1. 上皮性肿瘤和瘤样病变

2. 结膜黑色素性肿瘤和瘤样病变

3. 结膜下软组织肿瘤和瘤样病变

4. 错构瘤和迷芽瘤

5. 淋巴组织肿瘤和瘤样病变

6. 继发性结膜和角膜肿瘤

7. 炎性瘤样病变

（三）视网膜肿瘤

1. 视网膜母细胞瘤

2. 星状细胞瘤与 Bourneville 综合征

3. 视网膜色素上皮性肿瘤及瘤样病变

（四）葡萄膜肿瘤

1. 黑色素性肿瘤和瘤样病变

2. 葡萄膜非黑色素性肿瘤

3. 非色素性睫状上皮的肿瘤和瘤样病变

4. 虹膜、睫状体和视网膜色素上皮的肿瘤和瘤样病变

5. 视盘肿瘤和瘤样病变

（五）泪器肿瘤

1. 泪腺肿瘤

2. 泪囊肿瘤

（六）眼眶肿瘤

1. 纤维组织肿瘤

2. 脂肪源性肿瘤

3. 肌源性肿瘤

4. 血管源性肿瘤

5. 骨源性肿瘤

6. 神经源性肿瘤

7. 囊性病变

8. 淋巴造血组织肿瘤

9. 炎性肿瘤

10. 继发性肿瘤

11. 转移性肿瘤

分期

眼睑癌	
原发肿瘤	
TX	原发肿瘤不能确定
T0	无原发肿瘤证据
Tis	原位癌
T1	任何大小的肿瘤未侵及睑板，或肿瘤位于眼睑边缘，最大直径≤ 5mm
T2	肿瘤侵犯睑板或肿瘤位于眼睑边缘，5mm ＜最大直径≤ 10mm
T3	肿瘤侵犯睑板全层或肿瘤位于眼睑边缘，最大直径＞ 10mm
T4	肿瘤侵犯周围结构，包括球结膜、巩膜、眼球、眶周软组织、神经周围间隙、眶骨及骨膜、鼻腔和鼻旁窦和中枢神经系统
区域淋巴结	
NX	区域淋巴结转移不能确定
N0	区域淋巴结无转移
N1	区域淋巴结有转移
远处转移	
MX	不能确定有无远处转移
M0	远处无转移
M1	远处有转移
结膜肿瘤	
原发肿瘤	
TX	原发肿瘤不能确定
T0	无原发肿瘤证据

Tis	原位癌
T1	肿瘤最大直径≤5mm
T2	肿瘤最大直径>5mm，临近结构无侵犯
T3	肿瘤侵犯临近结构，不包括眼眶
T4	肿瘤侵犯眼眶，伴有或不伴更大范围侵犯
T4a	肿瘤侵犯眼眶内软组织，眶骨未受侵犯
T4b	肿瘤侵犯眶骨
T4c	肿瘤侵犯临近鼻旁窦
T4d	肿瘤侵犯脑组织
区域淋巴结	
NX	区域淋巴结转移不能确定
N0	区域淋巴结无转移
N1	区域淋巴结有转移
远处转移	
MX	不能确定有无远处转移
M0	远处无转移
M1	远处有转移
结膜恶性黑色素瘤	
原发肿瘤	
TX	原发肿瘤不能确定
T0	无原发肿瘤证据
T1	球结膜肿瘤
T2	球结膜肿瘤侵及角膜
T3	肿瘤侵犯结膜穹窿部、睑结膜或泪阜
T4	肿瘤侵犯眼睑、眼球、眼眶、鼻窦或中枢神经系统
区域淋巴结	
NX	区域淋巴结转移不能确定
N0	区域淋巴结无转移
N1	区域淋巴结有转移
远处转移	
MX	不能确定有无远处转移
M0	远处无转移
M1	远处有转移
葡萄膜恶性黑色素瘤	
原发肿瘤	
TX	原发肿瘤不能确定
T0	无原发肿瘤证据
虹膜	
T1	肿瘤局限于虹膜
T1a	肿瘤局限于虹膜并且大小≤1个象限
T1b	肿瘤局限于虹膜并且大小>1个象限
T1c	肿瘤局限于虹膜伴黑色素瘤性青光眼
T2	肿瘤融合或侵及睫状体和／或脉络膜
T2a	肿瘤融合或侵及睫状体和／或脉络膜伴黑色素瘤性青光眼
T3	肿瘤融合或侵及睫状体和／或脉络膜伴巩膜侵犯
T3a	肿瘤融合或侵及睫状体和／或脉络膜伴巩膜侵犯和黑色素瘤性青光眼

T4	肿瘤眼外侵犯

睫状体和脉络膜

T1	肿瘤最大直径≤10mm，并且最大高度（厚度）≤2.5mm
T1a	肿瘤最大直径≤10mm，并且最大高度（厚度）≤2.5mm，无镜下眼外侵犯
T1b	肿瘤最大直径≤10mm，并且最大高度（厚度）≤2.5mm，伴有镜下眼外侵犯
T1c	肿瘤最大直径≤10mm，并且最大高度（厚度）≤2.5mm，伴有肉眼可见的眼外侵犯
T2	肿瘤最大基底直径在10～16mm，并且最大高度（厚度）在2.5～10mm
T2a	肿瘤最大基底直径在10～16mm，并且最大高度（厚度）在2.5～10mm，无眼外侵犯
T2b	肿瘤最大基底直径在10～16mm，并且最大高度（厚度）在2.5～10mm，伴有镜下眼外侵犯
T2c	肿瘤最大基底直径在10～16mm，并且最大高度（厚度）在2.5～10mm，伴有肉眼可见的眼外侵犯
T3	肿瘤最大基底直径＞16m和／或最大高度（厚度）＞10mm，无眼外扩散
T4	肿瘤最大基底直径＞16m和／或最大高度（厚度）＞10mm，伴有眼外扩散

区域淋巴结

NX	区域淋巴结转移不能确定
N0	区域淋巴结无转移
N1	区域淋巴结有转移

远处转移

MX	不能确定有无远处转移
M0	远处无转移
M1	远处有转移

泪腺癌

原发肿瘤

TX	原发肿瘤不能确定
T0	无原发肿瘤证据
T1	肿瘤最大直径≤2.5cm，局限于泪腺
T2	肿瘤最大直径＞2.5cm，但≤5cm，局限于泪腺
T3	肿瘤侵犯骨膜
T3a	肿瘤最大直径≤5cm，侵犯泪腺窝骨膜
T3b	肿瘤最大直径＞5cm，并侵犯骨膜
T4	肿瘤侵犯眶内软组织、视神经或眼球，伴或不伴骨侵犯；肿瘤生长超出眼眶侵犯临近结构，包括脑组织

区域淋巴结

NX	区域淋巴结转移不能确定
N0	区域淋巴结无转移
N1	区域淋巴结有转移

远处转移

MX	不能确定有无远处转移
M0	远处无转移
M1	远处有转移

眼眶肉瘤

原发肿瘤

TX	原发肿瘤不能确定
T0	无原发肿瘤证据
T1	肿瘤最大直径≤15mm
T2	肿瘤最大直径＞15mm，无眼球和骨壁侵犯
T3	任何大小的肿瘤侵犯眼眶组织和／或骨壁
T4	肿瘤侵犯眼球或者眶周结构，如眼睑、颞窝、鼻腔和鼻旁窦，和／或中枢神经系统

区域淋巴结	
NX	区域淋巴结转移不能确定
N0	区域淋巴结无转移
N1	区域淋巴结有转移
远处转移	
MX	不能确定有无远处转移
M0	远处无转移
M1	远处有转移

四、眼部肿瘤的诊断及鉴别诊断

眼部肿瘤是较为常见的眼科疾病。随着人民物质生活的提高，平均寿命的延长，以及生活环境污染加重等多种因素，导致眼部肿瘤的发生率呈上升趋势。眼部肿瘤就其病变性质而言，不仅包括良性病变，而且也包括恶性病变；就其破坏程度而言，不仅可以导致视功能及容貌外观受损，严重时还可以危及患者的生命，其中后者是与眼科其他常见疾病最为显著的区别点所在。

因为眼肿瘤累及范围非常广泛，几乎眼球及眼附属器所有的组织结构和部位都可以发生肿瘤，所以，眼部肿瘤病种繁多、病情变化多端。眼科肿瘤专业不仅涉及眼科学，还涉及肿瘤学、医学影像学、病理组织学等多个学科，属于一种交叉性学科，这就要求我们这个学科的医师不仅要掌握专科理论知识，同时也应具备其他相关学科的知识，形成一个较为完善系统的理论知识体系。只有这样才能更加准确地诊治疾病，且有助于减少漏诊误诊的发生率。

由于正确的诊断是正确治疗的先决条件，而且眼部肿瘤的预后与其早诊断早治疗密切相关。因此，有关眼部肿瘤的早期正确诊断极为关键。

眼部肿瘤的诊断依据包括很多方面，如病史采集、体格检查、辅助检查、实验室检查、病理组织学检查等。只有在广泛收集上述资料和结果的基础上，通过专业而细致的分析，才可能得出正确诊断。

（一）病史采集

问诊是诊断疾病的首要步骤。主要内容包括主诉、现病史、既往史、个人史、家族史等。

1. 主诉　患者述说本次就诊的主要症状。如眼部肿块的位置、视力下降的程度、复视、斜视、眼球突出等，以及上述症状的持续时间等等。

2. 现病史　主要包括年龄、视力下降的诱因、眼别、发病过程及特点、伴随症状、治疗情况及效果等。

（1）年龄：有些眼部肿瘤的发生与患者年龄关系较为密切。如发生于眼睑的睑板腺囊肿和睑板腺癌，二者有时临床表现相似，但病变性质却截然相反；前者以青年人为多见，后者却以老年人为多见。因此，通过询问患者的年龄可以为疾病的诊断和鉴别诊断提供参考价值。

（2）视力下降的诱因：视力是眼部组织结构最基本的生理功能。尽管眼部肿瘤与其他眼病如白内障、青光眼等在表现形式上存在较大区别，但许多眼部肿瘤仍然可以导致视力的减退或丧失。如眶尖部海绵状血管瘤，有时患者眼球突出并不明显，但此时患者的视力却明显减退，故患者往往因视力减退而就诊。

（3）眼别：是单眼还是双眼发病？双眼同时发病还是先后发病？这些对诊断及鉴别诊断具有重要意义。如甲状腺相关眼病，往往以双眼发病为多见；而需与其鉴别的眼部炎性假瘤，却以单眼发病较常见。

（4）发病过程及特点：可以反映眼病症状的性质与变化。如眶部横纹肌肉瘤，可以表现为眼部肿胀、眼球突出，并以进展速度较快为其临床特点，这从一个侧面提示该病恶性程度较高。脉络膜黑色素瘤与脉络膜黑素细胞瘤眼底外观形态极为相似，但前者较后者的进展速度明显为快，通过仔细询问病程进展情况，可以为诊断及鉴别诊断提供有意义的判断依据。

（5）伴随症状：眼部肿瘤的发生可以伴随一些其他症状，如眼球突出、疼痛、复视、斜视等，对于这些伴随症状的正确分析，有助于眼部肿瘤的诊断和鉴别诊断。如婴幼儿最常见的眼内肿瘤视网膜母细胞瘤，患儿常因白瞳症和斜视（图18-1-1）被家长发现而就诊，而多数非因视力下降而就诊。另外，对疾病伴随症状的仔细分析，可以帮助了解病情进展和分期，如视网膜母细胞瘤患儿，若出现眼红、不愿睁眼等症状，提示疾病已导致眼压升高，进入青光眼期。

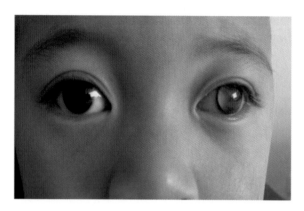

图 18-1-1　视网膜母细胞瘤患儿外观像患儿左眼白瞳症伴外斜视

（6）治疗情况及效果：患者发病后的就诊、诊断、治疗经过及其疗效，对其进一步的诊断与治疗具有重要参考价值。如对于较为常见的眼部炎性假瘤而言，一般首选糖皮质激素治疗，用药后，患者病情减轻或消退，提示其病理类型属于淋巴细胞增殖型的可能性较大；如对激素治疗反应较差，提示疾病的病理类型属于纤维增殖型的可能性较大，此时则需更改治疗方案，同时也提示需要进一步明确诊断的必要性。

3. 既往史　包括过去是否有类似的眼部肿瘤疾病史，有无其他全身病史，有无外伤、手术、药物过敏史。对于疑诊眼部肿瘤病变，更应该侧重询问相关病史。如眼眶淋巴管瘤，有时可以眶内突然出血导致眼球明显突出和视力下降，询问时就应该关注是否有外伤史，尤其是眼眶部外伤史，以便与外伤性眶内血肿相鉴别。又如怀疑脉络膜转移癌，则应重点询问全身其他脏器是否有肿瘤病史、如肺癌、乳腺癌等，这可以为与原发于脉络膜组织的肿瘤提供鉴别依据。

4. 个人史　了解患者的工作性质与居住情况、生活习惯（如烟酒等不良嗜好）有助于疾病

的诊断。如玻璃体腔内的寄生虫性病变，则应询问的有无与动物密切接触史，以及有无生食动物肉类史等。

5. 家族史　根据病情需要，了解有关情况，如家族成员中有无类似病例，父母是否近亲结婚等。眼肿瘤中有些疾病具有明显的遗传易感性，如视网膜母细胞瘤患者所生子女患病率极高，有时通过检查患儿，再结合其父母患病史即可明确诊断。

（二）眼部检查

按照眼科检查常规，对患者进行系统、全面的眼部检查。眼部检查，一般应遵循由外向内，由前向后，先右后左或先健眼后患眼，两侧对照的原则，有条不紊按序进行检查。在上述原则基础上，对疑似眼肿瘤患者还应该进行针对眼部肿瘤的检查。

1. 视力减退或丧失　视力是指视器辨别物体形状和大小的能力。眼部许多肿瘤可以造成视力的减退或丧失，既包括发生于眼球本身的肿瘤，也包括眼球外发生的肿瘤。前者如视网膜母细胞瘤、脉络膜黑色素瘤，当肿瘤累及黄斑区时，视力就会明显受损或丧失；后者如眶内病变，当肿瘤体积明显增大，对眼球和视神经产生压迫效应或肿瘤本身侵及时，即可对视力产生明显影响。

2. 眼压升高或减低　眼压是指眼球内容物对眼球壁产生的压力。有些眼部肿瘤可以通过影响房水的循环途径和眼部静脉系统的引流作用导致继发性眼压升高。如虹膜睫状体黑色素瘤，可以通过脱落的黑色素阻塞小梁网和肿瘤本身的占位压迫效应，导致眼压升高；又如动静脉海绵窦瘘，可以通过影响眼静脉的正常回流作用，引起眼压升高等体征。有时眼部肿瘤也可以导致眼压的降低，如视网膜母细胞瘤发生自发性退化，往往以眼压降低和眼球萎缩而告终。为此，通过测量眼压可以为眼部肿瘤的诊断和鉴别诊断提供依据。

3. 眼睑形态和位置异常　发生于眼睑的肿瘤病理种类较多，但一般多以肿块和溃疡为其典型临床体征。对于眼睑肿瘤的检查，一般是在自然光线下，通过视诊和触诊来进行。通过视诊，可以观察到肿块的位置、大小，两侧睑裂是否对称，开闭是否自如，是否存在上睑下垂等体征。如睑板腺癌，一般多表现为无痛性眼睑肿块，通过触

诊可以评估肿块的大小、肿瘤的侵袭范围及与周围组织的粘连程度；另外，通过触诊结果，也可为睑板腺囊肿提供诊断及鉴别诊断的依据。眼睑基底细胞癌可以导致眼睑溃疡的产生，严重时可以导致整个眼睑及眼睑周围组织均被溃疡所破坏。

4. 眼球正常结构破坏 由于肿瘤几乎可以侵及眼球所有的组织结构，根据肿瘤侵及组织结构的范围及程度不同，可以导致不同的体征产生。如角结膜皮样瘤，表现为角膜表面有不规则粉红色隆起样增殖物，有时可见增殖物上有毛发生长（图18-1-2）；虹膜囊肿表现为虹膜局限性囊性占位，前房深浅不一，瞳孔形态欠规则；视网膜母细胞瘤，可表现为来源于视网膜的玻璃体内实性占位，可伴有视网膜脱离以及玻璃体腔内散在的灰白色肿瘤细胞种植等。

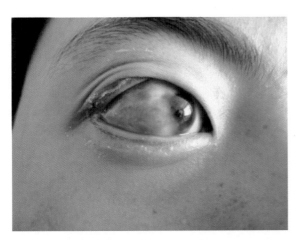

图18-1-2 角结膜皮样瘤肿瘤已累及患者右眼颞侧结膜及角膜颞侧部分

5. 眼球突出 肿瘤导致的眼球突出可以分为眼球自身增大导致的眼球突出和眶内容物增加导致的眼球突出。前者如视网膜母细胞瘤因继发性青光眼导致眼球体积明显增大、眼球前后径明显增长，使得眼球突出；后者如眶内海绵状血管瘤、眶内淋巴瘤等，由于肿瘤自身体积增大，导致占位压迫性眼球突出等。

6. 眼位及眼球运动异常 眼部肿瘤根据其发生部位、肿瘤大小及侵犯范围不同，可以导致眼位及眼球运动出现异常；根据眼位及眼球运动障碍的方向，有助于判断眶内肿瘤的病变位置。如视网膜母细胞瘤导致患者视功能明显受损，患者

可出现废用性斜视；发生于泪腺区的肿瘤可以导致眼球向眼眶鼻下移位；发生在眶尖部的炎性假瘤，不仅可以引起视功能明显受损，也可以导致眼球运动功能受损，严重时可以导致眶尖综合征的发生。为此，通过眼位及眼球运动检查，可为眼部肿瘤的诊断和鉴别诊断提供有意义的参考依据。

7. 眼眶形态及结构异常 眶骨本身可以发生原发性肿瘤，眼眶周围软组织肿瘤也可以累及和侵犯眶骨组织。通过观察两侧眼眶是否对称，触诊眶缘部组织结构，可为眼眶肿瘤的诊断及鉴别诊断提供借鉴作用。如发生于眶上壁额骨的骨瘤，可以表现为眉弓部隆起，眼球向下移位，触诊可扪及实体占位性肿物，质地极硬，不伴有活动度。发生于眼眶的恶性纤维组织细胞瘤，该病可以导致骨组织较为严重的破坏，此时可借助CT及MRI扫描以确定病变侵及程度和范围。

（三）全身检查

眼部肿瘤的发生可以原发于眼部自身的组织结构，也可以来源于眼眶周围的组织结构，还可以来源于发生在全身其他脏器的恶性肿瘤。为此，在诊断眼部肿瘤时，对眶周组织结构和其他全身组织结构的检查也应重视，尽可能减少或避免误诊漏诊的发生。

1. 眶周组织结构的检查 眼眶周围的一些重要结构如鼻窦、颅腔等发生肿瘤，有时可以通过直接侵犯或血行转移而累及眶部组织。如眼眶蜂窝织炎可因鼻窦炎症所引起；发生于鼻窦的黏液囊肿也可以导致眶壁的压迫性骨吸收而侵入眶内等。在上述检查的基础上，为了进一步明确诊断和治疗，可请耳鼻喉科、神经外科等相关科室会诊。

2. 全身检查 有时全身一些组织结构的肿瘤因转移眼部，导致患者首诊于眼科，这就提示对于眼部肿瘤诊断而言，应该具有全局观念。在检查诊断时，不仅要关注眼部本身的病变，也应关注全身可能存在的肿瘤性病变。如脉络膜由于其自身血液循环丰富的原因，常常是一些全身肿瘤转移的好发部位，如肺癌、乳腺癌等，临床表现为脉络膜组织局限性隆起样占位，此时需通过全身检查与常见的脉络膜黑色素瘤进行鉴别诊断。甲状腺相关眼病典型临床表现为眼睑退缩、睑裂开大和眼球突出，如果结合全身甲状腺功能检查，

基本可以明确诊断。

（四）辅助检查

1. 医学影像学检查 眼部肿瘤可以累及眼睑、眼球、眼附属器及眼眶等全部的组织结构。对于累及眼睑和眼球的肿瘤，可以借助裂隙灯显微镜和检眼镜等眼科常用检查设备直接进行观察；而对于发生于眶内组织的肿瘤，只有借助于影像学检查手段对其进行定位和定量检查，有些肿瘤也可进行定性检查。

（1）超声检查（Ultrasonography）：1956 年，两个美国眼科医师 Mundt 和 Hughes 首次将超声技术应用于眼科领域，随后以其具有动态、无创、操作简便、价格低廉等优点得以广泛使用。

① A 型超声：是一维的声波成像系统，回声是以垂直于基线的波峰来显示，波峰高度代表回声的强度。波峰之间的距离决定于声束到达一定界面和它的回声返回探头所需要的时间。通过了解接收回声介质的声速，可以将任何两个回声波峰之间的时间转换成距离。A 型超声的优点是测量精确，回声可以量化。主要用于眼部的生物测量和判断病变的性质。如视网膜母细胞瘤青光眼期，患儿眼轴径线通常变大。

② B 型超声：是屏幕上的垂直维和水平维所产生的二维声切面，可以显示所探查组织的形态和位置。B 型超声通过换能器振动发射声束将探查组织进行"切片"，来显示被检测组织的切面。回声以显示器上的亮点显示，而不是用波峰来显示。回声强度以亮点的亮度来表示。B 型超声的优点是可以直观反映被检测组织的大小、位置以及与周围组织的关系，鉴于 B 超检查自身的特点，它目前主要用于眼球及眼外肌方面肿瘤的检查。如脉络膜黑色素瘤 B 超检查不仅可以确定肿瘤的位置，也可以确定肿瘤的大小，以及肿瘤与周围脱离视网膜之间的关系等。对于甲状腺相关眼病，采用 B 超检查，可见眼外肌肌腹明显增厚。由于 B 超检查具有无损伤性和费用低廉等特点，尤其适合于对病变治疗前后病情变化的评估。

③ 彩色超声多普勒成像（Color doppler imaging，CDI）：多普勒超声可以发射脉冲或连续超声波，通过检测多普勒频移来探测血流情况。多普勒频移是指由移动的反射源（回声源）引起的声波频率的改变。CDI 就是将彩色多普勒和传统 B 型超声成像结合起来的检测方法。可以用二维图像表示眼部和眶部影像的改变，同时可以在超声图中通过改变色彩来显示血流的多普勒测量效果，以红色表示朝向探头发生的频移，以蓝色表示背向探头的频移。通过频谱分析可以对血流速度进行定量测定。

有效的血管系统对于所有肿瘤的生长是必不可少的，新生血管和原有的血管与肿瘤实体组合成一体。CDI 可以用来评估眼球和眼眶中与肿瘤相关的血流状况。为此，CDI 可主要用于研究眼部和眶部血管性病变和肿瘤的血流特征，最小血流量的高敏感性是 CDI 检测肿瘤内部细小血管的必要条件。

如眼眶海绵状血管瘤是成人中最常见的肿瘤之一，这种肿瘤内有多种充盈血流的管道，血管管道内充满相对停滞的血液，在超声扫描时显示为中高度回声反射，无内部血流。但是在偶然情况下，海绵状血管瘤可能在较低反射的窦腔内含有少量血流。再如，脉络膜黑色素瘤是成人最常见的眼内恶性肿瘤，由于与脉络膜黑色素瘤相似的病变，如大的视网膜下出血，通常它们没有明确的血液供应，可以根据缺少多普勒血流与脉络膜黑色素瘤进行鉴别。近来，通过应用超声对比剂，如 Levovist 和能量多普勒模式，可以在肿瘤中更容易发现低血流状况的改变，从而提高了 CDI 的诊断率。

（2）CT 检查：电子计算机断层扫描（Computer tomography，CT）是指将电子计算机与 X 线技术相结合，来获取被检测组织器官多个断面的影像学检查技术。采用不同的扫描方式，可以获得水平切面、冠状切面、矢状切面等扫描图像，并且可以对图像进行三维重建。眼部 CT 扫描的层厚一般为 3mm，检查视神经的层厚为 1.5mm。怀疑眼部病变与血管改变有关时，可以应用造影剂进行强化扫描。CT 的优点在于图像清晰、解剖关系明确、病变显示好，病变的检出率高。可用于检测眼眶、眶周围组织及某些眼球的病变，尤其适合于检查眶壁及钙化性肿瘤，如视网膜母细胞瘤、脉络膜骨瘤及发生于眶壁骨质的肿瘤（图 18-1-3）等。如对视网膜骨细胞瘤，CT 扫描可见眼球内出现钙化斑，结合临床表现，基本可以达到确诊目的。对于眼部软组织发生的肿瘤，其定性诊断作用明显低于 MRI。但对于一些软组织来源性肿瘤，如恶性纤维组织细胞瘤、泪腺腺样囊性癌等，这些性质的肿瘤在病变过程往往会对附近骨壁造成破坏，如果 CT 扫描见肿瘤附近的眶骨骨质已遭受侵蚀，这对确定该种肿瘤的性质具有诊断性意义。

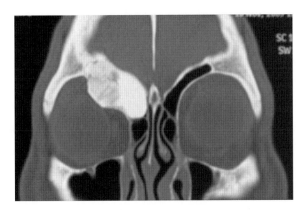

图 18-1-3　右眼额骨骨瘤 CT 扫描

（3）MRI 检查：磁共振成像（Magnetic resonance image，MRI）是一种利用射频原理进行的无创性显示人体内结构的影像学技术。MRI 成像参数多，除了人体的质子密度、组织弛豫时间（T1 和 T2 相），并能够通过采用不同的脉冲序列使不同的组织间形成对比，还能够利用造影剂来增强被检测组织自身的对比度。可用于眼球、

眼眶及眶周组织改变情况的检查。MRI 在发现肿瘤病变、确定肿瘤性质、判断肿瘤位置、肿瘤侵及范围及其与周围组织关系上，其灵敏度和特异性优于 CT 扫描。如海绵状血管瘤是眼眶较常见的一种良性病变。该病 MRI 扫描可显示 T_1WI 呈等或稍低信号，T_2WI 呈高信号；MRI 强化扫描肿瘤呈斑驳样或花蕊样渐进性强化（图 18-1-4），根据这样的特征性的 MRI 检测结果，结合慢性病史，基本可以明确诊断。

由于骨质缺水，氢质子密度低，故对眶骨壁病变和软组织钙化性病变的检测效果欠佳。MRI 另一主要缺点在于不能够检测磁性异物，检查费用较高，也在一定程度限制了其应用。

（4）UBM 检查：超声活体显微镜（Ultrasound biomicroscopy，UBM）本质上是一种高频率 B 超声。由于 UBM 换能器的频谱高，故显像更为清晰。但其局限性在于穿透力弱，只能对眼球的前段组织进行检查。主要适用于角膜、前房、虹膜、睫状体等部位肿瘤的检查。不仅可以确定眼部肿瘤的发生部位，也可以较为精确地测量眼部肿瘤的大小体积，同时也可对肿瘤与其附近组织结构之间的相互关系进行评估。如睫状体黑色素瘤，UBM 扫描可以显示睫状体存在实性占位性新生物，同时可以显示肿瘤的位置、隆起度以及肿瘤周围前房角形态学改变（图 18-1-5）。

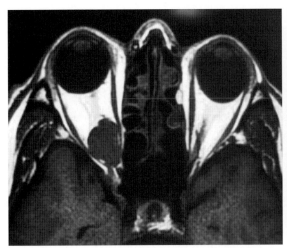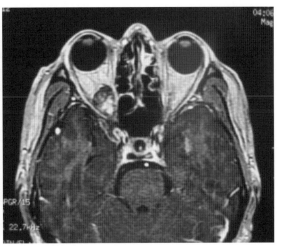

图 18-1-4　右眼眶尖部海绵状血管瘤 MRI 扫描，可见 MRI 增强扫描时，肿瘤呈斑驳样渐进性强化

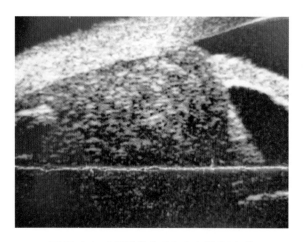

图 18-1-5　右眼睫状体黑色素瘤 UBM 扫描

（5）OCT 检查：相干光断层成像（Optical coherence tomography，OCT）利用眼内不同组织对光（用 830nm 近红外光）的反射性不同，通过低相干性光干涉测量仪，比较反射光波和参照光波来测定反射光波延迟时间和反射强度，分析不同组织的结构及其距离，计算机处理成像，以伪彩形式显示组织的断面结构。轴向分辨率可达 10μm。扫描方式有水平、垂直、环行、放射状以及不同角度的线性扫描，扫描线越长，分辨率越低。对黄斑的扫描，可选择扫描线长度为 4mm 或 4.5mm，间隔 45°的线性扫描作为基本扫描。OCT 检查对发生或累及黄斑部肿瘤，尤其对于初发期体积较小的肿瘤更能凸显其诊断价值。如对于发生眼底黄斑区早期视网膜母细胞瘤，OCT 扫描可发现来源于视网膜组织的实性占位性病变的存在。

（6）眼底血管造影检查：眼底血管造影是将造影剂注射入人体，利用特定滤光片的眼底照相机拍摄眼底视网膜和脉络膜血液循环情况的检查方法。依据所用造影剂的不同，主要分为荧光素钠眼底造影（Fundus fluorescence angiography，FFA）和吲哚青绿血管造影（Indocyanine green angiography，ICGA）两种。前者是以荧光素钠为造影剂，侧重于观察视网膜的血液循环情况；后者以吲哚青绿作为造影剂，侧重于观察脉络膜的血液循环情况。

一般经肘前静脉将造影剂注入体内，染料即可循环至脉络膜和视网膜血管，经装有特殊滤光片组合的眼底照相机，连续拍摄眼底血管中造影剂循环情况并记录时间，可以得到眼底血管血液

循环的动态图像。根据眼底血管的灌注情况、组织的着染情况及时间，有助于视网膜脉络膜肿瘤的诊断及鉴别诊断和治疗效果的评估，尤其适用于与血管相关性肿瘤的检查。如脉络膜血管瘤，它属于先天性血管畸形所形成的错构瘤，病变主要累及脉络膜大、中血管层，而毛细血管层并不参与；肿瘤组织中的血管大小不等，肿瘤无包膜。临床可分为孤立型脉络膜血管瘤病和弥漫性脉络膜血管瘤病两类。FFA 检查可见动脉早期充盈不规则，线条粗细不均的瘤体脉络膜血管形态，并呈强荧光改变；动静脉期荧光迅速渗漏，融合扩大，荧光增强，持续至晚期不消退。ICG 对确诊脉络膜血管瘤具有重要诊断价值，可以清晰显示肿瘤的供应血管为睫状后短动脉，整个瘤体早期呈强荧光，瘤体内血管可见，造影晚期染料自瘤体内快速清除。

（7）DSA 检查：数字减影血管造影（Digital subtraction angiography，DSA）是通过计算机把血管造影片上的骨与软组织的影像消除，仅在影像片上突出血管的一种摄影检查技术。DSA 不但能清楚地显示颈内动脉、椎基底动脉、颅内大血管及大脑半球的血管图像，还可测定动脉的血流量，所以，目前主要应用于脑血管疾病的检查。如硬脑膜动静脉瘘，该病相对较为少见，但有时患者却因眼球突出、眼压升高、眼表血管扩张迂曲等表现（图 18-1-6），而首诊于眼科。目前 DSA 是确诊硬脑膜动静脉瘘的金标准，不仅可以显示病变位置、病变范围（图 18-1-7），而且也可为治疗方案的确定提供帮助。

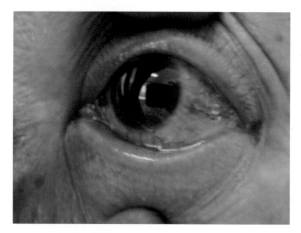

图 18-1-6　硬脑膜动静脉瘘：患者左眼眼压 29mmHg，混合充血、眼表血管迂曲扩张

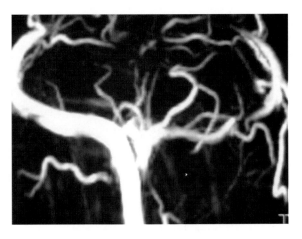

图 18-1-7　硬脑膜动静脉瘘 DSA 检查

2．眼部功能学检查　眼部肿瘤不仅可以导致眼部组织结构的破坏，而且可以影响和损害眼部的各种生理功能。为了评估眼肿瘤本身对眼部功能的影响，可以采用一些检查方法对其进行测量，检查结果可为眼部肿瘤的诊断和鉴别诊断提供依据，同时也可为治疗方案的制定提供指导。

（1）视野检查：视野（Visual field）是指眼正视前方一点不动所看到的空间范围。视野分为中心视野和周边视野。中心视野是指距注视点 30° 以内的视野范围，周边视野是指距注视点 30° 以外的视野范围。视野的正常与否，与视力一样，对人们的工作及生活发挥着巨大影响。视野检查对眼部肿瘤的诊断及鉴别诊断有着重要的价值，同时也为评估和随访患者的治疗效果和预后提供有价值的依据。如发生于眶内的海绵状血管瘤，该病本身是一种良性病变，对视功能的损害主要是因其占位压迫效应所导致的。如果该病体积较小，对视功能未造成影响，眼球突出和移位并不明显，此时可以确诊而不行特殊治疗；但是若视野检查出现缺损，提示视神经已受肿瘤压迫发生损害，此时则需手术摘除。

（2）视觉电生理检查：视觉电生理检查是一种通过仪器检测视觉器官的生物电活动情况，来评估视觉功能的无损伤的客观检查方法，主要包括眼电图（Electrooculogram，EOG）、视网膜电图（Electroretinogram，ERG）、视觉诱发电位（Visual evoked potential，VEP）。对于眼部肿瘤而言，ERG 和 VEP 检查较为常用。

①视网膜电图：记录的是在视网膜接受一定的光刺激或图形刺激时，所产生动作电位的改变情况，通过分析动作电位的振幅和时程，以了解视网膜的功能变化。根据刺激条件和检测范围不同，视网膜电位分为闪光 ERG、图形 ERG 和多焦 ERG。ERG 主要适用于发生在视网膜和脉络膜的眼部肿瘤，可以评估肿瘤对视网膜功能的影响。

②视觉诱发电位：是检测大脑皮层枕区对视觉刺激所产生的动作电位，反映了视网膜神经节细胞及其以上视路的功能情况。主要用于发生在黄斑部、视神经和视路的肿瘤性病变的检测，以此来客观评估眼肿瘤对视功能的影响。

（3）眼肌功能检查：眼外肌作为眼重要的附属器官，负责眼球的正常运动和维持眼球处于正常眼位。眼部肿瘤不仅可以原发于眼外肌，也可以通过局部浸润累及眼外肌。如果眼外肌受累，则可以导致患者出现复视、眼位偏斜和眼球的运动障碍等发生。有关眼外肌功能检查主要包括斜视角检查、眼球运动功能检查、牵拉试验和复视像检查等。眼外肌功能的检查结果有助于眼部肿瘤的诊断和鉴别诊断。如较为常见的泪腺混合瘤，可以导致眼球向鼻下移位，同时眼球向颞上运动受限，可以为眼部肿瘤的发生部位提供线索。另外，眼外肌功能检查有时也可为眼部肿瘤的分型分期及治疗和预后的评估提供依据，如眶部炎性假瘤，本病多见于成年患者，高发年龄为 40 ～ 50 岁。通常单眼发病，也可双眼发病。炎性假瘤可以累及眼眶内所有组织结构，按照病变累及的范围和组织结构不同，可以分为以下几种类型：眶前部炎症、弥漫性眼眶炎症、眼眶肌炎、泪腺炎、硬化性炎症和眶尖炎症。如眼外肌功能检查出现异常，则提示炎症可能属于眼眶肌炎型炎性假瘤的可能性较大。

（五）实验室检查

眼部肿瘤既可原发于眼部自身的组织结构，也可是全身其他疾病导致眼部发生继发性肿瘤病变。眼部肿瘤可以导致全身指标发生异常，全身指标的异常也可反映眼部肿瘤病情变化。为此，实验室检查对诊断眼部肿瘤具有重要参考价值。如眼部蜂窝织炎，除在眼部表现为典型的红肿热痛、视力减退外，血常规检查可见白细胞升高；另外，根据白细胞数量的升降，可以提示病变的转归情况。甲状腺相关眼病与炎性假瘤在临床表现上具有一定相似性，如眼球突出、眼外肌肥大，若对甲状腺相关功能性指标（如 T_3、T_4、TSH 等）进行检查，则可以为二者的鉴别诊断提供关键性依据。

（六）病理组织学检查

眼部肿瘤几乎可以发生于眼部所有的组织结构，但就同一组织结构所发生的不同性质和种类的肿瘤，有些临床表现和影像学改变却具有一定的相似性，故仅凭临床表现和影像学检查难以明确诊断。由于病理组织学检查可对病变性质做出最终判断，为此，病理组织学检查是眼部肿瘤确诊的金标准。另外，病理组织学检查有助于确定眼部肿瘤的切除范围，判断肿瘤的预后、复发和转移等病情变化。

1. 细胞学检查　基于肿瘤细胞较正常细胞容易从原位脱落，故可用各种方法收集瘤细胞和组织颗粒，鉴定其性质。对于一些不典型的视网膜母细胞瘤，当以虹膜睫状体炎表现为首发症状，而其他辅助检查难以提供有利的诊断依据时，可以抽取房水，做肿瘤细胞图片检查，以明确诊断。由于细胞学检查在临床中会出现假阳性或阳性率不高的缺点，为此，不能完全代替病理组织切片检查。

2. 冰冻切片　如疑似眼睑恶性肿瘤，往往术中需行冰冻切片病理组织学检查，不仅可以明确肿瘤性质，而且可以判断切缘是否有肿瘤细胞残留，从而精确指导肿瘤切除范围，以避免使正常组织结构受到过多不必要的损伤。冰冻切片一般较厚，光学显微镜下组织学图像较常规石蜡切片的图像差，导致冰冻切片较石蜡切片的病理组织学检查结果准确率为低，所以冰冻切片检查后仍需行石蜡切片的检查。

3. 石蜡切片　一般情况下，通过观察 HE 染色的石蜡切片多数眼部肿瘤病变都可以确诊；对于疑难标本，可以进一步行其他特殊染色或检查。

4. 特殊检查　病理组织学诊断主要根据病变组织细胞学图像改变情况来进行诊断。有些肿瘤的病理组织学改变较为典型，诊断较为容易；而对于一些病理组织学改变不典型的病变，常规病理组织学检测方法难以给出准确答案，这就需要进一步对这些疑难病变标本采用一些有针对性的

特殊方法进行检查。

（1）免疫组织化学检测：利用免疫组织化学方法已经可以对许多常规病理组织学检查方法难以判断其来源的肿瘤加以鉴别。如 S-100 蛋白有助于神经系统来源肿瘤和黑色素瘤的诊断，尤其对分化程度低，光学显微镜鉴别困难的神经源肿瘤的判断更具有价值。

（2）电显微镜检查：电镜在确定肿瘤细胞的分化程度，鉴别肿瘤的类型和组织发生上可起重要作用。例如鉴别分化差的癌及肉瘤；区分种恶性小圆细胞肿瘤，如胚胎性横纹肌肉瘤、恶性淋巴瘤等。

（3）基因诊断：基因是生命的基本物质，存在于生物体内，具有一定的化学结构和功能。基因诊断是以探测基因的存在，分析基因的类型和缺陷及其表达功能是否正常，从而达到诊断疾病的一种方法。基因诊断技术包括 Southern 印迹法、聚合酶链反应、扩增片段长度多态性连锁分析法、等位基因的特异寡核苷酸探针检测法和单链构象多态性检查法等。有关眼部肿瘤基因诊断方面的临床研究尚少，目前该技术主要用于眼部肿瘤的基础性研究。

五、眼部肿瘤的治疗

（一）手术治疗

手术切除是治疗肿瘤的传统方式，也是现代肿瘤治疗的重要手段。手术治疗可以切除肿瘤团块，减轻肿瘤负荷，提高放化疗的效果，明确肿瘤的性质。

浅表的肿瘤多采用局部切除的方式，并经常联合整形修复手术。位置深在或累及范围广泛的肿瘤，则有手术入路途径的选择，包括前路开眶术、外侧开眶术、经筛窦内侧开眶术、内外侧联合开眶术、经颅开眶术、眶内容剜除术。

1. 前路开眶术　适用于眼球赤道部以前，结膜下和眶缘可触及的肿瘤，及多数海绵状血管瘤。

（1）经皮入路：分为外上、上方、内上、内下、下方、下睑睫毛下皮肤、双重睑皮肤入路。皮肤切口应顺皮纹方向，采用弧形切口。术中注意避免损伤眶缘内重要结构如提上睑肌、眶上神经、滑车、上斜肌、泪囊等。如果肿瘤与骨膜黏

连紧密，可自眶缘切开骨膜，连同骨膜一起切除。肿瘤位于提上睑肌下方时，自提上睑肌一侧分离肿瘤，如发现提上睑肌有损伤，应予缝合。

（2）经结膜入路：手术视野较窄，但术后瘢痕不明显。沿穹窿部切开结膜及深层筋膜，分离脂肪，暴露肿瘤。术中注意保护眼外肌。

（3）外眦切开联合结膜入路：术中切断外眦韧带下只或上只，术野暴露较好，术后瘢痕隐蔽，外观满意。

2. 外侧开眶术　适用于泪腺肿瘤、肌锥内肿瘤、眼眶深部或眶尖颞侧肿瘤。

手术入路无重要结构，骨瓣易于完成，术野宽阔，是眼眶手术经常采用的方法。皮肤切口包括 Kronlein 切口、T 形切口、Guyton 切口，Stallard 切口、Patrinely 切口、Berke 切口。Berke 切口最常用，切口自外眦向外侧水平切开。Stallard 切口用于泪腺区较大的肿瘤，即沿眶外上缘，至外眦水平向外切开皮肤。Patrinely 切口很少用，即沿发迹内半冠状切开皮肤。皮肤切口不宜过长，以免损伤面神经额支。

3. 经筛窦内侧开眶术　在内侧开眶术的同时打开部分筛窦，以扩大术野。适用于视神经内侧较大、黏连较重的肿瘤。切口沿内侧眶缘皮肤切开，在眶缘切开骨膜，取出部分上颌骨额突及筛骨纸板。注意在滑车、内眦韧带、泪囊窝切勿损伤骨膜，以便正确复位。

经鼻内窥镜的应用可以部分取代该入路，术野暴露清晰，术后恢复快，不留瘢痕，但需熟练掌握内窥镜技术。

4. 内外侧联合开眶术　适用于视神经内侧尤其是眶尖部的肿瘤，以及范围较广泛并波及视神经内侧的病变。先行外侧开眶，再经内侧结膜入路摘除肿瘤。

5. 经颅开眶术　适用于视神经肿瘤、眶尖部上方的肿瘤和颅眶沟通肿瘤。通过前颅窝，去除眶顶，从上面进入眶内，切除眼球后的肿瘤。需与神经外科医师共同完成手术。

6. 眶内容剜除术　包括全眶内容剜除术、次全眶内容剜除术、扩大眶内容剜除术和超眶内容剜除术。适用于某些眼眶恶性肿瘤及虽为良性病变但危及生命如侵袭性霉菌病或疼痛难忍如炎性假瘤眼球高度突出伴视力丧失、暴露性角膜炎。

（二）放射治疗

放射治疗是利用电子、质子和中子间相互作用所产生的能量，破坏化学键并产生氧自由基等离子，从而达到治疗肿瘤的效果。放射治疗可以分为远距离放射治疗和近距离放射治疗。远距离放疗技术常用的是外放射治疗、三维适形放疗、立体定向放疗。近距离放疗技术常用的是局部敷贴器治疗和放射性粒子植入。

（三）化学治疗

由于目前的抗肿瘤药物大多数为细胞毒性药物，在治疗疾病的同时，会对正常组织和器官造成一定的毒副作用，因此，在使用时必须获得明确的病理学诊断。眼部的恶性肿瘤与人体其他部位一样，多学科的综合治疗是提高疗效的最佳选择，需根据其生物学行为特点，合理安排治疗顺序。针对抗肿瘤药物不同的作用机制及毒副作用差异，临床上常联合使用几种作用机制不同、毒副作用重叠少的药物，合理安排不同抗肿瘤药物的使用时间及次序，以便更好地发挥各自的抗肿瘤活性，起到增效作用。根据患者各方面情况的不同，对抗肿瘤药物的剂量进行合理调整，以合适的剂量起到最好的效果。此外，还需要注意，抗肿瘤药物不能作为诊断性治疗措施，抗肿瘤药物的使用应由专科医师进行，密切观察药物的毒副作用，注意不能超量，进行全疗程的安全监测，注意全身状况的改变。

（四）冷冻治疗

冷冻疗法是通过精确地冷冻和融化不良的组织，导致细胞死亡和衰退的一种治疗技术。冷冻器通过去除组织热量使组织逐步降温，一段时间后，组织与冷冻器探头直接接触而发生冷冻，最后，冷冻接触面向外逐渐扩大，与探针接触点的温度最低，冷冻结束后，通过来自邻近组织的热能使冷冻组织融化。影响冷冻效果的因素分为：冷冻速度、组织温度、冷冻融化循环，以及循环次数。

（五）光凝治疗

激光是电磁波的一部分，激光在紫外光 - 可见光 - 红外光波段。激光特性包括单色性好，方向性好，相干性好和能量密度高等。激光的生物学效应包括热效应、电离效应、光化学效应。热效应包括温热效应、凝固效应、汽化效应、碳化效应、气化效应。激光器的类型分为：红宝石激光器、氩激光器、氪激光器、染料激光器、二极管激光器、钬激光器、准分子激光。常用的激光治疗技术分为：激光光凝固治疗、经瞳孔温热疗法、光动力学治疗。影响激光治疗效果的一些重要参数包括：递质的透明度、组织的吸收光谱、光斑的大小、透镜的放大因素。

（六）免疫治疗

1. 单克隆抗体　单克隆抗体技术近年来应用日益广泛，并在临床应用中获得了良好的效果，日益受到临床医师的重视。

2. 肿瘤疫苗　肿瘤主动特异性免疫治疗，应用历史很长，近年来，随着分子技术和基因工程技术的日益成熟，已经成为肿瘤生物治疗的重要手段。

3. 细胞因子　干扰素、白介素、集落刺激因子、肿瘤坏死因子早已进入临床应用，成为肿瘤综合治疗当中一种不可或缺的手段。

4. 细胞免疫治疗　继承性细胞免疫治疗获得了广泛的研究，并且在临床应用中取得了较好的效果。

（葛心　史季桐）

六、术后眼部组织缺损及畸形的整形手术

（一）眼睑缺损

眼睑是眼的附属器，是眼球的保护屏障，具有重要的生理功能。眼睑缺损，无论轻重，都会影响外观，更重要的是会使眼球失去保护，造成暴露性角膜炎、角膜溃疡，导致视力下降甚至失明。

术后眼睑缺损及畸形的原因主要是眼睑肿瘤切除或外伤造成。

眼睑缺损分类：按照部位可分为上睑缺损、下睑缺损、睑缘缺损和内外眦部缺损；按深度可分为浅层缺损和全层缺损（以灰线为界）；按范围可分为轻度（≤睑缘全长 1/4）、中度（＞睑缘全长 1/4，≤睑缘全长 1/2）和重度（＞睑缘全长

1/2）。

眼睑缺损及畸形的整形手术是一个系统工程，包括组织重建和功能修复。目前方法很多，适合不同类型的缺损修复：

1. 直接缝合　适用于范围较小的眼睑浅层缺损，必要时可先行灰线切开后再拉拢缝合，最后缝合睑缘。若眼睑皮肤较松弛，可皮下充分游离，去除多余皮肤，间断缝合（图 18-1-8）。对于轻度的睑缘和眼睑全层缺损，也可直接缝合。当张力较大时，可水平剪开外眦角甚至外眦韧带上支或下支，局部松解后再行缝合。

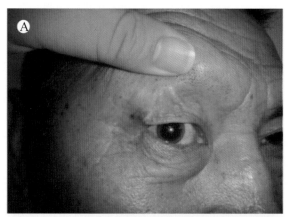
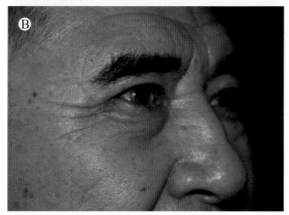

图 18-1-8　右上睑外眦部基底细胞癌手术前后外观像：患者柯某，男，67 岁，右外眦部小肿物 1 年。手术完整切除肿瘤，皮肤游离修剪后直接缝合，术后外观满意

2. 旋转皮瓣和滑行皮瓣修复法　当皮肤缺损偏大时，无法进行直接缝合，则可选择旋转皮瓣或滑行皮瓣修复，均属于肌蒂皮瓣。

旋转皮瓣可取自对侧眼睑、颞部、颧部、鼻唇沟、眉上和额部等。注意皮瓣蒂部不能有瘢痕，蒂宽与皮瓣长度不能超过 1：6（图 18-1-9）。

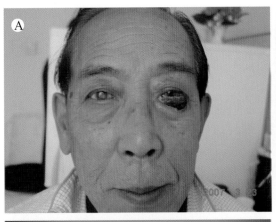

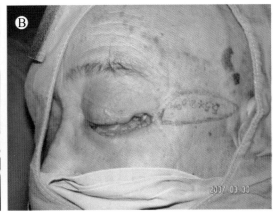

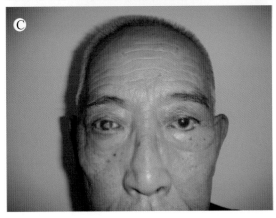

图 18-1-9　左下睑基底细胞癌术前、术中、术后外观像：患者王某，男，65 岁，左下睑溃疡 1 年半。手术完整切除肿瘤，取颞侧皮肤，以肌肉为蒂，旋转 180°，修补下睑缺损，术后外观满意

滑行皮瓣包括水平向、垂直向和旋转滑行皮瓣。滑行皮瓣可以在缺损的一侧或两侧（图 18-1-10）。可于皮瓣末端两侧分别做三角形皮肤切除，以消除滑行后蒂部产生的猫耳拱起。

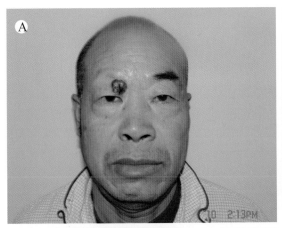

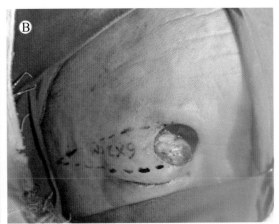

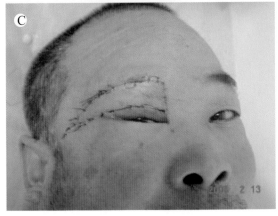

图 18-1-10　右上睑内侧基底细胞癌术前、术中、术后外观像：患者李某，男，61 岁，右上睑肿物 2 年。手术完整切除肿瘤，缺损颞侧做三角形皮瓣，深部与眉弓下组织相连，向内滑行至皮肤缺损区，术后皮瓣存活

术后加压包扎 7 天，观察皮瓣色泽，防止皮瓣下出血以及感染。

利用旋转或滑行皮瓣，不但可以修复浅层眼睑缺损，还能联合后层重建如硬腭黏膜移植、异体巩膜移植或软骨移植等手段修复全层眼睑缺损。

若仅有部分睑缘缺损，可采用睑板结膜瓣垂直滑行法，即于缺损两侧垂直切开睑板和睑结膜至穹隆部，将睑板结膜瓣拉至睑缘，对齐后缝合。

当眼睑全层缺损超过全长的 1/3 但小于 1/2 时，可于外眦角做水平、弧形向上（下睑缺损）或向下（上睑缺损）的皮肤切口，外眦韧带上支或下支离断，眼睑整体向内滑行，与缺损内侧眼睑残端分层缝合，外侧的猫耳拱起做三角形皮肤切除。这种皮瓣蒂宽大，供血良好，且保证了眼睑张力的存在，不易产生睑外翻。

当缺损大于眼睑全长的 1/2，也可采用对侧睑组织移行修复睑缺损。于睑缘后 3～4mm 做与对侧眼睑缺损相对应的眼睑全层组织瓣，通过桥状睑缘后面将组织瓣拉向对侧，分层缝合。术后包扎不宜过紧，以免造成睑缘缺血坏死。术后 2～3 个月，若皮瓣存活，在相当于新的睑缘处剪断滑行瓣，桥状睑缘创面搔刮后与断开的组织瓣残端缝合或先插入软骨或异体巩膜后再进行缝合。

3. 带动脉岛状皮瓣修复法 适用于眼睑缺损面积较大或瘢痕广泛，无法利用旋转皮瓣和滑行皮瓣。在做岛状皮瓣前，应先进行缺损深层修复。可行结膜瓣做衬里联合异体巩膜或软骨移植。若做结膜瓣困难，可行硬腭黏膜移植，厚度不宜超过 1.5mm。

多采用颞浅动脉岛状皮瓣，或眶上和滑车上动脉岛状皮瓣。首先标记血管走行，根据缺损的大小、形状及血管蒂的长度，在血管走行区设计一个合适大小皮瓣。沿血管行径切开皮肤，皮下潜行分离，于血管两侧 3～5mm 切开深层组织，于皮瓣处切开皮肤和皮下组织，形成岛状皮瓣，结扎止血。通过皮下隧道将岛状皮瓣转移到眼睑缺损区，分层缝合，打包加压（图 18-1-11）。供区缺损可皮肤分离后对位缝合或全厚皮片游离移植。在做岛状皮瓣时勿伤及血管，转移时血管蒂不能发生扭转，以免影响供血。

4. 游离皮片修复法若 眼睑缺损面积很大，或上下睑同时存在眼睑缺损，则可采用全厚或中厚游离皮片移植修复。皮片可取自对侧眼睑、耳后、锁骨上、上臂内侧、腹部或大腿内侧等处皮肤，供皮区面积应大于缺损区 1/4～1/3（图 18-1-12）。皮片缝合时预留长线打包加压 10d。供区皮肤游离缝合。中厚皮片一般在腹部或大腿内侧进行，需要取皮刀或取皮鼓，供皮区止血，油纱覆盖，棉垫加压包扎，术后供区伤口每天烘烤 2h。

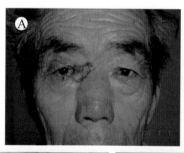
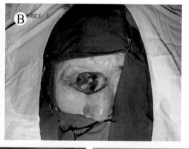
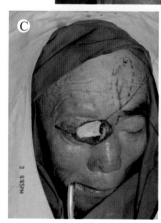
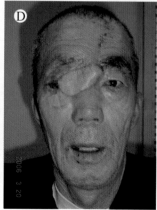
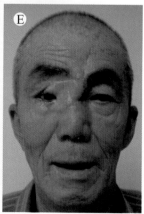

图 18-1-11 右内眦部基底细胞癌术前、术中、术后外观像：患者李某，男，66 岁，右内眦部肿物 2 年半。手术完整切除肿瘤，眼部缺损大，取硬腭黏膜修补缺损深层，取额部带动脉岛状皮瓣修补缺损浅层。术后皮瓣存活，术后半年睑裂及蒂部皮肤成形

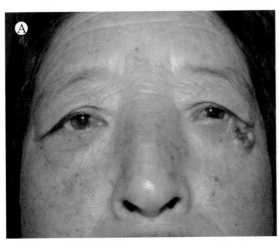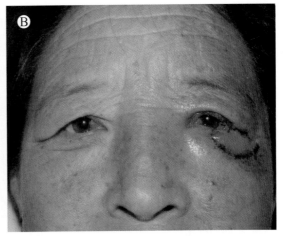

图 18-1-12　左下睑外眦部基底细胞癌术前、术后外观像：患者张某，女，58 岁，右外眦部肿物 1 年。手术完整切除肿瘤，眼
　　　　　　睑缺损用游离皮瓣修补，术后皮瓣存活

　　眼睑缺损及畸形的修复方法应灵活多变，根据不同患者眼睑缺损的原因、部位、范围、视力有无及周围组织能否提供移植，制订出个性化的最佳的治疗方案，以期恢复患者眼睑的功能、外观和自信。

（二）眼眶软组织缺损

　　由于眼部恶性肿瘤及某些良性病变而行眶内容剜除术后，眼眶软组织缺损，外观不雅，且创面暴露，容易感染，患者难以接受，故需行眶腔重建术，以部分改善患者外观，提高生活质量，增强自信心。

1. 局部修复

　　（1）肉芽组织自然生长：术后易于发现肿瘤复发，但需长期换药，容易感染，外观欠佳。

　　（2）游离皮片：易于发现肿瘤复发，但外观欠佳，皮片坏死需再次手术。

　　（3）睑缘缝合：手术方法简单，外观相对容易接受，但不易发现肿瘤复发，且不适合眼眶与副鼻窦沟通者。

　　（4）真皮脂肪瓣植入：缺乏血供，术后组织常坏死，后期易萎缩，且不易发现肿瘤复发，现较少采用。

2. 邻近组织修复

　　（1）颞肌瓣转移：操作比较简单，但组织量不够，术后颞窝凹陷，且不易发现肿瘤复发。

　　（2）颞顶筋膜瓣：操作比较简单，组织块较大，但不易发现肿瘤复发。

　　（3）额部或颈部旋转肌皮瓣：操作比较简单，但组织块不够，术后外观仍不满意，且不易发现肿瘤复发（图 18-1-13）。

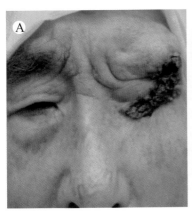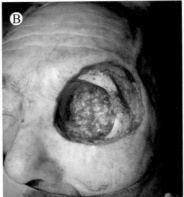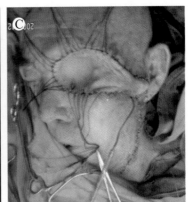

图 18-1-13　左下睑外眦部基底细胞癌术前、术中外观像

A：患者杨某，男，63 岁，左眼睑溃疡、视力丧失 3 年。B：眶内容剜除术后。C：眶腔缺损用颈部旋转肌皮瓣修补

3.远距离组织瓣修复 包括用游离腹直肌肌皮瓣、背阔肌肌皮瓣、胸大肌肌皮瓣等移植，保留动静脉，分别与颞浅动静脉吻合（图18-1-14）。

组织块大，可充填大面积缺损，但手术操作复杂，损伤较大，术后不易发现肿瘤复发。

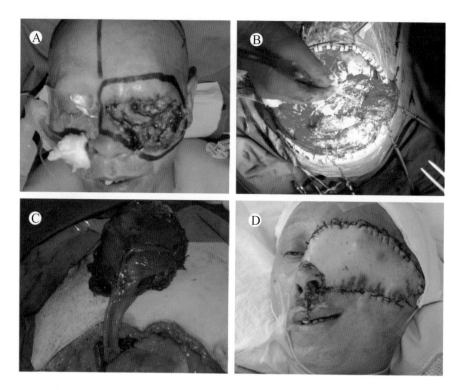

图 18-1-14　左眼睑及眶内巨大基底细胞癌术前、术中、术后外观像

A：患者李某，男，54 岁，左眼睑及眶内溃疡 3 年多。B：全眶切除术后，眶腔缺损用带血管的游离腹直肌皮瓣修补，与颞浅动静脉吻合。D：术后游离肌皮瓣存活

4.赝复体 充填于眶腔内带有假眼睑和眼球的假体，通过磁钉固定于眶骨或通过镜架携带固定。眼睑及眼球制作逼真，恢复时间短，外观改善大，清洁方便，易于发现肿瘤复发，目前越来越受到医师和患者的青睐。但需要特殊材料，技术复杂。

第二节　眼睑肿瘤

眼睑及附属器组织来源及结构复杂，肿瘤的种类繁多，在全身发生的肿瘤，大部分可以在眼睑发生。在处理眼睑肿瘤时，应考虑肿瘤本身的预后及眼睑对眼球的保护功能和美容问题。

一、眼睑良性肿瘤

（一）色素痣

色素痣（Pigmented nevus）一般于胚胎第 9 周～7 个月形成，生后即有，少数发生于青春期。

常在青春期增大或色素加深，至成年期逐渐静止。极少数可恶化。

1.病理 病理学将痣分为皮内痣、交界痣、混合痣、蓝痣和太田痣。痣细胞大致有 4 种：透明痣细胞、上皮细胞样痣细胞、淋巴细胞样痣细胞、纤维样痣细胞（最成熟的痣细胞）（图18-2-1）。

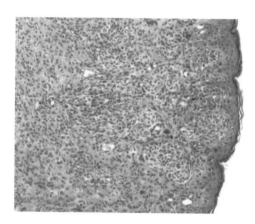

图 18-2-1　色素痣病理像 ×4：痣细胞位于皮下组织内，呈巢状分布

（1）皮内痣：痣细胞比较成熟，不再增生，位于真皮内。痣上部大多为上皮细胞样，排列成巢状或索状，其间隔为胶原纤维。中、下部的痣细胞大多为淋巴细胞样和纤维样细胞。皮内痣痣细胞成巢排列，巢的边界清楚，内常含黑色素。在成熟过程中，痣细胞自上向下，由大变小，细胞核也逐渐变小，趋向成熟，最后退化。

（2）交界痣：是色素痣的早期发育阶段。痣细胞完全位于表皮深层，或往下部分落入真皮，但上部仍与表皮相连，可同时累及外毛根鞘、皮脂腺或汗腺等。痣细胞主要为透明痣细胞，有时见上皮细胞样痣细胞，大都聚集成巢。痣细胞巢和痣细胞的大小与形状一致，边缘整齐，呈等距离、均匀分布，极少融合。核分裂象极罕见，真皮内一般无炎症细胞浸润。

（3）混合痣：含有交界痣与皮内痣的双重特点。痣细胞巢位于表皮内，或脱离表皮侵入真皮内。

（4）蓝痣：普通型蓝痣真皮黑素细胞数量较多，位于真皮深部，呈细长梭形，细胞的长轴与表皮平行，有时有分支的树枝状突，大多数充满黑色素颗粒。真皮中载黑素细胞也增多，但无树枝状突。细胞型蓝痣的黑色素细胞除有树枝状突外，有的表现为较大的梭形细胞，排列密集而成细胞岛，间有散在的载黑素细胞。蓝痣一般无恶变趋势。

（5）太田痣：是围绕眼睑及眉部皮肤的一种蓝痣，伴有同侧结膜蓝痣和葡萄膜弥散性痣，多见于黑人和东方黄种人。

2．临床表现 眼睑色素痣可发生在眼睑皮肤或睑缘的任何位置，发病年龄与性别无明显差异。表现大小不等，形态各异，颜色深浅不一，褐色或黑色，表面平滑或隆起，边界清楚。几毫米到几厘米大小，表面有或多或少毛发生长（图18-2-2）。对称地分布于上下眼睑并侵及睑结膜，闭眼时痣合为一个整圆形称为分裂痣（图18-2-3）。

色素痣按照病史及临床表现，诊断并不困难，但色素痣的分型必须依赖于病理检查。鉴别诊断上，应注意与色素性基底细胞癌、恶性黑素瘤鉴别。

色痣有恶变的可能性，其恶变征兆是：①青春期后皮损显著增大或在斑疹上出现丘疹；②青春期后皮损出现疼痛不适；③青春期后皮损色素明显加深，周围出现红晕。

若皮损发生不明原因的出血、溃疡、附近淋巴结肿大、周围出现卫星状损害等，往往已不是早期恶变的特点。

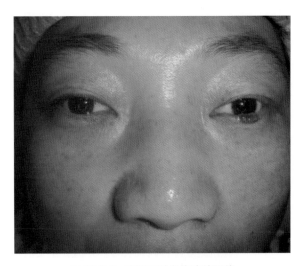

图18-2-2　左眼下睑色素痣外观像

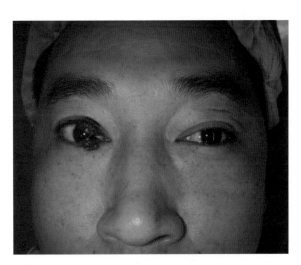

图18-2-3　右眼睑分裂痣外观像

目前的研究认为易恶变的良性黑色素细胞肿瘤有：

（1）发育不良性痣：近10余年国外报道的发育不良性痣恶变率颇高，尤其是在家族性发育不良性痣中曾有过黑色素瘤者，累计终生的恶变率高达100%。国内尚无报道。

（2）先天性巨痣：以往的临床资料及实验研究均已充分显示先天性巨痣易于恶变，较有说服力的统计恶变率约6%，而且恶变发生的时间早，宜于出生后尽早切除。

（3）细胞型蓝痣：较易恶变，但此型痣极少。

3．治疗 病变小而静止，无迅速增大、变黑或破溃出血者，无须治疗；迅速增大，疑有恶性变者宜采用手术切除、游离皮片移植或局部皮瓣转移覆盖等方法。也可采用超脉冲 CO_2 激光治疗，汽化速度快，热损伤小，不产生组织焦化，不形成黏连，可以精确掌握治疗深度，同时作用部位被适当加热，刺激皮肤胶原增生、重新排列，更有利于伤口愈合。

（二）血管瘤

血管瘤（Hemangioma）不是真正的肿瘤，是一种血管组织的先天发育异常，可在出生时已存在，或在生后 6 个月内发生。

1. 病理 毛细血管瘤（Capillary hemangioma）：病变由毛细血管小叶混杂疏松的纤维间隔组成（图18-2-4）。早期不成熟的病变显示毛细血管腔内衬有内皮细胞层。退行期间质纤维化，纤维隔增厚，毛细血管腔最后完全闭锁。

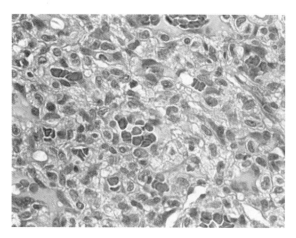

图 18-2-4 毛细血管瘤病理像 ×4：由毛细血管小叶和疏松的纤维结缔组织间隔组成，管腔内含有红细胞

海绵状血管瘤（Cavernous hemangioma）：肿瘤为圆形、卵圆形或分叶状，由扩大的血窦构成。镜下可见大片相互吻合，大小不一的静脉窦或腔隙，腔壁衬有内皮细胞层，有时可见有血栓形成或钙化现象。腔隙有纤维结缔组织分离（图18-2-5）。纤维组织丰富者，易误以为纤维瘤。

2. 临床表现 多数患儿 1 岁之内病情发展相对较快，于 1 岁之后病变趋于静止，30% 病变于 3 岁时自行消退，60% 于 4 岁时消失，76% 于 7 岁时消退。好发于头颈部皮肤和皮下组织，多发生于眼睑内侧，局部肥厚或扁平隆起，皮肤或结膜面透见紫蓝色肿物，患儿哭闹时肿物增大。扪

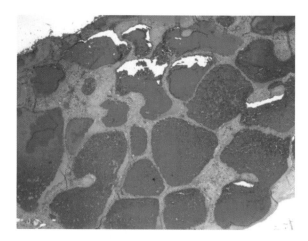

图 18-2-5 海绵状血管瘤病理像 ×4：由大小不等、形状各异的血管窦组成，窦壁衬以薄而扁平的内皮细胞，窦内充满红细胞

诊肿瘤表面光滑，质地软或呈橡皮样硬度，边界不清楚，供血丰富者尚可见到肿瘤细小搏动。肿瘤侵犯全眼睑时，肥厚肿大的上睑下垂遮盖瞳孔，影响视觉发育，如不及时治疗，可引起患儿弱视和斜视。多为毛细血管瘤和海绵状血管瘤两种：

（1）毛细血管瘤，占眼睑血管瘤的 60%～70%，受累眼睑皮肤呈暗红色或鲜红色，扁平微隆起，如位于皮肤深层则呈暗紫色或浅蓝色（图18-2-6）。根据表面情况，又分为火焰痣(亦称葡萄酒痣)和草莓痣两种，前者表面平坦，后者呈乳头状隆起。

（2）海绵状血管瘤，一般患儿年龄较大，病变位置较深，呈淡紫色软性结节状肿块，富有弹性和压缩性，可深入眶内。

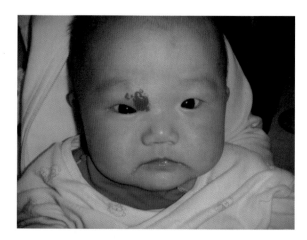

图 18-2-6 右上睑内侧及内眦部毛细血管瘤外观像

3. 治疗 血管瘤有自行消退的倾向，可以观察。但如影响外观或病变生长较快，尤其是引起

眼睑功能障碍，遮盖瞳孔，影响视力时则应治疗。小者或毛细血管瘤可采用病变内注射糖皮质激素、冷冻疗法或手术切除；大者或海绵状血管瘤则宜手术切除。

（三）鳞状细胞乳头状瘤

鳞状细胞乳头状瘤（Squamous cell papilloma）是眼睑最常见的良性上皮性肿瘤，其具体病因尚不明确。研究表明该瘤与紫外线、吸烟、免疫缺陷等有关。也可能与人乳头瘤病毒（HPV）感染有关，在鳞状细胞乳头状瘤患者中17.1%的人发现HPV阳性。

1. 病理　镜下显示瘤体由乳头组成，增生的鳞状上皮覆盖血管纤维结缔组织，呈指状突起，有角化不全或角化过度（图18-2-7）。

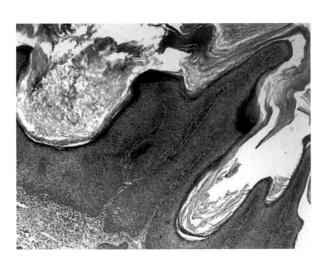

图18-2-7　鳞状细胞乳头状瘤病理像 ×4：呈乳头状生长，表面覆盖的鳞状上皮细胞增生，每一指状突起内含有丰富的血管和纤维结缔组织

2. 临床表现　多发生于睑缘部，也可见于眼睑皮肤。为皮肤隆起肿块，有蒂或宽基底，表面呈乳头状，可见到乳头内的血管，病变与邻近皮肤颜色相似。肿瘤表面可呈过度角化，若角化不明显，则呈黏膜样，可以观察到其内血管分布。有时肿物表面有黑色斑点，此为角化上皮下毛细血管栓塞所致（图18-2-8）。乳头状瘤一般无症状，只有当毛细血管扩张破裂或继发感染时才会出现出血和疼痛。该病的确诊需要病理学检查。

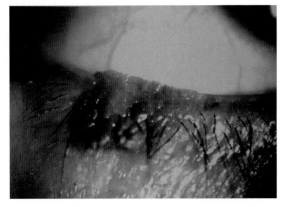

图18-2-8　鳞状细胞乳头状瘤外观像

3. 治疗　鳞状细胞乳头状瘤有恶变可能，因此对有症状的或增长迅速的肿瘤要给予积极治疗。

激光治疗：瘤体较小可以用激光治疗。激光具有高温迅速杀灭病毒、气化病灶、不出血、对正常组织损伤小、无感染、无瘢痕、无疼痛、治疗灵活等优点。

低温冷冻治疗：冷冻可以破坏局部组织细胞，使之发生无菌性坏死。同时，冷冻使局部组织的血液、淋巴循环中断，进一步加剧了组织细胞的死亡。此外冷冻后局部组织释放出组织特异性抗原，激发机体产生组织特异性抗体，从而防止肿瘤的复发。

瘤体较大者多选手术治疗。肿瘤切除是治疗乳头状瘤的一个基本方法，同时也便于取材以获得组织病理学诊断。为避免病毒残留，切除的范围不宜过小。有学者认为单纯肿物切除可引起病毒颗粒的扩散，易复发和恶变。

（四）黄色瘤

眼睑黄色瘤（Xanthelasma）是皮肤科常见疾病，多见于老年女性，为结缔组织脂肪变性和色素沉着所致，男性亦有发生者，部分患者与脂质代谢障碍有关。关于脂质异位沉积为什么容易出现在眼睑部，原因尚不十分清楚，可能与上、下眼睑内眦部的毛细血管通透性较大或与此部位的结缔组织易于与渗到血管外的脂蛋白结合有关。

1. 病理　黄色瘤是含脂质组织与巨噬细胞局限性聚集于真皮形成的黄色斑块。在眼睑皮肤表层通常无变化，仅表现为表皮受压变薄；皮肤的基底细胞层有细小颗粒充填浸润；脂肪充填的细胞包绕一根静脉，其外膜与这群细胞紧密相连，脂肪颗粒的来源可能与血管有关。真皮中见泡沫细胞或黄色瘤细胞灶性聚集，特殊染色泡沫细胞内含胆固醇和胆固醇脂，黄色瘤组织中可见含脂质的细胞浸润（图18-2-9）。

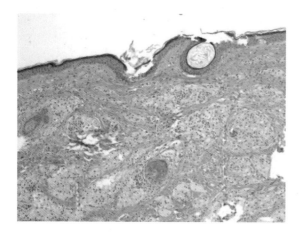

图18-2-9　黄色瘤病理像×4：表皮下见灶状分布的淡染的组织细胞，细胞较大，胞质内含有脂肪，呈泡沫状

2．临床表现　发生于上睑、下睑内侧部皮肤和皮下，境界清楚，呈圆形或椭圆形或不规则的黄色扁平隆起，常为双侧对称，质软，边界清楚，表面光滑，病变慢性进行性增大。无明显自觉症状，但也不易自行消退。

3．治疗　目前常用的治疗方法有激光、手术、皮损内药物注射等，也有采用超高频治疗仪治疗和冷冻法治疗。

皮损内药物注射：注射药物可采用藻酸双酯钠注射液（PSS）、肝素钠注射液和盐酸平阳霉素稀释液。有文献报道3组药物远期（3个月）效果相同：平阳霉素组作用最强，显效时间最快，注射次数很少，注射后出血时间最短；肝素钠组作用稍弱，显效时间较慢，注射次数较多，注射后出血时间最长；PSS作用最弱，显效时间最慢，注射次数最多，但注射后出血时间较肝素钠短。

（五）皮样囊肿及表皮样囊肿

皮样囊肿（Dermoid cyst）为先天发育异常，由于胚胎期发育异常，外胚叶部分断裂被埋于皮下或结膜组织下而成。

1．病理　组织学上，典型者囊肿外包一层结缔组织囊膜，内层为复层鳞状上皮，二者之间含有发育不全的皮肤附属器如毛囊、汗腺、皮脂腺、血管等，有时混有软骨、肌肉、神经。囊腔内有

皮脂腺样物质、角化物质、胆固醇、毛发、坏死细胞等，可有钙化（图18-2-10）。临床上皮样囊肿和表皮样囊肿（Epidermoid cyst）不易区别。但在病理组织上二者截然不同，表皮样囊肿的囊壁没有皮肤附件，其囊腔内仅有角化物及脂肪物质，不含毛发。

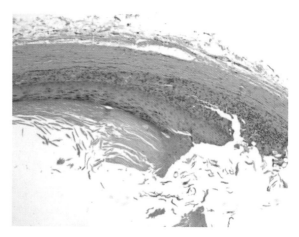

图18-2-10　皮样囊肿病理像×4：囊肿结构，囊壁内衬复层鳞状上皮，囊壁上含有皮肤附属器

2．临床表现　皮样囊肿易发生于眼睑之内或外侧部，发生部位常与眶骨缝有关。也可以发生于眉弓、眶内及结膜。囊肿呈圆形或椭圆形，大小不一，一般不超过核桃大，质软，囊壁张力大时，硬度增加如肿瘤样。囊肿周围有结缔组织包膜，边界光滑清楚，具有一定的弹性和活动度，一般不与皮肤粘连，但与骨膜常有粘连（图18-2-11）。因系先天性者故易早期发现。囊肿腔可为单房，亦可为多房。有时合并有眼睑缺损、畸形等先天异常。

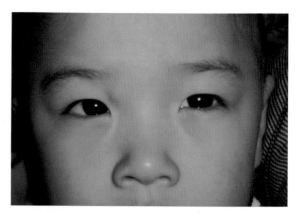

图18-2-11　右上睑内侧皮样囊肿外观像

3．治疗　手术摘除，务必将囊壁切除干净，

以免复发。

（六）炎性肉芽肿组织

眼睑炎性肉芽肿组织（Inflammatory granuloma）是麦粒肿迁延不愈或霰粒肿继发感染所形成的眼睑炎性肉芽肿。与肉芽肿性炎症不同，后者呈特异性肉芽肿改变。

1. 病理 眼睑炎性肉芽肿由成纤维细胞、吞噬有脂质成分的组织细胞、淋巴细胞、浆细胞以及新生毛细血管组成。依据病变不同发展时期，早期可含有较多中性粒细胞；如系免疫反应所致，其内可含有较多的嗜酸粒细胞。病变组织内可伴有纤维结缔组织增生（图18-2-12）。

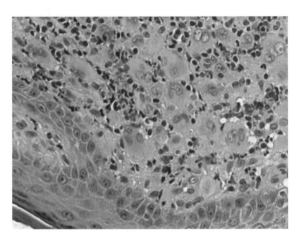

图18-2-12　炎性肉芽肿组织病理像×10：由成纤维细胞、组织细胞、炎症细胞及毛细血管组成

2. 临床表现 眼睑皮肤或睑缘部位可表现为局限性红肿外观，伴有小结节生长。病变多隆起于皮肤表面，呈肉粉色或黄粉色小肿物，表面光滑或因破溃结痂，局部可有轻度触痛。

3. 治疗 先局部用药，辅以热敷或理疗，必要时手术切除。

（七）皮脂腺囊肿

皮脂腺囊肿（Sebaceous cyst）好发部位为眉部眼睑，尤其内眦部，系皮脂腺或毛囊腺的潴留囊肿。

1. 病理 囊肿本身被厚的上皮层包绕与周围组织相隔，内容物有上皮细胞、角质素（角蛋白）、脂肪颗粒、胆固醇结晶等（图18-2-13）。

2. 临床表现 皮脂腺囊肿表面光滑，是一个呈球形的皮下良性肿瘤，和皮肤粘连，肿瘤的顶

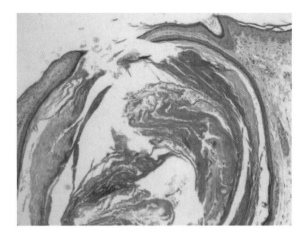

图18-2-13　皮脂腺囊肿病理像×4：囊壁内衬增厚的复层上皮，通向皮肤表面有一狭窄开口，囊腔内含有嗜酸性无结构物

部有皮脂腺开口，此处常有蜡样栓。可长期无任何症状，有时可发育很大，如受外伤可引起炎症性变化。

3. 治疗 手术摘除

（八）钙化上皮瘤

钙化上皮瘤（Calcifying epithelioma）又称毛基质瘤（Pilomatrieoma），由Malherbe于1980年首先报道，该瘤起源于毛囊基质细胞，可发生于任何年龄，但多发生于儿童和青年患者。

1. 病理 肿瘤位于皮下组织或真皮的深层，表面有菲薄的包膜，瘤体凸凹不平，切面为灰白色实质性组织，可见粗糙的钙质颗粒样物。切时质脆、硬，用手揉搓有泥沙样感。显微镜下肿瘤由2种细胞组成。一种为大量"影细胞"，边界清楚，胞质嗜酸性，核不着色，出现空影，故称"影细胞"；另一种为细胞界限不清，胞质少，胞核大而蓝染的嗜碱性细胞，类似基底细胞。它们相互排列成团状，多数病例嗜碱性细胞少于影细胞，而且常常排列在周边或一端。常见两种细胞移行过渡现象。钙化常见，呈粉尘样的深蓝色颗粒（钙盐）沉着，可在上皮细胞团块中，也可在间质内（图18-2-14）。伴炎性反应者，可见淋巴细胞浸润。影细胞由嗜碱性细胞退变而来，二者比率往往反映肿物生长时间长短，时间越短嗜碱细胞越多，反之则少。因此，诊断钙化上皮瘤的依据应以影细胞为主。

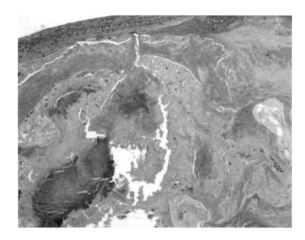

图 18-2-14　钙化上皮瘤病理像 ×4：由大片增殖的上皮细胞团和片状"影细胞"团组成，并伴有钙化

2. 临床表现　钙化上皮瘤好发于眉弓部及上睑，病灶的分布与毛囊密度无关，与毛发的分布相一致。临床表现为单个皮下结节,实性或囊实性,少有同时多发病灶。质硬如骨，边界清楚，可随皮肤推动。其表面皮肤呈紫蓝色、淡红色或正常，表面常常隆起。肿瘤生长缓慢，无痛，偶有痒感。钙化上皮瘤系良性瘤，但也有侵袭性钙化上皮瘤的报道。由于本病少见，临床医生常因不熟悉而误诊。大多与皮质腺囊肿相混淆。

3. 治疗　钙化上皮瘤无自然消退现象。肿物大小与病程呈正相关。治疗需手术切除。一旦确诊应尽早手术。切口应顺眉走向或睑皮纹方向以使切口隐蔽，若瘤体与皮肤粘连紧密，或局部皮肤破溃分离瘤体困难，则应连同局部皮肤一并切除使之干净、彻底，以免复发。眉弓部的肿瘤切除时应注意眉毛的整体形状，分离瘤体时不要损伤皮肤的毛囊，以免引起患处眉毛缺损及眉形不对称。肿瘤切除后少有复发。

（九）老年疣

老年疣（Verruca senilis）又称脂溢性角化病（Seborrheic keratosis）或基底细胞乳头状瘤（Basal cell papilloma），是因角质形成细胞成熟迟缓所致的一种良性表皮内肿瘤，在临床上较为常见。病因不甚明了，近期研究认为其发病与年龄、日光照射、细胞凋亡受阻等相关。另外证实脂溢性角化病表皮细胞过度增殖和角化异常。

1. 病理　病变呈乳头瘤样增殖，上皮细胞增生增厚，呈腺样或网状排列，其内含有纤维血管

芯。病理分型中以棘层肥厚型和角化过度型最多见。棘层肥厚型主要是由棘细胞组成，棘层可出现肥厚，基底样细胞向表面生长。角化过度型其内出现多个角化囊肿，上皮中央色素沉着，在上皮表面和深层均呈过度角化状。病变与正常皮肤分界明显（图 18-2-15）。

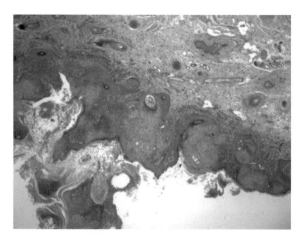

图 18-2-15　老年疣病理像 ×4：呈乳头状瘤样增殖，上皮细胞增生增厚，基底细胞向表面生长

2. 临床表现　老年疣是中老年人一种常见的皮肤病，好发于面、头皮、上肢、躯干部。皮损数目可单发或多发，通常无自觉症状。开始为小而扁平、境界清楚的斑片，表面光滑或呈乳头瘤状，淡褐或茶褐色。以后皮损渐渐增大，表面更加呈乳头瘤样，形成一层油脂性厚痂，有明显的色素沉着（图 18-2-16）。

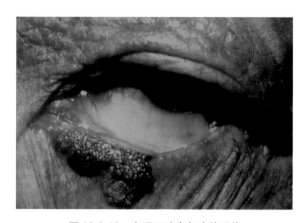

图 18-2-16　左眼下睑老年疣外观像

3. 治疗　在治疗上，除手术外，液氮冷冻治疗老年疣疗效较高，简便易行，但冷冻后会出现红、肿、痛、水疱、结痂、脱痂及色素改变等反

应，且冷冻深浅不易掌握。也有报道应用超高频美容仪治疗老年疣，疗效好，但发现术后色素沉着发生率 76%，色素沉着的时间不等。也可应用射频电波刀治疗老年疣，治愈率较高，无瘢痕形成，属微创技术，通过无线电波形成低温热能达到目的。YAG 激光治疗老年疣治愈率达 100%，但波长选择要适当，如皮损明显隆起呈乳头瘤样者，可能需 2～3 次以上才能治愈。有报道 CO_2 激光结合维 A 酸膏治疗老年疣，总有效率 100%，患者满意度 94.1%。亦可采用高频电针与阿达帕林凝胶联合治疗老年疣。

二、眼睑恶性肿瘤

眼睑恶性肿瘤主要包括来源于眼睑皮肤的基底细胞癌、鳞状细胞癌；来源于眼睑腺体的皮脂腺腺癌（睑板腺癌）；来源于黑色素细胞的恶性黑色素瘤。我国眼睑恶性肿瘤中最常见的为基底细胞癌，其后依次为皮脂腺癌、鳞状细胞癌和恶性黑色素瘤。眼睑恶性肿瘤的发病过程及发病机制是极其复杂的，癌基因、抑癌基因、细胞凋亡相关基因、黏附分子、基底膜蛋白等均参与了此过程，且彼此间相互作用。治疗方法有手术、放疗、化疗及冷冻治疗等，但控制性肿瘤切除（Mohs 法）加眼睑缺损一期修复术仍为首选。

（一）基底细胞癌

基底细胞癌（Basal cell carcinoma）是人类最常见的皮肤恶性肿瘤。在所有恶性皮肤病变中约占 75%，85% 的基底细胞癌位于头颈部，90% 的眼睑恶性肿瘤是基底细胞癌，是眼睑最常见的恶性肿瘤。其诱发因素与日光、紫外线、放射线、砷剂及遗传等因素有关。常发生于老年人，男性略多于女性，好发于下睑内眦部。恶性程度低，很少发生转移，常缓慢地在局部向四周组织浸润，病程一般较长，最长可达 20 年。因此，只要及时治疗，完全可以治愈。

1. 病理 大部分眼睑基底细胞癌表现为结节状皮损，有的表面有浅溃疡，边缘隆起，内卷，有色素沉着，切面灰白或灰黑色。镜下观癌细胞胞质少，核分裂象少见，间质可见不同程度的黏液变性。典型的特征为外周细胞呈栅状排列，以

及瘤巢周围弱隙形成，常有红染的基质围绕。基底细胞癌细胞与正常的表皮细胞不同，表现为细胞核质比率较大，光镜下不见细胞间桥（图 18-2-17）。

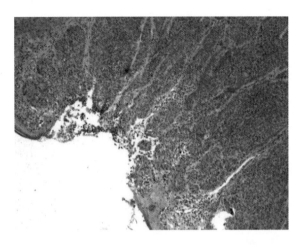

图 18-2-17 基底细胞癌病理像 ×4：癌巢最外层的肿瘤细胞呈栅栏状排列，细胞核深浓染色

组织学形态大致可分为实性型、浸润型、色素型、浅表型、硬化型、颗粒型等，不同分型之间组织学形态可有不同程度的重叠。最为多见的是实性型：团块中央部细胞呈多边形或梭形，排列紊乱，周边瘤细胞呈栅状排列，与周围间质间有收缩间隙。其次为浸润型：呈小而不规则的基底细胞样团块，边缘呈锯齿状，周边栅状排列不明显。色素型：癌细胞之间有大量色素，其他类型肿瘤中也可见多少量不等的色素。浅表型：肿瘤呈多灶状，与表皮相连。硬化型：癌巢周围纤维组织增生，将癌细胞挤压成紧密排列的条索。颗粒型：胞质颗粒状，嗜酸性，核偏位。

2. 临床特点 好发于下睑，其次是内眦部，上睑少见。病变由眼睑皮肤表面的基底细胞开始，也可从皮肤的附件如毛囊发生。多在下睑内眦部睑缘移行部，即皮肤与黏膜交界处。初起时，肿物呈针头或黄豆大小的半透明微隆起小结节，中央有小窝，一般呈肉红色，表面可见小的毛细血管扩张，颇似乳头状癌及疣。部分类型因富含色素，可被误认为色素痣或黑色素瘤，但它隆起较高，质地坚硬，生长缓慢（图 18-2-18）。患者无疼痛感。随病程进展渐向四周扩展，经数周或数月后中央破溃形成浅在性溃疡，溃疡边缘不整齐如蚕食状，周围可有曲张的血管围绕，故又叫蚕食性溃疡（Ulcus rodens）（图 18-2-19）。溃疡的

特点是边缘高起，质硬，且向内卷（潜行期），这是由于溃疡边缘部分的皮肤鳞状上皮向下增生之故。溃疡常附有痂皮，取之易出血，溃疡一般向平面发展，但也可向深部侵蚀，晚期病例可破坏眼睑、鼻背、面部、眼眶及眼球等组织而丧失视力（图18-2-20）。基底细胞癌一般不引起远处转移，但如处理不当，可以迅速发展增大。临床易被误诊为鳞状细胞癌或恶性黑色素瘤。

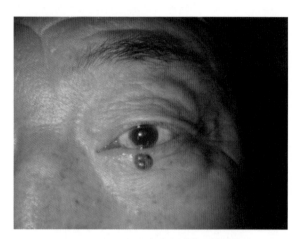

图 18-2-18　左下睑基底细胞癌外观像

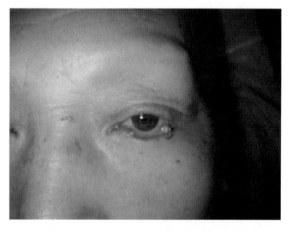

图 18-2-19　左下睑基底细胞癌外观像

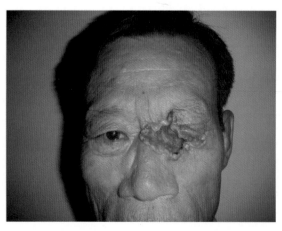

图 18-2-20　左下睑基底细胞癌外观像

3. 治疗　眼睑基底细胞癌的治疗要求正确评价其不同的临床表现和生物学性状，治疗结果依据多方面，最重要的是肿物的位置、大小、生长方式及患者的免疫状态。

手术疗法：手术切除是最常用最有效的治疗方法，手术切除线要在肉眼肿瘤边缘外 5 mm 才能保证切除干净，尤其推荐以冰冻切片监控下完整切除联合放疗为最好方案。

放射疗法：基底细胞癌对放射治疗敏感，可用于距睑缘较远的和面积小的肿瘤，或是二种疗法结合使用。术后病理报告切除不干净也可加用放射治疗。

冷冻疗法：用于肿瘤面积较小者。

血卟啉衍生物 - 激光光动力疗法：效果良好。

免疫疗法：细胞因子、TIL、LAK 细胞局部注射治疗，效果良好。肿瘤较大，可先手术切除，同时给予本法局部治疗。

（二）眼睑皮脂腺腺癌

眼睑皮脂腺腺癌（Sebaceous adenocarcinoma）多发生在睑板腺，称为睑板腺癌（Meibomian gland carcinoma），也可以发生于近睑缘毛囊周围的蔡氏腺（Zeis 腺）和汗腺，属于恶性程度很高的恶性肿瘤。在国人眼睑恶性肿瘤中，其发病率仅次于基底细胞癌，位居眼睑恶性肿瘤的第2位。

1. 病理　皮脂腺腺癌为无痛性黄白色结节，似霰粒肿，表面皮肤无溃疡，切面质地细腻，黄白色，或有微小囊肿。镜下观癌肿呈小叶状，癌细胞多边形，胞质可见皮脂分化的空泡（图18-2-21）。根据细胞的分化程度可分为高分化：多数细胞显示皮脂腺细胞分化，胞浆丰富，呈泡沫状，核位于中央稍向细胞周边，小叶边缘部癌细胞较小而细胞核相对较大，越向中央则癌细胞越空，小叶较大者其中央常有坏死，核分裂象可见；中等分化：有小区分化的皮脂腺细胞，所含大多数肿瘤细胞核深染，核仁明显，含有丰富的嗜碱性胞浆，核分裂象多见，可见瘤巨细胞；低分化：大多数细胞核异型，核仁明显，胞浆少，核大深染，异型性明显，核分裂象和瘤巨细胞多见。

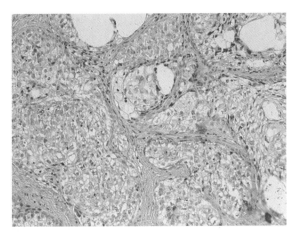

图 18-2-21　皮脂腺腺癌病理像 ×10：肿瘤细胞呈巢状分布，
细胞核深染，核仁明显，胞浆内含有脂滴空泡

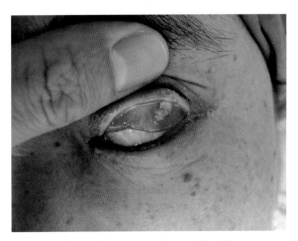

图 18-2-22　左上睑板腺癌外观像

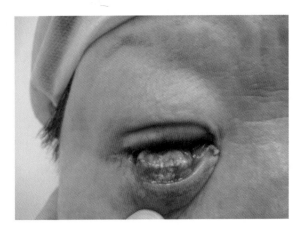

图 18-2-23　右下睑复发性睑板腺癌外观像

组织学上可将眼睑皮脂腺癌分为五种类型。分化型：肿瘤细胞分化良好，形态学上与正常皮脂腺细胞相似，胞浆内含有较多的脂滴空泡，但组织形态呈异型性改变，核分裂象多见；鳞状细胞型：组织学形态与皮肤鳞状细胞癌象似，但有些肿瘤细胞胞浆内可见泡沫；基底细胞型：组织学形态与皮肤基底细胞癌相似，肿瘤细胞呈栅栏状排列；腺样型：组织学形态呈腺腔样改变，腺腔内可有坏死；梭形细胞型：较为少见，肿瘤细胞呈梭形。

2．**临床表现**　多见于 50 岁以上的女性，发生于上睑者比下睑多 3～4 倍，最常起源于睑板腺和睫毛的皮脂腺。常为单发病变，也可为多中心起源，病变早期为睑板内小的无痛性硬结或近睑缘处出现黄色小结节，颇似睑板腺囊肿，以后逐渐增大，睑板呈弥散性斑块状增厚，睑结膜面相对处呈黄色隆起，表现分叶状或菜花状，实性，硬韧，可很快形成溃疡（图 18-2-22）。少数病例睑缘增厚溃烂，临床上酷似睑缘炎或结膜炎等。如起自皮脂腺，则在睑缘呈黄色小结节。睑板癌的表面皮肤常是正常的。临床上，初起病变常被误诊为霰粒肿，而按霰粒肿处理，因而易复发（图 18-2-23）。有的睑板腺癌患者还伴有家族史及结肠癌、直肠癌，表现为 Muir-Torre 综合征。本病恶性程度较高，可转移到耳前或颌下淋巴结及肝、肺、纵隔等部位。

由于临床上不可能对所有睑板腺囊肿者都作组织学检查，因此对于下列情况应高度重视：

①中老年人怀疑为睑板腺囊肿者；②结膜面欠光滑，切开时组织很硬，不见囊肿性内容物流出者；③"睑板腺囊肿"在原部位反复发生者；④可触及局部淋巴结者；⑤患者一侧有难以治愈的结膜炎时。

3．**治疗**　皮脂腺癌的恶性程度高，比基底细胞癌与鳞状细胞癌更易发生转移，转移率高达 40%。对化疗与放疗均不敏感，一经确诊，即考虑手术切除，彻底的手术切除联合冰冻切片是最常见和最有效的治疗方法。近年来随着对 Mohs 显微外科手术认识的加深，手术治愈睑板腺癌也逐渐成为可能。Mohs 显微外科手术是一种将皮肤外科技术与特殊冰冻组织切片技术相结合的手术方法，它不是一般认为的在显微镜下进行精细手术，而是指手术切除、化学组织固定切片或特殊冰冻切片检测方法（水平冰冻切片和染色）以及成形修复技术的结合体。对于睑板腺癌按肿瘤所处发展阶段分三度：Ⅰ度：睑板内肿块与皮肤无黏连，肿块在皮下自如滑动；Ⅱ度：肿块与皮肤粘连或已形成菜花状溃疡；Ⅲ度：肿瘤已侵犯邻近组织、眼球或眶内组织或已有远处转移。对于Ⅰ期肿块大小在 1cm×1cm×0.3cm 以下的肿瘤，单纯作肿块切除，加局部修复。对于Ⅰ期肿块大于 1cm×1cm×0.3cm 大小及Ⅱ期的肿瘤作肿块切除加眼睑成形术。对于Ⅲ期肿瘤如不伴耳前淋巴结转移做眶内容物剜出加术后放疗；如伴有耳前淋巴结转移则在眶内容物剜出同时行腮腺切除加颈淋巴结清扫，术后常规放疗、化疗。手术切除线要在肿瘤边界外 5～10 mm 才能切除干净，以免复发。术后行眼睑成形术。睑板是眼睑的支架组织，它和内、外眦韧带在维持眼睑的稳定方面起着决定性的作用。在修复眼睑缺损时，尤其应注意眼睑后层的修复，以保持眼睑的稳定。有报道约 30% 的皮脂腺癌切除术后复发。

睑板腺癌的化学治疗，一般作为术后的辅助治疗，适用于病理证实有淋巴结转移或远处转移的患者。最新研究发现：眼睑恶性肿瘤切除术后局部滴用 0.4g/L 的丝裂霉素 C、5-氟尿嘧啶、α-干扰素 2B 等能有效治疗表皮内转移及预防复发。Shields 报道显示丝裂霉素 C 局部点眼可有效控制上皮内浸润灶。

放射治疗主要作为手术切除后的辅助疗法。有文献报道，把放射治疗作为睑板腺癌的首选治疗，效果是非常糟糕的。皮脂腺癌对放射治疗不敏感且会引起结膜的角质化导致干眼、眼睑萎缩、睫毛缺失、皮肤坏死、血管扩张、白内障。但近年来发现放射性粒子近距离治疗由于其创伤小、疗效肯定和易于保留眼球，使其成为一种非常理想的替代手术的疗法，特别适合于侵及眼眶的眼睑恶性肿瘤的治疗。

光动力疗法是近年新兴的一种治疗多种疾病的有效方法。其应用于治疗睑板腺癌主要是利用癌细胞能特异性摄取一种叫光敏剂的物质。光敏剂被癌细胞摄取后，转化为卟啉蓄积在细胞内。卟啉本身无毒性，但经一种特殊波长的光（常用 630nm 的激光）照射后，产生一种具有毒性作用的活性态氧离子，从而破坏癌细胞。光动力疗法有以下优点：①主要破坏癌细胞，不损伤正常细胞。对肿瘤细胞具有相对选择性和组织特异性；②光敏剂无毒性，安全，不会抑制人的免疫功能，

也不会抑制骨髓而引起白细胞、红细胞和血小板减少；③与手术、放疗和化疗有相辅相成作用，可同时应用；④可做多疗程，不会产生耐药性；⑤治疗时间短，一般 48～72 小时后即可出现疗效。唯一缺点是可引起皮肤光敏毒性反应。由此可见，光动力治疗眼睑恶性肿瘤前景是非常乐观的。

微波热疗是近年发展起来的新的热疗技术，在临床中的使用也越来越多。微波仪具有操作简单，加热效率高，副作用少，能够定向的优点。微波对肿瘤有直接杀伤作用，也可作为放疗和化疗的辅助手段，减少放、化疗剂量，降低其并发症。

眼睑皮脂腺腺癌预后与肿瘤大小、分化程度、生长情况及有无淋巴结转移有关。肿瘤最大径大于 10mm、癌细胞为中分化或分化差型、浸润性生长、肿瘤呈多中心性起源者预后不好，有淋巴结转移和周围组织受侵者预后差。分化不好的睑板腺癌易发生淋巴结转移，原发于上睑的肿瘤多转移到腮腺区淋巴结，原发于下睑的肿瘤多转移到颌下区，较晚者可转移至颈部。

（三）鳞状细胞癌

鳞状细胞癌（Squamous cell carcinoma）是皮肤表皮细胞的一种恶性肿瘤，多见于 50 岁上老年人。男性多于女性。文献报道眼睑鳞状上皮癌与基底细胞癌之比为 1:39，好发于眼睑皮肤结膜交界处的皮肤棘细胞层。

1．病理 肿瘤组织病理分 3 级，Ⅰ级：癌细胞多分化较高，以成熟的鳞状细胞见细胞间桥或以增大的棘细胞为主，癌细胞染色较淡，细胞质嗜酸，细胞核较大，可见核分裂象，癌细胞巢内常有角化珠或不全角化，也常见癌细胞呈乳头状排列。Ⅱ级：癌细胞多分化较低，细胞间桥多不清，细胞核有异形，核分裂象常见，癌细胞巢内可见角化不良的细胞无角化珠。Ⅲ级：癌细胞分化低，多较小，呈梭形，细胞间桥消失，细胞核深染明显异形，核分裂象多见（图 18-2-24）。

2．临床表现 初起时见皮肤发生疣状、结节状或乳头状小肿物，以后逐渐发展成为菜花样或溃疡型肿物。鳞状细胞癌临床上可分为两种类型，溃疡型：溃疡边缘高耸外翻，溃疡较深，基底高低不平，有的呈火山口的外观，溃疡边缘比较饱

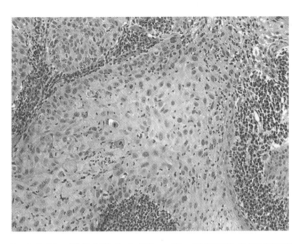

图 18-2-24　鳞状细胞癌病理像 ×10：肿瘤细胞排列不规则，瘤细胞呈多边形，细胞核浓染，异型性明显，核丝分裂象多见，并可见细胞间桥

满外翻，是和基底细胞癌不同之处；乳头型或菜花样：肿瘤组织色白而脆，主要向表面发展成巨大肿块，呈菜花状或乳头状，表面有破溃，感染则有腥臭味。少数可带蒂，生长较快。

鳞状细胞癌随肿瘤的发展，可出现疼痛，特别是当肿瘤侵及眶上、下神经时。鳞状细胞癌恶性程度较基底细胞癌高，生长快，侵袭性较强，破坏范围广，可以破坏眼睑、眼球、眼眶、鼻窦及面部等。一般易沿淋巴组织转移到附近组织，如耳前及颌下淋巴结甚至全身，这是它与基底细胞癌的不同点。

3. 治疗　早期眼睑鳞状细胞癌罕有转移，有较好的预后。治疗应根据肿瘤的大小、侵犯的范围及患者全身情况而定，注意保持眼睑的功能和尽量不影响容貌。手术完全切除是治疗鳞状细胞癌最好的疗法，切除范围一般从手术切缘至肿瘤边缘不小于 5～6mm，同时要深入，以免向下浸润的癌组织有残留。切除边缘用冰冻切片监测，切除范围大者再做眼睑成形，侵犯眼眶眼球者均应行眶内容切除术。肿瘤较小者单纯广泛局部切除是可治愈的。如侵犯眶内组织，并有耳前或颌下淋巴结转移，则预后不好。鳞状细胞癌对放疗化疗都敏感，通常以手术切除为主，术后辅助放射治疗和（或）化疗。如肿瘤面积过大，可先作放射治疗，使肿瘤组织缩小，便于手术切除。化学疗法常用博来霉素。亦可采用血卟啉衍生物 - 激光光动力疗法，效果良好。冷冻疗法：用液氮冷冻，其范围应越过肿瘤边缘 4～5mm 以上，每次 2～5 分，每 2～3 天一次。

（四）恶性黑色素瘤

眼睑恶性黑色素瘤（Malignant me-lanoma）是由神经嵴来源的表皮内黑色素细胞生物性转化所发生。原发于眼睑的黑色素瘤在临床特征、病理组织学所见、生物学行为和预后等方面与其他部位皮肤黑色素瘤基本相同。是一种恶性程度高，发展迅速，易于向全身各处广泛转移的肿瘤，约占眼睑恶性肿瘤的 1%，并且没有令人满意的治疗结果。肿瘤的发生源于机体正常黑色素细胞的恶性转化导致其生物学行为改变，形成自主生长的新生物，与致瘤因素导致的细胞内遗传物质的改变有关。全球臭氧层的破坏可能使这种类型肿瘤的发病率增长。肿瘤的发生与多种因素相关，本病病因尚不十分明确，容易发生黑色素瘤的危险因素包括先天性或发育异常的痣、黑变病等，以及过度的阳光照射、家族史、年龄和种族等。

1. 病理　小痣恶性黑色素瘤（Lentigo malignant melanoma）：小痣恶性黑色素瘤主要发生在老年人皮肤暴露部位，位于眼睑者下睑和眦角部位比较多见。其前期病变为恶性小痣，呈扁平斑块，边界不清，有不同程度的色素沉着。病变有一个较长时期的原位发展阶段，此时色素可向周围蔓延，直径可达 6～7cm（水平生长期）并可持续多年。疾病可以持续生长，也可自发消退同时伴有色素的改变。病理组织学上在整个表皮基底细胞层内有不典型多形性黑色素细胞弥散性增生，延伸至毛发皮脂结构外鞘。向真皮侵犯时（垂直生长期），病变隆起形成深棕色至黑色结节，由束状梭形细胞构成。

表浅扩散性黑色素瘤（Superficial spreading melanoma）：与小痣恶性黑色素瘤不同，这一型主要发生在中年人（平均年龄 50～60 岁），病变较小（平均直径 2.5cm）。其典型改变为播散性色素斑块，颜色不一，边界不清，但可触及。病变快速发展为侵犯期时，出现丘疹和结节，有不同程度的色素沉着。自发消退的部位可见灰白色或蓝灰色色素脱失区。显微镜下，表皮成分由不典型黑色素细胞构成，单个或呈巢状分布。侵犯期的瘤细胞大小和形状有变异，可为上皮样、梭形、痣样或混合型。

结节性黑色素瘤（Nodular melanoma）：常见于 40～50 岁中年人，男女之比为 2：1。病变呈蓝黑色或无色素性的小的带蒂的结节，可迅速发展至 1～3cm，常伴有溃疡和出血。病理组织学上，细胞失去正常极性，侵犯其上面的上皮。如仅上皮被侵犯，即为表浅扩散性黑色素瘤。若同时真皮也被侵犯，则为结节性黑色素瘤。瘤细胞不典型，核与胞质比增加，可有有丝分裂像及大的不正常细胞。常可见到其下有淋巴细胞浸润

起自痣的黑色素瘤：各种类型恶性黑色素瘤的发生均与先前存在的痣有关，特别是那些完全位于表皮内者，约 50% 的表浅扩散性黑色素瘤和 20% 的结节性黑色素瘤伴同痣而发生（图 18-2-25）。

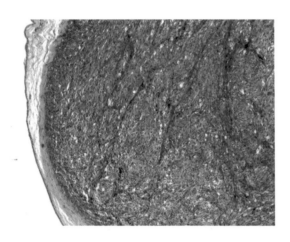

图 18-2-25 恶性黑色素瘤病理像 ×4：肿瘤细胞呈梭形，含有色素，核深染，异型性明显

2. 临床表现 病变初起时为蓝黑色或灰黑色小结节，结节周围皮肤血管扩张。以后结节增大，有时发展成为菜花样肿物或形成溃疡，触之易出血。本病一部分是由良性黑痣恶变而成，有下列情况时要考虑恶变可能：①色素斑的颜色改变，特别是变为被红色或淡蓝色。②质地变软变脆。③形状忽然增厚或隆起。④病变体积增大，病变表面渗液、渗血及结痂，出现溃疡。⑤病变区疼痛、触痛或发痒。⑥病变外围皮肤红肿或出现卫星结节。

肿瘤可以局部蔓延至眼眶、睑结膜等部位，也可经过淋巴或血流播散至远隔器官出现不同临床表现的并发症。

3. 治疗 恶性黑色素瘤为恶性程度极高的肿瘤，手术切除为首选疗法。患者的生存率与恶性黑色素瘤的侵入深度有关，入侵大于 1.5mm 的 5 年生存率仅为 50% 至 60%。切除的安全范围应较鳞癌或睑板腺癌为广，达肉眼肿瘤边缘外 8～10 mm。如肿瘤累及睑结膜或眶内，应行眶内容切除术，并辅以化疗；如附近淋巴结有肿大，还要做淋巴清扫术。

传统观点认为黑色素瘤对放射治疗不敏感，近来有研究表明应用 ^{125}I 敷贴器固定于病变周围进行局部放射治疗，同时注意保护角膜和晶状体，具有较好的疗效。但可能引起眼睑萎缩、秃睫、干眼、白内障、角膜溃疡等放射性并发症。冷冻治疗对结膜黑色素瘤的治疗有辅助作用，但对眼睑皮肤黑色素瘤无效。恶性黑色素瘤对放疗与化疗均不敏感。

尽管抗癌药物近年来取得了飞速发展，但黑素瘤具有抵抗多数抗肿瘤药物的本质，且术后可能复发。

（史季桐）

第三节 泪器肿瘤

泪器由分泌泪液的泪腺与排泄泪液的泪道两部分组成。泪腺分为主泪腺（睑部和眶部）及副泪腺（Krause 和 Wolfring 腺等）。眶部泪腺位于眶外上方的泪腺窝内，呈杏仁状，正常情况下不能触及；睑部泪腺体积较小，二者相连并由提上睑肌腱膜所分隔。泪道由泪点、泪小管、泪总管、泪囊及鼻泪管组成。

在泪器肿瘤中，以泪腺肿瘤为多见，分为上皮性肿瘤和非上皮性病变，二者发病率各半，上皮性肿瘤又分为良性和恶性，前者主要为多形性腺瘤、后者以腺样囊性癌最为多见，其次为多形性腺癌、腺癌、黏液表皮样癌等，非上皮性病变包括淋巴细胞性肿瘤、炎性假瘤等。泪腺良恶性肿瘤比例大致相同。泪囊肿瘤比较少见，但以恶性肿瘤为主，鳞状细胞癌多见。

一、泪腺肿瘤

（一）多形性腺瘤

泪腺多形性腺瘤（Plemorphic adenoma of

lacrimal gland）是由上皮细胞核间质成分形成的良性肿瘤，在泪腺肿瘤中最为多见，约占泪腺上皮性肿瘤的50%，笔者分析30年诊治的泪腺肿瘤342例，其中多形性腺瘤180例（约占52.6%），与文献报道大致相同。

1. **病理**　肿瘤大体呈类圆形或椭圆形，灰白色，有完整包膜，表面可有多个结节状突起，中等硬度，其中可有囊样变。镜下见肿瘤主要由上皮细胞和间质成分组成。上皮细胞排列呈管状、条索状或块状不等，部分细胞可有磷化；间质成分包括黏液和软骨样区，偶可见骨组织。如镜下发现有丝分裂、恶性腺体形成或细胞不典型增生等，考虑肿瘤恶性变。可根据肿瘤侵袭的程度以及与包膜的关系不同，判断多形性腺瘤恶变的程度。

2. **临床表现**　多见于中年男性，单侧发病，缓慢进展，病史较长，数年至数十年不等，偶有报道儿童发病。大多数情况下，肿瘤起自眶部泪腺，起初因肿瘤较小且局限于泪腺窝内，患者可无任何自觉症状，待肿瘤缓慢增长后，可出现单眼无痛性眼球突出，并向内下方移位（图18-3-1）。眶外上方可触及硬性肿物，质硬而韧，表面光滑或呈结节状，边界清楚，无压痛，眼球运动无明显障碍。如肿瘤压迫眼球，可引起屈光不正，视力下降。肿瘤内出血，可导致急性眶压增高，出现眼球突出度增加，疼痛明显，眼球运动障碍。也有多形性腺瘤表现为眼眶区充血，肿胀，容易与眼眶蜂窝织炎相混淆。如果肿瘤起源于睑部泪腺或下睑 Wolfring 副泪腺，可出现皮下肿块，上睑下垂，有时误诊为散粒肿。

3. **影像学检查**　X线显示眶腔扩大，边界清楚、光滑，无明显骨破坏。因肿瘤增长压迫泪腺窝，使骨窝向外上方扩大。

B型超声显示眶外上方肿物，类圆形，边界清楚，内反射中等且均匀，透声性中等，无可压缩性（图18-3-2）。A型超声表现为眶外上方占位病变，肿瘤的入出波峰均较高，内为均匀的中高波，透声性中等。彩色多普勒超声成像（CDI）显示肿瘤内部无彩色血流信号或仅有少量血流。

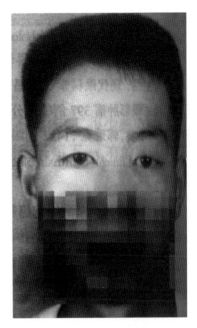

图 18-3-1　泪腺多形性腺瘤外观像

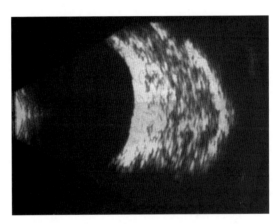

图 18-3-2　泪腺多形性腺瘤 B 型超声图像

CT 扫描可见泪腺区高密度块影，类圆形，边界清楚、光滑，内密度均质，肿瘤局部眶壁可有骨凹形成（图18-3-3）。病程较长者眶腔扩大，眶壁骨质被压迫吸收。

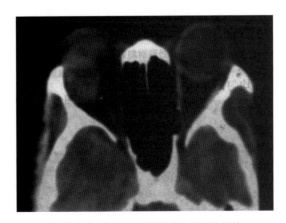

图 18-3-3　泪腺多形性腺瘤水平 CT 图像

MRI 检查显示泪腺区类圆形占位病变，边界清楚，一般情况下，T1WI 肿瘤呈中等信号，T2WI 呈高信号或高低混杂信号（图 18-3-4）。

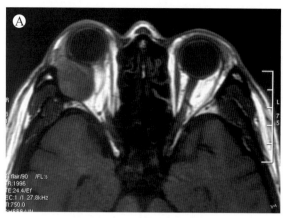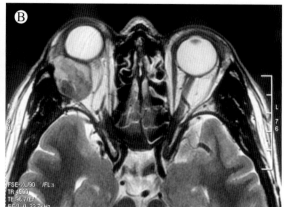

图 18-3-4　泪腺多形性腺瘤水平 MRI 图像　A T1WI　B T2WI

4.治疗　主要为手术治疗。如肿瘤较小，可采用眉弓部皮肤切口前路开眶术；如肿瘤较大，已超过眶外壁深度的 1/2，应外侧开眶，以便有较大的手术空间。因肿瘤切除不全或术中包膜破裂极易引起复发，故手术时不但要将肿瘤完全切除，还要将肿瘤周围的薄层正常软组织及泪腺窝骨膜一并切除。但要避免损伤眼外肌及提上睑肌，以保存其正常功能。

有报道肿瘤复发次数与恶变几率成正比，因此，对于多次复发性肿瘤应行眶内容摘除术。

5.预后　多形性腺瘤手术切除彻底，预后良好。术后复发多见于术前穿刺或活检、术中肿瘤囊膜破裂造成瘤细胞播散或手术切除不彻底者。但最近有报道称，根据文献回顾，穿刺活检并没有增加泪腺多形性腺瘤的复发和恶变几率，此观点尚有待研究。多形性腺瘤的复发率约为 19%～30%。

（二）腺样囊性癌

腺样囊性癌（Adenoid cystic carcinoma）也称"圆柱瘤"，其发病率仅次于多形性腺瘤，居泪腺上皮性肿瘤的第二位，泪腺恶性上皮肿瘤的第一位，约占上皮性肿瘤的 25%～30%。

1.病理　腺样囊性癌大体标本形状不规则，灰白色，质硬，可有假包膜，表面有结节。镜下病变是由束状或巢状的小圆细胞构成，周边有硬化的玻璃样变基质所包绕。在癌巢的中央，可见大小不等、数量不一的囊腔，内含黏蛋白卡红样黏液物质。有作者将其分成不同的亚型：筛状型、硬化型、实体型、粉刺状癌型（实体型伴有中央坏死）和管状型。但目前多采用 Perzin 的分类法：①筛状型：癌巢呈筛状，一些空腔有黏蛋白分泌；②实体型：癌巢充满细胞伴有少量管腔，细胞巢大小不一；③管状型：呈细长管状，内衬 2 至 3 层细胞。

2.临床表现　发病年龄较多形性腺瘤低，文献曾有报道 6 岁发病，多见于女性，单眼发病，病史较短，一般不超过 1 年。主要临床表现为眼球突出，向内下方移位，眶区疼痛，眼球运动障碍（图 18-3-5）。疼痛是腺样囊性癌的一个主要症状，其发生率高达 79%，我们的病例中疼痛者占 50%，这是由于肿瘤呈浸润性生长，侵犯血管、神经及邻近骨膜、骨壁所致。眶外上缘可扪及硬性肿物，表面不光滑，不能推动。罕见有眶下方、眶尖及结膜发生腺样囊性癌而泪腺未被累及者，系为眶内异位泪腺或结膜副泪腺所致。

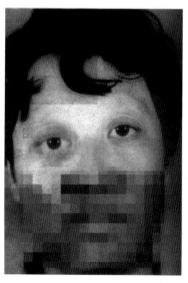

图 18-3-5　泪腺腺样囊性癌外观像

3. 影像学检查 B 型超声显示泪腺区占位性病变，呈梭形或不规则形，边界清楚，内回声少且不均匀，呈块状，透声性中等，无可压缩性（图18-3-6）。CDI 显示肿瘤内彩色血流信号不等，但绝大多数病变内血流信号丰富。

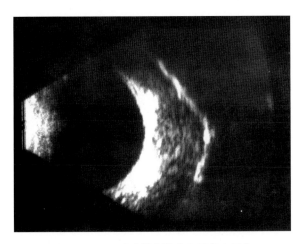

图 18-3-6 泪腺腺样囊性癌 B 型超声图像

腺样囊性癌 CT 扫描具有特征性表现。泪腺区扁平或梭形高密度占位病变，沿眶外壁向眶尖部蔓延（图 18-3-7）。这种独特的生长方式在其他泪腺肿瘤中很少见到。因肿瘤生长较快，病史短，所以眶腔扩大不多见。早期眶骨无明显改变，晚期冠状 CT 可显示眶外上壁溶骨性破坏（图 18-3-8），此点可与良性肿瘤所致的压迫性骨凹陷相鉴别。眶内病变可经骨破坏处蔓延至颅内。腺样囊性癌发生眶外蔓延约为 36%。少数病例肿瘤内可有钙化，这是泪腺恶性肿瘤的一个特征。

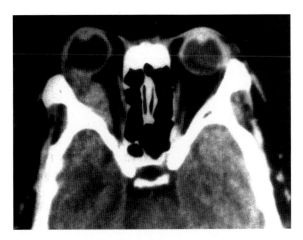

图 18-3-7 泪腺腺样囊性癌水平 CT 图像

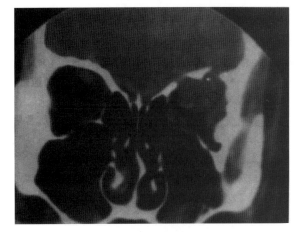

图 18-3-8 泪腺腺样性癌冠状 CT 图像

MRI 所显示的软组织肿瘤图像与其他泪腺肿瘤大致相同，T1WI 为中信号，T2WI 为中或高信号，它对于显示眶骨破坏和肿瘤内钙化不如 CT，但显示肿瘤颅内蔓延则优于 CT（图 18-3-9），强化 MRI 检查显示病变范围更加清晰（图 18-3-10）。

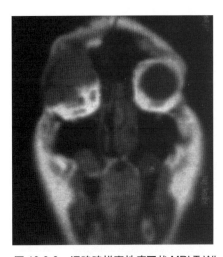

图 18-3-9 泪腺腺样囊性癌冠状 MRI T₁WI

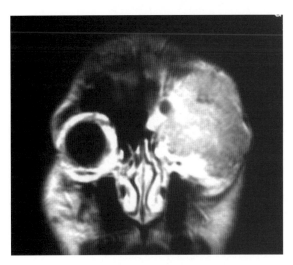

图 18-3-10 泪腺腺样囊性癌冠状增强 MRI

4.治疗 泪腺腺样囊性癌的传统治疗方法为眶内容摘除术，但由于手术损伤大，患者难以接受，而且随着其他治疗方法的不断更新和改进，腺样囊性癌的治疗方法也在改变。

治疗前，首先应根据影像学诊断和病变的临床特征判断病变的性质，如有困难，可行穿刺或活检确定诊断，但不可破坏骨膜，因其可防止肿瘤扩散。也可在手术过程中行冰冻切片病理组织学检查，确诊后再决定手术方式。

如果病变属早期，肿瘤范围较小，骨壁无明显改变或改变比较轻微者，可经前路或外侧开眶，行扩大的肿瘤局部切除术，骨破坏处可以电凝或冷冻，术后局部应用加速器或 ^{60}Co 放射治疗，放射量 50～60Gy/5～6 周，有助于杀灭残留的肿瘤细胞，减少复发。即使 CT 扫描显示骨骼无改变，但切除的骨壁行病理组织学检查，往往发现有肿瘤细胞浸润，因此，对骨壁应做适当处理。肿瘤范围比较广泛，有明显骨破坏者，仍以眶内容摘除术为首选治疗，手术宜彻底，勿遗留肿瘤组织。如骨壁破坏范围较大，应将骨壁同时切除以防止肿瘤复发。手术后辅以放射治疗和化学治疗。

化疗对腺样囊性癌有一定的疗效，可以联合手术或放疗使用。对于有远处转移或不适合手术及放疗的患者，也可单独使用化疗或联合分子靶向药物治疗。常用药物有环磷酰胺、长春新碱、阿霉素等，一般疗程为 1.5～2 年。

近年来，有一些新的治疗方法如手术切除肿瘤联合敷贴器内放射治疗、γ 立体定向放射治疗、介入性动脉内化学治疗等，疗效尚有待观察。

5.预后 泪腺腺样囊性癌预后差，实体型者预后最差，平均生存期约为 4.1 年。复发率高，病变经眶骨破坏处侵入颅内时有发生，可因远处转移而死亡。

(三) 多形性腺癌

多形性腺癌 (Plemorphic adenocarcinoma) 过去又称为恶性泪腺混合瘤，该肿瘤的生物学特性介于良性和恶性肿瘤之间，肿瘤的大小、形状、临床表现类似于良性多形性腺瘤，但其组织学上又同时具有良性和恶性肿瘤两种特征。它可以原发，也可以从多形性腺瘤恶变而来，约占泪腺上皮性肿瘤的 15.4%，占泪腺恶性上皮性肿瘤的 33%。

1.病理 大体上多形性腺瘤为形状不规则的实体型肿瘤，灰白色，无包膜或包膜不完整。镜下见肿瘤含有良性多形性腺瘤和癌的两种成分。肿瘤腺体结构较少，细胞间变较多形性腺瘤明显，有些肿瘤同时具有多种成分，但以一种成分为主，如腺癌、鳞状细胞癌、梭形细胞癌和腺样囊性癌等。有报道男性以腺癌型为主，女性多为腺样囊性癌型。

2.临床表现 多形性腺癌发病年龄多在 40～50 岁，性别无明显差异。主要临床表现为眶外上方肿物，边界不清，质硬，不能推动，常有自发痛和压痛，眼球突出并向内下方移位，部分病例有眼球运动受限。有些患者过去曾有多形性腺瘤病史。根据发病和临床特征不同，又分为三个不同的类型：①病史较短，第一次手术切除肿瘤时即为恶性；②最初发病时良性多形性腺瘤，但数年后复发时发生恶变。Font 和 Gamel 报道多形性腺瘤 20 年后发生恶变者为 10%，而 30 年后恶变者为 20%；③患者数年前即有慢性、进展性、无痛性眼球突出，眼球向内下方移位，近期出现上睑肿胀、疼痛，眶外上方可触及肿块，此类患者手术后病理上可表现为多形性腺癌和多形性腺瘤同时存在。

3.影像学检查 X 线可显示泪腺窝溶骨性骨破坏，这只是泪腺恶性肿瘤的一个征象，没有确诊意义。此外可见眶腔扩大和泪腺窝扩大。

B 型超声可显示泪腺区肿物，形状不规则或类圆形，内回声多少不均，声衰减显著，无可压缩性(图 18-3-11)。肿瘤较大者可见眼球被压变形。CDI 可见肿瘤内部有彩色血流。

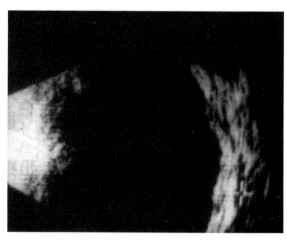

图 18-3-11　泪腺多形性腺癌 B 型超声图像

CT 扫描早期可见泪腺区形状不规则占位病变，内密度不均匀，病变内部可有钙化或坏死区。注射造影剂后肿瘤可增强。泪腺窝骨壁可有凹陷或骨破坏。晚期肿瘤增长迅速，可向颅内、鼻窦蔓延，并可见广泛的溶骨性骨破坏（图 18-3-12）。

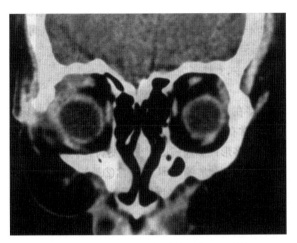

图 18-3-12　泪腺多形性腺癌冠状 CT 图像

MRI 检查，在 T_1WI 和 T_2WI 上肿瘤信号类同于其他眶内软组织肿瘤，对诊断意义不大。

4. 治疗　对于泪腺多形性腺癌的治疗，首先术前活检或术中冰冻组织学检查明确诊断，一旦确诊，应行眶内容摘除术，如有骨质破坏者，应将眶壁一同去除。但也有学者认为对复发性肿瘤，局部肿瘤加骨质切除的效果往往和广泛切除一样，所以不提倡眶内容摘除术。

放疗有控制肿瘤继续增长及减少肿瘤复发的作用，因此术前或术后可以放疗作为辅助治疗方法。肿瘤已有远处转移者，可以化疗作为姑息性治疗。

5. 预后　泪腺多形性腺癌复发率极高，可达72%。预后极差，多因颅内蔓延或全身转移而死亡。其预后与病变时间及病理组织学分化程度有关。

（四）腺癌

腺癌在眼眶肿瘤中比较少见，过去曾一度认为腺样囊性癌是腺癌的变异，现在病理组织学和免疫组织化学证实，这是两种独立的疾病。腺癌也有许多不同于腺样囊性癌的临床特点，如男性多见，有限定的年龄范围，眼眶少见，早期转移，患者生存期短等。

笔者 30 年间共诊治泪腺肿瘤 342 例，其中腺癌 23 例，约占泪腺肿瘤的 6.7%，发病年龄多在40 ～ 60 岁，性别无明显差异。病理组织学上有两种类型：一种由腺泡的分泌细胞发生；另一种起源于泪腺导管肌上皮。腺癌的临床表现和影像学特征与腺样囊性癌类似。但此癌生长迅速，早期发生转移，生存期明显短于腺样囊性癌。1 例原发性泪腺导管腺癌，手术及放疗后 2 年因局部复发及脑、肺、肝脏、总胆管、胰腺转移而死亡。因此，一旦确诊，应尽早做眶内容摘除术，并辅以放疗。

（五）其他泪腺上皮性肿瘤

1. 黏液表皮样癌　泪腺黏液表皮样癌在眼眶中少见，其恶性程度比腺样囊性癌、多形性腺癌或腺癌低，但它呈局部浸润性生长。病理组织学上具有不同的分化程度，低度分化者有较多的黏液细胞，可产生黏蛋白；高度分化者以表皮样细胞为主，黏液细胞少见。除泪腺外，黏液表皮样癌还可发生于泪囊、下眼睑、结膜及副泪腺。其临床特征与治疗同泪腺恶性肿瘤。预后与组织学分化程度有关。

2. 鳞状细胞癌　泪腺鳞状细胞癌罕见，其临床表现和影像学特征符合泪腺恶性肿瘤，呈浸润性生长，可发生远处转移，预后差，治疗应按泪腺恶性肿瘤处理。

3. 梭形细胞肌上皮瘤　此瘤罕见，笔者曾诊治 4 例，占泪腺肿瘤的 1.2%。肿瘤由位于泪腺上皮和泪腺导管基底膜之间的肌上皮细胞组成，以往曾认为它是良性多形性腺瘤细胞的变异。免疫组织化学显示肿瘤细胞内对纤维性神经胶质酸性蛋白呈现弱阳性反应。其临床特征及治疗与泪腺多形性腺瘤相似。

二、泪囊肿瘤

泪囊肿瘤在临床上比较少见，但肿瘤种类较多，且病变较隐蔽，常被误诊为泪道阻塞或慢性炎症而延误治疗。泪囊区肿瘤一并在此叙述。

泪囊肿瘤可分为原发性、继发性和转移性，大多数泪囊肿瘤都属于原发性，良性肿瘤包括泪囊黏液囊肿、内翻性乳头状瘤、毛细血管瘤、血管平滑肌瘤、纤维瘤等；恶性肿瘤主要为鳞状细胞癌、淋巴瘤、腺癌、基底细胞癌、黏液表皮样癌、移行细胞癌、黑色素瘤、小细胞癌及极少见的横纹肌肉瘤等。继发性肿瘤多起源于上颌窦、筛窦或鼻腔。这些肿瘤的组织学特征和生长方式与泪囊原发性肿瘤相似。泪囊转移性肿瘤极少见，可来源于肝癌或肾癌，大多数转移肿瘤也同时累及眼睑、鼻腔、鼻窦和眼眶。

泪囊肿瘤 70% 为恶性，早期症状为泪道阻塞、泪溢和泪囊区肿块，常被误诊为慢性泪囊炎，但抗炎治疗无效。如果同时有出血或血性分泌物、疼痛，恶性肿瘤的可能性更大。晚期肿瘤可向邻近组织蔓延，向眶内导致眼球突出、移位，至皮下可使皮肤破溃，肿瘤也可经淋巴道转移至耳前、颌下淋巴结，沿血行转移至颅内、肝脏、肺脏等器官。

临床上偶有久治不愈的慢性泪囊炎及泪道阻塞者，特别是同时伴有疼痛、血性分泌物及泪囊区肿块时，应高度怀疑泪囊肿瘤的存在。泪囊造影可以与慢性泪囊炎相鉴别，CT 扫描可以判断肿瘤的范围（图 18-3-13）。诊断困难时可行活体组织学检查。

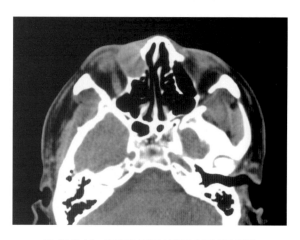

图 18-3-13 泪囊肿瘤眶内蔓延水平 CT 图像

泪囊肿瘤需手术切除。良性肿瘤局部切除后多可治愈。恶性肿瘤应早期行肿瘤切除术，并辅以放疗和化疗，已有远处转移者可行姑息性治疗。传统的放射治疗容易同时照射周围的其他结构，引起严重的放疗后并发症，因此可采用立体定向放射治疗，提高放射的准确性，减少副作用的发生。

第四节 眼眶肿瘤

一、眼眶应用解剖

（一）眼眶骨壁

眼眶位于颅脑与面部之间，鼻两侧，成对称性。眼眶近似四边锥形，尖端向后，称眶尖，前为眶缘。成人眼眶容积约 28ml，眶缘高 35mm，宽 40mm，内壁长 45mm。骨性眼眶由颌骨、额骨、蝶骨、筛骨、泪骨、颚骨和颧骨组成，眼眶内容纳眼球、视神经、眼外肌、脂肪、血管等，眼眶壁分为上壁、下壁、内壁和外壁。骨间有孔、裂，内有血管和神经通过。

1. 眶上壁（眶顶） 由额骨和蝶骨小翼构成，与额窦、前颅凹相邻，有视神经孔、滑车窝、泪腺窝。

视神经孔由蝶骨小翼的两根构成，与颅中凹相通，长 8～10mm。内有视神经、眼动脉和交感神经通过。内侧与后组筛窦和蝶窦相邻。

滑车窝位于眶上壁内前角，距眶缘 4～5mm 处，为滑车附着点。滑车为一纤维环，内有上斜肌肌腱穿过。前路开眶术内上方进路时容易损伤滑车，影响上斜肌功能，出现复视。

泪腺窝位于眶上壁与外壁交界处，额颧缝上方，眶部泪腺位于此处。泪腺上皮性肿瘤可出现泪腺窝骨的改变。

眶上缘内 1/3 处有眶上切迹，其内有眶上神经和血管通过。

眶顶额骨眶板是颅底骨折的好发部位，其主要症状是眶周皮下瘀血；额窦黏液囊肿和癌破坏眶上骨壁，可蔓延至眶内；黄色瘤病多侵及眶上壁；神经纤维瘤病常见眶上壁缺失；皮样囊肿多见于眶外上骨膜下。

2. 眶外壁 由颧骨和蝶骨大翼构成。眶上裂和眶下裂是眶外壁与上壁和下壁的分界。与颞窝和中颅窝相邻。眶外缘中点之后有一骨性隆起，称眶外结节，是外直肌制止韧带、眼球悬韧带、眼睑外眦韧带和提上睑肌鞘膜外角的附着点。眶外壁是外侧开眶的手术进路。

3. 眶内壁 由筛骨、泪骨、上颌骨和蝶骨组成。内壁较薄，约 0.2～0.4mm。有筛前孔和筛后孔，内有相应血管和神经通过。与筛窦相邻，故筛窦炎症、黏液囊肿、癌容易侵及眼眶。也是眼眶爆裂性骨折的好发部位。泪囊窝位于内壁前部，泪囊位于此窝内。

4. 眶下壁 也称眶底，由上颌骨、颧骨和颚骨组成。眶下壁也是上颌窦的顶，与上颌窦相邻。上颌窦炎症或肿瘤易向眶内蔓延。眶下壁内角有一浅凹，为下斜肌起点。眶下沟起于眶下裂，向前至眶下孔，其内有眶下神经和血管经过。此处骨壁较薄，为儿童爆裂性骨折的好发部位。

(二) 眼眶壁的特殊结构

1. 眶上裂 位于眶外壁与眶上壁之间，即蝶骨大、小翼之间，视神经孔外下方，长约 22mm，为眼眶和中颅窝之间的重要通道。分上下两部分，前者有泪腺神经、额神经、滑车神经、外展神经、交感神经根通过。当炎症或肿瘤累及眶上裂时，出现眶上裂综合征，表现为眼痛，上睑下垂，眼球固定，瞳孔光反射消失，眼神经分布区痛觉消失。眶上裂扩大见于肿瘤、静脉曲张、眼眶动静脉瘘。

2. 眶下裂 位于眶外壁和眶下壁之间，是蝶骨大翼下缘与上颌骨、颧骨后缘之间的骨裂。内有三叉神经第 II 支、颧神经、眼下静脉和翼状丛的交通支通过。

3. 视神经管 是由蝶骨小翼的两个根及蝶骨体构成，长 4 ～ 9mm，直径约 4 ～ 6mm。视神经管自眶尖斜行向后内行，与矢状面呈 35 度角，影像学检查视神经管时，需注意此角度的存在。视神经管是眼眶与颅内沟通的经路，内有视神经、眼动脉和感觉神经通过。视神经孔扩大常见于视神经的肿瘤，如视神经胶质瘤，视神经脑膜瘤向颅内蔓延。视神经挫伤出血水肿，早期开放此管，有助于视力的恢复。

(三) 眼眶内容

1. 眼外肌 有内、外、上、下四条直肌和上、下两条斜肌，提上睑肌和眶内 muller 平滑肌。分别由动眼神经、滑车神经和外展神经支配。眼外肌病变多见于甲状腺相关眼病、肥大性肌炎以及寄生虫囊肿。

四条直肌共同起源于眶尖部秦氏环。上斜肌起源于视神经内上方蝶骨体骨膜上，和提上睑肌的起源重叠。下斜肌是唯一起源于眶前部的眼外肌，位于上颌骨眶内侧。提上睑肌起源与上直肌同源。

上直肌由动眼神经上支支配，内直肌、下直肌和下斜肌由动眼神经下支支配，外直肌由外展神经支配，上斜肌由滑车神经支配。

下直肌与下斜肌交叉处，两腱膜融合，形成 lockwood 韧带，对眼球有悬吊作用。提上睑肌在上直肌上方向前，两肌腱膜相连，因此出现眼球上转时提上睑肌加强的现象。提上睑肌通过眶隔后变为腱鞘，呈扇形向前，至于睑板前表面和皮肤，外角止于眶外结节，内角止于内眦韧带。动眼神经支配其运动。muller 在提上睑肌变为腱鞘之前，在其深面分出，止于睑板上缘，由交感神经支配。甲状腺相关眼病上睑回缩即由该平滑肌痉挛收缩或纤维化所致。

2. 眼球筋膜及间膜 眼球筋膜囊为薄层结缔组织膜，前端止于角巩膜缘后 3mm 处，后部绕视神经，止于视神经周围。将肌锥内脂肪与巩膜分离。

肌间膜围绕在眼外肌表面，四直肌的鞘膜向两侧扩展连续而形成。四直肌和肌间膜共同将球后脂肪分为肌锥内部分和肌锥外部分，眶内重要结构均位于肌锥内。

眼球悬韧带是眼球筋膜囊的加厚并向两侧延伸部分，位于眼球下方，下直肌和下斜肌交叉融合，两端汇入内、外肌制止韧带，止于泪骨和眶外结节。此韧带的作用为支持眼球在位。

眶隔是一层较薄的结缔组织。自眶缘骨膜分出，止于上、下睑板的前面。上部眶隔部分与提上睑肌腱膜混合止于皮肤。

由于眶内这些膜状物的存在，将眼眶分为四个间隙：

(1) 巩膜表面间隙：位于眼球筋膜与巩膜之间，为潜在间隙。巩膜和筋膜的炎症致此间隙水肿，超声显示为无回声或低回声透声区，CT 显示为球壁增厚。

(2) 肌锥内间隙：前部为眼球筋膜囊及眶隔，后部为眶尖，周围以四直肌腱膜及肌间膜为界。内有视神经，运动、感觉、交感和副交感神经，血管等。是海绵状血管瘤、神经鞘瘤、视神经肿瘤的好发部位。

(3) 周围间隙：位于肌锥内间隙和骨膜之间，主要内容为脂肪。泪腺区肿瘤位于此间隙。

(4) 骨膜下间隙：是眶骨膜与骨壁之间存在的潜在间隙。骨膜与骨联系疏松，是表皮样囊肿、骨膜下血肿的好发部位。

3. 眶其他软组织 眼眶骨膜是一层覆盖在眼眶骨表面的致密的筋膜组织。在眶缘、骨缝、眼眶的孔、裂等处与骨壁联系紧密，在视神经处与硬脑膜延续，并在视神经管口附近增厚，与四直肌腱膜共同组成秦氏环。摘除眶尖部肿瘤容易损伤此腱环。

视神经鞘是脑膜的延续，由软脑膜、蛛网膜和硬脑膜组成，视神经鞘在视神经管开口处与骨膜延续，在视神经管颅面开口处移行为颅内硬脑膜。

眼眶脂肪充满于血管、神经和肌组织周围，正常情况下，脂肪给眼球以支持。当外力作用于眼眶时脂肪起缓冲作用。

（四）眼眶内神经

眶内神经包括视神经、运动神经、感觉神经和自主神经。

1. 视神经 是由视网膜节细胞的轴突集中形成的神经束，从视盘到视交叉全长约50mm，直径3～4mm。分为四段：球内段约1mm，位于球壁内，筛板后有神经鞘膜包绕；眶内段约25～30mm；管内段约6～10mm，位于骨性视神经管内，无移动空间；颅内段约10mm，位于颅内。视神经胶质瘤、视神经脑膜瘤是视神经的原发性肿瘤。

2. 动眼神经 该神经核起于中脑上丘平面和第三脑室后部，向下止于第四脑室前部，包括一对外侧主核，一对Edinger-Westphal核，一个中央核。动眼神经在眶上裂入眶，分为上、下两支。上支较小，支配上直肌和提上睑肌；下支较大，支配内直肌、下直肌和下斜肌。在下斜肌分出一支形成节状神经节的短根，司瞳孔运动。

3. 滑车神经 是颅神经中最长最细的，含有运动纤维和立体感觉纤维。该神经核位于中脑下丘平面，经眶上裂入眶。贴近骨膜在提上睑肌和上直肌上方，分成小支进入并支配上斜肌。眶内肿瘤手术不易损伤。

4. 外展神经 含有运动纤维和立体感觉纤维。该神经核位于第四脑室底部，面神经丘内。经眶上裂入眶。支配外直肌。

5. 眼神经 为三叉神经的第一分支，含有感觉纤维、运动纤维、交感纤维和副交感纤维。分为眼神经、上颌神经和下颌神经。分布于整个头部。

眼神经分为泪腺神经、额神经、鼻睫神经，分别经眶上裂入眶。泪腺神经分布于上睑外侧皮肤和结膜；额神经分布于额、顶、上睑、皮肤及结膜和额窦黏膜；鼻睫神经支配全眼球感觉和鼻部。

上颌神经由眶下裂入眶，成为眶下神经，分布于下睑、鼻外侧及上唇。下颌神经运动纤维分布于嚼肌、颞肌和翼肌，感觉纤维分布于面颊、耳、舌、齿龈及下唇。

6. 睫状神经节 位于秦氏环前10mm，视神经与外直肌之间，是副交感神经节。节前纤维来源于鼻睫状神经的长根，动眼神经短根，颈内动脉丛交感根，节后分成6～10支睫状短神经，在视神经周围穿过巩膜进入眼内，分布于睫状体、虹膜、角膜和血管平滑肌。

（五）眼眶内血管

眼动脉为颈内动脉的分支，在视神经下方经视神经管进入眼眶。即分出视网膜中央动脉，距眼球8～10mm处进入视神经，供应视网膜内层。泪腺动脉是第二分支，沿外直肌上缘先前，进入泪腺并分布于上、下睑外侧。眼动脉分出睫状后短动脉在视神经周围穿过巩膜，供应视网膜外层和色素膜。眼动脉还分出眶上动脉、筛前动脉、筛后动脉，其终末支为额动脉。

颈外动脉的分支面动脉分出内眦动脉、颞浅动脉、眶下动脉分别供应眼睑皮肤、轮匝肌及泪囊。

眼眶静脉有眼上静脉和眼下静脉两主支，均无静脉瓣。正常时向海绵窦引流，海绵窦内压力增高时，血液可逆流。眼上静脉由内眦静脉和眶上静脉汇合，并引流筛前、筛后静脉，肌支，泪腺静脉，涡静脉和睫状前静脉经眶上裂入海绵窦。眼下静脉起于眶下静脉丛，经眶下裂入海绵窦。

二、眼眶肿瘤的诊断

（一）眼眶病病史及一般情况

病史对眼眶病诊断非常重要，详细询问病史，结合眼科检查，进行综合分析，做出正确诊断。

1. 年龄 有些眼眶病具有一定的年龄倾向，如儿童单侧眼球突出时，常见血管畸形、皮样囊肿、淋巴管瘤、视神经胶质瘤等良性肿瘤及横纹肌肉瘤、绿色瘤、神经母细胞瘤等恶性肿瘤。成人以单侧眼球突出就诊，多见炎性假瘤、泪腺多形性腺瘤、海绵状血管瘤等良性肿瘤及恶性淋巴瘤、泪腺腺样囊性癌、转移癌等恶性肿瘤。

2. 性别　有些眼眶病具有性别倾向，如炎性假瘤多见于男性；海绵状血管瘤、视神经脑膜瘤中年女性多见。

3. 诱因　发病前是否有全身病史、邻近眼眶组织疾病、外伤史等，了解这些病史及其与眼眶病的关系，可帮助正确诊断。

4. 发病与病程　发病急者可在数小时内出现眼部症状，有明显的眼球突出，眶压急性增高，伴疼痛、视力下降、眼球运动障碍，多见于眼眶出血、静脉栓塞；发病在数天内出现眼部症状，见于眶蜂窝织炎、恶性肿瘤；发病较慢或偶然发现眼球突出的病变多为良性肿瘤，如海绵状血管瘤、神经鞘瘤等。

5. 伴发症状　有全身症状需除外转移性肿瘤、造血系统肿瘤和急性化脓性炎症；眼球突出伴有搏动及杂音时，多见颈动脉—海绵窦瘘及动脉性血管瘤。

（二）眼部检查

1. 眼球突出度　眼球突出度是指眶外缘到角膜顶点的垂直距离。影响眼球突出度的因素有眼眶容积和眶内容体积。眼眶病眼球突出度改变多为眶内容体积增加和眶骨病变使眶容积缩小，致眼球突出；静脉曲张致眶内容减少而眼球内陷。

眼球突出度超过 12 ~ 14mm、双眼突出度差值大于 2mm 或观察中眼球突出度不断增加，可以认为病理性眼球突出。

2. 触诊　眶前部肿瘤多可触及肿块，观察肿块位置、形状、范围、边界、粘连情况以及质硬度、有无压痛和搏动等。良性肿瘤多为圆形或类圆形，边界清楚，粘连少，质中等硬度，无压痛。囊性肿物质软，可有波动感。恶性肿瘤及炎症病变形状不规则，边界不清楚，粘连严重，质偏硬，有压痛。同时检查淋巴结是否肿大，其活动度和压痛。

眶压可以反应眼眶内压力。用 Tn，T+1，T+2，T+3 表示眶内压力增高的程度，T-1，T-2，T-3 表示眶内压减低的程度。

3. 眼球运动　眼眶病变引起的眼球运动障碍机制有二，其一是机械阻力作用，肿瘤的占位效应阻碍眼肌发挥正常运动功能，摘除肿瘤可以恢复。其二是肿瘤或病变浸润或黏连眼肌或支配眼肌运动的神经，使其丧失肌肉正常收缩功能，摘除肿瘤或病变后不易完全恢复，或由于切除病变及肿瘤而加重眼球运动障碍。

4. 视力和视野　视力下降的原因有四方面：一是病变位于视神经本身，见于视神经胶质瘤和视神经脑膜瘤；二是肿瘤或病变压迫视神经，影响其轴浆的流动，进而影响视觉信息的传递，见于肌锥内近眶尖部的肿瘤；三是视网膜中央动脉供血障碍而影响视网膜功能，见于肌锥内视神经下方肿瘤；四是眼球受压引起眼球屈光力的改变所致视力下降，见于泪腺区肿瘤，近球后肿瘤或病变，摘除病变可以恢复。前三者均可伴有视野改变，表现为生理盲点扩大或不规则的视野收缩。

5. 眼睑及眼前节　眼睑及结膜充血水肿是急性炎症的表现；眼睑单纯水肿见于脑膜瘤、炎性假瘤及恶性肿瘤；眼睑回缩和迟落见于甲状腺相关眼病；眼睑肿胀松弛为神经纤维瘤；结膜血管异常扩张见于眶内血管畸形和眶内静脉压增高疾病。神经纤维瘤病常伴有虹膜结节和色素斑。

6. 眼底改变　视盘充血水肿常见于眶内急性炎症或前端视神经受压；视盘萎缩见于视神经肿瘤的晚期或眶尖部肿瘤压迫视神经；视网膜压迹说明肿瘤接近眼球，使球壁受压前隆，同时伴有视网膜水肿、黄斑变性或脉络膜皱褶。

7. 其他　瞳孔大小和对光反应变化，角膜和皮肤的感觉等。

（三）眼眶影像检查

目前眼科常用的影像检查方法有 X 线平片、超声探查、CT 扫描、MRI 成像、数字减影血管造影、PET/CT、^{99}锝放射核素显像等。

1. X 线检查　X 线检查并不常规应用于眼球突出的诊断，只有特殊需要时可以应用。常用检查体位有 Coldwell20°后前位、Wright53°后前斜位、Water45°后前位、侧位等。

最常见的异常 X 线表现包括眼眶变圆，眶壁变薄，筛窦受压变窄，上颌窦变小，眶上裂扩大，眶内密度增高，局限性骨密度增高或骨破坏，视神经孔不对称等。

2.超声检查　眼及眼眶位于人体前部，声学解剖界面清晰，声衰减少，适于超声检查。眼科常用超声包括 A 型、B 型、D 型及超声生物显微镜。换能器频率 7.5～10MHz、20MHz 及 50MHz。眼眶病常用 B 型和 D 型超声检查。

B 型超声探测眼眶轴位正常显示，球壁后为横 W 形强回声光团，此为眼眶脂肪。W 形中央三角形无回声区为视神经。非轴位探测时，脂肪为三角形强回声区。横位探测时脂肪呈舟状强回声区（图 18-4-1）。眶内占位病变时，在强回声区内出现回声变化，根据其位置、形状、边界、内回声、声衰减和可压缩性判断病变的性质。对囊性与实性病变的鉴别、血管性肿瘤、泪腺区肿瘤、视神经肿瘤以及眼外肌的改变确诊率较高。我们曾总结 5 年 1000 余例眼眶病影像资料，确诊率为 79.1%。

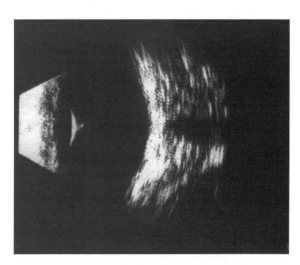

图 18-4-1　眼眶正常 B 型超声图像

D 型超声即彩色多普勒超声是在 B 型超声的基础上启动彩色多普勒，显示其血流情况。既可显示眼眶正常血液供应，也可显示病变内供血情况，有助于病变性质的诊断。通常将流向探头的血流定为红色，背向探头的流向为蓝色。流动越快，颜色越明亮。同时多普勒频谱做血流定量分析。

3.CT 扫描　CT 扫描技术于 20 世纪 80 年代初应用于眼眶病的诊断。成像能源为 X 线，图像不但能显示软组织，而且可以清楚显示骨骼，在显示病变和定位诊断方面优于 B 超。

眼眶 CT 扫描常用 CT 平片和增强 CT 扫描，包括水平、冠状、矢状扫描，水平 CT 最常用。

显示眼球位于眼眶前方，球后为低密度脂肪，其中有自眼球后极向眶尖行走的带状视神经影。眶内外壁处的条状组织影为内外直肌。冠状扫描前部显示眶内壁，眼外肌，眼球冠状影。中段见四直肌，上斜肌和视神经断面影。眶尖见四直肌与视神经接近。以后见视神经管和前床突（图 18-4-2，图 18-4-3）。

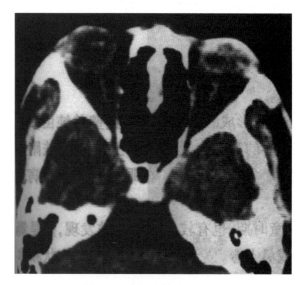

图 18-4-2　正常眼眶水平 CT 图像

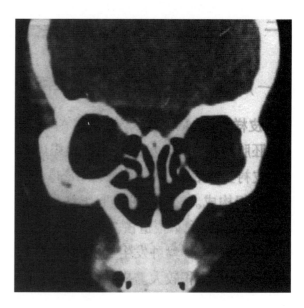

图 18-4-3　正常眼眶冠状 CT 图像

增强扫描使病变与正常组织对比更为清晰，病变向颅内蔓延的发现率高于平片，对一些病变也有鉴别意义。

CT 扫描依据其病变的位置、形状、边界、内密度、继发改变和是否被强化进行诊断。

4. MRI 成像 磁共振成像技术是指某些特定原子核置于磁场内,被射频脉冲激励,原子核吸收并释放脉冲信号,形成体层像。MRI 图像的形式与 CT 相似,但其成像参数多,软组织分辨率高,无 X 线电离辐射损伤,目前在眼眶病诊断中应用较多。 MRI 各层面所显示的组织结构形状、大小、边界同 CT,但是 CT 是密度像,MRI 是信号强度像。正常情况下,眼眶脂肪内含有丰富的氢,T1WI 和 T2WI 均为高信号。视神经和眼外肌均为中信号。观察视神经颅内段和视交叉与其周围脑脊液信号对比明显,显示病变明显优于 CT。角膜、巩膜由纤维构成,在 T1WI 和 T2WI 均为低信号。房水和玻璃体性质同水,在 T_1WI 为低信号,T_2WI 为高信号(图 18-4-4)。眼眶肿瘤 T_1WI 多为中信号,T_2WI 为高信号。鉴别诊断需根据肿瘤部位、形状、边界、信号强度及注射顺磁剂后信号增强的程度等综合分析。

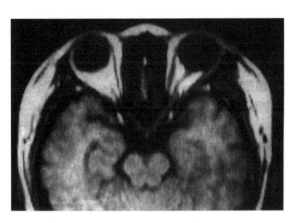

图 18-4-4 正常眼眶水平 MRI T_1WI 图像

三、眼眶原发性肿瘤

(一) 眼眶囊肿

1. 皮样囊肿 皮样囊肿(Dermoid cyst)是胚胎时期表面外胚层陷于软组织内或眶骨缝隙内而形成的囊性病变。囊壁单纯由复层鳞状上皮衬里称表皮样囊肿(Epidermoid cyst);皮样囊肿的囊壁由复层鳞状上皮和皮肤附件及皮下组织构成。皮样囊肿是眼眶常见良性占位病变之一,占第四位。在眼眶肿瘤组织病理分类中占 7.5%,倪卓报道占 7.91%。

(1) 病理:大体病变呈圆形、卵圆形或呈哑铃状,囊壁呈灰白色,表面光滑,位于骨膜下者与相邻骨壁粘连紧密,眶内一侧与骨膜粘连紧密。

囊内容为黄白色膏状物、脂肪,偶可见毛发。显微镜下囊壁由角化的复层鳞状上皮无或有皮脂腺、毛囊、汗腺等皮肤附件组成,前者称表皮样囊肿,后者为皮样囊肿。如囊壁破裂,可见囊壁内有炎性肉芽组织反应,以及异物巨细胞反应。内容为角化蛋白、毛发。

(2) 临床表现:皮样囊肿发生于胚胎时期,多见于儿童时期,位于眶深部者往往至成年才被发现。病变多起源于眶外上方额颧缝骨膜下向眶内生长,也可穿过骨壁至颅内或颞凹,位于肌锥内者较少,其他部位也较为少见。症状和体征随病变位置和范围而不同,位于眶前部者,可于眶缘周围触及肿块,表面光滑,呈囊性感;位于眶深部者,表现为渐进性眼球突出,可向一侧移位(图 18-4-5),偶有眼球运动障碍及复视。囊内容外溢时,刺激组织发生急性炎症反应,可在皮肤表面破溃,形成窦道,并继发感染。

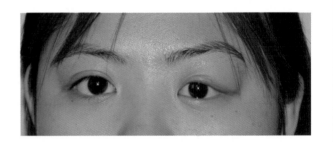

图 18-4-5 眼眶皮样囊肿外观像

(3) 影像学检查:超声显示眶外上方圆形、半圆形或不规则形病变。近眶壁一侧边界不清。内回声可表现为多而强,分布不均;也可表现为液性暗区。声衰减少,后界回声较强。彩色多普勒超声显示肿瘤内缺乏血流(图 18-4-6)。

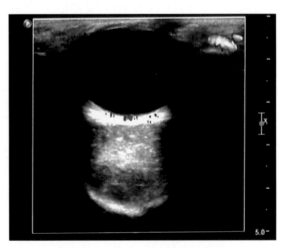

图 18-4-6 眼眶皮样囊肿 CDI 图像

CT 扫描可见囊肿多位于颞上或颞侧，颧额缝或蝶骨大小翼缝处。呈圆形、半圆形或哑铃形。内密度不均匀，有负质区，不被造影剂强化。其周围骨有凹陷或骨孔，增生的骨脊形成（图 18-4-7）。

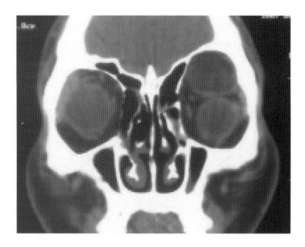

图 18-4-7　左眼眶内皮样囊肿 CT 扫描图像：患者刘某，男，22 岁，左进行性眼球突出、下移 3 年。CT 扫描显示左眼眶上方占位性病变，边界清晰，有完整囊壁，囊内呈低密度，眶上壁骨质受压变形

MRI 显示病变位置和形状与 CT 相同。囊壁与囊内容信号强度表现多样，囊壁 T_1WI 和 T_2WI 均为低信号强度，注射增强剂后可被强化；囊内容中脂肪在 T_1WI 和 T_2WI 均为高信号强度，而角化物等为中等信号强度，由于各种内容成分不等量，因此信号强度不一致，呈斑驳状（图 18-4-8）。

（4）治疗：皮样囊肿的治疗主要为手术切除，根据囊肿的位置采用不同的手术进路。手术中应注意避免囊内容物进入眶内组织，否则引起炎性反应。囊壁应完全去除，遗留囊壁则引起囊肿复发，尤其是骨凹或骨孔内，要彻底刮出囊壁。颅眶沟通皮样囊肿，为切除彻底，有时需冠状切口手术。

（5）预后：眶前部囊肿手术容易完全切除，预后良好；位于眶骨凹内、眶颅沟通、眶颞凹沟通皮样囊肿，手术时如果残留囊膜，可引起复发。

2. 黏液囊肿　黏液囊肿（Mucocele）是源于副鼻窦向眶内蔓延的常见病变，多由于炎症、外伤阻塞副鼻窦开口处，使之引流不畅，黏液聚集膨胀而形成。伴有化脓性炎症时称之为黏液脓肿（Mucopyocele）。有人将此病归于继发性病变中，目前多将其归于眼眶囊性病变，占眼眶囊肿的26.2%。

（1）病理检查：大体见囊壁灰白色，表面光滑，囊壁破裂后囊内容为灰白色或灰黄色黏液样物。显微镜下囊壁由假复层纤毛柱状上皮构成，囊壁可伴有炎细胞浸润。

（2）临床表现：囊肿位于鼻窦时无症状或仅有轻度鼻塞，多半患者是由于出现眼部症状而首先就诊眼科。黏液囊肿最多发生于筛窦、额窦，上颌窦比较少见，蝶窦罕见。因此临床表现主要为眼球突出并向外、下方转位（图 18-4-9），眶内上方可触及软性肿物，呈囊性感，眼球内、上转受限，可有复视。囊肿感染时形成黏液脓肿，患者主诉疼痛，也可继发感性导致眶蜂窝织炎。

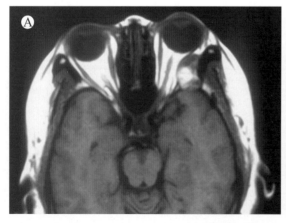
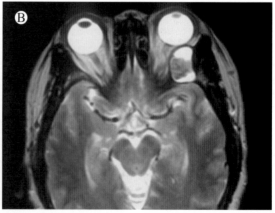

图 18-4-8　眼眶皮样囊肿水平 MRI 图像

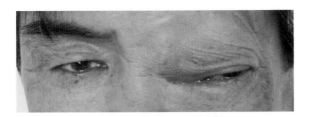

图 18-4-9　黏液囊肿外观像

（3）影像学检查

超声检查：当囊肿侵入眼眶时，超声可探及眶内上方无回声暗区（图 18-4-10），继发感染后，可呈均匀分布的弱回声，囊肿后界回声强，范围超出眼眶。

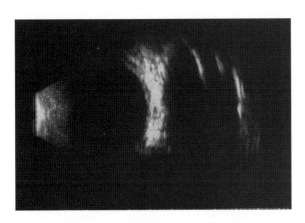

图 18-4-10　黏液囊肿 B 型超声图像

CT 扫描：可显示病变范围，额窦、筛窦窦腔扩大，窦内密度增高。窦腔与眼眶之间骨壁消失，病变侵入眶内。病变边界清楚，眶内结构向外下方移位（图 18-4-11）。额窦病变可向后、向上侵入颅内。囊内密度随病程而增高。病变侵入颅内时密度与脑相同，不易观察，注射强化剂后囊内容不被强化，囊壁被环形强化。

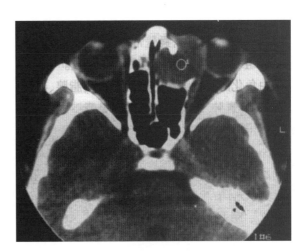

图 18-4-11　黏液囊肿水平 CT 图像

MRI 囊内容的信号强度与其含水量有关。一般 T_1WI 为中等信号强度，T_2WI 为高信号强度（图 18-4-12）。囊液为浆液时 T_1WI 为低信号强度。MRI 显示囊肿向眶内和颅内蔓延的范围优于 CT。

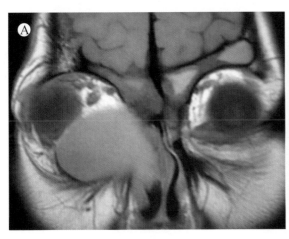
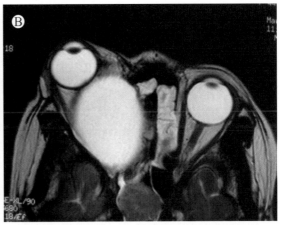

图 18-4-12　右筛窦黏液囊肿累及右眼眶：患者王某，女，46 岁，右眼球渐进性突出 20 年。MRI 扫描显示起源于右筛窦的巨大黏液囊肿眼已侵入右侧眶内。

A：T_1WI 呈稍高信号；B：T_2WI 呈高信号；部分眶内侧壁骨质已吸收。

（4）治疗：囊肿侵入眼眶，可经结膜或皮肤行内侧开眶术，吸出囊内容物，彻底去除眶内部分和鼻窦内的囊壁。因残留的鼻窦黏膜上皮仍可继续生长再形成囊腔且分泌黏液，因此，应将鼻窦和鼻腔之间打通，使分泌的黏液经鼻腔流出，避免再次形成囊肿。囊肿较小，也可经鼻腔内窥镜行引流手术。

（5）预后：预后好。但如手术时残留黏膜上皮，囊肿可反复发作。

3. 单纯性囊肿 单纯性囊肿（Simple cyst）多为结膜上皮性囊肿，由于胚胎发育时期结膜上皮滞留进入眼眶软组织内，上皮细胞在眶内分泌而形成的囊肿，又称潴留性囊肿。有些病例是由于外伤或手术将结膜上皮带入眶内形成囊肿，也称植入性囊肿。

（1）病理：大体观察单纯性囊肿表面为菲薄的囊壁，内含透明液体。显微镜下，囊壁为非角化、无皮肤附件结构的复层鳞状上皮，含有分泌黏液的杯状细胞。

（2）临床表现：囊肿发展缓慢，表现为单侧无痛性、渐进性眼球突出，囊肿位于肌肉圆锥内多为轴性眼球突出（图18-4-13），如位于眶前部眼球一侧，还同时伴有眼球移位，眶缘触及软性肿物。有些病例出现眼球运动障碍、复视，视力减退，但无视力丧失。

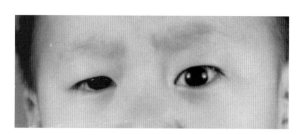

图 18-4-13　眼眶单纯性囊肿外观像

（3）影像学检查：囊性病变在影像学上具有一定的特征，B型超声可见眶内圆形或类圆形液性暗区（图18-4-14），可有少许弱回声，边界清楚，声衰减少，有可压缩性。彩色多普勒超声显示无血流信号（图18-4-15）。CT和MRI可以鉴别囊性病变和实体性肿物，CT示眶内类圆形肿物，边界清楚，内密度均质，囊壁密度较内容稍高（图18-4-16），强化CT显示环形增强。囊肿内容为透明液体，MRI信号与玻璃体相似，T_1WI呈低信号，T_2WI呈高信号。

（4）治疗：主要为手术切除，根据囊肿的位置和大小可采用不同方式的开眶术，手术时完全去除囊壁，以免复发。

（5）预后：单纯性囊肿为良性病变，生命和视力预后均好。

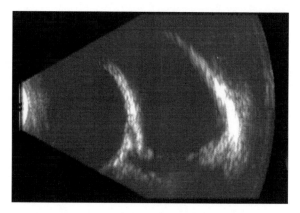

图 18-4-14　眼眶单纯性囊肿 B 型超声图像

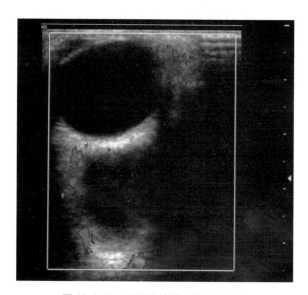

图 18-4-15　眼眶单纯性囊肿 CDI 图像

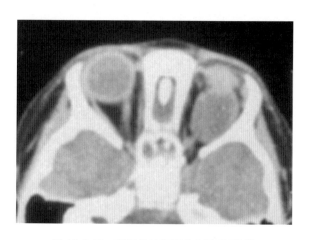

图 18-4-16　眼眶单纯性囊肿水平 CT 图像

4. 猪囊虫病 眼眶猪囊虫病（Cysticercosis）较少见，但在有些地区病例却并不少见。猪囊虫病见于猪绦虫病患者的虫卵体内感染和单纯绦虫卵感染。虫卵在消化道内形成幼虫，穿过肠壁，经血运到全身各处，形成囊虫病。眼眶囊虫常侵犯眼外肌，文献报道80.7%的眼眶囊虫与眼外肌有关，侵犯骨骼的囊虫病极为少见。

（1）病理：大体病变呈灰白色囊状物，切开囊壁有液体溢出，可见白色团块状物（图18-4-17）；显微镜下见囊尾蚴虫体；其纤维囊壁有嗜酸性细胞浸润。

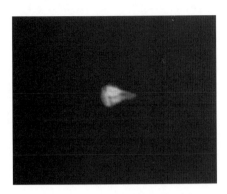

图 18-4-17　囊虫病病理标本图像

（2）临床表现：眼睑和结膜反复充血水肿，眼球突出、移位，位于眶上部多有上睑下垂（图18-4-18），眼外肌内囊虫引起眼球运动障碍，偶有视力减退。可同时伴有全身其他部位的囊虫存在。

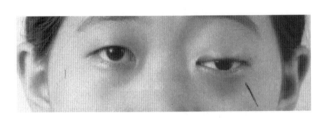

图 18-4-18　眼眶囊虫病外观像

（3）影像学检查：B型超声检查可见眶脂肪或肿大的眼外肌内有一透声区，其中央部有一强回声光斑，持续探查可见光斑自发运动（图18-4-19）。CT扫描显示眶内高密度影，形状不规则，边界不整齐。高密度区内有一低密度区，圆形或类圆形，为囊内液，其内有高密度斑点，为虫体（图18-4-20）。MRI囊尾蚴内液体在 T_1WI 为低信号强度，T_2WI 为高信号强度；其外的纤维组织在 T_1WI 和 T_2WI 均为低信号强度。

（4）治疗：因囊虫在体内引起反复炎症反应，应尽早手术切除，取出囊肿后应用大量生理盐水冲洗术区，以免遗留囊内液引起炎症反应。对于手术切除不完全或不能手术的患者可行药物治疗，常用药物有吡喹酮、丙硫苯咪唑、泼尼松等，但

药物副作用多，会加重眼眶内炎症。

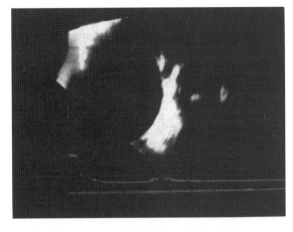

图 18-4-19　眼眶囊虫病 B 型超声图像

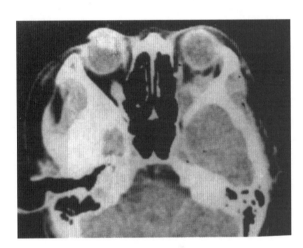

图 18-4-20　眼眶囊虫病水平 CT 图像

（5）预后：完全去除囊肿可治愈，预后良好；囊肿切除不完全导致眶内炎症反复发作。

（二）眼眶血管源性肿瘤

眼眶血管源性肿瘤包括血管瘤、淋巴管瘤和脉管瘤。血管发育的各阶段均可发生肿瘤，其发病率多少依次为海绵状血管瘤、静脉性血管瘤、毛细血管瘤等。

1. 海绵状血管瘤　海绵状血管瘤（Caverous hemangioma）是成年人最常见眶内良性肿瘤之一，居眼眶肿瘤第一位。多发生于中年女性，占 52%～70%，平均就诊年龄 38 岁。多见一侧眼眶一个肿瘤，偶见两侧眼眶或一眶多瘤，约占 3%。

（1）病理：大体检查肿瘤呈圆形或类圆形，直径多为 10～30mm 不等。暗红色，有完整包膜。切面呈蜂窝状，暗红色，包膜不能脱离。镜下见

肿瘤由大小不等、形状不同的血管腔构成，管壁内衬内皮细胞，无或有单层或多层平滑肌细胞。管腔内充满红细胞。管壁间为不等量的纤维组织，含不等量的平滑肌细胞，常有黏液变性。其肿瘤包膜与间质纤维组织相延续，故包膜不能脱离。

（2）临床表现：多以渐进性眼球突出为特点（图18-4-21）。由于肿瘤多位于球后肌肉圆锥内，故眼球突出方向多为轴位向前。当肿瘤位置靠前时，可将眼球向一侧挤压，出现眼球移位。有报道发生于泪腺内的海绵状血管瘤，临床表现为泪腺肿瘤。由于肿瘤血液循环很慢，且与体循环交通血管较细，故眼球突出无体位性改变。约有65%的患者伴有视力下降，多因肿瘤位置接近眶尖，肿瘤压迫视神经，早期即有视力减退，有时误诊为球后视神经炎或视神经萎缩。但肿瘤位于球后时，由于肿瘤对球壁的压迫，使眼的屈光状态发生变化或视网膜、脉络膜受压，水肿变性，也可视力下降。肿瘤早期不引起眼球运动障碍，肿瘤较大可因机械性作用，出现眼球运动障碍，约占40%。肿瘤位于眶尖时，眼底检查可见视神经萎缩或视盘水肿；位于球后的肿瘤眼底检查见后极部隆起，脉络膜皱褶，视网膜水肿，放射状纹理或黄斑变性。位于后极部肿瘤不能触及，位于眶前部的肿瘤可触及中等硬度肿物，边界清，可活动。

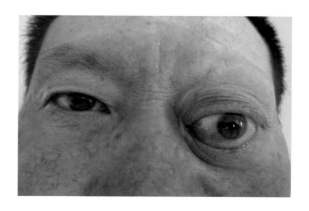

图18-4-21　左眼眶内巨大海绵状血管瘤外观像：患者李某，男，57岁，左眼进行性视力下降30年，左眼眼球突出，左眼球向颞下方移位，左眼较右眼睑裂明显开大

（3）影像学检查：超声检查对海绵状血管瘤的诊断具有定性诊断意义。显示肿瘤呈圆形或类圆形，边界清楚，圆润、有晕。内回声多而强，分布均匀，中等声衰减（图18-4-22）。用探头压迫眼球时，可见肿瘤的直径缩短，称具有可压缩性。彩色多普勒显示肿瘤内缺乏彩色血流。因海绵状血窦内血流很慢，不引起声波频移，无多普勒效应产生。

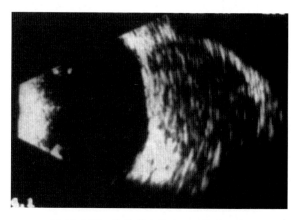

图18-4-22　海绵状血管瘤B型超声图像

CT扫描显示肿瘤多位于肌肉圆锥内，呈圆形或类圆形，边界清楚，内密度均匀一致性增高，CT值多大于+50Hu（图18-4-23）；注射强化剂后，肿瘤密度呈渐进性增强，至30min时明显被强化剂增强；肿瘤内偶见钙斑；由于病变缓慢增长，约半数病例眶腔扩大；大多数肿瘤距眶尖之间有一三角形低密度区或负值区，此为眶尖部脂肪影。此负值区的存在，说明肿瘤与眶尖粘连不显著。肿瘤向眶尖生长或粘连显著者，此负值区消失，提示肿瘤摘除的难度大，术后并发症出现几率高。根据以上特征，海绵状血管瘤CT确诊率为100%。另外，海绵状血管约3%为一眶多瘤，最多者为5个，CT可显示多个肿瘤的位置和排列状况，对完全取出肿瘤非常重要。

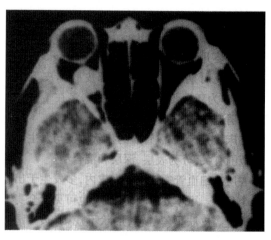

图18-4-23　海绵状血管瘤水平CT图像

磁共振成像显示肿瘤位置、形状、边界及与周围结构的关系方面较 CT 更明确，尤其是显示肿瘤与视神经的关系优于 CT。海绵状血管瘤利用 SE 脉冲序列扫描，肿瘤在 T_1WI 为中等信号强度，低于脂肪，高于玻璃体，与眼外肌相似；肿瘤在 T_2WI 信号明显增强，高于脂肪。肿瘤高信号周围有一中等信号晕，此为肿瘤包膜影像。增强 MRI 可以通过肿瘤被强化的方式鉴别海绵状血管瘤和神经鞘瘤（图 18-4-24）。

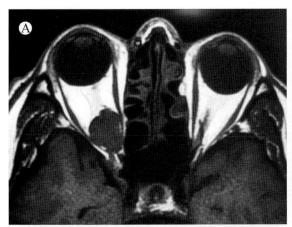

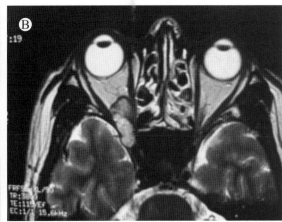

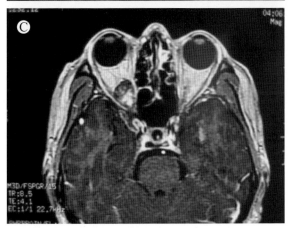

图 18-4-24　右眼眶尖部海绵状血管瘤 MRI 扫描：患者高某，男，36 岁，右眼视力下降 1 年。MRI 扫描显示右眼眶尖区实性占位性肿物，表面较光滑，边界清晰。

　　A：T_1WI 呈等信号，B：T_2WI 呈高信号；C：强化后呈花蕊样渐进性强化

由于海绵状血管瘤的病理结构，^{99m}Tc 标记红细胞放射核素显像对海绵状血管瘤的显示率较高，于注射后 1 分，病变区出现异常放射性浓集影，至 30 分和 60 分时，浓集影逐渐增强，4 小时为最强（图 18-4-25）。此方法对眼眶海绵状血管瘤的定性诊断率可达 97%。

（4）治疗：治疗主要为手术摘除肿瘤，术前重点判断肿瘤的粘连程度，以决定手术进路方式。对于肿瘤较小、无功能和外观障碍者可随诊观察，不必急于手术。眶尖部肿瘤及 CT 显示有眶尖部粘连的肿瘤，可试用伽马刀放射治疗，以避免手术导致的视力丧失及其他并发症的发生。药物治疗无效。

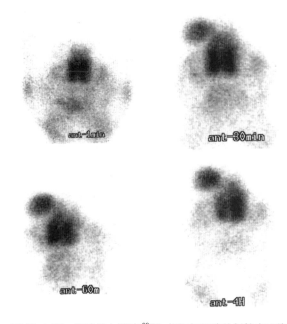

图 18-4-25　海绵状血管瘤 ^{99m}Tc 标记红细胞放射核素显像

（5）预后：海绵状血管瘤为良性肿瘤，预后好。完整摘除后无复发。但海绵状血管瘤可为多发，同时发生或摘除肿瘤后再次发生。文献曾报道一患者24年内4次手术摘除至少6个海绵状血管瘤。

2.毛细血管瘤 毛细血管瘤（Capillary hemangioma）也称婴儿型血管瘤（Infantile hemangioma），多见于婴儿时期，好发于头颈部皮肤和皮下组织，发生率为新生儿童的1%～2%，多在1岁左右自发消退。

（1）病理：大体检查毛细血管瘤无包膜，灰红色，切面呈颗粒状。显微镜下见肿瘤组织有肥大的血管内皮细胞和分化成熟的毛细血管组成。

（2）临床表现：毛细血管瘤的症状体征与发生部位和范围有关，分为表层、深层和混合型。

表层毛细血管瘤仅限于真皮内，多发生在出生1个月内。可单发于眼睑皮肤，也可见于全身其他部位。皮肤呈鲜红色，形状不规则，边界清楚，稍隆起，表面有小凹陷如草莓样，故称草莓痣或草莓状血管瘤。用手指压之可褪色，解除压迫可恢复红色。病变自行消退时，首先血管瘤变薄，从中央开始，中央出现正常皮肤或放射状褪色。肿瘤消退后不影响外观。

深层毛细血管瘤常累及皮下深层组织或眶内组织。多位于上睑及眶上部，表现局部隆起，皮肤呈暗紫色，眼睑肥厚，哭闹时增大。严重者上睑下垂（图18-4-26），不及时治疗将影响视功能发育。触诊肿瘤表面光滑，边界不清，质中等硬或软性。肿瘤位于眶内前部者出现眼球移位，位于眶后段者出现眼球突出及眼球运动障碍。

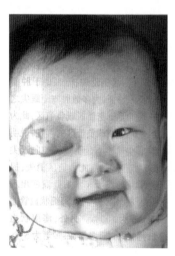

图 18-4-26 毛细血管瘤外观像

混合型具有表层及深层共有临床症状和体征。

（3）影像学检查：毛细血管瘤的临床表现具有特征性，一般均能做出临床诊断。影像学检查，尤其是彩色多普勒超声，对多数病例可做出定性诊断。B型超声检查深层毛细血管瘤显示病变形状不规则，边界不清楚，内回声中等或较强，有可压缩性。彩色多普勒超声显示肿瘤内有弥漫分布的彩色血流信号，呈动脉和静脉频谱。

CT扫描，位于眼睑深层毛细血管瘤显示眼睑肥厚，密度增高。位于眶内球后的毛细血管瘤显示形状不规则，边界清楚的高密度影，呈浸润性，有些病例病变可达翼腭窝。注射强化剂后，密度呈中度或高度增强。

MRI显示位置、形状、边界与CT相同，在T_1WI病变呈中等信号强度，T_2WI为高信号强度，信号强度可以不均匀，呈斑驳状。

（4）治疗：有多种治疗方法。但由于毛细血管瘤有自发消退倾向，应采用保守及损伤少的治疗手段。

目前最常应用的治疗为肿瘤内注射糖皮质激素，可以抑制血管内皮细胞增生，使毛细血管腔闭锁。可以一次或多次注射，全身其他部位同时存在血管瘤者也可口服用药。对糖皮质激素副作用较大者，可交替使用抗癌药物瘤内注射，如平阳霉素。此外还可试用硬化剂瘤内注射、冷冻、激光及敷贴器放射治疗，但这些方法可遗留瘢痕或并发症，应慎重应用。如果糖皮质激素治疗无效、肿瘤较大、上睑下垂影响视力发育者，或肿瘤位于眶内诊断不明确者，可考虑手术切除肿瘤，以明确诊断。

（5）预后：患儿1岁后病变发展减慢，约70%患者有自发消退倾向，预后良好。

3.静脉性血管瘤 静脉性血管瘤（Venous hemangioma）因其病理检查所见肿瘤为管壁薄厚不一的静脉组织，无法与静脉曲张鉴别，故眼科专著很少提到。Rootman将静脉性血管瘤和静脉曲张统称为静脉畸形，前者为非膨胀性静脉畸形，后者为可膨胀性静脉畸形。笔者发现临床上静脉性血管瘤和静脉曲张有明显区别，故分别进行描述。

静脉性血管瘤是儿童时期较为常见的眼科良性肿瘤。占眼眶常见病第四位，常见眼眶肿瘤第二位（10.3%）。其发病年龄为青少年多见，较毛细血管瘤晚，较海绵状血管瘤早。女多于男。多单发于一侧眼眶，也可伴有口腔黏膜或深层组织病变等。

（1）病理：大体见肿瘤为无包膜紫红色肿块，与周围组织广泛粘连或侵及周围组织，有纤维条索形成。形状极不规则。切面见较大的多个血腔，如葡萄状。由于血流缓慢，易见血栓或静脉石。显微镜下见肿物主要由管腔大小不等，管壁薄厚不一的静脉组成。管腔内有血栓机化。管壁含不等量的平滑肌组织。间质为纤维组织。常见间质内出血。可见受侵及的横纹肌组织或脂肪组织。

（2）临床表现：多为慢性进行性眼球突出。因病变多位于眶内上象限，眼球突出并向外下方移位（图18-4-27）。当低头时或压迫颈内静脉时，眼球突出加重。直立或解除压迫时，眼球突出减轻，但仍比对侧眼球突出。此点可与毛细血管瘤、海绵状血管瘤、静脉曲张进行鉴别：毛细血管瘤与之相似，海绵状血管瘤无体位性改变，静脉曲张在直立时有眼球内陷。静脉性血管瘤常有反复眼球突出突然加重，伴有结膜水肿和充血。主要原因为肿瘤内出血，或血栓形成，也有病例因眼球突然加重而发现病变。肿瘤内出血经眶内软组织逐渐向眼睑皮下、结膜下弥散。

在眶内上象限可触及肿物，表面光滑或凹凸不平，质中等硬或软，无压痛，肿物活动可压入眶内。当触不到肿物时，压迫眼球可感到阻力存在。

静脉性血管瘤一般不影响视力，当肿瘤内发生出血或血液在眶尖部形成血肿时，出现急性眶压增高，视力可锐减，如高眶压持续时间长、出血多时，影响视神经或视网膜供血，视力丧失。这种因出血引起的视力丧失，如处理不及时，视力将永久不能恢复。应在超声引导下穿刺抽吸积血，如血凝块不易抽出，必要时应手术止血或清除积血。

眼眶静脉性血管瘤累及眶前部，眼睑和结膜可见暗红色肿物或血管团。压迫颈内静脉肿物隆起，压迫肿物缩小。

一般早期不引起眼球运动障碍和复视。当肿瘤较大时，眼球向肿瘤方向运动受限。肿瘤侵犯眼外肌，常见上直肌和内直肌，早期即可出现眼球运动障碍。由于肿瘤质地软，对眼球和视神经

很少直接压迫，因此眼底改变不明显。

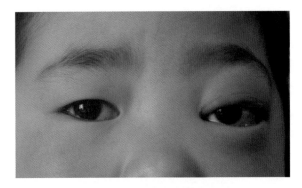

图18-4-27 静脉性血管瘤外观像

（3）影像学检查：B型超声显示眶内形状不规则占位病变，边界不清，内回声多少不等，可见管状或片状无回声区。此为扩张的静脉或血肿。压迫眼球时此无回声区闭锁或变形。有静脉石存在时可探及强回声斑其后有声影（图18-4-28）。彩色多普勒显示无彩色血流信号或仅显示静脉血流（图18-4-29）。

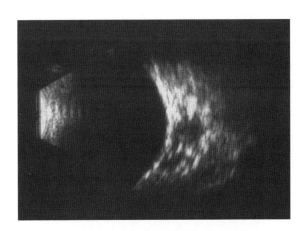

图18-4-28 静脉性血管瘤B型超声图像

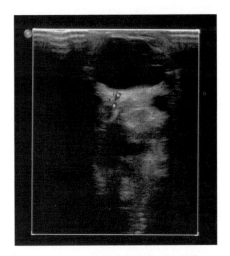

图18-4-29 静脉性血管瘤CDI图像

CT 扫描肿瘤形状不规则，边界不清，或不圆润，可与眼球壁关系密切呈铸造样。肿瘤内密度不均或均匀，CT 值多大于 +40Hu，注射强化剂后密度明显增高。部分病例可见一个或数个静脉石（图 18-4-30）。病变可延眶上裂向颅内蔓延，强化扫描显示清楚。由于肿瘤长期存在，常引起眶腔普遍扩大和眼球突出。

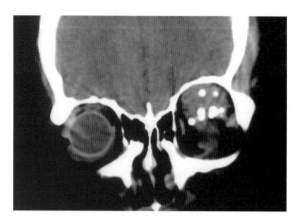

图 18-4-30　静脉性血管瘤水平 CT 图像

MRI 显示肿瘤位置、形状、边界和范围同 CT。T_1WI 病变为中等信号强度，低于眶内脂肪，同眼外肌和视神经。T_2WI 病变信号强度为高信号，明显高于眶内脂肪。有静脉石存在时，T_1WI 和 T_2WI 信号强度不均匀。颅内蔓延时可明确肿瘤蔓延途径。肿瘤内有出血,高铁血红蛋白的出现，使 T_1WI 也呈高信号。

（4）治疗：静脉性血管瘤对药物治疗不敏感，手术切除是最好的治疗方法。但由于肿瘤容易和周围组织粘连，分离时损伤正常结构，容易导致上睑下垂、复视、视力丧失等并发症的出现。因此应选择合适的手术进路，注意保护正常结构。对于不能完全切除的肿瘤、位于视神经周围或眶尖的病变，可选择 γ 刀放射治疗。

（5）预后：静脉性血管瘤呈浸润性生长，容易侵犯眶内正常结构，手术不易切除彻底，因此容易复发。因属良性肿瘤，生命预后好。

4. 血管外皮瘤　血管外皮瘤（Hemangiopericytoma）是源于血管外皮细胞的一种肿瘤。此肿瘤原发眼眶，较少见，占眼眶肿瘤的 0.3%～1.5%。有良、恶性之分，多见于成人，发病年龄在 30 至 50 岁之间。男女比例 4:3～2:1，偶有报道婴儿时期发生恶性血管外皮瘤。虽然大多数血管外皮瘤为良性，但其生长方式呈浸润性，因此临床行为表现为恶性，容易复发和转移。

（1）病理：肿瘤呈粉红色，质软有弹性。有包膜但可以不完整。恶性者呈浸润性边界不清。肿瘤内血管丰富呈分支状，血管内衬内皮细胞。肿瘤细胞密集位于基底膜外。细胞呈圆形或椭圆形，边界不清，核膜清晰，核仁小，核分裂少见。恶性血管外皮瘤除每 10 个高倍视野可见 4 个以上核分裂外，肿瘤较大，生长快，瘤细胞有明显异型性，且存在坏死和出血。

（2）临床表现：单侧渐进性眼球突出，视力下降，眼球运动障碍。其程度与肿瘤所在位置有关。肿瘤位于眶前部者以眼球突出、眼球移位为主（图 18-4-31）。眶缘可触及肿物，中等硬度，表面光滑，无粘连，无压痛；肿瘤位于眶后部视力下降出现较早。极少数肿瘤发生于泪腺区，应注意与泪腺上皮性肿瘤鉴别。

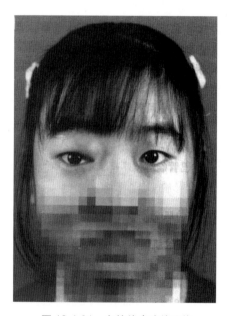

图 18-4-31　血管外皮瘤外观像

（3）影像学检查：B 型超声探查肿瘤呈圆形或类圆形，边界清楚。肿瘤内回声多少不等：含血管较多者，内回声多而强，似海绵状血管瘤。压迫肿瘤可变形；含血管少者，以肿瘤细胞为主，内回声少或缺乏内回声。彩色多普勒超声显示丰富的彩色血流，多为动脉频谱，且流速快。

CT 扫描显示肿瘤为类圆形或不规则形高密度块影，位于肌肉圆锥内或外，边界清楚，密度均匀（图 18-4-32）。明显被造影剂强化。MRI 显示

肿瘤在 T_1WI 和 T_2WI 上均呈中等信号强度，同脑皮质，可被强化。

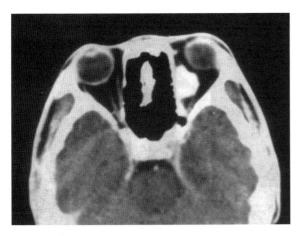

图 18-4-32 血管外皮瘤水平 CT 图像

（4）治疗：主要为手术切除。因肿瘤呈浸润性生长，与周围组织无明显边界，因此应适当扩大切除范围。对于手术后反复复发的患者，可加用放射治疗或行眶内容切除术。

（5）预后：肿瘤可以反复复发，恶性者可远处转移，预后不佳。

5.淋巴管瘤 淋巴管瘤（Lymphangioma）是由单层内皮细胞构成的血管呈肿瘤性增长。多见于儿童和青少年。可发生于全身各部位，也可多灶发生。眼部常侵犯眼睑、结膜、眼眶，并可伴有颜面部淋巴管瘤。眼睑表现为局部隆起肿胀，触及软性肿物。病史常有青紫突然出现。结膜淋巴管瘤表现为肿胀增生，裂隙灯显微镜见结膜内有透明囊泡（图 18-4-33）。眼眶淋巴管瘤表现为眼球突出，眼球运动障碍等眶内肿瘤的临床表现。肿瘤内自发出血可形成血囊肿。

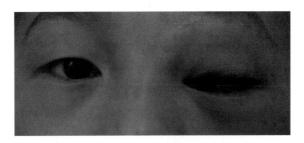

图 18-4-33 淋巴管瘤外观像

超声检查病变为大小不等的无回声区。CT 扫描见眼睑及眶内为形状不规则的高密度影。MRI 表现为高信号（图 18-4-34）。

淋巴管瘤对化疗和放疗均不敏感。由于肿瘤边界不明显，故手术不易彻底切除，术后容易复发。

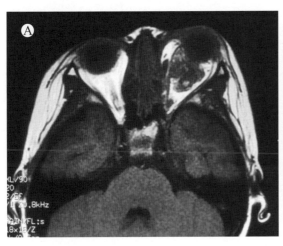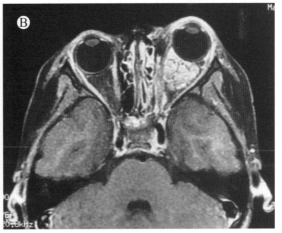

图 18-4-34 眼眶淋巴管瘤 MRI 扫描结果：患儿余某，女，4 岁 4 个月，左眼球突出 2 年。左眼眶内球后不规则分叶状肿瘤。

A：T_1WI 呈高低混杂信号，可见液平；B：增强扫描肿瘤部分强化

（三）肌源性肿瘤

1.横纹肌肉瘤 横纹肌肉瘤（Rhabdomyosarcoma）是儿童时期最常见的眼眶原发性恶性肿瘤。在眼眶恶性肿瘤中占 13.6%，居第二位。占肌源性肿瘤的 91.2%。横纹肌肉瘤可以发生在任何年龄阶段，但多见于 10 岁以下的儿童，平均年龄 7～8 岁，偶有报道婴儿时期发生于眼睑的横纹肌肉瘤。一般原发于单侧眼眶，偶见双侧眼眶，且眼眶转移性横纹肌肉瘤多为双眶多条眼外肌受累。发病急，病程短，恶性度及死亡率均高。

（1）病理：大体见肿瘤无包膜，表面光滑，质软。切面为灰红色，细腻，鱼肉状，见散在出血点。横纹肌肉瘤病理形态复杂，细胞形态有未分化的小圆细胞及分化较好的带状细胞、球拍样细胞、蜘蛛样细胞等，其分化较好的细胞质丰富，呈伊红色，有的可见横纹（图18-4-35）。根据肿瘤细胞形态和结构分为胚胎型、腺泡型和多形型，各型间有交叉。

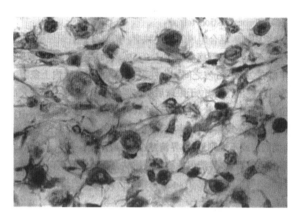

图 18-4-35　横纹肌肉瘤病理图像

（2）临床表现：肿瘤可发生于眶内任何部位，但多见于眶上部。临床显示为急性过程，眼球突出发生、发展快，眼球向前下方移位，眼睑水肿，上睑下垂，上睑可触及软性肿物（图18-4-36）。肿瘤迅速增长，自结膜穹窿部突出，表面糜烂出血。眼睑皮肤出血水肿，扁平隆起，常误诊为眶蜂窝织炎。可伴有眼球运动障碍和视力下降。肿瘤较大对视神经有压迫时，眼底可见视盘水肿，脉络膜皱褶和静脉扩张。

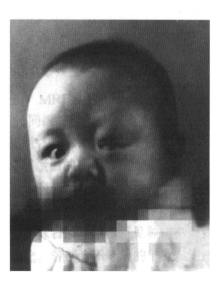

图 18-4-36　横纹肌肉瘤外观像

（3）影像学检查：B型超声显示病变位于眶上方，为形状不规则的低回声或无回声区。声衰减不显著，后界显示清楚（图18-4-37）。压迫肿瘤不变形，表明为实体病变。眼球受压变形。彩色多普勒超声显示肿瘤内有丰富而杂乱彩色血流信号（图18-4-38），多普勒频谱为动脉血流。

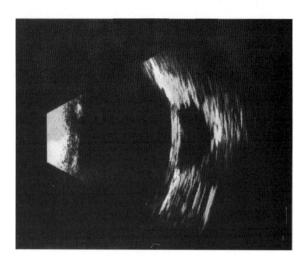

图 18-4-37　横纹肌肉瘤 B 型超声图像

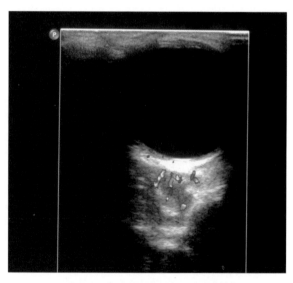

图 18-4-38　横纹肌肉瘤 CDI 图像

CT扫描可以显示病变的位置、形状、边界、密度、骨破坏等改变，可确诊为恶性肿瘤。大部分病例位于眶上方，形状不规则，少数为类圆形，边界不圆滑。密度不均匀，有坏死或出血时密度更不均匀。明显被造影剂强化。肿瘤侵及眼球时，肿瘤与巩膜界限不清，被称为铸造样，这是恶性肿瘤常见的形状，炎性假瘤和淋巴瘤也可见此征，应注意鉴别。肿瘤侵及眶骨时可见骨破坏（图18-

4-39)。MRI 在显示病变的位置、形状、边界方面同 CT，T_1WI 呈中等信号，T_2WI 呈高信号，显示肿瘤眶外蔓延优于 CT（图 18-4-40）。

（4）治疗：横纹肌肉瘤的治疗主要为综合治疗。肿瘤比较局限者可行扩大手术切除，术后辅以放射治疗和／或化学治疗。复发性肿瘤范围较大，侵犯眼眶正常结构，应考虑眶内容切除术。已有远处转移者应以化学治疗和生物治疗为主。

（5）预后：横纹肌肉瘤恶性度较高，发展迅速，容易引起全身多器官转移，预后极差。

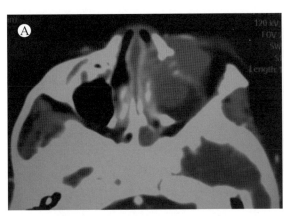
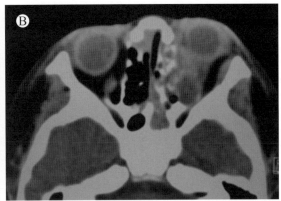

图 18-4-39　左眼眶内横纹肌肉瘤 CT 扫描：患者张某，男，3 岁，左眼红肿伴眼球突出 2 月。CT 扫描显示左眼眶内占位性病变，呈等低混杂密度，眶内侧壁骨质破坏

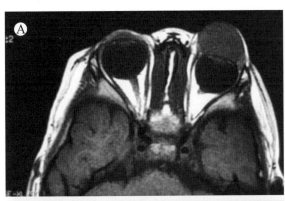
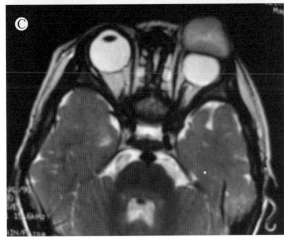
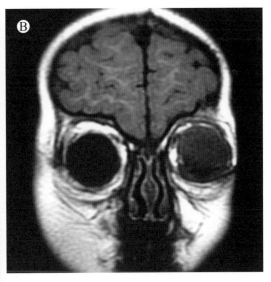

图 18-4-40　左眼眶内横纹肌肉瘤 MRI 扫描：患者高某，男，4 岁，左眼红肿半月。MRI 示左眼眶上方占位性病变，

A，B：T_1WI 呈低信号，C：T_2WI 呈稍高信号

2. 平滑肌瘤 平滑肌瘤（Leiomyoma）是由成熟平滑肌细胞组成的良性肿瘤。平滑肌瘤绝大多数发生于子宫，肠道和膀胱，原发于眼眶甚为罕见，发病多在 20～50 岁。病程缓慢进展。

（1）病理：肿瘤边界清楚，表面可有隆起，有包膜。切面灰白色，呈编织状。镜下见肿瘤细胞呈长梭形，核长椭圆形，两端钝圆，胞质丰富，噬伊红色，细胞无异型性和核分裂。细胞呈束状或编织状排列。肿瘤内可有纤维化、透明变性或钙化。

（2）临床表现：因肿瘤原发部位不同而异。位于眶尖者，首先出现视力减退或视力丧失，被误诊球后视神经炎，偶被发现眼球突出，为轴性渐进性突出。眼球运动可向一侧或多方向障碍。眶尖部肿瘤还可向颅内蔓延。眶前部肿瘤可扪及硬性肿物，表面光滑，无压痛，可以推动。

（3）影像学检查：B 型超声检查可见眶内圆形或椭圆形占位病变，边界清楚，内回声低，透声性差，不可被压缩。CT 扫描具有良性肿瘤的 CT 特征，眶内显示软组织密度影，圆形或类圆形，边界清，均质或不均质，可被中等强化。视神经受压移位，眶骨凹陷，眶腔或眶上裂扩大。有报道发现钙斑。

（4）治疗：主要为手术切除肿瘤，药物和放疗均无明显效果。

（5）预后：平滑肌瘤为良性肿瘤，预后良好。切除不完全可导致肿瘤复发。

3. 平滑肌肉瘤 平滑肌肉瘤（Leiomyosarcoma）是由平滑肌细胞或向平滑肌细胞分化的间充质细胞组成的恶性肿瘤。平滑肌肉瘤好发于子宫和胃肠道，发生于眼眶者非常罕见，文献报道多为转移性眼眶平滑肌肉瘤，也有于视网膜母细胞瘤放疗后发生第二肿瘤为平滑肌肉瘤。

（1）病理：肿瘤呈黄白色，包膜不完整，质软。切面灰白色，鱼肉状。镜下见瘤细胞呈长梭形，编织样排列，胞质丰富，噬伊红色。核呈显著多形性，深染，出现多核巨细胞及核分裂。细胞间小血管丰富，血管壁平滑肌细胞也有异型性，且与邻近肉瘤成分相过渡。

（2）临床表现：本病好发于中、老年女性，临床表现为眼球突出和移位，眼球运动障碍，复视，视力减退。病程短，发展快。

（3）影像学检查：B 型超声检查显示病变边界清楚，内回声较少，声衰减中等，不能压缩。CT 扫描显示肿瘤多位于肌肉圆锥外，形状不规则或分叶状，边界清楚，内密度均匀，与眼球壁呈铸造样改变，可提示恶性病变。强化 MRI 显示肿瘤周边部强化显著。

（4）治疗：以手术切除肿瘤为主，切除范围要足够大。如肿瘤范围大或复发者，应考虑行眶内容切除术。

（5）预后：复发率和死亡率均高，预后不佳。

（四）中胚叶软组织肿瘤

1. 纤维组织细胞瘤 纤维组织细胞瘤（Fibrous histiocytoma）按肿瘤性质分为良性、局部侵袭和恶性三种。发病年龄在 20 至 56 岁之间，女性多见。良性肿瘤由成纤维细胞和组织细胞混合组成。眼眶纤维组织细胞瘤是最常见的源于纤维结缔组织肿瘤之一。在同期眼眶病病理中占 0.5%，在眼眶软组织肿瘤中仅次于横纹肌肉瘤，居第二。恶性肿瘤由成纤维细胞样细胞和组织细胞样细胞为主要成分，伴有数量不等的单核和多核巨细胞、黄色瘤细胞和炎症细胞组成的多形性肉瘤。

（1）病理：良性肿瘤形状不规则，边界清但无包膜。质软为灰黄色或灰白色。镜下见主要由组织细胞、泡沫细胞和纤维细胞组成，可见 Touton 巨细胞。肿瘤细胞排列成车轮状或席纹状结构。恶性肿瘤无包膜，形状不规则。切面呈灰白色，鱼肉状。可有出血、坏死和囊样变。显微镜见肿瘤细胞为成纤维细胞样细胞和组织细胞样细胞，以及单核细胞、多核巨细胞、黄色瘤细胞、未分化的原始间质细胞和炎细胞。成纤维细胞样细胞呈梭形，细胞核大，染色质粗大深染，可见核仁，胞质边界不清。组织细胞样细胞圆形或多边形，胞质丰富，含微小空泡，染色质细，核仁明显。肿瘤细胞异型性非常明显，核分裂多见，肿瘤细胞排列成席纹状结构。间质有少量胶原纤维，及局限性黏液变区。

（2）临床表现：主要为眼球突出，肿瘤位于眼球后肌肉圆锥内者，眼球为轴性突出，位于眶前部者，眼球突出伴有移位，多位于内上象限。另一主要症状为眼球运动障碍。严重者视力减退。

（3）影像学检查：B 型超声检查显示肿瘤形

状不规则，边界不清楚，内回声少，声衰减明显（图 18-4-41）。CDI 显示肿瘤内中等丰富彩色血流信号。CT 扫描可见眶内上方类圆形、长条状或不规则形占位病变，边界清楚，软组织密度，均质（图 18-4-42）。恶性者可见骨破坏。MRI 显示 T_1WI 和 T_2WI 肿瘤均为中等信号，注射对比剂后，肿瘤明显被强化。

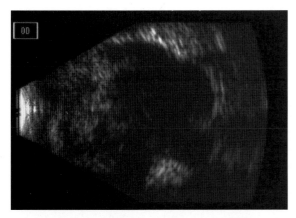

图 18-4-41　纤维组织细胞瘤 B 型超声图像

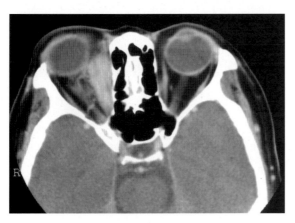

图 18-4-42　纤维组织细胞瘤水平 CT 图像

（4）治疗：以手术切除肿瘤为主，因肿瘤无包膜，切除范围应扩大，反复复发或恶性者应行眶内容切除术。药物和放射治疗均不敏感。

（5）预后：手术切除后复发率较高，良性为31%，局部侵袭性为57%，恶性为64%；10 年生存率统计良性 100%，局部侵袭性 92%，恶性23%。

2．纤维肉瘤　纤维肉瘤（Fibrosarcoma）是纤维结缔组织的一种恶性肿瘤。可以原发于眼眶；也可以是从鼻腔或鼻窦侵犯眼眶的继发性肿瘤；或发生于视网膜母细胞瘤放射治疗 4～5 年后，在放射剂量大于 80Gy 时，被照射部位发生的骨

或软组织肉瘤。女性多见。

（1）病理：肿瘤细胞为纤维母细胞，细胞有明显核仁或核分裂。细胞间纤维很少。肿瘤细胞排列为束状，或人字样。

（2）临床表现：因肿瘤类型不同而不同，儿童先天性纤维肉瘤出生时即有眼球突出；原发青少年型一般在 3～10 岁发生眼睑肿胀或眼球突出；老年原发性者发病多在 60～80 岁；继发性者发病在中年人，多以副鼻窦和眼眶症状同时存在；放疗引起者发生在放疗后，5～35 岁多见，表现为眼球突出和颞窝肿胀。

（3）影像学检查：B 型超声显示形状不规则的占位病变，边界不甚清楚，内回声少或呈衰减暗区，透声差，不可压缩。CT 扫描眼眶任何部位均可发现形状不规则、但边界清楚的软组织肿块；放射性者除眶内肿块外，还见颞窝肿块；继发者见鼻腔或副鼻窦病变。

（4）治疗：以大范围手术切除肿瘤为主，必要时行眶内容切除术。放疗、化疗效果欠佳。

（5）预后：因肿瘤无包膜，手术切除不易彻底，术后复发率较高，预后不佳。

（五）脂肪源肿瘤

1．脂肪瘤　脂肪瘤（Lipoma）由成熟脂肪细胞组成的良性肿瘤。眼眶脂肪瘤十分少见。约占眼眶肿瘤的 0.2%。

（1）病理：脂肪瘤有一薄层包膜，圆形或分叶状。切面呈淡黄色。肿瘤细胞为成熟脂肪细胞，由结缔组织分隔为小叶状。含纤维较多称纤维脂肪瘤。肌肉内脂肪瘤呈浸润性生长。脂肪瘤内含有大量血管，达 33%～50% 称血管脂肪瘤。广泛梭形细胞增生称梭形细胞脂肪瘤。

（2）临床表现：可以发生于任何年龄的成人。一般表现为无痛性眼球突出。肿瘤多位于眼眶上方，故眼球向下移位。扪诊眶上方可及软性肿物，光滑，边界清。可伴有眼睑水肿，上睑下垂，眼球运动障碍和视力下降。

（3）影像学检查：B 型超声检查显示回声强弱不等肿物，边界清楚，压之变形（图 18-4-43）。CT 显示病变密度稍高于眶内脂肪，内密度不均匀，边界欠清，呈圆形或分叶状。MRI 显示病变在 T_1WI 和 T_2WI 均为斑驳状中高信号。

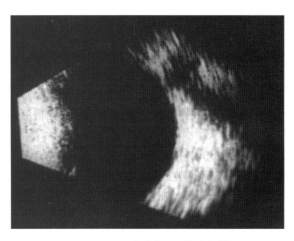

图 18-4-43　脂肪瘤 B 型超声图像

于黏液基质中，并含有较多丛状血管。

（2）临床表现：主要发生于成年人，男性稍多于女性。以进行性眼球突出就诊。伴有疼痛，视力下降，眼球运动障碍。

（3）影像学检查：B 型超声显示肿瘤为不规则形，边界不甚清楚，内回声较强，透声差（图18-4-44）。CT 显示肿瘤密度明显高于眶内脂肪，密度不均匀，形状不规则（图 18-4-45）。MRI 扫描显示肿瘤组织 T_1WI 呈高信号，T_2WI 呈高信号或混杂信号，主要取决于病变的分化程度和瘤体内是否有出血存在。

（4）治疗：手术切除肿瘤是主要治疗方法。脂肪瘤囊膜菲薄，破裂后与正常脂肪分界不清，手术时应注意完整切除肿瘤。

（5）预后：眼眶脂肪瘤预后良好。如切除不完全，可致复发，偶有恶性变。

2. 脂肪肉瘤　脂肪肉瘤（Liposarcoma）是由不同分化程度和异型性的脂肪细胞组成的恶性肿瘤。原发眼眶或全身转移均少见，作者曾报道 2 例。

（1）病理：脂肪肉瘤分为分化良好的、黏液样、圆形细胞、多形型。眼眶脂肪肉瘤多为黏液型。肿瘤细胞为梭形、星形或圆形脂肪母细胞，分布

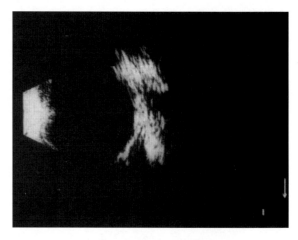

图 18-4-44　脂肪肉瘤 B 型超声图像

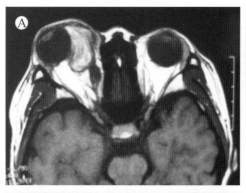
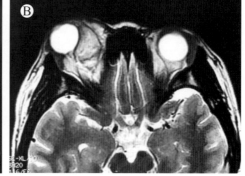
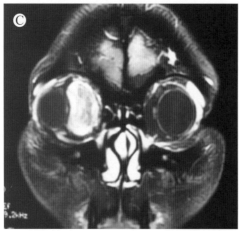

图 18-4-45　右眼眶内脂肪肉瘤：患者高某，男，53 岁，右眼眼球突出 3 年。MRI 扫描显示右眼眶内占位性病变。T1 呈偏高信号，T2 呈高低混杂信号，增强扫描可见强化

（4）治疗：以手术切除为主，范围比较局限的肿瘤，可行扩大手术切除；累及大部分眼眶，且与周围组织无法分离时应行眶内容切除术。术后可以配合放射治疗和化疗。

（5）预后：容易复发，也有全身转移者，预后不佳。

（六）骨源性肿瘤

1. 尤文瘤　尤文瘤（Ewing 瘤）是 1921 年由 Ewing 首次描述骨内一种特殊的恶性小圆细胞肿瘤，并称之为"骨弥漫性内皮细胞瘤"。目前有关其来源的研究认为与神经元有关。眼眶极少见，作者曾诊治一例为多灶或转移灶。

（1）病理：肿瘤由弥漫密集、单一的小圆形细胞组成，细胞胞质少，界限不清，核圆深染，核分裂少见。肿瘤细胞由纤维间隔分成不规则索条状或片状。

（2）临床表现：尤文瘤好发儿童和青少年，男性多于女性，高峰年龄 5～15 岁。常累及长骨干及干骺垢。病变局部痛、肿、热，全身发热，消瘦，白细胞增高。位于眼眶者表现为眼球突出并向一侧移位，眶压增高，球结膜水肿，脱出于睑裂，后期发生眼球运动障碍及视力减退。位于眶顶者，病变同时在颅内生长。

（3）影像学检查：因肿瘤部分位于骨内，B型超声显示肿瘤形状不规则，边界不甚清楚，内回声低，其内有团状回声。透声性好，后界清楚。CDI 显示肿瘤内有丰富彩色血流。CT 显示以病变骨为中心的软组织密度占位病变，形状不规则，骨破坏明显，骨内也可见软组织密度影。

（4）治疗：因病变范围比较广泛，应采用化疗和放射治疗为主，但眼眶肿瘤应行切除术，取得组织学诊断。完全切除比较困难。

（5）预后：与肿瘤的位置、分期及是否有转移有关。局限性病变切除后辅以放疗和化疗，预后尚可；已有全身转移者预后较差，5 年生存率为 45%～80%。

2. 骨瘤　骨瘤（Osteoma）是一种良性骨性肿瘤。眼眶骨瘤并不少见，占 1%～12%。少年到老年均有发病可能。有报道男性较多。

（1）病理：大体可见骨瘤呈象牙白色，光滑细腻，质地如骨皮质。镜下见由成熟板层骨组成，骨小梁互相交织排列紧密，小梁周围有骨母细胞贴附，小梁之间有少量纤维组织，不见造血组织。

（2）临床表现：绝大多数骨瘤来源于副鼻窦而引起眼眶不同症状，额窦骨瘤最多引起眼眶症状，筛窦和上颌窦骨瘤出现眼眶症状较晚，蝶窦骨瘤很少产生眼眶症状。主要表现有眼球突出，移位，视力障碍，伴有眼眶钝痛。

（3）影像学检查：X 线线片显示骨密度影呈圆形或分叶状，边界清楚。由于眼科专用超声波为高频，声束不能穿入骨瘤组织，超声只能显示球后脂垫压迫变形。CT 扫描可见副鼻窦内和眼眶内骨密度占位病变，采用骨窗扫描技术与眶骨密度相等，病变边界清楚，锐利，形状圆形或分叶状。此外还可见眼眶扩大、眼球突出并移位。

（4）治疗：因骨瘤生长缓慢，短期内无明显改变，因此，范围较小、无功能和外观影响者可密切观察，如骨瘤导致视力减退或外观改变，应行手术切除，但应注意术中保护视神经。

（5）预后：骨瘤为良性肿瘤，且生长缓慢，预后好。

3. 骨肉瘤　骨肉瘤（Osteosarcoma）是一种高度恶性的骨肿瘤。原发眼眶罕见，常见于放射治疗后继发瘤，如视网膜母细胞瘤放射治疗后，放射总剂量大于 100Gy。

（1）病理：肿瘤为棕红色，无包膜，质软，有出血，坏死。镜下见异常成骨细胞产生的异常骨组织。肿瘤细胞呈椭圆形或梭形，胞质较少。核大，染色质粗，核仁明显。可见多核瘤巨细胞。

（2）临床表现：单侧进行性眼球突出，病程短，进展快。伴有眶周疼痛。由于肿瘤起源骨不同，眼球向不同方向移位，眼球运动障碍，眼睑水肿，结膜充血，眶压增高。

（3）影像学检查：B 型超声检查显示肿物边界清楚，内回声较低，透声性强，可见强回声斑和声影。CT 可见病变形状不规则，边界不清楚，钙化和骨破坏同时存在。如果肿瘤内钙化骨成分少而纤维血管成分高，则病变密度低于骨。

（4）治疗：因病变范围较大，治疗比较困难。主要为综合治疗，手术大范围切除后，辅以放疗和化疗。

（5）预后：肿瘤进展迅速，复发和转移机率很大，多在 1～2 年内死亡。

4. 骨纤维异常增生症或骨纤维结构不良 骨纤维异常增生症或骨纤维结构不良（Fibrous dysplasia）是一种骨纤维增生性畸形。原因不明。可累及一骨或多骨。

（1）病理：大体见骨质增生，硬度较骨瘤低。显微镜下见纤维组织基质内有形状不规则的骨小梁，小梁钙化不均匀。缺乏成骨细胞。

（2）临床表现：就诊年龄多在青少年期，病情进展缓慢。病变累及不同骨，而临床表现不同，额骨侵犯较常见，眶上部扁平硬性隆起，使头面部不对称，触之骨性硬度。逐渐引起眼球突出，并向下移位。筛骨受累，眼球向前外突出。蝶骨受累可引起视力下降。蝶骨体受累，压迫视交叉，引起视野缺损。

（3）影像学检查：超声检查显示眶内结构正常。CT扫描可见多骨增生（图18-4-46），骨窗显示病变骨密度较正常骨低。MRI显示骨性病变不如CT，骨内部呈中低信号。正常与病变骨之间界限清楚。

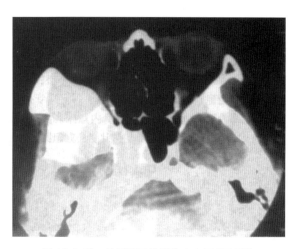

图18-4-46　骨纤维异常增生症水平CT图像

（4）治疗：骨纤维异常增殖症是一种慢性进展性良性疾病，而且病变范围大，治疗比较困难，病情轻微者应密切观察，如果出现视力减退、视野缺失、眼球运动障碍，或颜面部外观改变者，应考虑手术治疗，手术时尽可能完全去除病变骨，但应注意保护视神经、眼外肌等重要眶内结构。

（5）预后：疾病发展缓慢，预后良好。

5. 动脉瘤样骨囊肿 动脉瘤样骨囊肿（Aneurysmal bone cyst）是一种良性瘤样病变。最早由Jaffe和Lictenstin提出。常见于长骨、髂骨、脊椎，

发生于眼眶罕见。本病原因不明，有人认为是血管结构异常或血流动力学障碍所致的继发改变，也有报道伴有其他骨的改变，如非骨化性纤维瘤、成软骨细胞瘤、骨巨细胞瘤、骨纤维异常增生症等，还可以有外伤史。

（1）病理：大体可见病变外周为骨壳，内部为软性肿物，出血较多。镜下由许多扩张的血窦组成，窦壁由纤维结缔组织构成，无内皮细胞衬里，间杂有反应增生的骨样组织及骨小梁。

（2）临床表现：此病好发于10～20岁，性别无差异。由于病变多发生于眶内上方，主要表现为眼球突出，向前下方移位，眼球运动时上转受限及复视。眶上部可触及骨性肿物。

（3）影像学检查：声束对骨的穿透性差，因此，超声检查只表现为眶内软组织受压。CT扫描显示为薄厚不一的高密度骨性外壳，内有骨脊形成的腔，腔内的软组织为中等密度。MRI显示骨壳在T_1WI和T_2WI均为无信号区。软组织和血液在T_1WI为中低信号（图18-4-47），T_2WI为高信号，强化后信号强度增强。

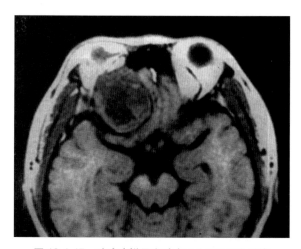

图18-4-47　动脉瘤样骨囊肿水平MRI T_1WI图像

（4）治疗：以手术治疗为主，手术进路依肿瘤的位置而定，累及颅内、鼻窦时应与神经外科和耳鼻喉科联合手术，手术时尽量将骨壳内的软组织去除干净，否则容易出血。骨壳去除的范围视情况而定。低剂量放射治疗也有一定的效果，可配合手术应用。

（5）预后：因病变为良性，且发展缓慢，眼部和生命预后良好。

（七）神经源肿瘤

1. 视神经胶质瘤 视神经胶质瘤（Optic nerve glioma）是发生于视神经胶质细胞的良性肿瘤。好发于儿童时期，10 岁以内占 75%，90% 为 20 岁以下。作者总结 45 例视神经胶质瘤占神经源肿瘤 13.4%，平均年龄 11 岁。发病年龄与肿瘤位置有关，肿瘤位于视交叉者年龄较大。视神经胶质瘤无明显性别差异。出生时具有 I 型神经纤维瘤病的患者，13% 发生视路胶质瘤，平均年龄为 6 岁。

（1）病理：视神经为第二颅神经，属于大脑一部分，胶质细胞为神经支持细胞。发生于视神经的胶质细胞瘤绝大多数为星形细胞胶质瘤。儿童视神经胶质瘤多为一级，成人视神经胶质瘤可见二级，均属良性肿瘤。

病理标本所见视神经梭形肿大，硬脑膜完整，呈灰红色，类似半透明状。肿瘤切面外为增厚的脑膜，内为灰白色脆软肿瘤组织。偶见囊样变，切面呈胶状。镜下见肿瘤细胞细长，纺锤形，有发丝样突起，排列稀疏不均。细胞内有 Rosenthal 纤维，嗜酸性，圆柱形或球形。软脑膜隔扩张并分散。病理性核分裂极少。

（2）临床表现：视神经胶质瘤原发于视神经，生长缓慢，典型临床表现有视力减退或丧失，眼球突出，视盘水肿或萎缩。伴有斜视，眼球运动障碍。伴有神经纤维瘤病的患者还可有皮肤棕色斑。

胶质细胞呈肿瘤性增生，压迫神经纤维，引起视力下降。约有 95% 患者因视力下降为主诉而就诊。但由于患儿小，对视力观察不敏感，由于长期视力低下造成斜视后，才引起家长注意。或由于肿瘤增大，出现眼球突出后才就诊。

慢性无痛性眼球突出是另一常见临床症状。肿瘤位于肌肉圆锥内，眼球突出为轴位（图 18-4-48）。肿瘤较大时也可偏向一侧。眼球突出多为轻中度，约 2～5mm。眼底检查可见视神经盘水肿，晚期发生继发性萎缩。

（3）影像学检查：B 型超声典型图像为视神经梭形肿大，边界清楚，内回声少或缺乏，前部多，后部少，轴位扫描显示后界不清，声衰减中等（图

18-4-49）。视盘隆起，突入玻璃体腔。视盘强回声光斑与梭形肿大的视神经延续。眼球后极部受压变平。眼球转动时肿瘤运动方向相反，说明肿瘤与眼球后极部延续。彩色多普勒超声显示肿瘤内缺乏血流或少许血流。

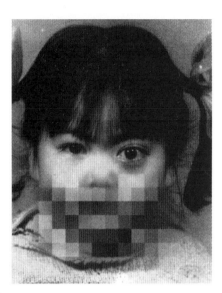

图 18-4-48 视神经胶质瘤外观像

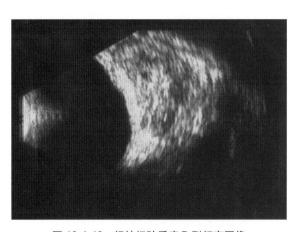

图 18-4-49 视神经胶质瘤 B 型超声图像

CT 扫描是诊断视神经胶质瘤最主要的方法，结合病史和超声检查可以做出组织学诊断。水平 CT 典型表现为视神经梭形或锥形肿大，呈不对称性。肿瘤边界整齐锐利。肿瘤内密度均匀，CT 值常在 +42～60Hu（图 18-4-50）。注射造影剂病变可轻度强化。冠状位扫描见眶中央呈类圆形肿大的视神经横断面，呈高密度。视神经胶质瘤向颅内蔓延时，见视交叉部位高密度块影，两侧前床突间距加宽。肿瘤压迫第三脑室，致脑水肿。

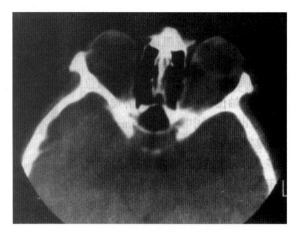

图 18-4-50　视神经胶质瘤水平 CT 图像

　　MRI 检查显示视神经胶质瘤的位置、形状、边界、范围同 CT。T_1WI 为中信号强度，T_2WI 为高信号强度（图 18-4-51）。MRI 缺乏视神经管骨影，可显示眶内、管内和颅内视神经，管内视神经增粗容易显示，发现率高。T_2WI 肿瘤为高信号，而脑组织为中信号，肿瘤颅内蔓延时显示率高。

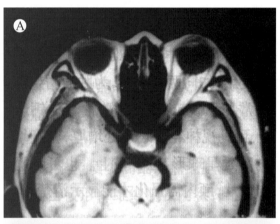

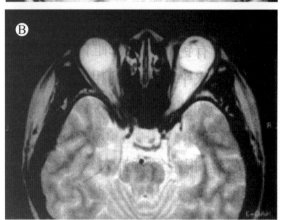

图 18-4-51　视神经胶质瘤水平 MRI 图像

A：T1W1　B：T2W1

　　（4）治疗：以往的治疗方法主要为肿瘤连同视神经一并切除，后期容易因供血障碍引起眼球萎缩。近年来放射治疗成为治疗视神经胶质瘤的主要方法，根据病变的程度可有几种治疗方法以供参考：①因该肿瘤进展缓慢，如患者尚有有用视力、外观正常、MRI 显示肿瘤后端距视神经管较远，可密切观察随访；②患者视力极差或已丧失，眼球突出明显，可行肿瘤切除术，术后根据情况决定是否辅以放射治疗；③眼球突出不明显者可行外放射治疗或 γ 刀治疗；④已有视神经管及颅内蔓延者，可开颅手术切除肿瘤，术后加用放射治疗；⑤累及视交叉及双侧视神经肿瘤者行放射治疗。

　　（5）预后：视神经胶质瘤总体预后良好，有人认为，眶内段视神经胶质瘤切除后即不再生长，即使生长也较为缓慢，手术后辅以放射治疗，疗效尚可。但位于视交叉及累及下丘脑的肿瘤，不但导致双侧视力丧失，还可导致死亡，预后不佳。

　　2．脑膜瘤　脑膜瘤（Meningioma）是发生于脑膜细胞的良性肿瘤，是成人常见的眼眶肿瘤之一，眼眶脑膜瘤的来源有三：视神经、蝶骨脑膜和眶内异位脑膜细胞。其中最多见的是视神经脑膜瘤。

　　（1）病理：脑膜瘤肿瘤细胞源于脑膜上皮细胞。视神经鞘膜内蛛网膜含有上皮细胞，因此早期肿瘤局限于视神经鞘膜内，呈管状增粗。晚期突破鞘膜后，肿瘤可呈梭形、锥形、不规则形，或肿瘤向一侧突出，呈球形或分叶状。病理标本见肿瘤表面光滑或颗粒状，淡红色或灰白色，质地硬，切面均质。

　　脑膜瘤组织学分为上皮细胞型、纤维细胞型、混合型、砂粒体型。上皮型脑膜瘤最常见，占眼眶脑膜瘤的 50% ～ 75%，镜下见瘤细胞胞质丰富，细胞边界不清，呈融合状。细胞核大，圆形或椭圆形，染色质少而细。瘤细胞旋涡状排列，由纤维间质分隔（图 18-4-52）。纤维细胞型脑膜瘤肿瘤由梭形纤维细胞及网状纤维和胶原纤维组成。瘤细胞呈编织状排列。混合型脑膜瘤肿瘤由上皮细胞和纤维细胞混合组成。砂粒体型脑膜瘤上皮细胞和纤维细胞排列成旋涡状，中央细胞透明变性或中央小血管透明变性。透明组织钙化形成同心圆层状砂粒体。

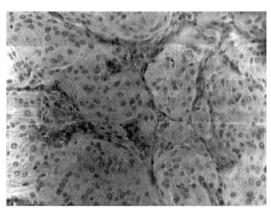

图 18-4-52　上皮型脑膜瘤病理图像

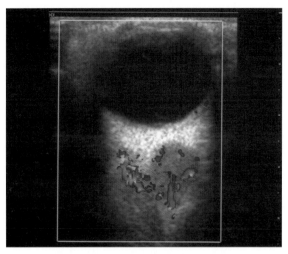

图 18-4-54　视神经脑膜瘤 CDI 图像

（2）临床表现：脑膜瘤多发生于中年女性，平均年龄 35 岁。也可见于儿童，多为双侧发病或眶、颅多发，且常具有恶性趋势。

原发于视神经的脑膜瘤由于发生部位和生长方式不同，临床表现也不同。发生于眶内段视神经者，瘤细胞沿视神经增生，使视神经增粗，呈管状，硬脑膜完整，向前至眼球，向后至视神经管内及颅内。此类肿瘤早期即有视力减退，视盘水肿，视野缩小，以及继发视神经萎缩，晚期伴有眼球突出。如肿瘤细胞早期穿破硬脑膜围绕视神经或向一侧生长，肿瘤形状呈多样性。此类肿瘤眼球突出明显，眼球运动受限。视力下降、眼球突出、慢性视盘水肿及萎缩、视睫状静脉被称为视神经鞘脑膜瘤四联征。

（3）影像学检查：超声检查对视神经鞘脑膜瘤具有特异性，A 型超声显示视神经实体性增大，内反射不规则，可有钙斑反射。B 型超声显示视神经增粗，视神经前端加宽，边界清，内回声少，声衰减明显，后界不能显示（图 18-4-53）。肿瘤内偶见强回声，为钙斑回声。超声多普勒超声显示肿瘤内有丰富的彩色血流（图 18-4-54）。

CT 扫描可显示以下几种图像改变：①视神经增粗呈管状、梭形或锥形（图 18-4-55），边界清楚光滑，当肿瘤穿破硬脑膜后，肿瘤边界不整齐。肿瘤内密度均匀，CT 值 +48 ～ +108Hu，强化剂可使其中度强化。肿瘤内常含有钙化斑；②眶内块状影，占据全眶或部分眼眶，此时视神经较难辨认；③利用薄体层水平像观察到粗大的视神经两边呈高密度，中央密度稍低，如同两道车轨，称为"车轨征"，高密度区为肿瘤，中央低密度条状影为萎缩的视神经；④肿瘤内不规则钙斑常见于砂粒型脑膜瘤，袖套样钙斑是视神经脑膜瘤特有的 CT 征；⑤肿瘤沿视神经向前蔓延，可见视神经近眼环处增厚，密度增高。肿瘤向后蔓延，视神经管扩大，密度增高。肿瘤向颅内蔓延呈球形，位于鞍上。也可经眶上裂蔓延至海绵窦旁；⑥多发性脑膜瘤可显示眶内和颅内病灶，颅内需强化才能显示清楚。

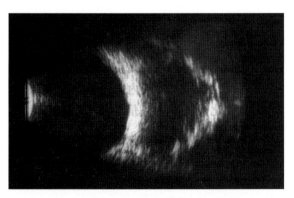

图 18-4-53　视神经脑膜瘤 B 型超声图像

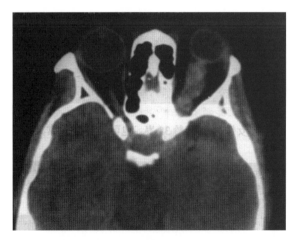

图 18-4-55　视神经脑膜瘤水平 CT 图像

MRI 检查，肿瘤在 T_1WI 为中低信号强度，T_2WI 为中高信号强度，但肿瘤未突破硬脑膜时，T_2WI 仍为中信号（图 18-4-56）。颅内部分肿瘤 T_2WI 信号强度明显高于脑组织。注射强化剂见眶内肿瘤轻度强化，而颅内肿瘤信号明显增强。

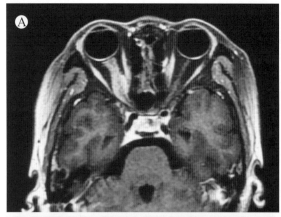
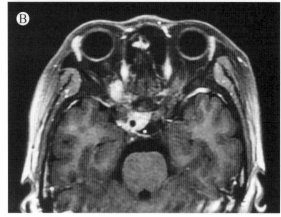

图 18-4-56　视神经鞘脑膜瘤 CT 及 MRI 扫描：患者袁某，女，49 岁，右眼视力下降 7 年，失明 1 年。右眼视神经梭形增粗，可见"车轨征"，CT 扫描颅内病变显示不清。MRI 可清晰显示颅内病变，明显强化。A：T_1W1；B：T_2W1

（4）治疗：尽管脑膜瘤是良性肿瘤，但手术切除后容易复发，因此应根据病情合理选择治疗方案。肿瘤进展缓慢，如患者视力好，且外观改变不显著，可以密切观察随访；视力已丧失，眼球突出明显，且肿瘤位于眶内者，可行外侧开眶肿瘤切除术；如肿瘤沿视神经向视神经管及颅内蔓延，应经颅肿瘤切除术。放射治疗对脑膜瘤也有一定疗效，可单独采用 γ 刀放射治疗，也可手术和放疗联合应用。立体定向放射治疗和 γ 刀治疗视神经脑膜瘤，对大部分病例能够控制病变发展，肿瘤消退和进展的病例数大致相似。

（5）预后：脑膜瘤虽属良性肿瘤，但复发率极高，因此手术时应切除彻底。视神经脑膜瘤早期可引起视力减退或丧失，生长至颅内可又生命危险，应尽早治疗。

3．神经鞘瘤　神经鞘瘤（Neurilemoma）是眶内常见的良性周围神经肿瘤。起源于神经鞘的神经膜细胞。占眼眶常见肿瘤的第四位。多见成年人，无性别差异。

（1）病理：神经鞘瘤来源于感觉神经的鞘膜细胞。肿瘤呈椭圆形或锥形，灰白色，包膜纤细而完整。肿瘤切面为灰黄色，质细软。肿瘤囊样变见囊腔内容为浆液，也可见棕色似血肿样，囊壁仅有薄层肿瘤组织。部分肿瘤质地较韧，很少有囊样变。

显微镜下见肿瘤细胞呈梭形，细胞核呈棒状，胞质嗜酸性，细胞膜不清。因肿瘤细胞排列不同而分为 Antoni A 型和 Antoni B 型。Antoni A 型瘤细胞核整齐排列呈栅栏状或漩涡状和 Verocay 小体。Antoni B 型瘤细胞散在于黏液间质内，还可见星状和卵圆形细胞。肿瘤不同部位可以 Antoni A 型为主或以 Antoni B 型为主。

（2）临床表现：多以渐进性眼球突出为就诊原因。由于肿瘤多位于眶上部，因此眼球多有下转位；位于肌锥内者似海绵状血管瘤；位于眶尖者，早期即有视力减退和视神经萎缩。可以伴有眼球运动障碍，自发性疼痛和触痛。

（3）影像学检查：B 型超声检查显示肿瘤为圆形、椭圆形或不规则形，边界清楚光滑，可见肿瘤晕（图 18-4-57）。内回声多样，可以为中等回声似海绵状血管瘤；可以缺乏内回声，压之变形，似囊性病变；也可见病变内有分隔，声衰减少。彩色多普勒超声显示肿瘤内血流信号不等，可以无血流，或有丰富血流或少量血流。与其肿瘤内黏液变或囊样变有关。

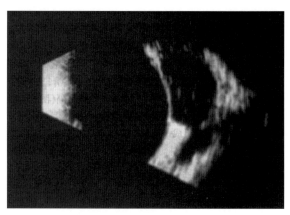

图 18-4-57　神经鞘瘤 B 型超声图像

CT 扫描显示肿瘤多位于眶后段第二间隙，上方多见。位于肌锥内者，眶尖部缺乏脂肪透明区。肿瘤形状多为类圆形、椭圆形或长梭形。有时可见肿瘤一端有线形延长，此影可能是肿瘤来源神经。肿瘤有完整包膜，因此显示肿瘤边界清楚。内密度多为均质，囊样变区为低密度。神经鞘瘤常引起眶腔扩大，视神经、眼外肌受压移位，眼球壁受压变平。神经鞘瘤经眶上裂向颅内蔓延，显示眶上裂扩大（图 18-4-58）、眶上裂外缘后翘；颅内肿瘤与脑密度相似，肿瘤强化不显著，因此 CT 对肿瘤向颅内蔓延不能确诊。

MRI 检查不但可以显示肿瘤位置、形状、继发改变同 CT，而且不需特殊技术即可显示肿瘤颅内蔓延的情况（图 18-4-59）。

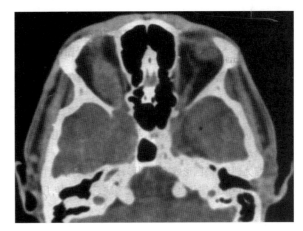

图 18-4-58　神经鞘瘤水平 CT 图像

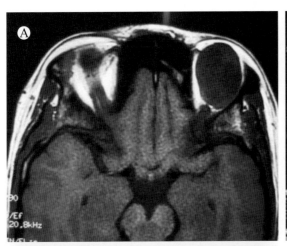
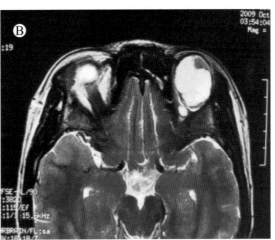
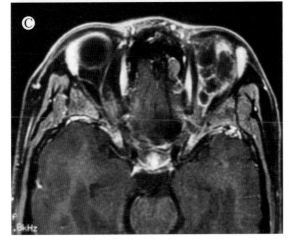

图 18-4-59　眼眶神经鞘瘤 MRI 扫描结果：患者卢某，男，45 岁，左眼眼球突出 3 年。MRI 扫描显示左眼眶内上方实性占位肿物，肿物表面较光滑，边界清晰

A：T₁WI 呈低信号；B：T₂WI 呈高信号；C：MRI 增强扫描不均匀强化，可见液化腔

（4）治疗：手术切除是治疗神经鞘瘤的最好方法，对放疗和化疗均不敏感。神经鞘瘤虽然是良性肿瘤，且发展缓慢，但最终还是要破坏视力，而且后期容易向颅内蔓延，因此应早期治疗。肿瘤限于眶内时，可行外侧开眶，如已蔓延至颅内，应和神经外科联合经颅入路手术。对于眶尖部较小的神经鞘瘤，手术难以切除干净，为避免并发症，也可试用 γ 刀治疗。

（5）预后：神经鞘瘤完整切除后不再复发，如残留肿瘤可以迅速复发，且向颅内蔓延。多次复发,有恶变趋势。因此,对于切除不完全的病例,可联合 γ 刀治疗。

4. 神经纤维瘤 神经纤维瘤（Neurofibroma）是周围神经良性肿瘤。发生于眼眶的神经纤维瘤有三种类型：孤立型、丛状型和弥漫型。眼眶病变常是多发性神经纤维瘤病（Von Recklinghausen 病）的一部分。从新生儿到老年人都有发病,有些幼年期不明显,到成年才出现症状和体征。本病为常染色体显性遗传。

（1）病理：孤立型肿瘤呈类圆形或不规则形,灰白色,无包膜,质较硬。丛状形为形状不规则的软性肿物,灰白色结节状。

显微镜下见孤立型梭形瘤细胞和胶原纤维交织排列,其基质为黏液样组织。丛状型神经纤维呈波浪形,细长型神经鞘细胞增生,神经束衣结缔组织增生,呈不规则的丛状分布。

（2）临床表现：孤立型者偶见眶内。多见于青中年人,无性别差异。发生于一侧眼眶,似眼眶良性肿瘤表现,包括眼球突出、眼球运动障碍、视力下降等。丛状型多为神经纤维瘤病的眼部表现,累及范围广泛,包括眶内软组织、眶骨、脑及颞部。全身累及皮肤、皮下组织、骨骼、内脏等器官。眼睑肥厚、下垂,皮下组织增生,眼球向前下突出并移位,触及软性或条索性肿物（图18-4-60）,虹膜表面见淡黄色结节。视神经萎缩,视力减退,眼球运动各方向不足。

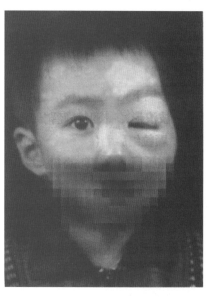

图 18-4-60　丛状神经纤维瘤外观像

（3）影像学检查：B 型超声检查可见丛状神经纤维瘤呈边界不清的强回声病变,可出现条状低回声或无回声区（图 18-4-61）。有些病例可见眶上部有边界清楚、无回声的搏动性病变,说明眶骨缺失,脑膜脑膨出。彩色多普勒超声显示肿瘤内有丰富的彩色血流（图 18-4-62）。

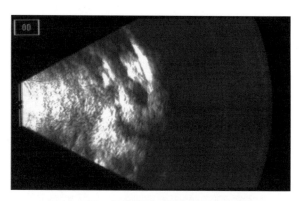

图 18-4-61　丛状神经纤维瘤 B 型超声图像

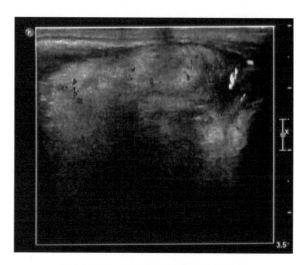

图 18-4-62　丛状神经纤维瘤 CDI 图像

CT 扫描：孤立型显示为形状不规则块影,密度均匀或见钙斑。丛状型显示眶内软组织形状不规则形斑点状高密度影,眼外肌肥大,视神经增粗,眼睑肥厚。眶壁缺失、变薄或增厚（图 18-4-63）。骨缺失常为蝶骨大翼和小翼,有时累及眶顶。

MRI 显示眶内软组织肿块,T_1WI 为中等信号强度,T_2WI 为高信号强度。不能显示骨改变。

（4）治疗：手术切除是神经纤维瘤的最好治疗方法,对放疗和化疗均不敏感。丛状神经纤维瘤多累及提上睑肌、眼睑等重要结构,边界不清楚,而且供血丰富,手术时出血多,因此手术切除难度较大。手术时应尽量切除肿瘤组织,避免正常结构损伤,可一期或二期再行修复手术。

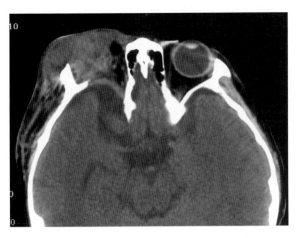

图 18-4-63　丛状神经纤维瘤水平 CT 图像

（5）预后：局限性神经纤维瘤完整切除后很少复发，丛状和弥漫型由于侵犯范围广，无明显边界，手术很难切除完全，容易继续增长，成年后生长速度减慢。

5．颗粒细胞瘤　颗粒细胞瘤（Granular cell tumor）又称肌母细胞瘤（Myoblastoma），可见对其组织来源曾认为与横纹肌有关，目前认为是起源于神经鞘细胞的肿瘤。此瘤是一种良性肿瘤，多发生于头颈部，但发生于眼眶者少见。

（1）病理：肿瘤呈灰白或黄白色，表面光滑，包膜不完整，肿瘤切面细腻。镜下见细胞呈巢状或条索状排列，间质内有丰富的血管。肿瘤细胞较大，呈圆形或多角形，胞质丰富，含有均匀分布的嗜酸性颗粒。细胞核圆，有 1～2 个核仁，核分裂少见。

（2）临床表现：主要为渐进性眼球突出，并向一侧移位，伴有眼球搏动。由于肿瘤多位于眶前部，因此在眶缘可触及肿物。肿物表面光滑、活动，无压痛。眼睑轻度水肿，结膜下血管扩张，伴有眼球细小搏动，似颈动脉海绵窦瘘。眼球运动障碍。眼底见视盘水肿，眼球被压迫。还可伴有复视、视力下降。

（3）影像学检查：B 型超声显示眼球后类圆形占位病变，边界清楚，内回声较少，分布不均，声衰减不明显，不能压缩。彩色多普勒显示血流丰富，血流速度较快。

CT 扫描显示眶内类圆形或不规则形高密度病变，边界清楚，均质。如肿瘤位于眼外肌内仅显示眼外肌肿大。

DSA 可发现眼动脉增粗，在动脉期肿瘤显影，出现引流静脉，说明肿瘤血液循环丰富或动静脉之间存在异常吻合。

（4）治疗：以手术切除为主，因供血丰富，手术时进路应宽大，尽量切除完全。

（5）预后：切除完全者预后良好。

6．化学感受器瘤　化学感受器瘤（Chemodectoma）又称副交感神经节瘤（Paraganglioma），非嗜铬性副神经节瘤（Nonchromaffin paraganglioma），是少见的良性肿瘤。多见于颈动脉体等身体其他部位的化学感受器，眶内化学感受器瘤可能源于睫状神经节或其他神经组织。发病年龄广泛，无性别差异。

（1）病理：肿瘤为暗红色或灰红色，多有包膜。切面灰白色，有较多出血灶。镜下见肿瘤细胞呈上皮样，巢状分布，形成器官样结构。间质内有丰富的毛细血管。细胞巢多为实质状，也可有腺泡状，偶见花环状。组织学应与腺泡状软组织肉瘤、颗粒细胞瘤、腺泡状横纹肌肉瘤鉴别。

（2）临床表现：以渐进性眼球突出就诊多见，如肿瘤内出血可有眼球突出突然加重。肿瘤位于眶前部者可伴有眼球向一侧移位，于眶缘触及肿物，中等硬度，无压痛。病程短、发展快者，出现眶部疼痛和视力下降，眼球运动障碍明显。眼球受压见眼底视盘水肿和视网膜皱褶。

（3）影像学检查：B 型超声可见类圆形或不规则形占位病变，边界清楚，内回声少而弱，声衰减明显，不可压缩。彩色多普勒显示丰富的彩色血流，说明肿瘤供血丰富。CT 扫描显示肿瘤为类圆形或不规则形高密度影，边界清楚，均质，可有低密度区。邻近肿瘤处有骨破坏，并可向颅内蔓延。MRI 显示 T_1WI 和 T_2WI 均为中等信号强度。

（4）治疗：主要为手术切除，应尽可能彻底。切除不完全，可辅以放射治疗。

（5）预后：切除不完全可导致复发。

（八）炎性假瘤

炎性假瘤（Inflammatory pseudotumor）是一种原因不明的非特异性炎症。临床常见，占眼眶病第二位。

1．病理　根据病变累及部位分为泪腺炎型、肌炎型、脂肪坏死型、血管炎型及肉芽肿型。根据组织学特点分为淋巴细胞浸润型、纤维硬化型及混合型。基本组织学改变为眶内软组织内有大量慢性炎细胞浸润，包括淋巴细胞、浆细胞、嗜酸性粒细胞、中性粒细胞、组织细胞等，间质内有不同程度的纤维化。

淋巴细胞浸润型见成熟淋巴细胞呈滤泡样分布或弥漫分布。纤维硬化型见纤维组织胶原化，其间质内有较多的浆细胞或嗜酸性细胞可弥漫或灶性分布。

2．临床表现　病变累及的部位不同，可出现不同的临床表现。主要症状为疼痛、眼球突出、视力减退和复视。体征包括眼睑和结膜水肿，眼球突出和移位，眼球运动障碍，眶压增高。眼底检查可见视盘水肿或继发性视神经萎缩。眶前部病变可触及肿块。病程可呈急性、亚急性或慢性发作。由于主要累及部位不同，临床表现可以受累及部位症状为主。

3．影像学检查　由于病变累及部位和病理组织学改变不同，其影像表现复杂多变，需要进行鉴别诊断和综合分析。

（1）超声检查：眼眶肿块型表现位置不固定，形状不规则，边界不整齐，内回声少或低，声衰减不等（图18-4-64）。淋巴细胞浸润型急性期常伴有眼球筋膜囊和眼外肌水肿，显示T形征，即筋膜水肿的无回声带与视神经无回声相连形似T形。纤维硬化型内回声缺乏，声衰减显著。混合型内回声多少不等，分布不均。

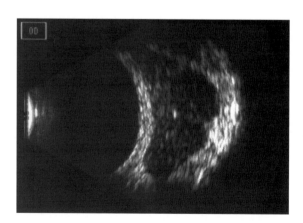

图18-4-64　淋巴细胞浸润型炎性假瘤B型超声图像

泪腺炎型显示泪腺肿大，内回声少，声衰减少，眼球壁受压。

肌炎型显示一条或多条眼外肌增厚，内回声少，边界清。

彩色多普勒超声显示病变内有彩色血流。

（2）CT扫描：眼眶软组织内可见形状不规则的高密度影，边界不清楚，密度不均匀。肿块可与眼球呈铸造形，视神经增粗，一条或多条眼外肌弥漫性肿大。泪腺肿大。

MRI显示病变位置，形状同CT。病变在T_1WI为中等或低信号强度，T_2WI信号强度增加。但是，硬化性炎性假瘤T_1WI和T_2WI均为低信号强度。

4．治疗　炎性假瘤的治疗包括药物、放疗、手术及综合治疗。淋巴细胞浸润型炎性假瘤对糖皮质激素较为敏感，可采用全身或局部注射治疗，病情复发可重复应用。对糖皮质激素有禁忌征的患者，可以行放射治疗，20～30Gy，疗效与激素相当。对糖皮质激素治疗不敏感，或治疗虽有效但反复发作的患者应手术切除，取得病理组织学诊断，以免误诊。

5．预后　炎性假瘤为良性疾病，预后较好，但激素治疗及手术切除不完全容易复发。纤维硬化型炎性假瘤对激素和放疗均不敏感，且呈浸润性生长，手术不易切除完全，晚期导致视力丧失。

四、眼眶继发性肿瘤

（一）蝶骨脑膜瘤

蝶骨脑膜瘤（Sphenoid bone meningioma）是常见颅内肿瘤之一。蝶骨是脑膜瘤好发部位之一。

1．临床表现　发生于蝶骨大翼、蝶骨嵴外侧和蝶骨嵴内侧者临床表现不同。前者呈扁平增长，刺激骨壁呈蜂窝状增生，骨膜呈肿瘤性增厚。眶容积缩小，眼球突出和眼睑水肿，颞侧肿胀。晚期导致视力减退，视神经水肿，复视和眼球运动障碍。后者因邻近视神经管和眶上裂，早期即有视力减退，原发性视神经萎缩和眼球运动障碍。颅压增高时引起Foster kennedy综合征，即同侧视野中央暗点，原发性视神经萎缩和对侧视盘水肿。

2．影像学检查　超声探查仅能探查到眶内病变，位于眶外上方，扁平形低回声区，声衰减显著，不可压缩（图18-4-65），或见脂肪压迫，声束不能穿过骨壁。CT扫描显示眶外壁和眶上壁骨质增生，密度增高。眶内骨膜增生，呈扁平形高密度影，沿眶外壁生长。强化 CT 可以确定颅内或颞窝是否被侵犯。MRI 平片显示增生之骨膜在 T_1WI 为中信号强度；T_2WI 信号强度增高。强化 T_1WI 显示肿瘤信号明显增强。MRI 对颅内、颞区或侵及筛窦的病变显示清楚。（图 18-4-66）

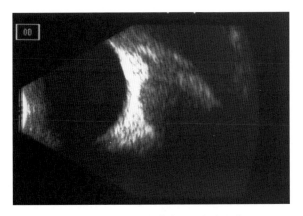

图 18-4-65　蝶骨脑膜瘤 B 型超声图像

3. **治疗**　因肿瘤主要位于蝶骨大翼、蝶骨嵴和颅内，眶内病变只占少部分，因此应和神经外科医生联合开颅手术，切除软组织和骨性病变。切除不完全可辅助 γ 刀治疗。如眶壁切除范围大，应用肽网或其他材料修复，以防出现搏动性眼球突出。

4. **预后**　脑膜瘤切除后容易复发，如颅内病变严重，可危及生命。

（二）副鼻窦肿瘤

在眼眶继发性肿瘤中，副鼻窦肿瘤是主要来源。副鼻窦良性肿瘤中黏液囊肿最多，恶性肿瘤中以鳞状细胞癌最多见，占眼眶恶性继发肿瘤的 35.2%，其他如未分化癌、腺癌、腺样囊性癌、黏液表皮样癌、恶性多形性腺瘤、横纹肌肉瘤、脂肪肉瘤、软骨肉瘤等也可见。好发部位以上颌窦最多，其次为筛窦、额窦和蝶窦。

1. **临床表现**　由于副鼻窦与眼眶之间的骨壁较薄，肿瘤容易向眶内蔓延，首先出现眼部症状和体征。眼球突出并向一侧移位，眼球运动障碍。眶周肿胀，充血，疼痛，似急性炎症。肿瘤侵入鼻腔可有鼻塞、鼻衄等。

2. **影像学检查**　B 型超声显示为低回声占位病变，后界显示不清，超过眼眶，声衰减明显（图 18-4-67）。超声多普勒显示肿瘤供血丰富，见较多的彩色血流。CT 扫描显示肿瘤部位和范围清楚，高密度肿瘤位于副鼻窦和眼眶内，眶壁有广泛的骨破坏。MRI 显示肿瘤位置、形状同 CT，在 T_1WI 和 T_2WI 均为中等信号强度。

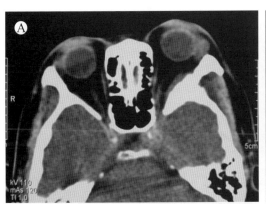
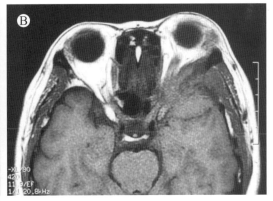
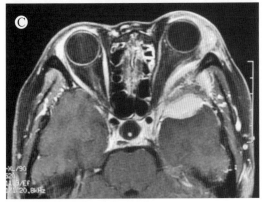

图 18-4-66　蝶骨大翼脑膜瘤 CT 及 MRI 扫描：马某，
　　　　　　女，53 岁，左眼睑肿胀 8 个月，额眶疼
　　　　　　痛 4 月。

　　A：CT 扫描见左眼蝶骨大翼增厚，相应眶内扁平软组织肿瘤，颅内及颞窝肿瘤显示不清。B、C：MRI 上眶内、颅内及颞窝均可见肿瘤，明显强化

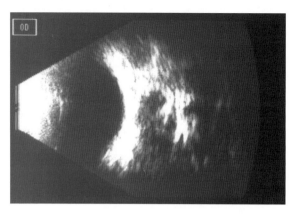

图 18-4-67　继发于上颌窦鳞状细胞癌 B 型超声图像

3．**治疗**　以手术切除为主，应行副鼻窦根治术，同时切除眶内肿瘤。术后根据病理组织学结果，决定是否辅以放射治疗和化疗。

4．**预后**　副鼻窦肿瘤侵入眼眶，切除不完全容易复发和转移，危及生命，预后不佳。

五、眼眶转移癌

眼眶缺乏淋巴管，眶内转移癌多经血液播散而至。眼眶转移癌比较少见，约占眼眶肿瘤的1.7%。男性多见肝癌，其次为肺癌；女性多为乳腺癌，其次也是肺癌。成人多见肺癌和肝癌；神经母细胞瘤、尤文瘤见于儿童。另外转移癌还包括各部位腺癌及各种肉瘤。转移癌多转移到一侧眼眶，约30%转移到双侧。

1．**临床表现**　约30%～60%眼部症状先于原发部位症状的出现。眼睑充血水肿，伴有疼痛和发热，似急性炎症；眼球突出，眼球运动障碍；视力下降，视盘水肿；眶前部可触及肿物，有压痛；还可伴有颅内、鼻部转移症状。

2．**影像学检查**　超声探查显示形状不规则占位病变，内回声少而弱，可有暗区，不可压缩。CT 扫描可见不规则形病变，与眼球呈铸造形，眼外肌受累时表现为眼外肌局部或整体肿大。有时CT 表现不易与炎性假瘤区别。MRI 检查病变信号强度因原发病性质不同而不同，大部分 T_1WI 呈中等信号，T_2WI 呈中等或高信号。

3．**治疗**　发生眼眶转移癌，表明已有全身转移，主要采用化学治疗、生物治疗及各种支持疗法。对放射治疗敏感的肿瘤，可行放射治疗。如患者发生高眶压、疼痛剧烈，为缓解症状、解除痛苦，

可行眼眶肿瘤切除或眶内容切除术。

4．**预后**　该病预后差，存活率低。

六、眼眶肿瘤治疗

（一）眼眶肿瘤的外科治疗

1．**基本原则**　眼眶结构复杂，手术间隙小，难度较大。因此，术前经影像学检查，对肿瘤做出准确的定位和定性诊断，了解肿瘤范围以及与周围结构的关系，选择适当的手术进路尤为重要。手术的目的在于切除肿瘤，确立组织学诊断，矫正外观畸形及解除肿瘤所致的功能障碍。正确地选择手术路径，使手术简便易行。

2．**术前准备、麻醉、术后处理**

（1）术区备皮：前路开眶经结膜入路，只需剪除睫毛；经皮肤切口，需将眉毛剃除；外侧开眶术区较大，除剪睫毛，剃眉毛外，需将鬓角及颞侧头发剃除；经颅开眶需剃全头，但不剃眉，术中以眉高做对照；眶内容摘除术备皮范围同前路开眶术，需要植皮者，供皮区要备皮三天；眼眶重建术需备全头皮。

（2）术前标志：小肿瘤局部浸润麻醉后很难辨认肿瘤位置，术前标志肿瘤区，可减少手术的盲目性。颞顶筋膜移植需标记颞浅动脉走行。方法为用甲紫标记后，碘固定。

（3）袖带式血压计的使用：静脉性血管瘤和静脉曲张，术中需增高静脉压，使静脉管腔扩张，易于发现病变范围。方法是将袖带缠绕于颈部，将压力加至 40mmHg。

（4）麻醉：麻醉方法有全身麻醉、神经阻滞麻醉和局部浸润麻醉。方法的选择应视患者年龄、精神类型、病变范围及手术进路而定。儿童、精神紧张者以及病变范围大、手术难度高、外侧开眶、眶内容剜出、眼眶重建时需要全麻。

（5）术后处理：对高眶压者，手术结束时临时缝合睑裂。加压包扎。必要时放置引流条，术后24～48小时撤除。一般术后4～5天撤除绷带，7天拆线。加压包扎期间进行视力监护。术后一般全身应用抗生素、止血剂、糖皮质激素和维生素。

3．**手术器械**　眼眶手术器械分为两类，即处理骨骼的器械和分离软组织的器械。骨锯对切开及去除骨骼有用。骨钳用于钳夹骨瓣，咬除小片骨，

骨凿、骨锤用于去除板状骨片。骨膜起子主要用于从骨壁上分离骨膜。必要时用钢丝固定骨瓣使其复位。

4. 眼眶手术中常出现的问题及解决办法 眼眶手术难度大，术中易出现多种术前难以预料的情况，手术医师需有较高的手术技巧和应变能力。

开眶后未发现肿瘤常见于静脉曲张、静脉性血管瘤等。由于头位较高，牵引器压迫或肿物破溃，血液排空肿物萎缩；脑膜瘤仅表现为视神经增粗时或眶壁扁平增生型脑膜瘤；眶尖部小肿瘤，骨膜外的皮样囊肿隐没在骨窝内；假性肿瘤和甲状腺相关眼病，眼外肌、泪腺肿大等。遇到以上情况，需复习影像学检查结果，或请有经验的医生协助，不要急于结束手术。

肿瘤与周围组织粘连较少，可以用器械钝性分离；粘连较多，应在直视下锐性分离；神经鞘瘤可做囊内切除，将前部囊膜切开，用刮匙将内容剜出，然后拉起包膜予以剪除。海绵状血管瘤和炎性假瘤可采用大部分切除术。

肿瘤与周围组织缺乏明显分界，此情况多为炎性假瘤和恶性肿瘤，可在术中做冰冻切片，必要时改变术式，恶性肿瘤尽量彻底切除。

术中发现骨破坏应将破坏区及周围的骨壁切除，按恶性肿瘤处理。压迫性骨吸收，局部切除肿瘤即可。

海绵状血管瘤、脑膜瘤、视神经胶质瘤和炎性假瘤，因囊膜厚，组织韧不易破碎，可以用组织钳；泪腺混合瘤、神经鞘瘤、皮样囊肿囊膜易破裂，慎用组织钳。

术中使用脑压板时，注意避开视神经和眼球，在无法避免时压迫时间不要过长，注意放松，以免影响视力。

与眼外肌关系密切的肿瘤在切除前，先将眼外肌标记，避免术中误伤眼外肌。

手术视野要大，不要追求小切口及术后美观而影响手术操作，以避免造成不必要的损伤或并发症。

（二）手术方式

1. 前路开眶术 适用于眼球赤道部以前、结膜下和眶缘可触及的肿瘤，及多数眶尖部无粘连的海绵状血管瘤。

经皮入路：分为内上、上方、外上、下方和内侧皮肤切口。上方皮肤切口注意在切开眶膈时不要过深，以免损伤提上睑肌。如果肿瘤与骨膜粘连紧密，可自眶缘切开骨膜，连同骨膜一起切除。肿瘤位于提上睑肌下方时，自提上睑肌一侧分离肿瘤，如发现提上睑肌有损伤，应予缝合。

经结膜入路：分为内上、内下和外下方，外上方因有泪腺，结膜间隙较窄，一般不宜采用。沿穹窿部切开结膜及深层筋膜，分离脂肪，暴露肿瘤。下方入路注意保护下斜肌和下直肌。

并发症：误伤提上睑肌引起上睑下垂；损伤眶上神经引起额部皮肤感觉消失；内上方损伤滑车，下方损伤下斜肌、下直肌引起复视。

2. 外侧开眶术 适用于眼眶深部肿瘤，超过眶深部1/2的泪腺肿瘤、肌肉圆锥内肿瘤和眶尖部肿瘤。手术入路无重要结构，骨瓣易于完成，术野宽阔，是眼眶手术经常采用的方法。外侧开眶的皮肤切口有 Kronlein 切口，"T"形切口，Guyton 切口，Stallard 切口，Patrinely 切口，Berke 切口。常用的是 Berke 切口，即切口自外眦向外侧水平切开。泪腺区较大的肿瘤也可用 Stallard 切口，即沿眶外上缘，至外眦水平向外切开皮肤。很少用 Patrinely 切口，即沿发迹内半冠状切开皮肤。

其操作要点有切除骨瓣时用的线锯，在钻骨孔时注意误将软组织卷入，拉线锯时保持90°角，过小拉锯困难，过大容易损伤周围组织。气动锯和电动锯操作方便。骨瓣游离后注意保护。切开骨膜时容易误伤外直肌。对眼球和视神经的牵拉时间不要过长。

并发症有暂时性外直肌麻痹。

3. 内侧开眶术 适用于视神经内侧较大、粘连较多的肿瘤。如筛眶沟通肿瘤，炎性假瘤，静脉性血管瘤等。切口沿内侧眶缘皮肤拉开，在眶缘切开骨膜。分离骨膜时，在滑车、内眦韧带和泪囊窝勿损伤骨膜，以便正确复位。术中注意眶内壁骨膜不要破碎，否则眶腔扩大，术后眼球内陷明显，并且鼻眶沟通，增加感染机会。

并发症有眼球内陷、复视、内眦畸形等。

4. 结膜入路结合外侧开眶术 适用于内侧较深部肿瘤，或与周围组织粘连较多的肿瘤。单纯外侧开眶切除肿瘤困难，单纯前路开眶视野小，不易暴露肿瘤，需联合内外侧开眶。因手术视野宽阔，可在直视下切除肿瘤，并发症少。

5. 经颅开眶术 通过前颅窝，去除眶顶，从上面进入眶内，切除眼球后上方的肿瘤。这一方法的优点为可以同时切除眼眶内、视神经管内和颅内肿瘤。适用于眶尖深部肿瘤、眶颅沟通肿瘤以及视神经挫伤需视神经管减压等。手术视野宽大，操作方便，皮肤切口在发迹内，术后不影响外观。手术需与神经外科配合，操作较为复杂。脑水肿或出血可危及生命。目前有部分适应证患者采用 γ 刀治疗。

其操作要点为头部供血丰富，皮肤切口出血较多，应及时有效地止血；暴露眶顶时剥离硬脑膜勿损伤筛板，以免造成脑脊液鼻漏；切开眶顶骨膜时，注意保护额神经和滑车神经。

6. 眶内容摘除 术适用于眼眶恶性肿瘤，眶内浸润性、多次复发的良性肿瘤，眼睑、结膜、眼球和副鼻窦恶性肿瘤眶内侵犯等。应视其肿瘤侵犯的范围，选择部分眶内容摘除术、全眶内容摘除术和扩大的眶内容摘除术。部分眶内容为保留眼睑、眼球或部分眶内软组织，这样对术后整形有利。全眶内容为除骨性眶腔外，包括骨膜的全部眶内软组织切除。可保留眼睑或不保留眼睑，前者对整形有意义。扩大的眶内容切除术除眶内软组织外，还需切除一或多个眶壁。

操作要点为在剥离骨膜时，易将筛骨纸板损伤，术后容易感染，并且植入皮片不易成活。受累骨要彻底凿除，否则，容易复发。植入皮片贴附严谨，中厚皮片容易成活。

7. 眼眶重建术 眶内容剜出术后一期或二期行眼眶重建，使外观有一定改善，提高患者生存质量。常用的方法有部分眶内容切除术联合游离真皮脂肪瓣植入术、颞肌筋膜移位术、颞顶筋膜移位术及背阔肌游离皮瓣移植术。

游离真皮脂肪瓣适用于部分眶内容摘除术或保留眼睑的眶内容摘除术，由于脂肪瓣缺乏血液供应，植入组织不能存活。其上的皮肤应有供血。

颞肌筋膜移位肌肉供血丰富，表面移植的皮肤容易成活，方法较为简便，是修复眼眶的常用方法。但转移的肌组织少，需用填充物将眶腔后部填充，并且术后颞部凹陷明显，影响外观。

颞顶筋膜瓣移位组织较大，由颞浅动脉供血，

易成活。术后瘢痕在发迹内，不影响外观。手术中保护颞浅动脉非常重要，损伤此动脉，手术将失败。转移筋膜时，根部不要使血管呈直角，影响供血。耳屏前皮肤切口不要过低，容易损伤面神经分支。此术式出血多，必要时输血。

背阔肌游离皮瓣移植自远处切取游离的带血管蒂的肌皮瓣，可以提供足够大的组织，可充分填充眶腔及附近缺损组织，血管蒂长，组织表面带有皮肤，不需植皮。但手术范围大，术中需改变体位，手术时间长，血管蒂长容易扭转，影响供血，致手术失败。

（三）眼眶肿瘤的其他治疗方法

目前对肿瘤的治疗提倡综合性治疗，除手术外，放射治疗和化疗已在临床应用多年。近年来血管性肿瘤的介入性治疗，以及 γ 刀治疗已引入到眼眶肿瘤的治疗。

1. 介入性治疗 随着现代医学影像技术的迅速发展，超声、CT、MRI 等在临床的应用，推动了介入性治疗学向前发展。眼眶血管性肿瘤是常见肿瘤之一，发病率高。尤其是静脉性血管瘤，手术难度大，并发症多，是介入性治疗的适应证。平阳霉素是一种抗生素类抗肿瘤药物，主要抑制DNA 合成，影响肿瘤细胞的代谢，具有抑制新生血管，抑制细胞有丝分裂的作用。在超声引导下，进行肿瘤内注射平阳霉素，使血管腔闭塞，肿瘤萎缩，临床有很好的疗效。婴儿型毛细血管瘤瘤内注射糖皮质激素、平阳霉素，都有很好的效果。

2. γ 刀治疗 适于眶尖部肿瘤、眶颅沟通肿瘤、视神经肿瘤沿视神经管向颅内蔓延者。因手术难度大，损伤严重，并发症多，不易彻底切除，因而复发率高，γ 刀治疗为首选。但费用高，不能取得组织学诊断。

（张虹　何彦津　宋国祥）

第五节　眼内肿瘤

眼球内肿瘤的好发部位是葡萄膜和视网膜。葡萄膜由虹膜、睫状体和脉络膜组成。眼球内占位性病变，总体上可分为良性和恶性两大类，眼内恶性肿瘤不但可以破坏眼球，而且可以向眼球外生长蔓延甚至向远处转移。另外，身体其他部

位的恶性肿瘤也可经血行转移到眼内，且多位于葡萄膜，有时可早于原发癌而首先在眼部出现临床症状。

一、葡萄膜肿瘤

（一）虹膜肿瘤

1. 虹膜囊肿

（1）分类：按病因可分为：①先天性囊肿；②发育性囊肿；③植入性囊肿；④渗出性囊肿；⑤变性性囊肿；⑥寄生虫性囊肿。Shields 等分析 62 例虹膜囊肿，将其分为原发性虹膜囊肿、继发性虹膜囊肿和寄生虫性囊肿。目前临床通常按此分类。

原发性虹膜囊肿属于先天性囊肿，包括虹膜色素上皮性囊肿（一种是在胚胎发育过程中原始视泡的两层未能融合，形成一个或多个囊肿；另一种是由表面上皮层的移行细胞发育形成）和虹膜基质内囊肿，其起因不明。

原发性虹膜囊肿一般没有明显的临床症状，发病年龄不一，多见于青年或中年患者，也可于幼儿时发病。女性多见，绝大多数患者是在眼部检查时偶然发现，如果囊肿增长较大可遮挡瞳孔影响视力。囊肿所在方位的瞳孔变形，光反应迟钝。囊肿如侵及前房角，可引起眼压增高，出现继发性青光眼症状及体征。囊肿可单发或多个囊肿相连，表现为球形或半球形隆起，根据囊肿所含色素的多少，可表现为透明、半透明或棕色。囊肿多好发于颞侧，位于虹膜后面不易被发现，瞳孔散大后可见囊肿的边缘，囊肿的大小不一，小的直径不足 1mm，较大的可达 6mm。囊肿可长期无变化，也可在短期内增长较快。超声生物显微镜检查具有较大的意义，其超高频率的探头可清晰地显示虹膜后面的囊肿。

病理上囊壁由复层立方形或柱状上皮细胞组成，细胞排列欠规则，偶见杯状细胞。囊腔内含黏液。电镜下可见上皮细胞有微绒毛、基底膜、细胞质原张力纤维和桥粒（图 18-5-1）。

继发性虹膜囊肿包括外伤植入性囊肿（包括手术植入性囊肿）、药物性囊肿以及寄生虫性囊肿。外伤植入性囊肿：眼部外伤特别是角膜或角膜缘穿孔性损伤，或由于内眼手术将附近组织的上皮

成分植入于虹膜或前房，长期发展而形成囊肿。也可由于上述原因将异物或睫毛植入虹膜或前房，形成囊肿。按其形态可分为浆液性囊肿和珍珠样囊肿。

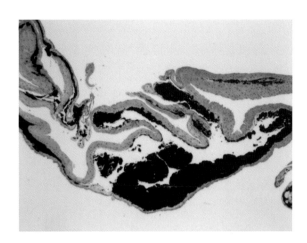

图 18-5-1　虹膜上皮植入性囊肿病理像

浆液性囊肿囊壁薄，常仅由单层很薄的上皮细胞构成，内含淡黄色稀薄液体或黏液。透明，形状不一，最初多位于虹膜边缘部分，经常向前房、房角或后房扩展而引起继发性青光眼或虹膜睫状体炎症。植入眼内的上皮细胞也可通过原损伤的组织间隙向眼球外蔓延，甚至在球结膜下也出现囊肿。浆液性囊肿多发生于伤后的数周或数年，常位于虹膜实质的周边部，如囊肿向后房生长，通过瞳孔可见虹膜后面的黑色肿物，易误诊为黑色素瘤。

珍珠样囊肿多由睫毛根部的复层上皮发展形成。囊壁较厚，常由深浅两层组织构成，浅层为较薄的虹膜组织，深层由多层向心排列的鳞状或柱状上皮细胞构成，也可见少许黏液细胞，囊腔内含有坏死的上皮细胞、角质碎屑和类脂质成分，偶尔可见睫毛成分。虹膜局部呈珍珠光泽的乳白色圆形肿物，通常位于虹膜前层而突向前房。早期无自觉症状，病变进展缓慢。

外伤植入性囊肿可致眼内的炎症反应，如虹膜睫状体的炎症。囊肿体积增大后尚可引起眼压升高，产生继发性青光眼。

药物性虹膜囊肿是长期滴用缩瞳剂导致的瞳孔缘的虹膜囊肿。

寄生虫性虹膜囊肿：人误食猪绦虫的虫卵后，在十二指肠孵化为六钩蚴，通过肠壁进入血循环，

在组织中存留发育成囊尾幼。如果发生在虹膜即形成虹膜的寄生虫性囊肿。

（2）诊断：由于虹膜囊肿发病隐蔽，在诊断上有一定困难。询问病史非常重要，如是否有外伤史、手术史。细致的眼前节检查是必要的，如瞳孔的形状、前房的深度、晶体情况以及眼压等可对诊断提供信息。虹膜囊肿以裂隙灯检查可能发现，必要时可做散瞳检查，应注意观察囊肿的位置、形状、数目、颜色。对伴有虹膜睫状体炎患者应详询病史，并进行深入细致检查，需要和肉芽肿性炎症及色素性肿瘤鉴别。必要时可采用穿刺或切除，行活体组织学检查。近年来超声生物显微镜的临床应用对本病的诊断帮助较大，可清楚地显示囊肿的位置、形态。CT 和 MRI 检查对于显示病变也有一定的价值。

（3）治疗：原发性囊肿生长缓慢，可定期密切观察，静止者不需治疗，若有发展或出现并发症时应及时治疗。

①穿刺治疗：抽出囊内液体后作透热凝固或注入碘剂等破坏囊壁，切记勿使药物漏进前房。目前这种种治疗已较少使用。

②手术切除：原则是手术应彻底。如囊肿较大累及虹膜广泛，手术切除囊肿后，应继续辅以其他治疗。

③激光治疗：目前可应用的激光种类较多，一般用 0.5～1.5J 能量，激光容易击穿囊壁，但也易复发，复发病例可反复施用。治疗后由于囊内容溢出可使用眼压升高，应作相应处理。李萌昌使用氩激光治疗植入性虹膜囊肿 8 例，使用的激光能量为 0.3～0.5J，治疗次数为 2～4 次。

④放射治疗：适用于囊肿较大难以手术切除或手术切除不彻底以及术后复发病例。可采用接触放射疗法。总量约为 20～30Gy。

2．虹膜痣

（1）病因：虹膜痣是由异常的色素细胞堆积在虹膜浅层基质内形成（图 18-5-2），多为先天性，原因不明。

（2）临床表现：患者无临床症状，常于眼部检查时发现，少数患者因病变较大，或发生在虹膜根部，影响房水循环，可造成眼压升高出现临床症状。虹膜痣的形态分为局灶型和弥漫型，前者为细小的色素痣，可单发或多发，边界清楚。

痣颜色的深浅主要由色素的多少所决定。痣可位于虹膜表面或略高于虹膜表面。后者色素痣呈片状，隆起明显，颜色也较深（图 18-5-3）。

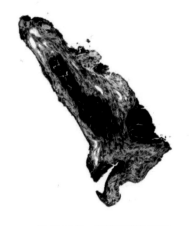

图 18-5-2　虹膜痣病理图像

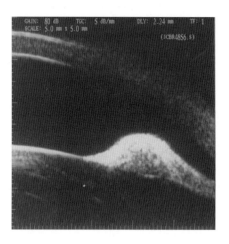

图 18-5-3　虹膜色素痣 UBM 图像

（3）治疗：一般不需治疗，可长期观察。有并发症者可作相应处理。生长迅速有恶变倾向的，或继发青光眼的可以考虑手术切除。

3．虹膜黑色素瘤

虹膜黑色素瘤较少见。约占葡萄膜黑色素瘤的 5%。临床上无性别差异，发病年龄早于后部葡萄膜黑色素瘤，可能是病变易于发现之故。发病年龄多在 40～50 岁，恶性程度往往低于后部葡萄膜黑色素瘤。虹膜的任何部分均可发生，但以颞下方多见。肿瘤可能起始即为恶性，也可能由色素痣转变而来。

（1）临床表现：早期一般无自觉症状，某些患者观察多年色素痣颜色变深、增大或数目增多而引起注意，也有因肿瘤发生坏死，出现虹膜睫状体炎，视力减退而就诊者。肿瘤为单一或多发，局限或散在（图18-5-4）。位置不定，大小不一。多呈棕色或黑色，圆形或椭圆形结节状隆起。境界比较清楚，裂隙灯检查常见肿瘤局部有众多纤细血管分布，虹膜组织水肿，瞳孔变形，光反应迟钝，色素层外翻，角膜后面、晶状体前囊可见游离色素。弥漫型者虹膜显著增厚，纹理消失，颜色变深，当累及房角时眼压可升高。肿瘤经常向前房、睫状体、角巩膜生长，甚至肿瘤与角膜接触。该肿瘤很少发生远处转移。

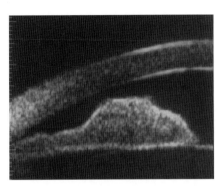

图 18-5-4　虹膜黑色素瘤 UBM 图像

（2）诊断：虹膜黑色素瘤应与虹膜囊肿、虹膜色素痣、虹膜转移性肿瘤等相鉴别。与色素痣鉴别主要在于，色素痣隆起度较低，无血管，长期观察无变化。另外，含色素较少的黑色素瘤应与虹膜血管瘤相鉴别，有时二者鉴别相当困难，常需要临床观察，必要时做病理检查（图18-5-5）。

（3）治疗：可施行手术治疗、放射治疗、激光治疗及综合治疗。其中手术治疗为首选治疗方法。

①虹膜部分切除术：适用于单个局限于虹膜的肿瘤，眼压正常，房角和睫状体未受侵犯。

②虹膜睫状体部分切除：若睫状体已受累，将相当于病变部位的巩膜组织做开窗状切开与剥离，暴露局部睫状体，在周围巩膜处做透热凝固，继之将肿瘤及相应的虹膜、睫状体一并切除。

③眼球摘除术：适用于弥漫型、环状型或多灶性恶性黑色素瘤，或继发青光眼、眼球无保留价值的病例。

④激光治疗：仅适用于很小的早期肿瘤。

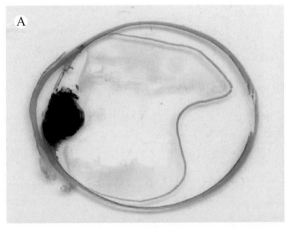

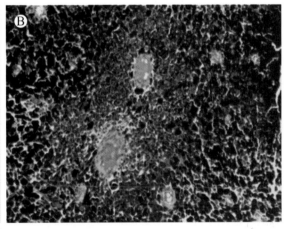

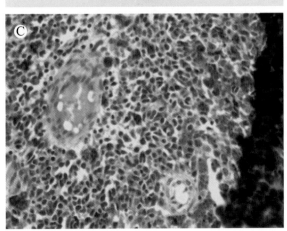

图 18-5-5　虹膜黑色素瘤病理图像

A：眼球切片大体像；B：脱色素前病理图像；C：脱色素后病理图像

⑤放射治疗：用于拒绝手术治疗的病例和仅单眼且病变范围广泛患者的姑息治疗，所需剂量较大，疗效不肯定。

（4）预后：通常较葡萄膜其他部位的同类型肿瘤预后好。可能与本病易于发现，恶性程度较低，虹膜血管壁较厚，可减少其扩散机会等因素有关。其中弥漫型者预后不佳。

（二）睫状体肿瘤

1. 睫状体无色素上皮腺瘤 睫状体无色素上皮腺瘤起源于睫状体无色素上皮层，系无色素上皮层良性增生而形成的后天获得性肿瘤。

（1）临床特点：肿瘤位于虹膜后睫状突部，呈灰黄色或淡棕色。当肿瘤将虹膜向前顶起呈局限性膨隆使前房变浅时，可以出现对应区域局限性白内障，患者可出现视力下降，这时患者最可能就诊。

（2）诊断：UBM检查可显示肿物大小和所在的解剖位置，有助于临床诊断。注意与恶性黑色素瘤进行鉴别诊断。

（3）病理：肿物切面呈灰白色或淡棕色实性。光镜下见肿瘤细胞为分化好、增生的无色素上皮细胞，排列规则，形成腺腔样结构。肿瘤细胞间有较多无结构的基底膜样物，对PAS呈阳性反应（图18-5-6）。

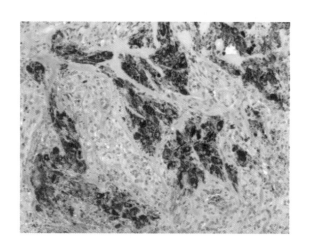

图 18-5-6　睫状体无色素上皮腺瘤病理图像

（4）治疗：眼内肿物局部切除术。

2. 睫状体黑色素细胞瘤 睫状体黑色素细胞瘤起源于睫状体基质内黑色素细胞，又称为大细胞样痣，属于良性色素性肿瘤。仅有极少数病例最终转变成恶性黑色素瘤。

（1）临床特点：肿瘤呈深黑色外观，一般生长较为缓慢，瘤体内易出现坏死灶，并可向邻近眼内组织蔓延生长，伴有虹膜睫状体炎或继发性青光眼等改变；亦有极少数病例肿瘤呈浸润性生长方式，可累及角巩膜缘组织，甚至可穿透球壁至角巩膜缘，易被误诊为睫状体恶性黑色素瘤而将眼球摘除。

（2）诊断：睫状体黑色素细胞瘤与恶性黑色素瘤临床表现上较为相似，容易混淆。超声生物显微镜、眼B超等辅助检查方法有助于鉴别诊断，同时还应仔细观察肿物的色泽、表面情况以及生长方式，并注意同睫状体色素上皮腺瘤、睫状体色素上皮增生等相鉴别。组织病理学上，黑色素细胞瘤与黑色素瘤的主要区别点：黑色素细胞瘤主要由体积较大、圆形或多边形的黑色素细胞组成，细胞大小均匀一致，肿瘤细胞内含有大量浓密的黑色素颗粒，细胞核小，呈圆形，无细胞异形性及病理核丝分裂象（图18-5-7）。

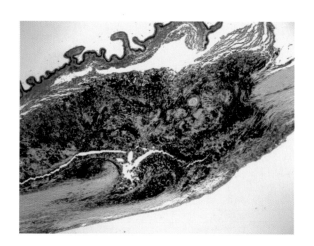

图 18-5-7　睫状体黑色素细胞瘤病理图像

（3）治疗：如肿瘤没有发生广泛弥漫的眼内扩散，可行眼内肿物局部切除术，可以保存眼球及部分视力。

3. 睫状体黑色素瘤 睫状体恶性黑色素瘤比较少见，国外统计约占葡萄膜恶性黑色素瘤的6%～9%，国内统计起源于睫状体和脉络膜交界部者超过10%，单纯起源于睫状体者不足2%。男女性别差异不显著，多发于50岁左右。部分患者可有遗传因素，外伤或长期眼内炎症可为诱因。

（1）临床表现：由于发病部位隐蔽，早期无明显临床症状。随肿瘤的增大可出现一系列的临床表现，具体症状与肿瘤所处的部位有关，眼部充血部位常预示着为肿瘤所在区域，肿瘤影响睫状体功能和压迫晶状体可出现视力减退、眼球胀痛。肿瘤侵及虹膜根部出现黑色隆起肿块、局限性巩膜表面血管扩张、睫状区压痛等。发生在睫状突部位者常首先引起眼压增高或虹膜根部离断，如肿瘤破坏睫状体房水分泌功能，也可导致眼压过低。肿瘤向睫状体后部发展可侵及脉络膜或影响锯齿缘部，引起局限性浆液性视网膜脱离。肿瘤向玻璃体内突出时，透过其前面覆盖着的薄层色素上皮，可窥见棕色肿块。有时沿睫状体前部发展成圆环状睫状体黑色素瘤，以三面镜检查方可发现。此瘤有向巩膜或沿血管神经迅速向巩膜外扩展的趋势，在表层巩膜出现黑色结节，也可经血流或淋巴系统向身体其他组织器官转移，放射性同位素 ^{32}P 检查可获得一定阳性结果。超声生物显微镜检查可出现明显的回声图像，即使瘤体较小也可清楚显示。CT 和 MRI 均可显示肿瘤，其中 MRI 有较大的特异性，肿瘤表现为 T_1WI 高信号，T_2WI 低信号。抽取房水做细胞学检查时，在离心沉淀物中可查到瘤细胞。

（2）病理：睫状体恶性黑色素瘤分为梭形 A 型和 B 型细胞及上皮样细胞。病理组织学表现与虹膜的肿瘤相同。在肿瘤增长过程中，睫状体基质可被瘤组织替代，而睫状体上皮很少受累。向前可侵及虹膜根部，向后则蔓延至脉络膜（图 18-5-8）。

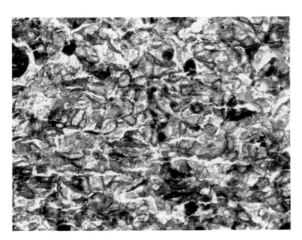

图 18-5-8　睫状体黑色素瘤病理图像

（3）治疗：睫状体黑色素瘤的治疗原则主要

考虑肿瘤的大小、部位、累及范围、患者年龄以及是否双眼肿瘤等因素。

①手术治疗：肿瘤小且局限时可施行睫状体部分切除术。Shields 等将肿瘤分为大中小三个阶段，直径小于 5mm 为小肿瘤，直径超过 15mm 为大肿瘤。由于手术中可能伴发玻璃体脱出或出血等并发症。有的作者认为对于肿瘤较小，发展不快者或单眼者不宜手术。瘤体较大时宜作眼球摘除术，对摘除的眼球需要立即作病理学检查，如发现眼球外有瘤细胞浸润时，应施行眶内容摘除术。

②放射治疗：黑色素瘤对外放疗的反应不甚敏感。可试用 60Co 或质子束进行局部照射。

4．睫状体神经源性肿瘤

（1）睫状体神经鞘瘤：神经鞘瘤是由 Schwann 细胞异常增生而形成的神经外胚层肿瘤，发生在睫状体者较少，可能起源于睫状神经周围的 Schwann 细胞。临床上肿物常位于晶状体赤道后睫状体部，表现为限局的、孤立的、无色素实性肿物。瘤体生长缓慢，表明光滑，有完整包膜。由于肿瘤表面覆盖有色素上皮，因此与色素性肿物很相似，要注意与恶性黑色素瘤鉴别。病理上与其他部位神经鞘瘤基本相同，瘤细胞呈梭形，栅栏状或束状排列（图 18-5-9）。诊断上鉴于肿瘤位于睫状体部，UBM 较有优势。治疗首先考虑眼内肿物局部切除术。

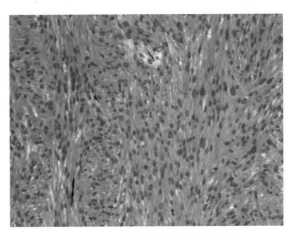

图 18-5-9　睫状体神经鞘瘤病理图像

（2）睫状体神经纤维瘤：神经纤维瘤是一种由周围神经纤维增生而形成的良性肿瘤，发生在睫状体者罕见。临床表现上与其他睫状体良性肿物相似，病理上与其他部位的神经纤维瘤大致相同，肿瘤细胞呈梭形，部分弯曲成波纹状，交错排列。治疗首先考虑眼内肿物局部切除术。

（三）脉络膜肿瘤

1. 脉络膜血管瘤 临床上虽少见，但在葡萄膜血管瘤中以脉络膜血管瘤最常见。

（1）临床表现：脉络膜血管瘤分为孤立型和弥漫型。

孤立型脉络膜血管瘤表现为病变单发于脉络膜，不伴有机体其他部位的血管瘤。多中年单眼发病，男性多见。早期多无自觉症状，或仅轻度视力减退，常见的是出现进行性远视，病变进展可致视物变形。眼底检查后极部呈现近圆形扁平状轻度隆起，边界不清晰，透过视网膜可见其下方呈粉红色或橘红色反光，表面可有色素沉着，如果色素较多易与脉络膜黑色素瘤混淆（图18-5-10）。多数患者伴有浆液性视网膜脱离，脱离的范围与肿瘤大小无关，主要与脉络膜血管瘤的通透性有关。

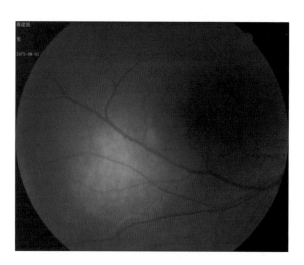

图 18-5-10　脉络膜血管瘤眼底像

弥漫型脉络膜血管瘤除了脉络膜的病变外，还伴有机体其他部位的血管瘤，最常见的是脉络膜血管瘤同时伴有同侧三叉神经分布区的血管瘤，即 Sturge-Weber 综合征。眼内的广泛病变侵及房角，可致青光眼。病变累及脑血管可出现相应症状。

（2）病理：血管瘤管壁较厚，官腔大小不一，含结缔组织间隔。肿瘤处组织为大量窦状血腔代替，表面的色素上皮组织萎缩，色素脱落或消失，在肿瘤与色素上皮间常有大量结缔组织增殖，肿

瘤表面的视网膜常呈囊样变性，附近视网膜广泛脱离。肿瘤区及后极部脉络膜常发生钙化或骨化形成。

（3）诊断：弥漫型脉络膜血管瘤伴有颜面部病变，诊断不难。眼底检查可提示诊断，眼底荧光造影早期呈不规则脉络膜血管的强荧光，以后有荧光渗漏直至晚期。在脉络膜血管瘤的外围可见弱荧光环及荧光素着色。B超检查发现脉络膜血管瘤为扁平状隆起，肿瘤的内回声较多，可并发视网膜脱离。彩色多普勒显示瘤体内红蓝相间的彩色血流（图18-5-11）。

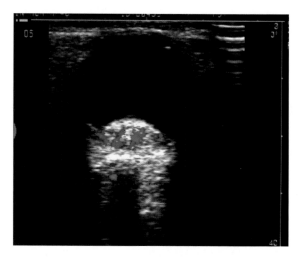

图 18-5-11　脉络膜血管瘤 CDI 像

（4）鉴别诊断：①脉络膜黑色素瘤：某些脉络膜黑色素瘤所含色素较少，或脉络膜血管瘤含有较多色素时应注意鉴别。脉络膜黑色素瘤 B 超检查具有特异性，如肿瘤的内回声递减呈脉络膜"挖空"现象以及有脉络膜凹陷、声影等。此外，MRI 成像也有一定的意义，脉络膜黑色素瘤的 T_1WI 为高信号，T_2WI 为低信号。②脉络膜转移癌：眼底检查肿瘤为灰白色隆起病变，多不引起视网膜脱离，荧光造影早期无荧光。

（5）治疗：①激光治疗：对早期较小的肿瘤可控制其发展。伴有视网膜脱离者治疗困难，必要时放出视网膜下液后再行激光治疗，但要避免损伤黄斑部。使用激光的种类常为氩离子激光，波长为 4880～5145A，时间为 0.1～0.2 秒，总的输出量为 250～500mV。多数病例需数次治疗，国内报道使用氩氯激光治疗孤立型脉络膜血管瘤8 例，效果较好。激光时间为 0.2～1.0 秒，光

斑大小为 300～400um。②手术：如患眼疼痛，伴有青光眼、视网膜脱离或已失明者可以行眼球摘除术。

2. 脉络膜骨瘤 临床上比较少见。多发生于青年女性。发生原因尚不清楚，有人认为系由于脉络膜先天残留的原始中胚层组织发育所致，故称之为骨性迷离瘤。由于好发于女性也有人考虑可能与代谢或内分泌有关。

（1）临床表现：女性多见，女：男 =6:1，发病年龄多为中青年。单眼或双眼均可发病。早期未侵及黄斑部时无自觉症状，常因视力逐渐减退，视物变形或出现暗点，经检查眼底始被发现。病变多发生于视盘附近，呈黄白色或灰白色不规则形或卵圆形轻度隆起，其周边部常现橙红色，边界不整齐，表面不光滑，状如地图，在其附近偶见出血或棕色色素沉着。有时在肿瘤表面见到呈星形排列的纤细血管或新生血管膜或视网膜脱离。B 超检查显示于眼环上出现强回声光带向玻璃体腔扁平隆起，伴有明显的声影。眼底荧光血管造影在病变区早期即现高荧光，并逐渐加强，至晚期时仍很强，并呈现斑纹状。CT 扫描病变处显示为骨密度病变，可作为临床诊断的主要依据。

（2）病理：后部脉络膜出现白色硬性结节状病变，切面似海绵状骨或较致密。镜下见肿瘤外周为骨膜和不规则状骨板，内部为数量多少不等，粗细长短不一，排列紊乱的成熟板状骨小梁。小梁间为疏松纤维组织。

（3）诊断：眼底检查可提示诊断，眼底荧光造影、超声及 CT 均有诊断意义，其中 CT 扫描价值较大（图 18-5-12）。

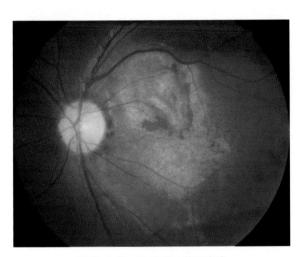

图 18-5-12 脉络膜骨瘤眼底像

（4）治疗：目前尚缺乏有效的治疗方法，早期可密切观察，定期随访。光凝封闭黄斑区中心凹以外瘤体表面的血管渗漏点，或封闭黄斑附近的新生血管膜，可阻止视力进一步损伤。若瘤体逐渐增大或病变侵犯黄斑区，引起浆液性视网膜脱离或出血则预后不良。

3. 脉络膜黑色素 瘤葡萄膜黑色素瘤(Uveal melanoma, UM）是成年人最常见的原发性眼内恶性肿瘤。UM 具有明显的种族差异，在白种人中发病率最高，在有色人种中相对较低。在美国，UM 的发病率大概为每年百万分之六至七，每年约有 1400 个新发病例。从构成比方面来看，UM 占原发性黑色素瘤的 5%～6%，继皮肤黑色素瘤后位于第二位。UM 起源于眼内的葡萄膜(色素膜)组织，包括虹膜、睫状体、脉络膜。其中脉络膜黑色素瘤占 80%～90%。

（1）临床表现：本病好发于中年人，各地作者报道的发病年龄略有不同，如郭秉宽报道 51～60 岁为好发年龄，李彬报道本病的平均发病年龄为 42.2 岁。男女无明显差异，也有报道男性略高于女性。多为单眼患病。

本病出现的早期症状与肿瘤的位置有关，发生于黄斑区者首先出现视物变形，视力减退，大视或小视症，也可出现色觉障碍，或持续性远视度数增加。肿瘤发生于周边部者可较长期无症状，随肿瘤的增长可致视野缺损或暗点。检眼镜检查早期眼底出现孤立或数个扁平或轻度隆起的实体感肿块，呈灰黑色、黑色或棕色，表面可见血管，附近视网膜脱离（图 18-5-13），常伴变性或出血，肿瘤增大可向前方扩展，也可发生坏死，引起虹膜睫状体炎、前房积脓、全眼球炎或青光眼；晚期病例肿瘤除向眼外蔓延，还可通过血循环转移到身体其他部位，如肝、肺、肾等。眼压除早期病例外，绝大多数增高。经巩膜表面行透照检查，瞳孔不出现亮光。三面镜检查可见病变区出现视网膜和脉络膜肿瘤处双重血管网，并可透过脱离的视网膜看到下面隆起的色素性肿块。

B 超检查肿瘤呈球形或半球形，肿瘤基底部与球壁相连，肿瘤的内回声逐渐衰减，即"挖空"现象。与肿瘤相连的脉络膜表现无回声，即为"脉络膜凹陷"。由于肿瘤的声衰减较著，在肿瘤后方出现明显的声影。彩色多普勒可显示瘤体内血管

（图 18-5-14）。眼底荧光血管造影可见在动静脉期瘤体表面出现斑点状荧光，有时瘤体边缘部血管比较丰富，可以发现瘤体中营养血管荧光。晚期，由于大量荧光素渗漏，在瘤体前部和其周围视网膜下液中常形成强硬光环。CT 扫描不易查出较小的肿瘤，增大后显示眼环局限性增厚，或呈半球形高密度隆起，突向玻璃体腔内。MRI 成像有一定特异性，肿瘤表现为 T_1WI 高信号，T_2WI 低信号（图 18-5-15）。

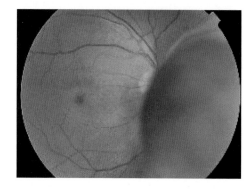

图 18-5-13　脉络膜黑色素瘤眼底像

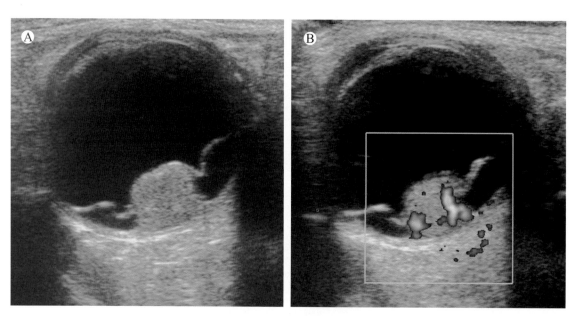

图 18-5-14　脉络膜黑色素瘤

A：B 超；B：CDI 像

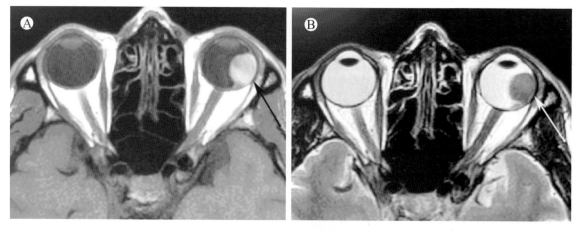

图 18-5-15　脉络膜黑色素瘤 MRI 扫描

眼球颞侧半球形占位；A：T_1WI 呈高信号；B：T_2WI 呈低信号

（2）病理：局限性棕褐色或黑棕色，起自脉络膜外层。初期因受巩膜和玻璃体膜限制呈椭圆形，或近似圆形。穿破玻璃膜后，在视网膜下生长迅速。常呈蘑菇状，肿瘤基底在脉络膜内，颈部为受玻璃膜限制变窄处，头部在视网膜下。脉络膜黑色素瘤尚有多灶性者，表现在脉络膜有多发性肿瘤。镜下脉络膜黑色素瘤分为三种细胞，即梭形细胞 A、梭形细胞 B 以及上皮样细胞（图18-5-16 及图 18-5-17）。

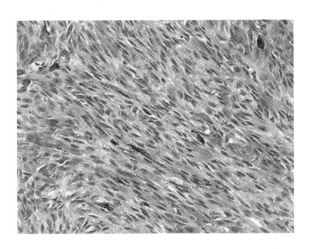

图 18-5-16　梭形细胞型脉络膜黑色素瘤病理图像

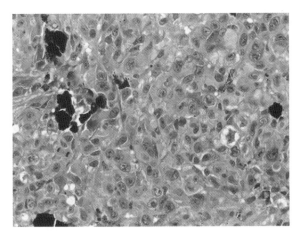

图 18-5-17　上皮样细胞型脉络膜黑色素瘤病理图像

（3）诊断：有明确的病史，眼底检查可直接发现病变，有助于诊断。此外眼部超声检查、CT、MRI、眼底荧光造影等均有诊断意义，其中超声和MRI的价值较大。采用细针穿刺活检或诊断性剥切术可得到明确的组织病理学诊断。

（4）鉴别诊断：本病应与脉络膜转移癌、脉络膜血管瘤、脉络膜结核瘤、脉络膜出血、脉络膜脱离、视网膜脱离和黄斑盘状变性等病相鉴别。

（5）治疗：目前该肿瘤的主要治疗方法包括放射治疗（巩膜敷贴器近距离放疗）、眼球摘除等。1985 年，美国国立眼科研究所的一项多中心随机临床研究（Collaborative Ocular Melanoma Study，COMS）显示：对于大肿瘤（瘤体厚度超过 8mm和／或瘤体最大基底直径超过 16mm），眼球摘除前行放射治疗与单独眼球摘除相比患者的 5 年生存率并没有提高；对于中等大小的肿瘤（瘤体厚度为 3.1 至 8mm，并且瘤体最大基底直径不超过16mm），^{125}I 近距离放射治疗与眼球摘除相比对于5 年生存率的影响没有显著性差异；对于小的肿瘤（瘤体厚度为 1 至 3mm，并且瘤体最大基底直径不小于 5mm），仅仅进行了观察性的研究，与肿瘤相关的 5 年死亡率为 1%，8 年死亡率为4%。

①眼球摘除术：适用于大肿瘤，或患眼已出现严重的并发症如继发性青光眼、视网膜脱离等视力已经丧失者。

②巩膜敷贴器近距离放疗：适用于中等大小的肿瘤。

③经瞳孔温热治疗：适用于肿瘤直径< 8mm，厚度< 3mm 者，也可与巩膜敷贴器近距离放疗配合即"三明治"疗法。

④眼内肿瘤局部切除术：适用于肿瘤较小，如小于 8mm 的肿瘤，特别是位于赤道部者。

⑤全身治疗：葡萄膜黑色素瘤一旦发生转移，预后极差。COMS 显示，肝转移患者平均生存期小于 6 个月，1 年和 2 年死亡率分别为 80% 和92%。目前，对于早期发现的局限在肝脏的转移灶，可以采取局部切除或肝化学栓塞等治疗方法，能够一定程度上延长患者的生存期。然而，对于更大范围的全身转移，治疗非常困难。

（6）预后：无论对于眼内的肿瘤采取何种成功的局部治疗，最终大约有一半的患者死于该肿瘤的远处转移，主要是血行转移至肝脏，患者肝转移后平均生存时间小于 6 个月，尽管在过去将近三十年间，在该肿瘤的诊断和治疗方面都有显著的进步，但遗憾的是，由于未能根本解决肿瘤转移这个关键问题，患者的 5 年生存率未见明显改善。近些年来有一系列研究发现葡萄膜黑色素瘤中存在一些基因异常，累及染色体 1，3，6，8。目前单体性染色体 3 被公认为最重要的转移危险因素。还有另外一项研究显示，通过基因分析的方法（主要是 3 号染色体和 8 号染色体上的基因），可以将葡萄膜黑色素瘤细胞分为两型：1 型为低转移风险，2 型为高转移风险。1 型患者的 7 年生存率超过 95%，而 2 型患者的生存率大概仅为 30%。

二、视网膜肿瘤

（一）视网膜母细胞瘤

视网膜母细胞瘤（Retinoblastoma, Rb）俗称"眼癌"，是婴幼儿时期最常见的眼内恶性肿瘤，84% 发生在 3 岁，96% 小于 5 岁以内，具有较高的致盲率和致死率，占 5 岁以下儿童肿瘤的 6.1%。临床表现以"白瞳"症（俗称"猫眼"）（图 18-5-18）、斜视、眼部充血和视力下降等为主，分别占73%、12%、5% 和 5%。

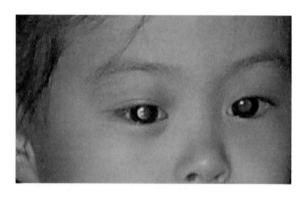

图 18-5-18　视网膜母细胞瘤外观像（白瞳症）

视网膜母细胞瘤的发病率，欧美等国大约是1:15000 ～ 28000 个活产婴儿，中国上海地区沈福民（1980s）报告是 1:23160，活产儿发病率为1:11800。根据中国年出生人数计算，每年新发病例约 1100 例，位居世界第二位（印度位居第一位）。

目前没有证据证明视网膜母细胞瘤的发病与种族，性别和眼别有关。单眼发病占 2/3，双眼发病占 1/3。部分患者具有阳性家族史（双眼35%，单眼 7%）。患儿平均发病年龄为 23 个月（单眼 27 个月，双眼 15 个月）。发达国家 5 年生存率达到 90% ～ 95%，而且还有一些患者保留了眼球和视力；中国较低，单眼 50%，双眼 35%。

视网膜母细胞瘤（Rb）属于神经外胚层肿瘤，是 Rb 基因变异造成抑癌基因功能丧失而产生的

恶性肿瘤；这个变异的基因可以来自于父母，也可以是在胚胎期自身细胞发生变异。目前已经确定 Rb 基因位于 13 号染色体长臂 1 区 4 带（13q14），并与酯酶 D（ESD）基因位点紧密相连。包括27 个外显子和 1 个启动子。5% 的患者可以发现13q 的结构异常。外显率大约 90%。当然，其他部位的基因变异在 Rb 的发生过程中也起一定作用，例如 p53。Rb 基因也称"抑癌基因"，是个200kb 的 DNA，通过 mRNA 的转录翻译成 RB 蛋白（Retinoblastoma protein, pRB）；pRB 控制细胞从 G1 到 S 期的转变；如果缺乏 pRB，细胞将会不停地生长而不发生分裂成熟，导致肿瘤；这就是 RB 基因被称为"抑癌基因"的原因。某些研究认为 Rb 的发生于 HPV 病毒（Human Papilloma Virus，人类乳头状病毒）有关。近几年临床所遇病例有增多趋势，原因可能是：①诊断和登记的完善，减少了漏诊病例；②早期诊断和治疗水平的提高，更多的生存者将病理基因遗传给后代；③环境污染导致基因突变率增加。

Knudson 于 1971 年首先提出"二次突变"论，认为一个正常细胞要经过二次突变才能演变成癌细胞。如果第一次突变发生于亲代生殖细胞，则由此发育形成的个体中，所有细胞（包括生殖细胞）均由此突变，因而是遗传的；如果第一次突变发生于体细胞（如视网膜细胞）则不遗传。无论遗传或非遗传型，第二次突变均发生于体细胞。遗传型视网膜母细胞瘤患者所有体细胞均带有一次突变，其视网膜任何一个细胞只要再发生一次突变即可产生视网膜母细胞瘤，因而有早发，多发的特点，若其他组织细胞再发生一次突变即可产生第二肿瘤。而非遗传型患者，两次突变均发生于一个视网膜细胞的几率较小，所以发病迟，且常为单发，亦不易发生第二肿瘤。

肿瘤细胞从视网膜开始生长，早期较小肿瘤呈扁平圆形透明或淡白色的突起，长大后变为白色或者稍带粉白色的实体肿物。如果肿瘤突破内界膜向玻璃体内生长，称为内生型，肿瘤起源于视网膜内核层；如果向外突破外界膜至视网膜神经上皮与色素上皮潜在间隙生长（视网膜下），称为外生型，肿瘤起源于视网膜外核层，外生型可导致视网膜脱离。但是也有一些既向玻璃体内生长也向视网膜下生长，称为混合型。因为视网膜

母细胞瘤的肿瘤细胞相互之间结合松散，内生型的肿瘤突破视网膜后在玻璃体腔脱落部分肿瘤细胞，称为玻璃体种植；种植的肿瘤细胞如果播散到前房，形成角膜后沉着物，以及在虹膜表面形成灰白色的肿瘤结节，因为重力作用沉积到下方，形成"假性前房积脓"；外生型的肿瘤在视网膜下脱落肿瘤细胞，称为视网膜下种植。

1. 组织病理 显微镜下依据肿瘤细胞的分化程度，分为未分化型和分化型。未分化型：肿瘤细胞排列不规则，细胞形态差异大，可为圆形，椭圆形，多角形或者不规则形，胞质少，核大而深染，分裂象多见，恶性程度高。远离血管的肿瘤细胞因为血液供应不足，大片坏死；临近血管的肿瘤细胞生长旺盛。分化型：肿瘤细胞呈方形或者低柱状，围绕一个中央腔隙形成菊花形排列（Flexner-Wintersteiner rosette，F-W 菊花团）。细胞核远离中央腔的一端，相对较小，细胞质较多，核分裂象少，恶性程度低。有的可见类似光感受器的成分呈花瓣样突起伸向中央腔内。

双眼 Rb 同时伴发颅内松果体或者蝶鞍区原发性神经母细胞瘤，称为三侧性 RB（Trilateral RB）。三侧性视网膜母细胞瘤并非视网膜母细胞瘤的颅内转移，也不是视网膜母细胞瘤与松果体瘤或蝶鞍神经母细胞瘤的偶然共生。由于视网膜光感受器细胞与松果体有种系发生和个体发生的关系，因此三侧性视网膜母细胞瘤被认为是视网膜母细胞瘤基因异常表达的另一种方式。

视网膜母细胞瘤的蔓延转移途径主要有以下三个：肿瘤细胞沿着视神经向颅内蔓延，侵犯脑组织，这是造成死亡的主要原因；肿瘤细胞侵蚀破坏眼球壁直接突破眼球，在眼眶内形成肿块，通过血液循环转移至全身；肿瘤细胞侵犯脉络膜和前节，房角等进入血液循环系统，这种转移最隐蔽，早期很难发现。个别患者，肿瘤在眼内缺乏血液供应，瘤组织坏死和产生剧烈的炎症，使眼球萎缩。肿瘤停止生长，表现为临床自愈，但这种现象，可以是暂时性的，也有持续数年后复发的。本病有 1%～2% 可以发生自发退行，其发生率是其他恶性肿瘤的 1000 倍。临床表现主要为眼球痨，即由于缺乏血液供应，或由于免疫反应，肿瘤组织发生坏死和产生炎症反应，肿瘤停止生长，眼球逐渐萎缩，表现为临床"自愈"；病理显

示肿瘤细胞大部分坏死。有些患者视网膜上出现非进行性灰白色半透明包块，常伴有钙化和色素紊乱，有人称之为"视网膜细胞瘤"（Retinoma），并将之归类于自发退行（图 18-5-19）。

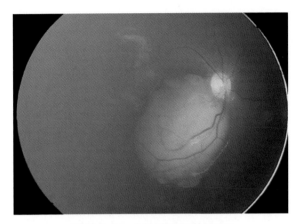

图 18-5-19 视网膜细胞瘤眼底像

2. 临床表现 视网膜母细胞瘤的诊断依据是依靠临床表现和临床检查。"白瞳"是最常见的临床表现，俗称"猫眼"，也就是在瞳孔区出现白色或者黄白色的反光、亮点等，尤其在晚间或者较暗光线下，因为瞳孔的散大白色反光更加明显；有的是通过照片瞳孔对闪光灯的反光发现的。有些患者早期表现为斜视，这时因为肿瘤发生在黄斑区，破坏了中心视力，继发失用性斜视；这也是最容易造成漏诊或者误诊的。其他临床表现还包括眼睛充血、青光眼、视力下降、假性前房积脓、无菌性眶蜂窝织炎等；个别患儿在正常查体时发现的眼底肿瘤，或者因为外伤后眼底出血就诊时发现眼内肿物。

3. 临床检查 因为患儿较小，难配合，可以采用口服水合氯醛等方法，在安定状态下散瞳检查眼底。检查时可以看到玻璃体内黄白色的团块（内生型），玻璃体内也常见细小白色的漂浮物（是脱落下来的肿瘤细胞，称作玻璃体种植）；或者视网膜脱离，视网膜下隐见实性团快（外生型）；或者两者兼备（混合型）。详细的眼底检查可以确诊大部分病例。也可以在全麻下利用 RetCam 检查眼底，优点是可以同时记录眼底情况，在巩膜压迫器协助下可以检查全部视网膜（包括周边部分），发现周边微小的肿瘤，眼内的肿瘤细胞的种植。

对于屈光间质欠清患者，可以采用眼科超声检查：包括 B 超和彩色多普勒超声（CDI）；超声

可以发现视网膜脱离，玻璃体浑浊，还可以发现肿瘤内部的钙化（后带声影），测量肿瘤的大小，查看肿瘤与视神经的关系（图 18-5-20）。彩色超声多普勒（CDI）检查还可以发现肿瘤的血流情况，及与眼内血管的关系等。

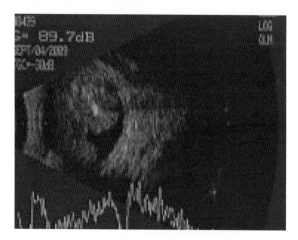

图 18-5-20　视网膜细胞瘤 B 超像

4. 影像学检查　CT 扫描主要是检查瘤体是否有钙化，视网膜母细胞瘤 80% 以上都会有瘤体内的钙化，在 CT 上呈现高密度影；CT 还可以发现并确定肿瘤的位置，大小，形状等，另外还能确定肿瘤是否突破眼球，视神经是否增粗，眼摘术后眼眶内有无复发等（图 18-5-21 及图 18-5-22）。MRI 在 Rb 的定性诊断方面不如 CT，但在观察视神经侵犯和颅内蔓延方面优于 CT（图 18-5-23），可帮助我们更好地制定治疗方案。相比眼部超声检查，CT 显示的钙化更明显。

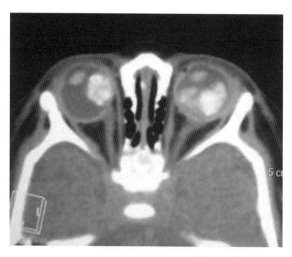

图 18-5-21　视网膜细胞瘤 CT 扫描：双眼球内可见钙斑

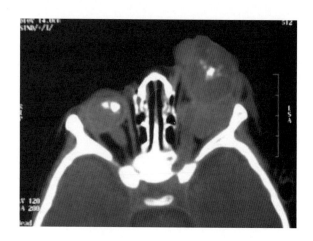

图 18-5-22　视网膜细胞瘤 CT 扫描：双眼球内可见钙斑；左眼肿瘤突破球壁向眶内蔓延，视神经增粗，视神经管扩张

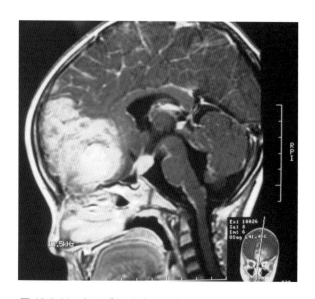

图 18-5-23　视网膜细胞瘤 MRI 扫描：肿瘤转移至前颅窝

5. 活组织检查　包括房水、玻璃体细胞学检查及房水生化检查；因为可能会引起肿瘤细胞沿着穿刺道的扩散转移，因此尽量避免。当然，对于疑难病例，在确保安全的情况下，也可以慎重采用。

6. 临床分期　目前大部分医生采用 International Intraocular Retinoblastoma Classification （ⅡRC），ⅡRC 分期主要用来指导临床以化疗为主的综合治疗，从轻到重以英文字母 A、B、C、D、E 代表。

A 期肿瘤较小并且远离重要的组织结构；所有肿瘤都小于或等于 3mm，局限在视网膜，距离黄斑 3mm 以上，并且远离视神经乳头 1.5mm 以上；没有玻璃体或者视网膜下的种植（图 18-5-24）。

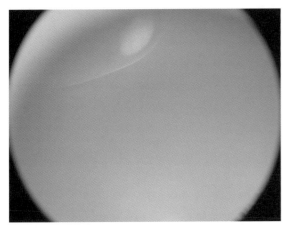

图 18-5-24　视网膜细胞瘤 IIRC 分期：A 期

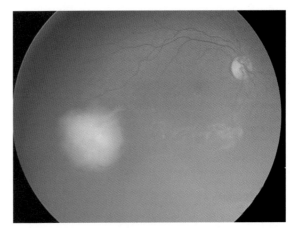

图 18-5-26　视网膜细胞瘤 IIRC 分期：C 期

B 期肿瘤无论大小或者位置，肿瘤都没有玻璃体或者视网膜下的种植，以及弥散的肿瘤；A 期以外的视网膜肿瘤，大小及位置不限；没有玻璃体或者视网膜下的种植；网脱范围在肿瘤基底部 3mm 以内（图 18-5-25）。

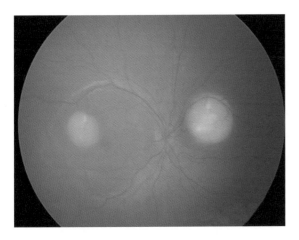

图 18-5-25　视网膜细胞瘤 IIRC 分期：B 期

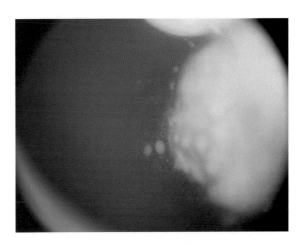

图 18-5-27　视网膜细胞瘤 IIRC 分期：D 期

E 期肿瘤造成眼球解剖或功能上的损害，并有以下的特点之一：新生血管性青光眼；大量的球内出血；无菌性眼眶蜂窝织炎；肿瘤达到玻璃体前；肿瘤触及晶体；弥散浸润型 RB；眼球痨（图 18-5-28）。

C 期肿瘤无论大小或者位置，玻璃体或者视网膜下的种植，以及弥散肿瘤局限与肿瘤附近；所有种子必须是局限的，细小的，距离 3mm 以内，放射性敷贴是可以治疗的；无论大小或者位置，视网膜肿瘤是分散的；网膜下液局限于一个象限内（图 18-5-26）。

D 期肿瘤弥散的玻璃体或者视网膜下的种植，或者巨大的内生型或外生型肿瘤；种植范围超过 C 期；巨大的或者弥散的肿瘤，可以有细小的或者油脂状的玻璃体种植或无血管团块；网膜下的种植成板块状；包括外生型的肿瘤，超过一个象限的视网膜脱离（图 18-5-27）。

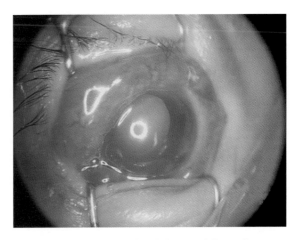

图 18-5-28　视网膜细胞瘤 IIRC 分期：E 期

7. 临床治疗

(1) 综合治疗　是目前 Rb 一线治疗的主要方式，包括系统化疗，眼科激光治疗和冷冻治疗，放射治疗等。根据 IIRC 不同的临床分期采用不同的治疗方案，还要考虑每个人对治疗反应的不同采用个体化治疗方案。例如，针对 A 期肿瘤，可以采用激光或者冷冻治疗；B 期与 C 期肿瘤一般需要结合 2～6 个疗程的系统化疗，同时联合局部治疗；D 期肿瘤，单眼患者（尤其是没有视力的）原则上建议首选考虑眼球摘除术，双眼肿瘤则先系统化疗（一般是 6 个疗程）后再根据肿瘤反应情况，对没有治愈希望的眼球摘除；E 期肿瘤建议首选眼球摘除术。

(2) 激光治疗　多采用二极管激光，依据肿瘤的部位和厚度，可以使用波长为 532nm，810nm 和 1064nm 的激光进行光凝；光凝程度要达到 4 级光斑；范围最好大于肿瘤边缘 1mm；可以反复、多次进行光凝治疗；也可以采用 TTT 温热联合化疗，能够增加治疗效果。

(3) 冷冻治疗：采用二氧化碳冷冻机在巩膜外冷冻，对于周边较小的肿瘤可以直接冷冻，一般是冻 - 融各 1 分，反复 3 次；对于较大肿瘤，可以在化疗前 24 小时在接近肿瘤的正常视网膜冷冻 2 个点，每个点 10～15 秒，目的是破坏血液 - 视网膜屏障，使更多的化疗药物进入眼内；注意在有视网膜脱离的情况下慎用冷冻治疗。

(4) 系统化疗　目前多采用 CEV 治疗方案，也就是卡铂（Carboplatine），依托铂苷（Etopeside）和长春新碱（Vincristine）；化疗剂量与体重或者体表面积有关。每个疗程需要连续输液（化疗药物）2 天，每 28 天为一个疗程；一般建议为 6 个疗程。辅助药物包括止吐药（在化疗药物输入前半小时使用）和粒细胞刺激药物（化疗第 4～14d 注射），在有严重的肝功能损害时可以适当使用保护肝脏功能的药物。有学者试用干细胞移植治疗个别晚期患者，尚无成功的报道。

为了减少系统化疗对全身的副作用，近几年陆续有人开展了局部化疗，取得了一定的效果，例如介入治疗，化疗药物的筋膜下和玻璃体注射；这些新的方法在某些病例上取得了良好的效果，但是需要较高的技术和丰富的肿瘤治疗经验，对病例的选择一定要慎重。

(5) 眼球摘除术：恶性肿瘤已经成为眼球摘除术的首要原因，占 60%～70%。针对晚期的或者治疗效果不好的患者建议采用眼球摘除术，如果没有转移指征，多同时一期植入义眼台；最小植入义眼台的年龄国内外的看法尚不统一，相信随着可膨胀材料的研发和临床应用，这一问题会很快得到解决。义眼台材料包括羟基磷灰石（Hydroxyapatite, HA），氧化铝（Bioceramic）和 Medpor。义眼台选择标准，重量轻（可以减少将来义眼台的下沉率）、孔径均匀并适合新生血管的长入、不含有机成分（减少排斥）。视神经剪除要求在 10～15mm 以上。而且术后要将眼球送病理切片检查。

(6) 放射治疗：包括外放射治疗和近距离放疗（敷贴）；外放疗主要用于肿瘤突破眼球造成眶内蔓延，或者视神经受到侵犯的；也有人用外放疗治疗玻璃体肿瘤种植，取得了很好的效果。敷贴治疗有严格的适应证，需要有经验的医生综合评估后实施。

8. 病理高危因素　眼球摘除以后应当及时送病理切片检查。如果发现肿瘤突破筛板、侵犯大范围（大于 3mm）脉络膜、侵犯巩膜或者前节等高危因素，可以结合临床情况考虑进行辅助性化疗；如果肿瘤突破了眼球蔓延到眶内或者侵犯了视神经断端，可考虑眶内容剜除或放射治疗，同时辅助化疗。

9. 治愈率和预后　采用综合的治疗方法之后，视网膜母细胞瘤的治愈率可以达到 90%～95% 以上。具有高危因素的患者，需要定期复查，及早发现转移，或者给予辅助性治疗。肿瘤细胞一旦侵犯到颅内或者转移到其他器官，目前现有的治疗方法很难彻底治愈。姑息治疗往往成为减轻痛苦的手段。

视网膜母细胞瘤患者存活后发生的第二肿瘤（Second malignant neoplasm），一般多发生于 10 年以后，随诊时间延长，发生率逐渐提高。种类包括 20 多种，有骨肉瘤，横纹肌肉瘤，纤维肉瘤，急性淋巴性白血病等。第二肿瘤的死亡率远远高于视网膜母细胞瘤本身。

10. 筛查与产前诊断　因为视网膜母细胞瘤的发病率很低，发病时间可以从 0 岁到 5 岁，甚至 10 岁以上；常规的眼底筛查，不仅检出率很低，人员与费用支出也很大，所以并不实用。但是对于高危人群，包括家庭成员或者有血缘关系的亲戚有此病，应该定期检查。散瞳后全麻下用Retcam检查眼底是目前国际上公认的最好的检查方法；对于基层或者不具备以上条件的医院，可以在门诊安定状态下散瞳检查眼底。

对于有家族史的患者，可在怀孕前或者怀孕期间，抽血或者羊水做基因检测；基因检测发现变异者，可以终止妊娠或者提前引产。因为视网膜母细胞瘤往往在出生前2～4周开始发生，提前引产可以早期发现肿瘤，用激光或者冷冻可以治疗小肿瘤。绝大部分RB患者肿瘤组织中存在基因的缺失，突变和失活；但是仍有个别不能发现基因突变；有基因突变的患儿也不一定发生RB。13号染色体长臂缺失，13q综合征，除智力障碍外，伴有全身发育异常，例如小头、身材矮小、眉弓突出、宽鼻梁、牙齿发育不良、腭裂、先天性心脏病等。另外，对于已经确诊的单眼患者，要定期复查健眼的眼底，因为有少部分患者可以双眼前后发病。

11. 未来与发展 视网膜母细胞瘤是一种少见疾病，许多基层医生很少遇到，所以对此病的认识与了解比较有限，普通群众就知之更少了；这需要我们积极宣传，让基层医生，尤其是眼科与儿科医生增加对Rb的了解，达到早期发现，早期诊断，早期治疗，从而提高生存率与眼球保存率。因为医疗资源的有限，不可能每个医院都具有完整的医疗设备和人员，所以在每个地区建立视网膜母细胞瘤诊疗中心是有必要的；多中心的合作是最佳的诊疗模式。

（项晓琳 赵军阳）

第六节 眼部转移性肿瘤

（一）眼内转移癌

眼内转移癌（Intraocular metastatic carcinoma）是指身体其他部位的恶性肿瘤通过血行转移到眼内结构如葡萄膜、视网膜等，其中以脉络膜转移癌为主，虹膜、睫状体及视网膜转移癌少见（图18-6-1）。本文主要阐述脉络膜转移癌。

脉络膜转移癌，多见于左眼，可能与左颈总动脉直接从主动脉弓发出有关。多见于40～50岁的女性。肿瘤多源自乳腺癌，其次为肺癌、胃癌、甲状腺癌、肝癌或前列腺癌等。症状通常出现于原发灶之后，但也有少数病例先于原发灶而被发现。

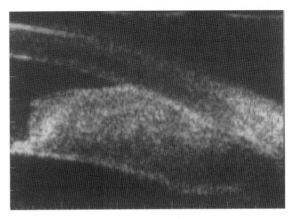

图18-6-1 脉络膜转移癌超声像

1. 临床表现 脉络膜转移癌多见于眼球后极部，黄斑部往往受累较早。自觉症状为视力减退，如进行性远视。眼底检查，在后极部可见局限性粉白色或灰色实体性隆起肿块。逐渐发展，表面视网膜有出血或色素沉着，继而视网膜脱离。如向眼前部扩展，可致继发性青光眼或虹膜睫状体炎症反应。视野检查可发现绝对性暗点，B超显示脉络膜不同程度隆起，其内回声较强，分布大体均匀。眼底荧光造影特征不显著，可见动静脉期荧光。

2. 病理 肿瘤标本呈白色或粉白色，一般无色素，多沿脉络膜扁平生长，即表现为弥漫性扁平状增厚。肿瘤也可为块状隆起，在相当长的时间内不穿破玻璃膜。其组织细胞学特征由原发病变所决定（图18-6-2）。

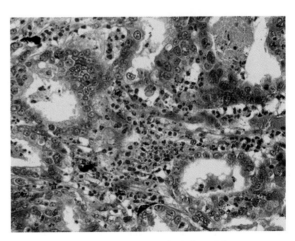

图18-6-2 脉络膜转移癌病理图像

3. 治疗　为延长患者生命和挽救其视力，积极治疗原发肿瘤，眼部病变可采取配合治疗。如放射治疗、手术摘除患眼，或辅加化学药物治疗。

（二）眼眶转移癌

眼眶转移癌（Orbital metastatic carcinoma）是指通过血液从原发肿瘤部位转移至眼眶内的一种恶性肿瘤。其在眼眶肿瘤的患病率，国外为2%～13%，国内为1.4%～3%。眼眶转移癌的原发瘤可以来自全身不同组织器官发生的肿瘤；在成人和儿童之间转移癌来源差异较大，成人多来源于乳腺、肺、前列腺、膀胱、肝、胃肠道、甲状腺等，儿童多来源于神经母细胞瘤、Ewing肉瘤。

1. 临床表现　如果眼眶转移癌发生在原发瘤之后，此时首先出现的是原发瘤的临床表现。但统计资料显示约30%～60%的眼眶转移癌所表现的眼部症状较原发瘤较早出现。好发于眼眶的外侧、上方和内侧，一般发病较急，可以表现为视力下降、复视、疼痛、眼睑肿胀、上睑下垂、结膜充血水肿、肿块、斜视、眼球突出、眼球位置异常、眼球运动障碍和眼底改变等（图18-6-3）。临床上可分为肿物型、浸润型、功能型、炎症型

和静止型。

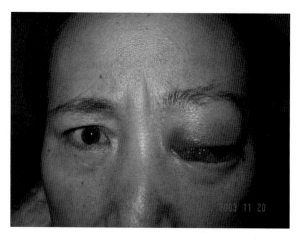

图 18-6-3　眼眶转移癌外观像

2. 诊断依据　有发生于全身其他部位原发癌的病史；原发癌及眼眶部转移的临床表现；全身检查发现原发癌和其他部位转移灶的证据，目前PET/CT 检查较为全面，但价位略高；CT 和 MRI 扫描显示眼眶内有占位性病变，边界清晰或欠清晰，形态多不规则，可累及眶骨壁、眼外肌、球壁、视神经和泪腺等，T_1WI 呈低或等信号，T_2WI 呈等或高信号（图18-6-4）；穿刺或手术获得眼眶肿瘤的组织病理学检查结果。

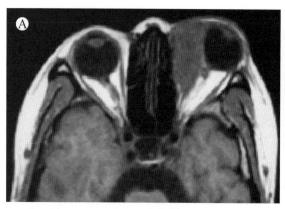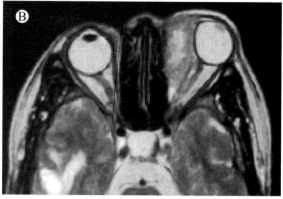

图 18-6-4　眼眶转移癌 MRI 像：患者朱某，女，45 岁，左眼部红肿、疼痛，眼球突出 3 月。肝癌术后 1 年。左眼眶内侧不规则形肿块，侵犯肌肉和球壁；TIWI 呈等信号；T_2WI 呈中高信号

3. 治疗原则　眼眶转移癌一经确诊，应积极治疗原发癌，不少患者可带瘤生存甚至长期生存。眼部可以根据具体肿瘤性质不同，予以放射治疗、激素治疗（前列腺癌和乳腺癌）、化学治疗；对于孤立性转移癌，也可手术摘除。

（史季桐）

参考文献

1. Henderson J W. Orbital Tumors. New York : Raven, 1994.

2. Sanders T E , Ackerman L V , Zimmerman L E . Epithelial tumors of the lacrimal gland . A comparison of the pathologic and clinical behavior with those of the salivary glands . Am J Surg , 1962 ,104 : 657-665.

3. 宋国祥 . 眼眶病学 (2) . 北京 : 人民卫生出版社 , 2010.

4. Weis E, Rootman J, Joly TJ, et al. Epithelial lacrimal gland tumors: pathologic classification and current understanding. Arch Ophthalmol, 2009,127:1016-1028.

5. Chen CL, Chen CH, Tai CM, et al. Pleomorphic adenoma of the lacrimal gland in a nine-year-old child. Clin Experiment Ophthaomol, 2005,33(6):639-641.

6. Miyazaki T, Yamasaki T, Moritake K, et al. Unusual progression of pleomorphic adenoma of the lacrimal gland: case report. Neurol Med Chir (Tokyo),2005,45(8):407-410.

7. Vagefi MR, Hong JE, Zwick OM, et al. Atypical presentations of pleomorphic adenoma of the lacrimal gland. Ophthal Plast Reconstr Surg, 2007,23(4):272-274.

8. Alyahya GA, Stenman G, Persson F, et al. Pleomorphic adenoma arising in an accessory lacrimal gland of Wolfring. Ophthalmology, 2006,113(5):879-882.

9. Lai T, Prabhakaran VC, Malhotra R, et al. Pleomorphic adenoma of the lacrimal gland: is there a role for biopsy? Eye, 2009,23(1):2-6.

10. 唐东润 , 赵慧芬 , 宋国祥 . 泪腺良性多形性腺瘤术后随访观察 . 中华眼科杂志 , 1997 , 33 (5) : 354-356.

11. Rootman J . Diseases of the Orbit . Philadelphia : JB Lippincott Company , 1988, 384-405.

12. Wright J E , Rose G E , Garner A . Primary malignant neoplasms of the lacrimal gland . Br J Ophthalmol , 1992 , 76 : 401-407.

13. Galliani C A , Fanght P R , Ellis FD . Adenoid cystic carcinoma of the lacrimal gland in a six-year old girl . Pediatr Pathol , 1993 ,13 : 559-65.

14. Shields J A. Diagnosis and Management of Orbital Tumors . Philadelphia : Saunders, 1989, 259-274.

15. Lin SC, Kau HC, Yang CF, et al. Adenoid cystic carcinoma arising in the inferior orbit without evidence of lacrimal gland involvement. Ophthal Plast Reconstr Surg, 2008,24(1):74-76.

16. Venkitaraman R, Madhavan J, Ramachandran K, et al. Primary adenoid cystic carcinoma presenting as an orbital apex tumor. Neuroophthalmology, 2008,32(1):27-32.

17. Font RL, Del Valle M, Avedano J, et al. Primary adenoid cystic carcinoma of the conjunctiva arising from the accessory lacrimal glands: a clinicopathologic study of three cases. Cornea, 2008,27(4):494-497.

18. Williams MD, Al-Zubidi N, Debnam JM, et al. Bone invasion by adenoid cystic carcinoma of the lacrimal gland: preoperative imaging assessment and surgical considerations. Ophthal Plast Reconstr Surg, 2010,26(6):403-408.

19. Lewis KT, Kim D, Chan WF, et al. Conservative treatment of adenoid cystic carcinoma with plaque radiotherapy: a case report. Ophthal Plast Reconstr Surg, 2010, 26(2): 131-133.

20. Kim MS, Park K, Kim JH, et al. Gamma knife radiosurgery for orbital tumors. Clin Neurol Neurosurg, 2008,110(10): 1003-1007.

21. Tse DT, Benedetto P, Dubovv S, et al. Clinical analysis of the effect of intraarterial cytoreductive chemotherapy in the treatment of lacrimal gland adenoid cystic carcinoma. Am J Ophthalmol, 2006,141(1):44-53.

22. 宋国祥 , 侯芝艳 , 徐大惠 , 等 . 泪腺上皮性肿瘤 . 眼科新发展 , 1988 , 1 : 15.

23. Font R L , Gamel J W . Epithelial tumors of the lacrimal gland : an analysis of 265 cases . In Jakobiec FA(ed): Ocular and Adnexal Tumors . Chap53 . Birmingham : Aesculapius Publishing, 1978, 787-805.

24. Auran J , Jakobiec F A , Krebs W . Benign mixed tumor of the palpebral lobe of the lacrimal gland . Ophthalmology, 1988, 95 : 90.

25. Ahn JY, Chang JH, Kim SH, et al. Pleomorphic adenocarcinoma of the lacrimal gland with multiple intracranial and spinal metastases. World J Oncol, 2007,7:29.

26. Milman T, Shields JA, Husson M, et al. Primary ductal adenocarcinoma of the lacrimal gland.Ophthalmology, 2005,112(11):2048-2051.

27. Kurisu Y, Shibayama Y, Tsuji M, et al. A case of primary ductal adenocarcinoma of the lacrimal gland: histopathological and immunohistochemical study. Pathol Res Pract , 2005, 201(1): 49-53.

28. Bianchi FA, Tosco P, Campisi P, et al. Mucoepidermoid carcinoma of the lacrimal sac masquerading as dacryocystitis. J Craniofac Surg, 2010, 21(3):797-800.

29. Zhang H, Yan J, Li Y, Zhang P. Mucoepidermoid carcinoma of the eyelid: a case report and review of the literature.Yan Ke Xue Bao, 2005; 21(3):152-157.

30. Robinson JW, Brownstein S, Jordan DR, et al. Conjunctival mucoepidermoid carcinoma in a patient with ocular cicatricial pemphigoid and a review of the literature. Surv Ophthalmol, 2006,51(5):513-519.

31. Dithmar S, Woino TH, Washington C, et al. Mucoepidermoid carcinoma of an accessory lacrimal gland with orbital invasion. Ophthal Plast Reconstr Surg, 2000,16(2):162-166.

32. Raemdonck TY, Van den Broecke CM, Claerhout I, et al. Inverted papilloma arising primarily from the lacrimal sac. Orbit, 2009,28(2-3):181-184.

33. Leroux K, Den Bakker MA, Paridaens D. Acquired capillary hemangioma in the lacrimal sac region. Am J Ophthalmol, 2006,142(5):873-875.

34. Matsuo T, Ichimura K. Lacrimal sac vascular leiomyoma. Jpn J Ophthalmol, 2008,52(2):130-131.

35. Prasher P. Solitary sclerotic fibroma as a rare cause of nasolacrimal duct obstruction. Orbit, 2008, 27(6): 441-443.

36. Sakaida H, Kobayashi M, Yuta A, et al. Squamous cell carcinoma of the nasolacrimal duct. Eur Arch Otorhinolaryngol, 2009,266(3):455-458.

37. Sjö LD, Ralfkiaer E, Juhl BR, et al. Primary lymphoma of the lacrimal sac: an EORTC ophthalmic oncology task force study. Br J Ophthalmol,2006, 90(8): 1004-1009.

38. Brannan PA, Kersten RC, Schneider S, et al. A case of primary adenocarcinoma of the lacrimal sac. Orbit, 2005 , 24(4):291-293.

39. Katircioglu YA, Yildiz EH, Kocaoglu FA,et al. Basal cell carcinoma in lacrimal sac.Orbit, 2007 ,26(4):303-307.

40. Bianchi FA, Tosco P, Campisi P, et al. Mucoepidermoid carcinoma of the lacrimal sac masquerading as dacryocystitis.J Craniofac Surg, 2010 ,21(3):797-800.

41. Preechawai P, Della Roccad RC, Della Rocca D,et al. Transitional cell carcinoma of the lacrimal sac.J Med Assoc Thai. 2005,88 (Suppl 9):S138-142.

42. Sitole S, Zender CA, Ahmad AZ,et al. Lacrimal sac melanoma.Ophthal Plast Reconstr Surg. 2007,23(5):417-419.

43. Goto T, Bandoh N, Nagato T,et al. Primary small cell carcinoma of lacrimal sac: case report and literature review.J Laryngol Otol, 2010, 124(11):1223-1226.

44. Burkat CN, Lucarelli MJ.Rhabdomyosarcoma masquerading as acute dacryocystitis.Ophthal Plast Reconstr Surg, 2005 ,21(6):456-458.

45. Wladis EJ, Frempong T, Gausas R.Nasolacrimal metastasis from heptocellular carcinoma masquerading as dacryocystitis.Ophthal Plast Reconstr Surg, 2007 ,23(4):333-335.

46. Vozmediano-Serrano MT, Toledano-Fernández N, Fdez-Aceñero MJ,et al. Lacrimal sac metastases from renal cell carcinoma.Orbit, 2006 , 25(3):249-251.

47. Lu H, Yao M, Anderson K, et al. Optically guided stereotactic radiotherapy for lacrimal sac tumors: a report on two cases.Technol Cancer Res Treat, 2008;7(1):35-40.

48. Yeola M, Joharapurkar SR, Bhole AM,et al. Orbital floor dermoid: an unusual presentation.Indian J Ophthalmol, 2009,57(1):51-52.

49. Kiratli H, Bilgiç S, Sahin A,et al. Dermoid cyst of the lacrimal gland. Orbit, 2005;24(2):145-148.

50. 宋国祥 . 眼眶病学 (2) . 北京：人民卫生出版社 , 2010:15.

51. Shields JA, Shields CLOrbital cysts of childhood--classification, clinical features, and management.Surv Ophthalmol, 2004, 49(3):281-299.

52. Kaur A, Chaurasia S, Agrawal A. Cysticercosis of the bony orbit-a rare entity.Orbit, 2007 ,26(2):141-143.

53. Char DH, Barakos JA, Moretto J.Intra-lacrimal gland cavernous hemangioma.Orbit, 2010, 29(6):354-356.

54. Xian J, Zhang Z, Wang Z,et al.Evaluation of MR imaging findings differentiating cavernous haemangiomas from schwannomas in the orbit.Eur Radiol, 2010 , 20(9):2221-2228.

55. Naguli M, Nikoli I, Manojlovi-Gaci E, et al. Multiple cavernous hemangiomas of the orbit: separate occurrence within a 24-year period.Vojnosanit Pregl. 2010,67(6):507-510.

56. Arshad AR, Normala B. Infantile malignant hemangiopericytoma of the orbit.Ophthal Plast Reconstr Surg, 2008,24(2):147-148.

57. Burnstine MA, Morton AD, Font RL,et al. Lacrimal gland hemangiopericytoma.Orbit, 1998 ,17(3):179-188.

58. Jung JH, Lee JE, Shin JH,et al. Lower eyelid rhabdomyosarcoma in a 3-month-old infant. J AAPOS, 2010,14(3):285-287.

59. Gupta P, Singh U, Singh SK,et al. Bilateral symmetrical metastasis to all extraocular muscles from distant rhabdomyosarcoma. Orbit, 2010, 29(3):146-148.

60. Hatton MP, Green L, Boulos PR,et al. Rhabdomyosarcoma metastases to all extraocular muscles. Ophthal Plast Reconstr Surg.2008,24(4):336-338.

61. Kulkarni V, Rajshekhar V, Chandi SM. Orbital apex leiomyoma with intracranial extension.Surg Neurol, 2000,54(4):327-330.

62. Bakri SJ, Krohel GB, Peters GB,et al. Spermatic cord leiomyosarcoma metastatic to the orbit.Am J Ophthalmol, 2003,136(1):213-215.

63. Klippenstein KA, Wesley RE, Glick AD. Orbital leiomyosarcoma after retinoblastoma.Ophthalmic Surg Lasers, 1999 ,30(7):579-583.

64. Hou LC, Murphy MA, Tung GA. Primary orbital leiomyosarcoma: a case report with MRI findings.Am J Ophthalmol, 2003,135(3):408-410.

65. Font RL, Hidayat AA.Fibrous histiocytoma of the orbit. A clinicopathologic study of 150cases.Hum Pathol, 1982,13(3):199-209.

66. Segal L, Darvish-Zargar M, Dilenge ME,et al.Optic pathway gliomas in patients with neurofibromatosis type 1: follow-up of 44 patients.J AAPOS, 2010,14(2):155-158.

67. Pacelli R, Cella L, Conson M,et al.Fractionated stereotactic radiation therapy for orbital optic nerve sheath meningioma - a single institution experience and a short review of the literature.J Radiat Res (Tokyo), 2011,52(1):82-87.

68. Liu D, Xu D, Zhang Z,et al.Long-term results of Gamma Knife surgery for optic nerve sheath meningioma.J Neurosurg, 2010,113 Suppl:28-33.

69. 宋国祥 . 眼眶病学 . 北京 ：人民卫生出版社，1999.

70. 李美玉，王宁利 . 眼解剖与临床 . 北京 ：北京大学医学出版社，2003.

71. 肖利华 . 眼眶手术学及图谱 . 郑州 ：河南科学技术出版社，2000.

72. Henderson JW. Orbital Tumors.3rd ed. New York: Raven Press, 1994.

73. 戴京，孙宪丽，李彬，等 .8673 例眼附属器增生性病变及肿瘤组织的病理分析 . 中华眼科杂志，1999,35:258-261.

74. 何彦津，宋国祥，丁莹，等 .3476 例眼眶占位性病变的组织病理学分类 . 中华眼科杂志，2002,38:396-398.

75. Shields JA, Shields CL, Scartozzi R. Survey of 1264 patients with orbital tumors and simulating lesions. Ophthalmology, 2004,111 （5）:997-1008.

76. 孙为荣，牛膺筼 . 眼科肿瘤学 . 北京 ：人民卫生出版社，2004.

77. 吴中耀 . 现代眼肿瘤眼眶病学 . 北京 ：人民军医出版社，2002.

78. 肖利华 . 现代眼眶病诊断学 . 北京 ：北京科学技术出版社，2006.

79. 孙宪丽 . 眼部肿瘤临床与组织病理诊断 . 北京 ：北京科学技术出版社 ,2006.

80. Rootman J. 眼眶疾病 . 第二版 . 孙丰源主译 . 天津 ：天津科技翻译出版公司，2006.

81. Rose GE, Wright JE. Pleomorphic adenoma of the lacrimal gland. Br J Ophthalmol, 1992,76:395.

82. Jakobi FA, Ywo JH, Trokel SL, et al. Combined clinical and computed tomographic diagnosis of primary lacrimal fossa lesion. Am J Ophthalmol, 1992,94:785.

83. Coupland SE, Krause L, Delecluse HJ, et al. Lymphoproliferative lesions of the ocular adnexa-analysis of 112 cases. Ophthalmology, 1998,105:1430-1441.

84. lymphoid lesions of the orbit and ocular adnexa. Ophthal Plast Reconstr Surg, 1999, 15:129-133.

85. Sharara N, Holden JT, Wojno TH, et al. Ocular adnexal lymphoid proliferations: clinical, histologic, flow cytometric, and molecular analysis of forty-three cases. Ophthalmology, 2003,110:1245-1254.

86. Margo CE, Mulla ZD. Malignant tumors of the orbit: analysis of the Florida cancer registry. Ophthalmology, 1998,105:185-190.

87. 史季桐，吴君卿，安裕志，等 . 眼眶原发性横纹肌肉瘤临床分析 . 眼科杂志，1997,6:201-202.

88. Shields JA, Shields CL. Rhabdomyosarcoma: Review for the ophthalmologist. Surv Ophthalmology, 2003,

48（1）:39-57.

89. Ramon LF, Shannon LS, Richard G, et al. Malignant Epithelial Tumors of the Lacrimal Gland: A Clinical Study of 21 Cases. Arch Ophthalmol, 1998,116:613-616.

90. Darling MR, Schneider JW, Philips VM. Polymophous low-grade adenocarcinoma and adenoid cystic carcinoma: a review and comparison of immunohistochemical marker, Oral Oncol, 2002,38（7）:641-645.

91. Cho EY, Han JJ, Ree HJ, et al. Clinicopathologic analysis of ocular adnexal lymohomas: extranodal maginal zone B-cell lymphoma constitutes the vast majority of ocular lymphomas among Koreans and affect younger patients. Am J Hematol, 2003,73:87-96.

92. 游启生，李彬，周小鸽，等.112 例眼附属器淋巴增生性病变临床组织病理学初步分析.中华眼科杂志，2005,41:871-876.

93. Blasi MA, Gherlinzoni F, Clvisi G, et al. Local chemotheraphy with interferin-alpha for conjunctival mucosa-associated lymohoid tissue lymphoma: a preliminary report. Ophthalmology, 2001,108（3）:559-562.

94. Sullivan TJ, Grimes D, Bunce I. Monoclonal antibody treatment of orbital lymphoma. Ophtal Plast Reconstr Surg,2004,20（2）:103-106.

95. 王俊杰，修典荣，冉维强.放射性粒子组织间近距离治疗肿瘤.第二版.北京：北京大学医学出版社，2004.

96. 范先群.眼整形外科学.北京：北京科学技术出版社，2009.

97. Yuen HK, Yeung EF, Chan NR, et al. The use of postoperative topical mitomycin C in the treatment of recurent conjunctival papilloma. Cornea, 2002,21（8）:838-839.

98. Sen S, Sharma A, Panda A. Immunohistochemical localization of human papilloma virus in conjunctival neoplasias: a retrospective study. Indian J Ophthalmol, 2007, 55（5）:361-363.

99. Nicolai CS, Stefen H, Jan UP, et al. Conjunctival papilloma: A histopathologicaly based retrospective study. Acta Ophthalmol Scand, 2000,78（6）:66-666.

100. Cigliano B, Baltogiannis N, DeMareo M, et al. Pilomatricoma in childhood: a retrospective study from three European paediatric centres. Eure J Pediatr, 2005, 164（11）:673-677.

101. Avei G, Akan M, Akoz T. Simultaneous multiple pilomatrixomas. Pediatr Dermatol, 2006, 23（2）:157-162.

102. Kumaran N, Azmy A, Carachi R, et al. Pilomatricoma-accuracy of clinical diagnosis. J Pediar Surg.2006, 41（10）:1755-1758.

103. Danielson-Cohen A, Lin SJ, Hughes CA, et al. Head and neck pilomatrixoma in children. Arch Otolaryngol Head Neck Surg, 2001, 127（12）:1481-1483.

104. Utikal J, Leiter U, Udart M, et al. Expression of c-myc and bcl-2 in primary and advanced cutaneous melanoma. Cancer Invest,2002,20（7）:914-921.

105. Rodger D, Joanne HB, Mark RL. Metastatic Basal Cell Carcinoma of the Eyelid. Arch Ophthalmol, 1995,113: 634-637.

106. Allali J, D'Hermies F, Renard G. Basal cell carcinomas of the eyelids. Ophthalmologica, 2005;219（2）:57-71.

107. 何春燕，张盛忠，尹鸿雁，等.眼睑基底细胞癌与睑板腺癌的临床病理学对比观察.临床与实验病理学杂志,2009,25（3）:302-306.

108. Wali UK, Al-Mujaini A. Sebaceous gland carcinoma of the eyelid.Oman J Ophthalmol. 2010; 3（3）:117-121.

109. Arora A, Barlow RJ, Williamson JM, et al. Eyelid sebaceous gland carcinoma treated with 'slow Mohs' micrographic surgery. Eye. 2004;18:854-855.

110. Spencer JM, Nossa R, Tse DT, et al. Sebaceous carcinoma of the eyelid treated with Mohs micrographic surgery. Dermatologic Surgery,2001;44（6）:1004-1009.

111. Shields JA, Demirci H, Marr BP, et al. Sebaceous carcinoma of the ocular region: A review. Sury Ophthalmol.2005,50:103-122.

112. Rudkin AK, Muecke JS. Mitomycin-C as adjuvant therapy in the treatment of sebaceous gland carcinoma in high-risk locations. Clin Experiment Ophthalmol, 2009,37（4）: 352-356.

113. Shields CL, Naseripour M, Shields JA, et al. Topical mitomycin C for pagetoid invasion of the conjuctiva by eylid sebaceous gland carcinoma. Ophthalmology. 2002;109:2129-33.

114. Yoon JS, Kim SH, Lee CS, et al. Clinicopathological-analysis of periocular sebaceous gland carcinoma. Ophthalmology,

2007;221:331-339.

115. PuccioniM, SantoroN, Giansanti F, et al. Photodynamic Therapy using methyl aminolevulinate acid in eyelid basal cell carcinoma: A 5-Year Follow-up Study. Ophthal Plast Reconstr Surg, 2009, 25（2）:115-118.

116. Satomi S, Taiji S, Hiroshi Y. Gene Transfer of a Soluble Receptor of VEGF Inhibits the Growth of Experimental Eyelid Malignant Melanoma .Invest. Ophthalmol. Vis. Sci, 2000, 41: 2395-2403.

117. Shields JA, Shields CL. Intraocular Tumors. A Text and Atlas. Philadelphia: WB Saunders, 2008.

118. Singh AD. Clinical Ophthalmic Oncology. Elservier Saunders. 2007.

119. Hu DN, Yu G, McCormick SA, et al. Population-based incidence of uveal melanoma in various races and ethnic groups. Am J Ophthalmol, 2008, 145（3）:418-423.

120. Collaborative Ocular Melanoma Study Group. Ten-year follow-up of fellow eyes of patients enrolled in Collaborative Ocular Melanoma Study randomized trials: COMS report no. 22.Ophthalmology, 2004, 111（5）:966-976.

121. Junyang Z, Songfeng L, Jitong S, et al. Clinical Presentation and Group Classification of Newly Diagnosed Intraocular Retinoblastoma in China. British Journal of Ophthalmology. 2011,95:1372-1375.

122. MacCarthy A, Birch JM, Draper GJ, et al. Retinoblastoma in Great Britain: 1963-2002. British Journal of Ophthalmology, 2009,93:33-37.

123. Brenda G, Junyang Z, Kirk V, et al. Global Issues and Opportunities for Optimized Retinoblastoma Care. Pediatric Blood and Cancer, 2007.49:1083-1090.

124. Steven L, Joseph J. Trilateral Retinoblastoma. Pediatric Radiology, 2006.36:82.

125. Murphree L. Intraocular Retinoblastoma: the Case for a New Group Classification. Ophthalmology Clinics of North American, 2005.18:41-53.

126. Bedikian A Y. Metastatic uveal melanoma therapy: current options. Int Ophthalmol Clin, 2006,46:151-166.

127. Goldberg RA, Rootman J, Cline RA. Clinical characteristic of metastatic orbital tumors. Ophthalmology,1990,97:620.

128. 何为民，罗清礼，刘扬宏. 眼部转移癌 14 例临床分析. 华西医学，2003，18（1）：8-9.

129. 陈智聪，吴中耀，杨华胜，等.28 例眼眶转移癌的临床分析. 中华实用眼科杂志, 2002, 20（11）：837-840.

第一节 总论

一、耳部肿瘤的发病情况及发病因素

（一）发病情况

耳部肿瘤多来自颞骨，根据病理学特点分为良性肿瘤及恶性肿瘤。耳部恶性肿瘤发病率低，约为 0.8/100 万,占头颈恶性肿瘤的 0.7% ～ 1.6%。颞骨恶性肿瘤多来源于外耳及中耳，以来自外耳道为主。肿瘤的组织来源以上皮源性为主，占前三位的为鳞状细胞癌、腺样囊性癌、基底细胞癌，其余为耵聍腺癌、乳头状瘤恶变、疣状癌、恶性黑色素瘤、Wegeners's 肉芽肿、软骨肉瘤，颞骨纤维异常增生症恶性变、朗格汉斯细胞组织细胞增生症等。

耳部恶性肿瘤发病有以下特点：发病率低；肿瘤恶性度较低；带瘤生存时间长，尤其腺样囊性癌可以带瘤生存多年。耳部恶性肿瘤在男女性别间的发病率基本相近，但外耳道癌的发生率女性明显多于男性，多见于 40 ～ 60 岁女性。耳部恶性肿瘤一般发生于中老年人。儿童耳部恶性肿瘤以肉瘤为主，多为横纹肌肉瘤，1 ～ 12 岁为高发年龄。天津市第一中心医院近 20 年来收治耳部肿瘤 144 例，近年的恶性肿瘤发病率有逐渐增加的趋势。常见肿瘤分类如下表 19-1-1：

表 19-1-1 近 20 年收治耳部肿瘤分类及例数

耳部恶性肿瘤	例数	耳部良性肿瘤	例数
外耳道鳞状细胞癌	22	听神经瘤	12
外耳道腺样囊性癌	18	面神经鞘膜瘤	10
基底细胞癌	13	颈静脉球体瘤	8
中耳鳞状细胞癌	9	外耳道乳头状瘤	7
乳头状瘤恶变及疣状癌	5	颞骨骨纤维异常增殖症	5
原位癌（鲍文氏病）	4	先天性岩尖胆脂瘤	4
外耳道耵聍腺癌	3	炎性肌纤维母细胞瘤	4
Wegener's 肉芽肿	3	面神经纤维瘤	3
白血病髓外转移到外中耳	3	颞骨骨化纤维瘤	2
恶性黑瘤	2	耳郭嗜酸性粒细胞血管淋巴样增生	1
横纹肌肉瘤	2	颞骨脑膜瘤	1
朗格汉斯细胞组织细胞增生症—嗜酸性肉芽肿	2	神经内分泌瘤	1

（二）发病因素

外耳、中耳癌发病因素尚不十分清楚，可能与以下因素有关：

1. 紫外线照射。是耳郭基底细胞癌发病重要的环境因素。耳郭基底细胞癌多发生在长期室外工作人群。老年男性多见。在日照量大的地区白种人基底细胞癌发病率最高，如澳大利亚发病率高达 1%。

2. 慢性中耳乳突炎、慢性外耳道炎、耳道真菌感染等与外耳、中耳癌发病有关。半数以上的

中耳癌患者，均有慢性中耳炎史。故推测可能耳分泌物等炎性物质的长期刺激致使中耳乳突黏膜增殖、化生癌。人乳头状瘤病毒也被报道与中耳鳞状细胞癌相关。

3. 个体对肿瘤的易感性不同，由易感基因决定。外耳道的腺样囊性癌与涎腺的异位有明显关系。

4. 放射线诱发。日常工作经常接触电离辐射，或由于其他疾病在接受放疗后发现了颞骨肿瘤。放疗具有双重性，既可治癌，又可致癌，尤其是大剂量放射线治疗以后有一定的致癌、降低免疫功能作用。由此设想是否由于以上原因造成癌基因的过度表达或抑癌基因失活而引发恶性肿瘤，但此假设尚未得到分子生物学的证实。辐射作用于生物体可造成 DNA 分子突变、断裂、细胞分裂分化受阻。Bradley 认为放疗的致癌作用为剂量依赖性，与放射线种类、放疗总剂量及分割剂量相关。

头颈部肿瘤放疗史，许多年后可诱发耳部恶性肿瘤。头颈部恶性肿瘤尤其是患有鳞状细胞癌患者，发生重复癌的危险性大大增加。Raghavan 等统计了 24 个有关重复癌的报道后得出，头颈部鳞状细胞癌患者发生重复癌的概率为 14.2%。重复癌诊断标准为：①放疗病史；②二次肿瘤位于原放射野内；③二次肿瘤在组织学上与原发肿瘤性质不同；④放疗与二次肿瘤有一定的时间间隔，潜伏期至少 5 年。如鼻咽癌放疗后可诱发中耳癌或恶性组织细胞瘤。

二、颞骨应用解剖

（一）颞骨

颞骨分为五个部分——鳞部、鼓部、乳突部、岩部及茎突。

1. 鳞部 颞骨侧表面主要由鳞骨组成，在颧骨弓水平以上，鳞骨垂直部延伸向上覆盖脑的颞叶。颧弓实际上是颞骨鳞部的一部分，它在鳞骨垂直部与水平部交界处，由外耳道前方开始向前，其根部起始端膨大，称为颧骨后结节。再向前可见到颧弓根逐渐变细形成下颌关节窝，然后再变厚形成颧骨前结节最后颧弓逐渐变细变薄，通过关节终止颧骨。在外耳道后上方，颧弓向乳突上方延伸，形成一条微微隆起的嵴突——颞线，代表颅中窝底的水平。鳞部向下延伸形成了耳道后部和乳突外侧的平坦部分。骨性外耳道的前后壁的上半部分亦有鳞部组成。耳道后上可见 Henle 嵴。

2. 鼓部 骨性外耳道的下壁、前壁及后壁的大部分是由鼓部构成形如槽状或马蹄状。由于它与颞骨鳞部及乳突部都有连接，在外耳道形成两个裂隙。鳞鼓嵴位于骨性耳道前上方，鼓乳裂位于耳道后壁。此处有结缔组织长入此裂隙形成紧密粘连，在分离耳道皮肤时要锐性分离。颞下颌关节耳道前壁的正前方，与耳道仅以薄层骨质分隔。鼓骨外缘与外耳道软骨部相连，此连接并非整齐，而外耳道外三分之一部分由软骨部组成，鼓骨延伸向下形成鞘突而容纳茎突。

3. 乳突部 乳突可看做颞骨的后界及下界，依据气化程度向前下方向有不同程度隆起。胸锁乳突肌的前部附着乳突。其内侧面有二腹肌沟，二腹肌后腹附着于此。在二腹肌沟后内方可见枕动脉压迹。面神经主干离开颞骨时在二腹肌嵴前缘，茎突后方出茎乳孔。

4. 岩部 颞骨最显著特征是内侧面突出的岩骨部分。外形似锥体，向前内方向突起，主要部分位于外侧内有半规管、前庭耳蜗及颈内动脉。岩尖构成破裂孔前部。通过岩尖，颈内动脉穿过前方进入破裂孔的前部。弯曲向上进入海绵窦。咽鼓管的骨性末端、峡部位于岩尖部颈内动脉管的前方，恰好位于蝶嵴内侧，岩骨上面形成颅中窝底的一部分。它起于弓状隆起，止于破裂孔。岩浅大神经沟贴近上表面的前界，10% 的病例中沿岩浅大神经可向后追踪至无骨质覆盖的膝状神经节。由岩浅大神经沟与弓状隆起组成的夹角标志着内听道的位置。靠近破裂孔，可看见 Meckel 腔的切迹。岩骨的后面的后界为岩上窦沟它是岩骨上面和后面的分界。

岩骨的后面形成部分颅后窝。在岩骨后面的外侧可见内淋巴管的开口（前庭水管外口）和内淋巴囊。在乙状窦后进路的手术中，前庭水管的开口是定位后半规管的非常重要的标志。而内听道是岩部后面最重要的特征性结构。

5. 茎突 茎突的前内侧是颈静脉孔区的颞骨部分，位于鼓骨与茎突的内侧。颈静脉孔的外侧界可见颞骨静脉嵴朝着枕骨部延伸，并且将其分成血管部和神经部。在颈静脉窝或更高平面,可见颈静脉球的顶部,后方有 Arnold 神经 (迷走神经耳支) 的骨管,前方有岩下窦的骨沟末端,位于蜗小管开口的前方。颈静脉窝的前界为颈内动脉外口,两者被以细的楔形骨嵴分割,称为动静脉嵴,其上有通向鼓室的 Jacobson 神经(鼓室神经)的骨管穿行。

（二）中耳

中耳包括鼓室、咽鼓管、鼓窦及乳突四部分

1. 鼓室　鼓室是位于鼓膜内侧的部分。以面神经的鼓室段为界,其上方为上鼓室,鼓膜以下为下鼓室,鼓膜前方为前鼓室,有咽鼓管的开口,位于鼓膜张肌半管的下方。面神经的分支鼓索神经,从鼓室后壁分出后,走行于砧骨长脚外侧与锤骨柄内侧,神经含味觉纤维和支配下颌下腺及唾液腺的分泌成分。上鼓室齿突是鼓室天盖垂直向下的一个骨性隆起,形似齿状,尖端恰好指向锤骨头前方。它将上鼓室分为后部及上鼓室前腔,即管上隐窝。胆脂瘤常侵犯此隐窝,如术中未充分开放该隐窝,常常遗留病变。由于齿突位于面神经上方,且齿突指向面神经,故齿突可作为定位面神经的标志。在上鼓室前腔内有面神经膝状神经节。鼓窦开口称为鼓窦入口,上鼓室后方为鼓窦。

（1）鼓膜:鼓膜向前下倾斜,呈圆锥状故外耳道骨部前下壁较后上壁要长。鼓膜与外耳道前壁形成的角度比后壁形成的角度小,前者为锐角,后者为钝角。前角常被前壁悬垂突出的骨质遮挡。手术中充分暴露此夹角是鼓膜重建手术成功的关键。鼓膜由三层组成,外层为鳞状上皮,内层为黏膜层,两层之间为鼓膜固有层,即纤维层。鼓膜分为两部分。紧张部位于锤骨短脚、锤前皱襞及锤后皱襞的下方,占据鼓膜的大部。纤维层在紧张部周边增厚形成鼓环。鼓环附着于骨性外耳道形成的鼓沟处。松弛部位于锤骨短脚的上方,附着于耳道上壁的切迹即 Rivinus 切迹。松弛部内侧及锤骨颈外侧之间为 Prussak 囊,上鼓室胆脂瘤常常由此向内侵入松弛部及上鼓室。

（2）听骨链:位于中上鼓室内,由锤骨、砧骨和镫骨连接组成。①锤骨:锤骨柄牢固地附着于鼓膜,其尖端为鼓膜脐部,亦为锥形鼓膜的底

部。锤骨短突位于锤骨柄的上外侧端,由于距离耳道上外侧壁较近,在耳道成形时要小心谨慎不能触碰。锤骨头位于上鼓室,锤骨头与锤骨柄之间为锤骨颈。鼓膜张肌肌腱附着于锤骨颈内侧,当鼓膜张肌收缩时,将听骨拉向内侧,增加鼓膜的紧张度,在一定程度内限制声音传入内耳。锤骨头由锤上和锤前韧带支撑。②砧骨:砧骨体前面与锤骨头形成关节。砧骨短脚向后突起,位于砧骨窝内。砧骨长脚向鼓室腔内。豆状突与镫骨组成关节,砧骨由前方的锤骨和后方的砧后韧带支撑。③镫骨:镫骨是人体内最小之骨,位于卵圆窗。镫骨头与砧骨形成关节。镫骨头后方和后弓之间附着有镫骨肌。镫骨底板龛于卵圆窗,连接前庭。镫骨底板与卵圆窗之间的结缔组织形成环韧带,镫骨肌收缩使镫骨和底板倾斜造成环韧带紧张,一定程度限制声音传入内耳。

（3）鼓室内壁有面神经、匙突、鼓岬、卵圆窗、圆窗几个标志。

①匙突:为鼓膜张肌肌腱附着处,位于锤骨柄内侧,卵圆窗的前上方,位于面神经鼓室端下方,在此骨性突起,鼓膜张肌附着与此。

②鼓岬:位于卵圆窗前下方及圆窗前方的较明显的隆起部分,相当于耳蜗基底转的位置,蜗轴指向前外方。

③卵圆:窗镫骨底板附着于此,声能自此向前庭阶传递,卵圆窗缘与镫骨底板间以环韧带相连,在卵圆窗的上方后方面神经的鼓室段弯向下方走向茎乳孔。

④圆窗:位于圆窗龛内,卵圆窗的下方,圆窗是迷路通向中耳的另一开口。此窗使得骨性结构内的淋巴液对机械振动较为敏感,圆窗膜位于圆窗龛顶,几乎位于水平平面,因此不磨开圆窗龛上缘很难看到圆窗膜。

⑤面神经:见颞骨内面神经解剖。

（4）鼓室后壁:鼓室后壁为深在隐窝,面神经穿行于此将其分成内侧的鼓室窦和外侧的面隐窝。

①面隐窝:外为鼓索神经,内为面神经,顶为砧骨窝。

②鼓室窦:它位于面神经的内侧,鼓室窦的后方延伸各异。在大多数情况下不能直视鼓室窦底,完全清除此处病变需要经验,鼓室窦又被连

接锥隆起和鼓岬的一个骨桥称岬小桥分为上下两部分，鼓室后壁和圆窗龛之间的一个骨桥称岬下脚。

2．鼓窦 鼓窦连接上鼓室与乳突气房，它位于上鼓室后方，颅中窝脑板下方及迷路外侧。因鼓窦位置恒定，鼓窦外侧没重要结构，鼓窦为乳突切除的重要标志，外半规管突作为定位面神经的标志。

（三）内耳

由三个半规管、前庭及耳蜗组成

1．半规管 位于前庭的后上方，每侧有3个互相垂直的2/3环形骨管，依其所在的位置，分别称为外（水平）、前（上垂直）、后（垂直）半规管。两侧水平半规管在同一水平，与地面成25～30度角。一侧前半规管与对侧后半规管互相平行。每个半规管的两端均开口前庭，其一端稍膨大称壶腹。前、后半规管非壶腹合并成总脚，外半规管非壶腹称为单脚，因此总脚、单脚，三个壶腹共5个孔开口于前庭。外半规管壶腹居前，在前庭窗之上，前半规管的平面与颞骨岩部长轴垂直，位于弓状隆起之下，后半规管的平面与颞骨长轴平行。三个半规管是外科手术的重要标志。

鼓窦内壁的外半规管隆凸从前上至后下倾斜约30度。迷路的骨壁十分坚硬，抗腐蚀性强。但因其位于鼓窦底壁，病变位于鼓窦时常常被累及。外半规管隆突是乳突手术中定位面神经锥段的重要解剖标志，该标志比较恒定，变异较少。手术在磨低外耳道后壁时，不低于外半规管隆凸水平，可避免损伤面神经。前（上）半规管位于弓状隆起之下，因此弓状隆起是识别前半规管的标志。中颅窝径路手术中弓状隆起是识别内听道的解剖标志之一。后半规管在内淋巴囊手术中也是重要的标志。

2．前庭 是位于颞骨岩鼓内的中空腔隙，内含椭圆囊和球囊。它位于半规管的前方，卵圆窗的内侧内听道底外侧及耳蜗的后方。它的后面有半规管的五个开口。前方有联合管，连接前庭及耳蜗内的前庭阶。

3．耳蜗 为一个螺旋弯曲两圈半的管道，位于前庭的前方。它有一个宽大的基底和狭窄的蜗尖。耳蜗基底转向鼓室腔凸起，形成鼓岬隆起。

蜗管围绕中央骨轴-蜗轴旋转。蜗轴起自内听道底，内有蜗神经纤维。从蜗轴伸出隔板样骨性突起伸向蜗管并占据蜗管一半，称为骨螺旋板。膜性螺旋板又称为基底膜，连接骨螺旋板与蜗管外壁，将蜗管分为两个腔-上为前庭阶，下方为鼓阶。

（四）内听道

内听道长约1cm，由桥下脑角至颞骨岩部向外行走。内听道口位于岩部后面。后缘呈锐角，而前缘比较扁平。后颅窝脑膜延续进入内听道，包绕神经直至各神经进入相应的孔道为止。内听道的长轴平行于外耳道长轴。

内听道外端为内耳道底。横嵴分为较小的上部区域及较大的下部区域。上部区域进一步被垂直嵴（Bill嵴）分为面神经通过的前部区域及前庭上神经通过的后部区域。蜗神经穿行于内听道底下部区域的前方的中心骨管，其周围有大量筛孔。前庭下神经走向下部区域的后方。前庭下神经的后方为支配后半规管壶腹的单孔神经的通道。这个通道也有内听道动脉、静脉及小脑前下动脉襻通过。

（五）颈内动脉

颈内动脉经过颈内动脉外口进入颞骨。在鼓室下壁垂直向上走行，正好在耳蜗下方。然后它向前内几乎以直角转向岩尖，形成在咽鼓管后下方和耳蜗前方的水平段。约2%的病例，分隔咽鼓管和颈内动脉的骨板可以有1mm至5mm不等的骨管缺失。

（六）乙状窦和颈静脉球

乙状窦位于硬脑膜的内外两层之间，起于横窦末端，向前下弯曲，在乳突内侧面形成较深的压迹。在其上端，乙状窦上方接受岩上窦的血流。在其中部，乳突导血管连接乙状窦和耳后静脉。乙状窦止于颈静脉孔的后缘，此处膨大形成颈静脉球。颈静脉球位于颈静脉窝的后方，占据颈静脉窝的大部分，连接乙状窦和颈内静脉。颈静脉球位于面神经乳突段的内侧和半规管的下方。面神经和迷路间的距离不定，颈静脉球在下鼓室的位置多变。有时颈静脉球突入下鼓室，骨壁缺失。通过颅底Ⅸ、Ⅹ、Ⅺ、Ⅻ（舌咽、舌下、迷走、副神经）与此比邻。

（七）颞骨内面神经

颞骨内面神经有两个弯曲即两个膝部而被分为三段

1. 迷路段 为面神经最细最短的一段。由内向外、从内听道底向膝状神经节走行。这个狭窄骨管，前方是耳蜗、后方为上半规管、下方为前庭、上方颅中窝硬脑膜仅隔一层薄薄的骨板。膝状神经节为一膨大部分。约有10%～15%的病例，分隔颅中窝硬脑膜的骨板可缺少，增加颅中窝手术损伤面神经的风险。面神经的第一分支岩浅大神经在膝状神经节的前面分出。

2. 鼓室段 面神经向后弯曲60～90度后延续为鼓室段。这一段位于鼓室内壁，向鼓室腔微微隆起，覆盖一薄层骨管。面神经的鼓室段的起始部以上方的齿突和下方的匙突为标志。当神经向后走行时，向下倾斜，位于鼓室内壁外半规管隆突的下方。在面神经平面以下有卵圆窗。该段面神经骨管缺失很高。当神经到达卵圆窗水平时，开始向下弯曲，形成面神经锥段，恰好与外半规管弯曲一致，在神经到达此处之前，上半规管和外半规管壶腹位于面神经内侧，与面神经仅以一层薄骨壁相隔。

3. 乳突段 本段为面神经在骨管走行最长者，约为16mm。成人乳突段面神经的位置较深，一般为2cm，但愈接近茎乳孔位置愈趋表浅。乳突段指面神经自锥隆起稍向后方行走，迅速转折向下，行于乳突腔中，并经茎乳孔出颅的一段。面神经与鼓环的后上象限关系很恒定，面神经与鼓环后下象限关系不恒定，神经很可能超过鼓环平面向前外走行，致此处易损伤。

4. 颞内段 面神经的分支：①岩浅大神经；②镫骨肌神经③鼓索神经。

三、耳部肿瘤的诊断及 TNM 分期

（一）诊断及鉴别诊断

颞骨恶性肿瘤诊断依靠患者的临床表现、体征、影像学检查及病理学检查确诊。由于肿瘤的部位隐匿，一些临床表现不典型，早期诊断较困难，容易误诊。一经确诊，多有外耳道骨壁和中耳同时受侵，不易区分其外耳道或中耳来源。病变多已侵犯邻近重要组织器官，往往导致治疗困难。

耳部肿瘤因发生的部位不同而有不同的临床表现：可有耳痛，深部持续性钝痛；耳流脓水，耳内出血或血性分泌物。检查可见外耳道肉芽样肿物，有些仅表现为耳道狭窄，表皮不光滑。可出现听力下降、耳鸣、耳堵感。早期可为传导聋，肿瘤可沿骨性通道或血管神经通道，破坏内耳引起感音聋、眩晕。肿瘤侵犯面神经可有周围性面瘫，侵犯颈静脉孔后出现IX、X、XI颅神经麻痹症状。肿瘤沿外耳道前壁或岩骨鳞部骨缝或外耳道软骨切迹扩散至颞下颌关节、颞下窝、腮腺，引起张口困难。少数患者出现颈淋巴结转移。

影像学检查对外、中耳肿物的诊断有重要意义。颞骨高分辨CT(HRCT)常规平扫及冠扫能清楚地显示颞骨的细小结构及病变范围，肿瘤对骨质、听骨链的破坏情况。CT增强扫描可显示肿瘤强化情况，有助于判断肿瘤的血供是否丰富。MRI能清楚显示肿瘤范围，尤其采用脂肪抑制技术的增强 T_1WI 能更准确地显示肿瘤的真正范围、周围软组织的受累情况，如脑膜、脑实质、面神经、耳蜗、前庭、半规管、腮腺、咽间隙、淋巴结等。术前确定肿瘤范围、性质，对制定恰当的手术方案有重要意义。影像学无法分辨晚期病变范围广泛的肿瘤的原发病变是中耳癌还是外耳道癌。

组织活检是诊断耳部肿瘤的金标准。由于外耳道肿瘤易发生继发感染和水肿，活检时需要注意尽量钳取深部组织。如果临床高度怀疑恶性肿瘤，可在全麻下行深部组织活检。

（二）TNM 分期

由于耳部肿瘤的发病率较低，且病变部位解剖结构复杂，到目前国际癌症防治联合会（UICC）没有统一的分期标准。然而准确的肿瘤分期对手术的实施及预后都有重要的影响。美国匹兹堡大学 Moody 等于 2000 年提出一种在近期文献中认可度较高的分期系统。这种分期系统将肿瘤侵袭局限于外耳道界定为肿瘤早期，将肿瘤侵袭超过外耳道，包括周围软组织、中耳、乳突和中枢神经系统，界定为肿瘤晚期（表 19-1-2，表 19-1-3）。淋巴结累及的分期采用头颈肿瘤的通用分期（表 19-1-4）。

表 19-1-2　颞骨肿瘤 T 分级

级别特征	
T1	肿瘤局限于外耳道，不伴骨质破坏或软组织累及
T2	肿瘤局限于外耳道，伴有骨质破坏（未及全层）和局限性（<0.5 cm）软组织累及
T3	肿瘤侵及骨性外耳道（累及全层）和局限性（<0.5 cm）软组织累及或肿瘤侵及中耳、乳突或两者
T4	肿瘤侵及耳蜗、岩尖、中耳内壁、颈动脉管、颈静脉孔或硬脑膜，或广泛性（>0.5 cm）软组织累及，如侵及颞下颌关节或茎乳孔；或伴有面神经麻痹的证据

表 19-1-3　颞骨肿瘤淋巴结及远处转移分级

等级特征	
N1	同侧单个淋巴结转移，直径 <3 cm
N2a	同侧单个淋巴结转移，直径介于 3 ～ 6 cm 之间
N2b	同侧多个淋巴结转移，直径 <6 cm
N2c	双侧或对侧多个淋巴结转移，直径 <6 cm
N3	淋巴结转移，最大直径 >6 cm
M0	无远处转移
M1	有远处转移

表 19-1-4　颞骨肿瘤分期

分期指标	
0 期	TisN0M0
Ⅰ 期	T1N0M0
Ⅱ 期	T2N0M0
Ⅲ 期	T3N0M0，T1N1M0，T2N1M0，T3N 任何 TM0
Ⅳ 期	T4N0M0，T4N1M0，任何 TN2M0，任何 TN3M0，任何 T 任何 NM1

四、耳部肿瘤的治疗及预后

（一）治疗方法

以手术为主的综合治疗。目前多数学者推荐手术联合术后放疗的治疗策略，只有当存在明显的手术禁忌证无法进行手术时才进行单纯姑息放疗和化疗。术前应根据临床表现和影像学评估确定肿瘤的范围，明确肿瘤的分期。

1. 手术　手术为首选。手术原则应完整切除肿瘤并尽可能保留脑组织和其他重要结构，切缘肿瘤残留与较低的生存率显著相关。由于颞骨肿瘤接近侧颅底区、硬脑膜、重要的神经血管结构，在确定适当的治疗计划时，必须采用系统化的处理方法。随着术前检查及影像学技术的改进，不同的手术径路均以肿瘤切除安全、同时最小损伤临近重要的神经血管结构为目标。强调首诊的规范性手术。肿瘤彻底切除为治疗关键，保证切缘干净。术中行神经血管断端及切缘冰冻切片——减少残留与复发的机会。但若肿瘤广泛侵犯如脑膜、颈内外动脉、后组颅神经等重要器官结构，切除后造成生理功能的缺陷和毁容，影响术后生存质量。近年来"功能保全性外科"的新概念已经被普遍接受。功能保全性手术大部分基于放疗及化疗的配合，是在保证肿瘤治愈率的前提下，合理缩小手术范围，加强修复手段的应用，保留患者的器官功能，提高生存质量。

2. 放射治疗　颞骨为颅底最重要的部分，有颈内动、静脉通过，与脑组织密切相邻，解剖极其复杂，肿瘤向上侵犯颅中窝或颅后窝的硬脑膜，向后侵犯颈静脉孔，向前侵犯咽鼓管，向内侵犯内耳及岩尖，向外可累及外耳道、腮腺和颞颌关节。对侵犯范围广泛的肿瘤，单纯依靠手术很难彻底切除。放疗及化疗可以作为颞骨肿瘤综合治疗的一部分，可与手术治疗结合使用。

王正敏等认为颞骨任何部位发生的鳞状细胞癌在手术治疗前均应先做放疗。手术前放疗及手术后放疗各有利弊。术前放疗有利于控制肿瘤周边的亚临床灶，缩小手术范围；同时降低肿瘤细胞的活力，减少术后的远处转移。但随着放射剂量的增加，手术的并发症也大幅上升，因此术前放疗的剂量受到了限制，多小于 40 ～ 50Gy。放疗后 4 ～ 6 周手术。术后放疗有手术对肿瘤范围的判断以及病理类型的明确，可以更好地制定放疗方案。但是由于手术瘢痕影响了肿瘤氧和，对射线敏感性降低。术后放疗应在伤口拆线后尽早进行，放射剂量在 60 ～ 70Gy。放射野应包括颞骨及其岩部和颈深上部的淋巴结，设耳前、耳后野进行照射。低分化癌、鳞状细胞癌、基底细胞癌对放疗较敏感；但腺癌、腺样囊性癌对放疗、化疗均不敏感；放疗对腺样囊性癌的效果则一直存在争议。一些学者研究表明，尽管放疗不能治愈肿瘤，但能使肿瘤明显缩小，并有效减轻症状。故对于复发或无法彻底切除的肿瘤，可以用放疗减轻患者痛苦；对于手术无法到达可疑部位，采用放疗科以提高手术的成功率。

3. 化学治疗及生物治疗 随着化疗药物临床应用的进展，开始采用新辅助化疗后手术或放疗；或者放疗后加辅助化疗，逐渐形成手术、放疗、化疗的综合模式。随着更多、更有效抗癌药物的出现，尤其是铂类抗癌药物的广泛应用，以及联合化疗的进展、动脉灌注化疗的进步、对化疗耐药和化疗增敏的研究，逐步提高了化疗在耳部恶性肿瘤综合治疗中的地位。

近年来，同步放化疗的应用，使得化疗发挥了越来越大的作用。它利用化疗药物的放疗增敏作用、细胞周期同步化作用以及与放疗作用机制的互补，以期达到控制肿瘤浸润及转移的治疗效果。目前常用的增敏性化疗药有 5- 氟尿嘧啶、顺铂及紫杉类等。化疗及生物治疗也可作为上皮来源肿瘤病变广泛不能手术切除或复发者的姑息治疗。

手术，放疗再辅以化学正在成为发展趋势，分子靶向药物治疗也得成为耳部肿瘤治疗领域的研究热点。

（二）预后

耳部（颞骨）恶性肿瘤的早期诊断和正确治疗，可以明显提高治愈率和患者生存质量。颞骨血供及淋巴引流并不丰富，因此颞骨恶性肿瘤发生淋巴结及血行转移的机会相对较少，大部分患者治疗失败表现为局部复发。约 10% ～ 23% 的病例晚期发生血行转移，常见部位为肺部和骨转移。一般认为发生淋巴结转移是颞骨鳞状细胞癌最重要的预后不良指标。

尽管外耳、中耳癌的综合治疗使其生存率有所提高，但患者总体仍预后不佳。影响外耳道癌及中耳癌预后的因素有：

1. 肿瘤部位及侵犯范围 早期病变预后优于晚期，外耳道癌预后优于中耳癌。中耳解剖结构复杂，若肿瘤侵犯咽鼓管、颞下窝、颈静脉孔、颅中窝或颅后窝的硬脑膜及岩尖，手术彻底肿瘤会有一定难度及风险。1994 年，Prasad 综合分析了 26 篇文献中有完整资料的颞骨恶性肿瘤 144 例，将这些病例分成三个亚组：病变局限于外耳道者为 I 组；肿瘤侵犯范围超过外耳道累及中耳或乳突，或伴有面神经麻痹为 II 组；肿瘤侵及岩尖、硬脑膜或脑实质为 III 组。结果表明，对于局限于外耳道的病例，局部切除、乳突根治、颞骨部分切除、颞骨全切除组的 5 年生存率相近，约为 50%，放射治疗无助于提高生存率；当病变侵及中耳，颞骨部分切除组的 5 年生存率为 41.7%，明显高于其他手术方式组，术后放射治疗是否有利于提高生存率尚无法得出结论；当肿瘤侵犯岩尖、硬脑膜、颈内动脉、脑实质时，手术治疗的死亡率高，5 年生存率仅有 0 ～ 11.1%。

2. 病理类型 腺样囊性癌在病理上常为低度恶性，但其无包膜具有嗜神经性浸润性生长特性。手术不易切净及术后易局部复发，但很多患者可带瘤生存多年。基底细胞癌 5 年生存率可达 100 %，鳞癌和腺癌 5 年生存率约为 40% ～ 60% 左右。软组织肉瘤、黑色素瘤预后最差。

3. 颈部区域淋巴结转移或远处转移 两者对生存率的影响最大。

4. 其他 包括手术方式、放疗剂量、复发时间等均与预后相关。

第二节　外耳恶性肿物

Shockley 报道外耳恶性肿瘤，约占全身皮肤恶性肿瘤的 6%，为耳部肿瘤的 55%。外耳恶性肿瘤无论发生于耳郭或外耳道均以鳞状细胞癌最常见。耳郭基底细胞癌，外耳道腺样囊性癌、耵聍腺癌也较常见，其他恶性肿瘤如横纹肌肉瘤、恶性黑色素瘤均少见。外耳道腺样囊性癌生长非常缓慢就诊前病史可长达数年，可带瘤生存多年。

一、临床表现及检查

（一）症状及体征

依肿瘤生长部位、病变性质不同临床表现有所差异。

耳郭癌发生于耳轮处最多见，其他为耳郭后、耳甲腔等部位。早期病变部位皮肤见不规则鳞屑斑、色红、结痂、糜烂。耳郭或耳道色素痣或疣突然生长加快有灼热感、疼痛或表面糜烂出血应高度警惕发生恶性黑色素瘤变的可能。

发生在耳道的肿瘤早期症状多不明显，有间歇性耳痛、耳痒耳鸣。耳流血或流血水样分泌物，反复发作或长期不愈。可继发外耳道炎中耳炎等，随肿瘤逐渐增大可引起耳阻塞感和听力障碍。耳痛加重并放射至患侧颞区和耳周区，明显耳痛常提示肿瘤为恶性。外耳道鳞状细胞癌早期多为耳道软骨部小硬结或肉芽，表面溃烂、结痂，有时呈菜花样或乳头状肿物。外耳道腺样囊性癌和耵聍腺癌常表现为弥漫性红肿、皮肤增厚、凹凸不平或伴有血性分泌物。肿瘤发生部位多为耳道软骨部，以外耳道底壁和前壁居多，基底广表面不光滑，可有触痛。肿瘤亦可呈环状，硬结状使外耳道狭窄。肿瘤生长穿破皮肤则呈红色肉芽状，外耳道内可见脓血性渗出物，但也有类似良性肿瘤外观者。

（二）影像学检查

颞骨高分辨 CT 平扫及冠扫可确定病变范围及与中耳、乳突的关系。多数早期外耳道鳞癌为外耳道不规则软组织肿块，肿瘤增大后可破坏外耳道骨壁，呈虫蚀状骨破坏。晚期可侵犯腮腺、颞颌关节、翼内肌、翼外肌、颞下窝。向内破坏

鼓膜侵入中耳腔，累及面神经、半规管、前庭耳蜗和内听道（图 19-2-1，图 19-2-2）。肿瘤可侵犯中、后颅窝脑膜及岩尖，通过咽鼓管累及颈内动脉管并可扩散到颈静脉窝。核磁共振（MRI）可显示外耳道不规则软组织肿块，边界不清。大多数肿瘤 T_1W_1 呈略低信号，T_2W_2 呈略高信号，信号不均匀，增强后肿瘤不均匀明显强化。

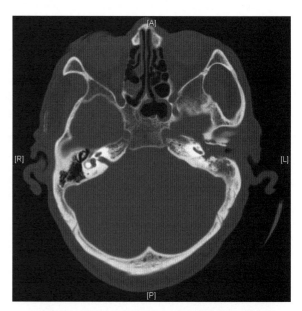

图 19-2-1　鼻咽癌放疗后 4 年左外耳道鳞状细胞癌

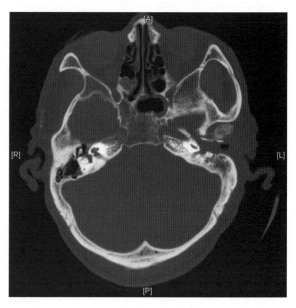

图 19-2-2　左侧外耳道增宽，内可见软组织密度影，外耳道前、后壁可见不规则骨质破坏

二、诊断

外耳道肿瘤在临床上常被误诊为慢性外耳道

炎、外耳道肉芽、中耳炎及色素痣等病而延误治疗。因此对中年以上患者，病程长的外耳道病变，尤应考虑到外耳道、中耳肿瘤的可能。应该及早做相关影像学检查，必要时切取耳道可疑组织送病理检验。对以下临床表现者应高度怀疑本病：

1. 外耳道皮肤凹凸不平，狭窄并有血性分泌物，经一般治疗无效者；

2. 外耳道肉芽组织一般治疗不消退及中耳肉芽伴面瘫者；

3. 耳疼痛严重，而局部无明显炎性反应表现，或久治不愈者；

4. 外耳道肿块伴有严重耳痛者，或经抗炎治疗无效者；

5. 对送检病理切片的局限性有所认识，临床上高度怀疑，但病理诊断为阴性结果的，还应密切观察必要时再行活检。

三、治疗

以手术切除为主的综合治疗。视肿瘤病理类型、发生部位及大小可采用不同的手术方法。如基底细胞癌手术切除范围可以稍保守。外耳道腺样囊性癌具有嗜神经性浸润性生长特性，术后极易局部复发，且肿瘤对放疗敏感性较差，故在肿瘤早期即需采取根治性手术切除。虽然耵聍腺瘤和多形性腺瘤病理组织学上为良性，但复发及恶变率甚高 临床需按具有恶性倾向肿瘤做广泛切除。

（一）基底细胞癌切除主要术式

位于耳轮处较小的肿瘤，可采用楔形或星形切口，一期切除缝合。耳郭肿瘤较大者，可采用耳后移行皮肤，分两期修复切除后的耳郭缺损。如肿瘤累及大部分耳郭，则需行耳郭全切除及断层皮瓣移植术。外耳道基底细胞癌多在耳道软骨部，手术切除需留出一定的安全界，全厚皮片修复。随诊注意外耳道狭窄问题。

（二）外、中耳鳞状细胞癌及腺样囊性癌切除主要术式

1. **袖状切除术** 肿瘤范围较小，局限于外耳

道，可采用整块外耳道切除术。切除范围应包括耳道软骨及软组织、骨性外耳道皮肤、鼓膜连同鼓环、锤骨呈套袖状全部切除。目前多主张袖状切除肿瘤后再行乳突根治术或颞骨外侧切除术。

2. **乳突根治术** 若耳道肿瘤较大或未侵及鼓膜，可做乳突根治术或扩大乳突根治术，包括经典的乳突根治及各种改良乳突根治术。

3. **颞骨外侧切除术** 此式式在外耳道恶性肿瘤中应用最多，疗效好且损伤相对轻。当肿瘤局限在外耳道骨部和软骨部，未侵入鼓室，鼓膜完整，可做颞骨外侧切除术。要求把外耳道连同鼓膜整体切下，既先完成外耳道袖状切除。切除范围包括部分耳甲腔软骨、外耳道软骨部、骨部皮肤、鼓膜。再用耳科钻磨除全部乳突气房，磨开上鼓室，磨低外耳道后壁，既沿中颅窝底、乙状窦前外侧缘将乳突轮廓化。并要磨除部分鼓骨，切除锤骨、砧骨，清除鼓窦、鼓室、咽鼓管口黏膜，切除面神经及镫骨或镫骨底板以外的全部中耳结构。(图19-2-3、图19-2-4)肿瘤位于外耳道骨及软骨部前壁时，切除范围应包括耳屏软骨、全部外耳道软组织、髁状突及肿瘤邻近的外耳道骨壁、颧弓根。如有必要，还可行腮腺浅叶切除或腮腺全部切除术。若肿瘤已超出外耳道侵犯内耳及邻近组织或器官。切除范围应根据情况适当扩大，可根据病变情况选行颞骨部分切除术或颞下窝经路手术切除。颞骨外侧切除术后需用小的肌肉块封闭咽鼓管口，防止鼻咽部感染进入中耳，有利于干耳。气化型乳突切除术后会遗留一个大的术腔，如能保证肿瘤已完全切除，可以用乳突皮质健康骨粉做成"骨水泥"，放在乳突尖及侧窦脑膜角处压紧，外覆盖颞肌筋膜，用来缩小术腔。术腔也可用带蒂颞肌筋膜瓣填塞缩小术腔。需将耳甲腔软骨部分切除，将外耳道口扩大来保证术腔空气流通，减少感染机会。如果对侧耳听力正常，患耳已无实用听力也可以封闭外耳道。切取腹部皮肤连同脂肪，修剪皮肤比外耳道口稍大，脂肪填充术腔，皮肤与扩大的外耳道口打包缝合，加压包扎。(图19-2-5、图19-2-6)

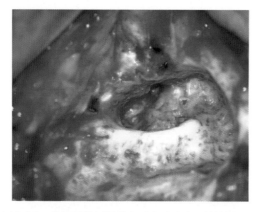

图 19-2-3　为颞骨外侧切除术后术腔清除咽鼓管鼓口黏膜

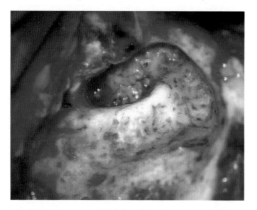

图 19-2-4　面神经水平段、镫骨底板圆窗

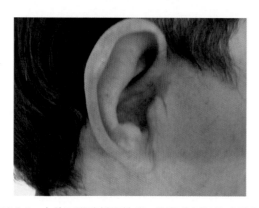

图 19-2-5　右外耳道腺样囊性癌，颞骨外侧切除术后 2 年，外耳道封闭

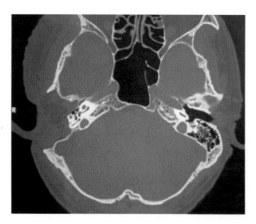

图 19-2-6　术后 HRCT 显示右侧乳突区骨质缺如，未见异常软组织影

第三节　中耳乳突癌

中耳癌是发生在中耳和乳突区的少见恶性肿瘤，约占耳部癌肿的 1.5%，占全身癌的 0.06%。病理类型以鳞状细胞癌最常见。可原发于中耳，亦可继发于外耳道、腮腺、颅底或鼻咽癌，因肿瘤晚期很难区分肿瘤的原发部位，部分实为外耳道癌侵入中耳乳突区。由于在解剖上外耳道、中耳腔、乳突及颞骨的其他部分相毗邻，关系密切。晚期癌肿体积较大时，可同时累及上述几个部位而难以准确判定其原发部位，故常被称为中耳乳突癌、外耳道中耳癌、中耳颞骨癌等。

一、临床表现及检查

（一）症状及体征因

肿瘤的病程长短、病变侵犯部位及扩展方向不同，临床表现有所不同。常见的主要症状为

1．耳漏　自外耳道流出稀薄水样脓性或血性分泌物，常为早期症状。

2．耳深部跳痛或刺痛　夜间加重，常向面部、颞部、乳突区及枕部和颈部放射。后期疼痛转为持续而剧烈。

3．耳闷、耳鸣、听力减退　发病早期为传导性耳聋，因常伴化脓性中耳炎而被忽视。后期病变侵犯内耳可出现混合性耳聋或感音神经性聋。

4．面瘫　肿瘤侵犯面神经可至周围性面瘫，常为晚期症状。但若病变起于鼓隐窝或鼓岬处则面瘫可出现于早期。

5．眩晕　较少见，系病变累及内耳所至，多发生于局部晚期。

6．其他颅神经受损　病变晚期可累及 Ⅴ、Ⅵ、Ⅸ、Ⅹ、Ⅻ、颅神经出现相应症状，如复视、吞咽困难、软腭麻痹、声音嘶哑、伸舌偏斜等。

7．张口困难　由于病变向周围扩展侵及颞颌关节、翼肌和三叉神经可表现出张口困难。

临床检查可见外耳道深部或鼓室内可见灰白色，红色肉芽或息肉样组织。擦拭或碰触时质脆易出血。可有鼓膜、听骨链破坏。患侧周围性面瘫及其他颅神经受损的表现。晚期可在耳周或上颈部触及肿大的淋巴结。

（二）影像学检查

颞骨高分辨 CT 可显示鼓室、鼓窦、乳突软组织肿块，正常软组织层面变形和骨质残蚀、听骨链破坏。外耳可有异常软组织影，肿瘤向颅内延伸时可见鼓室盖、鼓窦盖的破坏，还可伴有沿硬脑膜缘异常增强的肿块。病变侵犯颞颌关节时，见下颌关节后壁骨质破坏，髁状突不同程度移位。MRI 能清楚显示肿瘤周围软组织的边缘、邻近结构等。（图 19-3-1、图 19-3-2）

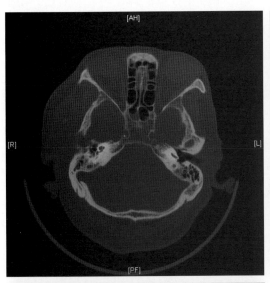
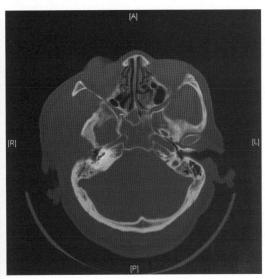

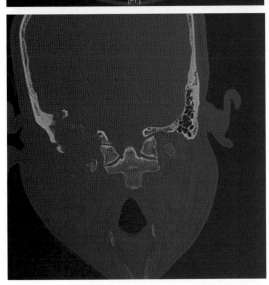

图 19-3-1 右中耳鳞状细胞癌。颞骨 HRCT：右侧颞骨鳞部骨质形态不规则，可见虫蚀样骨质破坏，邻近右侧颞部软组织内可见肿块影。冠状位示病变破坏中颅窝底，并向颅内侵犯

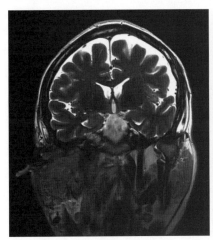
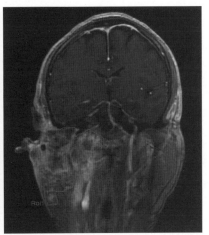

图 19-3-2 MRI 示：右侧颞部软组织肿块，边界不清，增强可见明显不均匀强化，边界不清，内可见不规则无强化影

二、诊断

中耳癌早期症状隐匿，不易早期诊断，故应提高警惕。凡有下列情况应考虑中耳癌的可能，及时进行影像学和病理学检查：

1. 外耳道深部或鼓室内有肉芽或息肉样新生物，切除后迅速复发或触之易出血。

2. 慢性化脓性中耳炎，耳流脓转变为流脓血性或血性分泌物。

3. 耳深部持续疼痛与慢性化脓性中耳炎耳部体征检查不相称。

4. 乳突根治术腔长期不愈并有顽固性肉芽生长。

5. 慢性化脓性中耳炎症状突然加重或发生面瘫。

同时应注意与中耳结核、梅毒、颞骨嗜酸性细胞肉芽肿以及鼻咽癌向中耳扩展者鉴别。病理检验帮助可确诊。出血性肿物要注意与颈静脉球体瘤鉴别。（见颈静脉球体瘤章节）还应注意与外耳道癌相区别。

三、治疗

需要根据病变的范围、病理类型、患者身体状况等，以及医院的医疗技术条件决定治疗方案。一经病理检查确诊者，应争取尽早手术，彻底切除肿瘤。如肿瘤侵犯范围较广，应考虑在手术前后辅以放疗、化疗。

（一）手术

手术对局限在中耳乳突腔的 T1、T2 期较小肿瘤可行乳突根治术、扩大乳突根治术以及颞骨外侧部分切除术（见外耳肿物节）。中耳癌一经发现多已是 T3 期病变，肿瘤较广泛或侵犯邻近组织时，可采取颞骨次全切除或颞骨全切除术，但此术式术后并发症多、病死率高，有文献报道术后病死率达 12.1%。有淋巴结转移者应同时行颈淋巴结清除术。

1. 颞骨次全切除

适应证：颞骨次全切除术适用于 T3 期肿瘤，当肿瘤累及鼓膜，侵入鼓室、乳突、内耳；未侵犯颅内及周围组织者。

手术范围：颞骨次全切除术除颞骨外侧切除的手术范围之外，还包括颞骨鳞部、部分颞颌关节、半规管、耳蜗以及位于颈内动脉外侧的岩锥外 2/3 的切除，仅保留内听道。切缘范围后方至乙状窦和颅后窝，上方至颅中窝，前方至颈内动脉，下方至颈静脉球，内侧至岩尖。根据肿瘤的侵袭范围，切除范围还可以包括面神经、硬脑膜、乙状窦和颞下窝。手术应尽量切除颈内动脉周围的软组织将其血管轮廓化。

手术方法：根据病变范围采用颞下窝进路或中后颅窝联合进路使术野暴露清楚。如无颈淋巴结转移的证据，可不做根治性或功能性颈淋巴结清除术，但要充分显露上颈部主要血管和后组颅神经。

切开颧骨并切除下颌骨髁状突，完成腮腺切除或腮腺浅叶切除术。一般 T1 和 T2 期肿瘤仅需进行浅层腮腺切除而保留面神经。如病变范围广泛需切除面神经，则进行腮腺全切术。

术中根据病变情况确定神经切除范围，并需要有一定的安全界，防止癌细胞沿神经转移。必要时神经断端做术中冰冻病理检验。恶性肿瘤病例一般不建议行面神经移植。

将二腹肌后腹和胸锁乳突肌从乳突尖分离，切断茎突确认前方紧靠的颈外动脉。从颞骨鳞部切开，进入中颅窝。用脑膜拉钩轻轻抬起大脑颞叶显露岩骨上平面。切除乳突，将乙状窦和颈静脉球轮廓化，并向前、向上磨去岩部颈动脉管外侧壁，暴露岩部颈内动脉升段和部分水平段。逐层磨除三个半规管及耳蜗，做全迷路切除。根据病变情况决定是否去除内听道。若脑膜有肿瘤侵犯应将受侵硬脑膜剪除，可用颞肌筋膜或人工硬脑膜修复。

为防止脑脊液漏用骨蜡填塞去除迷路后留下的空腔和咽鼓管口，取腹部脂肪填充术腔。颞肌瓣可以用来填补小至中型的软组织缺损。将颞肌做成蒂在前方的肌瓣，将其翻入术腔。带蒂的斜方肌肌皮瓣可用来进行局部软组织和皮肤缺损的重建。用可吸收缝线缝合外耳道口。置负压引流。

2. 颞骨全切除术

适应证：颞骨全切除术适用于 T4 期肿瘤。适于中耳癌虽已至晚期但无颅内和远处转移，癌灶侵犯岩尖但未超过蝶岩缝，未累及颈内动脉管者。

同时颈部淋巴结转移尚未广泛粘连固定者，具备根治切除可能。

手术范围及方法：在颞骨次全切除的基础上加全部岩锥切除。颈内动脉可以保留或切除。乙状窦、颈静脉、硬脑膜和脑组织根据肿瘤累及的范围来决定是否切除。可同期进行根治性颈淋巴结清除术。肿瘤累及邻近组织或硬脑膜可一并切除。

颈内动脉切除有可能带来偏瘫、死亡等严重后果。这种术式显著增加死亡率，同时并不能显著性的提高术后生存率，现很少采用。为保证患者安全，手术限于颞骨次全切除加放疗的综合治疗。晚期颞骨恶性肿瘤的治疗多是姑息性的。

（二）放疗及化疗

（见总论耳部肿瘤的治疗及预后）

（三）手术后并发症

1．脑脊液漏 最常见的并发症，重点在于术中妥善处理预防脑脊液漏的发生。在手术中剥离岩嵴处脑膜时尽量轻巧仔细，避免损伤，多数脑脊液漏发生在内听道处。切除受累的硬脑膜可出现脑脊液漏，可取筋膜组织来修补硬脑膜，或用生物材料人工脑膜修补。在颅压降低的情况下脑脊液漏可暂时停止，故术中要仔细观察。术后可将床头抬高30°，并给予降颅压、抗感染治疗。轻度脑脊液漏在1～2周内逐渐停止，极少数需要再次手术修补。

2．脑膜炎 脑膜炎常继发于脑脊液漏，同时伴有脑水肿。术后给予广谱抗生素可预防感染发生。静脉给予脱水剂，防止脑水肿发生。

3．面瘫 术中可行神经吻合术、面神经移植术使部分面神经功能得到恢复。面神经恢复需要一定的时间。在此期间要注意让面部被动活动，防止肌肉萎缩，也可做针灸、理疗等。患侧眼睛滴用眼药，预防角膜干燥溃疡。若面神经已切断，面神经麻痹不可能恢复时，可择期做患侧面部筋膜悬吊术。

4．术腔感染 中耳癌多继发于慢性中耳乳突炎，加之肿瘤的快速生长、坏死也会加重细菌感染。若术中用脂肪填塞术腔，需先用抗生素盐水反复冲洗术腔，另要注意压迫消灭死腔。术后选用敏感的抗生素。

5．后组颅神经麻痹 颞骨次全切或颞骨全切手术时，可出现Ⅶ、Ⅷ、Ⅸ、Ⅹ、Ⅺ、Ⅻ颅神经麻痹。会给患者生活带来一定生活困难。内耳切除可导致患耳神经性耳聋和眩晕。注意患者呼吸及吞咽，防治误吸，引发肺感染等并发症。

第四节 颈静脉球体瘤

颈静脉球体瘤（Glomus jugulare tumor）由20世纪40～50年代Rossenwasser和Guild先后报道，在颈静脉球顶和中耳鼓岬发现一种血管性肿瘤，当时命名为血管球体瘤及颈动脉体样瘤。以后陆续有类似报道，命名较为混乱，包括鼓室瘤、非嗜铬性副神经节瘤、化学感受器瘤和血管球细胞瘤等。后来Winship将之更名为颈静脉球体瘤，被普遍接受。现在研究证实本肿瘤为副神经节发生的肿瘤，故应命名为副神经节瘤（Paraganglioma）。Fisch认为称之为"颞骨副神经节瘤"更为准确。但由于习惯，颈静脉球体瘤这一名称仍在普遍使用。多数颞骨副神经节位于颈静脉窝的前外侧区和中耳内，因此起源于副神经节的肿瘤也主要发生于这两个部位，起源于中耳鼓岬鼓室神经丛者称为鼓室球体瘤，起源于颈静脉球穹隆部者称为颈静脉球体瘤。

一、发病情况

颈静脉球体瘤的发病率较低，仅占全身肿瘤发病率的0.03%，占头颈肿瘤的0.6%，但颈静脉球体瘤却是原发于颈静脉孔的最常见肿瘤。本病以女性多见，男女之比约为1：5，从婴儿到老年的任何时期均可见，高发年龄在50～60岁之间。具有发病年龄越小肿瘤发展越快、易为多灶性和血管活性物质分泌性等特点。颈静脉球体瘤生物学行为属于生长缓慢的良性肿瘤。常为侵袭性局部骨质破坏及沿解剖通道侵犯邻近软组织如肌肉、血管、硬脑膜等。鼓室球体瘤首先侵犯下鼓室、乳突及面神经。颈静脉球体瘤常破坏颈静脉孔出现Ⅸ、Ⅹ、Ⅺ颅神经麻痹症状。可沿颈静脉孔及破裂孔到颅内，侵犯颈内动脉管、桥脑小脑角及斜坡。甚至可以侵犯到岩尖、亦有肿瘤侵入鼻咽部者。颈静脉球体瘤一般不发生转移。大部分学者认为局部淋巴结或远处转移为颈静脉球体瘤唯一恶变标志，转移率4%。少数的颈静脉球体瘤具有嗜铬性，即含有儿茶酚胺及吲哚胺的神经分泌颗粒，这些分泌物质对血压、心跳、呼吸有调节作用。若手术中牵拉、分离、钳夹切取肿瘤时可致大量儿茶酚胺释放入血，引起血压进一步升高。而病变切除后，儿茶酚胺又大量减少使血压突然降低，从而造成严重不良后果。黄德亮统计的37例病例中仅有1例病变具有嗜铬性。建议围手术期应积极观察控制血压，可使用肾上腺素受体阻断药及钙拮抗药以降低血压。手术中低压麻醉亦利于稳定血压，但收缩压多应维持在不低于120mmHg，以保证脑供血代偿。

二、病理表现

颈静脉球体瘤生长缓慢，有报道肿瘤生长速度为0.8mm/年，病程可达15～20年。肉眼观察肿瘤为紫红色，呈不规则团块，很像血管性肉芽组织，血液循环丰富。显微镜下肿瘤呈分叶状小巢分布，瘤细胞呈多边形上皮样排列，被丰富的血管血窦分隔为巢状或腺泡状，瘤细胞境界不清。胞质丰富，可表现为血管瘤型、实质型和腺泡型。免疫组织化学检查S-100蛋白、嗜铬素（CCA）、神经元特异性烯醇化酶（NSE）多呈阳性反应。此结果对颈静脉球体瘤诊断及与其他肉瘤、血管外皮瘤鉴别起决定性作用。

三、颈静脉球体瘤的几种分类方法

随着医学影像学的发展和颅底手术技术的发展，Fisch 和 Glasscock- Jackson 分别提出了颈静脉球体瘤两种分型法（表19-4-1 和表19-4-2），这两种分型法描述了肿瘤的范围及颞骨、颞下窝、颅内的侵犯程度，为目前广泛采用。而 De La Cruz 的分类是在病变部位的基础上提出手术进路方法（表19-4-3）。对临床手术径路选择有一定指导意义。

表 19-4-1　Fisch 颈静脉球体瘤分型

分型范围
A 型肿瘤局限于中耳腔（鼓室球体瘤）
B 型肿瘤局限于鼓室乳突区域，无迷路下区骨质破坏
C 型肿瘤侵犯迷路下区，扩展到岩尖部
C_1 型以肿瘤侵犯颈静脉孔骨质和颈静脉球为主，颈内动脉只有轻微受侵
C_2 型有迷路下区和颈动脉管垂直段破坏
C_3 型有迷路下区、岩锥和颈动脉管水平段破坏
D 型肿瘤侵犯颅内
D_1 型侵入颅内部分，直径小于 2cm
D_2 型侵入颅内部分，直径大于 2cm，需分两期手术
D_3 型肿瘤过大，已不可能手术

表 19-4-2　Glasscock-Jackson 颈静脉球体瘤的分类

类型临床表现
鼓室体瘤
Ⅰ病变局限于鼓岬的小病变
Ⅱ病变完全充满中耳腔
Ⅲ病变充满中耳腔，并延伸至乳突
Ⅳ病变充满中耳腔，延伸至乳突或穿过鼓膜
颈静脉球体瘤
Ⅰ累及颈静脉球、中耳、乳突的病变
Ⅱ肿瘤侵犯到内听道下，可能有颅内受累
Ⅲ肿瘤延伸至岩尖，可能有颅内受累
Ⅳ肿瘤范围超过岩尖到达斜坡或颞下窝，可能有颅内侵犯

表 19-4-3　De La Cruz 的颈静脉球体瘤分型与手术进路

类型手术进路
鼓室型经外耳道进路
鼓室乳突型扩大乳突的面神经隐窝进路
颈静脉球型乳突—颈部进路 (可能有局限性面神经改道)
颈内动脉型颞下窝进路 ± 颞骨下进路
穿硬脑膜型颞下窝进路顺内进路
颅颈型经枕骨髁进路
迷走神经型经颈部进路

四、临床表现及检查

（一）临床表现

颈静脉球体瘤的临床表现与肿瘤生长的部位密切有关。肿瘤可以经解剖通道向邻近组织扩展，压迫神经引起相应的临床症状。原发于颈静脉球窝的颈静脉球体瘤通常在出现症状时肿瘤已相当大（图 19-4-1）。

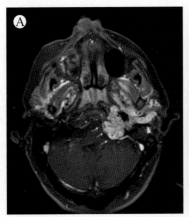
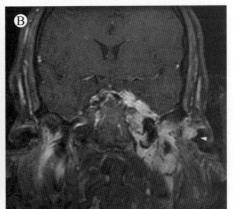

图 19-4-1　颈静脉球体瘤

1．搏动性耳鸣　为肿瘤侵犯下鼓室的症状，耳鸣常在运动后加重，患耳周听诊可听到血管性杂音，压迫颈部血管杂音减弱或消失。早期鼓膜完整，但呈深红色或蓝色，逐渐向外隆起。以鼓气耳镜向外耳道加压使鼓膜与肿瘤相贴，可见肿物搏动，与脉搏跳动一致，进一步加压，肿瘤受压颜色转白而停止搏动，即 Brown 氏征。

2．听力下降　鼓室球体瘤原发在鼓岬 Jacobson 神经支附近，逐渐充满中耳腔并包绕听骨链，会出现传导性听力下降。肿瘤也可破坏鼓岬、卵圆窗或圆窗进入内耳，出现感音神经性耳聋、眩晕等症状。

3．耳漏　肿瘤可穿破鼓膜而突入外耳道，出现血性或脓血性分泌物，耳镜检查可见出血性新生物，触之易出血。

4．面瘫　肿瘤生长进入面隐窝，面神经管受侵犯而出现周围性面瘫。如舌前 2/3 味觉消失表示鼓索神经受累。

5．颈静脉孔综合征　肿瘤侵入颈静脉球窝，可出现Ⅸ、Ⅹ、Ⅺ颅神经麻痹症状。侵犯舌下神经管时可出现Ⅻ颅神经麻痹。患者可出现咽下困难、咽反射减弱或消失、误吸和声嘶、构音障碍、耸肩无力、肩部下垂等。

6.肿瘤侵入咽鼓管，并沿管周气房或颈内动脉管生长年进入岩尖、海绵窦和中颅窝，出现面部麻木等症状。肿瘤沿颅底或迷路下气房生长可进入颅后窝，压迫小脑和脑干，可出现共济失调和走路不稳。少数患者有面部潮红、心悸、头痛、难控制性高血压等症状。

7．颈部肿块　患侧上颈部饱满或肿块。

（二）实验室检查

1. 耳神经学检查 纯音听力检查，肿瘤侵入鼓室出现传导性耳聋，若病变累及内耳会出现混合性耳聋或感音神经性耳聋。声导抗测听患耳多为 C 型或 B 型鼓室图。前庭功能检查多有患侧前庭功能减退。

2. 对有头痛、多汗、心悸、面色苍白、血压不稳等表现的患者，应检测 24h 血、尿儿茶酚胺及其代谢产物等相关检查。

3. 影像学检查 对怀疑有颈静脉球体瘤的患者首先要做颞骨高分辨 CT 检查。颞骨高分辨 CT 可以清楚地显示颞骨破坏的范围。较小的鼓室球体瘤多位于鼓岬及下鼓室处，表现为圆形软组织影，听小骨可正常。较大的肿瘤可累及上鼓室、前鼓室咽鼓管及外耳道，肿瘤一般呈等密度或略高密度。可伴有鼓窦、乳突气房积液。原发于颈静脉球窝的肿瘤表现为颈静脉孔扩大和破坏，边缘不规则。鼓室下壁骨质破坏，较大肿瘤可破坏中耳、外耳、内耳及岩尖、内听道骨结构并侵及颅内。当颈静脉球窝和下鼓室之间的骨性分隔尚完整时，颞骨高分辨 CT 可以分辨出肿瘤是来源于颈静脉球窝还是中耳。若此骨性分隔已被破坏时，则难以区分肿瘤的来源。MRI 有很高的软组织对比度。显示肿瘤与周围血管及神经的关系要比 CT 更清晰，能明确肿瘤确切部位、形态大小、向颅内侵犯的范围，以及颅神经等精细结构受损情况。一般肿瘤小于 2cm 可见类圆形长 T1 长 T2 信号影，信号略不均匀。瘤体大于 2cm，MRI 平扫时有特征性的信号"椒 - 盐征"，是由于肿瘤内出现血管流空现象所致，对颈静脉球体瘤具有诊断价值。增强后肿瘤明显不均匀强化。MRA 检查可见患侧颈内静脉管腔变细或完全不显影，而健侧颈内静脉显影清楚。MRA 可以显示颈内动脉及乙状窦情况。颈静脉球体瘤体内有丰富的血管网和血窦。如瘤体较大应进行数字血管造影（DSA）检查，以了解肿瘤的供血来源和大血管受累程度，且可与术前栓塞介入治疗同时进行。

五、诊断及鉴别诊断

可根据患者的病史、症状、体征、辅助检查及病理明确颈静脉球瘤的诊断。颈静脉球体瘤通常生长缓慢，有些患者从出现最初症状到最后确诊可达十余年。原发于颈静脉球窝的颈静脉球体瘤通常在出现症状时肿瘤已相当大。如何在患者出现早期症状时及时确诊，需要临床医生对于本病应有足够的了解。详细的病史询问、临床体征的检查是诊断的基础。应进行必要的的耳科、耳神经和神经科检查。影像学可以为颈静脉球体瘤诊断提供了最重要的依据，但确诊要靠组织病理学检查。同取活检可能出现大出血，故需慎重。要注意与以下几种疾病鉴别：

（一）中耳乳突癌

患耳中耳炎病史，脓血性分泌物，早期耳疼痛，传导聋。晚期为感音神经性耳聋。可出现面瘫，眩晕，还可有第 V、VI、IX、X、XII 脑神经瘫痪的各种症状。病理检查有助于确诊。检查中耳肉芽样物突向外耳道。若有颈部包块多质硬，为淋巴结转移。中耳癌病程进展较快。颈静脉球体瘤多有搏动性耳鸣，鼓膜暗紫色或肉芽样物，耳部分泌物为血性，一般无耳部痛，颈部包块质地较软。病程进展较慢。影像学（CT 及 DSA）检查可清楚分辨两种疾病。

（二）面神经鞘膜瘤

为颈静脉孔区第二位的肿瘤，很少见，多发于面神经。较早出现面神经麻痹，而后出现耳聋及耳流脓，一般无搏动性耳鸣。颞骨 CT 可见颈静脉孔扩大，颈静脉孔区略高密度病灶并有强化，但不如颈静脉球瘤明显，可有低密度区（囊性变）。MRI 多表现为稍长 T1 长 T2 或等 T1 长 T2。

（三）中耳胆固醇肉芽肿及特发性血鼓室

是一种含有胆固醇结晶和多核巨细胞的肉芽肿或原因不明的鼓室积血。发生于鼓窦、乳突或鼓室内及颞骨岩部，属非特异性病变，与分泌性中耳炎、病毒感染和异物刺激有关。临床特征为蓝色鼓膜和进行性听力减退。鼓膜呈蓝褐色，其后上方多向外膨出，活动度减退或消失。如有穿孔，可见褐色黏稠液体经穿孔溢出。患者有耳内闷胀感，听力逐渐下降，为传导性或混合性聋，伴耳鸣。颞骨 CT 多示鼓室及乳突低密度影，气房间隔模糊，但无颈静脉孔区骨质破坏。

（四）慢性中耳乳突炎

长期耳流脓，听力下降病史。骨疡型中耳炎有肉芽生长时可有少量出血，多为脓中带血。

六、治疗

根据颈静脉球体瘤病变范围，结合患者的全身状况等因素做综合评估，决定治疗方法，主要方法有手术、放疗及姑息疗法等。

（一）手术

为首选治疗方法，手术入路选择取决于肿瘤的部位、大小、听功能如何、面神经及Ⅸ、Ⅹ、Ⅺ、Ⅻ颅神经麻痹状况。有无颅内侵犯，结合患者年龄、全身情况综合制定手术方案。局限性肿瘤多可以完全切除，可用鼓室切开术、下鼓室切开术。充满中耳或侵犯乳突的肿瘤可经扩大乳突根治、后鼓室切开、面隐窝进路、经乳突、颈部联合进路暴露颈静脉球和颈静脉孔。大型肿瘤则需采用经典的经颞下窝进路，术中需移位面神经。对侵犯岩尖的肿瘤需采用颞骨和颞下窝联合进路，以及其他联合入路术中切除部分或全部迷路。Fisch的颞下窝径路可广泛显露侧颅底的神经血管区，视野开阔，是切除大型颈静脉体瘤的理想径路。

肿瘤所在的解剖部位复杂，脑神经血管众多，手术具极有挑战性。由于肿瘤可生长在颅内外，治疗涉及多学科领域，故学科间的相互配合对于提高治疗水平非常重要，手术可采用多科联合协作治疗，可由神经外科医生协助处理脑膜及侵入颅内的病变。术前1～3天常规DSA检查，同时栓塞责任血管。术中采用控制性低血压麻醉。如患者术前无面瘫，有条件者均应在面神经监护下手术。术中面神经监控有助于面神经定位和控制牵动力度。王正敏报道术中面神经移位30例，术后28例面肌运动正常，2例轻度面瘫，3月后恢复。若手术中面神经部分切除，可行神经一期移植修复面神经。

天津市第一中心医院近20年完成颈静脉球体瘤10例，年龄22～56岁。以搏动性耳鸣、听力下降就诊4例，其他均以耳出血、听力下降、颈部包块等症状就诊，伴有面瘫2例；伴Ⅸ、Ⅹ、Ⅺ颅神经受累症状1例。按照Fisch分型标准，A型2例；B型3例；C型5例。A型2例病变局限在鼓岬中后部的鼓室球体瘤行外耳道鼓室径路肿瘤切除；1例采用乳突。面神经隐窝径路，3例采用开放式扩大乳突根治术。4例行颞下窝径路颞-颈联合切口，切除肿物及受累的颈内静脉。其中3例手术治疗前先行DSA检查，栓塞肿瘤供血责任血管，使手术出血明显减少。2例将面神经改道向前移位；1例同时行面神经-舌下神经吻合术；随访3～20年，10例中有2例肿瘤复发，1例二次手术行颞下窝入路肿物切除术。1例行面神经-舌下神经吻合者经6年随访，面神经功能达到Ⅱ～Ⅲ级。

（二）放疗

目前多采用立体定向放疗（如γ-刀）。立体定向放射治疗一般用于肿瘤残余或控制肿瘤生长。对于肿瘤广泛，无法手术或手术未能彻底切除肿瘤，以及年老体弱不能耐受手术者可以采用。对于颈静脉球体瘤的普通放疗效果各家报道不一，一些组织学研究表明放疗对颈静脉球体瘤细胞本身无效，甚至有放疗后恶变的危险。放疗既不能减缓肿瘤向周围血管、神经的侵犯，也不能减轻颅神经麻痹。只能使血管周围纤维组织增生。一部分血窦因血管内膜炎而发生闭塞、纤维化，使血窦变小。加之放疗后手术并发症更多，因此大多数学者主张对颈静脉球体瘤应积极手术切除。

（三）介入治疗

数字减影血管造影（Digital subtraction anglography, DSA）可用以分析肿瘤血管结构和血流动力学变化，协助制定手术方案和控制手术中出血。通过动脉插管，血管造影显示肿瘤侵及的范围、瘤体血供、与颈内动脉的关系以及大脑循环及其侧支循环的情况，从而为其诊断及治疗方案的确定提供的重要信息。动脉期见颈静脉孔、乳突区大片血管团块影，其间血管蜿蜒迂曲，颈内、外动脉间距受压增宽，供血动脉明显增粗，肿瘤供血多来自颈外动脉系统的咽升动脉亦可有耳后动脉、枕动脉及脑膜中动脉的岩支。

颈静脉球体瘤手术切除的关键是控制术野出血。既往常规手术失血较多现在应尽可能在颈静脉球体瘤手术切除前实施介入治疗，一般在术前1～3天进行 DSA 检查，并将主要责任血管栓塞。如此可明显减少术中出血，术野清晰可避免神经、血管的副损伤，保证肿瘤的彻底切除，并可缩短手术时间。栓塞材料多选用临时性材料如明胶海绵、线头，也可以用 PVA 颗粒（聚乙烯醇）、金属圈等。若术中有可能切断颈内动脉，术前 DSA 检查时需做颈总动脉阻断试验—血管内球囊阻塞试验，评估结扎颈为动脉后的脑侧支循环状况。判断如果手术需要切除同侧乙状窦或结扎颈静脉，对侧是否有足够的代偿能力。即对侧乙状窦、颈内静脉通畅情况，如果对侧因病变已影响到其通畅，那么将会对脑血液回流产生明显不良影响，从而引起术后脑水肿，甚至更严重并发症。也可以按照李树玲方法行颈总动脉压迫锻炼或缓慢阻断后，促进侧支循环建立，保证患侧大脑血供，为手术做好准备。对老年及无法承受手术的患者也可采取介入治疗，高选择性栓塞肿瘤责任动脉也是一种姑息治疗方式。

附：手术方法
（一）鼓室－乳突径路手术
【适应证】 Fisch 分型 A 型及 B 型者。局限于鼓室，鼓窦区域，未累及颈静脉球。

【手术步骤】

1.耳后沟2～3cm C 形切口，将耳郭翻向前方，暴露出乳突。

2.电钻磨开乳突并轮廓化，根据病变情况去除或保留外耳道后骨壁。磨除部分鼓骨，开放下鼓室，充分暴露肿瘤（图 19-4-2）。

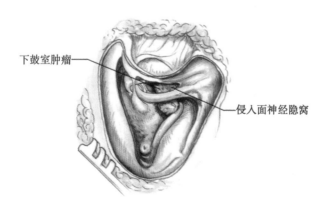

下鼓室肿瘤

侵入面神经隐窝

图 19-4-2　乳突面神经隐窝入路

3.较小的肿瘤可经面神经垂直段下方，分块切除，如肿瘤侵及整个乳突腔，可先标记面神经，行面神经垂直段及水平段解剖，必要时将面神经由骨管分出推向前方。充分暴露肿瘤，出血较多可用双极电凝边止血边分块切除。

4.肿瘤切除后，可用颞肌筋膜修复，明胶海绵填塞。如肿瘤范围较大，无实用听力，术腔可用带蒂颞肌或胸锁乳突肌填塞，将外耳道缝合闭封，不与外界相通。

（二）颞下窝径路手术（A 型径路）
颞下窝 A 型径路的目的是通过颞骨次全切除和面神经改道前移来暴露颞骨迷路下和岩尖空间、下颌窝和颞下窝后部，全程暴露岩内的颈内动脉，便于控制静脉窦出血。需要联合耳神经外科和头颈外科来完成颅-颞-颈径路。

【适应证】Fisch 分型 C 型及 D 型者。肿瘤位于颈静脉窝处并侵及鼓乳底部，向周围扩展。也可以用于放疗不明感、肿瘤侵犯较广泛的外耳、中耳恶性肿瘤。

【禁忌证】①颈内动脉受累：如颈内动脉受累而大脑侧支循环不良则不宜手术；②对侧迷走神经病变：若肿瘤侧为唯一迷走神经功能正常侧则不宜手术；③肿瘤无法彻底切除：此为相对禁忌证，某些情况姑息性切除可能对患者有益。

【手术步骤】

1.耳后做 C 形或 Y 形切口，乳突表面做蒂在后方的骨衣瓣。于外耳道软骨处离断外耳道。在腮腺后缘确认面神经主干。

2.颈部解剖，在舌骨水平暴露颈内动脉、颈外动脉及迷走、舌下及副神经。结扎颈外动脉及其分支咽升动脉和枕动脉。

3.完成颞骨次全切除术（见第三节）。清除耳道皮肤及鼓膜，摘除锤骨、砧骨，仅保留镫骨或镫骨底板。磨开面神经骨管，自茎乳孔到膝状神经节。将此段面神经从骨管分离出，改道到耳道前壁提前磨好的骨槽内。如面神经已有肿瘤侵犯则予切除。

4.磨去乙状窦骨板，沿血管走行向下磨除乳突尖、鼓骨及颈静脉球外侧骨壁。一般在乳突导血管下方结扎并切断乙状窦，用动脉针引线分两道结扎乙状窦，需在窦壁垫用小肌肉块一同结扎，可以结扎的更紧，同时减少硬脑膜的损伤，防止脑脊液漏。如肿瘤已侵犯乙状窦，可将肿瘤及外侧管壁切除，保留内侧的管壁，即后颅窝硬脑膜。肿瘤破坏有时破坏内耳深达内听道，分离时小心不要损伤内听道内的面神经。

5. 颈部结扎颈内静脉 (图 19-4-3)。将肿瘤及颈内静脉、乙状窦分离，暴露颈静脉球及肿瘤，并小心分离与第Ⅸ、Ⅹ、Ⅺ、Ⅻ颅神经粘连，切勿损伤。尽管已做介入栓塞，切除肿瘤与颈静脉球 (图 19-4-4) 时仍会有出血，出血多来自岩下窦，需提前准备好速即纱及明胶海绵等，迅速填压止血。

6. 切除肿瘤时应注意与颈内动脉关系，如肿瘤与颈内动脉有粘连，应小心分离，与肿瘤无法分离时，可做动脉压迫或临时夹持试验，观察残端动脉压是否合格并考虑做颈内动脉或颈总动脉结扎。同时结合术前 DSA 检查决定治疗方案。

7. 若肿瘤侵入颅内，可部分切开脑膜，将颅内部分肿瘤游离切除。若肿瘤大于 2cm，需要分期切除。慎勿损伤小脑后下动脉 (图 19-4-5)。

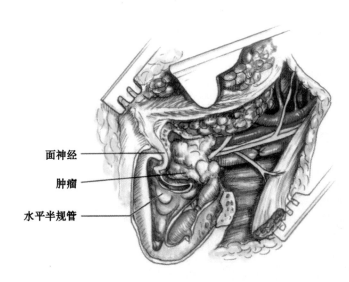

面神经
肿瘤
水平半规管

图 19-4-3　在乳突导血管下方结扎乙状窦颈部并在结扎颈内静脉

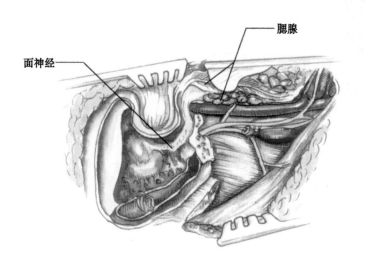

腮腺
面神经

图 19-4-4　切除肿瘤与颈静脉球后

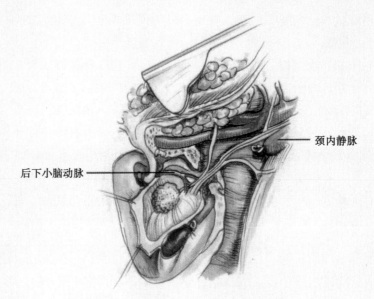

颈内静脉

后下小脑动脉

图 19-4-5 切开硬脑膜，暴露侵入颅内的肿瘤

8. 修复，脑膜缺损部分用颞筋膜、生物胶或人工脑膜修补，要尽量缝合修补严密，严防脑脊液漏。医用生物胶有时在组织与硬脑膜粘连不紧密时，特别硬脑膜缺损较大时，会在生物胶下形成潜在的漏口，误认为修补良好，而造成脑脊液漏。如面神经已切断，可移植耳大神经或腓肠神经。若面神经垂直段以下完好，可将面神经垂直段自骨管内游离、下翻与舌下神经或副神经连接，同期做神经吻合术。刮去咽鼓管口黏膜，以骨片及肌肉填塞封闭咽鼓管口，以免发生脑脊液耳鼻漏。术腔可翻转颞肌肌瓣及腹部脂肪填充，注意不留死腔。由于腹部脂肪组织无血运，修补后有时会液化坏死造成无菌性脑膜炎。将外耳道口缝合封闭，不使与外界相通。

【术后并发症及注意事项】

术后并发症主要有脑脊液漏、出血、感染以及后组颅神经麻痹症状如面瘫、声音嘶哑、吞咽障碍、听力减退、伸舌偏，少数伴有脑积水。

1. 注意观察患者生命体征，根据患者的意识状况，咳嗽反射、吞咽反射、血氧饱和度和生命体征变化决定是否拔管或行气管切开术。气管插管常规保留到第 2 天。

2. 注意有否脑脊液漏、出血、感染等情况。术腔放置引流管或负压吸引球，一般在 48 ～ 72 小时拔除。伤口加压包扎。如有脑脊液漏，可先保守治疗，给予头高卧位，静脉脱水药物治疗，也可无菌操作下腰穿引流。广谱抗生素预防感染，

需用一周。降颅压治疗 3 ～ 4 天。

3. 术后颅神经麻痹症状可采用相应处理方法。用抗生素药水滴眼，以防角膜炎和溃疡发生。有IX、X颅神经损伤者应进行鼻饲。必要时采取补救措施来改善吞咽呛咳和发音。

（程岩　马元煦）

参考文献

1. Mortor R P, Stell P M, Rerrick P P. Epidemiology of cancer of the middle ear cleft. Cancer , 1984, 53(7):1612-1617.

2. Thissen M R, Neumann M H, Schouten L J. A systemic review of treatment modalities for primary basal cell carcinomas. Arch dermatol , 1999, 135:1177-1183.

3. Moffaf DA, Grey P, Ballagh RH, et aI. Extended temporal boneresection for squamous cell carcinoma Otolaryngol Head Neck Surg, 1997, 116 : 617. 623.

4. Jin YT, Tsai ST, Li C, et a1. Prevalence of human papillomavirus in middle ear carcinoma associated with chronic otitis media. Am J Pathol, 1997. 150 : 1327-1333.

5. Bradley P. Radiation-induced tumors of the head and neck. Current Opinion in Otolaryngology - Head and Neck surgery, 2002, 10(2):97-103.

6. Raghavan U, Quraishi S, Bradley PJ. Multiple primary tumors in patients diagnosed with hypopharyngeal cancer. Otolaryngology-Head and Neck Surgery, 2003,

128(3): 419-425.

7. 孔维佳，孙宇 . 颞骨恶性肿瘤临床诊疗进展 . 中华医学文摘耳鼻咽喉科学，2010，25（1）：20-22.

8. Moody SA，Hirsch BE，Myers EN. Squamous celt carcinoma of the external auditory canal：an evaluation of a staging system. Am J Otol，2000 21：582-588.

9. Nakagawa T，Kumamoto Y，Natori Y，et al Squamous cell carcinoma of the externaI auditory canal and middle ear：an operation combined with preoperative chemoradiotherapy and a free surgical margin. Otol NeurotoI，2006，27：242-249.

10. 王正敏 . 耳显微外科学 . 上海科技教育出版社，2004.

11. Hick G W. Tumors arising from the glandular structures of the external auditory canal.Laryngoscope，1983，93:326-340.

12. Mofaf DA. Wagstaff SA. Squamous celI carcinoma of the temporal bone. Otolaryngol Head Neck Surg. 2003. 11：107-111.

13. Prasad S，Janecka I P. Eficacy of surgical treatments for squamous cell carcinoma of the temporal bone：a literature review. Otolaryngol Head Neck Surg，1994，110(3)：270-280.

14. Shockley W W; Squanmous cellcarcinoma of external ear. Otolaryngol Head Neck Surg, 1987, 97(3):308.

15. 黄选兆，汪吉宝 . 实用耳鼻咽喉科学 . 北京：人民卫生出版社，1998：1040.

16. 杨仕明，韩东一，黄德亮，等 . 晚期巨大颞骨恶性肿瘤的手术治疗 . 中华耳鼻咽喉科杂志，2004，39(10)：628-629.

17. Hirsch BE. Staging system revision. Arch Otolaryngol Head Neck Surg，2002, 128：93-94.

18. Rossenwasser H. Carotid body tumor of the middle ear mastoid. Arch Otolaryngol, 1945, 41：64.

19. Guild S R. The glomus jugnlar: a nonchromaffin paraganglion in man. AM Oto-rhino laryngol，1953，62:1045.

20. Pensak M L. Benign Vascular and Malignant of the ear. Otolaryngology and Head and neck surgery. New York：Elsevier Science publishing CO Inc. 1989：124-130.

21. Glasscock ME. Jackson CG. Glomus tumors：diagnosis and surgery. Rev Laryngol Otol Rhinol(Bord)，1979，100：131-136.

22. Brown JS. GIomus iugular tumors revisited：A ten year statistical foIIow up of 231 cases. Laryngoscope，1985，95：284-288.

23. Jenkins HA，Fisch U. GloreUS tumors of the ternporal region. Arch Otolaryngo1，1981，107：209-214.

24. Jackson CG. Glomus tympanicum and glomus jugulare tumors. Otolaryngol clin North Am，2001, 34(5): 941-970.

25. Heth J. The basic science of glomus jugulare tumors, Neurosurg focus, 2004, 17(2): E2.

26. Jenkins HA，Fisch U. Glomus tumors of the temporal region. Arch Otolaryngol, 1981, 107：209-214.

27. Jackson CG，Glasscock ME，Nissen AJ，et a1. Glomus lulnor surgery：the approach，results，and problems. Otolaryngol Clin Nor Ame, 1982，15：897-916.

28. Jackson CG. Skull base surgery. Am J Oto1, 1981,3：161-171.

29. Brackmanm DE, Arriaga MA. Surgery for glomus and Jugular foramen tumors. In：Brackmanm DE：Otological surgery，2001. 556-561.

30. 张力伟，王忠诚，于春江，等 . 经枕髁 - 颈突入路到达颈静脉孔区显微解剖学研究 . 中国临床解剖学杂志，2002，4：156-158.

31. Brackmanm DE，House WF，Terry R，et a1. Glomus jugular tumors：Effects of irradiation. Trans Am Acad Ophthalmol Otolaryngo1, 1972，76：1423-1431.

32. 李树玲 . 新编头颈肿瘤学 . 北京：科学技术文献出版社，2005.

33. 张力伟，汤劼 . 颈静脉球体瘤的神经外科治疗 . 中华医学文摘耳鼻咽喉科学，2010，25（1）:5-6.

34. 王正敏 . 颞骨和颞下窝联合入路侧颅底肿瘤切除术 . 中华耳鼻咽喉杂志，1999, 34:95-97.

鼻咽癌
Nasopharyngeal Carcinoma

第一节　鼻咽癌流行病学特征

鼻咽癌发病具有明显的地理性差异，以中国华南地区及香港地区发病率最高，世界标化发病率可达 20/10 万以上，因此鼻咽癌又被称为"广东瘤"。国际癌症研究所（IARC）公布的 GLOBOCAN 2008 资料显示：全世界在 2008 年共发生 84434 例新病例和 51586 例死亡病例，世界标化发病率为 1.2/10 万，世界标化死亡率为 0.8/10 万；中国 2008 年共发生 33101 例新病例和 20899 例死亡病例，发患者数占全世界新病例的 40% 以上，世界标化发病率为 2.1/10 万，在我国恶性肿瘤发病率中男性排第 11 位，女性排第 18 位。

2004—2005 年全国 31 个省、自治区、直辖市 158 个样本点调查资料显示鼻咽癌死亡率为 1.46/10 万，占全部恶性肿瘤死亡总数的 1.07%，在恶性肿瘤死亡分类比中列 13 位，退居十大恶性肿瘤行列之外，而 20 世纪 70 年代和 90 年代分别位居第 9 位和第 8 位。按性别分类统计，男性鼻咽癌死亡率为 2.05/10 万，而女性鼻咽癌死亡率仅为 0.84/10 万，鼻咽癌仍然是男性十大（死亡率排第 10 位）恶性肿瘤之一。鼻咽癌的死亡率随着年龄的增长呈上升趋势，以中老年人为主，男性鼻咽癌死亡率明显高于女性。中国城市鼻咽癌的死亡率水平显著高于农村，东部地区的鼻咽癌死亡率高于中部和西部，按城乡分别统计，以中部地区城市和东部地区农村的鼻咽癌死亡率最高。2004 ～ 2005 年全国鼻咽癌死亡率水平比 20 世纪 70 年代和 90 年代有明显下降趋势，鼻咽癌死亡率下降幅度分别为 30.30% 和 19.18%。鼻咽癌死亡率下降趋势，可能主要归因于社会经济水平提高和医疗技术进步，对高危人群进行"二级预防"

的作用，使鼻咽癌患者得到了较高的生存率。

鼻咽癌可发生在各个年龄组，国内报道最小的 3 岁，最大的 90 岁，但以 30 ～ 60 岁多见，占 75% ～ 90%，男女发病率之比为 2 ～ 3.8∶1。鼻咽癌流行病学具有以下特点：

一、地域聚集性

在欧美大陆及大洋洲鼻咽癌较罕见，发病率大多在 1/10 万以下。世界范围内的高发区主要在：①中国南方以及东南亚的一些国家如新加坡、马来西亚、菲律宾、文莱是全球鼻咽癌最高发地区，其中又以珠江三角洲和西江流域的各县市，尤其是肇庆、佛山、广州等地最高发，发病率达 34.01/10 万（男）和 11.15 万 /10 万（女）；②北美洲的美国阿拉斯加州和加拿大西部的爱斯基摩人，发病率为 10/10 万（男性）和 4/10 万（女性）；③非洲北部和西北部的一些国家，发病率为 3.4/10 万（男性）和 1.1/10 万（女性）。

二、种族易感性

鼻咽癌发病具有明显的人种差异。在世界三大人种中，部分蒙古人种为鼻咽癌的高发人群，其中包括了中国华南地区及东南亚地区的中国人、泰国人、新加坡人及北美洲的爱斯基摩人，以中国人的发病率最高，黑种人次之，而白种人十分罕见。例如 1988—1992 年期间美国洛杉矶的鼻咽癌发病率，白人为 0.7/10 万，黑人为 1.0/10 万，中国人则高达 9.8/10 万。高发区的居民迁居到低发区后仍保持着鼻咽癌的高发倾向。

三、家族聚集现象

鼻咽癌发病具有家族聚集性，在全世界鼻咽癌高发人群中，均有鼻咽癌家族聚集现象，患者的一级亲属和二级亲属的发病率明显高于一般群体发病率，其原因可能与鼻咽癌的发病和遗传关系密切有关。中山大学肿瘤防治中心的资料显示，21.6%的鼻咽癌患者有肿瘤家族史，其中有鼻咽癌家族史者占12.3%。在格陵兰，27%的鼻咽癌患者有肿瘤家族史，且主要集中在一级亲属中，大部分为鼻咽癌和腮腺癌。

四、不同国家及地区发病率的时间变化有差异

从目前鼻咽癌流行病学资料来看，大部分国家和地区的鼻咽癌发病率仍相对稳定，但一些国家和地区的鼻咽癌发病率和死亡率发生了明显变化。在中国华南地区，例如1978—2002年期间广东省的四会市和1983—1997年期间广西省苍梧县鼻咽癌的发病率相对稳定。新加坡、中国香港及台湾地区的鼻咽癌发病率则有逐渐下降趋势：新加坡男性鼻咽癌发病率1993—1997年间下降了15%，女性下降了30%；香港男性年龄标化发病率从1980—1984年的28.5/10万下降至1995—1999年的20.2/10万，下降了29%，女性从11.2/10万下降至7.8/10万，下降了30%；台湾1981—2000年间鼻咽癌的发病率逐渐下降，男性年龄标化发病率从1981年的11.9/10万下降至2000年的8.60/10万，女性从4.35/10万下降至3.02/10万。

第二节 鼻咽癌致病因素及发病机制

一、致病因素

（一）环境因素

鼻咽癌发病的地区聚集性反映了同一地理环境和相似生活饮食习惯中某些化学因素致癌的可能性。近年的研究发现以下物质与鼻咽癌的发生有一定的关系：

1.亚硝胺 高发区人群嗜食的咸鱼、腌肉、腌菜中亚硝酸盐含量非常高。腌制食品中的高浓度挥发性亚硝酸盐被认为是鼻咽癌发展中的假设性致癌物质。亚硝酸盐分解的产物主要为亚硝胺及其化合物。其中的二甲基亚硝胺和二乙基亚硝胺已被证实可诱发大白鼠鼻腔或鼻窦癌；最近相关分子生物学研究表明，亚硝胺类代谢基因CYP2A6的基因多态性在鼻咽癌的易感性中扮演非常重要的角色，很可能成为鼻咽癌一个病因相关的标志物。

2.芳香烃 在鼻咽癌高发区的家庭内，每克烟尘中3，4苯并芘含量达16.8μg，明显比低发区家庭高。同样，这一化合在动物实验中也可以诱发"鼻咽部"肿瘤。

3.微量元素 硫酸镍可以在小剂量二亚硝基哌嗪诱发大鼠鼻咽癌的过程中起促进癌变作用。

4.其他可能的环境因素 吸烟、职业性烟雾、化学气体、灰尘、甲醛的暴露和曾经接受过放射线照射等亦有报道和鼻咽癌的发病有关。

（二）EB病毒感染

目前已公认EB病毒和鼻咽癌之间的关系密切。经免疫学方法证明EB病毒带有壳抗原（VCA）、膜抗原（MA）、早期抗原（EA）及核抗原等多种特异性抗原。已证明EBV对鼻咽癌的发生起重要作用。证据包括：①全部鼻咽癌细胞表达EBV的DNA或RNA；②鼻咽癌患者血清中检测到的EB病毒相关抗体（如VCA-IgA、EA-IgA），无论是抗体阳性率，还是抗体效价都比正常人和其他肿瘤患者明显增高，且其抗体效价水平与肿瘤负荷呈正相关，随病情的好转或恶化而相应地下降或升高；③EBV呈克隆性附加体的形式，表明此病毒是克隆性增生之前进入肿瘤细胞内的；④鼻咽癌先兆区域中EBV阳性，正常的鼻咽上皮内呈阴性；⑤在体外用含有EB病毒的细胞株感染鼻咽上皮细胞后，发现受感染的上皮生长加快，核分裂现象亦多见。因此，1997年IARC认为已有足够证据证明EBV为Ⅰ类致癌物质，与鼻咽癌密切相关。但是，在致瘤过程中EBV的致癌作用发生相对较晚。

LMP-1是已被肯定的1种EB病毒致癌蛋白，其蛋白结构与肿瘤坏死因子受体（TNFR）相似，可通过它的C-末端与TNFR相关因子结合，干扰正常TNFR的信号转导。上皮细胞中LMP-1过度

表达，可能具有启动鼻咽上皮细胞异型增生的作用，参与鼻咽癌多阶段癌变的早期致癌阶段，并对维持细胞恶性状态也是必要的。大量研究证实，EBV能使细胞转化及永生化，而LMP-1在其中起重要作用。

miRNAs与癌症及病毒的关系是目前研究的热点。2004年，Pfeffer等报道在EBV基因组中发现了5个miRNAs，每个都能调节病毒基因参与潜伏和宿主细胞基因的表达，EBV成为第一个被发现的能编码miRNAs的人病毒。随着研究手段的不断创新和普及，在鼻咽癌的细胞系及组织标本中相继发现了很多差异表达的miRNAs，如miR-29c、miR-216、miR-217、miR-145a、miR-146a、miR-195、miR-15a、BART miRNA等，它们在鼻咽癌细胞系/组织中表达上调或下降，或参与调控相关蛋白表达，或参与信号通路调节等，与肿瘤生长增殖，转移侵袭及与鼻咽癌的发生发展关系密切。

（三）遗传易感性

现代分子遗传学和分子生物学研究发现，鼻咽癌发生的高频染色体杂合性缺失的染色体主要位于1p、3p、9p、9q、11q、13q、14q、16p和19p，并定位了相应的LOH最小丢失区（Minimal deletion regions，MDRs），提示在高频率缺失区可能含有在鼻咽癌发病机制中起重要作用的肿瘤抑制基因；鼻咽癌发生遗传物质的扩增的主要染色体主要位于1q、2q、3q、6p、6q、7q11、8q、11q13、12q、15q、17q和20q，表明在这些区域可能存在与鼻咽癌的发生发展相关的癌基因。

在基因水平的研究认为RASSF1A基因是位于3p21.3上的鼻咽癌候选抑癌基因之一，属于Ras区域相关家族基因。RASSF1A的肿瘤抑制功能关系到DNA修复系统和Ras依赖性调节。70%～80%的鼻咽癌原发肿瘤有RASSF1A启动子的超甲基化，CPG岛甲基化是鼻咽癌发生的重要事件，对鼻咽癌的早期诊断、侵袭转移及治疗均有指导意义。KIAA1173位于染色体3p22.1，其在正常鼻咽部黏膜上皮表达水平很高，但在鼻咽癌组织表达明显下调，表明其可能与鼻咽癌的发生相关。

鼻咽癌虽然不属于遗传性肿瘤，但它在某一人群的易感现象比较突出，并具有种族特异性和家族聚集现象。人类白细胞抗原（Human leukocyte antigen，HLA）的表型和鼻咽癌的发病风险之间有相关性。20世纪70年代初，国外学者首先发现新加坡人HLA-A2与鼻咽癌相关，随后其他一些学者研究也证实HLA-A2-B46单体型与鼻咽癌相关。有报道指出一些酶如GSTM1和CYP2E1的基因多态性可以影响鼻咽癌的易感性。XRCC1是一种DNA损伤修复基因，它最常见的两个单核苷酸多态性（codons 194 Arg → Trp 和399 Arg → Gln）与鼻咽癌的发生密切相关，而且与吸烟有协同作用。中山大学肿瘤防治中心通过对32个鼻咽癌高发家系的遗传连锁分析，把鼻咽癌的易感基因定位在4p15.1-q12的14cm的区域。这是鼻咽癌研究的重大突破，为鼻咽癌易感基因的捕获提供了第一条重要线索。随后通过对散发鼻咽癌的全基因组扫描相关研究，发现HLA和其他三个基因（TNFRSF19、MDSI-EVI1及CDKN2A/2B）是鼻咽癌的易感基因，能显著影响鼻咽癌的发病风险。这些研究为鼻咽癌发病风险的预测和早诊早治提供了遗传学指标。

以上的研究表明了鼻咽癌的染色体存在着不稳定性，因此更容易受到外界各种有害因素的"攻击"而致病。

二、鼻咽癌致病模式的提出

鼻咽癌是一个复杂性状的疾病，是由多种遗传改变的累积、EBV感染鼻咽上皮细胞和环境因素共同作用所致（图20-2-1）。EBV基因组可在各种未分化的鼻咽癌细胞中检测到，某些EBV潜伏基因（如LMP1、LMP2、EBNA1、EBERs）在鼻咽癌组织中的表达。所有患者几乎均表现为抗体滴度的增高。但是，EB病毒DNA及蛋白却很少在正常鼻咽上皮中发现。这些发现提示：①EBV可能在鼻咽癌发生中起重要的作用；②遗传学的改变（遗传的或获得的）可能改变了鼻咽上皮细胞感染EB病毒的易感性。在一些家族性病例，遗传学的改变可能为生殖细胞的突变，为一次打击，随后EBV的感染可能作为"二次打击"，这些病例往往表现为早发；而对于一些散发的病例，体细胞的遗传学的改变作为"一次打击"，是由环境因素作用累积造成的结果，EBV 感染后（"二次打击"），鼻咽细胞最终发展为鼻咽癌。另一种可能的机制是存在鼻咽癌相关的 EB 病毒亚型，这

种病毒可以诱发鼻咽细胞的突变，加上环境因素作用的结果，最终导致鼻咽癌的发生（图 20-2-2）。

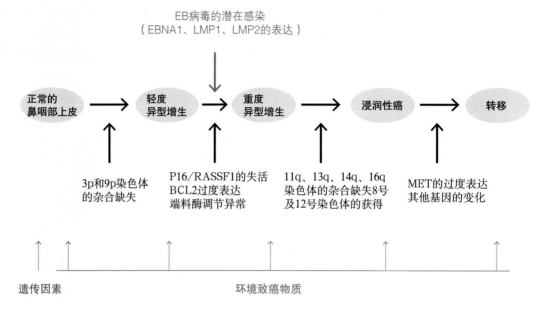

图 20-2-1　鼻咽癌发生发展的多步骤过程

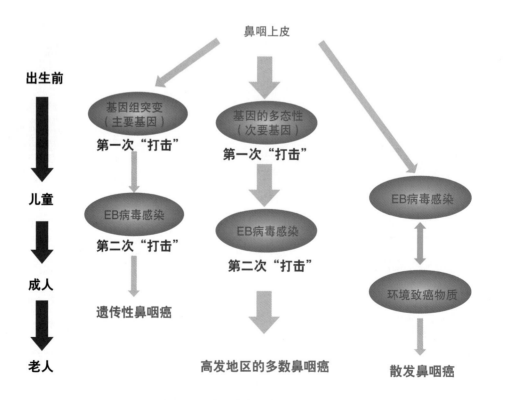

图 20-2-2　鼻咽癌发生的三种假定模式

第三节 鼻咽部的应用解剖

一、鼻咽的各壁结构

鼻咽近似于一个立方体,它的边界为:前界后鼻孔,上界蝶骨体,后界斜坡和第1、2颈椎,下界软腭。鼻咽侧壁和后壁由咽筋膜构成,咽筋膜顺着岩尖表面向两侧延伸至颈动脉管内侧。鼻咽顶壁向下倾斜与后壁相连。斜坡和蝶骨基底部构成鼻咽顶后壁,是中央颅底和海绵窦的基础。咽鼓管开口于侧壁,包绕咽鼓管软骨的组织形成隆突样结构,称为咽鼓管隆突。咽鼓管隆突与鼻咽顶后壁之间,形成深约1cm的隐窝,称为咽隐窝,是鼻咽癌的好发部位,其上距破裂孔仅1cm,故鼻咽癌常可沿此孔浸润扩展。

二、咽颅底筋膜

咽颅底筋膜位于肌层的深面,形成鼻咽后外侧壁的一层致密结缔组织。其上部最厚,与颊咽筋膜融合成一致密结缔组织层,该筋膜系于颅底,自翼内板游离缘向后,至颞骨岩部颈动脉孔前折向内,经头长肌前方止于咽结节。咽颅底筋膜在颅底附着点的内侧为破裂孔,外侧为卵圆孔。上咽缩肌在鼻咽侧壁齐平鼻底水平以上即缺如,在此上咽缩肌上缘与颅底之间的间隙,即称莫干尼窦(Morgagni氏窦)。窦中有咽鼓管和腭帆提肌通过。

咽颅底筋膜是防止肿瘤扩散的重要屏障,但其有两个薄弱的地方,成为肿瘤扩散的途径:①尽管破裂孔部分封闭的纤维软骨能阻止肿瘤扩散,肿瘤仍可以通过破坏破裂孔周围结构向颅内扩散;②通过莫干尼窦向后外侧扩散。

咽颅底筋膜的外侧为咽旁间隙,其包括茎突前间隙、茎突后间隙以及咽后间隙三个部分(图20-3-1)。茎突后间隙亦称颈动脉鞘区,自内而外有颈内动脉、IX~XII对颅神经。交感神经节、颈内静脉及颈静脉淋巴结链在此穿行。咽后淋巴结内侧组及外侧组(Rouviere氏淋巴结)位于咽后间隙内。

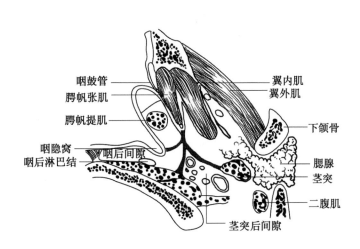

图 20-3-1 咽旁间隙的解剖图示

三、鼻咽相关的颅底孔及结构

颅底有很多血管和神经穿行的孔隙(表20-3-1),如破裂孔、卵圆孔、圆孔等天然孔道,是鼻咽癌向周围扩散的潜在路径。

表 20-3-1 颅底孔与相关的组织结构

颅底孔	组织结构
筛板	嗅神经和前组筛板神经
视神经孔	视神经和眼动脉
眶上裂	第III、IV及VI神经,三叉神经的眼支;眼静脉;脑膜中动脉的眼支和泪腺动脉的回旋支,交感神经丛;颈丛的一些分支

圆孔	三叉神经发到翼腭窝的上颌支（V 2）
卵圆孔	三叉神经的下颌支（V 3），副脑膜动脉；岩浅小神经
破裂孔	上部：颈内动脉及颈交感丛
	下部：第Ⅱ颅神经，咽升动脉脑膜支，导静脉
棘孔	脑膜中动、静脉，下颌神经回旋支
内耳道	第Ⅶ、Ⅷ颅神经，基底动脉内耳支
颈静脉孔	前部：下岩窦
	后部：横窦，枕动脉和咽升动脉脑膜支
	中部：第Ⅸ、Ⅹ及Ⅺ颅神经
舌下神经孔	第Ⅻ颅神经，咽升动脉的脑膜支
枕骨大孔	脊髓，第Ⅺ颅神经，椎静脉，前、后脊静脉

四、鼻咽癌的扩展途径

1. 向前扩展 肿瘤向前侵犯鼻腔，容易通过蝶腭孔浸润翼腭窝，一旦肿瘤侵犯翼腭窝，则可以：①沿着三叉神经第 2 支侵犯圆孔；②侵犯眶下裂、眶尖，通过眶上裂进一步侵犯颅内；③侵犯颞下窝，进而累及咀嚼肌或破坏翼突基底部，还可能沿着三叉神经第 3 支进入卵圆孔和侵犯颅内；④沿着翼神经侵犯翼管，进而侵犯颞骨岩尖。

2. 向外侧扩展 直接通过咽颅底筋膜或间接通过莫干尼窦浸润咽旁间隙，往外进一步侵犯颞下窝和咀嚼肌间隙，累及翼肌。从咀嚼肌间隙沿三叉神经第 3 支浸润卵圆孔和海绵窦。

3. 向后扩展 向后浸润咽后间隙和椎前肌，向后外侧侵犯颈静脉孔和舌下神经管，可引起舌下神经麻痹。在晚期患者偶尔会侵犯颈椎。

4. 向下扩展 肿瘤沿黏膜下侵犯口咽、累及扁桃体窝。尽管影像学没有异常，但内窥镜可以发现侵犯。

5. 向上扩展 鼻咽癌颅内侵犯可以通过不同途径，包括破裂孔、卵圆孔和破坏颅底骨质。通过破裂孔侵犯蝶窦及海绵窦或直接破坏斜坡、蝶骨基底部进一步侵犯海绵窦。

五、鼻咽的淋巴引流

鼻咽毛细淋巴管网丰富，通常可出现双侧或对侧淋巴结转移。鼻咽癌的转移途径通常沿淋巴管引流的方向依次出现转移，较少出现跳跃转移现象。鼻咽癌的前哨淋巴结是咽后淋巴结（Rouviere 氏淋巴结）和二腹肌淋巴结，然后引流至颈内静脉和副神经链淋巴结。中山大学肿瘤防治中心的 924 例患者资料显示，MRI 发现颈部淋巴结转移率为 85.1%（786/924），786 例鼻咽癌颈淋巴结不同部位转移发生率及分布特点见表 20-3-2。

表 20-3-2 786 例鼻咽癌颈部淋巴结转移的发生率及分布（MRI 资料）

淋巴结转移区域	病例数（%）
咽后淋巴结	679（86.4）
Ⅱ区	590（75.1）
Ⅲ区	226（28.8）
Ⅴ区	87（11.1）
Ⅳ区	56（7.1）
锁骨上窝	31（3.9）
Ib区	24（3.1）
Ia区	0
Ⅵ区	0
腮腺淋巴结	6（0.8）

第四节 鼻咽癌的癌前期病变

在鼻咽癌的活检标本中，只有原位癌或上皮内肿瘤成分仅占 3% ~ 8%，但通常难以判断其浸润性成分是由表面的原位癌发展而来，抑或上皮内成分是由浸润性癌侵犯表面上皮所致。通过多次活检除外浸润性癌证实，纯粹的原位鼻咽癌非常罕见。这些发现提示大部分鼻咽癌不是来自于原位的鼻咽癌，或从后者到前者所需要的时间较短，以至于非常少见。

组织学上，纯粹的原位癌表现为局限于表面或下陷上皮的不典型改变，无浸润性改变，无浸润成分。这些上皮通常轻度增厚，有不同程度的极性丧失，核变大、密集和有明显的核仁。有时可见散在的淀粉样球。一些研究者试图对鼻咽癌表皮内瘤样病变（不典型增生/原位癌，或鼻咽部上皮内瘤形成）的分类进行评分，但因再现性差和对低度恶性区分辨认困难，仍难以实施。至今为止的研究表明，全部的原位鼻咽癌对EBV（EBER）表达阳性，证明EBV的感染先于鼻咽癌的浸润。EB病毒的终端基因分析为克隆性生长，对上皮的克隆性增生提供了间接证据。EBER原位杂交有助于区分鼻咽部上皮的原位癌和非特异的反应性不典型增生。

至今对未经治疗的纯原位癌或异型增生自然病史的了解仍然有限。随诊发现约1%的病例发展为鼻咽癌。

第五节　鼻咽癌病理学

1978年的WHO分类中记载着3种公认的鼻咽癌亚型。鳞状细胞癌（WHO 1型），非角化性癌（WHO 2型）和未分化型癌（WHO 3型）。1991年的WHO分类仍保留了鳞状细胞癌的亚型（角化性鳞状细胞癌），同时将上述两种亚型合并到"非角化性癌"中，并将其又细分为："分化型"及"未分化型"；淋巴上皮瘤样癌被认为是未分化型的变型。WHO分类中的1、2和3型的数字化表示法被取消。

2005年WHO分类增加了一种基底样鳞状细胞癌，将鼻咽癌的病理类型分为三型：非角化性癌（分化型或未分化型）、角化性鳞状细胞癌和基底细胞样鳞状细胞癌。在鼻咽癌高发区，如香港，95%以上属于非角化性癌，而在低发区，如美国，角化性鳞状细胞癌的比例高达25%。

一、非角化性癌

（一）组织病理学

活检标本有多种不同的形态表现，可为明显的肿块伴表面溃疡或表面上皮完整而在黏膜下层浸润等。肿瘤呈实性片状，不规则岛状、无黏着性的片状或梁状。癌巢和不同数量的淋巴细胞和浆细胞混在一起。进一步可将其再区分为未分化型及分化型，这是随机性的，因为这种细胞在临床或预后方面并无显著性的差异，而且同一肿瘤的不同区域或同一患者不同时期的不同的活检标本可以表现为一种或其他的多种亚型。当一个标本中的两种类型同时存在的时候，肿瘤可以根据占多数的类型来分类，或归为具有两种亚型特点的非角化性癌。

未分化型更常见，肿瘤细胞呈大的合体细胞样，细胞界限不清，核呈圆形或椭圆形泡状，大核仁位于中央。癌细胞常常排列密集甚至重叠（图20-5-1）。有时核并不呈泡状，染色质丰富，细胞质少，呈双染性或嗜酸性。肿瘤也可伴有小灶状鳞状上皮分化，这些细胞质淡嗜酸性，量较多，并且细胞界限尚清。

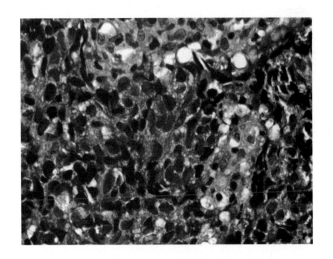

图20-5-1　鼻咽部未分化型非角化性癌（X400）

分化型与未分化型不同，瘤细胞呈复层和铺路石状排列，常呈丛状生长，与膀胱的移行上皮癌相似。肿瘤细胞的界限非常清楚，有时细胞间桥并不明显，偶见角化细胞。与未分化型相比，肿瘤细胞常较小，核/浆（N/C）比低，细胞核内染色质丰富，核仁通常不明显（图20-5-2）。

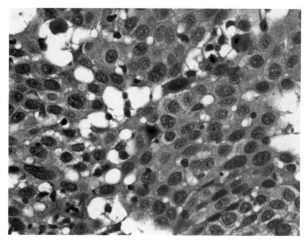

图 20-5-2 鼻咽部分化型非角化性癌（X400）

（二）免疫表型和 EBV 检测

几乎全部肿瘤细胞对全角蛋白（AE1/AE3，MNF-116）表达强阳性；这与肺和甲状腺等其他部位的未分化癌常对以上的抗体只有局部阳性表达形成对比。对高分子量角蛋白（如 CK5/6，34βE12）表达强阳性，但对低分子量角蛋白（CAM5.2）等表达弱阳性或小灶状阳性。不表达 CK7 和 CK20。在未分化型非角化癌中，角蛋白的免疫组化可以勾画出细胞轮廓，描绘出大的细胞核外的细胞质和向外伸展的短窄的细胞突起（图 20-5-3）。因浸润的淋巴细胞破坏癌细胞巢，可清楚地勾画出丛状、网状或筛孔状的排列。分化型非角化性癌细胞具有宽的细胞质，表达多种细胞角蛋白。

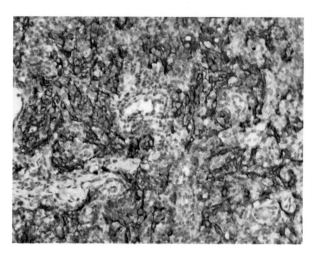

图 20-5-3 鼻咽部未分化型非角化癌中角蛋白表达强阳性
（X200）

不管种族背景如何，非角化性鼻咽癌病例

100% 与 EBV 相关。检测 EBV 最简单和可靠的途径是利用原位杂交检测 EBV 编码的早期 RNA（EBER），它明显的表达于被 EBV 潜伏感染的细胞。几乎全部的肿瘤细胞核被标志（图 20-5-4）。在难以区别的癌与反应性的上皮不典型增生，EBER 原位杂交有助鼻咽癌的诊断。同时，阳性结果强烈提示一个原发灶不明的转移性非角化性癌来自鼻咽部（尽管不是绝对特异性的）。另一方面，用 PCR 方法确定 EBV 是不可靠的，因为小量 EBV 阳性的淋巴细胞亦可以造成阳性结果。

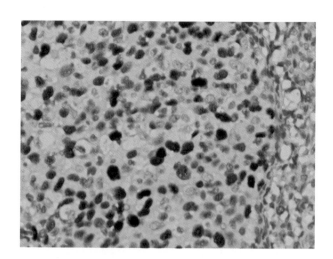

图 20-5-4 鼻咽部未分化型非角化性癌 EBER 原位杂交阳性

二、角化性鳞状细胞癌

（一）组织病理学

角化性鳞状细胞癌是一种浸润性癌，光镜下有明显的鳞状细胞分化，大部分肿瘤有细胞间桥和 / 或角化物，形态上与其他发生在头颈部黏膜的角化性鳞状细胞癌相似。分化程度可分为：高分化（最常见），中分化和分化差的癌。肿瘤呈典型的不规则巢状，伴有丰富的结缔组织间质和不同程度的淋巴细胞浆细胞、中性粒细胞和嗜酸性细胞等的浸润。肿瘤细胞有多形性及复层排列。细胞界清由细胞间桥隔开。位于癌巢中心或靠近表面瘤细胞胞质内常有大量的嗜酸性玻璃样物，有时可见胞质内张力纤维。细胞内可见角化。偶见角化珠的形成，细胞核常染色质增多，核的多形性中到重度（图 20-5-5）。被覆上皮常见受累，表现为原位癌。

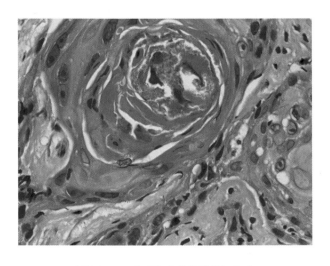

图 20-5-5　鼻咽部角化性鳞状细胞癌

（二）免疫表型及 EBV 检测

角化性鳞状细胞癌表达全角蛋白和高分子量角蛋白，并局部表达 EMA。放射引起的角化性鳞癌与 EBV 无关。其与新发生的角化性鳞癌在与 EBV 的相关性方面有所不同。与非角化性癌相比，通常其抗 EBV 的 IgA 效价较低或阴性。对肿瘤组织中 EBV 的分子生物学研究也有不同的结果。研究表明 EBV 在鼻咽癌的高发地区几乎大部分显示阳性，在中等发病区也有较高的阳性率，在低发病区则只有部分病例显示阳性。角化性鳞癌与非角化性鳞癌比较，所携带的 EBV 拷贝数少。原位杂交显示细胞核中的 EBER 信号通常局限于分化较差的细胞，鳞状细胞癌分化明显的细胞则不表现。

三、基底样鳞状细胞癌

一些基底样鳞状细胞癌，形态上与其他部位发生的此类肿瘤完全相同，作为鼻咽部的原发性肿瘤而报道。在报道的 6 例中，男∶女为 2∶1，发病年龄为 27 ～ 79 岁（中位年龄为 55 岁）。4 例处于 T3 和 T4；2 例有淋巴结转移，无远处转移。随访中 3 例在 34 ～ 54 个月内未复发；3 例带瘤生存 19 ～ 46 个月。鼻咽部的基底样鳞状细胞癌比其他头颈部癌的临床恶性度低。检测 EBV 的 4 例中，3 例亚洲病例全部阳性，1 例白种人为阴性。

第六节　鼻咽癌临床特征及 TMN 分期

一、临床特征

（一）鼻咽局部症状

1．涕血与鼻出血　70% 的患者有此症状，其中 23.2% 的患者以此为首发症状来就诊。常表现为回吸性血涕，由于肿瘤表面的小血管丰富，当用力回吸鼻腔或鼻咽分泌物时，软腭背面与肿瘤表面相摩擦，小血管破裂或肿瘤表面糜烂、溃破所致。轻者表现为涕血，重者可引起鼻咽大出血。

2．鼻塞　约占 48%。鼻咽顶部的肿瘤常向前方浸润生长，从而导致同侧后鼻孔与鼻腔的机械性阻塞。临床上大多呈单侧性鼻塞且日益加重，一般不会出现时好时差现象。

3．耳鸣与听力下降　分别占 51.1% ～ 62.5% 和 50%。位于鼻咽侧壁和咽隐窝的肿瘤浸润、压迫咽鼓管，造成鼓室负压，引起分泌性中耳炎所致。听力下降常表现为传导性耳聋，多伴有耳内闷塞感。

4．头痛　约占初发症状的 20%。确诊时 50% ～ 70% 的患者伴有头痛。以单侧颞顶部或枕部的持续性疼痛为特点。其原因可能是：①神经血管反射性疼痛；②三叉神经第一支（眼支）末梢在硬脑膜处受压；③鼻咽局部的炎性感染；④颅底骨质破坏。但每个病例的头痛发生的原因可能不同，也可能以上 4 种原因同时存在。此外，在颈淋巴结肿大的患者，特别是颈内静脉链上方高位转移的肿大的淋巴结，即可能压迫颈内静脉导致回流障碍而产生的头痛；也可能侵蚀颈椎骨质或压迫脊神经根引起的疼痛。

（二）眼部症状

鼻咽癌侵犯眼部或与眼球有关的神经时虽然已属较晚期，但仍有 7% 的患者以此症状而就诊。临床上 78% 的病例为患侧眼球受累，19.6% 为双侧受累。事实上，绝大多数为一侧受累，而后再扩展至对侧，但也有少数（2%）两侧同时出现眼部症状。

鼻咽癌侵犯眼部后可以引发的体征有：视力障碍（可致失明）、视野缺损、突眼、眼球活动受限、神经麻痹性角膜炎等，眼底检查则视神经萎缩与水肿均可见到。此外，颈交感神经受压也可在眼部有所表现。至于鼻咽癌侵入眼眶的途径，主要有以下两个途径：

（1）经颅内侵入眼眶：鼻咽癌经颈内动脉管或破裂孔侵犯海绵窦，然后向前由眶上裂到达眼眶。大多数病例经此途径侵入。

（2）经颅外扩展至眼眶

①由鼻咽腔经翼管进入翼腭窝，再从眶尖到眶内，这是一条自然通道。但事实上翼管是十分狭小，癌瘤不易经此而达到翼腭窝。因此，临床上更常见的是肿瘤先破坏翼管基底部，然后再经眶尖抵达眶内。由于三叉神经第二支（上颌支）处在翼腭窝后，肿瘤也可经此处继续向外，侵入翼下窝，导致颞部肿胀，而视神经和眼球运动不致受损。

②鼻咽顶后壁的肿瘤往往向前侵入鼻腔，然后经蝶腭孔进入翼腭窝，在由眶尖或眶下裂入眼眶内。当然，也可由翼腭窝侵及颞下窝。

由于蝶腭孔大部分由腭骨的眶突组成，介乎筛骨和上颌窦之间，位于眼眶的底部近眶尖处，因此蝶腭孔的受累，实质上就是眶尖受侵犯。此外，在鼻后孔与翼腭窝还有一条相通的自然通道，即翼腭神经（蝶腭节的分支，分布于咽鼓管圆枕区），肿瘤也可沿此神经而侵入翼腭窝，然后向眶内或颞下窝扩展。

③癌向前侵入鼻腔后份时，可很容易地破坏筛窦纸样板，再进入眼眶。

临床上，可以通过症状、体征、CT扫描和MRI来对患者的侵犯情况做出正确的估计。突眼的发生可以是鼻咽癌先向上扩展至颅中窝，然后再经眶上裂入眼眶。此类病例一般先出现第Ⅱ、Ⅲ、Ⅳ、Ⅴ、Ⅵ对颅神经症状，而后才发生突眼；鼻咽癌也可以从颅底以外的途径进入眼眶，这时病者常先有突眼症状，以后陆续出现上述颅神经损害的表现，此类患者在前鼻镜检查时常可见明显有肿块，甚至鼻背部肿胀和泪囊阻塞。

（三）颅神经损害的症状

人体的12对颅神经均可受鼻咽肿瘤的压迫或侵犯，其发生率在确诊时为34%。根据不同颅神经受损会引起相应的症状，如视朦、复视、眼睑下垂、眼球固定、面麻、声嘶、言语障碍或吞咽困难等。鼻咽癌患者颅神经损伤部位主要发生在各条颅神经离颅（或更低）的部位，而非中枢性损害，临床上常见多对颅神经相继或同时受累，其中以三叉神经（发生率26.8%）、外展神经（发生率17.6%）、舌下神经（发生率13.1%）和舌咽神经（发生率11.0%）受累最多，而嗅神经、面神经和听神经受累较少。

鼻咽癌向上直接浸润和扩展，可破坏颅底骨质，或经颅底自然孔道或裂隙，侵入颅中窝的岩蝶区（包括破裂孔、颞骨岩尖、卵圆孔和海绵窦区），使第Ⅲ、Ⅳ、Ⅵ、Ⅶ和第Ⅵ对颅神经受侵犯；鼻咽癌也可扩展至咽旁间隙的茎突后区，或咽旁淋巴结转移向深部压迫、浸润时，可累及第Ⅸ、Ⅹ、Ⅺ、Ⅻ对颅神经和颈交感神经。在局部的扩散中根据不同的侵犯部位，可产生一系列综合征：

1．眶上裂综合征 眶上裂是Ⅱ、Ⅳ、Ⅵ和第Ⅵ对颅神经出颅处，有肿瘤侵犯时上述神经可由部分麻痹发展到全部且完全性麻痹，出现复视、眼球活动障碍或固定伴轻微眼球外突（因全部眼外肌麻痹松弛所致）、上睑下垂、眼肌麻痹、光反射消失（动眼神经交感支麻痹）、三叉神经痛或脑膜受刺激所致颞区疼痛等。

2．垂体蝶骨综合征 肿瘤直接侵犯颅底骨的蝶窦区和筛窦后组并扩展至海绵窦时，第Ⅲ、Ⅳ、Ⅴ、Ⅵ对颅神经可同时受累。如累及垂体窝，视神经和三叉神经受累，可致失明和麻痹性角膜炎。

3．岩窦综合征亦称海绵窦综合征 原发于咽鼓管区周围的肿瘤可沿咽旁筋膜扩展至"岩蝶区"，此区内有破裂孔、颞骨岩尖、卵圆孔、圆孔、蝶骨裂，在蝶骨裂的沟凹处有海绵窦。第Ⅱ～Ⅳ对颅神经密集在此，极易被肿瘤侵犯。外展神经首先受累，然后第Ⅲ、Ⅳ、Ⅴ对颅神经受累，第Ⅱ对神经常受侵较迟。凡有此综合征的患者均最终会出现麻痹性失明。

4．眼眶综合征 肿瘤直接进入眼眶后，可压迫眼球运动神经的任何一支，导致相应的眼肌麻痹。鼻咽癌侵犯鼻腔后，亦可经上颌窦或筛窦前组扩展至眶内。

5．Trotter 三联征 原发于鼻咽侧壁的肿瘤可向前发展侵犯软腭，并可进入颌咽间隙压迫三叉神经的下颌支，而产生①听力减退；②软腭运动障碍；③下颌支分布区内疼痛。

6. 腮腺后间隙综合征 相当于茎突后间隙受累。第Ⅸ-Ⅻ对颅神经和颈交感神经在颅外受压，可出现吞咽困难（咽上缩肌半瘫）、舌后 1/3 味觉异常（Ⅸ），软腭、咽、喉黏膜感觉过敏或麻木，以及呼吸紊乱和涎腺紊乱（Ⅹ）。此外，并有斜方肌上份和胸锁乳突肌萎缩，同侧软腭半瘫（Ⅺ），一侧舌瘫痪、萎缩（Ⅻ）。大多数患者尚有 Horner 综合征（患侧睑裂变窄、瞳孔缩小、眼球内陷和病侧少汗或无汗）。

7. Jackson 综合征 软腭、喉和舌的偏瘫。

8. 颈静脉孔综合征 第Ⅸ、Ⅹ、Ⅺ对颅神经受压体征。亦可加上舌下神经受压体征，但无交感神经的受累。

（四）颈部淋巴结转移

尽管只有 18%～66% 的病例因颈部肿块就诊，但是 60%～87% 的首诊患者体格检查发现有颈淋巴结转移，40%～50% 的患者发生双侧颈淋巴结转移。淋巴结转移的部位最多见于颈深上二腹肌下淋巴结，其次是颈深中组淋巴结和副神经链淋巴结。颈淋巴结转移一般无明显的症状，若转移的肿块巨大，浸透包膜并与周围软组织粘连固定，则可能发生血管神经受压的表现，包括：

1. 颈内动静脉受压或受侵出现与脉率一致的头痛或回流性障碍的面颈胀痛。

2. 颈深上组淋巴结转移压迫或侵犯颈动脉窦而致颈动脉窦过敏综合征，表现为发作性突然晕厥，这常在头颈部扭动、低头等转动体位时发生，有多次发作者其预后不良。

3. 颈深上组的后上组淋巴结转移即在颈动脉出入颅底处或乳突深面淋巴结转移，可压迫或侵犯后四对颅神经和颈交感神经节，临床有头痛，第Ⅸ、Ⅹ、Ⅺ、Ⅻ颅神经麻痹及 Horner 综合征，如有双侧喉返神经麻痹，则可出现重度呼吸困难而窒息。

（五）远处转移

确诊时约有 4.2% 的患者已出现远处转移，个别病例以远处转移为主诉而就诊。鼻咽癌发生远处转移与颈部淋巴结的转移密切相关，随着转移淋巴结的增大，数目增多，远处转移的机会亦明显增加。中山大学肿瘤防治中心资料显示，鼻咽癌 5 年累积远处转移率为 20%～25%，N2、N3 患者的 5 年累积远处转移率分别是 30% 和 45%。

鼻咽癌虽可以转移至全身各个部位，但以骨转移最常见，肺和肝转移次之，且常为多个器官同时发生。个别患者还可出现骨髓转移，以及手指和脚趾的转移。

骨转移灶多半在局部有固定的疼痛和压痛，但 X 线片往往要在出现疼痛症状后 3 个月才能发现改变。大多为溶骨型，部分病例可见"肿瘤性新生物"，即所谓的成骨型表现。部分病例二者兼有，成骨型可表现为斑片状，并在邻近关节引起增殖性改变，可造成误诊。目前由于全身核素扫描、MRI 和薄层 CT 的应用，往往可在临床出现症状前 3 个月发现骨转移灶，为及时治疗创造有利的条件。

肺转移多为双侧性，呈散在的多结节状。患者可有咳嗽、血丝痰、胸痛等症状。如纵隔受累常压迫喉返神经致声音嘶哑。后期亦可出现胸水和严重的呼吸困难。少数病例可因此而导致杵状指的改变。X 线片或 CT 检查均有助于更准确地掌握病灶范围。

肝转移主要表现为肝区压痛，肝肿大硬实或呈结节状，与原发性肝癌相似。B 型超声或 CT 检查有助诊断。肝转移往往提示病情发展迅速。

二、临床分期

2008 年中国鼻咽癌分期工作委员会在 92 分期的基础上推出了 2008 分期，新的分期明确了 MR 作为鼻咽癌分期的基本手段和依据，N 分期采用颈部分区概念，适应 IMRT 在鼻咽癌的应用，但该分期的合理性和准确性尚待验证。2009 年 AJCC 制订了第七版 TNM 分期，其与 2002 年第 6 版分期相比有 2 点变化：①鼻腔和/或口咽侵犯被定义为 T1；②单侧或双侧咽后淋巴结转移，直径≤6cm 被定义为 N1。中国鼻咽癌 2008 分期与 2009 年第 7 版 AJCC 分期相比有以下几个主要不同点（表 20-6-1）：①肿瘤侵犯副鼻窦在 AJCC 分期为 T3，而在中国 08 分期中为 T4；②中国 08 分期的Ⅳa 包括了 AJCC 分期的Ⅳa 和Ⅳb，中国 08 分期的Ⅳb 相当于 AJCC 分期的

Ⅳc；③ N 分期的标准不同。为便于不同研究中心之间数据和结果的比较以及国际交流，建议采用 2009 年第 7 版 AJCC 鼻咽癌临床分期作为分期标准。

表 20-6-1　鼻咽癌中国 2008 分期与第 7 版 AJCC 分期的比较

中国鼻咽癌 2008 分期	第 7 版 AJCC 分期*
T	
T1　肿瘤局限于鼻咽腔内	局限于鼻咽腔，或肿瘤侵犯鼻腔和 / 或口咽但不伴有咽旁间隙侵犯
T2　肿瘤侵犯鼻腔、口咽或咽旁间隙	肿瘤侵犯咽旁间隙
T3　肿瘤侵犯颅底、翼内肌	肿瘤侵犯颅底骨质和 / 或副鼻窦
T4　肿瘤侵犯颅神经、鼻窦、翼外肌及以外的咀嚼肌间隙、颅内（海绵窦、脑膜等）	肿瘤侵犯颅内和 / 或颅神经、下咽、眼眶或颞下窝 / 咀嚼肌间隙
N	
N0　影像学检查及体检无淋巴结转移	未触及淋巴结
N1　N1a：咽后淋巴结转移 N1b：单侧 Ib 、 II 、 III 、Va 区转移淋巴结且直径≤ 3cm	锁骨上窝以上单侧颈部淋巴结转移，最大直径≤ 6cm，和 / 或单侧或双侧咽后淋巴结转移，最大直径≤ 6cm
N2　双侧 Ib 、 II 、 III 、Va 区转移淋巴结；或直径 > 3cm；或淋巴结包膜外侵犯	锁骨上窝以上双侧颈部淋巴结转移，最大直径≤ 6cm
N3　IV 、Vb 区转移淋巴结	N3a：颈部转移淋巴结的最大径 > 6cm N3b：锁骨上窝淋巴结转移
分期	
I　　T1N0M0	T1N0M0
II　　T1N1a-1bM0；T2N0-1bM0	T1N1M0;T2N0-1M0
III　T1-2N2M0；T3N0-2M0	T1-2N2M0;T3N0-2M0
IV a　T1-3N3M0；T4N0-3M0	T4N0-2M0
IV b　任何 T，任何 N，M1	T1-4N3M0
IV c	任何 T，任何 N，M1

　*AJCC 分期的定义：①咽旁侵犯指肿瘤向后外侧方向浸润，突破咽颅底筋膜；②锁骨上窝采用何氏三角的概念，是胸锁关节上缘、锁骨末端上缘和颈肩交界点组成的三角区域（图 20-6-1）

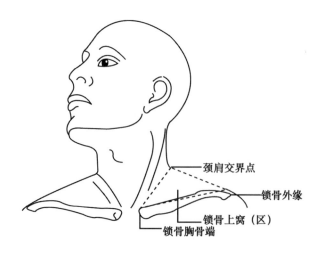

图 20-6-1　何氏三角示意图

第七节　诊断及鉴别诊断

一、诊断

　　根据患者的症状和体征、头颈部体格检查、实验室检查、鼻内窥镜检查、影像学检查及活检组织病理检查可做出诊断。完整的诊断应包括鼻咽癌的部位、组织学病理分型和临床分期，例如：鼻咽左侧壁未分化型非角化性癌 T3N2M0，III 期。

（一）影像学诊断

　　1. 增强 MRI 和（或）CT 检查　增强 MRI/CT 检查可清楚地显示鼻咽腔内病变及其侵犯的部位、

浸润的范围以及了解淋巴结、骨、肺和肝的转移情况。MRI较CT的软组织分辨率高，能较早地显示肿瘤对骨质的浸润情况，且能同时显示横断面、冠状面和矢状面的图像，因而MRI在鼻咽癌的诊断及了解病变侵犯范围较CT更有价值（图20-7-1）。鼻咽癌的MRI扫描序列通常要求包括：横断面及冠状面T2加权序列、横断面T1加权平扫序列、横断面及冠状面T1加权对比增强抑脂序列、矢状面T1加权平扫及对比增强。

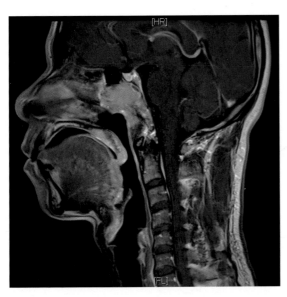

图 20-7-1　鼻咽 MRI 矢状面图像显示鼻咽顶后壁肿物，侵犯蝶骨及斜坡骨质，肿物不均匀强化（T1W 增强）

2. 胸部正侧位 X 线片　胸部正侧位 X 线片是排除肺部及纵隔淋巴结转移的基本检查方法。

3. 超声影像检查　该项检查比较经济且无创伤，可短期内重复检查，便于密切随诊动态观察，主要用于颈部和腹部的检查：①有助于检出临床触诊阴性的深在肿大淋巴结；②可判断颈部肿块是实性或是囊性，即转移有无液化坏死，有助于临床考虑转移淋巴结放射治疗的效果及进一步处理；③多普勒彩超检查颈部淋巴结，更可依据有无血流、高血流还是低血流及其分布部位，来判定是否属转移淋巴结。目前认为彩色多普勒超声对颈部转移淋巴结的诊断符合率约为95%左右，高于MRI和CT；④腹部超声检查有助于发现腹部有无淋巴结转移及脏器转移。

4. 放射性核素骨显像（ECT）　ECT 对鼻咽癌骨转移有较高的诊断价值，其灵敏度较高，一般

比 X 线早 3～6 个月发现骨转移。值得注意的是，ECT 缺乏特异性，存在一定的假阳性，如曾有骨外伤史或骨炎症者，ECT 也会显示放射性浓聚病灶，因此，ECT 的诊断应综合病史、查体、X 线或 CT/MRI 等考虑。

5. 正电子发射计算机断层显像（PET-CT）　PET 是一种功能显像，可提供生物影像的信息，并可与 CT 图像进行融合形成 PET-CT 的图像，有助于发现原发灶、颈转移淋巴结及远处转移灶（图20-7-2）。台湾长庚纪念医院的研究结果显示 PET-CT 在诊断骨转移及肺转移较常规检查敏感，在肝转移和 B 超相当，PET 诊断远处转移的敏感性高达 100%，特异性为 96.9%。Yen 等报道用 PET 检测 M_0 患者发现隐匿性远处转移发生率很高。140 例连续收治的通过常规检查临床分期为 M_0 的鼻咽癌患者，18 例（12.8%）发现远处转移，纵隔淋巴结为最常见部位，肺、肝、骨次之。临床中对 N2～N3 患者可考虑进行 PET-CT 检查。

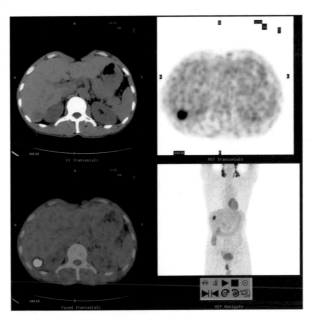

图 20-7-2　PET-CT 显示肝右叶高代谢病灶，穿刺活检证实为鼻咽癌肝转移

（二）EB 病毒血清学检查

1. EB 病毒 VCA-IgA 和 EA-IgA　鼻咽癌的发生与 EB 病毒感染密切相关，几乎 100% 的非角化性鼻咽癌患者血清中有抗 EB 病毒抗体存在。应用最广泛的是检测血清中 EB 病毒 VCA-IgA 和 EA-IgA。根据文献报道，这些抗体在鼻咽癌的阳

性率为 69% ～ 93%。

中山大学肿瘤防治中心从 1986—1995 年在广东省鼻咽癌高发区对近 10 万人进行了前瞻性研究，确立了鼻咽癌高危对象的诊断标准：① VCA-IgA 抗体滴度 ≥ 1∶80；② 在 VCA-IgA，EA-IgA 和 DNase 三项指标中任何两项为阳性者；③ 上述三项指标中，任何一项指标持续高滴度或滴度持续升高者。凡是符合上述指标的人，都应在鼻咽光导纤维镜下做细致的观察，必要时做病理活检。特别要指出的是 EB 病毒的血清学改变，可在鼻咽癌被确诊前 4 ～ 6 月即显示阳性反应，但要注意假阳性。作为一种辅助的诊断方法，目前血清 EB 病毒抗体测定主要用于：① 普查，如血清 EB 病毒抗体效价高，应进一步做鼻咽镜等临床检查，可发现更多的早期患者；② 协助原发灶不明的颈部淋巴结转移癌寻找可能隐匿在鼻咽的原发癌。

2. 血浆 EB 病毒游离 DNA 检测 鼻咽癌患者血液循环中的 EB 病毒 DNA 是一种游离的 DNA 片断，并不是完整的病毒颗粒。大量研究证实 EB 病毒 DNA 分子是一种良好的鼻咽癌标志物，可以广泛应用于鼻咽癌的早期诊断、预后判断、疗效监测、临床分期等各个方面。利用定量 PCR 检测血浆 EB 病毒游离 DNA 的水平，其敏感性可高达 96%。治疗前和治疗后 EB 病毒 DNA 水平和鼻咽癌的预后有明显相关性。因此，建议在治疗前检查、诊断以及治疗后随访中进行血浆 EB 病毒 DNA 定量检测。

（三）间接鼻咽镜检查及内窥镜检查

1. 间接鼻咽镜检查 间接鼻咽镜检查是诊断鼻咽癌必不可少的最基本的最经济的检查手段。一般情况下，大多数患者可在间接鼻咽镜下窥视到鼻咽各壁的正常结构，或观察到鼻咽腔内有无肿块及鼻咽黏膜有无糜烂溃疡、出血坏死等异常改变。

2. 鼻咽内窥镜检查 内窥镜检查已经逐渐成为鼻咽部疾患的常规检查方法之一，可直视鼻腔及鼻咽腔内病变，尤其是位于咽隐窝深处和咽鼓管咽口处的细微病变，并可以直接钳取活检。

（四）病理学诊断

1. 病理组织学检查 鼻咽癌的病理分类及其

各自的生物学特点中，需要强调的是：① 肿瘤活组织病理检查是确诊鼻咽癌的唯一定性手段，是其他临床检查所不能替代的。无论是初治还是治疗后复发再治，治疗前都必须先取得病理证实；② 鼻咽、颈部有肿物时，活检取材应首选鼻咽，因鼻咽活检方便快捷、损伤小，对预后影响小，若一次活检阴性，还可重复再取；③ 鼻咽重复活检病理阴性或鼻咽未发现原发病灶时，才行颈部淋巴结活检。颈部淋巴结活检应取单个的、估计能够完整切除的为好，尽量不要在一个大的转移淋巴结切取一小块的活体标本或反复穿刺活检，有报告认为颈淋巴结切取或穿刺活检会增加远转移率，最高可达 20%，对预后有明显影响。

2. 鼻咽脱落细胞检查 鼻咽脱落细胞涂片阳性率超过 90%，可作为鼻咽癌普查和追踪的手段，是鼻咽癌重要的辅助诊断方法之一。

3. 细针穿刺细胞学检查 鼻咽部和颈部的肿块都可穿刺检查，检查的阳性率与鼻咽镜活检相近，是一种简便、易行、安全、经济、高效的肿瘤诊断方法。

二、鉴别诊断

鼻咽癌除鼻咽部原发癌引起的症状与体征外，还可出现颈部肿块及颅神经损害症状。典型鼻咽癌的诊断并不困难，但临床上也经常会遇到一些类似的症状体征，使诊断发生一定的困难。需和鼻咽癌鉴别的疾病包括：

（一）鼻咽部疾病

1. 鼻咽腺样体 好发于中青年。位于鼻咽顶壁中央的淋巴组织称咽扁桃体或腺样体，表面光滑呈正常黏膜色泽，常左右对称伴数条纵行沟把整个腺样体分成橘子瓣状。腺样体增生时体积增大，表面隆起。"橘瓣"分裂成凹凸不平的结节状，但纵行沟仍清晰可见。一旦产生溃疡、出血则难以鉴别，需活检病理才能确定其性质。

2. 鼻咽增生性结节 好发年龄为 20 ～ 40 岁。鼻咽顶前壁孤立性结节，亦可多个结节。结节直径一般 0.5 ～ 1 cm，表面覆盖一层淡红色黏膜组织，与周围黏膜的色泽相似。往往与癌变很难区别，活检病理为鼻咽淋巴组织增生。有时可发生癌变。

3.**鼻咽结核**　不多见，好发年龄为 20～40 岁，可形成浅表溃疡或肉芽状隆起，可累及整个鼻咽腔。如患者同时伴有颈部淋巴结结核时，与鼻咽癌很难区分，鼻咽活检可明确诊断。

4.**鼻咽潴留性囊肿**　好发于鼻咽顶壁，大小如半粒黄豆大小，表面光滑、半透明。用活检钳压迫时有波动感。活检时可有乳白色液体流出。

5.**鼻咽血管纤维瘤**　以青年人多见，男性明显多于女性，主要症状为鼻塞及反复出血。鼻咽镜下可见肿物表面光滑，黏膜色泽红色或深红色，有时可见表面有扩张的血管，触之质韧实。本病无淋巴结转移，可向鼻腔及颅内发展，破坏颅底，引起颅神经损伤症状，也可侵犯至颊部及颞下窝。与鼻咽癌难以鉴别，可行 EB 病毒血清学检测，动脉造影作鉴别，临床上一旦疑及此病时，切忌轻易取活检以免造成严重出血。

6.**鼻咽恶性淋巴瘤**　好发于 20～50 岁，男性多于女性。以坏死为主的外周 NK/T 细胞性淋巴瘤（以往称恶性肉芽肿）发生在鼻腔、鼻咽、上腭的中线区，病变处呈糜烂、溃疡，表面附有灰黄色分泌物，恶臭，鼻中隔、硬腭溃烂穿孔。活检组织免疫组化证实为 NK/T 细胞性淋巴瘤。以新生物为主的淋巴瘤，由于鼻咽肿瘤巨大，常见鼻塞、呼吸不畅，可有发热、盗汗、消瘦等全身症状，颈部淋巴结肿大常见，与鼻咽癌难以区别，必须作鼻咽活检才能鉴别。

7.**咽旁肿瘤腮腺深叶肿瘤和神经鞘瘤**　均可由咽旁向鼻咽部突起，致使鼻咽侧壁和咽部出现肿块，与黏膜下型的鼻咽癌类似。一般情况下凭临床经验、CT 以及穿刺活检可做出诊断。

（二）颅内疾患

1.**脊索瘤**　罕见，可发生于任何年龄，但以青壮年多见，是起源于残余脊索组织的一种肿瘤。具有生长缓慢，转移少的特点。脊索瘤多见于蝶骨体、垂体窝、斜坡（颅底中线部位一带），发生在鼻咽部较少见。当肿瘤在蝶骨体与枕大孔之间时，可破坏颅底突至鼻咽腔或侵入咽旁间隙，鼻咽部可见黏膜下肿物隆起。患者有明显头痛，并可引起第Ⅳ、Ⅴ、Ⅵ、Ⅶ等颅神经受损症状。CT 及 MR 检查可见广泛中后颅窝甚至前颅窝骨质破

坏，但淋巴结转移罕见。明确诊断依靠病理。

2.**颅咽管瘤**　是先天性肿瘤，多见于青少年。多位于鞍上，但发生于鞍下或侵及鞍下时可有颅底骨破坏，甚至突入鼻咽腔内形成鼻咽黏膜下肿物。临床有头痛，常继发垂体功能不全所致生长发育障碍及其他内分泌紊乱，肿瘤压迫视交叉出现视力障碍（视力减退，偏盲）、颅内压增高征等，无颈淋巴结肿大。X 光片上可见肿瘤部位有钙化，CT 或 MRI 可见脑质内肿物可伴钙化。最后证实要依靠病理。

3.**垂体瘤**　是一种从垂体前叶和后叶及颅咽管上皮残余细胞发生的肿瘤。起病大多缓慢而隐匿。临床上由于肿瘤压迫垂体周围组织可引起头疼、视交叉及视神经压迫症（视力减退、视野缺损、眼底改变）。但患者有激素分泌过多或过小引起的症状。颅底 X 光片显示蝶鞍增大、变形、鞍底下陷，有双底，鞍背变薄向后竖起，骨质常吸收破坏。CT 及 MRI 检查有助鉴别。

4.**听神经瘤**　常发生在小脑桥脑角处。患者可有耳鸣、听力减退以及三叉神经第 1、2 分支的损害体征，故可与鼻咽癌混淆。X 线或 CT 检查可见内耳门扩大和破坏。本病病史较长，并可出现前庭功能损害，不难与鼻咽癌鉴别。

（三）颈部肿块

1.**颈淋巴结炎**　急性颈淋巴结炎因发热、颈淋巴结红肿热痛等感染症状与转移性瘤极易区别。慢性淋巴结炎很常见，多继发于头、面、颈部的炎症病灶。肿大的淋巴结常散发于颈侧区或颌下颏下区，多如绿豆至蚕豆大小，较扁平，硬度中等，表面光滑，可推动，有轻度压痛或无压痛。检查时应搜寻头、面、颈部有无原发的炎症病灶，这些病灶除位于表浅而显露的部位者外，有些并不容易找到，有些已不存在。如能找到原发病灶结合上述体征，诊断并不困难；如未能找到原发病灶，行 EB 病毒血清学检查，鼻咽检查及淋巴结穿刺可助鉴别，必要时可行淋巴结活检。

2.**颈淋巴结结核**　青少年较多见，可伴有其他组织的结核病灶，常有营养不良、低热、盗汗、血沉快等。颈深浅淋巴结常同时受累，有时以下颈部为主，肿大的淋巴结较软，大小约 1～2cm，可与周围组织粘连成块或互相融合，呈串珠状或

结节融合状。急性期可有压痛，有时有触动或波动感，穿刺可吸出豆渣样干酪坏死物质。最后确诊可依靠病理。

3. 颈动脉体瘤 位于颈动脉三角内，发展慢，常可听到血管杂音，也可有血管搏动感。肿块光滑，无明显浸润现象，但只可左右移动，而不能上下移动。少数肿块可压迫迷走神经或颈交感神经，可致相应的症状与体征。

4. 颈部恶性淋巴瘤 可发生于任何年龄，多见于男性青壮年。肿大的淋巴结可出现于一侧或双侧颈部，腋下、腹股沟、纵隔等区域淋巴结亦可见肿大。肿大的淋巴结质地较软，不相互融合。可伴有全身症状（发热、盗汗、体重减轻）。淋巴结活检可确诊。

5. 颈淋巴结转移癌 耳鼻咽喉与口腔的恶性肿瘤常可发生颈淋巴结转移，一般质地较硬，并可发生粘连、浸润、固定。其部位大多在颈深上和副神经链组的淋巴结。如锁骨上区的淋巴结转移，则应首先考虑来自胸腔、腹腔、盆腔的恶性肿瘤。对原发灶不明的颈淋巴结转移癌，可根据淋巴引流的规律及原发癌的常见颈部转移部位来寻找原发灶。颈部转移癌的病理诊断亦有助提示原发灶。国内原发灶不明的颈淋巴结转移癌随访结果其原发灶以鼻咽癌常见。

第八节 治疗

放射治疗是鼻咽癌的主要治疗手段，早期病例单纯放疗可以取得很好的疗效。对于中晚期患者，以同时期放化疗为主的综合治疗已成为目前标准治疗模式。Ⅲ～Ⅳ期患者建议胸腹部增强CT或PET/CT检查。根据NCCN2010指南(第2版)，参考2010年《头颈部肿瘤综合治疗专家共识》，以第七版AJCC分期为基础，根据不同的T、N组合，鼻咽癌的治疗原则如下：

（1）T1-2N0M0患者鼻咽根治性放疗和颈部的预防性放疗。

（2）T1-2N1M0患者选择单纯根治性放疗或同时期放化疗 ± 辅助化疗。

（3）T1-4N2-3M0和T3-4N0-1M0患者推荐同时期放化疗 ± 辅助化疗的治疗模式（Ⅰ类证据）；诱导化疗加同时期放化疗亦可以作为一种治疗选择（3类证据）。

（4）任何T，任何N，M1患者采用化疗为主的综合治疗，如果远处转移灶完全缓解，行鼻咽和颈部淋巴结根治性放疗 ± 同步化疗。

（5）放射治疗技术由于IMRT技术的使用可以明显地提高鼻咽癌的疗效以及更好地保护其周围的正常组织，提高长期存活患者的生存质量，尽可能采用IMRT作为鼻咽癌的主要放疗技术。

一、放射治疗及放疗并发症

（一）放疗适应证与禁忌证

鼻咽癌患者除有明显的放疗禁忌证，都可以予以放射治疗，但应根据患者具体的情况，进行根治性或姑息性放疗。出现以下情况的患者不适宜放疗：一般情况极差，有严重的难以缓解的并发症；多发性远处转移致恶病质；同一部位多程放疗后肿瘤未控、复发或再转移；需再放疗的部位已发生明显严重后遗症。

（二）靶区的确定与勾画

1. 肿瘤区（Gross target volume，GTV） 是指临床检查和各种影像学技术能够发现的肿瘤，包括原发灶和转移淋巴结（和远处转移灶），是个临床解剖学概念。鼻咽癌的GTV包括鼻咽原发肿瘤、咽后淋巴结和所有的颈部转移淋巴结。一般采用下标来定义原发灶和转移淋巴结，鼻咽大体肿瘤区（GTVnx）：临床检查发现及影像学检查显示的鼻咽肿瘤及其侵犯范围。颈部大体肿瘤区（GTVnd）：临床触及和（或）影像学检查显示的颈部肿大淋巴结。MRI颈部转移淋巴结诊断标准：①横断面图像上淋巴结最小径≥10mm；②中央坏死，或环形强化；③同一高危区域≥3个淋巴结，其中一个最大横断面的最小径≥8mm；④淋巴结包膜外侵犯；⑤咽后淋巴结：最大横断面的最小径≥5mm。

2. 临床靶区（Clinical target volume，CTV） 是一个临床解剖学概念，根据ICRU62号报告，它是根据GTV的大小和范围，以及肿瘤的生物学行为来确定的。头颈部肿瘤的病理研究表明，在肉眼可见肿瘤区域（GTV）周围，通常肿瘤细胞密度较高，其密度接近于GTV边缘的肿瘤细胞密度，而向外周扩展时肿瘤细胞密度则逐渐降低（通常大约在 GTV 周围 1cm 范围内）；其次，鼻咽黏膜下丰富的毛细淋巴管网，使肿瘤极易沿黏膜下扩展，即使肿瘤局限于一侧壁，对侧壁仍存在一定的受侵几率。莫浩元等对 50 例临床检查及 CT 扫描显示肿瘤不超过中线的鼻咽肿瘤行多点活检，结果顶后壁和对侧隐窝的阳性率为 44% 和 18%。由此可见，GTVnx 及其周围 0.5～1.0cm 的区域和整个鼻咽黏膜下 0.5cm 的范围存在微小病灶的几率极高，应给予较高的照射剂量。此外，长期的临床研究还发现，斜坡前部、颅底、咽旁和咽后间隙、翼腭窝、蝶窦、鼻腔和上颌窦后 1/3 等和颈部淋巴结亦为鼻咽癌较易侵犯和转移的部位，即使肿瘤局限于鼻咽腔内，这些部位也应包括在照射范围内并给予预防剂量。因此，在划分 CTV 时，将存在微小病灶几率极高的范围命名为 CTV1（高危区），将 CTV1 外较易侵犯的区域与 GTVnd 及所在淋巴结引流区和转移可能性较高（需预防照射）的颈部阴性区域遵循鼻咽与上颈部作为统一连续靶区的原则统一连续勾画并命名为 CTV2（图 20-8-1）。

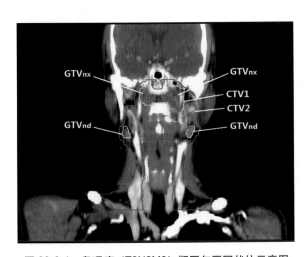

图 20-8-1 鼻咽癌（T2N2M0）靶区勾画冠状位示意图

3. 计划靶区（Planning target volume，PTV） 主要为了补偿器官和患者移动、摆位以及系统误差所产生的影响，保证 GTV 及 CTV 受到处方剂量的照射而设置。CTV 基础上外放一定范围（Margin），CTV + "margin" 即为 PTV。在鼻咽癌，由于头颈部受呼吸、心跳等的影响较小，治疗过程中靶器官运动相对较小。Margin 主要是摆位误差和系统误差。各中心需根据自己实际情况确定

"margin"。

（三）常规二维放射治疗

1. 照射野设计鼻咽癌外照射的基本射野 应用低熔点铅挡块面颈联合野的等中心照射技术。第一段采用面颈联合野 ± 下颈前野，予 34～36Gy；第二段采用面颈联合缩野（避开脊髓）＋颈后电子线野 ± 下颈前野（或采用双耳前野＋双颈或半颈前野），予 14～16Gy，使鼻咽中心和颈部剂量达到 50～52Gy；第三段设双耳前野（18～20Gy）± 颈局部电子线野（10～20Gy），使鼻咽中心剂量达 68～70Gy，颈部淋巴结转移灶局部达 60～70Gy。若疗程结束时鼻咽肿瘤残留可加第四段针对肿瘤残留区局部野，予 8～10Gy。该技术具有以下优点：遵从全靶区照射的原则；按照靶区形状设计照射野，较好地保护了相邻的正常组织；使咽旁间隙及上颈部得到充分的照射剂量；避免了面颈分野造成剂量的"热点"落在后组颅神经出颅点；照射时采用同一体位，摆位重复性好等。

面颈联合野＋面颈部联合缩野＋颈部后电子线野＋下颈部前野应作为常规鼻咽癌放射的基本设计野方案。在此基础上，仍必须根据患者的具体情况进行合理的个体化设计，达到提高肿瘤控制率，改善生存质量的要求。为全面合理覆盖靶区，可根据具体情况加用辅助野以提高靶区剂量。常用辅助野：鼻前野、颅底野、筛窦野、咽旁野和颈部小野。

2. 处方剂量 鼻咽癌最常用的剂量分割方法是每周连续照射 5 天，1 次 / 天，分割剂量 1.8～2.0Gy/ 次。根治量原发灶区给予 68～70Gy，受累淋巴结给予 60～70Gy，预防剂量给予 50～54Gy。

（四）调强放射治疗（IMRT）

1. IMRT 治疗鼻咽癌的疗效 IMRT 在剂量学和放射生物效应方面较传统放射治疗技术更具优势，它能最大限度地将放射剂量集中在靶区内以杀灭肿瘤细胞，并使周围正常组织和器官少受或免受不必要的放射，从而提高放射治疗的增益比，已成为鼻咽癌放射治疗的首选。美国加州大学 2002 年率先报道了应用 IMRT 治疗 I～IV 期

鼻咽癌患者 67 例，中位随访时间 31 个月，4 年局部控制率、无远处转移生存率和总生存率分别为 97%、66% 和 88%。随后国内外其他肿瘤中心也分别报道了鼻咽癌 IMRT 的临床结果。这些临床研究的入组病例大多为中晚期鼻咽癌，结果显示局部区域控制率大多在 90% 以上，总生存率也获得了较好的疗效，但无远处转移生存率仍不够理想，远处转移成为治疗失败的主要原因。中山大学肿瘤防治中心的 512 例接受 IMRT 和 764 例常规二维治疗的鼻咽癌患者资料回顾分析显示 IMRT 的局部控制率较常规放疗明显提高，特别是 T1 的患者（5 年无局部复发生存率 100% vs. 94.4%；P=0.016）。一项 81 例局部区域晚期鼻咽癌患者 IMRT 联合同期化疗的 II 期前瞻性临床试验结果显示 5 年局部控制率达到 94.9%，5 年无瘤生存率及总生存率分别为 76.7% 和 74.5%，死亡原因中远处转移占 66.7%，未观察到 4 级晚期毒性。尽管 IMRT 明显改善了鼻咽癌的局部控制率，但由于远处转移无明显减少，生存率的提高仍不理想。

2．IMRT 对正常组织的保护作用 IMRT 通过降低腮腺、颞叶、听觉结构和视觉结构的照射剂量，在降低鼻咽癌的远期毒性方面起到显著作用。IMRT 对腮腺功能的保护作用已经明确，尤其在早期鼻咽癌中。Pow 等比较了 IMRT 和常规放射技术对早期鼻咽癌治疗后涎腺功能的影响。放疗后 12 个月随访时发现，在 IMRT 组，刺激性全唾液流量、刺激性腮腺唾液流量至少恢复 25% 以上的患者分别占 50% 和 83.3%，而常规放射技术组仅有 4.8% 和 9.5%。

3．IMRT 靶区的勾画 因为 IMRT 的剂量分布高度适形，所以准确勾画靶区就成为调强放射治疗过程的关键。鼻咽癌放疗的靶区各治疗中心均遵循 ICRU 50 号及 62 号报告的标准确定。GTV 的勾画相对较易，且争议较少。CTV 根据 GTV 的范围及鼻咽癌的生物学行为确定，而非简单地将 GTV 均匀地外放一定边界。界定 CTV 有较大难度，目前主要参照原来常规照射的经验，国内外各肿瘤治疗中心界定的 CTV 范围大同小异。Liang 等对 943 例初治鼻咽癌患者 MRI 影像的研究，发现鼻咽癌有从邻近到远处的局部扩散趋势，所以，选择性的照射鼻咽邻近区域，个体化勾画 CTV 是合理的，可以在保证局部控制率的前提下，更好的保护鼻咽周围的正常组织。中山大学肿瘤防治中心鼻咽癌 IMRT 靶区具体定义及勾画原则见表 20-8-1（供参考）。

表 20-8-1 鼻咽癌 IMRT 靶区及重要器官勾画原则

名称	定义	备注
GTVnx	临床检查发现及影像学检查显示的鼻咽肿瘤及其侵犯范围	
GTVnd	临床触及和（或）影像学检查显示的颈部肿大淋巴结	
CTV1	GTVnx 向前、上、下、双侧各外扩 0.5 ～ 1.0cm 及向后 0.2 ～ 0.3cm 的范围（可根据邻近的组织结构特性决定外扩距离）	该区域还须包括鼻咽的全部黏膜层及黏膜下 0.5cm
CTV2	CTV1 向前、上、下、双侧各外扩 0.5 ～ 1.0cm 及向后 0.2 ～ 0.3cm 的范围（可根据邻近的组织结构特性决定外扩距离），及 GTVnd 和所在淋巴结引流区还有需预防照射的阴性淋巴结引流区	颈部预防照射范围应超出淋巴结转移部位 1 ～ 2 个颈区
PTV	PTVnx、PTVnd、PTV1 和 PTV2 分别为 GTVnx、GTVnd、CTV1、CTV2 外扩一定距离，一般为向前、上、下、左和右方向各外扩 0.5cm 及向后扩 0.2 ～ 0.3cm	
危及器官	脑干、颞叶、晶体、眼球、视神经、视交叉、垂体、腮腺、颞颌关节、下颌骨、喉、口腔、颌下腺、内耳、中耳	可根据肿瘤情况适当增减器官项目

Ⅰb 区是否需包括在 CTV2 要根据情况而定。鼻咽癌Ⅰb 区淋巴结转移的发生率很低，只占淋巴结转移的 3.1%。N0 的患者 CTV2 不需包括Ⅰb 区，以下情况Ⅰb 区建议行预防照射：①Ⅰb 区淋巴结阳性；②Ⅱa 区转移淋巴结包膜外侵或直

径≥ 3cm；③同侧全颈多个区域（≥ 4 个区域）淋巴结转移。

如果放射治疗前曾行诱导化疗，在计划 CT 上勾画靶区应非常慎重，一定要兼顾考虑化疗前肿瘤侵犯程度，而且剂量不能降低。因为化疗是

一级动力学杀灭肿瘤细胞，诱导化疗后的完全缓解并不等于病理的完全缓解。另外，敏感细胞杀灭后，残留的肿瘤干细胞可能对放疗抗拒。行计划性诱导化疗后肿瘤缩小明显者，以化疗前的影像勾画 GTVnx，仅鼻咽腔内肿瘤退缩部分按化疗后及时修回；GTVrpn、GTVnd 淋巴结包膜无受侵者，按化疗后的影像勾画；包膜受侵者，按化疗后的影像勾画，同时还应包括外侵区域。

4. 靶区处方剂量和剂量规定 一般采用同步加量（SIB）技术，剂量分割方法是每周连续照射 5 天，1 次 / 天。鼻咽、上颈部及下颈部如果采用同一 IMRT 计划，靶区的剂量建议（RTOG

0615）；PGTVnx(PTV$_{70}$)：70Gy/33 次（2.12 Gy/ 次）；PGTVnd（PTV$_{63}$、PTV$_{70}$）：63 ～ 70 Gy/33 次（1.9 ～ 2.12 Gy/ 次）；PTV1（PTV$_{59.4}$）：59.4Gy/33 次（1.8 Gy/ 次）；PTV2（PTV$_{54}$）：54Gy/33 次（1.64 Gy/ 次）。下颈部、锁上亦可以采用常规前野照射，如无淋巴结转移，给予 50Gy/25 次，如有淋巴结转移，给予 60 ～ 70Gy 根治量。所有处方剂量均为 PTV/PRV 所接受的剂量，根据 RTOG 0615 的定义，处方剂量为 95% 的 PTV 体积所接受的最低吸收剂量，鼻咽癌 IMRT 计划可接受的基本标准见表 20-8-2（供参考）。

表 20-8-2 鼻咽癌 IMRT 计划可接受的基本标准（RTOG 0615）

靶区及正常器官	剂量学标准	优先度
PTV$_{70}$ PTV$_{63}$（如有设定） PTV$_{59.4}$ PTV$_{54}$	① ≥ 95% 的 PTV 体积接受治疗处方剂量； ② PTV 接受 ≤ 93% 的处方剂量的体积应 <1%； ③ PTV$_{70}$ 的平均剂量 ≤ 74Gy； ④ PTV$_{70}$、PTV$_{63}$ 或 PTV$_{59.4}$ 接受 ≥ 110%PTV$_{70}$ 的处方剂量（77Gy）的体积应 <20%； ⑤ PTV$_{70}$、PTV$_{63}$ 或 PTV$_{59.4}$ 接受 ≥ 115%PTV$_{70}$ 的处方剂量（80.5Gy）的体积应 <5%； ⑥ PTV$_{54}$ 接受 ≥ 110%PTV$_{59.4}$ 的处方剂量（65.3Gy）的体积应 <20%； ⑦ PTV$_{54}$ 接受 ≥ 115% PTV$_{59.4}$ 的处方剂量（68.3Gy）的体积应 <5%。	2
脑干	最高剂量 ≤ 54Gy，或 ≤ 1%PRV 体积超过 60Gy	1
脊髓	最高剂量 ≤ 45Gy 或 ≤ 1%PRV 体积超过 50Gy	1
视神经和视交叉	最高剂量 ≤ 50Gy 或 PRV 最高剂量 ≤ 54Gy	1
臂丛神经	最高剂量 ≤ 66Gy	1
下颌骨和颞颌关节	最高剂量 ≤ 70Gy 或 ≤ 1 毫升超过 75Gy	1
颞叶	最高剂量 ≤ 60Gy 或 ≤ 1 毫升超过 65Gy	1
腮腺	平均剂量 < 26Gy（至少单侧）或双侧体积的 20 毫升 <20Gy 或 50% 体积 < 30Gy（至少单侧）	3
口腔	平均剂量 ≤ 40Gy	4
每侧耳蜗	≤ 5% 体积超过 55Gy	4
眼球	最高剂量 ≤ 50Gy	4
晶体	最高剂量 ≤ 25Gy	4
声门、喉	平均剂量 ≤ 45Gy	4
食管及环后区咽	平均剂量 ≤ 45Gy	4

5. 颈部淋巴引流区的分区 为准确地在 CT 断层扫描图上勾画颈部 CTV 靶区，2003 年 DAHANCA、EORTC、GORTEC、NCIC、RTOG 等研究机构经过讨论，对颈部淋巴结分区达成共识（表 20-8-3）。需注意上述共识是建立在非鼻咽癌的其他头颈部肿瘤的经验上，对鼻咽癌淋巴结分区的指导意义尚不够完整，在其标准中特别加注了说明，如 V 区的下界在鼻咽癌需参考何氏三角，目前仅用于 N0 患者的勾画。Chao 等特别提出了比较适应鼻咽癌淋巴结分区的影像学分区

标准，其Ⅱ区上界的定义更符合鼻咽癌的临床表现（表20-8-4，图20-8-2）。2006年Grégoire等在2003年颈部淋巴结阴性的基于CT影像的颈部淋巴结分区标准基础上，对淋巴结阳性时的颈部靶区勾画进行了补充：增加茎突后区［上界为颅底（静静脉孔），下界为Ⅱ区上界）及锁骨上窝（上界为Ⅳ和Ⅴ区的下界，下界为胸锁关节］，对鼻咽癌来说有一定参考意义。

表20-8-3　DAHANCA、EORTC、GORTEC、NCIC、RTOG颈部淋巴结分区及推荐边界

| 分区 | 边界 | | | | | |
	上界	下界	前界	后界	外侧界	内侧界
Ⅰa	颏舌肌或下颌骨下缘平面	舌骨体切线平面	颏联合、颈阔肌	舌骨体	二腹肌前腹内侧缘	二腹肌前腹内侧缘的中线结构
Ⅰb	下颌舌骨肌、颌下腺上缘	舌骨体中间平面	颏联合、颈阔肌	颌下腺后缘	下颌骨下源/内侧面、颈阔肌、皮肤	二腹肌前腹外侧缘
Ⅱa	C1横突下缘	舌骨体下缘	颌下腺后缘，颈内动脉前缘，二腹肌后腹后缘	颈内静脉后缘	胸锁乳突肌内缘	颈内动脉内缘、椎旁肌肉（肩胛提肌）
Ⅱb	C1横突下缘	舌骨体下缘	颈内静脉后缘	胸锁乳突肌后缘	胸锁乳突肌内缘	颈内动脉内缘、椎旁肌肉（肩胛提肌）
Ⅲ	舌骨体下缘	环状软骨下缘	胸骨舌骨肌后外缘、胸锁乳突肌前缘	胸锁乳突肌后缘	胸锁乳突肌内缘	颈内动脉内缘、椎旁肌肉（斜角肌）
Ⅳ	环状软骨下缘	胸锁关节上2cm	胸锁乳突肌前内缘	胸锁乳突肌后缘	胸锁乳突肌内缘	颈内动脉内缘、椎旁肌肉（斜角肌）
Ⅴ	舌骨体上缘	CT上包括颈横血管	胸锁乳突肌后缘	斜方肌前缘	颈阔肌、皮肤	椎旁肌肉（肩胛提肌、头夹肌）
Ⅵ	甲状软骨下缘	胸骨柄	颈阔肌、皮肤	气管和食管分界	甲状腺、皮肤的内侧缘及胸锁乳突肌前内缘	无
咽后LN	颅底	舌骨体上缘	咽部黏膜下的筋膜	椎前肌	颈内动脉内缘	体中线

表20-8-4　Clifford Chao建议的颈部淋巴结影像学分区

分区	推荐边界			
Ⅰ	上界	下颌舌骨肌	下界	舌骨
	前界	下颌骨前缘	后界	颌下腺后缘
	外侧界	下颌骨内侧缘	内侧界	二腹肌前腹外缘
Ⅱ	上界	颅底	下界	舌骨下缘
	前界	颌下腺后缘	后界	胸锁乳突肌后缘
	外侧界	胸锁乳突肌内缘	内侧界	颈部血管鞘内缘
Ⅲ	上界	舌骨下缘	下界	环状软骨下缘
	前界	胸骨舌骨肌侧后缘	后界	胸锁乳突肌后缘
	外侧界	胸锁乳突肌内缘	内侧界	颈部血管鞘内缘，头长肌
Ⅳ	上界	环状软骨下缘	下界	锁骨上缘
	前界	胸锁乳突肌后外侧缘	后界	椎旁肌前缘
Ⅴ	上界	颅底	下界	锁骨上缘
	前界	胸锁乳突肌后缘	后界	斜方肌前缘
咽后淋巴结	上界	颅底	下界	舌骨上缘
	前界	腭帆提肌	后界	椎前肌
	外侧界	颈部血管鞘内缘	内侧界	体中线

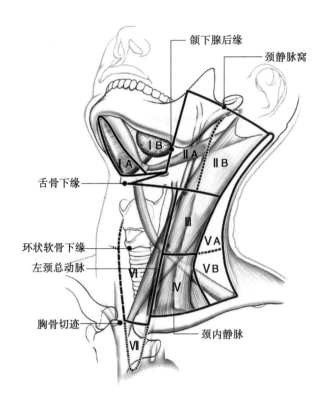

图 20-8-2　颈部淋巴结分区图示

（五）颈部淋巴结阴性的鼻咽癌颈部预防照射

鼻咽癌的颈部淋巴结转移率高，约为 70%～80%，且基本遵循沿着颈静脉链自上而下转移的规律，跳跃性现象少见。由于鼻咽癌颈部转移的高风险，对颈部淋巴结阴性的病例应行颈部预防照射。香港学者报道接受颈部预防照射的 384 例临床颈淋巴结阴性患者有 11% 发生区域失败，而未行预防照射的 906 例患者有 40% 发生区域失败。这项研究强烈支持对颈部淋巴结临床阴性病例行颈部预防照射。

N0 患者颈部是否需全颈部预防照射目前仍有争议。中国医学科学院肿瘤医院的一组资料显示不做颈部预防照射的 5 年生存率为 23%（26/113）；预防照射至下颈部区域的 5 年生存率为 45%（248/551）；预防照射至锁骨上区的 5 年生存率为 53.8%（135/251）。因此建议：鼻咽癌的颈淋巴结预防照射应至锁骨上区。目前鼻咽癌患者普遍行颈部增强 MR 或 CT 检查，能发现临床上不能触及的转移淋巴结。有作者报道对于影像学 N0 的患者，在环状软骨水平以上预防照射和全颈部照射的区域控制率和远处转移率并无显著性差别。

Gao 等报道的 410 例 N0 鼻咽癌患者，均接受常规放疗，但仅仅对上颈部预防照射，甲状软骨下缘以下的淋巴引流区不予照射。随防 5 年，仅观察到 1 例（0.2%）下颈部区域复发。因此，对于临床及影像学诊断为 N0 的患者，可考虑仅进行上颈部的预防性照射。

（六）放疗并发症

鼻咽癌放疗并发症包括放射反应和放射性损伤。放射反应是射线的作用下出现的暂时性且可恢复的全身或局部反应。全身反应表现为失眠、头晕、乏力、恶心、呕吐、胃纳减退、味觉异常等；局部反应主要表现为皮肤、口腔黏膜和腮腺的急性反应，其反应的程度与分割照射方法和照射部位与照射面积有关。放射性损伤是射线的作用引起组织器官不可逆的永久性损伤，如放射性口腔干燥症、放射性颈部皮肤萎缩与肌肉纤维化、放射性中耳炎、放射性下颌关节炎、放射性下颌骨骨髓炎、放射性龋齿、放射性垂体功能低下、放射性视神经损伤、放射性脑脊髓损伤等。孔琳等报道 336 例放疗后长期生存患者中 84.5% 存在不同程度的晚期副反应，其中颅神经损伤的 5 年、10 年累积发生率分别为 11%、23%。后遗症的发生严重影响患者的生存质量。

1. 皮肤及皮下软组织的慢性放射反应　放疗期间若曾发生湿性脱皮反应，放疗后该区皮肤可出现不同程度的萎缩，色素减退或色素沉着，浅表毛细血管扩张交替存在，故使皮肤呈现花斑样改变。这种皮肤花斑样改变较常见于中低能 X 线照射后。若采用高能量射线，因其剂量建成区在皮下，照射后数月可逐渐出现皮肤硬性水肿。临床表现为面颈部及颏下软组织肿胀，喉部因水肿而声嘶。由于损伤部位局部免疫功能低下，容易诱发感染，如头面部急性蜂窝组织炎，应及时积极抗感染治疗，给予抗生素连续数天静脉滴注，合并使用糖皮质激素可减轻日后软组织的纤维化。

浅小的皮肤溃疡灶，有可能通过其周边新生的上皮修复而愈合。然而一旦较大的溃疡形成则往往久治难愈。

肌群的萎缩及纤维化可导致颞颌关节硬化及功能障碍，出现张口困难，亦可出现阵发性的面颈肌痉挛、抽搐、牙关紧闭等症状。

2. 黏膜的慢性放射反应 放疗时发生了急性放射性黏膜炎，尤其是腔内近距离治疗者，黏膜损伤明显，更易形成腔内粘连闭锁。可在鼻咽纤维内镜下施行鼻腔粘连闭锁分离术，使其鼻腔恢复通畅。

3. 耳部慢性放射反应 当放疗剂量达 50Gy 左右或放疗后水肿期间可能出现中耳积液症，穿破鼓膜形成外耳道溢液，感染则发生化脓性中耳炎；放疗后欧氏管的功能不良，其后遗症是粘连性中耳炎。这些与传导性耳聋有关。

内耳受损表现为放疗后缓慢进行性听力下降；复发鼻咽癌两程放疗后，发生中、重度感音性聋者明显增加，且间隙期短。听力损害的程度与剂量无关，重度聋见于高剂量放疗者。有时辐射损坏了砧骨或导致迷路骨无菌性坏死，在纤维修复过程中可形成骨硬化症。

4. 放射性龋齿 牙釉质可因辐射而产生牙质疏松；唾液腺受辐射损伤导致分泌量明显减少，并伴有口腔内电解质紊乱，口腔自洁作用丧失，出现牙龈萎缩，牙颈外露，龋变的牙齿更易碎裂，常于根冠交界处断裂，形成尖锐的、参差不齐的残根。放疗前应先口腔处理，将病牙拔除；加强口腔卫生。

5. 放射性骨坏死 放射性颌骨坏死较常见，主要表现为：牙龈红肿，颌面周围软组织红、肿、热、痛，其疼痛多为持续性且以夜间尤甚。在反复发作的基础上进而形成脓肿，并可穿破口颊黏膜或颌面皮肤，形成口颊或面颊瘘管，溢脓、出血。颌骨 X 线平片显示局部骨质疏松或死骨形成。临床一旦发现放射性骨髓炎，便应及时积极抗感染治疗和多疗程的高压氧治疗，对于保守治疗无效或已有死骨形成者，则应争取外科手术治疗。

6. 神经系统的放射性损伤

（1）颅神经的放射性损伤：可表现为某一支或同时多支麻痹，临床上后组颅神经损伤多于前组颅神经。而后组颅神经损伤如声嘶、吞咽困难、饮水呛咳等症状对患者的生活质量影响较大，甚至可因呛咳并发吸入性肺炎或吞咽困难导致营养障碍，使患者日渐衰竭而终。

（2）下丘脑 - 腺垂体系统的放射损伤：可造成内分泌功能的紊乱及垂体功能低下，主要表现为：性欲的下降、阳痿、月经减少、经期不规则、

闭经。甲状腺功能和肾上腺皮质功能减退者表现为：易疲劳、畏寒、脉搏减慢、嗜睡或失眠、体重增加等症状。接受放疗时若处于生长发育期（未成年患者尤其是儿童患者），在获得长期生存的病例中，可观察到不同的功能不足后遗症。

（3）脊髓放射性损伤

①放射性脊髓炎：在放射治疗结束后数月内出现，脊髓损伤程度较小，为可逆性的脱髓鞘改变。临床以 Lhermitte 征为主要表现，即低头时有触电样麻痹感，从腰骶向下肢放射，故称低头触电感。严重时可自颈项、背部向四肢放射，可有麻痹刺痛感，历时数月不等症状可逐渐消失。治疗有助于促进恢复，一般给予维生素、血管扩张剂、神经营养药及皮质激素。

②放射性脊髓病：在放射性治疗结束数月或数年后发生。脊髓病理性损伤一旦出现即呈进行性改变，可有不全性或完全性脊髓横贯性损伤综合征。由于鼻咽癌的外照射包括了颈段脊髓，故颈髓横断性损伤往往导致高位截瘫。

（4）放射性脑病

①急性反应期：急性反应期可有颅内压升高的表现，如头痛、恶心、呕吐、烦躁不安或昏睡等。治疗应及时脱水降颅内压，并予以糖皮质激素，同时加强支持治疗，经对症处理有希望获完全恢复。

②早期延迟反应发病时间于放疗后 3 月至 1 年内。临床表现出一些神经系统的体征或症状，如运动失调，神经麻痹等。治疗主要改善局部微循环及糖皮质激素治疗，部分患者的症状可缓解或消失，但病程亦可能呈渐进性发展。

③晚期延迟反应可在放疗后数月至数年内出现。此期一旦出现即为不可逆转，严重者致残或致死。

放射性脑病因损伤的部位及程度不同，临床可以分为如下几个类型：

a. 无症状型：缺乏临床症状或体征，但随诊常规 CT 或 MRI 检查发现典型病变征。

b. 轻微症状型：仅有轻度间歇性头痛、记忆力下降，或多语、少言、乏力等。

c. 颞叶受损型：明显的记忆力减退（尤以近事遗忘为著），定向力障碍、幻觉、明显的多语或表情淡漠、短暂的思维障碍、精神异常、颞叶型

癫痫发作等。

d. 脑干受损型：头晕、行走不稳、交叉性瘫痪及伴随颅神经损害症状和体征（因第Ⅲ至Ⅵ对颅神经均发自脑干或进入脑干）。

（5）放射性脑脊髓病的治疗：目前尚无逆转晚期放射性脑脊髓病的办法。可酌情采用激素、血管扩张剂、神经营养药、维生素类和脱水剂等。皮质激素可缓解症状，控制病情的发展，用法：地塞米松 10～20mg 或氢化可的松 100～200mg 每日静脉滴注一次，连续 5～10d，然后口服泼尼松 5～10mg，每日 3 次。

二、化学治疗

（一）早期鼻咽癌患者是否需要放化综合治疗

Ⅰ期鼻咽癌患者单纯放疗的 5 年生存率很好，可高达 90% 以上，而 Ⅱ期特别是 T2N1M0 的患者单纯放疗的效果相对较差。香港学者报道 Ⅱ期患者单纯放疗的 10 年疾病相关生存率、无复发生存率、无远处转移生存率分别 60%、51% 和 64%。中山大学肿瘤防治中心的 362 例早期鼻咽癌单纯放射治疗疗效的分析显示，Ⅱ期患者中 T2N1M0 的治疗效果较差，5 年总生存率仅为 73.1%，治疗失败的主要原因是远处转移。

化疗在 Ⅱ期鼻咽癌的作用目前仅在回顾性分析体现，缺乏前瞻性随机的 Ⅲ临床试验证据。既往发表的两个诱导化疗的临床研究数据合并进行分析显示诱导化疗明显改善早期鼻咽癌的生存率。台湾地区 Cheng 等报道了 Ⅱ期鼻咽癌通过同期放化疗＋辅助化疗可以达到与 Ⅰ期鼻咽癌相同的无瘤生存率。目前在台湾，Ⅱ期鼻咽癌患者均采用同时期放化疗＋辅助化疗。NCCN 2010 指南对于 T2N0M0 及 T1-2N1M0 患者推荐同时期放化疗＋辅助化疗是由于 Intergroup 0099 试验中入组病例中部分 Ⅲ期患者（AJCC 第 4 版分期）降级为 AJCC 第七版分期的 Ⅱ期患者（T2N0M0、T1-2N1M0）。

在 2010 年《头颈部肿瘤综合治疗专家共识》中，认为对于 T2N0M0 的病例，目前尚缺乏化疗可以使其疗效获益的有力证据，建议行单纯放疗；对于 T1-2N1M0 是否需要化疗目前存在争议，单

纯根治性放疗或同时期放化疗 ± 辅助化疗均可采用，建议进行前瞻性临床研究明确化疗的作用。

（二）局部区域晚期（Ⅲ～Ⅳ b 期）鼻咽癌的放化综合治疗策略

放化综合治疗的研究对象多选择有远处转移高危因素的局部区域晚期鼻咽癌。法国学者对 8 个随机对照试验 1753 例局部晚期鼻咽癌患者的 Meta 分析，化疗降低了 24% 肿瘤失败或死亡危险比，5 年生存获益提高 6%，5 年无肿瘤相关事件生存获益 10%，其中同时期放化疗方式获益最多，同时对于局部控制率和远处转移控制率亦有所提高。同时期放化疗 ± 辅助化疗目前已成为局部区域晚期鼻咽癌的标准治疗模式。

1. 诱导化疗　指放疗前使用的化疗，诱导化疗可能杀灭远处的亚临床病灶，减轻肿瘤负荷及各种临床症状，增强随后的放疗敏感性。目前为止有四个随机对照临床试验对诱导化疗的疗效进行了评价，结果均显示诱导化疗可以降低远处转移率，而且对提高局部控制率及无瘤生存率也有一定的作用，但是未提高总生存率。香港和中山大学肿瘤防治中心的学者把既往发表的两个诱导化疗的临床研究数据合并进行分析显示：诱导化疗＋放疗组与单纯放疗组 5 年总生存率未见显著差异（61.9% vs 58.1%），复发率降低 14.3%，肿瘤相关死亡率降低 12.9%，而总生存率无明显改善。进一步分析了这种生存获益主要是来源于提高局控，其次是减少远处转移。由于总生存无获益，临床上已不单纯采用诱导化疗治疗局部晚期患者，而多配合同时期放化疗进一步控制远处转移。

2. 同时期放化疗　指在放射治疗的同时使用化疗，它的主要目标是不仅要提高局部控制，而且还要降低远处转移的发生。目前为止有 3 个随机对照临床试验对同时期放化疗的疗效进行了评价。尽管最佳化疗方案和用药方式尚未确定，同期放化疗在提高局部晚期鼻咽癌的总生存率、局控率、无进展生存率、无远处转移生存率等方面显示了其增益作用。Chan 等报道了局部区域晚期鼻咽癌每周中等剂量顺铂（40mg/m^2）同期放化疗的临床研究，其结果表明同期放化疗组对比单纯放疗组 5 年生存率提高 11.7%（70.3% vs. 58.6%，P=0.065），多因素分析有统计学差异（P=0.049）。

因此，同时期放化疗 ± 辅助化疗目前是局部晚期鼻咽癌的标准治疗模式。

3. 辅助化疗 指在鼻咽癌放射治疗后进行的化疗。理论上，其作用是杀灭放射后局部区域残留的肿瘤细胞及全身亚临床的转移灶，并有可能推迟远处器官发生转移的时间。目前辅助化疗的Ⅲ期临床研究不多，仅有意大利及中国台湾的2篇报道，且均无阳性结果。现有研究表明辅助化疗无明显治疗增益，并且放疗后患者体质下降，难以坚持完成辅助化疗。目前临床上已不单纯采用辅助化疗治疗局部晚期患者，而多在同时期放化疗基础上进一步控制远处转移。

4. 诱导、同时期及辅助化疗的序贯治疗

（1）诱导＋辅助化疗：香港威尔斯亲王医院报道诱导＋辅助化疗治疗鼻咽癌的前瞻性研究初步结果：两年总生存率（68% vs 72%）和无瘤生存率（80% vs 80.5%）均无提高。因此，临床上已不采用诱导＋辅助化疗的序贯模式。

（2）同时期放化疗＋辅助化疗：考虑到同期放化疗中剂量较低，对远处转移的作用不肯定，而辅助化疗的目的是减少远处转移的发生，因此，有研究者将两者结合用于治疗晚期鼻咽癌。1998年，Al-sarraf 等报道了北美 Intergroup 0099 临床试验的结果，放化疗组与单纯放疗组相比，3年总生存率、无进展生存率均显著提高（78% vs 47%，69% vs 24%），这一研究使"3疗程DDP同期放化疗＋3疗程PF（DDP+5-Fu）辅助化疗"方案成为北美地区治疗局部晚期鼻咽癌的标准方案。以此为模板，鼻咽癌高发区如中国大陆、香港及新加坡的研究者对同期放化疗＋辅助化疗治疗鼻咽癌的疗效进行了前瞻性验证，证实了同时期放化疗＋辅助化疗治疗局部晚期鼻咽癌可以提高生存率。基于以上研究，NCCN 2010 指南对于Ⅲ～Ⅳb期鼻咽癌患者推荐同时期放化疗＋辅助化疗的模式（1类证据）。在2010年《头颈部肿瘤综合治疗专家共识》中，同时期放化疗 ± 辅助化疗亦推荐在Ⅲ～Ⅳb期鼻咽癌中应用（1类证据）。但同时期放化疗＋辅助化疗是否较单纯同时期放化疗进一步提高生存率仍需要进一步的临床研究。是否在同时期放化疗的基础上加用辅助化疗可以根据患者的实际情况灵活采用。

（3）诱导化疗＋同时期放化疗：由于辅助化疗的依从性差，而随机研究显示了诱导化疗可以降低远处转移率，而且对提高局部控制率和无瘤生存率也有一定作用。诱导化疗后再行时期放化疗，其理论依据：①头颈部肿瘤诱导化疗（含DDP和5-FU）后肿瘤的缓解率高，肿瘤负荷减轻；②化疗药物更易进入未受照射的肿瘤区域；③ Intergroup 0099 试验中试验组局部区域复发率仍达10%，远处转移率达13%。因此同时期放化疗＋辅助化疗的策略未必最佳，应该寻找更优的组合方式。诱导化疗与同期放化疗联合建立了更好的作用机制。Rischin 等研究显示，对局部晚期鼻咽癌患者使用诱导化疗＋同时期放化疗有助于改善其无进展生存率和（或）总生存率，同时患者对诱导化疗的耐受性优于同时期放化疗后的辅助化疗。香港的一项入组65例晚期鼻咽癌病例的Ⅱ期临床试验，实验组为TP（多西紫杉醇＋顺铂）方案诱导化疗＋DDP同时期放化疗，对照组为单纯DDP同时期放化疗。结果显示试验组3年生存率为94.1%，而对照组为67.7%（*P*=0.012）。基于以上结果，诱导化疗＋同时期放化疗作为局部区域晚期鼻咽癌的治疗选择（3类证据）加进NCCN 2010 指南。同样，在2010年《头颈部肿瘤综合治疗专家共识》中，诱导化疗加同时期放化疗亦可考虑在局部晚期鼻咽癌中应用。诱导化疗加同时期放化疗能否较单纯同时期化放疗获益仍需Ⅲ期临床试验的前瞻性研究。

（三）鼻咽癌常用的化疗方案

铂类是治疗头颈部肿瘤最有效的药物，单药缓解率可达40%，鼻咽癌以铂类药物为主的联合方案疗效最好。

1. 诱导化疗

（1）首选PF方案（每3周重复，使用2～3疗程）

顺铂（DDP）：80～100mg/m² iv drip d1（化疗前需水化）或 DDP 20mg/m², d1～5

5-氟尿嘧啶（5-Fu）：750～1000mg/m² iv drip d1～5 120 小时持续静脉灌注

（2）其他含铂类的诱导化疗方案

①卡铂（Carboplatin）+ 5-Fu方案（每3周重复）

Carboplatin：AUC=6 iv drip d1

5-Fu：750～1000mg/m² iv drip d1～5 120

小时持续静脉灌注

② PC 方案（每 3 周重复）

紫杉醇（Paclitaxel）：175 mg/m² iv drip（3h）d1

Carboplatin：AUC=6 iv drip d1

或 DDP 75mg/m² iv drip d1（化疗前需水化）

③ TP 方案（每 3 周重复）

多西他赛（Docetaxel）：75 mg/m² iv drip（1h）d1

DDP：75 mg/m² iv drip d1

④ GP 方案（每 3 周重复）

吉西他滨（Gemcitabine）1250mg/m² iv drip（30 min）d1 和 d8

DDP：80 mg/m² iv drip d1

⑤ TPF 方案

Docetaxel：60 ～ 75 mg/m² iv drip（1h）d1

DDP：60 ～ 75 mg/m² iv drip d1

5-Fu：600 ～ 750mg/m² iv drip d1 ～ 5 120 小时持续静脉灌注

2. 同时期放化疗 鼻咽癌同时期放化疗中应用顺铂非常重要。近年来有研究报道同期化疗应用卡铂可取得与顺铂类似的疗效，但黏膜和肾毒性降低；但亦有研究结果显示卡铂同期化疗的疗效较顺铂差。故在没有取得更明确的临床证据之前，顺铂仍为同期化疗的首选。

NCCN 2010 指南推荐鼻咽癌同时期放化疗方案包括放射治疗的第 1、22、43 天接受 100mg/m² 的顺铂化疗或采用每周中等量的 40mg/m² 的顺铂化疗，每周一次（放疗第一天开始）。新加坡的研究显示临床中把顺铂一次剂量分开到数天使用可在取得相同的抗癌效果的情况下减少毒副反应，同期化疗可以在放射的第 1、4、7 周连续 4 天给予顺铂 25mg/m²。

3. 辅助化疗中 NCCN 指南 2010 推荐 PF 方案（放疗结束后第四周开始，每 4 周重复，使用 3 疗程）

DDP：80mg/m² iv drip d1（化疗前需水化）

5-Fu：750 ～ 1000mg/m² iv drip d1 ～ 4 96 小时持续静脉灌注

三、复发 / 残留鼻咽癌的治疗

（一）复发 / 残留鼻咽癌的治疗原则

（1）根治量放疗后的鼻咽残留病灶，视残留病灶大小和部位选择常规缩野推量、后装、X 刀、三维放疗、IMRT、手术切除和射频消融。并视病灶大小配合化疗。

（2）颈淋巴结残留灶≥ 1cm，可即给予 β 线缩野推量，观察 3 个月以上仍不消失者，建议手术治疗。

（3）鼻咽局部复发者，距第一次放疗在 1 年左右，可行第二程放疗，肿瘤范围较大者可配合诱导化疗和 / 或同时期放疗；时间尚短不宜放疗者，可先采用全身化疗，然后争取第二程放疗。复发鼻咽癌再程放疗时只照射复发部位，一般不作区域淋巴结的预防照射。局限性的鼻咽复发灶，可选择手术治疗或外照射 + 后装。

（4）放疗后颈部淋巴结复发者，首选挽救性手术；不能手术者应争取化疗、放疗及其综合治疗；对于淋巴结固定或大片皮肤浸润者，可先予化疗。

（二）鼻咽癌复发 / 残留的挽救手术治疗

对于放疗后复发或残留的病灶，再次放疗的治疗效果均不够理想，甚至给患者造成永久的放射损害。为了探索鼻咽癌放疗失败的解救方式，随着外科技术和修复手段的发展及抗生素的应用，应放疗科医生的要求，引用外科手术配合治疗，经过选择采用合理的手术入路，使部分患者获得了根治性疗效。中国医学科学院肿瘤医院的资料显示鼻咽癌原发病灶放疗后残留或复发手术挽救的 5 年生存率为 34%。由于手术的患者均经过严格筛选，因此几乎不可能知道对手术可以切除的肿瘤是否优于二程放疗，除非对大量患者进行随机分组研究。

（1）鼻咽癌原发灶手术治疗适应证：鼻咽癌放疗后残留或复发的病例，估计再次放疗弊大利少，可考虑手术治疗，但要严格掌握适应证和禁忌证。手术治疗主要是放疗后局限性残留或复发病灶（rT1 及部分 rT2 者）；手术禁忌证包括肿瘤浸润颈动脉鞘区；肿瘤浸润颅底；发生远处转移；全身情况欠佳。可根据情况采用不同的手术进路或内镜下微创治疗。

（2）鼻咽部手术进路：鼻咽癌的手术进路较多，手术径路复杂，暴露欠佳，目前尚未有一种创伤少而能充分暴露鼻咽的进路。当前采用的手术进路主要有经腭进路、上颌骨 - 鼻内翻进路、上颌骨外翻进路、经鼻侧切开进路、经颈侧进路、颈颌腭进路及颞下窝进路等，需根据病变部位和范围选择不同术式。手术原则：显露良好，充分切除肿瘤，减少手术创伤，减少术后外形改变和功能损害。上颌骨外翻进路（Maxillary swing）由中国香港 Wei 等创用，该术式能充分暴露鼻咽和同侧咽旁间隙，在直视下保护颈内动脉，安全地将鼻咽和扩展到咽旁间隙的肿瘤整块切除，可用于鼻咽顶、后、侧壁及咽旁间隙受累的病例，病灶切除较彻底，但出血较多，术后主要问题是张口困难，多数为暂时性的。近 20 年来，Wei 等采用上颌骨外翻进路治疗 246 例鼻咽复发或残留患者，其中 209 例为局部复发患者，78% 的患者可以达到切缘病理阴性，5 年局部控制率为 74%，5 年无瘤生存率为 56%，多因素分析显示术后切缘病理阴性及肿瘤大小是影响局部控制及预后的独立因素。

（3）内镜下鼻咽肿物切除术：应用功能性内镜鼻窦外科技术，在鼻内窥镜直视下切除鼻咽肿物。先在颈部暴露、分离颈内动脉至颅底，并予以保护。颈外动脉挂线，以备切除肿瘤时大量出血时结扎止血。术前先用 0.1% 肾上腺素浸润鼻腔和鼻咽部黏膜，减少出血。将鼻中隔后份切除，用手术刀和电凝自接近鼻咽顶的蝶骨底开始向下逐步切除鼻咽顶前壁和（或）顶后壁的复发癌，用电钻磨去部分下方骨质，以进一步清除肿瘤组织。用游离鼻中隔黏膜覆盖手术创面。该术式在面部和口腔无创口，无骨切开及广泛的软组织分离，创伤少，患者康复快。这种方法不适于鼻咽侧壁广泛受侵犯的患者。中山大学肿瘤防治中心采用内镜下鼻咽肿物切除术治疗 37 复发鼻咽癌，其中 17 例 rT1，4 例 rT2a，14 例 rT2b，2 例 rT3。其中 35 例连续整块切除而且切缘病理阴性，患者无严重术后并发症，患者无接受术后放疗。中位随访 24 个月（6 ～ 45 个月），5 例患者原位残留或复发，2 年总生存率、无局部复发生存率及无进展生存率分别为 84.2%、86.3% 和 82.6%，远期疗效有待观察。

（4）内镜下鼻咽肿物微波固化术：内窥镜下微波固化术适用于肿瘤复发或残留病灶局限于鼻咽腔内，直径 1.5cm 以内。中山大学肿瘤防治中心采用内镜下微波固化术治疗 55 例复发 rT1 鼻咽癌患者，中位随访 102.1 个月，5 例患者局部再复发，2 年和 5 年总生存率分别为 100% 和 93.6%，

2 年和 5 年无局部复发生存率 94.5% 和 90.7%，常见的术后副反应为轻度疼痛和头痛。内窥镜下微波固化术治疗选择性的局部复发或残留鼻咽癌（rT1）患者可取得较好的生存率及局控率且并发症少，是目前治疗局部复发或残留鼻咽癌患者的一种操作简便易行、疗效较理想的救援性治疗方法。

（三）颈部复发、残留淋巴结的手术治疗

残留或复发的淋巴结再次放疗的效果欠佳，并可能引起严重的放射性损伤和后遗症。化疗难以彻底清除病灶，而恰当的手术能控制和挽救鼻咽癌放疗后颈部淋巴结残留或复发，提高患者的生存率，且可避免再放疗的并发症、后遗症，改善生存质量。手术治疗的适应证：①鼻咽原发灶经放疗后已消失，残留的颈部淋巴结观察 3 个月左右仍不消者；②放疗后颈部淋巴结复发者首选手术治疗。手术禁忌证：颈部淋巴结复发或残留与颈深部组织广泛粘连，固定者；皮肤广泛浸润者；肿瘤侵犯颈总动脉或颈内、外动脉；远处转移者。

鼻咽癌放疗后颈淋巴结残留或复发，应行根治性颈清扫术还是淋巴结局部切除术目前仍有分歧。Wei 等对 43 例鼻咽癌放疗后残留或复发患者全部行经典的根治性颈清扫术，病理检查淋巴结阳性的患者中，70% 发现转移淋巴结数目较术前检查多，因此主张鼻咽癌放疗后颈部淋巴结残留或复发的患者，无论临床上单个还是多个淋巴结肿大一律行根治性颈清扫术。中国医学科学院肿瘤医院的经验，颈部复发时，单个淋巴结主要采用局部扩大切除，并获得一定疗效，5 年生存率为 52%，说明颈清扫术并非鼻咽癌颈部解救手术的唯一选择。中山大学肿瘤防治中心的 88 例鼻咽癌放疗后颈淋巴结残留或复发者的资料回顾分析显示患者颈部进行了以下 4 种手术：根治性颈清扫术、改良根治性颈清扫术、分区性颈清扫术和颈淋巴结切除术。将根治性颈清扫术和改良根治性颈清扫术称为广泛切除组，其适应证为淋巴结累及多个区和／或直径大于 3cm 和／或固定，而对此类患者中淋巴结累及不超过两个区和较活动和直径小于 3cm 和颈部皮肤纤维化不明显者进行改良根治性颈清扫术，其余都进行根治性颈清扫术。将分区性颈清扫术和颈淋巴结切除术称为局

部切除组，其适应证为淋巴结只累及一个区和活动度好和直径小于 3cm，对于其中孤立淋巴结者进行颈淋巴结切除术，其余都进行分区性颈清扫术。本资料显示残留组和复发组中 4 种手术方式的 5 年生存率和颈清扫术后颈部复发率差异都无显著性，尽管残留组和复发组的预后是有差异的，但 4 种手术方式都可以有效、安全地挽救放疗后颈部失败的淋巴结。

四、转移性鼻咽癌的治疗

（一）转移性鼻咽癌治疗原则

1. 根据患者的特征（一般状况、治疗目的）选择个体化的化疗方案。

2. PS 评分 0 ~ 2 的患者采用以铂类化疗为主的多学科综合治疗。

3. PS 评分为 3 的患者采用最佳支持治疗。

4. 骨转移时局部病灶可行姑息放射治疗。

5. 其他器官单个病灶可配合外科治疗、放射治疗或其他姑息治疗方法。

（二）初治转移（任何 T、任何 N、M1 期）鼻咽癌的治疗

初治转移鼻咽癌患者，NCCN 2010 指南推荐采用以铂类联合化疗为主的多学科综合治疗，如远处转移病灶完全临床缓解，则行鼻咽和颈部淋巴结的根治性放疗或同时期放化疗。王成涛等总结了中山大学肿瘤防治中心的 209 例初治转移鼻咽癌患者的疗效，全组病例 1、2 和 3 年总生存率分别为 61.0%、32.0% 和 16.0%，中位生存时间为 15.5（0.8 ~ 96.6）个月。多因素分析显示治疗方式（是否化放综合治疗）和化疗周期（≥ 6 疗程）是影响初治远处转移鼻咽癌预后的独立因素。因此，采取积极有效的综合治疗对提高 M1 期患者生存期有重要意义。

（三）根治性放疗后远处转移患者的治疗

鼻咽癌远处转移率高，是致死的主要原因。中山大学肿瘤防治中心资料显示 621 例鼻咽癌放疗后总的远处转移率为 21.2%。鼻咽癌远处转移的部位中，骨转移最常见，肺和肝转移次之，纵隔、腹膜后淋巴结、肾上腺等部位也有报道。中

科院肿瘤医院的资料显示 905 例根治性放疗患者中，81 例出现骨转移，32 例肺转移，36 例肝转移。大多数鼻咽癌转移患者预后较差，治疗多为姑息性，目的在于减轻症状、提高生存质量，或通过抑制肿瘤细胞的生长而延长患者的生存期。部分孤立性转移患者，如给予适当的治疗，患者可长期生存。化疗仍然是治疗转移性鼻咽癌的主要方法，小部分患者能长期生存。研究表明：强烈而有效的以铂类为基础的联合化疗可使 12% ~ 22% 的远处转移鼻咽癌患者获得 CR，再通过综合应用手术或放疗，有小部分患者是可以长期生存的。香港威尔斯亲王医院报告一组 247 例转移性鼻咽癌患者，经化疗、放疗及手术等综合治疗后 17 例（6.9%）患者能无瘤生存 2 年以上，1.6% 无瘤生存 5 年以上。

中国香港 Teo 等研究鼻咽癌转移时把鼻咽癌远处转移分成五种类型：骨转移型、胸腔内转移型（包括肺和纵隔淋巴结）、肝转移型、远处淋巴结转移型（包括锁骨以下，纵隔以外的淋巴结）、其他罕见型（包括骨髓、腹膜腔、胰腺、皮肤及其他内肝脏器官和软组织转移）。包含上述两个以上单纯转移型的为复合型。分析显示单纯型的生存期比复合型长，而在单纯型中，胸腔内转移型治疗效果最好，生存期长。对于肺转移患者，应采用更积极的治疗，部分患者可取得长期生存。中国医学科学院肿瘤医院报道 60 例鼻咽癌肺转移治疗后的 3、5 年总生存率分别为 35.0%、30.2%，其中 32 例单纯多发肺转移患者采用全肺照射＋局部小野补量＋辅助化疗的治疗效果，5 年存活率高达 44.2%。对于肺转移的患者通过积极综合治疗（化疗、手术及放疗），部分患者可以长期存活。

（四）复发或转移性鼻咽癌的姑息化疗

鼻咽癌是一种对化疗相对敏感的肿瘤，对于局部复发和（或）远处转移的患者，以铂类、5-FU 为基础的化疗方案能取得较高的缓解率，因此被广泛地作为一线方案而应用于临床。铂类方案失败的复发或转移性鼻咽癌的治疗，NCCN2010 指南认为以下方案可能有效：紫杉醇、卡铂及吉西他滨的三联疗法；吉西他滨单药或联合顺铂等方案。

转移鼻咽癌以铂类为基础的 2 药联合方案有

效率 55% ～ 75%，中位生存期 10 ～ 12 个月。铂类方案无效的转移患者时可使用紫杉醇、卡铂及吉西他滨的三联疗法。新加坡 Leong 等完成的吉西他滨 + 紫杉醇 + 卡铂三药联合治疗转移鼻咽癌的 II 期临床试验，总有效率为 78%，中位疾病进展时间为 8.1 个月，中位总生存期为 18.6 个月，不良反应主要为对血液系统的影响。

吉西他滨单药或联合顺铂也可能对铂类化疗无效的复发或转移的鼻咽癌有效。吉西他滨单一用药或与其他化疗药联合治疗晚期及复发性的鼻咽癌是有效的，多项临床试验均显示，吉西他滨单药治疗的有效率为 30% ～ 55%，联合化疗的有效率为 40% ～ 93%。Zhang 等一项单药吉西他滨治疗铂类方案失败的复发或转移性鼻咽癌 II 期临床研究中，入组 23 例患者，既往均接受过多个疗程的含铂方案化疗，结果有 20 例患者可评价疗效及毒性反应，其中 PR 11 例（55%），SD 5 例（25%），PD 4 例（20%）。主要毒性为血液学毒性，但程度较轻，患者耐受性好。

五、鼻咽癌治疗新进展

（一）鼻咽癌的免疫治疗

生物治疗技术的进步使鼻咽癌患者获得更多治疗机会，但是，鼻咽癌是地区性疾病，受到国际社会的关注程度有限，需要更多的循证医学证据来证实生物治疗对鼻咽癌的有效性。

1. EB 病毒 特异性 CTL 治疗鼻咽癌与 EB 病毒的感染有密切关系，因而，针对 EBV 特异性多克隆免疫活性细胞毒 T 淋巴细胞（CTL）研究成为目前的关注点。鼻咽癌细胞表达 HLA I 类分子，抗原递呈机制正常，鼻咽癌患者外周血中存在 EBV 特异性 CTL，具备细胞免疫治疗的基础。香港大学玛丽医院、美国贝勒医学院及意大利学者先后报道 EBV 特异性多克隆 CTL 治疗鼻咽癌患者，部分放化疗抗拒患者取得了完全缓解率，没有明显不良反应。Straathof 等报告 6 例复发性/难治性鼻咽癌患者接受 EBV 特异性多克隆 CTL（$2\times10^7/m^2$ ～ $2\times10^8/m^2$）输注后，2 例 CR，2 例 PR，1 例 SD，1 例 PD。

2. 树突状细胞（DC） 免疫治疗 DC 是近年来抗肿瘤免疫治疗研究的热点，在多种肿瘤的基础研究和初步临床中均显示出了较好的治疗作用和良好的应用前景。台湾地区 Lin 等以 LMP-2 的限制性表位多肽负载鼻咽癌患者的 DC 后回输到体内，在 16 例患者中，9 例出现针对 LMP-2 多肽较强的 CTLs 活性，且有 2 例患者在 3 个月后肿瘤体积缩小。

（二）鼻咽癌的靶向治疗

表皮生长因子受体（Epidermal growth factor receptor，EGFR）是一种膜糖蛋白，EGFR 细胞外部分与表皮生长因子（Epidermal growth factor，EGF）相结合，可使细胞内的酪氨酸激酶活化，从而调节细胞的生长、分化。体内外实验证明，EGFR 过度表达可增加肿瘤细胞的侵袭性和转移性，对放化疗的敏感性下降。晚期鼻咽癌 EGFR 的阳性率高达 89%，EGFR 高表达是鼻咽癌局部区域复发的独立预后因素。

靶向治疗目前已成为提高癌症患者疗效的新治疗手段，EGFR 单抗在头颈部鳞癌的疗效已得到多项研究证实。2006 年，Bonner 等报道了放疗联合西妥昔单抗对比单纯放疗治疗局部区域晚期头颈部鳞癌的 III 期临床试验，研究结果证实放疗联合西妥昔单抗可延长局部控制时间，降低死亡率，且不增加放疗相关的常见毒性反应。一项 EGFR 单抗尼妥珠加放疗同步治疗 137 例晚期鼻咽癌的多中心 II 期临床试验结果显示放疗 + 尼妥珠单抗较单独放疗可提高 3 年总生存率（84.3% vs 77.6%，$P<0.05$），药物不良反应轻微，对治疗晚期 NPC 有一定的临床应用价值。靶向治疗在局部晚期鼻咽癌的作用仍需 III 期临床试验的验证。

Extreme 研究证实了西妥昔单抗在复发和(或)转移头颈部鳞癌的疗效：在顺铂或卡铂联合 5-FU 的基础上加用西妥昔单抗（西妥昔单抗初始剂量 400 mg/m^2，随后每周一次 250 mg/m^2）显著提高了肿瘤缓解率（20% vs 36%）和中位生存期（7.4 vs 10.1 个月），且 3 药联合方案的毒性可以耐受。西妥昔单抗 + 卡铂也可能对铂类化疗无效的复发或转移的鼻咽癌有效。香港 Chan 等报道转移性鼻咽癌患者在接受含铂方案化疗后 12 个月内进展者接受西妥昔单抗联合卡铂（AUC=5，3 周重复）治疗。在可评价 59 例患者中，PR 为 11.7%，SD 为 48.3%，中位疾病进展时间为 81 天，中位生存时间为 233 天，且毒副反应轻。复旦大学肿瘤医院的研究也显示西妥昔单抗联合放化疗治疗复发或转移鼻咽癌的有效率达 87.5%。在转移鼻咽癌的治疗中采用铂类化疗联合西妥昔单抗的疗效有待Ⅲ期临床试验进一步研究。

（三）鼻咽癌的基因治疗

重组人 P53 腺病毒注射液是世界上第一个获得正式批准的基因治疗药物。北京大学临床肿瘤医院和福建省肿瘤医院共同开展了重组人 p53 腺病毒注射液联合放疗治疗局部晚期鼻咽癌的前瞻性随机临床试验，结果显示野生型 p53 基因对鼻咽癌放疗可产生显著增效作用，5 年局部区域控制率较单纯放疗提高 25.3%，5 年总生存率及无瘤生存率分别较单纯放疗提高 7.5% 和 11.7%，展示了基因治疗的美好前景。

第九节 预后因素

一、鼻咽癌疗效

放射治疗是鼻咽癌的主要治疗方法。20 世纪 80 年代鼻咽癌 5 年生存率仅为 50% 左右。随着影像技术的发展，放射治疗技术的进步及综合治疗的运用，近 10 年鼻咽癌的预后有了显著的改善，中国 20 世纪 90 年代鼻咽癌的 5 年生存率已提高到 75% 左右。中国医学科学院肿瘤医院对该院自 1990 年 1 月到 1999 年 5 月收治的接受根治量放疗的 905 例鼻咽癌患者分析结果显示，5 年总生存率为 76.7%。香港报道的 1996—2000 年间治疗的 2687 例无转移患者的 5 年总生存率为 75%。中山大学肿瘤防治中心 2001 年 12 月～2003 年 6 月期间 1093 例初治鼻咽癌根治性放疗后的 5 年总生存率为 77.9%。

二、预后因素

（一）传统预后因素

1. **病理组织学指标** 大部分关于不同组织学类型的预后分析及放射敏感性的报道来自西方国家（50%～80% 的鼻咽癌为未分化癌）。Reddy 等观察了 65 例鼻咽癌患者的组织切片中肿瘤的分化程度与治疗的反应和预后生存的关系，尽管角化性鳞状细胞癌的病例占 76%，但仅有 29% 的患者发生淋巴结转移，明显低于非角化性癌的淋巴结转移率（70%），角化性鳞状细胞癌的远处转移率为 6%，而非角化性癌为 33%。角化性鳞状细胞癌放射治疗后原发灶的临床控制率为 29%，非角化性癌则为 79%（P=0.001），放射治疗后淋巴结控制率角化性鳞状细胞癌为 76%，非角化性癌为 85%（P=0.001）。全部患者的五年生存率为 35%，非角化性癌为 51%，角化性鳞状细胞癌仅为 6%。角化性鳞状细胞癌尽管有较少的淋巴结侵犯和远处转移，但由于对放射线不敏感，肿瘤和淋巴结病变未控而使生存率明显低于非角化性癌。对于亚洲学者的报道，角化性鳞状细胞癌相对非角化性癌在统计学上没有预后意义可能由于非角化性癌太多（90% 以上），而角化性鳞状细胞癌太少的缘故。

2. **TNM 分期** TNM 分期系统的提出至今已半个多世纪，经过不断修订、补充与完善，已被广泛接受，在肿瘤的临床诊断、治疗计划的制订、预测预后和疗效评价等方面起到重要的作用。不同的临床分期其预后会有显著性差异：中国医学科学院肿瘤医院对该院 905 例鼻咽癌患者分析结果显示，Ⅰ～Ⅳ期的 5 年生存率分别为 95.5%、87%、76.9% 和 66.9%（中国 92 分期）；香港的 2687 例鼻咽癌患者分析结果显示Ⅰ～Ⅳ期 5 年生存率分别为 90.0%、84%、75% 和 58%（第 6 版 AJCC 分期）。

3. **年龄** 年龄对预后的影响，文献中有较多的争论，年龄的预后意义不明确。Teo 等通过对 903 例患者的单因素及多因素分析显示年龄是预测总生存及无瘤生存的独立因素，年龄较大患者有较差的预后，同时年纪较大患者局部复发明显增多。Sham 等报道青年鼻咽癌患者的预后较好，759 例鼻咽癌病例，40 岁以下的五年生存率为 54%（105/195），40 岁以上则为 41%（231/564）（P=0.0021）。相反，Liu 等的分析为阴性结果。

4. **性别** 大部分的研究显示男性患者的预后明显较女性患者差。Teo 等对 903 例患者的多因素分析显示性别是影响总生存、无瘤生存及远处转移的独立预后因素，男性患者的 5 年生存率为 62.7%，女性患者 5 年生存率为 75.5%（P=0.0125）。

亦有研究得出了不同的结论：男女间疗效上的差异并未达到统计学显著意义。

（二）实验室检查指标

1. EB 病毒标志物 鼻咽癌是一种与 EB 病毒相关的恶性肿瘤。近年来较多的文献报道了肿瘤患者的血浆中可以检测到肿瘤源性 DNA，鼻咽癌患者血循环中的 EBV DNA 来源于肿瘤细胞，是一项能反映鼻咽癌分期、预后、监测治疗疗效的灵敏而又特异的分子生物学指标。Chan 等检测了170 例鼻咽癌患者治疗前和放疗结束后 6～8 周血浆 EBV DNA 水平，结果显示血浆 EBV DNA 治疗后高水平和治疗前高水平的复发相对危险度分别 11.9（95%CI = 5.53～25.43）和 2.5（95% CI = 1.14～5.70），治疗后高 EBV DNA 水平和患者总生存明显相关（$P<0.001$），治疗后高 EBV DNA 水平对鼻咽癌复发的阳性和阴性预测值分别为 87% 和 83%，因此治疗后 EBV DNA 水平能准确反映肿瘤的残留负荷。

2. 血管内皮生长因子（VEGF） 研究表明肿瘤的血管生成与肿瘤的转移及临床预后有关，而肿瘤新生血管的性质与肿瘤的侵袭有关。由肿瘤分泌和产生的血管内皮生长因子（Vascular endothelial growth factor，VEGF）在肿瘤的血管生成中有重要的作用，而且肿瘤内微血管密度与肿瘤转移密切相关。Lv 等前瞻性检测了 306 例鼻咽癌血清 VEGF 的浓度，显示高 VEGF 和低 VEGF 浓度组的 4 年总生存率及无远处转移生存率分别为 68% 和 86%，70% 和 89%（$P<0.05$），多因素分析显示血清 VEGF 浓度是影响鼻咽癌生存的独立预后因素。鼻咽癌 VEGF 有可能成为判断鼻咽癌生物学行为及预后的指标。

3. 表皮生长因子受体（EGFR） EGFR 通过与其配体表皮生长因子或转化因子 α 结合后，其酪氨酸蛋白激酶被激活，通过一系列细胞内信号传递启动细胞核内 DNA，促进细胞分裂增殖，改变细胞的代谢和行为。体内外实验证明，EGFR 过度表达可增加肿瘤细胞的侵袭性和转移性，对放化疗的敏感性下降。Chua 等报道晚期鼻咽癌 EGFR 的阳性率高达 89%，EGFR 阳性细胞数 ≥ 25% 的 5 年疾病相关生存率、无瘤生存率、无局部区域复发生存率及无远处转移生存率分别为 48%、36%、60% 和 55%，而 EGFR 阳性细胞数 <25% 的 5 年疾病相关生存率、无瘤生存率、无局部区域复发生存率及无远处转移生存率分别为 86%、80%、93% 和 86%。除了无远处转移生存率，其他生存率均有显著性差异。多因素分析显示 EGFR 高表达是鼻咽癌局部区域复发和生存的独立预后因素。针对 EGFR 的靶向药物如西妥昔单抗已成为新型的抗肿瘤靶向药物之一。

4. 内皮素 -1/ 内皮素受体 A（ET-1/ETAR） ET-1/ETAR 轴的激活能促进细胞增殖、抑制凋亡，促进血管生成，参与肿瘤的生长和转移。Mai 等报道鼻咽癌患者血浆 big ET-1 浓度较正常对照明显升高，血浆 big ET-1 浓度高的患者容易出现远处转移。鼻咽癌组织中 ETAR 的阳性率达 73.9%，其表达水平与鼻咽癌患者的远处转移风险有关。Wen 等对 ET-1 及 ETAR 基因多态性与鼻咽癌的预后关系进行了研究，发现携带 EDNRA/H323H TC/CC 基因型的 5 年总生存率明显低于野生型 TT 基因型的患者（63.2% vs. 81.3%; $P = 0.002$），多因素分析显示 EDNRA/H323H SNPs 是影响局部晚期鼻咽癌患者总生存的独立预后因素。ETAR 有望成为鼻咽癌新的预后标志物和治疗靶点。

5. 其他分子指标 nm23、Survivin、骨桥蛋白、Bmi-1、MIP-3α、血管内皮抑素、类肝素酶等指标亦与鼻咽癌预后密切相关。

（三）治疗相关因素

1. 放疗技术 放射治疗方式的不同，对鼻咽癌的预后有明显影响。IMRT 的应用，鼻咽癌的局部控制率较二维常规放疗明显改善，局部控制率高达 90% 以上。中山大学肿瘤防治中心的 1276 例鼻咽癌（512 例采用 IMRT，764 例采用二维常规放疗）资料回顾分析，IMRT 组的 5 年无局部复发生存率、无区域复发生存率、无远处转移生存率和无瘤生存率分别为 92.7%、97.0%、84.0% 和 75.9%，而二维常规放疗的相应生存率分别为 86.8%、95.5%、82.6% 和 71.4%。对于 T1 的患者，IMRT 组的无局部复发生存率明显高于二维常规放疗组（100% vs. 94.4%；$P = 0.016$）。IMRT 的应用使鼻咽癌的局部控制率得到明显的提高，但远处转移仍是失败的主要原因。因此，给予患者有效的全身治疗以减少远处转移的概率已成为综合治疗的研究方向。

2. 综合化疗 鼻咽癌对化疗及放疗均是较为敏感的，但中晚期鼻咽癌仍有较高的局部区域复发及远处转移。鼻咽癌患者就诊时70%为中晚期，严重影响鼻咽癌生存率的提高。因此全身综合治疗显得尤为重要。8个随机临床研究中的1753例鼻咽癌患者的荟萃分析（MAC-NPC），比较局部区域晚期鼻咽癌患者单纯放疗与放化疗结合的疗效，中位随访时间为6年，加用化疗后2年生存率提高4%（从77%至81%），5年生存率提高6%（从56%至62%），5年无进展生存率提高10%（从42%至52%），同期放化疗对于总生存率及EFS的提高差异最为显著，其Cox回归风险比（HR，0.60；95%CI，0.48～0.76）较诱导化疗（HR，0.99；95%CI，0.80～1.21）和辅助化疗（HR，0.97；95%CI，0.69～1.38）低，同时对于局部控制率和远处转移控制率亦有所提高。目前，同时期放化疗已成为局部区域晚期鼻咽癌的标准治疗模式。

（四）问题与挑战

以上分别阐述了一些与鼻咽癌预后相关的因素。如何有机地综合这些因素，对个体进行准确的预测预后，指导治疗方案的选择，还有很多工作要做。毫无疑问，对大部分实体肿瘤来说TNM分期是指导治疗及判断预后的重要因素之一。癌症患者的预后除TNM分期外，还受其他不同强度的预后因子的影响。

预后预测不是目的，而是为了帮助选择恰当的治疗，最终改善预后。预后系统的目的是为个体患者提供更准确的预后判断及治疗选择。但我们应该认识到完成这一系统工程是一项艰巨的工作，需要很多人的长期合作与努力。

第十节　鼻咽癌的诊疗临床路径及规范

（一）诊断

1. 初诊患者治疗前常规检查与处理

（1）鼻咽间接镜/内镜检查、头颈部检查，鼻咽活检。

（2）血常规，血型，出凝血时间。

（3）尿常规。

（4）生化常规、肝炎十项、USR和HIV抗体。

（5）EB病毒血清学检查：VCA/IgA、EA/IgA和EBV-DNA拷贝数检测等。

（6）鼻咽＋颈部MRI（平扫＋增强）扫描，特殊情况才选择CT扫描。

（7）B超检查：包括肝、脾、双肾、腹主动脉旁淋巴结检查（如有腹部CT或全身PET/CT可以替代）。

（8）胸正侧位片（如有胸部CT或全身PET/CT可以替代）。

（9）心电图。

（10）全身骨扫描。

（11）放疗前口腔处理（如需要放疗）。

（12）KPS评分。

2. 选择性检查项目

（1）颈部淋巴结穿刺或切除活检：适用于鼻咽多次活检未能获病理确诊者。多次未获得病理诊断而临床可疑鼻咽癌的病例，应组织有关专家会诊。

（2）可疑远处转移的患者，建议行其他相关的影像学检查如PET/CT等，可选择检测血清N端骨钙素等生化指标。

（3）大便常规。

（4）N3患者做胸部增强CT扫描。

（二）临床分期

所有鼻咽癌患者均需在病历的诊断中同时注明我国的2008鼻咽癌临床分期和2009第七版AJCC分期（具体分期见表20-6-1）。

（三）病理分类

常规鼻咽活检组织送病理检查（必要时行免疫组化检测）。2005年WHO分类增加了一种基底样鳞状细胞癌，将鼻咽癌的病理类型分为三型：非角化性癌（分化型或未分化型）、角化性鳞状细胞癌和基底样鳞状细胞癌。

（四）治疗

鼻咽癌的治疗应根据患者具体情况、是否合并其他疾病和不同的临床分期区别对待，诊疗临床路径见图20-10-1。

1. 无远处转移患者　无远处转移的初治患者

实施以放射治疗为主的分层综合治疗，放射治疗方法首选 IMRT。

（1）放射治疗靶区：包括原发灶区、亚临床病灶区和受累淋巴结区。

①原发灶区：指临床检查及影像学所见的鼻咽肿瘤及其侵犯的区域。

②亚临床病灶区：指鼻咽癌可能扩展、侵犯的区域如颅底、鼻腔后 1/3、后组筛窦、蝶窦下部、咽旁间隙和阴性淋巴结引流区等；颈部照射范围应超出淋巴结转移部位 1～2 个颈区。

③受累淋巴结区：指临床和 / 或影像学观察到符合诊断标准的肿大淋巴结所在区域。

（2）综合治疗原则（以我国 2008 分期和 / 或 2009 AJCC 分期为依据）

① T1-2N0-1M0：单纯外放射治疗或外照射加鼻咽腔内后装治疗。单纯外照射治疗：鼻咽总剂量 66～70Gy/6.5～7 周。颈淋巴结阳性者根治量 60～70Gy/6～7 周；颈淋巴结阴性者预防剂量 50～56Gy/5～5.5 周。外照射 + 后装：外照射 56～60Gy 后，再给予鼻咽腔内照射 2～3 次，每周三次，每次 5Gy。其中 N1 患者可酌情考虑配合同期化疗。

② T1-2N2-3M0/T3-4N0-3M0：以外照射治疗为主，配合以同期放化疗为主的综合治疗。化疗首选含顺铂或卡铂的方案。同期化疗推荐 DDP 80～100mg/m^2，放疗第 1、22、43d 或 DDP40mg/m^2，放疗期间每周一次。诱导化疗推荐顺铂 +5- 氟尿嘧啶方案（PF 方案）：DDP 80～100 mg /m^2 d$_1$，5-Fu 750～1000mg/m^2 d$_{1-5}$（120h 持续静脉输注），每 21d 重复，共 2～3 疗程。诱导化疗可在 PF 方案基础上加用紫杉类药物。辅助化疗推荐顺铂 +5- 氟尿嘧啶方案（PF 方案）：DDP 80mg/m^2 d$_1$，5-Fu 750～1000mg/m^2 d$_{1-4}$（96h 持续静脉输注），放疗结束后 1 个月开始，每 28 天重复，共 3 疗程。

2．远处转移患者

（1）选用以化疗为主的多学科综合治疗。推荐有效药物包括：紫杉类、铂类、5-Fu 类和吉西他滨或靶向药物。

（2）骨转移局部病灶可行局部姑息放疗。

（3）其他器官单个病灶可配合手术、介入、射频消融、X 刀、外照射等治疗或其他姑息性治疗方法。

3．残留或复发患者

（1）根治剂量放疗后的残留病灶，视残留病灶大小和部位选择常规缩野推量、后装、X 刀、三维适形放疗、IMRT、手术切除或射频消融治疗。并视病情可考虑配合化疗。

（2）鼻咽局部复发者，可给予二程放疗。根据病灶部位及大小选用不同照射技术和方法或手术治疗等。肿瘤范围较大者可配合诱导化疗和 / 或同时期放化疗。

（3）根治性放疗后颈部淋巴结残留，观察 3 个月仍不消失者，建议手术治疗。

（4）放疗后颈淋巴结复发者，首选手术治疗，然后视手术情况考虑是否需要术后放疗；不能手术者酌情放疗或化疗，视治疗效果选择进一步治疗方案。

（5）化疗推荐有效药物：紫杉类、铂类、5-Fu 类和吉西他滨等。

4．治疗中复查项目

（1）治疗中常规检查。

①鼻咽、头颈部和颅神经检查。

② BV-DNA 拷贝数检测。

③血常规、肝功能。

④胸正侧位片（如有胸部 CT 或全身 PET/CT 可以替代）。

⑤ B 超检查：包括肝、脾、双肾、腹主动脉旁淋巴结检查（如有腹部 CT 和全身 PET/CT 可以替代）。

（2）治疗中非常规检查。

①胸部 CT。

②全身 PET/CT。

（五）随访

1．时间安排

治疗结束时，根据肿瘤消退情况，1～3 个月复查一次；肿瘤全消的病例，一般 3 个月左右复查一次，持续两年。以后 4～6 个月复查一次。

2．随访内容

（1）常规检查：鼻咽、头颈部检查，包括门齿距、口腔黏膜、颈部皮肤、脑脊髓功能等检查；B 超、胸片。

（2）参考检查：MRI、CT、ECT、PET/CT；耳功能检查，EB 病毒血清学检查，激素水平检

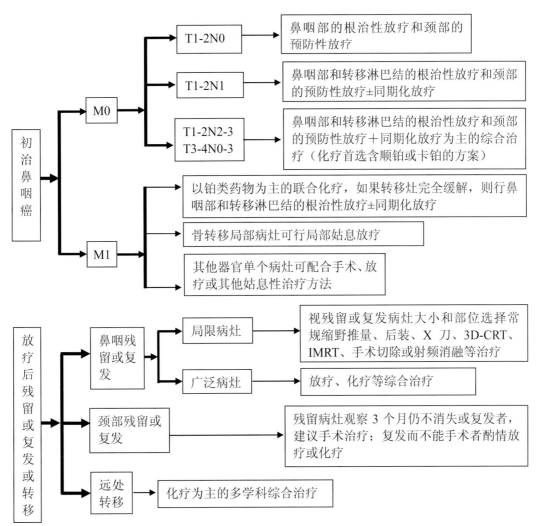

图 20-10-1　鼻咽癌诊疗临床路径图

查等。

3. 主要记录项目

（1）肿瘤消退情况：如有残留，记录部位、有关检查结果、处理方法；肿瘤消退时间等。

（2）复发情况：复发部位、时间、检查与处理手段、结果。

（3）远处转移情况：部位、时间、检查与处理手段、结果。

（4）并发症与后遗症：放射性脑脊髓病、骨坏死、皮肤黏膜损伤、张口困难、放射致癌等及其出现时间

（5）生存时间：每次随访时间,死亡时间,死因。

（6）生存质量。

（7）其他重要的临床表现。

（麦海强　郭朱明）

参考文献

1. 全国肿瘤防治研究办公室，全国肿瘤登记中心，卫生部疾病预防控制局．中国肿瘤死亡报告 - 全国第三次死因回顾抽样调查．北京：人民卫生出版社，2010.

2. Pfeffer S, Zavolan M, Grässer FA, et al.Identification of virus-encoded microRNAs. Science, 2004, 304 (5671)：734-736.

3. Feng BJ, Huang W, Shugart YY, et al. Genome-wide scan for familial nasopharyngeal carcinoma reveals evidence of linkage to chromosome 4.Nat Genet, 2002, 31 (4)：395-399.

4. Bei JX, Li Y, Zeng YX, et al. A genome-wide association study of nasopharyngeal carcinoma identifies three new susceptibility loci. Nat Genet, 2010, 42 (7)：599-603.

5. Leon Barnes, John W, Eveson, et al. Pathology

and Genetics, head and neck tumours. 刘红刚，高岩. 头颈部肿瘤病理学和遗传学. 北京：人民教育出版社，2006.

6. Müller E, Beleites E.The basaloid squamous cell carcinoma of the nasopharynx. Rhinology, 2000, 38 (4)：208-211.

7. Yen TC, Chang JT, Ng SH, et al. The value of 18F-FDG PET in the detection of stage M0 carcinoma of the nasopharynx. J Nucl Med, 2005, 46 (3)：405-410.

8. Lo YM, Chan LY, Chan AT, et al.Quantitative and temporal correlation between circulating cell-free Epstein-Barr virus DNA and tumor recurrence in nasopharyngeal carcinoma. Cancer Res, 1999, 59 (21)：5452-5455.

9. 中国抗癌协会头颈肿瘤专业委员会，中国抗癌协会放射肿瘤专业委员会.头颈部肿瘤综合治疗专家共识.中华耳鼻咽喉头颈外科杂志，2010，45 (7)：535-541.

10. 莫浩元、陈德林、洪明晃，等.鼻咽镜、CT、病理活检检查单侧鼻咽癌 T 范围的差异和其意义—附 50 例临床报告.癌症，1998，17 (4)：293-295.

11. Lee N, Xia P, Quivey JM, et al. Intensity-modulated radiotherapy in the treatment of nasopharyngeal carcinoma：an update of the UCSF experience. Int J Radiat Oncol Biol Phys, 2002, 53 (1)：12-22.

12. Lai SZ, Li WF, Chen L, et al. How Does Intensity-Modulated Radiotherapy Versus Conventional Two-Dimensional Radiotherapy Influence the Treatment Results in Nasopharyngeal Carcinoma Patients? Int J Radiat Oncol Biol Phys, 2011, 80 (3)：661-668.

13. Xiao WW, Huang SM, Han F, et al. Local control, survival, and late toxicities of locally advanced nasopharyngeal carcinoma treated by simultaneous modulated accelerated radiotherapy combined with cisplatin concurrent chemotherapy：long-term results of a phase 2 study.Cancer, 2011, 117 (9)：1874-1883.

14. Pow EH, Kwong DL, McMillan AS, et al. Xerostomia and quality of life after intensity-modulated radiotherapy vs. conventional radiotherapy for early-stage nasopharyngeal carcinoma：initial report on a randomized controlled clinical trial.Int J Radiat Oncol Biol Phys, 2006, 66 (4)：981-991.

15. Liang SB, Sun Y, Liu LZ, et al. Extension of local disease in nasopharyngeal carcinoma detected by magnetic resonance imaging：improvement of clinical target volume delineation.Int J Radiat Oncol Biol Phys, 2009, 75 (3)：742-750.

16. Grégoire V, Levendag P, Ang KK, et al. CT-based delineation of lymph node levels and related CTVs in the node-negative neck：DAHANCA, EORTC, GORTEC, NCIC, RTOG consensus guidelines. Radiother Oncol, 2003, 69 (3)：227-236.

17. Chao KS, Wippold FJ, Ozyigit G, et al.Determination and delineation of nodal target volumes for head-and-neck cancer based on patterns of failure in patients receiving definitive and postoperative IMRT. Int J Radiat Oncol Biol Phys, 2002, 53 (5)：1174-1184.

18. Grégoire V, Eisbruch A, Hamoir M, et al. Proposal for the delineation of the nodal CTV in the node-positive and the post-operative neck. Radiother Oncol, 2006, 79 (1)：15-20.

19. Lee AW, Poon YF, Foo W, et al.Retrospective analysis of 5037 patients with nasopharyngeal carcinoma treated during 1976-1985：overall survival and patterns of failure.Int J Radiat Oncol Biol Phys, 1992, 23 (2)：261-270.

20. Qin DX, Hu YH, Yan JH, et al. Analysis of 1379 patients with nasopharyngeal carcinoma treated by radiation. Cancer, 1988, 61 (6)：1117-1124.

21. Tang L, Mao Y, Liu L, et al. The volume to be irradiated during selective neck irradiation in nasopharyngeal carcinoma：analysis of the spread patterns in lymph nodes by magnetic resonance imaging. Cancer, 2009 115 (3)：680-688.

22. Gao Y, Zhu G, Lu J, et al. Is elective irradiation to the lower neck necessary for N0 nasopharyngeal carcinoma? Int J Radiat Oncol Biol Phys, 2010, 77 (5)：1397-1402.

23. 孔琳、张有望、吴永如，等.鼻咽癌放疗后长期生存者晚期副反应研究.中华放射肿瘤学杂志，2006，15 (3)：153-156.

24. Chua DT, Sham JS, Kwong DL, et al. Treatment outcome after radiotherapy alone for patients with Stage I-II nasopharyngeal carcinoma.Cancer, 2003, 98 (1)：74-80.

25. 肖巍魏、卢泰祥、韩非，等.362 例早期鼻咽癌单纯放疗疗效分析.中华放射肿瘤学杂志，2008，17 (3)：165-168.

26. Chua DT, Ma J, Sham JS, et al. Improvement

of survival after addition of induction chemotherapy to radiotherapy in patients with early-stage nasopharyngeal carcinoma：Subgroup analysis of two Phase III trials. Int J Radiat Oncol Biol Phys, 2006, 65（5）：1300-1306.

27. Cheng SH, Tsai SY, Yen KL, et al. Concomitant radiotherapy and chemotherapy for early-stage nasopharyngeal carcinoma.J Clin Oncol, 2000, 18（10）：2040-2045.

28. Baujat B, Audry H, Bourhis J, et al. Chemotherapy in locally advanced nasopharyngeal carcinoma：an individual patient data meta-analysis of eight randomized trials and 1753 patients. Int J Radiat Oncol Biol Phys, 2006, 64（1）：47-56.

29. International Nasopharynx Cancer Study Group. Preliminary results of a randomized trial comparing neoadjuvant chemotherapy (cisplatin, epirubicin, bleomycin) plus radiotherapy vs. radiotherapy alone in stage IV（> or = N2, M0）undifferentiated nasopharyngeal carcinoma：a positive effect on progression- free survival. VUMCA I trial. Int J Radiat Oncol Biol Phys, 1996, 35（3）：463-469.

30. Chua DT, Sham JS, Choy D, et al. Preliminary report of the Asian-Oceanian Clinical Oncology Association randomized trial comparing cisplatin and epirubicin followed by radiotherapy versus radiotherapy alone in the treatment of patients with locoregionally advanced nasopharyngeal carcinoma. Asian- Oceanian Clinical Oncology Association Nasopharynx Cancer Study Group. Cancer, 1998, 83（11）：2270-2283.

31. Ma J, Mai HQ, Hong MH, et al. Results of a prospective randomized trial comparing neoadjuvant chemotherapy plus radiotherapy with radiotherapy alone in patients with locoregionally advanced nasopharyngeal carcinoma.J Clin Oncol, 2001, 19（5）：1350-1357.

32. Hareyama M, Sakata K, Shirato H, et al. A prospective, randomized trial comparing neoadjuvant chemotherapy with radiotherapy alone in patients with advanced nasopharyngeal carcinoma. Cancer, 2002, 94（8）：2217-2223.

33. Chua DT, Ma J, Sham JS, et al. Long-term survival after cisplatin-based induction chemotherapy and radiotherapy for nasopharyngeal carcinoma：a pooled data analysis of two phase III trials.J Clin Oncol, 2005, 23（6）：1118-1124.

34. Chan AT, Teo PM, Ngan RK, et al. Concurrent chemotherapy-radiotherapy compared with radiotherapy alone in locoregionally advanced nasopharyngeal carcinoma：progression-free survival analysis of a phase III randomized trial. J Clin Oncol, 2002, 20（8）：2038-2044.

35. Lin JC, Jan JS, Hsu CY, et al. Phase III study of concurrent chemoradiotherapy versus radiotherapy alone for advanced nasopharyngeal carcinoma：positive effect on overall and progression-free survival. J Clin Oncol, 2003, 21（4）：631-637.

36. Zhang L, Zhao C, Peng PJ, et al. Phase III study comparing standard radiotherapy with or without weekly oxaliplatin in treatment of locoregionally advanced nasopharyngeal carcinoma：preliminary results.J Clin Oncol, 2005, 23（33）：8461-8468.

37. Rossi A, Molinari R, Boracchi P, et al. Adjuvant chemotherapy with vincristine, cyclophosphamide, and doxorubicin after radiotherapy in local-regional nasopharyngeal cancer：results of a 4-year multicenter randomized study. J Clin Oncol, 1988, 6（9）：1401-1410.

38. Chi KH, Chang YC, Guo WY, et al. A phase III study of adjuvant chemotherapy in advanced nasopharyngeal carcinoma patients. Int J Radiat Oncol Biol Phys,2002,52(5)：1238-1244.

39. Chan AT, Teo PM, Leung TW, et al. A prospective randomized study of chemotherapy adjunctive to definitive radiotherapy in advanced nasopharyngeal carcinoma. Int J Radiat Oncol Biol Phys, 1995, 33（3）：569-577.

40. Al-Sarraf M, LeBlanc M, Giri PG, et al. Chemoradiotherapy versus radiotherapy in patients with advanced nasopharyngeal cancer：phase III randomized Intergroup study 0099. J Clin Oncol, 1998, 16（4）：1310-1317.

41. Wee J, Tan EH, Tai BC, et al. Randomized trial of radiotherapy versus concurrent chemoradiotherapy followed by adjuvant chemotherapy in patients with American Joint Committee on Cancer/International Union against cancer stage III and IV nasopharyngeal cancer of the endemic variety. J Clin Oncol, 2005, 23（27）：6730-6738.

42. Lee AW, Lau WH, Tung SY, et al. Hong Kong Nasopharyngeal Cancer Study Group.Preliminary results of a randomized study on therapeutic gain by concurrent chemotherapy for regionally-advanced nasopharyngeal carcinoma：NPC-9901 Trial by the Hong Kong

Nasopharyngeal Cancer Study Group.J Clin Oncol, 2005, 23 (28): 6966-6975.

43. Kwong DL, Sham JS, Au GK, et al.Concurrent and adjuvant chemotherapy for nasopharyngeal carcinoma: a factorial study. J Clin Oncol, 2004, 22 (13): 2643-2653.

44. Lee AW, Tung SY, Chan AT, et al. Preliminary results of a randomized study (NPC-9902 Trial) on therapeutic gain by concurrent chemotherapy and/or accelerated fractionation for locally advanced nasopharyngeal carcinoma. Int J Radiat Oncol Biol Phys, 2006, 66 (1): 142-151.

45. Chen Y, Liu MZ, Liang SB, et al. Preliminary results of a prospective randomized trial comparing concurrent chemoradiotherapy plus adjuvant chemotherapy with radiotherapy alone in patients with locoregionally advanced nasopharyngeal carcinoma in endemic regions of china. Int J Radiat Oncol Biol Phys, 2008, 71 (5): 1356-1364.

46. Rischin D, Corry J, Smith J, et al. Excellent disease control and survival in patients with advanced nasopharyngeal cancer treated with chemoradiation.J Clin Oncol, 2002, 20 (7): 1845-1852.

47. Hui EP, Ma BB, Chan AT, et al. Randomized phase II trial of concurrent cisplatin-radiotherapy with or without neoadjuvant docetaxel and cisplatin in advanced nasopharyngeal carcinoma. J Clin Oncol. 2009, 27 (2): 242-249.

48. 徐震纲, 屠规益, 唐平章. 鼻咽癌放疗治疗失败后的手术治疗. 中华耳鼻咽喉科杂志, 1998, 33 (2): 103-105.

49. Wei WI, Chan JY, Ng RW, Ho WK.Surgical salvage of persistent or recurrent nasopharyngeal carcinoma with maxillary swing approach - Critical appraisal after 2 decades. Head Neck, 2011, 33 (7): 969-975.

50. Chen MY, Wen WP, Guo X, et al. Endoscopic nasopharyngectomy for locally recurrent nasopharyngeal carcinoma. Laryngoscope, 2009, 119 (3): 516-522.

51. Mai HQ, Mo HY, Deng JF, et al. Endoscopic microwave coagulation therapy for early recurrent T1 nasopharyngeal carcinoma. Eur J Cancer, 2009, 45 (7): 1107-1110.

52. Wei WI, Ho CM, Wong MP, et al. Pathological basis of surgery in the management of postradiotherapy cervical metastasis in nasopharyngeal carcinoma. Arch Otolaryngol Head Neck Surg, 1992, 118 (9): 923-929.

53. 夏良平, 曾宗渊, 陈直华, 等. 鼻咽癌放疗后颈淋巴结复发和残留的外科治疗. 中华耳鼻咽喉头颈外科杂志, 2005, 40 (2): 95-99.

54. 王成涛, 曹卡加, 谢国丰, 等. 初诊远处转移鼻咽癌临床预后因素分析. 中华肿瘤防治杂志, 2009, 16 (6): 439-442.

55. 马骏, 麦海强, 莫浩元, 等. 鼻咽癌放射治疗失败原因分析. 癌症, 2000, 19 (11): 1016-1018.

56. 易俊林, 高黎, 黄晓东, 等. 鼻咽癌放射治疗的失败模式. 中华放射肿瘤学杂志, 2004, 13 (3): 145-148.

57. Teo PM, Kwan WH, Lee WY, et al. Prognosticators determining survival subsequent to distant metastasis from nasopharyngeal carcinoma. Cancer, 1996, 77 (12): 2423-2431.

58. 易俊林, 徐国镇, 高黎, 等. 鼻咽癌肺转移不同治疗方法的探讨. 中华放射肿瘤学杂志, 2005, 14 (3): 149-152.

59. Leong SS, Wee J, Tay MH, et al. Paclitaxel, carboplatin, and gemcitabine in metastatic nasopharyngeal carcinoma: a Phase II trial using a triplet combination. Cancer, 2005, 103 (3): 569-575.

60. Zhang L, Zhang Y, Huang PY, et al. Phase II clinical study of gemcitabine in the treatment of patients with advanced nasopharyngeal carcinoma after the failure of platinum-based chemotherapy. Cancer Chemother Pharmacol, 2008, 61 (1): 33-38.

61. Straathof KC, Bollard CM, Popat U, et al. Treatment of nasopharyngeal carcinoma with Epstein-Barr virus-specific T lymphocytes.Blood, 2005, 105 (5): 1898-1904.

62. Lin CL, Lo WF, Lee TH, et al.Immunization with Epstein-Barr Virus (EBV) peptide-pulsed dendritic cells induces functional CD8+ T-cell immunity and may lead to tumor regression in patients with EBV-positive nasopharyngeal carcinoma.Cancer Res, 2002, 62 (23): 6952-6958.

63. Bonner JA, Harari PM, Giralt J, et al. Radiotherapy plus cetuximab for squamous-cell carcinoma of the head and neck. N Engl J Med, 2006, 354 (6): 567-578.

64. 黄晓东, 易俊林, 高黎, 等. 抗表皮生长因子受体单克隆抗体 h-R3 联合放疗治疗晚期鼻咽癌的 II 期临床研究. 中华肿瘤杂志, 2007, 29 (3): 197-200.

65. Vermorken JB, Mesia R, Rivera F, et al. Platinum-based chemotherapy plus cetuximab in head and neck cancer. N Engl J Med, 2008, 359 (11) : 1116-1127.

66. Chan AT, Hsu MM, Goh BC, et al.Multicenter, phase II study of cetuximab in combination with carboplatin in patients with recurrent or metastatic nasopharyngeal carcinoma.J Clin Oncol, 2005, 23 (15) : 3568-3576.

67. 许婷婷，胡超苏，应红梅，等．西妥昔单抗联合其他治疗方法治疗头颈部鳞癌．中国癌症杂志,2008,18 (3) : 230-233.

68. Pan JJ, Zhang SW, Chen CB, et al. Effect of recombinant adenovirus-p53 combined with radiotherapy on long-term prognosis of advanced nasopharyngeal carcinoma. J Clin Oncol, 2009, 27 (5) : 799-804.

69. Yi JL, Gao L, Huang XD, et al.Nasopharyngeal carcinoma treated by radical radiotherapy alone : Ten-year experience of a single institution[J].Int J Radiat Oncol Biol Phys, 2006, 65 (1) : 161-168.

70. Lee AW, Sze WM, Au JS, et al. Treatment results for nasopharyngeal carcinoma in the modern era : the Hong Kong experience.Int J Radiat Oncol Biol Phys, 2005,61 (4) : 1107-1116.

71. 刘晓清，罗伟，刘孟忠，等．1093 例初治鼻咽癌的疗效和预后分析．中华放射肿瘤学杂志，2008，17 (2) : 81-86.

72. Reddy SP, Raslan WF, Gooneratne S, et al. Prognostic significance of keratinization in nasopharyngeal carcinoma. Am J Otolaryngol, 1995, 16 (2) : 103-108.

73. Teo P, Yu P, Lee WY, et al. Significant prognosticators after primary radiotherapy in 903 nondisseminated nasopharyngeal carcinoma evaluated by computer tomography.Int J Radiat Oncol Biol Phys, 1996, 36 (2) : 291-304.

74. Sham JS, Choy D. Prognostic factors of nasopharyngeal carcinoma : a review of 759 patients.Br J Radiol, 1990, 63 (745) : 51-58.

75. Liu MT, Hsieh CY, Chang TH, et al. Prognostic factors affecting the outcome of nasopharyngeal carcinoma. Jpn J Clin Oncol, 2003, 33 (10) : 501-508.

76. Chan AT, Lo YM, Zee B, et al. Plasma Epstein-Barr virus DNA and residual disease after radiotherapy for undifferentiated nasopharyngeal carcinoma. J Natl Cancer Inst, 2002, 94 (21) : 1614-1619.

77. Lv X, Xiang YQ, Cao SM, et al. Prospective validation of the prognostic value of elevated serum vascular endothelial growth factor in patients with nasopharyngeal carcinoma : More distant metastases and shorter overall survival after treatment.Head Neck, 2011, 33 (6) : 780-785.

78. Chua DT, Nicholls JM, Sham JS, et al. Prognostic value of epidermal growth factor receptor expression in patients with advanced stage nasopharyngeal carcinoma treated with induction chemotherapy and radiotherapy.Int J Radiat Oncol Biol Phys, 2004, 59 (1) : 11-20.

79. Mai HQ, Zeng ZY, Zhang CQ, et al. Elevated plasma big ET-1 is associated with distant failure in patients with advanced-stage nasopharyngeal carcinoma.Cancer, 2006, 106 (7) : 1548-1553.

80. 麦海强，曾宗渊，张惠忠，等．内皮素受体 A 表达与鼻咽癌预后的关系．癌症，2005，24 (5) : 611-615.

81. Wen YF, Qi B, Liu H, et al. Polymorphisms in the endothelin-1 and endothelin a receptor genes and survival in patients with locoregionally advanced nasopharyngeal carcinoma. Clin Cancer Res, 2011, 17 (8) : 2451-2418.

鼻腔（副）鼻窦肿瘤

Nasal Cavity and Paranasal Sinus Tumor

第一节　鼻腔（副）鼻窦的应用解剖

一、外鼻

鼻部分为外鼻（External nasal）、鼻腔及鼻窦三部分。外鼻位于面部的正中，上部在鼻根部与额部相结合，下部经鼻唇沟与面颊部相连。外鼻的形状因种族、家族、人种而异，变化较大。鼻背部及鼻根部皮肤薄而相对松弛，局部切除后容易拉拢缝合；鼻孔周围及鼻翼部的皮肤与皮下的软骨粘连紧密，皮肤弹性低，局部切除后无法拉拢缝合，需要植皮或转移皮瓣修复。

外鼻的支架由鼻骨和鼻软骨组成，鼻骨在外鼻的上半部，与上颌骨鼻突、额骨鼻突形成骨性连接，其间有骨缝可见；外鼻的下半部由鼻软骨组成，包括鼻外侧软骨、鼻中隔软骨、鼻翼大软骨、鼻翼小软骨、犁鼻软骨及鼻副软骨等，这些软骨及附着其表面的皮肤、黏膜构成鼻的下部，包括鼻前孔及鼻尖；鼻软骨向上与鼻骨及犁骨形成连接，外伤后可引起软骨的错位导致外鼻畸形。

外鼻的动脉来自于眼动脉的鼻背动脉、面动脉的鼻外侧支、面动脉的鼻翼动脉、上颌窦动脉的眶下动脉等分支供应。静脉回流至面静脉及眼静脉，眼静脉可回流至海绵窦，故外鼻部的疖肿感染可以扩散到海绵窦。外鼻上部的淋巴管经上下睑淋巴回流至腮腺淋巴结，外鼻下部的淋巴管经面静脉周围淋巴管回流至颌下淋巴结。所以外鼻上部的肿瘤应注意检查腮腺区淋巴结，而外鼻下部的肿瘤应注意颌下及上颈部淋巴结。

二、鼻腔

鼻腔（Nasal cavity）为前鼻孔至后鼻孔之间的腔隙，被鼻中隔分为左右两部分，每侧鼻腔有内侧壁（鼻中隔）、外侧壁、底壁和顶，靠近前鼻孔的部位是由皮肤构成，称为鼻前庭，鼻前庭向后是鼻腔的黏膜部分，在鼻前庭皮肤和黏膜间有明显的界线。鼻腔手术时又分为呼吸区和嗅区，嗅区是指鼻中隔的上部和鼻腔外侧壁的上鼻甲以上的部分，由固有膜和嗅上皮组成，可感受具有气味的微细颗粒，是嗅神经母细胞瘤的发生部位。其余部分为呼吸区，由假复层纤毛柱状上皮构成，上皮的纤毛向鼻咽方向摆动，将鼻腔黏膜附着的灰尘送到鼻咽部由口腔咳出。

鼻腔的内侧壁鼻中隔部位比较光整，无重要结构；鼻腔外侧壁则高低不平，有上中下三个鼻甲，部分人还有最上鼻甲，三个鼻甲均由前上向后下方倾斜。下鼻甲靠近鼻腔底部，附着在上颌骨的内侧壁上，由下鼻甲骨和鼻甲嵴构成；中鼻甲附着于筛窦的中鼻甲基板。在上中下三个鼻甲的下方为上中下鼻道，下鼻道前端向后 15 ～ 20mm 处顶部有鼻泪管的开口，鼻内镜下切除鼻腔外侧壁时注意保护鼻泪管开口的通畅。中鼻甲的前方是上颌骨的钩突，在中鼻甲与钩突间形成半月裂，该裂孔前部有前组筛窦开口，后部是上颌窦的开口，切除钩突后可以看到上颌窦口，有时会有上颌窦副口。上鼻甲的后端是蝶筛隐窝，该部位是蝶窦的开口。上颌骨切除时可以中鼻甲作为解剖标记，如果不超过中鼻甲基板以上水平，则不会伤及颅底（图 21-1-1）。

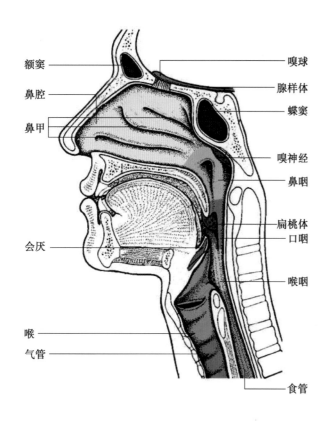

图 21-1-1　鼻腔外侧壁的解剖

鼻腔的血液供应来自筛前动脉、筛后动脉、蝶腭动脉、腭降动脉等。感觉神经来自三叉神经1、2支，交感神经来自颈内动脉交感神经丛组成的岩深神经，嗅觉的嗅神经起源于嗅区的黏膜，形成嗅丝穿过筛板的筛孔，到达颅前窝的嗅球。鼻腔上部和后部的淋巴液引流至咽后淋巴结再至颈深上淋巴结，鼻腔前部的淋巴液引流至颌下淋巴结，鼻腔底部的淋巴液也可直接引流至颈深上淋巴结，根据各部位的引流规律，在检查鼻腔不同部位的肿瘤时，应注意检查相应引流区的淋巴结。

三、鼻窦

鼻窦的解剖要比外鼻及鼻腔的解剖复杂得多，鼻窦为左右成对的结构，共4对，包括上颌窦、筛窦、额窦和蝶窦。分别位于上颌骨、筛骨、额骨和蝶骨内。

（一）上颌窦

上颌窦为4对鼻窦中腔隙最大的一对，位于双侧的上颌骨内，上颌窦有上、前、内、外4壁，

开口于中鼻道后段，上颌窦的前壁位于面部的皮下，前壁上部眶下缘下方有眶下孔，为眶下血管神经的出入处，眶下神经汇入上颌神经；上壁也是眼眶的底壁，为一层极薄的骨质，受外伤时容易骨折导致眶内容疝入上颌窦腔内，上颌窦肿瘤也容易经上壁侵犯眼眶内容引起突眼、眼球运动障碍、复视及视力低下等；上颌窦的内侧壁是鼻腔的外侧壁的下部，在下鼻甲附着处骨质菲薄，可作为下鼻道开窗的部位；后外侧壁与翼腭窝及颞下窝相邻，上颌窦肿瘤破坏该壁时可侵犯翼腭窝及颞下窝，累及翼肌导致开口困难，或侵犯上颌神经引起上牙列剧烈疼痛。上颌窦底部邻近第Ⅲ、Ⅳ、Ⅴ上牙，故上颌窦底部的肿瘤可引起牙痛及上牙列松动、脱落。

上颌窦的血液供应来自颌内动脉、面动脉、眶下动脉等，静脉汇入面静脉及下颌后静脉。淋巴主要引流至颌下淋巴结。

（二）筛窦

筛窦位于鼻腔外上部的筛骨内，为蜂窝状结构，平均每侧有3～18个筛窦气房，因筛骨气化的程度不同而有较大的差异。成人筛窦前后径约4～5cm，上下径约2.5～3.0 cm；可分为前组气房和后组气房，二者以中鼻甲基板为分界；前组筛房开口于中鼻道，后筛房开口于蝶筛隐窝。筛窦的顶部为菲薄的筛板，筛板的上方是颅前窝的大脑额叶，筛板上有很多筛孔供嗅丝穿过，筛窦的肿瘤容易经筛孔侵犯颅前窝；筛窦的外侧壁眶纸板与眼眶相邻，外伤时眶纸板容易骨折导致眶内容疝入筛窦内，筛窦的肿瘤也容易破坏眶纸板侵犯眶内，引起突眼、复视、视力低下甚至失明。筛窦的内侧壁是中鼻甲，下部是中鼻道。筛窦前部的淋巴引流至鼻腔至颌下淋巴结，后部的淋巴液可引流到鼻咽部到咽后淋巴结。

（三）额窦

额窦位于额骨内，在中线两侧各一，因额骨气化程度不同两侧可不对称，个体之间也差异较大。额窦平均高3.2cm，宽2.6cm，深1.8cm；额窦有前、后、底、内4壁，前壁是额骨外板，较厚，后壁是额骨内板，较薄，额窦黏膜的静脉常经后壁有硬脑膜的静脉相交通；底壁在前筛房的顶部，

即内眦的上方,额窦炎症或肿瘤时,此处常可触及；内侧壁及中线的骨性间隔,偶可呈膜性。额窦发生恶性肿瘤的机会较上颌窦及筛窦少。额窦淋巴较少,引流至鼻腔顶部。

(四) 蝶窦

蝶窦位于蝶骨体内,根据个体的不同,气化程度也差别很大,根据其气化程度的由小到大分为甲介型、鞍前型和全鞍型。蝶窦平均容量约7.5ml。蝶窦有上、下、内、外、前、后6壁,上壁为颅中窝底部,是蝶鞍的底部,内有脑垂体,故垂体瘤可经蝶窦的上壁进入蝶窦；外侧壁与海绵窦相邻,在外侧壁上有颈内动脉隆突,外侧壁的上部还有视神经管隆突,外侧壁与颈内动脉、眼动脉,及Ⅱ、Ⅲ、Ⅳ、Ⅴ、Ⅵ脑神经相邻。蝶窦的肿瘤突破外侧壁可累及上述血管和神经而引起上睑下垂、眼球运动障碍、复视、失明等相应症状。蝶窦前壁是鼻腔顶的后部及筛窦后壁,靠近鼻中隔处有蝶窦的开口,骨性窦口直径约1cm大小,翼管开口于前壁的外下方；蝶窦的下壁是鼻咽顶部；内侧壁即蝶窦中隔,可偏向一侧,造成蝶窦一侧大一侧小。蝶窦的淋巴液引流到咽后淋巴结。

第二节 先天性外鼻及鼻腔良性肿瘤

先天性鼻部中线肿物包括鼻神经胶质瘤 (Nasal glioma)、脑膜脑膨出 (Encephaloceles) 和鼻皮样囊肿 (Nasal dermoids) 三种疾病。这三种疾病是罕见的先天性发育异常,据估计发病率为 1/20000 ~ 1/40000。由于肿物可能与颅内组织相连,因此具有非常重要的临床意义。

一、外鼻皮样囊肿

1. 临床表现 鼻皮样囊肿是最常见的先天性鼻中线肿物,约占所有皮样囊肿的 1% ~ 3%,占头颈部囊肿的 3% ~ 12%。系因为胚胎发育早期神经管前孔闭合过程中外胚层残留所致,可分为皮样囊肿和表皮样囊肿,但前者包括外胚层和中胚层的成分 (皮肤的附属结构如毛囊和皮脂腺)。

鼻部皮样囊肿常表现为孤立的囊肿,或者鼻

中线位的小凹陷、瘘管或感染性肿物,可位于从眉间到鼻小柱的任何部位。大多数病例一出生后即有,有些患者在青少年甚至成年后才出现症状。外鼻皮样囊肿通常是以单个皮脂腺开口终止,开口周围有毛发。它们可以分泌皮脂腺或脓性分泌物,由于间断的炎症,形成脓肿,引起骨髓炎,使鼻根或鼻梁加宽,甚至导致脑膜炎或者脑脓肿的形成。据报道,有 4% ~ 45% 的病例与中枢神经系统相连。有 5% ~ 41% 的病例伴发有其他先天性异常,包括耳道闭锁、精神发育迟滞、脊柱发育异常、脑积水、眼距增宽、半面发育不良、白化病、心脏、生殖器及大脑发育异常。

2. 诊断 出生后即有的囊性肿瘤,位于鼻背中线的位置,多可诊断为该病。CT 和 MRI 等影像学显示软组织肿块,囊性,边界清楚,鼻骨变宽,鼻中隔变宽,鼻中隔、垂直板、鸡冠分裂开,眶内变宽,筛板缺损,与颅内可能有相连。

3. 治疗 先天性鼻部皮样囊肿采用手术治疗,务求彻底切除囊肿包膜,否则容易复发。局部的缺损一般不需要修补。

4. 手术方式选择及简要步骤

鼻部的皮样囊肿的手术切口：

(1) 鼻背中线垂直切口 (Y 形或 T 形)；

(2) 鼻根部横切口 + 瘘口周围环切；

(3) 鼻背中线垂直切口 + 瘘口周围环切；

(4) 鼻侧切开术；

(5) 头部双冠状切口 + 瘘口周围环形切除。

对于局限于颅骨外的囊肿,选用鼻背中线垂直切口或鼻根部横切口比较合适,小儿患者不容易留下较大的瘢痕。如果囊肿累及颅内,额部冠状切口加瘘口周围的环形切口可减小瘢痕,同时便于颅内部分的处理；手术时将额部皮瓣向下翻转,将囊肿的颅外部分充分游离后,在颅骨缺损的两侧各切除 3cm 左右的眉弓骨板,暴露大脑额叶,将囊肿完全切除,切除额窦,封闭额窦口,眉弓骨板复位,如果缺损较大影响美容,可植入自体骨进行修复。

二、鼻部胶质瘤

鼻神经胶质瘤是先天性胚胎发育过程中神经外胚层的残留组织过度增生而来,为较少见的鼻腔鼻窦良性肿瘤，可发生于外鼻、鼻腔、鼻窦及鼻咽部。发生于鼻部的神经胶质瘤可分为3型，即鼻外型、鼻内型和介于两型间的混合型。鼻部胶质瘤多发生于鼻腔，常常起源于鼻腔外侧壁，少数起源于鼻中隔。

病理上肿瘤主要由神经胶质成分组成，包括位于结缔组织基质中的胶质细胞，与脑膜有或无纤维连接，与蛛网膜下腔相连的间隙内没有液体。鼻胶质瘤主体60%位于鼻外，30%位于鼻内，10%在鼻内及鼻外均可见到肿物。约有15%的肿物与脑膜相连，其中鼻内型（35%）比鼻外型（9%）更多见与脑膜相连。男性病人多见，男女比例为3:1。

临床上通常表现为自出生就存在的鼻腔内异常软组织灶，为红色或蓝色肿块，位于鼻颌缝或者鼻腔外侧壁，质地坚硬，不可压缩，以与大脑发育水平相一致的速率缓慢增长，表面覆盖的皮肤或黏膜一般正常，也可有皮肤的毛细血管扩张，由于肿物逐渐生长从而导致鼻部增宽或眼距增宽。位于鼻腔者可出现鼻塞和鼻出血，少数还有脑脊液鼻漏。压迫双侧颈内静脉肿物不膨胀（Furstenberg试验）。

诊断：影像学上鼻神经胶质瘤在CT平扫上表现为与脑实质呈等密度的软组织灶；在MRI T1W1加权像上表现为与灰质呈等信号的软组织灶，在T2W1加权像及质子像上表现为高信号灶，增强扫描示病灶不强化。肿瘤主体多位于鼻颌缝及周围或鼻腔外侧壁及筛窦内，对周围的骨质破坏不明显，CT冠状面和MRI多方位扫描示软组织灶与颅前窝额叶紧密相连，局部颅骨缺失。结合自幼肿块就存在于患者鼻腔上部并且逐渐增大的病史，以及Furstenberg试验肿块不增大排除脑膨出后可做出诊断，通常可对鼻神经胶质瘤确诊。鼻神经胶质瘤主要与脑膨出、嗅神经母细胞瘤、鼻腔巨大息肉、筛窦癌和内翻性乳头状瘤相鉴别。

治疗：鼻胶质瘤的手术原则与外鼻皮样囊肿基本相同。对于鼻腔鼻窦内的异位胶质瘤可在鼻内镜下切除，部分患者肿瘤可能血运丰富，手术中出血较多。

三、鼻部先天性脑膜脑膨出

由于胚胎发育过程中颅底骨质的缺损，造成脑膜和／或脑组织向颅外突出并保持与蛛网膜下腔的联系而形成。病因可为遗传性、母体风疹病毒感染、糖尿病、高热、接触致畸物等均可能引。如果突出部分只包括脑膜和脑脊液称为脑膜膨出，如果同时包括脑组织则称为脑膜脑膨出。Suwanwela和Suwanwela（1979）将脑膜脑膨出分为枕骨型、额筛型和基底型三种类型，枕骨型最常见，占75%。其中额筛型脑膜脑膨出可再分为鼻额、鼻筛、鼻眶3型。

临床表现：婴幼儿期的鼻根部周围肿物、持续性鼻塞、清水样鼻涕，无明显诱因反复发作的脑膜炎等为常见的首发症状，检查可见位于鼻部、眉间、前额或鼻腔、鼻咽部的肿物，质地较软，呈蓝色，具有搏动性、可压缩性及透光性，随着弯腰或压迫双侧颈内静脉而膨胀。部分患者可能会被误认为鼻息肉而手术切除。

诊断：部分患儿在胎儿期超声检查时见颅骨不完整，脑部有巨大异常回声，内有中等回声充填。如有明显的畸形，可终止妊娠。

婴幼儿期的鼻部中线先天性肿物随着年龄的增长将影响颅面骨的发育，而且可能与眶部和颅内相连，继发感染可以导致眶内及颅内相应的并发症，而且活组织检查可能导致脑膜炎和脑脊液鼻漏的发生，故应尽量避免。早期诊断可结合影像学检查及实验室检查。应与鼻部皮样囊肿、鼻部胶质瘤、鼻息肉、鼻腔鼻窦囊肿、嗅神经母细胞瘤、过敏性鼻炎等相鉴别。

影像学检查：有助于明确病变的性质及范围，选择手术路径。

X线平片检查可见颅骨的缺损，也可有鼻中隔变宽、眶间距加宽、筛板骨缺损等；B超检查可探及囊性无回声区，暗区形态规则，被膜较光滑，内部有带状回声，囊性无回声暗区的基底部与颅内相连，局部颅骨回声中断。

CT表现为边缘光整的颅骨缺损及软组织影，软组织肿物边界清晰，软组织影在颅骨的缺损处突出颅外，CT值10～48Hu。第四脑室变形，侧脑室不对称性扩大、变形，第三脑室亦扩张，大脑前纵裂增宽。

MRI：除颅骨缺损及软组织肿物外，还可见大脑灰质移位，灰白质分界不清，膨出的肿物水抑制成像（Flair）可见边缘小囊，膨出物内可有间隔，颅内的血管与膨出物相连等。

治疗：脑膜脑膨出的治疗方式为手术切除，术前评估肿物与颅内组织是否相连、膨出物内有无脑组织，以判定是否行颅切开手术。

婴幼儿的脑膜脑膨出应尽早手术，以 2 ～ 3 岁为宜，过迟手术，可能会影响小儿颜面的外形发育而引起不能恢复的畸形。如果是单纯脑膜膨出，膨出的范围主要在鼻腔，可选择鼻内镜下切除膨出的脑膜，找到颅底骨质缺损的部位，用人工硬脑膜 + 颞肌筋膜 + 人工硬脑膜三层的三明治法进行修补。修补后鼻腔填塞碘仿纱条 12 ～ 14 天。如果颅底骨缺损的直径儿童大于 2cm，成人大于 3cm，应考虑对其进行硬性修复，修复材料可用钛网、自体骨片、硅胶等材料，以自体骨片较好，可取自颅骨、肋骨、髂骨等部位。如果膨出到眶腔、咽旁间隙等部位，则应考虑鼻外切开或颅面联合进路手术。

对于脑膜脑膨出，一般应选择经颅进路手术，将膨出的脑组织还纳回颅内，对颅底进行修复。

1. 手术前准备

（1）全麻常规术前检查：血尿常规，心电图，胸片，生化常规；

（2）儿科会诊（先天性病变多见于小儿）；

（3）鼻部及前颅底的 CT 和 MRI；

（4）剪鼻毛（鼻内镜手术）及剃头（双冠状切口或开颅手术）。

2. 手术后并发症及处理

（1）颅内并发症：脑膜炎和／或脑脓肿，选用可以透过血 - 脑屏障的敏感抗生素抗感染治疗。

（2）脑脊液鼻漏：一般鼻腔填塞 12 ～ 14 天，碘仿纱条分次取出。如术后发生脑脊液鼻漏，先行保守治疗，待其自然恢复，包括患者保持头高位，避免咳嗽、打喷嚏、擤鼻和极度紧张，给予缓泻剂，限制入液量，降低脑脊液压力，观察 2 ～ 6 周，一般可自愈。保守治疗无效者，可手术治疗进行修复。

第三节　鼻腔鼻窦良性肿瘤

一、鼻腔鼻窦内翻性乳头状瘤

（一）概述

鼻腔鼻窦内翻性乳头状瘤是一种发生于鼻腔鼻窦的良性肿瘤，容易复发，具有侵袭性，可以发生癌变。约占所有鼻腔肿瘤的 0.5% ～ 4%，发病率为 28% ～ 74% 不等。乳头状瘤好发于 50 ～ 60 岁，男女比例为 3：1。症状可以持续数周至数年。发病原因并不清楚，可能与人乳头状瘤病毒感染、慢性炎症刺激等有关。

病理：肿瘤易发生于鼻腔外侧壁、中鼻道、上颌窦等处的黏膜，外观形态呈乳头状、桑葚状、蕈状，粉红色，比鼻腔黏膜颜色略暗，质地脆，易碎。镜下见黏膜的表层上皮向基质内过度增生，是鳞状上皮、呼吸上皮和黏液细胞混合型增生，形成乳头状结构，乳头状结构形成细胞巢，瘤细胞异型性不明显，肿瘤周围的基底膜完整。鳞状上皮侵入基底层的黏液样基质，表层细胞胞质常见空泡，基底层附近的细胞可见散在的核分裂象，但无病理性核分裂象。如果肿瘤细胞巢突破基底膜，则可诊断为乳头状瘤恶变。乳头状瘤可以多中心发生，具有侵袭性生长，破坏周围骨质。乳头状瘤容易恶变，肿瘤可以整体恶变，或在乳头状瘤内部呈灶状恶变。据文献报道，内翻性乳头状瘤的恶变率为 2% ～ 50%，而 Hymes 报告的恶变率为 17%。癌与内翻性乳头状瘤同时并存，且未曾接受过鼻腔手术的患者比曾接受过内翻性乳头状瘤不完全切除手术后发展成癌的患者更常见。在内翻乳头状瘤组织中可以见到人乳头状瘤病毒的 DNA，说明这种肿瘤和人乳头状瘤病毒感染有关，肿瘤中重度的不典型增生与恶变有直接的相关性，异时恶变率为 6% ～ 11%。

临床上一般将鼻腔鼻窦内翻乳头状瘤作为交界性肿瘤或低度恶性肿瘤处理。

（二）临床表现

1. 鼻阻塞　是最常见的临床表现，多为单侧，呈持续性、进行性加重，由于肿瘤阻塞一侧鼻腔引起，肿瘤晚期可出现双侧鼻阻塞。

2. 鼻分泌物　增多，白色黏稠，继发感染可出现脓性分泌物。

3．**鼻出血** 为反复小量出血或涕中带血。

4．**眼突及溢泪** 肿瘤晚期累及眼眶及泪器时出现。

5．**其他** 面部压迫感，头痛，听力下降，张口困难，外鼻及颌面部畸形。

（三）诊断

1．**临床检查** 鼻腔内翻性乳头状瘤多数起源于鼻腔外侧壁近中鼻甲和中鼻道处，其他部位还包括鼻中隔、鼻前庭、下鼻甲和鼻窦，鼻窦中以筛窦和上颌窦最为多见。可见患侧有孤立带蒂的棕色乳头状物，或灰白色、粉红色或紫红色肿物，表面呈桑葚状或鼻息肉状，触之易出血（图21-3-1）。

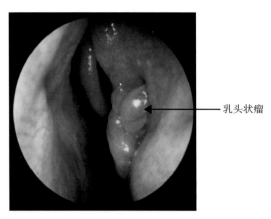

图21-3-1　左侧鼻腔上颌窦乳头状瘤内镜所见

2．**影像学检查** 目前以鼻窦CT扫描为主，没有特征性的改变，包括水平位和冠状位，通常可以见到一侧鼻腔和／或鼻窦内有软组织密度影，与鼻息肉及鼻窦炎的表现相类似；MRI扫描可鉴别鼻窦内炎症积液与软组织病变。部分病例可伴有骨质破坏，呈压迫吸收性改变，而不是浸润性破坏（图21-3-2）。

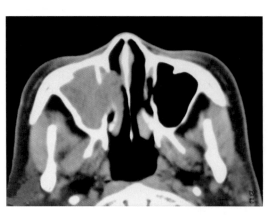

图21-3-2　右侧上颌窦乳头状瘤

3．**临床分期** 鼻腔鼻窦内翻性乳头状瘤的临床分期目前尚没有统一的标准，应用较多的有如下几种：

（1）Krouse 鼻腔鼻窦内翻性乳头状瘤分期体系：

T1 肿瘤局限于鼻腔，未侵及鼻窦和鼻腔以外的部分，无恶变。

T2 肿瘤位于窦口鼻道复合体和筛窦，同时可能累及上颌窦内侧部分和鼻腔，无恶变。

T3 肿瘤位于上颌窦外侧壁、下壁、上壁、前壁或后壁，蝶窦或额窦，可能累及上颌窦内侧壁、筛窦或鼻腔，无恶变。

T4 肿瘤累及超出鼻腔或鼻窦范围，如眼眶、颅内、翼腭窝，或肿瘤恶变。

（2）Cannady 分期体系：

A 期肿瘤局限于鼻腔、筛窦或上颌窦内侧壁。

B 期肿瘤累及除内侧壁外的上颌窦其他壁、额窦或蝶窦。

C 期肿瘤超出鼻腔或鼻窦范围。

（3）韩德民 1997 年提出的分期系统：

Ⅰ期　肿瘤局限于鼻腔一个解剖区域或单个鼻窦的局限性病变。

Ⅱ期　肿瘤侵犯鼻腔 2 个以上的解剖区域和／或两个以上的鼻窦，有部分骨质吸收。

Ⅲ期　a. 复发肿瘤；
　　　　b. 肿瘤侵犯全鼻腔和／或多个鼻窦，有明显的骨质吸收。

Ⅳ期　肿瘤已经侵犯至鼻外或有恶变倾向。

合理的临床分期可指导治疗方案的选择及预后判定。

（四）治疗

鼻腔鼻窦内翻乳头状瘤主要采用手术治疗，放疗对本病无效，而且增加恶变的风险。手术方式包括经鼻鼻内镜下肿瘤切除术、Caldwell-Luc（柯陆氏）进路鼻内肿瘤手术、鼻侧切开术、面中翻揭术及上颌骨部分切除术等。传统的经前鼻镜下鼻腔肿瘤切除的方法目前基本废弃，因为不容易彻底切除肿瘤。柯陆氏进路手术也因为对上颌窦外的鼻腔筛窦肿瘤难以彻底切除，术后并发症多而较少应用，只是在上颌窦乳头状瘤时，作为鼻内镜手术的辅助切口，来清理上颌窦内的病变。据对 2297 例病人资料的 Mata 分析，鼻内镜手术的复发率是 12.8%，鼻侧切开的复发率是 17.0%，而鼻腔息肉样切除或柯陆氏手术的复发率是 34.2%。对于累及骨质在鼻内镜下不容易切除彻底的病例，可采用面中掀翻进路（Degloving 径路）或鼻侧切开径路伴上颌窦内侧壁切除术；侵犯额窦顶部或外上角者，可在鼻内镜下辅助鼻外额筛切除术。侵犯蝶窦者，需行蝶窦开放及黏膜刮除术。

1. 手术治疗

（1）鼻内镜下鼻腔鼻窦乳头状瘤切除术：20 世纪 90 年代以来，随着鼻内镜技术的不断成熟，鼻内镜手术范围也越来越广泛。Lawson 等对 1992—2001 年 10 年间用鼻内镜切除和鼻侧切开术治疗内翻性乳头状瘤的文献报道进行分析，发现借助鼻内镜切除内翻性乳头状瘤的复发率并不比鼻侧切开术的高，主要是因为二者选择的病例有差异。借助鼻内镜进行手术的病例，肿瘤局限于鼻腔、前组筛窦及上颌窦内。而根治性手术适合于病变范围更广的病例，包括侵犯至上颌窦外侧壁、额窦、鼻泪区、眼眶及颅底，且多数病例为复发病例。

鼻内镜下鼻腔鼻窦乳头状瘤切除和一般鼻窦炎鼻窦开放的原则不同，在切除乳头状瘤时要有一定的安全界，与肿瘤临近的黏膜及受累的骨质要尽可能的切除至完全正常的组织。鼻内镜下鼻腔鼻窦内翻乳头状瘤的适应证是肿瘤局限于鼻腔鼻窦的范围，无明显的恶变，无眶内容侵犯。对于病变位于上颌窦外下壁、或额窦外上角的位置，内镜器械不容易达到，可做柯陆氏或眉弓的辅助切口。对于恶变的病例，如果病变局限于鼻腔或鼻腔筛窦的范围，也可以选择内镜下手术，超出此范围，应根据病变范围和术者的手术技巧来决定手术方式的选择。我们以中鼻道及筛窦乳头状瘤为例，说明乳头状瘤内镜手术的方法与步骤。

术前准备：

① 鼻腔清洁及局部点滴抗生素 2 ～ 3 天；

② 如合并鼻腔息肉或过敏性鼻炎，则全身应用激素及抗生素 3 ～ 5 天；

③ 注意控制血压及血糖等全身疾病。

手术步骤：

① 经口插管全身麻醉，术中控制性低血压；

② 助手应与术者有良好的配合，一般情况下助手一手持镜，一手持吸引器，术者双手操作；

③ 如有偏向患侧的鼻中隔，先行矫正；

④ 以肾上腺素充分收缩鼻腔黏膜，检查病变的范围；切除部分肿瘤组织送冰冻病检；

⑤ 在钩突前方，以电凝将黏膜切开，病变侧黏膜向后方分离，切除钩突；

⑥ 向后上分离黏膜至眶纸板，如影像学上眶纸板有吸收，则切开眶纸板，在眶纸板和眶筋膜之间向后分离至后筛；

⑦ 在中鼻甲内侧切开，将中鼻甲及筛窦一并切除，检查创面，如筛顶有可疑肿瘤，则将筛顶骨质切除，暴露硬脑膜，如没有脑脊液漏出，颅底不用修复，如果颅底有脑脊液漏，可取部分鼻中隔黏膜贴敷于瘘口处，喷生物胶后用明胶海绵压迫，再填以碘仿纱条；

⑧ 开放额窦及蝶窦，检查窦内有无肿瘤，如有肿瘤则将窦内黏膜完全切除；

⑨ 术腔填塞碘仿纱条。

术后处理：

① 术后静脉应用敏感抗生素 3 ～ 4 天。

② 术后 3 ～ 4 天分次取出鼻腔填塞物，取出鼻腔填塞物后每日鼻腔冲洗。

③ 术后鼻腔局部应用皮质激素 2 ～ 3 周。

④ 口服黏膜促排剂 3 ～ 4 周。

⑤ 术后第 1、3、5 周，及第 3、6、9 月鼻内镜复查鼻腔，一年后则每半年复查一次鼻内镜。

（2）鼻侧切开术

术前准备

① 全麻手术前常规检查：血常规 + 血型，尿常规，生化常规，HBsAg + HIV + HCV + TPHA（梅毒抗体），心电图，X 线胸片。

② 鼻窦 CT：水平位 + 冠状位，了解肿瘤的原发部位及范围。

③ 合并有内科疾病，应先请相关科室会诊予以对症治疗。

④ 抗生素：术日于麻醉开始前予以抗生素静脉滴注预防感染。

手术方式选择及简要步骤：采用全身麻醉，术中控制性低血压。

① 切口：于内眦内侧稍上方处约 5mm 开始沿鼻旁切开皮肤，绕过鼻翼至鼻小柱，切达骨质。

② 暴露鼻腔：沿骨膜下剥离，暴露鼻骨，上颌骨额突及梨状孔周围骨质。用剥离器剥离鼻骨下缘，沿梨状孔边缘使鼻腔外侧壁的软组织与骨质分开，用咬骨钳咬去鼻骨至内眦水平线，扩大梨状孔边缘，切开鼻腔外侧壁黏膜暴露鼻腔和肿瘤。

③ 探查上颌窦：切开上颌窦前壁，探查上颌窦内病变。将上颌骨额突处凿断。在鼻底水平凿断梨状孔外缘骨质，然后，将肿瘤连同鼻腔外侧壁、筛窦、中鼻甲一并切除。创面清理止血，检查有无未切除的筛窦气房及黏膜，并补充切除。彻底冲洗术腔。

④ 开放蝶窦和额窦窦口，检查额窦及蝶窦内有无肿瘤组织。

⑤ 冲洗术腔：覆盖凡士林纱布，堵塞碘仿纱条，缝合切口并加压包扎。

2．放射治疗 鼻腔内翻性乳头状瘤属于良性肿瘤，但具有侵袭性生长的特性，有恶变倾向，容易复发。如果怀疑有恶变和灶状癌变，则在手术切除的基础上辅助放射治疗可以消灭残余肿瘤细胞、减少复发、改善预后。

适应证：对于鼻腔、鼻窦内翻性乳头状瘤局部侵犯广、骨质破坏多、手术切除不彻底、病例报告有恶变、反复复发的病例及病变不能手术切除或不能完整切除、一次或多次手术后迅速复发、肿瘤在生物学上表现侵袭行为者，建议在术前或术后辅助放射治疗。

放射剂量：放射源可选用 ^{60}Co-γ 线或直线加速器高能 X 线，总剂量一般为 50 ～ 70Gy，根据病人是否耐受，采用分次或连续放疗。一般 1 次／日，每周 5 次。

并发症及处理：主要为照射野皮肤色素沉着、鼻腔干燥、局部放射性皮炎及眶骨暴露。通常给予局部鼻腔冲洗及全身对症、支持治疗。

（五）预后

鼻腔内翻性乳头状瘤术后复发与多种因素有关，包括肿瘤的部位，肿瘤的范围，组织学类型，多中心起源，切除方式，首次手术还是再次手术，随访，人口及社会因素，以及肿瘤的生物学变异等。其中最主要的因素是手术切除的方式，与肿瘤是否完整切除直接相关，大多数复发的病例实际上都是因为肿瘤残留导致的。文献报道，肿瘤的复发率可高达 40％～ 60％，Vrabec 的报道甚至高达 70％。在复发的病例中有 49％ 的患者在接受明确治疗前曾接受过不恰当的手术，这主要是因为手术前不能获得明确的活检结果，因而不能获得明确的诊断，因此手术切除不彻底。另外，有些病例虽然术前有了明确的活检结果，但是未能充分估计病变范围，因而不能彻底切除病变。因此，彻底切除肿瘤是防止肿瘤复发的最佳方式。

第四节　鼻腔鼻窦恶性肿瘤

鼻腔鼻窦恶性肿瘤的整体发病率较低，大约占头颈恶性肿瘤的 3％ ～ 5％，但由于鼻腔鼻窦位置隐蔽、部位狭小、周围重要结构多，给治疗带来很多困难：鼻腔鼻窦恶性肿瘤的病因目前仍不十分明确，职业因素方面，木器和皮革制造业工人的发病率较高，认为是木屑的粉尘和木器制造业中应用的有害化学物质双重作用，硬木如橡木、山毛榉中的化学物质，以及木器制造中用的油漆、除草剂、杀虫剂等都可以导致鼻腔鼻窦黏膜的增生。另外，销售员、食品制造业、司机、纺织业等比其他行业的发病危险度高。吸烟仍然是鼻腔鼻窦恶性肿瘤的高危因素，鼻腔鼻窦的内翻乳头状瘤容易恶变为鳞状上皮癌。

鼻腔鼻窦恶性肿瘤虽然发病率低，但其病例类型较多，按照ＷＨＯ的分类见表 21-4-1：

表 21-4-1　国际卫生组织对鼻腔鼻窦恶性肿瘤的病理类型的分类

1. 上皮来源的恶性肿瘤
  1.1 鳞状细胞癌
    疣状癌
    乳头状癌
    基底细胞样鳞状细胞癌
    梭形细胞癌
    腺鳞癌
  1.2 淋巴上皮癌
  1.3 腺癌
    肠型腺癌
    鼻腔鼻窦非肠型腺癌
  1.4 涎腺型癌
    腺泡细胞癌

黏液表皮样癌

腺样囊性癌

多形性低度恶性腺癌

癌在多形性腺瘤中

恶性肌上皮瘤

上皮－肌上皮癌

透明细胞癌

1.5 神经内分泌肿瘤

良性肿瘤

小细胞癌，神经内分泌型

2. 间叶组织恶性肿瘤

2.1 纤维肉瘤

2.2 恶性纤维组织细胞瘤

2.3 平滑肌肉瘤

2.4 横纹肌肉瘤

2.5 恶性血管内皮瘤

2.6 恶性外周神经鞘膜瘤

3. 骨和软骨恶性肿瘤

3.1 软骨肉瘤

3.2 骨肉瘤

3.3 脊索瘤

4. 淋巴造血系肿瘤

4.1 非霍奇金淋巴瘤

4.2 弥漫大B细胞淋巴瘤

4.3 髓外浆细胞瘤

4.4 髓外骨髓肉瘤

4.5 组织细胞肉瘤

4.6 朗格罕细胞增生症

5. 神经外胚层肿瘤

5.1 尤文肉瘤

5.2 原始神经外胚层肿瘤

5.3 嗅神经母细胞瘤（感觉神经母细胞瘤）

5.4 婴儿期神经外胚层黑色素瘤

5.5 黏膜恶性黑色素瘤

一、鼻腔恶性肿瘤

（一）概述

鼻腔恶性肿瘤多继发于上颌窦和筛窦。原发者多发生于鼻腔外侧壁、鼻底及鼻中隔，继发于鼻窦者，其原发部位临床常常难以确认。病理以鳞状细胞癌最多，腺癌次之，另有少见的基底细胞癌、淋巴上皮癌、嗅神经上皮癌、恶性黑色素瘤及肉瘤等，预后不佳。其中鳞癌的好发部位为中鼻甲或下鼻甲，少数可发生于鼻中隔，常常

破坏鼻腔外侧壁侵入上颌窦，或穿破硬腭侵入口腔。腺癌中以腺样囊性癌居多，好发于鼻腔上部，主要向眼眶及筛窦扩展，晚期可破坏骨壁而侵入鼻腔及颅底。恶性黑色素瘤多见于鼻中隔（25%～50%）或中、下鼻甲，常向上颌窦扩展或突出鼻外。恶性淋巴瘤多发生于自鼻腔后部，肿块较大，常向软腭及咽部扩展。

近年来，鼻腔鳞癌的发病率有增高趋势。病因不清，有人认为可能与环境污染和长期接触某些化学制品有关。现将常见的鳞状细胞癌予以概括介绍。

（二）临床表现

本病男性多于女性，发病年龄多在50岁以上。多为单侧，也有双侧发病者。约10%的病人腮腺区及颌下淋巴结有转移。初期肿瘤发展缓慢，至晚期肿瘤广泛累及眼部、上颌窦、筛窦或前颅底时，可产生Ⅱ、Ⅲ、Ⅳ、Ⅴ、Ⅵ等脑神经及眼部症状。检查时发现鼻腔有肿物，表现为不平，暗红色，或呈类息肉样，触及易出血。活检时肿瘤质较脆。如有眼球部突出、内眦部隆起、视力障碍和颈淋巴结转移，此时肿瘤多属晚期。

1. 血性或脓性分泌物 反复出现血性分泌物可为较早期症状，尤其是鳞状细胞癌，因浅层瘤组织坏死及感染，尚多合并脓性分泌物，且有恶臭。恶性黑色素瘤则多见血性渗出液。

2. 鼻阻塞 肿瘤体积较大时出现，为最多见症状，鼻腔上部的肿瘤较晚出现鼻阻塞。一般为单侧，但晚期亦可压迫鼻中隔而并发对侧鼻阻塞，甚至阻塞咽腔合并呼吸困难。

3. 疼痛 为本病主要症状之一，偶可出现于较早期，表现为鼻内痛、上牙痛、头痛、眼或面颊部痛。

4. 其他 由于肿瘤压迫可继发鼻泪管阻塞而致流泪，或合并泪囊炎、额窦炎及上颌窦炎等症状。

（三）诊断

根据上述临床表现和鼻腔肿物特点，应尽早行病理检查，以明确诊断。X线及CT等检查可提供肿瘤大小及周围组织受累程度，对选择术式及估计预后有一定意义。

1. X线检查 上颌窦鼻颏位片可见鼻腔软组

织阴影，患侧鼻腔扩大，常见骨质破坏并合并鼻窦浑浊，鼻腔上部肿瘤须注意查看筛窦骨质有无破坏。

2.CT 检查 CT 可以发现鼻腔内软组织密度肿瘤，可以伴有鼻窦的堵塞性炎症，可有局部骨质破坏。

3.MR MR 检查对区分鼻窦是肿瘤还是阻塞性炎症有一定的意义，阻塞性炎症在 T_2 加权相上呈高信号，边界清楚。

（四）鉴别诊断

1. 鼻腔嗅神经母细胞瘤 鼻腔嗅神经母细胞瘤一般发生于嗅裂部，在中鼻甲与鼻中隔之间，可有中鼻甲外移位，筛窦炎或同侧全组鼻窦炎。常伴有前颅底的骨质破坏，活检可以证实组织学来源。

2. 鼻腔内翻性乳头状瘤 鼻腔内翻性乳头状瘤好起源于中鼻道，肿瘤外观不容易与鼻腔癌相鉴别。部分鼻腔癌可来自于乳头状瘤恶变。病理检查可以区分二者。

3. 鼻腔淋巴瘤 中国人以鼻腔 NK/T 细胞淋巴瘤多见，表现为双侧鼻腔黏膜的弥漫性肿胀、充血，小的表浅溃疡。活检容易误诊为慢性炎症，有时需要免疫组化染色加以鉴别。

4. 中线肉芽肿 包括韦格纳肉芽肿、淋巴瘤性多发肉芽肿、坏死性肉芽肿性炎症、特发性中线破坏性病、鼻腔变应性脉管炎等，多有鼻塞、低热、分泌物增多，鼻腔黏膜肿胀、溃疡，鼻中隔穿孔等。活检可能是黏膜的慢性炎症，需反复取病检，或结合全身症状、病理排除法而进行诊断。

（五）治疗

早期鼻腔鳞癌用放射治疗，可收到较好的效果。但临床所见多属已经累及鼻窦的晚期癌。此时多宜采用术前放射合并手术切除的综合治疗。

肿瘤局限者，可行单纯放射治疗，其 5 年存活率可达 75% 以上。肿瘤浸润较广者，宜采用根治性切除加术前或术后化疗、放疗等综合方法，5年存活率也可达到 40% ～ 50%。

鼻腔恶性肿瘤手术进路，一般主张鼻侧切开术，因其视野宽阔，可以同时切除累及上颌窦和筛窦之肿瘤。缺点是面部遗留瘢痕。近年推荐面中部掀翻术，具有与鼻侧切开同功效果，但无面部畸型。对较小肿瘤，可应用鼻窦内窥镜技术，不仅能完整切除肿瘤，还可保留鼻腔生理功能。

1．手术治疗

（1）鼻侧切开术

①切口：于内眦内侧稍上方处约 5mm 开始沿鼻旁切开皮肤，绕过鼻翼至鼻小柱，切达骨质。

②暴露鼻腔：沿骨膜下剥离，暴露鼻骨，上颌骨额突及梨状孔周围骨质。用剥离器剥离鼻骨下缘，沿梨状孔边缘使鼻腔外侧壁的软组织与骨质分开，用咬骨钳咬去鼻骨至内眦水平线，扩大梨状孔边缘，切开鼻腔外侧壁黏膜暴露鼻腔和肿瘤。

③探查上颌窦：凿开上颌窦前壁，探查上颌窦内病变。将上颌骨额突处凿断。在鼻底水平凿断梨状孔外缘骨质，然后，将肿瘤连同鼻腔外侧壁一并切除。

探查筛窦：切除鼻腔外侧壁上部及中鼻甲，进入筛窦，若有肿瘤，切除肿瘤并将前、后组筛窦开放。必要时，开放蝶窦。

④清理术腔：术腔内的病变彻底清除后将创面予以电灼，随后覆盖凡士林纱布，堵塞碘仿纱条，缝合切口并加压包扎。

（2）面中部掀翻术：适用于较大的鼻腔肿瘤累及部分上颌骨内侧壁，鼻内镜下不容易切除干净，而又不愿接受鼻侧切开面部遗留瘢痕者。

手术步骤如下：

① 一般选择经口气管插管全身麻醉。

② 切口：分为上唇龈切口及鼻前庭中隔切口两部分，上唇龈切口自健侧侧切牙至患侧第 IV ～ V 上牙根部，在上唇距离唇龈沟 0.5cm 处切开，保留 0.5cm 左右的上唇黏膜及黏膜下组织在上牙龈上，有利于缝合切口。鼻前庭及中隔切口根据需要暴露的范围而定，如果需要暴露的范围位于鼻腔的前下部，则切开鼻中隔及患侧的鼻前庭即可，如需暴露鼻腔顶及筛窦区，则应该切开双侧鼻前庭皮肤黏膜交界处，直达梨状孔骨质。

③ 沿上颌骨骨质表面将面部及鼻部皮肤、皮下组织、骨膜向上翻起，暴露梨状孔和鼻腔。

④ 切除患侧鼻骨、上颌骨鼻突及上颌骨前壁内侧的部分骨质，暴露肿瘤并检查肿瘤的范围及肿瘤蒂部的位置。

⑤ 在肿瘤安全界外以骨剪整块切除肿瘤及周围部分骨质。检查肿瘤切缘，可疑处取组织送冰冻病检。

⑥ 术腔双极电凝止血，冲洗，开放上颌窦口及邻近的相应筛窦，以大油纱布做兜，填入碘仿纱条。向下复位面部皮瓣，缝合切口。

⑦ 面部加压包扎。

术后处理：

① 面部加压包扎 2～3 天。

② 鼻腔放入碘仿纱条 5～6 天，分 2～3 次取出。

③ 取出鼻腔纱条后每日鼻腔冲洗。喷鼻喷激素。

④ 全身应用抗生素 3～5 天。

（3）鼻内镜下鼻腔肿瘤切除术

手术前准备：

① 全麻手术前常规检查：血常规＋血型，尿常规，生化常规，HBsAg ＋ HIV ＋ HCV ＋ TPHA（梅毒抗体），心电图，X 线胸片；

② 鼻窦 CT：水平位＋冠状位，了解肿瘤的原发部位及范围；

③合并有内科疾病，应先请相关科室予以对症治疗；

④抗生素：术日于麻醉开始前予以抗生素静脉滴注预防感染。

手术步骤：

① 经口气管插管全麻，手术中控制性低血压；

② 以 1% 丁卡因肾上腺素纱条充分收敛鼻腔 3～4 遍；

③ 如无病理诊断，先取冰冻病检。如肿瘤较大，可用切割吸引器切除部分肿瘤，暴露肿瘤的基底部，沿肿瘤基底部外 5～10mm 的安全界切开黏膜，为防止出血，可先用双极电凝在欲切开的部位凝固再切开，剥离子拨开黏膜，将肿瘤连同局部黏膜、骨质切除。如肿瘤在钩突前，可切除上颌窦的内侧壁；如肿瘤在嗅裂，应切除相应的鼻中隔、中鼻甲，开放筛窦；如肿瘤起源于鼻中隔，则应将鼻中隔大部分或全部切除。对可疑的部位取冰冻病检切缘；

④冲洗鼻腔，双极电凝止血。碘仿纱条填塞。

（4）手术后并发症及处理

①脑脊液鼻漏：如果是嗅裂部位的肿瘤，切除前颅底的肿瘤时，应注意接近中线鼻中隔部位嗅神经入颅的部位有无脑脊液漏，如有漏，则可以取一块鼻腔黏膜，以耳脑胶贴敷，外再覆盖一层明胶海绵，再以碘仿纱条填塞，术后卧床通便 3～5 天。

②鼻窦炎：术中如切除的病变范围累及到相应的鼻窦开口，应将鼻窦口开放，防止术后引流不畅引起鼻窦炎，如术后出现鼻窦炎，可给予黏膜收敛剂、鼻喷激素、黏膜促排剂等，保守治疗 2 周无好转者，则应再次进行鼻窦开放。

2．放射治疗

（1）适应证：对于病变局限，恶性程度高的肿瘤，也可以给放射治疗。

（2）放射剂量：肿瘤量应达到 65～70Gy。

（3）并发症及处理：放疗后可能出现鼻窦炎，鼻腔粘连，如保守治疗无效，可在鼻内镜下处理，行鼻窦开放，或鼻腔植入硅胶管 1～2 个月。

3．其他治疗 肿瘤局限者，也可以选择冷冻或光动力治疗。

（六）预后

鼻腔恶性肿瘤的预后取决于肿瘤大小、病理类型及有无淋巴结转移。无鼻窦受累者预后较好。

二、鼻窦恶性肿瘤

（一）上颌窦恶性肿瘤

1．概述 上颌窦恶性肿瘤是耳鼻咽喉科常见的恶性肿瘤之一，占耳鼻咽喉全部恶性肿瘤总数的 1/5。根据国内资料，上颌窦恶性肿瘤占鼻部恶性肿瘤的 40.3%，占全身恶性肿瘤的 1.2%。Lewis 等（1972）分析鼻腔及鼻窦癌 772 例，约 30% 发生于鼻腔，70% 发生于鼻窦，其中以发生于上颌窦者最多，占 58%。本病多见于 40～50 岁男性，男女发病比率为 2：1。

2．病理 病理类型以鳞状细胞癌最多见，其次是腺样囊性癌、黑色素瘤、黏液表皮样癌、肉瘤（包括骨肉瘤、横纹肌肉瘤等）、腺癌、移行细胞癌、基底细胞癌等。

上颌窦癌以局部侵袭性生长为主，当肿瘤突破上颌窦的骨壁时，容易沿组织间隙向周围扩展，尤其是腺样囊性癌，可沿组织间隙、血管神经向周围扩展较远的距离。图 21-4-1 中表示上颌窦癌局部侵袭扩展的方向，发生于上颌窦上部的肿瘤，可以向眶内、筛窦、鼻腔侵犯，发生于下部的肿瘤容易向牙根、面颊、鼻腔侵袭；小的局限于上颌窦顶部、伴有眶下神经侵犯的恶性肿瘤多是腺样囊性癌。

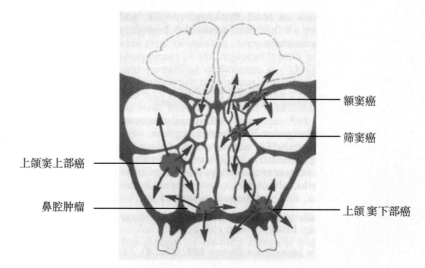

图 21-4-1　鼻腔鼻窦肿瘤的扩展

肿瘤晚期累及面部皮肤时可发生淋巴结转移，但总体转移率小于 30%。累及眶下缘周围皮肤可转移至腮腺区淋巴结及下颌角区淋巴结，累及上唇周围可发生颌下、颏下淋巴结转移。肿瘤的血行转移较少见，晚期腺样囊性癌容易发生远处转移，特别是肺转移。

3．临床表现　上颌窦癌多原发于上颌窦内，早期症状常不明显，直至破坏骨壁，侵入邻近器官，出现颜面外形改变或牙齿松动时，始被注意。

（1）早期症状

①鼻出血或血性鼻涕：常为一侧涕中带血，量不多，色暗红，常有特殊臭味，或自觉鼻腔内臭鸡蛋味或腐肉味。

②疼痛与麻木：有面部蚁行感，也可有神经痛；当眶下神经受累时，可出现一侧面颊部、上唇及上列牙齿麻木疼痛感，对早期上颌窦癌的诊断有重要意义。

（2）中晚期症状

①癌肿逐渐长大，破坏骨壁，侵入邻近器官出现面部外形改变及各种症状：

肿瘤突破上颌窦的内壁可侵入鼻腔，引起鼻阻塞、流脓血涕和流泪。鼻镜检查可见鼻腔外侧壁有肿物突出，组织脆，易出血，多伴有溃疡及坏死的假膜。

癌肿向上颌窦前壁穿破尖牙窝骨壁导致面颊部肿胀隆起，皮下可触及境界不清的软组织肿块。也可以伴有顽固的牙痛。

肿瘤向上颌窦底壁侵犯上牙槽骨，则引起同侧磨牙或前磨牙疼痛、松动或脱落，局部有肉芽或菜花样组织，同侧硬腭亦可隆起。

肿瘤组织向上突破上颌窦的顶壁可侵入眶内，使眼球向上移位、突出、运动受限，引起复视、视力下降等。

肿瘤向后可侵入翼腭窝压迫上颌神经和翼内肌，有剧烈的面部疼痛、头痛、和张口困难，一般止痛药物难以缓解。

②头痛：癌肿侵犯神经和颅底，引起剧烈头痛，一般药物难以缓解。

③恶病质：晚期肿瘤表现为患者极度消瘦、贫血等恶病质，并且有肿瘤坏死感染特殊的腥臭味，也可有午后低热。

4．诊断

（1）影像学检查：对于有可疑的早期症状者，应进行 CT 扫描。高分辨率 CT 可以发现上颌窦内的实性占位病变，MRI 检查可区分窦内是囊肿还是实性肿瘤。中晚期病例，影像检查可以判定肿瘤向周围组织侵犯的范围，有利于治疗方案的制定。图 21-4-2 ～图 21-4-5 是上颌窦癌的 CT 及 MR 图像。

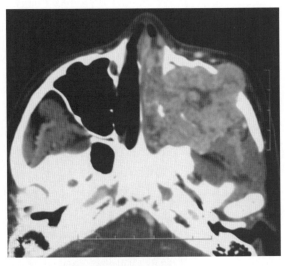

图 21-4-2 左侧上颌窦癌 CT 轴位
（肿瘤突破上颌窦前壁、内壁、后外壁）

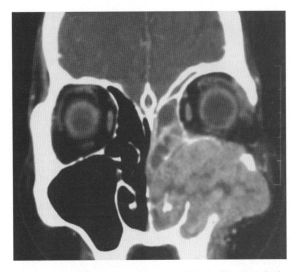

图 21-4-3 同上病例，冠状位 CT（软组织窗）显示上壁、
内壁、外壁骨破坏

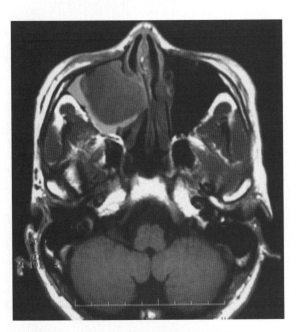

图 21-4-4 上颌窦癌 MR，T_2 加权相

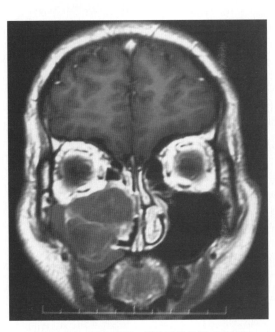

图 21-4-5 同上病例，MR 冠状位 T_1 加权相

（2）鼻内镜下活组织进行病理检查：对突出于中鼻道或鼻窦内的肿物进行活检确诊；

（3）上颌窦癌定位方法—Ohngren 法：自内眦和下颌角之间做假想斜面，再于瞳孔处做假想垂直面，将上颌窦分为 4 个象限。前内象限生长的肿瘤易侵入筛窦，而产生鼻部症状和内眦部肿胀。后外象限肿瘤晚期易破坏后壁，侵入翼上颌窝和翼腭窝，也可进一步破坏翼腭窝顶，或进入颞下窝而累及颅中窝，病人可出现张口困难、颞部隆起、头痛和耳痛等症状。位于下部者，最早可出现牙部症状，如牙龈肿胀、牙齿松动脱落等。

5．TNM 分期（适用于上颌窦癌，UICC2002，AJCC2002）

T：肿瘤，N：淋巴结，M：远处转移

Tx：原发肿瘤不能确定

T0：没有肿瘤证据

Tis：原位癌

T1：肿瘤局限于黏膜，无骨质侵蚀或破坏

T2：下部结构骨质侵蚀或破坏，包括硬腭和／或中鼻道内鼻窦开口

续表

T3：肿瘤侵犯面颊部皮下组织、上颌窦后壁、翼突、眶底或筛窦

T4a：肿瘤侵犯眶内容物前部，和／或以下结构有肿瘤浸润：面颊部皮肤、筛板、蝶窦、颞下窝、翼腭窝、额窦

T4b：肿瘤侵犯眶尖、鼻咽、软腭、脑膜、脑实质、中颅窝、除 V2 以外的颅神经、斜坡

N0：无明显肿大淋巴结

N1：同侧单个肿大淋巴结，最大直径小于 3cm

N2：同侧单个肿大淋巴结，直径大于 3cm 而小于 6cm，或同侧多个肿大淋巴结，最大直径小于 6 cm；或对侧或双侧多个肿大淋巴结，最大直径小于 6 cm

N2a：同侧单个淋巴结转移，大于 3 cm，小于 6 cm

N2b：同侧多个淋巴结转移，最大直径小于 6 cm

N2c：对侧或双侧淋巴结转移，最大直径小于 6 cm

N3：同侧或对侧肿大淋巴结，直径大于 6cm

Mx：远处转移不确定

M0：无远处转移

M1：有远处转移

临床分期：

Ⅰ期 T1N0M0

Ⅱ期 T2N0M0

Ⅲ期 T1 ～ T3N1M0；T3N0M0

Ⅳ期

Ⅳ期 A：T 4a N 0 ～ N 1 M 0；T1 ～ T 4aN2M0

Ⅳ期 B：T 4b 任何 N，M 0，任何 T，N 3 M 0

Ⅳ期 C：任何 T 任何 N M 1

6. 治疗 上颌窦恶性肿瘤，目前仍以手术切除为主，同时辅以放疗或化疗的综合治疗方针。一般选择手术加术后放疗的治疗模式，但有人认为术前或术后放疗的生存率无差别。目前通行的选择方式是，对于 T1 ～ T3 的肿瘤，如果手术能彻底切除肿瘤，又不影响眶内容等功能，则可先手术后放疗；如果是 T4 病变，则手术不容易切除彻底，一般选择先放疗，待病变缩小后再手术，放疗剂量可先放疗 45 ～ 50Gy，再手术，也可以给根治量放疗后再手术。对部分 T3 病变，上颌窦

顶壁有骨质破坏者，如果肿瘤有小范围的眶内容侵犯，可做 MR 检查观察眶内脂肪及眼肌有无肿瘤侵犯，如果没有眶内脂肪和眼肌的侵犯，可先手术，手术中切除部分眶筋膜；如果肿瘤有眶内脂肪或眼肌的侵犯，可先放疗后手术，以期能保留眶内容及功能。手术加术后放疗的 5 年生存率为 50% ～ 60%，单纯放疗为 20% ～ 30%，单纯化疗较少应用，无明确的根治疗效。

（1）手术治疗：术式选择应根据病变原发部位及侵犯范围而定。可选择全上颌骨切除、上颌骨下部分切除、上颌骨上部分切除术、扩大上颌骨切除（包括眶内容或筛窦）等。如果肿瘤较小局限于上颌窦的顶壁，可保留上牙槽骨以保留上颌骨的生理功能；如果肿瘤位于上牙槽骨，可选择上颌骨下部的次全切除而保留眶底，防止术后眼球下垂导致复视。做上颌骨部分切除时，手术前应仔细读片，注意肿瘤侵犯的范围，因为骨骼的肿瘤浸润在手术中不能做冰冻病检观察切缘。

①上颌骨下部部分截除术：适用于局限于上颌窦底部或牙槽突、硬腭早期上颌窦恶性肿瘤等。

一般选择鼻侧切开切口，再在患侧牙龈做长切口，切开黏膜及骨膜，将面部皮瓣翻向外侧，如眶下孔周围无肿瘤，可保留眶下神经；在患侧中切牙内侧或外侧切开硬腭部软组织（如肿瘤没有接近中线，可保留患侧的中切牙及侧切牙，术后外形更好）至软硬腭交界处为止，然后向外侧延长切口达第 3 磨牙后方，并与上颌骨前壁之切口相连。在上述切口范围内，上颌骨的下部被完全暴露，用摆锯在眶下孔的下方横行切开上颌骨，用骨凿切开上颌骨之硬腭部，在磨牙后方切断翼突板，用持骨器夹持牙槽骨处，左右摇晃，便可切下上颌骨的下部。切除上颌骨后，创面纱布压迫片刻止血，冲洗创面，出血点以双极电凝止血。硬腭及上牙槽骨切除后的缺损可以即刻安装术前准备好的假牙托以闭合创口，使病人恢复咀嚼、发音，避免软组织收缩而发生的畸形。也可用游离前臂或小腿内侧皮瓣修复封闭硬腭。遗留的术腔用碘仿纱条填塞，术后 4 ～ 6 天抽出。

②上颌骨全切除术

切口：Weber-Fergusson 切口，自患侧内眦与鼻根之间向下沿鼻侧绕鼻翼达鼻小柱，沿人中垂

直向下切开上唇，再沿患侧唇龈沟上 3 ～ 5mm 向外后直达第 3 磨牙后缘，切开黏膜及牙槽突的骨膜；下睑下 2mm 做水平切口与鼻侧切口相连，外侧至外眦外下方（图 21-4-6）。

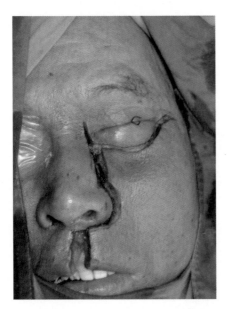

图 21-4-6　面部 Weber-Fergusson 切口加眶下辅助切口

掀起面颊部皮瓣：沿切口线将面颊部软组织从上颌骨的前面和后外侧面进行骨膜外分离，向外掀起面颊皮瓣，暴露尖牙窝、牙槽突、眶下缘、颧骨及上颌骨后外侧壁；翻起皮瓣过程中应注意肿瘤有无突破上颌窦前壁。

暴露鼻腔：暴露并咬除同侧鼻骨、上颌骨额突骨质，切开鼻腔黏膜，暴露鼻腔；切开鼻腔黏膜后有出血，可以双极电凝止血（图 21-4-7）。

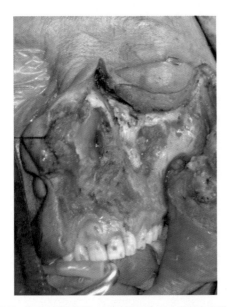

图 21-4-7　翻起面部皮瓣，暴露梨状孔及上颌骨与周围骨连结

切断颧弓：于眶外下缘处分离上颌骨颧突及颧骨下缘，辨认颧上颌缝，电锯或骨刀切断颧骨弓及眶外下壁。

切断上颌骨鼻突：分离眶内壁骨膜达眶尖处，切断鼻腔外侧壁上端及眶内侧壁的骨质。

切开硬腭：正中或旁正中切开硬腭黏膜，全层切开软硬腭交界处黏膜达第 3 磨牙后方，拔除中切牙，正中锯开硬腭骨，如果肿瘤不接近中线，也可保留中切牙及侧切牙，在中线偏患侧切开硬腭骨质，术后外观及功能更好。

凿断上颌骨翼突：于第 3 磨牙后方向上内方凿断上颌结节与蝶骨翼突之间的翼突内外板。

切除上颌骨：大剪刀切断鼻底黏膜、筛窦黏膜及部分翼肌，用持骨器将上颌骨活动后即可将上颌骨完整取下（图 21-4-8）；

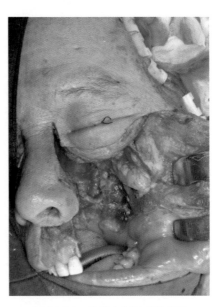

图 21-4-8　切除上颌骨后的术腔

创面处理：术腔纱布填塞压迫止血，冲洗，双极电凝创面止血；如眶底缺损不多，眼球无下垂，可不用处理；如眶底缺损较多，眼球可能下垂，则应进行适当的修复，使眼球获得合适的支撑，保持正常的功能；硬腭部应适当的修复或佩戴预制的牙托。

③扩大上颌骨切除术：扩大上颌骨切除术（Extensive radical maxillectomy）适用于上颌骨恶性肿瘤已广泛侵及翼腭窝、翼颌间隙、颞下窝、眶内容或颅底者。累及颅底者应行颅面联合手术。手术步骤基本与上颌骨全切除术相同。但应根据

肿瘤侵犯范围做以下变通：

切口：按 Weber-Fergusson 切口向外再延伸至颧弓或向上伸延至眉弓。

暴露：将面颊皮瓣向外下翻转，以更大范围暴露上颌骨前壁、梨状孔、鼻腔侧壁、上颌骨额突、鼻骨、眶下缘外侧、颊肌、咬肌、下颌关节、腮腺前段、下颌骨升支的一部分、额及颞肌下部。

暴露下颌骨升支，自颧弓下缘切断咬肌附着处，并将咬肌向下翻转。自颧弓上切断颞肌，将颞肌向上翻转，切断颞下颌韧带及下颌关节囊，使下颌关节脱位，游离下颌关节突，切断附着其上的翼外肌，自颧弓中段截断，这样可为进一步切除颞下窝及翼腭窝之肿瘤提供良好视野。

切断下颌骨升支：分离下颌骨升支内侧区附着的软组织，充分止血后，用钢丝锯将升支从下颌骨颈部下方锯断，取下或向前翻转，这时颞下窝、口腔外侧区、眶下裂、蝶骨、翼突外板的外侧区及上颌骨后外壁，均得到良好显示。如翼外肌已有肿瘤侵及，可将其从翼内肌上分离下来并予切除。如翼腭窝已有肿瘤侵犯，应连同翼突一并切除。但因其间有翼丛等较丰富血供，应注意止血。颌内动脉及颈外动脉结扎有助于术中减少出血和肿瘤切除。

移除眶底：根据眶底受累程度，可做全眶底或部分眶底切除术，术后缺损处理方法同前述。

完整切除颧骨、眶下壁、鼻腔外侧壁、硬腭、上颌结节及蝶骨翼突的联系，连同窦内或鼻腔肿瘤整块切除。对切除之骨断端，可用骨锉予以磨平，以减少因骨刺刺激造成病人术后不适或头痛。根治性上颌骨切除后，常导致面部塌陷畸形，可一期修复，共选择的修复组织有带蒂下位斜方肌瓣、游离腹直肌或腹壁下穿支血管皮瓣等。

术后并发症及处理：手术后可有出血、脑脊液漏等。手术中应彻底止血、术腔碘仿纱条填塞4～5d；对于可疑的脑脊液漏，应取颞肌筋膜修补，术后卧床、通便，应用可以通过血-脑屏障的抗生素等。

④ 上颌骨切除后缺损的修复与重建：上颌骨位于面部的中部，参与鼻腔、口腔、鼻咽的构成，并且是面容的重要组成部分，对美容有决定性的作用；一侧上颌骨全切除后，导致同侧面部塌陷，鼻腔扩大过于通气、口腔和鼻腔贯通进食鼻腔反流、发音时形成开放性鼻音。因此，上颌骨切除后应进行合适的修复与重建，重建必须满足：A. 充填缺损；B. 重建面部、咀嚼、语言、呼吸功能；C. 对面部各部分合适的组织支撑；D. 面部外形的美容重建；同时还要考虑到保留手术腔有利于术后的随访观察等几个方面。上颌骨缺损的修复重建包括赝复体修复和自体组织修复，赝复体修复除了假体制作比较麻烦外，修复比较简单，手术后直接植入即可，费用低，但有长期固位困难，口鼻腔有时封闭不严密而形成鼻腔反流，局部卫生状况差等不利因素。自体组织修复功能及外形效果较好，但手术费时费力，费用较高。

上颌骨切除后的 I 期自体组织重建，根据缺损的大小、修复的目的和期望达到的效果来选择修复方法，Yamamoto 根据骨性支撑结构的缺损大小将上颌骨缺损分为 3 型，按照分型来选择修复方法；20 世纪中期主要采用局部转移组织瓣的方法，来充填上颌骨切除后的缺损，自 20 世纪 80年代以后，随着显微外科的发展，吻合血管的游离组织瓣移植逐步成为上颌骨切除后修复的主要方法，其他也有单纯的游离骨移植，或人工材料的局部修复如钛网植入、羟基磷灰石等。

上颌骨切除后局部转移带蒂组织瓣修复常用的有颞肌瓣、颌下肌皮瓣、胸大肌瓣等；Schmidt用颞肌和骨内种植体（Endosseous implants）修复上颌骨切除后大范围的缺损，术后随访 2～3年，对手术区的外形和功能恢复良好；颞肌及其顶部筋膜可携带部分颅骨瓣修复硬腭及上颌骨的缺损，这种修复可同时用于种植牙，达到义齿的修复目的；我们应用颞肌加人工骨修复全上颌骨切除后的缺损，外形及功能比较满意（图 21-4-9，图 21-4-10）。对上颌骨下部部分切除手术后的缺损，Zhong 等用带蒂的颊部脂肪垫和游离骨瓣修复，可恢复面部外形和上颌窦的功能，也可用游离的肋骨代替髂骨。

对游离组织瓣的选择，常因缺损的大小、手术者的习惯而异，常用的有前臂皮瓣、腹直肌皮瓣、肩胛骨肌皮瓣、髂骨瓣、腓骨肌皮瓣等。可单一组织瓣，也可以选择 2 个以上的组织瓣修复1 个部位。Cordeiro 等将上颌骨缺损分为 5 种类型：A. 局限的上颌骨切除；B. 上颌骨次全切除；C_1. 上颌骨全切除但保留眶内容；C_2. 上颌骨全切合并眶

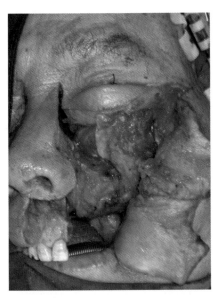

图 21-4-9　上颌骨切除后，将同侧颞肌经颧弓内侧转移至术腔修复硬腭

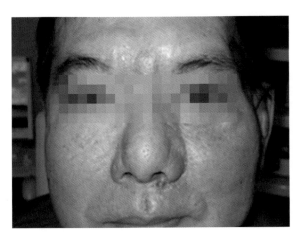

图 21-4-10　左侧上颌骨切除后颞肌加人工骨 1 期修复术后 6 个月

内容切除 ;D. 眶壁联合上颌骨全切除。他们重建以游离的腹直肌瓣（45/60）和前臂皮瓣（10/60）为主，对高龄不宜做血管吻合的患者以颞肌修复（5/60），修复时注意保持口腔的容积，术后功能评价包括外形、语言、吞咽、咀嚼，58% 的患者对功能恢复满意。Holle 等用肩胛骨骨肌皮瓣修复上颌骨缺损 4 例，可以同时重建上颌骨切除后的骨性和软组织缺损，手术后辅以牙齿赝复体，面部轮廓基本正常。Kakibuchi 等用背阔肌携带肩胛骨和肋骨的肌皮瓣重建上颌骨缺损，在眶下肋骨与颧突相连重建，硬腭用皮肤瓣修复，鼻腔填以 8 号管保持 3 周，所有 5 例患者均恢复不受限制的经口进食，语言评价显示语言功能正常，鼻

腔通气良好，鼻腔的上皮逐步黏膜化生。Brown 用旋髂动脉为蒂的游离髂骨瓣携带内斜肌修复上颌骨切除后的缺损，因为髂骨可以切取体积较大，可修复面部的缺损，眶底的支撑。Askar 等用前臂皮瓣携带掌长肌腱修复保留眶内容的全上颌骨切除后缺损，可防止眼球下陷，并保持面部外形。Villaret 等认为前臂骨皮瓣修复上下颌骨的缺损的效果好，方法简单，我们的观察也证实前臂皮瓣简单易行，可塑性大。毛驰等用腓骨肌筋膜瓣重建 9 例上颌骨切除后的缺损，获得满意的效果。并且腓骨肌皮瓣重建后可同时植入种植体，6 个月后，旋转硬腭黏膜瓣覆盖暴露的种植体颈，1 个月后，戴上赝复体，形成种植体 - 组织支持假体，完成种植牙。我们将上颌骨区的缺损分为 4 种类型：Ⅰ型为上颌骨下部缺损，修复的目的是封闭硬腭的瘘孔，对上唇的合适的支撑，修复用的组织瓣首选前臂皮瓣（图 21-4-11）、小腿内侧或外侧皮瓣、带蒂颞肌瓣等，如需术后种植牙，也可选择腓骨瓣；Ⅱ型是上颌骨上部的缺损，修复的目的主要是形成对眶底的合适的支撑，可选用带蒂颞肌、带蒂额部岛状皮瓣、游离前臂或小腿内侧皮瓣等；Ⅲ型缺损是标准的全上颌骨切除术后的缺损，部分病例还可能有眶内侧壁及下壁比较广泛的缺损，在修复重建时，除了硬腭部位的封闭防止鼻腔口腔沟通以外，还要注意眶壁缺损的重建，如果眶内侧壁完整，仅下部小范围的缺损，可以用替尔氏皮片或颞肌筋膜修复，如果是眶下壁及内侧壁同时缺损，则应该用活组织瓣进行修复，否则术后容易眼球下垂，导致复视而影响眼功能；如果眶周缺损不大，患者中等胖瘦，软修复可选择股前外侧皮瓣（图 21-4-12），大部分组织修复硬腭，小部分组织修复眶底，但股前外侧皮瓣在放疗后会有轻度的萎缩，面部略有塌陷，对面部外形要求高的患者首选腓骨肌皮瓣，该组织瓣能对面部有很好的支撑，同时可携带部分肌肉或皮瓣，修复眶底（图 21-4-13）；Ⅳ型缺损是扩大上颌骨切除后的缺损，除上颌骨切除外，还可能包括眶内容、部分下颌骨、前颅底等，修复的目的包括覆盖手术的创面、颅底的支撑、恢复口鼻腔的功能等，要求的组织量较大，一般选择腹直肌肌皮瓣或腹壁下动脉穿支血管皮瓣。

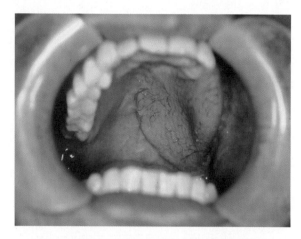

图 21-4-11　左侧上颌骨下部切除后前臂皮瓣修复

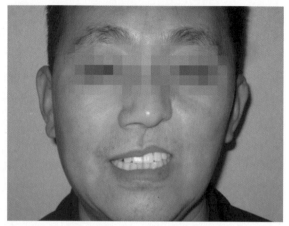

图 21-4-12　左侧上颌骨切除后股前外侧皮瓣修复并佩戴义齿
　　　　　　的外观

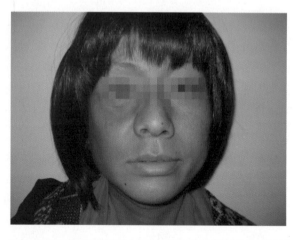

图 21-4-13　右侧上颌骨全切除腓骨瓣修复术后放疗后外观

除了游离组织瓣以外，有人也在尝试冷冻骨移植修复上颌骨，也可以用钛网或钛网加游离皮瓣修复，简单、易行，术后容易随访观察术腔，外形和功能满意；有人用培养基质培养下颌骨骨膜来源的成骨细胞，培养 4 个月，可形成供移植和种植牙用的板层骨，来重建上颌骨。

通过对上颌骨切除后游离组织瓣修复与赝复体修复的生存质量对比，包括语言、吞咽时口鼻逆流、咀嚼、自我感觉等，游离组织瓣比赝复体有更高的生存质量。

（2）放射治疗：上颌窦癌的治疗原则是综合治疗模式，以外科手术切除为主，辅助放疗和／或化疗。因受各医院技术力量、设备条件等因素影响，综合治疗组合模式可能不同，医师应根据患者的具体情况（病理类型、临床分期、一般行为状况、美容要求、患者意愿等）选择综合治疗的方式，并根据治疗反应情况及时调整治疗方案。

① 放疗方式选择

术前放疗：有手术指征的局部晚期患者，为增加手术切除的安全度，或争取保留面部重要器官的功能、美容效果等，均适合采用计划性术前放疗。

术后放疗：A. 术后病理为分化差的癌、恶性黑色素瘤、腺样囊性癌。B. 颈淋巴结阳性。C. 有下述任何不良预后因素：切缘阳性／距切缘近；淋巴结胞膜外侵犯；pT3、pT4 病变；广泛淋巴结转移；神经周围侵犯；脉管癌栓。D. 多次术后复发的内翻乳头状瘤。注意如为切缘阳性、淋巴结胞膜外侵犯建议同期放化疗。

单纯放疗：A. 组织学分化差的病理类型（建议照射 50Gy 时疗效评价，如效果不满意及时调整治疗方案）。B. 虽有手术指征，但因其他内科疾病不能接受手术者。C. 患者拒绝手术者。

姑息性放疗：对于肿瘤晚期无手术指征、放疗也无希望根治、疼痛明显、肿瘤生长快、伴出血等，可行姑息性放疗缓解症状。

颈部淋巴引流区放疗：指征为颈淋巴结阳性和组织学分化差，T3、T4 病变应行颈淋巴引流区放疗。

② 放射治疗技术

定位技术

A. 模拟机定位头架或头颈肩架、仰卧，选择合适头枕（尽量使面部与床面平行，以利于 X 线与电子线野的设计、衔接和治疗的实施），一般张口含瓶，将舌压在瓶下面（目的是保护舌和口底），头颈部摆正后，热塑成形膜固定。然后模拟机拍摄定位片，并将定位中心及相邻野共用界线标记在膜上。

B. CT 模拟机定位体位固定同上，在膜上标记等中心位置，增强 CT 扫描，图像经局域网传输至治疗计划系统，进行计划设计和优化。

靶区设计

根据临床检查和影像学检查情况，在普通定位片或 CT 定位图像上进行靶区勾画。病变局限于一侧时，一般用一前野和一侧野，均用 45°楔形板，剂量比 1：1。如果病变超过中线，可用水平对穿野 + 前野照射，水平对穿野加楔形板（楔形板度数和三野剂量比应根据 TPS 的剂量分布确定）；由于侧野必须避开眼球，故前组筛窦需用电子线补侧野未照射区域剂量。

A. 病变侵及一侧上颌窦、同侧鼻腔、筛窦时，靶区应包括对侧鼻腔、前后组筛窦和同侧上颌窦各壁。前野上界：眉弓结节连线水平（包括筛板和整个 / 部分额窦）；下界：硬腭下缘下 1.5cm。内界：中线健侧 1.5 ～ 2cm；外界：皮缘 / 开放（应做整体挡铅遮挡患侧眶内容物，即前野为半"品"字形）。侧野上界：沿前颅窝或根据病变适当上抬。下界：同前野。前界：病变前缘前 1.5cm，眼眶处挡铅避开眼球，至球后 1 ～ 1.5cm。后界：上颌窦后壁后 1 ～ 1.5cm。补前组筛窦电子线野上界：眉弓结节连线水平；下界：双侧眶下缘水平；外界：双侧内眦或角膜内侧缘垂线。

B. 病变侵及同侧眶内容物时前野则为长方形，包括患侧眼眶（注意照射时静眼保护角膜；如用电子线照射时要用铅珠遮挡角膜和晶体），其余同前。

C. 病变侵及对侧鼻腔 / 筛窦 / 上颌窦时前野则为凸字形，整体挡铅遮挡双侧眶内容物，余边界同上。

D. 如病变侵及鼻咽时侧野后界应包括鼻咽后壁，余边界同上。注意应根据病变侵及范围相应扩大靶区。

E. 颈部照射设计：①如颈淋巴结无转移、肿瘤分化差、T3、T4 病变应行上颈淋巴引流区预防照射，靶区包括颈淋巴结Ⅱ区。②病变侵及鼻腔后 1/3 时靶区同时应包括咽后淋巴结区和颈淋巴结Ⅱ、Ⅲ区。③如病变侵及鼻咽时靶区应包括咽后、颈淋巴结Ⅱ～Ⅴ区。④对于颈淋巴结阳性者靶区应包括全颈淋巴结区（转移部位治疗性照射，无转移部位淋巴结区预防性照射，必要时包括颈区淋巴结Ⅰ区）。⑤如面部皮肤受侵，靶区应包括耳前淋巴结、腮腺淋巴结、颊淋巴结。

注意上颈淋巴结区照射应与原发病灶在同一靶区，照射 36Gy 后避开脊髓，颈淋巴结区改为电子线照射。

调强适形放疗需要逐层勾画 GTV（肿瘤靶区，为影像所见病灶）、CTV（临床靶区，包括上颌窦、双侧鼻腔和筛窦，根据病灶侵犯程度、病理类型适当扩大）、ECTV（预防性照射区，根据上述原则确定）、PTV（计划靶区，为 CTV 外放 3 ～ 5mm）和靶区周围重要器官，确定不同靶区的处方剂量和正常器官的剂量限制要求，然后进行逆向调强计划优化治疗方案。

治疗计划设计

遵从个体化设计原则，即使采用普通外照射，也应在治疗计划系统进行治疗计划设计，调整照射野数目、照射野角度、楔形板角度、各野权重、射线能量以及与电子线的搭配等，最大限度保证把区内剂量分布均匀和减少靶区周围重要器官的剂量。

调强适形放疗计划完成后，要依据剂量体积直方图和靶区轴位图像逐层评价靶区涵盖度、正常器官受量等，达到临床要求后进行计划剂量验证，然后在 CT 模拟机上校位，将膜上定位中心移至治疗中心，确认无误后开始实施治疗。

靶区剂量

A. 术前剂量：普通外照射一般 50Gy/25 次 /5 周，如果上颌窦后壁受侵或腺样囊性癌术前照射剂量应达到 60Gy/30 次 /6 周。调强适形放疗 GTV、CTV、ECTV 单次剂量分别为 2.15 ～ 2.3Gy、2.0 ～ 2.1Gy 和 1.8 ～ 1.9Gy，共 28 次。

B. 术后剂量：普通外照射一般 60Gy/30 次 /6 周；颈淋巴结预防照射 50Gy/25 次 /5 周。调强适形放疗 CTV、ECTV 单次剂量分别为 2.15-2.3Gy 和 1.8 ～ 1.9Gy，5 次 / 周，28 ～ 30 次。术后切缘阳性按根治放疗处理。

C. 单纯放疗剂量：普通外照射一般 70Gy/35 次 /7 周，但要注意及时缩野；颈淋巴结预防照射 50Gy/25 次 /5 周。调强适形放疗 GTV、CTV 单次剂量分别为 2.15 ～ 2.3Gy 和 2.0 ～ 2.1Gy，5 次 / 周，33 次；ECTV 单次剂量 1.8 ～ 1.9Gy，5 次 / 周，28 次。

（本放疗部分由北京军区总医院放疗科高军茂

教授撰写）

（3）化学药物治疗：鼻腔、鼻窦癌的化疗目前尚无肯定的意见，可采用顺铂为主的药物行局部动脉灌注化疗或经静脉全身化疗。对于局部晚期的上颌窦癌动脉灌注化疗＋放疗与保守手术＋放疗的疗效较相近。对于肿瘤侵及眶内，需行眶内容物摘除的患者，期望保留眼球时，除术前放疗外，动脉灌注化疗作为诱导治疗也可以是选择之一。如果是晚期不能手术的鳞状细胞癌，可以选择顺铂、5-FU、紫杉醇加表皮生长因子单抗的联合化疗方案。

（4）其他治疗：晚期癌肿多侵及筛窦、蝶窦，手术不易彻底，宜以放疗、化疗为主的综合治疗。此外近年来发展的免疫治疗亦可试用，有条件可尝试开展临床试验。

7. 预后　临床分期是重要的预后因素，II、III、IV 期 5 年生存率分别为 75％、36％ 和 11％，其他影响预后的因素有：淋巴结转移、侵及皮肤、唇、软骨等。

（王旭东）

（二）筛窦恶性肿瘤

1. 概述　筛窦恶性肿瘤的发生率仅次于上颌窦，居第二位，以鳞癌及腺癌为主，也有嗅神经母细胞瘤、肉瘤、恶性黑色素瘤等。原发于筛窦的癌以腺癌较多见，来源于黏膜腺体或黏膜表面。鳞状细胞癌多继发于上颌窦癌。恶性黑色素瘤多继发于鼻腔，此外，发生于鼻顶区的嗅神经母细胞瘤常见向筛窦扩展。

2. 临床表现　由于筛窦体积小，筛窦气房骨壁甚薄，并与眼眶和前颅底紧密相连，而且有时骨瓣呈先天性缺损，因此筛窦恶性肿瘤更容易向周围扩散。筛窦恶性肿瘤早期局限在筛窦内时，常无明显症状，不易发现。肿瘤扩大累及周围组织时，才出现临床症状。

眼部症状：肿瘤如破坏纸样板进入眼眶，可出现眼球突出、眼球运动障碍、复视及视力障碍等。

颅底症状：侵及筛板或硬脑膜，病人表现为头痛。

鼻腔症状：肿瘤向鼻腔扩展，可导致鼻塞、嗅觉障碍、鼻涕中带血丝或鼻出血。

鼻窦症状：肿瘤向前上可侵犯额窦，向后可以侵犯蝶窦，向外下方可累及上颌窦，引起上述鼻窦的堵塞，导致鼻窦炎、窦腔内积液或黏液囊肿、骨质破坏等，患者可有低热、脓性鼻涕；有时鼻涕为脓血性，恶臭。

面部皮肤：肿瘤向前外发展可使内眦鼻根部隆起，也可累及内眦周围皮肤形成肿瘤性溃疡，这时容易有同侧腮腺区的淋巴结转移。

颈部：晚期可发生颌下或上颈深淋巴结转移。

鼻腔检查：可见筛泡突出，将中鼻甲被推向鼻腔，造成鼻道狭窄，鼻顶及中鼻道可见红色瘤组织，触之易出血。

3. 诊断　早期肿瘤可局限于筛窦或周围小范围的病变，晚期肿瘤向周围扩展，临床常难以鉴别肿瘤究竟原发于哪个鼻窦。CT 等检查可明确肿瘤范围、周围骨骼受累的情况，增强的 MR 检查可确定眶内软组织及颅底、颅内受累的范围和有无颅内转移，但确定肿瘤性质仍需活体组织检查。

4. 治疗　治疗以手术为主，辅以放射治疗等综合疗法。尤其是对早期病人，应于术前还是术后放疗，或术前术后分期进行，各家意见尚未统一。如果是 T1 ～ T2 病变，可以切除干净，则可先手术，后放疗。如果是 T3 ～ T4 病变，估计不容易彻底切除或切除会影响眼球及鼻腔功能，则可以先放疗，后手术，一般主张术前放疗 5 ～ 6 周，剂量为全量的 3/4，然后行肿瘤根治性切除，其余 1/4 放射剂量于术后进行。化疗或其他生物治疗，可根据肿瘤病理类型及病人全身或局限性情况而定。

（1）鼻内镜下肿瘤切除：鼻内镜下筛窦癌切除适合大部分 T1 ～ T2 病变，肿瘤有小范围的眶纸板或筛板破坏，但无眶筋膜或硬脑膜受累，或受累的范围很小。在鼻内镜下可将筛窦完全切除，包括眶纸板、筛板，如果有小范围的眶筋膜切除，可不修补，也可切除部分硬脑膜，以人工硬膜加颞肌筋膜修补。鼻内镜下筛窦癌切除时，可能不会像喉癌下咽癌那样有 1 ～ 2cm 的安全切缘，但应有肿瘤切除的"解剖安全界"。比如眶纸板无破坏时而有肿瘤临近时，可将眶纸板视为解剖安全界而切除，如眶纸板有破坏，则眶筋膜就是解剖安全界应予切除。同理，如果肿瘤临近筛板而筛板无破坏时，则应将筛板视为解剖安全界而切除，如筛板有破坏，相邻的局部硬脑膜应该切除而获得解剖安全界。图21-4-14及图21-4-15是筛窦鳞癌，在鼻内镜下切除的术前、术后CT。根据首都医科大学附属北京同仁医院耳鼻咽喉-头颈外科统计23例筛窦癌鼻内镜手术的效果，3年生存率为56%。

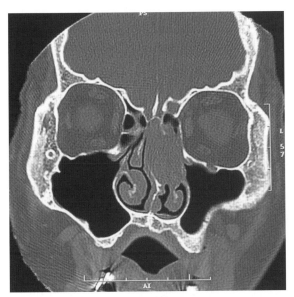

图21-4-14 左侧筛窦鳞癌术前

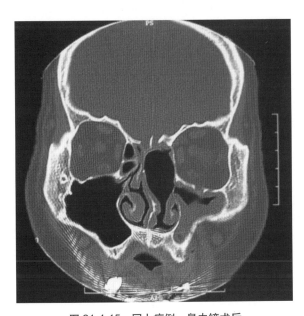

图21-4-15 同上病例，鼻内镜术后

鼻侧切开术：适用于肿瘤局限于筛窦内或侵及鼻腔上颌窦和蝶窦者。这种术式视野宽大，能够直视探查肿瘤是否累及筛板或眶筋膜囊。如肿瘤已扩展到前颅底及眶内，应采用颅－面联合进路切除术。Ketcham（1973）总结54例颅面联合进路手术治疗鼻窦癌的经验，认为本进路有以下优点：可直接于术中判断肿瘤的颅内侵犯范围，且较影像学检查提供的信息更直接更可靠；保护

脑组织，避免因盲目手术而致脑组织损伤；减少或避免脑脊液鼻漏及鼻眶漏的发生；术中可以充分止血；由于视野宽阔，可以一次整块切除；能有效地保护眶内容，减少眶内并发症。由于上述优点，本病5年存活率达到50%。

（2）颅面联合进路术式：凡鼻腔、筛窦及额窦之恶性肿瘤，已侵犯颅前窝底骨质和硬脑膜者，均适宜颅面联合切除术。

①手术方式及简要步骤

颅内部分：发际内冠状切口，翻开额-头皮皮瓣，在额部颅骨钻孔，翻开骨瓣，暴露额叶硬脑膜；给甘露醇脱水，或插一导管至蛛网膜下腔放出脑脊液，以使颅前窝手术野更加清楚。根据需要做硬膜外或硬膜内进路，牵拉大脑额叶，暴露颅前窝底部。显露筛板、筛窦，直至鞍结节前缘及前床突；从健侧筛窦外缘开始通过鞍结节前缘及前床突部凿骨，在患侧与眶上裂相交于颅中窝的凿骨线；在自健侧筛窦凿骨线上通一线锯至健侧鼻腔，锯断剩余之额骨、鼻骨。这时侵犯颅底之肿瘤即暴露于手术野内，并可自上而下沿肿瘤安全界外予以切除。

颅外部分：根据肿瘤范围而定，如果肿瘤局限于筛窦及鼻腔，颅外部分肿瘤可以在鼻内镜下切除，该术式称为鼻内镜辅助下鼻颅底肿瘤切除。如果肿瘤累及上颌骨、眶内容、额骨等，可采用鼻侧切开，或Weber-Ferguson切口，将肿瘤与颅内部分整块切除。筛窦恶性肿瘤是否行眶内容清除术，目前还有争论，一般认为眼球筋膜囊对肿瘤侵入有较强的阻力。这一屏障未遭破坏，或未出现眶尖、眶上裂综合征时，多不主张做眶内容剜除。但是当肿瘤已经破坏眼球筋膜囊并侵入眶内，为了提高5年存活率，应该对眶内容包括眶壁骨进行根治性切除。

关闭创口：切除标本后，检查硬脑膜有无撕裂，如有脑脊液漏出，需修补硬脑膜；骨瓣复位，缝合骨膜；含抗生素无菌生理盐水冲洗创面；术腔填塞碘仿纱条，缝合切口。

修复：根据缺损部位及缺损范围大小，采用不同的组织材料进行修复，如果仅仅是颅底骨质及硬脑膜的缺损，范围小于4～5cm，可以用人工硬膜加颞肌筋膜修复；如果缺损范围大于5cm，可以将额部骨瓣自板障层劈开，将颅骨外板在额

部复位，颅骨内板置于颅底作为支撑；也可以旋转部分颞肌至颅底。如果同时有眶内容缺损，可以用带蒂颞肌或游离前臂皮瓣、游离股前外侧皮瓣修复；如果合并眶内容及上颌骨缺损，首选的修复方法是游离腹直肌肌皮瓣，如不具备游离移植条件，也可用带蒂的下位斜方肌肌皮瓣。

②颅面联合手术的围手术期处理

A. 全麻术前常规检查：鼻窦 CT、MRI 可以了解肿瘤全貌及与周围组织结构的关系，有助于估计切除范围、确定手术方式；

B. 备血：Rh 血型，交叉配血，输血同意书；

C. 抗生素：术前 1～2 天应用敏感抗生素；

D. 口腔护理：口泰漱口，必要时术前 3 天起每天早晨一次咽拭子或鼻腔分泌物细菌培养＋药敏试验；

E. 备皮：术前一日剃头，如需整复者，供皮区皮肤准备；

F. 对于涉及鼻咽、口咽的大范围手术或者有张口困难者，估计术后有可能发生呼吸道梗阻者，应做气管切开准备；

G. 术后不能经口进食者，术前或术中插入鼻饲管。

③并发症及处理：最严重的并发症是术中发生意外，因脑损伤引起的呼吸、心搏骤停和不易控制的大出血；其次是术后继发感染以及脑脊液漏。术中减少脑组织损伤、减少出血和预防术后感染是减少并发症的关键。

④筛窦癌的术后放疗参考上颌窦癌部分。

（倪鑫　房居高）

参考文献

1. 张为龙，钟世镇 . 临床解剖学丛书 - 头颈部分册，北京：人民卫生出版社，1985.

2. Hughes G B, Sharpino G, Hunt W, et al. Management of the congenital midline nasal masses：a review. Head Neck Surg, 1980,2：222-233.

3. Shields G, Ryan M. Congenital midline nasal masses. Grand rounds presentaion, UTMB. 2002.

4. Bratton C, Suskind D L, Thomas T, et al. Autosomal dominant familial frontonasal dermoid cysts：a mother and her identical twin daughters. Int J Pediatr Otorhinolaryngol, 2001,57：249-253.

5. 曹震，吴仁华 . 鼻神经胶质瘤一例 . 放射学实践 ,2007；22（7）：780-780.

6. Suwanwela C, Suwanwela N A. Morphological classification of sincipita encephalomeningoceles. J Neurosurg, 1979,36：201-211.

7. Blumenfeld R, Skolnik E M. Intranasal encephaloceles. Arch Otolaryngol. 1965,82：527-531.

8. Zinreich S J, Borders J C, Eisele D W, et al. The utility of magnetic resonance imaging in the diagnosis of intranasal meningoencephaloceles. Arch Otolaryngol Head Neck Surg, 1992,118：1253-1256.

9. 王元元，刘建军，臧建华，等 .10 例先天性脑膜脑膨出的影像学诊断 . 第三军医大学学报，30(20)：1917-1918.

10. Lampertico P, Russel W O, MacComb W S. Squamous papilloma of the upper respiratory epithelium. Arch Pathol Lab Med, 1963,7：293-302.

11. Siolnick E M, Loewry A, Friedman J E,et al. Papillomas of the nasal cavity and paranasal sinuses：a clinico-pathologic study of 315 cases. Ann Otol, 1971,80：192-206.

12. 刘红刚 . 耳鼻咽喉诊断病理彩色图谱 . 北京：科学技术文献出版社，2004.

13. Keita Oikawa, M D,Yasushi Furuta, Tomoo Itoh, et al. Clinical and Pathological Analysis of Recurrent Inverted Papilloma. Annals of Otology, Rhinology & Laryngology ,116 (4)：297-303.

14. S MIRZA, P J BRADLEY, A ACHARYA, et al.Sinonasal inverted papillomas：recurrence, and synchronous and metachronous malignancy. The Journal of Laryngology & Otology,2007，121: 857–864.

15. Krouse J H. Development of a staging system for inverted papilloma. Laryngoscope, 2000, 110：965.

16. Cannady S B, Batra P S, Sautler N B, et al. New staging system for sinonasaI Inverted papilloma in the endoscopic era.Laryngoscope, 2007, 117：1283-1287.

17. 韩德民 . 鼻内窥镜外科学 . 北京:人民卫生出版社，2001，145-146.

18. Treatment outcomes in the management of inverted papilloma：an analysis of 160 cases. Laryngoscope. 2003,113：1548-1556.

19. 张福泉，周觉初，彭培宏. 内翻乳头状刘的放射治疗. 中华放射肿瘤学杂志, 1995,4：195.

20. Gomez J A, Mendenhall W M, Tannehill S P, et al. Radiation therapy in inverted papilloma of the nasal cavity and paranasal sinuses. Am J Otolaryngol, 2000,21：174-178.

21. Mendenhall W M, Million R R, Gassisi N J, et al. Biologically aggressive papillomas of the nasal cavity：the role of radiation therapy. Laryngoscope, 1985,95：344-347.

22. Dolgin S R, Zaveri V D, Casiano R R, et al. Different option for treatment of inverting papilloma of the nose and paranasal sinuses：a report of 41 cases. Laryngoscope, 1992,102：231-236.

23. Yoskovitch A, Braverman I, Nachtigal D, et al. Sinonasal schneiderian papilloma. J Otolaryngol, 1998,27：122-126.

24. Phillips P P, Gustafson R O, Facer G W. The clinical behavior of inverting papilloma of the nose and paranasal sinuses：report of 112 cases and review of the literature. Laryngoscope. 1990,100：463-469.

25. Waitz G, Wigand M E. Results of endoscopic sinus surgery for the treatment of inverted papillomas. Laryngoscope, 1992,102：917-922.

26. Benninger M S, Lavertu P, Levine H, et al. Conservation surgery for inverted papillomas. Head Neck, 1991,13：442-445.

27. McCrary W S, Gross C W, Reibel J F, et al. Preliminary report：endoscopic versus external surgery in the management of inverting papilloma. Laryngoscope, 1994,104：415-419.

28. Vrabec D P. The inverted schneiderian papilloma：a 25-year study. Laryngoscope, 1994,104：582-605.

29. Waitz G, Wigand M E. Results of endoscopic sinus surgery for the treatment of inverted papillomas. Laryngoscope, 1992,102：917-922.

30. Wolf J, Schmezer P, Fengel D, et al. The role of combination effects on the etiology of malignant nasal tumours in the wood-working industry. Acta Otolaryngol Suppl, 1998; 535：1–16.

31. Leclerc A, Luce D, Demers P A, et al. Sinonasal cancer and occupation. Results from the reanalysis of twelve case-control studies. Am J Ind Med, 1997; 31：153–165.

32. Barnes L, Eveson J, Reichart P, et al. World Health Organization classification of tumours：pathology and genetics - head and neck tumours. Lyon： IARC Press; 2005.

33. Yamamoto Y, Kawashima K, Sugihara T, et al. Surgical management of maxillectomy defects based on the concept of buttress reconstruction. Head Neck, 2004 ;26（3）：247-256.

34. Schmidt B L, Pogrel M A, Young C W, et al. Reconstruction of extensive maxillary defects using zygomaticus implants. J Oral Maxillofac Surg, 2004;62（9 Suppl 2）：82-89.

35. Parhiscar A, Har-El G, Turk J B, et al. Temporoparietal osteofascial flap for head and neck reconstruction. J Oral Maxillofac Surg, 2002 ;60（6）：619-622.

36. Zhong L P, Chen G F, Fan L J, et al. Immediate reconstruction of maxilla with bone grafts supported by pedicled buccal fat pad graft. Oral Surg Oral Med Oral Pathol Oral Radiol Endod, 2004;97（2）：147-54.

37. Cordeiro P G, Santamaria E.A classification system and algorithm for reconstruction of maxillectomy and midfacial defects. Plast Reconstr Surg, 2000;105（7）：2331-23446; discussion 2347-2348.

38. Holle J, Vinzenz K, Wuringer E, et al. The prefabricated combined scapula flap for bony and soft-tissue reconstruction in maxillofacial defects--a new method. Plast Reconstr Surg, 1996;98（3）：542-552.

39. Kakibuchi M, Fujikawa M, et al. Hosokawa K,Functional reconstruction of maxilla with free latissimus dorsi-scapular osteomusculocutaneous flap. Plast Reconstr Surg, 2002;109（4）：1238-1244; discussion 1245.

40. Brown J S. Deep circumflex iliac artery free flap with internal oblique muscle as a new method of immediate reconstruction of maxillectomy defect. Head Neck, 1996,18（5）：412-421.

41. Askar I, Oktay M F, Kilinc N. Use of radial forearm free flap with palmaris longus tendon in reconstruction of total maxillectomy with sparing of orbital contents. Craniofac Surg, 2003,14（2）：220-227.

42. Villaret D B, Futran N A.The indications and outcomes in the use of osteocutaneous radial forearm free flap. Head Neck, 2003; 25（6）：475-481.

43. Mao C，Peng X，Yu G Y. A preliminary study of maxillary reconstruction using free fibula-flexor hallucis longus myofascial flap. Zhonghua Kou Qiang Yi Xue Za Zhi, 2003, 38（6）：401-404.

44. Chang Y M，Coskunfirat O K，Wei F C，et al. Maxillary reconstruction with a fibula osteoseptocutaneous free flap and simultaneous insertion of osseointegrated dental implants. Plast Reconstr Surg, 2004, 113（4）：1140-1145.

45. 钟琦，黄志刚，房居高，等 . 面中区恶性肿瘤80 例手术缺损的修复 . 中华耳鼻咽喉头颈外科杂志，2010，45：547-550.

46. 房居高，黄志刚，韩德民，等 . 游离股前外侧穿支血管皮瓣修复上颌骨切除后缺损 . 中国耳鼻咽喉头颈外科，2011，18（1）：3-5.

47. 孟令照，房居高，王生才，等 . 鼻上颌骨颅底区巨大缺损的修复 . 临床耳鼻咽喉 - 头颈外科杂志，2009,23(23)：1093-1096.

48. Accetturi E，Germani K B，Cavalca D. Reconstruction of bone defects in the maxilla and mandibula through the use of frozen human bone. Transplant Proc, 2002, 34（2）：531-533.

49. Hu Y J，Zhang C P. Reconstruction of maxillary defects after tumor resection with titanium mesh-a clinical study, Shanghai Kou Qiang Yi Xue, 2002, 11（1）：28-31.

50. Schmelzeisen R，Schimming R，Sittinger M.Soft tissue and hard tissue engineering in oral and maxillofacial surgery. Ann R Australas Coll Dent Surg, 2002, 16：50-53.

51. Genden E M，Okay D，Stepp M T，et al. Comparison of functional and quality-of-life outcomes in patients with and without palatomaxillary reconstruction：a preliminary report. Arch Otolaryngol Head Neck Surg, 2003,

129（7）：775-780.

52. 屠规益，徐国镇 . 头颈恶性肿瘤的规范性治疗 . 北京：人民卫生出版社，2003，87.

53. 殷蔚伯,余子豪 . 肿瘤放射治疗学 . 第四版 . 北京：中国协和医科大学出版社，2008，431.

54. Arlene A Forastiere，Kie-Kian Ang，David Brizel,et al.NCCN Practice Guidelines in Oncology-v.2.2010. MAX1-1.（www.nccn.org/professionals/physician_gls/f_guidelines.asp）.

55. Harrison.Louis B.，Sessions，Roy B.，et al. Head and Neck Cancer：A Multidisciplinary Approach，2nd Edition. 2004,495.

56. 张国义，胡伟汉，潘燚，等 .124 例上颌窦癌预后因素分析 . 中华放射肿瘤学杂志，2005,14（5）：378.

57. 苏耀荣，伍国号，曾宗渊，等 .92 例晚期上颌窦鳞癌患者的临床疗效分析 . 癌症，2008,27（5）：535.

58. Ian J,Bristol,Anesa Ahamad，et al. Postoperative radiotherapy for maxillary sinus cancer：long-term outcomes and toxicities of treatment. Int. J. Radiation Oncology Biol. Phys.，2007, 68（3）：719.

59. Bradford S Hoppe，Lauren D Stegman，Michael J Zelefsky，et al. Treatment of nasal cavity and paranasal sinus cancer with modern radiotherapy techniques in the postoperative setting-the MSKCC experience. Int. J. Radiation Oncology Biol. Phys.，2007, 67（3）：691.

60. Stephanie E Combs，Stephan Konkel Daniela Schulz-Ertner,et al. Intensity modulated radiotherapy（IMRT）in patients with carcinomas of the paranasal sinuses：clinical benefit for complex shaped target volumes. Radiat Oncol, 2006, 1：23.

第一节　流行病学

口咽部肿瘤以恶性居多，本章着重介绍这方面的内容。据文献报道，90% 以上的口咽部恶性肿瘤系黏膜上皮鳞状细胞癌，极少数来自小涎腺和软组织。2000 年，全球共发生 389650 例口腔及口咽癌病例，其中口腔癌 266672 例，口咽癌 122978 例。上述数字占男性癌症的 5% 和女性癌症的 2%。2009 年，世界范围内约有 7 万人死于口咽鳞状细胞癌。男性比女性更易受到影响，因为在多数国家，男性更多沉溺于饮酒和吸烟。

目前，西方国家中男性发病率最高的是法国，在法语国家瑞士、北意大利、欧洲的中部和东部（尤其是匈牙利）和拉丁美洲的部分地区的发病率有较快的所增长。在整个南亚，男性和女性的发病率都有所增长。在美国，男性黑人的发病率比男性白人的高两倍。欧洲的多数国家和日本的发病率以惊人的速度上升，并且具有强烈的群体效应，这些人大概生于 1930 年，表现出明显升高的发病率和死亡率。在北美，白人的发病率明显地下降，但黑人发病情况仍然严峻。从全球范围上讲，除去一些最高等专科治疗中心之外，近几十年来口咽部恶性肿瘤患者的生存率没有明显改善。许多西方国家报道，最近 10 年，年轻患者明显增加，尤其是男性。

但是，总的口咽癌的发病率并不高，据美国资料显示其发病率约 1.6/10 万，占全身恶性肿瘤的 0.5%。据国内资料统计口咽部恶性肿瘤占全身恶性肿瘤的 0.2% ～ 1.2%，约占头颈部肿瘤的 7.4%。其中，以原发于扁桃体者为最多，病理类型则以癌占首位，其次为恶性淋巴瘤。

一、病因学

（一）吸烟和饮酒

目前口咽部恶性肿瘤的确切病因仍不清楚，但大多数学者认为烟酒的不良刺激有可能促使癌瘤发生。据流行病学研究，对于头颈部肿瘤的发生，饮酒的相对危险性约为 3.7 ～ 9.0，如果大量吸烟加上烈性酒，咽部患肿瘤的相对危险性可增高两倍以上。说明吸烟和酗酒这两个因素具有很强的协同作用。一项对 634 例男性口咽癌患者的分析显示，只有 1.6% 病人不吸烟，2.7% 不饮酒。在欧洲、美洲和日本，75% 口腔和口咽癌患者有咽酒嗜好。高水平的烟酒消费与低水平的消费相比，其相对危险性从 70 到 100 以上。

最近几年，在北欧的西方国家中，口咽部肿瘤发病率增长主要是由于酒精消费量的增高，在欧洲南部是由于香烟的消费增加。在不饮酒的吸烟者中，其罹患肿瘤危险性有明显增长，对于不吸烟的酗酒者危险增长的程度较低。一项研究试图分别评价葡萄酒、啤酒和烈性酒与发病之间的相关性及差异，结果显示各种酒精饮料的过度饮用都将增加发病的危险，危险的高低很大程度上与各种人群的饮酒习惯相关，而这又与社会文化相关。

（二）咀嚼烟草／槟榔

在印度次大陆、东南亚、中国（包括中国台湾）以及有这些国家移民的国家，口腔和口咽部鳞状细胞癌的主要致病原因是吸无烟烟草，尤其是含槟榔壳和氢氧化钙（石灰）的烟叶。槟榔壳为公认的人类致癌物。在印度，几乎 50% 的男性和超过 90% 的女性口腔和口咽癌患者嗜好咀嚼烟草。在苏丹和中东地区，传统的烟草制品做成粉末形式，经过发酵，与碳酸氢钠混合，这种处理方式含有非常高的烟草特有的亚硝胺，具有高度致癌性。

（三）人类乳头状瘤病毒感染

国际乳头状瘤委员会根据人类乳头状瘤病毒（Human papilloma virus, HPV）基因组的 L1 开放读码框架（Open reading frame, ORF）的核酸序列差异，将 HPV 分为不同类型，到目前为止已鉴定出 130 多种 HPV 基因型。研究表明不同类型的 HPV 与特定部位的皮肤黏膜损害有关，可引起多种皮肤和黏膜的良、恶性肿瘤。学者们根据不同型别的 HPV 与肿瘤发生的危险性高低将其分为低危型和高危型。低危型包括 HPV6、11、42、43、44 等，常引起外生殖器尖锐湿疣、宫颈上皮低度病变和复发性呼吸道乳头状瘤病；高危型包括 HPV16、18、31、33、39、56、58 等型别，与宫颈癌和宫颈上皮内瘤病变密切相关。因此，在宫颈和皮肤中具有公认的高度致癌潜能的基因型已被确立。此外，例如 HPV16 和 HPV18，在口腔癌中有不同的发现，而且占有较小的比例。但是在扁桃体和口咽部鳞状细胞癌则占到 41% 甚至 50% 以上，尤其是扁桃体，而且约 93.3% 为 HPV16 和 HPV18。2000～2004 年间美国口腔癌患者在舌根、咽扁桃体、腭扁桃体及韦氏环部位检出 HPV 感染数量以每年 5.2% 的速度增加。在美国，HPV 被认为是最常见的性传播病毒。2008 年美国社会医学协会估计大约 75%～80% 的性活跃美国人，在其一生中的某个阶段时间会感染 HPV。目前研究表明，HPV 感染是一小部分口腔癌和 40% 以上口咽癌的致病因素。推测在一些病例中，口腔 - 生殖器接触导致 HPV 感染。研究发现 HPV16 阳性的头颈部鳞状细胞癌患病危险因素与性行为方式和吸食大麻有关，而与吸烟、饮酒及口腔卫生状况无关。研究还发现，HPV 阳性的口咽癌患者，更有可能发生在女性非吸烟及不咀嚼槟榔的个体身上。

HPV 阳性的口咽鳞状细胞癌容易向颈部淋巴结转移，原发肿瘤分化级别较高。其中 III～IV 期口咽鳞状细胞癌对以铂类为基础的诱导化疗和同步放化疗十分敏感，其敏感性随 HPV 拷贝数量增加而增加，因而建议将肿瘤 HPV 感染状态作为临床制定治疗策略参考指标之一。同等情况下高危 HPV 阳性的肿瘤患者预后要明显好于 HPV 阴性的肿瘤。目前国内对肿瘤感染 HPV 类型的分析主要针对 HPV6/11/16/18 这 4 种类型，但是由于存在标本例数少的缺点，因此，为能够开发适合我国国情的肿瘤预防策略和治疗性疫苗提供理论依据和靶标，对相关研究有待进一步深入进行。

第二节　口咽部应用解剖

一、口咽分界

口咽部上起软腭，下至会厌谿的咽腔为口咽部，前壁上部为咽峡，下为舌根部。侧壁由舌腭弓、扁桃体、咽腭弓和后壁组成。后壁相当于第 2 椎体和第 3 颈椎体上部；后壁黏膜与椎前筋膜之间，有疏松结缔组织相连，其中有小的咽后淋巴结，感染后可引起咽后脓肿，偶尔有转移癌在此处发生（图 22-2-1）。口咽包括 4 个部分：①舌根；②扁桃体区（包括扁桃体窝和扁桃体柱）；③软腭；④咽会厌皱襞与鼻咽之间的咽后壁部分。由于肿瘤生物学行为和预后的不同，有人将舌根作为一个单独成分来描述，则口咽下界为会厌尖，前方以舌腭弓及舌轮廓乳头与口腔为界，侧壁从前向后依次为舌腭弓、扁桃体及咽腭弓。从外科角度来看，口咽部不仅包括上述部位和舌根，而且包括磨牙后三角区。精确的解剖划分，应将磨牙后

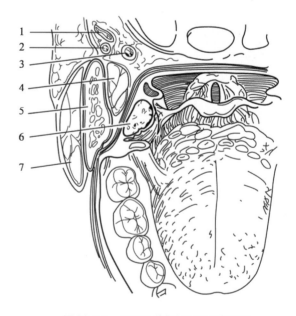

图 22-2-1　口咽及其相邻组织局部解剖

1. 颈内静脉　2. 颈外静脉　3. 颈内动脉　4. 翼内肌

5. 下颌骨　6. 腭扁桃体　7. 咬肌

三角区，即第三磨牙后和口底末端后——所谓的"棺材角"区划归属于口腔。然而由于它与下颌骨升支接近，又与扁桃体前柱接近，以及该处肿瘤生物学行为与扁桃体癌相似，因此在口咽癌中一起讨论。

二、软腭及扁桃体

软腭由弧形肌腱膜构成，主要由腭帆张肌和腭帆提肌支配活动，以关闭咽腔。软腭向两侧移行形成两个弓形皱襞，前者称为舌腭弓，后者称为咽腭弓，中间即为扁桃体窝，其中有扁桃体。扁桃体为淋巴组织构成，内含许多淋巴滤泡，呈圆形腺样组织。扁桃体的复层扁平上皮向扁桃体内生长，形成扁桃体小窝。扁桃体窝与下颌骨升支内面以薄层咽缩肌和疏松结缔组织隔开，扁桃体癌常向下颌骨侵犯，因此除十分早期病变外均应将部分下颌骨切除。

三、咽壁组织结构

咽壁从内到外分别由黏膜、纤维层和肌肉组成。外由颊咽筋膜包绕与其他组织隔离。在口咽部为复层鳞状上皮，黏膜下有成串黏液腺或浆液腺。咽部黏膜下有丰富淋巴组织，咽纤维层由颅底始，为厚实的咽腱膜，附着于颅底部枕骨及颞骨岩部，向侧面绕过咽鼓管下附着于翼下颌韧带。这一层咽腱膜上部较厚，向下渐变薄而消失。但在咽后正中形成咽缝，为纤维条索，供咽肌附丽。咽部肌肉主要由三对横行的咽缩肌和三对纵行的咽提肌组成。

四、舌根

舌分为舌体与舌根两部分。舌体占舌的前2/3，由胚胎期下颌弓演变而来，其上皮来自外胚叶，所生癌肿属于口腔癌。舌根占舌的后1/3，形成口咽的前壁，由胚胎第二、三鳃弓发生，来自内胚叶，其癌肿则属于咽部癌。舌根由舌骨舌肌及颏舌肌与舌骨相连。舌根黏膜较前2/3舌为厚，但较光滑，黏膜下有许多黏液腺及淋巴滤泡，后者堆积在两侧舌根形成舌扁桃体。

五、咽周围间隙

咽后椎前及两侧，在筋膜间形成一些潜在间隙，和肿瘤临床有关的为咽旁间隙及咽后间隙。

（一）咽旁间隙

为一漏斗状间隙，其底在颅底近颈静脉孔水平，尖端在舌骨大角水平。其侧壁为附着于下颌骨升支的翼内肌及一部分腮腺。其内界为咽上缩肌，后界是椎前肌肉。这一间隙因茎突及其附着的肌肉而分前后两部分：茎突前间隙与扁桃体临近；茎突后间隙包含有颈内动脉、颈内静脉、第9～12颅神经及交感神经等解剖结构。由茎突延伸一层筋膜至咽后壁，将咽旁间隙与咽后间隙相隔。

（二）咽后间隙

在咽后壁颊咽筋膜与椎前筋膜间。此间隙上自颅底，向下沿咽及食管后壁至后纵隔。该间隙内有疏松结缔组织及咽后淋巴结。由于有此间隙，容许咽部及颈部的脏器在颈椎上自由活动。由于有较厚的颊咽筋膜，咽壁癌不易向外扩散，而手术可顺利在咽后间隙内进行，且保证肿瘤切缘阴性。然而一旦肿瘤突破此间隙，并与颈椎固定，常常预示着肿瘤无法切除。

六、口咽部血管

口咽部的血管为颈外动脉的分支，主要为面动脉、舌动脉、咽升动脉和咽升动脉的分支即腭动脉。咽部在后壁形成静脉丛，与翼静脉丛交通。向下汇流至面总静脉，注入颈内静脉。

七、口咽部神经

口咽部的主要运动神经为咽神经，由迷走神经咽支（有副神经参与）、舌神经的咽支和交感神经纤维组成，发布于咽中缩肌水平的咽筋膜内，支配咽部肌肉。但茎突咽肌由舌咽神经支配，腭帆张肌由三叉神经支配，茎突舌肌和其他舌肌由舌下神经支配。感觉神经主要是舌咽和迷走神经，软腭则由三叉神经的腭小神经分布。

八、淋巴引流

口咽部淋巴组织较多，除散在的淋巴组织外，集中的淋巴组织集落形成扁桃体样组织，组成咽淋巴环：即鼻咽部的咽扁桃体、口咽两侧的腭扁桃体及舌根两侧的舌扁桃体。口咽部淋巴管汇流至以下淋巴结：①咽后淋巴结，位于咽后壁与椎前筋膜间；②颌下淋巴结，位于颌下三角；③颈内静脉淋巴结上组，位于二腹肌下；④颈内静脉淋巴结中下组。据一组 165 例口咽癌伴有淋巴结转移的手术结果统计，71% 患者伴有颈深上淋巴结转移，其次为颈中下组、颌下组及颈后三角组转移。有学者对一组 185 例原先未曾治疗过的舌根鳞状细胞癌的患者进行统计，观察其颈部淋巴结转移规律，结果显示淋巴结转移第一站在二腹肌下淋巴结，之后沿颈内静脉链至中颈深淋巴结和下颈深淋巴结。颌下淋巴结被累及通常是在肿瘤向前方扩展至舌体时，并且在颈部有多个淋巴结转移出现时才表现出来。而颏下区转移少见。只有在晚期病例有可能出现咽后淋巴结转移。约有 75% 的舌根癌患者可出现临床阳性的颈部淋巴结转移，且 30% 为双侧颈部淋巴结转移。从 T 分期上来看，T1 和 T2 病例约有 70% 出现颈部淋巴结转移，T3 有 75%，T4 达 84%。舌根癌隐性颈部淋巴结转移实际上可高达 30%～50%，有作者观察 10 例 T3 和 T4 舌根癌患者，临床未发现颈部淋巴结转移（N0），均进行了选择性颈清扫术，结果发现颈部淋巴结转移阳性率是很高的。（见图22-2-2）。

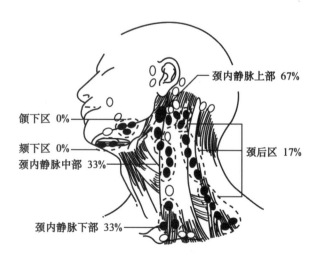

图 22-2-2　颈部淋巴结转移阳性率

第三节　口咽部肿瘤病理

一、病理类型

口咽部最常见的恶性肿瘤是鳞状细胞癌，大体所见多为外生型、巨块型、深浸润型和溃疡型等。偶见浸润型粗颗粒无痛性改变，瘤细胞均有向深层浸润的特性，因而保守的切除肯定会导致治疗失败。

中国医学科学院肿瘤医院 31 年间收治 900 例口咽部肿瘤的病理形态如下：鳞状细胞癌 274 例，低分化及未分化癌 207 例，腺癌 68 例，恶性淋巴瘤 253 例，其他恶性肿瘤 47 例，坏死性肉芽肿 56 例。其中，扁桃体癌以低分化及未分化癌居多，为 62.1%，腺癌较少，在 32 例舌根腺癌中，22 例（68.7%）为腺样囊性癌。

咽淋巴环（Waldeyer 环）是淋巴细胞积聚区，据北京及上海两组资料统计，发生在口咽部淋巴瘤占 28.1% 及 35.1%，国外有人统计占 11.3% 至 47%，而且其中有 62.3% 的病例有颈淋巴结侵犯。头颈部恶性淋巴瘤通常是全身系统疾病在局部的表现，有时病理学家难于鉴别间变癌和淋巴瘤，须用免疫组化方法和电子显微镜检查来加以确定。口咽部恶性肉芽肿（或称恶性坏死性肉芽肿）常和鼻面部肉芽肿同时发生，也可在咽部单发，病变侵犯软腭、咽弓或咽后壁。近年对恶性肉芽肿已经进行了多方面研究，目前认为本病属 T 细胞恶性淋巴瘤的看法已基本趋向一致。

二、生长与扩展

因发生部位不同，肿瘤生长与扩展方式有所不同。

（一）咽侧壁癌

1. 舌咽腭弓（前后柱）癌　常和磨牙后三角区肿瘤相混，不易区分。一般分化较好，易侵及齿龈和颊黏膜，或侵犯舌及舌腭沟，也常累及扁桃体或软腭。晚期可侵入翼内肌、咬肌及下颌骨。磨牙后三角区癌的肿瘤生物学行为与扁桃体癌相似，具有侵袭性，淋巴结转移率高，与扁桃体、咽前柱及软腭癌相似。Skolnik 等人报道同侧颈淋巴结转移率为 40% ～ 60%，对侧转移率为5%。有人认为磨牙后病变与咽前柱病变常同时发生。

2.扁桃体癌 除向周围组织如咽前后柱、软腭、舌根侵犯外，常可侵犯咽缩肌，侵及咽旁间隙。有时舌神经及舌下神经亦有侵犯。

（二）软腭癌

几乎全部软腭的鳞状细胞癌都发生在软腭的口腔面。软腭癌向外扩展，首先是扁桃体柱和硬腭。晚期病变常可侵犯鼻咽侧壁、扁桃体窝及磨牙后三角区，而且可引起软腭穿孔和溃疡，向侧方扩展甚至可穿透咽上缩肌，继而侵及翼肌和咬肌，甚至到咽旁间隙侵及颅神经。骨的侵犯如硬腭或下颌骨破坏不常见。应该注意的是有可能发生第二头颈原发癌，因此要仔细检查头颈区的黏膜组织、食管及肺。

（三）舌根及会厌谿癌

舌根鳞状细胞癌早期常无明显的症状，相对比较"安静"，但易向深层侵犯到肌肉，造成舌运动不便，若想确定肿瘤范围需进行详细的临床检查及 CT 或 MRI 检查。发生在舌根中部的肿瘤常固定在原位置，除非开始就发生在边缘。临床上见到扁桃体癌倾向于向舌根侵犯，而舌根癌则很少向扁桃体侵犯，除非原发病变在舌根侧方，可向舌咽沟和扁桃体侵犯，向后下方可侵犯会咽谿和咽会厌襞，向前侵犯可扩展到口底深层，临床检查可能看不到但可以触摸到。临床上见到的舌根癌，被诊断时常系晚期，因此预后恶劣。

会厌谿原发癌常在舌面并沿会厌舌面扩展，侧方则沿咽会厌襞扩展到咽侧壁和梨状窦的前壁。会厌谿癌可穿透会厌谿黏膜破坏舌会厌韧带，进入会厌前间隙。偶尔，位于舌根内的癌可能扩展到会厌前间隙，并位于完整的黏膜下。因此，临床评价这些部位肿瘤大小及其扩展的范围最好的方法就是利用 CT 或 MRI。

（四）咽后壁癌

咽后壁癌较少见，向上往鼻咽部扩展，向下蔓延至下咽部。由于椎前筋膜和椎前韧带的阻挡，肿瘤不易侵犯颈椎。咽后壁肿瘤向两侧也可侵入咽旁间隙。

三、转移

（一）淋巴转移

解剖上，咽部肿瘤淋巴结转移第一站应为咽后淋巴结。但 Donald 统计的 200 例咽侧壁鳞状细胞癌中，从未见到咽后淋巴结转移者，而且病理生理研究证明，在成年人该间隙中未发现肯定的淋巴组织。临床可触及的淋巴结转移主要为颌下区淋巴结，尚有胸锁乳突肌前缘及二腹肌后腹下等部位的颈深上组淋巴结。约 50% ～ 75% 的病人就诊时已有淋巴结转移，软腭癌较少转移，约30% ～ 50%。一侧已有转移者，对侧约 15% 出现转移。N0 的患者有否隐匿性转移，取决于肿瘤的大小、细胞分级以及侵袭细胞的级别。

（二）全身转移

本病全身转移较少。据报道，口腔及咽部肿瘤患者约 20% 可出现全身转移，以肺和肝脏为多，亦可至脊椎、骨骼。

第四节　临床表现

口咽部肿瘤初期症状不明显，可有咽部不适、异物感。肿瘤破溃感染后可出现咽痛。固定于病变侧，也可以有舌咽神经反射的耳内痛。如肿瘤在扁桃体咽侧壁，向上侵及鼻咽部，可以造成一侧耳闷、听力减退。如肿瘤侵及咽侧，侵犯翼内肌，可出现张口困难。舌根部肿瘤向深部浸润后伸舌偏斜。常有唾液带血、口臭、呼吸不畅等。肿瘤长大，因阻塞可产生呼吸及吞咽困难。晚期病人体重下降，明显消瘦，可出现恶病质。

扁桃体恶性淋巴瘤患者表现为扁桃体肿大，临床上有时误诊为慢性扁桃体炎，经扁桃体切除后病理检查才确诊。扁桃体恶性淋巴瘤双侧病变约占 14% ～ 25%。

淋巴结转移常见，主要部位为上颈、下颌角后。有时原发病变小，病人不注意而以颈部肿块就诊。病程大多在数月间，腺癌者病程长，1 ～ 2年乃至数年不等。

第五节　诊断及鉴别诊断

一、诊断

局部详查口咽部，即可发现肿瘤。注意舌及软腭活动度变化。以手自下颌角向口咽部推动，观察口咽部软组织活动情况，以鉴别有无咽旁浸润。舌根部肿瘤须行间接喉镜观察，必要时应在表面麻醉下用手指触摸肿瘤范围及质地。

对颈部应根据颈部淋巴结解剖分布做全面触诊。

活体组织检查为确诊的必要手段，对表面有正常黏膜的深部肿瘤，可以细针穿刺做细胞学检查，或用活检穿刺针取组织送病理检查。对扁桃体肿瘤，在活检困难时可以作扁桃体切除术。常规病理检查分类困难时，应用免疫组织化学或电镜检查来辅助诊断。

影像诊断学检查，常规 X 线口咽部侧位摄影，有助于确定肿瘤部位。CT 水平摄影除可见到咽侧肿物外，对于有无咽旁间隙侵犯，有无下颌骨破坏或判断颈淋巴结是否肿大、有无可疑转移有一定帮助。近年来磁共振成像技术的临床应用有利于区别肿瘤和正常组织，而且能在横断面、矢状面和冠状面三个不同方位显示病变解剖部位，对口咽部肿瘤的侵犯范围，可以有比较明确的判断。

二、鉴别诊断

（一）扁桃体炎

典型的扁桃体炎呈双侧性，腺窝常有脓栓，伴体温升高、咽痛等症状，不难与肿瘤鉴别。单侧性扁桃体增生须排除肿瘤性。通常扁桃体炎触诊软或韧性，其表面光滑，或腺窝明显。必要时作扁桃体切除病理检查。

（二）舌根淋巴组织增生

通常为双侧性，呈结节状，除有异物感外，无其他症状。触诊软。

（三）乳头状瘤

在口咽部多见，多生长于咽弓或软腭处，有蒂，

大小常为 1 ～ 2mm。

（四）咽旁间隙肿瘤

以腮腺深叶肿瘤为最多，其次为发生自交感或迷走神经的神经鞘瘤。表现为咽侧壁或一侧软腭下肿物。黏膜正常，触诊表面光滑、韧。CT 或 MRI 可显示肿瘤部位。

（五）舌根甲状腺肿

为先天性甲状腺未降下，在舌盲孔处发育长大，位于舌根正中、黏膜下肿物。核素扫描可予以鉴别。

（六）会厌囊肿

为黏膜下小圆形囊肿，黄白色，大多约黄豆大小，无明显症状，常在喉镜检查时发现。

（七）咽后脓肿

成人咽后脓肿大多为结核性冷脓肿，在咽后壁黏膜下。X 线颈椎片显示骨破坏，穿刺可确诊。

第六节　临床分类及分期

国际抗癌联盟（UICC）2009 年口咽癌解剖分区及分期规定如下：

口咽部

一、前壁（舌会厌区）（Glosso-epiglottic area）

（一）舌根部（轮廓乳头后或舌后 1/3）（Posterior to the vallate papillae or posterior third）

（二）会厌谿（Vallecula）

二、侧壁

（一）扁桃体（Tonsil）

（二）扁桃体窝及扁桃体（咽）柱（Tonsillar fossa and tonsillar(faucial)pillars）。

（三）舌扁桃体沟（Glossotonsillar sulci）或扁桃体柱（Tonsillar pillars）。

三、后壁

四、上壁

（一）软腭下面（Inferior surface of soft palate）

（二）悬雍垂（Uvula）

TNM 临床分类分期

T	原发肿瘤
Tx	原发肿瘤无法确定。
T0	无原发肿瘤证据。
Tis	原位癌。
T1	肿瘤最大直径为或小于 2cm。
T2	肿瘤最大直径大于 2cm 但不超过 4cm。
T3	肿瘤最大直径大于 4cm，或扩展到会厌舌面。
T4a	肿瘤侵犯任何下述结构：喉，舌深部／附属肌肉（颏舌肌、舌骨舌肌、舌腭肌、和茎突舌肌），翼内板，硬腭，或下颌骨。
T4b	肿瘤侵犯任何下述结构：翼旁肌肉，翼板，鼻咽旁，颅底；或包绕颈动脉。

注：来自舌根和会厌谿的原发肿瘤黏膜扩展到会厌舌面不包含喉的侵犯。

N	区域淋巴结
Nx	区域淋巴结无法确定。
N0	无区域淋巴结转移。
N1	同侧单个转移淋巴结，最大直径为或小于 3cm。
N2	转移淋巴结如下述：
N2a	同侧单个转移淋巴结，最大直径大于 3cm 但不超过 6cm。
N2b	同侧多个淋巴结，最大直径均未超过 6cm。
N2c	双侧或对侧转移淋巴结，最大直径均未超过 6cm。
N3	转移淋巴结最大直径超过 6cm。

注：中线淋巴结被认为是同侧的。

M	远处转移
M0	无远处转移。
M1	有远处转移。
pTNM	病理学分类分期
pT	和 pN 分类与 T,N 分类相对应。
pM1	远处转移被显微镜检查证实。

注：pM0 和 pMX 是不正确的分类。

pN0	选择性颈清标本组织学检查，一般包括 6 个或更多的淋巴结。根治或改良根治颈清标本的组织学检查，一般包括 10 个或更多的淋巴结。

如果这些淋巴结都是阴性，而且常规检查的数量没有发现，可分类为 pN0。

当淋巴结直径按照 PN 分类标准测量，达到转移的大小，那就不是全部淋巴结了。

G	组织病理学分级
Gx	分化等级不能确定。
G1	分化良好。
G2	中分化。
G3	低分化。
G4	未分化。

分期

分期	T	N	M
0 期	Tis	N0	M0
I 期	T1	N0	M0
II 期	T2	N0	M0
III 期	T3	N0	M0
	T1,T2,T3	N1	M0
IV 期 A	T1,T2,T3	N2	M0
	T4a	N0,N1,N2	M0
IV 期 B	T4b	任何 N	M0
	任何 T	N3	M0
IV 期 C	任何 T	任何 N	M1

第七节　治疗

以往对口咽癌主要采用放射治疗。近年，由于修复外科的进展，扩大了外科手术适应证，尤其对于一些病期较晚，放疗难以控制的病例，经根治性切除后，预后有所改善，因此，目前外科治疗已成为口咽癌的主要治疗手段之一，较多采用。

一、治疗原则

目前对口咽癌的治疗，总的趋向是，I、II期病变可行单纯放疗或外科手术，因为二者 5 年生存率相近。因此，手术治疗应重点选择 III、IV 期病变，或放疗失败者。对肿瘤细胞分化较差的病变，则应主要选用放射治疗。

在手术与放疗的综合治疗方面，对 T3 及 T4 病变，术前或术后放疗均有应用，文献报道，结论不一。中国医学科学院肿瘤医院采用术前放疗，通常剂量为 40 ～ 50Gy（4 ～ 5 周），休息 1 月左右手术。美国 John Hopkings 大学耳鼻咽喉头颈外科的 Christine 等人认为传统外科手术与术后放射的综合治疗，是口咽癌治疗后得以长期生存和局部控制最有效的方法。

对临床已有淋巴结转移的病例，应进行淋巴结清除术。但对 N0 病例则各有主张。大体有以下三种处理意见：①随诊观察，对颈淋巴结不作处理；②颈部淋巴结区选择性放疗，50 ～ 55Gy（5 周）；③选择性淋巴结清除术，一般报道术后病理检查，转移率约为 30%。中国医学科学院肿瘤医院行口咽癌手术时，多同时行颈淋巴结清除术。

二、口咽癌的放射治疗

（一）口咽癌的放射治疗原则

1. 早期病变　可以首选放射治疗，其疗效与手术治疗相似，器官保留效果优于手术。

2. 晚期病变　多学科综合治疗，包括术前放疗＋手术；手术＋术后放疗；同步放化疗与手术以及靶向药物的联合应用等。

3. 口咽癌放疗　常选用能量 4 ～ 6MV 的 X 射线，配合 8 ～ 10MeV 的电子线。

（二）扁桃体癌

1. 常规照射

（1）治疗体位：仰卧位，合适的头枕及固定装置固定体位。

（2）照射野设计：设双面经联合野对穿照射，上界位于颧弓水平、下界位于甲状软骨切迹水平或向下将病灶下界完全包括、前界至少超出病变前缘 2cm、后界包括颈后淋巴结。双下颈和双锁骨上区设单前野，根据淋巴结病变情况选择挡喉或挡喉 + 脊髓。可视转移淋巴结的位置考虑加设颈后野。注意避免上下照射野在脊髓处的剂量叠加（图 22-7-1）。

（3）照射剂量：双面颈联合野剂量权重比例常选择 1∶1，也可根据病变位置和累及范围适当调整。常规分割剂量 D_T36 ～ 40Gy 时，照射野后界前移到脊髓前缘继续放疗到根治剂量 70Gy。颈后区以电子线补量。淋巴结区预防量 50Gy，转移淋巴结局部治疗量 70Gy。

2. 适形调强照射

（1）治疗体位：同常规照射。

（2）照射野设计：靶区定义：GTV（肿瘤）：包括影像学和临床检查所见的肿瘤，包括阳性淋巴结。CTV1（高危亚临床区）：包括 GTV 及周围临近软组织和相应淋巴引流区。对于 N1-N2b 病人，CTV1 的淋巴区包括同侧 I ～ V 区及咽后淋巴区；对于 N2c 病人，CTV1 的淋巴区包括双侧 I ～ V 区及咽后淋巴区。CTV2（低危亚临床区）：N0 病人包括同侧 I b 至IV区；咽后淋巴引流区；或加对侧 I b 至IV区。N+：CTV2 要包括对侧 II 至IV区和咽后淋巴引流区。计划区（PTV）：分别在 CTV1、CTV2 基础上外扩 3mm，再适当修整。（图 22-7-2）。

（3）照射剂量：常规分割 GTV：70（68 ～ 76）Gy；CTV1：60（60 ～ 66）Gy；CTV2：50（50 ～ 56）Gy

3. 术前放疗和术后放疗

（1）治疗体位：同前。

（2）照射范围：同根治性放疗。术后适形调强放疗的靶区定义要参考手术记录和术前、术后的影像学所见。高危亚临床区（CTV1）包括手术区软组织和阳性淋巴结区，低危亚临床区（CTV2）

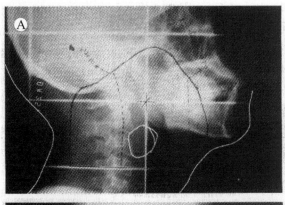
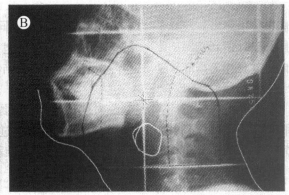
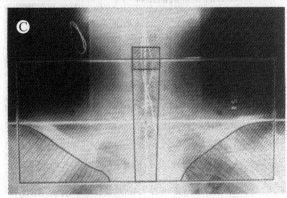

图 22-7-1　扁桃体癌照射野设计

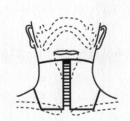
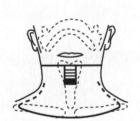
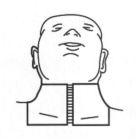
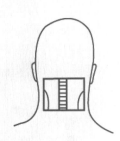

图 22-7-2　下颈、锁骨上区照射野示意图

包括需要预防照射的淋巴引流区。

（3）照射剂量：常规分割术前放疗 50 Gy。术后放疗剂量根据肿瘤切除情况而定，无肿瘤残留者剂量同术前放疗。有肿瘤残留或高危复发的要提高剂量，一般 60 ～ 70 Gy。

4.同步放化疗　对于局部晚期病变，可以选择同步放化疗联合手术治疗，化疗药物以顺铂、博来霉素、5-氟尿嘧啶为主。

（三）舌根癌

1.常规照射

（1）治疗体位：仰卧位垫枕，下颌上仰，张口含瓶或专用压舌器将舌压在口底，面罩固定。

（2）照射野设计：设双面颈联合野对穿照射，上界：超过舌和舌根 1.5 ～ 2.0cm，如果肿瘤

侵犯口咽咽前后柱或更上方区域，上界要向上延伸包全整个受累区。下界：舌骨下缘水平，或根据颈部淋巴结肿大情况适当调整。前界：包括咽峡和部分舌体。后界：包括颈后淋巴引流区。双下颈、锁骨上区设野同扁桃体癌（图 22-7-3 及图 22-7-4）。

（3）照射剂量：双面颈联合野剂量权重比例 1:1，常规分割剂量 D_T36 ～ 40Gy 时，照射野后界前移到脊髓前缘继续放疗到 60Gy。以后再次缩野至病变区总量 66 ～ 70Gy，或休息 2 周后，局部组织间插植照射补量。后颈部改用适当能量的电子线补量照射，淋巴结区预防量 50Gy，受累淋巴结局部剂量 70 Gy。

2.适形调强照射　同扁桃体癌。

3.术前术后放疗　同扁桃体癌。

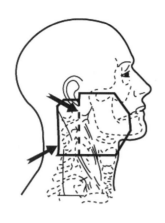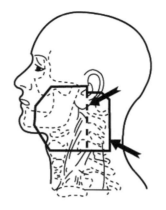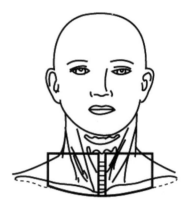

图 22-7-3　舌根癌照射野设计

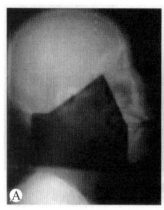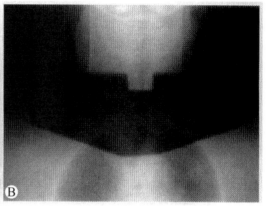

图 22-7-4　舌根癌照射野验证片

4. 同步放化疗　同扁桃体癌。

（四）软腭癌

1. 常规照射

（1）治疗体位：仰卧位垫头枕，面罩固定体位。

（2）照射野设计：设双面颈联合野对穿照射，包括软腭、硬腭、和周围部分组织，上颈部淋巴区。颈部淋巴结阴性，不需预防照射中下颈部。一侧颈部淋巴结阳性，预防性照射同侧下颈部和锁骨上区。双侧上颈部阳性，预防性照射双下颈部和锁骨上区。（图 22-7-5）。

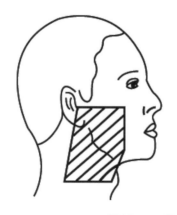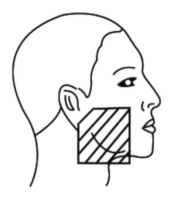

图 22-7-5　软腭癌照射野设计

（3）照射剂量：双面颈联合野剂量权重比例 1:1，常规分割剂量 D_T36 ～ 40Gy 时，照射野后界前移到脊髓前缘继续放疗到 50Gy，然后软腭局部照射到 60 ～ 70 Gy；或采用电子线口腔筒局部加量 20 ～ 30 Gy，常规分割。颈后区可用电子线补量，预防量 50Gy，治疗量 70Gy。

2．适形调强照射 可参考扁桃体癌。软腭是活动性较大的器官，在定义靶区时要考虑到器官活动误差，需要勾画内靶区（ITV）。

3．术前术后放疗 同扁桃体癌。

4．同步放化疗 同扁桃体癌。

三、外科治疗

（一）手术进路

（1）经口腔进路。病人张口，由口内切除肿瘤，口内缝合。也可以转移一个硬腭瓣或舌瓣修复创面。这类手术应用于恶性肿瘤的机会较少。

（2）从颏下正中舌骨上进入颏下横切口，在舌骨上横断口底各肌肉，从会厌谿进入口咽。适合于处理舌根正中或会厌肿物，或直达咽后壁，处理咽后壁小肿瘤。缺损大多不用修复，直接缝合。

（3）上颈部颌下进入一侧沿下颌骨下缘约 1.5cm，作颈部横切口，切开舌骨舌肌及咽中缩肌，保护舌下神经，进入咽腔。这一进路可以切除一侧舌根肿瘤，或近下咽部的咽侧肿瘤，切除后直接缝合。不能直接缝合的病变，不宜用此切口。

（4）下颌骨正中锯开进入下唇正中切开，下颌骨正中锯开，将全舌正中切开，进入咽部；或在下颌骨锯开后，沿一侧口底切开，直达咽前柱，进入咽部，此进路便于处理舌根或咽后壁肿瘤。手术后用钢丝或钛钢板缝合下颌骨，软组织复位缝合。

（5）下颌骨升支锯开进入下唇正中切开，沿一侧下颌骨翻开面部软组织，将面部组织连同腮腺及面神经全部翻起，暴露并切断咬肌。锯断下颌骨升支，由此进入咽部。这适合于切除咽侧扁桃体、软腭或舌根肿瘤。手术缺损大，需要修复。如未经放疗的病人，手术后下颌骨升支可以复位用钢丝或钛钢板缝合，但对已接受放疗的病人，下颌骨不易愈合，容易感染，可以将下颌骨升支

切除，用残留咬肌包裹下颌骨断端，或用胸大肌肌皮瓣修复。

（6）经口激光显微手术和经口机器人辅助手术。近些年有人报道应用经口激光显微手术和经口机器人辅助手术治疗口咽部肿瘤。应用经口激光显微手术切除喉良恶性肿瘤，已经是成型和成功的手术方法，但用于口咽部肿瘤手术尚不多见。不过近年有人已经成功应用经口激光显微手术切除口咽部肿瘤，并称效果良好，而且手术时间短，并发症少而轻微，5 年局部控制率预测达到 94%。适合于选择的 T1 ～ T3 口咽部肿瘤，可同期实行颈清扫术。手术在全身麻醉下进行，多数不用气管切开，可短期经鼻胃管喂养，也可不用。经口腔应用显微镜操作，应用的是 CO_2 激光，或中空纤维 CO_2 激光系统。激光显微手术的优点是治疗时间和恢复时间较短，保留的正常组织和器官功能多，由于其有疾病控制效果好，并发症少，术后吞咽、语言等恢复快等优点，患者容易接受。

机器人辅助手术，目前已广泛用于心脏外科、泌尿外科、妇科以及近年来的头颈外科，尤其在一些发达国家报道应用机器人辅助手术治疗某些头颈部肿瘤比较多。最早描写应用机器人辅助手术治疗头颈部肿瘤的人是 Weinstein 等，在狗身上做了经口机器人辅助手术切除声门上部分喉获得成功。之后，相继有人报道应用经口机器人辅助手术切除人的扁桃体肿瘤、舌根肿瘤和喉声门上区的肿瘤等，并且均获得成功。与传统的，经口内窥镜显微镜下激光手术不同，前者仅为直线视野观察肿瘤和手术情况，而经口机器人辅助手术，可以提供良好的三维图像的术野、组织结构和病变情况。术者有足够视线范围和可见度，并且可以应用双手操作。目前，应用的机器人是 da Vinci 机器人。适合于较早期如 T1 或 T2 病变，开口应足够大便于暴露，因此张口上下门齿间距不得小于 1.5cm。可同期行颈清扫术。一般不用作气管切开，也不必行鼻胃管或胃造瘘喂养，术后恢复比常规开放手术要快。研究证明经口机器人辅助手术治疗口咽肿瘤是可行的、有效的和安全的。由于设备复杂而且造价昂贵，目前在我国尚未普遍开展。

（二）组织缺损的修复

目前，恶性肿瘤根治性切除后，均采用立即一期修复。

1. 直接缝合　如果肿瘤切除后创面不大，可以直接拉拢缝合，或用局部组织转移修复。但只适合于大约 2cm 以下创面或舌根肿瘤。

2. 游离皮肤移植　单纯以中厚皮片移植修复口腔创面，只适合于咽后壁小面积组织缺损。

3. 带血管蒂肌皮瓣或皮瓣　近 20 年来发展的带血管蒂肌皮瓣移植，有利于大面积口咽创面的修复。所用的肌皮瓣有多种，其中以胸大肌肌皮瓣应用最广。亦可用带颞浅血管的前额皮瓣。

4. 游离皮瓣　应用上下肢部分皮肤和皮下组织，连同其供应血管，转移至缺损创面，动脉及静脉可与颈部相应血管吻合。在头颈部应用最多的当为前臂游离皮瓣，移至口咽部，其动静脉与颈部血管吻合。近年来临床广泛应用股前外侧游离皮瓣于口咽癌手术切除后的重建，取得较好效果，一般采用股前外侧旋动静脉的降支作为皮瓣供血血管，分别与颈部的甲状腺上动脉和颈内静脉吻合。皮瓣可以做得很大，多数情况下不必顾忌手术范围做的大而重建困难。更大的优点是由于供区位置比较隐蔽，而且常常不用皮片覆盖，直接将供区创口拉拢缝合即可，避免了像前臂游离皮瓣切取后遗留下明显瘢痕残缺的苦恼。据报道，显微血管吻合游离皮瓣重建口咽术后缺损的患者吞咽功能效果比带血管蒂胸大肌肌皮瓣好，患者恢复经口吞咽功能较快，伤口愈合后短期内从流食进展到进食半流食、软食至常规饮食。更有报道称，手术缺损范围和应用皮瓣大小对吞咽结果影响不大。

（三）各部位口咽癌的手术治疗

1. 软腭癌　全软腭切除造成口咽顶部缺损，遗留功能上缺陷。术后病人开放鼻音，说话不清，进食后部分食物由鼻腔逸出。修复时可旋转一个硬腭粘骨膜瓣覆盖。也可用咽后黏膜瓣和前额带蒂岛状皮瓣复合修复。岛状胸大肌及胸锁乳突肌肌皮瓣或前臂游离皮瓣以及近年来广泛应用的股前外侧游离皮瓣等也都是很好的选择。

2. 舌根癌　舌根较小肿瘤（1～2cm 左右）可在一侧颌下上颈部切口进入（前述）。将肿瘤切除后（应有至少 0.5～1cm 安全切缘），将舌根与咽侧黏膜拉拢缝合，肌肉加固缝合。

对舌根肿瘤已侵入舌前 2/3 或已过中线，伸舌固定的病例（T3 或 T4），则需要行全舌切除术；对已有会厌侵犯的病例（T4），则需同时作声门上喉部分或全喉切除术。手术方法如下：先作气管切开，然后行全身麻醉，作单侧或双侧颈淋巴结清扫术。下唇正中切开，在病变重的一侧翻开唇瓣，沿下颌唇龈沟切开，至磨牙后三角。对下颌骨视具体情况可以做节段切除或边缘切除。对于保留喉的全舌切除病例，可以经颌下切口进入会厌谿或梨状窦上部，再切除全舌。注意避免损伤喉上神经的感觉支，以达到保护呼吸道的作用。如果喉结构被肿瘤侵犯，或会厌前间隙受累及，则应同时作全喉切除。如果扁桃体被肿瘤侵犯，则在切除扁桃体的同时还应切除该侧部分下颌骨。术中尽可能多的保留口底和咽部正常黏膜，以便于创口的关闭。一旦肿瘤被切除，常需要其他组织来重建，而最有效和可靠的重建方法是应用肌皮瓣，首选者当属胸大肌肌皮瓣。用胸大肌肌皮瓣从口底引入口腔，覆盖全口底创面。如保留喉，宜用前后径较短的皮瓣，前缘与下颌骨内面黏膜缝合，后缘与会厌切缘黏膜缝合，以使喉前拉，有利于改善术后吞咽呛咳。综合 126 例全舌切除后经验，约 34% 病人可以保留喉，约 65% 的术后病人可以进软食及勉强语言听懂。全舌切除操作程序繁杂，但却是挽救此类患者十分有效的方法，有人不主张同时作声门上喉切除，以免造成误吸。

3. 扁桃体及咽侧壁癌　扁桃体及咽侧壁癌，在 T2 病变以上者，大多需要联合根治术；如有软腭、咽侧及舌根病变，不论其原发何处，均可行口咽部分切除术合并颈淋巴结清除术。创面用皮瓣或肌皮瓣修复。病人大多需要先作气管切开，在全身麻醉下，先作患侧颈淋巴结清除术，下唇正中切开，在下颌骨下缘约 1 横指横形切开皮肤及皮下组织，作颌下区淋巴结清除，并结扎颈外动脉。在相应病变处锯断下颌骨并切除一段骨质。根据肿瘤范围离肿瘤边界约 1cm 切除软组织（必要时包括舌根或软腭）。将准备好的胸大肌或斜方肌肌皮瓣移植至伤口，皮肤与黏膜缝合。肌皮瓣有利于修复因下颌骨升支切除所造成的缺损，而且由于其血供丰富，皮瓣易于成活，肌蒂还可以保护颈部大血管。如果不切除下颌骨升支，应用额部隧道皮瓣重建是比较理想的选择。

咽侧壁扁桃体癌的切除，有时涉及咽鼓管咽端及部分岩骨切除，此时应注意有损伤颈内动脉的危险，必须予以确认和保护。

4. 咽后壁癌 口咽后壁肿瘤的外科治疗只有从下唇、下颌骨、舌正中切开进入。切除后可用游离皮肤移植。

第八节 预后

口咽部恶性肿瘤治疗后 5 年生存率约在 40%～55%。在各部位肿瘤中，以舌根癌疗效较差。据一组 1987 例口咽及喉咽癌报道，用放射治疗；疗终时肿瘤消失者 3 年生存率为 68%；疗终尚有残存者，3 年生存率即降至 28%。淋巴结一旦有转移对生存率有一定影响。头颈病人无淋巴结转移者 3 年生存率可在 46%～65%，但有淋巴结转移则下降至 30% 左右。如果病理切片有淋巴结外肿瘤侵犯，生存率下降至 16%。颈部手术后复发率，N1 手术后约 10%，但有包膜外侵犯者可高达 40% 左右，因此，有人主张术后放疗以减少颈部复发。头颈部肿瘤病人死于全身转移约 27%。根据临床资料统计，颈部有淋巴结转移者，全身转移率高。只有一个淋巴结转移者，全身转移为 25%，但当多个区域淋巴结转移时，35% 死于全身转移。一项 159 例扁桃体癌放疗后死于复发及远处转移者各为 36%。

中国医学科学院肿瘤医院口咽癌单纯放疗后 5 年生存率：扁桃体癌 64.3%（83/139），软腭及悬雍垂 39.3%（24/61），舌根癌 49.2%（29/59），咽后壁癌 50%（5/10）。

口咽部恶性肿瘤手术治疗后观察 3 年以上者共 48 例，男 39 例，女 9 例，年龄 30～70 岁，平均 52.4 岁。按部位区分，3 年生存率如下：舌根癌 16/24（66.7%）；扁桃体癌 6/10（60%）；软腭癌 6/7（85.7%）；咽侧壁癌 3/7（42.9%），全部 48 例，3 年生存率为 64.6%。其中鳞癌 3 年生存率为 21/35（60%）；各类腺癌为 10/13（76.9%）。

（李树春 屠规益 李振东）

参考文献

1.Leon Barnes,John W.Eveson,Peter Reichart. Pathology & Genetics Head and Neck Tumors . 第一版 . 刘红刚，高岩主译.头颈部肿瘤病理学和遗传学.北京：人民卫生出版社，2006.

2.Eric JM,Kerry DO,Jan LK. Transoral robotic surgery for oropharyngeal squamous cell carcinoma: A prospective study of feasibility and functional outcomes. Laryngoscope, 2009,119:2156-2164.

4. 上海市肿瘤研究所流行病学研究室 .1983 年上海市市区居民恶性肿瘤发病率统计 . 肿瘤，1986,6:139-140.

5. 唐忠怀，沈招娣 .10220 例耳鼻咽喉科肿瘤的病理资料分析 . 中华耳鼻咽喉科杂志，1983, 18:107-109.

6. 游孟高，罗勇，李友忠等 . 头颈恶性肿瘤 7878 例分析 . 中华肿瘤杂志，1989,1:282-286.

7. 田晓东，王景琦，任善桢 . 耳鼻咽喉肿瘤 2731 例分析 . 耳鼻喉学报，1987,1:27-33.

8. 徐振纲，屠规益 . 口咽癌手术一期修复 . 中华耳鼻咽喉科杂志，2000，7：131-134.

9. 方凤琴，李树春 . 口咽癌的外科治疗 . 耳鼻咽喉 - 头颈外科，2000,7:131-134.

10.Cann CI,Fried MP,Rothman KJ. Epidemiology of squamous cell cancer of the head and neck. Otolaryngol Clin North Amer,1985,18:367-388.

11.Brugere J,Guenel P,Leclere A, et al. Differential effects of tobacco and alcohol in cancer of the larynx, pharynx and mouth. Cancer,1986,57:391-395.

12.Jos MJAAS,Nadine O,Jeroen JM, et al. Human papillomavirus reduces the prognostic value of nodal involvement in tonsillar squamous cell carcinoma. Laryngoscope, 2009,119:1951-1957.

13. 张永侠，张彬 . 人乳头状瘤病毒相关的口腔部鳞状细胞癌（综述）.国际耳鼻咽喉头颈外科杂志，2010,34:276-279.

14.Jamil NA,Chao CH,Fu MF,et al. Prognostic impact of P16,P53, epidermal groth factor receptor, and human papillomavirus in oropharyngeal cancer in a betel nut-chewing area. Arch otolaryngol Head Neck Surg, 2010,136:502-508.

15.Million RR,CassisiNJ. Management of Head and Neck Cancer.2 edition. USA: Lippincott Company, 1994:401-429.

16.Donald PJ. Head and Neck Cancer:Manegement of

the difficult cases.Philadelphia USA:Saunders Company,1984.

17.Candela FC,Kothari K,Shah JP. Patterns of cervical node metastases from squamous carcinoma of the oropharynx and hypopharynx. Head Neck Surg,1990,12:197-203.

18.钱宏，刘东利，顾本会，等.中线恶性组织细胞增生症的诊断与预后研究.中华肿瘤杂志,1987,9:42-44.

19.李敬贤，王梓祯，范英，等.中线恶网与外周T细胞淋巴瘤.中华肿瘤杂志,1988,10:373-375.

20.Brunin F,Mosseri V,Jaulerry C, et al. Cancer of the base of the tongue: past and future. Head Neck,1999,21:751-759.

21.Johansen LV,Ovegaad J,Overgaad M, et al. Squamous cell carcinoma of the oropharynx: an analysis of 213 consecutive patients scheduled for primary radiotherapy. Laryngoscope,1990,100:985-990.

22.Giacomarra V,Tirelli G,Papanimolla L, et al. Predictive factors of nodal metastasis in oral cavity and oropharynx carcinomas. Laryngoscope,1999,109:795-799.

23.Farr HW,Arthur K. Epidermoid carcinoma of the mouth and pharynx. J Laryngol Otol,1972,86:243-253.

24.肖轼之.咽科学.上海：上海科技出版社,1979.

25.UICC.TNM classijication of malignant tumors. Seventh edition. UK:WILEY-BLACKWELL 2009.

26.Mautravadi RVP,Skoluik EM,Applebaum EL. Complications of postoperative and preoperative radiation therapy in head and neck cancer. Arch Otolaryngol,1981,107:690-693.

27.Deer DA. The role of radiotherapy in combined treatment neoplasms of the head and neck. In head and neck cancer, management of the difficult case. PJ Donald WB.Saunder Co, 1984, 340-358.

28.Christine GG,Jonas TJ. A contemporary review of indications for primary surgical care of patients with squamous cell carcinoma of head and neck. Laryngoscope,2009,119:2124-2134.

29.屠规益.喉癌下咽癌现代理论与临床.第1版.山东科技出版社,2002.

30.David G, Michael L,John R, et al. Oropharyngeal cancer, A case for single modality treatment with transoral laser microsurgery. Arch Otolaryngol Head Neck Surg,2009,135:1225-1230.

31.Weinstein GS,O'Malley BW Jr,Hockstein NG. Transoral robotic surgery: supraglottic laryngectomy in a canine model. Laryngoscope. 2005, 115:1315-1319.

32.Weinstein GS,O'Malley BW Jr,Snyder W, et al. Transoral robotic surgery: radical tonsillectomy. Arch Otolaryngol Head Neck Surg.2007,133:1220-1226.

33.O'Malley BW Jr,Weinstein GS,Snyder W, et al. Transoral robotic surgery(TORS) for base of tongueneoplasms. Laryngoscope,2006,116:1465-1472.

34.Weinstein GS,O'Malley BW Jr,Snyder W, et al. Transoral robotic surgery: supraglottic partial laryngectomy. Ann Otol Rhinol Laryngol.2007,116:19-23.

35.Nichole R,Eben L,William R, et al. Robotic-assisted surgery for primary or recurrent oropharyngeal carcinoma. Arch Otolaryngol Head Neck Surg,2010,136:380-384.

36.蒋佩珏，李凌.对胸大肌肌皮瓣的评价-113次分析.中华显微外科杂志,1989,61:139-141.

37.李树春，石胜利.胸大肌肌皮瓣在耳鼻咽喉和头颈外科的临床应用.中华耳鼻咽喉杂志,1988,23:210-211.

38.李树春.介绍一种侧颅底手术方法.中华耳鼻咽喉科杂志,1996,31:250.

39.陈日亭，李德伦，梁河清，等.利用额部皮瓣修复口咽部术后缺损.中华口腔科杂志,1982,17:160-161.

40.邱蔚六，张锡泽，刘世勋，等.全额及隧道额瓣在口腔颌面肿瘤术后缺损修复中的应用.中华口腔科杂志,1983,18:70-73.

41.李慧增，杨光玉，杨道福，等.游离皮瓣移植一期修复口咽部术后缺损.中华耳鼻咽喉杂志, 1988,61:139-141.

42.杨国凡，陈宝驹，高玉智，等.前臂皮瓣游离移植术.中华医学杂志,1981,61:139-141.

43.李树春，董慧蕾，李振东.影响口腔口咽癌广泛切除后吞咽功能恢复的因素.中国耳鼻咽喉头颈外科杂志,2009,16:430-432.

44.Khariwala SS, Vivek PP, Lorenz RR, et al. Swallowing outcomes after microvascular head and neck reconstruction: A prospective review of 191 cases. Laryngoscope,2007,117:1359-1363.

45.叶明.软腭再造术—前额岛状皮瓣与咽后黏膜的复合应用.中华耳鼻咽喉杂志,1990,25:299.

46.Sultan MR,Colman JJ. Oncologic and functional consideration of total glossectomy. Am J Surg,1989,158:297-302.

47.Gluckman JL,Black RJ,Crissman JD. Cancer of the oropharynx. Otolaryngol Clin North Amer,1985,18:451-459.

48.Tong D,Laramore GE,Griffin TW, et al. Carcinoma of the tonsillar region. Cancer,1982,49:2009-2014.

49. 陈成钦, 刘太福, 赵森, 等. 扁桃体恶性肿瘤的放射治疗. 中华肿瘤杂志,1982,4：200-203.

50. 项其昌, 王德镇.159 例扁桃体癌的放射治疗. 中华肿瘤杂志,1987,9:350-361.

51.Bataini JP,Jaulerry C,Brunin F, et al. Significance and therapeutic implication of tumor following radiotherapy in patients treated for squamous cell carcinoma of the oropharynx and pharyngolarynx. Head Neck Surg,1990,12:41-49.

52.Batsakis JB,Medina JS. Pathological evaluation of neck dissection lumph nodes: a status report. In: cancer in the neck, Evaluation and treatment. Edited by DL Larson,AJ Ballantyne, OM Guilamondeyni. New York: Macmillan Publishing Co, 1986.

53.Snow GB,Balm AJM,Arendse JW, et al. cancer in the neck, evaluation and treatment. Edited by DL Larson,AJ Ballantyne, OM Guillamondeyni.New York: Macmillan Publishing Co, 1986.

喉部肿瘤是耳鼻咽喉科常见疾病，良性肿瘤以喉乳头状瘤最常见，约占喉良性肿瘤的80%左右。恶性肿瘤多以喉癌为主，在全身肿瘤中约占5.7%～7.6%，在头颈肿瘤中发病率占第二位，病理类型多为鳞状细胞癌。由于喉咽是重要的呼吸和消化通道，发生在此处的肿瘤往往引起明显的呼吸道和消化道症状，所以了解喉部的解剖、肿瘤的合理检查、治疗原则尤为重要。

第一节　应用解剖

喉是呼吸通道和发声的主要器官。它以软骨为支架、软骨间有肌肉、韧带和纤维组织膜相连接所组成的管腔。该管腔上口较大，下口较小，似一倒置的锥形管，上通喉咽，下接气管，其内面被覆黏膜，与咽部及气管黏膜相连续。

喉位于颈正中前部，舌骨之下。两侧有颈深部大血管（颈总动脉及颈内静脉等）和神经（迷走神经及颈交感神经等）。前部突出于两侧胸锁乳突肌之间，形成颈前中央的突起，与皮肤间仅有筋膜和颈前带状肌（胸舌骨肌等）相隔。后有喉咽与颈椎相隔。喉的最高点是会厌的上缘；最下端为环状软骨下缘。成年男性约相当于第3至第6颈椎平面。女性及小儿位置稍高。

喉的发育变化在出生后的前3年最显著，6岁以后变化较少，到14～16岁又有一显著发育阶段，男性尤为显著，一般称此时期为"变声期"。变声期前，男女两性喉腔大小无甚差异，男性变声期后，喉的前后径增加约一倍，以致声带明显增长，发声时音调降低，喉的上下径亦相应增加。女性变声期后声带增长不显著，声音改变亦不大，故成人两性喉的大小有较大差异（见表23-1-1）。

表 23-1-1　变声期前后声带长度变化（mm）

性别	变声期前	变声期后	成人
男	12～13	16～22	18～24
女	10～12	14～16	14～18

喉借甲状舌骨肌、胸骨甲状肌、咽缩肌等喉外肌的附着而悬附于舌骨之下，并与咽部相连，使喉的位置固定；但又随着吞咽动作，能有一定范围的上下活动。发声时，特别是在歌唱时，喉也有范围较小的上下活动。将甲状软骨向左右推移时，喉也可稍移动，并由喉软骨与颈椎摩擦而发出轻微响声。

一、喉的骨和软骨支架

喉的支架是由形状、大小不同的软骨与舌骨借韧带、肌肉等相互连接而组成（见图23-1-1）。这些软骨包括甲状软骨、环状软骨、会厌软骨、杓状软骨、小角软骨、楔状软骨和麦粒软骨。前三者为单一软骨，后四者左右成对。小角软骨、楔状软骨和麦粒软骨是位于杓状软骨的顶端和杓状会厌襞内的小软骨，无特殊临床意义。

1. **舌骨（Hyoid bone）**　略呈 U 形水平位。其两侧大角朝向后外方，舌骨体两端有小的突起，称小角，不属于喉。约有 20 组肌肉及韧带附于舌骨，具有支撑及维持下咽通畅的作用。如果将舌骨切除，也不会出现明显的畸形或生理功能的障碍。

2. **甲状软骨（Thyroid cartilage）**　是喉软骨中最大的一块。形状如同向后半开竖立着的两页硬书皮。两侧四边形软骨片称甲状软骨翼板，在颈前正中线汇合，相交处稍向后下倾斜。相交的角度男女不同。男性呈直角或锐角，向颈前中央突出，明显可见，其上端最突出处称喉结。女性翼板的交角较大，约120度，呈弓形，外突不明显，故在颈前部看不到喉结。

甲状软骨上缘形如突起的弧弓，其正中于喉结的上方凹陷呈"V"形切迹，称甲状软骨上切迹，在颈部手术时常作为测定颈正中线的重要标志。两侧翼板的后缘向上、下两端延伸，呈小柱状突起，分别称为上角和下角。上角较长，借甲状软骨侧韧带与舌骨大角相连；下角较短，其末端的内侧面有一圆形小关节面，与环状软骨外侧方的关节面相接，组成环甲关节（见图23-1-2）。

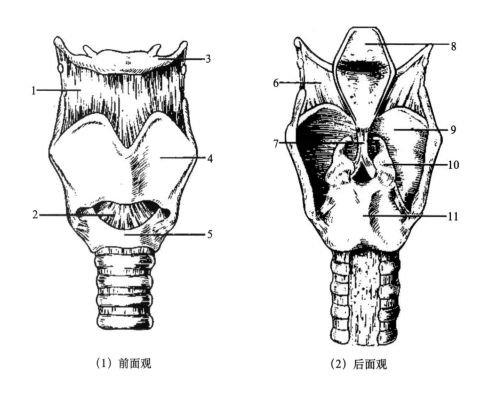

（1）前面观　　　　　　　　（2）后面观

图 23-1-1　喉的软骨

1. 甲状舌骨膜　2. 环甲膜　3. 舌骨　4. 甲状软骨　5. 环状软骨　6. 甲状舌骨膜
7. 甲会厌韧带　8. 会厌软骨　9. 甲状软骨　10. 杓状软骨　11. 环状软骨

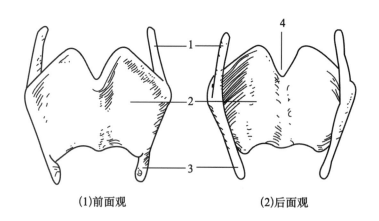

（1）前面观　　　　　　　　（2）后面观

图 23-1-2　甲状软骨

1. 上角　2. 翼板　3. 下角　4. 甲状软骨上切迹

甲状软骨翼板的外侧面有一条自后上方向前下方走行的"嵴"，称斜线，起自上角根部稍前方的上甲状结节，下至翼板下缘的下甲状结节。此斜线是胸骨甲状肌的终止处和甲状舌骨肌及下咽缩肌的起始处。斜线前部的翼板较大，覆以甲状舌骨肌；后部较小，为咽下缩肌所覆盖。

甲状软骨翼板的内侧面较光滑，呈轻度凹面，其上下两端覆以黏膜。两侧翼板相交的正中、甲状切迹的下方借甲状会厌韧带与会厌软骨的根部相接。在此下方是两侧室带和声带的前端附着处。甲状肌、甲状会厌肌和声带也起于此处。声带和室带前端的附着点，男性约在上下缘平面的中点处，女性稍高于男性。

甲状软骨上缘借甲状舌骨膜及甲状舌骨肌与舌骨相连接。甲状舌骨膜是弹力纤维组织，其正中部较厚，称甲状舌骨正中韧带，其两侧的后缘亦稍厚，称甲状舌骨外侧韧带；其两侧的中间部分较薄，喉上神经的内支与喉上动脉并行，均穿过此膜的中部进入喉内。

甲状软骨下缘借环甲膜及环甲肌与环状软骨相连接。

环甲膜是喉弹力圆锥的前部，呈三角形，较坚韧，或称环甲韧带。在其两侧为环声带膜。

3. 环状软骨 (Cricoid cartilage)　形状似带印章的指环，是呼吸道唯一的呈完整环形的软骨，它对保持喉和气管上端管腔的通畅有重要作用，如有损伤，则可能引起喉狭窄。

环状软骨较甲状软骨小，但较厚而坚硬，是形成喉腔下部的前壁、侧壁、特别是后壁的支架。其前部较窄，称环状软骨弓，正中部的垂直径约 5～7mm，两侧向后延伸部分逐渐增宽。弓前部正中的两侧为环甲肌附着处 (见图 23-1-3)。

环状软骨弓是施行气管切开术的重要标志。用手指触及喉结沿正中线向下，越过稍内凹的环甲膜即可触及。头稍后仰环状软骨弓亦可显露于胸骨上窝的上方。在行气管切开术时，应随时触摸环状软骨，以便认清气管，防止迷失方向。特别是手术困难的病例，更应注意。

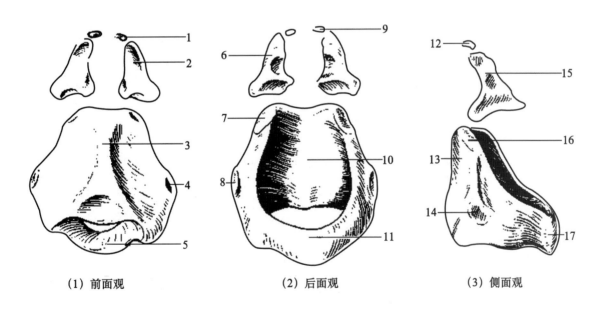

（1）前面观　　　　　　　　（2）后面观　　　　　　　　（3）侧面观

图 23-1-3　环状软骨、杓状软骨及小角软骨

1. 小角软骨　2. 杓状软骨　3. 板　4. 环甲关节小面　5. 弓　6. 杓状软骨　7. 环杓关节面　8. 环甲关节小面　9. 小角软骨
10. 板　11. 弓　12. 小角软骨　13. 板　14. 环甲关节小面　15. 杓状软骨　16. 环杓关节面　17. 弓

环状软骨的后部较宽，呈四方形，称环状软骨板，其垂直径约 2～3cm。其下缘与弓的下缘在同一平面，其上部向上突入甲状软骨翼板两侧后缘之间。板的背面正中有一条自上而下的嵴突，

食管纵肌部分纤维附于此嵴突，嵴突的两侧为环杓后肌的起始处。板的上部两侧的斜面上，各有一半圆柱状狭长突起，是与杓状软骨相连接的关节面。板的下部两侧近环状软骨弓处的外侧面，

各有小圆形的关节面，与甲状软骨下角内侧面的关节面共同组成环甲关节。在此关节面与环甲肌附着处之间是咽下缩肌的附着处。环状软骨的下缘较平整，近于水平，借环状软骨气管韧带与第一气管环相连。上缘由于环状软骨板较大而呈由后向前的倾斜形，其前部借环甲膜与甲状软骨相连接。其两侧有环声带膜和环杓侧肌附着。环声带膜是喉弹力圆锥的一部分。

（四）杓状软骨（Arytenoid cartilage）又名襞裂软骨。位于喉后部，环状软骨板的上方，左右各一，形似三角形锥体，有三个面和底部及顶部。大部分喉内肌起止于此软骨（图见23-1-3）。

杓状软骨顶部稍向内、向后倾斜，小角软骨接于其上。底部为半圆形凹槽，跨在环状软骨板上部的关节面上，共同组成环杓关节。底部呈三角形，其前角称声带突，声带和室带的后端附着于此处。底部的外侧角是肌突，突出明显，环杓后肌附着于其后部；环杓侧肌附着于其侧部。底部的后内角有杓肌附着。前外侧面凹凸不平，甲杓肌和环杓侧肌的部分肌纤维附着于此面的下部。后外侧面为较平滑之凹面，杓肌附着于此。内侧面或称中央面较狭窄而光滑、平整，构成声门后端的软骨部分，约占声门全长的1/3。

（五）会厌软骨（Epiglottic cartilage）位于喉入口的前方，舌及舌骨之后，是一树叶状、黄色的薄弹性软骨。表面不平，并有多数血管及神经穿行的小孔。其下部呈细柄状称会厌软骨茎。会厌软骨不直接与其他软骨相连，其柄借甲状会厌韧带附着于甲状软骨内面正中上切迹的下方，再下即为两侧声带的前端。会厌软骨上缘游离，成人多呈圆形，平展，较硬。在儿童中，其两侧缘向内卷曲，呈"Ω"形，较软。少数成年人也可呈卷曲状。

会厌软骨由前下向后上倾斜，其上面向前，称为舌面；其下面向后，称为喉面。表面均被覆黏膜与咽及喉的黏膜相连续。舌面的黏膜较疏松，如有感染极易肿胀。会厌软骨两侧黏膜与杓状软骨相连的黏膜形成皱襞，称杓状会厌襞，此襞与会厌上缘构成喉入口的上界。舌面正中与舌根黏膜形成的襞，称舌骨会厌襞。舌骨会厌襞的两侧低凹处称舌骨会厌谿。

会厌软骨舌面下部之前，甲状舌骨膜之后，

舌骨之下称为会厌前间隙，此处是由疏松结缔组织和脂肪组织构成，会厌舌面癌常可侵及此间隙，甚至可穿破甲状舌骨膜向颈前扩展。

会厌软骨虽不是喉腔的主要支架，但为喉入口的前沿，吞咽饮食时会厌软骨下压，盖住喉入口，食物经会厌舌面至两侧梨状窦，进入食管，因而不致误入喉腔。

（六）小角软骨（Corniculate cartilages）位于两侧杓状软骨顶部的圆锥形小结节状软骨，包在杓状会厌襞内，有时与杓状软骨融合在一起。

（七）楔状软骨（Cuneiform cartilages）是小片状软骨，位于小角软骨的前面，也包在杓状会厌襞内。

（八）麦粒软骨（Tritica cartilages）位于甲状舌骨侧韧带中的圆形纤维软骨，数目不定，不经常存在。它是胚胎期甲状软骨与舌骨直接连结的残余物。

二、喉肌

喉的肌肉分为喉外肌和喉内肌。

喉外肌包括甲状舌骨肌和胸骨甲状肌等附着于喉部及邻近组织的肌肉，其作用是固定喉部及使其上下运动。这些肌肉属于颈部及颌下的肌群，故不在此详细叙述。

喉内肌（见图23-1-4）包括成对的甲杓肌、环甲肌、环杓侧肌和环杓后肌，以及单一的杓肌。喉内肌都是横纹肌，司声门和喉入口的开闭以及声带的弛张。现分述如下：

1. **甲杓肌（Thyreoarytaenoid muscle）** 是声带本身的肌肉，起自甲状软骨内面正中线甲会厌韧带附着处下方的两侧，向后上附着于杓状软骨声带突及前外侧面。分为内外两部分，其内侧部分称甲杓内肌即声带肌，其后端较厚，前端较薄。新生儿无声带肌，8个月后才开始有少量肌纤维出现，到7岁已有显著发展，但只占声带的中间部分，尚未到达其游离边缘，12岁才完全形成。外侧部分称甲杓外肌向上延展，部分纤维达杓状会厌襞及会厌软骨边缘。此延续部分又称甲会厌肌。

2. **环甲肌（Cricothyroid muscle）** 呈三角形，起自环状软骨弓外面正中线的两侧，向外上附着于甲状软骨下缘。肌纤维分为斜部及直部。斜部位于外侧，向上附着于甲状软骨板下缘侧面和甲状软骨下角的前面，此部肌纤维与咽缩肌纤维相连续。直部在前，附着于甲状软骨板下缘。

3. 环杓侧肌 (Lateral cricoarytenoid muscle) 起于环状软骨弓两侧的上缘，向后上止于杓状软骨肌突的末端。

4. 环杓后肌 (Posterior cricoarytenoid muscle) 起自环状软骨板背面嵴突两侧的浅凹处，向外上止于杓状软骨肌突的背面。在杓状软骨处其肌纤维较集中成束状，在环状软骨板背面较分散，上部纤维近于水平向，中间部为斜行，下部近于垂直。

5. 杓肌 (Arytenoid muscle) 又分为杓横肌和杓斜肌两部分。杓横肌横跨于两侧杓状软骨之间，并覆盖于杓状软骨后部凹面全部，附着于两侧杓状软骨肌突的背部及其外侧缘。杓斜肌位于杓横肌的表面，两侧肌束相互交叉呈"X"形。起自一侧杓状软骨肌突的背部，止于对侧杓状软骨的尖部。部分肌纤维经杓状软骨尖部侧缘，延展至杓状会厌突。此延续部分称杓会厌肌。

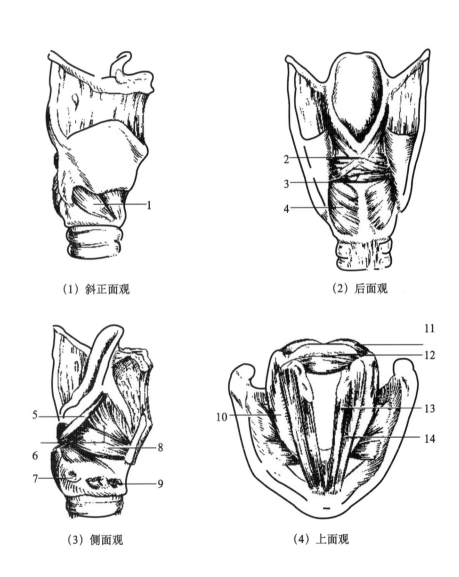

（1）斜正面观　　（2）后面观

（3）侧面观　　（4）上面观

图 23-1-4　喉内肌

1. 环甲肌　2. 杓肌（斜）　3. 杓肌（横）　4. 环杓后肌　5. 杓肌（斜）
6. 环甲肌　7. 小面　8. 环杓侧肌　9. 环甲肌（断面）　10. 环杓侧肌
11. 环杓后肌　12. 杓肌　13. 声带　14. 甲杓肌

喉内肌（见图 23-1-5）大体分为：内收肌（关闭声门裂）、外展肌（扩大声门裂）、紧张声带肌及降低会厌肌四组（见表 23-1-2）。

表 23-1-2　喉内肌运动简示

功能肌组	包括肌肉
内收肌（关闭声门裂）	环杓侧肌、杓肌
外展肌（扩大声门裂）	环杓后肌
紧张声带肌	声带肌、甲杓外肌、环甲肌
降低会厌肌	杓会厌肌、甲会厌肌

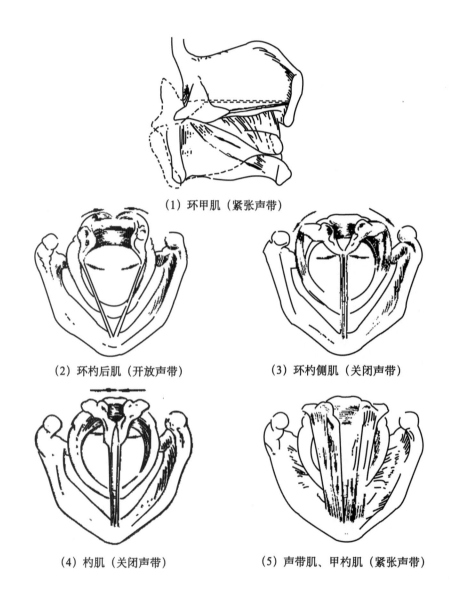

（1）环甲肌（紧张声带）

（2）环杓后肌（开放声带）　　　（3）环杓侧肌（关闭声带）

（4）杓肌（关闭声带）　　　（5）声带肌、甲杓肌（紧张声带）

图 23-1-5　喉内肌的主要作用

三、喉的关节

（一）环甲关节

环甲关节（Cricoarytenoid joint）是甲状软骨下角与相应的环状软骨的关节面形成简单的滑膜关节，由前、下和较大的环甲后韧带加强。环甲关节实际上是甲状软骨和环状软骨之间的两个共同支点，以这两个支点为轴，两软骨均可进行转

动性活动。

（二）环杓关节

环杓关节（Cricoarytenoid joint）环杓关节也是滑膜关节，由关节囊韧带和牢固的后韧带加强。杓状软骨的活动是沿着环甲关节面呈上下、内外、前后滑动，两侧杓状软骨相互远离或接近开闭声门。

四、喉腔

喉腔是由喉软骨支架围成的空腔。其上方经喉入口与喉咽部相通，下方于环状下缘与气管相接。喉腔内被覆黏膜，并与喉咽及气管黏膜相连续。在喉腔的中段，两侧黏膜自前至后向喉腔中央游离，形成两对襞，上面的一对称室襞即室带，或称假声带；下面的一对称声襞，即声带或称真声带。

（一）喉腔分区

以声带为界，喉腔分为上、中、下三个区，即声门上区、声门和声门下区（见图 23-1-6）。

1. 声门上区（Supraglottic area） 位于声带上缘以上，前壁为会厌喉面及其基部的会厌结节，二侧壁为襞，后壁为杓状软骨上部及小角软骨、杓间肌。

喉入口是喉腔通入喉咽的开口，此开口向后向上。入口之前上缘为会厌的上缘；两侧为杓状会厌襞，两侧杓状软骨之间（杓间区）的黏膜为入口的下后缘。杓状会厌襞内含有茎突咽肌、杓会厌肌等肌纤维及小角软骨、楔状软骨及杓状软骨。

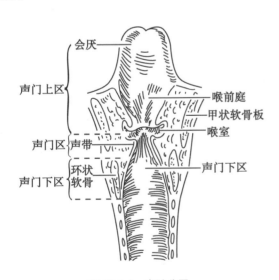

图 23-1-6　喉腔分区

从喉入口至室带的游离缘是喉腔的上部，称喉前庭，此结构上宽下窄，其前壁主要为会厌的喉面，前壁中央相当于会厌软骨柄附着处，呈结节状。后壁较前壁浅，为杓状软骨及小角软骨的前面。由于杓状软骨的活动，后壁的形状也随之改变。在吞咽时，由于会厌的活动，关闭喉入口，

喉前庭变小；在发声时，会厌软骨上举，喉入口扩大，喉前庭也随之变大。

室带是由黏膜、韧带（甲状上韧带，弹力圆锥的延展部分）和少量肌纤维所组成。前端附着于甲状会厌韧带的下方，后端附着于杓状软骨声带突的上方。其游离缘在声带外侧，并与声带的游离缘相平行，随声带活动而活动。在正常发声时，两侧室带不在中线靠拢。两侧室带之间的空隙称前庭裂。

从室带游离缘至声带的游离缘是喉腔的中部，称喉室。此部较小，呈纺锤形隐窝，前后狭窄，中间稍宽。前壁和两侧是甲状软骨翼板；喉室前部向上延展形成一小憩室，称喉小囊，或称喉室附属部。此囊向上可高达甲状软骨上缘，少数人甚至可突入甲状舌骨膜附近。

2. 声门区（Glottic area） 位于声带之间。包括左、右声带、杓状软骨和后联合。声带是由黏膜、韧带（甲状下韧带，也是弹力圆锥的延展部分）及肌肉（甲状内肌，即声带肌）所组成。两侧声带前端相融合成声带腱，附着于室带前端之下方，称前联合。成年男性前联合距甲状软骨上切迹约 8.5mm，成年女性稍高，约 6.5mm。后端附着于杓状软骨声带突。两侧声带之间的空隙称声门裂，简称为声门，是喉部、也是呼吸道最狭窄之处。声门裂呈等腰三角形，其顶在前、底在后，两侧声带的游离缘即此三角形的两腰。呼吸及发声时，声带的前联合固定，后部活动。深呼吸时，两侧声带外展，声门裂开大；发声时，两侧声带内收在中线靠拢，声门裂关闭。成年人于平静呼吸时，声门裂后部约 8mm，声带极度外展时可达 18～19mm。声带的长度因性别及年龄不同而有较大的差异（见表 23-1-1）。声门裂的前 3/5 为膜间部，即相当于前连合至杓状软骨声带突的前端；后 2/5 为软骨间部（或称呼吸部），即杓状软骨声带突的部位，此部即所谓后联合。声带的冠状切面呈三角形，上部扁平，下部呈由内向外的斜面，其游离缘菲薄。

3. 声门下区（Subglottic area） 位于声带下缘至环状软骨下缘之间，是喉腔的下部。其上部较狭小呈圆锥形，下部变宽呈圆形，如倒置的漏斗。此区的前壁及两侧壁为甲状软骨翼板的下部、环甲膜及环状软骨弓；其后壁主要为环状软骨背板。

（二）喉腔黏膜和黏膜下层

喉腔各部均被覆黏膜，与喉咽及气管的黏膜相连续，但各部黏膜的组织结构和厚薄不尽相同。声带、会厌舌面和喉面大部，以及杓状会厌襞为复层鳞状上皮；自会厌喉面下部起，喉腔其他各部为假复层柱状纤毛上皮所组成，纤毛长约 $3.5 \sim 5\mu m$，纤毛运动朝向喉入口。但是在声带边缘有一潜在的黏膜下间隙，称 Reinke 间隙，这个间隙位于上皮和韧带之间，在声带的上面和下面。

会厌喉面、声带、小角软骨和楔状软骨处黏膜与下层附着甚紧。会厌舌面黏膜较松软、与下层附着不紧，声门下区和杓状会厌襞处黏膜下层有较多疏松结缔组织，以婴幼儿的声门下区更为明显，因此，当有感染时极易发生肿胀，从而引起喉阻塞。

喉室及室带的黏膜较厚，声带的黏膜最薄，尤以声带的游离缘为甚。仅 8 ～ 10 层细胞，而且声带的黏膜下层组织缺如，菲薄的黏膜直接附着于声韧带上，所以，在间接喉镜检查时，声带呈珠白色。

喉腔内除声带外，其他各部均有黏液腺，以喉小囊处最为丰富，约有 7 ～ 8 个腺体开口，分泌黏液以润滑声带。

喉室黏膜下层有少量淋巴组织（滤泡）集聚，有"喉扁桃体"之称，或称为 Prenkel 扁桃体。

五、喉的间隙

喉的间隙与喉癌的生长扩散有关，也关系到喉癌保留喉功能手术的适当切除。

（一）会厌前间隙

会厌前间隙（Preepiglottic space）亦称 Boyer 间隙。前由甲状软骨上部及甲状舌骨膜、上由会厌谿底黏膜下的舌骨会厌韧带及后由会厌和方形膜围成，呈漏斗形。间隙内含有脂肪及疏松结缔组织，有淋巴管但无淋巴结。间隙向外侧延伸与声门旁间隙相通。因甲状舌骨膜为喉的前界，会厌前间隙是完全位于喉内的间隙。

（二）声门旁间隙

声门旁间隙（Paraglottic space）前外由甲状软骨、下为弹性圆锥，内侧为喉室及方形膜和后为梨状窦黏膜围成。内有声带肌（甲杓肌及声肌），其周围以膜与会厌前间隙向后突出的脂肪相隔。此间隙经环甲间隙直接与颈部的喉旁组织相通，是喉癌向喉外扩散的重要途径。

（三）任克间隙

任克间隙（Reinke's space）声带游离缘被覆以鳞状上皮，内无腺体，非常疏松地与其深面的声肌相连，因此其具有宽广的活动度。这种上皮与肌肉连接，称之为任克间隙。实际上是固有层，并无潜在间隙。此固有层具有浅、中、深三层，由于其弹性和胶原纤维的密度不同，其颤动度亦不同。深层为声韧带，含胶原纤维最多，最韧。中层含弹性纤维最多，其密度由上皮层向肌侧逐渐减少。浅层内含弹性及胶原纤维最少，其颤动度最大。

由于层间结构的变化是逐渐的，其层间的颤动度也随之改变。因此上皮的颤动度不受深部肌肉的影响。

六、喉的神经、血管及淋巴

喉的神经有喉上神经和喉返神经，两者均为迷走神经的分支。一般认为喉上神经主要司喉黏膜的感觉和环甲肌的运动；喉返神经主要司除环甲肌以外其他喉内肌的运动。

1. **喉上神经（Superior laryngeal nerve）** 迷走神经在颈部的第三个分支，在结状神经节（nodose ganglion）的下缘，约相当于舌骨大角平面从迷走神经分出，并接受了部分交感神经纤维，在颈动脉的后面向前向下走行，于喉外约距结状神经节 2cm 处分为内支和外支。

（1）喉内支主要为感觉神经，司声带以上喉黏膜的感觉。从喉上神经分出后，向下与喉上动脉（甲状腺上动脉的分支）伴行，在该动脉的上方，约于距甲状软骨上角前方及甲状软骨翼板上缘各 1cm 处穿过甲状舌骨膜入喉，在梨状窦处较为浅表，位于黏膜之下，故以表面麻醉剂涂布梨状窦可达麻醉喉部之效。喉内支入喉后又分为上支和下支。上支或称为前支，分布于喉前庭的前外侧壁；下支或称为后支，分布范围较上支为广，包括舌会厌襞、杓状会厌襞、杓间区、杓状软骨背板和喉室的黏膜。

（2）喉外支主要为运动神经，较喉内支小，位于其下方。自喉上神经分出后，与甲状腺上动脉相伴，下行于胸骨甲状肌表面，然后穿过咽下缩肌而终于环甲肌，径路中有小分支至咽缩肌及甲状腺。

2．喉返神经 (Recurrent laryngeal nerve) 发自迷走神经颈段，左右两侧走行，径路不完全相同。左侧喉返神经在主动脉弓平面附近自左侧迷走神经分出，绕主动脉弓返至颈部；右侧喉返神经位置较高，在颈根部左侧、锁骨下动脉之前自右侧迷走神经分出，绕过此动脉返至颈部。两侧喉返神经在颈部均位于颈总动脉后内侧，气管食管间沟上行，于咽下缩肌的下缘、甲状软骨下角与环状软骨所形成的关节的后面上行入喉。

喉返神经可在喉内或喉外分支，大多数在喉外分为前支和后支两支（图23-1-7），有少数分为3支或4支。前支较粗，终于除环甲肌及环杓后肌以外的喉内诸肌，司管这些喉内肌的运动；后支入喉后止于环杓后肌，司管该肌的运动。也有少数人有小分支至杓肌。喉返神经有部分纤维与喉上神经喉内支吻合，形成Galmi襻，司管声门以下喉黏膜的感觉。

喉返神经自迷走神经分出的部位中，右侧有在颈部环甲关节平面即自迷走神经分出者，左侧多自主动脉弓下线平面分出，也有在主动脉弓上缘平面甚至在主动脉弓上缘以上即自迷走神经分出者。如自主动脉弓上缘或上缘以上处分出，若患者伴有心脏扩大，则可由于心脏重力的牵引，较易发生喉返神经瘫痪。

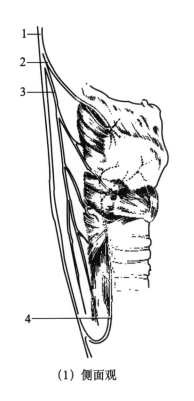

（1）侧面观

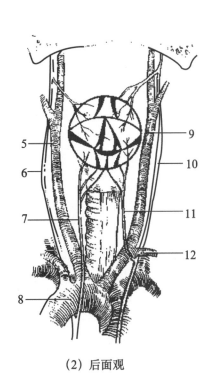

（2）后面观

图 23-1-7　喉的运动神经简示

1．迷走神经　2．喉上神经（喉内支）　3．喉上神经（喉外支）　4．喉返神经　5．颈总动脉
6．迷走神经　7．喉返神经　8．主动脉弓　9．颈总动脉　10．迷走神经　11．喉返神经　12．锁骨下动脉

3．血管 喉的血管来源有二：一为甲状腺上动脉（来自颈外动脉）的喉上动脉和环甲动脉（喉中动脉）；一为甲状腺下动脉（来自锁骨下动脉）的喉下动脉。喉上动脉在喉上神经的前下方穿过甲状舌骨膜进入喉内。环甲动脉自环甲膜上部穿入喉内。喉下动脉随喉返神经于环甲关节后方进入喉内。静脉与动脉伴行，汇入甲状腺上、中、下静脉。

4.淋巴 喉的淋巴引流,与喉癌的局部扩展以及向颈部转移有密切关系。喉的淋巴分成两个高度分隔的系统,即浅层和深层淋巴系统。

(1)浅层淋巴系统:为喉的黏膜内系统,左右互相交通。

(2)深层淋巴系统:为喉的黏膜下系统,左右互不交通。声门区几乎没有深层淋巴组织,故将声门上区和声门下区的淋巴系统隔开,又因左右彼此互不交通,故喉的深层淋巴系统可分成4个互相分隔的区域:即左声门上,左声门下,右声门上及右声门下。婴儿和儿童的淋巴管更发达,既稠密又粗大。随着年龄的增长,喉的淋巴组织有某种程度的退化。

喉腔各区的淋巴分布引流情况:

(1)声门上区:淋巴组织最丰富,淋巴管稠密而粗大。除喉室外,此区的毛细淋巴管在杓会厌襞的前部集合成一束淋巴管,穿过梨状窦前壁,向前向外穿行,伴随喉上血管束穿过甲状舌骨膜离喉;多数(98%)引流至颈总动脉分叉部的颈深上淋巴结群,少数(2%)引流入较低的淋巴结链和副神经淋巴结链。喉室的淋巴管穿过同侧的环甲膜、甲状腺进入颈深中淋巴结群(喉前、气管旁、气管前和甲状腺前淋巴结)和颈深下淋巴结群。

(2)声门区:声带几乎无深层淋巴系统,只有在声带游离缘部位有稀少纤细的淋巴管,故声带癌的淋巴结转移率极低。

(3)声门下区:较声门上区稀少,亦较纤细。可分为两部分:一部分通过环甲膜中部进入气管前淋巴结(常在甲状腺峡部附近),然后汇入颈深中淋巴结群;另一部分在甲状软骨下角附近穿过环气管韧带和膜汇入颈深下淋巴结群、锁骨下、气管旁和气管食管淋巴结群。

环状软骨附近的声门下淋巴系统收集来自左右两侧的淋巴管,然后汇入两侧颈深淋巴结群。故声门下癌有向对侧转移的倾向。

第二节 喉的良性肿瘤

一、外胚层来源肿瘤

(一)喉气囊肿

喉气囊肿(Laryngocele)是喉室小囊病理性囊性扩张。与喉囊肿的区别在于后者有完整的包膜且与喉室不通,前者则与喉室相通,病理学上的区别在于前者表现为囊壁内层为假复层纤毛柱状上皮,基底膜脆弱,囊壁由含有细小血管网的纤维组织束、腺体、平滑肌纤维、散在的淋巴细胞团及少数杯状细胞所组成,后者病理上表现为囊壁被覆鳞状上皮。喉气囊肿罕见,国内无发病率统计,国外 Maran 等统计年发病率为 1/250 万,各年龄组均可发病,文献记载以 50～60 岁居多,男女之比为 5:1,且单侧发病为主。笔者检索中国期刊全文数据库 2005～2010 年间全国新发病例不超过 15 例,最小报道发病年龄仅仅出生后12 天。

1.病因与来源 本病的病因不明,目前有三种学说:

(1)先天性喉室小囊过度扩张学说:患者原有先天性喉室小囊过长,后因某种因素(如举重、唱歌、吹乐器、用力分娩)使喉内压力高,致喉室小囊被高压空气所扩张;

(2)活瓣及堵塞分割学说:喉室小囊开口处有单向活瓣形成,空气易进难出,日久则形成含气囊肿,如此时喉室小囊与喉室间的联系被中断则发展成囊肿,若有继发感染则发展成脓囊肿;

(3)炎症学说:本病可能与外伤、结核、肿瘤有关。

2.临床分型以及临床表现 根据喉气囊肿所在部位,分为三种临床类型:

(1)喉内型 膨出仅限于喉内,向上可达杓会厌皱襞;该型患者喉气囊肿体积小时多无症状,待生长到相当大时开始出现症状。常见表现为声嘶、发声改变、发音不清,气囊肿大者可有喉鸣、呼吸困难、吞咽困难。囊肿若有感染则有疼痛、喉部压痛,呼吸有臭味,若有分泌物进入喉内,可致剧烈咳嗽。

(2)喉外型 囊肿自喉室小囊向上穿过甲状舌骨膜膨出于颈部,喉内无膨出;临床表现为颈前方相当胸锁乳突肌前缘与舌骨之间区域出现一圆形突起的肿物，时大时小，触之甚软，用手挤压可渐缩小并可闻及泄气声，伴有感染者出现局部红肿、压痛等局部炎症表现。

（3）混合型　内外两型同时存在，囊的两部分与甲状舌骨膜处有峡相连。混合型症状可兼具以上二型症状，也可以喉内型或喉外型症状为主，这取决于喉气囊肿主体所在位置以及具体大小。

许多学者认为没有单纯的喉外型，因喉气囊肿皆来源于喉室小囊，喉内必有一部分，因较小未发现而已。根据统计分析，约 70 % 为喉内型，25 % 为喉外型，5 % 为混合型。

3. 诊断　喉外型和混合型的诊断主要根据症状、检查及 X 片、B 超、颈部 CT 或者 MRI 检查作出判断。如颈部有囊性包块，触之甚软，用手压之缩小，作 Valsalva 动作时包块增大，用空针穿刺抽吸有气体，且包块缩小，诊断即可成立。X 线平片可显示含气的囊腔，若行 Valsalva 试验气囊可增大，用手按压肿物则常可使之缩小，这只能说明它与喉室相通，但无法显示喉室与囊肿之间的通道；若为含液的囊肿则诊断有一定的困难，因而平片难以做到定性诊断。CT 诊断本病较易，可显示囊肿内容物的性质，有时还可显示与喉室的通道，了解喉室有无其他疾患，如淀粉样变性、喉癌等；还可显示囊外的组织是否受累，基本上可达到定位和定性诊断的目的。MRI 诊断本病更易，含气的囊肿在 T_1WI 和 T_2WI 均呈极低信号，无强化，多方位成像常可显示与喉室相连的通道，此为特征性改变。喉内型的诊断须在直接喉镜下仔细观察，特别注意肿物的大小是否随呼吸而改变。吸气时缩小，用力鼓气时增大为重要诊断依据。如用直达喉镜前端或喉探针压迫，肿物逐渐缩小，有助于诊断。

4. 鉴别诊断

（1）喉囊肿：喉气囊肿主要应与喉囊肿相鉴别。可从以下四点进行鉴别：①临床特点：前者做 Valsalva 鼓气动作，包块可增大，后者无此表现；②影像学特点：前者与喉腔相通，后者与喉腔不相通；③辅助检查：穿刺前者囊内一般含气体，也可含部分液体，后者囊内一般为黏液；④病理学特点：前者囊壁主要内衬假复层纤毛柱状上皮，后者主要内衬鳞状上皮。

（2）喉室脱垂：从喉室突出的喉内型气囊肿须与喉室脱垂相鉴别。喉室脱垂多为喉室黏膜炎性水肿或肥厚，自喉室脱出。其特点是位置一定在喉室口处，可以器械推送回喉室内且其体积不随呼吸改变。

（3）鳃裂囊肿、甲状舌囊肿、皮样囊肿及囊性水瘤相鉴别：主要区别在于喉气囊肿时大时小，用手挤压可缩小，X 线检查含有含气阴影。而其他各种囊肿无此特点。

（4）喉结核、喉淀粉样变及喉癌等皆可伴发喉气囊肿，应该予以特别注意。

5. 治疗　治疗上主要为手术切除，喉内型可应用支撑喉镜下激光切除术或喉裂开术，喉外型采用颈外入路手术。紧急情况下可行气囊穿刺术缓解呼吸困难。术中尽可能避免进入喉腔，免除气管切开的痛苦。

（二）喉囊肿

喉囊肿（Laryngeal cyst）是由于先天或后天因素所致喉黏膜黏液腺管受阻致黏液潴留而引起的喉部囊性病变。

1. 分类　根据其病因可分为以下几类：

（1）先天性囊肿：先天性喉囊肿多发生于喉上侧壁，也可源于喉室、喉室带或声带，为喉黏膜、黏液腺管口阻塞形成潴留囊肿，或因胚胎发育异常，如喉室中胚胎细胞隔离或从第三鳃囊发生。新生儿先天性喉囊肿较罕见，起病迟者多，最早报道出生后数天即可发病，严重者可导致喉梗阻。

（2）后天性黏液潴留：因炎症或机械因素使黏液腺管受阻而致黏液潴留。可见于喉的任何部位，但最常见于会厌舌面和喉室，因该处富于腺体。囊壁内层为鳞状、立方状或柱状上皮。壁薄而柔软，内含黏稠乳白色或淡褐色糊状物。需要特别说明的是，肿瘤或喉部开放手术导致喉部黏膜腺管分泌受阻，也可导致喉部囊肿的发生。

（3）表皮样囊肿：发生于喉上部黏膜，最常见于会厌谿中，常多发，形小，色黄，不透明，可活动。囊壁内层为复层鳞状上皮，外层为纤维组织，囊内充满鳞状细胞碎屑。

（4）假性囊肿：喉部的良性肿瘤例如腺瘤纤维瘤可发生囊性变，导致囊肿发生，但此类囊肿在病理学上不是真正的囊肿，因为其'囊肿'内壁所被覆的不是上皮组织。

2. 临床表现 多数囊肿小者可无症状，大者可有咽部不适或堵塞感，继发感染时有喉痛，累及声门者有声嘶甚至呼吸困难。喉镜检查见囊肿多为淡红色呈半球形，壁薄而光滑，穿刺可吸出棕褐色或乳白色液体。对于体积较大的阻塞声门囊肿，为确定囊肿范围和性质，CT 或 MRI 检查是必要的，特别是有喉部手术史者。

3. 治疗 治疗方法为多分为两种：

（1）对于体积小能在喉镜下暴露完整的囊肿，可在显微支撑喉镜或直达喉镜下将囊壁大部咬除，近年来亦有采用以激光或射频刀将囊壁打通或切除。不可采用穿刺囊肿取液手术，因疗效不确切且容易复发，但紧急情况下可行穿刺抽液术，缓解呼吸困难，再行手术完整切除囊壁。近来也有采用平阳霉素囊肿内注射以治疗囊肿者，长期疗效尚未有确切报道。

（2）对于喉部较大囊肿已突入声门旁间隙会厌前间隙或喉外者，应该采用颈部入路手术治疗。

（三）喉乳头状瘤

喉乳头状瘤（Papilloma of larynx）是喉部最常见的良性肿瘤，约占喉部良性肿瘤的80%，1995 年的一项调查发现美国该病发病率为儿童4.3 / 10 万，成人为 1.8 / 10 万。根据发病年龄不同，分为成人型喉乳头状瘤和儿童型喉乳头状瘤二种，成人喉乳头状瘤的男女发病率无明显差别，可发生于任何年龄，儿童型喉乳头状瘤好发于 2 ～ 4 岁儿童。

1. 病因 目前认为该病与 HPV 感染密切相关。HPV 病毒已鉴定出的亚型有 90 多种，20世纪 90 年代已经使用病毒探针检测出 HPV6 和HPV11 是人类喉乳头状瘤的主要致病病毒。HPV病毒通过进入上皮的基底层细胞转录 RNA 并翻译病毒蛋白而致病。在喉乳头状瘤患者的乳头病灶的连续上皮中以及病灶周围外观正常的黏膜中都发现了 HPV 病毒颗粒，这可以部分解释喉乳头状瘤的手术后的易复发性。不同亚型的 HPV 病毒所引起的喉乳头状瘤严重性是不同的。PHV6、11、13、32 等低致病型 HPV 可引起皮肤黏膜良性病变，HPV16、18、45、52、56 常可导致恶变，HPV31、33、35、45 的生物学行为介于以上二类之间。HPV11 更容易导致儿童患者进行性气道阻塞及更大的气管切开概率。目前认 HPV6 和HPV11 是喉乳头状瘤的主要致病因素。主要的感染途径为患有生殖道尖锐湿疣的母亲经阴道分娩时将病毒垂直传染给孩子，使孩子感染乳头状瘤。统计学分析儿童型喉乳头状瘤面临的危险因素有以下三个特征：第一胎出生，经过阴道自然分娩，母亲为青少年期怀孕。成人型喉乳头状瘤的高危因素为多性伴侣、经常口交。

此外，不同的 HLA 等位基因患者对 HPV 病毒的易感性也是不同的，提示患者 HLA 分型可能在喉乳头状瘤的发病中也起到重要作用。

2. 临床分型及临床表现 根据喉乳头状瘤患者的发病年龄，可分为二型：成人型喉乳头状瘤和儿童型喉乳头状瘤。儿童性喉乳头状瘤常在年龄 2 ～ 4 岁之间发病（最早报道发病年龄为出生后一天），75% 的儿童型喉乳头状瘤在 4 岁前发病，女性多见。与成人型喉乳头状瘤相比，儿童型喉乳头状瘤临床表现更富有进展性，更易复发，而且发病年龄越低，复发进展性越强。据统计，3岁以前发病的儿童型喉乳头状瘤需多次手术（4次）的概率是三岁后发病的儿童型喉乳头状瘤患者的 3.56 倍，乳头状瘤的多部位发病率前者是后者的二倍。成人型喉乳头状瘤最常见的发病年龄为 20 ～ 40 岁，男性稍多于女性，总体发病率低于儿童型。尽管儿童型乳头状瘤更富有进展性和复发性，但成人型喉乳头状瘤也可具有复发和进展性。成人型喉乳头状瘤更易恶变。

喉乳头状瘤典型的临床表现为：声音嘶哑，严重的病例可有喉喘鸣和呼吸窘迫表现。常见的发病部位依次为：声带、室带、喉室、前联合、声门下、会厌喉面、襞裂。

3. 诊断 根据患者症状和喉镜检查，诊断多可明确。喉镜检查可见淡红或暗红色表面不平团块，患者以单蒂较多，复发者多广基。幼儿者则基底广，常多部位发生，常发生于声带、室带及声门下区。亦可蔓延至咽或气管，成人的乳头状瘤经多次摘除而复发者，要注意有恶变的可能。确诊有赖于病理。

典型的喉乳头状瘤病理表现为：乳头状瘤为来自上皮组织的肿瘤，由多层鳞状上皮及其下的结缔组织向表面作乳头状突出生长。于横切面上乳头呈圆形或长圆形团块，中心有疏松而富有血管的结缔组织，常不浸润其基底组织，可单发或多发。单发者多见于成人，好发于一侧声带边缘或声带前联合，也有两侧均受累者。多发者多见于儿童，可生长于声带、室带、喉室等处。反复手术复发者可见肿瘤扩展至声门下或气管、支气管中。

近来，有学者报道，同为 HPV 感染引起的喉部尖锐湿疣病例，患者女性有口交病史。乳头状瘤和尖锐湿疣在外观上有时难以区别，二种病理上的区别为：尖锐湿疣是由于人类乳头状瘤病毒（HPV）感染所致的性传播疾病，常发生于外生殖器、会阴部、肛门周围部位，多见于成年人。而发生于喉尖锐湿疣的病例报告不多，报告其外观多为灰白色、多发刺状新生物，质地稍硬，处置不易出血，基底部较广。临床上与喉乳头状瘤鉴别比较困难，确诊需病理切片及检测人类乳头状瘤。病理组织学两者均有上皮呈疣状或乳头状增生，棘细胞层增生肥厚。乳头状瘤为表皮角化过度，上皮细胞非典型增生少见；尖锐湿疣则为表皮角化不全，伴上皮细胞非典型增生，在胞质内有凹空细胞，胞核肥大，呈单核或双核，有时胞核有一定异型性，凹空细胞分散在棘细胞层浅部是诊断尖锐湿疣较特异的标准。但亦有学者认为，二者为同一病原体 HPV6、HPV11 引起的同一种疾病。

4．治疗

（1）外科治疗：喉乳头状瘤的治疗原则是在尽量保留喉功能的条件下，尽可能多地切除喉部乳头状瘤病变以改善和保留呼吸道的通气功能。需要注意的是声门区和声门下区的乳头状瘤患者不可过度切除乳头状瘤周围正常组织，以免造成严重的喉或喉气管狭窄。

关于手术麻醉，传统的喉乳头状瘤手术主张全麻条件下切除病变，但全身麻醉气管插管可能会造成气道黏膜的损伤以及 HPV 病毒的播散种植，因此，最近有学者主张对于轻度的中度的喉乳头状瘤，若无严重的术中喉梗阻危险，建议尽量可在不插管的条件下手术。但是对于重度广泛的喉乳头状瘤特别是多发的气道内乳头状瘤并呼吸困难者，为了手术的安全，行气管插管全身麻醉是必要的。

关于手术的范围，鉴于喉乳头状瘤的易复发性，以及病理上发现喉乳头状瘤周边黏膜也能检测到 HPV 病毒，对于成人复发性喉乳头状瘤和儿童型喉乳头状瘤，广泛的切除并不能杜绝喉乳头状瘤的复发，而且对于声门区和声门下区的乳头状瘤，过多切除乳头状瘤周围正常组织会造成严重的喉或喉气管狭窄，加之免疫辅助治疗手段的引入，因此手术的切除范围需在保留喉的发音功能和通气功能之间做出平衡。

外科手术方法包括传统的喉镜（显微支撑喉镜）手术、冷冻切除术、CO_2 激光切除术，585nm 脉冲染料激光手术（585-nm Pulsed dye laser）、低温等离子射频消融术、微型吸切器手术，

①传统的喉镜（显微支撑喉镜）手术：在 20 世纪 70 年代 CO_2 激光应用于耳鼻喉领域治疗以前，显微支撑喉镜和低温冷冻切除术是主流的治疗喉乳头状瘤的手术方法。当时嗓音显微外科治疗的重点是如何保护病变周围的正常黏膜，对于单发的局限的喉乳头状瘤仍是不可或缺的治疗手段，而且随着显微外科微瓣技术经黏膜下注射技术的引入，喉显微外科手术对于喉部发音功能的保留更富成效。

②冷冻切除术：CO_2 激光应用于耳鼻喉领域治疗以前，显微支撑喉镜和低温冷冻切除术是主流的治疗喉乳头状瘤的手术方法。传统的冷冻目前仍可用于大块的喉乳头状瘤的切除术。

③ CO_2 激光切除术：20 世纪 70 年代应用于耳鼻喉领域，在喉乳头状瘤治疗上具有里程碑意义。通过联合使用显微支撑喉镜，CO_2 激光可以做到对喉部病变的精细切除和良好的止血作用。CO_2 激光是 10600 nm 的电磁波，通过转化光能为热能对组织气化凝固而发挥作用。对于较大的喉乳状状瘤，CO_2 激光仍可分次切除。对于较大的喉乳头状瘤，除了常规切割气化操作，一个有效的技术称之为激光刷技术，具体使用方法为：将激光功率调整为最小功率。通常 2 到 3W。作用时间为 1 秒，激光束直径为 300 mm (0.3 mm)，将此 CO_2 激光按从前联合至后联合方向来回作用于喉乳头状瘤的表面，这样仅对乳头状瘤的表面进行气化和碳化而不伤及深部组织，然后再使用显微外科吸引器将起表面的碳化组织清除，然后反

复重重复操作，直至黏膜下层暴露出来。

④ 585nm 脉冲染料激光手术：585nm 脉冲染料激光的治疗原理是：585nm 的激光选择性光热解作用，毛细血管及血红蛋白对 585nm 波长的激光为吸收高峰，激光选择性地破坏红细胞并使毛细血管凝固，从而达到治疗目的，且不损伤周围组织。585nm 的激光选择性作用喉乳头状瘤表面的毛细血管内红细胞的血红蛋白，对之产生凝固破坏作用，从而破坏该部分毛细血管，破坏喉乳头状瘤的血供而不破坏其表面的黏膜。该手术创伤小，不产生瘢痕。缺点是不能对喉乳头状瘤行大块切除。

⑤ 微型吸切器手术：喉部微型吸引切割器发展自鼻科吸引切割器，吸引切割刀头更细更长并可调节刀头的角度，包括吸引和冲洗装置。结合显微支撑喉镜的使用，微型吸引切割器手术有以下优点：a. 术野清晰，切除精确。经支撑喉镜和显微镜观察下操作，可以充分显露病变与周围组织的界限，切割时出血及病变一并吸走，术野非常清晰。b. 对正常组织损伤少，切割钻刀头小，位于凹槽内，不易损伤正常声带组织，创缘平整，对内切缘组织无挤压。c. 手术可以双手操作。半导体激光所产生的烟雾，可一只手用吸引器吸除烟雾，双手操作，不受干扰。2004 年美国儿童鼻咽喉协会的调查显示：53% 的喉乳状瘤手术采用显微电动吸切器，而使用 CO_2 激光切除术的比例为 42%。

⑥ 低温等离子射频消融术：射频是利用 750kHz 的电磁波，在人体的病变组织中产生等离子体的场效应作用，使组织在 80℃下打开细胞分子键，瞬间使局部组织蛋白凝固、血管闭塞、组织变性坏死甚至脱落，其治疗时间短，无炭化，无辐射。射频手术术野清晰，手术时间短，痛苦小，患者术后组织充血水肿反应轻，损伤恢复快，且不影响正常的生理功能。但射频消融对于精细的切割范围的界定不如 CO_2 激光，切割的深度不易控制。

（2）辅助治疗：虽然外科治疗是治疗喉乳头状瘤的主要方法，但是对于喉乳头状瘤反复复发且外科手术治疗 1 年内超过四次的患者，大部分播散的喉乳头状瘤以及喉乳头状瘤复发生长迅速引发呼吸梗阻的患者，建议加用辅助药物治疗。

常见的药物有：干扰素、西多福韦、吲哚 -3- 甲醇、阿昔洛韦、异维酸、甲氨蝶呤，利巴韦林现在已少用。

① 西多福韦（Cidofovir）：是核苷类似物，进入细胞后，在细胞胸苷激酶的作用下转化为活性代谢物单磷酸酯、二磷酸酯和与磷酸胆碱的加成物。西多福韦二磷酸酯通过抑制 DNA 聚合酶，竞争性地抑制脱氧胞嘧啶核苷 - 5'-三磷酸酯整合入病毒的 DNA，减缓 DNA 的合成，并使病毒 DNA 失去稳定性，从而抑制病毒的复制。尽管目前国内外尚无 FDA 机构批准西多福韦用于治疗喉乳头状瘤，但目前一些试验已经证明喉乳头状瘤局部注射此药疗效确切，但也无效病例报告。文献中报道的常用的注射浓度为 2.5 mg/mL，可分次注射，间隔时间为 2 周，一般在全麻插管显微支持喉镜下进行。阻碍西多福韦在喉乳头状瘤下治疗中应用的除了无 FDA 机构的正式批件外，是其严重的副反应，最严重的副反应为肾毒性，声带肌的损害，肌内膜水肿等副作用也有报道。

② α- 干扰素（α-Interferon）：干扰素喉乳头状瘤的作用机制如下：a. 诱导一系列酶的活性，干扰病毒代谢，抑制其繁殖；b. 刺激机体的免疫反应，如提高自然杀伤细胞 (NK 细胞) 的活性，间接加强机体的免疫力，提高免疫监视能力；c. 对肿瘤细胞的生长有抑制作用，并改变宿主与肿瘤的相互关系。但 INF 对于已生长的肿瘤并无清除作用；d. 具有抗病毒和抗肿瘤作用，减少 DNA 合成。据报道 IFN 治疗喉乳头状瘤的完全缓解率在 30% 和 60% 之间，副作用一般多有畏寒、发热、厌食、呕吐、全身乏力、肝肾功能障碍、生长迟缓、痉挛性瘫痪等，干扰素用法为：$3 \times 10^6 U / m^2$ 肌注，每周 3 次，连用 4 周。

③ 5-FU：国内有学者报道肿瘤基底部 5-FU 和干扰素和手术联合治疗，总有效率为 77.8%。每次局部注射量为 1～2ml，需反复注射。

④ 吲哚 -3- 甲醇（Indole-3-carbinol，I3C）：吲哚 -3- 甲醇可以提高细胞色素 P4501A 活性而影响雌激素的代谢通路，提高雌二醇 2- 羟化酶活性及儿茶酚通路的代谢水平，从而提高激素的 2- 羟基 - 雌酮水平。吲哚 -3- 甲醇还通过降低 16α- 羟基雌激素通路来降低某些腺体器官的刺激，以显

示其抗激素样活性，抑制某些雌激素依赖性的肿瘤。临床试验发现：吲哚-3-甲醇可以治愈约 1/3 喉乳头状瘤而没有明显的副作用，主要的副作用为恶心和平衡失调。

（四）神经纤维瘤

喉神经纤维瘤（Neurofibroma）少见，多单发，也可多发，或伴发于全身性神经纤维瘤病，女性多于男性。肿瘤起源于神经鞘，多位于杓会厌襞，也可见于室带、声带。主要症状为声嘶，肿块较大者可有呼吸困难。喉镜检查可见圆形坚实有包膜的肿块。治疗以手术切除为主，肿瘤小者可由支撑喉镜下切除，大者可行咽侧切开术。喉神经纤维瘤生长较快，反复发生者更易恶变，因此主张完整切除。

（五）神经鞘膜瘤

喉神经鞘瘤（Neurilemmoma）的临床表现可神经纤维瘤相似，但极少恶变。好发于杓会厌襞、声带及室带，主要症状为声嘶，肿块较大者可有呼吸困难。检查见肿瘤呈圆形或椭圆形，表面光滑、质韧、色淡红，外观上与神经纤维瘤难以区别。两者均为神经鞘细胞来源，但在病理上和临床上都有区别：神经纤维瘤主要由雪旺细胞组成，但其细胞间质由胶原纤维及黏液样成分组成。此瘤无明显被膜，不易找到其发源神经，质地较硬，切面呈淡灰色，镜下见瘤细胞呈梭形扭曲，常梭形排列成细束状，细胞间有多量胶原纤维及玻璃样变与黏液样基质，呈黏多糖体的染色反应。神经鞘膜瘤发源于神经纤维的雪旺细胞，具有神经外膜组成的被膜。发源的神经可附着于被膜外或被膜下，但不穿过瘤体，肿瘤质软或硬，可有波动感，呈黄褐色或灰红色，可见有出血点，镜检细胞排列有核无核相同，紧密成栅栏状，或细胞排列疏松，呈网状，有水样基质。临床上的区别：神经纤维瘤常伴发神经纤维瘤病，缺少包囊，长得较大，易恶变，特别是位于软组织深部时；神经鞘膜瘤常单发，也可多发，体积较小，总有包囊。

治疗上因神经鞘膜瘤常有包囊，因此重要神经来源的鞘膜瘤可在保留神经功能的前提下包囊内切除。

（六）喉腺瘤

喉部腺瘤（Adenoma of larynx）很少见，为增生的腺体所构成，好发于喉室或喉室带，生长缓慢，表面光滑，有蒂或无蒂，边缘清晰。喉腺瘤可于直接喉镜下切除，有恶变的可能，应注意与喉腺癌相鉴别。

（七）化学感受器瘤

化学感受器瘤（Chemodectoma）起自副神经节组织，发生于喉部者少见，位于喉室带或杓状会厌皱襞，表面光滑，呈暗红色。症状主要为声嘶，偶可咯血。切除时易出血，英国 Hanna GS 报道喉化学感受器瘤 30% 为恶性，易淋巴结转移，侵袭能力强，恶性程度高，需行全喉切除术，放疗无效。关于化学感受器瘤的良恶性问题，目前意见尚有分歧。国内学者认为此瘤病理形态上属良性，但在临床表现上呈浸润性生长，国内病例报道提示化学感受器瘤生长缓慢，恶性程度不如国外报道高，可能与不同人种差异有关。

二、内胚层来源肿瘤

（一）软骨瘤

喉软骨瘤（Chondroma of larynx）是少见的源于喉软骨支架的喉良性肿瘤，好发年龄为 40～60 岁，男性发病率为女性的 3～5 倍。最常见发生部位为环状软骨后板的喉内侧面，占 70%～75%，其次为甲状软骨和杓状软骨，约占 15% 左右，另有极少数发生于会厌软骨。可发源于正常软骨或软骨外的胚胎残余，故有内生性和外生性之分。肿瘤由透明软骨组成，其中如有骨质形成，则称为骨软骨瘤。

喉软骨瘤生长甚缓慢，故症状隐匿，视肿瘤的大小及位置而异。发生于喉软骨外面者，仅在喉外可见坚硬之肿物，吞咽时随喉一起活动且无压痛。发生于喉内者，则可有声嘶、吞咽障碍和程度不等的呼吸困难。

喉部检查可见圆形基底较广的肿瘤，质硬而表面光滑，覆有正常黏膜。内生型常对软骨有破坏作用，外生型则仅有压迫作用。

喉软骨瘤以手术治疗为主，手术治疗的原则

是在尽可能保留喉功能的前提下切除肿瘤：对病变范围较小且边界清楚的肿瘤，可选择内镜下切除术；对病变范围较大的肿瘤，发生于环状软骨者可行喉裂开肿瘤切除术，若发生于甲状软骨者可行喉外进路黏膜下肿瘤切除术。注意广泛的切除喉部支架软骨，易导致喉狭窄。

（二）血管瘤

喉部血管瘤（Hemangioma）较少见，分为毛细血管瘤、海绵状血管瘤和蔓状血管瘤三种类型。前者较多，是由成群的薄壁血管组成，间以少量的结缔组织。如结缔组织较多，则称为纤维血管瘤。毛细血管瘤可发生于喉的任何部位，但以发生于声带者多见，有蒂或无蒂，色红或略紫，大小不定。海绵状血管瘤多发于婴幼儿，故有人认为系先天性的。由窦状血管所构成，质软如海绵，无蒂色暗红，表面不光滑，广泛者可侵及颈部皮下呈青紫色。蔓状血管瘤又称静脉血管瘤，除了具有海绵状血管瘤的那些临床表现外，因其病理特点是动静脉沟通丰富，往往有较粗口径的动脉，所以肿块触摸常有搏动感。

喉血管瘤的症状不显著，发生于声带者有声嘶，婴幼儿血管瘤有时因体积大可有呼吸困难。如有损伤可致程度不等的出血。

喉血管瘤无症状者，可暂不予治疗，对症状明显者施以显微激光手术、硬化剂注射、冷冻手术，也可采用平阳霉素局部注射，可取得一定效果，巨大喉部及颈部血管瘤累及喉部需行颈部入路行血管瘤切除术，需术前备血和准备良好的术中止血措施。对于婴幼儿血管瘤，有报道认为普萘洛尔是治疗声门下血管瘤的有效方法。

（三）喉纤维瘤

喉部纤维瘤（Fibroma of larynx）很少见，为起源于结缔组织的良性肿瘤。大小不一，瘤组织由纤维细胞及纤维束组成，血管较少。瘤体小者仅如米粒大小，大者可阻塞呼吸道引起喉梗阻症状。多发于声带前中部，易误诊为声带息肉，亦可见于声门下区或会厌。表面光滑，可呈蒂状，有时基部宽广，色由灰白到深红不一。质致密坚实，如发生黏液变性，则柔软、灰白如息肉。较小的

纤维瘤常与机化的血肿或慢性炎症所致纤维结节不易区别。症状视发生部位及大小而定。

手术切除为唯一治疗方法，小者可在直达喉镜或支撑喉镜下切除，大者须行喉裂开术切除。

（四）脂肪瘤

脂肪瘤（Lipoma）甚少见，可发生于任何年龄，见于会厌、杓会厌皱襞、梨状窦及舌根等处，由脂肪细胞及结缔组织构成。肿瘤表面光滑，大小不一，色微黄或略带红色，质软而有弹性，有蒂或无蒂。大者呈分叶状。症状视大小及发生部位而定，小者常无症状，大者可有声嘶、咳嗽、喉喘鸣、吞咽困难或呼吸困难。带蒂的脂肪瘤可阻塞声门，引起窒息。B超对喉脂肪瘤无诊断价值，增强CT可显示脂肪瘤典型的均质性低密度团块，其密度低于水，并能准确显示肿块大小。治疗为手术切除，有蒂且较小者可用绞断器切除，无蒂者或较大者则需行咽切开术或喉裂开术切除。

（五）淋巴管瘤

喉淋巴管瘤（Lymphogioma）发病率低，常见于婴幼儿及儿童患者。淋巴管瘤是少见的淋巴管源性良性病变，系淋巴管先天发育异常而形成的肿瘤样畸形。组织学上分为3型：毛细淋巴管瘤，又称单纯淋巴管瘤，多发于皮肤、黏膜，罕见；海绵状淋巴管瘤，呈多房性囊腔，周围间质多，多见于上肢、腋部；囊状淋巴管瘤，囊腔大，可单房或多房，相互沟通，腔内有大量淋巴液，多发于颈部，向下发展可累及上纵隔，瘤体较大时，常因压迫气管或大血管而影响呼吸或血循环，需手术治疗。喉部淋巴管瘤发生于喉部淋巴管较丰富的区域如会厌、喉室及杓会厌皱襞咽旁间隙等处。肿瘤由扩张的淋巴管组成。肿瘤生长缓慢，早期多无临床症状，肿瘤长大可有声嘶及影响呼吸、吞咽等。喉镜检查见肿瘤呈海绵状，色灰白或淡红，基底宽广，受压时瘤体可缩小，确诊有赖于病理切片报告。

治疗方法为手术切除。视肿瘤大小、基底宽窄及部位，可经直接喉镜或行喉裂开术，颈侧切开术切除肿瘤。巨大淋巴管瘤以喉梗阻呼吸困难入院求诊者，可先行粗针穿刺引流部分淋巴管液，以缓解呼吸困难，再行进一步诊治。

第三节　喉癌的病理类型及 TNM 分期

喉癌是头颈部常见恶性肿瘤，其发病率约占全身恶性肿瘤的 5%。喉癌的原发部位：以声门区居多，约占 50%～70%，声门上区则次之，声门下区为 5% 左右。喉癌多见于男性，男女之比为 7∶1～10∶1，以 40～70 岁多见。

一、喉癌的病理类型

（一）喉的癌前期病变肿瘤的发生一般认为要经过以下几个阶段：①增生角化；②角化异常增生（不典型）；③原位癌；④微侵癌；⑤深侵癌。国外有学者统计，1/5 的喉癌病人，至少在确认前一年喉黏膜已被发现有改变，多数学者认为喉癌甚少发生于原属正常的喉黏膜，因此重视癌前期病变的处理对喉癌的预防和早期诊断具有一定意义。

（二）原位癌

原位癌（Carcinoma in situ）首先由 Broders 提出，是整层上皮从表层到基底膜均为异形、未成熟、分化不良及排列紊乱的细胞，尚无浸润。间接喉镜下为白色或红色类炎性增厚斑。可为分离或弥散的半透明或较厚表面有裂隙的斑。较大的病变常伴发原位癌或微侵癌。

（三）微侵癌

微侵癌（Microinvasive carcinoma）又名表层癌（Superficial carcinoma）或早期浸润性癌（Early invasive carcinoma），是声带上皮内肿瘤细胞已侵入基底膜深部的基质内。

（四）深侵癌

深侵癌（Deeply invasive carcinoma）是癌细胞已超越基底膜下基质侵及声带肌。临床上除有声嘶外还有声带活动受限。

喉部原发性恶性肿瘤绝大多数为鳞状上皮癌，占 95% 以上，其余的可为腺癌、纤维肉瘤或软骨肉瘤等。

其大体形态可分为四种类型：

1. 浸润型：肿瘤生长以深浸润为主，边缘不整，界限不清，多有深溃疡形成。

2. 菜花型：外观似菜花呈外突性生长，深层浸润较轻，边界较清，不形成溃疡。

3. 包块型：瘤体呈球状基底较小，浸润较浅，似带蒂息肉，常下坠，很少有溃疡形成。

4. 混合型：兼有菜花及浸润型外貌，凹凸不平，浸润较深。

这 4 个类型中以浸润型及菜花型为多见。

二、TNM 分级及分期

根据喉癌的发生部位、生长范围和扩展程度，按国际抗癌协会（UICC）2002 年修订的 TNM 分期方案，标准如下：

（一）基本原则

本分级分期只适用于癌，必须有组织病理学的证实。

下列各项是判定 TNM 分期手段：

T 物理检查、喉镜和影像检查。

N 物理和影像检查。

M 物理和影像检查。

（二）解剖分区

1. 声门上区：

（1）上喉区（包括边缘区）

①舌骨上会厌（包括尖、舌面及喉面）。

②杓会厌襞喉面。

③杓状软骨。

（2）上喉区以外的声门上区

①舌骨下会厌。

②室带（假声带）。

2. 声门区

①声带。

②前连合。

③后连合。

3. 声门下区

（三）TNM 临床分级

T 原发肿瘤。

Tx 原发肿瘤难以判定。

T0 无原发肿瘤证据。

Tis 原位癌。

1. 声门上区

T1 肿瘤限于声门上区的一亚区，声带活动正常。

T2 肿瘤侵及声门上区一个以上解剖亚区黏膜或声门上区以外：如舌根部、会厌谿、梨状窦内侧壁黏膜，声带未固定。

T3 肿瘤限于喉内，声带固定和／或侵及环后区，梨状窦内壁和／或会厌前组织。

T4 肿瘤侵穿甲状软骨和／或扩展至颈部软组织，甲状腺和／或食管。

2. 声门区

T1 肿瘤限于一侧或两侧声带（可侵及前连合或连合），声带活动正常。

T1a 肿瘤限于一侧声带。

T1b 肿瘤侵及双侧声带。

T2 肿瘤扩展到声门上区和／或声门下区和／或声带活动受限。

T3 肿瘤限于喉内，声带固定。

T4 肿瘤侵穿甲状软骨和／或扩展累及喉外其他组织，如气管、颈部软组织、甲状腺、咽部。

3. 声门下区

T1 肿瘤限于声门下区。

T2 肿瘤扩展到一侧或两侧声带，声带活动正常或受阻。

T3 肿瘤限于喉内，声带固定。

T4 肿瘤侵穿环状软骨或甲状软骨和／扩展至喉外其他组织如气管、颈部软组织、甲状腺、食管。

N 局部淋巴结（颈部淋巴结）。

Nx 局部淋巴结难以判定。

N0 无局部淋巴结转移。

N1 同侧有单个转移淋巴结，最长径等于或小于3cm。

N2 同侧有单个转移淋巴结，最长径大于3cm，小于6cm；或同侧有多个转移淋巴结，其最长径不大于6cm；或两侧或对侧有转移淋巴结，其中无一大于6cm者。

N2a 同侧有单个转移淋巴结，最长径大于3cm，小于6cm。

N2b 同侧有多个转移淋巴结，其中无一大于6cm者。

N2c 两侧或对侧有转移淋巴结，最长径无一大于6cm者。

N3 同侧或对侧或双侧有转移淋巴结大于6cm者。

M 远处转移。

Mx 远处转移难以判定。

M0 无远处转移。

M1 有远处转移。

（四）分期

0 期 T1sN0M0

Ⅰ期 T1N0M0

Ⅱ期 T2N0M0

Ⅲ期 T3N0M0

T1～3N1M0

Ⅳ A 期 T4aN0M0；T4aN1M0；T1～3N2M0；T4aN2M0；

Ⅳ B 期 T4b 任何 N 和 M0；任何 T 和 N3M0；

Ⅳ C 期任何 T、任何 N，M1。

又根据 Border 按肿瘤细胞分化程度分级：G1 高分化；G2 中度分化；G3 低分化；G4 未分化；Gx 分化程度未定。

TNM 分级分期是基于治疗前体检、影像学检查、内镜、活检及其他有关各种检查和手术探查获得的证据进行制定的，如果对于某一病例确定 TNM 分组有困难时，则宜选用进展程度较高，即晚期的一级，分期也按此原则。根据术中发现及对标本进行全面检查后所做的分期，在 TNM 前冠以 P 表示，如 PT1N0M0。癌组织分化程度分级：G 为组织病理学分级，GX—不能判定分化程度，G1—高分化，G2—中分化，G3—低分化，G4—未分化。如在最后的手术治疗前作过其他疗法，则在 PTNM 前冠 Y 符号，如 YPTNM；复发性肿瘤可在 TNM 或 PTNM 前加 γ 符合。

第四节　喉癌的诊断和临床表现

一、症状

喉癌的症状根据病变部位和发生的情况而定，每一类型都有其特有症状，现按不同型的喉癌，将其症状介绍如下：

（一）声门上型

开始常无显著症状，但该区血供和淋巴分布极为丰富，癌症的发展较快，早期由于肿物的存在，可感到咽部不适和有异物感。肿物表面溃烂，则患者可有轻度咽喉疼痛，随病情的进展可逐渐加重。当癌肿向喉咽部发展时，疼痛可散射到同侧耳部，并可影响进食，但和喉结核相比，疼痛要轻得多，可有咳嗽，但不剧烈。癌肿溃烂后，痰中常带血，并有臭痰咯出，这种症状多见于晚期患者。声门上癌患者早期无声音嘶哑，当肿瘤侵及声带，或溃烂处的分泌物黏附于声带时，则有声音改变。因癌肿堵塞所致呼吸困难，多在晚期才出现。声门上区癌多发生于会厌喉面根部，室带及杓会厌襞。Cachin 报道 72 例早期声门上癌 T1-2，56 例发生于会厌的舌骨下部及室带，14 例为上喉区及 2 例喉室内。Coats 等报道 221 例中，89% 累及会厌，33% 累及室带，20% 累及杓会厌襞，7% 累及喉室。

声门上型喉癌的淋巴结转移出现较早，常先发于同侧颈总动脉分叉处，无痛，质硬，逐渐长大，并可向上、下沿颈内静脉深处的淋巴结发展。由于此型喉癌在早期无明显症状，不易引起患者和医生的注意，发展又比较快，所以，确诊时患者多已到晚期。

（二）声门型

为喉癌中最常见的类型。声带癌好发于声带前 1/3 和中 1/3 交界处的边缘，肿瘤很小就可以影响到声带的闭合和发声，所以声音嘶哑出现最早。声带表层的血管及淋巴管分布均较少，所以，肿瘤的发展极为缓慢，开始声嘶时轻时重，因癌肿增长，影响声带闭合，声嘶渐渐加重。肿瘤逐渐发展约 20%～25% 向前累及前联合，20% 向上累及室带下半，20% 向声门下扩展超过 5mm，15%～20% 向后扩展累及声带突及杓状软骨由于肿瘤和局部分泌物的刺激可引起咳嗽，但不严重。癌肿表面出现糜烂，则痰中可带血，但很少有大量咯血。疼痛和吞咽困难较少见，仅出现于晚期。声门为喉腔最狭窄的部位，癌肿长到一定体积，就可以堵塞声门，引起呼吸困难。此外，如声带运动已受影响，若停留在中线位使声门更为狭小、致发生呼吸困难。声带癌局限于声带时，颈部转移极少；当癌肿向声门上、下区发展，到疾病的晚期，则可发生颈侧淋巴结或喉前、气管前淋巴结的转移。

（三）声门下型

这种病变比较隐蔽，早期常无症状，喉镜检查亦不易发现。40% 以上的病人来诊时已有颈淋巴结转移或和甲状腺受累。如癌肿表面已溃烂，则可发生咳嗽，并有痰中带血现象。如果癌肿向上发展，侵犯声带深层组织，也可能伤及喉返神经或侵犯环杓关节，影响声带运动，则有声音嘶哑。癌肿继续增大，也可堵塞气道，引起呼吸困难。位于后壁的癌肿，易侵及食管前壁可以影响吞咽，处理困难，预后较差。总的来说，声嘶在声门下型的癌肿中，还是比较常见的症状，应加以重视。

二、检查与诊断

喉癌的诊断应综合患者病史，症状及体征及相应辅助检查，并应与其他疾病相鉴别。询问病史后，应对患者进行详细的检查，其步骤如下：

（一）颈部的检查

要从望、听、触诊几个方面进行。

1. 望诊 仔细观察患者的颈部，查看喉体大小是否正常，对称。喉体膨大说明甲状软骨已被位于其后的新生物所推开。一侧隆起则常由于癌肿侵蚀甲状软骨翼板，向颈前软组织侵犯所致。此外，还应注意颈侧有无肿大的淋巴结，有无呼吸困难和三凹征现象。

2. 听诊 主要是听患者的发声。早期，声嘶常属轻微，可以时轻时重，后来逐渐严重，很难好转。喉癌声嘶不及喉梅毒有力，也不似喉结核那样低弱无力。在晚期的患者中还可以听到不同程度的喉哮鸣声。

3. 触诊 触诊也很重要，先摸清舌骨和甲状软骨上缘连接处，如有饱满现象，则癌肿可能已侵及会厌前间隙；若甲状软骨一侧膨起，则显示癌肿已经穿破翼板；同时有压痛应想到已伴发软骨膜炎，或有局部脓肿可能。环甲膜常为癌肿穿破之处，检查时不可遗漏。也应注意甲状腺的大小和硬度，一例甲状腺肿胀，或质地变硬，常为癌肿侵及的后果。

如捏住喉头向左右推动，正常时可以感到软骨的摩擦音。这是由于甲状软骨和环状软骨后部与颈椎互相摩擦所致，若摩擦音消失，说明癌肿向后侵犯，已有肿胀出现，也显示癌肿已到晚期。

对颈部淋巴结的检查非常重要，检查时可以面对面地摸，也可以站在患者后面摸，后者可能比前者更有效。先沿胸锁乳突肌的前线，自乳突向下摸到锁骨上缘，检查沿颈内静脉走行的淋巴结的变化。在同侧舌骨平面，应特别注意颈总动脉分叉处的淋巴结是否有转移，仔细查淋巴结的大小、软硬、数目及其活动度。如有粘连，应判断其与何种组织粘连，如皮肤、肌肉、颈内静脉或颈总动脉。根据粘连的程度，决定是否可以手术。此外也应详细检查颌下三角区、颈后三角区、锁骨上区、喉前和气管前等处。对已有广泛局部转移者，还应该检查腋下淋巴结是否肿大。

对触诊有经验者，大体上可以辨别淋巴结的病变是属于转移性还是慢性炎症。但质硬而有粘连的淋巴结，不一定为转移性，质软而活动的淋巴结，亦可能已有转移灶存在，即使摸不到淋巴结，但在颈清术的标本中，可能发现有转移性淋巴结存在，这是因为淋巴结太小，或处于颈的软组织深部，检查较困难所致。

（二）间接喉镜检查

此为重要的检查方法，借此可以明了喉部病变的外观、深度和范围。必须查清喉内病变，并了解癌肿是否有侵入喉咽腔及舌根的情况，为喉癌的分期、分型提供资料。各型喉癌的间接喉镜所见如下：

1. 声门上癌 声门上型可分为会厌癌、室带癌、杓状会厌襞癌和喉室癌四种：

（1）会厌癌：这是发生于会厌喉面的癌肿，发病后会厌常被牵拉向下，检查时见会厌下垂，癌肿被会厌尖部挡住，不易发现，患者发"衣"音时，会厌不易抬起，因而容易漏诊。对可疑的患者应用钝钩将会厌钩起，则可发现菜花样、结节样或块状的癌肿病变，有时表面出现溃疡。待癌肿逐渐长大，癌组织常超出会厌边缘，此时诊断就较容易。会厌癌易侵入会厌前间隙，喉旁检查可看到会厌谿有结节状肿块，逐渐长大，并向舌根部扩展。

（2）室带癌：间接喉镜下，室带癌的主要变化为一侧室带红肿，外观呈结节样或菜花样，有时发生表面溃疡，也可向前侵及会厌基部，或绕至对侧。由于室带的肿起，同侧声带常被遮住。

（3）杓状会厌襞癌：涉及本区的癌肿多数是由会厌或室带癌发展而来，原发于本区的癌肿极少。检查时可见杓状会厌襞出现隆起，表面可能呈菜花样或结节样，如侵及杓状软骨，则声带运动受到阻碍，进而变成固定，晚期可发生溃疡，侵及梨状窦。

（4）喉室癌：典型的喉室癌在喉镜下可看到有乳头样新生物自喉室突出，声带和室带间距离增宽，如癌肿发生于喉室深部，从喉室小囊向上发展，则可见喉室带肿起，但表面光洁，为正常黏膜所被覆，活检时常不易取到癌肿组织。如癌肿向后发展则在喉镜中可看到同侧梨状窦内壁肿起，使其变窄，但黏膜表面很少可出现溃疡。

2. 声门癌 早期病变为声带边缘粗糙、增厚，随后发展成乳头状粉红色或灰白色新生物。其基底部声带略有充血，声带运动正常，但闭合不紧密。少数癌肿表面光滑，基底较宽，癌肿可向前发展，超越前联合达对侧声带；向后近后联合时，声带运动常受限制，最后固定。局限于声带部位的癌肿，以乳头状或结节状为多见，极少出现溃疡。

3. 声门下癌 早期声门下癌因被声带所遮住，喉镜检查不易发现。待癌肿逐渐长大，可在声带边缘露出乳头状或块状新生物，此时在喉镜下才能看到。若不见新生物，但发现一侧声带固定，则应考虑有声门下癌的可能性。

（三）直接喉镜检查

直接喉镜检查可补充间接喉镜之不足。应顺序进行，从舌根、会厌舌面、会厌喉面等开始，逐渐深入，经杓间进入喉内，注意观察声带运动、癌肿的形状、大小及基底所在等。必要时，还可以通过声门进入声门下区，这是间接喉镜所不能观察之处。对于癌肿可能侵犯喉咽者，应检查喉咽和食管入口，先看比较正常一侧的梨状窦，转至食管口，然后再检查病侧的梨状窦，否则喉镜触及癌肿，引起出血，将妨碍检查的进行。

活检是诊断癌肿最重要的决定性手段。除特

殊恶性肿瘤如黑色素瘤外，对每个病例都应该做，可在间接喉镜下或直接喉镜下进行。取材至少两块，尽可能要大一点，以利病理检查。不宜从溃疡处采取，因坏死组织无诊断意义。取出也不宜过大，以免引起较多出血。直接喉镜检查时间不宜过长，以免影响患者呼吸，对癌肿较大、声门狭小的患者更应注意，如患者已有呼吸困难，最好先做气管切开，以免检查时发生窒息。

（四）纤维喉镜检查

这是一种很好的检查方法，一般是在局麻下进行，经前鼻孔或口腔导入纤维喉镜，先检查会厌及喉前庭，然后深入室带和声带，最后可进入声门，检查声门下区。这种检查对患者痛苦极少，在坐位或卧位均可进行。对会厌喉面的癌肿，虽然会厌不能抬起，也不会漏诊。对喉室内的小型癌肿，就是没有露出喉室之外，也可窥见，前联合部位和声门下区更为有效，同时可以拍片、录像、荧光屏上显像，可作示教。对取活检也极方便，就是组织取得小一点，这是非常有用的武器。

（五）X线检查

X线检查对喉癌的诊断极为重要，比喉镜检查更能深入看到癌肿的部位、大小和浸润的范围。

1. **喉部侧位片** 常用以全面了解喉及气管内病变的情形。有时在喉镜中只看到声带上有一小块癌肿，但在X线片上则可发现声门下区有较广泛的浸润，对是否适于手术，或喉切除时下方应切在第几气管环，常起到指导作用。侧位片也能很好地显示会厌癌侵入会厌前间隙的情况，如发现甲状软骨中部明显脱钙，则可能是甲状软骨被晚期声带癌或喉室癌浸润穿破所致。

2. **喉部体层摄片** 体层摄片可对比左右两侧，同时避开颈椎阴影的干扰，可清晰地看出室带、喉室、声带癌的大小和范围，也可看出梨状窦是否被侵及，对声门下区癌肿的诊断也有帮助。但所需的X线片较多，如侧位片已能确诊，即可省略。

3. **造影检查** 此法可使黏膜的线条显得更为清晰，因以上两种方法足以做出诊断，所以很少需用这种方法。但疑有喉咽部或食管入口有病变者，可进行钡剂造影检查。

（六）CT扫描

这是一种非常有价值的诊断方法，现今已广泛地应用于喉癌的诊断。它的优点有：①能够清晰地显示喉深部和浅部的结构，对喉黏膜下的癌肿浸润有很高的诊断价值。②能清晰显示声门旁间隙。③能清晰地显示声门下区各壁和肿瘤上下边界、大小和范围，大大提高对声门下区癌的诊断。④提高诊断甲状软骨破坏的准确率，但对于小于5mm以下的破坏，还有一定的困难。⑤能诊断杓状软骨是否有癌肿浸润，和环杓关节是否被破坏。⑥能对颈部淋巴结转移的诊断有较大帮助，并对手术切除范围的决定非常有益，从而提高了疗效。

但是CT扫描也存在着一定的缺陷：①不能很好地显示室带到声带的过渡区。②无法分辨肿瘤和组织水肿或组织纤维化。③无法发现微小的癌肿。④无法区别肿瘤下垂所致的重叠阴影，特别对声带癌之下者更是容易误诊。⑤肿瘤较小时对于管腔无法判定是来自于那个壁。

三、鉴别诊断

喉癌应与以下疾病相鉴别：

1. **喉结核** 主要症状为声嘶及咽喉部疼痛，声音哑而低弱，疼痛较剧烈，常影响进食。喉镜检查见黏膜苍白，有浅溃疡，呈虫蚀状。多发生于喉的后部。通过胸部X线检查，痰内结核杆菌检查、喉部活检可确认。

2. **喉乳头状瘤** 主要表现为声嘶。对发生于中年以上的乳头状瘤应注意与喉癌相鉴别。乳头状瘤可单发或多发带蒂。癌多为单发，极少多发。乳头状瘤仅发生于黏膜表层，一般无声带活动障碍。活检可以确诊。

3. **喉角化症** 多发于声带游离缘，有长期声音嘶哑。病变为扁平或疣状白色斑块，边界清楚，不影响声带活动。活检病理确诊。

4. **梅毒** 梅毒瘤多发于喉的前部，常有隆起之梅毒结节和深溃疡，易溃烂，坏死后形成无痛溃烂。声嘶有力，喉痛轻，有性病史，血清学检查及喉部活检确诊。

5. **喉淀粉样变** 是由于慢性炎症、血液和淋巴循环障碍，新陈代谢紊乱引起。检查见声带、喉室或声门下区有暗红色肿块，其表面光滑，可引起声带活动障碍，外观不易与癌肿相鉴别，质地较硬，活检可确诊。

（董频）

第五节　喉癌外科治疗

一、保留喉功能的部分喉切除手术

喉为左右对称但不同胚胎来源的解剖结构组成，声门上区来自颊咽胚基，声门区和声门下区来自气管鳃胚基，且在胚胎时期左右两半各自发育，出生前 3 个月才发育完成，这些不同源的结合面形成喉体的解剖屏障。癌肿往往发生在一个解剖部位逐渐扩展到其他解剖部位或偏重于一侧，即使在晚期也很少全喉两侧各解剖部位都被侵犯。上述喉的胚胎学和解剖学特点，为喉部分切除提供了理论依据。

自从 1862 年 Sanda 施行了世界上第一例喉癌喉部分切除术以来，在相当长的一段时期内喉部分切除术未被广泛接受。直到 20 世纪 50 年代，Alonso、Jackson 及 Ogura 等开展并倡导了喉癌的喉功能保全性手术，才引起了耳鼻咽喉科和头颈外科医生的广泛重视。能保留喉的发声和吞咽两大生理功能且无须永久性气管造瘘的手术均视为喉功能性手术。随着不少学者对喉的胚胎发育、喉的解剖及喉癌病理生理学特征等方面深入的研究，为喉癌的喉部分切除术提供了理论依据，使喉部分切除术得到了迅速发展。近几十年来全国各地的耳鼻咽喉及头颈外科医生对各种喉部分切除术的适应证、手术切除范围及修复方法的研究取得了很大的进展。不少学者的报道表明，喉部分切除率从 40 年代末的 14% 上升到 80 年代的 80%。喉部分切除者 5 年生存率为 70%～75%，而全喉切除为 53%～58%，从而使 80% 的病人能在彻底切除肿瘤后保留喉的全功能。目前国内外大量临床研究已经证实，只要合理掌握手术适应证，喉部分切除术与喉全切除术治疗喉癌的术后复发率没有区别。国内外大宗病例报道喉癌手术治疗 5 年生存率在 75% 左右，喉全切除术或喉部分切除术均可达到这一目标，功能保全性手术已经成为喉癌治疗的主导术式。

喉部分切除术是根据肿瘤原发部位、扩展范围及生物学特性采用适当的手术方式彻底切除肿瘤，将喉的正常部分准确安全地保留下来，经过整复恢复喉的部分或全部功能。医师必须最大限度地在切除（控制）病灶和获得良好功能之间进行周密权衡。由于喉部分切除术的术式有多种，因此手术的成功除了要熟练掌握手术技巧外，关键是要准确地掌握手术适应证。

（一）声门型喉癌　对声门型喉癌，除了喉垂直部分切除术外，喉环状软骨上部分切除术（如环状软骨 - 舌骨 - 会厌固定术，SCPL - CHEP）、喉额侧部分切除术、喉扩大垂直部分切除术及喉垂直次全切除会厌修复术等是近年来发展并被逐渐广泛应用的术式。

[术前准备]

（1）术前做间接喉镜、纤维喉镜、电子喉镜或者动态喉镜检查、CT 或 MRI 等检查。

（2）全面进行检查排除心、肝、肺，及血液等异常。

（3）适当处理口腔、鼻窦、扁桃体等炎症病变。

（4）向病人家属介绍手术、术后功能改变及并发症，并签好手术协议书。

（5）颈前备皮。

（6）术前 6 小时禁食，术前半小时肌注阿托品、苯巴比妥，根据病变范围选择性插鼻胃管及导尿，并嘱患者排便。

[体位] 仰卧、肩下垫枕，头后仰伸。

[麻醉] 局麻下作气管切开，插入带气囊的麻醉插管，实施全麻。

1. 喉裂开声带切除术　切除范围是一侧声带，或包括前联合，修复方法有室带黏膜下移、单蒂带状肌瓣及甲状软骨外膜修复等；5 年生存率 90% 左右。

（1）适应证

①局限于一侧声带膜部癌（T1a）向前未累及前联合及向后未累及声带突，肿瘤不大于 5mm，声带活动正常者。

②内窥镜下声带肿瘤切除，病检仍有肿瘤残留者。

③声带癌 T1a 癌放疗失败者。

（2）手术步骤（见图 23-5-1）

①切口：平环状软骨下缘沿皮纹作横切口至双侧胸锁乳突肌前缘，切透皮肤及颈阔肌，沿颈

阔肌向上分离到舌骨之上显露颈前带状肌。

②显露喉部软骨：沿正中白线分开胸骨舌骨肌，显露甲状软骨和环状软骨。

③切开甲状软骨膜：沿甲状软骨上缘及前缘切开甲状软骨膜，向外侧游离骨膜至距前缘 1cm 处暂停，于距前缘 1cm 处纵行剪开双侧甲状软骨板。

④进入喉腔：横切环甲膜，以小拉钩或缝线牵开环甲膜切口，查看声门区肿瘤。直视下于健侧纵行切开喉黏膜。

⑤声带切除：以小拉钩或缝线牵开双侧甲状软骨，充分显露声带肿瘤，钝性分离患侧声门旁间隙，在声带膜部上、下 5mm 处横行切开黏膜至甲状软骨，而后切断声带膜部后端，向前将声带包括甲状软骨内膜整块切除。检查切除标本，如有怀疑，将标本怀疑处组织送快速冰冻检查。如为阳性应再扩大切除。

⑥喉成形术：游离室带或者会厌前间隙，下拉室带与声门下黏膜断端吻合。将两侧胸骨舌骨肌肌筋膜翻入喉腔与同侧黏膜断缘缝合，关闭喉腔。

⑦缝合皮肤：先缝合双侧骨胸舌骨肌，而后缝合皮下组织和皮肤。

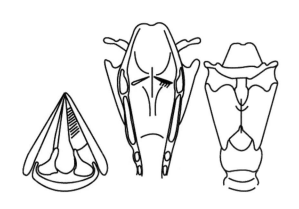

图 23-5-1　喉裂开声带切除术示意图

2. 喉垂直部分切除术　喉垂直部分切除术 (Vertical hemilaryng-ectomy) 切除范围包括一侧的声带、室带及声门旁间隙的组织，修复方法有双

蒂带状肌瓣、单蒂带状肌瓣、环后黏膜联合甲状软骨膜、颈阔肌皮瓣等。

（1）适应证

①单侧 T2 声门区癌。

② T1 或 T2 声门区癌放疗失败又在原处复发者。

③选择性 T3 声门区癌。

（2）禁忌证

①声带固定。

②甲状软骨受累。

③双侧杓状软骨受累。

④环杓关节受累。

⑤跨声门癌声带固定（T3，T4）

（3）手术步骤：术前准备、麻醉、气管切开及体位同声带切除术。切口及显露喉软骨同前。

①进入喉腔，切除肿瘤：于中线切开甲状软骨外膜，健侧稍稍分离，患侧分离至甲状软骨板后 1/3 处并沿软骨上、下缘切开。分别于患侧甲状软骨板后 1/3 处及健侧距前中线 2～3mm 处锯开或垂直切开甲状软骨。横行切开环甲膜，牵开切口，直视下垂直向上沿健侧甲状软骨切线切开喉内黏膜，再沿甲状软骨上缘向患侧切开，并将环甲膜切口向患侧扩大，拉开切开的甲状软骨，用剪沿患侧甲状软骨的垂直切口将肿瘤切除。将健侧声带前段用 3-0 丝线向前穿过甲状软骨固定于外软骨膜。再将会厌向前固定于舌骨。

②声门重建：于胸骨下舌骨上做一蒂在下的垂直肌瓣。肌瓣内缘距胸舌骨肌内缘 3～4mm，宽为 1.5～2cm，自上而下做两个垂直平行切口，切透肌肉及肌膜并游离全部肌肉后，于舌骨处切断，将肌筋膜瓣远端置于喉腔缺损处，筋膜面向喉腔（图 23-5-2），其后缘缝于杓状软骨切除区的环状软骨板，前缘缝于对侧残存声带前端。为了调整肌瓣长度，必要时可切开肌膜和部分肌肉，以消除肌瓣紧张。将双侧外软骨膜和肌肉对位自上而下间断缝合关闭喉腔。置入引流，逐层缝合皮下组织及皮肤。

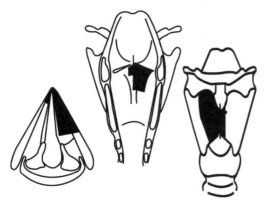

图 23-5-2 喉垂直部分切除术（一）

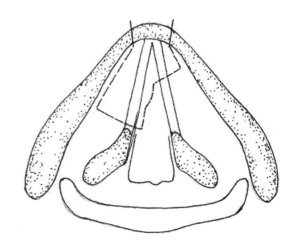

图 23-5-3 肿瘤切除范围

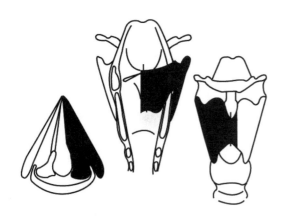

图 23-5-2 喉垂直部分切除术（二）

目前 T1-2 期声门型喉癌采用喉垂直部分切除术治疗取得比较满意的疗效，5 年生存率可达 90 % 左右，拔管率可达 80 % ～ 100 %，发声功能多比较满意。喉垂直部分切除后新声门重建的材料和方法有多种，包括甲状软骨膜、梨状窦黏膜、胸骨舌骨肌筋膜瓣、双蒂双肌瓣、颈部皮瓣等。根据文献报道和笔者的体会，无论采用何种修复材料，只要健侧甲状软骨及声带基本保留，术后疗效都比较满意，其中肌筋膜瓣修复发声效果更好些。

3. 喉垂直侧前位部分切除术 （Vertical latero frontal partial laryngectomy）

（1）适应证：声带膜部癌向前接近（2 ～ 3mm）及稍超越前联合，向声门下延展不超过 10mm，声带活动正常或稍受限。切除患侧甲状软骨板前 1/3 或 4/5、声带、室带、声门下组织、前联合、对侧声、室带前端或前 1/3 和对侧甲状软骨板前 4 ～ 5mm（图 25-5-3）。

术前准备、麻醉、气管切开同前。

（2）手术步骤

皮肤切口：平环状软骨弓下缘皮纹做横切口，切透皮下组织及颈阔肌，向上于颈阔肌深面翻起肌皮瓣至舌骨平面之上。

双蒂肌骨膜瓣的制作：在两侧胸骨舌骨肌间沿中线切开甲状软骨外膜，稍剥离患侧甲状软骨膜，将其内侧缘与胸骨舌骨肌内侧缘深面缝合数针后，细心向外完全剥开甲状软骨外膜，并切开其上、下缘，剥离时避免损伤软骨膜。

喉内病变的切除与整复：横切环甲膜，牵开切口，查看喉内病变。

a. 双蒂胸骨舌骨肌软骨膜瓣：肿瘤向前接近（2 ～ 3mm）前联合时，于健侧距中线 4 ～ 5mm 处纵行锯开甲状软骨，于患侧前中 1/3 处纵行切开甲状软骨，然后将标本连同前部甲状软骨整块切除。于甲状软骨外膜和胸骨舌骨肌内侧缝合缘向外 1.5 ～ 2cm 处纵行切开甲状软骨膜及胸骨舌骨肌，分别切开至甲状软骨上、下缘之上、下 1.5cm 处，形成双蒂肌软骨膜瓣。牵拉此双蒂肌软骨膜瓣，使患侧甲状软骨瓣由切口穿出。如此把肌骨膜瓣移至喉内创面上，使软骨膜面向喉腔，将软骨膜与喉内黏膜各缘分别对位缝合。置入装有泡沫塑料的指套支撑，三周后取出（图 23-5-4）。

b. 单蒂胸骨舌骨肌软骨膜瓣：病变向前累及或稍超前联合声带活动稍微受限时，切除方法略与 1 同，所不同者是切除患侧甲状软骨板前 4/5、声带、室带、杓状软骨声突、声门下包括部分环状软骨弓及对侧声、室带前 1/3。切除后，切制一蒂在上的适当大小的带状肌筋膜的胸骨舌骨肌

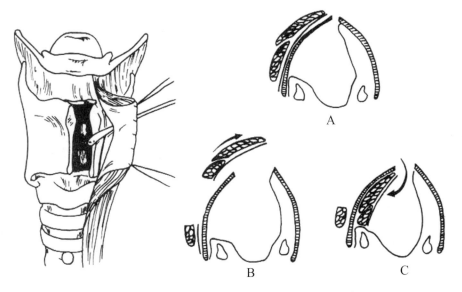

图 23-5-4　双蒂肌瓣甲状软骨外骨膜整复切除后缺损

A. 切除后缺损　B. 向前牵拉肌软骨膜瓣　C. 肌软骨膜瓣转入喉内缺损处

瓣，移至甲状软骨外骨膜内侧喉腔缺损区，肌膜向喉腔与缺损周黏膜切缘对位间断缝合，填充并覆盖创面。置入装有塑料泡沫指套扩张。将对侧声、室带前端与甲状软骨外膜缝合数针后，再将患侧保留的甲状软骨膜前缘、喉内胸舌骨肌筋膜前缘与对侧声带、室带前缘对位间断缝合，关闭喉腔。

　　c. 颈前皮瓣整复术：肿瘤切除后，将皮肤切口上方的皮瓣复位，根据喉腔缺损大小，切制一蒂位于患侧的、相当于喉腔缺损形状大小的肌皮瓣（图 25-5-5），置入喉腔创面以 3-0 丝线将皮瓣上、下及远端切缘分别与喉黏膜上、下及后断缘对位缝合（图 25-5-6）。放入装有海绵指套的扩张子。自皮瓣基部相当于前联合外侧 1cm 处（图23-5-7），以锐利刀片自外向内至相当于前联合外，

切制宽约 1cm 的半厚皮瓣，将切制的半厚皮瓣向内翻转分别与会厌、环甲膜及喉黏膜断缘对位缝合，关闭喉腔（图 25-5-8）。松解颈部皮肤及皮下组织，缝合关闭伤口。缝合时避免肌皮瓣部过于牵拉以免影响愈合，放置引流，做气管造口，更换气管套管，包扎伤口。注意颈前皮肤有毛发、瘢痕及萎缩者不宜应用。

　　d. 胸骨甲状肌甲状舌骨肌软骨膜瓣整复术：切除肿瘤后，将肿瘤较多侧胸骨甲状肌甲状舌骨肌（又称接力肌）内缘与甲状软骨外膜前缘对位缝合两针，于接力肌内缘向外 1.5～2cm 处纵行切开甲状软骨外膜及接力肌。分别切开至甲状软骨上、下缘之上、下约 0.5cm 处，形成双蒂接力肌软骨膜瓣。根据缺损大小修剪肿瘤范围较大侧的残余甲状软骨板的大小及形状，

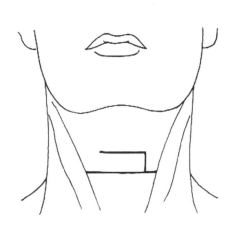

图 23-5-5　皮肤切口及皮瓣

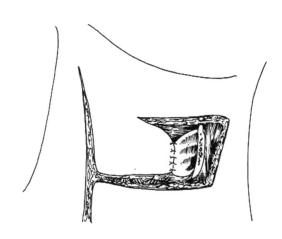

图 23-5-6　皮瓣远端与喉黏膜缝合

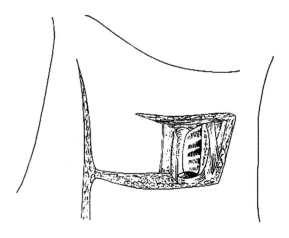

图 23-5-7　在皮瓣肌部切制半厚皮瓣

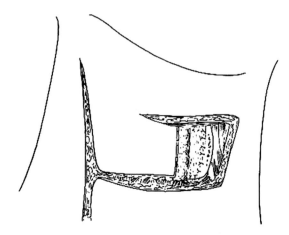

图 23-5-8　半厚皮瓣向内反转与对侧声室带黏膜缝合

将双蒂接力肌软骨膜瓣翻入喉腔，软骨膜面朝向喉腔，将双蒂接力肌软骨膜瓣后缘与患侧喉腔黏膜断缘上、下及后缘分别对位缝合。内翻双侧胸骨舌骨肌筋膜与双蒂接力肌软骨膜瓣内缘缝合。将肿瘤较多侧的胸骨舌骨肌筋膜翻入与该侧的喉前黏膜断缘对位缝合。拉拢间断缝合双侧胸骨舌骨肌筋膜，关闭喉腔。放置引流，逐层缝合皮下组织及皮肤。做气管造口，更换气管套管，包扎伤口。

4. 垂直喉次全切除术（Vertical subtotal laryngectomy）

（1）适应证

①较广泛的 T1 声门癌。

② T2 声门癌侵犯双侧声带，一侧声带全长另侧声带前 1/3 或双侧声带全长。

③声门区癌至少有一侧杓状软骨活动正常。

④上述病变放疗失败者。

（2）禁忌证

①声门下扩展前部不超过 1cm，后部不超过 5mm。

②向声门上扩展在会厌蒂部限于 2mm。

③声带固定。

术前准备、麻醉、体位同前。

（3）手术步骤

①切口：平环状软骨下缘沿皮纹做皮肤切口达双侧胸锁乳突肌前缘，切透皮肤，皮下组织及颈阔肌，沿颈阔肌深面向上分离皮瓣至舌骨水平以上，并固定于手术巾上。

②显露喉、切除病变：沿白线纵行分开带状肌显露甲状软骨，于距中线 0.5cm 处纵行切开双

侧甲状软骨板，以小剥离器将甲状软骨外膜向两侧分开至斜线处（图 23-5-9）。将环甲膜横行切开，以小拉钩或缝线牵开环甲膜切口，查看声门区肿瘤。根据术前检查及经环甲膜切口观察的喉内病变情况确定切除范围。小剥离器将病变累及较多侧的甲状软骨内膜与甲状软骨分离。直视下在肿瘤较少侧垂直切开喉黏膜及深部组织到甲状软骨上缘处，并沿甲状软骨缘切向对侧，将前部甲状软骨及喉组织翻向对侧显露肿瘤，在距离肿瘤 0.5～1.0cm 以远处切开喉黏膜及深部组织，完整切下肿物（图 23-5-10）。保留组织中应至少有一侧正常的杓状软骨，检查切除组织是否有足够的安全切缘，必要时送快速病理检查。如为阳性应再扩大切除范围。

喉癌切除术后喉腔缺损修复方式：

（1）会厌整复：以 Alis 钳夹住会厌根部向下牵拉，切断舌骨会厌韧带，沿会厌前软骨面锐性

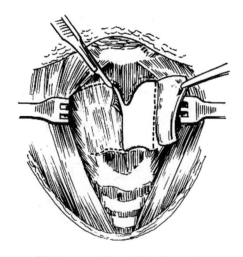

图 23-5-9　分离双侧甲状软骨骨膜瓣

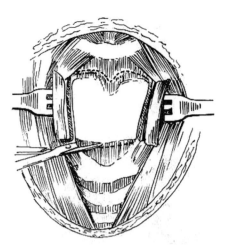

图 23-5-10　纵切双侧甲状软骨自病变轻侧横切环甲膜

分离至会厌尖部。注意勿切破黏膜以防与咽腔相通，两侧缘的黏膜也不应切断，以保留会厌的血液供应。

会厌瓣可用于修补喉前部对称性缺损，亦可用于修补侧前位的非对称性缺损。当会厌下拉至最大位置接近环状软骨时，自一侧缘开始预置缝线。以圆针细丝线将会厌侧缘与保留部分的甲状软骨板内侧的喉黏膜切缘缝合。

会厌根部与环甲膜或环状软骨对位预置缝线。然后由两侧向中线顺序结扎缝线，关闭喉腔。于相当前联合处，纵切会厌软骨，勿损伤黏骨膜是声门裂前部变窄，以改善术后发音。继将已分离好的双侧甲状软骨外膜在中线缝合。冲洗术腔，依次缝合带状肌及其筋膜、皮下组织及皮肤，皮下放置引流。

会厌下移后是否会引起误吸是值得关注的问题，对于声门上型喉癌，肿瘤切除后将会厌侧缘与喉口侧壁缝合，使会厌明显后倾并遮盖大部分喉口，可有效地减轻误吸。对于声门型喉癌或声门下型喉癌的病例，会厌下移幅度会比较大，若此时喉口较大时可能导致误吸，可上提喉将甲状软骨或环状软骨固定于舌根或舌骨，吞咽时舌根可覆盖喉口，从而减轻误吸。咽侧壁部分切除后，喉的支架前后径变浅，新喉腔较狭窄，可在修复喉侧壁后，将胸骨舌骨肌与同侧的胸锁乳突肌缝合，从而将喉侧壁向外拉开，加before了喉腔的左右径，再用会厌下移重建喉前壁软骨骨架，则新喉腔明显宽敞。因会厌有完整的黏软骨膜与喉黏膜相延续，可作为喉腔衬里，将双侧喉侧壁成型材料隔

开，防止其发生粘连，容易较早拔管，因而会厌在 T1，T2 等早期病例也得到较好的应用效果。

（2）颈前双侧肌皮瓣整复：前联合癌累及双侧声带前 1/3 或累及一侧声带全长和一侧声带前 1/3，声带活动正常者，切除后可采用颈前双侧颈肌皮瓣整复。根据喉腔缺损部位，形状及大小制两个横的，并列的长方形蒂在相反方向的肌皮瓣。如果喉腔两侧切除的大小不同，肌皮瓣可一大一小，小的上方，大的在下方，以利于皮瓣成活。

查看术腔，完善止血：用生理盐水冲洗术腔。将制妥的下皮瓣置入同侧咽腔内，与同侧喉腔内黏膜断缘及环状软骨弓上切缘缝合。尽量覆盖环状软骨弓暴露处。上皮瓣置入喉腔与该侧喉腔内黏膜切缘和会厌切缘缝合。与每侧皮瓣相当于前联合外 0.5cm 处作垂直切口，仅半切皮肤，自道口分别向内，外切制宽约 0.5cm 的半厚皮瓣。

术腔放置适当大小装有泡沫海绵的橡皮指套。指套的上、下端系有粗丝线，上端由鼻孔引出固定于鼻外，下端由气管切开口引出。将两侧已分好的内，外半厚皮瓣切缘分别对位缝合关闭喉腔。潜行分离供皮区周围皮肤后缝合，最大限度地减少皮瓣蒂部的张力。皮下放置引流。气管造口，更换气管套管，指套下端缝线固定于气管套管上。上端缝线自后鼻孔引出固定于前鼻孔。包扎伤口。扩张指套于 10～14 天取出。

（3）胸骨甲状肌胸骨舌骨肌软骨膜瓣整复术：切除肿瘤后，将肿瘤较多侧胸骨甲状肌胸骨舌骨肌（又称接力肌）内缘与甲状软骨外膜前缘对位缝合两针，于接力肌内缘向外 1.5～2cm 处纵行切开甲状软骨外膜及接力肌。分别切开至甲状软骨上、下缘之上、下约 0.5cm 处，形成双蒂接力肌软骨膜瓣。根据缺损大小修剪肿瘤范围较大侧的残余甲状软骨板的大小及形状，将双蒂接力肌软骨膜瓣翻入喉腔，软骨膜面朝向喉腔，将双蒂接力肌软骨膜瓣后缘与患侧喉腔黏膜断缘上、下及后缘分别对位缝合。内翻双侧胸锁乳突肌筋膜与双蒂接力肌软骨膜瓣内缘缝合。将肿瘤较多侧的胸锁乳突肌筋膜翻入与改侧的喉前黏膜断缘对位缝合。拉拢间断缝合双侧胸锁乳突肌筋膜，关闭喉腔。放置引流，逐层缝合皮下组织及皮肤。做气管造口，更换气管套管，包扎伤口。

注意：必须有一侧声带突未受侵犯，需保留一侧正常的声带突。

5. 声门上切除术（Supraglottic laryngectomy）

1）适应证

①声门上 T1 ～ T3 及经选择的 T4 癌。

②声门上癌累及梨状窦上部者。

③声门上癌累及会厌舌面。

④杓会厌襞 T1 ～ T4 癌。

2）禁忌证

①声门上原发癌声带固定。

②肿瘤累及杓状软骨、喉室、梨状窦尖、杓间区、环后区、颈部软组织、前联合或舌根。

③甲状软骨受累。

④严重的肺功能不全。

[手术切除范围]

手术沿双侧喉室底切除包括喉室带、杓会厌襞、甲状软骨肌、会厌前间隙、甲状软骨上半或及舌骨体（图 23-5-11）。

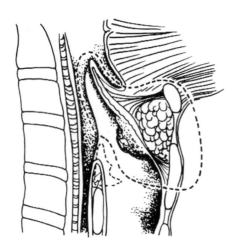

图 23-5-11　声门上切除范围

术前准备、麻醉、体位、气管切开同前。

3）手术步骤

①切口：平环状软骨下缘沿皮纹作横切口至双侧胸锁乳突肌前缘，切透皮肤及颈阔肌，沿颈阔肌深面向上分离皮瓣至舌骨水平稍上。需做颈清扫者先做颈清扫。

②切断舌骨下肌肉：在舌骨下缘切断舌骨下肌群，翻之向下显露甲状舌骨膜及甲状软骨及其上角。

③切开分离甲状软骨外膜：沿甲状软骨上缘切开其软骨外膜，向下分离至甲状软骨下 1/3 处。自甲状软骨前中 1/3 处斜向后上以锯或刀切断甲状软骨。

④保留喉上神经：喉上神经自结状神经节分出后，沿颈内静脉内侧斜向前下至舌骨大角处分为内、外二支，内支在喉上血管后方穿入环甲舌骨膜，术时应与喉上血管一块分离保留，有利于术后吞咽功能的恢复。

⑤进入咽腔：根据肿瘤发生的部位及范围的不同：可采用：①舌骨体需切除者，沿舌骨上缘切断舌骨上肌群，以艾利斯钳夹住舌骨，继而向深部切开黏膜进入会厌襞底，用缝线牵开黏膜切口，直视下扩大切口。②保留舌骨者，先于一侧舌骨大角下切一小孔入咽腔，经此孔伸入食指导入会厌襞底及舌骨下缘切开甲状舌骨膜及黏膜扩大切口。②咽侧切开进入咽腔。

⑥声门上切除：经咽切口拉出会厌，看清喉内肿瘤全貌。直视下，自杓状软骨前段（勿暴露杓状软骨）向前沿喉室底至前联合与甲状软骨切断处相遇（图 23-5-12）。最后在前联合之上切断会厌根部，肿瘤即完全切除。查看切缘，若有可疑之处，应补切送检。

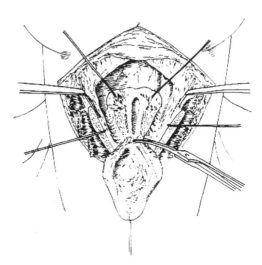

图 23-5-12　切断会厌蒂部及前联合后切下标本

⑦缝合喉部切口：将梨状窦内侧壁黏膜稍适分离与双侧喉室底黏膜切缘对位间断缝合（图 23-5-13）。

⑧关闭咽腔：为减少误吸，做环咽肌切断，注意勿损伤喉返神经。以丝线自咽口两侧间断缩小咽口，而后以横褥式缝合，将甲状软骨上断缘

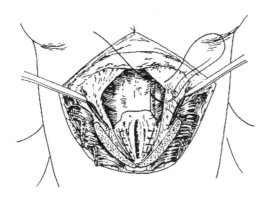

图 23-5-13　间断缝合关闭咽口

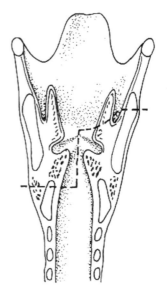

图 23-5-14　3/4 喉切除范围

与舌黏膜缘及甲状软骨膜，舌骨按下带状肌与舌骨或舌骨上肌群间断缝合。复位皮瓣逐层缝合，做气管造口，安放气管套管。包扎伤口。

6．声门上喉次全切除术　声门上喉次全切术（Supraglottic subtotal laryngectomy）又称横位喉全切除术，3/4 或 5/6 喉切除术等。

（1）适应证

① T1 ～ T4 声门上癌表浅扩展累及真声带，声带活动正常或微受限者。

②声门上癌侵及梨状窦内侧壁且在同侧真声带下限以上者。

（2）禁忌证

①声带固定者。

②甲状软骨受累者。

③杓间区受累者。

④环后区受累者。

⑤声门下侵犯超过 5mm 者。

⑥肺功能不良者。

（3）手术切除范围

切除包括声门上全部、会厌前间隙、舌骨、声门区之半或者超半（图 23-5-14）。

术前准备、麻醉、体位、气管切开同前。

（4）手术步骤

①切口：平环状软骨下缘沿皮纹做横切口，切开皮肤，皮下组织及颈阔肌，两侧至胸锁乳突肌前缘；合并一侧颈清扫时，纵切口自同侧乳突尖向下贴近斜方肌前缘至锁骨中点，切开皮肤、皮下组织及颈阔肌，切口中部与横切口相连。合并双侧颈清扫时，对侧做同样纵切口形成大 "H" 形切口。先行颈清扫，后切除喉部病变。

②暴露甲状软骨：在颈阔肌深面向上翻起皮瓣后，在舌骨下缘切断带状肌，稍向下分离，平甲状软骨上缘切开甲状软骨膜，向下剥离与带状肌一并翻向下至近下甲状软骨下缘处。

③切断甲状软骨：于甲状软骨前中线中、下 1/3 交点向两侧斜向后上切断甲状软骨，向健侧切至翼板中点，向患侧切至甲状软骨上角基部。再自该点向患侧适于声带之上水平半切开甲状软骨，使形成一底在后的三角形软骨，用于修复声门缺损（图 23-5-15）。

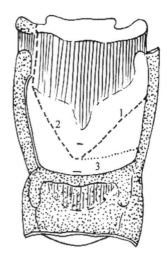

图 23-5-15　切断甲状软骨

1,2 示甲状软骨切开线　3 示软骨半切线

④切除肿瘤：沿舌骨上缘切断舌骨上肌群，向下沿会厌前间隙外侧缘切开至甲状软骨上缘处切开。在患侧自舌骨大角向下切开甲状软骨上角

后于甲状软骨切断处，将会厌拉向前外，于杓状软骨之前，内侧叶沿喉室底及外侧叶沿甲状软骨切断处向前切开至前联合，牵开充分暴露患侧肿瘤，在前联合处向下切断患侧声带，以小刀在患侧声带下距肿瘤8～10mm处切开黏膜，向后经环杓关节切开，向前至前联合与对侧切线相交，标本即完全取出。彻底止血，冲洗伤口，做环咽肌切开。

⑤修补声门：将已准备好的三角形甲状软骨瓣向内骨折到声带缺损部位（图23-5-16），骨瓣以3-0尼龙线固定，并与环状软骨后中线固定。将邻近的梨状窦黏膜潜行分离做黏膜瓣，向喉内扭转覆盖软骨瓣，并与软骨瓣软骨膜对位缝合（图23-5-17）。减少麻醉，观察声门闭合是否良好，翻开梨状窦黏膜置入游离肌块，再将梨状窦黏膜瓣恢复缝合。

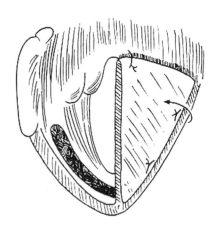

图23-5-16　软骨瓣内骨折置于声门处

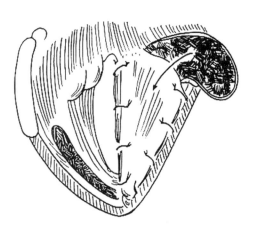

图23-5-17　梨状窦黏膜覆盖软骨瓣

将翻下的甲状软骨外膜复位，先将甲状软骨膜与舌骨中间缝合一针，而后自外向内依次为咽壁与咽壁、咽壁与舌根，甲状软骨膜与舌根切缘预置缝线，而后依次打结，关闭咽腔，带状肌复位缝合加固，缝合皮下组织，皮肤，放置负压引流。气管造口，更换气管套管，包扎伤口。

7．声门下喉次全切除术　声门下喉次全切除术（Subtotal subglottic laryngectomy）是指原发于声门下癌向上累及声带下表面或声带活动正常或稍受限者，切除声门、甲状软骨下1/3、声门下全部包括环状软骨或和3环气管，保留甲状软骨上2/3、室襞及杓状软骨，合并颈前间隙或和侧颈淋巴结清扫。切除后适当游离行甲状软骨气管对位间断缝合固定。有报道次全切除3年存活率为83%，全喉切除为63%。

8．术后并发症

①出血：喉部分切除术中出血不彻底，可有术后继发性出血，轻者可自止，重者应手术探查止血。

②感染、喉漏：感染可以抗生素控制，喉漏可因缝合不良或感染引起，多经换药愈合。

③误吸：喉部分切除后，由于喉正常解剖结构的改变及喉的活动部分（杓状软骨、声门上区）的切除或较广泛的喉部分切除引起的不同程度的误吸，多经短暂的吞咽训练后恢复。

④喉腔肉芽：喉腔内缝线处长出肉芽，可在支撑喉镜下用CO_2激光将其切除并将缝线拆除。

⑤喉狭窄：由于不同程度部分切除后采用不适当的方法整复有时会发生喉狭窄。正确的选择术式，修复方法及细微的操作技巧，是避免术后狭窄的关键。

二、全喉切除术

自Billroth(1873)首先采用全喉切除术（Total laryngectomy）治疗喉癌后，手术方法不断改进和完善，近50年来，随着喉部分切除术的广泛开展，全喉切除率逐渐减少，但全喉切除术仍为晚期喉癌和喉部分切除或放射治疗后复发患者的有效治疗方法。

（一）全喉切除术的适应证

（1）声门癌侵及双侧声带，一侧或双侧声带固定，或 T3-4 期癌不能行任何喉部分切除者。

（2）声门上型 T4 期癌，或侵及甲状软骨、环状软骨或双侧杓状软骨者。

（3）声门下型喉癌有跨声门扩展或环状软骨受累者。

（4）喉部分切除术后复发不宜再行喉部分切除者。

（5）放疗后复发，不宜行喉部分切除者。

（6）年老体弱患者不宜行喉部分切除者。

（7）下咽癌或者晚期甲状腺癌喉部广泛受累者。

（8）喉软骨放疗后坏死,感染严重难以恢复者。

（9）喉其他恶性肿瘤有以上适应证者。

（10）声门闭合不良有严重误吸者，此为相对适应证。

（二）全喉切除术的禁忌证

（1）已有远处转移者。

（2）年老体弱，或有重要脏器严重器质性病变不宜手术者。

（3）适于行喉部分切除术者。

（4）喉癌累及颈椎、动脉鞘或皮肤（相对禁忌证）者。

术前准备：

（1）术前对喉部行间接喉镜、纤维喉镜及 CT 检查。

（2）全面检查排除心肝肺肾等重要脏器的手术禁忌证。

（3）适当处理口腔、鼻窦及扁桃体等处的炎性病变。

（4）向患者及家属讲明手术后患者将失去讲话能力，需靠颈前造瘘口呼吸，签手术协议书。

（5）颈前、面部及胸部备皮。

（6）术前 6～8 小时禁食，术前半小时肌注阿托品及苯巴比妥，插鼻胃管、导尿管，嘱患者排便。

麻醉：有呼吸不畅者局麻下先行气管切开，插入带有气囊的气管内插管保持呼吸通畅，实施全麻。

（三）全喉切除术的手术步骤

（1）患者仰卧于手术台上，垫肩、置头圈，全麻后消毒头颈部及上胸部皮肤，铺无菌手术巾单。

（2）切口：平环状软骨下缘沿皮纹行皮肤横切口，至双侧胸锁乳突肌前缘之后，切开皮肤、皮下组织及颈阔肌，沿颈阔肌深面向上分离皮瓣至舌骨之上，或自颈中线上起舌骨下至胸骨上窝做垂直切口。切断缝扎甲状腺峡部，将胸骨舌骨肌拉向两侧亦也采用"U"形切口或"H"形切口（图 23-5-18）。

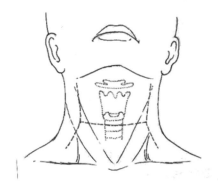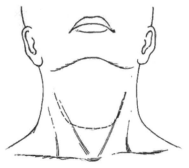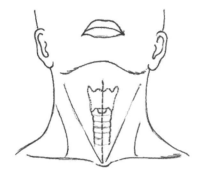

图 23-5-18　全喉切除切口设计

（3）切断甲状舌骨肌和胸骨甲状肌：沿舌骨下缘切断双侧甲状舌骨肌，于环状软骨下缘切断胸骨甲状肌，残端附于喉体上。

（4）松动喉体：横行切开甲状舌骨膜，切断

附于甲状软骨后缘的咽下缩肌，将甲状软骨上角于其尖端处切断。在甲状舌骨膜两侧找到喉上神经和喉上动脉，予以结扎切断（图 23-5-19）。

（5）切断气管：在第一或第二气管环处切断

气管，若为声门下癌累及气管环，则应有足够安全范围。切开时后壁呈舌形保留（图 23-5-20）。

（6）分离喉体：将附着于环状软骨后面的食管和咽缩肌剥离，喉后壁即被分离出来（图 23-5-21）。

（7）显露会厌尖：将喉体复回原位，自甲舌膜向深处分离，直至会厌尖平面，进入咽腔，显露会厌舌面，牵出会厌，然后沿杓会厌襞向杓区方向切开咽部黏膜（图 23-5-22）。

（8）取出喉体：继续将会厌向前牵拉，看到杓状软骨，沿其下方横行切开黏膜，取出喉体（图 23-5-23）。

（9）封闭喉口：自咽口外下方行内翻间断缝合，每针均带一部分胸骨舌骨肌深面肌肉（图 23-5-24）。缝合完毕，在双侧颈下部皮肤上各造一口，行负压引流（图 23-5-25）。

（10）缝合胸骨舌骨肌：将一侧的胸骨舌骨肌游离缘间断缝合固定在对侧肌肉深面。每缝一针

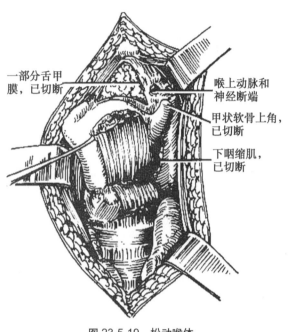

图 23-5-19　松动喉体

一部分舌甲膜，已切断
喉上动脉和神经断端
甲状软骨上角，已切断
下咽缩肌，已切断

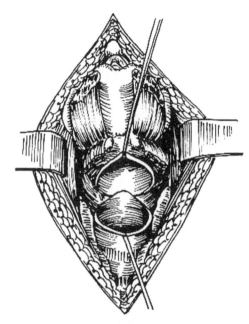

图 23-5-20　切断气管从下面打开喉腔

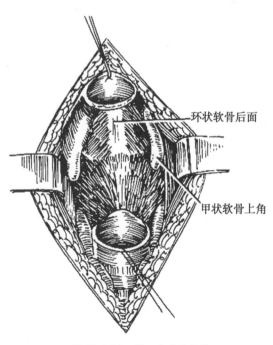

图 23-5-21　进一步分离喉体

环状软骨后面
甲状软骨上角

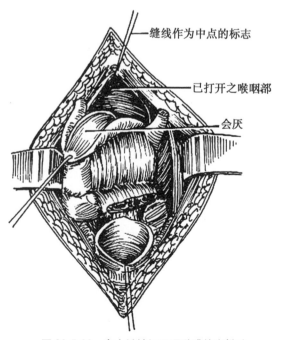

图 23-5-22　自上继续切开咽黏膜使喉松动

缝线作为中点的标志
已打开之喉咽部
会厌

都带一点食管壁，在平气管口平面切断双侧胸骨舌骨肌，避免双侧胸骨舌骨肌重叠压迫使气管口发生狭窄。

（11）气管造口：将气管前壁斜行切除一部分，使气管口呈斜行扩大（图 23-5-26），环形切除管口周围皮肤，将气管断端与皮肤间断缝合，缝合完毕时，气管口口径不应缩小（图 23-5-27）。

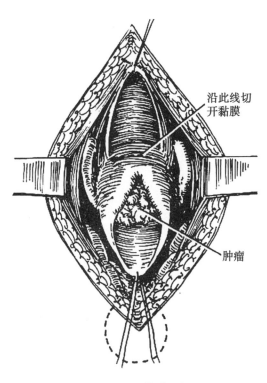

图 23-5-23　将后取出

沿此线切开黏膜

肿瘤

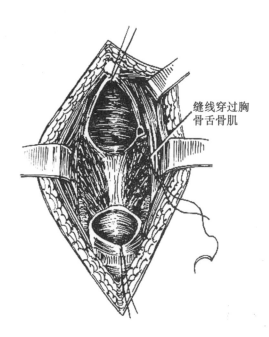

图 23-5-24　缝合咽口

缝线穿过胸骨舌骨肌

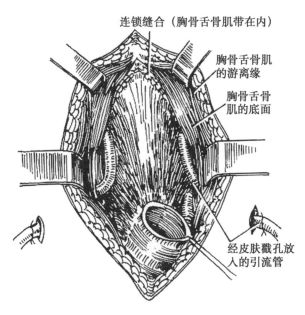

图 23-5-25　咽口缝合完毕

连锁缝合（胸骨舌骨肌带在内）

胸骨舌骨肌的游离缘

胸骨舌骨肌的底面

经皮肤戳孔放入的引流管

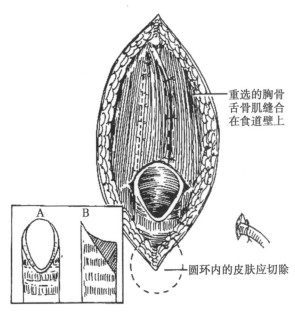

图 23-5-26　气管造口

重选的胸骨舌骨肌缝合在食道壁上

圆环内的皮肤应切除

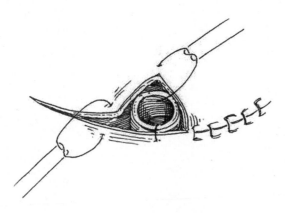

图 23-5-27　气管断端固定于皮肤上

（四）全喉切除术后并发症

（1）出血：多因术时止血不彻底或结扎线脱落引起。出血较轻可压迫止血，严重者应手术探查止血。

（2）伤口感染：由于喉癌手术与咽部相通，伤口不可避免地受到咽部分泌物和唾液的污染，若再加上黏膜对合欠佳，缝线滑脱或糖尿病控制不佳等因素，可能出现伤口感染。尽管目前抗生素已广泛应用，但对长期不愈合的伤口仍难以控制感染的发展，最终形成咽瘘，如感染继续发展，可能侵蚀颈部大血管，引起大出血导致患者死亡。

（3）气管造瘘口狭窄：原因有：甲状腺过于突出、胸骨舌骨肌收缩压力、气管口横切而不是斜切、皮肤切除过少、造瘘口感染、皮肤与气管边缘愈合不良甚至裂开从而在愈合过程中形成瘢痕等。在某些情况下，可佩戴气管套管或扩张，重者可手术治疗。

（4）干燥性气管炎：常在全喉切除 1 个月内发生，气管壁上常附有一层黏稠或干燥的黏液痂皮，可严重阻塞气体交换。一般性咳嗽无法将痂皮咳出，痂皮分离时常有少量渗血，血与黏液混合后可能形成更加黏稠的痂皮。预防方法：尽量拔除气管套管，气管口覆盖湿纱布，或蒸汽吸入、气管内滴入防痂皮形成药物，并经常吸引气管内分泌物，可在居室内安装空气净化及加湿设备。一旦有气管阻塞出现，应及时将大块痂皮取出。

（5）肺部并发症：加强气管切开护理，鼓励患者早下床活动，手术前后应用抗生素预防肺部感染。

三、颈淋巴结转移癌的治疗

颈淋巴结转移癌的处理原则：

喉癌的手术治疗首选是手术切除，大部分是原发癌的切除，而怀疑或已有颈部淋巴结转移者，应根据喉癌的原发部位、范围、生物特性、恶性程度及颈淋巴结转移情况等，选用适当的不同类型的单侧或双侧清扫术。对声门上癌，疑有淋巴结转移者，均应行改良根治性颈淋巴结清扫或择区性颈淋巴结清扫术。

第六节　喉癌放射治疗

手术及放射治疗或二者综合治疗为本病主要治疗手段，早期病变（T1 及 T2，不论声门上型或声门型）的治疗选择为：放射治疗、内镜下激光治疗及外科切除术，三者均可应用。严格来说，T1 病变三种手段治疗后 5 年生存率相类似；但T2 病变的治疗结果，则以放射治疗稍差，比手术低 10 % 左右。对于 T3 及 T4 病变，单纯放疗的生存率低于外科处理约一半以上，因此，首选仍应为手术。

一、根治性放疗

（一）适应证

以早期病变（T1、T2）为主要治疗对象。

1. 声门上癌　局限于会厌、室带、喉前庭或杓会厌皱襞的病变，声带活动不受限。

2. 声门癌　局限于一侧声带或前联合的病变，声带无活动受限。

3. 声门下癌　因早期难以发现，常为腺癌，一般不宜放疗。

4. 全身情况　欠佳，不宜手术治疗。

合并以下情况，放疗效果欠佳：溃疡型病变、合并组织水肿、声带固定或杓会厌皱襞水肿、病变累及深部组织或喉外、伴同侧或双侧颈淋巴结转移。

（二）放射源

多采用 4-6MVX 或 ^{60}Co

（三）布野及剂量

1. **声门癌**　在患者喉结下方 0.5cm 处放一小团铅块并用胶布固定在皮肤上，作为调整源皮距和射野中心的参考点。定位机机架左（右）方向旋转 90 度呈水平，调好源皮距后，定位床只能上下前后移动，不能左右移动。透视下嘱患者做吞咽动作，根据喉癌病灶及颈淋巴结转移情况，调整 # 字线尺寸，使射野面积为 5 cm×6 cm 或 5 cm×7 cm，即 X 轴方向的长度为 5 cm，Y 轴方向的长度为 6cm 或 7cm。对颈部个体差异的患者可适当放大射野面积。然后操纵定位床上下前后移动（不能左右移动），使射野后缘为颈椎椎体的前缘或颈椎横突前、下缘为环状软骨下缘，前缘超皮肤。最后将射野 # 字线及其中点用彩笔轻画于患者左侧（右侧）颈皮肤上，或画于面罩相应的面膜上。

如病变偏后，或从前延伸到后联合，则考虑使用 30 度楔形板。使靶区剂量均匀。分次剂量为 2Gy 为准，每周 5 次，总量 60～70Gy/6～7W，最多不要超过 55 天。

Jonathan 等分析了早期喉癌病人首次治疗采用手术或放疗，分析生存质量、保全器官功能和潜在的价值，对于治疗后吞咽、咀爵、语言、味觉、疼痛、活动、娱乐，内镜下手术切除与放疗无明显差别，因此几乎所有早期喉癌病人，无论是外科手术或单纯放疗，对生存质量和保全器官功能均有很好的效果。Jing 等分析了早期声带癌（T1N0M0）单纯放疗的效果，中位放射总剂量为 68Gy，中位治疗时间 52 天，中位放射野 22.5cm，5 年及 10 年生存率分别为 84% 和 74.9%，5 年局部控制率为 82%，多因素分析显示年龄大于 65 岁和第二恶性肿瘤是影响生存率的主要因素，而巨大肿瘤、前联合病变和在治疗过程中血红蛋白减少对局部控制率产生重大影响。而对于浸润前联合的早期声带癌，Wedman 等采用内镜下手术治疗和单纯放疗，治愈率两种方法相似，但保全器官功能单纯放疗优于内镜下手术治疗。另外对于早期声带癌单纯放疗方法上，Hedda 等对采用超分割加速放疗 T2N0M0 和常规放疗 T2N0M0 病人进行比较，两组 5 年生存率分别为 53% 和 70 %，5 年局部控制率分别为 88% 和 85%，多因素分析

无统计学差异。

2. **声门上癌**　声门上癌易侵犯周围组织，且较多发生颈淋巴结转移，所以照射野要考虑颈淋巴结引流区的预防照射，适当扩大为 6cm×7cm，前界及下界同声门癌，上界平下颌角，后界自下颌角后缘下延相交于下界。照射进度及方法同声门癌。当照射到 50Gy 时，缩小射野于原发灶，总量为 70～80Gy。

二、术前放疗

有关声门癌及声门上癌术前放疗的价值尚存争议，为减少术后局部复发，提高治愈率可考虑行术前放疗。主要适用于 T3T4 患者，术前放疗照射野基本同前，如已发现颈淋巴结转移，应包括在照射野之内。放射剂量不一，一般为 40～50Gy/4～5W，放疗结束后 2～4 周手术。

三、术后放疗

对难以切除彻底的病变，有计划地进行术后放疗。术中发现切除不满意时，常在术后附加放疗。宜在术后尽早开始，一般不宜超过 2 周。照射野根据术者指定部位进行设计，因术后组织耐受性差，设计要求准确，不宜盲目扩大射野，鳞癌照射总剂量应达 60Gy(6～7 周)。组织反应较强时，不能低于 50Gy。如包括气管造瘘口，在照射时宜换用塑料套管，应保持瘘口周围皮肤干燥，以减少放射组织反应。

四、姑息性放疗

用于手术或放射均难以控制的晚期病变，以减轻患者痛苦为目的，照射野按前述原则适当增减，要包括原发灶或转移灶同时进行放疗。患者全身及局部条件许可时，仍应试给根治量，部分患者照射后，可能获得手术切除条件，或得要不同程度的缓解，全身或局部条件差者可适当减少照射剂量。

五、合并症

主要有喉水肿、软骨膜炎及软骨坏死等。

（一）放射性软骨膜炎及软骨坏死

喉经放疗后，黏膜下血管淋巴管阻塞而发生水肿，尤其溃疡型广泛侵犯型病变，常在放疗初期出现声门水肿，有时需行气管切开术。软骨膜炎及软骨坏死常于放疗后数月发生，表现为局部疼痛，皮肤发红喉黏膜水肿。轻度经治疗后可消退。但当感染影响到软骨血运时可发生软骨坏死，以下因素可促使产生软骨坏死：

1. 放射剂量过大；
2. 放射前癌已累及软骨或曾做过喉软骨手术；
3. 放疗后反复活检；
4. 感染未控制。

（二）喉黏膜水肿

喉癌放疗后水肿多在 1～2 月内消退，倘若水肿一度消退又复出现或持续 6 个月以上不消，应考虑癌未控制。一次活检阴性不能完全否定为癌，需再次或数次活检。反射性软骨膜炎或软骨坏死可表现为黏膜水肿，但多半有局部疼痛，有时皮肤红肿。

第七节　喉癌综合治疗及序贯治疗

多种疗法合理组合的综合治疗是现代癌瘤的发展方向，喉癌也不例外，尤其对于一些晚期癌患者，更应多加考虑。病理结果为低分化鳞状细胞癌或颈部淋巴结有转移者，应行术后放射治疗；中高分化鳞状细胞癌患者，若为 T1-2 期声门型喉癌，根据情况可不行放射治疗，声门上型及声门下型喉癌，以及 T3-4 期声门型喉癌均应行术后放射治疗。对局部无法切除干净或不能手术的喉癌患者，应考虑联合放疗辅助手术或放疗，或者放疗化疗同时进行。联合化疗是基于放疗期间肿瘤细胞加速增殖，而化疗又对迅速分裂的肿瘤细胞特别有效的生物学原理。

一、诱导化疗＋放疗或同步放化疗

20 世纪 80 年代后，对头颈肿瘤先用化疗，再加放疗，治疗失败再用手术的方案，企图保存功能器官。当时欧美兴起"喉功能保全性治疗"，对喉、口咽、喉咽部鳞状细胞癌（简称鳞癌）Ⅲ期及Ⅳ期病变，计划要做喉全切除术的病例，先用化疗（顺铂、氟尿嘧啶、博来霉素等化疗药物联合应用，用 2～3 周期），化疗后用足量放疗。如果治愈，喉组织保留成功；如果仍有肿瘤，就做喉全切除手术。这一方案在全世界都试用。到 1999 年，Wolf 收集 8 个试用单位数据，小结如下："从 1980 年以来，已经有一万多病例进行了试验。应用这一治疗方案后的生存率没有提高。总的喉保留率为 2/3。对头颈肿瘤来说，化疗的治疗作用评价尚在十字路口。"按照 Wolf 所述，这一全世界性的试验（化疗＋放疗，手术等待），生存率并没有变化，但原来要做喉全切除术的患者喉保留率为 67%，似乎是个成绩。实际上细读文献，可以发现，入选的病例有 T1 及 T2 的，这两类病变及一部分 T3，根本不用做喉全切除术。这是试验时病例选择不当的结果，所以这一试验以失败告终。在 Wolf 小结以后，以上的诱导化疗及器官保存试验在期刊上冷落了一些日子。2003 年 Forastiere 等又报告了 9 个单位集中 518 例进行喉癌的化疗治疗试验。这一试验仍以保留器官为前提，对比了三个治疗方案：①经典方法：先用化疗，然后足量放疗，173 例；②放疗，但同步加用化疗。在放疗时第 1、22、43 天用顺铂 100 mg/m^2，172 例；③常规单独应用放疗，173 例。以上治疗后，如果肿瘤控制，即算治愈；如果有肿瘤残存，则手术切除全喉。Forastiere 总结认为：三种治疗方法中，同步放、化疗效果最好。但是这一试验也包括了不用做喉全切除术的 T2 病变。T3 病变中有相当一部分病例没有声带固定，做喉部分手术可能性很大。这一试验从结果判断，并不值得。Ganim 等认为，不能单纯从生存率去判断放、化疗的结果，要衡量很多其他方面，如生存质量和费用等。在德国，用于治疗食管癌的放、化疗，要用一万欧元，效果不明显，但费用太大，副作用明显。有化疗后因副作用而死亡的报道。

二、单独应用化疗

Laccourreye 报告了两组单纯化疗（顺铂和氟尿嘧啶）后的病例。一组 36 例喉声门型癌（全部病例中，肿瘤 T1-2N0M0 占 83.8 %，T3-4N0M0 占 16.2 %，无颈部淋巴结转移）；另一组有 31 例喉声门上型癌和喉咽癌（T1-2，46.4 %；T3-4，53.6 %）。这两组 5 年计算生存率（包括局部复发病例经过手术或放疗者）各为 85.1 % 及 54.8 %，作者认为化疗疗效满意。但是，这是从 607 例喉癌及喉咽癌患者中，全部病例应用化疗后精选出来的，化疗后肿瘤全消（CR）的 67 例（67/607，占全部病例的 11%）。两组局部复发率为 46.3 %（31/67），只有 36 例生存超过 5 年。换句话说，607 例患者中，单独应用化疗控制的 5 年生存率为 5.9%（36/607）。在当前，用常规治疗（放疗或手术或综合）可以控制 60% ～ 70% 病例的时候，没有人会单独用化疗治疗喉癌。

三、分子生物靶向治疗

近年来关于肿瘤发生及恶性肿瘤行为有关的细胞分子通路的研究成果，已经开始逐渐应用于临床。而基于生长信号及血管新生的自律性概念的临床治疗药物的发展尤为迅速，例如靶向 EGFR 的治疗。

首先，EGFR 表达或 erbB 家族其他成员在头颈部肿瘤中的表达高于任何其他实体瘤（表 23-5-1）。事实上，EGFR 信号 RNA 及蛋白频繁过表达于头颈部鳞癌患者的增生异常甚至是组织学正常的头颈部黏膜，暗示其在癌症发生中起作用。同样，EGFR 过表达也被证实为头颈部鳞癌的一个独立预后因素。在美国肿瘤学会的 2006 会议资料表明 EGFR 高度多态性及扩增性的头颈部鳞癌患者具有较低的无瘤生存率（P=0.057）。因此，影响 EGFR 抑制能有效减少肿瘤放疗抵抗，改善头颈鳞癌患者的结局。

表 23-5-1 表皮生长因子受体（EGFR）在肿瘤中过表达

肿瘤类型	EGFR 过表达在肿瘤中比例
结肠	25%–77%
头颈	80%–100%
胰腺	30%–50%
非小细胞肺癌	40%–80%
乳腺癌	14%–91%
肾癌	50%–90%
卵巢	35%–70%
神经胶质瘤	40%–63%
膀胱	31%–48%

续表

* 注意头颈肿瘤中过表达程度与其他部位及组织学类型的比较

现在已有一系列靶向阻碍 EGFR 介导的信号通路的药物。第一类药物中的单克隆抗体被设计用来抑制 EGFR 的活性。他们通过靶向受体上的配体结合域来实现 EGFR 的阻断。西妥昔单抗（C-225，爱必妥）是在头颈鳞癌领域的临床发展时间最长的药物。小分子酪氨酸激酶抑制剂 (TKIs) 是另一类靶向 EGFR 的药物。这些喹唑啉或嘧啶为基础的分子阻断细胞内 EGFR 配体结合的下游信号传导通路。小分子酪氨酸激酶抑制剂分四类：可逆性的 EGFR 特异性抑制剂、不可逆的 EGFR 特异性抑制剂、可逆性的全 -HER 抑制剂及不可逆的全 -HER 抑制剂。两种可逆性的 EGFR 特异性抗体吉非替尼（ZD1839，易瑞沙）与埃罗替尼（OSI774，特罗凯）。

第八节 喉切除术后气管造瘘口复发癌的处理

气管造瘘口复发癌（Stomal recurrence）的发生率为 5% ～ 12%。其发生原因为：手术切缘不足，导致癌残存；气管周围淋巴组织及甲状腺内隐性转移；气管黏膜下淋巴管内存在癌细胞栓；癌细胞种植，术前行急症气管切开引发气管切开口复发癌，其复发率分别为：N0 为 3%，N1 为 8%，N2 为 33%。Kiem 等报道 116 例喉癌病例中，术前 2 ～ 3 天行气管切开术者，气管造瘘口复发癌发生率为 41%，而术时行气管切开术者发生率为 14%，故提出晚期喉癌可行急症气管切开术。

Sisson 等根据复发癌部位及扩展范围，将其分为四型：I 型，早期局限于气管口之上的癌灶，如发现早，手术效果良好；II 型，有食管受累，其预后与食管受累情况密切相关；III 型，复发灶位于气管口下方，侵入纵隔；IV 型，复发灶向外侧扩展至锁骨下方。手术可对复发灶有较长时间的控制，但不能治愈。

气管造瘘口复发癌的治疗：90% 以上的气管

造瘘口复发癌出现在原发癌切除后2年以内，并接受了一定剂量的放疗，从而限制了进一步放疗的应用，故手术切除是首选的治疗方法。对Ⅰ型或早期Ⅱ型患者，主张行复发灶扩大切除，切除后以胸部皮瓣或肌皮瓣修补；对晚期Ⅱ型患者主张复发灶扩大切除（包括全食管切除），并且以胃或结肠代食管及胸部皮瓣或肌皮瓣整复局部缺损。对Ⅲ型或Ⅳ型患者，可行胸骨上段及双侧锁骨头切除、上纵隔清扫，切除后以胸大肌肌皮瓣整复并行气管低位造口。

一、气管造瘘口复发癌Ⅰ型或Ⅱ型切除术

（一）取仰卧位，垫肩，头后仰放头圈，颈胸部消毒，铺手术巾。

（二）切除肿瘤：距肿瘤边缘2～3cm做环形皮肤切口，上方向深部达气管食管间，两侧达颈鞘，下方将皮肤沿胸骨柄向下分离，咬除胸骨柄上部，使前方暴露清楚（图23-8-1），在切口的上部向两侧深部延伸切开，分离气管食管间组织观察食管有无受累，向下分离至正常气管处，在肿瘤下方2cm处切断气管，取下肿瘤（见图23-8-2），更换麻醉插管，艾利斯钳夹住气管断端防止其下缩。检查切除标本的安全界限，对可疑处边缘组织送快速冰冻活检。颈部缺损以胸部皮瓣或肌皮瓣修补。

（三）全厚胸部推移皮瓣：上切口沿锁骨向外切开至肩部，下切口沿胸骨柄向下切开至相当于缺损的高度，然后转向外过乳头之上而后向外下

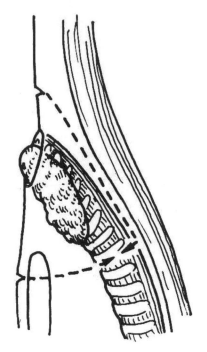

图23-8-2 切除范围

方，沿皮下组织与肌层间分离皮瓣，并拉向缺损处。在皮瓣的前部相当于气管造瘘口处剪开一直径约为3cm的圆形皮肤缺口，气管断缘与圆孔内缘皮肤对位间断缝合，行气管造瘘，皮下与深部组织固定缝合数针，邻近皮肤对位缝合，放置负压引流管。皮瓣下方胸部皮肤缺损以替尔氏皮片覆盖修补（图23-8-3）。

二、气管造瘘口复发癌Ⅲ型或Ⅳ型切除术

（一）手术切口

距肿瘤边缘3cm以外作环形皮肤切口，在下方向胸骨柄延长，分离皮下组织暴露胸骨上部。同时在胸部皮肤上划胸大肌肌皮瓣切线，沿胸骨处切口向下延长作环形皮肤切开，直径稍大于缺损（图23-8-4）。

（二）胸骨上段切除

分离皮下组织暴露胸骨上段及锁骨内侧部分，在第一肋间结扎乳房内动脉，用线锯在第一肋间自一侧穿向对侧肋间隙，将胸骨锯断，再向两侧锯断部分锁骨和第一肋骨，将其去除。或微电锯切除部分胸骨（图23-8-5）。

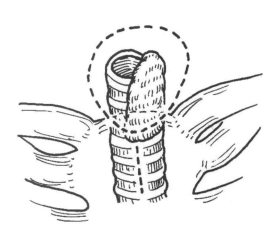

图23-8-1 皮肤切口

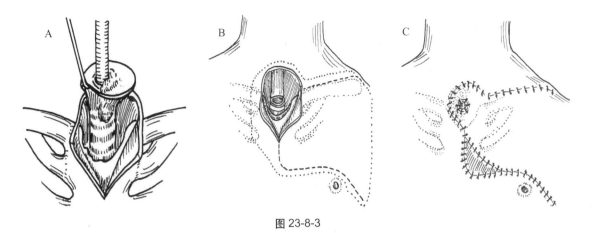

图 23-8-3

A 咬除部分胸骨柄　B 胸部全厚推移皮瓣：短连线为皮瓣大小，点线为手术野皮肤游离范围
C 缺损修复后，三角区以替尔氏皮片覆盖

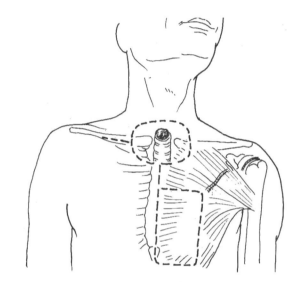

图 23-8-4　手术切口

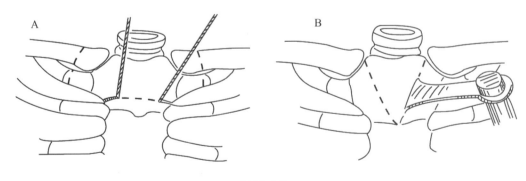

图 23-8-5

A. 线锯切除部分胸骨锁骨及肋骨　B. 微电锯切除部分胸骨

（三）切除肿瘤＋上纵隔清扫

如图沿环形皮肤切口向深部锐性分离颈部组织达气管食管间，两侧解剖出颈总动脉根部，造口上方解剖出颈段食管，如食管受累，待将肿瘤切除后，内翻拔脱切除食管，胃上提，行咽胃吻合术。将上纵隔内无名静脉及颈总动脉根部周围淋巴组织从尽可能低的位置向上钝性分离，并将颈根部血管周围的淋巴组织一并分离，置于即将切除的气管处，距肿瘤下缘约 3 个气管环切断气管，将肿瘤、颈根部和上纵隔的淋巴组织一并切除（图 23-8-6）。

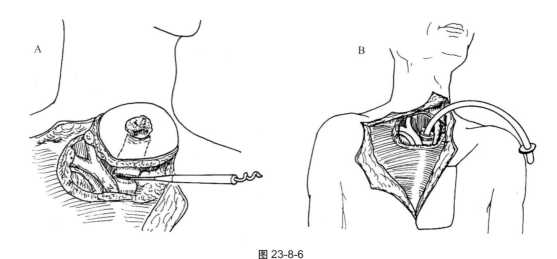

图 23-8-6

A 切除肿瘤　B 上纵隔清扫

（四）胸大肌肌皮瓣

　　沿皮肤画线，自胸骨正中向下切开胸部皮肤及皮下组织至胸大肌表面。切取的皮瓣应稍大于颈胸部的皮肤缺损。切断皮瓣下方的肌肉，在肌肉的筋膜下向外上分离并保护筋膜内的血管蒂，切断邻近的部分肌肉，将胸大肌肌皮瓣转至颈胸部缺损处，覆盖纵隔血管消灭死腔。在胸大肌肌皮瓣的中央做一切口，分离其下方的肌肉，或平行于血管蒂方向自皮瓣远端向中央全层切开，将气管提至切口处行气管造瘘，造瘘时注意勿损伤胸大肌肌皮瓣的血管蒂。胸大肌肌皮瓣的肌肉和皮下组织与颈根部深层组织固定缝合，颈根部皮下及胸大肌蒂部各放置负压引流管一根，逐层缝合颈胸部皮肤（图 23-8-7）。

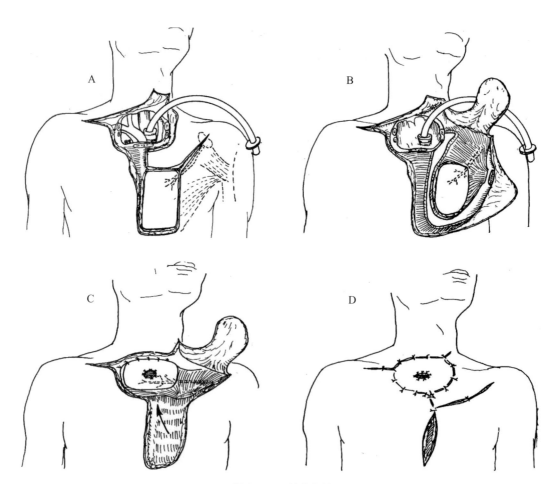

图 23-8-7　缝合修补

（五）术中注意

注意保护颈根部及上纵隔的大血管；上纵隔清扫时注意保护胸导管，如胸导管损伤应予以严密结扎；如术中见颈段食管受累，应同时切除，可采用食管内翻拔脱胃上提咽胃吻合或结肠上徙等方法修复；颈根部上纵隔处的皮肤软组织缺损可采用胸大肌肌皮瓣、肩胸皮瓣或胸部推移皮瓣修复。

（六）术后处理

负压引流液为淡黄色血清样液时可拔除引流管；ICU 监护，注意大血管破裂迹象；加强换药和积极的抗感染治疗。

全喉切除术后气管造瘘口复发癌的预防措施：

（1）全喉切除术前，因喉梗阻已行气管切开术者，根治术中，气管断端应在原气切口下方，并将原气切口周围组织补充切除，应切除的组织包括：切口周围的皮肤、颈前带状肌和甲状腺峡部。

（2）全喉切除术中，对累及声门下的喉癌、下咽癌及颈段食管癌，应注意清扫气管食管旁淋巴结，气管断缘应保证有足够的安全界限。

（3）全喉切除术后，应对气管造瘘口周围甚至上纵隔给予辅助放射治疗（60Gy）。

三、颈部复发的治疗

（一）颈清扫术后复发的原因分析

（1）原发灶局部复发造成新的颈淋巴结转移癌。

（2）颈清扫术后的颈部复发率随 T 分期、N 分期的增长而增高。

（3）第一次实施颈清扫术时，手术操作不规范或术式设计不合理，清扫范围不够，遗留淋巴结，是颈部复发的重要原因。值得注意的是，由于对胸锁乳突肌上端肌肉覆盖下的淋巴结清扫不够，造成颈部复发常见部位为Ⅱ ｂ区，故有时分区性颈清扫比全颈清扫对术者的技术水平要求更高。

（4）颈淋巴结转移癌已有包膜外侵犯。当颈鞘周围的转移淋巴结有包膜外明显侵犯时，术中为保留重要的神经和颈动脉，颈清扫术很难获得足够的安全界限，易引起术后复发。

（二）颈部复发的治疗

（1）对原颈清扫术野外的复发肿瘤，可行根治性或改良根治性全颈清扫术，术后辅以放疗。

（2）对原颈清扫术野内的复发肿瘤，肿瘤多与周围组织粘连固定，如重要的神经和颈动脉，根据复发肿瘤的累及范围，对孤立的淋巴结复发癌行肿物局部切除，对多发性的淋巴结复发癌，在充分显露颈动脉等结构后，再行清扫术，术后缺损可应用胸大肌肌皮瓣或其他邻近皮瓣修复。术后辅以放疗。

（3）应指出的是，再次颈清扫术，解剖困难，手术风险大，但若术后可减轻患者痛苦、挽救或延长病人生命，仍具有重要意义。

（三）颈部复发的预防措施

除声门型喉癌外，对于其他类型的喉癌N0者，在手术切除原发灶的同时，均应对颈部采取适宜的处理措施，防止颈部转移。如声门上型喉癌N0者，如手术治疗原发灶，同时应给予单颈或双颈的择区性颈清扫术（Ⅱ～Ⅲ／Ⅳ区）。如原发灶治疗后颈部未予处理，应密切随访，发现颈淋巴结转移时应及时行择区性或全颈淋巴结清扫术。而对有声门下侵犯者，应注意Ⅵ区的彻底清扫。

Ⅰ型或Ⅱ型病变行根治性切除后，约20% 病人可无瘤存活 2 年以上。但 5 年治愈率较低，齐鲁医院病例中仅有一例外地转入的全喉切除后气管造瘘口复发癌Ⅱ型患者，局部广泛切除 8 年后有咽部复发，再次手术治疗后 2 年余，患者仍存活。Ⅲ型或Ⅳ型病变切除后可有一定无瘤存活，如不予处理，患者平均存活时间为 6 个月，且生活质量甚差。

第九节　全喉切除术后发声问题

虽然近年来喉部分切除术的观念和技术逐渐被越来越多的耳鼻咽喉头颈外科医生所掌握和应用，但全喉切除术在部分晚期病人的初始治疗或挽救性手术仍占有重要的地位。全喉切除后，呼吸时气流由颈前气管造瘘口经过，而口鼻腔则无气体通过，发音功能丧失，同时也丧失了通过哭笑表达情感的能力，严重影响了患者的生存质量。

全喉切除术后发音重建主要有以下几种方法：

①气管食管造瘘术：即在气管后壁与食管前壁之间制作一瘘口，安装或不安装发音纽，气体经瘘口（或经该处的发音纽）至食管口咽口腔而发音；②人工喉：将气管造瘘口进出的气体经一装置送到口咽口腔而发音；③电子喉：用物理的方法使口咽口腔的气体发生震荡形成声音由口腔构成语言；④食管发音：吞咽气体至食管贮存，再将气体由食管释放至口咽口腔而发音。

一、非手术发音法

（一）食管音

全喉切除后，丧失了发声的振动的器官（喉），而共鸣腔及构语器官（鼻、咽、口腔、舌等）依然存在。解剖上，食管为肌性管状器官，壁薄，具一定弹性，可扩张储气，食管入口水平位置与喉接近，入口处狭窄的黏膜组织可替代声门振动发音。食管音即以食管贮存气体，借胸腔内压力及食管肌层的弹性收缩使食管内气体冲击食管上口黏膜及分泌物震颤而发出声音，借共鸣腔和构语器官协调，形成食管发音。

食管发音方法：全喉切除术后 1～2 月，根据术后恢复情况可开始训练食管发音。食管发音的关键在于掌握使气体正确的进出食管，即学会打嗝。训练过程大致可分为三个阶段：基本音形成阶段；食管音与语言配合阶段；食管音完成提高阶段。

1. 基本音形成阶段

（1）进气的训练：将气体吸入食管上段形成储气腔，主要有两种方法：吸气法和吞咽法。

吸气法：半张嘴，向后上抬起软腭和悬雍垂阻断鼻腔气流，压低舌根，做扩胸运动，经口鼻吸气，形成食管内负压，空气经鼻口咽进入食管使其扩张存入气体。

吞咽法：闭合口腔，舌尖顶住齿龈，提高舌背舌根贴向硬腭，沿软腭及咽腔向后做吸吮吞咽动作，增高口腔内压力，咽内缩闭合，将气体送入食管。

（2）排气的训练：食管储气完成后食管内为正压，做假呼气动作，使胸廓肌腹肌及膈肌收缩，张口软腭悬雍垂及舌根复位，使食管内气体逼出，自下而上冲击食管入口处黏膜（即新声门），使其

振动发音，即打嗝音。

2. 食管音与语言的配合阶段
利用已发出的食管基本音与共鸣腔及构语器官协调配合，练习发元音、数字及单字。要把打嗝的声音与口形配合起来，即张嘴讲话，首先练习发元音，元音的质量决定食管音的质量高低。

3. 食管音完成提高阶段
继续练习单音词、复合词，并配合生活用语反复练习，掌握食管发音的要领，表达简单意愿，达到语言交流自如的水平约需半年以上的练习。新声门位置越低，声音越低沉，试着将新声门的位置提高到喉的水平，用手指进行新声门位置探测，对不同位置振源的声音监听分辨，找出新声门的最佳位置，并加强基本功训练，尽可能地提高声音强度。增加每次的进气量，有足够的空气动力，才能使声音响亮，并使讲话连贯，连续讲话时要养成适当分句的能力，在句间吸足空气，以便继续说下一句话，说话时保持精神振奋，有利于音调的提高。充分利用鼻咽口腔等共鸣腔，扩大音域使声音浑厚悦耳。

（二）人工喉

1. 电子喉
电子喉以电池为动力，使电子元件振动产生声频脉冲电流，由发声膜振动发音，使电能转化成声能，使用时将其置于颌下、颏下等颈上部的适当位置，开启时配合口腔器官发出声音根据导声方式和传声部位的不同，分为颈型和口腔型。颈型是将发出的声音经颈部组织传入咽腔，再经咽腭舌齿唇的协调作用形成语言，口腔型，说话时传声管置于口内，通电发音，把声音传至口腔后部，能说大部分的正常语句。电子喉的音调较单调，为金属音，音调低。有人建议使用声音放大器来增加声音的输出量以提高音调。

此外，电子喉说话时需用手把持，颇不方便，且价格较昂贵，患者较少接受。

2. 机械人工喉（气动人工喉）
将气管造瘘口与口腔利用一根空心橡胶管连接起来，空心管内含振动膜片，呼出空气从造瘘口进入空心管使振动膜片发声，声波经口腔和其他构音器官协调运动发音。气动式喉发音的音调高低可根据自己的感觉调校发音箱内的橡皮片，片紧则音调高，片松则音调低。

利用人工喉发声为机械性的金属音，音调单

调，往往作为应用食管音或气管食管音前的过渡，或患者不能应用其他发音方式的最后选择。

二、手术发音法

即全喉切除后采用手术的方法使肺呼出的气体进入咽食管而发音，发音原理由以下三个部分组成（图23-9-1）：①动力源：呼出的肺气经发音瘘进入发音管道；②空气气流振动发音部位（瘘、咽食管壁或人工发音装置）③发音加工构语部分。

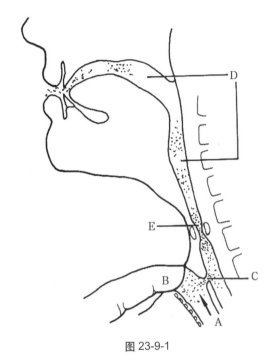

图 23-9-1

A 呼出的气流　B 气流控制阀-使气流进入瘘管
C 气管食管瘘　D 共鸣腔　E 发音部位

（一）功能性气管食管瘘手术

全喉切除术后，通过气管食管造瘘，呼气时手指堵住气管造口使气流经瘘口冲进食管下咽即可发音，不需要复杂的外装置，但术后易有误吸和瘘管狭窄等并发症，主要有以下术式。

1.Staffieri 法　又称新声门重建法，1969 年由 Staffieri 首次报道，全喉切除后直接缝合气管食管黏膜形成内瘘，术中需保留环状软骨上咽食管前壁的完整并需行低位气管切开术（切开第四或第五气管环），接受该手术的患者常因症状性误吸及新声门狭窄困扰，且症状随时间的延长而加剧，并由于发音困难，肿瘤易复发而被谨慎采用。为此日本的 Tanabe（1985 年）改进了该术式，将

气管上断端的前后壁做一 V 型切除，再将气管内黏膜与食管前壁切口吻合，缝合气管，借此减少术后的狭窄和误吸，Brandenburg（1991 年）亦对 Staffieri 法进行了改进，采用气管结构预防狭窄，而较多的下咽黏膜皱褶可起到单向阀门的作用以防误咽。

2.Amatsu 法　由 Amatsu 于 1980 年报道，属于全喉切除后一期发音重建（图 23-9-2）。全喉切除时不要分离气管后壁与食管前壁，剪除第一至第四气管软骨环前 2/3，保留 2×4cm 气管后壁，做成一个基底在下的宽 2cm 长 3cm 的气管瓣，在气管后壁上缘下 2mm 处垂直向下切开一长约 8mm 切口（切透气管膜部与食管前壁全层），切口两侧气管黏膜缘与食管黏膜缘间断对位缝合，分离气管膜部，使黏膜两侧切缘接触，自上而下间断缝合，使气管黏膜内翻，形成一长约 2～3cm 黏膜管以覆盖气管食管瘘口，以防颈前组织阻挡，使气管气流易于进入咽腔，气管食管间瘘口放入支撑硅胶管，以防狭窄。1986 年 Amastsu 改进该术式，自食管后外侧切离食管的外层肌和内层肌约 1.5×0.7cm，制成基底在上方的食管肌瓣，双侧食管肌瓣缝合，以减少误吸，此法在日本仍被广泛使用。

3.李树玲法　由李树玲于 1985 年报道（图23-9-3)，在气管食管间造瘘，瘘口间有一活瓣，发音时堵住气管造口，使气流经瘘口冲开活瓣进入食管腔，吞咽时，活瓣覆盖瘘口以防误吸。全喉切除后，于气管前壁正中自气管断缘处向下纵行切开 3 个气管环约 2cm，横行转向两侧切开，使气管后壁保留约 2.5cm 宽度为止，于该处气管后壁正中切透气管后壁与食管前壁，制作一底在上方的 V 型组织瓣（包括气管后壁和食管前壁全层），使其基底部距气管断缘下方约 0.5cm，两侧边长及基底部长度均宽约 1.5cm。将 V 型组织瓣的两侧断缘缝合，将其推入食管腔内，吞咽时可防止误咽。将 V 型瓣的两侧切缘自下而上分别缝合食管前壁及气管后壁黏膜，闭合瘘口下 2/3，基底部留一横行裂隙，形成长约 0.5cm 的气管食管瘘口。将已切开的气管前壁及部分侧壁缝合并修剪成一下宽 3cm 上宽 2cm 的帽状气室。发音时可使足够的气流经气管食管瘘进入食管，配合口腔等构语器官形成语言。气管造口，早扣除置入

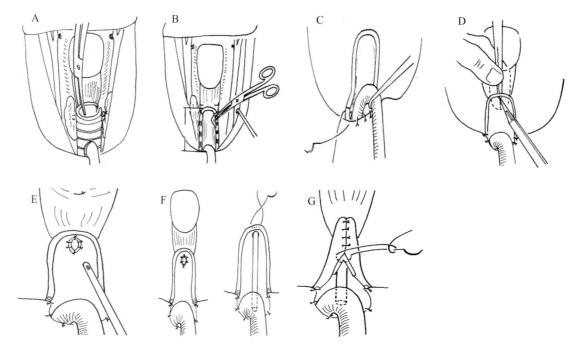

图 23-9-2

A 全喉切除后制一宽 2cm 长 1～4cm 的气管后壁黏膜瓣　B 自软骨膜下剥除软骨（若气管膜瓣宽度不够）　C 瓣下缘气管造瘘
D 黏膜瓣上缘中线向下垂直切开 8cm 进入食管　E 气管食管黏膜对位缝合　F 自吻合口置入橡胶管至食管
G 自上而下将黏膜下组织缝制成长 2～3cm 黏膜管

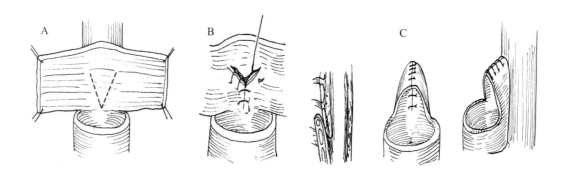

图 23-9-3

A 三角形组织瓣　B 闭合缺损下 2/3 并推入食管内　C 帽状气室

气管套管。术后 2 周开始以手指堵住气管造瘘口练习发音，通常 1～2 月后可言语运用自如。

影响手术效果的主要因素

(1) 组织瓣形成　按本术要求，设计组织瓣时，其边长及基底宽度必须各为 15mm，倘边长比例失调，如细长或短小，术后均产生瘘口覆盖不全，使食管内容漏入气管。

(2) 瘘口的处理　新形成的气管食管瘘口直径以 5mm 为宜，因此在缝合闭锁气管食管壁取材后所残存的缺损创面时，以闭锁全长的 2/3 长度为宜。缝合闭锁过多则瘘口内径过小；在发音时气流微弱，不足以冲击下咽黏膜而发音。

(3) 感染　感染将影响瘘口愈合，有碍发音。因此，轻巧操作和准确仔细缝合甚需要。

评价：

初步认为，功能性气管食管瘘法具有以下特点：

(1) 不改变全喉切除的固有术式，不影响根治切除，手术一期完成。

(2) 由于将气管食管组织瓣下向性插入食管

腔，使此造瘘具有既能发音又有防止吸入的双重功能，即吞咽时，可引起到封闭瘘口并使食管内容物分流不致误入气管作用。

（3）因组织瓣跨越瘘口，可防止瘘道日后变窄，使发音效果持久。

（4）发音容易，不需特殊训练，音量及音质均较食管发音优。

（5）本术式采用直接通道法，不需借助通道或人工发音装置，方便患者，而且术式并不复杂，便于推广。

（4）其他术式：

Conley法：1958年报道，以下咽食管黏膜或自体静脉连接气管食管，形成内瘘，以塑料管连接气管食管瘘防止反流，呼气时手指堵住气管造口，即可发音，但易有瘘管狭窄。

Komorn法：1973年报道，全喉切除后，剥离气管食管至第4～5气管环水平，在食管前壁制作一蒂在下方的斜行全层的2×5cm大小的肌黏膜瓣，将此肌黏膜瓣的黏膜面向内缝合形成管道，附于0.3cm直径的塑料管上，在气管侧后壁气管环间做切口，与黏膜吻合，塑料管于气管内1～2cm处切断，留于管道内2～3周，待管道形成后，

依次缝合各层组织，但易有黏膜管闭锁。

（二）造瘘发音方法

1. 全喉切除术Ⅰ期发音钮安装术 全喉切除术后，行气管造口，保证其直径不小于1.5cm，以直角弯头血管钳自下咽缺损处向下伸入抬起气管后壁，在气管后壁正中距气管上方断端0.5～1cm处横行切开气管食管壁0.3～0.5cm形成气管食管瘘，瘘口两侧各贯穿缝合一针防止食管前壁与气管前壁分离，由瘘口将胃管置入食管内，一端固定于颈部，将下咽部背面转向前方暴露咽缩肌后部，于其后中线处垂直切开下咽缩肌及环咽肌，注意勿损伤黏膜及黏膜下层，术后2周试进食如无咽瘘，拔除胃管，放入适宜大小的发音钮。发音时，手指堵住气管造瘘口，呼出的气体经发音管进入食管，并振动食管入口下方的黏膜而发音（图23-9-4）。

2. 全喉切除术Ⅱ期发音钮安装术 术前如气管造瘘口小于1.5cm应先行气管造口扩大术。全麻下经口导入食管镜至食管入口下方，经气管造瘘口处见到食管镜前端的光源，于气管造口上缘皮肤黏膜交界处下方约0.5cm，以穿刺针穿通气

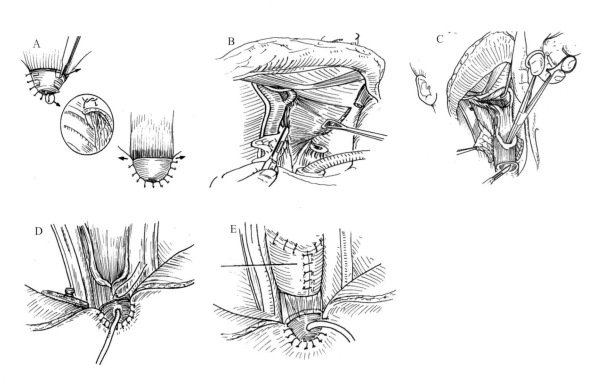

图 23-9-4

A 气管造口　B 气管食管造瘘　C 切开咽缩肌　D 缝合气管食管间壁　E 关闭咽腔

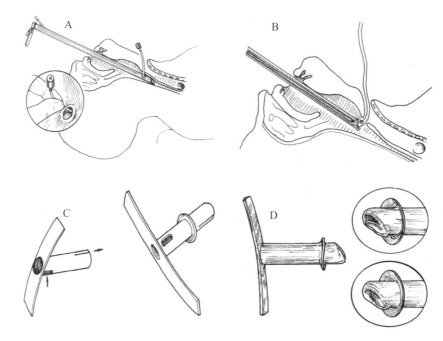

图 23-9-5

A. 食管镜下气管食管穿刺　B. 胃管经穿刺瘘孔逆行置入　C. Blom-Singer 发音装置　D. 低阻 Blom-Singer 发音装置

管后壁与食管前壁，形成气管食管瘘，自瘘口导入胃管，一端固定于颈部，3 天后拔除胃管，置入适宜大小的发音钮（图 23-9-5）。

3. 发音钮安装术后的管理

（1）滑落：发音钮因瘘口过大落入气管中或胃中，应及时取出；

（2）误吸：如自发音钮中反流，清洁发音管后仍不能消除，则需更换新的发音管，如自发音管周围反流，可暂时取出发音管，待瘘口缩小后再次置入，或缩缝瘘口，如以上方法均无效，可待瘘口闭锁后重新穿刺安装；

（3）感染：瘘口周围出现浮肿时及时使用敏感抗生素，每天将发音钮浸入制霉菌素溶液中清洗以防真菌生长。

（潘新良　谢晋）

第十节　激光在喉癌治疗中的应用

自从 1972 年 Strong 等首次应用 CO_2 激光治疗喉癌以来，激光已成为治疗喉恶性肿瘤的一种手段。激光手术安全性好、无需作气管切开、创伤小、恢复快、疗效确切、治疗费用低，而且能较好地保留喉功能。如果出现术后复发，还可以再次行激光手术或行喉部分切除术。因此，CO_2 激光已成为一种治疗早期喉癌的理想选择。由于医院手术设备限制，医师手术技术的差异以及对激光手术的认识不同，开展手术的深度和广度不同，至今尚无标准的手术适应证范围。随着手术设备的改进、手术技术的不断完善，手术适应证范围也相应扩大，已从最初只限于治疗早期声门型喉癌，发展到今天的中晚期声门癌、声门上型喉癌的激光手术。

目前 CO_2 激光主要适应证分成两类：

（一）适应证

此类病变在支撑喉镜下暴露充分，肿瘤各界均在视野内，激光束可达到切除区域，肿瘤可被完整切除。包括

1. 声门型喉癌 T1 ～ T2 病变。

2. 舌骨上会厌癌 T1 ～ T2 病变。

3. 局限的杓会厌皱襞癌。

4. 室带癌。

（二）相对适应证

此类病变选用激光手术尚存在争议，是否采用激光手术应根据患者的具体情况进行选择。

1. 声门型喉癌 T1 病变侵犯前联合或前联合癌。

2. 声门型喉癌侵犯声带突或杓状软骨。

3. 声门型喉癌 T2 ～ T3 病变。术前应认真评估肿瘤的范围，尤其是声门旁间隙的侵犯程度，评估患者在支撑喉镜下的喉暴露程度，对于 T3 病变应慎重选择。

4. 声门上型喉癌 T2 ～ T3 病变。肿瘤位于会厌根部或向下侵犯声门旁间隙的 T2 ～ T3 病变，完整切除肿瘤困难，不宜选择激光手术。

Steiner 等对 159 例 Tis ～ T2 声门型喉癌病例进行了激光手术，局部复发率仅为 6 %，5 年生存率达到 100 %。Eckel 等报道 202 例接受激光治疗的 I 期和 II 期声门型喉癌患者的局部控制率为 85.5%。大量临床研究提示对原位癌、T1 和部分 T2 声门型喉癌的疗效非常满意，其效果与放疗相似。

CO_2 激光也被成功地应用于声门上型喉癌的治疗，尤其是位于舌骨水平以上声门上型喉癌，是激光治疗很好的适应证。Ambrosch 等对 48 例 T1 和 T2 声门上型喉癌施行激光完整切除，5 年局部控制率分别为 100% 和 89%，认为激光对早期声门上型喉癌的疗效与传统的喉声门上水平部分切除术相当，由于术后少有误吸，功能恢复较后者为优。Iro 等报道了 141 例声门上型喉癌患者 (I 期 23.4%，II 期 25.5 %，III 期 16.3%，IV 期 34.8%) 接受激光手术的疗效，必要时对这些患者还施行了颈清扫术或放疗，总体 5 年无复发生存率为 65.7%(I 期 85.0%，II 期 62.6%，III 期 74.2%，IV 期 45.3%)。作者提出如果切缘无肿瘤细胞，激光手术可达到满意的效果，而 T4 声门上型喉癌应被视为激光手术的禁忌证。

对激光治疗累及前联合的声带癌目前还有争议。由于前联合处甲状软骨无软骨膜，因此侵及前联合的肿瘤与甲状软骨的距离非常近，激光手术常难于获得安全的手术切缘，而且支撑喉镜下前联合暴露较困难。文献报道激光切除侵及前联合的喉癌的复发率要高于未侵及前联合者。因此，对这部分病例术后应加强随访。对一些无法接受手术的晚期声门上型喉癌病例，CO_2 激光手术可使患者避免气管切开，是一种较好的姑息性治疗方法。

激光手术并发症：CO_2 激光手术在临床应用上体现出多种优越性的同时，也可对医护人员及患者非治疗部位引起损伤。喉气管激光手术的并发症包括两个方面，一是气管内麻醉插管燃烧，二是激光束照射组织引起的损伤。据统计在开展激光手术初期的并发症发生率相对较高，可能是与手术经验和激光防护措施不力有关。文献报告喉气管激光手术的并发症发生率为 0.2% ～ 2%。

（於子卫）

参考文献

1. 樊忠，王天铎．实用耳鼻咽喉科学．济南：山东科学技术出版社．1998.

2. 黄选兆，汪吉宝．实用耳鼻咽喉科学．第 2 版．北京：人民卫生出版社．2007.

3. 王天铎喉科手术学．北京：人民卫生出版社．2001.

4. 李树玲新编头颈肿瘤学．北京：科学技术文献出版社，2002.

5. 刘素哲，马莉，刘翠青．新生儿先天性喉囊肿一例．中国新生儿科杂志．2006,21（1）：11.

6. 杨亚英，雷静，王崇玉．喉气囊肿 1 例报告．实用放射学杂志．2005，21（6）：672.

7. 高新宇，张国志．颈侧部喉气囊肿．口腔颌面外科杂志．2008,18（4）：273-275.

8. 陶玉，姜洪．先天性喉气囊肿一例．中华耳鼻咽喉头颈外科杂志．2005，40（9）：713.

9. 张铁松，林建云，高映勤．先天性喉囊肿 1 例．中国眼耳鼻喉科杂志，2005，5(1)：11.

10. 许洪波，黄志刚，王琪，等．喉部分切除术后喉囊肿．中国耳鼻咽喉头颈外科，2010，17（4）：184-186.

11. 辛志广．射频在切除喉囊肿术中的应用．中国实用医药，2008，3（13）：17.

12. 刘罡，伍金林，熊英，等．新生儿先天性喉囊肿 1 例．中华妇幼临床医学杂志，2010，6(1):32.

13. 程向荣，汤健，吴昆旻，等．平阳霉素囊内注射治疗复发性喉囊肿的疗效观察，中国中西医结合耳鼻咽喉科杂志，2008,16（1）：38-40.

14. Andrus JG, Shapshay SM. Contemporary Management of Laryngeal Papilloma in Adultsand Children. Otolaryngol Clin N Am.2006,39：135–158.

15. 张劲梅，李秋珍，王海鹤．联合疗法治疗儿童喉乳头状瘤．中国耳鼻咽喉头颈外科，2005，12（1）：44.

16. 李烁，洪海裕，杨琼，等．支撑喉镜下用鼻内镜吸切加等离子射频治疗喉乳头状瘤的临床疗效分析. 临床耳鼻咽喉头颈外科杂志, 2009, 23 (23): 1098-1099.

17. 黄映红, 欧阳顺林, 张建国, 等. 鼻内镜下电动吸切器联合半导体激光治疗复发性喉乳头状瘤. 中国内镜杂志, 2010, 16 (7): 745-747.

18. 周非, 李友忠, 宋桂林, 等. 儿童复发性喉乳头状瘤临床治疗探讨. 临床耳鼻咽喉头颈外科杂志, 2009, 23 (11): 503-505.

19. 朱华斌, 冯云海. 电子喉镜下射频治疗咽喉部乳头状瘤. 临床耳鼻咽喉头颈外科杂志, 2010, 24 (7): 325-326.

20. Szyfter W, Wierzbicka M, Jackowska J, et al. The schedule of intralesional papillomatosis treatment with cidofovir. Otolaryngol Pol. 2010, 64(2):98-102.

21. 胡建道. 手术加肿瘤基底部注射治疗喉乳头状瘤36例. 海军医学杂志, 2005, 26 (4): 333-334.

22. 张卫华, 董卫东, 于永强. 多发性喉神经纤维瘤1例. 临床耳鼻咽喉科杂志, 2006, 16 (3): 116.

23. 彭洪, 昌红, 刘朝蓉. 喉神经纤维瘤1例. 耳鼻咽喉 - 头颈外科. 2001, 8 (2): 83.

24. 韩丹, 吕绍茂. 喉多形性腺瘤恶变1例报告. 实用放射学杂志, 2007, 23 (1): 96-99.

25. 任粉梅, 汪广平. 喉部化学感受器瘤的临床特征. 临床耳鼻咽喉科杂志, 1996, 10 (2): 101-102.

26. 王纤宜, 郑斯馨, 吴韵芳, 等. 头颈部化学感受器瘤的临床病理分析, 上海医科大学学报. 1995, 22 (1): 44-46.

27. 黎景佳, 唐青来, 杨新明. 喉软骨瘤1例. 临床耳鼻咽喉头颈外科杂志, 2010, 27 (7): 328-329.

28. 周开源, 梁传余, 杨克勤, 等. 改良硬化法治疗耳鼻咽喉血管瘤的疗效对照研究. 临床耳鼻咽喉科杂志, 2002, 16 (12): 681-683.

29. 李平, 周水淼. 电子喉镜监控下经皮穿刺注射平阳霉素治疗咽喉部血管瘤. 中国内镜杂志, 2006, 12(2):116-118.

30. 张劲, 郭宏. 平阳霉素在喉海绵状血管瘤治疗中的应用. 中国耳鼻咽喉颅底外科, 2003, 9(5):301-302.

31. 王丽妍, 周彬, 尹玉萍. 喉神经纤维瘤误诊为声带息肉1例. 中国眼耳鼻喉科杂志, 2003, 3 (4): 259.

32. 向召兰, 秦小平, 张学渊. 会厌喉面神经纤维瘤1例. 临床耳鼻咽喉科杂志, 2001, 15 (10): 681-683.

33. 白伟良, 王铁, 王振海, 等. 纵隔及颈部淋巴管瘤致喉阻塞1例. 临床耳鼻咽喉科杂志, 2002, 16 (7): 365.

34. 王天铎. 喉癌喉部分切除术的现状. 临床耳鼻咽喉科杂志, 2000, 14: 531.

35. 董频, 王天铎, 栾信庸, 喉部分切除胸骨舌骨肌筋膜重建术耳鼻喉学报, 1990; 4(1): 59-60.

36. 董频, 王杰, 金斌, 等. 205例喉癌的手术方式与远期疗效分析. 中华耳鼻咽喉头颈外科杂志, 200540(8):590.

37. 费声重, 时跃晞, 王尔丽, 等. 278例喉部分切除术生存率分析. 中华耳鼻咽喉科杂志, 1986, 21.

38. 张立强, 栾信庸, 潘新良, 等. 声门下喉癌的手术治疗. 中华耳鼻咽喉科杂志, 2001,36:451-453.

39. 张立强, 栾信庸, 潘新良, 等. 声门上喉癌的手术治疗. 中华耳鼻咽喉科杂志, 2002,24:59-61.

40. 屠规益, 佟凯, 李进让. 喉癌喉部分切除术的扩展: 1. 声门上型喉癌 -- 喉水平垂直部分切除术. 耳鼻咽喉 - 头颈外科, 1995, 2: 131.

41. 姜玉芳, 董频. 喉癌部分切除颈阔肌肌筋膜整复术. 山东医科大学学报, 1994, 32 (4): 331.

42. Bailey B J, Biller H. Surgery of Larynx. Philadelphia: W. B. Saunders Company, 1985: 257-278.

43. 董频, 王强, 李晓艳, 等. 非气管开的改良额侧位喉部分切除术. 中华肿瘤杂志, 2007, 29: 707-709.

44. 董频. 额侧位垂直喉部分切除术的改良经验. 山东大学耳鼻喉眼学报, 2010, 24: 1-3.

45. 周梁, 王家东, 皇甫慕三, 等. Majer - Piquet手术治疗声带癌的体会. 耳鼻咽喉 - 头颈外科, 1994, 1: 38.

47. 秦永, 韩德宽, 李志光, 等. 环状软骨上喉次全切除及其疗效. 中华耳鼻咽喉科杂志, 2000, 35: 181.

48. 郭睿, 郭志祥. 喉环上部分切除术及其疗效. 中华耳鼻咽喉科杂志, 2000, 35: 178.

49. Bron L, Brossard E, Monnier P, et al. Supracricoid partial laryngectomy with cricohyoidoepiglottopexy for glottic and supraglottic carcinomas. Laryngoscope, 2000, 110:627.

50. 农辉图, 黄光武, 农晓东, 等. 声门癌术后会厌喉成形改良经验. 中华耳鼻咽喉科杂志, 1997, 32: 100.

51. 赵瑞力, 胡俊兰, 葛俊恒, 等. 喉额 - 侧切除术的临床应用. 中华耳鼻咽喉科杂志, 2003, 38: 7.

52. 唐平章, 祁永发, 屠规益. 喉近全切除术: Pearson手术在晚期喉癌及下咽癌治疗中的应用. 中华耳鼻咽喉科杂志, 1994, 29: 10.

53. 张立强, 栾信庸, 潘新良, 等. 保留喉功能的T4声门癌的手术治疗. 中华耳鼻咽喉科杂志, 2002, 37:300.

54. Lee N K, Goepfert H , Wandt CD. Supraglottic laryngectomy for intermediate stage cancer : U T MD anderson cancer center experience with combined therapy. Laryngoscope ,1990 ,100 :831.

55. Burstein FD , Calcaterra TC. Supraglottic laryngectomy : series report and analysis of results. Laryngoscope ,1985 ,95 :833.

56. 董频，王天铎，栾信庸，等.会厌癌声门上喉部分切除术：附40例报告.中华肿瘤杂志，1998，23（3）：231-232.

57. 米玉录，段东升，康巨瀛，等.声门上水平部分喉切除术.中华耳鼻咽喉科杂志,1999,34 :49.

58. 郭星,潘子民,费声重.声门上水平喉部分切除术应用55例.中华耳鼻咽喉科杂志,2000,35 :39.

59. Miodonski J. Enlarged hemilaryngectomy. J Laryngol Otol, 1962, 76: 266-272.

60. 潘子民，郭星，季文樾，等.环舌根会厌吻合术对减轻误咽提高拔管率的探讨.中华耳鼻咽喉科杂志，2000，35:475.

61. Strong MS , J ako GJ . Laser surgery in the larynx. Early clinical experience with continuous CO_2 laser. Ann Otol Rhinol Laryngol ,1972 ,81 :791.

62. 黄志刚，韩德民，倪鑫，等. 声带癌T1 病变 CO_2 激光治疗.耳鼻咽喉 - 头颈外科 ,1996 ,3 :153.

63. Steiner W. Result s of curative laser microsurgery of laryngeal carcinomas. Am J Otolaryngol ,1993 ,14 :116.

64. Eckel HE , Schneider C , J ungehül sing M , et al . Potential role of transoral laser surgery for larynx carcinoma. Lasers Surg Med ,1998 ,23 :79.

65. Ambrosch P , Kron M , Steiner W. Carbon dioxide laser microsurgery for early supraglottic carcinoma. Ann Otol Rhinol Laryngol ,1998 ,107 :680.

66. Iro H , Waldfahrer F , Altendorf - Hofmann A , et al. Transoral laser surgery of supraglottic cancer : Follow-up of 141 patients. Arch Otolaryngol Head Neck Surg, 1998, 124:1245.

67. 黄志刚，韩德民，于振坤，等.激光手术治疗声门型喉癌疗效分析.中华耳鼻咽喉科杂志 ,2002 ,37 :219.

68. Sisson GA. Mediastinal dissection. Laryngoscope,1989,99:1262-1266.

69. Hamaker RC,Schuller DE,Weissler MC,et al.Surgical salvage for stomal recurrence:A mult-institutional experience. Laryngoscope,1987,97:1025-1029.

70. Jacobs C, Goffinet DR, Goffinet L, et al. Chemotherapy as a substitute for surgery in the treatment of advanced resectable head /neck cancer. Cancer, 1987,60:1178.

71. Bradford C R, Wolf GT, Garey T E, et al. Predictive markers for response to chemotherapy organ preservation and survival in patients with advanced laryngeal carcinoma. Otolaryngol Head and Neck Surg. 1999,121:534-538.

72. Elomaa L, Joensuu H, Kulmala J, et al. Squamous cell carcinoma is highly sensitive to taxol, a possible new radiation sensitizer. Acta Otolaryngol, 1995, 115:340-344.

73. Chougule P B, Akhtar M S, Akerley W, et al. Chemoradiotherapy for advanced inoperable head and neck cancer. A phase II study. Semin Radiat Oncol, 1999, 9: 58-63.

74. De Mulder P H. The chemotherapy of head and neck cancer. Acta Otorhinolaryngol Belg, 1999, 53: 247-252.

75. Herbst RS, Shin DM. Monoclonal antibodies to target epidermal growth factor receptor-positive tumors. Cancer, 2002;94:1593-1611.

76. Raben D, Biano C, Milas L, et al. Targeted therapies and radiation for the treatment of had and neck cancer: Are we making progress? Semin Radiat Oncol, 2004;14:139-52.

77. Rubin Grandis J, Melhem MF, Gooding WE, et al. Levels of TGF-alpha and EGFR protein in head and neck squamous cell carcinoma and patient survival. J Natl Cancer Inst, 1998, 90:824–32.

78. Chung CH, Ely K, Carter J, et al. High gene copy number of epidermal growth factor receptor by fluorescence in situ hybridization is frequent in head and neck squamous cell carcinomas and associates with worse recurrence-free survival. J Clin Oncol (ASCO Ann Mtg Proc, Part I), 2006,5502.

79. Bernier J, Cooper JS, Pajak TF, et al. Defi ning risk levels in locally advanced head and neck cancers: A comparative analysis of concurrent postoperative radiation plus chemotherapy trials of the EORTC and RTOG. Head Neck 2005;27:843–50.

80. Perez-Soler R, Saltz L. Cutaneous adversed effects with HER1/EGFR-Targeted agents: Is there a silver lining? J Clin Oncol, 2005;23:5235-46.

81. Pfister DG, Su YB, Kraus DH, et al. Concurrent cetuximab, cisplatin, and concomitant boost radiotherapy for locoregionally advanced, squamous cell head and neck cancer:

A pilot phase II study of a new combined-modality paradigm. J Clin Oncol, 2006, 24:1072-8.

82. Merlano MC, Numico G, Colantonio I, et al. AlteRCC phase I-II trial: Alternating radiotherapy and chemotherapy plus cetuximab in advanced head and neck cancer (HNC). J Clin Oncol (ASCO Ann Mtg Proc, Part I), 2006;15515.

83. Kies MS, Garden AS, Holsinger C, et al. Induction chemotherapy (CT) with weekly paclitaxel, carboplatin, and cetuximab for squamous cell carcinoma of the head and neck (HN). J Clin Oncol (ASCO Ann Mtg Proc, Part I), 2006:5520.

84. Doss HH, Greco FA, Meluch AA, et al. Induction chemotherapy + gefiinib followed by concurrent chemotherapy/radiation therapy/gefi tinib for patients (pts) with locally advanced squamous carcinoma of the head and neck: A phase I/II trial of the Minnie Pearl Cancer Research Network. J Clin Oncol (ASCO Ann Mtg Proc, Part I), 2006:5543.

85. Savvides P, Agarwala SS, Greskovich J, et al. Phase I study of the EGFR tyrosine kinase inhibitor erlotinib in combination with docetaxel and radiation in locally advanced squamous cell cancer of the head and neck (SCCHN). J Clin Oncol (ASCO Ann Mtg Proc, Part I), 2006,5545.

86. Herchenhorn D, Dias FL, Ferreira CG, et al. Phase I/II study of erlotinib combined with cisplatin and radiotherapy for locally advanced squamous cell carcinoma of the head and neck (SCCHN). J Clin Oncol (ASCO Ann Mtg Proc, Part I), 2006:5575.

87. Harrington KJ, Bourhis J, Nutting CM, et al. A phase I, open-label study of lapatinib plus chemoradiation in patients with locally advanced squamous cell carcinoma of the head and neck (SCCHN). J Clin Oncol (ASCO Ann Mtg Proc, Part I), 2006:5553.

88. Seiwert TY, Haraf J, Cohen EE, et al. A phase I study of bevacizumab (B) with fl uorouracil (F) and hydroxyurea (H) with concomitant radiotherapy (X) (B-FHX) for poor prognosis head and neck cancer (HNC). J Clin Oncol (ASCO Ann Mtg Proc, Part I), 2006, 245:530.

89. Fakhry C, Gillison ML. Clinical implications of human papillomavirus in head and neck cancers. J Clin Oncol, 2006, 24:2606-11.

90. Brizel DM, Wasserman TH, Henke M, et al. Phase III randomized trial of amifostine as a radioprotector in head and neck cancer. J Clin Oncol, 2000,18:3339–45.

91. Cerchietti LG, Navigante AH, Lutteral MA, et al. Double-blinded, placebo-controlled trial on intravenous L-alanyl-L-glutamine in the incidence of oral mucositis following chemoradiotherapy in patients with head-and-neck cancer. Int J Radiat Oncol Biol Phys, 2006, 65:1330-7.

92. J.S. Greenberger, M.W. Epperly, J. Gretton, et al. Radioprotective Gene Therapy. Current Gene Therapy, 2003, 3: 183-195.

喉咽及颈段食管肿瘤
Laryngopharyngeal & Cervical Esophageal Tumor

第一节　应用解剖

　　喉咽也称为下咽，位于口咽与食管之间，是上呼吸道与消化道的最后分歧处。其前方为喉，连接呼吸道，其下为食管，系消化道。因此，下咽的功能障碍涉及呼吸与吞咽两个方面。颈段食管与下咽紧密相邻，上界为食管入口，是食管的第一个狭窄处，下界平胸骨切迹，图 24-1-1 为下咽及颈段食管的解剖图（后面观）。

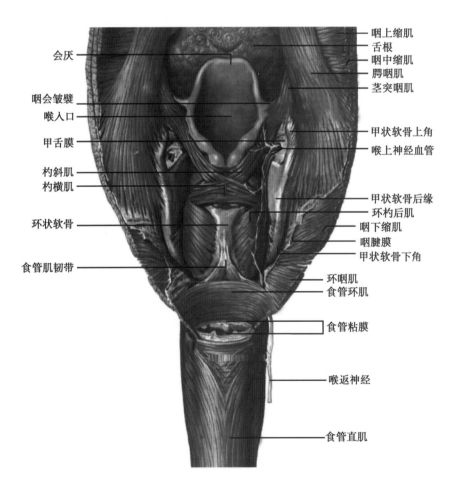

会厌

咽会皱襞

喉入口

甲舌膜

杓斜肌
杓横肌

环状软骨

食管肌韧带

咽上缩肌
舌根
咽中缩肌
腭咽肌
茎突咽肌

甲状软骨上角
喉上神经血管

甲状软骨后缘
环杓后肌
咽下缩肌
咽腱膜
甲状软骨下角

环咽肌
食管环肌

食管粘膜

喉返神经

食管直肌

图 24-1-1　下咽食管的解剖图（后面观）

下咽分为三个亚区，即梨状窦区，环状软骨后区和下咽后壁区。

梨状窦区：可分为梨状窦内侧壁和外侧壁，内外壁在前方交汇。梨状窦向内下即移行至环后区与食管入口相连接。

环状软骨后区：简称环后区，上界为两侧杓状软骨及后联合，下界为环状软骨背板下缘，两侧与梨状窦内侧壁相连。

下咽后壁区：上自会厌谿水平，为口咽后壁向下之延续，下接食管入口，黏膜肌层覆盖于椎前筋膜前。

下咽部有丰富的淋巴引流，引流梨状窦的淋巴管同喉上神经伴行通过甲状舌骨膜至颈深上、中组淋巴结，咽后壁淋巴引流至咽后及颈深上、中组淋巴结。下咽的下部和颈段食管的淋巴引流至气管食管旁淋巴结。下咽部发生恶性肿瘤，这些淋巴组织可以将肿瘤细胞暂时阻止在淋巴结内，所以有些下咽癌的病人最早表现为颈部淋巴结肿大。

第二节 病理类型与扩展方式

下咽癌的主要病理类型为鳞状细胞癌，约占 95%。其他病理类型有腺癌、肉瘤等。下咽癌最常发生于梨状窦，其次为环后区，较少见于咽后壁。据中国医学科学院肿瘤医院统计近十年间 254 例下咽癌中，梨状窦癌占 77%，环后区癌占 20%，咽后壁癌占 3%。另据山东医科大学附属医院耳鼻咽喉科统计，1978 ～ 1996 年间 290 例下咽恶性肿瘤中，梨状窦癌 234 例（80.7%），环后癌 21 例（7.3%），下咽后壁区癌 35 例（12.0%）。据美国统计，约 70% 的下咽癌为梨状窦癌，其余 20% ～ 30% 为咽后壁及环后区癌。

下咽癌从外观上看可分为外突型生长和溃疡浸润型生长两类。除了具有一般恶性肿瘤向周围组织占位侵犯的特点以外，下咽癌一个显著的特点是沿黏膜下侵犯，约 60% 下咽癌具有这类特点。黏膜下扩展可以达到肿瘤肉眼所见边缘 10 ～ 20 毫米以外。其黏膜下扩展方式可以分为三类：第一类黏膜下扩展具有明显的边界，第二类黏膜下扩展没有明显的边界，第三类为跳跃式扩展。

下咽癌对喉的侵犯有不同的途径。位于梨状窦内壁的下咽癌，可以沿黏膜向杓会厌皱襞侵犯，或者进一步向内侧和深部侵犯到喉，也可以沿黏膜向环后区侵犯。可以通过侵犯声门旁间隙、声带肌、环杓关节、环杓肌以及喉返神经引起声带固定。梨状窦外壁癌容易侵犯甲状软骨板后缘和环状软骨。甲状软骨的后缘和上缘最容易受到梨状窦癌的直接侵犯。图 24-2-1 显示梨状窦癌对周围组织的侵犯形式。环后癌容易侵犯环状软骨和环杓后肌。下咽后壁癌比较局限于咽后壁，不常侵犯喉。

需要注意的是，近年来临床发现 20% 以上的下咽癌病人合并食管癌，有些尚在原位癌或早期癌阶段，有些已处于中晚期，需要及时发现并给予恰当治疗。

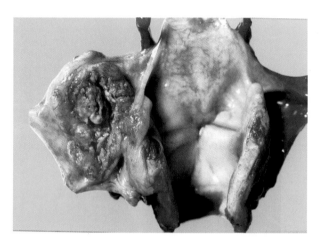

图 24-2-1 梨状窦癌对周围组织的侵犯形式

下咽癌较多发生颈部淋巴结转移。颈部淋巴结转移率在梨状窦癌约 70%，环后癌约 40%，下咽后壁癌约 50%。下咽癌颈部淋巴结转移主要位于 II、III、IV 区，颈后三角区转移一般发生在其他区域已经出现转移后，颌下区转移仅为 3.2%。

第三节 流行病学

一、病因因素

下咽癌的确切病因至今并不清楚。已经认识到的是，下咽癌的发病和某些生活习惯密切相关。过度吸烟、饮酒与营养不良是下咽癌的三个主要病因。

二、发病率

下咽癌的年发病率为 0.17/10 万 ～ 0.8/10 万，占头颈部恶性肿瘤的 1.4% ～ 5%。根据 1992 年世界卫生组织的统计，下咽癌每年的发病率，每十万人口，在美国白人中为 1.1 人，在美国黑人中为 2.8 人，在美国华人中为 0.5 人；在加拿大为 1.3 人；在印度为 10.8 人；在法国为 15.2 人；在英国和澳大利亚为 0.6 人。在我国，根据 1988 年至 1992 年的统计，发病率在北京市区为 0.4/10 万，在上海市区为 0.2/10 万。由此可见，下咽癌在我国的发病率并不高，在国外华人中发病率也不高。

第四节　TNM 分期

Tx	原发肿瘤不能评估
T0	原发灶隐匿
Tis	原位癌
T1	肿瘤最大直径≤2cm，限于下咽一个解剖亚区
T2	肿瘤最大直径>2cm，但≤4cm。肿瘤延及一个以上下咽解剖亚区，没有半喉固定
T3	肿瘤最大直径>4cm，或伴有半喉固定
T4a	肿瘤侵犯甲状软骨/环状软骨，舌骨，甲状腺，食管或中心区软组织（中心区软组织包括喉前带状肌和皮下脂肪）
T4b	肿瘤侵及椎前筋膜，颈总动脉或纵隔组织

Nx	不能评估有无区域性淋巴结转移
N0	无区域性淋巴结转移
N1	同侧单个淋巴结转移，直径≤3cm
N2	同侧单个淋巴结转移，直径>3cm，但≤6cm；或同侧多个淋巴结转移，但其中最大直径<6cm，或双侧或对侧淋巴结转移，其中最大直径≤6cm
N2a	同侧单个淋巴结转移，直径>3cm，但≤6cm
N2b	同侧多个淋巴结转移，其中最大直径≤6cm
N2c	双侧或对侧淋巴结转移，其中最大直径≤6cm
N3	转移淋巴结最大直径>6cm，

续表

Mx	不能评估有无远处转移		
M0	无远处转移		
M1	有远处转移（应同时注明转移部位）		
临床分期			
0 期	Tis	N0	M0
I 期	T1	N0	M0
II 期	T2	N0	M0
III 期	T3	N0	M0
	T1,T2,T3	N1	M0
IVA 期	T4a	N0,N1	M0
	T1,T2,T3,T4a	N2	M0
IVB 期	任何 T	N3	M0
	T4b	任何 N	M0
IVC 期	任何 T	任何 N	M1

第五节　临床表现及诊断

一、临床症状与体征

临床表现：咽部异物感，感觉咽部食物吞咽不净；吞咽疼痛感，吞咽时引起咽部疼痛，可反射至耳部；进食阻挡，吞咽时感觉咽部有阻力，影响进食；声音嘶哑，有时伴有呼吸困难；咳嗽，有时咯血和进食呛咳；颈部肿块，约 1/3 患者因颈部肿块就诊，原发灶症状轻微，因而易误诊。

二、检查与诊断

（一）临床检查

1. 咽喉检查　患者有以上症状时，除检查口咽部以外，应使用间接喉镜详细观察下咽及喉部。注意声带及杓状软骨活动情况，声带关闭时，梨状窦是否可以开放扩大，注意有无附近黏膜水肿。纤维喉镜有利于直接观察病变。应用纤维喉镜观察下咽时，可以嘱咐患者用力鼓气，使下咽部膨胀开放，有利于观察到较隐蔽的病变。

2. 颈部检查　先查喉部，观察喉部有无增宽，喉摩擦音是否存在。在喉的两侧触诊时，检查肿物有无外侵，甲状腺是否受累。再沿颈鞘部位检查有无肿大淋巴结及其他部位淋巴结有否转移。

3. 影像学检查　常规 X 线检查：喉及颈侧

位 X 线片可以观察喉内及椎前喉咽软组织情况。当咽后壁、环后区和颈段食管有肿瘤时，可以明显看出椎前软组织增厚，将气管推向前。喉体层相可以对比两侧梨状窦情况及观察喉内受侵程度。用碘油或钡剂做下咽食管对比造影，可以看到充盈缺损，黏膜异常（图 24-5-1）。

CT 及 MRI 可以确定肿瘤范围及颈部淋巴结情况。下咽癌可能转移到咽后淋巴结，MRI 检查有可能发现咽后淋巴结肿大。图 24-5-2 为梨状窦癌伴有颈部及咽后淋巴结转移的 CT 表现。

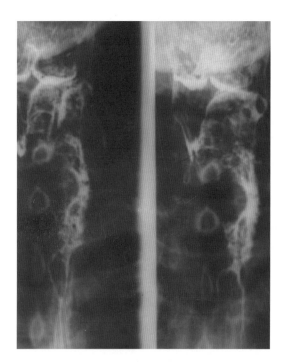

图 24-5-1　左侧梨状窦癌侵及食管入口

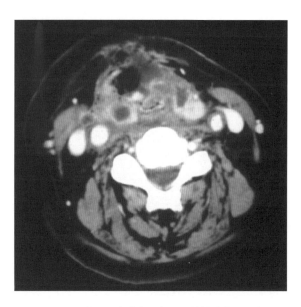

图 24-5-2　梨状窦癌伴有颈部淋巴结转移的 CT 表现

4．活组织检查及细胞学检查　在表面麻醉下，使用间接喉镜和纤维喉镜明视下，取小块肿瘤组织送病理诊断。颈段食管病变应在纤维胃镜检查同时活检。如为环后和颈段食管病变，也可以用细胞学拉网诊断。

（二）鉴别诊断

1．咽喉炎及咽喉官能症　咽喉炎和咽喉官能症病程长，主诉模糊，无声哑和吞咽困难症状。

2．下咽及食管良性肿瘤　较少见，有血管瘤、脂肪瘤、平滑肌瘤等。大多用内镜可以区别。

3．颈部结核　颈淋巴结结核以年轻者较多，大多发生在锁骨上，质地中软。凡 40 岁以上，数月内发生颈部肿块，尤其在上颈部或中颈部，应检查鼻咽、口腔、咽喉等处，必要时作钡剂造影，除外下咽及颈部食管病变。

第六节　治疗及预后

一、下咽癌的治疗原则

根据下咽癌的病理表现，合理的治疗应当是手术、放射及化疗的综合治疗。下咽癌病变部位隐蔽，早期不容易发现；病变即使很小，却容易发生淋巴结转移；肿瘤沿黏膜下蔓延，手术确定安全切缘困难。因此，只有发挥放射线大范围治疗及外科局部切除及修复的各自优势，才是合理的选择。据美国 2939 例（采集于 1980 ～ 1985 年及 1990 ～ 1992 年两个时间段）下咽癌治疗结果统计，外科手术加放疗的 5 年生存率达到 48%，而同期单纯放疗（主要为早期病例）仅达到 25.8%。

目前外科手术切除仍然是治疗下咽癌的主要手段之一。Wookey 在 20 世纪 40 年代开始外科治疗下咽癌。当时并不具备 I 期修复重建的技术手段。 Wookey 在切除全喉、全下咽及部分颈段食管后，只能将口咽、食管及气管的断口分别形成三个皮肤瘘口，待术后半年进行修复。这种方法现在已经为各种 I 期修复重建方法所代替。然而，当 I 期修复失败（例如，游离空肠移植修复下咽后空肠缺血坏死），可以利用 Wookey 的方法，去除坏死组织，暂时将口咽、食管及气管在颈部造口，期待以后再行重建。这样仍然可以挽救一部分病人。外科治疗的目的主要有以下几个方面：彻底切除肿瘤并提供适当的安全界；适当的保留喉功能；重建咽腔及上消化道；清除颈部淋巴结转移灶。当然，外科切除只是综合治疗方案的内容之一，放射治疗是另一个重要内容。放射治疗的作用有以下几个方面：消灭较小的、敏感的下咽肿瘤；在手术切缘以外提供更广泛的安全范围；控制颈部亚临床病灶，可以避免颈清扫手术；对于难以手术切除的病灶，放射后可能切除；对拒绝手术或不能手术的病人采取姑息性放疗。根据2012年NCCN指南，对于局部晚期（指Ⅲ、Ⅳa期，手术不能保留喉）的患者，推荐诱导化疗（以铂类或铂类加紫衫醇）或同步放化疗（可以加用西妥昔单抗等靶向治疗药物）作为下咽癌治疗首选，手术作为补充或挽救，以期达到最大限度保留喉功能的目的，但无疑对外科医生提出了更大的挑战（主要是适应证选择和并发症处理增加了难度）。

放疗与外科手术的结合，在放疗的时间安排上，目前多数为术后放疗。然而，Spector报道，其1964～1991年408例梨状窦癌治疗结果统计显示，术前放疗量30～35Gy或术后放疗60～65Gy，生存率并无明显差异。

在综合治疗的原则下，也不排斥利用单一手段达到根治肿瘤的目的。例如，对于T1N0的梨状窦或咽后壁癌，特别是外突型病变，采用单纯放射治疗，局部控制率达到79%，5年生存率60%，临床效果也满意。

淋巴结转移率高是下咽癌的一个特点，下咽癌的治疗应当包括对颈部淋巴结的治疗，既包括对已经出现的转移淋巴结的治疗，也应当包括对cN0的治疗。下咽癌于就诊时颈部淋巴结转移率可以达到50%～60%。下咽癌容易出现双侧颈部先后出现淋巴结转移。因此，下咽癌治疗的开始，就应当包括颈部淋巴结的治疗，既应当治疗患侧，也应当对对侧有适当的治疗。考虑到淋巴结转移的具体分布，对下咽癌cN0病例，可以行颈部放射或颈侧清扫术，对cN1也可以如此处理。对cN2、cN3，应当行根治性颈清扫。颌下区较少出现淋巴结转移，一般不必手术清除。

下咽癌治疗的另一个原则应当是尽可能保留喉功能。过去有这样的认识：喉构成下咽前壁，

当下咽原发病灶紧靠喉时，应将喉一并切除；甚至病变局限于咽后壁，从肿瘤根治考虑，可以保留喉时，也应牺牲喉。如果保留喉，在重建下咽时，由于局部无感觉，可以引起严重食物误吸。因此，在进行各种下咽切除手术时，均须喉全切除。然而，从病理分析，梨状窦癌对喉的侵犯方式有直接接触式侵犯和沿黏膜下浸润扩展，除少数扩展到环后区外，对喉的侵犯一般局限于半侧喉软骨支架和喉内结构，这就为保留部分喉，保存喉功能提供了组织基础。以往切除部分下咽及全喉，以简化喉的修复、减少术后误吸并发症的做法，不应继续采用。

二、下咽癌外科治疗的选择

（一）梨状窦癌

小于1cm、外突型梨状窦癌可以选择单纯放射治疗或手术治疗。外科治疗可以选择梨状窦切除术。1960年Ogura报道，1983年国内屠规益报道梨状窦切除术，特别是术前放疗后利用梨状窦切除术治疗T1-T2期梨状窦癌，在清除病灶的同时保留下咽及喉功能。对于T3期梨状窦癌，病变引起喉固定，可以选择梨状窦切除及喉半侧切除；梨状窦切除及喉近全切除或梨状窦切除及喉全切除，配合术前或术后放疗。对于T4期梨状窦癌，肿瘤侵犯喉软骨架或颈段食管，可以选择下咽部分切除及喉全切除；下咽全切除及喉全切除；下咽、喉全切除及食管部分或全食管切除，配合术前或术后放疗。图24-6-1显示，梨状窦癌T3病变，经梨状窦切除术治疗后4年，喉功能得到保留。

（二）环后癌

早期环后癌少见，T1期可以选择单纯放疗，保留喉。较大的肿瘤或放疗后未控的肿瘤，可以选择下咽、喉切除，喉气管整复或喉全切除术。侵犯颈段食管，选择下咽、喉全切除及食管部分或全食管切除。

（三）下咽后壁癌

早期癌选择单纯放疗。放疗未控或较广泛肿瘤，可以选择部分下咽后壁切除、下咽喉全切除及食管部分或全食管切除。

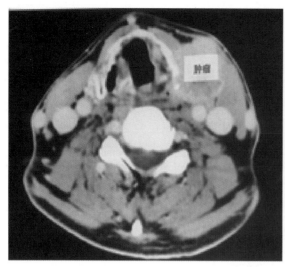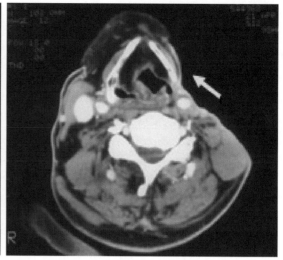

图 24-6-1　左梨状窦 T3N2 病变，放疗 + 手术后长期生存

手术后造成咽及食管的缺损，可以选择以带蒂肌皮瓣、游离前臂皮瓣、游离空肠、结肠移植或胃咽吻合进行修复、重建。对于下咽部分缺损，可以选择皮瓣、肌皮瓣修复。对于全下咽缺损，以及包括颈段食管缺损，可选择游离移植空肠修复。而全下咽、全食管、全喉缺损，选择胃咽吻合或结肠移植进行修复、重建。

三、下咽癌切除手术操作

（一）术前检查及准备

手术前的影像学检查，包括 X 线胸片、骨扫描等，可以判断有无全身转移。下咽食管钡造影有助于明确肿瘤的长度。CT 检查可帮助判断肿瘤的大小以及肿瘤浸润范围，包括气管是否受侵，椎前组织是否受侵等，以及颈部淋巴结转移情况，特别应对气管旁淋巴结进行判断。还可以进行下咽食管的内窥镜检查，已明确肿瘤的长度及肿瘤在腔内的生长形式以及是否存在食管或其他部位的第二原发病灶。但最后病变情况还得依靠术中探查，以确定最佳的手术方案。

术前准备：手术前需要全面了解患者原发病灶的范围、颈部淋巴结转移、营养状况及全身系统性疾病。大部分下咽癌患者常有过量吸烟、饮酒或慢性支气管炎病史，致使肺功能、肝功能下降，增加手术危险性。因此，在肿瘤手术前需先处理其他系统疾病，以便减少手术并发症及手术死亡率。有的患者因长时间吞咽障碍，导致营养状况不佳，白蛋白水平低，须先鼻饲 2 周以上，改善营养状况。如果不能插入鼻饲管，则用静脉高营养，可在 6 天内达到正氮平衡。

（二）下咽部分切除术

1. 梨状窦切除术　梨状窦切除术适用于梨状窦癌 T1、T2 病变：如梨状窦癌局限于梨状窦外壁或内壁；或梨状窦癌侵犯杓会皱襞，但病变表浅，无明显喉内受侵，未引起喉固定；或梨状窦癌侵犯咽后壁。

（1）麻醉：经口腔气管插管全麻，不用气管切开。

（2）手术入路：胸锁乳突肌中段前缘做 5 ~ 7 厘米的斜行切口。如同时做颈部淋巴结清除术，可平行甲状软骨中间做一水平切口，外端再做颈侧垂直切口，两切口相交。在颈阔肌下掀开颈部皮瓣，游离胸骨舌骨肌外缘，并从甲状软骨板切断胸骨甲状肌的附着，牵开带状肌，暴露患侧甲状软骨板后缘及上缘，沿甲状软骨板上缘、后缘切开咽缩肌，剥离甲状软骨膜使之与带状肌一同保留备用。切除甲状软骨板的后三分之一，为避免伤及喉返神经，注意保留环甲关节附近的甲状软骨下角。

（3）切除步骤：甲状软骨板后缘相当于梨状窦外壁与下咽后壁的交界处，在此处切开梨状窦外侧壁，即进入下咽腔（图 24-6-2）。观察肿瘤范围后，根据情况切除梨状窦黏膜。明视下切除梨状窦外壁和内壁。病变切除后，内侧切缘位于环后区的外界及杓会皱襞，外侧切缘位于下咽后壁的外侧，形成下咽部的缺损（图 24-6-3）。缝合咽腔和皮肤：将咽后壁黏膜游离，将咽黏膜与环后切缘、杓会皱襞切缘拉拢缝合，利用咽下缩肌与预先保留的甲状软骨膜及带状肌在外层缝合加固（图 24-6-4）。冲洗伤口，放负压引流管，缝合皮下和皮肤切口。

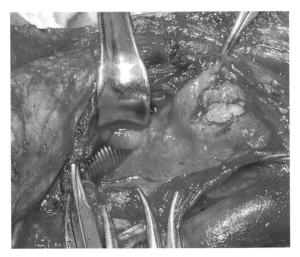

图 24-6-2　进入下咽腔，显露肿瘤

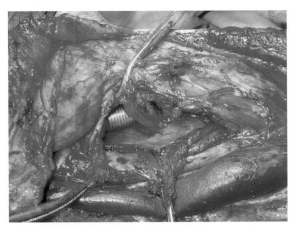

图 24-6-3　完整切除肿瘤

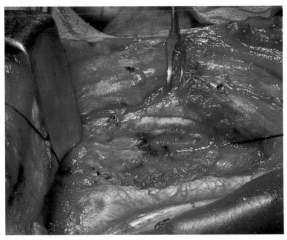

图 24-6-4　黏膜拉拢缝合，肌层加固

2. 下咽后壁切除术　此类手术适应于肿瘤位于下咽后壁（T1～T2），下界在食管入口上方的局限的下咽后壁癌。喉、食管及椎前组织受侵为这一手术禁忌证。

（1）麻醉：经口腔气管插管全麻。

（2）手术入路：如果利用颈阔肌皮瓣修复咽后壁缺损，颈部皮肤切口应预留方型皮瓣。颈阔肌皮瓣的血管蒂在颌下和颏下，要保留面动脉的颏支和皮支。如果利用游离前臂皮瓣修复，切口如同梨状窦切除术。如果切缘未超出两侧梨状窦外侧壁，可以将创缘黏膜与椎前筋膜缝合，椎前创面待其自然上皮化愈合。显露患侧甲状软骨板后缘，切断结扎喉上神经血管，纵行切开梨状窦外侧壁黏膜，进入咽腔，显露肿瘤（图 24-6-5）。

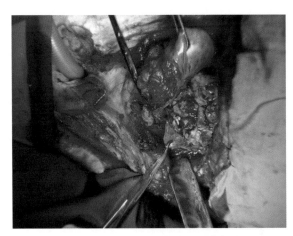

图 24-6-5　进入咽腔，显露肿瘤

（3）手术切除步骤：沿肿瘤四周（安全界应在 1.0cm 以上）切开下咽黏膜和咽缩肌。一般保留位于椎前肌浅面的筋膜，切下标本（图 24-6-6）。修复下咽缺损：将颈阔肌皮瓣转入下咽，同下咽黏膜切缘缝合。其他的修复方法还有颏下皮瓣、前臂游离皮瓣、游离空肠、游离胃壁瓣修复等。忌用各种肌皮瓣，以免下咽臃肿狭窄，导致严重误吸。局限的下咽后壁缺损，也可以游离植皮修复，甚至不修复，让创面自然愈合。

（三）梨状窦及喉部分切除术

此类手术适用于梨状窦癌侵犯喉，但尚未侵犯环后区及食管，可以在切除下咽肿瘤的同时，切除部分喉，保留另一部分喉，达到切除肿瘤，保留喉功能的目的。杓状软骨固定或活动受限的，

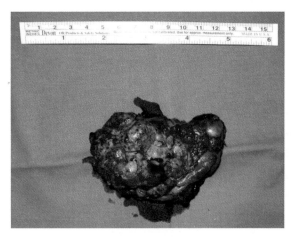

图 24-6-6　肿瘤切除标本

以往认为需要做喉全切除及下咽部分切除，造成喉功能的丧失。经过术前放疗，如杓状软骨恢复活动或病变局限于梨状窦及杓会皱襞，也可以进行梨状窦及喉部分切除，从而保留了喉功能。如果梨状窦尖部、环后区受侵，则不适宜此类手术。

1. 梨状窦及杓会皱襞切除术　梨状窦内侧壁肿瘤，容易侵犯杓会皱襞，仅切除梨状窦显然不足。这一类手术适应于梨状窦癌侵犯杓会皱襞，引起杓会皱襞活动受限，但肿瘤比较局限（T2）。对杓会皱襞及声带固定，经过术前放射，恢复活动的，也适宜。肿瘤侵犯杓状软骨，声门旁间隙及食管入口不适宜此类手术。

（1）麻醉：由于要切除部分喉，所以先于局麻下经气管第三、四环做气管切开，插管全麻。

（2）手术切口：切口的设计与梨状窦癌切除术相同。

（3）手术切除步骤：按照梨状窦切除术的方法掀开颈部皮瓣，牵开带状肌，显露患侧甲状软骨，切除甲状软骨上二分之一。从咽侧壁进入下咽腔：切除部分甲状软骨后，可以直接剪开下咽侧壁进入下咽腔。如下咽侧壁有肿瘤，或为了扩大视野，也可以向上切断舌骨大角，距离甲状软骨上缘较高水平剪开咽侧壁黏膜，进入咽腔。此时可以在较好的视野下看清肿瘤的范围。切除肿瘤：沿会厌外侧缘剪开杓会皱襞前端，如果连同室带切除，则从剪开的杓会皱襞剪到喉室前端，从前向后剪开喉室；如果保留室带，则从剪开的杓会皱襞剪到室带上缘。外侧则沿已经切开的甲状软骨的水平切口，一同剪开附属的软组织结构，包括杓会皱襞、梨状窦、室带及室带旁组织。剪到甲状软

骨板后缘与咽后壁的切口汇合。此时仅在杓状软骨处尚未切开。一般保留杓状软骨，在杓状软骨前剪开杓会皱襞后端，与喉室或室带上缘的切口汇合，切除患侧杓会皱襞及梨状窦。修复：利用环后黏膜覆盖喉的创面。利用会厌谿黏膜，梨状窦外壁或下咽后壁黏膜关闭下咽腔。利用甲状软骨膜及带状肌在外层加固缝合。

2. 梨状窦及喉垂直部分切除术　上述肿瘤进一步发展，向深部侵犯杓会皱襞及声门旁间隙，引起声带固定，如果病变仅局限于此，或术前放疗 50 Gy，使肿瘤缩小到以上范围，可以做梨状窦及喉垂直部分切除。如果梨状窦尖部、环后受侵为手术禁忌。

（1）麻醉：需要先于局麻下做气管切开，然后经气管切开口插管全麻。

（2）切口：平行甲状软骨上下二分之一交界作水平切口，长约 5～7 厘米。如同时做颈清术，另做颈侧垂直切口，水平切口外端与其相交。

（3）手术切除步骤：掀开颈部皮瓣，充分显露甲状软骨及环状软骨。游离胸骨舌骨肌外侧并牵开，切断胸骨甲状肌在甲状软骨的附着，在患侧甲状软骨后缘纵形切开咽下缩肌，剥离甲状软骨骨膜，连同胸骨舌骨肌一同牵开并保留，以备修复下咽及喉。显露出患侧甲状软骨板，正中锯开甲状软骨。在咽侧壁处剪开进入下咽腔。如梨状窦外侧壁也有肿瘤，可以向上切断舌骨大角，在甲状软骨上缘以上，剪开咽侧壁黏膜，进入咽腔。为有助于喉部分切除，可以沿会厌谿向对侧剪开。此时可以在较好的视野下看清肿瘤的侵犯范围。切除肿瘤：从会厌正中由上向下垂直剪开，经过前联合到环状软骨上缘。再沿着患侧甲状软骨下缘或环状软骨上缘（即环甲膜）向后剪开。同时剪开喉内外两侧，喉内侧到达环杓关节；在甲状软骨外侧，为保留环甲关节，斜形剪开甲状软骨，避开环甲关节到达甲状软骨后缘，与咽后壁的切口汇合。此时仅在杓状软骨处尚未切开。正中剪开杓间区，切除环杓关节，与以前切口汇合，切除标本包括患侧梨状窦、半侧会厌及杓会皱襞、杓状软骨、半侧喉（室带、声带及声门旁间隙）及甲状软骨板。修复过程：手术切除后的缺损主要是一侧喉结构，包括部分会厌，杓会皱襞，室带和声带，以及一侧梨状窦。喉部缺损可

以利用预先保留的胸骨舌骨肌及甲状软骨骨膜进行覆盖，同时利用部分环后黏膜，从后向前拉过环状软骨背板，覆盖环杓关节区域。这样可以将半侧喉封闭。利用健侧半喉进行呼吸，同时减少误吸。一侧梨状窦缺损不必修复，直接将环后切缘与咽侧后壁切缘缝合。将余下的会厌自身缝合。由于咽会厌皱襞也同时作了切除，此处可以将咽会厌皱襞切缘与会厌谿黏膜或舌根黏膜切缘缝合，达到关闭咽腔的目的。

3. 梨状窦及喉近全切除 梨状窦肿瘤更进一步发展，侵犯患侧半喉，引起声带固定，声门下侵犯超过十毫米以上，此时，喉垂直部分切除已不可能获得安全的声门下切缘，或肿瘤侵犯会厌前间隙，会厌谿，舌根，但对侧杓会皱襞、室带、喉室、声带及声门下仍正常，可以行梨状窦及喉近全切除。如果杓间、环后黏膜受侵，为手术禁忌。喉近全切除的操作，请参阅本书有关章节。该手术方式由于仅保留了发音功能，不保留经口鼻呼吸功能，术后进食不会误吸，故也适用于病变范围虽然可行前述下咽部分及喉部分切除，但因年老体弱，或心肺功能不良，不能耐受误吸者。

（四）喉全切除及下咽部分切除术

此类手术适应于梨状窦癌侵犯喉，引起喉固定，病变广泛，切除下咽及部分喉已不能切净病灶。如梨状窦癌侵犯杓间，侵犯环后已近中线等。此类手术也适用于环后癌。手术禁忌包括下咽肿瘤侵犯食管入口或下咽近环周受侵，因为切除部分下咽已经不足，需要切除全下咽及部分食管。

1. 麻醉 如果喉内无明显肿瘤外突，可以先经口腔气管插管全麻，手术进行中，做气管切开，退出麻醉管，再从气管切开口插管，继续全麻。这样做可以避免病人在清醒状态下接受气管切开的刺激。如果喉内有明显肿瘤外突，不应经喉插入气管插管，而要直接气管切开全麻，避开肿瘤。

2. 切口 一种是颈部U形切口。如需颈清扫，加一侧或两侧向肩部的斜切口。优点是颈部皮瓣可以向下延长，与气管后壁缝合，适合切除全喉连带较多颈段气管的病例，另外，颈前没有明显切口。缺点是一旦发生咽瘘，咽瘘内容直接流向气管瘘口，容易引起肺部感染。另一种切口是颈部H形切口，两侧颈部从乳突下向肩部的垂直切口加甲状软骨水平的横切口。适用于同时双颈清扫。优点是颈部横切口与咽部吻合口接近，发生咽瘘后可以就近切开引流。缺点是气管造口的位置较高，颈部有横形切口瘢痕。另一种切口为T型切口，横切口在舌骨下方水平，颈前正中纵切口，T型切口的优点是皮瓣不易坏死，颈清扫的显露也比较理想，缺点是颈前正中瘢痕明显。

3. 手术切除步骤 掀开皮瓣，游离喉、气管两侧。在颈阔肌下将颈部皮瓣充分掀开，上部显露出舌骨，两侧显露出带状肌，下部显露出颈段气管。如果喉部的肿瘤没有外侵，带状肌可以保留，利用其加固咽部的吻合口。如果喉部肿瘤已经外侵，相应侧的带状肌不能保留。切断胸骨舌骨肌及胸骨甲状肌的上端，将两束肌肉向下牵开保留备用。肩胛舌骨肌则随颈淋巴结切除。

切除患侧甲状腺：断开甲状腺峡部，切断结扎患侧甲状腺上下极血管，游离周围韧带，预备切除患侧甲状腺叶。将另一侧甲状腺的峡部断端缝合后，在甲状腺与气管间分离，将甲状腺向外牵开保留。

横断颈段气管，作下切缘：显露出颈段气管，将口腔气管插管从口腔退出，在第三,四气管环处横断气管，将另外的消毒的气管插管经气管口插入，继续全麻。上段气管及喉预备切除。

剥离健侧梨状窦外壁，预备保留：在健侧甲状软骨板后缘纵形切开咽下缩肌，在甲状软骨板内侧面剥离梨状窦外壁，以保留较多的健侧梨状窦黏膜，不致咽部狭窄。切开会厌谿黏膜，进入下咽：在舌骨大角两侧分离出喉上血管束，切断结扎。切断舌骨上肌群与舌骨的附着，切除舌骨。在舌骨水平继续深入分离，即可切开会厌谿黏膜，进入下咽。切除全喉及部分下咽的过程是：从会厌谿黏膜切口将会厌提起，即可看见下咽及喉内肿瘤。必要时，可以沿会厌两侧剪开咽侧黏膜，扩大切口。在明视下，距离肿瘤的边缘保留 1～2 cm 的安全界，分别剪开两侧的下咽黏膜。患侧应剪开梨状窦外侧壁或下咽后壁，以远离病灶。健侧可以在梨状窦尖部剪开，保留梨状窦外侧壁。两侧切口在环后汇合。在气管造口水平，横断气管，沿膜样部后分离气管与食管，到达环后与环后切口汇合，切除全喉、部分颈段气管及部分下咽标本。

修复关闭下咽：切除全喉及一侧梨状窦以后，

剩下的下咽黏膜可以直接拉拢缝合。而切除全喉及两侧梨状窦，以及部分下咽后壁以后，直接缝合关闭易于发生下咽狭窄。可以用游离前臂皮瓣，胸大肌肌皮瓣等加宽下咽，然后进行下咽缝合，关闭咽腔。外层再利用肌皮瓣的肌肉与咽缩肌，舌骨上肌，带状肌缝合加固。

气管造口：将颈部气管口与四周的皮肤缝合，保留气管口开放。气管造口应尽量大，术后戴或不戴气管套管均可。

（五）下咽全切除、喉全切除及食管部分或食管全切除术

晚期下咽癌已经侵及食管入口或颈段食管，需要切除全下咽及全喉，同时需要切除部分或全部食管。切除后需要利用修复手段重建咽与消化道之间的通路。此类手术适应于下咽癌侵犯食管入口及食管，咽后壁癌侵犯喉。此类手术也适应颈段食管癌侵犯下咽者，可视喉是否受侵，决定切除或保留喉。

1. 麻醉　喉内无肿瘤可经口腔气管插管全麻，喉内有肿瘤可以局麻下气管切开，气管插管全麻。

2. 切口　颈部 U 形切口、T 形切口、H 形切口或 T 形切口均可。

3. 手术切除步骤　在舌骨上切断舌骨上肌

群，切断结扎喉上神经血管。梨状窦外侧壁癌容易外侵，所以应该将患侧带状肌及甲状腺切除，以扩大安全界。没有肿瘤外侵，可以保留带状肌及甲状腺。在带状肌下端切断带状肌，切断结扎甲状腺下极血管。断开甲状腺峡部，将保留侧的甲状腺叶从气管分离，推开保留。清除两侧气管食管沟淋巴结脂肪组织。为了方便切除下咽和食管，先将下咽和食管与后面的椎前筋膜之间分离。如肿瘤没有侵犯椎前筋膜，应注意保留该筋膜，特别是手术前大剂量放疗过的病例，术后如果出现咽瘘，失去椎前筋膜的屏障保护，感染可以直接发展到颈椎骨及脊髓腔。如椎前筋膜受侵，则切除椎前筋膜及头长肌。探查肿瘤下界后，决定横断颈段气管的水平。如果口腔气管插管，需另备消毒气管插管，经气管断端插入，继续全麻。剪开会厌谿，进入咽腔，距肿瘤上界有 2cm 安全界横断咽环周。食管的切缘最好离开肿瘤下界 5cm 以上。如果颈段食管受侵较小（食管入口下 1.0cm 左右），并且准备用游离空肠移植或皮瓣修复下咽食管缺损，则在距肿瘤下界至少 3～5cm 处横断食管（图 24-6-7）。

颈段食管受侵广泛或者准备用胃或结肠替代下咽食管，则行全食管内翻剥脱。方法是：先经下咽插入胃管到贲门。横断贲门后，见到胃管，将一条布带与胃管系在一起，再从下咽部抽出胃

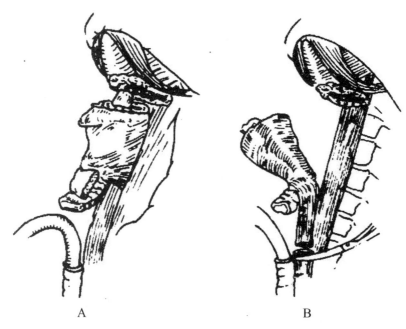

A   B

图 24-6-7　全喉全下咽颈部食管切除

A. 水平横断咽环周；B. 横断食管

管，将食管布带的上端引到颈部。布带的下端与食管在腹腔的断端缝扎，捆扎牢固后，从颈部缓缓上提食管布带，即可将食管做内翻剥脱上提到颈部切除。也可用食管剥脱器，将食管下端与剥脱器头端捆扎结实后，缓缓拔脱食管，图24-6-8为全喉全下咽全食管切除标本，图24-6-9为胃上提咽胃吻合后，图24-6-10为术后造影显示"胸胃"。

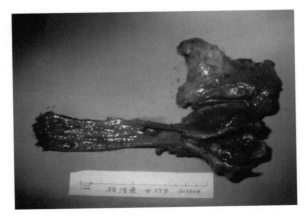

图 24-6-8　全喉全下咽全食管切除标本

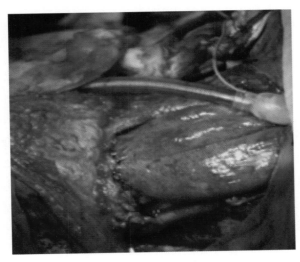

图 24-6-9　胃上提咽胃吻合后

四、下咽食管缺损一期重建

下咽肿瘤广泛切除以后，需要下咽重建。重建方法取决于手术缺损的范围以及喉的处理。下咽部分缺损的修复，可选带蒂皮瓣或肌皮瓣，其次可用小血管吻合的游离皮瓣。下咽全周缺损，首选小血管吻合的游离空肠，也可以选择游离骨前外侧皮瓣修复。优点是手术死亡率低，手术不经过胸腔及纵隔，腹部操作也相对简单，手术危

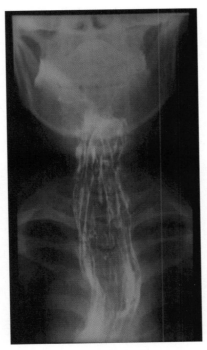

图 24-6-10　术后造影显示"胸胃"

险性较小，吻合口漏发生率低，术后吞咽功能恢复好。适合身体条件差，不能承受胸腹部手术的病人。缺点是需要小血管吻合的训练，食管上、下切缘可能不足。如果缺乏小血管吻合技术，也可用肌皮瓣卷成皮管，虽然不增加手术死亡率，但容易出现吻合口狭窄。对保留喉的下咽全周缺损及同时切除食管的病例，可选用带血管蒂的结肠移植修复。可大大减少误吸性肺炎的发生率。全喉、全下咽、全食管切除，胃上提胃咽吻合，虽然手术时间长，风险大，但仍然是很多地方治疗下咽癌的主要外科手段。

（一）下咽部分缺损重建

下咽癌由于其生物学特点，侵袭性强，生长较快；大于2cm的肿瘤多已累及二个以上解剖区域；手术切除原发病灶常常造成广泛缺损，虽然未造成咽食管环周缺损，所剩咽部或喉部黏膜难以将创面直接关闭，强行关闭则易造成术后咽狭窄、咽瘘或者严重呛咳。对于这样的组织缺损，以往采用胸大肌肌皮瓣修复较多，因其过于臃肿，影响胸部外观，近来采用渐少，而多采用邻近组织转移或游离组织瓣移植。

1．颏下皮瓣修复下咽部分缺损　操作要点：根据缺损范围，勾画拟切取的颏下皮肤范围和形

状；先制取颏下皮瓣（图 24-6-11）。取瓣时注意颏下动脉走行，不要刻意解剖该血管，而是将其邻近组织一同翻起，在颏下动脉发起处，即下颌骨下缘下 0.5cm 处显露面动脉，便于组织瓣迁徙。缝合时与黏膜不要有张力，颏下皮肤缺损拉拢关闭（图 24-6-12，图 24-6-15）。

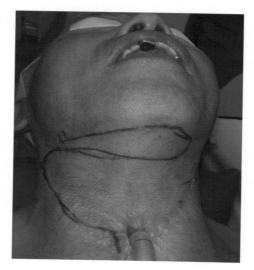

图 24-6-11　先制备颏下皮瓣，画出取瓣区域

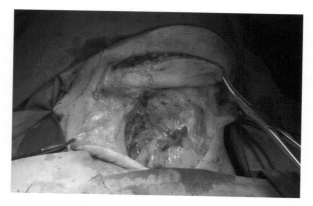

图 24-6-12　颏下皮瓣取好备用

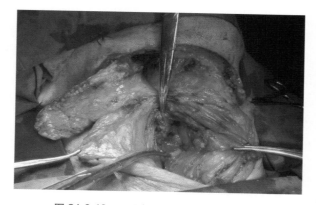

图 24-6-13　下咽切除后遗留的非环周缺损

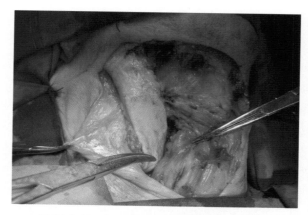

图 24-6-14　颏下皮瓣转至缺损区修复咽腔缺损

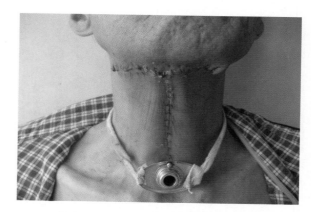

图 24-6-15　颏下供区皮肤直接拉拢缝合

2. 前臂游离皮瓣修复下咽部分缺损　操作要点：前臂供区外形要与缺损相当，且稍大；受区血管可以选择面动脉、舌动脉、颈外动脉、甲状腺上动脉或颈横动脉。受区静脉选择以上动脉向相伴行的静脉或颈外静脉、颈内静脉。图 24-6-16 为术前 CT 显示肿瘤范围；图 24-6-17 为前臂供区设计；图 24-6-18 为下咽肿瘤切除后咽非环周缺损；图 24-6-19 为皮瓣转移至咽腔修复缺损。

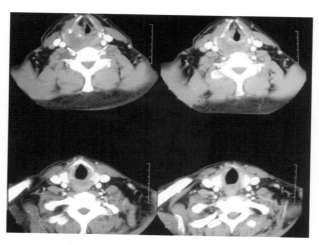

图 24-6-16　术前 CT 显示肿瘤范围

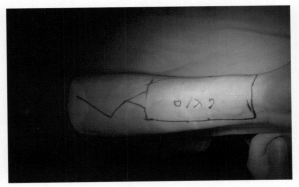

图 24-6-17　前臂供区设计

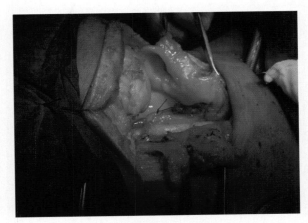

图 24-6-18　下咽肿瘤切除后咽非环周缺损

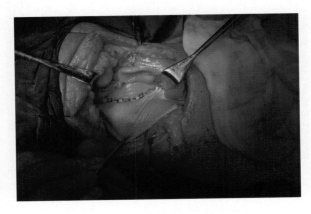

图 24-6-19　皮瓣转移至咽腔修复缺损。

（二）下咽食管环周缺损

1. 游离空肠修复下咽环周缺损　主要适用于下咽癌，侵犯颈段食管，病变非常局限（如1.0厘米以内）的下咽癌。由于需要考虑空肠与食管的吻合受到胸骨和锁骨的限制，因此不能保证下切缘的安全范围，使得这类手术的适应证受到一定限制。

手术步骤：手术分上下两组同时进行，上组切除原发下咽食管（图24-6-20）；下组制备游离空肠（图24-6-21）。上腹部正中纵切口开腹，提起空肠起始部。逐渐向远端伸展空肠及其系膜，离Treitz韧带至少15厘米以远，选择一段空肠段。重建颈段食管，需要的空肠段应当比较直顺，为避免空肠过于弯曲，一般选择小肠动脉的第二或第三分支所供空肠段，此肠系膜一般只有一级血管弓，适合空肠展开。切断所需空肠段的两端，并沿两侧切开肠系膜，到达肠系膜根部，使此段空肠游离。呈扇形展开该段肠系膜。辨认并解剖出供血血管，于血管根部切断肠系膜血管（图24-6-22）；图24-6-23为已取下备用的游离空肠；其动、静脉将与颈部的血管吻合。将该段空肠移交至颈部待吻合（图24-6-24）。将留在腹腔的空肠行端端吻合，关闭肠系膜切口，逐层关腹。颈部可以留出少量远端肠段作为术后观察空肠血运的观察窗，日后去除（图24-6-25）。术后造影显示空肠成活（图24-6-26）。

2. 游离股前外侧皮瓣修复下咽环周缺损　操作要点：手术分上下两组同时进行，上组切除原发下咽食管，下组制备游离股前外侧皮瓣。术前用多普勒超声探测仪探出股前外侧血管穿支位置并且标记，再根据修复缺损需要勾画出取瓣范围（图24-6-27）。取瓣时注意辨认和保留穿支血管，皮肤面在内侧制成管状（图24-6-28）。供区皮肤缺损用游离中厚皮片覆盖（图24-6-29）。图24-6-30为全喉全下咽颈段食管切除后的缺损创面；股前外侧皮管下端与食管残端吻合，上端与咽吻合（图24-6-31）。

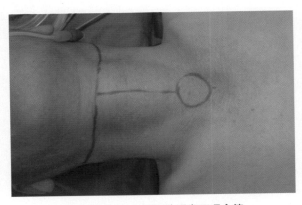

图 24-6-20　上组切除原发下咽食管

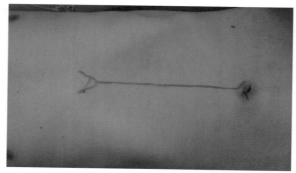

图 24-6-21　下组制备游离空肠

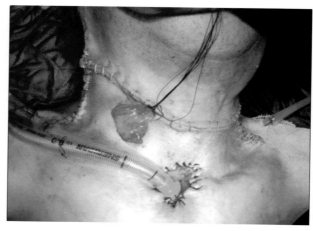

图 24-6-25　颈部留有远端空肠作为观察窗

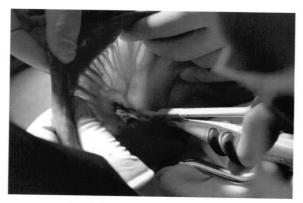

图 24-6-22　注意辨认肠系膜血管

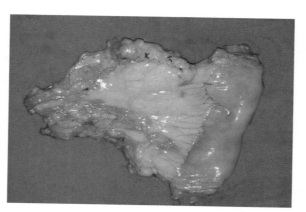

图 24-6-23　已取下的游离空肠段

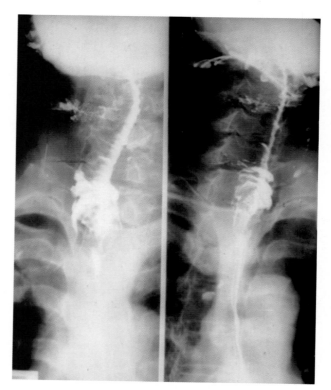

图 24-6-26　术后造影显示空肠成活

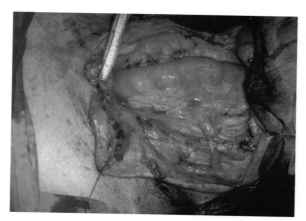

图 24-6-24　空肠移交至颈部吻合

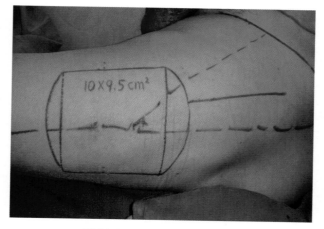

图 24-6-27　股前外侧皮瓣设计

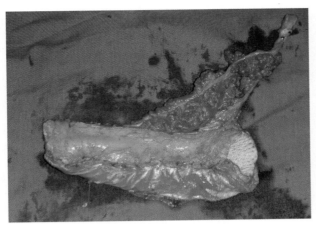

图 24-6-28　皮肤面在内侧制成管状

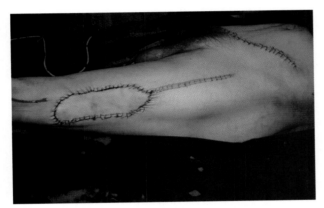

图 24-6-29　供区皮肤缺损用游离中厚皮片覆盖

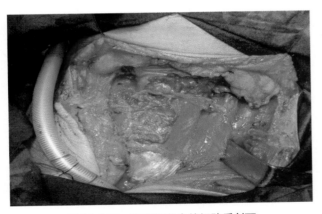

图 24-6-30　下咽颈段食管切除后创面

五、手术主要并发症及处理

（一）移植空肠坏死

游离空肠由于血管吻合技术的原因或血管自身的原因，因动脉不通或静脉阻塞，最终造成空肠坏死，是一个严重并发症。为监视空肠成活情况，可以将一小段空肠显露在颈部皮肤切口外（图 24-6-25），术后 3 天，估计空肠已经成活，再截除此段空肠，缝合皮肤切口。如果发生空肠坏死，可

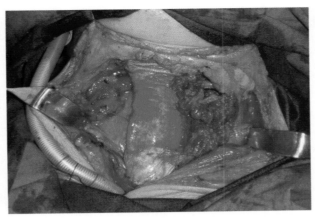

图 24-6-31　股前外侧皮管下端与食管残端吻合，上端与咽吻合

以采用 Wookey 的办法，将坏死空肠切除，颈部清创，造咽瘘、食管瘘及气管瘘三个瘘口，待病人身体情况好转，再考虑其他修复办法，例如再次游离空肠或胃上提胃咽吻合。Wookey 于 1949年在没有腹腔脏器修复下咽及食管的方法之前，切除下咽和颈段食管，在颈部缝成咽瘘、食管瘘及气管瘘三个瘘口，半年后再采用皮管修复。

（二）气管膜样部撕裂

气管膜样部与食管前壁紧密相贴，其间只有潜在的间隙可供分离。在内翻拔脱食管时，如果没有正确进入到此间隙，或这一间隙被肿瘤侵犯形成局部粘连不能分离，或术前没有发现的食管憩室与气管粘连，都可能造成气管膜样部撕裂。如能在食管拔脱时及时发现气管膜样部撕裂，应立即停止食管拔脱。2 ～ 3cm 以上的撕裂，经气管简单缝合很难成功。手术后出现纵隔气肿将造成致命性后果。对于较长和较低位的膜样部撕裂，要立即侧位开胸，游离气管膜样部进行缝合。对于较短和较高位的膜样部撕裂，如果经气管缝合比较容易，可以进行缝合，然后利用上提的胃，依托在其后方。由于胃在纵隔的依托作用，胃的浆膜层可以与气管膜样部逐渐粘连，膜样部不致坏死，撕裂处可以愈合。

（三）胃咽吻合术后胃壁坏死

胃壁坏死分为胃壁部分坏死和全部坏死，主要是因为胃的局部或全部的血供障碍造成。胃坏死的发生率一般不高，特别是全胃壁坏死更为少见。主要原因是在腹部操作时，游离胃的血管时

处理不当。例如游离结扎胃网膜血管时过于贴近胃大弯，误伤胃网膜右动脉等。术后一周至两周内，有持续性低热，颈部胃相应区域的颈部皮肤颜色发红且较暗，皮下的弹性较差。胃管中可有深咖啡色或黑色的液体吸出，胃壁局部或全部颜色发黑，或黑红相间，呈花斑状，胃弹性差，剪开不出血，应当考虑胃坏死。胃壁坏死带来的问题主要是咽瘘、纵隔感染、大血管出血等。前壁坏死，如位置较高可发生咽瘘，如位置较低，不仅发生咽瘘，胃液可以腐蚀位于胃前的气管和前纵隔结构，继发纵隔感染。后壁坏死，胃液直接流入后纵隔，引起后纵隔感染。全胃坏死，是最为严重的并发症，可继发咽瘘、纵隔感染、纵隔大血管出血等。全胃坏死常致命，病人体质常常急剧下降，选用另外的脏器替代坏死胃的手术也不易成功。

（四）结肠坏死

带血管蒂的结肠移植偶然可发生坏死。主要原因是上拉结肠时，血管弓或血管蒂损伤，压迫或扭转。发现结肠坏死，应立即开颈、开腹，去除坏死的结肠，纵隔充分引流，控制感染，加强全身营养。移植的结肠全部坏死后，后果严重。

（五）咽瘘

胃的血运较好，与咽部的吻合口较易缝合，一般不易发生咽瘘。结肠移植后，比胃容易出现局部缺血坏死而出现咽瘘，常见吻合口后壁瘘。咽瘘多发生在根治性放疗失败的病例。咽瘘一般出现在术后一到两周内。表现为患者体温升高，血象升高。颈部皮肤发红色，局部可及波动感。伤口出现异味，甚至有液体或脓液流出。如有吻合口出血，可以伴有咽部引流物红染或黑便。吻合口后壁瘘，咽部内容物和感染物质会沿椎前向下到纵隔，病人吞咽时出现剧烈胸痛，提示吻合口瘘，漏出物到达纵隔。纵隔感染可以伴有一侧或两侧脓胸。消化道造影可以看见钡剂流入颈部、纵隔或胸腔。

一旦发生咽瘘，应当立即切开伤口，充分引流，剪除坏死组织及更换敷料。较小的咽瘘经换药多能自行愈合，大的咽瘘常需修复。胃咽吻合术后咽瘘，由于胃酸的刺激和腐蚀作用，要注意预防胃酸流向气管及气管造口，防止出现肺炎、哮喘及气管前大血管出血。对于结肠移植术后出现的

吻合口瘘特别是后壁瘘，应及早经颈部切开探查，或消化道造影证实。出现纵隔感染，应及时在纵隔放置引流管和冲洗管，同时进行纵隔引流和冲洗。力争引流充分，控制感染。如果出现脓胸，应立即放置胸腔闭式引流，全身应用抗生素。预防咽瘘应注意：术中吻合黏膜层要对合准确，避免张力，有效引流并消灭死腔。

（六）颈总动脉出血

多发生在根治性放疗失败进行手术挽救且术后发生较大咽瘘的病例。颈总动脉出血是一个凶险的并发症。若抢救不及时或措施不当，可因失血过多，或因血流入气管而窒息死亡。一旦发生出血，应当立即打开伤口敷料，用手指压迫动脉壁破口止血。若用手掌捂盖止血，常因压迫不到具体出血点而效果不好。同时迅速吸出流入气管内的血，维持呼吸道通畅。待血容量补足，血压升至正常或略高于正常水平，再进行颈总动脉结扎。术后应使血压维持在正常或略高水平，以保障结扎侧大脑血流灌注。给予吸氧，应用激素，甘露醇，减轻脑水肿。另外还应使用抗凝药物，防止血栓形成。临床实践证明，以上措施可以大大降低颈总动脉结扎后的死亡率和偏瘫率。

（七）胸腔合并症

主要有肺炎、气胸、胸腔积液及纵隔感染等。肺炎主要发生在肺功能差的患者。术后应加强吸痰。气胸主要由于食管内翻拔脱时胸膜损伤。少量胸腔积气可行抽吸，量较大时，应行胸腔闭式引流。胸腔积液多为反应性渗出，可行穿刺抽吸，一般不需胸腔闭式引流。纵隔感染较严重者，我科用纵隔引流及负压吸引，在大量抗生素应用下，已救治好数例患者。

（八）甲状腺及甲状旁腺功能低下

由于手术前放射治疗及手术中切除甲状腺、甲状旁腺，部分病人出现甲状腺及甲状旁腺功能低下。甲状腺功能低下，病人表现为面色苍白，全身水肿，体温下降，食欲下降，有时伴有间断性昏迷，血清甲状腺素水平降低，严重者可伴有水电平衡紊乱。甲状旁腺功能低下，病人出现手足抽搐。治疗可以口服甲状腺素片，纠正水电平衡，长期补充钙剂和维生素D。

（九）气管造瘘口坏死

全喉全下咽及全食管切除后，气管造瘘口有时会出现坏死。主要由于分离气管过多，局部缺血所致。特别是颈部足量放疗过的病人，更容易出现气管造瘘口坏死。术后一天或两天，气管壁特别是两侧壁褶皱，有痰痂且不易清除，颜色发黑，都是气管壁坏死的迹象。气管造瘘口坏死可以引起局部感染、前纵隔血管暴露、出血等致命性并发症。如果是前壁坏死，因伤口感染会波及气管前的无名动、静脉，因此要特别注意观察。如坏死进行性发展，估计动、静脉血管的暴露在所难免，应积极进行手术切除坏死气管，利用胸大肌肌皮瓣进行修复，可以避免大血管出血。如果是后壁坏死，可以剪除坏死，局部换药。因气管后壁之后是胸胃，一般术后两周后胸胃与气管后壁形成粘连，不致产生大的并发症。两侧壁坏死，如无继续发展可以如上处理。发展缓慢的坏死，临床处理一方面积极换药，一方面可以局部进行红外线加温处理，促进局部血液循环，加快修复过程。一般可以等待重新上皮化。

（十）胃反流

胃反流属于手术后遗症。大约25%～50%的病人，手术后经鼻饲管或经口进食后，立即或移动体位后会出现胃内容物经口流出，称为胃反流。发生的原因是：术后胃动力学受影响，食物储留；消化道括约肌消失。胃代食管后，胃的容积比食管的容积大，食物可以暂时停留在胃代食管中，如果同时有幽门开放障碍，食物的下行速度较慢。如果一次进食量较大，或进食较多液体食物，就会向上反流出来。减少每次进食量，直立体位进食，进食后不要立即平卧，都可以减轻或避免胃反流。但是部分病人的胃反流可能存在很长时间。

六、预后

采用单一手段治疗下咽癌的预后较差。如果单纯放疗，5年生存率一般为10%～20%。中国医学科学院肿瘤医院放疗方法治疗的70例下咽癌3年生存率为21.4%，其中 I 期 1 例，生存；II 期为33.3%（2/6）；III，IV 期 为 19.0%（12/63）。综合治疗为主的下咽癌，生存率有明显的提高。

统计近十年间以综合治疗为主的下咽癌254例中，5年生存率在计划性综合治疗患者为48.9%，放疗失败后挽救性手术患者为25.0%，而单纯手术的患者仅为20%。

Triboulet 统计209例下咽癌及颈段食管癌治疗结果，手术采用下咽全切除、喉全切除、食管部分或全切除，胃咽吻合（127例）、游离空肠移植（77例）及结肠移植（5例）修复，术后放疗，其手术死亡率4.8%，1年及5年生存率分别为62%及24%，认为肿瘤位于下咽较颈段食管预后差，术后并发症、肿瘤残留都是预后不良的因素。颈部淋巴结转移与复发常常是治疗失败的重要原因，Affleck 统计综合治疗的29例喉、下咽、食管全切除，胃咽吻合治疗下咽癌的结果，无手术死亡，1年生存率为67%，5年生存率为40%。

保留喉功能的下咽癌手术的预后，据国内王天铎等统计206例喉功能保留的病例，喉功能全恢复（呼吸、发音及吞咽保护）139例（67.5%）；部分恢复（发音及吞咽保护）67例（32.5%）；总5年生存率为44.8%(86/192)。

结肠移植代食管手术的预后，据国内王斌全等统计1989—1996年进行结肠移植代食管手术25例，其3、5年生存率分别为54.5%和42.9%。

统计其200例下咽癌治疗经验，不同手术方式与治疗生存率见下表（表24-6-1）。不同的手术方式主要取决于病变的部位与大小，因而其生存率不具备可比性。

表 24-6-1　下咽癌不同手术方式与生存率

术式	生存人数 / 病人数	五年生存率（%）
梨状窦切除术	22/44	50.0
咽后壁切除术	1/3	33.3
全喉及部分下咽切除术	8/25	32.9
全喉，全下咽及食管切除术	60/161	37.3
胃代食管术	42/117	36.0
结肠代食管术	15/34	44.1
空肠游离移植术	3/10	30.0
总计	78/200	39.0

（徐震纲）

1. Wynder E, Hultberg S, Jacobsson F, et al. Environmental factors in cancer of the upper alimentary tract. Cancer , 1957, 10:470.

2. Parkin DM. Cancer incidence in five continents. Vol VI (IARC Scientific Publications No. 120), International Agency for Research on Cancer, Lyon, 1992.

3. Tang PZ, Wu XX, Tu GY. The surgical management of carcinoma of the hypopharynx：An analysis of 254 cases. Chin J Otorhinolaryngol, 1997, 32 (Supplement)：83-88.

4. 王天铎，李学忠，于振坤，等.保留喉功能的下咽癌手术.中华耳鼻咽喉科杂志，1999, 34: 197-200.

5. Carpenter R III, DeSanto L. Cancer of the hypopharynx. Surg Clin North Am, 1977, 57:7.

6. Ho CM, et al. Submucosal tumor extension in hypopharyngeal cancer. Arch Otolaryngol Head Neck Surg, 1997, 123: 959.

7. 房居高，魏秀春，蔡淑平，等.梨状窦癌局部扩展的病理学研究，中华耳鼻咽喉科杂志，2000, 35：387-390.

8. Guillamondegui O, Meoz-Mendez R, Jesse R. Surgical treatment of squamous cell carcinoma of the pharyngeal walls. Am J Surg, 1978, 136:474.

9. Buckley JG, MacLennan K. Cervical node metastases in laryngeal and hypopharyngeal cancer: a prospective analysis of prevalence and distribution. HeadNeck. 2000, 22:380-385.

10. 王晓雷，唐平章，屠规益.下咽癌颈淋巴结转移的颈侧清扫探讨.中华耳鼻咽喉科杂志，2000, 35：175-177.

11. Lindberg R. Distribution of cervical lymph nodes from squamous cell carcinoma of upper respiratory and digestive tracts. Cancer, 1972, 29:1446.

12. 李红卫，张美静，成静，等.下咽癌的放射治疗.肿瘤研究与临床，1993, 39-40.

13. Hoffman HT, Karnell LH, Shah JP, et al. Hypopharyngeal cancer Patient care evaluation. Laryngoscope, 1997, 107:1005-1017.

14. Wookey H. The surgical treatment of the pharynx and upper esophagus. Surg Gynecol Obstet,1942,95:156.

15. Spector JG, Sessions DG, Emami B, et al. Squamous Cell Carcinoma of the Pyriform Sinus: A Nonrandomized Comparison of Therapeutic Modalities and Long-Term Results. Laryngoscope, 1995, 105：398-406.

16. Mendenhall W, Parsons J, Devine J. Squanous cell carcinoma of the pyriform sinus treated with surgery and/or radiotherapy. Head Neck Surg, 1987, 10：88.

17. Spector JG, Sessions DG, Haughey BH, et al. Delayed regional metastases, distant metastases, and second primary malignancies in squamous cell carcinomas of the larynx and hypopharynx.Laryngoscope. 2001, 111: 1079-1087.

18. AmbroschP, KronM, PradierO, et al. Efficacy of selective neck dissection: a review of 503 cases of elective and therapeutic treatment of the neck in squamous cell carcinoma of the upper aerodigestive tract. Otolaryngol Head Neck Surg 2001, 124: 180-187.

19. Wei WL. The dilemma of treating hypopharyngeal carcinoma: more or less. Arch Otolaryngol Head Neck Surg 2002, 128:229-232.

20. 屠规益.梨状窦切除术.中华耳鼻咽喉科杂志，1983, 18：77-79.

21. 唐平章，屠规益.下咽癌的手术方式和综合治疗.中华耳鼻咽喉科杂志，1992, 27：17-19.

22. Ong GB, Lee TC. Pharyngogastric anatomosis after esophago-pharyngectomy for carcinoma of the hypopharynx and cervical esophagus. Brit J Surg ,1960, 48:193-200.

23. 唐平章，祁永发，屠规益，等.胸大肌肌皮瓣的适应证及并发症—379例次经验总结.耳鼻咽喉 - 头颈外科, 1994, 1：44.

24. 董志伟，谷铣之.临床肿瘤学.北京：人民卫生出版社, 2002.

25. 唐平章，屠规益.头颈部癌的综合治疗与功能保全性手术.中华放射学杂志，1993, 增刊：34-35.

26. 屠规益，唐平章，祁永发，等.头颈外科处理颈段食管的经验.中华肿瘤杂志，1995, 17：118-121.

27. Triboulet JP, Mariette C, Chevalier D, et al. Surgical management of carcinoma of the hypopharynx and cervical esophagus: analysis of 209 cases. Arch-Surg, 2001, 136: 1164-1170.

28. Affleck DG, Karwande SV, Bull DA, et al. Functional outcome and survival after pharyngolaryngoesophagectomy for cancer. Am J Surg, 2000, 180: 546-550.

29. 王天铎，李学忠，于振坤，等.保留喉功能的下咽癌手术.中华耳鼻咽喉科杂志，1999, 34：197-200.

30. 王斌全，夏立军，皇甫辉.结肠上徙代食管在下咽、食管疾病中的治疗体会.临床耳鼻咽喉科杂志，2001,

15：389-390.

31. NCCN Clinical Guideline in Oncology. Head and Neck Cancers. Version 1.2012, NCCN.org.

32. Forastiere AA, Goepfert H, Maor M, et al. Concurrent chemotherapy and radiotherapy for organ preservation in advanced laryngeal cancer. N Engl J Med, 2003, 349:2091-2098.

33. Pignon JP, le Maître A, Maillard E, et al. Meta-analysis of chemotherapy in head and neck cancer (MACH-NC): an update on 93 randomised trails and 17,346 patients. Radiother Oncol, 2009, 92:4-14.

34. Bonner JA, Harari PM, Giralt J, et al. Radiotherapy plus cetoximab for sequamous-cell carcinoma of the head and neck. N Engl J Med, 2006,354:567-578.

35. Bonner JA, Harari PM, Giralt J, et al. Radiotherapy plus cetuximab for loceregionally advanced head and neck cancer: 5-year survival data from a phase 3 randomized trial and relation between cetuximab-induced rash and survival. Lancet Oncel, 2010, 11:21-28.

36. Pointreau Y, Garaud P, Chapet S, et al. Randomized trial of induction chemotherapy with cisplatin and 5-fluorouracil with or without docetaxel for larynx preservation. J Natl Cancer Inst, 2009, 101:498-506.

37. Lefebvre JL, Pointreau Y, Rolland F, et al. Induction Chemotherapy Followed by Either Chemoradiotherapy or Bioradiotherapy for Larynx Preservation: The TREMPLIN Randomized Phase II Study. J Clin Oncol, 2013, 31:853-985.

涎腺，又称唾液腺，包括腮腺、颌下腺、舌下腺三对大涎腺，以及位于口腔、咽部、鼻腔及上颌窦黏膜下层，数量多达 600 ～ 1000 个的小涎腺。涎腺肿瘤是头颈部一大类特殊类型的肿瘤，其病理类型十分复杂，不同类型、不同部位的肿瘤，在临床表现、生物学行为、治疗以及预后等方面均有不同。

第一节　涎腺肿瘤流行病学

一、发病情况

文献报告涎腺肿瘤的发病率为 0.15 ～ 1.6/10 万人口，但不同国家之间有明显差异，加拿大的爱斯基摩人男性发病率为 3.9/10 万，女性达 7.7/10 万，其原因尚不清楚。美国的发病率为 2/10 万，非白色人种男性为 1.6/10 万，女性为 2.5/10 万。在我国，目前尚无确切的涎腺肿瘤发病率的统计资料。

涎腺肿瘤与全身肿瘤的构成比，据 John 等报告，不到 3%。但据 Frazell 报告，大涎腺肿瘤占除皮肤以外所有良恶性肿瘤的 5%。据国内 7 所口腔医学院口腔病理教研室统计，口腔颌面部肿瘤 69902 例，其中涎腺上皮性肿瘤 23010 例，占 32.9%。

在不同解剖部位的涎腺中，腮腺肿瘤的发生率最高，其次为颌下腺和小涎腺，舌下腺肿瘤少见。Seifert 等报告 2579 例涎腺肿瘤，腮腺占 80%，颌下腺占 10%，舌下腺占 1%，小涎腺占 9%。

北京大学口腔医院 1963 ～ 2007 年间诊治涎腺肿瘤 4410 例，其中腮腺肿瘤 2803 例，占 63.6%，颌下腺肿瘤 398 例，占 9%，舌下腺肿瘤

89 例，占 2%，小涎腺肿瘤 1120 例，占 25.4%。与 Seifert 等的报告相比，小涎腺肿瘤的比例明显增高，而腮腺肿瘤的比例有所降低，其差别可能系小涎腺肿瘤多位于口腔内，患者常就诊于口腔专科医院所致。在小涎腺肿瘤中，腭腺最为常见，约占 50%，其他依次为唇腺、颊腺、舌腺、磨牙后腺等。

不同部位腺体发生恶性肿瘤与良性肿瘤的比例不一样，在大涎腺肿瘤中，腺体越小，恶性肿瘤的可能性越大。Seifert 等报告的 2579 例涎腺肿瘤中，恶性肿瘤的发生率，腮腺为 20%，颌下腺为 45%，舌下腺为 90%，小涎腺为 45%。北京大学口腔医院累积的 5850 例涎腺肿瘤中，3819 例为良性肿瘤，2031 例为恶性肿瘤，分别占 65.3% 和 34.7%。

其中腮腺肿瘤良性者占 78.4% 明显多于恶性肿瘤占 21.6%；颌下腺肿瘤亦为良性占 66.5% 多于恶性占 33.5%；舌下腺肿瘤中，恶性肿瘤的比例很高占 93.0%，而良性肿瘤只占极少数 6.9%。小涎腺肿瘤中，恶性肿瘤占 60.2% 亦多于良性肿瘤占 39.8%。来自鼻腔、上颌窦黏膜下的小涎腺肿瘤绝大多数为恶性肿瘤。

不同组织类型的肿瘤在各个部位的涎腺中发生的相对比例也不一样。沃辛瘤、嗜酸性腺瘤几乎仅发生于腮腺；腺泡细胞癌、涎腺导管癌、上皮 - 肌上皮癌多见于腮腺；磨牙后区的腺源性肿瘤以黏液表皮样癌为常见，舌下腺肿瘤常为腺样囊性癌。

涎腺的多原发性肿瘤时有所见，部位以腮腺为常见，病理类型以沃辛瘤居多，其次为多形性腺瘤，恶性肿瘤少见。

任何年龄均可发生涎腺肿瘤，文献中时有新

生儿先天性涎腺肿瘤的报道，可为良性肿瘤，亦可为恶性肿瘤。成人涎腺肿瘤良性多于恶性，但儿童涎腺肿瘤恶性肿瘤发生率明显增多，甚至可高于良性肿瘤。年龄愈小，发病愈少，但恶性肿瘤的比例愈高，且肿瘤的分化度低、恶性度高，故对儿童涎腺部位的肿块应给予高度重视。

有些涎腺肿瘤有明显的性别差异，沃辛瘤多见于男性，男女比例约为 6：1；多形性腺瘤和黏液表皮样癌女性多于男性，男女比例为 1：1.25～1.5。

二、发病因素

对于涎腺肿瘤的病因，尚未完全认识，下列因素可能与肿瘤的发生有关。

（一）外来因素

1. 物理性因素　接受放射线照射已较明确为涎腺肿瘤的病因之一。在日本，原子弹爆炸后接触大量放射线的人群中，涎腺肿瘤的发病率明显增高。头颈部癌接受放射治疗后，引起涎腺肿瘤者屡见报道。Spitz 等报告，11.3% 的涎腺肿瘤患者以前接受过低剂量放疗。Sener 等报告，放射治疗后，每年每 10 万人中，出现涎腺肿瘤 77 例；尚未接受放疗者，出现涎腺肿瘤者仅 1.1 例。

2. 化学毒性物质　可能与涎腺肿瘤的发生有关。有文献报告，橡胶制品厂的工人涎腺肿瘤的患病率较高。在大鼠、家兔、小鼠及豚鼠等动物的实验研究中发现，芳香族碳化合物可使导管系统发生上皮化生，进而发展为不典型增生及癌，其中以鳞状细胞癌为多见，偶尔也可发生腺癌及腺样囊性癌。

俞光岩等曾进行一组吸烟与腮腺肿瘤发病的对照研究。对 166 例腮腺沃辛瘤患者进行吸烟史调查，并以 200 例健康中老年人及 172 例腮腺多形性腺瘤患者作对照。结果显示，健康中老年人和多形性腺瘤患者中，吸烟者比例分别为 25.5% 和 26.7%，无明显差异，而沃辛瘤患者中吸烟者占 95.2%，明显高于对照组。

按照不同性别分析，男性健康中老年人、多形性腺瘤及沃辛瘤患者中，吸烟者比例分别为 45%、51.3% 及 97.9%；女性健康中老年人、多形性腺瘤及沃辛瘤患者中，吸烟者比例分别为 6%、

7% 及 76.2%。而且沃辛瘤患者大多吸烟量大、吸烟年限长，表明吸烟与沃辛瘤发病有关。

烟焦油中含苯、N- 亚硝基呱啶等化学刺激物，这些成分长期作用于淋巴结中迷走的涎腺组织，可以导致这些组织化生进而瘤变。但是，吸烟仅为促发因素，而腮腺淋巴结中迷走的涎腺组织是发病的基础。因此，吸烟人群中患沃辛瘤者仅为少数。

3. 生物性因素　有实验研究证明，涎腺肿瘤可由病毒引起。致瘤病毒包括多形性腺瘤病毒、腺病毒、猿猴空泡病毒。EB 病毒及巨细胞病毒在涎腺肿瘤的发生中可能也起一定作用。

（二）内在因素

1. 内分泌因素　机体的内分泌状态异常可能与涎腺癌的发生有关。文献报告，涎腺癌与乳腺癌有一定关联。如 Berg 报告的 396 例大涎腺癌患者中，7 例以后发生乳腺癌，其危险性为期望数的 8 倍。其他激素依赖部位也存在危险，Prion 等报告，3 例涎腺癌伴前列腺癌，实际数与期望数之比为 3.0：0.71。有 1 例乳腺癌患者术后 7 年出现腮腺黏液表皮样癌，另 1 例甲状腺癌手术同年出现腮腺腺样囊性癌，其间可能有一定关联。

2. 遗传因素　一些肿瘤家族史资料显示，涎腺肿瘤与遗传有关。Hyma 报告一家 4 代人罹患包括腮腺和头皮在内的多个部位多发性膜性基底细胞腺瘤。腮腺膜性基底细胞腺瘤有明显的家族史，被认为是一种显性常染色体遗传病。Merrick 等报告，在 2 个家族中，共 5 例（分别为 3 例和 2 例）患者患有涎腺癌。

涎腺肿瘤患者可有染色体异常、据 Stenman 和 Mark 等报告，腺样囊性癌患者有染色体易位，腺癌患者有 Y 染色体丢失，多形性腺瘤患者亦有染色体变异，特别是第 8 和第 12 对染色体的改变。Bullerdick 等报告，25% 的涎腺肿瘤患者有 8q12，13.2% 的患者有 12q13～15 的特异性结构异常。

赵旭东等利用转基因技术，将人多形性腺瘤基因 1（PLAG1）整合到小鼠基因组，在人巨细胞病毒启动子或 MMTVLTR 的控制下，实现了 PLAG1 基因的组织特异性和非特异性表达，建立了 PLAG1 转基因小鼠模型，提示该基因的高表达

与涎腺肿瘤的发生密切相关。

第二节　涎腺肿瘤的病理类型

在全身组织器官中涎腺肿瘤的病理类型最为繁杂。1972 年，世界卫生组织本着简单实用的原则，制定了涎腺肿瘤的组织学分类。此后，文献中陆续报道一些新的类型的涎腺肿瘤，它们不但具有独特的组织学形态，而且具有独特的生物学行为。

1991 年，世界卫生组织修订了涎腺肿瘤的组织学分类，将虽然不常见、但组织学形态和生物学行为不同的肿瘤单独列出，故修订后的分类较为复杂，其优点是更有利于指导临床诊断和预后判断，缺点是不易为临床医生所掌握。2005 年，世界卫生组织再次修订后，提出了第 3 版的涎腺肿瘤组织学分类，这一分类与第 2 版分类基本相似（表 25-2-1）。

表 25-2-1　世界卫生组织涎腺肿瘤组织学分类（2005）

腺瘤（adenoma）

多形性腺瘤（pleomorphic adenoma）

肌上皮瘤（myoepithelioma）

基底细胞腺瘤（basal cell adenoma）

沃辛瘤（腺淋巴瘤）（Warthin tumor, adenolymphoma）

管状腺瘤（canalicular adenoma）

皮脂腺瘤（sebaceous adenoma）

淋巴腺瘤（lymphadenoma）

——皮脂腺性淋巴腺瘤（sebaceous lymphadenoma）

——非皮脂腺性淋巴腺瘤（non-sebaceous lymphadenoma）

导管乳头状瘤（ductal papilloma）

——内翻性导管乳头状瘤（inverted ductal papilloma）

——导管内乳头状瘤（intraductal papilloma）

乳头状涎腺瘤（sialadenoma papilliferum）

囊腺瘤（cystadenoma）

癌（carcinoma）

腺泡细胞癌（acinic cell carcinoma）

黏液表皮样癌（mucoepidermoid carcinoma）

——低度恶性 / 高分化（low-grade/well-differentiated）

——高度恶性 / 低分化（high-grade/poorly differentiated）

腺样囊性癌（adenoid cystic carcinoma）

——腺样 / 管状型（glandular/tubular）

——实性型（solid）

多形性低度恶性腺癌（polymorphous low grade adenocarcinoma,

（终末导管腺癌）terminal duct carcinoma）

上皮 - 肌上皮癌（epithelial-myoepithelial carcinoma）

涎腺导管癌（salivary duct carcinoma）

基底细胞腺癌（basal cell adenocarcinoma）

恶性皮脂腺肿瘤（malignant sebaceous tumors）

——皮脂腺癌（sebaceous carcinoma）

——皮脂腺淋巴腺癌（sebaceous lymphadeno carcinoma）

嗜酸细胞腺癌（oncocytic carcinoma）

囊腺癌（cystadenocarcinoma）

低度恶性筛孔状囊腺癌（low-grade cribriform cystadenocarcinoma）

黏液腺癌（mucinous adenocarcinoma）

非特异性透明细胞癌（clear cell carcinoma, not otherwise specified）

非特异性腺癌（adenocarcinoma, not otherwise specified）

鳞状细胞癌（squamous cell carcinoma）

癌在多形性腺瘤中（carcinoma ex pleomorphic adenoma）

癌肉瘤（carcinosarcoma）

转移性多形性腺瘤（metastasizing pleomorphic adenoma）

肌上皮癌（myoepithelial carcinoma,

（恶性肌上皮癌）malignant myoepithelioma）

小细胞未分化癌（small cell undifferentiated carcinoma）

大细胞未分化癌（large cell undifferentiated carcinoma）

淋巴上皮癌（lymphoepithelial carcinoma）

涎母细胞瘤（sialoblastoma）

其他癌瘤（other carcinomas）

根据肿瘤的生物学行为，大致上可将涎腺恶性肿瘤分为三类：

①高度恶性肿瘤：包括低分化黏液表皮样癌、腺样囊性癌、涎腺导管癌、非特异性腺癌、鳞状细胞癌、未分化癌、肌上皮癌及嗜酸性腺癌。这类肿瘤颈淋巴结或远处转移率较高，术后易于复发，患者预后较差。

②低度恶性肿瘤：包括腺泡细胞癌、高分化黏液表皮样癌、多形性低度恶性腺癌、上皮 - 肌上皮癌等。这类肿瘤颈淋巴结及远处转移率较低，虽可出现术后复发，但患者的预后相对较佳。

③中度恶性肿瘤：包括基底细胞腺癌、乳头状囊腺癌、癌在多形性腺瘤中，其生物学行为及患者预后介于上述两者之间。

第三节 涎腺肿瘤的临床诊断和分类分期

一、临床诊断

涎腺肿瘤的临床诊断包括病史询问、临床检查及影像学诊断

（一）病史

1. 病期 良性肿瘤生长缓慢，病期较长；恶性肿瘤生长较快，病期较短。多形性腺瘤的病期可长达十几年，甚至几十年，当其出现近期生长加速，并伴疼痛、面瘫等症状时，应考虑恶变。但有的良性肿瘤生长速度快慢不等，可突然生长加快。因此，不能单纯根据生长速度来判断有无恶变，应结合其他临床表现综合考虑。

2. 症状 多数涎腺肿瘤呈无痛性生长，但腺样囊性癌常伴有明显的神经症状，出现局限性疼痛或放射性疼痛，疼痛可为自发性，也可为触发性。恶性肿瘤侵犯面神经则出现面瘫，侵犯舌神经出现舌麻木，侵犯舌下神经出现舌运动障碍。舌根部肿瘤体积较大时，可影响进食和呼吸。腮腺深叶肿瘤因部位深在，有时以关节区疼痛或张口受限为主诉就诊。

（二）临床检查

1. 望诊 小涎腺肿瘤表面黏膜完整。位于磨牙后区或腭部的黏液表皮样癌，有时表面黏膜呈淡蓝色，易被误诊为黏液囊肿（图 25-3-1）。

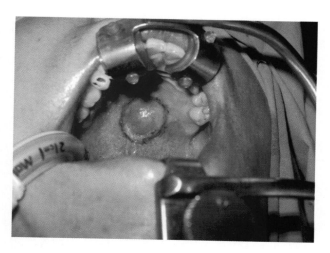

图 25-3-1 腭部高分化黏液表皮样癌，表面黏膜呈浅蓝色

腺样囊性癌表面黏膜可见毛细血管扩张。恶性肿瘤表面黏膜可出现溃疡，但溃疡面常较光滑，不像鳞癌那样出现菜花状红白相间的颗粒。腮腺深叶肿瘤有时可见咽侧膨隆（图 25-3-2）。

面神经功能障碍程度轻时可能仅表现为鼻唇沟变浅或轻度面肌抽搐，需要仔细观察才能发现。舌下神经受侵时出现的舌下神经瘫痪不仅表现为舌肌松弛，伸舌偏向患侧，也有的表现为舌肌震颤。

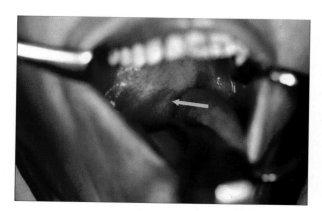

图 25-3-2 腮腺深叶肿瘤，咽侧和软腭膨隆

2. 触诊 腮腺沃辛瘤表面光滑，质地偏软，可有弹性感。多形性腺瘤表面常呈结节状。恶性肿瘤的肿块形态常不规则、质地较硬，与周围组织粘连，活动受限。颌下腺肿瘤及怀疑为腮腺深叶肿瘤者，应进行双合诊检查以了解肿块的位置、大小、质地及与周围组织粘连的情况。舌根部肿瘤常依赖于触诊检查来确定肿瘤的范围。

颌后区肿瘤应触诊检查乳突和下颌髁颈之间有无间隙存在，间隙存在者，面神经主干和肿瘤有一定距离，常可分开面神经。否则，面神经主干常与肿瘤紧贴或粘连。同时应常规检查颈部淋巴结有无肿大。临床怀疑为腮腺沃辛瘤者，除检查主诉侧腮腺外，还应检查对侧腮腺，注意有无双侧腮腺肿瘤。

（三）影像学诊断

腮腺和颌下腺肿瘤易产生种植性复发，一般情况下，禁忌作组织活检，因此，术前的影像学诊断特别重要，其中包括 B 超、CT、磁共振显像及核素显像等。

1. B 超 其特点是无创伤，可重复进行。常可确定有无占位性病变，临床表现为腮腺肿大或

颌后区丰满，不易区分腮腺良性肥大、炎性肿块及肿瘤时，可作为首选手段。典型囊肿在声像图上具有特征性表现，即内部为无回声区，后壁及后方回声明显增强。当囊肿继发感染、囊腔内含黏稠脓液或较多胆固醇结晶时，与实性肿瘤不易区分。

实性良性肿瘤常表现为内部低而均匀的回声，周界清晰完整，后壁及后方回声常有增强（图25-3-3）。

恶性肿瘤则表现为周界不清楚，形态不规则，内部回声不均，后壁及后方回声减弱（图25-3-4）。

沃辛瘤易发生囊性变，可表现为内部回声呈网格状。

2．CT　能精确定位了解肿瘤所在的部位、大小、与周围组织包括大血管之间的关系。根据肿瘤形态，可将肿块分为3类：

①界限清楚的圆形肿瘤，多为良性肿瘤（图25-3-5）；

②界限清楚的分叶状肿瘤，多为具有侵袭性的良性肿瘤；

③弥漫性的浸润性肿瘤，为恶性肿瘤。脂肪瘤的密度很低，具有特征性，CT值常为-100Hu左右（图25-3-6）。

囊肿或实性肿瘤囊变时，密度与水接近，CT值为0～10Hu。这些肿瘤可根据CT做出明确诊断。需要显示肿瘤与颈鞘的关系时，需进行动态增强扫描。

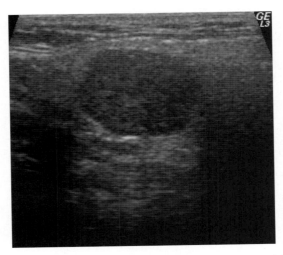

图 25-3-3　腮腺多形性腺瘤声像图，肿块呈类圆形，周界清楚，内部回声低而均匀，后壁及后方回声增强

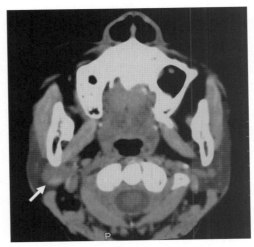

图 25-3-5　右腮腺多形性腺瘤CT表现，肿块呈高密度类圆形，周界清楚

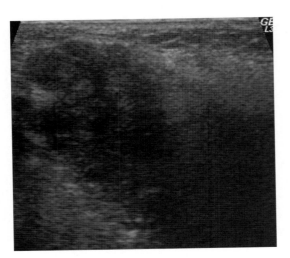

图 25-3-4　腮腺腺癌声像图，肿块不规则，周界不清，内部回声不均，后壁及后方回声减弱

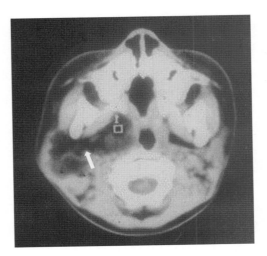

图 25-3-6　右腮腺脂肪瘤，CT 表现，肿块密度低

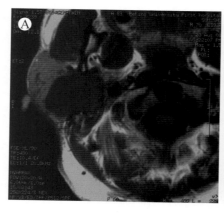 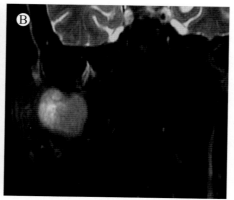

图 25-3-7　右腮腺多形性腺瘤 MRI 表现

A. T1 显像肿块呈等信号，周界清楚　B. T2 加权像为强信号

3.　**磁共振显像（MRI）**　对于软组织的分辨率，MRI 高于 CT，肿瘤与血管的关系也能很好显示。良性肿瘤在 T_1 显像时为等信号，T_2 加权像为强信号，呈类圆形，界限清楚（图 9-3-7a,b）。

恶性肿瘤形态多不规则，界限不清。

4.　**PET/CT**　即正电子发射体层显像。恶性肿瘤细胞增殖迅速，细胞膜葡萄糖载体增多，细胞内磷酸化酶活性增高，糖酵解代谢率明显增强，病变区标准化摄取值（SUV）高于周围正常组织。但有些炎性病变也可表现为高代谢信号，因此单纯根据图像肉眼判断较难区分，需结合定量分析做出诊断。一般而言，良性病变的 SUV 多在 5 以内，而恶性肿瘤常超过 5.

5.　**99mTc 显像**　根据肿块所在区核素摄取量的多少，分为"冷结节"、"温结节"和"热结节"三类。"冷结节"指肿瘤所在区核素摄取低于周围正常腺体组织，"温结节"指肿瘤所在区核素摄取与周围腺体组织接近，"热结节"指肿瘤所在区核素摄取高于周围腺体组织，沃辛瘤表现为"热结节"，有诊断意义，而其他肿瘤多表现为"冷结节"或"温结节"，无诊断意义。

二、大涎腺癌国际 TNM 分类及分期

目前所用的是 UICC 2002 年版的国际 TNM 分类分期，大涎腺癌有独立的分类及分期，而小涎腺癌的分类分期参照口腔癌的分类分期标准。

（一）分类

Tx	原发瘤无法评估
T0	原发灶隐匿
T1	肿瘤最大直径 <2cm
T2	肿瘤最大直径 >2cm、<4cm
T3	肿瘤最大直径 >4cm、<6cm
T4	肿瘤最大直径 >6cm
Nx	无法评估有无区域性淋巴结转移
N0	无区域性淋巴结转移
N1	同侧单个淋巴结转移，最大直径 ≤ 3cm
N2	同侧单个淋巴结转移，最大直径 >3cm、<6cm，或一侧多个淋巴结转移，最大直径 <6cm；或双侧或对侧淋巴结转移，最大直径 <6cm
N3	转移淋巴结最大直径 >6cm
M0	无远处转移
M1	有远处转移

（二）分期

Ⅰ 期	T1aN0M0，T2aN0M0
Ⅱ 期	T1bN0M0，T2bN0M0，T3aN0M0
Ⅲ 期	T3bN0M0，T4aN0M0
	任何 T（除外 T4b）N1M0
Ⅳ 期	T4b 任何 T，M0；任何 T，N2 或 N3M0；任何 T，任何 N，M_1

注：原发肿瘤范围分：a. 无局部外侵；b. 局部外侵。局部外侵指临床或肉眼证明皮肤、软组织、骨和神经受侵。仅在显微镜下证明局部受侵不计在内。

第四节 涎腺肿瘤的治疗规范

中华口腔医学会口腔颌面外科专业委员会涎腺疾病学组和中国抗癌协会头颈肿瘤专业委员会涎腺肿瘤协作组组织国内专家参照国内外最新研究成果，于2010年制订了《涎腺肿瘤的诊断和治疗指南》，以下重点阐述涎腺肿瘤的治疗。

一、良性肿瘤的治疗

手术原则：涎腺良性肿瘤需作手术治疗。多形性腺瘤是最常见的良性肿瘤，其包膜常不完整，采用单纯沿包膜剥离的方法，即剜除术，常有复发，故手术原则应从包膜外正常组织进行，同时切除部分腺体。手术中应避免肿瘤破裂，以免发生瘤细胞种植。

1. 腮腺浅叶切除术 是传统的手术方式，将肿瘤及腮腺浅叶切除，分离并保留面神经，适用于腮腺浅叶体积较大的良性肿瘤。

2. 全腮腺切除术 将肿瘤及全腮腺切除，分离并保留面神经，适用于腮腺深叶良性肿瘤。

3. 部分腮腺切除术 将肿瘤及其周围0.5cm以上正常腮腺组织一并切除，酌情考虑是否解剖面神经。大量病例的临床实践证明，该术式不同于剜除术，与传统腮腺浅叶切除术相比，不增加肿瘤的复发率，并具有以下优点：

①手术范围缩小，缩短手术时间；

②只暴露部分面神经分支，减少面神经损伤；

③切除组织少，面部凹陷得以减轻；

④减低味觉出汗综合征的发生率；

⑤保留腮腺的功能。部分腮腺切除术已在国内普遍推广，适用于腮腺后下部的沃辛瘤及腮腺浅叶体积相对较小（直径2cm以内）的良性肿瘤。

4. 腮腺肿瘤包膜外切除术 在腮腺肿瘤包膜外的疏松结缔组织中解剖腮腺组织，完整切除肿瘤。英国Christie医院涎腺疾病研究中心采用该术式治疗腮腺浅叶良性肿瘤491例，经平均15年随访，与传统浅叶切除术相比，肿瘤复发率无显著差别。适用于腮腺浅叶表浅、界限清楚、活动性好、并达到一定体积的良性肿瘤。该术式需严格掌握适应证，并由对涎腺外科具有丰富经验的医生进行手术操作。目前，尚不能作为一种标准术式在国内普遍推广。

5. 复发性腮腺多形性腺瘤的治疗 复发性多形性腺瘤手术后再次复发率明显高于初发的肿瘤患者。肿瘤位置表浅、单发者可手术局部摘除，以避免将肉眼不可视见的瘤细胞种植于术区其他部位。多发、位置深在者需行解剖面神经的肿瘤摘除术。多次复发、广泛种植而且与面神经紧密粘连者，可以考虑大块切除肿瘤，牺牲面神经并同期即刻修复。

6. 颌下腺和小涎腺良性肿瘤的治疗 颌下腺的良性肿瘤，原则上行肿瘤及颌下腺切除。小涎腺的良性肿瘤，亦在正常腺体范围内完整切除肿瘤。黏膜完整的腭腺肿瘤，可在正常组织内切开，自骨面掀起将其完整切除，同时探查骨面完整性。根据石蜡病理切片，如系高度恶性涎腺肿瘤，骨面有破坏，可根据肿瘤范围做低位或全上颌骨切除，位于腭大孔处的腺样囊性癌，常需做上颌骨扩大切除。

7. 功能性外科的应用 近些年来，功能性外科的理念引入涎腺外科，除采用部分腮腺切除术外，其他方法包括：保留耳大神经以避免耳垂麻木；保留腮腺咬肌筋膜，减低味觉出汗综合征的发生率；保留腮腺导管，保存剩余腮腺的分泌功能；利用天然隐蔽处，采用改良切口，基本上达到手术不留可见瘢痕的美观效果。这些手术方式的改进提高了涎腺肿瘤的治疗水平，值得推广应用。在设计腮腺良性肿瘤手术方式时应考虑到腮腺及相关组织的功能，以避免或减少并发症的发生。

二、恶性肿瘤的治疗

治疗原则：涎腺恶性肿瘤的治疗以手术为主，手术过程中应遵循肿瘤外科的基本原则，尽量在正常组织内完整切除肿瘤，防止肿瘤破裂而造成种植性复发。对于范围广泛、恶性程度高、发生血行性转移的涎腺恶性肿瘤，尚需采用综合治疗，以提高肿瘤的控制率。

1. 腮腺癌患者的面神经处理

（1）牺牲面神经的指征：术前有面瘫症状，或手术中发现面神经穿入肿瘤，或面神经与肿瘤紧贴，病理类型为腺样囊性癌、鳞癌、涎腺导管癌等高度恶性肿瘤，或面神经出现明显增粗、变色等病理改变者，原则上应牺牲面神经。一般情况下，可作面神经缺损的即刻修复，供体神经根据缺损长度选用耳大神经或腓肠神经（图25-4-1a-e）。

（2）术中冷冻＋术后放疗：对于年轻、职业要求高、强烈要求保留面神经的选择性病例，当面神经与肿瘤紧贴但尚可分离而不致肿瘤破裂，且肿瘤的病理类型为低度恶性肿瘤时，可仔细分离并保留面神经，术中采用液氮冻融三次，术后

给予放射治疗，以杀灭可能残留的肿瘤细胞。

根据北京大学口腔医学院一组9例病人的经验，经平均9年随访，仅1例肿瘤复发伴颈淋巴结转移，行再次手术治疗，在首次治疗后6年无瘤生存。其余8例患者原发灶均无复发，面神经功能在术后6～8个月得到恢复（图25-4-2）。

对于选择性病例，在缺乏^{125}I放射性粒子植入或^{192}Ir后装组织内近距离放射治疗条件的单位，可考虑选用该方法。

（3）放射性粒子植入：^{125}I放射性粒子的放射

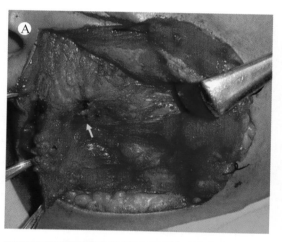

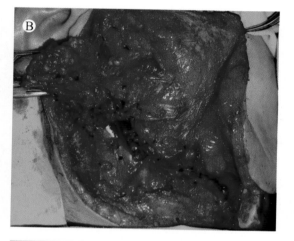

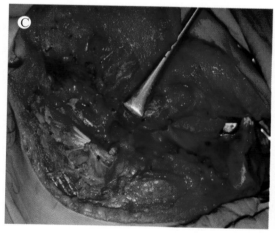

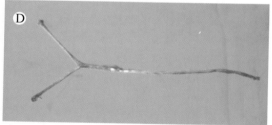

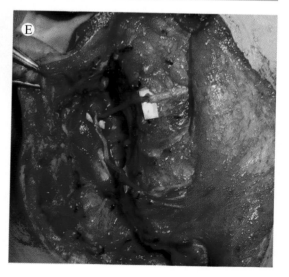

图25-4-1　右腮腺深叶腺样囊性癌

A. 面神经穿入肿瘤

B. 分离肿瘤，牺牲面神经

C. 肿瘤切除后创面

D. 腓肠神经

E. 腓肠神经分别与面神经主干、颞面干和颈面干吻合

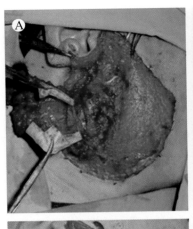
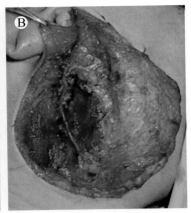
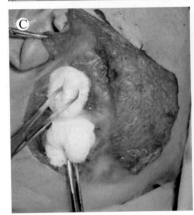
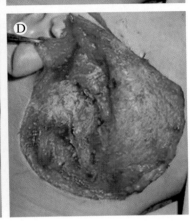

图 25-4-2 A-D　腮腺乳头状囊腺瘤

A. 面神经分支与肿瘤紧贴

B. 牺牲颊支，分离保留颈面干和颞面干

C. 液氮冷冻

D. 冷冻后的面神经

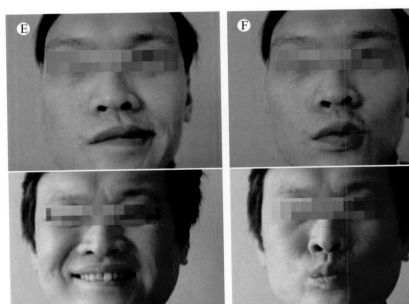

图 25-4-2 E-F

E. 术后 2 周，面瘫表现明显

F. 术后 7 年，面神经功能恢复良好

剂量低，可持续释放射线。对于面神经与肿瘤紧贴者，可分离保留面神经，术中或术后植入放射性粒子，杀灭残留的肿瘤细胞。

　　北京大学口腔医学院的一组病人结果显示，12 例患者中，经平均 5 年以上随访观察，所有患者肿瘤无复发，面神经功能在半年内得到恢复。

将该技术用于腮腺癌明显侵犯面神经、甚至面神经穿入肿瘤者，保留面神经后给予放射性粒子植入治疗，同样获得良好的控制肿瘤的效果（图 25-4-3 a-e）。

　　但采用该技术时，医生应经过规范训练，根据计算机三维治疗计划系统进行设计并按设计方

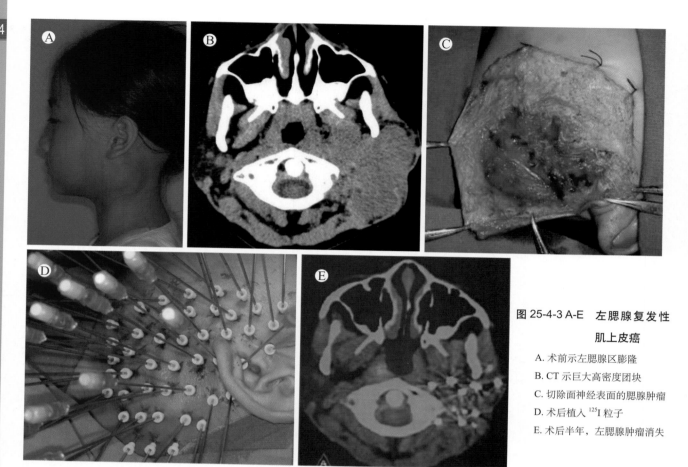

图 25-4-3 A-E　左腮腺复发性
肌上皮癌

A. 术前示左腮腺区膨隆

B. CT 示巨大高密度团块

C. 切除面神经表面的腮腺肿瘤

D. 术后植入 ^{125}I 粒子

E. 术后半年，左腮腺肿瘤消失

案植入，植入后复查验证植入准确性，以确保粒子分布合理，达到需要的放射剂量。在有条件的单位，对于患者强烈要求保留面神经等选择性病例，可采用该技术。

（4）手术结合 ^{192}Ir 组织内近距离放射治疗：以相对保守的方式切除腮腺恶性肿瘤、保留面神经，在怀疑肿瘤残留或安全边界不足处放置施源导管，按照巴黎系统布源原则，单平面或双平面平行布源，治疗计划系统优化。

术后第 3～7d 开始近距离放疗。放射源为 ^{192}Ir，每次剂量 3～5G，隔天进行，照射总剂量为 25～50Gy。

根据四川大学华西口腔医学院一组较大样本（95 例）报告，这种术中置管、术后 ^{192}Ir 后装组织内照射的方式，可有效地控制肿瘤的复发，提高患者生存率，且明显减少放疗并发症。在有条件的单位，可选择应用。

2．涎腺癌患者的颈淋巴结处理　对于临床颈淋巴结阳性者，应采取治疗性颈清扫术。涎腺癌的颈淋巴结转移率在 15% 左右，对于临床阴性的颈部淋巴结，原则上不必作选择性颈清扫。但病理类型不同，转移率不一。鳞癌、未分化癌、涎腺导管癌、腺癌、低分化黏液表皮样的转移率超过 35%，可考虑作选择性颈清扫，而其他类型颈淋巴结转移率低，一般不作选择性颈清扫。

3．术后放射治疗的适应证　涎腺癌对放射线不敏感，采用传统的放射治疗方法，单纯放疗很难达到根治效果。术后辅助放射治疗可以有效控制肿瘤并提高生存率。高能射线对涎腺癌的控制更为有效，在有条件的单位，作术后放射治疗时可优先考虑。

对以下病例可考虑术后放疗：腺样囊性癌；其他高度恶性肿瘤；手术切除不彻底、有肿瘤细胞残存者；肿瘤与面神经紧贴，将面神经分离加以保留者；肿瘤范围广泛，累及皮肤、肌肉及骨组织者；以及复发性的恶性肿瘤。腺样囊性癌可沿着神经扩散到颅底和乳突，故照射范围应包括颅底。照射剂量应达50Gy。

4．化学药物治疗 涎腺癌有可能发生远处转移，特别是腺样囊性癌及涎腺导管癌，远处转移率可达30％左右。因此，对这两类肿瘤，术后还需配合化疗加以预防。目前尚未发现非常有效的化疗药物。

腺样囊性癌可在治疗后较长时期出现转移，常规的化疗药物作为预防用药副作用较大，需要寻找有效、可口服、副作用少、可长期应用的化疗药物。实验研究结果显示，精氨酸-天冬氨酸可有效地降低肺转移率，但需通过进一步的临床研究加以证实。

5．预后观察 涎腺癌患者治疗后的近期生存率较高，但远期生存率持续下降，3年、5年、10年及15年生存率明显递减。故对涎腺癌患者的预后观察应在10年以上。

第五节　腮腺肿瘤

腮腺肿瘤大多数（80％以上）发生于浅叶，少数（15％左右）发生于深叶，极少数（1％）可发生于副腮腺。不同部位的腮腺肿瘤，其临床表现、诊断，特别是手术治疗，均有明显区别，故将其分别叙述。

一、应用解剖

腮腺在涎腺中体积最大，为浆液腺。腮腺位于面侧部，左右各一，表面略似倒立的锥体形，底在上，尖朝下（图25-5-1）。腺体上缘为颧弓，前缘覆盖于咬肌表面，下界为下颌骨的下缘、二腹肌后腹的上缘，后上界为外耳道的前下部，并延伸到乳突尖部。

腺体的内外观为一外大内小的哑铃状，其柄在下颌升支后缘和乳突前缘之间。腺体的内侧部分形态不规则，前方伸至下颌升支和翼内肌内侧，可达咽旁间隙。此处发生的肿瘤不易早期发现，有时可见咽侧壁膨隆。

后方伸至胸锁乳突肌的内面和二腹肌后腹表面，上方可延至颞下颌关节窝的后部，该处的肿瘤可将髁突推移向前，产生颞下颌关节症状。

下颌角与乳突尖之间的部分腮腺浅叶为腮腺的后下极，又称"腮腺尾"。发生于此处的肿瘤约占腮腺肿瘤的20％，其中绝大多数为沃辛瘤。

约占半数人的腮腺有副腺体，其部位、数量及体积不恒定。大多数位于腮腺导管上方，大小及形状类似豌豆。副腺体的组织结构与腮腺完全一致，因而，发生于腮腺的肿瘤也可在副腺体内发生。

腮腺导管在腺体前缘穿出，在颧弓下约1.5cm处与颧弓平行越过咬肌表面，在咬肌表面成直角转向内侧，穿过颊脂体和颊肌纤维，开口于上第

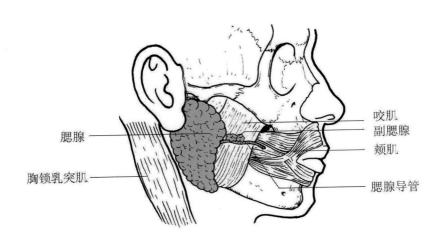

图25-5-1　腮腺及相关组织解剖

腮腺

胸锁乳突肌

咬肌
副腮腺
颊肌

腮腺导管

二磨牙牙冠相对的颊黏膜，开口处形成腮腺乳头。

腮腺导管与面神经颊支的关系较恒定，故常作为解剖面神经颊支的重要标志。腮腺筋膜包绕腮腺形成腮腺鞘，腮腺手术中，保留腮腺咬肌筋膜，在皮肤与腮腺床之间形成机械性屏障，可预防味觉出汗综合征的发生。

面神经以茎乳孔为界，可分为颅内段和颅外段，后者与涎腺外科关系密切，面神经出茎乳孔后，进入腮腺峡部，发生分干和分支。分干多为两干型，称颞面干和颈面干。颞面干进一步发出上颊支、颧支和颞支，颈面干发出下颊支、下颌缘支和颈支（图 25-5-2）。

颞面干的分支之间吻合较多，约占 37%，而颈面干分支间吻合较少，仅占 12%，颞面干与颈面干之间亦有吻合，占 18%，大多通过颊支联系。面神经分支损伤时，可通过这些吻合支得到一定的代偿。

腮腺是单叶结构，面神经在腺小叶间穿行，只有通过锐利解剖才能将其与腺体分开，而无平面存在。但以面神经为界，将腮腺分为深、浅两部分，有重要的临床意义。

腮腺的感觉神经来自耳颞神经腮腺支中的感觉神经纤维和耳大神经的分支。腮腺肿瘤有时可压迫耳颞神经，引起耳颞区、颞下颌关节及颅顶区的放射性疼痛。耳大神经的前支分布于腮腺区的皮肤，后支分布于耳垂。

腮腺手术时，前支常需牺牲，术后相当时期内，患者耳前区皮肤感觉迟钝；后支则有可能加以分离保留，以保持耳垂皮肤正常感觉。腮腺癌侵犯面神经时需牺牲面神经，行神经移植术时常就近取材，将耳大神经作为修复面神经缺损的供体神经。

耳神经节的节后副交感纤维以及交感神经颈上节的节后纤维均参入耳颞神经，分布于腮腺、耳颞神经分布区皮肤的血管、汗腺和立毛肌。当耳颞神经受损后，可发生味觉出汗综合征，表现为味觉受刺激后，耳颞神经分布区出现皮肤潮红及出汗。

腮腺的血液供应来自于颈外动脉，后者在下颌升支髁颈的高度分出颞浅动脉和颌内动脉，颞浅动脉分出小支至腮腺，并发出面横动脉。颌内动脉离开腮腺向前内侧走行于面深区。腮腺区的静脉血主要通过面后静脉回流至颈外静脉和颈内静脉。面神经下颌缘支在腮腺下极越过面后静脉。因而，面后静脉常作为解剖面神经下颌缘支的标志。

腮腺含有与头颈部各区相关的淋巴网，其中约有 20～30 个淋巴结，可分为腮腺浅淋巴结、腺实质淋巴结及腮腺深淋巴结三组。腮腺浅淋巴结位于腮腺咬肌筋膜浅面和腺体表面，汇集耳郭外区及颞区的淋巴液，汇集到颈深上淋巴结。

腺实质淋巴结位于腮腺实质内，汇集鼻根、

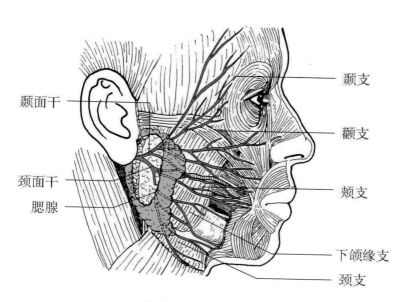

图 25-5-2　面神经解剖

眼睑、颞额部、外耳道及中耳的淋巴液,有时腭部、鼻腔及上唇的淋巴也达此组淋巴结,汇流至颈深上淋巴结。腮腺深淋巴结位于咽侧壁,汇集鼻咽、后鼻腔的淋巴液,汇流至颈深淋巴结。

二、腮腺浅叶肿瘤

(一) 临床表现

大多数良性肿瘤生长缓慢,常系无意中发现,无任何自觉症状。沃辛瘤患者常有肿块局部胀感,并有消长史。病期可长达数年乃至一、二十年。多数良性肿瘤以耳垂为中心生长,呈圆形或椭圆形,表面光滑或呈结节状,界限清楚,质地中等硬,活动而无粘连。

沃辛瘤多位于腮腺后下极,肿物表面光滑而无结节,质地较软,可扪及弹性感。有时可触及多个肿瘤或双侧腮腺均触及肿块。良性肿瘤即使体积巨大,也不出现面瘫症状。

腮腺浅叶的复发性良性肿瘤多系多形性腺瘤初次手术时,采用剜除术或术中肿瘤破裂造成瘤细胞种植所致,常表现为大小不等的多个结节(图25-5-3),有的位于切口线上。

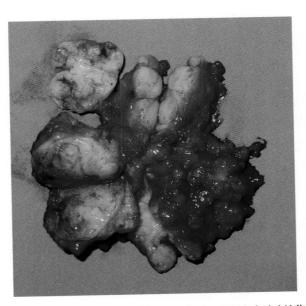

图25-5-3 腮腺复发性多形性腺瘤手术标本,可见多个肿瘤结节

恶性肿瘤生长较快,病期较短。患者可有自发性疼痛。约有20%的患者可出现程度不等的面瘫症状,有的以面瘫为主诉就诊,经医生检查始发现腮腺肿瘤。肿块大多形态不规则,质地较硬,界限不清,与周围组织粘连而不活动(图25-5-4)。

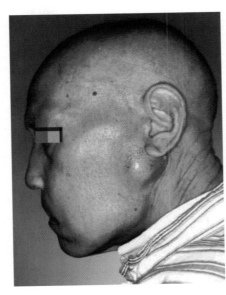

图25-5-4 左腮腺涎腺导管癌,皮肤与肿瘤粘连

侵及皮肤时,出现表面溃破,侵犯咬肌时常致张口受限,少数病例出现颈淋巴结肿大。

多形性腺瘤恶变者常有肿块缓慢生长多年的良性肿瘤病史,近期出现生长速度加快、疼痛或面瘫症状,表现出良性肿瘤向恶性肿瘤转变的过程。

(二) 诊断及鉴别诊断

腮腺浅叶部位表浅,发现肿块多无困难。呈上述典型的良性或恶性肿瘤体征者,容易做出良性或恶性肿瘤的临床诊断。沃辛瘤颇具临床特点,根据其性别、年龄、发病部位、病史及肿块触诊检查的性质等特点,诊断大多不成问题。一些低度恶性肿瘤,如高分化黏液表皮样癌及腺泡细胞癌,其临床表现类似于多形性腺瘤,细针吸活检常有助于诊断。临床上需与腮腺浅叶肿瘤鉴别的病变有:

1. 腮腺转移癌 多位于耳前区,肿块形态不规则,较硬,活动度差,可为多个结节。同侧头皮、眉额、眼睑等部位,即Storm区可发现肿块,或有这些部位恶性肿瘤治疗的病史,有时伴有颈部淋巴结肿大。

2. 腮腺淋巴结炎症 包括非特异性淋巴结炎或淋巴结结核。口腔颌面部的局限性淋巴结结核很少伴有明显的全身症状，亦无明确的特异性生化检验指标，临床上常被诊断为良性肿瘤，细针吸细胞学检查有助于诊断，部分病例可有消长史，轻度疼痛或压痛。非特异性淋巴结炎有时可在颌面部发现感染灶。

多数情况下，伴有炎症的淋巴结体积较小，呈椭圆形，有弹性感。但当炎症突破被摸，扩散到腺实质时，表现为短时间内腮腺弥漫性肿大，易被误诊为恶性肿瘤继发感染。如在导管口出现脓肿或脓栓，即可确定诊断。

3. 结节型舍格伦综合征 亦可表现为腮腺浅叶肿块，常呈扁平状，界限常不明确，有时有多个肿块。患者常有口干、眼干症状及结缔组织疾病的表现。腮腺造影可见末梢导管扩张及排空功能迟缓。

4. 嗜酸性淋巴肉芽肿 肿块为单发或多发结节，界限不清，质地柔韧。局部皮肤瘙痒，常见

抓痕，病期长者可见皮肤变厚及色素沉着，甚至变干粗糙。末梢血像嗜酸性粒细胞比例明显增高，可高达 $0.60 \sim 0.70$，嗜酸性粒细胞直接计数超过 $1.0×10^9/L$。

（三）治疗

腮腺浅叶肿瘤的治疗以手术为主，有 3 种手术方式：

1. 解剖面神经的腮腺及肿瘤切除术 是治疗腮腺肿瘤的传统术式。对于浅叶的良性肿瘤，一般切除腮腺浅叶即可。对于远离面神经的恶性肿瘤，或与面神经相邻但尚可分离的低度恶性肿瘤，一般作肿瘤加全腺叶切除。术中切忌将肿瘤切破，以免造成种植性复发。

（1）切口：一般做 "S" 形切口，上端起自耳屏前颧弓根部，顺纵向皮纹切开。绕过耳垂向后，沿下颌升支后缘顺下颌角方向的颌下区切到下颌

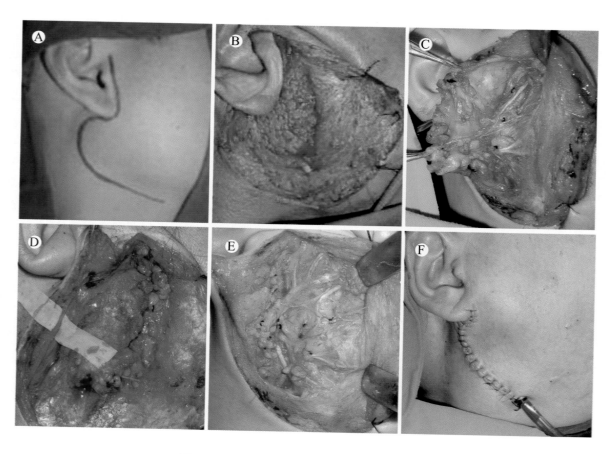

图 25-5-5 腮腺浅叶及肿瘤切除手术步骤

A. "S" 形切口

B. 腮咬肌筋膜下翻瓣，直接暴露腺泡

C. 逆行性分离解剖面神经分支

D. 分离保留耳大神经

E. 肿瘤及腮腺浅叶切除后创面，面神经各分支完整

F. 放置负压引流，关闭创口

角前 1 ～ 2cm，切开皮肤、皮下组织及颌下区的颈阔肌（图 25-5-5A）。

（2）翻瓣：传统的方式是在腮腺咬肌筋膜表面翻瓣，皮肤掀至腮腺前缘时，注意保护由此穿出进入咬肌的面神经分支，翻瓣至显露腮腺上、前及下缘即可。另一种方式是在腮腺咬肌筋膜的深面翻瓣，直接暴露腺泡，将筋膜完整地包含在皮瓣内（图 25-5-5B）。

这层筋膜可以阻断分布于腺体及汗腺的神经纤维之间的迷走再生，从而预防味觉出汗综合征（Frey 综合征）的发生。

（3）显露面神经及腺体切除：解剖分离面神经的过程即切除腮腺浅叶的过程。显露面神经有两种主要方法：一种是从末梢追踪到主干的逆行解剖法（图 25-5-5C）；

另一种是从主干到末梢的顺行解剖法。两种方法各有其优缺点：面神经主干位置较恒定，解剖标志清楚，但位置较深，手术范围较窄，视野受限。逆行解剖法视野广，面神经分支位置表浅，易于寻找，肿瘤远离面神经主干时可不显露主干，以减少主干的损伤。

解剖腮腺的后下极时，可见耳大神经进入腮腺咬肌筋膜。多数情况下，可分离耳大神经，将其进入腮腺实质的前支剪断，保留其分布于耳垂及后方的小分支，以免术后耳垂麻木不适（图 25-5-5D）。

如为恶性肿瘤，可能牺牲面神经而需作面神经移植时，可将耳大神经分支游离，并逐一剪断远端，用盐水纱布将游离的耳大神经保护，以便面神经切除后作为神经移植的供体。

（4）创面处理：腮腺浅叶及肿瘤切除后，应将残存的腺体断面缝扎，以防涎瘘形成。冲洗创口，彻底止血。检查面神经各分支是否完整（图 25-5-5E），如有不慎切断者，应立即做端 - 端吻合术。

创面置负压引流管，注意避开已分离暴露的面神经，以免持续的负压吸引损伤神经。将皮瓣复位，分层缝合颈阔肌、皮下组织及皮肤（图 25-5-5F），加压包扎。

（5）术后处理：48 ～ 72 小时后撤除负压引流，不再加压包扎，仅用一小块薄纱布覆盖创面。

（6）术后并发症的预防和处理：常见的并发症有面神经麻痹、局部积液及涎瘘、耳垂麻木及味觉出汗综合征。

面神经麻痹：当良性肿瘤体积较大时，可推移挤压面神经。有时肿瘤体积虽小，但与面神经关系密切，术中将面神经从肿瘤包膜外分离出来者，面神经可有程度不等的损伤。但只要未切断神经，一般可望在 3 ～ 6 个月内恢复。

在此期间可进行表情肌功能训练以促进神经功能恢复。面神经需要或无意被切断或切除者，除非恶性肿瘤未能切净，一般应立即进行面神经修复。

局部积液：系残存腺体继续分泌，未能通过正常导管系统排入口内，潴留于创口内所致。术中仔细结扎叶间导管，恰当缝扎残留腺体断面，以及保持负压引流通畅，保证皮瓣与创面贴合良好，可预防其发生。如积液量多，可将其吸尽后加压包扎。嘱患者忌进酸性食物，并在进食前半小时口服阿托品 0.3mg，每日 3 次，以减少唾液分泌。

耳垂麻木：系耳大神经切断所致。术中如有可能，应将其保留，则可避免其发生或减轻麻木程度。术后随着时间的延长，患者一方面逐渐适应，另一方面可有感觉神经末梢再生，耳垂麻木感可逐渐减轻。

味觉出汗综合征：当有味觉刺激存在并伴咀嚼运动时，患侧皮肤出现潮红及出汗。胸锁乳突肌瓣、颈阔肌瓣以及脱细胞真皮基质插入，可收到一定的预防效果。采用腮腺咬肌筋膜下翻瓣，将腮腺咬肌筋膜完整地保留在皮瓣内，可明显降低味觉出汗综合征的发生率。

位于腮腺后下部的良性肿瘤采用部分腮腺切除术，亦可使味觉出汗综合征的发生率降低，可能与未损及耳颞神经有关。对于味觉出汗综合征尚无简单有效的治疗方法，因其很少造成不良后果，要求积极治疗者不多。

2．部分腮腺切除术 该术式是指腮腺肿瘤及瘤周部分正常腺体的切除术，不同于剜除术，是在正常腮腺内切除肿瘤，可以避免肿瘤包膜破裂及肿瘤的残存，同样起根治作用。适用于体积较小（2cm 直径以内）的多形性腺瘤及位于腮腺后下极的沃辛瘤。

（1）切口及翻瓣：切口可较腮腺浅叶切除术短，如肿瘤位于耳前区，下方到下颌角即可，不必向颌下区延长。如位于腮腺后下极，上方切口绕过耳垂即可，翻瓣也较小，显示耳前区或腮腺下部腺体即可（图 25-5-6A）。

对于美观要求高的患者，如年轻女性等，可采用发际内切口，耳前区肿瘤采用耳前发际内切口，腮腺后下部的肿瘤采用耳后发际内切口，基本上达到不留可见瘢痕的美观效果。

（2）解剖面神经，肿瘤及部分正常腺体切除：肿瘤位于腮腺后下极者，首先显露面神经下颌缘支。在翻瓣显露腺体前下缘后，即可在咬肌表面、下颌缘支穿出腮腺处觅及下颌缘支，然后循其走行分离解剖至颈面干（图 25-5-6B）。

也可以面后静脉为标志，在其表面寻找下颌缘支。显露颈面干后，则可将肿瘤及后下部腺体组织一并切除，保留颈面干前、上部腺体及腮腺导管（图 25-5-6C），缝扎腺体断面，冲洗创口并置负压引流。

肿瘤位于耳前区者，可不特意解剖面神经，而在肿瘤周围 0.5～1.0cm 正常腺体组织内分离切除肿瘤及其周围腺体组织。如涉及面神经，则将其相关部分解剖分离。也可先分离距肿瘤较近的分支，如颊支或颧支，但不显露全部分支，在保证面神经不受损伤的前提下，将肿瘤及其周围 0.5～1.0cm 正常腺体组织切除。缝扎被保留部分腺体，但尽可能不结扎腮腺主导管。

（3）术后处理：基本同浅叶切除术，加压包扎 48 小时后，撤除负压引流。

（4）注意事项：部分腮腺切除术要求术者非常熟悉面神经的解剖并具有娴熟的手术技巧，否则易损伤面神经。术中不结扎腮腺主导管，但对涉及的分支导管要一一结扎。断面缝扎时不宜过深，以免保留的正常腺体的分支导管被阻塞。

3．整块切除牺牲面神经　将肿瘤连同神经，有时甚至包括咬肌和颌骨一并切除，用于恶性度较高、肿瘤明显侵犯面神经或其他周围组织者。

恶性肿瘤侵犯皮肤者，常需切除受侵皮肤，造成组织缺损，缺损区可用颈部局部皮瓣转移修复，或用前臂等游离组织瓣修复。

腮腺肿瘤面神经的处理及腮腺癌患者颈淋巴结的处理参阅第四节"涎腺肿瘤的治疗规范"。

（四）预后

腮腺浅叶良性肿瘤按照上述标准术式进行，术后极少出现复发。如采用剜除术或术后肿瘤不慎破裂，50% 以上的病例可出现种植性复发。一旦出现种植性复发，再次复发的可能性明显增加。因此，首次手术采取正确的术式是治愈的关键。

腮腺癌患者的预后优于颌下腺及舌下腺癌患者，但较小涎腺癌患者为差。北京大学口腔医学院 181 例腮腺癌患者的分析结果显示，3 年、5 年、10 年及 15 年生存率分别为 79.6%、70.2%、53.1% 及 26.7%。

三、腮腺深叶肿瘤

少数腮腺肿瘤位于深叶。1962—1985 年间，北京大学口腔医学院治疗的腮腺肿瘤 650 例，其中 83 例发生于深叶，占腮腺肿瘤的 12.8%。

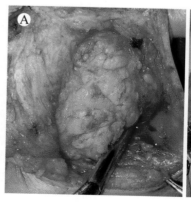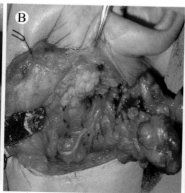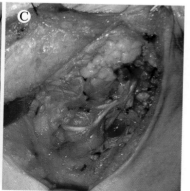

图 25-5-6　右腮腺沃辛瘤及部分腮腺切除

A. 翻瓣后显示腮腺下部及后部　B. 分离解剖面神经下颌缘支及颈面干，切除肿瘤及腮腺后下部　C. 保留腮腺前、上部

（一）临床表现

根据肿块所在位置，临床上可将腮腺深叶肿瘤分为 3 型：

1. 颌后肿块型最常见。瘤体在下颌升支后缘与乳突间，或在耳垂稍下的颌后凹内，咽侧无肿物突出。

2. 哑铃型瘤体一端突向咽侧、软腭，另一端突向耳下区，呈哑铃状。耳垂下及咽侧均可见肿物，双合诊时可感到瘤体运动。

3. 咽侧突出型肿物位于咽旁间隙，向咽侧及软腭突出，耳下区难以触及。由于肿瘤向咽侧及软腭突出，可使口咽腔缩小，出现呼吸或吞咽困难，患者可有异物感。肿瘤常在扁桃体上方，并向上深入软腭，使悬雍垂偏向对侧。

面瘫可以是深叶恶性肿瘤的最初症状，可在临床未见肿块前出现。北京大学口腔医学院的病例中，3 例术前出现面瘫，均为恶性肿瘤。其中 1 例误诊为周围性面瘫，误作理疗，促使肿物加速生长，经 CT 检查，诊断为腮腺深叶恶性肿瘤（咽侧突出型）。

（二）诊断及鉴别诊断

腮腺深叶肿瘤，特别是咽侧突出型，常不易做出早期诊断，待肿瘤体积较大出现症状时患者才就诊。除上述症状及体征外，常需通过 CT 或 MRI 确定临床诊断。

在临床上，腮腺深叶肿瘤需与以下疾病相鉴别：

1. 咽旁肿物来自小涎腺或神经源性肿物。咽侧突出型腮腺肿物和咽旁肿物均可表现为咽侧膨隆和软腭肿胀，临床检查不易区分。CT 片上根据咽旁间隙形成的透明带所在的位置可资鉴别，腮腺深叶肿瘤的透明带位于肿瘤与咽缩肌之间，而咽旁肿瘤的透明带位于肿瘤与深叶之间。

2. 腮腺良性肥大　较大的深叶肿瘤可将腮腺向外推移，由于肿块位置较深，临床检查难以扪及，可误诊为良性肥大。B 超可确定有无占位性病变，可作为首选的影像学检查方法，进一步确定可采用 CT 检查。

（三）治疗及预后

腮腺深叶肿瘤的治疗以手术为主，根据肿瘤部位及大小，可采取 2 类手术入路：

1. 扩大颌后间隙首先切除浅叶，保留面神经。如肿瘤较小且靠前外方，游离并保护面神经各分支，分离并切除深面肿瘤及部分深叶组织。对较大的颌后肿块型及中等大小的哑铃型肿瘤，可将下颌升支向前推移，以扩大升支后缘与乳突间的工作间隙，循翼内肌、二腹肌后腹及茎突舌骨肌间的间隙，锐、钝剥离后切除腮腺深叶及肿瘤。

2. 截断下颌骨，当肿瘤很大波及颅底或与颈内动脉及其他重要结构紧邻时，扩大颌后间隙显露不足，必须截断下颌骨。在切除浅叶、分离面神经后，在下颌骨体颏孔与二腹肌前腹附着之间，即下颌第一双尖牙与第二双尖牙之间截断下颌骨，从颌舌沟切开口底黏膜，迫近咽旁 - 颞下凹区。既能充分暴露肿瘤，又可避免下牙槽血管神经的损伤。

肿瘤切除后，下颌骨体复位，小钛板固定。对于以咽旁间隙占位为主的咽侧突出型腮腺深叶肿瘤，也可不切除腮腺浅叶和解剖面神经，直接经下颌骨截骨入路切除肿瘤及与其相邻的腮腺深叶组织（图 25-5-7A-H）。

腮腺深叶的恶性肿瘤因手术切除的正常周界常受限制，故多数情况下宜辅加术后放疗以减少术后复发。

腮腺深叶良性肿瘤术后少有复发。恶性肿瘤的预后则相对较差。北京大学口腔医学院经 3 年以上术后随访的 14 例恶性肿瘤患者中，6 例复发，1 例伴颈淋巴结转移，3 例肺转移，1 例肝转移，其 3 年、5 年、10 年生存率分别为 85.7%、55.5% 及 16.7%。

四、副腮腺肿瘤

腮腺肿瘤亦可见于副腮腺。Johnson 等复习 1939 年至 1978 年间，美国 Sloan-kettering 纪念医院的 2261 例腮腺肿瘤患者的资料，其中副腮腺肿瘤 23 例，占 1%。

（一）临床表现

副腮腺肿瘤主要表现为颧颊部肿块，多位于颧弓或颧突下方，常无明显自觉症状，大多系无意中发现。一般体积不大，直径多在 3cm 以内。

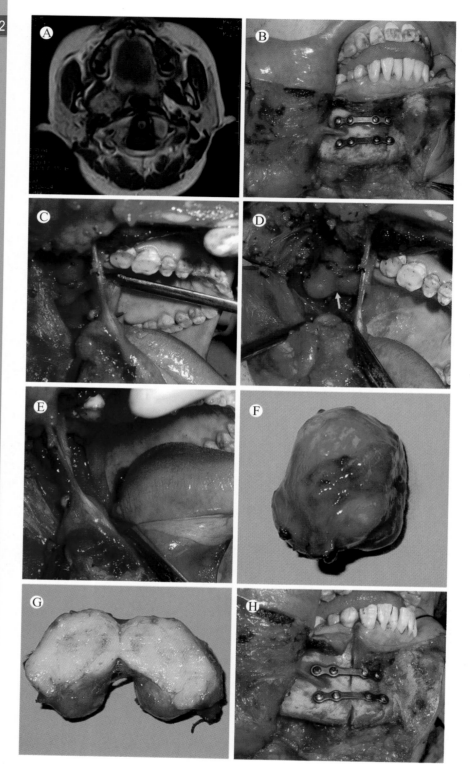

图 25-5-7　A-H

A. MRI 示右咽侧强信号团块

B. 翻开唇颊瓣，显露颏孔，小钛板定位

C. 分离保留舌神经

D. 显露腮腺深叶肿瘤

E. 肿瘤切除后创面

F. 手术标本

G. 肿瘤剖面

H. 下颌骨体复位，小钛板固定

恶性肿瘤者也很少出现面神经功能障碍，颈淋巴结转移亦少见。

（二）诊断与鉴别诊断

肿块位于中前颊部和颧弓或颧突下方时，应考虑到副腮腺肿瘤的可能。确切的临床诊断常需术中见到肿瘤来自于副腮腺才能确定。

副腮腺肿瘤需与颊部淋巴结炎、脂肪瘤、纤维瘤以及血管瘤等病变相鉴别，单纯根据临床症状及体征常难做出鉴别，细针吸活检有助于诊断。

（三）治疗和预后

副腮腺肿瘤应采用手术治疗。手术切口一般采用类"S"形切口，上方切口向发际内延伸，翻开颊部皮瓣，充分显露副腺体及肿瘤。多数情况下不必解剖面神经，根据病变性质，在正常组织范围内彻底切除肿瘤，必要时联合腮腺部分切除。

临床诊断为副腮腺肿瘤者，不宜采用面颊部肿物表面切口，因其在面部留下难看的瘢痕，并可能损伤面神经及腮腺导管。口内切口不便于止血及保护面神经，亦不宜采用。

副腮腺肿瘤患者的预后主要取决于肿瘤的性质。Johnson 等报告，经术后 5 年以上随访的良性肿瘤患者，术后均无瘤生存。11 例恶性肿瘤患者，3 例术后局部复发，其中 2 例再次手术得以控制，1 例死于肿瘤。

第六节　颌下腺肿瘤

颌下腺肿瘤约占涎腺肿瘤的 10%，良性肿瘤略多于恶性肿瘤。

一、应用解剖

颌下腺为第二大涎腺，系混合性腺体，以浆液性腺泡为主，其分泌量约占总唾液量的 60%～65%，是静止性唾液的主要来源。颌下腺似核桃大小，呈椭圆形，位于颌下三角内（图 25-6-1）。腺体的外侧面与下颌体内面和翼内肌下部相邻，腺体与其之间为疏松结缔组织，很容易分离。上内面与下颌舌骨肌下面、二腹肌后腹、茎突舌骨肌和舌骨舌肌毗邻。腺体内侧有一延长部，于舌骨舌肌浅面，经下颌舌骨肌深面进入舌下区，与舌下腺后端相接。

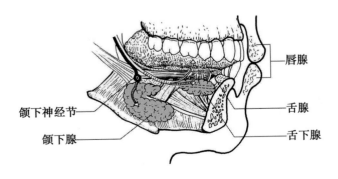

图 25-6-1　颌下腺及舌下腺解剖

颌下腺导管自腺体内侧发出，顺腺体延长部进入舌下区，开口于舌系带旁的舌下肉阜处。舌下腺癌或口底癌可压迫颌下腺导管，出现颌下腺导管阻塞症状。

颌下腺位于颌下间隙内，舌骨舌肌与下颌舌骨肌之间形成裂隙，与口底相通，舌下腺囊肿可经此裂隙进入颌下区，称为潜突型舌下腺囊肿。

舌神经、颌下腺导管及舌下神经均位于颌下腺深面，在舌骨舌肌浅面，向前经下颌舌骨肌的深面进入舌下区。行至舌骨舌肌浅面，自下而上依次排列：舌神经、颌下腺导管和舌下神经。舌下神经位于二腹肌中间腱的上方，手术分离颌下腺下缘时，应注意保护其深面的舌下神经。

颌下腺的感觉神经来自舌神经。舌神经是三叉神经下颌神经的分支，自翼外肌深面向前下走行，在舌骨舌肌前缘、下颌舌骨肌深面时，舌神经与颌下腺导管发生紧密的、螺旋形的交叉关系，舌神经从导管的上方至其外侧，继而绕过导管的下方至其内侧，与舌深动脉伴行至舌尖。

支配颌下腺分泌的神经纤维来自颌下神经节的交感与副交感神经。副交感神经纤维自上涎核发出，经中间神经、鼓索入颌下神经节。交感神经发自颈上节，随颌外动脉神经丛进入颌下神经节。节后纤维分布于颌下腺及舌下腺，司腺体分泌。

颌外动脉自相当于舌骨大角水平在茎突舌骨肌与二腹肌后腹下方进入颌下间隙，向前上穿过腺鞘，在颌下腺深面和上面的沟中走行，越过下颌下缘，在咬肌前缘到达面部。沿途发出数条小分支到颌下腺。

面前静脉在下颌下缘处与颌外动脉伴行，在颌外动脉后方，下行于颌下腺的浅面，终于面总静脉。在行颌下腺转位预防放射性口干时，可切断颌外动脉的近心端，保留颌外动脉远心端及与其伴行的面前静脉，以其作为血管蒂，将颌下腺转位于颏下区。

在下颌骨下缘和颌下区可有 3～6 个淋巴结，其中有的在腺体前方，有的在颌外动脉前后。作颈淋巴清扫或舌骨上淋巴清扫时，常将颌下腺一并清除。颌下腺内是否存在淋巴结，意见不一。

金碧磊等对 50 例 100 侧颌下腺内淋巴结的观察结果表明，9% 的颌下腺内存在淋巴结，但推测可能只收纳腺内的淋巴液，而不接纳被膜外口腔颌面部的淋巴回流，或者收纳范围很小。颌下淋巴结的输出管伴随面前静脉和颌外动脉的伴行静脉入颈深上淋巴结的二腹肌下淋巴结，或直接向后外沿肩胛舌骨肌下行至肩胛舌骨肌淋巴结。

二、临床表现

颌下腺肿瘤表现为颌下区肿块。良性肿瘤绝大多数为多形性腺瘤，生长缓慢，病期较长，即使肿瘤体积很大，亦很少出现自觉症状。触诊检查肿瘤表面光滑或呈结节状，界限清楚，活动，无神经功能障碍（图 25-6-2）。

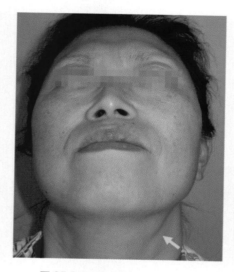

图 25-6-2　左颌下腺肿块（↑）

恶性肿瘤生长较快，但有少数腺样囊性癌及癌在多形性腺瘤中患者病期较长。患者常有局部麻痛感，累及神经者出现相应的神经症状，如舌神经受累出现舌痛或舌麻木。舌下神经受累时，舌运动受限，伸舌时歪向患侧。严重者舌肌萎缩，出现舌震颤。肿瘤侵及下颌骨骨膜时，与下颌骨体融合一体不能活动。侵及皮肤者，呈板样硬，部分患者出现颈深淋巴结肿大。

三、诊断及鉴别诊断

生长对于颌下区肿块，应常规做口内外双合诊检查，一般可确定有无颌下腺肿块。不易确定者，可作 B 超检查有无占位性病变。根据病史及临床检查，多数情况下可区分肿瘤的良恶性质。对于

颌下腺肿瘤与下颌骨下缘有粘连者，应拍摄下颌骨体侧位 X 线片，以了解有无骨质破坏。

颌下腺肿瘤需与以下疾病相鉴别：

1. 慢性硬化性颌下腺炎（Küttner 瘤） 临床上常有涎石病的病史、导管阻塞症状，颌下腺反复肿胀，并逐渐变硬。肿块虽硬，但大小仍如原腺体或反而缩小，无进行性增大的表现。

2. 老年性慢性颌下腺炎 多系老年人颌下腺退行性变所致，腺体轻度肿大，质地中等，可有轻度肿胀感，无进行性增大表现。

3. 慢性颌下淋巴结炎 表现为反复肿大的颌下区肿块，有明显的消长史。有时在口腔颌面部可找到炎性病灶。肿块位置较表浅，位于下颌下缘的内下方，体积不大，活动。

4. 颌下淋巴结结核 部分患者可有炎症消长史及其他结核病的特点，诊断不难。但多数病例全身或局部缺乏典型的结核症状，呈孤立性结节者，临床诊断有一定困难。细针吸活检表现为炎症细胞而无肿瘤细胞，有助于鉴别。诊断不能确定者，宜将结节及颌下腺一并切除。

四、治疗

1. 治疗基本原则 手术切除是颌下腺肿瘤的主要治疗方法。良性肿瘤及病变范围较局限的低度恶性肿瘤行肿瘤及颌下腺一并切除即可。淋巴结转移率较高的高度恶性肿瘤需作颈淋巴清除术，X 线片显示骨质破坏，或肿瘤与下颌骨体粘连，融为一体者应切除下颌骨。

肿瘤紧邻下颌骨，但尚可活动者，可在颌下腺及肿瘤切除后，切除下颌骨下缘或舌侧骨面骨膜作冰冻切片检查，如发现瘤细胞浸润，应做下颌骨切除，否则可保留下颌骨。截骨方式不必常规作半侧下颌骨切除，除腺样囊性癌外，如 X 线片仅显示骨质斑点状破坏，可做下颌下缘的矩形切除，以保持牙槽骨的连续性，保存咀嚼功能，减轻患者的面部畸形。

腺样囊性癌的侵袭性强，且易沿神经扩散。肿瘤浸润的实际范围往往超过肉眼可见的肿瘤范围，故常需同时切除二腹肌前后缘、下颌舌骨肌及舌骨舌肌、舌下腺及翼内肌，并应追迹性切除舌神经及下牙槽神经。

对于颈部淋巴结的处理，高度恶性的肿瘤应考虑选择性颈淋巴清扫术，腺样囊性癌及低度恶性肿瘤只做治疗性颈淋巴清除术即可。

腺样囊性癌、高度恶性的肿瘤以及术后肿瘤有残存者，应作术后放射治疗。

2．颌下腺切除术 颌下腺切除是颌下腺肿瘤手术治疗的基本式式。

（1）切口：为了预防面神经下颌缘支损伤，切口设计在下颌骨下缘下 1.5～2cm 处，平行下颌骨下缘作长约 6cm 切口（图 25-6-3 A）。切开皮肤、皮下组织及颈阔肌。

（2）结扎颌外动脉及面前静脉，保护面神经下颌缘支：沿颈阔肌深面形成皮瓣。向上至下颌骨下缘平面。在咬肌前缘下方分离颌外动脉及面前静脉，避开在其浅面或深面越过的面神经下颌缘支，分别切断结扎颌外动脉及面前静脉（图 9-6-3 B）。

（3）分离腺体，结扎颌外动脉近心端，保护

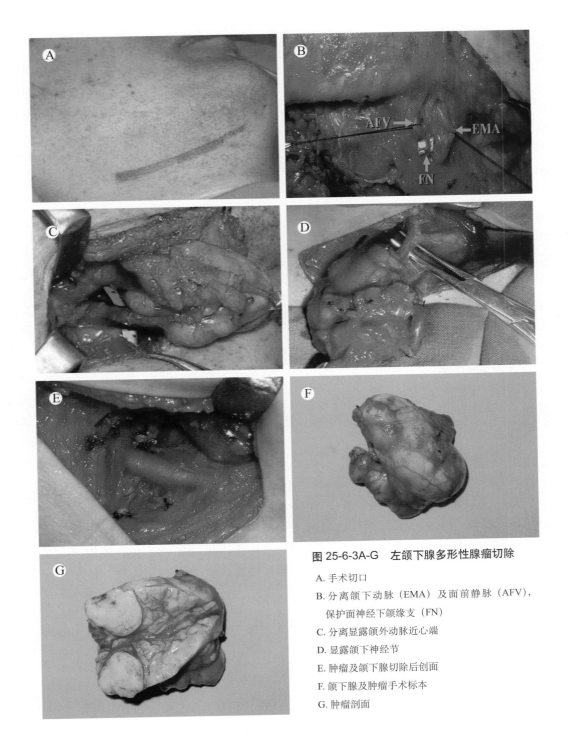

图 25-6-3A-G　左颌下腺多形性腺瘤切除

A. 手术切口

B. 分离颌下动脉（EMA）及面前静脉（AFV），
保护面神经下颌缘支（FN）

C. 分离显露颌外动脉近心端

D. 显露颌下神经节

E. 肿瘤及颌下腺切除后创面

F. 颌下腺及肿瘤手术标本

G. 肿瘤剖面

舌下神经：显露颌下腺浅面，将腺体上移，用钝、锐性剥离相结合的方法逐步分离腺体。原则上应在颌下腺被膜外分离，以保证手术的彻底性。显露二腹肌中间腱，顺二腹肌前腹分离腺体前缘。分离腺体后缘，显露颌外动脉近心端，确认后予以钳夹切断，双重结扎（图 25-6-3 C）。舌下神经在颌外动脉下方，几乎与其平行在二腹肌后腹及茎突舌骨肌前缘出现，进入颌下三角。如不切断二腹肌中间腱，不打开舌骨舌肌，一般不致损伤。

（4）切断颌下腺导管，保护舌神经：将腺体上内侧自下颌骨和周围组织分开，充分暴露下颌舌骨肌。将腺体尽量向外下方牵拉，可见舌神经自后上方下行至颌下腺再折向前，呈 V 字形，V 字形的尖端即为颌下神经节，有小分支进入腺体（图 25-6-3 D）。将入腺的小分支剪断，舌神经即与腺体分离，V 字形消失，呈浅弧形。向前方牵拉下颌舌骨肌，显露颌下腺导管，将其游离至口底平面，即可钳夹、剪断、结扎，腺体完整摘除（图 25-6-3 E, F, G）。

（5）创面处理：腺体摘除后应冲洗创口，仔细检查出血点并止血。有时细小血管未结扎，因断端收缩，血凝块堵塞暂不出血，尔后吞咽动作等而使血凝块脱落，可能出现继发性出血。为了避免其发生，局麻患者可令其咳嗽数声或做吞咽动作，以便及时发现出血点。创口内置引流条，加压包扎，或置负压引流。

（6）术后并发症的预防及处理：常见的并发症有血肿、面神经下颌缘支损伤、患侧舌麻木、舌下神经麻痹、吞咽疼痛及呼吸困难。

血肿：止血不完善或结扎不牢靠所致。用电刀切割组织时，亦可因血凝块脱落而致继发性出血。严重者可影响呼吸，应打开创口仔细止血。术中颌外动脉近心端应双重结扎，切实可靠。

面神经下颌缘支损伤：由于牵拉作用，有时可见患侧下唇运动力弱，一般可很快恢复。但如切断下颌缘支，可造成明显的患侧下唇瘫痪，表现为患侧下唇抬高，不能向下外运动，唇红不能外翻。为了预防下颌缘支损伤，除了切口应设计在下颌下缘下 1.5 ～ 2.0cm，更重要的是切开皮肤、皮下组织及颈阔肌时应垂直，如果斜行向上，则切开颈阔肌后的实际位置接近下颌下缘而易损伤下颌缘支。出现下颌缘支损伤症状者，可肌注维

生素 B_1 及维生素 B_{12}，或通过面肌功能训练，促进神经功能恢复。

患侧舌麻木：术中机械性损伤或切断舌神经所致，舌尖麻木最为明显。术中仔细辨认舌神经与颌下腺导管之间的关系，慎勿损伤舌神经。如术中未切断舌神经，舌麻木感可很快消失。切断舌神经者舌的正常感觉常难以恢复。

舌下神经麻痹：患者自觉舌运动不灵活，伸舌时偏向患侧。患侧舌体肥胖，肌张力降低或出现舌肌震颤。舌下神经位于二腹肌中间腱的上方，分离颌下腺下缘时应紧贴腺体分离，以免分离过深而损伤其深面的舌下神经。

吞咽疼痛及呼吸困难：颌下腺切除涉及下颌舌骨肌、二腹肌及舌骨后肌等邻近组织。这些肌肉均参与吞咽运动，术后的反应性肿胀可导致吞咽疼痛，一般 2 ～ 3 天后即减轻。双侧颌下腺切除，特别是双侧舌骨上淋巴清扫术者，术后反应性肿胀严重时，可引起呼吸困难。应用激素可减轻肿胀反应。

五、预后

颌下腺恶性肿瘤患者的预后较差。北京大学口腔医学院分析的结果显示：颌下腺癌患者的 3、5、10 及 15 年生存率分别为 57.7%、41.2%、38.1% 及 28.7%。颌下腺癌的术后复发率及远处转移率均较高。Spiro 报告局部复发率为 60%，远处转移率为 37%。北京大学口腔医学院的病例局部复发率为 57.7%，远处转移率为 21.2%，均居涎腺癌的首位。这可能与颌下腺癌中腺样囊性癌所占比例较高有关。

第七节　舌下腺肿瘤

舌下腺肿瘤较少见，绝大多数为恶性肿瘤，其中又以腺样囊性癌最为常见。

一、应用解剖

舌下腺是 3 对大涎腺中最小的 1 对，为混合腺，以黏液性腺泡为主。舌下腺呈扁平状，位于口底黏膜深面、下颌舌骨肌上方的舌下间隙内。外侧

为下颌体内侧的舌下腺窝，腺体与下颌骨之间有一薄层短纤维，极易分离。内侧为颏舌肌，前方正中线与对侧舌下腺相邻，后方与颌下腺延长部相连。舌下腺周围无明显的腺鞘包绕，但是，腺体内有许多纤维性膜，使舌下腺成为许多小腺体的松散联合体。

舌下腺有两类导管，一类由许多小腺体汇集成的舌下腺大管，单个，开口于颌下腺导管，或单独开口于舌下肉阜（图25-7-1）。

另一类是一些小腺体，分别以细短的舌下腺小管直接开口于舌下皱襞的口底黏膜。舌下腺小管多而细小，壁薄，浅在，常因创伤等因素而致导管破裂，唾液外漏至组织间隙，形成舌下腺囊肿。

舌下间隙位于舌和口底黏膜之下、下颌舌骨肌及舌骨舌肌之上。前部及两侧为下颌体的内侧面，后部止于舌根。颏舌骨肌将其分为左、右两半，前端在舌下肉阜深面彼此相通，颌下腺导管及舌下腺大管开口于此。舌神经与颌下腺导管在舌下间隙内关系密切。舌神经自后上斜向内下进入间隙，先在导管的外侧，然后在其下方横过，再上升进入舌肌。舌下神经在舌下间隙的最下部，在下颌舌骨肌后缘进入舌下间隙，并继续在下颌舌骨肌浅面走行，分布于舌肌。

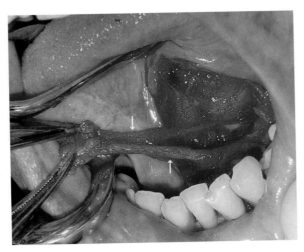

图 25-7-1 颌下腺导管（SMG）（↑）及舌下腺大管（SLG）（↓）分别开口于舌下肉阜

舌下腺的血供主要来自舌动脉的分支舌下动脉，舌下动脉位于舌下腺内侧面，在舌肌与颏舌骨肌之间走行，发出分支至舌下腺。舌下腺的静脉血经舌深静脉或面总静脉回流到颈内静脉。

淋巴汇流入颈深上淋巴结，或先至颌下或颏下淋巴结，再入颈深淋巴结。

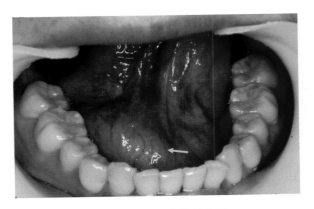

图 25-7-2 舌下腺肿瘤（↑）

二、临床表现

舌下腺肿瘤位于舌下区，不易为患者所察觉。部分病例无任何自觉症状，医生做常规口腔检查时方被发现，或因舌下肿块妨碍义齿戴入时方被患者所注意。但有部分患者自觉一侧舌痛、舌麻木，或舌运动受限，影响说话及吞咽。舌下腺肿瘤体积较大时，可压迫颌下腺导管引起阻塞症状。触诊检查可扪及舌下腺硬性肿块，有时与下颌骨舌侧黏膜相粘连而不活动，口底黏膜常完整（图25-7-2）。舌下神经受累者伸舌时歪向患侧，舌肌萎缩或震颤。

三、诊断及鉴别诊断

舌下区肿块应作触诊检查，如有硬结而非颌下腺导管结石，应考虑肿瘤。因舌下腺肿瘤多为恶性，应引起高度重视，确诊依赖于病理检查。

舌下腺肿瘤应与下列疾病鉴别：

1. **口底黏膜鳞癌** 亦可表现为舌下区浸润性肿块，但黏膜表面有溃疡，常呈菜花状，而舌下腺肿瘤口底黏膜常完整。

2. **颌下腺导管结石** 常有明显的导管阻塞症状，进食时颌下腺肿胀。扪诊可及硬结，质地较肿瘤坚硬。X线片可显示阳性结石。

3. **慢性舌下腺炎** 较少见，多由于创伤或颌下腺导管结石继发感染而有急性肿胀病史，反复发作后，舌下腺纤维化而质地变硬。鉴别困难时，可通过活检明确诊断。

四、治疗

舌下腺肿瘤的治疗以手术切除为主。局限于舌下腺腺内的良性及低度恶性肿瘤可行舌下腺切除术,具体手术方法参见第九节"涎腺瘤样病变"。因舌下腺与颌下腺导管关系密切,肿瘤切除时常需连同相关的一段颌下腺导管切除。因此,为了避免慢性颌下腺炎的发生,常需进行舌下腺和颌下腺联合切除。

肿瘤范围较广,波及下颌骨舌侧骨膜者,应做下颌骨切除术。高度恶性肿瘤,特别是腺样囊性癌,常需扩大切除,包括下颌舌骨肌、舌骨舌肌及下颌骨等,对舌神经应做追迹性切除。除腺样囊性癌外,其他舌下腺癌的颈淋巴结转移率较高,可考虑作选择性颈淋巴清扫术。

舌下腺癌行口底黏膜、舌下腺、颌下腺联合切除术后,遗留口底的大块缺损,可用前臂皮瓣修复。Spiro 采用经下颌骨的口底缺损修复术。此法修复后,不但可关闭口底创面,而且有一定的活动度,简便易行。

五、预后

舌下腺癌由于解剖条件的限制,手术切除范围常嫌不足,术后复发率较高,预后较差。北京大学口腔医学院的病例中 54.5% 出现局部复发,3、5、10 及 15 年生存率分别为 71.4%、46.2%、50% 及 0/3。

第八节 小涎腺肿瘤

小涎腺主要分布于口腔黏膜下层,小涎腺肿瘤的诊断和治疗与口腔癌相似而有别于大涎腺肿瘤,但腺源性肿瘤有其自身特点又不同于口腔黏膜鳞状细胞癌。

一、应用解剖

小涎腺根据所在部位不同,分别称为腭腺、唇腺、颊腺、舌腺及磨牙后腺等。此外,鼻咽部、喉、眼眶、副鼻窦等部位也有小涎腺分布,腺泡性质因腺体所在部位不同而异,大多为以黏液性腺泡为主的混合腺。

腭腺分布于硬腭后部两侧及软腭的全部,前界多终止于两侧双尖牙或第一磨牙的连线。硬腭的腺体位于黏膜和骨膜之间的结缔组织层,部位越靠前,腺体越小而少,呈 1 ~ 2 层扁而小的腺体,往后则层次和体积逐渐增加。硬腭的前部及中线部都不含腭腺。软腭黏膜下的腺体呈球状,并成团存在。

唇腺分布于上下唇的黏膜下层,少数较大的腺体可达口轮匝肌的肌纤维束间。下唇的黏液腺易受到创伤而发生黏液囊肿。

颊腺与唇腺后部相延续。前颊部腺体稀少,后颊部腺体密集且体积较大。腺体不仅在黏膜下,也可深入颊肌肌束间,甚至可穿过颊肌达颊肌外侧面。

舌腺由 3 组腺体组成,分别称为 Nuhn 腺、von Ebner 腺及 Weber 腺。Nuhn 腺又称舌前腺,位于舌尖腹面黏膜下层,腺体较大,表面仅覆盖薄层黏膜,腺体排泄管开口于舌系带两侧。由于舌运动频繁,该组腺体易受到下前牙摩擦而受损,也是黏液囊肿的好发部位之一。

Von Ebner 腺又称味腺,位于舌背界沟前方轮廓乳头附近的舌肌纤维束间,排泄管开口于界沟底。Weber 腺位于界沟后方的黏膜下层,排泄管开口于舌淋巴滤泡之间的裂隙中。

磨牙后腺位于下颌最后一个磨牙后三角黏膜下层,腺体位置多靠舌侧,有时可深入到下颌舌骨肌纤维中,后内方与腭腺相接,后外侧与颊腺相延续。

二、临床表现

小涎腺肿瘤的临床表现可因部位不同而异。

1. 腭腺肿瘤 为小涎腺肿瘤最常见的发病部位。北京大学口腔医学院分析的 243 例小涎腺肿瘤中,腭腺肿瘤 160 例,占 65.8%,其中良性肿瘤 94 例,恶性肿瘤 66 例,良性者多于恶性。多见于一侧硬腭后部及软硬腭交界区。其临床表现因肿瘤的病理类型不同而异。

多形性腺瘤为缓慢生长的无痛性肿块(图 25-

8-1），多无自觉症状。腭黏膜厚而致密，腭腺腺叶间的纤维直接与骨膜相连，故硬腭肿瘤固定而不活动，不能据此而判断其良恶性。腺样囊性癌在出现肿块的同时，1/3患者伴有疼痛或灼痛感。肿瘤顺腭大神经向上累及眶下神经，除腭部麻木不适外，常伴眶下区或上唇麻木。腺癌在肿块表面可有溃疡，且有明显的侵蚀骨组织的倾向。

当肿瘤侵及翼肌时，常致张口受限。向口内突出生长者，肿物可充满口腔，造成进食障碍。良性肿瘤可对腭骨水平板产生压迫性骨吸收，恶性肿瘤对骨质呈侵蚀性破坏。

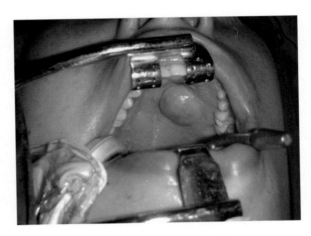

图 25-8-1　腭部多形性腺瘤

2．**唇腺肿瘤**　少见，上唇明显多于下唇，其比例约为 10∶1。良恶性肿瘤均可发生于唇腺。北京大学口腔医学院统计的 14 例唇腺肿瘤中，5 例为良性肿瘤，其中以基底细胞腺瘤及管状腺瘤为多见。9 例为恶性肿瘤，其中以黏液表皮样癌及腺样囊性癌为多见，均表现为界限清楚的肿块。

3．**磨牙后腺肿瘤**　恶性者多于良性，其中以黏液表皮样癌最为常见。北京大学口腔医学院统计的 15 例患者中，14 例为恶性肿瘤，其中 11 例为黏液表皮样癌。高分化黏液表皮样癌常表现为磨牙后区软性肿块，表面黏膜可呈浅蓝色，易被误诊为黏液囊肿，也可伴发炎症而误诊为冠周炎。

4．**舌腺肿瘤**　好发于舌根部，恶性肿瘤居多。患者主诉为局部疼痛、异物感及吞咽障碍，触诊可扪及肿块，但表面黏膜完整。由于肿瘤所在部位靠后，早期常无自觉症状，临床不易发现，就诊时肿瘤常较大。由于舌根部淋巴循环丰富，加之局部运动频繁，本病易发生淋巴结转移。

三、诊断及鉴别诊断

小涎腺肿瘤大多部位表浅，除舌根肿瘤外，多数较易发现。与腮腺和颌下腺肿瘤不同的是，小涎腺肿瘤需要时可通过切取活检在术前确定诊断。

为了解肿瘤侵犯范围，腭部肿瘤一般采用 CT 扫描明确上颌窦是否受侵，通过冠状 CT 扫描，了解腭骨水平板有无破坏。磨牙后区肿瘤需了解咽旁、翼腭间隙及升支是否受侵。

腭部腺源性肿瘤应与以下疾病相鉴别：

1．**腭部黏膜鳞状细胞癌**　以黏膜表面溃疡为主，边缘隆起呈堤状，表面呈菜花状，可见红白相间的颗粒。腭腺癌虽可见黏膜溃疡，但溃疡表面光滑。

2．**坏死性涎腺化生**　又称涎腺栓塞，是一种非肿瘤性并有自愈倾向的涎腺病变。临床上早期表现为局部组织膨隆充血，继而出现溃疡。溃疡直径大多在 2cm 左右，溃疡中心坏死，边缘充血，无骨质破坏。约 30% 患者仅表现为局部肿胀而无溃疡，黏膜充血。一般 4～6 周可自愈。明确诊断依赖于组织病理：保持腺小叶基本形态，鳞状化生的导管上皮团块中心常保留其导管管腔。

四、治疗

以手术治疗为主，手术方式根据病变部位、范围及组织学类型而定。

1．**腭腺肿瘤**　硬腭的多形性腺瘤或肌上皮瘤应自骨面掀起，将肿瘤连同周围 0.5cm 以上正常组织及表面黏膜一并切除。即使肿瘤很大，也可不凿除骨组织，以免穿通腭部。创面可用缝合填塞法待其自然愈合（图 25-8-2）。

2．**硬腭的低度恶性肿瘤**　如高分化的黏液表皮样癌，若术前未显示骨质破坏，亦可在肿瘤周围 1cm 以上正常组织内做切口，将肿瘤自骨面掀起后完整切除。然后检查肿瘤深面的骨组织及骨膜，如果骨膜光滑，未被肿瘤突破，骨面完整，未被肿瘤侵蚀，则可保留腭骨水平板，暴露的骨面用球状磨头磨去一薄层骨质，表面填塞碘纱令其自然愈合。如果骨膜已被肿瘤突破，骨面不光滑而被肿瘤侵蚀，则可在直视下用裂钻环绕骨面

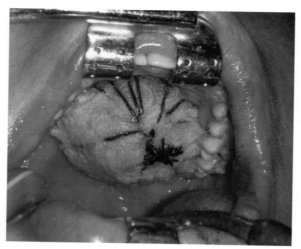

图 25-8-2　碘纱填塞保护创面

四周切除腭骨水平板，保持鼻腔黏膜完整。创面缺损用转瓣组织修复。

硬腭的高度恶性肿瘤，如低分化黏液表皮样癌、腺癌等，即使骨面无明显破坏，原则上应连同相应的腭骨水平板一并切除。尽可能保持鼻底黏膜完整，亦可保持牙列完整，术后咀嚼及语言功能较好。临床发现肿瘤已侵入上颌窦者，原则上做一侧或双侧上颌骨次全或全切除术。

肿瘤波及上颌窦后壁时，采用包括翼突、翼腭管在内整块切除的扩大手术，上颌缺损用赝复体修复。对于肿瘤能达到根治性切除的年轻患者，采用腓骨肌皮瓣进行上颌骨缺损的功能性重建，可获得满意效果。

软腭的良性肿瘤在肿瘤表面做梭形切口，肿瘤周围 0.5cm 以上正常组织内分离肿瘤，连同肿瘤表面黏膜、周围部分正常腭腺组织完整切除肿瘤，尽量保持鼻腔黏膜的完整。小的组织缺损可直接拉拢缝合，多数情况下，需做一侧或双侧类似腭裂修复术的松弛切口，以减小创口缝合时的张力。

为了消除死腔，可将颊脂垫转移到肿瘤切除后的创腔内，分层缝合腭肌及黏膜，关闭创面。也可不关闭创面，待颊脂垫自行上皮化后修复。

软腭的腺源性恶性肿瘤在肿瘤周围 1cm 以上正常组织内切除，大多需做软腭全层切除，形成较大的组织缺损，可用前臂皮瓣修复软腭口腔侧黏膜缺损，鼻侧黏膜缺损用咽后壁瓣或植皮联合修复。位于腭大孔处的腺样囊性癌极易沿着神经

血管束，经翼腭凹、颅底甚至颅内扩散，应选择扩大性手术，将上颌骨连同翼腭管、翼板整体切除，以减少肿瘤向球后、颅底扩散的机会。术后应常规采用放疗，剂量应达 60Gy，照射范围包括颅底及颞下凹。

近年来，北京大学口腔医学院对腭部腺源性恶性肿瘤采用相对保守的局部肿瘤切除术，以保持较好的形态和功能。然后在腭托上放置 ^{125}I 放射性粒子，如有剂量不足的肿瘤及肿瘤边缘区，组织内补充植入放射性粒子，通过近距离放疗杀灭残留的肿瘤细胞，可有效地控制肿瘤的复发。

低分化黏液表皮样癌及腺癌的颈淋巴结转移率较高，原发灶切除后应严格观察颈部，必要时行颈淋巴清扫术。

3．下颌磨牙后腺肿瘤　如肿瘤较小且骨质无破坏，可在肿瘤周围 1cm 以上正常组织内切除肿瘤，同时去除下方的牙槽骨。如为牙槽骨或升支前缘少量骨质破坏，可行连同喙突在内的矩形或 "L" 形切除，保留下颌骨下缘及后缘，维持下颌骨的连续性，以减轻面形及功能损害。如有下颌骨体或升支的广泛破坏，应做半侧下颌骨切除。行下颌牙槽骨切除或矩形切除者，可考虑二期植骨或用垂直骨牵引延长器牵引，以恢复下颌骨体的高度，然后植入牙种植体，修复牙列缺损，以达到下颌骨功能性重建的目的。

4．唇腺肿瘤　良性肿瘤可在正常组织内将肿瘤切除，根据缺损大小直接拉拢缝合或局部组织瓣转移修复。体积小、分化程度高，无神经侵犯和颈淋巴结转移的恶性肿瘤，可采用局部根治性切除，一般需在正常组织内作全层切除，局部组织瓣转移修复缺损。体积较大、组织学或临床证实侵袭性较强的肿瘤，应采用有计划的综合治疗，充分切除肉眼可见的局部或区域性病变，术后用放疗控制亚临床病变以减少术后复发。

5．舌腺肿瘤　舌根部恶性肿瘤以手术加术后放疗的综合治疗较合适。肿瘤位置深在，切除时常需做下颌骨劈开，截骨的部位可以设计在颏孔与二腹肌前腹附着之间，以保持下牙槽神经和颏神经的完整性，避免术后下唇及颏部皮肤麻木。部分舌根缺损可用较薄的前臂皮瓣修复，全舌缺损需作舌再造，以厚肌皮瓣为首选。

五、预后

在涎腺癌中，小涎腺癌的预后最好。北京大学口腔医学院报告的 131 例小涎腺癌患者中，3、5、10 及 15 年生存率分别为 84%、82.2%、66.7% 及 53.6%，其中以唇及下颌磨牙后区肿瘤患者的生存率最高。舌部腺源性恶性肿瘤的预后明显优于鳞癌，5 年生存率达 75%。除肿瘤部位外，组织学类型及临床分期均与患者预后密切相关。

第九节　涎腺瘤样病变

最常见的涎腺瘤样病变是舌下腺囊肿及小涎腺黏液囊肿，统称为黏液囊肿，主要原因为局部创伤后导管破裂，黏液外渗入组织间隙，因此称为外渗性黏液囊肿。

一、舌下腺囊肿

（一）临床表现

舌下腺囊肿最常见于青少年，可分三种类型：

1. **单纯型**　为典型的舌下腺囊肿表现，占舌下腺囊肿的大多数。囊肿位于下颌舌骨肌以上的舌下区，由于囊壁菲薄并紧贴口底黏膜，囊肿呈浅紫蓝色，扪之柔软而有波动感。囊肿常位于口底的一侧，有时可扩展至对侧，较大的囊肿可将舌抬起，状似"重舌"。囊肿因创伤而破裂后，流出黏稠而略带黄色或蛋清样液体，囊肿暂时消失。数日后创口愈合，囊肿又长大如前。囊肿发展到很大时，可引起吞咽、语言及呼吸困难。

2. **口外型**　又称潜突型。主要表现为颌下区肿物，而口底囊肿表现不明显，触诊柔软，与皮肤无粘连，不可压缩，低头时因重力关系，肿瘤稍有增大，穿刺可抽出蛋清样黏稠液体。

3. **哑铃型**　为上述两种类型的混合，即在口内舌下区及口外颌下区均见囊性肿物。

（二）诊断与鉴别诊断

舌下腺囊肿需与以下疾病鉴别：

1. **口底皮样囊肿**　位于口底正中，呈圆形或卵圆形，边界清楚，表面黏膜及囊壁厚，囊腔内含半固体状皮脂性分泌物，因此扪诊有面团样柔韧感，无波动感，可有压迫性凹陷。肿物表面颜色与口底黏膜相似而非浅紫蓝色。

2. **颌下区囊性水瘤**　常见于婴幼儿，穿刺检查见囊腔内容物稀薄，无黏液，淡黄清亮，涂片镜检可见淋巴细胞。

（三）治疗

1. **治疗原则**　根治舌下腺囊肿的方法是切除舌下腺，残留部分囊壁不致造成复发。对于口外型舌下腺囊肿，可全部切除舌下腺后，将囊腔内的囊液吸净，在颌下区加压包扎，而不必在颌下区做切口摘除囊肿。

对全身情况不能耐受舌下腺切除的患者及婴儿，可作简单的成形性囊肿切开术，即袋形缝合术，切除覆盖囊肿的部分黏膜和囊壁，放尽液体，填入碘仿纱条，待全身情况好转或婴儿长至 4～5 岁后再行舌下腺切除。

2. **舌下腺切除术**

（1）切口：确认颌下腺导管开口的位置，可从导管口插入探针导向。在舌下皱襞的外侧取与牙龈缘平行的切口，后方达第二磨牙近中。切开前在黏膜与囊壁或舌下腺之间浸润麻药，有利于黏膜与腺体和囊壁分离。

（2）切除腺体：切开黏膜后，在黏膜下、舌下腺表面分离。舌下腺前份有小分泌管通向黏膜表面及颌下腺导管，可用眼科剪剪断。自舌下腺表面分离周围组织后，提起舌下腺前端，继续分离舌下腺的深面及内侧面。分离舌下腺外侧面时，腺体与下颌骨内侧的舌下腺窝之间仅有一层疏松结缔组织相连，无重要神经和血管，用血管钳钝性分离此间隙，可顺利地将舌下腺外侧面游离。

同时分离靠近腺体的舌下腺囊肿的囊壁，分离切断舌下腺后份，再在颌下腺前内相接处将其全部游离，如果连接紧密不易分离，可先钳夹后再剪离，遗留的残端予以缝扎。

分离舌下腺内侧时，应注意颌下腺导管及舌神经，舌神经由后向前位于舌下腺与颌下腺导管之间，绕过颌下腺导管深面后再位于其内侧，后进入舌体。如不慎将颌下腺导管剪断，应将导管两断端游离并做好标记，手术结束时作导管端-端吻合，或将导管近端侧壁缝于黏膜一侧的切缘，形成新的开口，以免导管阻塞。

（3）创面处理：冲洗创口，仔细检查创口有无出血点，特别是舌下腺后部，需彻底止血。黏膜复位后缝合 3 ～ 5 针即可，不宜过紧过密，切勿将颌下腺导管缝扎。为预防血肿，创口内置入橡皮引流条充分引流。

（4）术后处理：术后 1 ～ 2 天抽去引流条，7 天可拆线，术中如误将颌下腺导管结扎或缝扎，唾液排出受阻，术后数小时即可发生急性颌下腺肿胀，应将可疑缝线拆除，松解被结扎的导管。

二、黏液囊肿

（一）临床表现

黏液囊肿好发于下唇及舌尖腹侧，这是因为舌体运动时受到下前牙摩擦以及不自觉地咬下唇动作使黏膜下腺体受伤。囊肿位于黏膜下，表面仅覆盖一薄层黏膜，故呈半透明、浅蓝色的小疱，状似水疱。

大多为黄豆至樱桃大小，质地软而有弹性。囊肿很容易被咬伤而破裂，流出蛋清样透明黏稠液体，囊肿消失。破裂处愈合后，又被黏液充满，再次形成囊肿。反复破损后不再有囊肿的临床特点，而表现为较厚的白色瘢痕突起，囊肿透明度降低。

（二）治疗

黏液囊肿最常用的治疗方法为手术切除。在注射麻药前，先用甲紫标出囊肿的周界，以免注射麻药后局部肿胀而不易分辨囊肿的周界，在局部浸润麻醉下纵向切开黏膜。在黏膜下、囊壁外面钝、锐性分离囊壁，取出囊肿。

周围唇腺组织应尽量减少损伤，和囊肿相连的腺体应与囊肿一并切除，以防复发。反复损伤的黏液囊肿可形成瘢痕并与囊壁粘连，不易分离。此类病例可在囊肿两侧作梭形切口，将瘢痕、囊肿及其邻近组织一并切除，直接缝合创口。

（俞光岩）

参考文献

1. 林国础，邱蔚六，张锡泽，等 . 颈淋巴清除术在涎腺癌手术治疗中的地位 . 中华口腔医学杂志 ,1191,26:137.

2. 于世凤 . 口腔组织病理学 . 第 6 版 . 北京：人民卫生出版社 ,2007.

3. 邱蔚六，张震康，张志愿 . 口腔颌面外科学 . 第 6 版 . 北京：人民卫生出版社 ,2008.

4. 张震康，俞光岩 . 口腔颌面外科学 . 北京：北京大学医学出版社 ,2007.

5. 黄洪章，杨斌 . 颅颌面外科学 . 北京：科学技术文献出版社 ,2005.

6. 俞光岩 . 涎腺疾病 . 北京：北京医科大学，中国协和医科大学联合出版社 ,1994.

7. 马大权 . 涎腺疾病 . 北京：人民卫生出版社 ,2002.

8. 中华口腔医学会口腔颌面外科专业委员会涎腺疾病学组、中国抗癌协会头颈肿瘤外科专业委员会涎腺肿瘤协作组 . 涎腺肿瘤的诊断和治疗指南 . 中华口腔医学杂志 ,2010,45:131.

9. 俞光岩，马大权 . 功能性腮腺外科 . 中国肿瘤临床 ,2010,37:908.

10. 俞光岩，邹兆菊，王仪生，等 . 腮腺区肿块的影像学综合诊断 . 中华口腔医学杂志 ,1989,24:258.

11. 赵洪伟，李龙江，韩波，等 . 腮腺良性肿瘤的改良术式 . 华西口腔医学杂志 ,2005,23:53.

12. 赵旭东，杨雯珺，王龙，等 . 多形性腺瘤基因 1 高表达转基因小鼠动物模型的建立 . 中华医学遗传学杂志 ,2003,20:390.

13. 韩波，李龙江，温玉明，等 . 组织内放射治疗腮腺恶性肿瘤 95 例临床分析 . 中国口腔颌面外科杂志 ,2007,5:99.

14. 石钿印，彭歆，蔡志刚，等 . 术中液氮冷冻加术后放疗在治疗腮腺癌保留面神经中的应用 . 现代口腔医学杂志 ,2011,25:7.

15. Lee YY, Wong KT, King AD, et al. Imaging of salivary gland tumors. Eur J Rodiol,2008,66:419.

16. Leon Barnes. 头颈部肿瘤病理学和遗传学 . 刘洪刚，高岩，译 . 北京：人民卫生出版社 ,2006.

17. Norman JE, McGurk M. Color atlas and text of the salivary glands: diseases, disorders and surgery. Barcelona: Mosby-Wolfe,1995.

18. McGurk M, Renehan A. Controversies in the management of salivary gland diseases. New York: Oxford University Press Inc,2001.

19. Spiro RH, Havos AG, Strong EW. Carcinoma of the parotid gland: A clinicopathologic study of 268 primary cases.

Am J Surg,1975,130:452.

20. Stenman G, Sandros J, Mark J, et al. Partial 6q deletion in a human salivary gland adenocarcinoma. Cancer Genet Cytogenet,1989,39:153.

21. Ma Da-quan, Yu Guang-yan. Tumors of minor salivary glands: A clinicopathologic study of 243 cases. Acta Otolaryngol,1987,103:325.

22. Yu Guang-yan, Ma Da-quan. Carcinoma of the salivary gland: A clinicopathologic study of 405 cases. Semin Surg Oncol,1987,3:240.

23. Yu GY, Ma DQ, Liu XB, et al. Local excision of the parotid gland in the treatment of Warthin's tumor. Brit J Oral Maxilloafc Sugy,1998,36:186.

24. Yu GY, Liu XB, Li ZL, et al. Smoking and the development of Warthin's tumors of the parotid gland. Birt J Oral Maxilloac Surg,1998,36:183.

25. Huang MX, Ma DQ, Sun KH, et al. Factors influencing survival rate in adenoid cystic carcinoma of the salivary glands. Int J Oral Maxillofac Surg,1997,26:435.

26. Yu GY, Ma DQ, Zhang Y, et al. Multiple primary tumors of the parotid gland. Int J Oral Maxillofac Surg,2004,33:531.

27. Yu GY, Li ZL, Ma DQ, et al. Diagnosis and treatment of epithelial salivary gland tumors in children and adolescents. Brit J Oral Maxillfac Surg,2002,40:389.

28. Zhang J, Zhang J G, Song TL, et al. [125]I seed implant brachytheraphy-assisted surgery with preservation of the facial nerve for treatment of malignant parotid gland tumor. Int J Oral Maxillofac Surg,2008,37:515.

口腔肿瘤

Oral Cavity Tumor

第一节 口腔肿瘤流行病学及其应用解剖

一、口腔癌流行病学

目前，口腔癌在全球范围内仍是一种致命疾患，多年来口腔癌发病率居高不下，每年仍有近半数新发病患者死于该疾患。国际卫生组织（WHO）新近发布的统计数字显示，2008 年全球口腔癌发病达 263020 例，占全身恶性肿瘤发病的 3.8%；死亡病例 127654。尽管近几十年来恶性肿瘤的治疗技术有了显著进展，但口腔癌死亡率在发达与不发达国家均未见显著降低。

（一）口腔癌在全球发病情况

WHO 统计显示口腔、咽喉癌位居全身恶性肿瘤发病的第六位。全球每年罹患口腔、咽喉癌患者将近 50 万，死亡病例大约 27 万左右，其中口腔癌大约有 275000 例左右，其中三分之二的病例发生在发展中国家。该病发病率在世界不同地区有很大差异。口腔癌高发地区是亚洲南部和东南部地区，美拉尼西亚（巴布亚新几内亚及邻近岛屿），西欧和东欧部分地区。

南亚部分国家，如斯里兰卡、印度、巴基斯坦和孟加拉等国家，口腔癌是男性最常见的恶性肿瘤，几乎占全身癌症新发病例的 25% 左右，是口腔癌发病的高风险地区。欧盟国家中法国男性发病率最高达 32.2/10 万人，匈牙利近十年发病率呈明显上升，是欧洲口腔癌发病最严重的国家。2010 年，美国癌症协会统计全美大约有 36540 例口腔癌新发病例，7880 例死亡，在美国男性最常见的癌症中，口腔和咽部的癌症排在第

七位；在女性的癌症发病率中，口腔和咽部癌排名第十四。

（二）口腔癌发病率、死亡率随时间变化的趋势

在美国，1974—1990 年间黑种人口腔癌发病率有上升趋势，但 1995—2004 年，口腔癌和咽癌发病有明显下降倾向，全美每年平均下降 1.5%。2003—2007 年间，美国口腔癌发病率稳定在 16/10 万人左右。过去 20 年中，西欧某些地区口腔癌发病率持续上升。例如，英国从 1989 年以来，发病率每年平均增加 2.7%，分析认定，此可能与第二次世界大战后英国不断增长的酒精饮料消费有关。更多研究则表明，在跨越 70 年代中期到 90 年代的时期，法国的口腔癌发病率是下降的，同期，喉癌的死亡率在法国、意大利、瑞士和瑞典都有下降。这一下降或许由于烟草消费的减少或香烟产品低致癌性的变化（例如烟草过滤或低致癌性烟草的使用）。

新的数据显示法国 1980～2000 年男性发病率仍有所下降，20 年间男性发病率从 40.2/10 万人下降至 32.2/10 万人，从 1978～2000 年每年下降 1.0%。但女性发病率 1980 年 3.3/10 万人，2000 年上升至 4.7/10 万人，每年上升 1.73%。一项长期的研究显示，从 1965 年到 1990 年，苏联地区口腔癌死亡率是升高的。从 1965 年到 1989 年，爱沙尼亚男性和女性口腔癌的死亡率都是增加的，此趋势吻合该地区烟草的消费持续增高的状况。

在亚洲，从 1950 年到 1994 年，日本男性的口腔癌的死亡率明显增加，发病率 1975 年 2.7/10 万人，1995 年增加 1 倍为 5.4/10 万人，并持续至

2001 年。印度各地区口腔癌的发病率差异很大，一些地区位列全球发病率最高的行列，而另一些地区发病率之低则可以与美国相媲美。在西印度的艾哈迈达巴德地区，口腔癌发病率是最高的。从 60～80 年代，印度的口腔癌发病率有所下降，这一下降被归因于咀嚼烟草的减少和卷烟消费的增加。

（三）口腔癌流行病学特征

1. 地区差异　口腔癌的发病率在全球存在着明显的地区性差异。例如，法国中部某些地区的口腔癌的发病率是冈比亚的 45 倍。死亡率在世界各地也是不同的，它受着疾病发病率和诊断后的存活率的影响。全世界口腔癌的 5 年生存率大约是 46%，但是发达国家（59%）和发展中国家（39%）的差别非常明显。在 80 年代中期，口腔癌男性死亡率最高的地区分别为在香港、法国、新加坡和匈牙利（10～15/10 万人），女性则是新加坡、中国香港和科威特（2～5/10 万人）。

而最近一段时间，男性死亡率最高的五个国家中有四个是在东欧，匈牙利的死亡率在不到十年的时间里由 12.5% 上升到了 18.5%。对于女性，排在前五个的国家中有两个在东欧，另外的三个在中亚的苏联加盟共和国。深入分析全球口腔癌发病率和死亡率数据不难看出，烟草、酒精饮料消费、口腔卫生状况、医疗卫生条件以及经济文化发展水平是左右地区差异的深层次因素。

2. 人种　在美国癌症人口统计中，发病率的种族差异是显著的。根据美国癌症协会 SEER 从 1973 年到 1997 年的统计，口腔癌从 1975 年始黑色人种发病率始终高于白色人种，口腔癌是美国第六位癌症病种，但在黑人则排位第四。从历史发展来看，口腔癌的发病率变化趋势是好的，白人从 1984 年，黑人从 1980 年起发病率开始下降，口腔癌死亡率黑人也明显高于白人，从 1973 年到 1997 年，黑人的死亡率每年都高于白人，1993 年到 1997 年间，黑人的死亡率是白人的两倍。白人口腔癌死亡率从 1973 年起开始下降，但是黑人从 1973 年到 1980 年仍是上升趋势，此后才开始下降。病因学研究发现，黑人发病率的升高主要归因于这个群体对烟草和酒精的

消费，控制这些因素几乎可以消除口腔癌发病的人种间差异。

3. 年龄与性别　口腔癌发病的风险随年龄增加，多数病例是 50 岁或 50 岁以上患者。美国癌症协会统计口腔癌的平均发病年龄是 63 岁。但近来有研究显示，由于某些地区青少年烟草和酒精消费增加导致口腔癌发病年龄有低龄化趋势。在口腔癌发病率和死亡率上，性别的差异体现在暴露于危险因素下的差异，目前，男女比例大致为 1.5∶1。从 50 年代起，女性烟草消费量的上升导致了女性癌症发病率和死亡率的不同程度的上升。

（四）致癌因素

文献报道，在美国有超过 3/4 的头颈部癌症可以归因于烟草和酒精的作用。如同大多数的癌症一样，对于口腔癌的发生，年龄本身就是一个危险因素，但对于没有烟酒嗜好的人，其口腔癌的平均发病年龄要比有烟酒接触史的人晚 10 年。

1. 烟草　吸烟是口腔癌头号危险因素。作为男性口腔癌患者，90% 的癌症危险来自于烟草，这个比例在女性稍低为 59%。烟草和口腔癌的相关的根本原因是烟草可诱发口腔上皮不典型增生，并促使其癌变，口腔上皮不典型增生是一种常见的癌前病变。戒烟可减少口腔黏膜的癌前病变和癌变的危险，戒烟以后，口腔上皮异常增生发生的风险开始下降，15 年后达到不吸烟者的水平。

烟草中含有超过三十种的已知致癌物质，这些物质大部分是多环芳烃和亚硝胺，焦油含量和口腔及咽部癌症发病呈浓度依赖关系。有趣的是，如果引入性别因素来观察，面对焦油量增加而导致的致癌危险度的增加，女性相对高于男性。

2. 酒精　研究公认，口腔是最常发生于大量烟酒嗜好的个体身上的一种疾病。在烟草被公众健康教育重点关注的同时，很多人对于酒精与口腔鳞状细胞癌的关系并不知情。长期饮酒导致口腔癌发病部位是有特点的，有研究显示，非饮酒者患颊癌的风险要高于口底癌；对于饮酒者，口底癌则两倍常见于颊癌。一个美国的关于口咽部癌的多因素病例对照研究数据，烟草和酒精的

联合应用使喉癌发生的风险比估计值增加了50%，其他的研究也支持烟酒协同对头颈部癌症风险的作用。

（1）酒的类型和风险：不同的酒精饮料内容物有着显著地差异，啤酒中含有致癌物质亚硝胺，而在蒸馏葡萄酒中含量很高的单宁也是一种致癌物质。比较各种烈性酒（例如：威士忌、黑朗姆酒、白兰地），深色酒比浅色酒（例如：伏特加酒、杜松子酒、白朗姆酒）含有更多的有机化合物，其中包括醇类，酯类和乙醛。有研究报告了一组口腔癌病例分析，当控制总饮酒量时，啤酒和葡萄酒比威士忌造成口腔癌的风险更大。相关的研究证据则表明啤酒和威士忌增加了口腔和咽部癌症的风险，而葡萄酒则没有。

烟草的协同作用根据不同的烟草类型以及不同类型酒而有所变化，比较金色烟草和黑色烟草的消费水平以及葡萄酒与酒精饮料的摄入量，大量消费黑色烟草和大量摄入葡萄酒会达到最大的协同作用，金色烟草和酒精饮料的作用较弱，但仍是有协同作用的。

（2）酒精和致癌作用：酒精导致头颈部癌症的机制并不明确，但其对于全身和局部的作用是肯定的。尽管酒精本身不是一个已知的致癌物，但它可以作为一种溶剂，增加上呼吸消化道黏膜细胞对其他致癌物质的通透性。分析可知，各种酒精饮料中的非酒精成分可能有致癌活性。

迈尔通过研究发现，慢性饮酒可能上调细胞色素酶P450系统，这个系统可以促进致癌物前体的激活，这个上调作用对许多以前体形式存在于环境中的致癌物的活化是很关键的。在一些记录在案的慢性饮酒者中，酒精也被证明可以降低DNA修复酶的活性，导致染色体的损伤。酒精的其他可能影响包括通过减少T细胞的数量而降低免疫功能，减少有丝分裂和/或降低巨噬细胞的活性等。

3．其他致癌因素

（1）槟榔：在印度和亚洲的部分地区，普遍使用的口烟是一种槟榔制品，它由烟草、槟榔叶、熟石灰和槟榔子混合而成。这些槟榔与口腔癌是密切相关的。食用槟榔的年限以及每天食用槟榔数量与口腔癌的发病风险呈剂量相关关系。像烟草与酒精的协同作用一样，槟榔被证实同样可以协同烟草、酒精促进口腔癌的发生。

（2）马黛茶：马黛茶是由南美冬青叶制成的一种在南美洲很普遍的热饮。它被证实能够增加食管癌和喉癌的发病风险，据统计在南美有超过20%的口腔癌与马黛茶的摄入有关。对于那些大量吸烟或者酗酒的患者，马黛茶与癌症发病风险的关系会更加紧密。马黛茶本身被证明没有致癌性，但是和酒精一样，它或许是其他致癌物的一种溶剂或者一种启动因素。

（3）口腔条件：口腔卫生状况不良被证明与口腔癌有关但不是直接致病因素。一项由100名患者和214名年龄性别相对应的对照组组成的针对上呼吸消化道鳞状细胞癌的病例对照研究发现，肿瘤患者的口腔卫生和牙齿状况明显差于对照组，牙龈慢性炎症更常见于癌症患者中，同样，口腔癌患者经常都有明显的慢性口腔炎病史。

其他的一些研究也支持口腔卫生不佳与口腔癌风险增大的关系。在巴西，少于每天一次的刷牙被证明患舌癌和其他口腔癌的风险增加了近两倍。在多个研究中，多个牙的缺失可以作为评价口腔卫生与口腔癌的关系的一个替代指标。

（4）修复体：来自巴西的一项大宗病例对照研究证明，义齿性溃疡与口腔癌相关，美国威斯康星州的一项研究也证明疼痛或者就位不良的义齿与口腔癌有关。

（5）职业暴露：流行病学数据已经提出了职业暴露与口腔癌的发生的关系。增加罹患口腔癌风险的职业有很多，比较集中于那些接触有机化工、煤制品、水泥、染料、酿酒和油漆的职业。一些长期暴露在高浓度硫酸或盐酸中的职业例如蓄电池厂工人被证明易患上呼吸消化道的癌症。

（6）感染

① 人乳头状瘤病毒：有证据证明人乳头状瘤病毒（HPV）与部分头颈部鳞状细胞癌是相关的。有鳞状上皮的疣状癌与HPV的关系最为密切。经过综合统计，最常见的因HPV感染引起肿瘤的部位是扁桃体（74%），其次是喉（30%）、舌（22%）、鼻咽部（21%）和口底（5%）。人乳头状瘤病毒

在这些肿瘤中的作用常有一个事实被忽略，那就是在正常的头颈部黏膜有 64% 的样本中同样可以检出 HPV 的遗传物质。

许多研究都曾研究过 HPV 导致口腔癌的辅助因素，唯有咀嚼槟榔与 HPV 的检出是有相关的。

② 人免疫缺陷病毒（HIV）：人免疫缺陷病毒（HIV）与头颈部鳞状细胞癌的相关性成为新近研究热点。来自纽约的最新研究发现，5% 的头颈部癌症患者存在 HIV 的感染。感染 HIV 病毒的癌症患者年龄相对年轻，有 20% 的小于 45 岁的头颈部癌症患者感染 HIV 病毒。感染 HIV 的口腔癌病例发病部位没有特异性，但原发灶肿瘤更大，恶性程度较高。在大多数头颈部鳞状细胞癌病例中，HIV 感染人群有烟草和酒精的使用史是普遍存在的。

（7）营养状况：很多研究已经多次指出高水果蔬菜摄入可降低头颈部鳞状细胞癌发病风险，这种关系归因于一些营养物质诸如维生素 C、E 和 β 胡萝卜素等的摄入。一项针对血清微量营养素与上呼吸消化道癌发生的病例对照实验发现，低水平的 α 和 β 胡萝卜素与癌症发生相关。相比其他膳食营养成分，患头颈部癌及食道癌与蛋白的摄入量呈正相关，与维生素 C 及类黄酮的摄入量呈负相关。其他的研究发现，铁和锌的摄入可以降低喉癌及食道癌的风险。大量摄入西红柿可以减少口腔癌、咽癌和食道癌的发病风险。其他研究显示，红肉的摄入增加了患头颈部鳞状细胞癌的风险，咸肉的摄入与口咽癌有关。另一方面，大量水果和蔬菜的摄入能够减少因吸烟造成的患上呼吸消化道癌症的风险。据统计，在吸烟/饮酒且较低的水果蔬菜摄入人群中，致 25%～50% 的人容易罹患癌症。

（8）遗传和免疫缺陷：烟草和酒精对于上呼吸消化道癌症发展的强大作用掩盖了可能潜在的遗传倾向。通常有些患者具有一些增加癌症易感性的因素，如：Li-Fraumeni 综合征作为一种常染色体显性遗传病，表现为肿瘤抑制基因 p53 的等位基因突变，此病发生在小量吸烟的头颈部癌患者，可能增大了这些患者对环境致癌因素的易感性。范科尼贫血、布卢姆综合征以及共济失调性毛细血管扩张综合征都是常染色体隐性遗传病，

都与染色体脆性增加及癌症易感性增强相关。曾经接受过骨髓及器官移植的患者罹患皮肤和口腔鳞状细胞癌的风险似乎增加了，这种风险可能与长期使用免疫抑制剂有关。

（9）区域性癌化：虽然上述的致癌因素可作为口腔癌的风险评估指标，但是头颈部癌症病史也是不可忽略的因素。头颈部鳞状细胞癌患者早已经被证明具有罹患多种呼吸、消化道癌症的风险。每年有大致 4% 的治疗后的癌症患者在经过一段时间后发生头颈部、食道和肺的二次癌症。这种风险不会因为长期随访而变小。长期接触致癌物质如：吸烟、饮酒，使得大面积的呼吸、消化道黏膜受累，是第二癌发生的主要因素。

（五）小结

21 世纪，口腔癌的流行病学已经发生了很大的变化，不同地区发病率随时间呈现波动，许多研究从地理区域、不同种族、性别及年龄差异进行多角度观察；病因学研究对烟草消费、酒精摄入、职业暴露以及病毒感染等因素进行了大量分析，为癌症预防指明方向。虽然口腔癌发病率在美国为代表的发达国家显现下降趋势，但是在世界其他持续高发的地区，癌症的预防与治疗工作仍需要进一步的关注。

二、口腔应用解剖

口腔（Oral cavity）是呼吸、消化道的起始部分，参与消化、语言功能，协助发音，也具有部分表情功能。

理论上口腔起自唇红缘，借口裂与外界相通，向后经咽门与口咽相通。腭舌弓、腭帆及舌根组成咽门将口腔与口咽分开。口腔借上、下牙弓分为前外侧部的口腔前庭（Oral vestibule）和后内侧部的固有口腔（Oral cavity proper）。当上、下颌牙齿咬合时，口腔前庭与固有口腔之间可借第三磨牙后方的间隙相通。临床上当病人牙关紧闭时，可借此通道注入药物或营养物质。口腔的前壁为唇，侧壁为颊，顶部为腭部，底部为口底黏膜和肌肉。

（一）舌

舌为口腔内重要的肌性器官，协同完成言语，吞咽，感知及味觉等诸多功能。"∧"形界沟将舌体表面分为舌前2/3与舌后1/3，界沟顶端有一盲孔，为胚胎发育期甲状舌管咽端的遗迹，称之为舌盲孔。舌前2/3称为舌体，活动性较大，可分为舌尖、舌缘、舌背及舌腹部四个部分。舌背与软硬腭相对，舌背黏膜较薄与舌肌紧密相连，黏膜活动性差，表面遍布乳头，分为丝状乳头、菌状乳头、叶状乳头、轮廓状乳头四类。舌腹黏膜光滑与口底黏膜相延续。在舌腹正中以舌系带与口底相连。舌系带两侧为颌下腺导管及舌下腺导管开口。舌后1/3俗称为舌根，相对固定，活动度小。舌后1/3黏膜较厚，有活动度。表面黏膜可见丘状隆起，称舌滤泡。在顶部凹陷形成小腔，腔壁上淋巴组织较多。

舌肌分为舌内肌和舌外肌，舌外肌包括颏舌肌、茎突舌骨肌、舌骨舌肌、腭舌肌并分别附着于下颌骨、茎突、舌骨及软腭上。舌外肌收缩时控制舌体运动方向。舌内肌分为上纵肌、下纵肌、舌横肌及舌垂直肌，肌纤维纵横交错，收缩时改变舌体形态。在正常清醒状态下，舌肌始终保持一定的张力，在深度昏迷时，舌肌易松弛后坠，易引起气道阻塞，导致窒息。

舌的神经支配：除了腭舌肌接受来自迷走神经咽支的支配外，舌的运动主要由舌下神经控制。舌下神经走行于舌骨大角上方并与静脉伴行走行于舌骨舌肌的外侧面。舌神经和舌咽神经控制舌前2/3与舌后1/3感觉。舌神经还接受来自面神经鼓索的分支支配味觉。在颌下腺和舌下神经上方，走行于舌侧缘。舌咽神经绕茎突咽肌后外侧面走行到达舌后方，深达舌肌深处。

三叉神经通过舌神经支配舌前2/3的总体感觉，面神经控制味觉。舌咽神经控制舌后1/3及轮状乳头的感觉及味觉。

舌的血液供应来自舌动脉，舌后1/3有咽升动脉的分支，舌部静脉除舌动脉的伴行静脉外，还有舌下神经伴行静脉，二者向后行走均汇入舌静脉。

味蕾分布于人体舌、软腭、咽、喉、会厌和食道。但大部分味蕾位于舌部。味蕾分部于菌状乳头、叶状乳头及轮廓状乳头。丝状乳头位于舌腹部没有味蕾及触觉，菌状乳头见于舌前2/3，每个乳头均有味蕾。叶状乳头位于舌体侧缘，左右各一，有众多皱褶。轮廓状乳头沿界沟分布大约有8到12个左右，含有味蕾，司职味觉。

（二）腭

腭是口腔发音、辅助进食、吞咽的重要解剖结构，由硬腭和肌性的软腭组成，将口腔与鼻腔分开。

上颌骨腭突及腭骨水平板形成腭部硬组织，胚胎时期前腭突及侧腭突相互融合形成腭缝，青少年期骨缝较明显，随着年龄的增大，骨缝逐渐变浅。正中一纵行骨缝是腭中缝，其前端距中切牙腭侧8～10mm处有切牙孔，是切牙管走行的开口，其内伴行鼻腭神经及蝶腭动脉的终末支。第三磨腭侧牙槽嵴顶至腭正中缝弓形连线的中点为腭大孔，开口位于腭骨水平板的外侧面，腭大神经及血管从该孔穿出向前沿腭骨两侧的凹陷性沟槽内走行。腭小孔有腭小神经及血管向后至软腭和邻近组织。在上颌第三磨牙后内1～1.5cm处，腭大、小孔之后外方是蝶骨的翼突钩。腭部表面软组织为黏膜，黏膜下层和骨膜，该结缔组织结合紧密形成黏骨膜，骨膜与黏膜下层的附着紧密，故在腭部肿瘤切除时，沿粘骨膜将肿物去除容易操作又可减少肿物的复发。

软腭为硬腭的后缘，由肌肉及其表面的黏膜组成。主要由黏膜、黏膜下层、腭腱膜及腭肌组成。腭腱膜为腭肌的附丽处，构成软腭的前1/3，近硬腭处较厚，向后逐渐变薄。腭肌为软腭的主要组成部分，分为腭帆张肌、腭帆提肌、腭咽肌、腭舌肌及腭垂肌。软腭的感觉神经来自三叉神经上颌支的腭小神经（含有味觉纤维）和舌咽神经纤维。运动神经来自迷走神经和副神经。只有腭帆张肌的运动纤维来自三叉神经的下颌支。

（三）颊

颊形成口腔前庭的侧壁，由外至内分为皮肤、浅筋膜、颊筋膜、颊肌、黏膜下层和黏膜。浅筋膜内可见面神经颧支、上颊支、腮腺导管、下颊支、下颌缘支自上而下向前走行，面动脉及其伴行静脉自内上斜向后下。在解剖面神经时可以腮腺导管作为解剖标志寻找。颊肌起自翼突下颌缝前缘和上下颌骨磨牙区的牙槽嵴，向前参与口轮匝肌的构成。其外侧面为翼内肌、咬肌、颊脂垫、咽筋膜，内面为黏膜。颊肌与咬肌之间有一脂肪组织称为颊脂垫。颊脂垫内有颊神经、腮腺导管和血管穿行。

颊部的血供来自面动脉、面横动脉和眶下动脉。颊肌主要接受颌内动脉的分支颊动脉供养，面动脉及上牙槽后动脉也可从颊肌前部和后上部分别分支进入。颊部动脉在肌肉外面和肌纤维之间可形成广泛吻合。静脉引流较动脉更为丰富，在后部回流至翼静脉丛及颌内静脉，在前归入面静脉。来自不同方向的互相吻合的血管给颊黏膜以丰富的血液供应。

颊部的感觉神经为三叉神经的上、下颌神经的分支，运动神经为面神经支配，颊肌的运动神经为面神经颞面干及颈面干的吻合支，如网状分布于颊肌，形成颊丛。当分离部分肌肉后，剩余肌肉组织仍可保留其肌肉的神经功能。感觉神经为下颌神经的分支，称为颊长神经。

颊的淋巴回流主要至下颌下淋巴结，其次是颈深淋巴结。

（四）牙龈

牙龈组成口腔黏膜的一部分，覆盖于牙槽突边缘及牙颈部，上颌牙龈与腭部黏膜相连，分界不明显，下颌牙龈与口底黏膜相延续，二者分界较清。因缺少黏膜下层，牙龈坚韧而不活动。牙龈由游离龈、附着龈、牙间乳头组成。接受牙槽动脉分支供养，有丰富的神经支配，上颌为上牙槽和腭前神经，下颌为下牙槽神经和舌神经。丰富的淋巴管汇合成牙槽骨骨膜淋巴管网，回流至颏下及颌下淋巴结。

（五）口底

通常所指的口底区域位于舌和口底黏膜之下，和双侧下颌舌骨肌组成的肌性结构之间，前界和两外侧是下颌舌骨肌附着线以上的下颌骨体内侧面。后部止于舌根。内含舌下腺、颌下腺及部分舌外肌群。颏舌肌和颏舌骨舌肌将其分为左右两半，于下颌舌骨肌与舌骨舌肌的后端与下颌下间隙相通。黏膜表面可见舌下肉阜，系下颌下腺导

管及舌下腺大导管的开口，舌下肉阜两侧向后各有一条舌下皱襞，为舌下腺小管的开口。

在口底黏膜及舌下皱襞的深面可见舌下腺，左右各一。腺体表面包被疏松的结缔组织，两侧舌下腺前端在颏舌肌前缘相通，后端与颌下腺深部毗邻而分界不清。内侧为下颌下腺导管、舌神经、舌下动脉、舌下神经。在舌骨舌肌与下颌舌骨肌之间下颌下腺有一部分腺组织进入舌下区，为下颌下腺的深部，前极与下颌下腺导管延续向口底黏膜走行，开口于舌系带两侧的舌下肉阜。

舌神经在导管与腺体起始端上方从外侧下行勾绕导管至内侧，并与舌骨舌肌和颏舌肌之间穿入舌体实质。在舌骨舌肌前缘还有来自下颌下区的舌下神经暴露少许，随即便穿入舌内，其下方可见伴行静脉。舌下动脉伴行下颌下腺导管、舌神经、舌下静脉等结构前行，经颏舌肌和颏舌骨肌之间发出分支供养舌下腺，并与对侧同名动脉分支吻合。

由于下颌舌骨肌较为坚厚，在其上方组织发生感染肿胀会向口腔内侧方向发展，堵塞气道而影响呼吸。

（六）口腔的血供

口腔内的血液供应主要来自颈外动脉的分支。颈外动脉在舌骨大角水平分出舌动脉进入舌部，通过舌背动脉供应舌部肌肉。舌动脉继续前行分两支为舌深动脉和舌下动脉，分别供应舌尖及舌下腺和口底。颈外动脉的两个终末分支为颞浅动脉和颌内动脉，二者均为口腔的供应血管。大部分静脉血管回流至颈静脉。硬腭的静脉回流汇入翼丛。

（七）口腔淋巴管

口腔淋巴管系统常沿血管走行的方向排列，淋巴结分为深浅两群，最终注入颏下、颌下、颈深上淋巴结。来自颊部黏膜的癌症可首先向颌下三角的腺体周围淋巴结转移，再注入到颈深上淋巴结，对侧淋巴结转移相对少见。

上牙龈淋巴管与下颌下和颏下淋巴结相通，最终注入颈深淋巴结。下牙龈主要注入下颌下淋巴结及颈深上淋巴结群。

在淋巴转移到颌下淋巴结之前，口底表浅淋巴管与牙龈的淋巴管相通。表浅的淋巴管系统位于口底前部，穿过中线向对侧扩散或扩散到同侧的下颌下淋巴结。后侧口底淋巴管在扩散到颈内淋巴管链二腹肌深部淋巴结之前会同样先排放到颌下淋巴结。

另一种排放方式是绕过下颌下淋巴结直接进入颈部肩胛舌骨肌淋巴结或穿过中线输出到颈深上淋巴结。

舌有深浅两套淋巴系统。由于舌淋巴管在中线处吻合特别丰富，故淋巴管交换注入到对侧也并不少见。舌前部的淋巴管排向下颌下淋巴结、颈深中淋巴结。舌中部淋巴管排向下颌下淋巴结或二腹肌淋巴结，舌体背部往往通过中央淋巴管流向双侧下颌下或颈深淋巴结。

舌根部则注入颈深上淋巴结。由于舌部淋巴结引流的特殊性，可通过淋巴结的位置来确定肿物的具体位置。舌部正常的淋巴管流会因炎症、肿瘤侵犯、手术及放疗受到阻塞。

腭部淋巴可通过下颌下注入颈深上淋巴结，软腭淋巴回流还可直接或通过颈后淋巴结注入颈深上淋巴结。

第二节　口腔良性肿瘤及类瘤病变

本节着重探讨口腔良性肿瘤和类瘤病变的临床特征、诊断和治疗。肿瘤是指在各种致瘤因素的作用下，局部组织细胞在基因水平上失去对其生长的正常调控，导致克隆性异常增生而形成的新生物，当致瘤因素停止后，仍然继续其过度的生长。

而瘤样病变是指病变具有肿瘤的某些特征，并非真性肿瘤，是各种刺激因素造成的组织增殖或表现出的增生性反应。本节所涉及的病种具有各自病因学的特点，其中许多病种并非真性肿瘤。由于各种刺激或创伤因素造成的组织增殖或表现出增生性反应可归类于"反应性增生"。

多年来，一些良性的口腔上皮增殖疾病如疣、鳞状细胞乳头状瘤、尖锐湿疣、局灶性上皮异常增生、软疣等普遍认为是由病毒感染（如病毒颗粒和病毒抗原等）诱导形成的增生物。近年随着分子生物技术的进展（如DAN杂交限制性内切酶的分析及聚合酶链反应）揭示了在许多口腔黏膜病变中都可探测到病毒DNA，甚至正常的口腔黏膜也有一定程度表达。

一、炎性反应性增生

炎性反应性增生涵盖一大类经常发生于口腔黏膜组织增殖性病损，其组织成分多由炎性纤维和肉芽肿组织组成。形成的肿物大小不一，其大小取决于炎性反应的程度。有的病损以上皮过度增殖为主，中心仅含有少量的结缔组织；而另外一些病损呈现一种纤维瘤样病变，表面被覆一层薄弱上皮，内含血管瘤样或结缔组织（胶原）样或成纤维样等不同组织成分。炎性反应性增生的丰富的组织学类型决定了其多样的临床特征。此类疾患主要病因多为慢性创伤，多见的刺激因素有：不良修复体、牙石、牙体修复不佳形成的悬突、咬合创伤和牙折等。此外，此类疾患中，妊娠性龈瘤和中央性巨细胞瘤还与全身循环系统的激素水平有关。

（一）纤维性炎性增生和乳头状增生

可以发生在口腔黏膜任何部位上的纤维炎性增生可表现为有蒂的肿物，也可表现为无蒂的结节样增生。对于质地较硬、无蒂并被覆薄层的鳞状上皮，临床通常称之为"纤维瘤"。新近研究表明真正的口腔纤维瘤非常少见，与非肿瘤性纤维增生性病变难于鉴别。纤维炎性增生病变一般大小不超过1cm；发生在不良义齿边缘的肿物可大于1cm，称之为"缝龈瘤"（Epulis fissuratum）。从组织学上观察，纤维性炎性增生没有恶性潜能，切除后复发多由于没有有效控制刺激因素。

乳头状增生（Papilliferous hyperplasia）常发生在有不良修复义齿和口腔卫生不佳的患者。最常见于腭部，病损为多发、柔软、直径2～4mm、无蒂的乳头状突起病损，表面覆盖复层鳞状上皮，上皮表层为不全角化或正角化。乳头中心为结缔组织，并可见较多的炎症细胞浸润。临近小涎腺看见炎症表现，导管、腺泡上皮鳞状化生。有研究认为此类病变由病毒或念珠菌感染所致。治疗上，首先应除去不良修复体，改善口腔卫生，不消退者可考虑外科手术切除。

（二）炎性肉芽肿，妊娠性龈瘤

炎性肉芽肿临床表现为有蒂、易出血的瘤样增生，表面可有溃疡，生长部位多接近牙龈缘，与牙石、不良义齿刺激有关。单纯切除容易复发。显微镜下可见其疏松的、水肿的胶原组织中较多增殖的血管穿行并与正常组织血管网相通，典型的白细胞浸润，并伴有微脓肿形成。

相同的组织类型的病变可见于妊娠性牙龈瘤，特别是在妊娠后六个月，有明显增生性龈炎和炎性增生性肉芽肿出现趋势，血管增生活跃，可合并炎症。当产后雌激素水平下降后，肿物呈现萎缩。除雌激素水平之外，病因学发现局部不良刺激也是发病因素之一。上述病变的治疗应该包括肿物切除以及不良刺激因素的去除。全口牙龈广泛受累的患者应给以定期牙周治疗。

（三）巨细胞肉芽肿（外周型和中枢型）

巨细胞肉芽肿可发生在牙龈，以往称之为巨细胞龈瘤、破骨细胞瘤或外周修复性巨细胞肉芽肿，也可发生在颌骨、颅骨内。外周型和中枢型的巨细胞肉芽肿组织学特征相近，均表现为由纤维细胞、破骨细胞和成骨细胞组成的良性炎性增生，富含血管。临床上表现肿物表面光滑，无蒂，可呈淡紫色，质软，易出血。外周型的发病率是中枢型的五倍左右。此病与甲状旁腺功能亢进所致的骨巨细胞病变难以区分。手术应彻底切除，必要时拔除邻牙。

二、牙龈增生

牙龈增生可由局部致病因素造成，也常有全身因素协同，临床上常称为"牙龈瘤"。应用"牙龈瘤"这一名称时，目前较多学者认为是指牙龈局限性慢性炎性增生，少见的新生儿龈瘤除外。局部因素包括：口腔卫生不良、食物嵌塞和用口呼吸等刺激因素。全身因素包括：激素水平变化、某些抗惊厥药、钙离子通道拮抗剂等药物使用等。牙龈增生不同于牙龈肥大，由大量高密度纤维组织形成的龈组织增生同时伴有水肿、血管充血和炎细胞浸润。

（一）炎性牙龈增生

以往常称为"血管性牙龈瘤"，实为化脓性肉芽肿（Pyogenic granuloma）或妊娠性牙龈瘤（Pregnancy epulis）。病损表现为质软、紫红色包块，常伴有溃疡和出血。

（二）纤维性牙龈增生

为有蒂或无蒂牙龈粉红色结节，质地坚实，如伴有炎症或血管丰富者则色泽较红。可发生于各年龄组，10～40岁者多见。多位于牙龈边缘，多累及前牙；托牙引起的增生可位于义齿边缘。组织学上，由肉芽组织和成熟的胶原纤维束组成，含有不等量的炎性细胞。可见营养不良性钙化，有骨或类骨质形成。

（三）药物诱导牙龈增生

苯妥英钠临床主要用于癫痫治疗，长期服用会引起牙龈增生，这种情况多见于儿童和青年人，其发生率约占长期给药病人的20%。近年来有不少报告指出其他药物例如环孢素（Cyclosporine）和硝苯地平（心痛定，Nifedipine）也可引起药物性牙龈增生。环孢素为免疫抑制剂，常用于器官移植或某些自身免疫病患者。据报道，服此药者约有30%～50%发生牙龈纤维增生。局部刺激因素虽不是药物性牙龈增生的原发因素，但菌斑、牙石、食物嵌塞等引起的龈炎能加速病情的发展。

三、错构瘤

（一）血管瘤和血管瘤性综合征

血管瘤（Hemangioma） 是一种由分化较成熟的血管构成的血管畸形或良性肿瘤，属口腔颌面部常见的良性病变。血管瘤好发于面颈部皮肤、唇、舌、颊、龈和腭等处。深部肌及颌骨内者较少见。多发于婴儿和儿童。女性稍多见。临床上，除幼年性血管瘤可自发性消退外，大多数血管瘤如不治疗，可持续存在。根据血管瘤的临床表现、血管口径大小及结构特点，口腔颌面部血管瘤通常有如下几种。

（1）毛细血管瘤：毛细血管瘤（Capillary hemangioma）是血管瘤的最常见类型，女性较男性多见。可见于身体任何部位，常见于皮肤、皮下和口腔黏膜。大多位于真皮或黏膜固有层以及皮下组织。大小不等，直径从数毫米到 2～3cm。镜下见肿物无包膜，由无数密集的分化成熟的毛细血管组成。管壁菲薄，有一层内皮细胞和基底膜，其外侧无平滑肌细胞。血管腔内可见红细胞，血管之间有少量的纤维性间质。病程较长者，间质可呈明显的纤维化甚至玻璃样变。

（2）婴儿血管瘤 婴儿血管瘤（Hemangiomaofinfancy）：曾称幼年性血管瘤（Juvenlehemangioma）、婴儿期血管瘤（Infantile hemangioma），是毛细血管瘤的不成熟型，特征为围生期或先天发病，在第一年迅速增生，之后自行消退。主要见于婴儿，通常累及头颈部皮肤和皮下组织。多为单发，约 1/5 的病例为多发性。增生期病变显示实性褐色小叶，界限清楚，但是没有包膜。

镜下表现为内皮和血管周细胞组成的细胞团块，细胞含有丰富的胞质和增大的细胞核，两种细胞共同形成具有小圆腺腔的毛细血管，具有多层基底膜和较多的肥大细胞。毛细血管似小叶状排列，由纤细的纤维性间隔或正常组织分隔。核分裂象多见，有丰富的动静脉血供。

衰退期内皮细胞和血管周细胞变扁，管腔增大，核分裂象消失，毛细血管逐渐消失被疏松结缔组织取代。末期病变常显示孤立的血管残影，由增厚的无细胞基底膜环组成，含有凋亡碎片。

（3）海绵状血管瘤：海绵状血管瘤（Cavernous Hemangioma）专指静脉异常，曾被误认为肿瘤，而事实上是血管畸形。由生长缓慢的、血流动力学不活跃的血管畸形组成，在出生时出现，一生中缓慢进展。好发年龄和部位与毛细血管瘤相似，但较毛细血管瘤少见。瘤体较大，境界欠清，常常累及深部组织，触之柔软，可被压缩，有时可扪及静脉石。镜下由多量薄壁血管构成，血管腔大小悬殊，不规则。管腔相互吻合，腔内充满血液。管壁内衬一层扁平的内皮细胞，管壁外一般无平滑肌纤维。血管内可以见到血栓形成，并可进一步机化和（或）钙化。

（4）分叶状毛细胞血管瘤：分叶状毛细胞血管瘤（Lobular capillary hemangioma）亦称化脓性肉芽肿（Pyogenic granuloma），是生长迅速的外生性病变。多认为是一种增生性而不是肿瘤性病变。常发生于皮肤或口腔黏膜，以牙龈、口唇、面部多见。好发于儿童和青年，男性发病远超过女性。

肉芽肿性牙龈瘤是发生于妊娠期的牙龈病变，等同于化脓性肉芽肿。早期病变与肉芽组织相似，许多毛细血管和小静脉呈放射状排列在皮肤表面，常有糜烂并被覆结痂，间质水肿伴有混合性炎症细胞浸润。

发育完全的化脓性肉芽肿呈息肉状，显示分叶状形态，由纤维性间隔分割病变，因此有学者将这一阶段的病变称为分叶状毛细血管瘤。每个小叶由被覆肥硕内皮细胞的毛细血管和小静脉组成。在这一阶段，多数病变的上皮重新覆盖，表皮形成围领状，周围有增生的皮肤附属器上皮，部分包绕病变。炎症细胞浸润稀少，间质水肿消失。晚期纤维组织不断增加，纤维性间质增宽，毛细血管小叶变小，最终发展成纤维瘤。

（5）动静脉性血管瘤 动静脉性血管瘤（Arteriovenous hemangioma）是界限清楚的血管增生又称动静脉畸形，是一种非肿瘤性血管病变，以存在动静脉分流为特征。分为深在型和皮肤型两种亚型，深在型动静脉血管瘤不常见，累及儿童和年轻人。当病变累及多处组织时称为血管瘤病。主要见于头颈部，其次为肢体。病变表现为红色、紫色、皮肤色无症状丘疹，大小 0.5～1cm，通常为孤立性，界限欠清，含有数量不等的大、小血管，多数有扩张。病变高起呈念珠状，有搏动感。

血管造影显示常伴有不同程度的动静脉分流。肿瘤主要由厚壁血管组成，被覆单层内皮细胞。与厚壁血管混合的有薄壁扩张血管和不等量的黏液。尽管厚壁血管类似动脉，但缺少发育良好的内弹力膜，更可能是扩张的静脉。大约 1/4 的病例可以确定有动静脉分流，连续切片可见螺旋状上升的肌性小动脉。

（二）淋巴管瘤

淋巴管瘤（Lymphangioma）多为先天性，是淋巴管早期发育阶段所产生的组织畸形，常见于小儿及青少年。好发于舌、唇、颊及颈部。在皮肤或黏膜面上可见孤立的或多发散在的小圆形结节。切面见多数小囊腔，腔内流出澄清淡黄色液体。有的淋巴管瘤由数个大囊腔构成，称为囊性淋巴管瘤或囊性水瘤（Cystic hygroma），多见于颈部。另一型淋巴管瘤发生在舌、唇部，其中淋巴管弥散扩大，形成所谓的巨舌症或巨唇症。镜下由管腔扩张的淋巴管组成，内衬一层内皮细胞，腔内含淋巴液及少数淋巴细胞。囊性水瘤由囊状扩张的淋巴管构成，囊之间有数量不等的纤维结缔组织。

四、"病毒诱导"的口腔良性肿瘤

（一）乳头状瘤

乳头状瘤（Papillomas）是一组局部上皮呈外生性和息肉样增生形成的疣状或菜花状外观的肿物，但不包括纤维上皮增生。乳头状瘤较常见，其发病率约为0.1%～0.5%。有些乳头状瘤由人类乳头瘤病毒感染引起，广泛的多发乳头瘤或弥散的乳头瘤样改变提示人类乳头瘤病毒感染的可能。组织学上乳头状瘤应与纤维上皮增生、纤维上皮息肉、纤维性龈瘤和与真菌感染或义齿有关的纤维增生相鉴别。这些病变以纤维成分为主，无病毒感染。乳头状瘤主要包含以下三种：

（1）鳞状细胞乳头状瘤和寻常疣：鳞状细胞乳头状瘤和寻常疣（Squamous cell papilloma and verruca vulgaris）是一种口腔上皮的疣状、局灶性的良性增生。任何年龄均可发病，儿童和20～50岁者常见。男女比例相当。部分病例为人类乳突瘤病毒感染，其病损是尖锐湿疣的口内病变，可检测到人类乳头瘤病毒2、4、6、7、10、40亚型。

超微结构和免疫细胞化学证实人类乳头瘤病毒体的出现，提示此疾病有活跃的病毒复制过程。病毒主要是水平传播或通过自身接种。儿童一般在口腔前部发病，感染源来自于皮肤的寻常疣，尤其在手指，传染性弱。其他的鳞状上皮乳头状瘤的病因不清。聚合酶链反应可以检测到人类乳头瘤病毒序列，但其意义不清。

口腔任何部位均可发病，最常见的部位是腭、唇、舌和牙龈黏膜。鳞状细胞乳头瘤质软、有蒂、呈从状的指状突起，或为无蒂的中圆顶样病损，表面呈结节、乳头状或疣状。表面可以是白色或正常黏膜角化颜色。通常为单发，部分的情况下可多发，尤其是儿童的寻常疣。在几个月内生长迅速，最大直径约6mm，然后维持在一定的大小。

病变为外生性，增生的复层鳞状上皮呈指状突起，其中心为血管结缔组织支持。上皮表层通常有不全角化或正角化，也可能无角化。

（2）尖锐湿疣：尖锐湿疣（Condyloma acuminatum）亦称性病性疣（Venereal warts）或性病性湿疣（Venereal condyloma），口腔的尖锐湿疣是肛门与生殖器部位尖锐湿疣的口腔表现。通常为6、11、16、18型人类乳头瘤病毒感染。一般为垂直传播，或者是从生殖器病损自身接种。组织学表现不能明确提示生殖器来源。

口腔任何部位均可感染，多数病损起源于口腔前部的唇黏膜、舌和腭部。20～50岁之间易发，青少年和青年为高发人群。无痛、圆形、外生性的结节，直径15mm，较鳞状细胞乳头状瘤和寻常疣大。基部宽、结节状或桑葚状、表面粉红色，或近似正常黏膜颜色。可以是多发，常呈串珠状。

与鳞状细胞乳头瘤相似，但上皮增生呈短钝的叶状，长度一致，表面光滑、结节、扁平或圆形。缺乏角蛋白或角蛋白较少，偶见中等程度的角蛋白，临床表现为白色。在皱褶、突起或裂隙之间衬有上皮，与基底部紧密连接，在角化病损中充满角质物。如前所述的凹空细胞团较鳞状细胞乳头状瘤更常见，通常是一个明显的特征。与鳞状乳头状瘤不同的是，钉突呈球根样、较短，钉突的长度均等，并不向内弯曲。

（3）免疫缺陷患者的乳头瘤和乳头瘤病：免疫缺陷患者的乳头瘤和乳头瘤病（Papilloma and papillomatosis in immunodeficiency）是人类乳头瘤病毒引起的红色病损，尤其在人类免疫缺陷病毒感染的患者更明显。病损可能更大、多发，并可多个病损相互融合。偶尔整个黏膜呈乳头状，有些表现不易确定。罕见的人类乳头瘤病毒亚型和多种人类乳头瘤病毒亚型在免疫缺陷患者中常见。有的人类免疫缺陷病毒感染的患者上皮有异常增生，具有不确定的恶变潜能。

口腔乳头瘤病表现为突起于皮肤的鱼鳞病时较为罕见，其被定义为一种具有遗传潜能的综合征，乳头瘤病临床表现（如先天性获得性乳头瘤病）需要与一些先天性疾病相鉴别，如在Drown综合征中出现的红色的乳头瘤病病损。遗传因素在促进人类乳头瘤病毒表达中所起的作用尚不明确。

（二）局灶性上皮异常增生（Heck's 病）

表现为广泛分布于口腔黏膜上的多发的丘疹，增生物质软、呈扁平状、无蒂、边界清晰。该病为地方性疾病，多见于爱斯基摩人及美国原住居民中，白色人种极为罕见。组织病理学特征主要为非角化的结节性棘层肥厚，这是形成丘疹表现的主要原因，同时皮下可见淋巴细胞浸润。由于最初在电镜下发现乳多泡病毒存在，及后期检测到人类乳头瘤病毒 13、32 的 DNA 序列，该病普遍认为是由病毒感染所引起的。由于病毒只在基因易感的个体中表达，从而使得该病具有特异性。局灶性上皮异常增生一般不会转变为恶性，一旦确诊可无须治疗。

（三）颗粒细胞瘤

是口腔错构瘤中重要的一型，生长于舌部时通常表现为结节样瘤状物，发生于牙龈或黏膜时则病损形态各异。对于肿物性质及细胞学结构现尚存争议，由于病损表面覆盖有假性上皮瘤样增生，易误诊为鳞状细胞癌，从而进行不必要的根治性切除手术。组织病理中可见到大块嗜酸性粒细胞散布与含有胶原的间质中，同时表面可见增生的上皮覆盖。大约有 1/3 的口腔颗粒细胞瘤发生于舌部，口腔黏膜（腭部、牙龈、口底及颊部黏膜、唇）与皮肤病损的临床表现、光镜及电镜下特点类似。

舌部和舌外部粒细胞瘤的重要区别在于后者表面无假性上皮瘤样增生，女性发病率高于男性。对大颗粒细胞来源现仍言论不一，肌细胞（Abrikosov's 肌细胞）、组织细胞、施万细胞和间充质细胞均被证实与大颗粒细胞来源相关。免疫组织化学染色显示非牙龈病损者可见 S-100 (+)、髓磷脂 (+)、肌肉组织和组织细胞标记物 (-)，故其来源可能为施万细胞或间充质前体。

在成人患者，长时间生长于舌部，具良性特征的瘤样物质，活检标本有可能为颗粒细胞瘤。治疗该类发生于舌内或舌外的颗粒细胞瘤通常采用局部切除。发生于牙龈的颗粒细胞瘤（如先天性龈瘤）需与其他类型的错构瘤、以增生为特点的口腔黏膜病损、牙源性肿瘤和异位牙胚等相鉴

别。该病具有多发性及家族遗传性，与颗粒细胞瘤相反，舌体肌肉来源的真性肿瘤（横纹肌瘤）发病极为罕见，且肌性标记物为阳性。

尽管与病毒相关的良性肿瘤发生恶变的情况很少见，但病毒基因组的物质在口腔黏膜内可以复制，产生完整病毒，同时转变成宿主细胞。有获得性免疫缺陷综合征的患者中上皮异常表现更为突出，病损严重，反复发作，具有罕见的不确定的恶变潜能。患者多与单纯疱疹病毒、EB 病毒、巨细胞病毒及乳头瘤病毒感染有关，同时在具有免疫抑制的病人中也证实口腔病毒对该类疾病有临床意义，故免疫抑制剂必须谨慎使用，特别是在病人需要长期服用时。

第三节　口腔癌

口腔的解剖概念有广义和狭义之分，后者系专指固有口腔而言，即包括牙、牙龈、唇内侧黏膜、前庭沟、颊黏膜、舌体，以及口底诸解剖结构在内；前者还包括唇红黏膜以及口咽部（内含舌根、扁桃体、咽侧、咽后壁区和软腭）诸结构在内。

按严格的解剖学概念，口腔与口咽部系以咽门（为由硬腭后缘、咽前柱及舌人字沟即舌轮廓乳头所形成的一个环形分隔带）为界，其前份为口腔，后份属口咽。以前在头颈肿瘤分类中多采用广义的口腔概念，例如，在 20 世纪 60 年代国际抗癌联盟（UICC）所公布的临床 TNM 分类中就曾将唇及口咽分别列为口腔癌的 7 个区中的第 1 区与第 7 区。

随着临床实践经验的积累和认识的深化，目前大多数学者都主张根据各区癌瘤自身固有的生物学特点把唇癌与口咽癌从广义的口腔癌中独立出来，现已被反映到癌瘤的临床分类中。

1986 年以后，UICC 通过并于 1987 年正式临床应用的各版临床 TNM 分类，已将头颈部癌正式分为 7 大类：唇、口腔、上颌窦、咽（鼻咽、口咽、下咽）、唾液腺、喉和甲状腺。按上述定义，本章将主要介绍发生于固有口腔的癌瘤（Carcinoma of the oral cavity），唇癌也在本章中进行介绍，而上颌窦、口咽部癌已在第二十一、二十二章中介绍。主要讨论内容是鳞状上皮源性肿瘤，且以癌为主；腺上皮源性肿瘤已在第二十五章中讨论。

一、致病因素与发病条件

（一）发病情况

1．发病率 迄今为止，关于我国口腔肿瘤特别是口腔癌发病率或患病率的调查报告甚少，尚无确切的数据。不同的国家、不同的肿瘤，发病率有很大差别。在我国，目前尚无确切的口腔颌面肿瘤发病率的资料。根据 1973—2005 年上海市的肿瘤登记资料，口腔恶性肿瘤的粗发病率为从 1.9/10 万上升到 3.3/10 万，升高 76.6%，平均年变化率为 1.6%，其中男性由 2.1/10 万上升到 3.5/10 万，女性由 1.7/10 万上升到 3.07/10 万，女性增幅大于男性。

以上数字表明，在我国口腔癌的发病率虽然不高，但是由于我国人口众多，口腔癌病例的绝对数却也不小。

2．构成比 从世界范围看，口腔癌在欧美国家及南亚国家中的构成排位都比我国要高；在恶性肿瘤的排位中大多均居前 10 位，在我国，口腔颌面肿瘤与全身肿瘤的构成比，其排序在全身各部位中却居第 10 位以后。地区不同构成比也有差异。例如：据临床统计，口腔癌在我国长江以北，占全身恶性肿瘤的 1.4% ～ 5.6%，长江以南为 1.7% ～ 5.2%，而在印度，口腔癌在全身恶性肿瘤中竟高达 40% 以上。从病理资料统计分析来看，全国 26 个地区、36 个单位的统计，口腔颌面部恶性肿瘤为全身恶性肿瘤的 8.2%。

在全身肿瘤中，良性与恶性的比例约为 1:1。口腔颌面部肿瘤，如包括囊肿、瘤样病变在内，一般良性较恶性为多。例如，上海交通大学医学院附属第九人民医院病理科 90 年代对 15983 例口腔颌面肿瘤、囊肿及瘤样病变的统计分析中，恶性肿瘤仅占 32.1%（5128 例）；良性肿瘤占 42.9%（6866 例）；囊肿占 20.3%（3237 例）；瘤样病变占 4.7%（752 例）。

3．性别和年龄 口腔颌面部恶性肿瘤多发生于男性。国内统计男女构成比约为 2:1。口腔颌面部恶性肿瘤发生的年龄，国内统计资料均以 40 ～ 60 岁为最高峰，而西方国家则多发生于 60 岁以上，其发病的最高峰值比我国约大 10 岁。但在 70 年代后期，特别是 80 年代以来，无论在西方国家或我国，在患病年龄上均有逐渐增长的趋势（个别癌瘤除外），其主要原因可能与整体人群平均寿命的延长有关。

应当注意的是，近年来口腔癌的发病在女性有明显增加的趋势。在美国康涅狄格州女性口腔癌的患病率已由 20 世纪 30 年代的 1.2/10 万上升到 5.3/10 万（1985），增加约 4.5 倍，虽然同期内男性口腔癌病例也有增长，但仅约 3 倍。

上海交通大学医学院附属第九人民医院 1751 例口腔鳞癌的统计资料亦表明：女性患者的增长速度远大于男性患者：1960—1965 年男与女之比为 2.82:1，而 1986—1990 年缩小至 1.39:1。这种女性患者的迅速增长被认为有以下两种可能因素：其一是由于女性抽烟和饮酒习惯有所增长；其二是与更多地参加原本为男性所从事的职业有关。

4．好发部位 口腔癌的好发部位顺序，我国和西方国家略有不同，且逐年还在发生变化。在西方国家，除唇癌外，口腔癌中以舌癌为最多，口底癌居次位。我国的资料表明：在 60 年代以牙龈癌最多，而现在，舌癌已跃居第一，龈癌退居次位（有的地区颊黏膜癌居第二位），口底癌则在较后位置。

通过上海交通大学医学院附属第九人民医院口腔颌面外科 1954—1990 年间对收治的 1,751 例口腔癌的 36 年的动态观察发现：在 50 ～ 60 年代中期，舌癌、龈癌与颊黏膜癌占前 3 位，其比例较接近，以舌癌稍占优势；70 年代中期，龈癌稍超出而居首位；70 年代末期开始，舌癌又跃居第一位，且增长速度甚快；至 80 年代末期竟占全部口腔癌病例的 41.8%，超出龈癌数的一倍以上，而颊黏膜癌却稳定下降。腭、唇及口底癌一直处于第 4 ～ 6 位。

50 年代中期三者接近，以腭癌稍多；但到 80 年代以后，口底癌急剧上升，而腭与唇癌侧均呈下降趋势。

需要指出的是：好发部位的不同，与人种、地区以及各种环境因素包括生活习惯、嗜好等均有一定关系，有些因素至今尚未能完全阐明。

（二）发病因素与发病条件

和全身肿瘤一样，口腔颌面肿瘤的致病因素与发病条件至今被认为是一个较复杂的问题。可能的病因很多，但只有病因没有发病条件，也还不能形成肿瘤。多种病因与多种发病条件又常常是相互作用的。因此，目前对口腔颌面部肿瘤病因的认识，大多仍接受"癌症病因综合作用"的概念。随着近年来分子生物学研究的进展，科学家们还指出：肿瘤也是一种基因分子疾病；恶性肿瘤的发生被认为是一个极为复杂的生物学现象。

1．**烟、酒嗜好**　吸烟、饮酒与口腔癌的关系已经明确。吸烟男性口腔癌发病率是非吸烟者的27倍，女性为6倍。烟草还是口腔黏膜白斑的重要病因，即使停止吸烟，由于"场癌变效应"使上消化道癌发病危险度数年内仍然很高。每天吸烟数量与口腔癌的发生呈剂量正相关关系。吸烟斗、雪茄以及各种形式的咀嚼烟草也与口腔癌发病有关；90%以上男性和60%女性的口腔肿瘤与烟草消费有关。烟、酒的消费量与口腔癌的发病危险度均呈量效关系，若两者合并将起协同致癌效应。酒与恶性肿瘤之间的关系，主要表现在口腔、咽、喉与食管癌上，酒中酒精含量愈高，致癌的危险性就愈高。

嗜烟的方式随个人爱好不同而有所不同。一般认为：吸纸烟主要引起肺癌；而吸烟斗，或吸雪茄，或咀嚼烟草，包括同时加入一些其他的刺激性调味剂如槟榔、胡椒等，比上述其他方式更易导致口腔癌。有研究指出：吸鼻烟者其口腔癌的发病率比无此习惯者要高2～4倍，其好发部位主要为颊黏膜、牙龈和磨牙后区。

饮酒可以增加发生口腔癌的相对危险性（RR），其发生率可以随饮酒量的增加而上升。例如Mashberg的研究表明：每天饮用相当于纯酒精170.1g，170.1～255.2g和283.5g以上威士忌者，其RR分别达3.0，15.2和10.4。

酒精致癌的机理被认为是：①酒精本身具有细胞毒性和溶剂的性质，因而具有局部的毒性作用，可以使上皮组织的完整性，以及功能和细胞形态发生改变；②损害肝脏，从而影响网状内皮系统的化学解毒作用及生物转化作用；③大量饮酒者常出现细胞免疫的高度抑制。

应当引起重视的是：同时兼有烟酒嗜好者发生口腔癌的机会更多，比单嗜烟或单饮酒者要高出2.5倍。

2．**紫外线与电离辐射**　早已有研究指出：唇癌及皮肤癌多见于户外工作，长期暴露在日光下接受过量的紫外线辐射者，特别是农民、渔民或牧民。

电离辐射致癌主要为医源性，职业性者较罕见。无论是γ线或者是X线均有致癌作用。经放疗治愈后的儿童恶性肿瘤，在5～20年后，其发生第二原发癌瘤的累积几率为12%，较普通人群的期望发生率要高20倍。

放射区癌均在放疗区内，可发生在口腔内任何部位。近年来临床上发现，因放射治疗而引起的继发性放射性癌也日益增多，已成为多原发癌病因方面的重要研究课题。

有研究指出：每100人接受放疗在10Gy者，在10年中放射性癌发生的期望数约为1.8。就口腔颌面恶性肿瘤而言，放射性癌不但可发生于第一次口腔癌放疗以后，也可见于鼻咽癌放疗之后。放疗后引起唾液腺肿瘤亦屡有报道。

电离辐射引起癌变的原理目前还不完全清楚，有以下几种看法：①放射可引起DNA结构的改变；②激活了局部潜伏的致癌病毒；③激活了被抑制的肿瘤基因。

3．**慢性刺激与损伤**　人们早就发现：舌及颊黏膜癌，可发生于残根、锐利的牙尖、不良修复体等的长期、经常刺激的相应部位。唇癌多发生于长期吸雪茄烟和烟斗的人。在口腔内，由于口腔卫生等关系还常常伴有慢性炎症存在，长期的慢性炎症刺激，再加机械性损伤可能成为促癌因素。

4．**生物学因素**　生物学致癌因素主要是病毒。目前在已发现的600多种动物病毒中，约1/4具有致肿瘤特性。某些恶性肿瘤可以由病毒引起，如鼻咽癌、恶性淋巴瘤，特别是Burkitt淋巴瘤与EB病毒有关。近年来还证实了与艾滋病有关的免疫缺陷病毒（HIV）及与T细胞淋巴瘤有关的人类T淋巴细胞病毒（HTLV）的存在。病毒与肿瘤的因果关系，曾有过争论。近年来似均已倾向是病因，而不是过客（Passenger）。但感染病毒的人并不一定都发病，说明病毒致癌也绝非单一因素的作用。特别是近几年国内外的研究发现人乳头瘤病毒（Human papilloma virus，HPV），特别是HPV16是诱发人口腔黏膜鳞癌的相关病毒之一。

5. 营养因素与肝功能紊乱 营养与肿瘤的关系是近年来肿瘤学研究领域里的一个热门课题。人们注意到营养不良或营养过度，包括食谱、某些维生素及微量元素的变化均与癌瘤的发生有一定关系。与口腔癌发生有关的维生素主要是维生素 A 和维生素 B、E 类缺乏；在微量元素方面发现人体内硒（Se）、锗（Ge）、铜（Cu）、锌（Zn）等的含量与比值，以及葫萝葡素类化合物（Carotenoid compound）均与癌瘤的发生、发展有一定关系。

20 世纪 50 年代起，临床及实验研究都已注意到肝功能紊乱与口腔癌的发生有一定关系。国外有报道，口腔癌患者有肝硬化的比例几近 60%。当然肝功能紊乱不但与营养因素有关，而且与大量饮酒关系更为密切。

Protzel 等则从实验角度证明肝损伤后口腔局部黏膜涂布苯芘及烟油，由于苯芘代谢障碍，导致局部苯芘消除的延迟和减少，从而使口腔黏膜滞留苯芘的浓度增加，作用持续，可促发口腔癌。在同样局部条件下诱发口腔癌，有肝损伤的动物比无肝损伤的动物的发癌潜伏期要短，发癌机会也要高出 3 倍。

6. 机体免疫状态 在人体与动物实验性癌瘤中均已证实存在着肿瘤抗原与免疫反应。一般认为，机体的抗癌免疫反应是通过免疫监视（Immunological surveillance）作用来实现的，其中又以细胞免疫为主。如果机体出现了免疫缺陷，则可逃避免疫监视，从而使肿瘤发生和发展。口腔颌面部恶性肿瘤病人的免疫功能（包括皮肤试验与淋巴细胞转化率）无论在早期或晚期病人都有下降，而以晚期病例尤为显著。其次，患有免疫缺陷病的病人容易发生癌肿。

据国际免疫性缺陷 - 癌登记所的统计，几种主要的原发性免疫缺陷病（如先天性 X 性联免疫缺陷、IgM 缺乏症等）各有 2% ～ 10% 的患者发生癌瘤，比普通人群发生癌瘤的机会要高出100 ～ 1000 倍以上。曾有报道 Digeorge 综合征(先天性胸腺缺失与甲状旁腺功能减退）患者，多次在口腔、口咽部发生鳞癌。第三，在异体器官移植后，由于长期使用全身免疫抑制治疗，其发生恶性肿瘤的几率比一般人增高，此在口腔颌面部也已被证实。

据称肝移植后发生癌瘤的危险水平（Risk level）比正常人要高 4.3 倍。第四，不少文献报道，头颈部癌瘤患者的淋巴结呈刺激型者（大量淋巴细胞浸润），其 5 年生存率明显较衰竭型好，说明机体免疫状态与预后也有关。由此可见，机体的免疫状态，在恶性肿瘤的发生发展过程中，确实具有一定的作用。

综上所述，机体免疫功能状态也与口腔癌的发生发展确有一定关系，然而免疫功能状态又受多方面因素的制约，其中包括年龄及烟、酒嗜好、肝功能损害等，它们与免疫状态构成了十分复杂的致病因素与发病条件；至于免疫本身，又常与病毒感染、遗传因素等密切相关。因应用免疫抑制剂而诱发肿瘤，也还不能完全排除化学药物本身致癌的可能性。因此，对免疫功能状态也只能看作是一个综合病因之一。

7. 遗传因素 遗传疾病与癌症发生关系的研究近年来亦颇受重视。迄今为止，已发现有 200 余种单基因遗传病认为与肿瘤的发生有关。遗传性肿瘤有的属单基因遗传，例如多发性神经纤维瘤、基底细胞癌等；而有的则属多基因遗传，如胃癌等；有的则由染色体畸变引起。遗传因素诱发的癌症，常属多原发性，而且有特定的联合倾向。例如多发性痣样基底细胞痣（癌）综合征常伴发颌骨角化囊肿、多发性基底细胞痣（癌）以及卵巢囊肿等，这种现象被称为"组织 - 特异性遗传癌综合征（Tissue specific genetic cancer syndrome）"。

癌症患者可有家族史。癌症的遗传规律颇为特殊，绝大多数癌症的遗传规律是以"易感性"的方式表达出来；肿瘤的遗传特性大多数表现为多基因遗传，只有少数肿瘤为单基因遗传，但其子代遗传容易受到环境因素干扰。

80 年代中期以来，肿瘤基因或癌基因（oncogene）的研究引起了人们的普遍重视。随着分子水平研究的进展，近年来认为人类染色体中存在着癌基因。业已证实：在口腔颌面癌瘤中有 H-RAS，K-RAS，c-myc，以及 C-ERBB 等癌基因的表达。与癌基因相对应的是人体抗癌基因(Anti-oncogene)，或称抑癌基因（Tumor suppressor gene）的存在，诸如 p53、nm23 以及 Rb 等。

在正常情况下，癌基因与抗癌基因是一对互

相依存、互相制约的因子，人体也不会发生肿瘤；只有在各种外来因素的作用下，癌基因被激活，或抗癌基因被抑制（失活）的情况下人体才会出现肿瘤。癌基因和抗癌基因的修复、调节、位点重组，以及引入外源基因等技术，预计在不久的将来，将愈来愈多地被应用于恶性肿瘤的防治中。

二、临床表现与诊断

（一）口腔癌的临床表现

口腔位于头面部，张口直视即可见。一旦出现肿瘤病变，诊断应该并不困难。然而，许多患者就诊时，或由于患者平时不重视，或由于临床医生初诊误诊，肿瘤往往处于临床中晚期，应当引起广大人群和临床医生的足够重视。

口腔癌大都生长较快，初起局限于黏膜内或表层之中，称原位癌（Carcinoma in situ）；继之肿瘤穿过基底膜侵入周围组织，成一小硬块。恶性肿瘤一般无包膜，因此，边界不清，肿块固定，与周围组织粘连而不能移动。口腔癌在临床上可表现为溃疡型、外生型（乳突状型或疣状型）及浸润型三种。

溃疡型肿瘤多发生于皮肤或黏膜浅部，表面坏死脱落并向周围扩展，形成中间凹陷、边缘隆起的火山口状溃疡。

外生型肿瘤是由于肿瘤迅速向表面增生，形成菜花样，常合并感染、坏死（疣状型则仅以外突为主）。

浸润型肿瘤发展较快，早期向深部与周围组织生长，侵入黏膜下层和肌组织，表面稍隆起而粗糙不平，深部可扪到不易移动的硬块。

另外，由于恶性肿瘤生长较快，并具破坏性，常发生表面坏死，溃烂出血，并有恶臭、疼痛。当其向周围浸润生长时，可以破坏邻近组织器官而发生功能障碍。

例如：损害面神经造成面瘫；感觉神经受侵时，可引起疼痛、感觉迟钝或消失；波及骨组织时，可造成牙松动或病理性颌骨骨折；肿瘤侵犯翼腭窝、颞下颌关节、咬肌、翼内肌、颞肌等肌群时，可引起张口困难。

随着肿瘤的不断增大，癌细胞可逐渐侵入附近的淋巴管和血管中。这时，由于机体的防卫作用，大部分存在淋巴结中的癌细胞被消灭，未被消灭的则可以在淋巴结中形成局部（区域性）淋巴结转移。口腔癌由于语言、咀嚼、吞咽活动，常促使癌细胞早期向下颌下、颏下及颈深淋巴结转移。

当癌细胞阻塞一侧淋巴管或淋巴结后，淋巴管内的癌细胞可随淋巴液逆行转移到颈浅淋巴结或对侧的淋巴结。当肿瘤细胞侵入血管或由淋巴道汇入血液后，可沿血道发生远处转移。由于肿瘤迅速生长破坏而产生的毒性物质，可引起代谢紊乱，加以出血、感染、疼痛、饥饿等使机体不断消耗，因此，口腔癌发展到晚期，病员多出现消瘦、贫血、机体衰竭等综合征，称为"恶病质"。

（二）口腔癌的诊断

早期发现，正确诊断是根治口腔癌的关键。医务工作者必须具有高度的责任感和对癌症的警惕性。在临床上，口腔癌易误诊为牙龈炎、损伤性溃疡、上颌窦炎、颌骨骨髓炎、结核等，从而使病员延误或失去治愈的机会。因此，在解决肿瘤的诊断时，首先，要区别肿瘤或非肿瘤疾病（如炎症、寄生虫、畸形或组织增生所引起的肿块）；其次，要鉴别良性或恶性，因二者在治疗方法上是不同的。把恶性肿瘤当良性肿瘤治疗，就会贻误病情；反之，把良性肿瘤当恶性肿瘤治疗，将给患者带来不应有的损失，包括造成精神上的负担，后遗畸形和丧失语言、咀嚼功能等。

1. 病史采集　在采集病史时，应当查询最初出现症状的时间、确切的部位、生长速度以及最近是否突然加速生长，这在临床上区分良性肿瘤与恶性肿瘤，以及确定晚期恶性肿瘤的原发部位大有帮助。遇有可疑症状，应抓住不放，不要忽视患者的任何一个主诉。此外，还应询问患者的年龄、职业和生活习惯。过去有无损伤史、炎症史、家族史以及接受过何种治疗等。这对肿瘤发病规律的探讨和选择治疗方法均有所帮助。

2. 临床检查　应详细检查患者全身及口腔颌面部的情况，不要忽略任何一个体征。一般可通过望诊、触诊来进行检查。望诊可以了解肿瘤的形态、生长部位、体积大小以及有无功能障碍，如开口大小、舌及眼球活动度等。触诊可以了解肿瘤的边界、质地、活动度以及与邻近组织的关系。对淋巴结的触诊检查尤为重要，以便判断淋巴结有无转移。（头颈部淋巴结的分组分区请参见第二章。）在颊部、口底、舌部等的深部肿瘤应进行双手触诊；听诊对血管源性肿瘤的诊断有一定帮助。

全身检查方面应包括患者的精神和营养状态，有无远处转移、恶病质及其他器质性疾病，特别是肝、肾、心、肺等重要器官的功能状况，这些对患者的处理均有重要参考价值。

3．影像学检查 包括X线检查、超声检查、磁共振检查以及放射性核素显像检查等。

（1）X线检查：X线摄片主要用了解骨组织肿瘤的性质及其侵犯范围。是原发灶还是继发灶；是良性或是恶性。由破坏部位，可确定为颌骨原发的肿瘤抑或由于邻近组织肿瘤的侵蚀。同时，某些肿瘤在X线片上有其特征，可协助诊断，例如：成釉细胞瘤多表现为大小不等的多房性病损等。

对恶性肿瘤还应常规行胸部摄片检查肺部有无转移。

造影检查也可协助诊断，如唾液腺造影、颈动脉造影、数字减影血管造影（Digital subtraction angiography，DSA）、淋巴管造影、瘤（窦）腔造影等均可协助决定肿瘤的性质、范围及为治疗提供参考。

计算机体层扫描摄片（Computed tomography，CT）除具有图像清晰、层面连续，便于判断病损的部位、范围、破坏性质等外，还可借助注射造影剂，拍摄增强片以显现某些软组织结构（肌、血管等）所出现的不同密度的变化，以判断变病累及范围、大小和性质，对临床诊断和治疗有重要参考价值；目前已处于普及阶段。

（2）超声体层（Ultrasonic tomography，UT）检查：通常采用B型超声探测仪。超声波在体组织内传播时，由于各种组织的密度和特性不同而有不同的回声图，对口腔颌面部囊性肿瘤和软组织肿瘤，如原发于腮腺、颈部的肿瘤的诊断有帮助。它能较准确地提示有无肿块存在及其大小。此外，由其声像图的周界清晰度和肿瘤内光点分布的均匀与否，尚可提供判断肿块属良性抑或恶性的证据。

超声检查方法简便，对患者无痛苦也无损伤，易于为任何年龄的病员所接受。

（3）磁共振成像（Magnetic resonance image，

MRI）：MRI是一种超导磁体装置，能进行解剖学的剖面成像。它的优点是：对软组织或血管的病变显示特别好；能充分显示病变的全貌及立体定位。与CT比较，不用造影剂增强即能显示肌、血管，以及肿瘤的浸润范围，以及无电离辐射，对人体基本无害。

（4）放射性核素检查：由于肿瘤细胞与正常细胞在代谢上有区别，核素的分布就不同。给病员服用或注射放射性核素后，可应用扫描或计数以测定放射性物质的分布情况来进行诊断和鉴别诊断。其中最突出的是闪烁照相的广泛应用。其优点是灵敏度和分辨率都显著提高，图片清晰，扫描时间缩短。目前倾向于应用半衰期短和低能量的核素，如 ^{99m} 锝（Tc）、^{131} 碘（I）、^{32} 磷（P）、^{35} 锶（Sr）、^{113} 铟（In）、^{67} 镓（Ga）等。

甲状腺癌及口腔内异位甲状腺可应用 ^{113} I 或 ^{125} I 诊断，^{125} I 的分辨力较好。诊断颌骨恶性肿瘤主要用 ^{99m} Tc。近年出现的发射型计算机断层仪（Emission computed tomography，简称 ECT）和应用显像剂 18FDG，正电子发射型断层扫描（Positron emission tomography，简称 PET）对肿瘤有无远处转移，特别是骨、肺等病损的显示良好；常常在 X 线检查无表现之前就可出现阳性表现，从而能协助临床早期诊断有无骨质破坏或远处转移。

4．穿刺及细胞学检查 对触诊时有波动感或非实质性含有液体的肿瘤，可用注射针作穿刺检查。如为囊肿，穿刺可吸出液体，涂片检查有时有胆固醇晶体；深部血管瘤可抽出血液；囊性淋巴管瘤可抽出淋巴液。

近年来对唾液腺或某些深部肿瘤也可以用6号针头行穿刺细胞学检查，或称"细针吸取活检"（Fine needle aspiration cytology/biopsy，FNAC/FNAB）。此法需要有细胞学检查诊断的基本训练，区别良恶性肿瘤的确诊率可达95%；但有时对肿瘤的组织学类型难以完全肯定。

操作技术：常规肿块处皮肤消毒，用6号细针，10ml 干燥针筒，将针刺入肿块，反复抽吸数次后拔出，推出针头中的少许液体及组织，涂片、染色、镜检。

5．活体组织检查 活体组织检查可简称"活检"。系从病变部取一小块组织制成切片，在显微镜下观察细胞的形态和结构，以确定病变性质，肿瘤的类型及分化程度等。这是目前比较准确可靠的，也是结论性诊断方法；但也不是绝对的，有时也必须结合临床和其他检查方法综合分析，才能更正确地做出诊断。另一方面，活体组织检查必须正确掌握，因为不恰当的活体组织检查不但增加患者痛苦，而且可以促使肿瘤转移，影响治疗效果。从原则上说：应争取诊断与治疗一期完成；必须先行活检明确诊断者，活检时间与治疗时间应越近越好。

6. 肿瘤标志物检查 肿瘤标志物（Tumor marker）是近年来临床上大家都在积极探索的一种诊断方法，寻找肿瘤标志物，特别是特异性的肿瘤标志物将有助于肿瘤的诊断以及治疗效果的观察和临床有无肿瘤复发的监控手段，当临床出现肿瘤复发前，含量可有显著变化，为早期发现、诊断和及时处理提供了信息。

肿瘤标志物是随着生物化学和免疫学检查技术的发展而进一步发展起来的一种临床检测技术和方法。肿瘤标志物是一些特殊的化学物质，它们通常以抗原或酶蛋白的形式出现，并主要（或可能）由肿瘤细胞（或被肿瘤破坏的细胞）产生、分泌和释放。比较成熟的一些标志物（可包括晚期骨肉瘤患者的血清碱性磷酸酶）可增高；多发性浆细胞肉瘤血浆球蛋白增高，尿内可发现凝溶蛋白（亦称本 - 周蛋白，Bence-Jones albumose）；恶性黑色素瘤全身转移时，尿中黑色素试验可呈阳性等。

在近年有关口腔颌面癌肿瘤标志物的研究中有癌胚抗原（CEA）、纤维结合蛋白（Fibronectin, Fc）、血清唾液酸（TSA）和脂结合唾液酸（LSA）以及血清唾液腐胺（Serum putrescine saliva）等的临床报道。遗憾的是这些标志物目前还缺乏特征性；对口腔癌来说只能作为检测预后，判断预后以及在临床提示治疗后癌肿有无复发的可能，而不能作为临床诊断的最后依据。

（三）口腔癌的鉴别诊断

常常需要鉴别的一些口腔良性肿瘤或类瘤疾病分别择要叙述。

1. 乳头状瘤（Papilloma） 病理上分鳞状细胞乳头状瘤及基底细胞乳头状瘤两类。发生在口腔黏膜者主要是鳞状细胞乳头状瘤。临床上，病变呈乳头样凸起，多数有蒂，偶可无蒂，界清，多无粘连，局部常伴慢性刺激因素，如义齿或残根等。

2. 假上皮瘤样增生（Pseudoepitheliomatous hyperplasia） 亦名继发性假上皮瘤样增生。为类肿瘤疾病。发生在口腔黏膜者，常伴有牙周炎、不良修复体甚至异物存在。临床上病变可呈结节、斑块或溃疡。

3. 角化棘皮瘤（Kerato-acanthoma） 可单发或多发。好发于唇红部位，也可发生于皮肤。起初为一小乳头状病变，生长较为快速，常易误诊为癌；以后可以逐渐稳定或停止生长；甚至可以自行愈合，故有自愈性上皮瘤之称。

4. 牙龈瘤（Epulis） 来源于牙周膜及颌骨牙槽突结缔组织增生。非真性肿瘤，但手术不彻底易复发。先天性龈瘤为牙胚发育异常所致。牙龈瘤以中青年女性多见。通常位于牙龈乳头部，有蒂或无蒂，局部常见刺激因素存在，如残根、结石与不良修复体；牙可松动或被压迫移位。妊娠期发生的牙龈瘤与内分泌有关，极易出血，分娩后可自行缩小或消失。先天性龈瘤主要见于新生儿的牙槽嵴部；大小数毫米至数厘米不等。

5. 纤维瘤（Fibroma） 可见于牙槽突、硬腭、舌及口底部。肿块较小，呈圆球形突起，有蒂或无蒂；边界清楚，表面可覆以正常黏膜。发生在牙槽突者可使牙移位。

6. 牙龈纤维瘤病（Fibromatosis gingiva） 亦称牙龈橡皮肿瘤。临床上分先天性与药物性两类。先天性牙龈纤维瘤病被认为可能是常染色体显性遗传，故常有阳性家族史。药物引起者多有长期服用苯妥英钠的历史。临床表现为上下牙龈均呈弥漫性增生；其质地坚韧，色泽与正常牙龈相似，先天性者其增生程度更甚，可将牙移位或将牙冠大部甚至全部覆盖。

7. 神经鞘瘤（Neurilemmoma and Neurofibroma） 神经鞘瘤来自神经鞘神经膜细胞，故亦称雪旺瘤（Schwannoma）；神经纤维瘤则来自神经纤维组织。神经鞘瘤在口腔内好发于舌体。其特点是几乎全层侵犯黏膜及肌，舌体增大，有时呈巨舌及引致前牙呈开𬌗；此外常伴有皮肤的神经纤维瘤病变，如咖啡色斑块，以及悬垂状增生等。

8. 颗粒细胞瘤（Granular cell tumor） 曾称

为颗粒型肌母细胞瘤。本瘤的组织来源尚不肯定。绝大多数为良性，常位于舌背及舌根部，亦可见于唇、腭、龈或口底。为无痛性肿块，扪诊局部坚韧；其上可覆以增生的角化上皮，易出血。极少数为恶性，此时可出现浸润症状。

9. 脉管瘤（Angiomas）或血管畸形（Vascular malformation） 系起源于胚胎期成血管组织及淋巴组织的一种良性肿瘤。或被认为是一种发育畸形的类肿瘤。临床可分为血管瘤（Hemangioma）或血管畸形与淋巴管瘤（Lymphangioma）或淋巴管畸形两类。可发生于口腔任何部位，但以舌、口底及颊黏膜为最好发。可单独发生，亦可混合发生，混合发生时，按不同病变成分的多少称淋巴血管瘤（畸形）或血管淋巴瘤（畸形）。临床表现为弥漫小结节，常伴紫红色小结，此为毛细管型。海绵型血管瘤（畸形）则呈泛蓝色，柔软，有时具有压缩性，边界不清。

10. 淀粉瘤 亦称淀粉样变性（Amyloid tumor）为单株型免疫球蛋白增多症，属类肿瘤疾病。多见于成年。发生于局部者称局限型，发生于全身多处时称系统性或全身型。口腔内常见于腭部、口底区；发生于舌部者常形成巨舌症。临床呈良性肿瘤表现。质地中等硬度。除头颈部外，可伴发心脏、肝、脾及皮下同样的病变。

11. 脂膜炎（Panniculitis） 病因尚不明确，可能为一种变态反应。主要病理表现为在脂肪层形成炎性结节或片块。临床多见于女性。病程进展迅速，常侵犯舌，并形成巨舌症。此外可伴全身发热、乏力等症状。

12. 舌叶状乳头炎（Lingual faliate papillitis） 为舌根叶状乳头的非化脓性慢性炎症过程。多见于中年患者。常主诉舌根有疼痛及肿块，因恐癌而就诊。对比两侧舌叶状乳头时，可见患侧比健侧略大，充血，有时有触痛，但触不到肿块或浸润块。有时在相应部位（常为第二、三磨牙）可查到刺激因素（残根或锐利的牙嵴）。

13. 口腔黏膜溃疡 溃疡仅仅是一个临床症状，在多种疾病中均可以出现溃疡，因此应根据临床特点进行分析。常见有溃疡的口腔病有以下几种：

（1）复发性口疮（Recurrent aphthae）：其特点是有周期性反复发作的病史。为单个或多个小圆形凹陷性溃疡，周围有红晕，底部有黄色假膜，伴有疼痛。一般在 7～10 日内可以自愈。

（2）创伤性溃疡（Traumatic ulcer）：亦称褥疮性溃疡（Decubitus ulcer）。特点是溃疡无定形，呈外翻状。在相应部位多能发现残冠、残根、义齿等刺激物；除去刺激原及经治疗后溃疡很快愈合。

（3）结核性溃疡（Tuberculous ulcer）：可有结核病史。溃疡边缘呈紫色，厚而不规整，呈口小底大的所谓潜行性损害。激发或自发痛明显。结核菌素试验可为阳性。

（4）梅毒性溃疡（Syphilitic ulcer）：多为后天梅毒的早期表现，因在溃疡底部触诊较硬，故亦称硬性下疳（Autochthonous ulcer）。硬性下疳除阴茎外，还可发生在唇部，后者亦称唇下疳。溃疡为黄红或暗红色，圆形或椭圆形；溃疡上可覆以棕黄色薄痂。溃疡一般无痛。患者可询问出性接触史。血清学检查大多呈阳性。

（5）多形渗出性红斑（Multiform exudative erythema）：发病快。溃疡面积大而不规则，浅表。有自发性渗出倾向；唇红上常可见血痂堆积，疼痛剧烈。可同时伴眼、生殖器及皮肤损害。

（6）慢性盘状红斑狼疮（Chronic discoidlupus erythematosus，DLE）：是相对良性的慢性结缔组织疾病，但被认为可转化为系统性红斑狼疮（SLE）。好发于下唇唇红黏膜，呈桃红色微凹的斑块，常伴糜烂与结痂，可伴头面部皮肤病损。有时也可发生于颊黏膜。

以上所介绍的一些疾病，除临床诊断外大多需要病理检查后才能最后确诊。

（四）口腔多原发癌

多原发癌（Multiple primary cancer，MPC）系指同一病人在同时或不同时期出现有 2 个以上的原发癌而言。

近年来，MPC 的病例日渐增多，临床报道数万例以上。这种增多的原因可能是由于：①人类自然寿命的延长；②患第一个原发癌经治疗后控制时间的增加（其中 5%～10% 的病人在其长期生存中可发生第二原发癌）；③现代生活、自然环境中致癌源不断地增加。

有关 MPC 的报道和研究已有多年历史。最早全面论述 MPC 者当首推 Billroth（1889）；而最早详细报道口腔 MPC 者则应为 Sarasin（1933）。然而，只有 1974 年在意大利召开了多原发性恶性肿瘤的第一次国际会议后，才表明对 MPC 的研究已引起了国际上更大的重视。因为对 MPC 的研究不但是整个肿瘤学问题的一部分，而且它有很多独特的有利的条件来回答某些肿瘤学的病因问题。

到目前为止，Warren 和 Gates（1932）所提出的多原发癌标准仍是公认的。其依据是：

（1）所有肿瘤必须具有恶性的组织学特征；

（2）各个肿瘤必须是独立的（在解剖或组织学图像上）；

（3）必须排除转移癌的可能性。

MPC 的类型亦大多依据 Lund（1933）的分类法：

（1）多中心性起源的多原发性恶性肿瘤：

①同一组织，同一器官；

②不同器官相同的组织成分（或相邻器官、相同组织的 MPC）；

③双侧成对器官的相同组织。

（2）不同组织或不同器官的 MPC。

（3）多中心性起源的 MPC 加一个或多个不同组织或器官的病损。本类型实际上为上述（1），（2）类型的相加。

全身任何组织及器官均可发生 MPC，但以皮肤、消化道、上呼吸道为最多见；口腔亦为 MPC 之常见器官。全身 MPC 的发生率，由于其资料来自临床或尸检的不同，其差别较大。据国外统计约为 0.2%～13.1%；口腔 MPC 的发生率则约为 3.6%～21%。国内报道的全身 MPC 的发生率在 0.4% 至 0.52% 之间。

关于口腔颌面部 MPC，根据上海交通大学医学院附属第九人民医院口腔颌面外科 1953—1985 年的统计，口腔颌面部 MPC 在病理确诊为口腔颌面部恶性肿瘤的 2989 例病例中有 49 例，占 1.63%。其中二重癌 44 例（89.8%）；三重癌以上 5 例（10.2%）。

MPC 的发生时间可为同时发生（指在 6 个月内）或相继（亦称异时）发生（指 6 个月以上）。相继发生的最长时间有长达 10～36 年之久者。MPC 在同一患者可发生达 5 次之多。

临床上对 MPC 的解释仍以多中心起源论为主。癌肿的多中心起源问题早在 1865 年 Thiersch 就曾推测过。据 Moertel 的观察，临床上口腔的多中心性起源癌为 8.7%，唇癌约为 6.3%；而在显微镜下的观察，口腔癌的多中心病变可高达 93%。Slaughter 特别支持口腔癌的多中心起源学说。他按照 Willis 的观点解释认为：致癌源作用的并不仅仅只是一个或一组细胞，而是或多或少的一片区域；但是在某些点或区域接受刺激的强度却是不等的。

肿瘤首先在刺激作用最强的地方发生；但在接受同样刺激的邻近组织，以后也将发生肿瘤性变化。临床上，广泛性的癌前病变（例如口腔白斑）常常发生 MPC，也强有力的支持多中心性起源的论点。

在显微镜下，多中心性起源的癌瘤，各肿瘤之间可见有正常的组织，或呈现为白斑，或由正常组织转变为癌的移行地带，Slaughter 称此为"癌化区"或"生癌野"（Field cancerization）。根据这一理论，Slaughter 认为，多数临床所谓局部复发，极大可能是第二原发癌而非复发。

在原先手术过癌灶区出现第二次癌的可能性有 3 种：

（1）由于手术切除不彻底而出现的真正复发。

（2）第一次手术时忽略了周围组织存在的病变，因而切除范围不足。

（3）邻近组织在第一次手术时是正常的，但在手术后继续接受同样的致癌刺激，而再次发生癌变。

然而，临床上除第二原发癌距离第一原发癌有明确地分隔距离，或组织学图像二者迥然不相同外，要完全鉴别究竟是第二原发癌抑或复发有时是有一定困难的。在这一点上，手术后对标本切缘以及组织病理学图像的仔细检查可能有一定帮助（这需要病理学家予以充分的重视和合作）；存在多发性癌前病损时也有助于多原发癌的诊断。

除此外，尚可参考术后随诊期。口腔癌术后局部复发或转移绝大多数发生在前 2 年；3 年以后复发者不到 10%。如果生存期已达 5 年甚至 10 年以上，原位再次出现癌肿时，也应多考虑为第二原发癌的可能。

三、病理类型及 TNM 分期

病理诊断是口腔颌面部肿瘤诊断中最重要、最基本的诊断技术，是肿瘤诊断中的金标准（Golden standard）。随着口腔颌面外科学及肿瘤病理学的迅速发展，要求对口腔颌面部肿瘤的病理诊断更为准确和详细。

要得到正确的病理诊断，有赖于完整的临床资料、详细的大体描述、组织标本的正确处理和高质量切片的制作，需要临床医师、病理医师、技术员的通力合作。由此可见，病理诊断除了病理科的工作外，还需要完整的临床资料，诸如患者年龄、性别、肿块部位、临床表现等，不应被临床医师忽视。

（一）常用的病理诊断技术

1. 苏木精－伊红染色（Hematoxylin－eosin staining，HE 染色）

HE 染色是病理学制片中最广泛应用的染色方法，故也称常规染色，它在病理学、组织学、细胞学工作中具有重要价值。主要用来显示正常及病变组织、细胞的一般形态结构。组织病理学的基本知识绝大部分是从观察 HE 染色切片得来的。

组织在进行切片、染色前需经固定、脱水、包埋等处理，主要程序如下：临床送检标本经10% 甲醛固定 24 h 后取材，记录标本组织或器官来源、大小、颜色、质地，准确选取病变区及部分相邻正常组织（如唾液腺良性肿瘤应包括肿瘤包膜、唾液腺恶性肿瘤应包括周围正常组织、口腔鳞癌应包括邻近正常黏膜），组织块大小不超过 2cm×2cm×0.3cm。组织块经梯度乙醇（70% 乙醇～无水乙醇)脱水、二甲苯透明、石蜡浸蜡、包埋，切片厚 4 ～ 6μm。切片经脱蜡水洗后，苏木精染色 10min，水洗及 1% 盐酸乙醇分化，伊红染色2min，切片脱水、透明、封片。

2. 组织化学（Histochemistry）

为了显示组织或细胞中存在的某些特殊物质（如唾液腺黏液表皮样癌中的黏液、腺泡细胞癌中的酶原颗粒）、酶（如颌骨成骨性肿瘤中的碱性磷酸酶）、病原体（如口腔念珠菌病中的白色念珠菌）等，需要选用相应的方法，显示这些成分的化学组成、定位及定量，即为组织化学染色。它是将组织化学与生物化学相结合的学科，利用组织化学染色有助于诊断和鉴别诊断。

口腔颌面部肿瘤中较常用的特殊染色方法有网状纤维染色、结缔组织染色、横纹肌染色、糖原染色、黏液染色等。

3. 冰冻切片（Frozen section）

手术中制作冰冻切片的目的是决定手术方案，如腮腺浅叶良性肿瘤只需做浅叶摘除，恶性肿瘤需做全叶切除，有颈淋巴结转移的恶性肿瘤则需做根治性颈清。对冰冻切片的诊断要求是快速、准确，但由于冰冻切片质量不如石蜡切片，且取材有限，而某些肿瘤尤其是唾液腺肿瘤的形态多变，即使是同一来源肿瘤，也可有不同形态学表现，而某些恶性肿瘤如腺样囊性癌细胞异形并不明显，这些都给冰冻切片的正确诊断带来了困难。

在冰冻切片诊断困难时，病理医师一定要与临床医师加强联系，结合患者的临床表现和术中所见做出可能的诊断。如冰冻切片诊断实在不能确诊时，不要勉强诊断，以免造成误诊。这时要依靠石蜡包埋组织多切片、多观察，做出最终诊断。

4. 免疫组织化学（Immunohistochemistry）

近20 年来，免疫组织化学（简称免疫组化）开始广泛应用于病理诊断。它利用抗原抗体发生特异性结合的基本免疫学原理，在组织或细胞水平原位显示抗原或抗体成分。常用的有免疫荧光法、免疫酶标法等。目前免疫组化方法已成为病理诊断学中一个十分重要的辅助检查手段。

（二）病理学检查

鳞状细胞癌（Squamous cell carcinoma）是最常见的口腔癌，组织学表现为有鳞状分化的恶性上皮性肿瘤，特征为有角化珠形成及出现细胞间桥。其病理特征与其他部位的鳞状细胞癌基本无差别。肿瘤来自表面口腔黏膜上皮，肿瘤性上皮团或上皮岛浸润下方结缔组织，细胞特征可表现为丰富的嗜酸性胞质，核浆比大，程度不同的细胞及胞核的多形性，鳞状上皮形成的角化珠和单细胞的角化均可见。

组织学分级分为 3 级。

Ⅰ级（高分化）：组织学、细胞学特征与正常口腔黏膜上皮相似。基底细胞及有细胞间桥的鳞状细胞比例不等，角化明显，核分裂象少，不典型核分裂及多核细胞罕见，细胞及胞核多形性不明显。

Ⅱ级（中分化）：组织学表现介于Ⅰ级与Ⅲ级之间，与Ⅰ级相比，角化少，细胞及胞核的多形性较明显，核分裂增多，偶见异常核分裂，细胞间桥不明显。

Ⅲ级（低分化）：组织学、细胞学特点与正常口腔黏膜上皮仅略微相似。角化及细胞间桥均少见，核分裂象多见，常见不典型核分裂，细胞及胞核多形性明显，多核细胞多见。

当同一肿瘤中同时出现不同分化级别的表现时，以恶性程度高者决定分级标准。这种对口腔鳞状细胞癌的分级标准已被广泛采用，但由于受到肿瘤部位、范围、是否有转移等因素的影响，这种分级方法并不能完全决定临床治疗、预后评估。

肿瘤分级的自身也存在着一定的局限性，如对组织学、细胞学特征的评价存在着主观性，所取组织标本较小，对组织学表现不一致的肿瘤缺乏全面评价；组织标本的处理过程中存在缺陷，分级依赖于肿瘤细胞的结构特征而非功能特性，决定分级时只注意肿瘤细胞的特性而未考虑周围支持组织和细胞的特点等等。

肿瘤周围组织可表现不同程度的慢性炎症反应，有时可出现结缔组织增生性反应。肿瘤可浸润神经及邻近骨组织，并可见血管、淋巴管扩散和转移。

（三）临床病理注意问题

（1）与深部肿瘤有所不同，口腔癌大多位置表浅，不需要切开组织即可取材，在多数情况下甚至只要用剪或手术刀即可一举成功，而且无须麻醉。若必须应用麻醉者应选择阻滞麻醉，不宜行局部浸润麻醉，以免对肿瘤组织产生压力，导致瘤细胞扩散。取材后若有渗血可采用轻压止血或电凝止血。与任何恶性肿瘤的处理一样，口腔癌活检与治疗的时间间隔愈短愈好。

（2）临床上有时可以出现多次活检都不能确诊。这可能有以下两种情况：

①取材部位不当，特别是对那些在癌前病变的基础上，局限性发生癌变者。解决取材部位也有两种方法：其一，多点取材法；其二，应用四

环素荧光或血卟啉衍生物（HPD）荧光光谱分析法协助定位取材。前一种方法无疑损伤较大；后一种方法中因四环素荧光不需特殊设备，较为简单适用，具体方法请参阅有关文献。

②由于癌变的部位较深在，无法得到术前确诊。在这种情况下，可采用手术探查或手术切除；确属必要时，亦可结合快速冰冻活检以协助确诊。

（3）要充分考虑深部肿瘤或全身肿瘤在口腔内作为首发症状出现的可能性，而不应只单纯考虑口腔本身的病变。

例如：上颌窦及颌骨中心性肿瘤可以首先出现牙松动，牙龈、硬腭等症状；其他如朗格罕细胞病（Langer-han's cell disease）、血液疾病等都可以首先出现口腔内症状。考虑到这些可能时，进行其他的检查，诸如 X 线摄片、血象检查等都是必要的。

（4）对颈部肿大淋巴结，若怀疑为转移癌时最好在手术时行快速冰冷活检，以使诊断与治疗能一期完成。必要时也考虑细针穿刺细胞学检查，或切除一个整体的淋巴结活检。当然对颈部淋巴结的病理检查还应参照原发灶的情况而定。

（四）TNM 分期

现代生物医学研究证实，肿瘤的发生发展是一个多阶段的、循序渐进的过程，是一个由量变到质变的过程。在某个发展阶段施予一定的干预措施，有发生逆转的可能，这就是肿瘤预防的科学基础。在不同的发展阶段施以治疗或干预，其疗效和预后有所差异。从临床治疗的角度看，不同发展阶段的肿瘤，其治疗方法的选择是不同的，而正确的治疗方法则直接关系到肿瘤的预后。

一般来说，肿瘤治疗方法的选择应结合肿瘤的组织来源和发病部位、肿瘤的生物学行为、临床分期和患者的全身状况来综合考虑，其中临床分期是重要的参考因素之一，故 TNM 分期系统（TNM classification system）应运而生。美国癌症联合会（American Joint Committee on Cancer，AJCC）国际抗癌联盟（Union for international cancer control，UICC）标准 1987 年 1 月 1 日统一，并在世界范围使用，在实践中常吸纳合理建议修订内容，使系统愈加科学和完善。目前已 7 次修订，最新版本于 2010 年出版。

1. 唇和口腔癌的 TNM 分期（UICC，2010）

（1）解剖学

①原发部位

口腔前界为上、下唇红唇与皮肤交界，后上界为软硬腭交界，后下界为舌轮廓乳头线，分以下几个特别区：

唇黏膜介于红唇与皮肤交界，上、下唇吻合线，两侧口角之间的红唇黏膜。

颊黏膜包括所有的唇和颊内侧表面衬里黏膜，介于上、下唇吻合线，上下牙槽嵴黏膜附着线，翼下颌皱襞（颊咽肌缝）之间。

下牙槽嵴指覆盖下颌牙槽突的黏膜，介于颊沟黏膜附着线与口底游离黏膜线之间，后界至下颌支。

上牙槽嵴指覆盖上颌牙槽突的黏膜，介于上龈颊沟黏膜附着线与硬腭交界处之间，后界为翼腭弓上末端。

磨牙后区牙龈（磨牙后三角）指覆盖下颌支的附着黏膜，其尖端向上与上颌结节连接。

口底指覆盖下颌舌骨肌和舌骨舌肌的半月形间隙，介于下牙槽嵴内面至舌腹下面，后界为扁桃体前柱，由系带分为左右两侧，含有下颌下腺和舌下腺开口。

硬腭指上颌牙槽嵴与覆盖腭骨的腭突黏膜之间的半月形区，介于上牙槽嵴内面至腭骨后缘。

舌前 2/3（舌口腔部）指舌的活动部分，介于轮廓乳头之前至舌腹面与口底移形处之间。由 4 部分组成：舌尖、舌侧缘、舌背和舌腹面。

②区域淋巴结：口腔黏膜癌可扩散至区域淋巴结，每一解剖部位的肿瘤都有其固有的可预知的区域淋巴结扩散规律。区域淋巴结转移的危险性一般与 T 分类情况和原发肿瘤浸润深度有关，后者可能更重要。唇癌转移风险低，开始易累及邻近颏下淋巴结和下颌下淋巴结，然后至颈淋巴结。同样，硬腭癌和牙槽嵴癌转移潜在性也较低，易累及颊淋巴结、下颌下淋巴结、颈淋巴结，偶尔至咽后淋巴结。

其他部位的口腔癌开始主要扩散至下颌下淋巴结和颈淋巴结，很少至颈后三角（锁骨上）淋巴结。舌癌可以直接扩散至颈下淋巴结，接近中线者有双侧颈淋巴结扩散的危险。颈部任何治疗，如手术和/或放疗，可以改变淋巴正常引流规律，导致与通常引流不一致的区域淋巴结的扩散。一般情况下，原发性口腔癌的颈淋巴结扩散有一定的规律性：由原发灶至颈上淋巴结，然后至颈中淋巴结，再至颈下淋巴结。

但是口腔前部癌也可直接扩散至颈中淋巴结。头颈癌远处转移的危险性，N 与 T 相比，更取决于 N。中线淋巴结应认为是同侧淋巴结。除了描述 N 分类的组成以外，区域淋巴结还应按照相关颈部平面描述。可以看出，颈部受累淋巴结平面对预后是相当重要的（越低越差），单个淋巴结出现肿瘤转移的结外扩散表现对预后也相当重要。

影像学检查显示受累淋巴结边缘呈不规则毛刺样改变，或由于淋巴结间脂肪组织受侵，造成淋巴结由正常的卵圆形变成圆形，则强烈提示肿瘤结外扩散；但是为了确定此类疾病的程度，病理学检查是必要的。目前为止，影像学检查仍不能分辨区域淋巴结在显微镜下可见的微病灶，也不能鉴别是小的反应性淋巴结或是小的恶性淋巴结（除非 X 线显示淋巴结中央质地不均）。对 pN，选择性颈清扫术通常将包括 6 个或更多的淋巴结，根治性颈清或改良根治性颈清术通常将包括 10 个或更多淋巴结，少于上述数目的淋巴结病理学检查阴性，仍将认为是 pN0。

③转移部位：肺是最常见的远处转移部位，骨和肝转移相对较少。纵隔淋巴结转移也认为是远处转移。

（2）分期规则

①临床分期：原发肿瘤的评估是根据口腔和颈部检查和触诊做出的，附加检查可包括 CT 和 MRI。一般来讲，一种影像学检查方法足以评估原发灶和淋巴结的范围程度。黏膜受累范围和程度的临床评估比影像学评估更准确，深部组织和区域淋巴结受累的范围和程度的影像学评估比临床评估通常更准确。通常 MRI 能更好地显示软组织、血管周围和神经周围的扩散范围、颅底受累和颅内肿瘤，高分辨率强化 CT 也可达到相似的结果。

如果仔细操作，CT 扫描可提供更好的骨和喉微观结构的影像，而且身体移动对其影响最小。CT 或 MR 成像多用于晚期肿瘤骨侵犯情况（上颌骨或下颌骨）和深部组织侵犯情况（深部舌外肌、舌正中和颈部软组织）。辅助牙片或全景 X 线检查对确定骨皮质受累有帮助。

　　若原发肿瘤做 CT 或 MRI 检查，应当同时做相关受累淋巴结检查。对于晚期患者，应适当考虑影像检查可能发生的远处转移，超声作为一种辅助检查可能对评估大血管受侵有帮助。肿瘤必须做组织学确诊，第一次确定治疗前所有临床、影像和病理学的可用数据资料都可用于临床分期。

　　②病理分期：原发灶完整切除和（或）区域淋巴结清扫，然后通过切下标本的病理学检查分别确定 pT 和（或）pN。对放疗或化疗后切除的标本需要标识，而且需要考虑治疗前后变化的情况。pT 是指手术标本未固定前肿瘤实际测量的大小，应当注意手术切除的软组织标本可发生高达30% 的收缩。病理分期是附加的和重要的参考资料，在肿瘤分期中应当包含病理分期，但是它不能作为最初的分期设计计划取代临床分期。

③ TNM 定义

原发肿瘤（T）

Tx	原发肿瘤无法评估
T0	无原发肿瘤的证据
Tis	原位癌
T1	肿瘤最大径≤ 2cm
T2	肿瘤最大经> 2cm，但≤ 4cm
T3	肿瘤最大径> 4cm
T4	（唇）肿瘤侵犯穿破骨皮质、下牙槽神经、口底；或面部皮肤，即颏或鼻
T4a	（口腔）肿瘤侵犯邻近结构，例如：穿破骨皮质、侵入深部舌外肌（例如颏舌肌、舌骨舌肌、腭舌肌和茎突舌肌）、上颌窦、面部皮肤
T4b	肿瘤侵犯咬肌间隙、翼板、或颅底和（或）包绕颈内动脉

注：牙龈原发肿瘤仅浅表地侵蚀骨或牙槽窝，不足以归为 T4。

区域淋巴结（N）

Nx	区域淋巴结无法评估
N0	无区域淋巴结转移
N1	同侧单个淋巴结转移，最大径≤ 3cm 同侧单个淋巴结转移，最大径> 3cm，但≤ 6cm；或同侧多个淋巴结转移，最大径均≤ 6cm；或双侧或对侧淋巴结转移，最大径均≤ 6cm
N2a	同侧单个淋巴结转移，最大径> 3cm，但≤ 6cm
N2b	同侧多个淋巴结转移，最大径均≤ 6cm
N2c	双侧或对侧淋巴结转移，最大径均≤ 6cm
N3	转移淋巴结最大径> 6cm

远处转移（M）

Mx	远处转移不能评估
M0	无远处转移
M1	有远处转移

④分期

0 期	Tis	N0	M0
I 期	T1	N0	M0
II 期	T2	N0	M0
III 期	T3	N0	M0
	T1	N1	M0
	T2	N1	M0
	T3	N1	M0
IVA 期	T4a	N0	M0
	T4a	N1	M0
	T1	N2	M0
	T2	N2	M0
	T3	N2	M0
	T4a	N2	M0
IVB 期	任何 T	N3	M0
	T4b	任何 N	M0
IVC 期任	何 T	任何 N	M1

⑤组织病理学类型与分级

　　鳞状细胞癌占绝大多数。分期标准适用于各种类型的癌，不包括非上皮性肿瘤，例如淋巴组织肿瘤、软组织肿瘤、骨和软骨肿瘤（即淋巴瘤、黑色素瘤和肉瘤）。

　　必须要有组织学确定的诊断。推荐鳞癌的组织病理学分级；分级是主观的，既是用于描述性的形式又是数值化的形式，即根据肿瘤组织与黏膜所在位置的鳞状上皮的相似程度或差异程度分为高分化、中分化和低分化。也推荐原发肿瘤侵犯深度的定量评估以及是否存在血管侵犯和神经周围侵犯。

组织学分级（G）

GX	分级无法评估
G1	高分化
G2	中分化
G3	低分化

⑥肿瘤特征

内生性生长：用千分尺目测侵袭性鳞癌表面至瘤体最深区域垂直线，以 mm 记录。不应当在辨识不清表面成分的肿瘤切面上或病变区域上进行测量。

外生性生长：测量肿瘤表面至瘤体最深区域，将此作为肿瘤厚度，而不称其为肿瘤侵入深度。

溃疡型：测量溃疡基底至瘤体最深区域，或测量侵袭癌最边缘区的表面至瘤体最深区。

应记录肿瘤侵入深度（mm），T 的分期不用深度值。

尽管肿瘤分级不纳入到肿瘤分期中，但是应当记录。任何淋巴结切除标本的病理学描述应当包括大小、数目、受累淋巴结位置以及有无结外扩散

四、癌前病变及预防

（一）癌前病变和癌前状态及其处理

癌前病变（Precancerous lesions）的定义为：一种已发生形态学改变的、与相应的正常组织相比更易发生癌变的组织。癌前病变分为临床分类与组织学分类，其临床分类中包括白斑、红斑、与吸烟有关的腭部角化症。WHO 认为白斑为临床定义，不涉及组织学表现，分为均质型与非均质型两类。在组织学上均质型白斑主要表现为过度正角化和棘层增生，不出现上皮异常增生，而非均质型白斑、红斑、红白斑则常与上皮异常增生、原位癌、鳞状细胞癌相关。癌前病变的组织学分类包括鳞状上皮异常增生、原位癌和日光性角化病。

癌前状态（Precancerous conditions）的定义为：与显著增高的癌变危险性相关的一般状态。癌前状态使口腔黏膜对致癌因子更敏感，更易发展为口腔癌。癌前状态的共同特点是上皮萎缩，故所包括的各种疾病均具此特征。癌前状态包括多种病变，常见的有扁平苔癣、口腔黏膜下纤维化、盘状红斑狼疮等。

以下就临床常见的口腔黏膜癌前病变与癌前状态加以概要论述。

1. 白斑（Leukoplakia） 是指在口腔黏膜表面发生的白色或灰白色角化性病变的斑块状损害，不能被擦掉，在临床及病理上不能诊断为其他疾病者。我国有学者报道白斑的患病率为 10.5%，好发年龄为 50 ～ 59 岁，以男性居多，男女比例为 27：1。白斑是最常见的癌前病变，癌变率 6% ～ 19%，平均病变病程 8.2 年。

白斑的局部表现主要为口腔黏膜上出现白色斑块状病变，具有一定特点，但并非特异性。临床上白斑除表现为白色以外，还可表现为红白间杂损害，色泽较红或混有某些红色成分者，较单纯白色病变更易癌变。白斑患者一般无自觉症状，常在体检时偶然发现。有些患者出现味觉减退、疼痛等症状。白斑可发生于口腔黏膜的任何部位，常见于颊黏膜、上下唇、软腭等部位。

据报道，发生在以下 3 个危险区域的白斑和红斑，其演变为鳞癌的几率明显大于其他部位，应引起高度重视。这 3 个区域是：①软腭复合体（包括软腭 - 咽前柱 - 舌侧磨牙后垫）；②口底 - 舌腹（包括舌缘）；③颊黏膜在口角区的三角形区域。根据病损特点，白斑在临床上可分为 4 型：颗粒型、斑块型、皱纸型和疣型。当白斑出现溃疡时，常表明癌前损害已有了进一步发展，确诊必须有病理切片证实，以作为进一步选择治疗方法的依据。

白斑的发生与吸烟及局部机械刺激有关，戒烟及去除刺激因素如残根、残冠、不良修复体，更换金属修复体、避免不同修复体的电流刺激，是预防和治疗白斑的基本措施。

对口腔黏膜白斑的早期预防，重点应放在卫生宣教上。开展流行病学调查，早期发现"白斑"患者，进行卫生宣传及必要的健康保健，包括去除刺激因素，少食辛、辣、烫食物，检查免疫状况，进行治疗等。凡有癌变倾向者，应定期复查。白斑在治疗过程中如有增生、硬结、溃疡等改变时，应及时手术切除活检。

对溃疡型、疣状、颗粒型白斑应手术切除全部病变。手术切除的同时，应去除局部刺激因素。局限性白斑，也可用冷冻治疗。在药物治疗方面，可用 0.1% ～ 0.3% 维 A 酸软膏局部涂布，但不适用于充血、糜烂的病损。也可用 50% 蜂胶玉米朊复合药膜或含维生素 A、E 的口腔消斑膜局部敷贴。

实验证实中草药绞股蓝对防止 DMBA 诱发的金黄地鼠颊囊白斑癌变有肯定的效果。在接触致癌剂 3 周以后，服用绞股蓝，远期观察可见到中

度异常增生的上皮细胞向正常方向逆转。白斑患者局部可用鱼肝油或博莱霉素（以 DMSO 作溶媒）涂搽，也可内服鱼肝油，或用维生素 A 5 万 U/d。局部可用维甲酸衍生物 RAII 号（维胺酸）涂搽，浓度以 1% 较适宜。白斑局部用 10% 维生素 C 或活血化瘀中药提取液作离子透入，也有一定疗效。如证实为白色念珠菌感染引起，可配合抗真菌药物治疗。

2．口腔毛状白斑（Oral hairy leukoplakia，OHL） 是一种发生在口腔黏膜的白色毛绒状病变。由 Greenspan 于 1984 年首次报道，并认为 OHL 是一种与白色念珠菌病不同的实体疾病，是艾滋病的高度预兆，可能是人类免疫缺陷病毒（HIV）感染的早期体征。OHL 的形成机制尚不清楚，在 OHL 中未发现 HIV 抗原，所以 HIV 并非 OHL 的直接原因，目前认为 OHL 可能与 EB 病毒感染有关。临床上，口腔毛状白斑病损为白色斑块，或为白色不规则的皱褶状，形成似毛绒地毯样表现。病损大小不一，不易擦掉，可出现溃疡。

好发于舌外侧缘，多为双侧。其次见于颊、口底、软腭、牙龈和扁桃体。患者通常无自觉症状，或伴有烧灼感及疼痛，味觉减退。此外患者还有艾滋病相关综合征的表现，例如长期中低度发热、疲乏、HIV 抗体阳性等。病理学上，毛状白斑很少见到上皮异常增生，表现为上皮增殖，表面过度角化，多数有毛状突起，棘层增厚，细胞气球样变性，可见空凹细胞，偶伴轻度不典型增生。PAS 染色可见念珠菌。电镜检查可见 EB 病毒。大剂量的抗病毒药物可暂时控制 OHL。抑制 HIV 逆转录酶的药物也可使 OHL 消退。

3．红斑（Erythema） 是指口腔黏膜上出现的鲜红色、光亮似无皮样斑块，在临床和病理上不能诊断为其他疾病者。这个含义不包括局部感染性炎症，而是指癌前病变和癌性质的红斑。红斑常发生于 40～50 岁之间，中年女性患者多于男性。一般无自觉症状，溃疡时感疼痛。好发于舌腹（缘）口底、口角区颊黏膜与软腭复合体等区域。病变区质地柔软，病损可分为均质型红斑和颗粒状红斑。

红斑的病因不明，均质型红斑镜下表现为上皮萎缩或上皮异常增生，或原位癌。颗粒型红斑大多为原位癌或早期浸润癌，只有少数为上皮异常增生。红斑多见于中年女性，好发于三个危险区域，病损表现为红色光亮，似天鹅绒样斑块，根据上述表现及病理特点，即可确诊。一旦确诊，应尽早手术切除，标本送病理检查。手术切除较冷冻治疗更为可靠。

4．口腔扁平苔藓 扁平苔藓（Lichen planus，LP）是一种皮肤黏膜的慢性炎症，病损可同时或分别发生在皮肤、黏膜、指（趾）甲及生殖器。中年女性较多，但也有性别上无显著差异的报道。目前其病因不明，可能与下列因素有关：免疫学因素、精神因素、遗传因素和药物因素。此外，还认为可能与白色念珠菌感染、吸烟、局部刺激等有关。

口腔扁平苔藓是常见的口腔黏膜病，我国调查的患病率为 0.51%，发病年龄差别较大，以中年人多见，女性略多于男性，男女比例为 1:1.2～2.3。可发生于口腔黏膜任何部位，大多左右对称，双侧颊黏膜最易受累。此外还可累及舌背、舌缘、舌腹部。下唇多于上唇。牙龈主要发生于附着龈，腭部以硬腭多见。在颊、唇、龈部病损，多累及黏膜移行皱襞区域。单个部位病损较少见，病损可同时在口腔多个部位出现。

病损主要表现为珠光白色角化丘疹，呈圆顶状，表面光滑，可互相交织延伸成线网状、树枝状、环状、斑块等多种形态。黏膜可有充血、发疱、糜烂及色素沉着等病损。根据病损形态，可分为网状型、环状型、条纹型、斑块型、丘疹型、水疱型、糜烂形和萎缩型等 8 型，其中以网状型最常见。

患者一般无自觉症状，部分患者有涩感、烧灼感、黏膜粗糙不适。如果黏膜糜烂，则进食有疼痛感。口腔扁平苔藓与皮肤扁平苔藓的病理变化基本相同，即上皮不全角化或过度角化，棘层增厚或萎缩，基底细胞液化变性，固有层淋巴细胞浸润带。根据病损特征及组织学检查，诊断一般不难做出。

一般认为，扁平苔藓属于慢性皮肤-黏膜疾患，预后良好。但最近 10 多年的资料，包括某些专著已将本病列入癌前病变范畴。在各型扁平苔藓中，糜烂型、萎缩型及斑块型较易恶变，部位以颊黏膜最多见。

由于病因不明，目前尚无有效治疗方法。患

者应尽量减轻精神负担，力求生活规律。保持口腔卫生，去除一切局部刺激因素，特别是充血糜烂区域。在药物治疗方面，可选用皮质激素、维A酸类药物、环孢素A、磷酸氯喹、昆明山海棠、雷公藤、左旋咪唑等。也可试用中医中药治疗。患者应严密随访，定期观察；怀疑恶变时，及时活检确诊，以求早发现、早治疗。

5．口腔黏膜黑斑 口腔黏膜黑斑（Melanosis of oral mucosa）是指与种族性黑色素沉着、系统性疾病综合征所致的口腔黏膜黑色素沉着无关的黑色素沉着斑。患者一般无自觉症状，唇部尤以下唇最常见，龈、颊、腭黏膜及其他部位亦可见到。黑斑的周界清楚，常呈均匀一致的片状或小团块状，不高出黏膜表面，直径约为5mm。少数黏膜黑斑呈不规则状，面积较大，其色泽依不同的种族、个体、黑色素的数量及黑色素在聚集部位的深浅而有所差异。

黑色素在上皮中的部位愈浅，色泽愈黑。生理性黏膜黑斑被认为与黑色素细胞的数量无关，而是黑色素细胞功能活跃的结果。临床上常见到来自黑斑的黏膜黑色素瘤。在发展为肿瘤前，部分患者先有黏膜黑斑，初起为一扁平、缓慢扩展的无症状黑色素沉着区，以后黑色素沉着区粗糙、隆起、易出血，出现肿块。在出现上述症状之前，黑色素瘤难与黏膜黑斑相鉴别。所以对上腭及牙龈上出现的黏膜黑斑应警惕恶变。

唇部黏膜黑斑，目前认为是良性病变，其他部位黏膜黑斑的潜在恶性尚在探讨之中。Page指出，病损5年内若出现色泽、大小变化，发生溃疡、出血等，均应手术切除。5年以上者，无特殊变化也应密切观察或手术切除。另外，由于黑色素细胞对低温十分敏感，因而也可采用冷冻治疗，尤其适用于面积较广泛的口腔黏膜黑斑。

6．口腔黏膜下纤维化 口腔黏膜下纤维化或称口腔黏膜下纤维变性（Oral submucous fibrosis, OSF）是一种慢性进行性疾病。本病病因不明，可能与下列因素有关：咀嚼槟榔；食辣椒、吸烟、饮酒；维生素缺乏、免疫功能异常、遗传、微循环及血液流变学等因素。

本病的主要表现是：口腔黏膜首先是疼痛、烧灼感、味觉减退及口干、唇舌麻木感、出现小疱、破溃后形成溃疡，继而出现淡黄、不透明、无光泽的条索样损害。张口度受限，吞咽困难。受累的黏膜有颊、腭、唇、舌、翼下颌韧带、牙龈、口周等处。腭部主要是软腭受累，黏膜出现苍白或灰白色板块，严重者出现软腭缩短，弹性降低，腭垂缩小，舌、咽腭弓处出现瘢痕样条索，常伴有口腔溃疡与吞咽困难。

舌背和舌边缘出现苍白，舌前伸受限。舌背表面丝状乳头消失，成为光滑舌。上下唇黏膜表面出现苍白，红唇与黏膜交界处可扪及纤维条索。诊断时，需根据不同地区就诊患者，追问其生活习惯。本病的临床特征是口腔黏膜发白、颊部或翼颌韧带处有条索状瘢痕，牙关紧闭或张口受限等。

触诊时，可触及纤维条索。实验室检查可有贫血、血沉增快、血液嗜酸性粒细胞增高等，病理检查可见胶原纤维变性。本病约有1/3最终可发展为癌，因而被认为是癌前状态。

目前，对口腔黏膜下纤维化尚无满意的治疗方法。维生素A、E及维A酸、激素等均可试用，但疗效欠佳。对于张口受限的患者，可行手术松解瘢痕，创面植皮或以颊脂垫修复。戒除不良咀嚼槟榔习惯。对本病患者，应严密随访观察，以便早期发现癌变，早期处理。

7．上消化道上皮萎缩性病变 上消化道上皮萎缩性病变（Epithelial atrophic lesions of the upper digestic tract）导致的癌变常为多发性，被认为是一种潜在的癌前病损，代表性病变为Plummer-Vinson综合征，是以低色素性贫血、吞咽困难、口角炎、舌病变为特征的一组病变。

引起本病的原因为铁摄入不足、铁吸收障碍、铁丧失过多和铁需要增多等。除缺铁外，B族维生素缺乏、未知的营养物质摄入不足等也为可能的原因。本病以女性占绝大多数，发病年龄在40岁左右。有家族内同时发病者，因此似有遗传倾向。另外好发生于偏食者。患者多具有缺铁性贫血的症状，如食欲不振、乏力、心悸、面色苍白、舌痛、舌色淡而光滑，舌乳头明显萎缩，有时发红，裂纹经久不愈。皮肤粗糙，指、趾变形、脱发等。25%患者有中度脾大，少数病例可发生丝状角膜炎。

口腔表现为口角炎，口角裂痕；口腔黏膜糜烂、溃疡，常经久不愈，或反复出现。患者吞咽困难，咽部有异物感。患者常痛苦大，精神负担重，由此影响进食，发生消瘦，甚至营养不良。眼结膜苍白、干燥，静脉迂曲，偶见视网膜出血及视盘水肿。中年妇女如出现上述三大主征：缺铁性贫血、吞咽困难、口角炎，即当怀疑本征。在 PV 病变基础上，常发生口腔癌、口咽癌和食管癌，故应严密监视随诊患者。如有癌变证据，宜早做根治性手术治疗。

本征的治疗主要是对症处理，有明显缺铁证据时，可口服铁剂，如枸橼酸铁、硫酸亚铁、富马酸亚铁等，亦可用铁注射剂。宜摄取含铁量较多的食物，如青菜、动物脏腑类食品，并摄取多种维生素，如维生素 B_2、B_6、B_{12}、泛酸、叶酸等。为解除患者顾虑，可服安定，亦可用暗示疗法以消除其恐癌心理。

8．乳头状瘤　乳头状瘤（Papilloma）分为鳞状细胞乳头状瘤和基底细胞乳头状瘤 2 类。后者包括老年性角化症，称为日光角化肿瘤，肿瘤表面为增生鳞状上皮，覆盖以结缔组织构成柱状核心。

乳头状瘤是一种良性上皮肿瘤，多由慢性机械刺激和慢性感染引起。口腔黏膜乳头状瘤呈乳突状突起，表面高低不平，分有蒂或无蒂两种。周界清楚，无粘连。局部常有不良刺激和残根、义齿。口腔乳头状瘤可在白斑基础上发生，此型有较大恶变倾向。恶变时局部生长迅速，有溃疡、出血、疼痛，基底部有浸润。唇、颊、龈及皮肤多发生乳头状瘤伴牙发育不良、多指、并指畸形以及虹膜、脉络膜缺损或斜视时，称为多发性乳头状瘤综合征（Goltz-Gorlin 综合征）。老年性角化症好发于 50 岁以上老年人，常发生于颞、颊、内眦、额部、手背或前臂暴露皮肤。病变皮肤有色素沉着，呈扁平斑状，表皮棕褐色，界限清楚、粗糙有鳞屑。少数疣状增生溃疡可发生癌变。

乳头状瘤为交界性肿瘤，手术切除不彻底容易复发或癌变。虽然乳头状瘤不属于癌前病变范畴，但在认识和处理上应予高度重视。切除时应注意基底部切除深度，有足够安全切除缘。切除后常规送病理检查，排除癌变。

9．皮角　皮角（Cutaneous horn）是一种癌前病变，多认为与过度日光暴晒、离子放射等刺激有关。皮角由致密的角质构成，皮肤颗粒层与其他组织间分界清楚，有时角质可侵入浅层棘细胞间。50% 的病变可发生恶变。临床上，皮角多见于老年人，病程较长，可达数 10 年。好发于颜面部如颅顶、额、颞、唇等。肿物为坚硬的角化物，大小不等，表面粗糙，顶端有明显角化，基底部黄或灰黄色。有时皮角可自行脱落，亦可再度生长。鉴于皮角是一种癌前病变，确诊后应做局部彻底切除术。

（二）预防

与 60 年代及 70 年代比较，目前，口腔颌面部癌瘤病员的 5 年生存率虽有大幅度提高，然效果尚不能令人满意。其原因是现在癌症的治疗大都是一种"癌后治疗"，即在癌症已经形成之后。倘若能在癌症形成之前，在发现细胞形态的某些前驱性变化，或发现癌症的生化标志物之后即进行积极治疗，把癌变过程阻断在癌前阶段，定能收到更好的疗效。因此，肿瘤的诊治工作必须贯彻"预防为主"的方针。

癌症的预防一般可分三级：I 级预防为病因学预防，是降低发病率的最根本措施；II 级预防主要是贯彻三早，即："早发现、早诊断、早治疗"，以提高治愈率；III 级预防系指以处理和治疗病员为主，其目的是根治肿瘤，延长寿命，减轻疼痛以及防止复发等。

根据上述概念对口腔癌的预防包括以下内容：

1．消除或减少致癌因素　去除病因是最好的预防方法。对口腔癌的预防应消除外来的慢性刺激因素，如及时处理残根、残冠、错位牙，以及磨平锐利的牙尖，除去不良修复体和不良的局部或全口义齿，以免口腔黏膜经常损伤和刺激，从而避免诱发肿瘤，特别是舌、颊及牙龈癌。注意口腔卫生，不吃过烫和有刺激性的食物。在这些方面，口腔预防保健对于预防口腔癌的发生具有一定的意义。

艾滋病可以继发恶性肿瘤，在口腔颌面部常引起的是出血性肉瘤，或称卡波西肉瘤（Kaposi's sarcoma），也可以诱发恶性淋巴瘤及口腔鳞癌。因此，应预防艾滋病，而加强个人修养，注意生活道德、杜绝多个性伴侣、性乱交是目前预防艾滋病的最好方法。

改善环境，也能消除致癌因素。曾有报道饮水加氟后，不但龋病的发病有所控制，口腔癌、食管癌的死亡率也有所降低。

从医源性致癌的观点来看，除恶性肿瘤外，应该反对对良性病损应用放疗或化疗。在我们总结的 22 例临床诊断为继发性放射性癌瘤中因良性病损接受放疗而引起者有 3 例，约占 14%，不能不引以为戒。

临床上对放射癌的诊断标准大多根据 Cahan 的建议，即：

①放疗前除原发肿瘤外，其他组织无恶性肿瘤存在；

②再发的癌瘤必须在放射野内；

③放射治疗与再发癌瘤的时间应有一定间隔；

④再发癌与原发癌的组织病理类型不同。

根据上述标准，在 1969—1985 年我们共收治此类病例 22 例。这 22 例中还有 3 例属二重放射癌。放疗后至出现第二原发癌的间隔时间为 3～32 年，中位时间 9 年；而 59% 的病例发生在 10 年以上，说明放射性癌瘤的发生有较长的潜伏时间。

虽然有人认为中剂量的放射是最易诱发第二原发癌，但在我们的病例中，绝大多数病例接受的放疗剂量在 70～80Gy。

为了预防放射性癌瘤的发生，我们主张：①放疗时应对准病灶，对正常组织应采取防护性措施；②尽量做到单疗程即达到根治量，不要反复照射；③良性病变不宜或最好不采用放射治疗。

在化疗药物中，氮芥的致癌作用在 1949 年即已被发现，但环磷酰胺等药的致癌作用则在 1966 年以后才被注意到。Marquardt 等的实验研究指出：大多数化疗药物在哺乳类动物细胞培养中有恶变作用，可在体外导致突变，支持可能对人也有致癌能力。

Schmahl、Weisbrger 以及 Sieber 等的实验研究进一步指出，大多数细胞毒素类药物以及甲基苄肼（Procarbazine）均有强烈的致癌作用。Schmahl 还发现细胞毒素类药物的致癌作用并不只局限于一个靶器官，而可以同时作用于不同器官，被认为具有多能（Multipotent）作用。

国内赵泽珍等曾对 14 种常用抗肿瘤药物，应用 SOS 反映原噬菌体诱导法检测其致突变性，结果有 9 种药物呈阳性反应。它们的致突变能力大小依次是："+++" 反应者有丝分裂霉素 C（MMC）和平阳霉素（PYM）；"++" 反应者有盐酸氮芥

（HN2）、阿糖胞苷（Ara-c）、氟尿嘧啶（5-FU）、顺氯胺铂（CDDP）和足叶乙甙（VP-16）；"+" 反应者有甲氨蝶呤（MTX）和长莫司汀（BCNU）。值得特别引起注意的是平阳霉素，虽然它在口腔鳞癌的治疗中有良好的效用，但近年来却有被用于治疗良性病变，特别使用以治疗管型瘤或脉管畸形的趋势。虽然目前尚未见引起癌瘤的临床报道，但它强烈的致突变作用，应引起高度重视和警惕。

2．加强防癌宣传　应使群众了解癌瘤的危害性，提高对癌瘤的警惕性；是群众能了解一些防癌知识，加强自我保健能力。诸如：认识癌前病损及早期症状的特点；有怀疑时应进行检查，及时发现肿瘤，早期治疗；注意口腔卫生，不吃过烫和刺激性的饮食，保证适宜的营养，戒除烟、酒等不良习惯。许多癌瘤的发生与机体的衰老和慢性疾病有关，开展群众性体育活动，可防止机体衰老和少得疾病。因此，宣传体育锻炼，对预防肿瘤的发生也具有一定的意义。

可以利用现代化的传媒体如科教电影、电视等进行防癌宣传，也可应用科普杂志进行宣传。科普杂志的群众接触面可能更广，所引起的作用可能更大，效果可能更好。应当提倡口腔颌面外科及肿瘤科医师多写科普文章，拍科教电影、电视；努力参与到防癌的活动中去。

3．开展防癌普及易感人群的监测　防癌检查应在高发人群或易感人群中进行普查，而不应盲目进行，以期获得最大的效益。发现有可疑症状的人后，再进一步检查，以确定有无肿瘤，并对发现的癌症及早期癌症患者给予治疗。

口腔癌的高发人群或易感人群泛指：

①与环境因素、生活习惯有关的某些高发地区人群，如有咀嚼烟叶、槟榔习惯地区的人群；

②某些特定与职业有关的人群，如长期接触放射源或镍、铬等重金属的工人；

③高龄（一般指 50 岁以上）人群；

④曾接受过放疗或化疗（包括曾进行过器官移植，接受过化疗者）的人群；

⑤已发生过或具有癌前病损的人群；

⑥具有遗传倾向的癌瘤家族。

肿瘤的普查一般 3～5 年进行一次。在普查的间隙期可通过医院的肿瘤专科门诊检查发现新

的病例，并随访已确诊、治疗过的病例，和对具有遗传因素患者的子女进行监视性随访。

无论是普查还是易感人群的追踪，都需要有效而灵敏的监测手段。对此，还有待进一步研究和完善。

4．口腔癌的化学预防　化学预防（Chemoprevention）是近年来在肿瘤预防工作中提出的，是非常有意义的一个新概念。癌瘤的化学预防是应用天然的或合成的药物或物质，干扰形成恶性肿瘤的致癌源，从而达到预防的目的。

由于化学预防的一些化合物广泛存在于食物特别是蔬菜和水果中，于是一些临床研究也证实经常食用蔬菜和水果可以起到预防发生口腔癌、口咽癌和降低死亡率的作用。日本的大样本追踪研究指出，每日食用绿色、黄色蔬菜者其发生口腔癌的 RR 仅为 0.46，与非每日食用蔬菜者相比较，其患癌危险性明显为低。同样，印度的前瞻性研究也指出，咀嚼烟叶的非素食者（Non-vegetarians）其口腔癌 RR 为 8.3，相比之下咀嚼烟叶的素食者（Vegetarians），其 RR 仅为 3.3，二者有显著差别。

上述资料证明，人们生活习惯，特别是饮食习惯对口腔癌的发生、发展确有很大影响；提倡每日多进食绿色蔬菜及水果，将是化学预防的主要方式。

五、口腔癌的治疗

对肿瘤的治疗，首先要树立综合及多学科治疗的观点。应根据肿瘤的性质及其临床表现，结合患者的身体情况，具体分析，确定采取相应的治疗原则与方法。对于比较疑难的病例，应由口腔颌面外科、放射治疗、化学治疗及影像诊断、病理诊断、中医等不同学科的医务人员共同参加讨论，根据患者的特点，制定合理的治疗方法。因为第一次治疗，常是治愈的关键。

（一）治疗原则

对口腔癌，应根据肿瘤的组织来源、生长部位、分化程度、发展速度、临床分期、患者机体状况等全面研究后再选择适当的治疗方法。

（1）组织来源　肿瘤的组织来源不同，治疗方法也不同。淋巴造血组织来源的肿瘤对放射和化学药物都具有高度的敏感性，且常为多发性并有广泛性转移，故宜采用放射、化学药物和中草药治疗为主的综合疗法。骨肉瘤、纤维肉瘤、肌肉瘤（胚胎性横纹肌肉瘤除外）、恶性黑色素瘤、神经系统的肿瘤等一般对放射不敏感，应以手术治疗为主，手术前后可给以化学药物作为辅助治疗。对放射线有中度敏感的鳞状细胞癌及基底细胞癌，则应结合患者的全身情况，肿瘤生长部位和侵犯范围，决定采用手术、放射、化学药物，抑或综合治疗。

（2）细胞分化程度　肿瘤细胞分化程度与治疗有一定关系。一般细胞分化程度较好的肿瘤对放射线不敏感，故常采用手术治疗；细胞分化程度较差或未分化的肿瘤对放射线较敏感，应采用放射与化学药物治疗；当肿瘤处于迅速发展阶段，肿瘤广泛浸润时，手术前应考虑先进行术前放射或化学药物治疗。

（3）生长及侵犯部位　肿瘤的生长及侵犯部位对治疗也有一定关系。例如，位于颌面深部或近颅底的肿瘤，手术比较困难，手术后往往给患者带严重功能障碍，故有时不得不首先考虑能否应用放射治疗或化学治疗，必要时再考虑手术治疗；而唇癌或面部皮肤癌则手术切除较容易，整复效果也好，故多采用手术切除；颌骨肿瘤一般则以手术治疗为主。

（4）临床分期　临床分期可作为选择治疗计划的参考。一般早期病员不论应用何种疗法均可获效，而晚期病员则以综合治疗的效果为好。临床分期也可作为预后估计的参考。临床分期对临床治疗的选择及预后估计具有一定的参考价值。临床上根据癌瘤侵犯的范围，国际抗癌协会（UICC）设计了 TNM 分类法。

这种分类便于准确和简明地记录癌瘤的临床情况，帮助制订治疗计划和确定预后；同时可使研究工作有一个统一标准，即使在不同单位，但可在相同的基础上互相比较。

（二）治疗方法

1．手术治疗　手术目前仍是治疗口腔颌面肿瘤主要和有效的方法，适用于良性肿瘤或用放射线及化疗不能治愈的恶性肿瘤。手术时必须遵循肿瘤外科原则，对恶性肿瘤必须完全、彻底地切除。对可能有淋巴转移的恶性肿瘤，还应施行根治性颈淋巴清扫术（Radical neck dissection）或肩胛舌骨上颈淋巴清扫术（Supraomohyoid neck dissection）以将其所属区域的淋巴组织彻底清除。因为第一次手术常是治愈的关键，如切除不彻底，容易复发，再次手术则常不能获得满意的治疗。

近年来，由于肿瘤生物学和免疫学等的成就和目前综合治疗手段的增加，多趋向于适当限制手术"根治"的范围，以保存机体功能，保护劳动力，提高生活质量，称为保存性功能性外科（Conservative functional surgery）。

在这一思想指导下，下颌骨及神经被尽可能保留；出现了功能性颈淋巴清扫术（Functional neck dissection）及前哨淋巴结活检（Sentinel lymph node biopsy, SLNB）等新手术方法和新概念。

对某些晚期恶性肿瘤仍有可能切除时，虽会引起功能障碍及造成严重的颜面畸形，但这是唯一有可能治愈的机会，对这类病员仍应考虑行扩大根治性切除手术。由于现代手术和麻醉技术的进展，已使手术的危险性明显降低。近年来，国内外在口腔颌面肿瘤术后缺损立即整复方面获得了迅速的发展。

由于整复手段被充分应用，保证了肿瘤最大限度的根治，并能使病员获得功能与外形的极大恢复，此被称为恢复性（重建性）功能性外科（Reconstructive functional surgery）。

在肿瘤扩大根治术后，对于那些全身情况不允许长时间行立即整复手术，或缺损特大不能行立即整复的病例，则可用佩戴修（赝）复体或称人工弥补物（prosthesis）的方法，以协助患者在术后能维持和恢复一定的功能和外貌，这种方法亦称为赝复治疗。

口腔颌面部恶性肿瘤手术失败的主要原因为局部复发或远处转移。因此，在手术中应严格遵守"无瘤"操作原则：保证切除手术在正常组织内进行；避免切破肿瘤，污染手术野；防止挤压瘤体，以免播散；应行整体切除不宜分块挖出；对肿瘤外露部分应以纱布覆盖、缝包；表面有溃疡者，可采用电灼或化学药物处理，避免手术过程中污染种植；缝合前应大量低渗盐水及化学药物（5% 氮芥）作冲洗湿敷；创口缝合时必须更换

手套及器械；为了防止肿瘤扩散，还可采用电刀，可也于术中及术后应用静脉或区域性动脉（颈外动脉）注射化学药物。此外，对可疑肿瘤残存组织或未能切除的肿瘤，可辅以电灼、冷冻、激光、局部注射抗癌药物或放射等治疗。

对口腔颌面部肿瘤不能进行根治性手术治疗的患者，有时也采用姑息性手术疗法，以解除并发症。如由于肿瘤压迫或阻碍呼吸时，应行气管切开术，以保证呼吸道畅通；如肿瘤有严重出血，须做颈外动脉结扎或栓塞术。这类手术可统称为救治性手术（Salvage surgery）。手术还能为化学药物治疗创造条件，如肿瘤较大，可先施行动脉插管注射或滴注抗癌药物，使肿瘤缩小后再行手术。

凡肿瘤过于广泛或已有多处远隔转移者一般不宜行手术治疗；对年老体弱或伴有严重全身器质性疾病的患者，手术治疗也应持慎重态度。

2. 放射治疗　射线照射组织，可引起一系列的细胞电离，使病理组织受到破坏，特别是分化较差的细胞，更容易受到放射线的影响。正常组织细胞虽也可受到一定的损害，但仍可恢复其生长和繁殖的能力；而肿瘤细胞则被放射所破坏，不能复生。良性肿瘤由于和正常细胞比较接近，一般都不适用放射治疗。临床上，对放射线敏感的肿瘤有恶性淋巴瘤、浆细胞肉瘤、未分化癌、淋巴上皮癌、尤文（Ewing）肉瘤等。对放射线中度敏感的肿瘤主要是鳞状细胞癌及基底细胞癌。对放射线不敏感的肿瘤有：骨肉瘤、纤维肉瘤、肌肉瘤（胚胎性横纹肌肉瘤除外）、腺癌、脂肪肉瘤、恶性黑色素瘤等。

由于核科学的迅速发展，目前各种放射性核素都逐渐应用到临床上来，因而丰富了放射治疗的内容。放射治疗的疗效也有了很大程度的提高。现在常用于放射治疗的放射源有 ^{60}Co、^{32}P、^{128}Au、^{67}Ga、^{99m}Tc、^{131}I 等、加速器以及中子放射源等。

治疗方式主要有外照射及腔内照射两类。

口腔颌面部肿瘤的放疗以 ^{60}Co 及 5MeV 的直线加速器为最常用。快中子治疗尚在试用中。快中子治癌对缺氧的肿瘤细胞的杀伤能力比光子高，据国外统计资料，中子对某些肿瘤，尤其是头颈部肿瘤的治愈率较高，治疗后复发率较低，并具

有照射部位小，能量集中，损伤正常细胞较少等特点。

腔内照射，亦称近距离放疗（Brachy radiotherapy）。目前多采用后装（After loading）治疗，即将放射源装入预先装备好的模型中安放于需要照射的腔穴病灶部位，行接触放射以治疗肿瘤。其优点为不通过皮肤、骨及其他软组织等而直接照射局部，可采用小射野、大剂量、短期完成治疗。由于医师与患者能很好地隔离，从而解决了原先因放射源而带来的防护问题，故本法已有代替组织内放疗的趋势。

目前除早期较小的、对放疗较敏感的肿瘤，以及淋巴、造血组织来源的肿瘤等可为放射线治愈外，对多数口腔颌面癌瘤来说放疗均为综合治疗的一部分，可做术前放疗，亦可行术后放疗。术前放疗由于肿瘤保持原有的血运和放射敏感性，其疗效较术后放疗相对为好；术后放疗则多用于手术不能全部切除的癌和有些易复发的癌瘤，以减少局部复发。

放射治疗前的准备：放射治疗前，应拔除口内病灶牙及肿瘤邻近的牙，拆除金属套冠及牙桥。这样，既可减少感染及颌骨坏死的可能性，又可使肿瘤受到放射线的直接照射。此外，要注意口腔卫生，用氟剂涂布牙冠（包括用含氟牙膏）可在一定程度上预防放疗后猖獗性龋病的发生。如放射治疗后发生了放射性颌骨坏死或骨髓炎，应进一步处理。

放射线可以杀灭肿瘤但同时也可以损伤正常组织或器官。理想和成功的放射治疗应是：既要达到保证肿瘤能获得治愈的结果；同时又达到能最大程度地减少甚或消除对正常组织或器官的放射损伤，避免发生严重并发症和因之而造成的功能障碍，从而保证患者的生活质量。

为此，"精确放疗"的概念近年受到了更多的重视。所谓精确放疗的标准应是：肿瘤区接受的照射剂量最大；正常组织接受的照射剂量最小；以及肿瘤区的定位和照射区最准确和剂量分布最均匀。换言之精确放疗应具有高精度、高剂量、高疗效和低损伤的特点。

根据上述要求，20 世纪 90 年代以来出现了不少新的放疗方法，包括应用加速器、中子放射和高分割放疗（Hyperfractionation radiation therapy）。随着电子计算机技术和图像处理技术等的发展，出现了立体定向放射外科、立体定向放射治疗（γ 刀）等新技术；而对口腔颌面部肿瘤更为适用的则是三维适形放疗（3D conformal radiation therapy, 3DCRT）和调强适形放疗（Intensity modulated conformal radiation therapy, IMRT）。当然这些方法的效果评价，仍需文献的支持。

还需指出的是放射治疗具有"治"癌和"致"癌的双重（或两面）性；近年来由于生存率的延长，口腔颌面部的放射性第二原发癌并不少见。当然这仍然是接受放疗者中的极少数病例，也不必因噎废食。

3．化学药物治疗 化学药物治疗肿瘤的历史不长，自 1946 年氮芥用于临床迄今不过半个多世纪。20 世纪 60 年代末，70 年代初期，化疗开始被临床所承认，遂有肿瘤内科（Medical oncology）的正式建立；但化疗被正式用于实体瘤的治疗则是 20 世纪 70 年代中期以后才被正式确认。

（1）药物分类：常用的化学抗癌药物按其化学性质及作用在口腔颌面癌瘤中常用的有下列几类：

①细胞毒素类（烷化剂）主要药物是氮芥（Nitrogen mustard, HN2）、环磷酰胺（Cyclophosphamide, CTX）等；

②抗代谢类常用药物有甲氨蝶呤（MTX）、氟尿嘧啶（5-FU）等；

③抗生素类常用的有博莱霉素（Bleomycin, BLM）、平阳霉素（Pingyangmycin, PYM）、阿霉素（Adriamycin, ADM）、表柔比星（Epirubicin）等；

④激素类常用的为肾上腺皮质激素类；

⑤植物类常用的有长春新碱（VCR）、长春地辛（Vindesine, VDS）、羟喜树碱（Hydrocamptothecin, HPT），以及紫杉醇（Taxanes）等；

⑥其他有丙长巴肼（Procabazine）、羟基脲（Hydroxyurea）、顺铂（Cis-platinum, CDDP）等。

为了合理使用抗癌药物，必须了解细胞增殖周期：细胞增殖周期可以分为有丝分裂期（M 期）和间期；间期又可分 G1 期（脱氧核糖核酸合成前期）、S 期（脱氧核糖核酸合成期）和 G2 期（脱氧核糖核酸合成后期）。

有丝分裂结束后的细胞可以继续进行增殖（增殖细胞），亦可暂时或一时不进行增殖，处于静止状态（非增殖细胞或 G0 细胞）。有些细胞则不再增殖，通过分化而死亡。

根据各种抗癌药物对细胞周期的作用及其对增殖细胞和休止细胞的敏感性不同，可将现有抗癌化学药物分为两大类。

①细胞周期非特异性药物：药物可作用于细胞增殖周期的各期，主要为一些细胞毒素类和抗生素类药物。细胞周期非特异性药物对肿瘤和正常细胞选择性小，对增殖细胞和非增殖细胞作用相似，对癌细胞和正常造血细胞有相似的毒性。这类药物主要是通过抑制脱氧核糖核酸（DNA）的复制和影响 DNA 的功能而发挥作用，但亦包括一些抑制核糖核酸（RNA）和蛋白质合成的药物。

由于细胞周期中各期（M 期除外）都进行核糖核酸和蛋白质合成，都有 DNA 存在，因此不仅能影响增殖细胞，亦能影响休止细胞。不过，对增殖细胞的作用较休止细胞更为显著。

②细胞周期特异药物：这类药物主要是一些代谢类和植物类药物。它们都通过抑制细胞 DNA 的生化合成及有丝分裂而发挥作用，因此只能影响已进行细胞周期或处于增殖状态的细胞，对未进入细胞周期的休止的细胞则不敏感。这类药物又可分为两类：

时相特异性药物：即对处于某一期的增殖细胞敏感。这时主要是指对 M 期或对 S 期敏感，而对增殖细胞间歇的 G1、G2 期和非增殖细胞的 G0 期活性低，不敏感。对 M 期特异性药物的作用是抑制有丝分裂中的纺锤体。

周期特异性药物：即对多数的增殖细胞周期都有活性，但对非增殖细胞 G0 期不敏感。

细胞周期特异性药物仅对迅速增长的肿瘤有效，而细胞周期非特异性药物，不仅对迅速生长的肿瘤可能有显著疗效，对一些生长缓慢的肿瘤，亦可有一定疗效。

（2）抗癌药物的基本作用原理：大多数抗癌药物均能直接损伤癌细胞，阻止其分裂繁殖。细胞增殖之前，必须使染色体中携带遗传信息的 DNA 进行复制，再以 DNA 为模板，转录 RNA，由 RNA 指导合成各种蛋白质 - 翻译过程。大多数抗癌药物能作用于这个过程中的某些环节，诸如：

破坏已合成的 DNA；阻止 DNA 的合成（通过阻止辅酶、嘧啶类以及嘌呤类核苷酸的合成）；阻止有丝分裂；阻止干扰转录及翻译过程；阻止蛋白质合成等。

近年的研究，特别是诱导分化化疗的开展后，发现不少的化学治疗药物，均可诱导肿瘤细胞的凋亡。

（3）治疗方案

①单独化学药物治疗：原则上应用选择性比较强的药物。如鳞状细胞癌应用平阳霉素；腺癌类应用氟尿嘧啶治疗。

对无明确敏感化学药物的患者也可选用不同细胞周期，以及不同毒性的药物进行合并。在同类药物联合应用时，亦应选用其在同一生物合成途径中阻断的不同环节的各种药物，以便产生协同作用，提高疗效。

②化疗合并其他疗法：晚期口腔颌面部恶性肿瘤，先用化学药物治疗，使肿瘤缩小后再手术，以期增加治愈的机会。此称之为术前辅助化疗或新辅助化疗（Neo-adjuvant chemotherapy），或诱导化疗（Induction chemotherapy）。术中应用化学药物还能控制及防止在手术中沿淋巴道和血流播散的癌细胞形成转移灶。用抗癌药物冲洗手术创面，可防止癌细胞的种植。术后化疗可能提高治愈率。

化学治疗与放射治疗结合称为放化疗或化放疗。化疗可能提高放疗效果，因为某些药物能提高肿瘤的放射敏感性，如羟基脲、氟尿嘧啶以及紫杉醇等。目前，国外还很流行头颈癌的同步化放疗（Concurrent chemoradiation treatment），据称其治疗效果较单纯治疗效果好。但部分放疗医师对其不良反应和并发症仍在一定程度上心存戒虑。

此外，化疗治疗还可与热疗相结合，被称为热化疗（Theramochemotherapy），与免疫治疗相结合，被称为免疫化疗（Immunochemotherapy），对晚期病例化疗还可与中草药联合应用。

（4）给药方法：确定治疗方案后，临床上还有不同的给药方法，一般有下述几类：

①序贯疗法：常用于较晚期的恶性肿瘤。先用较大剂量细胞周期非特异性药物杀伤大量肿瘤细胞，使增殖的癌细胞总数减少，促使休止期的癌细胞进入增殖周期，再用细胞周期特异性药物

杀伤增殖细胞，可以提高疗效。

另一种序贯疗法亦称同步化化疗：先用 M 期抑制剂（长春新碱或长春地辛），经过一定时间后，再用细胞周期特异性或非特异性药物治疗，也可以增加疗效。

②冲击疗法：大剂量一次冲击治疗，通常指给药间隔在 3 周以上者。这一方案可以利用药物的最大杀伤能力，比每日小剂量用药疗效显著为好。冲击疗法的毒性，特别是对骨髓的抑制并不比小剂量给药为大，且不易出现耐药性，对免疫功能的影响亦较小。但对老年、体弱的病员应慎重使用，而且最好在有解毒药的条件下配合进行。

③中剂量脉冲治疗：即采用适当间歇，中剂量给药的方法。通常指每周给药 1～2 次。临床上多用细胞周期特异性药物，可以较多地杀伤处于增殖状态的癌细胞，而较小损伤休止的生血干细胞。中剂量脉冲治疗可以不用特定的解毒药。

上述给药方法还可随病程的早晚及病员全身情况而选择。

（5）给药途径：应根据口腔颌面部解剖特点、肿瘤的部位、范围、性质、有无区域淋巴结转移和远处转移以及化学药物本身的特点选用静脉推注或滴注、颈外动脉分支插管推注或滴注（亦称区域性动脉化疗或介入化疗）或口服。

区域性动脉化疗可以提高肿瘤所在区域的药物浓度，减轻全身性毒性，从而提高疗效。但对已有淋巴结或远处转移者不能达到上述目的，有时还可以产生颅内并发症。静脉推注或滴注多应用于全身性肿瘤，如多发性浆细胞肉瘤和转移性癌，以及对药物敏感性高的淋巴、造血系统肿瘤。此外，有些药物如平阳霉素，由于药物选择性较强，也就无须行较复杂的动脉插管给药的方法。

（6）化疗的不良反应：由于现有抗癌药物对肿瘤细胞的选择性尚不强，在治疗肿瘤的同时，对正常增生旺盛的组织，如骨髓、胃肠和口腔黏膜细胞也有毒性。

主要的不良反应是骨髓抑制。对造血系统有抑制作用的药物多为细胞毒类。对造血系统无抑制作用或作用较轻的抗癌药有激素类、植物类或抗生素类。当白细胞降到 3.0×10^9/L、血小板降到 80×10^9/L 时，应予停药并应用升白药物。白细胞

严重减少时，应给予抗生素或丙种球蛋白以预防感染。必要时应输入全血，或行成分输血。如条件许可，患者应在消毒隔离室内生活与治疗。

其他的不良反应有消化道反应。表现为：食欲减退、恶心、呕吐、腹泻或腹痛，严重时可有血性腹泻、口腔炎或药物性肝损伤。羟喜树碱、环磷酰胺有时可引起血尿。长春碱和长春地辛都有神经毒性，可引起麻木、疼痛，甚至麻痹性肠梗阻。

轻度的消化道反应可于停药后逐渐恢复，重度的消化道反应须及时治疗。严重者需进行补液。为了预防感染应注射抗生素。对发生口腔炎患者，可用抗生素、激素、麻油混合液局部涂布，并应注意口腔卫生。发生血尿或神经毒性作用时，一般应停药，并给予对症治疗。

4．生物治疗 外科手术、放射治疗及化学治疗在头颈部癌瘤综合治疗中的作用业已被公认和肯定，然而癌瘤的治疗并未因此而取得完全的成功。随着近年来基础研究，特别是分子生物学的进展、生物调节制剂的研制成功等成就，促使了肿瘤生物治疗的大发展。

生物治疗的基础是千方百计调动机体本身的抗癌功能，以自身功能调节的方式达到消灭残余癌瘤（亚临床灶），并达到临床治疗愈的目的。因此，生物疗法被普遍看好，并有望在不久的将来，能常规地作为癌瘤的第四种疗法。

从广义来说，生物治疗应包括免疫治疗、细胞因子治疗、基因治疗等等。

（1）免疫治疗：早在 20 世纪初期，就有人注意到免疫治疗的工作，并对此进行过探讨。其理论根据是：文献中报道有少数病例是由于机体本身的调控力而获得痊愈，称为"自发性消退"，其中有恶性黑色素瘤、神经母细胞瘤、恶性淋巴瘤等等。临床上也偶尔观察到在外科手术切除原发肿瘤后，转移肿瘤也自然消失的现象。有人观察到在 60% 肿瘤患者的和血液中可找到癌细胞，但其中一半患者仍可生存 5～9 年。在常规尸检中，发现一些器官中有小的癌瘤，但无临床表现。因此，为了根治肿瘤，除积极改进现有治疗方法外，应着重提高机体对肿瘤的免疫能力。

肿瘤的免疫治疗曾几起几落，主要是疗效不能肯定。目前，肿瘤免疫治疗可归纳为以下几类：

①非特异性免疫治疗：包括应用细菌菌苗、胸腺素、多糖类以及合成佐剂等。其中以卡介苗（BCG）在临床应用最多。卡介苗制剂可用皮肤划痕或瘤内注射。注射过卡介苗的瘤结做活检可见大量淋巴细胞及单核细胞浸润。

除卡介苗外，还有短小棒状杆菌（Corynebacterium, CP）、左旋咪唑（LMS）、猴菇菌（蘑菇多糖类）、植物血凝素、双链酶（SK-SD）等。

②特异性免疫治疗：亦称主动免疫治疗。以前常用异构免疫疗法。将切除的癌瘤组织（自体或异体癌细胞）经放射线照射或化学抗癌药物处理后，再加入佐剂，注入体内后可引起患者机体免疫反应，抑制癌瘤的扩展。本法比较简便，但治疗效果尚不能肯定。近年来则多采用细胞因子或基因转导的方法制备疫苗。疗效尚在观察之中。

③过继（继承）免疫治疗：近年来发展较快的一种免疫疗法，它包括单克隆抗体（Monoclonal antibody）、致敏淋巴细胞、淋巴因子，转移因子以及免疫核糖核酸等的应用。

从理论上讲，单克隆抗体具有敏感度高，特异性强的特点，而且只杀伤癌细胞而不损伤人体正常细胞，但由于肿瘤特异抗原不纯等原因，在临床应用中疗效并不理想；目前多倾向于以单抗作为载体，结合化疗药物、放射性核素或其他毒素的方法进行"导向治疗"。才能取得一定的治疗效果。

（2）细胞因子治疗：近年来，较为热门的是在细胞因子水平上进行的所谓生物应答调节剂（Biological response modifier, BRM）抗肿瘤效应的研究。细胞因子包括白细胞介素-2（Interleukin-2, IL-2），肿瘤坏死因子（Tumor necrosis factor, TNF），以及干扰素（Interferon, INF）等。

此外，在细胞水平的研究上，由于淋巴因子活化杀伤细胞（Lymphokine activated killer cells, LAK cells）以及对肿瘤浸润淋巴细胞（Tumor infiltrating lymphocytes, TIL）的研究，均使肿瘤的过继免疫治疗前进了一大步。

在实验中显示：LAK 细胞加 IL-2 治疗恶性肿瘤具有较好的疗效，而 TIL 的杀灭肿瘤效应比 LAK 还要高 50 ～ 100 倍。无论是 LAK 还是 TIL，它们都具有只杀伤肿瘤细胞而不损伤机体正常细胞的特点。

生物应答调节剂的应用一般主张以局部应用，特别是瘤内注射为佳。在应用 LAK，TIL 以及 IL-2 的同时，如能配合瘤内注射 TNF，IFN 等，可望收效更好。这种局部注射的效应亦反应在应用非特异性免疫治疗药物，诸如卡介苗、CP 等的临床应用中，这些药物行瘤周或瘤内注射内，局部可见大量的淋巴细胞及巨噬细胞浸润。

（3）基因治疗：20 世纪 80 年代以来，基因治疗已被引起广泛的重视和兴趣。从长远的观点来看，基因治疗如果成功的话，对肿瘤的防治可能是一个突破。针对癌基因激活和抗癌基因失活的基本形式－点突变、基因结构重排和基因放大或等位基因缺失，目前对基因治疗的设想集中在以下方面：

①将外源性基因导入体内，利用其生物反应调节功能以抗肿瘤（转基因导向治疗）；

②以外源性基因使致病基因失活（基因打靶）；

③以外源性基因取代致病基因（基因取代）；

④原位修复致病基因的功能（基因修饰）。

为了加强生物治疗或生物治疗与放疗或化疗的结合，近年来对目的基因的研究亦十分兴旺。例如从存在于很多癌肿，包括口腔癌在内的表皮生长因子受体（Human epidermal growth factor receptor）中制成的人源化单克隆基因抗体 HER-2 被美国 FDA 批准应用于临床，被认为是一个很成功的先例。

（4）中草药治疗：广义来说，中草药也是生物治疗的内容之一，因为它也是通过调节机体自身功能而实现治疗效用的。中药中有不少免疫增强剂或免疫调节剂，诸如人参、黄芪、女贞子等，均有待今后进一步的发掘与研究。

中医认为治疗肿瘤应从整体出发，进行辨证施治，采用"坚者削之，结者散之，留者攻之，损者益之"的原则。一般早期以攻为主，中期攻、补兼施，晚期扶正祛邪；同时也要标本兼顾。

根据肿瘤的发生系由于气血淤滞的理论，目前国内有不少单位均采用活血化瘀、软坚散结的治疗。然也有主张以扶正培本为主者，因为大多数恶性肿瘤病员均呈虚证表现，而且免疫功能多属低下。

中医中药治疗须行辨证论治，各地有不同经验；偶亦有成药可应用。

5. 综合序列治疗 为了提高肿瘤的治疗效果，对晚期肿瘤目前多倾向于综合治疗，或多学科治疗（Multi-disciplinary therapy）。因为任何一种治疗都是一分为二的，有其长处，也有其不足之处。综合治疗可以取长补短，互相补充，获得最好的效果，但必须建立在具体分析的基础上。

例如：手术可以切除原发病灶，但对特别大的肿瘤则困难较大，可以先用化学药物治疗或放射治疗使肿瘤缩小，为手术创造条件；手术可以解决局部病灶，但对远处转移或预防复发则无能为力，只有依靠化学药物和生物治疗；放射治疗对某些原发病灶可以很好控制，又保存了器官功能，但对颈淋巴结转移性癌肿的治疗效果则不很理想，应以手术为主；某些对放射治疗不敏感的肿瘤，由于加用化学药物治疗又可提高其对放射治疗的敏感度。

头颈部鳞癌颈淋巴结转移的术前放射可以提高切除率，减少复发率，提高治愈率；但如剂量过大，可影响术后创口的愈合。手术、放疗和化疗可配合中药治疗，后者能提高免疫功能，起到提高和巩固疗效的作用。其他如低温治疗、激光治疗等也均有其有利和不足之处，综合治疗可以大大发挥其有利的作用，常可获得比较满意的疗效。

目前对口腔颌面部恶性肿瘤强调以手术为主的综合治疗，特别是三联疗法，即手术＋放疗＋化疗。应当指出：综合治疗不是硬凑，其目的是为了提高疗效。

因此，在有条件时，应请有关肿瘤专业人员共同研究讨论，根据病员全身情况，针对不同性质的肿瘤和发展的不同阶段，有计划和合理地利用现有治疗手段，因人而异地制定出一个合理的个体化（Individualization）治疗方案；其特点不但是个体的、综合的，而且还应当是治疗方法排列有序的。为此，更准确的应是称为"综合序列治疗"（Combined and sequential therapy）。

六、唇癌

唇癌（Carcinoma of the lip）指发生于唇红黏膜（自然闭口状态下外显的唇红黏膜组织）以及口角联合（即从口裂向后 1cm 内黏膜）发生的癌。

（一）发病概况

美国国家癌症中心统计（1985—1994 年）10 年间 295022 例头颈部恶性肿瘤资料结果显示：唇及口腔癌共 51764 例，其中唇癌 10274 例，占 19.6%，唇与口腔癌之比为 1:4.1。我国唇癌患病情况，据温玉明等报道口腔颌面部恶性肿瘤 6539 例（1953 ～ 2000 年）中，唇及口腔癌 3435 例，唇癌 215 例，占 6.3%，唇癌与口腔癌之比为 1:15.9。

据李江统计（1966 ～ 2002 年）口腔颌面部上皮性恶性肿瘤中，唇与口腔癌 5746 例，唇癌 327 例，占 5.7%；唇癌与口腔癌之比为 1:17.6。上述资料说明：我国唇癌与口腔癌的构成比与美国比较，要低得多。当然，在我国各地区之间，唇癌与口腔癌的构成比存在一定的差距，上述温玉明（西部地区）与李江（华东地区）统计资料基本相似，而赵福运等（北部地区）报道 570 例唇与口腔癌中，唇癌为 92 例，占 16.1%，与口腔癌的比例为 1:6.2，比上述 2 组资料约高出 1 倍多，但仍较西方国家为低。

唇癌好发于男性，男女之比约为 4:1。40 岁以上患者几乎占 90%；其中又近一半在 60 岁以上。唇癌好发于下唇，下唇与上唇之比约为 9:1，国外可高达 20:1。唇癌易发生于户外工作者。

此外，吸烟（特别是吸烟斗或雪茄烟）、汤灼等化学、物理性刺激因素以及白斑、乳头状瘤、盘状红斑狼疮等癌前病变，均可导致唇癌的发生。

发生于唇红部的唇癌，几乎 100% 为鳞状细胞癌，其中绝大多数分化良好。

（二）临床表现

唇癌多发生在唇的一侧，特别常见于中外 1/3 部。病变可表现为增殖、疣状等外生型，亦可表现为溃疡型。早期常见为疱疹状、结痂的肿块；随病情进展，可同时伴有增殖和溃疡，边缘外翻，高低不平或呈菜花状（图 26-3-1）。一般无自觉症状，生长缓慢，平均病程可达 2 年以上。有感染时则有疼痛和出血。晚期病例可侵及全唇并向颊部、唇肌、前庭沟，甚至侵犯颌骨。下唇癌由于影响口唇的闭合功能，可伴严重的唾液外溢。

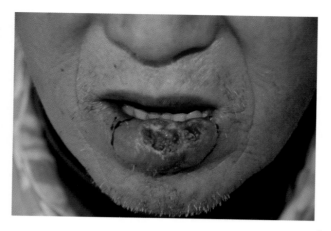

图 26-3-1　下唇溃疡型癌

唇癌的转移率较其他口腔癌少见，且较迟发生。下唇癌向颏下及下颌下淋巴结转移，上唇癌则向耳前、腮腺区、下颌下及颈深淋巴结转移。据统计，早期（Ⅰ期）唇癌病例几乎无淋巴结转移，Ⅱ、Ⅲ期转移率在70%左右；Ⅳ期病例则可高达88.6%。极少数晚期唇癌也可发生远处转移。

（三）诊断与鉴别诊断

唇癌的临床诊断比较容易，常规行活检当可予以证实，在不能明确的一些唇部慢性病变，应早期或定期活检，以达到早期诊断的目的。

按 UICC 的规定，原发于唇内侧黏膜（非唇红黏膜组织）的唇癌应属于颊黏膜癌；发生于唇部皮肤的癌则应纳入面部皮肤癌中。对于局部广泛侵犯的晚期唇癌患者，应详细询问病史，明确始发部位以便确诊。

早期唇癌应与慢性唇炎相鉴别。慢性唇炎多发生于下唇，唇黏膜经常出现皲裂、角化不全、糜烂、渗出和出血；有时亦在口角。经对症治疗后，可见好转，但不能彻底治愈。慢性唇炎与维生素缺乏有关，亦与慢性刺激，包括日光、紫外线照射及吸烟等有关。

此外，唇癌应与角化棘皮瘤、乳头状瘤、梅毒性唇下疳及盘状红斑狼疮等病变相鉴别。

（四）治疗

1. 原发灶的处理　早期病例无论采取热疗、冷冻治疗、放射治疗或手术切除等，均可取得较好的疗效；对晚期病例则多采用以手术为主，辅以放射、化学药物治疗、中医中药等的综合治疗。

唇癌的手术治疗应遵循肿瘤外科原则：对原发灶较大的病例应作矩形切除，而不是"V"形切除（图26-3-2），这样可保证癌瘤周围组织充分切除。

唇癌切除后，应行立即整复，其整复原则如下：

（1）唇缺损在1/3以内时，可行直接拉拢缝合。

（2）上唇缺损1/2时，可行剩余唇瓣滑行修复；也可用或加用鼻唇沟皮瓣修复（图26-3-3）。

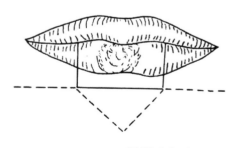

图 26-3-2　矩形切除与"V"形切除之对比

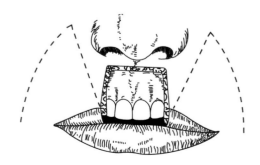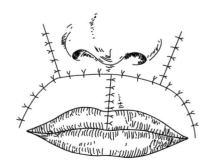

图 26-3-3　上唇缺损的鼻唇沟皮瓣修复

下唇缺损 1/2 时，也可用滑行组织瓣修复术（图 26-3-4）。

（3）唇缺损 2/3 或全上（下）唇缺损时，可行上下唇唇瓣交叉转移术（Abbe-Estlander operation）（图 26-3-5，图 26-3-6），或采用扇形瓣转移术（图 26-3-7）。这些手术以后可形成小口症，一般在 3 周后再行 2 次口角开大术。

（4）晚期唇癌可波及颌骨、颏、鼻底甚至颊部。切除后由于缺损很大，一般已不可能采用局部组织瓣修复，只能采用游离皮瓣或肌皮瓣修复。

（5）下唇经整复后，由于运动关系常可出现皮瓣下坠或外翻，甚至出现口裂。故在下唇，特别是全下唇缺损整复时，应适当放宽修复组织瓣的高度以行补偿；也有人采用筋膜条悬吊以维持下唇的正常高度和形态。

2．颈淋巴结的处理　唇癌转移率不高，应以治疗性颈清扫术为主。根据 Baker 报道，治疗性颈清扫术与选择性颈清扫术后证实有隐匿性转移患者的生存率相比，无显著性差异。

首次治疗后出现淋巴结转移，再作颈清扫术的成功率，与初诊时即行颈清扫术无差异。少数最终发生转移的患者通过适当手术治疗，仍可获得较高的生存率。但对于体积大的未分化或低分化癌，累及口角及上唇的癌，可考虑选择性颈清扫术。

对于肿瘤累及中线者，应根据临床分期、病理类型等行同期或分期双侧颈清扫术。如上唇癌转移至耳前或腮腺内，应行保留面神经的腮腺全切除术。

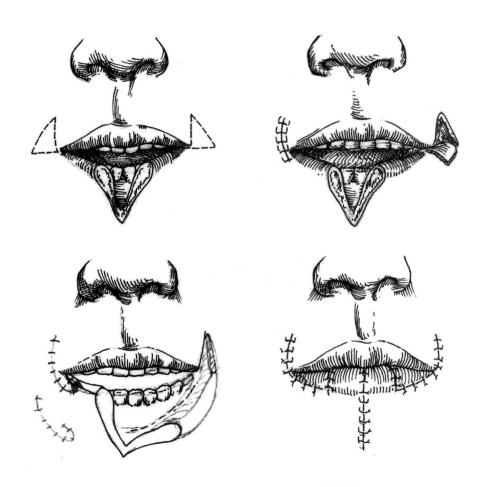

图 26-3-4　下唇癌切除唇颊组织瓣修复术

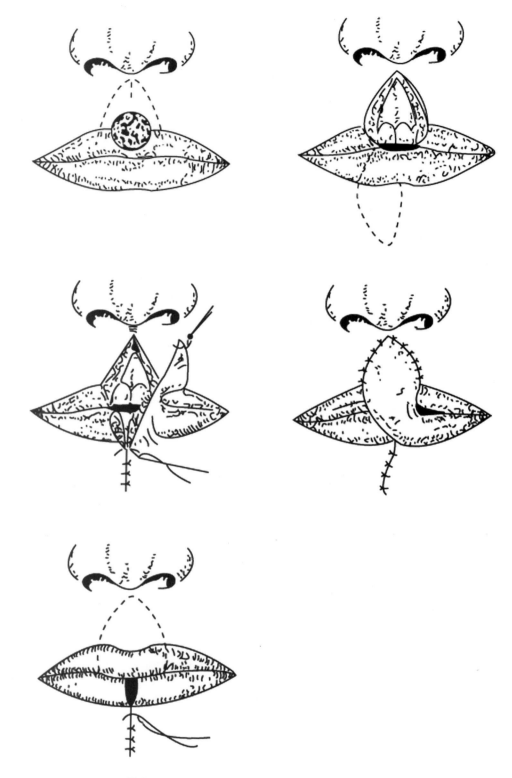

图 26-3-5　上唇癌切除后缺损的下唇瓣交叉转移术

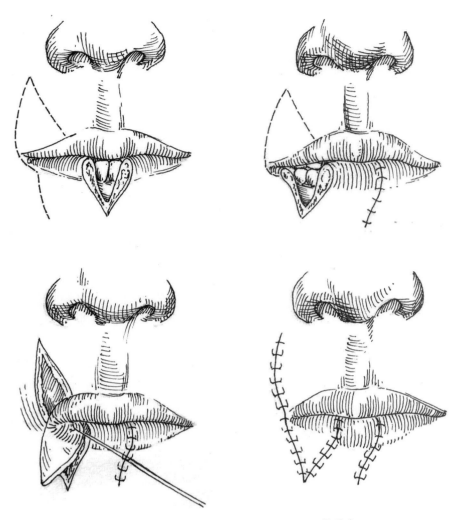

图 26-3-6　下唇癌切除缺损的上唇瓣交叉转移术

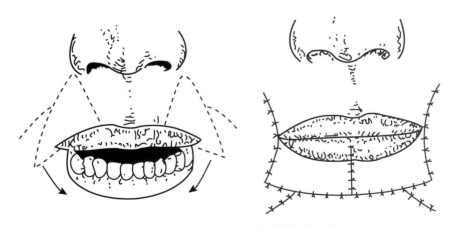

图 26-3-7　全下唇缺损扇形瓣转移术

（五）预后

唇癌的预后较好，3、5、10 年生存率分别为 90%、85.2% 和 76.6%；I、II 期 5、10 年生存率达 100%，IV 期则降至 62.5%。此外，唇癌的部位与预后亦有一定关系，下唇癌预后最佳，5 年无瘤生存率为 71% ～ 90%；上唇癌次之，为 41% ～ 58%；口角部最差，5 年治愈率为 36% ～ 50%。

七、舌癌

舌癌（Carcinoma of the tongue）分为舌体癌（舌前 2/3）与舌根癌（舌后 1/3）两类。舌体癌属于口腔癌，而舌根癌则属于口咽癌范畴。因此本节主要讨论舌体癌。

（一）发病情况

舌癌在口腔癌中最常见，其构成比居第 1 位。根据上海市 1984 ～ 1986 年肿瘤发病率的登记调查，男性为 0.5 ～ 0.6/10 万；女性为 0.4 ～ 0.5/10 万。据李江统计资料，5，746 例唇及口腔鳞状细胞癌中，舌癌 2447 例，占总数的 42.6%，居首位。温玉明等报道华西医科大学口腔颌面外科 1953 ～ 2000 年收治 3435 例唇及口腔鳞状细胞癌中，舌癌 1，026 例，占总数的 29.9%，亦居首位。

赵福运等报道北京医科大学口腔医学院口腔颌面外科 1962 ～ 1986 年收治 570 例唇及口腔鳞状细胞癌中，舌癌为 1 ～ 36 例，占总数的 23.6%，仍居首位。尽管 3 家单位报道的舌癌所占的比例数有差异，但是舌癌均居于首位。

根据文献报道及我科统计资料表明，舌癌的发病率有逐年上升的趋势，尤其是女性罹患舌癌者更有明显增加的趋势，而且患病年龄亦趋向年轻化。

舌癌以舌中 1/3 侧缘为最好发部位，约占 70% 以上；其他可发生于舌腹（约 20%）和舌背部（约 7%）；发生于舌前 1/3 近舌尖部者最少。

（二）临床表现

大多数舌癌发生于正常黏膜上，早期即表现为癌灶，少数是从癌前病变发展而来。多数舌癌的早期症状不明显，当患者以舌部疼痛等不适就诊时，病灶范围多已超过 1 ～ 2cm。舌癌早期可表现为溃疡、外生与浸润 3 种类型。外生型可来自乳头状瘤恶变，常呈菜花状表现。

舌癌最常见的临床表现是溃疡或浸润型，常伴有自发痛及触痛，且可反射至耳颞部。癌灶可并发感染而有出血和恶臭。癌灶侵犯舌肌时，可引起舌运动受限、进食困难，语言不清、唾液增多外溢（图 26-3-8）。

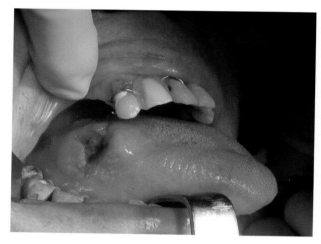

图 26-3-8 舌侧缘溃疡型鳞状细胞癌

舌癌进入晚期，可直接超越中线或侵犯口底，亦可浸润下颌骨舌侧骨膜、骨板或骨骼。

舌的血供及淋巴丰富，特别是舌肌的经常挤压而使舌癌容易发生早期颈淋巴结转移。文献报道高达 60% ～ 80%，我科统计为 40% 左右。转移部位以颈深上淋巴结群最多，以后依次为下颌下淋巴结、颈深中淋巴结群、颏下淋巴结及颈深下淋巴结群。舌侧缘癌多向一侧下颌下及颈深上、中群淋巴结转移，舌尖部癌可转移至颏下和跳跃式转移至颈深中群的肩胛舌骨肌淋巴结。

转移率及个数随 T 分期而逐渐增加。T4 及晚期复发病例可转移至颈外侧区淋巴结群（即横链与副链的淋巴结）。如原发灶超越中线，则双侧颈淋巴结转移率可增加 1 倍。

舌癌至晚期可发生肺部转移或其他部位的远处转移。

（三）诊断与鉴别诊断

在临床诊断中，触诊是必不可少的重要检查手段之一，凡是在舌表面溃疡或新生物周围触及硬结组织者，应及时进行活检，获得明确诊断。

舌癌应与创伤性溃疡及结核性溃疡鉴别。前者常可发现创伤因素，后者常有持续性疼痛及浅型溃疡。临床上在去除刺激因素及积极局部处理后仍不见溃疡好转者，应及时进行活检，以便早期诊断，早期处理。

（四）治疗

早期高分化的舌癌无论放疗、手术切除或冷冻治疗，疗效均佳，晚期舌癌应采用综合序列治疗。根据各自的条件，一般主张采用化疗、手术、放疗加免疫治疗等综合序贯治疗。

1. 化学治疗 对晚期病例宜行术前诱导化疗，常用的化学药物有长春新碱、平阳霉素、顺铂以及紫杉类药物等。舌癌对化疗的疗效较好，可望提高患者的生存率。

2. 手术治疗 舌癌具有舌肌内扩展较广、颈淋巴结转移较早、转移率较高的特点。因此，除对 T_1 病例外，其他均应考虑同期原发灶与选择性颈淋巴联合根治术。

（1）原发灶切除：T1 病例可作距病灶外 1.5cm 以上的楔状切除，直接拉拢缝合；T2～T4 病例，根据局部情况可行患侧舌大部或半舌切除直至全舌体切除。半舌或全舌体切除者，应连同口底黏膜、肌内及舌下腺一并切除。

此外，凡是原发癌已侵犯下颌骨舌侧黏骨膜者，下颌骨不应保留，一般应作颏孔（或中线）至下颌角的下颌体切除术。临床上对原发癌已累及口底，但未侵犯下颌骨舌侧黏膜者，可行下颌骨矩形或帽檐状切除术。对未累及口底者，应保存下颌骨。

舌为咀嚼、吞咽、语音的重要器官，舌缺损 1/2 以上时，应进行同期舌再造术。通常采用吻合血管的游离皮瓣（如前臂游离皮瓣）修复，也可用带蒂肌皮瓣（舌骨下肌皮瓣、胸大肌肌皮瓣等）。具体情况依据舌缺损的范围选用。

（2）颈淋巴清扫术：由于舌癌的转移率高达40%以上，因此，除对T1N0病例外，其他均应考虑同期选择性颈清扫术；临床颈淋巴结阳性者，更应同期行治疗性颈清扫术。鉴于舌癌颈淋巴结转移的部位较广，因此，在手术范围上应一律采用根治性颈清扫术。

功能性颈清仅适用于 N0 病例。对于原发灶已超越中线的 T4 患者，应考虑行双侧颈清扫术，通常采用患侧（原发侧）行根治性颈清扫术，对侧行功能性颈清扫术。如果双侧均已发生颈淋巴结转移，应采用同期双侧根治性颈清扫术。

3. 放射治疗 对 T1～T2 早期舌癌，采用手术或放疗均可取得良好疗效。放疗的优点是放疗后舌的外形和功能较好，疗效以大而表浅及外生型病变为更好。

溃疡型舌癌，病变邻近口底及颌骨时则以手术为首选，术后加用放射治疗，可达巩固手术疗效、减少局部复发的显著疗效。对于单纯用放射治疗后肿瘤残留或复发者，应采用手术治疗。

4. 冷冻治疗 对于年老体弱或有全身其他疾病不能行手术的 T1、T2 舌癌，也可考虑冷冻治疗。王善昌报告 181 例舌癌的冷冻治疗，5 年生存率达 65%。

（五）预后

我国大多数资料报告，以手术为主的 3、5 年生存率一般在 60% 以上；T1 病例可达 90% 以上。据刘世勋等分析 260 例舌癌患者影响预后的因素，舌体癌与舌根癌的 5 年生存率分别为 63.7%±3.3% 与 46.7%±12.4%，后者明显差于前者。

T1～T4 病例的 3 年生存率分别为 100%、74.8%、64.6% 及 46.7%，随原发灶的增大，生存率下降。颈部淋巴结有无转移是影响患者预后的最重要因素，术后病理证实颈淋巴结转移阴性组，3 年生存率为 77.7%；转移阳性组，3 年生存率仅为 41.1%。

八、口底癌

口底癌（Carcinoma of the floor of mouth）是指发生于口底黏膜的鳞癌。

（一）发病情况

在西方国家，口底癌仅次于舌癌，十分常见。在我国，口底癌常排列在口腔癌之末位。李江统计 5746 例唇及口腔癌中，口底癌仅 319 例，占 5.6%，居末位。温玉明等报道 3435 例唇及口腔癌中，口底癌 372 例，占 10.8%，居同组病例的末第2位。赵福运等报道570例唇及口腔癌中，口底癌30例，占5.3%，居同组病例的末位。上述3家单位报道的资料均表明：口底癌排列在口腔癌之末第1、2位，但近年来口底癌有逐年增多的趋势。

口底癌好发年龄为40～60岁，与其他口腔癌相似。

（二）临床表现

口底癌以发生在舌系带两侧的前口底最为常见。局部可出现溃疡或肿块。由于口底区域不大，极易侵犯舌系带而至对侧，并很快向前侵及牙龈和下颌骨舌侧骨板，进一步侵入骨松质后，可使下前牙发生松动、甚至脱落。进一步发展，除波及后口底外，还可深入舌腹肌层。晚期向深层侵犯口底诸肌群。

侵犯舌体后可导致舌运动障碍，固定于口内。此时患者多有自发性疼痛，流涎明显。有时口底癌可起自一侧后口底；源于后口底者，更易早期侵犯舌腹及下颌骨。

口底癌容易发生颈淋巴结转移，国外文献报道可高达44%～77%；国内报道一般在40%。邱存平等总结210例口底癌患者中，颈淋巴结转移率为46.7%。前口底易发生双侧颈淋巴结转移，最易侵及的是颏下及下颌下淋巴结，后期则多转移至颈深上群淋巴结。

（三）诊断与鉴别诊断

早期口底癌需与溃疡性疾病如创伤性溃疡鉴别，中、晚期病例的临床诊断一般无困难，病理检查可以确诊。

浸润性口底癌需与舌下腺癌相鉴别，后者位置较深，黏膜早期大多完整，后期可见黏膜血管扩张，但极少溃疡。

口底癌的触诊，特别是双手合诊十分重要。可通过触诊了解肿瘤的性质和实际浸润部位。若需明确有无骨质破坏，可摄X线片以协助诊断。

下颌骨舌侧前磨牙区可发生先天性下颌骨隆突，为骨质疣状增生，触诊坚硬，切勿误诊为口底癌。

（四）治疗

应以手术治疗为主，晚期患者采用术前化疗、手术和术后放疗为主的综合治疗。

1. 原发灶的处理 鉴于口底癌可以早期侵及下颌舌侧牙龈及骨板，故在切除口底原发灶时，常需一并行下颌骨牙槽突矩形切除术。若原发灶已侵及口底肌群，应连同口底肌群及舌下腺一并切除。舌腹受侵者，还应包括舌体部分切除术。晚期口底癌下颌骨受侵犯者，应作下颌骨部分及口底全切除术。

口底癌切除后，原则上行同期修复口底缺损，以保证消灭创面和保证舌的运动。除极小病灶切除后可将舌侧缘与龈颊黏膜直接缝合外，均应采用组织移植以修复口底。缺损限于前口底时，可采用蒂在前的两侧颊黏膜瓣（图26-3-9）、或鼻唇沟皮瓣（图26-3-10）。较大型（包括舌腹部）的缺损，可选择前臂或其他血管化游离皮瓣移植。

2. 颈淋巴结处理 因转移率较高，与舌癌相似，一般应考虑选择性颈清扫术。早期的前口底癌可行双侧肩胛舌骨上颈淋巴清扫术，原发于后口底者较易侵及颈深淋巴结群，故应行根治性颈清扫术。如为N0，亦可选用功能性颈清扫术。

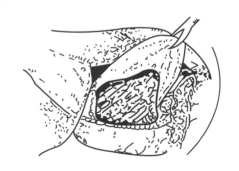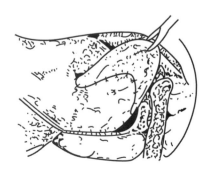

图26-3-9　口底缺损的颊黏膜瓣修复

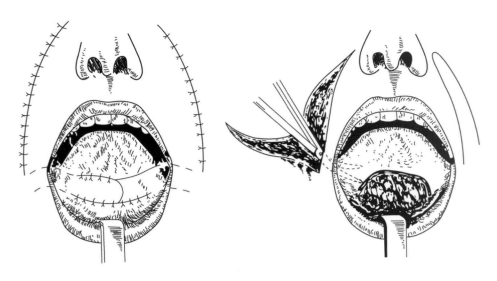

图 26-3-10　口底缺损的鼻唇沟皮瓣修复

（五）预后

口底癌 5 年生存率较舌癌为低，晚期预后更差。文献报道的 5 年生存率差异较大，平均为 50% 左右。据邱存平等 1998 年报道口底癌 210 例，5 年生存率为 47.1%；我国 70 年代的随访资料，10 年生存率为 50%，比其他资料为高，可能与病例构成有关。80 年代报道的 5 年生存率在 61% 左右。

九、牙龈癌

（一）发病情况

牙龈癌（Carcinoma of the gingiva）在口腔癌中仅次于舌癌而居第 2 位。李江统计 5746 例口腔癌及唇癌中，牙龈癌 1030 例，占 17.9%，居第 2 位。温玉明等报道 3435 例唇及口腔癌中，牙龈癌 614 例，占 15.8%，仅次于颊癌居第 3 位。其中下牙龈癌 462 例，占 75.2%；上牙龈癌 152 例，占 24.8%。下牙龈癌明显多于上牙龈癌，两者之比为 3.0:1。男性多于女性，多见于 40 ～ 60 岁。此外，牙龈癌在口腔癌中的比例呈逐年下降趋势。

（二）临床表现

牙龈癌多为分化程度较高的鳞状细胞癌，临床上可表现为溃疡型或外生型，其中以溃疡型为多见。起始多源于龈乳头及龈缘区，溃疡呈表浅、淡红，以后可出现增生。由于骨膜与牙槽突附着甚紧，致易早期侵犯牙槽突骨膜及骨质，进而出现牙松动，此时若以为是一般性牙病而将牙拔除，将导致牙床经久不愈，并可使病变迅速向颌骨内发展，进而引起多数牙松动和疼痛，并可发生脱落。

牙龈癌常发生继发感染，肿瘤被以坏死组织，触之易出血。体积过大时可出现面部肿胀，浸润皮肤。

牙龈癌无论起自颊（唇）或腭（舌）侧，均可通过牙间隙向对侧蔓延；向外可侵及唇颊沟，向内则各自向口底及腭部侵袭；向上可破坏上颌窦底；向下可波及下颌骨，晚期甚至发生病理性骨折。牙龈癌侵犯骨质后，X 线可出现虫蚀状不规则吸收的恶性肿瘤骨质破坏特征。

牙龈癌常出现下颌下淋巴结转移，后期则颈深上群淋巴结受累。牙龈癌如位于前牙区（特别是在下前牙区）可出现颏下、下颌下或双侧颈淋巴结转移。据张志愿统计 1986 ～ 1996 年下牙龈癌 108 例，颈淋巴转移率为 39.3%；上牙龈癌 92 例，转移率为 27.2%。

（三）诊断与鉴别诊断

牙龈癌的诊断并不困难，活检确诊也很方便。早期牙龈癌，特别是局限在牙龈缘或牙龈乳头部时，很易误诊为牙龈炎或牙周炎。其次，早期，特别是弥散性牙龈边缘的溃疡病变伴有疼痛时，还可误诊为牙龈结核。临床上在诊断上述疾病时，应警惕牙龈癌的可能。

晚期牙龈癌应与原发性上颌窦癌及下颌骨原发性颌骨内癌相鉴别，因其在处理及预后估计方面都是不相同的，与上颌窦癌的鉴别如表 26-3-1 所示。

表 26-3-1　上牙龈癌与上颌窦癌的鉴别诊断要点

	上牙龈癌	上颌窦癌
病史	较早期出现牙槽部症状；晚期侵犯上颌窦后出现鼻阻塞、鼻出血、溢液等症状	常先有鼻部症状后出现牙槽部症状；位于下部者，也可同时出现鼻部及牙槽部症状
症状	牙龈部一开始即出现溃疡，常波及整个肿瘤生长区，牙松动脱落较晚	牙龈或腭部先出现肿胀以后破溃；溃疡周围尚可见未破溃的肿胀区。牙松动脱落较早且为多个牙
X 线表现	上颌窦无破坏或底壁破坏	常为上颌窦占位性病变及广泛骨质破坏
其他	易早期发现或早期误诊为牙龈炎、结核等	不易早期发现或早期误诊为牙槽脓肿、牙周脓肿等

与下颌骨原发性颌骨内癌的鉴别要点是：

①下颌骨原发性颌骨内癌常早期即出现下唇麻木，或疼痛症状；

②肿胀是骨性，而不是软组织增生膨胀；

③牙早期松动甚至脱落，且常为多个牙；

④脱落牙的牙槽内可见新生物或活检证实为癌；

⑤ X 线片示破坏自下颌骨中央向外周蔓延，甚至病理骨折。

（四）治疗

牙龈癌由于早期侵犯骨质，故其治疗主要是外科手术，化疗、放疗均为综合治疗的辅助措施，或作为姑息治疗。

1．原发灶的处理　即使是早期牙龈癌，原则上均应行牙槽突切除而不仅仅是牙龈切除术。较晚期的病变，应作下颌骨矩形或上颌骨次全切除术。如已侵及下颌神经管（已出现下唇麻木），应作孔间骨段切除术。牙龈癌已穿入上颌窦者，行上颌窦前壁开窗，探查肿瘤是否已进入上颌窦后，方能行上颌骨次全或全切除术。对已侵犯邻近组织的晚期牙龈癌，应视情况行扩大的根治性切除术。

下颌骨缺损可考虑进行血管化或非血管化的同期植骨，在植骨的基础上也可进行种植体植入，以恢复咀嚼功能。上颌骨缺损可采用钛网支架骨移植术或赝复体修复。

2．转移癌的处理　下牙龈癌的颈淋巴转移率在 35% 左右。临床上早期的上颌牙龈癌淋巴结属 N0 者可以严密观察，一旦发现转移，应行治疗性颈清扫术。早期下牙龈癌可考虑同期行肩胛舌骨上颈淋巴清扫术或功能性颈清扫术。

超越中线或一侧接近中线的晚期牙龈癌，也可发生对侧颈淋巴结转移，应根据具体情况考虑手术方案。

（五）预后

牙龈癌的 5 年生存率较高，70 年代的统计为62.5%。但上、下龈癌的预后差别较大，以下龈癌的预后较上牙龈为好，我科统计，下牙龈癌的5 年生存率为 65.2%，上牙龈癌的 5 年生存率为49.9%。

十、腭癌

腭癌系指硬腭癌（Carcinoma of the hard palate）而言，软腭癌（Carcinoma of the soft palate）归属于口咽癌中叙述。从病理类型上主要指鳞状细胞癌而言，腺上皮来源者在唾液腺癌中讨论。

（一）发病情况

腭癌在口腔癌中列第 4 位。李江统计 5746 例唇癌及口腔癌中，腭癌 662 例，占 11.5%，居末第 2 位。温玉明等报道 3435 例唇及口腔癌中，腭癌 286 例，占 8.3%，居末位。

北京大学口腔医学院 570 例唇、口腔癌中，硬腭癌 47 例，占 8.4%，居末第 2 位。腭癌多见于男性，男：女比为 3:2。50 岁以上为好发。腭癌的发生与烟、酒有较密切关系，尤多见于嗜烟者。此外亦可见于咀嚼烟叶及嗜其他刺激品的患者。

（二）临床表现

腭癌常先起自一侧，并迅速向牙槽侧及对侧蔓延。多呈外生型，边缘外翻，被以渗出和血痂，触之易出血。有时亦呈溃疡型。腭癌周围的黏膜有时可见有烟草性口炎或白斑存在。由于腭黏骨膜与腭骨紧贴，故易早期侵犯骨质。

腭癌晚期可波及软腭、腭侧牙龈、牙槽突，甚至浸润至牙槽突的颊侧牙龈。与牙龈癌比较，同样可出现牙松动，甚至脱落，但多发生在晚期而不是早期。腭癌侵犯腭骨后，晚期可穿通鼻腔，在鼻腔底出现肿块，或穿破上颌骨底部，进入上颌窦，成为继发性上颌窦癌，并出现上颌窦癌症状。

腭癌的淋巴结转移主要侵及下颌下淋巴结及颈深上淋巴结，咽后淋巴结转移在临床上很难判断，有时可通过 CT 或 MRI 检查发现，多在手术中才发现。

值得注意的是，晚期腭癌多发生双侧颈淋巴结转移。在我们行双侧根治性颈清扫术的病例中，原发于腭部者竟占首位（48%）。可能由腭癌超越中线的机会比其他部位更多所致。

（三）诊断与鉴别诊断

腭癌的诊断也不困难，又可直接取材活检，获得病理证实。

临床上对硬腭骨质破坏的早期确诊比较困难，根据我们的经验，选用上颌全景片比华特位及咬合片更为优越。

腭癌需与梅毒（Syphilis）及鼻型 NK/T 细胞淋巴瘤（NK/T cell lymphoma, nasal）相鉴别。

梅毒腭部病变常见于晚期（Ⅲ期），腭部坏死呈树焦样肿，脱落后形成腭部穿孔，与鼻腔相通。此种坏死穿孔边缘较整齐，呈暗灰黄色坏死区。涂片可查见梅毒螺旋体。患者有性病接触史，血清学检查阳性。

鼻型 NK/T 细胞淋巴瘤（中线坏死性肉芽肿）病变位于中线，表现为范围较广泛的炎性溃疡、坏死，破坏骨质造成口腔、鼻腔穿孔，或破坏鼻中隔造成鞍鼻，常伴有发热及特殊臭味。

上颌窦癌，特别是底壁原发者常引起口腔症状，有时与腭癌或上牙龈癌侵犯上颌窦不易区别。其鉴别要点已在牙龈癌鉴别诊断中叙述，腭癌的鉴别要点与之大致相同。

（四）治疗

1. 原发灶的处理 腭癌治疗以手术为主，放疗效果常不满意。手术一般应行连同腭骨在内的病灶切除术。对较大的病变，应行上颌骨次全切除术。对于上颌窦是否受侵及其处理原则，基本与上牙龈癌的处理相同。腭癌原发灶手术切除后，一般应修复缺损和牙列；对选择性病例，可行腭成形术。

2. 转移癌的处理 腭癌的颈淋巴结转移率在40% 左右；晚期病例常发生双侧颈部转移，可考虑同期行选择性颈淋巴清扫术。术式可采用一侧或双侧功能性颈清扫术。

（五）预后

腭鳞癌的预后较腭唾液腺癌为差，据我科统计资料：1986 ～ 1996 年间收治 73 例腭部鳞癌，5 年生存率为 67.8%。晚期及有淋巴结转移者预后较差，5 年生存率仅约 28.6%。赵福运统计1962—1986 年间 47 例腭部鳞癌，5 年生存率为62.7%，其中 Ⅳ 期患者 5 年生存率仅为 25.0%。

十一、颊癌

颊癌可包括来自黏膜或皮肤的癌肿，然而习惯上通常对皮肤起源者划归面部皮肤癌；只对原发于颊黏膜的癌（Carcinoma of the buccal mucosa）才称为颊癌。

（一）发病情况

颊癌为常见的口腔癌之一，居第 2 或第 3 位。李江统计 5746 例唇及口腔癌中，颊癌 961 例，占16.7%，仅次于牙龈癌，居第 3 位。倘若将牙龈癌划分为上、下牙龈癌，颊癌绝对数则多于两者，而居于第 2 位。温玉明等来自西南地区的统计资料表明：3435 例唇及口腔癌中，颊癌 922 例，占26.8%，仅次于舌癌，居第 2 位。

这一比例数与我们来自上海地区统计资料的比例数比较明显为高。台湾学者报告台南地区703 例口腔癌中，颊癌 263 例，占 37.4%，居首位。在流行病学调查中发现，台南人普遍有咀嚼槟榔的习俗。

在世界上，颊癌的构成比亦因地区不同而有

较大差异。在南亚地区，特别是南印度，口腔癌约占全身恶性肿瘤的 15% ～ 23%，而颊癌在口腔癌中的构成比可高达 50%。相反，在欧美地区，颊癌占口腔癌的 2% ～ 10%，在口腔癌中仅居第 6 ～ 8 位。

据我们统计，颊癌的发病年龄高峰在 50 ～ 59 岁，占 33.6%；其次为 40 ～ 49 岁及 60 ～ 69 岁，分别占 25.7% 和 23.8%。发病年龄比西方国家小 10 ～ 20 岁。颊癌患者亦以男性为多，但近年来，有女性上升、男女比值减小的趋势。据我科的统计：70 年代男女比为 1.9:1，80 年代后缩小至 1.6:1。

（二）临床表现

临床上，颊癌患者可有明显癌前病损或癌前状态存在，其中最常见的是白斑恶变，有人估计由白斑恶变者竟可达 10% 以上。有的患者也可查到有颊黏膜扁平苔藓的病史，其中在萎缩型或糜烂型扁平苔藓基础上恶变者，近年已屡见不鲜。颊癌早期多为溃疡型，出现颊黏膜溃烂。以后向周围及深层组织浸润蔓延，有时可向口内增生突起。

早期可无张口受限，一旦颊肌、甚至咀嚼肌等被侵犯时，即逐渐出现张口受限，直至最终牙关紧闭。晚期颊癌可以越过龈颊沟，侵犯上、下颌骨，并向软硬腭、口底、口角等处蔓延，甚至向外浸润，穿越皮肤，在面颊部可见肿瘤外露。

颊癌的淋巴结转移以下颌下淋巴结最多，据作者单位一组 214 例颊癌患者资料的统计，下颌下淋巴结转移阳性率（经病理证实）达 52.4%；其次为颈深上淋巴结转移，约占 30% ～ 36%，颈深下淋巴结约占 40%，颏下淋巴结占 20%。其他如面淋巴结、腮腺淋巴结亦可出现转移，但少见。发生远处转移者预后甚差。

（三）诊断与鉴别诊断

颊黏膜癌的诊断一般比较容易，临床上须注意的是如何判定癌前病损或癌前状态已发生恶变。活体组织检查可以协助早期诊断，但在弥散性病变，取材的部位十分重要，有时可利用荧光法以协助定位取材，如此获得的资料和病理检查报告可能更具有可靠性。

双指或双手触诊以明确颊癌浸润的厚度对判定手术方案、估计预后均有重要参考价值。

对累及龈颊沟、咽侧或出现张口严重受限时，应行 CT、MRI 检查，以了解骨质受累情况及确定深部侵犯的范围，协助制定治疗方案，估计预后。

（四）治疗

1. 原发灶的处理 以手术为主的综合治疗。早期较表浅且系来自癌前病损的局限性 T1 病例，也可考虑行冷冻治疗或放疗。

早期颊黏膜癌的糜烂溃疡应与糜烂型扁平苔藓、黏膜慢性溃疡，特别是残冠、残根等慢性刺激引起的创伤性溃疡相鉴别，后者在拔除残根、残冠或磨除锐嵴等刺激因素后，疼痛很快减轻，溃疡亦随之缩小、愈合。对有局部肿胀、张口受限者，应与单纯感染特别是颌周间隙的慢性感染以及低毒性边缘型颌骨骨髓炎相鉴别。

原发颊癌复发治疗失败的主要原因。据我们的经验，因局部复发导致患者死亡者，占所有因颊癌死亡者的 83%。因此必须重视对颊癌原发灶手术处理的基本原则和强调其彻底性。

（1）按照口腔癌手术切除安全缘必须在 1.5 ～ 2.0cm 以上的原则，对靠近口腔前部的颊黏膜癌是一个非常严峻的挑战，因为颊部的总厚度在颊前份不过 0.5 ～ 1.0cm。

为此，凡黏膜下已被肿瘤浸润的病例，手术时若不行洞穿性切除而试图保留面部皮肤，常可能是导致局部复发的重要因素之一，这一点应提请临床医师给以足够的重视。

（2）颊癌切除术后必须妥善消灭和修复创面，以免术后瘢痕挛缩导致医源性假性颞下颌关节强直。由于现代外科修复水平的提高，各种整复方法的多样化和进步，目前可应用各种皮瓣或肌皮瓣予以整复。颊癌原发灶的手术甚不典型，须视病期、缺损大小而设计立即修复方案。

（3）对于中、晚期颊癌患者，单纯手术治疗局部复发率高。目前多主张采用以手术为主的综合序列治疗，即：术前可先用化学药物治疗，手术切除后补充放射治疗以及中西医结合治疗，调动机体免疫功能，有效地预防肿瘤复发，提高疗效。

2. 转移癌的处理 由于颊癌的颈淋巴结转移率较高，故主张行选择性颈清扫术。周志宏等对 301 例口腔癌颈部淋巴结处理的随访研究显示：口腔癌单纯原发灶切除后颈淋巴结复发率高达 32.1%，尤其是颊癌早期和晚期的颈淋巴结转移率均高于其他部位的口腔癌，且临床发现其除直接向下颌下淋巴结转移外，还多经腮腺内淋巴结向颈深上和副链淋巴结转移。

故建议对 T3 以上颊癌采用颊腮（颌）颈联合根治术，或采用颊（颌）颈联合根治，术后补充包括腮腺区的放射治疗。

（五）预后

因病例组合不同，文献报道的颊癌 5 年生存率差别较大。80 年代，作者对收治的 214 例患者进行随访，其 3、5、10 年生存率分别为 66.7%、62.2% 和 51.5%。

据华西医科大学连续收治的 410 例（T3 ～ T4 为主）采用术前化疗加手术（含颈清扫术）的综合治疗组资料，其 5 年生存率为 50.2%。在一组无颈淋巴结转移的 277 例颊癌患者，其 5 年生存率为 71.7%。

第四节 种植技术在口腔颌面部肿瘤中的应用

现代牙种植技术始于 20 世界中叶，50 年代中期瑞典哥得堡大学 Branemark 教授经过 10 余年的潜心研究，发现了钛与骨之间的骨结合现象，高纯度钛作为植入材料与骨组织紧密结合的骨结合（Osseointegration）理论，已成为现代口腔种植学坚实的理论基础。

经历了近 50 年的不断发展，牙种植技术已经逐渐走向成熟并为口腔治疗的诸多领域带来了深刻影响，种植修复在很多发达国家已经成为牙缺失后修复的常规手段。20 世纪 70 年代末，Branemark 教授及其同事又率先将种植技术应用于颌骨缺损患者的修复。

许多学者发现种植体不仅能和正常颌骨发生骨结合，而且能与各类移植骨进行良好的结合，种植体的这一特点使功能性颌骨重建取得了前所未有的修复效果，因此在口腔颌面部肿瘤修复重建外科领域中，种植外科越来越成为功能性修复不可缺少的一部分。

颌骨缺损的同时均伴随着大量牙齿的缺失，颌骨重建不仅要恢复颌骨的连续性和完整性，而且还必须恢复牙列，达到口腔各项功能的重建。由于颌骨缺损后唇颊沟变浅或消失，同时牙槽嵴缺损或低平都给传统的义齿修复带来了无法克服的困难。

根据病因的不同，颌面部缺损主要分为两类：获得性缺损和先天性缺损。种植修复在这两类缺损中都得到了广泛的应用，显示出良好的效果和应用前景。除了颌骨缺损，肿瘤所致眼、鼻、耳的缺失也经常需要种植技术来提供稳定的支持和固位。

随着种植技术的不断发展和成熟，颌面部缺损患者的功能和美观得到了显著的改善，如何合理适时的应用种植技术正逐渐成为临床医生关注的热点。因此，本章回顾了现代种植技术的发展过程，明确种植技术的一些基本原则和方法，着重介绍种植技术在口腔颌面部肿瘤切除后功能性修复中的应用。

一、现代牙种植技术的基本理论

（一）牙种植适应证

种植技术发展初期，种植适应证仅限于牙槽骨的高度 >10mm、厚度 >5mm 的病例，种植体必须避开神经血管和其他重要解剖结构，因此，大约有近 1/2 的缺牙患者因局部条件不足而不能采用种植修复。80 年代后期，各种类型的植骨技术（Alveolar bone graft）和骨处理技术应运而生，种植适应证大大拓宽，使各类缺牙患者都能得到种植修复，对口腔局部骨量条件已无绝对禁忌而言。

尽管如此，对种植病例的选择也有一定条件与要求。种植术前对患者的评估至关重要，这是确定患者是否适合进行种植修复的第一步。评估的内容包括：全身健康状况，患者的要求，口腔局部条件等。如果患者满足种植条件，然后就要制订初步的治疗计划。

（二）种植术前的影像学评估

影像学评估的目标一方面是为了估计受植区颌骨的质量和数量，另一方面是要明确种植区域附近重要的解剖结构分布。用于牙种植的影像学检查方法较多，其目的主要是评价种植区的骨量和骨密度，以及颌骨内骨孔和窦腔的位置、神经管的走向等解剖位置以确保种植体植入部位的准确性和安全性。目前常用的 X 线检查方法有以下几种。牙片即口内牙片（Intraoral dental radiograph）或称根尖片（Periapical radiograoph）分辨率高、精确性好、失真度小，能反映缺牙部位骨的二维影像和骨小梁的排列方向与密度。曲面体层摄片（Panoramic tomography）可提供上、下颌骨的全景观，为牙种植最常用、最主要的 X 线检测方法之一，曲面体层片能显示上、下颌骨的正常解剖形态和病理状况，显示颌骨内的重要解剖结构。计算机体层摄影（Computed tomography，简称 CT）是放射影像学检查中对骨的观察和测量最精确的一项技术，它不仅可获得三维图像数据，而且还可对图像进行三维重建及显示。为临床医生提供精确到毫米的直观数据。CT 在现代牙种植技术领域中有着重要的不可替代的作用，对种植义齿治疗计划的设计与制订、种植体植入方向与深度的引导、并发症的防止和预后评估等具有重要意义和推广价值。近年来，牙 CT 的快速发展使用使得这一技术得到广泛的应用。

（三）制订详细的种植治疗计划

牙种植体的长期成功主要依赖于种植体在骨内生物机械的稳定性，如何精确的在理想的三维位置植入种植体对患者的长期预后和美学效果意义非常重大。有许多患者在种植前需要进行相关的治疗工作，如牙周情况较差、口腔卫生不良者应联合牙周医生联合治疗，其他如残根、残冠、咬合关系紊乱等需要联合口内、正畸等医生参与治疗。

1．术前设计　取研究模型是基本的术前设计步骤，首先取患者口腔内印模并转移咬合关系，在工作模上根据咬合关系及美学要求排牙，恢复正常的牙列与咬合关系。根据缺损情况设计种植方案，确定种植体的数目，不同的缺牙部位选用合适的种植体，理想的种植体植入应满足种植体在骨内三维空间的位置包括垂直、近远中、颊舌向以及种植体角度。近年来，随着计算机和医学图像技术的发展，口腔种植逐

渐趋向于精确和精致。各种基于石膏模型的外科模板的使用和基于 CT 图像的计算机辅助口腔种植外科定位导向模板的应用给种植手术带来了更多的精确性和安全性，在相当程度上满足了临床医生的需要。

2．精细的外科模板　外科模板的制作是牙种植外科术前的重要步骤，外科模板技术的应用，可提高临床种植手术预测的可靠性和实施手术的正确性，尤其对初涉及种植领域的医师更为重要。

（1）常规模板技术：外科模板的设计是根据拟植入区的解剖及拟修复体部位和美学情况而定，尽管拟植入区缺牙部位和数量不同，但其外科模板制作的方法和步骤基本类同。在空气牙模机模型平台上选用透明热塑片，在硬石膏模型上压制而成，用小球钻在模板上定点钻孔，初步确定种植手术时种植体植入的方向及位置，完成模板的制作。将模板浸泡消毒，手术备用。

（2）CAD/CAM 定位导向模板技术：传统模板技术制作简便，费用较低，临床上使用较普遍，但其缺点是在临床实际操作时准确度不高、精度不够，有一定可变性。利用计算机辅助设计（Computer aided design，CAD）和计算机辅助制作（Computer aided manufacture，CAM）技术是近年来发展迅速的一项新的系统工程。

在牙种植外科计划中，CAD/CAM 模板技术利用 CT 扫描技术获取拟种植颌骨结构的断层图像和重组图像，在计算机辅助下对该区域进行多方位骨量图像分析、骨密度测量、种植模拟手术等三维模型重建，并将图像分析结果、个体设计方案及缺牙区拟植入种植体的部位、数量、植入的方向、角度和深度等信息作为参数通过数控机床最终完成个体化设计的模板制作。

外科模板作为最终信息的载体，将种植医师的设计思路通过术中模板的精确定位与引导赋予实现，同时避免了种植手术中常见的侧壁穿孔、种植体位置、方向、植入深度欠佳以及上颌窦、鼻腔穿孔，神经或邻牙损伤的并发症。

牙种植体骨内植入方向的把握是一个三维定向的技术问题，近年来 CT 成像与计算机数字图像处理技术（Computed digital Image processing technique）的发展和进步，为现代牙种植外科的

设计、预测和成功提供了先进的技术和条件，相信在不久的将来定位导向模板将在临床上得到普遍应用，计算机导航技术亦将在种植外科领域全面拓展。计算机辅助导航技术在颌骨缺损重建中也具有显而易见的优越性。

（四）牙种植外科技术

目前，牙种植技术已经完全趋于成熟与规范，尽管种植系统繁多，手术步骤略有不同，但均必须遵循牙种植术的基本原则，确保种植体植入后与口腔软硬组织形成良好的生物性结合，长期稳定行使咀嚼功能。牙种植术对植入区的骨量有一定的要求，由于各种原因造成的牙槽骨萎缩，以及上颌窦和下颌神经管等特殊解剖位置的存在，使得原有牙槽嵴的高度或宽度不足，影响了牙种植技术的开展和种植修复后的效果。

近10年来，由于一系列种植外科新技术的开展，使得众多骨量不足患者都能通过种植新技术来修复各种牙列缺损或缺失，达到口腔咀嚼功能重建和外形的恢复。种植外科技术有一系列的发展，在颌骨缺损修复中广泛应用的种植外科技术主要由以下两种：引导骨再生技术和颧骨种植技术。

1. 引导骨再生技术 引导骨组织再生技术（Guided bone regeneration，GBR）作为一个崭新的生物学概念，最初起始于牙周病的治疗，其基本原理是通过膜材料的物理屏障作用，阻止软组织细胞进入骨生长区，只允许具有骨生长潜力的组织细胞进入并产生新骨。

80年代末Dahlin首次将该技术应用于种植，90年代后GBR技术已全面引入种植领域。该项技术可在种植手术前、种植同期及种植术后；单独应用或与骨移植技术同时应用，极大改善了种植区骨床的质量，明显拓宽了种植适应证，从而大大提高了种植成功率。GBR在颌骨缺损修复中也具有不少优势，如在移植骨与颌骨残段之间应用GBR技术可以有效消除术后该部位的骨不连、骨吸收等问题。

（1）GBR机理与特征

①屏障作用通过屏障膜的设计以及材料性能的支持，在膜下形成一间隙，完全将覆盖膜上方的软组织与间隙分开，避免成骨期间软组织再生进入该部位。

②支架作用膜下骨代用品或纤维蛋白血凝块、细胞外基质等共同形成了一个三维的支架，骨增殖细胞沿此支架爬行沉积，最终替代纤维蛋白血凝块和替代移植材料，目前常用的骨组织支架材料主要包括胶原膜以及人工合成的聚合物如聚乙醇酸（DGA），聚乳酸（PLA）、聚乙醇酸和聚乳酸复合物（PLGA）等。

③稳定保护作用屏障膜还必须保护间隙内的血凝块稳定，使其成为细胞长入的桥梁结构，有骨生成能力的细胞缓慢进入间隙区完成骨再生。

（2）膜材料分类

①非吸收性膜主要包括聚四氟乙烯膜（e-PTFE）、钛膜等，聚四氟乙烯膜是一种多孔质体。

②吸收性膜主要包括胶原膜（Collagen membrane）、聚乳酸膜（Polylactic acid membrane）等生物膜。

（3）临床应用原则与要点

引导骨再生技术在牙种植手术中的应用通常有2种术式：

①引导骨再生技术同期牙种植术；

②引导骨再生技术延期牙种植术，两种术式的不同之处是，种植体植入必须获得初期稳定性时，才能和GBR技术同期完成，否则，种植体植入须延期进行。

GBR技术的临床应用原则与要点如下：

①切口与翻瓣引导骨再生手术的切口比常规种植切口要广泛，通常采用牙槽嵴顶平行切口后，于一端颊侧形成松弛切口，切口边缘不应位于骨缺损区，应距屏障膜边缘2mm以上。钝性剥离粘骨膜瓣，翻瓣范围应充分暴露骨缺损区。

②创面处理清除牙槽嵴顶或骨缺损区骨面上可能留存的软组织，确保GBR术后形成的膜下间隙内无任何骨再生的软组织。

③植入种植体、骨和代用品如系同期种植时常规植入种植体，需保证植入种植体的初期稳定性，然后将自体骨与骨代用品（如Bio-Oss）用血液混合后植入骨缺损区，要求骨移植材料在种植体周围有2mm以上的厚度。

④植入屏障膜按照骨缺损及骨移植材料的范围选用适合尺寸的膜，修剪成相应大小和形状，覆盖在骨缺损区与骨移植材料表面，其边缘超出

缺损区 2mm 为宜。一般使用 Bio-Gide 膜无需固定，如果使用钛膜则需用钛钉将膜固定在周围骨壁上，膜的稳定性直接影响骨再生的效果，应予以高度重视。

⑤关闭创口将黏膜瓣回复创面，大多患者由于骨移植材料的植入，组织瓣张力过大，应进行必要的减张与替行分离，必要时可切断骨膜达到充分减张的目的，原则上行 GBR 手术均应严密缝合创口，尤其是非吸收性膜更应如此。

如果骨缺损面积较小，且使用可吸收性膜，种植体初期稳定性良好，也可采用 - 穿龈愈合方式。

2. 颧骨种植技术 颧骨种植技术（Zygoma implant）1989 年由 Branemark 教授首先提出，他设计了一种长度从 30 ～ 52.5mm 的特殊种植体，从上颌后牙区进入颧骨，以改善上颌后牙区骨量不足，为固定上颌修复体提供支持。由此可见，颧骨种植技术对上颌后牙区骨严重不足患者提供了一个方法简便、效果极佳的最新途径。

（1）适应证

①一侧或双侧后牙缺失、上颌磨牙区严重骨吸收骨量不足、上颌窦提升条件不足或失败者。

②上颌骨部分缺损患者。

③上颌骨缺损骨重建后患者。

（2）手术要点与注意事项

①颧种植体植入手术，应采用深度镇静或基础麻醉下进行。术前常规制备手术模板。

②术前制作 CAD/CAM 模型，测量牙槽嵴至颧骨的实际尺寸，选择合适长度颧种植体。

③选用 LeFort Ⅰ型截骨术切口，充分暴露整个牙槽骨、上颌骨前外侧壁及颧骨。

④打开上颌窦前壁，剥离外下侧上颌窦黏膜，推向内上方。

⑤戴入模板定位，用长裂钻逐级扩孔制备种植窝，钻孔通过残余牙槽骨侧面和上部、上颌窦外下部进入颧骨体，最终到达颧弓和眶侧缘相接处，最后植入颧种植体，使该种植体与上颌牙槽骨、颧骨形成骨结合。

⑥成功应用颧种植体修复一侧的上颌牙缺失还需在上颌前部辅加 2 枚常规牙种植体，植入部位在梨状孔与上颌窦前壁之间的牙槽骨内。

⑦由于颧种植体构造方面的原因，其在牙槽

嵴设计定位时应偏向腭侧 0.5mm，确保修复时的正常牙位。

颧种植体在上颌骨严重萎缩患者和上颌骨缺损患者中应用广泛，如图 26-4-1 颧种植体及其植入工具。

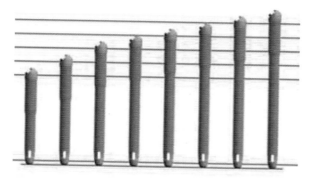
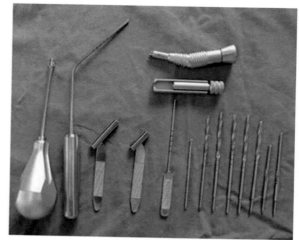

图 26-4-1　不同长度的颧种植体及其植入工具

二、颌骨缺损修复中如何应用种植技术

（一）常用移植骨瓣的骨质条件

文献报道应用于颌骨重建的骨瓣主要有腓骨、髂骨、肩胛骨、桡骨、肋骨、肱骨等。临床常用重建骨瓣包括腓骨肌（皮）瓣、髂骨肌皮瓣、肩胛骨肌皮瓣和游离髂骨。下面我们根据植入牙种植体所需骨量的基本要求，种植修复的需要，分别对临床上常用的三种供骨瓣：腓骨、髂骨和肩胛骨的骨质条件进行比较。

1. 腓骨瓣 腓骨肌瓣为双层密质管状骨，其长度优势适用于上下颌骨跨中线缺损。血管化腓骨瓣逐渐成为上下颌骨广泛缺损修复的一种常规程序。其主要优点如下：供区并发症较低；骨瓣长度可观；腓骨肌皮瓣可同时修复软硬组织缺损；其供血方式有利于骨瓣分多段塑形；骨瓣制备可与头颈部手术同步，互不干扰；密质骨与松质骨之比接近1∶1，是非常理想的种植床，种植体植入腓骨时有足够的初期稳定性。

腓骨瓣的主要缺点是垂直高度不足，使用常规腓骨修复后，义齿的冠根比失调，有学者认为重建后生物力学分布不理想。这一问题目前主要有几种外科方法来解决：腓骨折叠，应用双层腓骨重建；腓骨结合其他骨瓣修复，但患者供区创伤较大，手术难度和时间增加。新近的方法是采用腓骨垂直牵引，然后进行种植治疗，目前多为少量病例报道，缺乏系统和大宗的病例分析和长期随访。

理论上讲改变冠根比有利于种植体的长期愈合，但目前尚无数据表明种植体植入常规单段腓骨预后更差。有研究认为，腓骨折叠或结合其他骨瓣后，种植体的初期稳定性和功能负载后种植体的稳定性并没有明显改善。但是应用这些方法提高了牙槽嵴的重建水平，有利于改进种植义齿的冠根比例和种植体的角度变化。

上下颌骨切除术后通常腓骨瓣修复是同期即刻完成的，而种植手术则可以选择同期也可以在三个月后进行。有学者使用RFA回声频率分析仪对种植体刚植入腓骨时、三个月的骨结合期、修复后三个月的功能负载期进行测试，发现种植体植入腓骨时的初期稳定性良好，在三个月骨结合期内，种植体的稳定性只有很少提高，而在功能负载期，种植体的稳定性却有很大的提高。

2．髂骨瓣　髂骨瓣是全身骨移植中一个十分重要的供骨来源，临床上研究也最多，不管大型还是小型骨缺损，游离还是血管化髂骨，髂骨瓣的临床应用已相当普遍。髂骨骨块粗大，髂嵴皮质骨较厚，具有合适的骨量。血管化髂骨肌瓣主要应用于下颌骨体部及升支的缺损修复，当然少量跨中线下颌骨缺损和上颌骨单侧缺损修复效果也比较理想。因其血供良好，长度、宽度和髂嵴的自然曲度较为理想，髂骨成为颌骨功能性修复的首选之一。

髂骨瓣结合微型钛板固定后其外形、厚度接近下颌骨，比较适合于骨结合种植体的放置，重建后的下颌骨具有理想的牙槽嵴高度，种植体植入后其负荷能力较强。但是髂骨骨质疏松，种植床制备时必须小心，避免多次反复提拉使孔径变大，不利于种植体的初期稳定性。

临床操作可以采用骨挤压器进行扩孔，使种植体周围骨质与种植体紧密结合，同时增加初期稳定性。另外，髂骨瓣上进行种植，种植体的直径和长度可适当增大，对患者长期预后和修复后义齿的生物力学分布更为有利。

在某些半侧以上颌骨缺损的患者，由于髂骨的骨量和自身形态妨碍了颌骨外形的准确修复。髂骨肌瓣同期牙种植要求下颌骨体部缺损区最好有足够的正常黏膜组织关闭创口，以利种植义齿修复；如软组织不够造成复合缺损时，常需联合皮瓣修复，待3～4月后种植体骨结合完成再行二期手术，对口内种植体周围的皮瓣进行处理，以保证围绕种植体周围软组织的健康附着。另外，髂骨肌皮瓣还存在着体积过大、携带软组织过多的不足。

3．肩胛骨瓣　肩胛骨为三角形的扁骨，其外侧缘是较为理想的供骨区，可提供颌骨重建足够的骨量和一定的高度，最大能提供12cm×3cm×1.2cm骨量。肩胛骨瓣血供来自旋肩胛血管，该血管走行恒定、口径粗、容易吻合、成活率高。骨瓣有2～4条骨分支供血，血供好，移植后成活率高，抗感染力强。肩胛部供血隐蔽，切取骨皮瓣后创面可直接缝合，肩部活动影响小。

肩胛骨瓣能够恢复面中1/3骨框架，重建硬腭，关闭口、鼻腔，最大的优点是皮瓣面积也较大，肩胛骨可复合软组织瓣修复颌面部大型复合缺损。肩胛骨腋缘厚度近似腓骨，可提供一定量的骨块，松质骨比腓骨多，有一定成分骨密质，部分骨的质量适合种植体的植入，但大部分长度和宽度不足，给种植体的植入带来困难。

因此，选择肩胛骨瓣修复同时考虑种植修复时，应该在术前确定其骨量是否适合种植体的植入，排除因个体差异造成的不利因素。肩胛骨骨瓣较直，适合修复下颌骨升支及体部后分缺损，另外，其外形与上颌骨相近，应用于单侧上颌骨缺损的修复也有一定的解剖优势，便于成型。

（二）颌骨缺损种植修复的设计

1. 上颌骨缺损种植修复设计 上颌骨缺损重建的方法很多，包括常规赝复体修复、种植支持的赝复、外科骨瓣修复、骨瓣移植结合牙种植体修复及钛网修复等等。

上颌骨缺损重建的最终目标是关闭颌骨切除后的缺损，分割口鼻腔，尽可能恢复正常生理功能。一个成功的修复设计必须充分利用残余的腭部颌骨和余留牙，最大限度地使修复体获得支持、稳定和固位。对患者来说就是以最小的代价获得最大的功能和美观利益。

（1）残余腭部和余留牙提供足够固位和支持：缺损较小时，修复体能够利用残余腭部和余留牙获得足够固位和支持，患者可以避免二次外科手术的痛苦，得到满意的美观和功能效果。

（2）残余组织就无法使赝复体稳定固位：如果缺损太大，赝复体无法稳定固位，赝复体不稳定导致空气和液体漏进鼻腔，破坏了正常的生理功能。显微外科的发展使上颌骨缺损修复有了另一个选择，手术可以移植肌肉、皮肤、骨等自体组织到受区。

临床中发现，软组织瓣的确可以良好的封闭口腔缺损，分隔开口鼻腔，但移植软组织瓣支持力较差，不能给活动赝复体以稳定的腭部支持，赝复体的支持力仍然来源于残留的腭部和残留牙，而且活动的赝复体与软组织摩擦常常造成溃疡和糜烂。

因此对无牙颌患者和腭部及余留牙少的患者修复效果仍然不理想，特别是咀嚼功能的恢复很差。尽管软组织修复能够有效分隔开口鼻腔，但是牙列修复问题没有得到解决。

血管化骨肌皮瓣不仅分隔了口鼻腔，而且提供了硬组织骨，牙种植体植入的基础，重建了骨性的牙弓，恢复了牙列的功能。骨性腭部的修复提供了一个稳定的基底来对抗下颌牙弓。

上颌骨垂直部分的切除常常导致面中部和眶的严重畸形，并且对功能产生深远影响。血管化骨瓣不仅重建了垂直的支柱系统，修复了眶下缘和颧突，而且分割了口鼻腔，血管化骨瓣重建的眶下缘允许种植体的植入，解决了眶赝复体的固位。

为了恢复患者的咀嚼功能，对于一些大的上颌骨缺损，采用了血管化骨瓣修复，移植骨瓣不仅能够给修复体提供稳定的腭部支撑，而且可以接受牙种植体的植入，较为理想地解决了大型上颌骨缺损修复效果差的问题。

在某些情况下，当缺损涉及颧骨和眶底时，患者的外形出现严重畸形，此时单纯应用赝复、种植或外科修复均无法得到满意修复，多学科的联合和协作就非常必要。总之，所有的努力都是为了使稳定的修复体在行使咀嚼功能时，能够重新建立一种适宜的力的分布。

2. 下颌骨缺损种植修复的设计 在颌骨缺损中，下颌骨缺损占到了大多数。口腔颌面部原发或继发肿瘤常累及下颌骨，导致术后颌骨缺损，其中临床上最常见的为下颌体部的节段性缺损。下颌骨是面下 1/3 的主体，不仅与美观密切相关，而且参与一系列重要功能包括咀嚼、吞咽、呼吸和发音等，下颌骨的缺损严重影响患者的生活质量。

因此下颌骨缺损的修复不仅要恢复良好的外形，更重要的是重建其发音、吞咽特别是咀嚼功能。下颌骨缺损的常用修复方法大致可分为自体骨、异体（种）骨和人工生物材料 3 类，目前临床上比较成熟和应用最多的骨源仍首推自体骨。

从功能性修复的观念上考虑，最主要是如何恢复缺损下颌骨的牙槽嵴高度，以利于种植体的植入、义齿的修复和咀嚼功能的重建。

下颌骨修复的目的是重建基骨的连续性、恢复足够的牙槽嵴高度、面部外形的美观、达到完全的功能性修复。良好种植修复的前提必须是足够的骨量来支持种植体，进而支持上部义齿的修复。需要考虑的问题主要是：缺损的范围、患者的意愿、修复的时机和修复技术。

随着显微外科技术的发展，无论从植骨成功率或植骨后骨重建的方式和质量来看，血管化的骨移植都比传统的非血管化游离骨移植要明显优越。

从种植的角度来讲，血管化髂骨肌瓣由于其充足的骨量，外形、厚度接近下颌骨，成为下颌骨体部缺损修复的首选方法之一；而血管化腓骨则更适合缺损范围较大的下颌骨缺损，骨质致密，种植体初期稳定性良好。

上海交通大学医学院附属第九人民医院口腔

颌面外科组自 1997 年 8 月资料统计，共进行血管化髂骨肌瓣手术 110 例，成功 106 例，失败 4 例，获得了总成功率为 96.3% 的优良效果。但在移植骨上重建牙列仍存在固位问题，义齿修复困难。

近年来，血管化骨肌瓣同期牙种植体植入整复下颌骨缺损为下颌骨牙颌功能的重建提供了发展空间，这是目前较理想的颌骨功能重建模式。显微外科技术、种植技术、钛板内固定技术及移植骨塑形工具的改进成熟，CAD/CAM 技术的应用，使血管化骨肌瓣联合牙种植同期重建下颌骨体部缺损可以达到一个相对理想的功能修复效果，而且手术操作时间大大缩短，重建颌骨外形理想。

三、不同类型颌骨缺损的种植修复病例介绍

（一）上颌骨缺损常用种植修复方法

20 世纪 90 年代，牙种植技术广泛应用于口腔临床后，无论是赝复还是自体骨瓣移植修复上颌骨的效果均获得了极大的提高。

种植体植入缺损区支撑赝复体或种植体与移植骨的良好结合和稳定支持都使患者的咀嚼功能得以恢复。很多学者采用种植体固位，制作形态逼真、色泽如常的赝复体，静态时几乎可以达到以假乱真的程度。颅颌面种植技术的发展使上颌骨缺损修复，特别是对咬合功能的恢复产生了深刻的变革，最大限度地扩展了颌面修复的范围，成为颌面部缺损修复中最重要的进展之一。

1. 上颌骨缺损的种植赝复治疗 到目前为止，上颌骨缺损采用赝复体修复和自体组织修复哪个效果更好尚存有争议，国内外学者均未达成共识。较为普遍的观点认为，应根据上颌骨缺损的不同分类进行不同的选择。

有学者主张，当上颌骨缺损超过牙弓的 2/3 时，应该进行外科骨重建，来恢复其牙弓形态，支持牙种植体。

上颌骨缺损重建的最终目标是关闭颌骨切除后的缺损，分隔口鼻腔，尽可能恢复正常的形态和生理功能。赝复体修复特别是种植赝复在上颌骨的修复中仍占有重要地位，对于手术耐受力差和恶性程度高的患者理应首选赝复治疗。

而游离骨肌皮瓣有足量的软组织和足够的骨量能够恢复牙弓的形态和面中 1/3 的美观，并使牙种植体有充分的植入位置和初期稳定性。植入的种植体提供了良好的固位力来支持稳定的功能性牙列。

不管哪种修复方法其共同的修复目标包括获得一期愈合的伤口、分隔开口鼻腔、恢复面部轮廓、重建功能性的生理功能包括咀嚼、吞咽、言语等。到目前为止，尚没有一种修复技术可以完全达到理想目标。

种植赝复是在上颌骨缺损的余留部分或邻近的颧骨上植入种植体，获得良好的骨结合后，进行种植体支持的赝复治疗（图 26-4-2）。

2. 单侧上颌骨缺损髂骨重建种植修复 由于上颌骨存在三对支柱即鼻上颌支柱、颧上颌支柱和翼突上颌支柱的解剖特点，咀嚼力以及外力通过这三对支柱来传导，达到应力分散。这些结构的完整性为下颌骨提供了一个稳定的咬合平面。上颌骨缺损后，三对支柱遭到了不同程度的破坏，如何恰当地恢复这些解剖支柱是功能性上颌骨缺损修复的难点。

上海交通大学医学院附属第九人民医院首次提出并应用颧种植体穿过血管化骨瓣和颧骨，修复单侧或双侧上颌骨缺损。应用颧种植体结合血管化骨瓣在一定程度上恢复了颧上颌支柱，重建了面中 1/3 的形态，并使咀嚼力能够相对合理的传导和分布。

颧种植体植入穿过移植骨瓣进入颧骨，通过种植体与两者之间的骨结合来获得稳定的双重固位，颧骨内的固位力量分担了移植骨瓣的受力。

单侧上颌骨缺损患者，采用血管化髂骨肌皮瓣修复，同期借助模板植入牙种植体和颧种植体，颧种植体穿过髂骨、穿透颧骨，直达颧骨外侧面（图 26-4-3）。同时需植入 2 ~ 3 枚常规牙种植体，试图最大限度的恢复单侧上颌骨缺损患侧的咀嚼功能，该方法对健侧有牙颌或无牙颌患者均适用。

3. 单侧上颌骨缺损腓骨重建种植修复 髂骨修复上颌骨缺损从骨量上看具有一定的优势，缺损区几乎都可以获得骨支持，当然上颌窦等结构就无法恢复了。腓骨修复上颌骨缺损，由于腓骨宽度的限制只能恢复牙槽嵴部分，较理想的方法

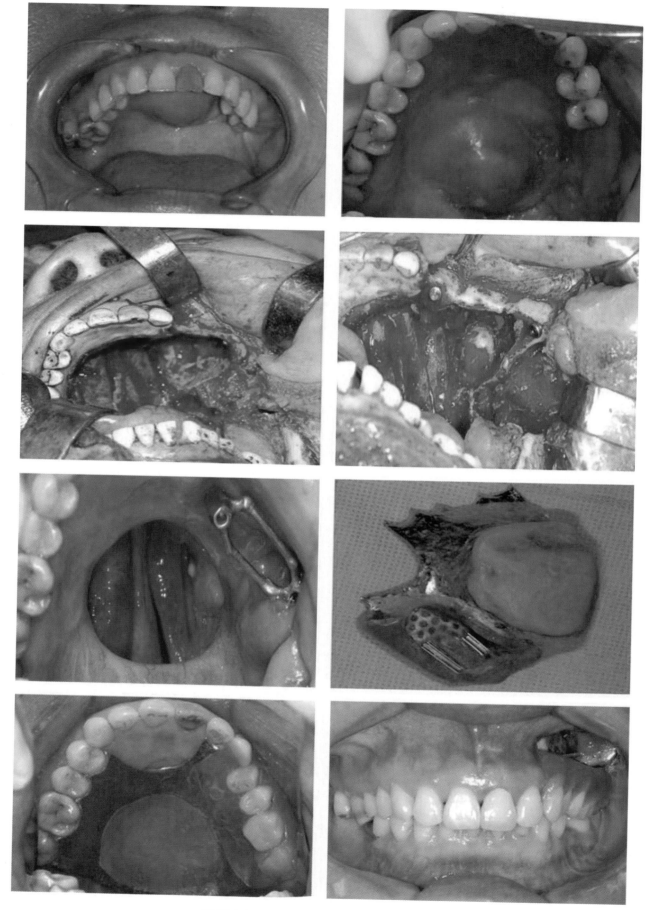

图 26-4-2　种植赝复在上颌骨缺损修复中的应用

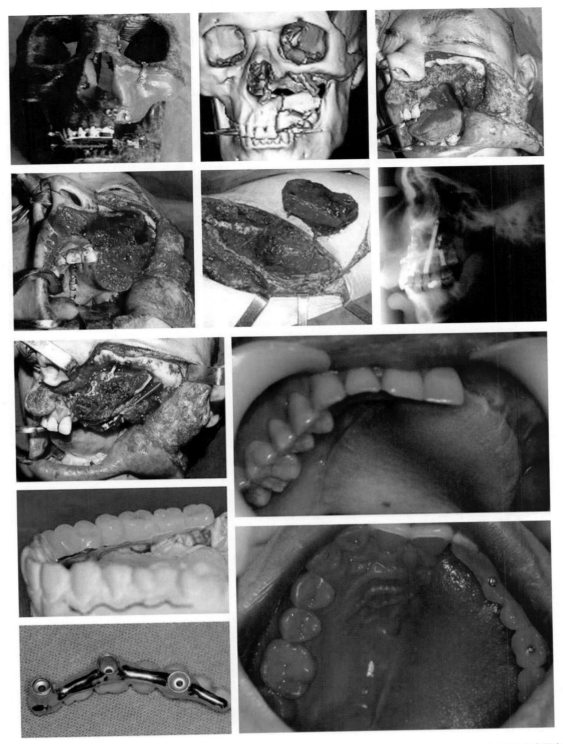

图 26-4-3　单侧上颌骨缺损患者，采用血管化髂骨肌皮瓣修复，同期植入牙种植体和颧种植体，行固定义齿修复

是恢复颧突支柱的功能。因此，应用颧种植体结合腓骨修复上颌骨缺损能够获得良好的力学传导。

从生物机械角度来看，如果颧种植体与前牙区种植体相连，咀嚼力应用到固定义齿上，会直接转移给颧骨，得到及时的分散。颧骨是上颌骨缺损区附近最适合种植的骨，有令人满意的骨质和骨量。使用特殊长度的颧种植体，既利用了颧

骨的骨量，同时大大增加了种植体与骨组织结合的面积，又避免了腓骨高度不足的缺陷，使修复后的种植义齿能较好承受咀嚼压力，发挥最佳咀嚼功能。

下图为上颌骨单侧缺损患者，在肿瘤切除后进行了腓骨修复，同期接受颧种植体和常规牙种植体的植入（图 26-4-4），经过 4 个月的愈合期后，

种植体支持的固定义齿进行了修复，患者获得了良好的功能。

4. 双侧上颌骨缺损修复的种植修复 双侧上颌骨次全切除患者，采用血管化腓骨瓣进行修复，同期两侧各植入 1 枚颧种植体，穿过腓骨和颧骨，前牙区植入 2～4 枚牙种植体。颧种植体分别在骨瓣和颧骨上获得双重固位（图 26-4-5）。

术前应用螺旋 CT 扫描对上颌骨缺损患者的颧上颌复合体进行扫描；将三维 CT 数据输入 CAD/CAM 系统和颅颌面种植导航系统，制作 1:1 快速原模型并建立三维实体模型。确定重要标志点，在计算机虚拟模型和快速原模型上进行相关数据的测量和分析：包括距离的测定、植入角度预测、颧骨前后径的测量以及颧骨最大固位力的获得。对每一位患者均术前取模，采用面弓转移其牙合关系，并上牙合架。利用快速原模型和口腔内取的石膏模型进行外科手术模板制作。

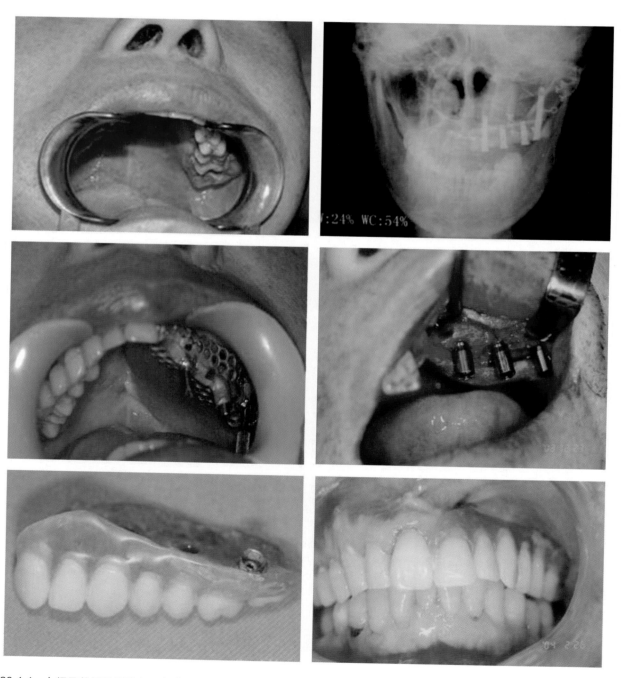

图 26-4-4　上颌骨单侧缺损患者，在肿瘤切除后进行了腓骨修复，同期接受颧种植体和常规牙种植体的植入（由上海交通大学医学院附属第九人民医院口腔种植科黄伟教授提供）

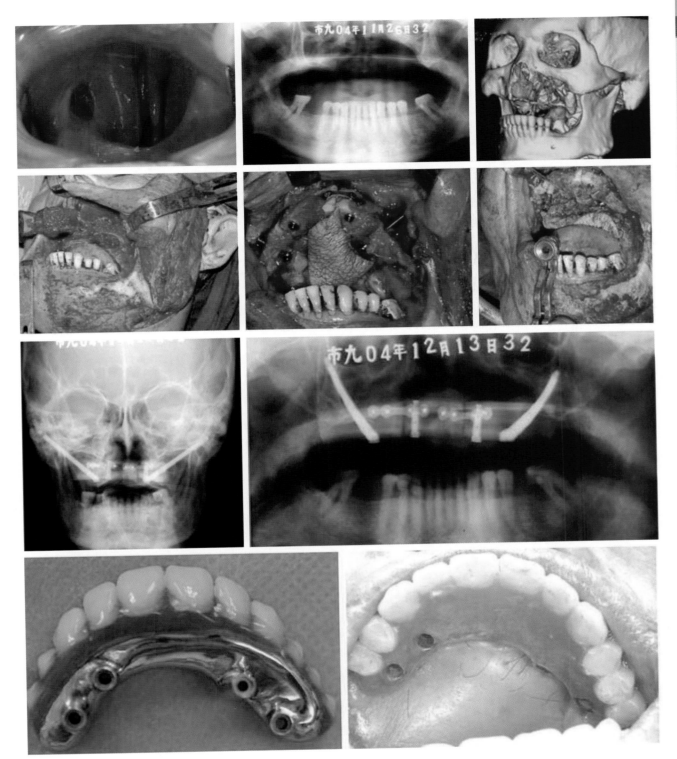

图 26-4-5　双侧上颌骨次全切除患者，采用血管化腓骨瓣进行修复，同期两侧各植入 1 枚颧种植体，穿过腓骨和颧骨，前牙区植入 2-4 枚牙种植体，颧种植体分别在骨瓣和颧骨上获得双重固位

5. 颧骨在上颌骨缺损修复中的作用　颧骨是上颌骨缺损后缺损区骨量比较致密的部位，颧区承力的发现为上颌骨缺损修复开辟了一条新的途径。上颌骨缺损后，颧骨作为缺损区残留的最佳骨量逐渐为外科和修复医生所重视。颧骨呈金字塔形，为种植体植入提供了良好的解剖。颧骨的组织学分析表明，颧骨为规则的骨小梁，骨质致密，骨密度达到98%。由于颧骨具有良好的骨密度，在颌面部骨折治疗中经常用来固定小钛板，在正颌治疗中作为支抗点使牙弓缩小。

在手术切除后颌面修复中，颧骨常植入种植体为面部赝复体提供固位。根据文献报道，大多数人颧骨的长度、厚度允许为颧种植体提供良好固位。国内外许多学者应用常规牙种植体植入颧骨以获得固位来支持上颌赝复体。

近年来，Branemark 小组研制了专门用于颧骨区植入的种植体称为颧种植体（Zygomatic implant）。颧种植体最初设计是用于严重萎缩的上颌骨种植修复，它是一种自攻螺纹并具有良好机械表面处理的纯钛种植体。拥有从 30～52.5mm 共 8 个不同的长度。颧种植体的最终目的是获得一个双重骨固位，一个在颧骨，一个在上颌骨。

颧种植体的植入有一系列专用工，在国外主要用来治疗上颌骨严重萎缩的无牙颌患者，也有一些学者将其植入上颌骨切除后的颧骨来支撑赝复体。但由于颧骨厚度较薄，种植体骨结合长度多不足 10mm，所支撑赝复体能承受的牙合力有限，影响其长期寿命。

Branemark 教授报道 12 年间 187 名患者总共 164 枚颧种植体的总的成功率为 97.6%，包括严重吸收的无牙颌患者和上颌骨缺损患者。这个成功率远远超过了任何以前报道的用于处理上颌骨严重吸收患者的骨瓣和种植技术。在处理这类困难患者时，颧种植体有着惊人的成功率。

颧种植体植入推荐使用 LeFort I 型前庭区切口，种植体植入需要颧骨周围的广泛剥离，从上颌前庭到眶下缘，以及围绕颧突附近区域。术中可视程度比较有限，需要预备上颌窦前外侧壁窗来控制相对于周围解剖结构的种植体轴向，有助于看清种植体的角度和终点的位置。

由于颧种植体的长度是常规种植体的 3～4 倍，那就意味着起始点很小角度的误差可能导致在末端的重大偏差，因此在进行穿颧种植手术前，应该尽可能详尽的完成术前计划。

上颌骨重建后颌骨的应力状态直接影响到重建的成功率及进一步接受种植功能重建的可行性，功能重建后种植体对咀嚼力的传导方式也关系到修复的长期成功率。因此，对不同移植重建方案骨重建和不同种植修复式进行分析、比较，为临床上颌骨缺损修复提供理论依据，对重建颅颌骨的生物力学效果评价具有重要意义（图 26-4-6）。

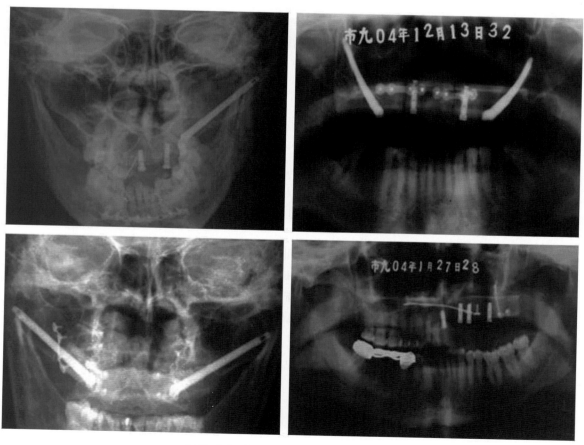

图 26-4-6　各种不同上颌骨种植修复情况

双侧植入颧种植体在牙合力分布上起到了良好的分散作用，使应力通过颧骨得到及时的消散，对移植骨瓣和种植体均有保护作用，在理论上保证了修复的长期成功。和单侧上颌骨缺损修复相比较，双侧植入颧种植体应力分布更加均匀合理，在传导牙合力的同时降低了腓骨瓣骨组织的应力。

（二）不同类型下颌骨的修复方法

由于下颌骨的解剖形态与上颌骨相比较为单一，因此下颌骨的重建在很大程度上更易于实现。根据缺损情况的不同，下颌骨缺损的种植修复主要包括方块切除、体部缺损、体部联合颏部缺损、跨中线的大型甚至全下颌骨缺损修复等类型。

无论是应用腓骨重建还是髂骨重建，种植修复在下颌骨缺损修复中都获得了良好的效果，一般来说，节段性缺损范围相对较小时多选用髂骨瓣修复（图26-4-7），跨度相对较大时时经常选择腓骨瓣修复（图26-4-8）。

1．下颌骨缺损的分类 国内外很多学者对下颌骨缺损进行了分类，基于下颌骨解剖结构的分类包括 Jewer（1989）等提出的 HCL 分类法、Urken（1991）提出的 CRBS 分类法；基于下颌骨缺损给 TMJ（颞下颌关节）造成的不同影响，Hamada（2000）等提出了是否保留 TMJ 的三类法。

国内竺涵光、张陈平、王志平、张益、张庆福等对下颌骨缺损分别提出了各自有针对性的分类法，有相当明显的参考价值和实用意义。其中张陈平提出的分类方法简单明了，便于记忆和交流。由于下颌骨缺损主要发生在下颌骨体部，其次是下颌支，较少发生在髁状突，张陈平等根据下颌骨缺损发生的频率将下颌骨缺损分为三类：I 类缺损即局限于下颌骨体部的缺损（牙合区缺损）；II 类缺损为肌区－牙合区缺损；III 类缺损为髁状突－肌区－牙合区缺损。

2．不同下颌骨缺损类型的种植修复

（1）下颌骨方块切除后的种植修复：此类修复主要有两种，一种情况是牙槽嵴缺损较少，可以直接在剩余下颌骨上进行种植；另一种情况是牙槽骨缺损较多，必须进行骨移植才能种植。

口腔肿瘤术后常导致下颌牙列的缺失和下颌骨牙槽突部分的缺损，这类患者下颌骨的连续性

没有遭到破坏，外形尚可，但受累区软组织缺损、咀嚼功能丧失。患者要求恢复牙列完整性的愿望迫切，希望早日达到正常生活状态。下颌骨方块缺损在临床中较为常见，根据上海交通大学医学院附属第九人民医院一组资料的统计，下颌骨缺损病例约 1/3 是方块切除。

此时残余下颌骨往往足以支持种植体的植入，种植的困难主要集中在软组织的处理，口内肿瘤切除后皮瓣的修复使种植体植入的环境发生了改变。下颌骨方块切除患者由于口底或舌的受累使舌的运动受到限制，因此种植术前必须对影响舌运动的疤痕进行松解或臃肿的皮瓣进行修整，尽可能有利于舌的灵活性（图26-4-9）。

（2）下颌骨体部缺损的种植修复：临床上常见的下颌骨节段性缺损多数为下颌体部及与之相关的缺损，尤以单纯下颌体部的缺损和体部、升支复合缺损多见。目前重建下颌骨缺损常用的骨瓣包括髂骨肌瓣，腓骨肌瓣和肩胛骨肌瓣等，不同部位的不同缺损类型应选用不同的修复方法。

从解剖形态分析，髂骨肌瓣适用于单纯体部、体部颏部联合、体部升支复合缺损，肩胛骨肌瓣主要用体部升支复合缺损。根据修复的需要，下颌骨体部缺损一般可放置 2 至 3 枚种植体，术中操作时应按照术前模板设计合理定位种植体，严格操作就位道的方向，使术后的修复义齿达到最理想的受力状态。

同时注意种植体与钛板固定螺钉的关系，避免互相干扰。图26-4-10 显示左下颌骨体部缺损后髂骨瓣重建，同期即刻种植修复，患者获得了良好的美观和咀嚼功能恢复。

下颌骨体部缺损同期血管化髂骨修复即刻种植体植入的修复效果良好，我院一组采用同一种植系统（ITI）的 12 例患者即刻修复的资料表明，髂骨瓣在此类缺损中是最适宜的修复方法之一，术后形态与功能良好。

（3）下颌骨颏部缺损的种植修复：单侧颏部缺损累及下前牙缺失、颌骨缺损、连续性中断等。颏部的形态对患者的面容影响明显，因此下颌骨颏部缺损的修复首先要恢复面下 1/3 的外形，其次要恢复患者的咀嚼功能。因而修复不仅要考虑下颌骨的轮廓，而且要有足够的骨量来满足同期或二期种植体的植入。髂骨瓣骨量充足，腓骨瓣

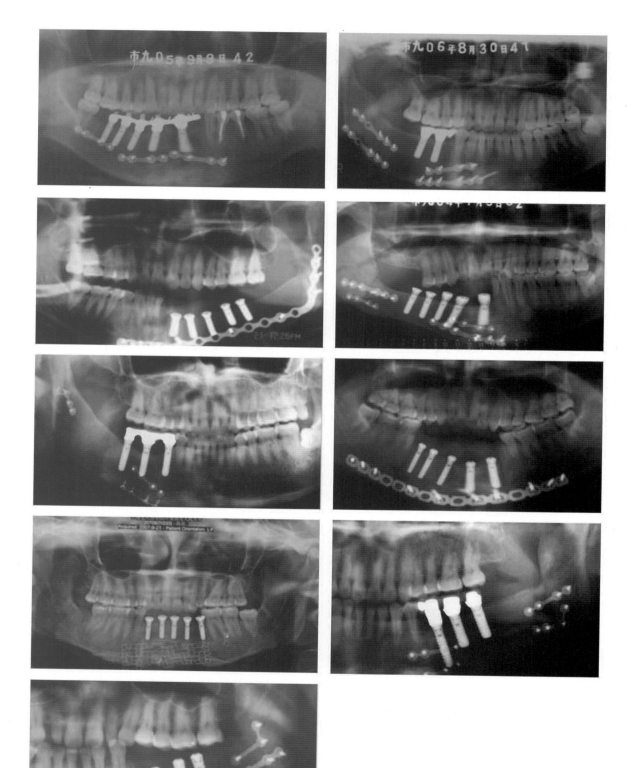

图 26-4-7　各种类型下颌骨缺损髂骨重建种植修复

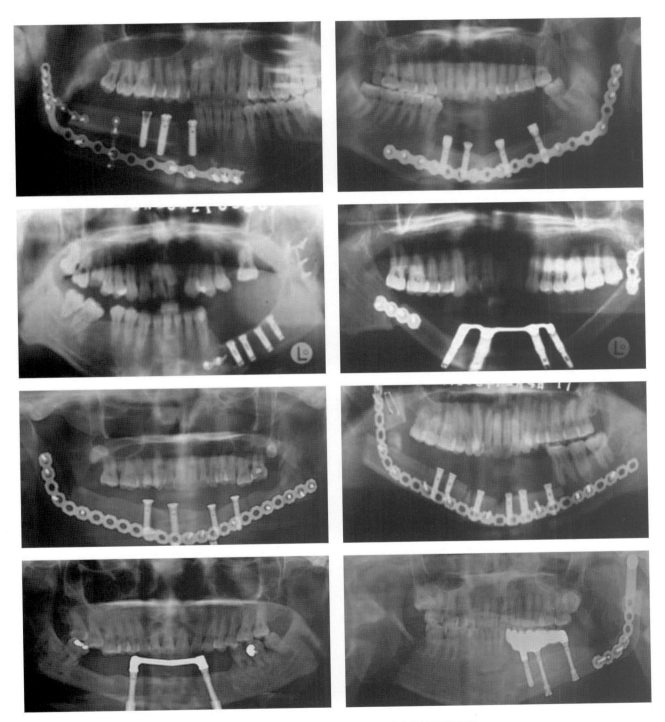

图 26-4-8　各种类型下颌骨缺损腓骨重建种植修复情况

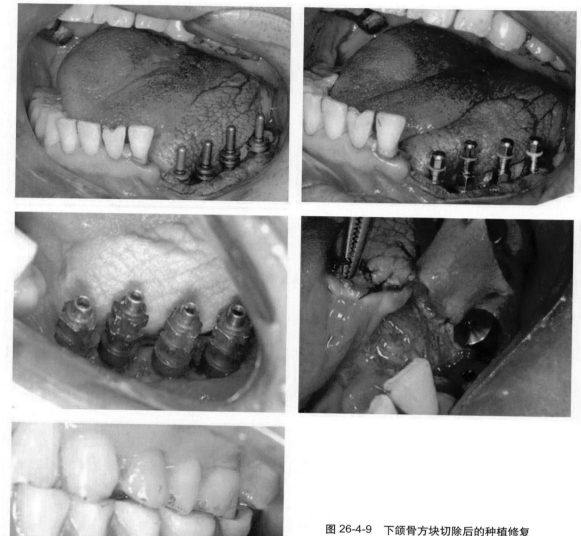

图 26-4-9　下颌骨方块切除后的种植修复

需要牵引或折叠，另一种方法是应用钛网结合髂骨骨松质重建该区域。如图 26-4-11 所示，下颌骨前牙区缺损后采用钛板固定，钛网修复同期植入大量髂骨骨松质，4 个月后植入牙种植体，恢复前牙区良好的功能。

（4）下颌骨体部联合颏部缺损：当下颌骨缺损涉及体部及颏部的复合缺损时，由于体部和颏部形态差异，血管化骨瓣常需要分段进行，如果涉及喙突缺损则一般不需要修复。一般认为，缺损的范围小于 9mm 时多选用髂骨瓣修复，大于 9mm 时经常选择腓骨瓣修复。植骨时应充分考虑上下颌的位置关系，在前牙区尽可能恢复牙槽嵴

的高度。

图 26-4-12 显示患者从左侧的中切牙开始一直缺失到右侧的磨牙，范围较广，但仍可以采用髂骨瓣重建下颌骨，同期植入了种植体，术后 4 个月就恢复了咀嚼功能。

（5）全下颌骨缺损的种植修复：少数病例为横跨中线的整个下颌骨联合缺损。对于跨中线型缺损，腓骨肌瓣结合重建钛板无疑是良好的选择。腓骨有足够的长度来恢复下颌骨，骨质致密，植入后种植体初期稳定，但腓骨瓣一个显著的缺点是高度不足，有些患者其腓骨高度特别低，特别是女性患者，无论从美学还是功能来说都有欠缺，

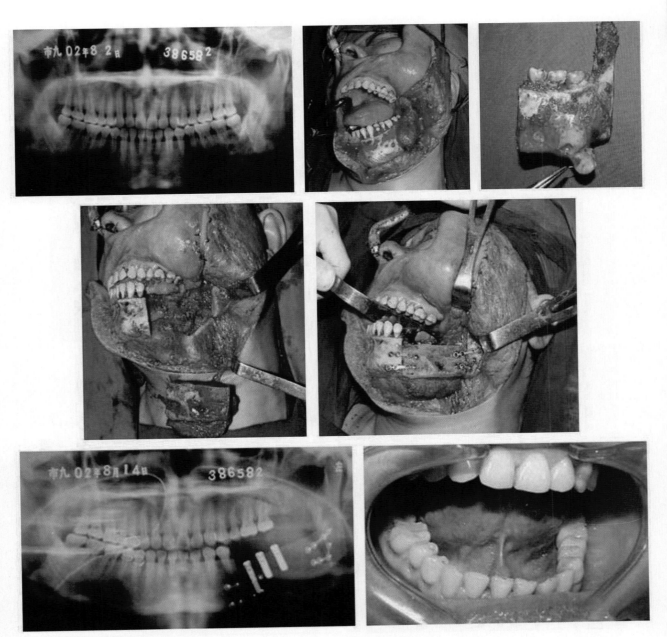

图 26-4-10　下颌骨体部缺损的种植修复

此时就需要骨牵引术或结合另一骨瓣的修复。

国内外许多学者应用了各种方法解决腓骨瓣高度不足这一难题，如采用腓骨折叠的办法，但限于全下颌骨长度的局限性仅能在部分下颌骨缺损患者中应用；有人采用腓骨瓣上覆盖另一骨瓣，但此种修复方法创伤较大，不易为患者接受。

目前，最为理想的方法为腓骨垂直牵引，使其达到理想的高度，能够满足正常垂直距离、合适义齿修复空间等要求，患者的美观和双侧颞下颌关节也得到保证。

图 26-4-13 显示为一名患者肿瘤累及全下颌骨，下颌所有牙齿均随颌骨一并切除，术中参用腓骨瓣修复，同期安装了 F-DID 装置进行牵引，获得了良好的骨高度恢复。在经过 3 个月的愈合期后进行了种植修复，采用球帽式覆盖义齿恢复了患者的下颌牙列。

总之，下颌骨缺损的种植修复依赖于骨瓣的成功移植，选择骨瓣之前应该先明确颌骨缺损的类型，有利于综合考虑，充分的术前规划是完全必要的。

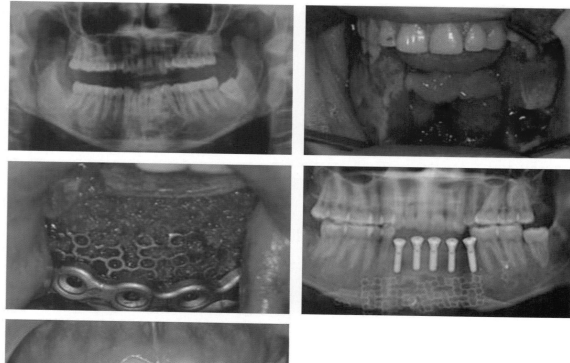

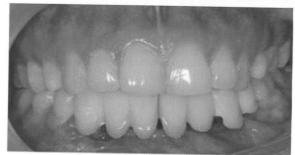

图 26-4-11　钛网结合髂骨骨松质重建颏部缺损（由
上海交通大学医学院附属第九人民医院
口腔种植科张志勇教授提供）

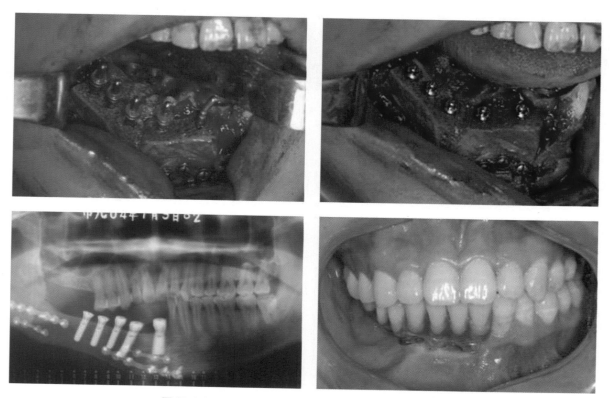

图 26-4-12　下颌骨体部联合颏部缺损，采用髂骨瓣修复

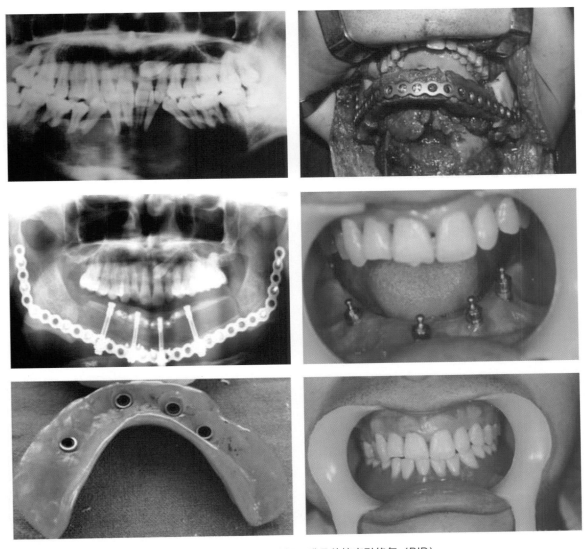

图 26-4-13　全下颌骨缺损，腓骨种植牵引修复（DID）

四、颌面缺损种植修复相关问题

颌面缺损常导致包括咀嚼、吞咽、语言等功能的丧失，同时造成面部畸形，严重影响患者的生活质量。颌面部缺损后患者局部软硬组织解剖很不规则，传统修复体固位力差，无法与组织密合，采用种植技术后，修复体可以获得足够的稳定性，从临床角度来看，种植体的植入使义齿修复变得稳固舒适，使修复的效果得以大幅度提高。

另外，修复体还可以补偿外科手术后局部组织的一些小缺陷，如可以支撑唇的外形和轮廓等，进一步提高了美观效果。

种植体支持的义齿需要额外的手术，时间周期较长；而且，种植费用相对昂贵，对患者是一笔较大的经济负担。因此，种植术前应该明确适应证选择的标准。比如，颌骨缺损后患者应具有正常的颌间关系；患者要合作，排除依从性差、口腔卫生环境不理想的情况；常规义齿修复修复效果很差，或根本不可能进行修复的患者可以考虑种植义齿修复；对恶性肿瘤患者视其恶性程度而定，恶性程度高的患者一般应无瘤生存一年后进行种植手术。但对全身情况差，无法忍受多次手术患者，或对手术已经有恐惧感的患者应避免应用种植修复。

（一）颌面缺损种植术前计划及准备

颌面缺损对患者来说是一种复合修复或重建，必须设法满足多学科的目的。首先是肿瘤外科的要求，然后考虑患者术后生理功能的恢复和外形的重建，具体地说就是，肿瘤切除了应该有方法修复，外科修复时应考虑到下一步种植的需要，而种植体植入时必须保证未来义齿修复的可操作性和最大化的功能结果。

而术前计划就是协调各相关科室的目的和需要，使所有的步骤和过程为一个共同目标进行，紧密衔接而不会脱节甚至互相干扰，最终综合各学科的技术来获得理想的功能性结果。

颌骨缺损时，常常累及临近结构，更增加了缺损的复杂性。颌骨缺损区尤其是上颌，种植体植入时可视程度非常有限，特别是当应用一些复杂种植技术如穿颧种植术、种植牵引术时，手术的复杂性使得详尽的术前计划成为必须条件。

临床检查仅能提供有限的信息，获得相关重要数据对提高成功率至关重要，因此，术前的各种检查、模型外科、CAD/CAM 数据、计算机模拟术前规划以及计算机辅助术中导航等对种植修复具有重要意义。

（二）种植治疗时机的选择

1. 同期种植与二期种植 颌骨缺损患者的种植修复一般分为三种情况，一是肿瘤切除即刻修复，同期种植；二是恶性肿瘤切除术后无瘤生存 1～2 年，再进行骨瓣修复同期种植修复；三是肿瘤切除同期植骨术后，根据具体情况再进行种植修复。同期修复种植其术前计划较为复杂，手术难度相对较大。

肿瘤切除后，同期复合组织瓣修复，种植体即刻植入这一观点主要来源于功能外科的思想。同期植入无疑有较大的优点，主要包括以下三方面：

一是缩短了种植修复的疗程，同期手术可以一次性完成肿瘤切除、颌骨重建及种植体植入工作，大大缩短了术后牙列缺损的时间，减轻患者痛苦的同时减少手术次数和医疗费用，患者也容易接受。有相当一部分患者在经历过一次肿瘤切除术后，对手术有畏惧感，常常很难让患者再接受修复种植手术，特别是残留牙齿能完成部分咀嚼功能的患者，放弃了进一步的治疗。

二是及时恢复了颌骨颜面形态和患者术后的语言吞咽特别是咀嚼功能，维持了患者的自尊心，保证其平稳地回到正常的社会生活中，提高患者生活质量，这在以往的很多学者的研究中也已经

得到证实。

三是同期种植由于有自然牙、义齿等来充当导向，有利于获得上下颌骨原有的位置关系，正确判断种植体植入的最佳数目、位置和方向，从而得到更好的修复效果。同期种植还可以避免二期种植中可能遇到的由于张口度和位置关系引起的视野不良及操作困难，避免广泛疤痕挛缩、肌肉韧带的错位愈合等造成的畸形和颌位关系改变对种植修复的不良影响。

2. 同期种植与二期种植的优缺点 同期种植有很多优点，当然，一些缺点和并发症也会随之而来。同期植入有可能影响移植骨瓣的血供，这就要求应用血管化骨瓣，血管化骨瓣的愈合过程类似骨折愈合，自身抗感染能力强，骨移植成功率高，为牙种植提供可靠着床保障。

恶性肿瘤的复发和术后放疗问题一直是选择同期种植和二期种植的主要争议点，尤其是上颌骨恶性肿瘤。对恶性肿瘤患者应提倡"个体化治疗原则"，在"无瘤操作原则"下彻底切除病灶并按需给予最佳功能重建，再完善综合治疗。从患者的生活质量考虑，如果同期进行了骨瓣修复，即刻种植有较强的指征，除非是救治性外科的一些患者。

非血管化的髂骨移植同期种植也是可行的，但要注意的问题是植骨床条件要好，且髂骨离体时间不能过长，术后植骨区牙龈的愈合情况对种植效果影响比较大。

总之，非血管化髂骨瓣同期牙种植的适用面较窄，有一定风险。对血管化骨移植与非血管化骨移植分析，无论抗感染能力、骨端愈合方式还是从植骨的成功率考虑，条件许可时应提倡血管化骨移植为主，尤其在立即整复应用中。

3. 同期种植的术前评价指标 根据患者的局部和全身条件，同期种植修复的术前评价内容主要包括：

①口腔缺损的部位和范围。术前应用各种检查明确缺损的具体情况，如头颅正侧位片等，有必要时可对颌骨缺损区和移植骨瓣进行三维 CT 或 MRI 扫描，进一步制作快速原模型进行分析。

②确定肿瘤破坏的范围、程度，截骨线的部位，颌骨缺损的形态、大小等，从而制订模拟外科手术计划，根据临床检查和放射学数据对颌骨肿瘤

的切除范围在快速原模型上进行模拟切除，缺损范围同时模拟修复，以确定供区取骨的大小和形状。

③了解患者余留牙的数目和分布情况，估计常规修复体制作的可能性，明确是否有必要进行外科修复和种植。

④修复模型外科。包括术前咬合关系的保留，利用面弓转移患者的牙合关系；应用面模技术或计算机模拟镜像技术初步还原缺损的部位、大小，测定缺损修复所需软硬组织的量。制作外科模板。确定种植体最佳位置和方向后准备转移到术中。

⑤预计外科修复所需要的骨肌皮瓣，供区情况检查。如腓骨移植术前，其供骨区末端的临床检查，对照的下肢血管造影术或 Doppler 检查，B 超检查进入皮岛的升枝血管情况，了解腓动、静脉的走行及变异等等。

⑥植入种植体所需骨的数量和质量。种植体要长期行使稳定的支持功能必须有足够质和量的骨组织来支撑，在最佳受力方向种植体周围骨量是否有缺损，需要植骨的量等应在术前予以确定。

⑦正确选用种植体的类型、数量及尺寸等，并注意种植体的合理分布。

如果是肿瘤切除植骨后二期种植修复的患者，多数在术后 4～6 月进行，术前准备相对简单，主要是有关牙种植方面的问题，需考虑有利于种植和种植后修复的各种因素：摄片检查移植骨瓣愈合的情况；确定种植所需骨量是否充足和骨质是否合适；拟种植区域原固定钛钉的位置是否影响种植体的植入。如有影响，在术前或术中应准备取出，以利于种植体获得理想的位置和方向。检查拟种植区域的软组织条件，过于臃肿的软组织应在种植前进行修整，削薄表面软组织，使其与骨面尽量贴合，如能形成类似附着龈的状态则最为理想。

不加处理的软组织经常是种植术后反复炎症的病因，给患者的生活和种植体的长期预后带来很大影响。

口腔颌面部肿瘤切除后，大多数患者需要一个修复体来补偿丧失的牙齿和组织。由于局部口腔条件很不理想，应用常规修复体的稳定性和功能都比较差。而且，许多口腔恶性肿瘤患者是老年人，他们可能已经是无牙颌或即将在手术中丧失余留牙。

因此，种植体支持的活动修复和全口义齿是此类患者最常用的主要修复方式。在进行种植修复前必须考虑多方面因素，如肿瘤侵袭邻近结构的范围，肿瘤的生物学行为等。同样，患者的因素如年龄、放疗与否、既往手术史、患者的意图、经济因素、修复预后等均可影响修复方法的选择。

（三）颌骨缺损后种植修复类型

颌骨缺损后种植修复类型主要包括：种植体支持的赝复体修复和种植体联合骨瓣的修复。前者属于一种活动修复，有相当的固位力，适合于残余骨量能够支持种植体植入的患者。移植骨瓣结合种植修复其义齿修复类型可以选择固定修复、覆盖义齿修复、活动固定联合修复。

颌骨缺损患者的义齿修复方案是一种相对个性化的综合治疗计划，包括种植义齿修复的完成，对𬌗牙的治疗，语音的矫治等。在无牙颌的上下颌骨，多数设计为种植体支持的覆盖义齿。

其优点在于一是有利于清洁，可以随时取戴；二是价格相对便宜，减轻患者经济负担；三是可以补偿某些软硬组织缺损，使美观恢复更完善；四是修复后很容易进行一些小的修改。

对于局部颌骨缺损且余留牙列较好的患者可以选择种植体支持的固定义齿修复，其感觉舒适，且功能恢复良好，但对移植骨瓣的骨量、种植体周围卫生和维护要求较高。

（四）肿瘤患者种植后维护

肿瘤、外伤术后缺损种植修复患者，种植体周围出现软组织问题的机会远大于常规牙种植，这些问题多数是由于种植体周围缺乏致密的附着龈所致，临床发现探诊深度增加。因此，围绕种植体周围特别是颈部的皮瓣软组织需要进行特殊处理。

临床工作中由于种种原因，义齿修复和设计所需的理想的种植体植入并不是总能得到，因此，在肿瘤切除后的愈合期，种植体植入后，常常有必要进行一些额外的修改和治疗。这样就导致义齿修复和种植体植入之间的间隔被延长，愈合期常常需要 3～16 个月。这一点显著的区别于常规种植体植入后的 3 个月左右的愈合期。

由于以上特点，所有患者必须接受严格的随访维护程序，在整个随访过程中，患者要定期接受种植修复医生的复诊评价，平均一年两次。每次复诊时都应该对每个种植体进行严格评估。

（五）放化疗对种植治疗的影响

口腔恶性肿瘤患者要接受的治疗及其相应的并发症可能影响种植体短期和长期的成功率。口腔恶性肿瘤的治疗常常涉及到恶变组织的切除，结合放射治疗，进一步采用组织瓣修复缺损了的软硬组织。

种植体常常植入到即将接受放疗的颌骨内或已经接受过放疗的骨内，或是植入到移植骨瓣内。种植体植入放射过的颌骨，失败率上升，理论上是因为骨的愈合能力降低，骨结合的过程受到干扰所致。

而且，组织经放疗后，种植体周围软组织裂开的风险加大；同时，如果发生放射性骨坏死，就会导致种植体的脱落。种植手术或种植二期手术应在放疗结束后至少6个月以上，因为放疗后骨的再生能力显著降低。

有动物实验表明，高压氧治疗有助于局部软硬组织血供的改善，增进愈合能力并提高了种植体骨结合的过程。一些临床报道也支持这一实验结论，种植术前和术后给予高压氧治疗能有效提高种植体的成功率。但文献也有相反的意见和经验。

总之，和传统赝复体相比，种植义齿在咀嚼、吞咽、吮吸、语言能力等诸多功能方面使患者得到了更好的恢复；由于有了种植体的支撑，减少了周围软组织的负荷，同时也减少了修复体机械刺激对周围软组织造成的溃疡和不适，从而使颌骨缺损修复达到一个相对理想的效果。

（张志愿　吴轶群）

参考文献

1. 高静，郑家伟，杨驰.上海市区1973—2005年口腔恶性肿瘤发病趋势分析.中国口腔颌面外科杂志,2010,8（1）:20-25.

2. Parkin DM, Pisani P, Ferlay J. Estimates of the worldwide incidence of eighteen major cancers in 1985. Int J Cancer,1993,54:594-606.

3. 张陈平，邱蔚六.1751例口腔黏膜鳞癌的构成比分析.肿瘤,1991,11（1）:1-3.

4. Slaughter DP, Southwick HK, Smejkal W. Field cancerization in oral stratified squamous epithelium; clinical implications of multicentric origin. Cancer,1953,6(5):963-968.

5. 王卫之.口腔癌的流行病学.国外医学口腔医学分册,1990,17:129-132.

6. 邱蔚六.口腔颌面肿瘤及类肿瘤疾病.见:邱蔚六.口腔颌面外科理论与实践.北京:人民卫生出版社,1998.

7. 邱蔚六.口腔颌面外科学.上海:上海科学技术出版社,2008.

8. 邱蔚六.从多原发癌看口腔颌面恶性肿瘤的可能病因.国外医学口腔医学分册,1980,7:141-146.

9. 曹俊，章月星，张志愿.人乳头瘤病毒致口腔鳞癌发生的研究进展.上海口腔医学,2001,10（3）:273-275.

10. 马绪臣.口腔颌面医学影像诊断学.北京:人民卫生出版社,2008.

11. 邱蔚六.口腔颌面外科学.北京:人民卫生出版社,2008.

12. 邱蔚六.口腔颌面外科临床手册.北京:人民卫生出版社,1986.

13. 王伯沄，李玉松.苏木素-伊红染色方法.病理学技术,2000.

14. 于世凤.口腔组织病理学.北京:人民卫生出版社,2007.

15. 邱蔚六.四环素荧光检查在诊断口腔黏膜病损癌变中的应用.口腔医学,1984,4:68.

16. 缪锦生，马宝章.HPD荧光光谱分析在恶性肿瘤定位中的作用.口腔医学,1985,5:11.

17. Kramer IR, Lucas RB, Pindborg, JJ, et al.WHO Collaberating Centre for Oral Precancerous Lesions. Definition of lenkoplakia and related lesions : an aid to studies on oral precancer. Oral Surg Oral Med Oral Pathol,1978, 46: 518-539.

18. Evangelia Piperi, Jessica Omlie. Oral Hairy Leukoplakia in HIV-Negative Patients: Report of 10 Cases. Int J Surg Pathol,2010,18（3）:177-183.

19. Lehman JS, Tollefson MM, Gibson LE. Lichen planus. Int J Dermatol,2009,48: 682-694.

20. 闵艺，东耀峻.面部皮角-附1例报告.口腔医学研究,2008,24（6）:663.

21. 王斌，郑引梅.皮角的病理与临床.实用医技杂志,1996,3(7):524.

22. 林国础,邱蔚六,张锡泽,等.放疗后继发口腔颌面部癌瘤.中华肿瘤杂志,1990,12:301.

23. 林国础,邱蔚六,张锡泽,等.口腔颌面部多原发性癌瘤.中华口腔医学杂志,1991,26:86.

24. Mori H, Tanaka T, Ohnishi M, et al. chemoprevention of oral cancer by nutritional factors and related synthetic agents. Oral oncology. VOL IV A. proceedings of the International Congress on Oral Cancer. Macmilian India LTD,New Delhi,1995,45-48.

25. 张志愿.口腔颌面肿瘤学.济南:山东科学技术出版社,2004.

26. 殷蔚伯,谷铣之.肿瘤放射治疗学(第四版).北京:中国协和医科大学出版社,2007.

27. 李成华,谢霞.化疗与LAK/IL-2联合治疗中晚期恶性肿瘤的临床研究.中国厂矿医学,2001,14(4):268.

28. 孙燕.肿瘤综合治疗的原则和进展.中国医学科学院,2006.

29. 温玉明,代晓明,王昌美,等.口腔颌面部恶性肿瘤6539例临床病理分析.华西口腔医学杂志,2001,19(5):296-299.

30. 赵福运,章魁华,马大权,等.570例口腔鳞状细胞癌治疗经验总结.中华口腔医学杂志,1990,25:92-95.

31. 袁文华,张志勇,韩春民.唇癌50例临床分析.上海第二医学院学报,1983,3:59-60.

32. 王善昌.冷冻外科治疗选择性舌癌的评价.口腔颌面外科杂志,1992,2(1):11-14.

33. Keyf F. Obturator prostheses for hemimaxillectomy patients. J Oral Rehabil, 2001, 28(9):821-829.

34. Brånemark P-I, Svensson B, van Steenberghe D. Ten-year survival rates of fixed prostheses on four or six implants ad modum Branemark in full edentulism. Clin Oral Implants Res, 1995,6:227-231.

35. 张志勇.中国种植外科学的回顾与进展.口腔颌面外科杂志,2002,12(2):98-100.

36. Boyes-Varley JG, Howes DG, Lownie JF, et al. Surgical modifications to the Branemark zygomaticus protocol in the treatment of the severely resorbed maxilla: a clinical report. Int J Oral Maxillofac Implants, 2003,18(2):232-237.

37. 邱蔚六.口腔颌面外科理论与实践.北京:人民卫生出版社,1998.

38. Van Steenberghe D, Malevez C, Van Cleynenbreugel J, et al. Accuracy of drilling guides for transfer from three-dimensional CT-based planning to placement of zygoma implants in human cadavers. Clin Oral Implants Res, 2003,14(1):131-136.

39. Triplett RG, Schow SR, Laskin KM. Oral and maxillofacial surgery advances in implant dentistry. Int J Oral Maxillofac Implants, 2000,15:47-55.

40. Chang YM, Coskunfirat OK, Wei FC, et al. Maxillary reconstruction with a fibula osteoseptocutaneous free flap and simultaneous insertion of osseointegrated dental implants. Plast Reconstr Surg, 2004, 113(4): 1140-1145.

41. 张志勇,黄伟,余强,等.CT扫描在种植义齿术前设计中的应用.上海口腔医学,2002,11(1):86-88.

42. 吴轶群,张志勇,张陈平,等.颧种植体的植入和导向.中华口腔医学杂志,2006,41(3):140-143.

43. Uchida Y, Goto M, Katsuki T, et al. Measurement of the Maxilla and Zygoma as an Aid in Installing Zygomatic Implants. J Oral Maxillofac Surg, 2001,59:1193-1198.

44. Okay DJ, Genden E, Buchbinder D, et al. Prosthodontic guidelines for surgical reconstruction of the maxilla: A classification system of defects. J Prosthet Dent, 2001,86:352-363.

45. Parel SM, Branemark PI, Ohrnell LO, et al. Remote implant anchorage for the rehabilitation of maxillary defects. J Prosthet Dent, 2001,86:377-381.

46. Block MS, Salinas T. Reconstruction of a nasomaxillary defect with traditional and infraorbital zygomaticus implants: report of a case. J Oral Maxillofac Surg, 2002,60:1362-1366.

47. 吴轶群,张志愿,张志勇等.颧种植体在上颌骨缺损重建中的应用探讨.上海口腔医学,2005,3:323-325..

48. Kramer FJ, Dempf R, Bremer B. Efficacy of dental implants placed into fibula-free flaps for orofacial reconstruction. Clin Oral Implants Res, 2005,16(1):80-88.

49. 吴轶群,张志勇,张志愿,等,ITI种植体即刻植入血管化髂骨修复下颌骨缺损12例分析.上海口腔医学,2005,2:323-325.

50. Raghoebar GM, Schoen P, Meijer HJ, et al. Early loading of endosseous implants in the augmented maxilla: a 1-year prospective study. Clin Oral Implants Res, 2003,14(6):697-702.

51. Frodel JL Jr, Funk GF, Capper DT, et al.

Osseointegrated implants: a comparative study of bone thickness in four vascularized bone flaps. Plast Reconstr Surg, 1993,92:449-455.

52. Shimizu T, Ohno K, Matsuura M. An anatomical study of vascularized iliac bone grafts for dental implantation. J Craniomaxillofac Surg,2002,30:184-188.

53. 张志勇，邱蔚六，黄伟. 髂骨移植与种植体的临床研究. 中国口腔种植学杂志,1999；4:34-36.

54. 黄伟，张志勇，竺涵光，等. 应用腓骨肌瓣 - 种植体一期功能性修复下颌骨缺损. 中华口腔医学杂志，1999,34（1）:80-83.

55. Pogrel MA, Podlesh S, Anthony JP, et al. A comparison of vascularized and nonvascularized bone grafts for reconstruction of mandibular continuity defects. J Oral Maxillofac Surg, 1997，55:1200-1206.

56. 周磊. 口腔种植学临床实践. 西安：世界图书出版社公司,2003.

57. 宿玉成. 现代口腔种植学. 北京：人民卫生出版社,2004.

58. 张志勇. 口腔种植修复学. 上海：世界图书出版公司,2010.

59. 张陈平. 下颌骨重建的基础与临床. 上海：上海科技教育出版.

颌骨肿瘤

Jaw Bones Tumor

第一节　颌骨的应用解剖

一、下颌骨的应用解剖

下颌骨位于面下 1/3，是颅颌面诸骨中变异最大的结构，决定着个体的容貌特征。因此对下颌骨解剖生理学知识的了解，有助于人们对下颌骨形态与功能的进一步认识。

（一）下颌骨的骨性结构

在颌面部诸骨中下颌骨是最大且最为强壮的骨骼。它由"马蹄形"的水平向前突出的体部以及两侧后方向上延伸的升支组成。下颌体部支撑着位于其顶端的牙槽突以及下颌牙列。升支的顶端则有喙突及髁突，后者与颞骨形成了颞下颌关节。

1. 下颌体部　下颌体部似"U"形，以上下缘为界可以分为内外侧面。在下颌体部前外侧面的上分可有一轻微隆起的正中骨嵴，这一结构在有些个体不甚明显，此乃两侧胚胎颏骨的联合。正中骨嵴向下分开并包绕一个三角形的凸起称之为颏隆突。颏隆突的基底部中央稍凹陷，两侧略升起称之为颏结节。颏隆突及颏结节构成了解剖学的颏部。

颏孔乃颏神经血管束穿行的孔道，位于下颌双尖牙之间的下方或第二双尖牙的下方。颏孔的后缘相对光滑，颏神经由此向后、外侧方向出孔。外斜嵴由每侧的颏结节开始向后上方延伸，绕过颏孔的下方，此前骨嵴不甚明显，此后外斜嵴逐步明显并延续为下颌支的前缘。

下颌体部的下缘是从颏部正中联合的下缘向两侧后外方向延伸至下颌第三磨牙后方的下颌支

下缘。两侧近中线下颌体部下缘各有一个表面略显粗糙的二腹肌窝，此乃二腹肌前腹的附着之处。

二腹肌窝向后下颌下缘变得厚实、圆滑并呈一前后方向的向下隆起、逐渐过渡到下颌支前的局部凹陷，因此下颌下缘并不是一条直线，而是一条近似前突后凹的曲线，研究显示近似于一条抛物曲线。

下颌体部的上缘，即下颌齿槽部，包含有16个可以容纳下颌牙列牙根的牙槽窝。牙槽窝是由颊、舌侧骨板以及牙槽间隔和牙根间隔所构成。下颌第二、三磨牙颊侧牙槽骨板因外斜嵴的经过而异常增厚。类似于上颌骨，下颌牙槽窝的深度和形态与下颌牙列牙根的形态密切相关。

通常下颌切牙、尖牙、双尖牙的牙槽窝含单个牙根，而磨牙牙槽窝含两个牙根。下颌磨牙颊侧的牙槽骨外侧面有颊肌的附着。事实上有众多面部表情肌附着于下颌骨的外侧面。

在下颌骨的内侧面，下颌舌骨肌线（下颌舌骨肌的附着之处）是一重要的解剖标志。下颌舌骨肌线从下颌第三磨牙后距下颌上缘 1cm 处开始延伸至颏联合。该结构在近下颌磨牙区比较鲜明，前分则不甚分明。

位于下颌舌骨肌线下方是稍显凹陷的下下颌下腺窝。似三角形的舌下腺窝则位于下颌舌骨肌线的上方。在舌下腺窝的上方下颌骨的内侧面由口腔黏膜覆盖向后可延伸至下颌第三磨牙处。在下颌舌骨肌线前端的上方相当于下颌骨后联合处有一个小的骨性突起，通常可分为上下两个部分称之为颏嵴。

颏嵴的上部是颏舌肌的附着，下部是颏舌骨肌的附着。在下颌舌骨肌线后端的上方相当于下颌第三磨牙后是咽上缩肌、颊肌的磨牙后区肌束以及翼下颌缝的汇合之处。在下颌骨内侧面的后份、下颌支的内侧面，下颌舌骨肌沟位于下颌舌骨肌线的后下方并向下、向前延伸。此处容纳下颌舌骨肌神经、血管。

在颏嵴的上方，大多数的下颌骨可有一个舌侧小孔，内有舌动脉的一个分支穿行。迄今为止对它的生长发育了解知之甚少。有时在下颌舌骨肌线的上方，下颌磨牙牙根的内侧骨板可见下颌隆突的生长（图 27-1-1，图 27-1-2）。

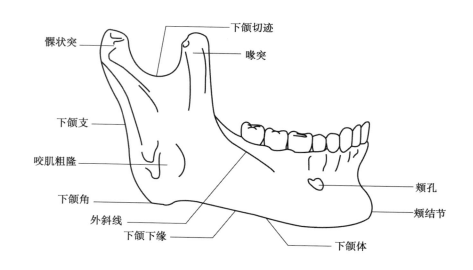

图 27-1-1　下颌骨（外侧面）

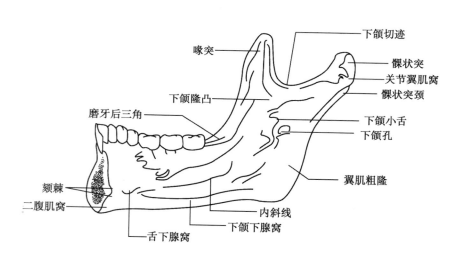

图 27-1-2　下颌骨（内侧面）

2. 下颌支　下颌支类似四边形，有内外侧两个面和四条边（上、下、前、后）以及两个突起（喙突和髁突）。外侧面可见外斜嵴在其下部走行。内侧面的中心稍上方有一不规则的下颌孔是下颌管的入口。

下颌管位于下颌体内，向下、向前走行出颏孔。

下颌孔的前内侧是一菲薄的三角形下颌小舌。在下颌小舌的后方，下颌舌骨肌沟向前下走行。下颌支的下缘是下颌体部下缘的延续与升支后缘在下颌角部汇合。男性下颌角部略显外翻，而女性稍内收。

升支的上缘是边缘锋利的下颌切迹。下颌切

迹的前方是三角形扁平的喙突，后方是髁突。升支后缘从髁突延伸到下颌角部，是一条上凸下凹的曲线坚实而圆滑。升支前缘上方菲薄而锋利延续为喙突，下方厚实与外斜线相连。颞嵴为喙突内侧一骨嵴，从喙突的顶端延伸到下颌第三磨牙后方。颞嵴与升支前缘之间的凹陷区域为磨牙后窝。

(1) 喙突：喙突向上、向前突起成一三角形骨板。它的后缘形成下颌切迹，前缘延续为升支的前缘。颞嵴为位于喙突内侧自喙突顶点向下走行的骨嵴。

(2) 髁突：下颌骨髁突在大小和形态上变异颇大。从上方观看，髁突似一椭圆形轮廓，前后径约为内外径的一半。髁突的内侧面较外侧面宽。它的长轴并不与升支表面成直角关系，而是向后偏离冠状平面，因此髁突的外极较内极稍靠前方。假如延长两侧髁突的长轴，它们会在枕骨大孔前相交成 145° 的钝角。髁突的关节头通过薄弱的髁突颈部与升支相连。在髁突颈部的前面，关节面的下方有一小的骨性凹陷称为翼肌凹乃翼外肌的附着之处。

髁突是由位于其中心的松质骨和覆盖其表面的一薄层密质骨所构成的。在髁突生长发育期间，有一层透明软骨形成，紧密位于髁突的纤维软骨关节面的下方。

下颌支和它的两个突起为四对咀嚼肌提供了附着：咬肌附着于其外侧面，翼内肌附着于内侧面，颞肌附着于喙突，翼外肌附着于髁突。蝶下颌韧带附着于下颌小舌。

3. 颞下颌关节　颞下颌关节是由位于上方的关节窝和下方的髁突所构成，在矢状平面上，关节突是一半椭圆形的结构，稍向前倾斜与牙合平面成 25° 夹角，构成了关节窝大部分关节面。关节突的长度变化较大，在无牙牙合者变得扁平。

有一横嵴位于关节突起的顶端，它向外侧延伸至颧弓的关节结节。颞下颌关节组织向前越过关节突起的顶点，向后可延伸至鳞鼓裂。关节窝后结节（位于颧弓根部鳞鼓裂的前方）在人类头颅骨中发育不甚明显。

下颌骨髁突的关节面略带弯曲并向前倾斜与牙合平面成 25° 夹角。类似于关节突，髁突

关节面的斜度变化也较大，从冠状平面看，它表现为近似三角形的突起（硬食习惯人群较为明显），也可表现为近似水平状的突起（无牙牙合人群）。

尽管测量人类颞下颌关节面在咀嚼功能状态下的压力变化几乎是不可能的，但是根据牛顿的力学原理，颞下颌关节是一承力关节，当左侧第一磨牙垂直咬合力为 500 牛顿时，右侧髁突将承受超过 300 牛顿的负荷，因此非工作侧髁突的负荷要大于工作侧。这一现象可以解释为何髁突骨折患者选择骨折侧咀嚼的原因。

(1) 关节囊：人类颞下颌关节的下半部分是由致密的纤维组织所包裹，将髁突与关节盘紧密连接在一起。而颞下颌关节的上半部分则是由疏松的纤维组织将关节盘与颞骨联系在一起。因此关节盘分别与颞骨及髁突相连接形成了两个关节腔。

关节囊的上分向前附着于关节窝的前方并沿关节窝的边缘向后至鳞鼓裂，关节囊的下分则附着于髁突颈部的四周。而关节囊内的长纤维可以直接地附着于髁突与颞骨之间起到加固颞下颌关节的作用。

(2) 关节韧带

蝶下颌韧带：位于关节囊的内侧，与关节囊分离，为一扁平菲薄的条带状结构。向上附着于蝶骨的颞下嵴，向下蝶下颌韧带逐渐增宽附着于位于下颌骨前方的下颌小舌。部分纤维横跨岩鳞裂的内侧端附着前踝突。蝶下颌韧带是"Meckle"软骨背侧端的残余。

在闭口位时，蝶下颌韧带有 5mm 的松弛度。而在半张口位时就呈拉紧状态了。翼外肌和耳颞神经位于蝶下颌韧带的外侧，鼓索支位于其上内侧，翼内肌位于其下内侧。在翼外肌的下方，颌内动脉将蝶下颌韧带与髁突颈部分开。籍下牙槽神经血管束与下颌支以及腮腺分开

茎突下颌韧带：起自茎突尖及茎突前分，附着于下颌角及下颌后缘，为颈深筋膜增厚而形成的一根条带状结构。闭口时韧带变松。下颌前伸时，此韧带紧张。所以其功能是防止下颌过度向前移位。

颞下颌韧带：起自颞骨颧突根部的关节结节，向下、后与水平面成 45° 角附着于髁突颈部的后

缘和外侧，位于腮腺的深面。在无牙牙合患者颞下颌韧带发育欠佳。它的功能是防止息止状态的髁突向后方移位。

(3) 关节盘：在横截面上，椭圆形的关节盘主要是由致密的纤维结缔组织所组成。关节盘的下表面四周边缘呈环形隆起增厚，中央凹陷以容纳下颌骨髁突的关节表面。关节盘通过三种方式稳固地附着于髁突之上。

其一是关节盘的边缘与紧密包绕在髁突颈部的关节囊下腔囊韧带相融合。

其二有明确的关节囊韧带将关节盘固定于髁突的内外极。最后关节盘四周边缘的环形隆起增厚可防止关节盘的滑脱。

在矢状面上，关节盘可分为较薄的中间带和增厚的前带、后带。其上表面凹凸有致与颞骨的关节突起以及关节窝相适应。向后关节盘附着于一个疏松的富含血管和神经组织的区域，它可以分成两层板样结构，因此叫作双板区。

双板区不像关节盘的其他结构，它的主要功能是提供关节盘的附着。上层板样结构有弹力纤维组成，附着于鳞鼓裂；下层板样结构有非弹力纤维构成，附着于髁突的后分。双板区含有静脉丛，两层之间无血管结构。

关节盘的胶原纤维平时是卷曲状的，当受到突然的牵张力时，它可吸收能量，保护关节盘免受撕裂。关节盘内的细胞尚可以分泌一种叫着硫酸软骨素的物质，它在关节盘的中心含量较高，能给予关节盘软骨以更高弹性及压缩性。通常在五十岁后关节盘出现老化现象，包括：磨损、变薄以及穿孔。

（二）下颌骨运动的肌肉附着

1. 嚼肌 又称咬肌，由三层结构组成，它们在前方相互融合。浅层体积最大，它起自于颧骨的上颌突起以及颧弓下缘的前 2/3，肌纤维向后、下附着于下颌角部以及下颌支外面的下半部。

中层起自于颧弓前 2/3 的内侧面以及颧弓后 1/3 的下缘，附着于升支的中分。深层起自于颧弓的深面，附着于升支的上分以及喙突。

关于嚼肌纤维是否附着于关节盘的前外侧尚存争议。

嚼肌的功能：是在咀嚼运动中提下颌骨进行咬合运动，另外嚼肌尚有辅助下颌骨侧方、前伸、后退运动的功能。

2. 翼外肌 翼外肌是一短而粗大的肌肉，由两部分组成。上头起自于蝶骨大翼的颞下面和颞下嵴，下头则起自于翼外板的外侧面。上下两头肌肉纤维向后外侧汇合，附着于髁突颈部的关节翼肌窝。一部分上头纤维附着于关节囊以及关节盘的前内侧缘。不同于其他的咀嚼肌，翼外肌不呈羽状，附着处也没有高尔基腱器。

翼外肌的功能：当左右侧翼外肌同时收缩时，髁突将被拉向前方以及略向下方。这一单独的前伸运动主要是辅助张口功能，二腹肌以及颏舌骨肌才是张口运动的主要肌肉。

假如只有一侧的翼外肌收缩，下颌骨将以过对侧髁突的垂直线为轴心产生旋转运动，并被拉向内侧。这一旋转运动如同时配合以同侧的翼内肌收缩将使下颌骨产生更为强烈的内侧移动力，可以完成同侧牙列的研磨动作。

上述功能是翼外肌下头的主要功能。翼外肌上头的功能通常被认为当下颌骨做开口运动时，可拉关节盘向前，但肌电研究显示当牙关紧闭时翼外肌上头的活力显著，而非开口位，可能的解释为当牙关紧闭时为平衡颞肌的强大收缩拉关盘向后，翼外肌的上头同时收缩对抗颞肌以保持关节盘的正常位置与功能。

3. 翼内肌 为一四边形的厚肌。起始部可分为浅深两头。翼内肌的深头为主要部分，起自于蝶骨翼外板的内侧面，因此它位于翼外肌下头的深面。浅头则起自于上颌结节以及腭骨锥突，位于翼外肌下头的浅面。翼内肌肌纤维向后外侧下行附着于下颌支内面的下后部以及下颌角的内面。

翼内肌的功能：在咀嚼运动中翼内肌可辅助提升下颌骨，当与翼外肌同时活动时可起到前伸下颌骨的作用。当一侧翼内肌、翼外肌同时收缩时，同侧下颌骨将以对侧下颌骨髁突垂线为轴心向前、向对侧旋转。左右侧翼内外肌肉的交替活动可产生下颌骨的左右侧方运动以达到研磨和咀嚼食物

4．颞肌　起自于颞窝的颞下线和颞肌筋膜的深面，肌纤维汇合下行形成肌腱穿过颧弓与颅骨间间隙，附着于喙突的尖、内侧面以及前后缘，延伸到达下颌支前缘，下颌第三磨牙的后上方。颞肌前分肌纤维几呈垂直走行，大部分后部纤维呈水平走行，两者之间的中分纤维呈斜行排列，类似扇形。偶有颞肌纤维附着于关节盘。

功能：颞肌可提升下颌骨，产生闭颌运动。这一运动要求颞肌垂直前分的向上提升以及水平后分的向后牵拉作用。颞肌也参与下颌骨的侧方运动。

5．二腹肌　顾名思义，二腹肌有两肌腹位于下颌骨的下方，前后分别附着于乳突与下颌骨的颏部。后腹略长于前腹附着于颞骨乳突切迹，肌纤维向前下走行。前腹附着于下颌骨基底部近中线的二腹肌窝，肌纤维斜向下后。两肌腹汇合形成中央腱，通过纤维悬吊附着于舌骨大角和舌骨体。中央腱穿过茎突舌骨肌。

二腹肌的功能：二腹肌可下降下颌骨，提升舌骨。因此，在吞咽与咀嚼运动中，二腹肌后腹有着特殊的作用。

6．下颌舌骨肌　为三角形的扁肌，位于二腹肌前腹的上方。起自下颌骨内面的下颌骨舌骨线，其后分纤维行向内下止于舌骨体；中分和前分纤维止于正中纤维缝，该缝位于下颌骨颏联合与舌骨之间，有时可缺如。

有时下颌舌骨肌可与二腹肌前腹相融合。两侧下颌舌骨肌参与形成肌性口底，有1/3个体下颌舌骨肌有一裂隙，舌下腺可借此隙突入颏下或颌下间隙。

下颌舌骨肌的功能：下颌舌骨肌可下降下颌骨，抬高舌骨。在吞咽的第一阶段，该肌收缩可抬高口底。

7．颏舌骨肌　颏舌骨肌位于下颌舌骨肌的上方，为一狭长肌肉。起自下颌骨颏联合后面的颏下棘，向后下走行，附着于舌骨体前面，并与对侧颏舌骨肌相连接、融合或与颏舌肌融合。

颏舌骨肌的功能：当舌骨固定时，颏舌骨肌可下降下颌骨。是茎突舌骨肌的拮抗肌肉。

二、上颌骨的应用解剖

（一）上颌骨的骨性结构

上颌骨是颜面部中1/3最大的骨，内含上颌窦，左右各一，与颧骨、鼻骨、犁骨、蝶骨相邻接，参与眼、眶底、鼻底及外侧壁、口腔顶、颞下窝、翼腭窝、翼上颌裂及眶下裂的形成。两侧上颌骨在其中央形成梨状孔。

上颌骨的解剖形态不规则，且具有多面、多突与中空的特点。一般可分为一体和四突。

1．上颌骨体　上颌骨体为锥体形中空的骨结构，可分为前、后、上、内四个面。

（1）前面：又称脸面，其上界为眶下缘，内界为鼻切迹，下界为牙槽突，后界为颧牙槽嵴。在眶下缘中点下方5～8mm处有一椭圆形的眶下孔，长约6mm，宽约5mm，有眶下神经、血管通过。

该孔向后、上、外方通入眶下管，眶下神经阻滞麻醉时，应注意此方向。在眶下孔的下方，前磨牙根尖上方，有一深的凹陷，称为尖牙窝，此处骨壁很薄，是上颌窦手术入路处。上颌窦内肿物向面部扩散时，多从此处膨胀或穿出。

（2）后面：与前面之间以颧牙槽嵴为界，后面参与颞下窝与翼腭窝前壁的构成，故又称为颞下面。后面中部有数个小孔，称为牙槽孔，向下接上颌窦后壁牙槽管，有上牙槽后神经和血管通过。上牙槽后神经阻滞麻醉时，为麻药注射处。后面下部有粗糙圆形隆起，为上颌结节。

（3）眶面：光滑呈三角形，构成眶下壁大部。其后份中部有眶下沟，向前内下通眶下管。该管以眶下孔开口于上颌骨体的前面。

眶下管前段发出一牙槽管，向下经上颌窦前外侧骨壁，通上牙槽前神经血管。该管后段亦发出一牙槽管，经上颌窦之前外侧骨壁，有上牙槽中神经通过。

（4）内面：又称鼻面，形成上颌窦的内侧壁，在鼻面后上部有上颌窦裂孔通向鼻腔，其开口位于中鼻道。上颌窦裂孔之后方，骨面粗糙，有沟向前下与腭骨垂直板相连接，构成翼腭管，管内有腭降动脉及腭神经通过。

2．上颌骨的四个突

上颌骨的四突为额突、颧突、腭突及牙槽突。

（1）额突：位于上颌骨体内上方，其上、前、后缘分别与额骨、鼻骨和泪骨相接，其外侧面组成眼眶内缘及鼻背一部分，其内侧面形成鼻腔侧壁的上份。

（2）颧突：位于上颌骨之外上部，与颧骨相连，颧突向下至第一磨牙部位形成的骨嵴称为颧牙槽嵴。

（3）腭突：是由上颌骨内侧面向内侧移行的水平骨板，与对侧者在中线联合，形成硬腭前三分之二的骨板，参与构成口腔顶与鼻腔底。腭突上面光滑略凹，而下面粗糙呈穹隆状，该面有许多小孔，以通血管，还有许多凹陷以容纳腭腺。

腭中线前方在中切牙之后有切牙孔，鼻腭神经经过此孔，腭大动脉末支也通过此孔至鼻腔。在骨面两侧与牙槽突的交界处有纵沟由后向前走行，称为腭沟，有腭大动脉和腭前神经走行。

（4）牙槽突：自上颌骨体向下方伸出，系上颌骨包围牙根周围的突起部分，厚而质松，其前部较薄，后部较厚。牙槽突容纳牙根的窝称为牙槽窝。

每侧上颌骨有 8 个牙槽窝，以尖牙的牙槽窝最深，磨牙的牙槽窝最大，相邻两牙间的骨隔称为牙槽间隔。

上颌后牙根尖周围因骨质很薄，与上颌窦腔之间仅隔一层很薄的骨质，甚至无骨质，因而根尖之上直接盖以上颌窦的黏膜，这种情况以上颌第二前磨牙和第一、第二磨牙较为常见。

这种解剖关系，对于牙源性感染进入上颌窦，引起上颌窦炎，以及取上颌牙根，上颌后牙区手术，有临床意义。

3．上颌窦

上颌窦为上颌骨体内的锥形空腔，尖部向颧突，底部向鼻腔，平均容量 13ml，上颌窦可分为一底，一尖及前外、后、上、下壁，其底为上颌骨体的鼻面，其尖伸入上颌骨之颧突，上壁即上颌骨之眶面，下壁为牙槽突，前外侧壁为上颌体之前外侧面。

（二）毗邻关系及临床意义

上颌骨左右对称，在中线联合，形成颜面中

份最大的骨。其上方构成眶底，下方构成口腔顶，内侧形成鼻腔外侧壁。上颌窦开口于其内侧壁上部中鼻道半月裂处，与鼻腔交通。

1．上颌骨与颧骨 上颌骨与颧骨上颌突相连形成颧上颌缝。其深部即为上颌窦的尖，这就解释了为什么颧骨骨折时，X 线片显示伤侧上颌窦内常常有阴影或积液。

2．上颌骨与眶及眶内容物 上颌骨与额骨，蝶骨大、小翼，颧骨，泪骨和筛骨共同构成了呈四边形的锥状骨，底向前方，四边为眶壁。眶壁由薄骨板构成。分为四个部分，即眶内侧壁、眶顶、眶外侧壁和眶底。

上颌骨额突参与了眶内侧壁及眶底的构成，这种解剖毗邻关系解释了为什么眼眶部位受暴力时，易造成眶底骨折，以致眶内容物疝入上颌窦内，形成嵌顿，临床上表现为复视。

3．上颌与腭咽 上颌骨腭突及腭骨水平板构成硬腭的骨，上颌后部截骨术需要在硬腭相应的部位做出纵行截骨线。

4．上颌骨与鼻腔 上颌骨与额骨鼻突、鼻骨、上颌窦内侧壁、筛骨、腭骨垂直部、下鼻甲骨等共同组成，外侧壁上有突出鼻腔的三个鼻甲，即上、中、下鼻甲，其游离缘向下方悬垂。上鼻甲和中鼻甲为筛骨的一部分，下鼻甲为一独立骨片，三个鼻甲下方为上、中、下鼻道，上颌窦口开口于中鼻道。

上颌骨 Lefort I 型骨折时常有鼻腔出血；反过来，做 Lefort I 型截骨术，至鼻腔外侧壁时，一定要分离鼻腔黏膜，保护鼻黏膜不受损伤。

5．上颌骨与颅底 上颌骨的四个突起，额突、颧突、腭突与牙槽突，在上前方与颧骨、鼻骨、筛骨相连，在后方上颌结节分别与腭骨、蝶骨翼板相连并固定于颅底，两侧上颌骨的连接构成梨状孔和鼻腔，这种既有窦腔形成的薄骨壁，又有加强的坚固骨形成的柱形结构，就形成了一种拱形的支架结构。

因此，在遭受轻度外力打击时，常可在各骨缝连接处和窦腔骨壁分散消失而不致发生骨折，但若外力很大，则会在各骨连接的骨缝处及窦腔的薄弱区域发生骨折。

因泪沟由上颌骨的额突参与形成，上颌骨折也可累及鼻泪系统。高位上颌骨骨折若伴有筛窦和筛板骨折，可出现脑脊液漏、脑损伤等症状。

6．上颌骨的血供　主要血供来自上颌动脉，是颈外动脉的终支之一。上颌动脉的第3段即翼腭段分出四支为：

（1）上牙槽后动脉，沿上颌骨体后面下行，行程中发出2～3小支，伴上牙槽后神经穿上牙槽孔进入上颌窦后壁。

（2）眶下动脉，穿眶下裂进入眼眶，伴眶下神经沿着眶下沟及管前行，分出上牙槽前动脉后出眶下孔。

（3）腭降动脉，经翼腭管下降，穿腭大孔至口腔为腭大动脉，其末支至切牙孔为鼻腭支。

（4）蝶腭动脉，经翼腭窝上部，穿蝶腭孔至鼻腔。

上颌骨血供在正常情况下如同长骨一样，来自营养血管的离心性血流，但供应上颌骨的血管吻合丰富，代偿极强，同时还有相当一部分血供来自颌骨周围的软组织。一旦颌骨主要营养血管受损，离心血流中断，通过侧支循环及颌周广泛吻合支向心性血流的代偿，使局部血运得以维持。

这一解剖特点对于正颌外科手术的设计及成功以及陈旧性外伤骨折的矫治有十分重要的临床意义。切开后的牙-骨段没有任何一条血管对其成活及愈合是绝对需要的。

移动的牙-骨段靠与之相连的软组织蒂即可维持活力并完成愈合过程。上颌骨及其周围软组织间存在的丰富侧支循环及自由吻合的血管网，成为术后提供向心性血管的通道。

上颌骨的血供是多源性的，在正常情况下上颌骨既接收骨内牙槽动脉离心性血液，也接收来自骨周围组织动脉的向心性血液，这就是上颌骨血供的特点，它明显不同于长骨骨干仅由骨髓供血的形式。

（三）上颌骨的肌肉附着

表情肌的临床解剖结构和功能

表情肌（Facial muscles）是一类菲薄的皮肌，位置浅表，位于面部浅筋膜深面，起始点均为颅骨的不同部分，止点均为面部皮肤。表情肌主要分布在头面部的孔裂周围，如眼裂、口裂和鼻孔周围，其功能是由环形肌和辐射肌分别行使开大

或闭合上述孔裂。

表情肌全部由面神经支配。人类有别于动物的喜怒哀乐等细微的面部表情，是由不同组合的表情肌的协同收缩并牵动皮肤来实现的。以下主要叙述眼周围及口周围肌。

眼部周围肌主要是口轮匝肌。该肌为圆形环状肌，由眶部、睑部和泪囊部组成。眶部和睑部起于睑内侧韧带，止于皮肤及睑外侧缘。泪囊部起于泪骨和泪囊后壁，连接到睑部肌束。

眶部肌束的收缩是紧闭上、下眼睑，睑部肌束作用是闭锁上、下眼睑。泪囊部肌束的作用是牵引眼睑和泪乳头，并扩张泪囊，促使泪液流入泪囊。眼轮匝肌受面神经颞支、颧支支配。

口部肌肉分为上、下组、颊肌和口轮匝肌四组。

1．上组肌肉　包括上唇方肌、颧肌和笑肌。

（1）上唇方肌：近似四角形，有三个起点分别是内眦头、眶下头和颧头。内眦头起于上颌骨额突，止于鼻翼和上唇皮肤。眶下头起于上颌骨眶下孔上方，止于上唇皮肤。颧头起于颧骨，止于鼻唇沟内侧皮肤。上唇方肌的作用是上提上唇，开大鼻孔，该肌受面神经颧支、颊支支配。

（2）颧肌：呈带状，起自颧骨颧颞缝前方，斜向下前方，经咬肌、颊肌及面动脉、面前静脉浅面，止于口角皮肤和黏膜。颧肌的作用是牵引口角向外上方，受面神经颧支支配。

（3）笑肌：呈带状，起自腮腺咬肌筋膜，行向前下，越过咬肌与面动脉、面前静脉，止于口角皮肤和黏膜。该肌的作用是牵引口角向外上方，受面神经颊支支配。

2．下组肌肉　包括三角肌、下唇方肌和颏肌。

（1）三角肌：又称口角降肌，呈三角形，起于下颌骨外斜线，止于口角皮肤，作用是降口角，受面神经颊支支配。

（2）下唇方肌：下唇方肌呈方形，起于下颌骨斜线，止于下唇皮肤和黏膜，作用是下降下唇，受面神经颊支支配。

（3）颏肌：呈圆锥状，起自下颌中侧切牙下方，止于颏部皮肤，作用是上提颏部皮肤，受面神经下颌缘支。

3．颊肌　位于深层，起自于上颌骨牙槽突的后外侧面，翼突下咽缝，颊肌峭止于口角皮肤。颊肌的作用是牵引口角向外。该肌受面神经颊支

及下颌缘支支配。

4. 口轮匝肌 呈椭圆形，浅层肌束为固有肌束，中层肌束来自三角肌和尖牙肌的纤维。深层肌束由在口角处交叉或不交叉的止于上下唇的肌束组成。

口轮匝肌的主要作用是关闭口裂，深部肌束可使唇靠近牙，口唇突出，成为吹口哨样动作，并可与颊肌共同作用作吮吸动作。此肌肉受面神经颊支和下颌缘支支配。

第二节 颌骨肿瘤的病因学

一、牙源性囊肿的病因学

由于在颌骨的发育过程中，许多的残余上皮组织，尤其是牙釉质、牙本质、牙根、牙周膜的上皮成分，容易残留于颌骨内，在颌骨的发育过程中，部分患者颌骨内的残余上皮便会发生一些病理性的改变，从而导致牙源性囊肿的发生。

（一）根尖周囊肿

根尖周囊肿（Periapical cyst）是最常见的颌骨囊肿，占所有颌骨囊肿的68%，对于根尖周囊肿的形成原因，大多学者仍认可根尖的慢性炎症引起根尖牙周膜内残余上皮（尤其是 Malassez 上皮剩余）的增生，这些增生的上皮团块内部，首先发生肉芽肿性改变，而后出现脓肿，液化，变性，上皮逐渐增生，覆盖囊腔，形成根尖周囊肿。

最新的研究结果显示，多个分子参与了这一囊肿的形成过程。Suzuki 等学者认为根尖周炎性组织内（淋巴细胞及巨噬细胞内）高表达一氧化氮分子，能促进炎症介质的坏死液化，同时，囊肿的衬里上皮内 HSP60 及 HSP70 的表达升高表明其上皮增生活跃。

Leonardi 等学者则认为在根尖周囊肿的形成过程中，Malassez 等上皮残余组织高表达 HSP27 蛋白，既能有效抵抗炎症介质对衬里上皮的损伤及促坏死凋亡作用，同时也能够促进这些上皮组织的增生。

除此之外，IL-1，IL-6，角质生长因子（KGF），上皮生长因子受体（EGFR）等也在囊肿的衬里上皮内有较高表达，显示了活跃的囊肿上皮细胞生长特性，同时在囊肿周围组织内及组织周围，也发现了较高的血管生长因子受体（VEGFR）及 TGF-α 的表达，这一发现进一步证实了在囊肿上皮生长过程，炎症形成过程中，有血管新生的参与，使得上皮及囊肿进一步增大。

（二）含牙囊肿

含牙囊肿（Dentigerous cyst）是除根尖周囊肿以外颌骨第二好发的囊肿，又被称为滤泡囊肿（Follicular cyst），它的确切形成原因尚不明确。学者大多认为在牙冠与缩余釉上皮之间存在液体蓄积，三大原因促进了含牙囊肿的形成：缩余釉上皮的增生，骨吸收因子的释放及囊液渗透压的增加。

近年来，时有报道双侧的多发性含牙囊肿，这些多发的含牙囊肿被认为与 Maroteaux-Lamy 综合征（又称黏多糖贮积病 VI 型）或锁骨颅骨骨化异常症（cleidocranial dysplasia）有关。有极罕见病例报道称含牙囊肿的上皮衬里可恶变为鳞癌，从而形成颌骨内癌病灶。

二、非牙源性囊肿的病因学

本囊肿由球状突与上颌突联合中缝处的残余上皮发生而来。极为少见。

（一）鼻腭管囊肿

1914 年 Meyer 学者首次报道了鼻腭管囊肿（Nasopalatine duct）的病例，过去曾被认为是骨裂隙来源的囊肿，最新的 WHO 分类方法认为其为发育性非牙源性囊肿。过去，鼻腭管囊肿的形成被认为仅仅与胚胎上皮残余的增生有关。

而最近其他与临床发病相关的观点也受到了重视，如面部外伤，不良义齿，局部炎症，以及遗传因素等。有报道称，在手术快速腭部扩弓 9 个月后，局部刺激产生鼻腭管囊肿，也有报道成长期的中切牙炎症，可导致鼻腭管囊肿的发生。

（二）正中囊肿

正中囊肿（Middle cyst）发病率较低，多见于腭骨水平板中部，在上颌为左右腭鼻突联合时残留的上皮发生而来。部分学者认为在此结构中可能也残存有牙板等发育初期的结构残余。其至最近有部分学者提出，该囊肿的形成可能仍与牙源性上皮有关，由于颌骨及腭骨的水平相发育，导致部分上皮残留局部，后导致囊肿形成。

三、牙源性颌骨良性肿瘤的病因学

（一）牙源性角化囊性瘤

牙源性角化囊性瘤（Keratocystic odontogenic tumor），原本称为"牙源性角化囊肿"，后被WHO头颈肿瘤学组于近年改称为该名称。由于其组织发生上的复杂性及子囊等的形成，造成了其与许多颌骨囊肿截然不同的生物学及临床表现。

牙源性角化囊性瘤的上皮成分具有高度的有丝分裂特性，同时具有分泌前列腺素诱导的骨吸收特性，其纤维组织衬里还具有胶原酶的活性。

对于牙源性角化囊性瘤的发生病因，最近的一些分子生物学研究给予了一定的提示。位于染色体 9q22.3-q31 上的抑癌基因 PTCH 可能与其发生有关，该基因的突变或杂合性丢失（LOH），导致其结合的下游蛋白 SMO（癌基因）的表达上调，最终导致 Cyclin D1，SHH，p53 等基因的异常功能表达，最终产生牙源性角化囊性瘤。

Agaram 等学者还发现了该种杂合性丢失的情况在牙源性角化囊性瘤中并不少见，其他基因例如 p16，MCC 等都会出现类似的表现。

同时上皮与固有层基质之间的相互作用，也引起了广泛关注。最新的研究表明，这些固有层基质不仅仅有支持上皮的作用，同时它们也有肿瘤基质的特性：如这些基质内的成纤维细胞数量较多，细胞外分泌的胶原成分稍有不同，较高的基质金属酶活性等。

角化囊性瘤的上皮成分有恶变的病例报道，也从侧面证实了该种肿瘤上皮成分生长较为活跃的特性。

（二）成釉细胞瘤

成釉细胞瘤（Ameloblastoma）是一种较为常见的颌骨良性肿瘤，它具有骨破坏性，高侵袭性，高复发率的肿瘤。由于其病理的复杂性，可以分为多个成釉细胞瘤的亚型。但对于所有这些类型的成釉细胞瘤的发病原因，仍然没有一个定论。

现代的分子生物学研究表明：成釉细胞瘤是一个多基因参与的肿瘤病变，其改变包括多个方面，首先其肿瘤细胞的生长活性较高，其细胞内的端粒酶的活性也较高，这可能与其局部侵袭易于复发有关。

同时成釉细胞瘤内既可表达抗凋亡因子 Bcl2，又可表达促凋亡因子 Caspase3，这两种因子的表达部位略有不同，在成釉细胞中央，较容易表达 Caspase3，而在肿瘤的边缘，即肿瘤的侵袭前沿，多可发现抗凋亡因子 Bcl2，这也就解释了部分成釉细胞瘤中央可有部分液化的现象。

最新的研究表明，p53 与 p16, PTEN, L-myc, HOGG1 等基因可能与成釉细胞瘤的病理发生没有显著的相关性。然而 MDM2 基因的表达显著上调，PTEN 基因却在成釉细胞瘤的肿瘤上皮中有较为明显的下调表达，同 p16，RB1 与 p21 也有少量的下调表达，这些基因的表达下调是否与成釉细胞瘤的上皮转化及发生有关，尚无进一步研究证实。

同时，对于成釉细胞瘤的破骨生长方式，学者也进行了许多方面的研究。最新研究表明，其破骨生长方式可能主要通过肿瘤分泌 RANKL 及 TNF-α 得以实现。同时 MMP-2 这类能够降解细胞间基质的蛋白酶在肿瘤内也有较高的表达。

Wang 等通过体外实验证实：通过抑制 MMP-2 的表达能够抑制成釉细胞瘤的肿瘤细胞生长速率及局部侵袭性。

此外，一些信号通路也参与了成釉细胞瘤的形成。Sonic Hedgehog 通路与该肿瘤密切相关。研究表明 PTCH, SMO 以及 GLI1 均在肿瘤内高表达，而 SHH 蛋白在肿瘤内表达下调。同时，WNT 信号通路可能也参与了肿瘤的发生。

2007 年，Leocata 等学者发现 Syndecan-1 以及 Wnt1 与成釉细胞瘤之间有着一定的联系，同时 Syndecan-1 的表达下调，也预示着患者的治疗预后较差。

（三）牙源性钙化上皮瘤

由 Pingburg 于 1958 年首次报道牙源性钙化上皮瘤（Calcifying epithelial odontogenic tumor），对于其发生有着较大的争议，部分学者认为肿瘤上皮发生于成釉器的中间层细胞，学者认为类淀粉样物质的沉积就是其机体对这些中间层细胞免疫作用的结果。 而另一些学者则坚持认为该肿瘤上皮的发生可能更早，应该来源于牙板上皮残余。但确切病因尚不明确。

（四）牙源性钙化囊肿

牙源性钙化囊肿（Calcifying odontogenic cyst）1932 年首次报道，为较为少见的牙源性肿瘤，本囊肿由发育中的牙齿和埋藏牙的缩余釉上皮发生而来，颌骨外者来源于牙龈或牙周组织的上皮剩余。

四、骨源性颌骨肿瘤的病因学

（一）骨瘤

骨瘤（Osteoma）是一种较为常见的颌骨内良性肿瘤，发生于骨膜周围骨组织的称为外周性骨瘤，由骨内膜发生的称为中心性骨瘤。外周性多于中心性。

关于骨瘤的发生，有三种相关学说：发育性，创伤性及炎症性。任何单一学说解释不了所有的骨瘤成因，Varboncover 认为骨瘤形成于胚胎性软骨残留或来源于胚胎性的骨膜组织，炎症学说认为持久的慢性刺激使得骨膜周围成骨细胞增生活跃，形成肿瘤。Kaplan 等学者认为创伤及肌肉收缩对骨瘤形成有一定影响。

（二）骨软骨瘤及软骨瘤

软骨瘤及骨软骨瘤（Osteochondroma and chon-droma）在头颈部较为少见，但在颞下颌关节等软骨聚集区较为多见。

对于软骨瘤及骨软骨瘤的发生仍有较多争议，一些学者认为其与创伤病史或炎症病史有一定联系，但其成软骨细胞的结构提示其可能与肿瘤的多能干细胞发生等有关，多发性软骨瘤可能与 Ollier 病或 Mafucci 综合征有关。

Porter and Simpson 等学者认为：体细胞 8，11 上的基因突变参与了该类型软骨肿瘤的发生。

（三）骨化型纤维瘤及骨纤维异常增殖症

骨化性纤维瘤及骨纤维异常增殖症（Ossifying fibroma and fibrous dysplasia）统称为颌骨的骨纤维异常病变，它们的发病基础是正常的骨结构被带有不同程度矿化的纤维组织所替代。

大多学者认为骨化性纤维瘤来源于牙周膜内的间充质干细胞，这种干细胞具有多向分化潜能，能够形成牙骨质，牙槽骨以及纤维结缔组织。

现代的分子生物学研究表明，在骨化性纤维瘤的组织内可有 HRPT2 基因的表达，在外周性的骨化性纤维瘤内 BMP 也呈高表达趋势。

Zhang 等学者认为，Notch 信号通路可能与肿瘤的分化增殖有关。

对于骨纤维异常增殖症而言，通常肿块无明显边界及包膜。在早期的骨纤维异常增殖病变中，可见到较为活跃的成骨细胞及较多数量的成纤维细胞，表示病变早期，骨及纤维增殖均较活跃。

当骨结构到达一定厚度后，纤维组织继续在其内部增殖，所以病变后期，即患者青春期后，病变主要以一些局部骨质改建及纤维细胞生长为主。

以往创伤、发育及激素学说涵盖了该疾病的发生发展情况，而在 90 年代后期，由于遗传学及分子生物学发展，其致病机制得以进一步的揭示。

在 McCune-Albright 综合征患者中，研究者发现了染色体 20 的 GNAS 蛋白编码序列的突变，这种蛋白基因的突变会导致细胞内 cAMP 的增加，改变成骨细胞及成纤维细胞活力。

同时 Gsalfa/PKA/CREB 信号通路通过诱导 c-fos 的上调表达，也扰乱了正常骨细胞的分化。

（四）骨巨细胞瘤

骨巨细胞瘤（Giant cell tumor of bone）是一类交界性肿瘤。通过肿瘤性的单核细胞融合形成多核的巨细胞，从而形成肿瘤。过去对多核巨细胞的研究较多，现在的病因学观点认为，肿瘤的单核细胞及基质细胞比多核巨细胞在发生学上更具有研究价值，在体外培养的巨细胞瘤组织中，仅有单核细胞及基质细胞能够较活跃的生长，从侧面也证实了这两种细胞的繁殖活性。

肿瘤基质细胞通过分泌细胞因子，促使诱导单核细胞融合形成多核巨细胞，这些因子包括 MCP-1 and SDF-1。具有破骨活性的单核细胞通过 RANK 受体与基质细胞上的 RANKL 配体结合，并在巨细胞刺激因子的作用下，最终形成肿瘤细胞。

通过类似破骨细胞上的一些标记物的检测，

如 CD68, TRAP, cathepsin K 及 MMP-9 等的检测，肿瘤细胞的破骨活性也被进一步证实。

五、颌骨恶性肿瘤的病因学

（一）骨肉瘤

骨肉瘤（Osteosarcoma）是颌骨常见的恶性肿瘤，可分为成骨性骨肉瘤与溶骨性骨肉瘤。骨肉瘤多为原发肿瘤，由骨瘤进展为骨肉瘤的病例情况极为罕见。对于骨肉瘤确切的发病机理尚不明确，骨肉瘤的形成现代观点仍认为是由于未分化的多能干细胞的突变引起，当然放疗等治疗，破坏了局部成骨细胞的 DNA 结构，也可引起放射性的骨肉瘤。

一些分子生物学研究结果为我们揭示了可能的致病情况及骨肉瘤生长，转移方式的分子生物学基础。由于 WNT 信号通路与骨形成有关，WNT 通路的蛋白在骨肉瘤细胞及组织内表达下调，同时学者还发现，B-Catenin 在骨肉瘤肿瘤细胞内的表达也有相应的下调，WNT/B-Catenin 通路在维持间充质干细胞的稳定上有着较为重要的作用，一旦该通路蛋白下调，成骨细胞较容易转化为恶性骨肉瘤细胞。除此之外，MicroRNA-199a-3p、Notch 信号通路、PI3K/Akt 通路、Src 蛋白等均参与构成了骨肉瘤细胞的转移及化疗的抵抗性。

（二）软骨肉瘤

软骨肉瘤（Chondrosarcoma）与骨肉瘤不同，无法形成骨样基质。软骨肉瘤大多发生于软骨富集区域，如下颌骨颞下颌关节区等，但也有少数软骨肉瘤发生于非软骨区，这部分肿瘤多被认为来源于未分化的软骨源性间充质干细胞。大多学者已经摒弃了创伤导致软骨肉瘤的观点，当然放射性铍、锆、2-甲基丙烯酸等化学物质也是软骨肉瘤形成的危险因素。

第三节　颌骨肿瘤的诊断及鉴别诊断

颌骨肿瘤的明确诊断，是正确治疗的前提。颌骨肿瘤质地大多较硬，打诊时无法明确判断其内在性质，且由于颌骨肿瘤类型较多，应注意患者主诉时间，是否有疼痛等疾病病史，尤其是要注意神经症状，如疼痛，麻木等的判别。

颌骨肿瘤的诊断多按照以下的思路来进行：首先分析肿瘤生长的速率，有无进行性的张口困难，吞咽困难等功能障碍，初步判断肿瘤的良恶性。接下来分析肿瘤所在的部位，尤其是肿瘤生长是否位于关节区、牙槽骨周围、特定的骨缝周围。同时应判断肿瘤的生长是否沿着上下颌骨的长轴，是否有特殊的生长方式，肿瘤体积、大小，明确侵犯周围组织的界限。

对于重要神经孔隙周围的肿瘤，尤其要注意患者的症状，注意询问有无麻木疼痛不适（鼻腭神经、下牙槽神经、腭大神经、舌神经、舌下神经等）。牙齿松动度也是重要指标，是单个还是多个牙松动，局部牙龈有无隆起，有无牙周溢脓，牙龈破溃，口腔异味等表现。

X 线片是重要的颌骨肿瘤诊断方法。首先可以通过拍摄全景片，分析肿瘤的部位、骨吸收的大致情况、骨吸收的方式（虫蚀状、水平吸收、垂直吸收）、骨吸收边界是否清晰、是否形成切迹、是否有病理性骨折等，逐一讨论。

然后要通过对牙根、牙齿、牙槽骨、颌骨的吸收程度，判断局部囊肿或肿瘤的性质，并注意观察肿瘤内部有无新生骨、"日光放射状"等典型影像表现。对于发生与颞下颌关节的肿瘤，可以拍摄关节位 X 线片辅助诊断。

为进一步明确肿瘤的诊断，可通过 CT、MRI 等进一步检查颌骨肿瘤的性质。尤其是对肿瘤体积较大，侵犯多个间隙，并有局部骨质破坏的肿瘤较为关键，对于肿瘤与牙关系无法明确的肿瘤，亦可通过 CT 的检查手段予以明确。

（季彤）

第四节　颌骨良性肿瘤

颌骨良性肿瘤包括：牙源性良性肿瘤和骨源性良性肿瘤。牙源性良性肿瘤根据其组织发生大致可以分为：

牙源性上皮性肿瘤，如成釉细胞瘤、牙源性鳞状细胞瘤、牙源性钙化上皮瘤等。

牙源性上皮及外胚间叶性肿瘤，如牙瘤、牙源性腺样瘤、牙源性钙化囊肿、成釉细胞纤维瘤、成釉细胞牙瘤、成釉细胞纤维牙瘤等。

牙源性外胚间叶性肿瘤，如牙源性纤维瘤、牙源性黏液瘤、牙骨质瘤等。

一、成釉细胞瘤

成釉细胞瘤（Ameloblastoma）是临床上最为常见的牙源性肿瘤，约占全部牙源性肿瘤的60%以上。它可以来源于牙板的残余、造釉器、其他牙源性囊肿的衬里上皮或口腔黏膜的基底细胞。大多数造釉细胞瘤生长缓慢，但同时具有局部侵袭性。

根据临床影像学的表现以及治疗、预后的不同，可将成釉细胞瘤分为三种类型：实体或多囊型（约占86%）、单囊型（占13%）、外周型或称骨外型（约占1%）。

（一）实体或多囊型成釉细胞瘤

1．临床表现和诊断
这一类型肿瘤多发于20至49岁成年人，无性别差异。约85%的实体型成釉细胞瘤发生于下颌骨，大多数位于磨牙及升支区域，另外15%的病例发生于上颌骨后份。病变较小时通常无临床症状，只有在X线检查时才偶被发现。

一般表现为无痛性颌骨膨隆，骨质受压吸收变薄，压之有乒乓球样感，很少会有麻木的症状出现。肿瘤区可出现牙松动、移位、脱落。肿瘤较大时可致面部变形。

病变典型的放射影像学特点为多房性透射影像，房差悬殊，大的似"肥皂泡"样，而小的似"蜂房"状表现。肿瘤呈颊舌向膨胀，侵及牙根常发生"截根状"吸收。在大多数病例中，肿瘤中可含有未萌出的下颌骨第三磨牙。

实体型成釉细胞瘤的影像学表现可似囊性阴影，但其边缘多不规则。尽管如此，临床上实体或多囊型成釉细胞瘤尚应与许多牙源性或非牙源性病变相鉴别（图27-4-1）。

在成釉细胞瘤中，有一种特殊亚型的肿瘤，促结缔组织增生型成釉细胞瘤，它多发于颌骨的前份，尤其是上颌骨前份。影像学上此类肿瘤类似纤维骨性病变的表现，由于病变内致密的纤维组织间隔内出现骨组织化生，因此呈现放射阻射

和透射区混合的影像，而非肿瘤组织所产生的矿化物质。

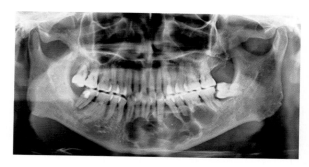

图 27-4-1　实体或多囊型成釉细胞瘤 X 线表现，可见下颌骨体部多房透射阴影，房差悬殊，边缘不规则，伴有牙根的"截根状"吸收

2．组织病理学特点
通常实体或多囊型成釉细胞瘤有明显的囊性变的趋势。这在大体病理学上，肿瘤表现出囊性和实体性共同存在的特点，而在组织学水平，则可见到许多大小不一的囊性病变。尽管成釉细胞瘤有许多组织学的亚型，但它们之间的生物学行为却并无较大的差异，而有些较大的成釉细胞瘤则可以同时含有不同组织学亚型的表现。成釉细胞瘤的组织学亚型包括：

（1）滤泡型：是最为常见的成釉细胞瘤组织病理学类型。镜下表现为多个类似成釉器的上皮岛，其外周为单层的柱状或立方状细胞，细胞核呈栅栏状排列并远离基底膜（即极性倒置），而上皮岛的中心区域由多边形或多角形细胞组成，彼此连接疏松类似星网状组织，即 Vickers-Gorlin 标准。上皮岛的中央常出现大小不等的囊性变（图27-4-2）。

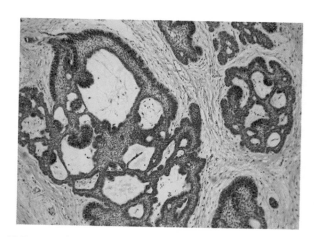

图 27-4-2　滤泡型成釉细胞瘤的组织学表现，Vickers-Gorlin 标准

HE 染色 ×200 倍

（2）丛状型：镜下可见网状连接的上皮条索，由单层的柱状细胞所包围，间质排列疏松，富含血管。此类成釉细胞瘤的囊性变并不常见，通常位于间质内而非上皮岛内。

（3）棘皮瘤型：在滤泡型成釉细胞瘤的上皮岛中央，出现角质形成的鳞状化生现象，但这并不意味着此类成釉细胞瘤更具侵袭性。

（4）颗粒细胞型：成釉细胞瘤部分牙源性上皮细胞转换成颗粒细胞，其胞质富含嗜酸性颗粒，但这也不意味着细胞的老化和退行性变。

（5）促结缔组织增生型：表现为在致密的纤维结缔组织基质中可见小的上皮岛和牙源性上皮条索，其外周的柱状细胞排列不明显。

（6）基底细胞型：表现为类似皮肤基底细胞癌样的基底细胞聚集成巢，上皮巢的中央缺乏星网状组织，外周细胞成立方状。

3. 治疗与预后 由于成釉细胞瘤具有侵袭性，因此肿瘤的实际边界要超过其影像学或是临床边界，刮除术就可能会导致肿瘤的残留而复发，复发率文献报道可达 50%～90%。临床复发的时间可长达数年，因此刮除术后 5 年的无瘤期并不能代表肿瘤的治愈。

颌骨的方块切除是目前治疗实体或多囊型成釉细胞瘤最为广泛接受的方法，但复发率也要达到 15% 左右，可能是由于切除的安全缘不足。

因此许多外科医生建议外科切除缘应达到超出影像学边界的 1cm，这对于范围较大的病变应行下颌骨的节段性切除及同期的自体骨移植修复术（图 27-4-3，图 27-4-4，图 27-4-5）。

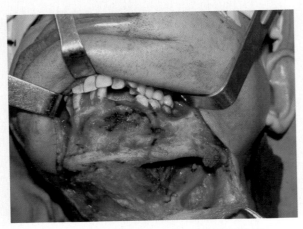

图 27-4-3　颌下切口暴露下颌骨体部病变区

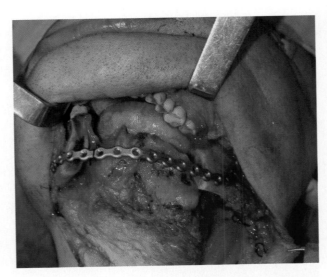

图 27-4-4　预成形 2.0mm 下颌骨次重建板后，行下颌骨病灶区域的节段性切除

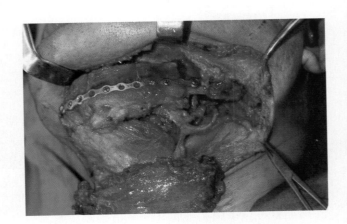

图 27-4-5　同期行髂骨肌组织瓣的下颌骨重建

尽管有些学者认为成釉细胞瘤对放射较为敏感，但考虑到放疗可能导致肿瘤的恶变，尤其是对年轻的患病人群，临床上不主张采取放射治疗成釉细胞瘤。

（二）单囊型成釉细胞瘤

单囊型成釉细胞瘤在临床、病理学、影像学的特点以及对治疗的反应与实体或多囊型成釉细胞瘤不同，因此将其单独列出讨论。

1. 临床表现和诊断 临床上约 50% 的单囊型成釉细胞瘤发生于 20～30 岁的年轻患者，且绝大多数的单囊型成釉细胞瘤发生在下颌骨后份，肿瘤多呈无痛膨胀性生长。

影像学上多数的单囊型成釉细胞瘤表现类似含牙囊肿，边界清晰的透射阴影区包围着未萌的下颌第三磨牙牙冠，见图 27-4-6。另外，根据病变与牙齿的关系，单囊型成釉细胞瘤尚需与根尖囊肿、残余囊肿等相鉴别。但最终仍需依赖对外科标本的组织学检测方可确诊。

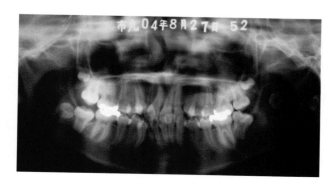

图 27-4-6　单囊型成釉细胞瘤的 X 线表现，下颌骨升支部位的单囊性阴影，边界清晰，病变包围着未萌出的下颌第三磨牙

2．组织病理学特点　组织病理学上将单囊性成釉细胞瘤分为三种亚型：

第 I 型为囊腔型成釉细胞瘤；

第 II 型为腔内型成釉细胞瘤；

第 III 型为嵌壁型成釉细胞瘤。

囊腔型成釉细胞瘤指病变局限于囊腔表面，由纤维囊壁衬以柱状或立方状的肿瘤上皮组成，底层细胞类似基底层细胞（细胞核远离基底膜），上层细胞连接松散类似星网状组织，一般无炎症反应。

腔内型成釉细胞瘤是指病变呈一个或多个结节突出于囊腔，结节可大可小，大者几乎可以充填囊腔，组织学表现类似丛状型成釉细胞瘤，因此有时可称为丛状单囊型成釉细胞瘤，此型病变多伴有炎症反应。

嵌壁型成釉细胞瘤是指纤维囊壁结构为肿瘤上皮细胞所浸润，其浸润深度变化可较大，因此单囊型成釉细胞瘤的标本通常应该行多层连续切片以排除肿瘤的"嵌壁式"浸润。

3．治疗与预后　尽管文献报道单囊型成釉细胞瘤行摘除和刮除术后的复发率（10%～20%）要远低于实体或多囊型成釉细胞瘤，但仍不甚理想。这可能与未将第 III 型单囊性成釉细胞瘤完全区别开来有关。

近年来报道采用开窗减压术治疗单囊性成釉

细胞瘤取得较好的治疗效果。开窗减压术也称造袋术（Marsupialization），其原理是在囊性病变的表面开窗，局部打开一部分骨质及囊壁，引流出囊内容物，降低囊腔内的压力，并保持开窗引流口的通畅，使囊腔内压力处于常压或负压。

经过一段时间的开窗引流（6～12 月），囊肿外周的骨质逐渐新生，囊腔逐渐减小，下颌骨形态改建，原来膨隆的外形逐步得以恢复。当病灶范围最大程度的缩小后，可以择期再行病灶刮除术，使病变得以治愈。

开窗减压术不仅手术创伤小，且保存了颌骨的结构，如牙列、下齿槽神经等，更加重要的是研究发现开窗减压术可降低术后的肿瘤复发率，其确切机制尚有待进一步研究。见图 27-4-7，图 27-4-8。

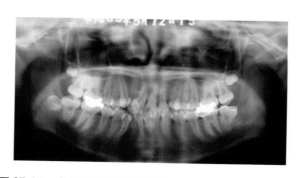

图 27-4-7　单囊型成釉细胞瘤患者行开窗减压治疗后 9 月的 X 线片，显示病变区阴影逐渐模糊，囊腔缩小

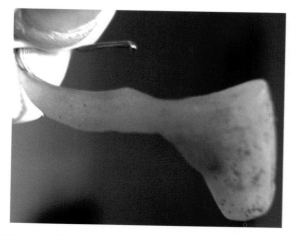

图 27-4-8　显示开窗减压治疗的临时塞治器，用以临时封闭开窗口，防止食物嵌塞以及阻止窗口的闭合

（三）外周型（骨外型）成釉细胞瘤

外周型成釉细胞瘤临床罕见，组织来源可能为口腔黏膜的基底细胞或位于口腔黏膜下的牙板残余组织。其组织病理学表现类似于骨内型成釉

细胞瘤。

1. 临床表现和诊断 外周型成釉细胞瘤好发于中年患者，通常表现为无痛性、外生形（带蒂或不带蒂）的牙龈或牙槽黏膜肿块，表面无溃疡形成。

肿瘤多发于下颌骨后份牙龈或牙槽黏膜，体积较小，可伴有牙槽骨的轻度吸收。有报道外周型成釉细胞瘤发生于颊黏膜者（图 27-4-9，图 27-4-10）。

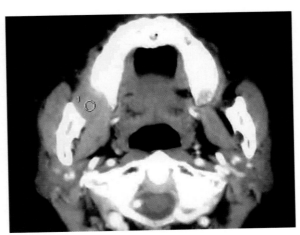

图 27-4-9 右颊部外周型成釉细胞瘤的 CT 表现

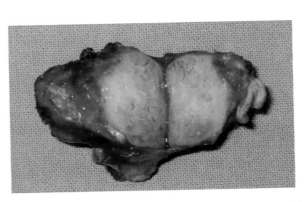

图 27-4-10 术后大体标本，显示肿瘤的边界清楚，切面呈灰白色

2. 组织病理学特点 肿瘤的上皮岛占据口腔黏膜下固有层，增生的肿瘤上皮可表现为骨内型成釉细胞瘤不同亚型的特点，以丛状型和滤泡型最为多见。

其中有 50% 的患者病变与口腔黏膜的基底层细胞相连或融合，因此推测该型成釉细胞瘤来源于口腔黏膜基底细胞，也有学者认为口腔黏膜基底细胞癌就是外周型成釉细胞瘤。

3. 治疗与预后 外周型成釉细胞瘤的临床生物学行为较好，外科切除后复发较少，罕见恶性

变的报道。

二、牙源性鳞状细胞瘤

牙源性鳞状细胞瘤（Squamous Odontogenic tumor）是一类临床罕见的真性牙源性良性肿瘤，直到 1975 年才从棘皮瘤型成釉细胞瘤甚至是鳞状细胞癌中独立出来。绝大多数牙源性鳞状细胞瘤发生于颌骨内，有少数外周型的报道。牙源性鳞状细胞瘤来源于牙板的残余或是牙周韧带内的马氏上皮剩余，因此通常位于牙根侧方。

1. 临床表现和诊断 牙源性鳞状细胞瘤发病的年龄跨度较大可从 8 岁至 74 岁，平均年龄 38 岁。无性别差异，上下颌骨的发病部位亦无差异。有些病例可表现为颌骨多发性牙源性鳞状细胞瘤。

无痛性的牙龈肿胀伴随着受累牙的松动是最为常见的临床症状，大约有 1/4 的患者临床无特殊主诉。影像学上无特征性的表现，通常可见牙根侧方三角形的透射阴影，伴随牙槽骨的垂直吸收，病变区的边界清晰，有时可见骨硬化线。

2. 组织病理学特点 镜下成熟的纤维结缔组织基质内可见形态各异的鳞状上皮岛，上皮岛的外周细胞无类似成釉细胞瘤的细胞极化现象，上皮岛内可见微囊、空泡及细胞角化现象，有时上皮内可见板层样钙化体以及圆形的嗜伊红结构体。

应该指出的是有时含牙囊肿、根尖囊肿纤维囊壁的上皮细胞与牙源性鳞状细胞瘤的上皮结构极为相似，因此被认为是一种牙源性鳞状细胞瘤样的上皮增生，但这与囊肿的生物学行为无关。

3. 治疗与预后 外科刮除或局部切除病灶是牙源性鳞状细胞瘤较为有效的治疗手段。由于骨质结构的特点，上颌骨的牙源性鳞状细胞瘤较下颌骨的病变更易侵及周围结构，但其不具有侵袭性。文献有牙源性鳞状细胞瘤恶性变的报道。

三、牙源性钙化上皮瘤

牙源性钙化上皮瘤又称 Pindborg 瘤，占全部牙源性肿瘤的 1% 不到。目前对其组织发生尚不完全清楚，尽管形态学上肿瘤细胞类似于造釉器的中间层细胞，但多数学者认为其来源于牙板的残余。

1. 临床表现和诊断 牙源性钙化上皮瘤通

常发生于 30～50 岁的青壮年患者，无性别差异，2/3 的病例发生于下颌骨后份。临床表现为颌骨无痛性、渐进性膨隆。影像学表现为单囊或多囊的放射阴影，边界不规则，病变区往往有密度不均匀钙化结构包绕着阻生的下颌第三磨牙牙冠。

文献有外周型牙源性钙化上皮瘤的报道，其临床表现并无特异性，通常为牙龈的外生形肿块，可伴有牙槽骨的"杯状"吸收。

2．组织病理学特点　镜下肿瘤细胞轮廓清晰，呈多面体型，细胞核的形态多样。肿瘤细胞可聚集成岛状、条索状、片状，其间可见细胞间桥。

嗜酸性淀粉样细胞外基质钙化是牙源性钙化上皮瘤的特征性表现，呈"同心环"状钙化（Liesegang 环形钙化），钙化结构亦可相互融合形成大的复合体。

因此，根据肿瘤上皮细胞分布、淀粉样基质构成比以及钙化情况，牙源性钙化上皮瘤的组织学表现会有较大的变异。

3．治疗与预后　牙源性钙化上皮瘤的侵袭性较低，生物学行为良好，通常外科切除术后预后良好

四、牙瘤

牙瘤（Odontoma）的发病率相当于全部其他牙源性肿瘤发病率的总和。牙瘤非真性肿瘤，通常认为是一种发育异常（错构瘤）。

当病变组织发育良好时，牙瘤主要由牙釉质、牙本质和数量不同的牙髓及牙骨质构成。如果病变组织发育不全时，则主要由不同数量增生的牙源性上皮和间充质组织构成。

牙瘤可分为组合型牙瘤和混合型牙瘤。组合型牙瘤是由许多大小不一的牙齿样结构组织构成，而混合型牙瘤多由牙齿的各种结构成分如牙釉质、牙本质混合而成，无牙齿的形态构造。临床上组合型牙瘤较混合型牙瘤为多见。

1．临床表现和诊断　绝大多数的牙瘤患者的发病年龄位于 20 岁以内，平均发病年龄为 14 岁。上颌骨多于下颌骨。组合型牙瘤更多见于上颌骨的前份，而混合型牙瘤则多见于双颌的磨牙区。

患者通常无临床症状，偶尔牙科摄片时被发现。较大的牙瘤可引起颌骨的膨胀，当压迫神经时可出现疼痛症状。

影像学上组合型牙瘤可见大小不一的牙齿样结构组合成团块，外周可见薄层的透射边界（图 27-4-11）。而混合型牙瘤可见类似牙齿密度的钙化团块，外被薄层的透射边界。

牙瘤通常可伴有牙列的未萌。组合型牙瘤的影像学诊断较为明确，很少误诊，但混合型牙瘤由于其非特异性表现，需与骨瘤等相鉴别。

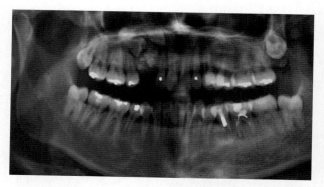

图 27-4-11　组合型牙瘤的 X 线表现

2．组织病理学特点　组合型牙瘤的大体标本可见疏松的纤维基质内包含有数目不等的牙齿样结构，尽管镜下由于标本的脱钙处理后牙釉质帽可能丢失，但是冠、根的牙髓组织仍然可见。

混合型牙瘤通常由大量的发育成熟的牙本质结构所组成，其间可见条形、圆形的牙釉质基质和发育不全的牙釉质，肿块外周有时可见一薄层的牙骨质结构。偶尔混合型牙瘤纤维包膜的上皮衬里增生可形成含牙囊肿。

3．治疗与预后　牙瘤的预后较好，外科切除后很少复发。

五、牙源性腺样瘤

牙源性腺样瘤（Adenomatoid odontogenic tumor）的发病率占全部牙源性肿瘤的 3%～7%，过去称其为腺样成釉细胞瘤，由于其独特的临床特点及生物学行为，现将其与成釉细胞瘤单独分开。目前认为牙源性腺样瘤来源于造釉器上皮或牙板的残余。

1．临床表现和诊断　牙源性腺样瘤主要发生在青少年患者，且好发于颌骨的前份，上颌骨的发病率是下颌骨的 2 倍，女性患者 2 倍于男性患者，

骨外型罕见。肿瘤通常体积较小，多无临床症状，患者可在普通的 X 线检查时偶尔发现。

牙源性腺样瘤的影像学大多表现为单囊透射阴影区，波及未萌出牙的牙冠，但透射阴影区向牙根方向延伸超过牙釉质 - 牙骨质联合，且有时病变内可出现钙化现象，此可与含牙囊肿相鉴别。偶尔牙源性腺样瘤表现为位于萌出牙列牙根间边界清晰的透亮阴影，不含牙。

2．组织病理学特点 大体标本观察，牙源性腺样瘤的纤维包膜厚且完整，肿瘤切开剖面可呈实质性或不同程度的囊性变。典型的镜下表现为特征的导管样结构，外被柱状或立方状上皮。

导管样结构的形成机理尚未完全清楚，可能与肿瘤细胞的分泌活动有关，但非真性导管。

另外，肿瘤内有时可见散在的或大片状的钙化灶，推测与肿瘤的牙釉质、牙本质或牙骨质形成有关。在骨外型牙源性腺样瘤，组织学尚可表现为包膜下狭窄的上皮条索相互结合浸润在排列疏松的嗜酸性基质内。

3．治疗与预后 牙源性腺样瘤包膜完整，生物学行为良好，摘除术后不宜复发。

六、牙源性钙化囊肿

牙源性钙化囊肿是一类较少见的病变，其临床生物学行为变化和组织病理学变异较大，关于此类病变的分类到底属于囊肿还是肿瘤仍然存在争议。

由于牙源性钙化囊肿可伴随有其他的牙源性肿瘤，如牙瘤、牙源性腺样瘤、成釉细胞瘤等，因此 WHO 将其划分为牙源性肿瘤，而非牙源性囊肿。

1．临床表现和诊断 牙源性钙化囊肿通常见于 20 ～ 40 岁的年轻患者，大部分的牙源性钙化囊肿发生于颌骨内，但约13% ～ 20% 的病变可以发生于颌骨外，称为外周型牙源性钙化囊肿。

上下颌骨的发病率基本相同，65% 的颌骨病变发生于尖牙和切牙区。影像学上，牙源性钙化囊肿通常表现为边界清晰的单房阴影，病变区内可出现不规则的放射阻射影。约1/3 的患者病变区可含有未萌出的尖牙。病变较大时可发生牙根的吸收或移位。

外周型牙源性钙化囊肿通常表现为牙龈的外生形肿块（带蒂或无蒂），类似牙龈瘤，需病理诊断加以鉴别。

2．组织病理学特点 绝大多数的发生于颌骨的牙源性钙化囊肿的大体标本表现为囊性结构。镜下病变由纤维组织包裹，内衬数层上皮细胞。上皮层内可见数目不等的嗜酸性"鬼影细胞"是其特征性表现。

"鬼影细胞"是无核的肿瘤的上皮细胞，但其保留了细胞轮廓。"鬼影细胞"可相互融合成大片状的无细胞结构，伴有钙化。

牙源性钙化囊肿的组织病理表现变异较大，有时肿瘤上皮细胞可增生突入囊腔，纤维囊壁内可见子囊；有时肿瘤的囊壁衬里上皮呈单灶性或多灶性增生，类似成釉细胞瘤；有时可与组合性牙瘤或混合性牙瘤同时发生。

外周型牙源性钙化囊肿多为实体型，组织学表现类似成釉细胞瘤，纤维基质中可见大小不一的肿瘤上皮岛，上皮岛的外周排列着柱状细胞，中间为星网状组织，但"鬼影细胞"的以及上皮下牙本质样物质的出现可与外周型成釉细胞瘤加以鉴别。

3．治疗及预后 牙源性钙化囊肿的预后较好，外科切除后少有复发。当牙源性钙化囊肿与其他牙源性肿瘤同时发生时，如成釉细胞瘤，则其治疗及预后应与伴发肿瘤相同。

七、成釉细胞纤维瘤

成釉细胞纤维瘤（Ameloblastic fibroma）是一类罕见的真性混合型牙源性肿瘤，其上皮及间充质成分均发生了肿瘤性变。

1．临床表现和诊断 成釉细胞纤维瘤多发于年轻患者，男性多于女性。较小的病灶多无临床症状，较大者可出现颌骨的膨隆。下颌骨的后份是肿瘤最常发生的部位，约占70%。

影像学上，成釉细胞纤维瘤可表现为单房或多房阴影，边界清晰有硬化现象，75% 的病例可含牙。

2．组织病理学特点 标本的大体观察呈实质性肿块，包膜完整或不完整。镜下肿瘤由细胞丰富的间充质组织构成，似牙乳头的始基，伴有牙源性上皮的增生。

增生的上皮细胞可以呈长条形排列，约2个细胞的厚度，由柱状和立方体细胞组成；或离散成岛状，类似造釉器的滤泡期，外周为柱状细胞，中央为排列疏松似星网状结构的上皮细胞。

与滤泡型成釉细胞瘤的区别在于成釉细胞纤维瘤无微囊形成。成釉细胞纤维瘤的间充质部分表现为疏松基质内散在分布着肥大的星状、椭圆形细胞，有时可见上皮下透明变性，胶原形成不明显。

3．治疗与预后　关于成釉细胞纤维瘤的治疗尚存争议，有文献报道保守的外科治疗如刮除术复发率可高达43.5%，但也有保守治疗复发率仅18%的报道。目前的观点是首次治疗趋于保守，术后加强随访。局部的扩大切除主要针对复发患者。

八、成釉细胞牙瘤

成釉细胞牙瘤（Odontoma ameloblastic）是一类相当罕见的牙源性肿瘤，其含有成釉细胞瘤样组织和牙瘤样成分，由于临床生物学行为的差异，应与成釉细胞纤维牙瘤相区别。

1．临床表现和诊断　该病主要发生于年轻患者，下颌骨多见。症状可表现为疼痛、牙列萌出延迟以及颌骨膨隆。影像学上类似牙瘤表现，放射阴影病变内可见钙化结构，其形态、密度接近牙齿结构（图27-4-12）。

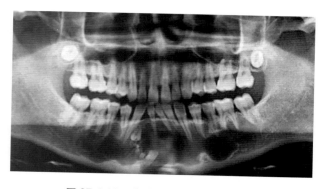

图27-4-12　成釉细胞牙瘤的X线表现

2．组织病理学特点　成釉细胞牙瘤的组织病理学表现较为复杂。肿瘤上皮的特征类似丛状型或滤泡型成釉细胞瘤。与其混合的组织为发育程

度不等的各类牙齿组织，类似组合型牙瘤或混合型牙瘤的表现。

3．治疗与预后　成釉细胞牙瘤的生物学行为类似于成釉细胞瘤，局部刮除术后易复发，因此应采取切除术为主的治疗方法。

九、成釉细胞纤维牙瘤

成釉细胞纤维牙瘤（Ameloblastic fibro-odontoma）通常具有成釉细胞纤维瘤的大体特点，同时该肿瘤含有牙釉质和牙本质等的牙齿结构。有些学者认为它仅是牙瘤发育过程中的某一阶段，而非独立的病变。因此组织学上区分成釉细胞纤维牙瘤与发展中牙瘤是较为困难的。

1．临床表现和诊断　成釉细胞纤维牙瘤通常发生于儿童（平均年龄10岁左右），成人发病罕见。类似成釉细胞纤维瘤，成釉细胞纤维牙瘤多见于颌骨的后份。无显著的性别差异。

病变通常无临床症状，偶尔因牙列未萌X线检查时发现。较大的病变可表现为颌骨的无痛性膨隆。影像学上，成釉细胞纤维牙瘤多表现为单房或多房边界清晰的透射阴影区，其间含有数量不等的牙组织密度样钙化结构。在绝大多数的病例中，可见到未萌出的牙齿位于病变的边缘。

2．组织病理学特点　成釉细胞纤维牙瘤软组织成分的镜下表现与成釉细胞纤维瘤相似，牙乳头样疏松的原始纤维结缔组织内可见带状或岛状的牙源性上皮组织。钙化成分则由灶性的牙釉质和牙本质基质所构成。钙化程度较高的区域可见类似牙齿样结构或牙釉质－牙本质的聚合体。

3．治疗与预后　成釉细胞纤维牙瘤的边界清楚，无侵袭性，外科刮除术后不易复发，预后良好。

十、牙源性纤维瘤

牙源性纤维瘤（Odontogenic fibroma）是一类少见且富有争议的病变，又学者认为其并非肿瘤，而只是牙囊的增生。分为颌骨中央型牙源性纤维瘤以及外周型牙源性纤维瘤。

（一）颌骨中央型牙源性纤维瘤

1．临床表现和诊断　颌骨中央型牙源性纤维

瘤的发病的年龄在 40 岁左右，文献报道男女的比例为 1：2.2，女性多发。上颌骨好发于第一磨牙前，而下颌骨则好发于第一磨牙后。

约 1/3 的颌骨中央型牙源性纤维瘤可含牙。当颌骨的病变较小时，一般无特殊症状，不宜被注意和发现；而病变较大时，可伴有骨质膨隆和牙列松动。

影像学上，较小的牙源性纤维瘤常表现为根尖周围边界清晰的单房阴影；较大的病变则表现为多房阴影，常伴有牙根吸收和移位。许多病变的边缘有骨硬化线，约 12% 的患者病变区的影像资料可见点状的放射阻射影。

2．组织病理学特点　牙源性纤维瘤镜下表现为胶原纤维交织成束，其间散在大量的成纤维细胞。肿瘤上皮聚集成条束、巢状分布。纤维成分呈黏液样或透明样表现。有些病例病灶内可出现牙本质样或牙骨质样钙化物质。

3．治疗与预后　牙源性纤维瘤预后良好，外科刮除后少有复发。

（二）外周型牙源性纤维瘤

1．临床表现和诊断　外周型牙源性纤维瘤生长缓慢，通常表现为牙龈的外生形（无蒂）、质硬肿块，表面黏膜完整。临床上外周型牙源性纤维瘤很难与牙龈的纤维性病变相鉴别。

但此类疾病的部位多见下颌唇颊侧牙龈，通常不会引起牙列移位。发病年龄的跨度较大，可从 20 到 70 岁。

2．组织病理学特点　类似中央型牙源性纤维瘤，外周型牙源性纤维瘤镜下可表现为富含成纤维细胞的纤维结缔组织编织成束，其间散布着巢状或岛状的上皮细胞团。可见发育不良的牙本质样及牙骨质样或骨小梁样钙化结构。

3．治疗与预后　预后良好，局部外科切除较少复发。

十一、牙源性黏液瘤

牙源性黏液瘤（Odontogenic myxoma）来源于外胚层间充质，大多数学者并不接受颌骨黏液瘤的概念，因此通常认为颌骨黏液瘤就是牙源性黏液瘤。

1．临床表现和诊断　牙源性黏液瘤好发于年轻患者，年龄通常位于 25 ～ 30 岁之间，无性别差异，下颌骨多见。较小的病变通常无临床症状，大者可出现颌骨的无痛性膨隆。有些病例肿瘤的生长速度可以较快，这可能与肿瘤的黏液基质聚集有关。

影像学上，牙源性黏液瘤可表现为边界不规则的单房或多房的放射性阴影，伴有牙根的吸收和移位。较大的牙源性黏液瘤 X 线表现为"肥皂泡"影像，临床需与成釉细胞瘤相鉴别。

2．组织病理学特点　标本的大体观察肿瘤呈胶冻状疏松结构。镜下大量无序排列的星状、梭形、圆形细胞散布在丰富的黏液样基质中，胶原纤维较为少见。牙源性黏液瘤组织学上需与软骨黏液样纤维瘤和黏液样神经纤维瘤相鉴别，前者可出现软骨的分化，后者免疫组化 S-100 抗体阳性。

另外，黏液样改变在牙发育期间的牙囊、牙乳头与黏液瘤较为相似，要注意鉴别，防止误诊。

3．治疗与预后　对于较小的牙源性黏液瘤，临床可行刮除术，但术后应坚持长期（至少 5 年）随访观察。而对于较大病变，由于肿瘤无完整的包膜，且具有对周围组织的侵袭性，因此建议行广泛切除术。

牙源性黏液瘤术后的复发率可达 25%，但总体预后尚好，无远处转移的发生。

十二、牙骨质瘤

牙骨质瘤（Cementoma）是来源于牙骨质的唯一真性肿瘤。

1．临床表现和诊断　牙骨质瘤临床罕见，发病率占全部牙源性肿瘤的 1% 不到。绝大多数的牙骨质瘤（约 75%）发生于下颌骨的磨牙和前磨牙区，尤其是第一磨牙（约 50%）。牙骨质瘤很少累及乳牙。牙骨质瘤主要发生于儿童与青年患者，发病率无性别差异。疼痛及肿胀是其主要临床症状。

影像学上，肿瘤表现为放射阻射团块与一个或几个牙根融合，周围可见薄层的透射边界，由于肿瘤与牙根的融合以及牙根的吸收，因此受累牙根的轮廓显示不清（图 27-4-13）。

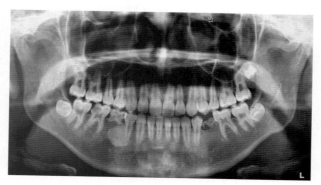

图 27-4-13　牙骨质瘤 X 线表现

2．组织病理学特点　肿瘤由大片的柱状矿化物质构成，其间可见不规则的陷窝和嗜碱性的倒置线。柱状矿化结构通常衬以肥大的成牙骨质细胞，在矿化结构之间可见多核巨细胞和纤维血管组织。病变的外周可见非钙化基质成柱形放射状排列。

3．治疗与预后　通常手术拔除患牙以及与牙根相连的肿瘤组织，根据具体情况可酌情考虑切除肿瘤同时行截根术以保留患牙，患牙后期行根管治疗。本病的预后较好。

以下介绍内容为颌骨骨源性良性肿瘤，其中包括骨瘤、软骨瘤、骨化性纤维瘤和颌骨韧带状纤维瘤等。

十三、骨瘤

骨瘤是由成熟的密质骨和松质骨组成的良性肿瘤。绝大多数的骨瘤发生在颅颌面区域，发生于全身其他骨骼的骨瘤较为罕见。关于骨瘤是否是真性肿瘤尚存争议。有些学者认为部分骨瘤可能是外伤、炎症修复过程末期或是错构瘤形成末期的表现。

临床常见的腭隆凸、下颌隆凸以及骨疣虽然在组织病理学上与骨瘤的表现一致，但它们不是骨瘤。

1．临床表现和诊断　颌骨骨瘤可以起源于外骨膜（外生型骨瘤）和内骨膜（内生型骨瘤）。大多数骨瘤发生于较为年轻的成年人，无临床症状，常为孤立的病损。下颌骨体部和髁突是颌骨骨瘤

最好发的部位。

外生型骨瘤位于颌骨表面，生长缓慢，有些较大者可引起面部畸形。内生型骨瘤通常并无临床症状，病变生长较大者可造成骨质的膨隆。下颌骨髁状突的骨瘤可导致患者的偏牙合畸形，颏部中线偏向健侧。

当骨瘤发生于副鼻窦时，可引起类似副鼻窦炎的临床症状甚至眼部症状。影像学上，骨瘤通常表现为均质的圆形硬化团块，有时团块的中央也可见骨小梁样结构。

2．组织病理学特点　组织病理学上骨瘤可以分为密质骨型和松质骨型，密质骨型表现为致密骨结构，较少骨髓结构；而松质骨型可见骨小梁结构及骨髓组织，其间成骨较为活跃。

3．治疗与预后　对于引起患者形态或功能异常的骨瘤如髁状突骨瘤应采取外科切除术加以治疗，而对于无临床症状的体积较小的骨瘤尤其是内生型的骨瘤可严密观察随访，无须处理。

骨瘤的生物学行为良好，无复发及恶性变的报道。

十四、软骨瘤

软骨瘤是由成熟透明软骨构成的良性肿瘤。软骨瘤是较为常见的骨源性肿瘤，通常好发于四肢管状骨。目前尚缺乏大宗关于颅颌面软骨瘤的报道。

一般认为颌骨软骨瘤起源于退化软骨的残余，它们位于上颌骨的前份、骨联合部、下颌骨的髁状突、喙状突。

1．临床表现和诊断　软骨瘤的发病年龄通常在 30～50 岁，无显著的性别差异，部位多数在上颌骨前份和下颌骨的髁状突（图 27-4-14，图 27-4-15）。

颌骨软骨瘤可表现为无痛性肿块，生长缓慢，偶尔可见累及牙列的松动和牙根的吸收。影像学上软骨瘤表现为典型的透射阴影区中央有放射阻射影。

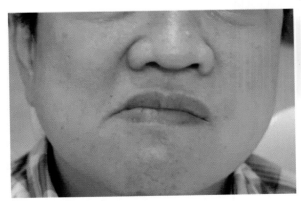

图 27-4-14　患者左侧下颌髁突软骨瘤致下颌骨的偏颌畸形

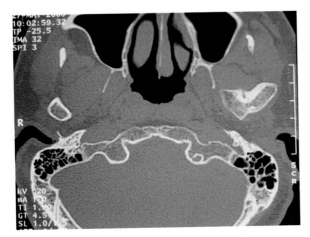

图 27-4-15　CT 显示下颌髁突软骨瘤

在大多数情况下，软骨瘤是单发的，如果有单侧的多发性软骨瘤出现，应考虑是 Ollier 病。颌骨的软骨瘤合并有软组织血管瘤则应诊断为 Maffucci 综合征。

2. 组织病理学特点　软骨瘤镜下表现为发育成熟的透明软骨组织，形态完好的软骨陷窝内可见体积较小的成软骨细胞，其细胞核小而圆。有时软骨瘤和低度恶性的软骨肉瘤病理学上较难加以鉴别。

3. 治疗与预后　由于病理学上软骨瘤与软骨肉瘤的表现较为一致，因此外科手术应强调根治性切除术，防止复发。发生于髁状突的软骨瘤应行髁状突切除术。

十五、骨化性纤维瘤

骨化性纤维瘤（Ossifying fibroma）是临床少见的真性肿瘤，有显著性生长的趋势，由于在影像学和组织病理学上，骨化性纤维瘤与局灶性牙骨质 - 骨结构不良极为相似，因此常常误诊。

骨化性纤维瘤由纤维组织构成，其间包含骨小梁和牙骨质化小球。尽管病变包含有不同的矿化结构，但多数学者认为产生这些不同物质的始基细胞是相同的，关于骨化性纤维瘤的起源仍存在争议。

一般认为骨化性纤维瘤是牙源性的或是来自牙周韧带，但这无法解释同样的肿瘤可以发生于眼眶、蝶窦、筛窦、额窦和颞骨。现在的观点认为牙骨质样结构是骨组织的变异。因此目前将骨化性纤维瘤、牙骨质骨化纤维瘤、牙骨质化纤维瘤统一命名为骨化性纤维瘤。

1. 临床表现和诊断　骨化性纤维瘤发生的主要年龄段为 30 ～ 50 岁，女性明显多于男性，发病部位主要位于下颌骨的前磨牙和磨牙区。病变通常无临床症状，随着肿瘤的生长，可出现颌骨的膨隆和面部的不对称甚至畸形，很少出现疼痛与麻木症状。

影像学上，多数病变表现为边界清晰的单房影像，边缘有时可见骨质硬化线。根据病变内钙化的程度，病变可呈密度不均的阻射影。有时可伴有牙根的移位和吸收。较大的下颌骨骨化性纤维瘤可特征性表现下颌骨下缘皮质骨"弓状"弯曲。

2. 组织病理学特点　肿瘤的纤维包膜完整，易于与周围组织分离。骨化性纤维瘤由纤维组织以及矿化物质构成，纤维组织显示不同程度的细胞结构，而矿化物质则为类骨质、骨质以及牙骨质样结构。骨小梁的大小不一，由编织骨和板层骨构成。牙骨质小球的外周可见"刷毛"样特征。病变内出血并不常见。因此，各种矿化物质的出现有助于骨化性纤维瘤与骨纤维性结构不良的较为单一的骨化性表现相区别。

3. 治疗与预后　骨化性纤维瘤的纤维包膜完整易于手术摘除，对于较大的病变外科切除术后可行骨移植修复。骨化性纤维瘤预后良好，术后不易复发，且无恶性变的报道。

十六、颌骨韧带状纤维瘤

颌骨韧带状纤维瘤（Desmoplastic fibroma）与软组织韧带状纤维瘤是同类但发生在不同部位

的肿瘤，临床较为少见，目前认为起源于成纤维细胞。

1．临床表现和诊断 颌骨韧带状纤维瘤好发于 30 岁以内的年轻人，平均发病年龄为 14 岁，无性别差异。有超过 50% 的骨韧带状纤维瘤发生于四肢长骨的干骺端，下颌骨居好发部位的第四位，主要发生在下颌骨磨牙 - 角部 - 升支区域。

临床通常表现为张口受限，颌骨肿胀、疼痛。影像学上，病变表现单房或多房的放射阴影，边界欠清，可伴有牙根的吸收。受累骨膨隆变形，皮质骨变薄，但无皮质骨反应线。

病变可穿破皮质骨侵犯周围软组织，形成软组织肿块，此时需与软组织韧带状纤维瘤侵犯骨组织相鉴别

2．组织病理学特点 肿瘤由小而长的成纤维细胞以及丰富的胶原纤维组成，细胞与胶原成分的变异较大。成纤维细胞呈非典型性，有丝分裂少见。在病变与周围正常组织间可见骨刺的形成。

3．治疗与预后 虽然颌骨韧带状纤维瘤属于良性肿瘤，但其具有局部的侵袭性，因此应行病变区域的广泛切除以控制局部的复发率。

第五节　颌骨类肿瘤疾病

一、骨隆凸、骨疣

骨隆凸（Torus）通常发生于两个特殊的部位：硬腭中线和下颌骨尖牙、双尖牙舌侧，临床命名为腭隆凸和下颌隆凸。

而骨疣（Exostoses）多发生于上下颌骨颊侧的牙槽骨。在组织病理学上两者无明显差异，一般认为它们与骨瘤的致病机理是不同的，前者是外骨膜对颌骨应力所产生的反应性增生，而后者是真性肿瘤。

1．临床表现和诊断 腭隆凸的发生率约占成年人的 20%，很少发生于青春期患者。病变生长缓慢，通常由四个密质骨组成的结节构成，表面覆以薄层的口腔黏膜，有时肿块可见蒂部（图 27-5-1）。较大的腭隆凸可影响说话、义齿佩戴及口腔卫生，甚至表面溃疡形成。

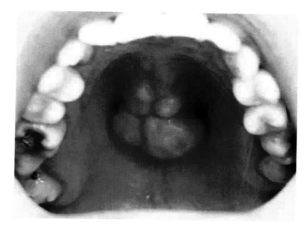

图 27-5-1　腭隆凸的临床表现

下颌隆凸常位于双侧下颌骨尖牙、双尖牙的舌侧骨板。下颌隆凸同样生长缓慢，呈多结节，较大者可影响舌的运动及口腔局部卫生，由于表面黏膜较薄，溃破后不宜愈合。

骨疣通常发生于上下颌骨双尖牙颊侧附着龈的根方骨板，呈多结节状生长。骨疣一般无任何临床症状。

影像学上，骨隆凸、骨疣表现均为不同部位的密质骨密度的放射阻射影，与皮质骨界限不清，不会造成牙根的移位或吸收。

2．组织病理学特点 骨隆凸与骨疣均有密质的板层骨构成，其皮质骨呈硬化影，松质骨密度也较正常为高，骨髓腔缩小。

3．治疗与预后 通常只有在骨隆凸、骨疣影响患者的外形及功能时（如佩戴义齿）才采用外科手术将其进行适当的修正。预后良好。

二、骨纤维结构不良

骨纤维结构不良（Fibrous dysplasia）生物学行为具有自限性，属于非真性肿瘤。一般认为骨纤维结构不良内纤维 - 骨性病变代替了正常的骨小梁结构，引起了受累骨结构和形态的改变。

病变可发生于单骨，以青少年和年轻成年人多见，发生于多骨者通常患者合并有 McCune-Albright 综合征。该综合征与 *GNAS1* 基因的 20q13.2 位点突变有关，患者可同时出现皮肤色素沉着及内分泌功能的紊乱。

（一）青少年骨纤维结构不良

青少年骨纤维结构不良是最为常见的单骨性骨纤维结构不良，病变通常生长缓慢，与受累颌骨呈等比例增大，在身体快速生长期停止后，病变的生长也趋缓甚至停止。侵袭性青少年骨纤维结构不良临床较为罕见，其生长速度较快，可造成面部的畸形和功能障碍。

1．临床表现和诊断 上颌骨多发于下颌骨。病变早期无临床症状，生长缓慢。可伴有受累牙列的移位、旋转，最终导致严重的错𬌗畸形。

侵袭性青少年骨纤维结构不良生长较快，咀嚼运动可致病变区的创伤性溃疡，上颌骨病变可波及眶底、鼻腔而影响视野及呼吸。

影像学上，青少年骨纤维结构不良根据病变内骨量的多少表现各异，典型的病变呈"磨砂玻璃"样表现或"橘皮"样表现，边界不清，可见皮质骨板的变薄、膨隆，牙根移位，硬骨板消失。

2．组织病理学特点 青少年骨纤维结构不良在病变发育的不同时期其组成是不相同的。初期富含细胞的结缔组织代替了正常的骨小梁和骨髓。逐渐纤维结缔组织内出现了间变的骨组织，其在偏正光显微镜下呈编织骨状排列。有时病变骨内可见球形的钙化灶。后期病变内伴有大量的骨组织及胶原基质形成呈板层状排列。成年期后，病变发育可接近正常骨组织。

3．治疗与预后 通常只有当病变影响患者的外形及功能时才考虑行骨成形术。一般认为多次骨成形术可使青少年骨纤维结构不良更具侵袭性。

因此，临床上多主张待患者青春发育期停止后采取手术治疗以达到稳定改善外形目的。为防止恶变可能，不应采用放射治疗。

（二）成人单骨型骨纤维结构不良

成人单骨型骨纤维结构不良临床少见，其表现与骨化性纤维瘤较为相似，由于治疗原则的不同，需加以鉴别。

1．临床表现和诊断 成人单骨型骨纤维结构不良与后期的青少年骨纤维结构不良的表现较为一致，受累颌骨呈弥漫性膨隆，可伴有牙列的松动。影像学上，成人单骨型骨纤维结构不良呈不均质的"棉花球"样表现。可见病变区皮质骨板变薄、膨隆（图 27-5-2，图 27-5-3，图 27-5-4）。

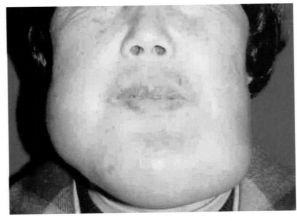

图 27-5-2 下颌骨成人单骨型骨纤维结构不良面下 1/3 的膨隆畸形

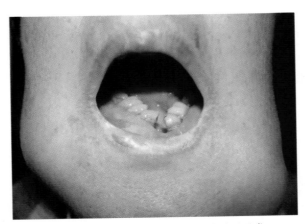

图 27-5-3 下颌牙列移位，错牙合畸形形成

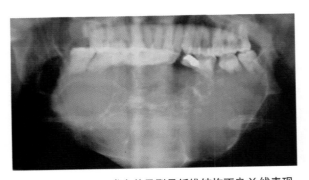

图 27-5-4 下颌骨成人单骨型骨纤维结构不良 X 线表现

2．组织病理学表现 成人单骨型骨纤维结构不良镜下可见纤维结缔组织和不成熟的编织骨。其特征性表现为病变组织与周围正常的骨组织和皮质骨板相混合，借此可与骨化性纤维瘤相区别。

3．治疗与预后 由于成人单骨型骨纤维结构不良不具有生长自限性特点，因此对于较小的病变应一次性切除，而对较大的病变应采取连续的相对保守的治疗以阻止其进一步生长。

（三）多骨型骨纤维结构不良

多骨型骨纤维结构不良通常伴有皮肤的色素沉着和内分泌功能的紊乱。骨的病变可局限于颅面部，也可分布于全身其他骨骼。

1. 临床表现和诊断 患者可表现为颅面诸骨的膨隆，同时伴有躯体皮肤的"咖啡样"色素斑块沉着，尤其是位于背部、臀部。色素斑块的边缘参差不齐。骨的病变还可累及肋骨、股骨、肱骨。

如患者出现性早熟如：乳房发育、月经提早等内分泌功能紊乱的征象，应考虑 McCune-Albright 综合征，除此之外，尚可有甲状腺、垂体、肾上腺功能的异常。

2. 组织病理学特点 多骨型骨纤维结构不良的镜下表现基本上与单骨型骨纤维结构不良相同。

3. 治疗与预后 本病采取保守的外科治疗以改善外形和功能。

三、骨巨细胞病变

颌骨的巨细胞病变（Giant cell lesions）应包括外周型巨细胞肉芽肿、中央型巨细胞肉芽肿、动脉瘤样骨囊肿以及由甲状旁腺功能亢进引起的"棕色瘤"等。

尽管上述病变的组织病理学表现基本一致，但它们彼此之间的临床生物学行为却不尽相同。

关于骨巨细胞病变的最大争议仍在于颌骨中央型巨细胞肉芽肿是否为真性肿瘤。一般认为颌骨中央型巨细胞肉芽肿与发生于四肢长骨的同类病变不同，后者更具侵袭性，但前者也偶有报道具有恶性特征并发生肺部转移，因此又可称之为颌骨骨巨细胞瘤（见下节）。

本节主要针对外周型巨细胞肉芽肿和中央型巨细胞肉芽肿进行讨论。

（一）外周型巨细胞肉芽肿

1. 临床表现和诊断 外周型巨细胞肉芽肿是最为常见的颌骨巨细胞病变，通常来源于外骨膜和牙周膜的结缔组织。发病的年龄跨度较大，混合牙列期儿童及 30～50 岁区段高发。女性多见。

外周型巨细胞肉芽肿一般表现为牙列区（或无牙区）的牙龈（或黏膜）紫色、外生形的结节状病损，无蒂。影像学上，病变区可见皮质骨受侵蚀，牙周膜增宽；发生于无牙区颌骨者，可见皮质骨呈"碟形"吸收。

因此，影像学检查在判断外周型和中央型病变具有重要价值。

2. 组织病理学特点 镜下外周型巨细胞肉芽肿是由许多由多核巨细胞、单核细胞和红细胞所构成的结节组成，结节外可见带状的纤维结缔组织基质。病变区内可见骨、骨样组织以及含铁血黄素沉积。

3. 治疗与预后 本病可行外科刮除术，波及牙列者应拔出患牙。预后较好，术后不易复发。

（二）中央型巨细胞肉芽肿

中央型巨细胞肉芽肿多发生于上下颌骨内，较发生于四肢长骨的同类病变有较少的破坏性和侵袭性。

1. 临床表现和诊断 临床颌骨中央型巨细胞肉芽肿的发病率要远低于其外周型。发病年龄多位于 10～40 岁之间。好发于颌骨的前份，据报道 75% 的病例位于下颌骨且跨过中线。

病变多呈颊舌向膨胀性生长，部分病例的病变可穿透皮质骨并伴有牙松动。影像学上，中央型巨细胞肉芽肿表现为透射阴影，边界欠清，咬合片可见病变呈颊舌向膨胀，伴有皮质骨吸收、牙根的移位及吸收。

2. 组织病理学特点 镜下病变组织由多核巨细胞、单核细胞和纤维组织构成。侵袭性较低的病变，多核巨细胞多位于由纤维结缔组织分割的结节内。在肉芽肿程度更高的病变内，可见到骨样组织沉积和编织骨的形成。

侵袭性病变内，多核巨细胞和单核细胞的比例增加，纤维组织减少，成骨现象消失。

3. 治疗与预后 文献报道中央型巨细胞肉芽肿的术后复发率与年龄成负相关性。目前主张应行外科的根治性切除术，不宜行放射治疗。

四、朗格罕细胞组织细胞增生症

朗格罕氏细胞是起源于骨髓 $CD34^+$ 造血干细胞分化的单核／巨噬细胞系统和树突状细胞系统的组织细胞；分化成熟后进入皮肤行使抗原递呈功能的组织细胞称为朗格罕氏细胞。

朗格罕细胞组织细胞增生症（Langerhans cell histiocytosis）是以朗格罕氏细胞在全身或局部的异常增生和播散为特点的一组疾病，普通光镜下表现为病灶内典型的朗格罕氏细胞大量增生，伴嗜酸粒细胞浸润。

目前认为，其不同于刺激所致的反应性多克隆性增生，也不同于体细胞突变导致分裂异常的肿瘤性增生，是多种原因引起的朗格罕氏细胞的单克隆性增殖性疾病，据文献报道朗格罕氏细胞组织增生症的发病率约为每十万个儿童 0.2 ～ 0.5 例／每年，男性较女性多见。

朗格罕氏细胞组织增生症可分为三个亚类：Letterer-Siwe 病；Hand-Schüller-Christian 病和嗜酸性细胞肉芽肿通常认为它们是一类疾病的三种不同的临床表现。

1．临床表现和诊断　临床根据朗格罕细胞组织增生症的病程与预后又可将其相应地划分为：

急性播散型（Letterer-Siwe 病），多发于 1 岁以内的婴儿，病情进展迅猛，可累及多脏器、淋巴结、骨髓和皮肤，不经治疗多于 6 个月内因呼吸衰竭死亡。

慢性播散型（Hand-Schüller-Christian 病），多发于 10 岁以下儿童，病变可累及多数骨骼、脏器、淋巴结，偶尔波及皮肤，典型病例有颅骨缺损、突眼、尿崩三大症状，亦可伴有牙龈肿痛、牙齿松动等表现，病程迁延，但多可痊愈。

慢性局灶型（嗜酸性细胞肉芽肿），青少年多见，通常为孤立病变，累及单一骨骼，偶尔可波及多骨，但无软组织及脏器受累。

在口腔颌面部，嗜酸性细胞肉芽肿是最为常见的朗格罕氏细胞组织增生症，多发于下颌骨角及磨牙后区。

影像学上呈溶骨性破坏表现，可伴有骨连续性的中断，边缘骨质增生，类似囊肿的单房或多房性改变，受累及的牙列多呈"牙根浮立"征；慢性播散型的骨表现类似于嗜酸性细胞肉芽肿，但往往累及多骨。

因此，一旦发现颌骨的类似病变，应加摄胸片、头颅正侧位片以及四肢平片等以排除多骨性病变。

2．组织病理学特点　病变内可见"片状"的组织细胞，组织细胞的胞核居中、胞质红染，偶尔可见多核细胞及炎症细胞点缀其间。丰富的灶性嗜酸性细胞聚集是其特征性表现。

电子显微镜下胞质内可见 Birbeck 颗粒，超微结构呈棒状、网球拍结构。免疫组织化学检测 S-100，CD1a 呈阳性（图 27-5-5，图 27-5-6）。

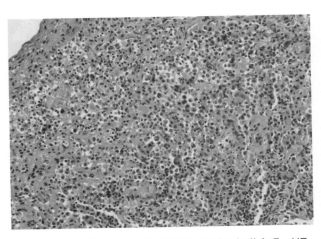

图 27-5-5　朗格罕细胞组织细胞增生症的组织学表现，HE 染色 ×200

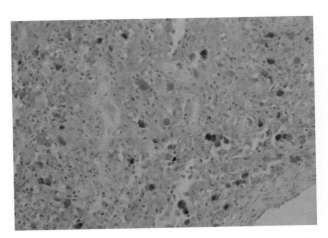

图 27-5-6　朗格罕细胞组织细胞增生症的组织学表现，S-100 染色 ×400

3．治疗与预后　朗格罕细胞组织细胞增生症的治疗及预后因不同的临床亚型和不同的患者年龄而不同。全身多脏器累及的急性播散型，以化疗（细胞毒类）为主，预后相对较差；慢性局灶型临床以局部手术治疗为主，部分病例可辅以放化疗，预后较好；慢性播散型则介于两者之间。

第六节　颌骨恶性肿瘤

颌骨肿瘤是指发生于颌骨内及其周围组织的肿瘤，可分为良性及恶性，从组织来源分类包括牙源性及非牙源性肿瘤，本章将着重讨论恶性颌骨肿瘤的外科治疗的相关内容。

一、上颌窦癌

系指源于上颌窦黏膜的恶性肿瘤。上颌窦癌（Carcinoma of maxillary sinus）在鼻腔及鼻窦癌中最为常见，约占鼻窦癌的 75%。其病因与烟草及长期吸入粉尘，接触镍、铬等金属有关。它可源于窦内任何一处的上皮，并向窦内及邻近组织浸润扩散，根据部位不同而出现不同的早期症状。

自内眦到下颌角做一条假想线，将上颌窦分为外上与内下两部分，或称为后上（上部）结构和前下（下部）结构；上部包括上颌窦后壁、顶壁的后半部；其余骨壁属下部结构。

这一假想线曾被 1987 年 UICC 关于临床分类分期肿瘤规定的解剖分区中给予再次地肯定和引用。这种解剖上的划分有助于对临床症状发生的理解和早期诊断。上颌窦癌在病理类型上以鳞癌为主，占 90% 以上，腺癌其次，其他类型甚为罕见。

1．临床表现 上颌窦癌发病年龄约为 50 ～ 60 岁，男性稍多于女性。早期，由于癌瘤局限于上颌窦内，病员可以毫无症状而不被发觉。当肿瘤发展到一定程度后才出现明显症状而引起病员的注意。

临床上可根据肿瘤不同的原发部位而出现不同的症状；如肿瘤发生自上颌窦内壁时，常出现鼻塞、鼻衄，一侧鼻腔分泌物增多，鼻泪管阻塞有流泪现象；肿瘤发生在上颌窦上壁时，常先使眼球突出、向上移位，可能引起复视；当肿瘤发生自上颌窦外壁时，则表现为面部及颊沟肿胀，以后皮肤破溃、肿瘤外露（图 27-6-1A），眶下神经受累可发生面颊部感觉迟钝或麻木。

肿瘤发生自上颌窦后壁时，可侵入翼腭窝而引起张口困难；当肿瘤发生自上颌窦下壁时，则先引起牙松动、疼痛、颊沟肿胀，如将牙痛误诊为牙周炎而将牙拔除后，肿瘤突出于牙槽部（图 27-6-1B），创口形成溃疡经久不愈。

晚期的上颌窦癌可发展到上述的任何部位以及筛窦、蝶窦、颧骨、翼板及颅底部引起相应的临床症状，如头痛、牙关紧闭、皮肤浸润直至破溃等。

少数上颌窦癌可转移至颌下及颈部淋巴结，有时转移至耳前及咽后淋巴结。远处转移少见。

2．诊断与鉴别诊断 上颌窦癌能否早期诊断常常是治疗成败的关键，因此临床医师应对该病有高度的警惕性。

常规 X 线片、华氏位、颅底片有一定参考价值，但在判断原发肿瘤确切范围及定位上远不及 CT（图 27-6-2）。因此对上颌窦癌的诊断，CT 应为首选。

上颌窦穿刺及冲洗液浓缩涂片可作为早期可疑病例的细胞学诊断方法，随着内镜的发展，选用内镜进行上颌窦探查也是可取的方法，并有望通过活检，确立诊断。

临床上对早期怀疑为上颌窦癌而上述方法均不能确诊时，上颌窦探查活检是一种可靠的方法；如果冰冻切片能确诊，则可一次完成同期诊断及手术，有利于提高疗效。

如晚期的上颌窦癌已穿破周围组织而呈现于鼻腔、口腔、眶内甚至皮下时，则可通过钳取、

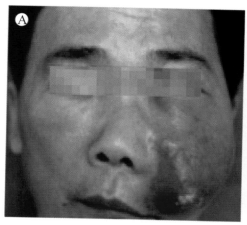
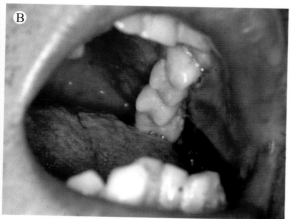

图 27-6-1 上颌窦癌患者口内外表现

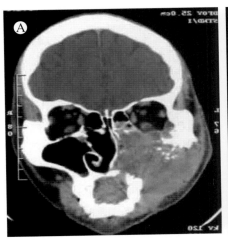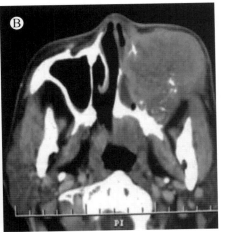

图 27-6-2　上颌窦癌的 CT 片

吸取或切取活检的方法加以确诊。

　　源自窦下部的上颌窦癌临床上应与牙周炎、根尖周炎，特别是牙槽脓肿相鉴别，一般通过临床检查，X 线片可以大致确定。

　　此外，还应与来自上颌牙龈或腭部的鳞癌相鉴别（表 27-6-1）。

表 27-6-1　上颌窦癌的鉴别诊断要点

	上颌窦癌	牙龈癌、腭癌等
症状	牙龈或腭部先肿胀后溃疡，周围为未破溃肿胀区。多个牙较早松动脱落	牙龈部开始即为溃疡，常波及整个肿瘤生长区，牙松动脱落较晚
X 线	上颌窦内占位，广泛骨质破坏	上颌窦无破坏或底壁破坏
其他	不易早期发现，易误诊为牙槽脓肿，牙周脓肿	易早期发现，但有时可误诊为牙龈炎，结核等

　　应注意与神经瘤相鉴别。源自上后部的上颌窦癌可以首先出现神经瘤症状。有时上颌窦癌可表现为慢性上颌窦炎或慢性上颌骨骨髓炎。唯一的鉴别方法仍然是上颌窦探查病理活检术。

　　3. 治疗　上颌窦癌的治疗原则为以手术为主的综合治疗。

　　（1）原发癌的处理

　　①放射治疗：已确诊为上颌窦癌的病例应常规行术前放疗，总量 40～60Gy，放疗结束 3～4 周后手术。对于早期经上颌窦探查证实的上颌窦癌可同期先行手术根治，术后再追加放射治疗。

　　对术后仍有残留的上颌窦癌，不管是否行术前放疗，术后仍可追加放疗。

　　②手术治疗：是上颌窦癌的主要治疗方法。原则上应行上颌骨全切除术（图 27-6-3）。

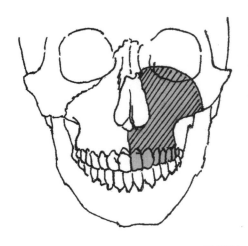

图 27-6-3　上颌骨全切除范围（阴影部分）

　　对早期的下部上颌窦癌，上颌窦顶壁黏膜阴性者，可行保留眶下壁的次全切除术（图 27-6-4）。但因有复发危险，手术应慎重。

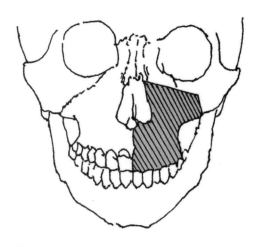

图 27-6-4　上颌骨次全切除范围（阴影部分）

如肿瘤波及眶下板时，须考虑行全上颌骨甚至眶内容物切除术，肿瘤累及后壁及翼腭窝时，应施行扩大根治性切除术，即下颌骨喙突（或升支上份）及翼板与上颌骨一并切除。

晚期肿瘤波及颞下窝、颅中凹底、筛窦时应行颅颌面联合切除术，将颅前凹或（和）颅中凹骨板连同上颌骨或（及）面部病灶整块切除。

上颌窦癌术后缺损可用口腔赝复技术，或用外科手术整复。如采用颞肌瓣包裹钛网自体骨松质的方法修复缺失的上颌骨；亦可采用钛网支架重建眶下部外形，术后结合赝复方法以恢复咀嚼功能（图 27-6-5）。

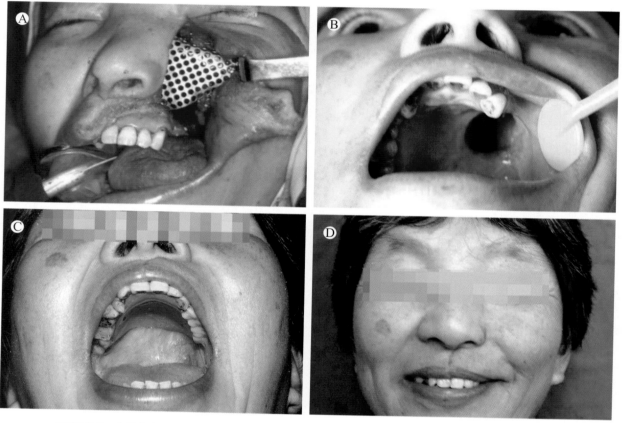

图 27-6-5　上颌窦癌根治术同期钛网修复可重建患者面部外形，配合术后牙颌赝复体可恢复咀嚼功能

③化学治疗：主要采用经动脉插管行颌内动脉区域性化疗的方法。药物可选用 MTX、PYM 或 5-Fu 术前灌注。化疗后即可行手术治疗。

（2）转移癌的处理：上颌窦癌的淋巴结转移率不高，一般不行选择性颈淋巴清扫术；如果临床上发现淋巴结肿大可同期行颈淋巴清扫术，术式多以根治性为主。

二、中央性颌骨癌

中央性颌骨癌亦称中心性颌骨癌（Central carcinoma of jaw）、原发性颌骨内癌（Primary

intraosseous carcinoma)或原发性牙槽内癌(Primary intro-alveolar carcinoma)。本病较为罕见，临床表现多样，不易早期诊断。

其主要来源于残余的牙源性上皮如马拉塞(Malassez)上皮剩余、面突融合时被包埋的牙源性上皮、牙源性角化囊肿及成釉细胞瘤的上皮，此外还可来源于涎腺上皮，如颌骨内异位涎腺及囊肿上皮向黏液上皮化生。

因此临床上中央性颌骨癌多发于牙胚所在处

和胚胎骨性联合处。

1. 临床表现 中央性颌骨癌的发病年龄以50～60岁最多见，男性稍多于女性。中央性颌骨癌好发于下颌骨，特别是下颌磨牙区。早期多无自觉症状，后可出现牙痛、颌骨局部疼痛，并相继出现下唇麻木，这是本病的特征性表现。肿瘤自骨松质向骨密质浸润，穿破骨密质后，则在相应部位颊舌侧出现肿块（图27-6-6），或侵犯牙槽突后出现多数牙松动、脱落。

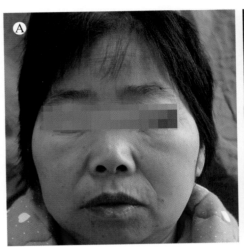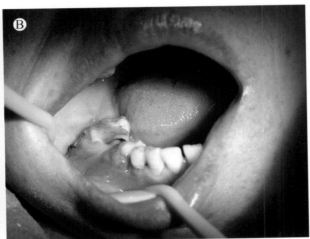

图27-6-6 下颌骨中央性颌骨癌临床表现

肿瘤自牙槽穿出向外生长，并具有腐败臭味。

肿瘤可沿下牙槽神经管传播，甚至超越中线至对侧；向上可突出下颌孔进入翼颌间隙，可侵犯翼内肌、颞肌，影响肌肉活动，造成张口受限；向外可侵犯颊肌，穿破皮肤，表现为面颊部肿块。

中央性颌骨癌的X线检查多表现为两类：一类为骨质溶解性破坏，边缘不规则，骨密质完整性可被破坏，这一类酷似骨髓炎或骨肉瘤的表现（图27-6-7）；另一类则成囊肿样改变，可为单房阴影，也可为多房性阴影，这一类易被误诊断为囊肿或成釉细胞瘤。

2. 诊断与鉴别诊断 与上颌窦癌一样，中央性颌骨癌的早期确诊较为困难，临床上往往易与牙槽脓肿、下颌骨骨髓炎及神经炎相混淆，因此要求临床医师一定要提高警惕。

中央性颌骨癌的早期诊断十分重要，因误诊可拖延病程，影响治疗及预后。下唇麻木及多数

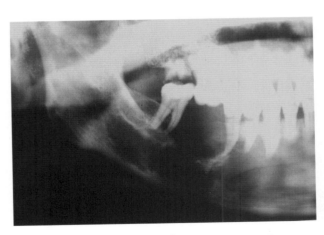

图27-6-7 下颌骨中央性颌骨癌X线全景片

中央性颌骨癌易发生区域性淋巴结转移，也可发生远处转移。

牙同时松动常是中央性颌骨癌的典型症状，应及时行X线摄片检查。

X线早期表现为病损局限于根尖区骨密质之内，呈不规则虫蚀状破坏；以后才破坏并侵蚀骨密质。

中央性颌骨癌须与慢性骨髓炎相鉴别。后者多有炎症史，X线检查除骨质破坏外，尚有增生修复的表现，如骨膜增生等。

如不能鉴别，应于术中行冰冻切片检查，以排除中央性颌骨癌。

神经炎比较少见，可有拔牙损伤史，麻木时轻时重。X线检查无骨质破坏，重要的是不要轻易确立神经炎的诊断。

中央性颌骨癌如来自囊肿或成釉细胞癌恶变，则兼有囊肿或成釉细胞瘤的X线表现。

上颌骨的中央性癌，当侵犯到上颌窦和鼻腔后，可引起鼻衄和鼻塞；侵及眶底时，可致眼球移位等症状，与原发性上颌窦癌较难鉴别。

下颌骨中央性颌骨癌应与晚期牙龈癌相鉴别（表27-6-2）。

表 27-6-2　下颌骨中央性颌骨癌与晚期牙龈癌的鉴别诊断要点

Ⅲ	下颌骨中央性颌骨癌	牙龈癌（晚期）
下唇麻木，疼痛	早期出现	较晚出现
牙齿松动，脱落	较晚出现	早期出现
肿胀特点	骨性膨隆	软组织肿块
骨质破坏特点（X线）	自中央向四周	自上而下

诊断中央性颌骨癌时还应排除颌骨转移性癌。转移性癌也易侵犯下颌骨磨牙或升支区，X线表现为不规则的骨质溶解破坏。转移性颌骨癌常可发现患者已有原发癌存在，诸如乳腺、肾、肺、肝、甲状腺癌等。在没有发现病灶的情况下，则只能靠病理检查以协助查明原发灶。

3. 治疗

（1）原发灶处理：手术治疗是治疗中央性颌骨癌的主要方法。根据中央性颌骨癌的病变沿神经管道扩散的特点，下颌骨的切除范围应更加广泛，而不应仅限于瘤外1～1.5cm。病变位于一侧者一般应作半侧下颌骨切除（图27-6-8）。

如邻近中线，应扩大切至对侧颏孔区；明显跨越中线至对侧前牙区时，则应扩大切除至对侧升支部的下颌孔处。视恶变的程度，甚至可切除全下颌骨。

应做气管切开，以防止术后因口底水肿、血肿、舌后坠而致呼吸道梗阻。术后同期一般不行植骨修复，但为了保持面容及支撑舌骨肌群，可

采用重建钛板等连接两颌骨残端，或植入人工材料（PGA/PLA、钛合金、硅胶等）制成的成品义颌。

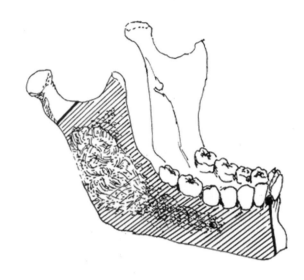

图 27-6-8　半侧下颌骨切除范围

（2）颈部处理：鉴于有达50%的区域性淋巴结转移率，对中央性颌骨癌应选择性行同期根治性颈淋巴清扫术。可选择术前化疗及术后放疗作为综合治疗手段。

三、骨巨细胞瘤

骨巨细胞瘤（Giant cell tumor of bone）又名破骨细胞瘤（Osteoclastoma），为真性骨源性肿瘤，由骨髓腔内原始间叶细胞发生，最常见于股骨和胫骨，颅面部以颞骨为多，颌骨少见。

病理上通常根据间质母细胞数目及其分化程度分为Ⅰ级（良性）、Ⅱ级（临界瘤）和Ⅲ级（恶性）。

巨细胞数量越少，即间质细胞越多且分化越差，其病理分级越高。本节主要讨论Ⅲ级骨巨细胞瘤，除了以上表现外，常有间质细胞大小不一，排列致密，成不规则旋涡状，核大而有明显间变，核分裂多而不典型，巨细胞数量较少。

1. 临床表现与诊断　多发生于20～40岁的成年人，男女之间无差别。肿瘤发生于颌骨中央者称为中央性巨细胞瘤；发生于骨外者，称为周围性巨细胞瘤。

发生于颌骨的巨细胞瘤，上颌常波及全上颌骨，下颌好发于颏部及前磨牙区，骨膨胀明显，有特征性的"牛皮纸"样感觉，肿瘤如穿破颌骨

可呈暗紫色或棕色。周围性巨细胞细胞瘤呈棕褐色，易出血。

颞骨巨细胞瘤，常可造成颅面骨严重畸形（图27-6-9），肿瘤可向内发展侵犯颅前凹。

有时 X 线片可见骨质膨隆，边界清楚，病变区呈囊状或"肥皂泡"状（图 27-6-10）。

2. 治疗 首选手术治疗。

I 级按囊肿处理，可采用彻底刮除肿瘤，烧灼瘤床；

II 级按临界瘤处理，应行部分切除术；

III 级者应按恶性肿瘤原则处理，行扩大切除术。肿瘤过大，不宜手术者可行放射治疗。

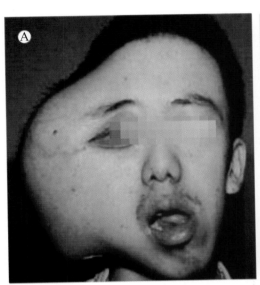
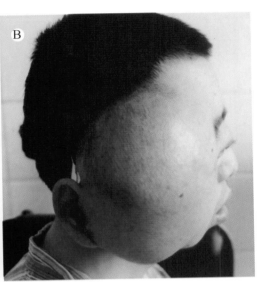

图 27-6-9　颞骨巨细胞瘤造成颅面骨严重畸形

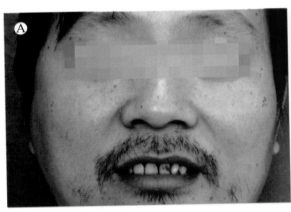
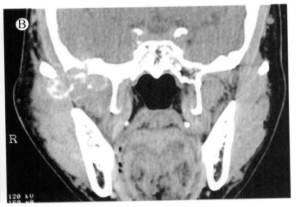

图 27-6-10　右侧颞骨巨细胞瘤，X 线片显示病变区呈"肥皂泡"状改变

四、骨肉瘤

骨肉瘤（Osteosarcoma）是恶性程度较高的肿瘤，亦为颌面部骨源性肉瘤中最常见者。肿瘤由成骨性纤维组织发生，以肿瘤细胞直接形成骨和骨样组织为特征。

病理学上，骨肉瘤由肿瘤性造骨细胞、肿瘤性骨样组织及肿瘤骨所组成。分化较成熟、骨化明显、肿瘤骨较多的骨肉瘤称为成骨性骨肉瘤（Osteogenic sarcoma），其恶性程度较低，生长缓慢。

如造骨细胞分化较原始或呈胚胎型，只有轻度骨化，肿瘤骨稀少的骨肉瘤称为溶骨性骨肉瘤（Osteolytic sarcoma），其恶性程度较高，生长较快速。

溶骨性骨肉瘤多发于松质骨；成骨性骨肉瘤则多发于密质骨。

1. 临床表现 骨肉瘤从幼儿到老年均可发生，但以 30～40 岁最为常见。男性较女性多。约有 5%～7% 发生于颌骨，下颌骨较上颌骨为多见。损伤及放射线可能为诱发因素。

骨肉瘤的早期症状是患者发生间歇性麻木和疼痛，但很快即转变为持续性剧烈疼痛，并有反射性疼痛，以后肿瘤迅速生长，牙槽突及颌骨发生膨胀或破坏，牙松动、移位。

肿瘤穿破骨密质及骨膜后，面部可出现畸形（图 27-6-11），表面皮肤静脉怒张，呈暗红色。

当肿瘤较大，血运丰富时，局部温度可增高。骨质破坏过多时，可发生病理性骨折。

骨肉瘤一般沿血循环转移，最常见于肺、脑与骨，但与长骨骨肉瘤比较，颌骨骨肉瘤的远处转移率并不太高。偶尔可沿淋巴扩散而转移至区域淋巴结。

骨肉瘤中由放射治疗引起的放射后骨肉瘤其放疗后的潜伏期平均为 14 年。在国外，由于放射治疗比较发达，早期对良性病变采用放射治疗者很多，在接受 70Gy 以上剂量的病员中有约 0.2% 的机会发生放射后骨肉瘤。

2. 诊断与鉴别诊断 应根据年轻人、骨外伤史及肿瘤发展迅速、表面静脉怒张而无破溃等症状，结合 X 线表现做出初步诊断。

X 线片和 CT 是诊断骨肉瘤的重要手段。骨肉瘤的 X 线基本特征为：

（1）软组织阴影伴骨破坏，为不规则透射阴影；

（2）有时有骨质反应增生及钙化斑块出现；

（3）牙在肿瘤中多呈漂浮状。除此外，不同的骨肉瘤还具有不同的特征性表现：成骨性骨肉瘤的骨质增殖，密度较高（图 27-6-12），新生细小的骨刺由骨密质向外围呈典型的日光放射状排

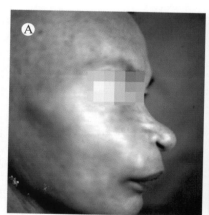
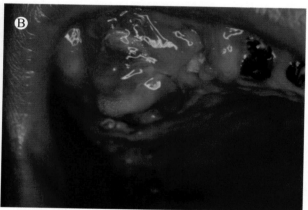

图 27-6-11 上颌骨骨肉瘤患者口外及口内表现

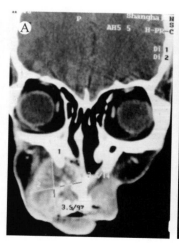
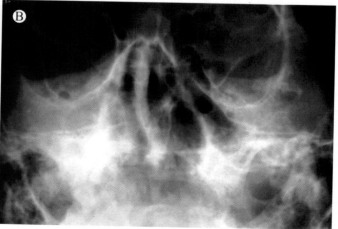

图 27-6-12 上颌骨骨肉瘤 CT 及华氏位表现

列；溶骨性骨肉瘤的骨质呈不规则破坏，由于破坏迅速，使骨膜反应性新生骨不易产生，故 X 线

征象可能为不规则囊样，并可合并病理性骨折（图 27-6-13）。

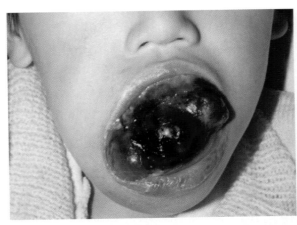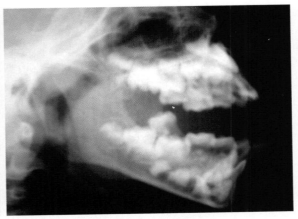

图 27-6-13　下颌骨颏部骨肉瘤突出口腔，X 线为溶骨性改变

临床上应注意的是早期的骨肉瘤可表现为某些牙出现对性的牙周间隙增宽，如病员伴有疼痛不适等症状时应予以高度警惕。

成骨性骨肉瘤 X 线片应与下颌骨边缘性骨髓炎相鉴别，后者在下颌骨升支部位，表现为骨髓腔弥漫性密度增高，皮质外骨质增生呈团块状，可有骨膜反应，但不见放射状骨质增生。溶骨性骨肉瘤在 X 线片中不易与弥漫破坏的中央性颌骨癌区别，应结合临床，必要时做活检确诊。

检查患者血清中碱性磷酸酶具有重要意义，其含量往往增高，当手术切除肿瘤后其含量降低；相反当肿瘤出现转移灶或复发时，碱性磷酸酶又出现回升，说明此酶与骨肉瘤的活跃程度有着密切关系。碱性磷酸酶愈高，则预后愈差。

3. 治疗

（1）原发灶的处理：骨肉瘤对放射治疗不敏感，其基本治疗原则为以根治性手术为主的综合治疗。手术应强调整块切除、器官切除，以避免因管道或腔隙传播而导致局部复发。于术中行切缘冰冻切片检查，在确保肿瘤彻底切除的前提下可行重建钛板植入，或同期行自体骨、复合骨瓣（髂骨肌皮瓣、腓骨肌皮瓣）修复术，以最大限度恢复患者正常的解剖形态和生理功能，提高生活质量，治疗因疾病带来的心理创伤。术后应视截骨部位、范围等行预防性气管切开，以防止因舌后坠所致的呼吸道梗阻。

（2）转移病灶的处理：骨肉瘤的淋巴转移率较低，而血循转移的几率较高。因此对骨肉瘤的病例一般选用治疗性颈淋巴清扫术，而不用选择性颈淋巴清扫术。

对远处转移病灶应视不同情况给予处理：对原发灶已经控制的单个或可切除的转移灶，仍可采用手术治疗。

对原发灶未控制，或多个转移灶不能手术切除的病灶，则只能采用姑息治疗，包括全身化疗，以及生物治疗等以期延长病员的生命。

鉴于骨肉瘤具有远处转移的特点，近年来加用术前术后化疗，收到了较好的效果，可使骨肉瘤的五年生存率由 20% 提高至 60%，对已有广泛肺转移者也有明显缓解作用。

骨肉瘤常用化疗药物有 MTX、VCR、ADM 以及 CTX，方案上多采用大剂量冲击疗法。如用 MTX，应配合甲酰四氢叶酸（CF）解毒，以减低大量药物带来的副作用。

五、软骨肉瘤

颌骨软骨肉瘤（Jaw chondrosarcoma）在颌面骨源性肉瘤中是较常见者，除多发性骨髓瘤外，仅次于骨肉瘤。国内 5 校口腔病理标本统计分析，在 161 例骨源性肉瘤中有 55 例，占 34.5%，国外类似报道只占 10%，认为可能是由于病理诊断标

准不一所致。

头、颈部位的软骨肉瘤以上颌骨、下颌骨、鼻中隔、蝶窦、筛窦等部位多发。按发病的部位，可分为中央型软骨肉瘤和周围型软骨肉瘤。周围型软骨肉瘤罕见于颌骨。

国外学者认为原发于颌骨的软骨肿瘤，恶性病例远高于良性（2∶1），许多良性诊断值得怀疑，实际是早期的软骨肉瘤。

颌骨软骨肉瘤的病因不甚明了，可能与放疗、Paget's 病有关。

颌骨软骨肉瘤可发生于任何年龄，平均30岁左右，无性别差异，下颌骨多于上颌骨，下颌骨后部及上颌骨前部好发。

1．临床表现 临床常为无痛性、逐渐增大肿块，可伴有牙列的松动、鼻塞、鼻腔分泌物增多，甚至有鼻出血、复视等症状。周围型软骨肉瘤可表现为无症状的结节状隆起。下颌升支软骨肉瘤可表现为耳前及颞部区域的肿胀，引起面部畸形（图27-6-14）。

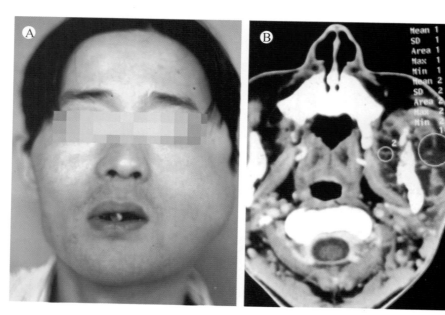

图27-6-14 下颌升支（喙突区）软骨肉瘤口外观及CT片

X线特征：多见骨质破坏吸收，呈境界不清的透光区，其间可杂有"棉毛"状的钙化影，偶见"日光放射"影。牙周膜间隙可均匀增宽。肿瘤穿透皮质骨可浸润至软组织形成软组织肿块影。

2．病理表现 切面呈分叶状蓝白色，瘤内可见钙化黏液样部位，并见出血、坏死、囊腔形成。镜下瘤细胞密集丰富，细胞间可见分化良好的软骨样基质，胞核深染、大小不等，可见双核和多核，偶可见黏液样部位。有丝分裂相少见。根据肿瘤细胞的分化程度，软骨肉瘤可分为一、二、三级，颌骨软骨肉瘤以一级常见。

3．鉴别诊断

（1）间充质软骨肉瘤：较为罕见，发病年龄

稍轻，峰值在10～30岁，约1/3～1/4发生于颅面部。其特点是病程发展快，肿块伴有疼痛。间充质软骨肉瘤病理表现除见软骨肉瘤成分外，同时可见到未分化小细胞成分。高度恶性，淋巴结及血行转移快，预后很差。

（2）良性成软骨细胞瘤：多见于青年，可单发也可多发，多发性骨内软骨瘤称为Ollier病。由于该瘤具有浸润及易复发恶性变特点，有时很难与软骨肉瘤相鉴别，主要依据病理。

4．治疗与预后 软骨肉瘤的治疗以局部根治性外科切除术为主。要有足够的安全缘，建议：下颌骨软骨肉瘤肿瘤的切除范围应在肿瘤边界外2～3cm。上颌骨应行上颌骨全切术。对残留病

灶可行辅助性放疗、化疗。颌骨软骨肉瘤的预后较差,总的 5 年生存率类似于骨肉瘤。

六、颞颌关节滑膜肉瘤

颞颌关节滑膜肉瘤(Synovial sarcoma of TMJ)在滑膜原发性恶性肿瘤中最为常见。常发生在关节旁,与关节囊关系密切,并可侵犯骨组织,但很少原发于关节腔内,典型病例病理学上具有上皮和梭形细胞双向分化的特点(图 27-6-15)。

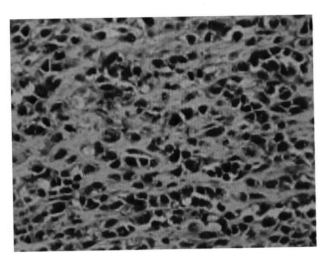

图 27-6-15　颞颌关节滑膜肉瘤的病理特点

1. **临床表现**　多发生于青壮年,病程可长达数年。肿瘤一般生长缓慢,起病隐蔽,常表现为耳前区深部肿块伴不适,可伴疼痛和张口受限。有的病例临床检查无明显肿物,常易被漏诊或误诊为颞颌关节紊乱综合征。X 线检查多表现为中等密度的圆或卵圆形肿物,位于关节附近,境界较清楚。肿瘤附近的骨质多不受累,但部分病例可有骨膜反应,浅表骨质破坏或浸润。少数低分化型、肿块较大或病程比较长的病例可出现大片骨质破坏,常被误诊为原发于颞下凹或翼腭凹的恶性占位性病变。颞颌关节滑膜肉瘤最典型的 X 线表现为肿物内有多数小钙化灶形成。

2. **诊断及鉴别诊断**　典型病例可依照青壮年患者,颞颌关节区肿块,X 线检查见肿块内不同程度钙化灶等特征性表现予以诊断。如活检病理切片发现肿瘤具有上皮细胞及梭形细胞双向分化的表现,则更为确切。临床上应与原发于颞颌关节滑膜的另一种疾病 —— 颞颌关节滑膜软骨瘤病

(Synovial chondromatosis)相鉴别,后者为良性病变,表现为关节腔内多发性软骨游离体伴滑膜化生,可有钙化,X 线表现为关节内多数散在钙化灶,亦可表现为耳前区软组织肿块。可通过对颞颌关节镜或灌注术取出的游离体活检予以确诊。

3. **治疗**　颞颌关节滑膜肉瘤恶性程度较高,多采用局部根治手术,术后辅以大剂量放疗。

七、尤文氏肉瘤

尤文氏肉瘤(Ewing's sarcoma)是一种好发于股骨及骨盆的原发性骨恶性肿瘤,约占全身骨恶性肿瘤的 4%～6%,其中约 60% 发生于下肢骨及骨盆,而发生于颌面骨者不足尤文氏肉瘤病例的 1%。国内 5 校口腔病理标本统计分析中共 7 例尤文氏肉瘤,占 161 例骨源性肉瘤的 4.4%。尤文氏肉瘤主要好发于 6～20 岁青少年,男女之比约 3:2,有一定的种族特异性,白人为主,很少发生于黑人及亚洲人。

对尤文氏肉瘤的组织发生尚存争议,目前多倾向于来自神经外胚层。

1. **临床表现**　尤文氏肉瘤最常见的症状是进行性的肿胀、疼痛,伴牙列松动和伸长,有时还可出现发热、贫血、白细胞增多、血沉加快等症状,致被误诊为骨髓炎。X 线在颌骨很少可见到长骨的“葱皮样”表现,可表现为成骨性或溶骨性(图 27-6-16)。尤文氏肉瘤常转移至其他骨骼和肺(约 25%),因此在治疗前应常规行肺及骨的检查。有下颌骨转移性尤文氏肉瘤的报道。

2. **病理表现**　切面呈黄白色,极柔软,不均质,常见出血和坏死。镜下肿瘤组织由均匀一致的、有清晰胞质而缺乏明确胞质境界的小圆细胞构成。肿瘤组织被纤维间隔所分割,但细胞间缺乏网状纤维。尤文氏肉瘤的胞质糖原(PAS 染色)阳性。

3. **鉴别诊断**　应鉴别于(1)NHK 骨淋巴瘤:发病年龄高于 Ewing's 肉瘤,胞质糖原 PAS 染色(-);(2)转移性神经母细胞瘤:胞质糖原 PAS 染色亦为阴性,且尿儿茶酚胺及香草扁桃酸含量增加;(3)未分化横纹肌肉瘤:是儿童,特别是幼儿最常见的恶性肿瘤之一,临床表现为肿块,伴疼痛,眼眶是最常发生的部位。此瘤血循转移少,10%～38% 转移至区域淋巴结,综合治疗 2 年生

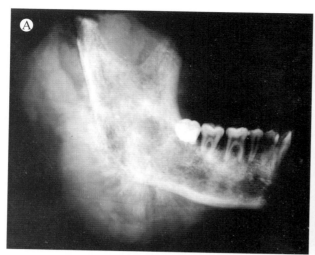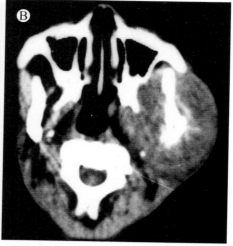

图 27-6-16　尤文氏肉瘤 X 线片，CT 片

存率可达 65% ～ 75%。

4．治疗和预后　尤文氏肉瘤对放射治疗及化疗有一定的敏感度，因此对尤文氏肉瘤采用三联（手术、放疗、化疗）的综合治疗，可以使尤文氏肉瘤的五年生存率从过去的 5% 提高到目前的40% ～ 80%，单独放疗的用量是 50 ～ 60Gy，并用放疗时应减少到 30Gy。化疗可考虑采用放线菌素 D+ 长春新碱 + 阿霉素 + 环磷酰胺或异环磷酰胺（巯基乙醇硫酸钠解毒）+ 顺铂。手术需行大块根治性切除。

八、骨纤维肉瘤

原发性颌骨纤维肉瘤只占骨纤维肉瘤（Fibrosarcoma）的 14.6%，下颌骨好发，中央型多于外周型，40 岁以上多见。病因不明，可能与放疗、烧伤疤痕、Paget's 病等因素有关。目前多数认为颌骨纤维肉瘤起源于牙周膜。

1．临床表现　骨纤维肉瘤的主要临床症状是肿块进行性生长，可伴随有麻木、张口受限、病理性骨折。X 线表现为多房性阴影、齿咬状边缘，牙根可被破坏吸收（图 27-6-17）。

2．病理表现　切面呈致密灰白色的团块组织，可见黏液性变或囊性变区。镜下与软组织纤维肉瘤基本相同，表现为肿瘤细胞呈特征性的"人字"形分布排列，有丝分裂相少，可产生多量的基质和胶原纤维。按肿瘤细胞的分化程度不同可分为高分化、中分化、低分化三型。

3．鉴别诊断　应鉴别于颌骨韧带样纤维瘤，临床上与高分化骨纤维肉瘤难以区别，韧带样纤维瘤好发于腹壁。原发于颌骨的韧带样纤维瘤非常罕见，认为可能与激素水平有关，国外文献报道 90% 以上的病例在 30 岁以内发病，女性多于男性，下颌骨好发，常位于磨牙后区、升支、下颌角部。临床表现为无痛性渐大肿块。X 线表现为边缘清晰的骨缺损影。颌骨的韧带样纤维瘤有复发倾向，应行局部根治性切除。另外还应与骨恶性纤维组织细胞瘤、多型性横纹肌肉瘤、骨肉瘤、成釉细胞纤维瘤等鉴别。

4．治疗和预后　骨纤维肉瘤很少出现转移，应行局部广泛根治性切除术。颌骨纤维肉瘤的愈

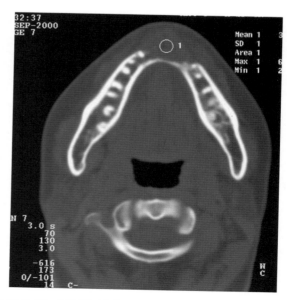

图 27-6-17　下颌骨（颏部）纤维肉瘤 CT 片显示侵袭性改变

后要好于其他部位的骨纤维肉瘤。国外的一组（100例骨纤维肉瘤）报道 5 年生存率为 28.7%。而周围型预后要好于中央型，5 年生存率可达 50%。

九、骨恶性纤维组织细胞瘤

恶性纤维组织细胞瘤（Malignant fibrous histiocytoma of bone）非常罕见。1972 年才由 Feldman 和 Norman 报道了第一例原发性骨恶性纤维组织细胞瘤，因为其在组织学上的多样性及与骨肉瘤、骨纤维肉瘤的组织相似性，所以经历了一个被逐渐接受的过程。骨恶性纤维组织细胞瘤好发于股骨及胫骨，40～50 岁多见。国外文献报道，颌骨只占全部骨恶性纤维组织细胞瘤的 4.8%。80 年代以来，在我科被诊断为骨恶性纤维组织细胞瘤者共有 14 例，男女相等，中位年龄 37.5 岁，发生于上颌骨者 9 例，下颌骨者 5 例。

骨恶性纤维组织细胞瘤的病因不清，可能与放疗及镰刀细胞病有关。

1. 临床表现 疼痛和肿胀是其主要特点。发生于上颌骨者可能以上颌窦炎和突眼为首发症状。X 线表现为非特异性的骨质溶解破坏（图 27-6-18）。临床发现骨内的实际破坏程度要超过 X 线上的骨的破坏程度，因此 ^{99m}Tc 同位素扫描有助于了解肿瘤的实际侵犯程度。

2. 病理表现 切面可以是灰白色，较为坚韧，富含胶原成分；也可是粉红带黄色，含油脂成分。镜下表现为肥大的梭形成纤维细胞，短束状排列，围绕血管呈辐辏状，周围散布着多形性的组织细胞，可见到黄色瘤细胞、嗜铁细胞、巨细胞、不同数量的炎性细胞以及少量的间充质细胞。可存在骨样化生和软骨样化生。病理表现与愈后无关。

3. 鉴别诊断 应鉴别于骨肉瘤和骨纤维肉瘤，这主要来自于组织病理学及组织化学鉴别。骨肉瘤碱性磷酸酶（+）；骨纤维肉瘤的肿瘤细胞形态变化少，且肿瘤的恶性程度与胶原含量呈反变关系，这些均与骨恶性纤维组织细胞瘤不符。

4. 治疗和预后 骨恶性纤维组织细胞瘤常转移至肺及区域淋巴结，国外文献报道 5 年生存率为 34.5%，与软组织恶性纤维组织细胞瘤相近。手术是其主要的治疗方法，应行广泛性、根治性切除术。手术后复发率很高，可达 80%～90%，是死亡的主要原因近来对于恶性纤维组织细胞瘤的化疗（ADM-DTIC）、放疗渐被重视，并有一定疗效，可用于手术的辅助治疗。

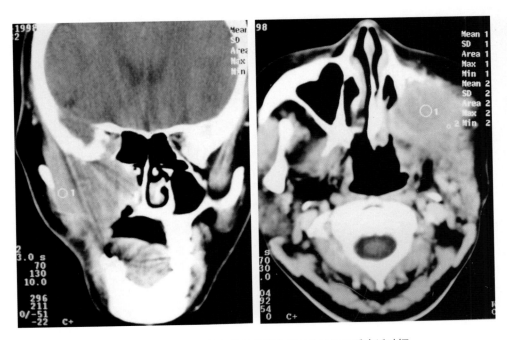

图 27-6-18 上颌骨恶性纤维组织细胞瘤 CT 片见骨质广泛破坏

十、浆细胞肉瘤

浆细胞肉瘤（Plasma cell sarcoma）又称骨髓瘤（Myeloma），或多发性骨髓瘤（Multiple myeloma），来源于骨髓内浆细胞。

浆细胞肉瘤可分为单发性与多发性两类。单发者称为浆细胞瘤（Plasmacytoma）；发生于骨外软组织时则成为髓外浆细胞瘤（Extramedullary plasmacytoma）。

1. 发病情况 浆细胞肉瘤不常见。国内7643例口腔颌面部恶性肿瘤中仅有10例多发性浆细胞肉瘤，只占0.13%。国外报道浆细胞肉瘤80%见于头颈部。浆细胞肉瘤的致病因素不明，

多发性浆细胞肉瘤可来自单发性浆细胞肉瘤的基础上。

2. 临床表现 单发性浆细胞肉瘤常见于成年人，平均发病年龄约55岁。男：女约为3：1。多发性浆细胞肉瘤常见于更大年纪的人，据国外资料，其中位发病年龄达70岁；极罕见发生在40岁以前。男：女为2：1。任何骨均可患浆细胞肉瘤，但常累及扁骨，如颅骨、盆骨、肋骨等；约30%可累及颌骨，以下颌体和升支部多见（图27-6-19）。剧烈的疼痛往往为首发症状。以后出现肿块。多发性浆细胞肉瘤可继发骨髓性白血病。由于骨质的损害，晚期病例可出现病理性骨折。

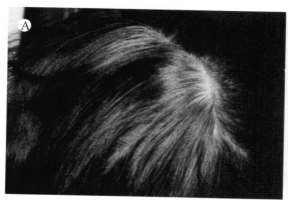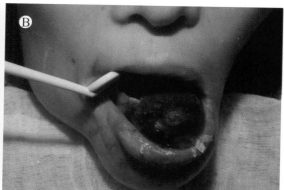

图 27-6-19 浆细胞肉瘤临床表现

3. 诊断与鉴别诊断 浆细胞肉瘤除临床症状为主要诊断依据外，X线摄片及化验检查均有重要意义。X线检查可见受累骨中多个大小不等的圆形溶骨性凿孔状（Punched-out）缺损，边缘清晰（图27-6-20），周围无骨膜反应，较大的缺损可穿破骨密质，或伴病理性骨折。

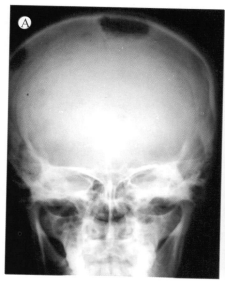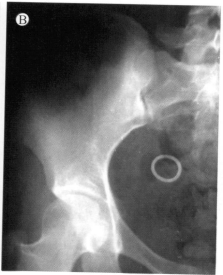

图 27-6-20 浆细胞肉瘤颅骨及盆骨溶骨性凿孔状缺损 X 片

化验具有重要诊断意义，有进行性贫血、红细胞减少、血浆球蛋白增加白蛋白与球蛋白的比例倒置，血清钙增高、总蛋白量增加。多发性浆细胞肉瘤的尿中，有特殊的凝溶蛋白（Bence-Jones albumose），但在单发性中可呈阴性。骨髓穿刺涂片发现肿瘤性浆细胞，可作确诊。

4．治疗 单发性浆细胞肉瘤恶性程度较低，可采用放射治疗（40Gy），或手术切除后辅以放疗或化疗。

对多发性浆细胞肉瘤一般采用以化疗为主的综合治疗。采用的抗癌药有环磷酰胺、乌拉坦、长春新碱、肾上腺皮质激素，最好采用 2～3 种联合化疗，并配合中药治疗。

5．预后 单发浆细胞肉瘤的恶性程度低，预后较好，约 1/3 的病例在长达 10 年后可无多发性浆细胞肉瘤的征象。有些病例可发展为多发性浆细胞肉瘤，且 25% 的病例可在 2～3 年内出现弥散性病变。

多发性浆细胞肉瘤的预后很差。过去报道的 5 年生存率仅约 10%；近年一些报道其 5 年生存率也不过 25%。多数病例在出现第一症状后的中位生存期为 30～36 个月。

十一、朗格汉斯细胞病

朗格汉斯细胞病（Langerhans cell disease）亦称朗格汉斯细胞肉芽肿（Langerhans cell granuloma）。以前常用的名称是组织细胞增生症 X（Histiocytosis X），由于近年来普遍承认本病的组织细胞就是朗格汉斯细胞，故建议易名为朗格汉斯细胞病或朗格汉斯细胞肉芽肿。

1．发病情况 朗格汉斯细胞病为原发于骨组织的非肿瘤性疾病，但由于其临床表现即可致死性，常被作为类肿瘤看待。美国文献报道估计发病率 0.5/10 万，男：女 ＝ 3：1。

2．病理分型 朗格汉斯细胞病主要为组织样细胞（Histiocyte-like cell），即朗格汉斯细胞的增殖，同时伴有不同数量的嗜酸性细胞、淋巴细胞、浆细胞、和多核巨细胞，并可同时伴有区域性坏死及出血。

按传统的分类，
朗格汉斯细胞病分为 3 型：

（1）急性播散型 亦称勒 - 雪病（Letter-Siwe disease）。为全身播散型，主要侵犯皮肤、内脏和骨髓。

（2）慢性播散型 亦称韩 - 薛 - 柯病（Hand-Schiller-Christian disease）。亦可侵犯骨、皮肤及内脏，但病程较慢。

（3）局限型 亦称骨嗜酸性肉芽肿（Eosinophilic granuloma of bone）。主要侵犯骨骼，不侵犯内脏。

3．临床表现 临床最常见的朗格汉斯细胞病是骨嗜酸性肉芽肿，国内五所口腔医学院统计的 64 例中有 61 例，占 95.3%；韩 - 薛 - 柯病最少，仅 3 例（4.7%）。临床上，本病多见于婴幼儿及青年人：勒－雪病多见于 2 岁以下；韩－薛－柯病多见于 2～4 岁；骨嗜酸性肉芽肿则多见于儿童及青年人。骨嗜酸性肉芽肿发病最慢，主要侵犯骨骼，可为单发，亦可为多发，颅骨最多见，其次是下颌骨。局部可有肿胀及疼痛（图 27-6-21），血象可有嗜酸粒细胞增多。X 线摄片显示局限性骨质破坏，文献报道 86% 下颌骨病损为局灶性。

韩 - 薛 - 柯病发病较缓，多因颅骨肿块、牙松动脱落而就诊，可伴低热、贫血、烦渴、多尿。但比勒 - 雪病进展慢。

勒 - 雪病进展最快，早期有发热，晚期可持续呈波浪形，皮疹及皮下出血，肝、脾肿大，局部肿块可呈急性炎症样变，预后极差，可在数月内死亡。

4．诊断与鉴别诊断 根据发病年龄、临床症状，大多可以鉴别朗格汉斯细胞病的 3 种类型，但最后确诊仍需依靠病理检查。

5．治疗 对骨嗜酸性肉芽肿应以局部病灶手术刮治和辅以低剂量放疗为主；对多发性骨嗜酸性肉芽肿还可辅以化疗。对韩 - 薛 - 柯病和勒 - 雪病应以综合化疗为主，必要时也可辅以局部放疗，但仅起缓解病情作用。

十二、伯基特淋巴瘤

伯基特淋巴瘤（Burkitt's lymphoma）由 Denis Burkitt 于 1958 年首次报道。肿瘤首先侵犯颌骨，是非洲常见的淋巴瘤，故亦称非洲颌骨淋巴瘤。我国也有报道。

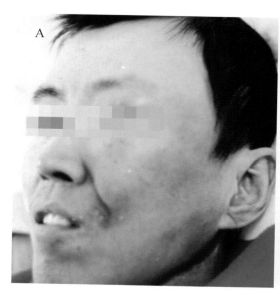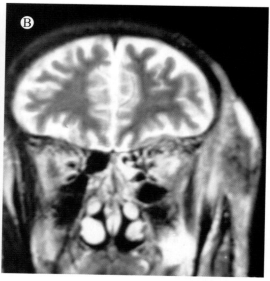

图 27-6-21　颧颞部朗格汉斯病临床表现及 CT 片

1．病理解剖　肿瘤由分化差的淋巴母细胞组成，瘤细胞弥漫分布，大小形态一致，多为圆形。在上述细胞间常夹有胞质透明的吞噬性组织细胞，因而出现具有特征性的"满天星"图像（图 27-6-22）。

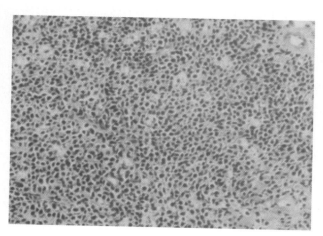

图 27-6-22　伯基特淋巴瘤病理表现

2．临床表现　伯基特淋巴瘤多见于 2-14 岁的非洲儿童，高峰年龄为 7 岁。主要侵犯颌骨的牙槽突。上颌比下颌更易受侵犯，约为 2:1，肿瘤生长速度甚快，逐渐使面部膨隆发生畸形。后期病损也可侵犯肝脾，但不侵犯浅表淋巴结。

3．诊断与鉴别诊断　结合临床特征、X 线检查及病理组织形态进行确诊。应与其他类型恶性淋巴瘤鉴别，本病不侵犯浅表淋巴结，也不发生白血病。

4．治疗

本病对化疗十分敏感，所用药物以大剂量环磷酰胺为主，90% 以上病例获得好转，但化疗预后不理想。

十三、颌骨转移癌

颌骨转移癌（Metastatic tumor to the jaws）比较少见，临床多为个案报道。颌骨转移癌主要发生在下颌骨，上颌骨不多见。其来源，国外以乳腺、肺、甲状腺、前列腺和肾的肿瘤最常见；国内来源于前列腺很少见。

1．临床表现　颌骨转移癌多发生于年纪较大的病员，主要表现为颌骨膨胀（图 27-6-23），有时有疼痛，如位于神经孔、管部位可发生剧烈疼痛，临床曾有被误诊为神经痛者。由于骨质破坏，也可发生牙松动、脱落。X 线摄片可见骨质有透光影，边缘呈虫蚀状。乳腺癌和前列腺癌的转移灶有时出现新骨形成，致透光影与成骨影可同时并存。

2．诊断与鉴别诊断　颌骨转移癌病员多数情况下有患癌症的历史，因此详问病史对诊断十分重要。病理检查可以确定是否为转移性，而且对鉴别是否为多原发性肿瘤也有很大益处。

进一步 X 线摄片、CT、MRI、ECT 等检查对诊断都是十分必要的。

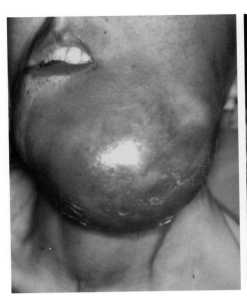
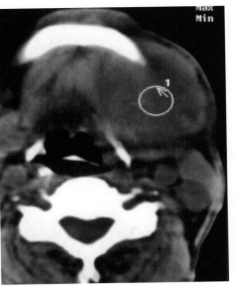

图 27-6-23　颌骨转移癌临床表现及 CT 片

3．治疗　颌骨转移癌一般均属于晚期病例，因此应以姑息及全身治疗为主，手术意义不大。局部可行放射治疗，然后化疗；即使能切除的病灶，也应于手术后加用化疗。

（季　彤）

参考文献

1．张志愿．口腔颌面肿瘤学．山东：山东科技出版社，2004.

2．Philip Sapp J. Contemporary oral and maxillofacial pathology. Second edition. China: Mosby Publishers, 2004.

3．Neville BW. Oral & maxillofacial pathology. Second edition. India: Saunders Publishers, 2004.

4．邱蔚六．口腔颌面外科理论与实践．北京：人民卫生出版社，1998;647-665.

5．Henk Tideman, Nabil Samman, Lim Kwong Cheung. Immediate reconstruction following maxillectomy: a new method. Int J Oral Maxillofac Surg,1993, 22:221.

6．吴奇光．口腔组织病理学．第 3 版．北京：人民卫生出版社，1994;207-213.

7．李树玲．头颈肿瘤学．天津：天津科技出版社，1993;487-524.

8．Hackney F L. Chondrosarcoma of the jaws: Clinial findings, histopathology and treatment. Oral Surg Oral Med Oral Pathol, 1991, 71:139-143.

9．邱蔚六．口腔颌面 - 头颈肿瘤学，第 1 版，北京：人民卫生出版社，2011;206-260.

第一节　甲状腺应用解剖

甲状腺是人体最大的内分泌腺体，其滤泡细胞可分泌甲状腺素，调节人体的代谢，滤泡旁细胞分泌降钙素，参与人体内钙离子的代谢。甲状腺由左右两个侧叶和峡叶构成，其大小和形状变异较多，一般侧叶上极的高度位于甲状软骨后缘中、下 1/3 交界处附近，侧叶下极多数（80%）位于第 5 ～ 6 气管环高度，偶可达胸骨后。峡部多数位于第 2 ～ 4 气管环范围内，亦可缺如，部分有垂直向上的延长部，称锥状叶，可接近舌骨。

侧叶内侧面与喉、咽、气管、食管相邻，侧叶后外面以筋膜鞘与颈总动脉贴近。甲状腺有真假两层被膜。甲状腺真被膜又称甲状腺纤维囊或甲状腺真囊，直接附着于腺实质表面，并发出许多小隔伸入腺实质，将腺体分为许多小叶。手术时真被膜无法与腺体分离，其深面又有丰富的血管丛，故损伤真被膜出血较多。假被膜又称甲状腺筋膜鞘或甲状腺鞘囊，薄而透明，为气管前筋膜包绕甲状腺形成，在真假被膜之间有疏松的结缔组织，易于分离，故手术时在此间隙进行分离，可减少出血。

甲状腺血供丰富，供应动脉来自甲状腺上动脉和甲状腺下动脉。甲状腺上动脉大多数（78%）起于颈外动脉，亦可起于颈总动脉分叉处（18%）或颈总动脉（4%）。甲状腺下动脉绝大多数（93%）起于甲状颈干，少数可起于锁骨下动脉，椎动脉或胸廓内动脉。动脉发出后过颈交感干的前方（53%），或后方（47%），然后在环状软骨或第 1、2 气管软骨环高度转向内下方，在颈动脉侧后方呈向上凸的弓状，最后在接近甲状腺侧叶后缘中点或稍下方穿入甲状腺假被膜。甲状腺下动脉进

入实质之前多数分为两支。

约不到 10% 解剖存在甲状腺最下动脉，多数为单支，可起于颈总动脉，头臂干、主动脉弓等。位置较浅，行于气管前面，手术时须予以注意。甲状腺除上述动脉供应外，在气管和食管相贴处，尚有发自气管和食管动脉的小支进入甲状腺后部，并且互相吻合。这就是为什么在甲状腺次全切除时，尽管所有动脉均被结扎、所保留的甲状腺后部组织仍能成活的原因。甲状腺的静脉网逐步汇集成静脉干。

上部静脉干与动脉伴行，且恒定。而中，下部者不与动脉伴行，且变异多。甲状腺上、中静脉流入颈内静脉，甲状腺下静脉入无名静脉。甲状腺的淋巴管起源于甲状腺滤泡周围，在腺体内形成丰富的淋巴管网，注入颈内静脉淋巴结链。上部者可入颈深淋巴结上组，少数入咽后淋巴结；中及下部者多先入气管前或气管旁淋巴结，经此再入颈深中或下淋巴结，有些下部者可沿甲状腺下静脉注入纵隔淋巴结。

喉返神经是在胸腔内从迷走神经发出，左侧绕主动脉弓，右侧绕锁骨下动脉上行，左侧喉返神经距离正中平面较近，几乎 100% 走形于气管食管沟内。右侧喉返神经离正中平面较远，位置较浅，仅 64% 走行于气管食管沟内。最终两侧喉返神经均紧贴甲状腺侧叶的背面，在环甲关节处入喉。

甲状腺手术如术中探查正常解剖位置未能发现喉返神经，应考虑存在喉不返神经的可能性，其发生率约为 0.24%，几乎全部发生于右侧，为横行于颈动脉鞘和喉之间的类神经样条索结构（见图 28-1-1）。

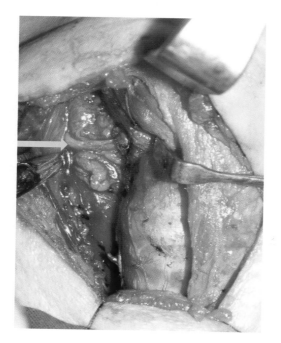

图 28-1-1　喉不返神经

喉上神经的分支，贴近甲状腺上动脉的后上方，穿过咽下缩肌，分布于该肌及环甲肌，术中亦注意保护。

成人甲状旁腺为黄色或棕黄色的长椭圆形小体，外有薄层结缔组织包膜，外周多被脂肪组织包裹，其色泽的深浅取决于腺体内脂肪的含量，血运丰富的程度等因素。甲状旁腺位置数目均不恒定，一般为上、下两对。绝大多数甲状旁腺位于甲状腺真、假被膜之间，上一对甲状旁腺96%位于甲状腺侧叶后缘中点以上，环状软骨下缘的高度附近，一般位置相对恒定。下一对甲状旁腺多数（62%）位于甲状腺侧叶后缘中、下1/3交界处以下至下端的后下方；约8%的下位甲状旁腺，位于甲状腺侧叶下端下方数毫米至10余毫米，多埋在气管前外方的脂肪组织内；另有位于腺叶下端近前方表浅处、侧叶下部前、外侧面靠近外侧缘以及异位于胸腺等其他部位者。

甲状旁腺功能低下是甲状腺手术，尤其是甲状腺全切或近全切除术最常见、最严重的并发症之一。对于永久性甲状旁腺功能低下的预防，目前最有效、最经济的方法仍然是术中原位保留带血供的甲状旁腺，或I期自体甲状旁腺移植。天津医科大学肿瘤医院甲状腺颈部肿瘤科将此方法应用于临床，取得了很好的效果详见本章第九节。

（于洋　高明）

第二节　甲状腺肿瘤分类

见第七章第五节。

第三节　甲状腺类瘤病变

甲状腺类瘤病变是指可引起甲状腺肿大或形成肿块的病变和疾病，常见的主要有先天性畸形、增生、肥大、物质沉积以及炎症，这些病变虽非真性肿瘤，但须与甲状腺真性肿瘤鉴别，尤其要除外合并甲状腺恶性肿瘤或发生恶变，对其临床治疗方案的确定意义重大。

本节将简要叙述几种常见的、与肿瘤相关的类瘤病变。

一、甲状腺肿

（一）单纯性甲状腺肿

单纯性甲状腺肿 (Simple thyroid goiter) 又称非毒性甲状腺肿，系指任何非肿瘤或炎症所造成的甲状腺肿大，病人既无甲状腺功能亢进又无甲状腺机能减退。单纯性甲状腺肿散发于非地方性甲状腺肿流行区域，可以是弥漫性甲状腺肿，也可以是多结节性甲状腺肿。

1．病因和病理

（1）传统的观点认为，单纯性甲状腺肿的发生是由于某些因素造成甲状腺合成、分泌甲状腺激素减少。继而TSH分泌增多，高水平的TSH促进甲状腺组织生长和甲状腺激素合成，最终甲状腺激素分泌速率恢复正常，病人代谢达到正常水平，结果是甲状腺组织增生至肿大。

因此，单纯性甲状腺肿与具有甲状腺肿的甲状腺机能减退仅是程度上的不同，致病因素可能是一样的。例如碘缺乏或给予锂，一些病人可发生甲状腺肿，其甲状腺功能正常或减退；当补充碘或撤锂后，甲状腺肿缩小。然而大多数单纯性甲状腺肿病人不存在外源性致甲状腺肿因素，其病因是内源性的，其中一部分病人的病因是先天性的。

例如甲状腺激素合成方面的异常，这些异常

与造成甲状腺肿性甲状腺机能减退的异常十分相似。一些病例可通过高氯酸盐释放试验等检测证实，但多数病人的异常无法识别。可能为异常轻微或目前的检测手段不灵敏所致。

与上述观点相左的是，临床发现大多数单纯性甲状腺肿病人的血清 TSH 水平并不增高。然而，给予抑制剂量的甲状腺激素后，甲状腺肿缩小这一事实说明 TSH 对甲状腺肿的发生和维持确有作用。对这种矛盾现象的解释有三：

一种可能的机制是，如果存在某些因素使甲状腺对碘的利用发生障碍，即使 TSH 水平正常，甲状腺肿仍可在其刺激下逐渐发生。

对此观点最有力支持的动物实验，是切除大鼠垂体，观察其甲状腺重量对标准剂量的外源 TSH 的反应。结果显示，凡实验前存在有碘耗竭的甲状腺，给予 TSH 后其甲状腺组织增生显著；

第二种可能性为血清 TSH 浓度仅有轻微增加，目前所使用的放免测定方法难以检测；

第三种推测为检测病人血清 TSH 时，甲状腺肿业已形成，当初造成甲状腺肿的刺激——高浓度的 TSH 已不存在，此时已降至正常水平的 TSH，即可维持甲状腺肿。

(2) 对单纯性甲状腺肿中甲状腺增大的机理，有学者可能存在一种"甲状腺生长免疫球蛋白"(TGI)，它具有 TSH 样刺激甲状腺组织增生的作用，但又不具有 TSH 能促进甲状腺功能的作用，因此病人无甲状腺功能亢进。

这种自身免疫机理所致的单纯性甲状腺肿病人及其家属易患其他自身免疫疾患。另外，病人行甲状腺次全切除术后，甲状腺肿易复发。不过，对此种观点支持的资料不多，尚需进一步研究证实。

单纯性甲状腺肿早期为弥漫性甲状腺肿，以后变为多结节性甲状腺肿。多结节性甲状腺肿具有解剖结构和功能上的不均一性，且倾向于发生功能自主性区域。目前对多结节性甲状腺肿发生机理的认识主要有两种意见：

一种观点认为长期的 TSH 刺激或高度刺激与复旧的反复循环，造成了多结节性甲状腺肿的发生，同时也导致了某些增生区域的功能自主性。局部的出血、坏死、纤维化及钙化，更加重了结构和功能上的不均一性。

另一种观点主要依据对多结节性甲状腺肿的放射自显影和临床研究的结果，认为在疾病开始时甲状腺内就已经存在解剖和功能上不均一性的基础，后来由于受到长期刺激而变得更趋明显。

由于多结节性甲状腺肿存在有自主性的高功能区域，因此当病人接受碘负荷时，易发生甲状腺毒症。为此，对单纯性多结节性病人，应禁用含碘药物；在必要使用含碘造影剂的影像学检查后，应密切观察，甚至有人提倡给予抗甲状腺药物（尤其在缺碘地区），以防甲状腺功能亢进发生。

单纯性甲状腺肿多见于女性，女性与男性之比 7～9:1，且本病常发生于青春期和妊娠期内，这些因素在病因学上的意义尚不十分明确。有病人主诉其甲状腺肿见于情感应激时或月经期，但这尚待证实。

有人对一组青春期甲状腺肿的病人进行了长期随访，发现这些病人中毒性弥漫性甲状腺肿的发生率较高，认为某些单纯性弥漫性甲状腺肿可能系 Graves 病的前期。统计学研究及对某些特殊家族的调查证实，遗传因素在单纯性甲状腺肿的发生中起一定作用。

2．临床表现　单纯性甲状腺肿的临床表现主要为甲状腺肿大所致。最常见的是颈部压迫感和影响美容。当甲状腺肿发展较大时，可致食道和或气管的受压、移位，出现吞咽困难、颈前压迫感和憋气、呼吸不畅。甲状腺肿大致胸廓入口狭窄时可影响头颈部和上肢的静脉回流，造成静脉充血，当病人上臂举起时这种阻塞表现加重 (Pemberton 征)。病人出现头晕，甚至发生晕厥。甲状腺内出血造成伴有疼痛的急性甲状腺肿大，常可引起或加重压迫、阻塞症状。若病人出现喉返神经受压所致的声音嘶哑，应注意甲状腺癌的可能。

3．实验室检查　单纯性甲状腺肿病人血清 T3 和 T4 水平正常，但 T3/T4 的比值常异常，这可能是病人甲状腺球蛋白的碘化作用有缺陷所致。病程较长的单纯性多结节性甲状腺肿病人，其功能自主性的倾向可表现为基础 TSH 水平降低，或 TRH 兴奋试验时 TSH 反应减弱。大多数单纯性甲状腺肿病人的血清甲状腺球蛋白浓度增加。放射性碘摄取率一般正常，但部分病人由于轻度碘缺乏或甲状腺激素生物合成缺陷，甲状腺摄碘增加。

4．鉴别诊断　对单纯性甲状腺肿的鉴别诊断应从功能和解剖两方面来考虑。就功能角度而言能导致甲状腺肿性甲状腺功能减退的一些因素较轻时，可造成单纯性甲状腺肿。因此，一些单纯性甲状腺肿病人最终出现轻度甲状腺机能减退。另一方面，当单纯性甲状腺肿进展至多结节性甲状腺肿阶段时，自主性功能的病灶可出现，部分病人可从临床甲状腺功能正常逐渐发展为甲状腺功能亢进（毒性多结节性甲状腺肿）。

从解剖学的角度来看，单纯性甲状腺肿的弥漫性肿大阶段类似于 Graves 病或慢性淋巴细胞性甲状腺炎的甲状腺特点。如果 Graves 病未处于活动的甲状腺毒症阶段和缺乏眼征表现，只能借助于血清 TrAb 的检测才能将其与单纯性甲状腺肿区别开。有时单纯性甲状腺肿也难以与慢性淋巴细胞性甲状腺炎区别，后者甲状腺常更坚硬和更不规则，且血清在存在高度的抗甲状腺抗体。

本病处于多结节性甲状腺肿阶段时，应注意与甲状腺癌鉴别。

5．治疗　单纯性甲状腺肿的治疗取决于该病的病因和发展阶段。对病因明确者，应针对病因治疗。如对缺碘或使用锂等致甲状腺肿物质者，应补充碘或停用锂。对单纯性甲状腺肿病人补充碘时应慎重，对无明显证据为碘缺乏者，补充碘剂不但无效，而且还有可能引起甲状腺毒症。

大多数单纯性甲状腺肿病人无明确病因，甲状腺激素是最为有效的药物治疗。治疗前必须检测基础 TSH 水平，只有血清 TSH ＞ 0.5mU/L 时，甲状腺激素治疗才有效。较年青的单纯性弥漫性甲状腺肿病人的血清 TSH 水平多正常或稍增高，是使用甲状腺激素治疗的指征。单纯性多结节性甲状腺肿多见于 50 岁以上女性，血清 TSH 浓度常 ＜ 0.5mU/L，对这些病人使用甲状腺激素进一步抑制 TSH 是无效的，且由于内源性和外源性甲状腺激素的共同作用，还可能导致甲状腺毒症。总之，对无血清 TSH 浓度减低的单纯性甲状腺肿病人可使用甲状腺激素替代治疗，所给予的剂量应以无甲状腺毒症或 TSH 浓度接近甲状腺毒症者为宜。对老年病人，每日 50μg 的左甲状腺素足以使 TSH 抑制到适宜的程度（0.2 ～ 0.5mU/L）。

对于血清 TSH 浓度减低（＜ 0.5mU/L）的单纯性甲状腺肿可给予放射性碘治疗。治疗前除测定甲状腺的 ^{131}I 摄取率外，还应作甲状腺扫描，判定甲状腺内结节的功能情况。由于多结节性甲状腺肿的甲状腺摄碘不均匀，故所需放射性碘的剂量一般不需快速治疗，因此可采用分次剂量给予放射性碘。由于病人多为老年人，故应警惕放射所引起的甲状腺激素急剧释放这一少见但可能发生的并发症。如病人有冠心病等不能耐受一时性甲状腺功能亢进的疾病，可于放射性碘治疗前给予抗甲状腺药物。

总之，对单纯性甲状腺肿多无须外科手术治疗，因为甲状腺的部分切除将进一步限制了甲状腺对激素需求增多的适应能力。但若出现了压迫阻塞症状，且给予甲状腺激素治疗无效时，手术是指征。为抑制甲状腺肿的复发，术后应给予甲状腺激素替代治疗。

（二）地方性甲状腺肿或单纯性弥漫性甲状腺肿

1．病因

（1）**碘缺乏**：碘是合成甲状腺激素的主要原料，碘缺乏是引起单纯性甲状腺肿的主要因素，当体内缺碘，而甲状腺功能仍须维持身体正常需要时，垂体前叶促甲状腺激素（TSH）的分泌就增强，促使甲状腺尽可能在低碘状态下从血液中摄取足够的碘，以在单位时间内分泌正常量的甲状腺激素，这种代偿作用主要是通过甲状腺组织增生来完成，因而促使甲状腺肿大。甲状腺肿大实际上是甲状腺功能不足的表现。

碘虽普遍存在于自然界中，但分布不均。碘在海水中的含量为每升约 50μg，而高原、山区土壤中的碘盐被冲洗流失，以致饮水和食物中含碘量不足。碘的补充，主要靠含碘海水的蒸发、空气中含碘的微粒，随雨水沉降于陆地土壤中，因此，近海地区降雨量较多，含碘量较高，而远离海洋的丘陵地区降雨量少，雨中含碘量也少。所以这些地区的人和动物都会缺碘。由于山区居民食用海产品机会较少，因而更容易造成地方性甲状腺肿的流行。在正常情况下，每日摄取碘量成人为 70 ～ 100μg，青年 160 ～ 200μg，儿童为 50μg，婴儿为 20μg，而妊娠和哺乳期的妇女所需摄入的碘量更多。

缺碘可以引起甲状腺肿大，但是流行区的居

民并非都患此病，即便在发病率达 90% 以上的高发区，也仍有 10% 的人不患病。有学者研究了流行区居民的尿碘含量和甲状腺吸 [131]I 率发现：在同样缺碘饮食下，未患病者的尿碘含量并不低于患者，而吸 [131]I 率却明显升高，说明未患病者之所以不发生甲状腺肿大并不是因为其肾脏对碘的清除率降低，而是其甲状腺摄碘的能力更强，无须甲状腺增生即可获得需要的碘量。这说明甲状腺摄碘有较大的个体差异。

（2）富碘：首例富碘致甲状腺肿是在 1938 年报道的，最早发现于日本的北海道地区，发病占人群的 6%～12%。以后在我国沿海地区（渤海海湾）也陆续有报道。报道总结 154 例，其中功能正常的甲状腺肿占 39%，无甲状腺肿的甲状腺机能减退 17%，其余为甲状腺机能减退合并甲状腺肿。

地方性富碘甲状腺肿根据摄碘途径分为食物性和水源性；根据发病地区可分为海滨性和内陆性两类。1964 年 Suzuki 首次报道日本北海道沿海居民实用大量海藻，每天摄碘 10～50mg，学龄儿童甲状腺肿患病率高达 6.6%～7.0%，而北海道内地只有 1.3%。马泰在我国首次报道河北黄骅市滨海居民因饮用富碘水而造成富碘甲状腺肿的流行，甲状腺肿率高达 28.4%，甲状腺肿患病率为 7.3%。后山东、广西也有类似报道，均在滨海地区属水源或食物性。后又在新疆、山西、内蒙古发现内陆性富碘甲状腺肿，这些地区多为盆地或山脉延伸的高地，系古代洪水冲刷，含碘丰富的水沉积所致。富碘可以导致甲状腺肿，这已为大量的流行病学资料和动物实验所证实。

1987 年于志恒等编制出了著名的"U"形曲线，表明碘摄入量与人群甲状腺肿大率之间存在明显的剂量反应关系，碘摄入量在一定的适宜范围内，甲状腺肿处于散发水平，在人群中尿碘 < 45ug/L，甲状腺肿大与尿碘成反比；尿碘 > 1000ug/L 时，甲状腺肿大与尿碘呈正相关，成"U"形曲线。从流行病学看，水中碘含量大于 800μg/L 就会发生富碘甲状腺肿流行。动物实验也证明饮水碘浓度在 250～3000μg/L 时，甲状腺肿大率和形态与碘浓度存在明显的剂量 - 反应关系。国内文献报道 100～600μg/L 的碘摄入量范围内，随着碘摄入量增加弥漫性甲状腺肿患病率逐渐降低，

结节性甲状腺肿患病率无明显变化。缺碘地区甲状腺单发结节高发，富碘地区多发结节高发。缺碘和碘充足地区甲状腺肿有自主性功能，富碘地区甲状腺肿无自主功能。非毒性甲状腺肿、特别是富碘甲状腺肿存在自身免疫异常。流行病学调查研究表明：碘与甲状腺肿流行呈 U 形关系是一个客观存在的规律。

发病机制不清，可能与碘阻断效应（Wolff-Chaikoff效应）有关。经典的解释是：当摄入富碘时，碘抑制了过氧化物酶的活性，使 T3、T4 合成减少，反馈性 TSH 分泌增高，促进了甲状腺肿的发生。近年的研究表明：富碘摄入后主要是抑制了钠 - 碘转运体（Sodium-iodine sympoter, NIS），使碘向甲状腺细胞内转运减少，造成细胞内碘水平下降，T3、T4 合成减少，反馈性 TSH 分泌增高，促进细胞增殖和甲状腺肿发生。然而，碘阻断效应是暂时的，多数人机体很快适应，称为碘阻断的逃逸现象（Escape），故大多数人并不发生富碘甲状腺肿，碘致甲状腺肿可能因为后期不能发生逸脱作用。另一方面，富碘抑制谷胱甘肽酶，使甲状腺球蛋白释放甲状腺素减少，尽管机体的适应可使激素代谢维持正常，但由于胶质合成过多而潴留，蛋白脱碘被抑制，最终导致滤泡腔扩大而形成甲状腺肿。其肿大原因主要不是甲状腺细胞的增殖，而是甲状腺滤泡的胀大和腔内胶质物的积聚所致。另外病人血清中常常可以测出甲状腺自身抗体，提示存在潜在的甲状腺自身免疫现象可能参与甲状腺肿形成。

（3）高氟：近年来，除了氟对软组织的损伤作用，越来越多证据引起学者对高氟致甲状腺肿的关注。甲状腺是动物机体重要的内分泌器官，具有较强的摄氟能力。有资料报道：氟化物可明显地影响甲状腺的形态结构，在适碘条件下长期摄入过量氟的大鼠甲状腺质量及相对质量增加明显，发生甲状腺肿大；病理组织切片结果同样显示长期摄入高氟可导致甲状腺发生胶质潴留性肿大的病理改变，并可见到相互融合的大滤泡。结合高氟引起高氟组 FT4 显著降低，各组血清甲状腺激素的下降趋势。也有研究表明，氟化物能破坏甲状腺的机能，严重地干扰甲状腺正常功能的发挥。观察氟对大鼠甲状腺形态、甲状腺过氧化酶（TPO）活性及血清甲状腺激素的影响，高氟

组有部分滤泡明显增大，滤泡腔内充满浓染胶质。低氟组、中氟组、高氟组各组随着染氟剂量增加，甲状腺过氧化酶 (TPO) 活性与对照组相比明显下降 ($P < 0.05$)。高氟组 FT4 水平与对照组相比显著降低 ($P < 0.05$)，有统计学意义。结论长期摄入过量氟可造成甲状腺组织学改变，抑制 TPO 活性，从而造成甲状腺激素合成降低，由此可知，氟化物可引起甲状腺肿大，并导致甲状腺代谢功能异常。

（4）甲状腺激素需要量的激增：青春期、妊娠期、哺乳期和绝经期的妇女，身体代谢旺盛，甲状腺激素的需要量激增。引起长时期的促甲状腺激素的过度分泌，亦可促使甲状腺增生肿大，这是一种生理现象。由于在此种情况下甲状腺激素需要量的增高是一时性的，所以甲状腺的肿大程度不如因缺碘引起的肿大显著。而且这种甲状腺肿大常在成年或妊娠结束后自行恢复。

另外，长期服用磺胺类药物、硫脲类药物能阻止甲状腺激素的生物合成，由此而引起血液中甲状腺激素的减少，也就是增强了垂体前叶促甲状腺激素的分泌，促使甲状腺肿大。隐性遗传的先天性缺陷如过氧化酶等的缺乏，也能造成甲状腺激素生物合成或分泌的障碍，而引起甲状腺肿大。

2．病理 地方性甲状腺肿从形态上分为弥漫性甲状腺肿和结节性甲状腺肿。弥漫性甲状腺肿多见于青春期，最显著的病变为滤泡的高度扩张，扩张的滤泡平均地散在于腺体的各部，细胞内充满大量胶体，在腺细胞肥大和增生的同时，血管亦显著增加，甲状腺重量亦随之增加。而滤泡壁细胞变为扁平，这显示了甲状腺功能不足的现象，虽然镜下可看到局部的增生状态，表现为由柱状细胞所组成的、突入滤泡的乳头状体，但此种增生状态仅为代偿性的，因此不会引起甲状腺功能亢进现象。如缺碘状况持续，甲状腺滤泡细胞的代谢也会发生变化。不但酪氨酸碘化不足，而且会出现异常的碘化酪氨酸，所形成的甲状腺球蛋白也因结构异常而不易被水解，因而在滤泡腔中胶质大量蓄积，上皮细胞变为扁平，成为弥漫性胶性甲状腺肿。

碘致甲状腺肿多数是弥漫性甲状腺肿，在有甲状腺自身抗体的病人可出现结节，甲状腺呈中度至重度肿大，质地较坚硬。可表现为细胞增殖和胶质潴留同时存在。病人的甲状腺滤泡明显肿大，胶质明显增多，而上皮细胞扁平；但有的上皮细胞呈现柱状或增生改变，有的滤泡融合，泡腔变小或呈现突性滤泡，甲状腺间质纤维增生及早期结节改变。富碘小鼠动物试验显示，富碘所致甲状腺肿属滤泡胶质潴留性甲状腺肿，甲状腺滤泡高度扩张，上皮细胞扁平，泡腔明显扩大，腔内充满胶质。

3．临床表现 弥漫性甲状腺肿只表现为甲状腺肿大而无全身症状，常在健康查体或青春期、妊娠期即哺乳期才被发现。在严重流行地区，男女间的患病率大致相等，在较轻的流行地区，男与女之比为 $1:2 \sim 3$。早期无明显不适，甲状腺肿大程度轻，质地均匀而柔软，一般不产生压迫症状，患者基础代谢率正常。随着肿瘤增大，可出现下列挤压症状：

（1）呼吸困难患者有明显的行动性气促症状，是由于弥漫性肿大的甲状腺压迫气管所致。肿大的腺体自一侧压迫气管向它侧移位或变弯曲；自两侧压迫，气管变扁平变窄。轻者呼吸困难，在颈过伸或仰卧时，呼吸困难加重，如气管壁长时期受压，可以软化，引起窒息。

（2）吞咽困难胸骨后甲状腺肿大更容易导致压迫，可能压迫食管，引起吞咽时不适感，但不会引起梗阻症状。

（3）颈静脉、上腔静脉受压此种情况多见于胸廓入口的巨大的甲状腺肿，尤其是胸骨后甲状腺肿。可以出现头面部及上肢瘀血、浮肿，同时出现颈部和胸前表浅静脉的明显扩张。

（4）神经受压多为一侧压迫喉返神经，引起声带麻痹，致使声音嘶哑，如压迫颈部交感神经链，可引起霍纳（Horner）综合征。

碘致甲状腺肿的发生时间不等，从摄碘后几个月至几年。表现为：①甲状腺肿大。多呈弥漫型，与低碘性甲状腺肿相比质地较韧，触诊时比较容易触及，边界光滑，界限清楚。新生儿富碘甲状腺肿可压迫气管，甚至窒息。②多数报道血清 T3、T4、TSH 正常，也有报道 T4 低、TSH 高，出现甲状腺机能减退或亚临床甲状腺机能减退，但在富碘病区的绝大多数的人群，包括甲状腺肿病人在内，其甲状腺功能多数正常。③富碘性甲状腺肿病人 24 小时甲状腺吸碘率下降，一般低于 10%。过氯酸钾排泄试验阳性。尿碘排泄增高，常常 > 80μg/g·Cr。④在水源性富碘甲状腺肿病区报道说，在未采取任何干预措施的情况下，儿童期的富碘甲状腺肿进入成年期后多自行消退，显示人们对富碘的摄入有较强的耐受性。⑤当停止摄碘 1 ～ 2 周后，尿碘、血清碘和甲状腺摄碘率都可恢复正常，少数病人甲状腺肿明显消退。

富碘致甲状腺肿容易发生在甲状腺本身已有异常的患者，如甲状腺功能亢进、慢性淋巴细胞性甲状腺炎、甲状腺功能亢进用 ^{131}I 或手术治疗后的患者。

4. 诊断和鉴别诊断　根据地方性流行和吞咽时肿大甲状腺随喉和气管上下移动这个特征，诊断并不困难，早期可以没有症状，后期出现邻近器官组织受压现象，如有炎症及恶变存在，甲状腺肿与周围组织发生粘连，则肿大腺体不随吞咽上下活动，这点有助于与单纯性甲状腺肿相区别。

甲状腺功能检查在早期多属正常，可有 T4 降低，但 T3 值正常或相对较高，TSH 升高，失代偿时，T3、T4 和 TSH 值都降低。同位素扫描示甲状腺增大或变形，放射性图像分布不均匀。甲状腺吸 ^{131}I 率较高，峰值多在 24 ～ 48 小时出现，即所谓的"饥饿曲线"，但可被 T3、T4 所抑制。尿碘排出量低于 50μg/L。以上辅助检查对诊断有参考价值。颈部 X 线、CT、MRI 检查有助于了解有无气管狭窄和软化。

5. 治疗原则　25 岁以前年轻人的弥漫性甲状腺肿，常是青春期甲状腺激素需要量激增的结果。多能在青春期过后自行缩小，不需手术治疗。手术治疗不但妨碍了此时期甲状腺的功能，且复发率高，可高达 40%，对于早期轻度甲状腺肿每天服用碘化钾 10 ～ 30mg，或复方碘溶液 3 ～ 5 滴，一般在 3 ～ 6 个月内可以消肿，中度以上的甲状腺肿最好加服甲状腺片，每天 60 ～ 120mg，6 ～ 12 个月，半数患者可治愈，妊娠、哺乳期适当增加甲状腺片剂量，每天不超过 160mg。亦可服用相当剂量左甲状腺素。

富碘致甲状腺肿应针对病因治疗，停止摄碘 1 ～ 2 周后，尿碘、血清碘和甲状腺摄碘率都可恢复正常，少数病人甲状腺肿明显消退。另外，人对富碘的摄入有较强的耐受性，儿童期的富碘甲状腺肿进入成年期后多自行消退。

弥漫性甲状腺肿有压迫症状时，应早期行手术治疗。有些患者虽无呼吸困难，但 X 线检查气管已有变形或移位；或虽发音无明显改变，但喉镜检查已确定一侧声带麻痹，均应采取手术治疗。巨大的单纯性甲状腺肿，虽未引起压迫症状，若影响生活和工作，应予以手术治疗。

二、甲状腺炎

根据甲状腺炎（Thyroiditis）的病因与病程不同，一般可分为急性、亚急性和慢性甲状腺炎三类，也可由于甲状腺组织受累范围大小与多少的不同分为局灶性和弥漫性甲状腺炎两种。甲状腺炎可发生在正常的甲状腺组织部位，也可发生在有甲状腺疾病的病理基础上的部位。

现将甲状腺炎分类如下：①急性化脓性甲状腺炎；②亚急性甲状腺炎；③慢性淋巴细胞性甲状腺炎或桥本氏病；④无痛性甲状腺炎或甲状腺功能亢进性甲状腺炎；⑤慢性侵袭性纤维性甲状腺炎或木样甲状腺肿；⑥其他慢性非化脓性特异性甲状腺炎：包括放射性、结核性、梅毒性、布氏杆菌性、霉菌性、寄生虫性、结节性、淀粉样变、创伤性或其他物理因素性所致甲状腺炎等。

（一）急性甲状腺炎

本病临床上较少发生，多为细菌感染所致。

1. 病因与发病机制　急性化脓性甲状腺炎的病原菌多为葡萄球菌、链球菌及肺炎球菌等，感染途径多为血源性；淋巴管淋巴液循环性；口腔、鼻咽、喉、气管、食管等邻近组织器官炎症的直接侵袭；直接创伤或医源性感染；全身抵抗力降低后原处细菌活跃繁殖引致发病；由残留的甲状舌管炎发病或其他途径等。

2. 临床表现　起病急，发热（38 ～ 39℃），畏寒、战栗、甲状腺肿大，或红肿，疼痛明显，甚至波动感化脓，心动过速及头痛等，淋巴结可有肿大，疼痛剧烈时，吞咽困难，不能进干食、周身乏力致卧床不起。检查时患者甲状腺可有红、肿、热、痛，拒绝触摸。白细胞及中性粒细胞显著增多，可达 1 万～2 万，分属嗜中性常在 80% 以上。甲状腺功能往往属正常水平。

3．诊断与鉴别诊断　急性化脓性甲状腺炎的诊断主要依据高热、白细胞增多、甲状腺局部红、肿、热、痛的特点，颈部疼痛十分明显，可向耳、下颌及枕后部位放射，可影响进食与睡眠。甲状腺肿大且有化脓性波动感时，进行甲状腺化脓区的穿刺抽脓与化验可明确诊断。

本病鉴别诊断应与甲状腺癌、亚急性甲状腺炎、慢性淋巴细胞性甲状腺炎或其他创伤性甲状腺炎等症区别诊断。

4．治疗与预后　选择有效抗生素效果甚佳，化脓则需穿刺抽脓或切开引流排脓均可减少疼痛与发热。如有梨状窦内瘘亦应及时手术切开治疗。患病时应卧床休息、增加营养。一般甲状腺功能正常不需用药。本病预后较好，病程往往 2～4 周经治疗而愈，多无并发症与后遗症。但个别患者可因治疗不及时或不当而发生败血症，使病情加重，病程迁延，甚至致残等。

（二）亚急性甲状腺炎

亚急性甲状腺炎又称病毒性甲状腺炎、De Quervain 甲状腺炎、肉芽肿性甲状腺炎或巨细胞性甲状腺炎等，系 1904 年由 De Quervain 首先报告。本病近年来逐渐增多，临床变化复杂，常有漏诊与误诊，且易复发，导致患者健康受累，但不少患者仍可痊愈。

1．病因与发病机制　本病病因一般认为与病毒感染有关。因为常在本病发病前多有上呼吸道感染史或腮腺炎史等，患者可有发热、咽痛、周身不爽、乏力及肌肉酸痛等，并且患者血中可检测出多种病毒抗体，如柯萨奇病毒抗体、腮腺炎病毒抗体、流感病毒抗体及腺病毒抗体等。少数无特殊感染史的患者可检出柯萨奇病毒及抗体。有报告 35%～42% 的患者可检出抗甲状腺抗体和抗微粒体抗体，故认为属自身免疫性疾病。但其滴度不高，很可能系亚急性甲状腺炎损伤所致，因此尚不能完全证明，有待进一步研究。

2．病理变化　甲状腺呈弥漫性或结节性肿大，达正常一倍之多，但不会太大，切面可见透明胶质，散在有灰色病灶区。早期镜下有滤泡上皮细胞消失，局部上皮细胞及滤泡周围间隙有中性粒

细胞浸润，甲状腺上皮细胞可有变性与坏死。早期呈局灶性炎性反应，胶质减少。亚急性甲状腺炎典型病理表现为甲状腺组织细胞围绕胶原块形成巨细胞，多数滤泡形成巨细胞，此时胶质明显减少。以后滤泡上皮再生，巨细胞逐渐减少和消失，结果滤泡结构变异不易识别。晚期炎症逐渐减轻，可有淋巴细胞浸润。恢复期滤泡再生及纤维化。病变可与结核结节相似，故有称为假结核性甲状腺炎（Pseudo tuberculous thyroiditis）。由于其病理变化之故，临床上可有甲状腺功能亢进、机能减退或功能正常表现。

3．临床表现　本病多见于女性，起病可急、可缓、病程长短不一，可数月至 1～2 年，常有复发。因为一般患者病程多为 2～3 个月，故称亚急性甲状腺炎。患病前常有上呼吸道感染史或腮腺炎病史。病情开始时多有咽喉痛、头痛、发热（38～39℃）、畏寒、战栗、周身不适、乏力、多汗、可伴有甲状腺功能亢进症状，如心悸、气短、食欲亢进、消瘦、易激动、颤抖及便次多等症状。甲状腺肿可为单侧或双侧肿大，呈弥漫性或结节性肿大均有之，多无红肿，局部触痛较明显，多数病人疼痛较重，少数也可较轻，刺激颈丛神经疼痛可放射至下颌、耳后、颈后或双臂等部位。少数患者也可有食欲减退，声音嘶哑及颈部压迫感觉症状等。

实验室检查白细胞总数一般正常或稍高，血沉增速。蛋白电泳显示患者球蛋白升高，尤其是 α 球蛋白升高。甲状腺功能检查常有 ^{131}I 吸碘率下降，血浆蛋白结合碘（PBI）升高，总 T3、T4 升高或正常，TSH 水平降低，有的患者中后期 T3、T4 水平偏低或正常。甲状腺功能变化和病理变化与受累程度有关，可有多种临床变化，如临床上呈暂时性甲状腺功能亢进，暂时性甲状腺机能减退，或有亚急性甲状腺炎典型表现而甲状腺功能正常。抗甲状腺球蛋白抗体（TGAb）呈阳性，部分患者抗微粒体抗体（TMAb）也可阳性。甲状腺扫描常呈冷结节表现。当亚急性甲状腺炎的症状消失，甲状腺功能与生化检查正常以后，血清 TGAb 仍可呈阳性，本病可以在亚临床型患者持续很久。

4．诊断与鉴别诊断　有亚急性甲状腺炎的典型症状与体征，如发热、甲状腺肿大或结节性

肿大，质地较硬而疼痛明显者，应考虑本病。检查发现 PBI、TT3 和 TT4 增高，而 ^{131}I 吸碘率降低，两者分离现象，再加上血沉快、白细胞水平不高时有重要诊断参考价值。甲状腺穿刺活组织检查可明确诊断。试验治疗也可协助诊断，试用泼尼松 10mg，每日 3 次，7～14 天如症状缓解，甲状腺缩小，疼痛减轻，可协助诊断。亚急性甲状腺炎应与甲状腺功能亢进做鉴别诊断，两者常相混淆。甲状腺功能亢进时，甲状腺功能 TT3、TT4 及 PBI、^{131}I 吸碘率均升高，而亚急性甲状腺炎时甲状腺激素水平可增高，但 ^{131}I 吸碘率下降，且甲状腺有明显的疼痛和触痛。急性化脓性甲状腺炎比较少见，常有颈部蜂窝组织炎症，全身感染中毒症状等，甲状腺本身有明显的红、肿、热、痛表现，抗生素治疗可收到明显疗效。慢性淋巴细胞性甲状腺炎起病缓慢，常不知不觉即发展为甲状腺机能减退表现，甲状腺肿大呈对称性或非对称性，质地较硬，病程较长可持续数年，甲状腺球蛋白抗体滴度明显升高，微粒体抗体阳性率极高，这对慢性淋巴细胞性甲状腺炎有诊断意义。结节性甲状腺肿伴内出血时，常有多年的甲状腺肿病史，而出血多在短时间内发生，可伴甲状腺肿痛性质，但无全身症状或较轻，病程短，对泼尼松治疗无效。甲状腺癌时，甲状腺的结节性肿大呈进行性，质硬如石，颈部邻近淋巴结随之肿大，消瘦乏力明显，甲状腺功能开始时正常，以后可有甲状腺机能减退表现，甲状腺扫描为冷结节。因此亚急性甲状腺炎应与甲状腺功能亢进、慢性淋巴细胞性甲状腺炎、急性化脓性甲状腺炎、结节性甲状腺肿、甲状腺腺瘤或甲状腺囊肿伴内出血及甲状腺癌等疾病作鉴别诊断。

5. 治疗与预后 亚急性甲状腺炎急性期每日可给泼尼松 30～40mg，分 3～4 次口服。当症状减轻，甲状腺缩小时，约需 3～4 周，即可将泼尼松减量至 5mg，每日 3～4 次。2～3 周后，可改维持量，每日 5mg，维持 2～3 周停药，总疗程约 2～3 月，不宜过久，避免药物的毒副作用。如有发热时，可加用广谱抗生素 7～10 天。并应对症止痛。反复发作而甲状腺机能无亢进或正常时，均可加用甲状腺片 40mg，每日 1～2 次，还可缩小甲状腺。亚急性甲状腺炎急性期发热，甲状腺肿大伴剧烈疼痛时应进流质饮食，卧床休息，颈部冷敷，可加用解热镇痛药。

预后一般良好，不留后遗症，大多数患者在半年左右均可痊愈，仅有少数患者可有复发、甲状腺不见明显缩小，或缩小后又增大。本病应预防呼吸道再感染或感冒，防止经常性复发。复发后应及时治疗，不要拖延治疗，并应注意加强锻炼增强体质。

（三）慢性淋巴细胞性甲状腺炎

1912 年，Hashimoto 首先报告并描述本病，因而又称为桥本氏病或桥本甲状腺肿。又因其甲状腺组织学有大量淋巴细胞浸润，故又称淋巴性甲状腺肿，淋巴增殖性炎症或慢性淋巴细胞性甲状腺炎，近年来发病逐年增多，已不属少见疾病。经研究表明本病为自身免疫性疾病，早期有桥本甲状腺功能亢进，晚期可发展为桥本甲状腺机能减退，但也有报告可由桥本甲状腺机能减退发展为甲状腺功能亢进表现。中老年女性多发，病程较长。

1. 病因与发病机理 本病属自身免疫性疾病。体液免疫佐证：①甲状腺球蛋白抗体阳性，属 IgG，IgA 或 IgM，有高度家族特异性；②微粒体抗体亦属 IgG 可呈阳性；③第二胶质抗体可在少数患者中呈阳性；④细胞表面抗体检测可呈阳性；⑤甲状腺刺激抗体（TSAb），它针对 TSH 受体或细胞表面靠近受体部位，可在 Graves 病人及慢性淋巴细胞性甲状腺炎患者中查到 15% 的阳性率，TSH 的受体是 TSAb 的相应抗原，TSAb 是 TSH 受体的抗体。细胞免疫佐证：①慢性淋巴细胞性甲状腺炎患者外周血液 T 淋巴细胞增加；②各种甲状腺抗原可刺激本病淋巴细胞产生白细胞移动抑制因子；③本病淋巴细胞在体外培养对甲状腺细胞具有毒性损害作用；④ K 细胞在杀伤甲状腺靶组织中有重要作用，抗体和抗原复合物沉积在细胞膜上激活 K 细胞，引起甲状腺病变。致敏的 T 细胞对特异抗原的反应后，可释放出淋巴毒素等可溶物质，造成甲状腺细胞与组织损害。

因此在多数患者血清中可检出高效价的抗甲状腺自身抗体，最重要的为 TGAb 与 TMAb 和 TSAb。在其亲属中约近 50% 也呈阳性。甲状腺组织有大量淋巴组织及浆细胞浸润，形成淋巴滤泡。患者及家属也可同时或先后患有其他自身免疫性疾病，如 Graves 病、糖尿病、系统性红斑狼疮、肾上腺皮质机能减退、恶性贫血、活动风湿病与肝炎等。

2．病理变化　甲状腺可呈弥漫性肿大，质韧如橡皮，也可呈结节性肿大。表面苍白而硬，有细结节，切面黄白色，切片示腺体有弥漫性淋巴细胞及浆细胞浸润，形成淋巴滤泡，甲状腺滤泡遭破坏，滤泡基底膜损伤，上皮细胞可增大，细胞质有特征性的嗜酸性变，也可见一定程度的纤维化。免疫组化可见完整结构消失，代之以 CD4 和 CD8T 淋巴细胞、巨噬细胞、NK 细胞和一些 B 淋巴细胞组成的混合体。淋巴细胞浸润的破坏区可见 Fas 及其配体 Fas L 阳性。本病组织学是从淋巴细胞甲状腺炎，经过中间型的"嗜酸"型，而呈较严重的"纤维化"型，临床表现则可由甲状腺机能亢进变为甲状腺功能减退。在某些患者中，甲状腺呈萎缩表现，在广泛纤维化基础上又有淋巴细胞的浸润。

3．临床表现　本病多发生于中老年女性患者，年龄 46～60 岁，女性与男性之比为 6～10：1，起病较缓，常无特殊感觉，因而就诊时多数患者已呈甲状腺机能减退表现。常见的症状为全身乏力，甲状腺肿大，有时疼痛可放射至下颌角及颈部等部位。早期可有甲状腺功能亢进表现，1～2 年后则可为甲状腺功能减退表现。病人有浮肿，腹部胀满，全身酸痛，尿少，不爱活动，声音嘶哑，皮肤粗厚与贫血等，呈黏液水肿表现。有些患者可有发热，多在 38℃ 左右。儿童慢性淋巴细胞性甲状腺炎很少见。

甲状腺肿大可呈对称性，也可单纯性肿大，质硬，欠光滑，常有压痛，肿大程度比亚急性甲状腺炎明显得多，多在Ⅱ度或Ⅲ度以上。心率较慢，多在 60 次／分以下，下肢呈非凹陷性浮肿，眼结膜比较苍白，皮肤粗厚脱屑，口唇较厚，动作迟缓，对答反应慢且声音嘶哑，常呈慢性淋巴细胞性甲状腺炎甲状腺机能减退表现。

实验室检查发现红细胞沉降率增速，血清球蛋白增高，白蛋白降低。甲状腺球蛋白抗体多呈阳性，甲状腺微粒体抗体近 95% 呈阳性，碘有机化障碍，过氯酸钾释放试验阳性。甲状腺功能试验 T3、T4、TSH 水平随甲状腺状态不同而变化，经常为 T3、T4 降低和 TSH 升高，^{131}I 吸碘率可升高也可正常。甲状腺扫描常显示摄碘减少，分布不均匀，或呈冷结节。甲状腺 B 超为弥漫性甲状腺肿或结节性甲状腺肿，回声不均匀，常回声减弱。此外，因患者常呈甲状腺机能减退表现，故其血脂可升高，TTT 增高，CCF 增高，心脏可扩大，或有心包积液，或有冠心病表现，因此心电图、超声心动图或动态心动图有异常。

4．诊断与鉴别诊断　诊断本病依据临床表现。中年妇女甲状腺肿大且质硬，有疼痛，且甲状腺功能经常减退，TGAb、TPOAb 和 TRAb 均可呈阳性，尤其是 TMAb 阳性率很高，且滴度高。Fisher 提出诊断标准为：①甲状腺肿，质硬不平；② 60%～70% 患者 TPOAb、TGAb 呈阳性，且 TRAb 亦阳性；③ TSH 升高；④甲状腺扫描呈不规则浓聚与稀疏；⑤ T4 可降低。其中有两项阳性者即可诊断本病，有 4～5 项阳性者可确诊。如仍有疑虑，对甲状腺进行穿刺检查可肯定诊断。此外，应了解本病的并发症与合并症。还可进行试验性治疗诊断，考虑本病可采用甲状腺素片 40～80 或左甲状腺素 50～100μg／日，2 月后如甲状腺缩小，对诊断有帮助。

鉴别诊断应与结节性甲状腺肿、甲状腺癌、亚急性甲状腺炎，或木样甲状腺炎等疾病作鉴别诊断。

5．治疗与预后　甲状腺机能减退时，应给予甲状腺片 40mg 或左甲状腺素 50μg，每日 1～3 次，常用量为每日 2 次。对伴有甲状腺功能亢进者，应根据病情程度相应给予抗甲状腺药物和甲状腺制剂，应密切观察功能状态，以免功能降低。肾上腺皮质激素如泼尼松，可每日给予 30mg，分三次口服，以后递减，一般用药 2 个月左右，病情稳定后，仍以给用甲状腺制剂为主。治疗中，如甲状腺不见缩小或有增大倾向时，应考虑癌变或伴有淋巴瘤的可能，此时应手术治疗，术后继续应用甲状腺制剂治疗。

慢性淋巴细胞性甲状腺炎治疗的效果一般较满意，病程较长，少数患者有复发倾向，常需终身治疗。

（四）其他

1．无痛性甲状腺炎 1971 年 Hamburger 首先报告与描述了一例无痛性甲状腺炎，又称"潜在型亚急性甲状腺炎"、"安静型甲状腺炎"、"淋巴细胞性甲状腺炎伴自发缓解甲状腺功能亢进"或"甲状腺功能亢进性甲状腺炎"。近年来，该病逐渐引起临床学者们的注意。本病在病理学的发病上与慢性淋巴细胞性甲状腺炎和突眼性甲状腺肿（Graves 病）有联系，通常有一般的甲状腺功能亢进表现，伴有甲状腺肿，甲状腺激素 TT3 和 TT4 水平升高，但 ^{131}I 吸碘率降低，病程约半年到一年自发好转。因其甲状腺肿无疼痛，故称无痛性甲状腺炎。

（1）病因与发病机制：本病确切病因不清。有学者认为与病毒感染有关，但未发现患者有病毒抗体。也有学者认为它是一种自身免疫性疾病，与慢性淋巴细胞性甲状腺炎和突眼性甲状腺肿的发病有关，但又不能完全解释本病在 1 年内可以自行缓解好转的机理。因此，本病的确切病因和发病机制仍在研究中。

（2）病理变化：甲状腺功能亢进性甲状腺炎的概念在文献中常被引用，但它与桥本甲状腺功能亢进的确切区别却不十分清楚。Sato 于 1971 年提出了其病理诊断标准。有些学者研究结果表明，突眼性甲状腺肿Ⅲ型和慢性淋巴细胞性甲状腺炎的 L 型具有：① 相近的浸润程度（20% ～ 40%）；② 相近的 IgG、IgA 和 K、λ 阳性细胞比例；③ 性质相近的甲状腺滤泡上皮变化。所不同的是：突眼性甲状腺肿滤泡上皮以增生和正常功能上皮为主；而慢性淋巴细胞性甲状腺炎的 L 型甲状腺滤泡上皮以萎缩、嗜酸性变和退行性变上皮为主。故突眼性甲状腺肿Ⅲ型符合甲状腺功能亢进性甲状腺炎，慢性淋巴细胞性甲状腺炎的 L 型符合桥本甲状腺功能亢进。

突眼性甲状腺肿的病理分型依据，如Ⅲ型即是淋巴滤泡生发中心大于 20 个 /cm²，界限不清，间质中弥漫浸润的淋巴细胞及浆细胞较多，嗜酸性变大上皮细胞大于 4%，退变上皮细胞大于 3%。慢性淋巴细胞性甲状腺炎分型参照 Woolner 分类法，分为三型即淋巴型 (L)、嗜酸性变的上皮细胞 15% 左右，退变的上皮细胞约 10% 左右，间质纤维组织增生不多。因此很可能反映慢性淋巴细胞性甲状腺炎和突眼性甲状腺肿在免疫学发病中存在着某些共同之处。

（3）临床表现：本病女性与男性之比为 2：1，发病年龄以青、中年较多，占甲状腺功能亢进的 3.6% ～ 23%，有些妇女在妊娠或产后发病。

本病可呈轻、中度甲状腺功能亢进表现。病人表现为高代谢状态、乏力、消瘦、多汗、怕热、心悸、气短及头晕等，少数可有眼睑回缩与迟落，但常无 Graves 病的突眼和胫骨前黏液水肿。甲状腺质地一般较硬，没有结节，无疼痛和压痛，这与亚急性甲状腺炎有明显区别。

实验室检查示甲状腺激素 TT3 和 TT4 水平升高，TSH 受抑制，给 TRH 后的 TSH 无正常反应。TBG 正常，T3/T4 < 20，血沉增速。TGAb、TPOAb 多呈阴性，但也有近半数的患者可呈阳性。^{131}I 吸碘率下降明显，可低于 3%，给 TSH 后，^{131}I 也不升高。甲状腺穿刺活检为局灶性或弥漫性淋巴细胞性甲状腺炎表现，如病理变化中所述。

（4）诊断与鉴别诊断：本病早期为甲状腺功能亢进典型表现，TT3 和 TT4 升高，^{131}I 吸碘率下降。它与 Graves 甲状腺功能亢进不同之处为：无痛性甲状腺炎起病较突然，可无突眼，无胫骨前黏液性水肿，病程较短为数周至数月，^{131}I 吸碘率下降，尿碘正常或升高，TPOAb 常不呈阳性反应。无痛性甲状腺炎应与亚急性甲状腺炎、Graves 病及慢性淋巴细胞性甲状腺炎等病进行鉴别诊断。还应与 ^{131}I 降低的其他疾病如碘甲状腺功能亢进、药源性甲状腺功能亢进、转移性功能性甲状腺癌及卵巢肿瘤等病进行鉴别诊断。

（5）治疗与预后：普萘洛尔治疗可获得良好疗效，缓解甲状腺功能亢进临床症状。早期诊断后可不用抗甲状腺药物。同位素与手术治疗亦不必要。如有甲状腺功能减退症状，可暂时应用小剂量甲状腺素治疗。

预后一般良好，约半年到一年自发缓解，然而有复发倾向，可反复发作。为预防发作，可在甲状腺机能减退阶段应用甲状腺素，抑制 TSH 分泌，防止复发。

2．慢性侵袭性纤维性甲状腺炎 本病又称慢性纤维性甲状腺炎、纤维性甲状腺肿 (Struma fibrosa)、Riedel 甲状腺肿或木样甲状腺肿。1896 年，首先由 Riedel 描述与报告故而得名。本病甲状腺呈纤维化硬块，可侵犯周围组织，造成压迫症状，多进行手术治疗。比较罕见，Lindsay 等在 7263 例甲状腺手术中，仅发现本病占 0.027%，国内仅有少数散在报告。

(1) 病因与发病机制：本病病因尚不清楚，一般认为可能与甲状腺滤泡炎症性破坏有关，释放胶质被蛋白水解酶水解，吸收后造成慢性纤维性甲状腺炎，或甲状腺炎与周围炎症后导致血管壁增厚及甲状腺纤维化。本病与慢性淋巴细胞性甲状腺炎或亚急性甲状腺炎的关系未被证实，也不是它们的结果所致。患有纤维性甲状腺炎时，常发展为纤维性胆道炎，腹膜后纤维化，纵隔、肺及眼眶周围纤维化等，其病因不能肯定与自身免疫性疾病有关。因此慢性纤维化甲状腺炎的病因与发病机理直到目前仍不详。

(2) 病理变化：慢性纤维化甲状腺炎时，甲状腺广泛纤维化，并侵犯周围组织，可向纵隔发展，常形成粘连而发生压迫现象。病变多自甲状腺开始，然后向内、外、上下延伸与扩展。甲状腺质硬如石，可呈白色或浅红色块状，块内可有囊肿，并可有腺瘤。切开时多无液性渗出。甲状腺与周围组织结构界限不清。镜下甲状腺组织均被硬化纤维组织浸润，可有炎性细胞积聚，也可有淋巴组织，但不是慢性淋巴细胞性甲状腺炎病理表现。少数患者的甲状腺仍可有正常组织存在，并可呈甲状腺实质增生，也可见滤泡之内有组织细胞、上皮细胞和巨细胞存在，有些细胞已有透明变性。甲状腺内血管都有内膜炎或少量出血，且血管稀少。纤维组织可伸向血管、肌肉、气管与食管等处。

(3) 临床表现：病变进展缓慢，可达数年或十数年之久。一般甲状腺肿无疼痛，少数出血者及压迫明显者可伴轻微疼痛，可向耳后及肩部放射。疾病早期甲状腺肿大仅限单侧，逐渐扩展，发展为甲状腺双侧肿大并呈结节状，不规则肿大，多不对称，质硬如石，常粘连形成压迫症状，如气短、呼吸困难或吞咽不适、心悸及憋闷感等症状。喉返神经受累者常有声音嘶哑。血管受累者则可有颈部及头部血管的静脉怒张。纤维化呈广泛性进展时，甲状腺功能可有减退表现：如浮肿、动作迟缓及心率减慢等症状。但不常见到甲状旁腺受累症状，如甲状旁腺功能不足，手足抽搐等症。

实验室检查多无特殊发现。甲状腺功能可属正常水平，也可低于正常，BMR、PBI、TT3、TT4、TSH 及 ^{131}I 吸碘率均可在正常水平，晚期也可 TSH 升高，而其余减低。部分患者血沉加速，白细胞总数正常或升高。甲状腺扫描及甲状腺 B 超均可有异常发现。甲状腺穿刺活检可以协助明确诊断。

(4) 诊断与鉴别诊断：青、中年女性患者较男性多见。当有甲状腺肿、无疼痛、坚硬如石、与周围组织粘连固定，并有压迫症状，甲状腺功能正常水平或稍低时，可考虑本病。确定诊断往往需要甲状腺穿刺活检或甲状腺活检检查。

鉴别诊断需与甲状腺癌、慢性淋巴细胞性甲状腺炎与结节性甲状腺肿或地方性甲状腺肿等症鉴别。临床上甲状腺癌与木样甲状腺肿无法完全区别。最后应待病理检查后明确诊断。本病与慢性淋巴细胞性甲状腺炎不同之处是慢性淋巴细胞性甲状腺炎只限于甲状腺肿大，它可向周围组织发展，病变广泛纤维化，并可向纵隔等处伸展，压迫症状明显，甲状腺功能均可低下，但木样甲状腺炎可属正常水平。结节性甲状腺肿及地方性甲状腺肿均无明显纤维化，不向周围侵犯，且属常见病，而本病少见。从治疗上也不完全相同。

(5) 治疗与预后：木样甲状腺炎的治疗有报告可用糖皮质激素治疗，也可加用硫唑嘌呤或环磷酰胺等药，可使甲状腺变软及血沉减慢。当甲状腺功能减退时，可加用甲状腺素治疗。有明显压迫症状时，应行手术切除甲状腺组织，但广泛纤维化、粘连明显，行次全切除术是有困难的，因此常行峡部切除术。

目前对本病无良好的治疗方案，因此往往难于阻止其发展变化，部分已行手术者，病情仍可发展，往往因呼吸困难发作，甚至窒息而死亡。可因伴发纤维胆道炎，腹膜后纤维化，肺纤维化等症可导致肺、肾或肝功能减退等。因此本病属于难于复原治愈疾病，预后往往不佳，并应对患者长期追踪观察。

三、甲状腺类瘤病变并发甲状腺癌

（一）结节性甲状腺肿并发甲状腺癌

结节性甲状腺肿是一种常见的良性甲状腺疾病，根据 Framingham 数据库统计结节性甲状腺肿的发生率为 5%～10%，在结节性甲状腺肿基础上发生甲状腺癌，其发生率可高达 4%～17%。

刘习红等研究显示：*Ras* 基因从结节性甲状腺肿到结节性甲状腺肿合并甲状腺癌的表达增高，提示 *Ras* 基因的过度表达在结节性甲状腺肿合并甲状腺癌的发生发展中发挥作用。*c-myc* 基因的产物位于细胞核内，其主要功能为调节细胞生长、分化或恶性转化中发挥作用。

c-myc 蛋白具有促进细胞增殖和诱导细胞凋亡的双重功能，*c-myc* 蛋白表达失调和过度在肿瘤发生、发展的各个阶段起关键作用。研究发现，从结节性甲状腺肿到结节性甲状腺肿合并甲状腺癌，*c-myc* 蛋白表达增高，提示 *c-myc* 基因的过度表达可能在结节性甲状腺肿合并甲状腺癌的起始和发展中起重要作用。研究也显示，在 *Ras* 表达较强的区域，*c-myc* 的表达亦强，提示 *Ras* 和 *c-myc* 基因在结节性甲状腺肿合并甲状腺癌中的表达具有相关性。

贺亮等报告一组手术治疗并经病理证实结节性甲状腺肿 4415 例，其中与甲状腺癌共存 262 例，占结节性甲状腺肿的 5.9%，占同期手术治疗甲状腺癌的 33.9%。发病年龄以 40～59 岁多见，男：女为 1：5.2。肿块直径＜2.0 cm 者占 62.9%，其中微小癌 40.1%，临床 I 期病例 74%。病理类型以乳头状癌为主（93.1%），癌灶较小且淋巴结转移发生率低。

临床表现以结节性甲状腺肿的临床表现为主。术前对结节性甲状腺中良恶性结节的评估就显得十分重要。

（1）详尽的病史采集：要询问家族史，有无头颈部放射性外照射史，尤其是患儿和男性，有无碘缺乏或碘过多，甲状腺功能状态及肿块的生长速度。

（2）体检：以末节指腹尖端检查肿块，是一侧还是双侧，单个还是多个，实性还是囊性，颈内静脉周围有否肿大质较硬的。患儿，单侧，实性，与周围组织粘连，有压迫症状如呼吸困难、声音嘶哑，颈前淋巴结肿大的高度怀疑恶性变。

（3）甲状腺功能与甲状腺自身抗体的测定：术前查游离三碘甲状腺原氨酸（FT3）、游离甲状腺素（FT4）、TSH 了解甲状腺功能，甲状腺自身抗体抗甲状腺球蛋白抗体（TGAb）、抗甲状腺过氧化物酶抗体（TPOAb）升高支持慢性甲状腺炎的诊断。

（4）影像学检查超声检查是目前甲状腺结节的首选常规影像学检查，结节性甲状腺肿并甲状腺癌有结节性甲状腺肿、甲状腺癌的双重超声改变，恶性结节多表现为低回声、形态不规则、边界不清、内部血流较丰富等特征；结节内低回声、微钙化及边缘毛刺状表现也是判断是否合并癌变的重要指证。此外，近来新开展的超声弹性评分评价对于诊断结节性甲状腺肿并存甲状腺癌也有一定帮助。临床怀疑癌肿的病人行 CT 检查，CT 对甲状腺肿瘤的定性诊断能力为 86%。

（5）细针穿刺细胞学检查：细针穿刺细胞学检查（FNA）是目前较常用的甲状腺肿瘤诊断方法，近年来国外已用 FNA 取代同位素扫描，作为首选检查。Solbiati 等报道细针穿刺细胞学检查准确率 93.6%～97.3%，假阳性发生率 1%～10%，假阴性发生率 1%～8%。

（6）术中快速病理切片：甲状腺结节较小或部位较深，术前难以肯定其性质，只有依靠术中冷冻切片，进一步确诊，但有时要确诊滤泡状癌仍有困难，要术后做石蜡切片才能获最后诊断。另外，对结节性甲状腺肿病人定期随访有利于提高并存甲状腺癌的早期诊断率。

手术治疗方式结节性甲状腺肿并存甲状腺癌原发灶的手术方式应按甲状腺癌的处理原则对待。目前大多数学者认为，对于结节性甲状腺肿并存甲状腺癌的病人，在处理原发灶的同时应同时进行中央区淋巴结清扫术，不作预防性颈侧方淋巴结清扫术，杜绝淋巴结摘除术，当临床有明显颈淋巴结转移时多采用改良式颈淋巴结清扫术。手术后病人均在术后服用左甲状腺素片予抑制治疗。

（二）原发性甲状腺功能亢进并发甲状腺癌

原发性甲状腺功能亢进和甲状腺癌并发，各

地并发率报道差异较大,欧美国家一般在9%左右;国内为3.13%,较国外相对偏低,若对手术标本连续切片检查有可能发现较多微小癌,其并发率也是逐年增加的。现多数学者认为,原发性甲状腺功能亢进发生甲状腺癌不是偶然的。并存特点:

①女性是男性的6倍,原发性甲状腺功能亢进和甲状腺癌并存更多见于女性;

②发病年龄为中青年,与原发性甲状腺功能亢进、甲状腺癌本身相似;

③甲状腺癌在轻、中、重不同程度的原发性甲状腺功能亢进中均可并发;

④并发甲状腺癌绝大多数处于亚临床阶段,90%为微小癌,很少因甲状腺癌而就诊者,此与"癌甲亢"不同;

⑤原发性甲状腺功能亢进时甲状腺癌各类型均可发生。各病理类型癌的发病率与甲状腺癌单独发生时相似。

原发性甲状腺功能亢进病人发生甲状腺癌的机理仍不很清楚,可能与以下因素有关。

①促甲状腺素(TSH):实验与临床研究已经证实TSH是甲状腺组织增生的重要因子,它能刺激甲状腺细胞的生长、组织增生及DNA的合成,甲状腺组织细胞过度增生分裂,从而导致癌变。临床上应用甲状腺片抑制TSH分泌,可以控制和预防甲状腺癌的复发。这也说明了TSH在甲状腺癌发生中的作用。

② TSAB和TSAB-P:许多临床及基础研究已经证实,大多数原发性甲状腺功能亢进病人其TSH是被抑制的,在这些病人中,TSAB和TSAB-P等人类抗甲状腺抗体就担当了类似TSH的作用。

Farbota在其报告中认为TSAB、TSAB-P等抗体通过TSH受体或其他途径对甲状腺产生致癌作用。

③抗甲状腺药物:Lindsay等在动物实验中发现,用中等剂量的丙基硫腺嘧啶能诱发大鼠甲状腺癌。Wahl,Olen和Klinck等报告长期应用抗甲状腺药物可导致甲状腺发生类似癌肿的病理变化,这可能与抗甲状腺药物抑制了T3、T4,使TSH增高所致,亦可能是抗甲状腺药物直接作用于甲状腺组织细胞诱发癌变。由于缺乏进一步的资料,其作用有待研究。

④放射治疗:放射治疗分 ^{131}I 内放射治疗和因原发性甲状腺功能亢进或其他疾病行头颈部外放射治疗。^{131}I 内放射治疗虽有作者认为可增加癌的发生率,但也有人认为其与癌的发生似无关系。Behar 等报告了 303 例治疗的 Graves 病人,随访9年发生甲状腺癌 0.03%,远低于同期手术的 5.2% 的发生率。而头颈部外放射治疗现已确认与甲状腺癌的发生有关。

Farbota 报告 4 例有头颈部放射史的病人发生甲状腺癌 2 例,ShaPiro 报告中 8 例有放射史病人中发生甲状腺癌 1 例。杨志英报告 1 例病人 20 年前曾有颈部 X 线放射治疗史。许多作者已研究证实放射线对甲状腺组织的致癌作用。

⑤性别和年龄:原发性甲状腺功能亢进并甲状腺癌病人中,女性明显多于男性,这与女性原发性甲状腺功能亢进病人多于男性病人有关。

女性和男性原发性甲状腺功能亢进病人发生甲状腺癌的发生率之比是 1:2～3,似乎男性原发性甲状腺功能亢进病人更易发生甲状腺癌。年龄对原发性甲状腺功能亢进发生甲状腺癌的影响较明确,Lividas 报告高发年龄段在小于 20 岁和 40～60 岁之间。

目前诊断的主要问题是术前甲状腺癌不易发现,因原发性甲状腺功能亢进合并甲状腺癌其突出的临床症状是原发性甲状腺功能亢进的高代谢征候群,人们满足于原发性甲状腺功能亢进的临床诊断,故原发性甲状腺功能亢进合并甲状腺癌的术前诊断率是较低的。国外报道为 20%～70%,国内报道为 0～30%。Rieger 报告 14 例原发性甲状腺功能亢进合并甲状腺癌,术前诊断率为 78.6%,其对有结节的原发性甲状腺功能亢进患者均行 FNAB 检查。

此外,对原发性甲状腺功能亢进病人,术前仔细地触诊和常规的 B 超检查是重要的,对发现的结节如有条件可行 FNAB 检查,如无条件可在术中行冰冻病理检查以排除恶性的可能。对于甲状腺扫描为"冷结节"的病人,更应高度警惕。原发性甲状腺功能亢进合并之甲状腺癌,有一部分是隐匿癌,这与甲亢临床症状明显,较早行手术治疗有关。

有报告认为原发性甲状腺功能亢进合并之甲状腺癌有较大的侵袭性。对原发性甲状腺机能亢进合并甲状腺癌者应行手术治疗，且原发性甲状腺功能亢进、甲状腺癌目前都以手术治疗效果最好，对二病并存亦应争取一次手术根治，故怀疑甲状腺癌的原发性甲状腺功能亢进病人亦应以手术为首选。术中行冰冻切片检查阳性者，按甲状腺癌治疗原则一次处理。

对术后病理证实为甲状腺癌者可补做一侧叶及峡部或全甲状腺切除，有淋巴结转移者行颈淋巴清扫术。如术后病理证实为隐匿癌，或估计癌已切除干净、无淋巴结转移者亦可不用再次手术。术后给予甲状腺素治疗，可抑制 TSH 增高，预防原发性甲状腺机能亢进、甲状腺癌的复发。

（三）甲状腺炎与甲状腺癌

近年来慢性淋巴细胞性甲状腺炎合并甲状腺癌的发病率呈上升趋势，尤以慢性淋巴细胞性甲状腺炎合并甲状腺乳头状癌发病率增长明显。早自 50 年代起，Lindsy 和 Dailey 等相继提到慢性淋巴细胞性甲状腺炎可以并发或演变为甲状腺癌，此后一些学者进行了大量的临床观察和实验室研究。

但文献报告差异很大，合并慢性淋巴细胞性甲状腺炎的甲状腺癌的发病率为 0.5% ～ 35%，其中主要是甲状腺乳头状癌，极少数为滤泡癌、髓样癌等。有文献报道慢性淋巴细胞性甲状腺炎有较高发展为甲状腺恶性淋巴瘤的危险，慢性淋巴细胞性甲状腺炎患甲状腺恶性淋巴瘤的几率大大增加，相对风险值为 67。另外，甲状腺恶性淋巴瘤的患者中，大约有 80% ～ 100% 的病例肿瘤周组织表现为慢性淋巴细胞性甲状腺炎，有 67% ～ 80% 的患者有甲状腺抗体。

1. 流行病学 慢性淋巴细胞性甲状腺炎合并甲状腺癌首先由 Lindsay 等在 20 世纪 50 年代初提出，临床上较为少见，但近年报道，慢性淋巴细胞性甲状腺炎合并甲状腺癌的病例日益增多。

Pasquale 等发现在长期随访的慢性淋巴细胞性甲状腺炎患者中 33 例发生了甲状腺癌，其中 30 例为甲状腺乳头状癌；Intidhar 等报道 78 例慢性淋巴细胞性甲状腺炎中有 12 例伴发甲状腺癌，其中 11 例为甲状腺乳头状癌。慢性淋巴细胞性甲状腺炎合并甲状腺乳头状癌的发病率明显高于合并甲状腺其他类型的肿瘤，提示慢性淋巴细胞性

甲状腺炎可能与甲状腺乳头状癌间关系密切。

Okayasu 等研究发现日本的男性患者 (63.0%)、女性患者 (50.0%)，白人女性患者 (76.0%) 以及美洲的黑人女性患者 (46.2%)，其慢性淋巴细胞性甲状腺炎伴发甲状腺乳头状癌的发病率明显高于其伴发甲状腺其他类型的肿瘤，并提示来自不同地区及不同种族背景的患者，其慢性淋巴细胞性甲状腺炎伴发甲状腺乳头状癌的发病率并不相同。

Gaskin D 等研究发现从诊断慢性淋巴细胞性甲状腺炎至发现甲状腺乳头状癌平均年限为 6 年，提示随时间延长慢性淋巴细胞性甲状腺炎转变为甲状腺乳头状癌的可能性增加。

文献报道的慢性淋巴细胞性甲状腺炎合并甲状腺乳头状癌的发病率差异较大，国外为 0.5% ～ 22.3%，国内报道为 12% ～ 15%，其主要原因可能是将慢性淋巴细胞性甲状腺炎中微小癌、隐匿癌漏诊，或者是误将癌周围局灶性淋巴反应诊断为慢性淋巴细胞性甲状腺炎合并甲状腺癌。

2. 组织病理学特点 Pasquale 等通过回顾性分析慢性淋巴细胞性甲状腺炎和伴有慢性淋巴细胞性甲状腺炎的甲状腺乳头状癌病例来研究慢性淋巴细胞性甲状腺炎和甲状腺乳头状癌的病理特征，他们发现在慢性淋巴细胞性甲状腺炎病患者中可以观察到淋巴细胞密集浸润区周边可见活跃增生的甲状腺上皮细胞，胞核类似于乳头状癌的细胞核，细胞呈高柱状，核有异型、核大、深染或核似毛玻璃样改变，提示这种改变可能是乳头状癌的前期病变；而甲状腺乳头状癌中有 20 例显示不同程度的类似于慢性淋巴细胞性甲状腺炎的肿瘤内纤维化，易与慢性淋巴细胞性甲状腺炎混淆，两者从病理特征上有一定相似性。

Michael K 等研究发现，慢性淋巴细胞性甲状腺炎的主要病理改变为所有病变甲状腺组织内均可见大量淋巴细胞、浆细胞浸润，有淋巴滤泡形成。甲状腺滤泡呈小滤泡，其腔内失去胶质，同时可见滤泡上皮细胞增生，转变为嗜酸细胞及不同程度纤维化。

合并慢性淋巴细胞性甲状腺炎的甲状腺乳头状癌标本中，癌细胞排列成乳头状或滤泡状，乳头轴心可见淋巴细胞浸润，癌组织与慢性淋巴细胞性甲状腺炎病变混合存在，癌细胞主要呈小灶状似"播种样"散布于慢性淋巴细胞性甲状腺炎

病变中或纤维组织中，在慢性淋巴细胞性甲状腺炎与癌组织之间存在移行区现象，表现为滤泡上皮细胞非典型增生移行为乳头状增生及乳头癌细胞。

戴军等观察了正常甲状腺、慢性淋巴细胞性甲状腺炎、慢性淋巴细胞性甲状腺炎癌变组织学形态，并发现慢性淋巴细胞性甲状腺炎癌变的早期表现为嗜酸性细胞结节的甲状腺滤泡拉长，核浆比例增大，滤泡上皮细胞成脑回状排列，细胞核扭曲，有核沟，染色质毛玻璃状，核内可见假包涵体，有的表现为真乳头状结构，细胞有一定程度的异型性；在慢性淋巴细胞性甲状腺炎和慢性淋巴细胞性甲状腺炎癌变的其他部位也可见到异型增生的滤泡，且在慢性淋巴细胞性甲状腺炎癌变病灶中尚可见残存的慢性淋巴细胞性甲状腺炎组织。故认为慢性淋巴细胞性甲状腺炎可能与甲状腺乳头状癌的发病存在相关性，可能是发生甲状腺乳头状癌的高危因素之一。

3. 发病机制 1955 年 Dailey 等首先提出甲状腺癌是由慢性淋巴细胞性甲状腺炎演变而来，其后大量学者的研究也印证了此观点，并认为慢性淋巴细胞性甲状腺炎和甲状腺乳头状癌关系尤为密切。但也有学者认为二者并存为偶然现象。慢性淋巴细胞性甲状腺炎合并甲状腺乳头状癌的发病机制仍不清楚，大致学说有以下几种。

(1) 慢性淋巴细胞性甲状腺炎为甲状腺乳头状癌的前期病变

① RET/PTC *RET* 原癌基因通过点突变或基因重排而激活其编码的酪氨酸激酶，*RET* 原癌基因经基因重排后被称为 PTC 癌基因，它是由 *RET* 原癌基因酪氨酸激酶编码区与其他基因结合而形成的。Eng C 等研究发现甲状腺癌各种组织学类型中，*RET/PTC* 癌基因的表达几乎只存在于甲状腺乳头状癌中。Pasquale 等通过回顾性分析慢性淋巴细胞性甲状腺炎和伴有慢性淋巴细胞性甲状腺炎的甲状腺乳头状癌病例发现所有甲状腺乳头状癌和部分慢性淋巴细胞性甲状腺炎中的不典型结节免疫组化均显示 *RET/PTC* 蛋白阳性，因而认为慢性淋巴细胞性甲状腺炎中的不典型结节可能是甲状腺乳头状癌的癌前病变。

Rhoden KJ 等通过荧光原位杂交和逆转录聚合酶链反应技术在慢性淋巴细胞性甲状腺炎中检测到 *RET/PTC* 重排，认为慢性淋巴细胞性甲状腺炎与甲状腺乳头状癌的发生密切相关，可能与慢性淋巴细胞性甲状腺炎有关的炎症促进了 *RET/PTC* 重排，导致发生甲状腺乳头状癌的危险性增高。

但 *RET* 在慢性淋巴细胞性甲状腺炎中的表达与在慢性淋巴细胞性甲状腺炎癌变中的表达差异不显著，因此，有学者认为 *RET/PTC* 癌基因激活重排是甲状腺癌变过程的早期阶段特异性标志物。*RET/PTC* 表达的检测有助于慢性淋巴细胞性甲状腺炎癌变倾向的判断和甲状腺乳头状癌的早期诊断，*RET/PTC* 癌基因激活重排是慢性淋巴细胞性甲状腺炎癌变的分子学基础。

② p63 Unger P 运用免疫组化方法研究发现甲状腺乳头状癌和慢性淋巴细胞性甲状腺炎中外胚层干细胞的标记物 p63 均高表达，两者之间无显著性差异，因而认为慢性淋巴细胞性甲状腺炎与甲状腺乳头状癌在起源上可能有一定相似性。p63 阳性细胞是外胚层来源的细胞，处于甲状腺内胚层环境中，激发了自身免疫反应，导致了慢性淋巴细胞性甲状腺炎的发生。慢性淋巴细胞性甲状腺炎中 p63 阳性细胞的存在可能就与其较高的癌变率有一定相关性，并认为其可能的原因为：① 甲状腺的慢性炎症是诱导 p63 表达的因素，桥本病的炎症趋化因子可能诱导成熟的甲状腺滤泡上皮细胞高表达 p63，变异的致癌基因本身已作用于滤泡细胞，而诱导产生的 p63 作为一种潜在的致癌基因参与到细胞乳头状癌变的过程中。② p63 的表达是甲状腺炎症的前驱表现，是一种转录的调节基因，在肿瘤形成的过程中高表达，并诱导免疫细胞表面物质的改变最终导致甲状腺慢性炎症的侵犯。

③ CK19 细胞角蛋白 19(CK19) 是一种低分子量细胞角蛋白，主要表达于上皮细胞，有很高程度的组织特异性和分化特异性。戴军等研究发现，CK19 在大多数良性甲状腺疾病中的表达是阴性、弱阳性或者局灶阳性，而所有甲状腺乳头状癌都表现为弥漫的 CK19 强阳性，是区分甲状腺乳头状癌和良性增生滤泡、滤泡性腺瘤、滤泡性癌的指标之一。慢性淋巴细胞性甲状腺炎中淋巴滤泡周围甲状腺滤泡上皮有阳性染色，腺瘤样结构区 CK19 强表达，癌变组织中的阳性率为 100%，且

强而广泛。因此认为，慢性淋巴细胞性甲状腺炎患者出现不典型细胞可作为甲状腺乳头状癌的癌前病变。

④其他 Prasad ML 等试图从分子学角度阐明慢性淋巴细胞性甲状腺炎与甲状腺癌之间的关系，他运用免疫组化方法检测 23 例慢性淋巴细胞性甲状腺炎（伴有 Hurthle 细胞改变和甲状腺乳头状癌样核改变）、37 例甲状腺乳头状癌和 18 例正常甲状腺组织中 galectin3、CITEDl、CK19、HBMEl 和 fibronectin—l(FNl) 的表达，在甲状腺乳头状癌和慢性淋巴细胞性甲状腺炎中均有表达，在慢性淋巴细胞性甲状腺炎中只表达在有甲状腺乳头状癌样核改变的甲状腺细胞；在正常甲状腺组织中这些蛋白均不表达。

另外还发现有 4 例同时伴发甲状腺乳头状癌的慢性淋巴细胞性甲状腺炎，在癌灶位置这些蛋白均高表达，因而认为伴发甲状腺乳头状癌样核改变的慢性淋巴细胞性甲状腺炎可能是甲状腺乳头状癌的癌前病变。Kim KH 等用 PCR 方法测定 BRAF 的 DNA 序列，检测不伴慢性淋巴细胞性甲状腺炎的甲状腺乳头状癌 51 例，伴慢性淋巴细胞性甲状腺炎的甲状腺乳头状癌 28 例，慢性淋巴细胞性甲状腺炎中 27 例中 BRAF 的突变的发生率依次为 90%、64%、14%，临床病理研究显示 BRAF 的突变率与患者的年龄密切相关，从而推测 BRAF 可能参与了慢性淋巴细胞性甲状腺炎向甲状腺乳头状癌的癌变的过程。

(2) 共同病因

①免疫因素：慢性淋巴细胞性甲状腺炎为自身免疫性疾病，Wortsman 等发现患者血清中特异性抗体甲状腺球蛋白抗体和微粒体抗体升高，甲状腺乳头状癌患者此两种抗体均可阳性，认为自身免疫炎性反应和抗体的存在可能会促进甲状腺乳头状癌的生长和转移，促使慢性淋巴细胞性甲状腺炎和甲状腺乳头状癌相互影响。

Tamimi 等把肿瘤内淋巴细胞浸润与非肿瘤组织的严重甲状腺炎比较，发现慢性淋巴细胞性甲状腺炎与甲状腺乳头状癌存在着相互联系，可能提示甲状腺乳头状癌的病因所涉及的免疫机制是通过自身免疫机制刺激了甲状腺组织中淋巴细胞浸润。

张昶等研究发现，慢性淋巴细胞性甲状腺炎和癌变的病变中存在大量树突状细胞 (DC)，而正常甲状腺无树突状细胞存在。树突状细胞激活免疫细胞，进而造成免疫杀伤，自身免疫反应越强，甲状腺滤泡上皮增生越显著，越易癌变，提示自身免疫机制在慢性淋巴细胞性甲状腺炎发生癌变过程中起一定作用。并在进一步的研究中发现在慢性淋巴细胞性甲状腺炎合并甲状腺乳头状癌患者肿瘤组织内存在大量 DC，呈簇状分布于癌细胞间并与之接触，DC 和癌细胞间往往有淋巴细胞存在，癌细胞有退变、坏死并且 DC 分布越多则癌乳头崩解破坏和癌细胞退变、坏死越多，两者呈现正相关。

这表明慢性淋巴细胞性甲状腺炎合并甲状腺乳头状癌患者肿瘤局部存在着由 DC 及淋巴细胞引起的抗肿瘤免疫并且癌乳头崩解破坏和癌细胞的退变、坏死与 DC 数量有关。不伴 FIT 甲状腺癌肿瘤内基本不见 DC，且癌细胞间无淋巴细胞浸润，癌乳头结构完整。表明不伴慢性淋巴细胞性甲状腺炎甲状腺癌肿瘤内未见由 DC 引起的抗肿瘤免疫形态学证据。

②内分泌因素：慢性淋巴细胞性甲状腺炎可导致甲状腺结构破坏，影响甲状腺激素产生，使甲状腺长期处于功能低下状态，反馈性地引起促甲状腺激素分泌 (TSH) 的增加，TSH 作用于促甲状腺激素受体，长期过度刺激使甲状腺滤泡过度增生而发生癌变。Crilc 等研究表明用甲状腺素制剂治疗慢性淋巴细胞性甲状腺炎，可以降低血清中促甲状腺激素水平，减少慢性淋巴细胞性甲状腺炎合并甲状腺癌的发生。

③高碘因素：目前研究表明，碘与多种甲状腺疾病的发生、发展与转归密切相关，并在甲状腺细胞的凋亡过程中起重要作用。动物实验表明碘是 FIT 发病的主要环境因素之一，适碘和高碘地区的发病率高于低碘区。研究发现高碘是慢性淋巴细胞性甲状腺炎和甲状腺癌相同的致病因素，研究证明碘与自身免疫性甲状腺疾病关系密切。高碘诱发桥本病的原理为：

a. 高碘对甲状腺细胞具有直接损伤作用。

b. 碘可通过与甲状腺球蛋白 (TG) 的结合生成碘化 TG，增加了 TG 的免疫原性，有利于抗原肽的递呈，致病性 T 细胞的增加。

c. 碘诱使 MHC-II 抗原异常表达，增加吞噬细胞的功能及免疫细胞的攻击性。

d. 碘促进免疫细胞产生某些细胞因子如肿瘤坏死因子等，诱使甲状腺细胞 MHC-II 抗原异常表达和自身免疫的产生。另外，流行病学调查显示高碘与甲状腺乳头状癌的发生密切相关。因而推测临床上某些慢性淋巴细胞性甲状腺炎与甲状腺癌并发的现象可能由于是高碘这一同致病因素导致，两者之所以在同一甲状腺组织标本中共存可能是同一致病因素情况下导致的两种并存的疾病，两者之间可能并无关联。

(3) 甲状腺乳头状癌引起甲状腺实质淋巴结细胞周围浸润。逐渐导致慢性淋巴细胞性甲状腺炎的发生。目前对以上学说有不少争议，这三种学说可能是互相影响的，并不是孤立的，慢性淋巴细胞性甲状腺炎可能是甲状腺乳头状癌的癌前病变，慢性淋巴细胞性甲状腺炎中的免疫性抗体刺激肿瘤的生长和发展，甲状腺乳头状癌造成癌周淋巴细胞浸润，导致 FIT 的发生。

综上所述，慢性淋巴细胞性甲状腺炎与甲状腺乳头状癌关系密切，其发生是包括癌基因突变、重排、内分泌以及免疫等机体自稳定系统调控失常等多种因素综合作用的结果，其癌变过程的分子生物学变化规律等诸多问题尚不清楚，有待于进一步的研究。另外，慢性淋巴细胞性甲状腺炎易合并甲状腺乳头状癌的机理，以及与预后的关系还需进一步探讨。对慢性淋巴细胞性甲状腺炎合并甲状腺乳头状癌的病因、发生、发展、预后的研究，对于提高其早期诊断率、指导治疗以及改善预后具有重要的临床意义。

4. 诊断与治疗 慢性淋巴细胞性甲状腺炎合并甲状腺癌时诊断困难，其原因：

①目前对慢性淋巴细胞性甲状腺炎与甲状腺癌尚缺少可靠的临床定性诊断标准和方法；

②并发甲状腺癌多为亚临床期，不易察觉；

③临床医生对慢性淋巴细胞性甲状腺炎并发甲状腺癌缺乏足够的认识；

④重经验轻实际，重影像学检查而轻检验，重手术而轻术前检查分析。

因此临床医师在第一次接诊患者时即应警惕慢性淋巴细胞性甲状腺炎的存在，尤其是中年女性患者，应检测抗甲状腺球蛋白抗体、抗甲状腺微粒体抗体、甲状腺过氧化物酶 (TPO)，作细针穿刺学检查 (FNAB)，同时要结合 B 超检查与核医学等影像学检查。

特别重视术中甲状腺的仔细探察及术中冰冻切片。术中应作可疑组织冰冻切片以明确诊断，对手术方式的正确选择有指导意义。

慢性淋巴细胞性甲状腺炎一般应以非手术治疗为主，而甲状腺癌则需手术治疗。近年来，随着慢性淋巴细胞性甲状腺炎合并甲状腺癌患病率的增高，目前对其外科治疗已适当地放宽手术适应证。有学者认为慢性淋巴细胞性甲状腺炎手术探查的指征：

①甲状腺肿大伴有明显压迫症状者；

②伴有结节性甲状腺肿或腺瘤需手术者；

③临床发现实性结节或占位，不能排除恶性者；

④甲状腺素治疗后结节不缩小者；

⑤治疗过程中甲状腺仍进行性增大者；

⑥其他如疼痛剧烈、伴有声音嘶哑、患者恐癌积极要求手术者，可适当采取手术治疗。

关于慢性淋巴细胞性甲状腺炎合并甲状腺癌手术方式，可行患侧叶切除加峡部切除。对侧叶甲状腺如何处理，可依患者具体情况而定，可保留或部分切除或次全切除或全切除。

有淋巴结转移者应加同侧改良颈淋巴结清除术。术后应长期服用甲状腺素片或左甲状腺素片以抑制癌复发。慢性淋巴细胞性甲状腺炎合并甲状腺癌比单纯的甲状腺癌预后要好，其远处转移较少，生存率较高。预后好的可能原因是组织中的淋巴细胞分泌细胞因子抑制肿瘤，病灶旁的甲状腺炎症细胞得到浸润；血浆中的淋巴细胞渗出，抑制或减少癌细胞的远处转移。

总之，甲状腺类瘤病变是包含一大类复杂的，既有生理性又有病理性的甲状腺肿大性、结节性改变和疾病，临床十分常见却常常不被认识，易发生误诊误治，给病人造成不必要的创伤。甲状腺类瘤病变绝大多数无须手术治疗，但与甲状腺肿瘤，尤其是恶性肿瘤的鉴别诊断，具有重大意义。因后者多需手术治疗，且病人多能达到根治或长期生存之目的。

（余建军）

第四节　甲状腺腺瘤

一、临床表现

甲状腺腺瘤以女性多见，女性与男性之比约为 3：1。发病年龄以 20～40 岁为多，40 岁以后，发病率逐渐下降。初发症状多为颈前肿块，常偶然发现，生长缓慢，多无不适。有时由于囊内出血可致肿瘤急剧增大且伴有胀痛，待血液被吸收后，肿物可以有不同程度的缩小。肿瘤较大时可有压迫感或压迫气管移位，但很少造成呼吸不畅，罕见喉返神经受压的表现。甲状腺腺瘤一般为单发，边界清楚，表面光滑，可随吞咽而上下活动。

二、病理类型

甲状腺腺瘤根据病理形态，一般可分为 6 种类型：

（一）单纯性或胶体型腺瘤

多见，由成熟滤泡构成，细胞形态、胶质含量皆与正常甲状腺者类似。滤泡排列紧密，肿瘤间质少时，称单纯性腺瘤；胶体含量丰富，滤泡扩大且大小不一时，称胶体型腺瘤。

（二）胚胎型腺瘤

较少，构成实体型腺泡巢或条索，无明显滤泡或胶质形成。瘤细胞多为立方形，体积不大，大小不一致，胞质少，嗜酸，边界不清楚，胞核较大，染色质较多，位于细胞中央，间质很少，可有水肿，包膜和血管无侵犯。

（三）胎儿型腺瘤

较少。由较小、体积较一致的滤泡构成。滤泡内含少量或不含胶质。滤泡细胞小，呈立方形，胞核染色深，其形状、大小和染色可以有变异。滤泡分散于疏松水肿的结缔组织间质内，有丰富薄壁之血管，常见出血和囊性变。

（四）嗜酸性腺瘤

较少见。瘤细胞较大，呈多边形，胞质含嗜酸性颗粒，排列成条索或片状，偶可呈滤泡或乳头状。瘤细胞边界一般清楚，核大小尚一致，染色深，不少细胞核呈固缩状态。现认为此瘤并非独特一型，为各型腺瘤退行性变所致。

（五）乳头状腺瘤与乳头状囊腺瘤

甚少见。瘤组织常形成大小不等的囊腔，内含胶样物，乳头突入囊腔内，乳头较短、钝圆，分支较少，有时见乳头中含有胶质滤泡，瘤细胞较小，大小、形态一致，呈单层排列，无重叠，无明显的多形性或核分裂。无核的磨砂玻璃样改变，无沙粒体。乳头状腺瘤与乳头状囊腺瘤有时仅凭少数切片，很难与乳头状癌相区别。故应多沿肿瘤包膜取材、切片，仔细检查有无包膜、血管或淋巴管侵犯，以慎重诊断。

（六）不典型腺瘤

此型细胞更丰富，细胞形态和结构显示异型性，个别细胞可以变长，甚至呈纺锤形，核仁不明显，胞核形态偶尔不规则，可有核分裂象。瘤细胞密集成实性团，排列不规则，仅见发育不全的滤泡，大小不等，无滤泡液或无滤泡形成。此种腺瘤应着重检查包膜，视其有无包膜及血管浸润，如多数分片均无浸润，方可认为良性。

三、治疗

对出现下述情况的甲状腺瘤，可考虑实施手术治疗：

（1）出现与结节相关的压迫症状，如呼吸道、消化道、神经压迫症状等；

（2）合并甲状腺功能亢进，内科治疗无效者；

（3）肿物位于胸骨后或纵隔内；

（4）结节进行性生长，临床考虑有癌变倾向或合并甲状腺癌高危因素；

（5）因外观或思想顾虑过重影响正常生活而强烈要求手术者可作为手术相对适应证。在彻底切除甲状腺结节的同时尽量保留正常甲状腺组织。

四、胸骨后及上纵隔甲状腺肿瘤处理

该类肿瘤定义为体积 50% 以上位于胸廓入口

以下的甲状腺肿瘤或肿大的甲状腺原发于纵隔内，此类肿瘤因其部位隐蔽，早期发现困难，且多病程较长，与上纵隔关系密切，给外科手术治疗带来一定困难，天津医科大学肿瘤医院统计此类肿瘤约占甲状腺肿瘤总数的 2%（见图 28-4-1）。

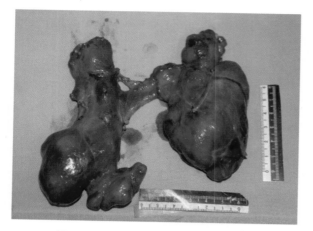

图 28-4-1　胸骨后甲状腺肿瘤切除标本

其一般分为 3 型，I 型为不完全性胸骨后甲状腺肿；

II 型为完全性胸骨后甲状腺肿；

III 型为胸内迷走甲状腺肿。前两型是由于吞咽运动、甲状腺自身的重力和胸腔的负压作用，逐渐坠入胸腔内，尤其肿瘤在甲状腺下极时，一开始就可以完全生长在胸骨后，这样就形成了完全性胸骨后甲状腺肿，部分可患者有发现颈前肿物而后消失的主诉。

III 型胸内迷走甲状腺肿是由于胚胎期甲状腺邻近动脉球囊，甲状腺迷走纵隔所致。同时应指出的是基于胸骨后解剖结构的特点，左侧有主动脉弓和左侧颈总动脉，肿瘤不易向下生长，所以右侧的胸骨后良性甲状腺肿瘤要比左侧多见且平均位置要低。

胸骨后甲状腺肿瘤一旦诊断明确，不论有无症状，为了避免恶变、发生出血或压迫周围器官均应积极采取手术治疗。胸骨后甲状腺肿瘤手术入路有颈部和开胸两种，选择的关键是胸骨后甲状腺肿瘤在纵隔内是否有血供来源，胸科医师强调开胸或胸骨劈开入路，认为这一类甲状腺肿瘤在胸内有供应血管，而纵隔结构极其复杂，切除胸骨后甲状腺肿瘤必须在直视下进行，避免损伤胸骨后甲状腺肿瘤的血供或大血管造成大出血。

而头颈科医生多强调经颈部低位领状切口入路，此观点的理论依据为：开胸或胸骨劈开入路虽可直视手术，但创伤明显增大。只有胸内迷走甲状腺与胸内血管有联系，但此种肿瘤很罕见，95% 以上的胸骨后甲状腺肿为 I 型和 II 型甲状腺肿，此类型甲状腺肿是从颈部坠入纵隔，所以其血管供应仍保持来自甲状腺上、下动脉，并多有完整包膜，大多数情况下可从颈部完整切除胸骨后甲状腺肿瘤。

采用此种手术入路，减少了不必要的创伤，缩短了手术时间。由于头颈外科医生对颈部及上纵隔的解剖比较熟悉，处理该种疾病较之普通外科和胸外科更具有较大优势，采取经颈部低位领状切口入路绝大多数胸骨后甲状腺肿瘤可获得满意切除，只有极少数患者需增加胸骨劈开入路。通过多年临床实践，我们支持此观点，我院统计约 98% 的胸骨后甲状腺肿瘤可经颈部低位领状切口入路切除，且多不需要离断颈前肌。

在进行胸骨后甲状腺肿瘤切除术时，有以下方面应引起注意。

（一）术前
1. 影像学检查

（1）应常规行颈部和胸部正侧位 X 线检查，了解气管受压移位的整体情况，此项检查不应完全被 CT 或 MRI 代替，其对了解气管的总体走形，麻醉插管具有一定的指导意义。

（2）行上纵隔 CT 或 MRI 检查，了解肿瘤与颈根部及上纵隔大血管的关系，同时了解气管有无受压移位，管腔有无狭窄，尤其是经多次甲状腺手术，临床考虑恶性，呼吸困难的患者；应行强化 CT 或 MRI 检查。通过此类检查如发现肿瘤和胸骨后大血管之间有一个比较完整的低密度区，说明肿瘤和纵隔的血管之间没有联系，而恶性肿瘤这个低密度区往往不完整。如检查发现气管狭窄，应请麻醉医生会诊评估麻醉风险。

2. 麻醉选择

（1）采用颈丛麻醉：对胸骨后甲状腺肿瘤临床检查考虑良性的患者，尤其是肿瘤水平位于主动脉水平以上者可考虑采用颈丛麻醉，术中患者可配合做吞咽、鼓气动作，使肿块上抬以利暴露下极，与患者对话可预防喉返神经损伤。

（2）采用全身麻醉，对胸骨后甲状腺肿瘤临床检查考虑恶性；局部粘连明显的患者；以及肿块较大、位置较深，伴有呼吸困难；术前影像学检查证实有气管受压移位、气管软化；可选择全麻（见图28-4-2）。

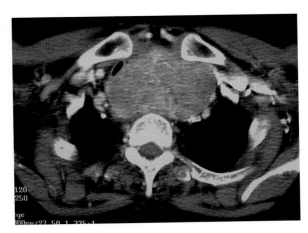

图28-4-2　胸骨后甲状腺肿瘤压迫气管

部分患者因气管长期受压，管腔极度狭窄，麻醉时可行支气管纤维镜引导下气管插管麻醉，但某些患者往往发生胸骨切迹以下的气管纵隔段移位伴气管管腔狭窄，支气管纤维镜引导亦不能奏效，此时需进行清醒状态下插管，麻醉风险巨大，插管可能不能通过狭窄处，此种情况下插管通过声门即可，但应注意术中加压给氧，注意手术操作轻柔，尽量避免挤压气管。

3. 请胸外科会诊　对肿物较大，与胸骨后神经、血管分界不清，不除外存在癌变的患者，请胸外科会诊做好胸骨劈开和开胸的准备。

4. 术前置胃管　对于上述与周围结构分界不清的肿瘤，术前可置胃管，便于术中了解食管走形。

5. 备血　术前应充足备血，部分患者肿瘤与周围组织明显粘连需行胸骨劈开术，术中出血较多，输血量巨大。

（二）术中

（1）建立充分的静脉通路：此类手术患者的手术难度和出血情况变数较大，应建立两条静脉通路，必要时中心静脉通路，以保证快速输血、输液之急用。

（2）先取低位领状切口，沿颈阔肌深面分离皮瓣，自颈白线切开，分离肌层，根据需要决定是否切断一侧带状肌，分离胸锁乳突肌将其向外拉开，暴露甲状腺。首先处理甲状腺中静脉，然后游离腺体上极，结扎切断甲状腺上动脉、上静脉和悬韧带，同时注意保留位置相对恒定的上极甲状旁腺。若肿物较大，可先切断甲状腺峡部，将甲状腺与气管分离。

游离的关键是层次清晰，游离必须在甲状腺包膜内进行，行钝性分离，遇有条索状粘连均应结扎，不能用暴力硬撕。此类肿瘤的特点是血运丰富，营养血管常较粗大，此时处理的重要原则是应逐层仔细结扎营养血管。虽然由于瘤体巨大，血液供应增加，瘤体的压迫症状导致血管的推移变位，活动度低，使手术难度增大，易引起大出血。

但因为甲状腺肿瘤向胸内发展是在气管两侧下降，位于主动脉弓及其分支动脉的后方，而纵隔内的上腔静脉和头臂静脉及其属支位于以上大动脉的前下方，且甲状腺包膜内无重要的解剖结构，所以沿包膜向胸内作钝性分离，不会损伤胸腔内的重要结构。对肿物巨大，创面呈渗出性出血者，可准备好热盐水，以备采用热敷止血法启动内源性止血系统。

若遇较大出血应尽快将肿块摘除并纱布填塞后，再行充分显露后止血。如此时仍不能满意止血，应果断劈开胸骨。如分离过程中肿物与纵隔结构有明显粘连，难于分离，或者难以从颈部将肿物完整取出，可增加胸骨正中劈开切口以充分暴露纵隔视野，在直视下将肿物安全分离。

肿物自胸廓内拖出后将其连同甲状腺患侧叶牵向中线，沿气管食管沟解剖喉返神经，最后结扎甲状腺下动脉及甲状腺下静脉，将患侧甲状腺连同延伸至胸骨后的肿物整块切除。

在此过程中应注意在直视下解剖喉返神经，需要指出的是由于肿瘤巨大，喉返神经常牵拉移位或粘连于肿瘤背面，此时应采用钝性和锐性分离相结合的原则加以分离保护，在未找到神经前不要急于切下标本，这样有助于降低喉返神经损伤几率。由于同样原因下极甲状旁腺乃至上极甲状旁腺也经常发生移位，需仔细辨寻保留。

（3）由于胸骨后巨大瘤体对气管的长期压迫，可导致气管软骨软化，一旦解除压迫，可能出现气管软化塌陷，造成呼吸困难甚至窒息死亡。因此肿物切除后可将软化或疑有软化的气管悬吊固定于颈前肌群，这样可有效保持气管形状，避免因术后气管阻塞而危及患者生命。

术毕拔管前应使患者完全清醒，配合麻醉师尝试将导管退至受压处部位的上方，观察无气管塌陷症状，方可拔出导管；若有通气不畅等气管塌陷症状，则不宜拔管，应立即将导管重新插入塌陷部位，并必要时采取气管切开术。

（4）肿物切除后做常规检查，一旦发现气胸应立即缝合修补，必要时行胸腔闭式引流，部分患者可发生双侧气胸，因此对单侧气胸行胸腔闭式引流后症状不见缓解的患者应常规检查对侧是否气胸。

（三）术后

（1）做好预防和处理呼吸困难或窒息的工作：此类患者可因软化的气管塌陷而出现呼吸困难甚至窒息，术后患者均应在床边常规备急救用具，如气管插管、气管切开包、吸引器等，紧急状态下可行床旁气管切开术。

（2）保持呼吸道的通畅：术后应用激素，以防止喉头水肿，术后 24 ～ 36 小时为防护重点。对术前有呼吸道感染或老年患者，应防止痰多引起阻塞性呼吸困难。

（3）保持引流管的通畅：注意伤口的渗血情况，若有异常，应立即对症处理，防止大出血继发呼吸困难甚至窒息死亡的发生。

（4）气管切开患者应适当应用抗生素，预防感染。

（于洋　高明）

第五节　甲状腺癌

一、甲状腺癌的流行病学情况及发病因素

（一）甲状腺癌的流行病学情况

甲状腺癌（Thyroid carcinoma，TC）是内分泌系统最常见的恶性肿瘤，可发生在各个年龄阶段，目前多数文献认为甲状腺癌好发于年轻人群，发病年龄从 20 岁以后明显上升，30 ～ 34 岁达高峰，54 岁以后明显下降。

根据国内外近年来甲状腺癌的发病情况统计显示，甲状腺癌的发病率呈上升趋势，而且这种趋势还在不断延续。因此，甲状腺癌已经从一种少见和罕见的肿瘤一跃成为常见肿瘤。天津市女性甲状腺癌患者 1981 年与 2000 年对比，发病率由 1.23/10 万上升为 2.63/10 万，年平均上升 2.1%，上海市同期发病率由 3.3/10 万上升到 5.0/10 万，而新近统计更是达到 16.7/10 万，甲状腺癌已成为上海近 20 年癌谱变化中女性恶性肿瘤上升速度最快的肿瘤，跃升为女性恶性肿瘤的第六位。

据美国及 2007 年欧洲头颈肿瘤大会最新报道，在多数头颈部鳞癌发病率下降的同时，甲状腺癌的发病率在全球呈上升趋势，并已危害到人类的健康。以美国为例，近 30 年甲状腺癌的发病率就增加了 2 ～ 3 倍，女性的发病率是男性的 2 ～ 3 倍，且女性每年以 6.2% 的比例升高，甲状腺癌已占女性恶性肿瘤的第 5 位，占全部恶性肿瘤的 5%。

近年来，对于甲状腺癌检出水平的提高成为甲状腺癌发病率上升的重要辅因，尤其是以超声影像技术为代表的影像学诊断技术，同时为临床发现更多的早期甲状腺癌患者提供可能。值得注意的是，通过分析天津医科大学肿瘤医院 1954—2009 年间外科治疗甲状腺癌 6620 例患者的甲状腺癌病理类型构成比进行统计分析后发现，甲状腺乳头状癌发病比例呈逐年上升的趋势，占全部甲状腺癌的构成比不断上升，而滤泡癌及未分化癌的发病构成比则较前下降。究其变化原因，可能与以下因素有关：

1. 检诊水平及技术的提高使更多早期甲状腺癌得以发现　近年来，随着国内逐渐广泛应用新型的彩色多普勒、PET/CT 等检诊设备及诊断医师水平的提高，使甲状腺癌的检出率增加，检出肿瘤直径最小达 2 ～ 3mm。天津医科大学肿瘤医院对 1970—2009 年近 40 年间 PTC 肿瘤直径 ≤ 2cm 患者进行统计，其比例呈上升趋势，尤其微小乳头状癌的比例增多明显。同时随着人民生活水平的提高，有越来越多的人参与各种形式的体检，使得越来越多"隐匿性"PTC 或甲状腺微小乳头状癌得以早期发现，例如阿根廷的萨尔瓦地区，由于有较便利的体检中心和对于其他部位分化好的肿瘤的检测，PTC 发病率增加和分化差的甲状腺癌的下降比较明显。

2. 碘摄入量的增多　很多研究认为甲状腺癌

发病率的增多，以及 PTC 的高发与碘营养状况关系密切。目前国际关于碘摄入量与甲状腺癌之间比较一致的观点为：碘的摄入量与 PTC 增加存在正相关性，而 FTC 和 ATC 的发病率则降低。钱碧云等对 1981 年至 2001 年天津市甲状腺癌的发病率进行统计发现甲状腺癌的年发病率呈上升趋势，认为可能原因之一是由于天津处于环渤海地区，其地理位置靠近沿海导致人群碘的摄入量相对偏高，因此 PTC 所占比例呈逐年升高趋势与碘的摄入量增多有一定关系。关海霞等对黄骅地区 1994～2000 年间甲状腺癌发病情况进行统计，认为甲状腺癌发病率的增多和甲状腺乳头状癌高发与碘营养状况关系密切，在碘过量地区补碘可能在甲状腺癌发病率增加中起到一定的促进作用。

天津医科大学肿瘤医院近 20 年收治的 PTC 患者的比例上升趋势更加明显，可能与我国于 1995 年采取全民食盐加碘措施有关，其确切机制尚待进一步研究。

(二) 发病因素

1. 癌基因及生长因子 近代研究表明，许多动物及人类肿瘤的发生与原来基因序列的过度表达突变或缺失有关。为进一步了解甲状腺滤泡细胞的生长调节及癌变的生化过程，本节将概括介绍近年有关生长因子对正常甲状腺滤泡细胞生长和功能的作用以及一些癌基因与甲状腺肿瘤发生的关系等研究工作。

(1) 多肽生长因子与正常甲状腺：研究提示，一些癌基因为生长因子或生长因子受体编码，因而考虑生长因子不仅作用于正常甲状腺滤泡细胞的生长及分化，也有可能与癌基因共同参与与肿瘤的发生及生长。以下介绍数种有关的生长因子。

① 促甲状腺激素 (Thyrotropin, TSH)：一般认为，TSH 具调节甲状腺滤泡细胞生理功能的作用，它与甲状腺滤泡细胞表面的特异受体相互作用，以激活腺苷酸环化酶，亲激发环腺苷酸 (Cyclic adenosine monophosphate, cAMP) 作用于蛋白磷酸根转移酶 A，起到促进甲状腺细胞分化功能的生化过程。

实验表明，TSH 可促进甲状腺细胞的 DNA 合成。甲状腺细胞株 FRTL5 为持续生长的细胞株，一直保持着甲状腺分化过程（腺苷酸环化酶作用、甲状腺球蛋白合成及碘输送）受 TSH 作用而行有丝分裂。

据报道，甲状腺细胞的生长、分化与功能主要受 TSH 支配，它对甲状腺癌的发生也起着促进作用。TSH 与甲状腺质膜的特异性受体和 G 蛋白传感器（可激活不同的效应，主要是腺嘌呤环化酶和磷脂酶 C）结合。TSH 受体为分布较广的七环受体，包含一个伸展的氨基酸，交叉质膜 7 次。现已证明，在甲状腺及其肿瘤组织中，均可查见 TSH 受体 (TSHR)，分子生物学技术发现甲状腺肿组织中有 TSHR 基因突变，尤其是高功能甲状腺腺瘤多见。现认为 TSHR 结构、活性发生变化在甲状腺良、恶性肿瘤的病因学中发挥作用。

② 类胰岛素生长因子 (Insulin-like growth factor, IGF)、为多向性生长因子，影响 DNA 合成及多种细胞分化功能。IGF-1 为生长因素依赖性，在肝脏及其他周围组织中生长，具有在周围组织中传递生长因素作用。在甲状腺滤泡细胞中，IGF-1 有力地促进 DNA 合成及甲状腺球蛋白 mRNA 的表达，但不作用于甲状腺分化功能。在 IGF-1 的存在下 TSH 方可对 FRTL5 细胞起到生长促进作用。

临床上 IGF-1 作为自分泌或旁分泌因子，对甲状腺肿的产生起重要作用。人的甲状腺组织中 IGF-1 在结节性甲状腺肿组织中的水平，高出正常甲状腺组织 2～3 倍。从甲状腺腺瘤及甲状腺中分离出来的滤泡细胞也发现产生 IGF-1，表明 IGF-1 有促进这些细胞生长的作用。

③ 上皮生长因子 (Epidermoid growth factor, EGF)：EGF 为一些上皮细胞及间质细胞的有丝分裂源，可能为调节甲状腺细胞生长的另一自泌素和旁泌素因子。在甲状腺肿瘤中，c-erb-B 癌基因为 EGF 手提编码，尤其在甲状腺乳头状癌组织上中现实比正常甲状腺更为高度的表达。

(2) 癌基因与正常甲状腺：实验研究表明，有多种核原癌基因，包括 c-fos，c-myc 及 c-ras 在甲状腺滤泡细胞中的表达。

c-fos 对细胞生长及分化起重要作用。c-myc 的表达可增进鼠胚胎细胞对一些生长因子的反应。c-ras 原癌基因产物与 GTP 蛋白相结合，受 TSH 及 cAMP 的激发作用。

（3）癌基因与甲状腺癌：有人从甲状腺乳头状癌细胞中分离出 PTC 癌基因，认为是核苷酸序列的突变。*H-ras*，*K-ras* 及 *N-ras* 等癌基因的突变形式已被发现于多种甲状腺肿瘤，但这些突变也出现于一些结肠癌。此外，也发现 *c-myc* 及 *c-fos* 癌基因的异常表达出现在各种甲状腺癌组织中；*c-erb-B* 癌基因过度表达在甲状腺乳头状癌中被检出；活跃的 *c-ras* 癌基因出现在多数甲状腺滤泡癌中。

近年认为至少 50% 的甲状腺乳头状癌发生染色体结构异常，多为 10 号染色体的长臂受累，其中，大多为原癌基因 *RET*（酪氨酸激酶受体家族的一员）的突变；滤泡癌起源可能是单克隆的，癌基因常因 ras 变异和错位而被激活，约 40% 可见此种情况，细胞水平的遗传异常包括 3 号染色体短臂缺失和重组；髓样癌起源于 C 细胞，一般常为先有 C 细胞过度增生，而后出现家族性多样表现。

目前被学术界广泛认可的观点为：甲状腺癌是单克隆基因选择性疾病，*RET/PTC* 基因重排、*BRAF* 基因突变、*RAS* 基因突变及 *PAX8/PPARγ* 基因重排等可能导致甲状腺癌的发生。然而，临床上能够明确上述病因的病例占所有甲状腺癌的 70%，仍有部分病例病因不明。即便是能够确定存在上述致病因素的甲状腺癌患者在明确诊断与治疗上尚存在争议。

现有分子水平上的研究发现在甲状腺乳头状癌及其他分化良好的肿瘤细胞中存在 *RAS* 和 *BRAF* 基因突变，另有研究报道 *RET/PTC* 重排出现在分化不良及未分化肿瘤中。*RET* 重排、*RAS* 突变及 *BRAF* 突变在 70% 的 PTC 中发现，但这些突变是相互排斥的，表明在 PTC 中单一致瘤性事件导致的激酶途径变异足以导致 PTC 的发生。余下的 30% 的 PTC 可能也是由于其他的激酶途径如通过另一个 *RAS* 下游的信号通路，包括 AKT/STAT 异常激活导致。

① *RET* 基因：*RET* 基因定位于 10 号染色体 10q 11.2，含 21 个外显子，全长约 60kb，它编码一种跨膜的酪氨酸激酶受体，它也是目前发现的一种相对特异的甲状腺癌基因。*RET* 基因重排在甲状腺肿瘤生成中扮演着重要角色，其重排与人种差异、地域差异，特别是辐射史等都有重要关系。

迄今为止，这些重组突变体的发现只限于 PTC 中，提示基因的 *PTC/RET* 重组突变与 PTC 的发生有着某种特定的联系。除基因重排外，Kalinin 等在甲状腺髓样癌患者中用聚合酶链反应 PCR 扩增 ret 基因的 10、11、13、14、16 外显子发现，50% 病例在第 16 外显子中有密码子 918ATG → ACG 突变。Elisei 等还发现在 *RET* 基因的第 15 外显子第 883 密码子 Ala/Thr 的纯合子突变与甲状腺髓样癌相关。目前认为，*RET* 基因突变是 MTC 发病的分子病因学基础，一系列分子生物学方法可用于检测 *RET* 原癌基因突变，包括 DNA 的扩增、限制性酶切或 DNA 单链多态性分析等，通过这些方法可确定 98% 的 *RET* 基因突变，对于遗传性 MTC 家系成员，可以通过家系筛查，对 *RET* 突变基因携带者进行疾病早期的临床干预；同时家系中非突变基因携带者也可以免除患病的忧虑和重复进行肿瘤相关检测的费用。

② *BRAF* 基因：*BRAF* 基因属于 *RAF* 基因家族，编码 B 型有丝分裂原激活的蛋白激酶依赖性激酶，位于 7 号染色体，是 RET 和 RAS 的下游信号分子，参与 RAS-RAF- 有丝分裂原活化蛋白 / 细胞外信号调节激酶 (MEK)- 细胞外信号调节激酶（ERK）- 丝裂原活化蛋白激酶（MAPK）途径的信号传导。

BRAF 基因突变在 PTC 发生发展中的作用机制是研究的热点问题。在体外甲状腺细胞模型中的研究已表明，作为甲状腺特异性蛋白表达和增殖能力中心调控因子，相对于其他 RAF 亚型，有其独特而重要的作用。在大约 44% 的甲状腺乳头状癌中会发生 *BRAF* 基因突变。

而 Nikiforova 等在未分化 / 低分化癌中亦检测到 *BRAF* 基因突变（11.1%），其进一步认为，在高分化甲状腺癌向未分化癌转化的过程中，*BRAF* 基因的激活很可能起着重要的作用。核辐射导致的甲状腺癌中 *RET/PTC* 基因重排，特别是 *RET/PTC3* 的检出率明显升高，但是 *BRAF* 基因可能不是一种放射敏感基因。Nikiforova 等研究证明，在乌克兰切尔诺贝利核事故后的乳头状癌患者中，*BRAF* 基因突变率明显低于散发乳头状癌人群。

目前认为，*BRAF* 基因突变与甲状腺癌的高侵袭性、淋巴结转移率及复发率呈正相关。Lee

等的荟萃研究，包括了 12 个独立研究，1168例甲状腺乳头状癌患者，研究结果显示 BRAF V600E 突变同甲状腺乳头状癌的组织学亚型，甲状腺外侵袭，临床晚期相关，但同种族、年龄、性别和肿瘤大小没有任何关系。这些都充分说明了 BRAF V600E 突变是甲状腺乳头状癌预后的重要分子标志物。因此，术前对 BRAF 基因进行检测，有助于最佳手术方案的选择，即使当 PTC 诊断已明确时，该基因突变也可为术后复发临床监测及预后提供可靠的参考。

目前有研究发现，BRAF 突变的甲状腺癌除侵袭性高、淋巴结转移率及复发率高以外，肿瘤常常碘摄取率低，或放射性碘治疗效果不佳，而碘代谢是甲状腺细胞的独特功能，滤泡上皮细胞基底膜上的 NIS 在碘转运到甲状腺细胞内的过程中发挥着关键作用，甲状腺细胞表面表达的 TSHR 与 TSH 结合，可以上调 NIS 的表达，发挥对碘代谢功能的调节作用。如果上述甲状腺特异性蛋白的表达缺失或功能异常，就会造成甲状腺摄取浓聚和利用碘功能的异常，这可以解释甲状腺癌通常在核素扫描中显示为冷结节的现象，以及部分患者放射性碘治疗无效的原因。TSHR 和 NIS 在甲状腺癌中的表达已有报道。

但是，有的研究显示 PTC 中存在着 TSHR 和 NIS 表达减少甚至缺失的现象，并且，绝大多数癌组织中的 NIS 蛋白未能表达在细胞基底膜上。而 NIS 蛋白的表达是受 (TSH-R)–cAMP 和 protein kinase (PKA) 两条信号通路调节的，是否 BRAF 突变与 TSHR 和 NIS 的表达存在某种关系，这种关系是否受饮食中碘含量的影响，目前还没有明确的研究。

③ RAS 基因：RAS 基因是一种原癌基因，包括 3 类密切相关的成员，即 K-ras、H-ras 及 N-ras，其表达产物多属于信息传递分子，其编码产物 P21ras 蛋白的第 12、13 及 61 位氨基酸可发生点突变，使其 GTP 酶活性下降。RAS 途径介导的对细胞外信号应答调控着细胞增殖、分化和凋亡过程。

甲状腺肿瘤有 40% 出现 RAS 点突变，其中绝大多数见于 H-ras 和 N-ras 的第 61 位密码子，且主要发生于甲状腺滤泡状癌中。Mulligan 等对滤泡状癌的研究发现，N-ras 即第 61 密码子的突变

在滤泡状癌中占优势，且与恶性程度相关。因此，检测 RAS 基因有助于滤泡状甲状腺滤泡癌的明确诊断。

Hara 等发现 N-ras 基因 61 位氨基酸突变 (glu → arg) 在甲状腺乳头状癌中发生率为 14.3%，其中病变局限者突变发生率为 4.8%，而伴广泛转移者突变发生率为 27.8%，故认为 N-ras 第 61 密码子突变对甲状腺乳头状癌预后判断具有一定临床指导意义。

④ Pax8/PPAR：Pax8/PPAR 是甲状腺特异性转录因子 Pax8 和配体应答性核内受体型转录因子 PPAR 的重组产物。Kroll 等证实：甲状腺滤泡癌的一个亚型中存在 t(2；3) (q13；p25) 的基因易位，导致 Pax8 和 PPARγ1 的 A-F 区 DNA 融合。Pax8/PPARmRNA 及其蛋白产物在甲状腺滤泡癌的检出率为 62.5%，而滤泡状腺瘤、乳头状癌及结节性甲状腺肿均为阴性。有研究报道 Pax8/PPARγ1 基因重排是 FTC 发生的一种分子途径，Pax8/PPARγ1 重排有助于提高并可能提前预示 FTC 的诊断。

综上所述，甲状腺的发生和生长为一复杂的生物过程，受不同的癌基因和多种生长因子的影响，这些因子对甲状腺细胞各个阶段生长及分化的调节作用以及各类癌的特异基因，仍待深入研究。

2．电离辐射 射线辐射是目前甲状腺癌仅有已明确的致病因素，但有统计显示仅有 9% 的甲状腺癌与射线暴露、接触史有关。除射线辐射以外尚没有新的环境危险因素被确认可导致甲状腺癌的发生。而激素水平及饮食中碘、维生素 C、E 的摄入可能与甲状腺癌的发生有关，但仍需研究进一步证实。

实验研究，早在 1950 年 Doniach 首次报道用放射线诱发鼠甲状腺癌。

鼠接受 ^{131}I，用量为 32uci，或并用甲基硫尿嘧啶 (methyl thiouracil，MTU) 或 2- 乙酰氨基芴 (2-acetylaminofluorene，AAF) 诱发甲状腺腺癌。小量 (5uci) 即可促使腺瘤的发生。最大致瘤量为 30uic，再大量 (100uci) 则抑制。其后，多数学者成功地取得了用放射线致实验动物甲状腺癌的研究结果。1957 年 Doniach 报告用 X 线与 ^{131}I 在致癌剂量上的对比，指出，^{131}I5 ～ 10uci 所产生的

致癌作用约相当于 X 线 5～20Gy(500～2000rad)。

结论认为，实际上 X 线较 ^{131}I 更具致癌作用。放射性致癌机制被认为是放射线诱导细胞突变，并促进其生长，在亚致死量下，可杀灭部分细胞而致减少 TSH 分泌，反馈到脑垂体的促甲状腺细胞，增加 TSH 的产生，从而促进具有潜在恶性的细胞增殖，癌变。受放射动物低碘食物，可加速发生肿瘤；喂以甲状腺粉，则可减少肿瘤的发生。

人甲状腺癌的发生与放射线因素的相关性由 Duffy 与 Fitzgerald1950 年首次提出。他们报道接受 X 线放射治疗的胸腺肥大 28 例小儿及青少年中，10 例在放射后若干年，发生了甲状腺癌。1955 年 Clark 报道 13 例青少年甲状腺癌曾有 X 线放射史，支持放射线致癌观点。其后，许多类似的报道相继出现。至今，放射线作为致甲状腺癌的因素之一，已经广为接受。

放射线致癌与放射方式有关，截至目前，放射线致癌几皆产生于 X 线外照射之后。放射性同位素局部照射，如将放射容器放置鼻咽腔，用以治疗小儿重听；或内部照射，用 ^{131}I 治疗成人甲状腺功能亢进，均未发现与甲状腺癌发生相关。至于致癌的放射剂量，因甲状腺为放射线敏感器官，有报道小儿甲状腺接受 0.06Gy 照射既有发生癌者，一般认为致癌量约在 0.065～12Gy 范围，大于 29Gy 时，因甲状腺组织蒙受大量破坏，发生癌的机会反较少，被照射的小儿年愈幼发生癌的危险度愈高，女性一般较男性为高。

从放疗后到发病为期不一，有报道最短 3.6 年，最长 14 年，平均 8.5 年。在日本原子弹爆炸幸存者中甲状腺肿瘤的发病率明显增加，根据 Tronko 等 (1999) 报道，自 1986 年发生切尔诺贝利核电站事故后，1990—1997 年，乌克兰幼儿及青少年甲状腺癌患病率明显上升，大多发生在接受放射线≥5Gy 地区内，甲状腺癌的危险性随接受辐射的年龄增加而降低，即幼儿较成人的危险性高。

目前关于放射性核素与甲状腺癌最详尽的研究来自受苏联切尔诺贝利电站核泄漏事件影响地区。1986 年发生的这次事故共向环境中释放了 40MCi 的放射性物质，持续了 10 天，当时放射性的烟尘覆盖最严重的是乌克兰北部以及白俄罗斯南部。

放射性碘在切尔诺贝利事故影响因素中占 90% 的作用，它导致超过 5000 个儿童甲状腺癌病例的发生，这些患儿发生核泄漏事故时的年龄在 0～18 岁之间。他们对放射性碘的摄入主要来源于污染的蔬菜和奶制品。事故发生后的第四年即 1990 年，第一个相关甲状腺癌病例被报道，而后病例相继出现，儿童甲状腺癌的发病率快速增长，到 1996 年，白俄罗斯儿童甲状腺癌的发病率已经从每年 1/100 万增加到超过 30/100 万。

白俄罗斯的高美尔州因受到高剂量的污染，发病率增加到 100/100 万。切尔诺贝利事件主要影响的是青少年，这主要是因为青少年生长迅速，其体内处于分裂期的细胞较多，从而因辐射而产生错误与损伤的可能性也大得多。尤其是胎儿，细胞分裂最快，辐射的影响最明显。其次是儿童，受辐射较多的儿童若干年后得甲状腺癌的概率要比普通儿童高出 3～5 倍。

日本"3·11"强震致核电站爆炸引起的核辐射更引发了人们的强烈关注，目前关于放射性物质与甲状腺癌的关系以及防治等问题更成为媒体关注和报道的焦点。放射性烟云所含物质 (主要是碘和铯) 对人员的影响，一方面来其所致的低剂量外照射，另一方面来自人体摄入放射性物质污染的食物和水后产生的内照射，而后者作用时间更长，对人体影响更甚。

如果喝了受污染的地下水或吃了受污染的物质，部分放射性元素将沉积在人体内，导致机体的细胞在基因水平上发生改变，改变的细胞在再生过程中产生一些亚克隆细胞，进而发生癌变，而且此类癌症诱发的几率与所接受的剂量成正比。而甲状腺是最易受放射性核素影响诱发恶性肿瘤的器官之一。

3. 碘与甲状腺癌 在我国，自 1996 年实行普遍食盐碘化 (USI) 政策以来，碘缺乏病 (IDD) 防治工作取得了显著成效，但是有关补碘所带来的甲状腺相关疾病发病不断上升的负效应也被临床专业学者们提出并受到高度重视。而由于甲状腺癌的相对高危害性，碘是否是甲状腺癌的又一致病因素则成为重要焦点之一。随着 USI 政策的长期和广泛开展，我国人群尿碘中位数呈显著升高趋势，根据 2002 年的监测结果，我国居民尿碘中位数 241.2μg/L，处于 WHO 规定的碘超量摄入水平，碘摄入量增加带来了甲状腺疾病谱和发病率的急剧变化。碘过量不仅诱发和促进甲状腺自身免疫的发生和发展，促进甲状腺功能恶化，由潜在的甲状腺功能损伤转变为甲状腺功能减退。更为重要的是，有研究表明碘摄入量增加可能导致甲状腺乳头状癌的发病率明显上升。高碘对沿海及其周边地区群众的健康已产生了重大影响。根据流行病学调查，天津地区甲状腺癌发病率近年来快速升高，尤其以乳头状癌为主，呈逐年上升的趋势，天津地区甲状腺癌在全癌发病顺位中已升高了 5 位。

虽然国内外研究显示碘与甲状腺乳头状癌发病相关，但多数研究仍停留在宏观流行病学水平，碘与甲状腺乳头状癌在分子水平的相关性目前仍不清楚。Howard 等通过研究指出：不提倡盲目过量补碘，因为高碘所引起的甲状腺疾病与低碘相比弊大于利。Virginia 等通过研究发现：缺碘及高碘会引起的甲状腺癌组织结构的改变，即低碘使甲状腺向滤泡癌分化，而高碘则倾向于乳头状癌分化，但是否碘过量或缺乏可以直接导致甲状腺乳头状癌的发生尚不明确。近年来，随着对甲状腺癌发病机制研究的不断深入，碘在甲状腺癌发病中扮演的分子角色开始受到关注。

4．性别与女性激素　甲状腺癌发病性别差异较大，女性明显高于男性。少数报道髓样癌男女发病率相似。

激素相关癌在美国约占全部恶性肿瘤的 30%。来自动物实验和人类流行病学及内分泌学研究的数据，支持以下论点：激素可控制靶器官的正常生长，也创造一个适宜肿瘤转化的环境。近年研究表明，雌激素也可影响甲状腺的生长，主要是促进垂体释放 TSH 而作用于甲状腺，因而当血清雌激素水平升高时，TSH 水平也升高。至于雌激素是否直接作用于甲状腺，尚不明确。

甲状腺的生长主要受 TSH 支配，它对甲状腺癌的发生也起着促进作用，现已证实，在甲状腺及其肿瘤组织中，均可查见 TSH 受体的存在。

天津医科大学肿瘤医院 1989 ～ 1990 年间对151 例经手术切除的各种甲状腺疾病的标本，用酶联亲和组化法进行了雌激素受体（ER）及孕激素受体（PgR）的检测研究，151 例中包括甲状腺乳头状癌 50 例，滤泡癌、未分化癌及鳞状细胞癌各 4 例，髓样癌及恶性淋巴瘤各 1 例，腺癌 64 例，甲状腺肿 16 例，淋巴性甲状腺肿 6 例，亚急性甲状腺炎 1 例。

研究结果表明，在 151 例各种甲状腺疾病的组织检测中，从正常甲状腺、良性瘤以及恶性肿瘤组织中，均查见了含量不等的女性激素受体，以乳头状癌组织中 ER 及 PgR 阳性率最高，分别为 44% 及 64%，尤其 PgR 阳性率高于 ER，表明甲状腺癌组织对女性激素具有较活跃的亲和性。甲状腺乳头状癌组织中高含量女性激素受体的存在，为女性激素有可能作为致癌因素之一，提供新的研究线索。

5．家庭因素　在一些甲状腺癌患者中，也可发现一个以上成员同患甲状腺乳头状癌，如 Stoffer 等报道，甲状腺癌乳头状癌家族中3.5% ～ 6.2% 同患甲状腺癌。尤其来源于滤泡旁细胞的家族性甲状腺髓样癌和来源于滤泡细胞的家族性非甲状腺髓样癌。前者对 10 号染色体 *RET* 突变的基因检测，有助于家庭成员中基因携带者的诊断，并对其进行预防性手术治疗；后者可单独发生或与其他家族性癌症综合出现，如 Gardner 综合征及 Cowden 病。

6．其他　一些甲状腺增生性疾病，如腺瘤样甲状腺肿和功能亢进行性甲状腺肿，分别有约 5% 及 2% 合并甲状腺癌，多年生长的甲状腺瘤，偶可发生癌变。

桥本氏甲状腺炎及桥本氏甲状腺炎合并甲状腺癌成为目前研究的热点，江昌新等通过对天津市 20 年来甲状腺疾病发病情况进行了研究，发现桥本氏甲状腺炎发病率的增高，与实施碘盐供给的时间相关。腾晓春等通过对 3 个不同碘摄入量地区 5 年前瞻性研究认为，碘超足量和碘过量可以诱发和促进自身免疫性甲状腺炎的发生和发展。天津医科大学肿瘤医院近 40 年间收治甲状腺癌患者中桥本氏甲状腺炎合并 PTC 所占比例依次为4.6%、5.2%、7.9%、9.3%，且近 20 年间起其所占比例上升趋势明显。

二、甲状腺癌的病理分型及 TNM 分期

（一）病理分型

甲状腺恶性肿瘤主要包括甲状腺乳头状癌、滤泡癌、髓样癌、未分化癌及淋巴瘤、转移癌、肉瘤等其他类型。我们常说的甲状腺癌主要指前四种，其中甲状腺乳头状癌和滤泡癌合称为分化型甲状腺癌，约占甲状腺癌的 90% 以上。

乳头状癌是最多见的一型，约占甲状腺癌的 60%～90%，其临床特性多种多样，组织学亚型也较多，WHO 已于肿瘤国际组织学分类标准（2004）中对乳头状癌的组织学变型进行了分类。

其中主要包括：滤泡型 (Follicular variant)；大滤泡型 (Macrofollicular variant)；嗜酸性细胞型 (Oncocytic variant)；乳头状微癌 (Papillary microcarcinomas)；弥漫硬化型 (Diffuse sclerosing variant)；高细胞型 (Tall cell variant)；柱状细胞型 (Column cell variant)；实体状变型 (Solid variant)；间质高度增生呈结节状筋膜炎样型 (Papillary carcinoma with fasciitis-like stroma)；透明细胞型 (Clear cell variant)；弥漫滤泡型 (Diffuse follicular variant) 等。

（二）TNM 分期

2002 年 AJCC 对甲状腺癌的分期方案进行了修订。

表 28-5-1　2002 年 AJCC 甲状腺癌 T N M 分期

T x	原发肿瘤无法评估
T 0	无原发肿瘤证据。
T 1	肿瘤最大直径≤ 2 c m，局限于甲状腺内。
T 2	肿瘤最大直径＞ 2 c m 但≤ 4 c m，局限于甲状腺内。
T 3	肿瘤最大直径＞ 4 c m，局限于甲状腺内或任何肿瘤伴有最小限度的甲状腺外侵犯（如：胸骨甲状肌或甲状腺周围软组织）。
T 4a	任何大小的肿瘤扩展出甲状腺包膜侵犯皮下软组织、喉、气管、食管或喉返神经。
T 4b	肿瘤侵犯椎前筋膜或包绕颈动脉或纵隔血管。
N x	区域淋巴结无法评估。
N 0	无区域淋巴结转移。
N 1a	Ⅵ区转移（气管前、气管旁和喉前 /Delphia 淋巴结）
N 1b	转移至单侧、双侧或对侧颈部或上纵隔淋巴结。
M x	远处转移无法评估。
M 0	无远处转移。
M 1	有远处转移。

推荐将乳头状癌或滤泡癌、髓样癌和间变癌（未分化癌）分别进行分期。

1. 乳头状癌或滤泡癌（45 岁以下）

Ⅰ期：任何 T 任何 NM0；

Ⅱ期：任何 T 任何 N M1。

2. 乳头状癌或滤泡癌（45 岁或 45 岁以上）

Ⅰ期：T1N0M0；

Ⅱ期：T2N0M0；

Ⅲ期：T3N0M0；T1N1aM0；T2N1aM0；T3N1aM0；

Ⅳ A 期：T4aN0M0；T4aN1aM0；T1N1bM0；T2N1bM0；T3N1bM0；T4aN1bM0；

ⅣB 期：T4b 任何 NM0；

ⅣC 期：任何 T 任何 NM1。

3．髓样癌

Ⅰ期：T1N0M0；

Ⅱ期：T2N0M0；

Ⅲ期：T3N0M0；T1N1aM0；T2N1aM0；T3N1aM0；

ⅣA 期：T4aN0M0；T4aN1aM0；T1N1bM0；T2N1bM0；T3 N1bM0；T4aN1bM0；

ⅣB 期：T4b 任何 NM0；

ⅣC 期：任何 T 任何 NM1。

4．间变癌　任何间变癌均认为属 Ⅳ 期。

ⅣA 期：T4a 任何 NM0；

ⅣB 期：T4b 任何 NM0；

ⅣC 期：任何 T 任何 NM1。

三、甲状腺恶性肿瘤的诊断

（一）X 线诊断

1．颈部正、侧位平片　可借以定位，并观察有无胸骨后扩展、气管受压或钙化等。肿瘤中出现钙化：

（1）体积较大且外形完整的致密钙化，多为生长多年的结节性甲状腺肿；

（2）细小或小絮片状，显影较淡的散在钙化，常为恶性。气管受压管腔变窄超过内径一半以上时，提示有恶性的可能。颈部侧位前显示椎前软组织明显增厚时，常为肿瘤向气管后延伸的表现，手术时应采取谨慎态度。

2．胸部及骨骼 X 线片　常规胸片观察有无转移，必要时，行骨骼摄片。本病可发生骨转移，以颅骨较多，次为胸骨柄、锁骨、肋骨、脊椎、盆骨、肱骨及股骨等。骨转移一般表现为溶骨性破坏，无骨膜反应，可侵犯邻近软组织。

（二）CT 诊断

CT 检查对大多数病例可提出良、恶性诊断依据，而且可明确显示病变范围，尤其对胸内扩展的病变范围以及与邻近大血管的关系，为制定治疗方案提供可靠依据。

通过 CT 检查可以确定肿瘤为单一或是多发，瘤体为实质性或混合性，肿瘤内是否存在囊变、坏死、钙化及其形态，对囊性变者可以通过增强扫描确定其形态，囊壁厚薄是否均匀，有无瘤结节，并且进一步了解甲状腺肿瘤对邻近肌肉组织、气管、食管壁，颈血管鞘的侵犯情况和是否存在颈淋巴结转移。然而，CT 检查仍有其局限性，不可避免地存在误诊或漏诊，因此，在诊断时应注意与腺瘤及结节性甲状腺肿特征的鉴别。同时可结合超声、MRI、PET/CT 及放射性核素检查，会有助于提高甲状腺微小癌的早期诊断率。

（三）磁共振诊断

磁共振（MRI）可以明确显示甲状腺肿瘤的范围及其与邻近组织关系。甲状腺癌 MRI 表现特征：

（1）肿瘤非均质性改变，表现为肿瘤内信号不均匀，其发生机制与瘤内出血、坏死、囊变有关。当肿瘤生长速度超过微血管的生长速度时，肿瘤细胞就会坏死，同时也会出现囊变，也易侵犯周围血管和瘤体内部的血管而导致出血。而甲状腺良性病变也易发生出血、囊变等，因此肿瘤信号的不均匀只是恶性肿瘤的一个征象，单一的不均匀性信号不能可靠地鉴别肿瘤的良恶性，需要结合其他征象综合考虑；

（2）肿瘤表现为不规则、分叶状；

（3）瘤周不完整包膜样低信号影，这是 MRI 诊断甲状腺癌的特征性表现之一。包膜样低信号位于甲状腺肿瘤与正常组织之间，主要由包膜/假包膜（主要是纤维组织）构成，于 T1W1 和

T2W1 上均表现为低信号影。

Noma 等通过 24 例甲状腺肿物病理及 MRI 表现，将甲状腺肿块假包膜分为 4 种形式：

①假包膜完整且较厚；

②假包膜只部分出现或无；

③假包膜完整但未见增厚；

④假包膜部分被突破，肿物浸润至假包膜之外。

结果显示第 1、4 种形式假包膜表现分别见于甲状腺腺瘤、甲状腺癌，第 2 种假包膜表现可提示为结节性甲状腺肿。由此认为这些特征性表现对甲状腺肿物的鉴别诊断有较大帮助。

（四）正电子发射型计算机断层成像

正电子发射型计算机断层成像 (Positron emission tomograph，PET/CT) 是目前最先进的、准确性较高的核医学显像技术，它能较早期揭示生物机体的异常功能、代谢变化，甚至可在机体出现临床症状、体征或病变解剖形态发生改变之前发现病灶，从而有助于疾病尤其是恶性肿瘤病变的早期诊断、早期治疗及对疾病的发生、发展和转归的及时判断，而多排螺旋 CT 则可以显示人体精密的解剖结构，解决了 PET 显像所存在的解剖定位关系不清的缺陷，因此 PET/CT 将功能图像和解剖图像进行了精确的融合，能方便地检测出更细小的病变组织，并能提供精确的解剖定位，进一步提高了对肿瘤诊断的正确性。

有研究报道，PET/CT 发现的转移灶最小直径为 0.6 cm，所发现的多枚转移淋巴结直径小于 1.0 cm，显示 PET/CT 较之彩色超声、CT 能更早地发现颈淋巴转移。2009 年美国甲状腺癌学会出版的《甲状腺结节诊治指南》中指出有 1% ～ 2% 的人行 PET/CT 时发现有甲状腺结节，其中 33% 为恶性且侵袭度较高。

PET/CT 的优势主要体现在：①确诊原发灶后，一次全面了解估测潜在区域淋巴结及远处转移灶并完善分期；②术后的评估：残留病灶或复发；③部分患者通过其他常规影像检查难以确诊，而又不愿接受针吸等有创检查；④部分甲状腺良、恶性肿瘤原发灶的鉴别；⑤ PET/CT 颈淋巴结定性诊断灵敏度较高，可为外科精确制定治疗方案提供有益参考。由于 PET/CT 价格较高，无法作为常规检查，但不失为一个有益的补充手段。

（五）超声诊断

超声检查作为一种实用、经济、无放射性、无创、易被患者接受、易被推广应用的方法，具有准确率高、特异性强等特点；尤其对于甲状腺癌的早期诊断、合理评估、精确分期和及时治疗具有特有的优势。

20 世纪 80 年代，实时超声的出现能动态观察甲状腺的活动和颈部血管的搏动，对甲状腺本身疾病还是颈部其他疾病的鉴别已能完成，90 年代以来，超声仪器采用了先进计算机技术现代图像处理方法，特别是高频探头的改进、超宽频率连续动态聚焦的出现，使得深浅层器官和组织的分辨率和图像质量有了新的飞跃，加之介入性彩色多普勒技术在甲状腺上的应用，使甲状腺癌的超声诊断提高到一个新的水平。近年来，国内逐渐广泛应用的高频超声和彩色多普勒血流显像技术，使甲状腺癌的检出率和符合率均有提高，检出最小直径达 2 ～ 3mm，并能够较清晰的显示结节内部结构，有无包膜和钙化等，使超声显像在诊断甲状腺癌的诸多影像检查中成为首选。根据天津医科大学肿瘤医院的报道，甲状腺癌的超声诊断的准确率可接近 90%。因此，超声作为一种实用、经济、无放射性、无创、易被患者接受的方法，目前已经逐渐取代了其他放射性检查手段，在甲状腺肿瘤的诊断中发挥着越来越重要的作用。

1. **超声检查** 作为一种影像学手段在诊断甲状腺肿瘤中占有重要的地位，主要有下列优点：

（1）属于非入侵性检查法，病人无痛苦，近年来已广泛用于甲状腺疾病的筛选，特别是头颈部有放射史者，超声诊断甲状腺肿块的符合率为 80% ～ 90%。

（2）无辐射，无须应用造影剂，不受碘供应的限制，无须检查前准备，可用于孕妇、婴幼儿的检查。

（3）操作方便、时间短，可立即诊断，用即印片或热敏图像打印机摄影。

（4）可反复检查，密切观察肿物的大小、形态的变化，对肿瘤良恶性的鉴别有一定的价值。

（5）容易鉴别肿物的囊实性，可作甲状腺的大小和容积测定。

（6）可检出临床触诊和核扫描遗漏的结节，提示孤立性结节或是多发性结节。Mazzaferri 等曾报道，超声检查发现的甲状腺肿物有一半以上是不能触及到的。

（7）对于术后的病人，超声检查可以找出临床常不能扪及的复发性甲状腺癌和转移的颈部淋巴结。

（8）超声可检测到临床触诊不到的直径约2～3mm的肿物，有助于微小癌（＜5mm）腺内转移灶的检出。

（9）可提供甲状腺和甲状腺肿瘤的血流信息：动静脉分布、流向、流速以及阻力指数等有关参数。

2. 超声诊断甲状腺癌局限性　对于一些声像比较复杂的病例，可能会产生误诊，例如：

（1）微小隐匿病灶。虽然 CDFI 高频探头显示率较高，对微小病灶显示仍有局限性，微小癌灶缺乏特征性，易于误诊。

（2）甲状腺癌合并结节性甲状腺肿或甲状腺炎。癌肿体积较小，与炎性浸润混合存在，常鉴别不清。

（3）有些肿瘤出现液化坏死，囊性变，局部呈无回声区，似腺瘤囊性变。

（4）有的肿瘤边缘出现高速血流信号，内部无或少许血流信号，易误诊为良性病变。

（5）对癌肿内部钙化灶的诊断价值认识不足，其特异性较高，而敏感性较差，常被忽略。也可因病灶大量钙化而掩盖癌灶特征，导致误诊。

因此，超声作为诊断甲状腺癌的一种辅助手段，其正确率与检测医师的经验密不可分，真正的金标准还要依靠病理诊断。

3. 甲状腺癌超声学特征　肿物的边界特点、形态、内部回声等在甲状腺癌的诊断中起着至关重要的作用，下面将近几年国内外对于甲状腺癌超声学特征的描述作一下总结。

（1）恶性肿瘤多为单发病灶，少数呈多发。潘凯等报告单个结节者占96%，但也有不少甲状腺癌伴有腺瘤或结节，Tan GH 报道，随着超声技术的发展，临床表现为甲状腺单发结节的病人有50%经超声检查后发现还有另外的结节。因此，甲状腺肿瘤单发或是多发在判断其良恶性中的作用越来越小。

（2）甲状腺癌的内部回声大多为低回声，等回声、高回声很少，但病变内部回声低并不意味

着其就是恶性的，在甲状腺的占位性病变中，约有90%内部为低回声，值得注意的是，恶性病变的内部回声多为"不均匀"回声，这一点可与良性肿瘤的均匀低回声相鉴别，且甲状腺癌的后方回声可以减弱或消失。

（3）恶性肿瘤纵横比接近于1，周边界线不清，形态欠规整。走行不平甚至成蟹足样。肿物周围无或无完整的声晕（暗环），这主要由于恶性肿瘤浸润生长造成的。

（4）恶性肿瘤的生长速度往往较良性快，因此，对于短期内生长迅速的甲状腺肿瘤，当超声排除腺瘤囊内出血后，应高度怀疑恶性。

（5）钙化：钙化灶一般分为微钙化、粗钙化、弧形钙化和环形钙化。目前，国内外普遍认为微小钙化是诊断甲状腺癌特异性最高的指标，尤其对乳头状癌可高达93%～95%。另外，Kakkos 等人研究甲状腺结节，发现钙化与恶性肿瘤的发生有较强的相关性，特别是年轻患者和单发结节。小于40岁的患者，发现钙化结节为恶性肿瘤的危险性是无钙化者的4倍。微钙化在实时超声中的显像常常是"闪烁性"的，如同"夜空中闪闪发光的星星"，这一特点是超声显像所特有的。

（6）甲状腺癌常有颈淋巴结转移，且淋巴结长径与短径之比多数小于1.5，呈低回声，部分内部回声不均匀。转移的淋巴结多位于同侧颈部Ⅲ、Ⅳ、Ⅵ区并沿颈内静脉分布，同时可表现为囊性衰减或存在微小钙化，晚期可出现同侧颈内静脉及颈动脉、气管受累。因此，对于性质不明的甲状腺肿瘤，若发现同侧颈部Ⅲ、Ⅳ、Ⅵ区有肿大淋巴结，应加以注意。有报道提出，仔细观察淋巴结各径线之比对鉴别诊断良恶性病变具有一定的临床意义。值得注意的是：有的甲状腺微小癌病灶很小，而颈部淋巴结转移灶已经很大。Simon 等报道甲状腺乳头状癌和滤泡状癌的区域淋巴结转移率分别为66%和64%，Mazzaferri 统计分化型甲状腺癌颈淋巴结转移率为50%～80%。Mirallie 等发现甲状腺乳头状癌患者中有60.5%在首次外科治疗时被病理证实存在颈淋巴结转移。Kouvaraki 曾报道，对甲状腺癌患者进行术前彩超检查，可以检出由临床触诊漏诊的隐匿性淋巴结转移占39%。国内也曾报道，彩超扫描可以发现50%的临床漏诊的隐匿性转移淋巴结。分化型甲

状腺癌患者应常规进行彩超检查，对颈部淋巴结触诊阴性，超声检查诊断为颈部淋巴结转移的患者应积极处理颈部淋巴结。

（7）血流显像特征：20世纪90年代以来，随着彩色多普勒技术进一步发展，甲状腺的彩色多普勒血流显像（Color Doppler Flow Imaging，CDFI）研究也逐渐增多。彩色多普勒血流成像根据肿瘤内部及周边部的血流分布分为四型：Ⅰ型，内部无血流；Ⅱ型，内部少血流；Ⅲ型，周边部血流；Ⅳ型，内部线状分支血流。甲状腺癌的血流分布多以Ⅲ型、Ⅳ型为主，近年来国内外进行了大量研究，甲状腺本身血流丰富，分支复杂，CDFI难以确定病灶周边血管是否为新生血管，对良恶性结节血流和病灶大小有关，较大的甲状腺癌，由于高代谢和肿瘤组织快速增殖，新生血管缺乏平滑肌而壁薄，出现高速低阻血流，收缩期峰值速度可达70cm/s以上，在甲状腺实性病灶内检出大于70cm/s的高速血流信号应高度考虑癌的可能。

（8）TI-RADS分级系统：甲状腺影像报告及数据系统（TI-RADS）是通过分析总结甲状腺声像图特征，对甲状腺结节进行分级的一种诊断方式。对甲状腺肿瘤的定性具有较高的准确性，通过应用TI-RADS系统明显提高了甲状腺癌诊断的准确率。（详见第六章第五节）

天津医科大学肿瘤医院对407例甲状腺癌的声像图及病理类型进行分析总结，根据不同病理类型甲状腺癌的临床生物学特征，结合其声像图特征，创建甲状腺癌的超声分型（Bus-TC typing），包括①经典型；②不典型型；③微小型；④弥漫硬化型；⑤髓样型；⑥低分化型。（图28-5-1）并将甲状腺乳头状癌的声像图特点进行归纳、总结，创建甲状腺乳头状癌的超声分型（Bus-PTC typing），包括①经典型；②微小型；③弥漫型；④囊性变型；⑤边缘型；⑥多灶型；⑦侵袭型；⑧合并桥本型。（图28-5-2）同时，根据甲状腺癌颈部转移性淋巴结的声像图特征，创建颈部转移性淋巴结超声分型（Bus-LN typing），包括①囊性变型；②钙化型；③巨淋巴结型；④微小型；⑤侵袭型。（图28-5-3）提高医生对不同病理类型甲状腺癌声像图特征的认识，有利于提高甲状腺癌的诊断率，为甲状腺癌的临床分期及规范化治

疗提供更准确的依据。

因此，超声检查对于甲状腺癌的早期诊断、合理评估、精确分期、及时治疗及颈部淋巴结的处理具有特有的优势，以超声检查取代触诊为主的传统方法，可减少不必要的超范围手术，术前应合理评估、精确分期，根据肿瘤的部位、TNM分期及年龄等多种因素，采用个体化的手术方案。

（六）放射性核素诊断

近年应用单光子发射型计算机断层摄影术（SPECT）诊断甲状腺肿瘤。诊断效果有所提高。主要采用以下方法

1. 甲状腺静态成像 甲状腺组织能特异性摄取 ^{131}I 及 $^{99m}TcO_4$，静脉注射后，可利用SPECT采集平片，以显示甲状腺位置、形态和大小，以及甲状腺内放射性分布情况，亦可显示甲状腺肿瘤。

采用高能针孔准直器，对准甲状腺，在静脉注入 $185kBq^{99m}TcO_4$、$3.7kBq^{131}I$ 后10分钟采集。如寻找甲状腺癌转移灶，采用高能平行孔准直器。

正常甲状腺成像：一般呈均匀性分布，右叶稍小，左叶稍大。本法可用于诊断以下疾病：

（1）异位甲状腺，在其腺体有功能时，也能浓集放射性碘，故对舌根、胸骨、气管旁及卵巢等处进行扫描，以确诊有无异位性甲状腺的存在，具有独特的诊断价值；

（2）用本法寻找有功能的甲状腺癌转移灶，任何甲状腺外浓集区，均应考虑为甲状腺癌转移灶；

（3）甲状腺结节的鉴别诊断。

根据其功能状况，成像可分为：

（1）热结节，即成像图上放射性明显高于正常甲状腺组织，多数为功能自主性腺瘤。但近年亦有报告热结节为恶性肿瘤者。

（2）温结节，在成像图中，结节部组织的放射性接近正常甲状腺组织，一般多为甲状腺腺瘤。

（3）冷（凉）结节，成像图中，结节部位明显低于邻近正常甲状腺组织，而接近于本底水平。常见于甲状腺癌，但甲状腺囊肿、腺瘤等良性病变亦有显示冷结节者。因此，甲状腺成像图中热、温及冷结节的分类，仅可说明结节组织的摄碘或 $^{99m}TcO_4$ 功能状态，而与结节的良恶性并无直接联系。

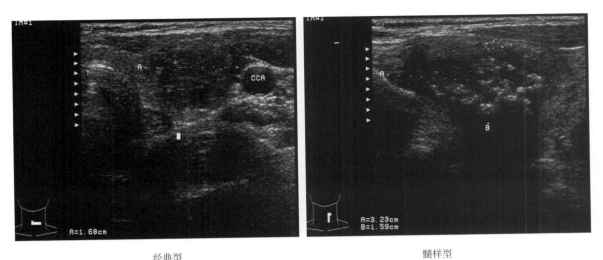

经典型　　　　　　　　　　　　　髓样型

图 28-5-1　甲状腺癌的超声分型（Bus-TC typing）

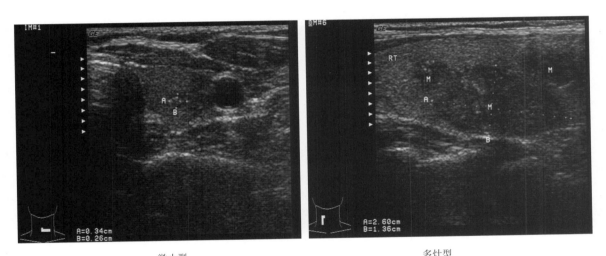

微小型　　　　　　　　　　　　　多灶型

图 28-5-2　甲状腺乳头状癌的超声分型（Bus-PTC typing）

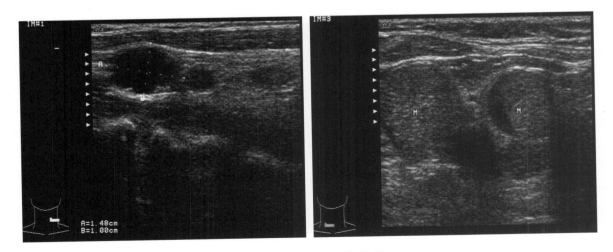

囊性变型　　　　　巨淋巴结型

图 28-5-3　颈部转移性淋巴结超声分型（Bus-LN typing）

2.甲状腺功能成像 一般认为甲状腺癌组织中血管增多，血流加快。因此当用 $^{99m}TcO_4$ 作为显像剂进行甲状腺动态显像时，可对甲状腺结节进行鉴别诊断。采集低能平行孔准直器，静脉"弹丸"或注射 40MBq $^{99m}TcO_4$，体积小于 1ml，1 分钟内连续采集，2 秒 / 帧，共 30 帧。

正常甲状腺动态成像图，16 秒左右，甲状腺开始显像，以后逐渐增强至 22 秒左右达锋值。异常甲状腺动态成像：① 甲状腺癌时，14 ～ 18 秒甲状腺结节显影，16 秒达高峰；② 甲状腺良性肿物，30 秒内甲状腺结节均不显影。

（七）甲状腺球蛋白（Thyroglobulin，Tg）放射免疫测定

甲状腺球蛋白是在甲状腺滤泡内合成并储存于胶质中的大分子糖蛋白，供给酪胺酸以生成 T3 及 T4。向血循环中释放甲状腺素时，首先需要在溶酶体内进行 Tg 的蛋白分解。生理上，当刺激 TSH 时，Tg 被释放到血液循环。测定血清中 Tg 的含量，有助于诊断甲状腺疾病。1975 年 Van Herle 用放射免疫法测定血中 Tg 成功，并得出正常值。经多年临床应用结果，现已了解，任何使甲状腺活性增加的疾病，如地方性甲状腺肿、结节性甲状腺肿、Graves 病、亚急性甲状腺炎、甲状腺腺瘤以及甲状腺癌等，均可测得血清 Tg 值升高。因此，此法不能作为特异性的肿瘤标志物用于定性诊断，仅在治疗甲状腺癌已行全甲状腺切除，或虽有甲状腺体残存，但已用过 ^{131}I 予以内切除时，因甲状腺体已不存在，不再出现 HTg。若测得 Tg 升高，则表明体内有癌复发或转移，可以作为较具特异性的肿瘤标志物用于术后监测诊断。如为甲状腺切除后患者，因仍有甲状腺体残留，则检测血清 Tg 值仅能作为参考，不如前者诊断效果更较确切。如一组报告腺叶切除术后病例，54% 无转移，40% 有转移，但所测 Tg 值均在正常范围。在此种情况下，如术后定期检测 Tg 值以作动态观察，倘 Tg 值出现逐渐上升趋势时，则仍有参考意义，应考虑体内转移癌存在的可能性。此外，测 Tg 前，患者应停服甲状腺素以避免干扰。也有人认为，在 L-thyroxin 抑制治疗期间，仍出现 Tg 值升高，则为体内存在转移癌的强阳性表现。目前，一般将 Tg 值 > 10ng/ml 视为异常。

（八）细针穿刺细胞学诊断

细针吸细胞学检查（Fine needle aspiration biopsy，FNAB）是目前最准确、性价比最高的评估甲状腺结节的方法，在临床上已广为应用。美国甲状腺学会对于超声怀疑恶性的肿瘤，推荐常规使用 FNAB，对于临床不能触及的、囊性为主的及位于甲状腺背面的肿瘤可以在超声引导下进行。FNAB 的结果分类包括：① 不能诊断的肿瘤；② 恶性肿瘤；③ 不能确定 / 可疑良性；④ 良性肿瘤；⑤ 怀疑恶性肿瘤；⑥ 滤泡性占位。目前国内外许多医院将细针吸取细胞学诊断应用于甲状腺癌的临床诊断，取得了一定的效果，但对于微小癌，FNAB 的定位较困难；对于甲状腺滤泡癌和滤泡腺瘤不易分辨，且作为一种有创检查，FNAB 易发生出血、感染等并发症。其临床应用还受操作人员的稳定性、取材方法的一致性、细胞涂片质量的标准化、涂片染色方法等条件的制约。FNAB 虽能判定甲状腺肿瘤的良恶性，但不能指导甲状腺癌的临床分期，对于颈部转移淋巴结的诊断也不及超声检查。

凡直径 > 1cm 的甲状腺结节，均可考虑 FNAB 检查。但在下述情况下，FNAB 不作为常规：① 经甲状腺核素显像证实为有自主摄取功能的"热结节"；② 超声提示为纯囊性的结节；③ 根据超声影像已高度怀疑为恶性的结节。直径 < 1cm 的甲状腺结节，不推荐常规行 FNAB。但如存在下述情况，可考虑超声引导下 FNAB：① 超声提示结节有恶性征象；② 伴颈部淋巴结超声影像异常；③ 童年期有颈部放射线照射史或辐射污染接触史；④ 有甲状腺癌或甲状腺癌综合征的病史或家族史；⑤ 18F-FDG PET 显像阳性；⑥ 伴血清降钙素水平异常升高。与触诊下 FNAB 相比，超声引导下 FNAB 的取材成功率和诊断准确率更高。

（郑向前 高明）

四、甲状腺乳头状癌

甲状腺乳头状癌（Papillary thyroid carcinoma，PTC）是甲状腺癌中最多见的一型。PTC 的发生率因地区的人口分布、营养状况及医疗水平而异。由于 PTC 远处转移率及死亡率均较低，因此 PTC 属低度恶性肿瘤。近年来 PTC 的发病率在整体甲

状腺癌发病率的比重明显升高。天津医科大学肿瘤医院 2011 年的流行病调查结果显示，PTC 发病已经达到全部甲状腺癌的 96.0%。此外，作为隐性 PTC，在尸检中亦屡被发现，有报道占尸检的 6%～13%。表明一定数量的病变，可较长时期保持隐性状态，而不发展成临床癌。但在某些特定人群中，如老年人及有射线接触史者，PTC 亦具有较强的侵袭性。

（一）病因及危险因素

与其他甲状腺疾病相同，在性别分布上 PTC 同样是女性多于男性。PTC 的发生可能与某些因素有关。有甲状腺放射线接触史者更易发生 PTC，如原子弹幸存者。此外，碘摄入量亦在 PTC 的发生中扮演重要角色。

1. 射线暴露 大约有 9% 的甲状腺癌与射线暴露、接触史有关。辐射剂量在 20Gy 以下时，发生甲状腺癌的风险与射线接触剂量呈线性增长；若接触剂量超过 20Gy，腺体将发生不可逆的损伤。甲状腺癌的发生与接触辐射时的年龄有关。儿童期电离辐射接触史是甲状腺癌，特别是 PTC 发生的一个重要危险因素。而对于年龄在 15 岁及其以上的个体，不存在明显的辐射剂量依赖性甲状腺癌发生率。总体来讲，辐射导致的 PTC 无论在生物学特性上还是在临床处理上均与散发型 PTC 相似。然而最近有研究显示，切尔诺贝利核电站事件所导致的儿童 PTC 具有更强的侵袭性，提示乳头状癌的生物学行为可能与辐射剂量相关。在这些儿童中，低分化 PTC 及实性型 PTC 所占比例较无射线接触史的 PTC 患者为高。

2. 遗传因素 PTC 已被明确与多种遗传性疾病有关，如家族性息肉、Gardner 综合征及 Cowden 病。同时，PTC 患者可同时合并有乳腺、卵巢、肾或中枢神经系统的恶性肿瘤。另外，PTC 合并桥本氏甲状腺炎的患者在临床亦不在少数，但导致上述现象发生的具体机制仍有待进一步研究。

3. 基因突变 在过去的十年里，诸多研究均表明不同类型的基因变异决定了甲状腺肿瘤的不同病理分型，同时也决定了不同类型甲状腺癌不同的生物学行为。近年来，有关甲状腺癌发病机制的研究在分子水平取得了很大进展，有关 PTC

的分子病因学已在分子病因学一章中详细阐述，此处不再赘述。

4. 其他因素 激素水平及饮食中碘、胡萝卜素、维生素 C、维生素 E 的摄入可能与乳头状癌的发生有关，但仍需研究进一步证实。

（二）病理

1. 大体形态 微小病变的直径≤1 cm，硬而坚实；大者直径可超过 10cm，硬韧或呈囊性。微小者多为实性，最小可为数毫米，倘不注意，易被忽略，多无包膜，常浸润正常甲状腺组织而无清楚分界，呈星芒状，有的似疤痕组织结节。大者，一般切面呈苍白色，胶样物甚少，常有钙化，切割时可闻磨砂音。可有包膜或不完整，有时可为囊性伴部分实性成分，有者可见乳头状突起。

2. 镜检 在镜下，典型的 PTC 表现为由中央为纤维血管轴心、表面衬覆一层肿瘤性上皮所构成的乳头。典型的乳头较长，有复杂的分支。衬覆在乳头表面和肿瘤性滤泡的上皮细胞核具有特征性改变。细胞核大、互相重叠在一起。核圆形或卵圆形，核边缘欠规则，呈锯齿状或有皱折，可出现与核长轴平行的核沟。核染色质常平行排列，聚于核内膜下，致使核膜增厚，核空淡，呈毛玻璃样。核仁小，不明显。核分裂现象罕见或无。在乳头纤维血管轴心中、淋巴管内、实性上皮成分之间和肿瘤性滤泡之间的间质中常存在同心圆层状结构的砂粒体。

3. 分型 近年来，国内外认为 PTC 组织学上的多样性可能与其临床表现上的差异具有密切的联系。WHO 已于肿瘤国际组织学分类标准中对 PTC 的组织学变型进行了重新分类，其中主要包括：滤泡型 (Follicular variant)；嗜酸性细胞型 (Oncocytic variant)；弥漫硬化型 (Diffuse sclerosing variant)；高细胞型 (Tall cell variant)；柱状细胞型 (Column cell variant)；实体状变型 (Solid variant)；间质高度增生呈结节状筋膜炎样型 (Papillary carcinoma with fasciitis-like stroma)；透明细胞型 (Clear cell variant)；弥漫滤泡型 (Diffuse follicular variant) 等。

（1）弥漫硬化型：弥漫累及甲状腺一叶或两叶；硬化；大量淋巴浆细胞浸润；大量的砂粒体；乳头状癌中散在的鳞状细胞化生小岛（图 28-5-4）。

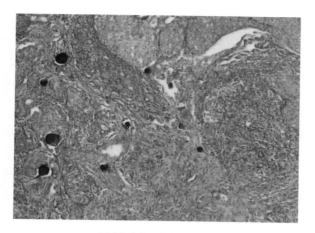

图 28-5-4　弥漫硬化型

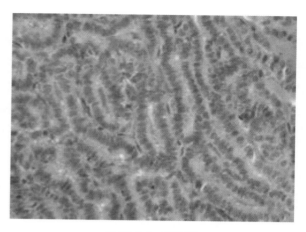

图 28-5-6　滤泡型

（2）高细胞型：30% 以上至 70% 瘤细胞的高度超过宽度三倍的乳头状癌定义为高细胞变型。此型乳头多，瘤细胞呈单层排列，核位于基底，核改变与典型乳头状癌相同，胞质丰富，嗜酸性（图28-5-5）。

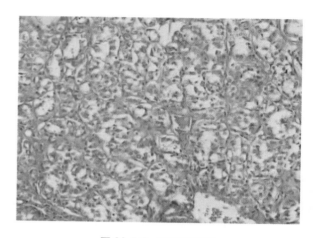

图 28-5-7　透明细胞型

（5）实体状变型：70% ～ 100% 瘤细胞形成实性区的乳头状癌称为实体状变型。瘤细胞呈多边形或柱状，核改变与典型乳头状癌相同，癌细胞巢之间为纤细的纤维组织或纤维血管束分隔，肿瘤内无坏死，核分裂象或偶见（图 28-5-8）。

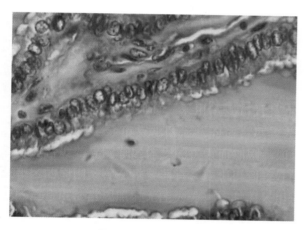

图 28-5-5　高细胞型

（3）滤泡型：该亚型是指完全由滤泡状结构组成的乳头状癌，滤泡的大小和形状变化多端，主要是拉长的滤泡及发育不全的乳头形成，胶质常常深染并有扇形的边缘，可见砂粒体及硬化。本型乳头状癌的诊断有赖于发现特征性的毛玻璃样细胞核（图 28-5-6）。

（4）透明细胞型：一种由于糖原积聚或空泡形成致使瘤细胞胞浆透明变的乳头状癌（图 28-5-7）。

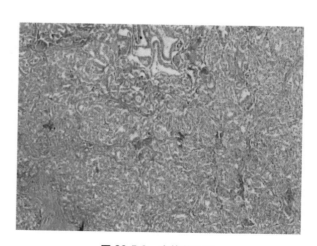

图 28-5-8　实体状变型

（6）间质高度增生呈结节状筋膜炎样型：间质高度增生，间质由梭形细胞和纤维黏液性基质组成，似结节性筋膜炎，肿瘤被大量间质分隔成小叶状，瘤细胞核具有典型乳头状癌的特征（图28-5-9）。

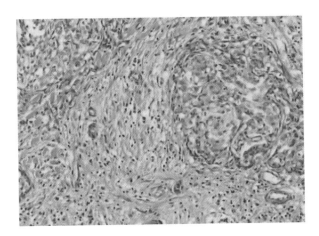

图28-5-9 间质高度增生呈结节状筋膜炎样型

（7）嗜酸瘤细胞型：嗜酸瘤细胞型是由于细胞质内含有大量的由线粒体聚集形成的嗜酸性颗粒，由于线粒体的肿胀，可使部分或全部胞质呈透明状，细胞核与典型的乳头状癌相似（图28-5-10）。

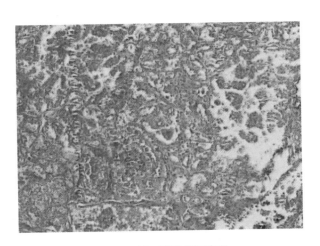

图28-5-10 嗜酸瘤细胞型

（8）弥漫滤泡型：滤泡弥漫于整个甲状腺而没有明显结节形成时，称为弥漫滤泡性变型。肿瘤全部或大部分为滤泡结构，无明显纤维化，滤泡可较大，甚至呈囊性，但细胞核的改变的临床表现对诊断有帮助（图28-5-11）。

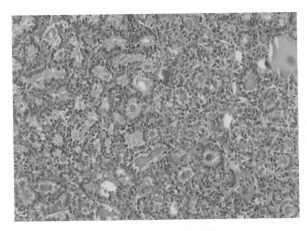

图28-5-11 弥漫滤泡型

（9）柱状细胞型：一种由高柱状细胞组成的乳头状癌。核卵圆形或长形，深染，缺乏典型乳头状癌的特征，核呈假复层排列。胞质淡染或较透明，有时可出现核下空泡（图28-5-12）。

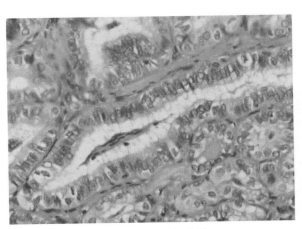

图28-5-12 状细胞型

（10）岛状癌（Insular carcinoma）：属于低分化甲状腺癌（Poorly differentiated thyroid carcinoma）。所谓低分化甲状腺癌，是恶性程度介于分化型与未分化型甲状腺癌之间的一种类型，早期可出现淋巴结及血行转移，5年生存率低于50%。由于以往对其认知不足，曾有甲状腺岛状癌、滤泡癌实体型、低分化乳头状癌等多种命名。直到2004年，WHO肿瘤国际组织学分类中才正式把低分化甲状腺癌列为一个单独病理类型，但其诊断标准仍未能统一。2006年，来自欧洲、美国和日本的甲状腺病理专家在意大利都灵经过讨论，确立了低分化甲状腺癌的诊断标准，即"都灵建议"：①实性、管状或岛状生长结构；②失去乳头状癌的细胞核特征；③具备至少以下一种特征：a) 复杂核结构；b) 每 10 个高倍视野有三个以上有丝分裂像；c) 肿瘤坏死。

岛状癌、实性癌及小梁状癌均属于低分化甲状腺癌，但由于部分岛状癌本质上是分化较差的乳头状癌，故也有将岛状癌归为 PTC 变型者。此型肿瘤呈岛状生长，也可出现实性及管状结构（图 28-5-13）。

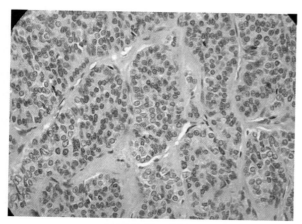

图 28-5-13　岛状癌

（三）临床表现

PTC 患者初期多无自觉不适，甲状腺肿物为最常见表现。除微小癌外，甲状腺触诊可及单发或多发肿物，质硬，吞咽时肿块移动度减低。随病情进展，晚期可出现声音嘶哑、呼吸困难、吞咽困难等表现。若肿瘤压迫颈交感神经节，可产生 Horner 综合征。颈丛浅支受侵犯时，病人可有耳、枕、肩等处疼痛。此外，有些患者就诊时可出现颈淋巴结转移及远处脏器转移。需注意的是，目前有相当比例 PTC 患者为微小癌，其临床表现隐匿。这类患者多在常规体检时行颈部超声检查发现甲状腺肿物，或以颈部淋巴结转移为首要症状就诊。颈淋巴结转移是 PTC 较常见的临床表现，可高达 50% 以上。转移淋巴结部位以同侧 VI 区最为常见。II、III、IV 区也可见转移。I、V 区偶见。血型转移较少，多见于肺。

（四）肿瘤分期

2002 年 UICC 第六版及 AJCC 第五版更改后，在头颈肿瘤分期方面，应用美国的建议，统一了两机构的 TNM 分期系统，使得头颈肿瘤的分期更具有规范化和统一性。（详见本章第五节）。TNM 分期主要可评估患者预后，此外不同机构还多采用危险分层（Risk group definition）的方式对 TNM 分期进行完善和补充。目前临床应用较多的有 AMES、MACIS、AGES 系统等（表 28-5-2，表 28-5-3）。

1. AMES

表 28-5-2　AMES 危险分层系统

AMES 危险分层系统	
低危组	1) 年龄＜ 45 岁且无远处转移；2) 男性年龄 ≥ 40 岁，女性年龄 ≥ 50 岁且符合以下所有条件：a) 无腺体外侵犯；b) 肿瘤大小 5 ＜ cm；c) 无远处转移
高危组	1) 无论年龄，有远处转移者；2) 男性年龄 ≥ 40 岁，女性年龄 ≥ 50 岁，伴有以下任何一项：a) 腺体外侵犯；b) 肿瘤大小 ≥ 5 cm

2. MACIS

表 28-5-3　MACIS 系统

风险因素		评分
远处转移	是	3
	否	0
确诊年龄	＜ 40	3.1
	≥ 40	0.08× 年龄
肉眼腺外侵犯	是	1
	否	0
肿瘤残留	是	1
	否	0
肿瘤大小	/	0.3× 大小 cm

MACIS 评分	20 年生存率
＜ 6.0	99%
6.0 ～ 6.99	89%
7.0-7.99	56%
＞ 8.0	24%

3. AGES

A 年龄：年龄＜ 40 岁，则 A = 0；年龄 ≥ 40 岁，则 A=0.05× 年龄。

G 组织学分级（Broders 分级）：组织学分级

≤2级，则 G=1；组织学分级≥3级，则 G=3。

E 甲状腺包膜外侵犯：无侵犯，则 E=0；有侵犯，则 E=1；远处转移，则 E=3。

S 肿瘤大小：S= 肿瘤直径 cm×0.2。

总预后得分 =A+G+E+S；≤4 分为低危组，>4 分为高危组。

（五）诊断

1. 超声诊断　甲状腺超声影像检查有助于诊断。以下超声征象提示甲状腺癌的可能性大：①实性低回声结节；②结节内血供丰富（TSH 正常情况下）；③结节形态和边缘不规则、晕圈缺如；④微小钙化、针尖样弥散分布或簇状分布的钙化；⑤同时伴有颈部淋巴结超声影像异常，如淋巴结呈圆形、边界不规则或模糊、内部回声不均、内部出现钙化、皮髓质分界不清、淋巴门消失或囊性变等。此外通过超声检查鉴别甲状腺结节良恶性的能力与超声医师的临床经验相关（图 28-5-14）。

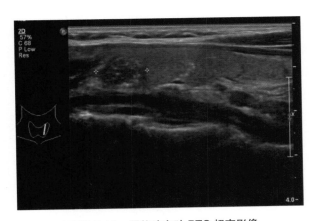

图 28-5-14　甲状腺左叶 PTC 超声影像

2. CT 诊断　CT 检查可对于大多数病例提出良、恶性诊断依据，而且可明确显示病变范围，尤其对扩展的病变范围以及与邻近重要器官及大血管的关系，对术前制定手术方案及预测手术中可能发生的损伤有重要意义，必要时可行强化 CT。胸部 CT 还可早期发现有无肺转移（图 28-5-15）。

3. 放射性核素诊断　甲状腺核素扫描，尤其是甲状腺功能成像，对于鉴别甲状腺良、恶性肿瘤有一定的帮助；同时对于怀疑为异位甲状腺体的诊断有重要临床价值。必要时行全身骨扫描，可发现是否已经存在骨转移。

4. X 线诊断　颈部 x 线摄片可观察有无胸骨后扩展、气管受压、或钙化等。对于细小或小絮片状、显影较淡的散在钙化，提示恶性的可能。如发现气管管腔受压变窄超过内径一半以上时，提示有恶性的可能。常规胸片可观察有无肺转移。

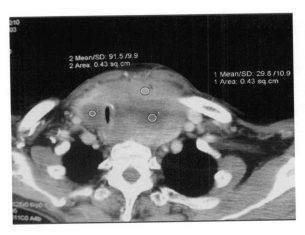

图 28-5-15　双侧 PTC 压迫气管

5. 核磁共振（MRI）诊断　可以明确显示甲状腺肿瘤的范围及其与邻近组织的关系。

6. PET／CT 诊断　PET/CT 检查能更早的发现颈淋巴结转移。此外，PET/CT 对甲状腺癌治疗后的评估，确定复发或残留病灶及部分甲状腺良、恶性肿瘤的鉴别诊断同样具有较大的应用价值。但由于 PET/CT 价格昂贵，目前尚未普及，在颈部转移瘤诊断中的应用及诊断标准尚待进一步临床研究（图 28-5-16）。

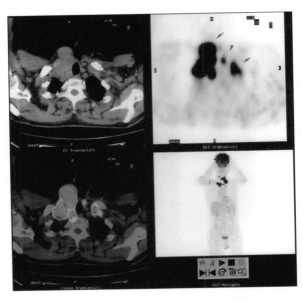

图 28-5-16　双侧 PTC 伴颈部淋巴结转移

7. 细针穿刺细胞学诊断（FNAB）　术前 FNAB 检查有助于减少不必要的甲状腺结节手术，并帮助确定恰当的手术方案。术前通过 FNAB 诊断甲状腺癌的敏感度为 83%（65%～98%），特异度为 92%（72%～100%），阳性预测率为 75%（50%～96%），假阴性率为 5%（1%～11%），假阳性率为 5%（0%～7%）。

（六）治疗

PTC 虽大多数病期较长，生长缓慢，但仍属致命性疾病，且部分病例侵袭性较高。外科治疗为主要手段，尤其是术中对局部的处理关系着治疗的成败。但目前临床上对本病的外科处理不甚统一，盲目扩大或缩小手术范围等不规范的问题依然存在，影响患者的生存质量和预后。正规、合理的初次治疗是本病处理的关键所在，同时应注重多学科联合的 MDT，方可获得令人满意的疗效。

1. 外科治疗

（1）原发灶的处理：在既往相当一段时期内，国内对 PTC 原发灶的术式一直缺乏统一的共识和规范。近年来，肿瘤规范化治疗理念不断深入，PTC 原发灶处理术式也趋于统一。依据我国甲状腺结节和分化型甲状腺癌治疗的实践经验，并结合国际权威指南精华，2010 年由中国抗癌协会头颈肿瘤专业委员会甲状腺癌学组牵头编写了我国第一部《分化型甲状腺癌临床指南》，2012 年又由中华医学会内分泌学分会、中华医学会外科学分会、中国抗癌协会头颈肿瘤专业委员会及中华医学会核医学分会联合出版了《甲状腺结节和分化型甲状腺癌诊治指南》，对 PTC 原发灶的处理进行了规范化建议。

PTC 的原发灶切除术式应主要包括全/近全甲状腺切除术和甲状腺腺叶＋峡部切除术，而甲状腺次全切除及肿物切除等不规范术式不建议使用。在确定 PTC 手术原发灶切除范围时，需要考虑以下几个因素：a. 肿瘤大小；b. 有无侵犯周围组织；c. 有无淋巴结和远处转移；d. 单灶或多灶；e. 童年期有无放射线接触史；f. 有无甲状腺癌或甲状腺癌综合征家族史；g. 性别、病理亚型等其他危险因素。

① 甲状腺腺叶＋峡部切除术与全/近全甲状腺切除术相比，甲状腺腺叶＋峡部切除术更有利于保护甲状旁腺功能、减少对侧喉返神经损伤，也利于保留部分甲状腺功能。

适应证：局限于一侧腺叶内的单发 PTC，并且肿瘤原发灶≤1 cm、复发危险度低、无童年期头颈部放射线接触史、无颈部淋巴结转移和远处转移、对侧腺叶内无结节。

相对适应证：局限于一侧腺叶内的单发 PTC，并且肿瘤原发灶≤4 cm、复发危险度低、对侧腺叶内无结节。

需注意的是，这种术式可能遗漏对侧甲状腺内的微小病灶，不利于术后通过血清 Tg 和 ^{131}I 全身显像监控病情，如果术后经评估还需要 ^{131}I 治疗，则要进行再次手术切除残留的甲状腺。同时应根据临床 TNM（cTNM）分期、危险分层、各种术式的利弊和患者意愿，细化外科处理原则，不可一概而论。

② 全/近全甲状腺切除术全甲状腺切除术即切除所有甲状腺组织，无肉眼可见的甲状腺组织残存；近全甲状腺切除术即切除几乎所有肉眼可见的甲状腺组织（保留＜1g 的非肿瘤性甲状腺组织，如喉返神经入喉处或甲状旁腺处的非肿瘤性甲状腺组织，建议为无瘤或少瘤一侧）。行全/近全甲状腺切除时，应当尽量保留甲状旁腺及其血供，以保证术后甲状旁腺功能减低的发生（图 28-5-17，图 28-5-18）。

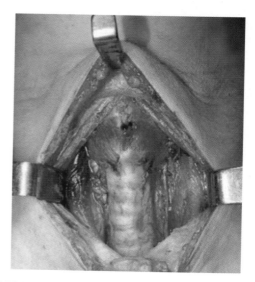

图 28-5-17　全甲状腺切除及双颈中央区淋巴结清除术

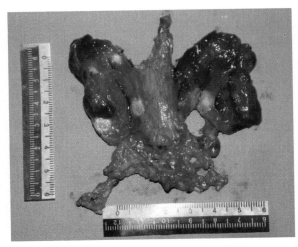

图 28-5-18　多灶性 PTC

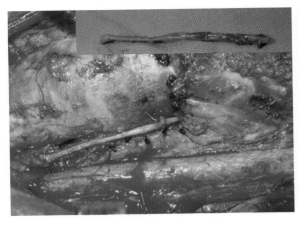

图 28-5-19　取同侧舌下神经袢支作为供体移植修复喉返神经

适应证：a. 童年期有头颈部放射线照射史或放射性尘埃接触史；b. 原发灶最大直径＞ 4 cm；c. 多癌灶，尤其是双侧癌灶；d. 不良的病理亚型，如：PTC 的高细胞型、柱状细胞型、弥漫硬化型、实体亚型，低分化型甲状腺癌；e. 已有远处转移，需行术后 ^{131}I 治疗；f. 伴有双侧颈部淋巴结转移；g. 伴有腺外侵犯（如气管、食管、颈动脉或纵隔侵犯等）。

相对适应证：肿瘤最大直径 1 ～ 4cm，伴有甲状腺癌高危因素或合并对侧甲状腺结节。

全／近全甲状腺切除术的益处包括：a. 一次性治疗多灶性病变；b. 利于术后监控肿瘤的复发和转移；c. 利于术后 ^{131}I 治疗；d. 减少肿瘤复发和再次手术的几率（特别是对中、高危 PTC 患者），从而避免再次手术导致的严重并发症发生率增加；e. 准确评估患者的术后分期和危险度分层。但全／近全甲状腺切除术后，将不可避免地发生永久性甲减；并且，这种术式对外科医生专业技能的要求较高，术后甲状旁腺功能受损和（或）喉返神经损伤的概率增大。

对局部存在严重侵犯的 PTC，如累及气管、食管、喉返神经等，只要患者全身情况许可，应争取作扩大根治手术。如一侧喉返神经受累，可行神经切除，如缺损较小，可行神经端端吻合；如缺损较大，且喉返神经入喉处及近迷走神经处保留有足够长的神经时，可行神经移植（图 28-5-19）。

对于 PTC 累及周围器官时，处理原则是在切净肿瘤的基础上尽可能地保留器官的功能，如部分喉切除和气管部分切除修补术等。癌肿固定于气管前壁或浸润至食管肌层时，只要未破坏气管壁和未侵入管腔内，可将癌肿从气管前筋膜下锐性剥离，并将受累食管肌层切除，保留其食管黏膜，仍可取得满意效果。确需切除部分气管壁可用肌骨膜瓣修复。如癌肿严重累犯喉、下咽、食管、气管难以保留时，可将受累器官一并切除，以带血管蒂的游离皮瓣进行修复重建。天津医科大学肿瘤医院曾收治一例晚期双侧 PTC 患者，癌肿已严重累及喉、下咽、气管、颈段食管并双颈转移，癌肿同时累及左颈部分皮肤，就诊时已经呼吸及吞咽困难；遂行全喉、全下咽、颈段食管、气管切除加双侧颈淋巴结清除术，然后用带血管蒂的右侧股前外侧肌皮瓣进行颈段消化道重建及缺损皮肤修复并行气管造瘘，术后病人一期愈合，恢复进食，效果满意。

（2）颈部淋巴结的处理：20% ～ 90% 的PTC 患者在确诊时即存在颈部淋巴结转移，多发生于中央区（Ⅵ区，即气管前、气管旁、喉前 Delphian 淋巴结）。28% ～ 33% 的颈部淋巴结转移并不是在术前影像学和术中发现的，而是在预防性中央区淋巴结清扫（Central compartment neck dissection）后才明确诊断，并由此改变了 PTC 的分期和术后处理方案。因此，建议切除原发灶的同时，在有效保留甲状旁腺和喉返神经情况下，行病灶同侧中央区淋巴结清扫术（图 28-5-20）。

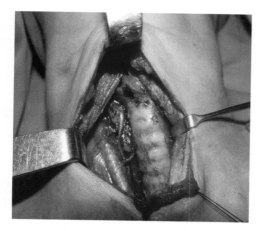

图 28-5-20　中央区淋巴结清除术

对临床侧颈淋巴结转移（cN1b）的患者应行侧颈淋巴结清扫术（Lateral neck dissection）（图 28-5-21）。对部分临床颈部中央区淋巴结转移（cN1a）患者，应根据Ⅵ区转移淋巴结的数量和比例、PTC 原发灶的位置、大小、病理分型和术中对非Ⅵ区淋巴结的探查情况等进行综合评估，行择区性颈部淋巴结清扫术。

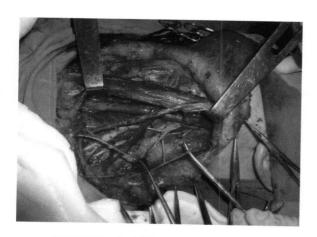

图 28-5-21　多功能保留侧颈淋巴结清除术

关于手术方式应以功能性颈淋巴结清除术为主，根据术中具体情况决定胸锁乳突肌、颈内静脉、副神经、颈外静脉、肩胛舌骨肌、颈丛神经、耳大神经、枕小神经等的保留与否，但必须强调的是一定要遵循肿瘤外科的原则，不可随意缩小手术范围。在双侧全颈清术中应尽量保留一侧颈内静脉，否则要保留一侧或双侧颈外静脉，以保证脑血液回流。如双侧颈淋巴结转移较多需行双

侧全颈清术，建议分期进行。而且手术时期也要选择好，如分期行双侧全颈清术应间隔 3 个月或以上；如确实需要同期行双侧全颈清术时，更应注意颈内静脉的保留，术后减少保留侧的加压包扎以免影响血液回流，并应注意双侧迷走、交感、膈神经及喉返神经的保留和保护。少数有上纵隔淋巴结转移的患者，多可于颈部低位切除，必要时应作胸骨劈开或切除锁骨头和部分胸骨柄以清除该处的淋巴结。

2．放射治疗　放射治疗是甲状腺癌一种重要的辅助治疗手段，主要分外放射和放射性核素内照射治疗两种。

（1）外照射：PTC 对放射线不敏感，所以仅作为手术后的辅助治疗措施。外照射治疗仅适用于：①原发癌灶无法彻底切除，有少量癌细胞残留者，术后补充放疗可以降低局部复发率，提高生存率。② PTC 骨转移因不适合手术治疗，应用外照射治疗可取得一定疗效，并且有明显的止痛效果。

（2）内照射治疗（RAI）：放射性核素治疗是利用部分 PTC 具有吸碘功能的特点，将放射性碘高度浓聚于肿瘤组织中，达到杀死癌细胞的目的。^{131}I 治疗包含两个层次：一是采用 ^{131}I 清除 PTC 术后残留的甲状腺组织（^{131}I ablation for thyroid remnant），简称 ^{131}I 清甲；二是采用 ^{131}I 清除手术不能切除的 PTC 转移灶，简称 ^{131}I 清灶。

对于 ^{131}I 清甲治疗应根据患者 TNM 分期情况选择性实施（表 28-5-4）。此外还可根据危险分层进行评估，如 AMES 预后分析系统中的高危型患者（男性年龄大于 40 岁，女性年龄大于 50 岁；癌细胞有区域淋巴结转移；癌肿侵犯包膜外；甲状腺原发肿瘤最大径大于 5cm）。^{131}I 清甲治疗可灭活全甲状腺切除后残留甲状腺组织，这样可消灭残留的微小的甲状腺癌灶，降低局部复发率。总体来说，除所有癌灶均＜ 1cm 且无腺外浸润、无淋巴结和远处转移的 PTC 患者外，均可考虑 ^{131}I 清甲治疗。妊娠期、哺乳期、计划短期（6 个月）内妊娠者和无法依从辐射防护指导者，禁忌进行 ^{131}I 清甲治疗。

表 28-5-4　根据 TNM 分期对 PTC 患者是否行 ^{131}I 清甲治疗的推荐

	TNM 分期	对 ^{131}I 清甲治疗的临床解读
T1	癌灶 ≤ 1cm，局限于甲状腺内	不建议 ^{131}I 清甲治疗
	癌灶 1 ~ 2cm，局限于甲状腺内	不建议也不反对 ^{131}I 清甲治疗
T2	癌灶 > 2 ~ 4cm，局限于甲状腺内	可行 ^{131}I 清甲治疗
T3	癌灶 > 4cm	
	年龄 < 45 岁	应行 ^{131}I 清甲治疗
	年龄 ≥ 45 岁	应行 ^{131}I 清甲治疗
	癌灶有显微镜下的甲状腺外浸润（不考虑癌灶大小和年龄）	不建议也不反对 ^{131}I 清甲治疗
T4	癌灶有肉眼可见的甲状腺外浸润（不考虑癌灶大小和年龄）	应行 ^{131}I 清甲治疗
Nx, N0	无淋巴结转移	不建议也不反对 ^{131}I 清甲治疗
N1	有淋巴结转移	
	年龄 < 45 岁	可行 ^{131}I 清甲治疗
	年龄 ≥ 45 岁	可行 ^{131}I 清甲治疗
M1	有远处转移	应行 ^{131}I 清甲治疗

^{131}I 清灶治疗主要应用于原发肿瘤手术无法彻底切除或出现的远处转移无法手术切除时，治疗前应尽量确保全甲状腺切除，并常规先行全身 ^{131}I 扫描，确定肿瘤组织有吸碘功能才能进行。传统上放射性核素 ^{131}I 治疗前应停止服用甲状腺素至少 4 ~ 5 周以升高血清 TSH 水平，一般至 > 30mU/L 以提高病灶的摄碘率，增加疗效，但这种处理可能会引起感觉减退、情绪低落、乏力等甲状腺功能低下的症状，近年来，欧美一些国家广泛使用 Recombinant human TSH(rhTSH)，既增加了血清 TSH 水平又不影响甲状腺素水平，防止因甲状腺素撤退引起的诸多毒副反应。

3. 内分泌抑制治疗　内分泌治疗是临床上最常用的 PTC 患者的辅助治疗手段之一，其治疗目的是通过反馈抑制和降低 TSH 水平，建立不利于残留甲状腺癌细胞复发或转移的环境 (TSH 抑制治疗)。此外在甲状腺切除术后补充甲状腺素还可防止出现术后甲状腺功能低下 (甲状腺素替代治疗)。PTC 患者术后均应接受 TSH 抑制治疗，最佳的调整药物剂量的方法是定期随访甲状腺功能，将 TSH 水平控制在正常值低限。TSH 抑制治疗最佳目标值应满足以下两点：①降低 PTC 的复发、转移率和相关死亡率；②减少外源性亚临床甲亢导致的副作用，提高生活质量。

近年来对于 TSH 抑制治疗的理念更加提倡兼顾 PTC 患者的肿瘤复发危险度及 TSH 抑制治疗相关副作用风险，摒弃以往的单一标准，制定个体化治疗目标。目前较为科学的标准是根据双风险评估结果，对不同患者制定相应 TSH 抑制治疗目标。所谓双风险即 PTC 复发风险及 TSH 抑制治疗副作用风险。有关双风险的评估方法及 TSH 抑制治疗目标评估详见表 28-5-5、表 28-5-6 及表 28-5-7。

表 28-5-5　复发危险度分层

复发危险度组别	符合条件
低危组	符合以下全部条件者
	无局部或远处转移
	所有肉眼可见肿瘤均被彻底清除
	肿瘤没有侵犯周围组织
	肿瘤非侵袭型组织学亚型，无血管侵犯
	若患者清甲后行全身碘显像，甲状腺床以外没有发现碘摄取

复发危险度组别	符合条件
中危组	符合以下任一条件者
	初次手术后病理检查发现镜下有甲状腺周围软组织侵犯
	有颈淋巴结转移或清甲后全身碘显像发现异常放射性摄取
	肿瘤为侵袭型组织学亚型或血管侵犯
高危组	符合以下任一条件者
	肉眼下可见肿瘤侵犯周围组织或器官
	肿瘤未能完全切除，术中有残留
	伴有远处转移
	全甲状腺切除后，血清 Tg 水平仍较高
	有甲状腺癌家族史

表 28-5-6　TSH 抑制治疗的副作用风险分层

TSH 抑制治疗的副作用风险分层	适应人群
低危	符合下述所有情况： （1）中青年；（2）无症状者；（3）无心血管疾病；（4）无心律失常；（5）无肾上腺素能受体激动的症状或体征；（6）无心血管疾病危险因素；（7）无合并疾病；（8）绝经期妇女；（9）骨密度正常；（10）无 OP 的危险因素。
中危	符合下述任一情况： （1）中年；（2）高血压；（3）有肾上腺素能受体激动的症状或体征；（4）吸烟；（5）存在心血管疾病危险因素或糖尿病；（6）围绝经期妇女；（7）骨量减少；（8）存在 OP 的危险因素。
高危	符合下述任一情况： （1）临床心脏病；（2）老年；（3）绝经后妇女；（4）伴发其他严重疾病。

表 28-5-7　基于双风险评估的 PTC 患者术后 TSH 抑制治疗目标（mU/L）

		PTC 的复发危险度			
		初治期（术后 1 年）		随访期	
		高中危	低危	高中危	低危
TSH 抑制治疗的副作用风险	高中危 *	< 0.1	0.5 ～ 1.0	0.1 ～ 0.5	1.0 ～ 2.0(5 ～ 10 年)***
	低危 **	< 0.1	0.1 ～ 0.5	< 0.1	0.5 ～ 2.0(5 ～ 10 年)***

*:TSH 抑制治疗的副作用风险为高中危者，应个体化抑制 TSH 至接近达标的最大可耐受程度，予以动态评估，同时随访和治疗心血管和骨骼系统相应病变。

**: 对 PTC 的复发危险度为高危者，同时 TSH 抑制治疗副作用危险度为低危者，应定期评价心血管和骨骼系统情况。

***:5 ～ 10 年后如无病生存，可仅进行甲状腺激素替代治疗。

（高明　李小龙）

五、甲状腺滤泡癌

甲状腺滤泡癌（Follicular thyroid carcinoma，FTC）是一种显示滤泡细胞分化，但缺乏乳头状癌特征的恶性上皮性肿瘤。目前，WHO 将甲状腺乳头状癌和滤泡癌统称为分化型甲状腺癌。甲状腺滤泡癌的发病率明显低于乳头状癌，但其远处转移率及病死率均高于乳头状癌，仍不容忽视。美国癌症数据库统计 1985 ～ 1996 年甲状腺滤泡癌占美国甲状腺癌的 12%，1996 年占 10%。而德国 1996 年滤泡癌占甲状腺癌的 27%，我国滤泡癌约占甲状腺癌的 5% ～ 10%。

（一）病因学

由于甲状腺滤泡癌发病率较低，近年来研究相对较少，和 FTC 发病相关的分子标志物主要包括 RAS 和 Pax8-PPAR。FTC 中常会出现 H-RAS 和 N-RAS 的第 61 位密码子的点突变。检测 ras 基因有助于滤泡状甲状腺癌的明确诊断。有研究报道 Pax8-PPARγ1 基因重排是 FTC 发生的一种分子途径，Pax8-PPARγ1 重排有助于提高并可能提前预示 FTC 的诊断。同时，流行病学调查显示碘缺乏地区甲状腺滤泡癌较多，近年来我国甲状腺滤泡癌的发病率呈减低趋势可能与国家碘盐的普及有关。

（二）临床表现

甲状腺滤泡癌虽可发生于任何年龄，但以 40 岁以上患者较多，占 70% 以上，极少发生在儿童。女性患者相对较多，肿物常单发，生长缓慢，局部恶性表现不如其他型甲状腺癌明显。多数患者以颈部肿物前来就诊，就诊时肿物大小常较乳头状癌大。也有少数以肺部症状和骨转移来就诊者。甲状腺滤泡癌较少发生淋巴结转移，约为 5% ～ 20%，而远处转移较多，可高达 20% 以上，主要转移到肺，其次为骨。（图 28-5-22）

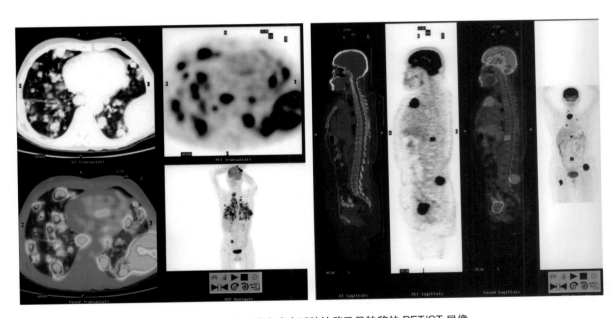

图 28-5-22　甲状腺滤泡癌广泛肺转移及骨转移的 PET/CT 显像

（三）病理特征

甲状腺滤泡癌以滤泡状结构为主要组织学特征，无乳头状形成，无淀粉样物。癌细胞一般分化良好，常似正常甲状腺组织，且滤泡中含胶体，有者似甲状腺肿结构，癌细胞可见轻度或中度间变，常见包膜、血管、淋巴管侵犯，癌组织在包膜外浸润性生长。

甲状腺滤泡癌分两型：①有包膜，但有显微镜下血管和 / 或包膜浸润，此型称为包裹性血管浸润型（Encapsulated angio invasive type）。②包膜不完整并明显浸润周围甲状腺膜组织，此型称为浸润型（Invasive type）。包裹性血管浸润型滤泡癌肉眼观察像甲状腺滤泡性腺瘤。浸润型滤泡癌切面灰白色，可侵占大部分甲状腺组织并侵出甲状腺包膜外，与周围组织粘连或侵入周围组织如气管、肌肉、皮肤和颈部大血管并常累及喉返神经。二型均可有出血、坏死囊性变、纤维化和钙化。

除典型的滤泡癌外，许特莱细胞癌和透明细胞癌为甲状腺滤泡癌的两个特殊亚型。①许特莱细胞癌：形态与许特莱细胞腺瘤相似，但有包膜、血管和/或邻近甲状腺实质浸润或有卫星结节形成，预后较差，5年生存率20%～40%。②透明细胞癌：罕见，肿瘤由具有透明胞质的癌细胞构成。癌细胞界限清楚，胞质内富含糖原。诊断甲状腺透明细胞癌必须先除外转移性肾透明细胞癌和甲状旁腺癌。

（四）诊断

术前诊断甲状腺癌除了病史、体征、常用辅助检查外，术前超声检查是极有参考价值的诊断方法。有助于确定病变的部位、大小、数量、范围，以及性质、淋巴结有无转移等。但甲状腺滤泡癌的彩色超声多普勒声像图特征与甲状腺良性肿瘤极为相似，并多伴有液化或囊性成分（图28-5-23）。所以遇到甲状腺囊实性肿物，不能忽略滤泡癌，需多方面考虑，谨慎做出鉴别诊断。针吸细胞学不能灵敏地发现有无血管和包膜的受侵，因此对滤泡癌的诊断率要远远低于其他型甲状腺癌。特别是微小浸润型滤泡癌很难从细胞形态和结构上与腺瘤区别，造成甲状腺滤泡癌的诊断准确率要远远低于乳头状癌。冰冻诊断甲状腺滤泡癌因取材所限，有时也较困难，必须看到明确的穿透包膜侵犯血管才能诊断。对大多数甲状腺滤泡癌须靠外科切除才指得到准确的病理诊断。

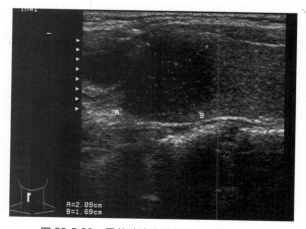

图28-5-23　甲状腺滤泡癌的超声影像学图像

（五）鉴别诊断

（1）滤泡型乳头状癌：以滤泡结构为主体的肿瘤，通过识别毛玻璃样核，核沟和核内包涵体等乳头状癌核型特点予以鉴别。免疫组化标记有助于鉴别诊断。

（2）不典型滤泡性腺瘤：最主要是仔细寻找包膜和/或血管浸润，有建议起码在包膜周围切取10块组织包埋切片证实有无浸润。CD34（血管）是血管内皮细胞特异性标记指标，有助血管浸润的确定。

（六）分期

请参看甲状腺乳头状癌。

（七）治疗

甲状腺滤泡癌原发灶的治疗原则基本和乳头状癌相同，但应指出的是，除对于有包膜的包裹性血管浸润型单侧病灶，可行一侧腺叶切除外。对于包膜不完整并明显浸润周围甲状腺组织的浸润型，均需行全甲状腺切除，术后予^{131}I治疗。因滤泡癌较少发生淋巴结转移，所以除临床上已出现颈淋巴结转移的患者行颈淋巴结清除术外，一般不作选择性颈淋巴结清除术。对于发生远处转移的患者，可行甲状腺全切，术后行^{131}I治疗。肺内转移的微小病变应行放射性碘治疗，只要病变对放射性碘治疗有反应就应每6～12个月一次，可多次治疗。放射性碘治疗的剂量可以为经验性的固定剂量（100～300mCi）。孤立的骨转移病灶可行手术彻底切除，可使生存率提高。无法切除的痛性病变也可考虑放射性碘、射线照射及动脉栓塞等治疗。这些方法主要是缓解骨性疼痛，并不是治疗甲状腺癌本身。中枢神经系统的转移病变不论对放射性碘的吸收如何可采用手术切除或考虑行伽马刀及射波刀等治疗，因可使生存时间明显延长。近年来，分子靶向药物的问世为甲状腺滤泡癌的治疗带来了福音，美国FDA已经批准索拉非尼治疗晚期^{131}I治疗无效的分化型甲状腺癌。（图28-5-24）显示了笔者治疗一例甲状腺滤泡癌肺转移，经^{131}I治疗无效后应用索拉非尼一疗程后，转移灶明显减少。

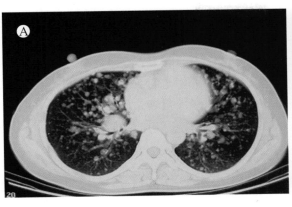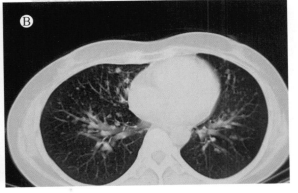

图 28-5-24　A 甲状腺滤泡癌肺转移灶索拉非尼治疗前　B 甲状腺滤泡癌肺转移灶索拉非尼治疗后

（八）预后及随访

甲状腺滤泡癌属低度恶性肿瘤，生长缓慢，但预后较乳头状癌稍差，总的 10 年生存率为 40%～65%，其中微小浸润型滤泡癌 10 年生存率 70%～95%，而广泛浸润型只有 30%～45%。其预后与年龄、血管侵犯及远处转移有关。45 岁以下患者预后较好，但 60% 滤泡癌患者超过 40 岁，其中远处转移为其主要死亡原因。肿瘤局限在包膜内、直径小的、分化好的滤泡癌和血管侵犯不明显者预后好。

（高明　郑向前）

六、甲状腺髓样癌

（一）流行病学

甲状腺髓样癌（Medullary thyroid carcinoma, MTC）是源自甲状腺滤泡旁细胞（C 细胞）的恶性肿瘤，由 Hazard 等 1959 年首次描述命名。C 细胞为神经内分泌细胞，可合成分泌降钙素及降钙素基因相关肽等激素，C 细胞亦属于 APUD（Amine precursor uptake and decarboxylation）细胞，因而本病为 APUD 肿瘤之一。甲状腺髓样癌临床上较少见，国内统计约占甲状腺癌的 5%～10%。

（二）临床分型

1993 年 Ponder 等发现多发性内分泌肿瘤 2 型（Multiple endocrine neoplasia type 2，MEN2）由 RET 基因突变引发（MEN2 主要临床表现和致死原因为甲状腺髓样癌），根据 RET 基因突变存在于生殖细胞或体细胞，目前将甲状腺髓样癌分

为遗传型和散发型两类，其中遗传型病例占甲状腺髓样癌发病总数的 20%～25%。甲状腺髓样癌为 MEN2 多发性内分泌肿瘤中的一种，MEN2 分为 MEN2A、MEN2B 和家族性甲状腺髓样癌 3 个亚型，除甲状腺髓样癌外 MEN2A 患者可合并嗜铬细胞瘤，甲状旁腺功能亢进等，MEN2B 可合并嗜铬细胞瘤、多发神经节瘤包括舌背或眼结膜下黏膜神经瘤、厚唇（见图 28-5-25）、马凡氏体型和骨骼异常等，家族性甲状腺髓样癌亚型不合并其他内分泌肿瘤。

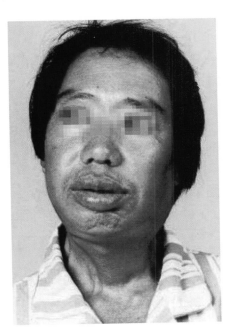

图 28-5-25　MEN2B 患者典型面容

（三）临床表现及诊断

甲状腺髓样癌散发型病变多为单发，在甲状腺中的部位不定；遗传型病变常为双侧多发，好

发于腺体的中上 1/3 交界处。病变呈椭圆或圆形，瘤体大小不一，直径数毫米至数厘米，呈实体性，局限而硬，切面色灰白或淡红，包膜多不完整，偶见钙化。甲状腺髓样癌一般发展较慢，可在数年甚至十余年内缓慢进展，少数也可发展急速，短期内死亡。肿瘤可侵及周围组织，发生相应的压迫和阻塞症状。癌细胞主要经淋巴道转移，且转移发生较早，初诊时约 60% 已发生转移。远处转移主要至肺、肝和骨骼。除上述一般临床表现外，遗传型患者还可同时合并各种内分泌肿瘤症状，见临床分型。

境下甲状腺髓样癌癌细胞多排列成实体性团块，偶见滤泡，不含胶样物质。癌细胞呈圆形或多边形，体积稍大，大小较一致，间变轻，胞质有嗜酸颗粒，深染，常见双核和散在核分裂象，间质有多少不等的淀粉样物质，番红花红及刚果红染色皆阳性。有时见淀粉样物质引起的异物巨细胞。淀粉样物质为肿瘤细胞产生的降钙素沉积，有时见于癌细胞内和转移癌内。间质可有钙沉积，似沙粒体，还有少量浆细胞和淋巴细胞，常见侵犯包膜及气管。

超微结构在癌组织间可见许多神经内分泌细胞，包括平滑或粗糙的内胞质网状体、游离的核酸小体以及有外膜的分泌颗粒等，颗粒大小为 100 ~ 200um，其中含降钙素，在间质中可见淀粉样微纤维。

甲状腺髓样癌的术前诊断主要依据以甲状腺肿物就诊患者的临床和血清学检查；甲状腺髓样癌患者和其家系成员的分子病因学筛查；以及影像学检查等。

1. 临床血清学诊断 ①甲状腺髓样癌除根据临床症状体征进行初步诊断外，由于其起源于分泌降钙素的甲状腺滤泡旁细胞，因此可将降钙素作为甲状腺髓样癌的肿瘤标志物，且其与瘤负荷密切相关。对于以甲状腺肿物就诊患者，术前可常规检查血清降钙素水平，如降钙素水平升高应高度怀疑甲状腺髓样癌的可能。部分甲状腺髓样癌患者术前降钙素水平不高，如联合降钙素基因相关肽检查可提高诊断率。对怀疑甲状腺髓样癌患者，应常规检查是否存在肾上腺嗜铬细胞瘤和甲状旁腺功能亢进，并于术中行冰冻病理检查。②如上所述，RET 基因突变是甲状腺髓样癌发病

的分子病因学基础，约 95% 的遗传型甲状腺髓样癌和 70% 的散发型甲状腺髓样癌是由 RET 基因突变引起。对于遗传型甲状腺髓样癌家系成员，可以抽取外周血进行家系筛查（图 28-5-26），对 RET 突变基因携带者进行疾病早期的临床干预；同时家系中非突变基因携带者也可以免除患病的忧虑和重复进行肿瘤相关检测的费用。

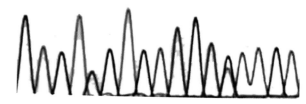

图 28-5-26　遗传型甲状腺髓样癌患者基因筛查 RET 基因 11 号外显子 634 号密码子突变

散发型甲状腺髓样癌患者也应常规行 RET 基因突变检查，散发型患者 RET 基因突变应仅存在于肿瘤组织中，如果在正常组织中发现有 RET 基因突变，那该患者应是遗传型甲状腺髓样癌家系的先证者。目前尚有极少数遗传型甲状腺髓样癌家系未能确认致病基因，因此对于 RET 基因突变检查阴性的甲状腺髓样癌患者，尤其是发病年龄较轻，病灶为双侧性或多灶性的患者，其一级亲属应进行降钙素激发实验，如实验结果阴性，则基本排除遗传型甲状腺髓样癌的可能。

2. 基因筛查与危险分组　RET 基因定位于 10 号染色体长臂，含 21 个外显子，编码一种属于酪氨酸激酶受体超家族的跨膜蛋白，此蛋白分为富含半光氨酸的胞外区、跨膜区和包含有酪氨酸激酶区域的胞内区三部分，其中胞内区的酪氨酸残基在受体和配体结合后能自动磷酸化，诱导细胞增生。目前发现的与甲状腺髓样癌有关的 RET 基因突变位点共有约 20 余个，这些突变可以分别导致胞外区和胞内区蛋白构象的改变，此类构象的改变增强 RET 的转化能力，激发酪氨酸激酶自动磷酸化，诱导细胞增生过度以至癌变。导致甲状腺髓样癌的 RET 基因突变多为单点突变，但已有研究发现甲状腺髓样癌中存在 RET 基因一个外显

子双位点突变致病的现象。*RET* 基因不同位点突变所致甲状腺髓样癌恶性程度不甚相同，目前主张对遗传型甲状腺髓样癌家系成员进行基因筛查并根据突变位点不同进行危险分组，各组别具体处理方式请见治疗。

3. 影像学诊断 在彩色超声多普勒检查中甲状腺髓样癌除具有甲状腺恶性肿瘤普遍的中心血流丰富、边界不清、形状不规则、有微小钙化等表现外，声像图常表现为肿物后方回声衰减（图28-5-27），但这在一定条件下依赖于彩超医生的经验。

CT、MRI 检查可明确病变范围，尤其是对中晚期甲状腺髓样癌，可明确胸内扩展的病变范围以及与邻近大血管的关系，为制定治疗方案提供可靠依据，必要时可行强化 CT（图 28-5-28、图 28-5-29），胸部 CT 还可早期发现有无肺转移。PET/CT 检查能更有效的判断肿瘤的良恶性以及早期发现淋巴结转移，但其价格较高，无法作为常规检查（图 28-5-30）。

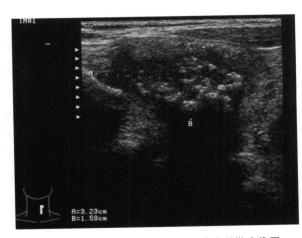

图 28-5-27　甲状腺髓样癌彩色超声多普勒声像图

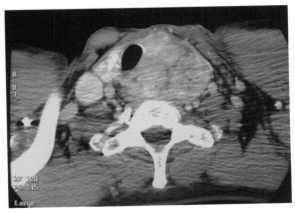

图 28-5-28　甲状腺髓样癌 CT 图像

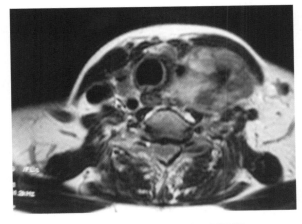

图 28-5-29　甲状腺髓样癌 MRI 图像

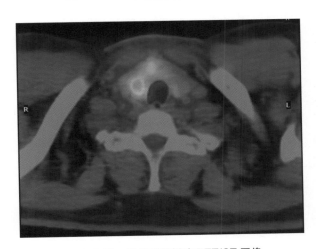

图 28-5-30　甲状腺髓样癌 PET/CT 图像

（三）治疗

1. 外科治疗 目前外科手术仍是甲状腺髓样癌的首选根治方式。

（1）原发癌的外科治疗：需要予以高度重视的是：对于伴有嗜铬细胞瘤的甲状腺髓样癌患者，应先行处理嗜铬细胞瘤，再行甲状腺癌手术，否则可激发致死性高血压。

对双侧发病的散发型甲状腺髓样癌患者而言，应行全甲状腺切除术，因为此类患者往往是遗传型甲状腺髓样癌家系的先证者。

对于无明确家族史，术前影像学检查考虑单侧较小病变的散发型甲状腺髓样癌患者，建议可行单侧腺叶加峡叶切除术，术中常规探查对侧甲状腺，如发现肿瘤时再行全甲状腺切除术。这是因为：①散发型甲状腺髓样癌的发病机制不同于遗传型甲状腺髓样癌，其 *RET* 基因突变为体细胞突变，手术后残余腺体复发几率小；②散发型甲状腺髓样癌双侧发病率只有 18.5%，术后对侧复发比例低，西方统计数字散发型甲状腺髓样癌的双侧性和多灶性比例为 32% ～ 67%，而我国患者比例与日本统计报告相近，考虑原因之一可能与种群差异有关；③腺叶切除后即使对侧复发解剖层次清楚，不会影响手术效果；④接受此术式的患者不会出现甲状旁腺功能低下，不必终身服用左甲状腺素。但对于采取此术式的患者术后应密切随访监测对侧腺体和血清降钙素水平。

对已发病的遗传型甲状腺髓样癌患者，应常规行全甲状腺切除术。首先遗传型甲状腺髓样癌甲状腺双侧发病比例高达 90.0%；其次遗传型甲状腺髓样癌为常染色体显性遗传，理论上遗传型甲状腺髓样癌患者每个滤泡旁细胞都有恶变的可能，因此只要保留甲状腺组织，就有可能再次发病；再者 RET 突变基因携带者在 70 岁之前超过 70% 会发病。

对经筛查发现的突变基因携带者，根据 RET 基因突变位点的不同，分为三个组别：高危组为 MEN2B 患者，突变为 16 号外显子的 918 密码子和 15 号外显子的 883 密码子，此组别患者在 1 岁之前即应行全甲状腺切除术和中央区淋巴结清除术。中危组为 10 号外显子的 611、618、620 密码子和 11 号外显子的 634 密码子突变患者，此组别患者在 5 岁之前应行全甲状腺切除术。10 号外显子的 609 密码子、13 号外显子的 768、790、791 密码子、14 号外显子的 804 密码子以及 15 号外显子 891 密码子突变患者属低危组，全甲状腺切除术可以推迟到 10 岁或降钙素激发实验出现异常时。结合中国的国情，部分突变基因携带者难以接受预防性的全甲状腺切除术，对其一定要密切进行影像学和血清降钙素监测，一旦怀疑发病立即行手术治疗。

（2）颈部淋巴结的外科处理：甲状腺髓样癌易发生早期淋巴结转移，且转移率较高，多项研究表明当原发病灶大于 1cm 时，颈淋巴结转移率不低于 50%。颈淋巴结转移是甲状腺髓样癌中影响预后的重要因素，因此除家系筛查出的未发病的低危组 RET 突变基因携带者外，其他患者应至少行中央区颈淋巴结清除术，临床淋巴结阳性患者需常规行颈淋巴结清除术。需要指出的是，甲状腺髓样癌易向上纵隔转移，因此手术应注意 VII 区淋巴结的清除。

2. 内科治疗晚期甲状腺髓样癌，单靠手术难以彻底清除，由于其对放射线不敏感，而且邻近器官如甲状软骨、气管、脊髓等对放射线耐受性低，一般情况下外放射治疗效果差，甚至有部分研究认为接受放疗的患者预后反而更差。同时甲状腺髓样癌源于滤泡旁细胞，不具备摄碘能力，内放射 ^{131}I 治疗无效。化疗在甲状腺髓样癌早期治疗中无作用，文献中化疗仅用于快速进展的或有远处转移的甲状腺髓样癌的姑息治疗，常用药物包括达卡巴嗪、5- 氟尿嘧啶、阿霉素等，效果不佳。目前认为放、化疗仅在无有效控制手段下作为一种姑息治疗方法。

生物治疗正在晚期甲状腺髓样癌中逐渐开展并展示出一定前景。甲状腺髓样癌较适合生物治疗，这主要基于以下原因：

① RET 基因突变是甲状腺髓样癌发病的分子学基础，生物治疗靶点明确

② 甲状腺髓样癌来源于甲状腺滤泡旁细胞，组织中表达的降钙素、降钙素基因相关肽等在其他组织中很少表达或不表达，该类启动子调控可以解决载体的甲状腺靶向性问题；

③ 即使生物治疗破坏了全部甲状腺组织，但对比肺或肝组织而言，其所造成的后果并不严重，可以有有效的替代疗法。

2010 年利用分子靶向药物范得他尼（Vandetanib）和索拉菲尼（Sorafenib）治疗晚期甲状腺髓样癌的 II 期临床试验结果相继发表。范得他尼为口服的小分子多靶点酪氨酸激酶抑制剂，主要作用靶点为 RET、EGFR 和 VEGFR，在范得他尼治疗晚期遗传型甲状腺髓样癌的 II 期临床试验中，30 例入组患者每日口服剂量 300 毫克，6 例患者部分缓解，16 例患者疾病稳定大于 24 周，疾病控制率达到 73%。而在另一项口服剂量为 100mg 范得他尼的临床试验中，疾病控制率为 68%，患者服药后的不良反应尚可耐受。索拉菲尼的作用靶点包括 RET、VEGFR2、VEGFR3、RAF、FLT-3、PDGFR-B 等。该试验入组患者分为遗传型和散发型两组，遗传组因治疗效果不佳已经中止试验。散发型共入组患者 16 人，其中 1 例部分缓解，14 例疾病稳定，疾病控制率 93.8%。但值得注意的是一例患者因为严重不良反应死亡。其他分子靶向治疗药物如莫替沙尼（Motesanib）也

取得了一定疗效。在 Stift 等利用肿瘤疫苗治疗甲状腺髓样癌的试验中，10 例晚期散发性甲状腺髓样癌患者 4 例部分缓解，2 例患者疾病稳定。

由于降钙素作为甲状腺髓样癌的肿瘤标志物效果肯定，临床工作者提出了生化学治愈的概念，即甲状腺髓样癌患者接受治疗后，如无肿瘤残余、复发或转移，血清中降钙素应为正常水平。所有甲状腺髓样癌患者术后应常规监测降钙素，一般认为如果术后一段时间复查血清降钙素水平升高，则意味着体内仍存在瘤负荷。此类患者一部分通过彩色超声多普勒、CT 等常规影像学检查可以发现病灶，但有部分患者上述检查无阳性发现，既往出现此类情况，临床只能采取密切观察的方法，待确实发现复发灶和转移灶后，再采取相应治疗方案，而应用 PET/CT 有助于此问题的早期解决。PET/CT 对甲状腺髓样癌颈部、锁骨上和纵隔转移淋巴结探测的灵敏度和特异性均强于常规影像学检查，同时由于甲状腺髓样癌属于 APUD 系统肿瘤，使用 ^{18}F-DOPA PET 其灵敏度要高于 ^{18}F-FDG PET。但 PET/CT 对于肝、肺等的微小转移效果不佳，对怀疑有肝、肺等处微小转移的甲状腺髓样癌患者，可以采用选择性静脉导管插入术抽取相应部位的静脉血进行降钙素激发实验，灵敏度可达到 90%。需要指出的是，没有任何一种单一方法可以确定甲状腺髓样癌所有的复发灶和转移灶，PET/CT 和选择性静脉导管插入术由于价格较高，无法作为常规检查，但可以作为一个有益的补充手段。

（四）预后

总体而言，早期甲状腺髓样癌 10 年生存率约 70%～80%，但如出现远处转移则十年生存率不足 50%。不同类型的甲状腺髓样癌中 MEN2B 恶性程度最高，家族性甲状腺髓样癌恶性程度最低，在所有 RET 基因突变中以 16 号外显子 918 号密码子突变所致的甲状腺髓样癌预后最差。多项研究表明，甲状腺髓样癌患者诊断时的分期和年龄是最主要的预后因素。术前降钙素水平也是一个重要指标，术前监测降钙素水平高于 1000pg/ml 的患者，瘤负荷较大，极易发生远处转移。

（高明 于洋）

七、甲状腺未分化癌

甲状腺未分化癌 (Undifferentiated thyroid carcinoma) 又称为间变癌 (Anaplastic thyroid carcinoma, ATC) 或肉瘤样癌 (Sarcomatoid carcinoma)，是影响人类最具侵袭性和致命性的实体瘤之一。其由恶性程度高、分化程度差且病理类型不同的一组肿瘤组成，主要包括大细胞癌、小细胞癌、巨细胞癌、梭形细胞癌等病理类型。临床上较少见但其致死率极高，预后极差。

（一）流行病学特征

ATC 发病率约 0.5～10/10 万，占全部甲状腺恶性肿瘤的 2%～3%，也有报道认为其发病率约为 5%～14%，但目前其发病率呈下降趋势。Mumbai 等报道，在 1969～1973 年和 1989～1993 年间，ATC 的发病率从 7.7% 减少到 4.2%；天津医科大学肿瘤医院 1954～2009 年间共收治 ATC 患者 194 例，占所有甲状腺癌的百分比为 4.5%，其中近 10 年间其所占百分比有较为明显的下降趋势（图 28-5-31）；该病与分化型甲状腺癌在性别分布上差异明显，男：女为 1:1.5～2，中老年患者多见。

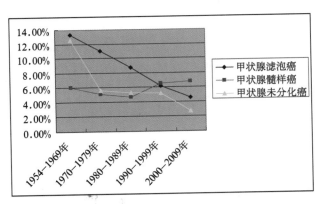

图 28-5-31 天津医科大学肿瘤医院甲状腺未分化癌所占比例时间变化趋势

（二）病因学

ATC 的病因尚不清楚，其发生可能与以下因素有关：结节性甲状腺肿病史、地方性甲状腺肿的地区居住史、低碘饮食、糖尿病史等。分子生物学研究表明 ATC 的发生是由分化型甲状腺癌通过抑癌基因的变异或丢失转化而来。Rodrigues 等人发现由滤泡癌到低分化的甲状腺癌，再到 ATC 的过程和染色体的不平衡有关。有学者发现未分化甲状腺癌往往是分化型甲状腺癌发展而来，其过程中伴有 p53 基因的突变。

（三）病理

1. **肉眼观** 一般瘤体较大，形状不规则，常累及两侧腺体及甲状腺以外的组织，癌灶无明显包膜或包膜不完整，边缘不清，广泛浸润、破坏，切面灰白或暗红色，呈鱼肉样，常伴有出血及坏死。

2. **镜下观** 癌细胞大小、形态、染色深浅不一，核分裂象多。组织学上可分为小细胞型、梭形细胞型、巨细胞型和混合细胞型。有些呈肉瘤样结构的癌，光镜下很难与肉瘤鉴别。电镜及免疫组化检查可有助于鉴别，如超微结构可见桥粒、张力细丝以及微绒毛上皮细胞突起及细胞内腔等，可确定为癌而非肉瘤。或可用抗 Keratin、CEA 及 Thyroglobulin 等抗体作免疫组织化学染色与恶性黑色素瘤及大细胞淋巴瘤相鉴别。

（四）临床表现

ATC 的临床表现一般具有以下特点：1. 绝大部分患者（64% ～ 80%）表现为单侧或双侧进行性增长的颈部肿块，肿块质硬且迅速增大，部分进展期肿瘤累及表面皮肤呈暗红色（图 28-5-32）；2. 局部压迫症状，如有呼吸困难、吞咽困难、颈静脉怒张、声音嘶哑等表现，是由于肿瘤压迫气管、食管、颈静脉及喉返神经所致；3. 由于甲状腺未分化癌的恶性程度高，病情发展非常迅速，侵犯周围的组织器官，甚至在气管与食管间隙形成巨大肿块，导致呼吸和吞咽障碍；4. 转移特点：早期即可发生血道和淋巴道的转移及局部的侵犯，转移常见于肺、肝、肾及上纵隔等部位，首诊时已有颈部淋巴结转移的患者为 90%，气管受侵犯的患者为 25%，通过血道已发生肺转移的患者为 50%。

（五）影像学特征

1. **X 线** 颈部 X 线片检查常见气管受压，明显移位和变窄，因肿瘤组织广泛浸润，故侧位片多半有椎前软组织浸润增厚影。

2. **B 超** 肿物一般累及双侧腺叶，无明显包膜，与周围组织无明显界限，回声欠均匀，肿物内血运丰富。

3. **CT ／ MRI** 可见气管受压或周径变窄，甚至受压移位致偏于一侧，椎前软组织增厚，表面肿瘤从椎前包绕气管及食管，并常见颈部多发肿大淋巴结（图 28-5-33，图 28-5-34）。

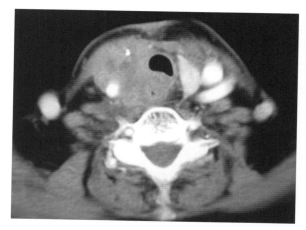

图 28-5-33 甲状腺未分化癌，CT 显示肿瘤压迫气管，边界不清

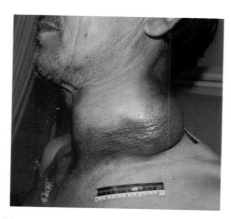

图 28-5-32 甲状腺未分化癌患者，肿瘤累犯表面皮肤

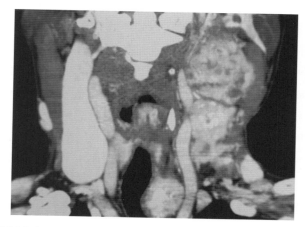

图 28-5-34 甲状腺未分化癌伴颈部多发转移淋巴结，部分侵犯颈部血管

（六）诊断与鉴别诊断

ATC 的术前诊断主要依靠细胞学或 core-biopsy 组织学检查，其阳性率一般可达 80% 以上；术中冰冻切片的组织病理学分析具有很高的诊断价值，是确诊的主要手段。由于甲状腺岛状癌、淋巴瘤和甲状腺滤泡癌有时在病理中易与 ATC 混淆，所以近年来加用免疫组织化学确诊。B 超、CT 检查虽然不能对 ATC 的诊断提出可靠的依据，但在确定肿瘤大小、范围与周围组织关系上有重要的临床意义。

由于 ATC 肿瘤细胞丧失滤泡细胞功能，不吸收和浓聚碘，也不表达甲状腺球蛋白，因此借此可与分化型甲状腺癌相鉴别。

（七）治疗现状及预后

由于 ATC 甚难控制，一般从诊断到死亡中位生存期仅 4～8 个月，临床上一经发现即为晚期，所以 AJCC/UICC 将所有的甲状腺未分化癌都分为 IV 期。其中肿瘤局限于腺体内并能根治切除者为 IVA 期，肿瘤超出腺体且不能根治切除者为 IVB 期，发生远处转移者为 IVC 期。目前甲状腺未分化癌的治疗原则应以手术＋放疗为主、同时结合化疗的综合治疗。

1. 外科处理 IVA 期因肿瘤局限于甲状腺内，可行完整手术切除。IVB 期患者占约 40%～60%，因侵犯甲状腺外组织，分为可切除和不可切除，其治疗仍存在争议。IV 期认为是临床试验或姑息治疗的候选人。如患者合并呼吸困难，在了解病变侵及范围的情况下，积极保护呼吸道，可行气管切开后放疗，但放置的气管套管以塑料或硅胶材质的为佳，以利于术后放疗。

2. 放射治疗 既是已失去手术机会患者的主要治疗方式，也是术后重要的辅助治疗方式，因放疗适用于所有确诊为 ATC 患者。放疗只能延长部分患者的短期生存。单纯放疗及放疗与手术相结合能达到较好的局部控制。放疗的靶区一般包括肿瘤区和 II～VI 区淋巴结及上纵隔 VII 区，为做到在保证靶区照射剂量的同时不过度损伤脊髓、腮腺等重要组织器官，临床上常采用调强放疗技术，即在剂量分布上具有明显优势，又不增加周围重要器官的高剂量的照射。目前有临床研究认为，超剂量分割放疗结合放疗增敏（用 ADM 增敏），

提高局控率可达 80%，中位生存期 1 年。因此放射作为辅助治疗手段，对于 ATC 的治疗起到缓解呼吸困难及局部控制的作用。

3. 化学治疗 此型甲状腺癌对于化学治疗的疗效差，但仍有一定疗效。有报道用顺铂加阿霉素联合化学治疗，反应率达 33%；Paclitaxel 最近被用于初诊的病人，证实具有一定姑息受益，然而加大化疗药剂量却不能提高远处转移灶的反应率，提高生存。但目前由于 ATC 治疗效果较差，临床上化疗联合手术以及外放射治疗在 ATC 中得到一定程度的应用，小部分 ATC 患者在接受不同类型的治疗后生存期延长，Nilson 等根据 81 例 ATC 的治疗经验，提出联合治疗方案，包括术前高能加速器治疗、柔红霉素化疗，术后化疗等最终有 8 例生存期超过 2 年，为 ATC 治疗带来曙光。

ATC 的预后极差，5 年生存率低于 10%，患者一般多在 2～6 月内死亡，很少存活 1 年以上，主要死于局部侵犯及广泛转移。影响预后的主要因素是原发癌的局部侵犯情况及术后复发等。冯影等通过对 94 例甲状腺未分化癌统计分析认为，白细胞计数 < 10.0×10^9/L、原发灶最大径 < 6cm 是影响生存的独立因素；腺体内的 ATC 行根治性手术后的生存时间明显长于有腺外侵犯者。此外，选择何种手术方式也对预后产生一定的影响。一般认为局限在腺体内的 ATC 应完全切除肿块或扩大切除范围；而腺体外侵犯者则只做姑息性手术。

（八）治疗新进展

在 ATC 的治疗上，人们正在试图选择新的治疗药物和治疗时机。组蛋白、脱乙酰基酶抑制剂和丙戊酸能提高 Na-I 转运泵的基因表达，从而增加 ATC 对碘的积累，提高放射碘等化疗药物的敏感性；Ringel 等人体外试验证实选择有抑制 ATC 细胞活性的能力。Blagosklonny 等人进行了三种 ATC 细胞系（BHT-101，SW-1736，KAT-4）中外源性野生型 p53（Exogenous wild-type p53，wtp53）影响化学敏感性的能力研究，他们用表达 p53 的腺病毒转染这些细胞系，发现三种细胞系表达 wtp53 后对阿霉素敏感性增加。考布他汀 A4 是一种血管靶向药物，I 期临床试验表明该药有对血管作用有活性且无细胞毒性。结果显示考布他汀 A4 对 ATC 有比紫杉醇更持续的作用，

Mooney 等报道的 II 期临床研究显示，26 例进展期 ATC 在治疗初期将考布他汀 A4 作为唯一治疗，无客观缓解，但 7 例患者病情稳定时间的中位数为 12.3 个月。在一项吉非替尼 (EGFR 酪氨酸激酶抑制剂)II 期临床试验中，Pennell 等报道吉非替尼用于放射性碘难治性晚期甲状腺癌 27 例，5 例 (19%) 为 ATC。吉非替尼没有导致客观上的缓解，但发现所有患者的肿瘤体积降低了 32%。1 例 ATC 治疗后病情稳定了 12 个月。同时，基因治疗的方法也在试验进行中：一种单链的 IL-12 融合蛋白质可以通过由 NK 细胞中介的免疫反应杀伤 ATC 细胞；ATC 细胞能表达 Bcl-2 和 Bcl-xl，后两者可以抵抗化疗药物的毒性，并且由 ATC 细胞自分泌产生的 IL-4 和 IL-10 增加了他们的抗化疗药物能力，所以，抑制 IL-4 和 IL-10 也成为新的治疗靶点。此外，研究人员发现可溶性细胞内黏附分子（尤其是血管细胞黏附分子）在 ATC 患者的外周血中的含量远远高于健康人，这使 ATC 的早期诊断、早期治疗成为可能。同时，重组人类 TSH、视黄酸重分化治疗和基因治疗都在进一步研究中，这些都将为临床治疗 ATC 提供更广阔的前景。

（高明　魏松锋）

八、甲状腺其他恶性肿瘤

（一）甲状腺恶性淋巴瘤

甲状腺虽可发生恶性淋巴瘤，但甚为少见，占甲状腺恶性肿瘤的 0.6% ～ 5.0%，占结外淋巴瘤的 2%。男女比例为 1：2 ～ 1：14。多发生于平均年龄为 60 岁的老年患者。原发性甲状腺淋巴瘤绝大多数为非霍奇金淋巴瘤，主要为弥漫性大 B 细胞淋巴瘤，其次结外边缘区 B 细胞淋巴瘤 / 低度恶性黏膜相关组织淋巴瘤。甲状腺原发恶性淋巴瘤，常与淋巴性甲状腺肿并存（25% ～ 77%）。偶可发生自淋巴性甲状腺肿恶变，肿块生长甚快，临床表现基本同未分化癌，但对放射治疗反应甚为敏感，与未分化癌可资鉴别。甲状腺继发性恶性淋巴瘤多于原发。以非霍奇金淋巴瘤占多数，病灶可较小，常伴颈淋巴结肿大，可在身体其他部位如胃肠道发现原发病灶。

原发性甲状腺淋巴瘤最常见的临床表现为快速增大的甲状腺肿物，常伴有颈部淋巴结肿大（图 28-5-35）。甲状腺淋巴瘤其他的临床表现为：声嘶、呼吸困难、咳嗽、吞咽困难。发热、盗汗、体重减轻等，B 症状较少。

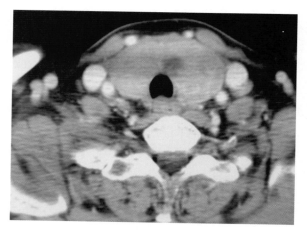

图 28-5-35　甲状腺恶性淋巴瘤的 CT 图像

细针穿刺细胞学是初诊的主要方法。应多方位、多点穿刺，可辅以超声引导（图 28-5-36）。近年来由于流式细胞技术、免疫组织化学技术、PCR、原位杂交等技术的应用，甲状腺淋巴瘤的细针穿刺细胞学诊断率大为提高。尽管如此，有学者认为细针穿刺细胞学并不能取代开放性切除活检。理由是：①细针穿刺细胞学确诊甲状腺淋巴瘤亚型有一定困难，而不同的亚型其预后与治疗疗方案大不相同。②开放性切除活检能取得足够有代表性的组织标本，同时使其他亚型的甲状腺淋巴瘤避免误诊。因为黏膜相关淋巴组织淋巴瘤常与弥漫大 B 细胞淋巴瘤并存。加之样本组织较少，漏诊了侵袭性淋巴瘤成分，则导致了错误的治疗。目前国内穿刺细胞学甲状腺淋巴瘤诊断的准确率并不高。

全身化疗及局部放疗是诊断明确的原发性甲状腺淋巴瘤的主要治疗手段。根据不同的分期、分型采取化疗和（或）放疗，能较好地控制全身及局部病变，减少复发。经典、有效的化疗方案为 CHOP 方案。整个颈部、锁骨上窝、上纵隔的放疗对控制局部病变的有效率可达 85%。近 20 年来，本病的治疗原则和方法已从单一手术发展到手术、化疗、放疗等综合治疗。研究表明，明确诊断后行化疗、放疗可取得较高的完全缓解率。扩大手术切除范围并不能延长患者生存期。Pyke

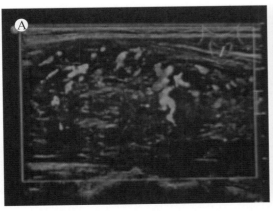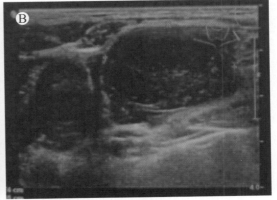

图 28-5-36　甲状腺恶性淋巴瘤的超声图像

等对 62 例原发性甲状腺淋巴瘤患者的手术疗效研究表明，行甲状腺活检明确诊断后予以放疗、化疗组，完全缓解率为 88%；而行甲状腺病变切除联合放疗、化疗组，完全缓解率为 85%，两者差异无显著性。

由于各种原因，原发性甲状腺淋巴瘤的 5 年生存率差别很大，为 35%～79%。有些文献报道甲状腺淋巴瘤预后差，绝大部分病例在 1 年内复发死亡。影响其预后的因素尚有争论，肿瘤的分期、病理类型、肿瘤生长迅速、血管侵犯、病变超出甲状腺等被认为与预后有关，但也有认为 I、II 期病例间最终预后无差别。

(二) 甲状腺转移癌

虽然甲状腺血液供应十分丰富，但这并不意味着甲状腺就是转移好发的器官，临床上发现的甲状腺转移癌仍属少数。根据尸检结果，存在多发转移的恶性肿瘤患者甲状腺转移癌的发生率为 24%，而普通尸检中的发生率只有 1.5%。有报道指出，尸检中发现乳腺癌和肺癌甲状腺转移最为常见，而临床上最常见的甲状腺转移癌为肾的透明细胞癌（图 28-5-37）。但我们的研究结果显示食管癌甲状腺转移较多。这一结果与国内多数报道较吻合。而国外的大宗尸检报告中甲状腺转移癌来自食管的较少，一方面可能由于我国食管癌的发病率较国外高，另一方面因甲状腺组织内血管和淋巴管很丰富，且与食管解剖位置较近有关。

由于甲状腺转移癌临床发病率极低，其诊断也较困难，常被误诊为原发甲状腺癌。本病诊断主要依靠病史、体检及必要的辅助检查，有恶性肿瘤既往史的患者发现甲状腺肿物，特别是对于具有高转移倾向的食管癌、肾癌、肺癌、乳腺癌等，应考虑到甲状腺转移癌的可能性。

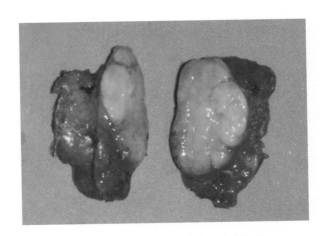

图 28-5-37　肾透明细胞癌甲状腺转移

彩色超声多普勒检查作为一种实用、经济、无放射性、无创、易被患者接受、易被推广应用的方法，对于甲状腺癌的诊断具有准确率高、特异性强等特点。甲状腺转移癌的声像图特征主要表现为内部不均匀低回声，形状不规则，边界欠清楚，部分伴有强回声光点等。但值得提出的是，肾透明细胞癌甲状腺转移的声像图特征常与甲状腺良性肿瘤相似，较难鉴别。因此，凡有肾癌病史的患者，因甲状腺肿物前来就诊者，即使影像学考虑良性，临床也应怀疑肾透明细胞癌甲状腺转移。细针穿刺细胞学检查简便、易行、创伤小，能对多数临床可触及的甲状腺肿物做出定性诊断。

近年来开展的超声引导下针吸活检技术使穿刺部位更准确，尤其适用于手术困难危险性大的病例。

PET/CT 对于诊断恶性肿瘤的灵敏度较高，有利于发现早期微小病灶，并可一次性了解全身病变情况。因此，对于甲状腺转移癌的早期诊断具有较高的价值。同时，病理学检查和免疫组化在甲状腺转移瘤的诊断和鉴别诊断中有着重要作用，甲状腺转移癌免疫组化甲状腺蛋白（TG）染色为阴性，而甲状腺原发肿瘤 TG 染色一般为阳性。

甲状腺转移癌虽然为恶性肿瘤晚期表现，但如能早期发现，结合手术为主的综合治疗，部分患者可取得相对满意疗效。甲状腺转移癌的治疗应根据原发肿瘤的部位、临床分期、组织学类型、全身状况及转移情况制定个体化治疗方案。从减轻瘤负荷以及防止肿瘤进一步发展侵犯气管、食管方面来讲手术治疗是有益的。在 Nakhjavani 的研究中，接受手术或手术联合辅助化疗的患者，生存期（34 个月）长于未接受手术治疗的患者（25个月）。姑息性切除的患者术后应补加放、化疗；不能手术者给予姑息性放、化疗。我们的研究显示：肾透明细胞癌甲状腺转移术后应用免疫治疗可取得良好的效果。部分患者确诊恶性肿瘤后曾接受多次化疗，甲状腺转移癌的出现说明其对原化疗方案耐药，此情况下亦可能发生多药耐药的可能性，获得足够的肿瘤组织进行药物敏感实验为进一步治疗提供参考是有益的。

虽然恶性肿瘤发现甲状腺转移常提示预后不良，但经过积极的内外科治疗，也可起到一定的效果。尤其值得提出的是：肾癌合并甲状腺转移经过系统规范的治疗后可取得较好的预后，发生这种差异的原因尚不清楚，需要对肾癌的生物学行为进行更深入的研究。天津市肿瘤医院统计了4 例肾透明细胞癌甲状腺转移患者术后行 LAK 细胞及白介素－11 等生物治疗，3 例仍存活，最长存活 17 年。

总之，对于任何有身体其他部位恶性肿瘤病史的患者，一旦发现甲状腺肿物，都应怀疑有甲状腺转移的可能。早期发现、系统的个体化治疗，可进一步提高甲状腺转移癌患者的生存率。

（高明　郑向前）

第六节　特殊类型甲状腺癌

一、妊娠期甲状腺癌

甲状腺癌是女性最常见的内分泌系统恶性肿瘤，也是女性孕期第二常见的恶性肿瘤。国外有文献报道约 4.4% 甲状腺癌诊断时在孕期，10%的生育期女性甲状腺癌发生在孕期或产后第 1 年，一般多发生于多胎生育妇女且随怀孕次数的增加发生甲状腺癌的几率增加。过往的多数研究表明妊娠期甲状腺癌多为分化型甲状腺癌，和同龄的非妊娠期甲状腺癌的生存率没有明显差异，妊娠与分化型甲状腺癌之间互不影响。近年来也有一些学者报道，分化型甲状腺癌进展缓慢，但妊娠期体内激素环境与水平的变化可能促进其生长和发展，导致部分妊娠期甲状腺癌生长迅速，年龄的增长会使妊娠期发生甲状腺癌的概率增加。

妊娠期甲状腺癌（Gestational thyroid cancer）的诊断以超声和细针穿刺为主，CT 及胸片慎用，同位素检查为禁忌。

妊娠期甲状腺癌的处理，外科手术治疗仍是首选方法，其手术范围与非妊娠期甲状腺癌无区别，临床治疗的焦点在于手术治疗时机的选择。妊娠期分化型甲状腺癌必须考虑两方面因素，即肿瘤进展及外科手术可能给母体及胎儿造成的危险。有学者认为，妊娠早期和中期发现的甲状腺癌可在妊娠中期手术治疗，但在围手术期应采取保胎措施，以免引起流产、胎儿缺氧宫内窘迫等可能；妊娠后期发现的甲状腺癌待分娩后再手术。也有学者认为孕期与非孕期分化型治疗效果无显著差异，产后手术与妊娠中期手术结果比较并不增加局部复发及远处转移，并不影响预后，妊娠期发现甲状腺癌即终止妊娠是不必要的；而出于母体及胎儿安全，产后手术可能更有益。

笔者认为，妊娠期甲状腺癌多为分化型甲状腺癌，生长缓慢。一经在妊娠期发现患有分化型甲状腺癌，应临床密切观察，如肿瘤生长迅速并发生转移，应及时终止妊娠并积极采取外科处理，处理方案基本同分化型甲状腺癌；但如肿瘤生长缓慢或相对静止，则可延续密切观察，至妊娠后再行手术治疗。

没有证据表明左甲状腺素能够在妊娠期减小

甲状腺结节的大小或阻止其生长。因此，不推荐在妊娠期使用左甲状腺素抑制疗法。由于外源性甲状腺素很难通过胎盘，而且甲状腺素一般不经乳汁分泌，因此妊娠期、哺乳期服用甲状腺素的内分泌抑制治疗对胎儿、婴儿影响不大。但如果手术被延期到产后，对于分化型甲状腺癌的病人，可以考虑甲状腺素抑制疗法。甲状腺素抑制疗法的目标是将 TSH 控制在一个低于正常值的范围：0.1 ~ 1.5mU/L。

对于需要行放射性碘治疗的患者，建议放射碘治疗后至少 6 个月后妊娠，以保证妊娠期甲状腺素替代治疗的最佳水平；而妊娠后行手术治疗的患者，如需行放射性碘治疗，应注意与婴儿的隔离保护。

二、儿童及青少年甲状腺癌

有关儿童及青少年甲状腺癌（Child and adolescent thyroid cancer）的年龄范围尚不统一，文献对儿童及青少年甲状腺癌年龄段的划分没有一个明确的界定，一般指发生在 14 岁以前的甲状腺癌，但也有以 20 岁、18 岁或 15 岁以前为界定者。我们推介以 15 岁以前，原因在于 15 岁以前青少年受射线病因学影响明显，可能的发病机制与临床生物学特点不同于成年甲状腺癌。

（一）发病情况

早在 1902 年，Erhardt 报道首例幼年甲状腺癌。Steliarova 等统计 1988 ~ 1997 年，年龄标化的 0 ~ 14 岁欧洲儿童和青少年甲状腺癌发生率为 0.5 ~ 1.2/100 万，15 ~ 19 岁为 4.4 ~ 11.0/100 万。国内统计表明青少年甲状腺癌发病率为 2.4 ~ 9.0/100 万，占全部甲状腺癌的 1.5% ~ 4.6%，占儿童和青少年全身恶性肿瘤的 0.5% ~ 3.0%。儿童和青少年甲状腺实体结节中 19.9% ~ 30.0% 为恶性。男女比例约为 1：2。1985 年美国 SEER 资料显示，20 岁以下分化型甲状腺癌约占全部甲状腺癌的 10%。

（二）发病因素

儿童和青少年甲状腺癌的发病原因尚不十分明确。但是放射线接触史是目前唯一肯定的引起甲状腺癌的环境因素，儿童及青少年的甲状腺腺体比任何器官都更容易在放射介导下发生癌变。甲状腺是唯一一个少于 0.01Gy 剂量就可致癌变风险的器官。儿童及青少年时期因各种疾病，例如胸腺肥大症、扁桃体炎、颈部淋巴结肿大者接受放射性治疗后，或利用 ^{131}I 检查疾病后，甲状腺癌的发病率升高。最典型的是发生于 1986 年的切尔诺贝利核电站事故，在该事故发生后 5 ~ 10 年，事故周边地区儿童及青少年甲状腺癌患病率明显上升。这些患者的年龄在核事故当时大多为 5 岁以下，由核放射引起的甲状腺癌多为乳头状癌，常为多灶性，易发生转移。

除环境因素外，甲状腺癌的发病还可能与遗传因素有关，在甲状腺髓样癌中更为明显，约 10% ~ 15% 的青少年甲状腺癌有家族史，属常染色体显性遗传。而原癌基因的突变很可能参与了甲状腺癌发生。Yamashita 的研究指出，儿童和青少年甲状腺癌存在的基因重排的发生率大于基因的点突变。在儿童和青少年的乳头状癌中，RET/PTC 基因的重排大于成人，分别是 47% ~ 65% 和 3% ~ 34%。其中有 2 个特殊的突变基因 RET/PTC1 和 RET/PTC3 占所有基因重排的 80%，并且在典型的乳头状结构的癌中 RET/PTC1 基因重排最普遍，占 65%。RET/PTC3 基因在有放射线暴露史的患者中最多。近年来学者们在乳头状癌中检测到高频率的 BRAF 基因突变，并认为癌基因事件与甲状腺乳头状癌的发生、发展有密切关系。但研究证明，在乌克兰切尔诺贝利核事故后的乳头状癌患者中，BRAF 基因突变率明显低于散发乳头状癌人群。因此，虽然 BRAF 基因突变在成人甲状腺乳头状癌中非常普遍，但是在儿童和青少年甲状腺癌非常少见，从而提示儿童和青少年甲状腺癌与成人甲状腺癌相比，其肿瘤的发生、发展可能表现为不同的生物学过程。

（三）病理类型

儿童及青少年甲状腺癌绝大多数为分化型甲状腺癌。Winship 报道在其 606 张儿童甲状腺癌病理切片中，434（71.6%）例为乳头状癌，家族性髓样癌占 2.6%。天津医科大学肿瘤医院统计的 59 例具有 20 年随访资料的儿童及青少年甲状腺癌中，乳头状癌 44 例（74.6%），髓样癌 4 例（6.7%）。

（四）临床表现

儿童及青少年甲状腺癌病理上仍以分化型甲状腺癌多见，但其临床特点不同于成人，原发灶及颈部转移灶多数被膜侵犯较轻；肿物多单发，有报道称与成人相比，儿童和青少年的单发结节癌比例甚高，约为 38.6% ～ 44.0%。

儿童及青少年甲状腺癌发现时多已出现颈部淋巴结转移。但儿童及青少年甲状腺癌颈部肿大的淋巴结容易被误诊为慢性淋巴结炎或淋巴结结核，故当发现儿童颈部淋巴结肿大时，应仔细检查双侧甲状腺。天津医科大学肿瘤医院统计的儿童及青少年甲状腺癌颈部淋巴结转移率达 53.3%，而文献报道一般为 40%，最高可达 90%。儿童及青少年甲状腺癌发生远处转移的几率亦高于成人，有研究显示：年龄越小，发生肺转移的可能性越大，究其原因可能是年龄越小细胞的增殖能力和突变的可能性越大的因素。

（五）诊断

检查及诊断方法基本同甲状腺乳头状癌，包括超声、细针吸穿刺活检及术中冰冻等。而 CT 及 ^{131}I 同位素扫描，由于其放射线对儿童及青少年影响较大，不推荐常规使用。

（六）治疗

儿童和青少年分化型甲状腺癌的治疗方法仍然是手术治疗为核心，并结合 TSH 抑制治疗和 ^{131}I 内放射治疗，化疗及外放射治疗均不宜选用。对于颈部转移淋巴结和远处转移的治疗原则现已也基本统一，颈部转移灶宜采用改良性颈清术尽量保存功能，远处转移采用 ^{131}I 内放射治疗。但原发灶的手术范围以及是否常规行术后 ^{131}I 内放射治疗仍存在一定争议。笔者认为，儿童和青少年甲状腺癌的治疗应分层细化及更加注重功能，对于分化型甲状腺癌，手术方式的选择基本同成人分化型甲状腺癌的治疗原则，但对于有射线接触史的儿童及青少年分化型甲状腺癌建议行全甲状腺切除。对于家族性髓样癌，建议积极行全甲状腺切除及患侧相应区域功能性颈清术；双侧腺体受累者，则应行全甲状腺切除及双侧相应区域功能性颈清术；单侧较小病变的散发型甲状腺髓样癌患者，可考虑行单侧腺叶加峡叶切除及患侧

相应区域功能性颈清术。

儿童和青少年甲状腺癌手术后的综合治疗包括 ^{131}I 治疗和内分泌治疗。^{131}I 治疗应结合患者的病史、手术方式的选择以及危险分层来选择性使用。内分泌抑制治疗以口服左甲状腺素片为主，控制 TSH 于低水平；但是 TSH 控制的程度存在争论，因长期的 TSH 抑制可能会影响到骨密度的改变，因此要兼顾药物产生的副作用。美国甲状腺协会推荐血清 TSH 水平是对于低风险的患者，控制在 0.1 ～ 0.5mU/L 以下，对于高风险的患者控制在 0.1mU/L 以下。

（七）预后

儿童和青少年分化型甲状腺癌预后较好，死亡率低，大部分文献报道 20 年生存率均在 90% 左右，有报道显示远处转移是影响预后的危险因素。天津医科大学肿瘤医院随访 59 例儿童及青少年甲状腺癌 20 年无瘤生存率为 91.5%。

（高明　胡传祥）

第七节　甲状腺外科常见术式介绍

一、甲状腺腺叶切除术

甲状腺腺叶切除术指一侧腺叶的完整切除。此术式是甲状腺外科较常采用的术式。

1. **适应证**　根据《分化型甲状腺癌诊治指南（2010 版）》及《甲状腺结节和分化型甲状腺癌诊治指南》治疗原则，甲状腺腺叶切除的适应证如下：

（1）良性肿瘤局限于一侧且几乎占据整个腺叶者；

（2）局限于一侧腺叶内的单发分化型甲状腺癌，且肿瘤原发灶≤ 1cm、无幼年头颈部放射线接触史、无颈部淋巴结转移和远处转移、对侧腺叶内无结节者；

（3）局限于一侧腺叶内的单发分化型甲状腺癌，且肿瘤原发灶≤ 4 cm、复发危险度低、对侧腺叶内无结节者可作为该术式的相对适应证。

2. **麻醉**　多采用全身麻醉，也可选用颈丛阻滞麻醉。

3. **手术方法**　在甲状腺叶切除过程中应强

调外科操作顺序,可采用①处理甲状腺中静脉—寻找保留下极甲状旁腺—处理上极血管—寻找保留上极甲状旁腺—寻找保护喉返神经—处理下动脉—切除腺叶的顺序;也可遵循②处理上极血管—寻找保留上极甲状旁腺—处理甲状腺中静脉—寻找保留下极甲状旁腺—寻找保护喉返神经—处理下极血管—切除腺叶的顺序。前者的操作顺序更有利于下极甲状旁腺的有效保护。

(1)体位:患者取仰卧、肩下垫枕、颈过伸位,以充分显露颈部(图28-7-1)。

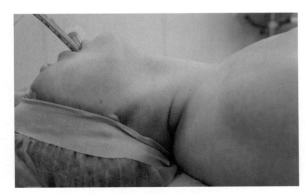

图28-7-1 颈后仰过伸位

(2)切口:于胸骨切迹上1～2cm或循颈低位皮纹作弧形切口,切口一般长约4～5cm,必要时可向两端适度延长。(图28-7-2)

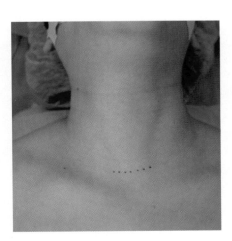

图28-7-2 锁骨上沿皮纹弧形切口

(3)分离:皮瓣切开皮肤后,以电刀逐层切开皮下组织及颈阔肌,达颈深筋膜浅层,期间避免损伤分布于颈深筋膜浅层表面的颈前静脉。严格在颈阔肌下分离皮瓣,一般情况下切口上端皮瓣分离高度达喉结水平,下端达胸骨切迹上缘,

但根据肿瘤大小和切除范围可适当上下扩展皮瓣游离范围。两侧可显露出部分胸锁乳突肌。

(4)切开颈白线:正中切开颈白线,逐层分离直达甲状腺峡部(图28-7-3)。应该注意因患侧肿瘤较大会使中线向健侧移位,但只要分辨清两侧之舌骨下肌群,在其间进入即可见颈白线,操作过程中出血少且解剖清楚。依笔者经验,即使肿瘤较大,也多由此入路完整切除肿瘤,一般不需要离断颈前肌,此时可上下充分分离颈白线,并向患侧牵拉颈前肌,均可充分暴露。加之一般当肿瘤较大时,颈前肌常受压变薄利于牵拉暴露肿瘤。如果肿瘤较大或技术所限采用上述方式仍不能满意暴露肿瘤时,亦可离断颈前肌以充分显露;一般应在舌骨下肌群的上、中1/3处钳夹后切断(因舌下神经降支自舌骨下肌群中、下1/3处进入肌腹)以便于显露肿瘤、易于操作,减少手术难度和危险。

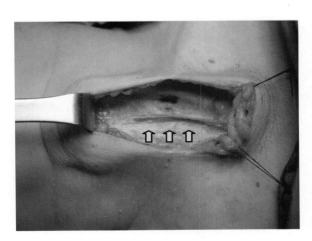

图28-7-3 颈白线入路(箭头所示)

(5)处理甲状腺上极:于甲状腺真假被膜间分离甲状腺后,用甲状腺拉钩在甲状腺假包膜内侧牵开带状肌以显露甲状腺。然后处理甲状腺上极。由于甲状腺上极气管侧假被膜增厚(悬韧带的一部分),可用电刀切断并打开与喉外肌之间的间隙,此间隙应注意喉上神经的分支,部分患者可经此处显示喉上神经外支,常由外上向内下斜行进入喉外肌内(图28-7-4)。然后将腺体牵向内下,清楚显露上极血管后,可先离断上极血管(多分为两个分支束;图28-7-5),向下牵拉腺体(此时由于上极腺体没有血管而易于向下牵拉)显露悬韧带,予以离断结扎。然后采用"脱帽"法将

甲状腺上极的甲状旁腺连同血供保留。部分患者因腺体较高，且上极腺体较厚，若直接将上极血管连同腺体一体化离断可造成牵拉出血或腺体上极残留过多，影响切除彻底性。对于上极的处理一些学者已采用超声刀夹闭法可达到同结扎一样的效果，但需注意对于上动脉的处理一定要确切。

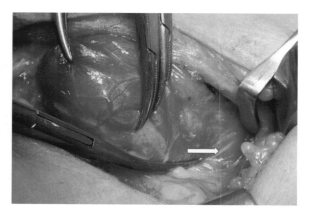

图 28-7-4　喉上神经外支（左）

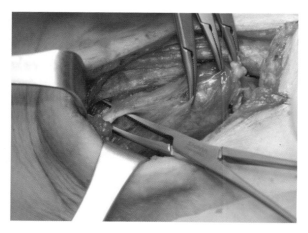

图 28-7-5　处理甲状腺上动脉

（6）沿甲状腺真假被膜间解离侧叶：腺体处理完甲状腺上极血管后，由助手将腺体轻轻牵向中线，由甲状腺外侧假被膜内解离腺体并注意结扎周围血管：

①甲状腺中静脉的处理：一般在腺体外缘中部可见到甲状腺中静脉，单独分离出该静脉后钳夹、切断、结扎（图 28-7-6）。此步骤也可在处理上极前完成，这样可以从侧面掀起腺体，并利于寻找下极甲状旁腺。

②喉返神经的保护：处理完甲状腺上极及中静脉后，将腺体向内下牵拉，然后于喉返神经入喉处寻找喉返神经，予以显露并加以保护。此时

常受甲状腺 Zuckerkandl 结节（ZT）的影响，其为甲状腺外侧缘向外、向后的突起，约 86%ZT 位于甲状腺的中 1/3 处。约 60% 患者可发现此结节的存在，右侧较左侧常见。而 91% 喉返神经位于其内下方。也可于甲状腺下动脉自外向内在腺体中、下 1/3 交界处寻找与其交叉的喉返神经；第二寻找部位位于甲状腺下极下方的气管食管沟内（图 28-7-7）。应当注意的是，左右侧喉返神经在气管食管沟内的走行有所不同，其中左侧喉返神经一般紧贴气管侧壁，右侧喉返神经稍远离气管壁而略呈由外下至内上的走行（图 28-7-8）。显露喉返神经的长度应视术中可显露的程度及外科需要而定。当腺体向中线侧牵拉时，喉返神经多离开气管食管沟向气管侧面移位，小心误伤。

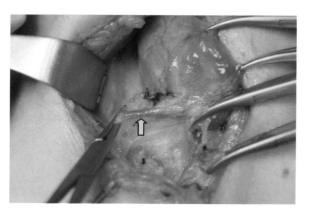

图 28-7-6　结扎甲状腺中静脉（箭头所示）

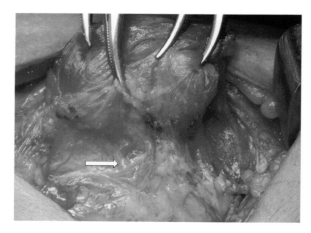

图 28-7-7　气管食管沟内寻找喉返神经（箭头所示）

③在甲状腺下极处的软组织中有甲状腺下静脉和最下动脉经此进出腺体，应分别处理，钳夹和结扎要牢靠以免回缩和撕裂。

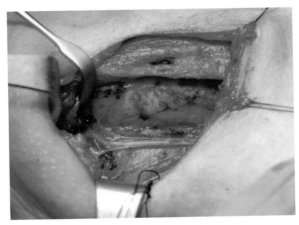

图 28-7-8　甲状腺叶切除后于气管食管沟内显露右侧
喉返神经

（7）甲状旁腺的识别与保护：由于甲状腺下极的甲状旁腺存在较多的解剖变异，同时由于下极周围一般脂肪组织较多，甲状旁腺的识别与术者经验密切相关，专业培训十分重要。当然可采用纳米碳负显影技术（图 28-7-9）或利用 MIBI 同位素显像技术进行甲状旁腺定位。对于少数难以确定为甲状旁腺或淋巴结者可采用术中冰冻进行鉴别，防止误切。如采用先处理血管再寻找甲状旁腺的顺序，容易因创面渗血造成术区红染影响甲状旁腺辨别，所以一般建议先寻找出下极甲状旁腺，然后按照分支保留手法将其血供连同甲状旁腺一并保留（图 28-7-10）。

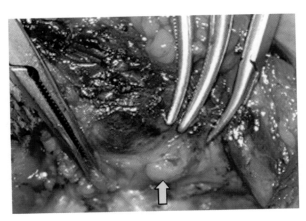

图 28-7-9　甲状腺注射纳米碳后负显影的下极甲状旁腺
（箭头所示）

（8）处理峡部及悬韧带：用电刀或超声刀自气管前面由外而内分离附于第 2～4 气管环前面的峡部及气管前外侧的侧韧带后，分次钳夹、切断峡部侧悬韧带，直至整个腺体完全解离。悬韧

带断端需结扎或电凝止血，峡部残端则要缝扎，亦可采用超声刀钳夹离断峡叶。

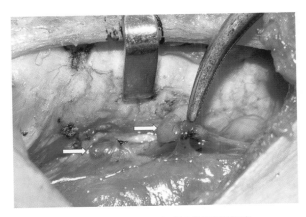

图 28-7-10　血管化保留下极甲状旁腺

（9）止血缝合

①止血：止血要彻底。在结束手术时，应再仔细检查一下血管断端结扎是否牢靠、甲状腺床、颈前肌有无渗血点，以免术后渗血过多甚至二次手术止血可能。

②放置引流：一般建议甲状腺叶切除术后常规放置负压引流管或引流条以充分引流术区。可经切口引出或在胸骨切迹下方即切口下缘 3～4cm 处通过穿刺针将引流管引出皮肤外并加以固定。

③缝合伤口：先于中线处将颈深筋膜浅层缝合；皮下组织与颈阔肌作为一层行间断缝合或连续缝合，注意对位良好；皮肤多采用皮内缝合或粘合以减轻切口瘢痕形成。

4．术中注意事项

（1）暴露保护喉返神经及喉上神经应仔细、轻柔，减少干纱布直接接触神经，如有出血影响术野时可用盐水纱布蘸血。

（2）保留甲状旁腺同时应注意保留其血供血管。

（3）上、下极血管处理一定要确切，必要时可缝扎加固；超声刀应采用慢档逐渐离断血管束以达到止血确切。

（4）甲状腺断端要缝扎牢固，也可应用超声刀离断，以免术后渗血。

（5）切除甲状腺叶的顺序可根据个人的习惯，但多采用应从上到下，由外到内的顺序，达到出血少，解剖层次清晰的效果。

二、全甲状腺切除术

全甲状腺切除术即切除所有甲状腺组织，无肉眼可见的甲状腺组织残存。

1. 适应证 全甲状腺切除术的手术适应证至今尚无一致意见。一般认为以下情况者需行全甲状腺切除：

（1）分化型甲状腺具有以下情况者：童年时期有头颈部放射线照射史或放射性尘埃接触史；原发灶最大直径＞4 cm；多癌灶，尤其是双侧癌灶；不良的病理亚型，如：PTC的高细胞型、柱状细胞型、弥漫硬化型、实体亚型，FTC的广泛浸润型、低分化型甲状腺癌；已有远处转移，需行术后 131I 治疗；伴有单侧较重或双侧颈部淋巴结转移；伴有腺外严重侵犯（如气管、食管、颈动脉或纵隔侵犯等）。因为分化型甲状腺癌的致死因素主要是局部复发，彻底切除原发灶是必需的。

（2）甲状腺髓样癌常为多中心发生，即使为散发型患者亦强调行全甲状腺切除者为多。对于家族性患者，因其几乎全部累及双侧腺体，所以均主张行全甲状腺切除。

（3）经多次手术仍复发的双侧巨大甲状腺肿。

2. 麻醉 多采用全身麻醉，也可选用颈丛阻滞麻醉。

3. 手术方法 全甲状腺切除的手术操作参阅本节甲状腺腺叶切除术部分。需要指出的是，术中应注意完整切除甲状腺锥状叶，部分患者的锥状叶位置较高，可达舌骨水平，应注意切除的彻底性。

4. 术中注意事项 全甲状腺切除术后永久性甲状旁腺功能低下、喉返神经损伤的发生几率较其他术式为高，尤其是甲状旁腺功能低下的发生。故在行全甲状腺切除手术中，应充分注意旁腺功能的有效保留，即甲状旁腺的血管化保留；对于术中未见到甲状旁腺或仅保留1～2枚甲状旁腺者，应对切下的甲状腺组织仔细检查，发现误切的甲状旁腺应将其切成碎块组织分别移植于胸锁乳突肌或颈前肌内。为减少甲旁低的发生，也应注意无癌侧或较轻侧腺体后背膜的保留。

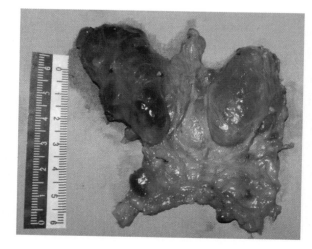

图 28-7-11 双侧甲状腺癌行全甲状腺及中央区淋巴结清除标本

三、胸骨后甲状腺肿瘤切除术

当患者表现出的肿瘤压迫症状与颈部所见甲状腺肿瘤大小不相符合时，要考虑到胸骨后甲状腺肿瘤的可能（图 28-7-12）。一般情况下，胸骨后甲状腺良性肿瘤多可经颈部领式切口切除；如果术前怀疑肿瘤为恶性、肿瘤与周围组织粘连严重及与周围大血管分界不清、良性巨大甲状腺肿物位置过低时需做好部分胸骨或胸骨劈开的准备。

1. 适应证

（1）胸骨后甲状腺肿、腺瘤。

（2）胸骨后甲状腺癌。

2. 麻醉

气管插管全身麻醉，但插管期间应注意受压狭窄段的处理。

3. 手术方法

（1）体位同甲状腺腺叶切除术。

（2）切口及显露采用颈前领式切口，切口应偏低并靠近胸骨切迹（图 28-7-13）。如颈部甲状腺外显肿物也较大，可适度延长成大弧形切口，以利于处理上极血管。依次切开皮肤、皮下及颈阔肌，颈阔肌深面充分游离皮瓣。若颈部肿瘤甚大，粘连亦重，可考虑切断舌骨下肌群以利于暴露。

（3）结扎甲状腺血管由于胸骨后甲状腺肿瘤一般供血血管较多且较粗大，因此应将患侧甲状腺的所有血管逐一结扎处理。注意少数患者由于存在甲状腺最下动脉，术中应仔细处理并确切结扎。

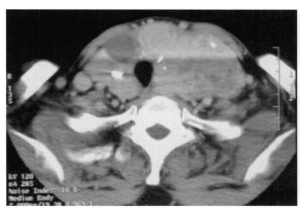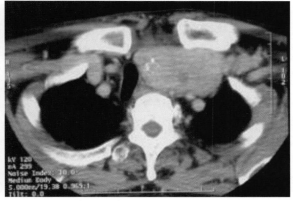

图 28-7-12　胸骨后甲状腺肿物（CT）

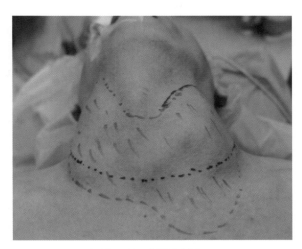

图 28-7-13　颈前领式切口

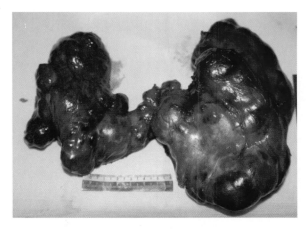

图 28-7-14　胸骨后甲状腺肿瘤标本

（4）分离胸骨后甲状腺肿瘤分离胸骨后甲状腺肿瘤时，入路层次的清晰是手术成功的关键。务必在甲状腺的假被膜内、沿着甲状腺真假被膜之间钝性分离，这种操作利于肿瘤顺利切除，减少出血以及防止损伤胸膜顶和纵隔胸膜。术者可用手指伸向胸骨后逐渐分离，忌用剪刀或暴力硬撕。分离过程中遇到较致密的粘连时，需用食指将粘连带挑出，明确为血管后钳夹、切断并结扎。由于坠入胸骨后的甲状腺肿瘤常具有下端大于上端的特点，故将肿物彻底分离后，由胸骨后拉出时，应当轻巧、迅捷。

（5）胸骨后肿瘤摘除后，术区止血必须耐心仔细而彻底，可使用一定的止血材料填塞术区残腔以防止渗血过多。同时应常规检查有无胸膜损伤，具体方法是，术腔内装满无菌生理盐水，麻醉医生作鼓肺动作，若液面持续有气泡音或气泡冒出，应考虑有胸膜顶损伤，需立即予以处理（图28-7-14）。

（6）常规放置引流，逐层缝合伤口。

4．术中注意事项

（1）术中操作要轻巧准确，切忌暴力撕扯。

（2）分离一定要在甲状腺真假被膜间进行。

（3）一般胸骨后甲状腺肿物表面有多支粗大静脉血管，术中应仔细分离并确切结扎，以免因出血而引起术区视野模糊或解剖混乱而误伤神经等。

（4）肿物较大时常因推挤或粘连喉返神经而致喉返神经移位，因此在分离肿物与周围组织粘连时应密切关注类神经样条索状物，避免因草率离断而导致喉返神经损伤的发生；同时甲状旁腺亦会出现明显移位，尤其是下极甲状旁腺的位置变动较大，应注意保留。

（5）手术过程中应时刻注意探查周围重要血管的情况以及肿物与血管之间的关系。如果肿瘤与血管粘连紧密无法分离时，尤其是与无名静脉、锁骨下静脉等粘连紧密时，应考虑胸骨劈开或部分胸骨切除以充分暴露，在直视下尝试将肿瘤完整切除；如果确定不能完整切除肿瘤，此种情况多为甲状腺恶性肿瘤，可行姑息性切除，术后需补加外放疗和／或 ^{131}I 治疗。

四、胸骨劈开胸内甲状腺肿瘤切除术

1. 适应证

（1）肿瘤大部分位于前上纵隔或胸腔内，于颈部常规入路难以切除，部分胸骨切除不能满足直视手术的要求；

（2）胸骨后恶性肿瘤，与周围组织粘连较重，如与无名静脉、锁骨下静脉等界限不清者。

2. 麻醉　气管内插管全身麻醉。

3. 手术方法

（1）体位：患者体位同甲状腺腺叶切除术。

（2）切口：可由颈部领式切口下缘中点向下另做一稍偏离中线的垂直切口，其远端达剑突处（图 28-7-15）。

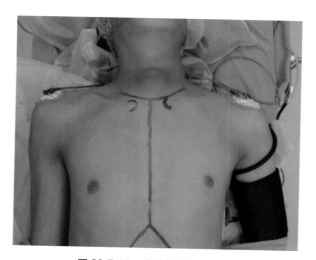

图 28-7-15　胸骨劈开切口设计

（3）用电动胸骨劈开器劈开胸骨，期间应注意对胸腔内大血管的保护。胸骨劈开后即可显露胸内肿瘤。

（4）肿物切除时应遵循先了解肿物周围重要血管再处理肿物的边界的步骤进行。具体操作为钝、锐性结合游离甲状腺下极，将其轻轻牵引，再分离、结扎并切断甲状腺下静脉，按手术要求施行甲状腺切除。遇到伸入甲状腺实质的血管及粘连应一一切断结扎，逐步处理肿瘤四周，一般

均可完整剥出。在操作中应注意勿损伤胸膜及纵隔的无名静脉等重要血管。若胸膜被撕破，应立即结扎修补。

（5）关闭术区。术区彻底止血，在劈开的胸骨平面上对称钻数个孔，用钢丝拉拢后拧紧，然后缝合骨膜、胸大肌腱膜和胸部皮肤。随后逐层缝合颈部切口。若胸膜撕破后出现胸膜腔积气时，积气少时可用注射器抽出，积气多时则需于患侧第 2 肋间放置胸腔闭式引流管。

五、晚期分化型甲状腺癌的外科处理

分化型甲状腺癌大多恶性程度低、生长缓慢、预后良好，经规范治疗其 10 年生存率多在 90% 以上。但若肿瘤处理不规范造成多次复发或患者延误治疗，肿瘤仍可进展或发展成晚期并侵犯周围重要解剖结构，给临床治疗带来较大的难题。

（一）晚期甲状腺癌处理的理念

由于大多数晚期甲状腺癌属于分化型甲状腺癌，局部晚期侵犯气管食管等组织器官可对患者生命构成直接威胁，而临床出现的远处转移病灶常进展缓慢并无短期致命危险。因此通过积极的外科处理局部晚期病灶，仍能达到部分临床治愈、明显延长患者生存时间的结果。

（二）晚期甲状腺癌的手术入路

晚期甲状腺癌的手术入路以暴露充分为原则。临床上可采用颈部大弧形切口、颈单臂弧形切口及复合切口等，如果肿瘤累及位置深在，需采取胸骨劈开入路方法根治肿瘤（图 28-7-16）。

（三）晚期甲状腺癌的外科处理

1. 肿瘤侵犯血管的处理　若肿瘤侵犯颈内静脉，范围不大者可部分切除静脉壁并行静脉修复，对于侵犯静脉严重者术中可将原发灶及颈内静脉一并切除，若肿瘤与颈内动脉、颈总动脉侵犯者，若具备血管重建条件，可在彻底切除肿瘤后行血管重建术；若不具备血管重建条件者，可行姑息切除肿瘤后采用其他内科或放疗等方法治疗。

2. 肿瘤侵犯气管的处理　可参考本章第九

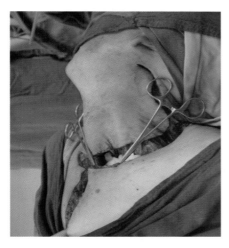

图 28-7-16　胸骨劈开联合颈部入路切除颈胸甲状腺癌

节—甲状腺外科术中／术后常见问题的处理中甲状腺癌侵犯气管的处理。

3. 肿瘤侵犯喉、食管的处理　若肿瘤的侵犯较为局限，可将肉眼可见的肿瘤病变从受侵器官的外壁切除，必要时可同时切除部分组织器官的外壁，保留其基本结构和功能完整，无肉眼可见病变残留。若病变广泛侵犯喉者，需行全喉切除、气管造瘘。甲状腺癌侵及喉、气管的同时，往往也侵及食管，一般为侵犯外膜或肌层者多，少数病例可侵犯至食管腔内。食管肌层切除未达到黏膜下层可以拉拢缝合，如果切到黏膜下层，为防止缝合不全发生感染进而形成食管瘘，可用周围肌肉组织瓣等加固。如果食管全层受侵且范围较大，可采用胃上提代食管重建颈段食管、股前外侧皮瓣修复食管（图 28-7-17，图 28-7-18）或胃咽吻合术等手段进行处理。

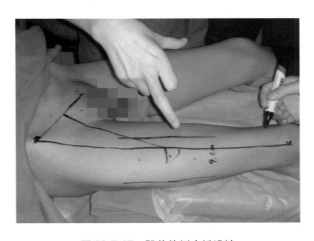

图 28-7-17　股前外侧皮瓣设计

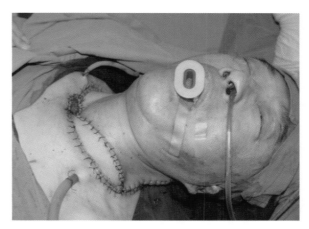

图 28-7-18　股前外侧皮瓣修复食管缺损术后

对于临床上较常见的侵犯气管、食管和喉的晚期分化型甲状腺癌，在技术条件许可的情况下，不应轻易放弃手术治疗，应尽可能切除受累组织或器官并进行必要的修复重建，并辅以 ^{131}I 治疗、化疗、外放疗以及靶向治疗等措施，从而使患者有长期生存的机会。

（高明　魏松锋）

第八节　内镜辅助甲状腺手术

一、内镜甲状腺手术

随着经验的积累及高科技器械的发展，内镜手术已不再局限于腹腔、胸腔这样真实的腔隙间手术，而是可以在组织间"制造间隙"进行手术。甲状腺肿瘤传统的手术术式虽然安全有效，但对于作为高发人群的中青年女性来说，颈部的手术瘢痕一定程度上影响了美观，也使部分患者心理蒙受影响。1996 年 Gagner 等首次在内镜（辅助）下持续充气行甲状旁腺次全切除术，取得了良好的效果。1997 年 Huscher 等进行了首例内镜甲状腺腺叶切除并获得成功。随后，人们对这一技术进行了进一步的探讨和研究，如何将内镜技术应用于甲状腺则成为内镜外科的研究热点之一。国内外许多学者和专家陆续报道了各自的研究结果，证明内镜甲状腺手术是安全、美观的手术。尽管最初人们对此项技术有所怀疑，但现在这项新的美观的手术方式已经开始被人们逐渐接受。

甲状腺区域不同于腹腔、胸腔，需要人为地分离出筋膜间隙并加以维持，从而建立适用于内镜器械操作的工作空间。同时甲状腺组织血运丰富，质脆易出血，在病理情况下更是如此，故此项技术从操作及器械上较内镜甲状旁腺手术都更为复杂及严格。随着手术空间的建立及止血问题解决后，内镜甲状腺手术日趋完善。由于该手术强调美容效果，故手术入路多选择在比较隐蔽的部位，如锁骨下、腋窝、乳晕、胸骨前、胸骨切迹上甚至口底等，这些部位多都能被衣服所遮盖，达到了"美容"的效果（图28-8-1）。

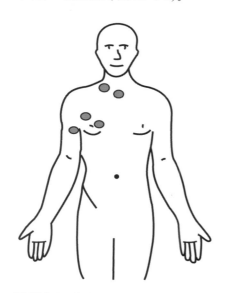

图 28-8-1 内镜甲状腺手术切口示意图

目前内镜甲状腺手术有两种，根据颈部有无疤痕分为：①颈部小疤痕径路：即胸骨切迹上径路与胸骨上窝径路；②颈部无疤痕径路：即锁骨下径路、腋窝径路、胸前径路、乳晕径路、腋窝乳晕径路及口底径路。根据建立操作空间方法的不同分为：①完全内镜甲状腺手术：通过 CO_2 气腹形成操作空间，包括锁骨上、胸前壁和乳晕、腋窝以、腋窝乳晕及口底等径路；②内镜辅助甲状腺手术（Miccoli 手术）：通过悬吊法建立操作空间，有胸骨切迹和锁骨下 2 种径路。（此种术式具有一定的微创价值及美观价值）

相对于传统的开放式甲状腺手术而言，内镜甲状腺手术具有一定的美观效果。随着人们对美容要求的提高，小切口、隐蔽切口甲状腺手术逐渐增多，故内镜甲状腺手术具有一定的临床需求。同时，显微外科技术的发展及超声刀的应用，使得甲状腺内镜手术得到了发展，同时也为以达芬奇系统（Da Vinci S system）为代表的机器人手术

提供了专业技术支持。随着技术的成熟、医师经验的不断积累，内镜技术应用于经严格选择的甲状腺乳头状癌病人的安全性及可行性有了不少报道，尤其是内镜辅助甲状腺手术（Miccoli 手术），在不影响切除范围的情况下颈部伤口仅 2cm 左右，即使有瘢痕也不明显，达到了很好的微创效果，这也是近年来该术式被患者尤其是女性患者青睐的主要原因；但因操作具有一定的难度，目前国内仅少数具有专业水准的医院常规开展内镜辅助的甲状腺手术。

二、改良 Miccoli 内镜甲状腺手术

微创是外科发展的大趋势，但甲状腺手术如何微创化，目前尚无定论。1997 年，意大利医生 Paulo Miccoli 报道了一种借助于内镜的手术设计（Minimally Invasive Video-assisted Thyroidectomy, MIVAT）。鉴于其设计初衷是微创，实际上也能达到大幅压缩切口和减少翻瓣的减创效果，故学界认为该术式确是个微创内镜手术。然而，此术式运用具有一定难度，至今未能在临床上普及推广。

究其原因，主要是器械方法发展滞后，相关理论也有些缺陷。自 2002 年起，国内开始对术式进行系统性改良。经 10 年的适应性改进和创新，目前其相关技术层面已趋完善。而经典术式也从一种简单框架设计嬗变成了一个可为临床实用的微创手术操作平台（图28-8-2）。

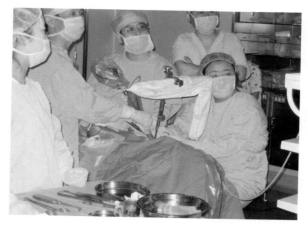

图 28-8-2 小切口内镜或内镜辅助甲状腺手术操作场景

手术需用的技术：小切口内镜或内镜辅助甲状腺手术涉及三项新技术运用。首先，是层次间

预分离＋组织牵张成腔法（图 28-8-3-A）。此法建腔要用到一种特殊的提吊 - 调节装置—建腔器（WSM-I 型，杭州美艾欧新型医疗器械研发有限公司）。具体使用很简单，将一提吊钩插入带状肌下，然后上提，便可在腺体上方形成一能为观察操作所用工作空间（Working space）。与一般提吊器不同，此器不仅能维系腔室稳定，而且还有空间三维调节功用。后者的重要性在于：

一方面使得建腔操作变得十分灵活（于不同方位和 / 或角度成腔。操作部位变了，一松锁紧钮，调一下吊钩，即可重建腔室），另一方面还使得有限小腔室空间能被充分利用（总空间不变，经腔室变形和 / 或空间挪移，不断形成能为观察操作所用的有效局部空间）。经典术式并无真正意义上的工作腔室，这在很大程度上限制了其应有潜能的发挥。因为，工作空间是实施内镜手术的先决条件。没有一个稳定的腔，就无法形成连续稳定的图像。没有稳定的腔和连续稳定的图像，术者就无法即从容，又顺畅地观察操作。

第二，是小腔室内的内镜解剖成像显示法（图 28-8-3-B）。此法要用到高质量内镜设备（直径 5mm 的 30 度硬镜和 3CCD 级机组或高清机组，卡尔 . 史托斯公司）。还涉及一些特殊的扶镜及成像要求（如切口上 1/4 象限处的镜端定位，三视野切换显示，操作点跟随显示，分区交叠显示等）。成像多在初步成腔后进行，而且一开始就将屏幕视野放大 4 ～ 6 倍(虚拟空间补偿。腔室实际不大，但空间感觉不小)。需要指出的是，图像的好坏会直接影响操作结果。因为，高质量的图像（能准确还原解剖形态和颜色，放大后仍能保持细节清晰）能让在术者看清解剖，然后精准地控制分离层面和精细地实施重要结构分离；而低质量图像（形态，颜色失真，或模糊不清）会使术者犹豫踌躇，甚至因误判，误切导致并发症。

第三，是小空间内基于高能器械使用的外科基本操作（图 28-8-3-C）。主要借助于超声刀（强生公司）和 / 或电挑牵钩（杭州美艾欧新型医疗器械研发有限公司）。前者凝止血效果好，主要用于腺体切割，止血和较粗血管离断；后者分离操作灵活，主要用于进出腺体被膜的终末级细小血管离断，包括旁腺和喉返神经周围区的精细分离。高能器械使用是手术实施的充要条件。正因为有

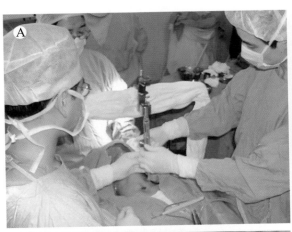

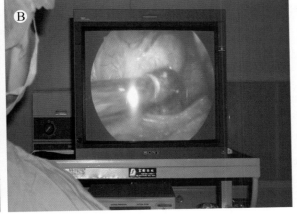

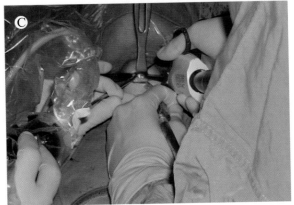

图 28-8-3

A. 组织牵张法建腔；

B. 清晰放大镜下视野的解剖观察；

C. 基于高能器械的外科基本操作

了这些空间顺应性和解剖适配性俱佳，又系一械多能，可一械多用的器械，在如此小的腔室内操作才会有现实可能。

操作注意事项：除了器械设备和使用方法外，实际开展此手术时还应注意：要尽量用镜，即尽可能在镜下视野观察操作（能用镜子，就用镜子，实在困难，才转直视）。

具体手术方式，最好是腔内全镜下视野的观察操作，腔内、外联合的内镜辅助式观察操作也行（部分在腔内镜下视野实施，部分在腔外于直视或直视-内镜混合视野下完成）。

前一种方式很适合腺叶切除时的精细化背侧被膜解剖（旁腺及其血供和喉返神经的分离保留）。

后一种方式多用于大腺叶，多结节融合团和胸骨后甲肿切除等空间局促场合（内镜成像能弥补或消除全直视观察时存在的一些缺陷。比如，操作点位置高和局部照明不足，因小切口和少翻瓣而产生的观察不变或局部死角等）。

要理解并用好切口酌情定长原则。所谓"酌情定长"，就是切口能小则小，否则稍加延长。当然，稍加延长不等于随意延长。具体长度可根据B超给出的腺叶横径、厚度或占位长、短径来定（两数值相加后除以2作为欲行切口的基本长度，再根据皮层厚度和/或腺体质地等因素稍作加减）。

应该指出的是，稍加延长后的切口还是小切口。但与硬性规定不同，此一变通带来了以下结果：

① 操作难度显著降低（切口从2cm延长至3cm时，器械活动的限制性会陡然下降）；

② 术式适应证大幅拓宽（长大肥厚腺叶，大结节或腺瘤，多结节融合团，胸骨后延伸结节也能做）；

③ 在技术上可与传统手术平滑衔接（当切口延长至3cm时，一些开放手术时常用的方式方法也能结合运用，如手指触摸定位，血管结扎缝扎等）。

应采用新的基本操作法来做腺叶切除手术。新基本操作法系指目前国外普遍采用的精细化背侧被膜解剖法（Fine Capsule Dissection，1973）和环甲间隙分离先导的上极梯次解离法（Coller-Boyden's Technique，1943）前者的优点是"主分旁腺，兼分神经"，能同时保留两大重要器官；后者的优点是，既能避免喉上神经外支损伤，又

能降低上极血管的分离难度。实践证明，两法分离顺序设计合理。在小腔室内镜视野下运用，不仅空间顺应性颇佳，而且诸多优势还可被进一步强化。

手术适应证：作为一个全新观察操作平台，小切口内镜或内镜辅助手术可用于甲状腺各类疾病的各种腺体切除方案的具体实施。但最适用，也较常用的还是腺叶切除（比如甲状腺微小癌治疗）和最小化腺叶部分切除（Minimally Partial Thyroidectomy，MPT；甲肿结节或腺瘤治疗）。后者是一种腺体处理新方案。有赖于观察能力提高和腺内分离时出渗血的有效控制。其在有别于部分切除之处是，能在切除甲肿结节或腺瘤的同时，最大限度地保留正常腺组织。近年来的研究已证明，经器械方法上的改进创新，此平台还有深化运用（结合内镜高倍放大成像和显微化解剖操作可实现甲状旁腺及其血供的分离保留）和拓展运用（借助内镜放大成像可实现颈Ⅵ区淋巴清扫的区界化控制和神经/旁腺的二次分离）的巨大潜力（图28-8-4）。

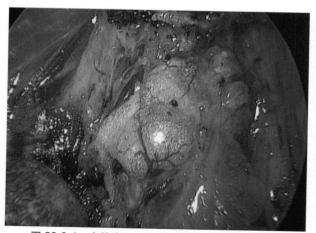

图28-8-4 高倍率放大内镜视野下的甲状旁腺成像

手术优缺点

本手术的优点是：①微创（不仅能大幅减少显露性损伤和颈部外形毁损，而且可使内在操作趋于精准，精细）；②安全（入路同常规手术，遇困难时可转直视开放）；③相对易行（无须腔镜手术基础，有常规手术经验者就能上手）；适用范围广（可用于包括Graves病和癌症在内几乎所有甲状腺基本的外科治疗）。其缺点主要是需添置一些贵重器械设备，初学入门会有个时间过程（各项

技术的掌握和融汇运用有一定难度）。

从敞开式显露到半封闭腔室内内镜观察，从直视下多械协同的粗放式操作到清晰放大内镜视野下的精细化操作，甲状腺手术的基本框架和观察操作历经了实质性改变。而方式方法变化的结果则是手术安全性更好，治疗效果更佳。现行的小切口内镜或内镜辅助操作平台是一种内镜手术，更是一种微创手术。说其是内镜手术，是因为小腔室内的观察操作离不开内镜运用（不可或缺的"空间补偿效应"，"距离消弭作用"和细节化解剖显示）。说其微创手术，是因为其从框架设计到技术运用都符合微创理念和原则。

（高力　高明）

第九节　甲状腺外科术中/术后常见问题及处理

甲状腺外科已有一百多年的历史，早期的甲状腺手术风险巨大，术中及术后发生难以控制的出血、感染和甲状腺危象，均可成为危及生命的并发症。随着临床和基础医学的发展与进步，甲状腺外科技术逐渐走向成熟，从而为减少上述并发症提供了安全保障。但甲状腺外科医生应该认识到甲状腺手术过程中风险依旧较高，不能掉以轻心，应该提高预防并发症的意识；同时熟悉甲状腺外科围手术期发生并发症的特点，避免或降低其发生。

一、甲状腺癌侵犯气管的处理

临床上分化型甲状腺癌侵犯颈段气管者约为1%～13%，侵犯气管壁外层或侵入气管内引起气道堵塞，甚至发生呼吸困难。外科处理的目的在于彻底切除肿瘤的前提下恢复气道的完整通畅，即在保持手术效果（控防复发、延长生存）的同时保证患者的生活质量。

根据气管壁受侵深度可将甲状腺癌侵犯气管分为三型：A 型：肿瘤侵犯气管外筋膜；B 型：肿瘤侵及气管软骨环；C 型：肿瘤侵犯气管黏膜并突入气管腔。对于气管受侵程度及范围的不同，外科处理方法可包括 I 期的肿瘤削除术、气管窗状切除术、气管袖状切除和气管重建四种，以及

II 期的外科气管造瘘口修复术等，具体应根据气管切除的范围不同而选择合适的修复方式。

（一）甲状腺癌侵犯气管的 I 期处理

1. 肿瘤削除术　对仅侵犯气管外层软骨膜者，手术中通过锐性分离或电刀分离可将肿瘤和部分气管壁浅层切除，必要时可同时切除部分气管软骨，仅保留气管黏膜，此时由于气管壁相对完整，其张力及弹性尚可，不需特殊修复，术后可根据患者的危险分组加用 RAI 以巩固疗效，达到根治的目的。

2. 气管窗状切除术　所谓窗状切除即是将肿瘤连同其侵犯部分气管壁全层洞状切除。气管窗状切除适用于气管黏膜下受侵及全层受侵、但术后缺损不超过气管 1/3 周径的患者，并综合考虑肿瘤大小、气管腔直径以及气管缺损长度和部位。

窗状切除的关键在于对切除后遗留气管缺损的修补重建。对于局限于小范围内的侵犯，在气管壁楔形切除后将断面直接拉拢缝合即可；对位于气管前壁的小型缺损，也可以直接行气管造瘘或以颈部邻近皮肤瓣翻转修复；而对于气管侧壁的较大缺损，可采取 I 期修复方法来维持气道的完整和通畅，目前临床上多采用胸锁乳突肌骨膜瓣方式进行修复。

胸锁乳突肌骨膜瓣修复气管壁缺损方法如下：首先制备胸锁乳突肌骨膜瓣，沿胸锁乳突肌起点向两侧充分暴露锁骨头，以锁骨头侧为起点，环形切开锁骨膜，分离骨膜瓣，其大小可视缺损大小而定。然后将骨膜瓣转向内侧，覆盖气管壁缺损区。先将锁骨骨膜与气管壁黏膜缝合，再将近骨膜处胸锁乳突肌与气管壁缝合加固。术中需注意勿损伤锁骨下血管及胸膜，并保护供应胸锁乳突肌的血管分支。胸锁乳突肌骨膜瓣的优点：带肌蒂具有良好的血供、能保证骨膜存活并黏膜化、骨膜的韧性好能适应气管的弧度而且致密不漏气、可 I 期完成、供体邻近术区，故创伤较其他自体组织瓣修复技术的创伤小、多不需气管切开、修补远期效果好等。缺点为受肌骨膜瓣的形状和大小的限制，对类筒形的缺损应用该种修复术后存在气管狭窄的可能。胸锁乳突肌骨膜瓣修复后，正常的骨膜黏膜化需要约 3 月以上（图 28-9-1）。

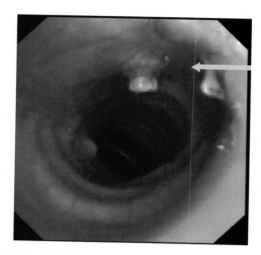

图 28-9-1 胸锁乳突肌骨膜瓣修复气管窗状缺损 4 月后骨膜瓣已黏膜化（箭头所示）

对于缺损靠近气管前壁或前侧壁，也可行气管造瘘术并放置气管套管，术后按气管切开处理并适时 II 期修复气管缺损，尤其适用于创面合并感染等因素而不利于 I 期骨膜瓣修复者。

3. 气管袖状切除－端端吻合术　肿瘤侵犯气管全层或侵入气管腔内，且范围较大，气管切除缺损超过气管软骨环 1/3 周径时，可采用袖状切除--端端吻合，但气管切除的长度需充分考虑。

气管袖状切除－端端吻合术一般以浸润腔内病灶的上下一个软骨环作为切除范围。文献报道切除气管 4 个软骨环长度以内、吻合端张力不大者可以直接缝合气管，但建议切除气管环一般不超过 5 个。对于端端吻合时张力较大，尤其切除

多个气管环时，同时需切断舌骨上肌群，下拉喉体、含颌体位等使吻合的气管断端保持良好的血运，达到低张力缝合。另外术中可用临近带状肌等肌组织覆盖或人工材料包裹吻合口，减少吻合口瘘的发生。

相对于修补手术，气管袖状切除则更符合组织学和生理学要求，但更加强调修复气管缺损的手术技巧，术终多无须气管切开（图 28-9-2）。

4. 气管重建　对于气管缺损大于气管周径 1/3、且纵向切除大于 6 个气管环的病例，气管窗状切除及袖状切除均不适用。以往观点认为，此类患者不宜手术，或行全喉切除加低位纵隔气管造瘘，但手术后患者不但失去语言功能，且纵隔气管造瘘的手术风险及创伤较高。随着组织工程技术以及显微外科重建技术的发展，使得气管的重建成为可能。临床尝试采用人工气管重建方法，具体方法是利用前臂游离皮瓣作为内衬，以 Hemashield 人造血管内衬 PolyMax 支架、聚四氟乙烯人造血管、多孔的高密度聚乙烯网等作为外侧支撑材料行修复重建术，对于切除 1/2～3/4 环气管壁甚至全环切除者，取得了较好的临床效果。

（二）甲状腺癌侵犯气管的 II 期处理

甲状腺癌侵犯气管的 II 期处理主要针对 I 期不具备修复气管条件而行气管造瘘患者的修复。可采用造瘘口邻近皮肤瓣翻转修复气管瘘口等方法处理。

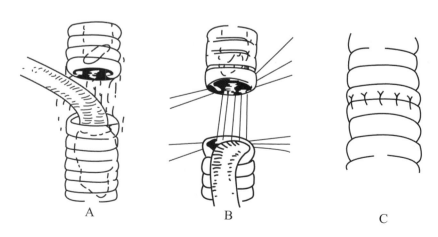

图 28-9-2 气管袖状切除－端端吻合术示意图

A. 病变切除后远端插入气管套管　B. 间断缝合气管膜部及软骨部　C. 拉拢固定两断端

二、神经损伤的预防和处理

（一）喉上神经损伤

甲状腺手术中喉上神经损伤发生率一般为0.4%～6.1%，虽其发生率较低，但常被外科医师忽视。有时常因甲状腺术后音调降低而误诊为喉返神经损伤，因而在合并喉返神经损伤时更易漏诊。喉上神经自迷走神经发出，约在舌骨大角处分为内支与外支（图28-9-3）。内支分出的位置较高，行程较短，损伤的机会较少。外支一般与甲状腺上动脉伴行但位于其内侧，与其关系密切，直径较内支细（一般为内支直径的1/3～1/2），行甲状腺腺叶切除术中由于结扎甲状腺上动脉而容易损伤，尤其是上极出血或上动脉结扎线松脱时盲目钳夹而造成喉上神经误伤。

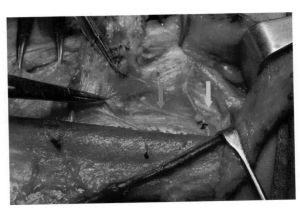

图 28-9-3　甲状腺癌根治术中显露喉上神经内支及外支（内支：黄色箭头；外支：绿色箭头）

1. 损伤原因有以下几方面　①术者对解剖结构不熟悉，操作不规范。盲目止血，误缝误扎，如加之解剖显露喉上神经困难，同时组织粘连、瘢痕收缩等可能致喉上神经移位因素，更易造成误伤；②肿瘤的侵犯：甲状腺癌侵犯、包裹喉上神经，为彻底切除肿瘤或避免残留腺体而切除喉上神经；③神经解剖异常，术中易被忽略而造成损伤；④与手术方式的关系有关，一般手术越大越难，出现损伤的概率相对较大。

2. 临床表现　喉上神经损伤之后，临床上主要出现两组症状：喉内支司声门裂以上的黏膜感觉，损伤后由于食物误入呼吸道而引起呛咳，特别是在进流质时呛咳更加剧烈。喉外支损伤时，由于环甲肌瘫痪，致同侧声带松弛，声调变低，

但不嘶哑。喉上神经损伤后，呛咳症状多在1周内消失。

3. 预防措施　为避免和减少喉上神经损伤，应做到以下几点：①熟悉解剖，术中应直视下细致操作；②变被动保护喉上神经为主动保留；③结扎上极时应先清楚显露血管，钳夹和切断血管均应靠近腺体侧进行，确切保护（图28-9-4）；④如术中上极血管出血时切忌盲目钳夹出血区，应先用手指按压出血区，然后用吸引器吸取术区积血，待术野清晰后变盲目止血为确切止血。

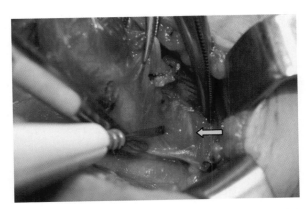

图 28-9-4　处理甲状腺上极后显露喉上神经内支（黄色箭头）

4. 术后处理　若患者术后出现因喉上神经内支损伤出现的进流食呛咳症状，此时可用两种方法减轻或缓解呛咳症状：饮水前深吸气，然后屏气饮水，可避免呛咳，或前倾位置饮水。

（二）喉返神经损伤

喉返神经在颈部两侧的走行略有不同，左侧自迷走神经分出后下行勾绕主动脉弓后上行，而右侧下行勾绕右锁骨下动脉后斜行向上，两侧均紧贴甲状腺侧叶的背面入喉。甲状腺手术导致喉返神经损伤的发生率报道有所差异，一般为0.5%～5.0%不等。其损伤原因与喉上神经损伤相似，与解剖不清、肿瘤侵犯以及神经位置变异等有关。喉返神经入喉处是其最容易损伤之处，另外在神经走行至甲状腺外侧韧带处，由于其与甲状腺下动脉上支最为接近，手术结扎血管时容易损伤该神经，需引起注意。

1. 临床表现　喉返神经损伤可分为永久性和暂时性（一过性）损伤两种。因结扎或切断所致的损伤为永久性损伤。如喉返神经为永久性损害，

最初表现为喉肌瘫痪（同侧），出现声音嘶哑，经过一段时间则转为喉肌痉挛。因此一侧神经损伤数周后由于健侧的代偿作用发音可有一定程度的改善，数月后可进行一般对话。若术中两侧喉返神经发生损伤，由于喉肌瘫痪，而此时由于气管插管的原因声门畅通，暂时不出现呼吸困难，术后数小时喉肌开始痉挛，呼吸困难逐渐加重，此时应迅速的进行气管切开，以免窒息发生。

2．治疗方法 目前，喉返神经损伤的治疗方式分为非手术和手术两种。单侧喉返神经损伤可采用神经营养药物、理疗等非手术方式进行保守治疗，多数患者由于健侧声带的代偿，声嘶现象逐步缓解。手术治疗方法包括Ⅰ期神经修复以及Ⅱ期的喉返神经减压术、神经移植吻合术、神经肌蒂移植术等。

①Ⅰ期神经修复：喉返神经离断性损伤后，可行直接端端吻合。但部分效果不十分理想，这与喉返神经前后支支配的复杂喉肌运动有关；另外再生神经轴突方向生长错乱后导致声带的连带运动，使声带出现矛盾运动或静止不动。对于术中发现肿瘤侵犯喉返神经需切除部分喉返神经，或者外院喉返神经已切除／缺损的病例，术中可采用舌下神经袢、颈丛神经深支以及膈神经等神经移植修复喉返神经来恢复声带运动，临床报道均有一定效果。笔者推荐前两种神经供体进行修复，因其造成的副损伤较小。

作者单位先后采用颈丛神经深支和舌下神经袢支移植修复喉返神经缺损，取得了一定的临床效果。其操作要点如下：a. 如果肿瘤侵犯喉返神经，应将受侵段切除并尽量保留正常神经。对于喉返神经在其入喉处损伤者，应于喉返神经入口处附近仔细寻找其残端，以获得大于 2～3mm 吻合段长度为佳，如吻合端长度小于 1mm，需扩大喉返神经入口及切除周围瘢痕以获得足够的吻合长度。b. 术中测量喉返神经缺损的长度，然后随机选取术中多功能保留但无肿瘤侵犯可能的颈丛神经的某一深支或舌下神经袢（图 28-9-5，图 28-9-6），以与喉返神经断端直径接近为最佳，截取的长度应稍长于喉返神经缺损以保证吻合后无张力。c. 在显微镜下以 6-0 无创缝线将颈丛神经深支的中枢端与喉返神经近心端行端端吻合，吻合期间

应做到神经束支间对位缝合，并将供体神经外周端与喉返神经远心端行端端吻合以保证神经信号传导方向的正确性（图 28-9-7）；如采用舌下神经袢，可直接将舌下神经袢支的远心端与喉返神经入喉端吻合或游离移植使用（图 28-8-8）。

②Ⅱ期神经修复对于Ⅰ期手术中不具备神经修复，或术后发现喉返神经损伤者有修复神经需求者，可采用Ⅱ期神经修复术。其中包括喉返神经减压术、神经移植吻合术、神经肌蒂移植术等，双侧喉返神经损伤者应争取在最短时间内作探查术，根据病情进行相应的神经松解术等，对于病情恢复有积极作用。

3．主要预防措施

①熟悉喉返神经的解剖位置，主动显露以保护神经。手术过程中应仔细操作、避免过分的牵拉，主动显露喉返神经。寻找喉返神经入路有三：喉返神经入喉处、神经在气管食管沟走行的中段以及下段，后二者可利用甲状腺下动脉加以定位。上述三种显露神经入路方法各有优缺点：神经于其入喉处位置固定，便于寻找，但该部位常有数支小血管与喉返神经紧邻易致出血，神经损伤几率相对较大；后两种寻找神经的入路中不容易出血，但由于神经在气管食管沟存在变异，为寻找神经增加了难度。因此在寻找喉返神经的过程中应熟悉掌握上述三种入路方式，根据术中情况，尤其是肿瘤部位灵活使用，合理选择进而避免神经损伤的发生。

②在肿瘤较大情况下，神经有可能被推移或发生粘连，不能用常规的方式显露神经，应主动仔细寻找并采取锐性解离；对于良性病变，可保留适度的腺体组织和后被膜。在残端止血和缝合中，缝针不宜过深以免喉返神经被缝扎。

③在出血情况下，术野不清楚时，应避免盲目钳夹，以免误伤神经。

④术中遇到可疑的类神经组织有碍手术进行时，应力争解剖清楚，同时应考虑喉不返神经的存在，尤其是右侧甲状腺手术时。

⑤如术中具备神经移植条件，可采用Ⅰ期神经移植修复术，以修复受损的喉返神经，提高患者的生活质量。

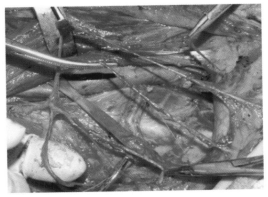

图 28-9-5 供体—颈丛分支

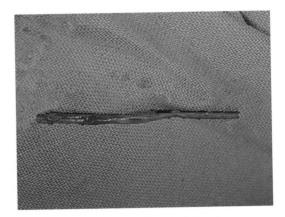

图 28-9-6 供体—舌下神经袢

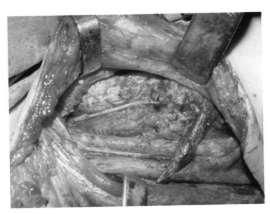

图 28-9-7 颈丛神经移植修复

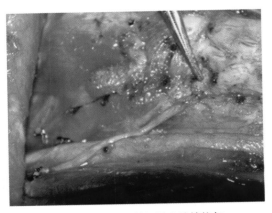

图 28-9-8 舌下神经袢支移植修复

三、胸膜顶损伤的预防和处理

胸膜顶的高低因人而异，有的高出锁骨内段上缘 2～3cm，在此区解剖时，若操作范围过深或粘连而严重强行分离时，有可能造成胸膜顶损伤而引起气胸或纵隔气肿，患者可出现憋气、紫绀、烦躁、呼吸困难等症状，需紧急处理。一般甲状腺手术时损伤胸膜顶者较少见，常见于手术者分离切除坠入胸骨后的甲状腺肿瘤，或甲状腺癌伴低位气管食管沟和颈深下组较严重淋巴结转移时。

预防和处理的方法

（1）在切除胸骨后甲状腺肿瘤或颈根部内侧部分转移性淋巴结时，操作应轻柔仔细，多采用钝性分离，如需离断，应先钳夹再切断，并宜采用结扎而少采用缝扎的方法。

（2）术后无菌盐水冲洗术区，尤其重点检查颈根部，如有气泡持续产生，应立即用结扎可疑损伤部位或用医用胶粘补。

（3）一旦证实胸膜顶破裂应立即用纱布堵压破裂处，予以处理。可行第二肋间穿刺抽气，必要时做闭式引流。非气管内插管麻醉者，需考虑行气管插管，给氧，辅助呼吸，待患者平静后，仔细检查破裂的部位和大小。倘若裂口小，可就近将周围软组织拉拢做荷包缝合，切勿强行缝合，否则将造成胸膜更严重撕裂。如破口较大，可用油纱布压迫，待其自然愈合，如气胸症状轻微，呼吸困难不严重，则不必行胸腔闭式引流，否则应置胸腔闭式引流。

（4）一侧发生较严重气胸时应及时采取胸腔闭式引流等措施处理，以防对侧继发性气胸的发生。

四、乳糜漏的预防和处理

乳糜漏（Chyle fistula）的发生基于外科医生临床专业水准的差异而发生率不同，但属于后果较严重的颈部手术并发症之一。一般多发生于侧颈淋巴结清除术后，极少数也发生于中央区淋巴结清除术后，其发生率为 1%～3%。处理不当容易引起营养失衡、诱发感染和伤口不愈合等并发症，严重者可发生乳糜胸并危及生命。乳糜漏 90% 发生于左颈胸导管损伤，发生于右淋巴导管者不足 10%。颈部胸导管及其分支的术中损伤是造成乳糜漏的最主要原因，由于胸导管注入静脉系统管壁很薄，且解剖变异较多，常有多支且多个汇流点注入静脉系统，加之部分位置较高术中易被意外损伤（图28-9-9）。尤其对于锁骨上、颈根部较大淋巴结转移的患者，在行颈淋巴结清除手术时胸导管或淋巴导管被损伤的可能性较大，容易导致乳糜漏的发生，因此颈静脉角区域的外科规范处理十分关键。

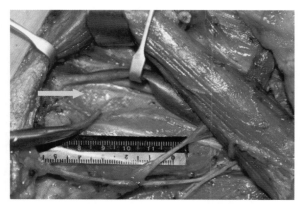

图 28-9-9　图中箭头指示为术中保留的胸导管（位置可达锁骨上 3 ～ 4cm）

（一）乳糜漏的诊断

通常乳糜漏液颜色为乳白色，但并非所有的乳糜漏都表现为典型的乳白色液体，主要取决于饮食中脂肪的含量。如饮食中含有大量长链甘油三酯，经肠道吸收后进入淋巴系统，则增加乳糜液的形成。由于通常全麻下行颈清术的患者晨起禁食，术中乳糜液可呈清亮颜色。术后初期患者如未能正常进食，其乳糜液混在引流液中而不易被发现，引流液呈淡黄或淡红血清样外观。术后伴随着正常进食始被发觉乳糜漏出现，此时创面引流液以淋巴乳糜液漏出为主，引流液颜色变为乳白色,较易发现。因此术后在早期及禁食情况下，易忽视乳糜漏发生。但如观察引流液48小时后量不减少，引流中有乳糜样物，应考虑为乳糜漏的可能。乳糜定性阳性可帮助确诊。实验室检查正常颈清扫术后引流物中的甘油三酯量约 0.4mmol/L，一般认为如果引流液中甘油三酯的含量超过 1.1mmol/L 或乳糜微粒的含量超过 4% 应诊断为乳糜漏。另一简便诊断方法是让患者停止进食，引流液变清，也可证实为乳糜漏。

（二）乳糜漏的治疗

乳糜漏发生的原因多数为术中未能发现、术后没有及时处理所致。对于多数患者建议首先保守治疗，大多数情况下经保守治疗可达到治愈，对保守治疗无效者，则宜尽早手术探查处理。

1．保守治疗

（1）保持引流通畅：术区有效的引流对于治疗乳糜漏十分重要，对于轻度的乳糜漏，往往经单纯引流、术区加压包扎以及饮食调整就可达到治愈的目的。对于引流管的压力调节目前观点尚不统一，有学者建议采用强负压持续引流，认为强负压能有效地促进排出乳糜液、闭塞淋巴管、组织贴合和愈合。多数学者认为强负压引流会导致胸导管或淋巴导管及其分支在负压的作用下持续开放，不利于漏口的闭合，此时应在局部加压、清淡饮食配合下改用平压引流，将更利于治疗乳糜漏。笔者多采用后者方案，疗效明显。

（2）局部加压包扎：在颈静脉角处局部加压包扎，配合通畅引流可达到良好的治疗效果。

（3）饮食控制：术后给予低脂肪饮食，食物中宜仅含中链甘油三酯，可直接经门静脉吸收，减少胸导管乳糜液量。严重的病例可禁饮食，改为肠道外营养支持数周，保证完好的凝血功能，利于淋巴管的创口愈合，但此法应适用于左侧胸导管损伤所发生的乳糜漏患者。

（4）生长抑素：某些较严重的乳糜漏病例如静脉营养无效，联合使用生长抑素可取得明显治疗效果。此疗法的机制尚不清楚，可能是生长抑素与乳糜产生和淋巴系统腔内压力密切相关。用药后胸导管流量减少是生长抑素直接作用于肠壁的营养转运的结果，还是降低肠道血流而间接影响所致，至今还不明确。

2．手术治疗　颈部手术后发生乳糜液漏出量较多者 (24 小时引流量多于 500ml) 应尽早手术修补，同时对于保守治疗 3 天以上颈部引流液量仍无减少却明显增多者，亦可考虑尽早手术治疗，以免乳糜液大量流失导致严重营养不良等并发症的发生。手术治疗包括缝合修补瘘口和切开填塞两种方法。前者主要适用于引流量较多或经保守治疗无效者，具体方法是拆开缝线或颈根部切开后，寻找瘘口给予缝扎，有时取邻近的小块肌瓣、筋膜或脂肪组织给予加固。后者主要是在颈根部内侧切开，在可疑乳糜漏部位局部填塞碘仿、无菌纱布或纱条等以压闭瘘口。术前进食或鼻饲牛奶，手术时患者取头低仰卧位以利于手术探查寻找到发生乳糜漏的瘘口，可应用不吸收的缝线予结扎或缝扎乳糜管，可达到较好的效果。如未发现瘘口，可据胸导管解剖位置予以缝扎并予外科凝胶局部封闭。由于此时术区一般水肿较重，增加了处理难度和效果，建议一般乳糜漏的处理多采用保守治疗方法，二次外科手术治疗多用于保守治疗失败的严重病例。

（三）预防措施

减少乳糜漏发生的核心在于预防。熟悉局部解剖、操作轻柔准确是预防乳糜漏发生的前提，术中、术后及时发现并妥善处理是治疗的关键。淋巴导管的损伤多发生于锁骨上颈静脉角区域，传统做法多采用钳夹缝扎的方式，但存在误缝主体导管以及缝合针刺破淋巴管的可能。笔者根据临床经验认为预防、减少乳糜漏的发生应做到以下几点：

1. 术中应该解离胸导管或右淋巴导管，变离断为保留，变缝扎为结扎的原则，做到"宁通不堵"；如淋巴管较多而难以完整保留者，尽量减少结扎主干或其分支，可采用分支结扎而主体保留，必要时再采用缝扎手段。

2. 手术结束前应对重点区域再次检查，观察颈静脉角处有无色透明液体积聚（多因患者术前禁食表现为清亮液体），如用纱布轻拭后静观，仍有清亮反光样液体渗出，此时常可明确。如仍觉可疑，可在麻醉医师的配合下增加病人胸内压，使淋巴液漏出更为明显。如术中发现乳糜漏，可先行精确结扎或缝扎的方法，也可同时利用医用胶粘贴法减少术后乳糜漏的发生。具体方法为取适将氰基丙烯酸酯系医用胶（耳脑胶）点于颈静脉角处，然后将事先取好合适大小的筋膜组织迅速展开并粘贴于此处（图28-9-10）。操作应注意筋膜展开充分，平铺在滴有医用胶的位置再沿肌膜四周点滴适当的医用胶，使筋膜完全封闭于静脉角处（图28-9-11）。

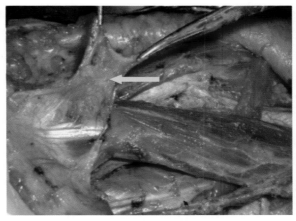

图 28-9-10 胸锁乳突肌肌膜的制备

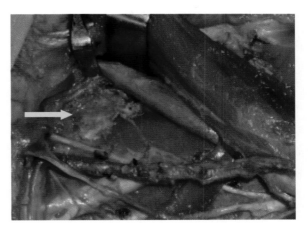

图 28-9-11 以肌膜粘贴于静脉角

五、呼吸困难

呼吸困难是甲状腺外科术后严重且危急的并发症之一，多发生在术后48小时内。临床可表现为进行性加重的呼吸困难，病人可伴有烦躁、口唇发绀以及典型三凹征表现。

（一）发生原因

引起呼吸困难的原因主要有以下四个方面：

1. **术区出血压迫气管** 其可能原因为手术时止血不完善（残存甲状腺断面止血不彻底、颈前肌或胸锁乳突肌肌间血管出血等）、血管结扎不牢靠或结扎线滑脱以及术后引流不畅所引起。其多发生于术后24小时以内，较大的活动性出血时患者出现进行性呼吸困难，同时伴有颈部疼痛、肿胀等症状，术区皮肤颜色发暗色，切口可有渗血以及引流管中有大量的新鲜血液引出等。对于此情况应及时处理，保守治疗后上述症状不能改善者应迅速返回手术室拆除切口缝线，清除术区血块，仔细寻找出血点。对于术区未找到明显出血点的情况，可采用温盐水冲洗术区，有助于隐匿出血点的发现。必要时行气管插管或气管切开以减轻脑缺氧症状。

2．喉头水肿或呼吸道分泌物阻塞 喉头水肿或呼吸道分泌物增多是喉或气管对外界刺激及手术创伤的一种反应，也是甲状腺外科术后呼吸困难的常见原因之一。其发生原因包括手术刺激、全麻时因技术原因或困难插管等反复气管插管导致喉头水肿发生；原有呼吸道疾患未能较好控制，术后呼吸道分泌物增多而部分患者因畏惧而不敢用力咳嗽排痰者，其多发生于拔出气管插管后以及术后 24 小时以内。临床表现为术后患者出现呼吸困难，可伴有喉鸣音及三凹征，呼吸道分泌物增多。此时在排除术区出血所致的呼吸困难后应考虑喉头水肿可能，首先给予吸痰保持呼吸道通畅，并立即应用糖皮质激素静脉滴注、吸氧等处理，如呼吸困难症状加重，必要时行气管插管或气管切开以减轻脑缺氧症状。

3．气管塌陷 是气管长期受肿大甲状腺压迫，气管环弹性减弱，切除甲状腺体后软化的气管失去支撑，气管壁随呼吸运动而塌陷，引起呼吸道梗阻而发生窒息。此种情况虽临床并不常见，但一经发生则多病情危重，一般发生于拔出气管插管后。如术中发现气管软化者，可采用气管悬吊的方法来处理。根据气管软化部位的不同，可选择舌骨下肌群、胸锁乳突肌等适当的部位进行悬吊，必要时也可行颈部切口外皮肤悬吊。双侧壁软化可行双侧气管壁悬吊，应掌握好软化部位所能耐受的牵引力，以提起塌陷部位且不可悬吊过紧为佳。如发生于拔出气管插管后，应迅速再插入气管插管，必要时行气管切开。

4．气管痉挛或喉痉挛 其发生原因可能与术中气管受到强烈刺激而诱发气管痉挛性收缩。患者表现为突然躁动不安，呼吸极度困难，面部发绀，有明显喉鸣音及三凹征，此时应立即面罩吸氧，清理呼吸道，给予气管扩张剂以及糖皮质激素，以缓解气管痉挛，如效果欠佳且病人症状有加重趋势，紧急行气管切开，避免窒息发生。

（二）预防和治疗措施

（1）对于可疑的高危患者，甲状腺外科手术后床旁应准备气管切开包或气管插管，以备急用。

（2）气管插管时操作应轻柔，避免反复插管，必要时可采用可视喉镜下插管，术中应减少对气管的刺激。

（3）做好围手术期管理，如处理呼吸道疾患等，防患于未然。

（4）若气管软化部位广泛，采用 1～2 个方向悬吊仍不能避免气管软化时，应作气管切开术。软化部位与悬吊固定部位的方向必须一致，否则气管扭曲或悬吊效果不佳，甚至加重呼吸困难。如采用皮肤外悬吊，拆除皮肤外气管悬吊线之前，应先将线松开，观察无呼吸困难后再拆除，否则宜延期拆除。

六、甲状旁腺功能低下

甲状腺肿瘤外科手术时，由于甲状旁腺被切除、损伤或其血供障碍，致使甲状旁腺素的生成不足、钙盐沉积、血钙下降，而引起术后甲状旁腺功能低下（Hypoparathyroidism，简称为甲旁低）的症状，其发生率视手术的范围、外科医生的技术经验而有差异。作为临床上倍受关注的甲状腺外科合并症，甲旁低大多为暂时性，可于术后数天至数周甚至数月得到缓解。术后永久性的甲旁低少见，多数报道其发生率为 < 1%，个别报道较高，文献中最高的一组达 33%。甲旁低偶可发生于用放射性 ^{131}I 治疗甲亢后，但极罕见于甲状腺癌 ^{131}I 治疗后。

（一）临床症状

甲状旁腺功能低下的症状包括手足麻木、肌肉疼痛、腕关节屈曲、掌指关节屈曲以及指间关节伸直等。也可见拇指伸直内收，斜向横贯于掌。叩击肌肉时可能引起肌肉的收缩。喉头痉挛是其最危险的表现，引致缺氧、窒息、甚至死亡。内脏肌肉功能异常常引起胆绞痛或腹泻。手足搐搦是由于低血钙时神经肌肉兴奋性增强，手足搐搦在不发作时，可用 Chvostek 试验或 Trousseau 试验引起神经肌肉兴奋性增强而诱发手足搐搦。

（二）预防或手术治疗措施

术后持续性低血钙多发生在全甲状腺切除术后或双侧甲状腺近全切除术后，单侧腺叶切除术后永久性低血钙发生几率极低。

天津医科大学肿瘤医院在国内较早开展保护甲状旁腺血供的旁腺保留，以及甲状旁腺的自体移植技术，取得了较好的效果。甲状旁腺保留的两个重要环节是旁腺的识别和血供的保留。前者可运用同位素扫描、纳米碳负显影等技术提高识别率，但外科经验则更为重要，尤其对于变异较多的下极甲状旁腺的暴露保留。研究证实，甲状腺上、下动脉对上下部甲状旁腺均提供血供，甲状旁腺经常有2支或更多的动脉，同时，甲状腺后缘常存在甲状腺上、下动脉间的吻合支，上部甲状旁腺的血供可来自这些吻合支，即甲状腺上动脉后支；而下部甲状旁腺的血供来自甲状腺下动脉的小分支。后者由于甲状旁腺的血供85%来源于甲状腺下动脉，所以在术中处理甲状腺下动脉时应精细化操作、提倡分支性结扎（建议任其3级分支处结扎）。手术时采用精细化被膜解剖，紧靠甲状腺真被膜解剖，注意保留甲状腺下动脉供应甲状旁腺的血管（图28-9-12）。在结扎甲状腺上动脉时仅结扎其前、外分支，而保留供应上甲状旁腺的后支。对于已血管化保留的甲状旁腺，术中发现其颜色由于静脉回流障碍而淤血变深，可采用针刺或切开其背膜的方式减轻其淤血状态。

有些甲状腺癌中央的淋巴结转移较多，为切除满意不得不将甲状旁腺切除（尤下组旁腺），也有些患者甲状旁腺的血供和位置变异，术中虽对其进行保留，但易造成血供差或回流障碍。

因此，对术中动脉血供明显障碍及被误切甲状旁腺者进行I期术中移植是甲状旁腺损伤的最后补救措施。可采用最为简便的"浮沉法"，即将可疑为甲状旁腺的组织放入温生理盐水中，如若是甲状旁腺，则组织将下沉，而脂肪颗粒因密度较低，漂浮于水面之上，此法的缺点在于无法鉴别甲状旁腺与淋巴结。

采用"浮沉法"时应将疑似甲状旁腺周围颜色不同组织尽量剔除，脂肪太多会导致假阳性。如仍不能确定，可于术中切取小部分组织做快速冰冻病理。确定为甲状旁腺后，切开其包膜，以

尖刀将其平均切成4～8块（视旁腺大小而定），然后填埋于同侧下段胸锁乳突肌或带状肌之中，因该段胸锁乳突肌血运丰富，移植之甲状旁腺大多能存活。（图28-9-13，图28-9-14）

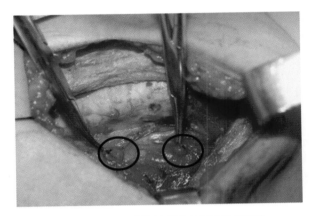

图28-9-12 血管化保留的上下极甲状旁腺

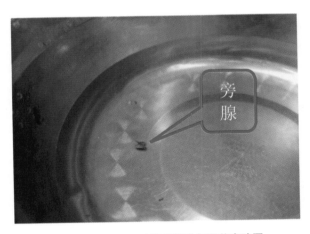

图28-9-13 浮沉法鉴别脂肪与甲状旁腺图

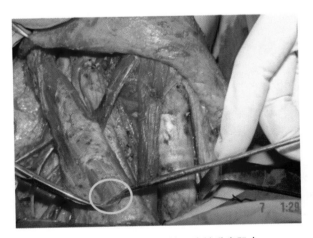

28-9-14 甲状旁腺移植于胸锁乳突肌内

对于永久性甲旁低的治疗，多采取钙剂治疗。至今廉价低毒、控释有效的甲状旁腺激素药物尚

未诞生，而临床诉诸的异体甲状旁腺移植治疗永久性甲状旁腺功能低下疗效仍不确定。因此，甲状腺外科中确切规范的术中甲状旁腺原位保留或I期自体移植仍然是最有效和经济的方式。

（三）甲状旁腺功能低下治疗措施

（1）饮食上应采用高钙、低磷饮食，限制高磷食品的摄入。尽量避免应用能加重低血钙的药物，如避孕药、糖皮质激素、地西泮、苯妥英钠、苯巴比妥（苯巴比妥钠）等制剂，即使使用亦不宜长期使用。

（2）甲状旁腺功能减退患者出现低钙血症手足抽搐时必须采用静脉注射钙剂治疗。通常选用10%葡萄糖酸钙10ml，初次静脉注入钙宜达到180mg为佳。需注意的是，浓钙溶液对静脉有刺激，若溢出静脉外可造成严重软组织炎症，故应该用葡萄糖50～100ml将钙注射液稀释，5～10分钟内缓慢静脉注入，尽量避免直接推注，必要时可于1～2小时后重复使用。如果病人在2～3周内曾经使用过强心苷类药物更宜小心，应该将血钙维持在正常下限，切忌使用大剂量钙剂。因高钙血症会使心脏对强心苷极为敏感，容易发生失常甚至猝死，故此类患者最好停用强心苷类药物。

3. 如果甲旁减患者血钙低至2.0mmol/L，但无手足抽搐或只有轻微的神经-肌肉症状，可以口服钙剂治疗，200mg钙每天4～6小时1次，或者加口服维生素D或其衍生物即可，不必静脉推注钙剂。

（高明　魏松锋　Peirong Yu）

第十节　甲状腺恶性肿瘤诊疗研究进展

甲状腺癌发生率在世界范围内逐年上升，已成为常见的恶性肿瘤之一。进入21世纪以来，分子诊断及影像诊断技术、外科技术、肿瘤治疗技术、治疗方法均不断提高，为早期甲状腺的诊断以及晚期甲状腺癌的治疗带来了福音。目前甲状腺癌的诊断已经由最初的触诊逐渐过渡到影像学诊断甚至分子病理诊断，且治疗亦由最早的单纯手术切除逐渐过渡到外科手术、内分泌抑制治疗、放射性核素治疗甚至靶向治疗相结合的多学科合作模式。分子病理诊断是以后甲状腺癌诊断的必然趋势，而治疗方面，外科治疗仍占甲状腺癌治疗的较高权重，外科治疗的进展主要包括外科理念的进展以及外科技术及器械的发展。外科理念的发展主要体现在甲状腺外科的规范化治疗上，而外科技术及器械的发展也直接影响着甲状腺癌治疗的效果，同时对于一些晚期不能外科手术的患者，一些新型的分子靶向药物也随着生物科技的发展孕育而生，并为晚期甲状腺癌的内科治疗提供了新的方向。

一、甲状腺癌的诊断进展

（一）影像诊断进展

与很多恶性肿瘤相同，治疗前的准确诊断是成功治疗的重要前提，否则就很难提及规范治疗，也是少数甲状腺癌患者多次反复手术的根结之一。因此，我们经常强调术前准确诊断的在诊治流程中的"枢纽"地位。当然，这不仅仅是病理学的诊断，同时也包括临床分期和危险评估，这是规范流程的起点和基础。近年来国内外报道甲状腺癌的检出率逐年升高，成为甲状腺癌发病率逐年上升的一个重要原因，超声影像、细针吸细胞学（Fine-needle aspiration cytology，FNAC）、超声影像结合针吸或穿刺针等技术应用均成为重要的推手。尤其是超声引导下的穿刺技术结合分子病理诊断已经成为未来诊断甲状腺癌的必然趋势。

（二）分子诊断进展

随着分子生物学的不断发展，分子诊断和分子病理在甲状腺癌诊断中的地位愈显突出，一些研究已经应用于临床实践，为甲状腺癌的术前诊疗及预后判断提供帮助。在ATA2009年修订版《甲状腺结节与分化型甲状腺癌治疗指南》中也推荐：FNA中不确定病理细胞学结果的患者可以考虑应用分子诊断标志物（如BRAF、RAS、RET/PTC、PAX8及galectin-3）。一些已知的遗传学突变如表28-10-1所示：

表 28-10-1　甲状腺肿瘤基因突变的表达

肿瘤类型	表达率（%）	肿瘤类型	表达率（%）
乳头状癌		低分化癌	
BRAF	45	RAS	35
RET/PTC	20	β-catenin(CTNNBI)	20
RAS	10	TP53	20
TRK	＜5	BRAF	20
滤泡状癌		AKTI	15
RAS	45	未分化癌	
PAX8-PPAR γ	45	TP53	70
PIK3CA	＜10	β-catenin(CTNNBI)	60
PTEN	＜10	RAS	50
髓样癌		BRAF	20
家族型：RET	＞95	PIK3CA	20
散发型：RET	50	PTEN	＜10

1. 基因标志物　一系列研究表明 FNA 细胞学检测提高了甲状腺结节细胞学诊断的准确性，其中很多是关于 *BRAF* 基因突变的。研究证明，如果对细胞学检测诊断不明确的结节进行 *BRAF* 检测，能大大提高诊断的准确性。一系列研究发现均表明，*BRAF* 基因突变可作为一项重要分子标志物指导 PTC 诊断和治疗，若发现肿瘤存在阳性突变，则强烈建议手术。研究发现联合检测多个分子标志物比单一标志物有更大的诊断意义。一项研究探究了一组突变包括 *BRAF、RAS、RET/PTC、PAX8* 的诊断作用。这项研究显示了对于细胞学诊断不能确定的结节，多个分子标志物检测具有更高的诊断价值。细胞学病理诊断为恶性肿瘤的标本，最后组织学病理证实恶性率为 40%，而如果增加这些分子标志物的检测，在突变阳性的标本中恶性率达到了近 100%，而在突变阴性的标本中约有 14% 为恶性。

2. 蛋白质标志物　蛋白质标志物对于分子病理诊断具有相当重要的价值，应用相应的蛋白质标志物抗体行免疫组化有利于提高病理诊断率，一些蛋白质标志物如细胞角蛋白 19（CK-19）、galectin-3（Gal-3）和 HBME-1 等的检测，尤其是联合检测对甲状腺良、恶性病变的诊断与鉴别诊断具有较好的临床实用价值。一些研究表明，在甲状腺乳头状癌鉴别诊断中，CK-19 的敏感性较

高，galectin-3（Gal-3）和 HBME-1 特异性较强，3 种抗体联合应用，有助于鉴别甲状腺乳头状癌与乳头状增生。

二、甲状腺癌的外科治疗进展

时至今日，甲状腺外科已成为一个专门的学科，从临床到基础研究都在迅猛发展，尤其在外科规范化治疗方面，更是在与国际接轨的基础上，通过我国询证医学验证，于 2012 年由中华医学会内分泌学分会、中国抗癌协会头颈肿瘤专业委员会、中华医学会外科学分会及中华医学会核医学分会共同制定了符合中国国情的《甲状腺结节和分化型甲状腺癌诊治指南》，为推动甲状腺癌的诊治规范起到了积极的促进作用。Miccoli 甲状腺手术、其他入路腔镜甲状腺手术甚至近年来最流行的机器人手术使得甲状腺外科的术式更加丰富和完善。近年来手术器械及药物的发展也进一步推动了甲状腺外科的不断进步，包括超声刀、神经探测仪、双极电凝、纳米碳技术等。

（一）外科理念的发展－规范化外科治疗

（1）原发灶的外科处理是甲状腺癌整体外科治疗的最重要部分，主导多数甲状腺癌患者预后的关键权重，也是甲状腺癌规范化治疗的重中之

重。关注规范首先是强调外科术式，其次注重相应术式的外科指证把握。国内新近指南均表明，DTC 的外科术式只推介甲状腺腺叶（Lobectomy）+ 峡叶切除、近全 / 全甲状腺切除术（Near total/ total thyroidectomy）两类术式的合理选择，这与国际指南标准一致。目前国际上对于甲状腺癌的处理也逐渐趋向个体化治疗及多学科合作（Multi-disciplinary team，MDT），由最初的大多主张行全甲状腺切除，术后行放射性碘治疗，逐渐发展到对于低危组单侧病灶的甲状腺癌行一侧腺叶切除，而全甲状腺切除后也根据患者的危险分层决定是否行放射性碘治疗，从而进一步减少治疗不足和过度治疗。

（2）关于颈淋巴结清除术的范围，最新的进展是建议在超声介导临床 N 分期和危险评估基础上确立个体化方案、应遵从个体化治疗理念在中央区（Ⅵ）、扩大中央区（Ⅱ A、Ⅲ、Ⅳ、Ⅵ）以及全颈淋巴结清除术（Ⅱ - Ⅵ）中合理选定。值得一提的是，对于早期 DTC 是否同期实施中央区淋巴结清除，国内制定的最新标准有别于美国甲状腺学会（American Thyroid Association，ATA）等国际指南，国内标准建议同期实施中央区清除，当然一定强调保留甲状旁腺和喉返神经。另外，颈部淋巴结清除术的外科技巧比较突出，外科操作应严格规范。该术式是头颈外科的标准术式，但在较多综合医院相关科室并无系统培训。未受到专业训练的外科医师难以实现清除的彻底性，同时很容易出现神经与血管的损伤，普及专业培训问题十分突出。

（3）要实现甲状腺癌外科的规范及科学有效，兄弟学科的支持十分重要，同样离不开多学科协作模式 MDT 理念，特别是诊断技术和内科辅助治疗。如术前的定性诊断是外科合理方案制定的前提，而定位、定量诊断又为个体化方案的实施提供了可能，快速发展的超声诊断技术均在此扮演最为重要的角色。

（二）外科技术及器械的发展

1. 超声刀　超声刀是利用高频的声波震荡产生的机械能在切割组织的同时使组织凝固，从而起到止血的作用。与传统的电刀相比，超声刀具有较小的热损伤效应，较少烟雾形成，没有神经肌肉的电刺激作用。在许多临床研究中，超声刀都被证明可以缩短手术时间，减少术中出血量。

2. 双极电凝　从最初的 Bipolar 到现在的 Ligasure，双极电凝系统在甲状腺手术中的应用也有很多报道，一致的结论是 Ligasure 能缩短手术时间，且不增加手术并发症。双极电凝镊非常适合处理细小血管，例如甲状腺三级血管分支。双极电凝镊具有以下优点：①电极非常尖细，因此可以紧贴甲状腺真被膜凝固进出甲状腺的微小血管；②双极电凝镊只在两个电极之间放电，对周围组织热损伤小。

3. 纳米碳　纳米碳是由 150 纳米炭团粒组成的混悬注射液，最初用作乳腺癌前哨淋巴结示踪剂。临床观察中发现，将纳米碳注射到甲状腺组织，几分钟内可使甲状腺黑染，并明确标示出肿瘤周围的黑染淋巴管和淋巴结，而甲状旁腺和喉返神经则未被染色。这样在术中即可轻松甄别出甲状腺及其周围正常组织的范围，只需将黑染组织清除，即能轻易地保留甲状旁腺和喉返神经，避免术后声音嘶哑、低钙抽搐等严重损伤。

4. 神经探测仪　术中神经监测（IONM）是指应用各种神经电生理技术监测手术中处于危险状态的神经系统功能的完整性。IONM 可以定位和鉴别喉返神经，明确变异的神经组织，查找损伤点，帮助神经修复中的部位判定，预测术后声带功能。IONM 对甲状腺手术产生了革命性的影响，不仅手术更加合理，安全性提高，而且大大减少了医患纠纷。目前有多种设备在国内外临床应用。

5. 机器人手术　机器人手术系统是现代远程信息技术、智能化工程技术与现代微创外科技术的结合。以达芬奇系统（Da Vinci Surgical system）为代表的机器人手术，结合了开放手术和腔镜手术的优势，并能克服其缺点，目前发展迅速，已在各种手术中有所应用。甲状腺手术是该系统最早在颈部手术中的应用，是甲状腺手术的新方式。自 2009 年 Kang 首先报道 100 例达芬奇机器人甲状腺手术以来，以 Kang 为代表的不少学者均认为机器人甲状腺手术是可行、安全、有效的。

目前，机器人甲状腺手术处于起步阶段，仅在韩国及美国进行，但机器人甲状腺手术的出现为甲状腺手术带来了新思路和新方法。达芬奇机器人手术系统的高清影像和灵活的操作臂，不仅可在避免颈部瘢痕的基础上完成所有传统开放手术的操作，其操作的精细程度更能超越开放手术。虽然达芬奇甲状腺手术在操作的方式方法上并非属于真正的微创手术，但其绝对是一种不影响美观的手术，由此给甲状腺恶性肿瘤患者，尤其是爱美的患者带来更多的选择。

三、甲状腺癌内科治疗进展

伴随着对肿瘤认知的不断深入以及不断涌现的新型药品，为更多肿瘤采用多学科联合治疗提供了可能。而长期根植于外科医师思想中固有概念，即甲状腺癌外科治疗的绝对地位出现一定动摇，越来越多的业内同仁开始在甲状腺癌治疗中引入 MDT 的理念。通过内科辅助治疗进一步减少了复发和转移的可能，并对于一些中晚期外科治疗束手无策的病友提供了延长生命的机会。当然，我们仍然坚信并维护外科治疗的核心地位，但内科治疗的有力补充已相当明确。要实现治疗的规范化，整体成员中不应少了内科的身影。

（一）放射性核素治疗进展

放射性核素治疗（RAI）以往国内较国外使用比例低，尤其在肿瘤专科医院更为明显，更加强调外科治疗的重要性。的确，大多数未使用任何 RAI 治疗 DTC 患者仍可获得长期的无瘤生存甚至带瘤生存，相反则增加患者的经济负担并使少数患者存在肿瘤去分化的危险。另外一个重要的因素是进行 RAI 治疗要求全甲状腺切除或近全甲状腺切除，一定程度上增加了甲状腺功能低下尤其是甲状旁腺功能低下患者的比例。但最新的研究表明，科学规范的外科全甲状腺切除结合恰当合理的 RAI 治疗将会对一些患者明显受益，尤其是治疗性应用和高危组患者的预防性使用患者。

（二）内分泌治疗进展

最新进展表明，甲状腺癌患者是否应用促甲状腺激素（TSH）抑制治疗应根据术后的复发危险度分层来判定，相关因素包括病理类型、包膜侵犯、多中心性、年龄、性别等。近年来，TSH 抑制治疗的理念发生了转变，提倡兼顾患者

的肿瘤复发危险度和 TSH 抑制治疗的不良反应风险，制定个体化治疗目标，摒弃单一标准。在应用药物的同时也应避免过度抑制而造成骨质疏松、心律失常等不良反应。TSH 抑制治疗最佳目标：既能降低甲状腺癌的复发、转移率和相关死亡率，又能减少外源性亚临床甲状腺功能亢进导致的不良反应，提高生活质量。

（三）甲状腺癌靶向药物治疗进展

对大多数的分化型甲状腺癌患者，手术和正确采取放射性碘治疗已足够，而少数患者会发生进展、转移以致危及生命，多数甲状腺髓样癌和未分化癌更是较早发生局部侵犯及远处转移，发现时往往失去手术机会，而放化疗往往又对这两种肿瘤不敏感。因此，近年来逐渐出现了针对这些晚期难治性甲状腺癌的分子靶向药物，而且显示出较好的前景。甲状腺癌的分子靶点主要涉及酪氨酸激酶受 RET 蛋白和 NTRK1 蛋白，G 蛋白 H-RAS、K-RAS 和 N-RAS，信号调节激酶丝 / 苏氨酸特异性激酶（Serine-threonine protein kinase, B-RAF）、磷脂酰肌醇 3- 激酶（Phosphatidyl inositol-3kinase, PI3K）和 AKT1，核转录因子 PPARγ1 等多个位点。RET/PTC-RAS-RAF-MEK/ERK- 丝裂原活化蛋白激酶（Mitogen-activated protein kinase, MAPK）信号转导通路是甲状腺癌发生的主要作用途径，约有 80% 的甲状腺癌通过上述路径的激活导致肿瘤的发生和发展。目前主要的靶向药物及治疗方法包括：①肿瘤信号传导通路抑制剂；②生长及凋亡调节剂；③血管生成抑制剂；④免疫增强剂；⑤基因治疗。分子靶向治疗的药物主要有小分子酪氨酸激酶抑制剂、表皮生长因子受体（Epidermal growth factor receptor, EGFR）抑制剂和血管内皮生长因子受体（Vascular endothelial growth factor receptor, VEGFR）抑制剂等。

Ⅱ期临床试验已经证实一些靶向治疗药物，包括阿昔替尼、康普瑞丁磷酸二钠（CA4P）、莫特塞尼、安罗替尼、帕唑帕尼和沙利度胺的效果，还有一些靶向药物正在进行Ⅲ期临床试验，近期美国 FDA 已经批准索拉非尼治疗晚期 [131]I 治疗无效的分化型甲状腺癌。甲状腺癌的分子靶向治疗涉及众多复杂的细胞信号转导途径。虽然分子理

论水平的阐述与临床试验的结果对比表明某些分子靶向药物的治疗效果还难以令人完全满意，但是随着越来越多的新的分子靶点的发现，与之对应的分子靶向药物开始进入临床试验期，因此甲状腺癌的分子靶向治疗也将迎来新的希望。相信未来我们能够将靶向治疗变成治疗威胁病人生命疾病的传统治疗方法。同时，应该选择适合的病人加入临床试验。

随着科技的不断进步，分子生物信息及技术的迅猛发展，甲状腺癌的诊断和治疗也将迈入一个崭新的科技化时代，这也为甲状腺癌的规范化诊疗、系统性随诊提供更强有力的动力和支持。

（高明　郑向前）

参考文献

1. 李树玲等.新编头颈肿瘤学.北京：科学技术文献出版社.2000.

2. 李树业，岳长生.头颈肿瘤手术学.陕西：陕西科学技术出版社,1993.

3. 高明，魏松锋.喉不返神经在甲状腺外科手术中的解剖特点及临床意义.中国实用外科杂志,2008 20（5）.

4. 李志辉，朱精强，魏涛，等.甲状旁腺在人体中的分布特点及临床意义.中国普外基础与临床杂志,2008,15（5）311-313.

5. 陈国锐，王深明.甲状腺外科北京：人民卫生出版社2005.

6. 李亦工，高明，郑向前，等.原位保留甲状旁腺血供及甲状旁腺自体移植术.中华普通外科杂志,2008,23（8）,603-608.

7. 郝希山.肿瘤手术学.北京：人民卫生出版社，2008.

8. 李树玲.新编头颈肿瘤学.北京：科学技术文献出版社.2002

9. Gregory W. Randolph. Surgery of the thyroid and parathyroid glands. USA:Saunders. 2003

10. 周庚寅，觉道健一.甲状腺病理与临床.北京：人民卫生出版社.2005

11. Lucia Maetini. 内分泌疾病百科全书 XII 甲状腺.北京：科学出版社.2008

12. 马霄，詹培琳.30000 例地方性甲状腺肿外科手术治疗.西安：陕西科学技术出版社.1983;80-94.

13. 高绪文，李继莲.甲状腺疾病.北京：人民卫生出版社.1999;91-124.

14. 白耀.甲状腺病学.北京：科学技术文献出版社.2003.

15. 张木勋，吴亚群.甲状腺疾病诊疗学.北京：中国医药科技出版社.2006.

16. 王克诚.甲状腺外科学.石家庄：河北科学技术出版社.1998,105-134.

17. 胡凤楠，滕晓春，滕卫平等.不同碘摄入量地区居民甲状腺肿和甲状结节的流行病学对比研究.中国地方病学杂志, 2002,21(6):464-467.

18. 于志恒，刘守军，朱惠民，等.碘和甲状腺肿流行规律的发现、检验和建立.中国地方病学杂志, 2004,23(3):195-197.

19. 钱春花，唐伟.环境内分泌干扰物与甲状腺疾病关系的研究进展.国外医学卫生学分册, 2006,33(2):106-109.

20. 于钧，张智毅，石玉霞.氟对甲状腺形态的影响.中国地方病学杂志, 2007,26(3):156-157.

21. 才琪，李红.氟对大鼠甲状腺形态、甲状腺过氧化酶活性及血清甲状腺激素的影响.辽宁医学院学报, 2009,30(5):407-410.

22. 陈佳瑞，王家东.桥本甲状腺炎与甲状腺乳头状癌相关性的研究进展.现代肿瘤医学.2009,17(12):2449-2451.

23. 朱国华.21 例桥本氏病合并甲状腺癌诊疗分析.中国慢性病预防与控制.2007, 15(3):260.

24. 韩辉，何建军，任予，陈武科.甲状腺桥本氏病与癌并存 9 例报告.现代肿瘤医学.2003,11(3):217.

25. 贺亮，张浩，董文武等.结节性甲状腺肿并存甲状腺癌 262 例回顾性分析.中国实用外科杂志.2010,30(10):871-873.

26. 刘习红，邹春招，钟晓华等.Ras 基因和 c-myc 基因在结节性甲状腺肿合并甲状腺癌中的表达.河北医学.2008,14(9):1032-1034.

27. 杨家红，谢嵘.结节性甲状腺肿与甲状腺癌并存的诊治探讨.临床医学工程.2009,16(11):52-53.

28. 叶玉玲，董郡.外科病理学.第 2 版.武汉：湖北科学技术出版社.1999, 1296~1314.

29. Hermus AQ, Huysmans DA. Treatment of benign nodular thyroid disease. N Englmed, 1998, 338(20): 1438~1447.

30. 张鸽文，朱斯维，王志明.结节性甲状腺肿合并甲状腺癌的诊断与治疗.中国普通外科杂志.2010,19(5):467-470.

31. 钱家成，谢底亚，徐宏锋等.结节性甲状腺肿合并甲状腺癌 59 例临床分析.浙江临床医学.2008,10(10):1319-1321.

32. 吴莉莉，郑荣琴，陈军等.结节性甲状腺肿合并甲状腺癌与单纯甲状腺癌超声表现比较.中国误诊学杂志.2009,9(25):6115-6116.

33. 杨志英，唐伟松.甲状腺机能亢进与甲状腺癌.中国实用外科杂志.1995,15(2):91-93.

34. 徐少明，沈延澄.Graves 病合并甲状腺癌 21 例报告.临床外科杂志.1995,3(3):121-122.

35. 中国地方病学杂志，1999,18(5):

36. 李树玲等.新编头颈肿瘤学.北京：科学技术文献出版社.2000.

37. 李树业，岳长生.头颈肿瘤手术学.陕西：陕西科学技术出版社,1993.

38. 陈国锐，王深明.甲状腺外科北京：人民卫生出版社 2005.

39. 郝希山.肿瘤手术学.北京：人民卫生出版社，2008.

40. 伍国号，宋明，陈福进，等.胸骨后甲状腺肿物的外科手术进路探讨，癌症，2001，20(7):771-774.

41. 潘新良，雷大鹏，许风雷，等胸骨后甲状腺肿的手术治疗[J].山东大学学报，2003，41(4):463.

42.Erbil Y, Bozbora A, Barbaros U,et al. Surgical Management of Substernal Goiters: Clinical Experience of 170 Cases[J]. Surg Today，2004，34:732–736.

43.Vadasz P, Kotsis L.Surgical aspects of 175 mediastinal goiters[J]. European Journal of Cardio-Thoracic Surgery，1998，14(10):393-397.

44.Hedayati N, Christopher R. The clinical presentation and operative management of nodular and diffuse substernal thyroid disease [J]. Am Surg,2002，68(3):245-251.

45.Grainger J, Saravanappa N, D'souza A, et al.The surgical approach to retrosternal goiters: The role of computerized tomography[J]. Otolaryngology–Head and Neck Surgery，2005，132(6):849-851.

46.Christian A. Molecular pathogenesis of MEN2-associated tumors. Fam Cancer, 2005, 4: 3-7.

47.Kodama Y,Asai N, Kawai K，et al. The RET proto-oncogene: a molecular therapeutic target in thyroid cancer. Cancer Sci，2005，96(3):143-148.

48.Groot JW, Links T, Plukker J, et al. RET as a diagnostic target in sporadic and hereditary endocrine tumors. Endocr Rev，2006，27(5):535-560.

49. 李树玲，张伦，金锐，等.新编头颈肿瘤学.北京：科学技术文献出版社，2000.

50. 于洋，高明，张飞，等.遗传型甲状腺髓样癌肿瘤休眠现象与 RET 基因突变.中华肿瘤杂志，2008，30(7):532-533.

51. 于洋，高明，冯影，等.甲状腺髓样癌外科处理与基因筛查原则探讨.中国肿瘤临床，2007，34(21):1226-1228.

52. 于洋，高明.甲状腺髓样癌研究进展.现代肿瘤医学，2008，16(7):1242-1245.9) 于洋，高明，杨力珍，等.PET/CT 在甲状腺癌中的应用.现代肿瘤医学，2006，14(12):1509-1512.

53. 于洋，高明.甲状腺癌分子靶向治疗进展，中华肿瘤防治杂志，2008，15(8):632-635.

54.Kodama Y, Asai N, Kawai K，et al. The RET proto-oncogene: a molecular therapeutic target in thyroid cancer. Cancer Sci，2005，96(3):143-148.

55. 于洋，高明.甲状腺髓样癌生物治疗的研究进展，中华耳鼻咽喉头颈外科，2007，42(10):794-796.

56.Robinson BG, Paz-Ares L, Krebs A, et al. Vandetanib (100 mg) in patients with locally advanced or metastatic hereditary medullary thyroid cancer. J Clin Endocrinol Metab，2010，95(6):2664-2671.

57.Wells SA Jr, Gosnell JE, Gagel RF et al. Vandetanib for the treatment of patients with locally advanced or metastatic hereditary medullary thyroid cancer.J Clin Oncol，2010,28(5):767-772.

58.Lam ET, Ringel MD, Kloos RT, et al. Phase II clinical trial of sorafenib in metastatic medullary thyroid cancer J Clin Oncol, 2010，28(14):2323-2330.

59.Schlumberger MJ, Elisei R, Bastholt L et al. Phase II study of safety and efficacy of motesanib in patients with progressive or symptomatic, advanced or metastatic medullary thyroid cancer. J Clin Oncol，2009,27(23):3794-3801.

60.Stift A, Sachet M, Yagubian R, et al. Dendritic cell vaccination in medullary thyroid carcinoma. Clin Cancer Res，2004，10:2944-2953.

61.Roman S, Lin R, Sosa JA, et al. Prognosis of medullary thyroid carcinoma: demographic, clinical, and pathologic predictors of survival in 1252 cases. Cancer, 2006，107:2134-2142.

62.Yang Yu，Ming Gao，Shuling Li,et al.Investigation of calcitonin and calcitonin gene-related peptide in 88 cases of medullary thyroid carcinoma. The Chinese-German Journal of Clinical Oncology,2005，6（4）:344-347.

63. 李树玲 . 新编头颈肿瘤学 [M]. 科学技术文献出版社 .2002 年 2 月第二版 .

64.Agrawal S, Rao RS, Parikh EM. Histologic trends in thyroidcancer 1969-93: a clinicopathologic analysis of the relative proportion of anaplastic carcinoma of the thyroid. J Surg Oncol 1996; 63:251-255.

65. 魏松锋，高明，钱碧云等 .1954-2009 年间天津市肿瘤医院收治甲状腺癌构成分析 [J]，中华肿瘤杂志，2011

66.NCCN Clinical Practice Guidelines in Oncology of thyroid carcinoma.J Natl Compr Canc Netw,2007 http://nccn.org/

67. 高明，李小龙，于洋等 . 甲状腺癌的临床病理及 PET/CT 的诊断价值[J]，中华耳鼻咽喉头颈外科杂志,2006;6（41）:419 ～ 424.

68.Cooper DS, Doherty GM, Haugen BR.Management guidelines for patients with thyroid nodules and differentiated thyroid cancer.[J].Thyroid.2006 ;16（2）:109-142.

69.Hay ID.Papillary thyroid carcinoma.[J].Endocrinol Metab Clin N Am,1990,19:545.

70.Raue F,Beher TM,Becker W,et al.Medullary thyroid carcinoma.In:Biersack HJ,Grunwald F.Thyroid cancer [M]. Berlin:Springer,2001,239-293.

71.Sherman SI, Angelos P, Ball DW,et al.Thyroid carcinoma. J Natl Compr Canc Netw. 2007 ;5（6）:568-621.

72.Vidal M, Wells S, Ryan A, Cagan R. ZD6474 suppresses oncogenic RET isoforms in a Drosophila model for type 2 multiple endocrine neoplasia syndromes and papillary thyroid carcinoma.[J]. Cancer Res.2005 ;65（9）:3538-3541.

73.Nilsson O, Lindberg J, Zedenius J. Anaplastic giant cell carcinoma of the thyroid gland: treatment and survival over a 25 year period[J]. World J Surg 1998; 22:725-730.

74.Burman KD, Ringel MD, Wartofsky L. Unusual types of thyroid neoplasms[J]. Endocrinol Metab Clin North Am. 1996;25（1）:49-68.

75. 冯影 , 高明 .94 例甲状腺未分化癌临床分析 [J], 天津医科大学学报 ,2008;2（14）:207 ～ 209.

76.Fortunati N, Catalano MG, Arena K,et al. Valproic acid induces the expression of the Na+/I- symporter and iodine uptake in poorly differentiated thyroid cancer cells. J Clin Endocrinol Metab. 2004 ;89:1006-1009.

77.Ringel MD, Greenberg M, Chen X,et al. Cytotoxic activity of 2',2'-difluorodeoxycytidine（gemcitabine）in poorly differentiated thyroid carcinoma cells. Thyroid. 2000;10:865-869.

78.Blagosklonny MV, Paraskevi G, Malgorzata W, et al. Effectsof p53 expressing adenovirus on the chemosensitivity and differentiationof anaplastic thyroid cancer cells. J Clin EndocrinolMetab 2001; 83:2516-22.

79.Dziba JM, Marcinek R, Venkataraman GM, Robinson JA, Ain KB. Combretastatin A4 phosphate has primary antineoplastic activity against human anaplastic thyroid carcinoma cell lines and xenograft tumours. Thyroid 2002; 12:1063-70.

80.Gregory AD, Les ter DR, Thom pson, et a.l Malignant lym ph om a of the thyroid gland[J] . Am J Surg Patho,l 2000, 24（5）: 623 ～ 639.

81.Ha CS, Sh adle KM, Medeiros LJ, et a.l Localized non-Hodgk inlymphom a invo lving the thyroid gland[J]. Cancer, 2001, 91（4）: 629 ～ 635.

82.M ack LA, Pas ieka JL. An evidence based approach to the treatment of thyroid lym phom a [J] . World J Su rg, 2007, 31: 978 ～ 986.

83.ZelenetzAD, Advan iRH, Buad i F, et a.l Non-Hodgkin' s lymphoma. Clinical practice guide lines in on cology[J] . JnatlCompr Canc Netw, 2006, 4: 258-310.

84.PledgeS, Bessel lEM, Leach IH, et a1. Non-Hodgkin' s lymphoma of the thyroid: a retrospective review of all patients diagnosed in Nottingham shire from 1973 to 1992[J] . Clin Oncol（R Coll Radiol）, 1996,8: 371 ～ 375.

85.Thieb lemont C, Mayer A, Dumontet C, et a1. Prim ary thyroid lymphom a is a heterogeneous disease[J]. J Clin Endocrino lMetab,2002,87: 105.

86.Berbe T, Lundburg S. Cancer in Malmo 1958-1969. An autopsy study. Acta Pathol Microbiol Scand Suppl 1977；260: 1-235. Poon D, Toh HC, SimCS. Two Case Reports of Metastases from Colon Carcinoma to the Thyroid. Ann Acad

Med Singapore.2004；33: 100-102.

87.Nakhjavani M, Gharib H, Goellner JR, van Heerden JA. Metastases to the Thyroid Gland, A report of 43 cases. Cancer. 1997；79: 574-578.

88.Haugen BR, Nawaz S, Cohn A, Shroyer K, Bunn PA,Jr, Liechty DR. Secondary malignancy o the thyroid gland: a case report and review of literature. Thyroid. 1994；4: 297-300.

89. 郑向前，高明，李亦工. 甲状腺癌超声介导诊断及临床分期 [J]. 中华普通外科杂志, 2008, 5:324-328.

90.Morgan JL, Serpell JW. Fine-needle aspiration cytology of thyroid nodules: how useful is it?[J] ANZ J Surg, 2003, 73（7）:480-483.

91. 高明，李小龙，于洋. 甲状腺癌的临床病理及 PET-CT 的诊断价值 [J]. 中华耳鼻咽喉头颈外科杂志，2006, 6:419-424.

92.Nakhjavani M, Gharib H, Goellner JR, van Heerden JA. Metastases to the Thyroid Gland, A report of 43 cases. Cancer. 1997, 79: 574-578.

93.Miccoli P, et al. Minimally invasive video-assisted parathyroid surgery for primary hyperparathyroidism. J Endocrinol Invest. 1997;20:429-430.

94.Miccoli P, et al. Minimally invasive video-assisted thyroidectomy: five years of experience. J. Am Coll Surg, 2004;199（2）: 243-248.

95. 高力等. 应用高频超声刀实施小切口无气腔室内镜下甲状腺手术《中华外科杂志》, 2003 年，第 41 卷第 10 期 733-737.

96. 高力等. 改进的 Miccoli 术式治疗甲状腺良性疾病 - 附 530 例报告《外科理论与实践杂志》, 2005 年，第 9 卷第 6 期 470-475 页.

97. 高力. Miccoli 内镜术式与甲状腺手术的微创化《中华外科杂志》, 2006 年，第 44 卷第 1 期 10-13 页.

98. 王建彪等. 改良 Miccoli 模式内镜手术的工作腔室—WSM-I 型建腔器所成腔室的空间形态特征研究《中华内分泌外科杂志》2011 年，第 5 卷第 2 期 84-87 页.

99. 陈高翔等. 改良 Miccoli 模式内镜手术的工作腔室—WSM-I 型建腔器成腔的力学特征研究《中华内分泌外科杂志》2011 年，第 5 卷第 4 期 235-239 页.

100. 高力. 改良 Miccoli 术式内镜甲状腺手术《腹腔镜外科杂志》,2011 年第 16 卷第 8 期 583-589 页.

101.Thompson NW, et al. The continuing development of the technique of thyroidectomy J. Surgery, 1973,73（6）: 913-927.

102. 郝希山. 肿瘤手术学 [M]. 人民卫生出版社.2009 年第一版.

103. 李树玲. 新编头颈肿瘤学 [M]. 科学技术文献出版社.2002 年 2 月第二版.

104.Chow TL, Chan TT, Suen DT,et al. Surgical management of substernal goitre: local experience.Hong Kong Med J. 2005;11（5）:360-365.

105.Testini M, Gurrado A, Lissidini G, et al. Emergency surgery for acute respiratory failure secondary to spontaneous thyroid hemorrhage. Int Surg. 2008;93（3）:158-162.

106. 魏松锋，高明，李亦工，等. 自体颈丛神经移植修复喉返神经缺损 18 例报告 [J]. 中华普通外科杂志 2008,23（9）:169-170.

107.Roh JL, Kim DH, Park CI. Prospective identification of chyle leakage in patients undergoing lateral neck dissection for metastatic thyroid cancer. Ann Surg Oncol. 2008 ;15（2）:424-429.

108. 李亦工，高明. 锐性分离颈静脉角预防颈淋巴结清扫术后乳糜瘘 52 例分析 [J]. 中国实用外科杂志 2009,29（2）:169-170.

109. 李亦工，高明，郑向前，等. 原位保留甲状旁腺血供及甲状旁腺自体移植术 [J]. 中华普通外科杂志 2008,23（8）:169-170.

110.Johnson LT. Thyroid crises in the operating room during thyroidectomy.J Natl Med Assoc. 1966 May;58（3）:199-204.

111. 李文仿，欧琴. 妊娠期分化型甲状腺癌诊治分析 [J]. 现代肿瘤医学,2010,18（10）: 1933-1934.

112. 时博雅. 妊娠期甲状腺肿瘤的诊疗体会 [J]. 中国实用医药,2009,4（06）: 151-152.

113. 向俊，李端树，吴毅. 妊娠对分化型甲状腺癌的影响 [J]. 中华内分泌外科杂志,2010,04（04）: 252-254.

114. 贺晶. 妊娠期甲状腺癌的诊治 [J]. 实用妇产科杂志,2006,22（10）: 587-588.

115.Davies L，Welch HG. Increasing incidence of thyroid cancer in the United Slates, 1973-2002[J]. JAMA, 2006, 295（18）: 2164—2167.

116.Nam KH, Yoon JH, Chang HS, et al. Optimal timing of surgery in well-differentiated thyroid carcinoma detected during pregnancy [J]. J Surg Oncol, 2005, 91（3）:

199-203.

117.Girling JC. Thyroid disorders in pregnancy[J]. Curr Obstet Gynaecol, 2006, 16 (1)：47—53.

118. 张炽新，李松奇，陈恩碧. 原发性甲状腺功能亢进症合并甲状腺癌的临床探讨 [J]. 中国医师进修杂志，2009，32 (11)：21-23.

119. 黄华. 原发性甲状腺功能亢进症合并甲状腺癌的临床特点分析 [J]. 中国医药指南，2008，6 (07) 31-32

120. 卓宜盟，王瑞华，杨志胤等. 原发性甲状腺功能亢进症合并甲状腺癌 30 例临床分析 [J]. 中国医师进修杂志，2010，33 (14)：58-59.

121. 潘永海，吴成亮，曾勇. 甲状腺功能亢进症并发甲状腺癌 12 例的临床分析 [J]. 中华普通外科杂志，2003，18 (03)：149-150.

122.Taneri F, Kurukahvecioglu 0, Ege B, et al . Clinical presentation and treatment of hyperthyroidism associated with thyroid Cancer[J]. Endocr Regul, 2005, 39 (3)：91-96.

123.Cappelli C, Braga M, De Martino E, et al . Outcome of patients surgically treated for various forms of hyperthyroidism with differentiated thyroid cancer： experience at all endocrine center in Italy. Surg Today, 2006, 36 (2)：125-130.

124. 陈国锐，王深明. 甲状腺外科. 北京：人民卫生出版社，2005.

125.Kowalski LP, Goncalves Filho J, Pinto CA, et al. Longterm survival rates in yong patients with thyroid carcinoma. Arch Otolarynogol Head Neck Surg, 2003, 129: 7462749.

126.Steliarova- Foucher E, Stiller CA, Pukkala E, et al. Thyroid cancerincidence and survival among European children and adolescents （1978- 1997）：report from the Automated Childhood CancerInformation System project[J]. Eur J Cancer, 2006, 42 (13)：2150-2169.

127.Massimino M, Collini P, Leite SF, et al. Conservative surgical approach for thyroid and lymph2node involvement in pap illary thyroid carcinoma of childhood and dolescence. Pediatr Blood Cancer, 2006, 46: 3072313.

128.Grigsbv PW, Gal2or A, Michalski JM, et al. Childhood and adolescent thyroid carcinoma. Cancer, 2007, 95: 7242729.

129.Yamashita S, Saenko V. Mechanisms of Disease: molecular genetics of childhood thyroid cancers [J]. Nat Clin Pract Endocrinol Metab, 2007, 3 (5)：42 2-429.

130.Frattini M, Ferrario C, Bressan P, et al. Alternative muta2tions of BRAF, RET and NTRK1 are associated with similar but distinct gene exp ression patterns in pap illary thyroid cancer[J]. Oncogene, 2006, 23 (44)：7436 - 7440.

131.Dinauer CA,Breuer C, Rivkees SA. Differentiated thyroid cancer in children: diagnosis and management[J]. Curr Op in Oncol, 2008, 20 (1)：59265.

132. 金国萍，孟昭忠，罗瑞华，等. 86 例青少年甲状腺癌的临床分析 [J]. 中华肿瘤杂志，2004, 26 (1)：49251.

133.Ringel MD, Levine MA. Current therapy for childhood thyroid cancer：optimal surgery and the legacy of king pyrrhus. Ann Surg Oncol, 2005, 10：4-6.

134. 刘翔，高明. 儿童和青少年甲状腺癌的临床特点和治疗 [J]. 中国肿瘤临床,2008, (35) 9:494 ～ 496.

135.Massimino M, Collini P, Leite SF, et al. Conservative surgical approach for thyroid and lymph - node involvement in papillary thyroid carcinoma of childhood and adolescence [J].Curr Opin in Pedi, 2007, 19 (3)：362 ～ 385.

136. 张仑，李树玲 .1173 例甲状腺乳头状癌外科治疗远期疗效观察 [J]. 中国肿瘤临床,2003, (30) 11:805 ～ 808.

137.Pelizzo MR, Boschin IM, Bernante P, et al. Natural history, diagnosis, treatment and outcome of medullary thyroid cancer: 37years experience on 157 patients [J]. Eur J Surg Oncol, 2007, 33 (4)：493 ～ 497.

138.Butter A,Gagne J,Al- Jazaeri A, et al. Prophylactic thyroidectomy in pediatric carriers of multiple endocrine neoplasia type 2A or familial medullary thyroid carcinoma: mutation in C620 is associated with Hirschsprung's disease[J]. J Pediatr Surg, 2007, 42 (1)：203 ～ 206.

139.Saint Vil D, Emran MA, Lambert R, et al. Cumulative doses of adjunct 131 I treatment depend on location of residual thyroid tissue after total thyroidectomy in differentiated thyroidcancer [J]. J Pediatr Surg, 2007, 42 (5)：853 - 856.

140.Parisi MT, Mankoff D. Differentiated pediatric thyroid canc2er: correlates with adult disease, controversies in treatment[J]. Semin Nucl Med, 2007, 37 (5)：340 - 356.

141.Cooper DS, Doherty GM, Haugen BR, et al. Management guidelines for patients with thyroid nodules and differentiated thyroid cancer [J]. Thyroid, 2006, 16 (2)：

109 - 142.

142. 孙传政，陈福进，曾宗渊，等. 少年和青年分化型甲状腺癌的生存分析. 中华耳鼻咽喉头颈外科杂志，2005，40：595-600.

143. Demidchi k YE, Demidchi k EP, Reiners C, et al. Comprehensive clinical assessment of 740 cases of surgically treated thyroid cancer in children of Belarus. Ann Surg, 2006, 243：525-532.

144. 吴梅娟. BRAF 基因在甲状腺乳头状癌中的研究进展 [J]. 中国肿瘤，2008，17（06）：489-491.

145. Wang C, Crapo LM. The epidemiology of thyroid disease and implications for screening. Endocrinol Metab Clin North Am,1997,26:189- 218.

146. Harach HR, Ceballos GA. Thyroid cancer, thyroiditis and dietary iodine: a review based on the salta, Argentian model[J]. Endocr Pathol. 2008 19(4):209-220.

147. 钱碧云，何敏，董淑芬，等.1981 年至 2001 年天津市甲状腺癌的发病率和死亡率 [J]. 中华内分泌代谢杂志，2005：21（5）432-434.

148. 关海霞，滕卫平，杨世明. 不同碘摄入量地区甲状腺癌的流行病学研究 [J]. 中华医学杂志，2001：81（8）457-458.

149. 江昌新，方佩华，张丽辉，等. 天津市 20 年甲状腺疾病发病的变化 [J]. 中华内分泌代谢杂志，1999，15(5)：275-278.

150. 滕晓春，滕笛，单忠艳，等. 碘摄入量增加对甲状腺疾病影响的五年前瞻性流行病学研究. [J] 中华内分泌代谢杂志，2006：22（6），512-517.

151. Peter L, Torben J, Hans P. The Danish investigation on iodine intake and thyroid disease, DanThyr: status and perspectives [J]. European Journal of Endocrinology ,2006(2),155:219–228.

152. HegedusL. Clinical practice: the thyroid nodule[J]. N Engl J Med, 2004, 351: 1764- 1771.

153. 魏松锋，高明，钱碧云，等。1954-2009 年间天津肿瘤医院收治甲状腺癌构成比分析. 中华肿瘤杂志.2011，33（8）:613-615.

154. Namba H, Nakashima M, Hayashida N, et al. Clinical implication of hot spot BRAF mutation,V599E,in papillary thyroid cancers[J]. Clin Endocrinol Metab, 2003, 88: 4393-4397.

155. Vasko V, Ferrand M, Di Cristofaro J, et al. Specific pattern of rasoncogene mutations in follicular thyroid tumors [J]. J Clin Endocrinol Metab, 2008, 88:2745- 2752.

156. Nikiforov YE. Genetic alterations involved in the transition from well2differentiated to poorly differentiated and anap lastic thyroid carcinomas[J]. Endocr Pathol, 2004, 15 (4): 319-327.

157. SantoroM, PapottiM, Chiappetta G, et al. RET activation and clin2 icopathologic features in poorly differentiated thyroid tumors[J]. J Clin EndocrinolMetab, 2002, 87 (1)：370-379.

158. Kimura ET,NikiforovaMN, Zhu Z, et al. High p revalence of BRAF mutations in thyroid cancer: genetic evidence for constitutive activation of the RET/PTC - RAS - BRAF signaling pathway in pap illary thyroid carcinoma[J]. Cancer Res, 2003, 63: 1454 - 1457.

159. RingelMD, Hayre N, Saito J, et al. Overexp ression and overactivation of Akt in thyroid carcinoma [J]. Cancer Res, 2001, 61: 6105- 6111.

160. Kalinin VN, Amosenko FA, Shabanov MA, et al. Three novel mutations in the RET proto- oncogene[J]. Mol Med, 2007,79(10): 609- 6l2.

161. Elisei R, Cosci B, Romei C, et al. Identificationof a novel point mutationin the RET gene Ala883Thr, which is associated with medullary thyroid carcinoma phenotype only in homozygous condition[J]. J Clin Endocrinol Metab, 2004, 89:5823- 5827.

162. Nikiforova MN, Kimura ET, Gandhil M, et al. BRAF mutations in thyroid tumors are restricted to papillary carcinomas and anaplastic or poorly differentiated carcinomas arising from papillary carcinomas [J]. Clin Endocrinol Metab, 2008, 88(11)：5399- 5404.

163. Lee JH, Lee ES and Kim YS: Clinicopathologic significance of BRAF V600E mutation in papillary carcinomas of the thyroid: a meta-analysis. Cancer 110: 38-46, 2007.

164. Riesco-Eizaguirre G and Santisteban P: New insights in thyroid follicular cell biology and its impact in thyroid cancer therapy. Endocr Relat Cancer 14: 957-977, 2007.

165. Shimura H , Haraguchi K,Miyazaki A, et al. I odide uptake and experi2 mental 1311 therapy in transplanted undifferentiated thyroid cancer cells expressing the Na +P I2 symporter gene [J]. Endocrinology ,20077 ,138(10).

166.Jindrichova S , Vlcek P , Bendlova B. G enetic causes of the thyroid carcinomas. Cas Lek Cesk. 2004 ;143 (10) :66428.

167.Biermann E. Surgical treatment of differentiated thyroid gland carcinoma. Technique and morbidity in paratracheal lymph node excision [J] .HNO ,2001 ,49 (11) : 914-921.

168.Mulligan LM, K wok JB , Healey CS , et al . G ermline mutations of the retprotooncogene are ass ociated with multiple endocine neoplasia type 2A. Nature , 1993 ,363 :458.

169.Farid NR , Shi YF , Z ou MJ . Molecular basis of thyroid cancer. Endocrine Rev , 1994 ,15 :202.

170.Hara H , Fulton N , Y ashiro T, et al . N2 ras mutation : an independent prognostic factor for aggressiveness of papillary thyroid carcinoma. Surgery , 1994 ,116 :1010.

171.Ye CS , Feng C, Wang SM, et al. Sflt21 G ene Therapy of Follicular Thyroid Carcinoma. Endocrinology, 2005,145(2): 817-822.

172.Shattuck, Trisha M, Valimaki, et a1.Somatic and germline mutations of the HRPT2 gene in sporadic parathyroid carcinoma[J]. N Engl J Med, 2003, 349(18):722- 1729.

173.Nikiforova MN, Lynch RA, Biddinger PW, et al. RAS point mutations and PAX8- PPARgamma rearangement in thyroid tumors: evidence for distinct molecular pathways in thyroid follicular carcinoma[J]. J Clin Endocrinol Metab,2003, 88: 2318- 2326.

174.Burgess JR. Temporal trends for thyroid carcinoma in Australia: an increasing incidence of papillary thyroid carcinoma (1982-1997). Thyroid 2002; 12:141-149.

175.Takashima S. Matsushita T, Takavama F, et al. Prognostic significance of magnetic resonance findings in advanced papillary thyroid cancer. Thyroid, 2001, 11(12):1153-1159.

176.Cases JA, Surks MI. The changing role of scintigraphy in the evaluation of thyroid nodules. Semin Nucl Med, 2000, 30(2):81-87.

177.Alnafisi NS, Driedger AA, Coates G, et al. FDG PET of recurrent metastasis 131I-negative papillary thyroid carcinoma. J Nucl Med, 2000，41(6)：010-1015.

178. 孙荣武，王鸿利，续薇. 临床实验诊断学 [M] . 上海：上海科学技术出版社 , 2001: 606-607.

179. 牛丽娟，郝玉芝等. 超声诊断甲状腺占位性 病变的价值. 中华耳鼻喉头颈外科杂志. 2006，41（6） 415－418.

180.Mazzaferri EL. Management of a solitary thyroid nodule. N Engl J Med 1993;328:553-9.

181.Hiroki Shimura, Kazutaka Haraguchi, Yoshimitsu Hiejima et al, Distinc tdiagnostic criteria for ultrasonographic examination of papillary throid carcinoma: a multicenter study[J].Thyroid 2005,15(3):251-258.

182. 潘凯，吴瑛，贾少微，等；影像检查对甲 状腺癌诊断与手术治疗的价值分析；中国医学影像技 术 ,2000,16(8):6411.

183.Tan GH, Gharib H, Reading CC. Solitary thyroid nodule. Comparison between palpation and ultrasonography. Arch Intern Med 1995; 155: 2418-2423.

184.Hae Kyung Lee, Min Hee Hur, and Soo Min Ahn. Diagnosis of occult thyroid carcinoma by ultrasonography. Yonsei Medical Journal. 2003, vol.44, No.6, 1040-1044.

185.Rago T, Vittip P,Chiovato L, et al. Role of conventional ultrasonography and color flow Doppler sonography in predicting malignancy in "cold" thyroid nodules. Eur J Endocrinol, 1998, 138(1):41-46.

186.Kakkos SK, Scopa CD, Chalmoukis AK, et al. Relative risk of cancer in sonographically detected thyroid nodules with calcification.J ClinUltrasound.2000;2 8:3 47-352

187.43.H. Jack Baskin. Ultrasound in the diagnosis and management of thyroid cancer. Advance in molecular and cellular endocrinology. 2005, 35-48.

188. 詹维伟. 浅表淋巴结的超声诊断. 中华医学影 像杂志，1996，4(1)：51.

189.Simon D, Goretzki P E, Witte J, et al. Incidence of regional recurrence guiding radicality in differentiated thyroid carcinoma. World J Surg, 1996,20:860-866.

190.Mazzaferri EL, Massoll N, Management of papillary and follicular (differentiated) thyroid cancer: new paradigms using recombinant human thyrotropin. Endocrine related cancer, 2002,9: 227-247.

191.Mirallie E, Visset J, Sagan C, et al. Localization of cervical node metastasis of papillary thyroid carcinoma. World J Surg, 1999,23:970-974.

192.Kouvaraki MA, Shapiro SE, Fornage BD, et al. Role of preoperative ultrasonography in the surgical management of patients with thyroid cancer. Surgery, 2003,134: 946-955.

193. 罗德红，石木兰，徐震纲，等．颈部转移淋巴结的CT，B超扫描与临床触诊对比分析．中华肿瘤杂志，1998，20：48-50.

194. 边学，徐震纲，张彬，等．分化型甲状腺癌的颈淋巴转移规律．中华耳鼻喉头颈外科杂志，2006,41(8):599-602.

195. 郑向前，高明，李亦工等．甲状腺癌的超声介导诊断及临床分期．中华普通外科杂志，2008, 23(5)324-328.

196. 于洋，高明．PET/CT 在甲状腺癌的应用．现代肿瘤医学 2006,14(12): 1509-1512.

197.Sim EKW, Grignani K T, Wongm L, et al. Influence of surgery on aortic valve prolapse and aortic regurgitation indoubly committed subarterial ventricular septal defect [J]. Amt Cardiol1999, 84:445.

198.Chow TL, Lim BH, Kwok SPY, et al. Sentinel lymph node dissection in papillary thyroid carcinoma. ANZ J Surg, 2004, 74(1):10-12.

199.S. Takashima, H. Fukuda, N. Nomura, et al. Thyroid nodules: re-evaluation with ultrasound , Clin. Ultrasound 23(1995) 179-184.

200.Shaha AR. Thyroid cancer: natural history, management strategies, outcomes. Refresher course NO. 105, 42nd Annual scientic meeting of the American Society for Therapeutic Radiology and Radiation Oncology. Boston, MA. 2000. 1-13.

201.Cady B. Comparative analysis of thyroid carcinoma in Germany and the U.S. [J] Cancer, 2000, 89: 1-4.

202. 刘旭明、何建方现代诊断病理学 [M]. 中山大学出版社. 2006 年 1 版，279-282.

203.H. Gharib, Thyroid Fine Needle Aspiration Biopsy. In: H. Baskin (Ed). Thyroid Ultrasound and Ultrasound-Guided FNA Biopsy, Kluwer Academic Publishers[M], Boston, 2000, pp. 103-123.

204.Hundahl SA, Fleming LD, Fremgen AM, et.al A national cancer data base report on 53856 cases of thyroid carcinoma treated in the U.S. 1985-1995[J]. Cancer, 1998, 83:2638-2648.

205.Gregory AD, Les ter DR, Thom pson, et a.l Malignant lym ph om a of the thyroid gland[J] . Am J Surg Patho,l 2000, 24 (5)：623 ～ 639.

206.Ha CS, Sh adle KM, Medeiros LJ, et a.l Localized non-Hodgk inlymphom a invo lving the thyroid gland[J]. Cancer, 2001, 91(4) : 629 ～ 635.

207.M ack LA, Pas ieka JL. An evidence based approach to the treatment of thyroid lym phom a [J] . World J Su rg, 2007, 31: 978 ～ 986.

208.ZelenetzAD, Advan iRH, Buad i F, et a.l Non-Hodgkin' s lymphoma. Clinical practice guide lines in on cology[J] . JnatlCompr Canc Netw, 2006, 4: 258-310.

209.PledgeS, Bessel lEM, Leach IH, et a1. Non-Hodgkin' s lymphoma of the thyroid: a retrospective review of all patients diagnosed in Nottingham shire from 1973 to 1992[J] . Clin Oncol (R Coll Radiol), 1996,8: 371 ～ 375.

210.Thieb lemont C, Mayer A, Dumontet C, et a1. Prim ary thyroid lymphom a is a heterogeneous disease[J]. J Clin Endocrino lMetab,2002,87: 105.

211.Berbe T, Lundburg S. Cancer in Malmo 1958-1969. An autopsy study. Acta Pathol Microbiol Scand Suppl 1977；260: 1-235. Poon D, Toh HC, SimCS. Two Case Reports of Metastases from Colon Carcinoma to the Thyroid. Ann Acad Med Singapore.2004；33: 100-102.

212.Nakhjavani M, Gharib H, Goellner JR, van Heerden JA. Metastases to the Thyroid Gland, A report of 43 cases. Cancer. 1997；79: 574-578.

213.3. Haugen BR, Nawaz S, Cohn A, Shroyer K, Bunn PA,Jr, Liechty DR. Secondary malignancy o the thyroid gland: a case report and review of literature. Thyroid. 1994；4: 297-300.

214. 郑向前，高明，李亦工．甲状腺癌超声介导诊断及临床分期 [J]. 中华普通外科杂志，2008, 5:324-328.

215.Morgan JL, Serpell JW. Fine-needle aspiration cytology of thyroid nodules: how useful is it?[J] ANZ J Surg, 2003, 73(7):480-483.

216. 高明，李小龙，于洋．甲状腺癌的临床病理及 PET-CT 的诊断价值 [J]. 中华耳鼻咽喉头颈外科杂志，2006, 6:419-424.

217.Nakhjavani M, Gharib H, Goellner JR, van Heerden JA. Metastases to the Thyroid Gland, A report of 43 cases. Cancer. 1997, 79: 574-578.

甲状旁腺是调节人体钙磷代谢，维持体内钙磷内环境稳定的主要器官。甲状旁腺肿瘤常分泌大量甲状旁腺素，导致以高钙血症为主要特征的原发性甲状旁腺功能亢进症（简称甲旁亢），临床上可出现骨病变，尿路结石，肾实质钙化及消化道病变等。

如未能得到及时诊治，极易发生病理性骨折，骨骼变形，肾实质钙化及肾功能障碍等严重后果。临床上原发性甲状旁腺功能亢进可由腺瘤，甲状旁腺增生和甲状旁腺癌所致，其中以腺瘤最为多见，其次为增生，甲状旁腺癌极少见，偶见甲状旁腺囊肿。

第一节　甲状旁腺肿瘤流行病学

甲状旁腺肿瘤是原发性甲旁亢最常见的病因，临床上甲旁亢的年自然发病率为 $2.5 \sim 3.0/10$ 万。近十年来该病发生率有上升的趋势，女性多于男性，约 $2:1 \sim 4:1$。该病最常见于成年人，发病高峰在 $30 \sim 50$ 岁，但也可见于幼儿和老年人。甲旁亢的发病率与人种亦有关，白种人明显高于黄种人，欧美估计每年 10 万人群中发现 25 例新增病例。

据报道美国每年有 10 万新增病例。在我国甲状旁腺肿瘤很少见，至今未见有该病的流行病学报道。只有零星的病例报告，最大报告样本是北京协和医院，其建院至今病例总数未超过 400 例。

临床上甲状旁腺肿瘤最常见的是腺瘤，约占原发性甲旁亢的 85%，其中单个腺瘤约 $75 \sim 85\%$，两个腺瘤 $2 \sim 12\%$，三个腺瘤 $<1 \sim 2\%$，四个或更多 $<1 \sim 1.5\%$，甲状旁腺癌

$<1\%$，甲状旁腺癌患者一般较良性病变患者年轻十岁。

第二节　应用解剖

甲状旁腺是人体内分泌腺体中较小的腺体之一，正常成年人的甲状旁腺大小为 $5 \times 3 \times 2mm$。一项对国人 52 例甲状旁腺解剖观察报道甲状旁腺的大小，长度为 $(5.9+0.9)$ mm，宽度为 $(3.6+0.6)$ mm，厚度为 $(1.7+0.5)$ mm，重量约为 50mg。甲状旁腺分两对。共有 4 个，甲状旁腺数目个体差异较大，约 80% 的正常人有 4 个甲状旁腺，15% 的人仅有 3 个，6% 的人有 5 个，极少数人多于 5 个，甚至可达 10 个之多。

一、甲状旁腺的解剖位置

甲状旁腺一般位于甲状腺侧叶的后面和甲状腺囊之间。两对甲状旁腺根据其部位分别称之为上甲状旁腺与下甲状旁腺（图 29-2-1）。

（一）上甲状旁腺

其位置较为恒定，一般位于甲状腺上叶的后面，较少发生移位；上甲状旁腺还可以位于甲状腺中上 1/3 处的后面，即靠近喉返神经环甲膜入喉和甲状腺上动脉处，或位于甲状腺上方的咽外侧壁内或其附近，并有独立的血液供应。

（二）下甲状旁腺

其位置变异较大，下甲状旁腺一般在甲状腺后外侧的表面，即颈部胸腺残余的上方，齐平或

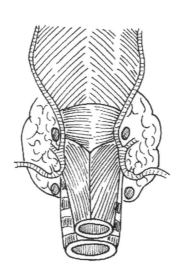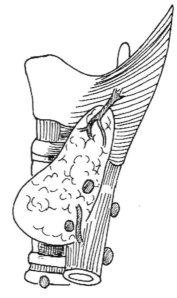

图 29-2-1　甲状旁腺解剖示意图

其内，但也可于：

1. 甲状腺的筋膜内，近甲状腺下极；

2. 甲状腺实质内；

3. 气管食管沟内；

4. 随胸腺一起进入前上纵隔；

5. 颈动脉鞘内；

6. 约十分之一的下甲状旁腺可移位到胸骨后胸腺附近。

了解腺体数量的临床意义在于如果多个腺体都正常，那么甲旁亢可能源于多发性内分泌腺综合征（特别是 I 型）或家族性甲旁亢；如果多个腺体都增大且功能亢进，可能是慢性肾功能衰竭所致的继发性甲旁亢；如果 4 个腺体均正常，可能还存在异位肿大伴功能亢进的甲状旁腺。

二、甲状旁腺的血管、淋巴结和神经

甲状旁腺从甲状腺下动脉（约 80%）或甲状腺上动脉之间的吻合支中接受丰富的血液供应。甲状旁腺的淋巴管是很丰富的，并且与甲状腺和胸腺的淋巴管相联系。甲状旁腺的神经由交感神经分布，直接从颈上或颈中交感神经节，或者间接通过位于甲状腺侧叶后面筋膜内的神经丛获得神经支配。

甲状旁腺虽系较小腺体，但不论从它的位置，形态结构及功能上，还是从它的异常位置变异，对临床，外科治疗都具有重要意义。

第三节　甲状旁腺良性肿瘤

甲状旁腺良性肿瘤主要指腺瘤，多为一侧单发，亦有双侧，由于肿瘤分泌大量的甲状旁腺素（PTH）导致临床发生甲旁亢。甲状旁腺腺瘤男女性别比约为 1:3 ~ 4。

一、临床表现

甲旁亢的主要临床症状和体征都是由于高钙血症所致。在疾病早期或腺瘤小时可以有相当一段时间无临床症状。随着肿瘤逐渐生长，分泌 PTH 增多，高钙血症程度增高，可以引起全身一系列的症状与体征。

在我国，由于血清钙测定不属于常规检查项目范围，因而极少发现早期病例。近年来超声检查，核医学检查及影像 MRI、CT 的广泛应用，早期病例有所增加。

（一）全身有关系统的表现

1. 神经精神肌肉系统　凡高钙血症均可引起神经或精神方面的障碍，轻的表现为抑郁或焦虑。

疾病早期神经精神症状不易察觉，晚期严重者可以引起精神失常。

因骨骼严重脱钙，疼痛。有的患者有厌世的想法，此外还可以出现逆行健忘，嗜睡，嗅觉丧失等神经系统症状，在急性高血钙危象时甚至可以出现昏迷。

肌肉系统方面患者常有易疲劳及肌腱反射迟钝等表现。肌肉易疲劳主要是大腿肌肉无力。临床还可以出现肌肉痛，小腿放任何位置均感不适等。肌肉系统的症状常不易引起重视，临床医师亦容易忽略。因此有该症状的患者应检测血钙，这样有利于尽早发现甲旁亢症，做进一步检查诊断。

2．关节及软组织　关节软骨钙化发生率增高，易发生假性痛风，临床症状主要为关节疼痛。软组织钙盐沉着亦有报道，钙化性肌腱炎也时有发生。在有些出现危象的患者中，可以有内脏器官的钙化症，如心脏、血管、肾脏，严重者出现功能衰竭。

3．泌尿系结石　虽然肾小管再吸收钙增加，但大量钙离子仍通过肾脏。因太多而不能再吸收而排到尿内，临床上出现高尿钙血症，引起多饮多尿。高尿钙的结果是钙和磷酸根，草酸根结合成钙盐而形成结石，沉积于肾盂。输尿管内可以是大量的，双侧的，有的钙盐可沉积在肾实质内。泌尿系结石可引起上泌尿系梗阻，继发感染，肾功能受损以至发生肾衰，钙盐在肾实质内大量沉着亦可引发肾衰。

4．骨骼系统　由于PTH的破骨作用，钙和磷酸盐不断从骨中释出，随着腺瘤的长大，分泌的激素量与肿瘤组织量呈正比关系增加，破骨活动愈发加剧，在临床上出现骨疼痛，病程稍长可出现畸形，病理骨折以及身高变矮等。

骨的病理改变主要为普遍脱钙，纤维囊性变，假性股骨颈骨折，病理骨折以及骨膨大变薄成为所谓棕色瘤等。典型的骨改变X线所见颅骨内外板消失，颅骨颗粒样脱钙至毛玻璃样，指骨骨膜下吸收和骨骼的纤维囊性变。

全身骨骼均可累及，长骨，扁骨均可出现纤维囊性变，畸形，病理骨折，这些现象国内仍能看见。

5．消化道　患者常常有厌食，腹胀，便秘等

表现，部分患者因为高钙血症引起促胃泌素增加出现消化道溃疡病。

（二）局部表现

甲状旁腺腺瘤初起很小，肿瘤本身不会引起局部症状，当肿瘤增大时许多患者常以甲状腺结节去医院就诊。当腺瘤伴有包膜内出血，局部可有刺激，疼痛感。

二、病理

甲状旁腺腺瘤为良性肿瘤，由于腺瘤分泌大量PTH，正常的甲状旁腺呈失用性萎缩。

1．肉眼观　腺瘤一般累及单个腺体，偶尔可同时累及两个腺体。甲状旁腺腺瘤的部位随胚胎发育时正常甲状旁腺的位置而异，可从颈动脉分叉处到心包，从甲状腺前面到胸骨后或食管后，有时可位于甲状腺包膜内，甚至被结节性甲状腺肿的结节所包裹。

腺瘤一般较小，平均重 $0.5 \sim 5$ 克，亦有种 $10 \sim 20$ 克者，甚至达100克者，有包膜。腺瘤体积小时呈椭圆形，与正常腺体不同之处在于腺瘤色较暗，柔软性较差和边缘钝。大腺瘤可呈卵圆形、球形或泪滴状，纵隔甲状旁腺腺瘤可有一纤维性蒂。腺瘤常呈橘红色，如腺瘤中含多量嗜酸性细胞则色暗呈巧克力色，质软，薄膜薄，灰色。腺瘤包膜外常有一圈残留的正常甲状旁腺组织。腺瘤切面均质肉样，橘红色至红褐色，有灶性出血，囊性变或纤维化区，囊内可含无色透明液或巧克力色液体。

2．镜下表观　甲状旁腺腺瘤有三种细胞类型：

①主细胞腺瘤　为边界不清的多角形细胞，直径为 $68\mu m$。胞质甚少，核居中，呈圆形而深染，似淋巴细胞的核。多数腺瘤以主细胞为主的腺瘤。

②透明细胞腺瘤　又称水样透亮细胞。直径为 $10 \sim 15\mu m$。其特点为细胞质多而不着色，呈透亮状。细胞边界清楚，核居中，其大小与染色均与主细胞相同。

③嗜酸细胞腺瘤　细胞直径为 $11 \sim 14\mu m$，边界清楚。其形态特点为胞质内充满嗜酸性颗粒，经电镜证实为线粒体。核较大，呈卵型，染色较浅。

这种细胞发生退变时，胞质呈均匀嗜酸性，核小而深染。

在主细胞和透明细胞之间尚存在着过渡性细胞，称为水样透明过渡细胞，这种细胞的核与主细胞核相同，而胞质内出现大空泡。主细胞与嗜酸细胞间也有过渡性细胞，称为嗜酸过渡细胞，此种细胞大多见于甲状旁腺增生时，由此可见，上述细胞往往相互有关。主细胞为其基本组成细胞，透明细胞与嗜酸细胞则为主细胞发生代谢改变时所出现的形态变异。

三、诊断

甲状旁腺腺瘤的诊断应分定性与定位诊断，由于疾病早期缺乏特异性的临床症状与体征，所以实验室检查与影像学检查显得尤为重要。

（一）实验室检查

甲状旁腺腺瘤分泌大量 PTH 导致甲旁亢，甲旁亢必然有血清甲状旁腺素和血清钙的升高，这是实验室方法定性诊断的依据。

1. 血钙测定　血钙浓度的测定是确定甲状旁腺功能的最基本方法。一般情况下甲旁亢时血钙增高，但需多次测定血钙浓度异常才有诊断价值。应该注意的是，由于 PTH 只影响游离血钙，对血浆蛋白结合的结合钙无影响，因此在诊断甲旁亢时，只有在血浆蛋白正常的情况下血钙升高才有意义。

2. 血 PTH　血 PTH 测定是确定甲状旁腺功能最可靠的直接证据和敏感指标。甲状旁腺腺瘤患者血 PTH 升高，其升高程度与血钙浓度及病情轻重呈正相关。需注意一些生理因素及药物对 PTH 水平有影响，如肾上腺素，乙醇，前列腺素 E，维生素 A 等升高 PTH；而普萘洛尔，低镁血症，1，25（OH）$_2$VitD$_3$ 则会降低血 PTH。

3. 血磷浓度　血磷浓度变化对甲状旁腺腺瘤的实际诊断价值较血钙浓度变化的价值要小，必须和血钙结果结合才能评价甲状旁腺功能。由于高碳水化合物和高蛋白饮食后分别会引起血磷的降低和升高，因此必须在空腹状态下测定血磷。一般甲旁亢时血磷降低。

4. 血清碱性磷酸酶（ALP）　血 ALP 来自成骨细胞，其变化可以反映骨骼有无病变。甲旁亢常伴有骨骼系统的破坏，因此 ALP 可以间接反映甲状旁腺功能。存在骨骼变化的甲旁亢患者血 ALP 升高，但并不能依据 ALP 的多少来评价甲状旁腺疾病的严重程度。

5. 尿钙离子　原发性，三发性和假性甲旁亢患者尿钙离子升高，继发性甲旁亢患者尿钙水平正常或偏低。

（二）影像学检查

甲状旁腺影像学检查主要目的是诊断和定位原发性甲旁亢，常用以下方法：

1. 超声　近年来，随着超声设备的改善及超声技术的提高，超声检查已广泛应用在甲状旁腺腺瘤的术前定位检查，其具有价格低廉，操作简单，安全无创，可重复性强的优点。高频超声一般可清楚显示甲状旁腺的位置，可了解甲状旁腺的形态，大小，内部病理改变及血供情况等（图 29-3-1）。

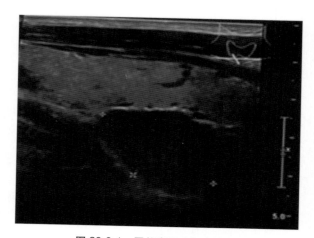

图 29-3-1　甲状旁腺腺瘤超声检查

对甲状旁腺疾病诊断的敏感性为 55.3%，特异性为 96.2%，准确性为 81.8%，对甲状旁腺腺瘤的灵敏度为 50% ~ 85%。超声检查的局限主要表现为假阴性与假阳性结果。

对于体积较小，异位甲状旁腺病灶或位于食管后或纵隔内的病灶往往不能发现，导致假阴性。假阳性则常为操作者经验不足所致。此外，超声鉴别增生与腺瘤有一定的困难。

2. CT 和 MRI　CT 检查可以了解病灶与周围组织的关系，定位精确。文献报道 CT 检查对甲状旁腺腺瘤的诊断灵敏度在 50% ～ 85% 左右，在异位甲状旁腺检出方面较超声敏感性高（图 29-3-2）。

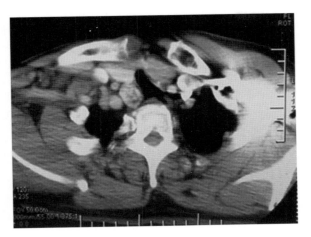

图 29-3-2　甲状旁腺 CT 片

MRI 在甲状旁腺腺瘤定位的作用类似 CT 检查，但其敏感性高具有多方位成像和良好的组织分辨能力，没有辐射和骨结构伪影，易于发现信号异常的甲状旁腺病变。

3. 放射性核素显像　目前认为在常规的影像学检查方法中，以功能性显像为特点的放射性核素显像对原发性甲旁亢的定位诊断具有独特的价值，尤其对异位病灶的定位优于其他影像方法。许多学者认为放射性核素显像应作为术前常规检查（图 29-3-3）。

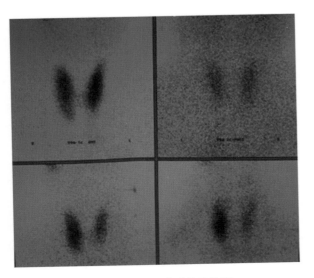

图 29-3-3　甲状旁腺核素检查

^{99m}锝 - 甲氨基异丁基异腈（^{99m}Tc-MIBI）是当前最常用的核素显像方法。一些对比研究表明，

^{99m}Tc-MIBI 双时相显影诊断甲状旁腺腺瘤的灵敏度为 79% ～ 100%，并能检出直径 <1cm 的甲状旁腺腺瘤。它不但优于以往的核素显像方法，也优于目前应用的其他无创方法。

然而，^{99m}Tc-MIBI 显像结果在一定程度上易受甲状腺大小，位置，功能及结节的大小，性质，功能状况的影响，而出现一些假阴性与假阳性结果。^{99m}Tc-MIBI/^{99m}TcO$_4$ 减影法有助于排除各种甲状腺因素对甲状旁腺结果的影响；可作为 ^{99m}Tc-MIBI 双时相显像的有力补充或替代方法。

有关单光子发射型计算机断层显像（SPECT）的定位诊断是否优于平面显像目前尚有争论。虽然多数情况下平面显像能够显示异位病灶，但 SPECT 提供了更加精确的解剖信息，是对平面显像的有利补充。

核素显像的主要不足是在显示甲状旁腺病灶与毗邻组织器官的确切关系上不如 CT、MRI 清晰。此外，缺乏对肿瘤良恶性的鉴别，对体积大与甲状腺重叠，伴有囊性变的腺瘤在核素显像时易漏诊。

放射性核素显像、超声、CT 及 MRI 在甲状旁腺肿瘤的定位诊断上各有优缺点，合理选用能够互相取长补短。超声对正常位置的甲状旁腺病灶比较容易检出，结合 ^{99m}Tc-MIBI 可以与甲状腺结节相鉴别；CT 或 MRI 与 ^{99m}Tc-MIBI 相结合可以提高异位甲状旁腺的诊断阳性率。

（三）超声定位细针穿刺细胞学检查

在超声定位及引导下，细针穿刺细胞学检查可增加定性的准确性。当怀疑甲状腺内甲状旁腺病变时，因超声检查很难鉴别甲状腺内的低回声小结节，可以借助细针穿刺细胞学检查而定性。但细胞学检查无法鉴别甲状旁腺腺瘤和增生。

第四节　甲状旁腺恶性肿瘤

甲状旁腺恶性肿瘤最常见是腺癌。在美国和大部分欧洲国家发病率占甲旁亢的比例低于 1%，然而日本和意大利有高于 5% 报道。大部分甲状旁腺癌发病年龄在 45 ～ 55 岁之间，很少发生在儿童与青少年，性别分布较均一。近年来甲状旁腺癌的发病率有所增加，原因可能是：①血钙检测的普及；②甲旁亢手术指征放松。

甲状旁腺癌的临床表现与甲状旁腺腺瘤相似，临床诊断方法亦相同，极少数患者以声带麻痹或颈淋巴结转移来就诊。甲状旁腺癌的瘤体一般较大，常无明显包膜且与周围有广泛粘连。镜下示细胞丰富分裂象增多。但甲状旁腺如同其他内分泌腺肿瘤一样，其生物学行为才是判断良恶性的主要依据。这包括：

（1）浸润血管即癌组织从血管外浸润至血管内，或血管壁有附壁癌栓形成；

（2）浸润包膜和周围组织（以第一次手术标本为准）；

（3）局部淋巴结或远处转移，后者为最可靠的依据。

第五节　甲状旁腺肿瘤的治疗

1925 年，Mandl 首次成功应用甲状旁腺切除术治疗甲旁亢，尽管已有用药物治疗原发性甲旁亢的研究，如激活钙受体，抑制 PTH 的分泌，局部注射无水酒精以破坏甲状旁腺病变等。

但目前外科手术仍然是根治肿瘤的最有效方法。其治愈率高达 95% ～ 98%，并发症发生率低，手术安全有效。1996 年 Gagner 首次报道使用腔镜行甲状旁腺次全切除术获得成功，1998 年意大利 Miccoli 报道应用腔镜辅助技术切除甲状旁腺腺瘤。

一、手术适应证

①血清钙值 >2.75mmol/L 或血清游离钙 >1.28mmol/L，同时伴有低血磷者。② PTH 明显增高。③影像学检查有骨病变。④肾功能低下。⑤尿路结石。⑥合并消化道病变。⑦影像学检查提示甲状旁腺区占位。⑧临床怀疑癌变。⑨不能长期随访观察者。骨型和肾型原发性甲状旁腺功能亢进，只要无难以耐受麻醉与手术的严重并发症，均应积极手术治疗。对无症状的生化型原发性甲状旁腺功能亢进患者，应根据血清钙的水平决定是否手术治疗，当血清钙 >2.75mmol/L 时，应手术治疗，相反血清钙 <2.75mmol/L 可以随访观察，不急于手术。

二、术前准备

（1）术前定位通过 B 超、CT 或核素扫描明确肿瘤部位，尤其是有异位肿瘤者，可以减少术中探查盲目性，目前在 CT 或 B 超引导下的细针穿刺可抽吸甲状旁腺组织行细胞病理学检查，PTH 测定及免疫组化染色，能对甲状旁腺肿瘤准确定位，并可与甲状腺肿块相鉴别。

（2）严重骨质疏松对于此类患者日常活动及术中搬动时应小心，避免骨折。

（3）泌尿系结石伴梗阻或有肾功能不全者应首先手术解除梗阻，改善肾功能。

（4）血清钙 >3.75mmoL/L 此类患者可出现高血钙危象，一旦发生高血钙危象，全身状况迅速恶化，可出现多系统症状，如高热、脱水、休克、昏迷和肾功能衰竭等，病死率达 60%。故一经诊断为高血钙危象，必须紧急救治。通过充分补液，利尿，在短时间内使血清钙降至 2.7 ～ 3.0mmol/L，待全身情况改善后再行手术较为安全。

（5）多发性内分泌瘤病（MEN）MEN 患者具有明确的手术指征。对 MEN I 型合并卓．艾综合征时，应先切除有病变的甲状旁腺；对 MEN II 型合并嗜铬细胞瘤者，应先切除嗜铬细胞瘤，再行甲状旁腺肿瘤切除术。

（6）术前应给予低钙、低磷饮食，多饮水。

三、手术要点

1．麻醉　可采用气管内插管全麻或颈丛神经阻滞麻醉

2．体位与切口　体位与甲状腺腺叶切除术相同，采用低颈部横弧形切口。绝大多数位于胸锁关节后或前上纵隔的腺瘤可经颈部切口摘除，多数不需劈胸手术。

3．术中探查要点　原发性甲状旁腺腺瘤术中探查，选择单侧还是双侧颈部探查至今仍有争议，但随着定位诊断的水平提高，现在越来越多的选择单侧探查。探查甲状旁腺时，要求术野暴露清楚，操作轻柔，止血彻底，切忌盲目触摸和胡乱解剖分离。

应在甲状腺后背侧做解剖，以显露气管，并确认喉返神经和甲状腺下动脉。在此过程中，肿

大的甲状旁腺多会暴露在术野。熟悉甲状旁腺的解剖，上甲状旁腺的位置较固定，通常位于喉返神经入喉处周围，但有时可异位于气管食管沟、食管后、颈动脉鞘和甲状腺实质内等部位。

下甲状旁腺的位置多变，通常位于甲状腺下动脉与喉返神经交叉点的周围，但有时可异位于前上纵隔和颈动静脉之间等部位。80%～90%的甲状旁腺血供来源于甲状腺下动脉，沿着甲状腺下动脉分支探查有利于寻找。寻找甲状旁腺时要与脂肪组织、淋巴结和甲状腺结节区别（图29-5-1）。

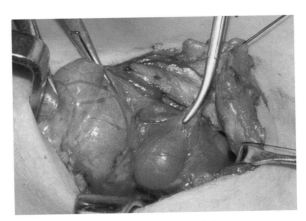

图 29-5-1　甲状旁腺腺瘤

淋巴结质硬而不易变形，甲状旁腺质软而易变形；甲状腺结节不能在甲状腺内移动，而甲状旁腺因位于甲状腺真假包膜间，故可在甲状腺表面移动；脂肪组织无固定形态、表面色泽光亮、置生理盐水中上浮，而甲状旁腺有一定形态、表面色泽呈金黄色，置生理盐水中下沉。若颈部探查未找见病变的甲状旁腺，而甲状腺内有结节时，应切除甲状腺内结节送病理检查。在颈部探查未发现甲状旁腺病变时，应考虑甲状旁腺异位于纵隔内的可能，必要时可劈开胸骨探查纵隔。

4．甲状旁腺腺瘤的手术治疗　依据术前定位，手术中不难发现甲状旁腺腺瘤。甲状旁腺腺瘤多呈红褐色样肿大。如有怀疑，不能确认腺瘤时，应做术中病理冰冻切片检查，以证实诊断（图29-5-2）。

检测外周血PTH对评价手术成功和减少手术失误均有指导意义。根据切除可疑甲状旁腺肿瘤后血PTH是否下降50%为标准，决定是否进一步探查同侧另一甲状旁腺和对侧甲状旁腺，以免

漏诊双甲状旁腺腺瘤或误诊甲状旁腺增生。术中快速PTH测定增加了单侧探查的可行性，缩短了手术时间，提高了手术的成功率。

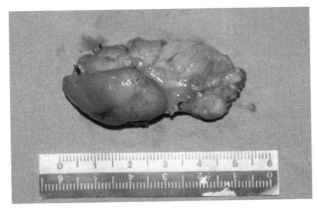

图 29-5-2　甲状旁腺腺瘤术后标本

5．甲状旁腺癌的外科治疗　甲状旁腺癌根治术无颈淋巴结转移时，行包括同侧甲状腺及峡部，气管周围淋巴脂肪组织和部分胸腺组织在内的整块切除；有区域颈淋巴结转移时，应行联合根治术。甲状旁腺癌常累及患侧喉返神经，术中可切除受侵犯的神经，如有术中肿瘤残留者，可术后补充放疗。

6．引流　留置负压引流后逐层缝合颈白线、颈阔肌与皮肤。

四、手术并发症的处理

1．暂时性低钙血症　如手术成功，一般术后24h内血清钙水平降至正常或出现低钙血症，在术后1周内最明显，可以持续数周或数月。当出现手足麻木或搐搦时，应静脉注射10%葡萄糖酸钙10～20ml，亦可用10%葡萄糖酸钙20ml加入5%葡萄糖内慢慢滴注。如仍不能控制症状，可加用1a-（OH）D3 0.25～0.5μg/d，加服骨化三醇，在治疗期间应检测血清钙水平。

2．低镁血症　甲旁亢可影响镁代谢，当补充钙剂不能控制手足搐搦时，应考虑到低镁血症。轻度的低镁血症可用10%硫酸镁10ml肌肉注射，每日2～4次。共3～4天；严重低镁血症静脉滴注硫酸镁，第1日5g，第2、3日改为2g，治疗期间要复测血清镁。

3．高钙血症持续和高钙血症复发　术后1年

内血钙再度升高为高钙血症持续，术后 1 年以上再次出现高钙血症称为高钙血症复发。高钙血症持续和高钙血症复发约占初次手术病例的 5%，其中高钙血症持续占大多数；高钙血症复发较少见，排除其他原因引起的高钙血症后，可以再次手术，但术前定位非常重要，因大多病例是异位甲状旁腺腺瘤所引发的。

五、再次手术问题

往往由于多个腺瘤的发生或新生的腺瘤而需行再次手术。由于首次手术的解剖影响，再次手术损伤喉返神经的概率大大升高，故再次手术更需术前定位明确，操作仔细以免造成术后并发症。

六、内镜甲状旁腺手术

内镜甲状旁腺手术能明显缩小颈部手术切口或将其隐藏在身体的隐蔽部位，从而降低或免除颈部手术瘢痕对美观的影响，最大限度地消除患者对手术的顾虑。近年来，内镜甲状旁腺手术的临床应用日益广泛，根据手术路径不同，可分为完全内镜甲状旁腺手术和内镜辅助甲状旁腺手术。前者通过 CO_2 气腔制造操作空间，后者通过悬吊法建立操作空间。

完全内镜甲状旁腺手术包括锁骨上，胸前壁和乳晕以及腋窝 3 种路径。内镜辅助甲状旁腺手术包括胸骨切迹和锁骨下小切口 2 种路径。内镜甲状旁腺手术的适应证尚无统一标准，如同其他腔镜外科手术一样，其适应证范围也随着术者技术水准的提高和手术器械的改进而不断拓展。

目前较为公认的适应证为：定性诊断为原发性甲旁亢，并经准确定位，直径在 1.5～4.0cm 的单个甲状旁腺腺瘤。其禁忌证为：患者既往有颈部手术史或放射治疗史，甲状旁腺腺瘤直径大于 4.0cm，甲状旁腺癌，多发性内分泌瘤病，病变的甲状旁腺异位于锁骨下或纵隔等部位，伴发甲状腺功能亢进或较大的结节性甲状腺肿，甲状

腺癌，凝血机制障碍以及有严重心肺功能不全者。

第六节　甲状旁腺肿瘤预后

甲状旁腺腺瘤经手术切除后甲旁亢可以完全治愈。但如病期很晚已造成骨质改变或肾功能障碍者，术后病情仍存在。特殊情况的甲状旁腺腺瘤，有的是 MEN I 的表现，则预后要取决于 MEN I 的治疗结果。

大部分甲状旁腺癌患者的疾病发展过程比较缓慢，5 年生存率约为 44%～85%，肿瘤大小和淋巴结转移与否均不明显影响预后。手术的复发率约为 33%～78%，术后持续的高钙血症提示预后不良。60% 的患者在 3 年内死于本病。再次手术切除转移灶的治疗效果优于姑息对症治疗。

（吴毅）

（本章手术照片由天津医科大学肿瘤医院提供）

参考文献

1. 朱预. 原发性甲状旁腺功能亢进外科诊疗回顾与进展. 中国实用外科杂志，2008，28（3）：161-162.

2. William D, Fraser. Hyperparathyroidism Lancet, 2009, 374:145-158.

3. Ronald A, Delellis. Parathyroid carcinoma an overview. Adv Anat Pathol, 2005, 12（2）：53-61.

4. 李树玲. 新编头颈肿瘤学. 第一版. 北京：科技术文献出版社，2002.

5. Kamaya A，Quon A，Jeffrey RB. Sonography of the abnormal parathyroid gland. Ultrasound Q, 2006, 22（4）：253-262.

6. Lavely WC，Coetze S，Friedman KP, et al. Comparison of SEPET/CT.SEPETCT and planar imaging with single-and dual-phase（99ᵐ）Tc-sestamibi parathyroid scintigraphy. J Nuel Med, 2007, 48（7）：1084-1089.

7. 吴毅. 原发性甲状旁腺功能亢进的外科治疗. 中国实用外科杂志，2008，28（3）：177-178.

颈部肿物

Cervical Tumor

颈部肿物可来源于不同的组织、器官，不同来源的肿物其特点各不相同，生物学行为亦不相同。一般根据病理可将其分为炎症性 / 增生性病变（类瘤病变）、先天性疾患和肿瘤三大类：

（1）炎症：急 / 慢性淋巴结炎、淋巴结结核、软组织化脓性感染等。

（2）肿瘤：①原发性肿瘤：甲状腺腺瘤、血管瘤、颈动脉体瘤、恶性淋巴瘤（包括非 Hodgkin 淋巴瘤和 Hodgkin 病）等；②转移癌：原发病灶多在口腔、鼻咽部、甲状腺、肺、纵隔、乳房、胃肠道、

胰腺等处。

（3）先天性疾患：甲状腺舌管囊肿、胸腺咽管囊肿、囊状淋巴管瘤、颏下皮样囊肿等。

由于涎腺与甲状腺肿物疾病有着显著的发病特征以及较为固定明确的诊断程序和辅助诊断方法，一般讨论颈部肿物时不包括在内。根据天津医科大学肿瘤医院以首发症状为颈部肿物的非甲状腺非涎腺病例 3125 例统计资料，肿瘤性与非肿瘤性疾病、良恶性以及颈部分区规律等相关情况见表 30-1 及表 30-2。

表 30-1　3125 例 NTMN 病例相关情况

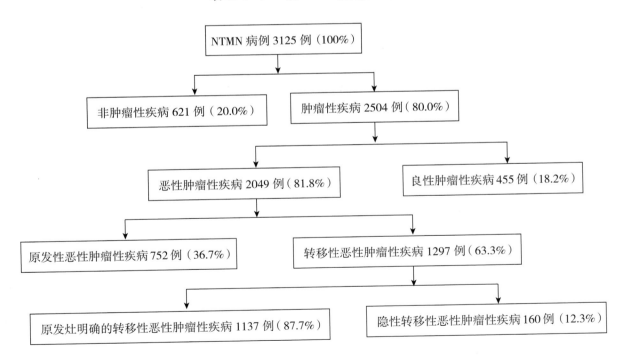

表 30-2　NTMN 总体分区分布规律

分区	Ia 区	Ib 区	IIa 区	IIb 区	III 区	IV 区	Va 区	Vb 区	VI 区	总计
例数	231	53	518	357	697	928	121	85	134	3125
比例	7.4%	1.7%	16.6%	11.4%	22.3%	29.7%	3.9%	2.7%	4.3%	100%

图示如下：

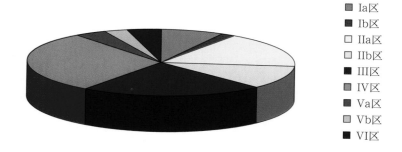

- Ia区
- Ib区
- IIa区
- IIb区
- III区
- IV区
- Va区
- Vb区
- VI区

由上表可以看出，在 3125 例患者中，80.1%的患者患有肿瘤性疾病，在肿瘤性疾病中，恶性肿瘤占 81.8%，基本符合 Skandalakis 的 "80%"理论；同时资料显示，在颈部肿物中仍有约 20% 患者为非肿瘤性疾病，包括常见的淋巴结结核、鳃裂囊肿等，也包括临床少见的淋巴结增生性疾病例如猫爪病等。由于检诊技术的发展以及人群健康体检意识的提高，颈部肿物的构成比亦出现了改变，临床上颈部非肿瘤性疾病的比例有逐渐增多趋势，已不再符合 "80%" 理论。因此熟悉颈部非肿瘤性疾病的相关知识，正确诊断，进而制定适当的治疗手段，才能提高此类患者的诊治效果。为避免与本书其他章节内容相交叉，本章主要介绍临床上较为常见的颈部先天性疾病、炎症性病变、颈部副神经节瘤以及咽旁肿物的相关知识。

第一节　颈部淋巴结炎症性 / 增生性病变

一、结核性淋巴结炎

结核性淋巴结炎（Tuberculous lymphnoditis）属于特异性感染性疾病，此病欧美发达国家少见，但在亚洲、非洲及我国仍较常见。初期感染年龄较大，多为青年人患病，由人型结核杆菌直接或经血行进入颈淋巴结，但同时伴有肺结核的患者

不足 5%。多数病人有较长病史，因颈部肿块就医。肿块可表现为冷脓疡，可有皮肤粘连。典型的结核性淋巴结炎病灶为一侧颈部的串珠状结节，大小不一，活动，也可因为互相融合或与周围组织炎症粘连而边界不甚清楚（图 30-1-1）；发热、盗汗等症状可不明显，CT 显示沿颈静脉周围圆形或不规则肿物，由于炎性粘连与周围组织分界欠清，部分可见液化性坏死灶（图 30-1-2），胸部 X 线片检查也可无结核表现。

结核性淋巴结炎超声检查特点：① 多呈圆球形、椭球形肿胀，常见颈部蜂窝状、多发结节和融合性结节；② 内部回声表现多样，早期为低回声，皮质不均匀性增宽，髓质强回声消失或变形，L/S<2，酷似淋巴瘤声像图表现，晚期淋巴结结核形成脓疡，融合的淋巴结可形成多房性囊状肿物；结节内有时出现不规则斑片状强回声，代表钙化灶；③ 加压扫查可见肿物质地较软，有时尚见液体内低回声移动现象；④间接征象：结节周围伴随皮下组织肿胀、液化，皮肤厚薄不均（肿胀）及窦道形成等；⑤ CDFI：内部血流信号稀少，流速低。

治疗：一旦明确诊断后，应进行正规、足量、全程的抗结核药物治疗。疗程应长于肺结核的治疗，以 1.5 ～ 2 年较合适。如病变的淋巴结很大，或数量较多，常规抗结核治疗无效以及为明确病理可以考虑治疗性颈淋巴切除术或区域颈淋巴结清除术。如结核病灶已累及表面皮肤，手术时

应予以切除。

活检及颈淋巴结手术后应立即给予有效的抗结核药物治疗，并适当延长伤口拆线的时间 3 ～ 6 天，以免发生长期伤口流脓、瘘道形成。

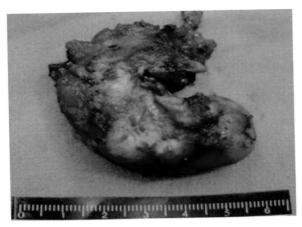

图 30-1-1　结核性淋巴结炎手术标本

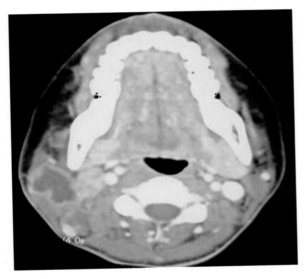

图 30-1-2　结核性淋巴结炎 CT 图像

二、非特异性感染性疾病

（一）急、慢性淋巴结炎

急、慢性淋巴结炎 (Acute/Chornic lymphnoditis) 多继发于口腔、口咽、咽旁的化脓性感染。急性炎症发病急，表现为颈淋巴结红、肿、热、痛，部分病人可伴发热、白细胞升高，甚至颈部脓肿形成；慢性炎症者病程较长，肿大的淋巴结表现为颈部无痛性肿块，增大缓慢。

此病超声声像图特点：①淋巴结肿大，形态规则，L/S 比值 >2；②淋巴结皮髓质呈均匀性增长，

结构清晰，肿大淋巴结无融合现象；③ CDFI：呈规则的树枝状，并与肿大程度成正比，主要分布于淋巴结门髓质部，分布均匀；④频谱为低阻力型，陡直波，SI 峰尖锐，波型宽阔，最大流速约 16cm/s，RI：0.6 左右，这符合其病理特点。

治疗：急性淋巴结炎需应用有效的抗菌药物治疗，必要时可切开引流脓液。慢性淋巴结炎多不需外科处理以及内科药物治疗，部分为明确诊断在去除原发病灶后，随诊观察，嘱患者合理饮食及加强锻炼以提高自身免疫力。

（二）传染性单核细胞增多症

传染性单核细胞增多症 (Infectious mononucleosis, IM) 是一种单核 - 巨噬细胞系统急性增生性传染性疾病。其主要病因是 EB 病毒感染，全年均有散发病例，也可形成流行，多见于年长儿及青少年患者。其主要临床特征包括发热、咽痛、颈淋巴结肿大、脾大、外周血中淋巴细胞增加并出现异型淋巴细胞等，嗜异性抗体的产生，主要病理特征是淋巴网状组织良性增生。主要累及全身淋巴组织及具有淋巴组织的组织与内脏。近年来有增多趋势。

诊断标准：①临床表现发热、咽峡炎、浅表淋巴结肿大，并合并以下任何 1 项：咽痛，皮疹，肝脾肿大，肝功能异常；②外周血异形淋巴细胞 ≥ 10；③血嗜异性凝集试验阳性；④ EB 病毒抗体阳性。

治疗：本病有自限性，一般不宜用抗生素治疗。常规治疗包括抗病毒、护肝等对症支持治疗措施，严重持续高热或并发血小板减少性紫癜加用激素治疗，抗病毒药物用干扰素、阿昔洛韦或更昔洛韦治疗。

（三）结节病

结节病（Sarcoidosis）属于肉芽肿性疾病，临床上表现为无痛性肿块，组织学上类似结核，但病变的结节规律，类上皮细胞增生显著，排列成同心圆结构，中间有一个或数个多核巨细胞，无干酪样坏死。其治疗与结核病完全不同。

结节病以 30 ～ 40 岁女性多见，主要累及肺、纵隔及肝、皮肤等，病变发生在头颈部约为 9% ～ 12%。病因目前尚不清楚，有学者认为是一

种无干酪样坏死型结核，但抗结核治疗却无效。最新研究认为是一种细胞免疫反应的结果。本病病程数月至数年，晚期病变倾向于纤维性愈合而形成瘢痕。

通过超声影像技术对浅表淋巴结性质的鉴别对结节病具有一定的诊断价值。结节病性淋巴结超声表现为：肿大淋巴结成椭圆形，L/S 多 >1.8，内部回声呈不均匀云雾状中等回声，无钙化，部分淋巴结髓质回声增宽，包膜回声不均匀增强、增厚、完整。彩色多普勒表现为规则居中的门样或棒状血流信号，血流速度、阻力指数呈相对低速、低阻。

本病应与颈淋巴结结核及恶性淋巴瘤鉴别：颈淋巴结结核常侵犯颈静脉周围后三角区淋巴结，尤以颌下组及颈后三角区多见，淋巴结较小（直径在 1cm 左右），常成串分布，增强后呈环形强化，也可表现为多个淋巴结融合，形成多腔性肿块，伴内部及边缘环形强化，若合并炎症水肿时，病灶边缘模糊不清。颈部恶性淋巴瘤多分布在 I、II、III 区，可以为双侧性，由于肿瘤细胞代替淋巴结髓质正常结构，增强后皮质强化的形态、大小、厚度不一，有的呈囊肿样变，其内壁可见结节状强化，转移性淋巴瘤常有包膜外侵犯，边缘不清楚，与本病显然不同。

治疗：本病缺乏特效的疗法。目前主要应用肾上腺糖皮质激素治疗。由于淋巴结对本病的易感性最高，头颈部淋巴结数目多而集中，受侵犯的机会相对较多，且部位显露容易早期发现，因此对头颈部肿大的淋巴结病可采用手术切除，起到一定的局部疗效。

（四）坏死性淋巴结炎

坏死性淋巴结炎（Necrotizing lymphadenitis）最常见于日本和其他亚洲国家，但也见于其他地区，包括美国和西欧。大多数患者是年轻的女性，表现为持续的、无痛的、中度增大的颈淋巴结，并可伴有发热。

镜下，受累淋巴结呈灶状的、界限清楚的、副皮质区的坏死性病变。特殊研究已经表明其坏死是细胞毒淋巴细胞介导的凋亡性细胞死亡。浆细胞与中性粒细胞常非常稀少，这是诊断的一个重要指征。细针吸取材料可显示许多吞噬功能活跃、核靠边的组织细胞以及胞体中等大、核呈偏

心位的浆细胞样单核细胞，可由此做出诊断或提示诊断。

此病病程一般为良性和自限性，然而也有复发或伴有皮肤病变的报道。个别致死的病例也有记载。其病因学仍不明，早先提出的弓浆虫可能为其病原的说法未获证实。EB 病毒、人疱疹病毒 -6 型和 8 型，以及其他病毒也曾被提到，但直接证据仍不足。

治疗：对于不明原因的发热、颈部淋巴结肿大患者，可行淋巴结活检以明确病理，本病为自限性疾病，预后多良好，亦有复发。

（五）组织细胞性坏死性淋巴结炎

组织细胞性坏死性淋巴结炎（Histiocytic necrotizing lymphadenitis，HNL）又称 Kikuchi 病或菊池病，目前被认为是一种良性自限性疾病，彭杰等通过电镜观察，证实了该疾病淋巴结皮质区核碎片实质是凋亡，认为其可能属于一种病毒性淋巴结炎。该疾病在临床上较少见，患者多数为女性，年龄在 10～30 岁，多有颈部淋巴结肿大，耳前、耳下、腋下、腹股沟多处浅表淋巴结甚至肠系膜淋巴结都可累及，临床上可出现腹痛、便血、可伴发热或其他呼吸道症状。支成斌等报道 14 例均出现颈部淋巴结肿大，但段原辉等报道高热为首发症状。因该疾病临床表现不具特异性，故易被误诊。

HNL 是以长期发热、淋巴结肿大、一过性白细胞减少三大特征为主要临床表现的疾病。诊断的主要依据是痛性淋巴结肿大、病程良性自限及组织病理学改变。病理是本病确诊的主要依据，病变主要累及淋巴结皮质区和副皮质区，淋巴结正常结构部分消失，出现灶性坏死区，间杂大量吞噬细胞及核碎片，残留部分淋巴滤泡或淋巴窦结构，高倍镜下见不同程度的凝固性坏死灶及大量增生的组织细胞和淋巴细胞，一般无中性粒细胞和浆细胞浸润；非病变区可见淋巴组织活跃的反应性增生，在病变范围较大的淋巴结中可见被膜外脂肪组织中有淋巴细胞浸润；免疫组化可进一步明确诊断：组织细胞 CD68 阳性，CD3、CD4、CD8、CD45RO 等 T 细胞特异性抗体可阳性，CD20 阴性。

该疾病有自愈倾向，大多数学者主张明确诊

断后行肾上腺糖皮质激素治疗，亦有报道反复发作后发展为 SLE、白血病、淋巴瘤等，还可以合并干燥综合征等。

因此临床上对于不明原因的发热、颈部淋巴结肿大患者，应尽早做淋巴结活检。本病确诊后，再行抗病毒治疗意义不大，主要是对症处理，缓解症状，可用非甾体类药物或小剂量激素，抗生素治疗无效，绝大多数患者对激素治疗敏感，发热症状在短期内缓解和消失，淋巴结逐渐缩小，复发率低，预后良好。

（六）猫爪病

猫爪病 (Cat-scratch disease) 以原发性皮肤病损，伴有颈部淋巴结或腋窝淋巴结肿大为特征。淋巴结改变随病程而不同。早期病变为组织细胞核滤泡增生，中期为肉芽肿性改变，晚期则有不同大小脓肿形成。这种脓肿中心呈星状坏死伴有中性粒细胞，周围绕以栅栏状排列的组织细胞，因此高度提示诊断。猫爪病淋巴结的另一常见形态是淋巴窦内充盈单核细胞样 B 淋巴细胞。

猫爪病的病原菌是一种多形性、球杆菌样的细胞外细菌，可通 Warthin-Starry 银染色证实。诊断可由病理学、血清学、免疫荧光或 PCR 等证实。

家猫是主要传染源，被猫抓伤后 3 ~ 10 天，60% ~ 90% 患者在抓伤处出现无痛性丘疹或脓疱，1 ~ 3 周内出现抓伤侧局部淋巴结肿大，好发于腋窝、肘关节滑车上、颌下、颈部及腹股沟。淋巴结初为实性，1/3 可化脓并形成瘘管。伴发热和周身不适。5% 的患者发生 Parinaud 眼腺综合征（单侧结膜炎伴耳前淋巴结肿大）；部分还可出现神经症状、肝脾肉芽肿病、结节性红斑、溶骨性损害和血小板减少性紫癜等。大多数患者可采取保守治疗，国外资料显示利福平、环丙沙星、庆大霉素、TMP-SMZ 和阿奇霉素临床有效。如诊断困难，可考虑淋巴结切检术。目前饲养宠物逐渐增多，虽然本病多数预后良好，仍应注意预防。

（七）血管滤泡性淋巴结增生

血管滤泡性淋巴结增生 (Angiofollicular lympho node hyperplasia/Castleman disease,CD) 是淋巴结瘤样病变的一种，本症首先由 Castleman 于 1954 年报告，是一种少见的、介于良恶性之间的不典型淋巴结增生症。它又称为巨大淋巴结增殖症、巨大淋巴结增生、淋巴结错构瘤等。目前该病的病因不详，可能跟以下因素有关：①病毒感染：如人类 8 型疱疹病毒（HHP － 8）、EB 病毒、人类免疫缺陷病毒等；②细胞因子：白介素－6、肿瘤坏死因子 β、γ 干扰素和巨噬细胞集落刺激因子等；③抗原呈递细胞功能异常。病变淋巴结圆或卵圆形，包膜完整，发生于结外者可无包膜。长约 2 ~ 15cm 或更大，质中等。切面均匀灰白，系统性者为多个病灶。在光镜下发现淋巴滤泡增生，血管增生及浆细胞增生。组织学改变可分为三型：①透明血管型（Hyaline vascular, HV; 图 30-1-3），占该病的 90% 左右；②浆细胞型（Plasma cell type，PC；图 30-1-4）；③中间型（混合型）。

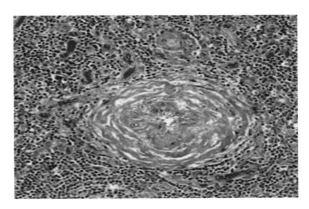

图 30-1-3　透明血管型

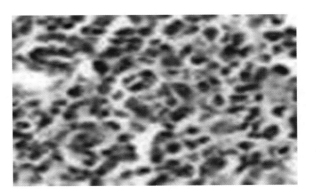

图 30-1-4　浆细胞型

本病突出临床表现为淋巴结无痛性肿大。最好发的部位是胸部，尤其是纵隔部，然后依次为头颈部、肺部、后腹膜部、盆腔、腋窝部，从内脏到浅表淋巴结均可发生。

另外临床上根据发病特点又可分为局限性和系统性两种，其中局限性发病年龄较轻，平均年龄为 20 岁，占所有病例的 60% ~ 70%；系统性（多中心性）发病年龄在 57 岁左右，男性多于女性。局限性病理类型多为透明血管型，临床上一般仅表现为界限清楚的局部淋巴结肿大，常无明显的发热、乏力等全身症状，但多数有局部压迫症状，病人常以胸闷、腹胀等症状就诊，好发于胸部和颈部。系统性病理类型多为浆细胞型或混合型，临床表现为多部位淋巴结受累，大小不等，最大直径可达 6cm 以上（图 30-1-5，图 30-1-6），临床有不同程度的全身症状：如发热、贫血、软弱、夜汗、血沉升高、高 γ 球蛋白血症及低蛋白血症。常伴有肝脾肿大、肾功能不全等。实验室检查可有贫血、血沉加快、高免疫球蛋白血症和低血清蛋白血症、血小板减少及肝功能异常等。CD21、CD35 阳性，2/3 病例 EBV 基因检测阳性。超声检查：浆细胞型表现为肿块边缘光滑清楚，密度不均，以低回声为主；透明血管型由于存在毛细血管显著增生，血管壁增厚，管腔闭塞、机化等组织学改变，虽仍以低回声为主，但不均匀回声较浆细胞型显著。

本病的治疗应视类型而定，手术切除病灶是治疗的首选，对只能部分切除的患者，加用放射治疗也能使症状消失，此外，也可用干扰素等抗病毒药物或抗 CD20 单克隆抗体，有助于控制病情，阻止其向恶性病变发展。局限性将肿大淋巴结摘除即可消除局部压迫症状或可能的全身症状，预后良好，可获得长期存活。系统性的治疗以药物为主可单用泼尼松或 COP 方案治疗，但治疗反应不确定。系统性临床转归有三种：进行性致死、慢性迁延性和恢复，死亡率 50%，平均存活 27 个月。HV 型不管是局限性或系统性均属良性，切除不复发。但 PC 型患者可因继发感染，恶性淋巴瘤或 kaposi 肉瘤而死亡。

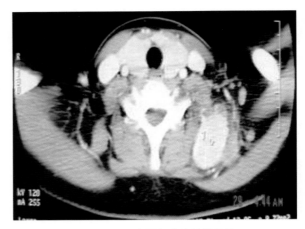

图 30-1-6　左颈部病变的淋巴结

（八）窦组织细胞增生伴巨大淋巴结病

Rosai-Dorfman 病（Sinus histiocytosis with massive lymphadenopathy, RDD）最初被描述为窦组织细胞增生伴巨大淋巴结病，最典型的表现形式为双侧颈部无痛性的巨大型淋巴结肿大，可伴有发热、白细胞增多、血沉加快以及多克隆高丙种球蛋白血症。多发生于 10-20 岁，但任何年龄均可受累，无性别差别。少数还可有同一家庭内两个成员受累。尽管颈部是最常见和显著的受累部位，但其他外周和中枢性淋巴结群也可以受累，无论伴有或不伴有颈部病变。

肉眼所见，淋巴结因淋巴结周围明显纤维化而粘连成团。切面根据其脂肪含量的多少，呈灰白色至金黄色不等（图 30-1-7）。1/4 以上 RDD 可累及结外部位。由于常出现巨大淋巴结病，故结外病变易诊断。然而有些病例其结外表现非常突出，甚至是唯一的表现。据报道所有器官系统均可被该病所累及，最常见的部位有眼及其附近（特别是眼眶）、头颈部、皮肤和皮下组织等。

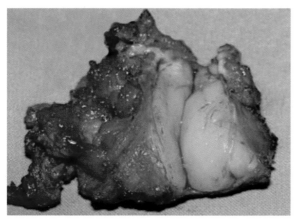

图 30-1-5　标本切剖

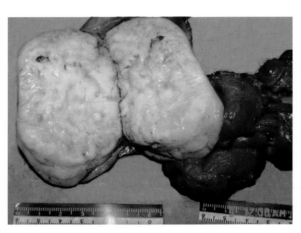

图 30-1-7　Rosai-Dorfman 肿物剖面

其临床症状主要以淋巴结肿大为最突出的表现，大小不一，最大径可及 5～6cm 或更大（图30-1-8）。最常侵犯颈部，往往为双侧性，无疼痛，可单个或多个淋巴结肿大。病变早期，淋巴结可活动，随后可融合成多结节的肿块。Wrighto 指出 78% 的病伴有其他部位的淋巴结受累。如腋窝，锁骨上，腹股沟等浅表淋巴 RDD 的病因至今未明，最可能的两个原因分别为某种病毒或其他微生物感染或一种隐匿不确定的免疫学缺陷。尽管早期的血清学资料提示，但并没有证据表明该病的组织细胞感染了 EBV。由于受累组织的分子学研究尚未能显示克隆性的证据，因而仍然不能推翻其为反应性病变本质的假说。现在认为通过单核细胞 / 巨噬细胞集落刺激因子刺激单核细胞 / 巨噬细胞，导致免疫抑制巨噬细胞的产生可能是 RDD 的主要病理机制。

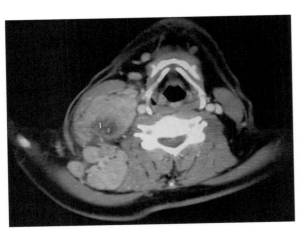

图 30-1-8　Rosai-Dorfman 病的 CT 表现

RDD 的治疗效果欠佳，目前尚无有效的治疗措施，少数病人对手术切除、糖皮质激素或放疗有反应，但部分病例化疗有效。许多病例可发生迅速和完全的自行消退，部位临床病程则持续数年或数十年，尤其是伴有广泛结外受累的病例。有些病例可在疾病消退数年后再另外的部位复发。

预后：以往文献普遍认为 RDD 病程较长，淋巴结肿大 6 月至数年可自行消退以至最终消失。Foucar 等根据统计资料分析证实淋巴结外器官受累及的病例预后也较好。但有学者统计认为 10% 的 RDD 病人有免疫功能异常，7% 病人会死亡，其死亡原因为 RDD 病变侵犯肾、中枢神经系统等重要器官，造成功能障碍而引起死亡，或者由于免疫功能异常所致并发症而致死。

（九）血管免疫母细胞性淋巴结病

血管免疫母细胞性淋巴结病（Angioimmunoblastic lymphadenopathy, AIID）是一种病因不确切、淋巴组织增生性疾病。Frizzera 于 1974 年第 1 次提出 AIID，并提出它并非肿瘤性疾病，但 Kaneko 等于 1982 年在 5 例 AIID 患者淋巴结内发现细胞有获得性克隆性的染色体异常，从而证明 AILD 是肿瘤性疾病。临床表现同淋巴瘤相似，以发热肝脾及全身淋巴结肿大、皮肤损害伴丙球蛋白增高为主要表现。发病机制尚不十分明确，病程极不一致，治疗反应各异。最近免疫学和分子生物学研究证明，大多数 AIID 病例是 T 细胞无性增殖紊乱。本病可能在病毒感后，持续的病毒感染可诱导淋巴组织增生最终导致淋巴细胞恶性克隆产生。少数患者可以演变为恶性淋巴瘤，发生率为 5%～20%。

1. 临床表现　AIID 多见于老年人，高峰年龄是 60～70 岁，临床表现复杂，可累全身多个系统，无特异性，但多有发热、肝脾及全身淋巴结肿大、皮肤损害及免疫球蛋白增高。亦可以累及消化道及肺脏，AILD 患者实验室检查中多有贫血，血沉快，球蛋白增高免疫球蛋白 IgG 增高，AST 上升。

镜下，病变累及淋巴结、脾、肝、骨髓和皮肤，为系统性损害。淋巴结改变的特征为多形性细胞浸润而致淋巴结结构破坏，常没有正常的生发中心，代之以胞质淡染的组织细胞、少数免疫母细胞或大的上皮样细胞的松散聚集。

2. 治疗　目前国内外报道的可供选择的治疗方法：①标准 CHOP 方案；②单用激素；③ α-干扰素，达那唑等药物；④氟达拉滨 25mg/（m²·d），连用 5 d，4 周为一个疗程，共 8～9 疗程。

3. 疗效与预后　AIID 患者对小剂量糖皮质激素较为敏感，大剂量皮质激素或较大剂量的化疗并不利于改善其免疫功能，甚至加重其病情。化疗虽可以延长患者的生存期，但是易出现继发感染，败血症，骨髓严重受抑等并发症病死率较高。且多数患者虽可以短期获得缓解，但是复发率及继发无效率较高。AIID 的病程是不一致的。有少数病情相对良性，可获长期生存，多数进行性发生，治疗无效。

（十）Kimura 病

本病为我国肿瘤学专家金显宅等于1937年首次报道，此后日本学者木村也有报道该病。此病是一种病因不明的炎症性地方性疾病，主要流行于亚洲国家，但也可见于世界其他地区。

1. 病因 其发病病因尚不清楚，据文献报道，Kimura 病患者血清中 IgE、L-4、L-5、L-13 的水平增高，病变组织中大量的 EOS 浸润，肥大细胞增生，EOS 释放物可抑制组织胺释放。认为可能为自身免疫性疾病，属于活性 CD4$^+$T 辅助细胞及 TH2 细胞免疫失调，引起 IgE 介导的 I 型过敏性疾病。Kimura 病的发病过程中，I 型变态反应可能为其主要的致病机制。

2. 临床表现 本病以中青年男性多见。男女比为 3.5～7：1，20～50 岁发病率约占70%。通过观察 Kimura 病患者其病灶多发生于腮腺、颈部、耳周、颌下及颏下等部位的无痛性肿块，有消长史。常伴有局部或全身淋巴结肿大，病变部位皮肤有瘙痒感，病程长者可出现病变区皮肤增厚、粗糙和色素沉着。Claire 等报道部 Kimura 病患者合并有肾脏损害、哮喘、过敏性鼻炎、湿疹和溃疡性结肠炎。

3. 鉴别诊断 KD 在组织病理学上需与霍杰金淋巴瘤、血管免疫母细胞 T 细胞淋巴瘤、朗格汉斯组织细胞增多症、Castleman 病、血管淋巴组织增生伴嗜酸性细胞增多症相鉴别。

4. 治疗 KD 的常用方法包括局部放疗、手术切除和口服环孢素、皮质类固醇激素治疗。本病预后良好，手术治疗后虽有复发，但也能带病生存。目前大多数倾向于综合治疗，手术切除加放疗是目前最有效的方法。具体应根据病变大小、部位来决定治疗方案。对于单发、肿块小、部位易切除的病变，主张手术治疗，手术范围距瘤体0.5～1.0 cm 为宜。对于病变范围大、多发、界限不清或局部浸润以及术后复发的病例主张首选放射治疗。

第二节　颈部先天性疾病

（一）甲状舌骨囊肿

1. 病因 甲状舌管囊肿（Thyroglossal tract cyst）为胚胎时期的甲状舌管蜕化不全，残留上皮形成囊肿。在胚胎第 4 周甲状腺始基自舌盲孔部开始向下生长，第 7 周时发育成甲状腺向下延伸的上皮索条，中心空心即为甲状舌管，此导管在第 8～10 周即消失。如未消失在舌盲孔与甲状腺峡部之间即形成甲状舌管囊肿。

2. 临床表现 本病为最常见的颈中线囊肿，上自舌盲孔，下至胸骨柄切迹均可发现该病。多见于生后 4 月～10 岁儿童，亦可见于成年人，80% 在 3 岁以下儿童，90% 病灶位于中线，无疼痛感，肿物可随伸舌及吞咽上下活动（图30-2-1）。位于舌根表面的囊肿，应与舌根甲状腺鉴别；位于颈下部者应与甲状腺肿瘤鉴别。囊肿生长缓慢，周围边界清楚，圆形或椭圆形，质地软，穿刺可抽出透明或微黄的黏稠液体。囊肿可继发感染，溃破后形成甲状舌管瘘，可扪及一质韧条索。位于舌骨以下的囊肿，舌骨体与囊肿之间可触及坚韧条索状物与舌骨体粘连。

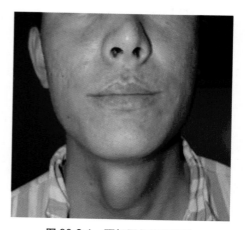

图 30-2-1　颈部甲状舌管囊肿

3. 治疗 本病以手术切除为主。目前最常用的 Sistrunk 术式，其方法为：分离囊肿或瘘管，随同舌骨中部切除，再追踪囊束至舌根盲孔附近，但不能与口腔相通，此术式尚有 4% 的复发率。Ducic 等经临床和病理学资料分析认为，甲状舌管囊肿切除后复发最主要的原因是瘘管小分支未能切除和术前未控制感染，因此避免上述情况的发生能降低术后复发率。

（二）鳃裂囊肿

1. 病因 一般认为，胚胎第四周时，前肠两侧出现 5 对鳃裂和 6 对鳃弓，形成头颈部的各种组织和器官后自行融合消失，如发育不全未能融合或闭锁不全而形成鳃裂囊肿（Branchial cleft cyst）和瘘管。

在鳃裂囊肿及瘘管中最多见的是发生于第二鳃裂者。其瘘管的外口多位于胸锁乳突肌前缘的中、下 1/3 交界处，管道经颈阔肌下并沿颈动脉鞘上行，循颈内、外动脉间，在舌下神经、舌咽神经及茎突舌骨肌表面，直达腭扁桃体体窝。

第一鳃裂囊肿和瘘管较少见，瘘管的外口多位于舌骨以上水平的胸锁乳突肌前缘，管道经下颌骨表面，穿过腮腺组织，经面神经总干的浅面或深面，管道的上端可开口于外耳道。

第三鳃裂瘘管外口位置相似于第二鳃裂，多在胸锁乳突肌前缘中、下 1/3 的交点处，管道沿颈总动脉鞘上行，但位于颈内动脉之后，其内口在梨状窦处。

第四鳃裂瘘管更为少见，管道经颈动脉下行入胸，右侧在锁骨下动脉之下，左侧在主动脉弓之下，然后上升至颈，开口于食道。

临床上以第 2 鳃裂来源为常见，70% 为囊性，30% 为实性。约有 20% 表现为间歇性肿物，因囊壁的淋巴样组织与咽淋巴沟通，上呼吸道感染时，囊肿也发生感染而增大，炎症消退后，囊肿可恢复原来大小。

鳃裂所形成的瘘管分为 3 型：不完全外瘘，仅有外口；不完全内瘘，仅有内口；完全瘘，既有外口亦有内口。

2. 临床表现　半数以上患者出生即被发现，另半数在出生后数年内被发现，成人期较少。此病好发于青中年，男性约占 60%。瘘管位置多在下颌角与胸骨切迹间的胸锁乳突肌前缘，以中下 1/3 为多见（图 30-2-2）。囊肿呈自限性生长，直径多在 1 ~ 5cm 间，肿物表面光滑，软而富有弹性感，与周围组织界限清楚（图 30-2-3，图 30-2-4），基底活动受限，常常伴发感染，因囊肿和迷走神经相邻，故常出现迷走神经受压症状，如轻度声音嘶哑，心律变慢等。穿刺囊肿可得到液体，液体多为清亮状，少数混浊，如为不完全外瘘型并且外口甚小，也可有少量液体状分泌物间断流出外口。

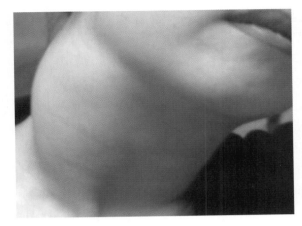

图 30-2-2　鳃裂囊肿的颈部表现

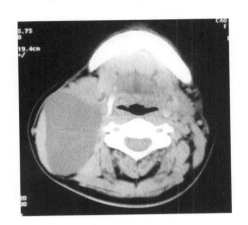

图 30-2-3　鳃裂囊肿的 CT 表现

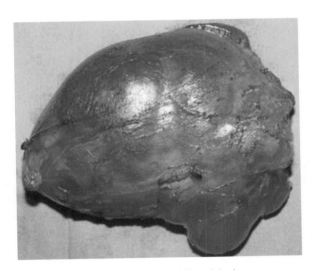

图 30-2-4　鳃裂囊肿的手术标本

3. 治疗　行囊肿切除或瘘管切除术。有继发感染者，应先控制感染后再行手术切除。囊肿不合并管道者可完全切除，有内口的管道，因其沿颈动脉鞘上、下行走，可在管道内注入亚甲蓝以指示瘘管的轮廓，仔细循管道解剖，直达内口，断端予以缝扎，将瘘管完全切除，所以需较大切口。

鳃裂囊肿手术若不适当，复发率较高，手术关键是内瘘口应予严密缝合关闭。第1鳃裂瘘与面神经关系密切，在解剖瘘管时应仔细保护。手术时应避免遗留囊壁，以防止术后局部复发。

鳃裂癌较少见，起源于残留的胚胎鳃裂上皮，常有鳃裂囊肿病史，囊壁增厚，内衬上皮增生癌变，上皮周围富有淋巴组织，并有淋巴滤泡形成。鳃裂癌极为少见，诊断时应与其他颈部常见肿瘤相鉴别。

（三）淋巴管瘤

1. 病因　淋巴管瘤（Lymphangioma）相对少见，是淋巴系统先天性疾病，其形成的原因可能与以下三种因素有关：①原始淋巴囊与神经系统失去联系；②在胚胎发育过程中，一些错误沉积的淋巴组织不能加入到正常的淋巴系统中来；③淋巴系统异常的胚芽与正常淋巴系统失去联系，但仍保持原有的快速增生的潜力。

2. 病理大体可分为

（1）单纯性淋巴管瘤：由薄壁的淋巴毛细管组成，管腔不规则，内含淋巴液。

（2）海绵状淋巴管瘤：由扩张的淋巴间隙组成，其腔隙大小不一，内含淋巴液。

（3）囊性淋巴管瘤：由大小不等的囊腔构成，囊腔互不相通，内含淋巴液，囊腔与周围组织分界不清（图30-2-5）。

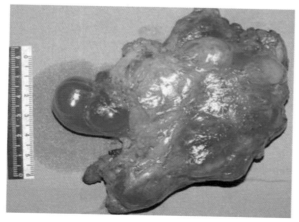

图30-2-5　多发性囊性肿物

3. 临床表现　淋巴管瘤多见于生后不久的婴幼儿，成人少见，男女性别发病率无明显差异。好发部位为腮腺区、颈后三角、锁骨上区，以及口颊、舌根、口底等，一般生长较慢。肿块呈不规则隆起，质地柔软，囊性感觉，边界不甚清楚，但与皮肤无粘连，无压痛，透光试验为阳性。大的淋巴管瘤可压迫气管引起喘鸣，或累及口、咽部出现吞咽、语言障碍。

4. 诊断　通过临床表现和影像学检查来判断。淋巴管瘤在CT上表现为低密度、囊性肿物，常常是多房性，间隔厚薄不一（图30-2-6）。病理组织学是淋巴管瘤诊断的依据。

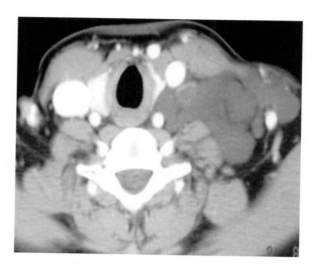

图30-2-6　左颈淋巴管瘤CT表现

5. 治疗　淋巴管瘤的处理方法包括手术、激光、硬化剂和激素治疗等。局限者以手术切除为主。因为淋巴管瘤与正常组织分界不甚清楚，术中不宜强求"根治"切除，应注意保护重要的器官。由于淋巴管瘤多发生于婴幼儿，并且好发于头颈部，手术必然影响到患儿美容和重要组织结构的功能，能够完全切除而不影响重要结构者只占1/3，故近年来多见如平阳霉素等药物成功治疗淋巴管瘤的报道。

目前采用硬化剂注射治疗淋巴管瘤时应注意以下两点：①肿瘤邻近大血管和神经；②硬化剂使囊壁组织增厚粘连，会增加以后手术切除的难度。近年来国内有报道平阳霉素瘤体内注射，对颈部淋巴管瘤有一定疗效。方法是：平阳霉素8mg加注射用水2ml，首次皮内注射0.1～0.2ml，观察30～60min无过敏反应，则用无菌注射器可穿刺瘤体后抽吸瘤内液体，待瘤体内液体几被抽吸干净后再注入5～8mg平阳霉素，每2周重复一次；放射治疗可能有一定效果，但不宜用于年幼病人。治疗后 1 年内复发约占 10% ～ 15%。海绵状淋巴管瘤复发率高于囊状淋巴管瘤。

（四）血管瘤

血管瘤（Hemangioma）为先天性疾患，由胚胎期的中胚层残留组织发展所形成，为软组织最常见的良性肿瘤之一，约占所有软组织肿瘤的 7%，是婴儿和儿童最常见的肿瘤之一，亦可见于成年人。内皮样胚芽向邻近组织侵入，经管化后与遗留的血管相连而形成血管瘤。发生在头颈部的血管瘤占全部血管瘤的 50% 以上，是其好发的部位（图 30-2-7），有文献报道，女性发病率高于男性，约为 3:1。多数血管瘤侵犯表浅组织，如已侵入深层组织，将出现相应的压迫症状，如吞咽障碍、呼吸道阻塞、吐血，以及上肢运动感觉障碍。

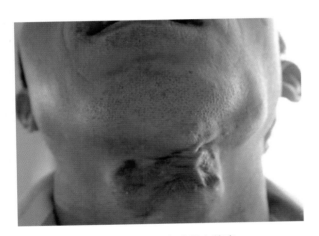

图 30-2-7　颏下复发性血管瘤

1．临床可分成四类

（1）毛细血管瘤常发生于颈部，肿瘤由毛细血管构成，肿瘤局限于皮内或皮下，可稍突出皮肤表面，分叶状，边界清楚，颜色鲜红或紫色，可被压缩，但压迫时很少变白。毛细血管瘤在 1 岁以内常生长活跃，但 2 岁以后可静止或自行消退。

（2）海绵状血管瘤最常见，由静脉构成。肿瘤位于皮下，紫蓝色，界限不清，瘤体柔软，压迫后颜色会变白，低头时肿物胀大。

（3）蔓状血管瘤由动、静脉构成，好发于成人的头皮、耳郭。肿瘤表面皮肤呈紫红色，温度较高，可有明显搏动感或杂音，局部组织常出现增生肥大，也可有动脉性出血（图 30-2-8）。

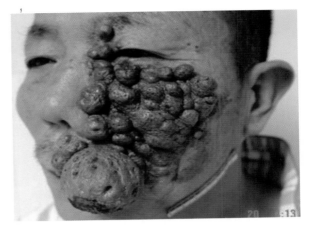

图 30-2-8　面部多发性蔓状血管瘤

（4）微静脉血管瘤又称葡萄酒色斑，由静脉构成。肿瘤呈弥漫斑片状，好发于头颈部。瘤体呈鲜红色或紫红色，与皮肤表面等平，边界清楚，压迫可变白。

检查时，进行瘤体穿刺对于诊断很有意义，抽出血液即可获得确诊。对于动脉来源的血管瘤，术前 DSA 检查了解血管瘤的血管来源很重要，同时可以对肿瘤进行栓塞治疗以使血管瘤缩小有利于手术切除和较少术中出血。

2．治疗　血管瘤治疗方法有多种，均有一定效果，可视瘤体情况选择合适的治疗方法。

（1）冷冻治疗。

利用低温破坏血管内皮，引起栓塞和纤维化，适用于表浅的血管瘤，不会遗留疤痕。

（2）硬化剂治疗。硬化剂注入血管内引起栓塞，近来国内有报道用平阳霉素作为硬化剂。如瘤体较大，硬化剂治疗可分多次，多点进行，每次 3 ～ 5 点，每处注药 0.5 ～ 1ml，每周一次，反复施行，避免一次用药量过大引起的副作用。

（3）放射治疗。表浅的毛细血管瘤可用 X 线浅层放射治疗和 ^{32}P 敷贴治疗。放射治疗慎用于婴幼儿，以免引起发育障碍。

（4）手术治疗。较大的血管瘤可分期手术切除。术中特别注意控制大出血。术后残留病灶可用放射或其他方法治疗。

（5）药物治疗。近年来有采用皮质激素大剂量冲击疗法治疗婴幼儿毛细血管瘤的报道，对毛细血管瘤有一定疗效。一般用泼尼松 2mg/kg 体重，每日总量不宜超过 20mg。每日一次，每 3 ～ 8 周为一疗程，逐渐减量后停药。

（高明　魏松锋）

第三节　咽旁肿物

咽旁间隙是上至颅底下至舌骨平面的倒立锥体形的颈深筋膜围成的疏松结缔组织间隙。位于咽的两发现，多在肿瘤增大到一定体积时才被患者或体检发现，诊断困难，手术难度和危险性大。

一、解剖

咽旁间隙 (Parapharyngeal space, PPS) 位于翼内肌、腮腺深部与咽侧壁之间，呈倒立的锥体形。上抵颅底；下达舌骨平面；前界为翼下颌韧带、颌下腺上缘；后界为椎前筋膜。由茎突及茎突诸肌将此间隙分为前后二部。前部称咽旁前间隙；后部称咽旁后间隙。咽旁前间隙较侧。其解剖结构复杂，位置较深，可发生多种类型的良、恶性肿瘤。发生于该间隙的肿瘤生长隐蔽，不易早期小，咽升动、静脉行于其中，内侧有咽上缩肌及腭扁桃体。腭扁桃体感染可侵及该间隙。咽旁后间隙较大，内有颈内动、静脉及第IX～XII脑神经及颈深上淋巴结，此内容为腮腺床的结构。咽旁间隙与翼颌间隙、颞下间隙、下颌下间隙、咽后间隙相通。

二、发病

咽旁间隙肿瘤发病率较低，在头颈部肿瘤中不到 0.5%。可发生多种类型的良、恶性肿瘤，国外文献报道，良性占 80%，恶性 20%，其中又以腮腺深叶或异位小涎腺的多形性腺瘤最多见，约占 40% 以上；其次为副神经节细胞瘤、神经源性肿瘤或单发于咽旁间隙的恶性淋巴瘤。亦有文献报道良性肿瘤中以神经源性肿瘤最多见（图 30-3-1），为神经鞘瘤，神经纤维瘤及节细胞神经瘤，其次为腮腺或小涎腺混合瘤和副神经节细胞瘤，再次为鳃裂囊肿、囊性水瘤、颗粒细胞瘤、海绵状血管瘤等。

恶性肿瘤的病理类型较为繁多，有黏液表皮样癌、鳞状细胞癌、腺泡癌、腺样囊腺癌、神经鞘瘤恶变、恶性多形性腺瘤、恶性淋巴瘤、神经纤维肉瘤、恶性化学感受器瘤等。

因肿瘤病理类型繁杂多样，间隙解剖结构深

在复杂，使临床诊断和手术治疗有一定特殊性。

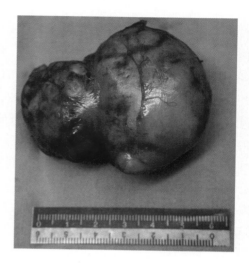

图 30-3-1　咽旁肿物，因挤压关系呈类哑铃状，病理为神经鞘瘤

三、临床表现

咽旁肿瘤发生率男女无显著性差异，发病年龄 4 ～ 72 岁，平均 40 岁，病程自数天至 10 数年不等。约 80% 的患者因口内或颈部包块而就诊，表现为咽侧壁隆起、腭扁桃体或 / 和软腭移位，下颌角后方、颈侧或腮腺区有可触及的肿大包块，20% 以上的患者可在口内及颈外侧同时触及肿块。此外，可表现为吞咽不适、阻挡感、咽部不适、异物感、咽痛、声哑、呛咳或呼吸不适、打鼾、鼻部不适、舌活动欠佳等。

四、诊断

咽旁间隙肿瘤具有隐蔽性生长的特点，早期不易发现，发现后又往往难以定性，因此术前明确诊断很重要。需要通过检查判定肿瘤的大小、范围及毗邻关系。

1. **体检**　首先进行双合诊检查，以了解肿瘤大小、位置、质地、移动度及可压缩性等。

2. **针吸活检**　在咽旁肿瘤的诊断上起着重要的作用，对于涎腺肿瘤、淋巴瘤及囊性病变等均有重要的诊断意义，准确率高、并发症少，且针吸活检引起肿瘤种植者极为罕见，因而是一种简便有效的方法。但对疑及颈动脉体瘤时，不宜作穿刺，以防出血。

3．超声影像与血管造影 血管性肿瘤可采用彩色多普勒与血管造影相结合的方法进行诊断，可以判定肿瘤的性质，血供，肿瘤与颈动、静脉的关系，以及颈内动脉受累程度。为制定手术方案提供可靠依据。

4．CT 检查 CT 尤强化 CT 可以显示肿瘤的大小、范围，以及与周围骨组织的关系，能了解肿瘤与颈内动、静脉的关系（图 30-3-2），许多肿瘤还能判断出其来源和性质，因而对术前术式的选择十分关键。良性肿瘤显示周边清楚，边缘光滑，对邻近组织仅产生推移；而恶性肿瘤显示周边不清，向周围组织扩展，脂肪层消失并有颈部或咽后间隙内淋巴结肿大。CT 还能借助腮腺深叶脂肪层的存在而较准确地区分咽旁肿瘤与茎突后间隙及腮腺深叶的关系，鉴别腮腺深叶肿瘤与腮腺外包块。

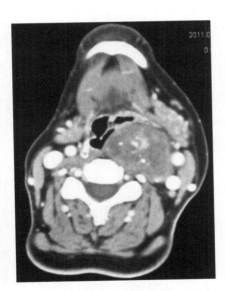

图 30-3-2　左侧咽旁肿物

5．MRI 检查 MRI 以其对软组织的高分辨率、多平面成像和对血管结构的准确定位等特点，较强化 CT 更易辨别咽旁肿瘤的部位、范围及颈内动脉与肿瘤的毗邻关系，特别是准确显示近颅底或侵犯颅底的肿瘤，从而指导术者选择了正确的入路进行手术。

五、治疗

咽旁肿瘤的治疗以手术切除为主。因为咽旁肿瘤往往涉及多个间隙，又与重要神经血管关系

密切，外侧又有下颌骨升枝及腮腺覆盖，不易暴露。因此根据术前检查选择正确的手术径路很重要。

因咽旁肿瘤难以进行广泛切除，术后易复发，特别是恶性肿瘤复发率更高，再次手术困难，病人生存率低，因此许多学者主张采取手术加放疗的方法以提高患者的生存率，并根据病理酌情加用化疗。

（一）手术入路

根据咽旁肿瘤的部位、侵及范围及病理类型，选择不同的手术入路是手术成功的关键。入路选择的原则是能够充分暴露且能彻底整块切除肿瘤、同时避免损伤神经和血管、又减少术后畸形等并发症。目前较常见的手术径路有以下 5 种，每种各有其优缺点及适应证。

1．口咽径路 早期的文献报道多采用此径路。但这种径路术野小，暴露困难，肿瘤与周围血管神经的关系暴露不清，分离肿瘤时带有盲目性，易分破肿瘤造成复发，同时容易误伤重要的血管和神经的危险，且术中严重出血时难以控制。因此，经口咽径路仅适用于瘤体较小、位置表浅且明显突出于咽腔的良性肿瘤。

2．颈-颌径路 颈颌径路是咽旁间隙肿瘤手术首选的、安全有效的径路。无论肿瘤大小，均可采用此径路切除。目前多数学者主张采用此径路切除肿瘤。认为该径路有以下优点：①术野大，可清楚地暴露血管、神经结构，避免了腮腺切除及损伤面神经的危险，同时便于分离出颈内动静脉并予以保护，避免误伤。②较大肿瘤术后常留死腔，此径路可在同一术野内转移胸锁乳突肌瓣填塞。③此径路为无菌手术，减少创面感染机会。

手术方法：沿下颌骨下缘 2 cm 处做切口，切断颈阔肌，将皮瓣向上翻起。再沿胸锁乳突肌前缘做切口，分离暴露颈总动脉、颈内静脉及迷走神经，将颌下腺及二腹肌及下颌骨向上拉起，即可进入咽旁间隙。沿肿瘤包膜分离将其完整切除。若肿瘤较大时，可以切断二腹肌，还可裂开下颌骨以扩大术野。若肿瘤为良性，则切除肿瘤后将下颌骨复位，恢复咀嚼功能。若为恶性肿瘤，必要时可将下颌骨升支连同肿瘤一并切除。对于瘤体巨大的肿瘤可于下颌角处裂开下颌骨，将下颌骨升枝拉起，充分暴露术野，使瘤体得以完整切除，减少并发症的出现。

3.颈-腮腺径路 对于侵入咽旁间隙的腮腺深叶肿瘤可采用此径路。Hughes 等认为此径路可辨别面神经及茎突后间隙的血管神经结构，极好地暴露并将肿瘤与腮腺深叶整块切除。术中通常先作腮腺浅叶摘除，然后摘除位于咽旁间隙的腮腺深叶肿瘤。若瘤体较大，则需后拉或去除颌下腺以扩大术野。但 Miller 等认为除侵入咽旁间隙的腮腺深叶肿瘤外，应避免更多地选择经颈腮腺径路，以减少面部畸形及面瘫的危险。

4.颈-下颌骨正中裂开径路 此径路可广泛、清晰地暴露颈侧重要的血管神经结构，适用于恶性肿瘤、侵及隙上部或颅底的巨大肿瘤、局限于咽旁间隙上部较小的肿瘤及肿瘤易碎者。此外，下颌骨正中裂开还有助于茎突后间隙多数恶性肿瘤以及颈动脉孔处环绕颈内动脉的血管瘤的暴露及切除。

下颌骨切开宜在颏孔前截骨，肿瘤切除后，下颌骨行钛板内固定，以恢复咬合功能，对于术中损伤颈内静脉近颅端的处理，可考虑用肌瓣填塞或止血纱布填塞止血，如确需缝合止血应避免损伤颅神经。

5.侧颅底径路 此径路适用于侵及侧颅底的咽旁间隙肿瘤及起源于颈静脉孔生长至咽旁间隙的迷走神经鞘瘤。

取颈侧耳后弧形切口，充分暴露肿瘤在侧颅底、颞骨内及咽旁间隙的各部分，将肿瘤完整。术中应注意颅底解剖标志，应首先识别茎突，因重要的血管神经均位于其深面，同时茎突也是面神经出颅的标志之一，在其下外侧操作较为安全。既可较完整地切除肿瘤，又可减少并发症的出现。

（二）手术并发症及处理

1.呼吸困难 由于术后黏膜水肿和神经损伤等原因容易引起呼吸困难，因此必要时需行气管切开，但应视病情而定。对于肿瘤较小，手术创伤不大者可以不行气管切开；但对瘤体较大者，最好行气管切开。Hughes 认为施行下颌骨正中切开的患者，均需做气管切开术。

2.神经损伤 主要为Ⅶ、Ⅸ、Ⅹ、Ⅺ颅神经的损伤，表现为声嘶、呛咳、伸舌偏斜、面瘫、Horner 综合征等。尤其是在恶性肿瘤中较为常见。术中注意仔细操作，避免神经损伤。

3.术腔出血 由于术中止血不彻底或出血部位位于颅底，不易止血。可以术腔填塞止血纱布，并以碘仿纱条填塞压迫止血，术腔负压引流，预防积血。

4.感染 经口手术易出现感染，术腔积血也会造成感染。术后注意引流通畅及抗感染治疗。

5.外形改变 对于侵入咽旁间隙的腮腺深叶肿瘤，手术切除肿瘤与全腮腺可造成面部畸形，对于腮腺深叶良性肿瘤，只要能达到距肿瘤边缘 0.5～1.0 cm 正常腮腺内切除肿瘤的要求可以考虑保留腮腺浅叶，在肿瘤及深叶切除后，将浅叶复位，这样有利于部分保留腮腺功能及减轻术后面部凹陷畸形。

6.脑脊液漏 发生罕见，可见于侵犯颅底的巨大咽旁肿瘤。如果出现脑脊液漏可以让患者严格卧床，头抬高 30 度，腰穿持续外引流，停止引流，并给予抗感染治疗，避免咳嗽及大便干燥，治疗 1 月后不见好转后手术修补。

六、预后

良性肿瘤复发率低，复发主要是手术中肿瘤包膜破裂造成，经再次颈侧入路手术可治愈；恶性肿瘤因切除范围受限易复发，预后差。

（张艳）

第四节　颈部神经鞘瘤

颈部神经鞘瘤（Schwannoma）系神经鞘细胞发生的良性肿瘤，约占全身神经鞘瘤的 25%～40%，偶见于 Ⅳ、Ⅴ、Ⅵ、Ⅹ、Ⅺ 和 Ⅻ 颅内神经，但多发生在交感神经和迷走神经。

一、病理

由于肿瘤源自神经鞘，外周常有神经外膜构成的真包膜，质韧。瘤体多为单结节肿物，呈圆形或椭圆形。肿块较小时，其切面可呈淡黄色或灰白色；如肿块较大，切面呈棕色，瘤体越大其中心囊性变及坏死区越大，瘤体内常充满血样液态和血块状物，此系肿块囊内出血所致（图 30-4-1）。

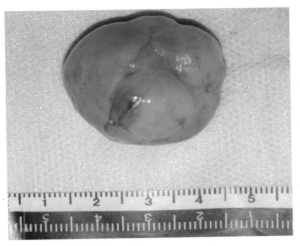

图 30-4-1　神经鞘瘤大体观

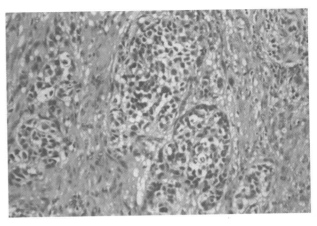

图 30-4-3　恶性神经鞘瘤　HE×200

镜下根据瘤细胞的排列结构方式分为 Antoni A 型 (致密型) 和 Antoni B 型 (疏松型), Antoni A 型瘤细胞呈梭形、核长圆、两端粗钝、密集排列，并有两个显著特征：(1) 栅栏状，即纤维型瘤细胞呈平行、弯曲或纵横交错，且相邻瘤细胞核在同一水平面排列与无核带相间；(2) 瘤细胞呈旋涡状排列，核呈长杆状或雪茄样，并呈栅栏状排列，此即 Verocay 小体，乃本型之特征，瘤体内尚可见多数扩张的血管、网状纤维和胶原纤维。Antoni B 型瘤细胞稀疏凌乱、胞质突起呈网状，瘤细胞常有不同程度的异型性和脂肪变性、间质中多有网状纤维或胶原纤维。上述两型常在同一肿瘤中同时存在，相互延续，交接处常较突然。一般瘤体较小的以 Antoni A 型为主，瘤体较大时常出现退行性变，则以 Anotoni B 型为主。诊断有困难时，可进行电镜检查和免疫组化检查，以便确诊 (图 30-4-2)。发生恶变时，瘤细胞大小不一，排列紊乱，多见核分裂象 (图 30-4-3)。

二、解剖及发生部位

颈部神经鞘瘤多发生在颈动脉三角区及颈外三角区 (包括锁骨上区)，位于颈动脉三角区的神经主要为迷走神经、交感神经及舌下神经等，位于颈外三角区的神经主要为颈丛神经及臂丛神经，其他有来自面神经、副神经等。文献报道在头颈部神经鞘瘤中，发生在交感神经和迷走神经的最多，天津医科大学肿瘤医院统计 275 例头颈部神经鞘瘤，其发生部位如表 30-4-1 所示。

表 30-4-1　颈部神经鞘瘤解剖位置分布

部位	例数（%）	部位	例数（%）
交感神经	74 (26.9)	舌下神经	10 (3.6)
臂丛神经	65 (23.6)	副神经	7 (2.5)
迷走神经	60 (21.8)	面神经	5 (1.8)
颈丛神经	27 (9.8)	其他	27 (9.8)

三、临床表现

神经鞘瘤可发生与各个年龄段，最常见于 20～50 岁，发病率无明显性别差异。好发于头颈、四肢屈肌侧。Kransdorf 报道神经鞘瘤 895 例，占全身良性肿瘤的 5.2%，头颈部神经鞘瘤 97 例，占总数的 10.8%。Antinheimo 指出约 90% 的神经鞘瘤为孤立散发性病变。另有 3% 发生于 2 型神经纤维瘤病，2% 发生于神经鞘瘤病患者。瘤体生长缓慢，确诊前多已存在多年，除非肿瘤增大，否则不易出现疼痛和神经系统症状。

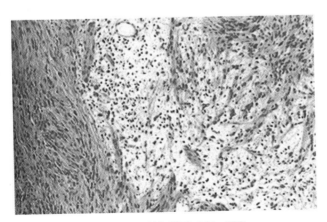

图 30-4-2　神经鞘瘤　HE×200

（一）颈部肿块

根据肿块发生的神经不同，颈部肿块的发生部位各异。发生在交感神经和迷走神经者，肿块多沿神经的走行分布，但一般多见于颈部中上1/3，源自迷走神经结状神经节和交感神经的颈上神经节的神经鞘瘤，可自咽旁间隙凸向咽腔，使咽侧壁向咽部中线移位。如肿瘤体积过大时，可影响呼吸和吞咽，甚至造成发音含糊不清。发生在臂丛的颈部神经鞘瘤，肿块多位于颈后三角的下方；发生在颈丛的神经鞘瘤，肿块多发生在中颈的胸锁乳突肌后缘，瘤体多呈长圆形，活动稍差或固定，因其基底部多在椎间孔内，其另一端则位于颈部皮下的软组织内，需行CT（图30-4-4，图30-4-6）或MRI（图30-4-5）检查方能确诊。发生在面神经的神经鞘瘤多位于面神经总干，瘤体多位于乳突的前下方，且位置深在，活动较差，少数亦发生在面神经分支，肿块位于面神经区；如瘤体源自舌下神经，其肿块多位于下颌角深处；如瘤体在颈部膈神经，其肿块多位于胸锁乳突肌锁骨头后缘处；如瘤体发生于喉返神经，肿块多位于甲状腺深面的气管旁，有时难以和甲状腺肿物相鉴别；发生在颈部皮神经的神经鞘瘤，多沿神经走向分布，但其特点为肿块多浅在，活动性好。发生在颈部的神经鞘瘤，因其肿块早期多无明显不适，故难以被发现。如肿瘤过大时，可发生区域性静脉曲张，肿块多呈软胶样硬度，亦有呈囊性者，此系肿瘤中心发生液化所致。如推动肿块时其活动和发生肿瘤的神经走行方向相关，在神经垂直方向活动良好，在水平方向活动甚微。发生在喉返神经的神经鞘瘤随吞咽活动，发生在颈丛神经的神经鞘瘤，因其固定在椎间孔处，所以活动性差或固定。

（二）神经功能症状

因肿瘤在颈部的发生部位与大小不同而产生不同程度的神经功能症状，颈部表浅的神经鞘瘤，多因位置浅表对神经的压迫较少，故很少产生神经功能障碍。发生在神经干中心者，因肿块向四周产生张力压迫神经，可出现神经功能障碍和麻痹症状，现将不同神经发生肿瘤时可能出现的神经功能症状分别叙述。

（1）当交感神经节后神经节受累时，典型者

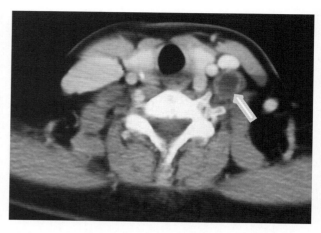

图 30-4-4　迷走神经鞘瘤颈部 CT 影像。肿瘤（箭头）介于颈动脉和颈内静脉之间。

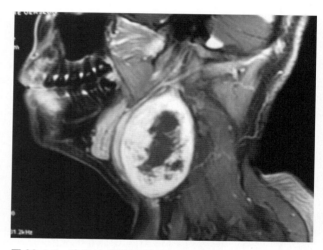

图 30-4-5　迷走神经鞘瘤颈部 MRI 影像。肿瘤推挤颈动脉移位

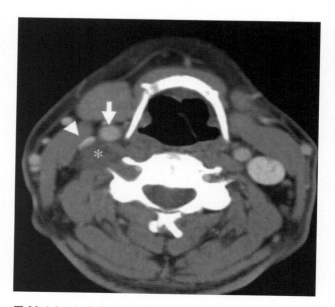

图 30-4-6　交感神经鞘瘤患者颈部 CT 影像。肿瘤瘤体（*）位于正常颈动脉（箭头）和颈内静脉（三角）后方，没有将二者分开。

可产生不同程度的霍纳综合征（Horner Syndrome，其典型症状为同侧眼睑下垂、瞳孔缩小、眼球下陷、患侧面部无汗或少汗），但没有症状时很难鉴别神经来源，CT有时对肩部肿瘤来源有一定帮助。

（2）臂丛神经的神经鞘瘤，可引起此神经所支配的肌肉麻痹。当触及肿物时，可产生放射性电击感，自肿块部位向手臂放射，有时可达指尖。放射感所涉及的部位，和肿瘤发生的臂丛的位置有关。如肿瘤位于臂丛上、中干时，可能引起C5～7颈神经所支配的上臂、前臂肌肉麻木感，并引起以桡侧为主的3个半指（拇、食、中指及无名指的桡侧1/2）麻木。如下干受累时，可引起C8和T1神经所支配的上臂、前臂和尺侧为主的手臂肌肉麻木感或肌肉麻痹。

（3）迷走神经受压或被肿瘤累及时，可出现阵发性或间歇性声音嘶哑、刺激肿物时，可产生反射性咳嗽。

（4）如肿瘤发生在颈丛，肿瘤可压迫椎间孔，使椎间孔扩大，根据颈丛受累程度不同，产生不同的神经症状，轻者可产生手臂麻木感，重者可导致患瘤神经所支配的手臂肌肉萎缩。如肿块向深部压迫，可突向脊膜，甚至压迫脊髓，造成受压平面以下出现不全性截瘫症状，如患侧肢体麻木、肌力减退、患侧肢体运动功能降低等。

（5）肿瘤发生在面神经时，其临床症状依肿瘤在面神经诸支的位置有关。当瘤体发生在面神经总干时，可造成不同程度的面神经功能障碍，从而导致不同程度的面瘫。但也有无神经障碍者。但无论手术中面神经保留多么完好，术后亦多引起不同程度的面神经功能障碍，一般半年至一年多可恢复。

（6）舌下神经的神经鞘瘤，部分病例会产生伸舌时偏向患侧或不同程度的患侧舌肌萎缩。

（7）膈神经神经鞘瘤者，术前多无膈神经功能障碍，但术后部分病例可出现患侧膈肌抬高或打嗝等症状（膈肌痉挛），但多在术后2～3个月得到恢复。

（8）当喉返神经发生神经鞘瘤时，术前多无声音嘶哑，且不易和甲状腺侧叶肿瘤相鉴别。多数病例在术中方发现瘤体发生在喉返神经。即使术中喉返神经保留完好，术后亦多出现不同程度的声音嘶哑，但多在术后2～6个月得以恢复。

（9）源自颈部皮神经的神经鞘瘤，如耳大神经、枕神经、锁骨下皮神经等，多无神经功能症状出现。

（三）颈动脉移位

此体征主要出现在颈部交感神经和迷走神经发生的神经鞘瘤。交感神经的神经鞘瘤多位于咽旁间隙内颈动脉的后方；迷走神经的神经鞘瘤多位于颈总动脉和颈内动脉的后方。上述神经鞘瘤皆可推挤颈总动脉和颈内动脉向前内方向移位。关于颈动脉的走行有时可借助B超、CT、MRI及动脉造影等协助定位。

综上所述，迷走神经、交感神经发生的神经鞘瘤的三主征是：颈前三角肿块，神经功能障碍，颈总、颈内动脉移位。

恶性神经鞘瘤少见，约占颈部神经鞘瘤的4%。肿块生长较快，坚硬固定，局部侵犯严重时可伴有疼痛和较为明显的神经功能障碍。

四、鉴别诊断

神经鞘瘤有时术前诊断较困难，误诊率较高，上述275例患者中术前准确诊断的为神经鞘瘤者为184例，误诊率为33.1%，其中误诊为颈部转移癌4例，甲状腺癌4例，腮腺肿物12例，神经纤维瘤4例，硬纤维瘤2例，血管瘤2例，颈部肿物50例，动脉体瘤3例，颌下腺混合瘤1例，纤维脂肪瘤1例，颈部淋巴结4例，囊肿2例，平滑肌瘤2例。分析误诊原因：①术前对神经鞘瘤临床表现认识不足。②腮腺及颌下区神经鞘瘤多无神经症状，很难与此处的混合瘤相鉴别，本组5例来源于面神经的神经鞘瘤全部误诊为腮腺混合瘤。③臂丛神经鞘瘤其部位及硬度易被误认为转移癌。④术前未行针吸涂片检查。

对于颈部出现的无痛性肿物应考虑本病，根据肿瘤的部位，实性感，伴有神经受累症状，按压肿瘤出现神经性放射状疼痛，没有动脉性搏动等特点，可与囊肿、颈动脉体瘤相鉴别。最有特点的是，如果肿瘤将颈总动脉，颈外动脉推向前方，而肿瘤本身没有动脉性搏动，可以考虑颈部神经鞘瘤的诊断，因为神经鞘瘤几乎是唯一的位于颈动脉鞘后方并可以将颈动脉推向前方的非血管性肿瘤。CT检查，特别是增强CT有助于颈动脉体瘤与神经鞘瘤的鉴别诊断，MRI 也有助于神经鞘瘤的诊断，特别是结合 CT 检查，有助于对颈部淋巴结肿大、淋巴瘤、淋巴结转移癌、颈动脉体瘤及神经鞘瘤进行鉴别诊断。B 超可以帮助诊断发自臂丛神经的神经鞘瘤，对于富于血流的神经鞘瘤，可与颈动脉体瘤鉴别。真皮或皮下组织的肿瘤，如纤维瘤、神经纤维瘤及脂肪瘤等均易误诊，表皮囊肿或皮样囊肿也要考虑鉴别，本病甚至类似血管瘤或机化的血肿，这些通过细针吸细胞学检查即可加以区别。

五、治疗

颈部神经鞘瘤的瘤体增大时，可产生压迫症状，引起神经功能障碍，应及时手术治疗。手术的原则为清楚了解发生肿瘤的神经，保留神经干，完整切除肿瘤。手术切口需根据肿瘤的部位来设计，手术步骤以肿瘤的发生部位而异，以下仅就交感神经、迷走神经、面神经和颈丛的手术步骤进行讨论。

（1）发生在交感神经和迷走神经的神经鞘瘤，其切口应有利于清楚暴露胸锁乳突肌前缘。肿瘤须经颈部切除，即使肿瘤以咽旁肿块为主，亦须自颈部切除，不宜采用口腔切除路径，因口腔内切除术野有限，术中暴露不佳，不易控制出血，极可能造成肿瘤暴露不清，致使肿瘤切除不全，甚至误伤颈部主要血管和神经。

皮肤切口始自乳突下，沿胸锁乳突肌前缘，达环状软骨水平，必要时可将切口向前下方垂直延长，切开皮肤和颈阔肌后，将胸锁乳突肌拉向后方，此时即可显露肿瘤，探查肿瘤和神经的关系，查明肿瘤发自哪根神经后，则进一步分离肿瘤。切除肿瘤的原则为保留神经干，并且完整剥出肿瘤，剥离肿瘤时必须清楚暴露肿瘤两侧的神经干（任何部位的神经鞘瘤切除需依此原则），此时可见神经纤维束紧密包绕肿瘤，易被误以为神经干受累，而将其连同一并切除，正确的操作方法为先在肿瘤表面沿神经干方向切开浅层组织，以后逐层分离包绕神经束达肿瘤表面，直到较容易地将肿瘤完整剥除。

（2）对于发生在面神经的神经鞘瘤，在游离腮腺区皮片后，分离出面神经诸支，探查面神经

和肿瘤的关系，在保留面神经干的前提下，沿肿瘤表面顺神经干方向逐层分离包绕在中路表面的神经束，直到将肿瘤切除。

（3）颈丛的神经鞘瘤，有时位于椎间孔部位，手术须将椎间孔扩大，清楚显露肿瘤，注意保护脊膜完整性，查明肿瘤和颈丛神经根的关系后，在保护神经主干的前提下，将肿瘤完整剥离下来。

（4）迷走神经 / 交感神经神经鞘瘤，由于其功能方面的原因，手术中应尽量减少对神经主干的刺激，手术时应有良好的手术野，对于瘤体较大者，应充分暴露迷走神经神经鞘瘤的囊周组织，证实神经纤维环绕肿瘤后，仔细囊内剥离瘤体，必要时显微操作，避免神经纤维损伤，术后可应用糖皮质激素或神经营养药物，降低因神经水肿而导致的神经功能损伤症状（图 30-4-7 ～图 30-4-9）。

恶性神经鞘瘤对放化疗均不敏感，手术是治疗的最有效方法。本病恶变者罕见，手术完整切除后很少复发。

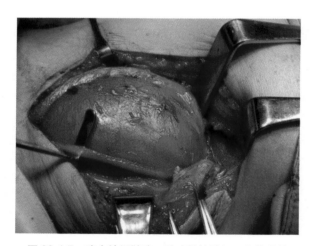

图 30-4-7　迷走神经鞘瘤，肿瘤推挤神经及血管移位

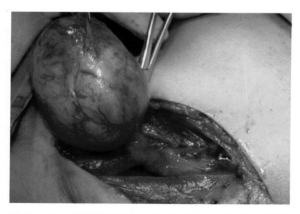

图 30-4-8　迷走神经鞘瘤，肿物完成从迷走神经主干剥离

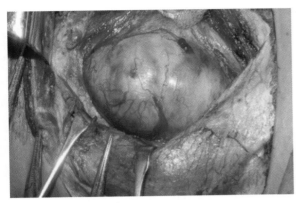

图 30-4-9　交感神经鞘瘤，肿物包膜完整，灰黄色，其上方为推挤移位的颈动脉

（徐本义）

第五节　颈部副神经节瘤

一、概述

副神经节瘤（Paraganglioma，PGL）一般亦称非嗜铬性副神经节瘤（Nonchromaffin paraganglioma）或化学感受器瘤（Chemodectoma）。发生自神经嵴的神经外胚叶细胞。头颈部副神经节具有化学感受功能：它调节血液的酸碱度、氧、二氧化碳浓度及湿度；有维持心律和血压的作用。嗜铬反应大多阴性。

头颈部副神经节瘤指头颈部神经嵴嗜铬细胞来源的肿瘤，绝大多数无分泌功能，仅有3.6%～4.0%病例分泌儿茶酚胺。PGL主要来源于副交感神经节细胞，是一种高度血管化的肿瘤，可发生于颈动脉体（Carotid body）、颈静脉体（Glomus jugulare）、迷走神经体（Vagal body）、喉上喉下副神经节组织、鼻腔或眼眶等部位，最常见的部位是颈动脉体。颈动脉体瘤（Carotid body tumor，CBT）、颈静脉体瘤二者占所有PGL的98%。该病发病率很低，约为1/130 000～1/100 000，仅占头颈部肿瘤少数。头颈部副神经节瘤大多表现为散发性（非遗传性），少数为家族性（遗传性），10%～50%具有家族史，家族性PGL具有发病年龄早、多中心性、家族聚集现象。PGL大部分为良性，恶性少见，恶性发生率最高的是迷走神经体瘤（16%～19%），高于颈动脉体瘤（6%）和颈静脉体瘤（2%～4%），最常见的转移

部位是颈部淋巴结，远处转移见于肺、肝、骨，皮肤转移少见。本病自 Von Haller 在 1743 年首次描述以来，全世界迄今报道近数千例。我国已发现近千例左右。

副神经节瘤功能特点及其分布

1. 化学感受功能　副神经节可能由于和副交感神经相关，它具有以下化学感受功能：

（1）与血液的酸碱度、氧、二氧化碳浓度及湿度调节有关，窒息、酸中毒或尼古丁类物质为有效的刺激，它可引起延髓舌咽和迷走神经中央核兴奋，通过神经反射机制影响呼吸，并借血管收缩反射使血压上升。

（2）有维持心律和血压的作用，如颈动脉窦处动脉压力降低，则周围血管收缩，血压上升，心律增快，呼吸加深加快；反之，如颈动脉窦处动脉压力增加，则将引起血管舒张，血压下降，心律减慢，呼吸抑制。

2. 嗜铬反应大多阴性　副神经节受感觉神经支配，以往认为不嗜铬，近年则认为大多不分泌或少量分泌肾上腺素，一般不呈现真性嗜铬反应，它与交感神经系统的嗜铬组织器官，如肾上腺髓质，虽然都是发生自神经嵴的神经外胚叶细胞，但后者受运动神经支配，嗜铬，有内分泌功能，但无化学感受功能。

3. 副神经节的体内分布　副神经节在体内分布较广，根据 Glenner 和 Grimley 分类法，副神经节系统可分为以下 3 组，各组副神经节可发生相应的副神经节瘤

（1）鳃节的副神经节：多存在于动脉和头颈部颅神经，包括颈静脉鼓室、颈动脉体、锁骨下、喉、冠状动脉、肺主动脉和眼眶的副神经节。

（2）迷走神经内的副神经节：位于迷走神经的神经束膜内，通常在颈静脉神经节或结状神经节水平。

（3）主动脉交感神经的副神经节：见于交感神经系统，尤其主动脉分叉处，亦可沿股、髂血管和胸廓内走行。

4. 副神经节瘤的发生部位　以颈动脉体瘤和颈静脉球瘤为最多，二者约占所有副神经节瘤的98%，其余为主动脉体瘤、腹膜后副神经节瘤、迷走神经体瘤、眼眶睫状体副神经节瘤，偶

可发生于鼻腔、鼻窦、喉、气管、肺、食管、胃、十二指肠、回肠、舌、心脏、膀胱、甲状腺、松果体等处。

二、颈动脉体瘤

（一）发病因素

目前其发病原因尚不十分清楚，但近年来随着其相关基因的定位，其分子病因方面得到了进一步研究。2000 年 Baysal 等首先克隆了 PGL1 基因，为位于 11q23 编码的 SDHD 亚单位的基因（GeneID：6392）。该文推测，SDHD 的缺陷可能是颈动脉体瘤的原因，而 SDHD 基因可能是其易感基因，其利用定位克隆和候选基因技术，在 5 个头颈部家族性副神经节瘤家系的 10 个个体中发现了 SDHD 基因的 5 个胚系突变。随后，Niemann 等和 Astuti 等在其他的家族性和散发 PGL 患者中也发现编码 C 亚单位和 B 亚单位的 SDHC（GeneID：6391）和 SDHB（GeneID：6390）突变，并证实分别为 PGL4 和 PGL3 基因。2009 年，Hao 等在运用酵母人工染色体对酵母 SDH 的功能研究中发现了一种参与 SDH 各亚单位的组装并有稳定 SDH 功能结构作用的新分子，其编码基因 SDH5 位于 11q13.1，与 PGL2 基因相同，在丹麦的 PGL2 家系患者中也发现了 SDH5 基因错义突变，证实其为 PGL2 基因。随后 SDH5 正式命名为琥珀酸脱氢酶组装因子 2（SDHAF2；GeneID:54949）。其易感基因的发现为阐明其发病机制提供了线索，也为该病的早期发现、早期诊断提供了基础。另外有学者认为高原居民长期慢性缺氧可能与本病发生有关。Saldana 等报告居住于高原的秘鲁人，颈动脉体瘤发病率为居住于海平面秘鲁人的 10 倍，而且观察到颈动脉体体积和重量的增加及主细胞内分泌颗粒的减少与高原慢性缺氧刺激有关。Lack 发现紫绀性先天性心脏病大多有颈动脉体增大。提示慢性缺氧引起颈动脉体细胞增生，在增生基础上有可能发展成为颈动脉体瘤。

家族性颈动脉体瘤属常染色体显性遗传疾病，遗传基因的显性多发生于男病人子女，患病男童明显多于女童；33% 为双侧发病；常伴发其他副神经节瘤，偶与嗜铬细胞瘤同时发生。

（二）应用解剖

颈动脉体位于颈总动脉分歧部后内侧的外膜中，平均体积为 6mm×4mm×2mm，发育到 20～30 岁时最大径可达 8mm，其后随年龄增长可变硬变小。其借 Mayer 韧带与分歧部动脉外膜相连，两侧各一，呈椭圆形或不规则形，色粉红或棕红，质实或韧，血运主要来自颈外动脉，少数亦可来自颈内或颈总动脉，通过咽喉和舌静脉回流，神经主要来自舌咽神经降支及颈上交感神经节，少数来自迷走神经及舌下神经。

（三）临床表现

颈动脉体瘤为发生于颈动脉三角区的肿块，肿物较大时，其上界常难触清，少数可向咽侧壁突出，肿瘤将颈内、外动脉推挤分离，有时瘤体本身亦可触到搏动（约占 1/4），少数病人有脑供血障碍，经常头痛、头晕及晕倒，每在低头或压迫肿物时发生，可有颅神经受损症状。颈静脉体瘤沿舌咽神经鼓室支和迷走神经耳支分布，表现为易出血的耳道息肉，进行性听力丧失，也可侵犯颞骨及颅内引起相应症状。迷走神经体瘤以女性居多，常见于耳下，多以声嘶、吞咽和呼吸困难就诊，也可经颈静脉孔侵及颅内。眶内副神经节瘤常见症状为眼眶跳痛，视神经受累则眼底检查可见黄斑变性，继发青光眼。喉副神经节瘤可有声嘶、呼吸困难，活检可造成大出血发生窒息。主动脉—肺动脉体瘤表现为前纵隔主动脉弓水平肿物，常以呼吸窘迫为首发症状。腹主动脉体瘤常表现为腹膜后肿块。此外其他少见部位的副神经节瘤，其临床表现依解剖部位不同而异，也有少数恶性副神经节瘤以转移灶为首发症状。

（四）病理

副神经节由上皮样主细胞构成，排列成巢或细胞球，亦称"器官样结构"。主细胞又有亮、暗两种细胞之分，可能反映不同的功能状态。主细胞巢周边还有支持细胞，间质窦状扩张的毛细血管丰富，尚含神经纤维和 Schwann 细胞，有时也可见交感神经节细胞。电镜下，主细胞胞质内含有许多膜包颗粒，与传入神经末梢有突触联系，突触小泡内可含有去甲肾上腺素、肾上腺素等递质。

1. 大体形态　直径 2～12cm，多数直径为

5cm 左右，表面光滑，但与血管壁紧密相贴，包膜不甚完整，切面灰红色。

2.镜检　典型者与副神经节的正常结构相仿，由上皮样主细胞排列成巢，由丰富而又扩张的血管及纤维所分隔形成特征性网格状。肿瘤性主细胞为椭圆形或多边形，胞质少量至中等，多数胞质浅染或透明，部分胞质为嗜酸性细颗粒状。核圆形或椭圆形，中等大小，常呈现不同程度的多形性，出现多少不等的巨细胞，根据多形性由轻度到重度组织学分为Ⅰ、Ⅱ、Ⅲ级，Ⅰ级指多形性细胞 <10%，Ⅲ级 >30%，Ⅱ级介于二者之间。核分裂象常常缺如或极少见，间质多少不等，由少量扩张血管及纤维分隔，至大片胶原化纤维组织填充钙化。

3.组织学分型

① 经典型　似正常副神经节组织，瘤细胞形成实性巢，由毛细血管及少量纤维围绕（图 30-5-1）。

② 腺样型　除含有经典型结构外，大部形成腺泡样结构，细胞巢中央松散，状似腺泡，间质很少（图 30-5-2）。

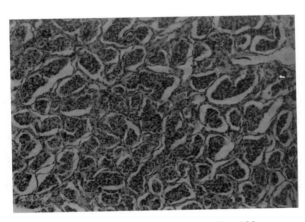

图 30-5-1　副神经节瘤 经典型 HE×100

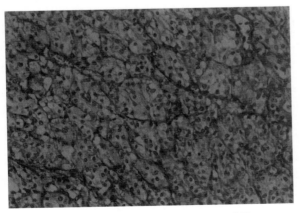

图 30-5-2　副神经节瘤 腺样型 HE×200

③ 血管瘤样型　除含经典型成分外，大部状似血管瘤或血管外皮瘤（图 30-5-3）。

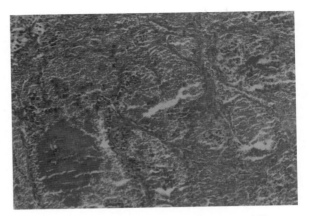

图 30-5-3　副神经节瘤 血管瘤样型 HE×100

④ 实性型　上皮样细胞形成大片状，间有丰富的血管或血窦，似嗜铬细胞瘤（图 30-5-4）。

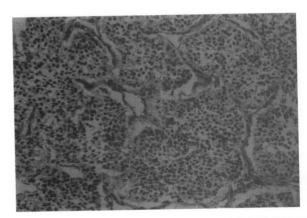

图 30-5-4　副神经节瘤 实性型 HE×100（似嗜铬细胞瘤样型）

⑤ 纤维硬化型　除含有经典型结构外，肿瘤以大片胶原化纤维组织为主，时有钙化形成（图 30-5-5）。

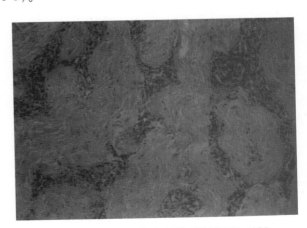

图 30-5-5　副神经节瘤 纤维硬化型 HE×100

（五）生长与扩展

1. 颈动脉体瘤绝大多数为良性，尽管有局部浸润及细胞多形性，但仍然发展缓慢，切除彻底时预后良好。天津医科大学肿瘤医院报道的一组 34 例患者中经病理组织学诊断为恶性者 5 例（14.4%）（图 30-5-6），在 5 种不同组织学类型中，腺样型恶性机会多一些（1/3 恶性），血管型较好，经典型、实性型及明显纤维化型也有恶性的可能性。

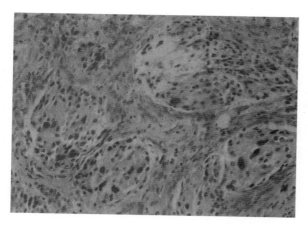

图 30-5-6　副神经节瘤，恶性，细胞明显异型　HE×200

2. 诊断为恶性的条件　①周围器官破坏或转移视为肯定的恶性；②组织学明显多型性，多数巨细胞出现（图 30-5-6，图 30-5-7），组织学属Ⅲ级，包膜外广泛浸润（图 30-5-8，图 30-5-9），亦应诊断恶性。

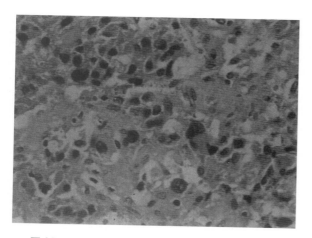

图 30-5-7　副神经节瘤，细胞明显异型　HE×400

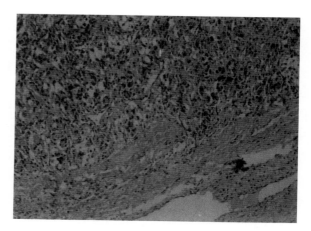

图 30-5-8　副神经节瘤，肿瘤生长活跃，侵及包膜

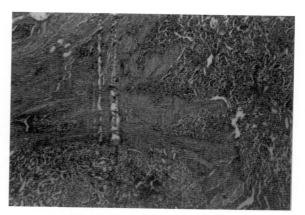

图 30-5-9　恶性副神经节瘤，肿瘤广泛浸出包膜　HE×40

（六）临床表现

天津医科大学肿瘤医院约 30 年间收治 63 例患者中，双侧 3 例，共 66 个肿瘤，除双侧 3 例（6 个肿瘤）外，60 例中，右侧较多，为 34 例，左侧 26 例。全部 63 例中，女性较多，为 34 例，男性 29 例，男与女之比为 1 : 1.2。年龄由 14 岁至 60 岁，中位年龄为 39 岁，好发于 31～50 岁年龄组。自发病至就诊为期数月至 30 年，平均 8 年，来院前曾在外院手术（肿物部分切除、切检或手术探查）24 例，其中 11 例合并神经损伤。

1. 症状　全部病例皆因颈部肿块就诊，表现为颈部无痛性、实质性肿块，长期缓慢生长，大多数无其他症状，少数病人有脑供血障碍和颅神经受损症状。除经外院手术造成的神经损伤并发症外，未经手术 39 例中合并颈动脉窦综合征 7 例，经常头晕及晕倒，每在低头或压迫肿物时发生，头痛 4 例；合并神经功能障碍 13 例，其中迷走神经 6 例，交感神经 5 例，舌下神经 2 例。

2. 体征　肿物大多位于下颌角前下方，胸锁乳突肌深面，少数可向咽侧壁突出。肿物直径2～12cm，平均5cm，多呈圆形或卵圆形，质地中等或硬韧，少数较软，表面光滑，边界较清，肿物较大时，其上界常难触清，在肿物表面均可触到向浅侧移位的颈动脉搏动。仔细触诊，隐约可及颈外和颈内动脉被肿物推向两侧（图30-5-10），有时瘤体本身亦可触到搏动（约占1/4）。肿物可左右移动，而上下移动甚微。如肿物压迫迷走神经，触压时可引起反射性咳嗽；少数舌下神经受压出现患侧舌肌萎缩并运动障碍。有搏动的肿物听诊可闻及连续性吹风样杂音。1例术后发生颈椎及肺转移（图30-5-11），出现相应症状及体征。

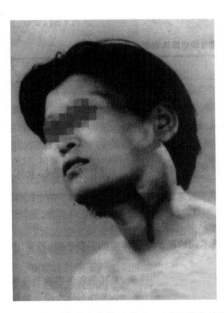

图 30-5-10　左恶性颈动脉体瘤术前，图示颈内外动脉分离

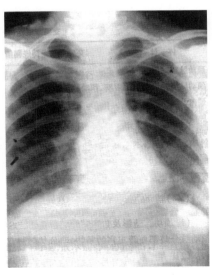

图 30-5-11　同患者两肺多发转移

（七）诊断

1. 临床触诊　根据天津医科大学肿瘤医院临床诊治经验，颈动脉体瘤具有独特的三主征：

①颈前三角区肿物　为长期缓慢生长的肿物，部位恒定于下颌角前下方。

②颈动脉向浅侧移位　颈动脉体位于颈动脉分歧部后内侧，由此发生的肿瘤，增大到一定体积时，势必将分歧部连同颈内、外动脉向浅侧推挤而使移位。因此，在肿瘤表面可及搏动的动脉。颈部的其他病变多在颈动脉浅侧（颈迷走及交感神经鞘瘤除外），一般不会产生此征。

③颈内与颈外动脉分离　颈动脉体瘤可跨过分歧部向其浅侧扩展，致将颈外动脉（向内）及颈内动脉（向外）推向两侧。临床仔细触诊，循其搏动可以触到二动脉的大致走向，但因瘤组织包绕动脉壁，故不能清楚触知动脉的轮廓。此点可与发生自颈部迷走或交感神经的神经鞘瘤鉴别。后者仅将动脉推向浅侧移位，但较少出现动脉分离，又因无瘤组织包绕，故可较清楚触及动脉轮廓，且可左右稍稍移动。此外，若合并颈动脉窦综合征，并触及肿物搏动，又听到杂音，更加强诊断依据。

交感或迷走神经鞘瘤也是颈动脉三角区较为常见的肿瘤，与颈动脉体瘤鉴别要点见表30-5-1。

表 30-5-1　交感或迷走神经鞘瘤与颈动脉体瘤鉴别要点

体　征	颈交感或迷走神经鞘瘤	颈动脉体瘤
颈动脉窦综合征	无	少数
颈动脉浅侧移位	有，颈动脉轮廓清楚	有，颈动脉轮廓不清
颈内及颈外动脉分离	较少见	有
肿瘤搏动	无	有时可及
听诊杂音	无	有时可听到
组织病理	致密的梭形细胞，核细长，呈栅栏状或旋涡状排列	圆形或多边形上皮样细胞，核大，腺泡状排列，血管丰富

（八）辅助检查

1. 颈动脉造影及数字减影动脉造影（DSA）
是术前诊断颈动脉体瘤的重要手段，可见①颈动脉分歧部血管丰富的肿物；②分歧部加宽。根据肿瘤与血管的关系，可分为 Shamblin I 型、II 型及 III 型三种（图 30-5-12～图 30-5-14）。

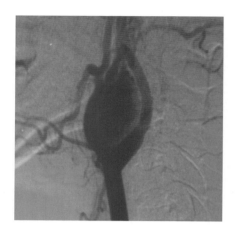

图 30-5-12　肿物 DSA 表现：Shamblin 分型 I 型，肿瘤未包绕血管，易于切除，并部使颈动脉分歧部增宽

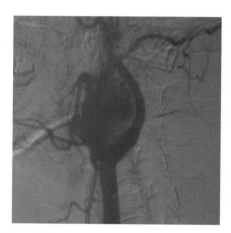

图 30-5-13　肿物 DSA 表现：Shamblin 分型 II 型：肿瘤与血管壁紧密但未包绕血管壁

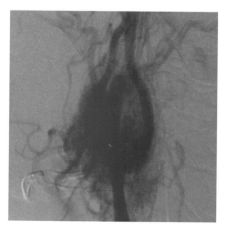

图 30-5-14　肿物 DSA 表现：Shamblin 分型 III 型指肿瘤位于血管壁内并包绕血管壁。

2．超声影像技术　具有无创性、可重复性及安全简便的优点，尤其是彩色多普勒分辨率高，可见肿瘤内血运丰富，为动脉性血流，并可见从颈内、颈外动脉发出的小分支进入肿块内，对筛选和诊断颈动脉体瘤有一定价值（图 30-5-15）。

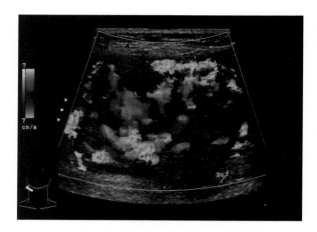

图 30-5-15　肿物超声表现

3．CT 检查　具有无创性、可重复性、多方位扫描的优点，通过强化 CT 的扫描可以判断颈动脉与肿物的关系，对诊断有一定价值（图 30-5-16）。

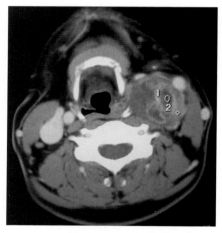

图 30-5-16　肿物 CT 表现

4．核磁共振成像（MRI）　具有无创、软组织分辨率高、多方位扫描的优点，可借流空效应直接显示肿物与血管的关系，对诊断有一定价值（图 30-5-17）。

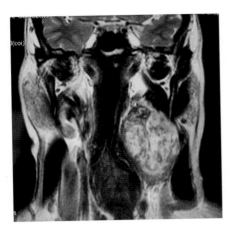

图 30-5-17 肿物 MRI 表现

5. 治疗 主要采用外科治疗。一般认为诊断明确后应及时手术，因为病程越长，肿瘤与动脉粘连越紧密，手术难度及牺牲颈动脉的机会越大。因肿瘤紧密包绕动脉、血运丰富，且与邻近组织粘连紧密，手术难度较大。以往报告，因术中损伤、切除颈动脉造成脑供血不足而致死亡者并非少见。近年来，因为经验积累及血管外科的进步，手术死亡率已显著下降。最近有报告在术前行动脉内栓塞，可使供血减少、肿物缩小，从而减少术中出血量，为手术切除创造有利条件。

尽管血管外科已有较大进步，但仍不可低估术中可能出现的一些复杂情况，术前一定要做好充分准备。对年老体弱患者，宜采用保守的放射治疗，本病对放疗的敏感性较低，效果不如外科治疗，但安全性较大，对全身情况欠佳，或因其他原因不适手术治疗者，也可试用。现已有些报告，认为放射治疗可使一些病变长期稳定，少数也可收到使病变缩小，甚至全部消失的疗效，放射治疗剂量以 40～50cGy（4～5 周）为宜。

手术方法主要有动脉外膜下肿瘤切除术（包括肿瘤单纯剥除术及肿瘤合并颈外动脉切除术）和肿瘤合并动脉分歧部切除术。因后者合并症较多，以争取施行前法为好。

（1）术前准备：因术中随时有损伤颈动脉的可能，故术前必须充分估计一旦结扎或切除一侧颈总或颈内动脉后对侧动脉是否可能有充分侧支循环来供应患侧脑组织，并做好一旦出现颈内或颈总动脉受损后的充分准备措施。

（2）适应证：年龄小于 60 岁，身体条件能耐受手术，无明显动脉硬化者。

（3）术前准备：术前行动脉压迫锻炼，动脉压迫完全阻断 30 分钟以上且无不适反应，脑血流图监测波幅差小于 30% 可准备手术（图 30-5-18）。术前可行动脉内栓塞，以减少术中出血量。术前充分备血，备血量应根据各种具体情况而定，一般以备血 1500～2000ml 为宜。

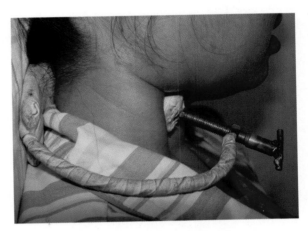

图 30-5-18 颈动脉体瘤压迫锻炼

（4）麻醉与体位

麻醉：一般采用全身麻醉，有些人主张低温全麻，以降低脑氧需要，便于术中延长阻断血运时间，减少脑损伤的发生。天津医科大学肿瘤医院早期使用复合针刺麻醉，术中患者始终清醒，阻断颈动脉血流后，患者可随时反应有无脑缺血的一些自觉症状，为决定手术的进行与否提供参考。

体位：采取垂头仰卧头偏向健侧位。

（5）动脉外膜下肿瘤切除术：严格止血、避免损伤动脉是保证手术成功的关键所在，因此操作必须轻巧仔细，而且要按计划有步骤地进行手术。

A. 皮肤切口 可采用斜形切口，即上方始自乳突下一横指，沿胸锁乳突肌前缘向下至环状软骨水平（图 30-5-19）。必要时可由此向颌下垂直切开，以扩大术野。

B. 做好阻断血流的准备 因术中随时有触破动脉的可能，所以应做好随时阻断血流的准备。先将颈总、颈外及颈内动脉的无肿瘤部分游离，绕以细软橡皮管，或准备好动脉止血钳，以备需要时使用（图 30-5-20）。

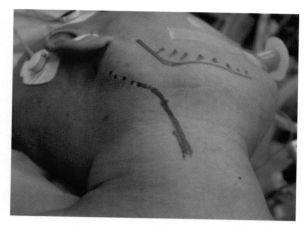

图 30-5-19　颈动脉体瘤手术切口

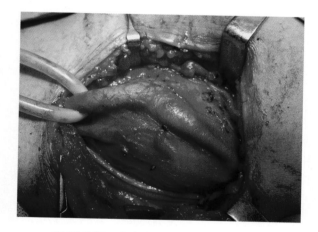

图 30-5-20　术中分离颈动脉后做阻断准备

C. 先分离周围后解离瘤体：由于肿瘤血运丰富，极易出血，一旦开始解离肿瘤，繁多的止血操作将使术者难以摆脱困境。根据我们的经验，为了保障手术的顺利实施，手术必须遵循以下步骤操作：先将周围的重要组织与肿瘤分离，如颈内静脉、迷走神经、舌下神经、交感神经、副神经等，然后再集中精力进行肿瘤切除。

D. 分离瘤体：一部分患者（大多数是 Shamblin Ⅰ型）肿瘤与颈动脉各支均粘连较轻，瘤体与颈动脉各支较易分离，可将肿瘤单纯剥除，未损伤颈动脉各分支；部分患者瘤体与颈外动脉粘连较紧，无法将瘤体与颈外动脉分离，切除肿瘤时合并颈外动脉一并切除。

根据我们的经验分离瘤体应按以下步骤进行：分离颈外动脉远段（无法分离则切断）→分离颈总动脉→分离颈外动脉近段（无法分离则切断）→分离颈内动脉→分离分歧部。

天津医科大学肿瘤医院 85 例（87 个）颈动

脉体瘤及迷走神经体瘤根据肿瘤与动脉粘连情况的 Shamblin 分型如下：Ⅰ型 29 例，Ⅱ型 19 例，Ⅲ型 39 例。根据我们的经验，大多数病例找不到明显间隙（可能与本组病例大多病期较长和瘤体较大有关），因此不可过分希望能将肿瘤单纯剥除，更不可人为地制造所谓"解剖间隙"，因为手术是在动脉外膜下从动脉壁表面进行肿瘤剥离，分离稍深，即有穿破动脉壁的危险。如分不出间隙，只有沿肿瘤内面，慢慢进行分离。如分离顺利，能暴露出颈外动脉的起始部，可在分歧部稍上方（距分歧部约 1.0cm）切断颈外动脉，则肿瘤出血将可大为减少。

颈动脉体瘤的血运主要来自颈外动脉，且与颈外动脉粘连最紧，为减少术中出血，应争取尽早将颈外动脉的远段及近段完全切断。首先在颈外动脉的瘤体远段进行切断，然后将肿瘤基底分离。此后，术者可将肿瘤握在手中，随时根据需要进行解离，有利于控制出血。然后在附着于颈总动脉的肿瘤边缘，切开颈动脉鞘，注意寻找肿瘤与动脉壁间的解剖间隙，以便循此进行分离。

必须指出，有时由动脉分歧部甚至近颈内动脉处发出动脉分支供应肿瘤，我们术中曾发现从动脉分歧部发出较粗大的动脉分支供应肿瘤 6 例，其中 1 例偏颈内动脉侧，均有猛烈出血，须进行缝合修复，特别应当提起注意。在肿瘤尚未大部游离前，往往难以做到颈外动脉起始部结扎，在此种情况下，可进行肿瘤与颈内动脉分离。一般肿瘤与颈内动脉的粘连稍松，分离稍易，待分离出颈内动脉后，再设法切断颈外动脉。

总之，一定要把分歧部的分离工作放在最后进行，因为此部粘连最紧，最易损伤动脉壁，而且时有分支，一旦切断，出血甚剧，处理比较复杂，必须阻断血运进行修复。如肿瘤不能全部解离，则根据具体情况，决定是否切除动脉分歧部。本病较少恶性，切除分歧部后所招致的危险性，远远大于肿瘤本身的危害性。因此，如无充分把握，宁可残留少量瘤组织，争取保留分歧部。

E. 血管重建

动脉分歧部切除后根据情况可行动脉移植，目前大多数学者的观点是具备动脉移植条件的尽量进行移植，可选用自体血管或人造血管行颈总-颈内动脉重建；但对于肿瘤位置过高、上界达颅底不具备血管吻合条件者计划性颈动脉切除亦是可行的治疗方法。

F. 缝合及引流

切下肿瘤后，清查出血和止血后，将胸锁乳突肌与胸骨舌骨肌部分缝合以遮盖颈总动脉及分歧部，放引流管，逐层缝合。

⑥术后管理

A. 术后注意采取头低脚高体位。

B. 术后注意观察患者的神志、肢体活动及语言情况，以早期发现脑血管并发症，及时进行处理。注意观察患者的呼吸情况，出现呼吸困难及时行气管切开。

C. 术后注意补充血容量，以防止血压过低造成的颅内低灌注压。

D. 常规应用解痉药物及扩血管药物，以防术后血管痉挛造成脑组织缺血。

E. 注意保证排痰通畅及防止大便干燥，以防过分用力造成术后血管破裂。

⑦常见并发症及处理

术后可能出现的并发症及处理如下：

A. 脑血管意外 多为脑血管痉挛，少数为脑血管梗塞，多因为术中于血管上操作造成血管痉挛或血管内膜血栓脱落引起。术中尽量操作轻柔，术后常规应用解痉药物及扩血管药物。

B. 术后大出血 多由于术后过分用力造成，因手术切除肿瘤使颈动脉分歧部很薄弱，术后用力造成血管破裂。因此术后要注意保证排痰通畅及防止大便干燥等可能引起过分用力的因素。

C. 呼吸困难 巨大的颈动脉体瘤可达咽旁或颅底，手术后可引起咽旁水肿造成呼吸困难，因此要根据手术情况必要时与术中或术后行气管切开术。

6. 预后 天津医科大学肿瘤医院一组 86 例患者术后随诊 0.5 ~ 36 年，平均 11 年。本病倘能将病变全部切除，预后良好。1 例喉副神经节瘤术后无复发。85 例颈动脉体瘤及迷走神经体瘤中，87 个肿瘤（2 例为双侧，各行 2 次手术）共行手术 88 例次，肿瘤动脉外膜下切除 57 例中完全切除的 48 例术后均未见复发；肿瘤大部切除的 9 例中 5 例术后未见病变增长，2 例肿瘤增大带瘤生存，1 例术后 9 年复发再次手术，行肿瘤合并颈动脉切除术，1 例为功能性颈动脉体瘤，术后

6 年复发，第 7 年死于儿茶酚胺分泌引起的高血压心脏病。肿瘤合并颈动脉切除术 31 例，29 例术后无复发，2 例全身转移死亡，为临床恶性者。85 例患者死亡 3 例，死亡率为 3.5%。

7. 经验与技巧 我们根据 88 例次颈动脉体瘤及迷走神经体瘤的手术情况，有如下经验希望能对各位医师有重要的参考意义：

（1）瘤体的主要部分均位于颈动脉分歧部深侧（里侧），瘤组织跨分歧部向浅侧扩展，并包绕动脉分歧部的深及浅侧、颈外动脉以及颈内动脉。据术中发现，肿瘤与动脉壁之间相互粘连的程度并不完全相同：与分歧部粘连最紧（包绕的瘤组织也最厚），颈外动脉次之，而包绕颈内动脉的瘤组织一般较前二者为少，且粘连程度也较轻些。据此，我们在前文手术操作中曾强调将分歧部的肿瘤解离步骤放在最后。此点可能是本术成败的重要因素之一，不可忽视。如肿瘤与分歧部粘连甚紧，确难分离时，宁可残留部分瘤组织，先将大部瘤组织切下，然后再根据局部情况决定继续分离或终止分离。

（2）有的学者提出，颈动脉体瘤与动脉壁之间存在着解剖间隙。此种情况在我们 88 例次手术中也曾见到，即有些肿瘤与动脉壁粘连不太紧，在仔细解剖下，其间似乎有一狭细的纤维组织缝隙，但解剖到分歧部时，多数仍粘连较紧，不能轻易切下。此类情况在 88 例次中仅见 29 例。术者切不可将此视为颈动脉体瘤普遍存在的局部外科表现。

（3）分歧部动脉分支 肿瘤全部及基本全部切除病例中，在解离至分歧部动脉壁时，发现 6 例有从分歧部向肿瘤发出分支的小动脉，因瘤组织与动脉壁粘连甚紧，无法做到先行止血然后切离肿瘤的操作程序，在分离肿瘤后，出现剧烈出血，无法钳夹，需阻断血运，进行缝合修复。因此，在解离分歧部之前，应做好充分阻断血流及修复血管的准备，如无把握，宁可残留少许瘤组织。

手术中仔细解离肿瘤与动脉，控制出血及保证脑组织供血是手术的关键。

三、功能性颈动脉体副神经节瘤

前节已述及，由于副神经节瘤一般不呈现真

性嗜铬反应,故已往被命名为非嗜铬性节瘤。然而,近年通过多方面研究,此种观点有所转变。

有关具有分泌儿茶酚胺功能的颈动脉体瘤,文献已早有报道。1964 年 Pryse-Davis 在其 57 例化感瘤尸检的组织化学研究中,发现新鲜标本中含有丰富的儿茶酚胺,存在嗜铬细胞,及伴有高浓度的去甲肾上腺素。1980 年 Lawson 对副神经节瘤细胞进行组织培养,经电镜及组织化学研究,发现细胞内有分泌颗粒,荧光显微镜证实可产生儿茶酚胺和吲哚胺,此外,尚不断见到一些有关功能性颈动脉体副神经节瘤的个案病例报道。因此,认为副神经节细胞不仅是化学感受器而且也具有神经内分泌功能。

通过近年多方面研究和临床实践经验总结,可以认为所谓肾上腺外的副神经节细胞也都具有不同程度的分泌儿茶酚胺的功能,亦即任何副神经节组织均有发展成为功能性副神经节瘤的可能性,此种观点近年似已渐趋一致。

可能由于副神经节瘤组织一般所分泌的儿茶酚胺为量较少,大多尚不足以造成临床出现明显症状的程度,因此功能性副神经节瘤在临床上仍属少见,其发病率仅占副神经节瘤的 1% ～ 3%。

功能性副神经节瘤的主要临床表现除肿块外,可有持续性、间歇性或体位性高血压,压迫肿物时出现血压骤升,常伴头痛、多汗、心悸及恶心等症状。实验室检查,血浆及 24 小时尿中儿茶酚胺含量明显升高。

天津医科大学附属肿瘤医院 1962 年曾治疗功能性颈动脉体瘤 1 例,现将该病例的临床表现及治疗过程介绍如下:

郑××,女,44 岁,1962 年 6 月住院。右颈肿块 20 年,头晕 10 年,声嘶 2 个月,局部阵发性痛,并向头部放散,经常晕倒。既往高血压史 20 余年。查体:瘦弱,右颈前三角区肿物 6cm×4cm×4cm,上界范围不清,肿瘤表面可触及移位的颈动脉搏动,压迫肿瘤即产生反射性咳嗽。右眼霍纳征阳性,眼底可见动脉硬化和灶性出血。肺无异常。心尖部可闻吹风样收缩期杂音,心律偶有间歇。腹软,无肿块,肝脾不大。血尿常规及肝肾功能正常。腹膜后充气造影,脊柱两侧及肾上腺部均未见肿物,静脉肾盂造影未见异常。心电图示窦性心动过速,I 度房室传导阻滞及左室肥

大劳损。血压:卧床时 21.3～22.7/10.7～12.0kPa(160～170/80～90mmHg);压迫肿瘤咳嗽后,升至 30.7～38.7/21.3～24.0kPa(230～290/160～180mrnHg)。压迫两肾区或腹部脊柱两侧,血压无变化。曾 4 次进行苄胺唑啉(Regitine)试验,皆阳性(静注 5mg 后,血压降至 12.0～13.3/7.20～8.0kPa(90～100/54～60mmHg)。同年 7 月在气管内乙醚麻醉下行肿瘤切除术,肿物在颈动脉分歧部深侧,上方向颅底扩展,并包绕大部分颈内动脉及分歧部和小部分颈外动脉,迷走、交感及舌下神经亦被包绕其中。肿瘤血运极丰富,甚易出血。保留颈内动脉及分歧部,在血管外鞘下将颈外动脉、迷走、交感及舌下神经与肿瘤一并切除。颅底部分因暴露不全,残留直径约 1.5cm 的瘤组织。手术在苄胺唑啉控制下进行,为防止血压过高,在切除肿瘤前,共用此药 9mg。阻断肿瘤血运并切下肿瘤后,血压骤降(12.0/8.0kPa),当即用去甲肾上腺素升压,持续到术后 6 小时。停药后,血压维持在 14.7～16.0/8.0～10.7kPa(110～120/60～80mmHg)。术后恢复良好。肿瘤标本大小为 5.5cm×4cm×2cm,重 32g,软,切面暗红色,均匀一致,有多数粟粒大小囊腔,内含血样液;镜下:瘤细胞较大,多边形、椭圆或不整形,胞膜不清,胞质丰富,微红染,含细颗粒,小空泡或完全透明,胞核圆或椭圆形,体积中等,有些较大,染色质丰富,可见核仁,核分裂象甚少,瘤细胞呈团块状、条索状或偶呈腺样及乳头状排列。基质富于微血管窦,多环绕瘤细胞巢,Wiessel 染色未见嗜铬反应。病理诊断为副神经节瘤。出院后全身状况好转,血压一直维持在正常范围。1968 年 5 月(术后 6 年)来诊,诉右颈肿物复发半年,血压亦随而升高到 30.4/16.0kPa(228/120mmHg),波动情况大致同术前,肿物直径 4.5cm,固定。1969 年 3 月死于高血压性心脏病。

综上所述,当临床表现为颈动脉三角区肿物,而且合并一些功能性症状时,应排除本病的可能性。

四、迷走神经体副神经节瘤

迷走神经体副神经节瘤的发病率远较颈动脉

体瘤和颈静脉体瘤为低，至今文献报道不过 80 余例。其超微结构同其他副神经节瘤，可见神经分泌颗粒，内含儿茶酚胺和其他化学物质。

本病沿迷走神经径路的任何部位均可发生，但以颅外颈静脉孔附近最为多见，临床表现为下颌角区肿物，多突向咽旁（图 30-5-21 A、B、C），有时向颈静脉孔周围颅底扩展，或经此而侵入颅内。第 X、XI、XII 颅神经常因受挤压而出现神经功能障碍。交感神经也可受累而出现霍纳氏征。有报告本病约 20% 为恶性，可发生颈淋巴结或远处（骨和肺）转移。

DSA 显示颈上部近颅底处血管丰富的肿物（图 30-5-22）。

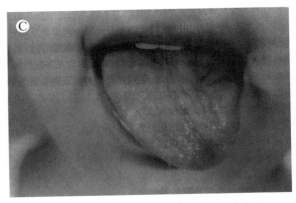

图 30-5-21 C 同患者伴左舌下神经功能障碍

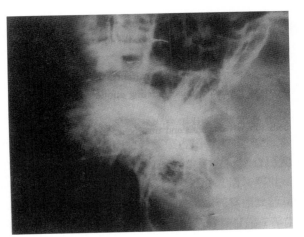

图 30-5-22 同患者 DSA 显示近颅底处血管丰富肿物

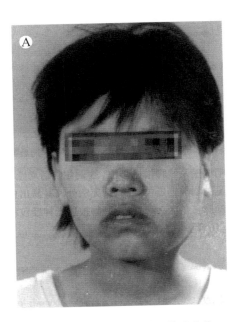

图 30-5-21 A 左迷走神经体瘤术前

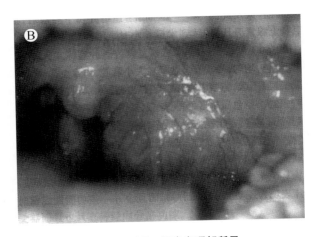

图 30-5-21 B 同患者咽部所见

治疗主要是手术切除，可采取颈部切口或经乳突后入路。由于肿瘤位置较高，止血操作较为困难，损伤迷走神经常难避免。天津医科大学肿瘤医院自 1956 年以来共治疗本病 3 例，其中 2 例女性，1 例男性，年龄分别为 21，23 及 33 岁，其中 2 例在来院前曾在外院接受手术探查，未成功切除肿瘤。3 例住院后均经手术治疗，其中来院前曾接受手术探查的 2 例，术中见肿物与迷走神经固着，无法分离甚易出血，均与神经一并切除。另一例肿物位置较低，在颈动脉三角区，术时发现肿物被迷走神经包绕，分开神经纤维后，将肿瘤完整剥出。术后随诊 3～16 年，均健在，无肿瘤复发。

（李树玲 张艳）

第六节 颈动脉切除术

解剖上 "Carotid"（颈动脉）一词来自古希腊 "Kapos"，为 "熟睡" 之意，表明自古以来认为该器官不可轻易触动。由于颈部肿瘤一旦累及颈动脉，术中容易损伤或需要切除颈总动脉，将产生许多脑血管并发症，重者甚至死亡，至今仍属头颈部公认的手术难题之一。

在临床上头颈部肿瘤累及颈动脉的患者并不少见，进行包括动脉在内的肿物整块切除是可能治愈包绕颈动脉的晚期恶性肿瘤的唯一选择，而虽然大多数良性肿瘤可以保留动脉，但仍有部分需切除或阻断动脉。因此，颈动脉的切除与重建术正在引起越来越多的头颈外科医师的重视，成为当前头颈外科领域有待于进一步研究解决的问题之一。

一、颈动脉手术的发展史

（一）颈动脉结扎术

追溯历史，颈动脉结扎术多是在颈动脉外伤的紧急情况下被迫施行的。据文献记载，早在1552 年 Ambroise Pare′ 在处理颈部被军刀砍伤时，曾采用了颈动脉结扎术，其死亡率为 10% ～50%，或出现由于脑组织缺氧而产生的严重神经系统后遗症，进而导致这一措施失败。

1805 年，Ashley Cooper 首次用颈动脉结扎术治疗一例颈内动脉瘤，患者于术后 13 天出现偏瘫，第 18 天死亡。自 19 世纪以来，实施颈动脉结扎者逐渐增多，直到 20 世纪 80 年代，由于颈动脉各种紧急情况（外伤、感染以及各种意外所引起的颈动脉破裂等）的出现和治疗上的需要，颈动脉结扎术仍在不断施行。

虽然多年来已经积累了不少实践经验，但根据结扎时的不同情况，术后仍不同程度地出现一些脑血管合并症，有些仍难避免死亡，如 Konno于 1981 年报道 156 例颈总动脉结扎术后的脑血管合并症及死亡率分别为 30.1% 及 15.4%；Karlin于 1983 年报道在处理颈动脉外伤时，行颈动脉结扎术 6 例，其中 3 例术后死亡。

（二）颈动脉切除术

在颈动脉结扎术获得一定临床实践经验的基础上，20 世纪 30 年代开始见到颈动脉切除术的报道。

1938 年 Enderlen 在颈动脉体瘤手术时，将肿瘤与颈动脉一并切除，然后行颈总动脉与颈内动脉吻合，开创了颈动脉切除的先例。

1952 年，Conley 等报道，在切除颈动脉体瘤及颈动脉分歧部后，应用剩余的颈内动脉及颈外动脉的远心端行端 - 端吻合术以减少脑部的并发症和死亡率。

1953 年，Conley 最早应用自体大隐静脉行颈动脉重建术，到 1957 年，他报告了 17 例颈动脉重建术，手术死亡率为 41%。

Conley 的经验是最早关于恶性肿瘤切除后及时修复颈内动脉里程碑式的尝试。1962 年，Rella等首用 Teflon（聚四氟乙烯）修复颈总功脉与颈内动脉的连续性。其后，陆续见到一些颈动脉切除合并血管重建的病例报道，但例数均不多，最多不超过 9 例。

在严格选择病例又严密术前准备的情况下，80 年代以来，颈动脉切除术后合并症已有所减少。然而，颈动脉手术终归是直接涉及大脑供血的手术，尤其血管重建术，无论术中或术后，影响手术效果的因素颇多，任何一种因素的出现，均可能成为产生脑血管合并症的来源。

Lore（1981）行此术 10 次（9 例），术后脑血管合并症及死亡率为 20%，手术失败的原因主要是感染造成吻合口破裂及血栓形成造成偏瘫。90 年代以来，陆续见到少数报道，手术效果并未见明显改善。

术前对患侧大脑代偿侧支循环是否建立起来的情况预测不足，直接行肿瘤和受累颈总动脉切除，将会引起严重并发症甚至死亡。Takench 等报道颈动脉切除的死亡率可高达 11% ～ 41%。

Nayak 等报道 18 例颈动脉切除病例，术后神经系统并发症为 33%，因此颈动脉切除或结扎虽提供了完整切除肿瘤的机会，但也增加了术后死亡率及神经系统并发症的危险性。究其原因，缺乏一套系统的、个体化的术前评估方式，贸然手术进而引起一系列脑血管并发症。

目前国内外已有许多学者对颈动脉手术及其安全性的评估做出不懈的努力，并取得了一定的成就，但目前尚无一套公认的术前风险评估方案。笔者希望通过各位头颈外科医生进一步的努力探讨出一套系统的、个体化的术前评估方式，为累及颈动脉的头颈肿瘤患者手术治疗提供安全保障。

二、影响安全阻断颈动脉的因素

(一) 头颈部及大脑的血供特点

头颈部及大脑的血运十分丰富,其动脉来源于颈总动脉和锁骨下动脉,颈总动脉在颈部分为颈内及颈外动脉,颈内动脉分成颅外段和颅内段,颈内动脉颅内段依行程可分为延续的五段(Fisher1938 年提出):岩段(C5)、海绵窦段(C4)、膝段(C3)、床突上段(C2)和终段(C1)。中海绵窦段、膝段、床突上段合称颈内动脉虹吸部(Siphon part)。终段又分出大脑前动脉、大脑中动脉和后交通动脉,供应大脑半球的前 2/3 和部分间脑;颈外动脉则是颈前部、颌面部、颅顶及硬脑膜等处的动脉主干。锁骨下动脉分出的椎动脉供应大脑半球后 1/3 部分及部分间脑、脑干和小脑。

大脑血运是由两侧颈内动脉和椎动脉供应,当他们由下向上走行到大脑底部,分别发出大脑前动脉、大脑中动脉、大脑后动脉及前后交通支,构成大脑底动脉环即 Willis 环,以等量血液供应大脑两侧半球。

正常的脑功能依赖于通过致密的血管网不断的运输充足的氧气和营养。当颈内动脉阻断后,患侧血压变低,血液自健侧流向患侧,成为重要的侧支循环。Willis 环是调节脑血液循环的潜在性代偿装置。

但根据解剖研究只有 52% 的脑底动脉环是正常的,48% 是变异的,常见的是一侧或双侧后交通动脉发育不全及后交通动脉胚胎型,这些变异有可能在颈动脉阻断后产生脑供血不足。

从组织学上看,颈动脉属于大动脉,大动脉管壁中有多层弹性膜和大量弹性纤维,故又称弹性动脉。大动脉分内膜、中膜和外膜,其中中膜很厚,成人大动脉有 40～70 层弹性膜,弹性膜由弹性蛋白构成,各层弹性膜由弹性纤维相连。

颈动脉壁的结构有防止癌细胞扩散的作用,但颈动脉一旦受累,将有 40% 概率被肿瘤浸润,因此术前准确判断恶性肿瘤是否侵犯颈动脉对防止癌细胞扩散,保障患者手术安全及正确选择治疗方案有重要意义。

(二) 影响安全阻断颈动脉的因素

1. 大脑血液循环的解剖状况　大脑血液循环是由两侧颈内动脉及椎基底动脉供应的,其分支在脑底下方形成大脑动脉环,使两侧颈内动脉系与椎基底动脉系血液得以沟通,对调节脑血流量及建立新的平衡起着重要作用,具备一侧颈动脉血流阻断后对侧颈动脉代偿性供血的解剖及生物学基础。阻断一侧颈动脉血流后,大脑血运能否充足供应与这些血管尤其是 Willis 环的解剖状况密切相关。倘有变异(如发育异常或由于各种因素引起的血管内腔狭窄),则有可能产生脑供血不足。

2. 阻断方式

(1)选择性与非选择性阻断:选择性即计划性,多为经术前准备后进行;非计划性多在血管破裂(各种外伤或感染)或濒临破裂的紧急情况下无选择地进行。据各家报道,后者术后合并症明显多于前者。

(2) 仅阻断颈总动脉与同时阻断颈外动脉:据临床研究,阻断颈总动脉后,可有颈外动脉血直接或通过侧支循环系统流入颈内动脉系统。

Robbins 等观察阻断颈总动脉后,可产生以下侧支循环:

①在颅内,自基底动脉经后交通支流入颈内动脉。

②在颅外,自椎动脉肌支经枕动脉肌支流入颈外动脉。

③颈外动脉分支可经眼动脉分支而入颈内动脉系统。

因此,阻断颈总动脉时,保留颈外动脉与否,对合并症的产生有一点影响。Konno 在 156 例颈总动脉结扎术中,仅结扎颈总动脉与同时结扎颈外动脉后死亡率分别为 10.5% 与 20.5%。

(3) 颈总动脉的结扎部位:颈总动脉的结扎部位愈远离(愈靠近近心端)颈动脉分歧部,血流缓慢的盲端愈长,易形成血栓,并可能蔓延至颈内动脉,造成阻塞,从而使术后合并症发生几率增加。

3. 患者的全身状况　患者的年龄、心肺功能、血液的凝聚状态、有无高血压及脑血管意外病史等等,对手术及术后合并症的发生有着重要影响。

(1) 年龄:如患者高龄,常伴有脑血管病,机体处于高凝状态,阻断颈动脉后较多产生合并症,Moore 报道 88 例颈动脉结扎术,12～52 岁组术后脑血管合并症为43%，死亡率为25%；而53～80岁组术后脑血管合并症为48%，死亡率为36%。Conley报道50岁以上组患者颈动脉结扎后死亡率为40%～60%。

（2）休克状态：阻断时如患者处于休克状态则术后合并症明显增多。因为阻断颈动脉后，大脑血流本已为较低压的状态下，再加上休克状态，则供血更加不足，导致脑损害。Moore报道阻断颈动脉151例，47例处于休克状态，其死亡率为57.5%（27/47），而非休克104例阻断后，死亡率为16.3%（17/104）。

4. 局部情况 颈部曾接受大剂量放疗或感染，也是不安全的因素之一，直接影响疗效。

三、术前评价脑侧支循环的方法

颈动脉切除对于治疗头颈部肿瘤有着重要意义，但如缺乏有效的术前评估，脑神经并发症发生率在17%～30%，死亡率可高达64%。国内外一些学者对此已进行了不少有益的探索和实践，积累了不少成功的经验，这正是推动颈动脉外科发展的基础与条件。目前国内外专家已达成共识：可行性的术前评估可以减少手术的并发症，降低死亡率。

术前准确地估计病人承受颈动脉闭塞的能力以及切除病侧颈动脉后能否建立有效的脑侧支循环，对选择手术及手术方法有重要意义。目前有多种术前评价脑侧支循环的方法，现逐一介绍，供选用参考。

（一）Matas 试验

由Matas于1911年提出，操作方法为用手指压迫颈总动脉于颈椎横突上以阻断血流10～15min，同时观察患者神经系统反应，若无脑缺血症状，则提示脑侧支循环良好，可安全手术。若阻断血流不到10min即出现脑缺血症状可逐步延长阻断时间，直至10min以上，方能表明侧支循环建立良好。该方法简便易行，无创伤，但不够准确，需与其他检查方法结合。

（二）颈动脉夹闭试验

手术暴露颈内或颈总动脉，在直视下夹闭颈内动脉10～15min，同时观察患者神经系统反应，

以此预测大脑耐受性。此法避免了手指压迫不准确的缺点，但由于本试验在手术下进行，有创并增加了患者的痛苦。

（三）数字减影血管造影

由于数字减影血管造影（DSA）方法运用电子计算机及成像系统，可监测头颈部血管走向，并可判断有无血管异常改变，不仅能了解患侧颈动脉狭窄情况，而且能较为直观地反映椎动脉及对侧颈动脉的通畅程度。

（四）CT血管造影检查（CTA）

CT血管造影（CTA）检查可观察肿瘤与血管的关系，从而了解血管是否被侵犯、管内有无附壁血栓、管腔是否通畅等情况，特别是能够了解肿瘤与颈动脉分叉处的关系以及与颈内动脉的关系。通过CTA，我们不仅了解了肿瘤与颈动脉的关系，还能了解大脑Willis环的完整性，从而为下一步手术做好准备。

（五）颈动脉回流压的测定

颈动脉回流压（Carotid back pressure）或颈动脉残端压（Carotid stump pressure）是指阻断或结扎颈动脉后其远心端的压力，它反映了阻断后脑部血流循环代偿能力。一般认为平均颈内动脉回流压超过50～70mmHg（1mmHg=0.133kPa）为颈内动脉切除的安全指标。Hays将6.5kPa（约48.87mmHg）定为安全。Ehrnefeld等认为动脉结扎时的回流压大于70mmHg，表明其侧支循环良好，可安全结扎颈动脉。若回流压介于50～70mmHg，结扎动脉有一定危险性，当回流压低于50mmHg其并发症发病率则相当高（3个病例全发生中风）。但遗憾的是颈内动脉回流压能超过70mmHg的患者比例较小，而且动脉回流压力不能真实反映脑组织的功能状态。随着脑血流灌注影像学的发展，动脉回流压仅作为耐受性评估的参考指标。

（六）微机脑血流测定法

微机脑血流测定法是应用微机脑血流图（CREG）测定脑部搏动性血流供应状况的生物物理学检查方法，通过描记脑组织内血液流动时间容量变化所引起的导电性波形改变，来反映脑血

液循环机能状态、血液供应强度、血管紧张度、血管弹性以及血管解剖状态等。1979 年以来，天津医科大学肿瘤医院李树玲教授等将此法用于预测颈动脉分叉部切除术前脑侧支循环的建立，效果良好。后来，他将颈动脉压迫训练器的压迫训练与微机对血流数据处理相结合，形成了一套完整的方法。其经验是即经压迫训练后，耐受阻断血流 30 min 以上，且 CREG 显示压迫后与压迫前相比，其波辐差下降 ≤ 30 %，定为脑侧支循环建立合格的临界值。

（七）经颅多普勒超声

应用超声多普勒（TCD）在阻断颈总或颈内动脉后对大脑中动脉的血流速度进行测量，可以了解阻断后的脑部血流代偿状况。Giler CA 等认为大脑中动脉的平均血流速度（收缩期和舒张期的血流速度的平均值）或脉搏指数（收缩期和舒张期的血流速度的差与平均血流速度的比值）降低 30% 以下代偿良好，而降低 50%～60% 以上则代偿欠佳，极易出现神经系统发症，应当在永久阻断之前建立动脉旁路。TCD 检查提供了一种简便快捷、无创预测阻断耐受的方法，并且可动态监测阻断颈动脉后的大脑血流动力学的情况。

（八）球囊阻断试验

随着介入技术的发展，利用球囊阻断血流试验（TBO）在临床上的使用越来越多。球囊阻断技术实际上是 Matas 压迫试验的现代化翻版，但比 Matas 试验更安全和可靠。其原理是先通过短时间（15～30min）的血管内阻断颈动脉系统（颈内或颈总动脉）来判断患者能否耐受动脉永久阻断或切除，若患者不出现临床症状或体征，说明能耐受，可以切除或永久阻断动脉；反之则不能耐受，术中必须进行动脉重建或建立旁路。

（九）脑血流灌注显像检查

大脑的正常血流（Cerebral blood flow，CBF）量为每 100 克脑组织约为 50～55 ml/min，当血流低至每 100 克脑组织 20～30ml/min 患者即可出现神经症状。脑血流灌注显像检查（BTO）时脑部的血流量低于每 100 克脑组织 30 ml/min 与脑血管并发症发生率相关，低于该值的患者行永久

颈内动脉阻断后累积脑血管并发症发生率 1 个月为 30%，1 年时达 50%。

1. 氙 –I33（133Xe）CT 脑灌注显像 氙气具有很好的脂溶性，吸入后能够很快在血液内达到饱和并通过血脑屏障弥散入脑组织（摄取过程），然后再从脑组织中迅速反弥散回到血液中并被血液带走（清除过程）。氙气的这种弥散能力只取决于脑的血容量和氙气在脑组织不同部位之间的溶解度。这个摄取和清除的过程可被 CT 检测出来，表现为 CT 值的改变，因而可以利用氙气作为一种理想的 CBF 测量示踪剂。吸入氙气后测得各部位的时间 -- 密度曲线即氙气摄取和清除曲线，根据曲线的摄取或者清除速率，依据一定的生理数学模型可以计算出各部位的 CBF。

氙气 CT 灌注显像虽然能量化脑部血流，但其只能计算 CBF，而单纯 CBF 不能反映脑组织的功能状态及细胞的活力，也不能预测缺血组织的可复性；在进行球囊阻断试验时因氙气清除速度快，患者在导管介入室行 BTO 后需转运到 CT 室进行氙气 CT 扫描，不仅增加操作并发症的发生率，而且 CT 无法确认球囊是否保持完全阻塞颈内动脉状态，因此该方法逐渐被 SPECT 和 PET 等方法取代。

2. 单光子发射计算机断层扫描（SPECT）脑血流灌注显像 SPECT 显像是将能发射低能 γ 光子的核素标记的药物引入人体后，用 SPECT 的探头采集其在各器官内发射的低能 γ 光子并处理成像。用 SPECT 进行脑断层显像，图像经处理可获得多个横断、矢状和冠状等层面的影像，利用计算机技术和生理数学模型即可计算局部脑血流量和全脑平均血流量。因核素药物与脑组织结合时间长，因而可将球囊撤出后行 SPECT 检查。

3. PET 脑血流灌注显像 正电子药物引入人体后，其浓聚在器官内，在正电子泯灭过程中发射 2 个呈 180° 的一对高能 γ 光子（511keV），经 PET 的环形探头采集后，经计算机重建后而得到的图像。常用的放射性核素有 ^{15}O、^{11}C、^{13}N 和 ^{18}F。在脑组织灌注显像时，同 SPECT 一样，PET 将测得的结果依据数据模型可计算出脑组织的血流量并估测脑功能状态。

进行颈动脉阻断试验时核素显像（SPECT、PET）不仅能较准确地测出局部脑组织的血流量，

并能判断其功能状态，特别是随着核医学技术的发展，PET/CT、SPECT/CT 的应用，这一检查方法的准确度将进一步提高。两种方法相比较而言，PET 显像存在显像剂的衰变、价格昂贵等问题，也有保持球囊阻塞状态下转运患者的不便，因此临床上 SPECT 应用较 PET 更为广泛。

（十）其他方法

1. 气压式眼球体积描记法：本法通过测量眼动脉来了解颈内动脉的供血情况。阻断颈内动脉后，眼动脉压为 6.5～7.8kPa 为临界压。2. 脑电图（EEG）：短暂压迫颈动脉同时 EEG 监测能间接了解侧支循环状况，但应与影像学和临床相结合，以期更加准确。3. 体感诱发电位（SEP）：能提供在颈动脉夹闭中处于危险的大脑中动脉供应区的感觉区脑皮质的信息，具有较高的敏感性。

综上所述，颈动脉切除术有赖于系统的、个体化的术前评估来判断及提高大脑对缺血的耐受性，这是进行颈动脉手术的前提和基础。对这些常用的方法应综合分析比较，得出阻断颈动脉后脑对缺血耐受性的客观依据，以增加手术安全性。

四、计划性肿瘤合并不血管重建的颈动脉切除术

颈动脉切除合并血管重建术是符合血管外科原则的常规术式。有关其概况已如前述。本节结合作者设想及初步实践经验，着重讨论在术前充分准备下施行计划性不血管重建的颈动脉切除术。

（一）设计理论及临床基础

1. 开展本术的可能性

（1）颈动脉为人体成对器官，两侧血流借颅底 Willis 环相互沟通，具备一旦一侧颈动脉受阻后对侧颈动脉代偿性供血的解剖学及生物学基础。

（2）根据颅底动脉环的解剖结构，颈动脉通过压迫锻炼或缓慢阻断后，将会促使其侧支血管开放，从而建立充分的侧支循环以保障患侧大脑供血。

天津医科大学肿瘤医院 1964 年曾为 1 例经两次手术未能切除的颈动脉体瘤患者进行了肿瘤合并颈动脉分歧部切除术，并立即移植血管修复了

动脉缺损，手术顺利，移植的血管血流通畅，但在半年后随诊时，发现移植的血管硬化，呈索条状，触不到搏动，显然已经完全闭塞，而患者行动自如，言谈及生活均正常，至今术后已 40 多年仍健在。

此病例所表现的情况，充分表明了一侧颈动脉血流被缓慢阻断后由对侧代偿供血的实际过程，受此病例的深刻启示，天津医科大学肿瘤医院头颈外科在李树玲教授的带领下开始了从多方面对本术式的深入探索和研究。1981 年见到了一些有关此类研究的报道，Lore 报道在其用自体大隐静脉修复颈动脉缺损的 7 例中，5 例在术后不同时期发生了移植血管闭塞，均未出现脑血管合并症，其中 1 例在术后 4.5 年时因他病死亡，经尸检证实，所移植的血管已完全纤维化，类似的病例尚见于其他报道。这些事实有力地支持了前述设想。

2. 开展本术的必要性

（1）颈部肿瘤与颈动脉的关系多属局部病变问题，合并远处转移者不多，如局部情况允许，仍能将肿瘤与受累动脉一并切除。

（2）依我院经验，在一些局部晚期病变中，有些瘤体较大，上界高达颅底，经广泛切除肿瘤与受累颈动脉后，颈内动脉的出颅段仅余供止血钳夹持的少许断端，甚至难以找到断端；或因肿瘤长期压迫动脉已出现远端颈动脉纤维化几近闭塞，已无条件进行血管吻合。此时，除行单纯颈动脉切除外，别无其他选择。

3. 手术的优点

经严格选择病例并在术前周密的准备下施行本术，较合并血管重建术具以下优点：

（1）因不考虑血管重建可以更为彻底地切除肿瘤；

（2）术后甚少产生血栓、感染或致命性血管吻合口破裂出血等严重合并症；

（3）如需术后放疗，可无顾虑，且可早期进行；

（4）术式操作相对简单。

（二）术前处理

此术式应严格选择病例和术前充分准备措施下进行，具体如下。

1. 适应证

主要用于治疗固着于颈动脉的颈部原发恶性肿瘤、淋巴结转移癌、复发癌以及经手术探查未能切除或部分肿瘤切除术后继续增长

的颈动脉副神经节瘤，术中不具备血管重建条件的患者。

2. 病例选择

（1）全身情况尚好，一般应 <60 岁；

（2）无动脉粥样硬化病史；

（3）无贫血；

（4）无脑血管疾病史。

3. 颈动脉压迫锻炼合并脑血流侧支循环检测

为保障阻断颈总动脉后不致产生脑血管合并症，凡准备施行颈动脉切除术的患者，均应进行颈动脉压迫锻炼。

颈动脉压迫锻炼早在 1911 年由 Matas 首先应用于临床，原法为指压患侧颈总动脉以阻断其血运，每日 4～6 次，逐步由每次阻断数分钟到 10 分钟以上不出现脑缺血症状（如眩晕、昏厥等），被认为大脑侧支循环已经充分建立，预示可以安全地阻断颈总动脉。然而经多年临床应用后，一般认为此法存在以下不足：①指压颈动脉颇难坚持较长时间，压力亦难恒定，因而不能保证持续压迫的可靠；②阻断颈总动脉后，仅以患者的自觉反映来判断脑侧支循环是否已充分建立不够准确。已经有报道指出，按此法试验合格后进行颈动脉手术，产生了严重的脑血管合并症。因此，Matas 压迫锻炼法不够准确，需与其他检查方法结合。

天津医科大学肿瘤医院对颈动脉压迫锻炼方法进行了以下改进：①研制了颈动脉压迫器，包括坐位型及卧位型两种，保证了持续压迫的准确性；②采用微机脑血流图测定仪（CREG）监测压迫锻炼后的脑供血状况，制定了锻炼合格的严格标准，能较准确地反映经锻炼后的脑供血状况（图 30-6-1，图 30-6-2）。

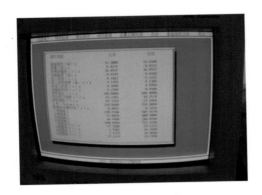

图 30-6-1 CREG

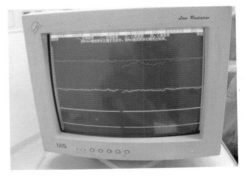

图 30-6-2 CREG 数值化对比

（3）部分患者可结合多普勒和同位素脑图检查。

在颈动脉压迫锻炼时，还应注意到有的患者因此而产生的一些不良反应，有的患者出现颈动脉窦综合征，甚至有因压迫颈动脉而引起栓予游离产生偏瘫或死亡的报道。

4. 压迫锻炼的具体做法

（1）压迫前先作 CREG 检查：观察图形有无异常。如有明显脑血管硬化或脑供血不足，应视为动脉切除的非适应证。CREG 正常者，可在颈动脉压迫锻炼的同时，配合 CREG 检测。一般在锻炼开始时，多数患者耐受时间较短，而且 CREG 波型常呈低平，重搏波可消失，波幅变化较大。经反复锻炼后，患者耐受阻断时间逐渐延长，直到能耐受阻断血流半小时以上，CREG 波型与压迫前基本相似，或虽显示血管流量有所减少，但波幅差≤30% 时，定为 CREG 检测合格。

（2）颈动脉压迫锻炼方法：先进行颈动脉分歧部按摩，如出现明显的颈动脉窦综合征（眩晕、出汗、恶心、血压下降等）则不宜进行压迫，经数次练习试验，仍不能适应者，应放弃此法；无不良反应者，试行颈动脉压迫，由不完全阻断到完全阻断，并增加压迫时间。每日锻炼 2～3 次，直到每次压迫可耐受半小时以上，定为压迫锻炼合格。

（3）最后核查：待压迫锻炼及 CREG 测定合格后，为了最后核定经 30 分钟压迫后的脑供血代偿情况，我院采用氙 -133 脑图成像检测大脑皮质区域血流量，倘各区血流量均在正常范围，则可决定施行手术。

一般从开始锻炼到合格为期 10～40 天，平均 20 天。

（三）手术实施

1. 麻醉 作者单位采用此法进行手术的患者共30例，其中早期14例采用复合针刺麻醉，因患者始终处于清醒状态，术中便于观察阻断颈总动脉后的自觉反应，为手术的终止或进行以及对症处理，提供重要参考；如患者肿瘤体积过大、上近颅底或患者精神过于紧张等亦可采取全麻手术。近期病例多采用全麻手术。

2. 术中处理

（1）连接CREG各电极，准备术中根据需要随时进行检测；

（2）在阻断颈总动脉前，先补足血容量并使血压维持平稳；

（3）检测CREG，核查脑供血必须处于正常状态；

（4）利用动脉压力监测装置检测残端动脉压并记录，平均压力应高于50mmHg，高于60mmHg则更佳（图30-6-3，图30-6-4）。

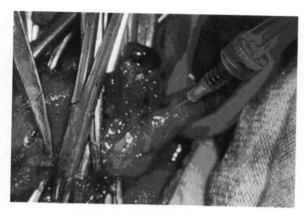

图30-6-3 残端动脉压穿刺监测

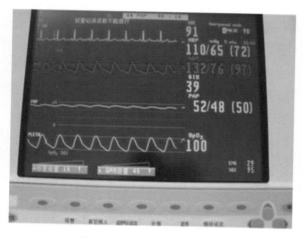

图30-6-4 残端动脉压监测

（5）先阻断颈总动脉，随即进行CREG检查，如在合格状态，再阻断颈外动脉并继续CREG检测，延长阻断时间直到半小时，如仍合格无误，则进行肿瘤合并颈动脉分歧部切除，随时进行CREG检测，结合患者反应，进行对症处理；

（6）术中一并切除上颈交感神经节。

3. 术后处理

（1）术后48小时内采取头低足高位；

（2）经治医师专人监护，持续CREG监测，尤以术后24小时（脑血管合并症多出现于术后72小时内）和凌晨监测更为重要，根据病情变化，及时进行对症处理；

（3）术后不需抗凝剂；

（4）术后可应用罂粟碱和尼莫地平等脑血管扩展剂而减少脑血管痉挛的发生。

（四）手术效果

按以上处理，自1979年至2005年共行此术30例（病变均为不能从颈动脉分离者），包括颈部转移癌术后复发2例，颈动脉体副神经节瘤20例（包括术前曾在外院作过肿瘤部分切除手术者15例，肿瘤不能从颈动脉分歧部分离5例），迷走神经体副神经节瘤部分切除术后2例，颈内动脉及分歧部动脉瘤8例。

全部30例患者无手术死亡、脑血管合并症。除3例患者因远处转移（恶性颈动脉体副神经节瘤、喉癌复发、舌癌复发各1例）分别于术后2～5年时死亡及1例因术后声门水肿产生窒息而死亡外，其余23例术后1～20年仍健在，从未出现脑供血不全表现。健在26例中，3例任会计工作，头脑清楚，计算功能良好；1例任电工，经常登高修理电缆，无眩晕等不适，而且四肢运动功能协调良好。

综上所述，初步认为，在有计划的术前充分准备和术中以及术后各种措施下，采用不血管重建的肿瘤合并颈动脉切除术，可以实现安全施术并取得较为满意的治疗效果。20世纪80年代后期以来，文献始见少数采用类似方法的治疗报道，由于具体措施不同，其效果尚待观察。

（五）单侧颈动脉切除术后脑血流代偿机制

切除一侧颈动脉后，脑供血是通过何种方式取得代偿？作者通过对术后患者及术前颈动脉压迫锻炼合格患者进行了检测，包括微机脑血流图、彩色多普勒血流显像、经颅多普勒检测、氙 -133 CT 脑灌注显像、脑血管数字减影造影及单光子发射计算机断层扫描。

根据检测结果，取得了以下初步结论：

1. 各项检测结果显示全部患者脑代偿供血均处于正常状态，可以认为仅保留一侧颈动脉仍能充分代偿正常脑供血的需要。

2. 脑血流代偿供血的主要方式是通过增加血流速度、增粗血管内径和开放颅底动脉环的交通支来进行，颅外大血管如颈内动脉，尤其椎动脉代偿性管径增粗较为突出，起到重要的代偿作用。

3. 术前颈动脉压迫锻炼确实可以起到建立充分侧支循环的作用，应当作为保障颈动脉切除术安全实施的首要步骤，压迫锻炼必须与脑供血监测相结合。

五、计划性肿瘤合并颈动脉切除及血管重建术

颈动脉切除合并血管重建术是符合血管外科原则的常规术式，如患者具备血管重建的条件，且外科技术允许的情况下，应同期行血管重建。近年来，血管外科技术和材料的进步，为这一术式的实施提供了更大的可能。

（一）颈动脉切除与重建的适应证及优缺点

1. 适应证　①头颈部癌累及颈动脉系统。一般来讲，受累部位多在颈动脉球附近；②头颈部癌放疗或根治性手术之后，由于皮瓣坏死或延迟愈合致颈动脉暴露，破裂出血或有破裂出血的可能时；③某些颈动脉体瘤及颈动脉外伤等。

2. 颈动脉重建术的优缺点

优点：①不用行压迫训练，大大缩短术前准备时间，有利于抓住治疗时机；②降低术后脑血管并发症的发生率和死亡率。

缺点：①手术复杂，费用昂贵；②术后会发生吻合口感染破裂或血栓形成；③吻合口愈合缓慢，延误术后放疗。

（二）颈动脉重建的材料

1. 自体大隐静脉　抗感染力强，易存活；管径较粗，可保证血流通畅；分支较少，切取方便；管壁有一定厚度，可耐受动脉血流的长期冲击，不易逐渐发生膨胀扩张或形成动脉瘤。

2. 股浅动脉　抗感染力最强，具有一定机械强度，口径合适，是颈动脉重建的可靠材料。其缺点是附加一次血管吻合手术，增加手术的复杂性。

3. 人造血管　Gore-Tex、Teflon 等，选材方便，无长度、口径等限制，但抗感染力差，不适用于 Ⅱ 及 Ⅲ 类切口。

（三）手术实施

1. 颈动脉重建方法

（1）颈内动脉预先置入支架式颈动脉重建术：于动脉重建术前置入外周血管支架，待行颈部根治术时将受累动脉壁从支架上剥离，用合成材料片卷覆裸露支架，该法无须阻断血流，不需行复杂的重建术。

（2）颈段颈动脉重建术：术中先游离近、远中段与肿瘤无粘连的颈总动脉，近心端吻合处可选择颈总动脉、锁骨下动脉或腋动脉，远心端则选择颈内动脉，行端端吻合或端侧吻合。可选用锁骨下动脉行近心端吻合，其优点在于：①锁骨下动脉与咽部有一定距离，不易发生感染；②远离放射中心部位，血管少受放射线损害；③重建血管通路远离复发部位，影响较少。

（3）颅内外颈动脉重建术：即对侧颈外动脉 - 患侧大脑中动脉搭桥术。Numata 认为有以下优点：①不在肿瘤区域内操作，减少癌瘤种植的机会；②没有术后因咽瘘等造成吻合口感染的风险；③不会影响术后放疗，可尽早进行。

（4）其他：颈内动脉颈 - 岩段搭桥术、锁骨下动脉 - 大脑中动脉搭桥术等。

2. 手术方法

（1）麻醉：局麻或全麻均可。由于颈动脉的切除与重建术一般多与颈廓清术同时完成，因此，以应用全麻者居多。

（2）手术步骤：先行原发灶扩大根治及颈淋巴清扫术，在受累颈动脉近心端 2～3cm 处切开动脉鞘暴露颈总动脉，然后剥离胸锁乳突肌乳突附丽端，充分暴露颈内动脉的上端及下端。术中应先行颈总动脉暂时性阻断，并同时阻断或结扎颈外动脉，防止颈外动脉血反流，测定颈内动脉残端压，如残端压低于 6.67 kPa，应采用 Shunt 管行颈内—颈总动脉分流及肝素化，然后行肿瘤扩大切除，切除肿瘤连同受累的颈动脉。最后，选用人造血管或大隐静脉，用 6-0 无损伤缝线吻合血管，吻合完成后，可用超声多普勒进行检查确认血流通畅，采用胸大肌肌（皮）瓣或前臂皮瓣覆盖移植段和组织缺损区，以防止术后感染及吻合口破裂。术中尽量避免进入上消化或呼吸道，因为伤口感染或瘘管形成可导致血管重建失败，尤其是使用人造血管时。

术中严密控制血压、保持血容量、术后抗凝（低右、丹参、速必凝或凯时）、抗炎、支持治疗；体位选用平卧位，制动，常规行神经系统检查，包括瞳孔、肌张力、病理反射等。术后 3、7、21、28 天行 TCD 检查血管通畅情况，4 周与 6 月分别行颈动脉彩超检查。

（3）高位颈动脉显露的经验：肿瘤侵犯高位颈内动脉，可采用内转流技术，适度暴露颈内动脉近颅端是吻合血管成功的关键。同时可有足够的时间施行颅外扩大根治，完整地切除肿瘤和受累颈动脉。Pech 等认为切除高位颈动脉，接近颅底无法进行颈段动脉重建时应将 C5 岩骨段磨去，此有利于血管移植重建。国内孙坚等采用这一方法，证明可得到良好的术区暴露，利于吻合。

（4）注意事项：为了保证术中大脑的血液供应，可以酌情选用下列方法：①应用两端带有针头的导管行暂时的动脉外旁路术；②低温；③远端动脉内输血或动脉内分流术。若上述方法均不适用，还可以先做近端端－端吻合，保留远端颈外－颈内动脉的完整联结，最后做远端吻合，约需 4～9 分钟，为术侧脑血流暂时阻断的时间。再一种方法是将动脉的边与移植物的断端相吻合，即边－端吻合，此时，颈总动脉为切线阻断（部分阻流），而不是十字钳闭血管（完全阻流）。由于颈内动脉的管腔很小，这种方法在近端容易而远端困难。

Lore 等报告 10 例颈动脉重建术，7 例应用自体隐静脉，3 例应用 Teflon。9 例移植物插在颈总动脉和颈内动脉之间，1 例插在锁骨下功脉和颈内动脉之间。手术操作方面，他们强调以下几个问题：①手术时应避免进入消化道和呼吸道，因为伤口感染和瘘管形成可使血管重建术归于失败，当使用修复移植物时，更应注意；②血管重建时，近端和远端的血管控制是必要的；③无论采用何种移植物，均应将移植物放置在斜方肌前缘处，以避开肿瘤易于复发的部位；④若交叉充盈好，或在局麻下手术时，首选的方法为近端边－端吻合，远端端 - 端吻合；若交叉充盈差，或为边缘性时，则应使用分流术；⑤血管重建之前，应当用 5～10 单位的肝素，一部分静脉注射，一部分动脉注射，直接注入到血管钳夹部位的近端。若预计血管重建时间可能超过一小时时，肝素用量按每公斤体重 300～400 单位计算。术后一般不用抗凝剂。

术前放疗虽可引起组织床血供条件差，但有血供良好的足够组织瓣覆盖，优良的缝合技术以及术后大剂量抗炎、抗凝等防治措施，可以避免颈动脉破裂及栓塞的发生率。胸大肌肌（皮）瓣可提供足够组织覆盖的组织量，因此，颈动脉重建后颈部缺损组织的修复应以带蒂胸大肌皮瓣作为首选。

（四）手术结果、并发症和死亡率

Lore 等报告 10 例颈动脉切除与重建的结果，术后脑血管并发症为 20%，术后死亡率为 20%，无手术死亡率。术后主要的并发症是瘘管形成和伤口感染，可能导致吻合血管的破裂。Oclott 报告 6 例颈动脉切除与重建的结果，无手术死亡者。1 例术后第 4 天出现轻偏瘫，一个月内基本恢复。随访时间为 9～28 个月，平均 14.7 月，6 例全部存活，2 例有肿瘤复发，所有重建血管均通畅。

随着头颈外科学的进展，头颈部肿瘤累及颈动脉系统已不再是手术治疗的禁忌证。在头颈外科与血管外科医师的共同努力下，颈动脉的切除与重建术已经为头颈部疾病的治疗开辟了一条新路。

（高明）

第七节　数学模型在颈部肿物诊断中的作用

一、将数学理论应用于颈部肿物初步诊断的目的

颈部肿物，为临床常见病例，由于其构成复杂，临床表现多样，为了在总结的基础上，分析此类疾病发生发展的规律，更好地服务于临床，天津医科大学肿瘤医院甲状腺颈部肿瘤科率先在国内针对首发症状为颈部肿物的住院病例，利用自行编写的数据库简明管理程序进行了病例汇总，先期构建数据库结构，并在 Excel、Access 及 SQL severe 三个数据库程序中体现，使其互为补充。以筛选出的信息类别作为字段名，并进行横向编号，以利于数学分析中扩展使用。在此基础上，将各字段进行必要调整，将最终诊断及最终诊断明晰建立相关性。利用 C++ 语言环境，编写快速录入及管理查询软件，实现纯数字输入，并实现复合式查询功能。

能够同时将提示颈部非甲状腺肿物（NTMN）初步诊断的所有信息进行整合分析，简单的统计学方法略显无力，而数学模型理论在此则能够发挥作用，其理论的基本内涵，是用数学公式程序模拟某一现实事物（在此，即为 NTMN 疾病），其能够具有设计者所合理假设的全部特征。在这样的模型程序的基础上，通过不断整合已有信息令模型特征更加完整，并依赖于进一步的程序设计，使其服务于临床工作，作为初步诊断的辅助分析工具，其对于制订更合理的外科处理原则具有重要的临床意义。

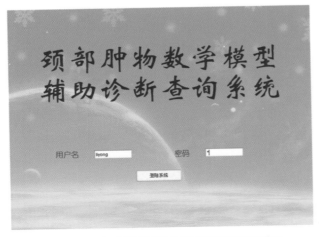

图 30-7-1　数学模型辅助诊断查询系统登录界面

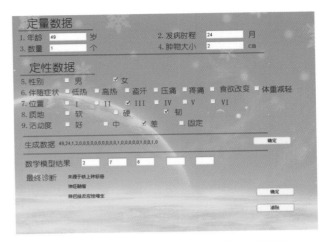

图 30-7-2　数学模型辅助诊断查询系统内容界面

二、NTMN 数学模型的方法分析及应用

对于数学模型方法的使用，依据本研究的设计初衷及对模型结果的要求，选择了判别分析的方法，构建数学模型。判别分析是应用性很强的一种多元统计方法，已渗透到社会生活的各个领域。但不管是哪个领域，判别分析问题都可以这样描述：设有 k 个 m 维总体 G_1, G_2, …, G_k，其分布特征已知（如已知分布函数分别为 $F_1(x)$, $F_2(x)$, …, $F_k(x)$，或知道来自各个总体的训练样本）对给定的一个新样品 X，我们便可以判断它来自哪个总体。

在进行判别归类时，由假设的前提，判别的依据及处理的手法不同，可得出不同判别方法。如距离判别，贝叶斯（Bayes）判别，费希尔（Fisher）判别，逐步判别，序贯判别等。由于距离判别的方法比较直观，其基本思想是：样品和哪个总体距离最近，就判断它属于哪个总体。所以建模的总体思路本研究就选择了此类方法。

但此方法亦有其局限性，发病比例较低的病种类型，便不适于在模型中体现，但低比率事件，并非不发生事件，在现实生活中，偶可见到。但在数学理论中，其通常被认为不具考察意义，所以本数学模型所面对的仍是颈部常见多发性肿物疾病，而对少见病、罕见病缺乏相应的考察能力。

为检验该数学模型的实用价值，笔者随机抽取了天津医科大学肿瘤医院 2006 年 3 月～2006 年 5 月间以颈部肿物为首发症状并有明确病理诊断的住院病例 105 例，按照时间顺序编号排

列，利用数学模型软件进行初步诊断分析，对比 NTMN 术后的病理诊断，其诊断符合率较高。结果记录如下表，见表 30-7-1：

表 30-7-1　数学模型试用结果（1）

项目	病例总数	第一诊断符合病例	前二诊断符合病例	前三诊断符合病例
例数	105	57	86	95
比例 %	100	54.5	81.8	90.9

将既往高发肿物数据按照时间顺序编号排列，按随机数表随机抽取 200 份，对其进行回顾性使用分析，前二诊断符合率达到 76.0%，结果记录如下表，见表 30-7-2：

表 30-7-2　数学模型试用结果（2）

项目	病例总数	第一诊断符合病例	前二诊断符合病例	前三诊断符合病例
例数	200	126	152	178
比例 %	100	63.0	76.0	89.0

上述结果显本数学模型实际使用效果基本达到了设计要求，能够为临床初步诊断提供质量较高的信息参考。同时该数学模型经过国内数十家综合性或专科医院的摸索实用，结果均显示了良好的临床实用价值。

颈部肿物的诊断是极其复杂的，在进行手术之前，要做到心中有数，多考虑几种疾病，并对术中可能出现的情况，进行预案准备。对于颈部肿物的诊断，误导因素多，因此，绝不可拘泥于任何单方面的诊断依据，必须结合所有可依据的因素，综合分析判断，才能有一个较正确的初步诊断，而一个较为正确的初步诊断往往决定治疗的方向和方法。

考虑初步诊断时，注意以下几点：①要了解病程与肿物的关系，一般而言，炎性肿物病程时间比较短，且抗感染治疗有一定效果；先天性肿物病程时间比较长；恶性肿物病程时间半年左右；②首先要考虑恶性肿瘤的可能性，对可疑性病变，术前最好请耳鼻喉科医生会诊，检查鼻咽部，排除鼻咽癌；③凡是年龄在 45 岁以上的，临床发现颈部无痛性肿物的患者要重点考虑恶性肿瘤的转移灶；④结合转移灶的部位和病理报告提示，有

针对性寻找；⑤由于许多原发灶部位隐蔽，生长缓慢，潜伏期长，故很难发现。因此，对原因不明的颈部转移癌，必须坚持定期复查，定期随访，另外可以联合相关科室序贯或多学科综合治疗，以期提高患者长期生存率。

（高明　李勇　贾永胜）

参考文献

1. Frizzera G, Moran EM, Rappaport H, a1. Angioimmunoblastic lymphadenopathy with dysproteinemia[J]. Lancet,1974,1:1070-1081.

2. Takemori N. Kodaria J. Toyoahima N. et a1. Successful treatment of immunoblastic lymphadenopathy-like T-cell lymphoma with cyclosporine A [J]. Leukemia and Lymphoma.1999,35(33):389.

3. Pulsoni A，Anghel G，Falcucci P，et a1. Treatment of sinus histiocytosis with massive lymphadenopathy(Rosai-Dorfman disease)：report of a case and literaturereview[J]. Am J Herruatol，2002，69(1)：67-71.

4. 翟乃会，王晓鹰，丁小玲. 猫抓病性淋巴结炎 21 例报告 [J]. 中国临床医生杂志，2007，35(2)：41-42.

5. Fatahzadeh M, Rinaggio J. Diagnosis of systemic sarcoidosisprompted by omfacial manifestations：a review of the literature. J Am Dent Assec, 2006, 137(1)：54-60.

6. Sundaram C，Uppin SG，Prasad BC，et a1. Isolated Rosai Doffman disease of the central nervous system presenting as dural-based an dintraparenchamallesions[J]. Clin Neuropathol，2005，24(3)：112-117.

7. 金显宅，张天泽，李树玲，等. 嗜伊红细胞增生性淋巴肉芽肿的进一步观察 [J]. 中华外科杂志，1957，5：877-879.

8. Bosch X，Guilabeli A，Miquel R。et a1. Enigmatic Kikuehi-Fujimoto disease：a comprehensive review. Am J Clin Pathol，2004，122：141-152.

9. Oneiu M. Medeiros J. Kikuchi Fujimoto lymphadenitis. Adv Anat Patho1. 2003. 10：204-211.

10. 赵奕文，金正吉，郑颖，等. 颈淋巴结结核的超声表现与分型. 上海医学影像，2008，17(3)：218-219.

11. 钟群，张雪林. Castleman 病的影像学诊断 [J] 国外医学临床放射学分册.2002，25(6)：379-382.

12. 李亦工，郑向前，冯颖，等 .SDH 基因突变与副神经节瘤研究进展 [J]. 中国肿瘤临床,2007,36.

13. 高明，李勇，于洋，等。3125 例颈部非甲状腺肿物疾病多重分析 [J]. 中国肿瘤临床，2007，34（21）．

14. 徐本义，尹志伟，钱海兵，等。头颈部神经鞘瘤 275 例临床分析 [J]. 中国肿瘤临床，2007，31（18）．

15. Moor OS etal.Factors influencing the safety of carotid ligation. Am J Surg,1969,118:666.

16. Rosen OB,etal.Vascular problems associated with carotid body tumors. Am J Surg,1981,142:459.

17. Padberg FT. Carotid body tumors. Am J Surg,1983,145:524.

18. Martinez SA,etal.Elective carotid artery resection. Arch Otolaryngol,1975,101:744.

19. Olcott C ,etal.Planned approach to the management of malignant invasion of the carotid artery. Am J Surg,1981,142:123.

20. Lore J M ,et al .Resection and reconstruction of the carotid artery in metastatic squamous cell carcinoma. Am J Surg, 1981,142：437.

21. Takench Y, NumataT, Konno A, et al. Evaluation of brain col-lateral circulation by the transcranial color Dopplor_guided Matas′s test. Ann Otol Rhinol Laryngol, 1993,102:35～41.

22. Nayak HK, Donald PJ, Sterens D. Internal carotid artery resec-tion for invasion of malignant tumors. Arch Otolaryngol, 1995,121（9）:1029～1033.

23. 高士濂，吕永利，张力伟 . 实用脑血管图谱 . 科学出版社，2003，28.

24. 吕春堂 . 颌面颈部肿瘤与颈动脉外科 . 口腔颌面外科杂志 ,2003, 13：189-192.

25. 邹仲之 . 组织学与胚胎学 . 北京:人民卫生出版社，2001，106-107.

26. De Vries EJ. Sekhar I N. Horton JE, et al. A new method to predim safe resection of the internal carotid artery. Laryngoscope, 1 990. 100（1）：85-87.

27. Moore O ,etal.Carotid ligation in surgery of the head and neck.Cancer 1955,8:712.

28. American Society of Interventional and Therapeutic Neuroradio logy. Carotid artery balloon test occlusion. AJNR Am J Neumradio1, 2001, 22：8-9.

29. Martinez SA，Oher DW ,Gee W ,et at. Elective carotid artery resection. Arch Otolaryngol, 1975,101：744-747.

30. Matas R. Testing the Efficiency of the Collateral Circulation as a Preliminary to the Occlusion of the Great Surgical Arteries.AnnSurg，1911,53（1）:1-43.

31. Hays RJ , Levinson SA , Wylie E . Intraoperative measurement of carotid back pressure as a guide to operative management for carotid endarterectomy . Surgery ,1972 , 72：953.

32. Ehmefeld WK，Stoney RJ，Wylie EJ. Relation of carotid stump pressure to safety of carotid artery ligation. Surgery ， 1983，93：299-305.

33. 李树玲 . 不进行血管重建的颈动脉切除 . 中国肿瘤临床 , 1993 ,20：16.

34. Giler CA，Mathews D，Walker B.et at Prediction oftolerance to carotid artery occlusion using transcranial Doppler ultrasound. JNeurosurg，1994，81：15-19.

35. Marshall RS, Lazar RM , Young WL, et a1. Clinical utility of quantitative cerebral blood flow measurements during internal carotid artery test occlusions. Neurosurgery ，2002，50：996-1004.

36. 倪建明，姚振威，沈天真等 . 氙气 CT 灌注用于脑血流及其储备功能的初步评价 . 中国医学计算机成像杂志，2005，11:75-79.

37. Sand BJ , Barker WF , Freeman LW, et al. Ophthalmic arterial blood pressures measured by ocular plethysmodynamography . Arch Surg , 1975 , 110：813.

38. 张勤修 . 头颈部恶性肿瘤侵犯颈动脉的外科治疗 . 国外医学耳鼻咽喉分册 ,1997,21（1）:26-29.

39. 孙坚，张志愿，叶为民 , 等 . 恶性肿瘤侵犯高位颈动脉切除与重建术 . 中国临床医学 ,2000,7（3）:268-269.

40. Meleca RJ, Marks SC. Carotid artery resection for cancer of the head and neck. Arch Otolaryngol Head Neck Surg, 1994,120（9）:974-978.

41. Lore JM, Bonlos EI. Resection and reconstruction of the carotid artery in metastatic squamous cell carcinoma. Am J Surg,1981,141:437-447.

42. Pech A, Mercier CI, Thomassin JM, et al. L′abord chirurgical de la partie haute de la carotide in terne cervicale. J Fr Oto_rhi-no_caryngol, 1983,32（7）:401-406.

43. Nemeth Z, Domotor. Resection and replacement of the carotid artery in metastatic head and neck cancer [J].Oral Maxillofac Surg,2003,32（6）:645.

44. Muhm M,Grasl Mch. Carotid resection and

reconstruction for locally advanced head and neck tumors [J]. Acta Oto-laryngol,2002,122（5）:561.

45. 孙坚 , 张志愿 . 头颈癌累及颈动脉的切除与重建 [J]. 华西口腔医学 ,2002,20（1）:87.

46. 王建华 , 谭颖徽 . 保留颈动脉手术治疗累及颈动脉的口腔颌面部恶性肿瘤 21 例临床分析 [J]. 重庆医学 ,2004,33（5）:723.

47. Numatas T,Konno A.Contralateral external carotid-middle cerebral artery bypass for carotid artery resection[J]. Laryn-goscope,1997,107（5）:665.

第一节　概述

颅底位于面颈部与颅脑的交界部，颅底的外侧面为眼眶、鼻腔、额部、翼腭窝、颞下窝、内耳及中耳、颈椎上端等，内侧面为颅内的脑组织及其附属结构。颅底有贯通颅内外的神经、血管以及各种腔道，导致颅底解剖结构极其复杂，使得这一区域肿瘤切除的手术极度困难；鼻腔、鼻窦、眼眶、头皮、颅骨的肿瘤均可通过颅底扩展到颅内，这些肿瘤的生长扩展可累及脑膜或脑组织以及脑的附属器官。颅底肿瘤在切除的同时涉及修复与重建，这种修复与重建不仅是功能上的，也有美容与外形的要求。

另外，颅底的局部解剖空间狭小，导致肿瘤切除时往往不可能有像胃肠道那样足够的安全切缘，需要从解剖安全界来考虑切除。由于解剖部位的特殊性，以及传统医疗专业学科设置的分类，颅底肿瘤的治疗涉及耳鼻咽喉-头颈外科、口腔科、神经外科、整形外科、肿瘤放射治疗科、肿瘤化疗科、心理科、物理治疗科、康复科等多个学科，因此，颅底肿瘤的治疗是一个以团队为基础的系统工程。

在过去30年中，颅底这一被称为"禁区"的外科手术有了很大进步，现在各种血管畸形、累及颅底的良性和恶性肿瘤、外伤等，可经面部或颅骨常规到达该区域进行外科手术。随着新手术入路的发展和技术的改进，如术中影像导航技术的应用，颅底手术的可行性和安全性也提高了。为此，全面了解颅底复杂的解剖结构对掌握该区域的复杂手术是十分必要的。

第二节　应用解剖

颅底的解剖结构复杂，本章没有必要对颅底解剖作全面详细描述，仅仅从外科的应用角度简单概述颅底的手术解剖。

颅底由额骨、筛骨、蝶骨、颞骨、枕骨及脊柱连接而成，颅底的解剖分为从颅内向下视野的解剖和从颅外向上视野的解剖。按照解剖划分，可将颅底的颅内面分为颅前窝、颅中窝和颅后窝，从颅外面的角度可以将颅底划分为前颅底、中颅底、侧颅底、后颅底，因为前颅底和中颅底的肿瘤和手术入路相近，一般统称为前中颅底，侧颅底和后颅底的肿瘤手术方式和手术入路相近，统称为侧后颅底。

前颅窝：位于颅的最前部，由额骨眶部、筛骨筛板、蝶骨小翼及蝶骨体构成，其前界为额鳞，后侧以视交叉沟和蝶骨小翼的后缘与中颅窝相邻。前颅窝正中最前为额嵴，其后有鸡冠，两者之间为盲孔。鸡冠向后移行为筛骨棘，鸡冠两侧为筛板，上有筛孔，为嗅丝及包绕其周围的蛛网膜与硬脑膜穿过而形成嗅神经束。筛板外侧为额骨眶部，向后与蝶骨形成骨性连接。前颅底的外侧为眼眶及眶内容，鼻腔顶部，筛窦的顶部。

图31-2-1显示颅前窝的颅内观，可见位于颅前窝底的骨性解剖结构，如鸡冠、筛孔和蝶骨平台是前颅底手术的重要解剖标志。

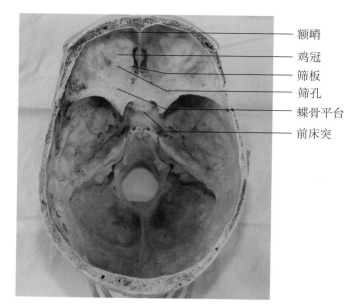

图 31-2-1　颅前窝的颅内观

右侧标注（从上到下）：
额嵴
鸡冠
筛板
筛孔
蝶骨平台
前床突

中颅窝：由蝶骨大翼的大脑面、蝶骨体的上面和侧面、颞骨鳞部和岩部构成。中颅窝的中央可见垂体窝，两侧为海绵窦及其结构，其前外侧可见眶上裂，眶上裂后方依次为圆孔、卵圆孔和棘孔，分别有三叉神经的上颌支、下颌支及脑膜中动脉通过。

中颅窝的外侧部为鼻咽部、咽旁间隙的顶部、上颌窦的后上部（翼突根部）、蝶窦等结构。颅中窝的内面观可见脑膜中动脉相对位置以及乙状窦与颞骨岩部的毗邻关系（图 31-2-2），这些解剖标志在颅中窝和颞骨手术时是非常有价值的。

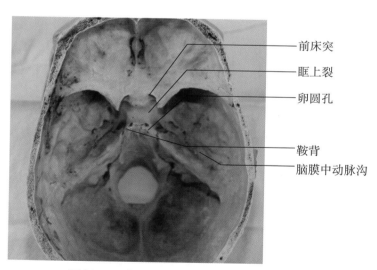

图 31-2-2　颅中窝的内面观

右侧标注（从上到下）：
前床突
眶上裂
卵圆孔
鞍背
脑膜中动脉沟

第三节　颅底肿瘤的分类及病理类型

颅底肿瘤大部分来源于颅外结构，肿瘤向上侵犯累及颅底，也有部分起源于颅底组织结构的肿瘤；起源于颅内结构累及颅底的肿瘤少见，大多为良性肿瘤。

前中颅底的肿瘤通常起源于颅外的鼻腔、眼眶内容，侵犯扩展到颅底及颅内，而起源于颅内的脑膜瘤很少向颅外侵犯。鼻咽、鼻腔和筛窦是最常见的肿瘤原发部位，其他容易侵入颅前窝底的肿瘤来源部位包括鼻咽部、泪腺、眼眶、眼睑、额窦、上颌窦、颅骨、额部皮肤和头皮。

发病率依次为：鼻咽、鼻腔、筛窦、皮肤、泪腺、上颌窦、眼眶及其他部位；前中颅底的良性肿瘤有乳头状瘤、鼻咽纤维血管瘤、骨化纤维瘤、骨纤维异常增殖症、垂体瘤、颅咽管瘤、脊索瘤、神经鞘瘤或神经纤维瘤、骨瘤、软骨瘤、炎性假瘤（炎性肌纤维母细胞瘤）、血管瘤、纤维瘤、脑膜瘤、黏液囊肿等。　常见前中颅底的恶性肿瘤有鳞状细胞癌、肉瘤（横纹肌肉瘤、骨肉瘤、软骨肉瘤、纤维肉瘤、血管肉瘤、畸胎肉瘤等）、腺癌、腺样囊性癌、嗅神经母细胞瘤、恶性黑色素瘤、小涎腺来源的癌、血管外皮瘤、神经内分泌癌、视网膜母细胞瘤、淋巴瘤、未分化癌等。横纹肌肉瘤、骨肉瘤、软骨肉瘤、血管外皮瘤是常见的间叶组织来源的恶性肿瘤。

侧后颅底的肿瘤相对前中颅底肿瘤少，主要是来源于耳部的肿瘤累及颅底及颅内，也可以有来源于腮腺、咽旁间隙及枕骨大孔周围、枕部皮肤软组织的肿瘤。该区域良性肿瘤多见，良性肿瘤有来源于神经的肿瘤如神经鞘瘤，可发生于第Ⅶ～Ⅻ颅神经的任何一支，常见的有起源于神经的面神经鞘瘤、听神经瘤、迷走神经鞘瘤，来自于化学感受器的颈静脉球体瘤等，也有来源于咽旁间隙的涎腺肿瘤，以多形性腺瘤多见，其他也可有脂肪瘤、纤维瘤及来源于皮肤附属器的肿瘤。

这一区域的恶性肿瘤常来源于外耳道、中耳、腮腺等部位，常见的有外耳癌、中耳癌、腮腺癌、咽旁间隙肉瘤、淋巴瘤等，病理类型方面上皮来源的有鳞状细胞癌、腺样囊性癌、腺癌、肌上皮癌、多形性腺瘤恶变（癌在多形性腺瘤中）、腺泡细胞癌等，间叶组织来源的有横纹肌肉瘤、脂肪肉瘤、淋巴瘤、恶性黑色素瘤、神经内分泌癌、骨肉瘤等。

第四节　诊断及临床表现

颅底肿瘤可以来源于颅底骨下面、颅底骨本身和颅底骨上面（硬脑膜内、外，脑底）。这些部位的肿瘤可以向头端侵犯，累及颅内；也可以向尾端发展侵及眼眶、鼻窦、鼻腔、颞下、咽旁等区域。任何一个起源于颅外或颅内的病变，随着颅底骨质的破坏，都能形成颅内外沟通。由此可见颅底区域病变涉及多个学科，诊断与治疗都比较特殊，很少局限于一个学科领域，因此多学科联合评估和治疗十分重要，通过这样一个过程才能制订一个全面的诊治方案。在以往的年代里，口腔颌面外科、耳鼻喉科、神经外科、整形外科和肿瘤外科的医生对颅底肿瘤治疗都做出了很多贡献。近十几年，在国际上已经成立了一些跨学科的颅底外科的学术团体，如国际颅底外科学会（International Skull Base Society，ISBS），北美颅底外科学会（North American Skull Base Society，NASBS），亚太颅底外科学会（Asian-Oceanian Skull Base Society, AOSBS）并且在多学科的参与下举行了很活跃的学术活动。

一、临床表现

颅底肿瘤的临床表现多缺乏典型的疾病过程，因而在诊断上存在一定的困难。一般来说，临床医师对该类肿瘤的诊断主要是依据患者的病史、体征和各种检查结果进行分析与判断而做出的，但对一些隐匿型病例，有时尚需多学科（包括耳科、口腔颌面外科、肿瘤科、神经内科和神经放射科等）会诊来完成。

在症状学上，患者可出现多种症状，如面痛、肩痛、颈痛、耳鸣、听力减退或丧失、声音嘶哑、味觉改变、面部麻木、眩晕、站立不稳、面肌无力和肩下垂等。体检时可发现在肿瘤累及的相应部位以及颅神经支配和血管分布区域的阳性体征。

二、常用诊断方法

颅底肿瘤的诊断主要依靠放射学的检诊，它能证实肿瘤的大小、所累及的范围以及与瘤周重要结构（如脑干、神经和血管、颅底骨）等的毗邻关系。放射学检查常采用 MRI、CT 扫描及数字减影血管造影术（DSA）。CT 及 MRI 是较常用的对颅底肿瘤很有价值的检查手段，尤其是 MRI，其 T1 及 T2 加权像以及注射 Gd-DTPA 后的增强成像，可较为清晰地显示肿瘤的质地和血供情况，是确定肿瘤位置和对病变进行鉴别诊断的重要方法。MRA 及三维 CT 血管成像在显示较大的动脉解剖结构方面优于脑血管造影，并有取代后者的趋势，但血管造影在显示肿瘤静脉期征象方面仍具有较大的优势，故两者可互为补充。

第五节 治疗

一、颅底肿瘤治疗原则

对于确诊为颅底肿瘤的患者，治疗方案的正确选择与否，直接关系到患者的预后。由于颅底肿瘤位置的特殊性，究竟选择何种治疗方案，术前的多学科全面检查和影像学评价十分重要，主要应根据肿瘤的部位、大小、性质及患者的意愿来决定，目前主要采用手术方法切除肿瘤，若系恶性肿瘤尚需加用放射治疗和化疗等，并应进行随访观察。

二、手术治疗

（一）概述

对于较大的颅底良性肿瘤、低度恶性肿瘤和某些高度恶性肿瘤，可以通过手术将其完全切除；对于体积巨大或侵及、包绕颅底与颅内重要结构的肿瘤，可缩小瘤的体积，从而达到根治或延长患者生命的目的，也可为进一步的放疗和化疗等后续治疗奠定基础。

（二）常用手术入路

手术入路的选择在颅底肿瘤的治疗中具有重要的临床意义。良好的手术入路可保证在最安全的情况下更多地切除瘤组织、并有效地避免发生各种手术并发症。目前，用以治疗不同部位颅底肿瘤的手术入路已有多种，具体介绍详见本章第六节内容。

三、放射治疗

（一）概述

虽然颅底外科学取得了极大的发展，手术水平日益提高，但毕竟因为这类肿瘤位置深在，周围重要结构密集，不少肿瘤仍难以全切，而恶性肿瘤的切除安全范围常不充分。所以放射治疗作为颅底肿瘤综合治疗的一部分，仍有重要地位。放射治疗可以分为普通放疗、立体定向放射治疗和瘤内放射治疗等。普通放射治疗的放射源有 X线机、^{60}Co 和加速器等。很多慢性生长的颅底肿瘤对放射线的剂量 - 反应曲线与正常组织相似，由于肿瘤邻近脑干、颅神经等重要结构，传统放疗可能引起脑干、颅神经等正常组织的损害及内分泌紊乱，剂量受到严格限制进而影响了疗效。质子束放疗由于其电离吸收峰，能够携带更高强度的辐射来治疗肿瘤，对包括颅底肉瘤和头颈癌肿在内的许多肿瘤效果显著。带电粒子放疗能够有效控制部分切除的颅底肿瘤，配合 CT、MRI 和改良的三维治疗计划制定，放疗并发症进一步减少，使得局部控制率和生存率得以提高。立体定向放射外科对肿瘤的治疗作用主要利用直接杀伤和迟发性血管闭塞的作用。无论是 γ - 刀还是 X 刀都是通过三维空间立体照射，在小的靶体积内给予单次大剂量的放射治疗，而周围正常组织只受到小剂量的照射。瘤内放射治疗可以采用术中瘤内插植、术中瘤床置管和立体定向插植的方法进行近距离放射治疗，一般采用 ^{125}I。

颅底肿瘤的放疗应精确确定肿瘤的边界，很难完全避开邻近脑组织，所以必须严格掌握安全照射剂量范围。颅底肿瘤放疗常见的并发症包括脑损伤、颅神经损伤、眼球和视网膜损伤、中耳和内耳损伤、垂体功能影响、放射性骨坏死及诱发放射性癌 / 肉瘤等。

（二）常见颅底肿瘤的放射治疗

颅底肿瘤放射治疗包括起源于颅底的肿瘤和源于邻近区域侵入颅底的肿瘤。较常见应用放射治疗的包括来自颅外的肿瘤，如鼻腔和副鼻窦恶性肿瘤（鳞癌、腺癌和放射敏感的肉瘤）、鼻咽癌、嗅神经母细胞瘤、累及颅底的恶性淋巴瘤以及颅底转移瘤等；来自颅内的肿瘤，如胶质瘤、垂体腺瘤、颅咽管瘤、脑膜瘤、脊索瘤等。此外颈静脉球瘤、青少年鼻咽纤维血管瘤等难于彻底切除且可能出现严重并发症的良性肿瘤也有报道可在术后采用放疗控制残余肿瘤生长。

（三）立体定向放射治疗

立体定向放疗与传统放疗有本质区别，是利用立体定向原理选择性确定正常或病变组织位置，使用大剂量窄束电离射线聚焦于靶点达到局灶性损毁而达到治疗目的。详见有关章节介绍。

四、化学药物治疗

（一）概述

对于颅底恶性肿瘤，传统的治疗是手术结合术前或术后的放疗。由于组织学类型繁杂，不少肿瘤的发生率低，关于其化学药物治疗（化疗）还缺乏系统的前瞻性研究来确定恰当的治疗原则和最佳治疗方案，此外疗效的判定也较困难。因此化疗在颅底肿瘤治疗的应用尚不完善。一些人认为，对一些颅底恶性肿瘤的手术前诱导化疗，可能使肿瘤体积部分或完全回缩，从而降低手术的难度。对于广泛扩展超出副鼻窦的鳞状细胞癌来说，化疗是一种重要的治疗。口腔和咽部癌性病灶的前瞻性治疗研究提示，化疗结合放疗与单纯的放疗相比，局部控制和生存率均优于后者。副鼻窦未分化癌是一种少见的恶性肿瘤，发现时通常已经属于晚期，广泛侵犯眶、颅底等组织，可以给予化、放疗和手术在内的多种治疗。对于晚期的嗅神经母细胞瘤，也可以考虑给予包括化疗在内的多种治疗。手术和放疗对腺样囊性癌是有效的，但是颅底腺样囊性癌在诊断和最初治疗多年后可能复发，所以考虑给予包括化疗在内的联合治疗是合理的。

动脉内化疗是一种可供选择的治疗手段。可以增加肿瘤部位的化疗药物浓度，从而减少药物对全身的影响。由上颌动脉供血的副鼻窦肿瘤最适合这种治疗。头颈部癌瘤对顺铂存在剂量－反应关系。有报道通过高选择性动脉内导管给予顺铂，并结合全身系统化疗，治疗晚期副鼻窦肿瘤，其有反应率可达80%。利用动脉内给予高剂量顺铂，结合放疗治疗头颈部多部位鳞状细胞癌，完全反应率达96%，5年生存率达39%。

（二）常见颅底肿瘤的化学药物治疗

常见的应用化疗的颅底肿瘤包括横纹肌肉瘤、鼻咽癌、淋巴瘤、恶性黑色素瘤、浆细胞瘤、嗅神经母细胞瘤、鳞状细胞癌、腺样囊性癌和高度恶性黏液表皮样癌等。

第六节　常见颅底肿瘤

前中颅底基本上都经过鼻腔鼻窦或鼻咽部而到达颅内，在外科治疗时有共性，故将该部位的肿瘤一并介绍。主要介绍良性肿瘤中常见的垂体瘤、脊索瘤；恶性肿瘤中介绍常见的嗅神经母细胞瘤，鼻咽纤维血管瘤、泪腺癌、筛窦癌及鼻咽癌等将在其他章节中介绍。

累及侧后颅底的肿瘤以翼腭窝神经鞘瘤、听神经瘤、颈静脉球体瘤、中耳癌多见，而外耳道癌、中耳癌及颈静脉球体瘤在耳部肿瘤一章中介绍，故本章只介绍听神经瘤。

一、垂体瘤

（一）概述

1. 解剖及生理　脑垂体位于蝶鞍中央的垂体窝内；垂体窝前部为鞍结节，后为鞍背，上面由鞍膈构成蝶鞍的顶。鞍膈中央有孔，垂体柄由此通过，蝶鞍膈面不平，常出现上凸或者下凹。垂体窝的前下方是蝶窦。常根据其气化程度将蝶窦分为甲介型、鞍前型和全鞍型。

甲介型蝶窦气化较差，窦腔很小，不利于经蝶窦进入蝶鞍内的手术；鞍前型蝶窦的气化程度中等，可考虑作为蝶鞍内手术入路的选择；全鞍型的蝶窦气化极好，蝶骨体全部气化，非常有利于经蝶窦的鞍内或斜坡区手术。垂体窝两侧为海绵窦包绕，海绵窦内有颈内动脉及外展神经通过，在海绵窦外侧的两层硬脑膜间有动眼神经、滑车神经及三叉神经的眼支、上颌支和下颌支通过。海绵窦通过其前方的蝶腭窦、眼静脉、大脑浅静脉及后方的基底窦、岩上窦、岩下窦相沟通。

脑垂体分为腺垂体和神经垂体。腺垂体包括：结节部、中间部和远侧部。腺垂体主要分泌生长激素（GH）、催乳素（PRL）、促肾上腺皮质激素（ACTH）、促甲状腺激素（TSH）、卵泡刺激素（FSH）和黄体生成素（LH）6种激素。神经垂体包括：正中隆起、漏斗茎和神经部。神经垂体本身并没有分泌功能，只是负责贮存和释放由下丘脑视上核和室旁核分泌的加压素和催产素。

垂体的血液供应来自垂体上动脉和垂体下动脉，它们均来自颈内动脉。垂体上动脉进入垂体柄和正中隆起分支形成初级毛细血管向下汇成垂体门静脉，门静脉向后进入远侧部形成次级毛细血管，之后汇成垂体下静脉汇入海绵窦。垂体下动脉主要供应神经部血供，最后也进入海绵窦。

垂体上动脉的分支也是视神经供血动脉，垂体瘤患者术前或术后视力下降，除了肿瘤机械压迫和手术中损伤直接对视神经的影响以外，还有可能是压迫或损伤了视神经的血管引起供血障碍的结果。

2. 流行病学　垂体瘤是起源于垂体前叶各种细胞的一种十分常见的良性肿瘤，占颅内肿瘤的 15%，居第 3 位。2004 年 Ezzat 等综合分析了 13 篇垂体腺瘤英文文献，通过尸检和影像学检查共统计 100449 人，发现垂体腺瘤的发生率高达 16.7%。其中尸检发现率为 14.4%，影像学方法检出率为 22.5%，而大腺瘤的发生率仅为 0.2%。可见垂体微腺瘤是一种发病率很高的良性肿瘤。由于垂体位置深在，临床症状多种多样，加之肿瘤尺寸微小，诊断率不高。

（二）临床表现

1. 头痛　2/3 患者出现头痛症状，多位于眶后、前额及双侧的颞部。程度轻微，为持续性隐痛或间歇性发作。多数为瘤体直接刺激导致鞍内压力增高，引起垂体硬脑膜囊及鞍隔受压所致。少数患者可有剧烈的头痛发作并伴有血压升高，结膜充血等。

2. 视力视野障碍　患者可出现视力减退或视野缺损。多为双颞侧视野缺损。除了瘤体直接压迫视神经视交叉所致外，有些可能是由于高灌注的肿瘤通过与视交叉共同供血的血管"盗血"干扰了视交叉神经血供所致。

3. 内分泌变化的征象　为较常见症状，因垂体功能改变所致。催乳素（PLR）分泌亢进时，女性 PLR < 60mg/ml 时就可以出现月经失调，当 PLR > 200mg/ml 时可出现不孕症状。

男性早期多表现为缓慢和波动性的性功能下降、胡须及阴毛减少、睾丸缩小、雄性激素代谢障碍，严重者出现乳腺发育、精子生成减少、男性不育等。生长素（GH）分泌亢进者，儿童出现巨人症，成年患者出现肢端肥大症，表现为四肢、指趾粗大，口唇肥厚、面容变长等（图 31-6-1）。

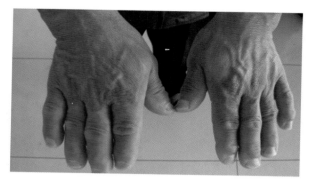

图 31-6-1　肢端肥大症患者的手部所见

促肾上腺皮质激素（ACTH）分泌亢进者出现向心性肥胖、皮肤紫纹、高血压等库兴综合征的表现。因此，对于有久治不愈的月经失调、不孕、多尿、高血压、第二性征改变及性欲减退等症状的患者应提高警惕，进行内分泌及增强 MRI 检查。

4. 颅内压增高症状　肿瘤侵及第三脑室或阻塞门氏孔可导致脑脊液回流障碍，造成颅内高压而引起剧烈头痛、恶心及呕吐等症状。

5. 垂体卒中　肿瘤生长过程中出现急性出血、坏死时，患者出现剧烈头痛、高热、复视、抑郁、肾功能不全、视力明显下降或失明，严重者可出现昏迷甚至死亡。

（三）诊断

早期垂体腺瘤临床诊断表现不明显，神经症状轻微，很难为病人和临床医生所识别。目前垂体瘤诊断的核心问题是腺瘤的早期识别。垂体腺瘤早期诊断率较低的原因是：

1. 早期腺瘤症状多不典型。

2. 患者血液中激素水平多没有明显变化。由于垂体各种激素血液中含量极微，而且常呈昼夜周期性变化和脉冲性释放，血液中波动较大，加之受饥饿、运动和熟睡等因素影响。很难发现早期微小的异常情况。

3. 以往平片和体层放射线检查对瘤体直接诊断很困难，而只是通过蝶骨骨质改变等间接征象来做出诊断，很难做出早期诊断。

WHO 曾在 1996 年提出垂体腺瘤诊断的标准，包括：临床症状和生化检查、影像学、手术所见及组织学检查、免疫组化及电镜等几个方面。这就需要临床上要全面了解病情，作多方面检查获取资料，综合分析做出诊断及鉴别诊断。

内分泌检查：目前诊断功能性垂体腺瘤的内分泌测定指标有：PRL 血清中 PRL 正常女性 <30μg/L，男性 <20μg/L；GH：24 小时变化很大，临床上采用放射免疫法测定禁食 12 小时后血浆中 GH 正常值为 2 ng/ml ～ 4ng/ml，或者进行葡萄糖抑制试验；ACTH：血中含量极微，难以直接测定，临床上多通过测定其体内衍生物间接评价。

血浆中皮质醇含量 >30μg 提示异常，尿中游离皮质醇 >100μg/24 小时有诊断意义。怀疑 ACTH 异常者可以选用地塞米松抑制试验、甲吡酮试验等方法检测；促性腺激素：黄体生成素 >40ng/L，卵泡生成素 >120ng/ml 时提示异常。

影像学检查：X 线蝶鞍片及薄层断层蝶鞍摄影检查很难发现直径小于 10mm 的微腺瘤。个别非常接近垂体表面的局限性小节，可使骨质吸收变薄，鞍底左右不对称、局限性凹陷。但是检查结果正常不能否认垂体瘤的存在，临床应用意义不大，现在已很少应用。

CT 和 MRI 的应用对于垂体瘤的诊断是一次质的飞跃。但对于微腺瘤来说，CT 的诊断率仅为 60%～70%。多数学者认为 MRI 诊断优于 CT。综合影像学专家的意见认为垂体腺瘤诊断的直接征象为：CT 显示鞍内出现 >3mm 或超过垂体体积 1/3 的低密度区；MRI 在 T1 加权中正常垂体和脑桥为等信号，且信号强度均匀，如果在垂体中出现低信号区则是腺瘤的可靠指证。

间接征象：1. 垂体高度：男性 >7mm、女性 >8mm、生育期女性 >9mm。垂体高度生理变化在 1mm ～ 2mm 之间；

2. 垂体腺上缘饱满、膨隆或不对称。

3. 冠状位上观察垂体柄偏斜 >2mm（图 31-6-2，图 31-6-3）。但是正常人中垂体柄偏位的发生率为 40%～60%，单独柄偏位不足以视为可靠证据。

4. CT 显示鞍底骨质白线局限性侵蚀，一侧骨质吸收变薄或消失，蝶鞍倾斜。由于 MRI 不能区分含气蝶窦与鞍底薄骨板，因此该方面的敏感性和特异性均不如 CT。

5. 动态 CT 显示次级毛细血管床移位，即"丛征"是微腺瘤的重要征象。MRI 中使用 Gd-DTPA 增强后，垂体及鼻腔黏膜增强，垂体出现负增强，延迟扫描信号改变为高信号。垂体瘤强化迟于正

常垂体 60 ～ 200 秒。还有学者应用核素扫描或 PET 检查垂体腺瘤。但是其对诊断的作用并不优于 CT 和 MRI。

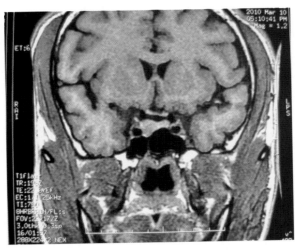

图 31-6-2　垂体生长素微腺瘤（MRI 冠状位）

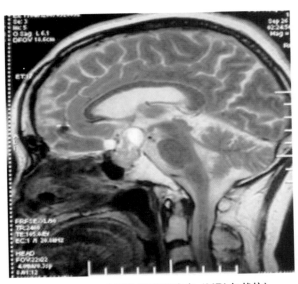

图 31-6-3　巨大垂体泌乳素腺瘤（MRI 矢状位）

鉴别诊断：垂体腺瘤在诊断时还需与颅咽管瘤、鞍结节脑膜瘤、鞍区动脉瘤、空蝶鞍综合征、异位激素综合征、颅内转移瘤及胶质瘤等疾病相鉴别。

综上所述，目前对于垂体腺瘤的诊断要求临床医生综合临床表现、生化检查及影像学检查综合判断。但是，对于直径小于 10mm 的垂体微腺瘤的诊断还没有一项敏感性和特异性均令人满意的方法，而且也没有统一的早期诊断标准。

分类分级：

根据内分泌功能可将垂体腺瘤分为有内分泌

活性和无内分泌活性两大类，每一类又分为数种：

1．有分泌活性的垂体腺瘤

（1）促生长激素腺瘤（嗜酸细胞腺瘤）：临床上表现为肢端肥大症或巨人症；

（2）催乳素腺瘤（嫌色细胞腺瘤）：临床上表现为溢乳、闭经、血中催乳素升高和卵泡刺激素降低；

（3）促皮质激素腺瘤（嗜碱细胞腺瘤）：临床上表现为库兴综合征；

（4）促甲状腺激素腺瘤：极少见，临床上表现为甲状腺功能低下或甲状腺亢进；

（5）卵泡刺激素腺瘤：极少见。

2．无分泌活性的垂体腺瘤
肿瘤细胞有分泌颗粒但无分泌活性的腺瘤。

随着临床、病理及检测技术的发展，目前公认的是按血清内分泌激素测定、免疫组化及电镜检查所获的肿瘤内分泌功能情况进行分类：

（1）内分泌功能活跃的肿瘤或功能性腺瘤，包括生长激素腺瘤、催乳素腺瘤、促肾上腺皮质激素腺瘤、甲状腺刺激素腺瘤、混合性腺瘤；

（2）内分泌不活跃的腺瘤或非功能性腺瘤，包括：瘤细胞瘤、滤泡性腺瘤等。

根据影像学分型分期（表 31-4-1）：

表 31-4-1　颅底肿瘤影像学分型分期

分型	分级	标准	蝶鞍平片	体层摄影	鞍结节角
局限型	0	<4mm	正常	正常	<110°
	I	<10mm	正常	鞍底局限性变化，双鞍	<110°
	IIa	>10mm	正常	同上，较明显	<90°
	IIb	>10mm	正常	同上	<90°
侵袭型	III a	局限性侵袭	正常或扩大	蝶鞍明显扩大，鞍底骨质限局性破坏	<90°
	III b	局限性侵袭，鞍上扩展	正常或扩大	同上	<90°
	IV a	弥漫性侵袭	扩大	鞍底弥漫性破坏	<90°
	IV b	弥漫性侵袭，向鞍上扩展	幻象蝶鞍	同上	<90°

1996 年 WHO 五层次分类法：

层次一：临床表现和激素水平分类

1. 内分泌亢进

2. 临床无功能

3. 功能状态不确定

4. 异位性内分泌亢进

层次二：神经影像学和手术信息分类

1. 部位：①鞍内；②鞍外；③异位。

2. 大小：①微腺瘤（≤ 10mm）；②大腺瘤（>10mm）。

3. 生长类型：①扩张型；②向外侵犯型；③转移型。

层次三：光学显微镜下分类

1. 腺瘤：①典型；②不典型。

2. 癌

3. 非腺瘤：①原发或继发于非腺瘤；②类似腺瘤的垂体增生。

层次四：免疫组织化学分类

主要免疫反应：GH,PRL,GH 和 PRL 混合，ACTH，FSH/LH/a-sub，TSH，罕见的激素组合及无免疫反应。

层次五：电镜下超微结构特征分型

1. 生长激素瘤

2. 催乳素瘤

3. 生长激素催乳素混合瘤

4. 促肾上腺皮质激素瘤

5. 促甲状腺激素瘤

6. 卵泡刺激素黄体生成素瘤

7. 临床无功能腺瘤

8. 细胞来源不明的腺瘤

（四）治疗

由于大量垂体腺瘤并没用引起明显的临床症状，大多数是偶然发现，加之其本身为良性肿瘤生长速度缓慢，因此多数不需特殊治疗，但是要定期复查，一般建议每年进行一次 MRI 或 CT 检查。一旦出现肿瘤生长加快或引发临床症状者应积极治疗。

对于那些出现内分泌亢进或视神经压迫等症状的患者应该系统治疗。目前对于垂体腺瘤的治疗主要包括：手术治疗、放射治疗和药物治疗三种方式。

手术是垂体肿瘤的首选治疗方案。垂体瘤的手术治疗大体上可分为经颅手术与经蝶窦手术两种。

经颅手术：适用于鞍上型较大的垂体瘤，由于损伤较大，手术后患者术后反应重，并发症较多。目前主要用于瘤体巨大或鞍上型肿瘤。

经蝶手术：为目前最为常用的手术入路。主要分为经蝶窦显微外科手术和经蝶窦鼻内镜手术。采用经蝶窦显微外科手术，可以到达垂体微腺瘤好发部位。借助显微镜可以很好区分肿瘤和正常组织。是垂体瘤外科治疗的一项成熟技术。虽然存在着观察角度受限、对鞍上或瘤体巨大的肿瘤易残留等不足，但对于微腺瘤的治疗却有着明显优势。由于其创伤小、简易安全等优点，已经成为许多神经外科首选的方法。经蝶窦鼻内镜下垂体瘤切除术是在鼻内镜外科基础上发展起来的一项新技术，是鼻内镜外科技术在鼻颅底外科应用延伸的成果之一。

经蝶窦鼻内镜下垂体瘤切除术具有以下优势：

（1）借助鼻腔鼻窦的自然腔隙，入路快捷，方法简便，手术时间短；

（2）解剖暴露清晰，误损伤几率小，手术并发症少；

（3）可以完整切除肿瘤组织，并可以观察是否有瘤体残留；

（4）颅底关闭方法简单、容易操作；

（5）手术创伤小、术后恢复快等。

由于垂体瘤鼻内镜技术的诸多优点，已经成为垂体微腺瘤治疗上的亮点，并且已经逐步被包括脑外科在内的广大临床医生所接受，成为首选治疗方法。尤其在影像导航系统辅助下可以大大提高手术的精准性和安全性。

经蝶窦显微外科手术和经蝶窦鼻内镜手术两者手术适应证、禁忌证和术后并发症基本相同。

适应证：

（1）无明显鞍上扩展的 I、II、III、IV，或 0、A 级肿瘤，尤其是内分泌功能活跃的肿瘤；

（2）无明显向蝶窦侵犯的 III、IV 级肿瘤，无视力视野改变或稍有改变者；

（3）向海绵窦侵蚀的 E 级腺瘤而无明显视力、视野改变者；

（4）有明显鞍上扩展的 A-B 级肿瘤，影像学检查呈非哑铃形肿瘤。

禁忌证：

（1）鼻腔、鼻窦严重感染患者；

（2）未满成年或蝶窦气化不良；

（3）广泛的（C,D 级）肿瘤。

（4）肿瘤在鞍上与蝶窦内的肿块呈哑铃状，影像学检查示鞍隔口较小，鞍上瘤块不易在颅内加压时降至蝶鞍内。

经鼻腔蝶窦垂体瘤手术步骤：

（1）全身麻醉，收缩患侧鼻腔黏膜，切除中鼻甲后 1/2，暴露蝶窦口。

（2）扩大蝶窦口：将蝶窦自然开口向下向内侧尽可能地扩大，以利于器械较容易地进入蝶窦腔，最好鼻内镜和器械能同时进入蝶窦腔，蝶窦口周围充分止血。

（3）切开蝶鞍底：仔细辨认蝶窦腔内的解剖结构，注意视神经管隆突、颈内动脉管隆突等结构，十字切开蝶窦腔顶部的黏膜，以小电钻磨除蝶鞍底的骨质，扩大蝶鞍底的骨性开口约 10mm 左右。

（4）切除肿瘤：十字切开蝶鞍底的硬脑膜，这时可能有海绵间窦，会出血，可双极电凝或棉片压迫止血。根据影像学资料确定肿瘤位置，正常脑垂体组织呈白色或乳白色，肿瘤呈肌肉样淡红色，小标本钳留取病理组织后，以吸引器轻轻吸引切除肿瘤，注意肿瘤的被膜，不要过多的切除脑垂体组织，以免术后垂体功能低下。肿瘤切除后创面一般不出血，小出血可棉片压迫。

（5）关闭蝶鞍底切口：创面止血后，复位硬脑膜，在十字切开处，以钩突黏膜或鼻中隔黏膜贴敷，切口周围涂耳脑胶，外敷一层明胶海绵，然后碘仿纱条填塞。鼻腔碘仿纱条填塞。

术后处理：

（1）术后鼻腔填塞 10 ～ 12 天，分 2 ～ 3 次取出纱条。

（2）术后卧床 3～5 天。

（3）术后注意观察尿量及 24 小时出入量。

（4）通便，防止大便干燥引起的脑压增高脑脊液鼻漏。

（5）应用能通过血脑屏障的敏感抗生素 5～7 天。

并发症及处理：

（1）鼻窦并发症包括出血、鼻窦炎及鼻腔粘连：术前应用鼻腔清洁剂和抗生素 3～5 天，术后拔除鼻腔填塞纱条后，鼻腔应用黏膜收缩剂及鼻喷激素 2～3 周，如发现粘连，可植入硅胶管扩张 3～4 周。

（2）神经外科并发症：包括脑脊液漏、海绵窦、颈内动脉（出血）、颅神经损伤、视神经、视交叉损害、脑膜炎等；术后仔细操作，必要时可应用术中影像导航定位重要结构。

（3）内分泌并发症包括尿崩症及全垂体功能减退症：术中注意辨认正常垂体和肿瘤，尽可能的不切除正常垂体组织，不易辨认时可术中冰冻病检确定，宁可残留少许肿瘤组织而不过多切除正常脑垂体组织。

药物治疗：药物治疗目前只是作为手术和放疗的辅助疗法近年来有迅速发展，如：溴隐亭治疗 PRL 瘤；美拉替唑、赛庚啶治疗 ACTH 瘤；奥曲肽治疗 GH 瘤等。但是，由于单纯药物只是能控制肿瘤的内分泌亢进症状，并不能够消除肿瘤，而且需要长期服药，还会出现诸如：恶心、呕吐、体位性低血压头痛甚至精神压抑等副作用，停药后容易反跳。此外其对无功能腺瘤及垂体功能低下者无效。因此，临床上不作首选，只是作为手术和放疗的辅助疗法。

放射治疗：放射治疗虽然有一定的疗效但由于副反应较大，不作首选，外照射、内照射及近年来发展起来的立体定向的放射治疗技术，可以较准确的选定放射治疗范围，减少周围组织的副损伤。症状轻微而边界清楚的小腺瘤，可以选择立体定向放射治疗（X 刀），避免手术。但是由于大部分腺瘤体积微小在影像学诊断上仍存在难度，在肿瘤定位及与周围正常组织区分方面显得比较困难。同时放射治疗对垂体功能及神经的损害是不可逆的。因此，目前多不建议采用放射治疗作为垂体腺瘤的首选治疗。只适用于手术后仍存在激素分泌亢进或不能手术者，而且在放射野及放射剂量应慎重选择。

二、嗅神经母细胞瘤

（一）概述

嗅神经母细胞瘤（Olfactory neuroblastoma, ONB）又称感觉神经细胞瘤（Esthesioneuroblastoma, ENB），是一种较少见的鼻腔鼻窦恶性肿瘤。它来源于前颅底的筛板、鼻腔上半部及上鼻甲表面的嗅膜神经上皮或嗅基板神经外胚叶。在 1924 年由 Berger 首次报道，其年发病率约为 0.4/100 万，约占鼻腔及鼻窦恶性肿瘤的 3%～6%。病例中多为成人，也有少量儿童病例。嗅神经母细胞瘤发病年龄从 3 岁到 90 岁。由于该病病例数较少，在诊断、分期及治疗等方面没有完全一致的方案。

病理：肉眼观肿瘤呈灰红色，息肉状，富含血管，质地软脆，触易出血。光镜下表现为圆形未分化的神经细胞或神经母细胞，形态较均一；多数肿瘤组织中瘤细胞形态一致，呈所谓的"小、蓝、圆细胞"，略大于成熟淋巴细胞；部分肿瘤组织中瘤细胞呈短梭形细胞团可呈大小不一的巢状，被结缔组织包绕，间质中血管丰富，细胞及细胞巢间可见神经纤维，胞质少，核多椭圆，核仁不明显，可见核分裂象。有时可见细胞形成假菊型团，组织有钙化。

1988 年 Hyams 提出嗅神经母细胞瘤的病理分级系统，肿瘤按恶性程度分为 4 级：

1 级：分化最好，肿瘤有明显的小叶结构，瘤细胞分化好，Homer-Wright 型假菊形团常见，可见不同数量钙化。

2 级：也有小叶结构、含血管的纤维基质，肿瘤细胞核出现异型性，可见散在核分裂象，仍可见到假菊形团及不同程度的钙化。

3 级：肿瘤组织仍有小叶结构及血管间质，瘤细胞核分裂明显，可见 Flexner-Wintersteiner 型真菊形团及局部坏死，无钙化灶。

4 级：肿瘤分化最差，小叶结构不明显，瘤细胞分化原始，菊形团罕见，无钙化灶，坏死常见。

Hyams 病理分级可作为肿瘤综合治疗方案的参考。

（二）临床表现

发病隐匿且大多数患者症状不明显。早期主要症状为鼻塞、鼻出血、头痛、流涕及失嗅等慢性鼻窦炎症状，其中失嗅的出现率最高，不做仔细的鼻腔检查难以发现肿瘤。肿瘤进展期病变累及眶及眶内容或堵塞鼻泪管患者会出现溢泪、突眼、复视和视力损害等眼部表现。肿瘤侵入颅内可累及大脑额叶，患者可出现剧烈头痛、嗜睡、抽搐、淡漠、意识丧失等神经精神症状。颈淋巴结转移者可有颈部包块。

检查中可以发现患者鼻腔顶部或嗅裂新生物，肿瘤多为灰红色，软而质地较脆，触之易出血。晚期患者难以区分肿瘤来源于鼻腔还是鼻窦。中晚期患者可有颌下或下颌角周围淋巴结肿大。

嗅神经母细胞瘤容易出现早期转移，包括淋巴结转移和远处转移（包括脑、骨骼、胰腺、肝脏甚至皮肤等）。颈淋巴结转移出现比例较高。

（三）诊断

结合病史及鼻腔鼻窦检查，可做出初步诊断。明确肿瘤的范围，应做影像学检查。

影像学检查：CT 和 MRI 在嗅神经母细胞瘤诊断中具有十分重要的作用，它能提供肿瘤的侵袭范围。CT 应包括轴位、冠状位和矢状位的软组织窗和骨窗，其中骨窗可以提供肿瘤对颅骨和眶的侵袭情况并且指导手术（图 31-6-4）。

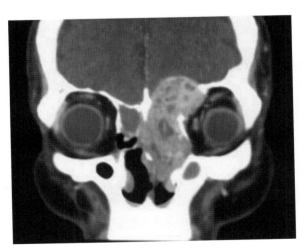

图 31-6-4 左侧鼻腔筛窦嗅神经母细胞瘤冠状位 CT

MRI 可以提供肿瘤的软组织浸润范围以及硬脑膜、脑实质的侵犯情况，区分鼻窦中软组织影是阻塞性炎症还是肿瘤。T2 加权像（T_2WI）对于区分肿瘤和黏液有重要意义。应用 Gd-DTPA 增强可以提高 MRI 对肿瘤颅内侵犯诊断的敏感性，显示肿瘤通过筛板、硬脑膜向脑组织侵犯（图 31-6-5）。

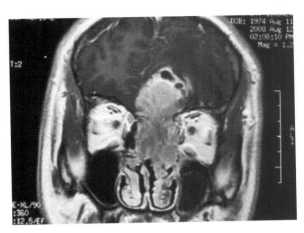

图 31-6-5 MRI 扫描冠状位示前颅底嗅神经母细胞瘤累及硬脑膜，未侵犯脑实质。

对于肿瘤转移，颈部增强 CT 可以帮助诊断颈部淋巴结的转移，胸部影像学、腹部 B 超及血液检查可以对大于 1 cm 的远处转移做出诊断，如患者为晚期，病理分化较差，可以进行全身 PET/CT 扫描。

最后确诊依靠病理，但是在组织学上应与移行细胞癌、胚胎源性横纹肌肉瘤、低分化癌及其他小细胞癌或神经内分泌癌相鉴别。本病可以被误诊为未分化的小细胞癌、恶性黑色素瘤或其他小细胞性恶性肿瘤。有时需要用免疫组织化学方法进行鉴别。

肿瘤临床分期：临床分期对于制订治疗计划和对预后的评估有重要意义。但本病还没有一个公认的临床分期标准。

Kadish 分期是目前最常用的分期系统，其分期如下：

A. 肿瘤位于鼻腔；

B. 肿瘤侵入鼻窦；

C. 肿瘤侵袭范围超过鼻腔及鼻窦（例如有眶内、颅内侵犯）。

Foote 等人又在 Kadish 的基础上添加了 D：有颈部淋巴结或远处转移。

1992 年 Dulguerov 和 Calcaterra 提出以 TNM

分期为基础的新分期方法，分期如下：

T1：肿瘤侵及鼻腔和/或鼻窦（蝶窦除外）；

T2：肿瘤侵及鼻腔和/或鼻窦（包括蝶窦）并有筛板破坏；

T3：肿瘤侵入眶内或前颅凹，但没有硬脑膜破坏；

T4：肿瘤侵入脑内。

N0：无颈部淋巴结转移；

N1：有任何形式的颈部淋巴结转移。

M0：无远处转移；

M1：有远处转移。

（四）治疗

嗅神经母细胞瘤是一种可以被手术及放疗治愈的肿瘤，但是其局部复发率较高，而且即使术后10年以上仍有不少患者出现复发。对于嗅神经母细胞瘤的治疗目前还没有统一的方案，主要采用手术、放疗、化疗的综合治疗方法。可根据其分期制订治疗方案：T1：在保证足够切缘的情况下单纯手术治疗；T2和T3：手术后放疗；T4：非手术治疗或先放化疗，肿瘤局限后再手术。

1. 手术治疗　手术切除的目的是整块（en bloc）切除肿瘤，并保证切缘阴性。目前，主要的手术入路为鼻内镜手术切除、鼻侧切开及颅面联合进路三种。

颅面联合进路是经典的术式，但并发症出现率较高，主要包括：脑脊液鼻漏、大脑额叶脓肿、颅腔积气和颅内出血等。临床应根据不同的病期应用不同的手术方式。对于A期、B期（或T1-T2）肿瘤，可以采用鼻内镜手术切除或鼻侧切开术。内镜下肿瘤切除和术后辅助放疗，对于早期肿瘤取得了良好的疗效，而且具有手术损伤小，住院周期短，术后生活质量好等优点。但是，由于目前样本数有限，需要进一步的临床观察。

对于B期、C期（T2～T3）肿瘤，也可以在经额部开颅及鼻内镜辅助下手术切除，可以减少颅面联合所致的面部切口，较容易被年轻患者接受。鼻侧切开可用于B期、C期（T2～T3）肿瘤，辅以手术后放疗。如果是C期（或T4）病变，估计手术难以完全切除者，则应该先放疗或同步放化疗，待肿瘤缩小后再手术切除。

以标准颅面联合手术为例简述累及颅底的嗅神经母细胞瘤的手术切除：

（1）手术适应证：B或C期（T2～T3）病变，肿瘤边界清楚，估计可完全手术切除，患者身体及心理可以耐受如此大手术。

（2）禁忌证：肿瘤边界不清，估计难以手术完全切除；或双侧眼眶侵犯，或患者身体及心理难以耐受如此大手术。

（3）术前准备：清洁鼻腔，鼻腔分泌物细菌培养加药物敏感试验，术前1-2日静脉应用可以透过血脑屏障的抗生素。

（4）手术步骤

① 全麻下，先额部发际内大冠状切口，下翻皮瓣至眉弓下，在病变侧额部切除骨瓣，再将患侧的眉弓切除，骨瓣备用（图31-6-6，图31-6-7）。

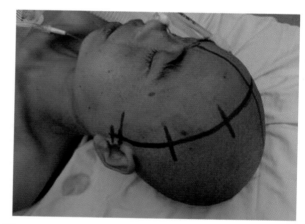

图31-6-6　前中颅底肿瘤颅面联合切口：鼻侧切开＋额部冠状切口

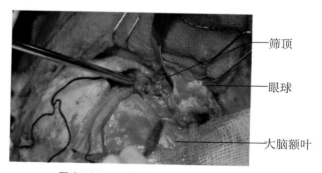

筛顶

眼球

大脑额叶

图31-6-7　切除额骨及眉弓，暴露前颅底

② 切开硬脑膜，抬起额叶，暴露筛顶部病变，在病变外侧1～1.5cm安全界范围切开硬脑膜，电钻磨开周围颅底骨质。

③ 面部采用鼻侧切口，切除鼻骨，暴露肿瘤下界。

④ 沿肿瘤切开的安全界外，以骨剪将肿瘤完整切除，检查肿瘤安全界。

⑤ 创面止血清理，先以人工硬膜修复硬脑膜的缺损，再制作蒂在下的颅骨骨膜+帽状腱膜瓣修复颅底缺损（图31-6-8）。

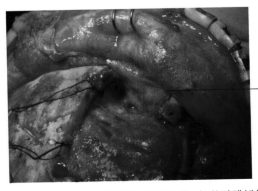

颅骨骨膜帽状腱膜瓣修复颅底

图31-6-8　手术完毕后以颅骨骨膜-帽状腱膜瓣修复颅底

⑥ 常规关闭颅骨。鼻腔以碘仿纱条填塞，关闭鼻侧切口。

（5）术后处理

① 卧床3～5天，避免大便干燥，

② 应用能透过血脑屏障的敏感抗生素5～7天，

③ 鼻腔填塞10～14天，分2～3次取出。

④ 鼻腔纱条全部取出后复查MR或CT。

嗅神经母细胞瘤的鼻内镜手术切除：

适应证：肿瘤范围较局限（T1、T2及部分T3）病变，肿瘤未累及额骨、上颌骨、眶内容物，肿瘤无大范围的硬脑膜及脑实质侵犯（硬脑膜侵犯应小于4cm，大脑实质侵犯小于2cm）；能在鼻内镜下将肿瘤及周围部分正常组织切除，并进行颅底修复。

禁忌证：肿瘤侵犯额骨、上颌骨及眶内容物，硬脑膜及大脑实质的大范围侵犯，肿瘤边界不清，或已有中枢神经症状者。

术前准备及术后处理同颅面联合手术。术中助手应有良好的配合，助手一手持鼻内镜，一手持吸引器，术者双手操作。

手术步骤：

① 经口插管全麻，鼻腔肾上腺素纱条收缩3～4遍。

② 沿鼻中隔前中1/3及中下1/3交界部作"L"型切开，直至中隔后端，沿黏膜下向上分离至鼻腔顶部。

③ 鼻腔外侧壁沿钩突切开，沿眶纸板及筛窦后端向鼻腔顶部分离，与中隔切口分离的部位汇合，将一侧鼻中隔黏膜、筛窦、中上鼻甲一并切除。

④ 检查标本，了解切缘是否安全，术腔止血后，将鼻中隔软骨、眶纸板骨质及筛顶骨质切除，作为肿瘤切除的"解剖安全界"。

⑤ 如果肿瘤累及硬脑膜或硬脑膜内，则将硬脑膜暴露至无肿瘤的安全界，以0.5～1.0cm的安全界切除受累的硬脑膜及硬膜内肿瘤。

⑥ 颅底修复：创面止血，取略大于硬脑膜缺损直径0.5cm的人工硬脑膜平铺，置于硬脑膜下，涂一层耳脑胶，再以略大于硬脑膜缺损的大腿阔筋膜覆盖在人工硬脑膜表面，涂一层胶，最外层再铺一层人工硬脑膜，涂耳脑胶后表面覆盖明胶海绵，填入碘仿纱条，术前术后见图31-6-9，图31-6-10。

鼻内镜辅助下嗅神经母细胞瘤切除：对于颅底及颅内病变范围较大的肿瘤，如果颅外部分可在鼻内镜下切除，也可以经额部开颅，切开肿瘤的上界，鼻腔以鼻内镜切开肿瘤的下届，从额部开颅处将肿瘤移除，避免了面部切口，比较容易为患者接受。鼻腔颅底的处理同鼻内镜手术。

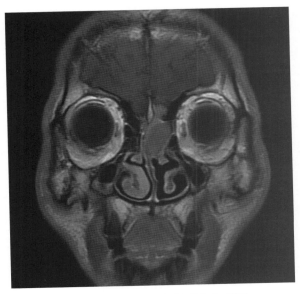

图31-6-9　嗅神经母细胞瘤术前（T3）

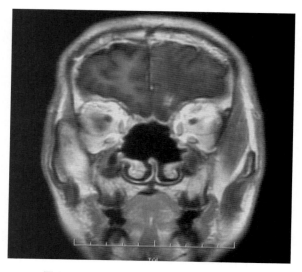

图 31-6-10 同上病例，鼻内镜下切除术后

中晚期的嗅神经母细胞瘤有较高的颈淋巴结转移率，对于颈部淋巴结转移者多采用颈清扫后放疗的综合治疗方案。手术前应注意颈部淋巴结的评估，必要时可做颈部 PET/CT 扫描，或术中进行前哨淋巴结活检。

2. 放射治疗 嗅神经母细胞瘤是一种放疗较敏感肿瘤，但是单独放疗的疗效并不令人满意。目前多作为手术前后的辅助治疗方法。建议放射剂量为 65Gy。

3. 化疗 对于化疗目前还没有达成共识。既没有统一的适应证也没有统一的化疗方案。对于 3 级或 4 级恶性程度较高的肿瘤，病变范围广泛者，可考虑化疗。方案以足叶乙甙、铂类药物为主的联合方案。一般 4 ～ 6 个周期。

总之，局限性病例可单独手术完整切除，而高等级肿瘤以综合治疗为主。

治疗后的随访对于本病十分重要。一般建议应在治疗结束后 3 ～ 5 个月进行 MRI 检查，然后是 6 个月后，接着每半年一次，5 年后仍应坚持随访。鼻内镜检查和颈部淋巴结评估也很重要，一旦出现可疑情况应立即进行进一步影像学检查。其中 CT 对骨组织显像比较理想，而软组织像 MRI 较好。胸部 X 线检查应每年进行一次。

三、颅咽管瘤

（一）概述

颅咽管瘤（Craniopharyngioma）是一种先天性颅底表皮源性肿瘤，大多为良性，极少数为恶性；它起源于胚胎时期的颅咽管残迹，可发生于颅咽管所经过路径上的任何部位。在 1932 年，Cushing 首次将其命名为"颅咽管瘤"，这一术语沿用至今，发病率占成人颅内肿瘤的 3%，在儿童颅内肿瘤中占 10%。

颅咽管瘤与垂体柄关系密切，瘤体血供主要来自颈内动脉，部分也可以来自基底动脉或大脑后动脉。在胚胎第 3 周时，外胚叶头端腹侧的一部分上皮向内凹陷生长，形成一盲管，顶端膨大，称为瑞特克氏囊（Rathke's pouch）。

当胚胎发育 2 个月时，此囊与第三脑室底部的漏斗相接，以后发展成为脑垂体的 2 个组成部分。此囊在颅内和咽部之间的管道称为颅咽管，是胚胎时期的临时性结构。当蝶骨发育完成时，颅咽管即封闭消退，如果在颅咽管径路上有胚胎时期的残余上皮细胞团，可以在脑垂体柄附近继续生长，而形成囊实性肿物，成为颅咽管瘤，可以恶变为颅咽管癌。

病理：肿瘤大小不一，小者常为实性，大者多呈囊性，或为囊实性肿物，可有包膜但容易和周围脑组织粘连；内含黄色或褐色胶样液体，液体中常有上皮细胞及胆固醇结晶。镜下外层为柱状上皮，或复层鳞状上皮，内层为多边形或圆形的细胞层，最内侧的一层为星状细胞，瘤体内可有纤维组织、钙质沉积及玻璃样变性；钙化最常见，尤其是儿童患者，可达到 90% 以上。

WHO 将颅咽管瘤分为釉质上皮型和鳞状细胞型，另有部分学者认为存在过渡型或混合型，也有人根据反复复发及局部侵袭等病史及组织学特点分出颅咽管瘤第三型：梭形细胞型，此型属恶性。

（二）临床表现

早期可无任何症状，肿瘤突入鼻咽部，或压迫视神经可出现鼻塞、复视、头痛、视力下降等症状，儿童常有内分泌改变的症状，如发育不良，肥胖，营养不良，性发育迟缓，尿崩症，甚至发育停顿等。其他症状包括：鼻出血、面部感觉减退、脑脊液鼻漏。这些症状出现与否和出现的时间与肿瘤的原发部位和侵袭范围有关。成人主要表现为疲劳、性功能减退、垂体功能低下和尿崩症。

一些患者肿瘤压迫第三脑室可出现脑积水或颅内高压症状。囊肿破裂可引起脑膜炎及相应的症状。

（三）诊断

在儿童可以根据生长曲线图，通过体检和病史了解第二性征等临床表现。女性应着重月经史、生育史、乳腺发育及泌乳等。通过实验室检查了解内分泌功能情况。视觉检查也是必要的。

颅咽管瘤为起自神经上皮组织的良性肿瘤，绝大多数（94%）位于鞍上，仅少数位于鞍内、三脑室、蝶窦、枕骨和斜坡。

1. 影像学检查 CT及MRI在颅咽管瘤的诊断中具有重要意义。Pertuiset将颅咽管瘤依其与鞍隔的关系分为鞍内型、鞍上型、脑室内型和鞍内鞍上型。

CT扫描表现为鞍上池卵圆形、分叶状肿块影，边缘清楚；囊性部分以低密度多见，少数为等密度，实性部分多呈等密度。增强扫描后囊变部分囊壁呈环状强化，实性部分均匀或不均匀强化。

MRI因具有多方位成像及组织分辨率高的优势，对肿瘤的定位诊断极具价值。MRI表现为鞍上池内肿物，卵圆形或分叶状，边界清楚，无灶周水肿，伴梗阻性脑积水，蝶鞍一般正常。因瘤内所含成分不同，可呈多种不同的信号。囊液信号复杂多样当囊液内含较高浓度的蛋白、相当数量脂质或铁质，或同时含几种成分，则在T1WI和T2WI上均为高信号。少数含钙化及角质蛋白或散在骨小梁的病灶在T1WI及T2WI均为低信号。仅含少量蛋白，在T1WI上显示为较低信号，在T2WI图像上表现为高信号。实质性病变在T1WI上多为等信号，在T2WI上为高信号。增强扫描囊壁或实性部分可显著强化。

2. 内分泌检查 垂体激素检测如下：

生长激素（GH）、催乳素（PRL）、促肾上腺皮质激素（ACTH）、促甲状腺激素（TSH）、卵泡刺激素（FSH）和黄体生成素（LH）等6种激素可辅助诊断。

3. 鉴别诊断 主要应同垂体瘤、Rathke囊肿、脊索瘤、鞍隔脑膜瘤及下丘脑胶质瘤鉴别。当肿瘤发生于鞍内与鞍上时，需与蝶鞍上脑垂体瘤鉴别；实性颅咽管瘤应与鞍隔脑膜瘤相鉴别。

（四）治疗

1. 手术治疗 从理论上讲，肿瘤完全切除后可达到治愈；然而，由于肿瘤累及下丘脑的重要结构和神经核团，完全切除比较困难。随着神经显微外科技术的发展，目前对颅咽管瘤的手术全切除率已经大大提高了，而且死亡率明显下降。选择手术入路的基本原则应当是最大限度地显露肿瘤和最小程度地损伤脑结构，完全切除肿瘤和恢复正常的神经功能。

（1）经蝶窦入路：无须开颅，无脑组织牵拉，创伤较小，相对安全，可缩短手术和住院时间。主要适用于肿瘤位于蝶鞍内或瘤主体位于鞍隔下的肿瘤，以及开颅后残留的部分鞍下肿瘤。由于手术无须牵拉脑组织，故损伤较小，相对安全。Maira等研究的患者有62.0%（57/92）的采用经蝶入路手术，除上述适应证外，还可以改进鞍前-经蝶或经蝶-经鞍隔手术处理完全鞍上型病变；肿瘤完全切除率63.2%（36/57），术后脑脊液漏发生率17.5%，死亡率3.5%，复发率14.0%。

（2）额底-前纵裂-终板入路：适用于以中线为中心、无明显偏侧生长的多数颅咽管瘤，其优势主要体现在三方面：

首先，术野宽阔，中线双侧视野，更大范围显露肿瘤，可直视视交叉、前交通动脉、终板、垂体柄以及双侧的视神经、大脑前动脉A2段、颈内动脉、后交通动脉及穿支血管等结构。

其次，适用范围广，可适用于第三脑室肿瘤，视交叉前置，尤其是从视交叉后向上突入第三脑室的大型颅咽管瘤，以及鞍后突入脚间池和桥脑池的肿瘤，甚至对于其他开颅手术均难以处理的鞍内型肿瘤也可提供前下方到达垂体窝内的直视视角。

最后，该区域操作安全，鞍区结构基本无手术盲区，其较之翼点入路最具优势的是可以直接显露第三脑室前下外侧壁，手术关键部分完全在直视下操作，无视野限制，临床观察其术后下丘脑反应较翼点入路更加轻微。

（3）额前部经终板第三脑室前部入路：此入路主要适用于鞍上和第三脑室前间隙肿瘤。

（4）翼点入路：也称额颞入路，以翼点为中心做较小的骨瓣，咬除蝶骨嵴和分开侧裂获得颅前窝、颅中窝交界内侧的视交叉区。这样可避免过多地牵拉脑组织。为切除鞍区、鞍上、鞍旁颅咽管瘤的经典入路；充分切除或磨平蝶骨嵴并彻底解剖各基底池，从而使得蝶骨嵴、额叶眶面和颞叶前内侧面这一锥形操作空间形成。

更为重要的是通过对脑池的解剖开放而实现对手术区域的广泛暴露。翼点入路也有一定局限性，对鞍上起源向视交叉后、第三脑室生长的体积较大的肿瘤显露不充分，对于鞍上向第三脑室方向生长至较高位的巨大颅咽管瘤，特别是第三脑室前部肿瘤较大时，翼点入路存在视野盲区。

其次，翼点入路属侧方入路，在处理中线生长无明显偏侧的颅咽管瘤时显露对侧结构较困难，不及中线视角的手术入路，另外翼点入路手术操作如"隔网捉鱼"，但如果可熟练运用各解剖间隙后重要神经血管的阻挡不会成为手术障碍，然而各间隙穿支血管的损伤则难以避免，相比其他方向的入路而言，侧方入路在保护各手术间隙穿支血管方面并无优势。

最后，由于手术角度所限，翼点入路要做到鞍内部分肿瘤尤其是术侧视神经内侧肿瘤真正的全切除是最困难的，而这往往是肿瘤残留复发的根源。

（5）额下入路：主要适用于位于垂体柄前，视交叉抬起并从视交叉前间隙突出进入额底的囊性肿瘤。

（6）影像导航下鼻内镜手术：对于鞍下型及鞍内型或部分鞍上型囊性肿瘤，可借助影像导航经蝶窦鼻内镜下手术切除，手术中可以较准确地定位周围重要结构，避免不必要的损伤，但也很难达到完全切除。

总之，选择恰当合理的手术入路，手术中注意保护下丘脑及周围结构，肿瘤得到完全切除，是手术取得良好效果的关键。

2．放射治疗 体外放射治疗对于部分患者可以得到长期的疾病控制。而且在首次放疗失败后，还可以采用手术等治疗方法进行补救。但是，由于考虑到颅咽管瘤患者多是儿童，放疗对于他们的生长发育存在一定的影响，此外放疗还可以引起视力下降等神经病发症和可能诱发颅内肿瘤等原因，目前较少单独采用放射治疗。多数只是将其作为手术前后的联合治疗手段。虽然近年来体外立体定向技术的发展提高了放射治疗的效果，

但是由于颅底结构复杂，周围有视神经、垂体等重要组织器官，所以外立体定向技术目前多在体积小、术后残留量少或复发的颅咽管瘤中应用。

体内内放射治疗主要采用囊内放疗。放入囊内的放射性物质主要有：钇90（^{90}Y）、磷32（^{32}P）、铯186（^{186}Cs）。虽然内放射的反应率在70%～90%之间，但是由于受到空间位置的局限性其总体治疗效果较常规外放射或手术差。其并发症与外放射基本相同。

3．化疗 主要是应用于恶变的或单个囊性颅咽管瘤。目前采取的方法包括立体定向瘤内置ommaya管囊内小剂量多次化疗、单次大剂量囊内化疗、多次重复囊内化疗等，以MRI定位立体定向瘤内置ommaya管囊内小剂多次化疗的效果较好。

总之，颅咽管瘤的首次治疗首选为全切除或次全切除与放疗联合。随着手术治疗技术和辅助器械的进一步完善，手术的复发率和术后的并发症将大大减少。

四、颅底脊索瘤

（一）概述

脊索瘤（Chordoma）是一种十分少见的起源于胚胎脊索结构的残余组织，可发生在沿中线脊柱的任何部位，尤其在脊柱的两端即颅底蝶枕部及骶尾部多见，肿瘤具有局部破坏性。其中颅底脊索瘤约占脊索瘤总数的35%，颅内肿瘤的1%。骶尾部脊索瘤可以发生全身转移，而颅底脊索瘤很少出现转移。颅底脊索瘤发病年龄高峰在30～40岁，男女比例为2：1。组织学表现为低度恶性，但是临床生物学行为表现为高度恶性。

病理：胚胎时期残余的脊索组织的细胞团块异常增生形成脊索瘤，肿瘤表观呈粉红色或棕色，表面光滑或分叶状，具有包膜，晚期可浸润周围组织。镜下瘤细胞被纤维结缔组织分割为小叶状或团块状；其间有黏液基质，有时可见软骨细胞或钙化。肿瘤细胞大小不一，多角形或圆形或不规则状，胞质内常含泡沫或空泡，内含糖原及类脂质。肿瘤大部分为良性，生长缓慢，少数为恶性，可发生转移。

（二）临床表现

颅底脊索瘤潜伏期长，早期多没有特异性的临床表现。大多数在青春期以后发病，以30岁以后多见，之后因肿瘤部位和发展方向而出现不同的临床症状。可破坏蝶鞍、颅底、斜坡及累及蝶鞍旁的结构，而引起头痛，多为偏头痛或眶后钝痛且进展缓慢。其次是复视、共济失调、垂体功能低下，及前组颅神经Ⅱ、Ⅲ、Ⅳ、Ⅴ麻痹的失明、偏盲、眼球运动障碍，后组颅神经Ⅸ、Ⅸ、Ⅻ神经功能障碍的声音嘶哑、吞咽障碍等。侵入鼻咽部可引起鼻塞、鼻涕中带血丝、鼻出血等症状。

（三）诊断

结合临床表现及影像诊断为主，可以看到起源于斜坡的软组织影，伴随颅底广泛骨质破坏，主要破坏部位在前床突、鞍背、斜坡等。

CT表现：CT显示为蝶鞍部、斜坡及中颅窝处较大不规则混杂密度肿物，其内常伴有破坏残存的碎骨块，并可见斑点状、条片状钙化。病灶的形态多呈椭圆形或不规则形。肿瘤内可发生坏死囊变，增强扫描病灶轻到中度不均匀性增强或不增强。不典型脊索瘤诊断困难，病灶可以不在中线位置，也可以仅表现为软组织肿块。CT能显示出骨质破坏、肿瘤钙化（图31-6-11）。

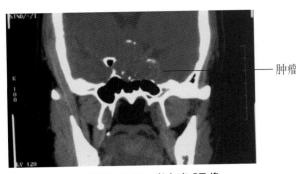

图31-6-11 脊索瘤CT像

MRI在显示肿瘤对脊髓的损伤程度优于CT，而且可以多方向断层，便于显示肿瘤与脑干、海绵窦等结构之间的关系。脊索瘤典型的MR表现为T1WI呈低信号，与斜坡骨髓的高信号形成鲜明的对比，易于识别；T2WI上为明显高信号，甚至与脑脊液信号相当，反映了脊索瘤组织内的较多的黏液基质以及肿瘤细胞的空泡样改变。

病变常信号不均。在T1WI像上常出现短T1信号，表示陈旧出血或高蛋白成分，而钙化或骨质破坏后的死骨表现为低信号；在T2WI像，纤维间隔、钙化、出血以及高蛋白的黏液池成分相对于高信号的瘤体为低信号，表现为高信号瘤组织内夹杂点线状、结节样及片状低信号。由于瘤组织内较多的纤维间隔与肿瘤实质相间，出现特征性的蜂窝状表现。

这种蜂窝状表现在T1WI、T2WI或增强后图像中均可以观察到，T2WI显著高信号及蜂窝状表现是脊索瘤较特异的表现，而需与其鉴别的其他颅底肿瘤。

如垂体瘤、斜坡脑膜瘤、鼻咽癌、浆细胞瘤等鼻咽癌可侵犯颅底，形成颅底软组织肿块和溶骨性骨质破坏，较易与颅底脊索瘤相混淆，但鼻咽癌MRI信号均匀，很少钙化，T2WI上不像脊索瘤呈显著高信号。

侵袭性垂体瘤也可以破坏颅底、类似鞍区脊索瘤，但垂体瘤中心多位于蝶鞍或鞍上，较少钙化（图31-6-12）。

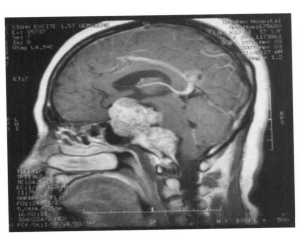

图31-6-12 脊索瘤MRI矢状位像。

脊索瘤的病理分为典型及软骨样二类，在以软骨样成分占优势的病例，肿瘤病理形态很难与高分化软骨肉瘤区别，但通过免疫组化便可以进行鉴别诊断。

颅底脊索瘤目前仍没有统一的临床分型分期标准。卜国铉与樊忠将其分为蝶鞍型、鼻咽型及颈椎型（图31-6-13）；Nakano将其分为2型9个亚型，周定标等按颅底脊索瘤的位置及范围分为鞍区型、颅中窝型、斜坡-颅后窝型、鼻咽型和混合型。

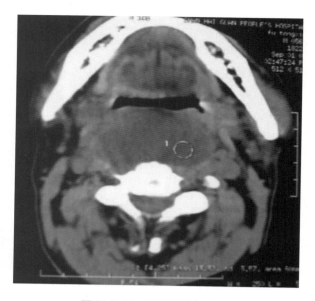

图 31-6-13　颈椎型脊索瘤 CT

（四）治疗

颅底脊索瘤对放疗和化疗不敏感，因此治疗以彻底手术切除肿瘤为主。但是由于肿瘤生长部位隐蔽不易早期发现，毗邻结构复杂，加之肿瘤呈浸润性生长，手术很难做到彻底清除。

1. 手术治疗　手术入路的选择是肿瘤完全切除的重要因素。主要入路包括：经鼻蝶入路、经颌面入路、经口入路、鼻侧切开入路、耳颞部入路、前颅底入路、颞部及外侧裂入路等。传统的神经外科采用上方入路切除向颅内生长、包绕神经血管的肿瘤。但是由于其大部分手术操作是在神经血管间隙中进行，手术暴露的视野较小。

下方入路手术对于未侵犯到颅内的颅底脊索瘤效果好。但是单独应用下方入路也不能切除与颅内关系密切的肿瘤。此外，近年来得到广泛应用的鼻内镜手术因其比传统的经鼻蝶手术损伤小、手术切除率高、中线颅底显露清楚，视野清晰，术后并发症少、恢复快，免除了唇下切口等优点，日益受到重视。对于病变范围巨大不能采用一种术式切除病变的病例采用 2 种或 2 种以上的手术入路以争取彻底切除病变。

如果患者体质较差，或病变范围较大不能一次手术切除或一次性采用 2 种手术入路手术，也可采用分次手术，这在实际工作中较常见。以联合术入路可以增加手术切除的程度，减少并发症。此外，辅助以手术中的影像导航系统更加有利于提高手术的安全性和准确性。

经鼻 - 鼻内镜下脊索瘤切除术：

（1）适应证：适用于肿瘤主要位于鼻咽部或颅内病变范围较小的病例，也可以与开颅联合应用。

（2）禁忌证：肿瘤大部分位于颅内或鞍上区者，对术后根治性放疗后复发的病例应为相对禁忌证，应慎重选择。

（3）术前准备：颅底增强 CT 及 MRI 了解病变范围及周围骨质情况、鼻腔分泌物涂片细菌培养 + 药物敏感试验、清洁鼻腔、提前 1 ～ 2 天静脉应用能透过血脑屏障的抗生素。有条件时可做术中影像导航准备。

（4）手术步骤

① 经口插管全身麻醉，术中控制性低血压；

② 双侧鼻腔充分收敛，在鼻中隔骨软骨结合部切开，保留鼻中隔顶部约 5 mm，将中隔骨部全部切除，双侧下鼻甲向外侧骨折移位以便鼻腔更宽敞；切除双侧中鼻甲后 1/2，便于暴露蝶窦前壁。

③ 切除鼻咽顶后壁黏膜及蝶窦前壁，暴露肿瘤的边界；

④ 沿肿瘤边界，以双极电凝凝固后分次分块逐步切除；接近海绵窦或颅内时，可以用导航定位肿瘤的位置与颈内动脉的关系。

⑤ 肿瘤切除后，创面止血，如无脑脊液漏，创面贴敷一层止血纱布后，再以油纱布包裹的碘仿纱条填塞。

（5）术后处理：术后注意呼吸、血压、脉搏、体温等生命体征变化，注意尿量监测；术后卧床 5 天，通便防止大便干燥，静脉应用抗生素 5 ～ 7 天，鼻腔填塞物 10 ～ 14 天分次取出。如合并开颅则按颅面联合手术处理。

2. 放射治疗　单纯放疗效果并不令人满意，因此放疗多是作为手术的辅助治疗方法。虽然肿瘤对射线不敏感，但仍有姑息治疗的作用，对止痛、抑制肿瘤生长尚有一定的疗效，放射量以中等量为宜，对复发者用超分割放疗效果最好。现在主张术后常规辅以放射治疗。

颅底脊索瘤的预后较差，虽然近年来手术技术设备有了很大的提高，但仍难以彻底切除，导致局部复发，术后预后差，常于 1 年左右死亡，这除了与肿瘤浸润的部位、范围、深度有关，是否因未切尽的肿瘤受手术刺激，进一步增殖恶化有关，有待于进一步探讨。

五、听神经瘤

（一）概况

听神经瘤（Acoustic tumor）起源于第 VIII 对颅神经前庭上神经鞘膜的 Schwann 细胞，占颅内肿瘤的 5% ～ 10%，占桥脑小脑角肿瘤的 80% ～ 90%。肿瘤多单发，生长缓慢，好发于成年女性。

以单侧位多见，双侧发生者极少，约 1% ～ 2%，常合并皮肤色素斑、皮肤多发性神经纤维瘤病，称为 von Recklinghausen 氏病，即神经纤维瘤病（简称 NF），为基因显性遗传病。

我们曾遇到 3 个家族的该病，2 个为父子发病，1 个为母子发病；该病又分为 I 型和 II 型，单纯双侧的听神经瘤为 I 型（NF-1），合并皮肤病变者为 II 型（NF-2）（图 31-6-14，图 31-6-15）。

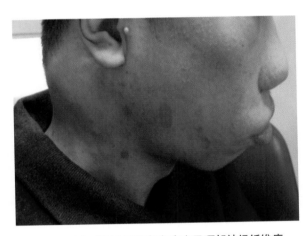

图 31-6-14　NF-2 面颈部色素斑及项部神经纤维瘤

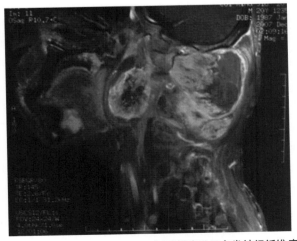

图 31-6-15　同上病例，MRI 示侧后颅底显示多发神经纤维瘤

（二）病理

肿瘤多发生在内听道内的前庭神经鞘膜上，准确的定义应该是前庭神经鞘膜瘤，肿瘤较小时位于内听道内，逐步增大，容易向颅内方向发展，浸出内听道的内口，到达桥小脑角，这时肿瘤可以压迫破坏骨性内听道口的上下和后壁，导致内听道口扩大呈喇叭状。肿瘤继续向内侧生长可压迫桥脑和小脑，引起脑积水及桥脑小脑症状；也可向前压迫三叉神经引起三叉神经痛，向后压迫后组颅神经引起声音嘶哑、吞咽呛咳、咽痛等症。肿瘤呈圆形或椭圆形，包膜完整，色泽灰红，总体为实质性，但也常有粘蛋白或胶状成分。显微镜下分为两型：Antoni A 型（致密纤维型）：肿瘤细胞呈梭形细胞，以其长轴方向排列成旋涡状或栅栏状；Antoni B 型（疏松网状型）：肿瘤细胞密度低，组织结构疏松，提示退行性改变。

（三）临床表现

1. 症状及体征

耳聋：单侧缓慢进行性感音神经性聋，往往容易被忽略，以高频听力损失为主，少数病人因为肿瘤压迫内听动脉而表现为突发性耳聋。

耳鸣：单侧、渐进性耳鸣。可为早期的症状之一。

眩晕：早期多无该症状，中晚期可出现短暂轻度旋转性眩晕或持续不稳定感。

面部麻木：肿瘤在桥小脑角向前侵犯，压迫三叉神经，导致面部感觉迟钝。

面瘫：中早期面神经虽然受压，但无面瘫，当晚期肿瘤增大到一定程度后可出现周围性面瘫。

误咽、声嘶：肿瘤在桥小脑角向枕骨大孔方向生长，压迫后组颅神经，致迷走神经、舌咽神经、舌下神经麻痹可引起声音嘶哑、咽痛、吞咽障碍等。

共济失调：肿瘤过大向内侧压迫小脑导致共济失调，步态不稳等症。

2. 辅助检查

（1）听力检查：纯音测听表现为单侧高频感音神经性聋；语言测听显示语言识别力明显下降，比纯音听力丧失的严重。镫骨肌反射衰变或消失；听觉脑干诱发电位（ABR）见波 I ～ V 波间期延长超过 4ms、波 V 潜伏期较正常侧延长 0.4ms 或波 I 存在而波 V 消失。

（2）眼震电图：早期无眼震，压迫脑组织时出现水平向健侧的眼震，进而发展为向患侧或双向眼震，晚期大部分病人有位置性眼震和自发性倾倒。

（3）前庭功能检查：早期多无前庭功能障碍，肿瘤完全占据内听道时可引起阵发性眩晕，类似于梅尼尔病发作；晚期患侧出现水平半规管呈部分或完全性麻痹，冷热试验反应丧失；肿瘤在桥小脑角部引起占位效应，冷热试验表现为同侧水平半规管及垂直半规管和对侧垂直半规管功能丧失，而对侧水平半规管功能正常的现象，称为Barany 综合征。

（4）CT 检查：肿瘤增大到一定程度，可压迫内听道的骨质引起骨质吸收破坏，在 CT 上可显示肿瘤造成的骨结构改变、内听道扩大，充气造影 CT 可发现小肿瘤（图 31-6-16）。

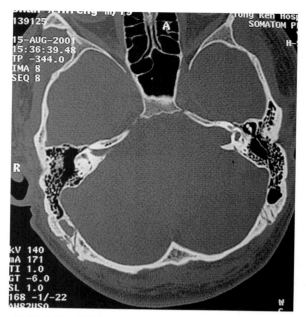

图 31-6-17　水平位 CT 示左侧听神经瘤，内听道口扩大

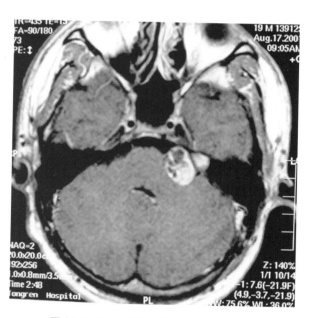

图 31-6-16　水平位 MRI 示左侧听神经瘤

（5）MRI：诊断听神经瘤最有价值，在 T1 加权相神经鞘瘤的信号高于脑脊液，与脑组织相等；在 T2 加权相神经鞘瘤的信号高于脑组织，与脑脊液相等；注射 Gd-DTPA 后，肿瘤信号增强（图31-6-17）。

（四）诊断

1．临床表现　成人单侧进行性听力下降、不明原因耳鸣。

2．听力学检查　ABR 显示波 I ～ V 波间期延长超过 4ms。

3．影像学检查　造影剂增强 CT 或 MRI 扫描显示内听道占位病变。

需与下列疾病相鉴别：

突发性耳聋：少数听神经瘤患者可表现为突发性耳聋，根据 CT、MRI 等影像学检查可以区别。

梅尼埃病：少数听神经瘤患者可能出现发作性眩晕等症状，根据有无反复发作病史以及影像学检查加以区别。

（五）治疗

听神经瘤是良性肿瘤，对放疗化疗不敏感，其治疗以手术治疗为主，手术治疗的目的是切除肿瘤，同时尽可能地保留残存的听力和保护面神经功能。自从 1894 年 Balance 首次切除听神经瘤以来，经过一个多世纪的发展，听神经瘤的手术治疗有了巨大的进步，围手术期死亡率从最初的80% 降低到 10% 以下，听力保留和面神经功能的保留率提高到 40% ～ 60%，在有经验的医院，肿瘤的全切除率达到 90% 以上。对于双侧听神经瘤的患者，一般选择症状重，无听力的一侧先手术，尽量避免双侧的听力完全丧失，双侧听力完全丧失者可考虑手术中听觉脑干植入。

手术的进路有迷路入路、颅中窝入路内听道开放术、迷路后径路、乙状窦后径路、枕下入路手术等。对于肿瘤较小，完全位于内听道者，有残余听力及面神经功能，可选择颅中窝入路开放内听道切除肿瘤；如已经无实用听力，可经迷路进路切除肿瘤；肿瘤累及桥小脑角部，可经迷路或乙状窦后入路切除；如桥小脑角部的肿瘤较大，也可以经迷路进路联合枕下入路达到较彻底的切除。

1．经颅中窝－内听道入路切除肿瘤

（1）适应证：①局限于内听道、小于1.5cm者；②患者有实用听力；③面神经功能正常。

（2）禁忌证：肿瘤体积较大、进入桥脑小脑角区者。

（3）手术前准备及麻醉：①神经功能检查：面神经、听神经功能等；②影像学检查：颞骨CT、MRI确定肿瘤大小；③器械选择：常规开颅器械；④经口气管插管全身麻醉。

（4）手术步骤

①耳屏前、颧弓上纵形切口，分离骨膜，暴露颞骨；

②在颞骨鳞部磨除骨质，制作5cm×4cm骨窗；

③分离中颅窝底硬脑膜，先找到棘孔，向后约1cm左右可找到岩浅大神经，定位脑膜中动脉等结构；

④定位面神经，磨开内听道顶壁，暴露肿瘤；

⑤切断前庭神经，以小剥离子分离，切除肿瘤，注意保护面神经及内听动脉等；

⑥封闭内听道顶壁，逐层关闭术腔。

2．经迷路入路

（1）适应证：

①听神经瘤小于3.0cm，小范围累及桥小脑角区；

②患者已经无实用听力；

③面神经功能检查正常。

（2）禁忌证：

①肿瘤巨大且伴有颅压增高者，

②合并有中耳乳突炎症，

③患者有实用听力，

④影像学显示硬化型乳突或乙状窦明显前移者。

（3）手术前准备及麻醉

①影像学检查：颞骨CT及MRI确定肿瘤位置及大小；

②其他耳科常规术前准备；

③经口插管全身麻醉。

（4）手术步骤

①耳后弧形切口，切开皮肤及骨膜，暴露乳突骨质，置乳突牵开器；

②乳突轮廓化：前至外耳道后壁、后至乙状窦前壁、上至天盖范围的切除乳突骨质；

③打开面神经隐窝，定位水平半规管，磨除外、后、上半规管及前庭骨质，暴露内听道；

④磨开内听道后壁骨质，切除迷路与乙状窦之间的骨质，在前庭上神经与乙状窦之间切开硬脑膜，暴露肿瘤；

⑤分离肿瘤与面神经，切除肿瘤，较大肿瘤可先囊内分块切除，待大部分切除后，肿瘤周围向中心回缩，再力求全切除，小血管双极电凝止血；

⑥仔细止血、冲洗术野，缝合硬脑膜后，再以颞肌筋膜覆盖，逐层关闭术腔。

3．经乙状窦后入路

（1）适应证：肿瘤较大或主体位于桥脑小脑角区者。

（2）术前准备及麻醉

①有颅压增高者预先降颅压；

②经口插管全身麻醉。

（3）手术步骤

①耳后大C形切口，将耳郭向前翻转，暴露枕骨及颞骨鳞部；

②上至横窦下缘、前至乙状窦后缘磨除枕骨及颞骨骨质，在颞枕部制作3cm×4cm骨窗；

③沿乙状窦后缘弧形切开硬脑膜，抬起小脑，进入桥脑小脑角池；

④定位内听道口，磨除部分内听道后壁，暴露肿瘤；

⑤分离面、听神经，切除肿瘤；

⑥冲洗术腔，止血，缝合硬脑膜后覆盖一层颞肌筋膜，逐层关闭术腔。

（4）并发症：包括颅内出血、脑水肿、面神经麻痹、后组颅神经麻痹、耳鸣等，预防及处理见迷路进路手术部分。

4．听神经瘤手术并发症及处理

（1）面瘫：分离切除肿瘤时伤及面神经；术中损伤面神经或术后面神经水肿所致，术后给予激素3～5天，同时给予营养神经药物；

（2）听力丧失：术中伤及听神经或内听动脉，术中注意辨认听神经及内听动脉；

（3）硬膜外血肿、小脑桥脑角血肿：手术径路上止血不完善或患者有高血压、凝血机制异常等；术后24小时监护，密切观察意识、呼吸、血压、体温等生命体征；一旦怀疑血肿，应及时进行增强ＣＴ检查，再次开颅止血和清除血肿；

（4）脑脊液漏：为切除肿瘤后内听道封闭不全所致，术中在关闭硬脑膜后，再覆盖一层颞肌筋膜，以耳脑胶固定；术后通便，避免患者过分用力大便等；术后检测颅压，进行脱水降颅压治疗，必要时进行腰椎穿刺置管；

（5）脑水肿：术中牵拉挤压颞叶可导致脑水肿，可应用大剂量激素及甘露醇，严重者可脑室引流或脑减压。

（6）颅内感染：术前控制中耳及周围炎症，使用可透过血脑屏障的敏感抗生素5～7天。

放射治疗：一般不选择放射治疗，对于小于1cm的肿瘤，如患者不适宜手术，可选择γ-刀治疗，使肿瘤中心坏死，被胶原组织替代，具有危险性小、安全可靠、省时简便等优点，肿瘤控制率、面、听神经损伤率与显微外科手术相仿。

第七节　颅颌面联合切除术

大部分行颅颌面联合切除术者均为局部侵犯范围较大的晚期肿瘤患者，患者此前多经手术或非手术治疗。最常见的手术适应证是鼻腔鼻窦肿瘤侵入前颅底。

一、适应证与禁忌证

原发于筛窦、额窦的恶性肿瘤或起于上颌骨（含上颌窦）、颞骨、眶区、颞下窝、颞下颌关节区、腮腺区以及口腔颌面其他部位的恶性肿瘤波及颅前窝和／或颅中窝底，无远处转移，全身情况较好的病例。临床上伴有三叉神经第二、三支分布区域的剧痛或麻木、张口受限，提示肿瘤已侵及

颅底结构。均应常规做Ｘ线体层摄片、CT，必要时可作MRI等检查，证实有翼腭窝受侵，上颌窦后壁及翼板破坏，筛窦、颞颌关节区或乳突骨质受侵者，均应考虑颅颌骨联合切除术。

如确证癌瘤已侵入蝶窦（仅前下壁受累除外），脑实质受侵以及鼻咽部、椎前间隙侵犯，蝶骨有大片吸收或卵圆孔、棘孔明显破坏扩大，或破裂孔区已受累，或确证有远处转移者，应视为手术禁忌。

二、病变切除原则

（一）整块切除

切除操作不进入肿瘤组织内，应在解剖结构之间，或在肿瘤之外整块切除。如腮腺及耳部肿瘤，切除范围应包括受累皮肤、腮腺、面神经、下颌支、翼腭窝、颞骨、受累的颅底骨及硬脑膜。鼻窦肿瘤侵犯颅骨，应包括受累的上颌骨、筛骨、筛板、眼眶及硬脑膜。

（二）手术顺序

应该按先颅内，后颅外；先无菌，后有菌；先侵入灶，后原发灶的处理原则。

（三）硬脑膜的处理

硬脑膜的破坏区一般和肿瘤灶相对，而且关系密切，手术时应将其一并切除。对于侵入灶，如未累及硬脑膜，则硬脑膜作为一道屏障，覆于肿瘤表面，手术操作应在硬脑膜外进行。

（四）脑内侵入灶的处理

颅外肿瘤破坏了脑的解剖屏障（骨和硬脑膜）之后，逐渐向脑内生长，使脑组织受压移位。一般情况下，如果在术前经查体及CT，MRI等检查明确诊断脑实质已受到侵犯，应放弃作颅颌联合手术。假如是在术中发现脑实质受侵，应根据受侵部位的脑实质结构情况作酌情处理；最好能将受累脑实质一并切除。

（五）肿瘤侵犯重要结构的处理

譬如在术前怀疑颈内动脉已受肿瘤侵犯，应作颈动脉造影，充分了解肿瘤与颈动脉的密切关

系及颅内 Willis' 环交通及其患侧大脑血供状况，必要时术前作颈动脉 DSA+TBO 以明确结扎颈动脉后大脑血供的变化，是否可能危及生命。以相对确保术中安全切除受肿瘤侵犯的颈动脉或者行颈动脉切除后的重建术。

三、手术主要类型

依据肿瘤部位可分为经额骨、经颞骨和枕骨进颅的 3 种手术进路和 4 种手术类型：

（一）颅前窝入路

主要为切除鼻腔、上颌骨、筛窦和眶内肿瘤，及其所波及的颅前窝底骨板所采用的手术途径。手术采用蒂在同侧的额部皮瓣或选用冠状头皮皮瓣切口。开窗由额侧进颅，前颅底骨切开线循健侧筛板外缘向后，通过鞍结节前缘及前床突，在患侧与眶上裂象交于颅中窝凿骨线（图 31-7-1）。

（二）颅中窝入路

主要为切除副鼻窦、上颌骨、颞下窝、翼腭窝部位恶性肿瘤侵及颅中窝底骨板所采用的手术途径。手术采用蒂在同侧的额头皮瓣联合颌面部 Weber—Fergusson 切口、Morre 切口或加用其他辅助切口。开窗由颞侧进颅，骨切开线循棘孔—卵圆孔—眶上裂—颞颌关节顶连线（图 31-7-2）。

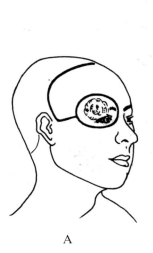
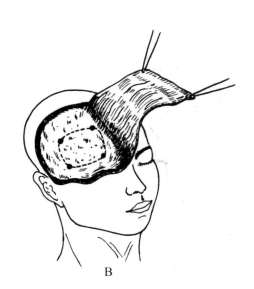

A　　　　　　　　　　　　B

图 31-7-1　颅前窝手术入路

A. 皮肤切口设计　　B. 颅骨开窗设计

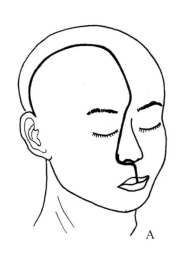
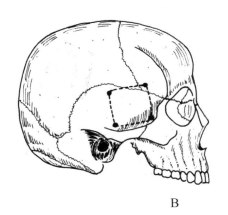

A　　　　　　　　　　　　B

图 31-7-2　颅中窝手术入路

A. 皮肤切口设计　　B. 颅骨开窗设计

（三）颅前和颅中窝入路

主要为切除肿瘤已侵及颅前和颅中窝底骨板所采用的手术途径。切口设计也是采用蒂在同侧的额头皮瓣联合颌面部切口。开窗由额、颞联合骨瓣进颅。骨切开线将上述二者联在一起（图31-7-3）。

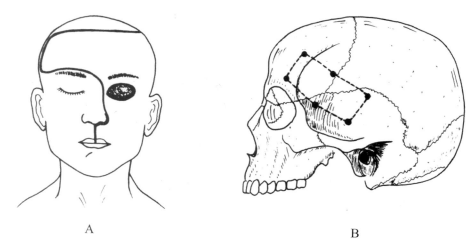

图 31-7-3　颅前、颅中窝联合手术入路

A. 皮肤切口设计　B. 颅骨开窗设计

（四）颅后窝入路

主要为切除耳道、颞颌关节、腮腺区等部位已侵犯后颅窝的晚期恶性肿瘤所采用的手术途径。手术采用耳后枕部迂回皮肤切口，于乳突部位切断胸锁乳突肌，解剖至枕骨基部，把头侧弯，以便暴露位于C_1横突和颞后窝之间的空隙，裸露面神经管和乙状窦后可以切除乳突，直至枕骨髁；经枕骨开窗进后颅窝（图31-7-4）。

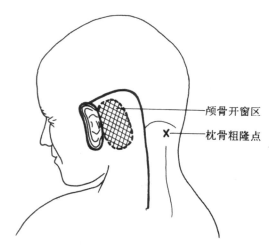

图 31-7-4　颅后窝手术入路

颅骨开窗区

枕骨粗隆点

四、手术步骤和方法

（一）术前准备

（1）一般检查同头颈部大手术及开颅术的术前准备。

（2）认真查体，根据颅神经功能障碍（如眼球运动、三叉神经分布区感觉丧失或减退、面瘫、张口开大程度和呛咳否等）情况，来估计病变的范围。

（3）特殊检查

①头颅平片：了解病变对骨质破坏情况，如筛板、筛蝶窦、蝶骨、翼突、卵圆孔、棘孔、岩

骨和颈椎等骨质有无破坏。

②数字减影血管造影 DSA：了解肿瘤的供血情况，以及由哪些血管参加供血，静脉引流情况和与颅内血管的关系。如血供丰富，可考虑术前先行辅助性颈外动脉栓塞术。

③ CT 和 MRI 检查：可清楚了解肿瘤之全貌以及与周围结构的关系，对估计切除范围、确定术式有重要的参考价值。

（4）应用抗生素。对原发于鼻腔、鼻窦和耳部的原发肿瘤，或经鼻腔、鼻窦和口腔入路的手术及肿瘤有破溃者，都应在术前应用抗生素 2～3 天。局部作口腔清洁护理，必要时术前作连续 3 天，每天早晨 1 次的咽拭子细菌培养加药敏试验。

（5）备皮。术前一日剃去头发。对考虑要行立即整复者，要包括供皮区的皮肤准备。

（6）按气管内全身麻醉术前护理要求准备。

（7）涉及鼻咽、口咽部的大范围手术或者有张口困难，估计术后会发生呼吸道梗阻者，应在术前行气管切开术。

（二）麻醉

均采用经鼻或口腔气管插管麻醉。术中维持浅低温（30～32℃）可增加机体对创伤及失血的耐受性，有利于缩小脑容积，降低颅内压。此外，在显露和整块切除颅底组织的操作过程中，短暂的适当降低血压，可减少出血，保证手术野干净、清晰，有利于安全而准确的操作。

（三）切口设计

（1）按肿瘤外科的要求，能保证切除所有肿瘤组织，且有一定的安全缘。

（2）要准备好颅底骨质切除后保护脑组织的整复措施。

（3）还要考虑到颅外组织缺损的整复方法。

（4）颅面联合进路切除术通常由头部切口和面部切口两部分组成。两部分切口可以分开或联合进行。对于颅前窝切除术，Ketchan 等采用发际内冠状切口；Guggenhem 等用额部纵形切口；Bridger 则采用眉弓处横形切口，翻开皮瓣如蝴蝶形。发际内冠状切口虽然创伤大些，但切口隐蔽被普遍采用。面部切口通常采用 Weber-Fergusson 切口。面侧方进路通常采用颞部、耳前、腮腺区、

颈部联合切口。总之，头部切口相对恒定。面部切口应视原发肿瘤范围、浸润皮肤等情况而灵活掌握。

（四）颅内手术

翻开额 - 头皮皮瓣。在额部（颅前窝），或在颞骨鳞部（颅中窝），以后者为例：前至额颞交界，后至颞颌关节窝水平，上齐发际，下平颧弓水平行颅骨钻孔；开颅锯锯开，形成上附颞肌的颞骨骨瓣；向患侧翻转，显露颞叶硬脑膜。如需同时切除颅前窝者，则在额部增加一个蒂在中线，向健侧翻转的额骨骨瓣。

给甘露醇脱水后，从颅中窝外上侧开始沿硬膜外自颅底分离。循脑膜中动脉显露棘孔，结扎切断脑膜中动脉。此后，自棘孔向前寻找卵圆孔，并切断三叉神经第三支，再向前在圆孔处切断三叉神经第二支；再稍加分离，可见眶上裂，于此处分别切断三叉神经第一支及动眼神经，滑车神经和外展神经。以锐利小磨钻按棘孔—卵圆孔—圆孔—眶上裂—颞下颌关节窝顶连线磨开颅底；再分别于眶上裂及颞下颌关节鼓板部（如关节窝有肿瘤侵犯则在骨性外耳道顶部）锯断颞鳞部及额颞交界处骨质；至此，颅中窝切除线即告完成。如欲同时行颅前窝切除时，则从额骨瓣下界起始向下后分离额叶硬脑膜，切断嗅神经，显露筛窦、筛板直至鞍结节前缘及前床突。从健侧筛窦外缘开始，通过鞍结节前缘及前床突部凿骨，在患侧与眶上裂象交于颅中窝的截骨线；再自健侧筛窦凿骨线上通一线锯至健侧鼻腔，锯断剩余之额骨、鼻骨。至此，颅前窝的颅内切除线亦告完成。患侧视神经的切断在标本取下时进行比较安全（图31-7-5）。

（五）颅外手术

颅外切除术视原发肿瘤波及范围而定。由于病例多属晚期，故一般均包括上颌骨、颧骨、下颌支以及眶内容物的切除；如欲保存眶内容时，则颅内手术分离至眶上裂处不应切断通过眶上裂的颅神经，否则将影响眼球的运动功能。

（六）切除标本及关闭创口

颅内外手术均完成后，肿瘤标本一般可整块

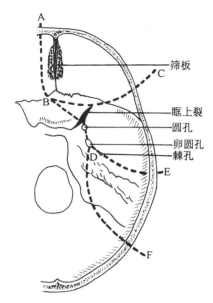

图 31-7-5　颅底骨切开示意

A-B-C 前颅底骨切开线

C-B-D-E 中颅底骨切开线

E-D-F 后颅底骨切开线

A-B-D-E 前、中颅底骨联合切开线

图中标注：筛板、眶上裂、圆孔、卵圆孔、棘孔、A、B、C、D、E、F

取下。彻底止血并细心检查硬脑膜有无破裂，对有脑脊液漏出的破孔区，应以 5 个"0"可吸收线作严密缝合；骨瓣复位，以颅骨固定器或微型钛板固定；采用含有抗生素的生理盐水冲洗创面；放置引流关闭创口。

（七）组织缺损修复

1. 脑膜缺损　通常因掀颅骨瓣造成的硬脑膜撕裂，只要用 5 个"0"可吸收线直接严密缝合即可。因肿瘤侵犯，切除后所致的脑膜缺损，多数作者采用颞肌筋膜或帽状腱膜颅骨膜修复，能达到良好的修复效果，均在术后 1～2 天停止脑脊液漏。

2. 颅底骨缺损的修复　颅底骨缺损的脑膜暴露区，早期以 Ketchan 为代表采用硬脑膜上游离植皮的方法。由于成活率差，尤其在颅前、颅中窝联合切除者，颅底骨缺损面积大，断层皮片移植后更易失败。严重者可导致脑膜炎。因此，颅底骨缺损修复主要着眼于覆盖和保护硬脑膜，以减少脑膜及颅内感染的机会。上海第九人民医院在 20 世纪 70 年代曾采用全额皮瓣重建颅底缺损 13 例，结果颅底缺损区都获得了良好的修复。但是，由于额部皮瓣转移至颅底缺损区，导致额部

遗留新的创面，早期我们采用游离植皮或头皮皮瓣修复这一创面，曾有多例因皮片或部分皮瓣坏死并发颅骨骨髓炎。而且，额部皮瓣重建颅中窝底缺损效果不佳，难以完全覆盖至颅中窝底缺损区。至 1989 年 7 月首次采用显微外科技术行血管吻合血循重建的游离胸大肌皮瓣移植立即封闭修复颅中窝及上颌骨切除后的缺损，既能完全覆盖颅底保护脑膜，又能将额颞瓣回复原位，获得了满意的外形效果且可有效地减少继发额骨骨髓炎等并发症。

（1）颅前窝缺损的修复：对该区的颅底骨和软组织缺损，有作者报道骨缺损 <4cm² 者，可采用肌浆、皮片填塞或衬垫修复，或用人鼻中隔移位修复获得良效；>4cm² 的骨缺损，采用游离颞骨、髂骨，取下的骨块做成楔形，嵌在缺损处，用粗丝线或栓结丝固定，在固定好骨以后，将预先准备好的中厚皮片初衬在颅底鼻腔面，大于骨缺损区 1～2cm²，下填塞碘仿纱条以防滑脱或贴合不紧。此三层材料形成"三明治"式人工颅底获得良效。上述修复方法优点是简便，但仅适应于原发于筛窦、部分上颌骨（额鼻窦）切除，大部分上颌骨存在能起到良好的支撑修复组织的作用。如果颅颌面联合切除术大面积缺损采用游离骨和游离皮片移植，就易坏死，脱落而失败。Tokiyosi 在一例患双侧前颅底骨折伴双侧额叶损伤的病例，先用冻干硬脑膜修复，脱落后失败。采用吻合血管大网膜修复前颅底缺损，随访 3、5 年未复发，所用的大网膜组织瓣的供养血管为颞浅动脉。肿瘤切除后残留的前颅底、眼窝及颌面缺损，有作者采用吻合血管的游离腹直肌皮瓣连带第 6、8 肋软骨行眼眶下缘及颧弓重建，以维持术后颜面外形完整。另外眼球摘除后利用游离腹直肌肌皮瓣充填眼窝及患侧颌面部残腔，利用其皮瓣制造成小皮岛与上、下结合膜缝合，一期制作假眼床，以使术后在短时间内安装假眼球。血循重建的腹直肌肌皮瓣是将腹壁下动、静脉与患侧的颈外动脉分支面动脉或甲状腺上动、静脉作血管吻合。

（2）颅中窝缺损的修复：近年来，由于显微外科技术的迅速发展和广泛应用，多数作者主张采用吻合血管的游离组织移植修复颅中窝缺损。如腹直肌肌皮瓣、背阔肌瓣、胸大肌瓣、前臂皮

瓣、髂骨和肩胛骨瓣等，究竟用哪一种组织瓣移植为合适？应根据缺损面积大小、组织多少来确定。假如仅仅是颅中窝底缺损，尚有部分上颌骨作支撑，就可设计用组织量少、结构简单、操作方便的前臂皮瓣或肩胛皮瓣携带部分肩胛骨。假如颅前、颅中联合上颌骨、颧骨切除术后遗留颅及面中1/3组织洞穿型大面积缺损，需要修复颅底、口腔内及颜面部皮肤缺损的三维重建，此时必须要移植大量组织。据笔者临床经验，选择吻合血管的由单根供养主干动脉携带2至3块组织瓣（被称为单蒂双叶瓣或单蒂3叶瓣）移植或选择由2块独立的游离组织瓣通过血管吻合后连接起来成为1块（串联皮瓣）修复缺损。最常用的单蒂多叶瓣是肩胛下动脉携带肩胛皮瓣（或肩胛骨瓣）、前锯肌瓣和背阔肌肌皮瓣。最常用的串联皮瓣是游离胸大肌肌皮瓣联结前臂皮瓣（图31-7-6）。

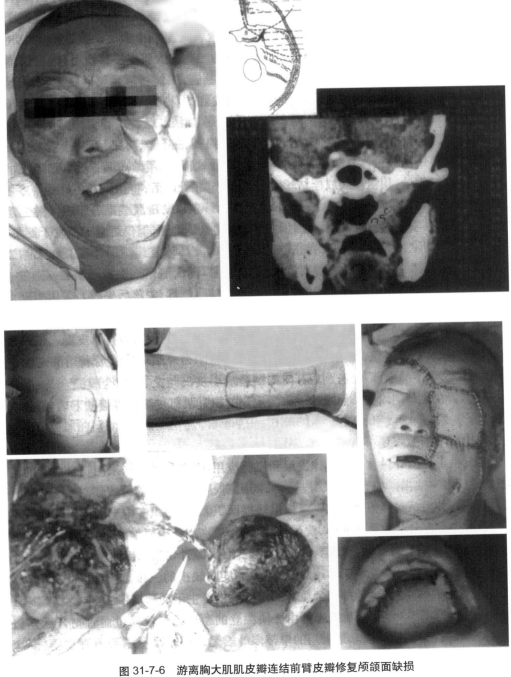

图 31-7-6　游离胸大肌肌皮瓣连结前臂皮瓣修复颅颌面缺损

3. 颅外组织缺损的修复 早期对颅颌面肿瘤手术后所致的颅外组织缺损不主张作修复。原因之一是：鉴于晚期肿瘤术后的复发率较高，封闭式立即修复不利于早期发现局部复发灶，有可能延误进一步治疗；原因之二是：显微外科技术尚未成熟。随着颅颌面手术的病例增多，由颅外缺损不修复所造成面部外形的丑陋以及口鼻腔相通带来语音、吞咽等功能障碍，越来越受到人们的重视。曾有患者因术后丑陋，生存质量太差而自杀，更有患者因此而拒绝接受颅颌面手术，影响了肿瘤的手术治疗。有鉴于此，我们认为：对颅颌面手术来说，可以被认为是患者接受最后一次扩大的根治手术，即使术后出现肿瘤局部复发，一般是难以再进一步手术的，因而，目前大多数学者主张立即修复。对于口腔颌面外科来说，颅外组织缺损主要是指面中、下 2/3 硬、软组织的缺损。所谓功能性重建是指除了软组织修复，恢复面部外形以外，重点是颌骨修复，牙列重建后恢复咀嚼功能。主要有非手术和手术重建两类修复方法。

（1）赝复体修复：赝复体修复仍然是常用的传统上颌骨、颧骨、眼耳等面中下 2/3 组织缺损的非手术修复方法。主要有口腔修复科医师采用人工义眼、义颌、义齿联合赝复体修复，一般采用中空式阻塞器和义齿粘接一体式修复体。它便于肿瘤术后检查，观察肿瘤有否复发，同时修复体不合适可重新制作，对肌体损伤小，简单方便。但是长期以来，设计上存在着以下缺点：①修复体体积大，牙槽突区相对较重，摘戴困难；②阻塞器部分和义齿部分间粘连性差；③义颌边缘封闭性差，固位不良，难以反映肌肉动态的正常外形。之后，wood,TaNaka 和刘新民等分别介绍了利用窝凸嵌合形式、磁性连接形式和负压吸合形式设计制作的组合式修复体，将义颌、义齿分成两部分分装组合戴入，具有一定优点。但是，赝复体的固位、支持和稳定仍然存在一些问题，尤其是颅颌面手术后巨大面积缺损，赝复体缺乏良好的固位和支撑组织与结构，更难以重建其咀嚼功能。

（2）种植体修复：随着人工种植牙系统的发展，Tidernen 于 1992 年率先开展采用预制的钛网托槽（Titanium mesh）。在微型钛钉固定下，将自体髂骨碎骨片及骨髓移植储存于托槽内，经压缩塑形而恢复上颌骨形态并延期人工种植牙的植入。同时，为确保移植骨的成活，采用同侧带蒂的颞肌筋膜瓣作为支架的内外层覆盖组织包裹钛网托槽移植复合骨。该手术为恢复上颌骨缺损患者的解剖结构和生理功能开辟了新领域。手术主要缺点是：骨移植修复种植义齿重建需分二期进行；牙种植重建，必须建立在移植骨成活良好和钛网支架稳固的基础上；由于钛网硬度较大，弯制成型比较困难，特别是术前不能精确估计颌骨切除的实际体积，因而影响到术前支架弯制的准确性，难以达到与健侧上颌骨外形一致的异体支架。尤其是颅颌面切除后大面积缺损，该方法难以达到恢复外形与咀嚼功能的目的。

近年来，以 Bronemark 种植系统为代表的骨内种植体的迅速发展，又随着新型材料、生物力学、生物技术、信息技术和计算机辅助设计（CAD）、计算机辅助制造（CAM）等技术的发展，以骨内种植体为固位基础的颅颌面种植修复重建获得了重大发展。颅颌面种植赝复体是利用骨内种植为颌骨缺损后赝复体固位和支持装置，可提供足够强度和长期稳定性固位装置。颅颌面种植体的部件分为牙种植体、赝复体固位支持种植体。植入固位种植体的常见部位是额骨、颧骨、残余上颌骨及上颌结节。至于骨移植后采用种植赝复体修复，由于主要由移植骨承受合力，一般只需两个骨内种植体。

对于双侧上颌骨切除术所造成的缺损，由于剩余量不足，可采用种植体和磁性固位体相结合的上颌种植赝复体修复全上颌骨缺失。在残余颌骨上植入种植体，并以其固定带有磁性固位体的树脂支架，利用支架上的磁性固位体使上颌赝复体获得固位与稳定。

对于颅面部贯通式缺损，可利用带有磁性附着体的杆状夹板，将口内、外多个种植赝复体通过磁性附着固位和杆卡式附着固位造成一整体，来重建面部外形和功能。

种植赝复体存在主要问题是承受垂直合力与水平固位种植体（以颧骨为植入部位）生物力学不一致。加之种植体基台过长，植骨区骨量不足所造成的种植失败。因此，血管化的骨移植重建，不仅可减轻赝复体重量，而且移植骨与合面平行，仅咀嚼力呈轴向传导，有利于咀嚼功能恢复。

（3）组织移植修复：颅颌面联合切除术后遗留大面积组织缺损，通常会造成患者面部外形丑陋的功能障碍。大多数患者都希望立即修复改善外形与功能，然而前两种修复方法主要不足之处是要分多期、延期修复。近年来，随着显微外科技术的迅速发展，颅颌面联合切除术后采用血管化组织行移植封闭式立即修复成功病例日趋增多。Matsui 1995 年介绍用吻合血管的游离腹直肌肌皮瓣修复上颌骨缺损重建语言功能；Schmelzeisei 等介绍采用吻合血管的游离肩胛骨骨肌皮瓣，肩胛缘处的厚骨部分是修复眶下缘、颧上颌支柱或牙槽嵴的理想材料，肩胛骨的薄骨板则可用于腭或眶底重建；对同时伴有大面积软组织缺损者，采用单蒂双叶复合组织瓣（如肩胛下动脉携带游离肩胛骨骨肌皮瓣和背阔肌肌瓣或肌皮瓣）提供足够的骨组织作上颌骨重建，软组织充填缺损区空腔和被覆上皮修复口、鼻、颊面部黏膜、皮肤缺损；还可采用由 2 块独立的游离组织瓣通过血管吻合后连接起来成为 1 块（串联皮瓣）修复缺损，最常用的串联皮肤是：游离胸大肌皮瓣或背阔肌皮瓣联结前臂皮瓣。该手术主要优点：保持移植组织原有的血液供应，颌骨重建后能即刻行人工牙根种植，有利于牙列重建恢复咀嚼功能。主要缺点是：具有较高的手术操作要求，一旦血管吻合失败将会带来较大的手术创伤。

五、颅颌面手术的效果评价

众所周知，原发于颞下窝的肿瘤，或上颌窦后部、口咽部、颞下颌关节及腮腺深叶已侵犯到颅底的晚期恶性肿瘤，常因位置深在，涉及颅内及重要血管、神经，手术途径困难，难以完整切除。以往通常采用紧贴颅底切除肿瘤的保守方法，导致手术的不彻底性，易复发，预后差。然而，颅颌面联合切除术的成功发展，为波及颅底的晚期颌面部恶性肿瘤提供了手术治疗机会，扩大了手术适应证。Catalano 等总结了颅颌面联合切除术胜于以往手术的三大优点：①整块切除肿瘤；②

直视颅底，有效地保护颅内组织，估计侵犯程度；③充分暴露颅底结构，有利于肿块切除和切除后修复。Ketchan 报道 54 例以颅前窝为主的联合手术，其中位生存期为 8 年，实际 3 年、5 年生存率分别为 51% 和 49%。我科资料 46 例以颅中窝为主，以及颅前窝和颅中窝联合切除术治疗原发于上颌恶性肿瘤 25 例（其余 21 例为原发于颌面部其他部位），3 年、5 年生存率分别为 48.8% 和 35.1%，其中有 1 例上颌窦鳞癌患者曾先后 2 次手术后翼突部位复发，于 1984 年 11 月行颅中窝联合颅外手术，1997 年 12 月随访（术后 13 年 1 个月），无瘤生存，2000 年 10 月（术后近 16 年）随访，无瘤生存。因此，我们认为：颅颌面联合切除术为涉及颅底的晚期颌面部恶性肿瘤提供有可能根治的机会，解决了单纯颅外扩大手术难以根治或整块切除的困难及术后复发率高的难题。

当然，不可否认颅颌联合切除术难度较大，特别是涉及颅中窝切除术，存在着一定的手术危险性，涉及颅后窝手术者危险性则更大。Terz 报道中 8 例竟有 2 例死亡，我组 46 例中死亡 1 例。手术难度大，并发症多。Ketchans 报道颅颌面切除术后并发症发生率为 74%。死亡主要原因是脑膜炎、脑脓肿，其次是脑干受压引起的呼吸、心搏骤停和不易控制的大出血，并发症以感染发生率最高；另外还包括急性脑综合征、昏迷、偏瘫、脑脊液漏、垂体功能不足以及局部创口感染（包括颅骨骨髓炎及骨瓣坏死）。

80 年代之后，颅颌面联合切除术后并发症发生率有所下降，Cheesman 1986 年报道为 12%。Catalano 等报道 1980～1987 年为 52.2%，1988～1992 年为 28%。我院 1996 年资料为 19.6%（9/46）。分析认为并发症下降有关因素为：放射影像学发展，使术前肿瘤范围更加明确，从而制定出更为精确的策略；显微外科技术的提高和对颅底解剖的深入研究，大大减少了广泛切除对局部重要神经结构的医源性损伤；游离组织移植的发展，使颅底缺损整复更为可靠；另外还包括对颌面部肿瘤治疗经验的积累和多学科方法的应用。不少学者强调手术病人的适应证选择和围术期的正确处理最为重要，可以减少术后并发症和死亡率。

六、并发症的防治

颅颌面联合切除术最严重的并发症是术中发生意外，因脑干受压引起的呼吸、心搏骤停和不易控制的大出血致死。其次是术后继发感染以及脑脊液漏。

（一）减少脑组织损伤

主要发生在涉及颅中窝切除的病例，由于颅中窝距脑干很近，暴露颅底术区常需采用脑压板剥离和推移脑组织，若操作不当可造成脑干受压或脑组织不同程度挫裂伤。避免这些并发症的关键是尽可能地缩小脑容积；操作应小心轻柔。本组病例均采用低温麻醉，术前作腰椎穿刺置入塑料管，并连接测脑压装置。手术开始作颅骨钻孔时，即静脉注入地塞米松及脱水剂（20%甘露醇）。掀起骨瓣时，脑容积已有明显缩小，允许在无张力的情况下分离硬脑膜暴露颅底。部分病例脑容积缩小不够满意可再滴入第二剂脱水剂，必要时，可由腰穿塑料管抽出少量脑脊液。颅前窝联合切除术常在鸡冠处有硬脑膜撕裂，而脑脊液外溢也是降低脑压，易于暴露颅底的因素之一。为防止术后脑水肿的出现，继续留置脑压装置2～3天，并使用地塞米松及脱水剂，本组病例未出现术后颅高压表现。

（二）减少出血

设计入颅部位及入颅方式，应尽可能避开容易出血的硬脑膜静脉窦。颅骨钻孔，剥离硬脑膜，线锯锯骨，均应仔细。硬脑膜与颅骨板障静脉穿通支断裂出血，可用电烙烧灼凝固。知名血管如经棘孔穿入的脑膜中动脉，筛前、筛后动脉支应予缝扎。部分病例硬脑膜撕破，在牵拉不当引起脑组织局部的挫裂伤后，应分别用银夹、电凝固止血，清除硬膜下血块后，将能缝合硬脑膜裂口。关闭创口前常规作骨缺损周围硬脑膜与颅皮下悬吊，并于硬膜外腔留置引流，以避免硬膜外腔术后形成血肿。

（三）预防术后感染

因颅内是无菌伤口，而颅外尤其是口腔内是污染伤口。颅颌面联合切除术通常是颅内外交通，极易造成术后感染，引起化脓性脑膜炎或脑膜脑炎，其中最严重的是绿脓杆菌感染，死亡率很高。为此，术前均常规在口咽、鼻咽或结合膜囊、肿瘤创面分别作细菌培养及药物敏感试验，术中创腔亦作细菌培养，以备预防性或一旦感染发生能迅速有效地选择敏感药物。本组46例常规术前连续3天作咽拭采样，作细菌培养和药敏试验，其中2/3病例有致病菌如金黄色葡萄球菌、链球菌、大肠杆菌等生长。术后参照药敏试验，预防用药，仅2例发生感染，经加大抗生素用量，有效地控制了感染，未发生严重的颅内并发症。

此外，手术程序严格采用先颅内、后颅外，颅外手术时尽量保护脑膜不受污染。肿瘤切除后，反复使用生理盐水，1%过氧化氢，抗生素液冲洗伤口。术后硬脑膜外留置负压引流管3～5天；参照细菌药敏试验应用抗生素5～7天等综合预防措施，获得良效。

（季彤）

参考文献

1. Ezzat S, Asa SL, Couldwell WT, et al. The prevalence of pituitary adenomas: a systematic review.Cancer, 2004, 101 (3) :613-619.

3. Kadish S, Goodlnan M, Wang CC. Olfactory neuroblastoma. A clinical analysis of 17 cases. Cancer, 1976, 37 (3) : 1571-1576.

4. FooteRL, MoritaA, EbersoldM J, et al. Esthe sioneuroblastoma:theroleofadjuvantradiationtherapy.Int J Radiatoncol Biol Phys, 1993, 27 (4) :835-842.

5. Dulguerov P, Calcaterra T. Esthesioneroblastoma : the UCLA experience 1970-1990. Laryngoscope, 1992, 102 (8) : 843-849.

6. 王进，柯振武，杨伟炎，等．嗅神经母细胞瘤的化疗分析，西南军医，2006, 8 (6) : 24-26.

7. 周良学，游朝．颅咽管瘤基础研究进展．中国临床神经外科杂志，2009, 14 (3) : 188-192.

8. 唐勇，林薇，曹林德．颅咽管瘤的 MRI 诊断和鉴别诊断．四川医学，2008, 29 (11) : 1559-1560.

9. Maira G, Anile C, Albanese A, et al. The role of transsphenoidal surgery in the treatment of craniopharyngiomas. J Neurosurg, 2004, 100 (3) : 445-451.

10. 漆松涛，龙浩，潘军.颅咽管瘤手术入路选择及其限制性因素；中国临床神经外科杂志，2009，14（7），385-287.

11. 邓磊，钱锁开.X一刀联合立体定向内放疗治疗混合型颅咽管瘤.现代诊断与治疗，2009，20（3）：166-167.

12. 张静，张云亭，李威，等.颅底脊索瘤的MR表现.中国医学影像技术，2009，25（3）：387-390.

14. 周定标，余光新，许百男，等，颅底脊索瘤的分型、诊断与手术.中华神经外科杂志，2005，21（3）：156-159.

头颈部皮肤肿瘤
Cutaneum Tumor of Head & Neck

头颈部皮肤量不足全身体表面积的百分之十，但大多数皮肤肿瘤发生在此区域内。毋庸置疑，头颈部皮肤是全身皮肤的暴露部分，易受过度的紫外线照射及其他物理和化学因素刺激，从而导致此区域皮肤肿瘤发生率增加。

身体任何器官的恶性肿瘤也可以转移到头颈部，而在临床上以皮肤癌的形式表现出来。头颈部肿瘤的治疗关乎患者的容貌，其重要性不必赘言。因而在根治肿瘤的基础上，尽最大努力减少患者容貌损害，是我们努力的方向。

头颈部皮肤肿瘤类型繁多，本章重点讨论一些常见的良性和恶性肿瘤。

第一节　头颈部皮肤良性肿瘤或病变

一、色素痣

色素痣（Pigmented nevus）极其常见，周身皮肤均可发生，头颈部多见，少数发生于口腔、鼻腔、眼、外耳道及脑膜等处。色素痣为良性病变，但可发生恶变。

（一）病理
痣细胞位于表皮深层或真皮中，主要有 3 种形态：

（1）上皮样细胞。一般位于表皮深层，偶见于毛囊和汗腺管壁，细胞较大，浆淡染，有细小黑色颗粒，无细胞间桥，核大，核仁清楚，核分裂甚少。

（2）小痣细胞。位于真皮中或深部，由上皮样痣细胞发展而来，较小，似淋巴细胞。核小，深染，浆少，淡嗜酸，一般不含黑色素，但浅表处者可含黑色素，颗粒较粗且集中。

（3）纤维样细胞。位于真皮深层，为较成熟的痣细胞，由淋巴细胞样痣细胞发展而来，呈长梭形，胞质少，具较长胞突，彼此相连，一般不含黑色素。

组织学分型：

（1）交界痣（Functional nevus）痣细胞完全位于表皮深层，表皮和真皮交界处。常由上皮样细胞形成境界清楚的痣细胞巢，大小不一，一般有多个，病变外表皮细胞失去正常排列，结构松散，细胞棘刺消失，可见空泡形成。

（2）皮内痣（Intradermal nevus）痣细胞完全位于真皮内，常向皮下移行，痣细胞均较成熟，巢状排列，巢与表皮之间有薄层纤维组织，真皮上部大多为上皮样细胞，细胞较大，色素往往较多，有时可见多核巨细胞。真皮中部痣细胞较小，色素少，似淋巴细胞，真皮下部痣细胞似纤维母细胞，不含黑色素，病变处可见毛囊增生，皮下组织无炎症反应。

（3）复合痣（Combined nevus）即皮内痣与残留的交界痣并存。复合痣可以包括黑色素细胞痣的所有类型。上皮细胞体积大，含有丰富的颗粒状黑色素，呈巢状或束状，位于真皮浅层，浅层和深层或深层，也可位于普通痣的深部，有时或常常呈丛状排列。细胞核体积稍大，圆形、卵圆形或长形，大小均一，有时有不同程度的异型性。

（二）临床表现
1.交界痣　交界痣可由皮内痣演变而来，亦可独自发生。可发生于任何年龄,但以婴幼儿多见。发生于掌、跖或外阴部的痣多属此类。强烈紫外线或 X 线照射可促使色素痣转变为交界痣。交界痣表面平坦或仅略高出皮表，呈淡或深褐或黑色，无毛发生长。

该痣有恶变倾向，但真正发展成恶性的极少。交界痣明显增大、色泽变深、痛、痒、破溃、出血、周围出现黑色卫星状小结节时，应考虑恶变可能。

2. 皮内痣

（1）雀斑样痣：多发于颜面皮肤，出生既有或在任何年龄段出现，病变可单发或多发，淡棕色，扁平或稍隆起，无毛，罕见恶变。

（2）毛痣：多发于面部及发际。大小不一，隆起皮肤，有毛，淡棕或淡黑乃至深黑。有的面积甚大，可累及半面或半侧肢体，边界清楚，表面褶皱，被毛发。常并发感染、肿、痛、痒，但无毛发脱落。如发现病变明显增大，毛发脱落、出血、皲裂，应疑恶变。

3. 复合痣 包含任何成分的痣。占黑色素细胞痣的 1% 以下。可发生于任何年龄组，女性稍多。约 23.6% 发生于头颈部。表现为境界清楚的丘疹或半球形病变，呈深棕色、蓝色到黑色。一般无毛发，常随年龄增长而体积增大，颜色加深，其内的交界痣成分可发生恶变。

除以上三种常见类型外，尚有发生于青春期或青春期以前的幼年黑色素瘤，亦属复合痣（皮内痣成分多，交界痣成分少）。组织学特点为：细胞较普通痣细胞大，主要由上皮细胞、多核巨细胞、圆形细胞组成。但各例所含细胞比例不同，核分裂象不同，无病理核分裂象，色素较少，病变浅，细胞致密，有时可见巨大痣细胞和高度淋巴细胞浸润，颇似恶性黑色素瘤。

本病多发生于小儿，少数成人亦可罹患。多发于颜面，一般为单发，亦可多发。呈圆形或椭圆形结节，微隆起于皮肤，紫红色，直径不超过 1cm，表面毛细血管扩张或有轻微鳞屑。有时生长较快，易与恶性黑色素瘤混淆。一般随年龄增长，痣细胞逐渐减少，至青春后期则转变成皮内痣，甚少恶变。

（三）治疗

一般痣无须治疗。

影响容貌的较大的或有待病理确诊的色素痣，可于痣边缘外 2～3mm 的正常皮肤处深达皮下层予以切除。较大面部痣可分期切除，以免遗留疤痕。

不提倡激光、冷冻、电烙、药物腐蚀等方法，因易致切除不彻底而复发及遗留疤痕，手术切除标本需常规行病理组织学检查。

二、毛囊肿瘤

（一）毛发上皮瘤

毛发上皮瘤（Trichoepithelioma）亦名囊性腺样上皮瘤（Epithelioma adenoids cystic），多源于原始上皮胚基细胞，是在向毛发结构分化过程中形成的肿瘤。常为常染色体显性遗传，青春期时发病，女性多见。

1. 病理 瘤组织由基底细胞样细胞巢和角化小囊组成。瘤岛边缘细胞呈栅状排列。中央为角质层，角化完全，与癌珠逐渐角化不同，常见胚型毛囊，表明瘤细胞向外毛根梢细胞分化。偶见毛发。

2. 临床表现 本病为良性，临床分单发及多发型。

（1）多发性毛发上皮瘤：常有明显家族性，多发病于 20 岁以前，女性多见[2]。面部多见，直径在 2～5mm 之间，多为半透明皮肤色或粉红色丘疹或结节，质硬，有时表面可见毛细血管扩张，偶可形成斑块，极少破溃。病变为沿鼻唇沟对称分布的多数丘疹，但亦可发生在额部、眼睑、上唇、颊部，偶见于头皮、颈和躯干上部。多无自觉症状，偶有轻微烧灼感或痒感。可与红斑狼疮并发，成为 Rombo 综合征之一。

（2）单发性毛发上皮瘤：好发于成人面部，一个或数个苍白色皮肤色丘疹或结节，质硬，直径可达 2cm.

3. 治疗 单发者可手术切除。多发性者尚无满意治疗方法。可考虑采用激光、电灼及电干燥治疗。

（二）钙化上皮瘤

钙化上皮瘤（Calcifying epithelioma）是比较常见的毛源性良性肿瘤，组织来源于毛乳头，钙化为继发性改变。

1. 病理 肿瘤包膜完整，与表面皮肤黏连，肿块质硬如石，切开时有磨砂感，罕有破溃。镜下主要由嗜碱性细胞及影细胞组成条索或团块，前者核大，圆形或椭圆形，深染，胞质少，细胞境界不清，粉红色，中央有不着色的影核，偶见嗜碱细胞向影细胞过度。

在影细胞团块中，可见成片的角化细胞。瘤细胞排列成脑回状，中央为影细胞，边缘为嗜碱细胞，瘤细胞内常见钙化。

2．临床表现 任何年龄均可发生，但多见于青年。天津肿瘤医院资料平均 18 岁，约 30% 在 10 岁以内。无性别差异，40% 发生于头颈部，上肢 39%、躯干 8%、下肢 13%。手掌不发生此瘤。初起皮下小结，多为单发，少数（3.5%）多发。大小一般在 0.5 ～ 3cm，偶达 9.5cm，圆形或椭圆形，与皮肤粘连，质硬、生长缓慢，多无不适，约 30% 有压痛，罕见恶变。

3．治疗 手术切除。

三、汗腺肿瘤

（一）汗腺瘤

汗腺瘤（Hidradenoma）是一种良性附属器肿瘤，伴有限程度的导管分化，可由小汗腺也可为大汗腺来源。

1．病理 肿瘤多位于真皮，呈结节状，境界清楚，有时与表皮相连，间质常硬化，可富于扩张血管。可由多种细胞构成：透明或浅染细胞；鳞状细胞样细胞；黏性细胞。不同类型细胞间常有移行。肿瘤细胞密集成片，其中有散在分布的导管和腺体，可呈大汗腺分化。

2．临床表现 汗腺瘤为散发性病变，无性别差异，多见于成年人。一般位于头皮、躯干及肢体近端，手足少见，可发生于眼睑（图 32-1-1）。表现为缓慢生长的结节，质硬，直径在 0.5 ～ 2cm 或更大，表面正常或呈肉色或红棕色，肿瘤常为单个、偶可有数个。

3．治疗 首选外科切除。

（二）圆柱瘤

圆柱瘤（Cylindroma）亦称头巾瘤（Turban tumor），圆柱螺旋腺瘤（Cylin drospiradenoma），螺旋腺圆柱瘤（Spiradenocylindroma）。为一种相对未分化的良性附属器肿瘤。

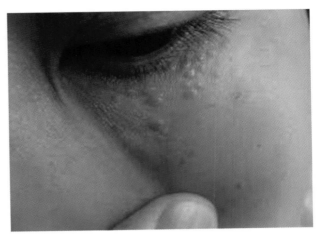

图 32-1-1 汗腺瘤

1．病理 圆柱瘤多位于真皮，有时位于皮下，无包膜。镜下见大小不等上皮细胞岛，外围组织细胞间常见透明蛋白物质。细胞岛的外周细胞较小，梭形或立方形，核小浓染，呈栅栏样排列，有向肌上皮细胞分化趋势。

内层细胞呈立方或椭圆形，核大淡染，有向分泌细胞分化趋势。细胞岛中可见大小不等管腔，内层为分泌细胞，外层为肌上皮细胞，颇似大汗腺结构。

2．临床表现 圆柱瘤可以分为孤立性或多发性病变。多发性常有家族性，多发于女性，多在青春期或稍后发病。大多数位于头面部，尤其是眼周，少数见于躯干或近侧肢体。肿瘤光滑、半球形，无毛发附着的红棕色丘疹或结节，广泛头皮受累导致临床上形状似头盔，故称"头巾瘤"。孤立性者无家族性。

3．治疗 手术切除。

四、皮脂腺肿瘤或病变

（一）表皮样囊肿

表皮样囊肿（Epidermoid cyst）又名角质囊肿（Keratin cyst），为真皮内含有角质的囊肿。常因分泌瘀滞或外伤将表皮植入而产生，称外伤性表皮样囊肿。常见于面、颈、胸和上背部，创伤所致者常发生于掌、跖或臀部。

1．病理 表皮样囊肿来源于毛囊漏斗部，病变位于真皮内，与表皮相连，囊壁完整，内壁光滑，囊内含灰白样物质。

镜下　囊肿由覆层鳞状上皮衬里，角化层向内，基底细胞及棘细胞，支突变短或消失，囊内见脱落角化上皮细胞，偶可见钙化。合并感染后，上皮细胞可萎缩消失，周围见异物巨细胞及炎细胞浸润。

2. 临床表现　肿瘤多呈圆形，直径在0.5～5.0cm之间，与表皮粘连，基底活动，触之面团样，增长缓慢（图32-1-2）。中央小点为栓塞的毛囊皮脂腺开口，挤压时可溢出干酪样角质物，继发感染时可急速增大、红肿、破溃。肿物多单发，偶可多发。

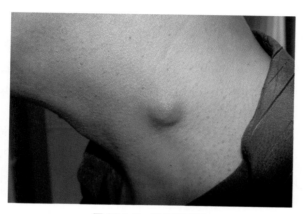

图 32-1-2　表皮样囊肿

3. 治疗　小的囊肿可不处理，极罕见恶变者。较大者可手术切除。应将囊肿与粘连之皮肤一并切除。感染者可予抗生素治疗或切开引流，待炎症控制后再行二期切除。

（二）皮样囊肿

皮样囊肿（Dermoid cyst）因胚胎期上皮残留而产生。

1. 病理　囊壁除表皮细胞外，囊内为包含各种皮肤附属器即汗腺、毛囊或皮脂腺等，偶见毛发、骨或软骨组织。

2. 临床表现　囊肿沿胚胎闭合平面分布，好发于眶周、鼻周、鼻背、口底、枕、额中部、头皮及骶尾部等。多在儿童／青少年期发病。多单发、圆形、边界清、表面光滑、囊性、挤压似面团，与皮肤无粘连。

生长缓慢，X线片检查，病变区骨质可有压迫性凹陷、变形。少数可继发感染、破溃。甚少癌变，

癌变率为1.5%～9.2%。

3. 治疗　手术完整切除囊壁，以防再发。

（三）皮脂瘤病（Sebaceous neoplasia）

1. 病理　囊肿由毛囊下外根梢和皮脂腺导管合并发生。上皮细胞不通过颗粒层而直接产生无层状结构的角质。囊内含多量的皮质和少量角质碎片，囊壁可见不等量的皮脂腺组织。

2. 临床表现　本病属常染色体显性遗传。常在青少年期或成年早期发生。病变为多发小囊肿，直径在数毫米乃至1～2cm，多见于颜面、前额、头皮，次为胸壁、背、四肢、阴囊，囊内含脂样物。

3. 治疗　可手术切除，亦可采取穿刺抽吸，内镜下囊肿摘除。

五、脉管瘤

（一）血管瘤

一般认为血管瘤（Hemangioma）并非真性肿瘤，而系脉管发育异常，好发于头面部、口腔、上肢等处。

1. 组织发生　脉管系由间胚叶发展而来，胚胎早期，以脉管内皮细胞索或细胞岛出现，继之发育成为毛细血管腔，再经彼此穿通连续而成各种脉管。若胚胎时期发育失常，其原始细胞离散残存，不受约束的生长，则可发展成血管瘤。

2. 病理　血管瘤：目前尚无统一的组织学分型。

传统分类：

① 毛细血管瘤（Capillary hemangioma）：亦称幼年血管瘤（Juvenile hemangioma），主要发生于婴儿期。镜下由密集的内皮细胞及毛细血管腔构成，基质甚少。管壁仅由一或数个较幼稚的内皮细胞组成，缺乏胶原、弹力及平滑肌纤维。嗜银染色可见微细网织纤维支架。瘤组织呈分叶状，无完整包膜，生长活跃。

在周围脂肪、肌肉束及神经束中可见散在的瘤细胞团。生长缓慢者，其周围结缔组织较多，与正常组织分界明显。按组织分化情况，可有以下两种变异：

毛细血管内皮瘤主要由生长活跃的血管内皮

细胞构成。伴有少量毛细血管腔，在高度增生部分，仅见聚集成团的内皮细胞，瘤组织排列无规律，分化甚差，有时可见分裂象，嗜银染色见致密的网织纤维。此型亦称增生性血管瘤、血管内皮瘤、脉管母细胞瘤等。

微静脉毛细血管瘤 即除毛细血管外，尚有分化较好的微静脉成分，其中可见毛细血管分化成微静脉过程中各种脉管。微静脉具完整的环形管状结构，管壁衬以单层或复层内皮细胞，其外有单层胶原纤维或纤维母细胞围绕。

此型按累及皮肤的深浅可分为皮内、皮下及混合3型。皮内型主要累及表皮下组织，表皮被肿瘤压薄，表面常见大小不等的乳头状隆起，支突消失或变小变短，毛囊、皮脂腺及汗腺等被瘤组织分离，零星散在；皮下型皮肤附属器不受累；混合型二者兼有。

② 海绵状血管瘤 (Cavernous hemangioma) 为最常见类型，大多由毛细血管瘤分化发展而成。病变主要位于皮下脂肪层。镜下，主要由大小不等的血窦组成。血窦大小及形状不一，结构无规律，无完整包膜，但长期局限于皮下者，往往可见一层致密的结缔组织与周围正常组织分界。

皮内细胞为单层，外围疏松的纤维组织、胶原纤维及少量平滑肌纤维等。血窦间距离远近不一，高度扩散的血窦仅为一片出血区。小血窦内可见血栓及钙化，此型主要为皮下型，皮内型及混合型少见。

③ 微静脉血管瘤 (Minimal venous hemangioma) 镜下，扩张的微静脉为其主要成分。不同年龄常伴有不同量的毛细血管，偶见高度扩张的脉管和血窦。管腔散在，排列无规律，无明显内皮细胞增生，亦无明显的包膜和分界，脉管周围结缔组织多属胶原纤维。一般随年龄增长而增多，脉管腔愈益扩大，管壁亦愈增厚。本型多属皮内并皮下的混合型，无单纯皮下型。

④ 动静脉血管瘤 (Arterio-Venous hemangioma) 亦称葡萄串状 (蔓状) 血管瘤即 Recemose (cirsoid)，多见于成人，每在长期生长的微静脉血管基础上，与动脉直接沟通而发生。镜下，静脉成分为主，管腔散在。弹力纤维染色可见围以弹力纤维和外膜增厚的动脉。结缔组织增生，常见组织间出血。

瘤组织常突入真皮乳头层，表皮层变薄，可有退行性变乃至坏死。

⑤ Mulliken 分类 将血管瘤的概念分为血管瘤 (Hemangioma) 和血管畸形 (Vascular malformation)。此分类对治疗有指导价值。血管瘤可自行消退，而血管畸形则不能消退，需要治疗。

3. 临床分型及表现 临床上依血管瘤的外观而命名：

(1) 草莓果状血管瘤 (Strawberry type hemangioma)：亦称莓状痣或单纯血管瘤 (Hemangioma simplex)。婴儿最常见，绝大多数属毛细血管瘤，少数为海绵状血管瘤。88% 在生后四周内出现，25% 出生时即有。一般为单发，大小不一，自数毫米至十数厘米，甚至累及整个面部、大部分肢体和躯干。临床可分为：

① 增生期 持续至 1 岁；

② 稳定期 持续数月至数年；

③ 消退期 一般在九岁前消退，在 10～12 岁时仍可继续消退。

(2) 海绵状血管瘤：多位于皮下，可单发或多发。常在出生或生后不久发病。多发于头颈部，皮色正常或呈青蓝色、鲜红或暗紫色。大多边界不清，质柔软，挤压可缩小，压力去除后迅速恢复原状。病变常累及颊、唇、口腔黏膜，造成颜面变形 (图 32-1-3)。成人皮下海绵状血管瘤偶见机化或形成静脉石。

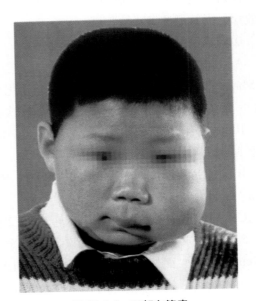

图 32-1-3 面部血管瘤

（3）葡萄酒色斑（Port wine stain）：亦称焰痣（Nevus flame）或微静脉血管瘤。在幼儿或生后不久出现，多呈弥漫性斑片状，可累及半侧头面或躯干。好发于颜面及颈部。病变呈鲜红或紫红，不高出皮肤表面，境界清楚，压之褪色。

不能自行消退，随年龄增长，发展成混合型。病变区因供血充分而过度发育，形成巨耳、巨唇、巨舌等。成年后可产生大小不等疣状结节，有的可发展成巨大赘生物，导致皮肤坏死或出血，压迫邻近器官等。

本病有时与内脏血管瘤并存，产生 Sterge-Weber-Dimitri 综合征（同侧蛛网膜和大脑、同侧眼球脉络膜血管瘤，伴发青光眼、眼球外突、智力迟钝、癫痫等）或 Lindau von Hippel 综合征（小脑、脑干、脊髓、视网膜血管瘤，同时肝、肾、胰亦有血管瘤）等。

（4）动静脉血管瘤：好发于头皮、眼眶、耳郭或口底等处。皮肤弥漫性紫红，病变区组织肥大，局部温度升高。肿物软，有搏动感，有压缩性。可发生坏死及严重的动脉出血。

4. 治疗

（1）草莓果状和海绵状血管瘤：因属良性病变，小型无明显生长的病变可密切观察。以下情况应予治疗：病变生长迅速或产生合并症时；病变在重要脏器附近，有可能造成功能损害时；有可能导致毁容时。

血管瘤的治疗方法很多，婴幼儿血管瘤应慎用放疗，因其可诱发恶性肿瘤。

①局部注射治疗

A. 硬化剂：适用于海绵状血管瘤。一般采用 5% 鱼肝油酸钠，5%～10% 高渗氯化钠或 1%～10% 柳酸盐液；40% 尿素溶液每次注射 1～10ml，每 1～3 天 1 次，10～20 次为一疗程，观察 3～6 周后决定下一疗程的治疗。

B. 平阳霉素：局部注射，每次 8～10mg，每周一次，总量不超过 50mg。

C. 糖皮质激素：醋酸泼尼松龙 15～20mg/次，5～7 天重复一次，一般 3 次即可治愈直径 < 1cm 的头顶、面颊、唇部血管瘤（新生儿）。醋酸缩丙酮安西龙（Triamcinolone acetonide acetate）20～25mg/次，加倍他米松磷酸钠 5.3mg/次，直接注入瘤体，间隔 6～8 周可重复注射，一般

注射 3～4 次。

②冷冻治疗：适用于病变范围较小者。

③物理治疗

A. 同位素治疗：可采用放射性核素磷 $^{-32}$ 和锶 $^{-90}$ 局部敷贴。适用于皮内型婴幼儿期毛细血管瘤，有效率可达 80% 以上。

B. 放射治疗：浅层 X 线外照射，年龄小者效果较好。应掌握好照射剂量。过大会造成皮肤色素沉着、减退、瘢痕形成等近期并发症。剂量超大时可造成骨生长中心抑制、深部组织损伤并增加后期放射部位癌变的危险性。

C. 激光治疗：脉冲染料激光的问世基本取代了其他治疗方法。因其安全方便，愈合不留疤痕。Nd:YAG 激光穿透力强，已用于治疗深部血管瘤。

④手术治疗：适用于生长迅速、面积大、引起外观变形、功能障碍或严重出血时的年龄较大儿童及成人的海绵状血管瘤。术前准确评估病变范围，充分估计手术的可切除程度，同时设计好修复计划。手术严格控制出血和尽量保留病变周围正常组织，以利修复。

⑤选择性动脉插管治疗：平阳霉素 5～8mg/次，隔日一次，共 5 次，可收到良好效果。

⑥全身治疗

A. 糖皮质激素泼尼松 2～4mg/kg.d。隔日早晨顿服，共 8 周，以后每周减量一半，多数可给药 2～3 个疗程，间隔 2～3 周。

B. 干扰素 IFN-α-2a，干扰素 β，每天 300 万 IU/m²，皮下注射 6～12 个月。

（2）葡萄酒色斑：此型放射和冷冻治疗均不敏感。在产生合并症时，如疣状结节、出血或赘生物过大时，行手术切除，并即时修复。

（3）动静脉血管瘤：仅适于手术治疗，术前需明确与病变交通的输入动脉，全部予以结扎切断，再行手术切除。

（二）淋巴管瘤

淋巴管瘤（Lymphangioma）是由淋巴管和结缔组织构成的一种先天性良性肿瘤，比血管瘤少见，约为 1:4 之比。

1. 毛细淋巴管瘤（Capillary lymphangioma） 又称局限性淋巴管瘤（Lymphangioma circumscriptum），亦属先天性疾病。

（1）病理：瘤组织主要在表皮层，由淋巴管构成。管腔不规则，多扩张或形成小囊，内含淋巴液，常与毛细血管瘤并存，称血管淋巴管瘤（Hemato lymphangioma）。

（2）临床表现：多见于婴幼儿。好发于口腔黏膜，以舌最多，次为颊、腭、口底等部位。皮肤较少，可发生于四肢、腋、阴囊等处。病变呈斑块状，直径 2～3cm 或更大。局部组织增厚，稍隆起，表面布满乳白色透明的细小颗粒，内含淋巴液，其间常见杂以红色颗粒，为毛细血管瘤成分。

（3）治疗：CO_2 激光，电灼、冷冻或手术切除。

2．海绵状淋巴管瘤（Cavernous lymphangioma）

（1）病理：在皮下组织中含有大而壁薄的淋巴管，管腔不规则，充满大量淋巴液的腔隙，有丰富的结缔组织间质。

（2）临床表现：52% 位于头面部，30% 在下肢，16% 在臂及腋部，20% 在躯干。发生于舌、颊部者多为单纯性海绵状血管瘤。病变可大可小，境界不清，如不伴血管瘤一般表面无颜色改变，弥漫性肿胀，质软、可压缩。

（3）治疗：可手术切除，但易复发。

3．囊性淋巴管瘤（囊性水瘤）（Cystic lymphangioma，Cystic hygroma）

（1）病理

① 大体形态 肿物由大小不等的囊腔构成，囊腔互不相通，故无压缩性。肿物周围常有增厚的结缔组织围绕，与囊壁无法分离，囊壁间隔甚薄，内含淡黄色清亮淋巴液。

② 镜检 囊壁主要由胶原纤维组成，厚薄不一，内衬单层扁平内皮细胞，常见淋巴细胞浸润，有时形成淋巴滤泡。

（2）生长与扩展：初期为内皮细胞索向周围组织内生长，继而形成多数囊腔。囊肿可向深层组织间隙扩展，与周围组织界限不清。因其壁薄，与周围组织分离困难，常易包绕重要解剖结构，诸如颈部大动脉、静脉、神经等。

（3）临床表现：绝大多数（约90%）发生于 2 岁以内，50%～65% 见于初生时，成人亦有发生。男女发病率无明显差异。多发生于颈后三角区，可向下延及锁骨后、腋下、胸壁、纵隔、心脏周围（心包囊肿）；向上可延及颌下、口底、舌等部位；向

后可达肩胛骨深侧或椎旁。

肿瘤体积与年龄无关，可出生时即巨大，亦可逐渐增大。生长缓慢，偶可自行缩小，但不能自行消退。肿瘤表面皮肤正常，与肿物无粘连，深部活动差。病变呈分叶状，质软、囊性、具透光性。如有内出血，则透光性消失。

肿瘤可产生压迫症状，如累及口底、舌、咽部时，可致语言、吞咽及呼吸障碍；如压迫臂丛神经则可导致上肢无力，运动障碍或肌肉萎缩；颈静脉受压迫可致颜面回流障碍；气管受压致气管移位，但少致呼吸困难。若继发感染则产生相应发热、肿胀加剧，压迫症状更趋严重。

（4）治疗

① 保守疗法 平阳霉素瘤内注射 方法：平阳霉素 5～10mg 溶于 2～4ml 注射用水内，先行穿刺吸尽瘤内液体，直接注药于瘤体内。间隔 10～15 日，重复注射，1 疗程 5 次，有报道有效率达 98.5%。

② 手术治疗 保守疗法无效时可采用手术治疗。手术时应注意：A. 充分评估肿瘤范围及与重要解剖结构的关系；B. 切口应与皮纹走向一致，以防瘢痕挛缩；C. 术中仔细操作，防止重要血管、神经等损伤；D. 不强求"完整"、"彻底"切除，可尽量切除大部瘤体，剩余部分可置引流，延期 1-2 周拔除，使形成纤维化，使囊腔闭锁，或残存组织局部注射平阳霉素。E. 可切除大肿瘤，一期难以完成时，可分期切除。

六、着色性干皮瘤

1874 年 Kaposi 首先报道。1882 年提出着色性干皮病（Xeroderma pigmentosum）名称。本病为常染色体隐性遗传病。

该病发病率统计在美国为 1:1000000，在日本、中东和北非比较常见，各色人种均可发生，常见血缘聚集现象，无明显性别差异。

（一）病理

早期皮肤病变表现为表皮层中度角化不全，乳头水肿及淋巴细胞浸润，血管内皮细胞肿胀，弹力纤维疏松，染色不良，乳头层可见色素细胞。皮肤萎缩期表皮变薄，支突消失，真皮结构趋于

一致，纤维组织结构不清，毛细血管或多或少，有些呈扩张状。恶变期，可并发基底细胞癌、鳞状细胞癌、恶性黑色素瘤或纤维肉瘤。

（二）临床表现

常有家族史，父母多为近亲结婚，姐妹常同时罹患。

1.皮肤症状 皮肤症状75%～80%在出生后6月至3岁出现首发症状，即对日光敏感，在日光照射部位出现大量雀斑样色斑。约半数该病患者有小剂量紫外线照射导致的急性晒伤反应史，即皮肤出现发红、灼痛、甚至出现血泡。初起可自行消退。反复日光照射则导致皮肤干燥、进行性萎缩、变薄、被鳞屑、呈羊皮纸样伴色素沉着，甚至破溃，形成瘢痕挛缩。

2.眼部症状 约80%伴发眼部病变，有恐光症，伴显著结膜充血。持续受日光照射，可引起严重角膜炎，导致角膜混浊和血管化。睫毛脱落和皮肤萎缩致睑内或外翻。眼部易发基底细胞癌、鳞状细胞癌及黑色素瘤。

3.神经系统症状 目前本病可以分成A～G7个组，8个变型。A、B、D、G组除上述皮肤特征性表现外，尚有神经症状，如智力低下、小头畸形、感觉神经性聋、肌强直或癫痫。A组尚并发低身长，性功能不全及内分泌障碍，如垂体TSH分泌不足、继发性肾上腺皮质机能低下、末梢神经障碍等。

有人把本病分成两种类型，一种为常见的典型型，智力正常；另一型在婴儿期发病，称De sanctis-cacchione综合征，表现为智力迟钝、生殖腺发育不全及神经症状等。

（三）治疗

1.避免日晒 使用遮光剂，如25%二氧化钛霜和5%对氨茶苯甲酸（PABA）液。

2.异维A酸 每日2mg/kg，可有效防止皮肤癌的发生。

3.癌变组织处理 尽早切除皮肤癌。

七、神经纤维瘤病

神经纤维瘤病（Neurofibr-omatosis）又称Von Recklinghausen's disease，常染色体显性遗传，由畸变显性基因引起的神经外胚叶异常。

（一）病理

（1）大体形态 肿瘤无包膜，边界不清，切面灰白，半透明，质脆。

（2）镜检 肿瘤可为神经纤维瘤或神经鞘瘤。瘤组织由波浪状纤维组成，疏松，有形成旋涡倾向。纤维淡蓝染，如幼稚胶原纤维。特殊染色可见无髓鞘细长神经纤维。咖啡牛奶斑为皮肤基底层黑色素沉着。

（二）临床表现

1.皮肤损害

（1）咖啡牛奶斑（Cafe milk spots）：淡褐至深褐色，边界清楚，遍布周身皮肤。自数毫米至数厘米不等，不突出皮表。出生即存在，随年龄增加增多变大（图32-1-4）。

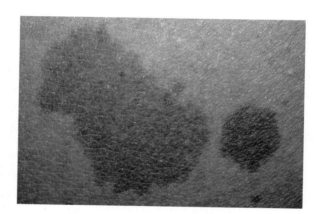

图32-1-4　神经纤维瘤病牛奶咖啡斑

（2）神经纤维瘤：可分为：①皮肤型 粉红色，橡胶样有蒂或无蒂肿瘤，数毫米至数厘米或更大，遍布全身，可数个至上千个，质软，多按神经分布；②皮下型 神经纤维瘤，可硬如橡皮；③丛状型 沿周围神经群集，形成不规则串珠状肿块，累及表皮和皮下，可有疼痛或痒感，偶可恶变。

（3）原皮瘤：皮肤及皮下组织增厚下垂，呈橡皮病样，皮肤粗糙，毛发增多，色素沉着，常发生于面颊部、项背部、臀部等处。病变可生长很大，以致影响活动、甚至改变体型。

2.神经病变 常发生多发性神经鞘瘤，沿神经干走行方向分布。易发生于头皮、颈项部皮肤。皮肤增厚、发硬、皮下组织水肿、失去弹性。中枢神经诸如迷走神经、三叉神经、舌下神经、脊神经受累，可产生脊髓空洞症或痉挛性麻痹等。

中枢神经系统可发生神经胶质瘤，多位于脑或脊髓、视神经交叉和视束之神经胶质瘤。可产生视力减退、癫痫、语言迟钝、肌无力或麻痹等。

3. 眼病变 Lisch 小结 （虹膜黑素细胞错构瘤）视神经萎缩和青光眼等。

4. 骨病变 主要为骨质疏松或骨囊肿、蝶骨翼发育不全和胫骨假关节、骨膜下囊肿。

5. 内分泌异常 肢端肥大症、性早熟或延迟。

6. 恶变 约 10% 左右可发生恶变，主要见于中枢神经、周围神经及骨骼病变，皮肤恶变甚少。

（三）治疗

病变范围大、影响功能及容貌或疑有恶变者可考虑手术切除。但因本病病变弥漫、边界不清、组织脆、血运丰富，故术中出血多，应做好充分术前准备。

八、其他良性肿瘤

（一）老年性角化症

老年性角化症（Senile Keratosis）又称日光性角化病（Solar keratosis），与长期暴晒损伤皮肤有关。

1. 病理 表皮增生或萎缩，过度角化，乳头状瘤样增生，支突向下生长，棘细胞增生、多形，核大小不规则，深染，基底细胞密集、浓染。增生的上皮细胞与正常表皮、毛囊、汗腺之间分界明显。根据组织学特点可以分成六型：肥厚型、萎缩性、鲍温病样型、棘层松懈型、色素型和苔藓样型。

2. 临床表现 本病 40%～60% 发生在 40 岁以上，80% 发生于 60～70 岁。白皮肤、有雀斑的以及不容易晒黑的人危险性高。常发生于阳光暴露区域：面部、耳、秃头头皮、手背、前臂和颈侧。病变呈淡红色扁平斑丘疹或小结节，散在；丘疹多小于 1cm，轻微隆起，表面疣状增殖，质硬，表面粗糙附有鳞屑。生长缓慢，一般无自觉症状，时有痒感，有皲裂时疼痛。少数可溃烂，溃疡形成，少数发生癌变。

3. 治疗

（1）冷冻、电灼、微波或激光治疗。

（2）外用 5% 5-FU 霜或溶液，每日 2 次，2～3 周。

（3）α 干扰素皮内注射，每周 3 次，共 2 周。

（4）疑癌变时手术切除。

（二）脂溢性角化病

脂溢性角化病（Seborrheic keratosis）又称脂溢性疣（Seborrhoeic Wart）、老年疣（Senile Wart）、石灰泥角化病（Stucco keratosis）、黑色棘皮瘤（Melanoacanthoma）。因角质形成细胞成熟迟缓所致的一种良性表皮内肿瘤，为显性遗传病。

1. 病理 表皮上皮细胞过度角化，基底细胞和棘细胞增生，乳头状瘤病和支突不向下伸展，颗粒层变薄或消失，上皮细胞内可见不等量黑色素。根据形态结构特征分为角化过度型：过度角化和乳头状瘤病较明显。

在增生的棘细胞团中有大小不等的角化囊肿形成，一般无黑色素沉着和炎症细胞浸润。

棘细胞增生型 棘细胞和基底细胞增生较明显，角化过度较轻，细胞团内偶可见角化小囊，无炎细胞浸润。

网状型 有明显色素沉积，棘层增生形成网状形态。

色素型 类似于普通脂溢性角化病，显示明显的黑色素沉积。

克隆型 表皮内上皮细胞增厚呈旋涡状集聚或成巢，上皮细胞细胞巢呈环状排列，类似鳞状细胞按原位癌的表皮集聚，但无细胞非典型性。

刺激型 棘细胞增多，形成许多上皮细胞旋涡，个别病例鳞状上皮呈癌样增生，基底部常见炎性细胞浸润。

扁平型 有轻度角化过度，轻度基底部色素沉积和轻度的棘层增生，细胞排列紧密。

2. 临床表现 病变可发生于除手掌和足底以外任何部位皮肤，但多发于面部，尤其是颞部皮肤。躯干、四肢、手背亦可发生。多发生于 40 岁以上，男性多发。常为多发，圆或椭圆形，边界清楚，表皮粗糙，呈褐色、灰黄色甚至黑色。稍隆起皮表，附以油脂鳞屑，去除后，表面呈乳头瘤样。本病可单发亦可多发，直径数毫米，偶可见数厘米者，甚少恶变。

3. 治疗 一般不需要治疗，疑有恶变时可手术切除。

（三）角化棘皮瘤

角化棘皮瘤（Keratoacanthoma）是一种鳞状细胞增生性肿瘤，主要发生在具有毛发的皮肤。常有自发性消退。

1. 病理 鳞状上皮增生，突入真皮层，形成角化珠，易与高分化鳞状细胞癌混淆，但本病细胞分化良好，无间变，中央棘细胞层增生，排列规则，与正常上皮分界清楚，不浸润。

2. 临床表现 局限性角化棘皮瘤多发生在50～70岁老年人，以男性为主，致病原因与过多的阳光照射及病毒感染有关。病变70%发生于面部，如面、颈、耳、头皮等部。亦可发生于手臂、手背和下肢。初为单发，粉红或肉色圆弧状结节，中央凹陷似火山口，其中含角质栓，表面常见毛细血管扩张，去除角质物，可见绒毛状基底（32-1-5）。3～5周后病变1～3cm，甚至5～8cm。

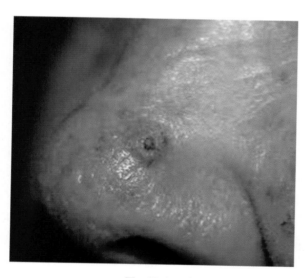

图　32-1-5

快速生长超过1～2个月，3～6个月后病变可逐渐消退，残留萎缩疤痕。增生、静止、消退三期，每期约2～8周，全过程约2～8个月，个别长达5年。临床可分为以下型：①单发型 包括三种亚型，巨大型；离心性边缘型；甲下型；②多发型；③发疹型。

多发型角化棘皮瘤罕见。临床可分为两型：一型好发于青少年，病变数个至数百个，多见于头皮、面、颈、手背。消退后遗留萎缩疤痕，有些病例有家族倾向。另一型好发于47～57岁，

病变较少。很少达蚕豆大，常伴剧痒，无家族倾向。

3. 治疗

（1）单发型：①冷冻、激光治疗；②手术切除；③药物治疗 5-FU 10～15mg 局部注射，每周一次；氨甲蝶呤 25mg/周，局部皮内注射。④X 线照射6～10GY

（2）多发型：异维 A 酸、阿维 A 酯和甲氨蝶呤口服。

（四）皮角（Cutaneous horn）

1. 病理 由致密的角质构成。皮肤颗粒层与其他组织间分界清楚，有时角质可侵入浅层棘细胞间。皮质基底部的组织结构不同，约半数为良性，亦可有恶性。

2. 临床表现 好发于老年人，可长达十余年乃至数十年。病变多位于头面部，如颅顶、额、颞、唇等处，亦可发生于前臂、手背、躯干等部位。表现为坚硬的角状物，大小不等，表面粗糙，顶端角化明显，基底肤色或红或灰黄色（图32-1-6）。有时可自行脱落，但亦可再度生长。

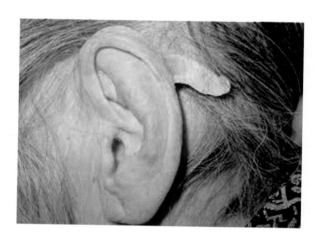

图 32-1-6　皮角

3、治疗 手术切除。

第二节　头颈部皮肤恶性肿瘤

一、癌

我国皮肤癌发病率较低，年均发病率约为2～3/10万。在恶性肿瘤中占第11位。国外发病率较高。美国非色素性皮肤癌（NMSC）超过全部癌症的三分之一，估计年发病率超60万人，其

中50万为基底细胞癌，10万～15万人为鳞状细胞癌，约为4：1。

非色素性皮肤癌发病率为恶性黑色素瘤的18～20倍。世界标化基底细胞癌男性127～129/10万，女性为104～108/10万，鳞状细胞癌男性25.2/10万，女性8.6/10万；而澳大利亚为每年1%～2%（1000～2000/10万），而昆士兰基底细胞癌男性2058/10万，女性1195/10万，鳞状细胞癌男性1332/10万，女性755/10万（1998年）。

男性发病多于女性，约2：1，多见于60岁以上，80%～90%发生于外露部位。其病因与长期受强光照射、放射线损伤、烧伤、慢性久治不愈溃疡产生恶变；角化病、皮角、白斑、表皮样囊肿恶变；长期接触化学致癌物如煤焦油、沥青、砷等有关。

（一）原位癌

1. 鲍温病 鲍温病（Bowen's disease）又称鳞状细胞原位癌（Squamous cell carcinoma in situ），表皮内癌（Intraepidermal carcinoma）。本病1912年由Bowen首先报道，称之为癌前皮肤增生病变，1928年Ewing确认为原位癌。是皮肤和黏膜皮肤结合处独特的临床病理群体。

该病少见，暴露与非暴露部位均可发生。约1/3发生于头颈部，尤其是面部。男性主要发生在头皮和耳，女性主要累及腿和面颊。男女发病比约为4：1，好发于50～80岁患者。

（1）病理：表皮细胞极性紊乱，支突宽而长，基底膜完整，许多细胞呈高度异型性，常出现多核、巨核、空泡细胞、过度角化和角化不全，颗粒层减少或增厚，斑片样棘皮症伴有细胞增多，真皮浅层慢性炎细胞浸润。

（2）临床表现：病期长，数年至数十年，常误诊为湿疹、老年斑、红斑狼疮等。病变多单发或多发，圆形和不规则形。病损开始多为鳞屑斑，红色，逐年形成不规则斑块，微隆起皮肤，有时表面结痂、糜烂，边界清楚，剥去痂皮，显露出颗粒状湿润面。病变可长期稳定不变，少数可发展成浸润癌。有时伴发其他部位皮肤或黏膜恶性肿瘤，不发生转移。

（3）治疗：① 手术切除 切除范围应超过病变边缘3～5cm；② 物理疗法 冷冻疗法、激光、放射线外照射；③ 细胞毒药物5% 5-FU软膏外用。

2. 增殖性红斑症 增殖性红斑症（Erythroplasia）又名Queyrat红斑症，为主要发生于黏膜的原位癌。

病理组织学表现基本同鲍温病。

此病好发于中老年男性，平均50岁左右，病期较长。多发于阴茎龟头或女阴，少数发生于口腔或肛门黏膜。

病变单发（54%）或多发（46%）。圆形、卵圆形或不规则形斑块，边界清楚，鲜红色，表面呈天鹅绒状，湿润、光亮或颗粒状外观，常有结痂和鳞屑。

可出现浸润、糜烂、破溃或乳头瘤状，此时应疑为浸润癌。本病较鲍温病易发展为浸润癌。一般不发生转移。

治疗 同鲍温病。

（二）鳞状细胞癌

我国皮肤癌中，以鳞状细胞癌（Squamous cell carcinoma）最多见，多发生于暴露部位。75%发生于头颈部，15%在手，10%在其他部位。

丹麦从1987年到2007年，男性发病率每年由9.7/10万增加为19.1/10万，女性由4.6/10万增加为12/10万人。澳洲发病率为1,666/10万人，为世界最高。

1. 病理

（1）大体型态：多呈外突型硬块，中央形成溃疡，边缘不规则突起，似火山口状，溃疡底凹凸不平，偶见疣状增生（图32-2-1）。

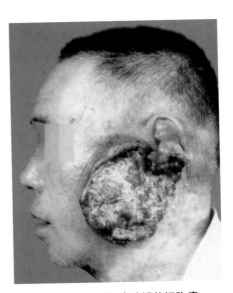

图32-2-1 面部皮肤鳞状细胞癌

（2）镜检：主要由多边形或不规则形的棘细胞组成，排列成条索或条块状，浸润真皮及皮下组织。胞质丰富，胞核不同程度间变及较多分裂象。癌细胞边缘为基底细胞，向内有较多鳞状细胞，中央逐渐产生同心圆角化细胞组成的癌珠，常见细胞间桥。

根据癌细胞分化的程度，Proder 将鳞状细胞癌分为 4 级，目前仍广泛采用。Ⅰ级 分化良好的癌细胞占总数的 75%～100%，多数存在典型癌珠；Ⅱ级 分化良好的癌细胞占 50%～75%，癌珠较少，核分裂象增多；Ⅲ级 分化癌细胞占 25%～50%，不见癌珠，癌细胞极不规则；Ⅳ级 分化癌细胞不足 25%。

鳞状细胞癌可分为如下亚型：

① 棘层松解型鳞状细胞癌（Acantholytic squamous cell carcinoma），亦称腺样鳞状细胞癌（Adenoid squamous cell carcinoma），假腺样鳞状细胞癌（Pseudoglandular squamous cell carcinoma）。约占所有皮肤鳞癌的 2%～4%。

主要发生于头颈部皮肤，男性高龄者。镜检：癌巢中心产生以棘细胞溶解形成的腺管样细构，腺管覆以单层或复层鳞状细胞，腔内含数量不等角化不良的棘层溶解细胞。偶见实性鳞状细胞癌巢，有时在角化增生基础上产生多发病灶。病变 > 2cm 者，总体转移率为 5%～19%。

② 梭形细胞鳞状细胞癌（Spindle-cell squamous cell carcinoma）在低压 X 线放射治疗后所发生慢性皮炎的基础上发生，多见于老年患者。镜检：梭形细胞与表皮细胞之间可见过渡形态。角化及细胞间桥少见。细胞多形性，常见较多核分裂象。临床多表现为溃疡，边界不清，侵袭性较强，生长快，多发生淋巴转移，术后易复发。

③ 疣状鳞状细胞癌（Verrucous squamous cell carcinoma）该病占所有口腔癌的 2%～12%，主要见于男性，40 岁以上多发。还可发生于阴茎、外阴。肿瘤呈菜花样乳头状增生，生长缓慢。组织学表现为乳头状结构。被覆分化良好的鳞状细胞，向深层浸润生长，较少发生淋巴转移。

④ 假血管型鳞状细胞癌（Pseudovascular squamous cell carcinoma），又称假血管肉瘤型鳞状细胞癌（Pseudoangiosarcomatous SCC）。极少见。

通常表现为有界限的灰白色溃疡或结节状红褐色、粉红色肿块，易发生于中老年日光暴露区。

组织学以多角形或扁平形肿瘤细胞呈吻合性条索状排列为特征，内在的假空腔含游离的肿瘤细胞和无定型嗜碱性物质。空腔内可见红细胞。预后差，死亡率高达 50%。

⑤ 腺鳞癌（Adenosquamous carcinoma）多发生于老年患者头颈部，男性多见，阴茎亦可发生。表现为皮肤结节，表面光滑或溃疡型肿瘤。

组织学非典型角化不良鳞状细胞呈舌状、片状、柱状、线状浸润，其间混有分泌黏液的腺体结构。肿瘤细胞与汗腺端口有连接及有周围神经侵犯。

2．临床表现 头面部病变的好发部位依次为耳前、鼻、颞、额、眶下、颧、外眦、头皮、睑等处。初起为隆起硬结，中央部角化增生，常破溃，创面凹凸不平，周边隆起，病变多以外突生长为主，呈菜花状，到一定程度方破溃形成溃疡。亦有以溃疡生长为主者，较外突型肿瘤浸润性强，常累及肌肉、骨骼等周围组织。

肿瘤常并发感染、发出恶臭。区域淋巴结常肿大、质软，多为炎症，抗生素治疗可奏效。少数淋巴结较大，质硬，且进行性增大，应考虑转移。区域淋巴结转移不常见。瘤体大、分化差的肿瘤转移机会增加，复发癌转移机会高。在良性病变基础上发生癌者转移率低。颜面部者可转移至耳前、颌下、颈内上静脉组，枕部头皮可转移到枕后淋巴结，罕见血运转移。

3．诊断 老年患者头面部皮肤出现硬结，进行性增大，保守治疗无效，或多年疤痕、放射区、慢性皮肤疾病近期出现增生性结节并渐扩大甚至破溃，应疑为恶性，需及时活检确定诊断。

4．治疗

（1）放射治疗：中低分化皮肤鳞状细胞癌放射治疗效果较好，且可保留功能及容貌。适用于骨骼未受累病变，一般采用外照射，剂量 60～70GY/6～7 周。

（2）外科治疗：适用于① 对射线敏感性较差的高分化鳞状细胞癌；② 病变局限，切除修复无困难，且能较好的保持面容及功能；③ 病变邻近骨、软骨，易造成放射性骨坏死者；④ 骨骼受累者；

⑤ 发生于疤痕、窦道基础上，放射治疗不敏感者；⑥ 在曾行放疗区域皮肤上发生的癌，不适于再次放疗者；⑦ 复发性或放疗未控制的癌；⑧ 颈淋巴结转移癌。

皮肤鳞状细胞癌大多破溃并有细菌感染，术中为避免创口污染和癌细胞种植，术前应用盐水或过氧化氢反复冲洗肿瘤区域，皮肤消毒后，用塑料薄膜及数层纱布覆盖在肿瘤表面，然后将敷料周边与皮肤缝合固定，术中尽量减少对肿瘤的触摸和挤压。较小的肿瘤可先行电凝固、烧灼肿瘤表面使成焦痂，以减少肿瘤出血和瘤细胞脱落，污染术创。

切除范围视肿瘤部位而定：眼睑区域，将距肿瘤边缘外 0.3cm 之正常皮肤切除即可；头皮区域可距瘤缘外 1.0～2.0cm 切除。切除深度要足够，一般需距肿瘤基底部深达 0.5～1.0cm，否则易复发。

如基底邻近肌肉、骨骼，应一并切除部分肌肉和骨膜，若骨膜亦受累，应切除部分骨板方可无虞。术创可采用直接拉拢缝合、游离皮片移植、旋转皮瓣、带蒂肌皮瓣等修复。

临床区域淋巴结阴性时，可不作选择性颈清扫术。

（3）冷冻治疗：适于病变范围小、浸润不深的病变。冷冻与手术结合，可防止癌细胞种植与扩散，亦可使机体产生免疫反应。

（4）激光治疗：适于小而表浅的病变。

5．预后 一般预后较好，5 年生存率可达 90%。

（三）基底细胞癌

我国基底细胞癌（Basal cell carcinoma）较鳞状细胞癌少见。其比约为 1:5-10。国外与此相反，基底细胞癌约占皮肤癌的 60%～70%。美国发病率为 191/10 万人新病例。1994 年美国南威尔士发病率男性 407～485/10 万人，女性 212～253/10 万人。

1998 年世界标化男性 127～129/10 万人，女性 104～108/10 万人；澳大利亚 Nambour 男性 2074/10 万人，女性 1579/10 万人，从 20 世纪 60 年代开始发病率平均每年增加 3%～8%。丹麦 1978 年至 2007 年间，基底细胞癌女性发病率从 27.1/10 万人增加为 96.6/10 万人，男性从 34.2/10 万人增加为 91.2/10 万人。

1．病理 基底细胞癌的典型细胞多呈椭圆形，胞核较大，深染，胞质少，无间变，无细胞间桥。呈浸润性生长。因分化程度和分化方向不同，组织学上有多种亚型，命名亦较复杂。归纳起来可分两大类：

（1）未分化型

① 表浅型 由表浅基底细胞小叶组成，从表皮、毛囊旁或真皮外分泌导管旁突向真皮，绕以疏松黏液样间质。小叶常局限在真皮乳头层。外层细胞呈栅状排列，表皮多呈萎缩状；

② 实体型（结节型） 基底样细胞组成大的分叶结构，边缘有栅栏状细胞核，突向网状真皮或更深。分叶可伴有囊肿黏液退变或具有腺样形态。癌巢周围间质常见纤维组织增生，黏液变性或炎细胞浸润；

③ 色素型 大量黑色素细胞分散贯穿于癌巢，间质有大量噬黑色素细胞；

④纤维化型 癌细胞呈条索状，浸润性生长，间质有大量纤维组织增生。

（2）分化型

①囊性型 癌细胞呈大圆块状，中心处形成囊腔，囊腔形成可能系间质或癌细胞坏死，或癌细胞向皮脂腺分化后碎解所致；

②腺样型 癌细胞呈腺样或腺管样排列，腔内为胶样或颗粒状物充满，周围有结缔组织包绕；

③角化型 癌团中出现不完全或完全角化上皮细胞，呈梭形，胞质嗜酸，颇似毛发基底细胞，但其中无毛发，非角化和不全角化癌细胞间，无棘细胞层。

2．临床表现 性别无明显差异，可发生于儿童，亦可发生于老人，但以中老年人占大多数。结节型发病年龄较浅表型大，80% 以上发生于头部；表浅型则多发生在躯干部。病变多位于面中部（眶周、鼻、颊、耳前等部位，占 55%～90%，面下部最少，占 13.3%）。

初起病灶似蜡样或珍珠样小硬结，偶呈棕黑色，周围毛细血管扩张，逐渐形成盘状肿块，渐向四周扩展。中心有脱屑，结痂，并形成溃疡。周边不规则珍珠状隆起逐渐向周围扩展，同时向深层浸润，破坏所在部位器官和骨质，造成毁形及功能障碍（图 32-2-2）。

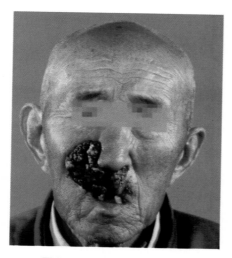

图 32-2-2　鼻翼旁基底细胞癌

病变初起时多无不适，生长缓慢，不易引起病人注意，因而就诊较晚，一般在发病后数年至数十年始就诊。

此病基本不发生淋巴转移，但已有文献报告有 0.1% 的转移率。鳞状基底细胞癌、腺样型基底细胞癌有较强的侵袭性，淋巴转移率亦较高。

多发基底细胞癌见于痣样基底细胞癌综合征。亦称 Gorlin-Giltz 综合征。此征属正染色体显性遗传病。临床表现有：

① 皮肤多发基底细胞癌；

② 颌骨上皮囊肿；

③ 骨骼畸形（脊柱侧弯、肋骨分叉、多指、并指）；

④ 异位钙化，多发生于大脑镰部。

3.治疗

（1）放射治疗：此癌对放射治疗敏感，应作为首选治疗，其方法及剂量同鳞状细胞癌。

（2）手术治疗：肿瘤侵犯骨质者宜采用放疗加手术综合疗法治疗。

（3）冷冻或激光治疗：适于表浅而病变范围小的肿瘤。

4.预后

预后好，治疗方法适当，很少复发。

（四）汗腺癌

汗腺癌（Hidradenocarcinoma）即：透明细胞乳头状癌（Clear-cell papillary carcinoma）、透明细胞汗腺癌（Clear-cell hydradenocarcinoma）、结节性汗腺癌（Nodular hidradenocarcinoma）、黏液表皮样汗腺癌（Mucoepidermoid hidradenocarcinoma）。

该瘤来自于大汗腺或小汗腺，有些病例伴发于汗腺瘤。临床少见，约占汗腺肿瘤的 1/10，占皮肤恶性肿瘤的 2.2% ～ 8.4%。更常见于女性，平均发病年龄为 50 岁，亦有发生于儿童的报道。

1.病理

（1）大体形态：肿块无包膜，实性，切面呈灰黄色，少数可见小囊性变。

（2）镜检：组织形态不一，即使在同组织中亦可多样化，细胞分化较好，主要由立方形或多边形大细胞及梭形小细胞组成。前者胞质丰富而透明，后者深染。癌细胞有形成腺腔及囊腔的趋势。

有时癌组织由鳞状细胞巢及分泌黏液的柱状细胞组成，可排列成腺腔状，可形成乳头，腔内可见 PAS 阳性物质，癌细胞异型性及核分裂象多见。

癌细胞可侵犯表皮，在表皮内基底层出现胞质淡染的大椭圆形细胞。癌组织分化差时，癌细胞小，呈条索成片排列，异型性及核分裂象较多见。

2.临床表现

多发生在 40 ～ 60 岁。此病常在汗腺瘤基础上发展而来。病程缓慢，个别长达 40 年，近期增长迅速。多发于头颈部，尤其是头皮，亦可发生于胸壁、腋、会阴、肛旁、下肢等处。

表现为单发或多发无痛结节，圆形或不规则分叶状，可突起皮肤，潮红或紫红色，质硬，实性。大小约 2 ～ 10cm，常与皮肤粘连，偶可破溃。区域淋巴结转移率 31% ～ 100%，血运转移率 36% ～ 48%，多转移至骨、肺及远区皮肤。

3.治疗

首选手术治疗，务求彻底，否则复发率可达 50% 以上。有区域淋巴转移者应行颈清扫术。淋巴结被膜外扩展极易导致复发，宜行术后放射治疗。

4.预后

多数预后较好。但组织分化差、伴淋巴转移者预后差。有报道 83 例汗腺癌的 5 年无瘤生存率为 47.6%。组织分化好的 5 年生存率 70%，分化差和间变的小细胞癌分别为 0 和 17%。无淋巴转移的 5、10 年生存率分别为 67% 和 56%，有淋巴转移则分别为 29% 和 9%。

二、恶性黑色素瘤

（一）发病情况

恶性黑色素瘤（Malignant melanoma）在我国并不多见，据上海市 1988 年恶性肿瘤统计资料，年发病率 0.4/10 万。在世界白种人中其发病率及死亡率呈上升趋势。2002 年全世界约有 79000 位男性和 81000 位女性患者被诊断为恶性黑色素瘤，其中约 80% 发生于以白种人为主的北美洲、澳大利亚、新西兰和欧洲。黑人发病率较低，在全球范围内，恶性黑色素瘤分别占男性和女性常见恶性肿瘤的第 16 位和第 15 位，最常见于澳大利亚和新西兰（分别为第 4 位和第 3 位）、北美洲（分别为第 6 位和第 5 位）以及欧洲（分别为第 16 位和第 8 位）。

2002 年，全世界将近有 22000 位男性和 19000 位女性死于恶性黑色素瘤。从 20 世纪 70 年代，恶性黑色素瘤的死亡率、发病率升高。男女两性中发病率均为每 10 ～ 20 年翻一番（平均年增长率为 3% ～ 7%）。

美国、澳大利亚和北欧在 20 世纪 80 年代恶性黑色素瘤发病率非常高，但 90 年代中期开始上升趋势减缓或趋于稳定，亚洲的发病率相当稳定。

虽然发病率升高趋势非常明显，但死亡率趋于稳定状态，这可能与早期发现、及时治疗有关。

（二）发病因素

一般认为本病多数在色素病变基础上发生，少数源自正常皮肤或黏膜的色素细胞。25% ～ 40% 的恶性黑色素瘤以往有色素疾病史。表浅扩展型恶性黑色素瘤约 1/3，结节型约 1/4 在痣的基础上发生。白种人女性好发生于下肢，男性多在躯干。非洲黑人好发生于趾部。约 10% 有家族倾向，且多为原发灶。

本病病因尚不清楚，可能与下列因素有关。

1. 紫外线照射　间歇性紫外线（UVR）照射是恶性黑色素瘤最主要的环境危险因素。危险性随接触紫外线剂量、接触方式、时间长短而增加。但亦有人认为单纯紫外线照射并不一定导致恶性黑色素瘤的发生。动物实验证实，必须有其他化学致癌物质与紫外线同时作用下才能诱发本病。

臭氧层的消耗导致其滤过紫外线功能减弱，从而使地球表面受紫外线的过度照射，进而导致人类患皮肤癌的危险性增加。

2. 内分泌　20 世纪 70 年代有人发现恶性黑色素瘤的细胞内存在雌激素受体蛋白，以后研究表明其阳性率为 12% ～ 46%。本病很少发生在青春期，似乎支持雌激素在发病上的作用。但亦有持反对意见者。

3. 种族与遗传因素　白种人恶性黑色素瘤发病率比黑人高。日本人则低于白种人。部分恶性黑色素瘤患者有家族发病史，约占 3%，为常染色体显性遗传。

4. 色素痣恶变　巨大黑色素细胞痣几乎都是先天的，其有恶性潜能，但小于 1.5cm 的先天痣其恶性潜能尚有争议。这类黑痣恶变的危险性比后天黑色素痣高。

5. 创伤与刺激　有报告指出创伤与刺激可使良性色素性皮肤病恶变，10% ～ 60% 的恶性黑色素瘤患者恶变前有创伤史。

6. 免疫状态　恶性黑色素瘤可出现自然消退现象。恶性黑色素瘤病人可测出抗肿瘤细胞抗体；实验中可观察到恶性黑色素瘤细胞的免疫吞噬现象，噬黑素细胞不仅对已杀死的肿瘤细胞有清除作用，而且对肿瘤细胞有直接杀伤作用。

7. 其他　有报道认为本病与一些金属、化学物质有关，如砷、多氯联苯、乙醇、高能射线等。

（三）病理

1. 大体形态　一般瘤体呈扁平或球形，结节状或菜花状、蕈状，孤立肿块，周围常伴卫星结节。色深黑或灰红、灰褐，质地脆。切面观，肿块境界不清楚，常向周围侵犯（图 32-2-3）。

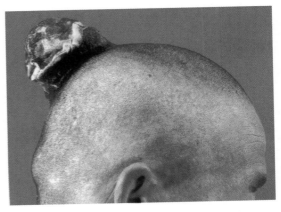

图 32-2-3　头皮恶性黑色素瘤

2.镜检 瘤细胞多种多样，所含痣细胞基本同色素痣，但其中小痣样细胞常见间变。无色素时颇似淋巴瘤或未分化癌细胞。

多种细胞常同时并存或一种类型占优势，细胞排列多样，可呈巢状或束状，向皮下广泛浸润，亦常见侵犯脉管或神经鞘。组织学上本瘤与色素痣特别是交界痣常需鉴别，其要点见表 32-2-1。

表 32-2-1 恶性黑色素瘤与交接痣的鉴别

	交界痣	恶性黑色素瘤
细胞巢	大小形态及间隔较一致，巢内细胞密集	大小形态不一，相互融合，巢内细胞松散
细胞分布	一般局限于表皮深层	在表皮全层弥漫分布
细胞形态	较小，大小一致，无间变，核仁小，无核分裂象	较大，核明显间变，核仁大，常见核分裂象
细胞过度	常在表皮深层见到上皮样细胞过度为淋巴样细胞	不见细胞过度
炎细胞浸润	无炎细胞浸润	组织周围常见淋巴细胞浸润

3.生长与扩散

（1）局部扩展：病变最初在表皮和真皮交界处，继而向周围深层及表皮侵犯，皮肤常形成卫星结节。

（2）淋巴转移：常见，转移率因病变类型及侵犯程度而异，一般为 42%～59%。有时常以颈淋巴结转移癌为首发症状就诊，而原发灶不明，此类患者约占 2%～9%。偶有皮肤原发灶自行消退，而转移癌仍存在者。

（3）血行转移：常见，多为肺、肝，次为脑、骨。常规胸片检查肺转移约占 7%，淋巴结转移后，约 70%～80% 发生血行转移。

（四）临床表现

根据病变发生部位，可分为皮肤及黏膜恶性黑色素瘤两大类。

1.皮肤恶性黑色素瘤 头颈部者约占全身皮肤恶性黑色素瘤的 20%，据天津肿瘤医院资料，原发于头颈部皮肤者占 53.3%。主要在颊、头皮及颈部、耳部。

性别差异不大，主要累及中老年人，年龄在 30～70 岁，高峰发病年龄在 40 岁左右，但近年来中青年患者增多，甚至可见于儿童和青少年。多单发，偶多发（占 1.3%～3.6%）。可以起源不明，即没有前驱病变，也可以发生于既往存在的良性黑色素细胞痣，约 20%～30% 恶性黑色素瘤起源于黑色素细胞痣。

色素痣近期骤然增大，色素加深、破溃、渗血、渗液，周围出现卫星结节、痒或刺痛，区域淋巴结肿大者应考虑恶变。头皮的恶性黑色素瘤常在发际内，淋巴转移常在耳前后、颈后、上颈部。耳部主要发生在耳轮，瘤体表面常破溃，血性渗液，肿瘤增大可阻塞外耳道，影响听力；侵犯周围骨质则疼痛加剧。常转移至腮腺、枕部、颌下、颈深上组淋巴结。

皮肤恶性黑色素瘤，依据其临床表现，Clack（1969 年）及 Mc Govecn（1973）提出下列分型：

（1）浅表扩展型（Superficial spreading melanoma）：是恶性黑色素瘤中主要类型，约占 50%-70%。多发生于痣的基础上。以水平生长期为其特点，表现为大的黑色素细胞在鳞状上皮之间呈铅弹样播散。

病程 1～5 年，年龄在 50 岁左右。两性发病率相同。可发生于身体任何部位，女性常见于小腿，男性更常见于躯干。典型病变是在交界痣的基础上出现色素加深，形状不规则表面微隆起的斑块，界限一般很清楚；病变内色素沉着深浅不一，从浅棕色到深棕色，甚至深黑色。

镜下常呈表皮内原位癌样表现。瘤细胞主要为上皮细胞，胞核大，胞质丰富而浅染；至浸润性恶性黑色素瘤则色素分布不均匀，核分裂象常见，表皮浅层有淋巴细胞和嗜色素细胞浸润。

（2）结节型（Nodular melanoma）：是一种处于垂直生长期的恶性黑色素瘤亚型。此型约占 15%～45%。发病年龄大于表浅扩散型，以中年为主，男性多于女性。最常发生于躯干或头颈部。

一般表现为快速膨胀性生长的丘疹、结节或斑块，偶尔呈息肉样，甚至有蒂；界清楚，肿块一般 1～2cm 大小，常伴皮肤纹理消失及溃疡和结痂；常为黑色或蓝色，亦有红色、灰色、紫色者。

约 5% 缺乏色素，很少呈放射状生长。此型较表浅扩散型更具侵犯性，生长快。镜下表现为肿瘤呈膨胀性及浸润性生长，常侵入真皮乳头层及深层，无周围表皮内扩展，与正常皮肤分界清楚。

(3) 恶性雀斑型（Lentigo maligna）：亦称哈琴森黑色素雀斑（Hutchinson's melanotic freckle），约占 4%～12%。男女性均以头颈部最常见，除面部外，此病男性多发生于躯干，女性 80% 发生于四肢，尤其是小腿。此病生长缓慢，病程可长达 5-15 年。肿瘤小自数毫米，常现色彩斑驳形状不规则浅棕色斑。

典型病变为宽而扁平的、颜色深浅不一、边界不规则的色素沉着区，可形成结节，部分区域可出现色素消退。镜下早期可见表皮基底层色素细胞增多，可见上皮细胞、小痣样及瘤巨细胞、梭形细胞和多核细胞增生、间变及不等量淋巴细胞及黑色素吞噬细胞表皮内浸润。

(4) 肢端雀斑型（Acral-lentiginous melanoma）：Read（1976）提议分出此型，病变主要发生于手掌、趾、甲下无毛发覆盖部位。此型有明显种族差异，白种人占 2%～8%，而在黑人中可达 80%。男性比女性多见。

(5) 发病高峰年龄为 70～80 岁，平均 60 岁。足部占 87%，手部 23%，甲板占肢端雀斑样恶性黑色素瘤的 16%～19%。病程由数月至数年，平均 2.5 年。病变平均 3cm。初起于掌、趾部出现棕或褐色扁平斑，类似恶性雀斑，进而形成隆起性丘疹或结节，有时呈疣状，可形成溃疡或蕈样增生，少数呈肉色，易误诊为肉芽肿。病变边缘多不规则，具有较强的侵犯性和转移倾向。

本病少数有自发消退者。可能与机体免疫控制有关。自发消退约 13% 为部分消退，个别可完全消退。自发消退因部位而异，头皮占 36%，耳占 27%，颈部占 20%，面部占 7%。

2. 黏膜恶性黑色素瘤 主要发生在眼、口腔、鼻腔、副鼻窦黏膜。恶性度高于皮肤者，预后差。据天津市肿瘤医院资料，黏膜型者占 46.7%。兹将一些好发部位的黏膜恶性黑色素瘤分述如下。

(1) 口腔黏膜恶性黑色素瘤：口腔为黏膜恶性黑色素瘤的好发部位，约占 35%。多数发生在色素病变的基础上，少数发生于正常黏膜。主要为腭部、次为牙龈、颊及舌等处。

肿瘤多呈外突型、结节状，棕黑色，表面常破溃，侵犯骨质，致局部牙齿松动、脱落。先转移至颌下、颈深上组淋巴结。血行转移至肺、肝、脑、骨等部。

(2) 鼻腔恶性黑色素瘤：多见于鼻中隔（占 25%～50%）、中、下鼻甲。少数发生于上颌窦。首发症状为鼻塞、血性腐臭分泌物。肿瘤多为外突结节状，表面破溃，棕黑色。

可侵犯上颌窦、筛窦、眼眶、穿通鼻中隔至对侧鼻腔。晚期可累及面部软组织，多转移至颌下、颈上深组淋巴结。

(3) 眼恶性黑色素瘤：见眼内肿瘤节。

（五）诊断与鉴别诊断

发生自正常皮肤或黏膜无色素的恶性黑色素瘤很难与其他恶性肿瘤鉴别。在色素痣基础上恶变而来的需与色素痣鉴别。注意如下几点：

(1) 色素痣多为圆形或椭圆形，边界清楚、整齐，棕褐或黑色。恶变往往表现为痣迅速增大，边界不规则呈浸润性，着色加深，多种颜色并存，痒痛感，破溃，周围出现卫星结节。

(2) 毛痣多为皮内痣，甚少恶变。如明显增大、脱毛，表面皲裂、出血，应考虑恶变。

(3) 手掌、足部色素痣多为交界痣，较易恶变，需严密观察。

(4) 发育不良痣，特别是家族性者，其恶变倾向要高出普通人几万倍，终生累计恶性黑色素瘤的发生率几乎 100%。该病 5～8 岁发病，至青春期数量可增至 100 多个，常在背部，有时头皮部病损最早出现征象。直径 > 5mm，边界不规则，呈锯齿状，棕、粉色或杂色，表面粗糙，一旦疑为该病应及早处理。

(5) 皮肤镜（Epiluminescence microscopy）的应用

皮肤镜应用于临床，始自 20 世纪 80 年代。该设备是由：

①皮肤镜工作站（包括立体显微镜、监视器）；

②高分辨率数码相机；

③图像处理软件，三部分组成。

皮肤镜学是一项非侵袭性的、主要用于恶性

黑色素瘤及其他色素性皮肤病的在体诊断技术。

恶性黑色素瘤在皮肤镜下可观察到 7 个主要特征：

①不规则的色素沉着；

②不典型色素网状结构；

③不规则的小点／小球结构；

④不规则的放射状条纹；

⑤蓝白面纱样结构；

⑥不典型血管结构；

⑦退化结构。

其中④、⑤、⑦为恶性黑色素瘤特有皮肤镜特征。

资料报告 83.5% 的恶性黑色素瘤可以得到正确诊断（敏感性 86.4%，特异性 80.6%，正确诊断率 72.2%）。

（6）激光共聚焦显微镜可用于诊断体内恶性黑色素瘤。

（7）恶性黑色素瘤标志物如 GP100，Cyclin A，MMP1 等，S100 对于恶性黑色素细胞分化的判断特异性较差。可用 MART-1（即 melan-A），这是一个敏感性和特异性都很高的标志物。上述各种标志物可满足诊断的多种需求，可应用免疫组化方法进行检测，有时可用 RT-PCR 法进行检测。

（8）可利用单克隆抗体作为色素痣与恶性黑色素瘤的鉴别，有一定价值。

（9）最终诊断需依靠病理学检查。

（六）治疗

1.外科治疗

(1)原发病变的处理：目前多采用外科治疗。一般认为肿瘤应广泛切除，切除范围应根据肿瘤的类型和部位而定。美国国立卫生院会议建议早期恶性黑色素瘤切除或活检应包括皮损周围 0.5cm 正常皮肤，深度要包括皮下组织。

有人主张在生长迅速者切除范围应包括肿瘤周围正常皮肤 5 ～ 8cm，大面积切除常需要植皮。结节型恶性黑色素瘤手术切除则需深达筋膜、肌肉。肢端型恶性黑色素瘤需关节离断或截肢。

(2)区域淋巴结的处理：临床上已有区域淋巴结肿大，疑有转移时应连同原发灶整块切除。

临床颈淋巴结无肿大时，是否作选择性颈淋巴结清扫术意见不一致。各家采用手术适应证标

准各异。有人根据原发肿瘤的类型进行选择：原发肿瘤属于浅表扩散型或恶性雀斑型，因转移率低，则不作颈清扫术。结节型则按 Clark 根据原发肿瘤浸润深度的 5 级分法（Ⅰ级病变限于表皮内；Ⅱ级病变侵及真皮乳头层；Ⅲ级病变充满真皮乳头层并紧贴网状层；Ⅳ级侵及网状层；Ⅴ级侵及皮下组织）施行。Ⅰ级一般无淋巴转移，Ⅱ级甚少转移，均不必行颈清扫术。Ⅲ～Ⅳ级淋巴结转移递次增高，可考虑施行。Breslow（1975 年）按肿瘤侵犯厚度(从表皮乳头层算起)分为 3 级（Ⅰ级厚度 < 0.75mm；Ⅱ级 0.76 ～ 1.5mm；Ⅲ级 > 1.5mm）。Ⅰ级无论行颈清扫术与否，术后 5 年均无复发；Ⅲ级颈清扫术组 5 年生存率为 31%。因此，Ⅰ级可不行颈清扫术，Ⅲ级应考虑施行颈清扫术；Ⅱ级可结合其他因素而定。另有人提出，Clark Ⅱ级结合病变厚度 < 0.9mm，不行颈清扫术；Clark Ⅲ、Ⅳ、Ⅴ级 ≥ 0.9mm 时，应广泛切除并行选择性颈清扫术。有时术前病检难以确定肿瘤侵犯深度，原则上应作选择性颈清扫术。1992 年，提出前哨淋巴结活检的方法来评估恶性黑色素瘤的区域淋巴结状况，从而使前哨淋巴结阴性的 80% 患者免于做彻底的区域淋巴结清扫术。此方法广泛应用于临床，为恶性肿瘤区域淋巴结处理提供重要依据。

2.药物治疗

（1）单药化疗

①氮烯米胺（DTIC）是治疗恶性黑色素瘤的主要有效化疗药物，其缓解率为 20% 左右，缓解期 3 ～ 6 个月。对肺转移和淋巴结转移常有效，对肝、脑转移疗效不显著。一般成人每次 200mg 静脉滴注，每日一次，连用 10 天为一疗程，或 200 ～ 250mg/d，连用 5 天，间隔三周重复。

② 亚硝基脲类 BCNU、CCNU 及 Methy-CCNU 等，缓解率为 10% ～ 20%。BCNU 用量为 2.5mg/kg，静脉滴注每周一次，连用 3 周为一疗程。

（2）联合化疗：二药联合方案的有效率为 20% ～ 30%，三药联合方案可达 30% ～ 40%，缓解期 6 个月左右。

① DTIC 为主联合化疗方案：DVB 方案（BCNU 65mg/m² Ⅳ，1/d×3 ～ 4 天 +DTIC 250mg/m² Ⅳ，1/d×3 ～ 4 天 +VCR1 ～ 1.5mg/m² Ⅳ，d 1、14，6 周重复），有效率 42.5%，中位缓解期 4 个月。

亦可用 BCNU 100mg/d，连用 3 ～ 4 天，DTIC 400mg/d，连用 3 ～ 4 天，VCR 1.0 ～ 5mg/ 周，有效率为 63%。

② DDP 为主联合方案 DVP 方案（DTIC 250mg/ m² Ⅳ，d 1 ～ 5+VDS 3mg/ m² Ⅳ，d 1+DDP 100mg/ m² Ⅳ，d 1,3 周重复，有效率 44%）。

（3）动脉灌注法：可采用颞浅动脉插管，置入到动脉起始部，可提高灌注区域药物浓度，增强抗肿瘤效果，减轻毒性反应。常用药物为氮烯米胺（DTIC），美法仑（PAM）。缓解率分别为 55%、70%。亦可选用放线菌素 D，氨甲蝶呤。

3.免疫治疗

（1）基因疫苗：利用细胞为基础的瘤苗进行主动免疫疗法日益受到重视。20 世纪 90 年代兴起的基因疫苗能通过不同途径诱导产生细胞毒 T 淋巴细胞（CTL）。由于 CTL 反应对抗肿瘤免疫起着重要作用，因此基因疫苗在诱导抗肿瘤免疫方面比初期细胞瘤苗具有免疫活性强、安全性高、危险性低等优点。

最近有研究表明，恶性黑色素瘤抗原 MAGE-3 多表位疫苗能够刺激产生恶性黑色素瘤特异性的 CTL，并导致肿瘤的消失。1977 年美国肿瘤学会上宣布了四项抗癌新疗法，其中包括了恶性黑色素瘤疫苗。

有研究者应用各种形式的抗原修饰树突状细胞（Dendritic Cells, DC），再将经过修饰的 DC 回输入人体内，取得较好抗肿瘤效果。

（2）生物化学治疗：干扰素（Interferon, IFN）、白细胞介素 - Ⅱ（Interleukin- Ⅱ，IL- Ⅱ）等生物制剂与化疗药物相结合应用，称为生物化疗。

该疗法已成为治疗恶性黑色素瘤的主要方法，其有效率和完全缓解率均高于单纯化疗或单纯生物治疗。生物化学治疗 Ⅱ 期研究的有效率为 40% ～ 70%。

文献报道采用 CDV 方法加入 IL-2 和 IFN-α 治疗晚期恶性黑色素瘤的有效率为 33% ～ 65%，其中完全缓解率为 13% ～ 34%，中位生存率为 12 ～ 13 个月。

4.冷冻治疗
皮肤色素细胞对冷冻较敏感，且冷冻后的肿瘤组织可出现抗原性，使机体产生免疫反应。但因冷冻治疗受有效深度影响，仅适用于小范围表浅病变。

5.抗雌激素治疗
已经证实恶性黑色素瘤细胞内存在雌激素受体蛋白，雌激素受体蛋白阳性者约占 40%，雌激素受体阳性者生存期明显长于雌激素受体阴性者。临床采用抗雌激素药物治疗受体阳性者，常用药物为三苯氧胺（Tamoxifen），用法每天 2 次，每次 10 ～ 20mg，可长期服用，疗效尚待总结。

6.放射治疗
恶性黑色素瘤一般对放射治疗不敏感。有少数报道口腔恶性黑色素瘤经放疗后肿瘤有缩小。有人报道采用快中子治疗，获得 64%（16/25）的完全缓解率，对局部的控制能达到与手术相同效果。但对深层浸润、复发者无明显疗效。

（七）预后
与预后有关的因素

1．部位 病变部位与预后关系较为密切。肢体恶性黑色素瘤优于头颈部者。面部 5 年生存率为 78%，颈部 58%，耳 33%，头皮 37%。头皮、耳是高危险部位。皮肤病变优于黏膜病变。

2．分型 恶性雀斑型预后较好，浅表扩散型居中，结节型差。

3．侵犯程度 Ⅱ、Ⅲ、Ⅳ、Ⅴ级皮肤恶性黑色素瘤的 10 年生存率分别为 80%、60%、51%、44%；按肿瘤侵犯厚度，< 1.0mm，1.0 ～ 2.0mm，2.0 ～ 4.0mm 及 > 4.0mm 的 10 年生存率分别为 86%、56%、47% 及 25%。

4．分期 Ⅰ 期生存期为 10 ～ 157 个月，平均生存 28 个月；Ⅱ 期 4 ～ 115 个月，平均生存 21 个月。两组差异有统计学意义。

根据天津肿瘤医院 124 例头颈部恶性黑色素瘤治疗效果，原发皮肤 Ⅰ 期，5 及 10 年生存率分别为 62.5% 及 43.0%；原发黏膜 Ⅰ 期 5 及 10 年生存率分别为 43.0% 及 36.0%。皮肤 Ⅱ 期 5 及 10 年生存率分别为 12.5% 及 6.3%，黏膜 Ⅱ 期为 0。

三、其他恶性肿瘤

（一）皮肤隆突性纤维肉瘤

皮肤隆突性纤维肉瘤（Dermato-fibrosarcoma Protuberans）Darriei 和 Ferrand 1924 年首次报道，

此病为发生于真皮纤维组织的低度恶性肿瘤，约占纤维肉瘤的 10%，临床不太少见。

1.病理

(1) 大体类型：肿瘤呈结节状，边界清楚，无完整包膜，切面灰白色、粉红色，质硬，个别区域显示凝胶或半透明状态，有时可见出血、囊性变，少见坏死（图 32-2-4）。

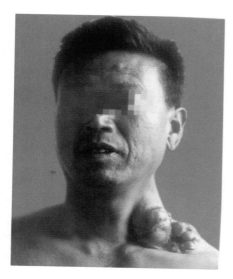

图 32-2-4　皮肤隆突性纤维肉瘤

(2) 镜检：瘤细胞呈梭形，大小一致，致密，排列成旋涡状、编席状、车轮状。细胞核椭圆或梭形，无明显间变，核分裂象甚少。

2.临床表现

男性发病居多，多见于中、青年。生长缓慢，病程长，一般发病 1～5 年后就诊。病变多见于躯干，次为头颈和四肢。

病变初起为皮下结节，逐渐增大，呈外突性生长，较少向深层组织浸润，常侵犯皮肤，但基底甚少固定。直径多在 5.0cm 以上，肿块硬韧，结节分叶状，表面皮肤毛细血管扩张，晚期可向四周侵犯，溃破。罕见转移。

3.治疗

主要为外科治疗。切除务求彻底，否则易复发。多次复发可出现肉瘤样变。若切除彻底，预后较好，5 年生存率 69.2%～86%。

（二）蕈样霉菌瘤

蕈样霉菌瘤（Mycosis fungoides, MF）为低度恶性非霍奇金 T 细胞淋巴瘤。1806 年 Alibert 首先报道。美国发病率为 0.36 人/万人，多发于 40～60 岁，男女比例 2∶1，黑人比白人发病率高 1.7 倍。

1.病理

早期蕈样霉菌病细胞核不规则，深染，偶见核分裂象，少量巨噬细胞、淋巴细胞浸润真皮乳头层，亦可向表皮细胞间侵入。晚期蕈样霉菌病的细胞核增大，大小不一，多形性，可见扭曲核周具有空晕。

少数嗜酸性粒细胞和浆细胞侵及真皮网状层及皮下、细静脉，内皮细胞增生，真皮乳头纤维化。数个蕈样霉菌病细胞簇集在表皮内或毛囊内形成 PauTrier 微脓肿。

除蕈样霉菌病细胞外，可见嗜酸性粒细胞和浆细胞。早期蕈样霉菌病细胞与炎性细胞很难区别，诊断困难。但蕈样霉菌病细胞形态，特别是细胞空晕状单一核，向表皮性和 PauTrier 微脓肿是诊断的有力证据。

2.临床表现

根据皮肤损伤情况及表现可分为 3 期。Ⅰ 期即斑片期，又称湿疹期。皮肤改变似湿疹、皮炎、牛皮癣等，无皮肤浸润。Ⅱ 期即斑块期，皮肤出现浸润性斑块，呈外生型，有形成溃疡趋势。

皮色红或暗红，微突出皮表，表面可光滑或凹凸不平，多呈环形，半环形，不规则形。此期进行较快，数月后可至 Ⅲ 期。Ⅲ 期即肿瘤期，浸润斑块发展成为蕈样肿块，可破溃（图 32-2-5）。

淋巴结受累，早期约 20% 淋巴结肿大，表现为慢性炎症反应。晚期淋巴结瘤细胞浸润约占 81%。

晚期内脏可受累，常累及肺、脾、肝等。

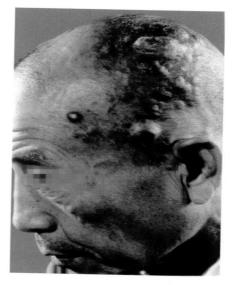

图 32-2-5　头皮蕈样霉菌病

3.治疗 同其他恶性淋巴瘤

4.预后 一般预后较好，据蕈样霉菌病协作组报道，无淋巴结肿大者 3 年生存率为 85%；有淋巴结肿大者 3 年生存率为 60%～68%。

（三）表皮样囊肿恶性变

表皮样囊肿少数可发生恶变，恶变率 0.5%～4.5%，天津市肿瘤医院资料 3.9%。

1.临床表现 恶变期较长，平均 20.9 年，多为中老年发病。表皮样囊肿切除术后多次复发，可能为早期恶变的信号，需仔细、多部位活检。囊肿破溃后不愈合，形成溃疡且向周围浸润，边缘隆起，溃疡面结节状增生，向深层侵及肌肉、软组织、骨骼，为恶变的表现。

区域淋巴结肿大常见，多为慢性炎症，少数为转移。

2.治疗 同鳞状细胞癌。

（贾深汕　魏松锋）

（注：本章中所有照片均由天津医科大学肿瘤医院提供）

参考文献

1. 赵辨 . 临床皮肤病学 . 第 3 版 . 南京：江苏科学技术出版社 , 2001.

2. LeBoit PE, Burg. G, Weedon D. et al. 皮肤肿瘤病理学和遗传学 . 第 1 版 . 廖松林主译 . 北京：人民卫生出版社 2006.

3. Grossniklaus HE,Knight SH. Eccrine acrospiroma (clear cell hidradenoma) of the eyelid. Immunohistochemical and ultrastructural features. Ophthalmology, 1991,98:347-352.

4. Braun-Falco M, Hein R, Ring J. Cylindro-spiradenomas in Brooke-Spiegler Syndrome. Hautarzt Pool, 52:1021-1025.

5. Michal M, Lanovec J, Mukensnabl P, et al. Spiradenocylindromas of the skin: tumors with morphological geatures of spiradenoma and cylindroma in the same lesion: report of 12 cases. Pathol int, 1999,49:418-425.

6. 李树玲 . 皮肤血管瘤的病理分类 . 中华皮肤科杂志 ,1958,6:414.

7. 吴志华 . 皮肤科治疗学 . 北京：科学出版社，2006.

8. 蒋嘉萍 . 平阳霉素注射治疗新生儿淋巴管瘤 8 例 . 临床儿科杂志 , 1991,9:55.

9. Kraemer KH, Lee MM. Scotto J. Xeroderma pigmentosum. Cutaneous, ocular, and neurologic abnormalities in 830 published cases. Arch Dermatol. 1987,123:241-250.

10. Holman CD, Armstrong BK, Evans PR. ed al. Ralationship of solar keratosis and history of skin cancer to objective measures of actinic skin damage. Br J Dermatol, 1984,110:129-138.

11. Dgasawara Y, Kinoshita E, Ishida T, et al. A case of multiple keratoacanthoma centrifugum marginatum:response to Dral etretinate. J Am Acad Dermatol, 2003, 48:282-285.

12. Diepgen TL, Mahlerv. The epidemiology of skin cancer. Br J Dermatol, 2002,146（sup.61）:1-6.

13. Brich-Johanson F, Jensen A, Mortensen L, et al. Trends in the incidence of nonmelanoma skin cancer in Denmark 1978-2007: rapid incidence increase among yong Danish Women. Int J Cance, 2010,127:2190-2198.

14. Giles GG, Marks R, Foley P. Incidence of non-melenocyitc skin cancer treated in Australia. Br Med J（Clin Res Ed）, 1988,296:13-17.

15. Petter G,Jaustein UF. Histologic subtyping and malignancy assessment of cutaneous squamous cell carcinoma. Dermatol Surg, 2000,26:521-530.

16. Burkhardt A. Verrucous carcinoma and carcinoma cuniculatum-forms of squamous cell carcinoma? Hautarz, 1986,37:373-383.

17. Banerjee SS, Eyden BP, Wells S, et al. Pseudoangio-sarcomatous carcinoma: a clinicopathological study of seven cases. Histopathology, 1992,21:13-23.

18. Riedlinger WF, Hurley MY, Dehner LP, et al. Mucoepidermoid carcinoma of the skin: a distinct entity from adenosquamous carcinoma: a case study with a review of the literature. Am J Surg Pathol, 2005,29:131-135.

19. Chow CW, Campbell PE, Burry AF. Sweat gland carcinomas in children. Cancer,1984,53:1222-1227.

20. 齐海智 . 汗腺癌的临床特点与治疗 . 中华肿瘤杂志 , 1988,10:467.

21. Ferlay J, Bray FL,Pisani P, et al. Globocan 2000:cancer incidence, mortality and prevalence worldwide.2001, 1 ed IARC Presss, Lyon.

22. Bulliard JL, Cox B. Cutaneous malignant melanoma in New Zealand: trends by anatomical site,1969-1993. Int J Epidemiol, 2000, 29:416-423.

23. Stang A, Jockel KH. Changing patterns of skin melanoma mortality in West Germany from 1968 through 1999. Ann Epidemiol, 2003,13:436-442.

24. Koh D, Wang H, Lee J, et al. Basal cell carcinoma, squamous cell carcinoma and melanoma of the skin:analysis of the Singapore Cancer Registry data 1968-1997. Br J Dermatol, 2003,148:1161-1166.

25. Cox NH, Aitchison TC, Mackie RM. Extrafacial lentigo maligna melanoma: analysis of 11 cases and comparison with lentigo maligna melanoma of the head and neck. Br J Dermatol, 1998,139:439-443.

26. Kuchelmeister C, Schaumburg-Lever G, Garbe C. Acral cutaneous melanoma in Caucasians: clinical features, Histopathology and prognosis in 112 patients. Br J Dermatol, 2000, 143:275-280.

27. Argenziano G, Fabbrocini G, Carli P, et al. Epiluminescence microscopy for the diagnosis of doubtful melanocytic skin lesions. Comparision of the ABCD rule of dermatoscopy and a new 7-point checklist based on pattern analysis. Arch Dermatol, 1998, 134:1563-1570.

28. Feit NE, Dusza SW, Marghoob AA. Melanomas detected with the aid of total cutaneous photography. Br J Dermatol, 2004,150:706-714.

29. 尤艳, 刘厚广, 李琛, 等. 皮肤镜在皮肤病诊断中的作用. 中华皮肤科杂志, 2006,39（6）:367-368.

30. Marghoob AA, Swindle LD, Moricz CZ, et al. Instruments and new technologies for the in vivo diagnosis of melanoma. J Am Acad Dermatol, 2003,49:777-797.

31. Nakanishi T. The differential reactivity of benign and malignant nevomelanocytic lesions with mouse monoclonal antibody TNKH1. Cancer, 1987,59:1340.

32. Clark WHJr. A classification of malignant melanoma in men correlated with histogenesis and biological behavior. In: Advances in Biology of the skin. The Pigmentary System, Montagna W, Hu F, eds, 1968,1st ed. Pergamon: London, PP.621-647.

33. Morton DL, Wen DR, Wong JH, et al. Technical details of intraoperative lymphatic mapping for early stage melanoma. Arch Surg,1992,127:392-399.

34. 孙燕, 周际昌. 临床肿瘤内科手册. 第4版. 北京: 人民卫生出版社, 2003.

35. Lachiewica AM, Berwick M, Wiggins CL, et al. Survival differences between patients with scalp or neck nelanoma and those with melanoma of other sites in the surveillance, Epidemiology, and End results（SEER）. Arch Dermatol, 2008,144:515-521.

36. Vowels BR, Lessin SR, Cassin M, et al. The cytokinem RNA expression in skin in cutaneous T-cell lymphoma. J Invest Dermatol, 1994,103:669-673.

头颈部软组织肿瘤
Soft Tissue Tumor of Head & Neck

第三十三章

33

第一节 概 述

软组织包括脂肪组织、纤维组织、肌肉组织、滑膜组织、血管及淋巴管等组织，这些组织由胚胎的间叶组织演变而来，当这些组织发生肿瘤时则是软组织肿瘤。发生在间叶组织的恶性肿瘤则称之为肉瘤。

造血结构组织和网状内皮组织也来源于间胚叶组织，却不属于软组织范畴。周围神经系统和自主神经系统虽然不是来源于间胚叶组织，但其常与间胚叶来源的组织呈交织状生长，故也被列入软组织范畴。

凡是发生在以上软组织范围的肿瘤，则称之为软组织肿瘤。软组织肿瘤又被分成良性肿瘤和恶性的肉瘤。良性的软组织肿瘤，一般病史较长，生长局限，术后不易复发，并且也不发生转移，例如脂肪瘤、纤维瘤等。但也有些良性的软组织肿瘤，生长范围广，肿瘤边界不清，累犯的解剖部位多而复杂，因此，在外科治疗这些肿瘤时，难度较大，手术创面大，出血和渗血多。

有时即使手术治疗，也被视为减瘤术，例如神经纤维瘤病、脂肪瘤病的外科治疗，大多即是如此。软组织肉瘤（Soft tissue sarcoma）是软组织恶性肿瘤，其发生在四肢、躯干、腹膜后部为多，但也可发生在头颈部。

肉瘤外科切除不易彻底，术后极易反复，反复的复发，反复手术，则加速了发生远处转移的可能，最终导致危及生命。尤其是发生在头颈部的软组织肉瘤，因受头颈部解剖复杂、血管神经密集的状况所限，有时外科手术难以达到应达到切除界限。所以，加强对软组织肉瘤的综合治疗，就显得十分重要了。

随着肿瘤工作者对软组织肉瘤认识的提高，进一步明确其治疗规范，降低复发率，提高治愈率，已成为肿瘤工作者临床和研究方面的工作重点。在国外，如美国的 NCCN 指南及 NICE 指南，欧洲的 ESMO 指南，英国的 BSG 指南等，均已被推出，并得到了广泛实施。2008 年我国抗癌协会肉瘤专业委员会软组织肉瘤学组成立，2009 年中国抗癌协会肉瘤专业委员会拟定了中国软组织肉瘤诊治策略，以供临床参考。

软组织肉瘤是一类相对少见的恶性肿瘤 其发病率为 $1 \sim 2/10$ 万，近年来此病有逐渐增多的趋势，在欧洲每年大约新增病例 10000 例。在美国，恶性软组织肿瘤年发病率为 $2/10$ 万，2006 年美国新确诊的软组织肉瘤患者约 9500 例。据上海 1963 ～ 1992 年资料，软组织肉瘤发病率为 $(0.7 \sim 1.8)/10$ 万。

Kransdorf 报道软组织肿瘤的肿瘤类别、发病年龄、常见发病部位等流行病学情况相差巨大，例如头颈部为脂肪瘤的最常见部位之一，占全身脂肪瘤的 23.1%，而头颈部脂肪肉瘤只占全身脂肪肉瘤的 3.7%。

横纹肌肉瘤是儿童及青少年人群中最常见的软组织肉瘤，占儿童头颈部软组织肉瘤的 35%，躯干部肉瘤的 17%。软组织肉瘤经手术、化疗放射治疗等的综合治疗、Ⅰ、Ⅱ、Ⅲ、Ⅳ期的患者 5 年生存率分别为 90%、70%、50%、10%，总的 5 年生存率约 50%。

对于软组织肿瘤的临床发病情况，国内尚无有大宗的统计资料。即使有些文献报告也是，各家统计情况各异。以下将天津医科大学肿瘤医院 50 余年发病统计资料加以介绍。

一、软组织恶性肿瘤比例

1954～2000 年间该院共收治软组织肿瘤 11962 例，其中良性为 9667 例，占软组织肿瘤的 80.8%，恶性软组织肿瘤 2295 例，占 19.2%。2001～2010 年收治软组织肿瘤 6407 例，其中良性 4524 例，占 70.6%；恶性 1883 例，占 29.2%。天津医科大学肿瘤医院 56 年间合计共收治软组织肿瘤 18369 例，其中良性 14191 例，恶性 4178 例，良、恶性比为 3.4：1。

以上资料不难看出，56 年中，后 10 年收治的软组织肿瘤患者，比前 46 年收治的软组织肿瘤患者的恶性比例明显增长。其原因有二：

1. 恶性软组织肿瘤治疗难度大，随着对疾病认识水平的提高，此病患者易集中到专科医院来治疗。

2. 软组织恶性肿瘤的比例确实在逐年增长。

二、软组织肉瘤常见组织学类型及发生部位

天津医科大学肿瘤医院骨与软组织肿瘤科资料报告，1993～2006 年间收治的 1118 例软组织肉瘤中，常见组织学类型依次是：恶性纤维组织细胞瘤 35.2%（394 例）、滑膜肉瘤 17.1%（191 例）、脂肪肉瘤 16.3%（182 例）、横纹肌肉瘤 12.6%（141 例）。

其中发生在头颈部的软组织肉瘤组织学类型依次是：横纹肌肉瘤占第一位（16 例），恶性纤维组织细胞瘤居第二位（14 例）。上述两种肉瘤占据头颈部全部病例的 50%（30/60）。

1118 例软组织肉瘤发病部位依次是：下肢和臀部占 41.4%（461 例）、上肢和肩胛占 18.8%（210 例）、骨盆 11.1%（124 例）、发生在头颈部的肉瘤占 5.4%（60 例），居本组第七位。

关于病因，大部分软组织肿瘤的病因还不清楚。只是发现大部分恶性软组织肉瘤的发生，可能与遗传、环境因素、放射线、病毒感染和免疫缺陷有关。也有个别病例报道软组织肉瘤发生于瘢痕组织、骨折部位和外科手术植入部位有关。绝大部分软组织肉瘤的发生，没有发现有明显多步癌变现象。现分述如下：

(1) 化学致癌剂：有研究报告（许多来自瑞典），接触苯氧乙酸除草剂，软组织肉瘤发病率提高。而有些研究则得出不同结果，可能是由于各自使用不同的除草剂而造成的。

(2) 放射线：曾有报道放射线照射后的肉瘤发生率在千分之几到近百分之一。大部分接受放疗的乳腺癌病人，随着放射剂量的增加，患病概率也增加。她们接受的放射剂量大多是 50Gy 以上，发病潜伏期平均时间大约 10 年。因放疗引发的肿瘤中，一半以上是恶性纤维组织细胞瘤，其大部分为高度恶性。携带视网膜母细胞瘤基因（*RB1*）胚系突变的患者，放射线治疗后，肉瘤发生的概率明显增高。

(3) 病毒感染和免疫缺欠：人疱疹病毒 8 在 kaposi 肉瘤发生中有很关键作用，而肿瘤发生状况和病人的免疫状态相关。EB 病毒能使具有免疫缺欠的人发生平滑肌肿瘤。

(4) 遗传易感性：几种类型的良性肿瘤，和家族遗传基因有关。最多见的是多发脂肪瘤（血管脂肪瘤）、韧带样纤维瘤病、Gardntr 综合征（腺瘤性结肠息肉、骨病和表皮样囊肿）、神经纤维病（Ⅰ型和Ⅱ型）。

Li-Fraumeni 综合征是罕见的常染色体显性遗传疾病，是肿瘤抑制基因 *p*53 突变所致，该突变常导致肉瘤。遗传性双侧视网膜母细胞瘤，在 *RBI* 基因位点上有胚系突变，这个突变也和肉瘤突变有关。在软组织肿瘤分类中，通常分为良性和恶性两大类。

第二节　软组织肿瘤的命名和分类

软组织肿瘤从理论上可分为良性和恶性两类，良性称为"瘤"，恶性称为"肉瘤"。但从良性到恶性往往存在一定过渡，即有些肿瘤从临床角度和病理角度观察介于良恶性之间，它们常被称为"中间性肿瘤"或"交界性肿瘤"。

软组织肿瘤的分类方法较多，目前主要采用的是世界卫生组织（WHO）1969 年提出的国际组织学分类标准。

1993 年、2002 年 WHO 又先后对这一分类方

法及内容进一步完善，其分类主要根据肿瘤组织的细胞学形态、肿瘤的分子行为以及免疫组化特点等作为原则，肿瘤相似于何种细胞，则称为何种肿瘤，而不是依赖于组织发生 (Histogenesis) 这一难以衡量的原则。

现将 2002 年 WHO 软组织肿瘤的组织学分类见表 33-2-1：

表 33-2-1 软组织肿瘤的组织学分类 (WHO,2002 版)

1. 脂肪细胞肿瘤

良性

　　脂肪瘤

　　多发性脂肪瘤

　　神经多发性脂肪瘤

　　脂肪母细胞瘤 / 脂母细胞增生症

　　血管脂肪瘤

　　肌脂瘤

　　软骨样脂肪瘤

　　肾外血管平滑肌脂肪瘤

　　肾上腺外髓样脂肪瘤

　　梭形细胞

　　多形性脂肪瘤

　　冬眠瘤

　　交界性（局部侵袭性）

　　非典型脂肪瘤样肿瘤

　　高分化脂肪肉瘤

恶性

　　去分化脂肪肉瘤

　　黏液样脂肪肉瘤

　　圆形细胞脂肪肉瘤

　　多形性脂肪肉瘤

　　混合型脂肪肉瘤

　　未另作规定的脂肪肉瘤

2. 成纤维细胞 / 肌纤维母细胞肿瘤

良性

　　结节性筋膜炎

　　增生性筋膜炎

　　增生性肌炎

　　骨化性肌炎

　　成纤骨假瘤的数字

　　缺血性筋膜炎

　　弹力纤维瘤

　　婴儿纤维性错构瘤

　　肌纤维瘤 / 肌纤维瘤病

　　颈纤维瘤病

　　幼年型玻璃样纤维瘤病

　　包涵体纤维瘤病

　　腱鞘纤维瘤

　　促结缔组织增生性纤维母细胞瘤

　　乳腺型肌纤维母细胞

　　钙化性腱膜纤维瘤

　　血管肌纤维母细胞瘤

　　细胞血管纤维瘤

　　颈型纤维瘤

　　Gardner 相关纤维瘤

　　钙化性纤维瘤

　　巨细胞血管纤维瘤

交界性（局部侵袭性）

　　浅表性纤维瘤病（掌 / 跖）

　　硬纤维瘤病

　　脂肪纤维瘤病

交界性（很少转移性）

　　孤立性纤维瘤

　　和血管外皮细胞瘤

　　（包括脂肪型血管外皮细胞瘤）

　　炎性肌纤维母细胞瘤

　　低级别恶性肌纤维母细胞肉瘤

　　黏液炎性纤维母细胞肉瘤

　　幼儿型纤维肉瘤

恶性

　　成人型纤维肉瘤

　　黏液纤维肉瘤

　　低级别纤维黏液样肉瘤

　　透明梭形细胞肿瘤

　　硬化性上皮样纤维肉瘤

3. 所谓的纤维组织细胞肿瘤

良性

　　腱鞘巨细胞瘤

　　弥漫型巨细胞瘤

　　深部良性纤维组织细胞瘤

　　交界性（很少转移）

　　丛状纤维组织细胞肿瘤

　　软组织巨细胞瘤

恶性

　　多形性型 'MFH'/ 未分化多形性肉瘤

　　巨细胞型 'MFH'/ 巨细胞型未分化多形性肉瘤

　　炎症型 'MFH'/ 炎性未分化多形性肉瘤

4．平滑肌肿瘤

血管平滑肌瘤

深部肌瘤

生殖道平滑肌瘤

平滑肌肉瘤（不包括皮肤）

5．血管周细胞肿瘤

血管球瘤（及变异型）

恶性血管球瘤

肌周细胞瘤

6．骨骼肌肿瘤

良性

　　横纹肌瘤

　　成人型

　　胎儿型

　　生殖器型

恶性

　　胚胎性横纹肌肉瘤

　　（包括梭形细胞型，

　　葡萄状，间变性）

　　腺泡状横纹肌肉瘤

　　（包括硬化型，间变性）

　　多形性横纹肌肉瘤

7．血管肿瘤

良性

　　血管瘤

　　皮下／深部软组织

　　毛细血管瘤

　　海绵状血管瘤

　　动静脉血管瘤

　　静脉血管瘤

　　肌间血管瘤

　　滑膜血管瘤

　　上皮样血管瘤

　　血管瘤病

　　淋巴管瘤

交界性（局部侵袭性）

　　卡波西血管内皮瘤

交界性（很少转移性）

　　网状血管内皮细胞瘤

　　乳头状淋巴管内血管内皮细胞瘤

　　组合性血管内皮瘤

　　卡波西肉瘤

恶性

　　上皮样血管内皮细胞瘤

　　软组织血管肉瘤

8．软骨－骨肿瘤

软组织软骨瘤

间质软骨肉瘤

骨外骨肉瘤

9．分化不确定的肿瘤

良性

　　肌内黏液瘤

　　（包括细胞变异）

　　关节旁黏液瘤

　　深部（"侵袭性"）血管黏液瘤

　　多形性玻璃样变血管扩张性肿瘤

　　异位错构瘤性胸腺瘤

交界性（很少转移性）

　　血管瘤样纤维组织细胞瘤

　　骨化性纤维黏液瘤

　　（包括非典型性／恶性）

　　混合瘤

　　肌上皮瘤

　　副脊索瘤

恶性

　　滑膜肉瘤

　　上皮样肉瘤

　　腺泡状软组织肉瘤

　　软组织透明细胞肉瘤

　　骨外黏液样软骨肉瘤

　　（"脊索样"型）

10．PNET／骨外尤文氏瘤

PNET

骨外尤文氏瘤

促纤维增生性小圆细胞瘤

肾外横纹肌样瘤

恶性间叶瘤

肿瘤周上皮样细胞瘤家族（PEComa）

透明细胞肌黑色素细胞瘤

内膜肉瘤

* 国际疾病分类肿瘤学专辑（ICD-O）{726} 和医学分类命名法
(http://snomed.org).

　　软组织肿瘤分类无论对病理医生和临床医生
而言都是十分重要的，正确将软组织肿瘤分类是决定肿瘤治疗的效果和患者的预后的根本。

对于良性软组织肿瘤，只要将肿瘤完整切除，绝大多数病例不会复发，可以治愈。对于中间型的软组织肿瘤，肿瘤呈侵袭性生长，术后常常复发，局部可以浸润破坏，但无转移，如韧带样纤维瘤、卡波西样血管内皮瘤、非特异性脂肪瘤／高分化脂肪肉瘤等。

另一种中间型软组织肿瘤也是呈侵袭性生长，但偶有远处转移（小于 2%），如血管瘤样纤维组织细胞瘤、丛状椎纤维组织细胞瘤、孤立性纤维瘤（多为血管外皮瘤）、炎性肌纤维母细胞瘤等。

恶性软组织肿瘤又称软组织肉瘤，这些肿瘤不但局部呈破坏性生长，术后也易复发，也易发生远处转移。随着肿瘤恶性度的增长，远处转移率也相继长高，低度恶性者远处转移率小于 10%，极高恶度者远处转移率可达 100%。

这里需提出的是，在头颈部软组织肿瘤中多见的上皮样血管内皮瘤原在 1992 年分类归于中间型，而 2002 年分类则归于恶性软组织肿瘤。

另外需要充分说明的是，免疫组化在软组织肿瘤的诊断中的应用较多，对软组织肿瘤病理诊断起到了十分重要的作用。由于软组织肿瘤分类复杂而繁多，组织形态多变，病理诊断十分困难，由于免疫组化技术在病理诊断中的的应用，使得在软组织肿瘤性质的鉴别、肿瘤组织起源的确定等方面，有了长足的进步。

第三节　软组织肉瘤的分期和分级

人们为了评估软组织肉瘤的预后和治疗，已经发展出了多个分期系统，这些分期系统主要是依靠肿瘤的组织学分级、大小、解剖学部位以及是否有淋巴结和远处器官转移来进行分期，从而为指导临床研究、评估治疗效果。

一、分期系统

目前国内外常用的软组织肉瘤分期系统包括美国癌症分期联合委员会（AJCC）分期系统、肌肉骨骼分期学会 Enneking 分期系统、法国 FNCLCC 分期系统，日本分期系统等。

上述这些系统在使用中各有优缺点，例如虽然 AJCC 分期系统适用于任何部位的软组织肉瘤，但由于不同部位的根治手术的方法和切除程度的不同，故无法比较不同部位的软组织肉瘤，而 Enneking 分期系统注重解剖部位，故很受外科医生的欢迎，并更加适应于四肢的软组织肉瘤分期。

NCCN（2009 版）头颈部肿瘤临床实践指南中未提及头颈部软组织肉瘤的治疗意见，故以下介绍推荐 AJCC（2002 第 7 版）软组织肉瘤的分期和分级系统（表 33-3-1）。

表 33-3-1　2002 美国癌症分期联合委员会（AJCC）软组织肉瘤分期系统

1. 原发肿瘤	
Tx	原发肿瘤无法评价
T0	未见原发肿瘤
T1	原发肿瘤最大径 ≤ 5cm
T1a	表浅肿瘤 *
T1b	深部肿瘤 *
T2	原发肿瘤最大径 > 5cm
T2a	表浅肿瘤
T2b	深部肿瘤

* 表浅肿瘤指肿瘤位于浅筋膜浅层且未侵犯浅筋膜层；深部肿瘤是指肿瘤位于浅筋膜深层、肿瘤位于浅筋膜浅层但是已侵犯深筋膜或肿瘤同时位于深筋膜浅层及深层。腹膜后、纵隔及盆腔肉瘤都归属于深部肿瘤。

2. 局部淋巴结（N）	
Nx	局部淋巴结无法评价
N0	无局部淋巴结转移
N1 ♀	区域淋巴结转移
（♀存在淋巴结转移即考虑 IV 期）	
远处转移（M）	
Mx	远处转移无法评价
M0	无远处转移
M1	有远处转移
组织病理学分级	
Gx	病理分级无法评价
G1	高分化
G2	中分化
G3	低分化
G4	低分化或未分化（只用于四期分期系统）
临床分期	
I 期	T1a，1b，2a，2b；N0；M0；G1-2，G1：低
II 期	T1a，1b，2a； N0；M0；G3-4，G2-3：高
III 期	T2b　N0；M0；G3-4，G2-3：高
IV 期	任何 T
	N1；M0；任何 G，（任何 G：高或低）
	任何 T
	N0；M1；任何 G，（任何 G：高或低）

二、分级系统

软组织肉瘤的分级系统最早由 Broder 于 1939 年提出，他采用核分裂活性、肿瘤成分的变化给纤维肉瘤分级。1977 年 Russell 等人采用了 TNM 分级系统结合分期系统标准，对软组织肉瘤的治疗具有一定指导意义。

随着研究的深入，先后有学者提出了 NCI 分级系统、FNCLCC 分级系统等。以下介绍 FNCLCC 分级系统参数的定义（表 33-3-2）和 FNCLCC 系统组织类型制定的肿瘤分化评分（表 33-3-3）：

表 33-3-2　FNCLCC 分级系统参数的定义

参数	标准
肿瘤分化	
1 分	类似正常成人间叶组织的肉瘤（例如低级别平滑肌肉瘤）
2 分	组织学类型确定的肉瘤（例如黏液样脂肪肉瘤）
3 分	胚胎性及未分化肉瘤类型不确定的肉瘤、滑膜肉瘤、骨肉瘤、PNET
有丝分裂计数	
1 分	0 ~ 9/10 HPF*
2 分	10 ~ 19/10 HPF
3 分	≥ 20/10 HPF
肿瘤坏死（镜下）	
0 分	无坏死
1 分	≤ 50% 坏死
2 分	> 50% 坏死
组织学分级	
1 级	总分 2 ~ 3 分
2 级	总分 4 ~ 5 分
3 级	总分 6 ~ 8 分

PNET: 原始神经外胚层瘤

*1HPF=0.1734mm²

表 33-3-3　FNCLCC 系统组织类型制定的肿瘤分化评分：

组织学类型	肿瘤分化评分
高分化脂肪肉瘤	1
黏液性脂肪肉瘤	2
多形性脂肪肉瘤	3
圆细胞脂肪肉瘤	3
去分化脂肪肉瘤	3
高分化恶性外周神经鞘瘤	1
普通型恶性外周神经鞘瘤	2
低分化恶性外周神经鞘瘤	3
上皮样恶性外周神经鞘瘤	3
恶性蝾螈瘤	3
高分化恶性血管外皮细胞瘤	2
普通型恶性血管外皮细胞瘤	3
黏液样恶性血管外皮细胞瘤	2
典型席纹状 / 多形性恶性纤维组织细胞瘤	2
巨细胞和炎症型恶性纤维组织细胞瘤	3
高分化平滑肌肉瘤	1
普通型平滑肌肉瘤	2
低分化型 / 多形性 / 上皮样平滑肌肉瘤	3
双相 / 单相滑膜肉瘤	3
胚胎型 / 多形性 / 腺泡状横纹肌肉瘤	3
高分化软骨肉瘤	1
黏液样软骨肉瘤	2
间叶性软骨肉瘤	3
低分化 / 上皮样血管肉瘤	3
骨外骨肉瘤	3
PNET/ 尤因肉瘤	3
腺泡状软组织肉瘤	3
上皮样肉瘤	3
恶性横纹肌样瘤	3
透明细胞肉瘤	3
未分化肉瘤	3

虽然业内学者一致认为没有哪一种分级系统适用于所有的软组织肉瘤，但在肉瘤的诊治过程中，分级系统起着至关重要的作用，对大多数肉瘤来说，分级是评判预后的重要独立因素。

第四节　先天性类瘤疾病

颈部常见类瘤疾病已在有关章节叙述，本章重点阐述鳃裂囊肿、瘘管和胸腺囊肿。

一、鳃裂囊肿及瘘管

（一）囊肿和瘘管的发生

胚胎第四周时，前肠两侧各出现 5 对腮腺和 6 对腮弓，形成头颈部的各种组织和器官后自行融合消失，如因发育不全未能融合或闭锁不全，则可形成囊肿和瘘管 (Branchial cyst and fistula)。

在鳃裂囊肿和瘘管中最多见的是发生于第二鳃裂者。其瘘管的外口多位于胸锁乳突肌前缘的中、下 1/3 交界处，管道经颈阔肌下并沿着颈动脉鞘上行，循颈内、外动脉间，在舌下神经、舌咽神经及茎突舌骨肌表面、直达腭扁桃体窝。

第一鳃裂囊肿及瘘管较少见，占鳃裂异常总数不超过 10%，瘘管的外口多位于舌骨以上水平的胸锁乳突肌外缘，管道经下颌骨表面，穿过腮腺组织，经面神经干的浅面或深面，管道的上端可开口于外耳道。

第三鳃裂瘘管外口近似于第二鳃裂，多位于胸锁乳突肌中、下 1/3 的交接点处，管道经颈总动脉鞘上行，但位于颈内动脉之后，其内口在梨状窦处。

第四鳃裂瘘口更为少见，管道经颈动脉下行入胸，右侧在锁骨下动脉之下，左侧在主动脉弓之下，然后上升至颈，开口于食管。鳃裂所形成的瘘管分为 3 型：①不完全外瘘，仅有外口；②不完全内瘘，仅有内口；③完全瘘，既有外口也有内口。管道的任何部位皆可发生脓肿，其可单独存在或合并有瘘管。

（二）病理

囊肿或瘘管的上皮以鳞状上皮最多，约占 90%，柱状上皮甚少，约占 8%，二者混合者约占 2%，囊肿或者管壁镜下可见丰富的淋巴组织。

（三）临床表现

半数以上出生时即被发现，另半数在出生后数年内被发现，成人期较少。瘘管位置多在下颌角与胸骨切迹间的胸锁乳突肌前缘，以中、下 1/3 为多见（图 33-4-1）。

囊肿自限性生长，直径多在 1～5cm 之间，柔软，触诊有不同程度的波动感，基底活动受限，常常伴发感染，因囊肿和迷走神经相邻，故常出现迷走神经压迫症状，如轻度声音嘶哑，心律变慢等症状。穿刺囊肿可引出清亮液体，少数浑浊，如为不完全外瘘型并且外口甚小，也可由少量液体状分泌物间断流出外口。

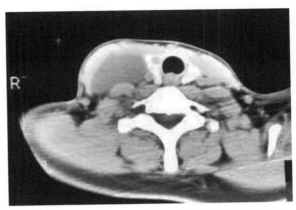

图 33-4-1 右侧第二鳃裂囊肿，位于胸锁乳突肌后方

（四）治疗

囊肿不合并管道者可完全摘除，有内口的管道，因其沿颈动脉鞘上、下行走，术时可在管道内注入亚甲蓝，以提示瘘管的轮廓，仔细循管道解剖，将瘘管完全切除，所以需要较大切口。术中沿管道追寻，直达内口，断端给予缝扎。

需要注意的是，当解剖发现为第一鳃裂瘘管时，需要注意管道和面神经总干的关系，因管道达外耳道前下方时沿途经面神经总干的深面或浅面，解剖时需仔细保护面神经避免损伤（图 33-4-2，图 33-4-3）。

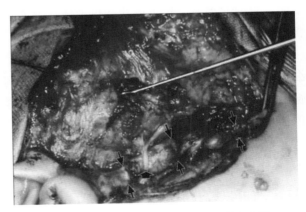

图 33-4-2 右腮腺切除术的方法与面神经暴露

第一鳃裂异常（细长箭头）通过内侧神经（短宽箭头）。

Modified from Triglia JM, Nicollas R, Ducroz V,et al.First branchial cleft anomalies: a study of 39 cases and a review of the literature. Arch Otolaryngol Head Neck Surg. 1998 Mar;124(3):291-295.

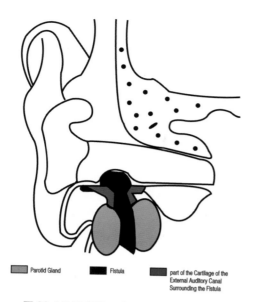

Parotid Gland　　Fistula　　part of the Cartilage of the External Auditory Canal Surrounding the Fistula

图 33-4-3 示意图　瘘口上端开口于外耳道

Modified from Triglia JM, Nicollas R, Ducroz V,et al.First branchial cleft anomalies: a study of 39 cases and a review of the literature. Arch Otolaryngol Head Neck Surg. 1998，124(3):291-295.

二、胸腺囊肿

（一）胸腺囊肿的发生

胚胎时，胸腺由第三咽囊发展而来。在胚胎的发育过程中，两侧始基融合下降至前纵隔。始基下降沿途任何部位皆可能残留胸腺组织，此组织为形成胸腺囊肿（Thymic cyst）的根源。

（二）病理

胸腺囊肿大体表现为囊性肿物，有单囊抑或多囊。囊内含混合、棕黄或淡绿色液体，液体内含有胆固醇结晶形成的颗粒。

镜下可见囊肿上皮为单层鳞状上皮和立方形细胞，囊壁内层为排列规则的胸腺组织，内有胸腺小体，有时可见囊性变，常可见嗜异物巨细胞包裹的胆固醇结晶。

（三）临床表现

胸腺囊肿临床甚为少见，约有 2/3 的病例发生在 10 岁以下的儿童，其余 1/3 为成年人，男性发病多于女性，男女之比约为 2：1。常见发生部位在胸锁乳突肌前缘深部，且靠近颈内动脉鞘和胸骨上切迹处。约有 1/2 的病例肿物为囊实性、多房并伴有分叶，分叶可深入上纵隔。如肿物过大时可对上纵隔造成压迫。CT 检查可见上纵隔多

囊状、界限清楚之肿物。

（四）治疗

手术切除为主要的治疗手段。取下颈弧形切口，起自下颈胸锁乳突肌前缘转向胸骨上切迹上方处，仔细分离肿物，多自颈部将肿物完整切下。注意保护胸膜顶，以免形成气胸（图 33-4-4）。纵隔镜下微创切除胸腺瘤技术已逐渐成熟。

第五节　纤维组织肿瘤

纤维组织主要由纤维细胞、成纤维细胞及胶原纤维组成，根据 2002 年 WHO 软组织肉瘤的组织学分类原则，将纤维组织肿瘤分为良性、中间性和恶性三种，以下仅叙述头颈部常见的纤维组织肿瘤。

一、良性纤维组织肿瘤

（一）项纤维瘤

Enzinger 和 Weiss 最早描述本病，项纤维瘤（Nuchal fibroma）是一种少见的纤维胶原增生性疾病，通常发生于成人颈项部，偶见于其他部位，中老年男性多见，44% 的患者患有糖尿病。有文献报道，本病和 Gardner 综合征有关，此综合征是由结肠息肉（APC）基因突变引起，其特征是由大量结肠息肉、骨瘤和各种软组织肿瘤。

大体表现为颈项部皮下结节，无包膜，容易误诊为脂肪瘤。镜下可见细胞稀少甚至无细胞结构致密胶原组成的肿物，伴有散在成熟的成纤维母细胞和大小不等的成熟脂肪岛结构。免疫组化可见梭形细胞表达 CD34 和波形蛋白，平滑肌肌动蛋白和结蛋白阴性。本病治疗以手术切除为主，如切除不彻底可以复发。

（二）结节性筋膜炎

结节性筋膜炎（Nodular fascitis）是一种由纤维母细胞和及肌纤维母细胞组成的假肉瘤性自限性反应性增生性疾病，由 Kornwaler 等首先报道。但由于其生长迅速，细胞丰富，分裂活跃等特征，结节性筋膜炎仍然是最容易被误诊为肉瘤的软组织病变。

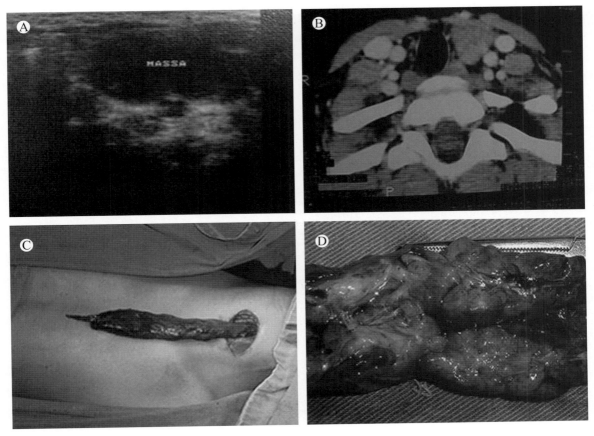

图 33-4-4

A：超声显示左颈部囊性包块；　　　　　B：CT 显示左甲状腺区域一实性肿物，将气管挤向右侧；

C：实体显示肿物向下延伸至纵隔；　　　D：大体标本

Modified from Perez-Bóscollo AC, Carvalho LC, et al.Thymus cyst: an option in the differential diagnosis of cervical-mediastinal tumors. Braz J Otorhinolaryngol. 2010 Aug;76(4):538.

1．病理　大体形态为圆形、卵圆形或结节状包块，无明显包膜，切面呈灰白色，软硬不一，最大直径多在 1～2cm 之间，其周围可见鳌足样组织伸入皮下和肌肉组织。

根据和筋膜关系，结节性筋膜炎可分为皮下型、肌肉型和筋膜型三种亚型。免疫组化方面，由肌纤维母细胞组成的病变大多表现平滑肌肌动蛋白和肌肉特异性肌动蛋白，而结蛋白很少表达。

有报道平滑肌表达 H-钙调素结合蛋白，而结节性筋膜炎不表达，这有助于二者鉴别。本病 β-连环蛋白、角蛋白和 S-100 均不表达。

2．临床表现　此病多见于 20～40 岁成人，男女发病率无明显差别。患者多主诉 1～2 周内快速生长边界清楚的肿块或结节，触诊时有轻度疼痛等感觉异常。本病最好发于上肢，特别是前臂掌侧，其次为躯干，头颈部为第三常见部位。

于皮下者可见其沿着浅筋膜及皮下脂肪小叶分布。如病变位于肌肉组织内，则触诊时表现为位置深在、活动差、边界不清等体征。发生于婴幼儿颅骨者，肿瘤可侵犯外板和皮下组织，X 线可见颅骨呈片状缺损影像。

3．鉴别诊断　结节性筋膜炎具有良性、病程短、反应性、自限生长和生长迅速等特点，临床和病理上需要和纤维肉瘤相鉴别。

4．治疗　该病可行局部稍扩大手术切除治疗，术后很少复发。因本病为自限性疾病，偶尔可见自行消退者。发生在婴幼儿颅骨者，将头皮软组织和颅骨病变一并切除即可治愈。

（三）纤维瘤病型斜颈

纤维瘤病型斜颈（Fibromatosis colli）系颈部胸锁乳突肌纤维被成纤维细胞所代替的病变。

1．病理　大体标本，肿块多为病变早期切除的肿块，其直径多在 2～3cm. 质硬，呈灰白色，和周围的肌肉组织分界不清。镜下可见大量的胶原纤维组织及大量的成纤维细胞和横纹肌组织混为一体或完全将横纹肌肉组织代替，应注意和恶性纤维组织瘤相鉴别。

2. 临床表现 纤维瘤病型斜颈多发生在新生儿，发病多在出生后 1 周至 1 个月内，在胸锁乳突肌的下 1/2 ～ 1/3 处出现肿块，肿块质硬，多为实性，渐渐生长至半岁时，逐渐变小，直至消失，但患处已形成瘢痕，由于瘢痕的牵拉形成了斜颈、脊柱侧凸，甚至颅骨和颌面部的骨骼左右不对称。病因可能和分娩时的产伤有关。

3. 治疗 （1）颈部初发此病时，多表现为肿块，为了和其他颈部肿瘤相鉴别，应积极进行肿块切检术，以明确诊断。确定诊断为本病后，可适当加以理疗，如适度红外现局部照射、神灯外照射等。

（2）肿块消失后，病变发展至斜颈期，应积极治疗斜颈，可行斜颈校正术，斜颈校正后，局部畸形可渐渐好转。

（四）Gardner 纤维瘤

Gardner 纤维瘤为良性纤维组织肿瘤，此病不但和 Gardner 综合征有关，和韧带样纤维瘤也有关。首先介绍 Gardner 综合征，韧带样纤维瘤在中间性纤维性肿瘤中介绍。

1. Gardner 综合征 又称遗传性肠息肉综合征，其特征为结肠息肉病合并多发性骨瘤和软组织肿瘤。属常染色体显性遗传，本征结肠息肉的恶变率很高，男女发病率相似。

Gardner 综合征主要为消化道息肉病和消化道外病变两大方面纤维性肿瘤，可合并上皮样囊肿，上皮样囊肿好发于面部、四肢及躯干，是本征的特征表现之一。

（1）消化道息肉病变：息肉广泛存在于整个结肠，息肉数量可达 100 个以上，胃和十二指肠亦多见。息肉一般可存在多年而不引起症状，多年后可引起恶变，肠息肉的恶变率很高，男女发病率相似。

（2）消化道外病变：

a 骨瘤：本征的骨瘤大多数是良性的，从轻微的皮质增厚到大量的骨质增生不等，甚至可见有茎性的巨大骨瘤，多发生在颅骨、上颌骨及下颌骨，四肢长骨亦有发生。并有牙齿畸形，如过剩齿、阻生齿、牙源性囊肿、牙源性肿瘤等。

b 软组织肿瘤：常为多发性。往往在小儿期即已见到。最近有报告本征多见视网膜色素斑，且在大肠息肉发生以前出现，为早期诊断的标志之一，也可发生甲状腺瘤、肾上腺瘤或肾上腺癌等。

必须注意的是：临床上尚有一些不典型患者，有些仅有息肉病而无胃肠道外病变，而另一些仅有胃肠道外病变而无息肉病。

2. Gardner 纤维瘤的病理表现 肿物大体表现为：直径可达 1 ～ 10cm，边界不清，质硬，切面红棕色和黄色相间，黄色为脂肪组织所致。镜下可见粗大的胶原纤维纤维束中散在着良性的纤维母细胞，肿物呈斑块状生长并伴随有瘤变。

3. Gardner 纤维瘤的临床表现 Gardner 纤维瘤可位于表浅和深部，常累及胸壁和脊柱旁、腹壁两侧、四肢和头颈部的深浅部软组织。肿物小时一般无症状，待到肿物长大时，压迫神经则可产生疼痛感，一般认为是 Gardner 纤维瘤病。Gardner 纤维瘤也是 Gardner 综合征的先驱表现，但 Gardner 综合征确诊一定要有多发肠道息肉表现为前提。目前认为 Gardner 综合征常伴有 APC 基因胚系突变，常有遗传胜和家族性。

4. Gardner 纤维瘤的治疗 Gardner 纤维瘤为良性肿瘤，治疗方法以手术切除为主要手段。

二、中间性（局部侵袭）纤维组织肿瘤

包括浅表纤维瘤病（掌／跖）、韧带样型纤维瘤病和脂肪纤维瘤病。

纤维瘤病 (Fibromatosis) 的大多数由分化良好的成纤维细胞组成，这些细胞核仁染色质呈颗粒状，难以找到核分裂象。但发生在手指、足趾、手掌、足蹠部位的纤维瘤病，可见到不同程度的、较少量核分裂象，应注意和纤维肉瘤鉴别，纤维肉瘤细胞多形性更明显，核分裂象更多，En-zinger 和 Weiss 将纤维瘤病分为表浅型和深部型两组，表浅型纤维瘤病又称做作筋膜纤维瘤病，其常见发病部位为手足的筋膜和腱膜，以及男性的阴茎海绵体（发生在阴茎海绵体的纤维瘤病又称 Peyronie 病，患者多为中年男性）。

另外，放射性纤维瘤病（Irradiation fibromatosis）亦属浅部位纤维瘤病，患者多曾接受过大量放射线，于放射线损伤后30年左右发病，肿块累及部位多较表浅，瘤体体积较小，其直径一般不超过2cm。

发生的深部组织的纤维瘤病，病变多位于深部筋膜、腱膜和肌肉，此型纤维瘤病也被称作韧带样纤维瘤病（Desmoid fibromatosis）或韧带样瘤（Desmoid tumor），其发病部位主要如下：

（1）病灶起自腹壁肌肉，称腹壁韧带样纤维瘤病（Abdominal fibromatosis），又称腹壁韧带样纤维瘤或腹壁韧带样瘤。多发生于年青经产女性，病变在下腹者多见。天津医科大学肿瘤医院报道腹壁纤维肿瘤病57例中，病变在下腹者占74%（42/57），57例中除1例男性外，56例皆为女性. 邵永孚等报道42例腹壁韧带样纤维瘤病，28例在下腹，占66%；42例中41例为女性，只有一例为男性。此病之病变起源于腹肌腱膜和筋膜，并向腹肌侵犯。

（2）发病部位在四肢、躯干、肩胛、头颈等部位的韧带样纤维瘤病，这些部位发病皆属腹壁外纤维瘤病（Extra abdominal fibromatosis），男女发病率无甚差别。张天泽等报道，男性于女性之比为20：25，邵永孚等报道为11：15。

（3）发病部位在肠系膜、胃结肠韧带、腹膜后等部位，偶可见累及子宫、膀胱和输尿道。发生在肠系膜和腹膜后的纤维瘤病，有时可单独发生，也可合并Gardner综合征，此症即肠系膜和腹膜后纤维瘤合并多发性肠息肉、骨肿瘤、皮肤囊肿、平滑肌瘤等。Gardner综合征为一种常染色体显性遗传性疾病。这里需说明的是，发生在腹腔内和腹膜后的纤维瘤病，亦属于腹壁外纤维瘤病的一部分。

以下重点阐述和头颈部肿瘤有关的腹壁外纤维瘤病（腹壁外韧带样纤维瘤）。

腹壁外纤维瘤病（Extra-abdominal fibromatosis）亦称腹壁外韧带样纤维瘤、腹壁外韧带样瘤、侵袭性纤维肉瘤、分化好的侵袭性纤维肉瘤，本病的发病部位包括除了腹壁之外的身体其他各个部位。

（一）病理

表浅型纤维瘤病的大体标本体积较小，而发生在深部软组织的纤维瘤病的大体标本则体积较大，其直径可达15～20cm，可浸润瘤体周围的肌肉、筋膜及腱膜，极少数可侵及瘤周围的骨膜和骨组织。肿瘤可沿肌间隙、筋膜及腱膜间隙生长，所以肿瘤边界不清，手术难以将肿瘤切除干净，肿物质韧，切面灰白色，伴有条索和纹理。镜下可见梭形的成纤维细胞，细胞瘦长而无异形，核小而染色浅，核仁小，核膜清楚。间质可见大量胶原纤维，细胞和胶原排列成条索状或波浪形。肿物和肌肉无明显界限，镜下可见肌纤维被瘤组织分成许多小岛状，有时可见到多核肌肉巨细胞。

（二）临床表现

症状和体征 颈和肩胛部的腹壁外纤维瘤病（腹壁外韧带样纤维瘤），多见于20～39岁的中青年人，偶见于儿童，男女发病无明显差别。肿块位于颈部、项部和肩胛部。张天泽和邵永孚分别报道发生在头颈部的腹壁外纤维瘤病占全身腹壁外纤维瘤病的8.9%（4/45）和23.1%（6/26）。

如发病在颈部位于侧颈部的巨大肿块可侵及颈部的大血管、大神经，造成呼吸受阻和神经功能障碍。当颈丛和臂丛受累时，患者颈部、上肢疼痛、麻木，甚至造成神经麻痹性上肢功能障碍。项部巨大的腹壁外纤维瘤病（韧带样瘤）可侵及颈椎间隙和椎体，缠绕椎间孔和颈神经，更有甚者侵犯颅底和颅窝，终致病人死亡。所以此瘤特点为肿瘤位置深在，界不清，生长缓慢，无明显疼痛和不适，待到肿瘤继续增大到一定程度时，则产生相应的神经功能障碍，例如肿瘤受累区疼痛、活动受限等。

（三）鉴别诊断

临床应注意和纤维肉瘤相鉴别。纤维肉瘤生长相对较快，边界相对较清楚，有假包膜，镜下多见核异型及核分裂象。临床可见淋巴及血运转移。而纤维瘤病肿块无假性和真性包膜，临床不发生转移，但局部浸润性强，手术后可多次复发。

（四）治疗和预后

纤维瘤病具有局部广泛浸润的侵袭能力，首

先侵犯肌膜和筋膜，继而发展至肌肉，并在肌肉内生成纤维组织增殖的团块而形成肿瘤，继而累及神经、血管，甚至骨组织。因本肿瘤无明显界限及包膜，只以手术治疗难以彻底治愈，故常采用手术广泛切除加术后放射治疗的方法。另外，因多家报道本病的发生和体内女性激素水平有关，并以孕激素和雄性激素治疗收到了使瘤体缩小的临床效果，所以术前，术后可给予激素治疗。

以下叙述纤维瘤的治疗和预后。

1. 手术治疗 手术治疗为本病的主要治疗手段，对于纤维瘤病的切除范围，多家主张在瘤体外 1 ~ 2cm 切除。但由于头颈部神经血管密集，故在手术的广泛程度方面受到了一定的限制，尤其瘤体常常侵犯颈部的主要神经和血管，并且有时肿瘤和重要神经血管相贴或将神经血管缠绕。对上述情况的对策是采用锐性解剖法，尽量切除瘤体，并保留颈部重要神经和血管，以免造成致命或致残的不良后果。这里需提及的是放射性纤维瘤病应以手术切除为主要手段，对病灶生长活跃、镜下可见明显异形细胞和多个核分裂象时，临床可按放疗后纤维肉瘤处理。

2. 放射治疗 对于肿瘤累及重要血管神经，术中肿瘤切除不全者，或肿瘤范围过广无法手术者，给予放疗有时会收到好的治疗效果。张天泽等对手术无法切除和术中切除不全的纤维瘤病患者给以 60Gy 放疗，共 4 例，放疗全部有效（瘤缩至原 1/2 以下）。Kiel 等对 25 例未能行手术治疗和术中肿瘤切除不全的纤维瘤病患者行放射治疗，其中 76% 的患者获得部分或完全缓解，其强调放疗量应超过 60Gy 方可抑制肿瘤生长，低于 22Gy 时无效。

3. 应用孕酮，睾酮、肾上腺皮质激素治疗纤维瘤病 给纤维瘤病患者应用孕酮（如黄体酮）、睾酮、ACTH、氯噻嗪类药物，可起到缓解肿瘤生长的作用，但至今尚未见到单纯应用上述激素类药物治愈纤维瘤病的报道。

4. 纤维瘤病的复发问题 由于纤维瘤病局部浸润性强，肿瘤无明显边界及包膜，切除干净困难，故手术复发率极高。Kofoed 对 208 例手术治疗的腹壁外纤维瘤病例进行疗效总结时发现，局部切除组复发率 59%（90/153），广泛切除组复发率为 36%（20/55）。邵永孚等报道的 26 例腹壁外纤维瘤病，局部切除组复发率为 72%，广泛切除组复发率为 23%（3/13）。由此可见对于本病的治疗应提倡广泛切除术。

头颈部纤维瘤病，少数病例因治疗无效，肿瘤不可抑制的生长，导致瘤体过大，压迫或累及头颈部的重要神经、血管、气管、食管等组织和器官，终至死亡。天津医科大学肿瘤医院报告 102 例纤维瘤病的病例中，其中 2 例因治疗无效而死亡。

三、中间性（很少转移）纤维组织肿瘤

纤维组织肿瘤单发的纤维性肿瘤和血管外皮细胞瘤、（包括脂肪瘤样血管外皮细胞瘤）、炎症性肌成纤维细胞肿瘤、低分级肌成纤维细胞肉瘤、黏液性炎性成纤维细胞肉瘤、婴幼儿纤维肉瘤。因上述肿瘤在头颈部较少见，只叙述黏液性炎性成纤维细胞肉瘤、婴幼儿纤维肉瘤。中间性纤维组织肿瘤具有良性纤维组织增生的病理特性，又有同纤维肉瘤一样具有侵润生长的生物行为，但和纤维肉瘤不同的是本病从不发生远处转移，所以成为中间性（或中介性）纤维组织肿瘤。具有上述特点的中间性纤维组织肿就是纤维瘤病（Fibromatio），单发的纤维性肿瘤和血管外皮细胞瘤（包括脂肪瘤样血管外皮细胞瘤）、炎症性肌成纤维细胞肿瘤、低分级肌成纤维细胞肉瘤、黏液性炎性成纤维细胞肉瘤、婴幼儿纤维肉瘤。

（一）黏液性炎性成纤维细胞肉瘤

此为一病程进展缓慢的肿瘤，1987 年 Evan 首先描述本病。其病理形态似纤维组织肿瘤的良性病变（如筋膜炎、纤维瘤等）。肿块境界清楚，切面灰白，质硬。镜下可见梭形纤维细胞疏松排列在纤维间质中，并可见少量核异型及少量核分裂象，局部区域可见黏液性变。此病多在中青年发病，常发生在躯干、下肢、肩胛部，偶见于头颈部。此病后常复发（多在术后 4 年左右），少转移，即使已出现远处转移，仍可带瘤生存，生存期可达 8 ~ 31 年。当瘤有去分化成分时，存活时

间往往少于 1 年。本病治疗方法同纤维肉瘤。

（二）婴幼儿型纤维肉瘤

本病很少见，多发生在 5 岁以下的婴幼儿，有的出生时既有，男性略多于女性，发病部位多在四肢，有时可原发在头颈部。肿物生长迅速，其大小不一，直径自 1cm 至 10 余 cm 不等，肿物常见出血和坏死。镜下形态和成人纤维瘤相似，但其细胞呈梭形或圆形，排列较紧，胶原较成人纤维肉瘤更少，但嗜银纤维丰富，围绕着每个瘤细胞。瘤细胞异型较轻，核染色呈细网状，核分裂象较少。其浸润性较强，术后常见复发，复发率各家报告不等，具报告复发率为 39% ～ 43%。但婴幼儿型纤维肉瘤转移率较成人纤维肉瘤低，据报告婴儿型纤维肉瘤转移率在 10% 以下，明显低于成人纤维肉瘤的转移率。另有人报道超过 10 岁的纤维肉瘤病例，转移率明显升高至 50%。

婴幼儿纤维肉瘤 5 年生存率可高达 84%，其五年生存率明显高于成人型纤维肉瘤。

四、纤维肉瘤

随着诊断水平的提高，免疫组化技术的发展，纤维肉瘤（Fibrosarcoma）的发病率近年来显著下降。根据其病理特征、生物学特性和临床表现，通常被分成成人型纤维肉瘤及其亚型（包括低度恶性纤维黏液样肉瘤、硬化上皮样纤维肉瘤、炎性纤维肉瘤、黏液纤维肉瘤等）、幼儿／婴儿纤维肉瘤等。本章仅阐述头颈部可见到的类型。

（一）成人型纤维肉瘤

临床多数为此类型，是纤维肉瘤的重要类型

1. 病理 大体标本多为圆形、椭圆形、结节或分叶状肿物，体积小者可见假包膜。切面灰白或呈息肉状。

镜下可见束状排列的梭形纤维细胞被互相交织的胶原纤维隔开，高分化者其梭形细胞和大小较为一致，核分裂象少见，级别越低，细胞核分裂象越多见。低分化者可见梭形细胞和胶原纤维呈典型的鲱鱼骨样排列（图 33-5-1），其间可见不规则形的核大畸形细胞，其间质胶原更少，间质内血管更多。

2. 临床表现 和大多数肉瘤一样，纤维肉瘤无特异性症状，故临床上难以确诊。多数患者表现为孤立、可触及包块，直径 3 ～ 8cm，生长缓慢且无痛感。纤维肉瘤可见于任何年龄，21 ～ 50 岁多见，男性发病率略高于女性，其中头颈部占全身纤维肉瘤的 11.2%，包括鼻腔、鼻咽、鼻窦、颈部等部位。

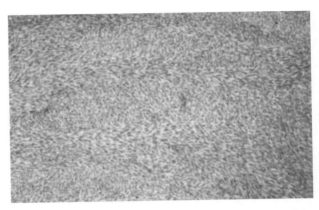

图 33-5-1 成人型纤维肉瘤：低倍镜下可见肿瘤梭形细胞和胶原纤维呈鲱鱼骨样排列

3. 鉴别诊断 纤维肉瘤诊断需要根据临床表现和冰冻检查结果，主要和以下几种疾病相鉴别：

（1）结节性筋膜炎：属于假瘤样反应性肌纤维母细胞增生，生长迅速，细胞密集，细胞形态不成熟，镜下细胞排列呈短束状，从不出现长束状或鲱鱼骨样排列的梭形细胞，细胞缺少核深染，有显著黏液样基质和散在慢性炎细胞。

（2）多形性未分化肉瘤（恶性纤维组织细胞瘤）：临床上多见于老年人，发病高峰在 60 ～ 70 岁。其镜下标为席纹状或无序生长方式，可见多核怪异巨细胞，胞质嗜酸。纤维肉瘤和多形性未分化肉瘤可出现移行，诊断上存在主观性。

（3）单相纤维性滑膜肉瘤：可与纤维肉瘤很相似，镜下可见更加卵圆形细胞呈束状排列，瘤内可见富含嗜酸性胞质的肿瘤细胞，免疫组化染色显示，几乎所有滑膜肉瘤至少表达一种上皮标记，此特征不会出现在纤维肉瘤。SYT-SSX 融合基因检测对本病诊断具有特异性。

4. 治疗和预后 纤维肉瘤的治疗是以手术为主的综合治疗

（1）治疗：术前新辅助化疗近年来被许多学者提倡，特别是区域性介入性化疗，常用化疗药物包括环磷酰胺（CTX）、异环磷酰胺（IFO）、甲氨蝶呤（MTX）、阿霉素（ADM）等。术前化疗可以使肿瘤体积硬化缩小，为颈部肿瘤切除并保留重要血管神经创造条件，从而增加切除率，减少局部复发率。

手术切除纤维肉瘤时应尽量广泛，充足的切缘是充分切除肿瘤的保证，术中切缘送快速冰冻病理活检以确保肿瘤的切除是否充分，一般手术的安全切缘多被认为是 3～5cm。但由于头颈部的血管、神经密集，故很难达到上述切除范围，但亦应做到尽量切除广泛，如颈部淋巴结肿大疑为转移时，应行颈部淋巴结清扫术。

实践证明，术后放疗对手术未能切除的亚临床转移灶，能起到很好的控制作用，对于肿瘤晚期不能手术的患者，同位素源内照射治疗能延缓肿瘤生长，起到很好的控制作用。张珊文等报道P53瘤体注射联合放疗治疗纤维肉瘤取得了很好的临床效果。

（2）预后：本病的预后和肿瘤的分级、分期、解剖部位，手术方式等有密切的关系。由于头颈部的解剖特点为血管神经密集，对纤维肉瘤的广泛切除起到了限制作用，特别鼻咽部、鼻窦等部位的纤维肉瘤，常见术后复发和远处转移，其转移部位多见于肺、骨、脑等部位。此外，首次切除的充分性是决定预后的另一个重要因素，Bizer报道，行局部切除的患者 5 年生存率是 30%，而行根治性切除的患者 5 年生存率是 78%。

（二）先天性／婴儿型纤维肉瘤

本病多见于 5 岁以下婴幼儿，有时出生时即有，男性略多于女性，发病部位多在四肢，头颈部者约占全身发病率的 20.6%。肿物生长迅速，浸润性极强，术后常见复发。镜下形态和成人型纤维肉瘤相似，但细胞更趋幼稚和圆形。其局部复发率达 43%，但转移率较成人型低，5 年生存率达 84%，明显高于成人型纤维肉瘤。

（三）低级别恶性纤维黏液样肉瘤

此型为进展缓慢的肉瘤，其病理形态类似于纤维组织的良性病变。肿瘤边界清楚，切面灰白，质硬。镜下可见梭形纤维细胞疏松排列在纤维间质中，很少看到核分裂象，局部区域可见黏液样

变性。此病多见于中青年发病，常见于四肢、躯干，偶见于头颈部。此病术后常复发，治疗方法同成人型纤维肉瘤，即使出现远处转移，仍可带瘤长期生存，当有去分化成分时，存活时间往往少于 1 年。

第六节　纤维组织细胞瘤

纤维组织细胞肿瘤 (Fibrohistiocytic tumors, FHT) 和其他类型的软组织肿瘤一样，被分类为良性、中间性和恶性。良性的纤维组织细胞瘤包括：腱鞘巨细胞瘤，良弥漫型巨细胞肿瘤、深部良性纤维组织细胞瘤。中间性 (很少转移) 包括：丛型纤维组织细胞瘤、软组织巨细胞瘤。恶性包括：多形型性恶性纤维组织细胞瘤、巨细胞性恶性纤维组织细胞瘤、炎症性恶性纤维组织细胞瘤。因良性和中间性纤维组织细胞瘤临床比较少见，尤其在头颈部更为少见，所以我们以下着重叙述恶性纤维组织细胞瘤。

恶性纤维组织细胞瘤 1964 年首先由 Brien 和 Stout 描述，1978 年 Weiss 将其命名为恶性纤维组织细胞瘤，恶性纤维组织细胞瘤的起源有三种论点：纤维细胞起源、纤维细胞和纤维组织细胞双起源、原始间胚叶细胞组织起源。

2002 年新版的 WHO 软组织肿瘤分类理念是：认为恶性纤维组织细胞瘤是组织学来源及分化仍不明确的未分化多形性肉瘤 (Undiffeentiated pleomorphic sarcoma USP)，经重新定义后，将恶性纤维组织细胞瘤分为三种组织学亚型：

（1）"恶性纤维组织细胞瘤" / 未分化多形性肉瘤。

（2）巨细胞型 "恶性纤维组织细胞瘤" / 伴有巨细胞的未分化多形性肉瘤。

（3）炎症型 "恶性纤维组织细胞瘤" / 伴有显著炎症的未分化多型性肉瘤。

以下按新版的 WHO 软组织肿瘤分类叙述恶性纤维组织细胞瘤的病理、临床表现、鉴别诊断、治疗和预后。

一、良性纤维组织细胞肿瘤

此类型包括多种病变类型，包括属于真皮肿瘤的纤维组织细胞瘤和因脂代谢障碍而形成的黄

色瘤、幼年黄色肉芽肿、网状组织细胞瘤等。它们的共同特点是临床不发生转移，镜下可见数量不等的分化良好组织细胞。这类肿瘤多发生在四肢，以下仅叙述头颈部可以见到的几种良性纤维组织细胞肿瘤。

（一）幼年黄色肉芽肿

1．病理 大体标本呈黄色或黄褐色，结节状，大小不等，由数毫米到几厘米，无明显薄膜，质软（图 33-6-1）。镜下可见成片状分布的分化良好的组织细胞，伴有数量不等的嗜伊红细胞和巨细胞，组织细胞分化良好，核分裂象少见，病变多累计真皮，但不侵犯表皮。

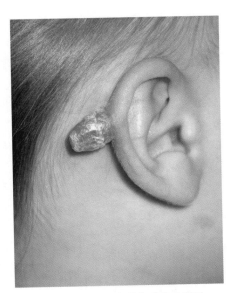

图 33-6-1 右耳郭幼年黄色肉芽肿

Modified from Mrad MA, Chan K, Cypel TK,et al.Juvenile xanthogranuloma of the ear: A case report. Can J Plast Surg. 2008, 16(4):229-231.

2．临床表现 本病多发生于婴幼儿，尤其 1 岁以内最为多见。发生于青少年和成人者约占 10% 左右，约 50% 以上病例发生在头颈部，其次为四肢，偶见内脏器官。病变为单发和多发的结节，发病初期为红色丘疹，随着时间的推移逐渐变成黄色或褐色，肿块在皮下可活动，界线清楚。

3．治疗 绝大多数病变在青春期开始消退，20 岁以后发病者病变可稳定存在。但如果肿块过大产生压迫症状或影响美观时可行手术治疗。为明确诊断常需切除肿块，行病理检查。

（二）黄色瘤

本病不属于真性肿瘤，主要是因为血清内脂质过多，引起泡沫细胞集聚，并形成瘤样增生性病变。

1．病理 大体标本为单发结节，肿物直径多在 1.5cm 左右，可累及皮肤及真皮层，也可累及皮下组织，肿块无包膜，偶伴发溃疡，切面呈灰白色或黄色，质地较韧，镜下可见肿瘤主要由泡沫状的组织细胞、梭形的成纤维细胞组成。偶尔可见细胞外胆固醇和炎性细胞。

2．临床表现 肿瘤多发生在成年人，无明显的性别差异，因发病部位不同，临床表现各有特点，分述如下：

（1）出疹性黄色瘤：表现为发生在臀部的小黄丘疹。

（2）结节性黄色瘤：病变发生在肘部、膝部及手指的黄色斑块。

（3）扁平黄色瘤：病变常发生在皮肤的皱褶处，尤其手掌的皱褶处最为常见。

（4）腱黄色瘤：本病常见于肌腱和滑膜，尤多见于手足的肌腱和跟腱。

（5）黄斑瘤：本病常见于眼睑内疵外上侧，呈扁平的片状，黄色，略高于皮肤，瘤面略有凸起，常累及表皮和真皮层，很少出现破溃和恶变，切除后常会复发。

黄色瘤的发病原因为血清内脂质含量过高，而引起泡沫状组织细胞集聚形成瘤样组织增生样病变。所以本病患者多为高血脂病患者，但也有相当一部分患者的血脂检查是正常的。

3．治疗 本病多没有明显的症状，发生在头颈部的黄斑瘤，可行手术切除，医生应提醒本病患者，定期检查，治疗高脂血症。

（三）网状组织细胞瘤

1．病理 大体标本为结节状，无明显包膜，镜下可见多个嗜伊红组织细胞，呈片状分布，可广泛侵及皮肤，所以有人描述其为皮肤病变。病变主要位于真皮层，可扩展至表皮层和皮下组织，偶尔见多核的大细胞，分化较好，少见多形性恶变。网状纤维染色后，镜下可见组织细胞被网状纤维缠绕，有时可见多个器官和深部组织受累，免疫组化显示表达 CD68，不表达 S-100 蛋白。

2．临床表现 多见于年轻人，男女发病率无明显差别，病变可分类单纯皮肤型和全身型两种。单纯皮肤型临床表现为发生在皮肤的单个或多个结节，大小不等，生长缓慢。触诊肿块底部可活动，但和皮肤粘为一体，肿块颜色各异，可呈红、黄、褐色，往往初期为黄色，以后逐渐为褐色，肿块较大时经常发生结痂或溃疡。全身型网状组织细胞瘤除了和皮肤型有同样的皮肤结节外，还合并有发热，进行性关节炎及体重减轻等症状。此型患者往往先出现上述周身症状，数月或数年后方出现皮肤结节。

本病需注意和恶性纤维组织细胞瘤（MFH）相鉴别，MFH 的细胞多呈梭形并多见异形和核分裂象。

3．治疗 肿块过大影响功能者可进行手术切除治疗，术后多不会复发。有时给予皮质激素治疗可收到一定疗效。

二、中间型纤维组织细胞瘤

中间型纤维组织细胞瘤的生物特性、临床特点及病理表现介于良恶性之间，其局部浸润广泛，无明显包膜，术后易复发，但很少发生淋巴结和血运转移。主要包括皮肤隆突性纤维肉瘤、丛状纤维组织细胞瘤\巨细胞成纤维细胞瘤等。

1993 年 WHO 分类将血管瘤样纤维组织细胞瘤归入本类，2002 年版 WHO 分类将其归入分化不确定的肿瘤，在此不详述。上述疾病中只有皮肤隆突性纤维肉瘤在头颈部较常见。

皮肤隆突性纤维肉瘤于 1924 年首先有 Darier 等人报道，是一种以席纹状结构为特征表现的结节状皮肤肿瘤，具有生存时间长，局部具有侵袭性生长，极易复发，晚期有远处转移的交界性肿瘤。

1．病理 大体表现为边界较为清楚的结节状肿物，侵犯皮肤和皮下。瘤体的中心由均一的梭形纤维母细胞组成，构成结构清楚的席纹状结构，具有一定的诊断意义，偶尔镜下可见黏液样区域。免疫组化方面，本病高度一致表达 CD34，对于和良性纤维组织细胞瘤的鉴别有一定的意义。

2．临床表现 皮肤隆突性纤维肉瘤大多好发于中青年，偶见成年人，发病率男性明显高于女性，

儿童也常有报道。可发生于身体任何部位，以躯干和四肢近端多见。早期表现为生长缓慢的质硬盘状病变，中晚期表现为生长迅速的单个或数个皮肤结节样肿物，因皮肤侵犯故呈现出典型的隆突样外观，多数患者有术后多次复发病史，但很少发生远处转移，也多无恶液质表现。

3．治疗 手术为首选治疗方法，因术后复发率高，术时需广泛、完整切除肿瘤及其周围组织，局部扩大切除复发率为 10 ～ 20%，而不规范切除者复发率为 43%。

有关该肿瘤的 Mohs 显微外科手术治疗已受到广泛关注，Mohs 手术既能达到切缘干净，又能减少正常组织的破坏，非常适合头颈部手术，甚至有文献报道 Mohs 手术的局部复发率为 0%。

三、恶性的纤维组织细胞肿瘤

（一）非典型纤维黄色瘤（皮肤的多形性未分化肉瘤）

1．病理 大体标本为结节状肿块，无包膜，切面灰白，偶可见切面有黄色区域。镜下可见梭形纤维组织和圆形组织细胞、巨细胞和单核细胞。可见少量异形细胞和异常核分裂象，应注意和恶性纤维组织细胞瘤相鉴别，通常非典型纤维黄色瘤 S-100 和角蛋白多为阴性。

2．临床表现 非典型纤维黄色瘤是皮肤的多形性未分化肉瘤，过去本病归为中间型纤维组织细胞瘤，随着免疫组化技术的发展和临床上对本病的认识，现已将本病归入恶性纤维组织细胞瘤。本病多见老年人，发病率男女比例无明显差异。病因常和过度的日晒等因素有关。

肿瘤原发在皮肤，尤其是头颈部易暴露的部位，如耳鼻部和面颊部，有时发病和放疗有关，发病时间多在放疗后 20 年以上。肿瘤多结节状，单发，和皮肤关系紧密，基底部活动好，很少累及深部组织。

3．鉴别诊断 因本病的生物学行为倾向良性，主要需要和浅表型恶性纤维组织细胞瘤相鉴别。恶性纤维组织细胞瘤的瘤体一般较大，多在 5 ～ 15cm 之间，肿块边界不清，侵犯重要血管和神经，易发生远处转移，镜下可见较多个核分裂象和多个异形性细胞。

4.治疗 非典型纤维黄色瘤主要为手术治疗，术后很少复发和转移。

（二）恶性纤维组织细胞瘤（多形性未分化肉瘤）

1.病理 恶性纤维组织细胞瘤大体为分叶结节状肿物，单发，直径多在 5 ～ 10cm 之间，切面多为灰白色或黄褐色，无包膜，常伴有坏死、出血及囊性变。肿块硬度和其纤维含量有关，纤维组织越多则肿块越硬。

镜下多见组织细胞样细胞和成纤维细胞样细胞。其组织细胞样细胞呈多形性和圆形，细胞核为圆形或椭圆形，核仁明显，染色质细腻；成纤维细胞样细胞呈短梭形，可见核仁，染色质粗细不等，胞质淡染嗜伊红；另可见单核、多核及巨细胞。上述各种细胞易有分裂象和细胞异形。免疫组化的作用主要是排除其他类型恶性肿瘤，病理学家将恶性纤维组织细胞瘤（Malignant fibrous histiocytoma，MFH）分为以下四种类型：

（1）席纹状 - 多形型 (Storiform-pleomorphic type)。为最多见型，约占 6% ～ 77%，镜下可见多形型细胞和席纹状结构，也有人形容其结构为车辐状。

（2）黏液型 (Myxoid type)。此型约占 15% ～ 17%。镜下可见丰富的嗜碱性基质，呈黏液样，黏液成分为透明质酸酶消化的酸性黏多糖。瘤细胞排列疏松，呈星状，细胞多见异形，胞质内可见空泡。当黏液区超过 50% 以上范围时，即可诊断黏液型 MFH。

（3）巨细胞型 (Giant cell type)。约占 MFH 的 3% ～ 5%，又称软组织恶性巨细胞瘤。镜下形态相似于骨巨细胞瘤，可见大量的破骨细胞样巨细胞，单核和多核的瘤巨细胞、组织细胞和成纤维细胞，其细胞形态和一般的多形性 MFH，细胞异形性明显，核分裂象多见。

（4）黄色瘤样型 (Xanthomatous type)。又称炎性型 (Inflammatory type)。数量最少，约占 MFH 的 3% ～ 5%，镜下可见大量良性和恶性黄色瘤细胞，其良性黄色瘤细胞核多固缩，恶性黄色瘤细胞多有异形且核分裂象多见。

此外，可见大量的急性和慢性炎性细胞，当有大量中性粒细胞出现时，称之为"炎症型恶性纤维组织细胞瘤"。

2.临床表现 恶性纤维组织细胞瘤是最常见的成人软组织肉瘤，约占总数的 20% ～ 30%。多见于中老年人，儿童少见。男性明显多于女性，头颈部恶性纤维组织细胞瘤最常见于鼻腔、鼻窦区域。肿物初期为生长迅速的无痛性包块。

通常瘤体多较巨大，部位多深在，但黏液性 MFH 体积较小且位置常浅在。其临床表现和体征因病变部位不同而异，CT 和 MRI 可见无特异性影像学表现的侵袭性生长软组织包块。需要注意的是，发生在头颈部的 MFH，常常侵犯颈部重要血管和神经，并向深部浸润，造成手术难以根治性切除，且术后极易复发，这是临床上难以将此病治愈的重要原因。

3.鉴别诊断 MFH 的鉴别主要依靠临床和病理相结合，尤其是病理诊断有着举足轻重的关键作用。本病需要和多形性脂肪肉瘤、多形性横纹肌肉瘤、纤维肉瘤、多形性癌、去分化平滑肌肉瘤等恶性间叶组织肿瘤相鉴别。

4.治疗和预后 MFH 系高度恶性软组织肿瘤，与转移或生存率明显相关的因素是：肿瘤深度、大小、级别、组织亚型、坏死和局部复发情况。单纯手术和单纯放化疗均难以治愈，故目前通常采用术前新辅助化疗＋手术＋术后放化疗相结合的治疗方法。

穿刺活检病理或切开取活检病理证实此病后，应首先采取术前辅助化疗，可选用异环磷酰胺，环磷酰胺，阿霉素，甲氨蝶呤等药物静脉滴注。如肿瘤局限于某动脉的血供区，亦可采用动脉插管区域灌注，或收良好效果。手术应提倡广泛整块切除，如已有淋巴结转移，应行颈部淋巴结清扫术。术后可给予放疗。关于术前和术后放疗的利弊，各家意见不一。

第七节　脂肪组织肿瘤

脂肪组织肿瘤是最常见的间叶组织来源肿瘤。Kransdorf 统计了从 1980 ～ 1989 年在美国武装部队医院病理科确诊的 31047 例间叶组织肿瘤，其中良性肿瘤为 18677 例，恶性为 12370 例；脂肪瘤和脂肪肉瘤分别是共 2999 例和 1755 例，占全身软组织良性肿瘤的 16.1% 和恶性肿瘤的 14.2%，其中发生在头颈部的脂肪瘤是 692 例，占全身脂肪瘤的 23.1%。脂肪肉瘤 66 例，仅为周身脂肪肉瘤的 3.8%。

天津医科大学肿瘤医院在 56 年中共收治脂肪肿瘤 3,583 例占全身软组织肿瘤的 17.4%，共收治脂肪肉瘤 742 例占全身脂肪组织肿瘤的 20.7%。其中发生在头颈部脂肪瘤和脂肪肉瘤分别为 664 例和 13 例，即发生在头颈部的脂肪瘤占全身脂肪瘤的 18.5%，而发生在头颈部的脂肪肉瘤仅为周身脂肪肉瘤的 1.8%。以下分别叙述在头颈部多见的几种良 / 恶性脂肪组织肿瘤。

一、良性脂肪组织肿瘤

良性脂肪组织肿瘤包括：脂肪瘤（Lipoma）/脂肪瘤病（Lipomatosis）、神经脂肪瘤、成脂肪细胞瘤 / 成脂肪细胞瘤病、血管脂肪瘤、肌脂肪瘤、软骨样脂肪瘤、肾外血管肌脂肪瘤、肾上腺外髓脂肪瘤、梭形细胞 / 多形性脂肪瘤、冬眠瘤。以下叙述在头颈部较为常见的几种良性脂肪组织肿瘤。

（一）脂肪瘤

1．病理 大体标本呈圆形、分叶状或袋状等不规则形状，有极薄的被膜，质软，如肿瘤体积过大时，瘤体可发生液化、囊性变、局灶性出血。镜下可见大量成熟的脂肪细胞，并可见到纤维组织和黏液组织，所以常被称作纤维脂肪瘤或黏液脂肪瘤。

2．临床表现 由于发病数量巨大、多保守治疗等因素，其流行病学资料很难统计。本病可发生在任何年龄段和身体的任何部分，13% ～ 23.1% 的脂肪瘤发生在头颈部，大多报道提示男性发病率较高。病程长短不一，肿块大小不等，质地柔软，边界清楚，多为单发（图 33-7-1），约 5% ～ 10% 的病例为多发。位于体表者多为圆形，但位于深部组织者可沿组织间隙生长，故肿瘤呈分叶状，树杈状或袋状。如肿瘤位于体表，可无任何不适，如肿块位置深在，可产生局部压迫症状，例如发生在颅内、硬脑膜、软脑膜及胼胝体处，可造成头痛、头晕和颅神经功能障碍；偶见发生在口腔黏膜下，如肿瘤过度生长，则可引起咀嚼障碍；如肿瘤生长在肌间，可造成

局部膨胀；如肿瘤位于颈部尤其是下颈部时，瘤体可向纵隔或腋下生长；反之纵隔和腋下有肿瘤时，也可会向颈部生长。可表现为颈部包块；如肿瘤位于大神经干周围，可导致受压神经干萎缩或产生区域性疼痛及感觉减退等，如肿瘤为神经纤维脂肪瘤，则可浸润神经干引起疼痛等神经症状，或造成神经萎缩而使神经所支配的相应的器官功能减退。影像学检查对脂肪瘤的诊断非常有帮助。

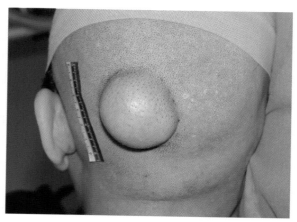

* 图 33-7-1　头皮下脂肪瘤

3．鉴别诊断 应注意和脂肪肉瘤（有未分化细胞）、脂肪垫也称扁担瘤（此瘤无包膜）、黏液脂肪肉瘤（可见幼稚的星形细胞）等相鉴别。

4．治疗 如肿瘤位于体表、体积小而无压迫症状可不手术；肿瘤体积大、位于深部组织和因肿瘤压迫而引起不适者，或因肿瘤压迫而引起神经功能障碍者，皆需手术治疗。手术可沿肿瘤被膜仔细剥离，注意保护瘤周正常组织，将肿瘤完整切除。如肿瘤呈分叶状或分支状伸入组织间隙时，更需沿瘤小心分离，尽量将肿瘤完整切下，如不注意将瘤体分支遗留在组织间隙，经数月和数年，残留的瘤组织可逐渐长大，形成复发瘤。约 1% ～ 2% 的脂肪瘤，因肿瘤生长范围过广、过深，手术很难切净，故常术后复发。

脂肪瘤基本不发生恶变，后者只有个别文献报道。恶变的标准为多年生长的脂肪瘤突然生长迅速，镜下可见到良性脂肪细胞区域和脂肪肉瘤区域并存，事实上这类复发病例多为非典型脂肪瘤（高分化脂肪肉瘤）和多形性脂肪瘤。

（二）脂肪瘤病

1．病理 病灶为弥漫浸润的脂肪组织、无包膜并和正常组织无明显界限，黄色，有时和正常组织混在一体。镜下可见成熟的脂肪细胞呈弥漫性浸润，或增生状态，但无不成熟脂肪细胞。

2．临床表现 本病又称为弥散性脂肪瘤病，可见于儿童和成年人，男性多于女性。病变可累及身体的各个部位，例如肢体、躯干和头颈部。头颈部常见的受累部位依次为颊部、腮腺区和颈部，病变常左右对称（图33-7-2，图33-7-3）。

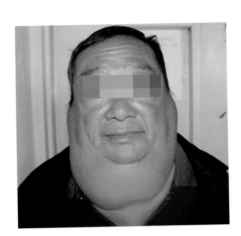

* 图 33-7-2　脂肪瘤病患者 正面观

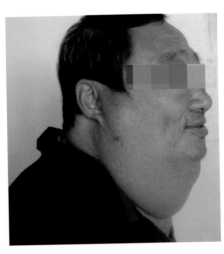

* 图 33-7-3　脂肪瘤病患者 侧面观

这里特别提出颈部对称型脂肪瘤病，此病又称为 Madelung 病或 Launois-Bensaude 综合征，患者颈部出现对称性大量脂肪堆积，生长慢，有人形容此病患者的颈部形状为"炸面圈"形，也称颈部环状脂肪瘤病。

此外，此病患者的脂肪也可沉积在枕下区、腋窝等处。患此病的患者常有酗酒和肝病史，以及长期服用类固醇药物史。此外，本病患者多并发高血脂症、高尿酸、糖尿病等疾患。

（三）多形性脂肪瘤

1．病理 大体标本和脂肪瘤无异，肿块有包膜、质软、淡黄色或灰黄色。镜下可见大量成熟脂肪细胞，并可见巨细胞和粗大的胶原纤维，巨细胞特征为细胞呈花瓣状排列、核深染。

2．临床表现 发病多见中老年人，约40～60岁，男性与女性发病率无明显差异。肿瘤生长缓慢，质软，边界清楚。周身各个部位均可发病，头颈部发病较为常见，特点为位置较浅表，可活动，和周围组织分界清楚。

3．治疗 手术切除可治愈，术后很少复发。

（四）冬眠瘤

1．病理 肿瘤有包膜，质软，切面呈灰黄色，有时灰黄色切面上伴有黄褐色斑点，也有时切面整个呈黄褐色甚至红褐色。切面的颜色和瘤体内血管、褐色素的含量、瘤体内脂肪的含量有密切关系。镜下可见肥大的棕色脂肪，细胞呈圆形或多角形胞质丰富，淡染胞质内可见多个细小均匀的空泡，呈泡沫状，泡沫间可见褐色色素颗粒亦称脂褐素。

2．临床表现 冬眠瘤（Hibernoma）也称棕色脂肪瘤，十分罕见，原认为棕色脂肪是冬眠动物特有的脂肪，能较好地储存能量，冬眠瘤是棕色脂肪发生的良性肿瘤，可发生在任何年龄在20岁至50岁多见，多发生在胸壁、纵隔、肩胛区、颈部、背部、大腿、腘窝等处，肿物呈单个分布，肿块多质软位于皮下临床上长诊断为脂肪瘤。此肿瘤成长缓慢，手术后不不易复发。

3．治疗 手术切除，如切除彻底，多不复发。

（五）非典型性脂肪瘤

此病的名称为 1979 年由 Evans 提出，1993年 WHO 又进一步确认。其定义为：发生在人体皮下组织的、临床易复发但从不发生远处转移的脂肪瘤，其原来被称作"分化良好的脂肪肉瘤"，在明确提出此病名称后，则改称为非典型性脂肪瘤（Atypical Lipoma）。如上述同样形态的脂肪组织肿瘤发生在深部组织，例如位于肌间、体腔纵隔、腹膜后等深部组织，仍称其为"分化良好的脂肪肉瘤"。

1．病理 大体标本和外观与脂肪瘤无异，特别是发生在体表者此特点更加明显。沿深部组织生长者因受挤压严重，多呈分叶状或树枝状，镜下可见成熟的脂肪细胞，细胞大小不一，核深染，轻度异型性，偶可见小片黏液区和少量梭形、星形细胞。

2．临床表现 发病率男性和女性无明显差异，成年人多见，可发生于身体的各个部位，颈部也可由本病发生。发生在浅部皮下者清晰可见，边界清楚，可活动。而发生在深部组织间隙者，多需要 CT、MRI 等影像检查来评估确切范围。

有时在颈部发生此病，肿块可延伸至腋下、纵隔，甚至沿锁骨深面延伸至背部的肩胛骨深面和胸壁间的间隙，使手术操作更加困难，往往切除不能彻底，肿块可呈分叶、分枝状或长袋形，沿组织间隙迂回生长。个别患者术后反复复发达7～8次之多。所以具备有分化良好脂肪肉瘤之特征。

3．治疗 主要治疗方法为手术治疗。浅表者一次手术切除可治愈。发生在组织间隙者，复发可能性大，所以术前如充分估计病变范围，做好充分准备，广泛切除并彻底时，仍可治愈。

二、脂肪组织恶性肿瘤（脂肪肉瘤）

脂肪肉瘤（Liposarcoma）是成人最常见的软组织肉瘤之一，占总数的第二位，绝大多数发生在四肢和腹膜后部位，发生在儿童者罕见，发生在头颈部者只占总数的 2.0%～3.8%。最主要的病因包括创伤、遗传和辐射等，常染色体显性遗传疾病如家族性癌症综合征和神经纤维瘤病（Von Recklinhausen 病）和脂肪肉瘤转化的高风险有关。

自 1954 年至 2010 年 56 年中天津医科大学肿瘤医院收治发生在全身各部位的脂肪肉瘤 742 例，其中发生在头面颈者 13 例，占同期发生在全身脂肪肉瘤的 1.8%。

方志伟等报告 1118 例软组织肉瘤中脂肪肉瘤 182 例，占全部软组织肉瘤的 16.8%，182 例脂肪肉瘤中，原发在头颈部者只有 2 例，占全部脂肪肉瘤的 1.1%。

1．病理 瘤体多呈分叶状和结节状，可见间断性包膜，大体呈黄色或灰白色，切面细腻，外观似脂肪瘤，但质地较脂肪瘤硬，其切面因有出血和血管而呈暗红色，约半数左右脂肪肉瘤内可见黏液成分。

因脂肪肉瘤的组织形态呈多样化，病理组织学将其分为以下 5 型：高分化型、黏液型、圆形细胞型、多形性、去分化型，以下分述各型病理特点。

（1）高分化型脂肪肉瘤：大体多表现为含有较多纤维素、胶冻样区域和点状出血的巨大分叶状病变，镜下可见大量分化成熟的脂肪细胞样细胞，呈单空泡"印戒状"，此细胞大小不等，核深染，轻度异形，病可见散在的成脂肪细胞，偶可见黏液区和星形、梭形的成脂肪细胞。

高分化脂肪肉瘤又分为 3 个亚型：脂肪瘤样脂肪肉瘤（含大量成熟脂肪细胞）、硬化性脂肪肉瘤（含大量纤维组织）、炎性细胞性脂肪肉瘤（含大量炎性细胞）。这 3 个亚型除了具有脂肪肉瘤的共性外，又各自有自身的特点。

（2）黏液型脂肪肉瘤：约占脂肪肉瘤的 26%～78%，最多见。大体上以黏液为主的脂肪肉瘤表现为多结节状，胶冻样，常无坏死，有时可见出血。镜下可见大量的梭形、星形细胞和成脂肪细胞，分布在富于毛细血管的黏液样基质中。

（3）圆形细胞型脂肪肉瘤：约占脂肪肉瘤的 9%～10%，瘤细胞多呈圆形，较正常脂肪细胞小，胞质内可见嗜酸性颗粒和脂肪空泡，核圆形，居中或稍偏，核分裂象多见。瘤细胞内无黏液。镜下可见梭形细胞。

（4）多形性脂肪肉瘤：该型是脂肪肉瘤中最少见类型，多见于老年人，镜下特点是两种相关而不同的组织类型出现在同一肿瘤内，具有显著的细胞多形性，有多形的成脂肪细胞，多形的梭形细胞及多形的圆形细胞。

这些细胞奇形怪状，有时组织类型很像恶性纤维组织细胞瘤，只是还可见到巨型脂母细胞，其直径大于正常脂肪细胞数倍，胞质内可见多个空泡，有人形容其为葡萄状，核巨大而深染呈贝壳状，核仁可有亦可缺如。

（5）去分化型脂肪肉瘤：此型最为罕见，大体表现为多结节肿物，呈黄色或灰黄色，镜下可见为分化良好的脂肪肉瘤中出现非脂肪来源性肉瘤样区域，此区瘤细胞的形态可分为低分化梭形细胞，也可类似多形性纤维肉瘤或恶性纤维组织细胞瘤。

去分化脂肪肉瘤的瘤体内出现两种或两种以上的恶性组织成分，故称为混合型脂肪肉瘤。临床和病理应注意和纤维肉瘤、横纹肌肉瘤、恶性纤维组织细胞瘤相鉴别。

2. 临床表现 脂肪肉瘤多见于成年人，多在 40 ～ 60 岁发病，儿童发病少见，男性发病率高于女性。发生在头颈部的脂肪肉瘤各家报道部位不同，例如发生于皮下软组织、喉部、下咽和食管等部位。

患者的临床症状和体征与瘤体的部位及病期有密切关系。早期表现为生长缓慢的头颈部软组织包块，容易误诊为普通脂肪瘤和神经纤维瘤。后期瘤体生长速度迅速加快，病人前来就医，这时肿瘤多为晚期，可出现压迫症状，如肿瘤压迫喉返神经引起声音嘶哑，压迫气管引起呼吸困难等。

3. 治疗和预后 脂肪肉瘤的治疗原则是以手术为主的综合治疗，手术应行广泛切除。术后给以化疗和放射治疗。对侵犯重要神经或血管无法行扩大切成者，可行术后放疗或单纯放疗。

另一方面，目前还没有文献证实化疗对头颈部脂肪肉瘤的治疗有效。

虽然脂肪肉瘤多表现有完整的包膜，但这层纤维外膜并不是真正的包膜，所以应做仔细广泛根治性切除（至少距离可感知的肿瘤边缘 2cm），因淋巴结转移很罕见，故一般不做颈部淋巴结清扫。肿瘤切除程度和瘤体与周围重要血管神经结构的关系呈正相关，重要解剖结构的侵犯可能会妨碍外科手术的进行。

因肿瘤对周围组织浸润广泛、无明显包膜并沿组织间隙生长，故术后容易复发。复发率可达 80%，一些研究已经证实脂肪肉瘤对放疗敏感。虽然手术联合放疗不能改善总生存率和转移率，但能明显降低术后复发率 40% ～ 60%。

病理分型和肿瘤分期是愈后的最重要预测因素，文献报道高分化脂肪肉瘤和黏液性脂肪肉瘤即使手术无法做到完整切除，也很少发生远处转移，其治愈率达到 25%。多形性和圆细胞型脂肪肉瘤则更具有侵袭性和高复发率，5 年生存率通常不超过 50%。

第八节　滑膜肉瘤

由于滑膜肉瘤多发生于四肢关节旁，其形态结构与正常滑膜组织相似，所以长期以来被认为是起源于滑膜的恶性肿瘤。

但是近年的研究证明，该肉瘤为非滑膜源性肿瘤，例如从形态学讲没有相对应的良性肿瘤，从发生肿瘤的部位看滑膜肉瘤也可见于无滑膜组织的部位和器官，例如头颈部的舌、软腭的口腔面、咽部周围，从颅底至下咽的脊柱旁结缔组织、食道、胃等部位皆可发生此瘤，所以至今认为滑膜肉瘤确切的组织来源不明。

一些研究者已建议将其重新命名为癌肉瘤或软组织梭形细胞癌，从而更加准确地反映这一疾病的本质。

WHO（2002）在组织分类中，将其列为未确定分化来源的恶性肿瘤。M.D.Anderson 癌症中心对 6000 例软组织肉瘤患者的回顾性研究中发现，其中滑膜肉瘤约占总数的 6%。除四肢以外，头颈部是滑膜肉瘤的第二好发部位。

Kransdorf 总结了 31047 例间叶组织肿瘤，其中恶性为 12370 例；滑膜肉瘤 672 例，占全身恶性肿瘤的 5.4%，头颈部滑膜肉瘤 32 例，占全身滑膜肉瘤的 4.8%。

一、病理

肿瘤大体表现因生长部位和速度的不同存在差异，缓慢者呈圆形或分叶状，表面有完整或部分完整的假包膜。有时伴有囊肿形成，也有部分呈实性，切面呈黄色或灰白色，常有肉眼无法发现的钙化灶，如肿瘤生长过快，中间可见坏死、出血或囊性变区。肿块质软易碎。

镜下表现：与大多数肉瘤不同的是，滑膜肉

瘤由两种形态类型完全不同的细胞组成：类似于癌的上皮细胞和纤维肉瘤样梭形细胞。

由于两者的比例不同和分化差异，且存在过度形态的瘤细胞，病理学家将其分为双相型（混合型）、单相纤维型、单相上皮型以及低分化（圆形细胞）型（图33-8-1）。

1．双相形滑膜肉瘤 此型为最为常见的经典类型滑膜肉瘤，具有明确比例不等的上皮细胞和梭形细胞组成，通常很容易识别。上皮细胞呈立方形或柱形，排列呈条索状、巢状，形成囊状或裂隙样腔隙，胞内含有颗粒状或匀质嗜酸性分泌物，周围的梭形细胞通常表现为排列整齐、肥大的纺锤形细胞，多数梭形细胞有卵圆形深染细胞核。约20%的滑膜肉瘤伴或不伴成骨的钙化。肥大细胞的出现是滑膜肉瘤的另一显著特征。

2．单相纤维型滑膜肉瘤 此型相对常见，瘤体主要由梭形细胞组成，部分或多数纤维细胞表达上皮细胞抗原，部分区域可见小灶状上皮样形态特征细胞，胞质嗜酸性，但胞核与周围细胞相同，免疫组化证实这类细胞具有上皮样分化。

3．单相上皮型滑膜肉瘤 此型罕见，诊断较为困难。肿瘤细胞主要由上皮细胞构成，酷似转移癌，和转移癌不同的是，瘤体的部分区域呈"双相型"滑膜肉瘤样改变，即上皮细胞和梭形细胞的混合区，核分裂象较多见。最需要与之鉴别的是转移癌、黑色素瘤和附属器肿瘤。

4．低分化（圆形细胞）型滑膜肉瘤 此型占滑膜肉瘤的20%，细胞呈小圆形或短梭形，细胞结构紧密，呈实体状。瘤细胞分裂象多见，常在20/10HPF以上。

镜下可见丰富的血管和坏死区，并可见部分区域呈"双相型"滑膜肉瘤改变。此型有3个亚型：大细胞或上皮样型、小细胞型和高级别梭形细胞型。

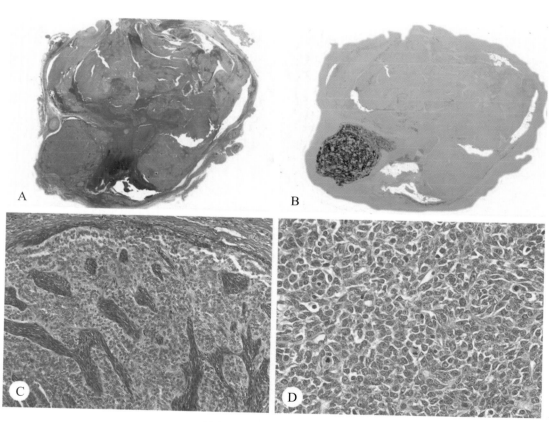

图33-8-1 滑膜肉瘤的特征

A. 低倍镜下表现　B. 角蛋白 AE1/AE3 免疫组化染色表现

C. 双向分化滑膜肉瘤　D. 低分化型滑膜肉瘤；

Modified from Al-Daraji W, Lasota J, Foss R, et al.Synovial sarcoma involving the head: analysis of 36 cases with predilection to the parotid and temporal regions. Am J Surg Pathol. 2009, 33(10):1494-1503.

二、临床表现

滑膜肉瘤为常见软组织肉瘤之一，多见于中青年，约 15～50 岁发病，男性略多于女性，好发于四肢，头颈部为第二好发部位。肿瘤的原发部位多在肌腱、韧带、腱鞘和骨膜，真正起源于大关节滑膜者非常罕见。

临床表现为缓慢生长的软组织肿块，可伴有疼痛、局部压迫等症状，少数病例生长迅速。病程从数月到数年不等。肿块基底部呈固定或半固定状态，体积多 >5cm，少数病例 >20cm。

X 线和 CT 等影像学检查，部分病例可见钙化斑。

Jones 等报道 35% 的滑膜肉瘤在 MRI-T2WI 上表现为实性、囊性、纤维性、坏死和出血成分混杂存在的三重信号称为"三相征"或"鹅卵石征"，对滑膜肉瘤的鉴别有一定意义，但这一特征在头颈部滑膜肉瘤不是很明显（图 33-8-2）。

本病在临床上应注意和转移癌、黑色素瘤、纤维肉瘤等鉴别。

三、治疗和预后

滑膜肉瘤的局部控制情况与初次手术切除范围是否足够直接相关，治疗方法主要是广泛扩大切除，但由于头颈部神经血管密集，造成扩大切除较为困难，所以术后常会复发，发生于椎旁和颅底区域的滑膜肉瘤愈后最差。

Harb 等报道此病单纯切除复发率高达 70% 以上，手术加放疗复发率为 55%，手术加放化疗复发率为 32%。有文献报道滑膜肉瘤的血运转移率在 50% 以上，淋巴结转移率在 20% 以上，转移部位主要为肺，其次为骨。

滑膜肉瘤为化疗敏感性肉瘤。有效药物包括异环磷酰胺、阿霉素或表柔比星，50% 的患者肿瘤对药物部分或完全有效。滑膜肉瘤的靶向药物治疗也有人关注，如绝大多数滑膜肉瘤有 BCL2 过表达。

有文献报道，55% 以上的滑膜肉瘤 EGFR 过表达，吉非替尼可能会对此类患者有效。虽然并不常见，部分滑膜肉瘤中 Her2 过表达，因此在复发或转移患者中曲妥珠单抗（赫赛汀）可能会有效。

几乎所有的滑膜肉瘤均有恒定的染色体易位，最常见为 t(X;18)(p11;q11) 平衡易位（图 33-8-3），约 2/3 为 SYT-SSX1 融合，1/3 为 SYT-SSX2 融合。

Terry 等的实验结果显示，使用 SYT 双色断裂分离探针进行 FISH，诊断滑膜肉瘤的敏感性和特异性分别为 96%（22/23）和 100%（23/23）。

有文献报道，局部肿瘤伴 SYT-SSX2 患者预后较好，其中位生存时间为 SYT-SSX1 组的 2 倍，多变量分析显示，基因融合类型为唯一显著影响患者生存期的独立预后因素。

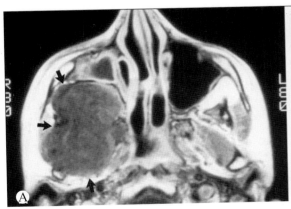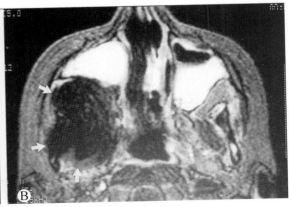

图 33-8-2　18 岁女性右颞下窝滑膜肉瘤 MRI 影像

A：冠状面 T1 加权相显示一巨大均质等信号肿块，侵犯右颞下窝、颞肌、右上颌窦后壁（箭头所示）。

B：冠状面 T2 加权相显示一巨大均质等信号肿块，侵犯右颞下窝、颞肌、右上颌窦后壁，瘤体呈低信号（箭头所示）。

Modified from Rangheard AS, Vanel D, Viala J,et al.Synovial sarcomas of the head and neck: CT and MR imaging findings of eight patients. AJNR Am J Neuroradiol. 2001, 22(5):851-857.

第九节　肌肉组织肿瘤

肌肉组织肿瘤主要包括来源于平滑肌和横纹肌（含骨骼肌和心肌）的肿瘤，因发生在头颈部的良性平滑肌和横纹肌肿瘤十分罕见，故本节只叙述肌肉组织肿瘤的恶性肿瘤。

一、平滑肌肉瘤

软组织平滑肌肉瘤（Leiomyosarcoma）是相对罕见并具有平滑肌特征的恶性肿瘤，其多发生在消化道和子宫，而发生在软组织的平滑肌肉瘤，主要发生在腹膜后，发生在皮肤和皮下组织的平滑肌肉瘤约占成人全身软组织肉瘤的 5%～10%。美国 Memorial Sloan-Kettering 癌症中心 15 年间（1982—1997 年）供收治软组织肉瘤 3400 例，其中平滑肌肉瘤占头颈部肉瘤的 9%。头颈部的平滑肌肉瘤，主要源于血管平滑肌及位于皮下的竖毛肌。

1. 病理　大体标本为结节状或块状，无明显包膜，部分肿瘤有假性包膜，质脆，切面灰白，呈编织状和息肉状，可见出血和坏死。镜下可见长梭形细胞，胞质嗜伊红，细胞核呈长圆形，凹陷状或非突起状，核分裂象多少不等，分化越差，核异型越多，细胞排列呈束状和互相垂直的栅栏状，胞内含有许多极向清晰的肌原纤维。

分化差的平滑肌肉瘤细胞排列呈紊乱状态，胞内纵纹较少，极向不清，难以鉴别，并可见坏死区。大多数平滑肌肉瘤中可以检测到平滑肌肌动蛋白（SMA）和肌肉特异性肌动蛋白（HHFS），而结蛋白变化较大，从 50% 到几乎 100% 的肿瘤可见表达。平滑肌肉瘤应注意和含有中分化梭形细胞束的肉瘤相鉴别，如纤维肉瘤及神经鞘瘤。

2. 临床表现　发生在头颈部的平滑肌肉瘤男女发病率无明显差异（而发生在腹膜后的平滑肌肉瘤多见于女性），临床上表现为局限于颈部或头皮的单发圆形或结节状肿物，早期活动，晚期固定，边界尚清楚。

肿块多见于皮下，但亦有居于深部组织者。也可压迫至晚期时可发展至喉部，引起声音嘶哑和呼吸困难，故应注意和喉癌及下咽癌相鉴别。

3. 治疗和愈后　本病以手术广泛切除为主要治疗手段，术后可给予放疗和／或化疗。因平滑肌肉瘤为高度恶性肿瘤，术后易复发，故切除时应尽量广泛，初次手术必须精确设计，最好能做到侧切缘和底切缘距肿瘤 3～5cm 的广泛切除。淋巴结转移率只有 10%～15%，所以颈部淋巴结清扫并不是必需的。

虽然该肉瘤对放疗不敏感，但为了能减少局部复发率，放疗已经被用于肉瘤的辅助治疗。平滑肌肉瘤的新辅助化疗目前还存在争议，但放化疗联合治疗仍然被看作是能改善局部控制率的重要方法。

发生在颈部浅表部位并且体积较小的平滑肌肉瘤，淋巴结转移率和血运转移率相对较低，愈后相对较好，如肿瘤已累及深部组织或累及骨骼，淋巴结转移率高达 30%～40%，本病亦易发生血运转移，如转移至肺、脑、骨等部位。多因素分析显示病理分级是预测肿瘤转移和病人死亡的重要因素。

二、横纹肌肉瘤

横纹肌肉瘤（Rhabdomyosarcoma）是儿童及青少年人群中最常见的软组织肉瘤，占儿童头颈部软组织肉瘤的 35%，躯干部肉瘤的 17%。占软组织肉瘤的 14%～20%，很少发生于 45 岁以上成年人。2002 年 WHO 根据横纹肌肉瘤的临床及病理特点，将其分为 3 个亚型。

1. 病理　横纹肌肉瘤的组织形态似胎儿期的肌肉组织，从高分化到低分化，所以瘤细胞形态变化多样。

（1）胚胎型横纹肌肉瘤：此型包括梭形细胞型、葡萄簇状型、间变性三个亚型，经典胚胎型大体标本，肿块无明显包膜，浸润性生长，和周围组织边界不清，质硬，灰白色，常伴有囊性变，出血和坏死，镜下可见不同分化程度的瘤细胞排列紊乱。

瘤细胞为小圆形或星型，核深染，胞质嗜伊红或淡染。分化差的瘤细胞很难找到横纹；分化稍好者偶见横纹。梭形细胞明显的横纹肌肉瘤容易见到横纹，此型很少见到多核巨细胞。

葡萄簇状型横纹肌肉瘤大体标本呈息肉或葡萄状，有蒂而质软，切面呈黏液或水肿状，常伴有坏死或感染，镜下可见瘤细胞位于黏膜下形成生发层结构，伴黏膜上皮增生或溃疡，黏膜下可见黏液样基质，内散在大量圆形或梭形横纹肌母细胞，成层状排列。免疫组化上，瘤细胞通常肌源性抗原强阳性，特别是光镜观察具有肌母细胞分化者。

梭形细胞型横纹肌肉瘤大体标本呈结节状，无包膜，质硬，切面多呈旋涡状，镜下可见高分化长梭形瘤细胞，多呈束状排列，核分裂象不多见。免疫组化上，瘤细胞恒定表达肌源性抗原、包括结蛋白和肌特异性肌动蛋白（MSA）。

（2）腺泡状横纹肌肉瘤：大体标本呈结节状，无包膜，质地坚硬或软，切面灰白，可伴有出血或坏死。镜下可见呈圆形或卵圆形的低分化瘤细胞紊乱排列，胞核圆形或椭圆形，这些细胞有透明致密的纤维组织相隔，形成不规则的腺泡腔隙。

此型具有特征性遗传学异常，能够与其他横纹肌肉瘤相鉴别，多数腺泡状横纹肌肉瘤含有t(2;13)(q35;q14)易位，从而导致13号染色体上形成 *PAX3-FKHR* 融合基因，而2号染色体上形成 *FKHR-PAX3* 融合基因。

（3）多形性横纹肌肉瘤：大体标本较其他类型横纹肌肉瘤无明显特异性，镜下可见梭形的瘤细胞呈多形形状且排列无序，胞质深嗜酸，亦可见圆形、带状、蝌蚪状的成横纹肌细胞，胞质嗜伊红，胞内难以见到横纹，但仍而见纵纹，核分裂象多见，易见出血区和坏死区。

2．临床表现　因病理类型不同，各亚型横纹肌肉瘤的临床表现各不相同。

胚胎性横纹肌肉瘤约占全部横纹肌肉瘤的49%，男性多见，儿童和青少年多见，40岁以上患者少见，最常见的发病部位为头颈部，尤其是眼眶及脑膜旁。临床症状和发病部位、年龄及是否有转移等有很大的关系。

发生在头颈部时，常见鼻腔、副鼻窦、鼻咽部肿物，其中胚胎型横纹肌肉瘤最常见，并且很少转移至区域淋巴结。而发生眼眶区者可压迫眼球，造成眼球突出和移位，眼肌麻痹。

如发生在耳区，可出现耳区疼痛、流脓、出血及听力下降。葡萄簇状型横纹肌肉瘤较少见，主要发生在人体的空腔器官的黏膜下，如鼻腔、鼻咽、口腔等处，发生着多为婴幼儿，男性多于女性，临床表现为鼻腔、鼻咽黏膜被覆处多发息

肉样肿物，水肿明显，可伴有鼻塞、鼻部变形、鼻涕出血等临床症状。

病情发展较快，晚期可侵犯颅底，产生颅神经功能障碍。梭形细胞型横纹肌肉瘤较为少见，部位和临床症状与胚胎性横纹肌肉瘤类似，但恶性程度相对较低，预后较好。

腺泡状横纹肌肉瘤约占横纹肌肉瘤的15%～20%，发病主要见于10～25岁青少年，男性多于女性，多见于四肢，也可见于眼睑。瘤体呈膨胀性生长，病情发展迅速，可导致眼眶和面部高度变形，导致眼球外突、失明、进而坏死，晚期压迫神经产生剧痛，预后很差。

Gaffney等报道多形性横纹肌肉瘤为各型中最少见类型，几乎都见于45岁以上，其占所有多形性软组织肉瘤的6.8%。本病多见于四肢的大肌肉。

体积通常较大，发生在头颈部者临床表现为迅速生长的肿块，边界不清，位置深在，随着肿瘤生长可产生压迫症状，继而产生疼痛、肿胀、产生广泛的骨破坏、淋巴结及血运转移（图33-9-1，图33-9-2）。

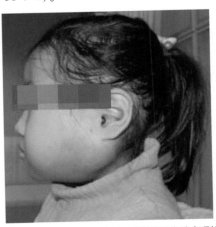

* 图33-9-1　面部横纹肌肉瘤：耳垂下方隆起型肿物，表面皮肤受累及

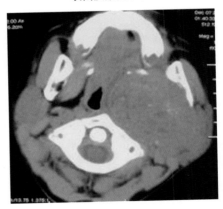

* 图33-9-2　面部横纹肌肉瘤（CT）

3. 治疗和预后 过去40年，横纹肌肉瘤的预后有了显著改善。局部的横纹肌肉瘤多伴有微转移，单纯手术组的生存率<20%，辅助和新辅助化疗的发展患者的生存率提高到了60%。目前以手术、化疗和放疗相结合的方法成为主流。术前新辅助化疗可采用长春新碱、异环磷酰胺、阿霉素等静脉给药或局部动脉药物灌注（介入疗法），氮芥和顺铂则不能改善III期和IV期患者的生存率。手术原则为广泛、整块、彻底切除，术后可补加放疗。

横纹肌肉瘤是高度恶性的软组织肉瘤，临床极易发生转移，但其预后和病理分型、病变部位、治疗方法有密切关系。组织学亚型是判断预后的重要独立指标。

梭形细胞和葡萄状亚型横纹肌肉瘤的预后较好，5年生存率分别是95%和88%，腺泡型和多形性横纹肌肉瘤更易发生血运和淋巴结转移。文献报道腺泡型转移率高达74%，5年死亡率高达98%。

横纹肌肉瘤的诊断需要认真考虑，尤其是高龄患者诊断本病更需慎重。Miettinen将诊断为横纹肌肉瘤的25例40岁以上病例经免疫组化、电镜等仔细研究，发现25例中只有2例符合本病，诊断符合率为8%，其余23例为其他肉瘤。

（杨力珍　方志伟　刘宝国）

（注：文中带＊所示图片由天津医科大学肿瘤
医院提供）

参考文献

1. NCCN Clinical Practice Guidelines in Oncology:Soft Tissue Sarcoma.Version 1.2009,National Comprehensive Cancer Network.

2. Casali PG, Jost L, Sleijfer S, et al.Soft tissue sarcomas: ESMO clinical recommen-Dations for diagnosis,treatment and follow–up. Ann Oncol, 2008, 19Suppl 2:89-93.

3. Robert G,Ian J,David P,et al.Guidelines for the management of soft tissue sarcoma.The British Sarcoma Group, 2009.

4. 方志伟，腾胜，陈勇，等.软组织肉瘤1118例分析.中华肿瘤防治杂志，2009,16（4）:305-307.

5. Enzinger FM,Latter R,Torloni R.World Health Organization International Classification of Tumours-Histological Typing of Soft Tissue Tumours. Geneva, 1969.

6. Weiss SW,Sobis LH.World Health Organization International Classification of tumours-Histological Typing of Soft Tissue Tumours.2nd ed.berlin: Springer-Verlag,1994, 1-142.

7. CDMFletcher,Unni KK,Mertens F.WHO classification of tumours:pathology & genetics of tumours of soft tissue and bone. Lyon:IARC Rress, 2002, 1-224.

8. Shmooklev BM.Pleomorphic lipoma-abenign tumor simulating lipsarcoma.A clinicopathologic analysis of 48 cases.Cancer,1981,47:126.

9. Evans H L. Atypical lipoma,Atypical intramuscular lipma and well differeniated retroperitoneal liposarcoma.A reappraisal of 30 cases formerly classified as well-differetiated liposarcoma.Cancer ,1979,43:574.

10. Mandell DL. Upper aerodigestive tract liposarcoma:report on four cases and literature review. Laryngoscope ,1999,109(8):1245.

11. Orita Y. Liposarcoma of the tongue:case report and literature update.Cancere Radiother, 1999, 3(3):245.

12. Canter RJ, Qin LX, Ferrone CR, et al. Why do patients with low-grade soft tissue sarcoma die? Ann Surg Oncol, 2008, 15(12):3550-3560.

13. Goldsmith P, Papagiannopoulos K. Pleural myxoid liposarcoma: features of 2 cases and associated literature review. J Cardiothorac Surg. 2007, 2:48.

14. Enzinger FM. Soft Tissue Tumors. 3rd ed. St Louis, Mosby,1995.

15. RosaiJ,Ackerman's Surgical Pathology. 7th ed. St.Louis:Mosby,1989,1573.

16. 韩企夏. 120例脂肪肉瘤远期疗效分析.肿瘤，1986, 6（5）:26.

17. Enziger FM. Soft Tissue Tumours. St Louis, Mosdy,1983.

18. 张天泽. 韧带样纤维瘤的治疗. 天津医药肿瘤学副刊，1983,10（1）:7.

19. 邵永孚. 腹壁韧带样纤维瘤. 中华肿瘤杂志，1988, 10（1）:63.

20. 邵永孚. 腹壁外韧带样纤维瘤. 中华肿瘤杂志，1989,11（6）:461.

21. Svanes H. Gardner's syndrome. Acta Chir Scancl,

1979,145:267.

22. Waddell W R. Treatment of extra-abdominal wall desmoid tumors with drugs that affect the metabolisn of cyclic 3'5'-adenosine monophosphate. Ann Surg, 1975,181:299.

23. Herman D. Radiation therapy of soft tissue sarcomas .Cancer ,1984,54:2054.

24. Kiel K D. Radiation therapy in the treatment of aggressive fibromatosis. Cancer ,1984,54:2051.

25. Kofoed H. Aggressive fibromatosis .Surg Gynecol Obste ,1985,160:124.

26. Evans H L. Low grade fibromyxiod sarcoma .A report of two metastasizing neoplasms having a deceptively benign appearance .Am J Clin Pathol,1987,88:615.

27. Evans H L. Low grade fibromyxiod sarcoma .A report of 12 cases . Am J Clin Pathol,1993,17(6):595.

28. Goodiad J R. Low grade fibromyxiod sarcoma. Clinicopathological analysis of eleven new cases in support of a distinct entity.Histopathology,1995,26:229.

29. Postorsky S. Fibrosarcoma of the trachea in a child :case report and review of the literature .Am J Otolaryngol,1999,20(5):332.

30. Donnet A. Primary meningeal fibroasroma; a particular neuroradiological presentation. J Neurooncol, 1999,42(1):79.

31. Kurkchubasche AG. The role of properative chemotherapy in the treatment of infantile fibrosarcoma. J Pediatr Surg ,2000,35(6):880.

32. Dijkstra MD. Survival of adult patiendts with head and neck.soft tissue saromas. Clin Otolaryngol, 1996,21:66.

33. Le QT. Prognostic factors in adult soft-tissue sarcomas of the head and neck. Int J Radiat Oncol Biol Phys, 1997,37(5):975.

34. Cakir S. Multivariate analysis of progonostic factor in 75 patients with soft tissue sarcoma. Radiother On-col, 1995,37(1):10.

35. Lebay J. Outcome and prognostic factors in soft tissue sarcoma in the adult. Ind J Radiat Onclo Biol Phys, 1993, 27(5):1091.

36. Seegenschmiedt MH. Interstitial thermal radiation therapy, five-year experience with head and neck tumours. Radiology, 1992, 184(3):795.

37. Levine EA. Prognostic factor in soft tissue sarcoma.

Semin Surg Oncol, 1999,17(1):23.

38. 李月云 .纤维肉瘤的诊断和治疗 .上海第一医学院学报, 1983,10（5）：321.

39. 顾绥岳 .实用外科病理学 .南京：江苏科技出版社， 1987, 43.

40. Mackenzie DH .Fibroma:A dangerous diagnosis. A review of 205 cases fibrosarcoma of soft tissue.Br j Surg , 1964 .51:607.

41. Enzinger FM. Soft Tissue Tumors .St .Louis: Mosby, 1983, 125.

42. Koseogiu V. Malignant fibrous histiocytoma in a child .A case report and review of the literature. TurkJ Pediatr,2000,42(1):72.

43. Wang TS. Ocal IT, Oxley K, et al. Primary leiomyosarcoma of the thyroid gland.Thyroid. 2008, 18(4):425-428.

44. Chew YK, Noorizan Y, Khir A, et al. Leiomyosarcoma of the maxillary sinus. Med J Malaysia. 2009,64(2):174-175.

45. Lee SH, Kim WH, Choi JB, et al. Huge primary pleomorphic leiomyosarcoma in the right ventricle with impending obstruction of both inflow and outflow tracts. Circ J, 2009, 73(4):779-782.

46. Hashimoto H. Leiomyosarcoma of external soft tissues. A Clinicopathologic, immunohistochemical, and electon microscopic study. Cancer, 1986,57(10):2077.

47. Dagher R. Rhabdomyosarcoma: an interview. Oncologist, 1999,4(1):34.

48. Miettinen M. Rhabdomyosarcoma in patients older than 40 years age. Cancer, 1988, 61:209.

49. Gaffney EF. Pleomorphic rhabdomyosarcoma in adulthood. Analysis of 11 cases with definition of diagnostic criteria. Am J Surg Pathol, 1993,17(6):601.

50. Celi P. Primary rhabdomyosarcoma of the brain: observations on a case with clinical and radiological evidence of cure. J Neurooncol, 1998, 36(3):259.

51. Maurer HM. The intergroup rhabdomyosarcoma study-1. Cancer, 1988,61:209.

52. 韩企夏 .横纹肌肉瘤 113 例报道 .中华肿瘤杂志 ,1983,5:446.

53. Fetsch J F. Synovial sarcoma of the abdmianl wall. Cancer, 1993, 72(2):469.

54. Shmookler B M. Orofacial synovial sarcoma: a

clinicopathologic study of 11 new case and review of the literture. Cancer, 1982,50(2):269.

55. Amr S S. Synovial sarcoma of the esophagus. Am J Otolaryngol, 1984,5(3):266.

56. Miettinen M. Intravascular synovial sarcoma. Hum Pathol, 1987,18(10):1075.

57. Golouh R. Synovial sarcoma: a clinico-pathologic study of 36 cases. J Surg Oncol, 1990,45:20.

58. Morton M J. MR imaging of synovial sarcoma. AM J Roentgenol, 1991,156(2):331.

59. Cagle LA. Histologic features relating to prognosis in synovial sarcoma. Cancer, 1987,59:1810.

头颈部恶性淋巴瘤

Malignant Lymphoma of Head & Neck

第一节 流行病学

恶性淋巴瘤（Malignant lymphoma，ML）是原发于淋巴结或淋巴结外组织或器官的一大组复杂的淋巴造血系统恶性肿瘤，分为霍奇金淋巴瘤（Hodgkin's lymphoma，HL）和非霍奇金淋巴瘤（Non-Hodgkin's lymphoma，NHL）两大类。

ML 的发病率发达国家高于发展中国家，城市高于农村，男性高于女性。欧美等西方国家 ML 的发病率可高达 11/10 万～ 18/10 万，ML 在美国约占全部恶性肿瘤的 5%，居肿瘤发病率的第 11 ～ 13 位。

近年来中国 ML 的发病率逐年上升，每年至少超过 25000 例，据统计，2008 年我国城市中 ML 的发病率为 7.1/10 万，居肿瘤发病率的第 9 位。我国尚缺乏详尽、系统的 ML 流行病学资料，因此本节对 ML 的流行病学描述主要来源于欧美发达国家的相关研究。因常从颈部肿大淋巴结为初诊症状，并常由头颈外科医师首先诊断，故在此章予以全面介绍。

一、霍奇金淋巴瘤

HL 发病相对少见，在美国不足全部恶性肿瘤发病率的 1%，我国约占 0.2%；欧美国家 HL 占 ML 的 40% ～ 45%，而我国只占 10% ～ 15%。流行病学研究发现，欧美国家 HL 呈现出不同寻常的双峰年龄—发病率曲线，分别为 15 ～ 34 岁的青壮年和 50 岁以后，而我国 HL 发病率呈单峰形态，随着年龄的增加逐渐升高，40 岁左右达高峰，进而严重危害公众健康。

在美国，1993 ～ 1997 年 HL 的总年龄调整

发病率为 2.7/10 万，年龄调整死亡率为 0.5/10 万；1989 ～ 1996 年 HL 患者年龄调整 5 年相对生存率是 82%。一般来说，男性发病高于女性，约为 1.4：1，白人高于黑人。近年来，HL 的发病率呈现稳定或略有下降的趋势。

经统计，1973 ～ 1997 年间美国 HL 的发病率男性下降了 25.0%，女性下降了 2.6%，死亡率男性下降了 68.0%，女性下降了 59.9%。

诊断 HL 的关键是受累组织中存在特征性的 Reed-Sternberg 恶性细胞，简称 R-S 细胞，多来源于生发中心的 B 细胞，在肿瘤组织中 R-S 细胞通常不足细胞总数的 1%。

一些学者认为 HL 是比较单一的疾病，修订的欧美淋巴瘤分类（Revised European-American Lymphoma Classification，REAL 分类）及世界卫生组织分类将 HL 分为结节性淋巴细胞为主型和经典型，后者包括混合细胞型、结节硬化型、淋巴细胞消减型和富于淋巴细胞的经典型 HL。每种亚型都具有各自不同的流行病学与临床表现。

二、非霍奇金淋巴瘤

在美国，每年约有 50,000 例新发 NHL 病例，占所有恶性肿瘤的 4%，而我国发病率相对较低。大城市中 NHL 约占全部恶性肿瘤的 1.5% ～ 2%。与 HL 不同，NHL 的发病率随年龄呈指数上升，55 岁以后上升最为显著。

经统计，美国 1993 ～ 1997 年 NHL 的总年龄调整发病率是 16.0/10 万，年龄调整死亡率是 6.9/10 万；1989 ～ 1996 年 NHL 患者年龄调整的 5 年相对生存率为 51.6%，年轻患者生存率稍高于年长患者。男性发病率和死亡率均高于女性。近三十

年来，美国 NHL 的发病率呈持续升高趋势，每年约增长 3%～4%。

我国的调查结果也显示，二十世纪 90 年代的发病率较 80 年代有明显的增加，可能与获得性免疫缺陷综合征（Acquired Immunodeficiency Syndrome，AIDS）流行引起相关淋巴瘤增加有关，也可能与检诊手段的提高及其他因素有关。

NHL 的肿瘤细胞可来源于处于不同分化、发育阶段的 T、B 淋巴细胞或非 T 非 B 淋巴细胞，具有高度的异质性，病理诊断复杂。我国 NHL 发病的病理亚型与欧美国家存在显著差异，在美国，80%～85% 的 NHL 为 B 细胞淋巴瘤（Diffuse large B lymphoma，DLBCL），主要以滤泡性淋巴瘤和弥漫大 B 细胞淋巴瘤多见，15%～20% 为 T 细胞淋巴瘤；我国 T 细胞淋巴瘤明显高于欧美国家，占 NHL 的 30%～35%，且恶性度高，我国 B 细胞淋巴瘤中弥漫大 B 细胞淋巴瘤最常见，占 50%～60%。

2010 年世界癌症大会报告了中国抗癌协会淋巴瘤专业委员会病理协作组对我国 22156 例 ML 分类的研究结果，在 19109 例 NHL 中，B 细胞淋巴瘤占 71.2%，T 细胞淋巴瘤占 28.8%，并列出了 B 细胞 NHL 各类型的构成比情况（图 34-1-1）。

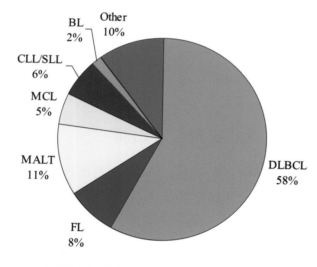

图 34-1-1　中国 B 细胞 NHL 亚型分类构成比

DLBCL：弥漫大 B 细胞淋巴瘤；FL：滤泡性淋巴瘤；MALT：黏膜相关淋巴组织淋巴瘤；MCL：套细胞淋巴瘤；CLL/SLL：慢性淋巴细胞白血病 / 小淋巴细胞淋巴瘤；BL：Burkitt 淋巴瘤

第二节　病因学及其相关危险因素

ML 的病因和相关机制目前尚未完全阐明，大量研究表明，其发生发展与许多体内外因素共同作用密切相关，包括遗传、免疫状态、病毒和细菌感染、理化因素、环境、生活方式等诸多方面，并且发现这些因素在最终的发病机制上是相互交叉的。尽管 ML 的致病因素如此繁杂，患者免疫功能失调与感染因素以及其他环境因素的相互作用，可能是所有 ML 发病途径中的共同因素。

一、感染

（一）病毒

病毒是最重要的生物学致病因素，流行病学和分子生物学研究发现病毒感染与多种 ML 亚型的发生有关，主要包括 EB 病毒（Epstein Barr Virus，EBV）、嗜人 T 淋巴细胞 I 型病毒（Human T-cell Lymphocyte Virus type 1，HTL V-I）和人疱疹病毒 8 型（Human herpes virus 8，HHV-8）。

EBV 是一种人群易感的疱疹病毒，感染率超过 90%。约半数 HL 病例与 EBV 感染有关，EBV 基因常存在于男性、经济条件差、儿童和中老年、混合细胞型或分期较晚的 HL 患者，而在结节性淋巴细胞为主型和青年结节硬化型 HL 患者中较少见。

青春期发生 EBV 首次感染，约有 1/2 患者临床表现为传染性单核细胞增多症（Infectious Mononucleosis，IM），且随着 IM 诊断时年龄的增加，HL 的患病风险明显增高。当 HL 患者存在 EBV 感染时，在 R-S 细胞中可持续检测到 EBV DNA 或基因产物，但并非所有 HL 患者 EBV 均为阳性。

EBV 感染在器官移植后或人类免疫缺陷病毒（Human immunodeficiency virus，HIV）感染时发生的 NHL 中发挥作用，此外还与 Burkitt 淋巴瘤、NK/T 细胞淋巴瘤、血管免疫母细胞淋巴瘤、肠道 T 细胞淋巴瘤以及弥漫大 B 细胞淋巴瘤的发病相关。

对几个大宗病例队列的 EBV 基因或基因产物阳性表达的分析结果显示，许多 NHL 亚型中都存在 EBV 感染，284 例 T 细胞 NHL 中 25% 阳性，

932 例 B 细胞 NHL 中 11% 阳性，566 例恶性程度较高的 NHL 中 16% 阳性，342 例恶性程度较低者阳性率为 8%。与 HL 相反，IM 与 NHL 无关，提示 EBV 感染时的年龄与 NHL 发病并不重要。

HTLV-1 感染与成人 T 细胞淋巴瘤 / 白血病（Adult T-cell Lymphoma/Leukemia，ATL）密切相关，约 2% ～ 5% 的 HTLV-I 感染者发生 ATL，感染时年龄小预示 ATL 患病风险高。此外 HTLV-1 感染也可导致黏膜相关淋巴组织（Mucosa associated lymphoid tissue，MALT）淋巴瘤。

HHV-8 是从 Kaposi 肉瘤组织中分离鉴定出的一种疱疹病毒，与特征性体腔淋巴瘤 / 原发性渗出性淋巴瘤（Primary effusion lymphoma，PEL）有关，常见于 HIV 感染且伴有 EBV 感染患者。

（二）细菌

幽门螺杆菌（Helicobacter pylori，HP）感染与胃 MALT 淋巴瘤的发生密切相关，但确切机制尚不完全清楚。90% 以上的胃 MALT 淋巴瘤存在 HP 感染，正常胃黏膜无淋巴组织，HP 感染导致淋巴样组织在胃黏膜累积。HP 感染者淋巴瘤患病风险明显高于正常人，且早期患者经抗 HP 治疗后肿瘤可获缓解。

近来发现鹦鹉衣原体可能与眼附属器淋巴瘤有一定联系，可在患者的肿瘤组织及外周血单核细胞中检测出衣原体感染，清除衣原体后肿瘤可缓解。

二、免疫功能失调

免疫缺陷或器官移植和异基因骨髓移植后长期服用免疫抑制剂均可明显增加 ML 的患病风险。免疫缺陷相关的 HL 主要为混合细胞型，且大多数 EBV 基因为阳性。近年来研究表明，HIV 感染者的 HL 和 NHL 风险均有增高，且多伴有 EBV 基因表达阳性。

在 HIV 感染者中，NHL 发病率较普通人群增加 60 ～ 100 倍，在自身免疫性疾病患者中 NHL 发病率亦上升数倍，且病情越重患病风险越高，其原因可能为此类疾病常伴有 T 细胞功能障碍，影响了机体对病毒感染和肿瘤细胞的免疫应答。

三、遗传

在所有 HL 患者中，家族性 HL 约占 4.5%。兄弟姊妹中同性别者患 HL 的风险更高，同性别中兄弟姊妹的 HL 风险比非兄弟姊妹高 9 倍，而不同性别中兄弟姊妹的 HL 风险则高 5 倍。家族性 HL 患者的组织学亚型通常是一致的，但 EBV 阳性率往往不一致，表明家族性 HL 可能与 EBV 无关。家族性 NHL 与遗传性的免疫缺陷有关，一个家族中若存在某种淋巴造血系统恶性疾病者，NHL 患病风险可增加 2 ～ 4 倍。

四、理化因素

在流行病学研究中，NHL 风险增高与许多物理和化学物职业性暴露有一定关系，如长时间紫外线照射，接触苯、杀虫剂、除草剂、燃料、石棉和砷等，但相关研究结果不一。

五、环境与生活方式

流行病学研究发现，青春期 HL 常与儿童时期较高的生活水平相关，如母亲文化水平高、兄弟姊妹较少、居住宽敞等，而在经济欠发达的亚洲和非洲，HL 常发生于儿童早期，而非青壮年，主要与生活水平低和住宅拥挤有关，使儿童过早暴露于常见感染。

有学者提出一些生活方式如吸烟、使用染发剂可增加 NHL 的风险，但依据甚少。也有研究报道 NHL 风险增高可能与动物蛋白和脂肪的高摄入有关，但有待证实。

第三节　分子遗传学

随着分子遗传学研究的不断深入，认识到 ML 是与大量染色体和基因异常有着密切关系的一类非常复杂的疾病，而非一种疾病。2000 年 WHO 据此发表了新的淋巴瘤分类，将具有独特临床表现、病理形态、免疫学表型和分子遗传学特点的疾病定义为一种亚型，建议不同亚型应采取针对性的治疗策略；将那些虽然在形态学上有可以识别的特点，但在免疫学表型和分子遗传学上无差异的类型定义为变异型，治疗原则与所归属的亚型相同。

人类外周 B 和 T 淋巴细胞存在能够编码组成免疫球蛋白（Immunoglobulin，Ig）和 T 细胞受体（T cell receptor，TCR）的抗原受体基因，克隆性 Ig 或 TCR 基因重排不但是 ML 最主要的分子诊断标志，可以明确是 B 细胞或 T 细胞来源，有助于我们对预后进行分层制定最佳的治疗策略，而且有希望成为新的治疗靶点。

一、霍奇金淋巴瘤的分子遗传学改变

HL 大多来源于生发中心 B 细胞，少数为 T 细胞来源。HL 的细胞遗传学异常仅限于 R-S 细胞，而肿瘤组织中大部分为反应性细胞，R-S 细胞只占少数，因此获取 R-S 细胞的难度很大，进而限制了 HL 的分子遗传学研究。细胞遗传学研究发现几乎所有的经典型 HL 的 R-S 细胞存在染色体数目异常，为近三倍体或近四倍体，未发现涉及 *bcl-2*、*myc*、*n-ras* 和 *raf* 的突变。R-S 细胞中常见的扩增多涉及含有 *c-rel*、*Jak2* 和 *MDM2* 基因位点的 2p13-p116，9p23-p24 和 12q14，其中 *MDM2* 基因可阻断 *p53* 的转化激活能力。

二、非霍奇金淋巴瘤的分子遗传学改变

多数 NHL 存在与组织学亚型相关的非随机发生的染色体异常，包括染色体易位、缺失和突变，后两者通常较少见。非随机发生的染色体易位导致克隆性 Ig 或 *TCR* 基因的重排，使某些原癌基因在 Ig 或 *TCR* 基因的调控下异常表达或异位表达，或使原癌基因与另一基因重组产生表达融合蛋白的基因，最终导致细胞恶化。NHL 常见的染色体易位见表 34-3-1。

表 34-3-1 NHL 中常见的染色体易位及基因异常

组织学亚型	染色体易位	基因	正常功能
SLL / CLL	t（11;14）（q13;q32）	bcl-1	调节细胞周期
	t（14;19）（q32;q13）	bcl-3	调节转录
LPL	t（9;14）（p13;q32）	PAX5	调节转录
MALT	t（1;14）（p22;q32）	bcl-10	调节凋亡
	t（11;18）（q21;q21）	CIAP/MLT	调节凋亡
MCL	t（11;14）（q13;q32）	bcl-1	调节细胞周期
FL	t（14;18）（q32;q21）	bcl-2	调节凋亡
	t（3;14）（q27;q32）;t（3q27）	bcl-6	调节转录
DLBCL	t（14;18）（q32;q21）	bcl-2	调节凋亡
	t（8;14）（q24;q32）	myc	调节转录
	t（3;14）（q27;q32）;t（3q27）	bcl-6	调节转录
	t（8;12;14）（q24;q24;q32）	bcl-7	
	t（10;14）（q24;q32）	NFκB	调节转录
	t（14;15）（q32;q11-13）	bcl-8	
	t（1;14）（q21;q32）	MUCE	
	t（1;22）（q121;q10）	FCGR2B	免疫应答
	t（1;14）（q21;q32）	bcl-9	
BL	t（8;14）（q24;q32）	myc	调节转录
ALCL	t（2;5）（p23;q25）	ALK/NPM	酪氨酸激酶 / 核磷小体

SLL/CLL：小淋巴细胞淋巴瘤 / 慢性淋巴细胞白血病；LPL：淋巴浆细胞淋巴瘤；MALT：黏膜相关淋巴组织淋巴瘤；MCL：套细胞淋巴瘤；FL：滤泡性淋巴瘤；DLBCL：弥漫大 B 细胞淋巴瘤；BL：Burkitt 淋巴瘤；ALCL：间变大细胞淋巴瘤

B 细胞来源 NHL 的特征性染色体易位常累及编码 Ig 重链的染色体 14q32。例如，t (14;18) (q32;q21) 易位导致 bcl-2 基因融合到 Ig 重链的增强子区域，引起 bcl-2 高表达，使细胞凋亡受到抑制，常见于 80%～90% 的滤泡性淋巴瘤（Follicle lymphoma，FL）和 30%DLBCL。t (3;14) (q27;q32) 或其变异体 t (3;22) 和 t (2;3) 导致 bcl-6 基因插入到 Ig 基因中，成为 B 细胞肿瘤变异的标志，常见于 FL 和 DLBCL。

t (1;14) (p22;q32) 易位导致 bcl-10 在 Ig 重链增强子的调控下过度表达，常发生于 MALT 淋巴瘤。t (11;14) (q13;q32) 是套细胞淋巴瘤（Mantle cell lymphoma，MCL）特征性的分子遗传学改变，见于几乎所有 MCL，它导致 bcl-1 癌基因表达上调，引起细胞周期素 D1 (cyclin Dl) 过度表达使细胞发生癌变。T (8;14) (q24; q32) 易位使位于 8q24 的 myc 基因与位于 14q32 的 Ig 重链基因发生融合，导致 myc 基因异常表达，见于 10%～20% 的 DLBCL 和 75% 的 Burkitt 淋巴瘤。此外，t (11;18) (q21;q21) 易位重组产生一个新的融合基因 CIAP/MLT，常见于 20%～50% 的 MALT 淋巴瘤，在原发肺 MALT 淋巴瘤中阳性率最高。t (2;5) (p23; q25) 易位形成 ALK/NPM 融合基因，见于约 50% 的间变大细胞淋巴瘤（Anaplastic large cell lymphoma，ALCL）。

第四节　病理组织学分类及分型

ML 是来源于淋巴网状组织与免疫关系密切的恶性肿瘤，主要发生于淋巴结、脾脏、胸腺等淋巴器官，也可发生于淋巴结外的淋巴组织和器官，分为 HL 和 NHL 两类。淋巴瘤的病理分类经历了漫长的历史演变。20 世纪 70 年代，依据细胞形态学改变提出多种淋巴瘤的分类，如 Rappaport 分类、Lukes-Collins 分类和 Kiel 分类等。

为了统一术语，便于病理和临床沟通以及国际交流，1982 年美国国立癌症研究所根据肿瘤生物学行为制订了工作分类（Working formulation，WF）。随着对淋巴瘤认识的深入，免疫学、细胞和分子遗传学的发展，发现了许多具有独特病理形态、免疫表型、基因特征和临床特点的新的淋巴瘤类型，1994 年国际淋巴瘤研究小组（ILSG）提出

了 REAL 分类，该分类重复性好，覆盖了 95% 以上的淋巴瘤，且与临床预后密切相关。

2001 年 WHO 在 REAL 分类的基础上制定了新的造血和淋巴组织肿瘤分类（WHO 分类），该分类沿用了 REAL 分类原则，即按形态学、免疫表型、遗传学和临床特点来定义每一个类型淋巴瘤，并提出可能起源的假定相应正常细胞和分化阶段，由此可见，每种淋巴瘤都是一个独立疾病。2008 年 WHO 分类在原有类型基础上对 NHL 做了必要的修正和补充，并增加了近年来被明确的新类型，而 HL 的分型没有变动。

HL 的恶性细胞为 R-S 细胞及其变异细胞，病变单一，经合理治疗预后较好。2001 年 WHO 分类将 HL 分为结节性淋巴细胞为主型 HL 和经典型 HL，共两类五型（见表 34-4-1）。近年来，应用分子生物学技术进行基因分析，使肿瘤细胞的特征日益明确，几乎所有 HL 患者的恶性细胞都为单克隆性 B 细胞起源。

结节性淋巴细胞为主型 HL 为成熟 B 细胞肿瘤，表达 B 细胞抗原（CD20$^+$），而经典 R-S 细胞的抗原阴性（CD30$^-$，CD15$^-$），约占 HL 的 5%～6%，预后良好。富于淋巴细胞的经典型 HL 表达经典 R-S 细胞的免疫表型（CD30$^+$，CD15$^+$，CD20$^-$），预后较好。

结节硬化型 HL 较多见，约占 HL 的 50%～70%，预后相对较好。混合细胞型 HL 介于淋巴细胞为主型和淋巴细胞消减型 HL 之间，也较多见，约占 25%～35%，预后一般。淋巴细胞消减型 HL 少见，约占 5%，预后差。

表 34-4-1　HL 的 WHO 病理分类

结节性淋巴细胞为主型霍奇金淋巴瘤
经典型霍奇金淋巴瘤
富于淋巴细胞的经典型
结节硬化型
混合细胞型
淋巴细胞消减型

NHL 的恶性细胞为恶变细胞克隆性增殖产生的大量淋巴瘤细胞，除来源于中枢淋巴细胞的 T 淋巴母细胞淋巴瘤及源于组织细胞的组织细胞淋巴瘤外，NHL 均来源于经抗原刺激后处于不同转化、发育阶段的 T、B 或非 T 非 B 淋巴细胞其分

类复杂（见表34-4-2）。

NHL 的病理特点是淋巴结正常结构破坏消失，皮质和髓质分界不清，淋巴窦及淋巴滤泡消失或淋巴结包膜受侵，整个淋巴结被不同分化程度的淋巴瘤细胞所代替，常以一种类型的细胞为主，具有高度异质性。

不同分化阶段的淋巴细胞具有不同的细胞表面分化抗原，所以临床上可通过免疫组织化学方法来确定肿瘤细胞的来源和类型，帮助临床诊断。常用的免疫表型包括前体淋巴细胞：Tdt；T 细胞：CD2、CD3、CD4、CD8、CD5、CD7、CD45RO、CD43；NK 细胞：CD16、CD56；B 细胞：CD19、CD20、CD22、CD38、CD79α、PAX5 等。

表 34-4-2　非霍奇金淋巴瘤的 WHO 分类（2008 年）

B 细胞肿瘤	T/NK 细胞肿瘤
前体 B 细胞肿瘤	前体 T 细胞肿瘤
前体 B 淋巴母细胞白血病 / 淋巴瘤	前体 T 淋巴母细胞白血病 / 淋巴瘤
成熟（外周）B 细胞肿瘤	成熟（外周）T/NK 细胞肿瘤
慢性淋巴细胞性白血病 / 小淋巴细胞淋巴瘤	前 T 淋巴细胞白血病
前 B 淋巴细胞白血病	T 细胞大颗粒淋巴细胞白血病
脾边缘带淋巴瘤	侵袭性 NK 细胞白血病
毛细胞白血病	儿童系统性 EBV 阳性 T 细胞淋巴增殖性疾病
脾淋巴瘤 / 白血病，不能分类	水疱痘疮样淋巴瘤
淋巴浆细胞淋巴瘤	成人 T 细胞白血病 / 淋巴瘤
重链病	结外 NK/T 细胞淋巴瘤，鼻型
浆细胞骨髓瘤	肠病相关 T 细胞淋巴瘤
孤立性骨浆细胞瘤	肝脾 T 细胞淋巴瘤
髓外浆细胞瘤	皮下脂膜炎样 T 细胞淋巴瘤
结外黏膜相关淋巴组织边缘带淋巴瘤（MALT 淋巴瘤）	蕈样霉菌病
原发性皮肤滤泡中心淋巴瘤	Sezary 综合征
滤泡性淋巴瘤	原发性皮肤 CD30 阳性 T 细胞淋巴增殖性疾病
淋巴结边缘带淋巴瘤	原发性皮肤 γδ T 淋巴瘤
套细胞淋巴瘤	原发性皮肤侵袭性亲表皮 CD8 阳性细胞毒性 T 细胞淋巴瘤
弥漫大 B 细胞淋巴瘤，非特指型	原发性皮肤小 / 中 CD4 阳性 T 细胞淋巴瘤
慢性炎症相关性弥漫大 B 细胞淋巴瘤	外周 T 细胞淋巴瘤，非特指型
淋巴瘤样肉芽肿	血管免疫母细胞性 T 细胞淋巴瘤
原发性纵隔（胸腺）大 B 细胞淋巴瘤	间变性大细胞淋巴瘤，ALK 阳性
血管内大 B 细胞淋巴瘤	间变性大细胞淋巴瘤，ALK 阴性
ALK 阳性大 B 细胞淋巴瘤	
浆母细胞淋巴瘤	
起源于 HHV8 阳性的多中心 Castleman 病的大 B 细胞淋巴瘤	
原发渗出性淋巴瘤	
伯基特淋巴瘤	
介于弥漫大 B 细胞淋巴瘤和伯基特淋巴瘤之间的不能分类的 B 细胞淋巴瘤	
介于弥漫大 B 细胞淋巴瘤和经典霍奇金淋巴瘤之间的不能分类的 B 细胞淋巴瘤	

下划线表示分类为暂定分类

第五节 临床表现

淋巴细胞在人体分布相当广泛,淋巴瘤几乎可以侵犯全身任何组织和器官,基本上属于全身性疾病。ML 是具有相当异质性的一大类恶性肿瘤,临床表现既具有一定的共同点,又由于不同的病理类型、累及部位和范围以及生物学特点存在很大的差异。

一、局部表现

(一)淋巴结肿大

淋巴结肿大是 ML 最常见、最典型的临床表现,常以浅表淋巴结肿大为首发症状,最多见于颈部淋巴结,其次为腋下和腹股沟淋巴结,而颌下、耳前、耳后、滑车上和腘窝等浅表淋巴结均少见,也可侵及纵隔、腹膜后、肠系膜和髂脉管区等部位的深部淋巴结。

HL 的淋巴结侵犯占 92%,结外受侵少见,病变扩散主要沿淋巴结引流方向发展,多为连续性,依次侵犯邻近部位淋巴结。NHL 的淋巴结侵犯占 60% ~ 70%,受侵的淋巴结部位呈跳跃性,结外淋巴组织或器官侵犯也较多见。

ML 淋巴结肿大主要表现为进行性增大的无痛性肿物,早期多为表面光滑、分散、活动、触之质韧,晚期常融合成团,与皮肤粘连固定,可能由于局部软组织浸润、压迫出现水肿、疼痛、发热,或因肿物巨大发生缺血坏死形成癌性溃疡。

部分 HL 和惰性淋巴瘤患者在确诊之前数月甚至数年即出现浅表淋巴结的反复肿大,一段时间内抗感染治疗可能有效,但不久再次肿大,而一些高度侵袭性 ML 常表现为淋巴结迅速增大,偶有因肿块内部坏死、出血导致肿瘤迅速增大。

纵隔淋巴结肿大最常位于中纵隔和前纵隔,常累及双侧。国外资料显示约半数 HL 可发生纵隔淋巴结肿大,而我国发生纵隔淋巴瘤者多见于 NHL,HL 较少。纵隔淋巴结肿大初期多无明显症状,随着肿瘤的逐渐增大,可压迫上腔静脉,引起上腔静脉压迫综合征,表现为头颈部肿胀明显、呼吸困难、不能平卧、颈胸部浅表静脉怒张等,也可压迫相邻的气管和食管,引起咳嗽、呼吸困难和吞咽受阻,较少引起喉返神经麻痹。

腹盆腔淋巴结肿大不易早期发现,肿瘤增大可挤压邻近器官,引起肠梗阻、肾盂积水、梗阻性黄疸,也可压迫髂脉管引起下肢回流受阻肿胀,压迫腹膜后神经引起疼痛。

(二)肝脏和脾脏

临床常表现为肝和脾肿大,脾受累者可能同时有肝受累,而单纯肝受累很少见。脾肿大不一定是肿瘤侵犯所致,约 60% 脾肿大的 HL 患者为脾受侵,而约 1/3 脾大小正常的 HL 患者存在脾侵犯,因此是否累及脾脏往往需要采用剖腹探查术和脾切除术才能确诊。肝侵犯的发生率为 3% ~ 24%,多继发于脾侵犯。肿瘤晚期常见肝侵犯,临床表现为肝弥漫性肿大,可出现黄疸和腹水,常伴有食欲减退、发热、贫血、体重减轻等表现。肝功能异常与肝受累无明显相关性。

(三)结外组织和器官

ML 的结外侵犯可以是原发的,也可以是继发的,结外淋巴瘤是指超过 75% 的病变发生在结外。HL 仅 9% 发生结外侵犯,NHL 结外侵犯的发生率为 20% ~ 50%。胃肠道是最常见的结外受侵部位,以小肠和胃较常见,表现为腹部不适、腹痛、肿块、呕血、黑便、梗阻和穿孔等。其次可侵犯皮肤,表现为单发或多发的皮肤结节、剥脱性红皮病、蕈样霉菌病等,也可表现为非特异性的丘疹样病变,如瘙痒、红斑、丘疹、湿疹等。也可侵犯鼻腔导致流涕、鼻塞、头痛、耳鸣等。此外,ML 还可侵犯骨髓、中枢神经系统、睾丸、肺、骨、肝、肾、甲状腺、乳腺、卵巢、宫颈、眼附属器等部位,引起相应的临床表现。不同类型的 ML 发生结外侵犯的几率变化很大。

二、全身表现

ML 常见的全身症状包括发热、盗汗和体重减轻,即 B 症状,其次是皮肤瘙痒和乏力。半数患者就诊时即伴有全身症状。发热可表现为长期不规则发热或先为周期性发热,后变为持续性,以午后低热为多见,抗感染治疗无效。皮肤瘙痒多见于 HL,由局部瘙痒逐渐发展至全身,出现脱皮、色素沉着和其他皮肤继发改变。全身症状明显常标志疾病进展，预后不良。此外，10%～20% ML 患者就诊时即存在贫血，也是预后不良因素，肿瘤晚期极易出现贫血，进行性贫血是临床判断淋巴瘤进展的一个重要指标。

第六节　诊断、临床分期及疗效评价

ML 完整的诊断应该包括病理检查、临床分期和预后评价。

一、病理检查

ML 的病理诊断应根据组织及细胞形态学特点，同时结合免疫表型和分子遗传学特征，尽量明确病理类型，对制订治疗计划和判断预后具有重要的指导意义。目前推荐采用 2008 年的 WHO 分类。确诊 ML 的首选方法是完整的淋巴结活检，切取活检组织时应注意以下几点：

（1）取表浅淋巴结活检，应选择增长迅速、饱满、质韧符合淋巴瘤特点的肿大淋巴结，最好完整切除以观察淋巴结结构变化，不得已时才做部分淋巴结切除活检，尽量不选用针吸活检。

（2）尽量选择受炎症干扰较小部位的淋巴结活检，如锁骨上、颏下、腋下、滑车上等部位的肿大淋巴结，而颌下淋巴结肿大常与口腔炎症有关，腹股沟淋巴结肿大则与下肢感染有关，如足癣感染等。

（3）纵隔淋巴结肿大，可采用纵隔镜甚至开胸取活检进行确诊。

（4）术中尽量避免挤压组织，术后尽早固定，以免影响诊断结果。

（5）仅有结外部位侵犯时也应尽量获取足够的结外组织标本。例如胃淋巴瘤进行胃镜取活检时应多点钳取黏膜下层组织。肺及腹腔等深部肿瘤可采用超声或 CT 引导下的多点穿刺活检。

二、临床分期

ML 为全身性疾病，一旦病理确诊，应进行全面的全身检查。包括询问病史，特别注意是否存在发热、盗汗及过去 6 个月内无法解释的体重下降超过 10%；全面的体格检查，查清浅表淋巴结受侵范围，并评价体质状态；实验室检查全血细胞计数、肝肾功能、乳酸脱氢酶（LDH）、β2-微球蛋白、凝血功能、细胞免疫功能等。

影像学检查了解病变的侵犯范围及程度，包括胸部、腹部和盆腔 CT，浅表淋巴结超声检查，骨痛患者选择性行骨扫描检查，可疑胃肠道受侵者，行内窥镜和（或）胃肠道造影，可疑中枢神经系统受侵者，行脑或脊髓 MRI 检查，必要时可行 PET/CT 检查；骨髓穿刺活检。这些检查对临床分期、制定治疗计划、判断预后以及观察临床疗效等提供有力的依据。

目前 ML 的临床分期仍是广泛采用的简单易行的 Ann Arbor-Cotswolds 分期系统（表 34-6-1），主要适用于结内型淋巴瘤。结外受侵淋巴瘤约占全部淋巴瘤的 20%～25%，原发于某些特殊部位如皮肤、胃肠道的淋巴瘤，采用上述分期系统的适用性不好，不能准确地反映预后差异，因此国内外很多研究机构针对特殊部位的淋巴瘤建立了一些分期系统，也逐渐被大家所认可。

表 34-6-1　Ann Arbor-Cotswolds 分期

Ⅰ期	累及单一淋巴结区
Ⅱ期	累及横膈同侧多个淋巴结区
Ⅲ期	累及横膈两侧多个淋巴结区
Ⅳ期	多个结外病变或淋巴结病变合并结外病变
A	无全身症状
B	发热、夜间盗汗、体重减低 >10%
X	肿块 >10cm 或纵隔病变 > 胸腔横径的 1/3
E	淋巴结外病变的直接侵犯，仅单一结外部位受累（病变侵犯到与淋巴结 / 淋巴组织直接相连的器官 / 组织时，应在各期后加注 "E"；肝和骨髓受侵除外，归入Ⅳ期）

三、预后评价

大量研究表明 ML 的预后与多个危险因素有关，在淋巴瘤确诊的同时，应完善预后不良因素的检查进行预后评价，以指导个体化治疗策略的制定。近来被公认的且已广泛应用的预后预测模式包括适用于 NHL 的国际预后指数（International Prognostic Index，IPI）及 60 岁以下患者的经年龄调整的 IPI（aaIPI）（表 34-6-2），滤泡淋巴瘤国际预后指数（Follicular lymphoma IPI，FLIPI）评分（表 34-6-3），以及晚期 HL 的国际预后评分（International prognostic score，IPS）（表 34-6-4），生存率的下降与危险因素的数量密切相关。

表 34-6-2　NHL 的国际预后指数（IPI）

所有患者（IPI）	分组	危险因素的数目	5 年总生存率（%）
年龄 >60 岁	低危	0 或 1	73
血清 LDH> 正常上限	低 / 中危	2	51
ECOG 评分 2 ～ 4	中 / 高危	3	43
Ⅲ、Ⅳ 期	高危	4 或 5	26
结外受累部位 >1 个			
患者≤ 60 岁（aaIPI）			
Ⅲ、Ⅳ 期	低危	0	83
血清 LDH> 正常上限	低 / 中危	1	69
ECOG 评分 2 ～ 4	中 / 高危	2	46
	高危	3	32

表 34-6-3　滤泡性淋巴瘤国际预后指数（FLIPI）评分

危险因素	分组	危险因素的数目	10 年总生存率（%）
年龄≥ 60 岁	低危	0，1	71
Ⅲ、Ⅳ 期	中危	2	51
血红蛋白 <120g/L	高危	≥ 3	30
血清 LDH> 正常上限			
受累淋巴结区数目≥ 5 个			

表 34-6-4　HL 的国际预后评分（IPS）

危险因素	危险因素的数目	5 年无进展生存（%）
年龄≥ 45 岁	0	84
男性	1	77
Ⅳ 期	2	67
血清白蛋白 <40g/L	3	60
血红蛋白 <105g/L	4	51
白细胞≥ 15×10⁹/L	≥ 5	42
淋巴细胞 <0.6×10⁹/L		

近年来随着对 ML 分子生物学研究的不断深入，判断淋巴瘤预后已不再局限于以 IPI 为代表的临床特征，而是深入到了分子与基因水平。

例如弥漫大 B 细胞淋巴瘤通过免疫组化检测特征性基因 CD10、bcl-6 和 MUM-1 的表达，可以被分为预后明显不同的两个亚组：生发中心型（Germinal center B cell，GCB）和非生发中心型（non-GCB）（图 34-6-1），进一步分层分析利于制定更为详尽的个体化治疗模式。

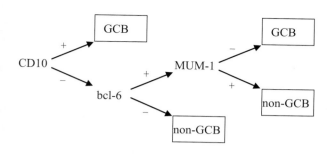

图 34-6-1 免疫组化方法鉴别 B 细胞起源流程

四、疗效评价

1999 年，美国国立癌症研究所（National cancer institute，NCI）及欧洲的淋巴瘤专家就 ML 的疗效评价指南达成一致，形成了国际工作组标准（International workshop to standardize response criteria，IWC），又称为 Cheson 标准（表 34-6-5），该标准对某些概念如 CRu（Complete response uncertain，不确定的完全缓解）的定义不明确，易造成误判，标准中未包括结外侵犯淋巴瘤的评价方法，其中一些评价方法陈旧或不够准确，主观性较大。

近年来新型诊断技术 PET 在淋巴瘤诊断和疗效评价中的应用日益广泛，最大优势是能更好地分辨治疗后残存肿块是有活性的肿瘤细胞还是纤维化或坏死组织，有助于判断预后，及时调整治疗方案。

2005 年 ASH 年会上对 Cheson 标准进行了修订，提出将功能性影像学 FDG-PET 或 PET/CT 整合入新的 Cheson 标准，同时取消了 CRu 的定义，2007 年 NCCN 首次采用了修订的包括 PET 检查在内的淋巴瘤疗效标准（表 34-6-6）。此外，除近期疗效外，还应长期观察治疗的远期疗效（表 34-6-7）。

表 34-6-5 恶性淋巴瘤的 Cheson 疗效评价表（不包括 PET）

疗效分类	体格检查	淋巴结	淋巴结肿块	骨髓
CR	正常	正常	正常	正常
CRu	正常	正常	正常	不确定
	正常	正常	SPD 缩小 >75%	正常或不确定
PR	正常	正常	正常	阳性
	正常	SPD 缩小 ≥ 50%	SPD 缩小 ≥ 50%	无关
	肝脾缩小	SPD 缩小 ≥ 50%	SPD 缩小 ≥ 50%	无关
复发 / 疾病进展	肝脾增大	出现新病灶 / 原病灶增大	出现新病灶 / 原病灶增大	复发

SPD：最大径乘积之和

表 34-6-6 修订的 Cheson 疗效评价标准（包括 PET）

疗效	定义	淋巴结肿大	肝、脾	骨髓
CR	所有病灶证据均消失	a）治疗前 FDG 浓聚或 PET 阳性：治疗后 PET 阴性的任何大小淋巴结 b）治疗前 FDG 浓聚不确定或 PET 阴性：CT 上病灶消退到正常大小	不可触及，结节消失	重复检查均提示肿瘤浸润清除；如果形态学不确定，免疫组化应为阴性
PR	可测量病灶缩小，并且无新病灶出现	6 个或 6 个以下最大病灶 SPD 缩小 ≥ 50%，其他淋巴结无增大 a）治疗前 FDG 浓聚或 PET 阳性：原病灶中有 1 个或多个 PET 阳性 b）治疗前 FDG 浓聚不确定或 PET 阴性：CT 测量病灶恢复至正常大小	所有病灶 SPD 缩小 ≥ 50%（单病灶最大横径缩小 ≥ 50%），无肝脾肿大	如果治疗前为阳性，则不作为疗效判断标准；应详细说明细胞类型
SD	达不到 CR/PR，未达 PD	a）治疗前 FDG 浓聚或 PET 阳性：治疗后原病灶仍为阳性，CT 或 PET 上没有新病灶 b）治疗前 FDG 浓聚不定或 PET 阴性：CT 上原有病灶大小无变化		

| 复发或 PD | 出现任何新病灶，或病灶直径增大≥50% | 出现最大径>1.5cm 的新病灶，多个病灶 SPD 增加≥50%；治疗前最小径>1cm 的单病灶的最大径增大≥50%；治疗前 FDG 浓聚或 PET 阳性者治疗后病灶 PET 阳性 | 任何病灶 SPD 增大>50% | 新病灶或者复发病灶>50% |

SPD：最大径乘积之和

表 34-6-7　化疗远期疗效评价的指标

评价指标	具体标准
总生存期（OS）	从进入临床试验（III 期研究从随机分组算起）起直至任何原因导致死亡的时间
无进展生存期（PFS）	从进入研究起直至淋巴瘤进展或任何原因导致死亡的时间。PFS 反映了肿瘤的生长情况，因此较总生存期能更早地判断疗效。而且，PFS 不受后续治疗的影响
无事件生存期（EFS）	进入研究起至任何治疗失败的时间，含疾病进展或任何原因停止治疗（如疾病进展、毒性反应、患者意愿、未明确进展但开始新的治疗或死亡）
无病生存期（DFS）	从获得无病状态或达 CR 起直至复发或因淋巴瘤或治疗的急性毒性导致死亡的时间
疾病进展时间（TTP）	从治疗开始到疾病进展或任何原因死亡

第七节　治　疗

一、霍奇金淋巴瘤的综合治疗

霍奇金淋巴瘤（HL）是一种治疗效果较好、治愈率较高的恶性肿瘤，包括结节性淋巴细胞为主型 HL 和经典型 HL 两类，两者在病理形态和临床表现上存在明显区别。

随着放射技术和化疗药物进步，尤其是放化疗联合的应用取得了较好的近期和远期疗效，早期 HL 的 10 年总生存率可达 90%，但放、化疗的远期并发症很大程度上影响了患者的生存质量甚至导致死亡，因此新的治疗策略和研究方向是在提高或保持现有疗效的基础上，减少放射剂量和范围，寻求合理的放、化疗综合治疗模式，探索新药和新的化疗方案，以降低远期并发症、改善生活质量。

（一）早期 HL 的治疗

单纯放疗和化放疗联合是早期 HL 的有效治疗方法，5 年生存率达 90% 以上。与单纯放疗相比，综合治疗可显著提高无病生存率，但不提高总生存率。单纯放疗后复发可以采用化疗成功挽救治疗。

目前早期 HL 的治疗原则主要取决于患者的预后因素，欧洲癌症研究和治疗组织（European Organization for Research and Treatment of Cancer, EORTC）的研究已明确 I、II 期 HL 的预后不良因素，主要包括：

①年龄≥50 岁；

②巨大纵隔肿块（>胸腔横径的 1/3）；

③病变累及≥4 个区域；

④红细胞沉降率（ESR）≥50mm（第 1 小时末）或 B 症状。

根据有无预后不良因素临床分为早期预后良好组和预后不良组，有助于制定个体化诱导治疗方案。

1. 早期预后良好 HL 的治疗　早期预后良好 HL（有一个预后不良因素）患者的初始治疗可采用化疗、放疗或化放疗联合的模式，疗效都是肯定的。传统的单纯放疗治疗早期 HL 已证实具有较高的治愈率，但治疗后第二原发肿瘤和心血管疾病引起的相关死亡明显增加。

因此，近 20 年来开展了大量化放疗综合治疗的临床研究，以期在保证疗效的前提下，减低照射剂量和范围，寻找高效低毒的化疗方案，并减少化疗周期，降低治疗引起的近期和远期并发症，进而改善患者生活质量，提高生存率，从根本上改变了早期 HL 的治疗模式。

德国霍奇金淋巴瘤研究组（German Hodgkin

Study Group，GHSG）HD7 研究和美国西南肿瘤协作组（Southwest Oncology Group，SWOG）9133 研究报告了对预后良好的 IA～IIB 期 HL 患者的随机对照研究，分别给予 ABVD（ADM，BLM，VDS，DTIC）联合放疗和单纯放疗，结果证实化放疗联合较单纯放疗提高 10%～15% 的无病生存率（Disease-free survival，DFS），但总生存率（Overall survival，OS）无差异。

近年来的研究显示，早期 HL 采取化疗联合受累野的放疗（Involved field radiotherapy，IFRT）可能取代扩大野放疗（Extended-field radiotherapy，EFRT）、次全淋巴结照射（Subtotal nodal irradiation，STNI）或全淋巴结照射（Total nodal irradiation，TNI）而大大缩小照射的范围。

1994 年 Noordijk 等报告早期低危患者分别给予 STNI 和化疗联合斗篷野放疗，结果显示两组无事件生存率（Event free survival，EFS）分别为 81.8% 和 79%，3 年 OS 分别为 99% 和 100%，无显著性差异。

2001 年 Bonfante 等报告了早期高危患者先给予 4 周期 ABVD 方案化疗，后随机给予 IFRT 和 STNI，两组的 4 年无进展生存（Progression- free survival，PFS）亦无显著性差异。

放疗是预后良好早期 HL 的重要治疗手段，单纯化疗无法取代放化疗联合的疗效。儿童癌症研究组对采用 COPP/ABV（CTX，VCR，PCB，PDN/ADM，BLM，VLB）获得完全缓解（Complete remission，CR）的患者随机给予低剂量 IFRT 或观察，化放疗联合的 3 年 EFS 明显优于单纯化疗（P=0.0024）。

Laskar 等报告采用 ABVD 方案化疗达 CR 的 HL 患者随机给予 IFRT 或观察，两组的 EFS 分别为 88% 和 76%（P=0.01），OS 分别为 100% 和 89%（P=0.002）。EORTC 和 GELA H9F 研究进一步证实了上述结果，该研究显示预后良好的 HL 在 6 周期 EBVP 方案化疗达 CR/CRu 后，IFRT 组的 EFS 显著高于观察组，表明放疗在早期预后良好的 HL 治疗中仍占有不可替代的地位。

近年来，人们开展了大量的随机临床研究，探索预后良好的早期 HL 最佳的化疗周期数目和放射剂量，以期在不降低 PFS 和 OS 的前提下，降低治疗相关的毒副作用。GHSG 的 HD10 研究比较了 20Gy 和 30Gy 的 IFRT 分别联合 2 周期和 4 周期 ABVD 方案化疗的疗效，结果显示 TFFS 和 OS 无差异。

综合以上循证医学研究结果认为目前化疗联合受累野放疗是早期预后良好 HL 的最佳治疗模式。NCCN 建议 4 周期 ABVD 化疗联合 IFRT 30～36Gy。GELA 建议 2～4 周期 ABVD 化疗联合 IFRT 20～30 Gy。GHSG 推荐的 2 周期 ABVD 化疗联合 20Gy 的 IFRT 有望成为早期预后良好 HL 的治疗新标准。

2．早期预后不良 HL 的治疗　化放疗联合是预后不良的 I、II 期 HL（有二个以上预后不良因素）患者公认的治疗模式，目前大量的临床研究主要探讨如何选择最合适的化疗方案、化疗周期数、照射范围和照射剂量的设定。

在 EORTC 的 H6U 以及米兰的临床研究中，预后不良的早期 HL 随机给予 6 个周期的 MOPP（HN2，VCR，PDN，PCB）方案和 ABVD 方案联合 EFRT/STNI 治疗，结果显示 ABVD 组的 DFS 显著优于 MOPP 组，OS 两者相同，表明 ABVD 方案优于 MOPP 方案。

因此目前 ABVD 方案仍然被认为是预后不良的早期 HL 的标准化疗方案，但在治疗中仍有 5% 的患者出现病情进展，15% 的患者早期复发，因此有必要探索新的更有效的化疗方案。

由于 BEACOPP（BLM，VP-16，ADM，CTX，VCR，PCB，PDN）方案和 Stanford V 方案（HN2，ADM，VLB，VCR，BLM，VP-16，PDN）对晚期 HL 患者具有肯定的疗效，促使一些学者尝试用这些较高强度的方案来提高预后不良的 I、II 期 HL 患者的疗效。

EORTC 的 H9U 研究比较 6 周期 ABVD 方案、4 周期 ABVD 方案或 4 周期 BEACOPP 方案化疗联合 IFRT 30Gy 的疗效，表明对于预后不良的早期 HL 患者 ABVD 方案化疗 6 周期与 4 周期的 EFS 相似，BEACOPP 方案的疗效与 ABVD 方案相似，但化疗相关毒副作用高于 ABVD 方案。

GHSG 的 HD11 研究对预后不良的早期 HL 分别给予 4 周期 ABVD 方案和 4 周期 BEACOPP 方案联合 30Gy 和 20Gy 的 IFRT，中位随访 2 年，该研究中 4 组不同治疗方案的生存率比较无统计学差异，但 BEACOPP 方案的白细胞减少和感染的发生率较高。此外，研究亦未显示 Stanford V 方案优于 ABVD。因此目前认为预后不良的 I 、II 期 HL 的最佳治疗方案为 4 周期 ABVD 方案联合 30Gy 的 IFRT。

正在进行的 GHSG 的 HD14 研究对预后不良的 I、II 期 HL 患者随机给予 4 周期 ABVD+IFRT（30Gy）和 2 周期增强的 BEACOPP+2 周期 ABVD+IFRT（30Gy）治疗，5 年 PFS 分别为 87% 和 95%，尚未获得 OS 的研究结果。

此外，对于伴有巨大纵隔肿块（尤其是 II B 期）的患者，目前的文献表明 6 周期 ABVD 方案或 Stanford V 方案联合放疗是较为理想的治疗选择。

（二）晚期 HL 的治疗

III、IV 期 HL 患者以化疗为主，ABVD 方案仍然是标准方案。近年来应用的 BEACOPP 方案及 Standford V 方案的疗效与 ABVD 方案相当，毒副反应可耐受，目前也被作为晚期 HL 一线化疗的标准方案。采用以上标准方案治疗晚期 HL 患者的治愈率为 50% 以上。

1．化疗　De Vita 等于 1967 年首次报道了 MOPP 方案，该方案治疗晚期 HL 可使 80% 患者获得 CR，OS 约为 50%。随后又设计了多种以 MOPP 为基础的方案，但此类方案治疗的疗效差，使用烷化剂增加了不育和急性白血病的发生率。因此，1973 年 Bonadonna 提出了与 MOPP 无交叉耐药的 ABVD 方案，对 MOPP 方案治疗无效的病例，ABVD 方案仍可使 75%～80% 的患者达到 CR，后经很多临床研究证实其疗效优于 MOPP 方案，毒副反应也较轻。

1979 年 Gold-Goldman 提出采用两组互不交叉耐药的联合化疗方案交替使用即 MOPP/ABVD 按周期交替治疗 HL 的策略，以期最大限度地提高首次治疗的疗效。米兰的早期研究显示，对 IV 期 HL 患者，12 周期的 MOPP/ABVD 交替方案在 CR 率和生存率方面均显著优于 12 周期的 MOPP 方案治疗。

Engert 总结了 5 项随机对照研究的结果显示，MOPP 方案和 MOPP/ABVD 交替方案治疗晚期 HL 的 5 年 PFS 分别为 53% 和 64%。此外，多组研究表明 ABVD 方案与 MOPP/ABVD 交替方案

的疗效相当，两者均明显优于 MOPP 方案。含有烷化剂的 MOPP/ABVD 交替方案具有明显的致癌和生殖系统毒性，而 ABVD 方案的长期毒性低，因此一致认为 ABVD 方案可作为晚期 HL 一线治疗的标准化疗方案。

为了减少耐药的发生，人们设计了 MOPP/ABV 杂交方案，即在同一个化疗周期中同时应用 7 种药物（HN2、VCR、PCZ、PDN、ADM、BLM、VLB）。美国 NCI 和美国肿瘤和白血病研究组 B（Cancer and Leukemia Group B，CALGB）开展的随机临床研究证实，MOPP/ABV 杂交方案一线治疗晚期 HL 在 CR 率、DFS 和 OS 上与 MOPP/ABVD 交替方案和 ABVD 方案相当，但杂交方案的急性血液学毒性和肺毒性的发生率较高，继发骨髓增生异常综合征和白血病的几率也较高，因此一致认为 MOPP/ABV 杂交方案不作为治疗晚期 HL 的标准方案。

Stanford V 方案是以 MOPP/ABVD 方案为基础，采用 7 种药物联合，每周给药，共 12 周，并联合 IFRT 治疗。2002 年 Homing SJ 报道 Stanford V 方案治疗 142 例晚期 HL 的 5 年 PFS 和 OS 分别为 89% 和 96%，未见第二白血病的发生。

同年意大利研究组报道了采用 Standford V 方案和 ABVD 方案治疗晚期 HL 的随机对照研究，结果显示 CR 率分别为 71.6% 和 89.7%，3 年 RFS 分别为 75.7% 和 91.5%，3 年 OS 分别为 89.9% 和 94.7%。认为 ABVD 方案治疗晚期 HL 的疗效明显优于 Standford V 方案。

基于化疗药物的剂量强度与疗效存在明显的相关性，GHSG 提出采用 BEACOPP 方案治疗晚期 HL 的策略，并通过一系列的临床研究证实了该方案的有效性。

GHSG 的 HD9 研究包括 1201 例晚期 HL 患者，随机给予 COPP/ABVD 交替方案、基础的 BEACOPP 方案和增强的 BEACOPP 方案治疗，三组的 CR 率分别为 83%、88% 和 91%，TFFS 分别为 69%、76% 和 87%，OS 分别为 89%、94% 和 96%。

增强的 BEACOPP 方案组的 TFFS 和 OS 显著高于 COPP/ABVD 交替方案组，但血液学毒性较严重。基础的 BEACOPP 方案组急性不良反应的发生率与 COPP/ABVD 交替方案组相同。

研究者认为，增强的 BEACOPP 方案明显提高了晚期 HL 的疗效，尚未发现增加第二原发肿瘤的风险，可以作为晚期 HL 新的标准一线治疗方案，尤其适用于具有高危因素的晚期患者。

2. 放疗　晚期 HL 化疗后肿瘤残存或化疗前存在大肿块（>5cm）或大纵隔的患者，放疗能改善生存率。非大肿块或大纵隔的晚期 HL，化疗达到 CR 后，辅助性放疗未能改善无病生存率和总生存率。

化疗后进展或复发部位多位于原发受累淋巴结部位或区域，放疗仍可使 30% 患者获得长期缓解。多数学者认为 HL 单纯放疗的照射剂量为 35 ～ 40Gy；与化疗联合时，淋巴结病变照射剂量在 20 ～ 35Gy；大纵隔病变的巩固性放疗剂量应提高至 35 ～ 40Gy；全器官照射（全肺或全肝）应低于 15Gy，以避免产生治疗毒性。

3. 高剂量化疗联合自体造血干细胞移植　常规化疗可以使 50% ～ 65% 的晚期 HL 患者获得缓解。化疗或化放疗联合治疗失败后，可采取高剂量化疗联合自体造血干细胞移植（High-dose chemotherapy combined with autologous hematopoietic stem cell transplantation，HDC/AHSCT），对某些高危的晚期 HL 也可一线治疗就选用 HDC/AHSCT。

NCCN 建议晚期 HL 可采用 ABVD 方案化疗 6 ～ 8 周期或 Stanford V 方案 3 周期（共 12 周）或增强的 BEACOPP 方案化疗 8 周期，化疗后达 CR/CRu 者行原发肿块 > 5cm 处的巩固性放疗，仍有肿瘤残存者行受累野放疗。

（三）复发和难治性 HL 的治疗

HL 患者经治疗达 CR 后，约 1/3 将会复发，常发生于首程治疗后 1 ～ 5 年内，极少在 10 年以上出现复发。HL 复发或进展时，需重新进行临床分期，必要时建议重新取病理活检证实以除外第二原发肿瘤。HL 治疗后复发可分为放疗后复发和化疗后复发，对复发和难治性患者的解救治疗主要取决于首程治疗方法和失败间隔时间。

1. 早期 HL 单纯放疗后复发的解救治疗　早期 HL 单纯放疗后复发率约为 20% ～ 35%，多出现在 3 年内。放疗后复发采取解救化疗可取得令人满意的效果，与晚期 HL 首程化疗的疗效相当，OS 和 DFS 为 57% ～ 71%，因此不需要采取 HDC/AHSCT。

复发时再分期是重要的预后因素，Stanford 研究组总结了 STNI 或 TNI 后复发时不同期别 HL 的预后，复发后仍为 I A 和 II A 期的 HL 采取联合化疗的 10 年 DFS 达 90%，而 III、IV 期或同时具有 B 症状者，联合化疗的 10 年 DFS 仅为 58% 和 34%。早年放疗后复发常采用 MOPP 方案化疗，10 年无再次复发生存率为 57%。

现在的研究已经证实，ABVD 方案的疗效优于 MOPP 方案。米兰研究组的结果显示 MOPP 方案和 ABVD 方案的 FFS 分别为 59% 和 81%。淋巴细胞为主型和结节硬化型患者解救化疗的疗效明显优于混合细胞型及淋巴细胞消减型。

2. 化疗后复发和难治的 HL 的解救治疗　联合化疗后复发和难治的 HL 可分为三种情况：

①化疗获得 CR，无病生存期 >1 年的复发者，可用原来使用过的联合化疗方案进行解救治疗仍可获得 80% 以上的 CR 率，中位生存期 >4 年；

②联合化疗后虽获 CR，但无病生存期 <1 年的复发者，需更换新的无交叉耐药的化疗方案进行二线解救治疗，CR 率 <30%，中位生存为 2.5 年；

③初始化疗未能获得 CR 的原发耐药者或在 CR 后短期内迅速复发者，中位 OS<1.5 年，常规解救治疗的效果不理想，应考虑给予 HDC/AHSCT。

二线解救化疗方案主要包括：ICE（IFO，CBP，VP-16）、DHAP（PDN，高剂量 Ara-C，DDP）、ESHAP（VP-16，甲强龙，DDP）、BEAM（BCNU，VP-16，Ara-C，Mel）及 IGEV（IFO，GEM，NVB）等。

多组随机临床研究已经证实，HDC/AHSCT 较标准剂量的二线解救治疗可以明显改善复发和难治性患者的 EFS 和 PFS，但未明显改善 OS。

亦有研究显示，无论是 1 年以内的早期复发还是 1 年以上的晚期复发者，均可以从 HDC/AHSCT 中获益。因此多个研究机构均推荐将 HDC/AHSCT 作为原发耐药和复发后对二线解救治疗敏感者的标准治疗方式。

二、非霍奇金淋巴瘤的综合治疗

非霍奇金淋巴瘤（NHL）分为不同的组织学亚型，具有不同的预后，应该给予不同的治疗策略。

（一）慢性淋巴细胞白血病／小淋巴细胞淋巴瘤

小淋巴细胞淋巴瘤（Small lymphocytic lymphoma，SLL）是一种低度恶性B细胞来源NHL，和慢性淋巴细胞白血病（Chronic lymphocytic leukemia，CLL）是同一疾病的不同发展阶段，治疗上也基本相同。CLL多发生于60岁以上的老年人，男女比例为1.8：1。5%～8%的CLL可向弥漫大B细胞淋巴瘤转化，称为Richter综合征，有时CLL会有浆细胞转化或含有R-S细胞。

CLL/SLL典型的免疫表型是细胞表面免疫球蛋白弱表达、$CD5^+$、$CD10^-$、$CD19^+$、$CD20^+$、$CD23^+$、$CD43^{+/-}$和cyclin D1$^-$。SLL/CLL具有重要的预后遗传标记。免疫球蛋白可变区（IgV_H）的突变提示预后良好。

CD38表达和Zeta相关蛋白70（ZAP-70）表达与突变状态呈负相关，可替代基因突变状态的检测，预示CLL患者的临床转归。此外染色体畸变具有重要的预后意义，FISH检测t（11；14）、t（11q；v）、del 13q、del 17p（p53基因缺失）和12三体，t（11；14）有助于鉴别MCL与CLL，del 17p与PFS短相关，预后差。

目前最常用的临床分期系统是Rai分期系统和Binet分期系统，修订的Rai分类在临床上最为有用，并提供重要的预后信息（表34-7-1）。达到CR和PR均认为临床获益。复发定义为在CR或PR后12个月以后疾病进展。难治性疾病定义为对以嘌呤类似物为基础的治疗无反应或在接受此治疗后12月内疾病进展。

表34-7-1　Rai分期系统

分期	描述	危险分级	中位生存（年）
0	淋巴细胞增多，外周血淋巴细胞 $>15×10^9$/L，骨髓淋巴细胞 >40%	低危	>10
I	0期伴淋巴结肿大	中危	>8
II	0～I期伴脾大、肝大或肝脾大	中危	6
III	0～II期伴血红蛋白 <110g/L 或红细胞压积 <33%	高危	2
IV	0～III期伴血小板 $<100×10^9$/L	高危	2

对于局限期（Ann Arbor I期）SLL患者，局部区域放疗是合适的诱导治疗。初始放疗后进展的局限期SLL及晚期CLL/SLL患者需给予化学免疫治疗（化疗＋利妥昔单抗）或化疗。一线治疗可选用苯丁酸氮芥 ± 泼尼松、环磷酰胺 ± 泼尼松、CVP（环磷酰胺、长春新碱和泼尼松）、氟达拉滨 ± 环磷酰胺 ± 利妥昔单抗，以及PCR方案（喷司他丁、环磷酰胺和利妥昔单抗）。

对烷化剂和氟达拉滨耐药的患者预后差，中位生存少于1年。二线可选用阿仑单抗为主的治疗和含利妥昔单抗的联合治疗方案，年轻、预后差的患者可选择参加自体和异基因干细胞移植的临床研究。

苯达莫司汀是一种烷化剂，与其他烷化剂及福达拉滨具有低交叉耐药性，已获FDA批准用于治疗CLL，单药作为一线治疗，单药或联合利妥昔单抗作为二线治疗。

存在del 17p与对传统治疗反应差相关，对于del 17p的患者，应根据年龄调整治疗方案，阿仑单抗是 ≥ 70岁患者的治疗选择之一，<70岁患者首选化学免疫治疗。对于复发／难治性病例，可给予利妥昔单抗联合CHOP、HyperCVAD、EPOCH和阿仑单抗等。

（二）滤泡性淋巴瘤

滤泡性淋巴瘤（Follicular lymphoma，FL）是较多见的NHL，占所有惰性淋巴瘤的60%，其发病率仅次于DLBCL，美国FL的发病率较高，约占成人NHL的35%，好发于中老年人，男女之比1：1.7。临床上主要表现为淋巴结无痛性逐渐肿大，80% ～ 85% 的患者就诊时即为晚期，30% 的患者存在 B 症状，50% 的患者发生骨髓侵犯。

FL 患者的病程较长，表现为反复的缓解 / 复发，约 1/3 的患者会发生大细胞转化。FL 特征性的免疫表型为 CD20+、CD10+、BCL2+、CD23+/-、CD43-、CD5- 和 cyclin D1-。90% 患者存在 t（14；18）易位，使 bcl-2 表达失调，进而与结节性 MCL 或 SLL 相鉴别，因此采用分子遗传学检测 bcl-2 重排，细胞遗传学或 FISH 检测 t（14；18）具有重要的临床意义。目前多采用 FLIPI 评分判断患者治疗预后，PET 扫描可有助于明确隐匿的病变部位或是否存在组织学转化。

FL 的病理分级采用 Berard 细胞计数法分为 1 ～ 3 级，FL 1 级和 2 级的治疗方法取决于疾病的初始受累范围，也是本节讨论的主要内容，FL 3 级通常按照 DLBCL 的指南来治疗。Ⅰ、Ⅱ期无大肿块的患者，受累野放疗（30 ～ 36Gy）是标准的治疗，也可联合化疗，若初始治疗未缓解，则参考晚期 FL 的治疗指南。

对于具有腹部巨块型病灶（Ⅱ期）或Ⅲ、Ⅳ期病变的患者，多项随机临床研究证实常规治疗不能治愈 FL，改善预后，应对有指征的患者进行治疗：符合临床试验标准；有症状；有终末器官损害风险；淋巴瘤继发的血细胞减少症；巨块型病变，至少连续 6 个月疾病持续进展；患者希望治疗。无指征的患者可观察等待，每 3 ～ 6 个月临床随诊 1 次，若出现进展则再次活检确认是否发生组织学转化。

一线治疗可考虑单药利妥昔单抗、苯丁酸氮芥和环磷酰胺，也可考虑联合化疗如 CVP（CTX，VCR，PDN）± 利妥昔单抗、CHOP（CTX，ADM，VCR，PDN）± 利妥昔单抗、FND（FLU，MIT，Dex）± 利妥昔单抗、氟达拉滨 ± 利妥昔单抗、苯达莫司汀 ± 利妥昔单抗以及放射免疫治疗。

二线治疗可选择利妥昔单抗联合化疗、放射免疫治疗和造血干细胞移植。含蒽环类的 CHOP 方案比 CVP 方案可提高 ORR，但不影响 PFS 和 OS。利妥昔单抗的使用为 FL 的治疗开辟了一个新时代，单药治疗初治 FL 的 ORR 为 67%，治疗复治 FL 的 ORR 为 46%，研究证实在多种联合化疗方案中加用利妥昔单抗提高了疗效，ORR 为

100%，并延长了 PFS 和 OS，因此利妥昔单抗联合化疗应作为 FL 的标准一线治疗。

此外，利妥昔单抗单药维持治疗能够使惰性 NHL 患者获益，延长 PFS 和 OS，但最佳的使用程序尚未完全明确。嘌呤类似物氟达拉滨治疗初治 FL 的 ORR 为 65%，联合利妥昔单抗可明显改善患者的预后。

苯达莫司汀单药治疗利妥昔单抗耐药的 FL 疗效令人鼓舞，ORR 为 82%，对复发、难治性 FL，与利妥昔单抗联合可获得 96% 的 ORR，因此专家组一致认为，苯达莫司汀单药或与利妥昔单抗联合可作为复发或难治性 FL 二线治疗的一个可选方案。对于复发、难治性或进展期患者，诱导缓解后可选择行高剂量化疗联合造血干细胞移植。

（三）黏膜相关淋巴组织淋巴瘤

边缘带淋巴瘤（Marginal zone lymphoma，MZL）是一组异质性的低度恶性 B 细胞非霍奇金淋巴瘤，包括淋巴结 MZL、脾 MZL 和结外 MZL（又称 MALT 淋巴瘤）。黏膜相关淋巴组织是在胃肠道和呼吸道起保护作用的特化的黏膜，例如回肠末端的 Peyer 结，是典型的肠相关淋巴组织。

正常情况下胃肠道没有淋巴组织，但往往因长期慢性炎症刺激，导致淋巴样组织累积，形成 MALT，它直接与外界环境中的抗原接触，保护黏膜组织。典型的免疫表型是 CD5-、CD10-、CD23-/+、CD43-/+、cyclin D1-、bcl-2 滤泡-。t（11；18）是 MALT 淋巴瘤最常见的遗传学异常，发生率为 40% ～ 50%。

MALT 淋巴瘤起源于结外，发展缓慢，保持局限倾向，最易侵犯胃肠道，占 MALT 淋巴瘤的 45% ～ 56%，还可起源于许多非胃肠道部位，包括肺、甲状腺、涎腺、乳腺和眼眶等，几乎遍及全身。

MALT 淋巴瘤的治疗依其分期和原发部位而不同。早期病例可以采用于术切除或局部放疗，预后良好，胃 MALT 淋巴瘤还可采用抗幽门螺杆菌（Helicobacter pylori，HP）治疗。晚期病例则与其他惰性淋巴瘤相似，应化疗或联合利妥昔单抗的免疫化疗为主。

关于胃 MALT 淋巴瘤的 NCCN 指南推荐对于早期病人（Ⅰ E 期），HP 阳性者可首选抗 HP 治疗；

HP 阴性者（I E 期，II 期），也可先试用抗 HP 治疗，或者首选放疗（30～33Gy）；如有放疗禁忌证，可选用利妥昔单抗，3 个月后应行内镜检查评价疗效，随访。

晚期病人（III／IV 期）如有治疗指征，应选择联合或者单药化疗，特殊情况可局部放疗。在胃 MALT 淋巴瘤中，超过 90% 伴有 HP 感染，染色体易位 t（1；14）（p22；q14）和 t（11；18）（q21；q21）与抗 HP 治疗失败有关。

治疗 HP 的有效药物包括克拉霉素、甲硝唑、阿莫西林和奥美拉唑。现有资料支持放疗作为局部胃 MALT 淋巴瘤的治疗手段，优于传统的全胃切除，可以保留胃功能，改善生活质量。

（四）套细胞淋巴瘤

套细胞淋巴瘤（Mantle cell lymphoma，MCL）是 1991 年 Raffeld 等首次提出的一种独特的 NHL 类型，约占全部 NHL 的 3%～5%，多发生于老年人，男性居多，男女比例为 2～4:1。MCL 源自淋巴滤泡中的套细胞，起源于前生发中心，典型免疫表型为 CD5$^+$、CD10$^{-/+}$、CD20$^+$、CD23$^-$、CD43$^+$ 和 cyclin D1$^+$，细胞周期调控蛋白 cyclin D1 的免疫染色是鉴定 MCL 的敏感而特异的方法。MCL 病例骨髓标本中的 cyclin D1 表达率为 72%，活检淋巴结中为 76%～92%，当 cyclin D1 阴性时，应检测 cyclin D2 和 D3 表达，阳性病例应归为免疫表型变异的 MCL，阴性病例应为归为变异型 SLL/CLL。

细胞遗传学或 FISH 检测 MCL 所特有的染色体易位 t（11；14）（q13；q32），导致 bcl-1/cyclin D1 过表达，促使细胞周期从 G1 期进入 S 期。研究发现 MCL 患者 cyclin D1 阳性者比 cyclin D1 阴性者预后差，提示 cyclin D1 的产生可能对于疾病发展是必需的，这也不排除 cyclin D1 阴性的 MCL 可能是另一种独立疾病。MCL 发病时多为晚期，常累及骨髓和胃肠道，且常处于白血病阶段，因此应仔细检测外周血和骨髓并建议行消化道内镜检查。

MCL 一方面具有侵袭性 NHL 的生物学行为和病程进展，而另一方面，它对治疗的反应类似惰性淋巴瘤，尚无标准治疗，采用现有治疗方法是不可治愈的。MCL 的治疗与惰性淋巴瘤的处理原则相类似，局限性病变患者极少见，局部区域放疗是合适的诱导治疗；晚期 MCL 患者需给予全身治疗。

对于经严格选择的无症状、淋巴结肿大情况稳定且非巨块型病变的患者可予观察。一线治疗中包括了 R-HyperCVAD 和 R-EPOCH，对于 >65 岁者推荐采用改良的 R-HyperCVAD 加利妥昔单抗维持。推荐 CHOP± 利妥昔单抗用于不能耐受高强度化疗的老年患者。

对于合适的患者，应在首次缓解后性高剂量化疗联合自体干细胞移植。对于复发、难治性患者尚无最佳治疗方式，以氟达拉滨、克拉屈滨为基础的联合化疗加利妥昔单抗是有效的，明显延长了 OS。FDA 已批准硼替佐米用于曾接受过至少一次治疗的 MCL 患者治疗。

此外免疫调节剂沙利度胺和雷利度胺单用或与利妥昔单抗联用，对 MCL 也有效。依据已有的数据，苯达莫司汀联合或不联合利妥昔单抗可作为复发或难治性 MCL 二线治疗的选择方案。

（五）弥漫大 B 细胞淋巴瘤

弥漫大 B 细胞淋巴瘤（Diffuse large B-cell lymphoma，DLBCL）是最常见的 NHL 类型，占成人 NHL 的 30%～40%，在儿童 NHL 中不足 5%。DLBCL 可发生于任何年龄，多见于中老年人，中位年龄为 50～70 岁，男女之比约为 1.3：1。DLBCL 的细胞学形态不一，具有显著的异质性，可分为多种形态变异型，以中心母细胞型最为常见，还有免疫母细胞型、富于 T 细胞／组织细胞型、淋巴瘤样肉芽肿型、间变细胞型等多种类型。

少数 DLBCL 可由其他类型淋巴瘤转化而来，如 FL、CLL/SLL、MZL 和结节性淋巴细胞为主型 HL。DLBCL 表达 B 细胞抗原如 CD19、CD20、CD22、CD79α。细胞遗传学检查发现 bcl-6 基因易位的发生率最高可达 30%～40%，bcl-2 基因易位即 t（14；18）在 DLBCL 中的阳性率为 20%～30%。

根据肿瘤细胞起源不同进行预后分组，将 DLBCL 分为 3 个亚型，即 GCB（Germinal center B-cell-like 型、ABC（Activated B-cell-like）型以及第 3 型 DLBCL，后两型统称为非生发中心型（non-GCB 型）。40% 的 DLBCL 原发于结外组织

器官受侵，最常发生于胃肠道，10%～20%的患者可继发中枢神经系统累及，病程呈侵袭性，IPI最适合于DLBCL患者预后的评估。

DLBCL作为侵袭性淋巴瘤的代表，具有易于全身播散的特点，采用分子靶向药物联合化疗可使50%以上的患者获得治愈。对侵袭性淋巴瘤的治疗相继出现了多种化疗方案，与CHOP方案比较发现在DFS和OS方面均未显示出生存优势。

MinT和GELA LNH98-5研究证实，在CHOP基础上加用利妥昔单抗（R-CHOP）优于单用CHOP，显著提高DLBCL患者的CR率、DFS、EFS和OS，因此R-CHOP方案是DLBCL的一线标准化疗方案，DLBCL根据分期不同治疗选择不同，2010年美国NCCN指南推荐，对于I、II期患者，如果无不良预后因素（LDH增高、II期、年龄>60岁、ECOG评分≥2）且无大肿块(<10cm)，可用R-CHOP 3周期联合30～36Gy IFRT；这部分患者如果禁忌放疗，可行R-CHOP 6～8周期。

如果存在不良预后因素且无大肿块，用R-CHOP 6～8周期（联合或不联合30～36Gy IFRT均可），或用R-CHOP 3周期联合30～36Gy IFRT。对于有大肿块的I、II期患者，应给予R-CHOP 6～8周期并联合30～40Gy受累野放疗。对于III、IV期患者，应给予R-CHOP 6～8周期，对巨块型病变进行放疗可能有益，建议的备选治疗包括剂量密集型的R-CHOP14方案和剂量调整的EPOCH-R方案以及ACVBP方案。

多项国际多中心随机临床试验根据年龄和IPI评分进行了分层治疗研究。RICOVER 60和GELA LNH03-6B研究证实，对于年龄>60岁老年患者，与8×R-CHOP14比较，8×R-CHOP21方案疗效更好，副作用更少，更适合治疗老年DLBCL。

NHL-B-1和MINT研究提示，对于年龄≤60岁的年轻患者：

低危预后良好者（AAIPI=0，非巨块型）应采用8×R+3或4×CHOP14；

低危预后欠佳者（AAIPI=1或巨块型）应采用8×R+6×CHOP14；

高危（AAIPI≥2）者应采用8×R+8×CHOEP14治疗。

高剂量化疗和造血干细胞移植可作为一线巩固治疗的可选治疗方案，也是复发或难治性DLBCL患者的首选治疗，移植前的二线方案包括：ICE、DHAP、GDP（GEM，DXM，DDP）、MINE（美司那，IFO，米托蒽醌，VP-16）、MINIBEAM、ESHAP和GEMOX（GEM，L-OHP）方案，也可选择较新的化疗药物，如紫杉醇、长春瑞滨、拓扑替康、奥沙利铂。ECOG 4494研究显示，利妥昔单抗维持治疗没有提高DLBCL患者R-CHOP疗效，适合于诱导方案未使用利妥昔单抗者。

（六）伯基特淋巴瘤和淋巴母细胞淋巴瘤

伯基特淋巴瘤（Burkitt lymphoma，BL）和前体T/B淋巴母细胞淋巴瘤均为高度侵袭性的NHL，具有骨髓和脑膜播散倾向。BL是罕见的侵袭性B细胞肿瘤，占全部NHL的3%～5%，占儿童NHL的40%，部分病例与EB病毒感染有关。90%的淋巴母细胞淋巴瘤是T细胞来源，占成人NHL的2%～4%，占儿童NHL发病率的40%左右，常见于年轻男性，常发生于纵隔。两者均易发生肿瘤溶解综合征，应注意预防和监测。

BL典型的免疫表型是sIg$^+$、CD10$^+$、CD19$^+$、CD20$^+$、CD22$^+$、TDT$^-$、Ki-67$^+$（100%）、BCl-2$^-$、BCl-6$^+$；前体B细胞淋巴瘤为SIg弱表达、CD10$^+$、CD19$^+$、CD20$^{-/+}$、TDT$^+$；前体T细胞淋巴瘤为SIg弱表达、CD10$^-$、CD1a$^{+/-}$、CD2$^+$、CD3$^{-/+}$、CD4/8$^{+/+}$、CD7$^+$、CD19/20$^-$、TDT$^+$。

BL是能用化疗治愈的恶性肿瘤，高强度、短疗程的治疗方案效果更好。临床试验证实，CODOX-M/IVAC交替以及R-hyperCVAD/R-MA交替的治疗方案非常有效，最常见的毒性包括几乎100%的IV度骨髓抑制，化脓性感染发生率为20%。

高剂量化疗联合自体干细胞移植为进行更高强度的治疗提供必要的支持，其治疗价值尚无定论。在加强全身化疗的同时，应特别增加易透过血脑屏障的药物如Ara-C和MTX的剂量，结合预防性鞘内注射。BL复发常发生在诊断后1年内，诱导缓解达CR 2年后复发罕见，不复发可视为治愈。

淋巴母细胞淋巴瘤通常按照急性淋巴细胞白血病的方案治疗，采用剂量密集型的 CTX 和蒽环类抗生素，标准剂量的 VCR 和门冬酰胺酶，及鞘内化疗。其他新的方案也显示了令人鼓舞的结果，如 Ara-C 和高剂量米托蒽醌联合方案及鞘内注射 MTX，hyperCVAD，高剂量 MTX 加利妥昔单抗，和高剂量 Ara-C 加利妥昔单抗治疗。此外也可参加临床试验。高危患者可考虑高剂量治疗联合干细胞移植解救治疗。

（七）AIDS 相关性淋巴瘤

AIDS 相关性淋巴瘤（AIDS related lymphoma，ARL）是一种机会性肿瘤，发病风险和预后受个人免疫功能水平影响。BL 和 DLBCL 是 ARL 中最常见的类型，还包括原发中枢神经系统淋巴瘤（PCNSL），原发纵隔淋巴瘤和浆母细胞口腔淋巴瘤（PBL）等。当高效抗逆转录病毒治疗（Highly active antiretroviral therapy，HAART）出现后，ARL 的发生率已有所下降。

ARL 通常是高度侵袭性 B 细胞 NHL，几乎 100% 的 PCNSL 饱含有 EB 病毒序列，50% 的 PBL 中可检测到 EB 病毒。诊断时应对所有患者行腰椎穿刺检查以排除 CNS 侵犯。HAART 和剂量密集型化疗治疗 ARL 的作用仍存在争议。

NCCN 指南推荐 CODOX-M/IVAC 交替、剂量调整的 EPOCH 或 CDE 方案治疗 CD4 阳性细胞计数大于 100 的 ARL，其余患者采用 CHOP±高剂量 MTX（不超过 $3g/m^2$）方案治疗。同时应行鞘内预防性化疗。

由于感染的高风险，对于 CD4 阳性细胞计数小于 50 的 DLBCL 患者，强烈建议避免使用利妥昔单抗。PCNSL 与严重免疫抑制相关，预后差，治疗上给予高剂量 MTX、放疗或 HAART 治疗。

（八）外周 T 细胞淋巴瘤

广义上，外周 T 细胞淋巴瘤（Peripheral T-cell lymphoma，PTCL）包括除前体 T 淋巴母细胞淋巴瘤之外的所有 T 细胞 NHL，PTCL 在欧美占 NHL 的 10%～15%，在东方人中则更常见。PTCL 分为 3 组：白血病型、结内型和结外型。

1. 结内型 PTCL 结内型包括 PTCL- 非特指型（PTCL，NOS），血管免疫母细胞性 T 细胞淋巴瘤（Angioimmunoblastic T-cell lymphoma，AITL）和间变大细胞淋巴瘤（Anaplastic large cell lymphoma，ALCL）。PTCL，NOS 是 PTCL 中最常见的亚型，最常发生于淋巴结，但也存在结外受侵，与 B 细胞淋巴瘤相比，PTCL，NOS 的 OS 和 EFS 较低。

AITL 主要发生于老年患者，预后差，5 年 OS 约 30%，5 年 PFS 仅约 13%。ALCL 在所有 NHL 中发病率不足 5%，分为 3 个亚组：ALK 阳性的系统型 ALCL、ALK 阴性的系统型 ALCL 和原发皮肤型 ALCL。大部分 ALCL 就诊时即为晚期，常伴有全身症状和结外受累。

接受蒽环类为基础的治疗后，ALK 阳性的 ALCL 的 5 年 OS 率为 79%，而 ALK 阴性者为 46%，ALK 阴性的 ALCL 患者预后略优于 PTCL，NOS 患者。原发皮肤型 ALCL 主要特点为 ALK 阴性和惰性病程，病变通常局限于皮肤，尽管经常复发但生存期较长。

与 DLBCL 相比，PTCL 经标准方案化疗后的缓解率较低，预后较差。目前 PTCL 初始治疗的疗效仍不满意，尚无标准治疗方案，故治疗上首选临床试验。若不适合参加临床试验，Ⅰ、Ⅱ 期患者可行 6～8 周期化疗联合局部放疗。CHOP 是治疗 PTCL 最常用的一线方案，但除 ALK+ 的 ALCL 外，其他亚型的预后均令人失望。

还可选用比 CHOP 强烈的化疗方案 EPOCH 或 Hyper CVAD 与大剂量 MTX 和 Ara-C 交替方案一线治疗 PTCL，但未显示出明显的生存改善，除 ALCL 外。Ⅲ、Ⅳ 期患者单纯行 6～8 周期化疗，诱导治疗获得缓解后，AAIPI 为中危或高危者可考虑行高剂量化疗联合造血干细胞移植作为一线巩固治疗以改善患者的疗效，ALK+ 的 ALCL 患者的预后优于 ALK- 患者。ALK+ ALCL 患者经诱导治疗达 CR 后，不需进一步巩固治疗。

PTCL 的二线解救方案与侵袭性 B 细胞淋巴瘤相似，如 DHAP、ESHAP、GDP、GemOx、ICE、MINE、mini-BEAM 等，并推荐高剂量化疗联合自体造血干细胞移植作为二线巩固治疗。对于不适合行高剂量化疗联合干细胞移植解救者，可首选临床试验，或尝试应用一些新药，包括人源化的抗 CD52 的单克隆抗体 - 阿仑单抗、蛋白酶体抑制剂硼替佐米、地尼白介素 - 白喉毒素连接物、吉西他滨单药等。

2. 结外鼻型 NK／T 细胞淋巴瘤 结外鼻型 NK/T 细胞淋巴瘤常见于亚洲、拉丁美洲和南美洲。中国占全部 ML 的 2%～10%。典型的免疫表型为 CD2+、CD56+、表面 CD3-、胞质 CD3（CD3ε）+，同时大部分患者表达细胞毒性相关蛋白如颗粒酶 B、TIA-1 和穿孔素阳性。其他 T 细胞和 NK 细胞相关抗原常为阴性，如 CD4、CD5、CD8、CD16、CD57、TCRβ、TCRγ。且其发生与 EBV 感染密切相关。

在亚洲，67%～98% 的患者就诊时为临床 ⅠE 或 ⅡE 期，较少有区域淋巴结或远处转移。目前尚无最佳的一线治疗。对于早期局限于鼻咽部的患者，NCCN 指南建议化疗联合受累野放疗，化疗方案为短程 CHOP 或 CHOP 样方案、SMILE 方案及剂量调整的 EPOCH 方案，最多 3 个周期，照射剂量为 50～55Gy，不做颈部预防照射。晚期 NK/T 细胞淋巴瘤预后极差，可考虑给予门冬酰胺酶为基础的方案或 SMILE 方案。

3. 蕈样霉菌病／Sezary 综合征 蕈样霉菌病（Mycosis fungoides，MF）/Sezary 综合征（MF/SS）是最常见的皮肤 T 细胞淋巴瘤，占 NHL 的

0.5%，男女之比为 2:1。MF 因其皮肤肿瘤结节形状类似蘑菇而命名，病程长，皮损表现多样，约 10% 的患者皮损呈广泛性红皮病，红皮病如伴外周血受侵（循环中异常细胞占淋巴细胞比例 >5%）成为 Sezary 综合征，表现为剥脱性、浸润性红皮病和广泛淋巴结肿大，皮肤奇痒。

MF/SS 的肿瘤细胞来源于成熟的辅助性 T 细胞，CD4+，多数 CD2+、CD3+、CD5+、CD1-、CD8-。MF 是呈惰性肿瘤表现，而 SS 则以侵袭性为特征。国际皮肤淋巴瘤协会建议，诊断 SS 应符合下列条件之一：Sezary 细胞的绝对值 ≥ 1×10⁹/L；CD4/CD8 ≥ 10；和／或流式细胞检测显示免疫表型异常，包括 CD7 细胞减少明显（>40%）或 CD26 减少（>30%），同时还提示血中存在 T 细胞克隆的证据。

Ann Arbor 分期不能确切反应皮肤淋巴瘤的瘤负荷和预后，NCI 领导的皮肤 T 细胞淋巴瘤研究组根据皮损范围、淋巴结、内脏和外周血的受侵情况提出了皮肤 T 细胞淋巴瘤的 TNMB 分期，T 指皮损范围大小，N 指皮损引流区域淋巴结的受累情况，M 指内脏器官侵犯，B 指外周血中不典型细胞（Sezary 细胞）占淋巴细胞的比例（表 34-7-2）。

表 34-7-2 蕈样霉菌病／Sezary 综合征的临床分类和分期

	T	N	M	B
ⅠA	1	0	0	0、1
ⅠB	2	0	0	0、1
Ⅱ	1～2	1、2	0	0、1
ⅡB	3	0～2	0	0、1
Ⅲ	4	0～2	0	0、1
ⅢA	4	0～2	0	0
ⅢB	4	0～2	0	1
ⅣA₁	1～4	0～2	0	2
ⅣA₂	1～4	3	0	0～2
ⅣB	1～4	0～3	0	0～2

斑片／斑块期患者的初始治疗包括作用于皮肤的治疗（局部或全身），以及用于难治性或进展性疾病的全身生物治疗。具有不良预后因素（如向滤泡型或大细胞型转化的 MF）的患者可在治疗过程中提前进行全身生物治疗。

对全身生物治疗无效的患者、侵袭性强或有皮肤外病变的患者，可行化疗。作用于皮肤的局部治疗包括局部应用皮质类固醇激素、氮芥、卡莫司汀或贝沙罗汀；作用于皮肤的全身治疗包括光疗法紫外线 B 照射或补骨脂素 + 紫外线 A 照射和全身皮肤电子束治疗，适于广泛皮肤受侵的患者。

作用于皮肤的全身治疗包括体外光分离置换疗法、干扰素、维 A 酸、地尼白介素和

vorinostat。对于晚期病变，初始治疗为全身化疗，包括吉西他滨、喷司他丁和阿霉素脂质体等。

第八节　常见头颈部受累的恶性淋巴瘤及其治疗

一、原发皮肤的 B 细胞淋巴瘤

皮肤是原发性结外淋巴瘤中第二个常见发生的部位，仅次于胃肠道。原发性皮肤淋巴瘤是指淋巴瘤发生于皮肤，且至少在诊断后 6 个月内无皮肤外病变，占所有 ML 的 1%～6%。原发性皮肤的 B 细胞淋巴瘤（PCBCL）约占所有皮肤淋巴瘤的 25%，包括滤泡中心细胞淋巴瘤、边缘带淋巴瘤和腿型皮肤弥漫大 B 细胞淋巴瘤和皮肤血管内弥漫大 B 细胞淋巴瘤等。临床表现比较一致，

中老年多见。2007 年 ASH 提出了皮肤淋巴瘤的 TNM 分期（除外 MF/SS）（表 34-8-2）。

原发皮肤边缘带或滤泡中心 B 细胞淋巴瘤均为缓慢进展型，预后良好。NCCN 指南建议，单发 / 局部（T1～T2）病变者，给予局部区域放疗、切除、局部治疗（包括皮质类固醇、氮芥、贝沙罗汀）或观察；仅全身皮肤病变（T3）者，给予利妥昔单抗、局部治疗、局部区域放疗缓解症状，或姑息化疗 + 利妥昔单抗；有皮肤外病变者，治疗等同于惰性淋巴瘤的处理原则。原发皮肤弥漫大 B 细胞淋巴瘤，腿型属中度恶性，呈侵袭性病程，预后差。治疗上，单发 / 局部（T1～T2）病变者，给予 R-CHOP 联合局部区域放疗或参加临床试验；仅全身皮肤病变（T3）者，给予 R-CHOP 加或不加局部区域放疗；有皮肤外病变者，治疗等同于 DLBCL 的处理原则。对于复发或难治性患者，建议行高剂量化疗联合造血干细胞移植解救治疗。

表 34-8-2　皮肤淋巴瘤 TNM 分期（除外 MF/SS）

T	
T1	孤立性皮肤病变：
	T1a：孤立病灶 <5cm
	T1b：孤立病灶 >5cm
T2	区域性皮肤病变：多发病灶限于 1 个体区或 2 个毗邻的体区
	T2a：所有病灶环绕直径 <15cm
	T2b：所有病灶环绕直径 >15cm，<30cm
	T3c：所有病灶环绕直径 >30cm
T3	皮肤广泛性病变
	T3a：多发病灶，累及 2 个非毗邻的体区
	T3b：多发病灶，累及 3 个或 3 个以上体区
N	
N0	无淋巴结受累的临床或病理学依据
N1	侵犯 1 个外周淋巴结区，该淋巴结为目前或以前皮肤病灶的引流区
N2	侵犯 2 个或更多的淋巴结区，或侵犯以前或目前皮肤病灶非引流淋巴结区
N3	中央淋巴结受累
M	
M0	无皮肤外非淋巴结病变证据
M1	有皮肤外非淋巴结病变

二、原发中枢神经系统淋巴瘤

原发中枢神经系统淋巴瘤（Primary central nervous system lymphoma，PCNSL）是指原发于颅内、眼、脊髓和软脑膜等部位的 NHL，确诊时无中枢神经系统以外淋巴结受累。PCNSL 约占颅内肿瘤的 0.5%～1.2%，占结外淋巴瘤的 1%～2%，占全部 NHL 的 0.3%～3.8%。

本病多为 B 细胞来源，呈高度恶性，常局限于颅内，PCNSL 一旦发生，肿瘤即表现为快速增殖，通过脑脊液播散至软脑膜、脊髓等处，总体预后较差，5 年生存率约 25%～42%。

常见症状为肿瘤浸润或压迫引起的颅内压增高症，表现头痛、恶心、呕吐和视盘水肿。头 MRI 检查最为敏感，能检出 CT 无法看到的脑脊膜、脊髓病变及播散的小病灶。腰穿是诊断 PCNSL 的常规检查手段，85% 患者 CSF 蛋白增加，

糖含量一般正常，半数患者淋巴细胞异常增多，肿瘤细胞学阳性检出率不高为 0～50%。当检查发现颅内肿块，提示 PCNSL 后，应立即活检，多数患者需经开颅活检确诊。

目前 PCNSL 尚无标准治疗方案。皮质类固醇的应用是必需的，可通过血脑屏障减轻脑水肿，使恶性淋巴瘤细胞溶解，快速缓解神经症状，但目前不主张单用皮质类固醇治疗，因多在病情缓解数月后出现复发，并对再次使用皮质类固醇耐药，建议在明确诊断为 PCNSL 后使用，如确有颅内压增高可考虑提前使用。

PCNSL 具有病变广泛及深部浸润的特点，手术仅用于活检诊断，广泛手术切除并不能改善生存。全脑放疗应在化疗后进行，适用于一线化疗后未达 CR、病灶多发者，标准剂量为 40Gy，可瘤床补量 10Gy；全脊髓放疗的适应证仅限于脊髓受侵，CSF 细胞学阳性或患者不能耐受大剂量 MTX 化疗（MTX>3g/m^2）。

化疗是所有 PCNSL 患者的首选治疗，现已达成共识，并尽量选择能透过血脑屏障的药物或突破血脑屏障的给药方法，最佳初治方案是以大剂量 MTX（>3g/m^2）为基础的化疗，可配合高剂量 Ara-C 使用，无明确脑膜受侵或 CSF 细胞学阴性者，应尽量避免 MTX 鞘内注射。

PCNSL 患者经化放疗达到 CR 后，仍有近50% 患者在 1～2 年出现复发，尚无标准的二线治疗方案，可考虑采用新药如替莫唑胺、拓扑替康及利妥昔单抗治疗，自体干细胞移植支持下的大剂量化疗对复发的 PCNSL 疗效显著，具有明显的生存优势，但作为一线治疗方案还存在争议。

三、原发喉的淋巴瘤

原发喉的淋巴瘤非常少见，占所有喉恶性肿瘤的 1% 以下，多发于声门上区，声门区次之，声门下区较少见。病理学分类以中度侵袭性 B 细胞来源 NHL 最为多见，还有 MALT 淋巴瘤和 Burkitt 淋巴瘤。喉原发淋巴瘤的临床表现无特征性。由于病例少见，治疗原则尚无定论。病理证实后，即使局限性病变也不主张手术，低度恶性者可考虑单纯放疗，对于多发病变或高度侵袭性患者应采用放化疗联合的综合治疗。放疗适用于治疗前病变体积较大或化疗后仍有病变残留着，主要采用 60Co-γ 或 4～6MV X 线照射。化疗方案多选用利妥昔单抗联合 CHOP 方案化疗。

四、原发韦氏环的淋巴瘤

韦氏环也成咽淋巴环，是位于呼吸道和消化道开口部位的一个环状淋巴组织，包括鼻咽、舌根、双侧扁桃体和软腭等，约占所有 ML 的 5%～10%，占所有结外淋巴瘤的 1/3。最常见的发病部位为扁桃体，约占 40%～79%，鼻咽部次之，舌根和软腭较少见。

约 66%～75% 为弥漫大 B 细胞型，6%～19% 为外周 T/NK 细胞型，6%～9% 为 FL。多以扁桃体区域肿物或颈部淋巴结肿大为首发症状，可有咽痛、咽部异物感、吞咽困难、鼻塞、流涕、头痛等表现，甚至因肿物巨大导致呼吸困难。

本病还可同时或相继合并胃肠道受累，临床检查中应常规包括消化道造影。早期低度恶性韦氏环 NHL，单纯放疗即可达到令人满意的治疗效果，可不加化疗，放疗靶区包括鼻咽、双扁桃体、舌根、软腭、硬腭与全颈淋巴结和锁骨上、下区淋巴结，根治剂量为 45～50Gy，预防剂量为 40～45Gy。

早期中高度恶性韦氏环 NHL 应采用放化疗综

合治疗。晚期以化疗为主，放疗仅适用于治疗前大块病变或化疗后仍有病变残存者。

第九节　恶性淋巴瘤的生物靶向治疗

一、单克隆抗体

（一）利妥昔单抗

利妥昔单抗（Rituxan）是一种针对 B 细胞表面 CD20 抗原研制的人鼠嵌合的基因工程抗体。CD20 位于前 B 细胞和成熟 B 淋巴细胞表面，在 95% 以上的 B 细胞来源淋巴瘤中表达，而在造血干细胞、浆细胞和其他正常组织中不表达，主要参与调节 B 淋巴细胞的增殖与分化，对免疫系统起着重要作用。

利妥昔单抗是首个被美国 FAD 批准用于治疗 NHL 的单克隆抗体，目前认为其主要作用机制是通过诱导补体介导的细胞毒作用（Complement media ted cytotoxicity，CDC）和抗体依赖性细胞介导的细胞毒作用（Antibody dependent cell mediated cytotoxicity，ADCC）以及直接的细胞毒作用，抑制淋巴瘤细胞的增殖，改变细胞周期，诱导其凋亡。

（二）依帕珠单抗

依帕珠单抗（Epratuzumab）是人源化单克隆裸抗体，直接靶向 CD22 抗原。CD22 表达于前 B 细胞的细胞质内、成熟 B 细胞和 91% ～ 99% 的侵袭性和顽性 B 细胞群的表面。依帕珠单抗与放射标记的药物不同，裸抗体不会产生骨髓抑制和剂量限制性毒性，且与化疗和其他药物毒性不重叠，更易与它们联合。

近来欧美研究者进行的一项多中心研究显示，65 例复发或难治性 NHL 患者接受了依帕珠单抗和利妥昔单抗联合治疗，结果显示不良反应的发生率并未比单用利妥昔单抗增高，联合治疗的客观有效率为 47%，以 FL 亚组和 DLBCL 亚组的疗效最明显，客观有效率分别为 64% 和 47%，CR 率分别为 24% 和 33%。

该临床试验初步显示了联合应用依帕珠单抗和利妥昔单抗有望治疗复发或难治性 NHL，仍需进一步研究其抗淋巴瘤活性和临床应用价值。

（三）阿仑单抗

阿仑单抗（Alemtuzumab）是一种人源化的针对 CD52 抗原的单克隆抗体。CD52 在正常 T 淋巴细胞、正常 B 淋巴细胞和恶性淋巴细胞呈高表达，不表达于造血干细胞。2001 年由 FDA 批准用于治疗 B 细胞慢性淋巴细胞白血病，其作用机制尚不明确，但与利妥昔单抗的体外作用相类似。研究发现它对血液、骨髓、脾脏病变的疗效显著，而对淋巴结病变的效果较差。一项多中心研究显示，93 例对氟达拉滨耐药的慢性淋巴细胞白血病患者应用阿仑单抗治疗的总有效率为 33%，常见的不良反应为发热、畏寒、皮疹、恶心、呕吐、呼吸困难、低血压、腹泻和乏力等。

目前抗 CD40、CD80 单抗用于淋巴系统恶性肿瘤治疗的研究亦在进行中。

二、蛋白酶体抑制剂 – 硼替佐米

硼替佐米（Bortezomib）系首个应用于临床具有高度选择性和可逆性的 26S 蛋白酶体抑制剂，它不同于传统的化疗药物。蛋白酶体是具有多催化活性位点的蛋白酶复合体，存在于所有真核细胞的胞质和细胞核中，是细胞内调控细胞周期、细胞因子释放、血管生成以及凋亡在内的绝大多数蛋白质降解的主要途径。硼替佐米通过特异性地抑制该通路，能够有效阻止肿瘤生长、播散及血管生成，同时克服化疗耐药性。目前已被批准用于治疗多发性骨髓瘤及复发或难治性套细胞淋巴瘤。近年来多项研究发现硼替佐米单药或与其他抗癌药物联用在其他类型淋巴瘤中也取得了不同程度的疗效，如 FL、MZL、DLBCL、Waldenstrom 巨球蛋白血症（WM）、HL、SLL/CLL 或成人 T 细胞性淋巴瘤（ATL）等，在恶性淋巴瘤的治疗中显示出广泛的应用前景。

三、免疫调节剂

（一）沙利度胺

沙利度胺（Thalidomide）的抗肿瘤作用机制尚不十分清楚。多数研究认为沙利度胺主要作用于血管新生调控因子碱性成纤维细胞生长因子（bFGF）和血管内皮生长因子（VEGF）而抗新生血管形成。

VEGF 在 NHL 患者的表达量明显高于正常人，T 细胞 NHL 和侵袭性 NHL 患者的 VEGF 较高，VEGF 高表达患者的预后均明显差于 VEGF 低表达的患者。多数研究报道提示沙利度胺治疗低度恶性淋巴瘤是有效的。

（二）雷利度胺

雷利度胺（Lenalidomide）是一种具有良好应用前景的新型抗癌药物，与其前体沙利度胺相比，表现出更强有力的生物学活性和更少的毒副作用，具有广谱的抗肿瘤活性。尽管 LEN 抗肿瘤活性的确切作用机制尚未完全阐明，研究证实利度胺可直接作用于肿瘤细胞及其肿瘤细胞微环境，抑制细胞生长，诱导凋亡，抑制新生血管形成、下调促生存细胞因子水平、调节 NK 或 T 细胞介导的免疫应答以及增强 NK 和单核细胞介导的抗体依赖性的细胞毒作用。

临床上，雷利度胺对于多发性骨髓瘤（Multiple myeloma, MM）患者已证实具有显著的抗癌活性，尤其与地塞米松联合已于 2006 年经美国 FDA 批准用于治疗复发和 / 或难治的 MM。而且，近期开展的 I /II 期临床研究主要围绕 LEN 单药或与其他抗癌药物联合治疗 NHL 的疗效评价，并已初步显示口服 LEN 单药治疗复发或难治性 NHL 是有效的。

四、放射免疫治疗

放射免疫治疗（Radioimmunotherapy，RIT）是将单克隆抗体与放射性核素结合，在人体内与肿瘤细胞特异性结合，杀伤与抗体结合的肿瘤细胞，还可实现对瘤体的内照射治疗，杀伤邻近的不表达抗原及无法与单克隆抗体结合的细胞。

（一）^{131}I 结合托西莫单抗

^{131}I 结合托西莫单抗（Tositumomab）即 Bexxar 在 2003 年 6 月被美国 FDA 批准用于治疗复发、难治 CD20 阳性的低度恶性 NHL 和转化型低度恶性 NHL。一项多中心试验显示，对利妥昔单抗未控者，OR 为 63%，CR 为 29%，而初治者 OR 为 97%，CR 为 63%。

多项 I、II 期临床试验报告了化疗后应用 Bexxar 治疗复发、难治或转化性低度恶性 NHL 是有效的，结果显示低度恶性与转化性型淋巴瘤者相似，OR 为 57%～83%，CR 为 32%～34%，中位缓解期 9.9～12 个月，毒性反应轻微，表现为疲劳，恶心，发热，呕吐，感染，皮疹及发现人抗鼠抗体等。

长期随访发现，5 例甲状腺激素一过性增高，5 例出现骨髓增生异常，3 例发现实体瘤。Bexxar 主要的毒性为骨髓抑制。此外，多中心的 II 期研究随机交叉比较 Bexxar 和 tositumomab 治疗 75 例复治的 B 细胞 NHL，42 例接受 Bexxar，36 例接受 tositumomab，如治疗失败再接受 Bexxar。

结果显示，Bexxar 组 OR 率明显高于 tositumomab 组（分别为 55%：19%，P<0.002；；CR 率为 33%：8%，P=0.012）。tositumomab 治疗失败的患者序贯接受 Bexxar 治疗仍能取得较好的疗效，OR 率为 68%，CR 率 42%，人抗鼠抗体的发生率高于 tositumomab 组（19% 和 27%）。

（二）^{90}Y 结合抗 CD20 鼠源性 IgGI κ 抗体（Zevalin）

Zevalin 在 2002 年 2 月首个被美国 FDA 批准用于治疗复发、难治惰性 NHL 和转化型低度恶性 NHL。多项研究都验证了 Zevalin 的疗效。Thomas 等报告 54 例对化疗抗拒的 FL 患者接受了 Zevalin 治疗，OR 率为 74%，CR 率为 15%，TTP 为 6.8（1.1～25.9）个月，OR 者 TTP 为 8.7 个月。

Gordon 等开展了一项比较 Zevalin 和利妥昔单抗疗效的 III 期临床试验，将 143 例复发、难治低度恶性滤泡性和转化 CD20 阳性患者随机分为 Zevalin 组和利妥昔单抗组。Zevalin 组和利妥昔单抗组 OR 分别为 80% 和 56%（P= 0.002），CR 分别为 30% 和 16%（P=0.04）。平均随访 44 个月，中位缓解期分别为 14.2 个月和 12.1 个月（P= 0.6），中位 TTP 为 11.2 和 10.1 个月（P=0.173）。

但 Zevalin 的不良反应更明显，约 50% 患者存在持续 3～4 周的白细胞或血小板减少。由此可见，Zevalin 对于低度恶性滤泡和转化型淋巴瘤具有更高的缓解率和更长的缓解期。此外，多项临床试验报道了复发或难治性 B 细胞 NHL 患者接受单剂量 Zevalin 治疗后可持久缓解。表明放射免疫疗法是显著有效的，在复发性 NHL 患者中应早期使用。

（三）Epratuzumab

Epratuzumab 是第一个靶向 CD22 的人源化抗体。其与 ^{90}Y 或 ^{131}I 连接形成放免结合物，多个临床试验报道了治疗复发、耐药 NHL 患者的疗效较好，OR 率为 62%，CR 率为 25%，剂量限制性毒性为骨髓抑制。

（钱正子　王华庆）

参考文献

1. Kanzler H, Kuppers R, Hansmann ML, et al. Hodgkin and Reed-Sternberg cells in Hodgkin's disease represent the outgrowth of a dominant tumor clone derived from (crippled) germinal center B cells. J Exp Med, 1996, 184:1495-1505.

2. Cossman J, Annunziata CM, Barash S, et al. Reed-Sternberg cell genome expression supports a Bcell lineage. Blood, 1999, 94:411-416.

3. Gutensohn (Mueller) NM, Shapiro DS. Social class risk factors among children with Hodgkin's disease. Int J Cancer, 1982, 30:433-435.

4. Munoz N, Davidson RJ, Witthoff B, et al. Infectious mononucleosis and Hodgkin's disease. Int J Cancer, 1978, 22:10-13.

5. Hjalgrim H, Askling J, nesnereS P, et al. Risk of Hodgkin's disease and other cancers after infectious mononucleosis. J Natl Cancer Inst, 2000, 92:1522-1528.

6. Weiss LM, Movahed LA, Warnke RA, et al. Detection of Epstein-Barr viral genomes in ReedSternberg cells of Hodgkin's disease. N Eng J Med, 1989, 320:502-506.

7. Harris NL. Hodgkin's lymphomas: Classification, diagnosis and grading. Semin Hematol, 1999, 36: 220-232.

8. Brittinger G, Bartels H, Common H, et al. Clinical and prognostic relevance of the Kiel classification of non-Hodgkin lymphomas: results of a prospective multicenter study by the Kiel Lymphoma Study Group. Hematol Oncol, 1984, 2: 269-306.

9. Tavani A, La Vecchia C, Franceschi S, et al. Medical history and risk of Hodgkin's and nonHodgkin's lymphomas. Eur J Cancer Prev, 2000, 9:59-64.

10. Hoover RN. Lymphoma risks in persons with altered immunity-a search for mechanism. Cancer Res, 1992, 52 (Suppl) :5477-5478s.

11. Baecklund E, Ekbom A, Sparen P. Disease activity and risk of lymphoma in patients with rheumatoid arthritis: nested case-control study. BMJ, 1998, 317 (7152) :161-180.

12. Wassberg C, Thorn M, Yuen J, et al. Second primary cancers in patients with squamous cell carcinoma of the skin: a population-based study in Sweden. Int J Cancer, 1999, 80: 511-515.

13. Hummel M, Anagnostopoulos I, Korbjuhn P, et al. Epstein-Barr virus in B-cell non-Hodgkin's lymphomas: unexpected infection patterns and different infection incidence in low- and highgrade types. T Pathol, 1995, 175:263-271.

14. D' Amore F, Johansen P, Houman A, et al. For the Danish Lymphoma Study Group, LYFO. EpsteinBarr virus genome in non-Hodgkin's lymphomas occurring in immunocompetent patients: highest prevalence in nonlymphoblastic T-cell lymphoma and correlation with a poor prognosis. Blood, 1996, 87:1045-1055.

15. Steinbach G, Ford R, Glober G, et al. Antibiotic treatment of gastric lymphoma of mucosa-associated lymphoid tissue. Ann Intern Med, 1999, 131:88-95.

16. Nakamura S, Akazawa K, Yao T, et al. Primary gastric lymphoma: a clinicopathologic study of 233 cases with special reference to evaluation with MIB-lindex. Cancer, 1995, 76:1313-1324.

17. Ferreri AJ, Guidoboni M, Ponzoni M, et al. Evidence for an association between Chlamydia psittaci and ocular adnexal lymphomas. J Natl Cancer Inst, 2004, 96:586-594.

18. Zhu K, Levine RS, Gu Y, et al. Non-Hodgkin's lymphoma and family history of malignant tumors in a case-control study (United States) . Cancer Causes Control, 1998, 9:77-82.

19. Keller-Byrne JE, Khuder SA, Schaub EA, et al. A metaanalysis of non-Hodgkin's lymphoma among farmers in the central United States. Am J Int Med, 1997, 31:442-444.

20. Hayes RB, Yin S-N, Dosemeci M, et al. Benzene and the dose-related incidence of hematologic neoplasms in China. J Natl Cancer Inst, 1997, 89: 1065-1071.

21. Wong O, Raabe GK. Non-Hodgkin's lymphoma and exposure to benzene in a multinational cohort of more than

308,000 petroleum workers, 1937-1996. J Occup Environ Med, 2000, 42:554-568.

22. Anagnostopoulos I, Hansmann ML, Franssila K, et al. European Task Force on Lymphoma project on lymphocyte predominance Hodgkin's disease: histologic and immunohistologic analysis of submitted cases reveals 2 type of Hodgkin's disease with a nodular growth pattern and abundant lymphocytes. Blood, 2000, 96:1889-1899.

23. National Cancer Institute sponsored study of classifications of non-Hodgkin's lymphomas. Summary and description of a working formulation for clinical usage. The Non-Hodgkin's Lymphoma Pathologic Classification Project. Cancer, 1982, 49:2112-2135.

24. Harris NL, Jaffe ES, Stein H, et al. A revised European-American classification of lymphoid neoplasms: a proposal from the International Lymphoma Study Group. Blood, 1994, 84:1361-1392.

25. Qian Z, Zhang L, Cai Z, et al. Lenalidomide synergizes with dexamethasone to induce growth arrest and apoptosis of mantle cell lymphoma cells in vitro and in vivo. Leuk Res, 2011, 35（3）：380-386.

26. 钱正子，王华庆，付凯，等. 硼替佐咪与吡喃阿霉素联合对 T 细胞淋巴瘤 Hut-78 细胞增殖和凋亡的影响. 中华血液学杂志，2011，32（1）：47-51.

27. 刘鹏飞，刘贤明，张会来，等. 氟达拉滨联合表柔比星治疗复发难治性惰性非霍奇金淋巴瘤. 中国肿瘤临床，2010，37（22）：1313-1316.

28. 范倩，王华庆，刘贤明，等. Gemox±R 方案治疗复发或难治的侵袭性非霍奇金淋巴瘤. 中国肿瘤临床，2010，37（24）：1476-1478.

29. 侯懿耕，王华庆，刘贤明，等. 原发性眼附属器淋巴瘤的临床特点及治疗分析. 白血病·淋巴瘤，2010，19（11）：675-681.

30. 刘贤明，张会来，崔秀珍，等. 大剂量化疗联合自体造血干细胞移植治疗鼻咽部 T 细胞淋巴瘤. 中华血液学杂志，2010，31（8）：515-518.

31. 赵翠翠，王华庆，付凯，等. 原发睾丸淋巴瘤的临床特点及预后因素分析. 中华泌尿外科杂志，2010，31（11）：675-677.

32. 韩霞，王华庆，刘贤明，等. 美罗华联合 CTOP 方案治疗 B 细胞非霍奇金淋巴瘤 35 例临床分析. 中国肿瘤临床，2010，37（6）：338-341.

33. 邱立华，王华庆，钱正子，等. 原发乳腺恶性淋巴瘤发病特征及诊疗分析. 中华外科杂志，2010，48（10）：743-746.

34. 侯芸，王华庆，付凯，等. 甲状腺原发恶性淋巴瘤的临床特点及预后因素分析. 白血病. 淋巴瘤，2010，19（1）：23-28.

35. 王华庆，邱立华，钱正子，等. 氟达拉滨联合吡柔比星治疗复发难治性惰性非霍奇金淋巴瘤. 白血病·淋巴瘤，2009，18（10）:609-611,615.

36. Hasenclever D, Diehl V. For the International Prognostic Factors project on Advanced Hodgkin's Disease. A prognostic score for advanced Hodgkin's disease. N Eng J Med, 1998, 339: 1506-1514.

37. Shipp MA, Harrington DP, Anderson JR, et al. A predictive model for aggressive non-Hodgkin's lymphoma. N Eng J Med, 1993, 329:987-994.

38. Czuczman MS, Weaver R, Alkuzweny B, et al. Prolongecl clinical and molecular remission in patients with low-grade or follicular non-Hodgkin lymphoma treated with rituximab plus CHOP chemotherapy:9-year follow-up. J Clin Oncol, 2004, 22（23）:4711-4716.

39. Rosenwald A, Wright G, Chan WC, et al. The use of molecular profiling to predict survival after chemotherapy for diffuse large B-celllymphoma. N Eng J Med, 2002, 346:1937-1947.

40. Lossos IS, Czerwinski DK, Alizadeh AA, et al. Prediction of survival in diffuse large-B-cell lym phoma based on the expression of six genes. N Eng J Med, 2004, 350:1828-1837.

41. Lister T, Crowther D, Sutcliffe S, et al. Report of a committee convened to discuss the evaluation and staging of patients with Hodgkin's disease: Costwolds meeting. J Clin Oncol, 1989, 7:1630-1636.

42. Cheson BD, Homing SJ, Coiffier B, et al. Report of an International Workshop to Standardize Response Criteria for Non-Hodgkin's Lymphomas. J Clin Oncol, 1999, 17:1244-1253.

43. Cheson BD, Pfistuer B, Juweid ME, et al. Revised response criteria for malignant lymphoma. J Clin Oncol, 2007, 25（5）:579-586.

44. Sieber M, Franklin J, Tesch H, et al. Two cycles ABVD plus extended field radiotherapy is superior to

radiotherapy alone in early stage Hodgkin's disease: Results of the German Hodgkin's Lymphoma Study Group (GHSG) Trail HD7. Blood, 2002, 100:34Ia.

45. Press OW, Leblanc M, Lichter AS, et al. Phase III randomized intergroup trail of subtotal lymphoid irradiation versus doxorubicin, vinblastine, and subtotal lymphoid irradiation for stage IA to IIA Hodgkin's disease. J Clin Oncol, 2001, 19:4238-4244.

46. Hagenbeek A, Eghbail H, Ferme C, et al. Three cycle of MOPP/ABV hybrid and involved-field irradiation is more effective than subtotal nodal irradiation in favorable supradiaphragmatic clinical stage I-II Hodgkin's disease: Preliminary result of the EORTC-GPMC H9-F randomized trial in 543 patients. Blood, 2000, 96:575a.

47. Noordijk EM, Garde P, Mandard AM. Preliminary resalts of the EORTC-GPMC controlled clinical trial HT in early-stage Hodgkin's Disease. Ann Oncol, 1994, 5:107-112.

48. Bonfante V, Viviani S, Devizzi L, et al. Ten-year experience with ABVD plus radiotherapy: subtotal nodal (STNI) vs involved-field (IFRT) in early stage Hodgkin's disease. Proc Am Soc Clin Oncol, 2001 (abstr 1120), 20:281a.

49. Nachman JB, Sposto R, Herzog P, et al. Randomized Comparison of Low-Dose Involved-Field Radiotherapy and No Radiotherapy for Children with Hodgkin's Disease Who Achieve a Complete Response to Chemotherapy. J Clin Oncol ,2002, 20 (18) :3765-3771.

50. Laskar S, Gupta T, Vimal S, et al. Consolidation radiation after complete remission in Hodgkin's disease following six cycles of doxorubicin, bleomycin, vinblastine, and dacarbazine chemotherapy: Is there a need? J Clin Oncol, 2003, 2:62-68.

51. Noordijk EM, Thomas J, Ferme C, et al. First result of the EORTC-GELA H9 randomized trial: the H9-F trial (comparing 3 radiation dose levels) and H9-U trial(comparing 3 chemotherapy schemes) in patients with favorable or rovafnu able early stage Hodgkin's lymphoma (HL) . Proc ASCO, 2005:6505.

52. Klimm BC, Engert A, Brillant C, et al. Comparison of BEACOPP and ABVD chemoyherapy in intermediate stage Hodgkin's tluseR.amohpmyl of the fourth interim analysis of the HD11 trial of the GHSG. Proc ASCO, 2005:6507.

53. Engert A, Wolf J, Diehl V. Treatment of advanced Hodgkin's Lymphoma:Standard and experimeantal approaches. Semin Hematol, 1999, 36 (3) :282-289.

54. ConnoR-S JM, Klimo P, Adams G, et al. Treatment of advanced Hodgkin's disease with chemotherapy: Comparison of MOPP/ ABV hybrid regimen with alternating couR-Ses of MOPP and ABVD-A report from the National Cancer Institute of Canada Clinical Trials Group. J Clin Oncol, 1997, 16:1638-1645.

55. T Chisesi, M Federico, A Levis, et al. ABVD versus Standford V veR-Sus MEC in unfavorable Hodgkin's lymphoma:Results of a randomized trail. Ann Oncol, 2002 (suppll) , 13:102-106.

56. Schlembach PJ, Wilder RB, Jone D, et al. Radiotherapy alone for lymphocyte-predominant Hodgkin's disease. Cancer J, 2002,8:377-383.

57. Stefano A, Pileri, Elena Sabattini. Claudio Agostineli Histopathology of B-cell chronic lymphocytic leukemia. Hematol Oncol Clin N Am, 2004, 18: 807-829.

58. Kanti RR, Tatun Wasil, Uzma Iqbal. Clinical staging an prognostic markers in chronic lymphocytic leukemia. Hematol Oncol Clin N Am, 2004, 18: 795-805.

59. Ibrahim S, Keating M, Do KA, et al. CD38 expression as an important prognostic factor in B-cell CLL. Blood, 2001, 98: 181-186.

60. Hamblin TJ, Davis Z, Gardiner A. Immunoglobulin V genes and CD38 expression in CLL. Blood, 2000, 95:2455-2457.

61. respo M, Bosch F, Villamor N. ZAP-70 expression as a surrogate for immunoglobulin- variable region mutations in CLL. N Eng J Med, 2003, 348: 1764-1775.

62. Keating MJ, O'Brien S, Lerner S. Long-term follow-up of patients with chronic lymphocytic leukemia (CLL) receiving fludarabine regimens as initial therapy. Blood, 1998, 92: 1165-1171.

63. Eichhorst BF, Busch R, Stauch M. Fludarabine induces higher response rates in first line therapy of older patients with advanced chronic lympho cytic leukemia than chlorambucil: Interim analy sis of a phase III study of the German CLL Study Group. Blood, 2003, 102: 109 (abstr) .

64. Huhn D, von Schiling C, Wilhelm M. Group Gclls: Rituximab therapy of patients with B-cell chronic lymphocytic

leukemia. Blood, 2001, 98: 1326-1331.

65. Itala M, Geisler CH, Kimby E. Standard-dose anti-CD20 antibody rituximab has efficacy in chronic lymphocytic leukemia. Blood, 2001, 98: 1326-1331.

66. Rai KR, Freter CE, J ain V, et al. Therapeutic role of alemtuzumab (Campath-1H) in patients who have failed fludarabine : results of a large inter national study. Blood, 2002, 99: 3354-3561.

67. Keating MJ, Flinn I, Jain V. Therapeutic role of aletuzumab (Carnpath-IH) in patients who have failed fludarabine: result of a large international study. Blood, 2002, 99: 3554-3561.

68. Anonymous. A clinical evaluation of the international lymphoma study group classification of non-Hodgkin's lymphoma. Blood, 1997, 89 (11) : 3909-3918.

69. Heckman AC, Cao T, Somsouk L. Critical elements of the immunoglobulin heavy chain gene enhances for deregulated expression of BCL-2. Cancer Research, 2003, 63: 6666-6673.

70. Hagenbeek A, Eghbali H, Monfardini S, et al. Phase III intergroup study of fludarabine phosphate compared withcyclophosphamide, vincristine, and prednisone chemotherapy in newly diagnosed patients with stage III and IV low-grade malignant Non-Hodgkin's lymphoma. J Clin Oncol, 2006, 24 (10) :1590-1596.

71. Tsimberidou AM, McLaughlin P, Younes A. Fludarabine, mitoxantrone, dexamethasone (FND) compared with an alternating triple therapy (ATT) regimen in patients with stage IV indolent lymphoma. Blood, 2002, 100 (13) :4351-4357.

72. Czuczman MS, Koryzna A, Mohr A, et al. Rituximab in combination with fludarabine chemotherapy in low-grade or follicular lymphoma. J Clin Oncol, 2005, 23 (4) :694-704.

73. Witzig TE, Vukov AM, Habermann TM, et al. Rituximab therapy for patients with newly diagnosed, advanced-stage, follicular grade I nonHodgkin's lymphoma: a phase II trial in the North Central CancerTreatment Group. J Clin Oncol, 2005, 23 (6) : 1103-1108.

74. Hiddemann W, Kneba M, Dreyling M, et al. Frontline therapy with rituximab added to the combination of cyclophosphamide,doxorubicin, vincristine, and prednisone (CHOP) significantly improves the outcome for patients with advancedstage follicular lymphoma compared with therapy with CHOP alone: results of a prospective randomized study of the German Low-Grade Lymphoma Study Group. Blood, 2005, 106 (12) :3725-3732.

75. Morgan JA, Yin Y, Borowsky AD, et al. Breakpoints of the t (11; 18) (q21 ;q21) in mucosa-associated lymphoid tissue (MALT) lymphoma lie within or near the previously undescribed gene MALTl in chromosome 18. Cancer Res, 1999, 59: 6205-6213.

76. Schechter NR, Portlock CS, Yahalom J. Treatment of mucosa associated lymphoid tissue lymphoma of the stomach with radiation alone. J Clin Oncol, 1998, 16: 1916-1921.

77. Wotherspoon AC, Ortiz-Hidalgo C, Falzon MR, Isaacson PG. Helicobacter pylori-associated gastritis and primary Bcell gastric lymphoma. Lancet, 1991, 338: 1175-1176.

78. Baens M, Maes B, Steyls A, et al. The product of the t (11; 18) , an API2-MLT fusion, marks nearly half of gastric MALT type lymphomas without large cell proliferation. Am J Pathol, 2000, 156: 1433-1439.

79. Qi Y, Gabrea A, Sawyer J, et al. The t (6; 14) (p21; q32) translocation causes dysregulation of cyclin D3 in multiple myeloma. Blood, 2000, 96: 86a.

80. Raffeld M, Jaffe ES. Bcl-1, t (ll; 14) , and Mantle Cell-Derived Lymphomas. Blood, 1991, 78:259-263.

81. Tworek JA, Singleton TP, Schnitzer B, et al. Flow cytometric and immunohistochemical analysis of small lymphocytic lymphoma, mantle cell lymphoma, and plasmacytoid small lymphocytic lymphoma. Am J Clin Pathol, 1998, 110:582-589.

82. Dunphy CH, Wheaton SE, Perkins SL. CD23 expression in transformed small lymphocytic lymphomas/ chronic lymphocytic leukemias and blastic transformations of mantle cell lymphoma. Mod Pathol, 1997, 10:818-822.

83. Ott MM, Bartkova J, Bartek J, et al. Cyclin D1 expression in mantle cell lymphoma is accompanied by downregulation of cyclin D3 and is not related to the proliferative activity. Blood, 1997, 90:3154-3159.

84. Yatabe Y, Suzuki R, Tobinai K, et al. Significance of cyclinD1 overexpression for the diagnosis of mantle cell lymphoma: a clinicopathologic comparison of cyclin D1-positive MCL and cyclin Dl-negative MCL-like B-cell

lymphoma. Blood, 2000, 95:2253-2261.

85. Teodorovic I, Pittaluga S, Kluin-Nelemans JC, et al. Efficacy of four different regimens in 64 mantle-cell lymphoma cases: clinicopathologic comparison with 498 other non-Hodgkin's lym phoma subtypes. European Organization for the Research and Treatment of Cancer Lymphoma Cooperative Group. J Clin Oncol, 1995, 13: 2819-2826.

86. Fisher RI, Dahlberg S, Nathwani BN, et al. A clinical analysis of two indolent lymphoma entities: mantle cell lymphoma and marginal zone lymphoma (including the mucosa-associ ated lymphoid tissue and monocytoid B-cell subcategories) : a Southwest Oncology Group study. Blood, 1995, 85:1075-1082.

87. Decaudin D, Bosq J, Tertian G, et al. Phase II trial of fludarabine monophosphate in patients with mantle-cell lymphomas. J Clin Oncol, 1998, 16:579-583.

88. Lenz G, Dreyling M, Hoster E, et al. Immunochemotherapy with rituximab and cyclophosphamide, doxorubicin, vincristine, and prednisone significantly improves response and time to treatment failure, but not long-term out come in patients with previously untreated mantle cell lymphoma: results of a prospective random ized trial of the German Low Grade Lymphoma Study Group (GLSG) . J Clin Oncol, 2005, 23 (9) : 1984-1992.

89. Martin D, Georg L, Eva H, et al. Early consolidation by myeloablative radiochemotherapy fol lowed by autologous stem cell transplantation in first remission significantly prolongs progression-free survival in mantle-cell lymphoma: results of a prospective randomized trial of the European MCL Network. Blood, 2005, 105:2677-2684.

90. Witziq TE, Gever SM, Ghobrial I, et al. Phase II trial of single-agent temsirolimus (CCI -779) for relapse mantle cell lymphoma. J Clin Oncol, 2005, 23 (23) :5347-5356.

91. F McLaughlin P, Pro B Romaguera J, Younes A. Report of a phase IT study of proteasome inhibitor Bortezomib in patients with relapsed or refractory indolent and aggressive B-cell lymphomas. Hematol J, 2003, 4 (Suppl 2) : 129.

92. The Non-Hodgkin's Lymphoma Classification Project. A Clinical Evaluation of the International Lymphoma Study Group Classification of NonHodgkin's Lymphoma. Blood, 1997, 89 (11) :3909-3918.

93. Armitage JO, Weisenburger DD. New approach to classifying non-Hodgkin's lymphomas: clinical features of the major histologic subtypes. NonHodgkin's Lymphoma Classification Project. J Clin Oncol, 1998, 16 (8) :2780-2795.

94. Lo Coco F, Ye BH, Lista F, et al. Rearrangements of the BCL6 gene in diffuse large cell nonHodgkin's lymphoma. Blood, 1994, 83 (7) : 1757-1759.

95. Offit K, Wong G, Filippa DA, et al. Cytogenetic analysis of 434 consecutively ascertained specimens of non-Hodgkins lymphoma: clinical correlations. Blood, 1991, 77 (7) :1508-1515.

96. Huang JZ, Sanger WG, Greiner TC, et al. The t (14; 18) defines a unique subset of diffuse large B-celllymphoma with a germinal center B-cell gene expression profile. Blood, 2002, 99 (7) :2285-2290.

97. Van Besien K, Ha CS, Murphy S, et al. Risk factors, treatment, and outcome of central nervous system recurrence in adults with intermediate-grade and immunoblastic lymphoma. Blood, 1998, 91 (4) :1178-1184.

98. Coiffier B, Lepage E, Briere J, et al. CHOP chemotherapy plus rituximab compared with CHOP alone in elderly patients with diffuse large-B-celllymphoma. N Engl J Med, 2002, 346 (4) :235-242.

99. Tilly H, Lepage E, Coiffier B, et al. Intensive conventional chemotherapy (ACVBP regimen) compared with standard CHOP for poor-prognosis aggressive non-Hodgkin lymphoma. Blood, 2003, 102 (13) :4284-4289.

100. Habermann TM, Weller E, Morrison VA, et al. Rituximab-CHOP versus CHOP alone or with maintenance rituximab in older patients with diffuse large B-cell lymphoma (DLBCL) . J Clin Oncol, 2006, 24 (19) :3121-3127.

101. Pfreundschuh M, Trumper L, et al. CHOP-like chemotherapy plus rituxinab versus CHOP-like chemotherapy alone in young patients with good- prognosis diffuse large-B-celllymphoma: a ran domized controlled trial by the MabThera Inter national Trial (MInT) Group. The Lancet Oncol, 2006, 7 (5) :379-391.

102. Pfreundschuh M, Kloess M, Schmits R, et al. Six, Not Eight Cycles of Bi-Weekly CHOP with Rituximab (R-CHOP-14) Is the Preferred Treat ment for Elderly Patients with Diffuse Large B- Cell Lymphoma (DLBCL) : Results of the RICOVER-60 Trial of the German High-Grade Non-Hodgkin Lymphoma Study Group (DSHNHL) . ASH Annual

Meeting Abstracts, 2005, 106（11）:13.

103. Sonneveld P, van Putten W, Holte H, et al. Intensified CHOP with Rituximab for Interme diate or High-Risk Non-Hodgkins Lymphoma: Interim Analysis of a Randomized Phase III Trial in Elderly Patients by the Dutch HOVON and Nordic Lymphoma Groups. ASH Annual Meeting Abstracts, 2005, 106（11）:16.

104. Zekri JM, Hough RE, Davies JM, et al. Phase II study of docetaxel in patients with relapsed or refractory malignant lymphoma. Br J Cancer, 2003, 88（9）: 1335-1338.

105. King K, Younes A. Ifosfamide- and paclitaxel-based treatment of relapsed and refractory lymphoma. Semin Oncol, 2000, 27（1 Suppl I）: 14-22.

106. Papageorgiou ES, Tsirigotis P, Dimopoulos M, et al. Combination chemotherapy with gemcitabine and vinorelbine in the treatment of relapsed or refractory diffuse large B-cell lymphoma: a phase-II trial by the Hellenic Cooperative Oncology Group. Eur J Haematol, 2005, 75（2）: 124-129.

107. Monfardini S, Aversa SM, Zoli V, et al. Vinorelbine and prednisone in frail elderly patients with intermediate-high grade non- Hodgkin's lymphomas. Ann Oncol, 2005, 16（8）: 1352-1358.

108. Fischer L, Thiel E, Klasen HA, et al. Response of relapsed or refractory primary central nervous system lymphoma（PCNSL）to topotecan. Neurology, 2004, 62（10）: 1885-1887.

109. Alinari L, Musuraca G, Tani M, et al. Value of oxaliplatin treatment in heavily pretreated patients with non-Hodgkin's lymphoma. Leuk Lymphoma, 2005, 46（10）:1437-1440.

110. Oki Y, McLaughlin P, Pro B, et al. Phase II study of oxaliplatin in patients with recurrent or refrac tory non-Hodgkin lymphoma. Cancer, 2005, 104（4）:781-787.

111. Savage KJ, Chhanabhai M, Gascoyne RD, et al. Characterization of peripheral T-celllymphomas in a single North American institution by the WHO classification. Ann Oncol, 2004, l5（10）: 1467-1475.

112. Pfreundschuh M, Trumper L, Kloess M, et at. Two-weekly or 3-weekly CHOP chemotherapy with or without etoposide for the treatment of young pa tients with good-prognosis（normal LDH）aggressive lymphomas: results of the NHL-B l trial of the DSHNHL. Blood, 2004, 104（3）:626-633.

113. Rodriguez J, Caballero MD, Gutierrez A, et al. High-dose chemotherapy and autologous stem cell transplantation in peripheral T –cell lymphoma: the GEL- T AMO experience. Ann Oncol, 2003, 14（12）:1768-1775.

114. Reimer P, Schertlin T, Rudiger T, et al. Myeloablative radiochemotherapy followed by autologous peripheral blood stem cell transplanta tion as first-line therapy in peripheral T –cell lymphomas: first results of a prospective multicenter study. Hematol J, 2004, 5（4）:304-311.

115. Mounier N, Simon D, Haioun C, et al. Impact of High-Dose Chemotherapy on Peripheral T-Cell Lymphomas. J Clin Oncol, 2002, 20（5）:1426-1427.

116. Song KW, Mollee P, Keating A, et al. Autologous stem cell transplant for relapsed and refractory peripheral T-cell lymphoma: variable out come according to pathological subtype. Br J Haematol, 2003, 120（6）:978-985.

117. Zinzani PL, Magagnoli M, Bendandi M, et al. Therapy with gemcitabine in pretreated peripheral T-cell lymphoma patients. Ann Oncol, 1998, 9（12）: 1351-1353.

118. Von Hoff DD, Dahlberg S, Hartstock RJ, et al. Activity of fludarabine monophosphate in patients with advanced mycosis fungoides: a South-west Oncology Group study. J Natl Cancer Inst, 1990, 82（16）: 1353-1355.

119. Dang NH, Pro B, Hagemeister FB, et al. Interim Analysis of a Phase Ⅱ Study of Denileukin Diftitox（Ontak）for Relapsed/Refractory T-Cell NonHodgkin's Lymphoma. ASH Annual Meeting Abstracts, 2004, 104（11）:2641.

120. Weiss MA, Maslak PG, Jurcic JG, et al. Pentostatin and cyclophosphamide: an ef fective newregimen in previously treated patients with chroniclymphocytic leukemia. J Clin Oncol, 2003, 21（7）: 1278-1284.

121. Razzouk BI, Srinivas S, Sample CE, et al. Epstein-Barr virus DNA recombination and loss in sporadic Burkitt's Lymphoma. J Infect Dis, 1996, 173:529-535.

122. Lindstrom MS, Wiman KG. Role of genetic and epigenetic changes in Burkitt lymphoma. Semin Cancer Biol, 2002, 12（5）:381-387.

123. Patte C, Philip T, Rodary C, et al. High survival rate in advanced stage B-cell lymphomas and leukemia's without CNS involvement with a short intensive chemotherapy: result

from the French Pediatric Oncology Society of a randomized trial of 216 children. J Clin Oncol, 1991, 9:124-132.

124. Thomas DA. O'Brien S, Cortes J, et al. Outcome with the hyper-CVAD regimens in lymphoblastic lymphoma. Blood, 2004,104:1624-1630.

125. Rabkin CS, Yang Q, Goedert JJ, et al. Chemokine and chemokine receptor gene variants and risk of non-Hodgkin's lymphoma in human immunodeficiency virus-1-infected individuals. Blood, 1999, 93:1838-1842.

126. Levine AM, Seneviratne L, Espina BM, et al. Evolving characteristics of AIDS-related lymphoma. Blood, 2000, 96:4084-4090.

127. Kaplan LD, Lee JY, Ambinder RF, et al. Rituximab does not improve clinical outcome in a randomized phase 3 trial of CHOP with or without rituximab in patients with HIV-associated non-Hodgkin lymphoma: AIDS-Malignancies Consortium Trial 010. Blood, 2005, 106（5）: 1538-1543.

128. Raez L, Cabral L, Cai JP, et al. Treatment of AIDS-related primary central nervous system lymphoma with zidovudine,ganciclovir, and interleukin 2. AIDS Res Hum Retroviruses, 1999, 15:713-719.

129. Olsen E, Duvic M, Frankel A, et al. Pivoatl phase III trial of two dose levels of denileukin difdtitox for the treatment of cutaneous T-cell lymphoma. J Clin Oncol, 2001, 19:376-388.

130. Herrmann J, Roenigk HJ, Hurria A, et al. Treatment of mycosis fungoides with photochemotherapy（PUVA）: Long-term follow-up. J Am Acad Dermatol, 1995, 33:234-242.

131. Kay NE, Geyer SM, Call TG, et al. Combination chemoimmunotherapy with pentostatin, cyclophosphamide, and rituximab shows significantclinical activity with low ac companying toxicity in previously untreated B chronic lymphocyticleukemia. Blood, 2007, 109（2）:114 -405.

132. Perz J, Topaly J, Fruehauf S. Level of CD20 expression and efficacy of rituximab treatment in patients with resistment or relapsed B-cell prolymphocytic leukemia and B-cell chronic lymphocytic leukemia. Leuk Lympoma, 2002, 43: 149-151.

133. Byrd JC, Peters on BL, Morrison V A. Randomized phase 2 study of fludarabine with concurrent versus sequential treatment with rituximab in symptomatic.untreated patients with B-cell chronic lymphocytic leukemia: result from Cancer and Leukemia Group B 9712（CALGB9712）. Blood, 2003, 101:6-14.

134. Rai KR, Freter CE, Jain V, et al. Therapeutic role of alemtuzumab（Campath-1H）in patients who have failed fludarabine: results of a large inter national study. Blood, 2002, 99: 3354-3561.

135. Lundin J, Kimby E, B jokholm M. Phase Ⅱ trial subcutaneous anti-CD52 monoclonal antibody Campath-lH as first-line treatment in chronic lymphocytic leukemia（B-CLL）. Blood, 2002, 100: 768-773.

136. O'Brien S, Kantarjian H, Thomas DA. Aletuzumab as treatment for residual disease after chemotherapr in patients with chronic lymphocytic leukemia. Cancer, 2003, 98: 773-778.

137. Pavletic S, Bierman PJ, Vose JM. High incidence of relapse after autologous stem-cell transplanta tion for B-cell chronic lymphocytic leukemia or small lymphocytic leukemia. Ann Oncol, 1999, 9: 1023-1026.

138. Tournihac O, Cazin B, Lepretre S. Impact of frontline fludarabine and cyclophosphamide combined treatment on peripheral blood stem cell mobilization in B-cell chronic lymphocytic leukemia. Blood, 2004, 103: 363-365.

139. Reff ME, Carner K, Chambers KS, et al. Depletion of B cells in vivo by a chimeric mouse human monoclonal antibody to CD20. Blood, 1994,83: 435-445.

140. Leonard JP, Coleman M, Ketas JC, et al. Phase I / II trial of epratuzumab（humanized antiCD22 antibody）in indolent non- Hodgkin's lymphoma. J Clin Oncol, 2003, 21:3051-3059.

141. Atrauss SJ, Morschhauser F, Rech J, et al. Multicenter Phase II Trial of Immunotherapy With the Humanized Anti-CD22 Antibody, Epratuzumab, in Combination With Rituximab, in Refractory or Recurrent non-Hodgkin's Lymphoma. J Clin Oncol, 2006: 24（24）3880-3886.

142. Leonard JP, Furman RR, Coleman M. Proteasome inhibition with bortezornib, a new therapeutic strategy for non-Hodgkin's lymphoma. Int J Cancer, 2006, 119（5）:971-979.

143. Cheson BD. Radioimmunotherapy of nonHodgkin lymphomas. Blood, 2003, 101（2）: 390-398.

144. Vose JM, Wahl RL, Saleh M, et al. Multicenter phase II study of iodine-131-tositumomab for chemotherapy-

relapsed/refractory low-grade and transformed low-grade B-cell non-Hodgkin lymphomas. J Clin Oncol, 2000, 18 (6) :1316-1323.

145. Gorden LI, Witzig T, Molina A, et al. Yttrium90-labeled ibritumomab tiuxetan radioimmunotherapy produces high response rates and durable remissions in patients with previously treated B-cell lymphoma. Clin Lymphoma,2004, 5 (2) :98-101.

146. Olsen EA, Kim YH, Kuzel TM, et al. Phase IIb multicenter trial of vorinostat in patients with persistent, progressive, or treatment refractory cutaneous T-cell lymphoma. J Clin Oncol, 2007, 25 (21) : 3109-3115.

147. Duvic M, Talpur R, Ni X, et al. Phase 2 trial of oral vorinostat (suberoylanilide hydroxamic acid, SAHA) for refractory cutaneous T-cell lymphoma (CTCL) . Blood, 2007, 109:31-39.

148. Thurber SE, Zhang B, Kim YH, et al. T-cell clonality analysis in biopsy specimens from two different skin sites shows high specificity in the diagnosis of patients with suggested mycosis fungoides. J Am Acad Dermatol, 2007,57:782-790.

149. Olsen E, Vonderheid E, Pimpinelli N, et al. Revisions to the staging and classification of mycosis fungoides and Sezary syndrome: a proposal of the international society for cutaneous lymphomas (ISCL) and the cutaneous lymphoma task force of the European Organization of Research and Treatment of Cancer (EORTC) . Blood, 2007,110 (6) :1713-1722.

150. Rodriguez J, Conde E, Gutierrez A, et al. Frontline autologous stem cell transplantation in high-risk peripheral T-cell lymphoma: a prospective study from The Gel-Tamo Study Group. Eur J Haematol, 2007, 79 (1) :32-38.

151. Friedberg JW, Cohen P, Chen L, et al. Bendamustine in patients with Riruximab-refractory indolent and transformed non-Hodgkin's lymphoma: results from a Phase II multicenter, single-agent study. J Clin Oncol, 2008, 26 (2): 204-210.

152. Weide R, Hess G, Koppler H, et al. High anti-lymphoma activity of bendamustine / mitoxantrone/rituximab in rituximab pretreated relapsed or refractory indolent lymphoma and mantle cell lymphoma. A multicenter phase II study of the German Low Grade Lymphoma Study Group (GLSG) . Leuk Lymphoma, 2007,48 (7): 1299-1306.

恶性肿瘤的复发和转移是患者致死的主要原因，尤为后者的危害性最大。绝大多数上皮来源的癌均经淋巴途径播散，而间叶组织发生的肉瘤一般较少发生淋巴结转移，而是侵袭微血管，经血液途径转移到全身他处的组织器官，此为恶性肿瘤转移的两大方式。头颈部转移癌以淋巴结转移灶多见，组织器官内的转移灶少见。绝大多数的颈部淋巴结转移癌来自头颈部癌，少数来自原发于锁骨下器官的癌。颈部淋巴结转移癌是影响患者预后的重要因素：有统计表明，淋巴结转移癌灶 < 2cm 时，4 年生存率为 36% ～ 54%；淋巴结转移灶 > 2cm 时，此率下降为 7% ～ 29%；如转移癌灶活动性较好，患者的 5 年生存率为 36%；如已固定，此率则下降为 13%；单侧或双侧的颈淋巴结转移可使患者 5 年生存率分别减少 50% 和 75%。

虽然头颈部和身体他处的恶性肿瘤经血液途径转移到头颈部组织器官者甚为少见，但近年来不断有关于头颈部组织器官内发现远处器官的恶性肿瘤转移灶的报道。

随着头颈部癌微小转移研究的发起和进展，人们认识到部分头颈部癌也是一种全身性疾病，其远处转移率远高于一般认为的 1%。微小转移癌是指最长径 < 2mm 的转移灶，通过检测患者的骨髓或静脉血样本，肿瘤循环细胞（CTC）检测用免疫细胞化学染色方法显示各种上皮来源的肿瘤细胞标记物如癌胚抗原、特异性上皮糖肽、细胞角蛋白、雌激素受体、CA19-9、LAC1-3、S100、PSA、SM1 的表达或利用分子生物学技术如 PCR 发现那些经血液播散的孤立的癌细胞或小的癌细胞群而得到确诊。虽然有一些研究表明微小转移癌与患者预后有明显的相关性，但是其检测方法

尚需标准化、评估标准也有待统一，之后才能发挥其临床诊断作用。

第一节　头颈部淋巴结转移癌

一、头颈部淋巴结的分布和癌转移机理

头颈部淋巴系统十分丰富，大约分布着 150 ～ 300 个淋巴结，成组分布在不同的部位。其中较重要的有枕、耳后、腮腺、颌下、颏下、颈浅、颈前、咽后、内脏旁、颈内静脉上、中、下、副神经和锁骨上窝淋巴结群，这些淋巴结即是转移癌常发生的部位（图 35-1-1）。

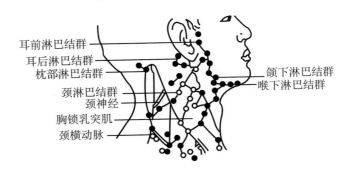

图 35-1-1　头颈部淋巴结分布示意图

经淋巴途径转移播散是来自于上皮组织的恶性肿瘤—癌的主要转移途径，癌细胞脱离了癌肿后侵犯并穿过基底膜，浸润生长，与毛细淋巴管内皮细胞粘连，穿过内皮细胞间隙进入淋巴管，部分癌细胞在淋巴管内存活了下来并随淋巴液到达淋巴结，其先在边缘窦停留、增殖，而后穿过窦内皮细胞和基底膜进入淋巴结实质内增殖成为转移癌。淋巴结早期对癌细胞有过滤和屏障作用，

随着新的淋巴结癌灶的形成，就成为再转移癌的来源，这样由近及远地转移播散。因此，相邻淋巴结的直接播散和瘤栓向邻近淋巴结的扩散是颈部淋巴结转移的主要方式。因癌细胞对淋巴系统的侵犯，部分淋巴液的流向发生了改变、部分淋巴管堵塞，又引起了"逆行性"转移或"跳跃性"转移。

根据其来源不同，头颈部转移癌可以分为三大类：来自头颈部癌的转移癌、来自锁骨下癌的转移癌和原发灶不明的转移癌。

1970年Skandalakis等曾将除甲状腺疾病以外的颈部肿物的病因规律总结为"80%的规律"，即在上述肿物中，肿瘤占80%；肿瘤中，恶性者占80%；在恶性肿瘤中，转移者占80%；在转移性颈部肿块中，能找到原发灶和原发灶在锁骨以上部位者均各占80%。近年来随着肿瘤普查宣传工作的开展，各类临床新技术的应用，上述比例有所改变。天津医科大学肿瘤医院近年来对3125例颈部非甲状腺非涎腺病例统计资料显示，肿瘤性疾病（良性肿瘤及恶性肿瘤）占全部病例的80.1%；而在所有肿瘤性疾病中，恶性肿瘤性疾病占81.8%；在恶性肿瘤性疾病中，转移性恶性肿瘤占63.3%；在转移性恶性肿瘤中，能找到原发灶者占87.7%；而原发灶明确的转移性恶性肿瘤中，来源于锁上转移癌占62.3%。以上统计结果显示表明，随近年来诊断技术提升，原发灶不明转移癌已较之前减少。

二、转移癌的临床检查和组织病理分型

（一）组织病理学检查

头颈部转移癌的诊断依靠组织病理学或细胞学检查，尤其是组织病理学检查可以确定头颈部肿块是否是转移癌和其组织病理分类，转移灶的组织病理类型对寻找其原发癌灶有指导意义，对确定治疗方法和评估患者预后有重要的价值。

不同组织类型和不同部位肿瘤检查的方法也有不同，鳞癌、甲状腺癌可以经粗针吸活检或细针吸活检获得诊断。恶性淋巴瘤因针吸活检难以确定诊断、恶性黑色素瘤也不宜针吸活检，均应施行切除活检。涎腺癌，可以首先采用细针吸活检。

其他肿瘤应以手术切除活检为首选。在设计活检切口时应考虑到进一步手术的可能性即下次手术能将本次针吸的针道处或切口处的组织一并切除或利用本次的切口。送检标本应为肿块的代表性部分，一般为肿物与正常组织的邻接处或单个完整的淋巴结肿块。单发的肿大淋巴结最好是完整切除活检，须做切开或楔形切除时，应妥善缝合淋巴结包膜以防癌细胞的污染和种植。并应尽快安排有效的治疗。不能为了手术方便而随意取材，以免不能做出诊断甚至得出错误的诊断。如肿块较大，不要在肿块的中心部针吸或切取活检，因该处常有坏死而不能做出正确的诊断。连续切片是检测淋巴结内微小转移癌灶的有效方法，可使淋巴结转移癌的检出率提高14%～24%，但其因工作量大而较难广泛开展。

（二）分子生物学检查

传统的组织病理检查方法不易发现肿瘤的微小转移癌灶，而肿瘤的微小转移对患者的肿瘤复发、转移和预后、临床治疗策略的选定都有着决定性的作用。有无微小的转移是独立于肿瘤分级和临床分期的重要的预后指标。

分子生物学理论和技术的发展使我们能在分子水平检测肿瘤的微小转移，如头颈部鳞癌患者血清中鳞癌抗原（Squamous cell carcinoma antigen, SCC-Ag）、组织多肽特异性抗原（Tissue poly-peptide special antigen, TPS）水平在已发生淋巴结转移时均有明显的升高。

肿瘤的血管生成是转移过程中的一个重要环节，涉及多种细胞因子的活动，癌组织中Ⅷ因子染色区大于10%的患者发生淋巴结转移的可能性高达93%，而染色区＜10%的患者其该可能性仅为2%。癌细胞核DNA含量测定和倍性分析也是检查淋巴结转移的方法，异倍体发生率和癌的淋巴结转移率有显著的正相关性。

但目前，分子生物学检查技术尚未在临床广泛应用，除了血液病外，在患者的血液和淋巴结内发现的癌细胞都来自实体瘤灶的转移，这类肿瘤都有其特定的组织起源，如能找到其起源组织的特异性标志物就能发现肿瘤的转移灶。

目前这些标志物大致可以分为三类：组织特异性mRNA（如角蛋白mRNA、CKsmRNA）、癌

胚抗原 mRNA（CEAmRNA）、前列腺特异性抗原 mRNA（PSAmRNA）等，癌基因及肿瘤相关抗原如 p53 基因产物抗原、p16 基因和端粒酶基因抗原，免疫分子和其他相关因子如白细胞介素 10、转化生长因子（TGF）抗原等。这些标志物可以通过免疫组化染色、放射免疫检测、PCR 检测和流式细胞术等方法检出，使以前不能发现和确定的微小转移癌灶得到早期诊断。

（三）组织病理分型

头颈部转移癌的组织病理类型多样，以腺癌和鳞癌居多，少数为低分化癌、小细胞癌、恶黑等，天津医科大学肿瘤医院曾报道一组诊治的 996 例转移癌中，腺癌 493 例（49.5%），鳞癌 403 例（40.5%），小细胞癌 43 例（4.3%），未分化癌 25 例（2.5%）。其来源器官统计如下：

1. 腺癌 多来自甲状腺癌，其次为涎腺癌，少数来自胃、肺、胰腺和卵巢，其中甲状腺癌占 62.7%（309/493）。来自甲状腺和涎腺癌的转移癌一般都分化较好，而来自锁骨下器官者多分化不良。

2. 鳞癌 多来自鼻咽癌、喉癌、下咽癌、口腔癌、肺癌和食道癌，多分化不良。

3. 低分化癌 多来自鼻咽癌、腭扁桃体癌、肺癌，少数来自舌根癌和口咽癌。

4. 其他类型癌 小细胞癌多来自肺癌，透明细胞癌来自肾癌，恶性黑色素瘤多来自头面部皮肤和黏膜，少数来自阴囊和足部皮肤。

三、头颈部淋巴结转移癌发生的一般规律

原发癌细胞自癌灶脱离后侵入头颈部淋巴结形成转移癌有其规律性，了解这一规律有助于防治头颈部转移癌和寻找其原发灶。

（一）头颈部癌的颈淋巴结转移

1. 鼻咽癌 鼻咽癌是头颈部癌中最早、最常发生颈部淋巴结转移者之一，约有 65%～75% 的鼻咽癌发生颈部淋巴结的转移。天津医科大学肿瘤医院报道一组诊治的病例中，颈部淋巴结转移率高达 91.1%（113/124），乳突下方和二腹肌后

腹之间的淋巴结是鼻咽癌转移的好发部位，超过 1/3 的患者以颈部淋巴结转移癌为首发的临床表现（图 35-1-2）。

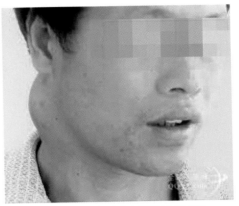

图 35-1-2　鼻咽癌上颈淋巴结转移

2. 鼻腔及鼻副窦癌 鼻腔和鼻副窦癌较少发生颈部淋巴结转移，其转移率在本组诊治的病例仅为 10.3%（9/87），多转移到同侧颌下和颈深上部淋巴结。

3. 口咽癌 口咽癌的颈部淋巴结转移发生较早，较多，就诊时即有约 3/4 以上的患者已有同侧颈部淋巴结转移，初期转移到颈深上、咽后部的淋巴结，而后可扩展到全颈的深部淋巴结，甚至侵入颈浅部的淋巴结。

4. 口腔癌 不同发生部位的口腔癌其颈淋巴结转移发生的多少和早晚不同，舌癌的颈部淋巴结转移发生的最多也最早，初诊时即有近一半的患者已有颈淋巴结转移。

天津医科大学肿瘤医院诊治的一组舌癌病例报道的转移率为 62.4%（25/41），多转移到同侧的颌下和颈深上的二腹肌下淋巴结（图 35-1-3），晚期可转移到对侧颈部和锁骨上窝淋巴结。

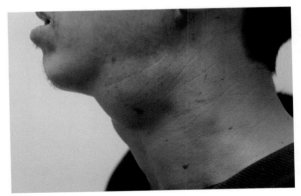

图 35-1-3　舌癌颌下淋巴结转移

舌癌可以发生跳跃性淋巴结转移，即癌的转移不符合一般转移途径，而是绕过颌下、颏下和颈内静脉上组淋巴结直接转移到颈内静脉下组或锁骨上窝淋巴结、副神经链淋巴结，此种转移发生率约为 12.2%（34/277），其发生与患者的年龄、性别、临床分期、发病部位、有否神经血管受累、癌灶的大小、癌灶的厚度和分化程度均无关。

唇癌的淋巴结转移发生的较少且较晚，本组诊治的唇癌患者的颈部淋巴结转移率仅为 18.2%（4/22）多转移到颏下和同侧颌下淋巴结。口底癌的淋巴结转移率为 21.0%（4/19），多转移到同侧颌下和颈内静脉上组淋巴结，偶有发生双侧颈淋巴结转移。口腔癌中以龈癌的颈淋巴结转移最少且最晚。

5．喉癌 声门上型和声门下型喉癌的颈淋巴结转移较常发生，而声门很少发生颈淋巴结转移，天津医科大学肿瘤医院诊治的一组喉癌患者中，声门上型、声门下型和声门型的转移率分别为 49.4%（43/87）、64%（16/25）和 3.0%（3/10）。喉癌常转移到颈深上的二腹肌下淋巴结、气管旁和气管前淋巴结，也有转移到颈深下的淋巴结，少数声门上型喉癌可以转移到双侧颈淋巴结。

6．涎腺癌 涎腺癌一般较少和较晚发生颈淋巴结转移，但不同类型的涎腺癌也有不同。有两个因素影响到其转移发生，即癌发生的部位、癌的组织类型。颌下腺和舌下腺癌较多和较早发生转移，而腭部小涎腺癌较少发生颈淋巴结转移。

不同组织类型的涎腺癌中，腺样囊性癌最少发生颈淋巴结转移，而高度恶性的腺癌、鳞癌、未分化癌、低分化黏液表皮样癌和肌上皮癌等较

多、较早出现颈淋巴结转移。

天津医科大学肿瘤医院诊治的涎腺癌中，腮腺癌的转移率最低，为 9.3%（5/54），颌下腺癌的转移率为 16.2%（6/37），小涎腺癌的转移率为 25%（10/40）。腺泡细胞癌转移率 3.6%，鳞癌为 8.3%，未分化癌则高达 91.6%。

7．甲状腺癌 不同类型的甲状腺癌其颈部淋巴结转移的早晚和多少也不同，近年来随着患者体检意识的增强，影像学检查技术的提高，越来越多的早期甲状腺癌得以确诊，甲状腺癌颈部淋巴结转移的比例总体呈下降趋势。

甲状腺癌常转移到颈深中、下淋巴结，也可转移到颈深上淋巴结。约 10% 的甲状腺癌发生双侧颈淋巴结转移。也有一些甲状腺微小癌是因颈部淋巴结转移致肿大的淋巴结而得以发现。

（二）锁骨下器官癌的颈淋巴结转移

除头颈部外，全身的淋巴液均经胸导管和右淋巴导管引流到颈深下的锁骨上窝淋巴结。因此，锁骨下器官癌均有可能转移到颈部淋巴结，胸导管收集除右胸大部和右上肢以外的全身淋巴液。所以，左肺、胃、食管、肠、胰、肾和其他胸、腹、盆腔及肢体癌都可以转移到左锁骨上窝的淋巴结，少数也可以转移到双侧锁骨上窝的淋巴结。

右侧肺癌可以转移到右锁骨上窝淋巴结或双侧锁骨上窝淋巴结，乳腺癌常转移到同侧锁骨上窝淋巴结。天津医科大学附属肿瘤医院 1995～1999 年诊治的锁骨下器官癌的颈淋巴结转移见表 35-1-1。

表 35-1-1　天津医科大学肿瘤医院 1995～1999 年诊治的锁骨下器官癌颈淋巴结转移

原发癌		颈部淋巴结转移	
部位	例数	例数	转移率（%）
肺癌	3938	25	6.5
乳腺癌	4715	68	1.4
食管癌	641	58	9.0
胃癌	2081	26	1.2
胰腺癌	248	7	2.8
肝癌	1060	2	0.018
结直肠癌	769	2	0.26
肾癌	410	6	1.5

原发癌		颈部淋巴结转移	
部位	例数	例数	转移率（%）
膀胱癌	210	2	0.9
卵巢癌	545	4	0.7
子宫癌	321	2	0.6
胆囊癌	38	2	5.2
阴茎癌	22	1	4.5
恶性黑色素瘤	417	12	2.9

（三）原发灶不明的颈淋巴结转移癌

原发灶不明的颈淋巴结转移癌是指经组织病理学检查诊断为淋巴结转移癌（不包括恶性淋巴瘤），但治疗前和治疗中经各种检查未能发现其原发癌灶，且无恶性肿瘤病史者。其发生率报道为2.6%～10.0%，其发生率为0.34/10万/年。

天津医科大学肿瘤医院诊治的新近一组病例中其发生率为5.2%（52/996）。在过去的20年内，其发生率稳定，最多发生的区域淋巴结为Ⅱ区和Ⅲ区，而Ⅰ区、Ⅳ区、和Ⅴ区较少发生。颈上中部（Ⅰ区、Ⅱ区、Ⅲ区和Ⅴ区）的淋巴结转移癌一般来自头颈部癌，下颈部（Ⅳ区）淋巴结转移癌一般来自锁骨下原发癌、一般单侧发生，仅有约10%为双侧发生。

转移灶的大小不等（图35-1-4），好发生于50岁以上的中老年人，平均年龄是55～65岁，未分化癌患者的年龄稍小些。男性较女性多见。从发生症状到就诊的间隔时间平均为3个月。所谓"原发灶不明"是相对的，近些年来，随着临床经验的积累和各种检诊技术的不断发展，其发生率渐呈下降，已由20世纪70年代的20%下降为目前的10%左右。

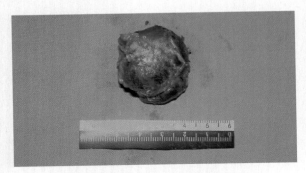

图35-1-4　左锁上淋巴结转移癌切除标本

原发灶不明的颈部淋巴结转移癌多为分化不良的鳞癌，其次是腺癌、低分化癌，较少见的还有恶性黑色素瘤等。我科诊治的病例中，低分化鳞癌占63.5%（33/52），低分化腺癌占26.9%（14/52）。73.1%的病例（38/52）发生于颈内静脉中组、下组和锁骨上窝淋巴结，无原发癌的临床表现。

针吸活检（细针吸细胞学检查、超声导引下组织活检）、切取活检、各种影像检查和超声影像是常用的检查方法。针吸活检简单易行、创伤小，可重复进行，但所获得的病理标本量少，有诊断上的局限性。但在减少远处转移和局部复发方面优于手术活检。

通过活检标本的检查尤其特异性抗体的免疫学染色常可使原发灶不明的转移癌得到初步诊断。检出原发癌灶可使临床治疗更有针对性，避免治疗不足或过度，提高患者的生存率和生活质量。

一般说来，颈上、中部转移性鳞癌多来自鼻咽、舌根、梨状窦、下咽或腭扁桃体，下颈部和锁骨上窝的转移性鳞癌多来自肺和食管。颈上部的转移性腺癌多来自涎腺，颈中下部的转移性腺癌多来自甲状腺，颈下部和锁骨上窝的转移性腺癌多来自甲状腺，少数来自肺、胃、乳腺、肾和女性盆腔脏器癌。

四、颈部淋巴结转移癌的临床表现和诊断

（一）临床表现

颈部淋巴结转移癌多发生于中老年人，为一侧或双侧颈部进行性增大的肿块，一般无疼痛和

其他不适症状，初期多为单发，体积较小，中等硬度，活动度差。而后，肿块的体积不断增大、数目增多且可以相互融合成一较大的不规则形肿块，也多无疼痛。肿块压迫气管、食管和神经而引起相应的症状。部分转移性鳞癌和甲状腺癌的较大肿块可以发生中心部液化坏死而呈囊性或囊实性。少数转移性鳞癌可以累及其表面的皮肤，破溃出血或继发感染。

（二）诊断

颈部转移癌的诊断目的是确定其组织类型、寻找其原发灶。

仔细地进行临床评估，行头颈部黏膜的纤维内镜检查并在有怀疑的部位钳取活检，配合 CT、MRI、超声和 PET/CT 扫描，发生在上颈的鳞癌，在腭扁桃体可找到 25% 的原发癌；发生在下颈的腺癌应着重在肺、乳腺、食道、胃和卵巢寻找原发癌，其中有 25% 的病例可通过 PET/CT 找到原发癌。

凡 40 岁以上、近期在颈部尤其在胸锁乳突肌前方或深面、锁骨上窝或乳突前下方出现持续增大的淋巴结，经保守治疗 2 周无效，都应排除颈部转移癌的可能。肿大淋巴结如位于一侧或双侧上颈的深部、乳突尖的下方，则原发癌在鼻咽的可能性较大。如位于耳屏前方、下方或颌下，则原发癌在头皮、涎腺和口腔颌面部的可能性较大。如位于喉结附近，则原发癌可能位于喉和下咽。甲状腺癌的转移淋巴结常位于颈中下部、胸锁乳突肌深面和内侧、锁骨上窝内侧份。锁骨下器官癌常转移到胸锁乳突肌和斜方肌之间的锁骨上窝处即锁骨上窝的外侧份（图 35-1-5）。

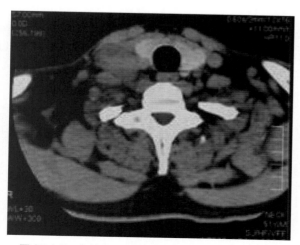

图 35-1-5　右锁骨上淋巴结转移癌，原发灶来自食管

详细询问患者及其亲属的既往头颈部和身体他处的恶性肿瘤史、既往放疗史、面部和颈部已消失的肿物或皮肤病史、上消化道和呼吸道的症状史包括咽喉痛、音哑、咽下不利、听力丧失和重听史和以前的手术史（乳腺、腹部、胸部）。常可以获得寻找颈部淋巴结转移癌原发灶的线索。颈部体检包括肿块的部位、大小、动度、与邻近结构的关系，同时检查其他部位如乳腺、腋下、腹股沟、前列腺和睾丸、腹部等处。

除了根据转移癌的部位和组织学类型，对那些常见原发癌的部位进行详细的体检，首先要确定颈部的肿块是否转移癌，颈部的触诊是十分重要的，其对颈部转移癌的检出率可达 70% 以上，当然需要医生有一定的临床经验。而影像检查和必要的化验室检查外，内镜检查也十分重要。

1. 影像学检查　已有多种影像学检查如上消化道造影、CT、MRI，PET/CT 在临床应用。CT 扫描有助于查出临床颈部转移癌灶，其不仅能显示其位置、大小、形状、其与邻近组织器官的关系，还有助于辨别是增生还是转移。其主要根据病变淋巴结的大小、有无中央坏死和包膜外播散、有无淋巴结周围脂肪间隙消失，其检出率达 87% 左右。同时对于原发灶（头颈部 / 锁下器官）检出非常关键。

MRI 对软组织的分辨优于 CT，其对转移淋巴结的诊断标准有淋巴结中央坏死、淋巴结的直径超过了 1cm、癌灶淋巴引流区有 3 个以上的淋巴结融合。其对颈部淋巴结转移的敏感性和特异性都在 80% 左右。

PET/CT 检查可以同时显示全身各个组织系统有否同时存在的可疑癌灶，这是其优于 CT 和 MRI 之处，也是很理想的查找原发癌的方法，约 25% 的原发不明的颈部转移癌可以通过 PET/CT 找到原发癌。

有报道对 17 例原发灶不明颈部转移癌的 CT、MRI 检查仅发现了 5 例的原发癌灶，而 PET/CT 检查发现了 9 例的原发癌灶。但是其检查费用较高，特异性还不够强。超声检查在颈部淋巴结转移癌的诊断方面价值较高，其对颈部淋巴结转移癌的敏感性和特异性均高于 CT 和 MRI，其阳性诊断准确率可达 90% 以上。其对原发灶的检出主要集中在实体器官（甲状腺，涎腺）上。

2．肿瘤标志物检测 肿瘤标志物是肿瘤生长过程中其代谢产生的某些与肿瘤密切相关的生物活性物质，存在于血液和体液中，其包括蛋白质类、酶类、癌基因类和激素类。在肿瘤的早期诊断、鉴别诊断和治疗后随访等方面有重要的参考价值。如甲状腺球蛋白水平可以反映出分化型甲状腺癌的残存、复发，癌胚抗原和癌抗原 125 在消化道肿瘤的诊断中有一定的价值。EB 病毒的血清学检测在鼻咽癌的诊断和随访中有重要的价值，已被列为有上颈部转移淋巴结且病例报告为低分化癌患者的常规检查。有报道在发生了颈淋巴结转移的 68% 的肺癌患者血液中可以发现甲状腺转录因子 1，在 69% 的消化道患者也可发现细胞角蛋白 20 等。

3．分子生物学检测 抑癌基因的失活和原癌基因的激活是恶性肿瘤发生的原因，如可疑部位的组织活检发现了与颈部淋巴结转移灶相同或相似的基因改变，则提示了该部位有可能即为原发癌灶。有报道利用 PCR 分析了 18 例原发灶不明的病例，在 10 例发现了转移灶和原发灶相同的基因改变。

当然，最后的诊断必须由癌灶的组织病理或细胞学的检查做出。在鉴别诊断方面，必须与颈部淋巴结结核病鉴别。结核性淋巴结肿大常发生于青年和中老年女性，多位于锁骨上或颈后三角区，常有多个肿大的淋巴结同时存在，相互可以融合，伴有低热、易疲劳等症状。有时临床上较难与转移癌鉴别，可行活检和嗜酸杆菌化验室检查。

在寻找原发癌灶的过程中，组织病理检查发挥着定性和导航的作用。适当地选用分子生物学技术、肿瘤标志物检测和 PET-CT 等检查方法。颈部转移癌灶的标本取样可采取细针吸、粗针吸活检和切取活检。细针吸活检简便易行，可多次重复，创伤小，其一般可用于病理类型的诊断，因其标本量小，诊断上有局限性。

针吸活检后手术中应将针道处组织一并切除。有报道在减少远处转移和复发方面，针吸活检优于手术活检。免疫组化染色提高了光镜诊断的准确性。

在鉴别淋巴瘤、神经内分泌癌、鳞癌和低分化癌方面，电镜检查具有一定的诊断价值。对原发不明的颈部转移癌应在治疗中和治疗后定期复查（1～3 个月），如有自觉症状应随时就诊。每次复查除常规查体外，还应根据需要有选择地重点重复某些检查并做好记录。

五、颈部淋巴结转移癌的治疗

颈部淋巴结转移癌的治疗要根据转移癌的来源、部位、组织病理分型等综合考虑，选用适宜的治疗方法。治疗方法有外科手术根治和放疗，化疗应用权重近年来增加。

有报道部分转移癌在 N1 期颈清术和放疗的疗效相近，而 N2、N3 期需手术切除、放疗、化疗和生物治疗的综合治疗，但放疗范围仍存在争执，化疗的长期疗效仍不能肯定。除鳞状细胞癌外，其他转移癌的治疗方案不同，预后也有一定差异。仅局部侵犯而较少出现远处器官转移的转移性鳞癌和腺癌，手术切除是主要治疗方法。近年来，多提倡手术切除辅以放化疗的综合治疗方法。

其他转移癌的治疗取决于其组织类型和原发的部位。有报道放疗联合转移癌灶内注射平阳霉素治疗颈部转移鳞癌和腺癌 70 例，获得了较好的疗效。其方法是在局部放疗的同时（60Gy），转移癌灶内注射 8mg 平阳霉素，每周 2 次，连续 4 周。

（一）来自头颈部癌的颈部转移癌

根据原发癌的部位、病理类型及患者的全身情况等选用适当的治疗策略，详见各论中的有关章节。

（二）来自锁骨下器官癌的颈部转移癌

锁骨下器官癌发生了颈部转移常表明患者的病情已属晚期，不宜手术彻底切除颈部转移癌灶。如其原发癌能够被切除，或已经被切除且已得到了控制，患者的体质尚可，也可考虑姑息性切除或放疗、化疗。

（三）原发灶不明的颈部转移癌

对于原发灶不明的颈部转移癌，努力查找原发癌的同时应积极治疗颈部转移癌。但治疗方法仍有争议，一般说来在患者身体情况较好、转移癌细胞分化较好时采用以手术切除为主、放化疗为辅的综合治疗，否则采用放化疗为主的姑息性治疗，手术治疗也以缓解临床症状为目的。

例如，如其来自甲状腺癌，可行手术切除，术中检查甲状腺，如发现隐性癌则可行联合根治术。上颈部尤为位于胸锁乳突肌深面的转移癌，病理报告为分化差的鳞癌，应检查鼻咽部，可酌情行包括鼻咽部的放射治疗。对原发癌部位不能确定的颈部转移癌，如患者全身情况和局部情况允许，也可行转移癌局部切除，如不适宜手术切除，可试行化疗、放疗。

大约有 40% 的原发灶不明颈部转移癌在治疗和随访的一年之内发现其原发灶，经适当治疗后有些仍可获得较好的效果。原发灶不明的颈部转移癌患者的预后在很大程度上取决于转移癌的病理类型和发生的部位。有报道 127 例患者中，治疗后原发于甲状腺癌的患者多存活 3 年以上，约有 1/4 的原发为鳞癌的患者存活达 3 年以上，而位于锁骨上窝的转移性腺癌、未分化癌无一例治疗后存活达 3 年。一般来说，颈上部转移癌的预后好于颈下部尤其是锁骨上窝转移癌，其 3 年存活率约在 25%～34%。

第二节　头颈部器官转移癌

近年来有关头颈部器官内的转移癌的报道日渐增多，但发生的例数较少，多为零散报道。多为经血道转移所致，少数为器官内淋巴结转移而成。

一、腮腺

腮腺肿瘤常见，但转移瘤少见，其发生率约为 0.2%～3.2%。腮腺内有 20～30 个淋巴滤泡和淋巴结，因此可以发生转移。

腮腺内转移癌的原发癌以头颈部癌常见，同侧的眼睑、前额和颞部头皮、后颊部和外耳为寻找原发癌的重点区域。其中，约有 80% 的转移癌为鳞癌、恶性黑色素瘤和鼻咽癌。

一组报道 81 例腮腺转移癌中，37 例为恶性黑色素瘤，30 例为鳞癌。120 例腮腺解剖标本中发现了 8 例恶性黑色素瘤的转移灶。有统计 1004 例鼻咽癌中，有 14 例发生了腮腺内的转移。

少数锁骨下器官癌也可以转移到腮腺内。

有报道 1451 例肾癌中，有 5% 发生了头颈部转移癌，其中有 2 例转移到了腮腺。肺癌、乳腺癌、胃肠道癌偶可转移到腮腺。

天津医科大学肿瘤医院诊治的 996 例头颈部转移癌中，转移到腮腺的有 7 例（0.7%）。其中 1 例来自肺癌、3 例来自鼻咽癌、2 例来自眼睑鳞癌、1 例来自睑板腺癌。

腮腺内的转移癌一般发生于腺体的浅叶前份内，肿块常不同程度地侵犯了咽旁间隙。而占腮腺肿瘤 80% 以上的混合瘤和腺淋巴瘤多发生于腮腺的浅叶后份和下极。术前常不会考虑到腮腺内的转移癌，行腮腺切除后经组织病理检查才证实为转移癌。

当然，也应认识到在腮腺内也可以原位发生鳞癌和恶性黑色素瘤，因为涎腺细胞可以间变为鳞状上皮细胞、在正常的腮腺组织内有多巴染色阳性的细胞，而且在胚胎的腮腺内发现了含有黑色素颗粒的细胞。如何区别原发性的和转移来的鳞癌和恶性黑色素瘤，对整体治疗十分关键。转移灶位于腮腺淋巴结内，或为边界清楚的肿块，患者身体他处已经治愈消失的或同时存在的原发的同种癌；原发癌灶位于腺体组织内，浸润性的生长、边界不甚清楚、侵入甚至代替了邻近的腮腺组织、神经和血管，患者身体他处不曾发生过相同的癌。目前已有关于腮腺内原发鳞癌和恶黑的报道。

细针穿刺细胞学检查是腮腺内转移癌常见的检查方法，如再结合患者的肿瘤史，有时可以在术前获得腮腺内转移癌的诊断。腮腺内转移癌的治疗方法基本同腮腺原发癌，即全腮腺切除、选择性和治疗性颈清术，一般术后辅加放疗和化疗。Malata 报道 20 例患者经上述治疗后 5 年生存率达到了 51%。如颈部未发现转移或可疑的肿大淋巴结，也可不必行预防颈清术或仅行区域上颈选择性颈清术。

二、颌骨

颌骨内转移癌很少见，1991 年前的英文文献中只有 390 例相关报道，其中 81% 发生在下颌骨、13.6% 在上颌骨、5.4% 同时转移到上颌骨和下颌骨。原发癌 21.8% 在乳腺，12.6% 在肺，其余还有肾上腺、肾、骨、结肠和前列腺。颌骨转移癌的组织类型腺癌最多，占50%。颌骨内转移癌好发生于下颌骨的磨牙和前磨牙区，偶见于下颌角、升支、髁状突和喙突部。临床常表现为局部麻木、疼痛，稍后局部膨隆、牙齿松动、张口受限，X片显示透射性或溶骨性破坏灶，偶见病理性骨折。如转移灶微小，可无影像表现。颌骨内转移癌的治疗，如原发癌可以控制，同时没有其他部位的转移灶存在，可将包括转移癌灶在内的部分或一侧颌骨切除，术后辅以放疗、化疗或激素治疗，患者预后不良。

三、舌

舌癌常见，约占到口腔癌的30%，但舌的转移癌少见。1945—1970年间全世界的英文文献仅报道有12例，在3047例肺癌中，有48例转移到舌。

天津医科大学肿瘤医院诊治的996例头颈部转移癌中仅有一例肾透明细胞癌转移到了舌。舌的转移癌多发生于舌根，早期不易被发现。舌内转移癌的治疗方法是放疗、化疗的综合治疗，患者的预后不佳。

四、扁桃体

扁桃体的原发癌并不罕见，多为分化不良的鳞癌、腺癌和恶性淋巴瘤。但扁桃体内的转移癌罕见，1553例扁桃体恶性肿瘤中仅有12例为转移癌。

2008年以前的英文文献中仅有近100例扁桃体内转移癌的报道，其原发癌主要为肾癌、皮肤恶性黑色素瘤、肺癌和乳腺癌，其次是胃肠道癌和前列腺癌。

其转移机制可能是癌细胞通过椎旁静脉丛和心肺的静脉进入全身循环后再转移到扁桃体，也有认为其可能经淋巴道转移到扁桃体。

扁桃体内转移癌单侧发生，男性多于女性，左侧多于右侧，常表现为扁桃体肿大或肿块、溃烂或脓肿，有时伴有同侧颈部淋巴结的肿大。根据病理及全身治疗情况决定治疗方法是放疗、化疗还是手术切除扁桃体。疗效不确切，患者预后

不良，存活期为6～15个月。

五、甲状腺

甲状腺癌常见，但甲状腺内的转移癌极少见。曾有报道20262例甲状腺肿物中仅有14例为转移癌。甲状腺的非原发癌多来自喉、气管、食管等邻近器官癌的直接侵犯，而转移性肿瘤的发生率仅占非原发癌的1%～13%。后者更常被定义为甲状腺转移癌，其原发病灶多位于肾、乳腺、肺和鼻咽，也有胃癌转移到甲状腺的报道。实际上尸检发现的甲状腺内的亚临床转移瘤并不罕见，有报道其转移瘤的发生率为1.2%～24%，其中约1/3为恶性黑色素瘤、其余依次为乳腺癌、肾癌、肺癌，但上述患者中仅有极少数生前发现了甲状腺内的转移癌灶。

超声影像和穿刺活检是甲状腺内转移癌的有效检查方法。其表现一般类似于良性的甲状腺瘤，生长并不快速，无任何临床症状。也有生长快速、肿块压迫气管和食管造成呼吸和进食困难者。

甲状腺转移癌的治疗应结合患者的全身情况、转移灶大小、原发肿瘤是否控制，及是否合并其他转移灶等情况制定个体化治疗方案。一般主张孤立性甲状腺转移或者有压迫症状的患者应手术治疗，姑息性手术切除的患者术后应补加放化疗，不能手术者给予姑息性放、化疗。

六、喉

喉内的转移癌十分少见，约占全部喉癌的0.1%～0.4%。148例喉内转移癌的临床研究显示，其主要来自皮肤恶性黑色素瘤、肾癌、乳腺癌和肺癌，其他还可以来自结肠癌、胃癌、卵巢癌和前列腺癌、甲状腺癌和肝癌。

喉内发生转移癌的机理目前认为原发癌细胞可以经胸导管和锁骨上窝的淋巴管或经肝、肺的血管到达喉。声门上区淋巴组织丰富，因此多发生于喉的声门上区，其次是喉周围的下咽部，临床可出现声音嘶哑。

发生了喉转移常表示患者已为晚期，病情进展较快速。治疗方法为化疗和放疗为主的姑息性治疗，以改善患者的生存质量为目的。如有可能

也可行全喉切除术和选择性。颈清术，也能收到一定的疗效。患者一般预后不佳。

七、眼

眼的转移性瘤较其原发癌多见，乳腺癌是眼内转移癌的最常见原发，约占眼内转移癌的原发癌灶的50%以上。其次有胃癌、甲状腺癌、皮肤恶性黑色素瘤、直肠癌、女性生殖器癌、肉瘤和鼻咽癌。其多见于脉络膜，其次是虹膜和睫状体、视网膜。一般发生于原发癌出现一年或多年以后，也有先于原发癌被发现的。

其临床表现和发展过程因其原发灶的不同而不同，如乳腺癌常转移到后部脉络膜使黄斑早期受累，因此视力障碍是其就诊的主要原因。肺癌多转移到虹膜睫状体，癌灶常发生坏死，表现为虹膜睫状体炎。肝癌的转移灶因含有胆汁可呈棕色。

少数的转移癌围绕着视盘生长，体检可见视盘水肿。患者多属晚期，可予放化疗为主的姑息性治疗。如继发了青光眼，视力消失和疼痛，应将患侧眼球摘除。患者预后不良。

八、眼眶

眼眶内转移瘤少见，约占全部眶内肿物的1%～13%。女性多发，发生于各个年龄，原发癌以乳腺癌多见，约占眶内转移癌的一半，其次是肺癌、皮肤恶性黑色素瘤、成神经细胞瘤、胃肠道癌、肾癌，胃肠道癌中以类癌多见。

约有1/3的眶内转移癌先于其原发癌被发现，约有2/3的眶内转移癌早期无临床症状，稍后出现眶内肿块、睑下垂、眼内胀感和突眼，也可表现为一时性黑蒙、疼痛、眼球活动障碍。晚期可因眼球受累而发生视力障碍。

CT、MRI和超声是其主要的诊断检查方法，通过活检组织的病理检查获得诊断。眶内转移癌的治疗取决于患者的视力、肿块和其原发癌的部位、组织类型和病变范围。孤立的眶内转移灶，视力已经丧失并有疼痛时，可行眶内容切除术，一般是以放化疗为主的姑息性治疗，目的是缓解痛苦、改善视力。

如为乳腺癌、前列腺癌的眶内转移，可予激素治疗，偶可取得一定的疗效。虽然发生了眶内转移的患者的预后总体不良，但是正确的诊断和针对原发癌灶的治疗常能明显改善患者的症状、延长生存。

九、颌下腺

颌下腺的转移癌极少见，尽管颈清术标本中颌下淋巴结的转移癌常见，但颌下腺内并无转移癌发生。1984年前的英文文献中仅有5例报道，其原发癌是乳腺癌、肺癌和头颈癌。

天津医科大学肿瘤医院诊治的996例头颈转移癌中有3例位于颌下腺内，其原发癌是肺癌（小细胞癌2例、未分化癌1例）。小细胞肺癌是最常见的颌下腺内转移癌的来源。

有时颌下腺转移癌是他处原发癌的就诊原因。颌下腺内转移癌的检查和诊断与颌下腺原发瘤相同，必要时可行组织病理学的电镜检查。其治疗是以手术切除、化疗的综合治疗。患者预后不佳。

十、口腔软组织

口腔的转移性恶性肿瘤占全部口腔恶性肿瘤的1%左右，而口腔软组织的转移性肿瘤仅占口腔恶性肿瘤的0.1%左右。其在颌骨和软组织的发生率之比为2∶1。天津医科大学肿瘤医院诊治的996例头颈转移癌中仅有1例肾透明细胞癌转移到舌根。其多见于舌根、牙龈、唇和颊黏膜，发生于牙龈的占到了一半，以前牙龈处好发。其在组织类型上多样，包括腺癌、肉瘤、恶性黑色素瘤、绒毛膜上皮癌、鳞癌。其中以腺癌最多见，约占70%以上，其原发癌常见是肺，其次是乳腺，以下依次为泌尿系统、消化系统（胃，肝）、生殖系统、甲状腺和骨。

原发癌位于头颈部的最常见甲状腺癌。临床上一般表现为局限性的无痛的肿块或肿胀、增生而颇似良性肿块。少数可有局部麻木、疼痛和出血，也有表现为拔牙创的不愈合、牙齿松动或脱落、张口受限等。

少数病例可无任何症状。口腔软组织转移癌易被误认为牙龈瘤、纤维瘤、肉芽肿或脓肿。经活检的组织病理学检查不难做出诊断。194 例口腔转移癌中，49 例（25%）先于原发癌被发现。

因此，对于口腔颌面部软组织的局部感觉异常、疼痛、肿胀及非因牙齿或牙周病变造成的牙齿松动和难以愈合的溃烂、肉芽肿等病变，除主要考虑原发肿瘤病变外，也应考虑到转移癌的可能。此时患者已属晚期，宜采用综合治疗和姑息性治疗，预后不佳。

十一、鼻腔和副鼻窦

鼻腔和副鼻窦的转移癌很少见，有报道 82 例鼻腔副鼻窦转移癌中，40 例在上颌窦、15 例在筛窦、12 例在额窦、6 例在蝶窦。其原发癌有肾癌（55%）、肺癌（11%）、泌尿生殖器癌（11%）和乳腺癌（10%）。

文献报道了 12 例分化型甲状腺癌转移到副鼻窦。副鼻窦转移癌常表现为鼻出血、颜面肿胀、局部疼痛、木胀感和鼻塞。CT 是诊断副鼻窦内转移癌的主要方法，MRI 在区别转移癌和邻近软组织密度方面优于 CT。^{99m}Tc 扫描在观察副鼻窦骨质破坏方面很有价值，如有颅底侵犯尚需配合血管造影和血管栓塞技术。鼻副窦转移癌宜于姑息性外科手术及放疗的综合治疗。患者预后不佳。

十二、头皮

头皮转移癌很少见，但头皮多是全身恶性肿瘤皮肤转移的常见部位。我院报道诊治的 996 例头颈转移癌中，有 2 例肺低分化癌转移到了头皮。目前有零散的关于结肠癌、Ewing's 肉瘤、喉癌、乳腺癌、涎腺恶性混合瘤、分化型甲状腺癌、腹膜后恶性纤维组织细胞瘤、宫颈癌转移到头皮的报道。其早期表现为头皮的单发或多发的瘢痕性脱发，一般无疼痛，随着转移癌的长大出现了肿块和颅骨破坏。头皮转移癌的治疗方法是放疗、化疗与手术。

十三、颅骨

颅骨的转移癌少见，颞骨是常见部位。我院诊治的 996 例头颈转移癌中有 1 例小腿纤维肉瘤

转移到了颞骨鳞部。颞骨内转移癌多发生于岩尖部和乳突，其原发癌以乳腺癌最多见，其次是肺癌、胃肠道癌、肾癌、前列腺癌、皮肤恶性黑色素瘤和宫颈癌。患者年龄从 2 岁到 87 岁，好发年龄为 50 ～ 60 岁。颞部转移癌多为腺癌。其主要表现为听力丧失、面瘫，约有 1/3 患者无耳部和前庭症状。转移癌可侵入破坏骨迷路和膜迷路，而很少累及内耳。因此，对既往有恶性肿瘤史的患者出现的听力丧失应考虑到颞骨转移的可能。检查方法有 X 片、CT 和 MRI，但如骨侵蚀破坏较小时，易被误诊为乳突炎。颞骨转移癌的治疗是姑息性对症治疗，患者预后不良。

（赵文川　高明）

参考文献

1. 余树观，沙永慧．头颈部恶性肿瘤．第 1 版．河南：河南科技出版社，1990.

2. 郑家伟．口腔癌颈部淋巴结转移的术前诊断．国外医学口腔分册，1998，25（3）：183.

3. 于振坤，李平栋，房居高．头颈肿瘤的微小转移定义及其相关问题．中国医学文摘耳鼻咽喉科学，2007，22（3）：183-185.

4. Roh MS, Hong SH. Utility of thyroid transcription factor-1 and cytokeratin 20 in identifying the origin of metastatic carcinoma of cervical lymph nodes. J Korean Med Sci,2002, 17:512-517.

5. Lara PC, Cuyas JM. The role of squamous cell carcinoma antigen in the management of laryngeal and hypopharyngeal cancer. Cancer, 1995, 76（3）：758-764.

6. Williams LK, Carlson GW, Cohen C,et al. Tumor angiogenesis as a prognostic factor in oral cavity tumors. Am J Surg, 1994, 168（2）:373.

7. 刘云生．口腔舌部鳞癌跳跃性转移发生频率与治疗的关系．国外医学口腔分册，1997，24（6）：373.

8. 陶正德．耳鼻咽喉理论和实践．第 1 版．北京：人民卫生出版社,1991.

9. 林国礎，邱蔚六，张锡泽．颈淋巴结清除术在涎腺癌手术中的地位．全国涎腺肿瘤协作组第二次会议论文汇编,1989.

10. Jesse RH, Neff LE. Metastatic carcinoma in cervical nodes with an unknown primary lesion. Am J Surg, 1966, 112:

547-553.

11. Calabrese L, Jereczek-Fossa BA, Jassem J, et al. Diagnosis and management of neck metastases from an unknown primary. Acta Otorhinolaryngol,2005, 25: 2-12.

12. Khurana VG, Mentis DH, Obrien CJ,et al. Parotid and neck metastasis from cutaneous squamous cell carcinoma of the head and neck. Am J Surg,1995, 170: 446-450.

13. Ball ABS, Meirion FRCS, Thomas JM. Management of parotid metastasis from cutaneous melanoma of tne head and neck. J Laryngol Otol 1990, 104: 350-351.

14. Pisani P, Angeli G, Krengli M,et al. Renal carcinoma metastasis to the parotid gland. J Laryngol Otol,1990, 104: 352-354.

15. Dong XR, Zhang T, Fon L, et al. Parotid gland metastasis of nasopharyngeal carcinoma: case report and review of the literature. J Int Med Res,2009, 37（6）: 1994-1999.

16. Hefer T, Monor R, Joachins HZ,et al. Metastasis follicular thyroid carcinoma to the maxilla. J Laryngol Otol,1998, 112: 69-72.

17. Sherab Z, Desousa S, Pahor AL. Metastasis in tongue from caicinoma of bronchus: a case report. J Laryngol Otol,1994, 108: 1099-1101.

18. Crawford BE, Callihan MD, Corio RL. Symposium on malignant disease of the oral cavity and related structures. Otolaryngic Clinics of North America,1979, 12: 29-43.

19. Low WK, Sng I, Balakrishnan A. Palatine tonsillar metastasis from carcinoma of colon. J Laryngol Otol,1994, 108: 449-451.

20. Li-ming Sheng, Li-Zhen Zhang, Hai-miao Yu et al. Ascending colon adenocarcinoma with tonsillar metastasis: a case report and review of the literature. World J Gastroenterol,2008, 14（46）: 7138-7140.

21. Millar EKA, Jones RV, Lang S. Prostatic adenocarcinoma metastatic to the palatine tonsil: a case report. J Laryngol Otol,1994, 108: 178-180.

22. Wychulis AR, Beahrs OH, Woolner LB. Metastasis of carcinoma to the thyroid gland. Annals of Surg,1964, 160: 169-177.

23. Lam KY, Lo CY. Metastatic tumors of the thyroid gland: a study of 79 cases in Chinese patients. Arch Patol Lab Med 1998, 122: 37-41.

24. Cheong JH, Hyung WJ, Shen JG, et al. The N ratio predicts resurrence and poor prognosis in patients with node-positive early gastric cancer. Ann Surg Oncol,2006,13: 377-385.

25. Horace KI. Cancer metastatic to the thyroid: a diagnostic problem. Mayo Clin Proceed, 1984, 59: 856-859.

26. Jalaludin MA, Rajadurai P, Path M. Thyroid metastasis from nasopharyngeal carcinoma: a case report. J Laryngol Otol,1994, 108:886-888.

27. Shimaoka K, Sokal JE, Pickrvn JW. Metastatic neoplasmas in the thyroid gland. Cancer, 1962, 15:557-565.

28. Smith SA, Gharib H, Goellner JR. Fine needle aspiration usefulness for diagnosis and management of metastatic carcinoma to the thyroid. Arch Internal Med,1987, 147: 311-312.

29. Puxeddu R, Palagutti CL, Ambu R. Colon adenocarcinoma metastatic to the larynx, Eur Arch Otorhinolaryngol,1997, 254（7）:353-355.

30. Enis O, Kiratli H, Akbulut S, et al. Choroid metastasis of undifferentiated nasopharyngeal carcinoma. J Laryngol Otol,1998, 112:667-669.

31. Gunalp I, Gunduz K. Metastatic orbital tumors. Jpn Ophthalmol,1995, 39（1）: 65-70.

32. Grage TB, Lober PH. Malignant tumors of the major salivary glands. Surg,1962, 52: 284-294.

33. Brodsky G, Rabson AB. Metastasis to the submandibular gland as the initial presentation of small cell(oat cell) lung carcinoma. Oral Surg Med Pathol,1984, 58（1）: 76-80.

34. 尾琦登喜雄. 口腔转移癌（腺癌）2 例及文献复习. 国外医学口腔分册, 1980, 7（1）: 29-31.

35. Bernstein JM, Montyomery WW, Balogh K. Metastasis tumors of the maxilla, nose and paranasal sinuses. Laryngoscope,1966, 76:621-650.

36. Altman KW, Mirza N, Philippe L. Metastatic follicular thyroid carcinoma to the paranasal sinuses: a case report and review. J Laryngol Otol,1997, 111: 647-651.

37. Feresa I, Cruz G, Patricia A , et al. Metastases to temporal bones from primary nonsysyemic malignant neoplasms. Arch Otolaryngol Head Neck Surg,2000, 126: 209-214.

头颈部肿瘤术后缺损整形修复

Reconstruction of the Head & Neck

第一节　头颈部肿瘤外科整形修复的原则及其意义

头颈部为诸多重要器官集中的部位。头部集中了眼，耳，鼻，口等五官，而颈部除了咽，喉等器官以外，更是连接人体头部和躯干的重要组成部分，许多重要的血管和神经穿行其中。

虽然头颈部不同器官，不同部位发生的肿瘤，类型各异，生物学特点也不尽相同，但肿瘤切除后的缺损不仅会直接影响患者的外观面容，更重要地会带来功能上的缺失。

例如，口腔颌面部为行使语言、咀嚼、吞咽、呼吸功能的重要器官，也是维持面容的重要解剖结构；咽喉具有语言，吞咽，呼吸等功能；颈总动脉是一侧大脑半球的主要供血动脉等。

除上述重要的器官外，头颈部其他结构如头皮、面颈部软组织、鼻窦、鼻腔、眼眶、颅底等这些器官或解剖结构受累，术后将可能会产生严重的畸形和功能障碍，以及由此衍生出许多严重的并发症。

20世纪50年代中期以后，随着整形外科技术的发展，有可能对大面积缺损进行立即整复和器官再造，从而扩大了头颈部肿瘤根治性手术的适应证，同时也使头颈科医师对肿瘤局部可能的侵及范围进行更大胆更彻底的切除，结合放化疗，提高了头颈部肿瘤的根治率，延长了患者的总生存期及无瘤生存期。

整形外科技术的发展，也适应了由于我国经济的飞速发展，国人生活质量的提高，头颈部肿瘤患者已不满足于单纯肿瘤切除，而对术后美观的追求。

因此，整形外科与头颈肿瘤外科相结合是头颈肿瘤治疗的发展趋势，头颈部重要的器官受到肿瘤侵犯需要手术切除的时候，需要慎重制定手术方案，除达到彻底切除肿瘤的目的外，还需把整形问题纳入手术设计的考虑范畴，以达到最好的治疗效果。

整形手术的术前计划将影响到肿瘤切除的手术入路，包括手术切口的设计和如何有效地使用皮瓣修复缺损。头颈外科医师如能对头颈部修复的局部，区域和肌皮瓣的应用和技术有充分的了解和训练，将有利于术后的整形修复。

但显微血管外科技术需经过特殊训练和专业经验才能胜任，因此提倡成立专门的显微修复治疗组来开展修复工作。

头颈部解剖区域狭窄而紧凑，对该部位重建达到恢复满意外形和器官的功能绝非易事。重建除了达到上述目的外，还不得损伤邻近的重要器官和解剖结构，如呼吸道，消化道，颈部大血管及重要的神经和颈椎等，供区的损伤减小到最低限度，同时重建组织的耐用性，可靠性和持久性均应考虑到。

术中还常会遇到手术缺损应立即重建还是延期重建。过去对局部解剖了解的甚少，没有可靠的区域皮瓣，肌皮瓣和游离皮瓣，所以常用延期重建。

由于遗留了开放性缺损，患者术后致残率明显升高，而需进行修复者多数为晚期头颈肿瘤患者，因此预期生存很短。而恰恰是这些患者需要一期修复。

根据多年临床实践及对前人经验的总结，我们对头颈部整形修复治疗原则总结如下：

（1）明确诊断，全面评估再实施治疗。术前对头颈部肿瘤患者的病理类型，累及范围进行准确地评价，与整形科医师共同会诊确定手术切除范围，术后缺损的组织类型及可能的修复方案。同时不能忽视患者本人的要求，要与患者及其家属充分沟通，了解其预期的疗效并阐明可能达到的治疗效果，患者的经济承受能力，精神状况，身体条件等因素也应在考虑范围之内。

（2）由简到繁，即能用简单的方法修复就不用复杂的方法。如小的创口可以直接缝合，也可借助于二期愈合瘢痕收缩和上皮化来关闭。如硬腭肿物切除术后小面积的创口及可借助后者的重建方法来修复而对功能没有太大影响。

大的缺损则必须应用皮瓣、肌皮瓣或脏器重建，此时也要避繁就简，能用皮瓣、肌皮瓣重建的就不用脏器，尽量减少不必要的创伤（图 36-1-1）。

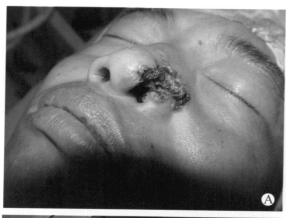
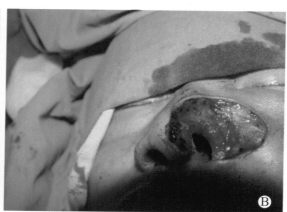
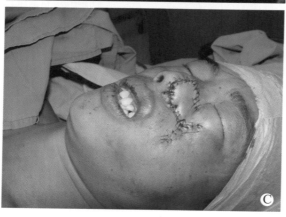

图 36-1-1　鼻翼皮肤癌切除后临近皮瓣修复缺损

（3）以相类似的组织修复缺损。头颈部肿瘤切除术后造成的缺损包括软组织缺损和骨组织缺损。软组织缺损可以是皮肤、黏膜缺损，也可以是大块的软组织缺损这就需要软组织进行重建。而骨组织缺损最好用骨组织修复，因此有时需要用复合组织瓣来修复重建。

（4）认真考虑供区的选择及继发性供区缺损的修复。如对于年龄较轻的女性选择胸部皮瓣是不适合的，因为女性的前胸部和乳房对她的美观如此重要，如果在该区形成瘢痕是非常难以用服饰加以掩盖的。不能直接关闭的供区缺损最好用邻近组织推进或旋转皮瓣关闭，其次选择断层皮片移植修复。

（5）制定一期和二期重建计划。一般来讲头颈部肿瘤切除后的缺损均应争取一期重建，因为成功的早期重建能够减少患者的伤残和缩短住院时间，提高患者的生活质量，对于不适合一期重建的患者则应制定好二期重建计划和后续治疗措施。

（6）备用的补救修复措施。制定任何整形修复手术方案永远要有一个候补的修复措施，以便前一个重建方法不合适或失败可以及时补救。

第二节　传统的整形修复技术和带蒂组织移植术

传统的整形修复技术和带蒂组织移植术为整复头颈部肿瘤术后缺损的最基本方法。在血管吻合，血循重建的组织游离移植技术不太成熟的时期，对于较大的良性肿瘤或类肿瘤病变可采取分期部分切除术，目的是在切除肿瘤的同时最大限度的保留外观、功能及防止畸形的发生。

非血管化组织移植也是常用的方法，如皮肤游离移植，骨及神经游离移植，黏膜及筋膜游离移植术等。其中皮肤游离移植最常用，黏膜及筋膜游离移植在头颈部很少采用。

皮肤游离移植是最古老和最基本的整复技术之一，适用于修复大面积的创面，常用于修复头皮、颞部、鼻背、外耳、耳后区及口腔。根据皮片的厚度可分为刃厚、中厚（薄，一般，厚）、全厚及含真皮下血管网皮片等。

实际操作中，根据不同的缺损选择不同厚度的皮片。刃厚最薄可用于鼻腔、外耳道、口腔内衬的修复；修复面颈部皮肤缺损时，可选择中厚或全厚皮片；修复口腔或口咽部黏膜缺损可采用薄中厚皮片。

当存在深部重要组织暴露如颈总动脉，及全层贯通性缺损如口颊部，则不适于应用皮肤游离植皮，而应以皮瓣或肌皮瓣移植为主要的修复方法。

头颈部肿瘤术后神经移植主要用于修复面神经缺损，还可修复舌下神经、副神经、迷走神经、膈神经、下牙槽神经等。神经移植段取下后很快出现 Waller 变性，其存活和变性过程均须在良好的血供条件下才能顺利完成，因此神经移植的时间愈早愈好，最好是立即修复，最迟不超过 3个月。

作为神经移植供体应该具备解剖恒定、易采取、对供区影响小、外径与受区神经相似，再血管化速度快等特征，头颈部神经游离移植常用的供体为耳大神经和腓肠神经。近年来也有用非自体神经组织如动静脉、肌腱；人工合成材料如硅胶管，壳聚糖管；异体生物材料如异体动脉，羊膜等修复周围神经缺损的报道，但仍在实验阶段。

头颈部肿瘤术后自体骨移植最常用的是髂骨和肋骨，主要修复部位是颌骨，特别是下颌骨，也可用于修复眶骨、颧骨及上下颌骨的缺损。研究显示骨移植后表浅的骨细胞可依靠吸收植床的营养成活，而深部的骨细胞则自溶。

骨吸收和骨形成两个过程的平衡将决定最终的修复结果。植骨本身及受区均对修复过程产生影响，诸多生长因子如胰岛素样生长因子Ⅱ、转化生长因子 β 及碱性成纤维细胞生长因子均可促进骨愈合。

受区存在感染、血供不佳和无良好的组织覆盖者为禁忌。软骨移植主要用作填充和支持材料，如修复颅骨、颧骨、额部、颏部和眶部，眼球摘除后眶内填充，耳郭再造及鼻翼修复等。

带蒂组织瓣包括皮瓣、黏膜、肌和肌皮瓣，因其操作相对简单，成活率高，组织收缩少，可有效保护重要组织和器官，远期功能恢复理想，是目前头颈肿瘤切除术后修复缺损的常用方法。头颈部常用的带蒂组织瓣包括：

一、额部皮瓣

额部皮瓣是典型的轴型皮瓣，包括皮肤、皮下组织及额肌三层，其下方为额肌层下疏松结缔组织及骨膜。其血供主要是颞浅动脉额支，其次是眶上动脉及滑车上动脉，静脉回流一般为同名静脉。神经支配有面神经颞支、滑车上神经及眶上神经。

额部皮瓣（Frontal flap）适用于肿瘤切除术后修复舌、口底及咽部的缺损，颊部洞穿性缺损，全鼻、鼻下段及伴鼻缺损重建，上下唇修复重建及颈总动脉等重要器官暴露需要保护者（图 36-2-1）。缺点是容易导致继发性额部畸形。

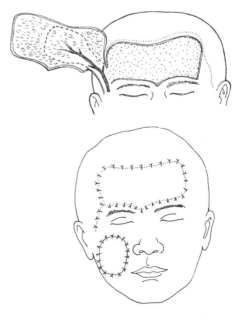

图 36-2-1　额部皮瓣修复面颊部

二、颞顶部皮瓣及筋膜瓣

颞顶部皮瓣（Temporal flap）是典型的轴形皮瓣，1963 年 Mc- Gregor 首次应用这一皮瓣修复口腔黏膜缺损。它的血供来源为颞浅动、静脉及其分支。颞浅动脉为直接皮肤动脉，比较表浅，一般可以直接触及其搏动，必要时可用多普勒超声血流仪探测其走行，行程中有耳颞神经伴行，可以制成感觉皮瓣。

颞浅动脉分布虽有很多类型，但由于头皮血管之间的交通甚多，故不管怎样设计，皮瓣一般都不会发生血运障碍。比较多见的类型是颞浅动脉主干越过颧弓根部上行约 2～4cm，即分为额支与顶支。

顶支在颞浅筋膜表面继续向上延伸，再分出 3～4 条分支与相邻的动脉间有较多的吻合支，其伴行静脉为颞浅静脉。

颞筋膜在两侧颞去皮下浅筋膜深面，从颧弓向上，前与额肌筋膜相连，向后与枕肌筋膜相连，帽状腱膜向外延续部与颞筋膜融合很难分开。

利用颞浅动、静脉可形成皮瓣，也可单独形成颞筋膜瓣。为便于皮瓣转移，可将蒂部的表皮切开仅存留皮下组织血管蒂。

颞顶部皮瓣可用于修复额顶部，面，眶皮肤缺口，口咽和颊部的缺损。该皮瓣的优点是血供丰富，可以一期重建，皮瓣薄适合做口腔衬里（图 36-2-2）。缺点是做在额部的皮瓣术后需要植皮，影响美容效果。颞顶部筋膜瓣适合肿瘤术后耳郭缺损的修复。

三、胸三角皮瓣

胸三角皮瓣（Deltoid flap）位于前胸上部，由胸廓内动、静脉的肋间穿支供养。该皮瓣由 Bakamjian 于 1965 年首先采用，因为其皮下组织菲薄，皮肤细腻，质地、颜色及组织厚度与面、颈部皮肤相似，是面、颈部组织及口腔黏膜缺损良好的供区，也是头颈部应用最广泛的皮瓣之一。

皮瓣位于锁骨下，第 4 肋间以上的区域，属轴型皮瓣。其轴心血管来自胸廓内动、静脉的肋间穿支。胸廓内动静脉在胸骨外缘约 1cm 区域，其肋间支穿过肋间肌，进入胸上部的皮下。

因第 2、3 肋间穿支较为粗大可作为胸三角皮瓣的主要供养血管。胸廓内动脉肋间穿支有 1～2 条伴行静脉，静脉较细小。所需皮瓣面积较大时，可切取包括臂三角肌表面的皮肤、皮下组织在内的扩大胸三角皮瓣。

由于它常常是在放射治疗区之外，加上血供丰富，因此很少发生皮瓣坏死。该皮瓣可制成轴型皮瓣、岛型皮瓣、筋膜瓣或筋膜皮瓣，旋转移植修复周围的缺损，包括咽、喉腔及颈部食管部分缺损的再造，咽、喉腔、颈段食管狭窄的整形，颈部、颏部、下半颊部皮肤及皮下组织缺损的覆盖（图 36-2-3）。

皮瓣移植后，供区常常需用中厚皮片覆盖。将头和臂部妥善固定，避免因张力过大致血管蒂牵拉扭曲导致皮瓣坏死。由于皮瓣最远端仅能达到颧弓以下，因此颌面上部的重建无法应用此皮瓣。

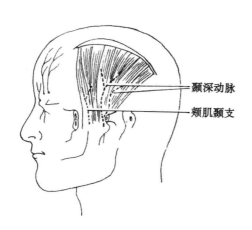

颞深动脉
颊肌颞支

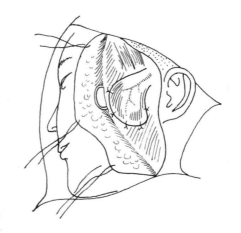

图 36-2-2　颞筋膜瓣口腔黏膜缺损

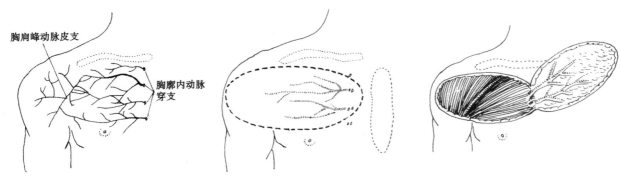

胸肩峰动脉皮支

胸廓内动脉穿支

图 36-2-3　胸三角皮瓣

四、颈阔肌肌皮瓣

颈阔肌位于颈前外侧部的浅筋膜内，为一薄而宽阔的长方形皮肌，与皮肤贴附紧密，与深部组织间较易分离。颈阔肌肌皮瓣（Platysmal flap）起于胸大肌和三角肌筋膜，肌纤维由外、下向内、上方越过锁骨和下颌骨下缘至面部。

颈阔肌的动脉血供包括颈横动脉浅支、甲状腺上动脉颈阔肌支、面动脉颈阔肌支、颏下动脉等，耳后动脉、肩胛上动脉及舌动脉也有分支进入该肌。静脉回流主要通过颈前静脉和颈外静脉，

颈阔肌也有多条较小的静脉直接注入颈外静脉。

颈阔肌的运动神经来自面神经的颈支，颈阔肌区皮肤的感觉主要由颈丛的颈神经支配。由于该皮瓣面积大、皮瓣薄、血供好，多数表面无毛发，肤色接近面部，易于切取、折转及塑形因此是颌面部缺损修复的理想供区（图 36-2-4）。主要用于修复唇颊部、耳前部皮肤的缺损；面颊部洞穿性缺损，用作口内衬里较为理想；用于覆盖下颌骨骨面的裸露创面；修复口腔内颊、舌和口底组织缺损等。

皮瓣的蒂设计在颌下区面动脉附近，蒂的宽

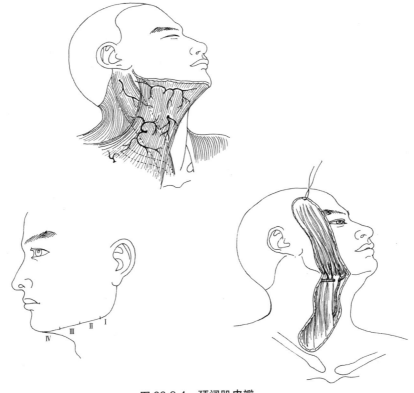

图 36-2-4　颈阔肌皮瓣

度视需要而定，但以切取后创缘能拉拢缝合为宜。老年患者、曾有放疗史及行颈部淋巴结清扫术史的患者，不再适宜应用该皮瓣。

五、胸锁乳突肌肌皮瓣

Owens（1955）首先报道应用胸锁乳突肌肌皮瓣（Sternodeiceomastoid myocutaneous flap）局部转移修复颌面组织缺损，Conley（1972）应用带锁骨的胸锁乳突肌复合组织瓣修复伴有骨缺损的口腔组织缺损。

胸锁乳突肌起自胸骨和锁骨，斜向后上方止于颞部乳突及上项线。其沿途接受许多来自颈部的动脉肌支血管，其主要的血供来源：上段来自枕动脉分支，中段来自甲状腺上动脉或直接来自颈动脉分支，下段来自甲状颈干分支。各支动脉肌支均有 1～2 支伴行静脉，分别汇入附近的静脉。

胸锁乳突肌的运动神经主要来自副神经，也有来自颈丛的小分支（图 36-2-5）。胸锁乳突肌表面皮肤的血供来自肌皮动脉穿支和缘支，感觉神经来自颈丛皮神经的颈前皮神经和锁骨上皮神经。

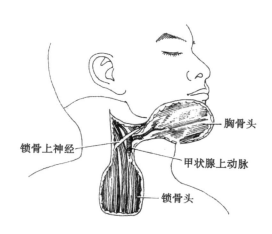

图 36-2-5 胸锁乳突肌皮瓣

因为胸锁乳突肌皮瓣分段供血的特点，可以利用上下两端之一作为肌血管蒂转移皮瓣，即上端血管蒂全胸锁乳突肌肌皮瓣和下端血管蒂胸锁乳突肌肌皮瓣。前者以枕动脉和甲状腺上动脉为血管蒂，将胸锁乳突肌下部形成皮瓣移位修复缺损，后者以甲状颈干及颈横动脉的小分支为血供来源，蒂部选在胸锁乳突肌下部的两头起始处，将胸锁乳突肌的上端肌肉及表面皮肤形成皮瓣。

临床上应用前者修复前侧口底、舌、颊黏膜和面部小创口，而后者修复口底、舌根、扁桃体床及磨牙后三角区等缺损。利用该皮瓣修复不用延迟，可一期修复，供区可原位缝合，颈部功能不受影响。缺点是肌皮瓣较脆弱，肌皮血管很细操作时容易被拉断导致皮瓣坏死。

六、胸大肌肌皮瓣

胸大肌肌皮瓣（Pectoralis major myocutaneous flap）是临床上用于修复颌面和颈部缺损的最常用组织瓣之一。Ariyan（1979）和 Hurwitz（1979）分别报道用胸大肌肌皮瓣修复头颈部肿瘤术后组织缺损和严重的颈部瘢痕挛缩。

胸大肌是覆盖于前胸部的一块扁平扇形肌肉，分成锁骨部、胸肋部和腹部 3 部分。锁骨部起自锁骨中部和上胸骨部，胸肋部起自胸骨外侧半上 6 个肋软骨前方，腹部起自腹直肌前鞘前叶，胸肋部与腹部仅在起点端分界明显，肌腹处无分段的自然界限。

胸大肌的血供主要有 3 个来源，即胸肩峰动脉的胸肌支及三角支，腋动脉的胸肌支，胸廓内动脉的前肋间动脉和穿支。此外，胸最上动脉和胸外侧动脉的分支也供应胸大肌。

胸大肌皮瓣最常用的血管为胸肩峰动脉，它起自腋动脉第 2 段，动脉向前内行经胸小肌上缘，穿出胸锁筋膜后分为三角肌支、胸肌支、肩峰支和锁骨支。

胸肩峰动脉的分支均有静脉伴行，一般为一到两支，它们会合后汇入腋静脉或头静脉。胸大肌皮肤的神经主要来自胸廓内动脉的穿支。

胸大肌的神经主要有胸前外侧神经和胸前内侧神经，它们分别发自臂丛神经的外侧束和内侧束。临床上常用胸大肌胸腹部皮瓣修复头颈部缺损。

皮瓣设计时从锁骨中点向下垂直落到肩峰到剑突的连线，此折线即为胸肩峰动脉胸肌支走行。以该折线为中心轴，根据受区需要及所需蒂部长度，画出切取肌皮瓣的范围，其内侧可至胸骨旁，外侧可至腋前线，上至锁骨，下至肋骨边缘，足以满足颌面部及颈部组织缺损修补所需的组织量（图 36-2-6）。

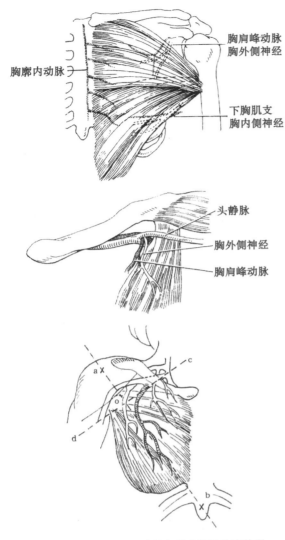

图 36-2-6 胸大肌皮瓣血管走行及体表位置

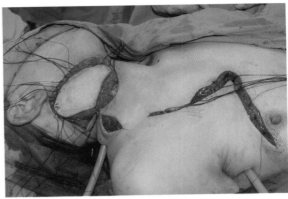

图 36-2-7 胸大肌皮瓣修复颈部缺损

胸肩峰动脉 胸外侧神经

胸廓内动脉

下胸肌支 胸内侧神经

头静脉

胸外侧神经

胸肩峰动脉

七、斜方肌肌皮瓣

斜方肌是项背部浅层扁平而宽阔的肌肉，其血供和神经分布恒定可以形成不同类型的皮瓣或携带骨骼形成复合组织瓣。斜方肌肌皮瓣（Trapezius myocutaneous flap）也是头颈部重建修复的理想供区之一。

斜方肌起自颅底骨、项韧带、第四颈椎至全部胸椎棘突，向外止于锁骨外 1/3、肩峰和肩胛冈。动脉血供主要来自颈横动脉及其分支，此外还有枕动脉、椎动脉、颈深动脉等。

其静脉回流为各支静脉的伴行静脉，并以颈横动脉伴行静脉为主要回流静脉。其皮肤的血供主要来自颈横动脉浅支的皮肤穿支。

斜方肌主要受到副神经和颈 3、4 神经的支配（图 36-2-8）。

临床应用该皮瓣修复重建大的颅底缺损，如颞骨、眶内容术后需要足够组织量的填充；口腔癌大范围切除术后重建，如全舌全口底及全喉术后重建；下咽癌患者术后，下咽和颈段食管重建；下咽颈段食管癌术后，胃代食管长度不够时，可联合胸大肌皮瓣修复。

胸大肌皮瓣可用作一期重建，术中不需要变换体位；由于肌肉血供丰富，因此成活率极高很少发生坏死；它对抗细菌感染能力极强，可用在原先进行过放射治疗的部位，肌肉表面皮肤可取代放疗坏死的皮肤；肌蒂还可以代替因颈清扫术切除的胸锁乳突肌，恢复对称的颈部外形；肌蒂可以保护大的血管，填充术后死腔，防止致命并发症，如颈总动脉感染导致破裂大出血的发生（图 36-2-7）。

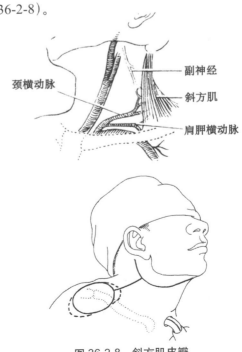

图 36-2-8 斜方肌皮瓣

颈横动脉

副神经

斜方肌

肩胛横动脉

斜方肌皮瓣可分为 3 种：

上斜方肌肌皮瓣，以枕动脉为血管肌蒂，适合修复颈侧部、颈前部、扁桃体区、下咽部及肩胛背区，附有肩胛肩峰的肌骨皮瓣可整复下颌骨的部分缺损；

外侧斜方肌肌皮瓣，主要血供来自颈横动静脉，适合修复下咽区和口底前部，带有肩胛肩峰的肌骨皮瓣可整复下颌骨的部分缺损；

下斜方肌肌皮瓣，其血供来自肩胛背动脉与颈横动脉的降支，因其血管肌蒂长，适合修复头颈部远距离大面积缺损，如前额、眼眶、鼻咽和颅底等。

该皮瓣可以行一期重建，用在放疗过的部位，肌肉可恢复颈部外观并有较强的抗感染能力。骨肌皮瓣血供丰富，成活率高可用作下颌骨部分缺损的修复。

皮瓣位于背部，不会破坏肩部功能及女性患者胸部外形和功能，因此对于女性可优先考虑应用斜方肌肌皮瓣修复重建。该皮瓣也常用作头颈部整形的备用肌皮瓣。

对于已经行颈部淋巴结清扫术的患者，因颈横动静脉常常被结扎因此慎用该肌皮瓣，而且上

和外侧肌皮瓣的基部旋转角度有限，术中病人常需变换体位都影响了该肌皮瓣的应用。

八、背阔肌肌皮瓣

背阔肌肌皮瓣（Latissimus dorsi myocutaneous flap）是人体可供游离或带蒂移植范围最广、功能最多的皮瓣之一。背阔肌是位于背部扁平而范围宽广的三角形肌肉，起于下六个胸椎和全部腰椎的棘突、骶正中嵴和髂嵴后部，斜向外上以扁腱止于肱骨结节间沟。

其血管蒂为胸背动脉及其伴行静脉，胸背动静脉尚有 2～3 支直接皮动脉经过肌腹进入皮肤，可制成胸背动脉皮瓣以供移植。背阔肌的支配神经来自臂丛后索的胸背神经。胸背动脉起自肩胛下动脉向下越过大圆肌，沿背阔肌前缘深面与前锯肌之间向下内行，到肩胛骨下角稍上方入肌，在肌肉内分为 2 支，因此可制成 2 个皮浆移植。

肌皮瓣设计时于腋窝后壁下方扪及背阔肌前缘，在背阔肌前缘后 2.5cm 处画一平行于背阔肌前缘的垂线，该线即是胸背动静脉，神经及其外侧支的相对体表投影（图 36-2-9）。

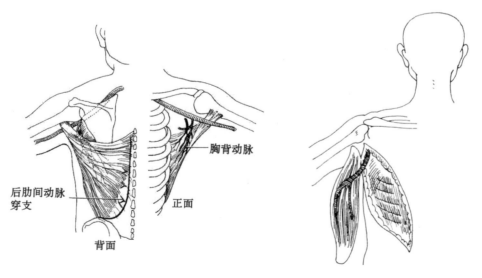

图 36-2-9　背阔肌皮瓣

背阔肌肌皮瓣适于大多数可用于胸大肌肌皮瓣重建者，以及不愿胸前有创口或用过胸大肌肌皮瓣修复失败的病例。该肌皮瓣类似胸大肌肌皮瓣，其移植的皮瓣大、肌蒂长可大范围旋转来用

修复舌和口底。

供区还可制成皮瓣、肌皮瓣、肌瓣、骨肌皮瓣和复合肌皮瓣等，如携带一块髂骨可重建下颌骨的缺损。

第三节　显微外科技术与血管化游离组织移植

一、血管质量评估

头颈部肿瘤患者可伴有高血压、动脉硬化、糖尿病等全身疾患，常造成血管病变，表现为血管内膜增厚、出现斑块、管腔狭窄甚至闭塞，血管变硬、弹性差。

表浅血管可因反复静脉穿刺抽血、输液或全身化疗，造成供区血管损伤；或因外伤引起血管损伤，常见于前臂皮瓣系统的头静脉；有的受区存在慢性溃疡和炎症病灶，或曾接受放疗、血管造影栓塞、局部灌注化疗等，也可能导致受区血管损伤。因此在确定应用游离组织瓣前需准确评估供区、受区血管的质量。

进行血管吻合前也要确认所吻合的血管是健康的。动脉如出现血管内膜肿胀，与中膜分离、脱落或有粥样斑块，血管内膜有纤维素沉着，管腔内有絮状漂浮物或血栓，管壁增厚、管腔严重狭窄，弹性差，动脉搏动不明显等，这些均是血管不健康的表现。常出现在受区的面动脉，而甲状腺上动脉相对较少出现。

吻合前需尽量切除有病变的血管，直至见正常管腔，内膜光滑，内膜、中膜紧密相贴，血管弹性好，动脉有搏动性喷血，静脉回流通畅、阻力不大，才能进行吻合。尽量选择颈内静脉的直接属支做受区静脉，因为血液回流较快且通畅。应注意血管存在节段性病变的可能，需注意远离吻合口的血管也应正常。如果血管病变严重，预计彻底切除病变血管后供区血管会非常细小或过短，有时不得不放弃行吻合血管的游离组织移植而改用其他方法进行修复重建。

二、吻合时注意事项

进行血管吻合时要求吻合口张力合适。如果张力过大，吻合口缘血管壁容易撕裂，即使勉强能够缝合也容易出现血管痉挛、吻合口狭窄进而栓塞。在供区切取组织瓣时血管蒂的长度要足够，分离受区血管也要留有余地。

在切除肿瘤或进行淋巴结清扫时需保护好拟供吻合的血管，对于颈外动脉的主要分支如甲状腺上动脉、舌动脉、面动脉及其伴行静脉和颈外静脉都要仔细解剖，尽量保留下来，为重建组织瓣血循环提供多种选择。如果组织瓣血管蒂短或供区确无合适血管进行直接吻合，则需要作血管移植或选择对侧血管吻合。

另一方面要避免血管过长，如开放血流后血管出现迂曲，容易形成折角。可以在固定皮瓣前使血管蒂通过摆位达到走行自然、顺畅，避免出现血管扭曲或受压，可以用缝线适当固定过长的血管蒂，避免打折或扭曲。

吻合完成后需检查吻合口对合是否良好，开放血管后仍有漏血则应补针，如非搏动性喷血，用湿盐水纱布短暂轻压吻合口可以止血。放置引流管时注意避免压迫，或距离过近，造成负压吸住血管蒂。

三、头颈部修复常用游离软组织瓣

头颈部恶性肿瘤切除后，常造成口腔颌面部、咽部等组织缺损，包括颊黏膜、舌、腭、下咽等软组织缺损和下颌骨、上颌骨等骨组织缺损及联合缺损。常用的游离组织瓣有前臂皮瓣、股外侧皮瓣、背阔肌瓣、腓骨肌（皮）瓣、腹直肌瓣等，现将常用的组织瓣的应用做一介绍。

（一）前臂皮瓣

前臂皮瓣（Forearm flap）较薄，柔软，制备方便，最常用于舌、颊黏膜、咽侧壁等软组织缺损，缺点是供区需另行植皮，不良外观暴露。

1. 应用解剖

（1）桡侧皮瓣：桡动脉是前臂桡侧皮瓣的供血动脉，是肱动脉在桡骨颈稍下方的桡侧分支。起始部被旋前圆肌和肱桡肌所覆盖，下部行于肱桡肌与桡侧腕屈肌之间，被深筋膜覆盖称显露部，长约12cm，血管径约2.5mm。

桡动脉发出皮支和肌支，相伴二支桡静脉位于动脉两侧（图36-3-1）；浅静脉为头静脉，沿前臂桡侧上升，血管外径约2.8mm（图36-3-2）。

（2）尺侧皮瓣：尺动脉是前臂的尺侧供血动脉，是肱动脉在桡骨颈稍下方的分支。起始部在前臂浅、深两层屈肌之间，在前臂中点偏下部，

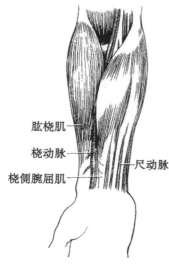

图 36-3-1　桡侧动脉解剖

肱桡肌
桡动脉
桡侧腕屈肌
尺动脉

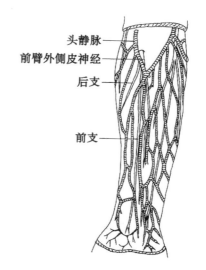

图 36-3-2　桡侧静脉解剖

头静脉
前臂外侧皮神经
后支
前支

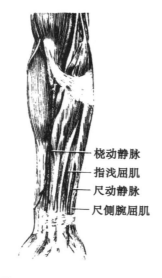

图 36-3-3　尺侧血管解剖

桡动静脉
指浅屈肌
尺动静脉
尺侧腕屈肌

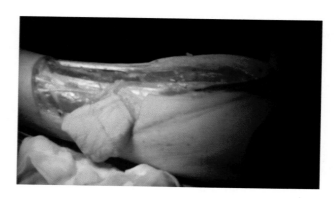

图 36-3-4　桡侧前臂皮瓣切取

下行于尺侧腕屈肌与指深屈肌之间称显露部，长约10cm，血管径和桡动脉相似也约2.5mm。

相伴二支深静脉位于动脉两侧，浅静脉为贵要静脉，血管径约2.5mm。前臂运动神经为正中神经，和桡尺血管网有一定距离。而感觉神经虽和头静脉、贵要静脉接近，但较易鉴别，损伤后可引起相应部位麻木（图36-3-3）。

2. 手术要点　前臂桡侧或尺侧皮瓣血管蒂均为动脉主干，皮支均发自动脉的内、外侧，然后从肌间隙中浅出至皮下，由于动脉干较长，尤其是桡侧皮瓣，可根据需要以动脉干为轴心，屈腕

时第一横纹以下随意设计形状。切取皮瓣时，先用止血带驱血，然后用止血带于肘关节上2cm，注意不要在肘关节区止血，易引起运动神经损伤，皮瓣切取时一般以远中向近中较为保险，注意将皮瓣连同深筋膜进行分离，在动脉处应从动脉深面分离，逐一结扎肌支，注意不要使皮瓣与动脉分离，损伤血供。必须结扎血管的每一支肌支，注意保护主干血管，扎止血带时间一般不超过1小时，在游离感觉神经时，一般采用先将神经带在皮瓣上，再将神经从皮瓣上分离出，这样可保证不使血管和皮瓣脱离（图30-3-4，图36-3-5）。

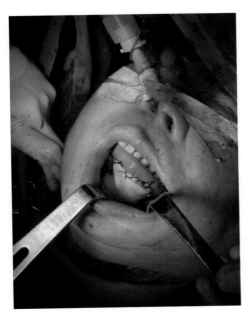

图 36-3-5 桡侧前臂皮瓣修复口底缺损

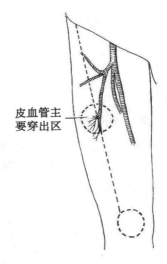

图 36-3-6 股前外侧穿支皮瓣体表投影

（二）股前外侧皮瓣

股前外侧皮瓣（Anterolateral thigh flap）发掘应用较晚，在 1983 年徐达传等研究局部解剖后，提出应用该皮瓣的可行性；1984 年罗力生等首先报道临床应用后，临床推广很快，经临床实践证明为较理想的皮瓣供区之一。皮瓣的血管蒂为旋股外侧动脉降支，并不是一个典型的肌间隙皮血管类型，手术时必须加以"改造"才能符合皮瓣轴型血管原则，故对其应用解剖学基础结构要有清晰的了解，才能避免误伤血管；供区没有其他重要的血管神经干。

1. 应用解剖

（1）皮瓣的血供：股前外侧皮瓣的血管蒂为旋股外侧血管降支，旋股外侧动脉发自股深动脉或股动脉，其降支有一条动脉和两条行静脉并与股外侧肌神经共同包裹在结缔组织鞘内，降支主干在肌间隙内可以作为皮瓣血管蒂的长度为 8～12cm，神经位于血管的外侧，手术时需注意将血管束与神经分离开。

①旋股外侧血管的体表投影：由腹股沟中点至髂前上棘与髌骨外上缘连线中点作一表线，该线的下 2/3 段即为旋股外侧动脉降支的体表投影（图 36-3-6）。

②旋股外侧血管降支和分支：旋股外侧动脉分为升支、横支和降支，其中最粗最长的分支为降支。降支在股直肌与股中间肌之间行向外下方，

至股外侧肌的神经位于血管的外上方。约在髂前上棘与髌骨外、上缘连线中点的稍上方，动脉在股外侧肌与股直肌之间分为内、外侧支。

内侧支继续下行，沿途分支供养邻近肌肉，最后参加膝关节网的组成；外侧支向外行，沿途发出许多分支供养股外侧肌及股前外侧部皮肤。

外侧支发出供养股前外侧部皮肤的皮动脉，平均每侧有 2～5 支。第一支皮动脉是皮瓣的主要血管，均有两条外径近似的伴行静脉。

这些皮动脉浅出走向皮肤的方式有两种：肌皮穿支，穿过股外侧肌后分至皮肤，穿肌的厚度平均为 15.6mm；肌间隙皮支，经过股直肌与股外侧肌之间的间隙，穿出深筋膜直接进入皮肤（图 36-3-7）。

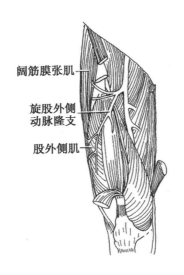

图 36-3-7 股前外侧皮瓣动脉走行

③股前外侧皮瓣血管蒂类型可分为下列四种类型：

第一型 肌皮动脉穿支型，占81%。

第二型 肌间隙皮支型，占8%。

第三型 直接皮动脉型，占8%。

第四型 无皮动脉型，占3%。

④皮动脉的供血面积：根据新鲜标本从旋股外侧动脉降支插管灌注，可以概略地测出动脉的供血范围。灌注墨汁所显示的面积为 12.5 cm x 38cm，临床皮瓣可取至 10cm×20cm 以上。

（2）皮瓣的神经：股前外侧部皮肤为股外侧皮神经分布。股外侧皮神经在髂前上棘内侧 1.0cm 处从腹股沟韧带深面至股部。主干至股部通常分为粗长的前支和较短细的后支，前支的90%在髂前上棘与髌骨外上缘连线 1cm 范围内走行，制备带感觉的皮瓣时沿上述标志线纵行分离，容易寻找。

2. 手术方法及注意事项 手术操作要了解股前外侧皮瓣血管蒂多是肌皮穿支，不是典型的肌间隙皮支，分离末梢肌肉穿支需保留一定肌袖，才能保证制作成功，有关要点如下：

（1）皮瓣的设计：股前外侧皮瓣面积较大，皮瓣可随需要设计为椭圆形、菱形或所需要的各种形状。因为第1肌皮动脉穿支较粗大，是皮瓣供血的主要血管，其浅出点在术前能以超声多普勒进一步探测，标出回声最强点，定位更加可靠。

设计皮瓣时应将回声最强点即动脉穿支的浅出点落在皮瓣的上半部中央。从皮支的穿出点向腹股沟韧带中点作一连线，其下 2/3 段即为旋股外侧动脉降支的体表投影，游离此皮瓣血管蒂时可参考此体表投影作切口（图 36-3-6）。

（2）皮瓣的制备：沿皮瓣血管蒂的体表投影作"S"形切口，切开皮肤、皮下组织及阔筋膜，并切开皮瓣的外侧缘。分离出股直肌与股外侧肌之间的间隙，将股直肌向内侧牵开，顺股直肌与股外侧肌间寻找旋股外侧动脉降支。

沿降支而下，会发现第1肌皮动脉穿支或肌间隙皮支。沿肌皮动脉穿支方向，缓慢将肌纤维分离，直至阔筋膜下，血管周围注意保留肌袖。

再向下寻找第2、3肌皮动脉穿支，尽量包括两支以上的肌皮动脉穿支。依次切开皮瓣的内侧

和远端，整块皮瓣除血管蒂外全部游离。检查皮瓣血运后，按需要的长度切断旋股外侧动脉降支及伴行静脉（图 36-3-8，图 36-3-9）。

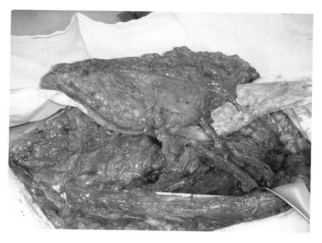

图 36-3-8 股前外侧皮瓣切取

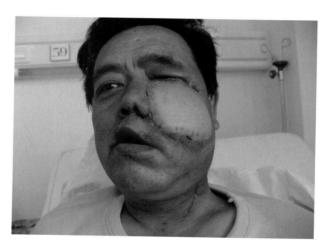

图 36-3-9 修复后效果

（三）腓骨游离组织瓣

腓骨瓣系统包括腓血管蒂，腓骨和肌肉或皮肤，在 Hidaigo 报道应用腓骨瓣修复下颌骨缺损以来，目前在头颈外科，腓骨瓣（Fibular osteocutaneous flap）已被广泛用于口腔颌面部重建，主要为上下颌骨重建。该瓣可提供长达 25cm 的坚实骨段和较薄的软组织。

1. 局部解剖 腓骨位于小腿外侧，上与胫骨构成韧带联合，下与距骨形成另一胫腓韧带联合，成为踝关节及其韧带附着的组成部分，腓骨呈直线型，横断面近三角形，含有皮质骨和松质骨，在成年人，其长度约为 30～41cm，平均 34cm。

通过骨内膜与胫骨连接，是小腿前、外及后间隙肌肉的附着骨。

腓骨的血液供应来自腓动脉，通常是胫后动脉的一个分支，在腘肌下缘下方近 3cm 处发出。腓动脉是小腿的主要轴形血供来源，也是成年人小腿肌肉和双侧小腿的主供血管。腓动脉自胫后向外走行，伴行静脉有两条。

以后与腓骨平行下行，最终形成穿支和交通支，腓骨干的血供有两种形式：腓动脉的一条或两条营养动脉在腓骨中 1/3 进入骨内（图 36-3-10，图 36-3-11），为其提供骨髓供血 (Endosteal supply)；腓骨的中 1/3 骨段是最常用的腓骨供骨段。

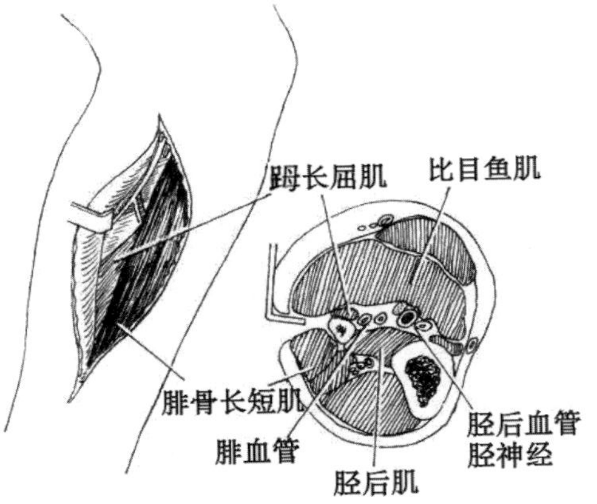

图 36-3-10　腓骨血供解剖

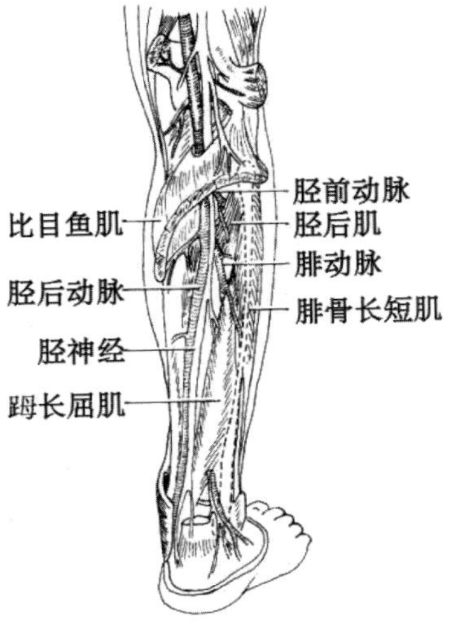

图 36-3-11　腓骨瓣解剖示意图

腓骨表面皮瓣的血液供应来自腓血管的 2～3 条动静脉穿支，这些穿支血管基本上都邻近腓骨的远中 1/2 或 1/3，因此，皮瓣的大小可达 16×12cm。手术前可通过动脉造影确定穿支血管的位置或以经皮 Doppler 血流计协助定位。

2．设计与制作

（1）组织瓣设计：上部由于腓总神经、胫骨韧带联合的限制，以及腓动脉血供在骨上段逐渐减少；下部由于需保持踝关节的稳定性，保留腓骨的下 1/4(成人约 6cm，儿童约 10cm)，若需较小的骨段，最好以滋养动脉入骨点或其稍下为中心点切取。

如此可保证血供，延长血管蒂。同时，在此水平的皮肤有明确的穿支供应。如需要肌肉，可切取大小不一的比目鱼肌和踇长屈肌。如口腔内上皮缺失很少，可切取腓骨段和外侧份比目鱼肌进行软、硬组织修复（图 36-3-12）。

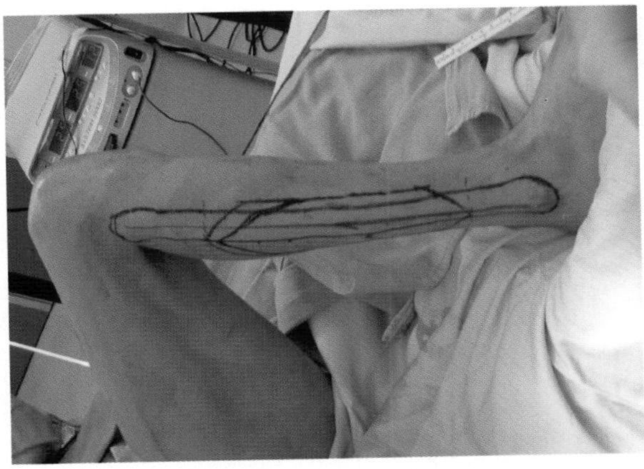

图 36-3-12　腓骨瓣设计

制作骨皮瓣时，皮瓣需以腓动脉的节段分支及隔皮穿支为蒂。在制作筋膜皮瓣时，通常可见穿支血管分布于腓骨后方，直径在 1mm 或以下。设计时，皮瓣内至少应包含一条穿支，皮瓣应以腓骨长轴为中心。

在小腿上标示出腓骨头、腓骨体和腓骨外踝及腓总神经的位置。另一个主要的软组织标志是比目鱼肌前外侧和腓短肌及腓长肌筋膜联合形成的线轮廓 (Linear contour)，此系腓骨的分离平面。

如切取皮肤，皮瓣应以腓骨长轴为中心。切口的设计常用“S”形切口，若需同时获取小腿外侧筋膜皮瓣，S 形切口的下部弧线应向后弯曲，如此可避免皮瓣切口与皮肤切口的分离而影响美观。

（2）制备要点：切开皮肤，至小腿深筋膜深面，将皮瓣以筋膜皮瓣翻起，由前向后，向后外间隙之间的间隔方向分离，直至在皮下组织内找到穿支血管为止，加以小心保护。

如不切皮肤，辨认比目鱼肌和腓肠肌之间的筋膜间隔后，顺其向深层分离，直至显露腓骨。然后分离前外间隙的肌肉，使与腓骨游离，暴露腓骨内面。在两端横断腓骨，向外牵拉，在远中侧辨认血管蒂。

进一步锐性分离伸肌群，直至显露骨内膜，纵向平行腓骨分离出 1～2cm 骨膜，以增加血管蒂长度。轻轻分离胫后肌纤维，清楚显示血管蒂，由远中开始向上分离足母长屈肌，保留 1cm 肌袖与血管蒂和腓骨相连。

将组织瓣向外牵拉，向上分离血管蒂，直至其胫后起点，小心保护胫后血管和神经。肌肉分支可予结扎，通常在腓动脉起点远中 1～2cm 处，可见一较粗的比目鱼肌支，如取比目鱼肌肌瓣，需保存此分支。

在腓骨上段，伴行静脉、交通静脉与腓动脉的关系可能相当复杂，交通静脉位于伴行静脉和 / 或胫后静脉之间，在动脉前方横过。可作适当分离，以将动脉解剖至其起点。至此，组织瓣已完全被游离于其血管蒂上（图 36-3-13）。

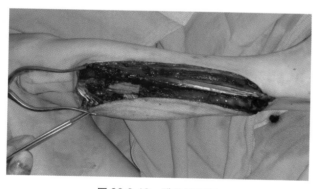

图 36-3-13　腓骨瓣切取

近中份腓骨瓣的血管蒂长度为 3～5cm，为了增加血管蒂长度，可在骨膜下分离，将血管与近中骨段游离出一段距离，但不能超过滋养动脉入骨点，这样可使血管蒂增加到 7～8cm。由于伴行静脉有两条，难以确定哪一条为主要回流静脉，因此，最好吻合两条静脉。

血管蒂在腓骨锥状嵴内侧 0.5～1cm 处与之平行，走行于骨内膜后方和胫后肌与足母长屈肌之间，血管密贴骨骼而行，胫后神经通常十分靠近并与血管蒂内面平行，手术中应仔细辨别并加以保护。

取瓣后血流灌注良好的征象是腓动脉远端有血流和 / 或趾的血氧饱和度监测正常。在解剖腓血管近中段时，应清楚显露胫后血管和腓血管，皮瓣在小腿上、下的位置，应根据在受区的放置而预先设计。

用以修复有牙下颌骨，可在骨膜下作骨截开，将最远端蒂折叠 180 度，在同一血管蒂上取两个独立的骨段。重叠放置，以增加植骨高度。通常取同侧腓骨，血管蒂放入口腔侧，使皮瓣邻近颈部。但也可将皮瓣向内旋转，植入口腔；或向外旋转，放置于颈部，一般不会损伤其血供。

3．临床应用经验

（1）术前供区血管检查：术前对两侧小腿进行全面检查，包括触摸股动脉、腘动脉、足背动脉和胫后动脉脉搏，评价轴形血供质量，判断有无先天或后天性解剖变异。

有时腓动脉闭塞后，足部脉搏仍正常，应予注意。还要观察有无先前受伤，皮肤灌注不足而皮温低或其他皮肤异常征象。这些检查有助于进行腓骨瓣设计。

术前行双侧小腿血管造影，对于确定有无腓动脉硬化、变异十分重要。还可显示腓皮穿支的大小、长度和位置。如果病人因过敏等原因不能进行血管造影检查，可进行 MRA 或超声波探查。

（2）用途及优缺点：腓骨瓣最常被用于下颌骨及口腔软组织缺损重建，皮瓣可用于修复大面积黏膜缺损，比目鱼肌可修补小范围缺损，用于覆盖种植体、螺钉和夹板。由于腓骨坚硬，无弧度，因而一般需在骨膜下截开（2～4 次楔形切骨），按颌骨的弧度塑形，然后以修复板或微型板与剩余下颌骨残端行骨内固定。

腓骨瓣还被用于面中份及上颌骨重建，与其他复合瓣一样，体积过大是其不足。皮瓣可用于修复颊部皮肤、腭部内衬；腓骨则被用来修复颧区至对侧上颌骨的缺损（图 36-3-14）。

切取腓骨后，大多数小腿功能所受影响不大。腓骨虽在承重方面的作用相对较小，但对踝关节的稳定性至关重要。

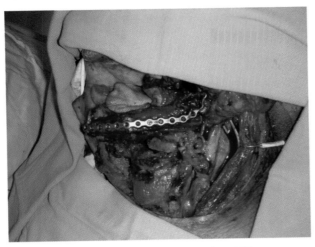

图 36-3-14　腓骨瓣塑形后修复下颌骨

一般保存远中段 8～10cm 的腓骨，术后几月，病人通常感觉踝关节不稳，切取或分离踇长屈肌后，可损害跑动功能。因此对于从事体育运动或重要高度平衡的病人来说，应当慎用。虽然在某些老年妇女，腓骨疏松，腓动脉有不同程度硬化，但仍可采用此瓣。

切取外侧比目鱼肌后，行走和踝关节向足底屈曲仍保持正常。如带皮瓣切取宽度在 2cm 以上，小腿创面一股需用植皮关闭，否则可造成小腿骨筋膜室压力增高。对上述所有功能和外形变化（疤痕、植皮），手术前应同病人讲明。

（3）术后供区功能锻炼

术后膝下放置"沟形"夹板，下肢抬高，膝屈曲，足居中立位 48～72h。仔细观测踇指血循状况，如其他情况允许，病人可拄杖行走 15～30 分钟。行走期间，应抬起。1 周后去除夹板，开始练习拄杖持轻物，10～12 天后去除植皮区固定敷料，练习行走。如果恢复顺利，配合理疗，年轻人可在术后 2 周，老年人可在术后 3 周充分负重。虽然几乎所有患者的膝关节、踝关节、趾关节均出现不同程度的功能障碍，肌力减弱，但对患者的日常活动并无明显影响。

四、游离组织瓣移植的血管危象及围手术期处理

游离组织瓣移植在头颈部缺损修复中起着十分重要的作用，成功与否直接关系着患者的生存质量甚至是生命；对有些肿瘤患者来说，由于游离组织移植保证了手术创面的 I 期愈合，使患者的进食、呼吸及语言功能得以早日恢复，体质较快恢复，术后的放疗及化疗得以按期进行，综合治疗措施得以保证。

因此，我们要努力提高组织移植的成活率，除了要强调显微外科技术以外，同时要掌握游离组织瓣血管危象的有关知识、围术期处理原则及操作注意事项。

上海第九人民医院报道平均皮瓣危象发生率为 8.7%，抢救成功率为 60.1%，游离组织移植总体成活率达到 96.5%，1997 年以来成功率达 98.2%。认为与围术期的密切监视和及时处理紧密相关。

（一）缺血－再灌注损伤及复流丧失现象

研究认为当缺血组织内富氧和富能量化合物（如 ATP）耗竭时，便激发一系列生化反应。组织持续处于低氧状态，导致氧自由基释放，引起微血管内皮细胞损伤。受伤的内皮细胞释放多种细胞因子，产生急性炎症反应并诱发血小板凝集。

细胞因子活化的中性粒细胞在微循环内聚集，使炎症反应加重，毛细血管床堵塞，持续缺氧和 ATP 耗竭使 Na-K 泵失活，内皮细胞肿胀，血管腔闭塞。最后，由于内皮细胞的纤溶活性丧失加上血液淤积，凝血链反应被激活，微循环完会被栓塞。

组织能够耐受缺血前保持活力的最长时间称为临界缺血时间。从供区切取并将游离组织转移至受区进行血管吻合，有一段人为的缺血时间，称为初期临界缺血时间。

吻合血管失败后，将使游离组织再次遭受缺血损伤，由移植失败而致的缺血时间称为继期临界缺血时间。动物实验表明，皮瓣成活与初期缺血时间的长短有关，也与再灌注时间及继期缺血时间有关。

初期缺血时间越长，皮瓣成活率越低；再灌注期越短，皮瓣成活率越低，同时也使皮瓣对继发缺血的耐受力降低。

皮瓣最终成败与否，取决于上述三个变量的综合作用。临床上初期缺血时间取决于良好的微小血管吻合技术和正确的手术操作程序，而继期缺血时间则与术后的观察密切相关。

（二）游离组织移植术血管危象的诱因分析

1．显微外科技术　手术操作者应注意加强自身的微小血管吻合技术的训练，除了经过一定时间（1个月以上）的规范化动物实验训练以外，在临床实践过程中还应该经常不断进行动物实验练习（一般每个月至少练习1～2次）。显微血管吻合技术是提高血管吻合质量及缩短"初期缺血时间"的有力保证。

不良的吻合技术可导致血管内膜损伤、血管壁内卷、壁层对合不齐和针距不均等，进一步诱发血栓形成，这是初学者首先碰到的问题。

2．血管吻合张力过大　由于受区或供区条件的限制，特别是跨中线进行血管吻合要求有足够长的血管蒂，如果其长度不足而勉强吻合，则有可能因血管张力大而导致吻合口针眼撕裂、管腔狭窄堵塞，最终引起血管危象皮瓣坏死。术中应充分估计血管蒂的长度，在设计时要在无张力状态下多取1～2cm血管蒂，如局部条件所限无法达到上述要求时，则应另取一段血管，作血管移植术。

3．血管蒂成角扭转　皮瓣就位时未注意血管蒂方向或吻合血管时未将皮瓣放到正确的位置，则可导致血管成角及扭转倾向，经过一定时间后成角／扭转于某一点集中，引起血管堵塞，继而血栓形成。

临床上常见的情况是静脉扭转阻塞，此类情况大约占静脉血管危象的50%。

4．血管蒂局部受压　多种原因皆可引起血管蒂受压，现分别叙述。

（1）术中负压引流管的误置，可直接压迫血管蒂，或将血管吸入引流管内，应将引流管与血管平行放置并间隔2cm以上，可将伤口内引流管适当固定。同时还要充分估计术后体位改变时引流管与血管蒂的位置变化，是否可能造成新的血管受压情况。

（2）下颌骨对血管蒂的压迫。组织瓣修复口内缺损时血管蒂与下颌骨之间相交叉，如果将血管蒂置于颌骨表面，则因皮下术后肿胀可能将血管蒂直接压迫于骨面上；一般情况下多采用内侧通过的方法，但如果下颌骨作矩形切除，内侧缘很锐利时，则很易压迫血管。因此术中可对下颌

骨舌侧面打磨处理，避免形成锐利边缘，并可去除较多口底肌以增加局部空间。

（3）术后血肿压迫。由于术中止血不彻底，术后发生血肿，也可能压迫血管蒂，常在术后24h内出现。术中应严格止血，关创前仔细检查，对于活动性出血应认真结扎。

（4）术后3周内错误加压包扎。手术3周以后由于组织床血管变通初步形成，一般来说对于血管蒂供血的要求已经不高，但术后感染、涎瘘及乳糜漏等并发症多在术后早期发生，如果按一般原则进行加压包扎，将造成对血管蒂的直接压迫引起血管危象，应注意避免。

5．组织瓣制备的问题　各种类型的皮瓣皆有其不同的血供方式，术者首先应熟悉每一种皮瓣的局部解剖，尤其是供养血管的供血范围、回流血管的引流范围及动静脉之间的吻合交通支等知识。

在操作过程中精细、准确的手法亦十分重要，不应过分强调供区一些非重要感觉神经的保留而损伤动静脉交通支，如初学者在制取前臂皮瓣时可造成血管与皮瓣分离。

在组织瓣制备完成后，断蒂前应检查动静脉的血流情况，正常时可见全部动脉充盈弯曲有弹性，搏动明显，静脉系统充盈扩张、勒血试验正常。

6．环境温度过低　一般来说，显微血管外科操作过程中，要求环境温度在22℃以上，以免血管痉挛的发生。

如在寒冷季节，血管易受低温的影响而收缩，加上皮瓣制备过程中对血管蒂所造成的刺激，进一步加剧血管痉挛，动脉及静脉皆可发生。

其处理方法，一方面应增加环境温度，另一方面以温热盐水纱布湿敷、揉按，多能解除血管痉挛状态。另外在补液中加用血管解痉扩张药物可作为辅助手段。

7．误用止血药　血管吻合术后不宜使用任何类型的止血药物，误用止血药可增加血栓形成的危险性。

8．个别患者局部及全身因素的影响

（1）局部因素　供区由于外伤、化疗等因素导致组织瓣固有血管的损伤，这在前臂皮瓣区的头静脉最为常见。因此相应患者入院即应采取标记措施，保护前臂血管；应根据病史及局部检

查，避免选择受损的供区；受区由于放疗等因素可使受床及血管广泛产生辐射损伤，此时应考虑跨中线血管吻合，选择非辐射区血管作为接受血管。

（2）全身因素　某些患者因血栓性静脉炎、动脉（粥样）硬化等疾病可出现皮瓣血管完全闭塞甚至实性变。对于这种情况，术前对于供区的检查就显得十分重要。此外在某些年老患者的受区（头颈部）动脉硬化并不少见，术中可见动脉较厚，常常于内膜层与肌层之间剥脱分离、内膜脆嫩、卷曲，不易寻找管腔，给吻合带来较大困难。该现象在颌外动脉较常见，甲状腺上动脉相对较好，可选择为受区动脉。

另一些全身疾病如糖尿病、肝硬化、吸烟及慢性肾炎等亦可对游离组织瓣移植造成不良影响，尤其是糖尿病所致的微循环障碍可导致皮瓣的边缘坏死，术前应作有关检查并作相应治疗。

（三）游离皮瓣移植术后观察和监测

动物实验及临床观察均发现，危象皮瓣能否抢救成功，取决于对微循环障碍的早期发现和对受损血管的及时探查。

手术后进行皮瓣监测的目的是及早发现皮瓣灌注受损的征象，目前最常用的方法仍是临床观察，包括观察皮瓣的颜色、温度、充盈状况、针刺出血情况等。临床监测有以下优点：不需特殊设备，简单易行，可由护士或医生操作。

每项指标都要动态观察，综合判断，切不可根据一项指标异常就盲目进行处理。

临床观察的要点是：

(1) 颜色：皮瓣颜色变化反映了皮下循环的状态，是最容易观察到的客观指标。皮瓣应与供区皮肤颜色相一致，有些病例术后1～2天内颜色稍显苍白，多属正常现象，应结合其他征象加以判断。

如皮瓣颜色变暗、紫绀，则说明静脉瘀血；如为灰白色，则提示动脉缺血，应及时探查。在自然光线下观察皮瓣颜色比较可靠，日光灯照射下皮肤成苍白色，应加以区别：此外还应注意皮肤色泽随个体的差异变化。

(2) 温度：皮瓣移植后多有温度下降的现象，尤其在寒冷的冬季，但一般不应低于皮温的3～6℃，此时可对皮瓣加以保温处理，可于表面覆盖棉垫，并以白炽灯距30cm以外行照射加温，以保持正常的血液循环。如温度过低，加上颜色的变化（暗紫或灰白），则应及时探查、抢救。

(3) 皮纹：皮瓣表面应有正常的皮纹皱折，如果发生血管危象，则皮纹消失，可见皮瓣肿胀。

(4) 质地：皮瓣移植后仅有轻度的肿胀，往往比周围组织程度轻，但如果出现皮瓣区域的明显肿胀，质地变硬时，则可判断血管危象的发生，应予抢救。

(5) 毛细血管充盈试验：在皮瓣血管危象发生早期或程度较轻时，可表现为轻度的充血或瘀血现象，以手指轻压，放开后可见变白的区域再度泛红（暗红），泛红的过程越快说明微循环的状况越好，如果该过程太长，超过5秒钟，多提示微循环功能很差，抢救成功的可能性较小。

(6) 针刺出血试验：对一些皮瓣颜色苍白，无法马上判断是否为动脉堵塞所致时，可采用此法。要求在无菌状态下进行，以7号针头刺入皮瓣深达0.5cm，并适当捻动针头，拔起后轻挤周围组织，如见鲜红血液流出，提示动脉血供良好，否则提示动脉危象。

临床监测适合于外露皮瓣，而埋藏皮瓣则完全不能进行临床监测，可采用20MHz脉冲Doppler和植入式激光Doppler进行监测。有学者建议，接受皮瓣手术病人术后入ICU，由专职护士特别护理，术后6小时内，每半小时观察记录1次，6小时后，每1小时观察记录1次，持续5～7天，发现情况，及时处理。

（四）皮瓣血管危象的预防

1. 术前检查

（1）局部：对供区进行目测、触诊及上血压绑带以了解其动静脉行径及功能状况，排除静脉闭塞或缺如等变异情况；对于较深的供区可借助于血流多普勒彩超或血管造影以了解血管的位置、管径及分支情况。对受区应了解以往是否受过放疗，是否有外伤或手术史，以充分估计影响吻合成功的不利因素。

（2）全身：患者是否患有糖尿病、肝硬化及慢性肾炎等系统性疾病，应于术前进行对症治疗，纠正血糖及肝肾功能，否则游离组织移植的成活率将受到影响。此外，血液黏稠度高者易发生血栓，亦应作相应处理。

2．术中注意事项

（1）室温不应过低，应维持在 22～26℃，并保持一定相对湿度。

（2）强调"微创无损"原则，要求"一针操作"技术，即任何缝合尽量一次完成，避免重复进针，保证血管内膜的完整性，可防止血栓形成。

（3）复方肝素抗凝液的冲洗，在血管蒂切断以后到血管吻合完成以前，一直以肝素溶液冲洗，以防止血管痉挛及血栓形成。复方肝素液的配方为：生理盐水 500ml、肝素 12500u、2% 利多卡因 20ml。

（4）提高吻合技术，缩短吻合时间，要求一对动、静脉吻合在 40 分钟左右完成，一般不超过 1 小时，尽量减少组织瓣的初期缺血时间。

（5）操作顺序为：先皮瓣就位，后血管吻合；一般先吻合静脉，后吻合动脉，最后进行组织瓣固定、缝合。组织瓣大致就位后再吻合血管，有利于血管的正确对接及血管长度的观察，可防止血管成角、扭转的发生，可避免血管的张力吻合。提倡在血管吻合完成后再固定缝合组织瓣，有利于节约时间，缩短初期缺血过程。

（6）避免血管外压迫，负压引流管的正确放置是又一重要环节，另外，彻底止血防止血肿压迫亦不能忽视。

3．术后管理

（1）术后常规头部制动 5～7 天。此点目前仍作为术后常规医嘱，但也有不少医师认为适当的早期活动有利于患者早日康复，而不影响皮瓣的成活。

（2）辅助药物：低分子右旋糖酐 500ml 中加入复方丹参 8 支，每天 1 次静脉滴注，一方面降低血液黏稠度，另一方面扩张小血管，可作为术后常规用药。

（3）严密观察皮瓣情况：术后 6 小时内，每 30 分钟观察皮瓣一次，6 小时后，每 1 小时观察一次。

一般来说，术后 72 小时以后较少发生血管危象，但是少数病例则发生在 72 小时以后，也就是说于术 3 天以后仍需要观察、监视。

（五）游离组织移植血管危象的探查及抢救

游离组织瓣初期缺血时间越短，其耐受性越强，但术后继发缺血的耐受性有动静脉之别，有动物实验表明：皮瓣动脉性缺血可耐受 6 小时仍有恢复的可能性，而静脉性瘀血如超过 3 小时则失去抢救的机会。因此一旦发现问题，应争分夺秒，立即探查、抢救。

抢救危象皮瓣应遵循如下原则：

（1）首先应全面了解手术过程、血管危象出现的时间及程度，分析引起血管危象的可能原因，对下一步抢救工作做到心中有数，并做好相应的准备。

(2) 迅速送至手术室手术探查，剪除缝线，打开伤口（有时不必麻醉），如为血肿压迫，应立即去除血凝块，清理冲洗创面，钳夹结扎活动出血点。

解除压迫后，观察血管特别是静脉吻合处的通畅状况。如为负引流管压迫所致，应立即解除压迫，如为下颌骨骨缘压迫者，则应修改相应的骨缘，抢救及时者一般多自行缓解。

（3）重新吻合血管。适用于上述压迫原因解除后仍不能恢复者，或由于血管本身原因（静脉扭转、过短等）。管腔内血栓形成者，则应剪断栓塞的静脉，去除腔内栓子，轻压组织瓣，进一步排除内部微细血栓，并以肝素盐水冲洗，温盐水湿敷。

观察静脉管口的血液流速及颜色，直至流出红色的血液时，方可重新进行血管吻合；若为血管长度不够者，则需另取血管移植吻合；若为动脉原因，则应剪断动脉吻合口，检查近心端的搏动射血情况，重新上动脉夹，显微镜下仔细察看动脉内膜情况，如为较严重的内膜硬化破坏，则应换用其他动脉。

（4）如果经上述措施抢救后，静脉中无血液流出，皮瓣青紫肿胀等症状无法纠正，则提示皮瓣内微循环障碍，抢救无效，则应放弃皮瓣。

第四节 头颈部血管神经组织损伤的修复

头颈部重要的血管、神经分布密集，外伤或医疗活动中均可造成损伤或因病变而切除，继发重要的功能障碍。如颈部淋巴结清除术中可能产生喉返神经、副神经、面神经等重要的神经缺损可采取神经移植等方法进行修复。

一、颈总动脉重建

颈总动脉是头颈部的主要动脉干，左侧发自主动脉弓，右侧起于头臂干。两侧颈总动脉均经胸锁关节后方，沿食管、气管和喉的外侧上行，至甲状软骨上缘高度分为颈内动脉和颈外动脉。颈总动脉上段位置表浅，在颈动脉分叉处有颈动脉窦和颈动脉小球。

颈总动脉可因外伤或晚期肿瘤侵犯而不得不进行重建修复。临床最常见的为颈动脉体瘤包绕或者颈部淋巴结转移癌侵犯动脉。临床常采用自体静脉移植或人工血管移植修复。

（一）大隐静脉节段移植术

1. 以下情况可以认为需行颈动脉重建术

（1）颈动脉体瘤，CT 或 MRI 检查提示肿瘤已包绕颈总动脉并与之分离不清者；

（2）头颈部恶性肿瘤伴颈部淋巴结转移，转移淋巴结相互融合，质硬，边界不清，活动差或固定，术前 CT 或 MRI 检查提示病灶与颈总动脉分界不清，部分或完全包绕颈总动脉；

（3）原发灶已根治或能被根治性切除者；

（4）无远处转移 (M0)；

（5）无心脑血管意外病史；

（6）同侧颈总动脉短暂球囊阻塞试验 (BTO) 阳性；

（7）颈动脉造影检查显示颅底 Willis 环解剖无异常者；

（8）同侧颈总动脉近心端或颈内动脉远心端彩色超声多普勒检查管腔无狭窄或若有狭窄，但狭窄＜原管腔 1/2；

（9）全身情况可耐受全身麻醉及手术者。一般需气管内插管全身麻醉，术中需作脑电图及残端动脉压监测。

2. 手术要点 术前必须进行 CT 或 MRI，动脉造影 (DSA)、短暂球囊阻塞试验 (BTO) 等检查，详细了解颈总动脉受累情况，颅底 Willis 环是否存在畸形，有无解剖异常。

这些检测有助于判断患者是否可以接受手术（图 36-4-1，图 36-4-2）。

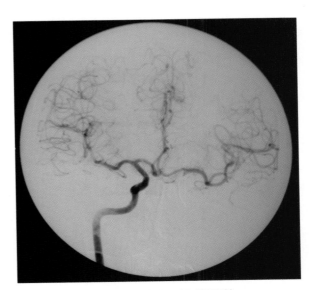

图 36-4-1 球囊阻断试验阴性

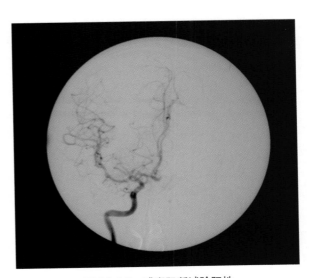

图 36-4-2 球囊阻断试验阳性

术前要常规行抗生素治疗，特别是口腔、口咽、喉、喉咽、鼻腔及鼻窦等原发肿瘤。若发生炎症感染者，待炎症感染被控制后方能手术，避免术野因上消化道或呼吸道开放而被污染。

伴有颈淋巴结转移癌者可首先行扩大性颈淋

巴清扫术，拉开胸锁乳突肌，探查肿瘤累及颈总动脉的情况。

明确累及情况后，游离、切断胸锁乳突肌上下端，显露颈总动脉近心端和颈内动脉远心端，探查肿瘤上、下界和与颈总动脉粘连情况。

如位置较高，则需用咬骨钳咬除部分岩骨组织，充分暴露颈内动脉岩骨部，然后用圆钻磨去颈内动脉管骨壁，以备重建。

术中用止血带行暂时性阻断颈总动脉，检测颈总动脉残端压，如残端压 < 50mmHg，需行颈总动脉重建。

大隐静脉节段切取，在同侧或对侧大腿股内侧沿大隐静脉行径做纵形切口，显露大隐静脉后仔细游离，结扎各分支；游离所需长度后（比颈总动脉缺损长度长 1/3），结扎切断大隐静脉。

将切取的大隐静脉两端外膜剥离剪除，用显微镜冲洗针头从远心端注入肝素生理盐水，冲洗静脉腔内积血，然后用一只血管夹夹住静脉近心端，继续注入肝素生理盐水，直至血管充盈，观察有无渗漏，解除血管痉挛，并轻轻加压扩张，扩大静脉管径，以利吻合。进行血管吻合时，必须清除吻合口外膜组织，防止缝合时外膜带入血管腔内导致血栓形成。

大脑组织对缺氧极为敏感，阻断颈总动脉或颈内动脉之前，必须接好转流管，保证患侧大脑血液供应。

分别游离暴露颈总动脉近心端和颈内动脉远心端，全身肝素化（肝素 2mg/kg），接入转流管，用无损伤血管夹阻断分流管上下端之间的颈总动脉血流。

切除受累颈总动脉，移植前注意大隐静脉方向，将其远心端与颈总动脉近心端吻合，远心端吻合近完成时，开放近心端血管夹，让动脉血流冲出静脉段的空气和血凝块，注满肝素盐水后，完成吻合，检测吻合血管是否通畅。

如有必要，切取胸大肌肌（皮）瓣覆盖术区，肌肉组织缝合固定，然后放置引流管，再逐层缝合手术切口。

手术过程中需维持一定的血压、血容量，术后须监测患者的神志、精神状况。保持一定时间头低位，适当应用扩血管药物，如罂粟碱、尼莫地平等。若术后患者出现感觉及运动功能异常时，应及时做出处理。

3. 术式的临床评价

（1）颈总动脉修复重建的材料主要有自体大隐静脉、股浅动脉、人造血管等，临床应用较广泛的是大隐静脉，其具有抗感染力强，管径较相，与颈总动脉管径相近，吻合后通畅率高，能耐受动脉血流长期冲击，且分支较少，切取方便等优点。

（2）大隐静脉节段修复重建需要良好血供的基底组织，及足够厚的软组织覆盖，才能顺利着床生长，常需要胸大肌皮瓣等覆盖创面。

（二）人造血管颈总动脉重建术

对于双侧下肢大隐静脉曲张、闭塞或下肢深静脉血栓形成或瓣膜功能不全等情况需要颈动脉重建者可采用人工血管移植重建。

选择人造血管来重建颈总动脉，手术时间相对缩短，减少了病人的创伤。且可避免部分患者因切取大隐静脉后造成下肢深静脉血栓形成的风险。

手术的处理要点基本同前：

（1）由于人工血管为外来植入物，抗感染能力非常差，术中应尽量避免进入上消化道或呼吸道，伤口感染或瘘管形成常可导致血管重建失败，导致吻合口破裂。

（2）进行血管吻合前，必须将人造血管先浸泡在肝素生理盐水中，预防术后血栓形成，导致颈总动脉重建失败。

（3）人造血管的选用应根据患者缺损颈总动脉长度和直径大小来决定。不宜过长而导致血管迂曲，过短而导致吻合口张力大，影响愈合（图 36-4-3）。

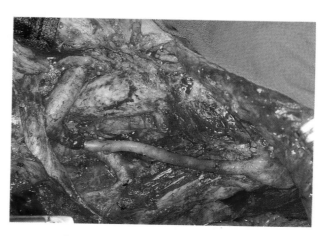

图 36-4-3 人工血管移植重建颈总动脉

（4）应采用带含血管蒂胸大肌肌瓣或胸大肌肌皮瓣覆盖人造血管，促进吻合口愈合，避免或减少吻合口破裂出血。

二、面神经缺损的修复

面神经属混合神经，由运动神经、内脏感觉神经和内脏运动神经构成。大部分为运动神经纤维，起始于脑桥，主要支配面部表情肌，小部分为独立的细干，位于运动神经纤维的外侧。

内脏感觉神经纤维分布于舌前2/3味蕾，传导味觉，内脏运动神经纤维为副交感纤维，控制泪腺、舌下腺、颌下腺以及上腭、鼻腔黏膜小腺体的分泌。

面神经自茎乳孔出颅，主干交织组成腮腺丛，行走于腮腺深浅叶之间，自腮腺前缘呈放射状发出5个分支：

颞支，有2～4支，支配额肌和眼轮匝肌；

颧支，有3～4支，支配眼轮匝肌和颧；

颊支，分为上、下2支，主要支配颧大肌、颊肌、上唇方肌、口轮匝肌和其他口周围肌；

下颌缘支，支配下唇方肌和三角肌等；

颈支，支配颈阔肌。

手术注意要点：

（1）采取原手术切口，切除部分术后瘢痕。

（2）根据面神经断裂部位探查面神经的近、远端，术中可借助神经刺激仪寻找神经两断端。

（3）充分游离后，在无张力的情况下，用10～0无创伤缝线进行神经外膜、束膜或外膜束膜联合缝合，修复面神经。

神经吻合常在手术显微镜下进行，术野暴露要充分，神经束显露要清楚，以利于神经精确对位和吻合。

（一）面神经自身断端吻合术

本术式较简单，但要掌握好适应证，尽早进行面神经自身断端吻合术，有助于面神经功能的恢复。恶性度较高的涎腺肿瘤需术后放疗或肿瘤已经侵犯面神经的，均为禁忌证。其适用于：

（1）锐性损伤造成的面神经完全性或不完全性断裂，病程不超过6～8个月，面部表情肌无明显萎缩；

（2）腮腺良性肿瘤，手术误伤面神经而需修复者；

（3）下颌骨升支或咽旁肿瘤，需暂时离断面神经者；

手术处理要点：

（1）一般取原切口，切除原手术瘢痕。神经吻合最好在手术显微镜下进行，术野暴露要充分，神经束显露要清楚。

（2）若为二期神经修复，则在原手术切口附近探查，找到面神经的近、远端，松解术后瘢痕；将神经断端的神经瘤切除，直到露出正常的神经乳头，在显微镜下仔细辨认两端神经大束与神经小束所在的位置，根据神经外膜表面纵向血管方，用10～0无损伤显微缝线行外膜间断缝合，以无神经乳头露出为准。

（3）需在无张力情况下缝合，由于神经束膜抗张力很差，在有张力下缝合容易引起神经束膜撕裂、撕脱，使神经束向两端回缩，术后如果形成瘢痕组织，将影响神经纤维再生通过。

（4）缝合后神经断端要置于血供良好的软组织床上。

（二）带胸锁乳突肌肌瓣耳大神经移植修复术

如果为累及面神经的腮腺恶性肿瘤，切除受累面神经所造成面神经主干节段性缺损需同期修复临床为N0 M0的患者适用于该术式。

手术处理的要点

（1）首先探查肿瘤位置及侵犯范围，在未受肿瘤累及处，寻找面神经颞支、颧支或下颌缘支，沿其表面由远端向近端分离至肿瘤累及处，并与之相距约1 cm处切断之。

将整个肿块连同面神经从咬肌表面向乳突处翻起，暴露面神经主干，在与肿瘤边缘相距1cm面神经主干处将肿瘤完整切除。

（2）向茎乳孔方向将面神经主干分离足够吻合的一段，或开放面神经管乳突段，暴露面神经近心端以供吻合。

（3）制备耳大神经：在胸锁乳突肌后缘中点寻找出同侧耳大神经。沿着耳大神经分离，向上将耳大神经暴露至腮腺下极，向下暴露至胸锁乳突肌后缘处。

（4）根据面神经缺损的长度，在胸锁乳突肌表面切断一段耳大神经，不作游离，使其仍然附着于胸锁乳突肌表面。根据缺损修复情况，切取以乳突附着端为蒂的胸锁乳突肌肌瓣，连同耳大神经一起转移至腮腺缺损区，分别与分离好的面神经远、近端行端端缝合。

注意事项：

（1）神经端端吻合时，要避免神经扭转。神经扭转特别是颞面干、主干的神经扭转，可以导致神经纤维不能长入原来的神经膜细胞管内，可造成表情错乱；

（2）神经的端端吻合须在无张力情况下进行，神经束膜抗张力很差，在有张力下缝合容易引起神经束膜的撕裂、撕脱，使神经束向两端回缩。造成术后瘢痕组织形成，影响神经纤维再生通过；

（3）切取耳大神经需比面神经缺损长度长1.5～2.0cm才能避免修复时神经收缩，否则引起张力过大，修复失败。

术式的临床评价：

（1）面神经损伤后有多种修复方式，如面神经-舌下神经吻合，跨面神经移植，颞肌瓣或咬肌瓣转移，腓肠神经、耳大神经移植等，其各具优缺点；耳大神经是面神经缺损修复的首选供体，直径约2.7mm，与面神经相近，且供体可长达10cm。

（2）带胸锁乳突肌肌瓣的耳大神经移植，供体的切取与腮腺癌根治术处于同一术野，创伤小，取材方便，且可同期在同一术野进行，胸锁乳突肌肌瓣伴随转移修复，提供一个血运良好的局部环境，有利于术后面神经着床生长。此外，胸锁乳突瓣转移后，能填补因腮腺癌根治术后的面颈部凹陷，改善外观。

（3）制备耳大神经胸锁乳突肌肌瓣时，需保留耳大神经及胸锁乳突肌浅面的筋膜，使耳大神经完整地附着于胸锁乳突肌上，保证其血运不受破坏。

（4）来源于腮腺深叶的肿瘤，在确保肿瘤根治基础上，可开放面神经管，显露面神经近端，以便修复。

（三）游离腓肠神经节段移植修复术

如患者为腮腺恶性肿瘤累及面神经，同侧颈淋巴结转移临床为 N1～N3，需同期行根治性颈淋巴清扫术和面神经修复术，可选择此术式。

需采用侧卧位，术侧下肢在上。该手术可分两组进行，头颈外科负责肿瘤原发灶根治性切除及经典性颈淋巴结清扫，显微外科组负责腓肠神经的切取和移植。

手术步骤要点

（1）探查肿瘤位置及侵犯范围 如肿瘤仅局限于腮腺浅叶，可保留面神经主干；如肿瘤源于腮腺深叶，则需切除肿瘤后，沿茎乳孔进路，开放面神经管乳突段，暴露面神经近端以供吻合。

（2）切取节段腓肠神经 于外踝后侧与跟腱之间做一纵形切口，先解剖出小隐静脉，在小隐静脉的后方与其伴行的即为腓肠神经，沿腓肠神经走行方向向近端延长切口，将腓肠神经逐渐向近侧分离，根据受区神经缺损的长度来决定切取腓肠神经的长度。必要时可切开深筋膜，在腓肠肌外侧头之间向上追踪腓肠神经，最高可达腘窝，可保证足够长度。

（3）将切取的腓肠神经移植于受区，需比面神经缺损长度长1.5～2cm，在保持无张力的状态下，分别与离断神经的远近端进行端端缝合。

（4）缝合后神经吻合端要置于血供良好的软组织床上。

术式的临床评价

（1）腓肠神经解剖恒定，位置表浅，手术简单方便。

（2）腓肠神经切取后副损伤小，仅遗留足背外侧皮肤感觉障碍，多半在术后3～6个月明显减轻或消失，对工作及生活无明显影响。

三、副神经缺损的修复

副神经分为延髓部和脊髓部，延髓部纤维起自疑核和迷走背核以及疑后核，出脑后随迷走神经而行，由颈静脉孔出颅；脊髓根在椎动脉后方进入枕骨大孔，位于延髓的侧面，与延髓根结合成副神经。

副神经前行至颈静脉孔内时，又分为两支：来源于疑核、迷走背核及疑后核的纤维属副神经的内支，与迷走神经结合，分布至咽喉部的肌肉；来源于脊髓根的纤维为副神经外支，在茎突、茎突舌骨肌以及二腹肌后腹的内侧，向后下方斜行，到达胸锁乳突肌上端，穿过该肌并在深面发出分支支配该肌。

继而继续向外下穿行，在距耳大神经浅出点上方约 2cm 以内处浅出颈后三角。在肩胛提肌表面，副神经外支越过颈后三角，在锁骨上方约 3～5cm 处，行至斜方肌前缘，穿入该肌深面，分支成丛支配斜方肌。

副神经损伤的主要原因有外伤、医源性损伤（颈淋巴结活检、功能性颈清扫等）、经典性颈淋巴清扫术和被当作供体神经修复其他神经损伤等。

术后患者出现一系列肩部综合征：举肩功能严重受限、肩前移、翼状肩角、肩部外展运动不对称、肩部疼痛、僵硬和麻木无力，92% 的患者患侧斜方肌中度或严重萎缩，上肢外展不能超过水平位，影响到病人术后的生存质量。

（一）副神经自身断端吻合术

适用于单纯外伤或根治性颈清术中副神经缺损较少无张力的修复。

手术要点：

仔细寻找副神经断端，松解术后瘢痕组织，将神经断端的神经瘤切除，直到露出正常的神经乳头，在显微镜下仔细辨认两端神经大束与神经小束所在的位置，根据神经外膜表面纵向血管方向，用 11-0 无损伤显微缝线行外膜间断缝合，以无神经乳头外露为准。

该术式较为简单，可体现神经修复基本功。基本功扎实，吻合到位恢复可能性较大，疗效好。

（二）游离耳大神经节段移植修复术

切取自体神经或进行神经移位时均要有足够的长度，保证缝合无张力。修复后要有血运丰富的软组织床；供区需牺牲相应功能，术前注意权衡利弊。放疗后血运不佳或感染严重的创面不适合神经移植。

1. 耳大神经移植修复术 适用于颈清扫术的副神经缺损节段较长的患者。选用耳大神经时，先在胸锁乳突肌上部肌膜表面分离出耳大神经，根据副神经缺损的长度，切取一节段稍长于缺损长度的耳大神经，然后将切取好的神经移植于副神经缺损区，近端与远端分别与移植神经进行端端吻合。

2. 颈丛神经移植修复术 选择进入斜方肌的颈浅神经丛第 4 分支，根据神经缺损长度，切取一段颈浅神经丛第 4 支，将其放置在副神经缺损区，然后进行端端吻合，修复副神经节段性缺损。

四、喉返神经缺损的神经移植修复

喉返神经断裂性损伤后，不同于其他神经，直接行端端吻合大多效果不很理想，这与喉返神经前后支支配的复杂喉肌运动有关；另外再生神经轴突方向生长错乱后导致声带的连带运动，使声带出现矛盾运动或静止不动；喉返神经支配的吸气时声带外展动作非常重要，有时患者可以有效地发音，但不能顺畅的完成吸气动作。而选择性神经吻合术，分别修复喉返神经的前支和后支，或仅修复喉返神经的后支，有文献报道疗效理想。对于神经移植的供体选择，目前国内外先后采用舌下神经袢、颈丛神经深支以及膈神经等神经移植修复喉返神经来恢复声带运动，临床报道均有一定效果，但各自亦有不足之处，临床上可根据不同的情况选择合适的供体，但目前临床倾向于舌下神经袢或颈丛神经深支作为供体修复喉返神经缺损，具体见表 36-4-1。

表 36-4-1 不同供体神经修复喉返神经缺损的比较

供体神经	优点	缺点
舌下神经袢	拥有更多的运动神经纤维，修复后神经功能恢复好	直径相对较细，为神经吻合带来困难
颈丛神经	供体直径及长度的选择余地大；切除供体神经后带来的并发症小	组成神经中有一部分为感觉神经
膈神经	在吸气时发生电信号的传导，可选择性恢复声带吸气性外展运动	切除供体神经后带来的并发症相对大，而且其直径相对较细，不利于神经吻合

适应证：颈部外伤或甲状腺手术不慎切断喉返神经，环杓关节无固定者；甲状腺手术中，发现肿瘤累及喉返神经，需作连同受累喉返神经一并切除的根治性切除。

手术处理的要点

（1）颈前胸骨切迹上方 1cm 处，行领式切口或行（改良式）单臂弧形切口。

（2）探查甲状腺肿瘤，暴露喉返神经，如神经与肿瘤粘连、受累，将甲状腺一侧叶、峡部及受累部分喉返神经一并切除。

（3）根据不同需要选择供体神经。供体神经选择需保证足够长度，避免缝合张力过大。

①如果肿瘤位于甲状腺上极或范围广泛，需切除喉返神经至环甲关节时，可切断患侧咽下缩肌，暴露喉返神经喉内段，必要时可切除部分甲状软骨板后缘。分辨出前支和后支，将供体神经与后支用 11-0 无创伤缝线行端端吻合。

②肿瘤位于下极或较局限，能保留喉返神经在环甲关节附近的主干，可直接与供体神经吻合，同时切断喉内段的前支。

③喉返神经修复完毕后，取一小段颈前静脉或颈外静脉，套缝于神经吻合端口处加以保护。

临床评价：

修复时机应越早越好，损伤 1 年后将出现喉内肌萎缩，环杓关节固定，导致疗效不佳。

若喉返神经损伤的原因为缝线结扎或瘢痕增生粘连，可行喉返神经减压术；外伤或手术误伤引起的喉返神经断裂，不提倡直接行端端吻合。

自体静脉是一种较好的修复周围神经缺损的桥接物，无排斥反应，具有一定的通透性有利于营养物质渗入，而且有利于神经膜细胞的迁入和轴突的生长，能促进术后喉返神经的生长修复。

第五节　组织工程在头颈部修复与重建外科中的应用

组织工程学（Tissue engineering）是由美国国家科学基金委员会于 1987 年正式提出和确定的，是应用细胞生物学、组织生物材料和工程学的原理，研究开发用于修复或改善人体病损组织或器官的结构、功能的生物活性替代物的一门学科。

头颈部肿瘤机体组织损伤、缺损会导致严重的功能障碍，影响病人生存质量，传统修复方法以自体组织（邻近皮瓣和带血管蒂的远位皮瓣）转移修复，虽然可以取得满意疗效，但它是以牺牲自体健康组织为代价，会导致很多并发症及附加损伤。

自 80 年代科学家首次提出"组织工程学"概念以后，为众多头颈部肿瘤所致组织缺损病人的治疗带来了曙光。

组织工程技术基本原理是将体外培养扩增的、具有特定生物学功能的种子细胞与可降解生物材料相结合形成细胞 - 材料复合物，在体外培养一定时间后植入体内，用以修复或替代病变组织、器官，随着种子细胞在体内或体外不断增殖并分泌细胞外基质，生物材料被逐渐降解吸收，最终形成与相应组织、器官形态和功能相一致的组织器官，从而达到修复病损和重建功能的目的。

现阶段研究主要集中于种子细胞（Seeding cell）、支架材料（Biodegradable scaffolds）、构建方式（Construction technologies）三个方面。种子细胞是组织工程研究的基础，其已成为制约组织工程发展的关键。

成体干细胞因其强大的扩增能力、多向分化潜能以及可自体取材的特性，与成体干细胞相比，胚胎干细胞因其具有无限增殖能力和分化的全能性，它们都是良好种子细胞。

支架材料是种子细胞在形成组织之前赖以生存和依附的三维支架，为细胞的增殖、分化、营养交换、新陈代谢以及细胞外基质分泌等生理活动提供空间场所。

组织工程生物材料要求特性：无毒、无不良反应，来源充足，性质稳定，易贮存易消毒；良好的生物相容性、组织相容性、生物可降解性、可塑性及一定机械强度等。

组织构建是组织工程技术的核心，如何成功进行各种组织构建成为实现组织工程技术实现产业化发展及规模性应用于临床的关键。

组织工程学在头颈外科骨缺损、皮肤黏膜缺损的修复，神经、血管的修复重建中的应用有了一定发展。

一、骨缺损的修复重建

骨组织工程应用工程学和生命科学的原理和方法是将种子细胞与组织生物载体材料（支架）按一定的结构方式构建复合并进行培养，在体内形成具有生理功能的骨组织，进而替代和恢复病变骨组织的功能。

骨组织工程同样需要有三个基本的生物学因素参与，即种子细胞、生长和分化因子、细胞外基质材料。骨组织工程构建的基本方法有三种：

(1) 支架材料＋骨髓基质细胞；

(2) 支架材料＋骨髓基质细胞＋细胞因子；

(3) 支架材料＋细胞因子。部分已进入临床实验阶段。

用到的种子细胞成骨细胞至少有四个来源：骨、骨膜、骨髓和骨外组织。包括有：骨原细胞、骨髓间充质干细胞（Mesenchymal stem cells, MSC）、周皮细胞（Pericyte）、成肌细胞、成纤维细胞、脂肪组织干细胞。

后三种骨外组织细胞为起源于胚胎时期间充质骨外部位的骨祖细胞称为诱导性骨祖细胞，其成骨需有诱导因子的持续存在才能诱导成骨。

骨组织工程的支架材料可分为天然生物衍生材料和人工合成材料两大类。天然生物衍生材料包括胶原、纤维蛋白、壳聚糖、珊瑚、藻酸盐、几丁质、氨基葡聚糖、脱钙骨基质、骨基质明胶和经物理化学及高温处理的异体或异种骨等。

天然材料具有体内可降解，生物相容性好，具有细胞识别信号，适宜细胞黏附、增殖和分化等优点，但因不能大量生产，来源有限，且材料的机械强度、降解速度等特性难以控制。

人工合成材料包括羟基磷灰石（HA）、磷酸三钙（TCP）、钙磷陶瓷（HA/TCP）、生物活性玻璃陶瓷（BGC）等生物陶瓷类和聚乳酸（PLA）、聚羟基乙酸（PGA）及二者的共聚物（PLGA）、聚己内酯、聚羟基丁酸酯、聚偶磷氮等高分子有机合成材料。

生物陶瓷类材料与人骨组织无机结构及组成相类似，有生物相容性好，利于细胞黏附、增殖和分泌基质、发挥成骨功能等优点。但也有脆性大、体内降解困难等不足。

高分子聚合材料因其具有生物相容性好、可降解且降解速度易于调控、可大量生产等优点，在生物材料领域占主导地位。各种材料在组织工程学单独应用中表现出各自的优缺点，材料学家将两种或两种以上的材料按一定的比例复合构成复合材料，使缺点得以削弱，优点得以强化。

（一）下颌骨缺损的组织工程骨修复

下颌骨缺损是颌面肿瘤外科中较为常见的一种，因晚期肿瘤侵犯下颌骨或手术需要去除部分下颌骨造成。目前使用的修复方法有带血管蒂的自体骨瓣移植，包括髂骨、肋骨和腓骨移植，以及同种异体骨移植、生物材料替代等。

自体骨移植存在植入骨的存活、异常吸收、供骨区并发症等问题；异体骨移植存在排斥反应，异物反应等问题。

生物组织工程技术的快速发展，为研究骨缺损修复材料提供了际遇，对改善下颌骨的功能以致面部的形态都尤为重要。Groger A 等在小型猪下颌骨缺损模型的基础上，把可吸收的聚合物和成骨细胞的复合物植入缺损区，采用三维模式观察骨组织的生长情况。结果发现新生骨组织均可在此支架上附着，体内成骨良好。国内有人利用骨髓细胞复合支架材料修复下颌骨部分缺损，也取得了良好的效果。

国外的一些研究结果已经成功地将成年干细胞转化为骨和软骨细胞，将其种植于人下颌骨髁状突形态的胶原海绵及葡聚糖层状结构的支架材料中，形成组织复合物，8 周后形成了组织工程髁状突。

以自体 hBMSC 为种子细胞，利用组织工程技术可在人体内形成稳定组织工程化骨组织，并能修复下颌骨缺损。这一突破性进展为下颌骨缺损及颞下颌关节疾病患者带来希望。

快速成型术（Rapid prototyping）是集成了计算机辅助设计、计算机辅助制造、数控技术、激光技术及高分子材料等领域为一体的现代工业制造技术，能在较短的时间内制造任意复杂形状的三维实体，近年来在医学中得到了广泛的应用，口腔颌面外科医生同样对其多有关注。

Xu 等利用快速成形术将聚羟基乙酸、聚乳酸材料加丁：成为下颌骨髁突缺损形态支架，将骨髓基质干细胞复合于支架植入兔下颌骨缺损区，结果患侧下颌骨髁突形态和功能均得到了恢复。He 等利用快速成形术制备出 β-磷酸三钙三维支架复合骨髓基质干细胞，植入犬的段性下颌骨缺损区，结果显示成骨良好，下颌骨功能及外形均得到了满意的修复。

（二）上颌骨缺损的组织工程骨修复

鼻腔、上颌窦及口腔上腭肿瘤等原因易引起上颌骨的形态及功能的缺损，上颌骨是一块中间有多个窦腔的不规则骨。临床上常用膺复体及带血管蒂的自体骨修复，常因修复效果不如意，材料有限等原因放弃修复。

组织工程在过去已有很多在动物实验中构建成功的例子，例如鼻中隔、眼眶底软骨成功构建。利用组织工程技术制带蒂的骨 - 黏骨膜组织瓣为上颌骨的修复带来了希望，是当今研究的一大难题。

Schimming 等从下颌骨骨膜分离的成骨细胞种植到高分子聚合物支架上，体外培养 2 周后，将成骨细胞聚合物复合体移植到上颌骨的上颌窦底部，以增加该区域骨质的厚度，术后 3 月形成了足够的新生骨组织，18 例病人中 12 例获得了成功。

二、皮肤及黏膜缺损的修复

在头颈部肿瘤中，因侵犯皮肤、黏膜及多次复发的恶性肿瘤等致使皮肤、黏膜缺损较为常见，因其外观及功能的重要性，其修复显得尤为重要。

临近皮瓣转移修复、血管蒂皮瓣转移修复及植皮为临床较常用手段，组织工程皮肤为皮肤缺损提供了全新的治疗理念，其核心是创造出一种三维生长支架，将由机体分离出的表皮细胞或成纤维细胞进行体外复合培养，形成人工再生的真皮等同物或皮肤等同物，移植于需要修复、重建的皮肤病损处。

理想的皮肤替代物应该具有的基本特征包括：易加工处理、细胞容易黏附、有适当的物理或机械稳定性、无毒、无抗原性，易于血管再生、创伤小、尽可能地减少瘢痕形成。

组织工程皮肤是组织工程领域中研究最早、研究成果和相关产品最丰富的组织之一。现组织工程皮肤所用的种子细胞包括以皮肤来源的角质形成细胞和成纤维细胞，也包括有表皮干细胞、毛囊干细胞及骨髓间充质干细胞。

皮肤愈合是一个连续的机制，在这种愈合过程中存在着众多的生长因子和信号分子，常见包括有血小板衍生的生长因子、转化生长因子 - β、成纤维细胞生长因子、血管内皮生长因子及表皮生长因子。

目前已有多种皮肤再生产品研制成功，并被美国食品和药品管理局（FDA）批准应用，按照目前常用的分类方法，组织工程化皮肤分为表皮替代物、真皮替代物和表皮真皮复合皮替代物。下面介绍几种代表产品。

Biobrane™ 是由尼龙网状膜和半透性的硅膜构成的双层膜。尼龙网膜表面涂有猪胶原来源的多肽，可增强与创面的亲和力，Biobrane™ 在创面愈合后容易去除，在临床上被用作一种临时性敷料来覆盖大面积烧伤创面。其缺点是抑制巨噬细胞的作用。

TransCyte™ 是一种暂时性敷膜，是将新生儿成纤维细胞接种到 Biobrane 的胶原层培养 4～6 周。

适用不同的创面外形，TransCyte™ 的优点是：

（1）能迅速黏附在伤口表面，并刺激上皮生长；

（2）在异体移植中的黏附性和愈合度与自体移植相当；

（3）易于操作可以规模化制备，可冻存待用。作为一种临时性敷料用来覆盖部分厚度烧伤创面。

Dermagraft™ 是将从新生儿包皮中获取的成纤维细胞接种到生物性可吸收的聚乳酸网架上，成纤维细胞在网架内增殖并分泌胶原、纤维连接蛋白、氨基多糖、生长因子等基质成分，形成由成纤维细胞 + 细胞外基质 + 可降解生物材料的人工真皮。

含有新生的同种异源成纤维细胞的聚乙醇酸多聚体构成的真皮结构模型，通过刺激纤维血管组织的生长和创面的重新表皮化来加速伤口的愈合，可以用作暂时性或长久性的敷料。

其中成纤维细胞能够分泌出生长因子和真皮基质蛋白，从而产生具有活性的真皮。目前，临床上已成功用于治疗糖尿病性溃疡和烧伤。

Integra™ 由交联的牛胶原和包被有黏多糖的硅膜构成，含有大小为 70-200um 网状结构，适宜内皮细胞和成纤维细胞的迁移，通过胶原层与创面生物性结合来形成含有血管的新真皮，再进行自体超薄皮片移植，从而滋养自体超薄皮片成活，成为人工复合皮肤。

Integra 的优点是：

①可永久的修复创面且产生瘢痕少；

②可防止水分的蒸发和感染；

③异种牛胶原不会引起明显的免疫反应；

④储存运输简单，无传染疾病的风险。

缺点是：

①该产品无内在的免疫保护，要保持创面无菌，对创面的要求较高；

②对出血抵御能力差；

③表皮层为纯粹的硅胶膜，需二次植皮方能覆盖创面；

④移植后缺乏合适的孔径，不利于周围血管的长入。

以上提到的产品均为人工真皮替代物，而Apligraf™则为一种成熟的复合皮肤替代物。Apligraf™为含有新生同种异源成纤维细胞和角质化细胞的牛胶原凝胶薄膜，经体外培养移植后受体接受率达 100%。

其优点是：

①结构和功能类似于人类皮肤，可分泌基质蛋白和生长因子；

②因其缺乏朗汉细胞，移植于创面后，不会引起免疫排斥反应；

③对皮肤功能的改善作用和美容效果较好。

其的缺点是：

①价格昂贵；

②创面感染率高 (10.5%)，创面收缩率比中厚皮高 10% ～ 15%，胶原成分易被胶原酶消化降解。

目前，Apligraf™ 用于治疗血管性溃疡（糖尿病足）、外伤性撕裂伤等疾病，可加速创面再表皮化，但尚不能用于大面积深度烧伤创面，另外其临床广泛应用还受到成本效益的影响。

2007 年 11 月 13 日国家食品药品监督管理局批准，我国第一个应用于临床的组织工程皮肤命名"安体夫"，由第四军医大学口腔医院研制成功，并已经工厂化生产。

同年，艾尔皮肤组织工程全层皮肤取得国家食品药品监督管理局的审批，并于 2009 年组织工程皮肤产业化基地奠基，与美国同类产品相比较，具有生产成本低廉、周期短、制备工艺简单、临床效果好等优点。

2009 年，亚洲最大的人造皮肤库，也是当今世界最先进的皮肤组织库之一的组织工程公司在中国泰州医药城动工，它的人造皮肤具有生物医学活性人工皮肤，可以正常排汗、具有天然皮肤的功能，且排异反应低。

2009 年，人造皮肤复方壳多糖组织工程皮肤进入临床实验。

口腔黏膜因其特殊性，在行皮肤移植修复时，因皮肤角化、汗毛等问题造成修复效果总体不满意，影响患者生存质量，组织工程化口腔黏膜的研究及临床应用解决了这一问题。

在组织工程化皮肤和组织工程化口腔黏膜的构建中，角质形成细胞和成纤维细胞在组织修复过程中起着重要的作用。

成纤维细胞对上皮细胞的潜在分化方向有一定的影响，且该分化受成纤维细胞原在部位的影响组织工程化口腔黏膜培养，组织工程化黏膜所需的成纤维细胞，主要来源于皮肤的真皮层或口腔黏膜的固有层，全厚组织工程化口腔黏膜可用于牙周和颌面重建外科手术。Izumi 等运用组织工程化口腔黏膜修复口内缺损，其移植物成活率为100%。

Lauer 等用牙龈角质形成细胞口外培养的组织工程化口腔黏膜修复口内鳞状细胞癌切除后的黏膜，结果移植的口腔黏膜分化良好，术后 6 个月正常口腔黏膜细胞爬行替代组织工程化口腔黏膜细胞。

三、血管重建

在头颈部肿瘤中，因肿瘤侵犯、多次术后粘连等原因，一些重要的血管，诸如颈总动脉、颈内动脉等需要术中结扎或切断，在一些情况下需要重建，多采用自体替代血管及组织工程血管 (Tissue- engineering blood vessel, TEBV) 修复。

自体替代血管易对供区造成损伤。目前国内外已经进行了较多的研究以期研制出无免疫原性、抗血栓形成、组织和细胞相容性高，具有一定强度和生长性并能广泛应用于临床的血管替代物，目前已经取得了一定的成果。

血管组织工程学是将体外培养扩增的血管壁细胞（包括内皮细胞、平滑肌细胞、成纤维细胞），种植于天然或人工合成的细胞外基质上，经体外培养后，再移植到体内，以替代病损的血管组织。

1986 年，Weinberg 等最早应用自体来源的平滑肌细胞、成纤维细胞、内皮细胞构建了符合的组织工程化的血管，但血管强度无法满足回植要求。

Lheureux 等在生物反应器中利用三维培养技术构建血管，明显改善了 TEBV 的组织结构和强度。Niklason 等引用了仿生压力刺激的血管生物培养技术，成熟的 TEBV 具有和自然血管相一致的解剖结构，良好的组织强度毫不逊色于静脉血管。

10mm 口径以上的大动脉置换 5 年通畅率为 80%，6～10mm 口径的中动脉置换 5 年通畅率为 50%～60%，6mm 口径以下的小动脉及任何部位的静脉至今仍无理想的人工血管替代，但在血管直径 <6mm 或血流低速状态下，常常因血栓的形成导致修复的失败，因此需要进一步寻出具有巨大组织生长潜力及良好组织相容性的材料进行血管组织工程研究。

等实验研究制成抗感染、抗血栓形成、稳定性好，并具有良好生物相容性及血管重构、血管再生能力的新型人造血管。人工血管降解后由宿主组织替代，最终形成新血管，这从理论上解决了人工血管存在的几乎所有问题。

四、神经修复

头颈部肿瘤引起的瘤组织侵犯、反复复发至多次手术及手术瘢痕等原因，易致使声带、舌等重要器官的运动、感觉支配神经受损，因而神经修复对改善术后生存质量至关重要。周围神经损伤后，缺损的替代修复是临床上尚未完全解决的问题。

自体神经游离移植疗效较为肯定，但供体来源有限，且易造成供区感觉或功能障碍，还存在神经瘤的形成、手术难度高以及轴突错位生长等问题。

因此，应用人工神经移植物作为支架，修复周围神经缺损成为近年来周围神经领域的研究热点。组织工程化人工神经的主要内容是将经体外培养扩增的神经膜细胞种植在具有三维支架结构，可生物吸收半渗透性的神经导管内，桥接周围神经缺损。

在保持神经细胞体活性前提下，防止不可逆变性，维持神经可生长状态，引导再生轴突延长通过损伤区，最终轴突生长追寻找并识别靶器官，建立新的轴突，从而完成神经再生修复。

目前，研究内容主要集中在种子细胞、神经支架、细胞周围基质和神经营养因子等方面。

随着种子细胞的深入研究与生物活性导管的研制，翻开了利用组织工程修复周围神经的新篇章。Fansa 等最先将体外培养的神经膜细胞植入经过去除细胞成分的骨骼肌后，桥接坐骨神经的损伤处，促进了损伤神经的再生。

神经嵴干细胞 (Neural creststem cell，NCSC) 主要分化成为脊髓和脑的感觉神经节细胞和内脏神经节后神经元以及神经膜细胞、卫星细胞、Sehwann 细胞等周围神经胶质细胞。颅脑神经嵴干细胞已应用于组织工程。

学者在用壳多糖桥接鼠舌下神经断端后发现，壳多糖可成功地防止受损神经元程序性死亡，促进受损神经再生。

Farole 等用 NeuraGenR 神经套管和透明质酸修复因拔除第三磨牙造成舌神经及下牙槽神经损伤，共 9 名患者接受治疗，8 名患者治疗后在感觉方面有明显的改善。

相对于端端吻合术而言，NeuraGenR 神经套管在受损区形成保护性屏障，最终完全被吸收，其表面可聚集生长因子，减少瘢痕和压迫神经。Inada 等报道的 2 例用聚羟基乙酸 - 胶原蛋白复合导管修复面神经额支损伤的临床病例，观察治疗 5 个月，患者单侧睑下垂情况改善，双侧眼睑能够对称抬起，复合肌动作电位恢复及末梢延迟影响消失。

另外，组织工程人工神经移植体再血管化延迟，成为制约人工神经移植效果的重要因素。在早期不能及时建立内在的血液循环，部分种子细胞由于缺血缺氧而死亡，影响神经再生质量。

组织工程人工神经内必须要有毛细血管的长入才能维持种子细胞正常的代谢。人工神经血管化的最终目的，是在导管内形成有功能的血管网。

目前其主要策略有：

（1）人工神经导管材料的修饰，主要包括内部支架的建立和外部多孔状结构的构建；

（2）在人工神经导管内置入缓释的生长因子；

（3）血管内皮细胞与种子细胞联合培养；

（4）体内血管网包裹，血管束植入（吻合血管的神经移植），体外构建血管网等。

五、存在的问题

尽管国内外在组织工程研究领域已经取得明显进展，在规模化组织工程产品进入临床应用之前，面临许多问题：

1．技术问题

（1）在种子细胞研究领域：自体来源的细胞用作构建组织工程化组织，没有免疫排斥反应问题。但取自体细胞一是增加创伤，二是细胞经过培养、纯化、扩增，需要一定时间，可能导致延误治疗。

异种细胞经基因改造或用免疫隔离技术包裹，可作为组织工程的种子细胞，解决了同种细胞或组织来源不足，但其安全性和长期效果需进一步验证。人胚胎来源的细胞，是组织工程研究中应用最广的种子细胞。

（2）生物学支架材料：国内支架材料研制水平较落后，目前处于筛选细胞支架材料的初级研究阶段。

如何将不同种类的支架材料复合，并引入细胞因子控释系统是组织工程基质材料研究的研究重点。

（3）组织工程产品质量控制和生产标准化有待制定，目前国际上已经制定部分组织工程产品的生产标准，制定产品质量标准，有利于产品规模生产和广泛的临床应用。

2．伦理学问题

目前用于研究的细胞主要来自异种、同种异体和自体三种。异种细胞来源丰富，但面临患者接受困难，植入体内后，患者心理状态变化，是否传染某些潜在的人畜共患疾病等问题。

同种异体来源的种子细胞中研究最多的是人胚胎来源的干细胞。人胚细胞主要取自自然流产、人工流产的胚胎，其研究受法律道德的广泛约束。

六、展望

从1987年正式提出组织工程学概念到现在，二十余年中取得了巨大发展。部分组织工程化组织在初步的临床应用中取得了稳定、持久的疗效，人体组织缺损修复均充分证实了组织工程技术的可行性。组织工程学应用避免了传统自体或异体组织、器官移植治疗中的再损伤。组织、器官产业化生产的设想，可以改善了供体来源不足的缺陷。组织工程技术目前已普遍被认为是解决组织、器官缺损修复与功能重建的最佳手段。

组织工程在口腔颌面部的骨、皮肤、神经、血管等组织缺损修复的应用刚刚启动，前景十分广阔。组织工程解决了组织器官移植的供体有限问题，采用自体组织细胞体外扩增技术，为医疗个体化提供了条件。

但颌面部对美观和功能的要求更高，面临的难题和未知数更多，更需要付出长期艰苦不懈的努力。我们应进一步加强多学科间的相互渗透、交叉与合作，推动组织工程及其相关领域的全面融合与互补，带动多学科领域的发展。

（李崴　张文超　张仑）

第六节　软组织的修复与重建

头颈部肿瘤术后软组织缺损，通常可以分为3种类型，即：黏膜缺损、皮肤缺损及大块组织（包括黏膜、皮肤以及深部组织）或器官的缺失。黏膜及皮肤缺损的修复主要施行各种组织的游离移植。本节将以头颈肿瘤常见部位术后缺损的修复与重建为重点进行讨论。

一、黏膜及皮肤缺损的修复

（一）颜面部皮肤缺损

首选邻近皮瓣，为面部修复提供最为理想的方法。用以修复的这些皮瓣其颜色与质地同缺损部位相似，很好地解决了患者的美观问题。

常用邻近皮瓣转移修复缺损，包括旋转法（图36-6-1）、易位法、推进法（图36-6-2）及岛状法等。

还有特殊类型的局部皮瓣，包括菱形（LIMBERG）皮瓣（图36-6-3）、DUFOURMENTEL皮瓣（"LLL"皮瓣）、双叶皮瓣（图36-6-4）及鼻唇沟皮瓣等。

对于面部较大缺损无法用邻近皮瓣修复者，可考虑游离皮瓣。其中前臂桡侧游离皮瓣由于解剖恒定、组织瓣薄、易于塑形等优点，是修复面部缺损的最佳选择，应用最广。王朝晖等人报道应用前臂桡侧游离皮瓣修复颜面部皮肤软组织缺损，取得良好效果（图36-6-5）。

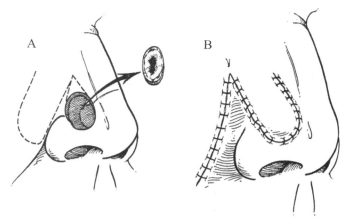

图 36-6-1　旋转鼻瓣修复鼻部缺损

A. 鼻唇沟旋转皮瓣术前；B. 鼻唇沟旋转皮瓣术后

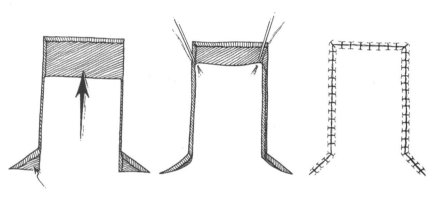

图 36-6-2　推进瓣示意图

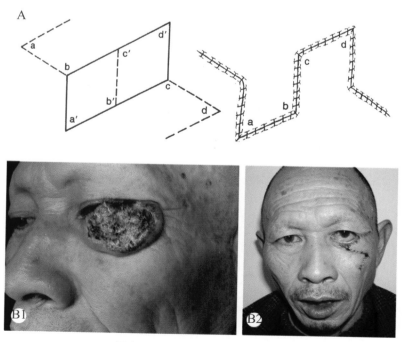

图 36-6-3　菱形皮瓣修复下睑缺损

A. 菱形皮瓣示意图；B1. 菱形皮瓣修复下睑缺损术前；B2. 菱形皮瓣修复下睑缺损术后

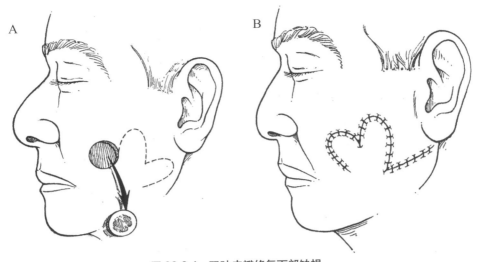

图 36-6-4　双叶皮瓣修复面部缺损

A. 双叶瓣修复面部缺损示意图；B. 双叶瓣修复面部缺损示意图

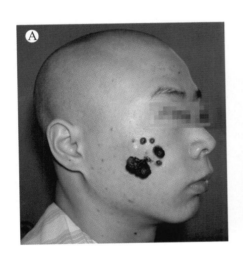

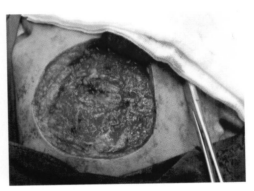

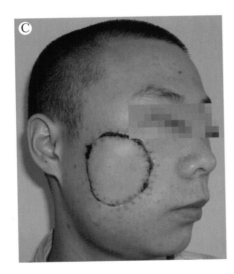

图 36-6-5　前臂游离皮瓣修复面部缺损

A. 面部血管内皮癌术前；B. 面部血管内皮癌术中缺损；C. 面部血管内皮癌前臂皮瓣修复术后

（二）头皮缺损

对于缺损较小者首选邻近局部皮瓣或植皮，较大的头皮全层缺损应考虑应用游离组织瓣。如游离背阔肌瓣、游离腹直肌瓣（图 36-6-6）。

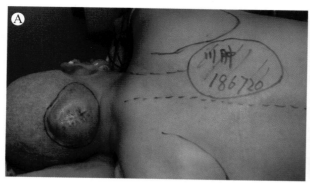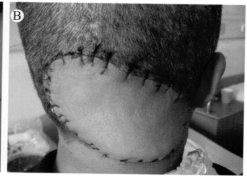

图 36-6-6　斜方肌皮瓣修复枕部巨大缺损

A. 术前；B. 术后

二、口腔软组织缺损的修复与重建

(一) 舌癌术后缺损修复与重建

舌癌是口腔癌中最常见的恶性肿瘤，手术是舌癌根治性治疗的重要手段。然而，舌是说话、吞咽和协助口腔行使咀嚼功能的重要器官。舌癌术后将影响患者语言、吞咽、咀嚼等重要功能。因此舌缺损到一定限度时必须行舌重建，以最大限度地恢复舌的功能，以提高患者的生存质量。

舌癌术后缺损修复方法应根据缺损大小、部位以及是否伴有其他软、硬组织缺损等情况选择不同组织瓣。

1. 舌体缺损在 1/3 以内者的修复　舌修复的目的是恢复舌的形态及功能，厚而臃肿的皮瓣虽然可以关闭创腔，但阻碍了舌的运动，薄而有弹性的皮瓣能增加舌的动度。对于舌体缺损在 1/3 以内者，一般不考虑行舌重建。

舌的代偿能力很强，经训练后可以基本恢复舌的正常功能。应强调的是，在缝合时应将舌缘与舌缘，或舌缘与口底缝合，而不应将舌缘与颊黏膜或颊侧牙龈缝合，因其不但影响舌的运动，也影响到以后义齿的镶嵌。

2. 对于舌体缺损一半的修复　一般采用皮瓣修复即可满意地恢复舌的外形和体积。在组织瓣选择方面首选前臂皮瓣，该皮瓣成功率高，其血管管径和颈部血管匹配，皮瓣菲薄易于塑形，用于口内修复不臃肿，术后对呼吸及语言的影响较小。

前臂皮瓣还可用于口底、颊黏膜、磨牙后区、口咽等部位的修复。除此之外，薄的肌皮瓣也可

以应用，诸如颈阔肌皮瓣、胸锁乳突肌皮瓣及股外侧穿支皮瓣等均可选用 (图 36-6-7)。

3. 舌体缺损 2/3 以上或全舌的修复　晚期舌肿瘤切除大部分舌体和舌根，术后误吸和吞咽是一个严重的问题，因此应尽可能采用组织量大的组织瓣来修复，对于舌体缺损 2/3 以上者应选择肌皮瓣移植为佳。

对这类病例可采用股前外侧皮瓣、胸大肌肌皮瓣、舌骨下肌皮瓣、游离小腿内侧皮瓣及背阔肌皮瓣 (图 36-6-8)。

4. 舌根部缺损　可为部分也可为全缺损，如为全舌根缺损则舌体亦无法保留，为典型的全舌缺损。仍应以胸大肌肌皮瓣、股前外侧皮瓣、肩胛肌皮瓣为最佳的供瓣 (图 36-6-9)。

5. 晚期舌癌　已浸润口底下颌骨者，除考虑舌及口底的重建外，还要考虑颌骨缺失的一期整复。可考虑应用腓骨肌皮瓣、肩胛骨肌皮瓣、肋骨背阔肌皮瓣，缺损较大者可选择双游离组织瓣。

舌再造后的功能评价：①再造舌的体积；②再造舌的外形，舌尖的外形有利于发音；③吞咽功能，舌根组织量；④语言功能；⑤感觉功能，同期神经移植，皮瓣 6 个月后会恢复感觉；⑥皮瓣的黏膜化。

舌再造需注意的问题：①剩余舌内肌的保留和动力性恢复；②移植组织瓣的神经重建；如舌下神经和移植组织瓣固有神经的吻合；③面部外形；④术后功能训练。

舌再造术在恢复舌的外形及体积方面应该说是基本成功的，但从恢复舌的复杂功能角度来说仍有不少差距。舌肌的结构复杂而精细，有横肌、

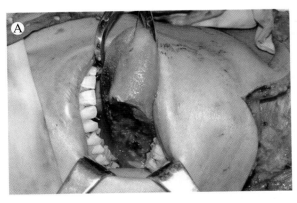

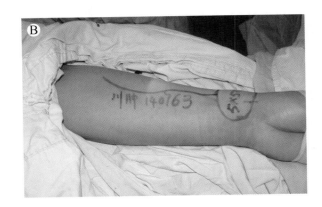

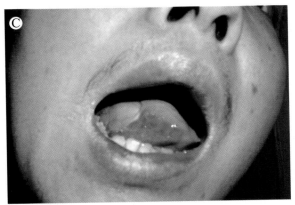

图 36-6-7 前臂皮瓣修复舌缺损

A. 术后舌缺损；B. 术中皮瓣设计；C. 术后

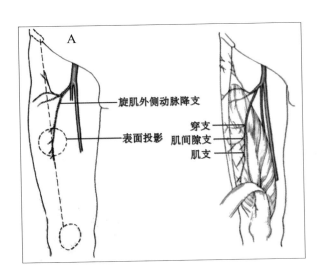

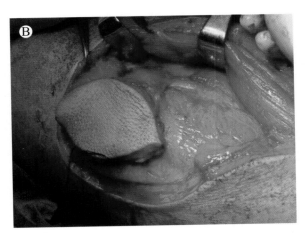

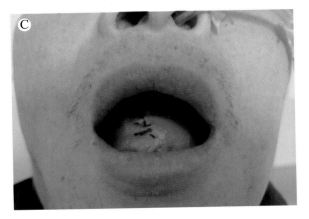

图 36-6-8 股前外侧皮瓣修复舌体缺损

A. 股前外侧皮瓣血供示意图；B. 术中皮瓣设计；C. 术后

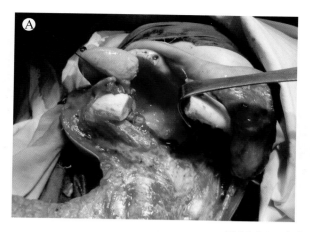
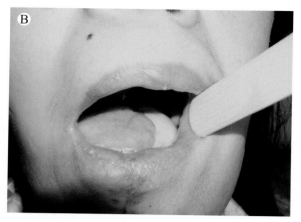

图 36-6-9　胸大肌肌皮瓣舌根修复

A.舌根缺损；B.胸大肌肌皮瓣修复舌根缺损

纵肌、直肌；除舌肌外，还有舌外肌的支配活动。因此要想恢复舌精细活动的动力需求，还是一个有待攻克的难题。

（二）腭部术后缺损修复与重建

腭由硬腭及软腭两部分组成。硬腭无运动，主要起隔离口与鼻腔的作用。由于其呈拱形，在发音时除与舌接触发生舌腭音外，还对有气流通过的发音音素起形成作用。软腭是腭的活动部分，上提与咽后壁接触，可关闭口腔通向鼻咽的通道，称为腭咽闭合。

腭咽闭合不但能阻止吞咽的食物，特别是流质食物反流入鼻腔，还能阻止发音时空气泄漏入鼻腔而产生严重的鼻音音质。根据上述生理特点，腭的缺损势必导致口鼻腔相通，导致食物反流进入鼻腔，影响发音，并呈现严重的鼻音音质和语言。

因此，从提高生存质量的角度来看，腭缺损均应做修复，无论是采用外科手术还是佩戴赝复体。

1.硬腭的重建　肿瘤性硬腭缺损多见于上颌骨及腭癌手术后。较小的局部缺损可应用邻近局部腭瓣或额部皮瓣修复（图 36-6-10）。腭骨及上颌骨的联合缺损，或称腭颌缺损，传统的修复方法为佩戴赝复体，赝复体不但可以充塞死腔，其隔离作用，还可以解决牙列的重建。

由于赝复体可以随时卸下，对观察肿瘤有无早期复发也十分有利。但其缺点是，在大多数情

况下，需要待创口愈合后才能制作和佩戴，通常在几个月之后，在此期间内患者可感动不便。其次，如缺损大，固位条件差时，可形成固位不良、不密合以及产生漏气等缺点。另外，可因赝复体引起继发性创伤，形成褥疮性溃疡。

因此，近年来游离组织移植修复腭缺损已为越来越多医患所接受，这些技术也从根本上弥补佩戴赝复体的缺陷，有益于提高患者术后生存质量。由于解剖部位、病理类型等各种因素，硬腭重建术的适应证应严格掌控。

在目前的情况下，行立即硬腭重建术的指证应是：

①肿瘤原发于腭、龈部；

②能完全彻底切除的肿瘤；

③病理程度属低度恶性，临床复发机会较小者。

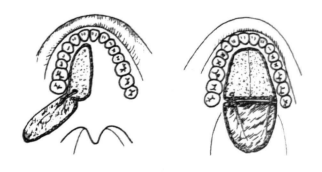

图 36-6-10　硬腭黏 - 骨膜瓣手术示意图

2.软腭的重建　可为软腭部分重建，也可为

软腭全部重建。因肿瘤手术导致软腭缺失的，常常还伴有咽侧壁的缺损。

软腭重建的适应证比硬腭重建要宽，这是由于：

①软腭缺失无法用修复体进行重建；

②软腭除与硬腭及咽侧有一定连续性外，为一周界较明显的独立的器官，手术切除相对也容易彻底。部分软腭伴咽侧壁缺损，以额部皮瓣转移最为简单。对全软腭重建仍以前臂皮瓣为首选。

软腭重建术由于要解决口鼻腔面的双重组织重建，临床上有两种方法可以采用，即一期成形或二期成形术。

一期成形系将咽后壁组织瓣翻起来充作软腭的鼻腔面与转移的前臂或额瓣瓦合式叠合，一期完成手术；

二期成形则指在术前 7～10 天，于前臂或额瓣下行游离植皮，以充作鼻腔面，第二期手术再行病灶切除及皮瓣转移以完成软腭的修复。

见图 36-6-11。软腭重建后，可封闭口鼻腔通道，缩小咽腔及有利于腭咽闭合。

（三）口颊癌术后缺损修复

口颊癌术后缺损以黏膜侧为主，肿瘤浸润较深的可导致洞穿性缺损。颊部缺损直接缝合会造成严重的瘢痕挛缩，致张口受限，影响进食。

对于较浅黏膜组织缺损，可采用游离皮片移植或口腔修复膜修复。对于缺损面积较大，深达肌层或洞穿性缺损者，应选择组织瓣修复，常用为前臂游离皮瓣、胸大肌皮瓣、颈阔肌皮瓣。见图 36-6-11。

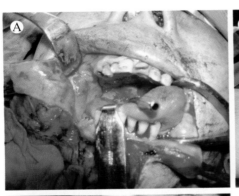
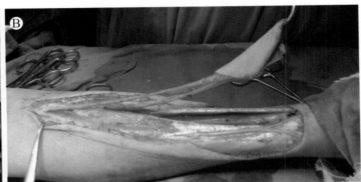
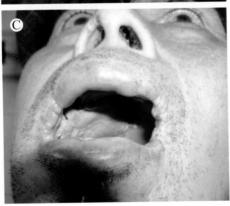

图 36-6-11　前臂皮瓣重建软腭

A. 软腭癌侵及口颊术前；B. 前臂皮瓣制取；C. 软腭癌侵及口颊前臂皮瓣修复术后

（四）口底癌术后缺损修复

口底癌术后软组织缺损的修复方法应根据缺损的大小、部位、颌骨及牙列是否完整等多种因素考虑。可选用胸大肌皮瓣、颈阔肌皮瓣、舌骨下肌皮瓣及前臂游离皮瓣等（图 36-6-12）。

三、鼻缺损修复再造

面部皮肤癌根治术后常可导致鼻部分或全鼻缺损。鼻为面部最明显的器官，任何外形、颜色和皮肤的改变都显而易见，因此要尽力维持其正

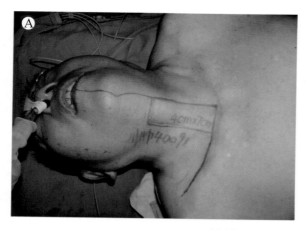
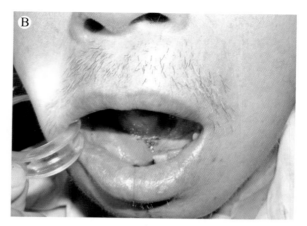

图 36-6-12　舌骨下肌皮瓣修复口底缺损

A. 术前；B. 术后

常外观。术者必须考虑鼻皮肤的颜色、质地和局部解剖而仔细选择修复方法。

　　以前对鼻缺损多应用额部皮瓣或皮管行鼻再造或成形术。近年来亦多偏向应用局部皮瓣和游离皮瓣，特别是鼻唇沟皮瓣修复鼻部分缺损和前臂游离皮瓣行鼻重建术。伴有鼻翼缺损者还可以采用耳郭复合游离组织移植。

　　对于鼻部小的缺损，首选鼻唇沟皮瓣（图 36-3-13），鼻唇沟皮瓣血运丰富，转移灵活，成活率高，其皮肤色泽、质地与鼻部相近，修复后外观效果好，明显优于局部植皮。

　　供区可直接缝合，瘢痕隐蔽在鼻唇沟内。但该皮瓣切取范围有限，过宽会造成供区畸形，皮瓣宽不要超过 2.5cm（老年皮肤松弛者可达 3.5cm），这样不会影响供区外观。

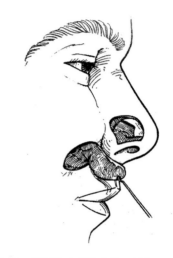

图 36-6-13　鼻唇沟皮瓣修复鼻翼缺损手术示意图

　　较大的缺损应选择额部皮瓣或游离皮瓣（图 36-6-14）。

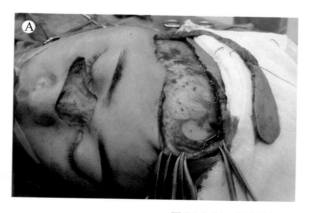
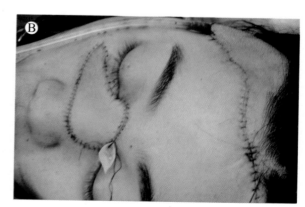

图 36-6-14　鼻背缺损应用颞浅动、静脉为蒂的额瓣修复

A. 术中；B. 术后

四、耳缺损修复再造

全耳缺失可见于外耳皮肤癌或继发于晚期腮腺癌扩大根治术后。耳的成形与头颈部其他器官重建相比，在形态的要求上最高，致使手术更加复杂化，不但要修复软组织外形，还需要加入软骨衬里。对全耳缺损应用赝复体（义耳）修复也是一种满意的方式。

五、颈部皮肤软组织术后缺损修复

颈部皮肤组织小范围的缺损可采用邻近皮瓣或颈胸滑行皮瓣修复。晚期颈部肿瘤，包括部分晚期甲状腺癌肿瘤侵及颈部皮肤，淋巴结转移皮肤受侵，鼻咽癌放化疗后颈部复发的挽救性手术等造成颈项部皮肤软组织的巨大缺损，由于缺损范围较大，颈部主要大血管的外露，需要有一定组织量的肌皮瓣修复，颈部区域的修复可选用胸大肌肌皮瓣、背阔肌肌皮瓣及斜方肌肌皮瓣。

改良胸大肌肌皮瓣修复晚期头颈肿瘤术后缺损。

该手术方式的优点在于：

（1）内侧入路：层次清楚，没有胸小肌的干扰可更快捷地找到血管蒂，缩短了手术时间。制作皮瓣仅切取胸大肌内侧肌肉，保留其外侧大部分肌束从而减少了肌肉的创伤，保留了外侧部分胸大肌的功能，对于女性患者，切取靠内侧的肌

皮瓣对乳房的外形影响小。

（2）血管蒂的解剖。传统的胸大肌肌皮瓣是血管肌肉蒂，蒂部臃肿易受压，我们的经验是胸大肌的锁骨部肌肉与胸壁和胸小肌之间有潜在的间隙易于分离，分离后将锁骨部提起即可解剖出其深面的血管蒂，锁骨下方 5～6 cm 为单纯的血管蒂，这样可以完整的保留胸大肌锁骨部的外形和功能，蒂部较窄可任意从锁骨前或后方通过而不易受压，且可以增加蒂长，术后锁骨区无隆起畸形。

（3）胸外侧神经锁骨支的保护：在游离血管蒂时，可以看见胸外侧神经锁骨支，须注意保护，若损伤了该神经，胸大肌的锁骨部失去神经支配，随着时间的推移会出现肌肉萎缩，而失去了保留胸大肌功能的意义（图 36-6-15、图 36-6-16）。

六、下咽及颈段食管的重建与再造

下咽及颈段食管缺损常因下咽癌、喉癌或原发颈段食管癌手术切除后，致留下咽及颈段食管缺损，需行重建。

下咽及颈段食管有 3 类重建方法，即：皮瓣或肌皮瓣转移成形；胃或空肠上移代食管；以及血管化空肠游离移植术。对于下咽洞穿性缺损，可考虑应用胸大肌肌皮瓣联合中厚皮片移植、胸大肌肌皮瓣联合胸三角皮瓣或双游离瓣等方式修复。

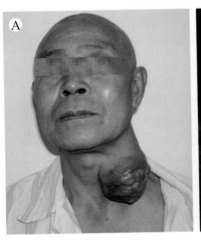
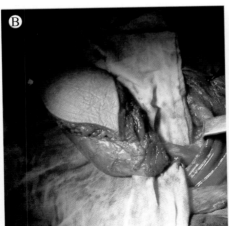
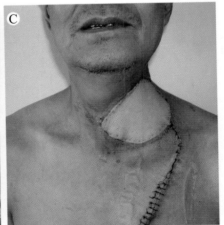

图 36-6-15 应用改良胸大肌肌皮瓣修复颈部缺损

A.颈转移癌术前；B.胸大肌皮瓣；C.颈转移癌术后

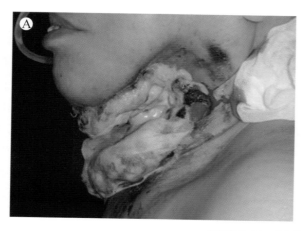

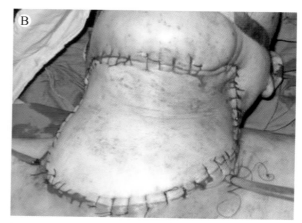

图 36-6-16　背阔肌肌皮瓣修复颈部缺损

A. 颈部复发癌术前；B. 颈部复发癌术后

（一）皮瓣或肌皮瓣重建食管

用皮瓣重建食管是最古老的整复方法之一。可用局部皮瓣也可用管状皮瓣，其中又以局部皮瓣比较简单易行。近年来更多采用游离前臂皮瓣、胸大肌肌皮瓣修复（图 36-6-17）。

（二）管状胃代下咽及颈段食管重建

传统术式为胃（上移）代下咽及颈段食管重建，但因保留的全胃占据胸腔容积大，易压迫心肺影响心肺功能；易产生胸胃综合征；长度也受到一定的限制。

选用管状胃成形，胃咽吻合术。即自胃角处切除胃小弯侧至胃底形成管状胃、沿食管床上提至颈部重建食管。管状胃修复相对于传统胃修复可修复更高节段的喉咽及颈段食管肿瘤术后缺损。更适合晚期或放疗后病例的挽救性手术。

更符合生理解剖要求，能有效减少术后并发症，提高患者生活质量。王朝晖等人报道 42 例全下咽及颈段食管切除的患者予以胃管状成形后修复。管状胃全部成活，所有患者呼吸吞咽功能良好，无胸闷气紧，5 例轻度夜间反流，采用药物控制。其 1 年和 3 年生存率分别为 74.3％和 48.3％（图 36-6-18）。

管状胃成形术手术方法：切断胃网膜左动脉，胃短动脉，和胃右动脉近端的 2～3 支，保留其余的胃右动脉分支，保留胃网膜右动脉及静脉。从胃角开始与胃大弯作一平行曲线，平行线距大弯侧距离为 4～5cm，沿平行线一般应用直线切割缝合器，切除贲门和胃的小弯侧。完全关闭小弯侧，制作成管状胃（图 36-6-19）。

本手术的优点是：

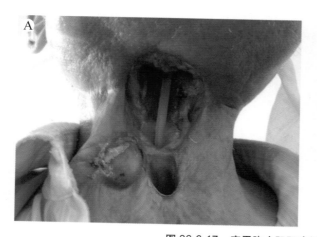

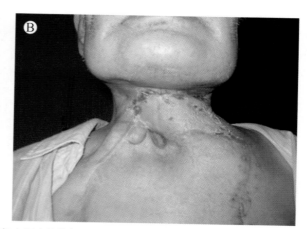

图 36-6-17　应用胸大肌肌皮瓣与中厚皮片修复重建颈部咽瘘

A. 术前；B. 术后

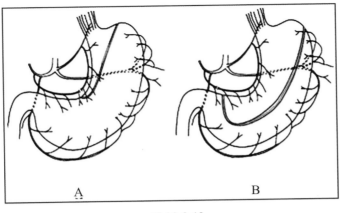

图 36-6-18

A. 传统袋形胃；B. 管状胃

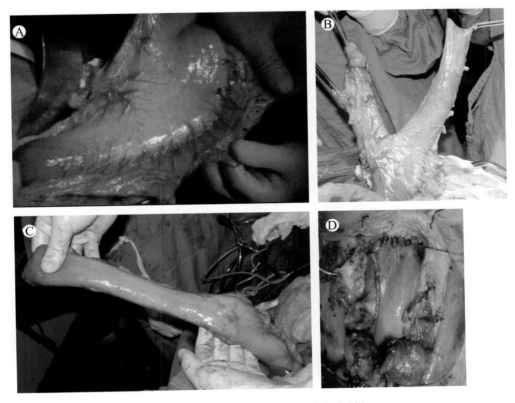

图 36-6-19　应用管胃修下咽癌术后缺损

A. 胃；B. 术中管胃制作；C. 制作的管胃；D. 胃咽吻合后

①管状胃直径与食管相近，容积减少，更符合重建消化道后生理解剖的要求；

②最大限度延长了其长度（5～7cm），使管状胃颈部吻合高度在无张力状态下可达舌根，为下咽及颈段食管癌的广泛切除提供了充分的支持；

③延长的管胃提到颈部吻合不需要过分牵扯胃窦和幽门，相对减少食物在胃中的停留，反流和吻合口溃疡发生减少；

④便于观察发现胸腔积液和肺部感染；

⑤管状胃保留了胃网膜右动脉和胃右动脉的分支，切除了胃小弯组织，避免该组织"盗血"，使剩下的部分（管状胃）供血更充裕。胃的供血相应增加，减少了吻合口瘘的发生。

（三）血管化空肠游离移植术

随着显微外科技术的发展，吻合血管的空肠

游离移植术以重建下咽及颈段食管在国内均已被广泛应用。在置放肠段时，一定要注意方向，以免术后发生肠段逆蠕动及食物反流。

本手术的优点是：肠段的解剖生理更符合消化道的正常功能；手术一期完成，成活率高；极少发生吻合口狭窄。但手术技术要求较高，需要有显微外科的基础。

对于全颈段食道受侵颈部无法进行吻合者不宜采用游离空肠移植术。见图 36-6-20。（此图出自 Jatin Shah，Sne hal Patel. 头颈外科学与肿瘤学. 第三版. 韩德民泽，人民卫生出版社，2005）

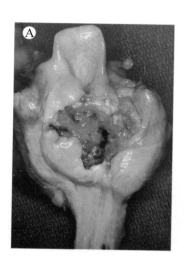
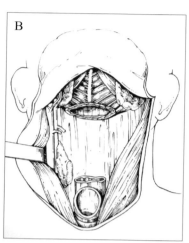
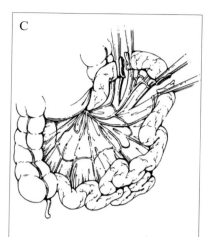
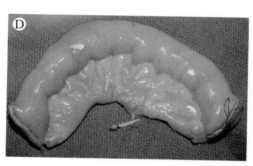
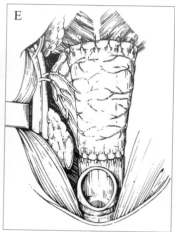
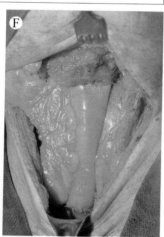

图 36-6-20　游离空肠移植重建下咽

A. 下咽癌术后标本；B. 下咽癌切除后示意图；C. 空肠示意图；D. 空肠；E. 游离空肠移植重建下咽示意图；F. 游离空肠移植重建下咽

七、喉及气管的重建与再造

在功能性外科广泛得以开展的今天，喉的重建与再造对恢复发音功能更显重要。由于分科特点，请参阅本书有关章节，此处不予赘述。

第七节　骨组织缺损的修复与重建

头颈部肿瘤手术后的骨组织缺损以下颌骨最多见，其次为上颌骨与其他骨（颧骨、鼻骨等），

颅骨的缺损则极为少见。除此以外颌骨囊肿手术后所导致的局限性骨质缺损也是比较常见的。

骨组织缺损的移植骨源大致可分为 3 类：自体骨、异体（种）骨和生物人工骨。后两类移植骨源尚处于研究阶段，其应用有一定的限制，大多用于中、小型骨缺损，特别是用于骨缺损腔的填塞等。自体骨仍是目前肿瘤术后骨缺损修复的主要骨源。近年发展起来的组织工程技术有望今后在体内或体外培养成骨，以成为新的骨骼来源。

一、下颌骨缺损的整复

下颌骨位于面下中 1/3，呈弓形，弯曲度大，为全身形态最复杂的一块骨骼。下颌骨不但密切地关系到仪容是否端正，而且和上颌骨共同承担着咀嚼功能。由于肌群的附着，也与维持舌的位置及保持呼吸道通畅有着一定关系，因此下颌骨缺损的修复一直是临床医师所最关注的问题。

张陈平等认为，理想的下颌骨修复至少应包括以下几个方面：接近正常的外形，正常的牙列及咬合关系、吞咽功能，良好的咀嚼功能及语音功能等。另外，修复方法还应该快速简便、安全可靠。目前临床常用的下颌骨重建手段包括各种骨瓣移植修复、钛板/软组织瓣修复、单纯钛板修复。

在诸多修复方法中，血管化的自体骨组织瓣移植，已成为下颌骨重建的主要方法。文献报道的骨瓣供区包括：腓骨、髂骨、肩胛骨、肋骨、桡骨、尺骨和肱骨等，腓骨和髂骨是主要的供骨区。

因肿瘤手术而遗留的下颌骨缺损可行一期立即整复，也可以二期延迟整复。立即整复的优点是可维持面容的完整性，保持正常的口腔生理功能，呼吸道的通畅等，缺点是在污染的环境下进行手术，有失败与感染的可能。延期修复的优点是植骨的成功率稍高，患者承受手术的打击较小，特别适用于那些伴软组织缺损过多，以及身体条件较差，不能经受长时间手术的患者；缺点是面容和正常生理功能遭受严重破坏，可继发进食困难，呼吸紊乱，甚至继发严重的睡眠呼吸暂停综合征。目前在有条件的单位，大多仍偏向于行立即整复术。

下颌骨的整复有两种基本方法：传统的骨游离移植术与血管化的自体骨游离移植术。

（一）传统的骨游离移植术

亦称非血管化的骨移植（Non-vascularized bone graft，NVGB）。由于下颌骨切除术是在与口腔交通的污染条件下施行，据国内报道，成功率在 80% 至 90% 之间。

异体骨移植后易被吸收，疗效不如自体骨。手术后引起感染的机会亦较多。自体骨来源选择需视缺损部位而定，一般单纯下颌骨体或下颌支部缺损，以髂骨为佳；植骨成活后可为以后安装义齿提供较好条件，功能恢复亦较满意。

但在同时有下颌支及体部缺损的患者，则以带有肋软骨的肋骨较好，可选用对侧第 7、8 或 9 肋骨，外形及弧度均接近下颌骨。取髂骨时一般都采自同侧。

伴有颏部骨质缺损的病例，植骨片的塑形比较困难，有两个方法选用：

如应用肋骨可在内骨板上切除多个"V"形骨组织，将它向内弯曲，以得到适当的外形；

如使用髂骨，则可利用髂前（或后）上棘作为颏点，采取马蹄形骨块进行移植。

下颌立即植骨失败的原因主要是感染。因此欲取得更多的成功机会，除加强术前准备，选择有足量软组织的病例和加强术后抗生素的应用及营养支持外，消灭死腔和充分引流也是一个十分重要的方面。

我们强调应作黏膜及黏膜下组织的二层缝合，并围绕植骨作包围式缝合固定，此法有利于消灭死腔及避免感染。一旦术后发生感染，可及时切开引流以控制炎症。约有 1/3 的病例经过换药或局部刮治术后仍有活动成功的机会。

（二）血管化的自体骨游离移植术

血管化的骨游离（Vascularized bone graft，VGB）是随显微外科技术的发展而发展起来的。1975 年，Taylor 首次用以旋髂浅血管为蒂的髂骨瓣修复骨缺损，从而在骨重建和移植的工作中引进了显微外科技术。1979 年他又报道了以旋髂深血管为蒂的髂骨移植的经验。

迄今为止，血管化的髂骨移植已成为全身骨移植中一个十分重要的手术方式（图 36-7-1）。髂骨肌瓣由于髂嵴本身所具备一定的弧度。似乎与下颌骨的外形更相似，也得到了国内外学者的推崇。

但临床上下颌骨重建的外形效果优劣往往取决于术者的主观判断。难以达到精确匹配的客观效果。随着影像学技术和计算机辅助外科的发展，数字技术在外科领域得到广泛应用。

国内孙坚等通过应用 SimPlant Pro 11.04 软件，在术前经精确匹配，选择形态与缺损下颌骨吻合的供区髂嵴部分，以引导手术中髂骨肌瓣的制备

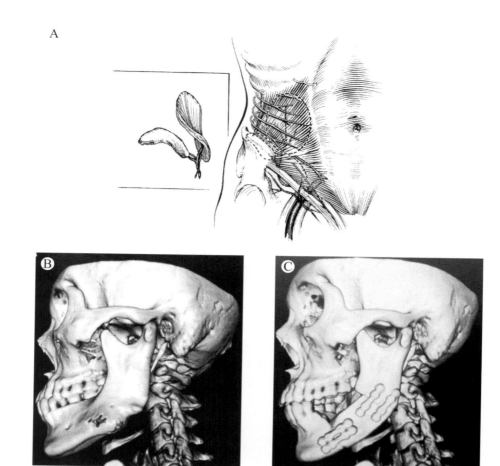

图 36-7-1

A.旋髂深血管蒂游离髂骨复合组织瓣示意图；B.下颌骨肿瘤术前 X 线片；C.游离髂骨移植术后 X 线片。

和下颌骨重建，获得了更为理想的重建后的下颌骨外形。

除髂骨外，在 70 年代中期以后，相继还有应用肋间血管为蒂以及乳内血管为蒂的肋骨移植获得成功。值得一提的是血管化腓骨移植整复下颌骨缺损近年来愈来愈受到重视。最先应用血管化腓骨移植的也是 Taylor（1975），他主要将其用以修复胫骨的缺损。

其后 Hidalgo（1989）首先将其用于下颌骨缺损的整复。时至今日，带血管蒂腓骨瓣已取得长足的进展，尤其对多条营养血管的选择、对骨瓣不同部位的运用更趋多样与成熟。腓骨移植受到重视的原因是：

（1）腓动脉管径较粗（据吴永沐等的研究，其外径为 3.7cm±0.9cm）血管吻合的成功率较高，易于血循重建。毛驰等人报道 602 例应用游离腓骨复合瓣修复下颌骨缺损，其临床成功率为 98.3%。

（2）有足够的长度提供供骨量（据胡清潭研究，腓骨全长 32.6（±2.3）cm，用作移植的长度可达 25cm）。

（3）由于其丰富的滋养血管形成弓形血管网，可多段截骨塑形。

（4）由于腓骨具有坚实的骨密度，十分有利于牙根种植术的成功，从而为恢复咀嚼功能创造了必要的基础条件。

（5）可以用腓骨小头充作下颌髁突，形状更接近原来的颞下颌关节髁突头。

（6）可切取足够的皮肤以供需要，据报道，最大供皮面积可达 30cm×10cm。

腓骨移植的缺点是：

（1）作为下颌骨，因其直径仅 1.2cm 左右，仍常显高度不足。

（2）虽然临床报道大多认为无明显并发症，但偶有腓深神经损伤的报道。也有报道认为，腓骨切取后可产生踝关节不够稳定的结果。为预防后者，截取腓骨是应强调只限用上 3/4 份，保留下 1/4 段（至少 7cm），以保持踝关节的稳定（图 36-7-2、图 36-7-3）。

鉴于腓骨的宽度有限，常导致重建后的下颌骨高度不足且不利于种植义齿的修复，同时出现局部塌陷，使面部外形恢复不佳。为增加重建下颌骨的高度并避免局部塌陷，有学者采用腓骨肌（皮）瓣平行折叠技术 (Double barrel fibular graft) 结合人工关节重建下颌骨缺损。

腓骨平行折叠技术原用于下肢和骨盆重建，

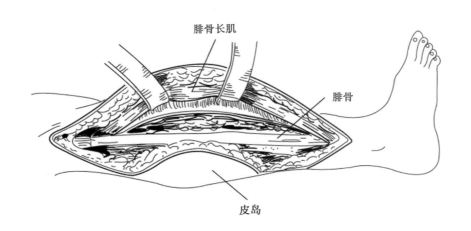

图中标注：腓骨长肌、腓骨、皮岛

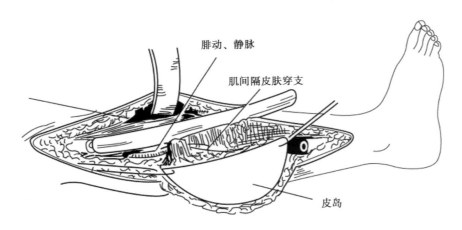

图中标注：腓动、静脉、肌间隔皮肤穿支、皮岛

图 36-7-2　腓骨及皮瓣示意图

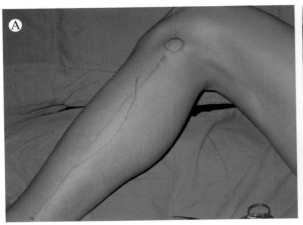

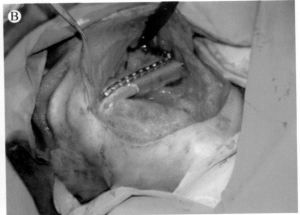

图 36-7-3　游离腓骨移植重建下颌骨

A. 术前；B. 术中

以增强稳定性。1995 年，Horiuchi 等首先用其增加重建下颌骨的高度，以便行种植义齿修复，认为能获得 4cm 的高度而不影响移植骨的成活，1998 年，Biihr 等报道 8 例并完成种植义齿修复，证实效果良好后才引起关注。2000 年，Guerra 等改良为部分平行折叠技术（Partial double barrel fibular graft），即在支撑口角和下唇的颏部使用平行折叠技术，而在下颌体及下颌支用单段腓骨重建，重建侧方一中央缺损超过 8cm 的较大下颌骨缺损，扩大了其适应证。

国内孙坚等 2007 报道采用腓骨肌（皮）瓣平行折叠技术结合人工关节重建下颌骨缺损 13 例，获得了满意的疗效。

同时，随着牵引成骨技术的不断发展应用，其在颌骨功能性重建中的发挥着重要作用，其优点在于手术程序简单，风险小，无须供区手术；成骨质量好，形态及大小可控制，可最终满足种植修复即功能性重建的要求；无须对软组织缺失及局部软组织瘢痕等作特殊处理，因牵引延长骨组织的同时伴随的软组织也同时得以牵引延长。

在肿瘤切除术同期行牵引成骨术是最佳时机，可缩短疗程，更重要的是患者的局部条件更有利于牵引成骨。感染及失用性骨吸收都对牵引成骨极为不利。

（三）自体下颌骨移植和再移植术

自体下颌骨移植是利用肿瘤切除后剩余的下颌骨，切取其部分行异位移植。本法的优点是就地取材，可减少另辟供区的创伤；缺点是供骨量有限，只能恢复下颌骨的连续性，而不能恢复理想的下颌体高度，很难镶装义齿。因而本法多限于良性肿瘤术后小范围缺损而且有足够软组织者。

自体下颌骨再植是将肿瘤或瘤样病变的下颌骨切除后，经过修整，再用低温（通常用液氮浸泡）或煮沸处理瘤骨后进行原位再植。

对这一方法目前尚有一定争议：

一是其成活机制也属支架式爬行代替成骨；

二是术后取出率（包括感染和排异）较高，且不尽复合肿瘤原则。

自体下颌骨再植在特定的条件下，作为一种过渡的支架应用，还是有一定价值的。

二、上颌骨与其他颅面骨缺损的整复

与下颌骨不同的是上颌骨与颅面骨相连，且固定无运动。因此上颌骨缺损常伴有邻近骨骼的缺损，诸如腭骨、眶骨或颧骨。通常所谓的上颌骨切除术常规也包括部分颧骨在内。由于具体情况不同有时还要包括鼻骨、筛骨、眶骨在内。如行颅面联合切除术，则还需切除颅底的骨质，包括颅中窝或颅前窝。

上颌骨缺损的修复与重建应兼顾功能和外形的恢复，根据缺损的原因、部位、范围和类型采取有针对性的措施。

理想的修复与重建方法必须能满足以下的要求：

（1）填补肿瘤术后或外伤造成的缺损，关闭口鼻交通；

（2）恢复面中部组织器官的功能，如语音和咀嚼功能；

（3）提供面中部组织如上唇、鼻、颊等必要的骨性支持；

（4）修复与重建面部具有重要特征性的组织器官。可选用组织瓣修复与重建上颌骨或游离复合组织瓣结合种植体植入重建上颌骨。

目前对上颌骨重建所应用的游离复合骨瓣虽有髂骨瓣、桡骨瓣、肩胛骨瓣和腓骨瓣等，但游离腓骨复合瓣修复上颌骨缺损为不少学者所推崇。

由于其易塑性，可多段截骨，并能制备为复合骨肌皮瓣或串联各种游离肌（皮）瓣，被认为是目前上颌骨功能性重建的首选方法。

快速原型是 20 世纪 80 年代末开始商品化的一种高新制造技术。由于 CAD/CAM 系统精确、可视化、操作性强的优点，这一技术不久被引入到外科。而且在口腔颌面外科领域，也渐渐显现出优势。

运用游离复合骨肌（皮）瓣结合 CAD/CAM 技术实施上颌骨功能性重建游离复合骨瓣结合钛支架的应用，克服了单纯软组织钛支架修复上颌骨的缺点．通过在移植骨内植入种植体并行义齿修复．最终恢复患者的咀嚼功能。

对于颅面联合切除术的颅底骨质一般小缺损只需软组织充塞修复，较大的缺损应用帽状腱膜颅骨瓣修复避免脑疝发生。如因肿瘤手术导致的大块颅骨缺损，可用，或以顶骨骨外板作异位移植，以保护脑组织，避免意外损伤。

眶骨、颧骨、鼻骨等的缺损主要影响患者外貌的恢复，可以在肿瘤切除术后立即整复，也可以在后期行二期整复。骨源可取自髂骨、肋骨，但以顶骨移植最为方便，通过同一冠状切口可完成供骨的截取和受区的同时显露。

对于颅底缺损的修复方法，国内外学者们已做了各种各样的尝试。早在20世纪80年代中期Stiernbery等就开始运用帽状腱膜颅骨膜修复前颅底，随访1～2.5年无组织瓣坏死。此后，许多学者陆续采用了带蒂的颅骨瓣、带蒂的颞肌筋膜瓣、阔筋膜、钛网等材料来修复颅底。

目前对于上颌骨缺损修复与重建已有了长足的进步。对上颌骨缺损患者术后基本的口腔功能和美学要求问题也已得到较好解决。复合骨肌（皮）瓣结合种植体技术已日渐确立了其在上颌骨功能性重建中的主导地位，并将在今后不断完善。

（陈建超　王朝晖）

参考文献

1. Neligan PC. Head and neck reconstruction.Plast Reconstr Surg. 2013;131(2):260e-269e.

2. Myers EM. Head and Neck Oncology: Diagnosis, Treatment and Rehabilitation. New York: Little, Brown and Company,1991,359-427.

3. Daniel RK , Kerrigan CL . Principlesand physiology of skin flap surgery .In: McCarthy JG (ed) Plastic surgery ,vol 1 . WB Saunders , Philadelphia ,1990 : 275 – 328.

4. Rotshenker S.Wallerian degeneration: the innate-immune response to traumatic nerve injury.J Neuroinflammation. 2011;8:109.Review.

5. Taylor G. Reconstruction of the mandible with free composite iliac bone grafts. Ann Plast Surg 1982;9:362.

6. Goerke D, Sampson DE, Tibesar RJ,et al. Rib reconstruction of the absent mandibular condyle in children. Otolaryngol Head Neck Surg. 2013;149(3):372-6.

7. Duzgun S, Unlu E, Bali Y.A new facial artery free-style perforator flap and conchal cartilage graft for one-step reconstruction of the alar defects.J Craniofac Surg. 2013;24(6):2053-5.

8. Pawar SS, Kim MM.Updates in forehead flap reconstruction of facial defects.Curr Opin Otolaryngol Head Neck Surg. 2013;21(4):384-8.

9. David SK, Cheney ML. An anatomic studyof the temporoparietal fascial flap. ArchOtolaryngol Head Neck Surg 1995;121: 1153–1156.

10. East CA, Flemming AF, Brough MD.Tracheostomal reconstruction using a fenestrated deltopectoral skin flap.J Laryngol Otol. 1988;102(3):282-3.

11. Koch M, Künzel J, Mantsopoulos K,et al.Defect closure after oral and pharyngeal tumor resection with the superiorly pedicled myocutaneous platysma flap: indications, technique, and complications.Eur Arch Otorhinolaryngol. 2012;269(9):2111-9.

12. Biller HF, Baek S, Lawson W, et al. Pectoralis majormyocutaneous island flap in headand neck surgery: analysis ofcomplications in 42 cases. ArchOtolaryngol 1981; 107:23–26.

13. Iyoob VA.Postoperative pharyngocutaneous fistula: treated by sternocleidomastoid flap repair and cricopharyngeus myotomy.Eur Spine J. 2013;22(1):107-12.

14. Vacher C, Accioli de Vasconcellos JJ.The anatomical basis of the osteomusculocutaneous trapezius flapin mandibular reconstruction. SurgRadiol Anat 2005; 27: 1–7.

15. Heitmann C, Pelzer M, Kuentscher M, et al. The extendedlatissimus dorsi flap – revisited. PlastReconstr Surg 2003; 111: 1697–1701.

16. 王朝晖，陈锦，邓超，等.前臂游离皮瓣在面部恶性肿瘤术后缺损修复中的应用.中华医学美学美容杂志，2010，16（4）：268-269.

17. Joseph A. Paydarfar, Urjeet A. Patel. Submental Island Pedicled Flap vs Radial Forearm Free Flap for Oral Reconstruction .Arch Otolaryngol Head Neck Surg. 2011;137(1):82-87.

18. 王朝晖，李春华，王薇，等.改良胸大肌肌皮瓣在晚期头颈肿瘤手术中的应用.中华整形外科杂志,2007,(3):193-195.

19. 王少新，李彬，陈建超，等.胸大肌肌皮瓣与中厚皮片修复颈部咽瘘.中华整形外科杂志,2007,(1):10-12.

20. 王朝晖，陈锦，朱江，等.胃管状成形术在晚期下咽及颈段食管癌手术中的应用.中华耳鼻咽喉头颈外科杂

志 .2010;45(3):246-248.

21. 张涤生，黄偶麟，王炜，等 . 应用显微外科技术进行空肠移植修复食道缺损 . 中华外科杂志，1979,17 : :14-159.

22. 张陈平 . 下颌骨重建术 . 口腔颌面外科 . 2005, 15(3):215-218.

23. Taylor GI, Townsend P, Corlett R.Superiority of the deep circumflex iliac vessels as the supply for freegroinflaps. Plast Reconstr Surg, 1979,64: 745-759.

24. 刘家琛 . 用游离复合髂骨瓣修复下颌骨缺损 . 国外医学口腔医学分册，1983.10:85-90.

25. 孙坚，沈毅，李军，等 . 应用 SimPIant 软件精确匹配与缺损外形吻合的髂骨肌瓣行下颌骨重建 . 组织工程与重建外科 .2009，5（6）:318-321.

26. 毛驰，俞光岩，彭敌，等 . 游离腓骨复合瓣下颌骨重建时供区侧下肢的选择 . 中华口腔医学杂志 .2007, 42(11):684-686.

27. Horiuchi K，Hattori A，Inada I，et al.Mandibular reconstruction using the double barrel fibular graft.

Microsurgery，1995，16 : 450-454.

28. Blihr W，Stoll P，Wachter R．Use of the" double barrel" free vaseulafized fibular flap in mandibular reconstruction.J OralMaxillofac Surg，1998，56 : 38-44.

29. Guerra MF，Gias LN，Campo FJ，et a1．The partial double—barrel free vascularized fibular graft : A solution for long mandibular defects.Plast Reconstr Surg, 2000，105(4)：1902—1903.

30. 孙坚，沈毅，李军，等 . 腓骨肌（皮）瓣平行折叠结合人工关节重建下颌骨缺损 . 中国口腔颌面外科 .2007,5（4）：248-253.

31. Rau' l Gonza'lez-Garcı'a,Luis Naval-Gı'as.Transport Osteogenesis in the Maxillofacial Skeleton.Arch Otolaryngol Head Neck Surg. 2010,136(3):243-250.

32. 孙坚 . 上颌骨缺损的修复与重建 . 口腔颌面外科杂 .2005,15(1):5-8.

33. 张虹，吴宇平，陶远孝，等 . 带蒂额肌帽状腱膜裂层颅骨瓣修复前颅底 . 中华耳鼻咽喉科杂志 . 2002,35(5):370-372.

一、概述

颈淋巴结清除术（Neck dissection，简称颈清术），是头颈部癌颈淋巴转移的有效治疗方法，在肿瘤治疗中已被广泛采用。

（一）颈淋巴结分区

当前国际学术交流多采用美国耳鼻咽喉头颈外科学会的颈部淋巴结分区法，建议国内亦采用这一分区法。为便于掌握，现将国内以前一直沿用传统的颈部淋巴结分组法与其对应关系说明如下：

Ⅰ区（Level Ⅰ）：包括颏下及颌下区的淋巴结群，又分为 A（颏下）和 B（下颌下）两区。

Ⅱ区（Level Ⅱ）：前界为茎突舌骨肌，后界为胸锁乳突肌后缘上 1/3，上界颅底，下界平舌骨下缘。主要包括颈深淋巴结群上组。以在该区中走行的副神经为界分为前下的 ⅡA 区和后上的 ⅡB 区。

Ⅲ区（Level Ⅲ）：前界为胸骨舌骨肌外缘，后界为胸锁乳突肌后缘中 1/3，下界为肩胛舌骨肌与颈内静脉交叉平面（环状软骨下缘水平），上接 Ⅱ区，下接Ⅳ区。主要包括肩胛舌骨肌上腹以上的颈深淋巴结群中组。

Ⅳ区（Level Ⅳ）：为Ⅲ区向下的延续，下界为锁骨上缘，后界胸锁乳突肌后缘下 1/3 段。主要包括颈深淋巴结群下组。

Ⅴ区（Level Ⅴ）：即颈后三角区及锁骨上区。前界邻接 Ⅱ、Ⅲ、Ⅳ区后界，后界为斜方肌前缘。以环状软骨下缘平面（即Ⅲ、Ⅳ区分界）分为上方的 ⅡA 区（颈后三角区）和下方的 ⅡB 区（锁骨上区）。包括颈深淋巴结副神经链和锁骨上淋巴结群。

Ⅵ区（Level Ⅵ）：带状肌覆盖区域，上界为舌骨下缘，下界为胸骨上缘，两侧颈总动脉为两边界，包括内脏旁淋巴结群。

Ⅶ区（Level Ⅶ）：为胸骨上缘至主动脉弓上缘的上纵隔区。

Ⅵ区和Ⅶ区与口腔癌的淋巴结转移无密切关系。

（二）颈淋巴结转移的分期

颈淋巴结转移的分期采用 UICC2002 年分期标准。按淋巴结受累的范围和程度分为 N0、N1、N2、N3，对于区域淋巴结转移无法确定则采用 Nx，非引流区域淋巴结扩散应属于远处转移。

术前的 N 分期亦称作 cN 分期，术后病理检查的结果则称为 pN 分期。

1.临床（术前）N 分期（cN）：

Nx　区域淋巴结转移不能评估。

N0　无区域淋巴结转移。

N1　同侧单个淋巴结转移，直径≤ 3cm。

N2　同侧单个淋巴结转移，直径＞ 3cm，但≤ 6cm；或同侧多个淋巴结转移，其中最大直径≤ 6cm；或双侧或对侧淋巴结转移，其中最大直径≤ 6cm。

N2a　同侧单个淋巴结转移，直径＞ 3cm，但≤ 6cm。

N2b　同侧多个淋巴结转移，其中最大直径≤ 6cm。

N2c　双侧或对侧淋巴结转移，其中最大直径≤ 6cm。

N3　转移淋巴结最大直径＞ 6cm。

（三）颈淋巴结转移的诊断

1.颈淋巴结转移的检查

（1）临床检查：颈部淋巴结转移的诊断主要依靠临床查体，并结合病史。由于检查者临床经验的差异和颈深淋巴结群相对深在的位置，使得该方法在颈部 cN0 的判断上误差较大，准确性及精确性都较差。

一般而言，参照原发灶部位的区域淋巴结引流特点，结合临床触诊淋巴结直径大于 1.5cm、质地偏硬、固定或与周围组织粘连者视为阳性，尤其对于呈持续长大、经抗感染治疗体积无明显缩小者，更应考虑淋巴结转移。

（2）影像学检查：目前 CT、MRI、超声、PET、SPECT 等影像学诊断技术的发展为临床颈部淋巴结的检查提供了相对客观的方法。CT 和 MRI 对高位或深在部位的淋巴结、手术后瘢痕或放疗后纤维化导致的触诊困难的淋巴结以及对侧小的转移淋巴结的检查有较重要价值。

颈部转移淋巴结的影像诊断指征包括大小、边界、密度、内部结构、形态、数目及有无包膜外侵犯。CT 增强扫描为常用而有效的检查方法，可辅以超声成像和 MRI。

① 超声影像诊断标准：超声成像经济、方便，不必受放射线辐射，纵轴检查有助于观察淋巴结与血管的关系，明确血管壁有无受侵，也有助于观察淋巴结内部结构及导引穿刺活检。

超声成像评价转移淋巴结的大小、形态、数目等的诊断指标与 CT 扫描相仿。声像图显示转移淋巴结多呈圆形、低回声，有时回声不均。

有学者认为观察淋巴门位置有助于鉴别淋巴结的良、恶性。淋巴门较宽、位于中央者多为良性，而淋巴门偏位或消失者多见于恶性，淋巴结皮质偏心性增厚者仅见于恶性。

超声成像时做纵切面检查，对观察颈动脉壁是否受侵，有重要意义。

当 CT 扫描见转移淋巴结与颈动脉紧贴时，应行超声成像，当高回声的颈动脉壁中断时，提示颈动脉受侵的可能。但超声成像不易获得治疗前后相应的图像，不利于对比；难以检查深部的气管食管沟、咽后组淋巴结。

对一些临界大小难以诊断的淋巴结，超声引导细针穿刺活检有助于提高颈部淋巴结转移的诊断准确性。超声引导穿刺的精确性受超声仪分辨力和局部容积效应的限制。

由于这种误差较小，仅为 1 至数毫米，当穿刺目标较大时，影响不明显。然而当目标较小或要求做精确穿刺时，其影响不可忽视，否则可能导致失败，故应由经专门训练的人员进行，否则会影响其准确性。

穿刺时应选择恰当的穿刺途径，尽量选择最短的穿刺距离。如肿块位置较深时，穿刺前应做多方向检查。只要其间不存在重要结构，选择自皮表至病灶的最短途径进行穿刺，可使操作较为容易，提高命中率，降低并发症。在穿刺时应注意避让颈部的大血管。

② CT 增强扫描的诊断标准

a. 大小：对颈淋巴结转移的诊断标准尚有一定争议，目前比较公认的标准是：对于口腔颌面部鳞癌，以 ≥ 8mm 作为 Ⅱ～Ⅳ区淋巴结的 CT 诊断阈；腺癌的淋巴结转移相对较小，可以最小径 ≥ 5mm 作为诊断阈。以淋巴结大小作为诊断指征均有假阳性及假阴性的可能。

b. 密度和内部结构：淋巴结的密度和内部结构较之淋巴结的大小更具诊断意义。正常淋巴结密度均匀、强化程度近似或相当于肌肉。肿瘤转移淋巴结可表现为：均匀或不均匀的强化，密度明显高于肌肉；淋巴结边缘强化、中央低密度或淋巴结内钙化等。皮质不均匀强化，髓质内出现不规则低密度区（囊性变）是可靠的诊断转移瘤的指征。转移淋巴结钙化在头颈部的原发灶中多见于甲状腺乳头状癌、骨肉瘤等和淋巴瘤放疗后。

c. 形态和数目：正常或反应性增生的淋巴结一般呈肾形、长径与短径之比近似于 2。转移淋巴结多呈球形，长、短径相近。头颈部恶性肿瘤患者在淋巴引流区发现 3 个（或以上）成群的淋巴结，即使每个淋巴结的最小径较小，在 5～8mm 之间，也应警惕有转移淋巴结之可能。

d. 淋巴结的包膜外侵犯：影像检查应着重观察转移淋巴结有无外侵为制定治疗计划提供参考。在增强 CT 扫描中包膜外侵犯表现为淋巴结边缘不完整，模糊，有不规则强化，周围脂肪间隙消失，外侵明显的肿瘤尚可侵犯周围重要结构如胸锁乳突肌、颈内动静脉等，转移淋巴结越大，其侵犯至包膜外的可能性越大。对于颈总(内)动脉，如果肿瘤包绕颈动脉3/4周以上，则高度提示颈动脉受侵，术前需做充分的动脉切除的准备。

③ MRI的诊断标准：颈部MRI需采用颈部表面线圈以提高信噪比，可以多断面、多序列成像。增强扫描T1加权像加用脂肪抑制序列有助于显示病变与周围结构的关系，显示肿物内的血供情况。MRI冠状位及矢状位成像可以覆盖全颈，但其空间分辨率不如CT，显示的病变小，内部结构显示不清。

MRI评价颈部转移淋巴结诊断指标包括大小、形态、数目、内部信号及结构等，与CT相仿。T1加权像多呈中、低信号，T2加权像呈中、高信号，信号可均匀或不均匀。MRI显示咽后组淋巴结较CT为优。

MRI有助于鉴别肿瘤治疗后复发或纤维化，但在放疗后6个月，由于纤维母细胞成分较多，在T2加权像也可呈高或中等信号，难以和肿瘤鉴别。静脉注射超顺磁氧化铁颗粒对比剂，在24小时后正常淋巴结摄入对比剂在T2加权像呈低信号，转移淋巴结不能摄入对比剂呈相对高信号，但价格昂贵，尚不能广泛使用。

④ PET/CT显像：PET/CT为正电子发射型计算机断层成像（Positron emission computed tomography）的简称，是目前较先进的、准确性较高的核医学显像技术，其能从分子水平通过观察体内代谢的变化对疾病做出诊断，而多排螺旋CT则可以显示人体精密的解剖结构，PET/CT将功能图像和解剖图像进行了精确的融合，能方便地检测出更细小的病变组织，并能提供精确的解剖定位，进一步提高了对肿瘤诊断的正确性。

对于甲状腺癌局部切除后因局部组织肿胀、纤维化或瘢痕组织形成等，以反映解剖结构和组织密度等形态改变为主要依据的影像技术如B超、CT等往往难以做出准确诊断，而PET/CT则在此方面具有独特的优越性。

其灵敏度、特异性均高于B超和CT。且PET/CT发现的转移灶最小直径为0.6cm，所发现的多枚转移淋巴结直径小于1.0cm，显示PET/CT较之B超、CT能更早地发现颈淋巴结转移。

此外，PET/CT对甲状腺癌治疗后的评估，确定复发或残留病灶及部分甲状腺良、恶性肿瘤的鉴别诊断同样具有较大的应用价值。但由于PET价格昂贵，目前尚未普及，在颈部转移瘤诊断中的应用及诊断标准尚待进一步临床研究。

⑤ 前哨淋巴结的确定和诊断：前哨淋巴结（哨位淋巴结，Sentinel lymph node，SLN）的概念是基于实体肿瘤的淋巴引流是可预测的，且形成淋巴结转移是有序的；某些特定淋巴结（通常有1到2个）是接受原发灶区域淋巴引流的第一站淋巴结，在转移发生时首先被波及，此即SLN。

一般认为若前哨淋巴结未发生转移，其他的较远处淋巴结也不大可能被肿瘤波及，而发现一个前哨淋巴结是阳性的，那么其他淋巴结也可能发生了转移。已有的研究表明口腔癌可能存在前哨淋巴结，但不同解剖部位的前哨淋巴结可能有所不同，大多数的口腔癌前哨淋巴结位于II、III平面，口底舌根的鳞癌有可能直接向IV、V平面转移。

目前用于SLN检测的技术有放射性核素示踪法和生物染料示踪法，并结合前哨淋巴结活检术。鉴于目前的研究状况，SLN在临床的广泛应用尚有待于进一步深入的研究。

（四）颈淋巴结清除术的指征

颈淋巴结清除术的指征应综合考虑临床和影像学检查结果，结合原发灶的部位和病理类型来掌握。

对于临床及影像学检查未发现有颈部病变，而原发灶转移率较低者，如早期唇癌、腮腺肿瘤及硬腭、上颌牙龈的鳞癌，可不行颈淋巴清除术而予观察随访。

对于临床及影像学检查未发现有颈部病变者，但原发灶有较高转移风险者，如舌癌、口底癌、后颊及口咽癌，应行选择性（预防性）颈清术。术式可选择功能性、区域性（择区性）等改良术式，以求尽量减少术后的后遗症和功能损害。

对于临床及影像学检查发现已有颈部可疑病变者，应行颈清除术。对于淋巴结直径小于15mm，活动或无包膜受侵征象者，可施行改良术式；对于淋巴结直径大于15mm、淋巴结固定或有包膜受侵及周围组织受累征象者，应考虑行根治性颈清术。

颈淋巴清除术中可通过冰冻活检了解Ⅲ区淋巴结转移情况。若该区无转移淋巴结，可施行较为保守的区域性颈清除术（如肩胛舌骨肌上颈清术）；若发现该区域有阳性淋巴结，则应适时扩大清除范围，对Ⅳ、Ⅴ区淋巴结进行清除。当然一定应考虑原发性情况进行综合分析。

（五）颈淋巴结清除术的分类及命名

经典的根治性颈淋巴结清除术式是由 Crile 于 1906 年提出的。自 20 世纪 20 年代以来各国学者对该术式进行了许多改良尝试。改良术式的主要目的在于减少或避免根治性颈清术切除颈内静脉、副神经和胸锁乳突肌等功能性结构后导致的术后严重并发症和后遗症。其中有代表性的术式有：分区选择性颈清除术和功能性颈淋巴结清除术。

1. 根据术式分类

（1）根治性颈清术（Radical neck dissection）：亦称经典式或传统式颈清术，系将颈阔肌深面、椎前筋膜浅面，锁骨上、下颌骨下缘以下，斜方肌前缘至颈前带状肌群外侧范围内包括胸锁乳突肌，肩胛舌骨肌，颈内、外静脉、副神经、颈丛神经皮支、颌下腺、腮腺浅叶下极等结构在内的全部淋巴结、淋巴管、筋膜、脂肪结缔组织的整块切除，并视需要切除二腹肌及舌下神经降支，但应保留颈动脉、迷走神经及膈神经。清除范围包括Ⅰ、Ⅱ、Ⅲ、Ⅳ、Ⅴ区。

（2）功能性颈清术（Functional neck dissection）：按根治性颈清术进行，但保留胸锁乳突肌、颈内静脉、副神经。此术式根据术中情况，也可行适当改良，保留其中的一到两个神经血管或肌肉。清除范围包括Ⅰ、Ⅱ、Ⅲ、Ⅳ、Ⅴ区。

（3）功能根治性颈清术（Functional radical neck dissection）：按根治性颈清术进行，但保留颈外静脉、颈丛深支神经、耳大神经，视情况保留胸锁乳突肌。清除范围包括Ⅰ、Ⅱ、Ⅲ、Ⅳ、Ⅴ区。

（4）多功能保留颈清术（Multifunctional neck dissection）：一般运用于分化良好的甲状腺癌，可在颈清术中保留其较多的神经、肌肉和血管组织，包括耳大神经、枕小神经、锁骨上皮神经、颈外静脉、肩胛骨骨肌等。

2. 根据手术范围分类

（1）舌骨上颈清术（Superahyoid neck dissection）：清除范围为Ⅰ、Ⅱ区。

（2）肩胛舌骨肌上颈清术（Superaomohyoid neck dissection）：清除范围为Ⅰ、Ⅱ、Ⅲ区。

（3）中央区颈清术（Central compartment neck disscck）：Ⅵ区。

（4）颈外侧清除术（Lateral neck dissection）：Ⅱ、Ⅲ、Ⅳ区。

（5）颈后侧清除术（Posterolateral neck dissection）：Ⅱ、Ⅲ、Ⅳ、Ⅴ区。

（6）全颈清除术：清除范围为Ⅰ、Ⅱ、Ⅲ、Ⅳ、Ⅴ区。

（7）双侧颈清除术（Bilateral neck dissection）：双侧可同期亦可分期进行。

（8）扩大根治性颈清术（Extended radical neck dissection）：需切除根治性颈清术范围以外的淋巴结群及其他结构者（原发灶除外）。

3. 根据手术性质分类

（1）治疗性颈清术（Therapeutic neck dissection）：已有临床或病理证实转移者。

（2）选择性（预防性）颈清术（Elective neck dissection）：无确定的临床转移灶，但根据原发灶情况，估计转移可能性较大者，预防性地实施颈清除术。

4. 是否合并原发灶切除

（1）单纯颈清术：原发灶位于颈部或原发灶不同期处理。

（2）联合根治术（Combined radical neck dissection）：原发灶与颈清术一并切除，根据原发灶与颈清术可否连续，又可分为连续性联合根治术及非连续性联合根治术。

（六）不同部位恶性肿瘤的颈部处理原则

1. 口腔黏膜

（1）舌：舌癌具有较高的淋巴道转移倾向，常较早出现颈淋巴结转移，转移率在 40%～80% 之间。

位于舌不同部位的肿瘤有不同的转移好发途径，颈清术时应有不同的重点，舌尖部位的癌可向下颌下、颏下淋巴结转移，并可直接转移至颈深中淋巴结群。

舌侧缘部癌多向一侧颌下及颈深上、中群淋巴结转移。

由于上述特点，对舌癌颈部淋巴结应持积极态度：除 T1N0 的舌鳞癌，可考虑不作预防性颈清术，严密随访外，对于 T2 以上 cN0 的病例，应在原发灶切除的同期作颈淋巴清除术。

若肿瘤位于中线或累及双侧时，原则上应实施双侧颈淋巴清除术；而对于 cN0 病例，预防性颈清术一般选择主要侧，而对侧可留待观察或二期进行。对于已有明确双侧颈转移的病例，同期双侧颈清术是必要的。

位于舌不同部位的肿瘤颈清术时应有不同的重点，舌尖部位的癌应注意清除 Ⅰ～Ⅲ区，并注意对侧颈部情况，必要时行双侧清除术；舌侧缘部癌清除时应包括 Ⅱ、Ⅲ、Ⅳ区。术中应注意肩胛舌骨肌颈内静脉淋巴结，可切除肩胛舌骨肌以保证该部位清除的彻底性。

舌根部癌可转移至颌下、颈深、茎突后及咽后部淋巴结，故颈清术时应注意颈上部分的处理，尤其对于颈深上淋巴结群，应实施包括颈内静脉、副神经及胸锁乳突肌切除的根治性颈清术。

（2）颊：颊癌的淋巴结转移多为病灶同侧转移，可达 52%～91%。最常转移至颌下淋巴结，其次为颈深上淋巴结，但与病灶的部位有关：前颊者主要转移至颌下或颏下淋巴结；后颊者则多先转移至颈深上淋巴结，还可发生耳前、腮腺下极或腮腺内。淋巴结转移。

后颊癌清除时应注意彻底清除 ⅡB 区淋巴结，同时应切除腮腺下极，术式以切除颈内静脉的根治术式为妥。前颊癌 cN0 的病例可选择功能性或肩胛舌骨肌上清除术式。对于颊部小涎腺来源的恶性肿瘤，除 T1cN0 的病例可不考虑同期颈清术外，T2 以上 cN0 的病例原则上应行联合根治。

（3）口底：口底鳞癌颈淋巴结转移率高，约在 40%，且容易发生双侧转移，位于口底一侧者一般转移至颏下、颌下及颈深上淋巴结，位于口底前份的癌灶常发生双侧颈淋巴结转移。

一般应考虑同期行选择性颈淋巴结清除术。原发灶位于口底一侧者可考虑行同侧联合根治，术式以包括颈内静脉切除的根治术式为佳，以保证 ⅡB 区清除的彻底性。

原发灶位于口底正中的，应同期或分期行双侧颈清除术，cN0 病例术式可选择双侧功能性颈清除术，而怀疑或明确有颈部转移者主要侧应行根治性颈清术，对侧可考虑功能性清除术式。

对中、晚期口底癌应同期做根治性双侧颈淋巴结清除术。

（4）牙龈：牙龈癌包括上牙龈和下牙龈来源的上皮源性恶性肿瘤，上牙龈癌较下牙龈癌多见。上颌牙龈的淋巴引流主要向颌下及颈深上群淋巴结；下颌牙龈则通过颏下、颌下再注入颈深上群淋巴结。

牙龈癌颈淋巴结转移率较舌、颊癌为低，但晚期仍有 41%～58% 的转移率；下牙龈癌较上牙龈转移率稍高且早。下牙龈癌多转移到颌下及颏下淋巴结，以后到颈深上淋巴结；上牙龈癌则多转移到患侧颌下及颈深上淋巴结。位于前牙区的牙龈癌可向双侧颈淋巴结转移。

下颌牙龈癌颈淋巴结转移率较高，在行下颌骨切除术时应一并进行选择性颈淋巴结清除术。上牙龈癌一般不做同期的颈淋巴结清除术，对 N0 期的上颌牙龈癌可考虑在原发灶切除后严密观察，如出现颈淋巴结转移时再进行根治性治疗也不会影响治疗效果。

（5）硬腭：原发于硬腭部的癌灶以腺癌多见，硬腭癌淋巴道转移发生率稍高于上颌牙龈癌，主要向颌下淋巴结与颈深上淋巴结群（Ⅱ区）转移，有时也可转移至咽后淋巴结，位于腭部中线附近的癌可形成双侧颈淋巴转移。

硬腭的腺癌淋巴转移发生率低，故若无颈部体征，则不行预防性颈清术，而予以观察。腭部鳞癌可发生颈部转移，但转移率较低，故 cN0 的硬腭鳞癌可不做预防性颈清术。对于已有颈部转移的患者，宜施行切除颈内静脉的根治性颈淋巴结清除术。

（6）软腭：软腭癌灶以鳞癌多见，软腭癌的淋巴结转移较硬腭早且多，主要是向颈深上淋巴结转移，癌灶位于中线或接近中线时，易发生双侧颈淋巴结转移。

若已有颈部淋巴结转移，需行根治性颈淋巴清除术，双侧转移者行双侧颈淋巴结清除术。T1cN0 患者可予观察，T2 以上 cN0 建议行预防性颈淋巴结清除术。

软腭癌原发灶与颈淋巴结清除术术野不连续，可分期进行。不管采用何种术式，必须注意清除Ⅱ区淋巴结。

（7）口咽部：口咽癌中主要是低分化或未分化癌，鳞状细胞癌次之。口咽癌的颈部淋巴结转移率可高达50%～70%，且常发生双侧颈淋巴结转移，主要转移至咽后或颌下淋巴结进而至颈深淋巴结上群。

转移发生的危险度与原发肿瘤的大小无关，而与原发灶部位有关，原发灶由中央至外周，其发生转移的危险性逐渐升高。

远处器官转移也较口腔癌为高,达8%～10%,主要转移至肺脏及脑组织。原则上应同期行选择性或根治性颈淋巴结清除术,清除的重点在Ⅰ、Ⅱ、Ⅲ区。

2. 唇部 上下唇均可发生唇癌，但以下唇多见，占90%，下唇癌的转移率在10%以下，且较晚发生转移，转移主要至颏下、颌下淋巴结，亦可至颈深上淋巴结群。上唇主要注入颌下及颈深上淋巴结；有时可引流向腮腺，特别是耳前淋巴结。

唇癌的淋巴结转移率不高,T1、T2N0的病灶一般不主张预防性颈清术,但患者应定期随访(2个月随访一次，连续3年)。下唇癌发生颈淋巴结转移时，其必然有颌下及颏下转移，因此怀疑颌下、颏下淋巴结转移者，可作舌骨上颈清术，若证实为转移则需行根治性颈清术。

3. 颌骨

（1）颌骨中央性癌：临床上绝大多数发生于下颌骨，上颌骨发生者极为少见。在组织类型上中央性颌骨癌包括鳞状细胞癌和腺性上皮癌，后者略多见于前者，多向颌下淋巴结及颈深群淋巴结转移，中央性颌骨癌多转移至颌下及颈深上淋巴结。

一般考虑应行预防性颈清术。为了防止远处转移，术前及术后均应配合化学治疗或生物治疗。

（2）上颌窦癌：上颌窦的淋巴流注入咽后淋巴结、颌下淋巴结，最终汇入颈深上群淋巴结。上颌窦癌颈淋巴结转移率相对较低，一般不主张行预防性颈清术。证实有颈淋巴结转移者应行根治性颈清术。

4. 唾液腺 唾液腺的恶性肿瘤以腺癌为主，相对来说颈淋巴结转移的可能性较低，淋巴结转移率决定于肿瘤病理类型。一般如伴发有颈部淋巴结转移应进行颈淋巴结清除术。对低分化者可进行选择性颈淋巴结清除术，可同期完成。颌下腺低度恶性的肿瘤可仅作舌骨上清除术。

5. 面部皮肤

（1）基底细胞癌：基底细胞癌生长缓慢，常在长时期内在局部发展而不转移，故一般不主张行预防性颈清术。若发现有转移，再施行功能性或区域性颈清术亦不晚。

（2）鳞癌：鳞状细胞癌的颈淋巴结转移率在5%～10%左右，多转移至耳前、耳后等浅表淋巴结和颌下、颈深上淋巴结。一般不行预防性颈清术，可予观察；有确切转移者，可行治疗性颈清术，有颈深上淋巴结群转移者宜行包括颈内静脉切除的术式。

6. 喉 喉癌多为鳞癌，淋巴结转移率较高，其中以声门上癌转移率为最高，常常行预防性颈清术，详见喉癌章节。

7. 甲状腺 甲状腺癌淋巴结转移率高，其中以PTC和MTC为明显，早期患者多采用中央区颈清术，一些患者则需要行颈外侧区淋巴结清除术，详见甲状腺癌章节。

（七）颈淋巴结清除术的操作要点

1. 根治性颈淋巴结清除术 根治性颈淋巴结清除术1906年由Crile首先提出，在口腔癌颈淋巴转移的治疗中有着重要地位。根治性颈淋巴结清除术指同时切除一侧颈前部所有Ⅰ～Ⅴ区内的全部淋巴组织。手术方法按Crile所述。

2. 联合根治术 联合根治术系指一次完成口腔颌面部原发癌肿与颈部淋巴组织（包括其间引流淋巴的通道）整块切除的联合手术。采取这种手术方式较之分次或分区手术更有利于减少肿瘤的残留或癌细胞的外科播散机会。

建议对于舌、口底、下颌骨、颊部组织、腮腺等部位的癌肿应尽量实施连续性联合根治手术，对原发灶或颈部切除组织无法连续的如上颌骨、腭骨、唇癌等，也可施行非连续性联合根治术。

3. 双侧颈淋巴结清除术 口腔颌面部恶性肿

瘤发生或疑有双侧颈淋巴结转移病例应行双侧颈清术，对于口底、软腭、舌中份等易于发生双侧淋巴结转移的病例，亦可行双侧预防性颈清术。

对于两侧手术是否同时进行，可视双侧淋巴结情况和患者全身状况而定：对于已有明确双侧转移而全身情况允许者，同期双侧颈清术是必要的；而单侧转移者可行同期或分期手术，分期手术时两次手术可间隔 2～3 周。

4. cN0 颈淋巴结清除术的改良　根治性颈清术所带来的较为严重的后遗症和功能丧失促使外科医生一直努力于该式的改良，随着对头颈部癌颈淋巴结转移规律认识的逐步深入，临床医师提出了许多不同的改良术式。

以喉癌举例，目前普遍认为对于口腔癌 cN0 颈部不采用经典的根治性颈淋巴结清除术式，而施行改良的颈淋巴结清除术式。

（1）分区颈清术：如前述，分区颈清术根据不同的清除范围有不同的术式。由于口腔癌常向 Ⅱ、Ⅲ 两区淋巴结转移，故舌骨上颈清除术在绝大多数情况下是不彻底的治疗，不宜采用。目前运用较多的分区术式是肩胛舌骨肌上颈清术。该术式清除范围包括 Ⅰ、Ⅱ、Ⅲ 区。

（2）功能性颈清术：功能性颈清术最初由 Bocca 于 1965 年提出，清除范围包括整个颈部，但常规保留颈内静脉、副神经、胸锁乳突肌等颈部重要结构，适合于部分 cN0 患者的选择性治疗。

（3）保留颈外静脉和颈丛深支的根治性颈淋巴清除术：保留颈外静脉和颈丛深支可在相当程度上减轻切除颈内静脉和副神经所造成的颈清术后后遗症。

手术切除范围包括一侧颈部 Ⅰ～Ⅴ 区的淋巴结缔组织。

切口：颈前宽蒂矩形切口或单臂弧形切口。

手术要点：常规翻起颈阔肌皮瓣，暴露并保留颈外静脉的完整性，由胸锁乳突肌浅面将其剥离，向下解剖至锁骨上穿越颈深筋膜处，同时将耳大神经从胸锁乳突肌表面游离，两者妥为保护。

然后行常规颈清术。由于颈外静脉汇入颈内静脉点的不恒定性，术中在颈根部离断颈内静脉的平面应在颈外静脉汇入点的远心侧。

在清除至颈后三角时，注意保留耳大神经从颈丛的起始部，然后仔细解剖出副神经颈段以

及第 2、3、4 颈脊神经后，在副神经与颈神经丛深支吻合部上侧剪断副神经，妥善保留颈神经丛深支向后下进入斜方肌深面的各支，以后仍按包括颈内静脉及副神经切除的根治性清除术式完成手术。

二、根治性颈淋巴结清除术

据文献记载，早在 1880 年 Koher 在治疗舌癌时，首次施行了舌癌合并颌下淋巴结转移癌连同颌下腺及其周围软组织的整块切除术，作为颈淋巴结转移癌外科治疗的开端。

1900 年 Butlin 与 Spencer 在其著作中注意到治疗舌原发癌同时，处理颈淋巴结转移癌的重要，提倡在原发癌切除术创口愈合后，施行颈淋巴结转移癌切除。

1906 年 Crile 首次系统地描述了根治性颈淋巴结清除术，强调将胸锁乳突肌及其他一些周围可切除的软组织连同颈淋巴结一并连续整块切除，其手术原则及术式，为现代所行传统性颈淋巴结清除术奠定了基础。

1932 年 Ward 治疗下龈癌行颌、颈联合根治性切除术成功。

1942 年以来，Martin 治疗口腔癌广泛采用了根治性颈淋巴结清除术。

1951 年总结百余例的治疗结果，不仅 5 年生存率有所提高，达 30%～40%，死亡率降到 ＜4%，而且也进一步完善和推广了颈淋巴结清除术。

国内首次开展此术者为金显宅，于 1943 年成功地为下龈癌患者行颌、颈联合根治切除术。

1947 年开始用于舌癌的外科治疗。

1958 年在国内首次报告舌癌根治性联合切除术。

随我国头颈肿瘤外科的发展，自 80 年代开始此术普遍开展。但近年来随着功能性外科理念的深入，该术式的使用已经明显减少，改良根治功能性颈清术权重增加。

（一）病例选择

1. 临床颈淋巴结阳性，尤其转移淋巴结较多且活动性差者（癌已侵出淋巴结包膜外者）

2. 原发癌已被控制或预计有可能被控制；

3. 无远处转移；

4. 全身情况尚好，无重要脏器严重器质性病变。

（二）麻醉

一般多采用全身麻醉合并气管内插管。

（三）切除范围

一般单侧全颈淋巴结清除术的常规切除范围应包括患侧颌下、颏下、颈内静脉区，副神经区及锁骨上区淋巴结，连同胸锁乳突肌、颈内静脉、副神经以及周围的软组织（一般保留颈总动脉、颈内动脉、颈外动脉、迷走神经、膈神经、舌下神经及舌神经）一并连续整块切除。

除以上切除范围的变更外，近年，根据较多的临床实践经验，不少人对常规切除副神经区淋巴结提出了不同的见解：

（1）解剖学研究显示，正常人颈内静脉区淋巴结不直接引流到副神经区，只有当颈内静脉区淋巴管被癌栓阻塞后，才有可能流向该区；

（2）有报告颈内静脉区淋巴结转移癌 21 例，颈清术后标本次连续病理切片检查，仅查见 1 例颈内静脉区以外转移；

（3）不少病例总结报告提到，颈清术后病理检查，甚少或未发现副神经区淋巴结转移；

（4）也有报告 42 例颈清术均保留了副神经，其中 16 例被证实有淋巴结转移，但术后观察，尚未见到副神经区复发。

因此，目前有些人初步提出以下建议，即在颈部转移淋巴结为数不多的情况下，尤其在施行选择性颈清术时，是否可考虑不做副神经区淋巴结切除，并保留该神经。

（四）手术步骤

1. 体位　患者平卧，肩下垫枕使肩部抬高，头后仰偏向健侧，使头部充分伸展及暴露。

2. 皮肤切口

（1）设计要求：用于本术的切口应根据以下要求进行设计：

① 暴露适度，力求简单。

② 不致产生皮瓣坏死：皮瓣的蒂宽与留长之比不宜小于 1：1。

③ 纵切口应避免与颈动脉落在同一纵行线上以防万一发生愈合不良，使颈动脉外露，造成严重后果。

④ 避免疤痕挛缩，并适当照顾美观。

（2）切口选择：

① 宽蒂矩形切口：颈上横切口，从颏中线沿下颌骨缘下 1.5cm，平行后延，达斜方肌前缘后，以钝角转向下，循斜方肌前缘以曲线形引向锁骨上 2cm 处，再以钝角转向前下，跨锁骨中前 1/3 达胸骨切迹下 2～3cm 中线处（图 37-1-1）。

此切口适用于头面部癌，如口腔癌、鼻、副鼻窦癌、腮腺癌、面部皮肤癌等颈淋巴结转移的颈清术和颌、颈联合切除术。

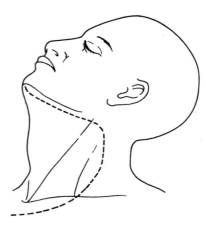

图 37-1-1　宽蒂矩形切口

② 单臂弧形切口：切开始自乳突下，其下行部分同（1）。适用于颈部原发癌，如甲状腺癌、喉癌、下咽癌等颈淋巴结转移的颈清术和这些原发与转移癌的联合根治切除术（图 37-1-2）。

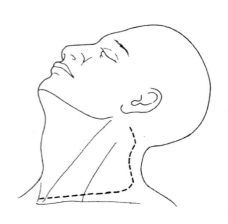

图 37-1-2　单臂弧形切口

上述切口符合前述要求，尤其后者皮瓣仅包括一个钝角区，颌下部无横切口，故皮瓣血运良好，适用于颈淋巴结转移癌放疗后残存癌的颈清术时，发生皮瓣坏死的顾虑甚小。

此外，两种皮瓣的纵切口均落在隐蔽的颈项交界处，外观不显，患者容易接受。但近年来临床上多对传统切口进行改良，根据患者个体情况尽量沿皮纹走行设计，更加美观。

尚有不同颈清切口如图（图37-1-3）。

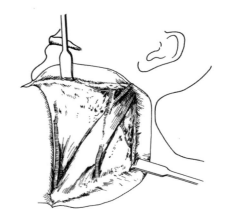

图 37-1-4　锐性分离皮瓣

② 切断并结扎颈内静脉；切开颈动脉鞘，沿颈内静脉表面切开血管鞘，暴露迷走神经，距锁骨上 1～2cm 处顺行钳夹颈内静脉，切断，下端结扎并缝扎。

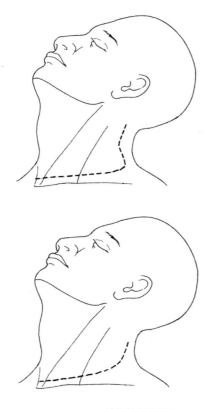

图 37-1-3　其他颈清切口

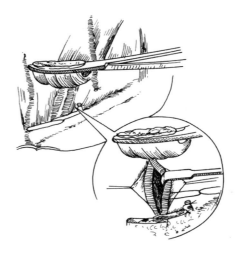

图 37-1-5　切断胸锁乳突肌显露迷走神经

（3）皮瓣分离：皮肤切开包括颈阔肌，在颈阔肌下进行皮瓣分离（保留颈阔肌浅层血管网，以保障愈合），解离范围：上至下颌骨下缘，下至锁骨，后方到斜方肌前缘，前方达颈中线，在下颌角区解剖时，须注意勿损伤从腮腺下极分出的面神经下颌缘支，此分支约经下颌角稍下方前行，跨面血管而分布于下唇。

（4）颈淋巴结清除：一般自下而上，自外向内进行清除

① 切断胸锁乳突肌锁骨端：沿锁骨上缘，边切边止血，徐徐将其切断，避免误伤深部大血管，将肌肉下脂肪组织稍分离即暴露颈内静脉；

③ 解离锁骨上区：结扎、切断颈外静脉的近端（双重结扎）和肩胛舌骨肌下腹，继向深层解离，在颈深肌膜表面显露出颈横动、静脉，保留或结扎切断。横行切断锁骨上脂肪组织并暴露臂丛神经及膈神经。

在解离此区时，为避免触破潜在于脂肪组织中的胸导管终支（图37-1-5）而产生乳糜漏，宜在距锁骨1cm以上进行，一旦发现乳糜液渗出，必须找到淋巴管的破口处，用1号丝线轻巧确地予以缝合，直到术区无清亮液体渗出为准。

④ 解离颈后三角区；沿斜方肌前缘向上解离，

于头夹肌、肩胛提肌、中后斜角肌表面自外向内清除软组织直达Ⅳ、Ⅲ、Ⅱ神经根部。

在斜方肌前缘常有数支小静脉，切断后宜贯穿缝合止血(此处组织厚而韧，单纯结扎甚易滑脱)。约在斜方肌中下1/3前线处，切断副神经。继续向上解离，直到与胸锁乳突肌相交处（图37-1-6）。

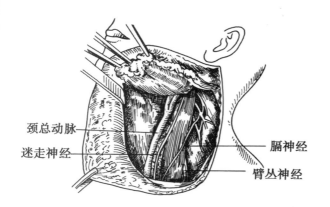

图37-1-6　清除颈后三角，显露膈神经、保留颈总动脉、迷走神经

⑤ 解离颈内静脉区：将已解离的软组织提起，在保护迷走神经下，沿颈总动脉表面向上解离，逐次切断第Ⅳ、Ⅲ及Ⅱ颈丛神经根部，一直解离到颈动脉分歧部。前方，在舌骨下切断肩胛舌骨肌上腹，后缘解离直达胸锁乳突肌乳突端。

⑥ 切断胸锁乳突肌乳突端并解离腮腺下极：在乳突下缘由后向前方切断胸锁乳突肌，然后用血管钳从腮腺下极前缘处（下颌骨下线稍下），向深层分离（此处有一疏松的结缔组织间隙，其前方为颌下腺，其底的前缘为二腹肌后腹），显露二

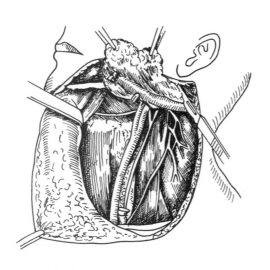

图37-1-7　切断胸锁乳突肌乳突端

腹肌后腹，继以下颌角下缘为界，钳夹切断腮腺下极（图37-1-7）。

此时，将标本翻向上方，复查深侧解离是否充分。标本侧颈内静脉须与颈动脉分歧部完全分离，其上界须达舌下神经高度。

⑦ 切断颈内静脉远端并解离颌下区：切断（亦可保留）二腹肌后腹后，在其深侧将颈内静脉远段分离（一般有2～3支），切断并双重结扎（切断前必须清楚暴露舌下神经．不要误伤）（图37-1-8）。

副神经近端在颈内静脉后方通过，予以切断。此时，将标本覆于颈部，沿下颌骨下缘切开肌膜，切断结扎面动静脉后，先在颌下区将下颌舌骨肌表面的颌下软组织解离，继而分离颌下腺，于其深侧上方显露舌神经，并切断其分配到颌下腺的鼓索支，切断颌下腺导管，在二腹肌后腹上缘处再次切断面动脉近段（双重结扎），将颌下腺连同其周围软组织一并切离（图37-1-9）。

至此，颈清除标本全部切下。

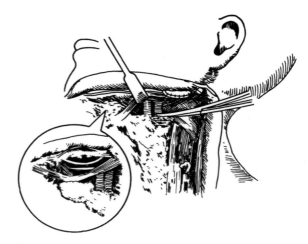

图37-1-8　显露二腹肌后腹深侧，分离颈内静脉，钳夹

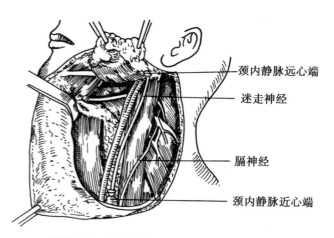

图37-1-9　切断颈内静脉远心端，作双重结扎

⑧ 解离气管旁：如为甲状腺癌，需切除气管旁淋巴结。于颈总动脉内侧将软组织解离直达甲状腺被膜，在颈总动脉分歧部找到甲状腺上动脉，切断并双重结扎。于胸锁关节水平切断颈前肌(注意保护颈总动脉)，在气管食管沟处找到喉返神经并向上追至入喉处。

切断结扎甲状腺下动脉，沿气管表面解离软组织，于中线处切断甲状腺峡叶，断端缝扎。于舌骨下方切断胸骨甲状肌与甲状舌骨肌。

⑨ 缝合伤口：于伤口外下方皮下放置负压引流管一根平行于锁骨，将一侧孔朝向上方，与皮肤缝合固定。仔细止血及观察有无乳糜液溢出，如有外渗应再次缝扎。行皮下颈阔肌及皮肤两层缝合。

颌下区及锁骨上区加压包扎，术毕（图37-1-10）。

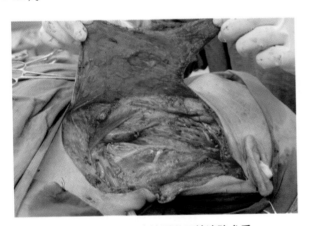

图 37-1-10　根治性颈淋巴结清除术后

以上为单侧颈清术操作步骤，倘须行双侧颈清术时，可分期或同期进行，争取保留对侧的颈内静脉，以避免由于静脉回流受阻而产生的一系列并发症。

根治性颈淋巴清除的手术步骤是从上而下、由深至浅的解剖方法，先结扎颈内、外静脉远端，继而循深肌膜表面进行解离，将清除的组织大部解离后，再在颈阔肌下分离皮肌瓣，然后将全部标本切下，具有操作易行及合并症较少的优点。

三、功能性颈淋巴结清除术

（一）概述

功能性颈淋巴结清除术是在传统根治性颈清术的基础上，为保留功能和兼顾外观完美，在不影响彻底切除肿瘤的前提下而改进了的术式。

传统性颈清术自20世纪40年代逐渐广泛开展以来，通过大量病例的实践经验，该术在术式上和在选择适应证方面存在以下不足，需要改进。

1. 传统性颈清术破坏性较大，术后造成"方肩"畸形、上臂功能障碍以及患侧面部水肿等一系列后遗症，使患者术后的生存质量降低。

2. 根据原发癌的部位、病理类型、侵犯程度以及肿瘤大小等多种因素，颈淋巴结转移癌的发生和生长各有不同。对于各种情况的转移癌，无选择地一律施行传统根治性颈清术，盲目性较大，显然不妥。

从解剖学的观点看，颈部的颈深肌膜包绕胸锁乳突肌，也包绕颈动脉鞘，二者之间自然形成肌膜间隙，颈淋巴结主要位于该间隙内，它与胸锁乳突肌、颈内静脉之间，有肌膜相隔，在正常情况下，包绕这些器官的筋膜很容易从被覆的肌肉、血管上剥离下来，而使淋巴组织与之分离，因此不切除肌肉和静脉，也可做到颈淋巴结的全部切除。

而在施行功能性颈清术过程中如发现有淋巴结局部侵犯时，可根据具体情况，适当切除受累组织，或改作传统根治性颈清术为宜。

甲状腺乳头状癌的淋巴结转移癌，大多为低度恶性，生长较慢，较少浸出淋巴结包膜，切除后甚少复发，一般认为是施行本术式的适应证。

李树玲教授于1963年设计改进的功能性颈清术术式，并开始用于治疗此癌，首例患者是11岁女性，左侧甲状腺乳头状癌伴左颈淋巴结转移，经施行甲状腺癌联合功能性颈清术后，已无瘤生存40年，功能及外观均甚满意。

至今，天津医科大学肿瘤医院已行此术超过数千例，其远期疗效与传统根治性颈清术并无明显差异。近年来对一些头颈部癌施行选择性颈清术时也较多采用本术式。

（二）病例选择

除前述适应证外，尚包括以下两种情况：

（1）临床颈淋巴结阴性施行预防性颈清术者；

（2）临床上虽然淋巴结阳性，但为数较少，体积较小，而且活动性较好者。

（三）手术步骤

1. **切口** 以甲状腺癌为例，传统可采用单臂弧形切口。自乳突始沿斜方肌前缘垂直蛇形引向锁骨上 2cm 处，再以钝角转向前下跨锁骨中后 1/3，斜向前下约 5～6cm，一般不超过锁骨中线。

2. **分离皮瓣** 于颈阔肌下游离皮瓣，上到下颌角下方 1cm 处，内达中线（图 37-1-11）。

3. **解离颌下区** 找到颌下腺，于其下缘锐性解离，（面静脉保留与否视操作情况而定），向上拉开颌下腺，可暴露二腹肌，（二腹肌为常规颈淋巴结清除的上界）。

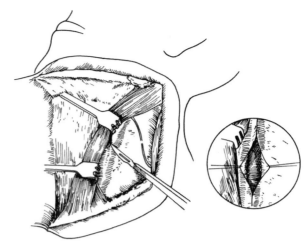

图 37-1-12 解离颈内静脉

当保留颈外静脉、肩胛舌骨肌和颈横动静脉。

（2）将胸锁乳突肌拉向内侧，沿锁骨上缘向深层解离直达臂丛神经表面，以下解剖步骤同传统性颈清术，最后，将颈内静脉外侧区软组织包括上自二腹肌后腹，下至锁骨上，外至斜方肌，内至颈内静脉这一区域内斜角肌和肩胛提肌浅侧的全部软组织予以切除（图 37-1-13）。

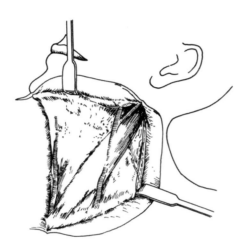

图 37-1-11 皮瓣分离

4. **全程游离胸锁乳突肌** 沿其前后缘锐性分离，游离时应紧贴胸锁乳突肌，以避免误伤颈内静脉；于胸锁乳突肌上 1/3 游离时，应注意副神经中枢支，以避免误伤；耳大神经、枕小神经也在此区横跨，在不影响颈清术进行的情况下，可予以保留。

5. **寻找副神经** 于切口后缘向下切开软组织，暴露斜方肌前缘后果，于斜方肌前缘中、下 1/3 处分离软组织，找到副神经，并追踪解离副神经至进入胸锁乳突肌后缘处，尽量保留副神经的血运。

6. **解剖颈内静脉** 于颈内静脉表面锐性分离，切开动脉鞘将筋膜及其他软组织与静脉壁分开向深层达迷走神经（图 37-1-12）。

7. **清除颈内静脉外侧软组织**

（1）切断结扎颈外静脉近、远心端及肩胛舌骨肌、颈横动静脉；对于无明显转移的病例可适

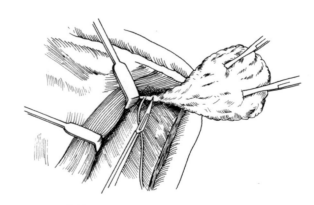

图 37-1-13 清除颈内静脉外侧软组织

8. **清除颈内静脉内侧组织**

（1）将颈内静脉、迷走神经及颈总动脉拉向外侧，进行解离，上方直到二腹肌前腹，将颈内静脉气管侧软组织连同淋巴结一并切除（图 37-1-14）。

（2）如为甲状腺癌联合根治术，则包括患侧气管食管沟淋巴结、部分（一般保留胸骨舌骨肌）或全部带状肌及甲状腺一并切除。喉返神经要清楚显露，并加以保护。甲状腺癌除颈淋巴结广泛转移以外，一般不做二腹肌上清除（图 37-1-15）。

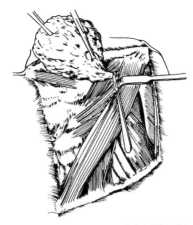

图 37-1-14　清除颈内静脉内侧软组织

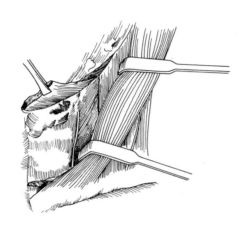

图 37-1-15　切除带状肌及甲状腺显露喉返神经

目前可将颈内静脉内外侧软组织连同甲状腺等做整块切除，这更符合肿瘤观念，但对操作要求相对较高。

9. 置负压引流　仔细止血，观察有无乳糜漏。于颈前及颈外侧锁骨上窝外各放置负压引流管一根。

10. 缝合伤口　可用 4-0 圆针可吸收线连续缝合皮下组织及颈阔肌，然后用 4-0 皮针可吸收线连续皮内缝合或无菌粘贴粘合皮肤切口，可减少因缝合皮肤所导致的瘢痕形成。

11. 伤口加压包扎固定　伤口加压包扎对于减少术后渗血，防止皮下积液以及防止乳糜瘘发生十分重要。

经过多年的实践，加压包扎从以往的全颈加压包扎改进为两点包扎，即：颌下与锁骨上。

此方法优点在于将颌下及锁上两个重点着重压迫，并将颈部皮瓣展平，结合负压吸引，可使皮肤与深部组织相贴近，消灭空腔，可减少皮下

积液的出现。同时应对颈静脉角处重点加压包扎。

天津医科大学肿瘤医院自 1962 年开展此术以来，取得了功能、外观及治疗效果均较满意的效果。

多功能保留性颈淋巴结清除术：此术式是在传统功能性颈淋巴结清除术基础上发展而来，在保留胸锁乳突肌、副神经及颈内静脉的同时多保留颈丛神经分支诸如耳大神经、枕小神经、锁骨上皮神经等以及肩胛舌骨肌、颈横动脉、颈外静脉等解剖结构，在根治肿瘤的前提下兼顾功能的最大化保留，此术式多用于分化性甲状腺癌发生颈淋巴结转移的处理（图 37-1-16）。

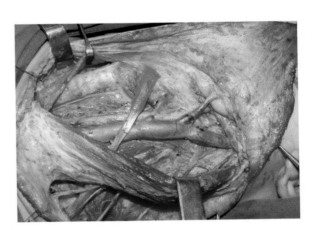

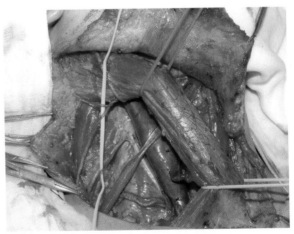

图 37-1-16　多功能保留性颈淋巴结清除术

四、中央区淋巴结清除术

中央区淋巴结清除术（Central compartment neck dissection）是甲状腺癌，特别是分化型甲状腺癌外科治疗中最常用到的术式之一。由于甲状腺癌淋巴结转移最早出现的区域多位于中央区，故中央区淋巴结清除术临床意义重大。

（一）中央区的定义

中央区的范围可定义为：上至舌骨，外侧界为颈总动脉内侧缘，下界右侧为无名动脉上方，左侧为其相对应的水平。清除范围还应包括气管前、气管旁、喉前（Delphian）淋巴结等，即临床上颈部的 VI 区淋巴结清除术。

（二）手术方法

肿瘤外科学强调整块切除标本，因此对术前通过 FNAB 等检查确诊的甲状腺癌患者建议将甲状腺腺叶与中央区标本一并切除。甲状腺腺叶切除的外科操作详见甲状腺腺叶切除术一节，在此不再赘述。手术时除应确保清除范围标准以外，特别需注意保护甲状旁腺、喉返神经、食管等重要结构。可以说中央区淋巴结清除术既是对中央区软组织及淋巴结的清除，也是甲状旁腺及喉返神经保护的过程。中央区淋巴结清除可按照以下步骤进行，但由于颈部左右解剖略有不同，故分别阐述：

1. 左侧中央区淋巴结清除自颈总动脉内侧缘沿由外向内沿颈深筋膜浅面分离清除淋巴结及软组织。途中见到食管侧壁时，沿其表面游离，注意不要损伤食管。左侧喉返神经位多紧贴气管食管沟内侧走行，一般可自神经表面将中央区完全清除干净而不需将其完全游离（图 37-1-17）。少数患者左喉返神经与食管之间也有少量软组织，也应一起清除。左侧中央区清除下界为胸骨上缘，一些患者胸腺上界较高，可将胸腺掀起，以便清除其深面至气管间的软组织与淋巴结。

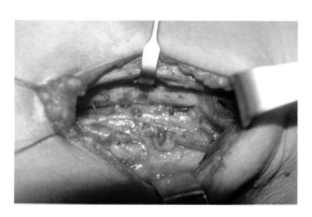

图 37-1-17 左侧中央区淋巴结清除术。图中可见原位保留的甲状旁腺及喉返神经。

2. 右侧中央区淋巴结清除自颈总动脉内侧缘沿由外向内沿颈深筋膜浅面分离清除淋巴结及软组织，可沿颈总动脉内侧表面向下分离，多数患者可于颈根部可发现颈总动脉并入无名动脉，并将其上缘视为中央区的下界。喉返神经多位于此动脉深面，沿其浅面解离切除软组织一般不会损伤神经。与左侧相比，右侧喉返神经一般位置较浅并走形偏外，因此在喉返神经深面以及其与食管壁之间亦常有淋巴结及软组织存在，故在清除过程中常需要将喉返神经完全游离，方能将中央区淋巴结及软组织完全清除，尤对于中央区淋巴结转移较多的患者，此步骤对于彻底清除神经深面的可疑淋巴结十分必要（图 37-1-18）。

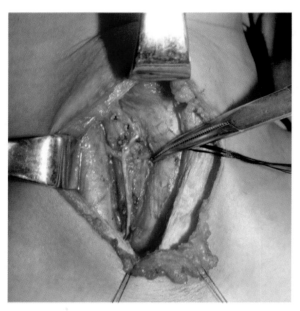

图 37-1-18 右侧中央区淋巴结清除术。图中可见原位保留的甲状旁腺及喉返神经。

（三）技术要点

（1）甲状旁腺的保护甲状旁腺一般为上、下两对，绝大多数甲状旁腺位于甲状腺真、假被膜之间。96% 的上甲状旁腺位于甲状腺侧叶后缘中点以上，环状软骨下缘水平附近，位置相对恒定。下甲状旁腺多数位于甲状腺侧叶后缘中、下 1/3 交界处至甲状腺下极的后下方，位置不恒定。甲状旁腺的血供主要来自于甲状腺下动脉分支及其腺周组织，手术时应尽量做到原位血管化保留，因此结扎血管时应紧贴甲状腺腺体并尽可能避免结扎下极动脉主干，只结扎进入甲状腺的分支血管。如果甲状旁腺颜色变为暗紫色，则提示静脉损伤淤血，建议刺开或切开甲状旁腺被膜减压。如术中无法保留甲状旁腺血运或对清除后标本检查时发现被误切甲状旁腺，应立即行自体甲状旁腺移植。（详见甲状腺外科术中术后问题处理一节）

（2）喉返神经的游离及保护两侧喉返神经走行不尽相同，左侧喉返神经绕主动脉弓，右侧绕锁骨下动脉上行。左侧喉返神经距离正中平面较近，几乎 100% 走形于气管食管沟内。右侧喉返神经离正中平面较远，但位置较浅，仅 64% 走行于气管食管沟内。最终两侧喉返神经均紧贴甲状腺侧叶的背面，在环甲关节处入喉。在游离保护喉返神经的过程中注意动作轻柔，不要过度牵拉，宜采用钝性与锐性结合的方法，减少超声刀或电刀的近距离操作。术中如右侧探查未在正常解剖位置未能发现喉返神经，应考虑存在喉不返神经的可能性，其发生率约为 0.24%，为横行于颈动脉鞘和喉之间的类神经样条索结构。同时右侧因喉返神经位置相对较浅，中央区清除术应注意喉返神经深面软组织和淋巴结的清除，必要时可大部分游离以利切除，尤对于中央区转移较多的患者。而左侧则常不需要这一操作。

（3）其他行中央区淋巴结清除术时还应注意对食管的辨认及保护。除晚期肿瘤侵犯食管壁以外，食管损伤的几率较小，但一旦出现食管瘘，后果较为严重。因此在清除食管侧表面的淋巴结及软组织时应注意对食管的保护。对于考虑有食管侵犯的患者，术前应置胃管，术终仔细缝补创面。再者，颈总动脉内侧深面也有细小的淋巴管，术中应留意查看结扎。此外，肺尖上界最高可位于锁骨内侧缘上方约 2～3cm 处，在力争中央区淋巴结清除彻底性的同时应注意避免损伤胸膜顶导致气胸的发生（详见甲状腺外科术中术后问题处理一节）。

五、并发症及其处理

（一）术中并发症

1.血管损伤

（1）颈内静脉损伤：静脉管壁一般较薄，损伤机会较多；另外转移淋巴结大多位于颈内静脉

周围，在剥离时，较常发生颈内静脉撕裂现象。

倘若发生颈内静脉损伤，不要盲目钳夹，应立即压迫止血，吸除手术区积血，在损伤处两端仔细解剖，各暴露出一段颈内静脉，分别予以结扎、切断。

颈内静脉损伤后的危险性，除造成大出血外，还容易形成空气栓塞。因此，立即压迫止血非常重要。

（2）动脉损伤：主要指颈总动脉或颈内动脉损伤，颈外动脉结扎一般无碍。动脉损伤机会一般较少。仅在肿瘤或转移淋巴结与动脉严重粘连强行分离时发生。

一旦发生动脉损伤，应保持镇静，切勿盲目钳夹，否则极易损伤周围重要组织（如迷走神经、颈内静脉）。应先行压迫止血，快速输血，补足血容量，待血压稳定后，清除淤血，在明视下查明损伤部位，尽量争取修补。只有在无法修补的情况下才不得已进行结扎。结扎颈总动脉尤其在失血的情况下结扎有相当大的危险性，有时能造成偏瘫甚至死亡。

2.胸导管损伤
颈段胸导管前邻左颈动脉鞘，切断颈内静脉后，解剖左颈部内下角时，甚易损伤。胸导管从后纵隔沿锁骨下动脉内缘上升至锁骨上 3～5cm 时，横过左颈动脉鞘后侧，在斜角肌内缘形成向下弯曲的胸导管弓，进入左锁骨下静脉与左颈内静脉的交角处，颈动脉、迷走神经及颈内静脉常位于其前。胸导管和淋巴管可存在数支终支或交互重叠的解剖变异，虽经结扎，其他破裂支仍可继续出现乳糜瘘，主要发生于左侧，少数亦可发生于右侧。

临床证实有 1/3 的胸导管走行于颈内静脉的浅面，多数汇入颈内静脉。但也有少数进入锁骨下静脉、颈外静脉或无名静脉。

为了避免胸导管和淋巴管损伤后发生乳糜瘘，在清除颈内静脉下端和锁骨上淋巴结时，须仔细解剖，动作轻柔，对所切除的组织宜先用血管钳夹持再切断结扎。具体请详见甲状腺外科术中/术后常见问题处理一节。

3.神经损伤

（1）迷走神经损伤：此神经位于颈动脉鞘内，处于颈总动脉及颈内静脉之后方，三者伴行于颈部，因此神经粗大，损伤机会不多，若与肿瘤粘

连或术中暴露不佳则可能损伤。

在结扎切断颈内静脉前，将其充分游离，在明视下认清迷走神经后，单独将颈内静脉结扎，可避免误伤迷走神经。

迷走神经损伤所出现的症状，根据损伤部位而定。常见的症状为心率加快、呼吸不畅、声音嘶哑、呛咳、呃逆等。

术中应注意：

①在施行传统性颈清术中，切断颈内静脉前，要充分分离颈内静脉并将其提起，确认其后方的白色条索为迷走神经后，方可切断结扎。

②在行功能性颈清术中，以颈内静脉为界分为内外两片，迷走神经即为边界线，沿颈内静脉外缘找到迷走神经作为标志，故不致损伤。

③因肿瘤累及必须切断迷走神经时，先在切断部位用 1% 普鲁卡因局部封闭后再切断，不会发生上述症状。

对迷走神经的机械性刺激，反而可能产生严重的症状甚至严重后果。如牵拉、钳夹、挫伤、误扎等，均可导致循环及呼吸障碍。循环障碍可表现为心动过速，心动过缓，甚至心跳停止。呼吸障碍可表现为憋气或呼吸困难。因此，手术中应尽量避免骚扰迷走神经，以防意外。双侧迷走神经切断可导致严重后果，甚至死亡。

（2）面神经下颌缘支损伤：面神经下颌缘支自腮腺前下端穿出后，经颈阔肌深面，约在下颌下缘平面自后向前依次越过面后静脉、下颌角、面前静脉及面动脉的浅面。面神经下颌缘支一般约在下颌骨的下方约 1cm 处通过。因此，颌下横切口宜在下颌骨下缘 1.0cm 以下。同时，分离皮瓣至颌下时位置宜略深，以免损伤该神经分支。因此，在甲状腺癌颈清术时将颌下腺上提沿颌下腺下缘深入达二腹肌，如需切除颌下腺时应沿颌下腺被膜表面向上解剖直达下颌骨下缘，这样均不致损伤面神经下颌缘支。

（3）舌神经损伤：舌神经为三叉神经之下颌神经的分支。当其越过颏舌骨肌前缘附近时，与颌下腺导管发生紧密的、螺旋形的交叉关系，即舌神经先从导管的上方至其外侧，继而绕过导管下方至其内侧。在结扎切断颌下腺导管时，注意勿切断舌神经，以免造成同侧及口底黏膜等感觉障碍。

（4）舌下神经损伤：舌下神经自舌下神经管出颅后，在二腹肌后腹的深面下行进入颈动脉三角，弓形向前，越过颈内、外动脉的浅面，再经二腹肌深面进入颌下三角。位于颌下腺深面，居颌下腺导管下方。舌下神经损伤的症状为：患侧舌肌麻痹并萎缩；伸舌时舌尖偏向患侧；舌在口内静止时舌尖偏向健侧。

（5）喉返神经损伤：颈清术损伤喉返神经，一般发生在因甲状腺癌等需要清除气管旁淋巴结的患者。喉返神经来自迷走神经，于主动脉弓下方水平分出喉返神经沿两侧气管旁达环甲膜入喉。喉返神经左侧较右侧位置固定，末端带有分支，且神经表面常有甲状腺中动脉越过，解剖神经时千万不要损伤分支。当原发癌或转移癌包绕喉返神经不能分离时，为了肿瘤的根治性必须切除。

预防该神经损伤及损伤后处理请详见甲状腺外科术中/术后常见问题处理一节。

4．气胸与纵隔气肿 胸膜顶的高低因人而异，有的高出锁骨内段上缘 2～3cm，在此区解剖时，若切离过深或严重粘连强行分离，有可能穿破胸膜造成气胸或纵隔气肿。

纵隔气肿亦可在暴露气管前筋膜后，因病人强力呼吸而引起。当强力吸气时，胸腔负压增加，空气沿器官周围或肌肉间隙进入纵隔；呼气时颈根部形成活瓣性关闭，气体无法排出，随着气体的蓄积，压力越来越大，压力过大时可冲破胸膜活沿着大血管、气管周围进入胸腔，压迫上腔静脉及右心房，造成静脉回流障碍。

胸膜穿破后，破裂处常出现气泡，患者发生憋气、紫绀、烦躁、呼吸困难等。

一旦证实胸膜穿破应立即用纱布堵压破裂处，及时行第二肋间穿刺抽气，必要时做胸腔闭式引流。非气管内插管麻醉者，应立即做气管插管，给氧，辅助呼吸，待患者平静后，仔细检查破裂的部位和大小。倘若裂口小，可就近将周围软组织拉拢做荷包缝合，切勿强行缝合，否则将造成胸膜更严重撕裂。破口若大，可用油纱布压迫，待其自然愈合，同时做胸腔闭式引流，7～10 天后分次抽出纱布。

5．颈动脉窦综合征 颈动脉窦为压力感受器，刺激颈动脉窦可导致心动过缓及血压下降，甚至意识消失，偶尔致死。因此，在颈动脉分叉处解剖时，慎勿挤压或强力牵拉。

颈清术中发生颈动脉窦综合征一般在10%左右，但大都不致造成严重后果，只是上述一过性症状而已。一般认为，在颈动脉分叉附近解剖时，先做局部封闭可避免或减少颈动脉窦综合征的发生。

（二）术后并发症

1. 出血 术后出血主要有两个原因。一是术中结扎血管不牢，致线结滑脱；二是加压包扎无效，致伤口渗血较多。处理的办法是，拆除几针缝线，清除积血，先试行加压包扎压迫止血。若压迫无效，则应再次手术，结扎出血点。

2. 声门水肿 常见原因为气管插管时损伤声门黏膜，反复插管或插管时间过长导致声门水肿。此外，术中损伤喉返神经，声带麻痹，也可引起此种后果。

发生声门水肿导致窒息的先兆为烦躁不安、呼吸困难，应严密观察，随时做好气管切开的准备。

3. 乳糜瘘及乳糜胸 乳糜瘘一般发生于左颈清术后，少数出现在右侧，原因为胸导管损伤未及时发现结扎所致。此病系颈清术后，特别是根治性颈清术后常见的并发症，也是较难处理的并发症。

乳糜瘘的诊断并不困难，颈清术后，特别是下颈清术后，引流液异常增多或呈乳白色，乳糜瘘的诊断即可成立。多数病人在开始进食后，即术后2～3日被发现，但也有术后11天才出现症状的。24小时引流量少则100ml以内，多则4000ml以上。若不及时治疗会造成大量淋巴液的丢失，病人会因脱水、低氯血症、低钠血症、低蛋白血症、免疫功能下降及严重营养不良而导致衰竭死亡。应当指出，并不是所有颈部乳糜瘘都表现为典型的乳白色液体，这还要取决于饮食中脂肪的含量。因此，术后乳糜瘘的病人在早期或禁食的情况下引流液往往是黄色或淡红色血清样。故有人建议以测定引流液中甘油三酯的含量及有无乳糜颗粒作为诊断乳糜瘘的标准。引流液中甘油三酸酯大于100mg/L或大于禁食时血清中的含量时可诊断为颈部乳糜瘘。

乳糜瘘的治疗应包括全身支持治疗和局部处理两个方面。全身支持治疗以维持病人的营养，同时又不增加乳糜外流，办法是使用高碳水化合物、高蛋白质和低脂肪饮食，必要时则补充液体、血浆、氨基酸、全血、维生素等静脉高营养，并严格卧床休息。有人建议用中链甘油三酯酸类，因其可直接进入静脉系统，故容易消化，迅速吸收，易于代谢利用，使淋巴液明显减少而导致乳糜瘘自发性闭锁。具体按以下方案处理：①停止全部饮食，静脉输液；②每天肌肉注射阿托品3mg以下；③伤口加压包扎；④使用负压引流；⑤乳糜处局部填塞；⑥手术探查。手术探查的指征是：①乳糜瘘溢量超过500mL/天，4天以上；②保守治疗失败者。手术方法是在瘘孔部位缝合结扎胸导管或淋巴管。如瘘孔部位不明确，可用附近肌肉旋转覆盖压迫，或用明胶海绵、碘仿纱条填塞，亦可用外科胶直接封闭瘘孔。对于右侧乳糜瘘，因其淋巴液溢量一般较少，而且与进食关系不明显，可适量清淡饮食，主要以局部加压包扎为主，必要时行手术探查。

乳糜瘘应以预防为主，具体请详见甲状腺外科术中/术后常见问题处理一节。

4. 肩综合征

（1）临床表现：由于副神经和一些重要颈部解剖结构的损伤、斜方肌瘫痪、萎缩以及其悬吊和向上向内提拉肩胛骨的功能丧失，将会产生垂肩，肩向前内侧移位，耸肩不能或耸肩无力，而肩胛骨向下向外侧移位，并发生翼状肩胛。由于斜方肌瘫痪对肩胛骨、锁骨稳定作用减弱，肩部其他肌肉功能失调，手臂外展受限，上举困难，严重时手臂外展不能呈水平状态，上肢高举不能过头，患者洗头、梳理、穿衣等日常生活困难，患侧上肢无力，影响工作。由于附着于锁骨上的胸锁乳突肌的切除和斜方肌的瘫痪，锁骨异常移位，呈水平状，胸锁关节半脱位，锁骨内侧外翻，并发生骨质增生，甚至由于疲劳和负重过度，而发生骨折。此外，斜方肌悬吊和提拉肩部功能的丧失，造成臂丛和肩部其他肌肉的牵拉和过度紧张，可产生肩部和上肢的疼痛、麻木，甚至有肩部僵直等一系列表现。部分患者甚至认为肩部的后遗症比切除肿瘤本身更令人困扰。

（2）防止出现和改善肩功能障碍：不论根治性颈淋巴结清除术还是功能性颈淋巴结清除术都

有可能不同程度地出现肩功能障碍，虽行保留副神经的功能性颈淋巴结清除术，但有时也可因神经缺血而出现一些功能障碍。故在行功能性颈淋巴结清除术时对副神经不要过度牵拉，更不能分离过重，特别要保留伴行它的营养血管，使副神经不致缺血。如在功能性颈淋巴结清除术中误将副神经切断，可即刻行端端吻合术，能取得较高的成功率。

根治性颈淋巴结清除术患者术后可采用理疗，配合功能锻炼来改善肩部症状。

5. 皮瓣坏死　大剂量放疗后及不恰当的切口选择是皮瓣坏死的主要原因。大面积皮瓣坏死临床并不多见，多发生在大剂量放疗（70Gy 以上）以后的手术患者。伤口感染、术中不适当的钳夹皮缘和皮瓣的折叠不当等，均能影响皮瓣愈合或发生坏死。小的皮瓣坏死多发生在伤口边缘或交角处。小的皮瓣坏死无须特殊处理，可将坏死部分剪除，加强换药，待其自行愈合。大的皮瓣坏死脱落有可能暴露大血管产生严重后果，应引起重视，积极控制感染，及时植皮或转移组织瓣覆盖其上。

近年来，由于较多采用规范的宽蒂矩形切口或单臂弧形切口，大面积皮瓣坏死已甚少见。此外，手术轻巧、颈阔肌保留完整、引流通畅和包扎不要过紧都是防止出现皮瓣坏死的有效措施。

6. 感染　术后根据需要合理使用抗生素、引流通畅，则伤口感染并不常见。但在口腔癌、喉癌的联合根治术时，若术前和术中处理不妥，则易污染创面，再加上术后引流不畅和选用抗生素不当则易发生感染，严重者可形成口底瘘或咽瘘。

一旦发生感染，应选用足量合适的抗生素，必要时拆除部分缝线，保持引流通畅，及时更换敷料，加强营养，增强体质。对长期不愈的瘘应考虑行修复手术。

六、经验与技巧

颈淋巴结清除术作为颈部转移癌的手术治疗方法在临床广泛应用，不同地区、不同医院、不同科室对于颈清术有着不同的理解和认识。天津医科大学肿瘤医院经过多年的实践与改进，已经将多功能保留的颈淋巴结清除术作为分化型甲状

腺癌以及预防性颈清术的常规术式。但对于颈部转移性鳞癌、腺癌等恶性度较高的转移癌仍主张尽可能的广泛切除以减少复发的可能。

对于转移不多的分化型甲状腺癌实施多功能保留性颈淋巴结清除术，主张尽可能保留所有术区的神经血管，除了传统的"三保留（保留颈内静脉、副神经、胸锁乳突肌）"，还包括锁骨上皮神经、颈横动脉、耳大神经、枕小神经、颈外静脉、肩胛舌骨肌等（图 37-1-19）。如果颈内静脉受累无法保留时，可保留颈外静脉以保证静脉回流，此点对于双侧颈内静脉均受累的患者尤其重要，但一定注意术后不要加压包扎，以免因静脉受压闭塞而丧失应有的功能。

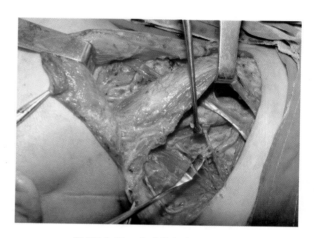

图 37-1-19　多功能保留性颈清术

对于双侧甲状腺癌双颈转移的病例，如需同时行双侧颈清术及双侧甲状腺切除者，应考虑预防性气管切开的可能，以避免因双侧喉返神经功能受损或由于双侧颈内静脉受压引起静脉回流不畅导致头部水肿引起的窒息。气管切开前应尽量做好保护措施，如将颈前肌或胸锁乳突肌前缘与气管侧壁缝合以覆盖颈总动脉，避免因痰液从气管切开处外流引起感染导致血管破裂等严重术后并发症的发生。

随着显微外科技术的广泛应用，对于累及喉、下咽、气管、颈段食管甚至颈总动脉的晚期分化型甲状腺癌仍主张广泛切除，然后应用带血管蒂的肌皮瓣进行修复；对于累及颈总动脉的癌瘤可将受累颈总动脉切除后以人造血管或自体血管进行移植，如果术前估计一侧颈总动脉断端位置较高，无法进行吻合，可术前进行颈动脉压迫锻炼，

合格后可直接将颈总动脉切除（详见颈动脉体瘤）。对于双侧颈内、外静脉均受累的转移癌需同时切除双侧颈内、外静脉的病例，也可行血管移植。如此可大大提高晚期甲状腺癌的生存期以及生存质量。

（李亦工　高明）

参考文献

1. Bocca E, Pignatraro O. A conservation technique in radical neck dissection. Ann Otol Rhinol Laryngol, 1967,76:985.

2. Butlin HT. Disease of the Tongue. Casel, London, 1900.

3. Martin HE. Neck dissection. Cancer, 1951,4:441.

4. 金显宅. 舌癌根治性联合切除术. 中华外科杂志, 1958,6:1081.

5. 李树玲. 甲状腺癌功能性颈淋巴结清除术. 天津医药肿瘤学附刊，1979，6:130.

6. 李树玲，张伦，金锐，等. 甲状腺肿瘤. 新编头颈肿瘤学. 北京：科学技术文献出版社.2000.828-881.

7. 徐本义. 多功能保留性颈淋巴结清除术。肿瘤防治研究，1998，25（6）：477-479.

头颈肿瘤围手术期护理

Perioperative Nursing Care of Head & Neck Tumor

头颈部是人体器官集中处，包含眼、耳、喉、咽、口腔等器官，还包含颌骨、涎腺、甲状腺及颈部的肌肉、血管、神经等组织。据统计我国近年头颈部肿瘤的年发病率为 15.2/10 万，占全身恶性肿瘤的 4.5%。

头颈部肿瘤的治疗方式多是以手术为主的综合治疗，如放疗、化疗、内分泌治疗、核医学治疗、生物治疗，这就决定了对头颈部肿瘤患者的护理不仅限于疾病痊愈更重要的是最大限度地提高患者的生存质量和社会功能。

我们应以"人文化护理，亲情化服务"的护理理念，秉承"以病人为中心"的护理原则，实行责任制整体护理的工作模式，努力为患者提供连续全程的优质护理服务。

第一节　入院初期的心理特征与护理

大部分癌症患者都有不同程度的心理障碍。头颈部肿瘤患者，当了解到自己的诊断后，大多数患者具有否认、抑郁、焦虑及恐惧的心理，具体表现为心悸、出汗、坐立不安、失眠、头痛眩晕、疲乏等，在行为上表现为容易激动、缺乏耐心、发脾气、自责和谴责他人。

焦虑等不良情绪如不及时缓解，持续时间过长易造成抑郁症等严重心理障碍，轻者患者不配合治疗护理，延误病情，重者易产生轻生念头，给个人、家庭及社会造成不安定因素，在此期间，护士对患者的心理救援尤显重要。

一、在护理上要注意如下几点：

（1）护士态度要和蔼，行为得体，语速适中，

注意"四性"语言的使用，即安慰性、解释性、礼貌性、文明性语言，以建立信任关系。向患者表达情感上的安慰和关心，提供必要的支持，如为患者创造舒适、安全、安静的住院环境，减少噪音，营造良好的睡眠环境，必要时给予安眠药，充分保证睡眠。

（2）尊重患者采取的解除焦虑的应对措施，如踱步、哭泣、愤怒、诉说等，给予患者发泄的机会。

（3）采取放松疗法，如洗热水浴、深呼吸、按摩、听音乐、聊天等方法，使患者紧绷的心情松弛下来，有利于焦虑的减轻。

（4）进行适宜的知识宣教，解除应激源对患者的刺激与困扰，解答患者提出的问题，做手术前后的健康宣教，解除因知识缺乏引起的焦虑。

入院初期患者除了出现焦虑外，还会出现角色紊乱的情绪。角色是指一个人在社会结构或社会制度中一个特定的位置。它具有特定的权利和义务。一个人一生的角色不是固定的，是经常发生转换的。

如果得了病，就迫使他需要停止平时担任的工作，不能去照顾家庭，反而需要亲人照顾自己，这种角色的转变是不能瞬间完成的，许多患者不能适应这种转变。有的患者入院前担任领导工作，或是家庭主妇或重要成员。

入院后，自己与以往的角色发生矛盾，由于对事业和家庭的责任感、眷恋情以及对所患疾病的担心，致使产生异常情绪。主要表现为：对护理人员经常提出非护理范畴所能解决的问题，对护理操作百般挑剔。

对此，应采取下列护理措施：

（1）护理人员在患者角色转换过程中，要倾听患者诉说，不能简单生硬地训斥患者，避免称

呼床号，可直接呼叫其姓名或工作职称，在进行护理操作前，先征求其同意，使患者在人格方面获得尊重。

（2）在家庭担任主要角色的患者，在帮助患者转变角色的同时，允许在其不影响治疗的情况下请假回家，享受家庭之乐。请家属在探视时间陪伴患者，减少患者的空虚感。

（3）护理人员与家属共同帮助患者接受现实的健康状况，鼓励患者正确认识自己的力量与能力，进行系统的疾病知识宣教，介绍治疗成功的病例和已康复的病友与患者座谈。由于生活习惯不同，对医院饮食、作息制度、病室环境的不适应，护理人员不要简单生硬地要患者被动执行，而应充分了解和尊重患者习惯，在制度允许的条件下，安排患者生活。患者之间因存在各种差异，会有一些矛盾产生，护理人员应做好协调工作，鼓励患者互相尊重，互相理解，互相帮助。

（4）建立家庭和社会支持系统。当家庭成员提供照护时，可以增强患者的自尊和被爱的感觉，社会支持有助于疾病期满足情感需要，家庭与社会的支持，使患者不再感到孤独和厌倦，顺利地完成角色转变过程，积极主动配合参与护理活动，勇敢地面对现实，对未来充满希望。

二、手术前后的心理特征与护理

患者在决定接受手术治疗后，对于根治性手术造成的身体创伤、容貌失常和重要器官以及机体生理功能的改变等有较大的顾虑，随着手术日期的接近，患者产生了强烈的心理应激反应，引起心理危机。

在该阶段，患者求知欲较强，迫切想知道有关手术知识的信息。护理人员要针对这个特点，向患者提供相关知识的宣教，及时提供有关术前准备、麻醉配合及术后康复过程的具体措施。

利用宣教手册、图片、科普宣传资料等，解答患者提出的问题。对影响术后发音的疾病，在手术前要进行哑语训练，为患者准备好笔、本或写字板，使患者在手术前就获得了一种可靠的交流方式。

对于手术后出现容貌损伤的患者，要让他有充分心理准备知道面部毁坏是可以修复的；有些

患者还需要掌握床上排便和减轻疼痛的方法，保持呼吸通畅和正确的进食方式以及保证术后功能练习的时间等，使患者思想准备充足。

但是也有些患者更喜欢不了解可能发生的治疗后果。那么，对于这些患者护理人员也应采取相应的保护性护理。

手术前，多数患者都存在着高度的焦虑，护理人员应及时给予心理支持。提供手术室护士的术前访谈，使患者了解手术室的环境，需要配合的注意事项。还需对患者进行术前营养指导，避免术前因焦虑而存在的睡眠障碍，适当服用镇静剂，减轻焦虑的程度。

手术当日，护理人员为了增加患者的安全感，要护送患者到手术室，鼓励患者，增强信心，战胜疾病，使患者顺利进入手术治疗阶段。

手术成功后，患者的焦虑恐惧心理会有所减轻。然而手术后，患者对自我形象不满意，拒绝照镜子，自卑、固执、孤独，这将导致康复过程中的心理障碍。患者变得脾气暴躁，在此阶段，护理人员要表现出崇高的职业道德，充满爱心，要站在患者的角度上去给予理解和安慰。

要指导患者正确面对伤残，珍惜生命，热爱生活，鼓励患者积极与病魔做斗争，以顽强的意志战胜疾病，使明天更美好。

三、康复期的心理特征与护理

手术造成的失语、容貌的毁坏、食物摄入困难、一些重要生理功能的丧失等，会使患者产生消沉，主要表现为：丧失自尊和自信，出现社交孤立和自理能力下降。

癌症护理的焦点是如何使患者在生病期间保持良好的功能状态和较高的生活质量，而更关心的是在原有的基础上，调动个体内在的潜能，从而减少疾患的残疾，使患者在癌症所限制的范围内，在他所处的环境中达到一种适应的功能状态。

这就要求护理人员用宽阔的胸怀、高尚的情操抚平心理创伤，充分利用专业护理技术帮助患者恢复功能，恢复自我，达到生活自理。

头颈部癌症患者，在康复过程中，除了重视心理行为的干预外，还应该考虑生理功能的改善和结构缺损的修复。如假体植入、牙科的修复术、

发音重建术、哑语训练、学习食管发音等，都将给伤残的患者带来新的希望。

护理人员还应与家属建立良好的相互依赖的关系，指导家属为患者合理调配饮食，在探视时间里多陪伴患者，对影响发音功能的患者要经常利用特定的方法进行交流，陪同患者进行功能训练。

护理人员与家属要尽量体贴，关怀患者。鼓励患者参与康复过程，努力恢复生理功能，提高生活质量，在心理和生理上达到自立。

第二节　手术前后护理

一、手术前护理

在整个护理过程中，术前护理是相当重要的。做好术前准备是保证手术顺利进行，促使伤口愈合，减少并发症发生的重要护理措施，是手术治疗不可缺少的重要组成部分。

（一）体格检查、常规化验及特殊检查

（1）对住院患者的血压、体温、脉搏、呼吸等进行监测，要求测量准确，记录及时无误。采集各种化验标本，为临床医生提供诊断资料。

（2）特殊检查

①纤维喉镜检查：患者在检查前4小时禁食禁水，检查时携带病历和干毛巾，由护士和家属陪同进行检查。检查中提醒患者放松肌肉，深呼吸配合医生的检查。检查后，由于喉部表面麻醉的缘故，需禁食禁水2小时。镜检录像带作为诊断依据妥善保存。

②动脉造影检查：检查前做造影剂注入部位的备皮，检查当日禁食禁水，由护士和家属陪同到放射科。造影后需在造影剂注入部位进行压迫处理，防止动脉出血。患者要平卧，用平车运回病房，绝对卧床24小时，检查后患者可进普食。

（二）饮食护理

术前对患者身体营养状况进行全面评估，评价患者体质对手术的耐力。

（1）头颈部肿瘤患者大多数不存在营养问题，但部分口腔癌、喉癌患者因肿瘤和情绪因素而影响进食，常有不同程度的营养不良。

护理人员要根据情况帮助患者选择含高热量、高蛋白、高维生素的饮食，对吞咽和咀嚼障碍的患者由特食部提供流质或半流质食品，确保术前充足的营养供给。

（2）术前并发糖尿病患者，请营养师对患者进行饮食评估和用药后效果评估。制定出饮食计划，一日三餐由营养师提供食谱。既要达到降糖目的，又要达到营养标准。

防止患者盲目进食，防止少食造成营养不良或低血糖。在用降糖药同时，不合理进食也会造成血糖持高不下，通过合理的饮食调配与合理用药，使血糖在手术前降至正常，为术后伤口愈合奠定良好基础。对高血压心脏病患者，要指导患者进低盐饮食。

（三）口腔卫生

（1）头颈部癌症患者，口腔卫生对术后伤口的愈合至关重要。因此患者入院后要养成良好的口腔卫生习惯，每日早、午、晚漱口刷牙。有牙周病或牙齿疾病的患者，手术前要进行彻底治疗。术前对患者进行吸烟饮酒危害的宣教，帮助患者戒断烟酒。

（2）为了减少口腔细菌数量，保持口腔清洁程度，术前3日过氧化氢漱口，每日4次。

（3）术前一日洁牙，清楚牙石，减轻牙石对牙龈的刺激，对术前留取印模的患者可增加其准确性。

（四）皮肤准备

头颈部皮肤准备是手术前准备工作的重要部分，是降低术后感染，促进伤口愈合的措施之一。

（1）备皮范围一般大于手术范围，头颈部手术因毛发可影响术区消毒和伤口敷料固定，所以备皮同时需剃除一定范围的头发。男患者备皮时可根据患者意愿剃成短发或将头发剃光，颈动脉体瘤男女患者必须将头发剃光以利于脑血流图监测。备皮后尽量将头发修剪美观、对称，满足患者心理需求。

（2）备皮后要进行洗浴，进行全身清洁，修剪指（趾）甲，剃毛时不可划伤皮肤。

（3）植皮手术的供皮区，除剃毛外应用75%

酒精消毒，无菌巾包裹。如手术部位有伤口，应于术日晨用无菌敷料覆盖，用 75% 酒精将黏膏痕迹擦净。

（五）其他准备

术前还应对患者进行床上排便的指导，术后的饮食指导和康复期功能训练的配合等。

二、手术后护理

头颈部肿瘤手术后的护理，可保证术后安全，减少合并症的发生，保持舒适，减少疼痛，是促进身体康复的重要手段，主要护理有以下几个方面：

（一）全麻后的护理

术后呼吸的观察是头颈部肿瘤术后的重点护理之一。由于麻醉插管的刺激、术后的加压包扎、术中神经损伤以及麻醉清醒前的舌后坠都可引起呼吸不畅，严重时危及生命安全。

所以在麻醉清醒前应时刻保持呼吸道通畅，保证分泌物、呕吐物的顺利排出，保持足够的通气量，防止呼吸困难的发生。

（二）术后体位

半卧位对头颈部肿瘤术后的患者相当重要，此种卧位，有利于伤口引流和呼吸，可减少颈部伤口张力，减轻头颈部伤口充血，减轻疼痛。

因此，凡全麻清醒后无并发症者均采用半卧位。但是，颈动脉体瘤患者术后需平卧位。禁止抬高床头，有利于脑部血液循环。

（三）术后饮食

喉切除与口腔手术后的患者需要鼻饲，而其他头颈部肿瘤手术当日禁食水，手术后第一天开始进半流质，逐渐进普食。大多数患者手术与胃肠道无关，因此术后将很快恢复饮食。护士要鼓励患者进食，以尽快补充营养，促进伤口早日愈合。

（四）术后伤口护理

1. 口腔伤口术后要定时进行特殊口腔护理，保持口腔清洁，防止异味的发生。

2. 面部伤口要用 75% 酒精擦拭，保持清洁干燥，无结痂和感染。

3. 颈部伤口要保持一定的压力，防止敷料松落、皮下积液、皮瓣坏死。

（五）术后早期活动

头颈部肿瘤患者大多数不存在影响活动的因素，因此术后对身体状况良好，无并发症的患者，应鼓励其早期下床活动，以促进血液循环，增加食欲，加速伤口愈合。

（六）恢复期功能锻炼

在此阶段护理人员要具体指导患者进行康复功能锻炼，如口腔、上颌窦的咀嚼吞咽功能的锻炼、喉切除后的语言锻炼、家庭护理培训等。护士要向患者及家属进行康复锻炼重要意义的宣教，使患者在术后进行早期功能锻炼，促进患者的恢复和自理能力的提高（图 38-2-1）。

第三节　甲状腺癌护理

一、术前护理

（一）心理护理

甲状腺癌患者多为女性，根治性的手术会使患者产生焦虑。护理人员应根据患者情况介绍手术治疗的远期效果，手术医师的工作经验及手术技巧，多与患者交谈，消除其顾虑和恐惧。

了解其对所患疾病的感受、认识和对拟行治疗方案的想法，让其知道手术的损伤复原较快，不影响生活起居等，并介绍我院设计的皮肤切口不影响外貌和利用服饰遮挡颈部疤痕的方法，以满足患者爱美之心，解除和缓解患者的焦虑情绪。

（二）体能训练及体位准备

对患者进行体位训练，采取仰卧、伸颈、垫高肩背部、头后仰，尽量使其下颌、气管、胸骨处于同一水平线，以利于充分暴露术野。避免术中因颈过伸位而压迫颈部神经及血管，使颈椎周围组织疲劳，引起患者烦躁不安、误伤周围组织、神经及血管，引起严重并发症。指导患者深呼吸，学会有效咳嗽的方法，练习床上排尿、排便。

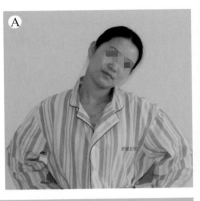
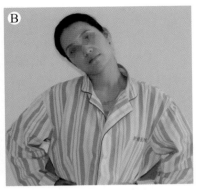
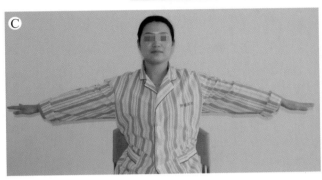
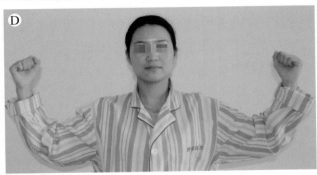
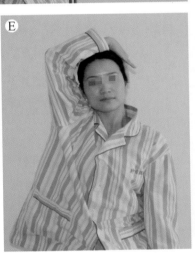
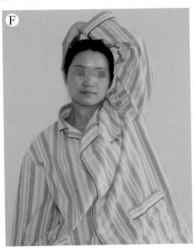

图 38-3-1　术后功能锻炼

（三）皮肤准备

手术前备皮需将患侧耳前后的头发去掉，在为患者进行皮肤准备时，可使用医用脱毛膏，不仅可以减少手术感染率，还可降低对皮肤的损伤，提高患者的舒适度。

二、手术后护理

（一）术后病情观察

术后未清醒前设专人护理，密切观察患者的面色、体温、脉搏、呼吸、血压和血氧饱和度，及时发现病情变化。患者麻醉清醒后如生命体征平稳可取半卧位，以利呼吸和伤口渗液引流。

（二）伤口及引流管护理

甲状腺癌颈部淋巴结清除术后切口引流接负压吸引，注意负压适宜，调节压力为 0.04mPa，以清除颈内积液和积气，使术后残腔迅速消失，以利切口愈合。应保持引流管通畅，避免引流管扭曲、受压、阻塞及脱落。

注意引流液的颜色及量，每小时观察引流量，计算 24 小时引流量，并详细记录。术后第 1 天的引流量为 50 ～ 250ml；如果第 1 天的引流量超过 250ml 或每小时超过 50ml，则提示伤口可能有出血、乳糜漏等情况；少于 50ml 则要检查有无阻塞等情况，以后逐渐减少至 10ml 以下，引流液的颜色变浅，一般 72 小时拔管。

（三）止痛

由于颈部血管和神经较丰富，术后病人如主诉伤口疼痛，应按医嘱给予止疼药，注意在使用止痛剂前一定要分清是切口创伤引起的疼痛，还是因血管结扎滑脱出血肿胀引起疼痛，不可盲目注射，延误诊断。

（四）早期活动

全麻清醒后给予半卧位，鼓励患者早期下床活动，术后 24 ～ 48 小时即可在室内下床活动。

（五）术后饮食

术后 1 日可遵医嘱进食，一般从流质开始，逐渐恢复正常饮食。饮食搭配中要注意增加高热量、高蛋白、高维生素，以满足术后身体对营养的需要。多吃水果和蔬菜。由于左侧颈清术易损伤胸导管故术后饮食宜进食清淡食物，避免进食牛奶、鸡蛋、肉类食物。

（六）并发症的观察与护理

1. **出血** 主要由于术中止血不完全，或结扎血管脱开，发生出血，一般发生在术后 12 ～ 48 小时之内。

（1）内出血：表现为引流管内液量较少或无，颈部肿胀，呼吸困难进行性加重，患者脉快，血压正常或偏低。发现该情况要及时通知医生，打开伤口清理淤血，重新止血。出血发生呼吸困难，必要时可做气管切开；

（2）外出血：主要表现在引流液鲜红，引流管温热，血液不凝固，引流液超过 200ml 以上，此时需要重新加压包扎或打开伤口进行止血。

2. **呼吸困难和窒息** 术后最危急的并发症，多发生在术后 48 小时以内，主要为切口内出血形成血肿，压迫气管；手术创伤或气管插管引起喉头水肿；痰液阻塞气道；气管塌陷；双侧喉返神经损伤引起。

表现为呼吸困难并有喉鸣，处理不及时可产生致命性后果。应保持呼吸道通畅，给予半卧位，遵医嘱给予雾化吸入，每日 2 ～ 4 次，静脉可滴入地塞米松 10 ～ 20mg，由气管塌陷所致的呼吸困难，则应立即行气管切开。

3. **喉返神经损伤** 一侧喉返神经损伤可出现声音嘶哑；双侧喉返神经损伤可出现失音或严重的呼吸困难。发生后可应用促神经恢复药物，一般 6 个月内发音可好转，双侧喉返神经损伤需要做气管切开。

4. **喉上神经损伤** 喉上神经外支损伤时，可出现声调降低；内支损伤时，可出现饮水呛咳。发生后，指导患者抬头进餐低头吞咽的姿势即可缓解呛咳现象，并口服营养神经的药物保护声带，少说话多休息，过一段时间即可恢复。

5. **手足抽搐** 术中误伤甲状旁腺，或结扎供应甲状旁腺血管所致，引起甲状旁腺功能低下，出现低血钙，使神经肌肉的应激性增高。多在 1 ～ 4 天出现，一般数周可恢复，轻者面部、唇针刺感，或麻木和僵硬感，抽搐，重者出现面部肌肉和手足持续性痉挛甚至喉与膈肌痉挛，可引起窒息死亡。

应遵医嘱补充钙剂，静脉注射葡萄糖酸钙，缓解痉挛，但要注意钙剂不可渗出皮下组织造成坏死。症状轻者可口服钙片，避免进食含磷高的食物如蛋黄、奶，以减少钙的排出。

6. **甲状腺危象** 多发生在术后 12 ～ 36 小时，表现为高热、寒战、脉搏快而弱、烦躁不安、谵妄甚至昏迷，常伴有呕吐和腹泻，如抢救不及时可发生死亡。

一旦出现上述症状，应及时给予积极处理。包括：吸氧、物理降温、建立静脉通路输入葡萄糖，静脉注射肾上腺皮质激素以降低应激，可口服复方碘化钾，抑制甲状腺激素的分泌。

7. **甲状腺功能减退** 由于术中切除甲状腺过多引起，宜服用甲状腺素片治疗。

8. **乳糜漏** 大多数发生在左颈清术，极少发生在右颈清。为术中损伤胸导管，结扎不全时发生乳糜液外溢，一般于术后 48 ～ 72 小时出现。

（1）多由护士观察到，引流液为米汤样混浊，混有血性引流液时为粉红色；

（2）饮食护理：引流液量较严重者禁食，由静脉补充营养。轻者可进清淡饮食；

（3）伤口处理：停止负压吸引严重者经压迫未见好转需到手术室做加压填塞。轻者做伤口加压包扎持续一周即可痊愈；

（4）此期应做好患者的心理护理，避免紧张情绪出现。

第四节　腮腺癌护理

一、手术前准备

（一）心理护理

腮腺恶性肿瘤以中青年患者多见，由于面神经从腮腺内穿过，手术分离时极易损伤面神经或因肿瘤侵及面神经而必须切除，术后导致面肌瘫痪，出现各种功能障碍并影响美观。

大多数患者存在焦虑、抑郁的心理，护士应密切注意患者的心理变化，还应耐心讲解手术的必要性，介绍成功病例，消除心理紧张和顾虑，使患者能充分休息，积极配合治疗。

（二）口腔护理

加强口腔护理，术前3日起用津岛漱口液漱口，每日4次，并检查口腔，治疗牙疾和活动的牙齿，术前1日洁牙，以保持口腔清洁。

（三）术前皮肤护理

术区备皮，达到耳郭周围5 cm左右，以保证伤口的加压包扎及避免术后感染。

二、手术后护理

（一）按全麻护理常规

术后未清醒前设专人护理，密切观察患者的面色、体温、脉搏、呼吸、血压和血氧饱和度，及时发现病情变化。患者麻醉清醒后如生命体征平稳可取半卧位，以利呼吸和伤口渗液引流。

（二）切口护理

术后为预防积液，腮瘘及感染，切口应使用较宽的3M弹力绷带加压包扎，嘱患者切勿因不适私自将粘膏打开，造成伤口愈合不良。

护士随时观察患者切口渗血情况，有无渗出液流入外耳道，造成中耳炎，同时注意同侧耳郭的血运情况，以防加压包扎过紧造成局部组织缺血坏死，发现变化及时通知医生。

（三）饮食护理

术后严禁食用刺激性尤其酸性食物，以减少残余腺体分泌，促进伤口愈合。护士应指导患者少量多餐，以半流软食为主，保证足够热量，促进切口愈合。

（四）并发症处理

1. 术区积液或腮瘘　因腮腺术后残留的腺叶仍有分泌功能，术后应适当的加压包扎，嘱患者患侧卧位或坐位时用同侧手局部加压，可促使腺体萎缩，利于止血还可防止积液。效果不佳时，可考虑小剂量（8～10Gy）放射治疗。

2. 面神经功能障碍　轻者可有面部表情肌力弱，重者可呈瘫痪性表现。但只要面神经未被切断，一般3～6个月多能恢复。同时可口服一些营养神经药物，如维生素B_1、维生素Bco及维生素C等。肿瘤完全切除者也可辅助理疗。

第五节　口腔癌护理

一、手术前准备

（一）心理护理

因根治性的手术对患者的颜面及口腔的正常外观和生理功能都有较大的破坏，以致影响某些部位的正常功能。护士应密切注意患者的心理变化，还应耐心讲解手术的必要性、应用显微外科技术和游离皮瓣移植修复癌肿术后缺损的新方法，介绍成功病例，使患者对手术充满信心，主动配合手术治疗，并与患者及家属共同制定护理计划和康复计划。

（二）预防感染

术前应洁牙，加强口腔护理。术前3日用1.5%过氧化氢、津岛漱口液交替漱口，每日4次，提高口腔清洁度，减少细菌数量。术前对张口和漱口有困难者做特殊口腔护理，每日2次。对口腔有疾患的患者需在术前治愈。术前 3 天应用抗生素预防感染。

（三）加强营养

术前给予患者高蛋白、高热量饮食，对于张口咀嚼困难不能进食的患者，可给予鼻饲饮食。

（四）术前由牙技师留取印模，制作预成修复体。

（五）术前皮肤护理

术前 3 日做好供皮区和手术区域的备皮准备。供区选择外观正常、质地柔软、无瘢痕的皮肤。供区皮肤做明显标志，术前 2 周禁止在供区做静脉穿刺，以免造成血管损伤，影响血管质量，影响移植皮瓣的成活。术前 2 日供区皮肤剃除毛发，每天用肥皂水洗净，并用 75% 酒精消毒，再用无菌纱布包扎。

二、手术后护理

（一）体位护理

术后全麻未清醒应去枕平卧，头偏向健侧避免口腔内的分泌物侵蚀创面，及时清除分泌物，防止气道堵塞。完全清醒后取斜坡卧位有利于呼吸，利于头颈部静脉回流，减轻手术部位水肿。

对于皮瓣移植修复的患者取平卧位，保持适当头制动，防止用力过度，引起血管受压或张力过大，保证皮瓣血运，利于伤口愈合。带通气道患者不要过早取下通气道，防止发生舌后坠阻塞呼吸道。

（二）呼吸道护理

口腔癌手术过程复杂，范围广，时间长，局部反应重，易发生水肿、血肿阻塞呼吸道，术后及时清理或吸出口腔内分泌物和血性痰痂，保持呼吸道通畅，呕吐后将口腔内残留物清理干净，防止误吸的发生。

（三）术中行气管切开的患者

按气管切开护理常规，当患者清醒后，帮助患者尽量由气管切开处排痰，从而使口腔清洁程度提高，有利于口腔伤口的愈合。

（四）引流液的观察

如做联合根治术不仅要观察口腔伤口，还要观察颈部伤口渗血情况。观察颈部负压引流的颜色，性质和量。

如引流液颜色鲜红，超过 150ml 或每小时超过 50ml 视为活动性出血，应及时通知医生进行止血处理。患者清醒后，当生命体征平稳时给半卧位，以利于伤口引流和呼吸。

（五）特殊口腔护理

口腔内有痰痂，血痂的患者，需用 1.5% 过氧化氢擦洗口腔彻底清除结痂后用生理盐水清洗口腔创面，最后用津岛漱口。最终达到：口腔黏膜完整、清洁、湿润、无异味、舒适的标准。

特殊口腔护理 1 周内每日 4 次，1 周后每日 2 次，两次口护之间帮助患者漱口。为了使痰液稀释，更易咳出，减轻伤口水肿，雾化吸入 1 周，每日 2 次。

（六）鼻饲护理

口腔癌手术后需术后置胃管，由于伤口的水肿和疼痛，置管会增加患者的痛苦。护理人员要做好解释，取得合作。置管并确认胃管位置后先给温开水，再给少量温牛奶。忌一次给入量过大，以免引起胃部不适。

鼻饲后抬高头部 30 分钟，促进食物借重力通过胃十二指肠括约肌，减少误吸的危险，鼻饲前后给予 30ml 温水冲洗胃管。

置胃管当日，以静脉补液为主，防止给入过多鼻饲引起恶心、呕吐或食欲不振。第二或第三天后给予患者匀浆饮食，逐步加量。

每日给 3～4 斤匀浆，方可保证足够的热量和营养。还可加入果汁、菜汁等其他物质，促进伤口愈合。给入鼻饲时，温度在 37～39℃之间，不可过低或过高，速度不可过快。

每次管饲后用温开水冲管，防止堵塞胃管。目前国内外营养学界比较主张实施肠内营养，肠内营养有利于机体吸收，有利于肠内免疫系统的启动，从而提高患者抗感染的能力。

（七）移植皮瓣护理

皮瓣移植手术患者应每 30min 观察、记录 1 次，6 小时后每 1 小时观察、记录 1 次，术后持续 5～7 天。术后 72 小时，尤其是术后第 1 个

24 小时是血管危象高发期，应严密观察皮瓣的色泽、温度、肿胀程度、柔软度、渗出情况及毛细血管的充盈反应情况。

正常皮瓣应该是颜色红润，略带微黄，皮肤丰满而有弹性，皮温正常或略高于健侧 1～2℃ 以内。

若出现皮瓣颜色灰白或暗紫、皮温降低、质地变硬、粘连、皮纹消失、有明显肿胀、毛细血管反应差，则提示有血管危象的可能，应立即通知医生采取急救措施。

（八）腹泻的护理

由于饮食习惯的改变，当管饲的温度不当，输入速度过快，饮食受细菌污染，营养浓度过高，均可引起腹泻。出现腹泻时，要及时请医生对症处理。

（九）康复护理，功能锻炼

1. 部分舌切除者可出现舌水肿和搅拌功能不全，因而产生吞咽困难。在康复期，患者可口含话梅、口香糖等练习舌的搅拌和吞咽，有利于保留的部分舌尽快产生代偿功能，在此期间护士与患者家属要共同参与康复功能的锻炼，提供有利条件，提供心理支持。

2. 下颌骨修复：颌骨缺损会影响患者的咀嚼功能和面部畸形。早期的颌骨修复是非常重要的。手术后立即佩戴修复体，不但可减少瘢痕挛缩，减轻面部畸形，还可尽早恢复一部分生理功能。

护士和家属共同帮助患者熟练掌握安装修复体的技巧，每次进食后和口腔换药时摘下，漱口冲洗干净后再佩戴。术后佩戴 2～3 个月时，请牙医重新制作永久性修复体，那时的修复体更舒适合理，更美观。

第六节　喉癌护理

一、手术前准备

（一）心理护理

喉癌患者的心理十分复杂和敏感，对癌症及手术有恐惧心理，对术后效果怀疑引发焦虑心理，对家庭造成经济负担引发自责心理，担心遭家属遗弃引发孤独心理。同时实施全喉切除手术，患者将失去重要器官，面临失语。

需要护理人员以通俗的语言耐心细致地向患者及家属介绍喉癌的知识，治疗的方法，治疗的效果，并教会患者新的交流方式，组织患者与家属进行哑语训练，准备笔和写字板。介绍全喉切除发音重建术后患者的讲话录音，请已康复的病友与喉癌患者座谈，互相交流，树立信心，消除恐惧心理。

（二）口腔、呼吸道准备

喉癌患者多有吸烟、饮酒的习惯，术前要帮助患者戒断。保持口腔清洁，减少刺激。术前 3 日过氧化氢、津岛漱口液漱口每日 4 次，每日刷牙 2 至 3 次。训练深呼吸和有效的咳嗽、排痰。术前 3 天应用抗生素，预防感染。准备消毒软纸和一面小镜子。

（三）加强营养

喉癌患者多存在不同程度的营养不良，这将直接影响伤口愈合及手术疗效，故术前应鼓励患者进高蛋白、高热量、高维生素的饮食。

（四）术前常规准备

术前 1 日备皮、沐浴更衣，术前 12 小时禁食，术前 4～6 小时禁饮，根据医嘱术前置导尿管，测量生命体征，肌注术前针。

二、手术后护理

（一）按全麻术后护理

密切观察患者的面色表情变化以及血氧饱和度、血压、脉搏、呼吸、体温的变化。全麻清醒后，生命体征平稳给半卧位。

（二）呼吸道护理

保持呼吸道通畅，喉切除的患者没有肺和口腔交流气体的通路，护士要守护在床旁，随时吸痰，帮助患者进行有效的咳痰，保持呼吸道通畅。

（三）气道湿化

（1）保证充分的呼吸道湿润，避免痰液因空气干燥而结痂。在病室内使用加湿器，对房间空气进行整体湿化。

（2）雾化吸入每日 2～4 次，定时用无菌生理盐水进行气管喷雾。气管滴入糜蛋白酶或氨溴索每 2 小时一次。

（3）定时用生理盐水浸湿覆盖气管切开处的纱布，保证吸入的空气潮湿并过滤浮尘，这些方法对防止痰痂的产生并保持呼吸道的通畅和舒适是有效的。

（4）使用湿温交换器（人工鼻）时，应与气管套管连接紧密。

（四）口咽部护理

口咽部是呼吸道与消化道的共同开口，细菌检出率较高，因此，做好口咽部护理对喉癌术后预防切口感染、咽瘘和肺部并发症有重要意义。

每日 2 次口腔护理，进行口腔护理时应根据口腔 pH 值选用适当的漱口水；嘱病人术后 10 天内勿做吞咽动作，口内如有分泌物应吐出或用吸痰器吸除；嘱病人不要过分活动头部、颈部、伸展上肢，以免牵拉伤口，增加局部张力。

（五）伤口护理

保持伤口及气切口周围清洁、干燥，及时更换污染敷料；术后颈部伤口加压包扎，需注意观察敷料是否松动，及时换药；颈淋巴结清除术后，引流管接负压吸引，注意观察颈部引流是否通畅，及引流液的量和颜色，并详细记录，发现异常及时通知医师。

（六）气管切开护理

（1）术后由专人护理，避免发生意外。

（2）除昏迷、衰竭患者，均可给半卧位，使呼吸通畅和利于排痰，同时应注意拍背咳痰。

（3）保持室内清洁，空气清新，室温维持在 20℃ 左右，相对湿度 70%，并减少探视、定时通风等，减少空气污染。

（4）吸痰时注意事项：

①及时吸痰，防止痰痂的形成，保证呼吸道通畅。

②吸痰时将吸痰管打折，迅速将吸痰管插入至适宜深度，放开打折处边旋转边向上提拉，

不可插入过深以免引起刺激性咳嗽或损伤气管黏膜。

③吸引时间不超过 30 秒，防止缺氧的发生。

④注意无菌操作。每次吸痰一定要更换吸痰管，不可反复使用，防止逆行感染。对长时间不咳嗽的患者，护士要进行被动吸痰，防止痰痂形成。

（5）套管消毒：

①术后每日清洁内套管 2 至 3 次，防止痰痂形成阻塞呼吸道。

②内套管清洁消毒后（忌用棉球清洗），将外套管痰液吸净，轻轻将内套管放入，内套管取下尽快清洗消毒不可取下时间过长。

③更换套管下敷料每日 2 至 3 次，必要时可随时更换。换药时注意观察造瘘口有无红肿、异味等异常情况，保持造瘘口周围皮肤的清洁、干燥和舒适。

（6）固定套管的带子应系死结，如有意外脱出，应及时请医生重新插入。出现痰痂阻塞呼吸不畅时，要及时清洗内套管，气管滴入糜蛋白酶，使痰液稀释易于咳出。

（7）有气管切开的患者咳出的分泌物，易污染衣物和床单，需每天清洗和更换。

（8）对半喉切除和单纯气管切开的患者，拔管前应进行堵管练习。首先用软木塞半堵套管，待适应后改用软木塞全堵。患者在全堵塞套管情况下，能半卧入睡无憋气缺氧症状超过 3 天时方可拔除套管。

（七）饮食护理

患者术后需 2 周不能经口进食，营养及能量的补充主要依靠鼻饲摄入。术后第 1 天开始鼻饲，常用鼻饲液有混合物、牛奶、匀浆饮食及适量的肉汁、鱼汁、果汁、菜汁，保证患者足够的营养及水分。

有效的鼻饲能保证患者的康复，减低咽瘘发生，因此胃管需稳妥固定，切忌不要滑出或被患者拉出，一旦脱出，再次插胃管除增加患者痛苦外，还有刺破咽黏膜缝合处，导致吻合口瘘。

开始进食时，嘱患者细嚼慢咽，部分喉切除者进黏稠的食物，防止误吸，应鼓励大胆进食，有利于重新建立喉括约肌功能。

（八）家庭自我护理训练

为了提高长期佩戴套管患者的独立生活能力和生活质量，术后 2 周对患者和家属进行气管造瘘家庭护理的培训。

（1）由固定的家属陪同患者参加责任护士组织的培训，每日 2 次。首先对家属和患者进行家庭护理重要意义的授课，待患者和家属理解后，开始进行实际操作。

（2）为患者和家属进行清洁套管、更换敷料的示教，逐步使他们完全掌握并能进行实际操作。

（3）家庭护理培训要时间充沛，有足够的操作次数的积累，避免时间短，过于仓促而对护理过程掌握不牢，引起患者对造瘘护理的反感和抵触。

（4）培训患者和家属掌握套管的消毒方法和异常情况的紧急处理。全喉切除患者出院时带同型号备用套管。

（5）半喉切除不能摘洗外套管，全喉切除患者清洗外套管后要及时放回，不可时间过长，防止造瘘口挛缩狭窄，不可淋浴和游泳，冬天外出带围巾防止冷风刺激，套管口覆盖纱布防止粉尘进入。注意定期复查，及时回复随访信件。

（九）语言训练

（1）全喉切除发音重建患者，大约经 2 周伤口愈合后由责任护士带领患者与家属共同练习。

①患者面对镜子深呼吸一口气，用拇指垫纱布将气管造瘘口堵严，深吸的气流通过食管瘘，引起瓣膜振动而发出声音。

②从易发音的数字开始，如九、五、三等，再练习简单的词和短句。

③每日练习 1 至 2 次，不宜在伤口愈合前练习。初期练习不可过多，时间不可过长，避免引起气管食管瘘处水肿影响发音。

（2）全喉切除未行发音重建者可训练食管发音，利用胸腔负压，在食管上段作为储存空气的储存腔，发音器官由食管入口代替，形成新声门，气流向上冲击"新声门"产生震动，即"打嗝音"，亦为食管或消化道发音，经过共鸣腔构成器官的协调加工，形成食管语言。这种食管语言发音，需经过一段时间训练，方能逐渐掌握，一般通过三周训练，绝大多数都能掌握发音要领。

第七节　上颌窦癌的护理

一、术前护理

（一）心理护理

上颌窦癌根治术因手术范围广，需截除全部或大部分上颌骨，有时尚需剜除眶内容物，会造成面容缺损，患者常害怕术后不能进食、不能说话、面容损毁后影响社交和家庭生活等而产生恐惧、忧郁、焦虑等情绪，影响食欲和睡眠。护理人员要从心理上帮助患者面对现实，启动家庭和社会支持系统，帮助患者度过焦虑恐惧关。

要做有关颌面的修复、整容方面的宣教，指导患者掌握手术前、后需要配合的事项，如练习床上排便，正确排痰和鼻饲饮食的配合，使患者在心理准备充足的情况下接受手术治疗。

（二）口腔准备

术前帮助患者戒烟、戒酒，禁吃刺激性食物，减少对口腔的刺激，在适当的时间内采取印模，由牙医为患者制作预成修复体，以利于术后口腔功能的恢复和颜面部畸形的矫正。术前 1 周洁牙，清除牙垢。术前 3 日用过氧化氢、津岛漱口，清洁口腔，排除异味，预防口腔伤口感染漱口液。

（三）营养的补充

术前患者由于精神负担重、饮食睡眠欠佳、加之张口困难、疼痛、牙齿松动而影响食欲，使患者抵抗力低下。必须加强营养，给予高热量、高蛋白、高维生素易消化的饮食，避免刺激性食物，以提高机体对手术的耐受力，促进术后恢复。

（四）皮肤准备

手术前常规备皮，需植皮的患者，术前要做取皮区的皮肤清洁，剃毛和消毒。

二、手术后护理

（一）常规全麻护理

密切观察生命体征，检测血氧饱和度，必要时给面罩吸氧。患者清醒后生命体征平稳时，给予半卧位。

（二）保持呼吸道通畅

由于术中有些血管不易结扎而依靠压迫止血，要善于识别有无活动性出血，经常观察患者吞咽动作，警惕出血可能。随时吸出口腔分泌物和渗出的血液，并经常用盐水棉球清理口腔内干燥的血痂和痰，帮助患者进行有效的排痰，保持呼吸道通畅。

（三）口腔及颌面的伤口护理

（1）口腔内伤口按特殊口腔护理，每日4次。用1.5%过氧化氢冲洗擦拭，彻底清除舌面和上腭的血痂和痰痂，再用注洗器抽生理盐水彻底清洗。佩戴上颌修复体患者由口腔进食后，要摘下修复体，彻底清洗漱口，清除食物残渣，防止感染，预防口臭，重新带好修复体。

（2）当口腔发生异味时，取庆大霉素8万单位，轻轻注入口腔填塞的敷料中和鼻腔填塞的纱条中，每日2次，可减轻臭味。

（3）去除口腔敷料后注意观察口腔内植皮处，每日2次用生理盐水冲洗口腔，冲洗后佩戴好修复体。

（4）面部伤口每日用75%酒精清洁4次，清洁后涂金霉素眼药膏，防止血痂形成造成痂下感染。

（5）对已形成的血痂用少量过氧化氢清除后，迅速用生理盐水清洗干净，再用75%酒精擦拭，确保面部伤口清洁干燥无结痂。

（四）鼻饲护理

见口腔癌护理。

（五）大腿取皮处护理

（1）保持所覆盖的敷料不松散，观察敷料有无渗出或异味。出现异味时应去除敷料，轻轻做局部清洁，更换新的敷料。

（2）取皮处出现不同程度的疼痛时，给予止痛药物。

（3）防止损伤新的皮肤细胞，防止敷料松动引起摩擦。为了减少疼痛患者术后应取卧床或床上活动3～5天。

（六）皮瓣护理

密切观察皮瓣颜色、弹性和湿度，以便早期

发现缺血及坏死，及时处理，促进皮瓣成活。

（七）复视护理

根治术后，可能出现复视，要用眼罩保护眼部，并注意加强患者的安全护理。

三、健康教育

（1）保持口腔卫生，每日刷牙2～3次，每餐后清洗修复体和漱口。

（2）预成修复体要佩戴直至口腔内情况良好、咬合关系恢复时，大约2～3个月，由牙医制作永久性修复体，这将大大改善容貌的畸形和生理功能。

（3）佩戴预成修复体期间，要练习讲话和咀嚼，但不要在患侧咀嚼。

（4）鼓励患者早期自我护理，可帮助患者最大限度地控制功能及身体形象的改变。

（5）进行适宜的身体锻炼，可做轻度家务，定期复查和随访复信。

第八节　颈动脉切除术护理

一、术前护理

（一）心理护理

由于肿瘤生长部位的特殊性导致手术的难度大，严重并发症多，患者易产生恐惧、焦虑心理，故充分做好患者的心理护理十分重要。主动与患者交流，利用解剖图谱向患者讲解此病的临床表现，治疗手术方法和护理要点，用教科书及文献报道的实例，告诉患者手术成功病例，使其建立自信心和战胜疾病的勇气，以最佳的心理状态接受手术。

（二）手术前准备

1. **颈动脉压迫锻炼（Matas 试验）**　颈动脉体瘤术前常规压迫锻炼颈动脉旨在建立充分的侧支循环，为术中可能结扎颈内动脉创造条件，减少可能发生偏瘫的几率。

颈动脉压迫锻炼方法：

（1）向患者解释颈动脉压迫的目的、方法，注意事项及可能引起的不适，以取得合作。

（2）先行颈动脉分歧部按摩，如出现明显的颈动脉窦综合征（眩晕、出汗、恶心、血压下降等）则不宜进行压迫。

（3）患者去枕平卧或坐在有椅背的椅子上，头偏向健侧，暴露颈总动脉，护士用食指或压迫槌在肿物近心端下1～2cm处轻触颈总动脉，若病人无头晕，恶心，咳嗽，头痛，眼花等症状，可试压1～2分钟，从不完全阻断到完全阻断，并增加压迫时间，阻断血运，以患侧耳前颞浅动脉未扪及搏动为压迫有效，且不出现昏厥等脑缺血现象。

每次压迫时间逐渐增加，从数分钟至30分钟，每日2～4次，每次压迫可耐受半小时以上，脑血流图监测和数字显影正常定为压迫锻炼合格。

2．脑血流图监测（CREG） 压迫前CREG检测，观察图形有无异常，压迫时间能耐受阻断血流30分钟以上，CREG波形与压迫前基本相似，或虽显示血管流量有所减少，但波幅差≤30%，定为CREG检测合格，方可考虑手术。

（三）卧床进食与排便

手术前一周进行去枕平卧，床上进食及排便的训练，向病人说明原因取得合作。

（四）皮肤准备

除颈部备皮外，还需将全头剃光。因术中要监测脑血流图需要放置六个电极，双乳突、枕骨结节、前额共3对。

二、术后护理

（一）卧位

术后取头低脚高位，以保证血流供应，7～10天内不宜取头高位，逐步下床活动。结扎颈动脉易发生血栓、空气栓塞，可导致患侧肢体偏瘫、失语，若出现此类情况要注意加强病人患肢的功能锻炼，提高病人的生存质量。

（二）病情观察

1．脑血流图监测 一般术后24～48小时持续脑血流图监测，观察脑缺血情况，尤其术后

24小时凌晨监测更为重要，如CREG波幅差＞30%，应及时通知医生，使用血管扩张剂，改善脑供血情况。

2．生命体征的观察 术后给予持续心电监护监测生命体征的变化，维持正常的血压，因肿瘤与动脉剥离后，动脉管壁较薄，不能承受过高的压力易引起大出血，因此应避免血管压力过高，当收缩压高于基础血压时应用血管扩张剂如罂粟碱、如血压偏低，可予输血、吸氧，若脑缺血严重，必要时给予冰帽及扩血管药物。

3．神志、肢体活动变化的观察 意识障碍是提示大脑病变的一个重要特征，应严密观察病人的神志、瞳孔变化，是否能正确回答问题，双侧肢体肌力是否一样，同侧视力模糊，患侧肢体麻木感、躁动等现象出现的时间及程度等，如出现这些变化应及时通知医生给予紧急处理。

4．发音、吞咽功能的观察 观察病人发音是否清晰，吞咽是否困难，舌肌活动及有无霍纳氏综合征的症状。术后损伤主要为颅内神经损伤表现，如面瘫、吞咽困难、进流质呛咳、伸舌偏斜。如果术后即有上述症状视为术中颅神经损伤，若术后逐渐出现，则视为渗出压迫或瘢痕粘连等原因引起，多可自行恢复。

5．切口及引流的观察 密切观察术区敷料有无渗出。因切口出血过多，会造成局部压迫症状，引起呼吸困难。渗血较多时应及时更换敷料，如发现有活动性出血，应立即报告医生。

由于颈部血液循环丰富，组织结构疏松，易发生继发性出血，故颈部伤口应加压包扎固定，经常挤压引流管，保持通畅，准确记录引流液的性质和量，每日更换引流袋。

若引流液颜色鲜红，性状黏稠，每小时引流量≥50ml，或24小时内引流液≥250ml，应警惕大出血的可能，护士应随时注意观察伤口渗液情况，及时通知医生给予处理。

6．呼吸道护理 由于手术损伤、颈部组织的肿胀，可致喉头水肿，呼吸道分泌物增多引起呛咳，应保持呼吸道的通畅，及时吸出呼吸道的分泌物。术后常规给予雾化吸入，每日2次，利于痰液的排出，病人咳嗽咳痰时，嘱病人勿用力，并用手按压伤口，减少动脉壁与结扎处的张力。

密切观察病人有无喉鸣音及血氧饱和度的变

化，咳嗽严重时可酌情给予止咳药。对术后行气管切开的病人按气管切开护理常规进行护理。

（三）饮食护理

术后 24 小时可进半流质饮食，避免过早进普食或较硬的食物，进高热量、高维生素、高蛋白易消化的食物 1 周，减少吞咽动作，多食蔬菜水果，多饮白开水。预防便秘，根据情况使用缓泻剂，防止大便秘结排便用力而引起的脑缺血或动脉破裂。

（四）加强口腔护理

因术中对交感神经的刺激与损伤，病人会出现唾液分泌增多，应及时协助病人清理，并用漱口液漱口，每日 4 次，以保持口腔黏膜清洁、湿润、无异味。

（五）卧床与活动

颈动脉断离的患者术后至少要绝对卧床 48 小时，以后根据病情开始离床活动，1 周内禁止剧烈活动。

第九节　头颈部肿瘤放疗护理

放疗是头颈部某些肿瘤的重要治疗和辅助治疗的手段。但是，在治疗显效后的同时，常引起全身反应和局部反应。全身反应表现为功能紊乱失调，如造血系统反应、消化系统反应等。

造血系统反应表现为骨髓抑制、白细胞下降、血小板减少、机体免疫力下降。消化系统反应则表现为食欲下降、恶心、呕吐、食后胀满等。局部反应有皮肤反应、黏膜反应等。护士在放疗期间应指导和帮助患者减轻毒副作用，使其安全地完成放疗计划。

一、放疗前护理

（一）心理护理与健康教育

多数患者对放疗了解甚少，在治疗前护士要向患者及家属介绍有关放射治疗计划和护理计划，为患者和家属提供健康宣教手册和图片。放疗前陪同患者到放疗区会诊，做标记，并介绍放疗区

环境，使患者消除恐惧心理。

（二）饮食护理

给予患者高蛋白、高热量、高维生素饮食，增强体质，调节全身情况，如：纠正贫血、脱水及电解质紊乱，合理安排休息和适当的娱乐，分散患者的注意力，保持心情愉快。

（三）口腔准备

头颈部病变特别是照射野包括口腔时，应做好口腔卫生，如洁齿、漱口液漱口等，并应先拔除龋齿，对牙周炎或牙龈炎者应采取相应治疗后再进行放射治疗。

二、放疗护理

（一）放射治疗皮肤反应护理

多见于乳腺癌照射和头颈部肿瘤照射。皮肤损伤与照射剂量、照射野面积、放射源有关。

（1）放疗前患者应选用柔软全棉内衣，避免粗糙的纤维摩擦。

（2）照射野皮肤用温水和柔软的毛巾沾洗，局部禁用肥皂擦洗或热水浸浴。

（3）男患者禁止刮胡须，应用电剃须刀以免皮肤划伤，避免使用乳膏和肥皂。

（4）禁用碘酒、酒精等刺激性消毒剂，避免用热敷和冰袋。

（5）特别注意照射后的皮肤在阳光下易灼伤，外出时带宽边遮阳帽或带围巾。

（6）保持皮肤清洁干燥，发生干性皮肤反应时，切忌用力撕剥，可涂 0.2% 的薄荷粉或羊毛脂止痒。发生湿性反应时可涂 2% 甲紫、冰片蛋清、四膏或氢化可的松。暴露创面，对已形成水泡应涂硼酸软膏，包扎 1～2 个月，液体吸收后再行暴露疗法，或用思密达外敷。严重的皮肤反应，可发生溃疡，难于治愈，必要时建议植皮治疗。

（二）营养支持与饮食护理

头颈部肿瘤患者在放疗过程中由于存在着营养状况不良，并且需要营养支持，在放疗期间要持续观察摄入量是非常重要的。

口腔溃疡、吞咽困难、进食无味和进食疼痛

均可引起营养不良。因此在护理过程中，要为患者创造清洁舒适的进餐环境，选择高热量、高蛋白、高维生素易消化饮食，并少量多餐。口干者多饮含维生素 C 的果汁。

口腔溃疡者注意调节饮食的色、味道，禁吃粗糙及辛辣刺激性食物，给予易消化的流质和半流质。

放疗期间鼓励患者多饮水，每日 3000ml，以增加尿量，使因放疗所致肿瘤细胞大量破裂、死亡而释放出的毒素排出体外减轻全身放疗反应。

（三）口腔黏膜反应的护理

（1）在放疗期间戒烟、戒酒，防止加重口腔黏膜反应。

（2）放射治疗时，由于腮腺、唾液腺均在照射范围内，故放疗后腮腺及唾液腺功能受抑制。口腔内的腺体分泌减少，口腔的自洁作用消失，常有口干、咽部干痛、口腔溃疡等症状。

放疗半年后可发生放射性龋齿，可使用含氟牙膏。

患者从放疗开始，给予 500ml 生理盐水 +16mg 庆大霉素 +5mg 地塞米松漱口液漱口，疼痛时再放入利多卡因 5ml 每日数次漱口；溃疡严重时给予制霉菌素 2 片（研碎）+500ml 生理盐水漱口。

放疗前洁齿，拔出坏牙，放疗后 3 年内不能拔牙，以防下颌骨坏死。

（3）由于鼻咽部黏膜受照射后充血肿胀，出现与口腔黏膜相似的鼻腔黏膜反应，患者常有鼻黏膜干燥、鼻塞、鼻腔分泌物增多、黏稠，严重者可影响休息与睡眠。

因此，对于鼻腔分泌物多而无出血倾向的病人，给予鼻腔冲洗，防止感染。

以清除鼻咽腔黏膜表面的分泌物，减轻放疗反应，增加癌细胞对放射线的敏感度。

鼻堵可滴用麻黄素，眼睑不能闭合时应用纱布遮盖，以防尘土落入，禁用含金属眼药膏。嘱病人在日常生活中保持鼻咽腔的清洁和湿度；忌酒、忌吃辛辣过热食物；忌用力擤鼻涕、挖鼻腔等不良习惯。

（4）放疗后，可引起头颈部的颌颞关节的功能障碍，有时会出现张口困难，颈部活动受限。

一旦出现张口困难，会严重影响病人的生活质量。急性期在放疗后 1～2 天即可出现，晚期在放疗后 1 年半出现。

放疗期间给予颞颌关节功能锻炼可以有效预防张口困难的发生：每日进行上、下排牙齿相互咬合撞击，锻炼咀嚼肌和颞颌关节；在颞颌关节进行局部按摩，促进血液循环，每日 2 次，每次 10～15min；还可通过鼓腮、微笑、舌前伸、后缩、卷动等动作改善咀嚼肌、舌肌的肌力和肌张力。

（5）喉癌患者会因放疗引起喉反射能力降低，鼓励患者尽量排出痰液和坏死细胞脱落组织。喉水肿呼吸不畅的患者，备气管切开包，必要时做气管切开。

（6）鼻咽癌放疗后，应注意发生大出血。备止血药品，和鼻咽填塞止血包。注意及时排出血液保持呼吸道通畅，同时观察生命体征，建立静脉通道，必要时输入鲜血。

（四）密切观察、定期检查血象变化

放射治疗会产生造血系统的反应，引起骨髓抑制，致使白细胞及血小板减少。当白细胞低于 $4×10^9$/L，血小板低于 $10×10^9$/L 时，应暂停放疗，进行使血象上升的治疗，如皮下注射吉粒芬；如血象继续下降，应注意出血倾向和预防感染。每周查血常规 2 次，必要时可给予成分输血。

（温岩 李娟 曹家燕）

参考文献

1. 李树玲 . 头颈肿瘤学 . 天津：天津市科技出版社，1993.

2. 张惠兰，陈荣秀 . 肿瘤护理学 . 天津：天津市科技出版社，1999.

3. 顾沛 . 外科护理学（二）. 上海：上海科学技术出版社，2002.

4. 曹伟新，李乐之 . 外科护理学 . 第 3 版 . 北京：人民卫生出版社，2005.

5. 于荣英，仲秀荣，杨燕，等 . 晚期甲状腺癌患者的术后护理 . 齐鲁护理杂志，2006,12(10):2034-2035.

6. 中华人民共和国卫生部编写 . 临床护理实践指南（2011 版）. 北京：人民军医出版社，2011.

7. 朱云，张秀丽. 颈动脉体瘤患者术前术后护理. 中华护理杂志，2003, 38(5):334-335.

8. 黄选兆，汪吉宝. 实用耳鼻咽喉科学. 北京：人民卫生出版社，1998.

9. Anand VK，Alemar GO．Sanders TS．Management of the internal carotid artery during carotid body tumor surgery. Laryngoscope，1995, 105: 231-235.

10. Dare AO，Gibbons KJ，Giliihan MD，et a1．Hypotensive endovascufar test occlusion of the carotid artery in head and neck cancer．Neurosurg Focus，2003, 14(3):05.

11. 张志愿. 口腔颌面肿瘤学. 济南：山东科学技术出版社，2004.

12. 杨悦，尚少梅，彭歆，等. 口腔癌患者游离组织瓣修复术后语音训练的效果研究. 中华护理杂志，2009, 44(8):726-728.

13. 邱蔚六. 口腔颌面外科理论与实践. 北京：人民卫生出版社，1998.

14. 张震康，余光岩. 口腔颌面外科学. 北京大学医学出版社，2007.

医学伦理学与头颈部肿瘤

Medical Ethics in Head & Neck Tumor

医学伦理是关于医学实践中的关系的道理，是关于医学道德的学说和理论体系。医学伦理学则是运用一般伦理学的原理和道德原则来研究、解决和调整医疗实践与医学科学发展中人们的道德关系和行为准则。

临床医学本身包含伦理因素，以头颈肿瘤学来说，其临床、科研和其他医学活动过程中都体现了伦理价值和道德追求。近年来尽管头颈部肿瘤治疗的生存率有所提高，但以现有的多学科治疗模式，再有显著提高恐有困难，因此人们逐渐意识到，患者的生活质量、治疗后的生活情况已经成为制定治疗方案及评估治疗效果的重要指标。医学模式的转变及医疗市场的不断发展为头颈肿瘤事业的发展提供了动力和机遇，也诱发了一些负面效应，医德医风建设面临严峻挑战。

从理论上来说，头颈部恶性肿瘤手术适应证的依据应该是病变性质和范围，而不是主治医师的主观臆断，例如全喉切除术和喉部分切除术的适应证是完全不同的。但在实际工作中常可看到，治疗某一器官的相同病变，不同的医师采用完全不同的方案，这除了医师概念和学术技术因素之外，对医学伦理学认知上的差别亦为重要原因。除了医师不同个体之间的观念差异外，医师与患者对治疗效果及生存质量的认识亦有不同的概念，因此医学伦理学的认知水平在当今的医疗模式下有重要的意义。

医学伦理学的基本原则是伦理学基本理论的具体化，是医学历史与现实经验的总结，是规范和把握医疗行为的基本准则，是化解医患冲突、解决两难问题的道德依据。

一、不伤害原则

不伤害原则是指，在医学服务中不使病人受到不应有的伤害。损伤是医学实践中客观存在的现象。医学手段一旦实施，其结果和影响往往是双重性的，即使是符合病人适应证、医疗上必须的，实施后的确达到了预期的诊治目的，也会带来某些消极后果。因此，医疗伤害带有一定的必然性，是诊治疾病必须付出的合理代价。对此，道德不仅容许，而且给以支持。如果医务人员专业素质和医德修养水平低下，不能恪尽职守，滥施不必要的诊治手段，侵犯病人正当权益，那么，就会给病人造成不可容许的伤害。因为这类伤害原本是可以避免或可以减轻其程度的，所以，一旦出现，医务人员就负有不可推卸的道德责任。

由于头颈部器官在患者社会生活中的特殊性，其外观及功能的相对完整对患者生活质量的提高有重要作用，对于头颈部恶性肿瘤的过度治疗会给患者的生活质量带来很大的负面影响。如何做到在去除肿瘤、提高生存率的同时，使患者能更快地恢复身体健康，融入正常的社会生活，这不仅是一个医师的技术问题，还包含了他是否真正地为患者进行了全面的权衡，使患者身体及精神上的创伤达到最小化。

头颈部肿瘤的治疗原则是多学科多手段的综合治疗。在很多情况下，手术治疗并不是肿瘤治疗的唯一手段。外科医师应当多了解学科各种治疗方法的新进展，积极应用综合治疗手段。盲目扩大手术适应证或手术范围，不仅给患者带来很大伤害，也并非肯定达到根治肿瘤的目的。专业的头颈肿瘤医师应从患者具体的病情出发，制定个体化的治疗方案。

二、有利原则

有利原则是指，把有利于病人健康放在第一位，并切实为病人谋利益。有利于病人是中外医学中历史悠久的优良医德传统。在中国，利他性的助人思想是最早的医德观念的精髓，后来逐步表现为行善事、有利病人的医乃仁术行医准则。在西方，古希腊名医希波克拉底在"誓言"中明确提出并阐明了"为病家谋利益"的行医信条。到了现代，有利于病人成为医学伦理学第一位的、最高的伦理原则。由1948年国际医学大会提出、1949年世界医学协会采纳的著名《日内瓦宣言》明确规定："在我被吸收为医学事业中的一员时，我严肃地保证将我的一生奉献于为人类服务。""我的病人的健康将是我首先考虑的"。1988年底，中国卫生部颁布的《中华人民共和国医务人员医德规范》的第一条规定是"救死扶伤，实行社会主义的人道主义。时刻为病人着想，千方百计为病人解除病痛。"

在头颈部肿瘤的医学实践中，有利原则具体体现在：树立全面利益观，真诚关心病人以健康利益核心的一切客观方面的利益（止痛、康复、治愈、救死扶伤，节省医疗费用等）和主观方面的利益（正当心理学需求和社会学需求的满足等）；提供最优化服务，努力使病人受益，即解除由疾病引起的疼痛和不幸，照料和治愈有病的人、照料那些不能治愈的人，避免早死、追求安详死亡，预防疾病和损伤、促进和维持健康；努力预防或减少难以避免的伤害；对利害得失全面权衡，选择受益最大、伤害最小的医学决策；坚持公益原则，将有利于病人同有利于社会健康公益有机统一起来。

三、尊重原则

尊重原则是人际交往中的基本准则。医学伦理学中的尊重原则是指医患交往时应该真诚地相互尊重，并强调医务人员尊重病人及其家属。尊重原则有狭义与广义之分。狭义的尊重原则要求尊重病人的人格，强调医务人员把病人当人来对待，尊重病人独立的平等的人格、尊严，不允许"重病不重人"，不允许做有损病人人格的事。病人享有人格权，是狭义尊重原则所具有道德合理性并能够成立的前提和基础。从广义上说，尊重原则还包括自主原则，即尊重病人的自主性，保证病人在能够理性地选择诊治决策时的自主选择。

随着时代的改变，医师的行为、患者的态度和观念都在改变，因此原来主动——被动型的医患关系模式已经逐渐转变为共同参与型模式。尊重患者的知情权和自主权也是时代的进步。医患关系的不信任，有社会的因素，亦有医患沟通不畅的原因。有些医师没有及时说明全部事实，或者在使患者知情同意的过程中加入医师的个人因素去影响患者作决定。例如结节性甲状腺肿，乃多数患者不需手术的疾病，但有的医师却以患者"愿意做"为理由，实际上这种"愿意做"是在医师的倾向性劝说下同意的，是医师意愿而非患者本人的真正意愿。在这一过程中患者并没有独立、自愿的做出决定，其自主权并没有得到充分尊重。患者医学知识的缺乏应为医师所理解，不宜以各种不适当的方法来获得"知情同意。"

四、公正原则

公正原则是指，医学服务中公平、正直地对待每一位病人。公正的一般含义是公平正直，没有偏私。当代中国所倡导的医学服务公正观，应该是形式公正与内容公正的有机统一，即具有同样医疗需要以及同等社会贡献和条件的病人，则应得到同样的医疗待遇，不同的病人则分别享受有差别的医疗待遇；在基本医疗保健需求上要求做到绝对公正，应该人人同样享有，在特殊医疗保健需求上要求做到相对公正，即对有同样条件的病人给予同样满足。

公正作为医学伦理原则，是现代医学服务高度社会化的集中反映和体现，其价值主要在于合理协调日趋复杂的医患关系，合理解决日趋尖锐的健康利益分配的基本矛盾即合理化处理日益增长且多层次化的健康需求与开发利用均有限度的医疗卫生资源的矛盾。

在临床实践中，公正原则体现在两个方面，即医患交往公正和资源分配公正。医患交往公正对医师的要求是：与患方平等交往和对有千差万别的患方一视同仁，即平等待患。平等待患自古以来一直是先进医家提倡和遵循的医德准则。孙思邈在《大医精诚》中提出："若有疾厄来求救者，不得问其贵贱贫富，长幼妍媸，怨亲善友，华夷愚智，普同一等，皆如至亲之想。"在现代社会中，医患交往公正不仅是医师美德的要求，而且是现代社会公正理念的要求。医师平等待患体现的是对病人人格尊严、健康权益普遍尊重和关怀的医学人道品质和人文素质。

资源分配公正要求以公平优先、兼顾效率为基本原则，优化配置和利用医疗卫生资源。医疗公正是医疗卫生改革必须遵循的首要原则，由不公正到公正，由低层次的公正到高层次的公正，是推进医疗卫生改革必须解决的核心问题，也是医患关系背后最深层、最关键的问题。

为逐步彻底克服原有及新出现的医疗不公正现象，以下三个方面的不懈努力是缺一不可的：首先，政府从宏观管理上全面负起医疗公正的职责，在改革中建立以广大群众基本医疗保健机制和贫困阶层医疗救助机制为基础的完善的公正医疗制度和规则，并当好医疗公正的"守门人"；其次，医疗卫生机构从办医上直接负起医疗公正的职责，以全面覆盖、功能互补、结构合理的医疗保健格局为依托，为广大人民群众提供人人享受得起、数量充足、质价相称的医疗保健服务；最后，医务人员全面培养现代公正素质，这种素质应该集医生美德、责任于一身，从而保证医疗公正在人际交往中得到充分体现。

整体健康概念和新医学模式的提出，不仅是医学思维方式的进步，更是医学道德的进步，在生物 - 心理 - 社会医学模式里，"人"才是真正意义上的人；用生物 - 心理 - 社会医学模式认识病人的疾病和患病的人，才是从真正的人的意义上认识人的疾病和患病的人。生物 - 心理 - 社会医学模式是在更高水平的医疗技术的基础上，重新赋予了医学尊重人、强调人的本质特征的道德内涵，是医学人文的回归。然而，在生物医学模式居于主导地位的若干年间，医学的发展形成了巨大的惯性和惰性，要在实践中确立生物 - 心理 - 社会医学模式，就要克服这种惯性和惰性造成的定势。这实质上，是道德建设。

总之，医学本身以及医疗技术的发展只能够解决能否做到的问题，而并不能解决需要做什么

的问题，医学进步也决不仅仅是技术问题，无论是医学研究的前沿还是临床实践的前沿，都存在着尖锐、深刻的道德问题，在头颈部肿瘤治疗中亦存在同样的问题。道德进步内在于医学进步之中，医学的道德本质通过医学进步实现。医学进步只有与道德进步相一致，才能保持正确的发展方向，真正造福人类。

（陆于宏　唐健　夏睦群）

参考文献

1. 刘继同，严俊，王明旭等.中国医学人文、医学职业精神的主要研究议题与制度化决定因素.中国卫生政策研究，2009（10）：55.

2. 科恩.孰能无错——创建更加安全的医疗卫生保健系统.北京：中国医药科技出版社，2005.

3. 丘祥兴.医学伦理学.北京：人民卫生出版社，2006.

4. 裘法祖.六十五年外科生涯的感悟.中华普通外科杂志，2005,20:609-611.

5. 孙隆基.中国文化的深层结构.广西师范大学出版社，2004.

6. 孙福川.伦理精神 - 医学职业精神解读及其再建设的核心话语.中国医学伦理学，2006（6）：13.

7. 殷大奎，Benjamin C. Blatt.医患沟通概论.北京：人民卫生出版社，2006.

8. 王锦帆.医患沟通学.北京：人民卫生出版社，2003.

9. 张金钟.医学的人文科学性质.健康报，2004, 2:24.

10. 张金钟，王晓燕.医学伦理学.北京：北京大学医学出版社，2006.

11. 屠规益，唐平章，徐震纲.颈淋巴结转移癌临床—经典与现代理念.北京：人民卫生出版社，2010.

12. BMA. Medical Ethics Today（2nd Edition）. BMJ Publishing Group,2004:25.

13. Balint E. The possibilities of patient-centered medicine. J R Coll Gen Pract, 1969,17（82）:269-276.

14. Cong Yali. Doctor-Family-Patient Relationship: The Chinese Paradigm of Informed Consent, J of Medicine and Philosophy,2004,29（2）:149-178.

15. Institute of Medicine Committee on Quality of

Health Care in America (IOM) . Crossing the Quality Chasm: A New Health System for the 21st Century. Washington, DC: National Academy Press, 2001.

16. Maguire P, Pitceathly C. Key communication skills and how to acquire them. BMJ,2002, 325: 697-700.

17. Mead N. Patient-centredness: a conceptual framework and review of the empirical literature. Soc Sci Med,2000.51 (7) :1087-1110.

18. Post S G, Editor in Chief. Encyclopedia of Bioethics (3rd Edition) . Macmillan Reference, 2004: 1737.

19. Roter D. Patient-centered communication. BMJ,2004,328:303-304.

20. Unger JP, Ghilbert P, Fisher JP. Doctor-patient communication in developing countries. BMJ,2003,327 (7412) :450.

头颈部肿瘤临床试验

Clinical Trial of Head & Neck Tumor

新药临床试验，简单地说就是新药在上市前，在人体（病人或健康志愿者）进行的药物系统性研究，从临床试验中我们可以了解这种新药在人体上应用有没有疗效，有没有毒副作用，毒副作用有多大等等情况。临床试验起源于19世纪末，而抗肿瘤药物临床试验始于20世纪40年代，历经60余年的发展，从最初的回顾性、非随机、单中心试验逐渐向前瞻性、随机分组、国际多中心临床试验方向发展。可以说，抗肿瘤药物临床试验推动了肿瘤治疗的进步，精心设计、严格实施的临床试验是寻找有效治疗措施的最快和最安全的一种途径。近年来，国内外学者围绕根治性放化疗、术后放化疗、局部晚期及复发/转移头颈部肿瘤化疗等治疗手段开展了大量临床试验。这些临床试验结果作为高级别循证医学证据已经成为头颈部肿瘤临床诊治规范制定的重要参考依据。本文简要总结其中具有代表性的临床试验（见表40-1，表40-2），为头颈肿瘤学家开展抗肿瘤防治临床研究工作起到抛砖引玉的作用。

第一节 根治性放化疗

一项大规模随机化III期临床研究（RTOG 91-11）中，547例新诊断的晚期喉癌患者被随机分为3组，即序贯放化疗组（放疗后序贯顺铂和5-FU诱导化疗）、同步放化疗组（放疗加顺铂化疗）和单纯放疗组（2006年ASCO会议摘要编号5517）。结果表明，同步放化疗组患者喉保留率和局部控制率最佳，喉切除术施行率减少43%。三组之间生存期无差异，但序贯放化疗组和同步放化疗组无手术生存期均优于单纯放疗组。三个组远处转移率分别为15%、12%和22%。本研究提

供了同步放化疗对希望保喉的晚期喉癌患者具有较好的疗效。目前，根治性同步放化疗已成为此类患者群体的标准治疗方案。

第二节 术后同期放化疗

术后化放疗联合治疗有RTOG及欧洲癌症治疗研究组织（EORTC）进行的两项大规模、随机化III期临床试验。这两项临床研究旨在确定放化疗联合与单纯放疗相比是否能够改善预后。术后有高风险手术特征或病理特征的患者被随机分成单独放疗组和放疗加顺铂组（100mg/m^2，每3周为一个治疗周期，共3个周期）。高危险特征包括手术切缘阳性、淋巴结结外扩散、血管淋巴管侵犯、神经侵犯以及多个淋巴结阳性。RTOG 9501研究中，与单纯放疗比较，同期化放疗可明显降低局部复发，延长无疾病生存期（Disease-free survival），但总生存期（Overall survival，OS）无显著差别；EORTC 22931研究中，同期化放疗的患者无进展生存期（Progression free survival，PFS）及OS明显延长。但两项试验均显示，化疗对远处转移无明显作用，单纯放疗组转移率为25%，联合治疗组为20%。尽管术后同期化放疗比单纯手术更有效，但毒性也更大。两项试验均报道，联合治疗组会显著增加严重的急性不良反应事件，包括黏膜炎、血液学毒性及肌纤维化。两项试验数据经荟萃分析显示，对淋巴结结外扩散和手术切缘阳性患者，同期化放疗可使患者明显受益。

上述两项临床研究证明，顺铂与放疗联合治疗可使术后高复发危险的SCCHN患者获得临床受益，首次提供了联合治疗方案对此类患者群体的直接疗效证据，现在放化疗联合治疗已成为临

床的标准治疗方案。

第三节 局部晚期／晚期头颈部肿瘤治疗

一、序贯放化疗

Meta 分析显示，基于顺铂和氟尿嘧啶的诱导化疗方案可生头颈部鳞癌生存率提高 5%，此方案已经作为诱导化疗的推荐方案。两项 III 期随机临床试验表明，在此方案上增加多西他赛，可获得更加明显的疗效。多西他赛／顺铂／氟尿嘧啶联合诱导化疗对照顺铂／氟尿嘧啶化疗治疗头颈部鳞癌的国际多中心 III 期临床试验（TAX323）中，358 例未经治疗、局部晚期（III、IV 期）、PS 评分较好的患者分为 2 组，分别接受多西他赛／顺铂／氟尿嘧啶化疗（TPF 组）和顺铂／氟尿嘧啶化疗（PF 组），每 3 周为 1 个治疗周期，共 4 个周期。化疗结束后第 4～7 周时，无疾病进展的患者接受单纯放疗，放疗方法为常规、加速或超分割照射，研究终点为中位无进展生存期（mPFS）。结果，中位 PFS TPF 组（11.4 个月）明显高于 PF 组（8.3 个月），中位总生存期（mOS）TPF 组（18.6 个月）较 PF 组（14.2 个月）明显延长。诱导化疗对照同步化放疗的疗效的为国际多中心 III 期随机临床试验（TAX324）中，501 例未经治疗、局部晚期（其中包括 IV A 期和 IV B 期的部分患者）、PS 评分较好的头颈部鳞癌患者分为 2 组，分别接受多西他赛／顺铂／氟尿嘧啶化疗（TPF 组），和顺铂／氟尿嘧啶化疗（PF 组），每 3 周为 1 个治疗周期，共 3 个周期。诱导化疗后，无进展的患者均接受 7 周的同期化放疗，化疗药物为卡铂，每周 1 次，连用 7 周。结果，中位 OS TPF 组 70.6 个月，PF 组 30.1 个月（P= 0.006）。上述两项研究结果成为 FDA 批准多西他赛／顺铂／氟尿嘧啶诱导化疗方案用于治疗可手术切除或不能手术切除的头颈部鳞癌的主要依据。

二、西妥昔单抗联合放疗

表皮生长因子受体（EGFR, ErbB₁）和 ErbB₂（HER₂/neu）均为跨膜酪氨酸激酶受体，在头颈部鳞状细胞癌（SCCHN）的病理过程中发挥了关键作用。已有文献报道，ErbB₁ 在几乎所有 SCCHN 中均有过度表达（高达 90%），而 ErbB₂ 约在 20～40% 的肿瘤中过度表达。研究认为 ErbB₁ 和 ErbB₂ 的过量表达与肿瘤的不良预后和肿瘤细胞对放、化疗的耐受性有关。现已认为 ErbB₁ 的表达水平是一个影响超分割放疗或放化疗疗效最显著的预后因素。大量临床前研究显示抑制 ErbB₁ 和 ErbB₂ 可提高放疗和化疗的疗效。西妥昔单抗是人－鼠嵌合型抗 EGFR 单克隆抗体 IgG1，可与自然配体竞争受体结合位点，阻断表皮生长因子与生长因子受体结合，从而抑制配体诱导的酪氨酸激酶活化，抑制细胞增生。2004 年美国食品药品监督管理局（Food and Drug Administration, FDA）批准西妥昔单抗作为治疗晚期结直肠癌的二线或三线治疗。2006 年 3 月批准西妥昔单抗与放疗联合治疗不能手术的 SCCHN。目前应用西妥昔单抗联合放疗和／或化疗治疗 SCCHN 已经进行了众多研究。

Bonner 等首次报道了一项比较单纯放疗与放疗联合西妥昔单抗治疗局部晚期 SCCHN 的随机临床研究。从 1999 年 4 月至 2002 年 3 月，全世界 84 个临床研究中心入组了 424 例 III／IV 期无转移、病灶可测量的口咽、喉咽以及喉部鳞状细胞癌患者。患者被随机分入单用高剂量放疗组（213 例）或高剂量放疗联合西妥昔单抗组（211 例）。西妥昔单抗的初始剂量为 400mg/m²，之后在放疗期间剂量为 250mg/m²，每周一次，中位随访 54 个月。结果显示：联合组与单纯放疗组的总有效率分别为 74% 和 64%（P = 0.02），中位局部控制时间分别为 24.4 和 14.9 个月（P = 0.005），中位无进展生存期分别为 17.1 和 12.4 个月（P = 0.06），中位总生存期分别为 49.0 和 29.3 个月（P = 0.03）。3 年生存率分别为 55% 和 45%，差异有统计学意义。除皮疹和输液反应外，两组之间的 3 级以上毒性反应发生率无显著性差异。该研究表明，西妥昔单抗具有明显的放疗增敏作用，且不增加放疗相关的不良反应（口腔黏膜炎）。Bonner 没有将放疗联合西妥昔单抗与铂类为基础的联合放化疗相比较。目前，以铂类为基础的放化疗仍然是进展期 SCCHN 的首选治疗方案。但是，西妥昔单抗联合放疗为各种原因无法耐受铂类联合放疗的患者提供一种新的治疗选择。正是由于这一具有划时代意义的研究结果，美国 FDA 批准西妥昔单抗联合放疗用于局部晚期头颈部鳞癌。

三、厄洛替尼 / 贝伐单抗 / 放疗

厄洛替尼是一种口服、高选择性、可逆的表皮生长因子受体（EGFR）酪氨酸激酶抑制剂。一项厄洛替尼联合放化疗治疗手术切除、局部晚期 SCCHN 患者的 I 期临床试验表明，放化疗同时联合应用厄洛替尼（150 mg/d）安全性好，可维持原来放化疗剂量。另一项厄洛替尼联合多西他赛治疗 SCCHN 的 I 期临床试验结果显示，厄洛替尼联合多西他赛治疗毒性反应明显，II 期推荐剂量厄洛替尼 50mg/d，多西他赛 35 mg/m²（每周 1 次，连续 3 周）。Kao 等报道厄洛替尼联合西乐葆具有明显的放疗增敏作用。中位随访期 11 个月时，1 年局部肿瘤控制率、无进展生存率以及总生存率分别为 60%，37% 和 55%。最近，一项来自美国田纳西州 Sarah Cannon 癌症中心的 II 期临床研究认为标准一线放化疗方案联合厄洛替尼和贝伐单抗对于初治的局部晚期 SCCHN 患者疗效肯定，毒副反应可耐受。

四、尼妥珠单抗

尼妥珠单抗（Nimotuzumab）是针对肿瘤细胞中过度表达的人表皮生长因子受体（EGFR）而制备的特异性人源化克隆抗体。在古巴进行的针对无法切除的局部晚期头颈癌 II 期临床试验表明，尼妥珠单抗联合放疗组肿瘤完全缓解率为 59.5%，中位存活期为 20.3 个月，而单纯放疗组肿瘤完全缓解率为 34.2%，中位存活期为 11.8 个月，尼妥珠单抗大大提高了头颈癌放疗疗效，具有良好的疗效和安全性。在印度进行的针对头颈部鳞癌临床试验表明，尼妥珠单抗联合放化疗（顺铂）组在 24 周时肿瘤完全缓解率（CR）为 100%，较单纯放化疗组提高 30%；30 个月时总体生存率为 69.8 个月，而单纯放化疗组为 21.7 个月。尼妥珠单抗联合放疗组在 24 周时肿瘤完全缓解率（CR）为 76%，较单纯放化疗组提高 36%；30 个月时总体生存率为 39.1 个月，而单纯放化疗组为 21.7 个月。以上结果表明，尼妥珠单抗联合放 / 化疗对于晚期 SCCHN 患者疗效肯定，患者 OS 和 PFS 均较对照组明显延长，并具有良好的安全性，在临床试验中未观察到严重的不良反应。

表 40-1 未经治疗的头颈部肿瘤临床试验

研究编号	参考文献（年）	期别	样本量	化疗方案	放疗方案	中位 PFS（月）	中位 OS（月）
TAX 323	Vermorken 等（2007）	II 期	N=358	多西他赛 / 顺铂 /5-FU/ 放疗 顺铂 /5-FU/ 放疗	标准、加速或超分割	11.0 8.2 P=0.007	18.8 14.5 P=0.02
TAX 324	Posner 等（2007）	III 期	N=501	多西他赛 / 顺铂 /5-FU/ 放化疗 顺铂 /5-FU/ 放化疗	标准（每周卡铂）	36 13 P=0.004	71 30 P=0.006
RTOG 91-11	Forastiere 等（2006）	III 期	N=547	顺铂 / 放疗 单独放疗 顺铂 /5-FU/ 放疗	标准	47 34 45	55 54 59
	Bonner 等（2006）	III 期	N=424	西妥昔单抗 / 放疗 单独放疗	标准、加速或超分割	17.1 12.4 P=0.006	49.0 29.3 P=0.018
RTOG 9501	Cooper 等（2004）	III 期	N=459	顺铂 / 放疗 单独放疗	标准	NK	44.9 31.9 P=0.19
EORTC 22931	Bernier 等（2004）	III 期	N=334	顺铂 / 放疗 单独放疗	标准	55 23 P=0.04	72 32 P=0.02

第四节 复发 / 转移头颈部肿瘤一线治疗

一、铂类为基础的化疗

1992 年，《Journal of Clinical Oncology》发表了两项大规模随机化 III 期临床研究结果。Jacobs 等人的研究中，245 名复发和 / 或转移的 SCCHN 患者随机分为 3 组，分别接受顺铂（100mg/m²）联合 5-FU（每天 1000 mg/m²，连续 4 天）、顺铂单独化疗以及 5-FU 单独化疗。每 3 周为 1 个治疗周期。结果显示，三组之间总体生存期无差异，但顺铂 /5-FU 联合化疗组客观缓解率明显优于顺铂单独化疗组和 5-FU 单独化疗组（$P = 0.005$）。另一项研究由美国西南肿瘤协作组发起。该研究共入组 277 名受试者，随机接受顺铂（100mg/m²）联合 5-FU（每天 1000 mg/m²，连续 4 天）、卡铂（300mg/m²）联合 5-FU（每天 1000 mg/m²，连续 4 天）或甲氨蝶呤（40 mg/m²）单独化疗。结果表明，三组之间总体生存期无差异，这与 Jacobs 等人研究结果一致。但顺铂联合 5-FU 组和卡铂联合 5-FU 组客观缓解率均优于甲氨蝶呤单药组。后来，ECOG 进行了一项大规模随机化 III 期临床试验（E1395）评价顺铂（75mg/m²）/ 紫杉醇两药联合化疗对照顺铂 /5-FU 两药联合化疗的有效性及安全性。结果显示，两组疗效并无显著性差异。最近，一项 III 期临床试验入组了 795 例患者，随机接受顺铂联合培美曲赛或顺铂联合安慰剂，结果表明顺铂联合培美曲赛组患者总体生存期并不优于顺铂联合安慰剂组。然而，亚组分析显示 ECOG 0-1 分患者中，顺铂联合培美曲赛组总体生存期优于顺铂联合安慰剂组（2010 年 ESMO 会议摘要 1003O）。

以上临床研究表明，铂类 /5-FU 两药联合化疗可使复发和 / 或转移性 SCCHN 患者受益，其他两药联合化疗方案都未有所突破。目前，铂类 /5-FU 两药联合化疗仍是复发和 / 或转移性 SCCHN 标准一线方案。

二、西妥昔单抗 / 铂类

Burtness 等进行了一项随机、对照、III 期临床试验（ECOG 5397），比较顺铂联合西妥昔单抗（试验组）与顺铂联合安慰剂（对照组）治疗复发或转移性 SCCHN。结果显示，两组中位无进展生存期分别为 4.2 和 2.7 个月（$P = 0.09$），中位生存期分别为 9.2 和 8.0 个月（$P = 0.21$），有效率分别为 26% 和 10%（$P = 0.03$），表明西妥昔单抗可以提高顺铂治疗复发或转移 SCCHN 的近期疗效，但不能提高中位无进展生存期和中位生存期（9.2 个月 VS 8.0 个月）。然而在该试验中，发现发生显著皮疹的患者可以从中获得生存受益，皮疹的危险因子为 0.42（95% CI, 0.21 ～ 0.86），这点有助于今后临床用药时选择最佳剂量。

在 2007 年 ASCO 会议上，Vermorken 等报道了一项铂类化疗联合西妥昔单抗治疗复发或转移的 SCCHN 的全球多中心、随机对照 III 临床试验（EXTREME 试验）结果。该研究总共入组 442 例患者，入组患者在随机分组后，220 例接受了单纯细胞毒药物治疗顺铂（100 mg/m²，第 1 天）或卡铂 [AUC 5 mg/（ml·min），第 1 天] + 5-FU（1000 mg/m²，第 1 ～ 4 天），3 周疗程共 6 个疗程（对照组），另外 222 例接受了相同化疗方案联合 C-225（首剂 400 mg/m²，静脉滴注 2h，继以每周 250 mg/m²，静脉滴注 1h）（试验组）。结果显示，西妥昔单抗联合铂类为基础的化疗用于复发或转移的 SCCHN 一线治疗可显著延长患者的生存期，与单纯化疗组相比，西妥昔单抗联合化疗组的中位生存期延长了 2.7 个月（7.4 个月 VS 10.1 个月），无病生存期延长了 2.3 个月（3.3 个月 VS 5.6 个月），证实了在以铂类为基础的一线化疗方案中加入西妥昔单抗能使患者受益。该试验结果发表在 2008 年《新英格兰医学杂志》上。在 2009 年 ASCO 会议上，Licitra 等报告了该研究进一步的随访结果分析，EGFR 拷贝数高低不影响西妥昔单抗治疗头颈部鳞癌的远期疗效。

表 40-2　铂类治疗无效、复发 / 转移头颈部肿瘤临床试验

研究编号	参考文献（年）	期别	样本量	治疗方案	缓解率（%）	中位 PFS（月）	中位 OS（月）
	Jacobs 等（1992）	Ⅲ期	N=245 PS 0-1（62%）	顺铂 /5-FU 单独顺铂 单独 5-FU	32（21-42） 17（9-25） 13（6-21） P=0.023	2.4 2.0 1.7	5.5（4.0-8.8） 5.0（4.1-7.2） 6.1（4.6-7.2） P=0.49
	Forastiere 等（1992）	Ⅲ期	N=261 PS 0-1（72%）	顺铂 /5-FU 卡铂 /5-FU 甲氨蝶呤	32 21 10	NK	6.6 5.0 5.6
EXTREME	Vermorken 等（2008）	Ⅲ期	N=442 KPS ≥ 80（88%）	铂类 /5-FU/ 西妥昔单抗 铂类 /5-FU	36（29-42） 20（15-25） P = .001	5.6（5.0-6.0） 3.3（2.9-4.3） P = .001	10.1（8.6-11.2） 7.4（6.4-8.3） P = .04
ECOG 5397	Burtness 等（2005）	Ⅲ期	N=117 PS 0-1（100%）	顺铂 / 西妥昔单抗 顺铂 / 安慰剂	26 10 P = .029	4.2（3.7-5.6） 2.7（1.9-3.8） P = .09	9.2（7.1-12.1） 8.0（6.1-10.6） P = .21
SPECTRUM	Vermorken 等（2010）	Ⅲ期	N=657 PS 0-1（99%）	顺铂 /5-FU/ 帕尼单抗 顺铂 /5-FU	36 25 P = 0.007	5.8（5.6-6.6） 4.6（4.1-5.4） P = .004	11.1（9.8-12.2） 9.0（8.1-11.2） P = .14
	Urba 等（2010）	Ⅲ期	N=795 PS 0-1（87%）	顺铂 / 培美曲塞 顺铂 / 安慰剂	12 8 P = 0.061	3.6 2.8 P = .166	7.3 6.3 P = .082
IMEX	Stewart 等（2009）	Ⅲ期	N=486 PS 0-1（78%）；一线治疗后复发	吉非替尼（250mg） 吉非替尼（500mg） 甲氨蝶呤	2.7 7.6 3.9 P > 0.05	NK	5.6 6.0 6.7 P> 0.05
	Vermorken 等（2007）	Ⅱ期	N=103	西妥昔单抗	13	NK	5.9（178 天）
	Herbst 等（2005）	Ⅱ期	PD/1:N=25;KPS ≥ 80（73%） 2 周期铂类为基础的化疗后出现疾病进展 PD/2:N=54;KPS ≥ 80（65%） 铂类为基础的化疗后 3 个月内出现疾病进展	顺铂 / 西妥昔单抗（PD/1） 顺铂 / 西妥昔单抗（PD/2）	20%（7-41%） 6%（1-15%）	3.0（1.9-4.1） 2.0（1.6-2.9）	6.1（2.6-7.6） 4.3（3.0-5.8）
	Baselga 等（2005）	Ⅱ期	N=96; 2-4 个周期铂类为基础的化疗后出现疾病进展	铂类 / 西妥昔单抗	10%（5-18%）		183 天
	Seiwert 等（2010）	Ⅱ期	N=124; 铂类为基础的化疗后 3 个月内出现疾病进展	阿法替尼 西妥昔单抗	确认的 PR,14.5% 确认的 PR,3.2%	15.86（10.29-19.29）wk 13.29（8.29-17.57）wk	
	Machiels 等（2011）	Ⅲ期	N=286;PS 0-1（82%）； 铂类为基础的化疗后 6 个月内出现疾病进展	Zalutumumab/ 最佳支持治疗 最佳支持治疗（± 甲氨蝶呤）	1%	2.0（1.9-2.2）	5.2（4.1-6.4）

第五节　铂类方案治疗无效、复发或转移头颈部肿瘤治疗

一、西妥昔单抗 / 铂类

2005 年，《Journal of Clinical Oncology》刊登了两项多中心 II 期临床试验结果。Baselga 等人的研究入选了 96 例对含铂方案治疗无效、复发 / 转移 SCCHN 的患者，给予铂类 / 西妥昔单抗治疗直至疾病进展。结果显示，10% 患者有效，疾病控制率为 43%，中位进展时间为 85 天，总生存期 183 天。Herbst 等人的研究入选 25 例经 2 个周期顺铂 /5-FU 或顺铂 / 紫杉醇治疗进展的患者和 54 例经铂类为基础的化疗后 90 天内进展的患者，均给予顺铂 / 西妥昔单抗治疗。两组缓解率分别为 20% 和 6%，中位总生存期分别为 6.1 个月和 4.3 个月。

二、西妥昔单抗单药

Vermorken 等人报道了一项开放、多中心 II 期临床试验结果，103 例对含铂方案治疗无效、复发 / 转移性 SCCHN 的患者接受至少 6 周西妥昔单抗单药治疗，患者出现疾病进展后可继续接受铂类 / 西妥昔单抗联合治疗。结果 13% 的患者出现肿瘤缩小并且平均疗效持续时间达 6 个月，疾病控制率达 46%，中位进展时间为 70 天，总生存期 178 天（5.9 个月），这与上述铂类 / 西妥昔单抗联合治疗效果接近。基于此，西妥昔单抗被批准单药治疗经标准化疗失败后复发 / 转移性头颈部肿瘤患者。

三、扎妥木单抗

最近，《柳叶刀肿瘤杂志》发表一项国际多中心 III 期开放标签、随机对照研究（ZALUTE）结果（22）。286 例铂类化疗失败的头颈部鳞癌患者接受新型表皮生长因子受体（EGFR）单克隆抗体扎妥木单抗（Zalutumumab）治疗者或接受最佳支持治疗，中位 OS 分别为 6.7 个月和 5.2 个月（$P = 0.0648$），前者 PFS 显著长于后者（9.9 周对 8.4 周，$P = 0.0012$）。主要毒性反应为红疹、贫血、肺炎及感染。

四、阿法替尼

阿法替尼（Afatinib，BIBW2992）是表皮生长因子受体（EGFR）和人表皮生长因子受体 -2（HER2）酪氨酸激酶的口服不可逆的抑制剂。2010 年 ESMO 会议上 Seiwert 等人报道了一项 Afatinib 对照西妥昔单抗治疗铂类治疗失败、复发或转移性 SCCHN II 期临床试验结果（摘要编号 1010PD）。该试验采用非随机、开放、交叉设计。试验第一阶段，124 例患者被随机分为两组接受 Afatinib 或西妥昔单抗治疗，直至出现疾病进展不可耐受的毒性后进入第二阶段，受试者使用第二种药物继续治疗。试验第一阶段结果显示，除 Afatinib 组 3/4 级腹泻发生率明显增高，两组其他不良反应发生率类似。Afatinib 组和西妥昔单抗组确认的靶病灶部分缓解率分别为 14.5% 和 3.2%。中位无进展生存期分别为 15.86 个星期和 13.29 个星期。尽管目前尚未获得第二阶段研究数据，但是 Afatinib 在第一阶段的出现表现预示着 Afatinib 治疗铂类治疗失败、复发或转移性 SCCHN 可能具有较大的潜力。

五、吉非替尼

吉非替尼（Gefitinib）是一种格拉非宁化合物，是强效、可口服的选择性酪氨酸激酶抑制剂。Cohen 等于 2003 年进行了一项 II 期临床试验，52 例复发或转移性 SCCHN 患者接受吉非替尼（500 mg/d）治疗，有效率为 10.6%，疾病控制率为 53%，中位无进展生存期和总生存期分别为 3.4 个月和 8.1 个月。Cohen 等于 2005 年进行了另一项 II 期临床试验。70 例复发或转移性 SCCHN 患者接受吉非替尼（250 mg/d）治疗，中位无进展生存期和总生存期分别为 1.8 个月和 5.5 个月，疗效不如高剂量吉非替尼（500 mg/d）。这两项 II 期临床试验结果提示，吉非替尼治疗复发或转移性 SCCHN 的疗效具有剂量依赖性。然而，在 Stewart 等进行的一项 III 期临床试验（IMEX）中，486 例复发或转移性 SCCHN 患者被随机分为 3 组，即标准剂量甲氨蝶呤组、吉非替尼 250mg/

d 组和吉非替尼 500 mg /d 组。结果显示，三个组中位生存期分别为 6.7 个月、5.6 个月和 6.0 个月；有效率分别为 3.9%、2.7% 和 7.6%；生活质量改善率分别为 6.0%、13.4% 和 18.0%，提示与传统的静脉滴注甲氨蝶呤相比，无论口服给予 250 mg /d 还是 500mg /d 吉非替尼都不能明显改善中位生存期、有效率以及生活质量。研究还发现，与甲氨蝶呤相比，吉非替尼增加了肿瘤出血的发生率。使用吉非替尼 250 mg/d 的患者和使用吉非替尼 500 mg/d 的患者肿瘤出血发生率分别为 8.9% 和 11.4%（3 例患者死亡），而应用甲氨蝶呤的患者肿瘤出血发生率只有 1.9%，其他药物相关毒性反应各组之间没有显著差异。Saarilahti 等研究显示，15 名局部晚期 SCCHN 患者接受放疗联合吉非替尼 250mg/d 治疗，局部肿瘤控制率为 79%，EGFR 活化的患者与 EGFR 未活化的患者比较，完全缓解率并无显著性差异。Gregoire 等研究显示，与化疗联合安慰剂对照，化疗联合吉非替尼（250 mg/d 或 500 mg/d）并不能提高初治 III / IV 期 SCCHN 患者的疗效。以上结果提示，对于吉非替尼是否可使头颈部癌患者受益尚存在着很大的争议，目前仍需要大量多中心、大样本、高质量的随机对照临床试验来进一步验证。

六、帕尼单抗

2010 年 EMSO 会议上 Vermorken 等人报道了 SPECTRUM 临床研究结果（摘要编号 LBA26）。657 例体力评分较好的复发和 / 或转移 SCCHN 患者随机接受帕尼单抗（Panitumumab）（9mg/kg，每 3 周给药一次，直至疾病进展）联合化疗（顺铂 /5-FU，共 6 个周期）治疗或单纯化疗（顺铂 /5-FU，共 6 个周期），主要评价指标为 OS。结果表明，Panitumumab 与化疗联合组并不能延长 OS（11.1 个月 vs9.0 个月，$P = 0.14$），但可延长 PFS（5.8 个月 vs4.6 个月，$P=0.004$）。与 EXTREME 试验比较，Panitumumab 并未显示出与西妥昔单抗相媲美的疗效。

七、索拉非尼

索拉非尼（Sorafenib）是一种口服的新型多靶点多激酶抑制剂，具有抑制肿瘤细胞增殖和抗血管生成的双重作用。2005 年 12 月，美国 FDA 批准索拉非尼用于晚期肾细胞癌的治疗，2006 年 11 月 30 日，索拉非尼在中国上市。2007 年 11 月，美国 FDA 批准索拉非尼用于不能手术切除的肝细胞癌的治疗。Kloos 等报道了索拉非尼单药治疗转移性甲状腺乳头状癌的 II 期研究结果，该项研究共有 36 例患者接受治疗，疗效评价 3 例 PR，7 例 MR，认为索拉非尼治疗放射性核素治疗失败的转移性甲状腺乳头状癌患者疗效令人鼓舞。Elser 等将其用于复发和 / 或转移性 SCCHN。研究中对 26 例患者进行了疗效评价，其中 1 例为 PR，10 例为 SD，中位无进展生存期 1.8 个月，中位总生存期 4.2 个月。最近，Williamson 等报道美国西南肿瘤研究组织的研究结果，41 例经组织学证实的头颈部鳞癌手术无法切除或术后转移者接受了单药索拉非尼治疗。病人大多能耐受索拉非尼治疗，只有 1 例出现 4 级不良事件（无症状肺栓塞），主要的 2/3 级不良事件是疲劳、厌食、口腔炎 / 口腔疼痛、腹痛、手足综合征、体重下降以及高血压。疗效评价 1 例 PR，2 例未肯定的 PR，有效率 2%，中位无进展生存期 4 个月，中位 OS9 个月。尽管治疗有效率较低，但与之前临床 II 期试验数据相比，无进展生存期和 OS 已有所提高。

八、舒尼替尼

GORTEC 2006-01 II 期临床研究（31）显示，对于顺铂治疗失败的复发转移性 HNSCC，舒尼替尼（Sunitinib）治疗有效率较低，PR 率、病情稳定（SD）率分别为 3% 和 49%，而肿瘤并发出血死亡率高达 11%。

九、范得他尼

对于尚无标准治疗方案的局部进展期或转移性甲状腺髓样癌，国际多中心 III 期随机双盲、安慰剂对照研究（ZETA）（n=331）首次提示，范得他尼（Vandetanib）具有延长患者 PFS 的显著作用（HR=0.46，$P<0.001$）（32）。主要毒性反应为腹泻、红疹、恶心、高血压及头痛。

十、分子靶向药物联合治疗

2011 年 ASCO 会议上报道了一项评价西妥昔单抗／贝伐单抗联合治疗复发／转移 SCCHN 的疗效和安全性的 Ⅱ 期临床试验结果（摘要编号 5564）。46 例体力状况评分 0-2 分、无出血／栓塞史的患者参加了此研究，中位用药周期为 4 周期，大多数患者（91%）体力状况评分 0-1 分。45 例患者可评价疗效，其中 8 例患者（18%）部分缓解，另外 25 例患者（55%）疾病稳定，中位 PFS 和 OS 分别为 2.8 个月和 7.6 个月。西妥昔单抗／贝伐单抗联合治疗具有较好的安全性，主要 3 级不良事件包括吞咽困难和皮疹。

另一项 Ⅰ／Ⅱ 期临床试验入组了 56 例复发或转移 SCCHN 患者接受厄洛替尼（150mg/d）加贝伐单抗（5～15mg/kg，每 3 周给药一次）治疗。在 Ⅱ 期临床试验阶段，48 例受试者中 7 例有效，另外 15 例疾病稳定。中位无进展生存期和 OS 分别为 4.1 个月和 7.1 个月，3 例患者无进展生存期获益超过 24 个月。结果表明，双向阻断 EGFR 和 VEGF 通路可使复发或转移 SCCHN 患者受益，且毒副反应可耐受。

第六节　结　语

近年来，随着放疗新技术和新型分子靶向药物的大量涌现，头颈部肿瘤的治疗研究取得了重要进展。特别是以 EGFR 靶点的西妥昔单抗，无论是单药或与放疗联合均显示了很好的应用前景，提示靶向联合治疗可作为肿瘤手术后新的辅助治疗方法。目前，针对临床分期Ⅲ、Ⅳ期的局部晚期及复发／转移头颈部肿瘤患者的多中心临床试验尚在进行，众多新型分子靶向药物的疗效和安全性仍有待大量临床研究来进行评价，它们必将为新的有效的头颈部肿瘤治疗手段提供强有力的证据。

（朱仲玲　阎昭　孙蓓）

参考文献

1.CooperJ S, PajakT F, ForastiereA A, et al. Postoperative concurrent radiotherapy and chemotherapy for high-risk squamous-cell carcinoma of the head and neck. N Engl J Med,2004,350: 1937-1944.

2.BernierJ, DomengeC, OzsahinM, et al. Postoperative irradiation with or without concomitant chemotherapy for locally advanced head and neck cancer. N Engl J Med, 2004, 350: 1945-1952.

3.VermorkenJ B, RemenarE, van HerpenC, et al. Cisplatin, fluorouracil, and docetaxel in unresectable head and neck cancer. N Engl J Med, 2007, 357:1695-1704.

4.PosnerM R, HershockD M, BlajmanC R, et al. Cisplatin and fluorouracil alone or with docetaxel in head and neck cancer. N Engl J Med, 2007,357: 1705-1715.

5.BonnerJ A, HarariP M, GiraltJ, et al. Radiotherapy plus cetuximab for squamous-cell carcinoma of the head and neck. N Engl J Med, 2006,354: 567-578.

6.Posner M R, WirthL J. Cetuximab and radiotherapy for head and neck cancer. N Engl J Med, 2006,354:634-636.

7.Arias de la VegaF, ContrerasJ, de Las HerasM, et al. Erlotinib and chemoradiation in patients with surgically resected locally advanced squamous cell carcinoma of the head and neck: a GICOR phase I trial. Ann Oncol, 2011, 23(4):1005-1009.

8.KrautE H, RhoadesC, ZhangY, et al. Phase I and pharmacokinetic study of erlotinib (OSI-774) in combination with docetaxel in squamous cell carcinoma of the head and neck (SSCHN). Cancer Chemother Pharmacol, 2011,67:579-586.

9.KaoJ, GendenE M, ChenC T, et al. Phase 1 trial of concurrent erlotinib, celecoxib, and reirradiation for recurrent head and neck cancer. Cancer, 2011,117: 3173-3181.

10.HainsworthJ D, SpigelD R, GrecoF A,et al. Combined Modality Treatment With Chemotherapy, Radiation Therapy, Bevacizumab, and Erlotinib in Patients With Locally Advanced Squamous Carcinoma of the Head and Neck: A Phase II Trial of the Sarah Cannon Oncology Research Consortium. Cancer J, 2011,17:267-272.

11.RodriguezM O, RiveroT C, del Castillo BahiR, et al. Nimotuzumab plus radiotherapy for unresectable squamous-cell carcinoma of the head and neck. Cancer Biol Ther, 2010, 9(4): 343-349.

12.RamakrishnanM S, EswaraiahA, CrombetT, et al. Nimotuzumab, a promising therapeutic monoclonal for treatment of tumors of epithelial origin. MAbs, 2009, 1:41-48.

13.JacobsC, LymanG, Velez-GarciaE,et al. A phase III randomized study comparing cisplatin and fluorouracil as single agents and in combination for advanced squamous cell carcinoma of the head and neck. J Clin Oncol, 1992,10:257-263.

14.ForastiereA A, MetchB, SchullerD E,et al. Randomized comparison of cisplatin plus fluorouracil and carboplatin plus fluorouracil versus methotrexate in advanced squamous-cell carcinoma of the head and neck: a Southwest Oncology Group study. J Clin Oncol, 1992,10:1245-1251.

15.GibsonM K, LiY, MurphyB,et al. Randomized phase III evaluation of cisplatin plus fluorouracil versus cisplatin plus paclitaxel in advanced head and neck cancer (E1395): an intergroup trial of the Eastern Cooperative Oncology Group. J Clin Oncol, 2005,23:3562-3567.

16.BurtnessB, GoldwasserM A, FloodW,et al. Phase III randomized trial of cisplatin plus placebo compared with cisplatin plus cetuximab in metastatic/recurrent head and neck cancer: an Eastern Cooperative Oncology Group study. J Clin Oncol, 2005,23:8646-8654.

17.Vermorken J B, Mesia R, Rivera F,et al. Platinum-based chemotherapy plus cetuximab in head and neck cancer. N Engl J Med, 2008,359: 1116-1127.

18.Baselga J, Trigo J M, Bourhis J,et al. Phase II multicenter study of the antiepidermal growth factor receptor monoclonal antibody cetuximab in combination with platinum-based chemotherapy in patients with platinum-refractory metastatic and/or recurrent squamous cell carcinoma of the head and neck. J Clin Oncol, 2005,23:5568-5577.

19.Vermorken J B, Herbst R S, Leon X,et al. Overview of the efficacy of cetuximab in recurrent and/or metastatic squamous cell carcinoma of the head and neck in patients who previously failed platinum-based therapies. Cancer, 2008,112:2710-2719.

20.Vermorken J B, Trigo J, Hitt R,et al. Open-label, uncontrolled, multicenter phase II study to evaluate the efficacy and toxicity of cetuximab as a single agent in patients with recurrent and/or metastatic squamous cell carcinoma of the head and neck who failed to respond to platinum-based therapy. J Clin Oncol, 2007,25:2171-2177.

21.Machiels J P, Subramanian S, Ruzsa A, et al. Zalutumumab plus best supportive care versus best supportive care alone in patients with recurrent or metastatic squamous-cell carcinoma of the head and neck after failure of platinum-based chemotherapy: an open-label, randomised phase 3 trial. Lancet Oncol, 12(4):333-343.

22.Cohen E E, Rosen F, Stadler W M,et al. Phase II trial of ZD1839 in recurrent or metastatic squamous cell carcinoma of the head and neck. J Clin Oncol, 2003,21:1980-1987.

23.Cohen E E, Kane M A, List M A, et al. Phase II trial of gefitinib 250 mg daily in patients with recurrent and/or metastatic squamous cell carcinoma of the head and neck. Clin Cancer Res, 2005,11:8418-8424.

24.Stewart J S, Cohen E E, Licitra L,et al. Phase III study of gefitinib compared with intravenous methotrexate for recurrent squamous cell carcinoma of the head and neck. J Clin Oncol, 2009, 27:1864-1871.

25.Saarilahti K, Bono P, Kajanti M,et al. Phase II prospective trial of gefitinib given concurrently with cisplatin and radiotherapy in patients with locally advanced head and neck cancer. J Otolaryngol Head Neck Surg,2010,39: 269-276.

26.Gregoire V, Hamoir M, Chen C,et al. Gefitinib plus cisplatin and radiotherapy in previously untreated head and neck squamous cell carcinoma: a phase II, randomized, double-blind, placebo-controlled study. Radiother Oncol, 2011,100: 62-69.

27.Kloos R T, Ringel M D, Knopp M V,et al. Phase II trial of sorafenib in metastatic thyroid cancer. Journal of Clinical Oncology, 2009,27: 1675.

28.Elser C, Siu L L, Winquist E,et al. Phase II trial of sorafenib in patients with recurrent or metastatic squamous cell carcinoma of the head and neck or nasopharyngeal carcinoma. J Clin Oncol, 2007, 25:3766-3773.

29.Williamson S K, Moon J, Huang C H,et al. Phase II evaluation of sorafenib in advanced and metastatic squamous cell carcinoma of the head and neck: Southwest Oncology Group Study S0420. J Clin Oncol, 2010, 28:3330-3335.

30.Machiels J P, Henry S, Zanetta S,et al. Phase II study of sunitinib in recurrent or metastatic squamous cell carcinoma of the head and neck: GORTE. J Clin Oncol, 2006, 28: 21-28.

31.Wells S A, Jr Robinson B G, Gagel R F, et al. Vandetanib in Patients With Locally Advanced or Metastatic Medullary Thyroid Cancer: A Randomized, Double-Blind Phase III Trial. J Clin Oncol, 2012, 30(2):134-141.

32.Cohen E E, Davis D W, Karrison T G,et al. Erlotinib and bevacizumab in patients with recurrent or metastatic squamous-cell carcinoma of the head and neck: a phase I/II study. Lancet Oncol, 2009, 10:247-257.

新技术在头颈外科的应用

New Technique in Head & Neck Surgery

第一节　机器人手术在头颈部肿瘤中的应用

一、手术机器人的发展

最早的机器人概念出现在 1920 年的科幻小说里，随后科学家们把概念转化为实体。在 20 世纪六七十年代出现了工业用的机器人，这类机械可以精确地重复单一或者一系列动作。在医学界机器人也不是一个很新的名词，曾经出现过的机器人类型包括：运送机器人、查房机器人，以及帮助残障人士的辅助机器人。

第一代外科用机器人包括骨外科使用的 Robodoc 系统（Integrated Surgical Systems 公司，加利福尼亚），以及神经外科使用的 Neuromate 系统（Integrated Surgical Systems 公司，加利福尼亚）。

近年来，不同的机器人手术系统被开发用于腹腔镜手术，特别是在泌尿外科得到广泛应用。

现在美国 65% 以上的前列腺根治术是在机器人的辅助下完成的。机械手臂克服了人类手术者的一些局限，如疲劳，颤抖，以及主刀医生和助手交流不畅等问题。

另外，机器人系统可以帮助提高手术精确度和视觉清晰度，利用机器人还可以通过远程通信，为异地患者进行手术。

（一）手术机器人的分类

一般分为两大类：离线系统和在线系统。

离线系统是指：内部已经有固定的应用程序，可以不需要人类的直接干预就能完成整个操作。

例如骨科手术机器人 – RoboDoc，它能在输入程序和调较后，自动根据对影像学的处理而进行精准的钻骨操作，进行膝关节和髋关节置换术。研究表明它的准确性远超过人手钻骨操作。

MrBot（约翰霍普金斯大学，马里兰州）也是离线系统，能经会阴在 MRI 引导下放置放射活性颗粒以完成前列腺的近距放射治疗。另一部离线系统叫作 PAKY-RCM（Percutaneous Access to Kidney-Remote Center of Motion）（约翰霍普金斯大学，马里兰州），能进行经皮肾结石治疗。目前最常用的应该是 Cyberknife 系统（Sunnyvale，加利福尼亚），这是一部用于放疗的机器，能凭借影像导航通过机器人手臂上的直线加速器从无数个矢量方向发射放射线，有效治疗人体内某个特定区域的病变。

上述离线系统机器人都是利用影像导航来进行协调并校准的，一旦校准完毕，机器人系统可以自主地完成工作。医生能随时监测其工作情况，一旦怀疑有意外事件发生，可即刻停止系统运作。

在线系统是指：医生在所有时间里都完全控制机器人手臂。简单的在线系统如 AESOP（Automated Endoscopic System for Optimal Positioning，Computer Motion 公司，加利福尼亚），这是一部通过声音口令，或脚踏板，或手持游戏控制杆来控制的机器人手臂，能在腹腔镜手术中握持内窥镜，根据术者的指令来更换镜体位置。没有医生指令时，机械手臂会保持静止状态。

目前最流行的在线系统是"主人 / 奴隶"模式的机械手系统，如 Zeus 系统（Computer Motion 公司，加利福尼亚）和达芬奇系统（da Vinci System, Intuitive Surgical 公司，加利福尼亚）。

此种模式的机械人是由坐在主机控制台上的主刀医生（主人），用手、脚或者声音来控制置入患者体内的手术器械（奴隶）。

这两部机器人是由两家不同公司研发的，在2001年9月，首次越大西洋机器人手术是使用Zeus系统完成的。2003年两家公司合并，Zeus系统即停止生产；但是已经进入市场的Zeus系统还在继续使用。

Zeus系统的"奴隶"装置部分包括两个由手动控制的、能握持手术器械的机器人手臂，第三个手臂是能控制内窥镜的AESOP系统。如果使用偏光眼镜，可以形成三维立体视野。三个机器人手臂都是固定在患者床上的，所以当床的位置改变时，所有手臂相对于患者保持不变的姿势。

达芬奇手术机器人包括一个控制台和三个(第一代)或四个（第二代）床旁机械臂，其中一个手臂操作三维内镜，其他两个或者三个手臂握持和操作可更换的腔镜器械。因为机械手臂与病床是分离的，所以当机器人手臂及器械置入病人体内后手术床是不能移动的（图37-3-1）。

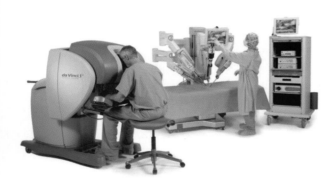

图 37-3-1　达芬奇手术机器人系统，共有 4 个机械臂，3 个负责手术器械，中心臂负责内镜

（二）机器人系统的优点

在头颈部手术中应用的主要是在线系统机器人，尚无离线系统可用。因此本节将主要讨论在线系统的特点。

1．灵活性　由于颈部解剖复杂，空间狭小，常规内镜手术中对手术器械的灵活性要求较高。常规内镜器械关节活动有限，有 4 个自由度；而达芬奇系统有 7 个自由度。

自由度（Degree of Freedom, DoF）的概念来源于航海领域，共有三种自由度：上下方向的运动，左右方向的运动，以及旋转式运动。

人类肩关节有三个自由度，肘关节有一个，腕关节有三个，因此人类手臂共有 7 个自由度。

因此可以看出达芬奇的机械手臂有同人类手臂一样的灵活度（图37-3-2）。此外，与机械手臂连接的器械的末端是多关节的，能模拟人类腕部的运动而进行灵活地操作，手术医生能够实现在患者体内深部，某些常规腹腔镜器械难以达到的角落里灵活进行操作（图37-3-3）。

约翰霍普金斯大学正在研发更精巧的机器人，这是一种类似蛇形的用于气道手术的系统；这种机械手臂直径是 4mm，设计能握持激光、电钻和吸引等器械，有 8 个自由度。

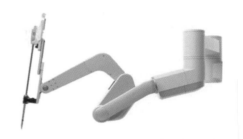

图 37-3-2　达芬奇的机械手臂有同人类手臂一样的灵活度

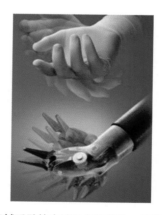

图 37-3-3　机械手臂的末端是多关节的，能模拟人类腕部的运动

2．三维视野　手术医生坐在达芬奇系统的控制台上，使用双目镜观察术野，看到的是真正的三维影像。三维效果是通过把两个镜头平行置于同一个镜体中（图37-3-4），再把图像传输至术者目镜里，术者就感觉像是在开放术野中手术一样。另外，通过踩踏踏板，可以用手部活动直接控制内窥镜的角度和方向。

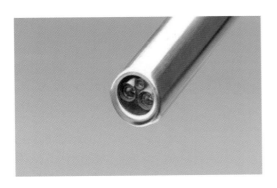

图 37-3-4 把两个镜头平行置于同一个镜体中，可以实现三维视野

©[2010] Intuitive Surgical, Inc

3. 人体工程学 在线系统的另外一个特点是充分利用人体工程学原理，减少手术者的疲劳，提高手术的精准度和耐久性。通过过滤医生手颤，和控制术者手部运动与器械运动的比例来达到提高精确性的目的（图 37-3-5）。例如，术者在控制台上手部移动 1 cm，机器人手臂末端可以设置为移动 5 mm 或 2mm，而且动作平滑。

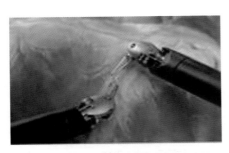

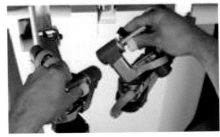

图 37-3-5 过滤术者手颤，同时控制术者手部运动与器械运动的比例，使动作平滑、稳定、精细

©[2010] Intuitive Surgical, Inc

4. 远程医疗 开发机器人手术系统的初始目的是为了实现远程手术，主要用于战地医疗或宇航员的治疗，以及避免医生接触辐射或者其他危险物质。目前已经开展了多种越洋远程手术，包括腹腔镜下胆囊切除术和经皮肾结石手术。

在实际工作中，加拿大于 2003 年首先使用 Zeus 系统在相距 400 公里的两家医院开展远程手术，目的是缓解医疗资源分配不均的问题；在十个月内完成 22 例机器人辅助的腹腔手术，仅有一例由于器械安排问题而转为远程监控手术。

（三）机器人系统的未来发展方向

1. 触觉反馈 目前机器人设备仍然缺乏触觉反馈的感知，在实时手术中医生通过训练，可以适应运用视觉反馈来补偿触觉反馈的缺失。但是在远程手术时，由于信号传输的延迟效应，没有视觉反馈来代替触觉，此时网络传输速度就成为关键。Grundfest 等使用硅质气球和压电式压力感受器将触觉感受传导至术者的手指，也尝试用六个感受电极把末端器械周围的空间信息传导至术者的手指，以使术者有真实的"触觉"。

2. 微型化 目前达芬奇系统最小的器械直径是 5mm，腹部常规器械直径是 8mm（图 37-3-6）。为了能在狭小的空间，如头颈部，进行手术，机器人末端的效应器还应该进一步微型化。

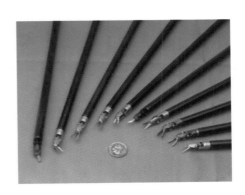

图 37-3-6 达芬奇手术机器人系统的末端效应器

©[2010] Intuitive Surgical, Inc

3. 增强现实技术 增强现实技术（Augmented Reality, AR）是指在患者实时的图像或者录像上，附加数字化的三维重建影像，以便达到精确的透视效果，进一步提高活检或者手术的方向性和准确性。

通过术前采集患者的 CT 或者 MRI 图像，重建并整合入实时手术的图像中，就能帮助医生穿过表层组织看到深部器官的解剖，即用数字技术把表层组织透明化。

在医学上，神经外科、颌面外科和骨外科比较适用此项技术，因为这些领域都有恒定的骨性标记；但是也已经有学者将这项技术用于乳腺组织的活检。增强现实和影像导航的区别在于：前者把三维重建图像附加于实时影像中，而后者把定位标志指示于二维的 CT 或者 MRI 图像中。

4．价格 Zeus 系统的价格在 97.5 万美元左右，不同型号达芬奇系统的价格波动于 112 万至 165 万美元之间，每年的维护费用介于 10.9 万至 16.5 万美元之间（Intuitive Surgical 公司，2007 年价格目录）。

机器手臂末端器械在使用 10 次后就需要更换，因此每件器械每次使用的费用介于 200 美元至 320 美元之间（一般每个病例需用 5 件器械）。这些因素是机器人手术难以广泛开展的一个原因，相信在将来由于竞争的因素，上述价格应该能够得到控制。

二、头颈部的机器人手术

（一）临床前期实验

最早于 2003 年 Haus 等开始在实验动物上进行头颈机器人手术的尝试，在猪的颈部进行如下手术：颌下腺切除术、选择性颈清扫术、腮腺切除术、甲状腺切除术，发现用于制作手术空间和安装机器人手臂的平均时间分别为 18.1 分钟和 12.5 分钟。

2005 年 Weinstein 等用实验犬行经口机器人声门上喉部分切除术，发现使用机器人系统视野良好，能实现组织的多平面切割；同时，使用机器人也能通过单极电凝和双极电凝达到良好的止血效果，个别情况下还可应用血管夹止血。

在随后的研究中，同一组学者用实验犬行声门手术，这次使用的是 5mm 的器械，同 8mm 器械相比前者应用更灵活，术野增大，进而能减少手术时间。

在动物实验的基础上，有学者在新鲜尸体标本上尝试新的手术路径。Hockstein 等于 2005 年在尸体标本上进行六种咽喉手术：双侧声带黏膜切除术、将会厌黏膜瓣旋转至前联合、部分声带切除术、杓状软骨切除术、部分会厌切除术、甲状软骨和舌骨解剖和舌根部分切除后原位缝合。

作者发现这些手术步骤所用时间同传统手术相若，机器人手术的优越之处在于操作灵活、无

手颤的影响、动作精细和三维视野。

Terris 等用尸体标本行颌下腺切除术，共 11 侧，平均手术时间 48 分钟；术后标本行组织学检查，发现切除标本的机械损伤和热损伤有限，内部结构无变化，说明机器人的器械操作对于软组织器官无显著的创伤。

O'Malley 等在动物实验中探索前中颅底手术，发现操作空间有限；在尸体标本上，他们尝试经颈－口联合入路，即在经口入路的基础上，于颌下腺后缘做 3mm 切口，置入一个机器人手臂末端器械，既能充分暴露前中颅底，并能在其中灵活操作。

Hanna 等另辟蹊径，行双侧传统上颌窦根治术入路，扩大上颌窦前壁和内侧壁的造口以便置入机械手臂，切除鼻中隔后端，从鼻孔置入内镜，这样就能在前中颅底自由操作，充分暴露筛板、眶内壁、蝶鞍、鞍上和鞍旁区域、鼻咽部、斜坡和翼腭窝等结构。

由于机器人手臂能模仿人腕部活动，因此作者还成功进行硬脑膜缺损的修复：用 6-0 尼龙缝线原位缝合。

Ozer 等经软腭入路，使用达芬奇机器人的四个手臂，利用 Dingman 开口器，不需额外切口即能实现鼻咽切除术，术后在口腔缝合软腭切口；机器人安装时间为 25 分钟，手术操作时间 45 分钟。

还有作者在小儿尸体进行喉腔手术的模拟，发现有助于提高手术的娴熟性和对术腔深度的感知及精准度。

Lewis 等在 5 具尸体上探索无气经腋下入路甲状腺手术的可行性，其目的是检验机器人甲状腺手术是否具有操作者依赖的特性。

（二）机器人手术在头颈部的临床应用

1．甲状腺手术 为了减小甲状腺手术后的瘢痕，很多学者已经设计了不同的手术方式，如：微小切口甲状腺手术、视频辅助下的甲状腺手术、完全内窥镜下甲状腺切除术等。

但是，这些术式的局限之处在于由于操作空间有限，手术视野受限，较难精准控制器械，特别是活动度有限的常规内窥镜器械，难以做到精准的组织解剖。目前已有数家报道了机器人辅助下的甲状腺切除术，临床效果理想。

（1）手术入路：在内镜甲状腺手术的基础上，目前文献报道的机器人甲状腺手术入路主要有如下四种：

① 经双侧腋下乳房入路（CO_2）（Bilateral Axillary Breast Approach, BABA）（图37-3-7）；

② 经腋下正中入路（无 CO_2）（Transaxillary Approach）（图37-3-8）；

③ 经单侧腋下乳房入路（无 CO_2）（Unilateral Axillo-breast Approach）（图37-3-9）；

④ 经双侧腋下正中入路（CO_2）（Bilateral Transaxillary Approach）（图37-3-10）。

笔者曾经尝试经单侧腋下乳房正中入路（无 CO2）行甲状腺部分切除术（图37-3-11）。

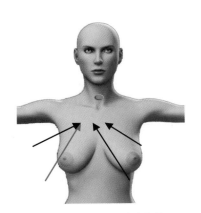

图37-3-7　经双侧腋下乳房入路

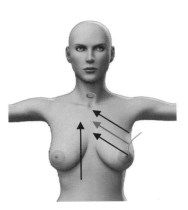

图37-3-8　经腋下正中入路

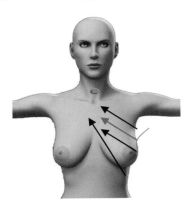

图37-3-9　经单侧腋下乳房入路

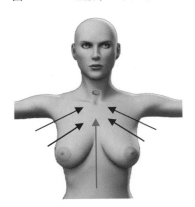

图37-3-10　经双侧腋下乳房入路

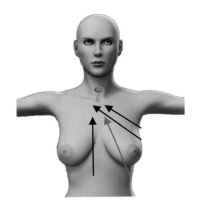

图37-3-11　单侧腋下乳房正中入路

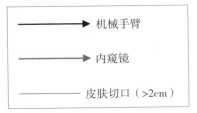

机械手臂

内窥镜

皮肤切口（>2cm）

（2）手术方法：机器人辅助下甲状腺切除术的手术方法同传统手术相近。首先要取得工作空间，通过直视下或者内窥镜辅助下分离皮下组织，直至暴露甲状腺腺体。不同手术入路具体方法有一些不同，但是较传统方法优越的是由于有三维内镜的帮助，喉返神经和甲状旁腺的暴露较为直观，另外机器人手臂的末端器械如 Harmonic Scalpel 和无创镊子能够帮助术区很好的止血和握持甲状腺腺体，在狭小的操作空间里面，类似腕关节的器械活动自如。

（3）随访结果：Lee 等应用 BABA 入路（图 37-3-7），在 15 例高分化乳头状甲状腺癌患者上，行全甲状腺切除加中央区颈清除术。清除淋巴结数量平均 2.4 ± 1.9 个，平均手术时间 218 ± 28.7 分钟，平均使用机器人时间 121.9 ± 27.7 分钟；术中失血极少。术后无严重并发症发生，平均住院 3.5 天，外观效果极佳。

Kang 等在 2009 年报道了 338 例无气经腋入路甲状腺手术（图 37-3-8），其中 6 例为良性病变（术前细针穿刺诊断为可疑乳头状癌或滤泡性肿瘤），其余 332 例确诊为乳头状癌（其中 262 例的肿瘤直径 $\leq 1cm$ 诊断为微灶癌）。

肿瘤平均直径为 $0.8(\pm 0.5)cm(0.1 \sim 6.0cm)$，多发病变占 23.9%，双侧病变占 11.2%，每例平均切除淋巴结 $5.0(\pm 3.7)$ 个。平均手术时间为 $144.0(\pm 43.5)$ 分钟，其中制作手术操作空间需时 $29.1(\pm 13.9)$ 分钟，平均安装机器人手臂时间 $6.4(\pm 4.6)$ 分钟，平均在控制台上的时间（实际手术的时间）为 $59.1(\pm 25.7)$ 分钟。

作者发现学习曲线在 $40 \sim 45$ 例手术后渐趋稳定，实际手术时间在 60 分钟左右。338 例中，104 例行全甲状腺切除加中央区颈清除术，234 例行次全切加中央区颈清除术，术后住院时间平均 $3.3(\pm 0.8)(2 \sim 7$ 天）。

术后发生一过性低钙血症 43 例（41.3%，43/104，104 例全甲状腺切除术患者），一过性声嘶 13 例，永久性喉返神经损伤 3 例，血肿 2 例，一过性同侧上肢麻痹 1 例，Horner 综合征 1 例。这是迄今为止报道的最大宗应用机器人行甲状腺切除术的临床研究。

Tae 等在 2010 年发表了一篇对上述入路有所改进的文章，应用经单侧腋下乳房入路（图 37-3-9），同时比较使用机器人手术（41 例）同传统开放式手术（167 例）的差别。

结果发现年青女性患者更趋于接收机器人手术，在中央区颈清除术中切除的淋巴结数量传统术式较多 [$4.8(\pm 2.0)$ 和 $9.6(\pm 6.8)$，$P<0.01$]，机器人手术的时间较长（179 ± 53 同 131 ± 47 分钟，$P<0.001$），术后引流量较多（249 ± 106 同 $152 \pm 55ml$，$P = 0.002$），但是术后美观效果机器人手术就较传统术式有明显优势（术后 1 周、1 个月和 3 个月的主观评分，$P<0.001$）；其余在病理类型，住院时间和术后并发症等方面二者无统计学差异。

该作者认为相对于 Kang 等的方法，此入路能消除遗留在前胸的术后瘢痕，更加美观。但是使用经腋入路时，对于对侧腺体的切除就比较困难，需要一定的手术经验，其他作者在尸体实验上也发现同样的问题。

Miyano 等在 2008 年报道经双侧腋下正中入路（图 37-3-10），比较单纯内窥镜和应用机器人辅助的全甲状腺切除术治疗良性甲状腺肿。作者发现后者（平均 385 分钟）手术时间长于前者（平均 259 分钟），切除甲状腺肿物的平均直径是 5.9cm（$4.5 \sim 8.3cm$），平均术中失血 15.0ml，全部手术中均辨认出并保留喉返神经和甲状旁腺。

9 例中 8 例术后第一日即出院，另外 1 例患者由于长期使用激素，需要住院几日观察血清钙的水平。因此作者认为二种手术方式均能保证术后的美观效果，无明显并发症，术后疼痛轻，能早日回归社会。

笔者曾经尝试单侧腋下乳房正中入路行甲状腺部分切除术（图 37-3-11），术中视野清晰，出血少，术后颈部美观效果佳，患者非常满意。

2. 经口机器人手术 经口机器人手术（Transoral robotic surgery，TORS）是在经口激光显微手术的基础上发展起来的。TORS 可以克服阻碍内窥镜激光显微手术发展的一些制约因素，如：光线的直线效应、支点效应（长器械的尖端和手部运动方向相反，手术医生手部微小的移动会转化成器械末端很大的动作）、手部的微颤会被手术显微镜放大、传统内窥镜口咽和喉腔器械欠缺灵活性等。

O'Malley 等于 2006 年在动物和尸体实验的

基础上，在三例舌根癌患者上行前瞻性经口机器人手术的临床研究。在三维内镜的指引下，术者可以清楚地辨识舌动脉、舌咽神经、舌下神经和舌神经，完整切除肿瘤，切缘阴性。术者的体会是在 FK 开口器的帮助下，机器人内镜视野颇佳，器械操作很灵活，术中止血满意，术后无并发症。该作者认为此种微创手术明显优于传统开放式或内镜下手术。

在 2007 年，Weinstein 等在三例声门上型喉癌患者上行声门上喉部分切除术，手术时间介于 92～178 分钟，有一例术后病理示切缘阳性，三例患者均无并发症发生。术者的体会是机器手臂操作缺乏触觉的感知，好处是内镜的放大和三维立体视野可在切割组织前就能清楚辨认微小的血管。

Solares 等也尝试在 3 例声门上型喉癌行机器人辅助的 CO_2 激光声门上喉切除术，但是由于暴露困难，只成功在其中 1 例施行手术。这例 74 岁患者术后第 5 日即可进食，切缘阴性，无并发症发生。

Weinstein 等在 2007 年发表了利用机器人经口行扁桃体癌切除术的一期临床实验，这是一项前瞻性研究。一共有 27 位扁桃体鳞状细胞癌患者参加，其中 25 例切缘阴性，26 例术后恢复吞咽功能，所有患者均在 TORS 后 1～3 周接受分期颈清扫术，并进行必要的放疗、化疗或者放化疗。

并发症包括一例黏膜出血，一例因为睡眠呼吸暂停恶化而行气管切开术，一例开放性鼻音，二例张口困难。由此可以看出短期临床效果理想，其长期效果尚在观察中。

3. 咽旁间隙和颞下窝手术　在前期实验的基础上，O'Melley 等于 2007 年成功行一例经口咽旁间隙良性肿瘤切除术。同时也发现一些局限性，如难以用于咽旁间隙恶性肿瘤的切除，由于无电钻或咬骨钳可用，一旦遇到骨性结构单纯依靠机器人就无法继续进行。因此这种手术方式更适合于界限清楚的良性病变，如囊肿、腺瘤或神经鞘瘤等。

4. 辅助游离皮瓣手术　Mukhija 等 2009 年报道了两例在机器人辅助下的游离皮瓣修复口腔缺损的病例，一例 79 岁患者诊断为口咽腺样囊性癌，用前臂游离皮瓣修复切除肿瘤后右侧软腭和扁桃体窝的缺损。

在没有进行气管切开和下颌骨裂开的情况下，先是将 CO_2 激光固定在一个机器人手臂进行肿瘤切除，然后用机器人将制好的游离皮瓣置于口腔缺损处，进行缝合和打结；血管吻合是用常规方法操作，全部手术时间为 4 小时。

患者术后第 5 日进软食，第 6 日出院。第二例患者 80 岁，磨牙后三角复发的黏液表皮样癌，同法用机器人和激光进行肿瘤及软组织切除，用摆锯行下颌骨边缘切除术和上颌骨部分切除术，用机器手臂缝合前臂游离皮瓣来修复巨大的缺损，手术时间 3 小时 50 分钟。

患者术后带气管插管入 ICU，术后第 1 日做预防性气管切开，术后第 2 日即拔管，术后第 7 日进半流食并出院。两位患者均未行下颌骨裂开术，创伤小，手术时间短，术后恢复快，未见并发症。

综上所述，机器人手术代表了当前外科治疗理念的迁移。机器人手术系统有其独到的优势，包括：逼真的三维视野，平滑稳定的器械运动，术者手颤的过滤，以及手臂末端效应器的工作效率；这些特点都能使术者在狭窄手术空间里能操作自如。随着此项技术的继续发展，未来会推出更精巧的器械，以及配套的吸引设备和电钻等；增加重要的触觉反馈，以及更加仿真的虚拟增强视野。这些进步都会对外科手术机器人在头颈部的应用起到积极的推动作用。

（唐志辉　高晗）

第二节　头颈外科其他新技术应用

在过去的十年里，随着甲状腺新手术理念和技术的转变，新的手术器械与设备的应用也越来越广泛并展现了良好的前景，特介绍如下。

一、超声刀

超声刀是近年来广泛使用的一种新型手术器械，它的工作原理是将电能转换成机械能，使金属探头产生机械振动带动组织振动，借助组织细胞内的高频振荡摧毁蛋白内的氢键和振动组织时产热导致的蛋白变性进而封闭血管，可安全关闭直径 5mm 以下血管。

与传统高频电刀相比，超声刀具有集切割、止血于一体，热损伤小，无烟雾，术野清晰，明显缩短手术时间，不留线结等异物，无神经肌肉电刺激等优点，原有超声刀由于设计原因，加之颈前手术部区域狭小、手术视野范围有限操作灵活性差，应用较少，近年来专门适用于头颈部手术的 Focus 超声刀的推出在极大程度上解决了这一问题。

其在离断甲状腺上下极血管、峡部及甲状腺组织时非常方便，可以代替传统手术分离、结扎、缝合等操作。

在开放手术中超声刀还不能完全替代电刀的使用，如皮瓣的分离，应用电刀会明显快于超声刀。而对超声刀能否闭合淋巴管，尤其是胸导管，目前还存在争议，对颈静脉角处的处理需要谨慎。

二、神经探测仪

甲状腺病变组织常将喉返神经推压移位，尤其是再次甲状腺手术患者，由于瘢痕粘连、解剖结构破坏难以辨认等原因，喉返神经更容易受到损伤，影响患者的生活质量。因此如何预防喉返神经损伤一直是甲状腺外科的热点问题。

以 NIM-Response 为代表的神经监护系统的使用使术中喉返神经的辨识与保护这一难题在很大程度上得到了解决。

该系统是一种对喉肌电活动进行实时监测的仪器，基本原理在于将生物刺激电极和表面电极作为引导，当神经对电刺激的反应发生变化时，其支配的肌肉运动产生生物电活动，通过一定仪器的放大、显示、监听等步骤，在检测仪的表盘上出现相应显示。

如果探笔所触及的线状组织为喉返神经，检测仪会出现有规律的信号闪烁，并发出有明显规律特征的嘀嗒声。如果探笔触及线状纤维组织，而探测仪表盘上没有信号或规律性声音，表示这个组织不是喉返神经。

该类仪器使用方法简便易行、可重复使用、无损伤。美国内分泌外科已把术中使用喉返神经探测仪作为指南推广。但在国内受限于价格因素，仅部分医院开展了这一项目，并得到了积极评价。

三、纳米碳混悬注射液

纳米碳混悬注射液为纳米级碳颗粒制成的混悬液，颗粒直径 150 nm，具有高度的淋巴系统趋向性．由于毛细血管内皮细胞间隙为 20 ～ 50 nm，而毛细淋巴管内皮细胞间隙为 120 ～ 150 nm，且基膜发育不全。故注射到甲状腺组织内的纳米碳颗粒不进入血管，可迅速进入淋巴管及被巨噬细胞吞噬后进入毛细淋巴管，滞留聚集在淋巴结，使淋巴结黑染，有利于淋巴结的检出。

利用纳米炭混悬液通过精准标记区域淋巴结对于更加科学精确的确定手术切除范围，提高病理检出率，进一步提升病理准确性，从而实现个体化治疗具有一定的指导意义。

甲状腺癌术后甲状旁腺功能低下发生的原因与术中切除了甲状旁腺或阻断了甲状旁腺的血液供应有关，因此，术中保留甲状旁腺及避免阻断血液供应是关键。既往保留甲状旁腺的探索多致力于术中甲状旁腺的辨认和标记，通过将甲状旁腺保留或移植降低术后甲状旁腺功能低下的发生。

纳米碳混悬注射液良好的黑染标记作用使甲状旁腺与黑染的甲状腺及甲状腺周围黑染淋巴结形成鲜明的颜色对比，能更好地识别和保护甲状旁腺及其血供。因此应用纳米碳的示踪和染色作用有可能更加准确的定位、辨认和保护甲状旁腺，预防术后甲状旁腺功能低下的发生。

（于洋　高明）

参考文献

1. Pare A. Ligation of common carotid artery in cancer of the head and neck .Ann Surg 1939,109：1.

2. Cooper A, Quoted by Rutherford R B. Vascular Surgery. WB Sannders Co Philadep-hia, 1977.

3. Konno A. Analysis of factors affecting complications of carotid ligation.Ann Otol Rhinol Laryngol 1981,90：222.

4. Karlin RM. Extracranial carotid artery injury. Current surgical management. Am J surg 1983,146：225.

5. Monro RG. The natural of carotid body tumors and their diagnosis and treat-ment with a report of five cases. Br J Surg,1950,37：445.

6. Conley J J , Pack GT. Surgical procedure for lessening

the hazard of carotid bulb excision. Surgery 1952,31 (6) :845-858.

7. Conley J J. Free autogenous vein graft to the internal and externa carotid arteries in the treatment of tumors of the neck. Ann Surg,1953,137：205-214.

8. Conley J J. Carotid artery surgery in the treatment of tumors of theneck .Arch Otolaryngol 1957,65：437.

9. Rella AJ, Rongetti JR, Bisi R. Replacement of carotid arteries with prosthetic graft. A case report. Arch Otolaryngol, 1962,76: 550-554.

10. Keirle AM. Resection of carotid artery for neoplastic invasion with maintenance of circulation. Am J Surg,1960,26:588.

11. Rella AJ. Replacement of carotid arteries with prosthetic graft..Arch Otolaryngol,1962,76:550.

12. Moor OS. Factors influencing the safety of carotid ligation. Am J Surg,1969,118:666.

13. Rosen OB. Vascular problems associated with carotid body tumors. Am J Surg,1981,142:459.

14. Padberg FT. Carotid body tumors. Am J Surg,1983,145:524.

15. Martinez SA. Elective carotid artery resection. Arch Otolaryngol,1975,101:744.

16. Olcott C. Planned approach to the management of malignant invasion of the carotid artery. Am J Surg,1981,142:123.

17. Lore JM. Resection and reconstruction of the carotid artery in metastatic squamous cell carcinoma. Am J Surg, 1981,142：437.

18. Takench Y, NumataT, Konno A, et al. Evaluation of brain col-lateral circulation by the transcranial color Dopplorguided Matas's test. Ann Otol Rhinol Laryngol, 1993,102:35-41.

19. Nayak HK, Donald PJ, Sterens D. Internal carotid artery resec-tion for invasion of malignant tumors. Arch Otolaryngol, 1995,121 (9) :1029-1033.

20. 高士濂，吕永利，张力伟.实用脑血管图谱.科学出版社，2003，28.

21. 吕春堂.颌面颈部肿瘤与颈动脉外科.口腔颌面外科杂志,2003, 13：189-192.

22. 邹仲之.组织学与胚胎学.北京：人民卫生出版社，2001，106-107.

23. De Vries EJ．Sekhar IN．Horton JE，et al．A new method to predim safe resection of the internal carotid artery．Laryngoscope，1 990．100（1）：85 -87.

24. Moore O. Carotid ligation in surgery of the head and neck.Cancer 1955,8:712.

25. American Society of Interventional and Therapeutic Neuroradio logy. Carotid artery balloon test occlusion. AJNR Am J Neumradio1, 2001，22：8-9.

26. Martinez SA, Oher DW, Gee W, et al. Elective carotid artery resection． Arch Otolaryngol, 1975, 101：744-747.

27. Matas R. Testing the Efficiency of the Collateral Circulation as a Preliminary to the Occlusion of the Great Surgical Arteries.AnnSurg，1911,53（1）:1-43.

28. Hays RJ，Levinson SA，Wylie E．Intraoperative measurement of carotid back pressure as a guide to operative management for carotid endarterectomy . Surgery ,1972 , 72：953.

29. Ehmefeld WK，Stoney RJ，Wylie EJ．Relation of carotid stump pressure to safety of carotid artery ligation．Surgery，1983，93：299-305.

30. 李树玲.不进行血管重建的颈动脉切除.中国肿瘤临床，1993 ,20：16.

31. Giler CA，Mathews D，Walker B, et al Prediction oftolerance to carotid artery occlusion using transcranial Doppler ultrasound．JNeurosurg，1994，81：15-19.

32. Marshall RS，Lazar RM，Young WL，et al．Clinical utility of quantitative cerebral blood flow measurements during internal carotid artery test occlusions. Neurosurgery，2002，50：996-1004.

33. 倪建明，姚振威，沈天真，等.氙气CT灌注用于脑血流及其储备功能的初步评价.中国医学计算机成像杂志，2005，11:75-79.

34. Sand BJ，Barker WF，Freeman LW, et al. Ophthalmic arterial blood pressures measured by ocular plethysmodynamography . Arch Surg , 1975 , 110：813.

35. 张勤修.头颈部恶性肿瘤侵犯颈动脉的外科治疗.国外医学耳鼻咽喉分册,1997,21（1）:26-29.

36. 孙坚，张志愿，叶为民，等.恶性肿瘤侵犯高位颈动脉切除与重建术.中国临床医学,2000,7（3）:268-269.

37. Meleca RJ, Marks SC. Carotid artery resection for cancer of the head and neck. Arch Otolaryngol Head Neck

Surg, 1994,120（9）:974-978.

38. Lore JM, Bonlos EI. Resection and reconstruction of the carotid artery in metastatic squamous cell carcinoma. Am J Surg,1981,141:437-447.

39. Pech A, Mercier CI, Thomassin JM, et al. L' abord chirurgical de la partie haute de la carotide in terne cervicale. J Fr Otorhi-nocaryngol, 1983,32（7）:401-406.

40. Nemeth Z, Domotor. Resection and replacement of the carotid artery in metastatic head and neck cancer.Oral Maxillofac Surg, 2003, 32（6）:645.

41. Muhm M,Grasl Mch. Carotid resection and reconstruction for locally advanced head and neck tumors. Acta Oto-laryngol,2002,122（5）:561.

42. 孙坚, 张志愿. 头颈癌累及颈动脉的切除与重建. 华西口腔医学,2002,20（1）:87.

43. 王建华, 谭颖徽. 保留颈动脉手术治疗累及颈动脉的口腔颌面部恶性肿瘤 21 例临床分析. 重庆医学, 2004,33（5）:723.

44. Numatas T,Konno A.Contralateral external carotid-middle cerebral artery bypass for carotid artery resection. Laryn-goscope,1997,107（5）:665.

45. Greene FL, Page DL, Fleming ID, et al. AJCC cancer staging handbook.6th ed New York：Springer-Verlag. 2002；89-98.

46. 高明, 李小龙, 于洋, 孙保存, 李树玲, 徐文贵. 甲状腺癌的临床病理及 PET/CT 的诊断价值. 中华耳鼻咽喉头颈外科杂志,2006,41（6）.

47. Crile G. Excision of cancer of the head and neck. JAMA, 1906,47: 1780.

48. Dasgupta P, Kirby RS. The current status of robot-assisted radical prostatectomy. Asian J Androl, 2009, 11（1）: 90-93.

49. Hananouchi T, Nakamura N, Kakimoto A, et al. CT-based planning of a single-radius femoral component in total knee arthroplasty using the ROBODOC system. Comput Aided Surg, 2008, 13（1）:23-29.

50. Schulz AP, Seide K, Queitsch C, et al. Results of total hip replacement using the Robodoc surgical assistant system: clinical outcome and evaluation of complications for 97 procedures. Int J Med Robot, 2007, 3（4）:301-306.

51. Adler JR, Jr. Chang SD, Murphy MJ, et al. The Cyberknife: a frameless robotic system for radiosurgery.

Stereotact Funct Neurosurg, 1997, 69 (1-4 Pt 2)：124-128.

52. Hillel AT, Kapoor A, Simaan N, et al. Applications of robotics for laryngeal surgery. Otolaryngol Clin North Am, 2008, 41（4）:781-791.

53. Anvari M. Remote telepresence surgery: the Canadian experience. Surg Endosc, 2007, 21（4）:537-541.

54. Hagen ME, Meehan JJ, Inan I, et al. Visual clues act as a substitute for haptic feedback in robotic surgery. Surg Endosc, 2008, 22（6）:1505-1508.

55. Reiley CE, Akinbiyi T, Burschka D, et al. Effects of visual force feedback on robot-assisted surgical task performance. J Thorac Cardiovasc Surg, 2008, 135（1）:196-202.

56. Grundfest WS, Culjat MO, King CH, et al. Development and testing of a tactile feedback system for robotic surgery. Stud Health Technol Inform, 2009, 142:103-108.

57. Freschi C, Troia E, Ferrari V, et al. Ultrasound guided robotic biopsy using augmented reality and human-robot cooperative control. Conf Proc IEEE Eng Med Biol Soc, 2009: 5110-5113.

58. Haus BM, Kambham N, Le D, et al. Surgical robotic applications in otolaryngology. Laryngoscope, 2003, 113（7）: 1139-1144.

59. Weinstein GS, O'Malley B W, Jr. Hockstein NG. Transoral robotic surgery: supraglottic laryngectomy in a canine model. Laryngoscope, 2005, 115（7）:1315-1319.

60. Hockstein NG, Weinstein GS, O'Malley Jr BW. Maintenance of hemostasis in transoral robotic surgery. ORL J Otorhinolaryngol Relat Spec, 2005, 67（4）:220-224.

61. O' Malley BW, Jr. Weinstein GS, Hockstein NG. Transoral robotic surgery（TORS）: glottic microsurgery in a canine model. J Voice, 2006, 20（2）:263-268.

62. Hockstein NG, Nolan JP, O'Malley BW, Jr. et al. Robot-assisted pharyngeal and laryngeal microsurgery: results of robotic cadaver dissections. Laryngoscope, 2005, 115（6）: 1003-1008.

63. Terris DJ, Haus BM, Gourin CG, et al. Endo-robotic resection of the submandibular gland in a cadaver model. Head Neck, 2005, 27（11）:946-951.

64. O' Malley BW, Jr. Weinstein GS. Robotic anterior and midline skull base surgery: preclinical investigations. Int J

Radiat Oncol Biol Phys, 2007, 69 (2 Suppl) : S125-128.

65. Hanna EY, Holsinger C, DeMonte F, et al. Robotic endoscopic surgery of the skull base: a novel surgical approach. Arch Otolaryngol Head Neck Surg, 2007, 133 (12) : 1209-1214.

66. Ozer E, Waltonen J. Transoral robotic nasopharyngectomy: a novel approach for nasopharyngeal lesions. Laryngoscope, 2008, 118 (9) : 1613-1616.

67. Rahbar R, Ferrari LR, Borer JG, et al. Robotic surgery in the pediatric airway: application and safety. Arch Otolaryngol Head Neck Surg, 2007, 133 (1) : 46-50; discussion 50.

68. Lewis CM, Chung WY, Holsinger FC. Feasibility and surgical approach of transaxillary robotic thyroidectomy without CO (2) insufflation. Head Neck, 2010, 32 (1) : 121-126.

69. Lee KE, Rao J, Youn YK. Endoscopic thyroidectomy with the da Vinci robot system using the bilateral axillary breast approach (BABA) technique: our initial experience. Surg Laparosc Endosc Percutan Tech, 2009, 19 (3) : e71-75.

70. Kang SW, Lee SC, Lee SH, et al. Robotic thyroid surgery using a gasless, transaxillary approach and the da Vinci S system: the operative outcomes of 338 consecutive patients. Surgery, 2009, 146 (6) : 1048-1055.

71. Tae K, Ji YB, Jeong JH, et al. Robotic thyroidectomy by a gasless unilateral axillo-breast or axillary approach: our early experiences. Surg Endosc, 2011, 25 (1) : 221-228.

72. Miyano G, Lobe TE, Wright SK. Bilateral transaxillary endoscopic total thyroidectomy. J Pediatr Surg, 2008, 43 (2) : 299-303.

73. O' Malley BW, Jr. Weinstein GS, Snyder W, et al. Transoral robotic surgery (TORS) for base of tongue neoplasms. Laryngoscope, 2006, 116 (8) : 1465-1472.

74. Weinstein GS, O' Malley BW, Jr. Snyder W, et al. Transoral robotic surgery: supraglottic partial laryngectomy. Ann Otol Rhinol Laryngol, 2007, 116 (1) : 19-23.

75. Solares CA, Strome M. Transoral robot-assisted CO2 laser supraglottic laryngectomy: experimental and clinical data. Laryngoscope, 2007, 117 (5) : 817-820.

76. Weinstein GS, O' Malley BW, Jr. Snyder W, et al. Transoral robotic surgery: radical tonsillectomy. Arch Otolaryngol Head Neck Surg, 2007, 133 (12) : 1220-1226.

77. O' Malley BW, Jr. Weinstein GS. Robotic skull base surgery: preclinical investigations to human clinical application. Arch Otolaryngol Head Neck Surg, 2007, 133 (12) : 1215-1219.

78. Mukhija VK, Sung CK, Desai SC, et al. Transoral robotic assisted free flap reconstruction. Otolaryngol Head Neck Surg, 2009, 140 (1) : 124-125.

头颈部肿瘤防治展望
Prospect of Head & Neck Oncology

与全身其他高发肿瘤比较而言，头颈部肿瘤发病率相对较低，但却是临床上十分重要的一类恶性肿瘤，尤其是近年来部分头颈部肿瘤（如甲状腺癌）的发病人数不断攀升，更应引起临床的高度重视。谈到重要，是因该类疾病的治疗涉及功能和外观的改变，一些肿瘤发病率虽没有上升或有一定的下降，但多数肿瘤来源于上呼吸道、上消化道和唾液腺，患者治疗前后生存质量影响较大。当然，头颈部皮肤癌、甲状腺癌和甲状旁腺癌也应特别关注，而且前两种肿瘤呈明显上升的发病趋势，为头颈部肿瘤发病人数增加的主因。因此，头颈部肿瘤的防治仍然是我们面临的重要课题。

头颈部肿瘤病种较多，单一病种的发病人数不多，整体危害相对较弱，故多年来对于此领域肿瘤的临床和基础研究相对不足、相比薄弱，尤其是在基础研究方面。与其他肿瘤类同，头颈肿瘤依然强调"防"与"治"的并重。无论从病人的有效治疗，还是国家的医疗资源和财政角度考虑。尤其重视预防的重要性，应当强调"三早"，从而实现预防医学、实践治疗以及康复医学在头颈部肿瘤诊疗和防治过程中的立体发展，并最终实现最优化。

一、强调头颈部肿瘤的防治平衡成为未来发展方向之一

如前所述，多年来头颈部肿瘤诊治多于预防，特别是在一级病因学预防和二级预防早诊方面相对薄弱。固然，多数头颈肿瘤的治疗手段较充分，技术也成熟，但这些仍属于三级预防的范畴。一、二级预防依然是肿瘤防治最有效手段，也是提升患者生存率和生存质量的最有效办法，不容忽视。目前除头颈部鳞癌外，其他头颈部肿瘤的基础研究和预防均不够充分，客观上需要在病因学尤其是分子病因学和分子流行病学方面增加研究的深度和广度。特别是头颈部肿瘤病种类型丰富，应鼓励亚专科基础和预防研究的发展，从而实现局部突破后的整体提高。

对于病因学预防应进一步加强致病癌基因以及肿瘤易感基因的筛查，尤其是后者在国际上广泛开展的GWAS筛查，同时包括遗传家系和高危人群的筛查等手段，希望头颈部肿瘤也能像其他常见危害较大的肿瘤一样进行相应的较多投入并实现突破。并以此为基础，逐渐实现分子病理、分子影像诊断技术和分子靶向治疗所形成的个体化诊治体系的广泛实施。对于头颈部肿瘤的早诊亦应提到议事日程，因为早诊早治永远是最好的"诊治"。近年来，超声技术的迅速发展使得甲状腺癌早期诊断在国内外均有迅猛发展，走在头颈部肿瘤早诊的前列，但多数头颈部肿瘤的早诊还有很大的上升空间。科学合理地确立高危人群，定期查体筛查，特别强调头颈部肿瘤与其他肿瘤体检的一致性。

二、多学科综合诊疗理念不断深入并实现个体化诊疗的目标

目前，头颈部肿瘤的多学科诊疗（MDT）理念在整个头颈部肿瘤诊疗领域的应用尚不充分。受传统治疗理念的影响以及头颈部肿瘤生物学特性的因素关系，多学科综合治疗在多数头颈部肿瘤的应用显然落后于全身其他常见肿瘤的综合治疗观念，尽管头颈部鳞状细胞癌的治疗成为例外。

同时仍需强调多学科诊断和多学科治疗两种层次并重，亦即肿瘤的诊断和治疗均需要多学科合作。在头颈部肿瘤全程"一把刀"的局面逐渐远离我们，代之的是多学科联合诊断和治疗的模式，已经发现不断有头颈部肿瘤采用内科如化疗和靶向药物治疗有效的循证医学证据。我们有理由相信，这种诊疗模式会在越来越多的头颈部肿瘤中得到充分的应用。

三、微创外科和功能外科的进一步体现

由于头颈部肿瘤发生特殊部位的解剖特点和外形需求，功能性外科以及能够实现功能保留的微创外科均有应有很好的应用前景。目前在此领域，这两种外科手段已经得到了一定的应用。可以预言的是，这类技术理念在头颈部肿瘤的今后治疗中还定会进一步扩充应用范围，从而实现功能和容貌的最小化损伤，前提是肿瘤治疗的效果并无降低。微创外科利用很小的手术损伤取得与开放外科相似的治疗效果，一直是头颈外科医生的理想，固有的自然腔隙为实现这一目标提供了可能。伴随着专业设备的不断完善和临床经验的逐渐积累，以及越来越多的早期患者检出，微创外科在头颈肿瘤外科的治疗比重还会增加。

随着临床患者对于功能需求渴望的递增，伴随着精细外科的发展，以及手术技巧的提升和专业共识的普及，功能性外科同样会在头颈部肿瘤中展现出更大的施展空间。无论是功能保留，抑或是功能重建均会不断伴随着专业的发展。肿瘤患者预后没有降低，但肿瘤患者治疗后的生存质量却不断提升。可以肯定的是，无论是功能保留外科还是功能重建外科仍然是未来头颈外科发展的重要方向，也是专业同仁一直追随的学术目标。外科技术的提升和发展将为"超多能保留"提供可能，为仅覆盖创面的单纯修复过渡到覆盖充填、运动和感觉的复合型修复与重建创造条件。

四、分子诊断技术的逐渐普及和广泛应用

目前，以分子病理和分子影像技术为核心的

分子诊断技术在全身其他肿瘤的应用逐渐增多，尤其是分子病理所实现的分子病理诊断和分类分期使得临床诊断更加精准，临床分期更加精细。现阶段分子诊断导入头颈部肿瘤的应用不多，但随着研究的深入可以肯定的是，包括各种功能成像技术在内的分子诊断技术会在今后更多的头颈部肿瘤中应用并快速普及。从而为综合治疗方案包括外科手术策略的制定提供更为科学有效的依据，对于实现肿瘤的个体化治疗方案目标奠定更为坚实的基础。

五、医疗检查设备和治疗设施的进步有力推动头颈肿瘤诊疗的进步

20世纪70年代CT的问世对于肿瘤外科意义非凡，对于头颈部肿瘤诊断同样具有重要的价值，随后MRI技术、PET/CT以及高分辨率超声影像技术的出现同样对于头颈部肿瘤的诊断具有重要的意义。当今医疗技术日新月异，新型诊断技术，以及原有技术的快速升级均将为头颈部肿瘤的精准诊断提供可能。如不久也将逐渐应用的PET/MRI将为部分头颈部肿瘤的诊断创造有利条件，而网络技术、数字信息化技术也将远程会诊起到积极促进作用。

治疗技术的快速发展同样为实现治疗手段的不断更新提供强有力支持。就头颈部相关的放疗设备技术而言，从最初的普通外照射技术，到后期出现的后装技术以及随后出现的 γ 刀、X 刀和射波刀，最近得以广泛应用调强适形技术等，技术不断升级，放疗剂量和范围更加精准，放疗副作用却不断减少。目前该领域技术还在进步，发展也不会停止。外科方面，几年来国际上兴起的机器人手术具有放大术野、稳定性好等特点，由于头颈部特殊解剖特点，不久将来在一些头颈部肿瘤会得到较好的应用。科学技术高速发展的今天，外科器具定会不断进步，将对手术器具有较高要求的头颈外科的发展起到积极的促进。

六、心理、姑息、康复、护理和临床治疗的一体化方向

当今肿瘤治疗强调整体，强调立体化，更

应强调专业全程介入。目前，临床上更加关心治疗的核心主体部分，但对于辅助治疗如心理和康复等则相对薄弱，其在国内更加突出。就心理治疗而言，头颈部肿瘤患者的心理问题十分突出，功能的缺失和面容的毁损均是他们忧虑之处，良好的心理治疗导入对患者的配合与快速恢复意义重大，是今后专业发展重点也是重点提倡的内容。同样的头颈肿瘤的康复医疗也应逐渐重视，应该培养具有专业资质的专科康复技师，对患者进行治疗后尤其是外科治疗后的系统康复训练，包括语言功能师和运动功能师等。

七、注重临床试验和转化医学的成果和应用

除临床诊疗外，肿瘤的基础研究一直是肿瘤研究的主体。但是近年来兴起的肿瘤临床研究 (Clinical trial) 容易为临床学者所接受，应该成为更为重要的临床侧重点。同时临床试验来自临床，便于临床观察并直接、快速地形成转化医学 (Translational medicine) 应用。目前临床试验和转化医学在其他肿瘤领域应用甚广，尤其是内科药物治疗方面，但在头颈部肿瘤的应用尚为初步。今后的头颈肿瘤临床工作中应视此为重要方向，不断加强该层次的研究并强调研究成果的临床转化应用。

（高明）

附录1

TNM 分期（UICC/AJCC）（2010 年第七版）

（未包括非上皮性肿瘤，如淋巴组织、软组织、骨和软骨的肿瘤）

表 1　唇癌和口腔癌

原发肿瘤（T）

Tx	原发肿瘤不能评估
T0	无原发肿瘤证据
Tis	原位癌
T1	肿瘤最大径 ≤ 2 cm
T2	2 cm ＜肿瘤最大径 ≤ 4 cm
T3	肿瘤最大径 ＞ 4 cm
T4a	中等晚期局部疾病 *
	（唇）肿瘤侵犯骨皮质、下牙槽神经、口底或面部皮肤（如颏或鼻）（口腔）肿瘤侵犯邻近结构 [如穿透骨皮质（下颌骨或上颌骨）至舌的深部（外部）肌肉（颏舌肌、舌骨舌肌、舌腭肌和茎突舌肌），上颌窦，面部皮肤]
T4b	非常晚期局部疾病
	肿瘤侵犯咀嚼肌间隙、翼板，或颅底和 / 或包绕颈内动脉

* 注释：原发齿龈的肿瘤仅侵犯浅表的骨 / 牙槽窝不足以分为 T4。

区域淋巴结（N）

Nx	区域淋巴结不能评估
N0	无区域淋巴结转移
N1	同侧单个淋巴结转移，最大径 ≤ 3 cm
N2	同侧单个淋巴结转移，3cm ＜最大径 ≤ 6 cm；或同侧多个淋巴结转移，最大径 ≤ 6 cm；或双侧或对侧淋巴结转移，最大径 ≤ 6 cm
N2a	同侧单个淋巴结转移，3 cm ＜最大径 ≤ 6 cm
N2b	同侧多个淋巴结转移，最大径 ≤ 6 cm
N2c	双侧或对侧淋巴结转移，最大径 ≤ 6 cm
N3	转移淋巴结最大径 ＞ 6 cm

远处转移（M）

M0	无远处转移
M1	有远处转移

解剖分期／预后分组

0 期	Tis	N0	M0
I 期	T1	N0	M0
II 期	T2	N0	M0
III 期	T3	N0	M0
	T1	N1	M0
	T2	N1	M0
	T3	N1	M0
IVA 期	T4a	N0	M0
	T4a	N1	M0
	T1	N2	M0
	T2	N2	M0
	T3	N2	M0
	T4a	N2	M0
IVB 期	任何 T	N3	M0
	T4b	任何 N	M0
IVC 期	任何 T	任何 N	M1

组织学分级（G）

Gx	级别无法评估
G1	高分化
G2	中分化
G3	低分化
G4	未分化

表 2　咽部肿瘤

原发肿瘤（T）

Tx	原发肿瘤不能评估
T0	无原发肿瘤证据
Tis	原位癌

鼻咽

T1	肿瘤局限在鼻咽，或肿瘤侵犯口咽和 / 或鼻腔但不伴有咽旁间隙 侵犯 *
T2	肿瘤侵犯咽旁间隙 *
T3	肿瘤侵犯颅底骨质和 / 或鼻窦
T4	肿瘤侵犯颅内和 / 或颅神经、下咽、眼眶或颞下窝 / 咀嚼肌间隙

* 注释：咽旁间隙侵犯是指肿瘤向后外侧方向浸润。

口咽

T1	肿瘤最大径≤ 2 cm
T2	2 cm ＜肿瘤最大径≤ 4 cm
T3	肿瘤最大径＞ 4 cm，或侵犯会厌的舌面
T4a	中等晚期局部疾病 肿瘤侵犯喉、舌的外部肌肉、翼内肌、硬腭或下颌骨 *

| T4b | 非常晚期局部疾病 肿瘤侵犯翼外肌、翼板、鼻咽侧壁、或颅底或包绕颈动脉 |

* 注释：舌根或会厌谿的原发肿瘤侵犯至会厌舌面黏膜并不意味着侵犯喉。

下咽

T1	肿瘤局限在下咽的某一解剖亚区且最大径≤ 2 cm
T2	肿瘤侵犯一个以上下咽解剖亚区或邻近解剖区，或 2cm ＜测量的肿瘤最大径≤ 4 cm，无半喉固定
T3	肿瘤最大径＞ 4 cm 或半喉固定或侵犯食管
T4a	中等晚期局部疾病 肿瘤侵犯甲状 / 环状软骨、舌骨、甲状腺或中央区软组织 **
T4b	非常晚期局部疾病 肿瘤侵犯椎前筋膜，包绕颈动脉，或累及纵隔结构

** 注释：中央区软组织包括喉前带状肌和皮下脂肪。

区域淋巴结（N）鼻咽 鼻咽癌，尤其是未分化型，区域淋巴结转移途径的规律和对预后的影响不同于 其他头颈部黏膜癌，使用一个不同的 N 分级系统。

Nx	区域淋巴结不能评估
N0	无区域淋巴结转移
N1	单侧颈淋巴结转移，最大直径≤ 6cm，淋巴结位于锁骨上窝以上部位，和 / 或单侧或双侧咽后淋巴结转移，最大直径≤ 6cm*
N2	双侧颈淋巴结转移，最大直径≤ 6cm，淋巴结位于锁骨上窝以上部位 *
N3	淋巴结 * 最大径＞ 6 cm 和 / 或锁骨上窝转移
N3a	淋巴结最大径＞ 6 cm
N3b	锁骨上窝转移 **

* 注释：中线淋巴结认为是同侧淋巴结。

** 锁骨上区或窝部位与鼻咽癌的分期有关，Ho 描述了这个三角区域的定义，包括三点：

（1）胸骨锁骨连接处的上缘（2）锁骨外侧端（肩峰端）的上缘（3）颈肩连接处。要指出 的是这包括了脚侧的 IV 区和 V 区部分。伴有锁骨上窝的淋巴结（包括部分或全部）都被 认为是 N3b。

区域淋巴结（N）*

口咽和下咽

Nx	区域淋巴结不能评估
N0	无区域淋巴结转移
N1	同侧单个淋巴结转移，最大径≤ 3 cm
N2	同侧单个淋巴结转移，3cm ＜最大径≤ 6cm；或同侧多个淋巴结转移，最大径≤ 6 cm；或 双侧或对侧淋巴结转移，最大径≤ 6 cm
N2a	同侧单个淋巴结转移，3 cm ＜最大径≤ 6 cm
N2b	同侧多个淋巴结转移，最大径≤ 6 cm
N2c	双侧或对侧淋巴结转移，最大径≤ 6 cm
N3	转移淋巴结最大径＞ 6 cm

* 注释：VII 区转移也被认为是区域淋巴结转移。

远处转移（M）

| M0 | 无远处转移 |
| M1 | 有远处转移 |

解剖分期 / 预后分组：鼻咽

| 0 期 | Tis | N0 | M0 |

I 期	T1	N0	M0
II 期	T1	N1	M0
	T2	N0	M0
	T2	N1	M0
III 期	T1	N2	M0
	T2	N2	M0
	T3	N0	M0
	T3	N1	M0
	T3	N2	M0
IVA 期	T4	N0	M0
	T4	N1	M0
	T4	N2	M0
IVB 期	任何 T	N3	M0
IVC 期	任何 T	任何 N	M1

解剖分期／预后分组：口咽、下咽

0 期	Tis	N0	M0
I 期	T1	N0	M0
II 期	T2	N0	M0
III 期	T3	N0	M0
	T1	N1	M0
	T2	N1	M0
	T3	N1	M0
IVA 期	T4a	N0	M0
	T4a	N1	M0
	T1	N2	M0
	T2	N2	M0
	T3	N2	M0
	T4a	N2	M0
IVB 期	T4b	任何 N	M0
	任何 T	N3	M0
IVC 期	任何 T	任何 N	M1

组织学分级（G）

Gx	级别无法评估
G1	高分化
G2	中分化
G3	低分化
G4	未分化

表 3　喉部肿瘤

1249

附录

原发肿瘤（T）

Tx	原发肿瘤不能评估
T0	无原发肿瘤证据
Tis	原位癌

声门上

T1	肿瘤局限在声门上的 1 个亚区，声带活动正常
T2	肿瘤侵犯声门上 1 个以上相邻亚区，侵犯声门区或声门上区以外（如舌根、会厌谿、梨状窦内侧壁的黏膜），无喉固定
T3	肿瘤局限在喉内，有声带固定和 / 或侵犯任何下述部位：环后区、会厌前间隙、声门旁间隙和 / 或甲状软骨内板
T4a	中等晚期局部疾病 肿瘤侵犯穿过甲状软骨和 / 或侵犯喉外组织（如气管、包括深部舌外肌在内的颈部软组织、带状肌、甲状腺或食管）
T4b	非常晚期局部疾病 肿瘤侵犯椎前筋膜，包绕颈动脉或侵犯纵隔结构

声门

T1	肿瘤局限于声带（可侵犯前联合或后联合），声带活动正常
T1a	肿瘤局限在一侧声带
T1b	肿瘤侵犯双侧侧声带
T2	肿瘤侵犯至声门上和 / 或声门下区，和 / 或声带活动受限
T3	肿瘤局限在喉内，伴有声带固定和 / 或侵犯声门旁间隙，和 / 或甲状软骨内板
T4a	中等晚期局部疾病 肿瘤侵犯穿过甲状软骨外板和 / 或侵犯喉外组织（如气管、包括深部舌外肌在内的颈部软组织、带状肌、甲状腺或食管）
T4b	非常晚期局部疾病 肿瘤侵犯椎前间隙，包绕颈动脉或侵犯纵隔结构

声门下

T1	肿瘤局限在声门下区
T2	肿瘤侵犯至声带，声带活动正常或活动受限
T3	肿瘤局限在喉内，伴有声带固定
T4a	中等晚期局部疾病 肿瘤侵犯环状软骨或甲状软骨和 / 或侵犯喉外组织（如气管、包括深部舌外肌在内的颈部软组织、带状肌、甲状腺或食管）
T4b	非常晚期局部疾病 肿瘤侵犯椎前间隙，包绕颈动脉或侵犯纵隔结构

区域淋巴结（N）*

Nx	区域淋巴结不能评估
N0	无区域淋巴结转移
N1	同侧单个淋巴结转移，最大径 ≤ 3 cm
N2	同侧单个淋巴结转移，3cm ＜最大径 ≤ 6 cm；或同侧多个淋巴结转移，最大径 ≤ 6 cm；或双侧或对侧淋巴结转移，无最大径 ＞ 6cm
N2a	同侧单个淋巴结转移，3 cm ＜最大径 ≤ 6 cm
N2b	同侧多个淋巴结转移，最大径 ≤ 6 cm

N2c	双侧或对侧淋巴结转移，最大径≤ 6 cm		
N3	转移淋巴结最大径＞ 6 cm		

* 注释：Ⅶ 区转移也被认为是区域淋巴结转移。

远处转移（M）

M0	无远处转移		
M1	有远处转移		

解剖分期／预后分组

0 期	Tis	N0	M0
Ⅰ 期	T1	N0	M0
Ⅱ 期	T2	N0	M0
Ⅲ 期	T3	N0	M0
	T1	N1	M0
	T2	N1	M0
	T3	N1	M0
ⅣA 期	T4a	N0	M0
	T4a	N1	M0
	T1	N2	M0
	T2	N2	M0
	T3	N2	M0
	T4a	N2	M0
ⅣB 期	T4b	任何 N	M0
	任何 T	N3	M0
ⅣC 期	任何 T	任何 N	M1

组织学分级（G）

Gx	级别无法评估		
G1	高分化		
G2	中分化		
G3	低分化		
G4	未分化		

表 4　鼻腔、鼻窦肿瘤

原发肿瘤（T）

Tx	原发肿瘤不能评估
T0	无原发肿瘤证据
Tis	原位癌

上颌窦

T1	肿瘤局限在上颌窦的黏膜，无骨质的破坏或侵蚀
T2	肿瘤导致骨质的破坏或侵蚀包括侵犯至硬腭和 / 或中鼻道，除外 侵犯至上颌窦的后壁和翼板
T3	肿瘤侵犯任何以下一处：上颌窦的后壁骨质、皮下组织、眼眶的底 壁或内侧壁、翼腭窝、筛窦
T4a	中等晚期局部疾病 肿瘤侵犯眼眶内容物前部、颊部皮肤、翼板、颞下窝、筛板、蝶窦 或额窦
T4b	非常晚期局部疾病 肿瘤侵犯下列任何一个部位：眶尖、硬脑膜、脑组织、中颅窝、颅神经（除外三叉神 经上颌支 V2）、鼻咽或斜坡

鼻腔和筛窦

T1	肿瘤局限在任何一个亚区，有或无骨质破坏
T2	肿瘤侵犯一个区域内的 2 个亚区或侵犯至鼻筛复合体内的 1 个相邻区域，伴或不伴有骨质破坏
T3	肿瘤侵犯眼眶的底壁或内侧壁、上颌窦、腭部或筛板
T4a	中等晚期局部疾病
	肿瘤侵犯任何以下一处：眼眶内容物前部、鼻部或颊部皮肤、微小侵犯至前颅窝、翼板、蝶窦或额窦
T4b	非常晚期局部疾病 肿瘤侵犯任何以下一处：眶尖、硬脑膜、脑组织、中颅窝、颅神经
	（除外三叉神经上颌支 V_2）、鼻咽或斜坡

区域淋巴结（N）

Nx	区域淋巴结不能评估
N0	无区域淋巴结转移
N1	同侧单个淋巴结转移，最大径 $\leq$ 3 cm
N2	同侧单个淋巴结转移，3cm $<$ 最大径 $\leq$ 6cm；或同侧多个淋巴结转移，最大径 $\leq$ 6 cm；或双侧或对侧淋巴结转移，最大径 $\leq$ 6 cm
N2a	同侧单个淋巴结转移，3 cm $<$ 最大径 $\leq$ 6 cm
N2b	同侧多个淋巴结转移，最大径 $\leq$ 6 cm
N2c	双侧或对侧淋巴结转移，最大径 $\leq$ 6 cm
N3	转移淋巴结最大径 $>$ 6 cm

远处转移（M）

M0	无远处转移
M1	有远处转移

解剖分期／预后分组

0 期	Tis	N0	M0
I 期	T1	N0	M0
II 期	T2	N0	M0
III 期	T3	N0	M0
	T1	N1	M0
	T2	N1	M0
	T3	N1	M0
IVA 期	T4a	N0	M0
	T4a	N1	M0
	T1	N2	M0
	T2	N2	M0
	T3	N2	M0
	T4a	N2	M0
IVB 期	T4b	任何 N	M0
	任何 T	N3	M0
IVC 期	任何 T	任何 N	M1

组织学分级（G）

Gx	级别无法评估
G1	高分化
G2	中分化
G3	低分化
G4	未分化

表5　大涎腺肿瘤

原发肿瘤（T）

Tx	原发肿瘤不能评估
T0	无原发肿瘤的证据
T1	肿瘤最大径≤ 2 cm，无肿瘤腺体实质外侵犯 *
T2	2 cm <肿瘤最大径≤ 4 cm，无肿瘤腺体实质外侵犯 *
T3	肿瘤最大径> 4 cm 和 / 或有肿瘤腺体实质外侵犯 *
T4a	中等晚期局部疾病 肿瘤侵犯皮肤、下颌骨、外耳道和 / 或面神经
T4b	非常晚期局部疾病 肿瘤侵犯颅底和 / 或翼板和 / 或包绕颈动脉

* 注释：肿瘤腺体实质外侵犯指临床或肉眼可见有软组织侵犯的证据，仅显微镜的证据在分级上不足以构成软组织外侵犯。

区域淋巴结（N）

Nx	区域淋巴结不能评估
N0	无区域淋巴结转移
N1	同侧单个淋巴结转移，最大径≤ 3 cm
N2	同侧单个淋巴结转移，3cm <最大径≤ 6 cm ；或同侧多个淋巴结 转移，最大径≤ 6 cm ；或双侧或对侧淋巴结转移，最大径≤ 6 cm
N2a	同侧单个淋巴结转移，3 cm <最大径≤ 6 cm
N2b	同侧多个淋巴结转移，最大径≤ 6 cm
N2c	双侧或对侧淋巴结转移，最大径≤ 6 cm
N3	转移淋巴结最大径> 6 cm

远处转移（M）

M0	无远处转移
M1	有远处转移

解剖分期 / 预后分组

I 期	T1	N0	M0
II 期	T2	N0	M0
III 期	T3	N0	M0
	T1	N1	M0
	T2	N1	M0
	T3	N1	M0
IVA 期	T4a	N0	M0
	T4a	N1	M0
	T1	N2	M0
	T2	N2	M0
	T3	N2	M0
	T4a	N2	M0
IVB 期	T4b	任何 N	M0
	任何 T	N3	M0
IVC 期	任何 T	任何 N	M1

表6 头颈部黏膜黑色素瘤

1253

附录

原发肿瘤（T）

T3	黏膜肿瘤
T4a	中等晚期局部疾病 肿瘤侵犯深层软组织、软骨、骨或表面皮肤
T4b	非常晚期局部疾病 肿瘤侵犯脑、硬膜、颅底、低位颅神经（IX、X、XI、XII）、咀嚼肌 间隙、颈动脉、椎前间隙或纵隔结构

区域淋巴结（N）

Nx	区域淋巴结不能评估
N0	无区域淋巴结转移
N1	区域淋巴结转移

远处转移（M）

M0	无远处转移
M1	有远处转移

解剖分期／预后分组

III 期	T3	N0	M0
IVA 期	T4a	N0	M0
	T3~T4a	N1	M0
IVB 期	T4b	任何 N	M0
IVC 期	任何 T	任何 N	M1

组织学分级（G）

Gx	级别无法评估
G1	高分化
G2	中分化
G3	低分化
G4	未分化

表7 甲状腺癌 TNM 分期

T	原发灶
	注，所有的分类可在分为 S（单个病灶），m（多发病灶，以最大的病灶确定分期）
TX	原发肿瘤无法评价
T0	无原发原肿瘤的证据
T1	局限于甲状腺内的肿瘤，最大直径≤ 2 cm
T1a	肿瘤局限于甲状腺内，最大直径≤ 1 cm
T1b	肿瘤局限于甲状腺，最大直径> 1 cm, ≤ 2 cm
T2	肿瘤局限于甲状腺内，最大直径> 2 cm， ≤ 4 cm
T3	肿瘤局限于甲状腺内，最大直径> 4 cm，或有任何大小的肿瘤伴有最小程度的腺外浸润（如侵犯胸骨甲状肌或甲状腺周围软组织）
T4a	较晚期的疾病。任何大小的肿瘤浸润超出甲状腺包膜至皮下软组织、喉、气管、食道或喉返神经

头颈肿瘤学

T4b		很晚期的疾病。肿瘤侵犯椎前筋膜、或包绕颈动脉或纵隔血管
		所有的未分化癌均为 T4
		T4a：甲状腺内的未分化癌
		T4b：腺外侵犯的未分化癌
N		**区域淋巴结转移**
		（区域淋巴结包括颈正中部淋巴结、颈侧淋巴结、上纵隔淋巴结）
Nx		区域淋巴结无法评价
No		无区域淋巴结转移
N1		区域淋巴结转移
	N1a	转移至Ⅵ区淋巴结（包括气管前、气管旁、喉前淋巴结）
	N1b	转移至单侧、双侧或对侧颈部（Ⅰ、Ⅱ、Ⅲ、Ⅳ、Ⅴ区）或咽后或上纵隔淋巴结
M		**远处转移**
Mo		无远处转移
M1		远处转移

[分期]

DTC，年龄小于 45 岁

	T	N	M
	T	N	M
Ⅰ 期	任何 T	任何 N	M0
Ⅱ 期	任何 T	任何 N	M1

DTC，年龄大于或等于 45 岁

	T	N	M
	T	N	M
Ⅰ 期	T1	N0	M0
Ⅱ 期	T2	N0	M0
Ⅲ 期	T3	N0	M0
	T1	N1a	M0
	T2	N1a	M0
	T3	N1a	M0
Ⅳa 期	T4a	N0	M0
	T4a	N1a	M0
	T1	N1b	M0
	T2	N1b	M0
	T3	N1b	M0
	T4a	N1b	M0
Ⅳb 期	T4b	任何 N	M0
Ⅳc 期	任何 T	任何 N	M1

髓样癌，不论年龄

	T	N	M
	T	N	M
Ⅰ 期	T1	N0	M0
Ⅱ 期	T2	N0	M0
	T3	N0	M0
Ⅲ 期	T1	N1a	M0
	T2	N1a	M0

	T3	N1a	M0
IVa 期	T4a	N0	M0
	T4a	N1a	M0
	T1	N1b	M0
	T2	N1b	M0
	T3	N1b	M0
	T4a	N1b	M0
IVb 期	T4b	任何 N	M0
IVc 期	任何 T	任何 N	M1

未分化癌（所有未分化癌均为 IV 期）

	T	N	M
IVa 期	T4a	任何 N	M0
IVb 期	T4b	任何 N	MO
IVc 期	任何 T	任何 N	M1

附录2

NCCN 头颈部肿瘤指南

口腔癌

颊粘膜、口底、舌前、牙龈、磨牙后区、硬腭

临床分期

检查

- 病史和体检（包括完整的头颈部检查；如有临床指征，进行间接和纤维镜的检查）
- 活检
- 胸部影像
- 如有指征行原发灶和颈部的增强 CT 和/或增强 MRI
- 对于 III~IV 期的患者考虑做 PET-CT
- 必要时行麻醉下检查
- 麻醉前评估
- 口腔科评估，包括必要时口腔全景 X 线片
- 如有指征，进行营养、言语和吞咽功能的评价/治疗

必要时应进行多学科会诊

T1~2,N0 → 见原发灶和颈部的治疗（OR-2）

T3,N0 → 见原发灶和颈部的治疗（OR-2）

T1~3,N1~3 → 见原发灶和颈部的治疗（OR-3）

T4a，任何 N → 见原发灶和颈部的治疗（OR-3）

T4b，任何 N，或不可切除的淋巴结病变 → 见头颈部肿瘤的治疗（ADV-1）

颊粘膜、口底、舌前、牙龈、磨牙后区、硬腭

临床分期　原发灶和颈部的治疗　辅助治疗　随访

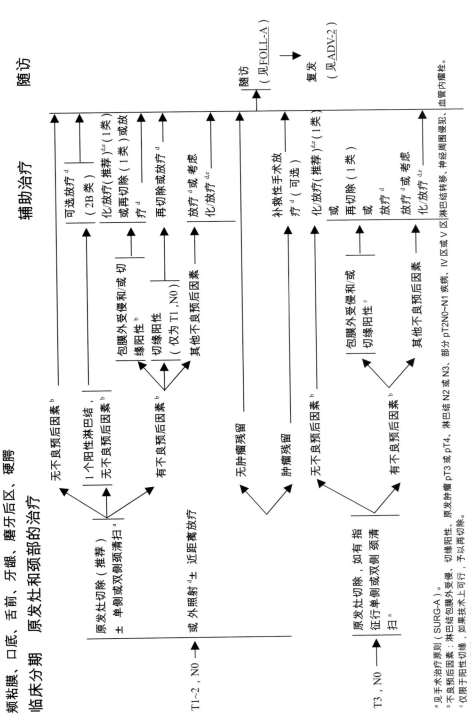

a 见手术治疗原则（SURG-A）。
b 不良预后因素：淋巴结包膜外受侵、切缘阳性，原发肿瘤 pT3 或 pT4，淋巴结 N2 或 N3，部分 pT2N0~N1 疾病，IV 区或 V 区淋巴结转移，神经周围侵犯，血管内癌栓。
c 仅限于阳性切缘，如果技术上可行，予以再切除。
d 见放射治疗原则（OR-A）。
e 见全身治疗原则（CHEM-A）。

OR-2

颊粘膜、口底、舌前、牙龈、磨牙后区、硬腭

临床分期　　原发灶和颈部的治疗　　辅助治疗　　随访

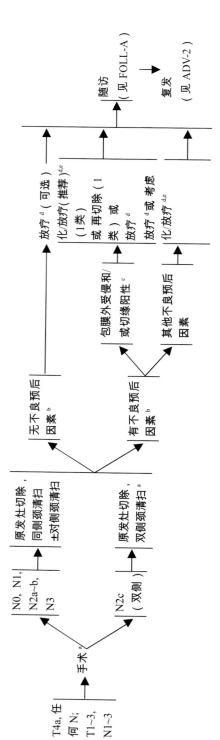

T4a，任何 N；T1~3，N1~3 → 手术[a]

- N0, N1, N2a~b, N3 → 原发灶切除，同侧颈清扫土对侧颈清扫[b]
- N2c（双侧）→ 原发灶切除，双侧颈清扫[a]

无不良预后因素[b] → 放疗[d]（可选）[d,e] → 随访（见 FOLL-A）

有不良预后因素[b]：
- 包膜外受侵和/或切缘阳性[c] → 化/放疗（推荐）（1类）或再切除（1类）或放疗[d] → 随访（见 FOLL-A）
- 其他不良预后因素 → 放疗[d]或考虑化/放疗[d,e] → 随访（见 FOLL-A）

复发（见 ADV-2）

a 见手术治疗原则（SURG-A）。
b 不良预后因素：淋巴结包膜外受侵、切缘阳性、原发肿瘤 pT3 或 pT4、淋巴结 N2 或 N3、部分 pT2N0~N1 疾病、IV 区或 V 区淋巴结转移、神经周围受侵、血管内瘤栓。
c 仅限于阳性切缘，如果技术上可行，予以再切除。
d 见放射治疗原则（OR-A）。
e 见全身治疗原则（CHEM-A）。

OR-3

OR-A

放射治疗原则 [1]

根治性放疗

- 原发灶以及受侵淋巴结：

常规分割放疗：66~74 Gy（2.0 Gy/次；周一至周五每日 1 次）非常规分割放疗：

➤6 次/周加速分割放疗；肉眼可见病变照射剂量为 66~74Gy，亚临床病变照射剂量 44~64 Gy。

➤同步推量加速放疗：72 Gy/6 周（大野 1.8Gy/次；在治疗的最后 12 天，每天再加小野补充照射 1.5Gy，作为 1 天中的第 2 次照射）

➤超分割放疗：81.6 Gy/7 周（1.2Gy/次，1 天 2 次）

- 颈部

未受侵淋巴结区域：44~64 Gy（1.6~2.0 Gy/次）

术后放疗

- 指征为：原发肿瘤 pT3 或 pT4，淋巴结 N2 或 N3，部分 pT2N0~N1 疾病，Ⅳ区或Ⅴ区淋巴结转移，神经周围受侵，血管内瘤栓。
- 建议在手术后 6 周内进行术后放疗。
- 原发灶：≥60 Gy（2.0 Gy/次）
- 颈部

➤受侵淋巴结区域：60~66 Gy（2.0 Gy/次）

➤未受侵淋巴结区域：44~64 Gy（1.6~2.0 Gy/次）

术后化放疗

- 指征为：肿瘤侵及淋巴结包膜外和或切缘阳性
- 其他不良预后因素也可考虑化放疗，如：原发肿瘤 pT3 或 pT4，淋巴结 N2 或 N3，Ⅳ区或Ⅴ区淋巴结转移，神经周围受侵，血管内瘤栓。
- 推荐同步单药顺铂 100 mg/m² ，每 3 周 1 次。

[1] 见放射治疗技术（RAD-A）。

鼻咽癌

临床分期

检查

- 病史和体检（包括完整的头颈部检查；如有临床指征，进行间接喉镜和纤维镜的检查）
- 鼻咽检查和活检
- EBV-DNA检测×
- 胸部影像
- 鼻咽部及颅底至锁骨的钆剂增强MRI和增强CT（如有指征）
- 对于 III~IV 期的患者考虑做 PET-CT
- 必要时口腔科检查
- 如有指征，进行营养、言语和吞咽功能的评价/治疗
- WHO 分级为 2~3/N2~3 的患者行评估处远转移（胸、肝、骨）的影像学检查（可以包括 PET 和/或 CT 扫描）

应进行多学科会诊

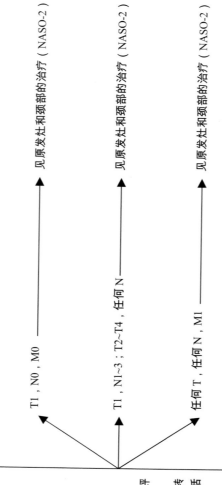

T1，N0，M0 —— 见原发灶和颈部的治疗（NASO-2）

T1，N1~3；T2~T4，任何 N —— 见原发灶和颈部的治疗（NASO-2）

任何 T，任何 N，M1 —— 见原发灶和颈部的治疗（NASO-2）

临床分期　　　　原发灶和颈部的治疗　　　　随访

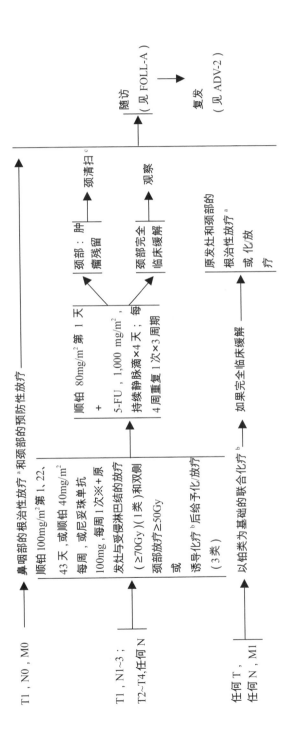

T1, N0, M0 —→ 鼻咽部的根治性放疗 a 和颈部的预防性放疗 —→ 随访（见 FOLL-A）

T1, N1~3；
T2~T4,任何 N —→ 顺铂100mg/m² 第1, 22, 43天，或顺铂 40mg/m² 每周，或尼妥珠单抗+原发灶与受侵淋巴结的放疗（≥70Gy）（1类）和双侧颈部放疗≥50Gy
或
诱导化疗 b 后给予化疗/放疗（3类）
—→ 顺铂 80mg/m² 第 1 天 + 5-FU, 1,000 mg/m²，持续静脉滴×4 天；每4 周重复 1 次×3 周期

颈部：肿瘤残留 —→ 颈清扫 c
颈部完全临床缓解 —→ 观察

→ 复发（见 ADV-2）

任何 T, 任何 N, M1 —→ 以铂类为基础的联合化疗 b —→ 如果完全临床缓解 —→ 原发灶和颈部的根治性放疗 a 或化/放疗

a 见放射治疗原则（NASO-A）。
b 见全身治疗原则（CHEM-A）。
c 见手术治疗原则（SURG-A）。

放射治疗原则 [1]

根治性放疗
- 原发灶以及受侵淋巴结：
  66~70 Gy（2.0 Gy/次）
- 颈部
  ➤ 未受侵淋巴结区域：
    44~64 Gy（1.6~2.0 Gy/次）

对于鼻咽癌患者，推荐进行 IMRT 治疗，以便将一些重要组织结构的照射剂量减少至最低。

[1] 见放射治疗技术（RAD-A）。

声门型喉癌

| 检查 [a] | 临床分期 | 原发灶和颈部的治疗 |

- 病史和体检（包括完整的头颈部检查；如有临床指征，进行间接喉镜和纤维镜的检查）
- 活检
- 胸部影像
- 行原发灶与颈部增强 CT 加扫喉部薄层，和/或 MRI
- 对于 III~IV 期的患者考虑做 PET-CT
- 麻醉下喉镜检查
- 麻醉前评估
- 必要时口腔科检查
- 如有指征，进行营养、言语和吞咽功能的评价治疗

必要时应进行多学科会诊

原位癌 → 见治疗（GLOT-2）

不需要全喉切除
- 大多数 T1~2，N0 → 见治疗（GLOT-2）

需要全喉切除
- 大多数 T3，N0~1 → 见原发灶和颈部的治疗（GLOT-3）

需要全喉切除
- 大多数 T3，N2~3 → 见原发灶和颈部的治疗（GLOT-4）

T4a 病变 → 见原发灶和颈部的治疗（GLOT-6）

T4b，任何 N，或不可切除的淋巴结病变 → 见头颈部肿瘤的治疗（ADV-1）

[a] Tis，T1 病变不要求做全部的检查。

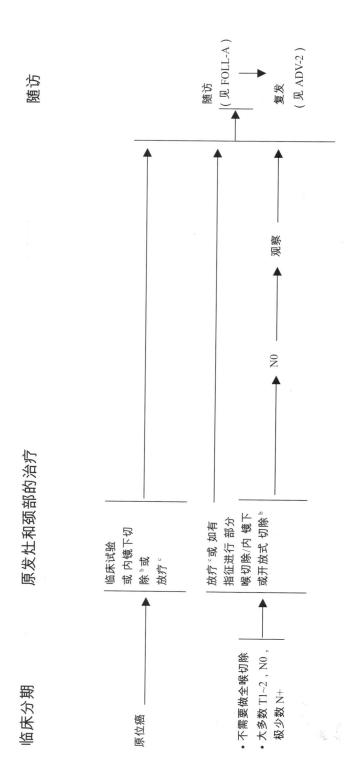

b 见手术治疗原则（SURG-A）。
c 见放射治疗原则（GLOT-A）。

临床分期　　原发灶和颈部的治疗　　辅助治疗

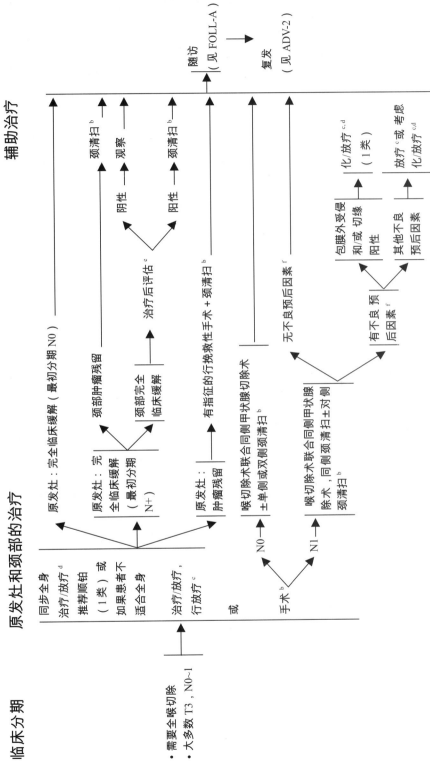

- 需要全喉切除 T3，N0~1
- 大多数 T3，N0~1

同步全身治疗/放疗[d]推荐顺铂（1类）或如果患者不适合全身行放疗[c]

或

手术[b]

N0 → 喉切除术联合同侧甲状腺±单侧或双侧颈清扫[b]

N1 → 喉切除术联合同侧甲状腺切除术，同侧颈清扫±对侧颈清扫[b]

原发灶：完全临床缓解（最初分期 N0）

原发灶：完全临床缓解（最初分期 N+）　颈部肿瘤残留　→　治疗后评估[e]　|　颈部完全临床缓解　→　阴性　→　观察　|　阳性　→　颈清扫[b]

原发灶：肿瘤残留　→　有指征的行挽救性手术＋颈清扫[b]

无不良预后因素 → 随访（见 FOLL-A）

有不良预后因素[f] → 包膜外受侵和/或切缘阳性 → 化/放疗[c,d]（1类）

其他不良预后因素[f] → 放疗[c]或考虑化/放疗[c,d]

颈清扫[b]

复发（见 ADV-2）

b 见手术治疗原则（SURG-A）。
c 见放射治疗原则（GOLT-A）。
d 见全身治疗原则（CHEM-A）。
e 见化放疗后的颈部评价（SURG-A6-6）。
f 不良预后因素：淋巴结包膜外受侵、切缘阳性、原发肿瘤 pT4、淋巴结 N2 或 N3、神经周围受侵、血管内瘤栓。

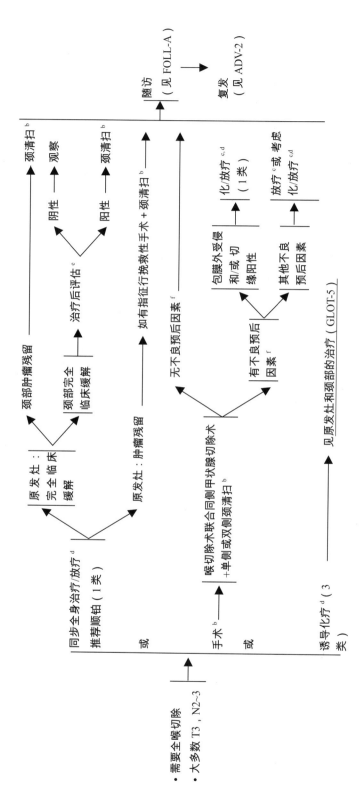

临床分期　　原发灶和颈部的治疗　　辅助治疗

- 需要全喉切除
- 大多数 T3，N2~3

同步全身治疗/放疗 ᵈ
推荐顺铂（1类）

或

手术 ᵇ

或

诱导化疗 ᵈ（3类）

喉切除术联合同侧甲状腺切除术
+单侧或双侧颈清扫 ᵇ

见原发灶和颈部的治疗（GLOT-5）

原发灶：完全临床缓解

原发灶：肿瘤残留

无不良预后因素 ᶠ

有不良预后因素 ᶠ

如有指征行挽救性手术＋颈清扫 ᵇ

包膜外受侵和/或切缘阳性

其他不良预后因素

颈部肿瘤残留　→　颈清扫 ᵇ

颈部完全临床缓解　→　治疗后评估 ᶜ

阴性　→　观察

阳性　→　颈清扫 ᵇ

化/放疗 ᶜ,ᵈ（1类）

放疗 ᶜ 或考虑化/放疗 ᶜ,ᵈ

随访（见 FOLL-A）

复发（见 ADV-2）

ᵇ 见手术治疗原则（SURG-A）。
ᶜ 见放射治疗原则（GOLT-A）。
ᵈ 见全身治疗原则（CHEM-A）。
ᵉ 见化疗后的颈部评价（SURG-A6-6）。
ᶠ 不良预后因素：淋巴结包膜外受侵、切缘阳性、原发肿瘤 pT4、淋巴结 N2 或 N3、神经周围受侵，血管内瘤栓。

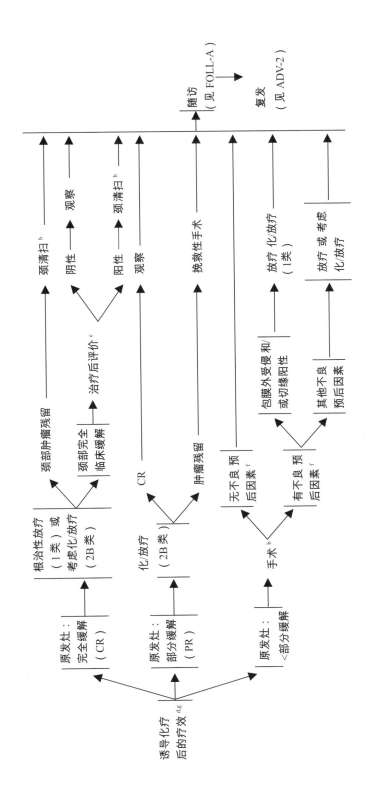

疗效评估

b 见手术治疗原则（SURG-A）。

d 见全身治疗原则（CHEM-A）。

e 见化放疗后的颈部评价（SURG-A6-6）。

f 不良预后因素：淋巴结包膜外受侵、切缘阳性、原发肿瘤 pT4、淋巴结 N2 或 N3、神经周围受侵、血管内癌栓。

g 在随机临床试验中，疗效评估在治疗 2 个或 3 个周期后进行。

临床分期　　原发灶和颈部的治疗　　　　　辅助治疗

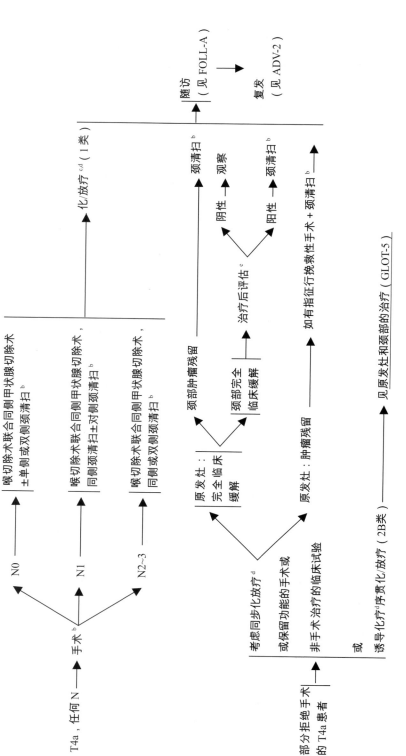

T4a，任何 N → 手术 b

N0 → 喉切除术联合同侧甲状腺切除术 ±单侧或观双侧颈清扫 b

N1 → 喉切除术联合同侧甲状腺切除术，同侧颈清扫±对侧颈清扫 b

N2~3 → 喉切除术联合同侧甲状腺切除术，同侧或双侧颈清扫 b

→ 化/放疗 c,d（1类）

原发灶：完全临床缓解

原发灶：肿瘤残留

考虑同步化放疗 d 或保留功能的手术或非手术治疗的临床试验

颈部肿瘤残留

颈部完全临床缓解

治疗后评估 e

颈清扫 b → 随访（见 FOLL-A）

观察

阴性

阳性 → 颈清扫 b

如有指征行挽救性手术＋颈清扫 b

部分拒绝手术的 T4a 患者 → 或 诱导化疗d序贯化/放疗（2B类） → 见原发灶和颈部的治疗（GLOT-5）

复发（见 ADV-2）

b 见手术治疗原则（SURG-A）。
c 见放射治疗原则（GOLT-A）。
d 见全身治疗原则（CHEM-A）。
e 见化放疗后的颈部评价（SURG-A6-6）。

放射治疗原则 [1]

根治性放疗

- T1，N0：63~66Gy（2.25~2.0 Gy/次）
- T1~2：>66Gy，使用常规分割放疗（2.0 Gy/次）
- ≥T2 的原发灶以及受侵淋巴结：常规分割

放疗：70 Gy（2.0 Gy/次），7周

非常规分割放疗：

- ➤ 同步推量加速放疗：72 Gy/6 周（大野 1.8 Gy/次；在治疗的最后 12 天，每天再加小野补充照射 1.5Gy，作为 1 天中的第 2 次照射）
- ➤ 超分割放疗：79.2~81.6 Gy/7周（1.2Gy/次，BID）
- 未受侵淋巴结区域：
- ➤ 44~64 Gy（1.6~2.0 Gy/次）

术后放疗

- 指征为原发肿瘤 pT4、淋巴结 N2 或 N3、神经周围受侵、

血管内瘤栓

- 建议在手术后 6 周内进行术后放疗。
- 原发灶：60~66 Gy（2.0 Gy/次）
- 颈部
- ➤ 受侵淋巴结区域：

  60~66 Gy（2.0 Gy/次）
- ➤ 未受侵淋巴结区域：

  44~64 Gy（1.6~2.0 Gy/次）

术后放化疗

- 指征为包膜外播散和/或切缘阳性
- 其他不良预后因素也可考虑化放疗如：原发肿瘤 pT4、淋巴结 N2 或 N3、神经周围受侵、血管内瘤栓。
- 推荐同步单药顺铂 100 mg/m² ，每 3 周 1 次。

[1] 见放射治疗技术（RAD-A）。

GLOT-A

声门上喉癌

临床分期

检查

- 病史和体检（包括完整的头颈部检查；如有临床指征，进行间接喉镜和纤维镜的检查）
- 活检
- 胸部影像
- 行原发灶与颈部增强 CT 加扫喉部薄层，和/或 MRI
- 对于原发灶 III~IV 期的患者考虑做 PET-CT
- 麻醉下喉镜检查
- 麻醉前评估
- 必要时口腔科检查
- 如有指征，进行营养、言语和吞咽功能的评价治疗

必要时应进行多学科会诊

- 不需要全喉切除
- 大多数 T1~2，N0 → 见原发灶和颈部的治疗（SUPRA-2）

- 需要全喉切除
- T3，N0 → 见原发灶和颈部的治疗（SUPRA-3）

T4a，N0 → 见原发灶和颈部的治疗（SUPRA-8）

淋巴结阳性 → 见临床分期（SUPRA-4）

T4b，任何 N，或不可切除的淋巴结病变 → 见头颈部肿瘤的治疗（ADV-1）

SUPRA-1

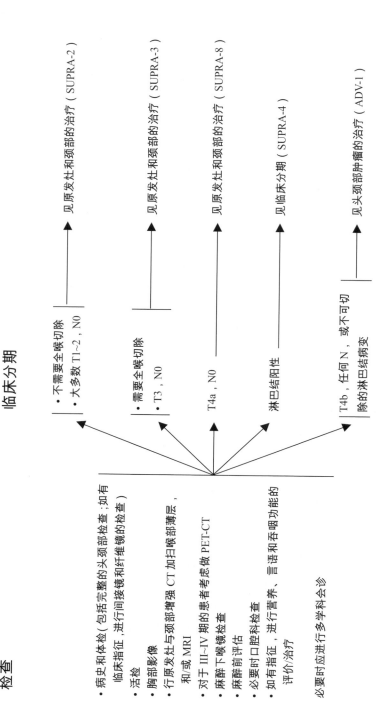

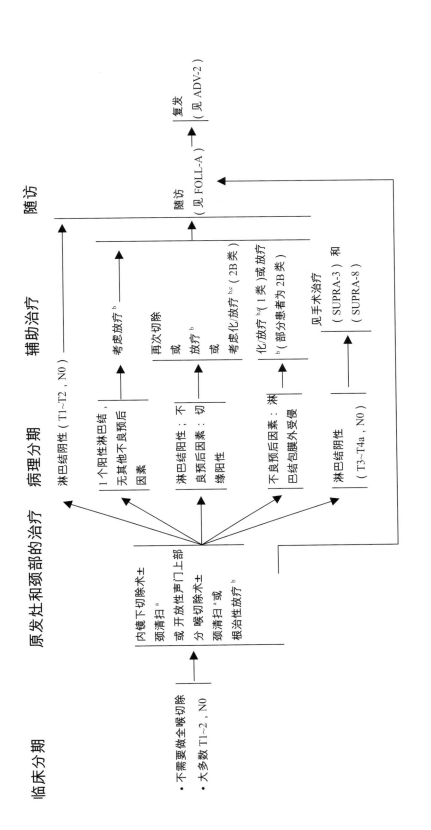

临床分期　　　原发灶和颈部的治疗　　　病理分期　　　辅助治疗　　　随访

- 不需要做全喉切除
- 大多数 T1~2，N0

→

内镜下切除术±
颈清扫 a
或 开放性声门上部
分喉切除 a 或
颈清扫 a 或
根治性放疗 b

淋巴结阴性（T1~T2，N0）　　　→　　　随访
（见 FOLL-A）　　　→　　　复发（见 ADV-2）

1 个阳性淋巴结，
无其他不良预后
因素　　　→　　　考虑放疗 b

淋巴结阳性；不
良预后因素：切
缘阳性　　　→　　　再次切除
或
放疗 b
或
考虑化/放疗 b,c（2B 类）

不良预后因素：淋
巴结包膜外受侵　　　→　　　化/放疗 b,c（1 类）或放疗
b（部分患者为 2B 类）

淋巴结阴性
（T3~T4a，N0）　　　→　　　见手术治疗
（SUPRA-3）　和
（SUPRA-8）

a 见手术治疗原则（SURG-A）。
b 见放射治疗原则（SUPRA-A）。
c 见全身治疗原则（CHEM-A）。

临床分期　　　原发灶和颈部的治疗　　　辅助治疗

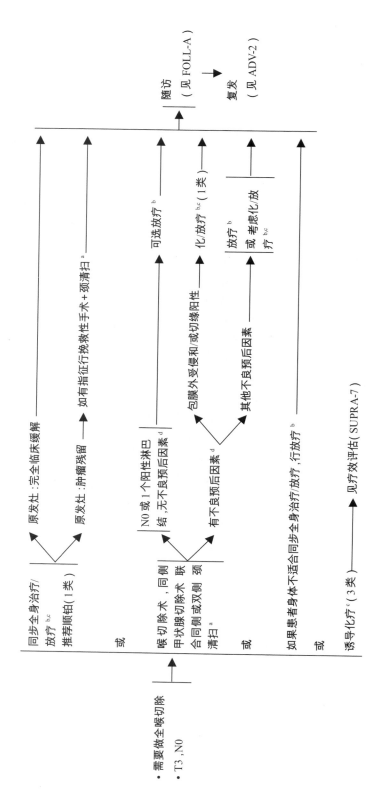

- 需要做全喉切除
- T3，N0

同步全身治疗/放疗 推荐顺铂（1类）

或

喉切除术，同侧甲状腺切除术 联合同侧或双侧颈清扫[a]

或

如果患者身体不适合同步全身治疗/放疗，行放疗[b]

或

诱导化疗[c]（3类）──→ 见疗效评估(SUPRA-7)

原发灶：完全临床缓解

原发灶：肿瘤残留──→ 如有指征行挽救性手术＋颈清扫[a]

N0或1个阳性淋巴结，无不良预后因素[d]

有不良预后因素[d]

包膜外受侵和/或切缘阳性

其他不良预后因素

可选放疗[b]

化/放疗[b,c]（1类）

放疗[b] 或考虑化/放疗[b,c]

随访 （见FOLL-A）

复发 （见ADV-2）

[a] 见手术治疗原则（SURG-A）。
[b] 见放射治疗原则（SUPRA-A）。
[c] 见全身治疗原则（CHEM-A）。
[d] 不良预后因素：淋巴结包膜外受侵、切缘阳性、原发肿瘤pT4、淋巴结N2或N3、神经周围受侵、血管内瘤栓。

SUPRA-3

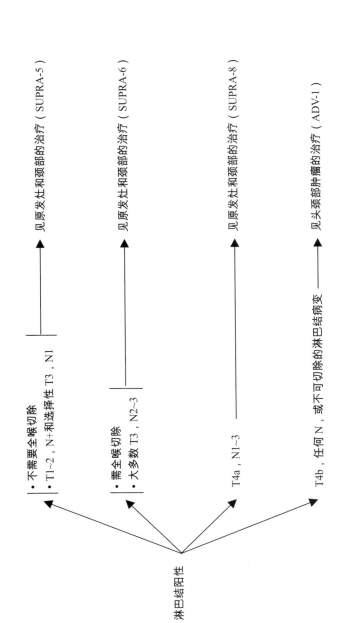

临床分期

淋巴结阳性

- 不需要全喉切除
- T1~2，N+和选择性 T3，N1 → 见原发灶和颈部的治疗（SUPRA-5）

- 需全喉切除
- 大多数 T3，N2~3 → 见原发灶和颈部的治疗（SUPRA-6）

T4a，N1~3 → 见原发灶和颈部的治疗（SUPRA-8）

T4b，任何 N，或不可切除的淋巴结病变 → 见头颈部肿瘤的治疗（ADV-1）

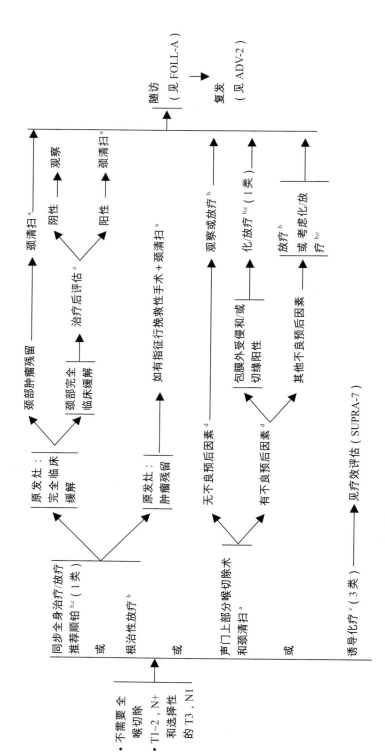

临床分期　原发灶和颈部的治疗　　辅助治疗

不需要全喉切除

• T1~2，N+
和选择性的 T3，N1

- 同步全身治疗/放疗[b,c]（1类）推荐顺铂
- 或
- 根治性放疗[b]
- 或
- 声门上部分喉切除术和颈清扫[a]
- 或
- 诱导化疗[c]（3类）　→　见疗效评估（SUPRA-7）

原发灶：完全临床缓解 → 颈部肿瘤残留 → 颈清扫[a] → 随访（见 FOLL-A）

原发灶：完全临床缓解 → 颈部完全临床缓解 → 治疗后评估[c] → 阴性 → 观察

阳性 → 颈清扫[a]

原发灶：肿瘤残留 → 如有指征行挽救性手术 + 颈清扫[a]

无不良预后因素[d] → 观察或放疗[b]

有不良预后因素[d] → 包膜外受侵和/或切缘阳性 → 化/放疗[b,c]（1类）

其他不良预后因素 → 放疗[b] 或 考虑化/放疗[b,c]

复发（见 ADV-2）

[a] 见手术治疗原则（SURG-A）。
[b] 见放射治疗原则（SUPRA-A）。
[c] 见全身治疗原则（CHEM-A）。
[d] 不良预后因素：淋巴结包膜外受侵，切缘阳性，原发肿瘤 pT4，淋巴结 N2 或 N3，神经周围受侵，血管内瘤栓。
[e] 见化放疗后的颈部评价（SURG-A6-6）。

临床分期　　原发灶和颈部的治疗　　辅助治疗

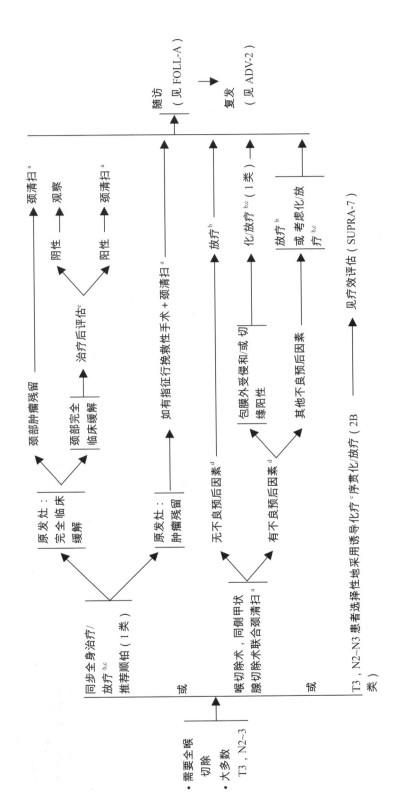

a 见手术治疗原则（SURG-A）。
b 见放射治疗原则（SUPRA-A）。
c 见全身治疗原则（CHEM-A）。
d 不良预后因素：淋巴结包膜外受侵、切缘阳性、原发肿瘤 pT4、淋巴结 N2 或 N3、神经周围受侵、血管内瘤栓。
e 见化放疗后的颈部评价（SURG-A6-6）。

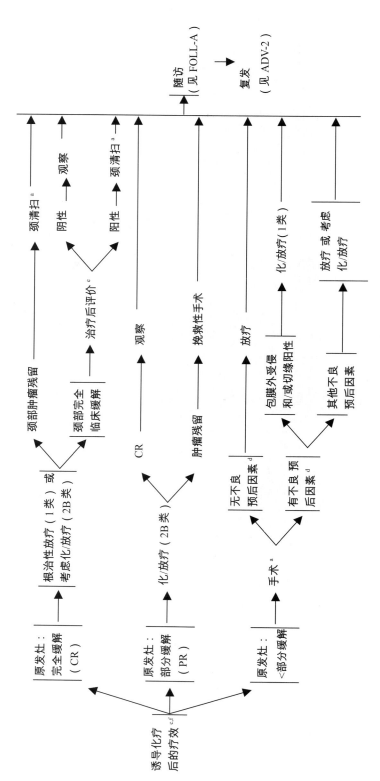

疗效评估

诱导化疗后的疗效[c,f]

原发灶：完全缓解（CR）→ 根治性放疗（1类）或考虑化/放疗（2B类）
- 颈部肿瘤残留 → 颈清扫[a]
- 颈部完全临床缓解 → 治疗后评价[e]
  - 阴性 → 观察
  - 阳性 → 颈清扫[a]

原发灶：部分缓解（PR）→ 化/放疗（2B类）
- CR → 观察
- 肿瘤残留 → 挽救性手术

原发灶：<部分缓解 → 手术[a]
- 无不良预后因素[d] → 放疗
- 有不良预后因素[d]
  - 包膜外受侵和/或切缘阳性 → 化/放疗（1类）
  - 其他不良预后因素 → 放疗 或 考虑化/放疗

随访（见FOLL-A）
复发（见ADV-2）

SUPRA-7

[a] 见手术治疗原则（SURG-A）。
[c] 见全身治疗原则（CHEM-A）。
[d] 不良预后因素：淋巴结包膜外受侵、切缘阳性、原发肿瘤pT4、淋巴结N2或N3、神经周围受侵、血管内瘤栓。
[e] 见化疗后的颈部评价（SURG-A6-6）。
[f] 在随机临床试验中，疗效评估在治疗2个或3个周期后进行。

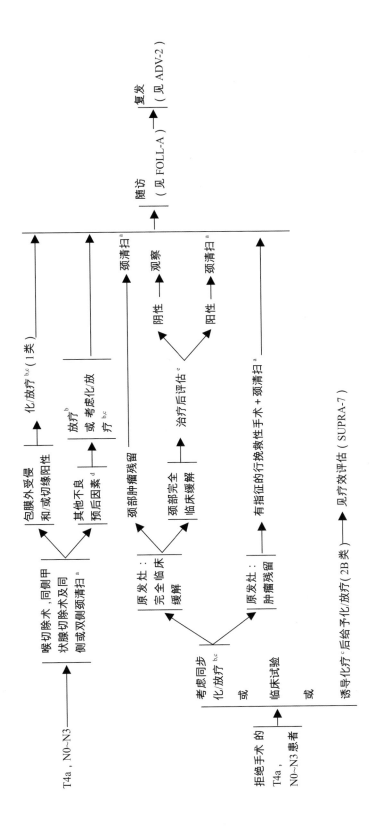

临床分期　　　原发灶和颈部的治疗　　　辅助治疗

T4a，N0~N3 → 喉切除术，同侧甲状腺切除术及同侧或双侧颈清扫[a]
- 包膜外受侵和或切缘阳性 → 化/放疗[b,c]（1类）
- 其他不良预后因素[d] → 放疗[b] 或 考虑化/放疗[b,c]

拒绝手术的 T4a，N0~N3 患者 →
- 考虑同步化/放疗[b,c]
- 或 临床试验
- 或 诱导化疗[c]后给予化/放疗（2B类）→ 见疗效评估（SUPRA-7）

颈部肿瘤残留 → 有指征的行挽救性手术 + 颈清扫[a]

颈部完全临床缓解 → 治疗后评估[c] → 颈清扫[a]

原发灶：完全临床缓解

原发灶：肿瘤残留

阳性 → 观察
阴性 → 颈清扫[a]

随访（见FOLL-A） → 复发（见ADV-2）

[a] 见手术治疗原则（SURG-A）。
[b] 见放射治疗原则（SUPRA-A）。
[c] 见全身治疗原则（CHEM-A）。
[d] 不良预后因素：淋巴结包膜外受侵、切缘阳性、原发肿瘤pT4、淋巴结N2或N3、神经周围受侵、血管内瘤栓。原发肿瘤pT4、淋巴结N2或N3、神经周围受侵、血管内瘤栓。
[e] 见化/放疗后的颈部评价（SURG-A6-6）。

放射治疗原则 [1]

根治性放疗

T1~2, N0: ≥66 Gy, 使用常规分割放疗 (2.0 Gy/次)

T2~3, N0~1

• 常规的分割放疗: 原发灶以及受侵淋巴结: ≥70 Gy (2.0 Gy/次)
  颈部, 未受侵淋巴结区域: 44~64 Gy (1.6~2.0 Gy/次)

• 非常规分割放疗
  ➤ 6 次/周加速放疗; 肉眼可见病变照射剂量为 66~74 Gy, 亚临床病变照射量 44~64 Gy。
  ➤ 同步推量加速放疗: 72Gy/6 周 (大野 1.8Gy/次; 在治疗的最后 12 天, 每天再加小野补充照射 1.5Gy, 作为 1 天中的第 2 次照射)
  ➤ 超分割放疗: 81.6 Gy/7 周 (1.2Gy/次, BID)

• 颈部
  ➤ 未受侵淋巴结区域: 44~64 Gy (1.6~2.0 Gy/次)

化放疗

同步铂类联合 70 Gy/7 周, 常规放疗

术后放疗

• 指征为: 原发肿瘤 pT4, 淋巴结 N2 或 N3, 神经周围受侵, 血管内瘤栓。

• 建议在手术后 6 周内进行术后放疗。

• 原发灶: 60~66 Gy (2.0 Gy/次)

• 颈部
  ➤ 受侵淋巴结区域: 60~66 Gy (2.0 Gy/次)
  ➤ 未受侵淋巴结区域: 44~64 Gy (1.6~2.0 Gy/次)

术后放化疗

• 指征为: 淋巴结包膜外受侵和/或切缘阳性

• 其他不良预后因素也可考虑化放疗, 如: 原发肿瘤 pT4, 淋巴结 N2 或 N3, 神经周围受侵, 血管内瘤栓。

• 推荐同步单药顺铂 100 mg/m² , 每 3 周 1 次。

[1] 见放射治疗技术 (RAD-A)。

SUPRA-A

涎腺肿瘤

临床表现 检查

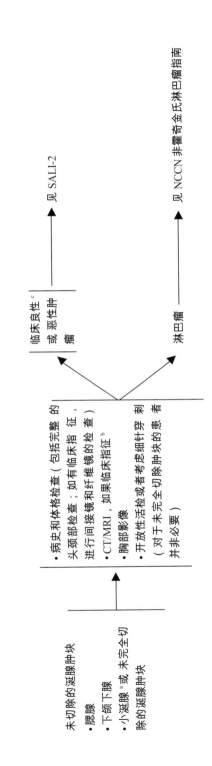

未切除的涎腺肿块
• 腮腺
• 下颌下腺
• 小涎腺[a] 或 未完全切除的涎腺肿块

• 病史和体格检查（包括完整 的 头颈部检查；如有临床指 征，进行间接喉镜和纤维镜 的检查）
• CT/MRI，如果临床指征[b]
• 胸部影像
• 开放性活检或考虑细针穿刺 （对于未完全切除肿块的患 者 并非必要）

临床良性[c] 或 恶性肿 瘤 → 见 SALI-2

淋巴瘤 → 见 NCCN 非霍奇金氏淋巴瘤指南

[a] 部位和分期决定治疗方案。
[b] 对于晚期肿瘤，应包括 CT/MRI：颅底至锁骨。
[c] 良性肿瘤的特征包括可移动的浅叶，生长缓慢，无痛，第 VII 对颅神经完整，没有颈部淋巴结肿大。

病理结果

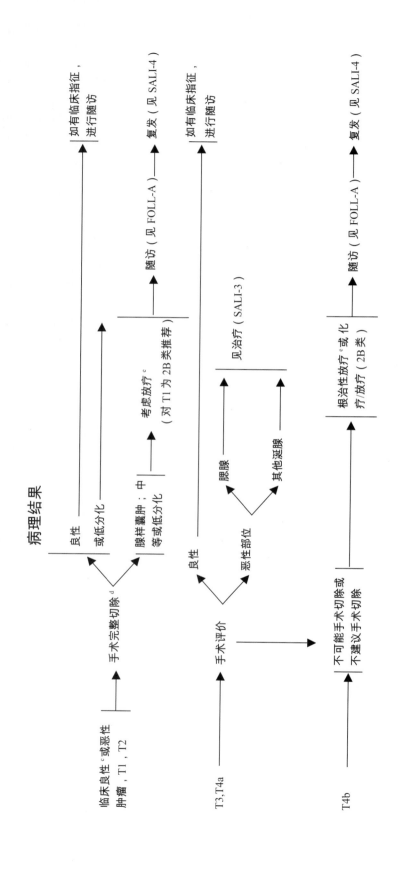

临床良性 c 或恶性肿瘤，T1，T2 —— 手术完整切除 d

良性 或低分化 —— 如有临床指征，进行随访

腺样囊肿；中等或低分化 —— 考虑放疗 c（对 T1 为 2B 类推荐）—— 随访（见 FOLL-A）—— 复发（见 SALI-4）

T3，T4a —— 手术评价

良性 —— 如有临床指征，进行随访

恶性部位 —— 腮腺 / 其他涎腺 —— 见治疗（SALI-3）

T4b —— 不可能手术切除或不建议手术切除 —— 根治性放疗 c 或化疗/放疗（2B 类）—— 随访（见 FOLL-A）—— 复发（见 SALI-4）

c 良性肿瘤的特征包括可活动可移动的浅叶，生长缓慢，无痛，第 VII 对颅神经完整，没有颈部淋巴结肿大。

d 临床良性肿瘤的手术切除：不摘除侧叶，如果需要可在术中与病理医生进行交流。

e 见放射治疗原则（SALI-A）。

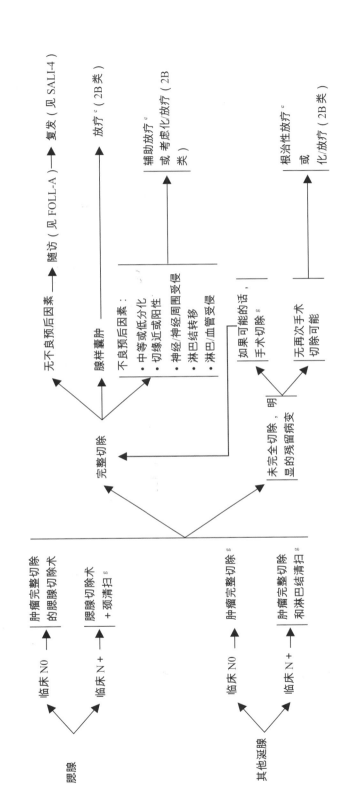

肿瘤部位　　　治疗 ^f

腮腺

临床 N0 → 肿瘤完整切除的腮腺切除术

临床 N+ → 腮腺切除术 + 颈清扫 ^g

其他涎腺

临床 N0 → 肿瘤完整切除 ^g

临床 N+ → 肿瘤完整切除和淋巴结清扫 ^g

完整切除

未完全切除，明显的残留病变

无不良预后因素 → 随访（见 FOLL-A）→ 复发（见 SALI-4）

腺样囊肿 ──→ 放疗 ^c（2B 类）

不良预后因素：
• 中等或低分化
• 切缘近或阳性
• 神经/神经周围受侵
• 淋巴结转移
• 淋巴/血管受侵

辅助放疗 ^c
或 考虑放化/放疗（2B 类）

如果可能的话，手术切除 ^g

无再次切除可能

根治性放疗 ^c
或 化/放疗（2B 类）

^e 见放射治疗原则（SALI-A）。
^f 如果可能的话，应保留面神经。
^g 见手术治疗原则（SURG-A）。

复发

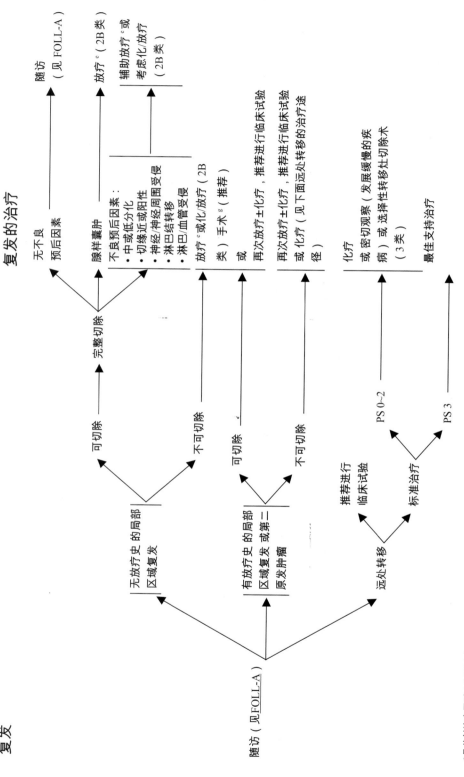

复发的治疗

SALI-4

放射治疗原则 [1]

根治性放疗

T4b 肿瘤或术后肉眼肿瘤残留

· 光子或光子/电子线治疗或中子治疗

· 剂量

➤ 原发灶以及受侵淋巴结：

≥70Gy（1.8~2.0 Gy/次）[2] 或 19.2 nGy（1.2 nGy/次）

➤ 未受侵淋巴结区域：

44~64 Gy（1.6~2.0 Gy/次）[2] 或 13.2 nGy（1.2 nGy/次）

术后放疗

· 光子或光子/电子线治疗或中子治疗

· 剂量

➤ 原发灶：

≥60Gy（1.8~2.0 Gy/次）[2] 或 18 nGy（1.2 nGy/次）

➤ 颈部：

44~64 Gy（1.6~2.0 Gy/次）[2] 或 13.2 nGy（1.2 nGy/次）

[1] 见放射治疗技术（RAD-A）。

[2] 其剂量范围基于肿瘤分级/自然病史（例：1.8Gy 分割放疗可以用在生长缓慢的肿瘤）。

附录3

甲状腺结节和分化型甲状腺癌诊治指南

中华医学会内分泌学分会　　　　　中华医学会外科学分会
中国抗癌协会头颈肿瘤专业委员会　　中华医学会核医学分会

前言

　　甲状腺结节和甲状腺癌是内分泌系统的多发病和常见病。触诊获得的甲状腺结节患病率为3%～7%，高分辨率B超检查获得的甲状腺结节的患病率为20%～76%。甲状腺结节中甲状腺癌的患病率为5%～15%。近年来我国甲状腺癌的发病率呈现增高的趋势，非必要的甲状腺结节的手术率也显著升高。甲状腺癌的术式、放射性碘治疗、TSH抑制疗法和甲状腺癌复发的监测等方面均缺乏共识和规范。

　　甲状腺结节和甲状腺癌的诊断和治疗涉及内分泌学、头颈外科学、普通外科学、核医学等多个临床学科，是一个典型的跨学科疾病。为了规范我国甲状腺结节和甲状腺癌的诊断和治疗，提高临床治愈率，2011年4月中华医学会内分泌学分会、中华医学会外科学分会、中国抗癌协会头颈肿瘤专业委员会、中华医学会核医学分会决定联合编撰我国首部《甲状腺结节和分化型甲状腺癌诊治指南》。编撰工作历时1年，4个学会共56位专家参加了编写和审阅工作。编写委员会本着"立足国情、循证为本、求新求实、趋同存异"的原则，认真总结了我国甲状腺结节和分化型甲状腺癌诊断治疗的实践经验，充分汲取国际多个指南和国内各个学科现有指南的精华，编撰了这部目前4个学科均能够接受和认可的《指南》。

　　本指南包括甲状腺结节和分化型甲状腺癌2个章节，采取问题条款和推荐条款并进的模式，共计54项问题条款，72项推荐条款。推荐条款标示推荐强度。内容包括甲状腺结节的良恶性鉴别、细针穿刺活检（FNAB）结果判定、甲状腺结节手术治疗的适应证；分化型甲状腺癌（DTC）甲状腺手术术式的选择和受累淋巴结的处理、TNM分期和复发风险评估、^{131}碘清甲治疗的适应证和具体方法、DTC转移的^{131}碘清灶疗法、DTC的TSH抑制疗法、DTC复发的血清Tg浓度的监测等。

　　编写委员会以2009年美国甲状腺学会（ATA）的《甲状腺结节和分化型甲状腺癌诊治指南》为蓝本，参考了2010年欧洲肿瘤内科学会（ESMO）《甲状腺癌诊治和随访指南》和2010年美国临床内分泌医师协会（AACE）/意大利临床内分泌医师协会（AME）/欧洲甲状腺学会（ETA）《甲状腺结节诊治指南》等权威文献，采用这些指南提供的丰富的循证医学证据，使得本《指南》能够反映本领域的最新进展和普遍共识。根据甲状腺结节和分化型甲状腺癌基础和临床领域的进展情况，我们将适时修订本指南。

缩写注释

缩写	英文全称	中文全称
AJCC	American Joint Committee on Cancer	美国癌症联合委员会
ATA	American Thyroid Association	美国甲状腺学会
CEA	carcinoembryonic antigen	癌胚抗原
CT	computed tomography	计算机断层扫描
Ct	calcitonin	降钙素
DTC	differentiated thyroid cancer	分化型甲状腺癌
Dx-WBS	diagnostic whole body scan	诊断性全身显像

缩写	英文全称	中文全称
ETA	European Thyroid Association	欧洲甲状腺学会
FT3	free triiodothyronine	游离三碘甲腺原氨酸
FT4	free thyroxine	游离甲状腺素
FTC	follicular thyroid cancer	甲状腺滤泡状癌
^{18}F-FDG	2-deoxy-2-fluoro-D-glucose	2-氟-2-脱氧-D-葡萄糖
FNAB	fine needle aspiration biopsy	细针穿刺抽吸活检
L-T4	levo-thyroxine	左甲状腺素
MEN	multiple endocrine neoplasia	多发性内分泌腺瘤病
MRI	magnetic resonance imaging	磁共振成像
MTC	medullary thyroid cancer	甲状腺髓样癌
NIS	sodium iodide symporter	钠碘协同转运体
OP	osteoporosis	骨质疏松症
PEI	percutaneous ethanol injection	经皮无水酒精注射
PET	positron emission tomography	正电子发射断层成像
PLA	percutaneous laser ablation	经皮激光消融术
PTC	papillary thyroid cancer	甲状腺乳头状癌
QOL	quality of life	生存质量
RAI	radioactive iodine	放射性碘
RFA	radiofrequency ablation	射频消融
rhTSH	recombinant human thyrotropin	重组人促甲状腺激素
Rx-WBS	posttreatment whole body scan	治疗后全身显像
SPECT	single-photon emission computed tomography	单光子发射计算机断层成像
TgAb	thyroglobulin antibody	甲状腺球蛋白抗体
TKI	tyrosine kinase inhibitor	酪氨酸激酶抑制剂
TPOAb	thyroid peroxidase antibody	甲状腺过氧化物酶抗体
TSH	thyroid stimulating hormone	促甲状腺激素
WBS	whole body scan	全身显像

推荐分级

强度分级	推荐强度含义
A	强力推荐。循证证据肯定，能够改善健康的结局，利大于弊。
B	推荐。循证证据良好，能够改善健康的结局，利大于弊。
C	推荐。基于专家意见。
D	反对推荐。基于专家意见。
E	反对推荐。循证证据良好，不能改善健康结局或对于健康结局弊大于利。
F	强力反对推荐。循证医学肯定，不能改善健康结局或对于健康结局弊大于利。
I	不推荐或者不作为常规推荐。推荐或反对推荐的循证证据不足、缺乏或结果矛盾，利弊无法评判。

推荐条款

序号	推荐内容	推荐级别
一、甲状腺结节		
1-1	甲状腺结节的评估要点是良恶性鉴别。	A
1-2	所有甲状腺结节患者均应检测血清促甲状腺激素（TSH）水平。	A
1-3	不建议用血清甲状腺球蛋白（Tg）来评估甲状腺结节的良恶性。	F
1-4	不建议也不反对在甲状腺结节的良恶性评估中使用血清降钙素（Ct）检测。	I
1-5	所有甲状腺结节患者均应行颈部超声检查。	A
1-6	超声检查可协助鉴别甲状腺结节的良恶性，鉴别能力与超声医师的临床经验相关。	C
1-7	直径 >1cm 且伴有血清 TSH 降低的甲状腺结节，应行甲状腺 ^{131}I 或 ^{99m}Tc 核素显像，判断结节是否有自主摄取功能。	A
1-8	不建议将 CT、MRI 和 ^{18}F-FDG PET 作为评估甲状腺结节的常规检查。	E
1-9	术前评估甲状腺结节良恶性时，细针穿刺抽吸活检（FNAB）是敏感度和特异度最高的方法。	A
1-10	超声引导下 FNAB 可以提高取材成功率和诊断准确率。	B
1-11	经 FNAB 仍不能确定良恶性的甲状腺结节，可对穿刺标本进行甲状腺癌分子标记物（如 BRAF 突变、Ras 突变、RET/PTC 重排等）检测。	C
1-12	多数甲状腺良性结节的随访间隔为 6 ～ 12 个月；暂未接受治疗的可疑恶性或恶性结节，可以缩短随访间隔。	C
1-13	体积增大超过 50% 的甲状腺结节，是 FNAB 的适应证。	B
1-14	符合手术适应证的良性甲状腺结节患者可选择手术治疗。	B
1-15	手术治疗良性甲状腺结节后如发生甲状腺功能减退（甲减），应及时给予左甲状腺素（L-T$_4$）替代治疗。	A
1-16	良性甲状腺结节术后，不建议用 TSH 抑制治疗来预防结节再发。	E
1-17	不建议常规使用非手术方法治疗良性甲状腺结节，包括 TSH 抑制治疗、^{131}I 治疗、超声引导下经皮无水酒精注射（PEI）、经皮激光消融术（PLA）和射频消融（RFA）。	E
1-18	^{131}I 主要用于治疗具有自主摄取功能并伴有甲状腺功能亢进症（甲亢）的良性甲状腺结节。妊娠和哺乳期禁忌 131I 治疗。	A
1-19	如 ^{131}I 治疗 4 ～ 6 个月后甲亢仍未缓解、结节无缩小，应结合患者的临床表现、相关实验室检查结果和甲状腺核素显像复查情况，考虑再次给予 ^{131}I 治疗或采取其他治疗方法。	B
1-20	^{131}I 治疗良性甲状腺结节后如发生甲减，应及时给予 L-T4 替代治疗。	A
1-21	对儿童甲状腺结节患者的评估和治疗，与成年患者基本一致。	A
1-22	儿童甲状腺结节中的"热结节"也要进一步评估。	B
1-23	甲状腺结节患儿如有 MTC 或 MEN2 型的家族史，建议进行 RET 基因突变检测。	A
二、分化型甲状腺癌（DTC）		
2-1	DTC 手术中，选择性应用全 / 近全甲状腺切除术或甲状腺腺叶 + 峡部切除术。	C
2-2	DTC 术中在有效保留甲状旁腺和喉返神经情况下，行病灶同侧中央区淋巴结清扫术。	B
2-3	对临床颈部非中央区淋巴结转移（cN1b）的 DTC 患者，行侧颈区淋巴结清扫术。	B
2-4	对部分临床颈部中央区淋巴结转移（cN1a）的 DTC 患者，行择区性颈淋巴结清扫术。	C
2-5	对所有 DTC 患者均应进行术后 AJCC TNM 分期和复发危险度低、中、高危分层，以助于预测患者预后、指导个体化的术后治疗和随访方案、交流患者医疗信息。	A
2-6	按照良性甲状腺疾病手术、但术后病理诊断为 DTC 者，应根据肿瘤的 TNM 分期和复发危险度分层、再次手术的风险、随访的便利性、患者的意愿和依从性等因素，进行综合分析，确定是否再次手术。	C
2-7	DTC 手术后，选择性应用 ^{131}I 清甲治疗。	A
2-8	妊娠期、哺乳期、计划短期（6 个月）内妊娠者和无法依从辐射防护指导者，禁忌进行 ^{131}I 清甲治疗。	F

序号	推荐内容	推荐级别
2-9	^{131}I 清甲治疗前评估发现有再次手术指证者，应先行手术治疗；仅在患者有再次手术的禁忌证或拒绝再次手术时，可考虑直接进行清甲治疗。	A
2-10	清甲治疗前，停用 L-T$_4$ 至少 2～3 周或使用重组人 TSH（rhTSH），使血清 TSH 升高至 >30 mU/L。	A
2-11	不建议也不反对进行清甲治疗前的诊断性全身核素显像（Dx-WBS）。	I
2-12	131I 清甲治疗前低碘饮食（<50 μg/d）至少 1～2 周，避免应用含碘造影剂和药物（如胺碘酮等）。	B
2-13	131I 清甲治疗前对患者进行辐射安全防护指导。	B
2-14	非高危 DTC 患者清甲治疗的 ^{131}I 剂量为 1.11～3.7 GBq（30～100 mCi）。	B
2-15	中、高危 DTC 患者兼顾清灶目的时，清甲治疗的 ^{131}I 剂量为 3.7～7.4 GBq（100～200 mCi）^{131}I。	C
2-16	^{131}I 清甲治疗后出现的短期副作用多可自行缓解，无须特殊处置。	B
2-17	^{131}I 清甲治疗后 2～10 天之间应进行治疗后 WBS（Rx-WBS）检查。	B
2-18	DTC 患者 ^{131}I 清甲治疗后 24～72 小时内开始（或继续）L-T$_4$ 治疗。	B
2-19	对无法手术切除的摄碘性 DTC 转移灶，可选择性应用 ^{131}I 清灶治疗。	B
2-20	首次 ^{131}I 清灶治疗应在 ^{131}I 清甲后至少 3 个月后进行。重复清灶治疗宜间隔 4～8 个月。	C
2-21	单次 ^{131}I 清灶治疗的经验剂量为 3.7～7.4 GBq（100～200 mCi）。	C
2-22	尚无 ^{131}I 治疗剂量（包括单次剂量和累积剂量）的明确上限，但随 ^{131}I 治疗次数增多和 ^{131}I 累积剂量加大，辐射副作用的风险增高。	C
2-23	女性 DTC 患者在 ^{131}I 治疗后 6～12 个月内避免妊娠。	C
2-24	DTC 患者术后应及时给予 TSH 抑制治疗。	B
2-25	DTC 术后 TSH 抑制治疗首选 L-T$_4$ 口服制剂。	A
2-26	基于 DTC 患者的肿瘤复发危险度和 TSH 抑制治疗的副作用风险，设立 DTC 患者术后 TSH 抑制治疗的个体化目标。	C
2-27	TSH 抑制治疗的 L-T$_4$ 剂量需根据 TSH 抑制目标调整，存在个体差异。	A
2-28	L-T$_4$ 的起始剂量因患者年龄和伴发疾病情况而异。L-T$_4$ 应当清晨空腹顿服。	B
2-29	L-T$_4$ 剂量调整期间，每 4 周左右测定血清 TSH。	A
2-30	对需要将 TSH 抑制到低于 TSH 正常参考范围下限的 DTC 患者，评估治疗前基础骨矿化状态并定期监测。	C
2-31	绝经后女性 DTC 者在 TSH 抑制治疗期间应接受骨质疏松症（OP）初级预防；达到 OP 诊断标准者，启动正规抗 OP 治疗。	B
2-32	对需要将 TSH 抑制到低于 TSH 正常参考范围下限的 DTC 患者，评估治疗前基础心脏情况并定期监测。	C
2-33	TSH 抑制治疗期间，可选择性应用 β 受体阻滞剂预防心血管系统副作用。	C
2-34	不建议在 DTC 治疗中常规使用外照射治疗或化学治疗。	F
2-35	在常规治疗无效且处于进展状态的晚期 DTC 患者中，可以考虑使用新型靶向药物治疗。	C
2-36	对 DTC 患者应当进行长期随访。	A
2-37	对已清除全部甲状腺的 DTC 患者，随访血清 Tg 变化是判别患者是否存在肿瘤残留或复发的重要手段。	A
2-38	随访血清 Tg 应采用同种检测试剂，每次测定血清 Tg 时均应同时检测 TgAb。	A
2-39	随访期间可根据 DTC 患者的复发危险度，选择性应用血清基础 Tg（TSH 抑制状态下）或 TSH 刺激后（TSH >30 mU/L）的 Tg 检测。	C
2-40	对已清除全部甲状腺的 DTC 患者，提示其无病生存的 Tg 切点值可设定为：基础 Tg（TSH 抑制状态下）1 ng/mL；TSH 刺激后（TSH>30 mU/L）的 Tg 2 ng/mL。	C
2-41	未完全切除甲状腺的 DTC 患者，术后每 6 个月检测血清 Tg（同时检测 TgAb）。对 Tg 有持续升高趋势者，应考虑甲状腺组织或肿瘤生长，需结合颈部超声等其他检查进一步评估。	C
2-42	DTC 随访期间应定期（间隔 3～12 个月）进行颈部超声检查。	B

续表

序号	推荐内容	推荐级别
2-43	对可疑淋巴结可行穿刺活检和（或）穿刺针冲洗液的 Tg 检测。	B
2-44	对已清除全部甲状腺的 DTC 患者，可在随访中根据复发危险度，选择性应用 Dx-WBS。	C
2-45	不建议在 DTC 随访中常规使用 ^{18}F-FDG PET、CT 或 MRI 检查。	E
2-46	DTC 的长期随访内容中，应纳入 ^{131}I 治疗的长期安全性、TSH 抑制治疗效果和某些伴发疾病（如心脏疾病、其他恶性肿瘤等）的病情变化。	C
2-47	针对 DTC 复发或转移病灶，可选择的治疗方案依次为：手术切除（可能通过手术治愈者）、^{131}I 治疗（病灶可以摄碘者）、外放射治疗、TSH 抑制治疗情况下观察（肿瘤无进展或进展较慢，并且无症状、无重要区域如中枢神经系统等受累者）、化学治疗和新型靶向药物治疗（疾病迅速进展的难治性 DTC 患者）。	B
2-48	甲状腺已完全清除的 DTC 患者，如在随访中血清 Tg 水平持续增高（>10 ng/mL），但影像学检查未发现病灶，可经验性给予 3.7 ~ 7.4 GBq（100 ~ 200 mCi）^{131}I 治疗；如治疗后 Rx-WBS 发现 DTC 病灶或血清 Tg 水平减低，可重复 ^{131}I 治疗，否则应停止 ^{131}I 治疗，以 TSH 抑制治疗为主。	C
2-49	应根据随访过程中获得的新数据，建立 DTC 的动态危险度评估模式，并积极探索评估时需纳入的参数、评估间隔时间和后续的处理方案。	C

一、甲状腺结节

问题 1. 甲状腺结节的定义

甲状腺结节是指甲状腺细胞在局部异常生长所引起的散在病变。虽能触及，但在超声检查中未能证实的"结节"，不能诊断为甲状腺结节。体检未能触及，而在影像学检查偶然发现的结节称作"甲状腺意外结节"。

问题 2. 甲状腺结节的患病率

甲状腺结节较常见。一般人群中通过触诊的检出率为 3% ~ 7%，借助高分辨率超声的检出率可高达 20% ~ 76%。

问题 3. 甲状腺结节的评估要点

5% ~ 15% 的甲状腺结节为恶性，即甲状腺癌。良恶性甲状腺结节的临床处理不同，对患者生存质量（quality of life，QOL）的影响和涉及的医疗花费也有显著性差异。因此，甲状腺结节评估的要点是良恶性鉴别。

推荐 1-1：甲状腺结节的评估要点是良恶性鉴别（推荐级别 A）。

问题 4. 甲状腺结节的临床表现

大多数甲状腺结节患者没有临床症状。合并甲状腺功能异常时，可出现相应的临床表现。部分患者由于结节压迫周围组织，出现声音嘶哑、压气感、呼吸 / 吞咽困难等压迫症状。下述病史和体格检查结果是甲状腺癌的危险因素：①童年期头颈部放射线照射史或放射性尘埃接触史；②全身放射治疗史；③有分化型甲状腺癌（differentiated thyroid cancer，DTC）、甲状腺髓样癌（medullary thyroid cancer，MTC）或多发性内分泌腺瘤病 2 型（MEN2 型）、家族性多发性息肉病、某些甲状腺癌综合征（如 Cowden 综合征、Carney 综合征、Werner 综合征和 Gardner 综合征等）的既往史或家族史；④男性；⑤结节生长迅速；⑥伴持续性声音嘶哑、发音困难，并可排除声带病变（炎症、息肉等）；⑦伴吞咽困难或呼吸困难；⑧结节形状不规则、与周围组织粘连固定；⑨伴颈部淋巴结病理性肿大。

问题 5. 甲状腺结节的实验室检查

所有甲状腺结节患者均应检测血清促甲状腺激素（TSH）水平。研究显示，甲状腺结节患者如伴有 TSH 水平低于正常值，其结节为恶性的比例低于伴有 TSH 水平正常或升高者。

甲状腺球蛋白（Tg）是甲状腺产生的特异性蛋白，由甲状腺滤泡上皮细胞分泌。多种甲状腺疾病均可引起血清 Tg 水平升高，包括 DTC、甲状腺肿、甲状腺组织炎症或损伤、甲状腺功能亢进症（甲亢）等，因此血清 Tg 不能鉴别甲状腺结节的良恶性。

降钙素（Ct）由甲状腺滤泡旁细胞（C 细胞）分泌。血清 Ct >100 pg/mL 提示甲状腺髓样癌（MTC）。但是，MTC 的发病率低，血清 Ct 升高但不足 100 ng/mL 时，诊断 MTC 的特异性较低，因此不建议也不反对应用血清 Ct 指标筛查 MTC。

推荐1-2：所有甲状腺结节患者均应检测血清TSH水平（推荐级别A）。

推荐1-3：不建议用血清Tg来评估甲状腺结节的良恶性（推荐级别F）。

推荐1-4：不建议也不反对在甲状腺结节的良恶性评估中使用血清Ct检测（推荐级别I）。

问题6. 超声检查在甲状腺结节评估中的作用

高分辨率超声检查是评估甲状腺结节的首选方法。对触诊怀疑，或是在X线、计算机断层扫描（CT）、磁共振成像（MRI）或2-氟-2-脱氧-D-葡萄糖（^{18}F-FDG）正电子发射断层成像（PET）检查中提示的"甲状腺结节"，均应行颈部超声检查。颈部超声可证实"甲状腺结节"是否真正存在，确定甲状腺结节的大小、数量、位置、质地（实性或囊性）、形状、边界、包膜、钙化、血供及与周围组织的关系等情况，同时评估颈部区域有无淋巴结和淋巴结的大小、形态和结构特点。

某些超声征象有助于甲状腺结节的良恶性鉴别。下述两种超声改变的甲状腺结节几乎全部为良性：①纯囊性结节；②由多个小囊泡占据50%以上结节体积、呈海绵状改变的结节，99.7%为良性。而以下超声征象提示甲状腺癌的可能性大：①实性低回声结节；②结节内血供丰富（TSH正常情况下）；③结节形态和边缘不规则、晕圈缺如；④微小钙化、针尖样弥散分布或簇状分布的钙化；⑤同时伴有颈部淋巴结超声影像异常，如淋巴结呈圆形、边界不规则或模糊、内部回声不均、内部出现钙化、皮髓质分界不清、淋巴门消失或囊性变等。通过超声检查鉴别甲状腺结节良恶性的能力与超声医师的临床经验相关。

近年来，弹性超声和甲状腺超声造影技术在评估甲状腺结节中的应用日益增多，其临床价值有待进一步研究。

推荐1-5：所有甲状腺结节患者均应行颈部超声检查（推荐级别A）。

推荐1-6：超声检查可协助鉴别甲状腺结节的良恶性，鉴别能力与超声医师的临床经验相关（推荐级别C）。

问题7. 甲状腺核素显像在甲状腺结节评估中的作用

受显像仪分辨率所限，甲状腺核素显像适用于评估直径>1 cm的甲状腺结节。在单个（或多个）

结节伴有血清TSH降低时，甲状腺^{131}I或^{99m}Tc核素显像可判断某个（或某些）结节是否有自主摄取功能（"热结节"）。"热结节"绝大部分为良性，一般不需细针穿刺抽吸活检（fine needle aspiration biopsy，FNAB）。

推荐1-7：直径>1 cm且伴有血清TSH降低的甲状腺结节，应行甲状腺^{131}I或^{99m}Tc核素显像，判断结节是否有自主摄取功能（推荐级别A）。

问题8. 其他影像学手段在甲状腺结节评估中的作用

在评估甲状腺结节良恶性方面，CT和MRI检查不优于超声。拟行手术治疗的甲状腺结节，术前可行颈部CT或MRI检查，显示结节与周围解剖结构的关系，寻找可疑淋巴结，协助制定手术方案。为了不影响术后可能进行的^{131}I显像检查和^{131}I治疗，CT检查中应尽量避免使用含碘造影剂。^{18}F-FDG PET显像能够反映甲状腺结节摄取和代谢葡萄糖的状态。并非所有的甲状腺恶性结节都能在^{18}F-FDG PET中表现为阳性，而某些良性结节也会摄取^{18}F-FDG，因此单纯依靠^{18}F-FDG PET显像不能准确鉴别甲状腺结节的良恶性。

推荐1-8：不建议将CT、MRI和18F-FDG PET作为评估甲状腺结节的常规检查（推荐级别E）。

问题9. 细针穿刺抽吸活检（FNAB）在甲状腺结节评估中的作用

术前通过FNAB诊断甲状腺癌的敏感度为83%（65%～98%），特异度为92%（72%～100%），阳性预测率为75%（50%～96%），假阴性率为5%（1%～11%），假阳性率为5%（0～7%）。FNAB不能区分甲状腺滤泡状癌和滤泡细胞腺瘤。术前FNAB检查有助于减少不必要的甲状腺结节手术，并帮助确定恰当的手术方案。

凡直径>1 cm的甲状腺结节，均可考虑FNAB检查。但在下述情况下，FNAB不作为常规：①经甲状腺核素显像证实为有自主摄取功能的"热结节"；②超声提示为纯囊性的结节；③根据超声影像已高度怀疑为恶性的结节。

直径<1 cm的甲状腺结节，不推荐常规行FNAB。但如存在下述情况，可考虑超声引导下FNAB：①超声提示结节有恶性征象；②伴颈部淋巴结超声影像异常；③童年期有颈部放射线照

射史或辐射污染接触史；④有甲状腺癌或甲状腺癌综合征的病史或家族史；⑤^{18}F-FDG PET 显像阳性；⑥伴血清 Ct 水平异常升高。

与触诊下 FNAB 相比，超声引导下 FNAB 的取材成功率和诊断准确率更高。为提高 FNAB 的准确性，可采取下列方法：在同一结节的多个部位重复穿刺取材；在超声提示可疑征象的部位取材；在囊实性结节的实性部位取材，同时进行囊液细胞学检查。此外，经验丰富的操作者和细胞病理诊断医师也是保证 FNAB 成功率和诊断准确性的重要环节。

根据国际相关标准和国内相关报道，本指南建议在判定 FNAB 结果方面采用以下分类（附表 3-1）。

附表 3-1　FNAB 结果判定

FNAB 结果	结节为恶性的可能性	可能的病变类型
取材无法诊断或不满意	1%～4%	细胞成分太少或仅为炎性成分
良性	0～3%	胶质结节、桥本甲状腺炎、亚急性甲状腺炎或囊性病变等
不确定	5%～30%	细胞增生较活跃或滤泡性病变
可疑恶性	60%～75%	可疑乳头状癌、髓样癌、转移癌或淋巴瘤
恶性	97%～99%	乳头状癌、髓样癌、转移癌或淋巴瘤

推荐 1-9：术前评估甲状腺结节良恶性时，FNAB 是敏感度和特异度最高的方法（推荐级别 A）。

推荐 1-10：超声引导下 FNAB 可以提高取材成功率和诊断准确率（推荐级别 B）。

问题 10. 协助评估甲状腺结节良恶性的其他方法

前瞻性研究证实：经 FNAB 仍不能确定良恶性的甲状腺结节，对穿刺标本进行某些甲状腺癌的分子标记物检测，例如 BRAF 突变、Ras 突变、RET/PTC 重排等，能够提高确诊率。检测术前穿刺标本的 BRAF 突变状况，还有助于甲状腺乳头状癌（Papillary thyroid cancer，PTC）的诊断和临床预后预测，便于制定个体化的诊治方案。

推荐 1-11：经 FNAB 仍不能确定良恶性的甲状腺结节，可对穿刺标本进行甲状腺癌分子标记物（如 BRAF 突变、Ras 突变、RET/PTC 重排等）检测（推荐级别 C）。

问题 11. 甲状腺结节的随访

对甲状腺结节的最佳随访频度缺乏有力证据。对多数甲状腺良性结节，可每隔 6～12 个月进行随访。对暂未接受治疗的可疑恶性或恶性结节，随访间隔可缩短。每次随访必须进行病史采集和体格检查，并复查颈部超声。部分患者（初次评估中发现甲状腺功能异常者，接受手术、TSH 抑制治疗或 ^{131}I 治疗者）还需随访甲状腺功能。

如随访中发现结节明显生长，要特别注意是否伴有提示结节恶变的症状、体征（如声音嘶哑、呼吸/吞咽困难、结节固定、颈部淋巴结肿大等）和超声征象。"明显生长"指结节体积增大 50% 以上，或至少有 2 条径线增加超过 20%（并且超过 2 mm），这时有 FNAB 的适应证；对囊实性结节来说，根据实性部分的生长情况决定是否进行 FNAB。

推荐 1-12：多数甲状腺良性结节的随访间隔为 6-12 个月；暂未接受治疗的可疑恶性或恶性结节，可以缩短随访间隔（推荐级别 C）。

推荐 1-13：体积增大超过 50% 的甲状腺结节，是 FNAB 的适应证（推荐级别 B）。

问题 12. 良性甲状腺结节的治疗方法

多数良性甲状腺结节仅需定期随访，无须特殊治疗。少数情况下，可选择手术治疗、TSH 抑制治疗、放射性碘（radioiodine，RAI）即 131I 治疗，或者其他治疗手段。

问题 13. 良性甲状腺结节的手术治疗

下述情况下，可考虑手术治疗甲状腺结节：①出现与结节明显相关的局部压迫症状；②合并甲状腺功能亢进，内科治疗无效者；③肿物位于胸骨后或纵隔内；④结节进行性生长，临床考虑有恶变倾向或合并甲状腺癌高危因素。因外观或思想顾虑过重影响正常生活而强烈要求手术者，可作为手术的相对适应证。

良性甲状腺结节的手术原则为：在彻底切除甲状腺结节的同时，尽量保留正常甲状腺组织。建议慎重使用全/近全甲状腺切除术式。后者的适应证为：结节弥漫性分布于双侧甲状腺，导致术中难以保留较多正常甲状腺组织。术中应注意保护甲状旁腺和喉返神经。

内镜甲状腺手术因其良好的术后外观效果，可作为良性甲状腺结节的手术手段之一。手术径路包括胸骨切迹上径路、锁骨下径路、前胸壁径路、腋窝径路和其他径路。建议选择手术径路时，应尽量减少创伤，并且避免非Ⅰ类切口入路。

手术治疗后，应观察手术并发症（如出血、感染、喉返神经损伤、甲状旁腺损伤等）的发生情况。如果术者有丰富的甲状腺手术经验（年甲状腺手术量超过 100 例），并发症的发生率会明显降低。由于切除了部分或全部甲状腺组织，患者术后有可能发生不同程度的甲状腺功能减退（甲减），伴有高滴度甲状腺过氧化物酶抗体（TPOAb）和（或）甲状腺球蛋白抗体（TgAb）者更易发生甲减。接受甲状腺全切术者，术后即应开始左甲状腺素（L-T4）替代治疗，此后定期监测甲状腺功能，保持 TSH 水平在正常范围；保留部分甲状腺者，术后也应定期监测甲状腺功能（首次检测时间为术后 1 个月），如监测中发现甲减，要及时给予 L-T4 替代治疗。良性甲状腺结节术后，不建议采用 TSH 抑制治疗来预防结节再发。

推荐 1-14：符合手术适应证的良性甲状腺结节患者可选择手术治疗（推荐级别 B）。

推荐 1-15：手术治疗良性甲状腺结节后如发生甲减，应及时给予 L-T4 替代治疗（推荐级别 A）。

推荐 1-16：良性甲状腺结节术后，不建议用 TSH 抑制治疗来预防结节再发（推荐级别 E）。

问题 14. 良性甲状腺结节的非手术治疗

TSH 抑制治疗的原理是：应用 L-T4 将血清 TSH 水平抑制到正常低限甚至低限以下，以求通过抑制 TSH 对甲状腺细胞的促生长作用，达到缩小甲状腺结节的目的。疗效方面：在碘缺乏地区，TSH 抑制治疗可能有助于缩小结节、预防新结节出现、缩小结节性甲状腺肿的体积；在非缺碘地区，TSH 抑制治疗虽也可能缩小结节，但其长期疗效不确切，停药后可能出现结节再生长；TSH 部分抑制方案（TSH 控制于正常范围下限，即 0.4 ~ 0.6

mU/L）与 TSH 完全抑制方案（TSH 控制于 < 0.1 mU/L）相比，减小结节体积的效能相似。副作用方面：长期抑制 TSH 可导致亚临床甲亢（TSH 降低，FT_3 和 FT_4 正常），引发不适症状和一些不良反应（如心率增快、心房颤动、左心室增大、心肌收缩性增加、舒张功能受损等），造成绝经后妇女的骨密度（BMD）降低。权衡利弊，不建议常规使用 TSH 抑制疗法治疗良性甲状腺结节；可在小结节性甲状腺肿的年轻患者中考虑采用；如要使用，目标为 TSH 部分抑制。

^{131}I 主要用于治疗有自主摄取功能并伴有甲亢的良性甲状腺结节。对虽有自主摄取功能但不伴甲亢的结节，^{131}I 可作为治疗选择之一。出现压迫症状或位于胸骨后的甲状腺结节，不推荐 ^{131}I 治疗。处于妊娠期或哺乳期是 ^{131}I 治疗的绝对禁忌证。疗效方面：^{131}I 治疗后 2 ~ 3 个月，有自主功能的结节可逐渐缩小，甲状腺体积平均减少 40%；伴有甲亢者在结节缩小的同时，甲亢症状、体征和相关并发症可逐渐改善，甲状腺功能指标可逐渐恢复正常。如 ^{131}I 治疗 4 ~ 6 个月后甲亢仍未缓解、结节无缩小，应结合患者的临床表现、相关实验室检查和甲状腺核素显像复查结果，考虑再次给予 ^{131}I 治疗或采取其他治疗方法。^{131}I 治疗后，约 10% 的患者于 5 年内发生甲减，随时间延长甲减发生率逐渐增加。因此，建议治疗后每年至少检测一次甲状腺功能，如监测中发现甲减，要及时给予 L-T4 替代治疗。

其他治疗良性甲状腺结节的非手术方法包括：超声引导下经皮无水酒精注射（percutaneous ethanolinjection，PEI）、经皮激光消融术（percutaneous laser ablation，PLA）和射频消融（radiofrequency ablation，RFA）等。其中，PEI 对甲状腺良性囊肿和含有大量液体的甲状腺结节有效，不适用于单发实质性结节或多结节性甲状腺肿。采用这些方法治疗前，必须先排除恶性结节的可能性。

推荐 1-17：不建议常规使用非手术方法治疗良性甲状腺结节，包括 TSH 抑制治疗、^{131}I 治疗、PEI、PLA 和 RFA（推荐级别 E）。

推荐 1-18：^{131}I 主要用于治疗具有自主摄取功能并伴有甲亢的良性甲状腺结节。妊娠和哺乳期禁忌 ^{131}I 治疗（推荐级别 A）。

推荐 1-19：如 131I 治疗 4 ~ 6 个月后甲亢

仍未缓解、结节无缩小，应结合患者的临床表现、相关实验室检查结果和甲状腺核素显像复查情况，考虑再次给予 131I 治疗或采取其他治疗方法（推荐级别 B）。

推荐 1-20：131I 治疗良性甲状腺结节后如发生甲减，应及时给予 L-T4 替代治疗（推荐级别 A）。

问题 15. 儿童甲状腺结节的处理

儿童甲状腺结节的患病率低于成人。美国儿童（触诊诊断）甲状腺结节的患病率约为 2%，年发病率约 7‰。国内报道儿童（超声诊断）甲状腺结节的患病率为 7.04%，多发结节占 66.7%，男女比为 1：1.4。

儿童的甲状腺恶性结节多为 DTC，另有约 5% 为 MTC。10 岁以上的患儿中，女性甲状腺癌的发病率高于男性。

对儿童甲状腺结节的评估，包括病史采集、体格检查、实验室指标检测、影像学检查和 FNAB，均与成年患者基本相同。FNAB 诊断儿童甲状腺癌的敏感性为 86%～100%，特异性为 65.6%～90%。对儿童甲状腺结节的治疗，也与成年患者基本相同。手术是儿童甲状腺恶性 / 可疑恶性结节的主要治疗手段。

对儿童甲状腺结节的诊治处理，在下述几个方面与成年患者有所不同：

① 慎行颈部 CT 检查，因为大剂量的放射线暴露可能增加儿童甲状腺结节的恶变几率。

② 儿童甲状腺结节中，恶性结节的比例高于成人，可高达 20% 左右，经甲状腺核素显像证实的"热结节"也存在恶性风险。因此，对儿童的"热结节"要进一步评估。

③ 儿童的恶性结节通常为多病灶，且伴有淋巴结转移、甚至远处转移的几率更高。因此，较大比例的 DTC 患儿治疗上宜选择全或近全甲状腺切除术、术后进行 131I 治疗。

④ 甲状腺结节患儿如有 MTC 或 MEN2 型的家族史，建议进行 RET 基因突变检测。突变阳性者，MTC 发病率显著增高。此类患者应行预防性全甲状腺切除，切除的年龄视 MTC 发病风险的高低（根据 RET 基因突变位点评估）而定。

⑤ 儿童恶性甲状腺结节即便伴有转移，仍有较好的预后。DTC 的长期生存率超过 90%；MTC 的 5 年和 15 年生存率均超过 85%，但 30 年生存率较低（约 15%）。儿童甲状腺癌的复发率约为 10%～35%。

推荐 1-21：对儿童甲状腺结节患者的评估和治疗，与成年患者基本一致（推荐级别 A）。

推荐 1-22：儿童甲状腺结节中的"热结节"也要进一步评估（推荐级别 B）。

推荐 1-23：甲状腺结节患儿如有 MTC 或 MEN2 型的家族史，建议进行 RET 基因突变检测（推荐级别 A）。

问题 16. 妊娠妇女甲状腺结节的处理

参见《妊娠与产后甲状腺疾病诊治指南》。

问题 17. 甲状腺结节的临床评估和处理流程

见附图 3-1。

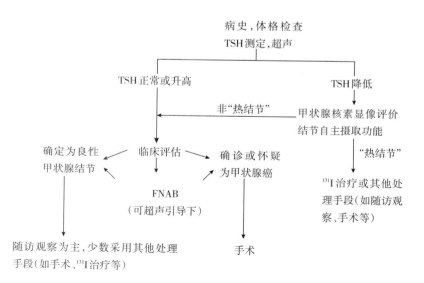

附图 3-1　成人甲状腺结节的临床评估和处理流程

二、分化型甲状腺癌（DTC）

问题 18.DTC 概述

超过 90% 的甲状腺癌为 DTC。DTC 起源于甲状腺滤泡上皮细胞，主要包括 PTC 和甲状腺滤泡状癌（follicular thyroid carcinoma，FTC），少数为 Hürthle 细胞或嗜酸性细胞肿瘤。大部分 DTC 进展缓慢，近似良性病程，10 年生存率很高，但某些组织学亚型（PTC 的高细胞型、柱状细胞型、弥漫硬化型、实体亚型和 FTC 的广泛浸润型等）的 DTC 容易发生甲状腺外侵犯、血管侵袭和远处转移，复发率高、预后相对较差。低分化型甲状腺癌（poorly differentiated thyroid cancer）也属于 DTC 范畴。此类肿瘤相对少见，有岛状、梁状或实性结构，但不具备典型 PTC 的细胞核特点，且至少有下列三个形态学特征之一：核扭曲、核分裂象 ≥ 3 个 /10HPFs 高倍镜视野、坏死。该类型肿瘤的临床生物学特点为高侵袭性、易转移、预后差，是目前 DTC 治疗的难点之一。

DTC 的治疗方法主要包括：手术治疗、术后 131I 治疗和 TSH 抑制治疗。其中，手术治疗最为重要，直接影响本病的后续治疗和随访，并与预后密切相关。DTC 治疗的总体发展趋势是个体化的综合治疗。

问题 19. 如何确定 DTC 手术的甲状腺切除术式

确定 DTC 手术的甲状腺切除范围时，需要考虑以下因素：①肿瘤大小；②有无侵犯周围组织；③有无淋巴结和远处转移；④单灶或多灶；⑤童年期有无放射线接触史；⑥有无甲状腺癌或甲状腺癌综合征家族史；⑦性别、病理亚型等其他危险因素。应根据临床 TNM（cTNM）分期、肿瘤死亡 / 复发的危险度、各种术式的利弊和患者意愿，细化外科处理原则，不可一概而论。

DTC 的甲状腺切除术式主要包括全 / 近全甲状腺切除术和甲状腺腺叶 + 峡部切除术。全甲状腺切除术即切除所有甲状腺组织，无肉眼可见的甲状腺组织残存；近全甲状腺切除术即切除几乎所有肉眼可见的甲状腺组织（保留 <1 g 的非肿瘤性甲状腺组织，如喉返神经入喉处或甲状旁腺处的非肿瘤性甲状腺组织）。

全 / 近全甲状腺切除术可为 DTC 患者带来下述益处：①一次性治疗多灶性病变；②利于术后监控肿瘤的复发和转移；③利于术后 131I 治疗；④减少肿瘤复发和再次手术的几率（特别是对中、高危 DTC 患者），从而避免再次手术导致的严重并发症发生率增加；⑤准确评估患者的术后分期和危险度分层。另一方面，全 / 近全甲状腺切除术后，将不可避免地发生永久性甲减；并且，这种术式对外科医生专业技能的要求较高，术后甲状旁腺功能受损和（或）喉返神经损伤的概率增大。

建议 DTC 的全 / 近全甲状腺切除术适应证包括：①童年期有头颈部放射线照射史或放射性尘埃接触史；②原发灶最大直径 >4 cm；③多癌灶，尤其是双侧癌灶；④不良的病理亚型，如：PTC 的高细胞型、柱状细胞型、弥漫硬化型、实体亚型，FTC 的广泛浸润型，低分化型甲状腺癌；⑤已有远处转移，需行术后 131I 治疗；⑥伴有双侧颈部淋巴结转移；⑦伴有腺外侵犯（如气管、食管、颈动脉或纵隔侵犯等）。全 / 近全甲状腺切除术的相对适应证是：肿瘤最大直径 1 ～ 4 cm，伴有甲状腺癌高危因素或合并对侧甲状腺结节。

与全 / 近全甲状腺切除术相比，甲状腺腺叶 + 峡部切除术更有利于保护甲状旁腺功能、减少对侧喉返神经损伤，也利于保留部分甲状腺功能；但这种术式可能遗漏对侧甲状腺内的微小病灶，不利于术后通过血清 Tg 和 131I 全身显像监控病情，如果术后经评估还需要 131I 治疗，则要进行再次手术切除残留的甲状腺。

因此，建议甲状腺腺叶 + 峡部切除术的适应证为：局限于一侧腺叶内的单发 DTC，并且肿瘤原发灶 ≤ 1 cm、复发危险度低、无童年期头颈部放射线接触史、无颈部淋巴结转移和远处转移、对侧腺叶内无结节。甲状腺腺叶 + 峡部切除术的相对适应证为：局限于一侧腺叶内的单发 DTC，并且肿瘤原发灶 ≤ 4 cm、复发危险度低、对侧腺叶内无结节；微小浸润型 FTC。

推荐 2-1：DTC 手术中，选择性应用全 / 近全甲状腺切除术或甲状腺腺叶 + 峡部切除术（推荐级别 C）。

问题 20.DTC 手术中如何处理颈部中央区（Ⅵ区）淋巴结

颈部淋巴结转移是 DTC 患者（尤其是年龄 ≥ 45 岁者）复发率增高和生存率降低的危险因

素。20%～90% 的 DTC 患者在确诊时即存在颈部淋巴结转移，多发生于颈部中央区（Ⅵ区）。28%～33% 的颈部淋巴结转移在术前影像学和术中检查时未被发现，而是在预防性中央区淋巴结清扫后得到诊断，并因此改变了 DTC 的分期和术后处理方案。因此，建议 DTC 术中在有效保留甲状旁腺和喉返神经情况下，行病灶同侧中央区淋巴结清扫术。

中央区淋巴结清扫术的范围上界至甲状软骨，下界达胸腺，外侧界为颈动脉鞘内侧缘，包括气管前、气管旁、喉前（Delphian）淋巴结等。

推荐 2-2：DTC 术中在有效保留甲状旁腺和喉返神经情况下，行病灶同侧中央区淋巴结清扫术（推荐级别 B）。

问题 21. DTC 手术中如何处理颈部非中央区淋巴结

DTC 患者的颈部淋巴结转移也可累及侧颈部淋巴结（Ⅱ～Ⅴ区）和Ⅶ区（前纵隔），罕见情况下还可出现于Ⅰ区。手术切除这些转移的淋巴结可降低肿瘤的复发率和死亡率；按分区切除优于仅切除受累淋巴结。

建议对临床颈部非中央区淋巴结转移（cN1b）的 DTC 患者，行侧颈区淋巴结清扫术。建议根据Ⅵ区转移淋巴结的数量和比例、DTC 原发灶的位置、大小、病理分型和术中对非Ⅵ区淋巴结的探查情况等，进行综合评估，对部分临床颈部中央区淋巴结转移（cN1a）患者行择区性颈部淋巴结清扫术。

侧颈区淋巴结清扫术的范围上至二腹肌，下至锁骨上，内侧界为颈动脉鞘内侧缘，外界至斜方肌前缘，包括Ⅱ～Ⅴ区的淋巴结和软组织。

推荐 2-3：对 cN1b 的 DTC 患者，行侧颈区淋巴结清扫术（推荐级别 B）。

推荐 2-4：对部分 cN1a 的 DTC 患者，行择区性颈淋巴结清扫术（推荐级别 C）。

问题 22. DTC 手术的并发症

DTC 手术的并发症包括：出血、切口感染、呼吸道梗阻、甲状旁腺损伤（一过性或永久性低钙血症）、喉返神经损伤、喉上神经损伤和麻醉相关的并发症等。

国外数据显示全甲状腺切除术后，喉返神经损伤率为 4.3%，双侧喉返神经损伤率为 0.6%（其中半数患者行气管切开），有症状的低钙血症发生率为 14.0%（永久性低钙血症为 2.2%），术后出血发生率为 8.0%，切口感染率为 0.4%。手术并发症的发生率与术者经验有关。

为尽量避免发生手术并发症，建议：术前做好充分的手术风险评估（如呼吸功能如何、是否存在呼吸道感染、声带是否正常、气管是否受压、是否伴发其他基础疾病等）。术中做到切口良好暴露，注意甲状旁腺和喉返神经保护，对气管受压软化者应将软化气管被膜悬吊于胸锁乳突肌或颈前肌群上，严重者应及时行气管切开；如不小心将甲状旁腺切除，确认后将切除甲状旁腺组织切成薄片或颗粒，种植于术区范围内的胸锁乳突肌或带状肌内。

问题 23. DTC 的术后分期和复发危险度分层

DTC 的术后分期和复发危险度分层有助于：①预测患者的预后；②指导个体化的术后治疗方案，包括 ¹³¹I 碘治疗和 TSH 抑制治疗等，以减少复发率和死亡率；③指导个体化的随访方案；④交流患者医疗信息。

目前最常使用的肿瘤术后分期系统为美国癌症联合委员会（AJCC）的 TNM 分期，这是基于病理学参数（pTNM）和年龄的分期系统，适用于包括 DTC 在内的所有类型肿瘤。

但是，AJCC TNM 分期系统预测的仅是死亡危险度而非复发危险度。对于 DTC 这种长期生存率较高的恶性肿瘤，更应对患者进行复发危险度分层。目前尚无公认的"最佳"分层系统。本指南建议采用下述的 3 级分层（附表 3-2）。

附表 3-2　分化型甲状腺癌（DTC）的复发危险度分层

复发危险度组别	符合条件
低危组	符合以下全部条件者：（1）无局部或远处转移；（2）所有肉眼可见的肿瘤均被彻底清除；（3）肿瘤没有侵犯周围组织；（4）肿瘤不是侵袭型的组织学亚型，并且没有血管侵犯；（5）如果该患者清甲后行全身碘显像，甲状腺床以外没有发现碘摄取
中危组	符合以下任一条件者：（1）初次手术后病理检查可在镜下发现肿瘤有甲状腺周围软组织侵犯；（2）有颈淋巴结转移或清甲后行全身 ^{131}I 显像发现有异常放射性摄取；（3）肿瘤为侵袭型的组织学类型，或有血管侵犯；
高危组	符合以下任一条件者：（1）肉眼下可见肿瘤侵犯周围组织或器官；（2）肿瘤未能完整切除，术中有残留；（3）伴有远处转移；（4）全甲状腺切除后，血清 Tg 水平仍较高；（5）有甲状腺癌家族史

但是应当注意到，上述 DTC 的分期和危险度分层方案的制定，还没有充分结合病理学所详细描述的预后因素（如癌细胞频发性核有丝分裂、肿瘤坏死区域等），也没有考虑原发病灶的分子特征及其去分化状态。因此，还应该进一步完善形成更加合理的分期和复发危险度分层系统，并对患者进行动态评估。

推荐 2-5：对所有 DTC 患者均应进行术后 AJCC TNM 分期和复发危险度低、中、高危分层，以助于预测患者预后、指导个体化的术后治疗和随访方案、交流患者医疗信息（推荐级别 A）。

问题 24. 按照良性甲状腺疾病手术、但术后病理诊断为 DTC 者，是否进行再次手术？

根据已有的临床资料评估 DTC 的 TNM 分期和复发危险度分层，确定手术应切除的甲状腺和颈部淋巴结范围。然后结合再次手术的风险、随访的便利性、患者的意愿和依从性等因素，在与患者充分沟通的基础上，决定后续处理方案：①需要进行再次手术者，建议在患者自身条件允许的情况下及早或待术区水肿消退后（3 个月后）施行。鉴于再次手术的严重手术并发症风险较首次手术增高，因此再次手术时应特别注意保护甲状旁腺和喉返神经。②复发危险度低的患者，若首次手术已行患侧腺叶切除，可予以随访。③复发危险度低的患者，首次手术方式为患侧腺叶部分切除（仅保留少量非肿瘤腺体组织），如随访方便、患者依从性好，也可暂不手术，在 TSH 抑制治疗下密切随访，一旦发现异常，再次外科处理。

推荐 2-6：按照良性甲状腺疾病手术、但术后病理诊断为 DTC 者，应根据肿瘤的 TNM 分期和复发危险度分层、再次手术的风险、随访的便利性、患者的意愿和依从性等因素，进行综合分析，确定是否再次手术（推荐级别 C）。

问题 25. DTC 术后 131I 治疗的含义

^{131}I 是 DTC 术后治疗的重要手段之一。^{131}I 治疗包含两个层次：一是采用 ^{131}I 清除 DTC 术后残留的甲状腺组织（^{131}I ablation for thyroid remnant），简称 ^{131}I 清甲；二是采用 ^{131}I 清除手术不能切除的 DTC 转移灶，简称 ^{131}I 清灶。

问题 26. ^{131}I 清甲治疗的适应证

DTC 术后 ^{131}I 清甲的意义包括：①利于通过血清 Tg 和 ^{131}I 全身显像（whole body scan，WBS）监测疾病进展。② ^{131}I 清灶治疗的基础。③清甲后的 WBS、单光子发射计算机断层成像（SPECT）/CT 融合显像等有助于对 DTC 进行再分期。④可能治疗潜在的 DTC 病灶。

目前对术后 ^{131}I 清甲治疗的适应证尚存争议，主要问题集中于低危患者是否从中获益。结合 ATA 的推荐、国内的实际情况和临床经验，建议对 DTC 术后患者进行实时评估，根据 TNM 分期，选择性实施 ^{131}I 清甲治疗（附表 3-3）。总体来说，除所有癌灶均 <1cm 且无腺外浸润、无淋巴结和远处转移的 DTC 外，均可考虑 ^{131}I 清甲治疗。妊娠期、哺乳期、计划短期（6 个月）内妊娠者和无法依从辐射防护指导者，禁忌进行 ^{131}I 清甲治疗。

附表 3-3　根据 TNM 分期对 DTC 患者是否 131I 清甲治疗的推荐

TNM 分期		对 131I 清甲治疗的推荐强度	临床解读
T1	癌灶≤ 1 cm，局限于甲状腺内	E	不建议 131I 清甲治疗
	癌灶 1～2 cm，局限于甲状腺内	I	不建议也不反对 131I 清甲治疗
T2	癌灶 >2～4 cm，局限于甲状腺内	C	可行 131I 清甲治疗
T3	癌灶 >4 cm		
	年龄 <45 岁	B	应行 131I 清甲治疗
	年龄≥ 45 岁	B	应行 131I 清甲治疗
	癌灶有显微镜下的甲状腺外浸润（不考虑癌灶大小和年龄）	I	不建议也不反对 131I 清甲治疗
T4	癌灶有肉眼可见的甲状腺外浸润（不考虑癌灶大小和年龄）	B	应行 131I 清甲治疗
Nx，N0	无淋巴结转移	I	不建议也不反对 131I 清甲治疗
N1	有淋巴结转移		
	年龄 <45 岁	C	可行 131I 清甲治疗
	年龄≥ 45 岁	C	可行 131I 清甲治疗
M1	有远处转移	A	应行 131I 清甲治疗

推荐 2-7：DTC 手术后，选择性应用 131I 清甲治疗（推荐级别 A）。

推荐 2-8：妊娠期、哺乳期、计划短期（6 个月）内妊娠者和无法依从辐射防护指导者，禁忌进行 131I 清甲治疗（推荐级别 F）。

问题 27. 131I 清甲治疗前准备

如患者有清甲治疗的适应证，但在治疗前的评估中发现残留甲状腺组织过多，应建议患者先接受再次尽量切除残余甲状腺组织，否则清甲的效果较难保证。清甲治疗虽有可能清除残余甲状腺腺叶，但不推荐以此替代手术。如在清甲治疗前的评估中发现可采用手术方法切除的 DTC 转移灶，也应先行再次手术。仅在患者有再次手术的禁忌证或拒绝再次手术时，可考虑直接进行清甲治疗。一般状态差、伴随有其他严重疾病或其他高危恶性肿瘤者，优先纠正一般状态、治疗伴随疾病，之后再考虑清甲治疗。

正常甲状腺滤泡上皮细胞和 DTC 细胞的胞膜上表达钠碘协同转运体（sodium iodide symporter，NIS），在 TSH 刺激下可充分摄取 131I。因此，清甲治疗前需要升高血清 TSH 水平。血清 TSH >30 mU/L 后可显著增加 DTC 肿瘤组织对 131I 的摄取。升高 TSH 水平可通过两种方式实现：①升高内源性 TSH 水平：全 / 近全甲状腺切除术后 4～6 周

内暂不服用 L-T₄，或（已开始 TSH 抑制治疗者）停用 L-T₄ 至少 2～3 周，使血清 TSH 水平升至 30 mU/L 以上。② 使用重组人 TSH（rhTSH）：在清甲治疗前，每日肌肉注射 rhTSH 0.9mg，连续 2 日，同时无须停用 L-T₄。rhTSH 尤其适用于老年 DTC 患者、不能耐受甲减者和停用 L-T₄ 后 TSH 升高无法达标者。目前，欧洲、美洲、亚洲多国及中国的香港和台湾地区等均已批准 rhTSH 用于辅助清甲治疗，但此药尚未在大陆地区注册上市。

清甲治疗前可进行诊断性全身核素显像（Dx-WBS），其作用包括：①协助了解是否存在摄碘性转移灶；②协助计算 131I 治疗剂量；③预估体内碘负荷对清甲治疗的影响。然而，也有观点认为无须在清甲治疗前进行 Dx-WBS，因为 Dx-WBS 所用的低剂量 131I 几乎全部被残留甲状腺组织摄取，不能有效显示摄碘性转移灶，并且可能造成"顿抑"现象。"顿抑"是指诊断用途的低剂量 131I 使正常甲状腺组织和摄碘性转移灶减低了对随后用于治疗的高剂量 131I 的摄取。减少"顿抑"现象的方法包括：使用低剂量 131I（<5 mCi），且在诊断用药后 72 小时内实施清甲治疗；以 123I 替代 131I 作为 DxWBS 的诊断用药，但 123I 来源困难且价格昂贵。

131I 的疗效有赖于进入残留甲状腺组织和

DTC病灶内的^{131}I剂量。人体内的稳定碘离子与^{131}I竞争进入甲状腺组织和DTC病灶，所以^{131}I清甲治疗前要求患者低碘饮食（<50 μg/d）至少1～2周。治疗等待期内须避免应用含碘造影剂和药物（如胺碘酮等）。如清甲治疗前曾使用含碘造影剂或摄入含大剂量碘的食物或药物，治疗宜暂缓。有条件可监测尿碘含量。

实施清甲治疗前，育龄妇女需进行妊娠测试。此外，还应向患者介绍治疗目的、实施过程、治疗后可能出现的副作用等，并进行辐射安全防护指导。

推荐2-9：^{131}I清甲治疗前评估发现有再次手术指证者，应先行手术治疗；仅在患者有再次手术的禁忌证或拒绝再次手术时，可考虑直接进行清甲治疗（推荐级别A）。

推荐2-10：清甲治疗前，停用L-T4至少2～3周或使用重组人TSH（rhTSH），使血清TSH升高至>30 mU/L（推荐级别A）。

推荐2-11：不建议也不反对进行清甲治疗前的Dx-WBS（推荐级别I）。

推荐2-12：^{131}I清甲治疗前低碘饮食（<50 μg/d）至少1～2周，避免应用含碘造影剂和药物（如胺碘酮等）。（推荐级别B）

推荐2-13：^{131}I清甲治疗前对患者进行辐射安全防护指导（推荐级别B）。

问题28.^{131}I清甲治疗的^{131}I剂量

目前首次清甲治疗多采用固定剂量，即3.7 GBq（100 mCi）的^{131}I。在部分患者中（尤其是低、中危患者），较低剂量（如30～75 mCi）也能有效完成清甲治疗，但单次治疗成功率可能偏低。残留甲状腺组织多、合并肾功能异常者，首次清甲治疗剂量要酌减。儿童DTC患者需根据体重或体表面积来调整清甲治疗剂量。

下述情况可直接应用3.7～7.4 GBq（100～200mCi）^{131}I：残留较多手术不能切除的DTC病灶；伴发颈部淋巴结或远处转移，但无法手术或患者拒绝手术；不明原因的血清Tg水平明显升高。此时，清甲治疗同时兼顾清灶目的。

推荐2-14：非高危DTC患者清甲治疗的^{131}I剂量为1.11～3.7 GBq（30～100 mCi）（推荐级别B）。

推荐2-15：中、高危DTC患者兼顾清灶目的时，清甲治疗的^{131}I剂量为3.7～7.4 GBq（100～200 mCi）^{131}I（推荐级别C）。

问题29.131I清甲治疗的短期副作用

治疗剂量的^{131}I对DTC病灶、残留甲状腺组织、邻近组织和其他可摄碘的正常组织器官形成直接辐射损伤，导致不同程度的放射性炎症反应。清甲治疗后短期(1～15天)内常见的副作用包括：乏力、颈部肿胀和咽部不适、口干甚至唾液腺肿痛、味觉改变、鼻泪管阻塞、上腹部不适甚至恶心、泌尿道损伤等。上述症状多出现于清甲治疗1～5天内，常自行缓解，无需特殊处置。有研究显示在^{131}I治疗期采用服用酸性糖果、嚼无糖口香糖、按摩唾液腺或补液等措施，可减轻唾液腺的辐射损伤。但近期一项前瞻性、随机、双盲、对照研究报道：使用^{131}I后不同时间含服维生素C未明显改变唾液腺的辐射吸收剂量。大量饮水、多排尿和服用缓泻剂等措施可有助于减轻腹腔和盆腔的辐射损伤，但需注意引发电解质紊乱的可能性。合并其他慢性疾病和（或）高龄DTC患者，持续甲减加上清甲后^{131}I的损伤，基础疾病病情可能在短期内加重，需密切观察、及时处理。另外，清甲治疗后短期内患者可能出现一些心理方面的改变，如无聊感、焦虑、失眠、恐惧等，这并非^{131}I的直接损伤，而是源于治疗实施过程的一些因素（如辐射防护隔离、甲减逐渐加重和其他疾病影响等）。

推荐2-16：^{131}I清甲治疗后出现的短期副作用多可自行缓解，无须特殊处置（推荐级别B）。

问题30.^{131}I清甲治疗后WBS（Rx-WBS）的意义

一般在^{131}I清甲治疗后2～10天之间进行Rx-WBS。因为清甲所用的^{131}I剂量远高于Dx-WBS中应用的^{131}I剂量，所以在Dx-WBS时未见DTC转移病灶的患者中，10%～26%可通过Rx-WBS发现DTC转移病灶，10%会因为发现新病灶而改变清甲治疗前的肿瘤分期，9%～15%会根据Rx-WBS结果调整后续的治疗方案。因此，Rx-WBS是对DTC进行再分期和确定后续^{131}I治疗适应证的基础。采用^{131}ISPECT并组合CT检查可能进一步提高Rx-WBS诊断的准确性。

推荐2-17：^{131}I清甲治疗后2～10天之间应进行Rx-WBS检查（推荐级别B）。

问题 31. [131]I 清甲治疗后的甲状腺激素治疗

通常清甲治疗后 24 ～ 72 小时开始（或继续）口服甲状腺激素，常规用药为 L-T4。清甲前残留较多甲状腺组织者，因清甲所用的 [131]I 破坏甲状腺组织使甲状腺激素不同程度释放入血，故 L-T4 治疗的起始时间可适当推迟，补充 L-T4 的剂量也宜逐步增加。

推荐 2-18：DTC 患者 [131]I 清甲治疗后 24 ～ 72 小时开始（或继续）L-T4 治疗（推荐级别 B）。

问题 32. 再次 [131]I 清甲治疗的指证

部分患者单次清甲治疗不能将残留甲状腺完全清除。多见于清甲治疗前残留甲状腺组织较多，或残留甲状腺组织和 DTC 病灶摄取 [131]I 不充分（多因体内存在较大量的稳定碘），或清甲所用的 [131]I 剂量不足，或对 [131]I 辐射敏感性低等。清甲治疗 4 ～ 6 个月以后，可进行清甲是否完全的评估。如 TSH 刺激后的 Dx-WBS 图像中无甲状腺组织显影，甲状腺吸 [131]I 率 <1%，提示 [131]I 清甲完全。血清 Tg 检测和甲状腺超声检查也可协助判别清甲是否完全。

首次清甲后仍有残留甲状腺组织者，为达到完全清甲的治疗目标，可进行再次清甲治疗。再次清甲的 [131]I 剂量确定原则与首次治疗相同。但也有研究者认为：若此类患者首次清甲后 Rx-WBS 未见甲状腺

外异常 [131]I 摄取，动态监测血清 Tg 持续 <1 ng/mL，并且颈部超声无明显异常，则无须进行再次清甲。

问题 33. [131]I 清灶治疗的适应证

[131]I 清灶治疗适用于无法手术切除，但具备摄碘功能的 DTC 转移灶（包括局部淋巴结转移和远处转移）。治疗目的为清除病灶或部分缓解病情。清灶治疗的疗效与转移灶摄取 [131]I 的程度和 [131]I 在病灶中的滞留时间直接相关，还受到患者年龄、转移灶的大小和部位，以及病灶对 [131]I 的辐射敏感性等因素的影响。年轻患者获得治愈的可能性较大，软组织和肺部的微小转移灶易被清除；已形成实质性肿块的转移灶或合并骨质破坏的骨转移，即使病灶明显摄取 [131]I，清灶治疗的效果也往往欠佳。高龄、伴随其他严重疾病或无法耐受治疗前甲减者，不宜采用 [131]I 清灶治疗。位于关键

部位的转移灶（如颅内或脊髓旁、气道内、性腺旁转移等），如果无法手术，即使病灶显著摄取 [131]I，也不适合 [131]I 清灶治疗，而应采用其他方法处理。

推荐 2-19：对无法手术切除的摄碘性 DTC 转移灶，可选择性应用 131I 清灶治疗（推荐级别 B）。

问题 34. [131]I 清灶治疗的实施和随访

首次 [131]I 清灶治疗应在 [131]I 清甲至少 3 个月后进行。对单次清灶治疗的 [131]I 剂量尚有争议。经验剂量为 3.7 ～ 7.4 GBq（100 ～ 200 mCi）。治疗剂量还有另外两种确定方法：根据血液和全身的辐射耐受上限计算剂量，根据肿瘤病灶所需的辐射量计算剂量。无前瞻性研究说明上述三种方法中，何种为最佳。围清灶治疗期的处理基本与清甲治疗相同。[131]I 清灶治疗后 2 ～ 10 天进行 Rx-WBS，预估治疗效果和后续清灶治疗的必要性。

清灶治疗 6 个月后，可进行疗效评估。如治疗有效（血清 Tg 持续下降，影像学检查显示转移灶缩小、减少），可重复清灶治疗，两次清灶治疗间宜相隔 4 ～ 8 个月。若清灶治疗后血清 Tg 仍持续升高，或影像学检查显示转移灶增大、增多，或 18F-FDG PET 发现新增的高代谢病灶，则提示治疗无明显效果，应考虑终止 [131]I 治疗。

推荐 2-20：首次 [131]I 清灶治疗应在 [131]I 清甲后至少 3 个月后进行。重复清灶治疗宜间隔 4 ～ 8 个月（推荐级别 C）。

推荐 2-21：单次 [131]I 清灶治疗的经验剂量为 3.7 ～ 7.4G Bq（100 ～ 200 mCi）（推荐级别 C）。

问题 35. 重复 [131]I 治疗的最大剂量和安全性

[131]I 治疗属于相对安全的治疗方法。迄今为止，尚无法通过前瞻性临床研究确定 [131]I 治疗剂量的上限（包括单次剂量和累积剂量）。但回顾性统计分析提示，随 [131]I 治疗次数增多和 [131]I 累积剂量加大，辐射副作用的风险也会增高。较常见的副作用包括慢性唾液腺损伤、龋齿、鼻泪管阻塞或胃肠道反应等。[131]I 治疗罕见引起骨髓抑制、肾功能异常，可通过治疗前后监测血常规和肾功能及时发现。[131]I 治疗与继发性肿瘤的关系无一致结论。没有足够证据表明 [131]I 治疗影响生殖系统，但建议女性在 [131]I 治疗后 6 ～ 12 个月内避免妊娠。

推荐 2-22：尚无 131I 治疗剂量（包括单次

剂量和累积剂量）的明确上限，但随 ^{131}I 治疗次数增多和 ^{131}I 累积剂量加大，辐射副作用的风险增高（推荐级别 C）。

推荐 2-23：女性 DTC 患者在 ^{131}I 治疗后 6～12 个月内避免妊娠（推荐级别 C）。

问题 36. 手术后行 ^{131}I 治疗的 DTC 患者，如何评估肿瘤是否临床治愈

手术后行 ^{131}I 治疗的 DTC 患者，如满足下列标准，可被认定为"肿瘤临床治愈"：

①没有肿瘤存在的临床证据；②没有肿瘤存在的影像学证据；③清甲治疗后的 Rx-WBS 没有发现甲状腺床和床外组织摄取 ^{131}I；④ TSH 抑制状态下和 TSH 刺激后，在无 TgAb 干扰时，检测不到血清 Tg（一般为 Tg<1 ng/mL）。

问题 37. DTC 术后 TSH 抑制治疗的作用和副作用

DTC 术后 TSH 抑制治疗是指手术后应用甲状腺激素将 TSH 抑制在正常低限或低限以下、甚至检测不到的程度，一方面补充 DTC 患者所缺乏的甲状腺激素，另一方面抑制 DTC 细胞生长。TSH 抑制治疗用药首选 L-T$_4$ 口服制剂。干甲状腺片中甲状腺激素的剂量和 T$_3$/T$_4$ 的比例不稳定，可能带来 TSH 波动，因此不建议在长期抑制治疗中作为首选。

TSH 抑制水平与 DTC 的复发、转移和癌症相关死亡的关系密切，特别对高危 DTC 者，这种关联性更加明确。TSH>2 mU/L 时癌症相关死亡和复发增加。高危 DTC 患者术后 TSH 抑制至 <0.1 mU/L 时，肿瘤复发、转移显著降低。低危 DTC 患者术后 TSH 抑制于 0.1～0.5 mU/L 即可使总体预后显著改善，而将 TSH 进一步抑制至 <0.1 mU/L 时，并无额外收益。某些低分化 DTC 的生长、增殖并非依赖于 TSH 的作用，对此类患者，即便将 TSH 抑制到较低的水平，仍难以减缓病情进展。

长期使用超生理剂量甲状腺激素，会造成亚临床甲亢。特别是 TSH 需长期维持在较低水平（<0.1mU/L）时，可能影响 DTC 患者的 QOL，加重心脏负荷和心肌缺血（老年者尤甚），引发或加重心律失常（特别是心房颤动），引起静息心动过速、心肌重量增加、平均动脉压增大、舒张和（或）收缩功能失调等，甚至导致患者心血管病相关事件住院和死亡风险增高。减少甲状腺素剂量后则上述诸多受损情况可逆转。TSH 长期抑制带来的另一个副作用是增加绝经后妇女骨质疏松症（OP）的发生率，并可能导致其骨折风险增加。

推荐 2-24：DTC 患者术后应及时给予 TSH 抑制治疗（推荐级别 B）。

推荐 2-25：DTC 术后 TSH 抑制治疗首选 L-T4 口服制剂（推荐级别 A）。

问题 38. TSH 抑制治疗的目标

TSH 抑制治疗最佳目标值应满足：既能降低 DTC 的复发、转移率和相关死亡率，又能减少外源性亚临床甲亢导致的副作用、提高 QOL。迄今为止，对这一最佳目标值尚无一致意见。

近年来，TSH 抑制治疗的理念发生了转变，提倡兼顾 DTC 患者的肿瘤复发危险度和 TSH 抑制治疗的副作用风险，制定个体化治疗目标，摒弃单一标准。本指南借鉴这一理念，根据双风险评估结果，建议在 DTC 患者的初治期（术后 1 年内）和随访期中，设立相应 TSH 抑制治疗目标（附表 3-4，附表 3-5）。

推荐 2-26：基于 DTC 患者的肿瘤复发危险度和 TSH 抑制治疗的副作用风险，设立 DTC 患者术后 TSH 抑制治疗的个体化目标（推荐级别 C）。

附表 3-4　TSH 抑制治疗的副作用风险分层

TSH 抑制治疗的副作用风险分层	适应人群
低危	符合下述所有情况： (1) 中青年；(2) 无症状者；(3) 无心血管疾病；(4) 无心律失常；(5) 无肾上腺素能受体激动的症状或体征； (6) 无心血管疾病危险因素；(7) 无合并疾病；(8) 绝经前妇女；(9) 骨密度正常；(10) 无 OP 的危险因素
中危	符合下述任一情况： (1) 中年；(2) 高血压；(3) 有肾上腺素能受体激动的症状或体征；(4) 吸烟；(5) 存在心血管疾病危险因素或糖尿病；(6) 围绝经期妇女；(7) 骨量减少；(8) 存在 OP 的危险因素
高危	符合下述任一情况： (1) 临床心脏病；(2) 老年；(3) 绝经后妇女；(4) 伴发其他严重疾病

附表 3-5　基于双风险评估的 DTC 患者术后 TSH 抑制治疗目标 mU/L

TSH 抑制治疗的副作用风险	DTC 的复发危险度			
	初治期（术后 1 年）		随访期	
	高中危	低危	高中危	低危
高中危 *	<0.1	0.5# ~ 1.0	0.1 ~ 0.5#	1.0 ~ 2.0（5 ~ 10 年）***
低危 **	<0.1	0.1 ~ 0.5#	<0.1	0.5# ~ 2.0（5 ~ 10 年）***

　　* ：TSH 抑制治疗的副作用风险为高中危层次者，应个体化抑制 TSH 至接近达标的最大可耐受程度，予以动态评估，同时预防和治疗心血管和骨骼系统相病病变；** ：对 DTC 的复发危险度为高危层次、同时 TSH 抑制治疗副作用危险度为低危层次的 DTC 患者，应定期评价心血管和骨骼系统情况；*** ：5 ~ 10 年后如无病生存，可仅进行甲状腺激素替代治疗；# ：表格中的 0.5 mU/L 因各实验室的 TSH 正常参考范围下限不同而异

问题 39.TSH 抑制治疗的 L-T₄ 剂量和调整

　　对患者个体而言，抑制治疗的 L-T$_4$ 剂量为达到其 TSH 抑制目标所需的剂量。对已清除全部甲状腺的 DTC 患者，抑制治疗的 L-T$_4$ 剂量通常高于单纯替代剂量，平均约为 1.5 ~ 2.5 μg/（kg·d）；老年（尤其年龄 80 岁以上）患者中，达到 TSH 抑制的 L-T$_4$ 剂量较年轻人低 20% ~ 30%，原因在于老年人甲状腺激素外周降解率的降低大于口服吸收率的下降。

　　L-T$_4$ 的起始剂量因患者年龄和伴发疾病情况而异。以甲状腺已完全清除者为例：年轻患者直接启用目标剂量；年龄 50 岁以上的患者，如无心脏病及其倾向，初始剂量 50 μg/ 天；如患者有冠心病或其他高危因素，初始剂量为 12.5 ~ 25 μg/天，甚至更少，增量更缓，调整间期更长，并严密监测心脏状况。L-T$_4$ 最终剂量的确定有赖于血清 TSH 的监测。L-T$_4$ 剂量调整阶段，每 4 周左右测定 TSH，达标后 1 年内每 2 ~ 3 个月、2 年内每 3 ~ 6 个月、5 年内每 6 ~ 12 个月复查甲状腺功能，以确定 TSH 维持于目标范围。

　　早餐前空腹顿服 L-T$_4$ 最利于维持稳定的 TSH 水平。如有漏服，应服用双倍剂量，直至补足全部漏服剂量。部分患者需要根据冬夏季节 TSH 水平的变化调整 L-T$_4$ 用量（冬增夏减）。应在间隔足够时间后服用某些特殊药物或食物：与维生素、滋补品间隔 1 小时；与含铁、钙食物或药物间隔 2 小时；与奶、豆类食品间隔 4 小时；与考来烯胺或降脂树脂间隔 12 小时。每次调整 L-T$_4$ 剂量后 4 周左右（年长者较久），TSH 可渐达稳态。妊娠期间切不可盲目停药（参见《妊娠与产后甲状腺疾病诊治指南》）。

　　推荐 2-27：TSH 抑制治疗的 L-T$_4$ 剂量需根据 TSH 抑制目标调整，存在个体差异（推荐级别 A）。

　　推荐 2-28：L-T4 的起始剂量因患者年龄和伴发疾病情况而异。L-T4 应当清晨空腹顿服（推荐级别 B）。

　　推荐 2-29：L-T4 剂量调整期间，每 4 周左右测定血清 TSH（推荐级别 A）。

问题 40.TSH 抑制治疗期间 OP 的防治

　　对需要将 TSH 抑制到低于 TSH 正常参考范围下限的 DTC 患者（特别是绝经后妇女），评估治疗前基础骨矿化状态并定期监测：根据医疗条件酌情选用血清钙 / 磷、24 小时尿钙 / 磷、骨转换生化标志物和 BMD 测定。

　　由于长期亚临床甲亢是绝经后女性 OP 的危险因素，因此绝经后 DTC 患者在 TSH 抑制治疗期间，应接受 OP 初级预防：确保钙摄入 1 000 mg/ 天，补充维生素 D 400 ~ 800 U（10 ~ 20 μg）/ 天。对未使用雌激素或双膦酸盐治疗的绝经后妇女、TSH 抑制治疗前或治疗期间达到 OP 诊断标准者，维生素 D 应增至 800 ~ 1 200 U（20 ~ 30 μg）/ 天，并酌情联合其他干预治疗药物（如双膦酸盐类、降钙素类、雌激素类、甲状旁腺激素、选择性雌激素受体调节剂类等）。

　　推荐 2-30：对需要将 TSH 抑制到低于 TSH 正常参考范围下限的 DTC 患者，评估治疗前基础骨矿化状态并定期监测（推荐级别 C）。

　　推荐 2-31：绝经后女性 DTC 者在 TSH 抑制治疗期间应接受 OP 初级预防；达到 OP 诊断标准者，启动正规抗 OP 治疗（推荐级别 B）。

问题 41.TSH 抑制治疗期间心血管系统副作用的防治

　　对需要将 TSH 抑制到低于 TSH 正常参考范

围下限的 DTC 患者，评估治疗前基础心脏情况；定期监测心电图，必要时进行动态心电图和超声心动图检查；定期进行血压、血糖和血脂水平监测，必要时可测定颈动脉内膜中层厚度以协助评估动脉粥样硬化的危险性。使用肾上腺素受体阻滞剂（β 受体阻滞剂）3 ～ 4 个月后，外源性亚临床甲亢带来的心脏舒张功能和运动耐力受损可以得到显著改善，并能控制心血管事件（尤其是心房颤动）的相关死亡率。因此，TSH 抑制治疗期间，对表 3-6 中列出的 DTC 患者，如无 β 受体阻滞剂禁忌证，应考虑给予该类药物预防心血管系统副作用。TSH 抑制前或治疗期间发生心房颤动者，应给予规范化治疗。有心脏基础疾病或心血管事件高危因素者，应针对性地给予地高辛、血管紧张素转换酶抑制剂或其他心血管药物治疗，并适当放宽 TSH 抑制治疗的目标。

附表 3-6　DTC 患者 TSH 抑制治疗期间 β 受体阻滞剂的治疗指证

项目	TSH<0.1 mU/L	TSH 0.1 ～ 0.5* mU/L
年龄 ≥ 65 岁	治疗	考虑治疗
年龄 <65 岁，有心脏病	治疗	治疗
年龄 <65 岁，有心血管疾病危险因素	治疗	考虑治疗
年龄 <65 岁，有甲亢症状	治疗	治疗

*0.5 mU/L 因各实验室的 TSH 正常参考范围下限不同而异

推荐 2-32：对需要将 TSH 抑制到低于 TSH 正常参考范围下限的 DTC 患者，评估治疗前基础心脏情况并定期监测（推荐级别 C）。

推荐 2-33：TSH 抑制治疗期间，可选择性应用 β 受体阻滞剂预防心血管系统副作用（推荐级别 C）。

问题 42.DTC 的辅助性外照射治疗或化学治疗

侵袭性 DTC 经过手术和 ¹³¹I 治疗后，外照射治疗降低复发率的作用尚不明确，不建议常规使用。下述情况下，可考虑外照射治疗：①以局部姑息治疗为目的；②有肉眼可见的残留肿瘤，无法手术或 ¹³¹I 治疗；③疼痛性骨转移；④位于关键部位、无法手术或 ¹³¹I 治疗（如脊椎转移、中枢神经系统转移、某些纵隔或隆突下淋巴结转移、骨盆转移等）。

DTC 对化学治疗药物不敏感。化学治疗仅作为姑息治疗或其他手段无效后的尝试治疗。多柔比星（Doxorubicin，阿霉素）是唯一经美国 FDA 批准用于转移性甲状腺癌的药物，其对肺转移的疗效优于骨转移或淋巴结转移。

推荐 2-34：不建议在 DTC 治疗中常规使用外照射治疗或化学治疗（推荐级别 F）。

问题 43.DTC 的靶向药物治疗

肿瘤的靶向治疗药物包括细胞生长因子及其受体抑制剂、多靶点激酶抑制剂、抗血管内皮生长因子药物、表皮生长因子受体抑制剂、DNA 甲基化抑制剂、环氧化酶 -2 抑制剂、NF-κB 路径靶向药物和细胞周期调控药物等多种类药物。随着对甲状腺癌分子机制研究的不断深入，越来越多的靶向药物开展了针对甲状腺癌的临床试验。酪氨酸激酶抑制剂（tyro-sine kinase inhibitors, TKIs）是目前在甲状腺癌中研究最多的靶向治疗药物。对 ¹³¹I 难治性 DTC，包括索拉非尼、舒尼替尼、凡得替尼、阿昔替尼、莫替沙尼和吉非替尼等在内的多个 TKIs 已开展了临床试验，证实 TKIs 在一定程度上可以缓解疾病进展。但是，至今尚无一例患者完全治愈，部分缓解率最高也不到 50%，而且这种缓解率难以长期维持；有相当一部分患者因为并不少见的副作用或者肿瘤进展而终止用药。因此，目前仅在常规治疗无效且处于进展状态的晚期 DTC 患者中，可以考虑使用此类药物。

推荐 2-35：在常规治疗无效且处于进展状态的晚期 DTC 患者中，可以考虑使用新型靶向药物治疗（推荐级别 C）。

问题 44. 为何需要对 DTC 患者进行长期随访

尽管大多数 DTC 患者预后良好、死亡率较低，但是约 30% 的 DTC 患者会出现复发或转移，其中 2/3 发生于手术后的 10 年内，有术后复发并有远处转移者预后较差。对 DTC 患者进行长期随访的目的在于：①对临床治愈者进行监控，以便早期发现复发肿瘤和转移；②对 DTC 复发或带瘤生存者，动态观察病情的进展和治疗效果，调整治疗方案；③监控 TSH 抑制治疗的效果；④对 DTC 患者的某些伴发疾病（如心脏疾病、其他恶性肿瘤等）病情进行动态观察。

推荐 2-36：对 DTC 患者应当进行长期随访（推荐级别 A）。问题 45. 对已清除全部甲状腺的 DTC 患者，血清 Tg 在长期随访中的应用

对已清除全部甲状腺（手术和 ^{131}I 清甲后）的 DTC 患者而言，体内应当不再有 Tg 的来源；如果在血清中检测到 Tg，往往提示 DTC 病灶残留或复发。基于这个原理，对已清除全部甲状腺的 DTC 患者，应定期检测血清 Tg 水平。这是判别患者是否存在肿瘤残留或复发的重要手段。

DTC 随访中的血清 Tg 测定包括基础 Tg 测定（TSH 抑制状态下）和 TSH 刺激后（TSH >30 mU/L）的 Tg 测定。TSH 是正常甲状腺细胞或 DTC 细胞产生和释放 Tg 的最重要的刺激因子。TSH 抑制状态下，肿瘤细胞分泌 Tg 的能力也会受到抑制。为更准确地反映病情，可通过停用 L-T$_4$ 或应用 rhTSH 的方法，使血清 TSH 水平升高至 >30 mU/L，之后再行 Tg 检测，即 TSH 刺激后的 Tg 测定。停用 L-T$_4$ 和使用 rhTSH 后测得的 Tg 水平具有高度的一致性。

TgAb 存在时，会降低血清 Tg 的化学发光免疫分析方法检测值，影响通过 Tg 监测病情的准确性。如果 DTC 细胞的分化程度低，不能合成和分泌 Tg 或产生的 Tg 有缺陷，则也无法用 Tg 进行随访。Tg 检测结果应采用 CRM-457 国际标准进行校准。不同种 Tg 检测试剂的测定结果可能存在较大差异，随访中应使用同一种 Tg 检测试剂。

对血清 Tg 的长期随访宜从 ^{131}I 清甲治疗后 6 个月开始，此时应检测基础 Tg（TSH 抑制状态下）或 TSH 刺激后（TSH >30 mU/L）的 Tg。^{131}I 治疗后 12 个月，宜测定 TSH 刺激后的 Tg。随后，每 6～12 个月复查基础 Tg。如无肿瘤残留或复发迹象，低危 DTC 患者在随访过程中复查 TSH 刺激后的 Tg 的时机和必要性不确定，而复发危险度中、高危者可在清甲治疗后 3 年内复查 TSH 刺激后的 Tg。

推荐 2-37：对已清除全部甲状腺的 DTC 患者，随访血清 Tg 变化是判别患者是否存在肿瘤残留或复发的重要手段（推荐级别 A）。

推荐 2-38：随访血清 Tg 应采用同种检测试剂，每次测定血清 Tg 时均应同时检测 TgAb（推荐级别 A）。

推荐 2-39：随访期间可根据 DTC 患者的复发危险度，选择性应用血清基础 Tg（TSH 抑制状态下）或 TSH 刺激后（TSH >30 mU/L）的 Tg 检测（推荐级别 C）。

问题 46. 对已清除全部甲状腺的 DTC 患者，提示无病生存的 Tg 切点值

普遍认为，DTC 患者经手术和 ^{131}I 清甲治疗后，TSH 抑制状态下提示无病生存的 Tg 切点值为 1 ng/mL。但是，对预测 DTC 肿瘤残留或复发的 TSH 刺激后血清 Tg 切点值尚存在较大争议。已有的证据表明，TSH 刺激后（TSH >30 mU/L）的 Tg>2 ng/mL 可能是提示癌细胞存在的高度敏感指标，其阳性预测值几乎为 100%，阴性预测值也较高。如果把 TSH 刺激后的 Tg 切点值降低到 1 ng/mL 时，阳性预测值约为 85%；降低到 0.5 ng/mL 时，阳性预测值进一步降低，但阴性预测值可高达 98%。

推荐 2-40：对已清除全部甲状腺的 DTC 患者，提示其无病生存的 Tg 切点值可设定为：基础 Tg（TSH 抑制状态下）1 ng/mL；TSH 刺激后（TSH>30 mU/L）的 Tg 2 ng/mL（推荐级别 C）。

问题 47. 未完全切除甲状腺的 DTC 患者，能否用血清 Tg 进行随访

未完全切除甲状腺的 DTC 患者，残留的正常甲状腺组织仍是血清 Tg 的来源之一，区分正常甲状腺和甲状腺癌组织的 Tg 切点值不详。因此，以血清 Tg 测定为随访手段，发现 DTC 残留或复发的敏感性和特异性均不高。尽管如此，仍然建议术后定期（每 6 个月）测定血清 Tg，同时检测 TgAb。对术后血清 Tg 水平呈持续升高趋势者，应考虑甲状腺组织或肿瘤生长，需结合颈部超声等其他检查进一步评估。对此类患者无须进行 TSH 刺激后的 Tg 测定。

推荐 2-41：未完全切除甲状腺的 DTC 患者，术后每 6 个月检测血清 Tg（同时检测 TgAb）。对 Tg 有持续升高趋势者，应考虑甲状腺组织或肿瘤生长，需结合颈部超声等其他检查进一步评估（推荐级别 C）。

问题 48.DTC 随访中颈部超声的应用

随访期间进行超声检查的目的是：评估甲状腺床和颈部中央区、侧颈部的淋巴结状态。超声对早期发现 DTC 患者的颈部转移具有高度的敏感性，是随访中的重要内容。建议 DTC 随访期间，颈部超声检查的频率为：手术或 ^{131}I 治疗后第 1 年内每 3 ～ 6 个月 1 次；此后，无病生存者每 6 ～ 12 个月 1 次；如发现可疑病灶，检查间隔应酌情缩短。

对超声发现的可疑颈部淋巴结，可进行穿刺活检。研究显示：在对可疑淋巴结进行穿刺后，测定穿刺针冲洗液的 Tg 水平，可提高发现 DTC 转移的敏感度。

推荐 2-42：DTC 随访期间应定期（间隔 3 ～ 12 个月）进行颈部超声检查（推荐级别 B）。

推荐 2-43：对可疑淋巴结可行穿刺活检和（或）穿刺针冲洗液的 Tg 检测（推荐级别 B）。

问题 49.Dx-WBS 在 DTC 随访中的应用

DTC 患者在手术和 ^{131}I 清甲治疗后，可根据复发危险度，在随访中选择性应用 Dx-WBS。低危复发风险度的 DTC 患者如 Rx-WBS 未提示甲状腺床以外的 ^{131}I 摄取，并且随访中颈部超声无异常、基础血清 Tg 水平（TSH 抑制状态下）不高，无须进行 Dx-WBS。对中、高危复发危险度的 DTC 患者，长期随访中应用 Dx-WBS 对发现肿瘤病灶可能有价值，但最佳的检查间隔不确定。如果患者在随访中发现 Tg 水平逐渐升高，或者疑有 DTC 复发，可行 Dx-WBS 检查，但有研究显示其诊断效率有限。检查时最好采用低剂量（不超过 5 mCi）^{131}I，以免对可能施行的后续 ^{131}I 治疗造成"顿抑"。对 ^{131}I 治疗反应欠佳者，提示病灶摄取 ^{131}I 的能力受损和（或）对 ^{131}I 的辐射治疗作用不敏感，因此长期随访中使用 Dx-WBS 的价值有限。

推荐 2-44：对已清除全部甲状腺的 DTC 患者，可在随访中根据复发危险度，选择性应用 Dx-WBS（推荐级别 C）。

问题 50.18F-FDG PET、CT 和 MRI 在 DTC 长期随访中的应用

恶性病灶在 18F-FDG PET 中可呈阳性显像。PET 图像可以与 CT 图像融合，即 ^{18}F-FDG PET/CT 显像，更好地显示组织结构与代谢之间的关系。目前不推荐在 DTC 随访中常规使用 ^{18}F-FDG PET 显像，但在下述情况下可考虑使用：①血清 Tg 水平增高（>10ng/mL）而 ^{131}I -WBS 阴性时，协助寻找和定位病灶；②对病灶不摄碘者，评估和监测病情；③对侵袭性或转移性 DTC 者，评估和监测病情。由于炎性淋巴结、切口肉芽肿、肌肉活动度增加等因素可能导致 18F-FDG PET 假阳性结果，因此，对 18FDG-PET 阳性显像部位，宜通过细胞学、组织学等其他检查手段进一步确认是否为 DTC 病灶。

CT 和 MRI 也不是 DTC 随访中的常规检查项目。当疑有 DTC 复发或转移时，可考虑施行。如可能进行后续 ^{131}I 治疗，检查时应避免使用含碘造影剂。

推荐 2-45：不建议在 DTC 随访中常规使用 18F-FDGPET、CT 或 MRI 检查（推荐级别 E）。

问题 51.DTC 的长期随访中包括的其他内容

^{131}I 治疗的长期安全性：包括对继发性肿瘤、生殖系统的影响。但应避免过度筛查和检查。

TSH 抑制治疗的效果：包括 TSH 抑制治疗是否达标、治疗的副作用等。

DTC 患者的伴发疾病：由于某些伴发疾病（如心脏疾病、其他恶性肿瘤等）的临床紧要性可能高于 DTC 本身，所以长期随访中也要对上述伴发疾病的病情进行动态观察。

推荐 2-46：DTC 的长期随访内容中，应纳入 ^{131}I 治疗的长期安全性、TSH 抑制治疗效果和某些伴发疾病（如心脏疾病、其他恶性肿瘤等）的病情变化（推荐级别 C）。

问题 52. 发现 DTC 复发或转移后的处理

随访期间发现的复发或转移，可能是原先治疗后仍然残留的 DTC 病灶，也可能是曾治愈的 DTC 再次出现了病情的进展。局部复发或转移可发生于甲状腺残留组织、颈部软组织和淋巴结，远处转移可发生于肺、骨、脑和骨髓等。针对复发或转移病灶，可选择的治疗方案依次为：手术切除（可能通过手术治愈者）、^{131}I 治疗（病灶可以摄碘者）、外放射治疗、TSH 抑制治疗情况下观察（肿瘤无进展或进展较慢，并且无症状、无重要区域如中枢神经系统等受累者）、化学治疗和新型靶向药物治疗（疾病迅速进展的难治性 DTC 患者）。特殊情况下，新型靶向药物治疗可在外放射治疗之前。最终采取的治疗方案必须考虑患者的

一般状态、合并疾病和既往对治疗的反应。

部分甲状腺已完全清除的DTC患者，在随访中血清Tg水平持续增高（>10 ng/mL），但影像学检查未发现病灶。对于这类患者，可经验性给予3.7～7.4GBq（100～200 mCi）^{131}I治疗；如治疗后Rx-WBS发现DTC病灶或血清Tg水平减低，可重复^{131}I治疗，否则应停止^{131}I治疗，以TSH抑制治疗为主。

出现远处转移的DTC患者，其总体生存率降低，但个体的预后依赖于原发灶的组织学特征、转移灶的数目、大小和分布（如脑部、骨髓、肺）、诊断转移时的年龄、转移灶对18F-FDG和131I的亲和力，以及对治疗的反应等多重因素。即使无法提高生存率，某些疗法仍可能明显缓解症状或延缓病情进展。

推荐2-47：针对DTC复发或转移病灶，可选择的治疗方案依次为：手术切除（可能通过手术治愈者）、^{131}I治疗（病灶可以摄碘者）、外放射治疗、TSH抑制治疗情况下观察（肿瘤无进展或进展较慢，并且无症状、无重要区域如中枢神经系统等受累者）、化学治疗和新型靶向药物治疗（疾病迅速进展的难治性DTC患者）（推荐级别B）。

推荐2-48：甲状腺已完全清除的DTC患者，如在随访中血清Tg水平持续增高（>10 ng/mL），

但影像学检查未发现病灶,可经验性给予3.7～7.4GBq（100～200 mCi）^{131}I治疗；如治疗后Rx-WBS发现DTC病灶或血清Tg水平减低，可重复^{131}I治疗，否则应停止^{131}I治疗，以TSH抑制治疗为主（推荐级别C）。

问题53.DTC的动态危险度评估

以往对DTC死亡和复发危险度的评估，多为初始治疗结束时的单时点静态评估。近年来美国学者将患者对治疗的反应划分为"很好"、"可接受"和"不完全"三类，并提出根据患者对治疗的反应，进行"连续危险度评估"，以决定后续的随访和治疗方案。本指南也推荐建立动态危险度评估模式，根据随访过程获得的新数据，适时调整DTC的分期和复发危险度分层，修订后续的随访和治疗方案。鉴于目前尚无如何进行DTC动态危险度评估的共识，也缺乏对这种评估模式利弊的长期研究，未来需积极探讨动态危险度评估应纳入的参数、评估间隔时间和后续的处理方案。

推荐2-49：应根据随访过程中获得的新数据，建立DTC的动态危险度评估模式，并积极探索评估时需纳入的参数、评估间隔时间和后续的处理方案（推荐级别C）。

问题54.DTC的临床处理流程

见附图3-2。

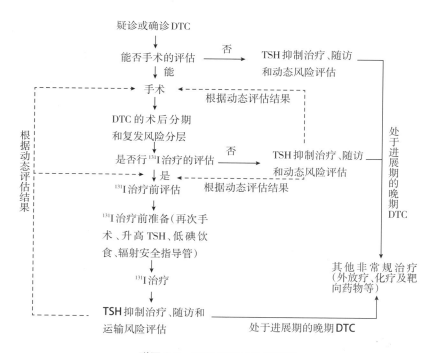

附图3-2　DTC的临床处理流程

索引

附录5

常用头颈部肿瘤专业网址

中国抗癌协会：http://www.caca.org.cn/

中华医学会：http://www.cma.org.cn/

国际抗癌联盟（Union for International Cancer Control，UICC）：http://www.uicc.org/

美国甲状腺协会（American Thyroid Association，ATA）：http://www.thyroid.org/

美国耳鼻咽喉头颈外科学会（American Academy of Otolaryngology-Head and Neck Surgery，AAO-HNS）：http://www.entnet.org/

欧洲甲状腺协会（European Thyroid Association，ETA）：http://www.eurothyroid.com/

欧洲耳鼻咽喉头颈外科联盟（Confederation of European Otorhinolaryngology - Head and Neck Surgery，CEORL-HNS）：http://www.ceorlhns.org/

亚洲和大洋洲甲状腺协会（Asia & Oceania Thyroid Association, AOTA）：http://www.aothyroid.org/

国际甲状腺联盟（Thyroid Federation International，TFI）：http://www.thyroid-fed.org/